食事摂取基準(DRI)：ビタミン類の推奨量と目安量
米国科学アカデミー医学研究所の食品栄養委員会

年齢階級群	ビタミンA (μg/日)[a]	ビタミンC (mg/日)	ビタミンD (μg/日)[bc]	ビタミンE (mg/日)[d]	ビタミンK (μg/日)	チアミン (mg/日)	リボフラビン (mg/日)	ナイアシン (mg/日)[e]	ビタミンB6 (mg/日)	葉酸 (μg/日)[f]	ビタミンB12 (μg/日)	パントテン酸 (mg/日)	ビオチン (μg/日)	コリン (mg/日)[g]
乳児														
0〜6ヶ月齢	400*	40*	10	4*	2.0*	0.2*	0.3*	2*	0.1*	65*	0.4*	1.7*	5*	125*
6〜12ヶ月齢	500*	50*	10	5*	2.5*	0.3*	0.4*	4*	0.3*	80*	0.5*	1.8*	6*	150*
小児														
1〜3歳	300	15	15	6	30*	0.5	0.5	6	0.5	150	0.9	2*	8*	200*
4〜8歳	400	25	15	7	55*	0.6	0.6	8	0.6	200	1.2	3*	12*	250*
男性														
9〜13歳	600	45	15	11	60*	0.9	0.9	12	1.0	300	1.8	4*	20*	375*
14〜18歳	900	75	15	15	75*	1.2	1.3	16	1.3	400	2.4	5*	25*	550*
19〜30歳	900	90	15	15	120*	1.2	1.3	16	1.3	400	2.4	5*	30*	550*
31〜50歳	900	90	15	15	120*	1.2	1.3	16	1.3	400	2.4	5*	30*	550*
51〜70歳	900	90	15	15	120*	1.2	1.3	16	1.7	400	2.4[h]	5*	30*	550*
70歳〜	900	90	20	15	120*	1.2	1.3	16	1.7	400	2.4[h]	5*	30*	550*
女性														
9〜13歳	600	45	15	11	60*	0.9	0.9	12	1.0	300	1.8	4*	20*	375*
14〜18歳	700	65	15	15	75*	1.0	1.0	14	1.2	400[i]	2.4	5*	25*	400*
19〜30歳	700	75	15	15	90*	1.1	1.1	14	1.3	400[i]	2.4	5*	30*	425*
31〜50歳	700	75	15	15	90*	1.1	1.1	14	1.3	400[i]	2.4	5*	30*	425*
51〜70歳	700	75	15	15	90*	1.1	1.1	14	1.5	400	2.4[h]	5*	30*	425*
70歳〜	700	75	20	15	90*	1.1	1.1	14	1.5	400	2.4[h]	5*	30*	425*
妊婦														
14〜18歳	750	80	15	15	75*	1.4	1.4	18	1.9	600[j]	2.6	6*	30*	450*
19〜30歳	770	85	15	15	90*	1.4	1.4	18	1.9	600[j]	2.6	6*	30*	450*
31〜50歳	770	85	15	15	90*	1.4	1.4	18	1.9	600[j]	2.6	6*	30*	450*
授乳婦														
14〜18歳	1,200	115	15	19	75*	1.4	1.6	17	2.0	500	2.8	7*	35*	550*
19〜30歳	1,300	120	15	19	90*	1.4	1.6	17	2.0	500	2.8	7*	35*	550*
31〜50歳	1,300	120	15	19	90*	1.4	1.6	17	2.0	500	2.8	7*	35*	550*

注記：この表(出典：DRI報告書から抜粋、www.nap.edu.を参照)の太字で示した数値は推奨量(RDA)を示し、アスタリスク(*)付きの普通字で示した数値は目安量(AI)を示す。RDAは、群中のほぼすべての個人(97〜98%)の必要量を満たすように設定されている平均1日摂取量である。これは、推定平均必要量(EAR)から算出した値である。EARを確立しRDAを計算するための十分な科学的根拠が得られない場合は、通常、AIを算出する。健康な母乳哺育乳児のAIは平均摂取量である。他の年齢群および性別群のAIは、当該群中のすべての個人に適用されると考えられているが、データの欠落または不確実性により、この摂取量が適用される個人の割合について信頼できる数値を特定することはできない。

[a] は、レチノール活性当量(RAE)としての量。1 RAE＝レチノール1μg＝β-カロテン12μg＝α-カロテン24μg＝βクリプトキサンチン24μg。食物由来のプロビタミンAカロテノイドのRAEは、レチノール当量(RE)の2倍である。一方、プリフォームド・ビタミンAのRAEは、REと等しい。

[b] は、コレカルシフェロールとしての量。コレカルシフェロール1μg＝ビタミンD 40IU

[c] 十分な日光曝露がない場合。

[d] は、α-トコフェロールとしての量。α-トコフェロールには、食物の天然由来の唯一の形態であるRRR-α-トコフェロールと、栄養強化食品およびサプリメント含有の2R-立体異性体(RRR-, RSR-, RRS-, RSS-α-トコフェロール)がある。同様に栄養強化食品およびサプリメント含有の2R-立体異性体(SRR-, SSR-, SRS-, SSS-α-トコフェロール)は、含まない。

[e] は、ナイアシン当量(NE)としての量。ナイアシン1mg＝トリプトファン60mg；0〜6ヶ月齢＝プリフォームド・ナイアシン(NEではない)。

[f] は、食物由来の葉酸当量(DFE)としての量。1DFE＝食物由来葉酸1μg＝栄養強化食品由来または食品と摂取したサプリメントの葉酸0.6μg＝空腹時に摂取したサプリメント0.6μg。

[g] は、コリンのAIは設定されているが、食事からのコリンの供給があらゆる年齢階級群で必要か否かを評価するデータはほとんどなく、年齢階級群によっては、コリン必要量が、内因性の合成により満たされている場合もある。

[h] 高齢者の10〜30%は食物由来ビタミンB12の吸収が不良である可能性があることから、50歳超の人々は、主にB12強化食品またはB12含有サプリメントを摂取しRDAを満たすことが推奨されている。

[i] 葉酸摂取と胎児の神経管欠損を関連付ける科学的根拠の観点から、妊娠の可能性のある全ての女性は、様々な食事から摂取する食物由来の葉酸に加えて、サプリメントまたは栄養強化食品から400μgの葉酸を摂ることが推奨されている。

[j] 妊娠確認による妊娠管理の開始は、受胎前期間(神経管形成にとって最重要な時期)が終了してからであり、それまでは女性はサプリメントおよび栄養強化食品からの400μgの葉酸摂取を継続していると思われる。

出典：Dietary Reference Intakes for Calcium, Phosphorus, Magnesium, Vitamin D, and Fluoride (1997); Dietary Reference Intakes for Tiaminn, Ribflavin, Niacn, Vitamin B6, Folate, Vitamin B12, Pantothrnic Acid, Biotin, Choline (1998); Dietary Reference Intakes for VitaminC, VitaminE, Selenium, and Carotenoids (2000); Dietary Reference Intakes for Vitaminn A, Vitamin K, Arsenic, Boron, Chromium, Copper, Idone, Iron, Manganese, Molybdenum, Nicel, Silicon, Vanadium, and Zinc (2001); Dietary Reference Intakes for Water, Potassium, Sodium, Chloride, and Sulfate (2005); and Dietary Reference Intakes for Calucium and Vitamin D (2011). これらのデータは、www.nap.edu. から、入手可能である。

食事摂取基準(DRI)：栄養成分の推奨量と目安量
米国科学アカデミー医学研究所の食品栄養委員会

年齢階級群	カルシウム (mg/日)	クロム (μg/日)	銅 (μg/日)	フッ素 (mg/日)	ヨウ素 (μg/日)	鉄 (mg/日)	マグネシウム (mg/日)	マンガン (mg/日)	モリブデン (μg/日)	リン (mg/日)	セレン (μg/日)	亜鉛 (mg/日)	カリウム (g/日)	ナトリウム (g/日)	塩素 (g/日)
乳児															
0〜6月齢	200*	0.2*	200*	0.01*	110*	0.27*	30*	0.003*	2*	100*	15*	2*	0.4*	0.12*	0.18*
6〜12月齢	260*	5.5*	220*	0.5*	130*	11	75*	0.6*	3*	275*	20*	3	0.7*	0.37*	0.57*
小児															
1〜3歳	700	11*	340	0.7*	90	7	80	1.2*	17	460	20	3	3.0*	1.0*	1.5*
4〜8歳	1,000	15*	440	1*	90	10	130	1.5*	22	500	30	5	3.8*	1.2*	1.9*
男性															
9〜13歳	1,300	25*	700	2*	120	8	240	1.9*	34	1,250	40	8	4.5*	1.5*	2.3*
14〜18歳	1,300	35*	890	3*	150	11	410	2.2*	43	1,250	55	11	4.7*	1.5*	2.3*
19〜30歳	1,000	35*	900	4*	150	8	400	2.3*	45	700	55	11	4.7*	1.5*	2.3*
31〜50歳	1,000	35*	900	4*	150	8	420	2.3*	45	700	55	11	4.7*	1.5*	2.3*
51〜70歳	1,000	30*	900	4*	150	8	420	2.3*	45	700	55	11	4.7*	1.3*	2.0*
70歳〜	1,200	30*	900	4*	150	8	420	2.3*	45	700	55	11	4.7*	1.2*	1.8*
女性															
9〜13歳	1,300	21*	700	2*	120	8	240	1.6*	34	1,250	40	8	4.5*	1.5*	2.3*
14〜18歳	1,300	24*	890	3*	150	15	360	1.6*	43	1,250	55	9	4.7*	1.5*	2.3*
19〜30歳	1,000	25*	900	3*	150	18	310	1.8*	45	700	55	8	4.7*	1.5*	2.3*
31〜50歳	1,000	25*	900	3*	150	18	320	1.8*	45	700	55	8	4.7*	1.5*	2.3*
51〜70歳	1,200	20*	900	3*	150	8	320	1.8*	45	700	55	8	4.7*	1.3*	2.0*
70歳〜	1,200	20*	900	3*	150	8	320	1.8*	45	700	55	8	4.7*	1.2*	1.8*
妊婦															
14〜18歳	1,300	29*	1,000	3*	220	27	400	2.0*	50	1,250	60	12	4.7*	1.5*	2.3*
19〜30歳	1,000	30*	1,000	3*	220	27	350	2.0*	50	700	60	11	4.7*	1.5*	2.3*
31〜50歳	1,000	30*	1,000	3*	220	27	360	2.0*	50	700	60	11	4.7*	1.5*	2.3*
授乳婦															
14〜18歳	1,300	44*	1,300	3*	290	10	360	2.6*	50	1,250	70	13	5.1*	1.5*	2.3*
19〜30歳	1,000	45*	1,300	3*	290	9	310	2.6*	50	700	70	12	5.1*	1.5*	2.3*
31〜50歳	1,000	45*	1,300	3*	290	9	320	2.6*	50	700	70	12	5.1*	1.5*	2.3*

注記：この表（出典：DRI報告書から抜粋、www.nap.edu.を参照）の太字で示した数値は推奨量(RDA)を示し、アスタリスク(*)付きの普通字で示した数値は目安量(AI)を示す。RDAは、群中のほぼすべての個人（97〜98%）の必要量を満たすように設定されている平均1日摂取量である。これは、推定平均必要量(EAR)から算出した値である。EARを確立しRDAを計算するための十分な科学的根拠が得られない場合は、通常、AIを算出する。健康な母乳哺育乳児のAIは平均摂取量である。他の年齢群および性別群のAIは、当該群中のすべての個人に適用されると考えられているが、データの欠落または不確実性により、この摂取量が適用される個人の割合について信頼できる数値を特定することはできない。

出典：Dietary Reference Intakes for Calcium, Phosphorus, Magnesium, Vitaminn D, and Fluoride (1997); Dietary Reference Intakes for Tiamin, Ribflavin, Niacn, Vitamin B6, Folate, Vitamin B12, Pantothrnic Acid, Biotin, Choline (1998); Dietary Reference Intakes for VitaminC, VitaminE, Selenium, and Carotenoids (2000); Dietary Reference Intakes for Vitaminn A, Vitamin K, Arsenic, Boron, Chromium, Copper, Idone, Iron, Manganese, Molybdenum, Nicel, Silicon, Vanadium, and Zinc (2001); Dietary Reference Intakes for Water, Potassium, Sodium, Chloride, and Sulfate (2005); and Dietary Reference Intakes for Calucium and Vitamin D (2011). これらのデータは、www.nap.edu. から、入手可能である。

食事摂取基準(DRI)：総水分量と主要栄養素の推奨量と目安量
米国科学アカデミー医学研究所の食品栄養委員会

年齢階級群	総水分量[a] (L/日)	炭水化物 (g/日)	総繊維量 (g/日)	脂肪 (g/日)	リノール酸 (g/日)	α-リノール酸 (g/日)	タンパク質[b] (g/日)
乳児							
0〜6月齢	0.7*	60*	ND	31*	4.4*	0.5*	9.1*
6〜12月齢	0.8*	95*	ND	30*	4.6*	0.5*	11.0
小児							
1〜3歳	1.3*	130	19*	NDc	7*	0.7*	13
4〜8歳	1.7*	130	25*	ND	10*	0.9*	19
男性							
9〜13歳	2.4*	130	31*	ND	12*	1.2*	34
14〜18歳	3.3*	130	38*	ND	16*	1.6*	52
19〜30歳	3.7*	130	38*	ND	17*	1.6*	56
31〜50歳	3.7*	130	38*	ND	17*	1.6*	56
51〜70歳	3.7*	130	30*	ND	14*	1.6*	56
70歳〜	3.7*	130	30*	ND	14*	1.6*	56
女性							
9〜13歳	2.1*	130	26*	ND	10*	1.0*	34
14〜18歳	2.3*	130	26*	ND	11*	1.1*	46
19〜30歳	2.7*	130	25*	ND	12*	1.1*	46
31〜50歳	2.7*	130	25*	ND	12*	1.1*	46
51〜70歳	2.7*	130	21*	ND	11*	1.1*	46
70歳〜	2.7*	130	21*	ND	11*	1.1*	46
妊婦							
14〜18歳	3.0*	175	28*	ND	13*	1.4*	71
19〜30歳	3.0*	175	28*	ND	13*	1.4*	71
31〜50歳	3.0*	175	28*	ND	13*	1.4*	71
授乳婦							
14〜18歳	3.8*	210	29*	ND	13*	1.3*	71
19〜30歳	3.8*	210	29*	ND	13*	1.3*	71
31〜50歳	3.8*	210	29*	ND	13*	1.3*	71

注記：この表（出典：DRI報告書から抜粋、www.nap.edu.を参照）の太字で示した数値は推奨量(RDA)を示し、アスタリスク(*)付きの普通字で示した数値は目安量(AI)を示す。RDAは、群中のほぼすべての個人（97〜98%）の必要量を満たすように設定されている平均1日摂取量である。これは、推定平均必要量(EAR)から算出した値である。EARを確立しRDAを計算するための十分な科学的根拠が得られない場合は、通常、AIを算出する。健康な母乳哺育乳児のAIは平均摂取量である。他の年齢群および性別群のAIは、当該群中のすべての個人に適用されると考えられているが、データの欠落または不確実性により、この摂取量が適用される個人の割合について信頼できる数値を特定することはできない。

[a] 総水分量は、食物、飲料、飲用水に含有される全ての水分量を含む。
[b] 基準体重1kg毎のタンパク質の量に基づく値。例えば、成人の場合、基準体重1kg毎にタンパク質0.8gで算出。
[c] 未定。

出典：Dietary Reference Intakes for Energy, Carbohydrate, Fiber, Fat, Fatty Acids, Cholesterol, Protein, and Amino Acids (2002/2005); and Dietary Reference Intakes for Water, Potassium, Sodium, Chloride, and Sulfate (2005). これらのデータは、www.nap.edu. から、入手可能である。

Krause's Food and the Nutrition Care Process

Edition 13

L. Kathleen Mahan, MS, RD, CDE

Sylvia Escott-Stump, MA, RD, LDN

Janice L. Raymond, MS, RD, CD

ELSEVIER

Krause's Food and the Nutrition Care Process, Thirteenth Edition
by L. Kathleen Mahan, Sylvia Escott-Stump and Janice L. Raymond

Copyright © 2012, 2008, 2004, 2000, 1996, 1992, 1984, 1979, 1972, 1966, 1961, 1957, 1952 Elsevier Inc.

ISBN: 978-1-4377-2233-8

This translation of *Krause's Food and the Nutrition Care Process*, Thirteenth Edition by L. Kathleen Mahan, Sylvia Escott-Stump and Janice L. Raymond, was undertaken by GAIABOOKS Inc. and is published by arrangement with Elsevier Inc. through Elsevier Japan KK.

本書、L. Kathleen Mahan、Sylvia Escott-Stump、Janice L. Raymond 著：*Krause's Food and the Nutrition Care Process*, Thirteenth Edition は、エルゼビア・ジャパン株式会社の仲介により Elsevier Inc. との契約によって出版されている。

Translation Copyright © 2015 GAIABOOKS Inc.

All rights reserved. No part of this publication may be reproduced or transmitted in any form or by any means, electronic or mechanical, including photocopying, recording, or any information storage and retrieval system, without permission in writing from the publisher. Details on how to seek permission, further information about the Publisher's permissions policies and our arrangements with organizations such as the Copyright Clearance Center and the Copyright Licensing Agency, can be found at our website: www.elsevier.com/permissions.

This book and the individual contributions contained in it are protected under copyright by the Publisher (other than as may be noted herein).

注 意

医学分野での知識と技術は日々進歩している。新たな研究や治験による知識の広がりに伴い、研究や治療、治療の手法について適正な変更が必要となることがある。

臨床家および研究者の方は、本書に記載されている情報、手法、化合物、実験を評価し、使用する際には自らの経験と知識のもと、自身と職務上責任を負うべき患者を含むほかの人の安全に留意すべきである。

薬品や製剤に関して、読者は（ⅰ）記載されている情報や用法についての最新の情報、（ⅱ）各製剤の製造元が提供する最新の情報を検証し、投与量や処方、投与の手法や投与期間および禁忌事項を確認すべきである。各臨床家の経験および患者に関する知識のもとに診断、適切な投与量の決定、最善の治療を行い、かつ安全に関するあらゆる措置を講じることは医療従事者の責務である。

本書に記載されている内容の使用、または使用に関連した人または財産に対して被害や損害が生じたとしても、法律によって許容される範囲において、出版社、著者、寄稿者、編集者、および訳者は、一切の責任を負わない。そこには製造物責任の過失の問題、あるいはいかなる使用方法、製品、使用説明書についても含まれる。

ISBN: 978-4-88282-951-5

クラウスの13版

栄養ケアプロセスを目指して

栄養学と食事療法大事典

執筆・編集

L・キャスリーン・マハン
シルヴィア・エスコット-スタンプ
ジャニス・L・レイモンド

日本語版総監修

香川 靖雄／木村 修一

日本語版監修

鈴木 志保子／渡邊 昌／溝口 徹／桑田 有

序　文

　この度、『Krause's Food and the Nutrition Care Process (Food, Nutrition & Diet Therapy)』13版の和訳が、関係者の努力によって完成した。筆者が初めて本書に接したのは女子栄養大学の大学院卒業生が米国のワシントン大学等の院修士課程で学修しているときに、米国の管理栄養士（Registered Dietitian）の教科書として本書を使用していることを知った時である。真に実力のある管理栄養士は、本書のようにすべての分野を体系的に記述し、最新の進歩を取り入れた図書を必要としている。前回のこの本の翻訳書『食品・栄養・食事療法事典』が完売したのもその高い栄養学の内容が、広く認識され、群書に卓越しているためと考えている。日本では栄養学の図書は膨大な数に上るが、一般人には多様な健康食の啓蒙書、学生には管理栄養士国家試験解説書、管理栄養士には病院給食や学校給食の実用書である。したがって多数の栄養学の図書で、本書のように原著の引用があり、体系的で詳細な図説の付いた中核的図書は極めて貴重なものと言えよう。日本ではゆとりの教育の後遺症で高校教科書は薄いが、米国大学で3年間教鞭を取った筆者は、高校の生物、物理、化学の教科書が全て約千頁、1kgもあることを知っている。また、最近、管理栄養士養成大学は百数十校を超えている現実がある。日本の原著誌である『栄養学雑誌』や『日本栄養・食糧学会雑誌』が僅か3mmの薄さとなり原著も毎号僅か1〜2報に減少した。したがって科学的根拠の薄い情報がテレビ等で氾濫してその真偽を管理栄養士でも判定することが難しくなっている。このことに危機感を持ち、本書の共監訳者の木村修一先生と共に栄養学の国際的総説誌『Nutrition Reviews』の和訳版『栄養学レビュー』（女子栄養大学出版部）の編集を行っている。しかし、雑誌からの情報は断片的で一部の課題に限られるので、原著論文を体系的に整理している本書との併用が重要である。

　栄養学は日本人固有の食生活、食品、代謝疾患関連遺伝子が欧米人と異なるので、本書では、日本特有の基本的な資料として、日本人の推奨量等を示す厚生労働省策定の「日本人の食事摂取基準2015年版」の知見も補ってある。本訳書自体は原著に忠実な点が役立ち、またそれが原著にたいする礼儀でもある。全国14万3千人の管理栄養士、百数十大学の栄養学学生はもちろん、臨床栄養に携わる医療従事者にも是非本書を読んで頂きたい。

　　　　　　　　　　　　　　　　　　　　　　　　　　　　　香川　靖雄
　　　　　　　　　　　　　　　　　　　　　　　　　　　　　女子栄養大学副学長

日本語版編集に携わって

『Krause's Food and the Nutrition Care Process 13th Edition』の和訳が完成して、食と栄養に関連した皆様にお届けすることが出来ることとなり、この本の出版に関わった一同ほっとしているところです。

本書は栄養学における臨床の実践的第一級教材として60年以上にわたり、米国の栄養学・食事療法に関する教科書として、高い評価を受けている名著であり、これを受け継いだそれぞれの版では、編集・執筆者ともその面で最高の権威者が選ばれてできている本なのです。本書の11版を日本で初めて完訳して産調出版（現・ガイアブックス）から出版されましたが、その日本語版の編集で、香川靖雄先生と私がこの任を果たしたのでした。日本でどれだけ買っていただけるかがとても心配でした。しかし、産調出版の熱意で完売に至ったことはうれしいことでした。もちろん、この書が完売に至った経緯にはこの本の素晴らしさが関係しているに違いないと思います。内容も最新の研究報告から構成されており、読みやすい図表を色彩豊かにまとめている素晴らしい書物となっているからです。

今回13版をあらためて見返してみると、栄養学の進化のはげしさが読み取れます。そして感ずることは、これを仕上げた米国の栄養学関連の人々の持っているレベルの高さとその層の厚さです。この書が米国の管理栄養士の方々の座右の書となっていることを考えると、現在の日本の管理栄養士の教育環境の現状がいささか心配になります。1981年に米国のサンディエゴで行われた国際栄養学会議の際、当時琉球大学の尚弘子先生と宮崎大学の秋山露子先生と3人でカリフォルニア大学医学部のサンディエゴキャンパスにある付属病院での管理栄養士（米国ではRegistered Dietitian：RD、登録栄養士）の活動を見せていただいたことがありますが、直接病床で患者と会って、医師と同じように栄養指導をしている実態を知り、当時の日本の栄養士の社会的地位との差を強く感じたことを覚えています。その頃すでにクラウスのこの書物を座右においていたことを考えてみれば、なるほどと合点できるのです。

そしてもう一つ、クラウス13版の重要な特徴は、そのタイトルとして「食物と栄養ケアプロセス」とうたっていることです。本書の内容がこのタイトルに反映されるように整えられていると言うことです。栄養ケアプロセスとは2002年に米国栄養士会が栄養士活動の基本として提案したもので、栄養アセスメント、栄養診断、栄養介入、栄養モニタリングと評価を含む極めて積極的なもので、アメリカではこの栄養ケアプロセスに沿って栄養士が活動する方法論といえるものです。

栄養ケアプロセスはアメリカ以外の国の栄養士会でも取り入れられ、日本でも栄養士会の基本研修項目に加えられています。したがって本書は管理栄養士の養成にとって最高の参考書であることはもちろんですが、栄養に携わる教育者、食品学、栄養学関連の研究者に強く推薦する次第です。

木村 修一

東北大学名誉教授、昭和女子大学名誉教授、
国際生命科学研究機構（ILSI）会長

日本語版編集委員会

〈総監修〉

香川 靖雄（かがわ　やすお）
女子栄養大学副学長、自治医科大学名誉教授、医学博士

木村 修一（きむら　しゅういち）
東北大学名誉教授、昭和女子大学名誉教授、
NPO法人 国際生命科学研究機構(ILSI)日本支部会長、農学博士

〈監修〉（掲載順）

鈴木 志保子（すずき　しほこ）
神奈川県立保健福祉大学教授、NPO法人 日本スポーツ栄養学会会長、医学博士

渡邊 昌（わたなべ　しょう）
公益社団法人 生命科学振興会理事長、NPO法人 日本綜合医学会会長、
一般社団法人 統合医療学院学院長、医学博士

溝口 徹（みぞぐち　とおる）
新宿溝口クリニック院長

桑田 有（くわた　たもつ）
人間総合科学大学大学院 人間科学部健康栄養学科専攻長、
NPO法人 国際生命科学研究機構(ILSI)本部理事、同日本支部副理事長、農学博士

第11版 編集委員会

〈監　　修〉　香川 靖雄／木村 修一
〈編集委員〉　兒玉　徹／中村 丁次／
　　　　　　中村 美知子／野並 葉子／
　　　　　　長谷川 恭子／藤本 健四郎／
　　　　　　古川 勇次／渡邊　昌
〈編集協力〉　八幡 智野

著者一覧

■ 執筆・編集

L・キャスリーン・マハン
（L. Kathleen Mahan）
MS, RD, CDE
Nutrition by Design 社（ワシントン州シアトル）栄養カウンセラー兼糖尿病療養指導士。ワシントン大学（ワシントン州シアトル）医学部および小児科非常勤講師。

シルヴィア・エスコット-スタンプ
（Sylvia Escott-Stump）
MA, RD, LDN
イーストカロライナ大学（ノースカロライナ州グリーンビル）栄養学科栄養士研修主任。Nutritional Balance 社（ノースカロライナ州ウィンタービル）栄養コンサルタント。

ジャニス・L・レイモンド
（Janice L. Raymond）
MS, RD, CD
Sodexo 社および Providence Mount St. Vincent（高齢者介護施設／ワシントン州シアトル）臨床栄養士主任。バスティール大学（ワシントン州ケンモア）非常勤教員。

■ 著者

ダイアン・M・アンダーソン
(Diane M. Anderson)
PhD, RD, CSP, FADA
ベイラー医科大学(テキサス州ヒューストン)小児科准教授。

シンシア・タフト・バイエル
(Cynthia Taft Bayerl)
MS, RD, LDN
公衆衛生局マサチューセッツ支部(マサチューセッツ州ボストン)健康増進疾病予防部栄養・身体活動課 Massachusetts Fruit & Vegetable (栄養協議会)栄養コーディネーター。

ピーター・L・ベイヤー
(Peter L. Beyer)
MS, RD
カンザス大学病院(カンザス州カンザスシティ)食事療法栄養学科准教授。

カレン・チャップマン- ノヴァコフスキー
(Karen Chapman-Novakofski)
PhD, RD, LDN
イリノイ大学(イリノイ州シャンペーン)食品科学・栄養学部教授。

パメラ・チャーニー
(Pamela Charney)
PhD, RD
ワシントン大学(ワシントン州シアトル)看護学研究科臨床情報科学および患者中心医療テクノロジー薬学部、理学修士過程。非常勤准教授。栄養科学講師。

ハリエット・クラウド
(Harriet Cloud)
MS, RD, FADA
Nutrition Matters社代表。アラバマ大学バーミンガム校(アラバマ州バーミンガム)医療専門学部栄養科学科名誉教授。

サラ・C・コーチ
(Sarah C. Couch)
PhD, RD, LD
シンシナティ大学(オハイオ州シンシナティ)栄養科学部准教授。

シスター・ジーン・P・クロウ
(Sister Jeanne P. Crowe)
PharmD, RPh, RPI
著述家、講師、『16th Edition Food-Medication Interactions』共著者。Camilla Hall Nursing Home (高齢者介護施設/ペンシルバニア州イマキュラタ)前調剤薬局責任者。

ルース・デバスク
(Ruth DeBusk)
PhD, RD
個人開業医(フロリダ州タラハシー)、遺伝学者および臨床栄養士。

シーラ・ディーン
(Sheila Dean)
DSc, RD, LD, CCN, CDE
タンパ大学非常勤教員、Dietitians in Integrative & Functional Medicine (個人開業クリニック/フロリダ州タンパ)上級専門職。

ノーラ・デシェル
(Nora Decher)
MS, RD, CNSC
バージニア大学病院(バージニア州シャーロッツビル)管理栄養士。

ジュディス・L・ドッド
(Judith L. Dodd)
MS, RD, LDN, FADA
ピッツバーグ大学(ペンシルバニア州ピッツバーグ)医療・リハビリテーション学部スポーツ医学・栄養学科非常勤准教授。

キンバリー・R・ドン
(Kimberly R. Dong)
MS, RD
タフツ大学医学部(マサチューセッツ州ボストン)公衆衛生・地域保健学科栄養・感染症部門プロジェクト主任兼研究栄養士。

リサ・ドーフマン
(Lisa Dorfman)
MS, RD, CSSD, LMHC
マイアミ大学(フロリダ州マイアミ)大学病院スポーツ医学科スポーツ栄養学主任。

ミリアム・エリック
(Miriam Erick)
MS, RD, CDE, LDN
Brigham and Women's Hospital (マサチューセッツ州ボストン)栄養指導科上級臨床栄養士。

シャロン・A・フォイヒト
(Sharon A. Feucht)
MA, RD, CD
ワシントン大学(ワシントン州シアトル)発達機能障害センターLENDプログラム栄養学者。

マリオン・J・フランツ
(Marion J. Franz)
MS, RD, LD, CDE
Nutrition Concepts by Franz社（ミネソタ州ミネアポリス）栄養／健康コンサルタント。

マージ・リー・ギャラガー
(Margie Lee Gallagher)
PhD, RD
イーストカロライナ大学（ノースカロライナ州グリーンビル）教授。上席研究員。

F・エンリケ・ゴメス
(F. Enrique Gómez)
PhD
Instituto Nacional de Ciencias Médicas y Nutrición Salvador Zubirán（INCMNSZ）（医療施設／メキシコ・メキシコシティー）栄養生理学科栄養免疫学研究所所長。

バーバラ・L・グラント
(Barbara L. Grant)
MS, RD, CSO, LD
がんセンター（オハイオ州ボイシ）聖アルフォンサス地域医療センターがん患者専門臨床栄養士。

キャスリン・K・ハミルトン
(Kathryn K. Hamilton)
MA, RD, CSO, CDN
現モリスタウン医療センター（ニュージャージー州モリスタウン）Carol G Simonがんセンター外来がん患者専門臨床栄養士。

キャスリーン・A・ハモンド
(Kathleen A. Hammond)
MS, RN, BSN, BSHE, RD, LD
Gentiva Health Services社（ジョージア州アトランタ）社内教育・人材開発看護師教育プランナーおよび臨床栄養専門家。ジョージア大学（ジョージア州アセンズ）家族・消費者科学部食物栄養学科非常勤准教授。

ジャネット・M・ハッセ
(Jeanette M. Hasse)
PhD, RD, LD, CNSC, FADA
ベイラー大学病院（テキサス州ダラス）ベイラー地域移植専門医療施設移植栄養学主任。

デイヴィッド・H・ホルベン
(David H. Holben)
PhD, RD, LD
オハイオ大学（オハイオ州アセンズ）健康科学・医療専門学部食事療法教育プログラム教授および主任。

シンディ・マリ・イマイ
(Cindy Mari Imai)
MS, RD
タフツ大学医学部（マサチューセッツ州ボストン）公衆衛生・地域保健学科栄養・感染症部門研究コーディネーター。

キャロル・S・アイルトン-ジョーンズ
(Carol S. Ireton-Jones)
PhD, RD, LD, CNSD, FACN
栄養療法専門家／コンサルタント。Professional Nutrition Therapists社（テキサス州カロルトン）副社長。

ドナ・A・イスラエル
(Donna A. Israel)
PhD, RD, LD, LPC, FADA
Professional Nutrition Therapists社（テキサス州カロルトン）社長。ダラス地区コミュニティカレッジ（テキサス州ダラス）非常勤教授。

ヴィーナ・ジュネジャ
(Veena Juneja)
MSc, RD
St. Joseph's Healthcare（医療施設／カナダオンタリオ州ハミルトン）栄養提供業務腎疾患専門上級栄養士。

バーバラ・J・カンプ
(Barbara J. Kamp)
MS, RD
ジョンソン＆ウェールズ大学（フロリダ州マイアミ）非常勤教授。

マーサ・カウファー-ホルヴィッツ
(Martha Kaufer-Horwitz)
DSc, NC
Instituto Nacional de Ciencias Médicas y Nutrición Salvador Zubirán（INCMNSZ）（医療施設／メキシコ・メキシコシティー）内分泌代謝科肥満・食物関連疾患診療室医学研究者）。

ジョゼフ・S・クレニツキー
(Joseph S. Krenitsky)
MS, RD
バージニア大学病院（バージニア州シャーロッツビル）臨床栄養専門家。

ニコル・ラーソン
(Nicole Larson)
PhD, MPH, RD
ミネソタ大学（ミネソタ州ミネアポリス）疫学・地域保健学科助手。

メアリー・デマレスト・リッチフォード
(Mary Demarest Litchford)
PhD, RD, LDN
Case Software & Books社(ニューキャロライナ州グリーンズボロ)社長。

ベティー・L・ルーカス
(Betty L. Lucas)
MPH, RD, CD
ワシントン大学(ワシントン州シアトル)発達機能障害センター栄養学者。

ルシンダ・K・リュースン
(Lucinda K. Lysen)
RD, RN, BSN
Southwest Messenger Press Newspapers(イリノイ州シカゴ)医療部門編集者/発行者助手。

エインズリー・M・マローン
(Ainsley M. Malone)
MS, RD, CNSC
Mt. Carmel West Hospital(医療施設/オハイオ州コロンバス)薬剤部栄養支持専門栄養士。

ラウラ・E・マタレーズ
(Laura E. Matarese)
PhD, RD, LDN, CNSC, FADA
ピッツバーグ大学病院(ペンシルバニア州ピッツバーグ)トーマス・E・スターツル移植研究所腸管再建・移植センター栄養学主任および外科准教授。

ケリー・N・マッキーン
(Kelly N. McKean)
MS, RD, CD
シアトル小児病院(ワシントン州シアトル)小児科専門臨床栄養士。

ドナ・H・ミュラー
(Donna H. Mueller)
PhD, RD, FADA, LDN
ドレクセル大学(ペンシルバニア州/フィラデルフィア)生物学科准教授。

デボラ・H・マレー
(Deborah H. Murray)
MS, RD, LD
オハイオ大学(オハイオ州アセンズ)人間・消費者科学准教授。

ダイアナ・ノーランド
(Diana Noland)
MPH, RD, CCN
FoodFax社代表(カリフォルニア州ロサンゼルス)。機能性医学研究所IFM栄養コーディネーター。機能性栄養学療法士。

ベス・N・オガタ
(Beth N. Ogata)
MS, RD, CD, CSP
ワシントン大学(ワシントン州シアトル)発達機能障害センター小児科栄養学者。

ザネタ・M・プロンスキー
(Zaneta M. Pronsky)
MS, RD, LDN, FADA
著述家、講演者、コンサルタント(ペンシルバニア州イマキュラータ)。『Food Medication Interactions, 16th edition』著者。

ダイアン・リガッシオ・ラドラー
(Diane Rigassio Radler)
PhD, RD
ニュージャージー医科歯科大学(現ラトガースニュージャージー州立大学/ニュージャージー州ニューアーク)医療系専門学部栄養科学科准教授。

ヴァレンティナ・M・レミグ
(Valentina M. Remig)
PhD, RD, LD, FADA
カンザス州立大学(カンザス州マンハッタン)栄養学、食品安全性および健康長寿コンサルタント/著述家。

ジャネット・E・シェベンダーク
(Janet E. Schebendach)
PhD, RD
コロンビア大学病院(ニューヨーク州ニューヨーク)ニューヨーク州立精神医学研究所摂食障害研究室栄養学研究主任。

エリザベス・シャナマン
(Elizabeth Shanaman)
RD, BS
Northwest Kidney Centers(ワシントン州シアトル)腎疾患専門臨床栄養士。

ジェイミー・S・スタング
(Jamie S. Stang)
PhD, MPH, RD, LN
ミネソタ大学(ミネソタ州ミネアポリス)公衆衛生学部疫学および地域保健学科公衆衛生栄養プログラム主任。

トレイシー・ストップラー
（Tracy Stopler）
MS, RD
NUTRITION ETC社（ニューヨーク州プレーンヴュー）社長。アデルフィ大学（ニューヨーク州ガーデンシティ）非常勤教授。

キャシー・マドンナ・スウィフト
（Kathie Madonna Swift）
MS, RD, LDN
SwiftNutrition社代表。心身医学センター（ワシントンDC）Food As Medicine専門家養成プログラムカリキュラム設計者。セイブルック大学院（カリフォルニア州サンフランシスコ）心身医学部教員。クリパルヨガセンター（マサチューセッツ州ストックブリッジ）栄養学者。UltraWellness Center（マサチューセッツ州レノックス）栄養学者。

シンシア・A・トムソン
（Cynthia A. Thomson）
PhD, RD
アリゾナ大学（アリゾナ州ツーソン）医学部公衆衛生学部農学・生命科学部、栄養科学科准教授。

クリスティン・M・トラムズ
（Cristine M. Trahms）
MS, RD, CD, FADA
ワシントン大学（ワシントン州シアトル）発達機能障害センターPKU/遺伝生化学治療科クリスティン・M・トラムズ・フェニルケトン尿症（PKU）プログラム。

グレッチェン・K・バニス
（Gretchen K. Vannice）
MS, RD
Omega-3 RD ™ Nutrition Consulting（オレゴン州ポートランド）栄養研究コンサルタント。

アリーシャ・ウィーデン
（Allisha Weeden）
PhD, RD, LD
アイダホ州立大学（アイダホ州ポカテロ）准教授。

スーザン・ワイナー
（Susan Weiner）
MS, RD, CDE
登録栄養士。糖尿病療養指導士、認定栄養療法士。コロンビア大学本校（ニューヨーク州ニューヨーク）教育学部応用生理学・栄養学修士。

ナンシー・S・ウェルマン
（Nancy S. Wellman）
PhD, RD, FADA
フロリダ国際大学（フロリダ州マイアミ）全米栄養・運動・加齢情報センター前センター長。

ケイティ・G・ウィルケンス
（Katy G. Wilkens）
MS, RD
Northwest Kidney Centers（医療施設／ワシントン州シアトル）栄養科・フィットネス科部長。

マリオン・F・ウィンクラ
（Marion F. Winkler）
PhD, RD, LDN, CNSC
ロードアイランド病院外科栄養学専門家。ブラウン大学Alpert医学大学院（ロードアイランド州プロビデンス）外科、上級臨床栄養准教授栄養サポート業務。

監修者一覧

ピーター・L・ベイヤー
（Peter L. Beyer）
MS, RD
カンザス大学病院（カンザス州カンザスシティ）食事療法・栄養学科准教授。

レイチェル・K・ジョンソン
（Rachel K. Johnson）
PhD, MPH, RD
バーモント大学（バーモント州バーリントン）副学長兼栄養学教授。

ダイアナ・ノーランド
（Diana Noland）
MPH, RD, CCN
FoodFax社（カリフォルニア州ロサンゼルス）代表。機能性栄養学療法士。機能性医学研究所IFM栄養コーディネーター。

本書に寄せて

　クラウスの栄養学教本は、60年間栄養学と食事療法の指導のために大学で用いられてきた。初版の出版はなんと1952年であった。この60年間に編集者や著者だけでなく書籍名も変わったが、本書 Krause's Food and the Nutrition Care Process（13th edition）が初心者にとっては包括的な教本であり、栄養士の有資格者にとっては貴重な情報源であることに変わりはない。

　キャスリーン・マハンは引き続き編集者として中心となり、同じく2011～2012年の米国栄養士会（現米国栄養・食事療法学会）会長シルビア・エスコット・スタンプも協力している。本書新版では新たに編集者としてジャニス・レイモンドが加わった。

　歴史的には、栄養、代謝、栄養素の必要量や供給源、ライフステージごとの問題、医学的栄養療法、栄養ケアプロセスの段階などに関する基本的な本は、著者一人で、あるいは2、3人で執筆することができた。しかし今日、新人や初心者に知識を伝え、次の世代を指導するために本書に執筆している専門家には、この分野の知識が広く深いことが求められる。学生は各章に執筆している著者の威力を知らないであろうが、栄養学研究や栄養療法関連の『名鑑』を開けば著者たちの名前を見つけることができるのである。いずれも担当の分野では著名な専門家であり権威である。幸運にも著者のおよそ三分の二は個人的な知り合いで、多くは専門分野の教本を執筆できるほどの人物であり、事実執筆している方々もいる。その知識が純粋にプロになったばかりの人たちのために一つの章に凝縮され、このためあらゆる年齢の学生にとっても貴重な一冊となっている。私としては、知識の乏しい分野の自分の能力を高めるために、本書を自室の本棚に置いて使わせてもらうつもりである。著者の方々が最新の科学的根拠に基づき要点をまとめていることを知っているから、信頼して使うことができる。

　本書には、栄養ケアプロセスとこの専門用語が使いやすい形で統合された資料が掲載されている。栄養ケアでの作業を書面にまとめるために標準化された方法を知るには、あるいは患者に提供するケアを説明する方法を構築するには、この資料が不可欠となる。また、多くのサイトの評価グループにより、患者や顧客のケアにおける私たち栄養専門家の有用性が実証されたり高められたりする可能性もある。

　アセスメント、診断、介入の基本は最初の15章に収載されている。ここには栄養学の基本である消化、吸収、代謝、ゲノミクスの役割、栄養素の代謝、炎症、統合医療が網羅されている。次の6章ではライフステージごとの問題について、その次の5章では最善の健康と動作能力を得るための栄養学について解説されている。

　また、本書は特に医学的栄養療法（MNT）について徹底した考察が行われていることで知られている。重要な慢性疾患に加え、リウマチ性疾患、甲状腺疾患、神経障害、精神障害、新生児に関する小児科での必要性、代謝障害、発達障害など進展がみられる領域のMNTも網羅されている。

　本書新版では、炎症にさらに多くの考察が行われ、甲状腺疾患および関連疾患がひとつの章にまとめられ、臨床検査分析や身体診察などの評価に重点が置かれている。本書には可能な限り最新の情報が収載され、米国農務省の新しいマイプレート方式や世界保健機関の新しい成長グラフも網羅されている。

　また、学生や栄養療法士と知識を共有することのできる専門家に加わってもらったことは大変喜ばしいことである。また、未来の栄養士のために持てる知識を伝え、あまり重点が置かれない部分にもクイックリファレンスを添えてくれた著者の方々には感謝の言葉を述べたい。

　他の医療関連職や看護職、特に上級職に従事する方々には、ぜひ本書を活用して、登録栄養士がチームの一員として行うことを理解していただき、栄養ケアの科学と実践の基礎を教えるための助力にしていただきたい。

本書の長期刊行と第13版のご出版、おめでとう！

ジュリー・オサリバン・マイエ
（Julie O'Sullivan Maillet）PhD, RD, FADA
ニュージャージー医科歯科大学（現ラトガースニュージャージー州立大学）医療系専門学部学部長（暫定）、栄養科学部教授、米国栄養士会会長（2002～2003年）

本書の活用法

初版から13版までの長きの間、米国で絶大な信頼を得ている本書は、食事療法学の標準の教本であり、栄養ケアプロセスをサポートしている。学生も療法士も、患者や患者家族に対して、あるいはグループや地域社会などの仕事の現場では標準化された言葉を使用することになることから、業務ではあらゆる読者が「国際標準化のための栄養ケアプロセス用語マニュアル」（International Dietitics & Nutrition Terminology）最新版を使用するよう推奨されている。

対象読者

科学的知見と臨床情報は、学際的環境で食事療法学、看護学など医療関連専門分野を学ぶ学生に役に立つ形で提示している。医学、歯科学、小児の発育、保健教育、生活習慣カウンセリングなど、他の専門分野を学ぶ者にとっては参考書として有用である。同じく、栄養素やアセスメントに関する付録や図表、臨床上の有用情報のコラムにより、学生や栄養士に実際の手順や臨床で用いるツールを提供している。

本書は学生が卒業し臨床業務に就いても本棚の貴重な参考書として常に活用することができる。この一冊の中に栄養素の基本知識から臨床栄養療法プロトコルまでが集約されており、このほかにも治療管理のアルゴリズム、「知っておきたい」情報を詳しく伝える注目情報コラム、臨床シナリオごとの栄養診断例、ウェブサイトの有用情報、患者指導のための膨大な付録が健在である。いずれも本書の定番となっている特色である。どの資料も、その分野の専門家である著者が執筆した時点において最新の科学的根拠に基づく療法を反映している。それゆえに学生にとっても、指導者や臨床療法士にとっても、本書は食事療法学では第一に選択すべき教本である。

構成

第13版は栄養ケアプロセスの段階についての概念枠組みに沿うものとなっている。栄養ケアプロセスのいずれの要素も、患者や患者家族、あるいは一般の人々の栄養学的健康増進を目的とするものである。新版では新たに、章を追って栄養のアセスメント、診断、介入、モニタリング、評価の段階へと進行させている。また、小児科の医学的栄養療法（MNT）を別個の章に分け、専門の療法を加えて補完している点も新しい。

第1部、栄養のアセスメントは、有効なアセスメントのための内容構成となっている。ここの章では、消化器系の概要のほか、エネルギー消費量・必要量の計算、多量栄養素および微量栄養素の必要量、栄養ゲノミクス、食物摂取について解説する。生化学検査、酸塩基平衡の問題、医薬品について十分に復習することにより、優れたケアの提供に必要な洞察を得ることができる。新版の新たなアプローチとして「臨床：炎症、身体、機能のアセスメント」の章では、慢性疾患の原因としての炎症とこの検査の必要性に関し最新の知見を取り上げている。第1部最終章では、地域社会で食品を選択する際の行動、安全な食品供給、食料を十分に入手するために利用できるプログラムについて取り上げる。

第2部、栄養診断と介入では、アセスメントから時宜を得た最適かつ予測可能な栄養診断に至る批判的思考プロセスを説明する。こうした栄養診断は、登録栄養士あるいは訓練を受けた医療専門家が下すことができる。この診断プロセスは一般には個人に用いられるが、患者家族の手助けとして、あるいはグループの指導、地域社会や集団における栄養必要性の評価にも応用することができる。栄養診断が行われれば介入が必要となるが、介入とは食物や栄養素の供給（栄養支持など）、生物活性物質の使用、統合医学における栄養療法、教育、カウンセリング、場合により紹介を意味する。

第3部、ライフサイクルの栄養では、胎児期の栄養学から授乳期を経て、乳幼児期、小児期に至るライフステージの栄養学に関し、詳細な情報を掲載している。青少年期の栄養について論じる章とは別に、成人期に現れることの多い栄養学的問題や慢性疾患を取り上げている章がある。また、栄養専門職としての将来の就職先は拡大する高齢者層への栄養提供業務が多くなることが予測されるため、栄養と高齢期について最終章で詳細に論じている。

第4部、健康の維持・増進のための栄養摂取では、健康とフィットネスの達成と維持のほか、多くの疾患状態を予防するための栄養学的考え方について論じている。体重管理、摂食障害の問題、歯の衛生、骨の健康、スポーツ栄養学では、長きにわたって健康を増進させるための栄養の役割に焦点を絞っている。

第5部、医学的栄養療法では、栄養療法における科学的根拠に基づく知見と最新の動向が反映されている。各章ともその分野の専門家が執筆およびレビューを行い、心血管障害、糖尿病、肝疾患、腎疾患、肺疾患、感染症、内分泌系障害、特に甲状腺疾患、リウマチ性疾患、神経障害、精神障害などの病態におけ

る栄養面について解説している。

　第6部、小児専門治療では、小児期の疾患における栄養療法の役割について論じている。低出生体重や新生児集中治療を受ける病態、遺伝性代謝障害、発達障害の詳細をそれぞれ章に分けて解説する。

新規改訂内容

- **本書の新タイトル**：指導者も学生も信頼する最新かつ最前線の情報を提供する一方、栄養士の職務内容が「栄養ケアプロセス」へと移行していることがこの新しいタイトルに反映されている。
- **最新の推奨量**：食事摂取基準には、2010年に発表されたカルシウムとビタミンDの新しい推奨量も掲載されている。このなかには、2011年米国農務省（USDA）の新マイプレートも含まれている。
- **栄養ケアプロセスのツール**：関連の章は栄養ケアプロセスの段階を踏まえた構成になっている。関連の付録では、段階を追って、臨床で用いる基本的な参照見本やツールが掲載されている。
- **医学的栄養療法**：医学的栄養療法（MNT）の部には新しい章「甲状腺疾患と甲状腺関連疾患の医学的栄養療法」が加えられている。また、旧版では心血管系が高血圧、アテローム硬化、うっ血性心不全の三つの章に分かれていたが、ケアにおける慢性疾患の理解とMNT計画を容易にするため一つにまとめられている。

学習の手引き

- 独自の「**病態生理と治療管理のアルゴリズム**」：栄養ケア関連の病態生理はこれまでも基本的に本書のハイライトである。新たに編集されたアルゴリズムでは、病態生理と関連の医学的・栄養学的処置を図説している。このアルゴリズムにより、最適な栄養ケアを提供するための基礎としてその疾患を理解することができる。
- 「**注目情報**」コラム：包括的研究の中心概念に関し示唆に富む情報を提供しており、これによって授業での考察をさらに深めることができる。
- 「**新たな動き**」コラム：その分野で問題となっている領域にスポットライトを当てることにより、さらに研究が必要な領域を提示している。
- 「**臨床上の有用情報**」コラム：深い理解のための情報を提供しており、この情報が栄養ケアにおける学生と患者との間の相互作用の質を高めることができる。
- **重要用語**：重要な用語には色文字を使用し、その定義も記載している。
- **ウェブサイトの有用情報**：各章にウェブサイトの一覧を掲載し、章の話題に関連したオンラインの情報源を読者に提示している。
- **引用文献**：文献を読んで理解を深めるための多くの機会を学生や指導者に提供する目的で、最新かつ多数の文献を紹介している。

　本書は情報を更新し、常に最新かつ重要な存在であり続けることにより、勉強への意欲がそそられる教本であると、指導者や学生諸君が感じてくれることを編集者一同、心より願っている。

目次

序文　香川 靖雄 iv
日本語版編集に携わって　木村 修一 v
日本語版編集委員会 vi
著者一覧 vii
監修者一覧 xii
本書に寄せて
　ジュリー・オサリバン・マイエ xiii
本書の活用法 xiv

第1部　栄養のアセスメント 1

1　摂取：栄養素の消化、吸収、輸送、排泄 2
ピーター・L・ベイヤー、MS、RD

消化管 2
消化・吸収過程の簡単な概要 3
　消化における酵素 4
　胃腸活動の制御物質：神経、神経伝達物質、
　　神経ペプチドホルモン 4
　口腔における消化 8
　胃における消化 8
　小腸における消化 9
小腸：養分吸収の主要部位 9
　構造と機能 9
　吸収と輸送の機序 10
大腸 10
　細菌の作用 12
　特定種類の栄養素の消化と吸収 13

2　摂取：エネルギー 19
キャロル・S・アイルトン-ジョーンズ、PhD、RD、LD、CNSD、FACN

エネルギー必要量 19
エネルギー消費の構成 20
　基礎および安静時エネルギー消費量 20
　食事産熱効果 21
　活動熱産生 21
　エネルギー消費量の測定 22
　身体活動に関する質問紙 24
エネルギー必要量の推定 24
　安静時エネルギー消費量の推定式 24
　エネルギー摂取量からのエネルギー必要量の推定 .. 24
　エネルギー必要量の予測式 25
　身体活動による推定エネルギー消費量 26
食品エネルギーの計算 29

3　摂取：栄養素とその代謝 32
マージ・リー・ギャラガー、PhD、RD

■主要栄養素 33
炭水化物 33
　単糖類 33
　二糖類とオリゴ糖類 33
　多糖類 34
　食物繊維と機能性繊維 36
脂肪と脂質 40
　脂質の構造と機能 40
　脂肪酸 41
　必須脂肪酸とオメガ-6／オメガ-3比 42
　トリグリセリド 45
　リン脂質 45
　合成脂質 46
　脂質摂取のための推奨事項 48
　アルコール（エチルアルコール） 48
アミノ酸とタンパク質 48
　必須アミノ酸 51
　食事性タンパク質の質 51
　窒素出納 52
栄養充足状態での主要栄養素の利用と貯蔵 53
絶食状態における主要栄養素の異化作用 55
■微量栄養素：ビタミン 56
脂溶性ビタミン 57
　ビタミンA 57
　ビタミンD（カルシフェロール） 62
　ビタミンE 69
　ビタミンK 71
水溶性ビタミン 74
　チアミン 74
　リボフラビン 76
　ナイアシン 77
　パントテン酸 79
　ビタミンB_6（ピリドキシン） 80
　ビタミンB_{12}（コバラミン） 85
　ビオチン 86
　アスコルビン酸 87

他のビタミン様因子 89	
コリンとベタイン 89	
カルニチン 90	
ミオイノシトール 90	
ユビキノン 91	
ビオフラボノイド 91	
■**微量栄養素：ミネラル** 91	
身体のミネラル組成 91	
米国の食事において問題となるミネラル 92	
カルシウム 92	
リン 99	
マグネシウム 101	
硫黄 104	
微量ミネラル／微量元素 105	
一般特性 105	
鉄 105	
亜鉛 111	
フッ化物 114	
銅 115	
■**超微量ミネラル** 117	
ヨウ素 117	
セレン 119	
マンガン 121	
クロム 122	
モリブデン 123	
ホウ素 124	
コバルト 124	
その他の微量元素 125	

4 摂取：食事の分析 129
キャスリーン・A・ハモンド、MS、RN、BSN、BSHE、RD、LD

栄養の不均衡 129
栄養スクリーニング 131
栄養アセスメント 134
　栄養状態のアセスメント用ツール 137
　履歴 137
　栄養摂取量分析 140

5 臨床：栄養学的ゲノミクス 144
ルース・デバスク、PhD、RD

ヒトゲノム計画 145
　臨床応用 145
遺伝子型と栄養アセスメント 146
遺伝学の基本 146
　遺伝学とゲノミクス：栄養学的ゲノミクス、ニュートリジェネティクス、ニュートリゲノミクス 146
　遺伝学の基礎 148
　遺伝の形式 149
　エピジェネティック遺伝、ゲノム刷り込み 150
　遺伝と疾患 151
　遺伝子工学 152
遺伝子と栄養療法 153
　健康と疾患に対する栄養遺伝子学的影響 153
　健康と疾患に対するニュートリゲノミクスの影響 154
　健康と疾患に対するエピジェネティックな影響 156
　栄養学的ゲノミクスと慢性疾患 156
倫理的、法的、社会的意味 159

6 臨床：炎症、身体、機能のアセスメント 163
キャスリーン・A・ハモンド、MS、RN、BSN、BSHE、RD、LD
メアリー・デマレスト・リッチフォード、PhD、RD、LDN

栄養と炎症 163
　炎症と免疫調節 164
身体的および機能的アセスメント 165
　身体計測 165
　身体組成 167
栄養に着目した身体診察 171
　アプローチ 171
　機器 171
　診断手法と所見 171
　他のアセスメント手法とツール 171
機能的栄養アセスメント 171
　胃腸機能 172
　握力測定 173
　水分状態 173
　身体活動の評価 174
　主観的包括的アセスメント 174

7 臨床：水、電解質、酸塩基平衡 178
パメラ・チャーニー、PhD、RD

体内水分 178
　機能 179
　分布 179
　水分平衡 179
　水分の排泄 181
電解質 182
　カルシウム 182
　ナトリウム 183
　マグネシウム 185
　リン 185
　カリウム 185
酸塩基平衡 186
　酸の産生 186
　調節 186
酸塩基平衡異常 186
　代謝性アシドーシス 186
　代謝性アルカローシス 189
　呼吸性アシドーシス 189
　呼吸性アルカローシス 189
　代償 189

8 臨床：生化学的検査 ...191
メアリー・デマレスト・リッチフォード、
PhD、RD、LDN

栄養に関する臨床検査データの定義と有用性 ...191
- 検体の種類 ...192
- 分析のタイプ ...193

栄養に関する日常的臨床検査の解釈 ...193
- 臨床化学検査 ...193
- 全血球計算 ...193
- 検便 ...193
- 尿検査 ...195

体液状態の評価 ...196
- 生体電気インピーダンス法 ...196

ストレス関連タンパク質 エネルギー栄養障害の評価 ...196
- C反応性タンパク質 ...197
- クレアチニン ...197
- 免疫能 ...198
- 窒素出納 ...198
- 肝臓の輸送タンパク質 ...198

栄養性貧血の評価のための臨床検査データ ...199
- 貧血の分類 ...199
- 鉄欠乏性貧血のための試験 ...200
- ビタミンB欠乏に伴う大球性貧血に対する検査 ...201

脂溶性ビタミン ...202
- ビタミンA ...202
- ビタミンD ...202
- ビタミンK ...202

水溶性ビタミンと微量ミネラル ...202

慢性疾患のリスク評価 ...203
- 脂質の心血管リスク指標 ...203
- ヘモグロビンA1cと糖尿病 ...203
- 酸化ストレス ...204

9 臨床：食物と薬物の相互作用 ...209
ザネタ・M・プロンスキー、MS、RD、LDN、FADA
シスター・ジーン・P・クロウ、PharmD、RPh、RPI

食物と薬物の相互作用の薬理学的側面 ...210
- 薬力学 ...210

食物と薬物の相互作用のリスク因子 ...210
- ファーマコゲノミクス ...211

薬物療法に対する食物の影響 ...212
- 薬物吸収 ...212
- 薬物療法と経腸栄養の相互作用 ...213
- 薬物分布 ...213
- 薬物代謝 ...213
- 薬物排泄 ...214

食物と栄養に対する薬物の影響 ...214
- 栄養素の吸収 ...214
- 栄養素の代謝 ...215
- 栄養素の排泄 ...216

食物と栄養素による薬物作用の変化 ...217
- アルコール ...218

栄養状態に対する薬物の影響 ...218
- 口腔、味覚、嗅覚 ...218
- 消化管への影響 ...220
- 食欲の変化 ...221
- 器官系に対する毒性 ...223
- 血糖値 ...224

食物と薬物の相互作用と添加剤 ...225

医学的栄養療法 ...226

10 行動と環境：地域社会における個人 ...229
ジュディス・L・ドッド、MS、RD、LDN、FADA
シンシア・タフト・バイエル、MS、RD、LDN

地域における栄養実践 ...230

地域密着型の栄養サービスのための ニーズアセスメント ...230
- アセスメントの情報源 ...232

米国における全国栄養調査 ...232
- 全国健康・栄養調査 ...232
- 個人別食品摂取継続調査：食事健康知識調査 ...232
- 全国食品栄養調査： 「米国で私たちが食べているもの」 ...233
- 全国食生活調査および関連研究に関する法律 ...233
- 全国栄養データバンク ...233
- 米国疾病管理予防センター ...233

米国の栄養指針と目標 ...233
- アメリカ人のための食生活指針 ...234
- フードガイド ...234
- 『ヘルシーピープル』と『栄養と健康に関する 公衆衛生局長官報告書』 ...234
- 米国学校給食プログラム ...234
- 推奨量と食事摂取基準 ...235
- 食料支援と栄養プログラム ...235
- 食品媒介疾患 ...235
- 危害分析重要管理点 ...244

食品と水の安全性 ...244
- 汚染 ...244
- 有機食品と殺虫剤の使用 ...245
- バイオテロリズムと食料と水の安全性 ...246

災害対策 ...248

第2部 栄養診断と介入 ...251

11 栄養診断と介入の概要 ...253
パメラ・チャーニー、PhD、RD
シルヴィア・エスコット-スタンプ、MA、RD、LDN

栄養ケアプロセス ...253
- 栄養スクリーニングとアセスメント ...254
- 栄養診断 ...255
- 栄養介入 ...258

栄養ケアのモニタリングと評価 258
根拠に基づくガイドライン 258
認可と調査 259
栄養ケア記録の文書化 260
診療記録の記入 260
電子カルテと栄養インフォマティクス 266
栄養と保健医療に及ぼす影響 268
米国のための適正な医療費負担：調整法案 268
守秘義務ならびに医療保険の携行性と
　責任に関する法律 268
患者保護および医療費負担適正化法 268
支払システム 268
品質管理 268
患者中心のケアと症例管理 268
職員配置と栄養コード化 269
栄養介入 269
介入：食事と栄養素の供給 270
正常食の調整 270
入院患者のために食事調整 270
介入：栄養教育とカウンセリング 272
介入：ケアの調整 272
末期患者またはホスピスの患者の栄養ケア 272

12 食品と栄養素の摂取：
文化的能力を含めた食事計画 274
デボラ・H・マーレー、MS、RD、LD
デイヴィッド・H・ホルベン、PhD、RD、LD
ジャニス・L・レイモンド、MS、RD、CD

栄養素の必要量の決定 274
世界のガイドライン 275
食事摂取基準 275
米国人の栄養状態 276
食物および栄養素の摂取データ 276
健康的な食事指標 277
栄養モニタリング報告書 277
食事計画のための米国のガイドライン 277
現在の食生活指針 277
指針の実施 278
食品と栄養表示 279
義務栄養表示 280
食品表示において標準化された1食分の量 280
栄養成分表示 280
栄養素成分含有表示 285
健康強調表示 285
食事パターンとカウンセリングのコツ 285
菜食のパターン 285
食事計画における文化的側面 285
宗教と食品 288

13 食物と栄養の供給：
生理活性物質と集中ケア 291
シンシア・A・トムソン、PhD、RD

統合医療 291
補完療法および代替療法の使用 292
食品による栄養補充 295
栄養補助食品の使用における最近の傾向 296
潜在的リスク集団 297
栄養補助食品に対する規制 300
栄養補助食品使用のアセスメント 300
カウンセリングのための指針 303
臨床医のための情報源 303

14 食物および栄養の送達
——栄養支持療法—— 306
ジャニス・L・レイモンド、MS、RD、CD
キャロル・S・アイルトン-ジョーンズ、PhD、RD、LD、
CNSD、FACN

適切な栄養支持療法のための理論的根拠と基準 . . . 307
経腸栄養法 309
短期間の経腸栄養法 309
長期間の経腸栄養法 310
栄養製剤の成分と選択 311
投与法 312
モニタリングと評価 313
経静脈栄養法 314
投与経路 315
経静脈輸液 316
投与法 318
リフィーディング症候群 320
移行期栄養法 321
経静脈栄養から経腸栄養へ 321
経静脈栄養から経口摂取へ 321
経腸栄養から経口摂取へ 321
経口サプリメント 321
長期の在宅治療における栄養支持療法 322
長期ケア 322
在宅ケア 322
倫理的問題 324

15 教育とカウンセリング——行動変容 . . . 325
カレン・チャップマン-ノヴァコフスキ、
PhD、RD、LDN

行動変容 325
変容する能力に影響を及ぼす要因 326
異文化適応 326
コミュニケーション 326
メッセージの構成 328
ヘルスリテラシー 328
行動変容のためのモデル 329

カウンセリング手法——認知行動療法............329
　　カウンセリング手法——動機づけ面接............329
　　　共感を示す..329
　　　矛盾を明らかにする...................................330
　　　抵抗を受け入れる（正当化、肯定）...............330
　　　自己効力感を支える...................................330
　　　初回面接...330
　　　評価の結果——焦点を絞る項目の選択..........331
　　変えるつもりがない段階のカウンセリング面接...331
　　　自由回答式質問法....................................332
　　　聞き返し傾聴..332
　　　肯定する..332
　　　要約する..332
　　　自己動機づけの言葉を引き出す.................333
　　　面接を終える..333
　　変えるかどうか迷っている段階の
　　　カウンセリング面接................................334
　　抵抗的行動とこれを緩和するための手法........334
　　　聞き返し..335
　　　二面性への聞き返し................................335
　　　焦点移動...335
　　　同意と方向転換......................................335
　　　再構築..335
　　　自己効力感と自己管理............................335
　　変えるつもりである段階のカウンセリング面接...336
　　　行動計画...336
　　有効性の評価..337

第3部 ライフサイクルの栄養 . 339

16 妊娠期と授乳期の栄養............340
ミリアム・エリック、MS、RD、CDE、LDN

　　受精前と受精..340
　　　生殖準備と受精......................................341
　　　毒性物質...341
　　　肥満、内分泌状態、酸化ストレス...............341
　　受胎...341
　　妊娠期...342
　　　妊娠期の生理学的変化............................342
　　　栄養状態が妊娠結果に及ぼす影響.............350
　　　多胎出産...353
　　　妊娠期のサプリメント..............................353
　　　栄養必要量..356
　　　妊娠期の食事摂取指標............................360
　　　合併症と栄養摂取の意義.........................363
　　母乳栄養..365
　　　母乳栄養の有益性...................................365
　　　禁忌事項...365
　　　乳汁分泌の生理機構...............................366
　　　授乳期の栄養必要量...............................366
　　　母乳栄養と乳児......................................368

17 乳児期の栄養........................375
クリスティン・M・トラムズ、MS、RD、CD、FADA
ケリー・N・マッキーン、MS、RD、CD

　　生理学的発達..375
　　栄養必要量...376
　　　エネルギー..376
　　　タンパク質..376
　　　脂質..376
　　　炭水化物...377
　　　水分..377
　　　ミネラル...377
　　　ビタミン類..378
　　　サプリメント...379
　　乳汁の成分...379
　　　母乳..379
　　　母乳と牛乳の組成..................................379
　　　抗感染因子..380
　　　調製乳...380
　　　牛乳..381
　　　調整乳の準備..382
　　離乳食...382
　　授乳と離乳食..382
　　　最初の授乳..382
　　　食べる能力の発達..................................383
　　　離乳食の導入..383
　　　授乳からカップへの離乳.........................384
　　　乳幼児う蝕..384
　　　乳幼児期の食事.....................................385

18 小児期の栄養........................389
ベティー・L・ルーカス、MPH、RD、CD
シャロン・A・フォイヒト、MA、RD、CD
ベス・N・オガタ、MS、RD、CD、CSP

　　成長と発達...389
　　　成長パターン..389
　　　成長の評価..390
　　　成長の追いつき現象...............................390
　　栄養必要量...390
　　　エネルギー..390
　　　タンパク質..391
　　　ミネラル類とビタミン類..........................391
　　十分な栄養の提供......................................394
　　　栄養摂取のパターン...............................394
　　　食物摂取に影響を与える因子..................394
　　　就学前小児の食事..................................398
　　　学齢期の小児の食事...............................400
　　栄養に関する懸念......................................402
　　　過体重と肥満..402
　　　低体重と成長障害..................................403
　　　鉄欠乏症...403
　　　虫歯..404

アレルギー 404
　　注意欠陥／多動性障害 404
　　自閉症スペクトラム
　　　（autism spectrum disorder[ASD]） 404
慢性疾患の予防 404
　　食事性脂肪と心血管の健康 404
　　カルシウムと骨の健康 405
　　繊維質 405
　　運動 405

19 青少年期の栄養 410
ジェイミー・S・スタング、PhD、MPH、RD、LN
ニコル・ラーソン、PhD、MPH、RD

成長と発達 410
　　精神的変化 410
　　性成熟度 412
　　直線的成長 413
栄養必要量 413
　　エネルギー 413
　　タンパク質 415
　　炭水化物と繊維質 415
　　脂質 416
　　ミネラルとビタミン 416
食習慣と食行動 418
　　不規則な食事と間食 419
　　ファストフードとコンビニ食品 419
　　家族との食事 420
　　メディアと広告 420
　　ダイエットと身体像（ボディイメージ） ... 421
栄養の健康診断、評価、カウンセリング 421
特殊な問題 422
　　菜食の食行動 422
　　食行動異常と摂食障害 424
　　肥満症 424
　　高脂血症と高血圧 425
　　運動 427
　　妊娠 427

20 成人期の栄養 431
ジュディス・L・ドッド、MS、RD、LDN、FADA

「成人期の栄養」の予備知識 431
　　アメリカの成人の食習慣 432
　　成人のための栄養の情報と教育 432
健康増進の年代 433
生活習慣と健康の危険因子 434
健康格差 434
　　女性の健康の重要点 434
　　男性の健康の重要点 435
栄養と疾病予防の対策 435
食事の傾向とパターン 436
栄養サプリメント 436
機能性食品 437

21 高齢期の栄養 442
ナンシー・S・ウェルマン、PhD、RD、FADA
バーバラ・J・カンプ、MS、RD

高齢者の人口 442
　　高齢者の分類 443
老年学＋老年医学＝加齢の研究領域 443
健康増進と疾病予防における栄養 444
老化の理論 444
生理学的変化 444
　　体組成 446
　　味覚と嗅覚 446
　　聴力と視力 446
　　免疫能 447
　　口腔 447
　　消化器系 447
　　心血管系 447
　　腎臓 448
　　神経 448
一般的な健康問題 448
　　眼疾患 448
　　うつ病 448
　　褥瘡（圧迫性潰瘍） 448
　　脆弱性と老年症候群 449
生活の質 449
　　生活機能 449
　　体重の維持 449
栄養健診と評価 451
栄養必要量 452
**メディケア（高齢者及び障害者
　　医療保障制度）給付金** 453
栄養支援サービス 453
　　アメリカ高齢者法に準拠するアメリカ保健社会福祉省
　　　栄養支援プログラム 453
　　USDA食事支援プログラム 456
　　補助的栄養支援プログラム 456
　　食品補助プログラム 456
　　高齢者・ファーマーズマーケット
　　　栄養支援プログラム 456
　　メディケイド（低所得者医療保障制度）と
　　　栄養支援サービス 456
生活介護施設と高度看護施設 456

第4部 健康の維持・増進のための栄養摂取.....461

22 体重管理における栄養摂取.........462
ルシンダ・K・ルイセン、RD, RN, BSN
ドンナ・A・イスラエル、PhD, RD, LD, LPC, FADA

体重の構成成分.....................463
- 体脂肪.....463
- 脂肪組織組成.....463
- 脂肪細胞の大きさと数.....463
- 脂肪の貯蔵.....464

体重調節.....464
- 代謝率と自発的活動.....465
- 短期調節と長期調節.....465
- セットポイント理論.....465

体重の恒常性障害：過体重と肥満...........465
- 発生率.....465
- 過体重と肥満の原因.....467
- 評価.....469

成人の肥満管理.....................472
- 治療目標.....472
- 減量の速度と量.....472
- 生活習慣の改善.....473
- 食事改善の推奨事項.....474
- 流行のダイエット法とその実情.....477
- 身体活動.....477
- 薬物療法.....478
- その他の非外科的な減量法.....479
- 肥満症治療手術.....479

肥満の治療によく見られる問題点...........482
- 減量した体重の維持.....482
- プラトー効果.....483
- ウエイトサイクリング.....483
- 小児の体重管理.....483

体重のアンバランス：痩せ過ぎまたは意図しない体重減少........484
- 原因.....484
- 評価.....484
- 管理.....485
- 食欲増進剤.....485
- 高エネルギー食.....485

23 摂食障害の栄養..................489
ジャネット・E・シェベンダーク、PhD, RD

診断基準........................489
- 神経性無食欲症(AN).....489
- 神経性大食症(BN).....491
- 特定不能の摂食障害.....492
- むちゃ食い摂食障害.....492
- 小児期の摂食障害.....492

治療法..........................492
臨床所見と内科的合併症...............493
- 神経性無食欲症(AN).....493
- 神経性大食症(BN).....493

心理学的管理......................494
栄養リハビリテーションとカウンセリング.....494
- 栄養アセスメント.....494
- 摂食行動.....495
- 血液生化学的検査値の評価.....496
- ビタミンおよびミネラル不足.....496
- 水分と電解質の平衡.....497
- エネルギー消費.....497
- 身体測定による栄養アセスメント.....497

医学的栄養療法とカウンセリング..........498
- 神経性無食欲症(AN).....498
- 神経性大食症(BN).....501
- むちゃ食い摂食障害.....502
- 栄養リハビリテーションのモニタリング.....503
- 栄養教育.....503
- 予後.....504

24 運動とスポーツ競技のための栄養.....507
リサ・ドーフマン、MS, RD, CSSD, LMHC

エネルギー産生...................507
- アデノシン三リン酸.....508
- 好気的代謝経路.....508
- エネルギー連続体.....509

筋肉収縮のエネルギー源..............509
- エネルギー源.....509

運動のための栄養必要量
- エネルギー.....511
- スポーツサプリメント.....511

体重管理.......................512
主要栄養素......................512
炭水化物.......................512
- 炭水化物の種類.....512

タンパク質......................514
- 抵抗運動に必要なタンパク質の量.....514

脂肪..........................515
- 脂肪、炎症、スポーツ損傷.....515

ビタミンとミネラル.................516
- ビタミンB群.....516
- 抗酸化物質.....516
- ビタミンC.....517
- ビタミンE.....517
- ビタミンD.....517
- 鉄.....517
- カルシウム.....518

水分..........................518
- 水分バランス.....518
- 1日に必要な水分量.....519

水分補給 ... 519
　　電解質 ... 519
　　水分吸収 ... 520
　その他の考慮すべき物質 ... 521
　　アルコール ... 521
　　カフェイン ... 521
　エルゴジェニックエイド ... 521
　　筋肉増強サプリメント ... 525

25 栄養と骨の健康 ... 531
カレン・チャップマン-ノヴァコフスキ、PhD、RD、LDN

　骨の構造と生理 ... 532
　　骨の組成 ... 532
　　骨組織の種類 ... 532
　　骨細胞 ... 532
　　軟骨 ... 532
　　カルシウムホメオスタシス ... 532
　　骨モデリング ... 533
　　骨リモデリング ... 533
　　オステオカルシンと骨マーカー ... 534
　骨量 ... 535
　　骨量の蓄積 ... 535
　　最大骨量 ... 535
　　骨量の喪失 ... 536
　　骨塩量と骨密度(BMD)の測定 ... 536
　　骨の超音波測定 ... 537
　　骨折のリスク評価 ... 537
　栄養と骨 ... 537
　　タンパク質 ... 537
　　ミネラル ... 537
　　リン酸塩 ... 538
　　マグネシウム ... 538
　　微量ミネラル ... 539
　　ビタミン ... 539
　　その他の食事由来の物質 ... 540
　骨減少症および骨粗鬆症 ... 541
　　定義 ... 541
　　有病率 ... 541
　　骨粗鬆症の種類 ... 541
　　病因とリスク因子 ... 541
　　骨粗鬆症と骨折の予防 ... 543
　　医学的栄養療法 ... 543
　　米国食品医薬品局(FDA)の承認を得た薬物療法 ... 543
　　未だFDAの承認を得ていない薬物療法 ... 544
　　転倒防止 ... 544

26 口腔と歯の健康のための栄養 ... 547
ダイアン・リガッシオ・ラドラー、PhD、RD

　歯の発育のための栄養 ... 547
　う蝕(虫歯) ... 548
　　病態生理 ... 548
　　個々の食品のう蝕誘発性 ... 549
　　食物のう蝕誘発性に影響する因子 ... 550
　　う蝕過程 ... 550
　　フッ化物 ... 552
　乳幼児う蝕 ... 553
　　病態生理と発生率 ... 554
　　栄養ケア ... 554
　う蝕予防 ... 554
　歯牙喪失と義歯 ... 555
　　栄養ケア ... 555
　その他の口腔疾患 ... 555
　歯周病 ... 555
　　病態生理 ... 555
　　栄養ケア ... 555
　全身性疾患の口腔症状 ... 556
　　糖尿病 ... 556
　　真菌感染症 ... 556
　　頭部と頸部のがん ... 556
　　HIV感染とAIDS ... 556
　　口腔乾燥症 ... 557

第5部　医学的栄養療法 ... 561

27 食物有害反応の医学的栄養療法：食物アレルギーと食物不耐症 ... 562
L・キャスリーン・マハン、MS、RD、CDE
キャシー・マドンナ・スウィフト、MS、RD、LDN

　食物有害反応の定義 ... 563
　発症因子 ... 564
　　遺伝的素因 ... 564
　　抗原曝露 ... 564
　　妊婦の食事と乳児の授乳 ... 564
　　腸内細菌叢 ... 565
　病態生理 ... 565
　　免疫系細胞 ... 565
　IgE依存性アレルギー反応 ... 567
　　食物依存性アナフィラキシー ... 567
　　口腔アレルギー症候群 ... 569
　　即時型消化管アレルギー ... 569
　　プロフィリンとラテックスアレルギー ... 569
　　食物依存性、運動誘発性アナフィラキシー ... 569
　IgE非依存性抗体反応または混合型抗体反応 ... 570
　　好酸球性食道炎と好酸球性胃腸炎 ... 570
　細胞性免疫反応 ... 570
　　食物タンパク誘発胃腸炎(FPIES) ... 570
　食物不耐症 ... 570
　　乳糖不耐症 ... 570
　　炭水化物不耐症 ... 572
　　食品添加物または薬剤に対する反応 ... 572
　　食物毒素と微生物汚染 ... 573

不明瞭な有害反応 573
検査 573
　免疫学的検査 573
医学的栄養療法 576
　食物・症状日記 576
　アレルゲン除去食事療法 576
　経口食物負荷試験 577
　安全ではない食物の回避 584
　消化管治癒と免疫平衡の回復 587
　適正栄養 587
食物アレルギーの予防 588
　妊娠期と乳児期 588
　離乳食の導入 588

28 上部消化管障害の医学的栄養療法 592
ジョゼフ・S・クレニツキー、MS、RD
ノーラ・デシェル、MS、RD、CNSC

評価パラメータ 592
食道 593
　胃食道逆流と食道炎 594
　口腔癌と外科手術 598
胃 598
　消化不良 598
　胃炎と消化性潰瘍 599
　その他の胃炎 600
　消化性潰瘍 600
　胃潰瘍と十二指腸潰瘍 602
　胃の悪性腫瘍 603
　胃手術 604
　ダンピング症候群 605
　胃不全麻痺 606

29 下部消化管障害の医学的栄養療法 610
ノーラ・デシェル、MS、RD、CNSC
ジョゼフ・S・クレニツキー、MS、RD

一般的な腸障害 611
　腸内ガスと鼓腸 611
　便秘 611
　下痢 613
　消化管の狭窄と閉塞 617
小腸の疾患 618
　セリアック病（グルテン過敏性腸疾患）. 618
　熱帯性スプルー 624
小腸粘膜刷子縁酵素欠乏 624
　乳糖（ラクトース）不耐症 625
　フルクトース吸収不良 627
炎症性腸疾患 628
　クローン病と潰瘍性大腸炎 629
　顕微鏡的大腸炎 633
　過敏性腸症候群 633
　大腸憩室症 636
　腸内ポリープと大腸癌 636

腸手術における栄養状態の経過 637
　小腸切除と短腸症候群 637
　小腸細菌異常増殖 638
　瘻孔 639
　回腸瘻造設術または結腸瘻造設術 639
　結腸切除術に伴う回腸嚢造設 640
　直腸の手術 641

30 肝胆道系疾患および膵疾患の医学的栄養療法 645
ジャネット・M・ハッセ、PhD、RD、LD、CNSC、FADA
ラウラ・E・マタレーズ、PhD、RD、LDN、CNSC、FADA

肝臓の生理と機能 645
　構造 645
　機能 646
　肝機能の臨床検査 646
肝疾患 646
　急性ウイルス性肝炎 646
　劇症肝炎 650
　慢性肝炎 650
　非アルコール性脂肪性肝疾患 650
　アルコール性肝疾患 651
　胆汁うっ滞性肝疾患 653
　遺伝性の肝疾患 653
　その他の肝疾患 654
肝硬変の治療と合併症 655
　栄養アセスメント 656
　栄養必要量 659
　門脈圧亢進 660
　腹水 661
　低ナトリウム血症 661
　肝性脳症 661
　耐糖能異常 662
　脂肪吸収不良 663
　腎機能障害と肝腎症候群 663
　骨減少症 663
肝切除と肝移植 663
胆嚢の生理と機能 664
胆嚢の疾患 666
　胆汁うっ滞 666
　胆石症 666
　胆嚢炎 667
　胆管炎 667
膵外分泌部の生理と機能 667
膵外分泌疾患 670
　膵炎 670
　膵臓手術 673

31 糖尿病および非糖尿病性低血糖症の医学的栄養療法 ... 675
マリオン・J・フランツ、MS、RD、LD、CDE

発症率と有病率 ... 676
耐糖能異常の種類 ... 676
糖尿病前症 ... 676
1型糖尿病 ... 676
2型糖尿病 ... 678
妊娠糖尿病 ... 679
その他の糖尿病 ... 681
スクリーニング（検診）と診断基準 ... 681
糖尿病前症の管理 ... 681
医学的処置 ... 682
肥満治療手術と糖尿病前症 ... 682
糖尿病前症の医学的栄養療法 ... 682
糖尿病の管理 ... 683
医学的処置 ... 683
糖尿病の医学的栄養療法（MNT） ... 684
身体活動と運動 ... 688
治療薬 ... 689
自己管理教育 ... 693
モニタリング ... 693
栄養ケアの実践 ... 695
栄養アセスメント ... 695
栄養診断 ... 696
栄養の治療管理 ... 696
栄養のモニタリングと評価 ... 702
急性の合併症 ... 702
低血糖症 ... 702
高血糖症と糖尿病性ケトアシドーシス ... 703
長期合併症 ... 704
大血管疾患 ... 704
微小血管疾患 ... 705
非糖尿病性低血糖症 ... 706
病態生理 ... 706
低血糖症の種類 ... 707
診断基準 ... 707
低血糖症の管理 ... 707

32 甲状腺疾患と甲状腺関連疾患の医学的栄養療法 ... 711
シーラ・ディーン、DSc、RD、LD、CCN、CDE

甲状腺の生理学 ... 712
甲状腺疾患の検査 ... 712
臨床検査値の基準：有効範囲と病理学的範囲 ... 712
甲状腺機能低下症 ... 714
病態生理 ... 714
医学的処置 ... 717
多嚢胞性卵巣症候群 ... 719
病態生理 ... 719
医学的処置 ... 720
甲状腺機能亢進症 ... 720
病態生理 ... 720
医学的処置 ... 721
視床下部-下垂体-甲状腺系における平衡異常の管理 ... 721
その他の内分泌系疾患 ... 723
クッシング症候群 ... 723
アジソン病（慢性原発性副腎皮質機能低下症） ... 723

33 貧血の医学的栄養療法 ... 725
トレイシー・ストップラー、MS、RD
スーザン・ウィーナー、MS、RD、CDE

鉄関連の血液障害 ... 726
鉄欠乏性貧血 ... 727
鉄過剰 ... 731
ヘモクロマトーシス ... 731
巨赤芽球性貧血 ... 732
葉酸欠乏性貧血 ... 732
ビタミンB_{12}欠乏症と悪性貧血 ... 736
その他の栄養性貧血 ... 738
タンパク質-エネルギー栄養失調による貧血 ... 738
銅欠乏性貧血 ... 738
鉄芽球性（ピリドキシン反応性）貧血 ... 738
ビタミンE反応性溶血性貧血 ... 739
非栄養性貧血 ... 739
妊娠期の貧血 ... 739
慢性疾患の貧血 ... 739
鎌状赤血球貧血 ... 739
一過性の低色素性小球性貧血（スポーツ貧血） ... 740
サラセミア ... 740

34 心血管疾患の医学的栄養療法 ... 742
ジャニス・L・レイモンド、MS、RD、CD
サラ・C・コーチ、PhD、RD、LD

アテローム硬化と冠動脈性心疾患 ... 743
病態生理 ... 743
遺伝性高脂血症 ... 746
家族性高コレステロール血症 ... 746
多遺伝子型家族性高コレステロール血症 ... 746
家族性複合型高脂血症 ... 747
家族性異常β高リポタンパク血症 ... 747
医学的診断 ... 747
リスク因子の予防と管理 ... 747
変更可能な生活習慣上の因子 ... 751
管理可能なリスク因子 ... 751
変更不可能なリスク因子 ... 752
医学的栄養療法 ... 752
医学的処置 ... 757
高血圧 ... 758
有病率と罹患率 ... 758
病態生理 ... 760
一次予防 ... 761

医学的管理 764
医学的栄養療法 765
小児および青年における高血圧の治療 766
高齢者における高血圧の治療 767
心不全 767
病態生理 769
リスク因子 772
予防 773
医学的管理 773
医学的栄養療法 774
心臓移植 777
移植前の医学的栄養療法 777
移植直後の栄養サポート 777
移植後長期の栄養サポート 777

35 肺疾患の医学的栄養療法 782
ドナ・H・ミューラー、PhD、RD、FADA、LDN

肺系統 782
医学的治療 784
肺疾患の医学的栄養療法 784
栄養不良の肺への影響 785
誤嚥 785
喘息 785
病態生理 785
医学的治療 785
医学的栄養療法 786
未熟児慢性肺疾患と気管支肺異形成症 786
病態生理 786
医学的治療 786
医学的栄養療法 786
慢性閉塞性肺疾患 788
病態生理 788
医学的治療 788
医学的栄養療法 789
嚢胞性線維症 790
病態生理 790
医学的治療 790
医学的栄養療法 791
肺癌 793
病態生理 793
医学的治療 793
医学的栄養療法 793
肺炎 794
病態生理 794
医学的栄養療法 794
呼吸不全 794
病態生理 794
医学的治療 794
医学的栄養療法 794
結核 795
病態生理 795
医学的治療 795
医学的栄養療法 795

36 腎障害の医学的栄養療法 799
ケイティ・G・ウィルキンス、MS、RD
ヴィーナ・ジュネシャ、MSc、RD
エリザベス・シャナマン、RD、BS

腎臓の生理と機能 800
腎疾患 801
腎臓結石（腎結石症） 801
急性腎障害（急性腎不全） 808
慢性腎臓病 810
尿細管と間質の疾患 812
糸球体疾患 813
腎炎症候群 813
ネフローゼ症候群 813
末期腎疾患 813
病態生理 813
医学的管理 813
医学的栄養療法 816
末期腎疾患の栄養サポート 826
糖尿病合併の末期腎疾患 826
小児の慢性腎臓病と末期腎疾患 827
移植における医学的栄養療法 827
末期腎疾患患者の教育 828
末期腎疾患患者のカウンセリング 828
末期腎疾患のケア体制 828
透析患者の緊急時の食事 828
医学的管理（保存療法）または緩和ケア 828

37 がんにおける予防、治療、回復のための医学的栄養療法 832
バーバラ・L・グラント、MS、RD、CSO、LD
キャスリン・K・ハミルトン、MA、RD、CSO、CDN

発症因子 833
病態生理 833
発がんの段階 833
栄養と発がん 835
アルコール 836
エネルギー摂取と体重 836
脂肪 836
食物繊維および炭水化物とグリセミック指数 837
非栄養甘味料と栄養甘味料 837
タンパク質 837
燻製食品、直火焼き食品、保存食品 837
環境の有害物質 838
ビスフェノールAの毒性 838
がん予防のための栄養素 838
カルシウムとビタミンD 839
コーヒーとお茶 839
葉酸塩と葉酸 839
果物と野菜 839
大豆と植物エストロゲン 839

目次 xxvii

医学的診断とがんの進行度分類 840
医学療法 841
　治療の目標 842
医学的栄養療法 842
　栄養スクリーニングと評価 842
　エネルギー 842
　タンパク質 843
　水分 843
　ビタミンとミネラル 843
　サプリメントの使用 843
　栄養診断 843
　栄養介入 844
がん治療の栄養学的影響 848
　化学療法 848
　生物療法 849
　ホルモン療法 849
　抗血管新生療法 849
　放射線療法 849
　外科手術 851
　造血幹細胞移植（HCT） 853
栄養のモニタリングと評価 854
　身体活動 854
小児がん 855
がん生存者のための栄養推奨事項 855
補完代替医療と統合腫瘍学 856
　栄養補助食品 856
　食事療法 857
　分子矯正療法 858
　進行期がんと緩和ケア 858

38 HIVとエイズの医学的栄養療法 864
キンバリー・R・ドン、MS、RD
シンディ・マリ・イマイ、MS、RD

疫学と動向 864
　HIVとAIDSの世界的動向 864
　アメリカの感染状況 865
病態生理と分類 866
医学的治療 867
　抗レトロウイルス療法薬の種類 867
　アドヒアランス（遵守）の予測因子 868
　非合法ドラッグの使用 868
　食物と薬剤の相互作用 868
医学的栄養療法 873
　医学的因子 877
　身体の変化 877
　社会的ならびに経済的因子 877
　栄養学的推奨 877
特別な配慮 878
　消耗 878
　肥満症 880
　HIVリポジストロフィー症候群（HALS） 880
女性のHIV感染 880
　妊娠前と出生前に考慮すべきこと 880
　その他出産後などに考慮すべきこと 880
　小児のHIV感染 881
補完代替療法 881

39 急性代謝ストレス（敗血症、外傷、熱傷、手術）の医学的栄養療法 884
マリオン・F・ウィンクラー、PhD、RD、LDN、CNSC
エインズリー・M・マローン、MS、RD、CNSC

急性ストレスに対する代謝反応 884
　ホルモン応答と細胞性応答 885
絶食状態とストレス 886
全身性炎症反応症候群と多臓器不全症候群 887
　病態生理 887
栄養失調の発症因子に基づく定義 889
　医学的栄養療法 889
外傷と開腹術 893
重大な熱傷 893
　病態生理 893
　医学的処置 894
　医学的栄養療法 894
外科手術 896
　医学的栄養療法 897

40 リウマチ性疾患の医学的栄養療法 901
F・エンリケ・ゴメス、PhD
マーサ・カウファー-ホルヴィッツ、DSc、NC

病態生理と炎症 903
医学的診断と治療 903
　生化学的検査 903
　薬物治療 904
未確認の療法 904
変形性関節症 906
　病態生理 906
　内科的処置と外科的処置 907
　医学的栄養療法 908
関節リウマチ 909
　病態生理 910
　医学的処置 911
　医学的栄養療法 912
シェーグレン症候群 914
　病態生理 914
　医学的処置 914
　医学的栄養療法 914
顎関節症（側頭下顎部障害） 915
　病態生理 915
　医学的栄養療法 915
慢性疲労症候群と線維筋痛症 915
　病態生理 915
　医学的処置 915
　医学的栄養療法 916

痛風..916
　病態生理..917
　医学的処置..917
　医学的栄養療法......................................918
強皮症（全身性強皮症）..................................919
　病態生理..919
　医学的処置..919
　医学的栄養療法......................................919
全身性エリテマトーデス..................................919
　病態生理..919
　医学的処置..919
　医学的栄養療法......................................920

41 神経障害の医学的栄養療法 923
ヴァレンティナ・M・レミグ、PhD、RD、LD、FADA
アリーシャ・ウィーデン、PhD、RD、LD

中枢神経系..924
　腫瘍性病変の病態生理と徴候..........................926
栄養療法を複雑にする課題..............................928
　食事の準備..928
　自食困難と食物または飲料の入手不足..................928
　摂食の課題　食物を口に入れる........................928
嚥下障害..929
　嚥下の各段階..930
　医学的栄養療法......................................932
栄養学的因子による神経障害............................933
外傷による神経障害....................................934
　脳血管障害（脳卒中）................................934
頭部外傷または神経外傷................................936
脊椎外傷と脊髄損傷....................................937
神経性疾患..939
　副腎白質ジストロフィー..............................939
　アルツハイマー病....................................939
　筋委縮性側索硬化症..................................942
　てんかん..947
　ギラン・バレー症候群................................949
　片頭痛症候群..950
　重症筋無力症..950
　多発性硬化症..951
　パーキンソン病......................................952

42 精神疾患の医学的栄養療法 956
グレッチェン・K・バニス、MS、RD

分類..956
　Ⅰ軸障害...956
　Ⅱ軸障害...957
　合併症..958
脳および神経系のための栄養............................958
　ω（オメガ）-3脂肪酸................................958
　ω（オメガ）-3系サプリメント........................961
　ビタミンD..961

ビタミンB群..962
ファイトケミカル（植物由来機能性物質）................962
体重管理..963
依存症と物質乱用からの回復............................963
栄養学的治療..963

第6部　小児専門治療 971

43 妊娠期と授乳期の栄養 972
ダイアン・M・アンダーソン、PhD、RD、CSP、FADA

乳児の死亡率と統計データ..............................972
生理学的発達..973
　在胎週齢と体格......................................973
　未熟児の特徴..973
経静脈栄養法の栄養必要量..............................975
　水分..975
　エネルギー..975
　グルコース..975
　アミノ酸..977
　脂質..977
　電解質..978
　ミネラル..978
　微量元素..978
　ビタミン..979
経静脈栄養から経腸栄養への移行........................980
経腸栄養法の栄養必要量................................980
　エネルギー..980
　タンパク質..980
　脂質..981
　炭水化物..982
　ミネラルとビタミン..................................982
栄養法..983
　経口胃管栄養法......................................983
　幽門後チューブ留置栄養法............................984
　乳房からの授乳（経口栄養）..........................984
　母乳栄養..984
　栄養法への忍容性....................................984
経腸栄養法の選択......................................985
　母乳..985
　未熟児用調製乳......................................986
　移行期用調製乳......................................986
　調製乳の調節..986
栄養アセスメントと成長................................988
　栄養摂取量..988
　臨床検査値..988
　成長速度と成長曲線グラフ............................988
退院時の管理..991
神経発達の予後..992

44 先天性代謝異常症の医学的栄養療法....996
クリスティン・M・トラムズ、MS、RD、CD、FADA
ベス・N・オガタ、MS、RD、CD、CSP

新生児スクリーニング(検診)................996
アミノ酸代謝の異常.....................1001
 フェニルケトン尿症.....................1002
 メープルシロップ尿症...................1010
有機酸代謝の異常......................1012
 有機酸代謝異常症......................1012
尿素サイクル代謝の異常................1013
 病態生理..............................1013
 医学的治療............................1013
 医学的栄養療法........................1014
糖質代謝の異常........................1014
 ガラクトース血症......................1014
 糖原病(グリコーゲン蓄積症)............1015
脂肪酸酸化の異常......................1017
 病態生理..............................1017
 医学的栄養療法........................1017
先天性代謝異常症における栄養士の役割......1018

45 知的障害と発達障害の医学的栄養療法 .1020
ハリエット・クラウド、MS、RD、FADA

医学的栄養療法........................1021
 栄養アセスメント......................1021
 栄養診断..............................1024
 治療管理..............................1024
 モニタリングと評価....................1024
染色体異常............................1026
 ダウン症候群..........................1026
 プラダー・ウィリー症候群..............1029
神経障害..............................1031
 二分脊椎症............................1031
 脳性麻痺..............................1032
 自閉症................................1034
 注意欠陥／多動性障害..................1035
 治療戦略..............................1037
 口唇口蓋裂............................1037
胎児性アルコール症候群................1039
 栄養アセスメント......................1039
 治療戦略..............................1039
栄養療法における議論..................1039
地域の活用............................1040

付録...................................1043
概説
1. 医学略語............................1045
2. 単位の略語..........................1046
3. 電解質のミリグラム当量とミリグラム...1047
4. 当量、換算、一人前の分量............1047

栄養ケアプロセス
5. 栄養アセスメント....................1048
6. 栄養診断............................1051
7. 栄養介入............................1053
8. 栄養のモニタリングと評価............1055

身体アセスメント
9. 身体発育曲線(身長および体重)
 (男児：出生～24か月齢)..............1056
10. 身体発育曲線(頭囲、身長に対する体重)
 (男児：出生～24か月齢)..............1057
11. 身体発育曲線(身長および体重)
 (男児：2歳～20歳)...................1058
12. 身体発育曲線(体格指数 BODY MASS INDEX：BMI) (男児：2歳～20歳)............1059
13. 身体発育曲線(身長および体重)
 (女児：出生～24か月齢)..............1060
14. 身体発育曲線(頭囲、身長に対する体重)
 (女児：出生～24か月齢)..............1061
15. 身体発育曲線(身長および体重)
 (女児：2歳～20歳)...................1062
16. 身体発育曲線(体格指数 BODY MASS INDEX：BMI) (女児：2歳～20歳)............1063
17. 思春期発達のタナー段階(女性)........1064
18. 思春期発達のタナー段階(男性)........1064
19. 身長および体重の直接測定法..........1065
20. 身長の間接測定法....................1065
21. 骨格サイズの測定....................1066
22. 切断患者の理想体重の調整............1066
23. 体格指数(BODY MASS INDEX：BMI).....1067
24. 4か所の部位を摘まんで測った
 体脂肪の割合(百分率)...............1068
25. 小児の腕部計測の計算図表............1069
26. 成人の腕部計測の計算図表............1070
27. 生体電気インピーダンス法の臨床応用の
 推奨事項............................1071
28. 身体活動と消費カロリー／時..........1072
29. 栄養面に着目した身体アセスメント....1075

臨床検査と医薬品
30. 栄養アセスメントとモニタリングの
 臨床検査データ......................1079
31. 特定の医薬品の栄養学的影響..........1100

栄養介入
栄養素の供給：経腸栄養法
32. 経腸栄養剤と使用指示................1107

栄養教育とカウンセリング
33. DASH(高血圧予防)食.................1108
34. 献立作成用食品交換表................1109
35. 米国嚥下障害食......................1122
36. 透析のための腎臓病食................1126
37. 塩分制限食..........................1130

栄養データ
38. アルコール飲料の栄養データ..........1136
39. カフェイン含有食品の栄養データ......1137
40. 必須脂肪酸(オメガ脂肪酸)の栄養データ...1138

41. 高繊維食の栄養データ 1139
42. 飲み物と水分の栄養データ 1142
43. 食品別血糖指標(GI)および血糖負荷(GL) 1143
44. 高タンパク質食の栄養データ 1144
45. 菜食主義の食事の栄養データ 1144

ビタミン類

46. 葉酸、ビタミンB_6、ビタミンB_{12}の栄養データ ... 1147
47. ビタミンAとカロテノイドの栄養データ 1149
48. ビタミンCの栄養データ 1151
49. ビタミンEの栄養データ 1152
50. ビタミンKの栄養データ 1153

ミネラル

51. カルシウムとビタミンDの栄養データ 1154
52. クロムの栄養データ 1157
53. ヨウ素の栄養データ 1158
54. 鉄の栄養データ 1159
55. マグネシウムの栄養データ 1160
56. カリウムの栄養データ 1162
57. セレンの栄養データ 1163
58. 亜鉛の栄養データ 1164

索引 1165

食事摂取基準(DRI):
  推定平均必要量(EAR) .... 巻頭
  ビタミン類の推奨量と目安量 .... 巻頭
  栄養成分の推奨量と目安量 .... 巻頭
  総水分量と主要栄養素の推奨量と目安量 .... 巻頭
  主要栄養素の許容分布範囲 .... 巻末
  ビタミン類の許容上限量 .... 巻末
  栄養成分の許容上限量 .... 巻末

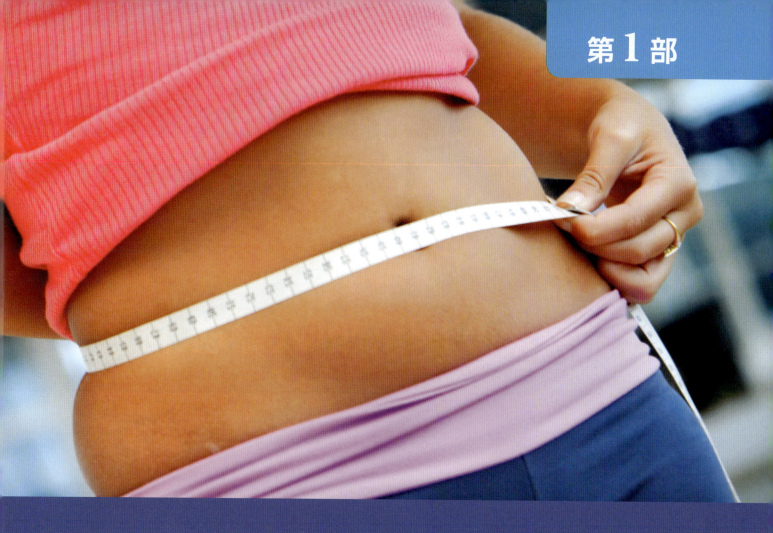

第1部

栄養のアセスメント

食物はヒトの成長と生存に必要不可欠なエネルギーと、身体の構成物質となるさまざまな基本成分を供給する。この章ではまず、栄養素の消化、吸収、輸送、排泄作用の概要を解説する。これらの驚異的な過程は、無数の複雑な食料品を代謝によって利用可能な個々の栄養素に変化させるものである。主要栄養素（タンパク質、脂肪、炭水化物）は、いずれも総エネルギーの貯蔵に寄与するが、産生されるエネルギーは、最終的には身体の筋肉や臓器が働く時に利用される。合成、運動その他の機能に必要なエネルギーの放出には微量栄養素（ビタミンとミネラル）が必要であり、これらの栄養素は助触媒の役割を果たす補酵素と、水を溶媒として行われる代謝における緩衝剤として作用する。栄養素が身体の構成部位となって適切に機能する過程は、その作用を制御する生理学的および生化学的過程に大きく依存する。

　医療提供者にとって、栄養のアセスメントは栄養ケアの過程の第一歩となる。栄養計画を成功に導くためのアセスメントには、患者の既往歴、現在の病訴、身体計測値、生化学および臨床検査値、食物─薬剤間相互作用を示す可能性のある薬剤やハーブ系サプリメント使用に関する重要な要素に加え、食品と栄養の詳細な摂取歴が必要である。そのため第1部の各章では、栄養ケアの過程の補完に必要な技術の向上を目的として体系化された手法について述べる。

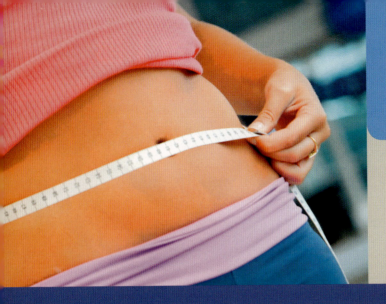

第1章

ピーター・L・ベイヤー
(Peter L. Beyer, MS, RD)

摂取：栄養素の消化、吸収、輸送、排泄

重要用語

能動輸送 (active transport)
アミラーゼ (amylase)
刷子縁 (brush border)
キレート化 (chelation)
コレシストキニン (cholecystokinin [CCK])
糜粥 (chyme)
結腸サルベージ (colonic salvage)
腸肝循環 (enterohepatic circulation)
促進拡散 (facilitated diffusion)
ガストリン (gastrin)
ラクターゼ (lactase)
マルターゼ (maltase)
ミセル (micelle)
微絨毛 (microvilli)
モチリン (motilin)
膵リパーゼ (pancreatic lipase)
壁細胞 (parietal cells)
受動拡散 (passive diffusion)
ペプシン (pepsin)
蠕動 (peristalsis)
プレバイオティック (prebiotic)
プロバイオティック (probiotic)
タンパク質分解酵素 (proteolytic enzymes)
セクレチン (secretin)
ソマトスタチン (somatostatin)
スクラーゼ (sucrase)
シンバイオティック (synbiotic)
絨毛 (villi)

消化管

　完全な栄養アセスメントについて最初に考慮することは、「食物摂取、消化、利用」の3段階のモデルを考えることである。このモデルでは、不足または過剰の領域のすべてを明確にすることを目的として、各段階での考察を行なう。身体的、生化学的、行動的または環境的要因によってある段階に変化が起きている場合、栄養提供者は介入に必要な適切な栄養診断を迅速に選択しなければならない。栄養素を摂取し、それを消化吸収することにより、栄養面における健康を望ましいレベルまで引き上げことができる。

　消化管 (gastrointestinal tract [GIT]) は、(1) 摂取された飲食物に含まれるタンパク質、炭水化物、脂質を消化し、(2) 液体、微量栄養素、微量元素を吸収して、(3) 微生物や外来物質、食物として摂取された物質、食物が消化菅を通過する間に生成されたアレルギー性物質に対して物理的および免疫学的障壁となる。さらに、全身に影響を与える他の多くの調節的、代謝的、免疫学的機能にも関与する。

　ヒトの消化管は、肉、乳製品、果物、野菜、穀類、複合デンプン、糖、脂肪、油脂などのさまざまな食物を消化し、栄養素を吸収するのに適している。摂取される食物の性質により、食物の約90〜97%は消化されて吸収される。吸収されない物質の大半は植物に由来するものである。反芻動物や非常に大きな盲腸を持つ動物とは異なり、ヒトは植物の繊維を構成する糖分子の化学結合を加水分解するための酵素を持たないため、草、茎、種子やその他の粗い繊維性物質からエネルギーを効率よく得ることが難しい。繊維性食物や未消化の炭水化物は、ヒトの腸内細菌によって発酵することで吸収度が変化し、

ヒトが必要とするエネルギーの5〜10%は、この過程によって得られる (Engylst and Englyst, 2005)。

消化管は口から肛門まで続き、その中には口腔咽頭部、食道、胃、肝臓、胆嚢、膵臓、小腸、大腸が含まれる。体内で最大の器官の1つであり、最も広い表面積と最も多くの免疫細胞を持ち、最も代謝が活発な組織の1つである（図1-1）。ヒトの腸の長さは約7mあり、ひだ、くぼみ、さらに絨毛と呼ばれる指状の突起によって構成される。絨毛には上皮細胞と、微絨毛と呼ばれるさらに小さな円筒状の突起が並んでいる。この構造により、平滑で中空の円柱よりも表面積は著しく増加している（図1-2）。腸管を覆う細胞の寿命はおよそ3〜5日であり、その後は腸管内に脱落し、「リサイクル」され、利用可能な栄養として貯蔵される、この細胞が完全に機能するのは、陰窩から絨毛の遠位3分の1部分に移動する最後の2〜3日間だけである。

身体の健康は、健康で機能的な消化管によってもたらされる。消化管の代謝活動は極めて活発で必要性が高いため、そこに並ぶ細胞は、他の大半の組織と比較して微量養素の欠乏、タンパク質・エネルギー栄養障害、毒素、薬剤、放射線照射、血行遮断による損傷の影響を受けやすい。小腸のエネルギー必要量の約45%、結腸を覆う細胞のエネルギー必要量の70%は、その内腔を通る栄養素によって供給されている。わずか数日間の飢餓状態でも消化管は萎縮して表面積が減少し、分泌、合成機能、血流、吸収能のすべてが低下する。摂食を再開すると、たとえ適切なカロリーに満たなくでも、わずか数日後には細胞が増殖し、正常な胃腸機能が回復する。ヒトの消化管は、長期間の絶食後に大量の食物を摂取することではなく、食物の継続的に摂取することによって最適の機能が得られるものと考えられる。

消化・吸収過程の簡単な概要

食物を見て、匂いを嗅ぎ、味わうだけでなく、食物のことを考えただけでも消化管は分泌と運動を開始する。口腔内では咀嚼によって食物の塊りを小さくし、唾液と混和することで、嚥下の準備を整える。ごく一部のデンプンは唾液アミラーゼによって分解されるが、ここでの炭水化物の消化は全体から見ればごくわずかである。食道は食物と液体を口腔咽頭から胃へと運ぶ。胃で食物は、酸性の液体や、タンパク質や脂肪を消化する酵素と混合される。少量の脂質が消化され、タンパク質の中には構造が変化するか、部分的に消化されて大きなペプチドとなるものもある（Soybel, 2005）。食物が適切な軟度と濃度に達すると、胃はその内容物を小腸へと送りだし、そこでほとんどの消化が行われる。アルコールだけは例外で、胃で吸収される。

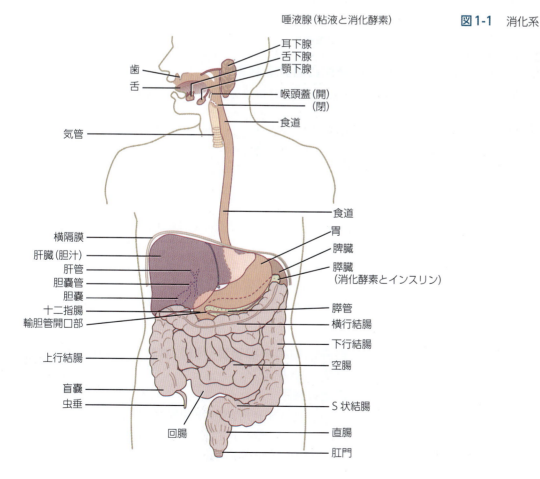

図1-1　消化系

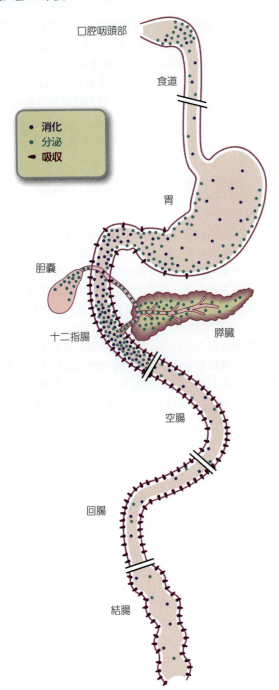

図1-2 分泌、消化、吸収の部位

小腸は最初の100cmの部分が活発に活動し、摂取された食物の大半が消化・吸収される。この部分に食物が存在することにより、膵臓と小腸からは強力な酵素の産生と放出を刺激するホルモンが放出され、肝臓と胆嚢からは胆汁の放出が促進される。デンプンとタンパク質はさらに低分子量の炭水化物と、低分子から中分子のペプチドに分解される。食物中の脂肪は、顕微鏡でしか見えないトリグリセリドの小滴へと分解され、その後は遊離脂肪酸とモノグリセリドに変わる。小腸の刷子縁から分泌される酵素は炭水化物をさらに単糖へと分解し、ペプチドを単体のアミノ酸、ジペプチド、トリペプチドへと分解する (Keller and Layer, 2005)。唾液と胃液と膵臓、小腸、胆嚢からの分泌液は1日に7〜9Lに上り、通常口から摂取される量の約3〜4倍の量の液体が分泌される。消化管内を通過する全液体うち、100〜150mLを除くすべてが再吸収される。

消化管内に取り込まれた食物や分泌された物質の動きは、主にペプチドホルモン、神経、腸平滑筋によって調節される。小腸の残りの部分では、ほとんどすべての主要栄養素、ミネラル、ビタミン、微量元素、液体が結腸へ到達する前に吸収される。結腸と直腸は小腸から運ばれた流動物の大半を吸収し、結腸は電解質と、残った栄養素をごくわずかだけ吸収する。

消化管から吸収された栄養素のほとんどは、門脈を経由して肝臓に運ばれ、そこで貯蔵や他の物質への転換を受けるか、または血液循環へと放出される。大半の脂質の最終産物は、リンパ循環によって血流内へと輸送される。

残った繊維、難消化性デンプン、糖、アミノ酸は、結腸の刷子縁で発酵する。炭水化物の残渣が発酵すると、短鎖脂肪酸 (short-chain fatty acid [SCFA]) とガスが産生される。SCFAは正常な粘膜機能の維持を助け、残ったわずかな炭水化物とアミノ酸からエネルギーを回収し、塩分と水分の吸収を促進する (Englyst and Englyst, 2005)。上部消化管内で消化されない炭水化物と繊維の中には、SCFAを産生し、結腸のpHを低下させ、「有用」な細菌の大部分を増加させることで、「プレバイオティック」物質として役立つものもある (Macfarlane et al., 2008)。プレバイオティック物質は消化管とその微生物環境との共生関係を助ける。

大腸は廃棄物の一時貯蔵所となる。遠位結腸、直腸、肛門は排便を制御する。

消化における酵素

食物の消化は酵素の加水分解によって行われる。塩酸、胆汁、炭酸水素ナトリウムなどの補因子は、消化・吸収の過程を促進する。消化酵素は口腔、胃、膵臓、小腸内の特異化した細胞で合成され、管腔内へと放出される。一部の酵素は粘膜細胞のリポタンパク質膜に局在し、基質が細胞内に入る際に結合する。小腸中の消化酵素とその作用を表1-1にまとめた。

繊維といくつかの炭水化物を除き、消化と吸収は基本的には小腸で完了する。消化酵素は大腸では分泌されない。水、単糖類、ビタミン、ミネラル、アルコールは通常はその基本となる形で吸収されるが、吸収の前に他の分子との結合が切れるか、運搬体との結合を必要とすることも多い。一般に炭水化物、脂質、タンパク質は、吸収される前に消化酵素によって単純な構成成分に変換されなくてはならない(第3章を参照)。

胃腸活動の制御物質：神経、神経伝達物質、神経ペプチドホルモン
神経の機序

収縮、混合、管腔内容物の排出等の胃腸運動は、腸神経、外来神経、内分泌細胞、平滑筋の連係した活動によって行われる。神経の機序には、(1) 消化管壁に埋め込まれた二層の神経か

表 1-1　酵素による消化吸収の概要

分泌と分泌源	酵素	基質	作用と生成物	吸収される最終産物
口腔内の唾液腺分泌腺からの唾液	プチアリン（唾液アミラーゼ）	デンプン	加水分解によりデキストリンと分岐オリゴ糖を生成	—
胃粘膜内の胃腺からの胃液	ペプシン	タンパク質（塩酸の存在下）	ペプチド結合の加水分解によりポリペプチドとアミノ酸を生成	—
胃リパーゼ	脂肪、特に短鎖	加水分解により遊離脂肪酸を生成	膵臓からの外分泌液	—
	リパーゼ	脂肪（胆汁酸塩の存在下）	加水分解によりモノグリセリドと脂肪酸を生成、ミセルへの組み込み	脂肪酸は粘膜細胞へ、トリグリセリドとして再エステル化
	コレステロールエステラーゼ	コレステロール	加水分解によりコレステロールと脂肪酸のエステルを生成、ミセルへの組み込み	コレステロールを粘膜細胞へ、キロミクロンに転換
	α-アミラーゼ	デンプンとデキストリン	加水分解によりデキストリンと麦芽糖を生成	—
	トリプシン（トリプシノーゲンの活性型）キモトリプシン（キモトリプシノーゲンの活性型）	タンパク質とポリペプチド	内部のペプチド結合の加水分解によりペプチドを生成	—
		タンパク質とポリペプチド	内部のペプチド結合の加水分解によりペプチドを生成	—
	カルボキシペプチダーゼ	ポリペプチド	未端のペプチド結合（カルボキシル末端）の加水分解によりアミノ酸を生成	アミノ酸
	リボヌクレアーゼとデオキシリボヌクレアーゼ	リボ核酸と（RNA）デオキシリボ核酸（DNA）	加水分解によりモノヌクレオチドを生成	モノヌクレオチド
小腸酵素（主に刷子縁内）	エラスターゼ	繊維性タンパク質、ポリペプチド	加水分解によりペプチドとアミノ酸を生成	—
	カルボキシペプチダーゼ、アミノペプチダーゼ、ジペプチダーゼ	ポリペプチド	カルボキシル末端、アミノ末端または内部のペプチド結合の加水分解	ジペプチドとトリペプチド、グルコースとフルクトース
	エンテロキナーゼ	トリプシノーゲン	トリプシンを活性化	—
	スクラーゼ	スクロース	加水分解によってグルコースとフルクトースを生成	グルコース
	α-デキストリナーゼ（イソマルターゼ）	デキストリン（インマルトース）	加水分解によってグルコースを生成	グルコース
	マルターゼ	麦芽糖	加水分解によりグルコースを生成	グルコース
	ラクターゼ	ラクトース	加水分解によってグルコースとガラクトースを生成	グルコースとガラクトース
	ヌクレオチダーゼ	核酸	加水分解によってヌクレオチドとリン酸塩を生成	スクレオチド
	ヌクレオシダーゼとホスホリラーゼ	ヌクレオシド	加水分解によってプリン、ピリミジン、ペントースリン酸塩を生成	プリンとピリミジン塩基

らなる内在系のものと、(2) 中枢と自律神経系を結ぶ神経線維からなる外来系のものがある。消化管壁の受容体は、糜粥（酸、脂肪酸、アミノ酸からなる半流動体状の物質）と、管腔の膨満状態（すなわち充満度）に対して適切に反応し、粘膜下層および腸間膜の神経を介してインパルスを送る。

神経伝達物質と低分子量の神経ペプチドは、筋肉の収縮または弛緩、分泌液の増加または減少、血流の変化を指示する信号を神経に送る。その後消化管は、自らの運動と分泌活性を大まかに調節する。しかし、中枢神経系からの信号が腸の神経系を無視すれば、胃腸機能に影響がおよぶ可能性がある。消化管内に存在するホルモン、神経ペプチド、神経伝達物質は、胃腸の機能に影響するだけでなく、体内の多くの部位において他の神経や組織にも影響を与える。腸の神経終末から放出される主な神経伝達物質を表1-2に示す。胃腸疾患（感染、炎症性腸疾患、過敏性大腸症候群など）のある人では、腸神経系が過剰に刺激され、分泌異常、血流量の変化、浸透性の増加、免疫機能の変化を起こす場合がある。

自律神経による神経支配は、血管に沿って走行する交感神経線維と、迷走神経および骨盤神経内の副交感神経線維によって行われる。一般に、交感神経系ニューロンは恐怖、怒り、ストレスによって活性化され、筋収縮に影響を与えるニューロンを抑制し、分泌作用を抑制することによって胃腸内容物の輸送を遅らせる傾向がある。副交感神経は消化管の特定の領域を刺激する。例えば、食物を見たり、そのにおいをかいだりすることが迷走神経を刺激し、それによって胃壁に散在する壁細胞からの酸の分泌を促進する。消化管は迷走神経と脊髄神経を介し、疝痛、鋭痛、吐き気、切迫感、満腹感、または空腹感として知覚される信号も送る。炎症や運動性異常などの腸のさまざまな種類の障害によって、これらの知覚が増強されることがある。

主な神経ペプチドホルモン

消化管の制御には、局所または末梢で作用する多数のペプチドホルモンも関与している。これらの制御物質の多くは、オートクリン（自己分泌）またはパラクリン（傍分泌）として局所的に作用するか、血流によって標的とする器官に運ばれることで内分泌として作用する。ペプチドホルモンおよびホルモン様生長因子は、100種類以上確認されている。その働きは多くの場合複雑で、消化管内に留まらない。コレシストキニン（cholecystokinin [CCK]）やソマトスタチン類のように、ニューロン間の神経伝達物質として作用するホルモンもある。

消化管は30種類を超える神経ペプチドホルモンを分泌しており、体内最大の内分泌器官となっている（Rehfeld, 2004）。消化管ホルモンは、摂食の開始と終了、空腹と満腹の知覚、消化管運動の促進と抑制、食道と胃からの排出の加速と遅延、血流と浸透性の制御、免疫機能の制御、細胞増殖の促進に関与し、その働きは消化管外にまで及ぶ。胃で分泌される神経ペプチドであるグレリンと、十二指腸で分泌されるモチリンは、脳に「空腹」であるという指令を送る。ひとたび食物が摂取されると、PYY 3-36、CCK、グルカゴン様ペプチド-1（glucagon-like polypeptide-1 [GLP-1]）、オキシントモジュリン、膵臓ポリペプチド、ガストリン放出ペプチド（ボンベシン）というホルモンが空腹感を抑制し、満腹感を増大させる信号を送る（Stanley et al., 2005）。消化管ホルモンの中には、満腹感に影響を与えるものの他に、胃排出を遅らせ、分泌作用を低下させるもの（例：ソマトスタチン）、運動性を増大させるホルモン（例：モチリン）もある。

消化管のシグナル伝達物質も、いくつかの代謝機能に関与する。神経ペプチドであるグルコース依存性インスリン分泌刺激ポリペプチド（glucose-dependent insulinotropic polypeptide [GIP]）とGLP-1はインクレチンホルモンと呼ば

表 1-2

代表的な神経伝達物質とその作用

神経伝達物質	放出部位	主な作用
GABA	中枢神経系	下部食道括約筋を弛緩させる
ノルエピネフリン	中枢神経系、脊髄、交感神経系	運動性を低下させ、括約筋の収縮を強め、分泌を抑制する
アセチルコリン	中枢神経系、自律神経性系、その他の組織	運動性を高め、括約筋を弛緩させ、分泌を促進する
ニューロテンシン	消化管、中枢神経系	胃排出と酸分泌を抑制する
セロトニン（5-HT）	消化管、脊髄	分泌と蠕動を促進する
一酸化窒素	中枢神経系、消化管	血流を調節し、筋緊張を維持し、胃の運動を維持する
サブスタンスP	消化管、中枢神経系、皮膚	知覚感知（主として痛覚）と蠕動を強める

5-HT：5-ヒドロキシトリプタミン、GABA：αアミノ酪酸

れ、インスリン分泌を刺激することによって血糖値を低下させ、胃排出を抑制し、満腹感を高める手助けをする。これらのいくつかの神経ペプチドホルモンとその類似体は、肥満、炎症性腸疾患、下痢、糖尿病、消化管の悪性疾患やその他の病態を管理する際に使用される。この領域の研究は極めて重要である。

胃腸細胞の増殖、デオキシリボ核酸（deoxyribonucleic acid [DNA]）の合成、炎症、増殖、分泌、消化管運動、代謝に影響を与えるホルモンの機能には、まだ明らかにされていないものもある（Kahn and Ghia, 2010）。主要なホルモンの機能に関する知識は、そのホルモンの分泌または作用部位に疾患が認められる場合や、外科手術によって切除される場合、あるいは胃腸機能の中の特定の作用を抑制または促進する目的でホルモンとその類似体が使用される場合には、特に重要となる。重要な消化管ホルモンを表1-3にまとめている。

ガストリンは胃の分泌作用と運動を促進するホルモンで、主として胃の幽門部粘膜に存在するG細胞から分泌される。このホルモンの分泌は、(1) 食後の胃洞部の膨満、(2) 食物のにおいや光景を引き金として引き起こされるような、迷走神経からのインパルス、(3) 部分的に消化されたタンパク質、発酵したアルコール飲料、カフェイン、食物のエキス（ブイヨンなど）のような胃酸分泌促進物質が胃洞部に存在することによって開始される。管腔の酸性度が高まると、他のホルモンによるフィードバックを受けてガストリンの放出は抑制される（Schubert, 2009）。ガストリンは壁細胞の受容体およびヒスタミン放出細胞との結合によって胃酸分泌を刺激し、主細

表 1-3

主な消化管ホルモンの働き

ホルモン	放出部位	放出刺激因子	作用する器官	器官への作用
ガストリン	胃粘膜、十二指腸	ペプチド、アミノ酸、カフェイン	胃、食道、消化管全般	塩酸とペプシノーゲンの分泌を促進
		幽門部を拡張させる		胃の幽門部の運動性を高める
		一部のアルコール飲料、迷走神経		下部食道括約筋の緊張を高める
			胆嚢	胆嚢の収縮をわずかに刺激する
			膵臓	膵液の炭酸水素塩分泌をわずかに促進する
セクレチン	十二指腸粘膜	小腸内の酸	膵臓	H_2O と炭酸水素塩の排出を促進する、膵臓からいくつかの酵素とインスリンの分泌を増加させる
			十二指腸	運動性を減少させる 粘液の排出を促進する
コレシストキニン（CCK）	上部小腸	ペプチド、アミノ酸、脂肪、塩酸	膵臓	膵酵素の分泌を刺激する
			胆嚢	胆嚢の収縮を引き起こす
			胃	胃排出を遅らせる
			結腸	運動性を高める 摂食行動に関わる
グルコース依存性インスリン分泌刺激ポリペプチド（GIP）	小腸	グルコース、脂肪	胃、膵臓	インスリン分泌を刺激する
グルカゴン様ポリペプチド（GLP-1）	小腸	グルコース、脂肪	胃、膵臓	胃排出を遅らせる。グルカゴンの放出を抑制する。インスリンの放出を刺激する
モチリン	胃、小腸と大腸	胆汁と膵液の分泌	胃、小腸、結腸	胃排出を促進し、胃腸の運動性を高める

胞の受容体との結合によってペプシノゲンを放出させ、平滑筋の受容体との結合によって胃の運動を促進する。

セクレチンは最初に名前が付けられたホルモンであり、小腸近位部壁面に存在するS細胞から血液中に放出される。このホルモンは十二指腸内での胃酸と消化産物に応答して分泌され、膵臓から十二指腸内への水と炭酸水素塩の分泌を刺激し、胃酸分泌と胃排出を抑制する（ガストリンの作用に拮抗する）。酸性の中和は十二指腸の粘膜が酸に長時間曝されることを防ぎ、腸と膵臓の酵素活性に適した環境を与える。ヒトでは受容体は胃、膵臓の導管細胞および腺房細胞に存在する。他の動物種では、肝臓、結腸、心臓、腎臓、脳などの他の臓器がセクレチンを分泌するものもある（Chey and Chang, 2003）。

小腸粘膜のI細胞はコレシストキニン（cholecystokinin [CCK]）を分泌する。このホルモンは、タンパク質と脂肪の存在に応じて分泌される重要で多機能のホルモンである。CCKに対する受容体は、膵臓の腺房細胞、膵島細胞、胃でソマトスタチンを放出するD細胞、消化管の平滑筋細胞および中枢神経系に存在する。CCKの主要な機能は、(1) 膵臓を刺激して酵素、炭酸水素塩、水を分泌させ、(2) 胆嚢収縮を刺激し、(3) 結腸と直腸の運動性を高め、(4) 胃排出を遅らせ、(5) 満腹感を高めることである（Keller and Layer, 2005）。CCKは脳にも広く分布しており、神経系に対する機能も持つ（Deng et al, 2010）。

GLP-1とGIPはグルコースと脂肪に富む食物が存在すると腸粘膜から放出され、インシュリンの合成と放出を促進する。GLP-1はグルカゴンの分泌も低下させ、胃排出を遅らせることほか、満腹感をもたらす場合もある。GLP-1とGIPは、食後の過度な血糖値の上昇を抑制する働きを持つインクレチンホルモンである。このことは、グルコースを経腸的に摂取した場合は、同量のグルコースを静脈内に投与した場合よりも血糖値の上昇が少ないことを説明づけるものとなるだろう。

モチリンは絶食時に十二指腸の粘膜内にある内分泌細胞から放出され、胃排出と腸運動を刺激する。エリスロマイシンという抗生物質は、モチリン受容体に結合することが明らかにされている。そのため、エリスロマイシンとモチリンの類似体は、胃排出遅延の治療薬として使用されてきた（De Smet et al., 2009）。

胃洞部と幽門部のD細胞から放出されるソマトスタチンは、広範囲に作用するホルモンである。その主な作用は分泌の抑制である。このホルモンは胃腸の運動性を低下させ、数種類の消化管ホルモンの放出を抑制または調節する。ソマトスタチンとその類似体オクトレオチドは、下痢、短腸症候群、膵臓炎、ダンピング症候群、胃液過多などの多くの胃腸障害だけでなく、特定の悪性疾患の治療にも使用されている（Van Op Den Bosch et al., 2009）。

口腔における消化

口腔内では歯が食物をすりつぶし、砕いて小さな粒子にする。同時に、食物の塊は唾液によって湿り、滑らかになる。3組の唾液腺（耳下腺、顎下腺、舌下腺）は、1日に約1.5Lの唾液を産生する。アミラーゼ（プチアリン）を含んだ漿液性の分泌液が、デンプンの消化を開始する。ここで行われる消化は最低限のものであり、アミラーゼは胃の酸性環境下では失活する。唾液にはタンパク質の粘液が含まれており、食物の粒子を固着させ、塊りを滑らかにして嚥下しやすくする。口咽頭からの分泌物にはリパーゼも含まれており、脂肪の一部を消化する。

咀嚼された食塊（ボーラス）は、随意制御運動として咽頭に送られるが、食道を通る嚥下の過程は不随意運動である。その後、蠕動によって食物は胃の中へ素早く送り込まれる（嚥下についての詳細な考察は第41章を参照）。

胃における消化

食物の粒子は胃上部（底部）から中央部（体部）、続いて洞と幽門に向かって進む波状の収縮によって前に押し進められ、胃内で胃液と混和される。胃液は1日に平均2000～2500mLが分泌される。胃液には塩酸（底部と体部の胃壁の壁細胞から分泌される）、プロテアーゼ、胃リパーゼ、粘液、内因子（回腸におけるビタミンB_{12}の吸収を促進する糖タンパク質）、消化管ホルモンであるガストリンが含まれている。このプロテアーゼはペプシンで、底部と体部に存在する腺から分泌される。ペプシンは不活性型のペプシノゲンとして分泌され、塩酸によって活性型に変化する。ペプシンは胃の酸性環境においてのみ活性型となり、主に普通の食事に含まれるタンパク質の一部の形と大きさを変える役割を果たす。

耐酸性を持つリパーゼは、主細胞から胃の内部へと分泌される。このリパーゼは膵リパーゼと比較して活性は低いが、食物中トリグリセリドの全般的な消化に寄与している。胃リパーゼは中鎖およびSCFA（短鎖脂肪酸）からなるトリグリセリドの消化を特異的に行うが、通常の食事にはこれらの脂肪あまり含まれていない。消化管上部で分泌されるリパーゼは、幼児の流動食において比較的重要な役割を果たすが、膵臓に機能不全が生じた場合には、口腔と胃のリパーゼのみでは脂質の吸収不良を防止することはできない（Keller and Layer, 2005）。胃における消化の過程でほとんどの食品は半流動状の糜粥となり、その50%を水分が占める。胃液分泌は、下部消化管内でのビタミンB_{12}、カルシウム、鉄、亜鉛の吸収を高めるという点においても重要である（Soybel, 2005）。

食物が摂取される際には、かなりの数の微生物も同時に摂取される。胃内のpHは約1～4と非常に低い。塩酸とタンパク質分解酵素の共同作用により、摂取された微生物の数はかなり減少する。多量の微生物が摂取された場合や、無塩酸症、胃切除、胃腸機能不全または疾患、栄養失調、酸分泌を抑制する薬剤の使用下では、腸内で微生物が生き残る場合もある。それにより、腸中で細菌が増殖するリスクが増加する可能性がある。

胃は絶えず食物を混合し、攪拌し、通常は少量ずつ小腸へと送り出す。洞と幽門が収縮の度に排出する量は摂取された食

物の量と種類によって変化するが、一度にはわずか数mLにすぎない。胃内の食物の存在と調節ホルモンの作用により、胃排出を遅らせるようフィードバックを受ける。

流動食の大半は1〜2時間、固形食は2〜3時間で排出される。単独で摂取された場合に最も早く胃を出ていくのは炭水化物であり、次がタンパク質、脂肪、そして繊維性食品の順となる。混合食の場合には、胃排出は食物の全体量と性質によって変わる。液体は固体より速く、大きな粒子は小さな粒子より遅く排出されるほか、濃厚な食物は低カロリーの食事よりも遅く排出される傾向がある。これらの要素は、吐き気、嘔吐、糖尿病による胃不全麻痺、部分閉塞のある患者に助言する立場にある専門家や、胃腸の手術後や栄養不良の患者の経過観察を行う専門家にとって考慮すべき重要な事項である。

胃の入口の上にある下部食道括約筋（lower esophageal sphincter [LES]）は、胃の内容物が食道に逆流するのを防止する。胃の末端にある幽門括約筋は、胃の内容物の出口を制御し、十二指腸から胃の中へのの糜粥の逆流を防ぐ。感情の変化、食物、胃腸の制御物質、近傍に存在する潰瘍によって生じる炎症は、収縮活動に影響を及ぼす場合がある。特定の飲食物もLESの圧力を変化させることがあり、胃の内容物が食道へ逆流する原因となる（第28章を参照）。

小腸における消化

小腸は食物と栄養素の消化にとって、最も重要な部位である。小腸は十二指腸、空腸、回腸からなる（図1-2）。十二指腸の長さは約0.5m、空腸は2〜3m、回腸は3〜4mである。消化の過程の大半は十二指腸と空腸上部で完了し、食物が空腸中部に達するまでに、ほとんどの栄養素の吸収はほぼ終わる。胃から排出された酸性の糜粥は十二指腸に入り、そこで十二指腸液および膵臓と胆管からの分泌液と混和される。膵臓から炭酸水素塩を含む液体が分泌され、他の液体によって希釈されることで、酸性の糜粥は中和される。小腸と膵臓の酵素は、中性近くのpHで活性を示す。

一部消化された食物、特に脂肪とタンパク質の流入は、数種類のホルモンの放出を刺激し、酵素と液体の分泌を刺激して、胃腸運動と満腹感に影響を与える。胆汁は主に水、胆汁酸塩、少量の色素とコレステロールの混合物であり、肝臓と胆嚢から分泌される。胆汁酸塩は界面活性作用を持ち、脂質、コレステロール、脂溶性ビタミンの消化と吸収を促進する。胆汁酸は調節分子でもあり、肝臓と消化管のビタミンD受容体と細胞シグナル伝達経路を活性化し、エネルギー代謝の調節に関与する酵素の遺伝子発現を変化させる（Hylemon et al., 2009）。現在では胆汁酸が空腹と満腹に重要な役割を果たすことが知られている。

膵臓は主要な栄養素をすべて消化することができる強力な酵素を分泌し、小腸で分泌される酵素は消化の過程を完了させる作用を持つ。主に脂質を消化する酵素は、膵臓によって分泌される膵リパーゼとコリパーゼである。タンパク質分解酵素には、トリプシン、キモトリプシン、カルボキシペプチダーゼ、アミノペプチダーゼ、リボヌクレアーゼ、デオキシリボヌクレアーゼなどがある。トリプシンとキモトリプシンは不活発型として分泌され、糜粥が腸管粘膜と接触することによって分泌されるエンテロキナーゼ（エンテロペプチダーゼとしても知られる）によって活性化される。膵アミラーゼは大きなデンプン分子を加水分解し、最終的に約2〜6個の糖からなる分子にする。絨毛の刷子縁に存在する酵素は、炭水化物分子を吸収する前にさらに分解し、単糖に変える。一部のレジスタントスターチと大半の食物繊維は小腸で消化されずに残り、繊維性物質に加えられて結腸の微生物による発酵に利用される（Englyst and Englyst, 2005）。

腸の内容物は分速1cmの速さで小腸内を進み、3〜8時間かけて腸の端から端まで移動して回盲弁に達する。その間も、残された内容物の消化と吸収を続ける。回盲弁は幽門弁と同様に、小腸から結腸に入る腸内物質の量を制限する役割を果たす。回盲弁に損傷や機能不全が生じた場合には、結腸に大量の液体や物質が入り、小腸内での微生物の過剰な増殖を引き起こす可能性が高くなる（第28章を参照）。

小腸：養分吸収の主要部位

構造と機能

小腸は栄養素と水分の吸収において最も主要な器官であり、極めて広い吸収面積を持つ。この大きな表面積は、内層の構造だけでなく、その長さによってももたらされる。小腸は表面に自閉弁と呼ばれる特有の折り目を持っている。これらのひだは絨毛と呼ばれる指のような突起で覆われており（図1-3）、その絨毛はさらに微絨毛や刷子縁で覆われている。ひだ、絨毛突起、微絨毛の組み合わせが、約200〜300m^{2}もの広大な吸収面を形成している。絨毛は固有層と呼ばれる支持構造上にある。結合組織で構成される固有層では、血管とリンパ管が消化生成物を受け取る。

小腸は平均して1日に150〜300gの単糖類、60〜100gの脂肪酸、60〜120gのアミノ酸とペプチド、50〜100gのイオンを吸収する。健康な人の吸収能は、正常な多量養素およびカロリーの必要量をはるかに超える。小腸では、食事として摂取した1.5〜3Lの液体に加え、消化管の上部から分泌された7〜8Lの流動物のうち、1〜1.5Lを除いたすべての内容物が小腸末端に到達するまでに吸収される。肝臓と胆嚢から分泌された胆汁酸塩の約95％は、回腸末端で胆汁酸として再吸収される。消化管から出る胆汁酸のリサイクル（腸肝循環）がなければ、肝臓での胆汁酸の新規合成は、適切な消化に必要な速度には追いつかないであろう。胆汁酸塩の不足は、小腸に影響する小腸末端部の切除を受けた患者や、クローン病、放射線腸炎、嚢胞性線維症のように小腸に影響を与える疾患の患者を治療する際に重要となる。回腸末端部ではビタミンB_{12}（と内因子）も吸収される。

脂肪は小腸で乳化された後、主に膵リパーゼによって消化

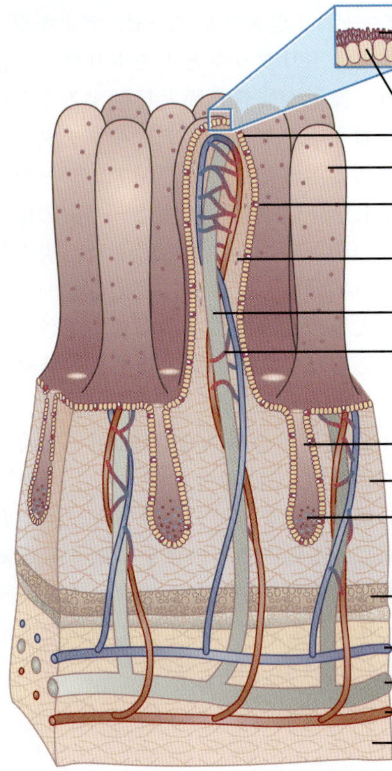

図1-3 ヒトの腸の絨毛構造と血液およびリンパ管

（図中ラベル：微絨毛／吸収細胞／絨毛／杯状細胞／固有層／乳び管（リンパ管）／毛細血管／リーベルキューン陰窩／粘膜／パネート細胞／粘膜筋板／静脈／リンパ管／動脈／粘膜下層組織）

され、遊離脂肪酸とモノグリセリドへと分解される。膵臓リパーゼは1番目と3番目の脂肪酸を切断し、中央のグリセロールの炭素に脂肪酸1つが結合した形に変える。胆汁酸塩の濃度が一定のレベル値に達すると、結合して**ミセル**（脂肪酸、モノグリセリド、コレステロール、胆汁酸塩とその他の脂質からなる小さな集合体）を形成する。ミセルは水分の多い腸管腔の方向に極性のある末端を向けた形となる。脂質の消化産物は、ミセルの中央部分の中で急速に可溶化され、腸の刷子縁へと運ばれる（図1-4）。

非拡散水層（unstirred water layer [UWL]）は、腸管腔と刷子縁膜の間の境界を形成する水分を多く含む弱酸性の薄層で、その表面で脂質はミセルから分離される。残されたミセルは管腔に戻り、再び輸送を行う。モノグリセリドと脂肪酸は疎油性のUWLを通り抜け、さらに親油性の高い刷子縁膜細胞へと進む。そこで脂質は吸収され、小胞体とゴルジ装置に運ばれた後、脂肪酸は再エステル化されてトリグリセリドとなる。トリグリセリドは他の脂質と共にキロミクロンへと包み込まれ、リンパ循環へと放出される。コレステロールの吸収はコレステロールに特化したタンパク質輸送系によって促進されるが、この輸送系は他のステロールに対しては作用しない（Hui et al., 2008; Lammert and Wang, 2005）。

吸収と輸送の機序

吸収は非常に複雑な過程であり、単純な受動拡散の過程と、複雑な能動輸送の過程との組み合わせによって行われる。吸収においては、栄養素は腸の粘膜細胞（腸細胞または結腸細胞）を通り抜けて静脈系に入り、肝臓またはリンパ循環へと運ばれる。拡散にはチャネルタンパク質によって粘膜細胞壁の膜に存在する開口部を通るランダムな動き（**受動拡散**）と、運搬体やキャリアタンパク質による**促進拡散**がある（図1-5）。**能動輸送**は、イオンその他の物質がキャリアタンパク質と結合し、エネルギー勾配に逆らって膜を横切って移動するため、エネルギーの供給を必要とする。同じキャリアを共有する栄養素もあることから、吸収の際に拮抗する場合もある。輸送系が飽和状態になれば、栄養素の吸収は抑制される。そのようなキャリアの顕著な例が、ビタミンB_{12}の吸収を担う内因子である（第3章と第33章を参照）。

分子の中にはポンプの作用によって腸管腔から粘膜細胞へ移動するものあり、この移動にはキャリアとアデノシン三リン酸のエネルギーが必要である。グルコース、ナトリウム、ガラクトース、カリウム、マグネシウム、リン酸塩、ヨウ化物、カルシウム、鉄、アミノ酸の吸収は、この方法によって行われる。

飲作用は腸の内容物の小分子を上皮細胞の細胞膜が「飲み込む」作用である。分解されていないタンパク質のような大きな粒子も、飲作用によりわずかながら吸収される。異種タンパク質が消化管を通って血液へ移行し、アレルギー反応を生じさせるのは、飲作用の結果である可能性がある。母乳の免疫グロブリンは、飲作用によって吸収されると考えられる。

大腸

大腸は約1.5mの長さを持ち、盲腸、結腸、直腸によって構成される。大腸の粘膜から分泌された粘液は、擦過傷や細菌の活動から腸壁を保護し、糞便を結着させるための媒体となる。塩化物イオンの吸収との交換によって分泌された重炭酸イオンは、細菌の働きによって産生された酸性の最終産物の中和を助ける。1日約2Lの液体が飲食物として摂取され、7～9Lの液体が消化管から分泌される。正常な状態では、その液体の大半は小腸で吸収され、約1～1.5Lの液体が大腸へ入る。そのうち約100mLのみが残り、糞便となって排泄される。

大腸は残った炭水化物とアミノ酸の発酵、少量のビタミンの合成、貯蔵、糞便の排泄を行う部位でもある。結腸の内容物は毎時5cmの速さでゆっくりと前進し、残された栄養素の一部が吸収される。

排便は直腸と肛門を通って糞便を排出することであり、その頻度は毎日3回から3日以上に1度までとさまざまである。糞便の平均的重量は100～200gであり、口腔から肛門を通過するまでに要する時間は18～72時間と、時によって異なる。糞便は一般に75%の水と25%の固形物で構成されるが、その比率は大きく変化する。湿重量の約3分の2は細菌であり、残りが胃腸分泌物、粘液、剥離した細胞、未消化の食物である。果物、野菜、豆類、全粒穀物を豊富に含む食事を摂るほど胃腸の通過時間は短くなり、排便回数が増え、大きく柔らかな便になる。

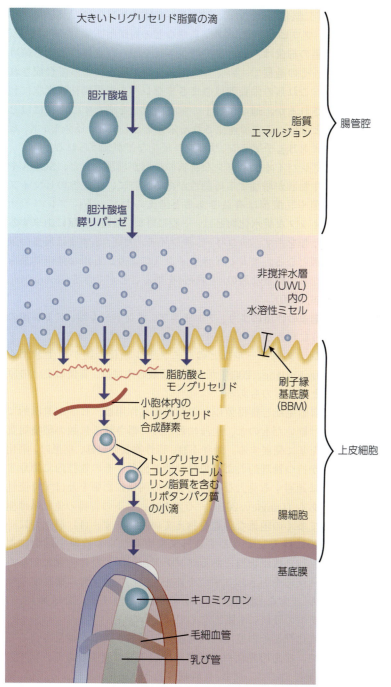

図1-4 脂肪吸収の概要

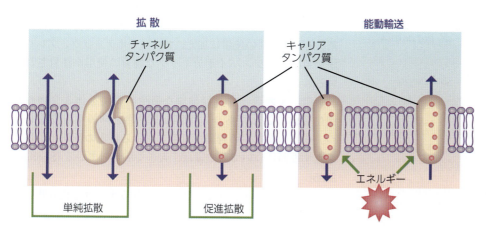

図1-5 膜輸送の基本機構と細胞膜を通る輸送経路。ATPはアデノシン三リン酸。

細菌の作用

腸内細菌叢は複雑な群落を構成し、その中には何千種もの微生物が生息すると推測されている (Frank and Pace, 2008)。出産時には消化管は基本的に無菌であるが、すぐにさまざまな微生物が棲息を始める。固形食を食べ始めるまでの乳児では、乳酸菌が消化管菌叢の主要な構成菌である。その後、回腸末端部では大腸菌が優勢になり、結腸の主要菌叢は嫌気性で、バクテロイデス属が最も多い。乳酸菌も、通常の混合食を摂る人の便の中にはたいてい存在する。しかし、宿主のゲノム、食事摂取、衛生状態、病歴および手術歴の相違は、消化管中の菌叢の種類に影響を与える（表1-4）。

胆汁、塩酸、ペプシンには殺菌作用があるため、通常は食後の胃や小腸に細菌はほとんど残らない。しかし、胃液分泌の減少は胃粘膜の炎症（胃炎）のリスク上昇、小腸中の細菌の異常増殖、結腸に到達する微生物の数の増加を引きおこす可能性がある。酸に耐性を持つ細菌（ピロリ菌）が胃に感染することが知られており、保菌者に胃炎や潰瘍を発症させる恐れがある（第28章を参照）。

細菌の作用が最も強力なのは大腸内である。食後には、食物繊維、レジスタントスターチ、ごく少量のアミノ酸、腸から出された粘液が結腸の中で発酵する。結腸の細菌は、ガス（水素、二酸化炭素、窒素、人によってはメタンなど）とSCFA（酢酸、プロピオン酸、酪酸、乳酸などの短鎖脂肪酸）を産生する。結腸の細菌は、それまで消化されなかった食物の消化を続ける。その過程で、いくつかの栄養素が細菌によって合成される。これらの栄養素はさまざまなレベルで胃腸粘膜細胞に利用されるが、通常はヒトの栄養所要量を満たすことにはほとんどない。ここで産生される栄養素としては、ビタミンK、ビタミンB_{12}、チアミン、リボフラビンなどが挙げられる。

プレバイオティックな物質の摂取が増加すると、SCFAや微生物数が増加する可能性がある。特に、常在性のビフィズス菌や乳酸菌は有益であると考えられている。プレバイオティックな炭水化物とは、一般に野菜、穀類、豆類に由来する少糖類を指す。チコリー、キクイモ、大豆、ふすまは最良の栄養源となる。プレバイオティクスにより、有用な健康効果をもたらす健康な腸の「生態系」を得ることができる (Roberfroid et al, 2010)。

細菌の作用により、アンモニア、インドール類、アミン類のように毒性を持つ物質や、インドール酢酸、チラミン、ヒスタミン、クレゾールなどのフェノール類化合物が産生される (MacFarlane, 2008) ガスや有機酸の中には、糞便の臭いの原因となるものもある。

自然免疫と獲得免疫との間の相互作用は、ヒトが遺伝的に受け継いだものと、生涯にわたって曝される無数の環境物質とを基に発展する。栄養不良、毒性物質の曝露、疾患は、消化管が持つ物理的および免疫学的要因と、その管腔内に棲息または通過する莫大な数の物質との関係に影響を及ぼす可能性がある (Quigley, 2010)。そのため、ヒトの胃腸の免疫系は極めて多くの困難な課題を抱えている。まず、(1) 消化管に一時的に侵入しようとする外来病原菌からの攻撃を適切に退け、(2) 抗原物質であるペプチドが局所または全身にアレルギー反応を引き起こすのを防止し、(3) 消化管に棲息する無数の「正常な」細菌と、その分泌物、細胞壁成分、DNA断片、ペプチドの分解にも耐えなくてはならない。

消化管とその腔内の内容物との微妙な調和が攪乱されることで、疾患の悪化や新規発症が起こる可能性もある。宿主の免疫系、ゲノム、食事、胃腸細菌叢との相互作用によっては、感染性および炎症性の腸疾患、アレルギー、免疫不全、代謝異常、腫瘍と関係があると考えられる (O'Keefe, 2008; Tappenden and Deutsch, 2007)。治療を目的とした抗生物質、抗炎症性剤、免疫抑制剤の使用に加え、プロバイオティック、プレバイオティック、シンバイオティックな物質の使用が注目されている。

プロバイオティクスは健康な微生物環境を作る食物や有機生命体のことであり、有害な微生物を抑制する作用を持つ。それらが宿主の胃腸や全身における疾患の予防と治療に果たす役割についての知識は、大きく広がっている (Snelling, 2005)。

プレバイオティクスは食物に含まれるオリゴ糖化合物（フラクトオリゴ糖、イヌリンなど）であり、消化管中の「善玉」微

表 1-4 消化管に生息する最も一般的な微生物

細 菌	乳酸桿菌	菌 類
アシネトバクター属	ペプトストレプトコッカス属	カンジダ属
バクテロイデス属	*Porphyromonas*	
ビフィズス菌	プレボテラ属	寄生虫
クロストリジウム属	プロピオンバクテリウム属	*Blastocystis*
コリネバクテリウム属	シュードモナス属	エンドリマックス属
ユーバクテリウム属	ブドウ球菌属	大腸アメーバ
腸内細菌科	連鎖球菌A、B、C、F、G	*E. hartmanni*
エンテロコッカス属	*Streptococcus bovis*	*E. polecki*
フゾバクテリウム属	レンサ球菌属	ヨードアメーバ属
ヘリコバクター属	ベイヨネラ属	腸トリコモナス

Walter J. Ecological role of Lactobacilli in the gastrointestinal tract: implications for fundamental and biomedical research, Appl Environ Microbiol 74:4985, 2008 を改変.

生物が好むエネルギー基質である。プレバイオティクスや、水溶性食物繊維を含む食品、その他の難消化性の炭水化物は、回腸末端部と結腸に棲息する細菌によって発酵し、消化管を覆う細胞のエネルギー源となるSCFA（短鎖脂肪酸）を産生する。SCFAは胃腸と宿主の機能に対する調節作用も持つ（Roberfroid et al, 2010.）。

シンバイオティクスは、プロバイオティクスとプレバイオティクスを組み合わせたものである。プレバイオティクスは短鎖の誘導体とは異なり、長鎖のイヌリン型フルクタンである。チコリーの根から抽出されるフルクタンは、腸管内腔で発酵して乳酸やSCFAとなるプレバイオティクス食品である。シンバイオティクスはアレルギー性疾患の早期予防または治療に有用であると考えられる（van de Pol et al, 2011.）。

吸収不可のエネルギー源とSCFAの結腸サルベージ

低分子量の炭水化物とアミノ酸の一部は、通常は小腸を出た後も糜粥の中に残される。これらの小分子の蓄積は、結腸内の細菌の作用がなければ浸透圧の点で大きな問題となる。SCFA産生の過程で生じる残渣の処理は、結腸サルベージと呼ばれる（図1-6）。発酵の過程で産生されたSCFAは急速に吸収され、そこから水分が吸収される。さらに、結腸細胞と消化管内微生物のエネルギー源となり、結腸細胞の増殖と分化を刺激し、電解質と水の吸収を促進して、吸収されなかった糖類によって生じる浸透圧が及ぼす影響を軽減する。SCFA（短鎖脂肪酸）は胃腸内容物の移動を遅らせる作用や、他の制御的機能に関与していると考えられる。

炭水化物を回収する能力は、ヒトでは限定的である。結腸の発酵は、通常は24時間で20～25gの炭水化物を処理する。結腸中に炭水化物と発酵可能な食物繊維が過剰に存在すると、ガスの産生が増加し、腹部膨満、鼓脹、痛みが起こり、結腸のpHが低下して下痢を引き起こすおそれもある。ヒトの消化酵素では消化されない繊維を多く含む食品を摂取している人では、その食生活を長く続けることで適応するようになると考えられる。現在では1日当たり果物、野菜、豆類、種子類、全粒穀物から約24～38gの食物繊維を摂取するよう推奨されているが、それは(1)結腸を覆う細胞の健康維持、(2)結腸内圧力の上昇予防、(3)便秘の予防、(4)安定で健康的な微生物群の維持のためである。

特定種類の栄養素の消化と吸収
炭水化物と繊維

食事中の炭水化物の大半は、デンプン、二糖、単糖の形で摂取される。多糖類であるデンプンは、一般には炭水化物の中で最大の割合を占める。デンプンは糖分子が直鎖状または分岐した状態で連なった巨大分子で、主に1-4または1-6の位置で結合している。食事で得るデンプンの大半は、分岐した多糖であるアミロペクチンと、直鎖状のポリマーであるアミロースである。

食物繊維も大まかには糖分子の鎖と枝によって構成される

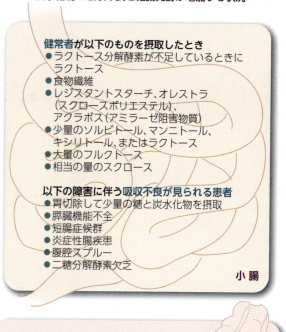

図1-6　吸収不良の炭水化物および繊維の結腸発酵

が、デンプンとは異なり、水素は酸素の α 側ではなく β 側（反対側）に結合している。ヒトがデンプンを消化できても、ほとんどの繊維を消化できないのは、酵素が「立体特異性」を持つ証である。

口腔内では唾液アミラーゼ（プチアリン）という酵素が中性またはわずかにアルカリ性のpHで作用し、少量のデンプン分子を加水分解して、さらに低分子の断片にすることによって消化作用を開始する（図1-7）。アミラーゼは塩酸と接触すると失活する。消化可能な炭水化物が胃に十分に長く留まれば、酸による加水分解によって、そのほとんどは最終的に単糖類へと分解することになるであろう。しかし、通常は多くが

図1-7 大きなデンプン分子が消化酵素によってグルコースに分解されていく過程

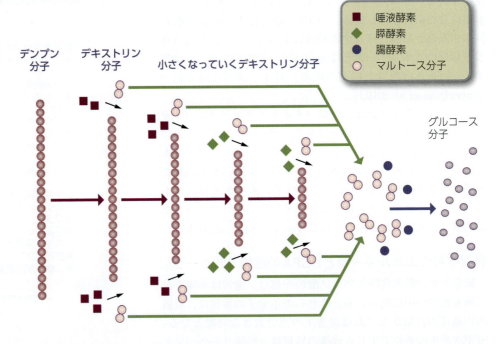

消化される前に胃は空になり、大半の炭水化物は小腸の上部で消化される。

膵アミラーゼは大きなデンプン分子の1-4結合部分で切断し、マルトース、マルトトリオース、アミロペクチン枝からなる「アルファ限界」デキストリンを生成する。腸細胞の刷子縁から分泌される酵素は、二糖とオリゴ糖を単糖に分解する。例えば、粘膜細胞のマルターゼは、二糖である麦芽糖をグルコース分子2つに分解する。これらの細胞粘膜には、スクロース、ラクトース、イソマルトースにそれぞれ作用するスクラーゼ、ラクターゼ、イソマルターゼ（または a-デキストリナーゼ）も含まれる（図1-8）。

そこで生成された単糖類（グルコース、ガラクトース、フルクトースなど）は、粘膜細胞を通過し、絨毛の毛細血管を通って血流に入り、門脈から肝臓へと運ばれる。グルコースとガラクトースは、低濃度では能動輸送により、主にグルコース（ガラクトース）共輸送体と呼ばれるナトリウム依存性の輸送体によって吸収される。さらにグルコースの濃度が高い管腔では、グルコーストランスポーター(glucose transporter [GLUT]) 2が腸細胞の主要な促進性輸送体である。フルクトースはそれよりもゆっくりと、管腔からGLUT5と促進性輸送体を使用して吸収される。グルコースとフルクトースは、腸細胞膜を横断して血液中に輸送する際には、両者ともGLUT2を使用する(Kellett and Brot-Laroche, 2005)。

単糖類の輸送がナトリウム依存性であることから、幼児の下痢や、大量の水分を失う運動選手の水分補給には、ナトリウムとグルコースを含む飲料が使用される。グルコースの一部はグリコーゲンとして肝臓と筋肉に貯蔵されるが、残りは肝臓から組織に運ばれる。フルクトースのほとんどは、ガラクトースの場合と同様に肝臓へ運ばれ、そこでグルコースに変換される。大量のラクトース（特にラクターゼ欠乏症の人

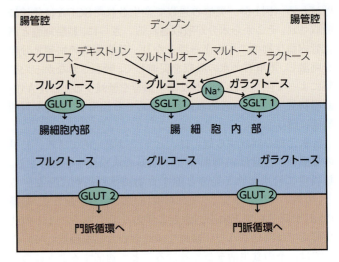

図1-8 デンプン、スクロース、マルトトリオース、ガラクトースは、その構成糖に消化される。グルコースとガラクトースはナトリウム依存性輸送体、グルコース(ガラクトース)共輸送体によって腸細胞先端の刷子縁膜を通って輸送され、フルクトースはグルコーストランスポーター(GLUT) 5によって輸送される。グルコース、フルクトース、ガラクトースは、ナトリウム非依存性の輸送体であるGLUT2によって漿膜の膜を横断して輸送される。

の場合)、フルクトース、スタキオース、ラフィノース、糖アルコール（ソルビトール、マンニトール、キシリトールなど）の摂取は、そのうちのかなりの量が吸収されないまま結腸に入り、(Beyer et al., 2005) ガスと軟便を増加させる可能性がある。フルクトースは多くの果物に天然に含まれる（スクロースと高果糖コーンシロップなどとして）が、単糖として摂取した場合や、グルコースよりもフルクトースを多く含む食物（リンゴジュースなど）を摂取した場合には、症状が現れることがある。

唾液も膵アミラーゼも構成糖を繋ぐ結合を分解できないため、ヒトはある種の炭水化物（セルロース、ヘミセルロース、ペクチン、ゴム、その他の繊維状のもの）を消化できない。これらの炭水化物は、あまり変化しないまま結腸に入り、そこで一部が結腸細菌によって発酵する。しかし、ヒトと違って牛などの反芻動物は、瘤胃の中で細菌によって炭水化物を消化できるため、繊維の多い食物を食べて生存できる。他のレジスタントスターチや糖も、ヒトではあまり消化や吸収ができないため、それらを摂取するとかなりの量のデンプンと糖が結腸に入ることになる。レジスタントスターチやある種の食物繊維は、発酵してSCFA（短鎖脂肪酸）とガスとなる。消化されにくいデンプンは、豆類や全粒穀物のような高タンパクで繊維含有率の高い植物性の食物に多い。食物繊維の一種であるリグニンはシクロペンタン単位で構成され、可溶化も発酵も容易には起こらない。

タンパク質

先進国でのタンパク質の摂取は1日約50〜100gにおよび、その多くが動物性食品からなる。胃腸を通過する間に、胃腸からの分泌や、消化管組織から剥離した細胞としてタンパク質がさらに追加される。消化管は体内で最も活発に増殖する組織の1つで、腸細胞が絨毛の陰窩から移動し、剥離するまでの寿命はわずか3〜4日である。1日に剥離する細胞の数は、10〜200億個にわたる。これを200億個として考えると、さらに50〜60gのタンパク質が消化されて「リサイクル」され、毎日の供給に寄与することとなる。一般に、動物性タンパク質は植物タンパク質よりも効率よく消化されるが、ヒトの胃腸の生理機能により、大量に摂取されたタンパク質供給源を非常に効果的に消化・吸収することができる。

タンパク質の消化は胃で始まり、そこで一部がプロテオース、ペプトン、大きなポリペプチドに分解される。ペプシノーゲンは、塩酸や他のペプシン分子と接触すると、不活性型の酵素ペプシへと変換される。他のタンパク質分解酵素とは異なり、ペプシンは結合組織の主なタンパク質であるコラーゲンを消化する。タンパク質のほとんどは小腸上部で消化されるが、消化管全体にわたって消化は行われる（Soybel, 2005）。残ったタンパク質は、結腸の微生物によって発酵する。

糜粥が腸管粘膜と接触すると、不活性型の膵臓トリプシノーゲンを活性型のトリプシンに変換するエンテロキナーゼが放出される。トリプシンは膵臓から分泌されるタンパク質消化酵素である。次にトリプシンは、他の膵臓のタンパク質分解酵素を活性化する。膵臓のトリプシン、キモトリプシン、カルボキシペプチダーゼは、胃で開始された分解を継続し、未消化のタンパク質を分解して低分子のポリペプチドとアミノ酸に変える。

ペプチダーゼは刷子縁上に存在するタンパク質分解酵素で、ポリペプチドに作用してアミノ酸、ジペプチド、トリペプチドに分解する。タンパク質の消化の最終段階は刷子縁で行われ、ジペプチドとトリペプチドの一部は、そこでペプチドヒドロラーゼによって構成するアミノ酸へと加水分解される。

タンパク質消化の最終産物は、アミノ酸と低分子のペプチドの形で吸収される。アミノ酸の種類によっていくつかの輸送分子を必要とするが、これはアミノ酸の大きさ、極性、立体配置が種類によって大きく異なるからであろう。ナトリウムまたは塩素イオンに依存性の輸送体もあれば、そうでない輸送体もある。かなりの量のジペプチドやトリペプチドが、ペプチド輸送体による能動輸送によって腸の細胞にも吸収される（Daniel, 2004）。吸収されたペプチドとアミノ酸は、門脈を介して肝臓へ輸送されて代謝され、体循環へ放出される。

健康なヒトの血液中にさまざまな食物タンパク質に対する抗体が存在することは、免疫学的にかなりの量の大分子の未消化ペプチドが加水分解を受けないまま門脈循環に入っていることを示す。食物がアレルゲンとなる正確な機序はまだ完全に明らかにされてはいないが、それらの食物はタンパク質に富み、完全には消化されにくく、免疫グロブリン反応を起こす傾向にある（第27章を参照）。新たな技術を使えば、アレルゲン性のペプチドをマッピングして特徴づけることが可能であり、それが最終的に安全な免疫療法による治療につながるであろう（Lin et al., 2009）。

ほとんどすべてのタンパク質は、空腸末端に到着するまでに吸収され、糞便には摂取されたタンパク質の1%しか含まれない。少量のアミノ酸は上皮細胞に残り、腸の酵素や新規の細胞などの新たなタンパク質の合成に使用される。

脂質

食物中の脂質の約97%はトリグリセリドの形を、残りはリン脂質とコレステロールの形をしている。ごく少量の脂肪は、口腔の唾液リパーゼと胃のリパーゼによって消化される。胃リパーゼは一部のトリグリセリド、特に短鎖トリグリセリド（バターに含まれるようなもの）を、脂肪酸とグリセロールに加水分解する。しかし、ほとんどの脂肪の消化は、胆汁酸塩による乳化作用と膵リパーゼによる加水分解によって小腸で行われる。炭水化物とタンパク質の場合と同様に、脂質の消化・吸収の能力は通常の必要量よりも多い。

小腸に脂肪とタンパク質が入ると、CCK（コレシストキニン）とエンテロガストロンの放出が刺激され、それが胃液分泌と胃の活動を抑制し、脂質の排出速度を遅らせる。その結果、高脂肪食を大量に摂ると、一部は4時間以上胃に留まる場合もある。CCKはその多くの機能の他にも、胆汁と膵液分泌を促進する。胆汁の界面活性作用と乳化作用との組み合わせと、小腸の蠕動運動により、脂肪球は小さな小滴へと分解され、最も強力な脂質消化酵素である膵リパーゼによる消化が容易となる（Keller and Layer, 2005）。

胆汁は肝臓の分泌物で、その成分は胆汁酸（主にコール酸およびケノデオキシコール酸と、グリシンまたはタウリンとの抱合体）、胆汁色素（糞便に色をつける）、無機塩、タンパク質、コレステロール、レシチン、肝臓によって代謝されて分泌される解毒済薬剤などの化合物からなる。その貯蔵器官である胆

囊からは、1日に約1Lの胆汁が十二指腸と胃内の食物の刺激に応じて分泌される。

消化によって産生された遊離脂肪酸とモノグリセリドは、胆汁酸塩とともにミセルと呼ばれる含む複合体を形成する。ミセルは水分の多い腸管腔から刷子縁への脂質の移動を容易にする（図1-4を参照）。ミセルは脂質成分を放出して腸管腔に戻る。胆汁酸塩の大部分は回腸末端で能動的に再吸収され、肝臓に戻り、胆汁として再び消化管に入る。この効率的なリサイクルの過程は、腸肝循環として知られている。プールされた胆汁酸は、摂食量に応じて1日に3〜15回循環する。

粘膜細胞中で脂肪酸とモノグリセリドは再合成され、新しいトリグリセリドとなる。一部はさらに遊離脂肪酸とグリセロールへと消化され、トリグリセリドへと合成される。これらのトリグリセリドは、コレステロール、脂溶性ビタミン、リン脂質とともにリポタンパク質に取り囲まれ、キロミクロンを形成する（図1-4を参照）。リポタンパク質の小球は門脈には入らず、リンパ系に入って胸管へと輸送され、左内頚静脈と左鎖骨下静脈の連結点で循環系へと排出される。その後キロミクロンは、血流によって肝臓、脂肪組織、筋肉をはじめとするいくつかの組織へと運ばれる。肝臓では、キロミクロンから分離したトリグリセリドが超低比重リポタンパクに再構成され、主に脂肪組織に運ばれて代謝と貯蔵が行われる。

脂溶性のビタミンA、D、E、Kもミセルとなって吸収されるが、ビタミンA、E、Kを水溶性にしたサプリメントやカロテンは、胆汁酸がなくても吸収される。

正常な状態では、摂取された脂肪の約95%〜97%がリンパ管に吸収される。炭素数8〜12の脂肪酸（すなわち中鎖脂肪酸）は鎖長が短く溶解度が高いため、胆汁とミセル構造がなくても直接結腸の粘膜細胞で吸収される。粘膜細胞に入った後は、エステル化されずに直接門脈に入り、肝臓へと運ばれる。

運動性の増大、腸粘膜の変化、膵機能不全または胆汁の欠乏があると、脂肪の吸収が減少するおそれがある。未消化の脂肪が糞便に出る状態は、脂肪便症と呼ばれる（第29章を参照）。中鎖トリグリセリド（Medium-chain triglyceride［MCT］）は炭素数8から12の脂肪酸からなり、長鎖脂肪酸の代謝と輸送に必要な胆汁酸塩が欠乏している人にとっては臨床的に有効である。臨床で治療に用いられるサプリメントは、オイルまたは飲料の形で他の主要栄養素や微量栄養素とともに投与する。

栄養ケアの過程については、複数の栄養分析が行われている。以下にその例を挙げる。

消化または代謝に関連する一般的または想定される栄養診断
胃腸機能の変化
栄養の不均衡
栄養利用の変化
栄養に関する臨床検査の結果の変化
不十分または過度の水分摂取
食物と薬剤の相互作用

ビタミンとミネラル

食物として摂取したビタミンとミネラルは、主に小腸で消化され、粘膜層を通って吸収されて主要栄養素として利用される（図1-9）。ビタミンとミネラルの生物学的利用能には、適切な受動輸送と輸送体の機序に加えて、他の特定の栄養素、酸またはアルカリ、フィチン酸塩、シュウ酸塩をはじめとするさまざまな因子が影響を与える。1日に約8〜9Lの液体が消化管から分泌され、化学反応のための溶媒や、複数の栄養素を転換するための媒体としてはたらく。

いくつかのビタミンと水は変化することなく受動拡散によって小腸から血液中に移動するが、個々のビタミンが胃腸粘膜を横切って運搬されるためには、異なる様々な機序が使用されていると考えられる。薬物は多彩な機序によって吸収されるが、その吸収は受動拡散によるものが多い。そのため、薬物が腸細胞に吸収される際には、栄養素と同じ機序を共有または競合する可能性がある（第9章を参照）。

ミネラルの吸収はさらに複雑で、陽イオンミネラルの吸収は特に複雑である。セレンなどの陽イオンは、キレート化の過程によって吸収が可能となる。この過程でミネラルはリガンド——通常は酸、有機酸またはアミノ酸——と結合し、それによって腸細胞によって吸収可能な形となる。

鉄と亜鉛の吸収は、吸収効率の一部が宿主の必要度に依存するという点において、複数の共通する特徴を持つ。いずれも最低1つの輸送タンパク質を使用し、貯蔵が不十分な場合に吸収を増加させる機序を共に持っている。植物に含まれるフィチン酸塩とシュウ酸塩は、鉄と亜鉛の吸収を阻害するので、摂取する場合は動物性の食物のほうが吸収が良い。亜鉛の吸収は、マグネシウム、カルシウム、鉄の量が増加すると阻害される。腸細胞へのカルシウムの吸収は、刷子縁膜のチャネルによって行われる。刷子縁膜では特定のタンパク質キャリアと結合し、側底膜を横切って輸送される。この過程はビタミンDの存在によって制御される。リンはナトリウム-リン共輸送体に吸収されるが、この輸送体はリン酸塩の摂取低下またはビタミンDによって制御される。

消化管ではミネラル間での重要な相互作用が起こる。大量の鉄または亜鉛の摂取は、銅の吸収を減少させるおそれがある。一方、銅は鉄とモリブデンの吸収を低下させることがある。鉄欠乏症の患者ではコバルトの吸収が増加するが、コバルトと鉄は拮抗し、互いの吸収を抑制する。これらの相互作用は、ミネラルの吸収機序が重複しているためと考えられる。

ミネラルはタンパク質キャリアと結合し、血液によって輸送される。タンパクとの結合は特異的なもの（鉄とトランスフェリン、銅と結合するセルロプラスミンなど）と、一般的なもの（各種ミネラルと結合するアルブミンなど）がある。一部のミネラルも、アミノ酸またはペプチドとの複合体として血清中で運ばれる。特異的なタンパク質キャリアは、通常はミネラルで完全に飽和されることはない。残りは過度の摂取に

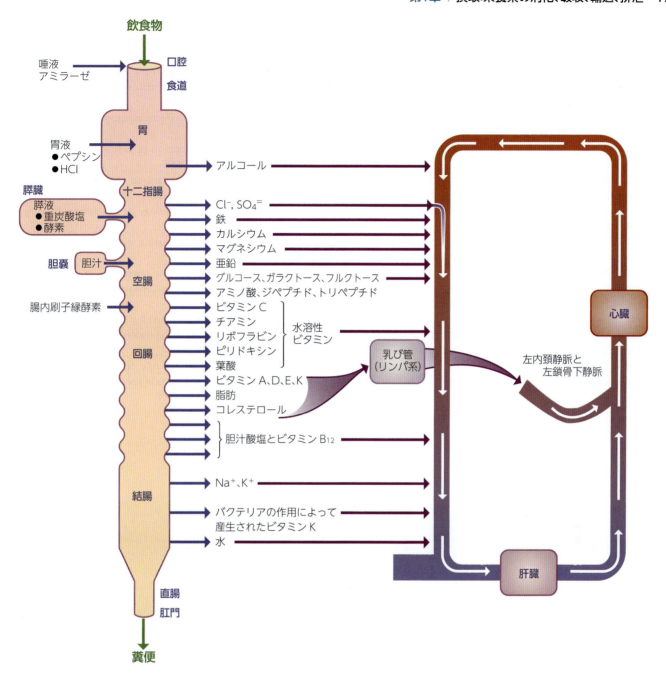

図1-9 消化管内の分泌と吸収の部位

対する緩衝剤の役割を果たしていると考えられる。ミネラルの毒性は、通常この緩衝能を超えた場合にのみ生じる。

ウェブサイトの有用情報

American Gastroenterological Association
http://www.gastro.org/

NIH Digestive Diseases
http://digestive.niddk.nih.gov/

引用文献

Beyer P, et al: Fructose intake at current level in the United States may cause gastrointestinal distress in normal adults, *J Am Diet Assoc* 105:1559, 2005.

Chey WY, Chang TM: Secretin, 100 years later, *J Gastroenterol* 38:1025, 2003.

Daniel H: Molecular and integrative physiology of intestinal peptide transport, *Ann Rev Physiol* 66:361, 2004.

Deng PY, et al: Cholecystokinin facilitates glutamate release by increasing the number of readily releasable vesicles and releasing probability, *J Neurosci* 30:5136, 2010.

De Smet B, Mitselos A, Depoortere I: Motilin and ghrelin as prokinetic drug targets, *Pharmacol Ther* 123:207, 2009.

Englyst KN, Englyst HN: Carbohydrate bioavailability, *Br J Nutr* 94:1, 2005.

Frank DN, Pace NR: Gastrointestinal microbiology enters the metagenomics era, *Curr Opin Gastroenterol* 1:4, 2008.

Hui DY, et al: Development and physiological regulation of intestinal lipid absorption. III. Intestinal transporters and cholesterol absorption, *Am J Physiol Gastrointest Liver Physiol* 294:G839, 2008.

Hylemon PB, et al: Bile acids as regulatory molecules, *J Lipid Res* 50:1509, 2009.

Kahn WI, Ghia JE: Gut hormones: emerging role in immune activation and inflammation, *Clin Exp Immunol* 161:19, 2010.

Keller J, Layer P: Human pancreatic endocrine response to nutrients in health and disease, *Gut* 54:1, 2005.

Kellett G, Brot-Laroche E: Apical GLUT 2: a major pathway of intestinal sugar absorption, *Diabetes* 54:3056, 2005.

Lammert F, Wang DO: New insights into the genetic regulation of intestinal cholesterol absorption, *Gastroenterology* 128:718, 2005.

Lin J, et al: Microarrayed allergen molecules for diagnostics of allergy, *Methods Mol Biol* 524:259, 2009.

Macfarlane GT, et al: Bacterial metabolism and health-related effects of galacto-oligosaccharides and other prebiotics, *Ann Microbiol* 104:305, 2008.

Nauck MA: Unraveling the science of incretin biology, *Am J Med* 122S:S3, 2009.

O'Keefe SJ: Nutrition and colonic health: the critical role of the microbiota, *Curr Opin Gastroenterol* 24:51, 2008.

Quigley EM: Prebiotics and probiotics: modifying and mining the microbiota, *Pharmacol Res* 61:213, 2010.

Rehfeld JF: A centenary of gastrointestinal endocrinology, *Horm Metab Res* 36:735, 2004.

Roberfroid M, et al: Prebiotic effects: metabolic and health benefits, *Brit J Nutr* 104:1S, 2010.

Schubert ML: Hormonal regulation of gastric acid secretion, *Curr Gastroenterol Rep* 10:523, 2009.

Snelling AM: Effects of probiotics on the gastrointestinal tract, *Curr Opin Infect Dis* 18:420, 2005.

Soybel DI: Anatomy and physiology of the stomach, *Surg Clin North Am* 85:875, 2005.

Stanley S, et al: Hormonal regulation of food intake, *Physiol Rev* 85:1131, 2005.

Tappenden KA, Deutsch AS: The physiological relevance of the intestinal microbiota—contributions to human health, *J Am Coll Nutr* 26:679S, 2007.

van de Pol MA, et al: Synbiotics reduce allergen-induced T-helper 2 response and improve peak expiratory flow in allergic asthmatics, *Allergy* 66:39, 2011.

Van Op Den Bosch J, et al: The role of somatostatin, structurally related peptides and somatostatin receptors in the gastrointestinal tract, *Regul Pept* 156:1, 2009.

第2章

キャロル・S・アイルトン-ジョーンズ
(Carol S. Ireton-Jones, PhD, RD, LD, CNSD, FACN)

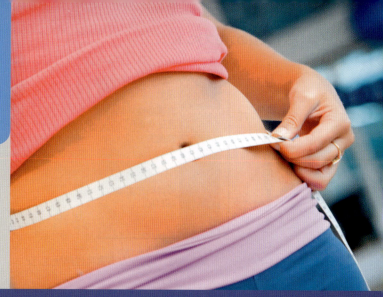

摂取：エネルギー

重要用語

活動熱産生(AT)（activity thermogenesis）
基礎エネルギー消費量(BEE)（basal energy expenditure）
基礎代謝率(BMR)（basal metabolic rate）
直接熱量測定法(direct calorimetry)
エネルギー消費量(energy expenditure)
推定エネルギー必要量(EER)（estimated energy requirement）
運動後過剰酸素消費量(EPOC)（excess postexercise oxygen consumption）
条件的熱産生(facultative thermogenesis)
除脂肪量(FFM)（fat-free mass）
高代謝率器官(HMRO)（high-metabolic-rate organ）
間接熱量測定法(IC)（indirect calorimetry）
キロカロリー(kcal)（kilocalorie）
代謝当量(METs)（metabolic equivalents）
非運動性活動熱産生(NEAT)（nonexercise activity thermogenesis）
不可避熱産生(obligatory thermogenesis)
身体活動レベル(PAL)（physical activity level）
安静時エネルギー消費量(REE)（resting energy expenditure）
安静時代謝率(RMR)（resting metabolic rate）
呼吸商(RQ)（respiratory quotient）
食事産熱効果(TEF)（thermic effect of food）
総エネルギー消費量(TEE)（total energy expenditure）

エネルギーは「仕事をするための力」と定義される。生物が得るすべてのエネルギーの根源は太陽である。緑色植物は葉に到達する日光の一部を光合成によってとらえ、グルコースの化学結合に取り込む。そしてこの基本となる炭水化物から、タンパク質、脂肪、その他の糖質を必要に応じて合成する。動物とヒトは、植物や他の動物の肉を摂取することによって、それらが持つエネルギーと栄養素を獲得する。身体は食物中の炭水化物、タンパク質、脂肪、アルコールから得られるエネルギーを利用する。このエネルギーは食物の化学結合に閉じ込められており、食物が代謝される時に放出される。

身体が生き続けるためのエネルギー必要量を満たすためには、エネルギーは常に供給されなければならない。すべてのエネルギーは、特有の細胞作用によって生命活動に必要なあらゆる仕事に利用された後に、最終的に熱の形となって大気中に放出される。この過程には、身体の組織、神経の電気的な伝導、筋肉の機械的な動き、体温を維持するための熱産生を維持するための化学反応が含まれる。

エネルギー必要量

エネルギー必要量は、規定された年齢、性別、体重、身長、身体活動レベルの人が、成長または維持に必要とする食事エネルギー摂取量として定義される。小児、妊婦、授乳婦の場合には、エネルギー必要量は良好な健康を保ちながら組織の増加または乳汁の分泌を行うための必要量が含まれる（Institute of Medicine, 2002, 2005）。疾患や傷害のある人では、ストレス要因はエネルギー消費量を増加または減少させるという影響を及ぼす（Joffe, 2009）。

体重はエネルギーの妥当性または非妥当性の指標の1つとなる。身体は燃料となる炭水化物、タンパク質、脂肪を必要に応じてエネルギーに変える能力を持っている。しかし、エネルギーの消費量が摂取量を上回るか下回る状態が長期にわたる場合には、体重の変化となって表れる。したがって体重はエネルギー摂取の妥当性を反映するが、それは主要栄養素または微量栄養素の妥当性に関する信頼のおける指標にはなら

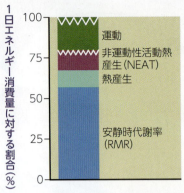

図2-1 総エネルギー消費量の構成：活動、食事誘発性熱産生、安静時代謝率

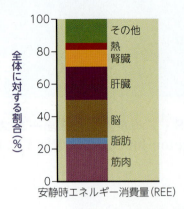

図2-2 安静時エネルギー消費量に器官と組織が寄与する割合
Gallagher D et al: Organ-tissue mass measurement allows modeling of REE and metabolically active tissue mass, Am J Physiol Endocrinol Metab 275:E249, 1998. Copyright American Physiological Societyより許可を得て改変。

ない。さらに、体重は身体組成によって影響を受けるため、除脂肪量が体脂肪量よりも多い人、または体脂肪量が除脂肪量よりも多い人では、標準または「平均」の人とは異なったエネルギー摂取量が必要となる可能性がある。

エネルギー消費の構成

身体によって消費されるエネルギーには、基礎エネルギー消費量（basal energy expenditure [BEE]）、食事産熱効果（thermic effect of food [TEF]）、活性熱発生（activity thermogenesis [AT]）の3つの形がある。これらの3つの要素が、その人の1日の総エネルギー消費量（total energy expenditure [TEE]）を構成する（図2-1）。

基礎および安静時エネルギー消費量

BEEまたは基礎代謝率（basal metabolic rate [BMR]）は、生命を維持することのできる最低限のエネルギー消費量である。BEEは、震えのなどの熱産生過程が活性化されない温和な温度環境下において、肉体的および精神的に安静な状態で24時間の間に使用されるエネルギー量を表すものである。BEEの測定は、いかなる身体活動にもまだ従事していない時（睡眠から目覚めた時が好ましい）で、食物、飲料またはニコチンの摂取から10～12時間経過した後に行う。BEEは驚くほど毎日一定しており、一般的にはTEEの60%～70%を占める（図2-1を参照）。

安静時エネルギー消費量（Resting energy expenditure [REE]）または安静時代謝率（resting metabolic rate [RMR]）は、正常な身体機能とホメオスタシスの持続に必要な活動に消費されるエネルギーである。これらの活動には、呼吸、血液の循環、有機化合物の合成、膜を横断してのイオンの汲み出しが含まれる。さらに、中枢神経系や体温維持に必要なエネルギーも含まれる。実践上の理由から、現在ではBEEの測定はほとんど行われない。その代りにREEの測定値が使用されるが、BEEと比較してほとんどの場合10%～20%高い（Institute of Medicine, 2002, 2005）。REE、RMR、BEE、BMRの各用語は互換的に使用可能であるが、本章ではREEとBEEを使用する。

安静時エネルギー消費量に影響を与える要因

REEにはさまざまな要因によって個人差が生じるが、中でも体格と身体組成は最も大きな影響を与える。身体組成の測定に使用される方法の考察については、第4章を参照のこと。

● **年齢** REEは除脂肪量（lean body mass [LBM]）※訳注1の比率に大きく影響されるため、急成長する時期には高くなり、特に誕生から1、2年間が高値となる（Butte et al., 2000）。身体組織の合成と構築に必要な付加的エネルギーは、増加する組織あたり約5kcal/gである（Roberts and Young, 1988）。成長期の幼児は、食物から得られるエネルギー価の12～15%を新たな組織として蓄えることもある。小児の年齢が上がるとともに、成長のためのエネルギー必要量はTEEの約1%にまで減少する。成年期の初期では、10年間に除脂肪量（fat-free mass [FFM]）※訳注2が1kg当たり1～2%減少し、REEが減少する。幸運にも、運動によってLBMとREEを高いまま維持することができる。加齢とともにREEが減少するのは、LBMの構成要素の相対的な量が年齢によって変化することとも関係があるのだろう（Gallagher et al., 2006）。

● **身体組成** 除脂肪量（FFMまたはLBM）は、身体において代謝が活発な組織の大半を含むもので、REEを予測するための主要因となる。FFMの相違の約80%は、REEの相違によるものである（Bosy-Westphal et al., 2004）。筋肉が大きく発達した運動選手ではFFMの値が高くなるため、運動をしていない人よりも安静時代謝量が約5%高い。身体には熱の産生に関与する器官が存在する(図2-2)。REEの約60%は、肝臓、脳、心臓、脾臓、腎臓などの高代謝率器官（high-metabolic-rate organs [HMRO]）が産生する熱によるものである（Gallagher et al., 1998）。実際、民族間にFFMの差が生じるのは、これら

※訳注1 必須脂質を含まない
※訳注2 必須脂質を含む

のHRMOの量が関係している可能性がある（Gallagher et al., 2006）。体の小さな人では、HMROの違いがREEに大きな影響を与える（Javed et al., 2010）。

- **体格** 一般に体の大きな人は小さな人よりも代謝率が高く、背が高くやせた人は背が低く太った人よりも代謝率が高い。たとえば、同じ体重なら背の高い人のほうが体表面積が大きいため、代謝率は高くなる（Cereda, 2009）。LBMの量は体格と大きな関係がある。たとえば、肥満の小児は肥満でない小児よりもREEが高いが、REEを身体組成、FFM、体脂肪量で補正した場合は、REEに差は認められなくなる（Byrne, 2003）。
- **気候** REEは環境温度によって大きな影響を受ける。熱帯気候地域に住む人は、温和な地域に住む人よりもREEが5～20%高い。30℃を超える気温の中での運動は、汗腺の作用の活性化によって代謝の負荷が約5%増加する。極寒の環境下でエネルギー代謝がどの程度増加するかは、体脂肪と防寒服による断熱の度合いによって異なる（Dobratz et al., 2007）。
- **性別** 性別による代謝率の相違は、主に体格と身体組成の相違による。女性は男性と比較して一般に筋肉より脂肪の割合が大きいことから、身長と体重が同じ男性よりも代謝率は約5～10%低い。しかし、加齢とともにこの差は小さくなる（Poehlman, 1993）。
- **ホルモンの状態** ホルモンは代謝率に影響を与える。甲状腺機能亢進症や甲状腺機能低下などの内分泌疾患は、エネルギー消費がそれぞれ増加または減少する。感情的な興奮またはストレスを受けて交感神経系が刺激されると、エピネフリンが放出されてグリコーゲン分解を促進し、細胞の活動を活性化する。グレリンとペプチドYYは、食欲の調節とエネルギー恒常性に関与する消化管ホルモンである（Larson-Meyer et al., 2010）。女性の代謝率は月経周期にともなって変化する。黄体期（排卵から月経開始までの期間）には、代謝率はわずかに増加する（Ferraro, 1992）。妊娠中は子宮、胎盤、胎児の組織が大きくなることに加え、母体の心臓負荷が高まることから、BEEは徐々に増加する（Butte et al., 2004）。
- **温度** 発熱はREEを増大させ、37℃を超えると1℃の体温上昇で13%上昇することが従来からの研究によって示されている（Hardy and DuBois, 1937）。入院患者を対象とした研究では、患者の状態によって、発熱時と解熱時にはエネルギー消費が増加することが実証された（Bruder et al., 1998）。
- **他の要因** カフェイン、ニコチン、アルコールの摂取は代謝率を上昇させる。男性で200～350mg、女性で240mgのカフェイン摂取は、REEの平均値をそれぞれ7%から11%に、8%～15%に増加させる可能性がある（Compher et al., 2006）。ニコチンの摂取はREEを約3%から男性では4%に、女性では6%に増加させる。アルコールの摂取は女性のREEを9%増加させる（Compher et al., 2006）。ストレスや疾患がある場合は、エネルギー消費はその臨床的状況によって増加することも減少することもありうる。エネルギー消費は肥満している人では多く（Dobratz et al., 2007）、飢餓または習慣的な食事制限時、神経性食欲不振の人では少なくなる（Sedlet and Ireton-Jones, 1989）。

食事産熱効果

食事産熱効果（thermic effect of food [TEF]）は、食物の摂取、消化、吸収に伴うエネルギー消費量の増加である。TEFはTEEの約10%となる（Institute of Medicine, 2002）。TEFは食事誘発性熱産生、特異動的作用、食物の特別効果と呼ばれることもある。TEFには不可避のものと条件的（または適応的）なものとがある。不可避熱産生とは、タンパク質、脂肪、炭水化物の合成と貯蔵をはじめとする栄養素の消化、吸収、代謝に必要なエネルギーである。適応的または条件的熱産生とは、不可避熱産生の他に消費される「余った」エネルギーであり、交感神経の活動による刺激を受けて代謝効率が低下することが原因であると考えられている。

TEFは食事の内容によって変化し、エネルギー消費量も摂食後すぐに増加するが、特にタンパク質に富む食事の摂取後のほうが、脂肪に富む食事よりも大きくなる（Tentolouris et al., 2008）。脂肪は効率的に代謝され、4%が廃棄されるのみであるが、炭水化物が脂肪となって貯蔵される場合には、25%が廃棄される。こうした要因から、脂肪には肥満を促進する性質があると考えられている（Prentice, 1995）。TEFの値は食事の量と主要栄養素の含有量によって変化するが、TEFは摂食後30～90分の間に減少する。さらに、主要栄養素の酸化率はやせの人でも肥満の人でも変わらない（Tentolouris et al., 2008）

刺激物を多く含む食物はTEFの作用を強めて延長させる。唐辛子やマスタードを含む食事は、刺激物を含まない食事と比べて代謝率が33%も上昇し、この作用は3時間以上持続することもある（McCrory et al., 1994）。カフェイン、カプサイシン、緑茶、白茶、ウーロン茶などのお茶は、エネルギー消費と脂肪酸化（Hursel and Westerterp-Plantenga, 2010）を高める。体重管理にTEFが果たす役割については、第22章で詳しく論じる。

実際にTEFを測定することは、研究目的以外では適切ではない。TEFを求めるには、BEE（基礎エネルギー消費量）を測定した上で、BEEを超過して消費するエネルギーを食後の最低5時間にわたって30分ごとに測定する必要がある。実践的には、REEと活動熱産生の合計に加算されるREEの10%として計算できる。

活動熱産生

REEとTEFを超過したエネルギーは、毎日の仕事や動作の一部や、それに関連する運動として消費される。このエネルギーは2つのカテゴリーへと大別できるが、ほとんどの人では、余剰のカロリーはさらに一般的な用語である「活動」に当てられる。この活動には活動熱産生（activity thermogenesis [AT]）と非運動性活動熱産生（nonexercise activity thermogenesis [NEAT]）がある。*AT*はスポーツやフィットネス運動の間に消費されるエネルギーであり、日常の生活活動で消費されるエネルギーは*NEAT*と呼ばれる（Levine and Kotz, 2005）。身体活動は、TEE（総エネルギー消費量）の中で最も変化の大きな要素である。座位の時間が長い人では100キロカロリー（kcal）/日程度まで低く、運動選手では3000kcal/日程度まで高い場合もある。NEATは仕事や余暇などで行われる活動（買い物、そわそわする動作、ガムを噛むことなど）の間に消費されるエネルギーを表わすもので、個人差が極めて大きい（Levine and Kotz, 2005）。付録28を参照のこと。

　ATは体格や個人の動作習慣の効率によってかなりの差が生じる。フィットネスのレベルも自発的活動のエネルギー消費量に影響を与えるが、その原因は筋量の違いによるものである。ATは年齢とともに減少する傾向がある。これはFFM（除脂肪量）の減少と、脂肪量の増加と関連がある（Roubenoff et al., 2000）。一般に男性では女性よりATが高いが、これは骨格筋が大きいからであろう（Janssen et al., 2000）。

　運動後過剰酸素消費量（excess postexercise oxygen consumption [EPOC]）もエネルギー消費量に影響を与える。身体活動の持続時間と量によってEPOCは増加し、運動を終了した後でも代謝率を高く保つ（Bahr et al., 1992）。習慣的な運動は、活動性組織単位あたりの代謝率増加を著しく持続させるものではないが、活動レベルが中等度および高度の男性では、FFMの増加によって代謝率がそれぞれ8％と14％上昇することが示されている（Horton and Geissler, 1994）。これらの違いは、活動量ではなく個人差によるものと考えられる。

エネルギー消費量の測定

　エネルギー測定のための基準となる単位はカロリーである。これは15℃の水1mLの温度を1℃上昇させるためにに必要な熱エネルギー量である。食物の代謝に関わるエネルギー量はかなり大きいことから、その算出には1000キロカロリーを表すキロカロリー（kcal）を使用する。ジュール（J）は物理的な仕事の面からエネルギーを表示する単位で、1ニュートン（N）の力で物体を1m動かすのに必要なエネルギー量である。この単位は米国以外の国々で広く使用されている。1kcalは4.184キロジュール（kJ）に相当する。

　ヒトのエネルギー消費量の測定にはさまざまな手法が利用できることから、それらの手法の違いを理解し、実践や研究の場にどう応用できるかを知ることが重要である。

直接熱量測定法

　直接熱量測定法は、専門の高価な設備を使用することによってのみ測定できる。被験者は、適度な量の活動が可能な部屋型の装置（ヒューマンカロリメーター）の中で測定を受ける。この装置は、ヒトの内部で生み出された熱量を記録する設備を備えている。直接熱量測定法は、熱の形で消費されたエネルギーを測定することはできるが、どの種類のエネル

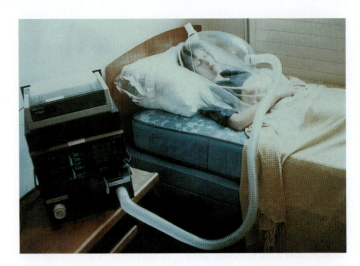

図2-3　通気孔付きフードシステムを利用した安静時代謝率の測定　写真提供：Mitochondrial Biology Unit, Cambridge, England

ギー源が酸化されたかについての情報は得られない。さらに実験条件に制限が多いため、この手法は限定的なものとなる。そのために、この方法を使用して行うTEEの測定は、部屋の中での身体活動に限定されるもので、正常な環境での自由な生活（すなわち普通の日常活動）を行っている人の熱量を示す値ではない。コストが高く、複雑な測定技術が必要なうえ、適切な施設が世界でもあまりないことから、この方法はあまり利用されていない。

間接熱量測定法

　間接熱量測定法（indirect calorimetry [IC]）は、エネルギー消費量の測定で広く用いられている方法である。この方法では、一定期間での酸素消費量と二酸化炭素産生量を測定する。酸素消費量をREE（安静時エネルギー消費量）に変換するには、Weirの式（1949）と呼吸商係数0.85を使用する。測定には様々な装置があるが、一般には被験者は、マウスピース（鼻クリップを使用）、鼻と口を覆うマスク、または換気フードに向けて呼吸し、すべての二酸化炭素を集める（図2-3）。換気フードを使用するものは、短・長期での測定に有用である。

　ICの測定は、代謝測定カートまたはモニターと呼ばれる装置を使用して行われる。代謝測定カートには様々なタイプがあり、酸素消費量と二酸化炭素産生量のみを測定する大きな装置から、肺機能と運動をテストするパラメーターを示すことができる装置までさまざまである。これらの大型のカートは、人工呼吸器を必要とする入院患者のICを測定するための測定インターフェースなどの拡張機能を備えているため、高価なものとなる。代謝カートは病院内でエネルギー必要量を評価するためにしばしば使用されるもので、集中治療室での使用が最も多い（Ireton-Jones, 2010）。一般人や自発呼吸のできる患者の場合には、二酸化炭素産生に対する定数を用いて酸素消費量が測定できるよう設計された小型の「携帯型」間接熱量計でエネルギー消費量を測定することもできる（St-Onge,

2004)。これらの装置では容易に動き回れる上、価格も比較的安い。

　ICの測定を行う際には、プロトコールには厳格に従わなくてはならない。「正常な」健康人では、食事や間食後に最低5時間は絶食することが推奨されている。カフェインの摂取後から最低4時間、アルコールと喫煙からは最低2時間の間を空けて測定しなくてはならない。さらに、中等度の運動後には2時間、激しいレジスタンス運動の後には14時間の間を置くことが勧められている。(Compher et al., 2006)定常状態で測定するには、測定を開始する前に10 〜 20分の安静時間をおく必要がある。ICの測定時間が10分間の場合は、前半の5分を削除して後半の5分の変動係数が10%未満であれば、定常状態で測定されていることを示している(Compher et al., 2006)。ここに挙げた測定条件を満たし、定常状態を達成できるのであれば、エネルギー消費量は一日のうちのいつ測定してもよい。

　エネルギー消費量は、疾患や傷害のある人の場合でも同様に測定が可能である。人工呼吸器が装着されている患者に使用する装置は、歩行可能な人に使用するものとは異なる場合もあるであろう。しかし、これらの患者に使用する場合でも、測定条件を指示するプロトコールには従わなくてはならない(Ireton-Jones, 2010)。これらの条件を満たしさえすれば、ICは急性期または終末期の入院患者、外来患者、健康人のエネルギー消費量の測定にも適用が可能である。

呼吸商

　酸素消費量と二酸化炭素産生量が得られれば、**呼吸商**(respiratory quotient [RQ])は下記の式で求められる。RQは代謝されたエネルギー源を示している。炭水化物では、産生された二酸化炭素分子の数が摂取された酸素分子の数と等しいためにRQは1となる。

$$RQ = 排出したCO_2の体積 / 消費したO_2の体積$$
$$(VCO_2/VO_2)$$

RQの値:
1 = 炭水化物
0.85 = 混合食
0.82 = タンパク質
0.7 = 脂肪
≦ 0.65 = ケトン体産生

　RQが1を超える場合は、脂肪合成が行われている事を示す。栄養素の摂取が不適切な場合には、炭水化物(グルコース)摂取量または総カロリー摂取量が過剰でもRQの値が非常に低くなることがある(Elia and Livesey, 1988; Ireton-Jones and Turner, 1987; McClave et al., 2003)。RQは入院患者に対する栄養サポート治療の効果を判断する目的で使用されてきたが、McClaveはRQの変化は提供した、または必要とするカロリーの比率とは相関しないことを見出し、RQは感度と特異性が低いために食べ過ぎや摂食不良の指標としてのみ有効であるとしてる。試験の妥当性(測定されたRQ値が生理的範囲内にあるかどうかを確認すること)のマーカーとしてや、栄養サポート治療に対する呼吸器の忍容性のマーカーとしてのRQの使用は適切である。

その他のエネルギー消費量測定法

● **二重標識水**　TEE (総エネルギー消費量)の測定に使用される二重標識水 (doubly labeled water [DLW]) 法は、ヒトのエネルギー必要量とエネルギーバランスを算定する際の究極の判断基準と考えられる。この方法がヒトに初めて適用された1982年以降、科学者たちは推薦エネルギー摂取量作成の基となるデータベースを発展させてきた (Institute of Medicine, 2002; 2005)。DLW法は、身体での水素と酸素の排出速度の差から二酸化炭素産生量が算定できるという原則を基にしている。一定量の重水 (^2H_2O) と酸素-18 ($H_2^{18}O$) でラベルされた水(そのため二重標識水と呼ばれる)を経口負荷すると、^2H_2Oは水として体から排出され、$H_2^{18}O$は水と二酸化炭素として排出される。尿、唾液、または血漿から体の水分を定期的に採取し、この2種類のアイソトープの排出を10 〜 14日間にわたって測定する。この2つの排出率の差が、二酸化炭素産生量の尺度となる。二酸化炭素産生量は、エネルギー消費量の計算としては、標準的なICの手法を用いて得られたTEEと同等とされる。

　DLW法には数多くの特性があり、多様な母集団の中でTEEを測定する場合に有用な方法となる。まず、この方法からTEE、REE (安静時エネルギー消費量)、TEF (食事産熱効果)、AT (活動熱産生)の要素をすべて組み入れたエネルギー消費量の測定値が得られる。さらに、投与が容易で、被験者は測定期間にわたって一般的な日常生活動作を行うことができる。そのため、この方法で得られるTEEは毎日の通常の生活をしながら得られる値であり、そのため、乳児、幼児、高齢者、障碍のある人のように、さまざまな活動中での酸素消費量の測定に必要な厳密な測定条件には適応が困難な被験者でも実施できるという利点がある。DLWは、主観性の高い手法であるエネルギー摂取(食事の思い出しや記録など)やエネルギー消費量(身体活動記録)を検証する方法にもなる(Schoeller, 1990)。最も重要なことは、この方法は正確であり、その精度は2 〜 8%とされている(Plasqui and Westerterp, 2007)。

　DLW法は研究用としては最も適用しやすいことは明らかであるが、安定同位体は高価であり、アイソトープの濃縮度の解析には高性能でコストの掛かる質量分析計を操作するための専門知識が必要となる。こうした欠点から、DLW法は臨床医による日常的な使用には実用的ではない。しかし、DLWの調査研究によって得られたデータを基にして、総エネルギー必要量を推定する複数の予測式が開発されている(Institute of Medicine, 2002; 2005)。これらの式は指標または出発点としてのみ使用するべきであり、その後は被験者を詳細に観察し、最適な栄養状態を得られるような介入を考え

なければならない。ほとんどの式は健康な人には適用できるが、疾患や傷害のある人、集中的な栄養サポートが必要な人には適用できない（Wells et al., 2002）。

活動関連エネルギー消費量の測定

● **二重標識水**　ATのカロリー値は、DLW法とIC（間接熱量測定法）とを併用することで推定できる。ICを使用して食後のREE（これにはTEFの測定も含む）を測定した後、DLWを使用して測定したTEEから食後のREEを引くことによってATの推測値が算出できる（Goran et al., 1995）。この方法は、一般には研究現場の中でのみ使用されるが、他のもっと実際的で適用しやすい身体活動測定法を検証するためにも使用可能である。

● **単軸モニター**　単軸モニターは鉛直面での動作の程度と強度を測定する。腰に装着する無線呼び出し装置に似た短軸モニターは、小児と成人を対象として活動関連エネルギー消費量を推定するために設計されたポータブル機器である。成人に対しては、単軸モニターはDLW法よりもエネルギー消費量測定のための効果的な手段であることが明らかにされている（Gretebeck et al., 1991; 1992）。しかし、集団の活動関連エネルギー消費量の推定には利用できると考えられるが、個人への適用には限界がある。

三軸モニターも、活動に関連するエネルギーを測定するために使用されてきた（Philips Research, Eindhoven, The Netherlands）。この装置は、3つの単軸モニターを使用することで、さらに効率的に多方面の動作を測定することができる。PlasquiとWesterterp（2007）は、多数の論文をレビューした結果、DLW法を使用して測定したエネルギー消費量と三軸モニターとは、相関を示すことが明らかにした。入手も使用も容易なモニターを適用することで、実際の活動レベルの推定が可能となるため、体重管理に必要な実際のエネルギー消費量を過大または過小に報告してしまう誤りを軽減することができる。

身体活動に関する質問紙

身体活動に関する質問紙（physical activity questionnaire [PAQ]）は、個人の活動レベルに関する情報を得るための最も簡単で最も安価な手段である（Winters-Hart et al., 2004）。DLWを用いることにより、研究者はこれらの質問紙の妥当性を評価することができる。7日間思い出し法とエール大学身体活動調査法は、すでに有用性が立証されている質問紙法である。Baecke質問紙とテカムセ地域健康研究（Tecumseh Community Health Study）質問紙の改訂版は、グループまたは個人が活動的か、非活動的かの判断に役立つ（Philippaerts et al., 1999）。報告に誤りが生じることはPAQでは一般的なことであるが、このことは、計算によって得られたエネルギー消費量と、DLWによって算定されたものとが一致しないという結果をもたらす（Neilson et al., 2008）。正常な人に対しては、体重の減少または増加を遅らせたり、カロリー摂取の変更を強いたりする原因となる可能性がある。

エネルギー必要量の推定

安静時エネルギー消費量の推定式

これまでにREE（安静時エネルギー消費量）を推定するための式がいくつか考案されている。成人の場合には、ICによる実測値に基づいてREEを推定する式を利用できる。正常人および疾患または傷害のある人のREEの推定においては、最近まではHarris-Benedictの式が最も広く用いられている式の一つであった（Harris and Benedict, 1919）。Harris-Benedictの式は、正常または肥満の人のREEを7〜27%多く評価することが明らかにされている（Frankenfield, 2003）。Mifflin-St. Jeorの式、Owenの式、Harris-Benedictの式を使用して推定された男女のREEを比較した研究では、Mifflin-St. Jeorの式は標準体重と肥満の人でREEの推定が最も正確であることが明らかにされた（Frankenfield et al., 2003; Owen et al., 1986; Owen et al., 1987）。Mifflin-St. Jeorの式は男性251人と女性247人にICを使用して、測定されたREEから考案された式である。これらの人の47%は、体格指数（body mass index [BMI]）が30〜42 kg/m^{2}であった（Mifflin et al., 1990）。

この式を以下に示す。

Mifflin-St. Jeorの式
男性：kcal／日 = 10（体重）+ 6.25（身長）− 5（年齢）+ 5
女性：kcal／日 = 10（体重）+ 6.25（身長）− 5（年齢）− 161
体重の単位はkg, 身長はcm, 年齢は歳。

Harris-Benedictの式は疾患や傷害のある患者に適用されてきたが、Mifflinの式を含めたこれらの式は、「正常な」健康人での使用を目的として考案されたものであるため、他の母集団への適用には疑問がある。重篤な患者のためのエネルギー必要量については、第39章を参照のこと。

エネルギー摂取量からのエネルギー必要量の推定

エネルギー必要量の推奨量は、従来より食物摂取を自己記録（食事記録など）または自己報告（24時間思い出し法など）によって推定したものを基にして設定されてきた。しかし現在では、これらの方法では個人のエネルギー摂取量の正確な推定値は得られないということが広く認識されている。食物の摂取を過少に評価または報告する人の割合は、人の年齢、性別、体格によって10〜45%と幅がある。過少評価の傾向は年齢が上がるほど高まり、男性よりも女性に多く、肥満の人ではさらに顕著であった（Johnson, 2000）。

摂取した食品と量を入力することで、主要栄養素と微量養素の摂取量を推定できる数種類のオンラインプログラムが利用できる。これらのプログラムは、利用者がデータを入力すれば概略報告を受け取ることができるもので、保健専門家に

提供されるものと同様に詳細な報告が得られるものもある。広く利用可能なプログラムには、Food Prodigyと米国農務省のMyPlate Trackerがある。

エネルギー必要量の予測式

米国科学アカデミー、医学研究所および食品栄養委員会は、カナダ保健省と共同で、男性、女性、小児、乳児、妊婦、授乳婦のための推定エネルギー必要量を算定した（Institute of Medicine, 2002; 2005）。**推定エネルギー必要量**（estimated energy requirement [EER]）は、規定された年齢、性別、体重、身長、身体活動レベルの健康な成人が、エネルギーバランスを維持できると予測される平均的な食事エネルギー摂取量である。小児、妊婦、授乳婦のEERには、健康を保ちながら組織の増加や母乳の分泌に利用されるエネルギー必要量が含まれる。表2-1に基準身長、体重、年齢の健康で活動的な人がエネルギーを得るために必要な平均食事摂取基準（dietary reference intake [DRI]）値の一覧を示す（Institute of Medicine, 2002; 2005）。

表 2-1

各種活動の強度と成人の身体活動レベルに与える影響*

身体活動	METs[†]	ΔPAL[‡]/10分	ΔPAL[‡]/時
日常活動			
静かに横になる	1	0	0
車に乗る	1	0	0
座ったまま軽く活動する	1.5	0.005	0.03
植物に水をやる	2.5	0.014	0.09
犬を散歩させる	3	0.019	0.11
掃除機をかける	3.5	0.024	0.14
家事をする（適度の仕事）	3.5	0.024	0.14
ガーデニングをする（重いものは持ち上げない）	4.4	0.032	0.19
芝生を刈る（電動芝刈り機で）	4.5	0.033	0.20
余暇活動　軽度			
散歩（時速3km）	2.5	0.014	0.09
カヌーをこぐ（ゆっくり）	2.5	0.014	0.09
ゴルフ（カートに乗って）	2.5	0.014	0.09
ダンス（社交ダンス）	2.9	0.018	0.11
余暇活動　中等度			
散歩（時速4.8km）	3.3	0.022	0.13
サイクリング（ゆっくり）	3.5	0.024	0.14
美容体操（重りは使わない）	4	0.029	0.17
散歩（時速6.4km）	4.5	0.033	0.20
余暇活動　強度			
薪割り	4.9	0.037	0.22
テニス	5	0.038	0.23
アイススケート	5.5	0.043	0.26
サイクリング（中くらいの速さ）	5.7	0.045	0.27
スキー（滑降または水上）	6.8	0.055	0.33
水泳	7	0.057	0.34
登山（5kgの荷物）	7.4	0.061	0.37
散歩（時速8km）	8	0.067	0.40
ジョギング（6.2分/km）	10.2	0.088	0.53
縄跳び	12	0.105	0.63

Institute of Medicine of The National Academies: *Dietary reference intakes for energy, carbohydrate, fiber, fat, fatty acids, cholesterol, protein and amino acids*, Washington, DC, 2002, The National Academies Pressを改変.

* 身体活動レベル（PAL）とは、基礎エネルギー消費量に対する総エネルギー消費量の割合で示される身体活動のレベル。
† METs（代謝当量）は個人の安静時酸素摂取量の何倍にあたるかを示す数字で、成人の体重1kgあたり3.5mL/分の酸素消費率と定義される。
‡ ΔPALは、運動後酸素過剰摂取（EPOC）を引き起こす身体活動の遅延効果と、食事産熱効果（TEF）によって消費される食物エネルギーの部分的消失を加味して定められた値。

DLW（二重標識水）の研究が進み、さまざまなライフステージの人のエネルギー必要量を算出する予測式が開発されてきた。参考情報2-1に標準体重の人のためのEER予測式を示す。TEE（総エネルギー消費量）の予測式には、肥満の男女児の体重維持だけでなく、過体重と肥満の集団を対象とした式もある。どの予測式も、すべての集団の各亜集団に対し、現在の体重の維持（適切であれば成長を促進）と、現在の身体活動レベルの維持を目的として制定されてきたものであり、減量を意図するものではない（Institute of Medicine, 2002; 2005）。

EERには年齢、体重、身長、性別に加え、3歳以上の人の身体活動のレベルを組み入れることができる。年齢、性別、授乳のタイプ（母乳か粉ミルクかなど）の変数は、乳児と幼児のTEEに影響を及ぼす可能性があるが、体重はTEEの必要量に対する唯一の予測因子であることが認められている（Institute of Medicine, 2002; 2005）。TEEの必要量を超過した余剰のカロリーは、乳児と幼児と3〜18歳の小児、妊婦または授乳婦にとって成長に必要な組織の増加にも必要である。このように、母集団のこれらの部分集団中のEERは、エネルギー蓄積用のカロリーとTEEの合計となる。

予測式は、乳児と幼児以外のすべての集団用の身体活動（physical activity [PA]）係数が含まれる（参考情報2-1を参照）。PA係数は、座位中心、やや活動的、活動的、非常に活動的の4つの身体活動レベル（physical activity level [PAL]）の生活様式区分に対応している。PALはBEE（日常生活動作中に費やされたエネルギー）に対するTEEの比率であり、座位中心の生活様式区分のPALは1〜1.39となる。座位中心よりも活動的なPAL区分では、成人が一定の速度で歩く時に消費するエネルギーによって決められる（表2-2）。平均体重の成人が時速4.8〜6.4kmで歩く場合に、各PAL区分に相当する歩行当量は、それぞれ3.2、11.2、27.2km/日となる（Institute of Medicine, 2002; 2005）。

身体活動による推定エネルギー消費量

身体活動でのエネルギー消費量は、付録28の中に示される手法を用いて推定することができる。この手法では、一般的な活動中に費やしたエネルギーに、体重と各活動の継続時間を変数として組み入れるものや、DRIの表（本書表紙裏の表を参照）に記載されている情報を使用するものがある。後者は成人がさまざまな強度の身体活動で消費するエネルギーを表わす代謝当量（metabolic equivalents [METs]）として求められる（Institute of Medicine, 2002; 2005）。

代謝当量を使って特定の活動のエネルギー消費量を推定する

代謝当量（METs、メッツ）は、様々な強度の特定の身体活動を行っている時の代謝率であり、REE（安静時エネルギー消費量）の倍数として表される（Institute of Medicine, 2002; 2005）。METsの値が1とは、安静時に代謝される酸素の量（成人では体重1kgあたり毎分酸素3.5mL）で、1時間当たり1kcal/kgとして表される（Ainsworth et al., 1993）。このように、成人のエネルギー消費量は、METsの値（1MET = 1kcal/kg/時）を使用して推定することができる。例えば、体重65kgの成人が時速6.4kmで歩いている場合（METs値は4.5）には、1時間に293kcal（4.5kcal×65kg×1 = 293）が消費される。

医学研究所のEER式を使用して個人のエネルギー必要量を推定するには、その人のPAL値を知る必要がある。PAL値はその人が1日に行ったさまざまな活動の影響を受けるものであり、その身体活動レベルの変化は（ΔPAL）として表される。ΔPALを求めるには、DRI表から1日の間に行った各活動のΔPALを求めて合計すればよい（Institute of Medicine, 2002; 2005）。1日のPAL値を計算するには、各活動の合計を求め、BEE（1）にさらにTEF（食事産熱効果）としての10%を加える（1 + 0.1 = 1.1）。たとえば成人女性のPAL値を計算する場合には、日常生活動作に対するΔPAL値の合計を求める。それぞれ1時間の犬の散歩（0.11）と掃除機がけ（0.14）に、座位での4時間の軽い活動（0.12）を行い、その後時速6.4kmでの1時間のウォーキング（0.20）と30分間のアイススケート（0.13）のような高強度の運動を行なった場合には、合計は（0.7）となる。最終的な計算値には、TEF10%で調整したBEE（1.1）が加算される（0.7 + 1.1 = 1.8）。この女性のPAL値（1.8）は、活動的な範囲にある。この女性の活動的生活様式と相関するPA係数は1.27である。

成人女性のEERを計算するためには、19歳以上の女性のためのEERの式（BMI 18.5〜25kg/m^2）を使用する（参考情報2-1を参照）（Institute of Medicine, 2002; 2005）。以下の計算式は、体重65kg、身長1.77mの30歳の活動的生活様式で、PA係数（1.27）の女性のEERを推定するものである。

表 2-2

身体活動レベル区分と歩行当量*

PAL区分	PAL値	歩行当量 km/日*
座位中心	1〜1.39	
やや活動的	1.4〜1.59	PAL = 1.5で 2.4、3.5、4.6
活動的	1.6〜1.89	PAL = 1.6で 4.8、7.0、9.3
		PAL = 1.75で 5.3、7.3、9.9
非常に活動的	1.9〜2.5	PAL = 1.9で 12、16.5、22.4
		PAL = 2.2で 19.7、26.7、36
		PAL = 2.5で 27.2、36.8、49.6

出典：Institute of Medicine of The National Academies: *Dietary reference intakes for energy, carbohydrate, fiber, fat, fatty acids, cholesterol, protein and amino acids*, Washington, DC, 2002, The National Academies Press.
* 時速4.8〜6.4kmで歩く距離。正常な日常生活の一部である一般的な日課外の活動で消費されるエネルギーに加える。3種の歩行当量のうち、低い値、中位の値、高い値はそれぞれ、体重が比較的重い人（120kg以上）、中位の人（70kg以上）、軽い人（44kg以上）に当てはまる。

参考情報 2-1
身体活動レベル† 別エネルギー消費量予測式

0〜2歳の乳児と幼児のEER
(身長対体重のパーセンタイルが3〜97の範囲内)

EER* = TEE‡ + エネルギー蓄積量

0〜3ヵ月
　(89×乳児の体重[kg]−100) + 175 (kcal、蓄積エネルギー)
4〜6ヵ月
　(89×乳児の体重[kg]−100) + 56 (kcal、蓄積エネルギー)
7〜12ヵ月
　(89×乳児の体重[kg]−100) + 22 (kcal、蓄積エネルギー)
13〜35ヵ月
　(89×幼児の体重[kg]−100) + 20 (kcal、蓄積エネルギー)

3〜8歳の男児のEER (BMI§のパーセンタイルが5〜85の範囲内)

EER = TEE + エネルギー蓄積量
EER = 88.5 − 61.9×年齢(歳) + PA×
　(26.7×体重[kg] + 903×身長[m]) + 20 (kcal、蓄積エネルギー)

9〜18歳の男児のEER
(BMIのパーセンタイルが5〜85の範囲内)

EER = TEE + エネルギー蓄積量
EER = 88.5 − 61.9×年齢(歳) + PA×
　(26.7×体重[kg] + 903×身長[m]) + 25 (kcal、蓄積エネルギー)
PA = 3〜18歳男児の身体活動係数
　PALが1.0以上1.4未満と推定される場合(座位中心)の
　　PA = 1.0
　PALが1.4以上1.6未満と推定される場合(やや活動的)の
　　PA = 1.13
　PALが1.6以上1.9未満と推定される場合(活動的)のPA = 1.26
　PALが1.9以上2.5未満と推定される場合(非常に活動的)の
　　PA = 1.42

3〜8歳の女児のEER
(BMIのパーセンタイルが5〜85の範囲内)

EER = TEE + エネルギー蓄積量
EER = 135.3 − 30.8×年齢(歳) + PA×
　(10×体重[kg] + 934×身長[m]) + 20 (kcal、蓄積エネルギー)

9〜18歳の女児のEER
(BMIのパーセンタイルが5〜85の範囲内)

EER = TEE + エネルギー蓄積量
EER = 135.3 − 30.8×年齢(歳) + PA×
　(10×体重[kg] + 934×身長[m]) + 25 (kcal、蓄積エネルギー)
PA = 3〜18歳女児の身体活動係数
　PALが1.0以上1.4未満と推定される場合(座位中心)の
　　PA = 1.0
　PALが1.4以上1.6未満と推定される場合(やや活動的)の
　　PA = 1.16
　PALが1.6以上1.9未満と推定される場合(活動的)の
　　PA = 1.31
　PALが1.9以上2.5未満と推定される場合(非常に活動的)の
　　PA = 1.56

19歳以上の男子のEER (BMIが18.5〜25kg/m²)

EER = TEE
EER = 662 − 9.53×年齢(歳) + PA×
　(15.91×体重[kg] + 539.6×身長[m])
PA = 身体活動係数
　PALが1.0以上1.4未満と推定される場合(座位中心)の
　　PA = 1.0
　PALが1.4以上1.6未満と推定される場合(やや活動的)の
　　PA = 1.11
　PALが1.6以上1.9未満と推定される場合(活動的)のPA = 1.25
　PALが1.9以上2.5未満と推定される場合(非常に活動的)の
　　PA = 1.48

19歳以上の女子のEER (BMIが18.5〜25kg/m²)

EER = TEE
EER = 354 − 6.91×年齢(歳) + PA×
　(9.36×体重[kg] + 726×身長[m])
PA = 身体活動係数
　PALが1.0以上1.4未満と推定される場合(座位中心)の
　　PA = 1.0
　PALが1.4以上1.6未満と推定される場合(やや活動的)の
　　PA = 1.12
　PALが1.6以上1.9未満と推定される場合(活動的)のPA = 1.27
　PALが1.9以上2.5未満と推定される場合(非常に活動的)の
　　PA = 1.45

妊婦のEER

14〜18歳:EER = 青年期のEER + 妊娠のためのエネルギー蓄積量
　前期 = 青年期のEER + 0 (妊娠のための蓄積エネルギー)
　中期 = 青年期のEER + 160kcal (8kcal/週×20週) + 180kcal
　中期 = 青年期のEER + 272kcal (8kcal/週×34週) + 180kcal
19〜50歳:EER = 成人のEER + 妊娠によるエネルギー蓄積量
　前期 = 成人のEER + 0 (妊娠のための蓄積エネルギー)
　中期 = 成人のEER + 160kcal (8kcal/週×20週) + 180kcal
　中期 = 成人のEER + 272kcal (8kcal/週×34週) + 180kcal

授乳婦のEER

14〜18歳:青年期のEER + 母乳のエネルギー産生量 − 減少体重
　最初の6ヵ月 = 青年期のEER + 500 − 170
　　(母乳のエネルギー産生量 − 減少体重)
　次の6ヵ月 = 青年期のEER + 400 − 0
　　(母乳のエネルギー産生量 − 減少体重)
19〜50歳:成人のEER + 母乳のエネルギー産生量 − 減少体重
　最初の6ヵ月 = 成人のEER + 500 − 170
　　(母乳のエネルギー産生量 − 減少体重)
　次の6ヵ月 = 成人のEER + 400 − 0
　　(母乳のエネルギー産生量 − 減少体重)

続く

参考情報 2-1
身体活動レベル† 別エネルギー消費量予測式——続き

過体重および過体重のおそれがある3〜18歳の男児の体重維持のためのTEE
(過体重はBMIのパーセンタイルが85を超える)

TEE = 114 − 50.9 × 年齢(歳) +
　PA × (19.5 × 体重[kg] + 1161.4 × 身長[m])
　PA = 身体活動係数
　PALが1.0以上1.4未満と推定される場合(座位中心)の
　　PA = 1.0
　PALが1.4以上1.6未満と推定される場合(やや活動的)の
　　PA = 1.12
　PALが1.6以上1.9未満と推定される場合(活動的)のPA = 1.24
　PALが1.9以上2.5未満と推定される場合(非常に活動的)の
　　PA = 1.45

過体重および過体重のおそれがある3〜18歳の女児の体重維持のためのTEE
(過体重はBMIのパーセンタイルが85を超える)

TEE = 389 − 41.2 × 年齢(歳) +
　PA × (15 × 体重[kg] + 701.6 × 身長[m])
　PA = 身体活動係数
　PALが1.0以上1.4未満と推定される場合(座位中心)の
　　PA = 1.0
　PALが1.4以上1.6未満と推定される場合(やや活動的)の
　　PA = 1.18
　PALが1.6以上1.9未満と推定される場合(活動的)のPA = 1.35
　PALが1.9以上2.5未満と推定される場合(非常に活動的)の
　　PA = 1.60

過体重および肥満の19歳以上の男性
(BMIが25kg/m² 以上)

TEE = 1086 − 10.1 × 年齢(歳) +
　PA × (13.7 × 体重[kg] + 416 × 身長[m])
　PA = 身体活動係数
　PALが1.0以上1.4未満と推定される場合(座位中心)の
　　PA = 1.0
　PALが1.4以上1.6未満と推定される場合(やや活動的)の
　　PA = 1.12
　PALが1.6以上1.9未満と推定される場合(活動的)のPA = 1.29
　PALが1.9以上2.5未満と推定される場合(非常に活動的)の
　　PA = 1.59

過体重および肥満の19歳以上の女性
(BMIが25kg/m² 以上)

TEE = 448 − 7.95 × 年齢(歳) +
　PA × (11.4 × 体重[kg] + 619 × 身長[m])
　PA = 身体活動係数
　PALが1.0以上1.4未満と推定される場合(座位中心)の
　　PA = 1.0
　PALが1.4以上1.6未満と推定される場合(やや活動的)の
　　PA = 1.16
　PALが1.6以上1.9未満と推定される場合(活動的)のPA = 1.27
　PALが1.9以上2.5未満と推定される場合(非常に活動的)の
　　PA = 1.44

標準および過体重または肥満の19歳以上の男性
(BMIが18.5kg/m² 以上)

TEE = 864 − 9.72 × 年齢(歳) +
　PA × (14.2 × 体重[kg] + 503 × 身長[m])
　PA = 身体活動係数
　PALが1.0以上1.4未満と推定される場合(座位中心)の
　　PA = 1.0
　PALが1.4以上1.6未満と推定される場合(やや活動的)の
　　PA = 1.12
　PALが1.6以上1.9未満と推定される場合(活動的)のPA = 1.27
　PALが1.9以上2.5未満と推定される場合(非常に活動的)の
　　PA = 1.54

標準および過体重または肥満の19歳以上の女性
(BMIが18.5kg/m² 以上)

TEE = 387 − 7.31 × 年齢(歳) +
　PA × (10.9 × 体重[kg] + 660.7 × 身長[m])
　PA = 身体活動係数
　PALが1.0以上1.4未満と推定される場合(座位中心)の
　　PA = 1.0
　PALが1.4以上1.6未満と推定される場合(やや活動的)の
　　PA = 1.14
　PALが1.6以上1.9未満と推定される場合(活動的)のPA = 1.27
　PALが1.9以上2.5未満と推定される場合(非常に活動的)の
　　PA = 1.45

出典：Institute of Medicine of The National Academies: *Dietary reference intakes for energy, carbohydrate, fiber, fat, fatty acids, cholesterol, protein and amino acids*, Washington, DC, 2002, The National Academies Press, www.nap.edu

BMI：体格指数、EER：推定エネルギー必要量、PA：身体活動、PAL：身体活動レベル、TEE：総エネルギー消費量

* 推定エネルギー所要量(EER)とは、特定の年齢、性別、体重、身長、および良好な健康状態に見合う身体活動レベルの健康な成人が、エネルギー平衡を維持すると予測される平均食事性エネルギー摂取量。小児、妊婦、授乳婦の場合、良好な健康状態を維持する組織構築または乳分泌量にみあったエネルギー量を含んでいる。

† 身体活動レベル(PAL)とは、基礎エネルギー消費量に対する総エネルギー消費量の割合で示される身体活動の程度。

‡ 総エネルギー消費量(TEE)とは、安静時エネルギー消費量、身体活動による消費エネルギー、および食事産熱効果の合計。

§ 体格指数(BMI)とは、体重(kg)を身長(m)の2乗で割った値。

$$EER = 354 - 6.91 \times 年齢(歳) +$$
$$PA \times (9.36 \times 体重[kg] + 726 \times 身長[m])$$
$$EER = 354 - (6.91 \times 30) + 1.27 \times ([9.36 \times 65] + [726 \times 1.77])$$
$$EER = 2551\,kcal$$

REEに追加する身体活動の予測を単純にするには、身体活動レベルの推定値を使用し、それに測定または予測されたREEを掛ける。最も低い活動量のTEEを推定するには、REEを10%〜20%増加させ、中程度の活動量ではREEを25%〜40%増加させ、高い活動度ではREEを45%〜60%増加させる。これらのレベルは実践で使用される範囲であり、今の段階では根拠に基づくものというよりも、「専門家の見解」と考えられる。

小児の身体活動

さまざまな活動中に消費されたエネルギーや、特定の活動の強度と影響は、小児と10代の青少年に対しても算定できる（参考情報2-1を参照(Institute of Medicine, 2002; 2005)）。

食品エネルギーの計算

食物から得られる総エネルギーは、ボンベ熱量計を用いて測定できる。この装置は、密閉した容器に秤量した食品検体を入れ、酸素を封入した後に電気火花によって点火して燃焼させる。容器を一定容量の水に浸し、食品を燃焼させた後の水の温度上昇から産生された熱エネルギーを計算する。

消化と吸収の過程の効率は100%ではないため、食物とアルコールに含まれるエネルギーのすべてが身体の細胞に利用できるわけではない。さらに、アミノ酸の窒素の部分は酸化されずに尿素の形で排泄される。そのため、食物とアルコールから生物学的に利用可能なエネルギーは、熱量計を用いて得られる値よりもわずかに低い。タンパク質、脂肪、炭水化物、アルコール（図2-4）に対する値は、それぞれ4、9、4、7kcal/gである。繊維は消化・吸収が困難な「難消化性多糖」であり、それによるエネルギー摂取はごく少ない。

各栄養素単独でのエネルギー価は正確に得られているが、単一の栄養素によって構成される食物は油や糖などのごく少数しかない。一般の食物は、タンパク質、脂肪、炭水化物の混合物を含む。たとえば、Mサイズの卵(50g)1個のエネルギー価は、含まれるタンパク質(13%)、脂肪(12%)、炭水化物(1%)の重さから以下のように計算できる。

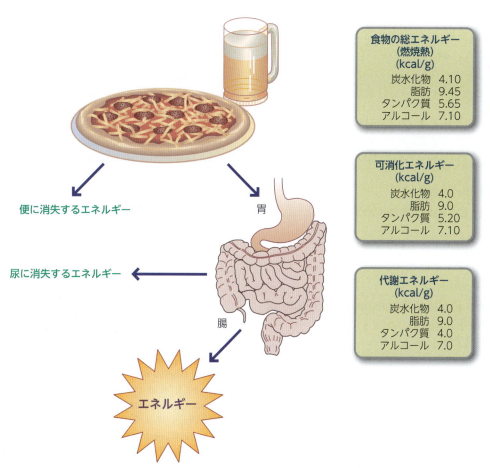

図2-4　食物のエネルギー価

タンパク質：50g×13% = 6.5g、　6.5g×4kcal/g = 26kcal
脂肪：50g×12% = 6g、　6g×9kcal/g = 54kcal
炭水化物：50g×1% = 0.5g、　0.5g×4kcal/g = 2kcal
合計：82kcal

アルコール飲料のエネルギー価は次の式を使用して算出する（Gastineau, 1976）。アルコール飲料のkcal＝飲料の量（mL）×プルーフ×0.027kcal/度数/1mL。プルーフはアルコール飲料に含まれる水その他の液体に対するアルコールの割合である。米国の規格では、100プルーフをエチルアルコール50%（容量%）と定義している。飲料中のエチルアルコール濃度は、プルーフを2で割ることで求められる。たとえば、86プルーフのウイスキーには、43%のエチルアルコールが含まれる。計算式の後半の0.027kcal/プルーフ/mLは、アルコールのカロリー密度（7kcal/g）を示す因子であり、液体中のアルコールのすべてをエネルギーとして利用できるわけではないことを示している。たとえば、86プルーフのウイスキー50mL中のカロリーは、以下のように計算できる。

50mL×86プルーフ×0.027 = 116.1kcal。化学分析によって得られた食物エネルギー価は、米国農務省（U.S. Department of Agriculture [USDA]）のNutrient Data Laboratoryのウェブサイト、または『Bowes and Church's Food Values of Portions Commonly Used』（Pennington and Douglass, 2009）で入手可能である。USDAの栄養データベースを使用する多くのコンピューター・ソフトウェア・プログラムが、栄養素データベース、標準的基準として利用可能であり、ウェブサイトで利用可のものも多い。付録38と44を参照のこと。

ウェブサイトの有用情報

American Dietetic Association—Evidence Analysis Library
www.adaevidencelibrary.com

American Society for Parenteral and Enteral Nutrition
www.nutritioncare.org/

Food Prodigy
www.esha.com/foodprodigy

National Academy Press—Publisher of Institute of Medicine DRIs for Energy
www.nal.usda.gov/fnic/foodcomp/

MyPlate Tracker
www.chooseMyPlate.gov/tracker

U.S. Department of Agriculture Food Composition Tables
www.ars.usda.gov/main/site_main.htm?modecode = 12-35-45-00

引用文献

Ainsworth BE, et al: Compendium of physical activities: classification of energy costs of human physical activities, *Med Sci Sports Exerc* 25:71, 1993.

Bahr R, et al: Effect of supramaximal exercise on excess postexercise O_2 consumption, *Med Sci Sports Exerc* 24:66, 1992.

Bonnefoy M, et al: Simultaneous validation of ten physical activity questionnaires in older men: a doubly labeled water study, *J Am Gerontological Society* 49:28, 2001.

Bosy-Westphal A, et al: Effect of organ and tissue masses on resting energy expenditure in underweight, normal weight and obese adults, *Int J Obes Related Metabol Disord* 28:72, 2004.

Bruder N, et al: Influence of body temperature, with or without sedation, on energy expenditure in severe head-injured patients, *Crit Care Med* 26:568, 1998.

Butte NF, et al: Energy requirements derived from total energy expenditure and energy deposition during the first 2 years of life, *Am J Clin Nutr* 72:1558, 2000.

Butte NF, et al: Energy requirements during pregnancy based on total energy expenditure and energy deposition, *Am J Clin Nutr* 79:1078, 2004.

Byrne NM, et al: Influence of distribution of lean body mass on resting metabolic rate after weight loss and weight regain: comparison of responses in white and black women, *Am J Clin Nutr* 77:1368, 2003.

Cereda E, et al: Height prediction formula for middle-aged (30-55 y) Caucasians, *Nutrition* 26:1075, 2010. [Epub ahead of print 2009.]

Compher C, et al: Best practice methods to apply to measurement of resting metabolic rate in adults: a systematic review, *J Am Diet Assoc* 106:881, 2006.

Dobratz JR, Sibley SD, Beckman TR, et al: Prediction of energy expenditure in extremely obese women, *J Parenter Enteral Nutr* 31:217, 2007.

Elia M, Livesey G: Theory and validity of indirect calorimetry during net lipid synthesis, *Am J Clin Nutr* 47:591, 1988.

Ferraro R, et al: Lower sedentary metabolic rate in women compared with men, *J Clin Invest* 90:780, 1992.

Frankenfield DC, et al: Validation of several established equations for resting metabolic rate in obese and nonobese people, *J Am Diet Assoc* 103:1152, 2003.

Friedman A, Johnson RK: Doubly labeled water: new advances and applications for the practitioner, *Nutr Today* 27:243, 2002.

Gallagher D, et al: Organ-tissue mass measurement allows modeling of REE and metabolically active tissue mass, *Am J Physiol Endocrinol Metab* 275:E249, 1998.

Gallagher D, et al: Small organs with a high metabolic rate explain lower resting energy expenditure in African American than in white adults, *Am J Clin Nutr* 83:1062, 2006.

Gastineau CF: Alcohol and calories, *Mayo Clin Proc* 51:88, 1976.

Goran MI, et al: Energy requirements across the life span: new findings based on measurement of total energy expenditure with doubly labeled water, *Nutr Res* 15:115, 1995.

Gretebeck R, et al: Comparison of the doubly labeled water method for measuring energy expenditure with Caltrac accelerometer recordings, *Med Sci Sports Exerc* 23:60S, 1991.

Gretebeck R, et al: Assessment of energy expenditure in active older women using doubly labeled water and Caltrac recordings, *Med Sci Sports Exerc* 23:68S, 1992.

Hardy JD, DuBois EF: Regulation of heat loss from the human

body, *Proc Natl Acad Sci U S A* 23:624, 1937.

Harris JA, Benedict FG: *A biometric study of basal metabolism in man*, Pub no. 279, Washington, DC, 1919, Carnegie Institute of Washington.

Horton T, Geissler C: Effect of habitual exercise on daily energy expenditure and metabolic rate during standardized activity, *Am J Clin Nutr* 59:13, 1994.

Hursel R, Westerterp-Plantenga MS: Thermogenic ingredients and body weight regulation, *Int J Obes (Lond)* 34:659, 2010. [Epub ahead of print 2010.]

Institute of Medicine of the National Academies, Food and Nutrition Board: *Dietary reference intakes: for energy, carbohydrate, fiber, fat, fatty acids, cholesterol, protein, and amino acids*, Washington, DC, 2002, The National Academies Press.

Institute of Medicine of the National Academies, Food and Nutrition Board: *Dietary reference intakes for energy, carbohydrate, fiber, fat, fatty acids, cholesterol, protein, and amino acids*, Washington DC, 2005, The National Academies Press, pp. 107-264.

Ireton-Jones C: Indirect calorimetry. In Skipper A, editor: *The dietitian's handbook of enteral and parenteral nutrition*, ed 3, Sudbury, Mass, 2010, Jones and Bartlett (in press).

Ireton-Jones CS, Turner WW: The use of respiratory quotient to determine the efficacy of nutritional support regimens, *J Am Diet Assoc* 87:180, 1987.

Janssen I, et al: Skeletal muscle mass and distribution in 468 men and women aged 18-88 yr, *J Appl Physiol* 89:81, 2000.

Javed F, et al: Brain and high metabolic rate organ mass: contributions to resting energy expenditure beyond fat-free mass, *Am J Clin Nutr* 91:907, 2010. [Epub ahead of print 2010.].

Joffe A, et al: Nutritional support for critically ill children, *Cochrane Database Syst Rev* 2:CD005144, 2009 Apr 15.

Johnson RK: What are people really eating, and why does it matter? *Nutr Today* 35:40, 2000.

Keys A, et al: Basal metabolism and age of adult man, *Metabolism* 22:579, 1973.

Larson-Meyer DE, et al: Ghrelin and peptide YY in postpartum lactating and nonlactating women, *Am J Clin Nutr* 91:366, 2010.

Levine JA, Kotz CM: NEAT—non-exercise activity thermogenesis—egocentric & geocentric environmental factors vs. biological regulation, *Acta Physiol Scand* 184:309, 2005.

McClave SA, et al: Clinical use of the respiratory quotient obtained from indirect calorimetry, *J Parenter Enteral Nutr* 27:21, 2003.

McCrory P, et al: Energy balance, food intake and obesity. In Hills AP, Wahlqvist ML, editors: *Exercise and obesity*, London, 1994, Smith-Gordon.

Mifflin MD, St. Jeor ST, et al: A new predictive equation for resting energy expenditure in healthy individuals, *Am J Clin Nutr* 51:241, 1990.

Neilson HK, et al: Estimating activity energy expenditure: how valid are physical activity questionnaires? *Am J Clin Nutr* 87:279, 2008

Owen OE, et al: A reappraisal of caloric requirements in healthy women, *Am J Clin Nutr* 44:1, 1986.

Owen OE, et al: A reappraisal of the caloric requirements of men, *Am J Clin Nutr* 46:875, 1987.

Pennington JA, Douglass JS: *Bowes and Church's food values of portions commonly used*, ed 19, Philadelphia, 2009, Lippincott Williams & Wilkins.

Philippaerts RM, et al: Doubly labeled water validation of three physical activity questionnaires, *Int J Sports Med* 20:284, 1999.

Plasqui G, Westerterp KR: Physical activity assessment with accelerometers: an evaluation against doubly labeled water, *Obesity* 15:2371, 2007.

Poehlman ET: Regulation of energy expenditure in aging humans, *J Am Geriatr Soc* 41:552, 1993.

Prentice AM: All calories are not equal, *International dialogue on carbohydrates* 5:1, 1995.

Roberts SB, Young VR: Energy costs of fat and protein deposition in the human infant, *Am J Clin Nutr* 48:951, 1988.

Roubenoff R, et al: The effect of gender and body composition method on the apparent decline in lean mass–adjusted resting metabolic rate with age, *J Gerontol Series A: Biol Sci Med Sci* 55:M757, 2000.

St-Onge MP, et al: A new hand-held indirect calorimeter to measure postprandial energy expenditure, *Obes Res* 12:704, 2004.

Schoeller DA: How accurate is self-reported dietary energy intake? *Nutr Rev* 48:373, 1990.

Sedlet KL, Ireton-Jones CS: Energy expenditure and the abnormal eating pattern of a bulimic: a case study, *J Am Diet Assoc* 89:74, 1989.

Tentolouris N, et al: Diet induced thermogenesis and substrate oxidation are not different between lean and obese women after two different isocaloric meals, one rich in protein and one rich in fat, *Metabolism* 57:313, 2008.

Van Pelt RE, et al: Age-related decline in RMR in physically active men: relation to exercise volume and energy intake, *Am J Physiol Endocrinol Metab* 281:E633, 2001.

Weir JB: New methods of calculating metabolic rate with special reference to protein metabolism, *J Physiol* 109:1, 1949.

Wells JC, et al: Energy requirements and body composition in stable pediatric intensive care patients receiving ventilatory support, *Food Nutr Bull* 23:95S, 2002.

Winters-Hart CS, et al: Validity of a questionnaire to assess historical physical activity in older women, *Med Sci Sports Exerc* 36:2082, 2004.

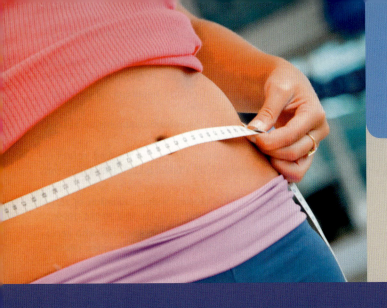

第3章

マージ・リー・ギャラガー
（Margie Lee Gallagher, PhD, RD）

摂取：栄養素とその代謝

重要用語

アセチルコエンザイムA（アセチルCoA）（acetyl coenzyme A、acetyl CoA）
アミノ酸(amino acid)
アミノ酸スコア(amino acid score)
アミロペクチン(amylopectin)
アミロース(amylose)
抗酸化物質(antioxidant)
アスコルビン酸(ascorbic acid)
ベータグルカン（グルコピラノース）(beta-glucan、glucopyranose)
脚気(beriberi)
生物学的利用能(bioavailability)
ビオフラボノイド(bioflavonoid)
ビオチン(biotin)
カルビンジン(calbindins)
カルシトリオール(calcitriol)
カルニチン(carnitine)
カロテノイド(carotenoids)
セルロプラスミン(ceruloplasmin)
セルロース(cellulose)
不斉炭素(chiral carbon)
コレカルシフェロール(cholecalciferol)
コレステロール(cholesterol)
キロミクロン(chylomicron)
コバラミン(cobalamin)
コエンザイムQ_{10}（CoQ_{10}）(coenzyme Q_{10}、CoQ_{10})
共役リノール酸(conjugated linoleic acid [CLA])
クレチン病(cretinism)
脱アミノ(deamination)
変性(denaturation)
デキストリン(dextrins)
ジアシルグリセロール（ジグリセリド）(diacylglycerols)
食物繊維(dietary fiber)
二糖類(disaccharides)
必須アミノ酸(essential amino acids)

フェリチン(ferritin)
葉酸(folate)
フリーラジカル(free radicals)
フルクタン(fructans)
フルクトース(fructose)
機能性繊維(functional fiber)
ガラクトース(galactose)
ブドウ糖耐性因子(glucose tolerance factor [GTF])
グルタチオンペルオキシダーゼ(glutathione peroxidase [GSH-Px])
グリセミック指数(glycemic index)
グリセミック負荷(glycemic load)
グリコーゲン(glycogen)
糖脂質(glycolipids)
甲状腺腫(goiter)
甲状腺腫誘発物質(goitrogens)
ヘム鉄(heme iron)
ヘモグロビン(hemoglobin)
ヘモジデリン(hemosiderin)
ヘプシジン(hepcidin)
水素添加(hydrogenation)
ヒドロキシアパタイト(hydroxyapatite)
皮膚カロテン蓄積症(hypercarotenodermia)
イソプレノイド(isoprenoid)
ケトン(ketone)
ラクトース(lactose)
レシチン（ホスファチジルコリン）(lecithin、phosphatidylcholine)
リグニン(lignin)
制限アミノ酸(limiting amino acid)
主要ミネラル(macrominerals)
マルトース(maltose)
ミートファクター(Meat-fish-poultry [MFP] factor)
中鎖トリグリセリド(medium-chain triglycerides [MCT])
メナジオン(menadione)
メナキノン(menaquinones)
メタロチオネイン(metallothionein)

微量ミネラル(microminerals)
モノアシルグリセロール(モノグリセリド)(monoacylglycerols [monoglycerides])
単糖類(monosaccharides)
一価不飽和脂肪酸(monounsaturated fatty acids [MFA])
ミオグロビン(myoglobin)
ミオイノシトール(myo-inositol)
ナイアシン(niacin)
夜盲症(night blindness)
非必須アミノ酸(nonessential amino acids)
非ヘム鉄(nonheme iron)
オリゴ糖類(oligosaccharides)
オメガ-3(ω-3)脂肪酸(omega-3 fatty acid)
オメガ-6(ω-6)脂肪酸(omega-6 fatty acid)
パントテン酸(pantothenic acid)
ペラグラ(pellagra)
ペプチド結合(peptide bond)
リン脂質(phospholipid)
フィチン酸(フィチン酸塩)(phytic acid、phytate)
多糖類(polysaccharides)
多価不飽和脂肪酸(polyunsaturated fatty acids [PUFA])
タンパク質(proteins)
タンパク質消化吸収率補正アミノ酸スコア(protein digestibility corrected amino acid score [PDCAAS])
ピリドキシン(pyridoxine [PN])
レジスタントスターチ(resistant starch)
レチノール(retinol)
レチノール活性当量(retinol activity equivalents [RE])
リボフラビン(riboflavin)
くる病(rickets)
飽和脂肪酸(saturated fatty acid [SFA])
短鎖脂肪酸(short-chain fatty acids [SCFA])
壊血病(scurvy)
構造脂質(structured lipids)
スクロース(sucrose)
テタニー(tetany)
チアミン(thiamin)
チロキシン(thyroxine [T_4])
トコフェロール(tocopherol)
総鉄結合能(total iron-binding capacity [TIBC])
微量元素(trace elements)
アミノ基転移(transamination)
トランス脂肪酸(trans-fatty acids)
トリグリセリド(トリアシルグリセロール)(triglycerides、triacylglycerols [TAG])
トリヨードチロニン(triiodothyronine [T_3])
ユビキノン(ubiquinones)
超微量元素(ultratrace elements)
超微量ミネラル(ultratrace minerals)
尿素(urea)
ビタマー(vitamer)
ビタミン(vitamin)
ビタミンK(vitamin K)
眼球乾燥症(xerophthalmia)

主要栄養素

炭水化物

炭水化物は植物によって製造され、食物中の約半分の総エネルギーを構成する主要なエネルギー源である。炭水化物には炭素、水素、酸素がC:O:H_2の比率で含まれる。食物中において重要な炭水化物は(1)単糖類、(2)二糖類とオリゴ糖類、(3)多糖類として分類できる。

単糖類

単糖類は、通常は天然には単独の分子としてではなく、二糖類と多糖類の構成成分として存在する。ヒトは天然に存在する多くの単糖類のなかのごく少数のものだけを吸収して利用することができる。単糖類は3～7個の炭素によって構成されるが、最も重要なものは6炭糖のヘキソースであるグルコース、ガラクトース、フルクトースである。これらのヘキソースの化学式はすべて同じであるが、それぞれ異なる物質であることが重要である。その違いは、それらの化学構造のわずかながら重要な違いによって生じるものであり、その中には4つの異なる原子または原子団が結合している不斉炭素によって生じる違いがある。これらの原子団が異なる配置となって結合する場合があり(異性体)、その例がグルコースとガラクトースである(図3-1)。最も重要な単糖類はα-D-グルコースである。血糖とはグルコースを指す。脳は常に一定量のグルコース供給を受ける必要があるため、身体は血液中のグルコースレベルを適正に維持するための非常に適応度の高い生理学的機序を持つ。

フルクトース(果糖)はすべての単糖類の中で最も甘い(表3-1)。高果糖コーンシロップは、コーンスターチに含まれるグルコースを酵素によってフルクトースに変化させて作られるもので、非常に甘く、価格も安い。疫学的エビデンスからは、フルクトースを多く含む食物(甘味を付けた飲料からの摂取を含む)が、肥満その他のメタボリックシンドロームのなどの健康状態に寄与している可能性が示されている。ガラクトースとフルクトースは、ともに肝臓の中でグルコースの代謝経路に入って代謝されるが、フルクトースは解糖系を制御する主な酵素の制御を受けずに代謝される(図3-2)。ガラクトースは消化による加水分解によって、ラクトースから生成される。生まれつきガラクトースを代謝できない乳児は、ガラクトース血症を発症する(第44章を参照)。

二糖類とオリゴ糖類

天然にはさまざまな二糖類が存在するが、人間の栄養にとって最も重要な二糖類は、スクロース、ラクトース、マルトースの3種類である。これらの糖は、単糖分子の活性アルデヒドまたはケトンの炭素と、他の糖の特定の水酸基との間でグリコシド結合することによって生成される(図3-3)。スクロースは天然の多くの食物に含まれるとともに、市販の加工

6炭糖

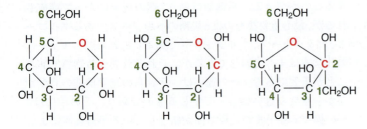

図3-1 ヒトに重要な3つの単糖類は、互いの構造はよく非常に似ていても、どのように代謝されるかは異なる。これらの単糖類は互いに異性体である。

表3-1

糖と人工甘味料の甘味物質

	甘味値（スクロースに対する%）
天然糖または糖製品	
レブロース、フルクトース	173
転化糖	130
スクロース	100
キシリトール	100
グルコース	74
ソルビトール	60
マンニトール	50
ガラクトース	32
マルトース	32
ラクトース	16
人工甘味料	
チクロ――米国では使用禁止	30
アスパルテーム（Equal）*――FDA承認	180
アセスルファムK（Sunette）――FDA承認	200
ステビア（Rebiana、Truvia、Purvia）――FDA承認	300
サッカリン（Sweet'n Low）――FDA承認	300
スクラロース（Splenda）――FDA承認	600
ネオテーム（NutraSweet）*――FDA承認	8000

注：米国では、6種類の人工甘味料（ステビア、アスパルテーム、スクラロース、ネオテーム、アセスルファムK、サッカリン）が使用承認されている。多くの新甘味料が毎年審査される。SwerveやJust Like Sugarのような市販の新甘味料の甘味は、砂糖と同等と考えられる。

* 栄養物（カロリーがある）。詳細はFDAのウェブサイトを参照：http://www.fda.gov/Food/FoodIngredientsPackaging/ucm094211.htm#qanatural>」、最終閲覧日：2011年1月14日。

食品に使用される添加物でもある。多くの米国人はスクロースを大量に摂取している。転化糖も天然の糖の形（結合していないグルコースとフルクトースが1：1の比率で含まれる）であるが、同じ濃度のスクロースよりも甘いことから、市販の食品に使用される。転化糖はスクロースよりも細かな結晶となるため、キャンディーやアイシングの原料として好まれる。ハチミツも転化糖である。ラクトースはほぼ授乳中の動物の乳腺の中でのみ生成される。マルトースは天然の食品にはほとんど含まれないが、消化によるデンプンポリマーの加水分解の結果として生成されるほか、多くの加工食品の添加物として利用される。オリゴ糖類は低分子（3～10個の単糖からなる）で、水に溶けやすくて甘い（Roberfroid, 2005）。腸の刷子縁で分泌される酵素（第1章を参照）は、二糖類の分子間の結合を切断するが、この反応は特定の結合に特異的である。

それ以外の結合を持つ大きな分子は、消化できないことから食物繊維として分類される（American Dietetic Association, 2008）。

多糖類

多糖類は10個を超える単糖によって構成される炭水化物である。植物はグルコースを直鎖と分岐鎖の形で結合させ、複雑な粒状構造を持つデンプン粒にすることで、これらの炭水

図3-2 主要栄養素代謝の概要
1. ヘキソキナーゼ／グルコキナーゼ（肝臓）反応：アデノシン三リン酸（ATP）を使用し、糖新生ではグルコース-6-ホスファターゼによって逆転する。
2. ホスホフルクトキナーゼ反応：ATPによって調節され、アデノシン一リン酸とアデノシン二リン酸（ADP）によって進行し、修正されて、ATPを使用し、糖新生では特異的なホスファターゼによって逆転する。
3. ピルビン酸キナーゼ反応：基質レベルでのADP→ATPのリン酸化の第2の例で、可逆的ではなく、糖新生では迂回される。
4. ピルビン酸デヒドロゲナーゼ酵素複合体反応：一方向性で、逆転することはできない。
5. 脱水素酵素反応：ピルビン酸デヒドロゲナーゼに似ているが、クレブス回路の水素の除去が特徴的である。
6. グリコーゲン生成では、最初にグリコーゲンプライマー反応、次にグリコーゲン合成酵素と分岐酵素を使用してグリコーゲンを合成する。この反応は非可逆的である。グリコーゲンは高度に制御されたホスホリラーゼによって代謝され、分解される。

ADP：アデノシン二リン酸、ATP：アデノシン三リン酸、cAMP：環状AMP　Margie Gallagher, PhD, RD, East Carolina Universityのご厚意による。

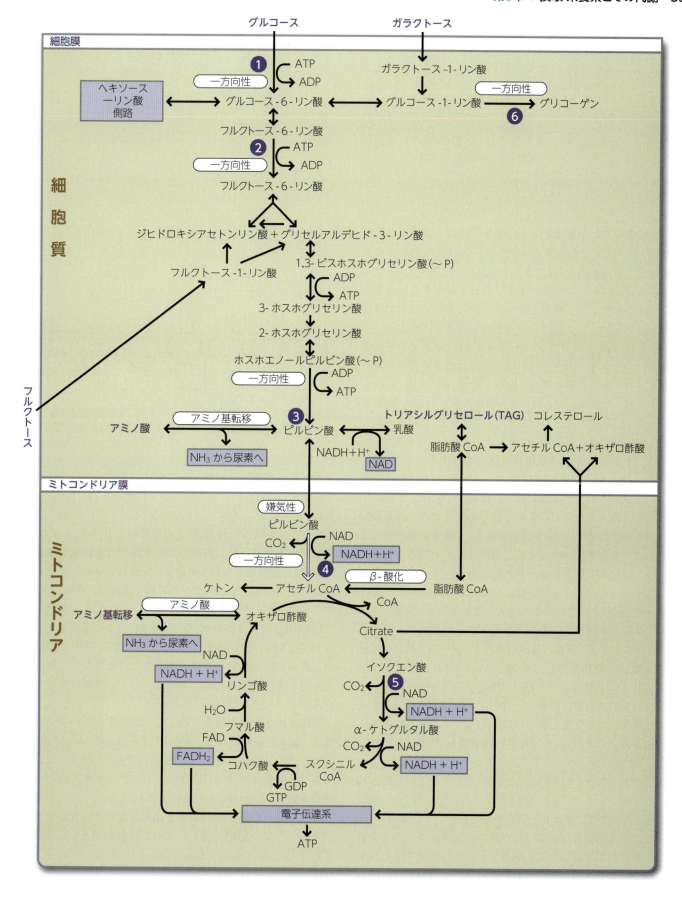

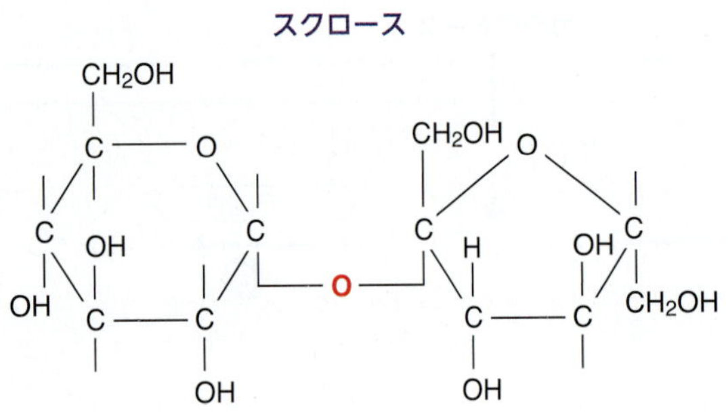

図3-3 ヒトにとって重要な二糖類：スクロース（グルコースとフルクトース）およびラクトース（グルコースとガラクトース）

化物を貯蔵する。植物はアミロースとアミロペクチンという2種類のデンプンを形成する。アミロースは比較的小さな直鎖状の分子で分岐鎖は1％に満たないが、アミロペクチンには分岐が非常に多い。アミロペクチンの分子は大きく、食物に豊富に含まれており、穀類やデンプン質の多いイモ類では特に多い。

トウモロコシ、クズウコン、米、ジャガイモ、タピオカその他の植物に含まれるデンプンは、同じ化学組成を持つグルコースポリマーである。それぞれの独特な形質、味、食感、吸収されやすさは、含まれるグルコース分子の配置における直鎖（アミロース）と分岐鎖（アミロペクチン）の比率と、消化酵素による消化の程度によって決まる。

生のジャガイモまたは穀類から得られる生のデンプンは、消化されにくい。加水加熱調理によってデンプン粒は膨張し、デンプンがゼラチン状になり、細胞壁が軟化して破裂することで、膵アミラーゼによる消化が容易となる。加熱調理によっても変化せず、冷却すると再結晶し、酵素分解されにくく、吸収できるグルコースをごくわずかしか生成しないデンプンは、レジスタントスターチと呼ばれる。トウモロコシや米に含まれるもち性デンプンは、分岐鎖を多く持つアミロペクチンで、水中では滑らかなペースト状となるが、高濃度ではゲル化する。一度ゲルが形成されると冷・解凍によっても粘性を保つことから、市販の冷凍果物パイ、ソース、グレービーソースなどの増粘剤として最適である。加工食用デンプンは、粘度、ゲル化性などの食感特性を化学的または物理的に変化させたものである。アルファ化デンプンは、熱したドラム上で乾燥させて多孔性の粉末状にしたもので、冷水で急速に再水和する。このデンプンを用いれば簡単にとろみがつくため、インスタントプディング、サラダドレッシング、パイのフィリング、グレービーソース、ベビーフードなどに利用されている。

デキストリンは、アミロースを多く含むデンプンが α-アミラーゼによる消化作用によって中鎖の直鎖状グルコース多糖類に切断されて生成される。限界デキストリンはアミロペクチンが分岐点を含んで切断されたもので、その後粘膜の酵素イソマルターゼによってグルコースへと消化される。

植物とは対照的に、動物は主に食間での血糖値を維持するために炭水化物を利用している。そのため肝臓と筋細胞は、

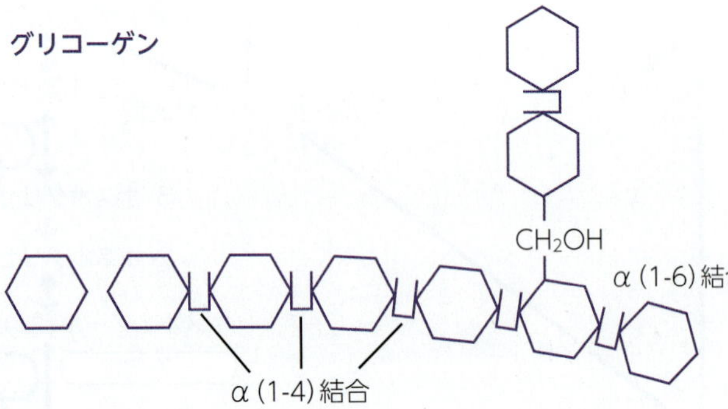

図3-4 グリコーゲンはアミロペクチンに似た分岐鎖グルコースポリマーであるが、グリコーゲンの鎖のほうが短く、数が多い。

簡単に利用できる供給源としてグリコーゲンの形で炭水化物を貯蔵する（図3-4）。グリコーゲンは水和されて貯蔵される。水はグリコーゲンを大きく、長期のエネルギー貯蔵に適さない形に変化させる。体重70kgの平均的な男性は、わずか18時間分のエネルギー源しかグリコーゲンとして貯蔵していないのに対し、脂肪としては2か月分を貯蔵している。ヒトのエネルギーをすべてグリコーゲンで貯蔵するには、27kgもの体重がさらに必要となると思われる（Alberts et al., 2002）。筋肉には約150gのグリコーゲンが貯蔵され、この量は身体トレーニングで5倍にまで増加させることができる（第24章を参照）が、それで直接血糖値を維持することはできない。血糖値のホルモン調節に関与しているのは、ヒトの肝臓に蓄積されているグリコーゲン（約90g）である。

消化可能な炭水化物を食物として摂取する際の推奨量の範囲は、総エネルギーの45～65％である（Institute of Medicine [IOM], Food and Nutrition Board, 2002）。個々の食品における炭水化物の比率を表3-2に示す。アメリカ人のための食生活指針（Dietary Guidelines for Americans）では、消費者に対して果物、野菜、全粒穀物を繊維含量の多い食物として推奨する一方で、糖を添加した食物の摂取を控えるよう推奨している（United States Department of Agriculture [USDA], 2005）。

食物繊維と機能性繊維

食物繊維とは胃腸内の酵素によって消化されない植物成分

表 3-2
食品中の炭水化物含有量

食品	炭水化物 (g/100g)
糖類	
濃縮甘味料	
砂糖：ショ糖、テンサイ糖　粉糖	99.5
赤砂糖、カエデ糖	90～96
キャンディー	70～95
ハチミツ（抽出）	82
シロップ：テーブルシロップ、糖蜜	55～75
ジャム、ゼリー、マーマレード	70
炭酸甘味飲料	10～12
果物	
プルーン、アンズ、イチジク（加熱調理済、甘味無添加）	12～31
バナナ、ブドウ、サクランボ、リンゴ、西洋ナシ	15～23
生のパイナップル、グレープフルーツ、オレンジ、アプリコット、イチゴ	8～14
牛乳	
脱脂乳	6
全乳	5
デンプン	
穀物製品	
デンプン：トウモロコシ、タピオカ、クズ	86～88
穀類（乾燥）：トウモロコシ、小麦、オート麦、ふすま	68～85
粉類：トウモロコシおよび小麦（精製）	70～80
ポップコーン（煎ったもの）	77
クッキー：プレーン、取り合わせ	71
クラッカー、塩味	72
ケーキ：プレーン、アイシングなし	56
パン：白、全粒小麦、ライ麦	48～52
マカロニ、スパゲッティ、ヌードル、米（調理後）	23～30
シリアル（調理後）：オート麦、小麦、粗びきトウモロコシ	10～16
野菜	
茹で野菜：トウモロコシ、ジャガイモ、サツマイモ、ライマメ、乾燥豆類	15～26
ビート、ニンジン、タマネギ、トマト	5～7
葉菜類：レタス、アスパラガス、キャベツ、ホウレンソウ	3～4

を指すが、機能性繊維は植物から抽出または製造された難消化性の炭水化物を指す。いずれの繊維とも、消化管内での生理学的機能や、ある種の疾患状態のリスクを低減させることに有用であることが明らかにされている。これらの繊維とその機能を表3-3に要約する。

ホモ多糖は、同一分子の反復によって構成される。その一例であるセルロースは、アミラーゼによって加水分解することができない。セルロースは世界中で最も多い有機化合物であり、植物が保有するすべての炭素の50％以上を占める。長いセルロース分子は折り重なり、水素結合によって適所に保持されることから、セルロース繊維は非常に大きな力学的強度を保つが、柔軟性には欠ける。セルロースはニンジンその他の野菜に多く含まれる。その他に、ベータグルカン（グルコピラノース）と呼ばれるホモポリマーは、分岐が多いため可溶性が高く、オートミールやオオムギに含まれる。

複合多糖類は、基本となるセルロース構造を変化させ、水溶性が異なる化合物にしたものである。ヘミセルロースは、グルコースポリマーが異なる水溶性を持つ糖分子に置換されたものである。ヘミセルロースの名前は主成分の糖によって決まる（キシラン、ガラクタン、マンナン、アラビノース、ガラクトースなど）。ペクチンとゴムは糖と糖アルコールを含んでいることから、水溶性がさらに高い。ペクチンのガラクツロン酸は水を吸収してゲルを形成するため、ジャムやゼリーを作る際に広く使われる。ガラクツロン酸の骨格には、ラムノース単位とアラビノース、ガラクトースの側鎖が間隔を空けて挿入されている。ペクチンはりんご、柑橘類、イチゴその他の果物に含まれる。ガム質と植物粘質物（グアーガムなど）は、ガラクトース分子が他の糖（グルコースなど）および多糖類と結合していることを除けば、ペクチンと類似した構造を持つ。ガム質は植物の分泌液や種子に含まれる。ガム質と植物粘質物に特有な食感は、アイスクリームなどの加工食品の添加物として利用されている。

フラクトオリゴ糖（fructooligosaccharides [FOS]）、イヌリン、イヌリン型フルクタン、オリゴフルクトースなどのフルクタンは、フルクトースポリマーによって構成され、最初に1分子のグルコースと結合していることが多い。イヌリンはさまざまなフルクトースポリマーからなり、貯蔵炭水化物として植物中に広く存在する。オリゴフルクトースはイヌリンが分解されたもので、フルクトース分子は10個未満である。FOSは消化管上部ではあまり消化されないため、約1kcal/gしかエネルギーを産生しない。フルクタンにはフルクトースが含まれているため、風味は甘くさわやかで、スクロースの半分の甘さを持つ。フルクタンを含む主な食物は、小麦、タマネギ、ニンニク、バナナ、チコリーなどで、その他にトマト、大麦、ライ麦、アスパラガス、キクイモなどにも含まれる。イヌリン化合物は、低カロリー食品の風味と甘味を高めたり、低脂肪食品の安定性と食べやすさを向上させたりする目的で広く使用される。フルクタンは腸上部では吸収されないことから、糖尿病患者用の砂糖代用品として使用されてきた。

プレバイオティクスは消化できない食物性物質であるが、結腸に常在する有用菌（プロバイオティクス）の増殖や活動を選択的に促進し、宿主に良い影響を与える。イヌリン、イヌリン型フルクタン、FOSをはじめとする各種プレバイオティクスは、腸内細菌、主にビフィズス菌の増殖を促進する。フルクタン（合成または天然）はプレバイオティクス特性を持っていることから、機能性繊維であると考えられる（Roberfroid,

表 3-3

繊維のタイプ、構成、摂取源、機能

繊維のタイプ	主な化学成分	含有食品	主な機能
不溶性繊維			
セルロース	グルコース（β-1-4結合）	全粒小麦、ふすま、野菜	保水力を高めることで、糞便の体積を増やして腸の通過時間を延長する
ヘミセルロース	キシロース、マンノース、ガラクトース	ふすま、全粒穀物	
リグニン	フェノール	果物と食用種子、完熟野菜	発酵により、腫瘍形成のリスク低減と相関のある短鎖脂肪酸を産生する
水溶性繊維			
ガム質	ガラクトースとグルクロン酸	オート麦、豆類、グアール、大麦	ゲルを生成して胃排出を抑制し、消化、腸通過時間、グルコース吸収を減少させる
ペクチン	ポリガラクツロン酸	リンゴ、イチゴ、ニンジン、柑橘類	ミネラル、脂質、胆汁酸と結合して排泄を促進し、血清コレステロールを減少させる
機能性繊維*			
キチン	グルコピラノース	カニまたはロブスターの殻を使用したサプリメント	血清コレステロールを減少させる
フルクタン（イヌリンを含む）		天然原料から抽出されたフルクトースポリマー：チコリー、玉ねぎなど	腸内の有用細菌の増殖を促進するプレバイオティクスで、脂肪代替品として使用される
β-グルカン	グルコピラノース	オート麦と大麦ふすま	血清コレステロールを減少させる。
藻類の多糖類（カラギーナン）		藻類と海草から抽出	ゲル形成——増粘剤、安定剤として使用（毒性を有する可能性あり）
ポリデキストロース、多価アルコール	グルコースとソルビトールなど	合成	増量剤または人工甘味料として使用
シャゼンシ		オオバコ種子から抽出	保水力が高い（窒息の危険性）

*単離または抽出されたもの。

2007）。機能性繊維は液体栄養補助食品や経管栄養液に一般的に加えられている。

藻類多糖類（カラギーナンなど）は海草や藻類から抽出され、乳児用調製粉乳、アイスクリーム、プリン、サワークリームなどに増粘剤や安定剤として使用される。藻類多糖類はタンパク質と弱いゲルを形成し、食品を安定化し、懸濁物の沈殿を防止する目的で商業的に使用されている。Tobacman（2001）は、カラギーナンは0.00014％もの低濃度でヒト培養細胞を損傷させ、ヒト乳腺の筋上皮細胞を破壊することを明らかにした。カラギーナンは市販の食品に広範に使用されているにもかかわらず、ヒトの感受性がどの程度なのかは明らかのされていないことから、さらに進んだ研究が必要とされる。

ポリデキストロースとその他の多価アルコールは糖アルコールからなる合成ポリマーで、食品中で砂糖の代替品として使用される。これらのポリマーは消化されずに糞便の容積を増加させるほか、小腸の中で発酵するものもある。まだ機能性繊維として分類されてはいない（IOM, Food and Nutrition Board, 2002）。

リグニンは果物や野菜の茎と種子、穀類のふすまに含まれる木質の繊維である。この物質は炭水化物でなく、フェニルプロピルアルコールと酸からなるポリマーである。フェニル基に共役二重結合が含まれているため、抗酸化作用に優れている。亜麻仁に含まれるリグニンは、フィトエストロゲン活性を持ち、生殖器と骨の受容体に対してエストロゲンを模倣した作用を示す。

消化と吸収における繊維の役割

消化管において繊維が果たす役割は、その溶解度によって異なる。非吸収性のオリゴ糖類と繊維は、ヒトの生理作用に大きな影響を及ぼす。セルロースなどの不溶性繊維は、未消化の食物の保水性を高め、便の容積を増加させ、1日の便通回数を増やし、胃腸通過時間を短縮させる。反対に可溶性繊維は、ゲルを形成し、胃腸の通過を遅延させ、コレステロールやミネラルなどの他の栄養素と結合し、その吸収を抑制する。ある種の非消化性オリゴ糖類（nondigestible oligosaccharides [NDO]）は、腸内細菌によって発酵し、カルシウム、マグネシウム、亜鉛、鉄などミネラルの腸での吸収と滞留を高める。

血清脂質濃度は、不溶性のセルロースやリグニン、可溶性のペクチン、シャゼンシ（オオバコ種子）によって変化する。これらの物質は糞便中の胆汁酸と結合し、胆汁酸由来のコレステロールの排泄を促進することで、脂質吸収を低下させる。発酵性のオリゴ糖類と食物繊維は、腸内細菌によって血液脂質を低下させる作用を持つ短鎖脂肪酸（short-chain fatty acids [SCFA]）に変換される。フラクトオリゴ糖、合成ポリデキストロースと多価アルコール、ペクチン、グアーガム、オート麦ふすま、オオバコ種子皮、豆類、果物、野菜などの可溶性繊維による血中コレステロール低下効果のエビデンスに対しては、意見が対立している。この効果は繊維のタイプと量によって異なる（American Dietetic Association, 2008）。繊維によるプレバイオティクス調節作用は、発酵によってSCFA、酢酸塩、酪酸塩、プロピオン酸塩になることよってもたらされる。SCFAは腸と結腸の粘膜に容易に吸収され、ナトリウムと水の吸収、結腸の血流、結腸細胞の増殖、消化管ホルモンの産生、代謝エネルギーの産生を促進し、結腸の特異的受容体を介して自律神経系を刺激する（Tazoe et al., 2008）。結腸細胞が利用するエネルギー源の70％以上は、主にデンプンに由来するSCFA酪酸塩（炭素数4）によるものである。プロピオン酸塩（炭素数3）は肝臓に吸収され、肝臓での脂質とグルコース代謝に利用される。酢酸塩（炭素数2）は未消化の炭水化物から生成され、末梢組織によって脂質とコレステロール合成の基質として急速に代謝されて二酸化炭素となる（Cummings et al., 2001）。

繊維が消化管の生理作用に果たす役割は複雑である。全繊維の目安量（adequate intake [AI]）は、女性で25g/日、男性で38g/日と設定されている（IOM, Food and Nutrition Board, 2002）。米国人の繊維の平均摂取量は、現在ではこの半分に満たない。繊維だけでなく、タンニン、サポニン、レクチン、フィチン酸塩などの栄養素以外の植物性成分は、栄養素と相互作用して、その吸収を低下させる可能性がある。

六員環の各炭素がリン酸と結合しているフィチン酸またはフィチン酸塩は、穀類や豆類の種皮に含まれており、金属イオン、特にカルシウム、銅、鉄、亜鉛と結合する。過剰なフィチン酸塩は、カルシウムと結合してデンプンの分解能を低下させる可能性がある。これは、アミラーゼの活性にはカルシウムを必要とするからである。

グルコース吸収とグリセミック指数

食物中の炭水化物は、α-アミラーゼと上部消化管刷子縁の消化酵素の作用によってグルコース、フルクトース、ガラクトースへと消化される。炭水化物を消化する能力は、酵素作用に対するデンプンの相対的利用能、粘膜刷子縁消化酵素の活性、胃排出を低下させるその他の食物性因子（脂肪など）の存在によって異なる。非吸収性のオリゴ糖類やペクチン、β-グルカン、ガム質などの粘着性の食物繊維は、酵素の濃度を低下させる。そのため、果物、野菜、豆類、ナッツ類、加工度の低い穀類などの自然食品を多く取り入れた食事は、グルコース吸収速度を低下させる。

一度消化されたグルコースは腸の細胞を通って能動的に吸収され、門脈に運ばれて肝臓へと輸送される（第1章を参照）。吸収されたグルコースの約50％は肝臓に取り込まれ、酸化されるか、グリコーゲンとして貯蔵される。ガラクトース（能動的に吸収）とフルクトース（促進拡散によって吸収）も肝臓によって取り込まれ、グルコース代謝経路に組み込まれる。グルコースは肝臓を出て体循環に入り、インシュリンに依存して末梢組織がそれを取り込む。摂食後の血糖値の主な調節因子は、摂取された炭水化物の量と消化性、吸収と肝臓での取り込みの程度、インシュリン分泌、インシュリンの作用に対する末梢組織の感受性である。

グリセミック指数は、血糖値を上昇させる能力を基準となる食物と比較することで、炭水化物をランク付けしたものである。Riccardiら（2008）は、グリセミック指数の低い食物は、糖尿病患者の血糖調節に対し、短期および長期の両者において有益な効果が認められたとの結論を下した。食事のグリセミック指数を明らかにすることで、血糖レベルを予測することができる。しかし、血糖レベルに寄与する他の因子の影響との区別が困難であることから、米国医学研究所（IOM）は、2002年の推奨事項ではグリセミック指数に上限を設定しないことにした。Liveseyらが行ったメタ解析（2008）の結果では、グリセミック指数の低い食物の摂取は健康に関するマーカーの数値を改善したが、繊維（難消化性多糖類）も同様に重要であることが示された。食品のグリセミック負荷は、炭水化物のグリセミック指数を100で割ったものに、利用可能な炭水化含有量（炭水化物から繊維を引いたもの）のグラム数を掛けて求められる数値である。グリセミック負荷と食物繊維も、メタボリックシンドロームを暗示するものとして重要な意味を持つ。公表されている個々の食品のグリセミック指数のデータは、白パンとグルコースを基準食物として使用しているもので、利便性の高いものとなっている。グリセミック指数を加工食物に適用し、慢性疾患の予防と管理を行おうとする試みが現在進行中である。

炭水化物による血中脂質の調節

高炭水化物食の摂取は炭水化物誘発性の高トリグリセリド血を引き起こす可能性がある。身体は体内組織に適切なエネ

ルギー源を供給するために、主要栄養素のレベルを調節している。脳は1日に必要な約200gのグルコースの大半を消費する。血糖値が40mg/dL未満にまで低下した場合には、拮抗ホルモンが貯蔵されている主要栄養素を放出する。血糖値が180mg/dLを超えた場合には、グルコースは尿中に排泄される。炭水化物の大量摂取は、筋肉や脂肪でのインスリン依存性のグルコース取込みや、グリコーゲンと脂肪の生合成の活性化をはじめとして、代償性反応としてのインスリン大量放出の引き金となる。その後、血糖は正常域まで低下する。食後約2時間で腸からの吸収は完了するが、インスリンの作用は維持され、血糖値は低下する。身体はこの低血糖状態を飢餓状態と判断し、脂肪細胞からの遊離脂肪酸を放出させるための拮抗ホルモンを分泌する（Ludwig, 2002）。脂肪酸が肝臓中の輸送リポタンパク質（超低比重リポタンパク、very-low-density lipoproteins [VLDL]）に取り込まれることで、血清トリグリセリド値が上昇する。

脂肪と脂質

脂質の構造と機能

脂肪と脂質はヒトの食事に含まれるエネルギーの約34%を占める。脂肪はエネルギーが豊富で9kcal/gのエネルギーを供給することから、脂肪を含む食物の毎日適度に摂取するこ

参考情報 3-1
一般的な食品の脂肪含有量

0g
- ほとんどの果物と野菜
- 無脂肪牛乳
- 無脂肪ヨーグルト
- プレーンなパスタと米
- エンゼルケーキ
- ポップコーン（乾煎り、バターなし）
- ソフトドリンク
- ジャム、ゼリー

1～3g
- ポップコーン（油煎り、バターなし、1カップ*）
- 低カロリーのサラダドレッシング（大さじ1）
- ベークトビーンズ（1/2カップ*）
- チキンヌードルスープ（缶詰、1カップ*）
- 全粒小麦パン（1枚）
- ロールパン（1個）
- ワッフル（冷凍、10cm1個）
- コールスローサラダ（1/2カップ*）
- カレイまたはシタビラメ（焼き、85g）
- 鶏肉（皮なし、焼き、85g）
- ツナ（水煮缶詰、85g）
- カッテージチーズ（乳脂肪2%、1/2カップ*）
- ソフトクリーム（1/2カップ*）

4～6g
- 低脂肪ヨーグルト（1カップ*）
- モツァレラチーズ（スキムミルク使用、28g）
- 鶏肉（焼き、皮付き、85g）
- スクランブルエッグ（1個分）
- 七面鳥（ロースト、85g）
- グラノーラ（28g）
- マフィン（ふすま入り、小1個）
- チーズピザ（30cm）
- ブリトー（トルティーヤで具を巻いたもの）（豆、1個）
- ブラウニー（ナッツ入り、小1個）
- マーガリンまたはバター（小さじ1）
- ポップコーン（油煎り、バターかけ、1カップ*）
- フレンチドレッシング（レギュラー、大さじ1）

7～10g
- チェダーチーズ（28g）
- 牛乳（1カップ*）
- ボローニャソーセージ（ビーフ、1枚）
- ソーセージパテ（1枚）
- サーロインステーキ（網焼き、85g）
- フライドポテト（10個）
- チャーメン（鶏肉入り、1カップ*）
- チョコレート（28g）
- コーンチップ（28g）
- ドーナツ（ケーキタイプ、プレーン、1個）
- マヨネーズ（大さじ1）

15g
- ホットドッグ（ビーフ、57g）
- マクドナルドのチキンマックナゲット（6ピース）
- ピーナッツバター（大さじ2）
- ポークチョップ（焼き、85g）
- ヒマワリの種（乾煎り、1/4カップ*）
- アボカド（中1個）
- チャプスイ（牛肉と豚肉入り、1カップ*）
- シナモンロール（1個）

20g
- 肉入りラザニア（中1切れ）
- マカロニチーズ（自家製、1カップ*）
- ピーナッツ（乾煎り、1/4カップ*）
- 牛挽肉（85g）

25g
- ポーリッシュソーセージ（85g）
- チーズバーガー（大1個）
- ピーカンパイ（直径23cmの1/8）
- チキンポットパイ（冷凍、焼き、1個）
- ベーコンキッシュ（1/8個）

*1カップ＝240mL

とによってヒトは十分なエネルギーを得ることができる。食事性脂肪は**脂肪細胞**に貯蔵される。ヒトは大量の脂肪を蓄えて利用する能力を持つため、食料がなくても数週間から時には数か月間生き延びることができる。貯蔵脂肪には絶食中でも有効に利用されないものもあり、これらの脂肪は**構造脂肪**として分類される。構造脂肪は身体の臓器と神経を適切な位置に保持し、外傷や衝撃から保護する。掌と臀部の脂肪は、物理的な圧力から骨を守る。皮下脂肪は身体を断熱して体内の熱を保ち、体温を維持する。

食事性脂肪は消化、脂溶性ビタミンの吸収、輸送と、カロテノイドとリコピンなどのファイトケミカルにとって不可欠である。食事性脂肪は胃液の分泌作用を低下させ、胃排出を遅らせ、胆汁と膵液の分泌を促進することで消化を促進する。さらに、アイスクリーム（滑らかさ）と焼き菓子（グルテンの網目構造短縮によってもたらされる軟らかさ）のように、食物に重要な食感特性を与える。参考情報3-1に一般的な食物に含まれる脂肪の量を示す。

脂質は炭水化物と異なり、ポリマーではなく動物と植物の組織から抽出される小分子である。脂質は疎水性を特徴とする不均一な化合物によって構成され、3種類のグループに大別される（参考情報3-2）。図3-5にいくつかの重要な脂質構造を示す。

参考情報 3-2
脂質の分類

単純脂質

脂肪酸
中性脂肪：脂肪酸とグリセロールのエステル
モノグリセリド、ジグリセリド、トリグリセリド
ロウ：脂肪酸と高分子量アルコールのエステル
ステロールエステル（コレステロールエステルなど）
非ステロールエステル（パルミチン酸レチニル［ビタミンAエステル］など）

複合脂質

リン脂質：リン酸、脂肪酸と窒素塩基の化合物
グリセロリン脂質（レシチン、セファリン、プラスマロゲンなど）
スフィンゴ糖脂質（スフィンゴミエリン、セラミドなど）
糖脂質：脂肪酸、単糖類、窒素塩基の化合物（セレブロシド、ガングリオシドなど）
リポタンパク質：脂質とタンパク質からなる粒子

その他の脂質

ステロール（コレステロール、ビタミンD、胆汁酸塩など）
ビタミンA、E、K

出典：Examples of current and proposed ingredients for fats. J Am Diet Assoc 92:472, 1992

脂肪酸

脂肪酸は天然では遊離した状態ではほとんど存在せず、親水性であるカルボン酸基頭部で他の分子と結合している。脂肪酸は主として偶数の炭素からなる非分岐の炭化水素鎖であり、炭素の数、二重結合の数、鎖の中における二重結合の位置によって分類される。鎖の長さと飽和度によって脂肪の融解温度が決まる。一般に、脂肪酸鎖が短いまたは二重結合の数が多い脂肪は、室温で液体となる。飽和脂肪で特に鎖が長いものは、室温で固体となる。ヤシ油のように主要な脂肪酸が短い（炭素数8〜14）脂肪は、飽和度が非常に高いにもかかわらず室温では半流動体となる。油を冷却し、凝固した脂質の粒子をろ過して取り除いたものを販売するメーカーもある。こうして「ウインタリング（脱ロウ）」処理された油は、低温でも透明な状態を保つ。一般に、SCFA（短鎖脂肪酸）は炭素数4〜6、中鎖脂肪酸は炭素数8〜14、長鎖脂肪酸（long-chain fatty acids [LCFA]）は炭素数16〜20とされている。

飽和脂肪酸（saturated fatty acid [SFA]）では、炭素が持つ結合部位のうち、他の炭素との結合に用いられていないものはすべての水素によって飽和されている。炭素間に二重結合は存在しない。**一価不飽和脂肪酸**（monounsaturated fatty acids [MFA]）には二重結合が1つ、**多価不飽和脂肪酸**（polyunsaturated fatty acids [PUFA]）には二重結合が2つ以上含まれる。MFAとPUFAでは1対以上の水素が外れ、隣接した炭素間で二重結合を形成する。二重結合を持つ脂肪酸は酸化障害に弱いため、ヒトや他の恒温動物は、脂肪を主に飽和しているパルミチン酸（C16:0）とステアリン酸（C18:0）として蓄えている。細胞膜には安定性と柔軟性が必要である。この条件を満たすために、膜のリン脂質には飽和脂肪酸1つと多価不飽和脂肪酸1つが含まれており、その中でもアラキドン酸（C20:4）が最も多く含まれる。一般的な脂肪酸と、それを多く含む食品を表3-4に示す。

脂肪酸は二重結合の位置によって特徴づけられる。二重結合の位置については、2種類の表記法が用いられている（表3-5）。本章の中ではオメガを用いた表記を使用する。オメガによる表記では、末端のメチル基から数えて最初の二重結合の位置（脂肪酸のオメガ番号）を示すために、小文字のオメガ（ω）またはnを使用する。陸生動物の膜の中に最も多く含まれる多価不飽和脂肪であるアラキドン酸（20:4 ω-6または20:4 n-6）は、**オメガ-6（ω-6）脂肪酸**である。この脂肪酸は20個の炭素と4つの二重結合を持ち、1番目が末端のメチル基からの6番目の炭素にある。エイコサペンタエン酸（Eicosapentaenoic acid [EPA]）（20:5 ω-3または20:5 n-3）は海産物に多く含まれる**オメガ-3（ω-3）脂肪酸**である。この脂肪酸は5つの二重結合を持ち、その1番目は末端のメチル基からの3番目の炭素である。ω-3脂肪酸である長鎖のEPAとドコサヘキサエン酸（docosahexaenoic acid [DHA]）を含む食品は、タラの肝油、サバ、サケ、イワシなどの魚類が多い（表3-6）。

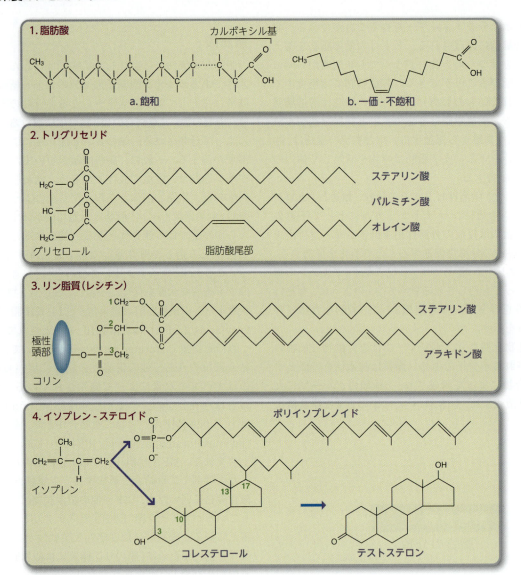

図3-5　生理学的に重要な脂肪と脂質の構造

必須脂肪酸とオメガ-6／オメガ-3比

　ω-6およびω-3脂肪酸を合成することができるのは、植物（海洋性の植物プランクトンを含む）のみである。ヒトやその他の動物は、ω-9の炭素よりも低い位置に二重結合を入れることはできるが、自らω-6とω-3脂肪酸を合成することはできない。しかし、ヒトはリノール酸（18:2 ω-6）をアラキドン酸（20:4 ω-6）へ、α-リノレン酸（alpha-linoleic acid [ALA]）（C18:3 ω-3）をEPA（C20:5 ω-3）とDHA（C22:6 ω-3）へと鎖長延長と不飽和化反応で生合成できる。そのため、リノール酸（18:2 ω-6）とALA（C18:3 ω-3）は、共に食事には不可欠である（IOM, Food and Nutrition Board, 2002）。

　必須脂肪酸はω-6とω-3の脂肪酸ファミリーを指す。細胞膜の構成要素や、プロスタグランジン、トロンボキサン、ロイコトリエンなどのエイコサノイドの前駆体は、これらの長鎖脂肪酸から合成される。エイコサノイドは局所的な（パラクリン）ホルモンとして、多くの局所的作用を示す。この物質は血管の大きさと浸透性を変化させ、血小板の活性を変化させるほか、血液凝固に寄与し、炎症の過程を変化させる（図3-6）。食事または魚油から得られるω-3脂肪酸誘導体は、加齢に伴う脳機能の改善をはじめとする多くの疾患状態に対して有益な効果を示す可能性がある（Freemantle et al., 2006; McCowen and Bistrian, 2005）。ω-3脂肪酸の作用については、心血管疾患、関節炎と炎症性疾患、神経疾患の項で述べる。

　食事におけるω-3とω-6と間の不均衡は、幅広い疾患状態と関連がある（Wertz, 2009）。ω-6脂肪酸を多く摂取することは、ω-3とω-6脂肪酸の両者を不飽和化して延長させる酵素を飽和させることとなるため、ALAからEPAおよびDHAへの転換を防ぐ作用を持つ（Kris-Etherton, 2000）。最適なω-6/ω-3比は、現在の摂取量の4分の1にあたる2：1〜3：1と推定されることから、野菜と海産物からω-3脂肪酸をさらに多く摂取することが推奨されている。ALAは亜麻仁油（57％）、

表 3-4

主な脂肪酸

慣用名	系統名	炭素原子数*	二重結合数	主な所在
飽和脂肪酸				
酪酸	ブタン酸	4	0	バター脂肪
カプロン酸	ヘキサン酸	6	0	バター脂肪
カプリル酸	オクタン酸	8	0	ココナッツ油
カプリン酸	デカン酸	10	0	ココナッツ油
ラウリン酸	ドデカン酸	12	0	ココナッツ油、パーム核油
ミリスチン酸	テトラデカン酸	14	0	バター脂肪、ココナッツ油
パルミチン酸	ヘキサデカン酸	16	0	パーム油、動物脂肪
ステアリン酸	オクタデカン酸	18	0	ココアバター、動物脂肪
アラキジン酸	エイコサン酸	20	0	ピーナッツ油
ベヘン酸	ドコサン酸	22	0	ピーナッツ油
不飽和脂肪酸				
カプロレイン酸	9-デセン酸	10	1	バター脂肪
ラウトレイン酸	9-ドデセン酸	12	1	バター脂肪
ミリストレイン酸	9-テトラデセン酸	14	1	バター脂肪
パルミトレイン酸	9-ヘキサデセン酸	16	1	一部の魚油、牛脂
オレイン酸	9-オクタデセン酸	18	1	オリーブ油、キャノーラ油
エライジン酸	9-オクタデセン酸	18	1	バター脂肪
バクセン酸	11-オクタデセン酸	18	1	バター脂肪
リノール酸	9,12-オクタデカジエン酸	18	2	大部分の植物油、とくにベニバナ、麦芽油、亜麻仁油
ガドレイン酸	9-エイコセン酸	20	1	一部の魚油
アラキドン酸	5,8,11,14-エイコサテトラエン酸	20	4	ラード、肉
—	5,8,11,14,17-エイコサペンタエン酸(EPA)	20	5	一部の魚油、甲殻類
エルカ酸	13-ドコサエン酸	22	1	キャノーラ油
—	4,7,10,13,16,19-ドコサヘキサエン酸(DHA)	22	6	一部の魚油、甲殻類

Institute of Shortning and Edible Oils : Food Fats and Oils, ed6. washington, DC, 1988, The Institute. を改変。
* 二重結合は、トランス型のエライジン酸とバクセン酸を除いてすべてシス型。

表 3-5

脂肪酸族

α-リノレン酸族(ω-3)	リノール酸族(ω-6)	オレイン酸族(ω-9)
18:3 ω-3 → 18:4 ω-3 リノレン酸 ↓ 20:4 ω-3 → 20:5 ω-3 エイコサペンタエン酸 ↓ 22:5 ω-3 → 22:6 ω-3 ドコサヘキサエン酸	18:2 ω-6 → 18:3 ω-6 リノール酸 ↓ 20:3 ω-6 → 20:4 ω-6 アラキドン酸 ↓ 22:4 ω-6 → 22:5 ω-6 ドコサペンタエン酸	18:1 ω-9 → 18:2 ω-9 オレイン酸 ↓ 20:2 ω-9 → 20:3 ω-9 エイコサトリエン酸*

伸長:↓　不飽和化:→
* 必須脂肪酸欠乏で増加

表 3-6

ω-3脂肪酸を含む食品

ω-3脂肪酸の源含有食品 (可食部を生で100g)	脂肪合計 (g)	ω-3 DHA (22:6 ω-3) EPA (20:5 ω-3)
オイル漬けサーディン	15.5	3.3
サバ、大西洋産	13.9	2.5
ニシン、大西洋産	9	1.6
キングサーモン	10.4	1.4
アンチョビー	4.8	1.4
アトランティックサーモン	5.4	1.2
アミキリ	6.5	1.2
カラフトマス	3.4	1
コバンアジ、フロリダ産	9.5	0.6
マグロ	2.5	0.5
カワマス	2.7	0.4
エビ	1.1	0.3
ブチナマズ	4.3	0.3
ロブスター、北大西洋産	0.9	0.2
コダラ	0.7	0.2
カレイ	1	0.2

DHA：ドコサヘキサエン酸
EPA：エイコサペンタエン酸

Conner SL, Conner WE: Are fish oils beneficial in the prevention and treatment of coronary artery disease? Am J Clin Nutr (Suppl 4):1020, 1997 を改変。

キャノーラ油(8％)、大豆油(7％)の他に、スベリヒユ科などの少数の植物の緑葉にも含まれる。

トランス脂肪酸

天然の不飽和脂肪酸では、二重結合を構成する2つの炭素は同じ側の水素と結合している(シス異性体)ため、脂肪酸はその部分で屈曲する(図3-5を参照)。1つの脂肪酸に含まれる二重結合の数が多いほど、分子内での屈曲の数が増える。不飽和脂肪酸に対する水素添加は、油に水素を添加してマーガリンのような安定した固形脂を生成する化学的過程である。水素添加は天然に存在するシス型(2つの水素が二重結合の同じ側に位置)と、トランス型(1つの水素が二重結合の反対側に位置)に行なうことができる。膜の性質は、膜のリン脂質を構成する脂肪酸の三次元立体配置に依存する。したがって膜の中でシス型脂肪酸が多ければ二重結合は屈曲するので、脂肪酸が緩く詰め込まれることとなり、膜は液状となる。タンパク質は膜の流動性に応じて膜の中に浮くか、沈み込んだ状態になっているため、膜の粘性は膜タンパク質の機能にとって重要となる。

トランス脂肪酸は屈曲しないため、その濃度が高いほど膜の中に脂肪酸がきつく詰め込まれ、膜が固くなる。トランス脂肪酸は、胎児の脳と器官発生に重要なリノール酸とALA(α-リノレン酸)の不飽和と鎖長延長反応を阻害する。米国人の食事におけるトランス脂肪酸の主な摂取源は水素が化学的に付加されたマーガリン、ショートニング、市販の揚げ油、

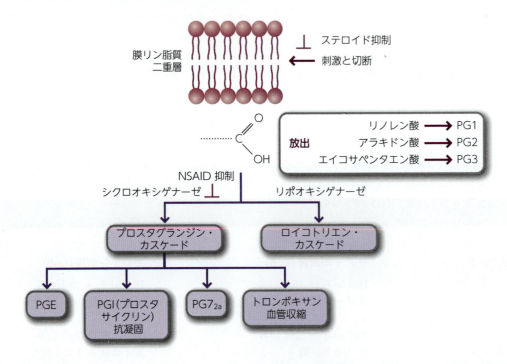

図3-6 生体膜でのリン脂質切断後のエイコサノイド合成。外傷、炎症その他の刺激が膜リン脂質のC-2の位置で多価不飽和脂肪酸を切断する。放出される主な脂肪酸はアラキドン酸またはエイコサペンタエン酸で、どの経路に入るかは、目的組織での酵素の発現の度合いによって異なる。シクロオキシゲナーゼ経路は、プロスタグランジン、トロンボキサン、プロスタサイクリン合成を引き起こす。肺と気管支で一般的であるリポキシゲナーゼ経路は、ロイコトリエン合成と、それに続く気管支収縮を引き起こす。ステロイドと非ステロイド性抗炎症薬が作用するポイントに注意。

高脂肪の焼き菓子、これらの脂肪を含む塩味のスナック菓子などである。バターと動物脂肪にも、雌牛とヒツジの瘤胃（第一胃）に棲息する細菌の発酵によって生成されるトランス脂肪酸が含まれることが分かっている。

トランス脂肪酸の多量摂取は、冠動脈疾患、がん、2型糖尿病、アレルギーのリスク上昇と相関するが、これは膜の流動性が影響を受けるためと考えられる（Micha and Mozaffarin, 2009）。米国農務省のアメリカ人のための食生活指針（2005）では、トランス脂肪酸と飽和脂肪酸の摂取をできるだけ少なくすることを推奨している。

共役リノール酸

共役リノール酸（conjugated linoleic acids [CLA]）はリノール酸の位置・幾何異性体であるが、リノール酸のようにメチレン基によって分離することはできない。これらの異性体は、肉と乳製品に含まれる脂質の中にごく微量に含まれる。CLA異性体は身体中で異なる代謝経路を介して代謝され、その生理学的作用も異なる。CLAの80パーセントはシス-9、トランス-11異性体である。別の注目すべき異性体はトランス-10、シス-12のもので、さらに酸化されやすく、生物学的影響も異なる。シス-9、トランス-11異性体はCLAの抗発がん性に寄与すると思われており、トランス10、シス-12異性体は体脂肪を減少させ、血液脂質を変化させる。双方の異性体とも、ヒトのインシュリン抵抗性の原因と考えられる。CLAではその抗発がん性、抗糖尿病誘発性、抗アテローム発生効果が注目されている。CLAの補充に関する研究では、体脂肪率と体重の減少効果が認められている（Baddini et al., 2009; Churrucal et al., 2009）。

トリグリセリド

身体はグリセロールの側鎖に3つの脂肪酸を（図3-5、2を参照）に結合させてトリグリセリド（別名：トリアシルグリセロール、triacylglycerols [TAG]）を生成することで、反応性の高い脂肪酸を中和し、トリグリセリドは水に不溶性（疎水性）となる。各脂肪酸の水酸基はグリセロールの水酸基と結合し、水分子を放出してエステル結合を形成する。中性脂肪は血液中を安全に輸送され、脂肪細胞に貯蔵されて備蓄エネルギーとなる。異なる脂肪酸が1つのトリグリセリドを構成する場合もあるが、これは食物中の脂肪酸と合成される量によって異なる。陸生動物から得られる貯蔵トリグリセリドは飽和しているものが多いが、これは飽和脂肪酸（SFA）が比較的安定で、貯蔵中の酸化障害にも耐えられるからである。冷水中に生息する生物は低温でも脂肪酸を液体に保つ必要があるため、魚油や海産物の脂肪に含まれるトリグリセリドは、さらに長鎖（炭素数20と22）の多価不飽和脂肪酸である。

リン脂質

リン脂質はホスファチジン酸の誘導体で、C-3位にリン酸基が結合したトリグリセリドである（図3-5の3を参照）。ホスファチジン酸は通常はコリン、セリン、イノシトール、エタノールアミンなどの窒素含有分子とエステル結合し、その窒素基（ホスファチジルコリン、ホスファチジルセリンなど）に応じて命名される。膜リン脂質は、通常はC-1位で飽和脂肪酸（C16～C18）と、C-2位で多価不飽和脂と肪酸（C16～C20）と結合し、通常は後者は必須脂肪酸である。α-リノレン酸（C18:3 ω-3）、アラキドン酸（C20:4 ω-6）、ω-3の代替品は、脂質二重層から切断されてプロスタグランジンその他の細胞活動介在物質を合成するための基質となる。

リン脂質は生理学的pHでは極性を持つため、リン酸塩を含む部分は水と水素結合を形成し、2つの脂肪酸は他の脂肪酸と疎水性の相互作用をする（図3-6）。極性頭部が外側を向いて水の多い外部環境や細胞質の液体と接するのに対し、脂肪酸の尾部は中心に向いて膜の中心部での疎水性相互作用に関与する。この脂質二重層によって形成される障壁は、非常に小さな脂溶性分子（酸素、二酸化炭素、窒素）と、わずかな量の水や尿素などの低分子の非荷電極性分子のみ通過することができる。

レシチン（ホスファチジルコリン）は、主要なリン脂質であり、膜脂質二重層に含まれる脂質の主成分でもある。レシチンは、脂肪とコレステロールの輸送に使用されるリポタンパク質である超低比重タンパク質（VLDL）、低比重リポタンパク質（low-density lipoproteins [LDL]）、高比重リポタンパク質（high-density lipoproteins [HDL]）の主要成分でもある。レシチンは身体内でアラキドン酸から合成される。すべての細胞には脂質二重層の構成要素としてレシチンが含まれており、畜産物、特にレバーと卵黄はレシチンを豊富に含む食品である。大豆、ピーナッツ、豆類、ホウレンソウ、小麦麦芽などの植物性食品も、レシチンを多く含む。レシチンは多くの食品に含まれるほか、マーガリン、アイスクリーム、クラッカー、菓子などの加工食品に安定剤として添加されている。

スフィンゴ脂質、アルコール、ロウ、イソプレノイド、ステロイド

すべての生物は、特殊化して重要な機能を持つ複合脂質を少量産生する。これらの脂質の多くはグリセロールを含まず、2個の炭素からなるアセチルコエンザイムA（アセチルCoA）単位によって構成される。スフィンゴ脂質は、グリセロールではなくスフィンゴシン塩基と結合した脂質エステルである。この脂質は動物の神経系や、植物や下等な酵母などの真核生物の細胞膜に広く存在する。スフィンゴミエリンは窒素塩基コリンを含み、中枢神経系の細胞の保護と絶縁の役割を果たす脂質に富んだ構造体であるミエリン鞘の25％以上を占める。ホスファチジルコリンだけでなく、スフィンゴミエリンもすべての生体膜に存在する。スフィンゴリピドーシスは、正常なスフィンゴ脂質の分解が阻害される一連の遺伝的脂質蓄積症である。テイ-サックス病は、こうした脂質蓄積症の一例である。

長鎖アルコールは脂質代謝の副産物である。糞便にはパルミチン酸の副産物であるセチルアルコールが含まれる。ミツ

ロウにはパルミチン酸ミリシルアルコールが多く含まれる。ロウは長鎖アルコールと長鎖脂肪酸（LCFA）が結合したものである。これらの分子は水にはほとんど全く溶けないため、鳥の羽や植物の葉の表面のように、防水剤として使用されることが多い。

イソプレノイドはイソプレンの活性誘導体であり、1個以上の5炭素単位からなる多種多様な脂質の総称である。イソプレンは単結合と二重結合が交互に並び（共役結合）、電子の受け取りまたは放出によってフリーラジカルを消去できる構造となっている。テルペンはイソプレンを前駆物質として合成されるすべての化合物の総称であり、植物の精油（木のテレペンチンやレモンのリモネンなど）もこれに含まれる。イソプレノイドは光合成の際に電子を受け渡す植物色素であり、その中にはリコピン（トマトの赤い色素）、カロテノイド（カボチャやニンジンの黄色やオレンジ色の色素）、黄色または緑色のクロロフィルなどが含まれる。脂溶性ビタミンA、D、E、Kと、電子変換体である補酵素Qはイソプレン構造を持ち、ビタミンE、リコピン、β-カロテンは抗酸化物質として作用する。抗酸化作用を持つ非栄養素ファイトケミカル（植物由来機能性物質）にも、イソプレン構造が存在する。

ステロイドは飽和4員環から誘導された脂質の総称である（図3-5、4を参照）。**コレステロール**は体内で生成されるすべてのステロイド誘導体の基本となるものであり、その中には副腎で合成されるグルココルチコイド（コルチゾン）と鉱質コルチコイド（アルドステロン）、精巣と卵巣でそれぞれ合成されるアンドロゲン（テストステロン）とエストロゲン（エストラジオール）、肝臓で合成される胆汁酸などがある。ビタミンDホルモンは、太陽から受ける紫外線によって皮下脂肪中のコレステロールが開裂し、コレカルシフェロール（D_3）となることによって産生される。合成ビタミンDは、植物ステロイドであるエルゴステロールに紫外線を照射してエルゴカルシフェロール（D_2）を生成したものである。

コレステロールは生体膜の機能にも重要な役割を果たす。堅牢な4員環を持つコレステロール分子は、その水酸基で疎水性の膜と結合する。堅い平面の環が開いて広がり、極性部分に近い脂肪酸鎖を部分的に不動化する。同時に非極性の炭化水素尾部は、膜内部の流動性を高める。細胞膜にはリン脂質1分子あたり1分子に上る大量のコレステロールが含まれる。

糖脂質にはスフィンゴシン基と超長鎖（炭素数22）脂肪酸からなるセレブロシドとガングリオシドが含まれる。セレブロシドにはガラクトースが含まれる。ガングリオシドは、グルコースとアミノ糖からなる複雑な化合物である。身体構造上、どちらの化合物も神経組織と細胞膜の構成要素であり、脂質輸送の機能を果たしている。

合成脂質

中鎖トリグリセリド（medium-chain triglycerides [MCT]）は、炭素数6～12の鎖長のSFA（飽和脂肪酸）である。MCTは天然では乳脂肪、ヤシ油、パーム核油に含まれるが、市販のMCT油はマーガリン製造時の副産物として生産される。MCT油の熱量は8.25kcal/gで、鎖長が短いため水溶性であり、少量の胆汁酸塩でも可溶化される。腸細胞で再エステル化されず、アルブミンと結合して遊離脂肪酸と同様に門脈系経由で輸送されることから、臨床的に非常に有用となる。門脈はリンパ液よりも流速が約250倍速いことから、MCTは速く消化され、脂肪の吸収を抑制する腸因子によって影響を受ける可能性は少ない。脂肪組織には貯蔵されないが、酸化されて酢酸に変わる。

構造脂質には、リノール酸やω-3脂質のような好ましい脂肪酸とエステル化されたMCT油も含まれる。この複合生成物は、長鎖トリグリセリド単独よりも速く吸収される。臨床的には、非経口的および経腸的栄養補給において、構造脂質が免疫機能または運動能力などの向上に果たす役割について研究が行われている。

脂肪代替品（表3-7）は脂肪とは異なる構造を持つもので、容易に吸収される栄養素ではない。食感その他、特に口腔内での感覚が脂肪に似ていることから、商業的に重要となる。各脂肪代替品は、主成分となる主要栄養素や、脂肪の性質にどの程度類似しているかによってそれぞれ異なる。これらの脂肪代替的のカロリー値は、5kcal/g（カプレニンなど）から0kcal/g（オレストラやカラギーナンなど）までさまざまである。大半の脂肪代替品は、ガム質、セルロース、デキストリン、繊維、マルトデキストリン、デンプン、ポリデキストロースなどの植物性多糖類に由来している。オレストラは、スクロースが6～8個の脂肪酸とエステル結合して形成されたスクロースポリエステルである。脂肪酸の鎖長は炭素数12～24であり、大豆、綿の実、トウモロコシ油などの食用油から合成される。この生成物は天然の食用脂肪の物理的性質を持つ。スクロースポリエステルは吸収されないため、食事のカロリーを増加させない。

タンパク質を主成分とする脂肪代替品は、さまざまな方法で製品の食感を変化させる。微粒子化されたタンパク質は、小さなボールベアリングのように作用して脂肪に似た感覚を口腔内に生じさせる。これらの代替品は1.3～4kcal/gのエネルギーを供給し、食品のタンパク質含有量を増加させる。これらのタンパク質の中には敏感な人にアレルギー反応を生じさせるものもあるので、注意が必要である（第27章を参照）。

消化管に吸収されにくいように脂肪源を変化させ、カロリー利用能を低下させることも可能である。乳化剤として使用される**モノアシルグリセロール（モノグリセリド）とジアシルグリセロール（ジグリセリド）**は、脂肪の感覚特性を持ちながら、カロリーは約5kcal/gである。サラトリムは短鎖および長鎖脂肪酸トリグリセリド分子から成り吸収性が低いため、5kcal/gである。脂肪代替品の長期的影響に対しては、必須脂肪酸や脂溶性ビタミンと結合し、その吸収不良を起こす可能性や、基本的なエネルギー摂取調節機序に悪影響を及ぼす可能性が懸念されている（McKiernan et al., 2008）。しかし、食事中の脂肪とエネルギーのコントロールにおいて、ほとんど

表 3-7

主な脂肪代替品の機能と特性

脂肪代替品の種類	商品名	用途	機能特性
炭水化物ベース			
ポリデキストロース	Litesse,[a] Sta-Lite[b]	乳製品、ソース類、冷菓、サラダドレッシング、パン・焼菓子類、糖菓、ゼラチン、プリン、肉製品、チューインガム、ドライケーキ、クッキーミックス、糖衣	水分保持、膨張剤、生地改良剤、生地改良剤
デンプン(食品用加工デンプン)	Amalean I & II,[c] N-Lite,[d] Instant Stellar,[e] Sta-Slim,[b] OptaGrade,[e] Puregel[f]	加工肉、サラダドレッシング、パン・焼菓子類、詰め物と糖衣、調味料、冷菓、乳製品	ゲル化剤、増粘剤、安定剤、生地改良剤
マルトデキストリン	CrystaLean,[e] Maltrin,[f] Lycadex,[g] Star-Dri,[b] Paselli Excell,[h] Rice-Trimi	パン・焼菓子類、乳製品、サラダドレッシング、スプレッド、ソース、詰め物と糖衣、加工肉、冷菓、加工成形食品	ゲル化剤、増粘剤、安定剤、生地改良剤
穀類ベース(食物繊維)	Betatrim,[j] Opta[e] Oat Fibere,[k] Snowite[k] TrimChoice,[b] Fibrim[l] N-Oil,[d] Stadex[b]	パン・焼菓子類、肉、加工成形食品、スプレッド	ゲル化剤、増粘剤、安定剤、生地改良剤
デキストリン	N-Oil,[d] Stadex[b]	サラダドレッシング、プリン、スプレド、乳製品、冷菓、チップ、パン・焼菓子類、肉製品、糖衣、スープ	ゲル化剤、増粘剤、安定剤、生地改良剤
ガム質(キサンタン、グアル、イナゴマメカラギーナン、アルギン酸塩)	Kelcogel,[m] Keltrol,[n] Viscarin,[o] Gelcarin,[o] Fibrex,[p] Novagel,[q] Rohodi-gel,[j] Jaguar[r]	サラダドレッシング、加工肉、成形食品(デザート、加工肉など)	水分保持、生地改良剤、増粘剤、食感改善、安定剤
ペクチン	Grindsted,[s] Slendid,[t] Splendid[t]	パン・焼菓子類、スープ、ソース、ドレッシング	ゲル化剤、増粘剤、食感改善
セルロース(カルボキシメチルセルロース、微晶質セルロース)	Avicel,[q] cellulose gel, Methocel,[u] Solka-Floc,[v] Just Fiber[w]	乳製品、ソース、冷菓、サラダドレッシング	水分保持、生地改良剤、安定剤、食感改善
果物ベース(食物繊維)	プルーンペースト、干しプルーンペースト、Lighter Bake,[x] WonderSlim,[y] フルーツパウダー	パン・焼菓子類、キャンディー、乳製品	保湿剤、食感改善
タンパク質ベース	Simplesse,[z] K-Blazer,[aa] Dairy-lo,[bb] Veri-lo,[bb] Ultra-Bake,[b] Powerpro,[cc] Proplus,[dd] Supro[dd]	チーズ、マヨネーズ、バター、サラダドレッシング、サワークリーム、スプレッド、パン・焼菓子類	食感改善
脂肪ベース	Caprenin,[ee] Olean,[ee] Benefat,[bb] Dur-Em[w] Dur-Lo[w]	チョコレート、糖菓、パン・焼菓子類、塩味スナック	食感改善
混合	Prolestra,[ff] Nutrifat,[ff] Finesse[ff]	アイスクリーム、サラダ油、マヨネーズ、スプレッド、ソース、パン・焼菓子類	食感改善

出典:American Dietetic Association: Position of the American Dietetic Association: fat replacers, J Am Diet Assoc 105:266, 2005

[a] Cultor Food Science, Inc, Ardsley, NY.
[b] AE Staley Manufacturing Co, Decatur, Ill.
[c] Cerestar USA, Inc, Hammond, Ind.
[d] National Starch and Chemical Co. Bridgewater, NJ.
[e] Opta Food Ingredients, Bedford, Mass.
[f] Grain Processing Corp, Muscatine, Iowa
[g] Roquette America, Inc, Keokuk, Iowa
[h] AVEBE America Inc, Princeton, NJ.
[i] Zumbro, Inc, Hayfield, Minn.
[j] Rhone-Poulenc, Inc, Cranbury, NJ.
[k] Canadian Harvest USA, Cambridge, Minn.
[l] Protein Technologies International, Pryor, Okla.
[m] Monsanto, Chicago, Ill.
[n] Kelco, Division of Merck, Clark, NJ.
[o] FMC Corp, Rockland, Me.
[p] Purity Foods, Okemos, Mich.
[q] FMC Corp, Philadelphia, Pa.
[r] Aston Chemicals, Aylesbury, Buckinghamshire, England.
[s] Danisco, New Century, KY.

続く

表 3-7
主な脂肪代替品の機能と特性——続き

[t] Hercules Inc, Wilmington, Del.	[x] Sunsweet Growers, Yuba City, Calif.	[bb] Cultor Food Science, Ardsley, NY.
[u] Dow Chemical, Midland, Mich.	[y] The Heart Garden Corporation, Los Angeles, Calif.	[cc] Land O'Lakes Food Division, Arden Hill, Minn.
[v] Fiber Sales and Development Corp, Green Brook, NJ.	[z] Nutrasweet, San Diego, Calif.	[dd] Protein Technologies International, St Louis, Mo.
[w] Loders Croklaan, Glen Ellyn, Ill.	[aa] Kraft Food Ingredients, Memphis, Ind.	[ee] Procter and Gamble, Cincinnati, Ohio.
		[ff] Reach Associates, South Orange, NJ.

の状況においては安全で効果的であり、利用可能な選択肢であると考えられる（American Dietetic Association, 2005）。

脂質摂取のための推奨事項

脂質摂取のための推奨事項では、世界的な肥満の増加についてだけでなく、各種脂質構成要素に関して裏付けのある生理学的および健康的影響についても考慮しなければならない。たとえば、飽和脂肪酸（SFA）は低比重リポタンパク質（LDL）と高比重リポタンパク質（HDL）を増加させ、多価不飽和脂肪酸（PUFA）は「悪玉」と「善玉」リポタンパク質を減少させることが明らかにされている。アメリカ人のための食生活指針2005年（USDA）は、SFAの消費はカロリーの10％未満に抑えることを推奨した。SFAと一価不飽和脂肪酸（MFA）、特にオリーブ油に含まれるものは、熱を加えても有毒物質を産生しない。飽和脂肪と部分水素化油脂には酸素結合部位が少ないため安定性が高く、貯蔵寿命が長いが、その摂取と心血管疾患リスクの増加との間には相関が認められている。その一方で、PUFAの大量摂取も危険である。二重結合は反応性が高く、空気や熱に曝されると酸素と結合して過酸化物を生成する。揚げ物や加熱調理に日常的に使用する場合は、PUFAは心血管疾患とがんを誘発する有害なアルデヒド生成物が高濃度に生成する可能性がある。

アルコール（エチルアルコール）

アルコールは7kcal/gの熱量を持つが、栄養的な価値はない。すべての細胞膜を透過し、急速かつ容易に吸収される。主に肝酵素であるアルコール脱水素酵素（alcohol dehydrogenase [ADH]）によってアセトアルデヒドに代謝され、その後アセチルCoAへと代謝されて脂肪の合成に利用されるか、トリカルボン酸（tricarboxylic acid [TCA]）サイクルに入る。ADHの作用にはチアミンとナイアシンの双方を必要とする。細胞内のアルコール量がADHの代謝能を超えた場合や、ナイアシン（NAD^+ として）が不足している場合には、ミクロソームエタノール酸化系（microsomal ethanol oxidizing system [MEOS]）もアルコールをアセトアルデヒドへと代謝する。慢性的なアルコール摂取により、ADHとMEOS系の特定の酵素が共に誘導される。MEOS系は多くの薬物代謝に関与しているため、大量のアルコールの慢性的な摂取は、薬物への反応性を予想外に変化させる可能性がある。たとえば、MEOSの誘導を引き起こすアルコール中毒は、アルコールに対してだけでなく、他の薬物に対する耐性も生じさせる。しかし、MEOSがアルコールによって飽和された場合には、薬物は予期された速度では代謝されず、薬の過剰投与が生じる危険性がある。この経路によってアセトアルデヒドが生成されると、それ自体が有毒となりうるだけでなく、肝硬変の原因ともなる。

アミノ酸とタンパク質

植物の構造は主に炭水化物によって構成されているのに対し、ヒトと動物の身体はタンパク質によって構成されている。**タンパク質**は窒素を含んでいる点で、炭水化物や脂質とは分子的に異なる。身体のタンパク質の主な機能には、構造タンパク質、酵素、ホルモン、輸送タンパク質、免疫タンパク質などがある。タンパク質はアミノ酸（図3-7）が**ペプチド結合**（図3-8）によって繋がって合成される。

アミノ酸の配列はタンパク質の最終的な構造と機能を決定するものであり、デオキシリボ核酸（deoxyribonucleic acid [DNA]）として細胞核に保存されている遺伝子コードによって指定される。タンパク質の合成は図3-9と第5章に図解した複雑な過程によって行われ、この過程によってタンパク質のパターンがDNAからリボ核酸（ribonucleic acid [RNA]）へとコピーされる。タンパク質合成のためのパターンはメッセンジャーRNA（messenger RNA [mRNA]）によって粗面小胞体へと運ばれる。新たなタンパク質は、mRNAの指示通りにアミノ酸を結合させて正確な直鎖状の配列とすることで合成される。合成されたタンパク質は、ここから分離され、そのまま利用されるか、さらに処理を受けて利用される（第5章を参照）。

タンパク質がその特有の機能を発揮するためには、完成した直線状のアミノ酸鎖が適切に折り畳まれる必要がある。個々のアミノ酸の一次配列が、成熟タンパク質の立体構造を決定する。R基は新しく合成されたペプチド鎖から突出し、互いに反応する位置にある。折り畳みは各アミノ酸に含まれる個々のR基の間の水素結合、イオン結合、疎水性相互作用などを介して行われる。たとえば、1つのアミノ酸のR基が持つ負電荷が他のアミノ酸の正電荷と引き合うことで、正確な三次元構造を形成する。タンパク質には次の4次元の構造が存在する。

1. **一次構造**：mRNAの指示に従って連続するアミノ酸の間でペプチド結合が形成される。完成したタンパク質はア

すべてのアミノ酸の基本構造は同じ 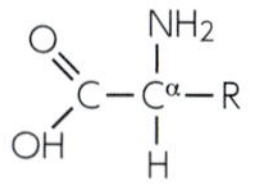　　　　　R基がそれぞれ異なる。

機能タイプ	アミノ酸(略号)	R基	アミノ酸の特徴
脂肪族	グリシン(Gly) G	H	R基(H)が小さいので、ペプチド鎖にヘアピンループを形成できる。
	アラニン(Ala) A	CH₃	脱アミノ反応でピルビン酸塩に変換し、グルコース合成に使うことができる。
	バリン(Val) V*	—CH(CH₃)₂	分岐鎖アミノ酸。筋肉内で代謝される。
	ロイシン(Leu) L*	—CH₂—CH(CH₃)₂	疎水性の高い分岐鎖アミノ酸。筋肉代謝。
	イソロイシン(Ile) I*	—CH(CH₃)—CH₂—CH₃	疎水性が最も高い分岐鎖アミノ酸。筋肉代謝。
含硫	システイン(Cys) C**	—CH₂—SH	グルタチオン合成に必須。慢性疾患患者では合成が制限される。
水酸基	メチオニン(Met) M*	—CH₂—CH₂—S—CH₂	一般的なメチル基供与体であるS-アデノシルメチオニン(SAM)とシステインに変換される。
	セリン(Ser) S	—CH₂—OH	タンパク質を活性化・不活性化するリン酸化された水酸基。
	トレオニン(Thr) T*	—CH—OH—CH₃	調節のためのリン酸化の場所でもある。
芳香族	フェニルアラニン(Phe) F*	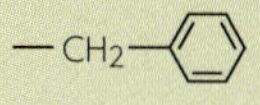 —CH₂—C₆H₅	ノルエピネフリン、エピネフリン、ドーパミン合成のためのチロシンに変換される。
	チロシン(Tyr) Y	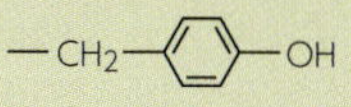 —CH₂—C₆H₄—OH	神経伝達物質のノルエピネフリン、エピネフリン、ドーパミンに変換される。
	トリプトファン(Trp) W*	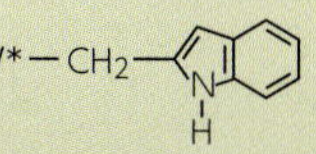 —CH₂—(インドール)	神経伝達物質のセロトニンとナイアシンに変換される。
環状	プロリン(Pro) P	—CH₂—CH₂—CH₂— (環)	トリプルヘリックスが可能。コラーゲン中のプロリンは交差結合のために水酸化する。
塩基性	リシン(Lys) K*	—CH₂—CH₂—CH₂—CH₂—NH₃⁺	タンパク質中の水酸化の場所。シグナル伝達に使われる。
	ヒスチジン(His) H**	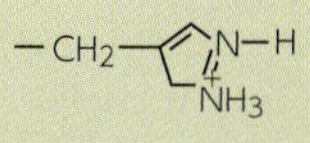 —CH₂—(イミダゾール)	親水性。シグナル伝達タンパク質中で亜鉛と結合。
	アルギニン(Arg) R	—CH₂—CH₂—CH₂—NH—C(NH₂)=NH₂⁺	尿素回路内で形成される。酸化窒素シグナル伝達回路の合成に必須。
酸性	アスパラギン酸(Asp) D	—CH₂—COO⁻	2位の窒素と結合してアスパラギン(Asn) N を形成。 —CH₂—CONH₂
	グルタミン酸(Glu) E	—CH₂—CH₂—COO⁻	2位の窒素と結合してグルタミン(Gln) Q を形成。 —CH₂—CH₂—CONH₂

図3-7 ヒトに必要な20種類のアミノ酸の構造と機能。アミノ酸の一般構造すべて同じだが、R基がそれぞれ異なる。アミノ酸は3文字または1文字の略号で示される。(*) 印のアミノ酸は必須アミノ酸であり、(**) 印のアミノ酸は乳児と特定の慢性疾患患者にとって必須である。

ミノ酸の直鎖となる。
2. **二次構造**：各アミノ酸のR基間での相互作用によってヘリックスとプリーツシート（ひだ状の板）構造を形成する。
3. **三次構造**：ヘリックスとプリーツシートは折り畳まれてコンパクトなドメインとなる。小さなタンパク質には1つのドメイン、大きなタンパク質には多数のドメインが存在する。
4. **四次構造**：個々のポリペプチドがさらに大きな集合体や複合体のサブユニットとなる場合もある。サブユニット同士は多数の弱い非共有的相互作用によって結合するが、ジスルフィド結合によってさらに安定化されるもの

もある。たとえば、4個のヘモグロビンモノマーが結合して四量体のヘモグロビン分子を形成する。

タンパク質の構造はタンパク質の機能の重大な構成要素である。タンパク質の作用が起こる活性・触媒部位は、近くの官能基を並置させることによって形成されるが、時には離れたR基によっても形成される。遺伝性疾患に認められるようにタンパク質の一次配列が変化した場合には、そのタンパク質は活性部位を形成することができず、活性が低下するか全く失われる可能性がある。

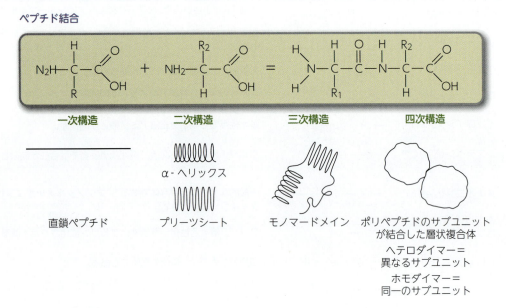

図3-8　ペプチド結合とタンパク質の折り畳み

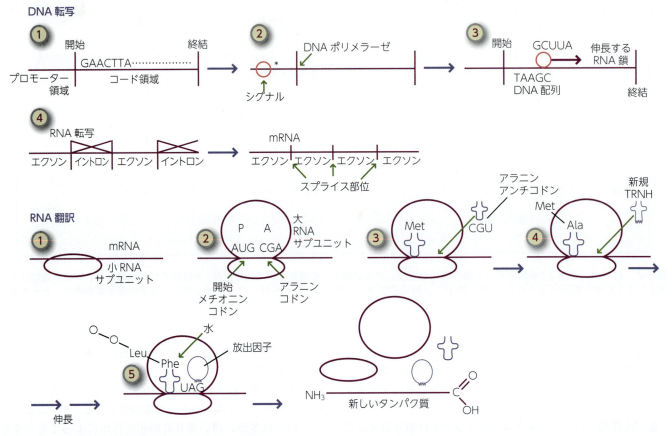

図3-9　真核細胞のDNAの転写とRNAの翻訳の概要

必須アミノ酸

タンパク質の合成では、その過程全体において必要なすべてのアミノ酸が揃っている必要がある。アミノ酸は化学的にはα-炭素にアミノ基が結合したカルボン酸である。すべてのアミノ酸はこの共通した一般的構造を持つ。α-炭素には側鎖も結合しており(R基)、それによって各アミノ酸の特性と機能が決まる。α-炭素は不斉炭素であるため、異性体も生成される。L-異性体はヒトの体内で機能を示す。多くのアミノ酸は、主要な代謝経路の中間生成物として産生される炭素骨格からアミノ基転移と呼ばれる過程によって合成される。この過程は遊離アミノ基を生じさせることなく、他のアミノ酸からアミノ基を添加する反応である。アミノ基転移は代謝中間体から遊離アミノ基を用いて非必須アミノ酸を生成する重要な過程であり、有毒なアンモニアを生じることはない。たとえば、解糖中に生成されたピルビン酸は、アラニンアミノトランスアミナーゼという酵素によってアミノ基を付加し、アミノ酸アラニンに容易に変換する。一方必須アミノ酸は、ヒトでは適正な量を合成することができない炭素骨格を持つため、食物から得なくてはならない(表3-8)。タンパク質もエネルギー源となる。タンパク質の熱量は5kcal/gであり、アミノ基を除去し、尿素を産生して排泄する(脱アミノ)には、1kcal/gの代謝コストがかかる。そのため、最終的に生成される炭素骨格は、4kcal/gのエネルギーとして使用することができる。これらの炭素骨格は、グルコースの生成にも利用される。食事に炭水化物が不足している場合や、飢餓状態にある場合は、タンパク質はグルコースを新規合成する際の唯一利用可能な供給源となる。この過程は糖新生と呼ばれる。オキサロ酢酸はミトコンドリアから移動し、ホスホエノールピルビン酸(phosphoenolpyruvate [PEP])へと転換される(図3-2を参照)。ホスホフルクトキナーゼとグルコキナーゼを除いたすべての酵素は可逆的であることから、PEPからは解糖系を逆行することができる。血糖が必要となれば、これらの酵素は両者とも特異的なホスファターゼ酵素によって逆転することができる。グルコキナーゼが主に肝臓に存在するため、逆転反応は肝臓でのみ起こり、肝臓が糖新生のための主要な部位となる。グルコースに変換可能な炭素骨格を生成するアミノ酸は、糖原性アミノ酸と呼ばれる。20種類のアミノ酸のうちの、リシンとトレオニンだけはある程度のグルコースの産生には使用できない。これらのアミノ酸はケトンに変換され、エネルギーに使用される生成物を産生することから、ケト原性アミノ酸として知られている。

現在の推奨事項によれば、健康な成人は体重1キログラム当たり0.8gのタンパク質を必要とする(IOM, Food and Nutrition Board, 2002)。この量のタンパク質を得るためには、食事性タンパク質が総エネルギー摂取量の約10～15%となるのが良い。タンパク質の必要量は、ストレスと疾患の存在下では増加する。タンパク質に富む食品は、主に動物の肉、卵、ミルクなどの畜産物である。大半の植物性食品は、豆類以外はタンパク質含有量が比較的少ない。

食事性タンパク質の質

身体を構成するタンパク質の合成は必要なすべてのアミノ酸の利用能に左右されるため、食事性タンパク質の質は、そのアミノ酸組成と生物学的利用能に左右される。これらの特性を基に、タンパク質の質を測定する多くの方法が使用されて

表 3-8

推定アミノ酸必要量

アミノ酸	年齢別必要量(mg/kg/日)			
	乳児(3～4ヵ月*)	幼児(2歳以下†)	小児(10～12歳‡)	成人§
ヒスチジン	28	未定	未定	8～12
イソロイシン	70	31	28	10
ロイシン	161	73	44	14
リシン	103	64	44	12
メチオニン+システイン	58	27	22	13
フェニルアラニン+チロシン	125	69	22	14
トレオニン	87	37	28	7
トリプトファン	17	12.5	3.3	3.5
バリン	93	38	25	10
ヒスチジンを除く合計	714	352	216	84

World Health Organization: Energy and protein requirements report of a joint FAO/WHO/UNU expert consultation, Technical Report Series 724, p 65, Geneva, 1985, WHO を改変.

* 良好な健康状態を維持するレベルで与えられる母乳または牛乳調合乳に含まれるアミノ酸量を基準とする.
† 適切な除脂肪組織増加を維持するのに十分な窒素出納を達成する量を基準とする(16mg/kg/日の窒素).
‡ 窒素出納をプラスにする必要量の上限を基準とする.
§ 窒素出納を達成する推定最大必要量を基準とする.

きた。50年以上前にBlockとMitchel (1946) は、タンパク質の生物学的価値は、必須アミノ酸のプロファイルをヒトの必要量と比較することによって決まるとした。ヒトの必要量を比較した場合に、最も量の少ない必須アミノ酸が制限アミノ酸となり、それからタンパク質の質の「化学的スコア」が計算される。

タンパク質の質は、生物によって実際に使用されるタンパク質の量を測定することによっても求めることができる。その方法の1つが正味タンパク質利用率（net protein utilization [NPU]）である。食事性タンパク質の量はその代謝産物と等しいとみなし、食物と生物サンプルに含まれる窒素を測定し、それを公式（窒素[g]×6.25＝タンパク質[g]）に当てはめることによってタンパク質の量を求める。窒素の増加分を窒素摂取量と比較し、身体中に保持されている窒素の割合を計算してNPUを求める。NPUの値はおよそ40～94の間にあり、動物性タンパク質は高く、植物性タンパク質は低い。しかし、ヒトのタンパク質の質の評価を目的として、動物を用いて試験をする場合には注意が必要である。

世界保健機関（World Health Organization [WHO]）と米国食品医薬品局（Food and Drug Administration [FDA]）は、ヒトのタンパク質の質を評価するための公式測定法として、タンパク質消化吸収率補正アミノ酸スコア（protein digestibility corrected amino acid score [PDCAAS]）を採用した。PDCAASは2～5歳の小児のアミノ酸必要量を基にしており、消化率を補正したアミノ酸スコアとなっている。消化率を補正した後、必要量以上のアミノ酸が含まれるタンパク質のPDCAASは1となる。Gilaniら（2008）は、生物活性ペプチドも含めた、さらに精度の高い標準化法が必要であることを明らかにしている。

消化率はタンパク質の質に影響を及ぼす主要因子であり、さまざまな要因の影響を受ける。肉の調理法には、ワインや酢に漬け込み、熱を加えることで、固い肉を変性によって軟らかくすることが多い。タンパク質は水素とイオンの相互作用によって三次元構造を維持しているが、この結合は酸、塩、熱によって弱まる。この過程はタンパク質を変性させるため、軟骨や結合組織タンパク質も軟らかくなり、付着する筋タンパク質が剥がれ、すべてのタンパク質に消化酵素が作用できるようになる。

植物性タンパク質は炭水化物の細胞壁に包まれているため、消化酵素の作用を受けにくく、動物性タンパク質よりも消化されにくい。タンパク質の消化を阻害する酵素を持つ植物では、熱によって不活化してから食べる必要がある。たとえば、大豆には腸の主要なタンパク質消化酵素であるトリプシンを不活化するトリプシナーゼが含まれる。研究結果からは、植物性タンパク質が血圧管理に有効となる可能性が示唆されているが、米国の成人のタンパク質摂取源となる食品と、これらの選択に影響を与える要素について公表されているものはほとんどない（Lin et al., 2010）。生活様式を変化させるPREMIER試験でのタンパク質摂取源として多かった食品は、鶏肉、乳製品、精製穀類、牛肉であり、摂取量の3分の2が動物性タンパク質、3分の1が植物性タンパク質からで、その比率は性別、人種、肥満度によって異なっていた（Lin et al., 2010）。

食物の加工は、アミノ酸を破壊して消化率を低下させ原因となる可能性がある。還元性のある乳糖（グルコースとガラクトース）存在下での穏やかな加熱処理では、リジンの利用能が低下する。ラクトースはリジンの側鎖と反応し、リジンを利用できない状態にする。この褐色反応（メイラード反応）では、高温で相当な量のリジンが失われる。糖類または酸化脂質が存在する場合（存在しない場合でも）で高温で加熱すると、食物性タンパク質に含まれるアミノ酸はすべて難消化性となる。タンパク質を強いアルカリで処理すると、アミノ酸のリシンとシステインが互いに反応し、毒性のあるリシノアラニンを生成する可能性がある。二酸化硫黄その他の酸化を引き起こしやすい条件に曝されると、メチオニンが失われる可能性がある。タンパク質の加熱や湿度の低い場所での貯蔵により、リジン残基へのビタミンB_6の結合が減少し、ビタミンが不活性化される場合もある。したがって、タンパク質を損なうことなく利用できる状態に保つには、食品の適切な扱いが必要である。

前述の通り、ヒトが必要とするアミノ酸組成と食品のアミノ酸組成が合わない場合は、不足しているアミノ酸がタンパク質の合成を「制限」することになる。食事性タンパク質の質は、各種制限アミノ酸を含有するタンパク質摂取源を組み合わせることで向上させることができる。1種類の植物性食品に頼る食事では、タンパク質合成の基質となる制限アミノ酸が十分得られないため、最適な成長ができない。その制限アミノ酸を過剰に含む他の植物性タンパク質を食物に加えれば、タンパク質の組み合わせが補足される。必須アミノ酸はヒトのタンパク質合成を適正にする。タンパク質の補足の概念は、動物性タンパク質を摂取しない人や、変化に富む食品を摂取できない人にとって重要である。併せて食べることで、すべての必須アミノ酸を得られる補完的な食品を表3-9に示す。1回の食事で補足アミノ酸を食べる必要はないが、同じ日のうちに食べるのがよい（American Dietetic Association, 2009）。完全菜食主義の小児、妊婦、授乳婦は、さまざまなアミノ酸を含む食物を摂れるよう注意して献立を考える必要がある。

窒素出納

恒常性制御機構は、アミノ酸プール中の各アミノ酸の濃度や、筋タンパク質と血漿タンパク質の合成と分解の速度を調節している。身体のタンパク質合成と代謝は制御される。健康な人では、身体に取り込まれるタンパク質の量は、身体の維持に使用されるタンパク質と、糞便、尿、皮膚によって排泄されるタンパク質との平衡が保たれるようになっているため、タンパク質出納は0となる（図3-10）。このバランスは、組織内における恒常性制御機構を反映している。

筋量（体タンパク質）は循環血中のアミノ酸プールによっ

て維持され、毎日同量の筋タンパク質が分解され、再合成される。筋量はクレアチニン身長係数と上腕筋囲を用い推定できる。アミノ酸は臓器タンパク質の合成にも必要である。感染症や外傷の患者は、合成するよりも多くの窒素を排泄する。これらの患者では、炎症性サイトカインが窒素損失と負の窒素出納をもたらす。妊婦とその胎児は合成されたタンパク質を成長に利用しているため、毎日損失量よりも多くのタンパク質を取り込んでいる（窒素出納が正になる）。

窒素はアンモニア（NH_3）の形では非常に毒性が高く、簡単に細胞膜を横断するが、単独では身体全体へと輸送されない。栄養が充足した状態では、ピルビン酸その他の炭素骨格が窒素を取り込み（アミノ基転移による）、通常はアラニンとグルタミン酸（α-ケトグルタル酸から）の非必須アミノ酸として肝臓に運ぶ。これらのアミノ酸は、肝臓に到達した後に脱アミノ反応またはアミノ基転移によって炭素骨格に戻る。脱アミノされたアンモニアイオンは、高エネルギーのリン酸塩とマグネシウムの存在下でカルバモイルリン酸合成酵素という酵素によって二酸化炭素と結合し、尿素サイクルの最初の中間体であるカルバモイルリン酸を生成する。もう一つのアミノ基は、アスパラギン酸によって尿素サイクルに入る。このように尿素分子が生成されることにより、2つの過剰アミノ基を排泄することができる。栄養充足状態では、尿中窒素の90％が尿素となる。塩基性アミノ酸の1つであるアルギニンも、尿素サイクルの生成物である。アルギニンは一酸化窒素などの炎症性反応のメディエーターの産生に必要である。アルギニンは非必須アミノ酸として分類されているが、危篤状態の患者にとっては必須となる場合もある。

栄養充足状態での主要栄養素の利用と貯蔵

吸収された炭水化物は、血漿グルコースとして門脈中を輸送される。門脈での血糖値の上昇は、膵臓からの既成インスリンの分泌を促進する。インスリンの最も大きな作用の1つは、インスリン依存性の脂肪と筋肉中に存在するグルコーストランスポーター（GLUT 4）に対する作用である。肝臓は門脈血中のグルコースを最初に受け取る臓器である。肝臓は吸収されたグルコースの約50％を非インスリン依存性の輸送体（GLUT 2）によって取り込み、すぐに触媒能の高い酵素であるグルコキナーゼによってグルコース-6-リン酸に変えることによって、肝細胞にグルコースを貯蔵する（図3-2を参照）。

インスリンはグルコキナーゼの活性を増加させ、解糖系に

表 3-9 すべての必須アミノ酸を摂取できる食品の組合せ

良い組合せ*	例
穀類と豆類	米飯と豆類、エンドウマメのスープとトースト、レンズマメのカレーと米飯
穀類と乳製品	パスタとチーズ、ライスプディング、チーズサンドイッチ、豆類と種子類
ヒヨコマメとゴマ	ホムスのディップ、ヒヨコマメのコロッケ、またはスープ

* 乳製品と種子類、乳製品と豆類、穀類と種子類のような他の組み合わせは、化学組成のスコアが似ていて補足効果が高くないため、あまり有効ではない。タンパク質を多く含む食品のリストについては、http://www.nal.usda.gov/fnic/foodcomp/Data/SR18/nutrlist/sr18w203.pdfを参照。

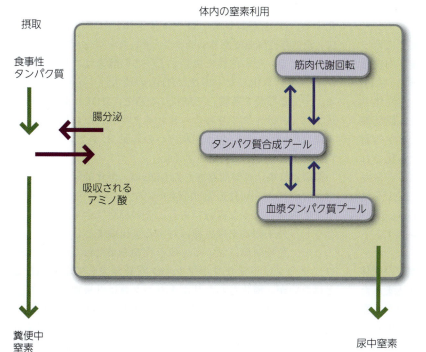

図 3-10 身体内で利用される窒素。タンパク質はアミノ酸の形で窒素を供給し、その量は公式（窒素[g]＝タンパク質[g]÷6.25）によって求められる。食事性タンパク質と内分泌されるタンパク質は、消化管から吸収される。通常はタンパク質の95％以上が吸収され、合成のためにプールされる。筋タンパク質と臓器（つまり血漿）タンパク質は毎日分解され、合成される。窒素は尿素に変換され、尿中に排泄される。ごく微量の窒素は、月経血、正常な分泌液、皮膚とその付属物の代謝によって失われる。健康なヒトでは、窒素摂取は窒素損失と等しいため、タンパク質出納はゼロとなる。

Crim MC, Munro HN: Proteins and amino acids. In Shils ME et al., editors: Modern nutrition in health and disease, Philadelphia, 1994, Lea & Febigerを改変。

よるグルコースの酸化を促進する。ピルビン酸脱水素酵素も刺激され、肝臓と筋肉での解糖とアセチルCoAの生成を増加させてアデノシン三リン酸（adenosine triphosphate [ATP]）を産生する。さらにインスリンは栄養充足状態で肝臓と筋肉内のグリコーゲン合成酵素活性を亢進し、グリコーゲンを貯蔵することによってグルコースを最大限に貯蔵する。筋グリコーゲンは筋細胞内で利用され、筋収縮に必要なATPを産生する。筋肉内でのグリコーゲン濃度は個人の身体活動によって変わり、身体トレーニングによって大幅に増加させることができる。

肝グリコーゲンはグルコースを容易に供給するための貯蔵所として、絶食状態下で血糖値を維持する役割を果たす。炭水化物の摂取が身体の酸化・貯蔵能力を超えた場合には、細胞は炭水化物を脂肪に転換する。インスリン濃度が上昇すると、肝臓のアセチルCoAカルボキシラーゼ、脂肪組織のリポタンパク質リパーゼ（lipoprotein lipase [LPL]）、脂肪酸シンターゼのような脂肪酸とトリグリセリドの合成酵素の活性が亢進する。

脂質は脂溶性なので、そのままでは体内の水性溶媒中で輸送できない。吸収された脂肪酸とモノグリセリドは、粘膜細胞内で再エステル化されてトリグリセリドとなり、脂溶性の中心部がタンパク質とリン脂質の層に覆われ、輸送可能な形となる。タンパク質のコンポーネントには、特有の機能を持つアポタンパク質（アポ）B、A、C、Eが含まれる。こうして形成される**キロミクロン**には、タンパク質は2%しか含まれず、残りはトリグリセリド（84%）、コレステロール、リン脂質である。この脂質に富む粒子は粘膜細胞を離れ、リンパ管を経て心臓の右側に入る胸管に輸送される。心臓内では血液の流速が速いため、大きくて脂質に富むキロミクロンによる凝集塊や脂肪塞栓の形成が防止される。キロミクロンは食事性脂肪を輸送するので、食後にのみ血液中に存在する。そのため、高脂肪食の摂取後は血漿が白濁して見える。

キロミクロンは心臓を出て大動脈に入り、循環血流に乗って脂肪細胞に輸送される。脂肪細胞の毛細血管を覆う内皮細胞の膜には、リポタンパク質リパーゼ（LPL）が存在する。LPLはリポタンパク質と結合しているアポCによって活性化され、キロミクロンと結合してトリグリセリドを切断し、脂肪酸とモノグリセリドを放出する。脂肪酸とモノグリセリドは脂肪質の脂質膜を横断して脂肪細胞に入り、再エステル化されて安全な疎水性のトリグリセリドとなって貯蔵される。栄養充足状態下で優勢なホルモンであるインスリンは、LPLを活性化して脂肪貯蔵を促進することに注意が必要である。トリグリセリドの一部を放出した残りのキロミクロンレムナントは、肝臓受容体と結合してリサイクルされる。

肝臓はキロミクロンレムナント、循環血中の脂肪酸、中間体のリポタンパク質とその他のリポタンパク質が取り込まれたもの、体内で合成されたものなどの、さまざまな供給源から脂肪を受け取る。肝臓は受け取った脂肪を再エステル化してVLDL（超低比重リポタンパク質）を生成する。このリポタンパク質はキロミクロンと比較してコレステロールを多く含むが、大半はトリグリセリドである。VLDLにはアポB、アポE、アポCも含まれ、体内を循環する間にアポAが取り込まれる。栄養充足状態では無数のVLDLが産生され、脂肪細胞に輸送される。そこでトリグリセリドが再び加水分解され、再エステル化されて貯蔵される。VLDLは絶食状態でも内在する脂質の輸送のために生成される。

食事性コレステロールはキロミクロンとVLDLによって輸送されるが、LPLはこれを切り離さない。VLDLからLPLによってトリグリセリドが最大限まで切り離された後の残りは、中間比重リポタンパク質と呼ばれる。トリグリセリドが最大限まで取り除かれたリポタンパク質はLDL（低比重リポタンパク質）と呼ばれ、主にコレステロールを輸送する。LDLは肝臓上のアポBとアポEの受容体を介して取り込まれ、まず、このコレステロールに富む粒子に特異的に結合するLDL受容体によって取り込まれる。その後、LDLを包み込んだエンドサイトーシス小胞がリソソームと融合する。リソソーム内の消化酵素は、タンパク質とリン脂質を分解して遊離コレステロールを産生させる。遊離コレステロールは、アセチルCoAからコレステロールを合成する反応の律速酵素である3-ヒドロキシ-3-メチルグルタリル（3-hydroxy-3-methylglutaryl [HMG]）CoA還元酵素を抑制することで、細胞内でのコレステロール合成とLDLの利用を調節する。また、細胞内でのLDL受容体の合成を下方制御し、細胞膜上の受容体の発現を低下させる。遊離コレステロールは貯蔵コレステロールのエステル化を促進する。

コレステロールはHDL（高比重リポタンパク質）によって細胞膜や他のリポタンパク質から取り除かれる。HDL粒子は肝臓その他の組織内で形成される円盤状のリポタンパク質である。HDLは血流中を循環して遊離コレステロールを集め、ホスファチジルコリン（レシチン）の脂肪酸でそれをエステル化する。HDLがコレステロール輸送体として機能する能力は、銅依存性酵素であるレシチン-コレステロールアシルトランスフェラーゼの活性に依存する。この酵素はコレステロールをエステル化したものを、HDLの疎水性中心部に貯蔵する。十分な脂質を蓄積して球状になると、HDLは肝臓に取り込まれてリサイクルされる。リサイクルされたコレステロールは、胆汁酸の合成、皮下組織内への貯蔵、ビタミンDの生成、VLDLとして分泌に利用される。

循環血液中に長時間存在したLDLは、酸化的障害とマクロファージによる捕食を受けやすい。マクロファージは他の粒子を飲み込む大きな細胞である。この細胞は全身の動脈内に存在し、外来物質や微生物に対する監視機構として作用することで、免疫防御において主要な役割を果たしている。マクロファージは正常なリポタンパク質を認識して取り込むことはないが、酸化されたリポタンパク質は外来物質として認識して取り込む。マクロファージは酸化型LDLを取り込み、取り込んだ脂肪をその細胞質内に蓄積して泡状の形にする（そのために泡沫細胞と呼ばれる）。LDLの取り込みはマク

ロファージを活性化し、さまざまな炎症性および増殖性カスケードの引き金を引くメディエーターを分泌するよう刺激する。このカスケードの中には、粥状硬化症を引き起こすものもある。

絶食状態における主要栄養素の異化作用

身体は食物欠乏状態に対して驚くほど抵抗力を持っているため、ヒトは食料が豊富な時期と飢饉の時期が周期的に巡る中でも生き延びることができる。身体は適応的変化を起こすことで、貯蔵された主要栄養素を日常活動に利用できるようになる。タンパク質エネルギー栄養障害（protein-energy malnutrition [PEM]）またはタンパク質-カロリー栄養障害（protein-calorie malnutrition [PCM]）の患者は、栄養不良が原因となってさまざまな症状を呈する。タンパク質とカロリーの双方が欠乏すると、PEMの状態の一端となるマラスムスを引き起こす。この反対の状態が、炭水化物はほぼ十分に摂取している人に生じるタンパク質欠乏である。クワシオルコルは、第2子の誕生後に第1子がタンパク質に富む母乳から離乳によってタンパク質の乏しい炭水化物食へと移行する際に生じる疾患を表すガーナ語である。この状態は重度のタンパク質欠乏と低アルブミン血によって引き起こされる。成人に対しては、小児科用語であるクワシオルコルではなく、タンパク質エネルギー栄養障害という名称を用いるのが正しい。飢餓状態の成人については、第14章の「栄養不良」で詳しく述べる。

グルコースは脳神経系、赤血球、白血球、その他のグルコース利用組織にとって欠かすことのできない栄養素である。これらの組織が機能を維持するために、血糖値は常に正常範囲内に維持されなければならない。絶食の初期にはグルコースはグルカゴンとエピネフリンというホルモンの作用によってグリコーゲンから生成されるが、貯蔵されているグリコーゲンは18〜24時間で枯渇する。その後は、タンパク質を基質としてグルコースを新たに合成しなくてはならない。異化ホルモンであるエピネフリン、チロキシン、グルカゴンは、糖新生のために、筋タンパク質とその他の利用の可能な基質の放出を促進する。糖新生の基質として最も一般的なアミノ酸はアラニンである。アラニンは窒素が取り除かれてピルビン酸になる。注目すべきは、飢餓状態が長期にわたっても、グリコーゲンがすべて失われることはないという点である。すでに合成されているグリコーゲンの一部は、グリコーゲン再合成のためのプライマーとして注意深く保護される。

飢餓が持続して飢餓状態に身体が順応するようになれば、肝臓での糖新生はグルコース産生の90％から50％未満にまで減少し、残りは腎臓によって供給されるようになる。筋肉と脳は遊離のグルコースを放出することができないが、筋肉はコリ回路と呼ばれる過程を介して、糖新生のためのピルビン酸と乳酸を放出することができる。筋肉はグルタミンとアラニンも放出する。これらのアミノ酸は脱アミノまたはアミノ基転移により、それぞれα-ケトグルタル酸またはピルビン酸に変換された後、オキサロ酢酸を経由してグルコースに変換される。絶食状態が継続すると、腎臓は酸性代謝産物を排泄するためにアンモニアを必要とする。筋肉に由来するグルタミンがこの目的に使用される。その後、脱アミノされたグルタミン（α-ケトグルタル酸）は利用されてグルコースとなる。したがって、絶食中には腎臓によるグルコース産生は増加し、その一方で肝臓による産生は減少する。

絶食中には、グルコースの他に利用可能なエネルギー源が必要である。それに最適なのが脂肪細胞に貯蔵されている脂肪であり、主に心臓筋をはじめとする筋肉によって利用され、ATPを産生する。脂肪酸の放出と利用には、インスリンの低濃度維持と、抗インスリンホルモンであるグルカゴン、コルチゾン、エピネフリン、成長ホルモンの増加が必要である。抗インスリンホルモンは、脂肪細胞の細胞膜に存在するホルモン感受性リパーゼを活性化する。この酵素は貯蔵されているトリグリセリドを切断し、脂肪細胞から脂肪酸とグリセロールを遊離させる。脂肪酸は血清アルブミンと結合して肝臓まで移動し、速やかに肝細胞に入る。細胞内に入った脂肪酸は、ミトコンドリア膜を横切って脂肪酸カルニチンエステルを輸送するカルニチンアシルトランスフェラーゼ輸送系によって肝臓ミトコンドリア内に取り込まれる。ミトコンドリア内では、β-酸化作用によって脂肪酸CoAからアセチルCoAが産成される。絶食下においても肝臓はケトン体からβ-酸化によって必要なエネルギーをすべて得ることができるため、過剰なアセチルCoA分子は肝臓に蓄積される。ケトン体は血流に入り、筋肉のエネルギー源として働くことで、タンパク質の利用を抑制する。

絶食への適応は、ケトンの産生に依存している。脳神経系にはグルコースが不可欠であるが、絶食中に血中ケトン濃度が上昇すると、ケトンをエネルギー源として使用する。脳がグルコース以外のエネルギー源を利用することから、糖新生に筋タンパク質を利用する必要性は低下し、それによって筋肉の異化の速度は低下する。筋での異化作用の低下は、肝臓が受け取るアンモニアの量を減少させる。筋タンパク質の脱アミノ反応の速度が低下すると、肝臓での尿素の合成が急速に減少する。絶食が何週間も継続すると、尿素合成と排泄の比が最小となる。絶食に適応した人では、尿素は尿酸とほぼ同じペースで腎臓から排泄される。

したがって、絶食に適応した人ではタンパク質の損失は最低限に抑制され、除脂肪組織は温存される。脂肪はグルコースに変換することができないため、その代わりにケトンとして筋肉と脳にエネルギーを供給する。標準体重の人では、水さえあれば1か月間断食することができ、栄養素指数や、免疫系その他の機能は比較的正常に維持される。しかし、貯蔵脂肪が使い尽くされるとタンパク質が利用され、最終的には死亡する。

外傷と敗血症の患者では、絶食または飢餓に適応することができない場合もある。絶食中の人が感染症を発症した場合

には、インターロイキン-1や腫瘍壊死因子などの炎症メディエーターがインスリン分泌を促進し、軽いケトーシスの発生を防止する。ケトンがなければ脳その他の組織はグルコースに依存し続けるため、絶食への適応能力は制限される。グルコースの基質を提供するために、筋量は次第に減少していく。絶食の人が感染症に罹ると、窒素出納は急速に負となる。タンパク質貯蔵量の50％が使われた場合には、感染からの回復は困難である。

タンパク質栄養障害の人も絶食に適応することができない。これは、炭水化物の摂取がインスリン産生を促進するためである。インスリンは貯蔵脂肪がエネルギー源として利用されるのを妨げる貯蔵ホルモンであるうえ、脂肪からケトンが作られるのを抑制することで、絶食への適応を制限する。インスリンの分泌は筋肉の分解を抑制する。タンパク質をアルブミンやその他の臓器のタンパク質合成のために使用することはできない。アルブミンによって脈管に浸透圧が生じて浮腫が起こる。アルブミン濃度が低い場合には、体液は細胞外液腔にとどまるため浮腫を引き起こす。タンパク質の合成不足、ATP産生不足、組織内への体液蓄積が起これば、神経機能や胃腸吸収の低下、心拍出量の減少、免疫機能の低下、疲労その他の栄養不良の症状が現れる。

栄養不良への不適応は危険である。不断のタンパク質喪失は、心臓と呼吸器系の筋肉を衰退させて生命を脅かすだけでなく、免疫系も損なう可能性がある。こうした患者は感染、下痢、栄養素喪失の進行、免疫系のさらなる低下という悪循環に陥りやすく、最後には日和見感染によって死に至る。医原性、つまり「医療が引き起こす」栄養不良は、入院患者にとって危険であることがずっと以前から認識されているにもかかわらず、その状況は今日でも改善されていない（Kruizenga et al., 2005）呼吸筋の衰弱によって肺不全が生じることも多い。肺炎は致命的となりうるが、実際にはその根底には栄養不良がある。

微量栄養素：ビタミン

ビタミンの発見によって、栄養科学という分野が生まれた。ビタミンという用語は、一般に次の5つの基準、（1）脂肪、炭水化物、タンパク質とは異なる有機化合物（または化合物群）、（2）食物中の天然成分で、含有量が通常は微量、（3）正常な生理学的必要量を満たすほどの量が生体内では合成されないもの、（4）正常な生理学的機能（維持、成長、発達、生殖）に微量ながら不可欠、（5）欠乏や不足によって特定の欠乏症を発症するもの、を満たす必須微量栄養素の総称として用いられるようになった。

これらの化合物について解明することは、刺激的で複雑極まる物語であった（注目情報「ペラグラと政治と貧困」を参照）。

ビタマーはさまざまな形（すべての異性体と活性類似体）のビタミン類である。各種ビタミンには化学的類似性はほとん

◎ 注目情報

ペラグラと政治と貧困

ナイアシンとペラグラの歴史は、長きにわたって多くの曲折を経てきたビタミン研究の一例である。早くも1601年には東インド会社の船で壊血病予防にオレンジとレモンが使用されていたが、食事に含まれる化学物質が特定の疾患を予防するという考えは、何百年もの間、科学と医学の世界には受け入れられなかった。ペラグラはそうした疾患の1つであった。1915年には、米国南部でのペラグラによる死亡者が11,000人と報告された。米国南部では1917年までに170,000人以上もの患者が発生した。事態があまりに深刻であったため、米国公衆衛生局は死因を調査するためにジョーゼフ・ゴールドバーガーを派遣した。彼は栄養素の不足が疾患の原因であると判断し、高品質のタンパク質を含む食事によって治療できる可能性があると考えた。実際彼は、単に食事内容を改善することで、その疾患を克服できたことを示した。1918年には、ゴールドバーガーがこれらの発見を発表した。これが事実であるなら、なぜ1927年に120,000人もの患者が南部で報告されたのだろうか。1927年から1930年の間には、27,103人の死亡が記録されている。

なぜこれだけの人が、完全に予防可能な疾患によって死亡したのだろうか。その要因はいくつかあった。まず、パストゥールの病原細菌説が科学界を席巻していた。壊血病、脚気、くる病は、栄養素の欠乏によってではなく微生物によって引き起こされたと考えられていたのである。玄米に脚気の治療効果が認められるのは、栄養素（チアミン）として作用する物質ではなく、未知の細菌に対して有効な薬理物質の効果によるものと考えられた。ゴールドバーガーがペラグラが伝染性でないことを明らかにした後も、疑念は根強く残った。問題がさらに複雑だったのは、（1）質の良いタンパク質に含まれるのはナイアシンではなく、トリプトファンの前駆体であったこと、（2）ビタミンB複合体から個々のビタミンを単離するまでに、何年も苦心して実験研究が必要であったからである。トリプトファンがナイアシンの重要な前駆体であることが明らかになるのは、さらに何年も経ってからのことであった。

さらに重要な要因が、ペラグラによって多数の死者を出す原因となった。1940年代（年間死亡数が2,000人以上）と1950年代初頭（年間死亡者数500人以上）の米国南部は、経済的・社会的要因で苦しめられていた。ペラグラによる死亡者はすべては貧しく、1920年代末と1930年代の世界恐慌によってさらに貧困が加速した。ペラグラの罹患者は主にアフリカ系アメリカ人であった。南部では食料不足で人々が死んでいたが、国内の他の地域では農民が余った作物を売ることができず、焼くか廃棄していたのである。

どないが、その代謝機能は、膜の安定剤、水素（H⁺）と電子の供与・受容体、ホルモン、補酵素の4つに大別できる。ヒトの健康におけるビタミンの機能はさらに広範であり、その中には遺伝子発現に及ぼす役割も多く含まれる。ビタミンの中には、潜在的または適正レベルより少ない程度の不足でも、通常はビタミンの状態とは関連性のない疾患状態にまで影響を及ぼすものもある。多くのビタミンとミネラルには、欠乏性疾患の発症を予防する作用がある。

潜在性欠乏症は慢性疾患の発症に重要な影響を及ぼす可能性がある。たとえば、葉酸とビタミンB_{12}はDNAの合成と修復の両者にとって非常に重要である。摂取量の低い人は、一般の人々や高齢者において多く認められる。葉酸にはDNAの安定性を維持する作用もある。葉酸代謝の鍵をにぎる酵素を制御する遺伝子をホモで持つ人は、結腸直腸癌のリスクが低下する。同様に、リボフラビンとナイアシンの摂取状態は、DNA損傷に対する応答とゲノム安定性に対して重要な役割を果たすことで、がんのリスクに影響を与える（Kirkland, 2003）。リボフラビンが鉄代謝に果たす役割は、多くの研究結果によって実証されている。

ビタミンDは健康な骨に不可欠であり、骨疾患に対しては保護的に作用する。ビタミンDは特定のタイプのがん、多発性硬化症、1型糖尿病に対しても防御作用を示す（Grant and Holick, 2005）。ビタミンAとDおよびカルシウムの欠乏は、あるタイプのがん、慢性炎症性疾患および自己免疫疾患、メタボリックシンドローム、高血圧発症の素因となる（Peterlik and Cross, 2005）。骨粗鬆症（Nieves, 2005）と肺疾患（Romieu, 2005）の発症は、複数の栄養素と密接な関係のある。米国人にこれらの栄養素が広く欠乏していることは、予防医学にとっても主要な問題である。二次疾患の予防におけるビタミンとミネラルの役割が明確にされるのに伴い、集団によっては推奨1日摂取量を改訂する必要が生じる可能性がある。がんまたは慢性疾患の予防にビタミンやミネラルの栄養補助食品が有益であることを裏付けるデータは、現在では得られていない（Lin et al, 2009）。さまざまな主要栄養素とファイトケミカルと組み合わせた適切な食事摂取が不可欠である。

脂溶性ビタミン

脂溶性ビタミンは受動的に吸収され、食事性脂質と一緒に輸送される。これらのビタミンは、細胞膜や脂肪滴などの細胞の脂質部分に存在する傾向がある。脂溶性ビタミンが適切に吸収されるためには脂肪が必要であり、一般には腸肝循環によって糞便で排泄される。

ビタミンA

ビタミンA（レチノイド）には、代謝活性を持つアルコール（レチノール）、アルデヒド（レチナールまたはレチンアルデヒド）、酸（レチン酸）の3種類の形の化合物がある（表3-10）。貯蔵レチノールはエステル化されて脂肪酸（通常はパルミチン酸レチニル）となり、通常は食物タンパク質と複合体を形成する。活性型ビタミンAは動物性食品だけに含まれる。

動物性食品に含まれる既成ビタミンAに加えて、植物にはカロテノイドと呼ばれる化合物群が含まれており、体内で代謝されてレチノイドとなる。天然の食物中には何百種類ものカロテノイドが抗酸化物質として存在するが、ビタミンAとしての活性を持つものはごくわずかである。中でも最も重要なものがβ-カロテンである。食事性カロテノイドから利用できるビタミンAの量は、それらがどの程度吸収されるか、どの程度効率的にレチノールに変換されるかによって決まる。カロテノイドの吸収率には大きな幅（5～50％）があり、カロテノイドとタンパク質との複合体の消化率、食事性脂肪の種類と量などの他の食事因子の影響を受ける。

吸収、輸送、貯蔵

ビタミンAやそのプロビタミンであるカロテノイドが吸収されるには、通常これらの物質と複合体を形成しているタンパク質が胃と小腸のタンパク質分解酵素によって加水分解される必要がある。さらに、レチニルエステルは小腸でリパーゼによってレチノールと遊離脂肪酸に加水分解されなければならない（図3-11, A）。レチノイドとカロテノイドは他の脂質と共にミセルに取り込まれ、小腸の粘膜細胞に受動的に吸収される。小腸粘膜細胞内ではレチノールは細胞のレチノール結合タンパク質（cellular retinol-binding protein [CRBP]）と結合し、主にレシチン・レチノール・アシルトランスフェラーゼによって再エステル化されてレチニルエステルとなる。その後、カロテノイドとレチニルエステルはキロミクロンに組み入れられてリンパ液に入り、最終的に血流中に輸送される。一部は開裂してレチナールになり、その後キロミクロンへと組み入れられてレチニルエステルへと再エステル化される（図3-11, B）。

肝臓はビタミンAの輸送と貯蔵に重要な役割を果たす（図3-11, C）。キロミクロンレムナントはレチニルエステルを肝臓に輸送する。これらのエステルは、ただちにレチノールと遊離脂肪酸に加水分解される。肝臓におけるレチノールの主要な代謝には3種類ある。第1は、レチノールがCRBPと結合し、細胞内で有毒となる恐れのある遊離レチノールの濃度を制御する。第2は、レチノールが再エステル化されてレチニルパルミテートとなって貯蔵される。身体のビタミンAの約5～80％は肝臓に貯蔵されている。脂肪組織、肺、腎臓は、星細胞と呼ばれる特殊化された細胞にレチニルエステルを貯蔵する。ここでの貯蔵は、ビタミンAの摂取が大きく変動する影響を軽減させる作用があるとともに、欠乏症発症リスクのある人の摂取量が減少している時には特に重要となる。

最後は、レチノールがレチノール結合タンパク質（retinol-binding protein [RBP]）と結合する。RBPと結合したレチノールは肝臓から出て血液中に入り、トランスサイレチン（transthyretin [TTR]）タンパク質と結合して複合体を形成

表 3-10

ビタミンとビタミン物質とその作用

ビタミン名	ビタミン物質	プロビタミン	生理作用
ビタミンA	レチノール　レチナール　レチノイン酸	β-カロテン　クリプトキサンチン	視覚色素、細胞分化、遺伝子調節
ビタミンD	コレカルシフェロール（D_3）　エルゴカルシフェロール（D_2）		カルシウムホメオスタシス、骨代謝
ビタミンE	α-トコフェロール　γ-トコフェロール　トコトリエノール		生体膜抗酸化
ビタミンK	フィロキノン（K_1）　メナキノン（K_2）　メナジオン（K_3）		血液凝固、カルシウム代謝
ビタミンC	アスコルビン酸　デヒドロアスコルビン酸		コラーゲンとカルニチンの生合成における水酸化反応と薬物およびステロイド代謝の還元剤
ビタミンB_1	チアミン		2-ケト酸の脱炭素とケト転移の補酵素
ビタミンB_2	リボフラビン		脂肪酸の酸化還元とTCA回路の補酵素
ナイアシン	ニコチン酸　ニコチンアミド		数種の脱水素酵素の補酵素
ビタミンB_6	ピリドキソル　ピリドキサール　ピリドキサミン		アミノ酸代謝の補酵素
葉酸	葉酸　ポリグルタミル葉酸		1炭素代謝の補酵素
ビオチン	ビオチン		カルボキシル化の補酵素
パントテン酸	パントテン酸		脂肪酸代謝の補酵素
ビタミンB_{12}	コバラミン		プロピオン酸塩、アミノ酸、1炭素単位代謝の補酵素

TCA：トリカルボン酸

し、血流に乗ってレチノールを末梢組織に送る。肝でのRBP合成には適切なタンパク質が必要となるため、タンパク質欠乏はビタミンA欠乏とともにレチノール濃度に影響を及ぼす。このように、タンパク質-カロリー栄養障害の人は一般に血中のレチノール濃度も低下していることから、タンパク質欠乏が治療されない限り、ビタミンAを補給しても改善しないことがある。

レチノール-RBP-TTR複合体は、細胞表面受容体を介して他の組織にレチノールを運ぶ。レチノールはRBPからCRBPに渡され、残ったアポRBPが結合タンパク質に、TTRが血液中に放出される。アポRBPは最終的に腎臓で代謝されて排泄される。CRBPの他に、細胞のレチノイン酸結合タンパク質（cellular retinoic acid* binding proteins [CRABP]）が細胞のレチン酸と結合し、CRBPがレチノール濃度を制御するのと同じようにレチン酸濃度を制御する役割を果たす。

代謝

レチノールはエステル化されて貯蔵されるのに加え、輸送型としてレチナールへと酸化され、続いてレチノイン酸となるか、抱合されてレチニルグルクロニドまたはリン酸レチニルとなる。生成されたレチノイン酸は、排泄されやすい形に変換される。ビタミンAの炭素鎖が短縮された酸化型は尿中に排泄されるが、元のままのものは胆汁と糞便に排泄される。

機能

ビタミンAは視覚機能、正常な細胞分化と細胞表面機能（細胞認識など）、成長と発達、免疫機能、生殖などのさまざまな全身機能に対して不可欠な機能を持つ。

レチナールは網膜の桿体細胞と錐体細胞に存在する視覚色素の構成要素であり、光受容に不可欠である。11-シス異性体である11-シス-レチナールは、各種視覚色素タンパク質（すなわちオプシン——桿体のロドプシンと錐体のアイオドプシン）

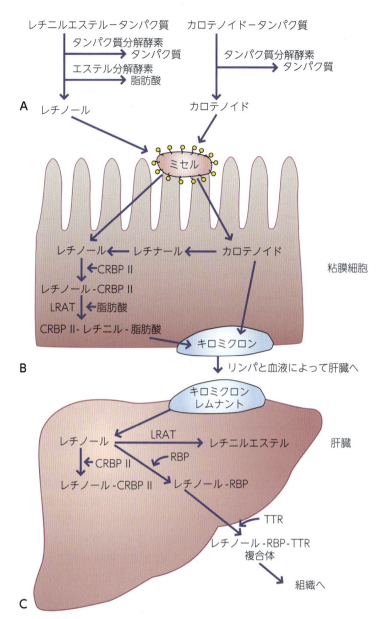

図3-11 レチノールとカロテノイド。**A** 消化、**B** 吸収、**C** 輸送
CRBPII：細胞内レチノール結合タンパク質II、RBP：レチノール結合タンパク質、TTR：トランスサイレチン

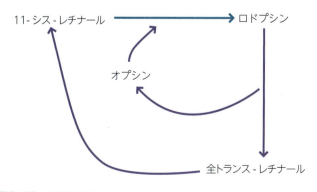

図3-12 視覚回路

の感光基を構成している。光受容は11-シス-レチナールが光異性化され、全トランス型に変化することによって起こる。たとえば、桿体内ではロドプシンが一連の反応を起こし、「退色」したロドプシンが全トランス-レチナールとオプシンに分解される。この反応は脳の視覚中枢の神経を刺激する。その後、全トランス-レチナールは酵素によって11-シス-レチナール戻され、さらにオプシンと結合する（図3-12）。網膜内の所定の位置へのレチナールの移動は、複数のタンパク質と光受容体間レチナール結合タンパク質によって制御される。

ビタミンAの全身機能は完全には解明されていないが、2つに大きく大別できる。1つは、レチノイン酸は遺伝子発現に影響するホルモンとして作用する（第5章を参照）。細胞内では、CRABPがレチノイン酸を核に運ぶ。核では、レチノイン酸と9-シス-レチノイン酸が、遺伝子上のレチノイン酸受容体またはレチノイド受容体と結合する（図3-13）。それに続く相互作用によって特定の遺伝子の転写が促進または抑制され、タンパク質合成と身体の多くの過程に影響を与える。これらの過程の中で明らかにされているものは、胚発生における形態形成や上皮細胞の機能（ケラチンタンパクの分化と産生など）など、ごくわずかである。ビタミンAが全身機能に及ぼす第2の主要な作用は、糖タンパク質の合成である。レチノールは一連の反応によってレチニル-ホスホマンノースを生成し、次にそれを糖タンパク質に転換する。糖タンパク質は細胞凝集や細胞認識などの正常な細胞表面機能に重要である。糖タンパク質合成におけるこの役割は、生長因子に応答する細胞受容体のために糖タンパク質合成を亢進すると考えられることから、ビタミンAが細胞の増殖に重要であることを説明づけるものでもある。ビタミンA（レチノール）も正常な生殖、骨の発生と機能、免疫系機能に不可欠であるが、その作用はいまだに不明である。

血中カロテノイド濃度が高いと一部の慢性疾患のリスクを低減させることを示す疫学的なエビデンスが存在するが、カロテノイドにおいて明らかにされている機能は、プロビタミンAとしての機能のみである（IOM, Food and Nutrition Board, 2001）。β-カロテンは抗酸化物質として作用する可能性がある。その他の特性には、レチノイド依存性シグナル伝達、ギャップ結合による情報伝達、細胞増殖の制御、酵素の誘導などがある(Stahl et al., 2002)。

食事摂取基準

食物のビタミンA含有量は、レチノール活性当量（retinol activity equivalents [RE]）（訳注：米国での略称はRAE）として表される。1REは1μgのレチノールの活性に等しい（1μgのレチノールは3.33国際単位[IU]に等しい）（参考情報3-3）。β-カロテンの吸収率(14%)は、これまで信じられていた数値（33%）よりも低い。先進国においてはβ-カロテン12μgは1REに等しく、他のカロテノイド類24μgは1REに等しい。開発途上国では先進国ほど吸収率が高くないため、1分子のビタミンAを得るためには、最低21分子のβ-カロテンが

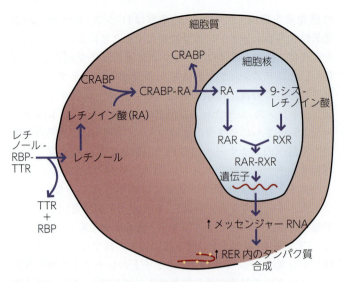

図3-13 遺伝子発現におけるビタミンAの役割
CRABP：細胞内レチノイン酸結合タンパク質
RAR：レチノイン酸受容体，RBP：レチノール結合タンパク質，
RXR：レチノイドX受容体，TTR：トランスサイレチン

参考情報 3-3
ビタミンAの活性

1RE（レチノール活性当量）＝1μgのレチノール
12μgのβ-カロテン（食品由来）
3.33IUのビタミンA活性（栄養成分表示）*
例：5000IUのビタミンA（サプリメントまたは食品の栄養成分表示）＝1500RE＝1500のμgレチノール
RE：レチノール当量

データ出典：Institute of Medicine, Food and Nutrition Board: Dietary reference intakes for vitamin A, vitamin K, arsenic, boron, chromium, copper, iodine, iron, manganese, molybdenum, nickel, silicon, vanadium, and zinc, Washington, DC, 2001, National Academies Press.

*食品またはサプリメントのラベルに表示されているビタミンA活性は、国際単位（IU）で表されている。IU表示は科学の世界では時代遅れだが、法律では現在でも表示が義務づけられている。

位、乳脂肪、卵にのみ含まれる。タラとオヒョウの肝油には、極めて高濃度のビタミンAが含まれている。米国の脱脂乳にはレチノールが強化されており、法律によって0.1％の脂肪含有が許可されている。プロビタミンAであるカロテノイドは、緑黄色野菜と果物に多く含まれ、色が濃いほどカロテノイド濃度が高い。世界の多くの地域で、カロテノイドが食事性ビタミンAの主な供給源となっている。米国内の食料供給では、ほぼ同量の既成ビタミンAとプロビタミンAのカロテノイドが提供されている。ニンジン、青野菜、ホウレン草、オレンジジュース、サツマイモ、赤肉メロンには、プロビタミンAが豊富に含まれる。これらの食品の多くはカロテノイドがタンパク質と結合しているため、ビタミンAの生物学的利用能が制限される。この問題は、加熱調理によってタンパク質との結合を切断させ、カロテノイドを遊離させることによって解決できる。表3-11と付録47に主な食品のビタミンA含有量を示す。

欠乏

ビタミンAの一次欠乏は、既成ビタミンAまたはプロビタミンAのカロチノイドの摂取不足によって起こる。二次欠乏は、食事性脂肪の不足、胆汁または膵液の不足、無β-リポタンパク血症による輸送障害、肝疾患、タンパク質-カロリー栄養障害、亜鉛欠乏によって引き起こされる吸収不良を原因として生じる可能性がある。

ビタミンA欠乏の初期徴候は、視覚色素欠損による視覚障害である。これは、臨床上では夜盲症となって現れる。暗順応（夜間の運転や、明るい部屋から暗い部屋へ入った時のように、明るい光から暗闇に順応する能力）障害は、網膜がロドプシンを再生できないことによって起こる。夜盲症の人は視覚識別能に乏しく、薄明りや暗い場所では見えない場合がある。ビタミンA充足度の検査法として、血漿レチノール値の測定の他に、暗順応テストも推奨されている（IOM, Food and Nutrition Board, 2001）。

ビタミンA欠乏が進行すると、胚発生障害、精子形成障害や流産、貧血、免疫不全（Tリンパ球の数の減少とマイトジェン応答の低下）、破骨細胞の減少が起こる。さらに、気道、消化管、尿路、皮膚、眼の上皮細胞を覆う粘膜の角質化も引き起こす。臨床上では、これらの異常は発育障害、眼球乾燥症による失明、角膜潰瘍、頭蓋骨膜の過成長による視神経孔の閉塞となって現れる。眼球乾燥症では眼周囲腺の萎縮、結膜の角質増殖、角膜の軟化（角膜軟化症）が生じ、失明に至る。この状態は現在の米国ではまれである（通常は吸収不良と関連がある）が、開発途上国では広範に認められる。実際に発展途上国ではビタミンA欠乏が小児の失明の主原因となっており、約2億5,000万人がそのリスクに曝されていると推測される。ビタミンA欠乏を原因として、毎年25万～50万人が失明している。数百万人もの未就学児が眼球乾燥症を発症し、それによって感染症に罹りやすくなるため、新たに診断された患者の3分の2は数か月以内に死亡する。

必要となる（Sommer, 2008）。

ビタミンAには食事摂取基準（dietary reference intakes [DRI]）が定められており、μg／日の形で示される。乳児の目安量（AI）は、母乳に含まれるレチノールの量に基づいている。成人のDRIは、適切な血中濃度と肝臓貯蔵を維持するための量を基に、平均体格の違いによって調整されている。妊娠期と授乳期のビタミンの増加分は、胎児の貯蔵分と母乳中のビタミンAが考慮されている。

カロテノイドのDRIは定められていない。実際には、サプリメントとしての摂取は有害となる可能性もあるが、カロテノイドを含む果物と野菜の摂取量増加が有益であることは明らかである（IOM, Food and Nutrition Board, 2001）。

含有食品

既成ビタミンAは、動物由来食品のうち肝臓などの貯蔵部

表 3-11

主な食品のビタミンA含有量

食品	RE*
七面鳥（1カップ**）	15,534
サツマイモ（焼いたもの、小1個）	7,374
ニンジン（生、1カップ**）	5,553
ホウレンソウ（調理後、1カップ**）	6,882
バターナットカボチャ、（1カップ**）	2,406
ミックスベジタブル（冷凍、1カップ**）	2,337
アンズ、（缶詰、1カップ**）	1,329
赤肉メロン（1カップ**）	1,625
ブロッコリー（調理後、1カップ**）	725
芽キャベツ（1カップ**）	430
トマト（1カップ**）	450
モモ（缶詰、1カップ**）	283

DRI

乳児と幼児、AI = 400～500 RE/日、年齢によって異なる。
年長児と青年、RDA = 600～900 RE/日、年齢によって異なる
成人、RDA = 700～900 RE/日、年齢によって異なる
妊婦、RDA = 750～770 RE/日、年齢によって異なる
授乳婦、RDA = 1200～1300 RE/日、年齢によって異なる

DRI：食事摂取基準、RE：レチノール当量、RDA：推奨量
* 1 RE = 1μgのレチノール
植物由来食品のREは、12μgのβ-カロテン = 1 REとして計算。
** 1カップ = 240 mL
出典：U.S. Department of Agriculture, Agricultural Research Service: Nutrient Database for Standard Reference, Release 18, retrieved 2005, Data Laboratoryのホームページ http://www.nal.usda.gov/fnic/foodcomp/Data/SR18/nutrlist/sr18w318.pdf

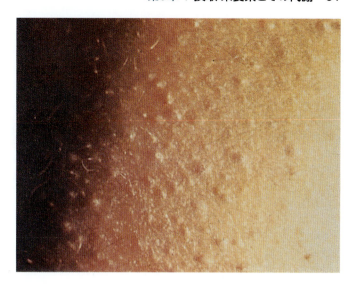

図 3-14　胞状過角化。ビタミンAまたはリノール酸（必須脂肪酸）欠乏によって生じる、乾燥した凹凸のある皮膚。リノール酸欠乏は、特に乳児において、皮膚湿疹の原因にもなる可能性がある。
出典：Taylor KB, Anthony LE: Clinical nutrition, New York, 1983, McGraw-Hill.

ビタミンAが欠乏すると、胞状過角化（フリノデルマ）をはじめとする特徴的な皮膚の変化が起こる。毛嚢が角質栓で塞がれることで特有の「鳥肌」または「ガマ皮」が生じ、皮膚は乾燥した鱗状となって荒れる。症状は最初に前腕と大腿に現れるが、進行すると全身に広がる（図3-14）。粘膜が損傷すると、細菌、ウイルス、寄生虫などに感染しやすくなる。ビタミンAの欠乏によって細胞性免疫も障害され、最終的に感染、特に呼吸器感染のリスクが増加する。

急性のビタミンA欠乏は、ビタミンAの大量経口摂取によって治療できる。タンパク質-カロリー栄養障害に伴う欠乏の場合は、ビタミンAによる治療効果が現れるには栄養失調の治療が必要となる。ビタミンAの投与により、欠乏の徴候と症状が現れたのとほぼ同じ順番で改善が認められる。夜盲症は急速に改善するのに対し、皮膚の異常の改善には数週間を要する場合もある。開発途上国では高用量のビタミンAの間欠投与が行われてきた。60,000 REのビタミンAを1回投与するだけで、乳幼児死亡率が35％～70％低下した（IOM, Food and Nutrition Board, 2001）。しかし、GogiaとSachdev (2009) は、新生児へのビタミンA投与では、乳児死亡率のリスクは低下しないとの結論を下した。

毒性

ビタミンAを長期間大量（必要量の100倍以上）に摂取すると、肝臓のビタミン貯蔵能を超えて中毒症状が起こり、最終的に肝疾患に至る。この中毒の徴候は、血漿中のリポタンパク質と結合したレチニルエステル濃度の上昇となって現れる。ヒトのビタミンA過剰症は、皮膚と粘膜の変化を特徴とする（参考情報3-4）。初期では唇の乾燥（口唇炎）が一般的な徴候で、続いて鼻粘膜と目の乾燥が現れる。さらに進行すると、皮膚の乾燥、紅斑、落屑、剥脱ならびに脱毛、爪の脆弱化が起こる。頭痛、吐き気、嘔吐も報告されている。ビタミンA過剰症の動物では、骨膜骨の過成長を伴う骨異常が頻繁に認められている。ビタミンAを多量摂取する女性では、大腿骨頸部骨折の発生率が増加することが明らかにされている（Feskanich et al., 2002）。

急性ビタミンA過剰症は、成人では200 mg（200,000 RE）、小児では100 mg（100,000 RE）を超えるレチノールを一度に摂取した場合に発症するおそれがある。慢性ビタミンA過剰症は、AI（目安量）の最低10倍（たとえば乳児では4,000 RE/日、成人では7,000 RE/日）を超える量（通常はサプリメントの誤用による）を慢性的に摂取した場合に発症する。ホッキョクグマやオヒョウの肝臓を食べた後に皮膚が剥脱する北極探検家や漁師の例が文学作品に描かれているが、どちらもビタミンAの含有量が極めて多い。

レチノイドは子宮内の胎児にも有害な影響を及ぼす。特に13-シス-レチノイン酸（商品名：Accutane）は、重症の嚢腫性ざ瘡の治療には非常に有効であるが、胎児の頭蓋顔面、中枢神経系、心血管系、胸腺に奇形が生じるおそれがある。胎児の奇

> **参考情報 3-4**
> **ビタミンA過剰症の徴候**
>
> 血清ビタミンA値が75～2000RE/100mL
> 骨の痛みと脆弱化
> 水頭症と嘔吐（乳児と小児）
> 皮膚の乾燥とひび割れ
> 爪の脆弱化
> 脱毛
> 歯肉炎
> 口角症
> 無食欲
> 過敏性
> 疲労
> 肝腫大と肝機能異常
> 腹水と門脈圧亢進
> RE：レチノール当量

形も、ビタミンAを毎日サプリメントから6,000～7,500RE摂取した場合に生じることから、妊婦のビタミンAは1日3,000REを超過しないよう助言されている。

カロテノイドの毒性は低く、1日30mgものβ-カロテンを毎日摂取しても皮膚に蓄積されて黄色くなるだけである。しかし、β-カロテンの大量摂取は、特に喫煙者において、あるタイプの肺癌の発症への関与が示唆されている。皮膚カロテン蓄積症は、黄疸とは異なって皮膚にのみ影響を与え、眼の強膜（白目）が黄染することはない。カロテンの過剰摂取を止めれば皮膚カロテン蓄積症は回復する。

ビタミンD（カルシフェロール）

ビタミンDは「日光ビタミン」として知られるが、これはほとんどの人は適度に日光を浴びるだけで、紫外線によって皮膚内のコレステロールから自分でビタミンDを合成できるからである。ビタミンDは体内で合成可能であり、特異的な標的組織を持ち、食事として摂取する必要はないことから、ステロイドホルモンに似た作用を持つ。

ビタミンDの合成には、日常的に顔、腕、手を短時間日光に当てるのが良い。紫外線の透過率は、皮膚のメラニンの量、衣類の種類、窓ガラスによる紫外線の遮蔽、日焼け止め剤の使用によって変わる。Holick（2004）は日光の賢い浴び方として、両腕と両脚、または両手と両腕と顔の組み合わせで、1回5～10分間を週に2回か3回浴びるよう勧めている。このような日常的な日光浴により、外出できない人を除く、冬の数か月を通じて十分なビタミンDを合成すると思われる。米国に居住し、夏に日照を受ける人に対しては、ビタミンD強化食品に現在使用されている量は適正であると考えられてきた。しかし、米国人の全体の40％はビタミンD不足である。

2つのステロール——動物の脂肪（7-デヒドロコレステロール）と植物油（エルゴステロール）——は、ビタミンD前駆体となる。これらのステロールは、紫外線に曝されると光分解されて開環する。7-デヒドロコレステロールは開環して7-デヒドロコレステロールのプロビタミン型となり、その後コレカルシフェロール（ビタミンD_3）となる（表3-12）。エルゴステロールは開環してエルゴカルシフェロール（ビタミンD_2）となる。ビタミンD_2はさらに代謝され、ビタミンD_3（図3-15）の活性型である1,25-ジヒドロキシビタミンD（1,2-$[OH]_2D_3$; カルシトリオール）、となる。こうして生成されたビタミンD_3は、多数の遺伝子に影響を与えるだけでなく、カルシウムの恒常性と健康な骨と歯の維持に重要な役割を果たす。

吸収、輸送、貯蔵

食事性ビタミンDは他の脂質と共にミセルの中に取り入まれ、受動拡散によって腸に吸収される。吸収細胞内ではカイロミクロンに取り込まれてリンパ系に入り、最後に血漿に入る。そしてカイロミクロンレムナントによって肝臓に運ばれるか、または特異的なキャリアであるビタミンD結合タンパク質（D-binding protein [DBP]）であるトランスカルシフェリンへと運ばれる。この吸収過程の効率は約50％である。皮膚でコレステロールから合成されたビタミンDは、毛細管系に入り、DBPによって末梢組織に輸送される。ビタミンDは肝臓にはほとんど貯蔵されない。

代謝

ビタミンDは2つの連続的な水酸化反応によって活性化される。最初の反応は肝臓で行われ、血液中で主要な形である25-ヒドロキシビタミンD_3（25-ヒドロキシコレカルシフェロール）を生成する。2番目の水酸化は腎臓の酵素α-水酸化酵素によって行われ、さらに活性の高い1,25$(OH)_2D_3$を生成する。α-1-水酸化酵素の活性は、カルシウムの血漿中濃度が低い時に副甲状腺ホルモン（parathyroid hormone [PTH]）によって上昇し、1,25$(OH)_2D_3$（カルシトリオール）の生成を亢進する。カルシトリオールの濃度が上昇すると、この酵素の活性は低下する（図3-15を参照）。ビタミンDはサプリメントと強化食品にはD-2（エルゴカルシフェロール）とD-3（コレカルシフェロール）として含まれているが、D-2の添加の全般的な有効性と、D-2がD-3の血中濃度に与える影響に関しては、現在も論争が続いている（Stiff, 2009）。

機能

カルシトリオール（1,25$[OH]_2D_3$）は、主にステロイドホルモンに似た機能を示す。その主要な作用に細胞膜受容体と核のビタミンD受容体（vitamin D receptor [VDR]）タンパク質との相互作用があり、さまざまな組織の遺伝子転写に影響を及ぼす。カルシトリオールが核のVDRタンパク質と結合すると、遺伝子上の特異的プロモーター領域であるビタミンD応答配列（vitamin D response elements（[VDRE]）とVDRタンパク質との親和性が高まり、VDR-カルシトリオール複合体がVDREと結合できるようになる。VDR-カルシトリオールがVDRE領域に結合すると、特定のタンパク質の産生に特異

表3-12
ビタミンの概要

	成人のRDA	含有食品	安定性	コメント
脂溶性ビタミン				
ビタミンA（レチノール；α-、β-、γ-カロテン）	男性：900 RE 女性：700 RE	レバー、腎臓、乳脂肪、強化マーガリン、卵黄、緑黄色葉菜類、アンズ、赤肉メロン、モモ	光、熱および通常の調理法で安定。酸化、乾燥、高温、紫外線によって破壊される。	上皮組織の健全な成長、増殖、維持に不可欠。健全な夜間視覚に不可欠。正常な骨と歯牙の発育を助け、正常な骨牙形成を影響する。抗酸化物質として作用する。大量摂取で毒性を示す。
ビタミンD（カルシフェロール）	男性と女性 600 IU/日 71歳以上 800 IU/日	ビタミンD*強化牛乳、放射線照射食品の他に、乳脂肪、レバー、卵黄、サケ、マグロ、イワシにもいくらか含まれる。日光によって7-デヒドロコレステロールがコレカルシフェロールに変換される。	熱と酸化に対して安定。	プロホルモンである。正常な発達に必須であり、正常な骨と歯の形成と維持に重要。リンとカルシウムの吸収と代謝を影響を与える。大量摂取で毒性を示す。
ビタミンE（トコフェロールとトコトリエノール）	男性：15 α-TE 女性：15 α-TE	小麦麦芽、植物油、緑色葉菜類、乳脂肪、卵黄、ナッツ類	熱と酸性条件下で安定。酸敗脂肪、アルカリ、酸素、鉛、鉄塩、紫外線によって破壊される。	強力な抗酸化物質である。腸管と体組織内の不飽和脂肪酸とビタミンAの酸化防止に役立つ。赤血球細胞を溶血から保護する。動物の生殖に関与。上皮組織の維持とプロスタグランジンの合成に関与。

続く

表 3-12 ビタミンの概要——続き

	成人のRDA	含有食品	安定性	コメント
ビタミンK（フィロキノンとメナキノン） フィロキノン（ビタミンK₁）	男性：120μg 女性：90μg（AI）	レバー、大豆油その他の植物油、緑色葉菜類、小麦ふすま	腸内細菌によって合成される。熱、酸素、湿気に強い。アルカリと紫外線によって破壊される。	正常な血液凝結に必要な化合物である。プロトロンビンの産生を助ける。骨代謝に関与。大量摂取で毒性を示す。

水溶性ビタミン

	成人のRDA	含有食品	安定性	コメント
チアミン	男性：1.2mg 女性：1.1mg	豚レバー、臓器肉、豆類、全粒および強化シリアルとパン、小麦胚芽、ジャガイモ	熱、アルカリ、酸素の存在下で不安定。酸性溶液中では熱に強い。	コカルボキシラーゼの一部として、炭水化物の酸化の過程においてα-ケト酸からのCO₂の除去を手助けする。発育、正常な食欲、消化、健康な神経に不可欠。
リボフラビン リビトール フラビン	男性：1.3mg 女性：1.1mg	牛乳と乳製品、臓器肉、緑色葉菜類、強化シリアルとパン、卵	熱、酸素、酸の存在下で安定。光（特に紫外線）またはアルカリの存在下で不安定。	成長に不可欠。組織の呼吸において酵素に似た役割を果たし、水素イオンの輸送体として働く。補酵素型はFMNとFAD。
ナイアシン（ニコチン酸とニコチンアミド） パントテン酸	男性：16mgNE 女性：14mgNE	魚、レバー、獣肉、鶏肉、卵、多くの穀類、ピーナッツ、牛乳、豆類、強化穀類	熱、光、酸化物、酸、アルカリの存在下で安定。	酵素系の一員として、水素の受け渡しの補助と、炭水化物とアミノ酸の代謝に関与する。解糖系、脂肪の合成、組織呼吸に関与。

栄養素	推奨量	供給源	安定性	機能
パントテン酸 H_3C $HOH_2C-C-CH-C-NH-CH_2-CH_2-CO_2H$ H_3C OH パントテン酸	5mg (AI)	すべての植物性および動物性食品。卵、腎臓、レバー、サケ、酵母は最適な摂取源となる。腸内細菌によって合成されると思われる。	酸、アルカリ、熱、一部の塩類の存在下で不安定。	コエンザイムAの構成因子として、身体内の多くの重要化合物の合成と分解に関与。炭水化物、脂肪、タンパク質の中間代謝に不可欠。
ビタミンB_6 (ピリドキシン、ピリドキサール、ピリドキサミン) CH_2OH OH CH_3 HOH_2C N^+ H ピリドキシン (PN)	男性：1.3〜1.7mg 女性：1.3〜1.5mg	豚肉、腺肉、穀類のふすまと胚芽、牛乳、卵黄、オートミール、豆類	熱、光、酸化に安定。	補酵素として、必須脂肪酸からの不飽和脂肪酸の合成およびアミノ酸の分解を助ける。トリプトファンからナイアシンへの変換に不可欠。正常な発育に不可欠。
葉酸塩（葉酸、フォラシン） 葉酸	400μg	緑色葉菜類、臓器肉（レバー）、牛赤身肉、小麦、卵、乾燥豆類、ビラマメ、ササゲ、アスパラガス、ブロッコリー、コラード（ケールの一種）、酵母	溶液中では日光に安定。酸性媒体中では熱に不安定。	核酸の生合成に不可欠。妊娠初期の胎児の発育に特に重要。赤血球の正常な成熟に不可欠。補酵素テトラヒドロ葉酸として作用する。
ビオチン O HN NH $HC-CH$ H_2C S $CH(CH_2)_4COOH$ ビオチン	30μg (AI)	肝臓、キノコ類、ピーナッツ、酵母、卵黄、牛乳、獣肉、卵黄、ほとんどの野菜、バナナ、グレープフルーツ、トマト、スイカ、イチゴ	腸内細菌によって合成される。ほとんどの条件下で安定。酵素に不可欠な構成成分。	活性化合物に対するCO_2の付加と除去、アミノ酸からのNH_2の除去によって、脂肪酸とアミノ酸の合成と分解に関与。

続く

表 3-12 ビタミンの概要——続き

	成人のRDA	含有食品	安定性	コメント
ビタミンC（アスコルビン酸） アスコルビン酸塩	男性：90mg 女性：75mg	アセロラ、柑橘類、トマト、メロン、ピーマン、緑色野菜、生キャベツ、グアバ、イチゴ、パイナップル、ジャガイモ、キーウィ	酸性条件下以外では、熱、アルカリ、酸化に不安定。保存によって破壊される。	毛細血管の完全性を維持することで細胞間のセメント物質を維持。分子状酸素を必要とする水酸化反応の補基質。免疫応答、創傷治癒、アレルギー反応に重要。非ヘム鉄の吸収を増加させる。
ビタミンB_{12}（コバラミン）	2.4μg	レバー、腎臓、牛乳と乳製品、肉、卵、完全菜食主義者にはサプリメントが必要。	酸、アルカリ、光、酸化によって徐々に破壊される。	1炭素単位の代謝を関与。核酸と核タンパク質の生合成に不可欠。神経組織の代謝に関与。葉酸の代謝と関連がある。発育に関与。

コバラミン

α-TE：α-トコフェロール当量、AI：目安量、FAD：フラビンアデニンジヌクレオチド、FMN：フラビンモノヌクレオチド、NE：ナイアシン当量、RE：レチノール当量、RDA：推奨量

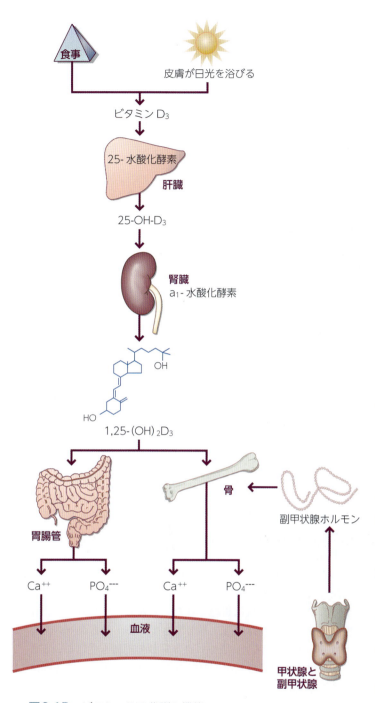

図3-15 ビタミンDの代謝と機能。
ビタミンD₃（コレカルシフェロール）は、その生理活性型である25-(OH)D₃および1,25-(OH)₂D₃（カルシトリオール）に変化する。カルシトリオールは腸管内でのカルシウムとリン酸塩吸収を増加させ、骨でのカルシウムとリン酸塩再吸収を促進し、尿中のカルシウム損失を減少させるよう腎臓に作用する。

的なmRNAの転写が促進または抑制される（図3-16）。

ビタミンDは50種類以上の遺伝子を制御することが明らかにされている（Omdahl et al., 2002）。ビタミンDによって制御される遺伝子の大半はミネラルの代謝とは無関係であるが、この機能が最もよく知られている。ビタミンDは主に3種類の方法によってカルシウムとリンの恒常性を維持する。第1は遺伝子発現を介するもので、小腸のカルシトリオールが消化管でのカルシウムの能動輸送を促進し、それが粘膜刷子縁でのカルビンジンをはじめとするカルシウム結合タンパク質の合成を刺激する。その後、これらのタンパク質がカルシウムの吸収を促進する。リン酸の吸収も、酸性ホスファターゼ活性の亢進によって促進される。この酵素はリン酸エステルを切断し、リンの吸収を増加させる。第2は、PTHがカルシトリオールまたはエストロゲンとともに骨からカルシウムとリンを放出させ、正常な血中濃度を維持させるものである。その過程は、おそらく破骨細胞活性亢進、細胞分化による新規破骨細胞の増加のいずれかまたはその両者を伴うと考えられる。第3は、腎臓でカルシトリオールが尿細管でのカルシウムとリン酸の再吸収を増加させるものである。これらの作用が協調して血漿カルシウム濃度を狭い範囲内に維持している。カルシトニンはカルシトリオールとPTHの活性に拮抗して甲状腺から分泌されるホルモンで、骨吸収を抑制し、カルシウムとリン酸塩の腎排泄を促進する。

カルシトリオールは、皮膚、筋肉、膵臓、神経、上皮小体、免疫系における細胞の分化、増殖、成長に重要な役割を果たす。また、多発性硬化症（Simon et al., 2010）、心血管疾患（Artaza et al., 2009）、タンパク尿、糖尿病性腎症（Agarwal、2009年）などのさまざまな疾患の発症に影響を与える。ビタミンDは1-α-ヒドロキシラーゼの局所的活性化を介したパラクリン的機能を持ち、免疫、血管機能、心筋細胞の健康を維持する。さらに、炎症とインシュリン抵抗性を低減させる（Agarwal, 2009）。妊娠期間中と新生児へのビタミンD補充がこれらの疾患を予防する可能性について判断するには、無作為比較試験を実施する必要がある。

食事摂取基準

ビタミンDの定量化では、ビタミンD₃をマイクログラム（μg）で表すことが推奨されている。ビタミンD₂とD₃は、どちらも総ビタミンDの定量化に使用される。現在でも国際単位（IU）をラベル表示に使用しているものもある。1IUのビタミンD₃は0.025μgのビタミンD₃に相当し、1μgのビタミンD₃は40IUのビタミンD₃に相当する。

ビタミンDの食事摂取基準（DRI）は、推奨量（RDA）と目安量（AI）とを組み合わせたもので、十分に日光を浴びることができない人の必要量となっている。耐容上限量（tolerable upper intake levels [UL]）は、副作用のリスクがないと考えられる量として設定されている。ビタミンD欠乏症であるくる病の予防には、1日2.5μgのビタミンD（100IU）の摂取で十分であるが、骨格が成長中の小児ではさらに高用量が推奨されている（乳児では目安量[AI]が400IU/日、小児では推奨量[RDA]が600IU/日）。成人には継続的な骨のリモデリングと、カルシウムとリンの適正な恒常性維持が必要である。71歳以上の成人のRDAは800IU/日である。

ビタミンDのULは、乳児で1,000～1,500IU/日、小児で2,000～2,500IU/日、成人で2,500～3,000IU/日である。健

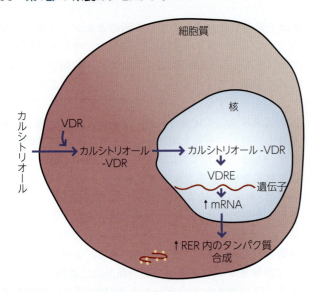

図3-16 遺伝子発現におけるビタミンDの役割
RER：粗面小胞体、VDR：ビタミンD受容体タンパク質、
VDRE：ビタミンD応答配列

常な成人では、日光への曝露と食物からの少量の摂取で十分なビタミンDを得ると推測される。しかし、ビタミンDの摂取量が減少しているというエビデンスが増加していることから（Parks and Johnson, 2005; Pettifor, 2005）、ビタミンDの摂取量を増やすことが推奨されている。一方、米国医学研究所（IOM）食品栄養委員会（2010）は、ビタミンD欠乏が過大評価されているおそれがあり、健常な人のRDAを600IUと設定することを最近報告した。

Pietrasら（2009）およびHolickとChen（2008）は、ビタミンDのAIが健常人で増加しており（800～1,000IU）、骨疾患やビタミンD欠乏の患者に対する治療ではそれよりもさらに高くするよう推奨した。ビタミンDのサプリメントは、持続的に日光から遮断されている人、たとえば家の外に出られない人、高緯度地方または大気汚染の激しい地域に住む人、身体を完全に覆う衣類を着ている人、夜間勤務で昼間は屋内にいる人にとっては特に適している。

牛乳にはカルシウムが含まれているため、ビタミンDの強化のために選択すべき食品である。牛乳を含まない豆乳などは、現在では牛乳と同量のビタミンDとカルシウムが強化されている。しかし、牛乳と乳児用調整乳には、栄養成分表示に表記されている量が必ずしも含まれているわけではない。パスタやオレンジジュースなどのその他の食品に対する強化についても考慮する必要がある（Holick, 2006; 2007）。強化過剰や強化不足を避けるためには注意が必要であり、統一された強化監視プログラムが求められている。（Calvo et al., 2004）

含有食品

ビタミンD_3は動物性食品に天然に存在し、その中でも最も豊富に含まれるのは魚の肝油である。バター、クリーム、卵黄、肝臓には少量しか含まれず、その量も大きく変動する。母乳と未強化牛乳には0.4～1μg/Lしか含まれておらず、ビタ

ミンD_3の摂取源としては不十分である。しかし、米国で販売されているすべての液体牛乳の約98％はビタミンD_2（通常10.5μg [421IU]/L）が強化されており、ほとんどの全乳粉、無糖練乳、一部のマーガリン、バター、豆乳、特定のシリアル、すべての乳児用調製粉乳も同様である。ビタミンDは安定性が非常に高く、食物の加熱や長期間貯蔵でも劣化しない（表3-13、付録51も参照）。

欠乏

ビタミンDの欠乏は小児ではくる病、成人では骨軟化症として現れる。ビタミンD欠乏は成人の骨粗鬆症を進行させて骨折を増加させるだけでなく、がん、自己免疫疾患、高血圧、感染症のリスク増加との関連性が明らかにされている。ビタミンDの摂取不足は、年齢や健康状態にかかわらず世界中で広範に認められている。血清中の25-ヒドロキシビタミンD濃度が30ng/mLというのが、十分な量の最低水準と考えられる（Holick, 2007）。

● **くる病** くる病は成長途上にある骨の石灰化障害が生じる疾患である。この疾患はビタミンDの欠乏だけでなく、カルシウムとリンが欠乏しても発症する。くる病は、図3-17に示すように、体重を支持する骨（脛骨、肋骨、上腕骨、橈骨、尺骨など）の構造的異常を特徴とする。この疾患では、骨痛、筋緊張の低下、低カルシウム血性テタニーを生じ、骨が軟化して湾曲する。その結果、湾曲脚、「X脚」、肋骨の骨軟骨結合部の拡大（くる病数珠）、鳩胸、頭骨前部突起が生じる。X線撮影では、石灰化と継続的成長が損なわれることによる骨端成長板の肥大と、手首と足首の関節の肥大を認める。骨芽細胞が障害を受けた場合には、血漿と血清のアルカリホスファターゼ値が上昇する。

歴史的に、くる病は日照の少ない工業都市の貧しい小児に発症してきた。北アメリカでは、食物へのビタミンD強化によってこの疾患はほぼ根絶された。しかし、ビタミンD依存性くる病の発生率は再び上昇してきている。最も高リスクなのは、肌の色が濃く、日照やビタミンDの補給も受けないまま長期期母乳で育てられた小児である（Holick, 2006）。くる病は慢性的脂質吸収不良や、長期間痙攣治療（1,25 [OH]$_2$D$_3$の血中濃度を下げる）を受けている小児でも発症する可能性がある。

くる病の原因がビタミンDの欠乏であることが明らかな場合には、ビタミンDを多く含む食品や、経口ビタミン剤で効果的に治療できる。魚肝油を用いたビタミンD濃縮薬が処方される場合もある。小さじ1杯（5mL）のタラ肝油には、9μg（360IU）のビタミンDが含まれる。カルシウム欠乏性または低リン血症性ビタミンD抵抗性くる病の場合には、ビタミンDによる治療だけでは効果がない場合もあるため、25-（OH）D$_3$や1,25（OH）$_2$D$_3$のような有効な活性型ビタミンD代謝物または合成類似体が必要となる。

● **骨軟化症** 骨軟化症は骨端線閉鎖後の大人に発症し、その部分がビタミンD欠乏に抵抗性を示すようになる疾患である。そのために骨密度が全般的に低下し、特に脊椎、大腿骨、

表 3-13

主な食品のビタミンD含有量

食品	1食あたりのIU IU＝国際単位
タラ肝油（大さじ1）	1360
サケ（ベニザケ）（調理後、85g）	794
サバ（調理後、85g）	388
マグロ（水煮缶詰の水を捨てる、85g）	154
牛乳（ビタミンD強化の無脂肪乳、低脂肪乳、全乳、240mL）	115～124
オレンジジュース（ビタミンD強化[ビタミンDの添加量を栄養成分表示で要確認]、240mL）	100
ヨーグルト（ビタミンDの一日摂取量の20％が強化された製品[強化度が高い製品ではさらに高い]、170g）	80
マーガリン（強化、大さじ1）	60
オイルサーディン（缶詰、2尾）	46
牛レバー（調理後、99g）	46
インスタントシリアル（ビタミンDの一日摂取量の10％が強化された製品[強化度が高い製品ではさらに高い]、3/4～1カップ*）	40
卵（全卵1個[ビタミンDは卵黄に存在]）	25
スイスチーズ（28g）	6

DRI**

乳児　10μg（400IU）
小児と青年　15μg（600IU）
成人　15μg（600IU）
71歳以上の高齢者　20μg（800IU）
妊婦　15μg（600IU）
授乳婦　15μg（600IU）
DRI：食事摂取基準
* 1カップ＝240mL
** ビタミンD_3をμgで表示。
IU＝0.025μg、1μg＝40IU

出典：(1) Institute of Medicine, Food and Nutrition Board. Dietary Reference Intakes for Calcium and Vitamin D. Washington, DC: National Academy Press, 2010、(2) USDA. http://www.ars.usda.gov/SP2UserFiles/Place/12354500/Data/SR22/nutrlist/sr22w324.pdf、最終閲覧日：2011年1月14日

診断されるおそれがある（Holick, 2007）。

通常、骨軟化症は食品から適量のビタミンD、カルシウム、リンを摂取することで予防可能である。夏の晴れた日に10～15分ほどの日照を週に2、3回受けるだけで、ほとんどの高齢者の骨軟化症を十分予防できる。骨軟化症は1日に25～125μg（1,000～1,250のIU/日）のビタミンD_3を摂取することにより、効果的に治療できるが、脂質吸収不良を伴う患者では、1日1250μg（12,500IU）もの大量投与が行われている。

● **骨粗鬆症**　骨粗鬆症は骨軟化症とは異なり、骨量は減少するが、正常な組織学的外観を保つものである。骨粗鬆症はビタミンDの代謝・機能障害が関与する多因子性疾患であり、エストロゲンレベルの低下に伴って発症することが多い。閉経後の女性に最も一般的な骨疾患であるが、高齢の男性にも発症する。女性が活性型1,25（OH）$_2D_3$を長期摂取した場合には、骨粗鬆症の発症を遅らせることができるほか、その徴候と症状を改善させることができる。

毒性

ビタミンDの過剰摂取は、血清カルシウム濃度の上昇（高カルシウム血症）およびリン濃度の上昇（高リン酸血症）による中毒症状を引き起こし、最終的には腎臓、肺、心臓、鼓膜を含む軟組織にカルシウムが沈着する（石灰沈着症）。鼓膜への沈着は難聴の原因となる。頭痛と吐き気を訴える患者も多い（参考情報3-5）。過剰量のビタミンDを与えられた乳児では、胃腸の不調、骨の脆弱化、成長の遅延が起こる場合もある。

ビタミンD過剰症は進行性の中毒であり、感受性には個人差があると考えられる。ビタミンDのULは、6か月までの乳児で1,000IU/日、6か月から12か月までの乳児で1,500IU/日、1～3歳の小児で2,500IU/日、4～8歳の小児で3,000IU/日である。乳児と小児はビタミンD過剰の影響を受けやすい。9歳以上の小児とそれ以上のすべての年齢集団では、IUは4000IU/日である。

ビタミンE

ビタミンEの基本的な役割は、代謝によって生成されるか、または環境中に存在している活性酸素種が及ぼす有害な影響から身体を防御することである。ビタミンEには、(1) トコフェロールと、(2) それに関連する化合物で生物学的活性が低い化合物であるトコトリエノールの2種類の生物活性物質がある。ビタマー（ビタミンと同様の作用をもつ誘導体）は、その環に含まれるメチル基の位置と数に応じて命名される。その中で最も重要なものは、天然に存在するD-異性体のα-トコフェロールである（表3-12を参照）。

吸収、輸送、貯蔵

ビタミンEはミセルによる拡散によって上部小腸で吸収される。その利用には、食事性脂肪、適正な胆汁分泌と膵臓機能が必要である。サプリメントに含まれるエステル化ビタミンEは安定性が高く、十二指腸粘膜のエステラーゼによって加水

上腕骨に偽骨折を認める。患者には骨痛だけでなく、転倒のリスクを高める筋力低下が生じるため、特に手首と骨盤の骨折リスクが大きくなる。これらは骨軟化症に特有の症状ではないことから、結合組織炎、慢性疲労症候群、抑うつと誤って

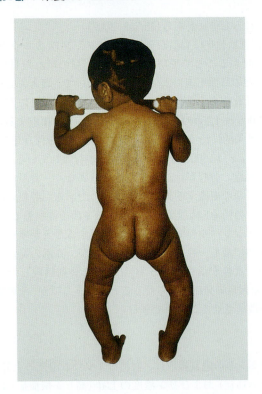

図3-17 くる病によって大きく湾曲した脚、小児のビタミンDおよびカルシウムの欠乏症を示している。くる病は軟骨細胞成長と骨端成長板の肥大の障害である。

出典：Latham MC et al: Scope manual on nutrition, Kalamazoo, Mich., 1980, The Upjohn Company.

参考情報 3-5
ビタミンD毒性の徴候

骨の異常石灰化
腎臓結石
軟組織（腎臓、心臓、肺、鼓膜）の転移性石灰化
高カルシウム血症
頭痛
虚弱
吐き気と嘔吐
便秘
多尿症
多渇症

分解を受けなければ吸収できない。しかし、天然と合成のα-トコフェロールエステルは、どちらも同等に消化される（IOM, Food and Nutrition Board, 2000a）。ビタミンEの吸収には大きな幅があり、利用率は20〜70％である。吸収されたビタミンEは、キロミクロンへ取り込まれ、リンパを介して全身に運ばれる。肝臓に送られたビタミンEは、ビタミンEに特異的な輸送タンパク質によって超低比重リポタンパク質（VLDL）へと取り込まれる。血漿内ではトコフェロールは低比重リポタンパク質（LDL）と高比重リポタンパク質（HDL）にも分配され、リポタンパク質を酸化から守る。

細胞へのビタミンEの取り込みは、受容体を介する過程（LDLが細胞へビタミン運ぶ）、またはリポタンパク質リパーゼ（lipoprotein lipase [LPL]）の作用による過程がある。後者の過程では、ビタミンEはLPLの作用によってキロミクロンとVLDLから遊離する。細胞内では、トコフェロールの細胞内輸送に細胞内トコフェロール結合タンパク質が不可欠である。大半の非脂肪細胞では、ビタミンEは細胞膜にほぼ特異的に存在する。脂肪組織からは容易に動員されない。

代 謝

ビタミンEの代謝は限定的である。主に生物学的に不活性のトコフェリルキノンへ酸化され、トコフェリルヒドロキノンになる。ヒドロキノンのグルクロン酸抱合体は胆汁に分泌され、ビタミンE排泄の主要経路である糞便に排泄される。通常のビタミンE摂取では、ごく一部が水溶性の側鎖代謝産物（トコフェロン酸とトコフェロノラクトン）として尿中に排泄される。

機 能

ビタミンEは細胞内で最も重要な脂溶性抗酸化物質である。細胞膜の脂質部分に局在し、非常に反応性の高い活性酸素種と他のフリーラジカルによる酸化的分解反応から、膜の不飽和のリン脂質を保護する。ビタミンEのこの機能は、これらのラジカルに水素（図3-18）を供与して還元して無害な代謝産物に変化させるもので、フリーラジカルスカベンジングと呼ばれている。

ビタミンEは細胞膜フリーラジカルスカベンジャーの一員として、細胞の抗酸化防御機構の重要な構成要素となっている。この機構にはスーパーオキシドジスムターゼ（superoxide dismutases [SOD]）、グルタチオンペルオキシダーゼ（glutathione peroxidases [GSH-Px]）、グルタチオンレダクターゼ（glutathione reductase [GR]）、カタラーゼ、チオレドキシンレダクターゼ（thioredoxin reductase [TR]）などの酵素群の他に、グルタチオンや尿酸などの非酵素因子が含まれており、その多くは他の必須栄養素を必要とする。たとえば、GSH-PxとTRには適量のセレンが必要であり、SODは銅、亜鉛、適量のマンガンを必要とするほか、GRの活性には適量のリボフラビンを必要とする。そのため、ビタミンEの抗酸化能は他の多くの栄養素のレベルに影響される可能性がある。

この抗酸化作用は、ビタミンEとそれに関連する栄養素は身体を酸化ストレスから守るとともに、酸化ストレスが関与する疾患の治療に重要であることを示している。しかし、これらの抗酸化作用について幅広く述べる際には注意が必要である。ビタミンEはアテローム性動脈硬化症の発生に関連する過程を抑制することが知られているが、サプリメントを使用する臨床試験の結果はさまざまであり、その大半は否定的なものとなっている（Weinberg, 2005）。最近のエビデンスからは、ビタミンEには細胞のシグナル伝達と遺伝子発現、特に薬物代謝酵素の遺伝子の発現を制御する作用があることが示さ

れている（BrigelIUs-Flohe, 2005）。

食事摂取基準

ビタミンEはα-トコフェロール当量（α-tocopherol equivalents [α-TE]）として定量化される。1mgのR,R,R-α-トコフェロールは1α-TE、1mgの合成オール-rac-α-トコフェロールは、0.5α-TEと定義される。かつて使用されていたビタミンEの国際単位（IU）は、現在でも食品表示には使用されている。ビタミンEの国際単位は0.67mgのRRR-α-トコフェロールおよび1mgのオール-rac-α-トコフェロールに相当する（IOM, Food and Nutrition Board, 2000a）。ビタミンEのDRI（食事摂取基準）は、ビタミンのα-トコフェロールを基準として、乳児にはAI、小児と成人には推奨量（recommended dietary allowances [RDA]）として設定されているが、これは他の類似体はヒトの体内ではα-トコフェロールには変換されないためである。ビタミンEの必要量は、摂取する多価不飽和脂肪酸（PUFA）の量によっても異なる。米国人では、1mgのPUFAに対して約0.4mgα-TEが典型的な摂取量である。米国では深刻なビタミンE欠乏の問題はないことから、この比率は適切であると考えられる。

含有食品

トコフェロール類とトコトリエノール類は植物しか合成できないため、植物油は最良の摂取源となる。多くの一般的な食品にはα-およびγ-トコフェロールの形で含まれている。米国人に典型的な食事では、ビタミンEの3分の2近くをサラダ油、マーガリン、ショートニングから、約11％を果物と野菜から、約7％を穀類と穀製品から摂取している。主な食品のビタミンE含有量を表3-14と付録4に示す（IOM, Food and Nutrition Board, 2000a）。

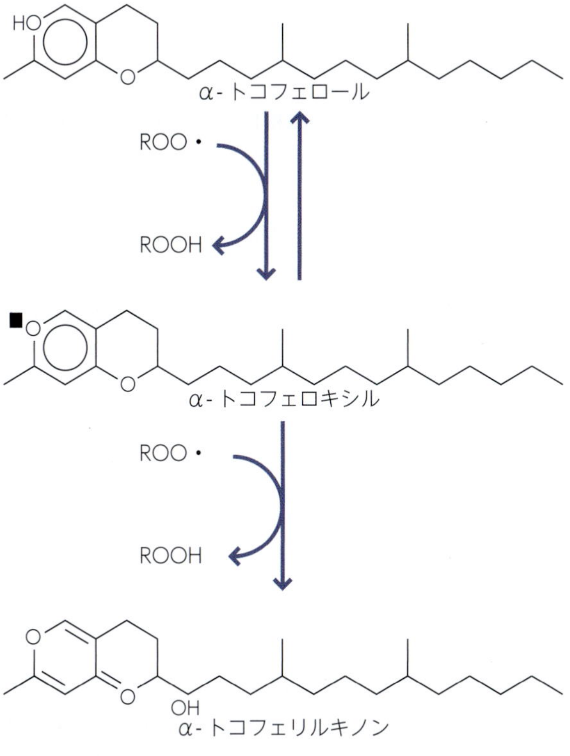

遊離アルコール型ビタミンE（トコフェロール類など）はかなり安定しているが、酸化によって破壊されることもある。ビタミンEエステル（トコフェリル酢酸塩など）は、酸化されやすい条件下でも非常に安定性が高い。ビタミンEのビタマーは水に不溶性であるため、水を加えての加熱調理によって失われることはないが、油で揚げることで破壊される可能性がある。

欠乏

ビタミンE欠乏の臨床症状は非常に幅広い。一般に、標的となるのは神経筋系、血管系、生殖器系である。ビタミンE欠乏症は深部腱反射の喪失、振動覚および位置覚の障害、バランスと協調性の変化、筋力低下、視覚障害として現れるが、その発症には5〜10年掛かる場合もある（Sokol, 2001）。ヒトの場合には、胆道閉鎖症や膵外分泌不全のような疾患による脂質吸収不良、または無β-リポタンパク血症のような脂質輸送異常を有する患者にのみ発症する。細胞レベルでは、ビタミンEの欠乏時には細胞膜の脂質過酸化が増加する。そのため、ビタミンE欠乏細胞が酸化ストレスに曝されると、通常よりも急速に損傷と壊死が起こる。ビタミンEの経胎盤輸送が制限されると、新生児では組織内のビタミンE濃度が低下し、未熟児ではビタミンE欠乏のリスクが高まる場合もある（第43章を参照）。

毒性

ビタミンEは最も毒性の低いビタミンの1つである。ヒトと動物は、少なくとも栄養必要量の100倍もの比較的高い摂取量にまで認容できると思われる。成人のビタミンEのULは1000mg/日である。しかし、ビタミンEの摂取量が非常に高い場合は、身体による他の脂溶性ビタミンの利用能が低下すると考えられる。ビタミンEを過剰投与された動物は、骨の石灰化、肝臓へのビタミンA貯蔵、血液凝固がいずれも障害される（Traber, 2008）。ここ数年で、高用量のビタミンEサプリメントの使用と、心血管疾患、炎症性関節疾患、がんの患者の死亡率の増加に関して対立するデータが示されている。ビタミンE追加と死亡率の増加の因果関係には疑問が残ることから、さらなる研究が必要である（Gerss and Kopcke, 2009）。

ビタミンK

今日の科学者らは、ビタミンKが血液凝固、骨形成、複数の酵素系の制御に関与していることを知っている（Denisova and Booth, 2005）。天然に存在するビタミンKは、緑色植物が合成するフィロキノン（ビタミンK₁）と、細菌が合成するメナキノ

図3-18 酸素を中心とするフリーラジカルがビタミンEによって除去される機序

出典：Combs GF: The vitamins: fundamental aspects in nutrition and health, ed 2, Orlando, 1998, Academic Press.

表 3-14

主な食品のビタミンE含有量

食品	α-TE (mg)
レーズンブラン（1カップ*）	13.50
アーモンド（28g）	7.33
ヒマワリ油（大さじ1）	5.59
ミックスナッツ（28g）	3.10
キャノーラ油（大さじ1）	2.39
アスパラガス（1カップ*）	2.16
ピーナツ油（大さじ1）	2.12
コーン油（大さじ1）	1.94
オリーブ油（大さじ1）	1.94
アンズ（缶詰、加糖、1/2カップ*）	1.55
マーガリン（大さじ1）	1.27
カレイ（85g）	0.56
カシューナッツ（28g）	0.26
ベークドビーンズ（豚肉入りの缶詰、1カップ*）	0.25
DRI	
乳児	4〜5 α-TE (mg)/日、年齢によって異なる
幼児	6〜7 α-TE (mg)/日、年齢によって異なる
小児と青年	11〜15 α-TE (mg)/日、年齢によって異なる
成人	15 α-TE (mg)/日
妊婦	15 α-TE (mg)/日
授乳婦	19 α α-TE (mg)/日

α-TE：α-トコフェロール当量、DRI：食事摂取基準　*1カップ＝240mL
出典：U.S. Department of Agriculture, Agricultural Research Service: Nutrient Database for Standard Reference, Release 18, Data Laboratory home page: http://www.nal.usda.gov/fnic/foodcomp/Data/SR18/nutrlist/sr18w323.pdf, 最終閲覧：2011年。

ン（ビタミンK_2）である。これらの天然の形は、双方とも2-メチル-1,4-ナフトキノン環とアルキル化された側鎖を持つ（表3-12を参照）。合成化合物である**メナジオン**（ビタミンK_3）は側鎖を持たないが、肝臓でアルキル化されてメナキノンとなる。メナジオンの生理活性は、天然型のビタミンK_1とK_2の2倍である。

吸収、輸送、貯蔵

フィロキノン（K_1）は小腸でエネルギーに依存する過程によって吸収される。しかし、メナキノン（K_2）とメナジオン（K_3）は、小腸と結腸で受動拡散によって吸収される。他の脂溶性ビタミンと同様に、吸収は微量の食事性脂肪と、胆汁酸塩と膵液に依存する。吸収されたビタミンK類はリンパ液中のキロミクロンに取り込まれ、肝臓に運ばれ、そこでVLDL（超低比重リポタンパク質）へ取り込まれ、LDL（低比重リポタンパク質）によって末梢組織へと輸送される。

ビタミンKは多くの組織中に低濃度で含まれており、その中で細胞性膜に局在している。単一のビタミンKを摂取した場合でも、代謝によって組織ではビタミンK類の混合物として存在する。ほとんどの組織にはフィロキノンとメナキノンが含まれる。

代謝

フィロキノンは細菌による脱アルキルと再アルキルを受けて、メナキノンに変換されて吸収される。側鎖の短縮化と酸化により、主にグルクロン酸抱合体として、胆汁を介して糞便に排泄される代謝産物が産生され、フィロキノンとメナキノは分解される。メナジオンの代謝はさらに速く、リン酸塩、硫酸塩またはグルクロニド誘導体として主に尿中に排泄される。

機能

ビタミンKは、タンパク質の翻訳後修飾によってグルタミン酸残基がカルボキシル化し、カルシウムと結合するカルボキシグルタミン酸（carboxyglutamate [GLA]）残基を形成する過程に不可欠である。この過程でビタミンKは酸化されてエポキシドとなる。このエポキシドは、エポキシド還元酵素によってヒドロキノン型に戻る（図3-19）。この過程はビタミンKサイクルと呼ばれる。ビタミンKサイクルはワルファリンやジクマロールなどのクマリン系薬剤によって阻害される可能性があり、これらの薬剤が抗凝固活性を示すのも、この作用が基となっている。そのため、これらの血液凝固阻止薬を服用している患者では、食事からビタミンK摂取を避ける必要はなく、ビタミンKの摂取を同程度に続けるべきである。

これまでに4つの血漿凝固GLAタンパク質が同定されており、そのうちトロンビンは血液凝固においてフィブリノゲンをフィブリンへ転換させる際に不可欠である。さらに、石灰化組織には少なくとも3つのタンパク質（オステオカルシンなど）が存在し、石灰化したアテローム動脈硬化組織には少なくとも1つのタンパク質（アテロカルシン）が存在する。

ビタミンKは脳のスフィンゴ脂質代謝に関与する酵素や、その他の酵素系を制御する（Denisova and Booth, 2005）。さらに、加齢性骨減少、心血管疾患、ならびに炎症の制御にも関与している可能性がある（Booth, 2009）。

食事摂取基準

各種ビタミンK類の生理活性には大きな幅があるが、食物または食事中のビタミンKの量を定量化するにあたり、これら違いを調整するための標準化法は存在しない。各ビタマーはマイクログラムで表したビタミンKの量として示される。ビタミンKのDRI（食事摂取基準）はAI（目安量）として設定されており、UL（許容上限量）は定められていない。しかし、ビタミンKの大量摂取による有害反応を示すデータは非常に乏しいため、有害な影響がないと考えるべきではない。

含有食品

ビタミンKは緑葉野菜に多く含まれ、その含有量は通常100μg/100gを超える（表3-15、付録50も参照）。乳製品、肉、卵の含有量には0～50μg/gと幅があり、果物と穀類には一般に約15μg/gが含まれる。母乳のビタミンK含有量は少なく、6か月未満の乳児の必要量を満たさない。植物油を含む製品は、フィロキノンの摂取源として適していると考えられる。肉、乳製品、ファストフードには少量のメナキノンしか含まれていない（Elder et al., 2006）。

食品中のビタミンK類の含有量を測定する分析作業は非常に困難であることから、食品表に示されているビタミンKの値は不正確である場合が多い。それにもかかわらず、一般の集団に重大なビタミンK欠乏のエビデンスが存在しないということは、通常は食物によって適切な量のビタミンKを摂取しているか、または腸の細菌叢によって産生されているということである。ビタミンKは通常の調理法によって破壊されないだけでなく、加熱調理中に水に流れ出すこともないが、光とアルカリによって分解されやすい。

欠乏

ビタミンK欠乏の主な徴候は出血であり、重度の場合には致死的な貧血の原因となるおそれがある。その基礎疾患となるのは低プロトロンビン血症であり、凝固時間の延長を特徴とする。ビタミンK欠乏はヒトでは稀であるが、脂質吸収不良、長期の抗生物質治療による腸内細菌叢の破壊、肝疾患を伴う患者に発症する。新生児、特に未熟児や母乳のみで哺育されている場合は、生後2、3日内に低プロトロンビン血症を発症しやすい。その原因は、ビタミンKの経胎通過能が低いことと、ビタミンKを産生する腸細菌叢が未発達であることにある。新生児の出血性疾患に対しては、出生時にメナジオンを筋肉内投与する予防的治療が行われる。

高齢者では、ビタミンKの摂取不足と大腿骨頸部骨折の発生率増加との間に相関が認められる。ビタミンK₁とアレンドロネートは、リセドロネートまたはラネル酸ストロンチウムよりも対費用効果が高いが、現在の処方方針（たとえばアレンドロネートが治療の第一選択薬となる）が変更される見込みがないことから、さらに進んだ研究が必要である（Stevenson et al., 2009）。

表 3-15 主な食品のビタミンK含有量

食品	含有量(μg)
ホウレンソウ（冷凍、調理後、1カップ*）	1027
ブロッコリー（調理後、1カップ*）	220
アスパラガス（調理後、1カップ*）	144
キャベツ（調理後、1カップ*）	73
サヤインゲン（生、1カップ*）	47
ニンジン（生、1カップ*）	14
レタス（1カップ*）	13
アボカド（生、28g）	6
七面鳥（調理後、85g）	0.03
ジャガイモ（焼いたもの、中1個）	0.5
牛挽肉（調理後、85g）	1.0
オレンジ（生、中1個）	0

DRI

乳児	2.0～2.5μg/日、年齢によって異なる
幼児	30～55μg/日、年齢によって異なる
小児と青年	60～75μg/日、年齢によって異なる
成人	90～120μg/日、性別によって異なる
妊婦	75～90μg/日、年齢によって異なる
授乳婦	75～90μg/日、年齢によって異なる

DRI：食事摂取基準　＊1カップ = 240mL
出典：U.S. Department of Agriculture, Agricultural Research Service: Nutrient Database for Standard Reference, Release 18, Data Laboratory home page: http://www.nal.usda.gov/fnic/foodcomp/Data/SR18/nutrlist/sr18w430.pdf, 最終閲覧日：2011年1月14日。

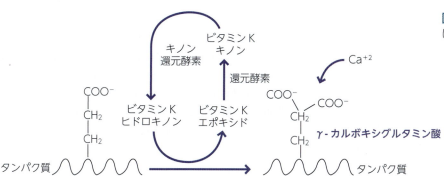

図3-19　γ-カルボキシグルタミン酸の産生におけるビタミンKの機能と再生

毒性

フィロキノン、メナキノンはどの投与経路によっても有害反応を示していない。しかし、メナジオンは過剰投与によってラットに溶血性貧血、乳児に重度黄疸を引き起こした例があることから、有害となる可能性がある。

水溶性ビタミン

チアミン、リボフラビン、ナイアシン、ビタミンB_6、パントテン酸、ビオチン、葉酸、ビタミンB_{12}、ビタミンCは、**水溶性ビタミン**と呼ばれる。水に溶けることが、これらのビタミンに共通する特性の1つである。これらのビタミンは水溶性であることから、大量に摂取した場合は単純拡散で、少量摂取した場合はキャリアを介する過程によって吸収される傾向がある。水溶性ビタミンは細胞の水相（細胞質とミトコンドリアマトリックスの空間など）に分布し、代謝のさまざまな局面に含まれる酵素に不可欠な補助因子または補助基質となる。大部分の水溶性ビタミンはほとんど貯蔵されないため、定期的に摂取する必要がある。水溶性ビタミンはキャリアによって輸送され、尿中に排泄される。

チアミン

チアミン（表3-12を参照）は、炭水化物の代謝と神経機能に不可欠な役割を果たす。チアミンが活性化するには、リン酸化を受けてチアミン三リン酸またはコカルボキシラーゼに変化する必要があり、後者はエネルギー代謝とペントース合成における補酵素として作用する。神経機能におけるチアミンの役割は明らかにされていないが、おそらく補酵素としての作用ではないと考えられる（Gropper et al., 2005）。

吸収、輸送、貯蔵

チアミンは上部小腸から低摂取量では能動輸送によって、高摂取量（5mg/日を超える場合）では受動拡散によって吸収される。能動輸送はビタミンの輸送を妨げるアルコール摂取や、腸細胞の複製を妨げる葉酸欠乏によって抑制される。粘膜からのチアミンの取り込みは、リン酸化されてチアミン二リン酸（thiamin diphosphate [ThDP]）となると共役して行われ、活性化されたThDPは、門脈循環によって肝臓に運ばれる。

循環血中のチアミンの約90％はThDPとして赤血球によって運ばれるが、少量は主としてに遊離チアミンや、主にアルブミンと結合したチアミン一リン酸（thiamin monophosphate [ThMP]）として存在する。末梢組織細胞への取り込みは、受動拡散と能動輸送によって起こる。組織はチアミンをリン酸エステルとして、大半はタンパク質と結合した状態で保持する。チアミンの組織内濃度は多様であるが、ほとんど貯蔵されない。

代謝

チアミンはさまざまな組織において特異的なキナーゼによってリン酸化され、二リン酸エステルと三リン酸エステルとなる。これらのエステルは、いずれもホスホリラーゼによって代謝され、ThMPを産生する。その他に約20種類の代謝物が少量産生され、尿中へと排泄される。

機能

チアミンの主要な活性型であるThDPは、ピルビン酸と他のα-ケト酸-の代謝に不可欠ないくつかの脱水素酵素酵素複合体の補酵素となる。チアミンはα-ケト酸の酸化的脱炭酸に不可欠である。ピルビン酸からアセチルCoAへの酸化的転換もその1つであり、TCA回路（クレブス回路とも呼ばれる）に入ってエネルギーを産生する。さらに、アミノ酸のメチオニン、トレオニン、ロイシン、イソロイシン、バリンに由来するα-ケトグルタル酸と2-ケトカルボキシル酸の変換にも必要である。ThDPはヘキソース一リン酸経路によるグルコースの酸化において、2炭素単位交換反応を触媒するトランスケトラーゼの補酵素としての役割を果たす。

食事摂取基準

チアミンの量は、通常はミリグラムで表される。チアミンのDRI（食事摂取基準）には、乳児用のAI（目安量）と、新たに設定されたRDA（推奨量）がある。チアミンはエネルギー代謝において直接作用することから、RDAはエネルギー摂取量を基にして算定されており、乳児用のAIは、母乳に一般的に含まれるチアミンの量を基に設定されている。

含有食品

チアミンは多くの食品に幅広く含まれているが、その濃度は低い。最も高濃度で含まれる食品は酵母とレバーであるが、チアミンの摂取源として最も重要なのは、穀物である（表3-16）。一般に全粒穀物はチアミンを多く含んでいるが、そのほとんどは製粉と精製の間に取り除かれる。米国では、ほとんどの精製穀物製品にはチアミンその他のビタミンB群が強化されている。植物性食品に含まれるのは主に遊離チアミンであるのに対し、動物性食品に含まれるチアミンのほとんどは、さらに効率よく利用できるThDPの形で存在する。

チアミンは熱、酸化、電離放射線によって破壊される可能性があるが、凍結状態では安定している。調理時でのチアミンの損失は、加熱時間、pH、温度、使用して捨てられる水の量、その水が塩素殺菌されているかどうかによって大きく変わる傾向がある。チアミンは加工時に加えられる亜硫酸塩、生魚、甲殻類や数種の細菌が持つチアミン分解酵素（チアミナーゼ）、一部の植物（シダ類、茶、ビンロウジなど）に含まれる熱安定性因子によって破壊される可能性がある。

欠乏

チアミン欠乏の特徴には、心臓と神経に現れる兆候に加えて、無食欲と体重減少がある（表3-17）。ヒトのチアミン欠乏は、精神錯乱、筋衰弱、浮腫（湿性脚気）、末梢神経障害、頻脈、心臓肥大などの症状を呈し、最終的に脚気を引き起こす。通常、非浮腫性（乾性）脚気はエネルギー欠乏と不活発に伴って生じるのに対し、湿性脚気は炭水化物の大量摂取と激しい身体運動に伴って生じる。後者は肺うっ血を伴う両心不全に起因する浮腫が特徴である。ThDPが欠乏すると、ピルビン酸はアセチルCoAに変換されず、トリカルボン酸回路に入ることができないため、心筋がエネルギー不足に陥り心不全に至る。

歴史的に脚気は、精白米を主食とし、生魚などのチアミナーゼを含む食品を摂取する地域の貧困層に認められる地方病であった。このような状況では、脚気だけでなく複数の栄養障害が生じるのが一般的である。チアミンが強化されていない乳児用調製粉乳を与えられている小児でも、脚気の発症（小児脚気）が報告されている。この場合は症状が突然悪化し、心不全とチアノーゼを特徴とする。神経障害と心臓肥大の進行がない場合には、脚気はチアミンによって治療可能である。

米国では米その他の精製穀物製品にチアミンが強化されているため、明白なチアミン欠乏はまれである。無症状性のチアミン欠乏は、チアミン摂取が不十分で、ビタミンの吸収不全の傾向のあるアルコール依存症患者に認められる。加えて、チアミンはアルコールの代謝と解毒に必要であることから、アルコール依存症の患者ではさらに必要度が高くなる。米国の高齢者には、食事内容の貧しさと、高血圧や心不全治療のための利尿剤の長期使用により、チアミン欠乏のリスクが高い人もいる。さらに、胃バイパス術を受けた患者ではチアミン欠乏のリスクが高まることから、注意深い観察が必要となる(Welch et al., 2010)。

チアミン欠乏の患者は、ウェルニッケ・コルサコフ症候群を発症する可能性もあり、その兆候は軽度の錯乱から昏睡にまで多岐にわたる。研究者らは、コルサコフ精神病、振戦譫妄、多発性末梢神経障害、ウェルニッケ脳症との関連性を1900年頃には認識するようになった(Lanska, 2009)。

表 3-16

主な食品のチアミン含有量

食品	含有量(mg)
強化インスタントシリアル(1カップ*)	≦9.90
ポークチョップ(赤身、85g)	1.06
ハム(赤身、85g)	0.82
ヒマワリの種(殻付き、28g)	0.59
ベーグル(プレーン、10cm)	0.53
鉄火巻き(15cm)	0.46
エンドウマメ(1カップ*)	0.45
ベークドビーンズ(1カップ*)	0.13
スパゲッティ(ゆで、1カップ*)	0.29
強化白飯(調理後、1カップ*)	0.26
マッシュポテト(1カップ*)	0.23
イーストドーナツ	10.22
オレンジジュース(冷凍濃縮還元、180mL)	0.2

DRIの範囲

0.2～1.4mg/日、年齢や性別によって異なる

DRI：食事摂取基準
* 1カップ＝240mL
出典：U.S. Department of Agriculture, Agricultural Research Service: Nutrient Database for Standard Reference, Release 18、データ・ラボラトリー・ホームページ：http://www.nal.usda.gov/fnic/foodcomp/Data/SR18/nutrlist/sr18w404.pdf, 最終閲覧：2011年。

表 3-17

チアミン欠乏の臨床的特徴

欠乏の種類	特徴
初期の欠乏症	無食欲 消化不良 便秘 倦怠感 脚のだるさと衰弱 ふくらはぎ筋肉の軟化 脚のしびれと"チクチク感" 特に脛骨周辺の皮膚の感覚麻痺 脈拍数の上昇と心悸亢進
湿性脚気	脚、顔、胴、漿液腔の浮腫 ふくらはぎ筋肉の軟化 頻脈拍 頸静脈の膨張 高血圧 尿量の減少
乾性脚気	初期多発性神経炎の悪化 歩行困難 ウェルニッケ・コルサコフ症候群、脳症の可能性 ・短期記憶の喪失 ・失見当識 ・眼球振盪症(眼球の痙攣性の動き) ・運動失調(歩調がふらつく)
乳児脚気 (月齢2～5ヵ月)	急性 ・排尿量の減少 ・ひどく泣く、か細く悲しそうな声で泣く ・心不全 慢性 ・便秘と嘔吐 ・落ち着きがない ・軟らかく緊張のない筋肉 ・チアノーゼによる皮膚の血色悪化

その他には、ThDPとの正常な結合が阻害される遺伝性の異常トランスケトラーゼを持つ患者にも、チアミン欠乏が認められる。明らかな症状が出るずっと前に、チアミン欠乏の状態を反映する生化学的変化が生じる。そのため、チアミンの状態は赤血球トランスケトラーゼ活性、血中または血清チアミン値の測定、チアミンの尿中排泄量の測定によって評価することができる(付録30を参照)。

毒 性

チアミンの毒性の可能性に関する情報はほとんど存在しないが、市販の塩酸チアミンの大量摂取(栄養必要量の1000倍)では、呼吸中枢の抑制による死亡例がある (IOM, Food and Nutrition Board, 2000b)。推奨量の100倍の量のチアミンを経静脈摂取した場合は、頭痛、痙攣、筋力低下、心不整脈、アレルギー反応が起こる。

リボフラビン

リボフラビンは炭水化物、アミノ酸、脂質の代謝に不可欠であり、抗酸化作用を助ける働きを持つ。これらの機能は、フラビンアデニンジヌクレオチド (flavin adenine dinucleotide [FAD])とフラビンモノヌクレオチド (flavin mononucleotide [FMN]) という補酵素を通して作用する。代謝の基礎をなす機能を持つことから、リボフラビン欠乏は皮膚や上皮組織のように細胞の代謝回転が速い組織に最初に現れる。

吸収、輸送、貯蔵

リボフラビンはキャリアを介した過程により、遊離型として小腸上部で吸収される。ほとんどの食物はリボフラビンを補酵素型であるFMNとFADの形で含んでいることから、さまざまな脱リン酸化酵素によって各種フラビンタンパク質複合体を加水分解し、遊離型のリボフラビンにしなければ吸収されない。リボフラビンの吸収はキャリアを介した過程でATPを必要とする。粘膜からの遊離型リボフラビンの取り込みは、FMNへのリン酸化に依存して行われる。

リボフラビンは遊離型リボフラビンとFMNとして血漿中を輸送され、どちらも主に血漿アルブミンと結合している。特異的なリボフラビン結合タンパク質も同定されており、このビタミンの経胎盤移行に関与していると考えられる。リボフラビンは遊離型としてキャリアを介して細胞内に輸送された後、FMNまたはFADに変換される。タンパク質との結合は、細胞外への拡散を防止できるとともに、異化作用への抵抗性を示すことができる。肝臓と腎臓には少量のリボフラビンが含まれるが、有用となるほどの量は貯蔵されないため、食事によって規則的に補給する必要がある。

代 謝

リボフラビンは酵素フラボキナーゼによるATP依存性のリン酸化を受けて、補酵素型であるリボフラビン-5'-リン酸塩(FMN)を形成する。その後、ほとんどのFMNはFADピロホスホリラーゼによってFADに変換される。どちらも過程も、甲状腺ホルモン、副腎皮質刺激ホルモン、アルドステロンによって制御される。

過剰なリボフラビンの大半は、尿中に排泄される。しかし、遊離型リボフラビンは肝臓でグリコシル化され、グリコシル化された代謝産物が排泄される。リボフラビンには直接的な代謝機能もあると考えられる。また、環状構造の酸化、脱メチル、水酸化によって分解されて生じた生成物が、遊離型リボフラビンとともに尿中に排泄される場合もある。

機 能

フラビン補酵素であるFMNとFADは、1対の水素原子を受け取って$FMNH_2$または$FADH_2$となる。こうして1または2電子酸化還元反応に寄与する。FMNとFADは細胞内の酸化還元反応を触媒するフラボタンパク質酵素の補欠分子族として作用し、ミトコンドリア電子伝達系の水素担体としての役割を果たす。FMNとFADは、脂肪酸の初期酸化とグルコース代謝の数段階を触媒する脱水素酵素(TCA回路など)の補酵素である。FMNはピリドキシン(pyridoxine [PN]、ビタミンB_6)を機能型であるリン酸ピリドキサール(pyridoxal phosphate [PLP])に転換する際に必要である。

FADはアミノ酸トリプトファンからビタミンであるナイアシンへの生合成に必要である。他の細胞内機能では、リボフラビンとニコチンアミドアデニンジヌクレオチドリン酸(nicotinamide adenine dinucleotide phosphate [NADPH])に依存する機序は、細胞に対する酸化傷害を防止するための機能と考えられる。リボフラビンを含む栄養サプリメントには、白内障に対する予防効果を示す可能性がある (Jacques et al., 2005)。

食事摂取基準

リボフラビンのDRI (食事摂取基準) には、乳児用のAI (目安量) と新たに定義されたRDA (推奨量) がある。一般にRDAは、尿中排泄、赤血球リボフラビン含有量、赤血球グルタチオンレダクターゼ活性を基準として、正常な組織内貯蔵の維持に必要な量に基づいて算定されている。リボフラビンの必要量は妊婦や授乳婦では増加することから、組織合成の増加と、母乳中への分泌によって失われるリボフラビン量に見合うよう増量されている。

含有食品

食品中のリボフラビンはミリグラムの単位で測定され、FMNとFADとしてタンパク質と結合した形で食物中に広く分布する。生育の速い緑色葉菜類にも多く含まれるが、米国人の食事では、肉と乳製品が最も重要な供給源である(表3-18)。小麦が製粉される際にリボフラビンの半分以上が失われるが、大半のパンやシリアル食品にはリボフラビンが強化されており、毎日の総摂取量にかなり寄与している。

リボフラビンは加熱にも安定であるが、アルカリと紫外線

によって容易に破壊される。食品の調理や加工ではほとんど破壊されないが、アルカリには弱いため、乾燥豆類を柔らかくする際に重曹を加えることは、含有するリボフラビンの多くを破壊することになる。ロウ引きされた紙容器は、牛乳のリボフラビンが日光によって破壊されるのを防ぐ。

欠乏

リボフラビンの欠乏症は、欠乏から数か月後に発症する。初期症状としては、羞明、流涙、眼の灼熱感とかゆみ、視力障害および唇、口腔、舌の痛みと灼熱感などが挙げられる。さらに進行すると、症状は唇のひび割れ（口唇症）、口角の皮膚の亀裂（口角炎）などの症状が現れる。鼻唇溝、陰嚢、外陰の皮膚の脂漏性湿疹、紫舌や舌の腫れ（図3-20）、眼角膜周辺の毛細血管過成長、および末梢神経障害を認める例もある（参考情報3-6）。

複数のビタミンが欠乏状態にある場合は、リボフラビンは白内障形成にも関与する（Jacques et al., 2005）。高ビリルビン血症の乳児に対する光線療法では、リボフラビン投与を行わなければ、しばしば光破壊によるリボフラビン欠乏症を引き起こす。それ以外のリボフラビン欠乏症は、特に栄養不良の人々において、チアミンやナイアシンなどの他の水溶性ビタミンの欠乏と共に生じる。DNA合成とメチル化に影響するいくつかの遺伝子多型とビタミン群との関連性では、リボフラビンと胃癌のリスクとの間に、わずかながら逆の相関が認められている（Eussen et al., 2010）。リボフラビンの状態は、赤血球グルタチオンレダクターゼ活性の数値によって測定できる。この酵素はFADを必要とし、酸化型グルタチオンを還元型グルタチオンに変換する。

毒性

リボフラビンの毒性は明らかにされておらず、高用量の経口摂取も基本的には無害とされている。しかし、大量に摂取しても有益とはならない。

ナイアシン

ナイアシンはニコチンアミド（nicotinamide [Nam]）とニコチン酸（nicotinic acid [NA]）の総称である。ピリジンヌクレオチド補酵素であるニコチンアミドアデニンジヌクレオチド（nicotinamide adenine dinucleotide [NAD]）と、ニコチンアミドアデニンジヌクレオチドリン酸（NADP）の構成要素として機能する。このNADとNADPは、すべての細胞のエネルギー産生と代謝に不可欠である。NADHとNADPHはそれぞれNADとNADPの還元型であり、水素イオンを持つ。ナイアシンはペラグラの原因と治療法を探究する過程で発見された。ペラグラは18世紀のスペインとイタリアでは一般的な疾患であり、20世紀前半に米国南部で多くの犠牲者を出した。

生合成、吸収、輸送、貯蔵

ナイアシンは必須アミノ酸であるトリプトファンから合成できる。この過程は効率が良くないため、身体全体のナイアシン状態にとっては食物からのトリプトファン摂取が重要となる（図3-21）。

ナイアシンは多くの食品に含まれるが、特に動物性食品に多い。ほとんどが補酵素型のNADとNADPとして含まれる

表 3-18

主な食品のリボフラビン含有量

食品	含有量(mg)
牛レバー（85g）	2.91
強化インスタントシリアル（1カップ*）	≦1.70
牛乳（乳脂肪2％、1カップ*）	0.45
アサリ（缶詰、85g）	0.36
カッテージチーズ（1カップ*）	0.37
卵（1個）	0.25
ベイクドプリン（1/4カップ*）	0.25
ローストポーク（85g）	0.27
ベーグル（プレーン、1個）	0.22
ハンバーグ（赤身、ミディアムの焼き、99g）	0.21
ホウレンソウ（生鮮、調理後、1/2カップ*）	0.21
鶏肉（もも肉、85g）	0.21
ブロッコリー（1カップ*）	0.19
チーズ（アメリカン、28g）	0.10
バナナ（1本）	0.09

DRIの範囲

0.3～1.6mg/日、年齢と性別によって異なる

DRI：食事摂取基準
* 1カップ＝240mL
出典：U.S. Department of Agriculture, Agricultural Research Service: Nutrient Database for Standard Reference, Release 18, データ・ラボラトリー・ホームページ：http://www.nal.usda.gov/fnic/foodcomp/Data/SR18/nutrlist/sr18w405.pdf, 最終閲覧：2011年。

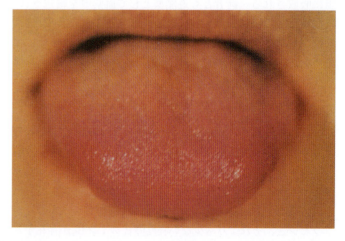

図 3-20 リボフラビン欠乏症の徴候であるマゼンタ舌。これに対し、鉄欠乏の人の舌は青白いことが多く、ビタミンB複合体欠乏症では肥大した赤い舌となる。

出典：McLaren DS: Colour atlas of nutritional diseases, England, 1981, Yearbook Medical Publishers.

参考情報 3-6
リボフラビン欠乏症の徴候

唇、口腔、舌の痛みと灼熱感*
口唇症*
口角炎*
舌炎*
紫または深紅の舌*
舌乳頭の肥大または萎縮*
鼻唇溝、鼻前庭と、時に耳介、眼瞼、陰嚢、外陰の脂漏性皮膚炎
眼球の異常（時々）
- 結膜の炎症
- 角膜表面の血管新生
- 角膜の潰瘍形成
- 羞明

貧血——正球性、正色素性
神経障害

Goldsmith GA: Riboflavin deficiency. In Rivlin RS, editor: Riboflavin, New York, 1975, Plenum Pressを改変。
*舌と口の変化は、ナイアシン、葉酸、チアミン、ビタミンB_6、ビタミン$_{12}$によるものとの識別が難しい。

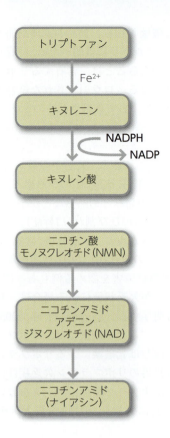

図3-21　トリプトファンからのナイアシンの合成
NADPH：還元型ニコチンアミドアデニンジヌクレオチドリン酸

ため、吸収形であるNamとNAを消化によって放出する必要がある。植物に由来する多くの食品、特に穀類は、低分子のペプチドと炭水化物と共有結合で結合している複合体としてナイアシンを含んでいるが、これは消化によっても遊離されない。この形のナイアシン（ナイアシチン）は、生体は利用できないが、アルカリ加水分解によって利用可能となる。そのため、中央アメリカでトルティーヤを作る前に石灰水にトウモロコシを漬けるという伝統的料理法は、本来なら低ナイアシン食品と考えられる食品中のナイアシンの生物学的利用能を効果的に高めるものとなっている。

NamとNAは、キャリアを介した促進拡散によって胃と小腸に吸収される。両者とも遊離型として血漿中を輸送され、ほとんどの組織に受動拡散によって取り込まれる。赤血球、腎臓、脳などの組織は、NAのための輸送系を必要とする。ナイアシンは組織でNADとして貯蔵されるが、NADPに変換される場合もある。

代謝

NADとNADPの新規合成は、必須アミノ酸であるトリプトファンの代謝産物キノリン酸から行われる。トリプトファンからナイアシンへの変換は、摂取されたトリプトファンとナイアシンの量や、ピリドキシン（ビタミンB_6）の状態などの要因に依存する。そのため、身体中には適切なレベルのリボフラビンと、それよりも少ない程度のビタミンB_6が存在する必要がある。ヒトはこの変換を適度に効率的に行うことができ、トリプトファン60mgはナイアシン1mgに匹敵すると考えられる。

NADとNADPはNAから合成可能であり、Namは食事から得ることができる。Namは脱アミノされてNAとなる。その後、2つのリボースリン酸がピリジン環の窒素に付加される。次に、アデノシンがリボースに付加される。最後に、アミノ基が酸性基と結合し、アミドとNADを生成する。NADはヘキソース一リン酸経路を介してリン酸化され、NADPとなる。

NADとNADPは加水分解によって代謝されてNamを産生する。Namは脱アミノされてNAとなるか、メチル化されて1-メチルニコチンアミドとなる。食事性タンパク質の欠乏によって尿中の代謝物プロフィールが異なるのは、ナイアシンに変換されたトリプトファンの量が変化するためと考えられる。

機能

補酵素NADとNADPは、炭水化物、脂肪酸、アミノ酸の代謝に関与する200種類以上の酵素に共通する基質として不可欠な役割を果たし、細胞内において最も重要な電子伝達体となっている。一般に、NADとNADPは、2電子伝達による水素輸送を促進し、キャリアとして水素イオン（H^+）を使用するが、代謝においては全く異なる役割を果たす。NAD依存性の反応は細胞内の呼吸（ベータ酸化、TCA回路機能[図3-2を参照]、電子伝達系など）に関与する。一方NADPは、生合成（脂肪酸、ステロールなど）経路に重要である。

ナイアシンが代謝において基本的な作用を持つことから、DNA修復と遺伝子安定化の機序に重要な役割を果たす可能性がある(Kirkland, 2003)。アミド型のNamは、正常な生理機能に直接影響を及ぼす細胞エネルギー代謝に関与し、酸化ストレスに影響を与え、細胞の生と死の両者と関連深い複数のシグナル伝達経路を調節する。さらに、複数の疾患の発症を抑制する強固な細胞保護となっている(Maiese et al., 2009)。アルツハイマー病、パーキンソン病、老化、糖尿病、がん、脳虚血にも関与していると考えられる(Li et al., 2006)。

食事摂取基準

ナイアシンは総ナイアシンの重量(ミリグラム)またはナイアシン当量(niacin equivalents [NE])として表示され、既成のナイアシン含有量にトリプトファン含有量の1/60を加算したものとして算出される。ナイアシンのDRI(食事摂取基準)は、RDA(推奨量)、許容上限量と、乳児用のAI(目安量)が設定されている。ナイアシンの役割は代謝におけるエネルギー産生反応であることから、その必要量はエネルギー摂取と直接関係し、既成ナイアシンとトリプトファンから得られるNEとして算定される。

含有食品

多くの食品にはかなりの量のナイアシンが含まれており、赤身肉、鶏肉、魚、ピーナッツ、酵母は特に豊富な摂取源である。ナイアシンは主に植物組織中ではタンパク結合型NA、動物組織中ではNam、NAD、NADPとして存在する。牛乳と卵にはナイアシンの含有量は少ないが、トリプトファンを多く含むため、ナイアシン当量としてはかなり多い。食品中のナイアシンの量は、ナイアシン(NAとNam)と、トリプトファン含有量の1/60との合計をミリグラムで表したものとなる。表3-19に主な食品の既成ナイアシン含有量を示す。食物栄養素組成表の多くは既成のナイアシンしか記載していないため、総ナイアシン当量が過小評価されてる。

欠乏

ナイアシン欠乏の初期症状は、筋力低下、無食欲、消化不良、皮膚発疹などである。重度の欠乏は ペラグラ を引き起こす。この疾患は、皮膚炎(dermatitis)、認知症(dementia)、下痢(diarrhea)の「3D」、振せん、舌の強い発赤と痛みを特徴とする。通常、皮膚の変化は最も顕著に現れる。日光を浴びた皮膚はひび割れ、色素沈着、鱗屑状皮膚炎を生じる(図3-22)。中枢神経系に関わる症状には、錯乱、失見当識、神経炎などが挙げられる。消化の異常は、口腔と消化管の粘膜の痛みと炎症を引き起こす。ペラグラは治療を受けない場合は死に至る場合もあることから、「4番目のD(death)」と呼ばれる。

ペラグラの患者がリボフラビン欠乏の臨床症状も示すことは、この2つのビタミンの代謝における相互関係の存在を示している。ペラグラの患者は、ナイアシンだけでなく、タンパク質その他の栄養素に欠ける非常に貧しい食事を摂っている可能性がある。ナイアシンの状態を評価する最も信頼性の高い方法は、尿に排泄されるメチル化代謝産物のメチルニコチンアミドとメチルピリドンカルボキサミドを測定することである。

毒性

一般にナイアシンの毒性は低い。しかし、1～2gの高用量のNAを1日3回摂取——血中コレステロール濃度の低下を目的として使用される投与量量——した場合には、有害な副作用が生じる可能性がある。主な副作用はヒスタミン放出である。これは紅潮を引き起こし、喘息や消化性潰瘍性疾患の患者には有害となり得る。Namにはこの作用はない。ナイアシンの大量摂取は肝臓にも有害となる可能性があり、徐放性製剤はさらにリスクが高まる。高用量での摂取は栄養サプリメントとしてではなく薬物としての作用を示すため、大量投与には注意深い観察が必要である(Kamanna, 2009; Kamanna and Kashyap, 2008)。

パントテン酸

パントテン酸 は食品中に広く含まれており、欠乏症の発症はまれである。このビタミンは代謝にきわめて重要な役割を果たす。主要栄養素からのエネルギー生産において不可欠

表 3-19

主な食品の既成ナイアシン含有量*

食品	含有量(mg)
インスタントシリアル	≦26.43
鶏肉(胸肉)	14.73
ツナ(水煮缶、85g)	11.29
白飯(1カップ**)	7.75
キノコ(調理後、1カップ**)	6.96
牛肉(ひき肉、調理後)	4.55
ハム(缶詰、85g)	4.28
ピーナッツ(ロースト、28g)	3.83
コーヒー(60ml)	3.12
エッグベーグル(10cm)	3.06
ペパロニピザ	3.05
ヌードル(1カップ**)	2.68

DRIの範囲

2～18mg/日、年齢と性別によって異なる

DRI:食事摂取基準
* このデータでは、摂取した食品に含まれるトリプトファンから合成されたナイアシンの量は考慮していない。
** 1カップ=240mL
出典:U.S. Department of Agriculture, Agricultural Research Service: Nutrient Database for Standard Reference, Release 18、データ・ラボラトリー・ホームページ:http://www.nal.usda.gov/fnic/foodcomp/Data/SR18/nutrlist/sr18w406.pdf、最終閲覧:2011年。

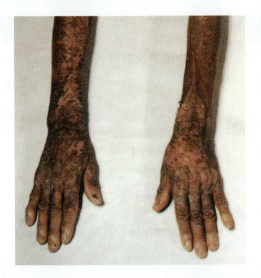

図3-22 ペラグラ。ナイアシン欠乏によって色素沈着、角化、鱗状化病変を起こす。この病変は、手、前腕、首、脚のように日光に曝される部位において特に顕著である。
出典：*Latham MC et al: Scope manual on nutrition, Kalamazoo, Mich., 1980, The Upjohn Company.*

なCoAと、合成反応に使用されるアシルキャリアタンパク質（acyl-carrier protein [ACP]）の構成成分である。

吸収、輸送、貯蔵

パントテン酸は主にCoAとACPとして食物中に存在する。したがって、吸収されるには加水分解されてホスホパンテテインとなり、それからパントテン酸への変換される必要がある。パントテン酸は空腸で受動拡散と能動輸送の両者によって吸収される。その後、血漿中を遊離酸型として輸送され、拡散によって赤血球の中に取り込まれる。血液中のパントテン酸の大部分は、赤血球によって運ばれる。末梢組織にはパントテン酸をナトリウム依存性の能動輸送で細胞に取り込む組織もあれば、促進拡散によってによって取り込む組織もある。パントテン酸は細胞内でCoAに変換され、大半の組織、特に肝臓、副腎、腎臓、脳、心臓、精巣ではこの形で存在する。

代謝

すべての組織はパントテン酸からCoAを合成できる。この合成は、多くの酵素が関与する4段階の過程で行なわれる。まず、パントテン酸がリン酸化されて4'-ホスホパンテン酸を生成する。次に、それがシステインと結合して4'-ホスホパントテノイルシステインを生成する。さらにホスホパントテノイルシステインが脱カルボキシルされて4'-ホスホパンテテインを生成し、それが最後にCoAに変換される。4'-ホスホパンテテインはCoAからアポ型のアシルキャリアタンパク質へと渡され、ACPを形成する。

CoAとACPは分解され、遊離パントテン酸その他の代謝産物を産生する。このビタミンは尿中に主に遊離パントテン酸として排泄されるが、4'-ホスホパンテン酸としても排泄される。ある程度の量（1日の摂取量の約15％）は完全に酸化され、肺から二酸化炭素として排泄される。

機能

CoAとACPは、代謝においてアシル基のキャリアとして機能する。CoAはアセチルCoAの形成において重要な役割を果たす。このアセチルCoAはオキサロ酢酸と縮合し、TCA回路を入ってエネルギーを放出する。さらに、CoAは脂肪酸やコレステロール合成の第1段階となる化合物であり、アルコール、アミン、アミノ酸のアセチル化のための化合物である。また、トリグリセリドに組み込まれる前の脂肪酸を活性化し、タンパク質へのアシル基供与体としての役割も果たす。ACPは脂肪酸合成に不可欠な多酵素複合体である脂肪酸合成酵素の構成要素である。

食事摂取基準

パントテン酸の測定単位はミリグラムである。DRI（食事摂取基準）はAI（目安量）として表される。推定平均必要量（estimated average requirements [EAR]）またはRDA（推奨量）は確立されていない。

含有食品

パントテン酸はあらゆる動植物の組織に存在する。混合食で最も重要な供給源は肉（特にレバーと心臓）である。キノコ類、アボカド、ブロッコリー、卵黄、酵母、脱脂乳、サツマイモにも多く含まれている（表3-20）。パントテン酸は通常の調理と貯蔵条件下ではかなり安定しているが、冷凍肉に含まれるものは解凍中に失われる可能性がある。穀類では外層に含まれているため、小麦粉の製粉過程で約半分が失われる。

欠乏

パントテン酸の欠乏は、脂質合成とエネルギー産生に障害が生じる。このビタミンは食品中に広く含まれているため、欠乏症はまれである。しかし、栄養不良の著しい人ではパントテン酸欠乏症の発症例がある。その症状は、足の爪先と足底の感覚異常、足の灼熱感、抑うつ状態、疲労、不眠症、虚弱などである（IOM, Food and Nutrition Board, 2000b）。

毒性

パントテン酸にはほとんど毒性はなく、どの生物種においても高用量の摂取後の有害反応は報告されていない。ヒトに高用量（たとえば10g/日）を投与した場合でも、単に腸の軽い不調と下痢を生じる程度である。

ビタミンB_6（ピリドキシン）

ビタミンB_6は、アルコール誘導体である**ピリドキシン**（pyridoxine [PN]）の生理活性を示す多数の2-メチル-3,5-ジヒドロキシメチルピリジン誘導体の総称である。生理活性を示す類似体は、アルデヒドのピリドキサール（aldehyde

表 3-20 主な食品のパントテン酸含有量	
食品	含有量 (mg)
強化乾燥シリアル食品 (1カップ*)	≦10.65
キノコ (調理後、1カップ*)	3.37
白飯 (1カップ*)	2.10
トロピカルトレイルミックス (熱帯産ドライフルーツやナッツの詰め合わせ、1カップ*)	1.70
スイートコーン (1カップ*)	1.45
ヨーグルト (プレーン、227g)	1.45
バニラシェイク (2カップ*)	1.39
マッシュポテト (1カップ*)	1.20
鶏肉 (胸肉、1/2胸分)	1.15
牛乳 (乳脂肪2%、1カップ*)	0.78
カラフトマス (缶詰、85g)	0.47
バナナ (1本)	0.39

DRIの範囲

1.7～7mg/日、年齢と性別によって異なる

DRI：食事摂取基準
* 1カップ＝240mL
出典：U.S. Department of Agriculture, Agricultural Research Service: Nutrient Database for Standard Reference, Release 18, Data Laboratory home page: http://www.nal.usda.gov/fnic/foodcomp/Data/SR18/nutrlist/sr18w410.pdf, 最終閲覧：2011年。

pyridoxal [PL])と、アミンのピリドキサミン (pyridoxamine [PM])である。この3つの化合物は、すべて代謝活性のある補酵素型のピリドキサールリン酸 (PLP) に変換され、主にアミノ酸の代謝に関与する。

吸収、輸送、貯蔵

ビタミンB_6は、脱リン酸されたPN、PL、PMの形として、受動拡散によって主に空腸と回腸で吸収される。腸管粘膜と血液の中でリン酸化でPLPとピリドキサミンリン酸 (pyridoxamine phosphate ([PMP]) 形成され、その代謝産物がそれぞれタンパク結合して吸収が促進される。

血液中では主にPLPとして存在し、その大部分は肝臓でのフラビン酵素による代謝によって生成される。血中には少量の遊離型PNも存在するが、大半はアルブミンと結合したPLPである。しかし、PLPが細胞に取り込まれるためには、脱リン酸されてPLになる必要がある。取り込まれた後は、PLは再度リン酸化されてPLPとPMPになり、その多くは肝臓、脳、腎臓、脾臓、筋肉中にタンパク質と結合した形で存在する。筋肉は最大の貯蔵所であり、全身の貯蔵量の80～90%をグリコーゲンフォスフォリラーゼと結合したPLPの形で蓄えている。

代謝

ビタミンB_6はリン酸化-脱リン酸、酸化-還元、アミノ化-脱アミノ反応によって代謝的に相互交換される。この代謝における律速段階は、FMN酵素であるPLPオキシダーゼによって触媒される過程である。そのためリボフラビン欠乏では、PNとPMを活性補酵素PLPに変換する過程が抑制される可能性がある。肝臓のPLPは脱リン酸され、FAD依存性およびNAD依存性酵素によって酸化されて、4-ピリドキシン酸とその他の不活性代謝産物を産生する。これらの代謝産物は尿中に排泄される。

機能

代謝活性型であるPLPは、アミノ酸代謝における数多くの酵素の補酵素である。PLPは神経伝達物質の合成や異化反応に関与する多数の酵素をはじめとして、生体内の100種類以上の酵素触媒反応における補因子である。さらに、グリコーゲン、スフィンゴ脂質、ヘム、ステロイドの代謝にも関与している。PLPのアルデヒド基にはアミノ酸のα-アミノ基と反応する能力があり、結合炭素上の他の結合を安定させる。そのため、ビタミンB_6は各種アミノ酸のアミノ基転移酵素、脱カルボキシル酵素、ラセミ化酵素、異性化酵素に不可欠である。

ビタミンB_6は神経伝達物質のセロトニン、エピネフリン、ノルエピネフリン、γ-アミノ酪酸血管拡張薬で、胃酸分泌促進薬でもあるヒスタミン、ヘムの前駆体であるポルフィリンの生合成に必要である。また、トリプトファンからナイアシンへの代謝的変換、グリコーゲンからのグルコースの放出、神経細胞ミエリン鞘のスフィンゴ脂質生合成、ステロイドホルモン受容体の調節にも必要である。

食事摂取基準

ビタミンB_6のDRI (食事摂取基準) には、乳児用のAI (目安量)、再設定されたRDA (推奨量)、小児と成人用のUL (許容上限量) がある。一般に、ビタミンB_6の必要量はタンパク質の摂取量増加に伴って増加する。

含有食品

ビタミンB_6の摂取源は、小腸で吸収された栄養素に由来するものと、健常な大腸細菌叢によって相当な量が合成される細菌に由来するものの2通りある。哺乳類の結腸細胞でのキャリアを介したPN取り込みの過程については、研究が現在進行中である。(Said et al., 2008)

ビタミンB_6はさまざまな食品に広く含まれており、肉、全粒穀類 (特に小麦)、野菜、ナッツ類に特に高濃度で存在する (表3-21)。動物由来のビタミンB_6では、生物学的利用能が高い傾向がある。食物中のビタミンB_6の多くはタンパク質と共有結合しているか、またはグリコシル化されている。植物 (ジャガイモ、ホウレンソウ、豆類など) に含まれるPNは、グリコシル化されている場合が多く、生物学的利用能は低い。

欠乏

ビタミンB_6の欠乏は、PLP (ピリドキサールリン酸) の産

表 3-21

主な食品のピリドキシン含有量

食品	含有量(mg)
インスタントシリアル	≦3.6
ジャガイモ(焼き)	10.63
バナナ(1本)	0.43
白飯(1カップ*)	0.30
鶏肉(白身肉、揚げ、85g)	0.53
ポークチョップ(焼き、85g)	0.44
ベークトビーンズ(菜食主義者用、1カップ*)	0.34
牛肉(焼き、ハンバーグ、85g)	0.32
鶏肉(もも肉、揚げ、85g)	0.31
ツナ(缶詰、85g)	0.30
ヒマワリの種(可食部、1/4カップ*)	0.26
アボカド(カリフォルニア産、28g)	0.08
全粒小麦パン(1枚)	0.05

DRIの範囲

0.1〜2.0mg/日、年齢と性別によって異なる

DRI：食事摂取基準
* 1カップ＝240mL
出典：U.S. Department of Agriculture, Agricultural Research Service: Nutrient Database for Standard Reference, Release 18, Data Laboratory home page: http://www.nal.usda.gov/fnic/foodcomp/Data/SR18/nutrlist/sr18w415.pdf, 最終閲覧日：2011年1月14日。

生不足を原因とする代謝異常を引き起こす。これらの臨床的徴候は、虚弱、不眠、末梢神経障害、口角症、舌炎、口内炎、細胞性免疫障害などの皮膚および神経学的異常として現れる。脳内のPLP濃度が低下すると神経機能不全、特に癲癇が生じるため、PN（ピリドキシン）またはPLPによる治療が必要となる（Clayton, 2006）。ビタミンB_6は食品に広く含まれているため、欠乏症は比較的まれである。しかし、ビタミンB_6の代謝を阻害する抗結核薬イソニアジドなどの薬剤の使用により、欠乏症が発症する可能性がある。ビタミンB_6経路に影響する先天異常、吸収不良を伴うセリアック病、ビタミンB_6が多く失われる腎臓透析透析患者などでは、PNまたはPLPの必要量が増加する（Clayton, 2006）。

毒 性

ビタミンB_6の毒性による兆候の多くは、欠乏時の徴候と類似している。食事が原因となる場合の毒性は比較的低い。高用量のPNまたはPLP摂取では、有害な副作用、特に末梢神経障害が生じる可能性がある（Clayton, 2006）。実際に、9.6g/日を使用した人では、重度の末梢性感覚ニューロパチーの発症例がある（Gdynia et al., 2008）。一般用医薬品のビタミンB_6製剤を手根管症候群から月経前症候群までのあらゆる疾患に使用する場合には、医療提供者はビタミンの使用頻度と摂取量について、水溶性であるために毒性はないと考えられるビタミンも含めて質問しなくてはならない。

葉酸塩

葉酸（folate）は一般にプテロイルモノグルタミン酸と、その誘導化合物を指す。還元型の化合物であるテトラヒドロ葉酸（tetrahydrofolic acid [FH_4]）は、代謝において1炭素基のキャリアとしてはたらく。キャリア型は、それぞれが運ぶ残基によって命名されており、いずれも1炭素合成反応に利用される。

吸収、輸送、貯蔵

食物に含まれる葉酸は、モノグルタミン酸型の5-メチルテトラヒドロ葉酸と5-ホルミルテトラヒドロ葉酸としてのみ吸収される。吸収は主に空腸で能動輸送によって行われるが、大量摂取した場合には、受動拡散によって吸収される。食品に含まれる大半の葉酸塩はポリグルタミン酸（2つ以上のグルタミン酸残基が結合している）の形で存在するが、吸収には刷子縁と細胞内の粘膜でモノグルタミン酸型へと加水分解される必要がある。

果物、野菜、レバーから得られる葉酸の生物学的利用能は、合成された葉酸（folic acid）の約80％である。そのため、葉酸を豊富に含む食品を摂取することで、集団における葉酸の栄養状態を、それまで考えられていたよりも効果的に改善させることができる（Winkels et al., 2007）。ヒトの介入研究では葉酸（folic acid）を基準として長年使用してきたが、5-メチルテトラヒドロ葉酸を基準として使用するほうが望ましく、さらに現実性も高い。（Wright et al., 2009）。

腸の粘膜細胞によって取り込まれた葉酸は、FH_4に変換されて門脈循環に入るか、またはその前に5-メチル-FH_4に変換される。血漿中に存在するモノグルタミン酸誘導体だけが、特異的な葉酸結合タンパク質またはキャリアを介したエネルギー依存性過程によって細胞に取り込まれる。細胞内でFH_4はメチル化されて5-メチル-FH_4となり、細胞内の高分子と結合して細胞内に保持される。さらにポリグルタミン酸型葉酸へと変換される。肝臓は葉酸の最も重要な貯蔵所であり、5-メチル-FH_4と10-ホルミル-FH_4ポリグルタミン酸として全身の貯蔵分の約半分を保存している。腸管粘膜のように細胞分裂の速い組織では、5-メチル-FH_4の濃度が低く、10-ホルミル-FH_4の濃度が高い傾向があるが、細胞分裂の遅い組織では5-メチル-FH_4が主流となる。

代 謝

葉酸の代謝は、腎臓と肝臓の還元酵素によるプテリン環の還元、ポリグルタミン酸合成酵素によるポリグルタミル側鎖の反応（アミノ酸であるグルタミン酸の付加）、プテリン環の特定の位置への1炭素単位の獲得の3種類の方法で行われる。

葉酸は、プテリン環のN-5またはN-10（またはその両方）に置換された1炭素単位を持つ複数の誘導体の1つに変換されることで代謝活性化される。1炭素単位は主にセリンヒドロキシメチルトランスフェラーゼによって供給される。この酵素は非必須アミノ酸であるセリンと1炭素供与体から5,10-メ

チレン-FH$_4$を生成する。他の酵素によっても同様に1炭素代謝産物として5-メチルFH$_4$、5,10-メチニル-FH$_4$、5-ホルムイミノ-FH$_4$、5-ホルミル-FH$_4$、10-ホルミル-FH$_4$が生成される。

組織の葉酸は、プテリジンとパラアミノベンゾイルポリグルタミン酸単位が切断されることで代謝回転する。後者はさまざまな水溶性側鎖代謝産物にさらに分解され、尿と胆汁に排泄される（図3-23）。

機能

炭素基が付加されているFH$_4$は、アミノ酸とヌクレオチドの代謝における多くの合成反応で、1炭素単位を供与または受理することによって酵素補助基質としての役割を果たす。たとえばDNAの新規合成と修復では、プリン合成ではギ酸塩（5,10-メテニル-FH$_4$として）を、チミジル酸合成ではホルムアルデヒドを（5,10-メチレン-FH$_4$として）を供与する機能を持つ。また、ヒスチジンからグルタミン酸への変換に必要であるため、不足によって、尿中に排泄されなくてはならない中間生成物であるホルムイミノグルタミン酸が蓄積する。

FH$_4$はホモシステインからのメチオニン合成において、不安定なメチル基（5-メチル-FH$_4$として）を供与する。この変換にはメチル基を5-メチルFH$_4$からホモシステインへ渡すビタミンB$_{12}$を必要とすることから、葉酸またはビタミンB$_{12}$のいずれかが欠乏すると、血清ホモシステイン値が上昇する可能性がある（ホモシスチン血症）。葉酸欠乏症は1920年代に悪性貧血として最初に臨床的に認識されたが、大球性貧血と明確に区別されるようになったのは20世紀中頃になってからである（Lanska, 2009）。この相互関係があるために、ビタミンB$_{12}$が欠乏すると、FH$_4$が5-メチル-FH$_4$から変換されなくなり、**メチル葉酸トラップ**と呼ばれる状態に陥ってFH$_4$の再生を阻害する。そのため、ビタミンB$_{12}$が欠乏しただけで、葉酸の機能的二次欠乏症が生じる可能性がある。DNAの合成と修復については、葉酸とビタミンB$_{12}$は、共に遺伝子安定性の維持において中心的な役割を果たす。

最後に、葉酸は骨髄の赤血球と白血球の形成と成熟にとって不可欠であり、ヘム形成における1炭素キャリアでもある。正常な細胞分裂における葉酸塩の役割は、胚形成において特に重要である。サプリメントでの葉酸摂取は、口蓋裂と神経管欠損をはじめとする重篤な先天異常のリスクを低減させることができる。

食事摂取基準

葉酸のDRI（食事摂取基準）は、食事性葉酸当量（dietary folate equivalents [DFE]）として表される。これは前述した葉酸の生物学的利用能の差異を考慮に入れるためである。1 DFEは食事性葉酸1 μgに相当し、食品から摂取された葉酸0.6 μg、または空腹時にサプリメントとして摂取された合成葉酸0.5 μgに等しい。葉酸のDRIには小児と成人用のRDA（推奨量）と乳児用のAI（目安量）がある。女性用のDRIは、妊娠する可能性のある女性のための増量分が含まれている。人口の約10%は葉酸の貯蔵量が少ないことが明らかにされている

図3-23 葉酸の代謝

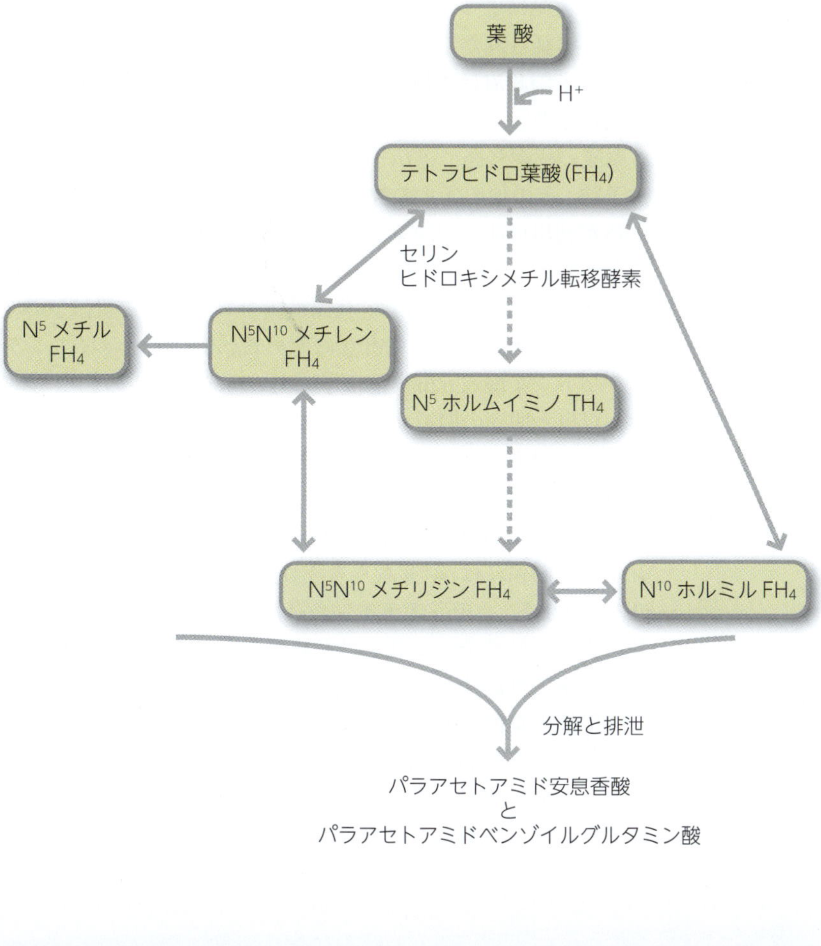

が、欠乏症の明白な兆候は認められない。

含有食品

葉酸は、植物性と動物性のさまざまな食物に還元型のポリグルタミン酸葉酸（主に5-メチルFH_4と10-ホルミルFH_4）として存在する。多く含まれる食品は、レバー、キノコ類、緑葉野菜（ホウレンソウ、アスパラガス、ブロッコリーなど）である。赤身の牛肉、ジャガイモ、全粒小麦パン、オレンジジュース、乾燥豆類も優れた供給源である（表3-22）。合成葉酸（folic acid）による強化はB_{12}欠乏を見えなくする可能性があり、異論もあるものの、米国では1998年に小麦製品に対する葉酸の強化を開始している。現在ではこれらの製品が葉酸の主要な摂取源である。

葉酸は異なる150種類の型として存在し、その生物学的利用能も多様である。食品に含まれる還元型は酸化されやすい。一般に貯蔵、調理、高温での加工中に50%から90%が失われる。食品中での生物学的利用能は、葉酸の型に固有の差異、コンジュガーゼ（ポリグルタミン酸の葉酸をモノグルタミン酸型へ加水分解する酵素）阻害物質や葉酸結合物質の有無、各自の栄養状態の差異によってかなり変わる。鉄とビタミンCの欠乏も、葉酸の利用を阻害する可能性がある。食品中の葉酸含有量の解析は複雑で困難であり、食品成分表に示されている値は実際よりも大きく低いものが多い。

表 3-22 主な食品に含まれる食事性葉酸当量（DFE）

食品	含有量（μg）
強化乾燥シリアル（1カップ*）	100〜672
ササゲ（ゆで、1カップ*）	358
ヒラマメ（ゆで、1カップ*）	358
白インゲン（ゆで、1カップ*）	263
ホウレンソウ（調理後、1/2カップ*）	131
アスパラガス（調理後、1カップ*）	243
ブロッコリー（調理後、1カップ*）	168
強化スパゲッティ（調理後、1カップ*）	167
白菜（1カップ*）	70
オレンジジュース（生、1カップ*）	75
キャベツ（生、1カップ*）	30
卵黄（1個）	27
バナナ（1本）	24

DRIの範囲

65〜600μg、年齢と性別によって異なる

DRI：食事摂取基準
*1カップ＝240mL

出典：U.S. Department of Agriculture, Agricultural Research Service: Nutrient Database for Standard Reference, Release 18, Data Laboratory home page: http://www.nal.usda.gov/fnic/foodcomp/Data/SR18/nutrlist/sr18w435.pdf, 最終閲覧：2011年。

欠乏

葉酸の欠乏はDNAとRNAの生合成を障害することにより、細胞分裂を抑制する。これは赤血球、白血球、胃・腸管・膣・子宮頸部の上皮細胞のように細胞が急速に増殖する細胞で顕著である。血液では、ヘモグロビンを過剰に含む大きな幼若赤血球をはじめとする巨赤芽球性大球性貧血が特徴である。ヒトでの欠乏症では、初期に循環血中の多形核白血球核の過分節が起こり、次に巨赤芽球性貧血となり、その後全身虚弱、抑うつ、多発性神経障害を発症する。皮膚の病変と発育不良も生じる。

葉酸反応性高ホモシステイン血症は、ホモシステインからのメチオニンの再生における葉酸の役割と関連があり、閉塞性血管疾患のリスク上昇と相関が認められる疾患であるが、この疾患は一見健康な米国人の間にも広がっている。その他にも、アルツハイマー病、パーキンソン病、筋萎縮性側索硬化症（amyotrophic lateral sclerosis [ALS]）その他の神経精神障害においても、ホモシステイン濃度の下げる役割を示唆する。このことは、無症状性の葉酸欠乏がこれまで考えられていたよりも広範に生じている可能性を示している。

神経管閉鎖障害には遺伝的素因が関与し、そのうち葉酸依存性のホモシステイン代謝に関与する酵素では、乳児と母親の双方に遺伝子多型が認められる。母親の遺伝子型、胎児の遺伝子型、環境要因（葉酸の摂取など）はすべて、神経管閉鎖障害（Lanska、2009年）のリスクに影響を及ぼす可能性がある（Lanska, 2009）。うまくデザインされた無作為化試験の結果、葉酸の補給によって70%以上の神経管閉鎖障害を予防できることが実証された（Lanska, 2009）。これらの臨床試験の結果から、米国政府は葉酸を小麦粉に添加して栄養強化を行うよう規定した。

葉酸の代謝経路に遺伝子多型が存在する場合には、妊娠、がん予防、その他の多くの神経精神障害での使用を目的として、生体が利用可能な型の葉酸（L-メチル葉酸塩）の処方を受けることができる（訳注：日本では未承認）。がんに関連する遺伝子変異体のほぼ3分の1は、代謝酵素をコードする遺伝子の変異であることが統計的に有意に認められている。メチレンテトラヒドロ葉酸還元酵素遺伝子（MTHFR）アレルのC>T多型は、胃癌と関連の関連が示されている（Dong et al., 2008）。葉酸の栄養状態は赤血球葉酸濃度の測定によって評価できるが、時には血漿ホモシステイン濃度や、遺伝子アレルの検査と組み合わせる場合もある。ビタミンB_{12}、葉酸、ホモシステインの相互関係には、研究者らも注目している（Varela-Moreiras et al., 2009）。ホモシステインの高値と血清葉酸の低値は、加齢による認知機能の変化をはじめとするいくつかの状態と関連性がある可能性がある。

高用量の葉酸摂取は、遺伝学的にヒ素に高い感受性を示す人に対して毒性の軽減に有益となる可能性がある。ヒ素に汚染された地下水は、皮膚癌と膀胱癌の発症を促進することが明らかにされており、世界の環境衛生における懸念される問

題である。ヒ素の代謝には葉酸依存性の過程にるメチル化が含まれていることから、葉酸の補給はヒ素を多く排泄するために有用となる可能性がある(Kile and Ronnenberg, 2008)。

毒性

高摂取量の葉酸の経口摂取による有害反応は報告されていないが、動物実験で食事必要量の約1000倍の量をラットに非経口投与した場合は、てんかん発作の発生が認められている。葉酸濃度が高い場合には、非吸収性の複合体が腸管内で形成され、亜鉛の利用が阻害される可能性が示唆されている。さらに、葉酸の投与が動物の亜鉛欠乏による奇形発生作用を悪化させるおそれがあることが研究によって示されている。前述した通り、食事性ビタミンB_{12}が不足している場合には、高用量の葉酸の補給はビタミンB_{12}欠乏を見えなくする危険性がある。

ビタミンB_{12}（コバラミン）

ビタミンB_{12}（表3-23）は、ポルフィリン様のコリン環の中心にコバルトを含有するコバラミン化合物ファミリーを指す。このファミリーには、コバルトに結合したメチル基（メチルコバラミン）を含む類似体をはじめとして、5'-デオキシアデノシル基（アデノシルコバラミン）、水酸基（OH^-）（ヒドロキシコバラミン）、亜硝酸基（ニトリトコバラミン）、水（アクアコバラミン）などが含まれる。ビタミンB_{12}活性を示す複数のコバラミン化合物のうち、シアノコバラミンとヒドロキシコバラミンは最も活性が高い。

吸収、輸送、貯蔵

ビタミンB_{12}は食品中のタンパク質と結合しており、胃のペプシンよる消化を受けて遊離する。その後、胃の中でRタンパク質（コバロフィリン）と結合して小腸に移動する。そこでRタンパク質は加水分解され、胃で産生されるビタミンB_{12}特異的結合タンパク質である内因子（intrinsic factor [IF]）がコバラミンと結合する。ほとんどのビタミンB_{12}はこの能動輸送によって吸収されるため、この過程には内因子が不可欠である。ビタミンB_{12}が大量に存在しても、単純拡散によって吸収されるのは約1％である。内因子は4種のコバラミンのいずれとも内因子-ビタミンB_{12}複合体として結合可能であり、この複合体が回腸刷子縁の特異的膜受容体と結合する過程を介して腸細胞内に取り込まれる（図3-24）。吸収された後は、コバラミンはトランスコバラミン（transcobalamins [TC]）（TCI、TCII、TCIII）と呼ばれる血漿Rタンパク質と結合する。TCIIは新たに吸収されたコバラミンが末梢組織に運搬される際の主要な輸送タンパク質である（Gropper et al., 2005）。ビタミンB_{12}の細胞内取り込みは、TC-ビタミン複合体を内部移行させる特異的TC受容体によって行われると考えられる。TCがリソソームによって分解された後は、遊離したビタミンB_{12}がビタミンB_{12}依存性酵素と結合する。

適正な栄養を摂取している人の場合は、ビタミンB_{12}は主に肝臓にかなりの量（～2000μg）が貯蔵される。一般には相当な量（5～7年分）を、そのほとんどがアデノシルコバラミンの形で蓄積している。ビタミンの腸肝循環も、この貯蔵に寄与している。

代謝

ビタミンB_{12}が代謝的に活性を持つには、コリン環のコバルト原子と5'-デオキシアデノシンまたはメチル基のいずれかが共有結合している誘導体に変換されなくてはならない。この変換は、それぞれビタミンB_{12}補酵素合成酵素と5-メチル-FH_4-ホモシステインメチルトランスフェラーゼによって行われる。コリノイド環の代謝はまったく行われないか、行われてもごくわずかであり、ビタミンB_{12}は分解されないまま腎臓経路と胆汁経路によって排泄される。アデノシル化またはメチル化を受けていない遊離血漿コバラミンだけが排泄される。

機能

ビタミンB_{12}は、アデノシルコバラミン（メチルマロニルCoAムターゼとロイシンムターゼ）とメチルコバラミン（メチオニン合成酵素）という2つの補酵素として機能する。これらの補酵素型は、プロピオン酸、アミノ酸、1炭素の代謝に重要な役割を果たす。これらのステップは消化管、骨髄、神経の組織の細胞の正常な代謝に不可欠であることから、ビタミンB_{12}

表3-23 主な食品のビタミンB_{12}含有量

食品	含有量(μg)
牛レバー(99g)	70.66
アサリ(缶詰、85g)	84.06
カキ(大西洋産、生、中6個)	16.35
タラバガニ(アラスカ産、生、85g)	9.78
ツナ(缶詰、水煮、85g)	2.54
牛肉(ハンバーグ、赤身、焼き、85g)	2.39
オヒョウ(焼き、1/2フィレ)	2.18
カッテージチーズ(1カップ*)	1.60
ヨーグルト(果物入り、227g)	1.07
ポークチョップ(ゆで、99g)	0.93
脱脂乳(1カップ*)	1.30
ボローニャソーセージ(牛肉と豚肉、2切れ)	1.03
インスタントシリアル	0.5～6.00

DRIの範囲

0.4～2.8μg/日、年齢と性別によって異なる

DRI：食事摂取基準
* 1カップ = 240mL

出典：U.S. Department of Agriculture, Agricultural Research Service: Nutrient Database for Standard Reference, Release 18, Data Laboratory home page: http://www.nal.usda.gov/fnic/foodcomp/Data/SR18/nutrlist/sr18w418.pdf, 最終閲覧：2011年。

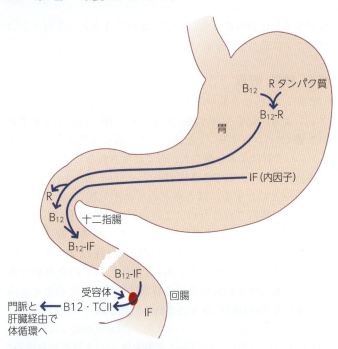

図3-24 ビタミンB_{12}の消化と吸収
B_{12}-R：B_{12}とRタンパク質の複合体
B_{12}-IF：B_{12}と内因子の複合体
B_{12}-TCII：B_{12}とトランスコバラミンIIの複合体

の欠乏では、血漿と尿のメチルマロン酸、アミノイソカプロン酸、ホモシステインのレベルが上昇し、FH_4が失われる（メチル葉酸トラップによる）という特徴がある。

食事摂取基準

ビタミンB_{12}はマイクログラムで表される。ビタミンB_{12}のDRI（食事摂取基準）は、RDA（推奨量）と乳児用のAI（目安量）がある。成人のRDAは、61歳以上の人では内因子の産生不全に伴う無酸症と萎縮性胃炎ならびに悪性貧血の有病率が上昇上昇することから、身体貯蔵に十分な量が設定されている。

含有食品

ビタミンB_{12}は細菌によって合成されるが、結腸の細菌叢で産生されたものは吸収されない。このビタミンを最も豊富に含む食品は、レバー、腎臓、牛乳、卵、魚、チーズ、赤身肉である（表3-23を参照）。植物由来食品は、ビタミンB_{12}が混入したものか、細菌による合成を介してのみ得られる。

発酵食品には必要量を十分満たす量のビタミンB_{12}が含まれると信じている人が多いが、分析の結果からは、この説は裏付けられてはいない。完全菜食主義者（vegan）では、サプリメントでビタミンB_{12}を摂取しない限り、その食事を開始してから5〜6年後に、特に血液中のビタミンB_{12}レベルが低下する。乳卵菜食者（ovolactovegetarian）の場合は、食事にビタミンB_{12}含有食品が含まれるため、この低下は起こらない。

食品中のビタミンB_{12}はタンパク質と結合した形で含まれるため、大半の食品では調理後も約70%の活性が保たれる。しかし、牛乳に含まれているものは、低温殺菌や濃縮によってかなりの量が失われる可能性がある。

欠乏

ビタミンB_{12}の欠乏は、特に急速に分裂する骨髄と腸管粘膜の細胞において、DNAの合成阻害による細胞分裂障害を引き起こす。分裂が抑制されることで細胞が巨大化し、特徴的な巨赤芽球性貧血を引き起こす。ビタミンB_{12}欠乏性貧血は、メチル葉酸トラップ（本章の葉酸の項を参照）によって葉酸の二次欠乏を引き起こす。サプリメントによる葉酸の摂取は、B_{12}欠乏に起因する貧血を軽減するが、B_{12}が補充されなければ、他の症状は進展する。コバラミン欠乏によって神経障害も発生するが、それは貧血よりずっと遅れて発症し、末梢から始まって中枢へと進む神経脱髄を認める。その他の症状には、足の感覚麻痺、疼き、灼熱感、脚の硬直と筋力低下、精神障害と抑うつなどが挙げられる。欠乏状態が持続すると、永続的な神経損傷を引き起こす。ビタミンB_{12}欠乏症は、最終的に皮膚と眼の黄染、舌の平滑化と牛肉様の赤色舌を認める。

ビタミンB_{12}の栄養状態低下は、動物性食品からの食事性ビタミン摂取の減少と、吸収不良によるビタミンの食事摂取低下によって生じる。66歳以上の高齢者では15%に欠乏が認められる（Andres et al., 2007）。食物と結合しているコバラミンの吸収不良は高齢者における胃の萎縮によるもので、ピロリ菌（*Helicobacter pylori*）感染によると考えられる（Allen, 2008）。

ビタミンB_{12}欠乏においてさらに一般的な原因は、内因子の産生および分泌不足による吸収不良である。ある種の悪性貧血は、胃壁細胞の萎縮または内因子に対する自己免疫によって生じる可能性もある。TCの遺伝子多型は、血漿ビタミンB_{12}の濃度に影響を及ぼす（Allen, 2008）。コバラミンの注射薬は広く処方されているが、コバラミンの経口療法は、特に食物性コバラミン吸収不良に有効である（Andres et al., 2007）。

サプリメントによるビタミンB_{12}の補給をすることなく厳格な完全菜食を長期間続けた場合には、血液中のビタミンB_{12}レベルが大きく低下する。菜食主義者ではビタミンB_{12}欠乏と骨折が一般的に認められることから、慎重な管理が必要となる（Hermann et al., 2009）。加えて、肥満症に対する減量手術は既存のB_{12}欠乏を悪化させるか、新たに発症させるおそれがある。Roux-en-Y吻合術は、腹腔鏡下での袖状胃切除術よりもさらに問題が大きい（Gehrer et al., 2010）。

血清B_{12}濃度は栄養状態の良い指標とはならない。ビタミンB_{12}の状態を最もよく評価できるのは、B_{12}に依存する代謝産物であるメチルマロン酸とホモシステイン濃度の測定が、費用が掛かるが最も信頼のおける評価法である。

毒性

ビタミンB_{12}には特に毒性は認められない。

ビオチン

ビオチン（表3-12を参照）は、吉草酸側鎖を持つチオフェン環と結合したウレイド環によって構成され、代謝においてき

わめて重要な役割を果たすカルボキシル化に不可欠である。

吸収、輸送、貯蔵

食品中ではビオチンの大部分がタンパク質と結合している。タンパク質を分解する消化作用によって遊離ビオチン、ビオシチン、ビオチンペプチドが産生され、放出される。膵臓または小腸上部から分泌されるビオチニダーゼにより、後者の2つの化合物から遊離ビオチンが放出される。遊離ビオチンはキャリアを介した特異的拡散輸送体により、近位小腸で吸収される (Zempleni, 2009 2008)。結腸でも少量のビオチンが吸収され、後腸細菌叢によって産生されたビオチンの利用が促進される。ビオチンは血漿中では主に遊離ビオチンとして輸送されるが、約12%はタンパク質とビオチニダーゼと結合している。ビオチンは特異的キャリアを介して細胞内に取り込まれる。かなりの量のビオチンが肝臓に貯蔵されているが、身体がビオチン不足に陥っても、そこからは動員されないと考えられる。

代謝

ビオチンの異化はほとんど起こらないが、そのごく一部はビオチンスルホキシドに酸化される。ビオチンの排泄は、その半分が遊離ビオチンとして、残りがビスノルビオチン、ビオチンスルホキシド、各種側鎖代謝産物として、急速に尿中に排泄される（経口摂取したものの95%が24時間以内に排泄される）。

機能

ビオチンはカルボキシルキャリアであり、カルボキシラーゼ酵素であるピルビン酸カルボキシラーゼ（糖新生でピルビン酸をオキサロ酢酸に変換する）、アセチルCoAカルボキシラーゼ（脂肪酸形成のためにマロニルCoAを合成する）、プロピオニルCoAカルボキシラーゼ（プロピオン酸をコハク酸に変換して奇数鎖の脂肪酸の利用を可能にする）、3-メチルクロトニル-CoAカルボキシラーゼ（ロイシンを異化する）と結合する。ビオチンが持つこれらの作用は、葉酸、パントテン酸、ビタミンB_{12}の代謝作用と関連がある。近年では、グルコキナーゼ、ホスホエノールピルビン酸カルボキシキナーゼその他の酵素の転写レベルに対するビオチンの直接的影響をはじめとして、カルボキシラーゼの以外の作用が明らかにされている。

食事摂取基準

ビオチンではAI（目安量）が定められている。しかし、腸内細菌叢によって産生されるビオチンの量が不確実であることや、食物から摂取するビオチンの生物学的利用能に差があることから、EAR（推定平均必要量）とRDA（推奨量）の確定には問題が多い。

含有食品

ビオチンは食品中に広範に含まれているが、その含有量にはかなり幅があり、測定されている食品は比較的少ないだけでなく、測定値も正確ではない場合もある。ピーナッツ、アーモンド、大豆タンパク質、卵、ヨーグルト、脱脂乳、サツマイモが摂取源となる。ビオチン含有量は、通常は食品成分表には記載されていない (IOM, Food and Nutrition Board, 2000b)。各ビオチン-タンパク質複合体の消化率はそれぞれ異なることから、ビオチンの生物学的利用能には食品によってかなり違いがある。ビオチンは酸化に対して不安定であり、熱によって、特に過酸化脂質の存在下で破壊される。

食物に加え、腸内細菌も相当量のビオチン摂取に寄与する。食事からのビオチン摂取量よりも糞便と尿中への排泄量が多いことから、細菌叢によってかなり多くのビオチンが合成されていることがわかる。

欠乏

ビオチンはさまざまな食品と腸内細菌叢代謝によって得ることができるため、単純なビオチン欠乏症は動物ではまれである。ただし、生の卵白やその活性物質であるアビジンという非耐熱性のビオチン結合タンパク質を摂取することによって発症した例がある。アビジンはビオチンの吸収を阻害することで、脂漏性皮膚炎、脱毛、麻痺などの症状を引き起こす。ビオチンの吸収不全は、炎症性腸疾患または無酸症などの消化管疾患に伴って生じる場合もある。Zempleniら (2009) は、消化、吸収、ビオチン輸送に関与するビオチニダーゼその他のタンパク質の活性低下は、ビオチンの欠乏を引き起こすおそれがあることを示している。

ヒトにおけるビオチン欠乏症の数少ない報告例は、不完全な経静脈栄養を受けていた患者と、ビオチンがごくわずかしか含まれていない母乳を飲んでいた乳児患者であった。いずれの症例も、兆候は皮膚炎、舌炎、無食欲、吐き気、抑うつ、脂肪肝、高コレステロール血症などであった。ヒトで既知のビオチン酵素のすべてに遺伝的欠損が認められており、非常にまれであるものの、一般に重篤な神経学的影響を認める。ビオチンの状態の評価には、ビオチンの血中濃度が最もよく使用される。

毒性

ビオチンは非常に大量摂取した場合でも、有害作用はないとされている。

アスコルビン酸

ビタミンC（アスコルビン酸）（表3-12を参照）は、植物とほとんどの動物によって、グルコースとガラクトースから合成される。しかし、ヒトその他の霊長類、モルモット、一部のコウモリ、少数の種の鳥は酵素L-グロノラクトンオキシダーゼを欠損し、この因子を生合成することができないため、これら

の生物種に対してはアスコルビン酸はビタミンとなる。

吸収、輸送、貯蔵

アスコルビン酸を生合成することができない生物種は、食物から能動輸送と受動拡散によってこのビタミンを吸収する。酸化型のアスコルビン酸（デヒドロアスコルビン酸）は、還元型のアスコビル酸塩またはアスコルビン酸よりも吸収されやすい。腸からのアスコルビン酸吸収率は低摂取量では80〜90%であるが、摂取量が1g/日を超える場合は著しく低下する。

血漿中では、ビタミンCは還元型が遊離して輸送される。細胞への取り込みは、ナトリウム共役輸送体（ナトリウム依存性ビタミンC輸送体1および2）の他に、GLUT1、GLUT2、GLUT3によって行われる（Rivas et al., 2008）。いずれの取り込み系もデヒドロアスコルビン酸の形で細胞内に移行させるが、細胞内では容易に還元されてアスコルビン酸塩となる。GLUTを用いた取り込み系は、特異的輸送体ほど速くないものの、インスリンによって促進され、グルコースによって抑制される。そのため高血糖値を示す糖尿病患者は、一般にデヒドロアスコルビン酸の濃度が血漿では高く、細胞では低い。ビタミンCは主にデヒドロアスコルビン酸として、多くの重要臓器、特に副腎、脳、眼で濃縮される。

代謝

生体内でアスコルビン酸は、電子2つを連続的に失うことで速やかに酸化され、フリーラジカル（モノデヒドロアスコルビン酸）を生成する。この中間生成物はさらに酸化されてデヒドロアスコルビン酸となる（図3-25）。続いて酸化生成物は、不可逆的加水分解によって2,3-ジケト-L-グロン酸となり、これが脱カルボキシルによって二酸化炭素といくつかの5炭素単位（キシロース、キシロン酸など）を生成するか、酸化されてシュウ酸といくつかの4炭素単位（トレオン酸など）を生成する。さらに、ビタミンCはアスコルビン酸2-硫酸塩に変換される。

機能

アスコルビン酸は容易に電子を失い、可逆的にデヒドロアスコルビン酸に変換されるため、コラーゲンやカルニチンの合成その他の代謝反応への関与をはじめとして、多くの電子伝達反応において生化学的酸化還元系として働く。コラーゲンとカルニチン合成においては、ビタミンCは鉄を2価鉄の状態に維持するための還元剤として作用することで、水酸化酵素を機能させる。線維組織（結合組織、軟骨、骨基質、腱など）の主要タンパク質であるコラーゲンの生成は、プロコラーゲンがヒドロキシプロリンを生成する際の翻訳後のプロリン残基水酸化に依存する。

細胞のビタミンC欠乏は細胞への酸化ストレスを引き起こすことから、虚血性心疾患のリスクを増加させる原因となる（McNulty et al., 2007）。ビタミンCがアテローム発生にもたらす重要な役割は、その酸化還元特性によってもらされる血管拡張剤として作用である（Frikke-Schmidt and Lykkesfeldt, 2009）。副腎皮質ホルモン活性が高いストレス期には、ビタミンC濃度は低下する。感情的、心理的、生理的ストレスを受けている間は、アスコルビン酸の尿中排泄が増加する。

アスコルビン酸は、単電子還元を受けてアスコルビルラジカルとデヒドロアスコルビンサン塩になる際に、抗酸化物質としても作用する。ビタミンCはスーパーオキシドヒドロキシルラジカルのような有害となり得る活性酸素種と反応することによって、酸化による損傷を防止する。ビタミンCは、フェニルアラニンとチロシンの酸化、葉酸からテトロヒドロ葉酸への変換、トリプトファンから5-ヒドロキシトリプトファンと神経伝達物質セロトニンへの変換、ドーパミンからのノルエピネフリンの生成に不可欠である。さらに、腸管内での3価鉄から2価鉄への変換で鉄の吸収を促進するほか、血漿のトランスフェリンから肝臓のフェリチンまでの鉄の移動にも関与している。

ビタミンCは白血球の免疫活性、インターフェロンの産生、炎症反応の過程、粘膜の完全性への関与を介して感染に対する抵抗性を亢進する。アスコルビン酸の大量摂取は、感冒への予防および治癒に有用であると報告されているが、これらの研究の結論にはいまだに賛否両論がある（Heimen et al., 2009）。ビタミンCの大量摂取が感冒症状の重症度を低下させることは一般に受け入れられているが、感冒への予防効果は認められない。ビタミンCは、特に喘息において、肺機能を適切に維持する効果を示す（Kaur et al., 2009）。

食事摂取基準（DRI）

ビタミンCのDRIは、ミリグラムで定量的に表される。わずか10mgのビタミンCで壊血病を予防することはできるが、この量ではビタミンCの貯蔵には有効ではない。紙巻タバコ喫煙者では血清アスコルビン酸濃度が低下することから、喫煙者ではさらに多く摂取することが勧められている。ビタミンCの平均身体貯蔵量は1.5gで、40〜60mgが毎日使用され

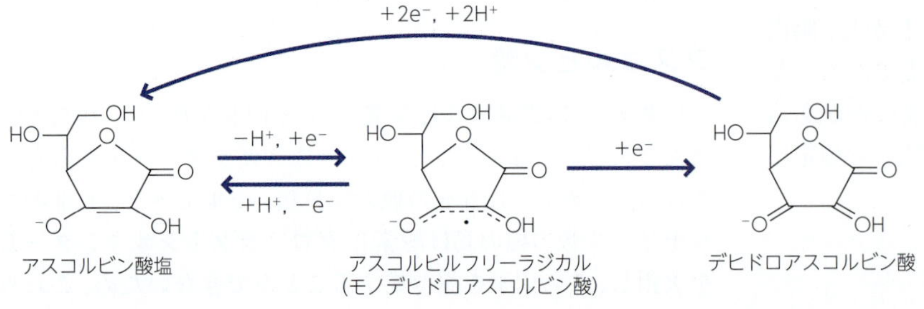

図3-25 ビタミンCの酸化還元反応
出典：*Combs GF: The vitamins: fundamental aspects in nutrition and health*, ed. 2, Orlando, 1998, Academic Press.

表3-24

主な食品のビタミンC含有量

食品	量	含有量(mg)
ピーマン(黄色)	1カップ*	283
オレンジジュース		
生	1カップ*	124
冷凍(濃縮還元、缶入り)	1カップ*	97
缶入り	1カップ*	86
ブロッコリー		
生鮮、ゆで、	1カップ*	116
冷凍(刻み、ゆで)	1カップ*	74
芽キャベツ(調理後)	1カップ*	97
イチゴ	1カップ*	106
グレープフルーツジュース	1カップ*	83
(冷凍濃縮還元、甘味を加えていない)		
赤肉メロン	1カップ*	68
マンゴー	1個	57
ケール(生鮮、調理後)	1カップ*	53
トマトジュース	1カップ*	45

DRIの範囲

15〜120mg/日、年齢と性別によって異なる

DRI：食事摂取基準
* 1カップ = 240mL
出典：U.S. Department of Agriculture, Agricultural Research Service: Nutrient Database for Standard Reference, Release 18, Data Laboratory home page: http://www.nal.usda.gov/fnic/foodcomp/Data/SR18/nutrlist/sr18w401.pdf、最終閲覧：2011年。

るが、喫煙者は140mg/日もの量を必要とする可能性がある(Berger, 2009)。

含有食品

ビタミンCは植物と動物の組織中にはアスコルビン酸とデヒドロアスコルビン酸として存在する。最良の摂取源は果物、野菜、臓器肉であるが、食物中の実際のアスコルビン酸含有量は、生育条件や収穫時の成熟度によって変わる可能性がある。冷蔵と急速冷凍は、ビタミンCの保持に役立つ。市販の冷凍食品のほとんどは生産地のごく近くで加工されていることから、遠隔地から輸送され、倉庫やスーパーマーケットの棚で長時間貯蔵された生鮮食品よりも、アスコルビン酸含有量が高いことが多い。代表的な果物と野菜のビタミンC含有量を表3-24に示す。柑橘類とその果汁は、他の果物や野菜をあまり多く食べない傾向にある多くの米国人にとって、非常に重要なビタミンC摂取源となる。

アスコルビン酸は酸化によって容易に分解されるうえ、水溶性であることから、水を使った加熱調理では水に溶け出して捨てられることが多い。加熱調理された野菜の色を保持し、発色を良くする目的で添加される炭酸水素ナトリウムは、ビタミンCを破壊する。調理して冷蔵庫で24時間保存した野菜からのビタミンCの累積損失率は、生鮮品で45%、冷凍品で52%にも上る。消費者が外食する機会が増えているうえ、半調理(刻んだレタスや皮を剥いて切った野菜など)の状態でレストランや調理施設に供給されたり、蓋のないサラダバーで供給される食品の数や機会が増えていることから、食事摂取の評価にはこのビタミン損失も考慮しなければならない。

欠乏

急性のビタミンC欠乏は、ビタミンを合成することができない人に壊血病を発症させる。成人ではビタミンCの欠乏から45〜80日後に症状が現れる。小児における欠乏症はメーラー-バロウ病と呼ばれ、ビタミンCが強化されていない乳児用調製粉乳を与えられた乳児に発生するおそれがある。どちらの場合も間葉組織に病変が起こり、創傷治癒障害、浮腫、出血、ならびに骨、軟骨、歯、結合組織の虚弱化を認める。壊血病の成人には、歯肉の腫れと出血、最終的には歯牙の喪失、嗜眠、疲労、脚のリウマチ痛、筋萎縮、皮膚病変、さまざまな心理的変化が起こる。

毒性

ビタミンCは米国で最も一般的に用いられているサプリメントの1つである。ヒトでのビタミンC高用量摂取による有害反応は、胃腸障害と下痢などである。ビタミンCの異化作用によってシュウ酸塩(他の代謝産物とともに)が生成されるため、高用量のビタミンCの摂取は腎臓でのシュウ酸結石形成リスクを増加させる可能性があることが懸念されるのも当然である(36章を参照)。腎臓結石の既往のある人は、ビタミンCの過剰摂取は避けるべきである。尿中に排泄された過剰なアスコルビン酸によって、尿グルコース検査の結果が偽陽性となる場合がある。ビタミンCとがんとの関係については、後ほど考察する。既知のビタミンについての情報を表3-12にまとめている。

他のビタミン様因子

ビタミンの特徴を持っているが、ビタミン状態の基準を満たさない食物性因子は他にもある。これらのビタミン様因子には、生合成が可能であるが、特定の年齢層や健康状態では摂取が有益となる可能性があるもの(コリン、ベタイン、カルニチンなど)や、食事として必須であるとは実証されていないもの(ミオイノシトール、ユビキノン、ビオフラボノイドなど)がある。

コリンとベタイン

コリン(2-ヒドロキシ-N,N,N-トリメチレンメタノールアミン)は動物組織においてメチルに富む必須な成分であり、膜リン脂質と神経伝達物質アセチルコリンに含まれるレシチン

（ホスファチジルコリン）の構造因子である。コリンは膵臓と腸のリパーゼによってレシチンが加水分解されて遊離され、キャリアを介する過程と受動拡散によって吸収される。吸収されたコリンは、主にレシチンの形でリンパ循環内をキロミクロンによって輸送され、その形でリポタンパク質に受け渡されて末梢組織へ運ばれる。コリンはエタノールアミンを出発物質として、S-アデノシルメチオニンを使用した連続的メチル化によって生合成することができるが、ほとんどの人は食事性リン脂質から得ている。

ベタイン（N,N,N-トリメチルグリシン）、はその原料であるサトウダイコン（*Beta Vulgaris*）にちなんで命名されたものである。

機能

コリンとベタインは、1炭素代謝サイクルの重要な因子であり、アミノ酸ホモシステインと脂質代謝と関連がある（Bruce et al., 2010）。コリンはメチル基供与体として他にいくつかの機能を持つ。ホスファチジルコリンは膜の構成成分、スフィンゴ脂質の前駆体、脂質輸送のプロモーターとして機能する。アセチルコリンは神経伝達物質であり、血小板活性化因子のコンポーネントでもある。胆汁の乳化剤として脂肪の吸収を助けるほか、肺表面活性物質の構成成分にもなっている。

ベタイン（商標：Cystadane）は米国内ではホモシスチン尿症またはホモシスチン血症の治療薬として処方される場合もあるが、米国の薬物分類システムでは「栄養素」に分類される物質である。ベタインはエタノールによる傷害から脳と肝臓を保護する目的でも使用される。ベタイン-ホモシステインメチルトランスフェラーゼは、メチオニン経路を触媒する。エタノール摂取が長期間にわたる場合には、この酵素がホモシステインを再メチル化することにより、非常に重要なメチル化物質であるS-アデノシルメチオニンを適切なレベルに保つ働きを持つ（Kharbanda, 2009）。

食事摂取基準（DRI）

コリンには1998年にDRIの一部としてAI（目安量）が定められた。ULは3.5g/日と設定された。年長の小児、男性、女性、妊婦における平均コリン摂取量は、IOM（医学研究所）が設定したAI値よりもはるかに低い（Zeisel and da Costa, 2009）。ベタインにはDRIもAIも設定されていない。

含有食品

コリンはレシチンとし、卵、肝臓、大豆、牛肉、牛乳、ピーナッツなどの脂肪に広く含まれる。北米の食事では卵と肉がコリンが最も豊富に含まれる摂取源となり、その量は430mg/100gにも上る（Zeisel and da Costa, 2009）。全粒穀物製品と穀類のふすまを含む製品は、遊離コリンとベタインの優れた摂取源である（Bruce et al., 2010）。遊離コリンは、レバー、オートミール、大豆、レタス、カリフラワー、ケール、キャベツにも含まれる。

欠乏

コリンの欠乏は、肝疾患、アテローム性動脈硬化、神経疾患などに影響を及ぼすと考えられる（Zeisel and da Costa, 2009）。周産期での欠乏では、脳のコリン作動性神経系に永続的な変化が生じる「代謝的刷り込み」を引き起こす（Meck and Williams, 2003）。米国では穀物に葉酸が強化されているが、コリンの摂取量の低さと神経管閉鎖障害の発生率の上昇には相関が認められる（Shaw et al., 2009）。

メタボノミクスは潰瘍性大腸炎（ulcerative colitis [UC]）などの状態を診断する手段となる可能性がある。活性型と寛解期のUCの生検では、脂質、グリセロリン酸コリン、ミオイノシトール、ベタインの減少が認められる（Bjerrum et al., 2010）。コリンの経口サプリメントは運動選手の持久力を高めると考えられるが、その効果は血液中のコリン濃度が低い場合のみ認められる（Penry and Manore, 2008）。最後に、コリンまたはベタインの不足とがんと相関は、現時点では示されてはいない。

カルニチン

カルニチン（β-ヒドロキシ-γ-N-トリメチルアミノ酪酸塩）は、カルニチンパルミトイル転移酵素で酸化されてエネルギー源となる長鎖脂肪酸をミトコンドリアへ輸送する過程を助ける。哺乳類と鳥は、ビタミンCを必要とする過程によってアミノ酸のリジンからカルニチンを合成できる。身体の状態によっては、カルニチンは必須栄養素となる場合もある。カルニチンは能動輸送と単純拡散によって消化管を横断して効率的に吸収される。カルニチンの約半分は吸収中にアセチル化される。循環血液中の血漿と赤血球には、遊離型とアセチル化型が存在する。カルニチンは主に骨格の末梢組織によって取り込まれ、体内貯蔵の約90％がそこに蓄えられる。植物由来食品は一般にカルニチンの含量が少ないが、肉と乳製品はよい供給源となる。

人工透析を受けている成人、肝疾患を有する成人、早期産児では、組織内でのカルニチン欠乏が報告されている。カルニチン補給は脂肪酸の酸化を促進することから、特に心血管疾患と2型糖尿病では重要となる（Mingrone, 2004）。遺伝的代謝異常にはカルニチンの欠乏が顕著なものもある（第44章を参照）。

ミオイノシトール

ミオイノシトール（シス-1,2,3,5-トランス-4,6-シクロヘキサンヘキサオール）は、ホスファチジルイノシトール（phosphatidylinositol [PI]）として代謝作用に関与する。この物質は膜の構造を支持し、共有結合を形成して膜タンパク質のアンカーとしての役割を果たす。PIはエイコサノイドを生合成する際のアラキドン酸の供給源となる。さらに、PIはホルモンの刺激に応じて、重要な細胞内伝達物質および細胞内二次メッセンジャーとなる。たとえばホルモン感受性のホスホリパーゼCは、リン酸化されたPIに作用して、遊離イノシトール三リン酸（inositol triphosphate [IP3]）とジアシルグリ

セロール（diacylglycerol [DAG]）を産生する。IP3はカルシウムイオンの放出を促進し、そのカルシウムイオンが次にカルシウム依存性酵素を活性化する。DAGは特定の細胞の酵素活性を変化させる過程を惹起する（Gropper et al., 2005）。IPは脳と脳脊髄液に濃縮されるほか、他の組織内にも存在する。ミオイノシトールは、PIの細胞メッセンジャーとしての作用に異常が生じて発症する双極性障害の治療に有用であるが、他の精神疾患との関連性はまだ明らかにされていない（Kim, 2005）。

ミオイノシトールは、遊離型が能動輸送によって効率的に吸収される。主に遊離型として血液中を輸送されるが、一部はリポタンパク質と結合したPIとして運ばれる。遊離ミオイノシトールは組織内でPIに変換され、続いて起こるリン酸化によって一リン酸塩と二リン酸塩に代謝される。

哺乳類はグルコースからミオイノシトールを合成するが、果物、穀類、野菜、ナッツ類、豆類、レバーや心臓などの臓器肉にも含まれる。動物性食品に含まれる各種イノシトールリン脂質と、植物性食品に含まれるフィチン酸（イノシトール6リン酸）が供給源となる。ヒトや他の大半の哺乳類の腸にはフィチン酸分解酵素が存在しないため、フィチン酸はミオイノシトールの有用な摂取源とはならない。フィチン酸塩は食品成分表には記載されていないが、血糖値と血中脂質値を低下させるベネフィットがある可能性がある（Schlemmer et al., 2009）。

雌のスナネズミと一部の魚のみ、食餌から既成ミオイノシトールの摂取が必要であることが明らかにされている。これらの生物では、この因子の欠乏は無食欲、皮膚の病変、腸性リポジストロフィーを発症させる。実験的な代替治療が治療抵抗性うつ病に対して行われており、その中にはω-3脂肪酸、S-アデノシル-L-メチオニン、葉酸に加えてイノシトールも含まれている（Shelton et al., 2010）。さらに、イノシトールが睡眠管理に影響を及ぼすことから、双極性障害その他の神経疾患に対する作用に関する研究が行われてきた。現時点ではイノシトールの1日の必要量はまだ設定されていない。

ユビキノン

ユビキノンは、さまざまな長さのイソペンチル側鎖を持つ1,4-ベンゾキノン誘導体の総称である。主要なものは側鎖単位を10個持っていることから、コエンザイムQ_{10}（coenzyme Q_{10} [CoQ_{10}]）と呼ばれる。この因子は1957年に単離された。ユビキノンはミトコンドリアの電子伝達系の必須要素であり、フラビンタンパク質（NADまたはコハク酸脱水素酵素）からシトクロムb5を介してシトクロムに電子を渡す可逆的な酸化-還元反応を行う。さらにCoQ_{10}は、その酸化還元反応特性により、α-トコフェロールと同様の脂溶性抗酸化物質として機能する。ユビキノンは内在する前駆体から生合成されるため、組織内濃度は比較的高濃度に維持されている。

CoQ_{10}の臨床応用は、広く検討されてきた。ユビキノン合成の低下は、心臓病の原因因子としての役割を果たす可能性がある。CoQ_{10}のサプリメントは、心筋症とうっ血性心不全の治療に役立と考えられる。CoQ_{10}とその類似化合物（イデベノン）も、パーキンソン病、ハンチントン病、ALS、その他のミトコンドリア病、フリードライヒ運動失調症の治療に広く使用されている（Mancuso et al., 2010）。ミトコンドリア機能障害は、酸化ストレス、ミトコンドリアDNAの欠失または損傷、形態変化を引き起こし、最終的には神経細胞死に至る（Beal, 2009）。HMG-CoA還元酵素阻害薬（スタチン）投与によるCoQ_{10}の損失では、筋毒性との関連性が示唆されている（Mancuso et al., 2010）。CoQ_{10}はさまざまな食品に含まれているが、特に魚油、ナッツ類、魚、肉に多く含まれる。

ビオフラボノイド

ビオフラボノイド（2-フェニル-1,4-ベンゾピロンのフェノール誘導体）については、直接的な代謝機能は明らかにされていない。この物質は毛細血管の脆弱性を軽減し、アスコルビン酸の抗壊血病作用を増強することが示されてきたが、どちらの作用にも、二価金属イオン（Cu^{++}、Fe^{++}）のキレート化と、それらの内在性抗酸化特性が関与している可能性がある。疫学研究からは、ビオフラボノイドを多く含む食事では、心血管疾患と一部のがんのリスク低下との関連性が示されている。ビオフラボノイドは植物由来食物に広く含まれている。ケルセチン、ルチン、ヘスペリジンなどの800種類を超えるビオフラボノイドが単離されており、それらがカロテノイド以外の赤、青、黄色の植物の主要な色素となっている。

微量栄養素：ミネラル

伝統的にほとんどのミネラルは、主要ミネラル（必要量が100mg/日以上）、微量ミネラルまたは微量元素（必要量が15mg/日未満）に分類される。長期間の完全静脈栄養（total parenteral nutrition [TPN]）を受けている患者を対象とした研究は、1日マイクログラムの量の超微量元素の必要性を明らかにする手助けとなった。ミネラルはヒトの機能に不可欠なものとして認識されているが、そのいくつかについては必要量が確定されていない。

身体のミネラル組成

ミネラルは体重の約4～5％、成人女性で約2.8kg、成人男性で約3.5kgを占める。その重量の約50％はカルシウムであり、さらに25％がリン酸塩の形をとるリンである。カルシウムの約99％とリン酸塩の70％は、骨と歯に存在する。他の5種類の必須主要ミネラル（マグネシウム、ナトリウム、カリウム、塩化物、硫黄）と、11種類の微量ミネラル（鉄、亜鉛、ヨウ素、セレン、マンガン、フッ化物、モリブデン、銅、クロム、コバルト、ホウ素）が残りの25％を構成する。ヒ素、アルミニウム、スズ、

ニッケル、バナジウム、シリコンなどの超微量元素の重量は無視できる程度である。

主要ミネラルは主にイオンの状態で身体と食物中に存在する。ナトリウム、カリウム、カルシウムは陽イオン（カチオン）として、他のミネラルは陰イオン（アニオン）として存在する。後者には、塩化物としての塩素、硫酸塩としての硫黄、リン酸塩としてのリンも含まれる。ミネラルは、リンタンパク質、リン脂質、金属酵素、その他のヘモグロビンなどの金属タンパク質のような有機化合物の構成成分として存在する。

ヘム鉄を除き、ミネラルは通常はイオン化された状態で吸収される。したがって、有機分子と結合している（キレート化）か、消化後に無機複合体として残るミネラルは、通常吸収できないため生物は利用できない。しかし、アミノ酸と適切に共有結合している場合（セレノメチオニンなど）には、キレート化された形でさらによく吸収されるミネラルも少数例ある。吸収されないミネラルは、糞便に排泄される。各ミネラルは腸上皮細胞の刷子縁に吸収された後、サイトゾルを通って移動し、側底膜を横断して血液中に輸送される。最後の過程は、通常能動輸送によって行われる。ミネラルが側底膜を横切って輸送されない場合には、タンパク質と結合したまま腸の細胞内に残る。たとえばカルシウムイオンはカルビンジンと、鉄は腸のフェリチンと、亜鉛はメタロチオネインと結合しており、血液まで運ばれない場合には、腸の細胞が死んで腸管腔へ脱け落ちる際に排泄される。このような機序は、過剰な吸収によって毒性を示す可能性のある物質から身体を防御するように進化した結果と考えられる。

生物学的利用能は、食物が消化され、組織と細胞で利用される前の、吸収されたミネラル元素の吸収率として表される。摂取されたミネラルの生物学的利用能は、いくつかの因子によって影響を受ける。生物学的利用能の低下は、脂肪吸収不良の時に管腔内でカルシウムとマグネシウムが遊離脂肪酸と結合して石けんを形成した場合や、対になるイオンの片方（リン酸塩と結合するカルシウムなど）が管腔内に非常に高濃度で存在することによって生じる沈澱反応にも起因すると考えられる。ミネラル間の相互作用も、元素の吸収抑制または生物学的利用能の低下をもたらすおそれがある。たとえば、亜鉛の吸収は非ヘム鉄の補給によって一般に低下し、亜鉛の摂取過剰は、銅の吸収を低下させ、カルシウムの摂取過剰は、マンガン、亜鉛、鉄の吸収を低下させる場合がある。

食品中の多くの有機分子は、吸収の促進または抑制によって生物学的利用能に影響を与える。抑制因子の例には、カルシウムその他の二価カチオンと、フィチン酸塩やシュウ酸塩との結合がある。促進因子の例には、非ヘム鉄に対するアスコルビン酸塩や、ヘモグロビンタンパク質に対する鉄がある。菜食主義者は、多くの抑制因子を多量に含む食品を摂取する傾向があるが、促進因子であるアスコルビン酸も多く摂取している。さらに、元素の生物学的利用能は、胃液の酸性度、(恒常性の適応度、ストレスなどの多くの生理学的要因によって影響を受ける可能性がある。腸内細菌によって発酵した非消化性オリゴ糖類は、カルシウム、マグネシウム、亜鉛、鉄の腸管吸収と滞留を促進する。

食物から生物学的利用能が一般に低いミネラル（鉄、クロム、マンガンなど）もあれば、高いミネラル（ナトリウム、カリウム、塩化物、ヨウ素、フッ化物）もある。カルシウムとマグネシウムの生物学的利用能は、その中間である。

米国の食事において問題となるミネラル

米国人の多くは、今もなおカルシウムや鉄などの数種のミネラルの摂取量が至適量よりも少ない。マグネシウムと亜鉛、おそらく他の微量金属の摂取も一般に不十分である。ここ10年間に、インスタントシリアルを中心とする強化食品のおかげで鉄と亜鉛の摂取量は増加したが、カルシウムについては改善されておらず(Heaney and Rafferty, 2009)、平均摂取量はまだDRI（食事摂取基準）のレベルに達していない。

カルシウム

身体中で最も多く存在するミネラルであるカルシウムは、体重の約1.5～2%、総体内ミネラルの39%を構成している。カルシウムの約99%は骨と歯に存在する。歯の中のカルシウムは、骨とは違って血液に動員されることはない。生えた歯のミネラルは固定される。残りの1%のカルシウムは、血液、細胞外液とすべての組織の細胞内に存在し、多くの重要な代謝機能を制御する。図3-2にカルシウムの代謝経路を示す。骨は必要に応じてカルシウムと他のミネラルを細胞外液と血液へと戻す動的な組織である。カルシウムと他のミネラルを摂取すると、骨は血液からそれを取り込む。

吸収、輸送、貯蔵、排泄

カルシウムは小腸のすべての部位で吸収されるが、食後に最も速く吸収されるのは酸性度の高い（pH7未満）十二指腸である。小腸の残りの部分ではアルカリ性であるため吸収は遅いが、実際に吸収されるカルシウムの量は、回腸を含めた小腸下部の方が多い。結腸でも少量のカルシウムが吸収される。成人は摂取したカルシウムの約30%しか吸収しないが、わずか10%しか吸収しない人もわずかにいる一方で、ごくまれには60%も吸収する人もいる。高齢期に入ると、十分なビタミンDまたは骨保存薬を摂取しなければ、食物とサプリメントから得るカルシウムが骨に保持されにくくなる。

カルシウムは2つの機序によって吸収される。能動輸送は主に管腔内のカルシウムイオン濃度が低い時に行われ、受動輸送または傍細胞輸送は管腔内のカルシウムイオン濃度が高い時に行われる。能動輸送は主として十二指腸と空腸上部で行われるが、その輸送能には限界がある。この輸送は1,25(OH)$_2$D$_3$（活性型ビタミンD）の作用を通じて制御される。ホルモン作用を持つこのビタミンは、カルシウム結合タンパク質（カルビンジン）の産生や、その他の機序も促進することで、腸の粘膜細胞刷子縁でのカルシウム摂取を増加させる。腸の吸収細胞内におけるカルビンジンの役割は、食後にカル

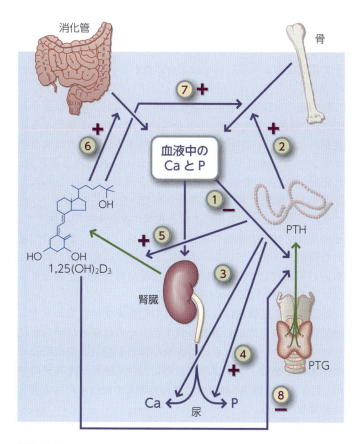

図3-26 カルシウムの代謝経路。カルシウム代謝の調節は、腸管吸収(腸)、血液中のカルシウムとリン酸塩の濃度、骨、腎臓——ホルモン型のビタミンD (1,25[OH]$_2$ D$_3$を産生)——、副甲状腺ホルモン(PTH)を分泌する副甲状腺(PTG)が関与する。ステップ1から8までは、特異的な調節ポイントである。血清カルシウム濃度が低いか、血清リン酸塩濃度が高い時と、負のフィードバックによってPTHの分泌(ステップ1)が刺激される。

シウムイオンを一時的に貯蔵し、吸収の最終段階として側底膜に送ることである。カルシウム結合タンパク質は、タンパク質分子1つあたり2つ以上のカルシウムイオンと結合する。

もう一つの吸収機序は、受動的で飽和することがない(無制限)機序で、ビタミンDとは関係なく、小腸全体で行われる。大量のカルシウムを一度の食事(乳製品やサプリメントなどからなど)で摂取した場合には、カルシウムの多くはこの受動的経路によって吸収される。カルシウムの摂取が推奨摂取量を大きく下回り、身体の必要量が満たされていない場合には、能動輸送の機序がさらに重要となる。

腸管腔でのカルシウムの生物学的利用能と吸収には、数多くの因子が影響を与える。身体の必要量が多く、食事による摂取が少ないほど、吸収は効率的となる。成長期、妊娠授乳期、カルシウム欠乏状態にある人や、骨密度を高める運動は、カルシウム吸収を促進する。ビタミンDの摂取量が少ない場合や、日光を十分に浴びていない場合には、特に高齢者でカルシウムの吸収が減少する。さらに、皮膚でのビタミンDの産生効率は、高齢者ではより若年者よりも低い。高齢者に特徴的な無酸症も、胃酸の酸性度を下げることによってカルシウムの吸収を低下させる。

カルシウムはイオンの形で存在する場合にのみ吸収される。カルシウムは酸性溶媒中で最もよく吸収されるため、食事中に分泌される胃酸は、近位十二指腸のpHを下げてカルシウムの吸収を促進する。このことはカルシウムのサプリメントにも当てはまる。そのため特に高齢者では、食事中にカルシウムのサプリメントを摂取することによって吸収を高めることができる。ラクトース(乳糖)はカルシウムの吸収を促進する。乳糖不耐症の成人でも、ラクトースはカルシウムの吸収を向上させると考えられる。

カルシウムは、シュウ酸塩などの他の食事性成分と沈殿を形成した場合や、遊離脂肪酸と石けんを生成した場合には吸収されない。ルバーブ、ホウレンソウ、フダンソウ(スイスチャード)、ビートの葉に含まれるシュウ酸(シュウ酸塩)は、消化管内で不溶性のシュウ酸カルシウムを形成する(第36章を参照)。たとえば、ホウレンソウのカルシウムは5%しか吸収されない。フィチン酸(フィチン酸塩)はカルシウムと結合し、不溶性で吸収できないフィチン酸カルシウムを形成する。このような吸収されない形のカルシウムは、シュウ酸カルシウムとカルシウム石けんとして糞便中に排泄される。

食物繊維もカルシウムの吸収を低下させる可能性があるが、これが問題となるのは、1日に30g以上摂取する人の場合のみである。食物繊維の摂取量が少ない場合でも、カルシウムの利用能にはほとんど影響はない。薬剤も生物学的利用能に影響を与えるか、カルシウムの排泄を増加させる可能性があり、いずれも骨減少につながるおそれがある。脂肪吸収障害の人はカルシウム-脂肪酸石けんが形成されるため、カルシウムの吸収は減少する。食事性リン酸塩によるカルシウムの吸収は、リン酸塩の摂取が過度に高い場合を除いては影響を受けないと考えられるほか、カルシウム/リン比にも影響されないと考えられる。

●**腎排泄** 摂取されたカルシウムのうち約50%は毎日尿中に排泄されるが、それとほぼ同量が腸管内に分泌され、糞便の中で結合して非吸収性のカルシウムとなる。尿細管からのカルシウム吸収は、小腸での吸収と同様の輸送機構によって行われる。カルシウムの尿中排泄はライフサイクルの段階によって変化し、一般に骨格が急速に成長する期間には少ない。閉経期にはカルシウムの排泄が大幅に増加するが、閉経後にエストロゲンの補充療法を受けている女性では、カルシウムの排泄は少ない。65歳頃を過ぎるとカルシウムの尿中排泄量は減少するが、これはカルシウムの腸管吸収が減少するためと考えられる。一般に尿中のカルシウム濃度は、カルシウム摂取量と強い相関関係にある。ナトリウムの摂取量が多いと腎臓でのカルシウムの再吸収が減少し、尿によるカルシウム損失が促進される。

●**経皮的損失** 皮膚からのカルシウムの損失は、皮膚剥脱と汗の形で生じる。汗として失われるカルシウムの量は、約15mg/日である。汗をかくような激しい身体活動を行うと、カルシウム摂取量が少ない人でも損失量が増加する。

●**血清カルシウム** 血清カルシウムは、遊離型(イオン化)カ

ルシウム、カルシウムとリン酸塩やクエン酸塩などのアニオンとの複合体、タンパク質のアルブミンと結合しているカルシウムの3種類の異なる成分からなる。血清アルブミンは、タンパク質と結合しているカルシウムの70〜90%を占める。イオン化カルシウム（Ca^{2+}）は調節され、血液のタンパク結合型カルシウムと急速に平衡となる。血清中のイオン化カルシウム濃度は主に副甲状腺ホルモン（PTH）によって調節されているが、わずかながら他のホルモンも調節の役割を果たしている。これらの他のホルモンには、カルシトニン、ビタミンD、エストロゲンなどがある。

血清中の総カルシウム濃度は8.8〜10.8 mg/dLに維持されており、そのうちイオン化カルシウム濃度は4.4〜5.2 mg/dLであるが、低カルシウム血症と高カルシウム血症では身体的に著しい影響が生じる。血清カルシウム濃度は幼児期に最も高く、年齢とともに低下し、老年期には最低となる。血清または血漿中のカルシウムの相対的分布には、いくつかの因子が影響する。その1つはpHであり、イオン化カルシウム濃度はアシドーシスで高く、アルカローシスで低くなる。総カルシウム量は血漿タンパク質濃度の変化に応じて変化するが、イオン化されたカルシウムは、通常は正常範囲内で維持される。イオン化カルシウムは厳密に調節されているため、副甲状腺機能、腎臓疾患の評価や、低カルシウム血症が命にかかわることになる新生児のモニタリングには有用な診断手段となる。

● **血清カルシウムの調節** 骨中のカルシウムは血液中のカルシウムと平衡状態にある。前述したように、PTHは血清カルシウムの維持において主要な役割を果たす。血液カルシウム濃度がこのレベルより低下すると、PTHは交換可能なカルシウムを骨から血液へと移動させる。同時に、PTHは尿細管からの再吸収を促進し、腎臓でのビタミンD（$1,25[OH]_2D_3$）の産生量を増加させることによって、カルシウムの腸管吸収を間接的に刺激する（図3-26を参照）。

グルココルチコイド、甲状腺ホルモン、性ホルモンなどのホルモンも、カルシウム恒常性に重要な役割を果たす。グルココルチコイドの過剰投与は、能動的および受動的機序によるカルシウム吸収が障害される結果、骨減少を引き起こし、特に海綿骨での減少が大きい。甲状腺ホルモン（T_4とT_3）は骨吸収を促進する可能性があるため、慢性の甲状腺機能亢進状態は、緻密骨と海綿骨の損失をもたらす。女性で骨出納が正常であるためには、血清エストロゲン濃度が正常範囲内に入っている必要がある。閉経期における血清エストロゲン濃度の急速な低下は、骨吸収の主要因子である。閉経後の女性に対するエストロゲン補充療法は、骨吸収の速度を遅らせる。骨吸収はテストステロンによっても抑制される。

機能

思春期前と青年期に骨量と骨密度を適切に増加させるためには、食事性カルシウムの適正な摂取が必要である。蓄積された骨が閉経後での骨粗鬆症の予防に役立つと考えられることから、女子にとってこの時期での蓄積は特に重要となる。女子のカルシウム保持のピークは思春期前から思春期初期にあるとともに、人種によっても異なり、アフリカ系米国人の女子では貯留率が有意に高いことが示されている（Wigertz et al., 2005）。

閉経後の女性は、骨の健康を維持してPTH（副甲状腺ホルモン）を抑制するために、十分な量のカルシウムを摂取する必要がある。PTHは中年を過ぎると増加するが、これは食事のカルシウムが不足するからと考えられる。妊娠期と授乳期、乳児期、小児期、青年期には、必要量を満たすためにさらにカルシウムを摂取することが推奨されている。

カルシウムは、骨と歯の形成と維持に果たす作用に加えて、その他のすべての組織の細胞の代謝においても、きわめて重大な役割を果たしている。しかし、骨格での必要量が非常に多いのと比較して、他の細胞および細胞外機能におけるカルシウムの必要量はごくわずかである。

細胞膜の輸送機能はカルシウムの影響を受け、カルシウムは細胞膜の安定性に影響を及ぼすが、その仕組みは明らかにされていない。カルシウムは細胞小器官の細胞膜を横断してのイオンの移動、シナプス接合部における神経伝達物質の放出、ホルモンの機能、細胞内と細胞外酵素の放出または活性化に影響を与える。

カルシウムは神経伝達と心筋機能調節に必要である。カルシウム、ナトリウム、カリウム、マグネシウムの各イオンの適切な平衡が骨格筋の緊張を維持し、神経の制御は感応性を調節する。血清カルシウム濃度の大幅な上昇は、心臓や呼吸の障害の原因となる可能性があるが、低下は骨格筋にテタニーを引き起こす。さらに、カルシウムイオンは平滑筋の収縮に非常に重要な役割を果たす。

イオン化カルシウムは血小板からのトロンボプラスチンの放出を刺激することにより、凝血塊を形成する。カルシウムイオンは、プロトロンビンからトロンビンへの変換をはじめ、いくつかの酵素反応に必要な補因子としての役割も果たす。トロンビンはフィブリノゲンからフィブリンへの重合と、凝血塊形成の最終段階を助ける。

食事からの多量のカルシウム摂取と、過体重および肥満の有病率有病率減少には相関が認められる。その作用の機序は、(1) PTHと1,25-ヒドロキシビタミンDが減少し、それが脂質生成を阻害し、脂肪の分解を促進し、(2) 石けん形成によって糞便への脂肪排泄が増加することによると予測される（Heaney and Rafferty, 2009）（図3-25）。

食事摂取基準（RDA）

最近、IOM（米国医学研究所）の食品栄養委員会（2010）は、ライフサイクルを通しての男女の推定必要量に基き、カルシウムのRDAを設定した。許容上限量も確立されている。女性のライフサイクルの中では、思春期前、青年期、閉経後期、妊娠・授乳期において、カルシウムの摂取がきわめて重要となる。思春期女子に関する研究では、身体の骨格へのカルシウム保持を最大に保つには、毎日1300 mg以上のカルシウムの摂

表 3-25　ヒトの栄養素としてのミネラル

	存在する部位と主な生物学的機能	DRI	含有食品	欠乏症の可能性
1日の必要量が100mg以上の主要栄養素				
カルシウム	99%が骨と歯に存在する。体液中のカルシウムイオンは細胞膜を横断してのイオン輸送に不可欠である。カルシウムはタンパク質、クエン酸塩または無機酸とも結合する。	9〜18歳で1300mg、19〜50歳の成人で1000mg、51歳以上の女性と71歳以上の男女で1200mg	牛乳・乳製品、イワシ、アサリ、カキ、ケール、カブの葉、カラシナ、豆腐	食事調査によると、カルシウムのAIを満たしていない人が多い。骨が血液の中でカルシウム濃度を維持するために恒常性機構としての役割を果たしているため、食事からの摂取にかかわらず、多くの必須の機能は維持される。長期的な食事摂取不足は、高齢期での骨粗鬆症発症の原因因子の1つである。タンパク質とカルシウムの摂取が適正であれば、食事による摂取不足となる可能性はない。
リン	約80%が骨と歯の無機質部分に存在する。DNA、RNA、ATP、リン脂質などの重要な代謝物だけでなく、すべての細胞の構成成分でもある。pHの調節にも重要。	成人で700mg (RDA)	チーズ、卵黄、牛乳、獣肉、魚、鶏肉、全粒穀物その他ほぼすべての食品	
1日の必要量が数ミリグラム以下の微量栄養素				
マグネシウム	約50%が骨に存在し、残りの50%のほぼすべてが体細胞内に存在するが、約1%のみは細胞外液に存在する。	男性で400〜420mg、14〜70歳超の女性で310〜320mg (RDA)	全粒穀物、豆腐、緑色野菜、ナッツ類、肉、牛乳、緑色野菜、豆類、チョコレート	食事からの摂取不足はないと考えられるが、条件によっては欠乏もしばしば発症し、通常は手術、アルコール依存、吸収不良、体液喪失、ある種のホルモン疾患および腎疾患に伴って起こる。
硫黄	食事から摂取する硫黄の大半は、必須代謝物の合成に必要なアミノ酸に含まれる。硫黄は必須含硫アミノ酸はチアミンとビオチンの一部として酸化還元反応に作用する。	DRIは設定されていない。硫黄の必要量は必須含硫アミノ酸によって充足されている。	獣肉、魚、鶏肉、卵、牛乳、チーズ、卵黄、豆類、ナッツ類などのタンパク質食品	食事による摂取不足は主としてアミノ酸からであり、十分かどうかはタンパク質摂取と関係がある。
鉄	約70%はヘモグロビン中に存在し、約25%は肝臓、脾臓、骨に貯蔵されている。鉄はヘモグロビンとミオグロビンの構成成分で、酸素の運搬において重要である。血清トランスフェリンと特定の酵素にも含まれる。イオンの形で存在するものはほとんどない。	男性で8mg、女性で18mg（閉経期後は8mg） (RDA)	レバー、獣肉、卵黄、豆類、全粒または強化穀類、緑色野菜、糖蜜、小エビ、カキ	鉄欠乏性貧血は妊娠可能年齢の女性と乳幼児に起こる。欠乏は異常失血、寄生虫または吸収不良に付随して起こる場合もある。貧血はこの欠乏の最終段階となる。

続く

表 3-25
ヒトの栄養素としてのミネラル——続き

	存在する部位と主な生物学的機能	DRI	含有食品	欠乏症の可能性
亜鉛	亜鉛はほとんどの組織に存在するが、肝臓、随意筋、骨が最も多い。多くの酵素とインスリンの構成要素であり、核酸代謝にとって重要である。	男性で11mg、女性で8mg（RDA）	カキ、甲殻類、ニンジン、レバー、豆類、牛乳、ふすま	米国で食事性亜鉛の欠乏の程度は明らかではない。条件的な欠乏は、全身性小児疾患や栄養不良の患者、手術のような重度のストレス下に置かれた患者に発生する場合がある。
銅	銅は身体内のすべての組織に存在し、その量は肝臓、脳、心臓、腎臓に特に多い。銅は多くの酵素と、血液中のセルロプラスミンとエリトロクプレインの成分である。DNAやRNAに不可欠な要素であると考えられる。	男性と女性で900μg（RDA）	レバー、甲殻類、全粒穀物、サクランボ、豆類、腎臓、鶏肉、カキ、チョコレート、ナッツ類	ヒトでは銅によって特定の欠乏症が生じるとのエビデンスはない。メンケス病は銅欠乏が原因となって生じる遺伝病である。
ヨウ素	ヨウ素は甲状腺によって合成されたT₄とその関連化合物の構成成分である。T₄は細胞のエネルギーに関与する反応の調節において作用する。	男性と女性で150μg（RDA）	ヨード添加塩、海産物、甲状腺腫発生地域以外の水と野菜	特に食品のヨウ素含有量が少ない地域では、食塩のヨウ素添加化が推奨される。
マンガン	骨が最もマンガン濃度が高く、脳下垂体、肝臓、膵臓、胃腸組織に比較的高濃度で存在する。マンガンは必須の酵素系の構成成分であり、肝細胞のミトコンドリアに多く含まれる。	男性で2.3mg、女性で1.8mg（AI）	ビート、緑、ブルーベリー、全粒穀物、ナッツ類、豆類フリッター、茶	ヒトでは欠乏症は生じそうにない。
フッ化物	フッ化物は骨と歯に存在する。水と食事からの適量の摂取は、フッ化物はう蝕を抑制し、骨減少を最小限に留める可能性がある。	男性で4mg、女性で3mg（AI）	飲料水（1ppm）、茶、コーヒー、米、大豆、ホウレンソウ、ゼラチン、玉ねぎ、レタス	水のフッ化物含有量が低い領域では、水へのフッ素添加（1ppm）によってう蝕の発生率が低下した。
モリブデン	モリブデンは必須酵素（キサンチンオキシダーゼ）とフラビンタンパク質の構成成分である。	男性と女性で45μg（RDA）	豆類、シリアル、穀類、濃緑色の葉菜類、臓器肉	利用可能な情報なし。

コバルト	コバルトはシアノコバラミン（ビタミンB_{12}）構成成分であり、動物性食品のタンパク質と結合した形で存在する。すべての細胞、特に骨髄、神経系、消化器系の細胞の正常な機能に不可欠である。	ビタミンB_{12}で2.4μg	レバー、腎臓、カキ、アサリ、鶏肉、牛乳	食事による一次性の不充足は、動物性食品を摂取しない人を除いてはまれである。胃内因子の欠損、胃切除または吸収不良症候群に伴って欠乏症が生じる可能性がある。
セレン	セレンは脂肪代謝に関与し、ビタミンEと共同で作用し、抗酸化物質として作用する。	男性と女性で55μg（RDA）	穀類、タマネギ、肉、牛乳。野菜に含まれる量は土壌のセレン含有量によって変化する。克山病はセレン欠乏によって起こる。	セレンが補充されていないTPNを長期間受けている患者に欠乏症の発症例がある。
クロム	グルコース代謝に関与。	男性で35μg、女性で25μg（AI）	コーン油、アサリ、全粒穀物、ビール酵母、肉、飲料水（含有量は様々）	欠乏は重度栄養失調を有する患者に認められ、高齢者の糖尿病と心血管疾患の要因となる可能性がある。

AI：目安量、DRI：食事摂取基準、RDA：推奨量、TPN：完全静脈栄養

出典：Institute of Medicine, The Food and Nutrition Board: Dietary reference intakes for vitamin A, vitamin K, arsenic, boron, chromium, copper, iodine, iron, manganese, molybdenum, nickel, silicon, vanadium, and zinc, Washington, DC, 2001, National Academies Press; Institute of Medicine, Food and Nutrition Board: Dietary reference intakes for vitamin C, vitamin E, selenium, and carotenoids, Washington, DC, 2000b, National Academy Press; および Institute of Medicine, Food and Nutrition Board: Dietary reference intakes for calcium and vitamin D, Washington, DC, 2011, National Academy Press.

取が必要であることが示された。Abrams（2005）は、カルシウム補給が小児期とと青少年期に役立ち、摂取が適切であれば、さらに遅い思春期での摂取でもミネラル化は間に合うことを示している。

含有食品と摂取

牛乳と乳製品は、カルシウムが最も濃縮されている摂取源である。ケール、コラード（ケールの変種）、カブの葉、からし菜、ブロッコリーなどの深緑色葉菜類、アーモンド、廃糖蜜、サーディンやサケの缶詰の小骨、アサリやカキはカルシウムのよい摂取源である。大豆にも十分な量が含まれている。ルバーブ、ホウレンソウ、フダンソウ、ビートの葉などに含まれるシュウ酸は、カルシウム利用能を低下させる。強化食品（オレンジジュース、醤油、ナッツ類、穀物、米粥など）には、牛乳と同程度のカルシウムが含まれている。ペットボトル水や栄養補給バーにはカルシウムが含まれており、ビタミンDが添加されている製品もある。豆腐はカルシウム沈澱反応によって製造されるため、カルシウムの摂取源となる。代表的な食品のカルシウム含有量を表3-26に示す。

カルシウムサプリメントは、摂取量を増加させるために現在広く使用されている。最も一般的な形は炭酸カルシウムであるが、比較的水に溶けにくく、特に中性のpHで水に不溶性となる。クエン酸カルシウムは、重量あたりでは炭酸カルシウムよりもカルシウムの量が少ないが、はるかに溶けやすいため、胃酸欠乏（無酸症）の患者には適切である。無酸症の患者では胃の内部のpHが高くなるため、カルシウムの吸収効率は大幅に低下する。しかし、食事の摂取によって胃酸が増加し、カルシウムイオンの可用性が高まるため、カルシウムの吸収が増加する。どのカルシウムサプリメントが最適であるかは、物理的および化学的性質、併用する他の薬剤との相互作用、現在の健康状態、年齢などのいくつかの要素によって左右される。米国では、11歳以降の食事性カルシウム摂取量の中央値はAI（目安量）を大きく下回っている（図3-27）。そのため、米国人のカルシウム摂取量は男女ともに骨沈着に決定的に重要となる年齢層で不足しているだけでなく、他の重要な時期でも不十分である。

欠乏

最大骨量を増やすには、十分な量のカルシウム、リン、ビタミンDその他の栄養素が必要である。骨格発育期には、成人期と比べて大量のカルシウムとリン酸塩が必要となる。そのため、思春期までと青年期でのこれらのミネラルなどの適正

表 3-26

主な食品のカルシウム含有量

食品	含有量(mg)
ミルクセーキ（バニラ、312g）	457
ヨーグルト（低脂肪、果物入り、1カップ*）	345
ファストフードのエンチラーダ（トルティーアで具を包み、ソースを掛けた料理）	1324
ルバーブ（調理後、1/2カップ*）	318
ホウレンソウ（冷凍、調理後、1カップ*）	291
牛乳（乳脂肪2％、1カップ*）	285
チーズ（チェダー、28g）	204
ワッフル（冷凍、直径10cm、1個）	191
サケ（缶詰、骨入り、99g）	181
豆腐（木綿、1丁）	163
チーズ（カッテージ、乳脂肪2％、1カップ*）	155
ソフトクリーム（バニラ、1/2カップ*）	113
アーモンド（28g）	70
ベークドビーンズ（白、1/2カップ*）	64
ブロッコリー（生鮮、調理後、1カップ*）	62
フランクフルトソーセージ（七面鳥、1本）	58
オレンジ（中1個）	52
オヒョウ（焼き、85g）	51
ケール（生鮮、調理後、1/2カップ*）	47
パン（全粒小麦、1枚）	20
バナナ（中1本）	7
牛挽肉（赤身、85g）	4

DRI

乳児　200～260mg/日、年齢によって異なる
小児（1～8歳）　700～1000mg/日、年齢によって異なる
小児（9歳以上）と青年　1300mg/日
成人（19～50歳）　1000mg/日
成人（51～70歳）男性：1000mg/日　女性：1200mg/日
成人（71歳以上）1200mg/日
妊婦　1000mg/日　14～18歳：1300mg/日
授乳婦　妊婦と同じ

AI：目安量、DRI：食事摂取基準
*1カップ=240mL
出典：U.S. Department of Agriculture, Agricultural Research Service: Nutrient Database for Standard Reference, Release 18. Data Laboratory home page: http://www.nal.usda.gov/fnic/foodcomp/Data/SR18/nutrlist/sr18w301.pdf、最終閲覧日：2011年1月14日。

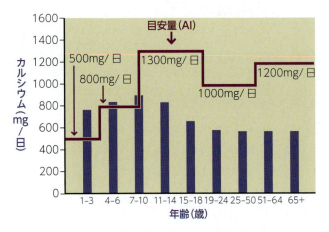

図3-27　米国人女性の1日のカルシウム摂取量中央値と、1998年に設定された目安量の比較

な摂取は、最大骨量を増やす上で重要な影響を及ぼす。青年期を過ぎても骨量が増加するとは思われるが、カルシウムの必要量は減少する。カルシウムとリンの摂取量によっては、ビタミンDの状態が問題となる場合とならない場合がある。カルシウム摂取量が推奨量よりもかなり低い場合にはPTH（副甲状腺ホルモン）が放出され、その値が継続して高い場合には、骨量に影響を及ぼすおそれがある。高齢女性では、カルシウムとビタミンDの摂取が不足している。

Hogan（2005）は、肥満者の増加とそれによる食事制限が骨状態に有害な影響を与え、骨粗鬆症を引き起こしている可能性があることを示唆した。ビタミンDの摂取不足に加え、カルシウムの摂取も不足すると、骨軟化症、結腸癌、高血圧を引き起こす危険性が高い。高血圧予防食事療法（Dietary Approaches to Stop Hypertension）試験の結果は、低脂肪の乳製品、果物、野菜からのカルシウム、マグネシウム、カリウムその他の微量栄養素の適正な摂取は、高血圧患者の血圧を下げるか、その発症の予防が可能であることを示している。

毒性

カルシウムの摂取量が非常に多い（2000mg/日以上）場合には、高カルシウム血症を引き起こす恐れがある。特に高用量のビタミンDを摂取している人では悪化しやすい。この有害作用は、軟組織、特に腎臓への過剰なカルシウム沈着を引き起こす恐れがあり、時には命にかかわることとなる。さらに、高用量のカルシウムの長期的摂取によって高齢者では骨折を起こしやすくなるおそれがあるが、これは骨リモデリング率の上昇によって骨芽細胞が枯渇するためと考えられる（Klompmaker, 2005）。

カルシウムの過剰摂取は、鉄、亜鉛、マンガンなどの他の二価カチオンの吸収を阻害する可能性もある。したがって、ミネラルのサプリメントには摂取する時間を変えるべきものもある。カルシウム過剰摂取のその他の影響には便秘があるが、これはカルシウムサプリメントを服用する高齢女性に多い。

身体不動状態

横臥状態が続く場合や、宇宙旅行中の無重量状態では、骨にかかる張力や重力が無くなることによってカルシウムが著しく失われる。高齢者が股関節骨折その他の疾患によって活動が制限された状態で回復に時間がかかる場合にも、カルシウムの損失量は増加する。身体活動、特に荷重のかかる運動は骨の健康を増進する。

リン

リンはヒトの組織中に含まれる量がカルシウムに次いで多い。成人の組織内には約700gのリンが存在し、その約85%はリン酸カルシウム結晶として骨格と歯に含まれる。残りの15%は、体内のすべての細胞の代謝活性プールと細胞外液中に存在する。無機リン酸塩のほぼ50%は、血清中では遊離イオン（すなわち$H_2PO_4^-$と$H_2PO_4^{2-}$）として存在する。タンパク質と結合しているもの（〜10%）や、複合体を形成しているもの（〜40%）もある。

血清無機リン濃度は、PTH（副甲状腺ホルモン）によって成人では3〜4mg/100mLに厳密に維持されているが、血清カルシウム濃度ほど厳密に制御されているわけではない。乳児では血中濃度の正常値が高い。高齢者の血清リン酸塩濃度は一般に低く、低リン酸血症（2.5mg/dL未満）も多く認められる。リンの出納を図3-28に示す。

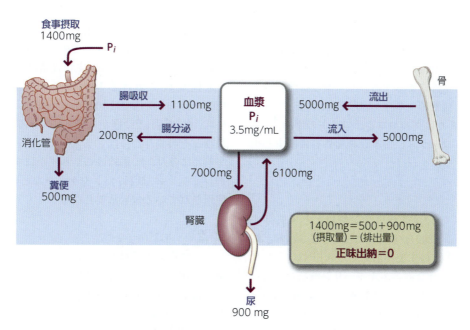

図3-28 リン平衡は、主に吸収されたリン酸塩の量と、腎臓と腸管によって排泄された量とのバランスによって維持される。骨はカルシウムと同様にリン酸塩の主要な貯蔵所でもある。代謝経路はカルシウムの経路との類似するものが多い。

吸収、輸送、貯蔵、排泄

　食物中の無機リン酸塩と有機リン酸塩の比率は、摂取した食品やサプリメントによって異なる。摂取した形にかかわらず、ほとんどのリン酸塩は無機の状態で吸収される。有機リン酸塩は腸管腔内で加水分解され、主に膵臓または腸のホスファターゼによって無機リン酸塩となる。生物学的利用能はリン酸塩の形とpHに依存する。十二指腸の最も近位部分が酸性環境にあることは、リンの溶解度と生物学的利用能を維持する上で重要である。菜食ではリンの大半がフィチン酸塩の形で存在するため、消化されにくい。ヒトはフィチン酸分解酵素を持っていないが、腸内細菌はリン酸塩の加水分解に必要な酵素を持つ。パンを作る際に使用される酵母はフィチン酸分解酵素を持ち、リン酸塩を放出する。

　一般に成人のリン酸塩吸収効率は60％から70％で、カルシウムより2倍も高い。さらに、リン酸塩の吸収はカルシウムよりもはるかに速い。リン酸塩の吸収がピークとなるのは食事摂取の約1時間の後であるが、カルシウムは食事の3〜4時間後に血液内に取り込まれる。

　リン排泄の主要経路は腎臓であり、腎臓はリン酸塩調節の主要部位でもある。尿へのリン排泄量は、主にリン酸塩の摂取増加、リン酸塩吸収の増加、血漿リン濃度によって決まる。尿へのリン酸塩排泄に寄与するその他の因子には、副甲状腺機能亢進症、急性呼吸器または代謝性アシドーシス、利尿薬の使用、細胞外容積の増加が挙げられる。PTHレベルが高い場合には、尿経路が排泄するリン酸塩は増加する。飢餓または慢性栄養不足では代謝のほとんどが変化する結果、一般に低リン酸血症や腎臓からのリン酸塩の排泄が生じる。BerndtとKumar（2009）は、リンに恒常性における長期的な調節は、ビタミンDの内分泌系とPTHなどのホルモンだけでなく、フォスファトニン（FGF-23、sFRP-4、MEPE）によっても制御されている可能性があるとしている。PTHレベルの上昇によって血液や組織でのリン酸塩の負荷が過度に高くなった場合には、糞便への過剰なリン酸塩の排泄によってリン酸塩を除去することで、リンの恒常性に寄与する。リン酸塩排泄の減少は、食事性リンの制限、血漿インスリン、甲状腺ホルモン、成長ホルモン、グルカゴンまたはグルココルチコイドの増加、代謝性または呼吸性アルカローシス、および細胞外容積減少と相関して起こる。

機能

　リンは身体の数多くの必須機能にリン酸塩として関与する。DNAとRNAはリン酸塩をベースとして構成される。細胞で利用されるエネルギーの主要な形であるATPは、クレアチニンリン酸とPEPのような高エネルギーリン酸結合を持っている。サイクリックアデノシン一リン酸（cyclic adenosine monophosphate [cAMP]）は、多くの細胞膜受容体がペプチドホルモンによって活性化された後の、細胞内の二次的シグナルとして働く。リンはリン脂質の一部として身体のすべての細胞膜中に存在する。多数のリン脂質分子がサイトゾル内の二次メッセンジャーとして働く。リン酸化-脱リン反応反応は、キナーゼまたはホスファターゼによるサイトゾルの酵素の活性化または不活性化のさまざまな段階を制御する。リン酸化された化合物は細胞膜を容易に横切ることができず、細胞内に封じ込められるため、細胞内の総リン酸塩濃度（イオンの濃度ではない）は細胞外の濃度よりもはるかに高い。

　リン酸塩による緩衝システムは、細胞内液と尿細管において重要な役割を果たす。尿細管では、リン酸塩は水素イオンの排泄に関わる。濾過されたリン酸塩は分泌された水素イオンと反応し、その過程でナトリウムを放出する。次に、ナトリウムはアルドステロンの影響下で再吸収される。最後に、リン酸イオンはカルシウムイオンと結合し、歯と骨の中の主要な無機分子である<u>ヒドロキシアパタイト</u>を生成する。骨の無機質は、PTH（副甲状腺ホルモン）による血清カルシウムの恒常性調節によってリン酸イオンを供給するが、歯の無機質にはこの作用はない。

食事摂取基準（DRI）

　リンのDRIは、すべての年齢集団においてカルシウムよりも多少低い。許容上限量も確立されている。

含有食品と摂取量

　一般に、良いタンパク質摂取源は良いリン摂取源でもある。肉、鶏肉、魚、卵は優れた摂取源である。ナッツ類、豆類、シリアル、穀類と同様に、牛乳と乳製品も良い摂取源である。リンはタンパク質の中でセリン、スレオニン、チロシンと結合している。穀物、特に小麦の外皮にはリンはフィチン酸の形で含まれているが、フィチン酸はいくつかのミネラルと複合体を生成し、不溶性の化合物を形成する。従来製法で作られたパンでは、フィチン酸は発酵の過程で可溶性のオルトリン酸塩に変化する。しかし、中東で一般的に食べられている発酵させないパンでは、ほぼすべてのミネラルの利用能がはるかに低い。表3-27と付録36に、主な食品のリン含有量を示す。

　米国成人におけるリンの平均摂取量は、男性では約1300mg/日、女性では1000mg/日である。リンの60％以上は牛乳、肉、鶏肉、魚、卵から得られている。穀類と豆類で20％、果物とその果汁からは10％未満で、紅茶、コーヒー、植物油、香辛料によるリンの供給はごくわずかにすぎない。肉、チーズ、ドレッシング、飲料、パンやケーキなどの製品に添加物として使用されている量も重要となる。

欠乏

　リン酸塩の欠乏はまれである。しかし、腎疾患でリン吸着薬を使用している患者または一般にリンの摂取が少ない高齢者では発症する可能性がある。重度のリン欠乏は広範な影響を及ぼし、最終的には死に至ることは、リンが身体機能において普遍的な役割を果たしていることを示している。リン欠乏の症状は、ATPなどの有機リン酸塩分子の合成低下を原因と

表 3-27 主な食品のリン含有量	
食品	含有量(mg)
ファストフードのパンケーキ(2枚)	476
シタビラメ(フィレ)	246
ファストフードのハンバーガー(1個)	284
マカロニチーズ(1カップ*)	322
牛乳(乳脂肪2%、1カップ*)	232
チェダーチーズ(28g)	146
ハム(85g)	210
ソフトクリーム(1カップ*)	202
ミックスナッツ(28g)	123
チーズ(カッテージ、乳脂肪2%、1カップ*)	341
チーズ(チェダー、28g)	146
エビ(ゆで、大2尾)	137
ベークトビーンズ(1カップ*)	293
牛挽肉(調理後、85g)	165
豆腐(木綿、1カップ*)	20
ジャガイモ(焼き、皮付き、1個)	115
卵	196
パン(全粒小麦、1枚)	65
コーラ飲料(1缶、340g)	46
ポテトチップス(1袋)	443
パン(白、1枚)	23
カリフラワー(生鮮、2カップ*)	3
オレンジ(1個)	18

DRI

乳児と幼児　100～500mg/日、年齢によって異なる
小児と青年　1250mg/日
成人　700mg/日
妊婦　700～1250mg/日、年齢によって異なる
授乳婦　700～1250mg/日、年齢によって異なる

DRI：食事摂取基準
*1カップ＝240mL
出典：U.S. Department of Agriculture, Agricultural Research Service: Nutrient Database for Standard Reference, Release 18, retrieved 2005, Data Laboratory home page: http://www.nal.usda.gov/fnic/foodcomp/Data/SR18/nutrlist/sr18w305.pdf、最終閲覧日：2011年1月14日。

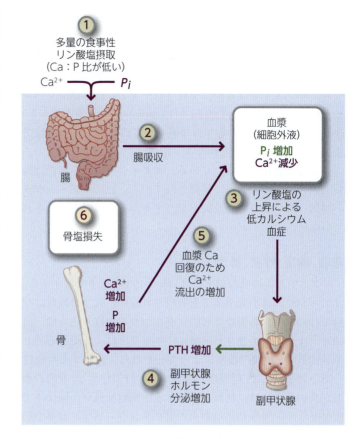

図3-29　カルシウム/リン比が低い食事が副甲状腺ホルモンの濃度を上昇させる機序

して起こる。その結果、神経、筋肉、骨格、血液、腎臓その他に異常が生じる。

リンは加工食品や炭酸飲料などの多くの食品から広く摂取可能であるので、食事からの摂取不足になる可能性はなさそうである。臨床的なリン酸塩減少と低リン酸血症は、リン酸塩補充が不十分なグルコースまたは完全非経口栄養(TPN)の長期投与、リン酸塩結合性制酸薬の過剰使用、副甲状腺機能亢進症または糖尿病性アシドーシスの治療によって引き起こされる可能性がある。アルコール依存症の患者では、代償性肝疾患の有無にかかわらず発症のおそれがある。強化されていない母乳を与えられる未熟児も、低リン酸血症になりうる。

毒性

低カルシウムの高リン食を長期間摂取した後には、PTH(副甲状腺ホルモン)の濃度が持続的に上昇する栄養性続発性副甲状腺機能亢進症と呼ばれる症状を呈する場合がある。食事を原因とするこの血液中PTHレベルは、高値ながらも正常範囲内に留まる(図3-29)。PTH値が持続的に高いと、骨の代謝回転亢進、骨量と骨密度の低下を起こし、骨格全体にわたって再吸収過剰と骨梁が細くなることによって脆弱性骨折までもが起こる。カルシウム／リン比率が低い人は、カルシウムを食品またはサプリメントによって多く摂取することが有益となる。適量のカルシウム摂取は血清PTHの濃度を低下させ、骨減少を抑制すると考えられる。PTHの高値が持続すると、成長中の骨の石灰化が制限されることとなり、最大骨量の蓄積が不十分となって骨量の損失をもたらす。

マグネシウム

マグネシウムはカリウムに次いで体内に多く存在する細胞内カチオンである。成人の体には約20～28gのマグネシウムが含まれ、その約60%が骨に、26%が筋肉に、残りが軟組織

と体液内に存在する。マグネシウムの体内保有量における性差は、思春期よりも前から認められる。骨中のマグネシウム貯蔵には、交換可能と交換不可能なものがある。骨液区画内のマグネシウムイオンは、結晶格子の一部になったマグネシウムイオンよりもはるかに交換されやすい。正常血清レベルは、通常1.5～2.1 mEq/L（0.75～1.1 mmol/L）の範囲内である。血漿内マグネシウムの約半分は遊離しており、約3分の1はアルブミンと結合し、残りがクエン酸塩、リン酸塩または他のアニオンと複合体を形成している。マグネシウムの恒常性は腸管吸収と腎排泄によって制御されている。血清マグネシウムの制御において主要な役割を果たすホルモンは明らかにされていない。

吸収、輸送、貯蔵、排泄

マグネシウムの吸収効率には、35～45％と大きな幅がある。マグネシウムは小腸全体でも吸収されるが、大半の吸収は空腸で行われる。腸管腔からのマグネシウムの取り込みは、二価カチオンのミネラルと同様に、キャリアによる促進過程と単純拡散の2種類の機序によって行われる。飽和する可能性のある促進機序は、管腔内の濃度が低い時に作動し、腔内の濃度が高い場合には、粘膜を横断する傍細胞輸送が小腸全体で優勢となる。吸収効率は個人のマグネシウム状態、食事中のマグネシウム量と食事の構成成分に応じて変わる。ビタミンDは、マグネシウム吸収に効果がほとんどまたはまったくない。

血清マグネシウム濃度は驚くほど一定している。この一定濃度の維持はホルモンの調節を受けたものではなく、吸収、排泄、膜を通ったカチオン流入によって行われる。マグネシウムが一度細胞内に入ると、主にタンパク質と高エネルギーリン酸塩と結合する。マグネシウムの平衡を図3-30に示す。

腎臓はマグネシウムを効率的に貯蔵することによってマグネシウム出納を制御するが、これは摂取が低い場合に特に顕著である。摂取量が正常量を超えると尿中排泄が増加するが、その一方で血清レベルは安定している。マグネシウムの食事摂取量が低いと、マグネシウムの尿中排泄が減少する。授乳中の母親では、マグネシウムの必要量増加を満たすためにミネラルの尿中排泄が減少する傾向がある。腎臓での再吸収は、カルシウムの再吸収とは反比例する。

機能

マグネシウムの主要な機能は、ATP依存性の酵素反応においてATPの構造を安定させることである。マグネシウムは食物の代謝、脂肪酸とタンパク質の合成、解糖系でのグルコースのリン酸化、トランスケトラーゼ反応の促進に関与する300種を超える酵素の補因子である。さらに、cAMPの形成においてもマグネシウムは重要である。この物質は、ホルモン、局所のホルモン様因子、その他の分子に応答して細胞外からのメッセージを伝える機序として最初に同定された物質である

マグネシウムは神経筋の伝達と活性に関わる働きを持ち、関与するシステムに応じてカルシウムと協調的に作用する場合と、拮抗的に作用する場合がある。正常な筋収縮ではカルシウムは興奮剤として作用し、マグネシウムは弛緩剤として作用する。マグネシウムは生理学的カルシウムチャネルブロッカーとして働く。高マグネシウム摂取と高骨密度とには相関が認められる。血管その他の平滑筋細胞の反応性は、血液中におけるのマグネシウムに対するカルシウムの比率に依存する。

マグネシウムは学習と記憶にも関与している。新規化合物であるマグネシウム-L-トレオン酸塩は、すべての年齢のラットに対し、学習、作業記憶、短期および長期記憶を増強させることが示されている（Slatsky et al., 2010）。この結果をヒトに応用するのは時期尚早すぎるが、活発に研究が行われている

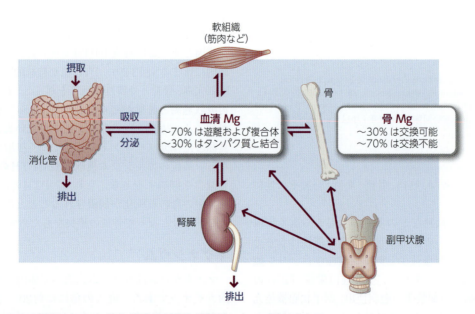

図3-30 マグネシウムの平衡のほとんどは、消化管吸収と腎排泄によって維持される。

分野となっている。マグネシウムの減少は、ヒトでは片頭痛、重度の喘息、月経困難症、こむら返り、糖尿病、慢性腎不全、腎臓結石、骨粗鬆症、骨形成不全、心臓および血管疾患の患者において認められる(Guerrera et al., 2009; Musso, 2009)。

マグネシウムの大量投与は、特に腎不全患者に対し、中枢神経系機能低下、無感覚症、麻痺までも起こる可能性がある。そのため、腎臓に問題のある患者には、マグネシウムサプリメントを与えてはならない。

食事摂取基準

マグネシウムのRDA（推奨量）は1997年に増量された。思春期以降の男性と女性では、異なる推奨量が設定されている。UL（許容上限量）も設定されたほか、乳児にはAI（目安量）も設定された。

含有食品と摂取量

マグネシウムは多くの食品に豊富に含まれる。種子類、ナッツ類、豆類、製粉した穀物が優れた摂取源であるが、マグネシウムがクロロフィルの必須成分であることから、緑色野菜も良い摂取源となる。特に牛乳その他の乳製品は非常に広く摂取されているため、牛乳もマグネシウムのやや良いの摂取源となる。マグネシウム沈澱反応を利用して作られている豆腐（栄養成分表示を確認すること）も、優れた摂取源である。

魚、肉、オレンジ、りんご、バナナには、マグネシウムが乏しい。精製食品、肉、乳製品が多く使われている食事は、野菜と未精白穀類に富む食事と比較してマグネシウムの含有量が少ない（表3-28）。マグネシウムは糖などの食品の加工中に失われ、精白後の小麦でも、マグネシウムは一般には強化されていない。

最も一般的なマグネシウム含有食品は、牛乳、パン、コーヒー、インスタントシリアル、牛肉、ジャガイモ、乾燥豆類などである。米国人のマグネシウム摂取量の中央値はRDAよりも低く、その中で高齢者の摂取量が最も低い（図3-31）。この傾向は、骨粗鬆症と糖尿病などの疾患の発症と関連がある(He et al., 2006)。カルシウム、タンパク質、ビタミンD、アルコールの摂取量が多い人では、マグネシウムの必要量も増加する。身体的または心理的なストレスも、マグネシウムの必要量を増加させると思われる。

欠乏

重度のマグネシウム欠乏症はまれであるものの、その症状には振戦、筋攣縮、人格変化、無食欲、吐き気、嘔吐などがある。テタニー、ミオクローヌス性発作、アテトーゼ様運動、痙攣、昏睡も報告されている。一般に最初に低カルシウム血症と低カリウム血症が現れ、PTH（副甲状腺ホルモン）とナトリウム貯留に対する反応性が低下する。

重度のマグネシウム欠乏が骨代謝に及ぼす影響は、副甲状腺からのPTHの分泌低下、血清PTH濃度の極端な低下、PTHに対する骨と腎臓の反応性低下、血清1,25(OH)$_2$D$_3$濃度

表 3-28

主な食品のマグネシウム含有量

食品	含有量(mg)
オヒョウ（焼き、フィレ1枚）	70
ホウレンソウ（缶詰、1カップ*）	163
ササゲ（調理後、1カップ*）	91
マフィン（オートブラン、1個）	89
米飯（玄米、調理後、1カップ*）	84
リフライドビーンズ（乾燥豆を煮てつぶし、炒めたもの（1カップ*）	83
カシューナッツ（ロースト、28g）	77
オレンジジュース（170g）	72
ミックスナッツ（ロースト、28g）	67
ジャガイモ（焼き、皮付き、1個）	57
レーズン（1カップ*）	46
豆腐（木綿、1丁）	30
パン（全粒小麦、1枚）	29
牛乳（乳脂肪2%、1カップ*）	27
ホウレンソウ（生鮮、1カップ*）	24
牛挽肉（赤身、調理後、85g）	18
果物	10〜25

DRI

乳児（AI）	30〜75mg/日、年齢によって異なる
幼児（RDA）	80〜130mg/日、年齢によって異なる
小児と青年（RDA）	240〜410mg/日、年齢と性別によって異なる
成人	310〜400mg/日、年齢と性別によって異なる
妊婦	350〜400mg/日、年齢によって異なる
授乳婦	310〜360mg/日、年齢によって異なる

AI：目安量
DRI：食事摂取基準
RDA：推奨量
* 1カップ＝240mL

出典：U.S. Department of Agriculture, Agricultural Research Service: Nutrient Database for Standard Reference, Release 18, Data Laboratory home page：「<http://www.nal.usda.gov/fnic/foodcomp/>」Data/SR18/nutrlist/sr18w304.pdf, 最終閲覧日：2011年1月14日。

の低下、ビタミンD抵抗性、ヒドロキシアパタイト結晶形成の変化、若年患者における骨成長障害、高齢者における骨粗鬆症の発症などが挙げられる。マグネシウムの持続的な減少により、PTHの濃度はさらに低下する。マグネシウムの静脈内投与により、臨床徴候と症状は短時間で改善する。

中等度のマグネシウム欠乏は、欧米諸国の高齢者集団において明確に認められる（Leenhardt et al., 2005）。こうした欠乏は、食事からの摂取量が少ない人、特に緑色葉菜類、牛乳そ

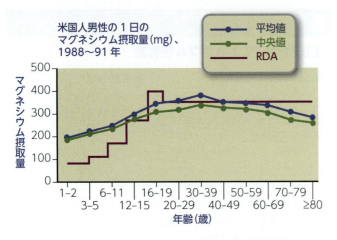

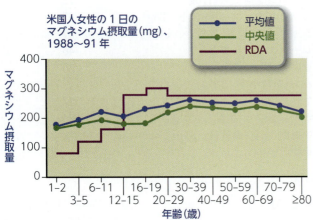

図3-31 米国人の1日のマグネシウム摂取中央値と食事摂取基準の比較。RDA：推奨量

の他のマグネシウムのよい摂取源となる食品を摂取しない人に典型的に認められる。電解質、特にカリウムの損失や、電解質平衡の変化も、中等度のマグネシウム欠乏症の誘因となる。急性の欠乏症を引き起こす可能性のある条件と疾患には、腎疾患、利尿療法、吸収不良、甲状腺機能亢進症、膵炎、タンパク質欠乏症、糖尿病、副甲状腺疾患、術後ストレス、ビタミンD抵抗性くる病などが挙げられる。マグネシウムは炭水化物の代謝にも必要であるため、マグネシウム欠乏はインスリン抵抗性とメタボリックシンドロームにも影響を与える（He et al., 2006）。

総血清マグネシウム濃度は摂取量が大きく変化しても一定であることから、血清マグネシウム値を測定してマグネシウムの状態を判断するのは難しい。白血球のマグネシウム含有量はそれよりもはるかに栄養状態を敏感に示すことから、マーカーとしては優れている。マグネシウム（多くの場合にカリウムも）の尿中排泄は、マグネシウムが欠乏している人では十分摂取している人よりも少ないことから、マグネシウム欠乏の人は身体全体にわたってマグネシウムを多く貯留し、組織のマグネシウム状態を改善していることが示唆される。

マグネシウムと他の電解質、特にカリウムとの相互関係と、それに関連する影響が注目されている。たとえば、マグネシウムの摂取不足は、カリウムとカルシウムの摂取不足と同様に高血圧の一因となる。マグネシウムの経口補給は、収縮期圧と拡張期圧を有意に下げることが期待される。マグネシウムの摂取不足も、冠動脈疾患、心筋梗塞、骨粗鬆症との相関が認められる。

毒 性

マグネシウムの過剰摂取は骨へのカルシウム沈着を抑制するおそれがあるが、食品とサプリメントからの過剰摂取が毒性を示す可能性は非常に低い。それでも、サプリメントまたは薬剤からのマグネシウム摂取に対するUL（許容上限量）は1998年に設定されている。毒性が報告された唯一の例は、有毒のレベルのマグネシウム粉末を吸入した精錬工か、あるいは有毒量のマグネシウムを経口摂取した場合である。

硫 黄

硫黄はミネラルとして長く研究されてきたが、ほぼ完全に有機分子の構成成分として機能する。身体中で硫黄は、3種類のアミノ酸——シスチン、システイン、メチオニン——の構成要素となっているほか、結合組織などのすべての細胞と細胞外区分において有機分子の一部として存在する。タンパク質の三次構造の一部は、システイン残基間で共有結合を形成することによって形成される。この際、システインのSH基は酸化されてジスルフィド架橋を形成する。これらの架橋は、いくつかの酵素や、インスリンその他のタンパク質の活性に必須な三次構造修飾をもたらす。タンパク質のスルフヒドリル基は、さまざまな細胞性反応にも関与する。たとえばヒ素の有毒作用は、酵素のスルフヒドリル基に結合することによってもたらされる。システインの硫黄は、光合成、窒素固定、酸化的リン酸化反応のような基本的な生命保持過程に関与する電子伝達タンパク質の鉄−硫黄クラスターを形成する。

システインを含むトリペプチドであるグルタチオンは、グルタチオンペルオキシダーゼによって過酸化水素と有機過酸化物を還元する際に、還元当量の供与体として働く。最も広義な解釈では、硫黄を抗酸化物質とみなすことができる。硫黄は肝臓と組織に存在する抗凝血物質であるヘパリンの構成成分であるほか、コンドロイチン硫酸としてと骨および軟骨内に存在する。硫黄は3種類のビタミン——チアミン、ビオチン、パントテン酸（注：Co4に生合成される中間体）——に必須の構成要素である（Brosnan and Brosnan, 2009）。

さらに、硫黄はS-アデノシルメチオニンの一部でもある。細胞内のメチル基転移経路は、特に肝臓において、他の分子にメチル基を供与し、メチオニンをホモシステインに変換する。この経路はシステイン、アデニン（ヌクレオシド）、ポリアミンなどの重要な分子の代謝とも関連がある。

含硫アミノ酸は脂質代謝を制御する（Oda, 2006）。肝細胞で合成される含硫アミノ酸であるタウリンは、分泌前の胆汁酸の抱合に利用される。肝臓以外の細胞は、有機供与体と結合した硫酸塩を鉄−硫黄タンパク質合成に利用する。さらに、

プロテオグリカンのような細胞内構造分子は、硫酸化された単糖（グルコースとガラクトース）残基を持つ。

含硫アミノ酸の代謝により、かなりの量の無機酸、特に硫酸塩アニオンが生成される。これらの硫酸塩は糸球体限外濾過液のカルシウムイオンと結合するため、腎尿細管でのカルシウムの再吸収が抑制されると考えられる。この機序は、動物性タンパク質——硫黄に富んだタンパク質——に富む食事の摂取後に発生するタンパク質誘導性高カルシウム尿に伴って生じる50%ものカルシウム損失を説明づけるものと考えられる。

ヒトの食事中の硫黄のほぼ100%がメチオニンとシステインとして摂取される。硫黄を含む食品には、肉、鶏肉、魚、卵、乾燥豆類、ブロッコリー、カリフラワーなどがある。硫黄では欠乏症も毒性もほとんど認められない。肝臓または腎臓の代謝によって生成された過剰な無機硫黄は、硫酸塩として尿中に排泄される。硫黄にはDRI（食事摂取基準）は設定されていない。

微量ミネラル/微量元素

多くの微量ミネラル（マイクロミネラル）または**微量元素**は、体組織にごく微量存在するもので、ヒトの至適な成長、健康、発達にとって不可欠である。微量元素の機能や欠乏症の症状はごくわずかで同定が困難であるが、その理由の一つが、これらの影響の多くが細胞や細胞よりも小さなレベルの中で生じるからである。たとえば、鉄欠乏が最終的に引き起こす貧血は、簡単に特定可能である。細胞への影響は容易には特定できないうえ、個人にとってはさらに有害である可能性もある。

微量ミネラルと超微量ミネラルが持つさまざまな機能についての知識は広がり続けている。9種類の必須微量元素（クロム、銅、ヨウ素、鉄、マンガン、モリブデン、セレン、亜鉛、フッ化物）についてはDRI（食事摂取基準）とUL（許容上限量）が確立されている。必須である可能性のある5種類の微量元素（ヒ素、ホウ素、ニッケル、シリコン、バナジウム）のDRIは、まだ公表されていない。コバルトはビタミンB_{12}（コバラミン）の構成要素としてのみ必要であり、DRIは設定されていない。

一般特性

微量元素は、荷電したイオンと、タンパク質と結合したものとの2種類の形として存在する。各元素はそれぞれ異なる化学特性を持ち、その特性が細胞や細胞外区分の機能に対して重要な役割を果たす。血液その他の組織および細胞内液では、微量元素は遊離イオンの状態では存在せず、一般的には輸送タンパク質または結合タンパク質と結合している。フッ化物イオンは、骨と歯のヒドロキシアパタイト結晶として結合している。

機能

多くの酵素は、完全な活性を示すために少量の微量金属を必要とする。酵素系の中で金属は、触媒反応への直接関与、基質と結合して酵素を作用させるための複合体を形成、基質と結合するための金属酵素の形成、反応の最終産物と結合、または四次構造の維持に寄与する。ごくわずかな濃度の微量金属が多くの基質を制御する酵素やホルモンと相互作用することで、全身に影響を及ぼす。基質に何らかの調節機能がある場合には、この影響はさらに増幅される。微量金属はDNAとも相互作用し、特にその微量元素の代謝に重要なタンパク質の転写を調節すると考えられる。

含有食品

動物由来の食品は微量元素の濃度が高いうえ、金属が吸収されやすい形で含まれている傾向があるため、他の食品と比べて微量元素供給源として優れている。特に海産物は一般にマンガン以外のほぼすべての微量栄養素に富んでいるだけでなく、植物性食品よりも利用されやすい。多くの植物では、微量元素含有量は土壌のミネラル含有量によって変化するだけでなく、小麦では微量元素が均等に分布していないため、ミネラルの量の大半を含んでいる胚芽と外層のほとんどが製粉の過程で取り除かれてしまう。しかし、全粒小麦粉ではミネラルが内層のフィチン酸塩や繊維などの分子と複合体を形成したり結合したりしていることから、精白小麦に残る少量のミネラルのほうが生物学的に利用しやすい。結合した形のミネラルは、製品の製造過程でpHを下げない限り利用することができない。

鉄

鉄は1世紀以上前から必須栄養素であると認識されてきた。鉄欠乏症と鉄欠乏性貧血は、鉄分を豊富に含む様々な食品が

表 3-29

若い健康な成人における各種鉄の割合

鉄の種類	男性の鉄含有 (mg)	(%)	女性の鉄含有 (mg)	(%)
機能鉄				
ヘモグロビン	2300	64	1700	73
ミオグロビン	320	9	180	8
ヘム酵素	80	2	60	3
非ヘム酵素	100	3	80	31
貯蔵鉄				
フェリチン	540	15	200	9
ヘモシデリン	230	6	100	4
トランスフェリン	5	<1	4	<1
合計	3575	100	2314	100

入手できるようになった21世紀においても、依然として広く認められる（第33章を参照）。実際、鉄欠乏性貧血は世界の最も一般的な栄養欠乏症である。鉄代謝と鉄欠乏に関する研究は大きく進歩したが、鉄の吸収と平衡を制御する機序に関する疑問は解決していない。成人は体内では鉄を主に（1）ヘモグロビン、ミオグロビン、酵素内における機能性鉄と、（2）フェリチン、ヘモジデリン、トランスフェリンの貯蔵鉄の2種類の形で貯蔵している。健康な成人男性の体内総鉄量は約3.6gなのに対し、女性は約2.4gである（表3-29）。成人女性の貯蔵鉄量は男性よりもはるかに少ない。鉄は体内での保持率が高く、約90%が毎日回収されて再使用され、残りは主に胆汁中に排泄される。食事性鉄によってこの10%の差を埋め合わせることができなければ、鉄の欠乏が生じる。

鉄の栄養状態に対しては、鉄欠乏性貧血の発生率と、鉄の過剰摂取が冠動脈疾患とがんに果たす役割との2点が懸念される。食品に鉄分が強化され、鉄サプリメントを使用している人も非常に多いことから、男性と閉経後女性が鉄を摂取過剰した場合には、これらの慢性疾患のリスクを増大させるおそれがある。実際に、フラミンガム心臓研究で鉄を十分に摂取していた高齢者では、鉄貯蔵の増加が健康を障害するとの結論が下された（Fleming et al., 2001）。

吸収、輸送、貯蔵、排泄

食事性鉄は、ヘム鉄としてヘモグロビン、ミオグロビンおよび一部の酵素に含まれ、非ヘム鉄として主に植物性食品に含まれるが、一部の動物性食品にも非ヘム酵素とフェリチンとして含まれる。ヘム鉄は、摂取した動物性食品が消化された後、腸の吸収細胞の刷子縁を横断して吸収される。ヘムがサイトゾルに入ると、2価鉄が酵素によってフェロポルフィリン複合体から取り除かれる。遊離鉄イオンは、非ヘム鉄がアポフェリチンと結合するのと同様に、ただちにアポフェリチンと結合してフェリチンを形成する。

フェリチンは細胞内貯蔵物質であり、結合した鉄を刷子縁から吸収細胞の存在する側底膜まで運ぶ輸送体でもある。鉄イオンが血液へ移行する吸収の最終段階は、能動輸送の機序によって行われる。この段階はヘム、非ヘム鉄とも同様に行なわれる（図3-32）。ヘム鉄の吸収に対する食事成分と胃腸分泌の影響は、ごくわずかである。混合食では食事性鉄に占めるヘム鉄の割合は5〜10%にすぎないが、吸収率は非ヘム鉄がわずか5%なのに対して、ヘム鉄では25%に上ると考えられる。完全菜食主義者は植物性食品のみを摂取することから、身体必要量を充足させるには十分な量の非ヘム鉄を摂取して吸収するか、サプリメントを使用しなくてはならない。

非ヘム鉄は3段階の吸収過程を経て血液循環に入る。非ヘム鉄は物性食品から消化によって可溶性のイオンとなり、十二指腸と空腸上部に入ることによって刷子縁を横断して吸収される。胃液の酸は腸管腔内での鉄の安定性を高め、鉄をイオン状態——3価鉄（+3の酸化状態）または2価鉄（+2の酸化状態）のいずれか——に変換する。鉄の吸収の第一段階では、還元されて2価鉄の状態になるほうが好ましい。刷子縁の鉄輸送体（2価金属トランスポーター1（divalent metal transporter 1 [DMT1]）は、2価鉄を輸送する。3価鉄は刷子縁酵素である3価鉄レダクターゼによって還元され、吸収される可能性がある。糜粥が十二指腸を移動していくに従い、膵

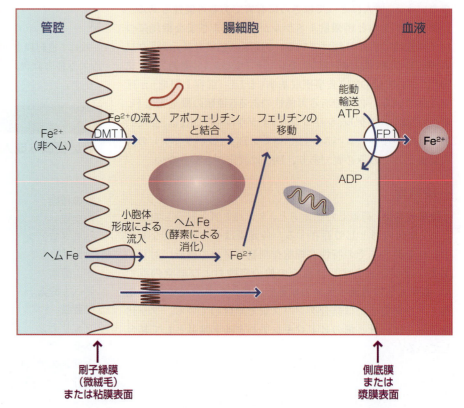

図3-32 ヘムと非ヘムからの鉄の腸管吸収は、腸の吸収細胞または腸細胞によって行われる。腸細胞には刷子縁膜と側底膜の2種類の膜がある。刷子縁膜への非ヘム鉄の侵入段階は、ヘム鉄の経路とは異なる。ヘム鉄はヘムのまわりに小胞を形成して入るが、非ヘム鉄（鉄イオン）は濃度勾配による促進拡散によって入る。吸収されたイオンはアポフェリチンと結合してフェリチン複合体を形成し、拡散によって細胞を横切って側底膜まで移動し、能動輸送による吸収の出口段階に進む。ヘム鉄の鉄は酵素によって切り離され、未解明の機序によって側底膜から出ていく。
ADP：アデノシン二リン酸、ATP：アデノシン三リン酸

臓と十二指腸からの分泌液が内容物のpHを7まで上昇させる。ここまでにキレートされていない3価鉄の大半は、この時点で沈殿する。しかし、2価鉄はpH7でさらに可溶性が大きく高まるため、これらのイオンは小腸下部で吸収される。

非ヘム鉄の吸収効率は腸管粘膜によって制御されると考えられることから、身体の必要度によってサイトゾルのフェリチンプールから一定量の鉄が血液内に入り込むことが可能となる。ヘプシジンとして知られる低分子ペプチドホルモンは、主要な鉄調節ホルモンである。このホルモンは、肝臓の鉄レベル、炎症、低酸素、貧血に応じて産生される。その主な作用は、粘膜細胞に作用して鉄の吸収を抑制することである。そのため、慢性炎症はヘプシジンを産生させて鉄吸収を抑制させるおそれがある。

その他に身体が吸収細胞に向けて出すシグナルは、トランスフェリン飽和度、つまりトランスフェリンと結合している鉄の比率であろう（図3-33）。通常、鉄を摂取している健常人のトランスフェリン飽和度は30〜35％である。この比率は鉄の摂取と生物学的利用能によって大幅に変動する。トランスフェリンの総鉄結合能（total iron-binding capacity [TIBC]）が低い（例えば15％）と、吸収細胞が刺激を受けて側底膜から血液への出口段階に鉄を輸送する。逆に、身体の鉄濃度が過剰になると、吸収細胞が下方制御され、鉄の吸収が抑制される。後者は、鉄を過剰摂取した場合に身体を毒性から保護するため起こる。

腸の吸収細胞の寿命は約3〜6日である。この間に、細胞は細胞分裂して陰窩から現れ、絨毛の先端に向かって移動し、最終的には死細胞として剥離する。個々の細胞が誕生して間もない時に、循環血中のトランスフェリン飽和度に従って放出されるシグナルが、その若い細胞へと送られ、トランスフェリン受容体の数を調節するよう指令を送る（たとえば鉄欠乏状態では鉄の吸収を増加させる）。その細胞の前後に生まれた他の細胞では、鉄の供給状態によっては異なる数の受容体を持つ場合もある。

鉄の摂取が持続的に不足している人、特に出産適齢の女性では、受容体の数を常に増加させて鉄の吸収効率を最大にさせていると考えられる。ヘモグロビン値が正常な成人における鉄吸収効率の平均は、食物とサプリメントに含まれる鉄（ヘム鉄と非ヘム鉄）の5〜15％である。鉄欠乏性貧血の人の吸収率は50％に上る場合もあるが、このレベルは一般的ではない。鉄欠乏ではあるが貧血ではない女性の大半では、吸収効率はおそらく20〜30％であろう。野菜の非ヘム鉄の吸収率は2〜10％、動物由来のヘム鉄と非ヘム鉄の吸収率は一般に10〜30％である。

鉄の腸管吸収に影響を及ぼす因子がいくつかある。鉄の吸

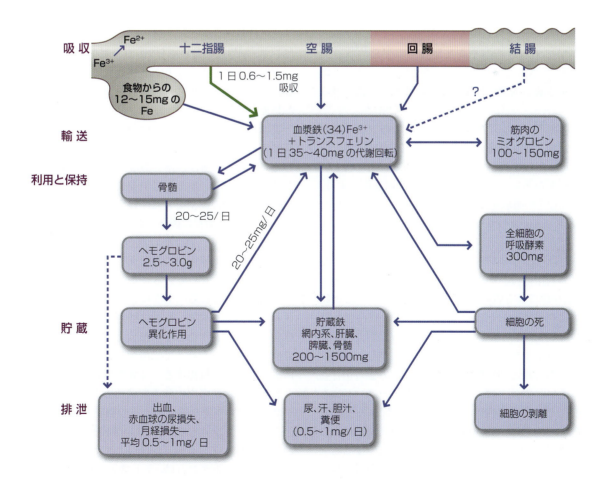

図3-33　成人における鉄代謝。大半の鉄は十二指腸と空腸で吸収され、その後血漿鉄またはトランスフェリンと結合して輸送される。

収効率は、含まれている食品や、一緒に摂取される食品によってある程度決まる。アスコルビン酸は鉄の吸収を最も強力に増強させる作用を持ち、3価鉄を2価鉄に還元し、小腸下部のアルカリ性のpHで可溶性となった鉄とキレート化合物を生成する。糖や含硫アミノ酸などのその他の食物分子も、イオン化している鉄とキレート化合物を生成することにより、鉄の吸収を増強するであろう。さらに、牛肉、豚肉、子牛肉、子羊、肝臓、魚、鶏、の動物性タンパク質は、吸収を促進する。吸収を促進させるこの因子——ミートファクター(meat-fish-poultry [MFP] factor)——についてはいまだ明らかにされていないが、特定のアミノ酸またはジペプチド消化生成物が鉄の吸収を高めていると考えられる。

母乳の鉄含有量は非常に少ないが、母乳には鉄の吸収を促進するラクトフェリンが含まれることから、生体利用率は高い。そのため、乳児は牛乳や乳児用調製粉乳よりも母乳からのほうが多くの鉄を保持できる。乳清タンパク質（ラクトアルブミン）も、総タンパク質に占める割合が牛乳よりも母乳のほうが大きいことから、このタンパク質も鉄の吸収を高めている可能性がある。

胃酸は食品に由来する鉄の溶解度を高め、それによって生物学的利用能が高まる。したがって、無酸症や低塩酸症、または制酸剤のようなアルカリ性物質の投与により、胃液や十二指腸液による鉄の可溶化が妨げられ、非ヘム鉄の吸収が阻害される可能性がある。胃の分泌液はヘム鉄の吸収も増加させると考えられる。

血液新生が増加する妊娠期や成長期などの生理的状態では、鉄の吸収が促進される。さらに鉄欠乏状態では、非ヘム鉄の吸収を促進する適応的機序によってさらに多くの鉄が吸収される。

フィチン酸塩を多く含有量を含む食品では鉄の生物学的利用能が低いが、フィチン酸塩がその原因かどうかは不明である。シュウ酸塩は吸収を抑制する可能性がある。茶に含まれるポリフェノールのタンニンも、非ヘム鉄の吸収を抑制する。一方、鉄と結合しその吸収を阻害するリン酸塩、シュウ酸塩、フィチン酸塩は、適正量のカルシウムの存在によって減らすことができる。

食品強化またはサプリメントに使用されている各種化合物に含まれる鉄の利用能は、その化学組成によって大きく変わる。2価鉄の形の鉄は最も吸収されやすいが、すべての2価鉄化合物が同等に利用されるとは限らない。ピロリン酸第一鉄は、食品の色を灰色に変化させることがないため、朝食用シリアルなどの加工食品に広く使用されている。しかし、この化合物やクエン酸第一鉄と酒石酸第一鉄などのその他の化合物は吸収されにくい。鉄は一般に元素の形でベビーフードにも添加されるが、その被吸収性は鉄粒子の大きさによって異なる。腸の運動性の亢進は、腸内で最も酸性度の高い領域から急速に糜粥を移動させてしまうことにより、鉄との接触時間を減少させて吸収を減少させる。脂肪の消化不良が引き起こす脂肪便症も、鉄とその他のカチオンの吸収を減少させる。

● **輸送** 鉄（非ヘム）はトランスフェリン（図3-33を参照）と結合して、腸の吸収細胞から鉄を必要とするさまざまな組織まで輸送される。血清中では遊離イオン状態で存在することはほとんどない。

● **貯蔵** 体内には200〜1500mgの鉄がフェリチンとヘモジデリンとして貯蔵されており、30%は肝臓、30%は骨髄、残りは脾臓と筋肉に存在する。50mg/日以内は貯蔵鉄から動員することができ、そのうち20mgはヘモグロビンの合成に使用される。これらの推定量を表3-29に示す。循環血液中のフェリチンの量は、身体全体の鉄貯蔵と密接な相関関係にあることから、この測定は鉄の状態を評価する上で有用となる。

● **腸排泄** 鉄は出血によって身体から失われるほか、排便、汗、毛と皮膚の正常な剥脱によってもごく少量が失われる。糞便中に排泄される鉄の大半は、食物から吸収することができなかったものである。残りは胆汁の他に、胃腸上皮から剥離した細胞に由来するものである。鉄は尿中にはほとんど排泄されない。1日あたりの鉄の損失は男性では約1mgで、月経時以外の女性ではそれよりもわずかに少ない。月経に伴う鉄の損失は、平均約0.5mg/日である。しかし、この値には個人差が大きく、健常な女性の約5%は月経によって1日1.4mg以上の鉄を損失しているとの報告がある。

機能

鉄の機能は、酸化還元反応に関わる能力に関係がある。化学的には鉄は非常に反応性が高い元素であり、酸素と相互作用して、細胞膜の破壊やDNAの分解を引き起こす可能性の高い中間生成物を生成する。有害となる可能性のあるこれらの酸化作用を防ぐためには、鉄はタンパク質と固く結合している必要がある。

鉄は赤血球の機能、ミオグロビンの活性、多数のヘムと非ヘム酵素の作用をはじめとする多くの生命活動に関与しているため、その代謝は複雑である。鉄はその酸化-還元（レドックス）特性から、血液と呼吸器においては酸素と二酸化炭素の輸送としての役割を果たすほか、細胞の呼吸とエネルギー（ATP）産生の過程に関与するシトクロム（酵素）の活性成分ともなっている。鉄は免疫機能と認知行動も関与している。このことは、世界中での鉄欠乏性貧血を予防することの重要性の根拠となるものである。

赤血球に含まれるヘモグロビンは、骨髄の未熟細胞で合成される。ヘモグロビンには2種類の作用がある。(1)まず鉄を含有するヘムが肺の中の酸素と結合し、(2)ヘムが組織内で酸素を放出し、そこで二酸化炭素を取り込み、組織から肺に戻ってそれを放出する。ミオグロビンもヘムを持つタンパク質であり、筋肉内の酸素貯蔵所としての役割を果たす。表3-30に体内の主要な鉄分子とその機能を示す。

ミトコンドリア内でのATPの酸化的産生には、多くのヘムおよび非ヘム鉄含有酵素が関与している。ほぼすべての細胞に存在するシトクロムは、ミトコンドリアの呼吸鎖におて、電子の伝達と鉄（$Fe^{2+} \Leftrightarrow Fe^{3+}$）の酸化還元作用（レドックス）を

表 3-30
体内の鉄分子

鉄の種類	機能
代謝タンパク質	
ヘムタンパク質	
ヘモグロビン	肺から組織への酸素輸送
ミオグロビン	筋肉内の酸素の輸送と貯蔵
酵素：ヘム	
シトクロム	電子輸送
シトクロム P-450	薬物の酸化的分解
カタラーゼ	過酸化水素を酸素と水に分解
酵素：非ヘム	
鉄-硫黄と金属タンパク質	酸化的代謝
酵素：鉄依存性	
トリプトファンピロラーゼ	トリプトファンの酸化
輸送および貯蔵タンパク質	
トランスフェリン	鉄その他のミネラルの輸送
フェリチン	貯蔵
ヘモシデリン	貯蔵

介したエネルギー蓄積の作用を持つ。水に不溶性の多くの薬物と内在性の有機分子は、肝臓で鉄含有のチトクローム P-450 系によって水溶性の分子に変換され、胆汁に分泌されて排泄される。DNA 合成における律速酵素であるリボヌクレオチドレダクターゼも、鉄含有酵素である。これらの重要酵素が体内の総鉄量に占める割合はごくわずかにすぎないが、その濃度が大きく低下すると、長期的な影響が出る危険性がある。脳内に存在するいくつかの酵素を含め、鉄を必要とする酵素は他にもある。

適正量の鉄の摂取は、免疫系が正常に機能する上で不可欠である。鉄の過剰と欠乏は、免疫反応の変化を引き起こす。鉄は細菌にも必要であることから、鉄の過剰摂取（特に静脈内）によって感染のリスクが増加するおそれがある。鉄の欠乏は液性免疫と細胞性免疫に影響を与える。鉄が欠乏すると、循環Tリンパ球の濃度が低下し、マイトジェン応答が概して障害される。ナチュラルキラー（Natural killer [NK]）細胞の活性も低下する。鉄が欠乏している動物では、インターロイキン-1 の産生が減少し、インターロイキン-2 の産生量が抑制されることが報告されている。

2種類の鉄結合タンパク質──トランスフェリン（血液中）とラクトフェリン（母乳中）──は、微生物の増殖に必要な鉄を抑えることで感染から身体を防御していると考えられる。鉄はすべての年齢層の人において、脳の正常機能に利用される。鉄は神経伝達物質とおそらくミエリンの機能と合成に関与している。小児における早期の鉄欠乏性貧血では、有害な影響が何年間も続く可能性がある。たとえば、貧血の小児では学業成績、知覚運動能力、注意力、学習能力、記憶力の低下を認める。鉄欠乏性貧血の小児に鉄を補給すると、学力検査の得点から示される学習能力が向上することが明らかにされている（Beard, 2001）。アルツハイマー病その他の疾患でも、鉄代謝の変化が生じる。

食事摂取基準

鉄には DRI（食事摂取基準）が設定されている。男性と閉経後の女性のための RDA（推奨量）は 8mg/日である。妊娠可能年齢の女性の RDA は（月経による鉄の損失を補い、妊娠を維持するのに十分な鉄を蓄えるため）、18mg/日である。ティーンエイジの男子（14〜18歳）では、鉄の RDA は 11mg/日である。正期産児は妊娠中に胎盤から輸送された鉄を貯蔵して生まれるが、それでも生後1年間は含有食品と強化乳製品からの適正量の鉄を摂取する必要がある。鉄その他の微量金属のほとんどは、妊娠後期に胎盤から移行するため、未熟児では鉄の貯蔵量が不足している。未熟児の場合は、生後約2〜3ヵ月で急激な成長を維持するための鉄の必要性が明らかになる。1歳以上、青年期に入る（14歳になる）までの RDA は 7、8、または 10mg/日と不定である。図3-34 に年齢に応じた鉄の生理学的必要量を示す。鉄の必要量は乳児期から青年期までの間が最も高い。鉄の必要量は男性では青年期の急激な成長が終わった後に減少するのに対し、女性では閉経期に入るまで継続して高い。鉄の推奨量は妊娠中に 15〜27mg/日と増加するが、授乳期間内は増加しない。それにもかかわらず、多くの授乳婦が鉄のサプリメントを継続して摂取するよう指示されている。

含有食品と摂取量

食事性鉄の最も優れた摂取源はレバーであり、それに海産物、腎臓、心臓、赤身肉、鶏肉が続く。乾燥豆類と野菜は植物由来の摂取源として最良である。その他の鉄含有食品には、卵黄、ドライフルーツ、黒蜜、全粒および強化パン、ワイン、穀類などがある。昔ながらの鉄製のフライパンを調理に使うことにより、鉄の総摂取量が増える。表3-31 に代表的な食品の鉄含有量を紹介する。

食物に含まれる鉄の利用能は、栄養源を考察する上で重要である。たとえば、全粒穀物と一部の緑色野菜に含まれる鉄では、利用可能な形のものは 50％以下しかない。トウモロコシからの鉄の摂取量は極めて少なく、牛乳と乳製品も鉄に乏しい。食事からの摂取がこれらの食品を主体としている場合には、貧血の程度が高くなるおそれがある。菜食主義または完全菜食主義の女性でも、植物性食品を主体とした食事から鉄を十分に得ることができるが、そのためには豆類やドライフルーツのような適度に鉄を含む食品を十分に摂取する必要がある。大豆製品は概して鉄と亜鉛の良い摂取源である。

シリアル食品、小麦粉、パンへの鉄強化で、米国神の総鉄摂取量は大きく増加した。強化穀類は、青年と成人だけでなく、乳児と小児にとってもかなりの量の鉄の摂取源となってい

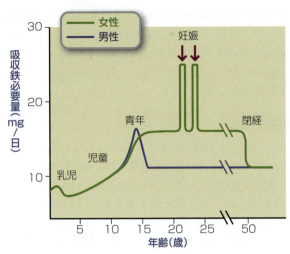

図3-34 各年齢の吸収鉄必要量。鉄の必要量は乳児期に最も多い。小児期の必要量は男子と女子で同じである。急成長する青年期には鉄の必要量は増加し、女子よりも男子のほうが多くなる。しかし、青年期後の必要量は、女子は月経があるために高いままである、男子は減少する。

表3-31	
主な食品の鉄含有量	
食品	含有量(mg)
強化インスタントシリアル(1カップ*)	1～22
アサリ(缶詰、85g)	23.7
白飯(1カップ*)	9.73
ベークトビーンズ(1カップ*)	8.2
レバーソーセージ(2枚)	6.35
カキ(調理後、85g)	5.9
ベーグル(強化、1個、10cm)	5.38
牛レバー(揚げ、85g)	5.24
ファストフードのローストビーフサンドイッチ	14.23
リフライドビーンズ(乾燥豆を煮てつぶし、炒めたもの、1カップ*)	4.18
ジャガイモの皮(1個)	4.08
ブリトー(トルティーヤで具を巻いたもの)(豆、1個)	1.13
牛挽肉(赤身、85g)	1.8
オートミール(非強化、1カップ*)	1.6
ホウレンソウ(調理後、1カップ*)	6.43
アメリカンドッグ	16.18
マカロニチーズ(1カップ*)	1.86
卵(1個)	0.92
ピーナッツ(ロースト、85g)	0.8
ブルーベリー(冷凍、1/2カップ*)	4.5
鶏肉(胸肉、ロースト)	0.64
ブロッコリー(生鮮、調理後、1/2カップ*)	0.64
ワイン(赤、1/2カップ*)	0.5
チーズ(チェダー、28g)	0.2
牛乳(乳脂肪2%、1カップ*)	0.07
RDA	
乳児と幼児	7～11mg/日、年齢によって異なる
小児と青年	8～15mg/日、年齢によって異なる
成人	8～18mg/日、年齢と性別によって異なる
妊婦	27mg/日
授乳婦	9～10mg/日、年齢によって異なる

RDA：推奨量
*1カップ＝240mL
出典：U.S. Department of Agriculture, Agricultural Research Service: Nutrient Database for Standard Reference, Release 18, Data Laboratory home page: http://www.nal.usda.gov/fnic/foodcomp/Data/SR18/nutrlist/sr18w303.pdf 最終閲覧：2011年。

る。鉄が強化されている朝食用加工食品では、鉄の含有量の分析結果が成分表示に記載されている量よりも相当多いことが明らかになっており、鉄の過剰摂取の可能性が懸念されている。米国の食事の中で最も多くの鉄を含んでいる食品には、鉄が強化されているインスタントシリアル、パン、ケーキ、クッキー、ドーナツ、パスタ(鉄が強化されているもの)、牛肉、乾燥豆類、鶏肉などがある。

ほとんどの女性の鉄摂取量の中央値がRDA(推奨量)より低いのに対し、男性の摂取量の中央値は概してRDAを超えている。肉その他の動物性食品を取り入れた適正な食事は一般に鉄含有量が高く、その量は1000kcalあたり約6mgである。しかし、平均的な混合食で2000kcalを摂取している妊娠可能年齢の女性では、わずかに12mgの鉄、つまりRDAとして設定されている18mg/日の約67％を摂取しているのにすぎない。この摂取レベルでは月経のある女性の必要量をほとんど満たさない。総鉄摂取量が12mg/日を大きく下回る女性では、鉄欠乏性貧血を発症するリスクが高まる。毎日鉄を多く損失している女性では、吸収率を増加させることで損失分を補っている。この適応が行われていても、一般に鉄の蓄積は不十分であり、なおも貧血のリスクは高い。

欠乏

鉄欠乏性貧血の前兆である鉄欠乏症は、すべての栄養欠乏症の中で最も多い。米国でも世界中でも、鉄欠乏性貧血は小児と妊娠可能年齢の女性の間に広く認められる。鉄欠乏性貧血に対して最もリスクが大きいと考えられる集団は、2歳未満の乳幼児、青年期の女子、妊婦、高齢者である。ティーンエイジャーの妊娠では、不適切な食習慣に加え、まだ成長途上にあるため、リスクが高いことが多い。鉄が欠乏している妊娠可能年齢の女性は、鉄を多く含む食品が豊富な食事か、サプリメントが有益である。

鉄欠乏症の最終段階の疾患に、低色素性小球性貧血がある。

血液パラメーターが正常値に戻るまで高用量の硫酸第一鉄またはグルコン酸第一鉄のサプリメントを投与することにより、貧血を治療できる可能性がある。鉄欠乏症の増悪を予防するには、鉄を適正に含む食事についての助言を各個人が受けるべきである。

鉄欠乏は、外傷、出血または疾患（例えば鉤虫による血液損失、鉄の吸収を阻害する胃腸疾患）によって引き起こされる場合がある。さらに、鉄、タンパク質、葉酸、ビタミンCが不足する偏った食事によって、鉄欠乏が悪化するおそれがある。一般に貧血は、食事性鉄の不足または鉄の吸収障害によって発生する。

女性の運動選手、特にクロスカントリーその他の持久系スポーツの選手は、鉄のサプリメントや鉄を多く含む食品を摂取しない限り、トレーニング中に鉄欠乏症を発症することが多い。運動性無月経の女性に過剰な鉄の損失が生じるのは、ストレスの多いトレーニング中に腸から鉄の損失が増加することによると考えられている。女性が鉄を補給しない場合には、トレーニングの強度が強くなるほど鉄のレベルが低下する。

毒性

鉄過剰の主な原因は、遺伝性ヘモクロマトーシスであるが、まれに輸血によって鉄過剰が起こることもある。後者は、輸血を必要とする鎌型赤血球貧血または大サラセミアの患者に認められる。鉄過剰は、鉄が含まれている食事を摂った場合に過剰に鉄を吸収しようとする異常遺伝子と関係がある。共にヘプシジンレベルの低下との関連が認められる（Nemeth and Ganz, 2009）。鉄過剰に特有な化学的パラメーターを参考情報3-7に示す。

高頻度の輸血または鉄の長期的な大量摂取は、肝臓への鉄の異常蓄積を引き起こすおそれがある。鉄によって組織アポフェリチンが飽和されると、ヘモジデリンが出現する。このタンパク質はフェリチンに似ているが、さらに多くの鉄を含んでおり、非常に溶けにくい。ヘモジデリン沈着症は、大量鉄を摂取している人や、過剰な鉄吸収を引き起こす遺伝的障害を持つ人に発症する鉄貯蔵疾患である。組織損傷に伴って生じるヘモジデリン沈着症は、ヘモクロマトーシスと呼ばれる（第33章を参照）。

鉄のサプリメントは心臓病とがんのリスクを上昇させることから、閉経後の女性と高齢の男性にとっては有益ではないと考えられる。鉄はLDLコレステロールの酸化、動脈血管の傷害その他の有害作用を促進する環境を作る。さらに、過剰な鉄は細胞の分子を攻撃するフリーラジカルの生成に寄与することから、細胞内のがん原生分子の数を増加させる可能性がある。鉄の有害作用によって生じる可能性のある疾患との関連性を明確にする必要がある。

亜鉛

微量元素の中で、亜鉛は鉄に続いて体内に多く分布している。ヒトの体内には約2〜3gの亜鉛が含まれており、特に濃度が高いのは肝臓、膵臓、腎臓、骨、筋肉である。その他に高濃度に分布する組織としては、眼の各部位、前立腺、精子、皮膚、毛髪、手足の爪が挙げられる。亜鉛は主に細胞内に存在するイオンで、300種類を超えるさまざまなクラスの酵素と共同して機能する。亜鉛はサイトゾル内に豊富に存在しているが、実質的にはそのすべてがタンパク質と結合しており、小さなイオン分画と平衡状態にある。

最も利用しやすい形の亜鉛は動物肉、特に赤身肉と鶏肉に含まれている。就学前児では肉の摂取が少ないことが多いが、これは一般に肉の代わりに小児が好みがちなシリアル製品、牛乳、乳製品を摂ることによる。この知見から、乳児と小児の食品への亜鉛の強化（特に穀類）が行われている。牛乳は亜鉛の良い摂取源であるが、牛乳からカルシウムを大量に摂取すると、鉄と亜鉛の吸収が阻害されるおそれがある（生物学的利用能についての考察参照）。酵母を用いていない全粒粉パンに含まれるフィチン酸塩は、一部の集団への亜鉛吸収を制限する可能性がある。WHOは亜鉛欠乏症を開発途上国の疾患の原因となる10種類の主要因子の1つとしている。西欧諸国では穀類を用いたパンや朝食用加工食品などは主に精製した穀類を用いているうえ、強化が一般に行われているされていることから、亜鉛の欠乏はあまり問題にはならない。

吸収、輸送、貯蔵、排泄

亜鉛の吸収と排泄を調節する恒常性の機序に対する理解はなおも進んでいない。吸収の機序には2種類の経路が関与している。亜鉛の摂取量が少なく管腔内の亜鉛濃度が低い場合には、飽和する可能性があるキャリアを用いた機序が最も効率的に作動し、亜鉛の摂取量が多く管腔の濃度が高い場合には、受動的な機序が作動する。腸管腔における亜鉛の溶解度は極めて重要である。管腔内で亜鉛イオンは一般にアミノ酸または短いペプチドと結合しており、刷子縁で放出された後にキャリアの機序（hZIPIファミリー）によって吸収される。吸収の入口段階で刷子縁を通過した亜鉛イオンは、吸収細胞のサイトゾル内でメタロチオネインそのの他のタンパク質と結合する。メタロチオネインは吸収細胞から血液までの出口段階として、亜鉛を基底縁へとを運ぶ（経細胞移動による）。亜鉛の血中濃度はサイトゾルのイオン濃度よりもかなり高いため、出口段階は能動輸送によって起こる。亜鉛吸収の過程を図3-35に図示する。

参考情報 3-7

鉄過剰症状（ヘモクロマトーシス）

- 肝臓における鉄の異常蓄積
- 組織フェリチン濃度の増加
- 血清トランスフェリン値の上昇
- LDLコレステロールの酸化
- 心血管合併症

LDL：低比重リポタンパク質

亜鉛の吸収は、食事中の亜鉛の量だけでなく、阻害物質、特にフィチン酸塩の存在によっても影響を受ける。食事からの亜鉛の摂取後に血清亜鉛濃度は上昇し、次いで用量-反応曲線に従って減少する。高タンパク食では、吸収されやすい形の亜鉛-アミノ酸キレート化合物を形成することにより、亜鉛の吸収を促進する。亜鉛の吸収は、妊婦と授乳婦ではわずかに高くなる。吸収された亜鉛は、最初に門脈循環から肝臓に取り込まれるが、ほとんどの亜鉛はその後で他の組織に再分配される。吸収障害はクローン病や膵不全などのさまざまな腸疾患に伴って起こる。

いくつかの食事性因子は亜鉛の吸収に影響を及ぼす。フィチン酸塩は亜鉛の吸収を抑制するが、他の錯化剤（例：タンニン）は抑制しない。銅とカドミウムは亜鉛と同じキャリアタンパク質に対して競合して結合するため、亜鉛の吸収を低下させる。カルシウムまたは鉄の大量摂取は、亜鉛の吸収を阻害し、平衡を壊す。葉酸も、亜鉛摂取が低い場合には亜鉛吸収を低下させる可能性がある。一方、高用量の亜鉛の摂取は、ビタミンやミネラルのサプリメントに鉄として含まれている硫酸第一鉄の吸収を障害する可能性がある。食物繊維は亜鉛の吸収も阻害する可能性があるが、この作用の重要性は明らかではない。亜鉛の吸収はグルコースまたはラクトース、ならびに単独または牛肉と共に摂取された大豆タンパク質によって増強されると考えられる。赤ワインも、おそらくコンジナーの作用によって、亜鉛の吸収を増加させる。鉄と同様に、亜鉛は牛乳からよりも母乳からのほうが吸収性が高い。

● **血液輸送** アルブミンは亜鉛の主要な血漿キャリアである。血液中を輸送される亜鉛の量は、亜鉛だけでなく、アルブミンの利用能にも依存する。トランスフェリンおよび $α_2$-マクログロブリンによっても輸送される亜鉛もある。血液中のほとんどの亜鉛は赤血球と白血球の中に存在している。血漿亜鉛は代謝活性を持ち、食事摂取と外傷または炎症等の生理学的因子に応じて変動する。外傷に対する急性反応では、おそらく肝臓が亜鉛を帆補足するため、濃度が50％低下する。

● **腸排泄** 健康な人では亜鉛は糞便によって排泄される。亜鉛を静脈内投与した場合には、30分以内に投与量の約10％が腸管に現れる。しかし、尿中排泄の増加は、飢餓、ネフローゼ、糖尿病、アルコール依存症、肝硬変、ポルフィリン症において報告されている。これらの患者では、亜鉛と結合しているシステインとヒスチジンの血漿中および尿中濃度ならびに他の尿中代謝産物が、亜鉛損失の増加に関与していると考えられる。

機 能

亜鉛は細胞内で構造的、触媒的、制御的機能を果たし、主に細胞内イオンとして作用する（Tuerk and Fazel, 2009）。亜鉛は数種類のタンパク質の構成成分として、重要な構造的役割を果たす。さらに、炭水化物、脂質、タンパク質、核酸の合成または分解に関与する反応において、300種類を超える酵素と結合して機能している。亜鉛は脳細胞では特異的なシナプス小胞に貯蔵され、細胞内シグナルとして働くことで正常な中枢神経系機能の基礎を担う。亜鉛は輸送タンパク質、免疫機能、遺伝子情報の発現だけでなく、タンパク質および核酸の構造の安定化、細胞内小器官の完全性の維持にも関与している。

メタロチオネインは体内に最も豊富に存在する非酵素の亜鉛含有タンパク質である。この低分子量タンパク質はシステインに富み、亜鉛の他に銅、鉄、カドミウム、水銀など微量ながら数多くの金属を含む。メタロチオネインの生物学的役割は不明であるが、亜鉛の吸収の機能に関与していることは明らかである。メタロチオネインは他のタンパク質に亜鉛イオンを供与するための細胞内貯蔵所として機能すると考えられるほか、特に高いストレスを受けている細胞では、酸化ストレスを低減させる酸化還元反応の役割を果たしている可能性があ

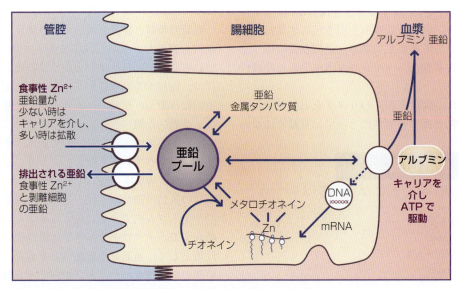

図3-35 メタロチオネインとシステインに富む腸内タンパク質の関係を示す亜鉛吸収のモデル
ATP：アデノシン三リン酸，DNA：デオキシリボ核酸，mRNA：メッセンジャーリボ核酸

る。そのため、メタロチオネインには吸収に対する役割とともに、金属の無毒化にも関与していると考えられる。

亜鉛は核に多く存在し、RNAとDNAの構造を安定させるだけでなく、細胞分裂において重要となるRNAポリメラーゼの活性にも必要である。亜鉛は転写と複製に関与するクロマチンタンパク質の機能にも関与しており、加齢黄斑変性に対する予防効果を示す。風邪に対する治癒または予防効果が広く宣伝されているが、グルコン酸亜鉛含有トローチや点鼻薬では効果は認められていない。

食事からの亜鉛摂取は骨量を増加させる。亜鉛は骨の結晶構造、骨酵素および分画領域に含まれる。さらに、骨芽細胞の適切な活性、アルカリホスファターゼのような骨酵素の形成、カルシウム沈着に必要とされる（表3-25を参照）。β-アラニル-ヒスチジン（カルノシン）と亜鉛との錯体は、骨形成を強く刺激し、加齢、骨格への荷重負荷減少、アルミニウムの骨毒性、カルシウムとビタミンD欠乏、アジュバント関節炎、エストロゲン欠乏、糖尿病、骨折治癒による骨減少を回復させる。これらの新規亜鉛化合物は、骨粗鬆症その他の疾患に対する補助療法に適用できる可能性がある。

食事摂取基準（DRI）

青年期および成人男子用に設定された亜鉛のDRIは11mg/日である。青年期と成人期の女性では、男性よりも体重が軽いためにDRIは8〜9mg/日となっている。前青年期の小児のDRIは8mg/日であると推定される。乳児のDRIは、生後6ヵ月までが2mg/日、その後の6ヵ月は3mg/日である。

含有食品と摂取量

大半の米国人では、亜鉛の日常的な摂取源は肉、魚、鶏肉、亜鉛強化の朝食用インスタントシリアル、牛乳と乳製品である。カキは特に亜鉛含有量が高いが、他の甲殻類、レバー、全粒穀物、乾燥豆類、ナッツ類もすべて優れた摂取源である（表3-32）。大豆製品も亜鉛のかなり良い摂取源であろう。一般に、亜鉛の摂取はタンパク質の摂取と相関関係にある。

欧米諸国の成人の一般的な食事における亜鉛含有量は10〜15mg/日であり、女性は男性よりもエネルギー摂取量が低いため、摂取量も男性より少ない。米国人成人の食事に含まれる亜鉛の量は、約5.6mg/1000kcalである。

欠乏

亜鉛欠乏症の臨床的症状は、低身長、性腺機能低下、軽度貧血、血漿亜鉛値の低下として最初に明らかにされた。この欠乏症は未精製の穀類と無発酵のパンを多く摂る食事によって引き起こされるもので、これらの食品には腸管内で亜鉛をキレート化して吸収を妨げる作用を持つ食物繊維とフィチン酸塩が多く含まれていることによって生じる。亜鉛欠乏症の他の症状には、味覚鈍麻（味覚の減退）、創傷治癒の遅延、多様な皮膚病変などがある。後天性の亜鉛欠乏症は、吸収不良、飢餓、または尿、膵液、その他の分泌液による損失が増加する結果として生じる可能性がある。アルコール依存の患者では、亜鉛代謝に変化が生じるおそれがある。妊婦と高齢者も欠乏症のリスクが高い。低用量の亜鉛補充により、亜鉛欠乏状態を示す測定値が改善すると考えられる。

常染色体性劣性遺伝疾患である腸性肢端皮膚炎は、亜鉛の

表 3-32

主な食品の亜鉛含有量

食品	含有量(mg)
カキ（中6個）	76.7
牛すね骨（調理後、85g）	8.9
タラバガニ（アラスカ産、調理後、85g）	6.5
豚肉（肩、調理後、85g）	4.2
朝食用シリアル（亜鉛の一日摂取量の25％が強化されたもの、3/4カップ*）	3.8
鶏肉（骨付きもも肉、ロースト、1本）	2.7
豚（ヒレ、調理後、85g）	2.5
ロブスター（調理後、85g）	2.5
ベークトビーンズ（缶詰、1/2カップ*）	1.7
カシューナッツ（ロースト、28g）	1.6
ヨーグルト（果物入り、低脂肪、1カップ*）	1.6
レーズンブラン（3/4カップ*）	1.3
ヒヨコマメ（1/2カップ*）	1.3
チーズ（スイス産、28g）	1.1
アーモンド（ロースト、28g）	1.0
牛乳（1カップ*）	0.9
鶏（胸肉、ロースト、1/2胸、皮なし）	0.9
チーズ（チェダーまたはモツァレラ、28g）	0.9
インゲンマメ（調理後、1/2カップ*）	0.8
エンドウマメ（ゆで、1/2カップ*）	0.8
オートミール（インスタント、1包）	0.8
カレイまたはシタビラメ（調理後、85g）	0.5

DRI

乳児と幼児	2〜5mg/日、年齢によって異なる
小児と青年	8〜11mg/日、年齢と性別によって異なる
成人	8〜11mg/日
妊婦	11〜13mg/日、年齢によって異なる
授乳婦	12〜14mg/日、年齢によって異なる

DRI：食事摂取基準
* 1カップ＝240mL
出典：U.S. Department of Agriculture, Agricultural Research Service: Nutrient Database for Standard Reference, Release 18, Data Laboratory home page: http://www.nal.usda.gov/fnic/foodcomp/Data/SR18/nutrlist/sr18w309.pdf、最終閲覧日：2011年1月14日。

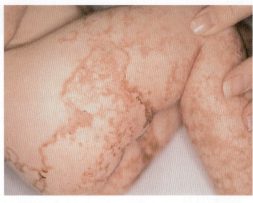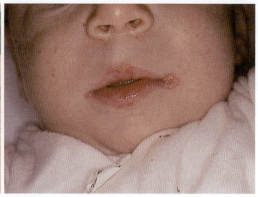

図3-36 亜鉛欠乏症の皮膚症状
出典：Callen WBS et al: Color atlas of dermatology, Philadelphia, 1993, Saunders.

　吸収不良を特徴とし、湿疹様の皮膚病変（図3-36）、脱毛、下痢、細菌および酵母菌感染症を発症し、放置すると死に至る。一般に最初に症状が現れるのは、母乳から牛乳に移行する離乳期である。hZIP4遺伝子が関与する腸性肢端皮膚炎などの遺伝性栄養障害に対し、その遺伝子背景を明らかにするための研究が続けられている。発育不全の全身的兆候が認められる場合には、亜鉛、ビオチン、タンパク質または必須脂肪酸の欠乏を考慮しなくてはならない（Gehrig and Dinulos, 2010）。

　亜鉛の欠乏は種々の免疫不全の原因となる。重度の欠乏では胸腺萎縮、リンパ球減少、マイトジェンに対するリンパ球増殖応答の抑制、ヘルパーT細胞の選択的減少、NK細胞活性の低下、アネルギー、胸腺ホルモン活性の低下を伴う。軽度の亜鉛欠乏症でも、インターロイキン-2産生障害等の免疫機能低下を認める例もある。亜鉛の補給は免疫の状態を改善させる可能性があるが、それを明確にするにはさらに研究が必要である。中等度の亜鉛欠乏症はアネルギーとNK細胞活性低下を認めるが、胸腺萎縮またはリンパ球減少は認めない。参考情報3-8にヒトの亜鉛欠乏症の臨床症状をまとめた。鎌状赤血球貧血と亜鉛欠乏症の患者における類似性から、この貧血が二次性亜鉛欠乏症である可能性が示唆される。

　亜鉛摂取不足によって引き起こされる問題が増加しているが、その原因の一部に亜鉛の生物学的利用能が低いことがある。運動選手も亜鉛欠乏症発症のリスクが高まる可能性がある。身体活動に伴う細胞の要求（例えば亜鉛含有金属酵素の合成のため）を満たすために、骨に貯蔵されている亜鉛の動員が促進されることがある。最後に、亜鉛が添加されていない経静脈栄養を長期間受けている患者は、亜鉛欠乏の兆候を示す。その必要量は、胃腸からの損失がない場合は3mg/日、下痢と瘻孔による損失がある患者では平均12mg/日と推定されている（Jeejeebhoy, 2009）。

毒性

　有害量（100〜300mg/日）の亜鉛を経口摂取することはまれであるが、成人の亜鉛に対するUL（許容上限量）は40mg/日と設定されている。亜鉛の過剰補給によって銅の吸収が阻

> **参考情報 3-8**
> **亜鉛欠乏症の症状**
>
> 発育遅延
> 性成熟遅延
> 性腺機能低下と精液減少
> 脱毛
> 創傷治癒遅延
> 皮膚病変
> 食欲不振
> 免疫不全
> 行動障害
> 眼の病変（羞明と夜盲症など）
> 味覚障害（味覚鈍麻）

害されることが昔から知られている。亜鉛の毒性は主に腎障害による人工透析を受けている患者に現れるもので、透析器のコイルに使用されている粘着性プラスチックまたは亜鉛メッキされたパイプによって透析液に亜鉛が混入することで発症する。これらの患者に認められる中毒症状は、貧血、発熱、中枢神経系障害を特徴とする。2g/日以上の硫酸亜鉛の摂取では、胃腸炎症と嘔吐を引き起こす可能性がある。溶接時の亜鉛ガスの吸入は有害となる恐れがあるが、亜鉛ガスへの曝露は事前に適切な注意を行うことで予防できる。

フッ化物

　フッ化物はほぼすべての飲料水と土壌に含まれている天然元素であるが、その含有量は地域によって大きく異なる。たとえば、井戸水には他の水よりも多くのフッ化物が含まれるものもあることから、井戸水を使用する家庭ではフッ化物を定期的に検査し、濃度が有害な範囲ではないことを確認する必要がある。フッ化物は必須要素とはみなされていないが、このアニオンは骨と歯の健康に重要であることが明らかにされている。骨には平均して2.5mgのフッ化物が含まれている。

機能

フッ化物は必須ではないが、歯のエナメル質にとっては有益と考えられている。フッ化物はエナメル質に取り込まれ、さらに安定性の高いアパタイト結晶となる（Robinson et al., 2004）。フッ化物は酵素を阻害する作用を持つことから、口腔内では抗菌物質として働く。ヒトの代謝経路における必要性は明らかではない。

飲料水へのフッ化物添加と歯へのフッ化物の塗布により、この数十年間でう蝕の有病率は50％減少した。水へのフッ化物添加を行っていない地域でも、う蝕の有病率は同様に減少した。この減少は、おそらくフッ化物が添加された練り歯磨の使用、フッ化物の塗布、食品加工でのフッ化物添加水の使用の結果、そのすべてが歯に取り込まれるフッ化物を供給していたからであろう。一般に都市部の工場で生産された清涼飲料水は、フッ化物が添加されている水を用いて製造されている。

フッ化物は骨と歯のリン酸カルシウム（すなわちヒドロキシアパタイト）の格子構造に含まれる水酸基と置換され、ヒドロキシアパタイトよりもさらに堅固で再吸収されにくいフルオロアパタイトを生成する（Chachra et al., 2008）。フルオロアパタイトの結晶は結合が強すぎるため、フッ化されていない骨のヒドロキシアパタイトよりも骨折しやすい。そのため、フッ素添加によってフッ化物の血中濃度が高くなった状態で組織された骨組織は、あまり健全ではない。

食事摂取基準

フッ化物のAI（目安量）は1997年に初めて設定された。成人男女のAIは、それぞれ4mg/日と3mg/日である。年齢に伴い、AIは1～8歳の小児では0.7～1mg/日、それより上の小児と10代の男女では2～3mg/日となっている。参考までに、240mLのコップ1杯のフッ化物添加水（1または1mg/L）には、約0.2mgのフッ化物が含まれている。フッ化物にはULも設定されている。

含有食品と摂取量

フッ化物の主要な摂取源は、フッ化物が添加された飲料水またはその水で調理した加工食品である。海産物にもフッ化物が多く含まれるが、淡水魚は海水魚より含有量が少ない。魚と肉の骨を用いて作られたスープやシチューにもかなりの量のフッ化物が含まれるが、牛のレバーや機械で骨を除いた獣肉や鶏にも同様に含まれる。フッ化物は果物と野菜にも存在するが、大半の食品ではその量は多くはない。

茶葉に含まれる量はかなり多いが、淹れる濃さによってその量は変わる。1杯の茶には最大1mgものフッ化物が含まれる場合もある。フッ化物を添加された練り歯磨きも、フッ化物の摂取源となる。炭酸カルシウムをベースとしたフッ化物練り歯磨きは、う蝕を減らす効果があるとともに、経口でのカルシウム摂取源ともなる（Lynch and Cate, 2005）。フッ化物が添加されている地域の水道設備では、標準的な推奨量は1となっている。フッ化物が添加された水を飲む小児は、添加されていない水を飲む小児よりも一般に多くのフッ化物の総摂取量が多い。2mgを超える量を摂取すると、軽度のフッ素症の発症が懸念されており、これまでに米国内の数ヵ所の地域で報告されている。

欠乏

フッ化物には既知の代謝機能がないため、フッ化物の不足で実際に疾患を引き起こす可能性はない。ヒドロキシアパタイト結晶との偶発的な結合、特にフッ化物を添加された上水道の使用によるものはう蝕を減少させるが、骨粗鬆症性骨折の軽減効果は認められないようである。

毒性

軽症のフッ素沈着症は、0.1mg/kg（すなわち飲料水中のフッ素が1日あたり約2～3ppmを超える場合）を摂取した場合に発生する可能性がある。その結果として生じる歯の着色、つまり斑点歯は、美容上の問題以外の有害な影響は認められない。しかし、それよりも高用量の摂取では、歯の剥落や、さらに重篤な影響が歯に生じる。フッ化物の摂取源が増えていることから、小児のフッ化物摂取量が増加しているとのエビデンスが示されている。飲料水に含まれるフッ化物が少ない場合には、平均摂取は減少した。最高値でも1日あたり0.08mg/kgの推奨値を超過するものはなかった。年少児のフッ化物摂取量は、歯磨剤、フッ化物添加水、ボトル飲料その他の使用によって大きく異なる。一部の小児の中では、1日の適正摂取量である0.05～0.07mg/kgを超え、斑状歯を引き起こすおそれがあるフッ化物を摂取している可能性がある。

銅

銅は血液の標準的な成分であり、必須の微量栄養素であることが立証されている。銅は多くの組織と関係のある機能を果たしているため、最近では銅に対する関心が高まっている。銅の濃度は肝臓、脳、心臓、腎臓において最も高い。筋肉に含まれる銅の濃度は低いが、その量が多いため、骨格筋には身体全体の銅のほぼ40％が含まれる。最近の研究では、銅が果たす生理学的役割、銅の恒常性、ライフサイクル全体にわたる銅必要性に対する理解が進んでいる。

吸収、輸送、貯蔵、排泄

銅の吸収、輸送、貯蔵と排泄は、高度に制御されている（Kaplan and Lutsenko, 2009; Lalioti et al., 2009）。銅の吸収は小腸で行われる。粘膜表面への取り込みは促進拡散によって、側底膜からの排出は、主に能動輸送によって行われるが、促進輸送が行われる場合もある。銅イオンと他の二価のカチオンとの競合が各段階で生じる。腸の吸収細胞内では、銅イオンは亜鉛その他のイオンよりも親和性が高いため、メタロチオネインと結合する。銅の吸収量は粘膜細胞のメタロチオネインの量によって制御されている可能性がある。銅の正味

吸収量には25%〜60%と幅がある。吸収効率の低さは身体へ貯蔵される銅の量を制御するのに役立っている。そのため、摂取量の増加に伴って吸収率は低下する。食物繊維とフィチン酸塩の摂取は、銅の吸収をわずかに抑制する可能性がある。

銅は身体中では遊離イオンの形では存在しない。血清中に存在する銅の約90％は、骨髄の赤血球を産生細胞で機能する酵素であるセルロプラスミンに取り込まれる。残りの10％は、アルブミン、トランスクプレインその他のタンパク質、遊離アミノ酸の他に、おそらくヒスチジンとも結合している。血清内の銅と免疫反応性セルロプラスミンの濃度は、男性よりも女性のほうが高い傾向がある。血清銅濃度は新生児が最も高く、生後1年以内に徐々に減少する。

銅はアルブミンと結合して輸送され、アルブミンは銅の一時貯蔵部位としての役割を果たす。肝臓内では銅はメタロチオネインと結合する。この結合によって銅は貯蔵型となり、セルロプラスミンに取り込まれた後、血漿に分泌されて細胞に輸送される。銅は胆汁の構成成分として肝臓から分泌され、これが排泄の主要経路となる。消化管で銅はプールされ、身体の必要度に応じて再吸収されるか排泄される。胆汁中への排泄は銅の摂取過剰に応じて増加するが、摂取量に追いつかない場合には、有毒となるレベル達することもある。

少量の銅は尿中、汗、月経血の中に存在する。かなりの量が糸球体によって濾過され、尿細管の中で再吸収され、必要であれば銅は腎臓に保存されることもある。

銅と他の栄養素と相互作用の存在は、推奨量を超えたビタミンとミネラルのサプリメントの摂取が健康に良いとする誤信を否定するものとなる。亜鉛を150mg/日摂取すると、腸の吸収細胞のメタロチオネインの能力を超えるため、銅欠乏を引き起こす。アスコルビン酸の大量摂取（1500mg/日）は、銅の血中濃度も低下させるため、赤血球の形成に及ぼすセルロプラスミンの機能が損なわれるおそれがある。

機 能

銅は多くの酵素の構成要素であり、銅欠乏の症状は酵素の機能低下に起因する。セルロプラスミンに含まれる銅は、血漿に運ばれる前の鉄を酸化させる作用を持つことが明らかにされている。銅酵素であるリシルオキシダーゼは、大きな張力を持つ結合組織タンパク質であるコラーゲンとエラスチンとの間におけるリシンの架橋結合に必須である。銅を含有する電子伝達タンパク質に関与することで、銅はミトコンドリアのエネルギー生産にも重要な役割を果たす。スーパーオキシドジスムターゼ（SOD）などの銅酵素の一部として、銅は酸化剤とフリーラジカルに対して防御作用を示し、メラニンとカテコールアミンの合成を促進する。銅酵素の持つその他の機能については、まだ完全には明らかにはされていない。

食事摂取基準

銅のRDA（推奨量）は成人男女ともに900μg/日（0.9mg/日）と設定されている（IOM, Food and Nutrition Board, 2001）。青年期では890μg/日である。銅の摂取は、乳児では200〜220μg/日、小児では340〜440のμgの範囲内に収めなくてはならない。未熟児は出生時の銅の貯蔵量が少ないため、生後数ヵ月間は銅を経口摂取する必要があるだろう。

含有食品と摂取量

銅は動物性食品（牛乳を除く）をはじめとする幅広い食品に含まれており、ほとんどの食事で0.6〜2mg/日を摂取できる。銅が多く含まれる食品は甲殻類（カキ）、臓器肉（レバー、腎臓）、筋肉、チョコレート、ナッツ類、穀物、乾燥豆類、ドライフルーツである（表3-33）。

一般に、果物と野菜にはほとんど銅は含まれていない。牛乳の銅含有量は0.015〜0.18mg/Lと少ないが、母乳に含まれる銅は吸収されやすく、含有量も0.15〜1.05mg/Lと幅がある。銅の含有量の低い牛乳を乳児が飲む場合には、銅欠乏のリスクが高くなるおそれがある。

米国での個人の銅摂取量は、いくつかの年齢層で一貫して推奨量を下回っており、青年期の女子では推奨量の約50％しか摂取していない。飲料水に含まれる銅の量は、一般に食事調査では考慮されない。銅管から水道水に混入する銅の量はごく微量であると考えられる。鉄と亜鉛とは異なり、最近までインスタントシリアルには一般に銅が強化されていなかっ

表 3-33

主な食品の銅含有量

食品	含有量(mg)
牛レバー（揚げ、85g）	12.4
カキ（85g）	3.63
オレンジジュース（1カップ*）	0.11
カシューナッツ（ロースト、1/4カップ*）	0.61
ヒマワリの種（1/4カップ*）	0.59
製菓用チョコレート（1個）	0.92
キノコ類（調理後、1カップ*）	0.79
トロピカルトレイルミックス（熱帯産ドライフルーツやナッツの詰め合わせ、1カップ*）	0.74
白インゲンマメ（缶詰、1カップ*）	0.61
ヨーグルト（227g）	0.03
ブロッコリー（生、1カップ*）	0.04
モモ（缶詰、1カップ*）	0.05
ミルクチョコレート（28g）	0.16
牛乳（乳脂肪2％、1カップ*）	0.03

DRIの範囲

0.2〜1.3 mg/日、年齢と性別によって異なる

DRI：食事摂取基準
* 1カップ = 240mL
出典：U.S. Department of Agriculture, Agricultural Research Service: Nutrient Database for Standard Reference, Release 18, Data Laboratory home page: http://www.nal.usda.gov/fnic/foodcomp/Data/SR18/nutrlist/sr18w312.pdf, 最終閲覧日：2011年1月14日。

たため、米国の食事における銅の摂取は低いと思われる。食事性銅の短期評価が不正確であることも、銅の摂取量が潜在的に低い理由となっている。

欠乏

血清銅とセルロプラスミンの濃度は、集団の銅の状態を評価する際に有用なバイオマーカーである。血球細胞中の銅含有酵素のように、銅の状態を示す高感度の指標が必要とされている（Harvey et al., 2009）。銅欠乏は貧血、好中球減少、骨格異常、特にミネラル消失を特徴とする。その他に、骨膜下出血、毛髪と皮膚の色素脱失、エラスチン形成障不全などが起こる可能性がある。大脳と小脳の変性だけでなく、赤血球の形成不全も死亡につながるおそれがある。好中球減少症と白血球減少症は、小児の銅欠乏において最も有効な早期指標となる。

銅欠乏の古典的症例では、栄養が不十分で、薄めた牛乳を飲まされていた乳児に下痢の発生が報告されている。欠乏の他の症例も報告されている。銅の大半は、通常は満期妊娠の最後の2、3ヵ月間に胎盤を通して移行されるため、未熟児は銅の補充を受けない限り銅欠乏に陥る可能性が高い。開発途上国の食事への銅含有量が少ない状態が続いているため、妊娠の転帰を観察する必要がある（PathakとKapil、2004年）。

銅は肝臓に貯蔵されており、貯蔵の枯渇に伴って徐々に欠乏症が発生する。変化に富む食事を摂り、他に健康上の問題がない人では銅の欠乏症は報告されていない。血清中の銅、セルロプラスミン、SOD値の低下は銅欠乏を示すエビデンスとなるが、これらのマーカーは潜在的な銅の状態の評価として感度が悪い。長期間TPN（完全静脈栄養法）を受けている乳児に認められる骨変化、骨粗鬆症、骨幹端距状突起形成と軟部組織石灰化は、銅の補充によって治癒する可能性がある。成人の銅欠乏で認められる兆候は好中球減少と小球性貧血であるが、ほとんどの人では生涯にわたって銅が肝臓に蓄積されているため、成人の欠乏症は非常にまれである。

ウィルソン病は常染色体劣性疾患で銅の代謝障害と肝機能障害を認める（Schilsky, 2009）。縮れ毛病として知られているメンケス症候群は伴性劣性遺伝病であり、同定されている少なくとも160個の遺伝子変異によって引き起こされる。この症候群では銅の吸収不良、尿への銅損失の増加、細胞内銅輸送の異常が生じるが、そのすべてが臓器と細胞内での銅の異常分布の原因となる。この症候群の乳児は発育不全、毛髪の角質化・着色不全、低体温、大動脈のエラスチンの退行性変化、長骨骨端の異常、進行性の知的退行が認められる。一般に、生後数ヵ月しか生き残らない。この疾患の特徴の多くは、コラーゲンとエラスチンの架橋結合の障害が原因となって生じるが、それは、このステップには1つまたは複数の銅酵素を必要とするからである。脳組織では実際にチトクロームc酸化酵素が欠損しており、血清銅とセルロプラスミンの濃度は非常に低いに対して、腸管粘膜への銅の蓄積は著しい。メンケス症候群の患者には、多くの結合組織に欠損が認められる。

血漿銅濃度の低下は、セリアック病、熱帯性スプルー、タンパク漏出性腸症、ネフローゼ症候群などの吸収不良疾患の患者に認められる。銅の摂取不足は、亜鉛と同様に、他の点では健康な人の免疫応答を低下させるおそれがある。

毒性

食事から摂食する銅によって毒性が生じることはないと考えられる。農業用に使用される銅塩やサプリメントによる過剰摂取は、肝硬変と赤血球の形成異常を引き起こす可能性がある。

セルロプラスミン濃度は、妊娠中と経口避妊薬使用時に上昇する。妊婦の血清銅濃度は妊娠していない女性の約2倍である。血清と胆汁の銅濃度は、急性または慢性感染症、肝疾患、ペラグラで上昇することがある。この上昇の生理学的重要性は明らかではない。

胆汁の排泄を阻害する慢性肝炎も、銅の蓄積に寄与する可能性がある。胆管の物理的な閉鎖だけでなく、原発性胆汁性肝硬変も、肝臓における銅の貯蔵が進行する。

超微量ミネラル

ヨウ素、セレン、マンガン、モリブデン、クロムなどの超微量ミネラルや、その他の非必須ミネラルは身体内にごく微量に存在し、その量は一般にマイクログラムで示されるほど少ない。これらの元素には、それぞれに不可欠な役割が存在する。超微量ミネラルはヒト組織中にはごく微量にしか存在していないため、ルーチン分析や研究の際には特別な分析器の使用と極めて清潔な検査室が必須となる。

ヨウ素

米国や多くの西欧諸国のヨウ素欠乏は、塩へのヨウ素強化で事実上なくなった。しかし、世界中の多くの山岳地域や低地のデルタ地域に住む人は、作物の栽培に使用される土壌のヨウ素含有量が低いために、今でもヨウ素の摂取量が低い。低地に住む人の中には、甲状腺によるヨウ素の使用を抑制する作用を持つ甲状腺腫誘発物質を多く摂取している可能性がある人もいる。身体には通常20〜30mgのヨウ素が含まれており、その75％以上が甲状腺に、残りが身体全体、特に授乳期乳腺、胃粘膜、血液に分布している。

吸収、輸送、貯蔵、排泄

ヨウ素はヨウ化物として容易に吸収される。循環血液中のヨウ素には遊離した形とタンパク質と結合した形のものがあるが、結合ヨウ化物のほうが優勢である。排泄は主に尿から行われるが、少量は胆汁に分泌されて糞便中に排泄される。

機能

食事性ヨウ素は甲状腺ホルモンの合成に必要である。ヨウ素は甲状腺に貯蔵され、そこでのトリヨードチロニン（T_3）と

チロキシン（T₄）の合成に利用される。甲状腺細胞によるヨウ化物イオンの取り込みは、甲状腺腫誘発物質（食品に自然に存在する物質）によって抑制されるおそれがある。甲状腺ホルモンは標的細胞と肝臓で分解され、正常な状態では大半のヨウ素は保存される。甲状腺に貯蔵されているチログロブリンから活性型のT₃を生成する酵素にセレンが必要であることから、セレンはヨウ素代謝において重要である。

食事摂取基準

すべての成人と青年に対し、150μg/日のヨウ素摂取で十分あるとされている。妊婦および授乳婦用のRDA（推奨量）は、220μgと290μgにそれぞれ増加する。AI（目安量）は、6ヵ月齢までの乳児の110μg、それよりも年長の乳児では130μgである。小児のRDAは90〜120μgで、年齢と体格とともに増加する。尿中のヨウ素、血清チロキシンまたは甲状腺刺激ホルモンの値はヨウ素の状態を示す有用なバイオマーカーである（Ristic-Medic et al., 2009）。第32章を参照。

含有食品と摂取量

食物と飲料水のヨウ素含有量はさまざまである。アサリ、ロブスター、カキ、イワシその他の海水魚などの海産物は、最も豊富な摂取源である。海水魚の魚肉には300〜3000μg/kgが含まれる。淡水魚では20〜40μg/kgだが、それでも優れた摂取源である。牛乳と卵のヨウ素含有量は飼育時の餌に含まれるヨウ化物の量によって変わり、野菜のヨウ化物含有量は、生育する土壌のヨウ素含有量によって変わる。ヨウ素は乳製品の消毒薬として使用されるヨードフォア、着色料、生地改良剤によって食物連鎖に入る。これらの摂取源により、かなりの量のヨウ素を食事から摂取することになる。主な食品のヨウ素含有量を表3-34に示す。

適正量のヨウ素を摂取するための最善の方法は、調理にヨウ素添加塩（米国とカナダでは塩1gあたりヨウ素約60μgを含む）を使用することである。海水塩にはさまざまな量のヨウ素が天然に含まれているが、それでもヨウ素添加塩の約10分の1の量に過ぎない。ヨウ素は米国で販売されている食塩の50%以上に添加されているが、加工食品にはヨウ素添加塩は使用されない。カナダを含め、多くの国でヨウ素添加が義務化されているが、米国ではヨウ素欠乏は現在では非常にまれであることから、法律で定められてはいない。ヨウ素添加塩の使用は、地域によっては甲状腺腫予防としてこれからも提唱されるべきであろう。

FDAの全食事量調査（Total Diet Study）によると、1982年から1991年までの米国成人のヨウ素摂取量中央値は女性で130〜140μg/日、男性で182〜204μg/日である。10代の男女のヨウ素摂取量中央値はさらに高かった。米国でのヨウ素摂取は、食塩へのヨウ素添加とヨードフォア使用により、ほとんどの人では適正量を摂取していると思われる。完全菜食主義者は、海草またはケルプのタブレットでヨウ素を摂取するが、中にはヨウ素の過剰摂取が疑われる人もいる。

表 3-34

主な食品のヨウ素含有量

食品	含有量（μg）
海洋魚（170g）	650
塩（ヨウ素添加、小さじ1/4）	95
パン（ヨウ素酸塩生地改良剤を加えて連続混合法で作られたもの、1枚）	142
ヨーグルト（低脂肪、227g）	87
パン（通常の製法で作られたもの、1枚）	35
チーズ（カッテージ、乳脂肪2%、113g）	26〜71
エビ（85g）	21〜37
卵（1個）	24
チーズ（チェダー、28g）	5〜23
牛挽肉（85g）	8

DRI

乳児	110〜130μg/日、年齢によって異なる
小児（1〜8歳）	90μg/日
小児（9〜13歳）	120μg/日
青年と成人	150μg/日
妊婦	220μg/日
授乳婦	290μg/日

DRI：食事摂取基準
* 1カップ＝240mL

出典：(1) U.S. Department of Agriculture: Composition of foods, USDA Handbook No. 8 Series, Washington, DC, 1976-1986, Agricultural Research Service, The Department. (2) Medline Plus. ウェブサイト：http://www.nlm.nih.gov/medlineplus/ency/article/002421.htm 最終閲覧日：2011年1月14日。

欠乏

世界中で20億人が今もヨウ素欠乏のリスクを負っていると推定される。その大部分が開発途上国で特に食事に海産物を摂り入れていない人々である。これらの人は、重度の症状である明白な甲状腺腫を認めない場合でも、中等度のヨウ素欠乏症となっている可能性がある。小児のヨウ素欠乏は、認知能力低下と関連がある。ヨウ素添加塩の使用、ヨード化油の1回経口投与、または毎週ヨウ素サプリメントの摂取は効果的である。妊娠中、特に妊娠中期の終わりまでは、ヨウ素添加塩の使用を勧めるべきである。

ヨウ素の摂取量が非常に少ない場合には、甲状腺の拡大を認める地方病性または単純性甲状腺腫の発症をもたらす。（図3-37）。ヨウ素欠乏症は特に山岳地域、高い甲状腺腫誘発物質を摂取する地域で多く、甲状腺ホルモンの必要性の高まり（例えば青年期、妊娠・授乳期中の女性など）によっても増加する。

多くの国ではヨウ素欠乏の減少へと取り組んできたが、世界で2〜3億人が甲状腺腫に罹患している可能性がある（Kusic and Jukic, 2005）。甲状腺腫は極めて一般的であるた

め、それが正常な身体的特徴と考えられている国もある。米国では、全年齢における甲状腺腫の有病率は1000人中1.9人である。有病率は男性よりも女性が高く、若年者よりも高齢者で高い。

甲状腺腫誘発物質は食品に天然に存在し、甲状腺細胞が血液からヨウ素を取り込む過程を阻害することで甲状腺腫を引き起こす可能性がある。甲状腺腫誘発物質を含有する食品は、キャベツ、カブ、菜種（アブラナから採れる）、ピーナッツ、キャッサバ、サツマイモ、ケルプ、大豆などが挙げられる。甲状腺腫誘発物質は加熱調理により不活化される。

妊娠中と出生直後の成長期間における重度のヨウ素欠乏は、乳児のクレチン病を発症させる。その症状は、精神遅滞、両側性麻痺または四肢麻痺、聾唖、構音障害、痙性歩行、低身長、甲状腺機能低下を特徴とする。この症候群では重症度の低いものもあるが、その場合でも知能または神経成熟の軽度遅延が明確に認められる。ヨウ素サプリメントの使用により、軽度の認知機能障害を持つ学童の症状改善が認められた地域もある（Gordon et al., 2009）WHOは妊婦へのヨウ素の推奨量を200～250μg/日に増加させ、ヨウ素添加塩を使用している世帯が90％未満の地域では、妊娠期と乳児期ヨウ素サプリメントを（ジマーマン、2009年）の中で使用するべきだとしている（Zimmerman, 2009）。

毒性

ヨウ素摂取の安全域は広いものの、許容上限量は設定されている（IOM, Food and Nutrition Board, 2001）。成人のUL（許容上限量）は1100μg/日であり、幼児では200～300μg/日である。生理学的必要量を越えるヨウ素を長期摂取した場合に、甲状腺腫が緩徐に発生することを示す症例もある。ヨウ素の過剰摂取が甲状腺疾患または機能不全に果たす役割は明らかにされていない。米国やカナダでは、食品に含まれるヨウ素の量は公衆衛生上重要な問題とは現在は考えられていない。ほとんどの米国人の食事性ヨウ素レベルは健康上適正である。甲状腺に特定の病理的状態を持つ一部の人については、食事からのヨウ素の過剰摂取は甲状腺機能低下、甲状腺腫形成または甲状腺機能亢進症を引き起こすおそれがある（Mussig et al., 2006）。

セレン

セレンの食事摂取範囲は狭く、それよりも下では欠乏症を発症し、それよりも上では毒性が発生する。中国においてのみ、土壌のセレン含有量に関連してこの極端な状況が生じていることが示されている。食事による1日あたりのセレン摂取量は約40μgであり、これはセレン含有酵素であるグルタチオンペルオキシダーゼ（GSH-Px）の維持に不可欠な量と考えられる（Schrauzer and Surai, 2009）。GSH-Pxは1970年代の初めにセレンタンパク質であることが明らかにされたもので、組織でのセレンの主要な活性型と考えられているが、その後は他のセレンタンパク質も発見されている。組織内濃度は食事摂取によって大きく変わり、その値は土壌の化学的環境を反映している。北米で土壌中のセレン含有量が低い地域は、米国内では北東部、太平洋沿岸部、南西部の海岸平野部、カナダでは北部中央と東部である。中国には土壌中のセレン含有量が特に少ない地域が数ヵ所あり、その中でも克山では、1979年にヒトで最初の重度セレン不足が報告された。その他にはフィンランドとニュージーランドにもセレン含有量が低い地域が存在する。

吸収、輸送、貯蔵、排泄

セレンの吸収は小腸上部で行われ、その吸収効率は欠乏条件下ではさらに上昇する。摂取量の増加により、尿中へのセレン排泄量が増加することが多い。セレンの状態は、血清、血小板、赤血球中または全血中のセレンまたはGHS-Px濃度の測定によって評価できる。赤血球セレンの側定値は、長期的摂取の指標となる。セレンは最初にアルブミンと結合し、次にα_2-グロブリンと結合して輸送される。

機能

セレンはセレノメチオニンまたはセレノシステインとして、身体中に広く分布する数種のタンパク質内に存在する。細胞GSH-Pxは、ほとんどすべての細胞と、細胞外の血清と乳汁中に存在する。GSH-Pxは他の抗酸化物質と共に細胞内の過酸化物とフリーラジカルを還元し、一般に水と他の無害な分子へと変化させる。この酵素ファミリーは、必要に応じて取り出せるよう、タンパク質内にセレンを貯蔵するのを助ける。セレン不足によって引き起こされる病理学的変異のすべてではないものの、その多くがGSH-Px酵素のレベル低下を反映している。

リン脂質ヒドロペルオキシドGSH-Pxは、細胞の脂溶性の分画中に存在し、脂質とエイコサノイドの代謝に関与する。T_4をT_3に変換する酵素である1型ヨードチロニン5'-脱ヨウ素酵

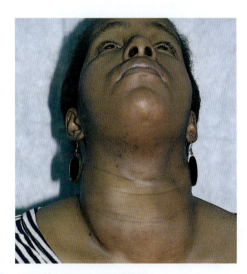

図3-37　ヨウ素欠乏による甲状腺腫

出典：Swartz MH: Textbook of physical diagnosis history and examination, ed 3, Philadelphia, 1998, Saunders.

素はセレンタンパク質である。中等度のセレン摂取（40μg/日）は、これらの脱ヨウ素酵素の活性維持に適切であると思われる。しかし、高摂取量（350μg/日）ではT_3値の低下を伴う。GSH-Px酵素も、いくつかの内分泌系において重大な役割を果たすことが示されている（Beckett and Arthur, 2005）。

セレンタンパク質Pは、フリーラジカルスカベンジャーまたはセレンの輸送体として作用している可能性がある。セレンはアニオンの形でこれらの分子の合成に使用される。これらの分子ではセレンは硫黄と同様の共有結合をしており、その中にはセレンと硫黄が置き換わるものもある。セレンとビタミンEが示す酸化防止作用は、酸化による損傷に対する保護作用が重なり合うことで、この作用を互いに補強する可能性がある。抗酸化作用を持つこの2つの栄養素は、正常な細胞の維持を助ける他の共同作業にも関与していると思われる。GSH-Pxはサイトゾルとミトコンドリアマトリックス内で機能するが、ビタミンEは細胞膜内で抗酸化的作用を示す。

GSH-Pxの反応を図3-38に示す。哺乳類の生体システムには他のセレン依存酵素も存在するが、それらの酵素におけるセレンの必要量については明らかではない。セレン含有酵素には、がんを予防する抗酸化的作用がある可能性がある。その他にも多くのセレンタンパク質が同定されているが、それらの機能はまだ解明されていない。

食事摂取基準

セレンのRDA（推奨量）は女性、男性、青年（14〜18歳）が55μg/日であるのに対し、小児では20〜30μg/日と幅がある。乳児のAI（目安量）は15〜20μg/日である。妊婦のRDAは60μg、授乳婦のRDAは70μg/日である。不飽和脂肪酸の摂取量が多い場合には、それに対するセレンの抗酸化活性がさらに必要となるため、セレンの必要量は増加すると考えられる。しかし、集団によってはセレンの摂取量が慢性的に低い人が広く存在すると思われることから、安全性の上限は、実際には高く設定され過ぎている可能性もある（Vinceti et al., 2009）。

含有食品と摂取量

食品中のセレン含有量を示す包括的な表は公表されていない。食品のセレン濃度は、その食品が育った土壌と水のセレン含有量に左右される。分析技術の進歩により、食品のセレン含有量としてここ2、30年の間に発表されてきた多くのデータが変更されている（表3-35）。

セレンの主要な食料源はブラジルナッツ、海産物、腎臓、レバー、獣肉、鶏肉である。米国で最も多い摂取源となっている食品は獣肉である。穀類は生育場所によってセレン含有量が異なる。果物と野菜はセレン含有量が低い。

ヒトの母乳中のセレン含有量とGSH-Px活性は、母親の摂取量と、摂取されたセレンの形に直接影響を受ける。乳児の血漿セレン濃度は、セレンが添加されていない乳児用調製粉乳を摂取している乳児のほうが、添加されている乳児用調製粉

表3-35 主な食品のセレン含有量

食品	含有量（μg）
ブラジルナッツ（28g）	543
ファストフードのフィッシュサンドイッチ	189
オヒョウ（焼き、1/2フィレ）	74
ツナ（缶詰、85g）	68
カキ（生、85g）	56
白飯（長粒種、1カップ*）	44
鶏肉（胸肉、焼き、85g）	39
パイ皮（1枚）	38
ヌードル（卵入り、調理後、1カップ*）	38
ロブスター（85g）	36
小麦麦芽（焼き、1/4カップ*）	28
ベーグル（1個、10cm）	27
ヒマワリの種（1/4カップ*）	25
卵（1個）	16
パン（全粒小麦、1枚）	10
アスパラガス（調理後、1カップ*）	7
牛乳（乳脂肪2%、1カップ*）	6
DRI	
乳児	15〜20μg/日、年齢によって異なる
幼児	20〜30μg/日、年齢によって異なる
小児と青年	40〜55μg/日、年齢によって異なる
成人	55μg/日
妊婦	60μg/日
授乳婦	70μg/日

DRI：食事摂取基準
* 1カップ＝240mL

出典：U.S. Department of Agriculture, Agricultural Research Service: Nutrient Database for Standard Reference, Release 18, Data Laboratory home page:http://www.nal.usda.gov/fnic/foodcomp/Data/SR18/nutrlist/sr18w317.pdf, 最終閲覧日：2011年1月14日。

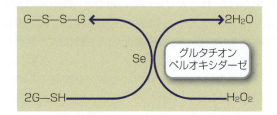

図3-38　セレン含有酵素のグルタチオンペルオキシダーゼによって触媒される酵素反応。セレンが補欠分子族となる酵素で、還元型グルタチオンの分子2つを酸化型グルタチオンに同時に変換すると同時に、非常に反応性の高い過酸化水素を水に変換して細胞内から除去する。

乳または母乳を摂取している乳児よりも低い。乳児用調製粉乳のセレン強化は、乳児の状態を改善させることが示されている。

欠乏

食品からのセレンの摂取量には大きな差があるにもかかわらず、世界のどの集団においても、セレンの欠乏症はまれである。セレン不足は、食物を適正に摂取しているのであれば、発症には何年もかかる。集団での重度のセレン不足は、中国での報告例があるだけである。克山病（ケシャン病）は主に小児と女性が罹る心筋症で、中国の克山県で最初に発見された。この発見以降、克山県が行った補給プログラムにより、この疾患は完全に根絶された。しかし、すでに克山病に罹っている人では、補給に対する反応性に乏しい。これはおそらく筋障害の原因となっている他の因子によるものであろう。セレン不足に合併してウイルス感染が生じることも示唆されている。（Beck et al., 1995）

モンゴルで発見された第2のセレン欠乏症は、カシン-ベック病として知られているもので、前青年期・青年期に一般的に認められる。これら2つの疾患は、セレンの土壌含有量が非常に低い地域で発症する。この疾患でも、セレン不足に合併して生じるウイルス感染がその要因にある可能性がある。疾患は最初に対称性硬直、腫脹、しばしば指節間関節の疼痛が生じ、続いて全身性変形性関節症を発症する。ヨウ素欠乏も、この疾患のリスク因子となる可能性がある。

一部のがんでは患者の血清セレン濃度が低いことが示されているが、この相関の根底にある機序は明らかにされていない。このことは、細胞分裂の際にフリーラジカルを効率的に除去する作用を持つGSH-Pxが、セレン欠乏によって機能しないことによることがその理由かもしれない。さらに、硬変を有する患者では血漿セレン濃度が低いことから、このことががんの素因となっている可能性もある（Latavayova et al., 2006）。長期間のTPNを受け取る栄養不良患者では、セレン欠乏が報告されている。セレンの補給は、血清セレン濃度と血小板GSH-Px活性の上昇と、臨床症状の軽減をもたらす。現在ではTPNや経腸栄養の液剤には微量元素が補充されていることから、これらの栄養補給を長期間受けている患者でもセレン欠乏症は発症しないはずである。

毒性

セレン中毒の指標は、中国とオーストラリアで報告されている。セレン中毒症の徴候は、皮膚と爪の変化、う蝕、非特異性の胃腸および神経障害である。摂取過剰は変異原性または遺伝毒性を示す可能性が研究によって示されているため、妊婦にとっては注意が必要である。さらに、甲状腺ホルモンに対するセレンの長期補給の効果は明確にはされてはいない。（Combs et al., 2009）ニュージーランドようにセレンとヨウ素の濃度が共に低い傾向にある国では、セレンのみの補給では甲状腺機能を改善しない可能性があり、ヨウ素の摂取も必要となる。（Thomson et al., 2009）

マンガン

ヒトのマンガン欠乏症は1972年に最初に報告されており、マンガンが必須の要素であることは明確に証明されている。高濃度のマンガンへの長期被曝はマンガン中毒症と呼ばれ、精神医学的および運動機能的障害をもたらす（Yin et al., 2010）。健康的なバランスが必要である。

吸収、輸送、貯蔵、排泄

マンガンは小腸全体で吸収される。鉄とコバルトとは共通の結合部位を持つため、吸収の際に競合する。男性は女性よりもマンガンの吸収量が少ないが、この差は鉄の状態と血漿フェリチン濃度によるものである。ヘム鉄はマンガンの状態に影響を及ぼさないが、非ヘム鉄を多く含む食事は、血清マンガンの低値と尿中へのマンガン排泄の促進、マンガン酵素の活性低下をもたらす。

マンガンはマクログロブリン、トランスフェリン、トランスマンガニンと結合して輸送される。胆汁によって腸管内に分泌された後、主に糞便によって排泄される。細胞質での鉄輸送体であるフェロポーチン（ferroportin [Fpn]）は、マンガン輸送体として機能する。マンガンへの曝露によってFpnタンパク質の発現が促進されることにより、マンガンの蓄積とそれによる細胞毒性が抑制される（Yin et al., 2010）。抗酸化物質は、有害な濃度のマンガンの排泄に関与する。

機能

マンガンは結合組織と骨組織の形成、成長、生殖に関与している。成人の身体に含まれる10～20mgのマンガンは、主にミトコンドリアに濃縮される傾向がある。マンガンは、特にマグネシウムと共同して多くの酵素を活性化する。マンガンはアミノ酸、タンパク質、脂質の適正な代謝にとって必須である。

マンガンは、グルタミンシンセターゼ、ピルビン酸カルボキシラーゼ、ミトコンドリアスーパーオキシドジスムターゼ（mitochondrial SOD [MnSOD]）をはじめとする多くの酵素の構成成分である。この元素はフリーラジカルの解毒を触媒し、いくつかの型のがんに対して防御効果を示す。MnSODはスーパーオキシドアニオンを過酸化水素に変換するが、この過酸化水素はGSH-Pxによって解毒されなければならない。解毒ができない場合には、過酸化水素は鉄と共にヒドロキシルラジカルを生成し、SOD遺伝子に変位が生じている肝硬変患者にとって有害作用を示す（Nahon et al., 2009）。

食事摂取基準

マンガンのAI（目安量）は、男性が2.3mg/日、女性が1.8mg/日である。小児のAIは、9歳以上の女子が1.9～2.2mg/日、男子が1.6mg/日である。9歳未満の幼児のAIは、年齢に応じて1.2～1.5mg/日の幅がある。

含有食品と摂取量

食品のマンガン含有量には大きな幅がある。最も多く含まれる食品は、全粒穀物、豆類、ナッツ類、茶である。果物と野菜はある程度優れた摂取源である。インスタントコーヒーと茶には比較的多く含まれる。動物組織、海産物と乳製品にはあまり含まれない。母乳のマンガン含有量は比較的少ない。青年期の女子では、摂取量が少ないことが多い。

欠乏

マンガン欠乏症は、まれではあるものの、生殖能力、膵臓機能、炭水化物の代謝に影響を及ぼす。欠乏の症状は、体重減少、一過性皮膚炎、時々の悪心嘔吐、毛髪の変色、毛髪の発育遅延が挙げられる。さらに、血液マンガン濃度の低値と痙攣との間に相関が認められる(Gonzalez-Reyes et al., 2007)。

動物実験では、マンガンが生殖に必須であることが証明された。生殖不能は男女ともに認められる。マンガン欠乏症の母親を持つ子孫では、著しい骨格異常と運動失調認められる。ヒトにおける血液中マンガン濃度の低値は、胎児の子宮内発育遅延と低出生体重を引き起こす可能性がある（Wood, 2009)。

毒性

マンガン中毒は、鉱山の労働者が気道からマンガンを吸入することで発症した。過剰摂取したマンガンは肝臓と中枢神経系に蓄積し、パーキンソン様の症状を呈する。マンガンの過剰摂取は、エネルギー代謝を阻害し、細胞死を引き起こすことで、神経毒性を呈する(Puli et al., 2006)。これは、特にドーパミン作動性神経に多く認められる。

マンガンが添加されたTPN（完全静脈栄養法）を受けている患者においても、毒性は報告されている。その症状には、頭痛、めまい、磁気共鳴画像の所見異常、肝臓の機能障害などがある(Masumoto et al., 2001)。

食事性マンガンのUL（許容上限量）の確立は困難であった。赤ワインは金属イオンが比較的多く含まれているが、1日あたり少なくとも250mLを数年間にわたって摂取している人では、目標ハザード比が非常に高くなる(Hague et al., 2008)。マンガンの影響については、さらに研究が必要である。

クロム

クロムの生物学役割が提唱されたのは1954年であるが、それが受け入れられたのは1977年である。経静脈栄養を受けている患者が示していたグルコース代謝異常が、クロムの補充によって改善した。食品、体組織、体液に含まれるクロムの濃度は低いことから、正確な測定を行うには慎重で適切な分析技術と、新たな標準物質が必要である。

吸収、輸送、貯蔵、排泄

他のミネラルと同様に、有機クロムと無機クロムは異なる作用によって吸収される。有機クロムは容易に吸収されるが、体内からすぐに排泄される。摂取された三価クロムのうち、吸収されるのは2%未満である。クロムの吸収はシュウ酸塩によって促進されるが、欠乏状態の動物のほうが鉄の状態が適正な動物よりも吸収率が高いことから、鉄と共通の吸収経路を持つことが示唆される。1日あたりの食事摂取量が40μg以上では、クロムの吸収は一定となる。このような高摂取量では、尿中排泄が増加して平衡が維持される。

塩化クロムからの吸収率は、摂取される食事性炭水化物の種類によって異なり、糖よりもデンプンのほうが吸収率は上昇する。塩化クロムの吸収率は2%以下であり、ピコリン酸クロムからのほうが吸収率が高い。

クロムと鉄はトランスフェリンによって運搬されるが、鉄のトランスフェリン飽和度が高い場合には、アルブミンもこの役割を果たすことができる。さらにα-およびβ-グロブリンとリポタンパク質も、クロムと結合することができる。

無機クロムは主に腎臓から排泄され、少量が毛、汗、胆汁によって排泄される。有機クロムは胆汁によって排泄される。激しい運動、外傷、単糖の摂取増加により、クロムの排泄は増加する。

機能

クロムはインスリンの作用を増強し、炭水化物、脂質、タンパク質の代謝を影響を与える。血清トリグリセリドレベルに有益な効果を及ぼす可能性がある。クロムとインスリン活性との関係の化学特性は明確にされてはいないが、クロム-ニコチン酸（ポリニコチン酸クロム）複合体がその候補として同定されている。クロムはインスリン作用を増強する分子の合成を制御する可能性があるが、このブドウ糖耐性因子（glucose tolerance factor [GTF]）については議論の余地がある。しかし、クロム単独またはビタミンCとEのサプリメントとの併用での摂取は、酸化ストレスを抑制すると同時に、2型糖尿病患者のグルコース代謝を改善する (Lai, 2008)。クロムのもう1つの役割として、亜鉛と同様の遺伝子発現調節作用が予想されている。

食事摂取基準

クロムのAI（目安量）は、9歳以上の男性では25～35μg/日、同じ年齢の女性では21～25μg/日が推奨されている。1～8歳の小児では、年齢に応じて11～15μg/日が設定されている。

含有食品と摂取量

食品中のクロムを正確に評価することは困難である。それは、生物学上利用可能なクロムと無機クロムとの識別ができないからである。1980年以前に行われた分析については、測定時の汚染と分析的上の問題による欠陥があったことから注意が必要である。

ビール酵母、カキ、レバー、ジャガイモはクロム濃度が高い。

表 3-36	
主な食品のクロム含有量	
食品	含有量（μg）
ブロッコリー（1/2カップ*）	11
ブドウジュース（1カップ*）	8
イングリッシュマフィン（全粒小麦、1）	4
マッシュポテト（1カップ*）	3
ニンニク（乾燥、小さじ1）	3
バジル（乾燥、大さじ1）	2
牛肉（角切り、85g）	2
オレンジジュース（1カップ*）	2
七面鳥（胸肉、85g）	2
全粒小麦パン（2枚）	2
赤ワイン（142g）	1〜13
リンゴ（皮付き、中1個）	1
バナナ（中1個）	1
サヤインゲン（カップ*）	1
DRI＝AI	
乳児	0.2〜5.5μg/日、年齢によって異なる
幼児	11〜15μg/日、年齢によって異なる
小児と青年	21〜35μg/日、年齢と性別によって異なる
成人	20〜35μg/日、年齢と性別によって異なる
妊婦	29〜30μg/日、年齢によって異なる
授乳婦	44〜45mg/日、年齢によって異なる

AI：目安量
DRI：食事摂取基準
*1カップ＝240mL
出典：(1) Anderson RA, Bryden NA, Polansky MM: Dietary chromium intake, Biol Trace Elem Res 32:117, 1992. (2) Chromium Fact Sheet. http://ods.od.nih.gov/factsheets/chromium/、最終閲覧日：2011年1月14日。

海産物、全粒穀物、チーズ、鶏肉、獣肉とふすまには中等度のクロムが含まれる。精製された小麦では、麦芽とふすまに含まれるクロムが取り除かれている。砂糖の精製では、クロムは糖蜜部分に分画される。乳製品、果物、野菜のクロム濃度は低い。表3-36と付録52に、代表的な食品のクロム含有量を示す。

通常のクロム摂取量は、女性、男性とも25〜35μg/日の範囲内である。クロムは摂取量を適切に測定する方法がないため、USDAの米国全国健康栄養診察調査（National Health and Nutrition Examination Survey）や、全食事量調査（Total Diet Study）での調査項目とはなっていない。ヒトの母乳はクロムを3〜8nmol/L を含んでいるが、この値は乳児の推奨摂取量よりも低い。

欠乏

クロムの欠乏はインスリン抵抗性といくつかの脂質の異常を引き起こすが、クロムの補給によって改善される。米国人にはクロムの摂取が不足している人もいる可能性があるが、欠乏症は摂取量がきわめて少ない人々に起こる。いくつかの疫学的研究では、糖尿病患者でクロムの組織内濃度が低下していることが示されている。しかし、これらの患者に対して使用する前には、長期的なクロム補給の安全性を評価する長期臨床試験の実施をすることが推奨されていた。ピコリン酸クロムとして高用量のクロムを経口摂取すると、筋力、身体組成、持久力その他身体の健康状態が向上するとの謳い文句には賛否両論があり、これらの効能を支持する研究結果もあれば、そうでないものもある。

毒性

食物の摂取によるクロム中毒は報告されていない。運動選手と重量挙げ選手がサプリメントして高用量のピコリン酸クロムを摂取した結果では、いくつかの有害作用、主に皮膚病変を認めている。中国で高濃度のクロムが飲料水に混入していた事例では、それを飲用していた住民にがんのリスクが上昇したことが明らかにされている（Smith and Steinmaus, 2009）。

モリブデン

モリブデンは特にキサンチンオキシダーゼに必要であることから、必須微量栄養素として指定されている（表3-25を参照）。家畜ではモリブデン、銅、硫酸塩の吸収の間の相互関係が、ヒトと動物ではモリブデン摂取と銅の排泄との相互関係が立証されている。長期間完全静脈栄養を受けている患者では、精神的変化と、硫黄とプリン代謝の異常をはじめとするモリブデン欠乏症の症状を示す。

吸収、輸送、貯蔵、排泄

モリブデンは身体内にごく微量存在する元素で、胃と小腸から容易に吸収されるが、遠位小腸よりも近位小腸のほうが吸収率は高い。他のミネラルと同様に、モリブデンはキャリアを介する過程と受動拡散との2種類の機序で吸収される。モリブデンは主に尿中に排泄される。恒常性の維持は、吸収よりも排泄によって行なわれる。一部のモリブデンは胆汁中にも排泄される。

機能

キサンチンオキシダーゼ、アルデヒドオキシダーゼ、亜硫酸オキシダーゼは、すべて酸化還元反応を触媒する酵素であり、モリブデンが含まれる補欠分子族を必要とする（Schwarz et al., 2009）。亜硫酸オキシダーゼはシステインとメチオニンの分解に重要で、亜硫酸塩からの硫酸塩の形成を触媒する。モ

リブデンが亜硫酸塩に対する喘息反応に関与しているか否かは明らかではない。遺伝性の亜硫酸オキシダーゼ欠損症は、システイン代謝が障害される致死的疾患である。その臨床症状には、精神遅滞を伴う重度の脳障害、水晶体脱臼、尿中への硫酸塩排泄促進がある。

食事摂取基準

ライフサイクルの全体でのモリブデンのRDA（推奨量）は、青年期と成人が43～45μg/日である。小児のRDAは年齢によって17～34μg/日と幅がある。

含有食品と摂取量

モリブデンは豆類、全粒穀物、牛乳と乳製品、緑色葉菜類等の一般的な食品中に広く含まれる。FDAの全食事量調査によって明らかになった推定摂取量は、乳児の50μg/日から14～16歳の女子と男子でそれぞれ80μg/日と126μg/日である。この摂取量は、一生の間に徐々に減少することが明らかになった。

欠乏

モリブデン欠乏症は、ヒトではTPNを受けている患者以外には確認されていない。モリブデン欠乏の症状は、精神的変化、硫黄およびプリン代謝の異常などがある。

毒性

10～15mg/日ものモリブデンの過剰摂取は、痛風様症候群を引き起こす（Nielsen, 2009）。しかし、モリブデン中毒の存在を正確に評価するための良いバイオマーカーはない。ただし、血漿モリブデン濃度はモリブデン摂取量を反映するとみられる。

ホウ素

ホウ素がヒトに必須であるか否かはまだ明かされていないが、動植物には必須の要素として広く認められている。超微量元素であるホウ酸ナトリウムのような形で食品に含まれるホウ素は、そのほとんど（90％）が迅速に吸収される。ホウ素の濃度は骨、脾臓、甲状腺で高いが、身体中の他のすべての組織中に存在する。

機能

ホウ素は細胞膜と関係があり、植物では細胞膜の機能効率に関与する。膜の機能を変化させる他の栄養素が欠乏した場合には、ホウ素欠乏に対する反応が増強される。ホウ素は一部の酵素の活性部位と結合し、その酵素の機能を低下させる。ホウ素もいくつかの酵素と結合し、補酵素NADと拮抗すると考えられる。

ホウ素は多くの代謝酵素の活性と、カルシウム（マグネシウム、ビタミンDのような栄養素の代謝に影響を与える。動物実験の結果から、ホウ素の欠乏が主要器官である脳と骨に影響するというエビデンスが示された。ホウ素欠乏症は脳の組成と機能を変化させ、骨の構成、構造、強度を弱める。ホウ素が骨に果たす役割が明らかになったことから、ヒトでの研究は、骨粗鬆症の発生に関与している可能性のある作用に着目している。ホウ素は骨に対してエストロゲン様の作用を果たしてる可能性がある。ホウ素は正常な生殖と健全な免疫応答にも必要であるが、ヒトにおける他の作用は研究されていない。

食事摂取基準（DRI）

ホウ素のDRIは設定されていない。

含有食品と摂取量

ホウ素の優れた摂取源となる食品は、植物性食品、特に柑橘類以外の果物、野菜、ナッツ類、豆類などである。ワイン、シードル、ビールもホウ素の他のよい摂取源である。

欠乏と毒性

重度のホウ素欠乏症の症状は報告されていない（Nielsen, 2009）。毒性のレベルも明らかにされていない。

コバルト

身体中に存在するコバルトの大半は、肝臓でのビタミンB_{12}の貯蔵として存在する。コバルトを特異的に必要とすることが明らかにされているのは、1つの酵素だけである。血漿には100mLあたり約1μgコバルトが含まれる。

吸収、輸送、貯蔵、排泄

コバルトは腸の移送機構の一部を鉄と共有していると考えられる。鉄の摂取不足、鉄過剰による門脈性肝硬変、特発性ヘモクロマトーシスの患者では、吸収率が高い。コバルト排泄の主要経路は尿を介してであり、少量は糞便、汗、毛髪によって排泄される。

機能

コバルトはビタミンB_{12}（コバラミン）の構成成分として必須であることはよく知られている。このビタミンは、赤血球の成熟とすべての細胞の正常な機能には不可欠である。DNAからRNAへの翻訳の制御に関与する酵素であるメチオニンアミノペプチダーゼは、この微量元素の必要量がヒトで唯一明らかにされている酵素である。

食事摂取基準

食事から摂取するコバルトの必要量は、ビタミンB_{12}の必要量として示される。1日あたり約2～3μgのビタミンB_{12}が必要とされる。

含有食品と摂取量

コバルトは食品中に存在するが、ビタミンB_{12}を合成するこ

とができるのは微生物のみである。反芻動物は消化管内に生息する微生物との共生関係によってコバラミンを得る。ヒトのような単胃動物の微生物では、合成能力は大きく制限される。そのため、ヒトは臓器肉や筋肉のような動物性食品からビタミンB_{12}（とコバルトを）得なければならない。状況によっては、植物由来の食品に普通に混入している細菌が、このビタミンB_{12}の微量な必要量を供給する可能性もある。動物性食品をすべて避ける厳格な菜食主義者は、3～6年後にビタミンB_{12}欠乏症を発症する可能性も、全く発症しない可能性もある。

欠乏

コバルト欠乏症はビタミンB_{12}欠乏に関連してのみ生じる。ビタミンB_{12}不足は大球性貧血を引き起こす。ビタミンB_{12}の吸収が阻害される遺伝子疾患は、悪性貧血の原因となるが、ビタミンの大量投与で適切に治療可能できる。

毒 性

動物性食品からの無機コバルト（コバラミンから遊離した状態で存在）の大量摂取は、赤血球増加（赤血球の過剰産生）、骨髄過形成、網状赤血球増加、血液量増加を引き起こす。ヒトに必要であることが明らかにされている微量ミネラルについての情報を表3-36に示す。

その他の微量元素

必須元素であるかどうかが明らかになっていないその他の微量元素には、アルミニウム、リチウム、ニッケル、シリコン、スズ、バナジウムなどが挙げられる。ヒ素をはじめとするその他いくつかの超微量元素も、今後この表に追加される可能性がある。これらの元素は、ヒトの組織中に含まれる量が非常に少ないため、超微量元素として分類される。これらの元素の必要性は不明確であるため、その必要量はいずれも確定されていない。超微量元素は、ヒトの機能に及ぼす役割が明らかにされていないため、今も謎である。これらの元素は地球上に大量に存在することから、身体の組織、特に骨への存在はずっと前から明らかにされていたが、ヒトの体内でのこれらの元素の必要性は、いまも不明である。（Nielsen, 2009）

ウェブサイトの有用情報

American Society for Bone and Mineral Research
www.asbmr.org

Dietary Guidelines for Americans
http://www.cnpp.usda.gov/dietaryguidelines.htm

Dietary Reference Intakes
http://fnic.nal.usda.gov/

nal_display/index.php?info_center=4&tax_level=3&tax_subject=256&topic_id=1342&level3_id=5140

Food and Drug Administration
http://www.fda.gov/Food/default.htm

National Dairy Council
www.nationaldairycouncil.org/

National Institute of Medicine
http://www.iom.edu

USDA Nutrient Database Laboratory (Food Composition Tables)
http://www.ars.usda.gov/Services/docs.htm?docid=8964

引用文献

Abrams SA: Calcium supplementation during childhood: long-term effects on bone mineralization, *Nutr Rev* 63:251, 2005.

Agarwal R: Vitamin D, proteinuria, diabetic nephropathy, and progression of CKD, *Clin J Am Soc Nephrol* 4:1523, 2009.

Alberts B, et al: Cell chemistry and biosynthesis, membrane structure, energy conversion, mitochondria and chloroplasts. In *Molecular Biology of the Cell*, ed 4, New York, 2002, Garland Science.

Allen LH: Causes of vitamin B12 and folate deficiency, *Food Nutr Bull* 29:20S, 2008.

American Dietetic Association: Position of the American Dietetic Association: vegetarian diets, *J Am Diet Assoc* 109:1266, 2009.

American Dietetic Association: Position of the American Dietetic Association: fat replacers, *J Am Diet Assoc* 105:266, 2005.

American Dietetic Association: Position of the American Dietetic Association: health implications of dietary fiber, *J Am Diet Assoc* 108:1716, 2008.

Andrés E, et al: Clinical aspects of cobalamin deficiency in elderly patients: epidemiology, causes, clinical manifestations, and treatment with special focus on oral cobalamin therapy, *Eur J Intern Med* 18:456, 2007.

Artaza JN, et al: Vitamin D and the cardiovascular system, *Clin J Am Soc Nephrol* 4:1515, 2009.

Baddini F, et al: Conjugated linoleic acid (CLA): effect modulation of body composition and lipid profile, *Nutr Hosp* 24:422, 2009.

Beal MF: Therapeutic approaches to mitochondrial dysfunction in Parkinson's disease, *Parkinsonism Relat Disord* 15:189S, 2009.

Beard JL: Iron biology in immune function, muscle metabolism, and neuronal functioning, *J Nutr* 131:568, 2001.

Beck M, et al: Rapid genomic evolution of a non-virulent coxsackievirus B_3—in selenium-deficient mice results in selection of identical virulent isolates, *Nat Med* 1:433, 1995.

Beckett GJ, Arthur JR: Selenium and endocrine systems, *J Endocrinol* 184:455, 2005.

Berger MM: Vitamin C requirements in parenteral nutrition, *Gastroenterology* 137:70S, 2009.

Berndt T, Kumar R: Novel mechanisms in the regulation of phosphorus homeostasis, *Physiology (Bethesda)* 24:17, 2009.

Bitanihirwe BK, Cunningham MG: Zinc: the brain's dark horse, *Synapse* 63:1029, 2009.

Bjerrum JT et al. Metabonomics in ulcerative colitis: diagnostics, biomarker identification, and insight into the pathophysiology, *J*

Proteome Res 9:954, 2010.

Block RJ, Mitchel HH: The correlation of the amino acid composition of proteins with their nutritive value, Nutr Abstr Rev 16:249, 1946.

Booth SL: Roles for vitamin K beyond coagulation, Annu Rev Nutr 29:89, 2009.

Brigelius-Flohe R: Induction of drug metabolizing enzymes by vitamin E, J Plant Physiol 162:797, 2005.

Brosnan JT, Brosnan ME: The sulfur-containing amino acids: an overview, J Nutr 136:1636S, 2009.

Bruce SJ, et al: Quantitative measurement of betaine and free choline in plasma, cereals and cereal products by isotope dilution LC-MS/MS, J Agric Food Chem 58:2055, 2010.

Calvo MS, et al: Vitamin D fortification in the United States and Canada: current stats and data needs, Am J Clin Nutr 80(6 Suppl):1710S, 2004.

Chachra D, et al: Fluoride and mineralized tissues, Crit Rev Biomed Eng 36:183, 2008.

Churrucal I, et al: Conjugated linoleic acid isomers: differences in metabolism and biological effects, Biofactors 35:105, 2009.

Clayton PT: B6-responsive disorders: a model of vitamin dependency, J Inherit Metab Dis 29:317, 2006.

Combs GF, et al: Effects of selenomethionine supplementation on selenium status and thyroid hormone concentrations in healthy adults, Am J Clin Nutr 89:1808, 2009.

Cummings JH, et al: Prebiotic digestion and fermentation, Am J Clin Nutr 73:415S, 2001.

Dakshinamurti K: Biotin–a regulator of gene expression, J Nutr Biochem 16:419, 2005.

Denisova NA, Booth SL: Vitamin K and sphingolipid metabolism: evidence to date, Nutr Rev 63:111, 2005.

Devirian TA, Volpe SL: The physiological effects of dietary boron, Crit Rev Food Sci Nutr 43:219, 2003.

Dong LM, et al: Genetic susceptibility to cancer: the role of polymorphisms in candidate genes, JAMA 299:2423, 2008.

Elder SJ, et al: Vitamin K contents of meat, dairy, and fast foods in the U.S. diet, J Agric Food Chem 54:463, 2006.

Eussen SJ, et al: Vitamins B2 and B6 and genetic polymorphisms related to one-carbon metabolism as risk factors for gastric adenocarcinoma in the European prospective investigation into cancer and nutrition, Cancer Epidemiol Biomarkers Prev 19:28, 2010.

Feskanich D, et al: Vitamin A intake and hip fracture among postmenopausal women, JAMA 287:47, 2002.

Fleming DJ, et al: Iron status of the free-living, elderly Framingham Heart Study cohort: an iron-replete population with a high prevalence of elevated iron stores, Am J Clin Nutr 73:638, 2001.

Freemantle E, et al: Omega-3 fatty acids, energy substrates, and brain function during aging, Prostaglandins Leukot Essent Fatty Acids 75:213, 2006.

Frikke-Schmidt H, Lykkesfeldt J: Role of marginal vitamin C deficiency in atherogenesis: in vivo models and clinical studies, Basic Clin Pharmacol Toxicol 104:419, 2009.

Gdynia HJ, et al: Severe sensorimotor neuropathy after intake of highest dosages of vitamin B6, Neuromuscul Disord 18:156, 2008.

Gehrer S, et al: Fewer nutrient deficiencies after laparoscopic sleeve gastrectomy (LSG) than after laparoscopic Roux-Y-gastric bypass (LRYGB)—a prospective study, Obes Surg 20:447, 2010.

Gehrig KA, Dinulos JG: Acrodermatitis due to nutritional deficiency, Curr Opin Pediatr 22:107, 2010.

Gerss J, Kopcke W: The questionable association of vitamin E supplementation and mortality—inconsistent results of different meta-analytic approaches, Cell Mol Biol 55:1111S, 2009.

Gilani GS, et al: Need for accurate and standardized determination of amino acids and bioactive peptides for evaluating protein quality and potential health effects of foods and dietary supplements, JAOAC Int 91:894, 2008.

Gogia S, Sachdev HS: Neonatal vitamin A supplementation for prevention of mortality and morbidity in infancy: systematic review of randomized controlled trials, BMJ 338:919, 2009.

Goldberger J, et al: A study of the diet of nonpellagrous and pellagrous households, JAMA 71:944, 1918.

Gonzalez-Reyes RE, et al: Manganese and epilepsy: a systematic review of the literature, Brain Res Rev 53:332, 2007.

Gordon RC, et al: Iodine supplementation improves cognition in mildly iodine-deficient children, Am J Clin Nutr 90:1264, 2009.

Grant WB, Holick MF: Benefits and requirement of vitamin D for optimal health: a review, Altern Med Rev 10:94, 2005.

Gropper SS, et al: Advanced Nutrition and Human Metabolism. ed 4, Stamford, Conn., 2005, Wadsworth, p 584.

Guerrera MP, et al: Therapeutic uses of magnesium, Am Fam Physician 80:157, 2009.

Hague T, et al: Determination of metal ion content of beverages and estimation of target hazard quotients: a comparative study, Chm Cent J 2:13, 2008.

Harvey LJ, et al: Methods of assessment of copper status in humans: a systematic review, Am J Clin Nutr 89:2009S, 2009.

He K, et al: Magnesium intake and incidence of metabolic syndrome among young adults, Circulation 113:1675, 2006.

Heaney RP, Rafferty K: Preponderance of the evidence: an example from the issue of calcium intake and body composition, Nutr Rev 67:32, 2009.

Heimen KA, et al: Examining the evidence for the use of vitamin C in the prophylaxis and treatment of the common cold, J Am Acad Nurse Pract 21:295, 2009.

Hermann W, et al: Enhanced bone metabolism in vegetarians—the role of vitamin B12 deficiency, Clin Chem Lab Med 47:1381, 2009.

Hogan SL: The effects of weight loss on calcium and bone, Crit Care Nurs Q 28:269, 2005.

Holick MF, Chen TC: Vitamin D deficiency: a worldwide problem with health consequences, Am J Clin Nutr 87:1080S, 2008.

Holick MF: Vitamin D deficiency, Med Prog 357:266, 2007.

Holick MF: Resurrection of vitamin D deficiency and rickets, J Clin Invest 116:2062, 2006.

Holick MF: Sunlight and vitamin D for bone health and prevention of autoimmune diseases, cancers and cardiovascular disease, Am J Clin Nutr 80:1678S, 2004.

Institute of Medicine, Food and Nutrition Board: Dietary reference intakes for thiamin, riboflavin, niacin, vitamin B_6, folate, vitamin B_{12}, pantothenic acid, biotin, and choline, Washington, DC, 2000a, National Academies Press.

Institute of Medicine, Food and Nutrition Board: Dietary reference intakes for vitamin C, vitamin E, selenium, and carotenoids, Washington, DC, 2000b, National Academies Press.

Institute of Medicine, Food and Nutrition Board: Dietary reference intakes for vitamin A, vitamin K, arsenic, boron, chromium, copper, iodine, iron, manganese, molybdenum, nickel, silicon, vanadium, and zinc, Washington, DC, 2001, National Academies Press.

Institute of Medicine, Food and Nutrition Board: Dietary reference *intakes for energy, carbohydrates, fiber, fat, protein and amino acids (macronutrients)*, Washington, DC, 2002, National Academies Press.

Institute of Medicine, Food and Nutrition Board: *Dietary reference intakes for calcium and vitamin D*, Washington, DC, 2010, National Academies Press.

Jacques PF, et al: Long-term nutrient intake and 5-year change in nuclear lens opacities, *Arch Opthalmol* 123:517, 2005.

Jeejeebhoy K: Zinc: an essential trace element for parenteral nutrition, *Gastroenterology* 137:7S, 2009.

Kamanna VS, et al: Niacin: an old drug rejuvenated, *Curr Atheroscler Rep* 11:45, 2009.

Kamanna VS, Kashyap ML: Mechanism of action of niacin, *Am J Cardiol* 101:20B, 2008.

Kaplan JH, Lutsenko S: Copper transport in mammalian cells: special care for a metal with special needs, *J Biol Chem* 284:25461, 2009.

Kaur B, et al: Vitamin C supplementation for asthma. *Cochrane Databse Syst Rev* 2009 Jan 21;(1):CD000993.

Kharbanda KK: Alcoholic liver disease and methionine metabolism, *Semin Liver Dis* 29:155, 2009.

Kile ML, Ronnenberg AG: Can folate intake reduce arsenic toxicity? *Nutr Rev* 66:349, 2008.

Kim H: A review of the possible relevance of inositol and the phosphatidylinositol second messenger system (PI-cycle) to psychiatric disorder—focus on magnetic resonance spectroscopy (MRS) studies, *Hum Psychopharmacol* 20:309, 2005.

Kirkland JB: Niacin and carcinogenesis, *Nutr Cancer* 46:110, 2003.

Klompmaker TR: Lifetime high calcium intake increases osteoporotic fracture risk in old age, *Med Hypotheses* 65:552, 2005.

Kovacs CS: Calcium and bone metabolism during pregnancy and lactation, *J Mammary Gland Biol Neoplasia* 10:105, 2005.

Kris-Etherton PM, et al: Polyunsaturated fatty acids in the food chain in the United States, *Am J Clin Nutr* 71:179, 2000.

Kruizenga HM, et al: Effectiveness and cost-effectiveness of early screening and treatment of malnourished patients, *Am J Clin Nutr* 82:1082, 2005.

Kusic Z, Jukic T: History of endemic goiter in Croatia: from severe iodine deficiency to iodine sufficiency, *Coll Antropol* 29:9, 2005.

Lai MH: Antioxidant effects and insulin resistance improvement of chromium combined with vitamin C and e supplementation for type 2 diabetes mellitus, *J Clin Biochem Nutr* 43:191, 2008.

Lalioti V, et al: Molecular mechanisms of copper homeostasis, *Front Biosci* 4:4878, 2009.

Lanska DJ: Historical aspects of the major neurological vitamin deficiency disorders: the water-soluble B vitamins, *Handbook Clin Neurol* 95:445, 2009.

Latavayova L, et al: Selenium: from cancer prevention to DNA damage, *Toxicology* 227:1, 2006.

Leenhardt F, et al: Moderate decrease of pH by sourdough fermentation is sufficient to reduce phytate content of whole wheat flour through endogenous phytase activity, *J Agric Food Chem* 53:98, 2005.

Li F, et al: Cell Life versus cell longevity: the mysteries surrounding the NAD+ precursor nicotinamide, *Curr Med Chem* 13:883, 2006.

Lin PH, et al: Factors influencing dietary protein sources in the PREMIER trial population, *J Am Diet Assoc* 110:291, 2010.

Livesey G, et al: Glycemic response and health—a systematic review and meta-analysis: relations between dietary glycemic properties and health outcomes, *Am J Clin Nutr* 87:258S, 2008.

Ludwig DS: The glycemic index: physiological mechanisms relating to obesity, diabetes and cardiovascular disease, *JAMA* 287:2414, 2002.

Lynch RJ, Cate JM: The anti-caries efficacy of calcium carbonate-based fluoride toothpastes, *Int Dent J* 55:175, 2005.

Maiese K, et al: The vitamin nicotinamide: translating nutrition into clinical care, *Molecules* 14:3446, 2009.

Malik S, Kashyap ML: Niacin, lipids, and heart disease, *Curr Cardiol Rep* 5:470, 2003.

Mancuso M et al. Coenzyme Q10 in neuromuscular and neurodegenerative disorders, *Curr Drug Targets* 11:111, 2010.

Masumoto K, et al: Manganese intoxication during intermittent parenteral nutrition: report of two cases, *J Parenter Enter Nutr* 25:95, 2001.

McCowen KC, Bistrian BR: Essential fatty acids and their derivatives, *Curr Opin Gastroenterol* 21:207, 2005.

McKiernan F, et al: Relationships between human thirst, hunger, drinking, and feeding, *Physiol Behav* 94:700, 2008.

McNulty PH, et al: Effect of hyperoxia and vitamin C on coronary blood flow in patients with ischemic heart disease, *J Appl Physiol* 102:2040, 2007.

Meck WH, Williams CL: Metabolic imprinting of choline by its availability during gestation: implications for memory and attentional processing across the lifespan, *Neurosci Biobehav Rev* 27:385, 2003.

Micha R, Mozaffarin D: Trans fatty acids: effects on metabolic syndrome, heart disease and diabetes, *Nat Rev Endocrinol* 5:335, 2009.

Mingrone G: Carnitine in type 2 diabetes, *Ann NY Acad Sci* 1033:99, 2004.

Muñoz M, et al: An update on iron physiology, *World J Gastroenterol* 15:4617, 2009.

Musso CG: Magnesium metabolism in health and disease, *Int Urol Nephrol* 41:357, 2009.

Møller LB, et al: Molecular diagnosis of Menkes disease: genotype-phenotype correlation, *Biochimie* 91:1273, 2009.

Mussig K, et al: Iodine-induced thyrotoxicosis after ingestion of kelp-containing tea, *J Gen Intern Med* 21:666, 2006.

Nahon P, et al: Myeloperoxidase and superoxide dismutase 2 polymorphisms comodulate the risk of hepatocellular carcinoma and death in alcoholic cirrhosis, *Hepatology* 50:1484, 2009.

Nemeth E, Ganz T: The role of hepcidin in iron metabolism, *Acta Haematol* 122:78, 2009.

Nielsen FH: Is boron nutritionally relevant? *Nutr Rev* 66:183, 2009.

Nieves JW: Osteoporosis: the role of micronutrients, *Am J Clin Nutr* 81:1232S, 2005.

Oda H: Functions of sulfur-containing amino acids in lipid metabolism, *J Nutr* 136:1666S, 2006.

Omdahl JL, et al: Hydroxylase enzymes of the vitamin D pathway: expression, function, and regulation, *Annu Rev Nutr* 22:139, 2002.

Osterhues A, et al: Shall we put the world on folate? *Lancet* 374:959, 2009.

Parks S, Johnson MA: Living in low-latitude regions in the United States does not prevent poor vitamin D status, *Nutr Rev* 63:203, 2005.

Pathak P, Kapil U: Role of trace elements zinc, copper and magnesium during pregnancy and it outcome, *Indian J Pediatr* 71:1003, 2004.

Penry JT, Manore MM: Choline: an important micronutrient for maximal endurance-exercise performance? *Int J Sport Nutr Exerc Metab* 18:191-203, 2008.

Peterlik, M Cross HS: Vitamin D and calcium deficits predispose for multiple chronic diseases, *Eur J Clin Invest* 35:290, 2005.

Pettifor JM: Rickets and vitamin D deficiency in children and adolescents, *Endocrinol Metab Clin North Am* 34:537, 2005.

Pietras SM, et al: Vitamin D2 treatment for vitamin D deficiency and insufficiency for up to 6 years, *Arch Intern Med* 169:1806, 2009.

Puli S, et al: Signaling pathways mediating manganese-induced toxicity in human glioblastoma cells (u87), *Neurochem Res* 31:1211, 2006.

Riccardi G, et al: Role of glycemic index and glycemic load in the healthy state, in prediabetes, and in diabetes, *Am J Clin Nutr* 87:269S, 2008.

Ristic-Medic D, et al: Methods of assessment of iodine status in humans: a systematic review, *Am J Clin Nutr* 89:2052S-2069S, 2009.

Rivas CI, et al: Vitamin C transporters, *J Physiol Biochem* 64:357, 2008.

Roberfroid MB: Introducing inulin-type fructans, *Br J Nutr* 93(Suppl 1):S13, 2005.

Roberfroid MB: Inulin-type fructans: functional food ingredients, *J Nutr* 137:2493S, 2007.

Robinson C, et al: The effect of fluoride on the developing tooth, *Caries Res* 38:268, 2004.

Romieu I: Nutrition and lung health, *Int J Tuberc Lung Dis* 9:362, 2005.

Rufer AC et al. Structural insight into function and regulation of carnitine palmitoyltransferase, *Cell Mol Life Sci* 66:2489, 2009.

Said ZM, et al: Pyridoxine uptake by colonocytes: a specific and regulated carrier-mediated process, *Am J Physiol Cell Physiol* 294:1192, 2008.

Schlemmer U, et al: Phytate in foods and significance for humans: food sources, intake, processing, bioavailability, protective role and analysis, *Mol Nutr Food Res* 53:330S, 2009.

Schilsky ML: Wilson disease: Current status and the future, *Biochimie* 91:1278, 2009.

Scholz-Ahrens KE, et al: Effects of prebiotics on mineral metabolism, *Am J Clin Nutr* 73:459S, 2001.

Schrauzer GN, Surai PF: Selenium in human and animal nutrition: resolved and unresolved issues, *Crit Rev Biotechnol* 29:2, 2009.

Schwarz G, et al: Molybdenum cofactors, enzymes and pathways, *Nature* 460:839, 2009.

Shaw GM, et al: Choline and risk of neural tube defects in a folate-fortified population, *Epidemiology* 20:714, 2009.

Shelton RC, et al: Therapeutic options for treatment-resistant depression, *CNS Drugs* 24:131, 2010.

Shrimpton R, et al: Zinc deficiency: what are the most appropriate interventions? *BMJ* 330:347, 2005.

Simon KC, et al: Polymorphisms in vitamin D metabolism related genes and risk of multiple sclerosis, *Mult Scler* 16:133, 2010.

Slatsky I, et al: Enhancement of learning and memory by elevating brain magnesium, *Neuron* 65:165, 2010.

Smith AH, Steinmaus CM: Health effects of arsenic and chromium in drinking water: recent human findings, *Ann Rev Public Health* 30:107, 2009.

Sokol RJ: Antioxidant defenses in metal-induced liver damage, *Semin Liver Dis* 16:39, 2001.

Sommer A: Vitamin A deficiency and clinical disease: an historical overview, *Nutrition* 138:1835, 2008.

Stahl W, et al: Non-antioxidant properties of carotenoids, *Biol Chem* 383:553, 2002.

Stevenson M, et al: Vitamin K to prevent fractures in older women: systematic review and economic evaluation, *Health Technol Assess* 13:iii, 2009.

Stiff L: How should the effectiveness of a nutrition intervention addressing suboptimal intake of vitamin D be evaluated? *J Am Diet Assoc* 109:2120, 2009.

Tazoe H, et al: Roles of short-chain fatty acids receptors, GPR41 and GPR43 on colonic functions, *J Physiol Pharmacol* 59:251S, 2008.

Thomson CD, et al: Selenium and iodine supplementation: effect on thyroid function of older New Zealanders, *Am J Clin Nutr* 90:1038, 2009.

Tobacman JK: Review of harmful gastrointestinal effects of carrageenan in animal experiments, *Environ Health Perspect* 109:983, 2001.

Traber MG: Vitamin E and K interactions—a 50-year-old problem, *Nutr Rev* 66:624, 2008.

Tuerk MJ, Fazel N: Zn deficiency, *Curr Opin Gastroenterol* 25:136, 2009.

United States Department of Agriculture: Dietary guidelines for Americans 2005: http://www.health.gov/dietaryguidelines/dga2005/document/.

Varela-Moreiras G, et al: Cobalamin, folic acid, and homocysteine, *Nutr Rev* 67:S69, 2009.

Vinceti M, et al: Risk of chronic low-dose selenium overexposure in humans: insights from epidemiology and biochemistry, *Rev Environ Health* 24:231, 2009.

Weinberg PD: Analysis of the variable effect of dietary vitamin E supplements on experimental atherosclerosis, *Plant Physiol* 162:823, 2005.

Welch G, et al: Evaluation of clinical outcomes for gastric bypass surgery: results from a comprehensive follow-up study, *Obes Surg* 21:18-28, 2011.

Wertz PW: Essential fatty acids and dietary stress, *Toxicol Ind Health* 25:279, 2009.

Wigertz K, et al: Racial differences in calcium retention in response to dietary salt in adolescent girls, *Am J Clin Nutr* 81:895, 2005.

Winkels RM, et al: Bioavailability of food folates is 80% of that of folic acid, *Am J Clin Nutr* 85:465, 2007.

Wood RJ: Manganese and birth outcome, *Nutr Rev* 67:416, 2009.

Wright AJ, et al: Comparison of (6 S)-5-methyltetrahydrofolic acid v. folic acid as the reference folate in longer-term human dietary intervention studies assessing the relative bioavailability of natural food folates: comparative changes in folate status following a 16-week placebo-controlled study in healthy adults, *Br J Nutr* 26:1, 2009.

Yamaguchi M. Role of nutritional zinc in the prevention of osteoporosis, *Mol Cell Biochem* 338:241, 2010.

Yin Z, et al: Ferroportin is a manganese-responsive protein that decreases manganese cytotoxicity and accumulation, *J Neurochem* 112:1190, 2010.

Zeisel S, da Costa KA: Choline: an essential nutrient for public health, *Nutr Rev* 67:615, 2009.

Zempleni J, et al: Biotin, *Biofactors* 35:36, 2009.

Zimmerman MB: Iodine deficiency in pregnancy and the effects of maternal iodine supplementation on the offspring: a review, *Am J Clin Nutr* 89:668S, 2009.

第4章

キャスリーン・A・ハモンド
(Kathleen A. Hammond, MS, RN, BSN, BSHE, RD, LD)

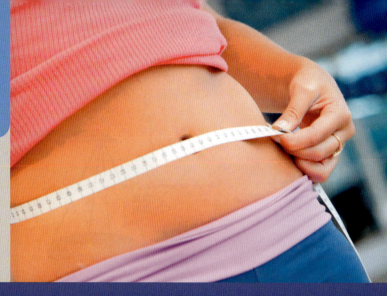

摂取：食事の分析

重要用語

24時間思い出し (24-hour recall)
味覚消失 (ageusia)
無嗅覚 (anosmia)
食事歴 (diet history)
食事摂取データ (dietary intake data)
味覚異常 (dysgeusia)
食事日記 (food diary)
食品摂取頻度調査 (food frequency questionnaire)
高齢者栄養リスク指標 (Geriatric Nutritional Risk Index [GNRI])
簡易栄養状態評価表 (Mini Nutritional Assessment [MNA])
栄養不良スクリーニングツール (Malnutrition Universal Screening Tool [MUST])
栄養摂取量分析 (nutrient intake analysis [NIA])
栄養アセスメント (nutrition assessment)
栄養状態 (nutrition status)
過栄養 (overnutrition)
主観的包括的アセスメント (Subjective Global Assessment [SGA])
低栄養 (undernutrition)

栄養状態とは、個人の栄養素における生理学的ニーズの充足度を反映するものである。栄養素における摂取量と必要量とのバランスは、栄養状態と等しいものとなる。代謝の需要が増加した場合でも、身体の1日の必要量に見合った栄養素が摂取されていれば、至適栄養状態となる（図4-1）。適正な栄養摂取は成長と発達を促進し、全般的な健康を維持し、毎日の生活活動を支え、疾患から身体を防御する手助けとなる。

食事摂取の正確なアセスメントは、特に有病率の高い集団に属する人々に対して、研究者と公衆衛生実務者が公衆衛生の進歩をもたらすために不可欠なものである（Fialkowski et al., 2010）。適切なアセスメント手法を用いれば、栄養障害を初期の段階で発見し、食事摂取の内容を栄養サポートによって改善し、さらに重度の状態に陥るのをカウンセリングによって予防できる。個人の栄養摂取は、経済状態、摂食行動、感情的風土、文化的影響、疾患が食欲に及ぼす影響、栄養素を摂取して吸収する能力などの要因によって影響を受ける。栄養必要量は、遺伝子、感染などの生理学的なストレス要因、急性または慢性の疾患過程、発熱、外傷、妊娠、小児期またはリハビリテーション期などにおける同化状態、全般的な身体維持、精神的ストレスによる影響を受ける。

個々の人に対して日常的に栄養アセスメントを実施することは可能であるが、健康な人に対する場合と重症患者に対する場合とでは、理想的となる手法は異なる。栄養上のリスクは、病院への入院時や介護施設への入所時、病院の受診時、または在宅ケアに戻った後に行われるスクリーニングの情報によって見出すことができる。この過程で得られた情報は、その後の個別化された栄養ケアプランの計画に利用される。詳細なアセスメントを行うことで、下された栄養診断に対して、問題解決のための有効な介入を適用できる可能性が高まる。

栄養の不均衡

現代社会において死亡や機能障害を引き起こすいくつかの主要な要因に対し、栄養はそれをもたらす原因とその管理において重要な要素となる（表4-1）（Centers for Disease

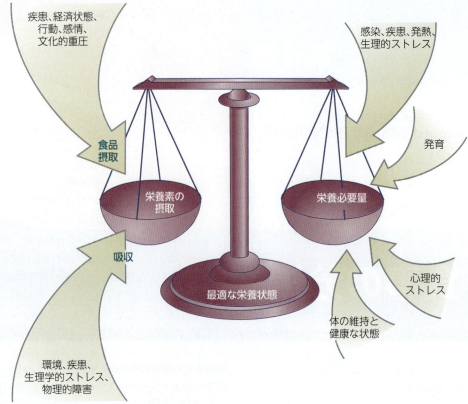

図 4-1　最適な栄養状態：栄養素摂取と栄養必要量との均衡

表 4-1

米国における主要死因順位（2005年）

全死因	全人種、両性、全年齢における順位	白人、両性、全年齢における順位	ヒスパニック、両性、全年齢における順位	黒人、両性、全年齢における順位	米国先住民、両性、全年齢における順位
心疾患	1	1	1	1	1
悪性新生物	2	2	2	2	2
脳血管疾患	3	3	4	3	5
慢性下気道疾患	4	4	8	7	7
不慮の事故	5	5	3	4	3
糖尿病	6	7	5	5	4
アルツハイマー病	7	6	—	—	—
インフルエンザと肺炎	8	8	9	—	9
腎炎、腎炎症候群、ネフローゼ	9	9	—	8	10
敗血症	10	—	—	10	—
自殺	—	10	—	—	8
慢性肝炎または肝硬変	—	—	6	—	6
殺人	—	—	7	6	—
妊娠期に発生した障害	—	—	10	—	—
AIDSまたはHIV感染	—	—	—	9	—

—順位が上位10位以内に入っていないもの
AIDS：後天性免疫不全症候群、HIV：ヒト免疫不全ウイルス
出典：Heron M, Tejada-Vera B: Deaths: leading causes for 2005: national vital statistics reports, vol 58, no. 8, Hyattsville, Md, 2009, National Center for Health Statistics.

Control and Prevention [CDC], 2009b; Xu et al., 2009)。心疾患、脳卒中、糖尿病および大半のがんは、摂取する食品の種類と量による影響を受ける。栄養は肥満、貧血、骨粗鬆症などの主要な疾患においても重要な役割を果たす。さらに、肝硬変や一部の事故は、アルコールの過剰摂取が関与していると考えられる。食事の改善は、特に過体重と肥満の人にとって、疾患予防の手助けとなる。さらに、栄養摂取は様々な疾患を引き起こす可能性のある遺伝子の発現に影響を与え、その遺伝子の発現が逆に栄養摂取に影響を与える。

　最適な健康状態となるための必要量に対して栄養摂取が適正に行われない場合には、栄養の不足または過剰の状態となる。安全な摂取範囲内では身体の恒常性機序が働き、どの栄養素も等しく効果的に利用されるため、特定の栄養素摂取による利点が現れることはない。栄養素の欠乏または過剰が進行すると、それに身体が適応することにより、生理学的機能が大きく損なわれることなく新たな定常状態に達する。摂取が許容範囲からさらに外れると、生体は影響を受けた身体部分の機能、大きさや状態を制限することによって栄養素供給の変化に適応する。個人の栄養状態は、この適応が成功するか否かによって決まる。たとえばヘマトクリット値、ヘモグロビン値および臨床症状によって鉄欠乏性貧血であると診断されるよりも前に、鉄吸収の増加、血清フェリチン値の低下、骨髄検査によって鉄貯蔵が緩やかに減少していると診断することができる。

　栄養素の貯蔵が枯渇するか、摂取量が毎日の代謝の必要量を十分に満たすことができない場合には、低栄養の状態に陥る。低栄養は不十分な食物摂取、消化・吸収の障害、代謝機能の異常、必須栄養素の排泄増加を原因として生じる可能性がある。乳児、小児、妊婦、低所得者、入院患者、高齢者は低栄養に陥るリスクが最も大きい。その結果、発育および発達の障害、感染に対する抵抗力の低下、創傷治癒の遅延、疾患または外傷よる臨床結果の悪化、慢性疾患の発症、罹患率と死亡率の上昇がもたらされるおそれがある。

　重度の外傷とストレスを受けた重症患者では、身体タンパク質とエネルギーの貯蔵を急速に使い果たすことから、栄養失調とタンパク質の消耗による悪影響が及ぶ可能性がある（Btaiche et al., 2010）。病院栄養失調症は30年以上前にButterworth（1974）が明らかにしたものであるが、その問題は現在でも続いている（DeLegge and Drake, 2007）。米国の大学病院では患者の25～50%がある種の栄養失調、全般的な消耗またはタンパク質減少を示すと推測されており、この状態は長期間の入院において非常に有害となる。

　過栄養も肥満、糖尿病、アテローム動脈硬化性心血管疾患、高血圧、メタボリックシンドロームとして現れ、栄養上の大きな問題となっている。これらの状態も転帰を悪化される可能性がある。肥満は軽度炎症、C反応性タンパク質などの炎症性マーカー、炎症促進性サイトカインの増加とも関連が深い。肥満患者は米国やその他の地域に爆発的に増加している。米国人の全成人の3分の1が肥満として分類され、30万人が肥満が関連する原因で死亡している（CDC, 2009a; USDHHS, 2007; 2009）。肥満の外傷患者に対する栄養評価には、さらに困難な問題が含まれる。栄養不良の人だけを高リスクであると判定できるスクリーニング法では、肥満の外傷患者のリスクは低いと判断され、疾患の状態が増悪するリスクがあると判断される可能性は低くなるおそれがある。この集団を正確に評価するためには、さらに適切な評価手法が必要である。

　栄養的に問題のない状態と、栄養を主体とした健康維持は、必ず理解しておかねばならない概念である。事実、栄養を主体として理想の健康状態を推進し、慢性疾患のリスクを低下させるための最善の治療戦略は、さまざまな栄養素が豊富に含まれる食品を選び、必要に応じてサプリメントを使用することである（American Dietetic Association [ADA], 2009）。図4-2にアセスメントによって問題を発見できる領域とともに、栄養の低下と欠乏が連続的に生じる一般的な過程について図解する。

　様々な要素が栄養リスクの評価指標として役立つ。考慮すべき要素には、食品と栄養素の摂取パターン、心理社会的要因、病歴と健康歴、特定の疾患状態と障害に関連する身体状態、体重と肥満、身体的の検査、生化学的異常、薬物療法と、薬草または植物製品の使用などが挙げられる（表4-2）。

　スクリーニングとアセスメントは、栄養ケアに必須である。現在認められている栄養ケアプロセス（accepted nutrition care process [NCP]）には、(1) 栄養状態のアセスメント、(2) 栄養診断の特定、(3) 目標の設定、食品と栄養素の支給、教育、相談、ケアの調整などにおける介入、(4) 介入の有効性のモニタリングと評価の4つのステップがある（ADA, 2010）。

栄養スクリーニング

　理想的には、誰もが生涯にわたり定期的な栄養スクリーニングを受けることが望ましい。医療提供者による毎年の健康診断と同じように、教育を受けた栄養提供者が定期的に栄養評価を行なうのである。現在の保健医療環境において費用対効果の高い栄養サービスを提供するためには、最初にスクリーニングによって栄養リスクを負う患者を明らかにすることが重要である。栄養スクリーニングは、登録栄養士（registered dietitian [RD]）が実施する栄養ケアプロセスに先行して行われる。このスクリーニングの目的は、栄養不良または栄養リスクを負う患者を迅速に発見し、さらに詳細なアセスメントが必要であるか否かを判断することである（ASPEN, 2009; Charney, 2005）。ほとんどの医療現場における栄養スクリーニングは、栄養技術士（dietetic technician）、看護師、医師またはその他の有資格者の医療関係者によって行われる。スクリーニングの完了後、栄養リスクのある患者は、RDによってさらに詳細なアセスメント指導を受ける。栄養摂取の評価はまさに臨床栄養士の専門的役割であり、栄養と食品科学、社会行動科学、生理学と生化学に関する知識と技術

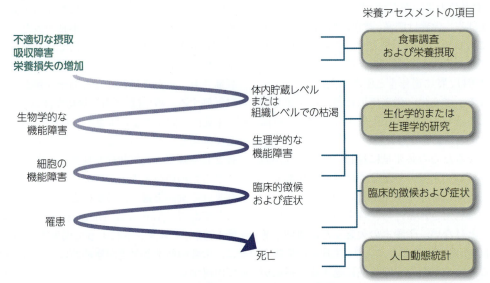

図4-2 臨床における栄養欠乏の進行と、それに対応する栄養的、生化学的、臨床的評価。

を必要とする。

　栄養スクリーニングの項目は医療施設によって若干異なる場合もあるが、使用するツールは単純で簡単に記入でき、包括的で容易に入手可能なデータによって構成され、費用対効果が高く、栄養問題の特定に有効でなくてはならない。このツールは**高い信頼性を持ち**（体重のような同じ要素の測定において一貫性がある）、評価したい項目の評価として**妥当**であるものでなければならない。臨床栄養マネージャーが行った調査によれば、最も一般的なスクリーニングは、体重減少の履歴、現時点での栄養サポート必要性の有無、皮膚損傷、摂取不足、特定の食事法の長期的実践などである（Chima, 2006）。この他に栄養スクリーニングによって集められる詳細な情報は、（1）情報の入手場所（例：家庭、診療所、病院など）、（2）ライフステージと疾患の種類、（3）入手可能なデータ、（4）リスク優先事項の定義、（5）スクリーニングの過程が目指す目標によるものである。収集する情報の種類にかかわらず、スクリーニングの目標は、栄養リスクを負う人、栄養リスクを負う可能性のある人、さらにアセスメントを必要とする人を明らかにすることである。たとえば、85歳以上、栄養摂取量が少ない人、自力での摂食が困難な人、嚥下または咀嚼障害のある人、寝たきり、褥瘡または股関節の骨折のある人、認知症、2つ以上の慢性病に罹患している人などは、栄養スクリーニングにおいて考慮すべき要素となる（Salva et al., 2009）。

　有用なスクリーニングツールの1つがStrattonら（2004）の開発した**栄養不良スクリーニングツール**のMUST（Malnutrition Universal Screening Tool）であり、このツールを用いれば、栄養不良を迅速、簡単、正確、完全に評価できる（図4-3）。MUSTは複数の学問分野の専門家による利用を意図して作成されたものである。このツールでは、（1）現在の体重と身長を用いた体格指数（body mass index [BMI]）の算出、（2）設定されたカットオフポイントにおける意図しない体重減量、（3）6日間以上持続して栄養摂取に影響を及ぼする急性疾患という独立した3つの判定基準を使用する。これらの3つの要素は、個々に評価するよりも組み合わせ評価するほうが、臨床結果の予測がさらに正確なものとなる。各判定基準の得点を合計し、0＝低リスク、1＝中等度リスク、2以上＝高リスクとして栄養不良の全般的なリスクを診断することができる。その後は、管理ガイドラインに従う。（Stratton et al., 2004）。MUSTツールは現在利用可能な他のツールと比較して有効性が高い（Henderson et al., 2008）。

　簡易栄養状態評価表（Mini Nutritional Assessment [MNA]）は、高齢者（65歳以上）における栄養状態を評価する場合に迅速で信頼度の高い方法である。このツールはスクリーニングとアセスメントの項からなる。スクリーニングの項目には、摂食、体重減少、可動性、ストレス、神経心理学的状態、BMIに関する質問が含まれる。MNAの質問には18項目あるが、最近では6項目を用いた短縮版も使用されており、こちらは15分で記入できる（Kaiser et al., 2009）（図4-4）。

　もう一つのツールが、**高齢者栄養リスク指標**（Geriatric Nutritional Risk Index [GNRI]）である。このツールは血清アルブミンの値と、現在と過去との体重差を基にしている。高齢者の集団では平常時体重や正常体重を評価することが困難であるため、GNRIでは平常時体重の代わりに理想体重（Lorentzの式によって計算）を利用している（参考情報4-1）。GNRIは疾患と機能衰退に伴う体重減少と低BMI値から、栄養不良のリスクを予測する際に使用できる（Bouillanne et al., 2005）。どのツールを用いる場合でも、低栄養の管理には学際的なアプローチが必要である。食事と環境の改善、複数の共存疾患の管理、多剤併用の回避、栄養補給または経管栄養法の必要性について考慮しなくてはならない。

表 4-2
栄養上のリスク因子

リスクの区分	リスク因子
食品および栄養素の摂取傾向	• カロリーおよびタンパク質の摂取が年齢および活動レベルに必要な量と比較して多い、または少ない場合 • ビタミンおよびミネラルの摂取が年齢に必要な量と比較して多い、または少ない場合 • 嚥下困難 • 胃腸障害 • 異常な食習慣(例：異食症) • 認知機能障害またはうつ病 • 4日間以上口から食事を摂っていない • 摂食不能または無食欲 • 日常活動の増加または減少 • 栄養補助食品の誤用 • 不適切な一時的食事、経管栄養法または非経口的栄養法、またはその両者 • 不規則なぜん動(例：便秘、下痢) • 制限食 • 食事制限
心理的・社会的要因	• 低い識字能力 • 言語障壁 • 文化的、宗教的要因 • 情緒障害(例：うつ病)に伴う摂食障害 • 食品調理、食品の入手および供給における資源不足 • アルコールまたは薬物への依存 • 所得に限りがある、または低所得 • 意思疎通の不足または不能 • 地域の人的・物的資源の利用または理解が限られている
健康状態	• 極端な年齢：80歳を過ぎた高齢者、未熟児、非常に低年齢の幼児 • 妊娠：青年期、間隔の短い妊娠、または3胎以上の多胎妊娠 • 人体計測の測定値の変化：身長、年齢またはその両方に対して著しく過体重または低体重、頭囲が平均値未満、体脂肪および筋肉貯蔵の減少、切断 • 脂肪または筋肉の消耗 • 肥満または過体重 • 慢性の腎疾患または心疾患およびそれに関連する合併症 • 糖尿病およびそれに関連する合併症 • 褥瘡性潰瘍または皮膚の異常 • がんおよびがんに関連する治療 • 後天性免疫不全症候群(AIDS) • 胃腸の合併症(例：吸収不良、下痢、消化または腸の変化) • 異化または代謝亢進ストレス(例：外傷、敗血症、火傷、ストレス) • 寝たきり • 骨粗鬆症、骨軟化症 • 感覚機能障害などの神経障害 • 視力障害
臨床検査値の異常	• 内臓タンパク質(例：アルブミン、トランスフェリン、プレアルブミン) • 脂質のプロフィール(例：コレステロール、HDL、LDL、トリグリセリド) • ヘモグロビン、ヘマトクリットおよびその他の血液検査 • 血液尿素窒素、クレアチニン、電解質 • 空腹時血糖値 • その他の臨床検査値
薬剤	• 連続使用 • 重複・同時投与(多剤療法) • 医薬品栄養素間相互作用および副作用

HDL：高比重リポタンパク質、LDL：低比重リポタンパク質
出典：Council on Practice. Quality Management Committee: ADA's definitions for nutrition screening and nutrition assessment, J Am Diet Assoc 94:838, 1994.

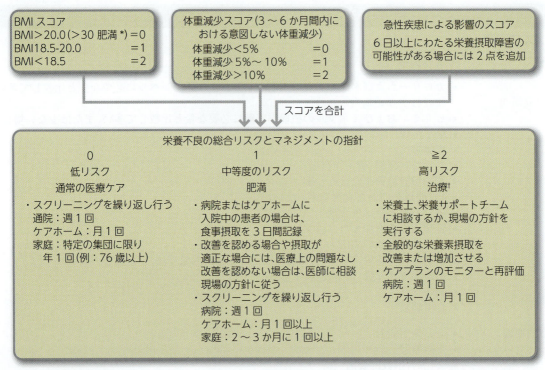

図4-3 成人のための栄養不良スクリーニングツール「MUST」。栄養不良リスクの区分、肥満の存在、特別食の必要性について記録し、リスクがあると判定された患者については、その施設の方針に従う。
　身長と体重の測定ができない場合には、他の測定方法と主観的な診断基準を使用する（Elia, 2003）。
*肥満者に対しては、肥満治療を行う前に、その根底にある急性状態に対する管理を行うのが一般的である。
†栄養サポートによって悪影響が生じた場合や、有益性が期待されない場合（死期が近い場合など）を除く。
Marinos Elia教授のご厚意による。編集：BAPEN, 2003 ISBN 1 899467 70X。全文の入手先：BAPEN Office, Secure Hold Business Centre, Studley Road, Redditch, Worcs BN98 7LG Tel: 01527 457850

参考情報 4-1
高齢者の栄養リスク

GNRI＝[1.489× アルブミン（g/L）＋[41.7×]（体重/IBW*）
解釈：栄養関連リスクの4段階
大：（GNRI：＜82））
中：（GNRI：82〜＜92）
小：（GNRI：92〜*98）
なし；（GNRI：＞98）
GNRI：高齢者栄養リスク指標
IBW：理想体重
*IBWを求めるためのLorentzの式は、性別と年齢によって異なる。
（出典：Tarnus and Bouron: Anthropometric evaluations of body composition of undergraduate students at the University of La Reunion, adv physiol Educ 30:248, 2006）
女性：IBW（kg）＝身長（cm）－100｛[身長（cm）－150]/2｝
男性：IBW（kg）＝身長（cm）－100｛[身長（cm）－150]/4｝
出典：Bouillanne O et al: Geriatric nutrition risk index: a new index for evaluating at-risk elderly medical patients, Am J Clin Nutr 82:777, 2005

栄養アセスメント

栄養アセスメントは、登録栄養士（RD）が病歴、健康歴、社会歴、栄養歴、薬歴ならびに身体検査、身体計測、臨床検査の結果を基にして行う包括的なアセスメントである。栄養アセスメントでは栄養スクリーニングによって得られたデータを解釈し、その他の情報をそれに組み入れる。アセスメントの目的は、栄養状態に関する判断を専門家が下す際に必要な情報を収集することである（ASPEN, 2009）。アセスメントは表4-3に示す栄養ケアプロセスの第一歩である。収集された情報は、医療現場の種類、個人または集団における現在の健康状態、データと特定の臨床結果との関連性、初回かまたは経過観察時のアセスメントか、推奨される治療によって異なる（ADA, 2009）。栄養アセスメントの過程が完了して栄養診断が行われれば、それをケアの計画に発展させることが可能となる。介入の選択後は、それを適切な現場（病院や医院、長期ケア施設、リハビリセンターまたは家庭）に適合させることができる。集中治療室でのアセスメントは、入室後24時間以内に実施するのが最善である。栄養不良の患者では罹患率と死亡率が高く、入院期間も長期となることから、栄養サポートの評価は早期に開始しなくてはならない（Agency for Healthcare Research and Quality, 2010）。

栄養アセスメントの目標は、（1）積極的な栄養サポートを必要とする人を見出し、（2）その人の栄養に関する健康を回復または維持させ、（3）適切な医学的栄養療法（medical

簡易栄養状態評価表
Mini Nutritional Assessment-Short Form
MNA®

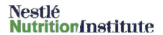

氏名:

性別:　　　年齢:　　　体重:　　　kg　身長:　　　cm　調査日:

下の□欄に適切な数値を記入し、それらを加算してスクリーニング値を算出する。

スクリーニング

A 過去3ヶ月間で食欲不振、消化器系の問題、そしゃく・嚥下困難などで食事量が減少しましたか？
- 0 = 著しい食事量の減少
- 1 = 中等度の食事量の減少
- 2 = 食事量の減少なし

B 過去3ヶ月間で体重の減少がありましたか？
- 0 = 3 kg 以上の減少
- 1 = わからない
- 2 = 1〜3 kg の減少
- 3 = 体重減少なし

C 自力で歩けますか？
- 0 = 寝たきりまたは車椅子を常時使用
- 1 = ベッドや車椅子を離れられるが、歩いて外出はできない
- 2 = 自由に歩いて外出できる

D 過去3ヶ月間で精神的ストレスや急性疾患を経験しましたか？
- 0 = はい　　2 = いいえ

E 神経・精神的問題の有無
- 0 = 強度認知症またはうつ状態
- 1 = 中程度の認知症
- 2 = 精神的問題なし

F1 BMI (kg/m^2) : 体重(kg)÷身長(m)^2
- 0 = BMI が19 未満
- 1 = BMI が19 以上、21 未満
- 2 = BMI が21 以上、23 未満
- 3 = BMI が 23 以上

BMI が測定できない方は、F1 の代わりに F2 に回答してください。
BMI が測定できる方は、F1 のみに回答し、F2 には記入しないでください。

F2 ふくらはぎの周囲長(cm) : CC
- 0 = 31cm未満
- 3 = 31cm以上

スクリーニング値
(最大:14ポイント)

- **12-14 ポイント:** 栄養状態良好
- **8-11 ポイント:** 低栄養のおそれあり (At risk)
- **0-7 ポイント:** 低栄養

Ref.　Vellas B, Villars H, Abellan G, et al. *Overview of the MNA® - Its History and Challenges.* J Nutr Health Aging 2006;10:456-465.
Rubenstein LZ, Harker JO, Salva A, Guigoz Y, Vellas B. *Screening for Undernutrition in Geriatric Practice: Developing the Short-Form Mini Nutritional Assessment (MNA-SF).* J. Geront 2001;56A: M366-377.
Guigoz Y. *The Mini-Nutritional Assessment (MNA®) Review of the Literature - What does it tell us?* J Nutr Health Aging 2006; 10:466-487.
Kaiser MJ, Bauer JM, Ramsch C, et al. *Validation of the Mini Nutritional Assessment Short-Form (MNA®-SF): A practical tool for identification of nutritional status.* J Nutr Health Aging 2009; 13:782-788.
® Société des Produits Nestlé, S.A., Vevey, Switzerland, Trademark Owners
© Nestlé, 1994, Revision 2009. N67200 12/99 10M
さらに詳しい情報をお知りになりたい方は、**www.mna-elderly.com** にアクセスしてください。

図4-4　簡易栄養状態評価表—簡易版。Nestle Healthcare Nutrition より許可を得て転載。

表 4-3

栄養ケアプロセス：ステップ1：栄養アセスメント

基本的定義 　および目的	栄養ケアプロセスの第一段階。栄養に関する適切な情報を得て、問題の存在を明らかにする事を目的とする。その実施には、紹介による場合と、個人または集団に対して栄養リスク因子に関するスクリーニングを行って開始する場合がある。 栄養アセスメントは、栄養に関連する問題の性質と原因を明確にするために、データを確認し解釈する系統的過程である。 アセスメントによって集められたデータは、(1) 実践現場、(2) 個人または集団の現在の健康状態、(3) 評価されるアウトカムとデータがどのように関係しているか、(4) 推奨されている実践法の種類(米国栄養士会のエビデンスに基づく実践ガイドライン[Evidenced-Based Guides for Practice]など) (5) 初回の評価なのか、再評価なのかによってその種類は変わる。 得られた情報と信頼できる基準(理想的目標)との比較が必要となる。 初期におけるデータ収集だけでなく、患者、クライアントまたは集団における必要量を頻繁に再評価および分析することも含めた、継続した動的な過程である。栄養ケアプロセスの次のステップである栄養診断の基礎となる。
アセスメントのための 　データソース 　またはツール	情報と学際的な記録の照会 患者またはクライアントとの面接(生涯を通して実施) 地域を主体とする調査と対象集団 統計報告、管理データ 疫学研究
収集データの種類	栄養の妥当性(食事歴、栄養摂取の詳細) 健康状態(人体計測値および生化学的測定値、身体的および臨床的状況、生理的状態および疾患的状態) 機能および行動状態(社会および認知機能、心理的および感情的因子、生活の質の尺度、変化に対する適応力)
栄養アセスメント 　構成要素	健康状態と栄養リスクに影響を及ぼす要素について、食事摂取内容を審査する。 栄養の影響を受けて生じた健康状態と疾患状態を評価する。 食品の入手、選択、調理、身体活動に関する心理的、機能的、行動的因子、ならびに健康状態に対する理解度を評価する。 患者、クライアント、集団の持つ知識、学習意欲、行動変化の可能性を評価する。 データを比較するための基準を特定する。 栄養診断を実施する上で問題となりうる領域を特定する。
批判的思考	アセスメントの各ステップでは、以下の批判的思考法が特に必要となる。 効果的な面接手法の指針ならびに促進材料となり得る非言語的および言語的手掛かりを観察する。 収集すべき適切なデータの決定。 アセスメントツールと手順(状況に合ったアセスメント法)の選択。 アセスメントツールを有効かつ信頼できる方法で利用する。 関係のあるデータと無関係のデータの識別。 重要なデータと些細なデータの識別。 データの検証。 栄養問題と関係のある有意義な枠組みの中でのデータの体系づけと分類。 生じた問題が別の医療提供者への相談または紹介を必要とするか否かを明らかにする。
アセスメントの 　文書化	文書化は栄養ケアプロセスのすべてのステップを支える継続的な過程である。 アセスメントのステップにおいて質の高い文書は、適切かつ正確で、時宜を得たものでなくてはならない。 次の情報を組み入れることで、さらに優れたアセスメント文書となる。 　アセスメントの日時 　収集した関連データと基準となるデータとの比較 　直面する問題に対する患者／クライアント／集団の認識、価値感、意欲 　適切なフォローアップによる患者／クライアント／集団における理解のレベル、食品に関連する行動、および他の臨床結果の変化 　退院や中止が適切である場合は、その理由
ケア継続の判断	初回のアセスメントまたは2度目のアセスメントが完了し、栄養ケアをこれ以上継続しても問題が解消されないと判断された場合には、退院またはこの栄養ケアの中止が適切と判断される可能性がある。

出典：Lacey K, Pritchett E: Nutrition care process and model: ADA adopts road map to quality care and outcomes management, J Am Diet Assoc 103 (8):1064, 2003.

nutrition therapy [MNT]）を選択することである。栄養不良に陥るおそれのある急性または慢性疾患患者では、さらなる評価が必要となる。栄養不良は肥満、悪液質、高齢、または外傷のある人には広く認められるが、これらの人々に対する栄養介入は見落とされている。さらに、2週間を超える入院患者では栄養状態は悪化する。多くの医学部では栄養学に関しては最低限の教育しか受けないため、医師は栄養と栄養不良の特徴に関する実践的知識がほとんどないまま卒業することが多い。高い意識を持ち続けるためには、栄養に着目した医学教育プログラムを定期的に行なうべきである。

栄養状態のアセスメント用ツール

栄養状態のアセスメントには、数種類のツールが利用できる。主観的包括的アセスメント（Subjective Global Assessment [SGA]）は有効性が実証されてきたもので、栄養リスクの指標ならびに入院患者を対象とした他のアセスメントのデータと高い相関を示す栄養評価ツールである（表6-5を参照）。前述のMNA（簡易栄養状態評価表）は、自立度、薬物療法、褥瘡、1日の中で十分な食事を摂った回数、タンパク質の摂取、果物と野菜の摂取、水分摂取量、摂食の方法、栄養状態の自己評価、同等者との比較、上腕周囲長と下腿最大囲を評価する（図4-5）（Bauerら、2008年；Guigoz、2006年）。

履歴

個人または集団について収集された情報は、栄養状態のアセスメントの一部として使用される。その情報は、履歴（健康歴、病歴、社会歴、薬歴、食事歴）の形を取ることが多い。

病歴または健康歴

一般に病歴または健康歴には、主訴、現在および過去の疾患、現在の健康状態、アレルギー、疾病の家族歴、心理社会的データ、患者から見た身体に関する問題点などの情報が含まれる（Hammond, 2006）。通常これらの履歴から、栄養に関連する多くの洞察が得られる。アルコールおよび薬物の使用、代謝必要量の増加、栄養損失の増加、慢性疾患、最近の主な手術または疾患、消化管の疾患または手術、最近の著しい体重減少は、すべて栄養不良が関係している可能性がある。

高齢の患者では、知的退行、便秘、失禁、視力または聴力の低下、反応の遅れ、主臓器の疾患、処方薬および一般薬の影響、身体的障害を見出すために、さらに詳細な観察が推奨される。

薬歴

食品と医薬品は多くの点で相互作用し、栄養状態と薬物治療の有効性に影響を及ぼす。そのため、どの栄養アセスメントにおいても、薬歴は重要な要素となる。高齢者、慢性疾患患者、不足または下限に近い栄養摂取歴のある人、長期間にわたって複数の薬剤を使用している人は、薬剤に誘発される栄養不足に陥りやすい。薬物療法の効果は、特定の食品の摂取、食品と食事を摂取するタイミングの調節、ハーブ製品などの使用によって変化する可能性がある（第9章を参照）。

社会歴

病歴および健康歴の社会的側面も、栄養摂取に影響を及ぼす可能性がある。社会経済的状態、自分で食品を購入する能力、単身世帯、身体的・精神的障害の有無、喫煙、薬物またはアルコール依存、環境変化によって引き起こされる混乱、不適切な住宅事情、食事に対する社会性の欠如、精神的問題、貧困は、栄養摂取を不適正なものとなるリスクを増加させる可能性がある。同様に、幅広い集団のクライアントのニーズに応えるには、さまざまな集団に対する文化的知識も必要となる。文化的価値観に影響を与える要素には、宗教的信念、儀式、象徴、言語、食事に関する慣習、教育、コミュニケーションのスタイル、健康・健康・疾患に対する考え方、人種的アイデンティティーなどがある。良好な臨床結果を迎えるためには、異なる文化的背景を持つクライアントと信頼関係を築くことが重要である（Stein, 2010）。栄養的および文化的能力を向上させるための指導については、第12章を参照のこと。

栄養歴または食事歴

栄養摂取が不適正となって栄養不良に陥る可能性のある原因としては、食欲不振、味覚消失、味覚異常（味覚の減退または異常）、無嗅覚、アルコールの摂取過剰、義歯の不適合、偏食、咀嚼または嚥下の問題、頻繁な外食、食品と医薬品との有害な相互作用、文化的・宗教的な食事制限、8〜10日間の摂食不能、6日以上にわたる経静脈輸液療法、摂食依存が挙げられる。高齢者の多くでは、義歯の問題、味覚と嗅覚の変化、長期にわたる貧弱な食習慣、偏食、栄養に関する知識の不足が問題となる。ビタミンとミネラルの大量摂取、各種ハーブ、マクロビオティック食、プロバイオティクス、アミノ酸サプリメントを含めた選択的栄養療法の使用はその人の栄養的および全般的な健康に影響を及ぼすため、その旨報告してもらう必要がある。

食事歴は食事摂取情報を得るための最善の手段である考えられるもので、個人の食品摂取を聞き取ることにより、通常の摂食パターンと食品選択の変化を調査するものである。食事歴によって収集される情報の種類については、参考情報4-2を参照のこと。食事摂取データは、24時間思い出しや食品摂取頻度調査のような過去の摂取を振り返ってデータを収集するものと、本人または管理者が数日間にわたって記録する食事記録のように、これから摂取しようとする食品を記録するもののいずれかとなる。どの方法にもそれぞれに独特の目的、長所、短所が存在する。自己記録でデータを得る場合には、食べた食品、その含有物、1人分の量の詳細などを思い出すのが困難となるために問題が多い（Thompson et al., 2010）。収集するデータは、アセスメントの目的と実施施設によって異なる。その目的は、特定の個人が摂取する食品に含まれる栄養素の含有量とその適正度を決定することである。これから食品摂取データを収集する方法には、食品を摂取する時または摂取直後のデータを記録することが挙げられる。

簡易栄養状態評価表
Mini Nutritional Assessment
MNA®

Nestlé Nutrition Institute

氏名：_____　　　性別：_____
年齢：_____　体重：_____ kg　身長：_____ cm　調査日：_____

スクリーニング欄の□に適切な数値を記入し、それらを加算する。11 ポイント以下の場合、次のアセスメントに進み、総合評価値を算出する。

スクリーニング

A 過去3ヶ月間で食欲不振、消化器系の問題、そしゃく・嚥下困難などで食事量が減少しましたか？
- 0 = 著しい食事量の減少
- 1 = 中等度の食事量の減少
- 2 = 食事量の減少なし

B 過去3ヶ月間で体重の減少がありましたか？
- 0 = 3 kg 以上の減少
- 1 = わからない
- 2 = 1〜3 kg の減少
- 3 = 体重減少なし

C 自力で歩けますか？
- 0 = 寝たきりまたは車椅子を常時使用
- 1 = ベッドや車椅子を離れられるが、歩いて外出はできない
- 2 = 自由に歩いて外出できる

D 過去3ヶ月間で精神的ストレスや急性疾患を経験しましたか？
- 0 = はい　2 = いいえ

E 神経・精神的問題の有無
- 0 = 強度認知症またはうつ状態
- 1 = 中程度の認知症
- 2 = 精神的問題なし

F BMI (kg/m^2)：体重(kg)÷身長(m^2)
- 0 = BMI が 19 未満
- 1 = BMI が 19 以上、21 未満
- 2 = BMI が 21 以上、23 未満
- 3 = BMI が 23 以上

スクリーニング値：小計 (最大：14 ポイント)

- 12-14 ポイント：　栄養状態良好
- 8-11 ポイント：　低栄養のおそれあり (At risk)
- 0-7 ポイント：　低栄養

「より詳細なアセスメントをご希望の方は、引き続き質問 G〜R におすすみください。」

アセスメント

G 生活は自立していますか（施設入所や入院をしていない）
- 1 = はい　0 = いいえ

H 1日に4種類以上の処方薬を飲んでいる
- 0 = はい　1 = いいえ

I 身体のどこかに押して痛いところ、または皮膚潰瘍がある
- 0 = はい　1 = いいえ

J 1日に何回食事を摂っていますか？
- 0 = 1 回
- 1 = 2 回
- 2 = 3 回

K どんなたんぱく質を、どのくらい摂っていますか？
- ・乳製品（牛乳、チーズ、ヨーグルト）を毎日 1 品以上摂取　はい □　いいえ □
- ・豆類または卵を毎週 2 品以上摂取　はい □　いいえ □
- ・肉類または魚を毎日摂取　はい □　いいえ □
- 0.0 = はい、0〜1 つ
- 0.5 = はい、2 つ
- 1.0 = はい、3 つ

L 果物または野菜を毎日 2 品以上摂っていますか？
- 0 = いいえ　1 = はい

M 水分（水、ジュース、コーヒー、茶、牛乳など）を1日どのくらい摂っていますか？
- 0.0 = コップ 3 杯未満
- 0.5 = 3 杯以上 5 杯未満
- 1.0 = 5 杯以上

N 食事の状況
- 0 = 介護なしでは食事不可能
- 1 = 多少困難ではあるが自力で食事可能
- 2 = 問題なく自力で食事可能

O 栄養状態の自己評価
- 0 = 自分は低栄養だと思う
- 1 = わからない
- 2 = 問題ないと思う

P 同年齢の人と比べて、自分の健康状態をどう思いますか？
- 0.0 = 良くない
- 0.5 = わからない
- 1.0 = 同じ
- 2.0 = 良い

Q 上腕（利き腕ではない方）の中央の周囲長(cm)：MAC
- 0.0 = 21cm 未満
- 0.5 = 21cm 以上、22cm 未満
- 1.0 = 22cm 以上

R ふくらはぎの周囲長 (cm)：CC
- 0 = 31cm 未満
- 1 = 31cm 以上

評価値：小計 (最大：16 ポイント)
スクリーニング値：小計 (最大：14 ポイント)
総合評価値 (最大：30 ポイント)

低栄養状態指標スコア
- 24〜30 ポイント　　栄養状態良好
- 17〜23.5 ポイント　低栄養のおそれあり (At risk)
- 17 ポイント未満　　低栄養

Ref.
Vellas B, Villars H, Abellan G, et al. Overview of MNA® - Its History and Challenges. J Nut Health Aging 2006; 10: 456-465.
Rubenstein LZ, Harker JO, Salva A, Guigoz Y, Vellas B. Screening for Undernutrition in Geriatric Practice: Developing the Short-Form Mini Nutritional Assessment (MNA-SF). J. Geront 2001; 56A: M366-377.
Guigoz Y. The Mini-Nutritional Assessment (MNA®) Review of the Literature – What does it tell us? J Nutr Health Aging 2006; 10: 466-487.
® Société des Produits Nestlé, S.A., Vevey, Switzerland, Trademark Owners
© Nestlé, 1994, Revision 2006. N67200 12/99 10M
さらに詳しい情報をお知りになりたい方は、
www.mna-elderly.com にアクセスしてください。

図 4-5　簡易栄養状態評価表―フルバージョン。Nestle Healthcare Nutrition より許可を得て転載。

　毎日の食事記録（食事日記）は、実際に摂取した食事内容を記録するもので、外来患者を対象とする病院で使用されることが多い。食品日記は通常は患者個人が記録する（図4-6）。一般に、食品日記または食事記録は食品の摂取中に記入する場合が最も正確であり、それによって記憶または注意力の欠如による誤りを最少にすることができる（Thompson et al., 2010）。その後各自の栄養素摂取量を計算し、適切な期間（通常は3〜7日）における結果を平均し、食事摂取基準または米

参考情報 4-2
食事歴の情報

区分	
アレルギー、不耐性または食品忌避	忌避する食品とその理由 忌避した期間 食品によって引き起こされた問題の説明
食欲	あり、なし、何らかの変化がある 食欲に影響を与える要因 味覚および嗅覚の変化
食品および食事に対する姿勢	食品への無関心 食品、食事または体重に関する誤った考え方 小児の食事に対する親の関心
慢性疾患	治療 治療期間 食事の修正：自分から進んで行うまたは医師の処方によるもの、修正した日付け 過去の栄養と食事に関する教育、食事の順守
文化と背景	食習慣に対する文化的影響 宗教的慣習、祭日の儀式 教育的背景 健康に関する信条
歯および口腔内の健康	咀嚼に関する問題 食べることができない食品 嚥下、唾液分泌、窒息、食品の貼りつきの問題
経済的要因	収入：雇用の頻度と安定性 1週間または1ヵ月あたりの食費 食料の必要量を満たすために妥当と考える金額の認識 フードスタンプの受給資格とスタンプの金額 公的補助による援助状況
胃腸による要因	胸やけ、鼓脹、ガスに関する問題 下痢、嘔吐、便秘、膨満に関する問題 問題が生じる頻度 民間療法 制酸剤、緩下薬その他の薬剤の使用
家庭生活と食事習慣	世帯の人数（一緒に食事をするか？） 買い物をする人 調理をする人 食品貯蔵および料理の設備（コンロ、冷蔵庫など） 住居のタイプ（一戸建て、集合住宅、貸間など） 買い物と調理をする能力、障害
薬剤、サプリメント、ハーブ療法	ビタミンとミネラルのサプリメント：摂取頻度、種類、量 薬剤：種類、量、投与の頻度、薬剤の使用期間 ハーブ療法：種類、量、目的
栄養上の問題	患者と家族が認識する懸念 医師、看護師、他の療法士、機関からの紹介
身体活動	職業：職種、1週間あたりの就業時間、勤務交代、エネルギー消費量 運動：種類、量、頻度（季節的な運動かどうか） 睡眠：1日の睡眠時環（途中で目が覚めるか） 障害の有無
体重パターンと履歴	減少または増加：どれだけの期間で何kgか 意図的なものか、そうでないか 平常体重、健康体重、標準体重の何％か

食事	食品(一覧)	食べた量	調理法	食事の場所 (自宅、職場、その他)
朝食				
間食				
昼食				
夕食				
夜食				

健康補助食品1日当たりの量：＿＿＿＿＿　名称＿＿＿＿＿
ビタミンまたはミネラルのサプリメント：＿＿＿＿＿

図4-6　食事日記の書式

国農務省のMyPlateのガイドラインと比較する。

食品摂取頻度調査は、摂取頻度、すなわち1日、1週、または1ヵ月の間に摂取した食品を過去に遡って記録する調査である。評価を簡素化するために、共通する栄養素を含む食品を食品群として分類している。食品摂取頻度調査の目的は、特定の栄養素ではなく食品群としての摂取頻度を主体として調べるものであるため、得られる情報は包括的となり、特定の栄養素の摂取情報とはならない。疾患が認められる場合には、疾患の病期によって摂取の傾向が変わる場合がある。そのため、完全で正確な履歴を得るためには、入院や疾患発症の直前の期間に食品摂取頻度調査を完成することが大切である。参考情報4-3に食品摂取頻度調査の例を示す。その他のさらに具体的で定量化された質問紙は、インターネット上ではhttp://www.fhcrc.org/science/shared_resources/nutrition/ffq/gsel.pdfで入手できる。

24時間思い出し法によるデータ収集では、各自が過去24時間に摂取した食品とその量を思い出す必要がある。その後、情報収集者や専門家がその情報を分析する。この情報収集に伴う一般的な問題点は、(1) 摂取した食品の種類と量を正確に思い出すことが困難、(2) その日がその人の代表的な摂取例となっているかどうかの判断が難しい、(3) 少ない食品の摂取を過剰に報告し、多い食品の摂取を過少に報告する傾向にあることである。食品摂取頻度調査と24時間思い出し質問紙との併用（クロスチェック）により、摂取推定量の精度は向上する。

思い出し法では、その信頼性と妥当性が重要な争点となる。食事に注意が向けられている場合には、記録を単純化するため、または面接者に良い印象を与えるために、人は意識的にまたは無意識に摂取内容を変えることがあり、そのような場合には情報の妥当性が低下する。肥満の人では摂取量を少なめに報告する傾向にあるため、食事思い出し法によって得られる情報の妥当性には疑問が生じることも多い。小児、摂食障害の患者、病状の重い患者、薬剤またはアルコールの乱用者、錯乱状態にある人、摂取が予測不可能な人についても、このことは同様にあてはまる。正確な食事摂取データを得たのさまざまな手法について、その長所と欠点を表4-4に述べる。

現在の食事アセスメントには、科学技術が適用され、有用性が高く、コスト削減にも有効であることが明らかなさまざまな手法が採り入れられている。電子日記は手書きによる記入よりも精度が高く、有用となる可能性が高い。料理用秤を直接コンピューターに接続して記録する電子機器や、電話のバーコードリーダーで記録する機器も作られている（Thompson et al., 2010）。Sunら（2010）は、摂食内容を記録する装置を身に着けて行う食事報告を用いた電子システムについて報告している。この装置にはカメラとマイクの他に、首の周囲に装着し、実際の食事の写真を撮ることによって摂取した食品項目を判断できるセンサーが組み込まれている。

栄養摂取量分析

栄養摂取量分析（nutrient intake analysis [NIA]）は、収集される情報と行われる分析によって、**栄養摂取量記録**または**カロリー計算**と呼ばれる。NIAはさまざまな入院施設で利用される手法であり、摂取量をモニターすることで、欠乏する前に栄養の妥当性を判断するツールである。実際の摂取量に関する情報は、直接観察または食事の後に各自のトレーや皿に残った食品を観察して得た記録によって収集できる。経管栄養法と静脈内投与（経腸および経静脈栄養）による摂取についても記録される。

日によって摂取量のばらつきが生じる可能性があるため、NIAでは少なくとも72時間分を記録しなくてはならない。この期間内に完全に記録されていれば、ほとんどの人において、通常は正確に平均摂取量を反映するものとなる。記録が不完全な場合には、72時間分の完全な記録を取り終えるまで、摂取時間を延長させる必要が生じる場合もあると考えられる。週末と平日では食習慣または摂取する食事内容が異なる場合があることを、心に留めておく必要がある。

その後、コンピューター化された解析方法のうちから使用可能なものを選択し、すべての摂取記録から摂取した栄養素を分析する。食事内容は主要栄養素と微量栄養素摂取について分析することができる。主要栄養素は、食事に含まれる炭水化物、繊維、脂肪、タンパク質の量と共に総カロリー摂取量を分析して評価する。微量栄養素（ビタミンとミネラル）についても、適正な身体機能に必要な摂取量を分析して評価する。さらに、食事中のファイトケミカルとプレバイオティクスの含有量の評価も、有益であると考えられる。炎症とそれによって引き起こされる酸化ストレスがもたらす影響は、がん、心臓病、アルツハイマー病、パーキンソン病をはじめとする多くの慢性的な変性疾患だけでなく、老化作用とも関連があることから、食事に含まれる果物、ナッツ類、野菜の酸素ラジカ

参考情報 4-3
一般的な食物摂取頻度調査*

1. 牛乳を飲みますか。 飲む場合は、どのくらいの量を飲みますか。 どんな種類のものですか。
   無調整乳　脱脂乳　低脂肪乳
2. 油脂を使用しますか。 使用する場合は、どんな種類の油脂ですか。 どのくらいの量を使用しますか。
3. どのくらいの頻度で肉を食べますか。 卵はどうですか。 チーズはどうですか。 豆はどうですか。
4. スナック食品を食べますか。 食べる場合は、何を食べますか。 どのくらいの頻度で食べますか。 どのくらいの量を食べますか。
5. 次の各グループの中でどの野菜を食べますか。 どのくらいの頻度で食べますか。
   a. ブロッコリー　ピーマン　加熱した青菜　ニンジン　サツマイモ
   b. トマト　生のキャベツ
   c. アスパラガス　ビート　カリフラワー　トウモロコシ　加熱したキャベツ　セロリ　豆類　レタス
6. どんな果物を食べますか。 どのくらいの頻度で食べますか。
   a. リンゴまたはアップルソース　アンズ　バナナ　ベリー類　サクランボ　ブドウまたはブドウジュース　モモ　洋ナシ　パイナップル　プラム　プルーン　レーズン
   b. オレンジ　オレンジジュース　グレープフルーツ　グレープフルーツジュース
7. パンおよび穀物製品
   a. 通常、食事の時にどのくらいの量のパンを食べますか。 食事と食事の間では、どのくらいの量を食べますか。
   b. シリアル食品を食べますか。(毎日食べる　週に1度食べる) どんな種類のものですか。 加熱したもの　乾燥したもの
   c. どのくらい頻度でマカロニ、スパゲッティおよび麺などの食品を食べますか。
   d. 全粒のパンおよびシリアル食品を食べますか。 どのくらいの頻度で食べますか。
8. 塩を使用しますか。 料理の味をみる前に塩をかけますか。 料理に塩を用いますか。 塩または塩分の多い食品を食べたくなりますか。
9. 毎日小さじ何杯の砂糖を使いますか。(砂糖はシリアル食品、果物、トースト、コーヒーや紅茶などの飲み物にも含まれていることを必ず患者に思い出させること。)
10. デザートを食べますか。 どのくらいの頻度で食べますか。
11. 炭酸飲料または加糖のジュース飲料などの糖質が含まれる飲料を飲みますか。 どのくらいの頻度で飲みますか。 どのくらいの量を飲みますか。
12. どのくらいの頻度で甘い菓子やクッキーを食べますか。
13. 水を飲みますか。 1日に何回飲みますか。 毎回どのくらいの量を飲みますか。 1日にどのくらいの量を飲みますか。
14. 単独または飲料に入っている砂糖代替品を使用していますか。 どの種類のものを使用していますか。 どのくらい頻度で使用していますか。
15. アルコール飲料を飲みますか。 どのくらい頻度で飲みますか。 どのくらいの量を飲みますか。 ビール、ワイン、蒸留酒のうち、どの種類を飲みますか。
16. カフェイン入りの飲料を飲みますか。 どのくらいの頻度で飲みますか。 1日に何杯飲みますか。

*食品消費の頻度の決定には、以下の質問パターンが役立つと思われる。しかし、質問は24時間思い出し法で得た情報を基に変更しなくてはならない場合がある。例えば、前日に1杯の牛乳を飲んだと記載されている場合は、「牛乳を飲みますか」とは尋ねず、「どのくらいの量の牛乳を飲みますか」と尋ねるほうが良い。一定期間を示した内での回答を記録するか(1日1回、週1回、3ヵ月に1回など)、またはできるだけ正確に答えを記録すること。患者がはっきりと摂取頻度を答えられない場合は、「時々」または「めったにない」などとして記録することが必要であろう。

表 4-4
食事摂取データの入手方法

方法	長所	短所
栄養摂取量の分析	臨床現場での食物摂取が実際に観察できる。	1人分の量に差がある可能性が考慮されていない。施設外で生活している人の摂取量が反映されない。
毎日の食事記録または日記	摂食量を毎日記録することができる。食品の量、調理法、食事と間食の時間に関する情報が得られる。	参加者の識字能力に差がある可能性がある。1人分の量を測定または判断する能力が必要となる。記録の過程によって実際の食品摂取が影響を受ける可能性がある。記録の信頼性が問われる。
食品摂取頻度調査	容易に標準化できる。通常の摂取と組み合わせて考慮する場合に役立つと考えられる。摂取量の全体像が把握できる。	識字能力を必要とする。食事パターンのデータが含まれない。1人分の量についての知識を必要とする。
24時間思い出し	迅速に記入でき、容易である。	記憶に依存する。1人分の量についての知識を必要とする。通常の摂取を表わしていない可能性がある。質問者の技術が必要となる。

出典：Diet manual and nutrition practice guidelines: a manual of the Georgia Dietetic Association, Section 5.5-5.3, 2004

ル吸収能（oxygen radical absorbance capacity [ORAC]）を明らかにすることで、その食事が持つ抗炎症作用を算出することができる。ORAC値が高い果物、ナッツ類、野菜を豊富に含む食事は、抗酸化物質のよい摂取源であると考えられる。主な食品のORAC値を知ることは可能である（U.S. Department of Agriculture, 2007）。

技術的進歩によって、食事摂取データの処理が可能となった。コンピューターを用いた食事摂取データ処理は、ほとんどの現場において一般的となっている。摂取量の推定に利用できるデータベースは数種類公開されており、データの処理に用いる栄養素組成データベースによってその選択は変わってくる（Thompson et al., 2010）。

ウェブサイトの有用情報

Centers for Disease Control and Prevention—Growth Charts
http://www.cdc.gov/growthcharts/

International Food Information Council
http://www.foodinsight.org/

Malnutrition Universal Screening Tool
http://www.bapen.org.uk/must_tool.html

National Cancer Institute (NCI) Diet History
http://riskfactor.cancer.gov/DHQ/

Automated Self-administered 24-hour Dietary Recall
http://riskfactor.cancer.gov/tools/instruments/asa24/

National Heart, Lung, and Blood Institute
http://www.nhlbi.nih.gov/index.htm

National Health and Nutrition Examination Survey Food Frequency Questionnaire
http://riskfactor.cancer.gov/diet/usualintakes/ffq.html

Nutrition Analysis Tool
http://nat.illinois.edu/

U.S. Department of Agriculture
http://www.nal.usda.gov/fnic/etext/000108.html

U.S. Department of Agriculture Healthy Eating Index
http://www.cnpp.usda.gov/HealthyEatingIndex.htm

U.S. Department of Agriculture Nutrient Content of the Food Supply
http://www.cnpp.usda.gov/USFoodSupply.htm

臨床シナリオ

ラバーンは66歳の黒人女性で、外来患者用の栄養スクリーニングを予約しようとあなたに連絡を取った。彼女は20年間にわたる糖尿病、10年間にわたる結腸癌、高血圧の病歴を持つ。彼女の身長は172.7cm、体重は92.1kgである。現在の使用中の薬は、グリブライドと利尿剤であるが、彼女はその名前を知らない。彼女は一日中何かを食べており、時にはベッドに入ってからも食べると語っている。

栄養診断
BMI値は31となり、貧しい食品選択を原因とする過体重または肥満であることがわかった。

栄養管理の演習問題
1. ラバーンのための栄養スクリーニングには、何を組み入れるのがよいか。
2. ラバーンのための栄養アセスメントには、何を組み入れるのがよいか。
3. どのようにして彼女に適切な薬を決定するか。
4. 食事と栄養摂取のアセスメントを行うためには、この他にどのような情報が必要か。
5. さらに詳細を知りたい場合には、彼女の主治医に何を質問するか。

引用文献

Agency for Healthcare Research and Quality (AHRQ): National Quality Measures Clearinghouse. Assessment of risk and prevention of malnutrition: percentage of intensive care unit (ICU) patients who are assessed for risk of malnutrition within 24 hours after admission. Accessed February 1, 2010 at http://www.qualitymeasures.ahrq.gov/content.aspx?id=14394.

American Dietetic Association (ADA): Nutrition assessment. In *ADA Nutrition Care Manual On-line*, Chicago, 2010, American Dietetic Association.

American Dietetic Association (ADA): Position of the American Dietetic Association: nutrient supplementation, *J Am Diet Assoc* 109:2073, 2009.

ASPEN Board of Directors: Guidelines for the use of parenteral and enteral nutrition in adults and pediatric patients, *JPEN J Parenter Enteral Nutr* 33:255, 2009.

Bauer JM, et al: The Mini Nutritional Assessment—its history, today's practice, and future perspectives, *Nutr Clin Pract* 23:388, 2008.

Bouillanne O, et al: Geriatric nutritional risk index: a new index for evaluating at-risk elderly medical patients, *Am J Clin Nutr* 82:777, 2005.

Btaiche IF, et al: Critical illness, gastrointestinal complications, and medication therapy during enteral feeding in critically ill adult patients, *Nutr Clin Pract* 25:32, 2010.

Butterworth CE: The skeleton in the hospital closet, *Nutr Today* March/April:4, 1974.

Centers for Disease Control and Prevention (CDC): Overweight and obesity, 2009a. Accessed 10 February 2010 at http://www.cdc.gov/obesity/.

Centers for Disease Control and Prevention (CDC): Quickstats: Age-adjusted death rates for the 10 leading causes of death—National Vital Statistics System, United States, 2006 and 2007, *MMWR* 58(46), 2009b. Accessed 10 February 2010 at http://www.cdc.gov/mmwr/preview/mmwrhtml.

Charney P: Nutrition screening and assessment in older adults, *Today's Dietitian* 7:10, 2005.

Chima C: *Nutrition screening practices in health care organizations: a pilot survey, Clinical Nutrition Management*, Chicago, 2006, American Dietetic Association. Accessed 14 February 2010 from http://www.cnmdpg.org/index_875.cfm.

DeLegge M, Drake L: Nutritional assessment, *Gastroenterol Clin North Am* 36:1, 2007.

Elia M: *Screening for malnutrition: a multidisciplinary responsibility: development and use of the "malnutrition universal screening tool" ("MUST") for adults*, Worcester, England, 2003, Redditch.

Fialkowski MK, et al. Evaluation of dietary assessment tools used to assess the diet of adults participating in the Communities Advancing the Studies of Tribal Nations Across the Lifespan Cohort, *J Am Diet Assoc* 109:65, 2010.

Guigoz Y: The Mini nutrition assessment (MNA®) review of the literature—what does it tell us? *JNHA J Nutr Health Aging* 10:6, 2006.

Hammond KA: Physical assessment. In Lysen LK, editor: *Quick reference to Clinical Dietetics*, ed 2, Boston, 2006, Jones and Bartlett.

Henderson S, et al. Do the malnutrition universal screening tool (MUST) and Birmingham nutrition risk (BNR) score predict mortality in older hospitalised patients? *BMC Geriatr* 8:26, 2008.

Heron M, Tejada-Vera B: Deaths: leading causes for 2005. *National Vital Statistics Reports*, vol 58, no. 8, Hyattsville, Md, 2009, National Center for Health Statistics.

Kaiser MJ, et al. The short-form Mini Nutritional Assessment® (MNA-SF): Can it be improved to facilitate clinical use? *J Nutr Health Aging* 13(Suppl 2):S16, 2009.

Kyle UG, et al: Comparison of tools for nutritional assessment and screening at hospital admission: a population study, *Clin Nutr* 25:409, 2006.

Salva A, et al: Nutritional assessment of residents in long-term care facilities (LTCFs): recommendations of the task force on nutrition and ageing of the IAGG European region and the IANA, *J Nutr Health Aging* 13:475, 2009.

Stein K: Moving cultural competency from abstract to act, *JADA* 110(2):180, 2010.

Stratton RJ, et al: Malnutrition in hospital outpatients and inpatients: prevalence, concurrent validity and ease of use of the "malnutrition universal screening tool" ("MUST") for adults, *Br J Nutr* 92(5):799, 2004.

Sun M, et al: A wearable electronic system for objective dietary assessment, *J Am Diet Assoc* 110:45, 2010.

Tarnus E, Bourdon E: Anthropometric evaluations of body composition of undergraduate students at the University of La Reunion, *Adv Physiol Educ* 30:248, 2006.

Thompson F, et al: Need for technological innovation in dietary assessment, *J Am Diet Assoc* 110:48, 2010.

U.S. Department of Agriculture (USDA): *Oxygen radical absorbance capacity (ORAC) of Selected Foods, 2007*, Beltsville, Md, 2007, USDA.

U.S. Department of Health and Human Services (USDHHS): *Healthy people 2020*, Washington, DC, 2009, USDHHS.

U.S. Department of Health and Human Services (USDHHS): *The Surgeon General's call to action to prevent and decrease overweight and obesity*, Rockville, Md, 2007, Office of the Surgeon General.

Xu J, et al: Deaths: preliminary data for 2007. *National Vital Statistics Reports* 58(1):19, August 2009, U.S. Dept. of Health and Human Services, 2009.

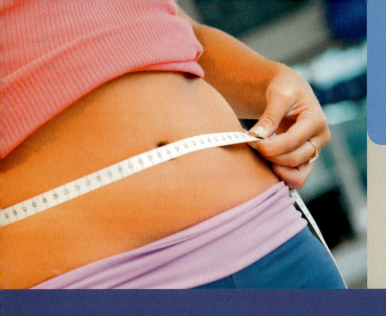

第5章

ルース・デバスク
(Ruth DeBusk, PhD, RD)

臨床：栄養学的ゲノミクス

重要用語

アレル(allele)
常染色体優性(autosomal dominant)
常染色体劣性(autosomal recessive)
常染色体(autosome)
食品中の生理活性成分(bioactive food components)
バイオインフォマティクス(bioinformatics)
コード領域(coding region)
コドン(codon)
CpGアイランド(CpG island)
欠失(deletion)
デオキシリボ核酸(deoxyribonucleic acid [DNA])
DNAメチル化(DNA methylation)
優性(dominant)
エピジェネティクスとエピゲノミクス(epigenetics and epigenomics)
エクソン(exon)
遺伝子×環境(gene x environment [GxE])
遺伝コード(genetic code)
遺伝子工学(genetic engineering)
遺伝情報差別禁止法(Genetic Information Nondiscrimination Act [GINA])
遺伝的多様性(genetic variation)
ゲノム(genome)
ゲノム刷り込み(genomic imprinting)
ゲノミクス(genomics)
遺伝子型(genotype)
ヘテロ接合(heterozygous)
ヒストン(histone)
ホモ接合(homozygous)
先天性代謝異常(inborn errors of metabolism [IEM])
介在配列(intervening sequences)
イントロン(intron)
核型(karyotype)
リガンド(ligand)
減数分裂(meiosis)
メンデル遺伝(Mendelian inheritance)

メッセンジャーRNA (messenger RNA [mRNA])
メタボロミクス(metabolomics)
マイクロアレイ技術(DNAチップ) (microarray technology [DNA "chips"])
ミトコンドリア(母系)遺伝(mitochondrial [maternal] inheritance)
有糸分裂(mitosis)
モデル系(model system)
変異(mutation)
ヌクレオソーム(nucleosome)
ヌクレオチド(nucleotide)
ニュートリジェネティクス(nutrigenetics)
ニュートリゲノミクス(nutrigenomics)
栄養学的ゲノミクス(nutritional genomics)
系図(pedigree)
浸透度(penetrance)
ペルオキシソーム増殖因子活性化受容体(peroxisome proliferator-activated receptor [PPAR])
ファーマコゲノミクス(pharmacogenomics)
表現型(phenotype)
ポリメラーゼ連鎖反応(polymerase chain reaction [PCR])
多型(polymorphism)
転写後プロセシング(posttranscriptional processing)
翻訳後プロセシング(posttranslational processing)
プロモーター領域(promoter region)
プロテオミクス(proteomics)
劣性(recessive)
組換えDNA (recombinant DNA)
調節領域(regulatory region)
応答エレメント(response element)
制限エンドヌクレアーゼ(制限酵素) (restriction endonuclease [restriction enzyme])
RNA干渉(RNA interference [RNAi])
性染色体(sex chromosome)
伴性(sex-linked)
シグナル伝達(signal transduction)
サイレント変異(silent mutation)

一塩基多型(single nucleotide polymorphism [SNP])
転写(transcription)
転写因子(transcription factor)
翻訳(translation)
全エキソームキャプチャー(whole exome capture)
生体異物(xenobiotics)
X連鎖優性(X-linked dominant)
X連鎖劣性(X-linked recessive)
Y連鎖遺伝(Y-linked inheritance)

栄養専門家たちが長い間関心を抱き、大いに悩まされてきた問題に、一卵性双生児の一方がやせているが、他方が肥満になることがあることや、メキシコ北部で暮らすピマインディアンはやせているが、同じ部族でも米国南西に住む人々では肥満と2型糖尿病(type 2 diabetes mellitus (T2DM)の有病率が高いこと、さらには、低脂肪食は多くの人に対して血液脂質レベルを改善させる効果があるが、その効果はすべての人に対しても現れるわけではないことなどがある。疾患感受性の高い遺伝子構成を持つ人でも、その人に実際に疾患を発症させるのは、栄養その他の生活習慣の選択などの環境要因である。栄養学的ゲノミクスが焦点にしているものは、遺伝子・食事・生活習慣の間における相互作用と、それが健康と疾患に及ぼす影響である。

遺伝子研究が進歩したことで、遺伝子の多様性が機能障害と疾患にどのように関係しているかが急速に明らかにされてきた。遺伝子が果たす中心的役割に対する理解の深まりは、健康に対する考え方にも大きな影響を及ぼしている。遺伝子、タンパク質産物、疾患との関係が詳しく明らかにされるにつれて、保健医療が焦点とするものは変化してきている。これまでの50年間では、顕在化した疾患の治療に焦点が合わせられてきた。そのため、医師らはこの問題に打ち克つために、優れた薬剤と技術を次々と手に入れてきた。しかし、疾患には遺伝的な素因が関与するものの、環境による影響も受けることが理解されるようになったことで、現在では医師らの焦点は標的を絞った介入と予防へと移っている。この焦点の変化は、最初は急性期の治療における医学的・薬学的分野などに適用されたが、食事と生活習慣が関与する慢性疾患の管理においても、栄養療法は予防治療の主たる礎となると期待される。

遺伝子研究は、食品中の生理活性成分によって影響を受ける疾患の病因を明確にする際に有用となる。この研究の進歩によって疾患感受性の解析と評価を行う手法が開発され、それを遺伝子検査および家系分析と併せて使用することにより、保健医療専門家は特定の疾患リスクを持つ人を推測できるようになるだろう。欠損する代謝産物を栄養素として補充し、遺伝子の発現を変化させれば、疾患の素因となる多くの遺伝子変異が及ぼす悪影響を軽減することができる。

栄養学的ゲノミクスも疾患予防に有効なアプローチとなる。個人の遺伝子型を出生前や出産時に解析することにより、疾患感受性が生後すぐに明らかになり、生涯にわたって行われる栄養とライフスタイルの選択の要因として考慮することができる。個人の遺伝子構成(遺伝子型)を知り、その遺伝子型を補う生活習慣の選択について膨大な知識を得ることができれば、健康で活動的な生活を通して遺伝的可能性を最大限に生かすことが可能となるだろう。栄養専門家は、この新たな健康増進と疾患予防の時代における中心的存在となる。

その役割は、疾患感受性を評価し、疾患予防に向けた治療と生活習慣の選択を推奨することなどである。遺伝子型解析は次第に栄養アセスメントに採り入れられるようになり、推奨事項は個人の遺伝的独自性に合わせてカスタマイズされていくに違いない。

ヒトゲノム計画

ヒトゲノム計画は、保健医療に遺伝的原理を組み入れる方向へと移行していく原動力の基盤となったものである。2003年に完了したこのプロジェクトは、ヒトの遺伝物質(ゲノム)を構成するデオキシリボ核酸(deoxyribonucleic acid [DNA])のヌクレオチド配列決定を目的とした多国間協力事業であった。現在その焦点は、(1) ヒトのDNAに含まれる遺伝子カタログの作成、(2) 各遺伝子がコードするタンパク質の同定と、その機能の解明(プロテオミクス)、(3) 特定の疾患と遺伝子多様性との関連づけ、(4) 遺伝子、タンパク質、環境要因との相互作用によって疾患につながる機能転換を引き起こす過程の理解、(5) 健康状態をモニターする上で有用な代謝産物の同定(メタボロミクス)、(6) エピジェネティクス(化学物質、食事、加齢を原因として、環境要因が妊娠中に引き起こす単一遺伝子変化)およびエピゲノミクス(集団特異的な遺伝子変化)ならびにそれらがヒトの発達と健康に及ぼす影響の解明に当てられている。こうした努力は、健康を回復させ、疾患を予防するための有効な方策への理解へとつながるだろう。

その他にも、疾患の分子的背景を研究する際にモデル系として使用される生物のゲノム配列の解析、遺伝子研究の倫理的・法的・社会的問題の明確化、臨床応用に有用な遺伝子工学の発展、遺伝子研究者と臨床医の教育、遺伝子研究の結果の診療への組み入れなどが目標として挙げられている。莫大な量のデータを処理することができる高性能のコンピューター技術は、バイオインフォマティクス分野の基幹をなすものである。

臨床応用

ヒトゲノム計画によって得られた知識と技術的進歩の多くは、臨床応用が可能なものである。特定の疾患と関連性のある遺伝子と、その遺伝子のDNA塩基配列とタンパク質産物、そのタンパク質が健康または疾患を促進する機序との関連が明らかになれば、診断的検査や効果的な介入を行う上で有用となる。たとえば、見かけ上は同一と思われる腫瘍を、遺伝子プロフィールによって識別することも可能である。腫瘍の種類が異なれば治療アプローチへの反応性も異なることから、

有効な治療にはこの識別は重要となる。このような検査は、診断を目的として使用することもできるが、症状としては現れない機能障害を発見できれば、疾患の症状が顕在化する前に介入を開始することが可能となる。

得られた情報を中心として、薬物代謝酵素に存在する遺伝的多様性を同定する診断検査も開発されている（ファーマコゲノミクス）。ヒトはそれぞれ同じ基本的な組み合わせの薬物代謝酵素を持っているが、遺伝子の機能とその産物である酵素の機能は、人によって異なる可能性がある。ある人に対して意図した効果を示す薬剤が、他の人に対しては効果がなく、また別の人に対しては有害となるという可能性もある。主要な薬剤を代謝する遺伝子変異の解析が個人に対して可能となれば、医師が正しく薬剤の種類と量を選択する上で役立つ。薬剤と同様に、食品が身体の細胞によって消化、吸収および利用される過程にも酵素が必要である。個人の遺伝子構成に合わせて食品を選択する能力（栄養学的ゲノミクスの科学）は、ファーマコゲノミクスの概念と同様に、遺伝子研究において重要な応用分野となると予想される。

遺伝子型と栄養アセスメント

臨床栄養学専門家にとって最も大きな影響を及ぼすと予想される応用技術は、個人の特定の遺伝子型を特定の疾患に対する感受性と関連づける技術である。この技術の進歩は、栄養アセスメント、栄養ケアプロセスの診断、介入の段階において、それを補強するものとして重要である。遺伝子型が特別の環境において身体の機能にいかに影響を与えるか、また、特定の環境および環境要因がどのように遺伝子発現に影響を与えるかについての理解が進むにしたがって、栄養プロトコールも発展していくであろう。クライアントの遺伝子プロフィールを用いることで、各自に特化したカウンセリングと栄養推奨量を導きだすことができる。

栄養専門家はクライアントの遺伝子型を理解したうえで、適切な介入へと発展させられなければならない。ゲノムを利用した健康管理の時代に進もうとする栄養専門家には、遺伝学、生化学、分子生物学、代謝などの21世紀の栄養における基礎的な科学の基礎を築くことが必要となる（Milner, 2008; Panagiotou and Nielsen, 2009; Stover and Caudill, 2008）。

遺伝学の基本

本書の読者は、DNAが染色体の遺伝物質であることや、分子遺伝学に関する基本的知識を得ていると思われる。染色体レベルで重要な概念は、DNAが核内で染色体に詰め込まれること、減数分裂と有糸分裂の過程、常染色体遺伝と伴性遺伝、遺伝子の連鎖とマッピング、染色体突然変異とその影響である。分子レベルで重要な概念は、(1) DNAに保存されている情報は、転写、転写後プロセシング、翻訳、翻訳後プロセシングの過程を通じて解読され、タンパク質に変換されなくてはならないこと、(2) 遺伝子には応答エレメント、転写因子、プロモーターからなる調節領域と、エクソンとイントロンを含むコード領域が存在すること、(3) ヒトゲノム内に存在する遺伝的多様性は、疾患感受性をはじめとする各自の表現型に影響を与えることがあるということである。

DNAに含まれる情報には、ヌクレオチド配列に含まれている情報（「DNAコード」）の他に、エピジェネティックなコードと細胞が曝されている環境要因との2種類の情報がある。エピジェネティクスは自然の「筆記用具」である（Gosden and Feinberg, 2007）。DNAと結合しているヒストンタンパク質や、DNA自体に共有結合によって付加されたアセチル基またはメチル基は、DNAの解読に影響を及ぼす。これらの化学基は、必要に応じて付加と除去が行われ、食事による影響も受ける。これからは、栄養カウンセラーがエピジェネティクスに関与する機会が増えて行くだろう（Kauwell, 2008）。

環境に存在する伝統的な栄養素、ファイトケミカル、毒素、ホルモン、薬剤などの分子は、環境の状態に関する情報を伝え、特定の遺伝子の発現がいつオンまたはオフにされるかに対する影響を最終的に与える。栄養学的ゲノミクスの科学は、これらの食事と生活習慣による要因とDNAとの相互作用、ならびにそれが健康に及ぼす影響をすべて包含するものである。図5-1～5-5に、これらの遺伝子に関する基本的原理について要約する。

遺伝学とゲノミクス：栄養学的ゲノミクス、ニュートリジェネティクス、ニュートリゲノミクス

遺伝学は遺伝に関する科学である。歴史的に遺伝学は、眼や毛髪の色のような形質が親から子供へと伝えられる機序や、特定のまれな疾患が世代から世代へと引き継がれる機序

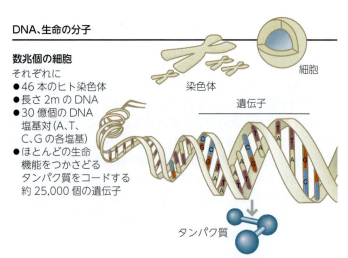

DNA、生命の分子

数兆個の細胞
それぞれに
- 46本のヒト染色体
- 長さ2mのDNA
- 30億個のDNA塩基対（A、T、C、Gの各塩基）
- ほとんどの生命機能をつかさどるタンパク質をコードする約25,000個の遺伝子

図5-1　細胞はすべての生物系の基本となる活動単位である。その活性を指図するために必要とされる指示は、すべてデオキシリボ核酸という化学物質に含まれている。

出典：U.S. Department of Energy, Human Genome Program: www.ornl.gov/hgmis

細胞分裂に先立ってのDNA複製

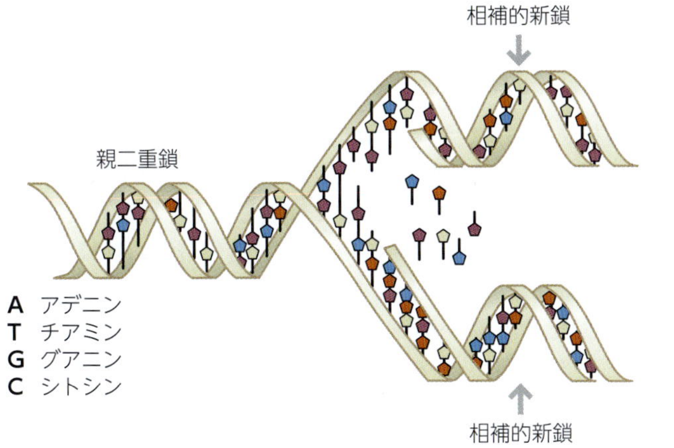

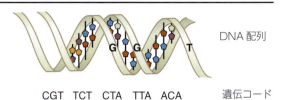

- A アデニン
- T チアミン
- G グアニン
- C シトシン

図5-2 1つの細胞が2つの娘細胞へと分裂する度に、その全ゲノムが複製される。ヒトその他の高等生物では、この重複は核で起こる。細胞分裂中に、デオキシリボ核酸（DNA）分子は解かれ、塩基対間の弱い結合が切れて鎖が分離できるようになる。それぞれのDNA鎖は新たに相補的な鎖を合成するよう指示し、分離されたそれぞれの鎖上で遊離ヌクレオチドによる相補的な塩基対が形成される。ここでは厳格な塩基対合則が厳守され、チミンはアデニンのみと（ATペア）、グアニンはシトシンのみと（C-Gペア）塩基対を形成しする。どちらの娘細胞とも、それぞれ古いDNA鎖を1本と、新しいDNA鎖を1本受け取る。細胞がこの塩基対合則を厳守する限り、新たな鎖は古い鎖の正確なコピーであることが保証される。このことは、生物自体またはその子孫に大きな影響を与える可能性のある誤り（変異）の発生率を最小化する。

出典：U.S. Department of Energy, Human Genome Program: www.ornl.gov/hgmis.

遺伝コードがアミノ酸の種類と順番を指示する

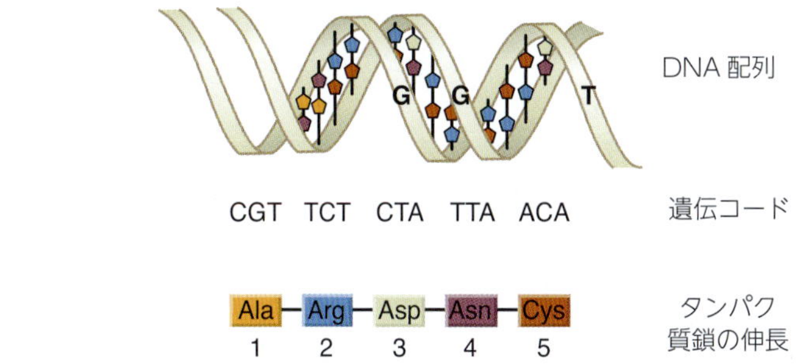

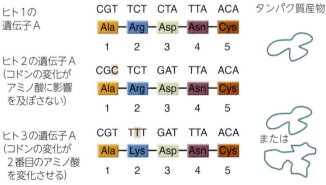

図5-3 すべての生命体は主にタンパク質からできている。タンパク質は大きく複雑な分子であり、アミノ酸と呼ばれる単位が長く連なることによって構成される。通常、タンパク質には20種類のアミノ酸が存在する。遺伝子内には、3つの塩基の特定の配列（コドン）が、細胞のタンパク質合成機構に特定のアミノ酸を付加するよう指令する。たとえば、ATGの塩基配列は、アミノ酸のメチオニンをコードする。3つの塩基が1つのアミノ酸をコードすることから、平均的な大きさの遺伝子（3000bp）によってコードされるタンパク質は、1000個のアミノ酸からなることになる。遺伝コードは、このように特定のタンパク質を合成するためにはどのアミノ酸が必要かを明示する一連のコドンである。

A：アデニン、bp：塩基対、G：グアニン、T：チミン

出典：U.S. Department of Energy, Human Genome Program: www.ornl.gov/hgmis.

遺伝子におけるDNA配列の多様性は、遺伝子コードが合成されるタンパク質を変化させる可能性がある

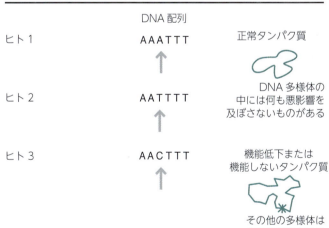

図5-4 ヒトの遺伝コードにおける多様体には、合成されるタンパク質に影響は及ぼさない場合もあれば、疾患を発症させる場合や、疾患に対する感受性を高める場合もある。

出典：U.S. Department of Energy, Human Genome Program: www.ornl.gov/hgmis.

健康か疾患を発症するか

図5-5 ヒトのDNAを構成する全ヌクレオチド配列のうち、0.1%だけが個人によって異なると推定される。遺伝情報におけるこれらの多様性は、個人間の身体的および機能的な差異が生じる原因であると考えられる。

出典：U.S. Department of Energy, Human Genome Program: www.ornl.gov/hgmis.

の解明に焦点を当ててきた。本来、遺伝性疾患は独立した疾患区分として分類されていた。今日では、直接的であれ間接的であれ、すべての疾患は遺伝情報と関係があると科学者たちは認識している。

遺伝子科学が対象とする範囲は、生物体が持つすべての遺伝情報——その ゲノム ——や、様々な遺伝子とその遺伝子産物であるタンパク質および環境との相互作用などへと大きく広がっている。ゲノミクス は、この複雑で双方向的な状況をさらに正確に説明するものである。遺伝学では当初1つの遺伝子の変異によって引き起こされる疾患に注目していたが、ゲノミクスでは、今日における遺伝子多様体と環境要因との相互作用を原因とする慢性疾患にさらに注目している。栄養学的ゲノミクスが焦点としているのは、これらの相互作用の結果として生じる、食事と生活習慣が関与する疾患である。栄養学的ゲノミクスは実践の現場そのものであり、その中にはニュートリジェネティクス、ニュートリゲノミクス、エピジェネティクス、エピゲノミクスが含まれる。

ニュートリジェネティクス は、個人の特定の遺伝的多様性が機能にどう影響するかという点に注目するものである。たとえば、5,10-メチレンテトラヒドロ葉酸還元酵素（5,10-methylenetetrahydrofolate reductase [MTHFR]）遺伝子の特定の多様体を持つ人では、最適な健康状態を得るためには、生物学的利用能が通常よりも高い形の葉酸塩が必要となるであろう。ニュートリゲノミクス は、特異的な環境要因が特定の遺伝子の発現変化に及ぼす影響を研究する学問である。エピジェネティクスとエピゲノミクスは、遺伝子の発現のオン・オフを調節することで異なる結果をもたらすもので、それによってニュートリジェネティクスによる影響とニュートリゲノミクスによる影響のどちらが生じるか決定される。食事やその他の生活習慣の選択は、個人が持つ特定の多様体に適応するものにしなくてはならない。

遺伝学の基礎

デオキシリボ核酸（deoxyribonucleic acid [DNA]）は、すべての生物体の遺伝物質である。この分子は水素結合によってヌクレオチド が繋がってできた二本鎖が二重らせん構造となっているものである。各ヌクレオチドは、糖であるデオキシリボース、ミネラルであるリン、4種類の含窒素塩基であるアデニン（A）、チミン（T）、グアニン（G）またはシトシン（C）の1つをそれぞれ含んでいる。各ヌクレオチドは横向きに繋がり、それが鎖状となった配列がDNAにコードされる特別な情報を決定する。

ヒトのゲノムは約30億個のヌクレオチドによって構成され、細胞の核の中に収められている。遺伝子はヌクレオチドの配列により、タンパク質の合成に関する情報を暗号化したものである。ヒトのゲノムには約20,000〜25,000個の遺伝子が含まれているが、これは全ゲノムのわずか2%にすぎない（Human Genome Project, 2010）。染色体の中には、遺伝子と遺伝子の間に一続きの長いヌクレオチドが挟まれている部分が頻繁に認められる。このような配列は 介在配列 と呼ばれ、ヒトのDNAの大部分を占めている。この配列はタンパク質をコードしないが、「ジャンクDNA」ではない。これらの配列は、タンパク質をいつ、どこで、どれだけ産生するのかを制御する構造的および制御的機能を持つ。

細胞が情報を利用するには、DNAに書き込まれている情報を最初に解読し、タンパク質に翻訳しなくてはならないが、この仕事を生物は細胞レベルで行う。遺伝情報の解読は、以下の2段階によって行われる。(1) 転写 の過程では、DNAはリボ核酸ポリメラーゼ（RNAポリメラーゼ）という酵素によって仲介役となる メッセンジャーRNA（messenger RNA [mRNA]）に転写され、(2) それに続く 翻訳 の過程では、mRNAにコードされている遺伝情報の指示に従い、すべての生物に共通する 遺伝コード を用いてアミノ酸を並べて組み立て、タンパク質を産生する。すべての遺伝子にはRNAポリメラーゼの結合を制御して転写を制御する プロモーター領域 と、RNAポリメラーゼがDNAをmRNAに転写する コード領域（情報領域）が共通構造として存在する。コード領域内には、遺伝子が産生するタンパク質のアミノ酸配列を指定するヌクレオチド配列（エクソン）が存在する。コード領域には イントロン（エクソンとエクソンとの間に点在し、アミノ酸をコードしない配列）も存在する。

転写されてできたmRNAは、タンパク質合成を開始する前にプロセシングされ、イントロンが取り除かれる（転写後プロセシング）。転写され、プロセシングを受けたエクソンは、この時点で3つのヌクレオチドのセットからなる コドン として、タンパク質内でのアミノ酸の配列を指定する。タンパク質の中には活性化のためにさらに翻訳後プロセシングを必要とするものもあり、その例としては切断または酵素による処理を受けることによって活性化される糖タンパク質、プロ酵素、プロホルモンなどが挙げられる。

プロモーター領域よりも前（「上流」）には転写の制御を行なう 調節領域 が存在する。この領域内には、転写因子 とそれに結合する リガンド などの調節タンパク質が結合する部位である 応答エレメント が存在する。転写因子との結合を引き金として別のタンパク質がさらに動員され、タンパク質複合体を形成する。それがプロモーター領域の立体構造を変化させ、RNAポリメラーゼが遺伝子と結合して転写（発現）を促進または抑制することにより、遺伝子の発現を変化させる。プロモーター領域内での応答エレメントの配列は非常に複雑であり、複数の転写因子が結合することによって遺伝子発現を細かく調整することができる。応答エレメントに転写因子が結合することにより、食品に含まれる生理活性成分などの環境要因が遺伝子に「話しかけ」、タンパク質の合成量を増減させるよう情報を伝える。

遺伝子がコードするタンパク質は、細胞に代謝機構をもたらす酵素をはじめとして、受容体、輸送体、抗体、ホルモン、伝達物質などの役割を担っている。遺伝子に生じた変化は、DNAを用いて合成されるタンパク質のアミノ酸配列を変化させる

おそれがある。このような変化は変異と呼ばれ、そのタンパク質の機能を大きく障害させ、細胞だけに留まらず、最終的には生体の機能を損なうことが知られている。ただ1つのヌクレオチドが変化しただけで、消耗性の疾患を引き起こす例もある。たとえば鎌型赤血球症の患者では、1つのヌクレオチドの変異がヘモグロビン分子のアミノ酸の1つを変異させた結果、重度の貧血をきたす（第33章を参照）。

DNAの変化は進化の基本となるものであり、すべての変異が有害となるものではないことは明白である。その中には実際に機能を向上させるものもあるが、多くはサイレント変異となって何の影響も及ぼさない。コードするタンパク質に生じた変異がその機能にどう影響を及ぼすかによって、消耗性の疾患を引き起こす場合もあれば、全く影響が現れない場合もある。専門的に言えば、DNAに生じる変化はすべて変異となる。しかし、ゲノミクスが発展した今の時点においては、変異という用語は機能において検出可能な変化が明確に認められるような変化に対して用いられる傾向がある。それに対し、遺伝的多様性（または遺伝子多様体）という用語は、機能的影響があまり強力ではないために、それだけでは疾患またはその他の検出可能な結果をもたらさない変異に対して用いられる。栄養学的ゲノミクスは、主に環境要因と相互作用する変異に注目している。

このように遺伝子は、1つのヌクレオチドが他のものと入れ替わる（例：グアニンがシトシンに替わる）ような小さな変化が生じる結果、わずかに異なる形として存在する可能性がある。このような異なる遺伝子の形を示す用語が、アレル（対立遺伝子）または多型である。そのため、同じ遺伝子にアミノ酸配列が異なるタンパク質産物（アイソフォーム）が存在し、その機能も異なる場合が多い。ヒトの遺伝子は99.9％が同じであるにもかかわらず、なぜ個人で明らかに異なるのかということを説明する際に、この多型（対立性）の概念が重要となる。この0.1％の差によって、ヒトに明確に認められる身体的多様性を十分説明づけることができる。このことは、主要な代謝酵素の機能に容易には観察できないような微妙な差が生じることの理由となっている。このような多様性の存在が、治療や栄養介入研究の結果に多くの不一致が認められる原因であると考えられる。

一塩基多型（single nucleotide polymorphism [SNP]）は、現在までに最も研究されてきた構造的多様体である。しかし、ヒトゲノムについて現在進行中の解析によれば、他の構造多様性もヒトにおける遺伝子型と表現型の多様性に重要な役割を果たしている可能性があることが示されている（Feuk et al., 2006）。ヌクレオチドの喪失または追加、塩基配列の重複とコピー数多型も、同様に重要な意味を持つ。

遺伝的多様性の存在と重要性について理解することは、21世紀の栄養の最も重要な焦点となるものであり、これまでの栄養研究と栄養療法とは一線を画すものとなっている。ヒトはそれぞれ異なる疾患感受性を持ち、環境の毒性物質に対する処理方法が異なり、物質の代謝にもいくぶん違いがあり、栄養必要量もわずかに異なる。これらの画期的な発見は、医学、薬理学、栄養学の持つ臨床的側面に対する人々の考え方に大変革を起こした。未来の栄養士は、個別化された食事必要量を用いて、個別化された療法を実践することになるだろう。

遺伝の形式

形質は、メンデル遺伝、ミトコンドリア遺伝、エピジェネティック遺伝の3種類の形式によって、次世代へと伝えられる。

メンデル遺伝

各細胞の核には、22対の染色体（常染色体と呼ばれる）と、2本の性染色体の合計46本の染色体からなる完全な遺伝物質（ゲノム）のセットが含まれる。細胞分裂（有糸分裂）では、46本の染色体がコピーされ、新たな細胞にそれぞれ分配される。減数分裂では、常染色体が1本ずつと、性染色体がそれぞれ卵または精子に分配される。その後、受精によって46本の染色体の全セットを持つこととなる。

遺伝子は染色体に乗って運ばれることから、有糸分裂と減数分裂の際には、遺伝子とそれに含まれる変化（変異、多様体）も、染色体が分配される法則に従って分配される。この法則は遺伝子のメンデル遺伝と呼ばれるものであり、形質の遺伝がいくつかの予測可能な法則に従うことを最初に唱えたグレゴール・メンデルにちなんで名付けられた。この遺伝の法則を知っていれば、数世代にわたって変異を追跡することができる。この遺伝子が受け継がれる様子は特に家系として示され、それによってある遺伝子の変異が特定の家族に遺伝する可能性を予測することができる。変異が疾患を発症させる場合には、家族の他の一員にその疾患が遺伝する確率を予測する際には、家系は有用となる。米国公衆衛生局長官（U.S. Surgeon General）が提供している家族歴イニシアチブ（Family History Initiative）は、家系図を作成する際の手助けとなる。メンデル遺伝では常染色体遺伝または伴性遺伝、優性または劣性のどちらも生じる。

メンデル遺伝の古典的モデルには、常染色体優性、常染色体劣性、X連鎖優性、X連鎖劣性、Y連鎖の5種類がある。個人の遺伝子型は遺伝の法則に従うが、表現型（遺伝子型の観察可能な発現）は従わない場合もある。ヒトは1つの遺伝子を2つのコピー（アレル）として持ち、それぞれのコピーが1本の染色体上に1つずつ存在する。同じアレル（双方が一般的または通常の型か、双方が変異体または多様体）の遺伝子を、ホモ接合体であると呼ぶ。異なるアレルの場合は、ヘテロ接合体と呼ぶ（キャリアとも呼ばれる）。

優性と劣性は、1つが通常のアレルで1つが変異アレルを持つヘテロ接合体において、その形質が発現されるかどうかを示す用語である。多様体アレルのコピーを1つのみ持つ場合でも、形質が発現されればそのアレルは優性（すなわち、多様体アレルの表現型が優勢な表現型となる）となる。1つのコピーだけ存在しただけではその遺伝子型が表現形として現れないアレルは、劣性と呼ばれる。この場合には、多様体アレル

がゲノム内に存在しても、その多様体アレルが2つ揃わなければその形質は発現されない。

さらに呼称に対する理解が困難なものに、浸透度の概念がある。ある個人に特定の表現型を示す遺伝子が存在することが家系によって示唆されていても、その疾患が現れない場合もある。そのような遺伝子は浸透度が低いと表現され、遺伝子を持つすべての個体が必ずしも確認可能な形でそれを発現するとは限らないことを意味している。ここで興味深いのは、「確認可能な形」はそれを何によって評価するかによって大きく変わることである。50年前には劣性であると考えられていたアレルの多くも、現在ではさらに感度の高い新規技術によって発見が可能になっている。栄養専門家にとって浸透度が興味深いのは、食事と生活習慣のように特定の環境要因に曝露されることがなければ、遺伝的多様性によって機能が障害され、疾患が発症することはないということを浸透度が示していることである。これらの要因を修正することによって、このような多様体を持つ人の健康に及ぼす結果を改善できる可能性がある。ただし、用語の定義はこの分野の進歩に伴って変化する可能性がある。

ミトコンドリア遺伝

核内に存在する遺伝物質に加え、各細胞のミトコンドリアにも限られた数のタンパク質をコードするDNAが含まれている。これらの遺伝子の大部分は、ミトコンドリアの維持とそのエネルギー産生活性に関与している。核DNAと同様に、ミトコンドリアDNA（mitochondrial DNA [mtDNA]）の変異も疾患を引き起こす。ミトコンドリア遺伝子がもたらす形質には、特有の遺伝パターンがある。ミトコンドリアとその遺伝物質はメンデル遺伝の形式を取らず、通常は母親から子へと伝えられることから、ミトコンドリア遺伝または母系遺伝と呼ばれる。この生物学的原理は、人類学研究において何世紀にもわたって系譜と集団移動のパターンを追跡する根拠となった。さらに、mtDNAの変異によって引き起こされる家族性疾患を追跡する際の道筋ともなった。しかし、他の生物学的過程と同様に時々誤りが生じる場合があり、mtDNAが父親から子へと伝えられるものもあることが報告されている。

エピジェネティック遺伝、ゲノム刷り込み

エピジェネティック遺伝は、遺伝情報が世代間で伝えられるもう一つの機序を説明づけるものである。エピジェネティクスは、DNAの塩基配列に含まれる情報に、さらに指示を加えるものである。エピジェネティクスは遺伝子の発現に影響を及ぼすが、塩基配列を変化させることはない（van der Maarel, 2008; Villagra et al., 2010）。この遺伝には、ヒストン修飾、DNA修飾、RNA干渉（RNA interference [RNAi]）少なくとも3種類の機序が関与している。

ヒストンはDNAと結合しているタンパク質である。ヒストンの分子はヌクレオソームを形成する際の土台となり、糸巻きに糸を巻くように周囲にDNAを巻きつける。この機序はハードディスクドライブ内でデータを圧縮するのとよく似たもので、大量のDNAを核の小さな空間内に詰め込む際に役立つ。圧縮されたDNAは、このままではmRNAに転写されない。アセチル基の付加と除去は、DNAが伸びた状態では転写を進めることができるか、または凝縮された状態で転写を止められるかどうかをそれぞれ制御するための重要な機序である。

同様に、DNA自体もメチル基などの官能基の付加と除去によって修飾される。メチル化は遺伝子のプロモーター領域の近くに位置するCpGアイランド内にあるシトシン残基で起こる。CpG島（pはシトシン[C]とグアニン[G]ヌクレオチドの間のホスホジエステル結合を指す）は、シトシンとグアニンを多く含むDNA塩基配列であり、メチル化によって転写が妨げられるため、遺伝子の発現が抑制される。一般にメチル化は遺伝子発現を抑制し、脱メチル化は遺伝子発現を促進する。

DNAのメチル化とヒストン修飾はゲノム刷り込みの一因となり、遺伝子発現に影響を及ぼす。ゲノム刷り込みは、遺伝子の2つのアレルのうち、母親または父親に由来するアレルのいずれか1つだけが発現される珍しい現象である。それぞれのアレルに確認可能な表現型をもたらす異なる変異が含まれている場合には、母親または父親のアレルのどちらが発現されるかによって子の表現型は異なってくる。プラダー・ウィリー症候群とアンジェルマン症候群はゲノム刷り込みの代表例であり、いずれもDNAの15番染色体上の遺伝子が関与する。父親のアレルが発現される場合には、子はプラダー・ウィリー症候群を発症し、母親のアレルが発現される場合には、子はアンジェルマン症候群を発症する。いずれの症候群とも知的障害を特徴とするが、プラダー・ウィリー症候群の患者は満腹感が失なわれることから、過食と病的肥満を引き起こす。表現型の相異の根底にあると思われる機序は、両親の間におけるDNA配列自体の差ではなく、エピジェネティックな印付けのパターンが異なること（ヒストンのアセチル化またはDNAのメチル化のいずれか）によるものである。ゲノム刷り込みは臨床的にも重要な意味を持つ（Butler, 2009; Das et al., 2009）。

第3の機序であるRNA干渉（RNA interference [RNAi]）は、転写後に短い一本鎖RNA（21～23個のヌクレオチド）をDNAまたはmRNAと結合させる方法である。mRNAが結合することにより、その遺伝子にコードされているタンパク質への翻訳が妨害され、遺伝子発現が抑制される。DNAとの結合では、染色体の全領域の発現が抑制され、エピジェネティックな遺伝子サイレンシングと呼ばれる状態をもたらす。これは哺乳類の雌において、2本のX染色体の一方の発現が抑制されるX不活性化と呼ばれる現象の基礎をなすものである。この機序があることで、X染色体を2本持つ雌も1本しか持たない雄も、X染色体によってもたらされる情報量は同じとなる（Kloc and Martienssen, 2008; Suzuki and Kelleher, 2009）。

食事は少なくともエピジェネティックな機序の1つであるDNAメチル化に影響を与え、その影響が遺伝することが明ら

かにされていることから、栄養専門家にとってエピジェネティクスは興味深い。マウスは哺乳類でこの複雑な過程を解明するためのモデル系として使用されてきた。Waterland and Jirtle (2003) による歴史的研究では、アグーチ遺伝子に変異を持つ系統のマウスが使用された。野生型（正常）のアグーチアレルは、マウスの毛色を茶色にする。Avy変異（*agouti viable yellow*アレル）では毛色が黄色となるが、このアレルは優性であるため、Avyのコピーを少なくとも1つ持つマウスはすべて黄色の毛色を持つ可能性がある。研究者らは、Avy変異のコピーを2つ持ち毛色が黄色の遺伝学的に同一の雄のマウスと、毛色が茶色（正常なアグーチアレルを2コピー持つ）の遺伝学的に同一の雌を交配させた。標準食を摂取させたマウスでは、母親の毛色は茶色、父親の毛色は黄色となり、Avyアレルが優性であることから、仔（アグーチアレル1つとAvyアレル1つを持つ）の毛色は黄色になると予測される。この研究では、半数の雌には通常の餌が与えられ、半数にはメチル供与体となる葉酸、ビタミンB_{12}、コリン、ベタインのようなメチルに富む餌が与えられた。強化餌を摂取していない母親のほとんどには、黄色の毛色を持つ仔が生まれた。しかし、メチル基に富む餌を与えられた母親から生まれた仔のほとんどは、茶色と黄色が混ざったまだらの毛色（偽アグーチと呼ばれる）であった。母親の食餌は明白に仔の毛色に影響を及ぼしており、さらにその影響は成体期まで持続した。まだらの毛とアグーチ遺伝子のメチル化度の間に相関があったことから、メチル基を多く含む食餌がAvyアレルのエピジェネティックに不活化させたことが示唆される。

さらに、食事によるこの効果は遺伝する可能性がある。Cropleyら (2006) は、「祖母」世代の雌にメチル基を多く含む餌を多く与え、娘世代にはメチル供与体を多く含む餌を与えなくても、その子孫にはまだらの茶色の毛を持つ仔が多く産まれることから、毛色に及ぼす影響は世代間で伝えられることが示唆されることを明らかにした。食事とおそらくその他の環境要因は、DNA配列を変化させることなく遺伝子発現に影響を与えるエピジェネティックな「印付け」作用を介して、世代を超えて影響を及ぼすと考えられる。この種の遺伝子－食事間のエピジェネティックな機序は、一卵性双生児が完全に同一の遺伝子型を持っているにもかかわらず、なぜ一般には表現型は同一ではないのかという疑問を説明付けるものである。

遺伝と疾患

遺伝物質に生じた変化は、それが染色体DNA、ミトコンドリアDNAまたはただ1つのヌクレオチドであろうと、身体の細胞、組織、臓器の作用に重要な役割を果たすタンパク質を変化させる可能性がある。このレベルでの遺伝物質の変化は、非常に大きな影響を及ぼす。

染色体レベルの疾患

染色体の数または染色体上におけるDNA配列の変化は、個体にとって有害となり、多くの場合に致死的となる。染色体異常は、すべての染色体を画像として可視化する核型分析を用いて発見できる。非致命的な染色体異常の例が21トリソミー（ダウン症候群）であり、この疾患は21番染色体が1本多いことが原因となって発症する。

染色体の一部が失われる（部分的欠失）によって引き起こされる症候群もある。ベックウィズ－ヴィーデマン症候群（11番染色体の欠失）では、巨舌をはじめとする臓器過成長を特徴とし、摂食障害と低血糖症を引き起こす。これらの患者は口腔運動障害が生じていることが多いため、栄養状態に影響が及んでしばしば早期での発育障害を認めることから、染色体異常を持つ患者への栄養療法において栄養専門家は重要な役割を担っている。その後の発達段階では肥満が問題となることから、体重、糖尿病、心血管合併症の管理に栄養療法は有用となる。このような異常を持つ人はさまざまな程度の精神遅滞を伴うことが多く、そのことが治療を困難なものにしている。栄養専門家が豊富な知識を持つことで、栄養状態に対するこれらの疾患の有害な影響を軽減することができる（第45章を参照）。

ミトコンドリアレベルの疾患

ミトコンドリアは細菌を起源とすると考えられる細胞内小器官であり、その機能は主にアデノシン三リン酸を産生することである。ヒトのミトコンドリアDNA（mtDNA）は、13種のタンパク質と2種のリボソームRNA、このタンパク質の合成に必要な22種の転移RNAをコードしている。残りのタンパク質は核DNAによってコードされている。核DNAとは違ってmtDNAは小分子（16,569塩基対）の環状構造となっており、それが各ミトコンドリア内に数百から数千コピー存在する。前述の通り、mtDNAは母親から子孫へと受け継がれる。

当然ながら、mtDNAに生じる変異は特に退行性となり、酸化的リン酸化を多く必要とする組織に主に影響を与える。mtDNAにはコピーが複数存在するため、すべてのコピーに変異が生じた場合でなくても、それぞれ異なる臨床症状が現れる。mtDNAの変異は様々な年齢で顕在化し、その例としては神経疾患、心筋症、骨格筋障害などが挙げられる (MITOMAP, 2009)。たとえば難聴を伴う糖尿病であるウォルフラム症候群は、mtDNAが原因であることが最も早く突き止められた疾患の1つである。mtDNAの変異を原因とする疾患は、これまでに60種以上が報告されている (Tuppen et al., 2009)。

分子レベルの疾患

栄養学的ゲノミクスと関連深い疾患の多くは、分子レベルで変化が生じているものである。一般にDNAの変異は、1つの遺伝子内において1つまたは複数のヌクレオチドが置換、挿入または欠失によって変化することで起こる。さらに、複数のヌクレオチドの欠失または挿入が生じるような大規模な変異では、遺伝子の制御領域やタンパク質コード領域にも起こる可能性がある。調節領域に変異が生じれば、産生される

タンパク質の量が増減する場合や、環境が放つシグナルに対する遺伝子の応答能力が変化する場合もある。コード領域の変異がタンパク質のアミノ酸配列に影響を及ぼす場合には、それがタンパク質の構造と機能に影響をもたらし、生物の機能が障害を受ける可能性がある。ヒトの遺伝子の大部分は核染色体上に存在するため、遺伝子の多様性はメンデル遺伝に従って伝えられ、エピジェネティックな印付けによる修飾を受ける。

栄養に影響を及ぼす<u>常染色体優性</u>遺伝性の単一遺伝子性疾患には、口腔運動障害、発育障害、過剰な体重増加、便秘を起こすものもある。その例として、歯の異常、肥満、低カルシウム血、高リン酸血を引き起こすオールブライト遺伝性骨形成異常症、口腔運動障害と肥満をしばしばもたらす軟骨形成不全症、心臓病への感受性を高め、成長過剰、栄養上必要量の増大をもたらすマルファン症候群が挙げられる。家族性高コレステロール血症は、低比重リポタンパク（low-density lipoprotein [LDL]）受容体の障害によって生じる疾患であり、コレステロール値が上昇しアテローム性動脈硬化に罹りやすい。

<u>常染色体劣性</u>疾患はさらに一般的に認められるもので、アミノ酸、炭水化物、脂質代謝の代謝異常がこれに含まれる。これらの疾患は変異によって新生児に重度の発達障害や死亡をもたらすことから、古くからその存在が知られていた。これらの疾患は遺伝性であり、特定の変異に伴って発症することから、<u>先天性代謝異常</u>（inborn errors of metabolism [IEM]）と呼ばれる。

IEMは栄養学的ゲノミクスが関与する例として最も早く知られた疾患であり、食事改善が治療の第一選択となる（第44章を参照）。ここでは遺伝学的観点から見たIEMの概要について述べ、この患者に健康を回復させるために栄養専門家が果たす重要な役割と、類似する遺伝子変異を原因として発症するが、あまり重度の機能障害は生じない慢性疾患の患者との対比について強調して述べる。

アミノ酸代謝におけるIEMの典型的な例がフェニルケトン尿症（phenylketonuria [PKU]）である。この疾患はフェニルアラニン水酸化酵素をコードする遺伝子に変異が生じ、フェニルアラニンをチロシンに変換することができなくなることによって発症する。フェニルケトン尿症の患者は、生涯にわたって食事からのフェニルアラニンの摂取を制限することにより、成人後も質の高い生活を楽しむことができる。メープルシロップ尿症は、6つの遺伝子によってコードされる酵素複合体である分岐鎖アルファケト酸脱カルボキシル酵素に代謝異常が生じて発症する。これらの遺伝子の1つにでも変異が生じれば、尿中のアルファケト酸が蓄積し、メープルシロップに似た芳香を発する。分岐鎖アミノ酸の摂取制限を行わない限り、精神遅滞、てんかん発作、死亡につながる可能性がある。

遺伝性果糖不耐症は、炭水化物代謝に関する常染色体劣性IEMの例である。アルドラーゼB（フルクトース1,6-ビスリン酸アルドラーゼ）をコードする遺伝子に変異が生じることにより、酵素の触媒活性を阻害し、フルクトース（果糖）からグルコースへの変換が障害を受ける。母乳哺育の乳児では、果物を食事として摂取するようになるまで症状が現れない。栄養療法では、フルクトースと、フルクトースを含む二糖類であるスクロースの摂取を制限する。

常染色体劣性の脂質代謝異常の例には、中鎖アシルCoA（acyl-coenzyme A [acyl-CoA]）脱水素酵素欠損症があり、この疾患の患者は絶食時でも中鎖脂肪酸を酸化してエネルギーに変えることができない。栄養療法では、食事管理を行わなければ死をもたらすことになる有毒な脂肪酸中間生成物の蓄積を予防することに焦点を合わせる（Isaacs and Zand, 2007）。米国における新生児のIEMスクリーニングに関する最新のガイドラインでは、タンデム質量分析の使用によって対象疾患は約40種類にまで拡大されている（Dietzen et al, 2009）。

<u>X連鎖優性</u>遺伝の脆弱X症候群は、栄養状態にも影響を与える。脆弱X症候群は発達遅延、精神遅滞と行動障害を特徴とする。X染色体上にある*FMR1*遺伝子内に異常が生じ、CGGセグメントの反復が通常よりも多く存在する。このトリヌクレオチドが複数回反復されることにより、X染色体は切断に対して脆弱となる。

<u>X連鎖劣性</u>疾患には、その他に腎性尿崩症、副腎白質ジストロフィー、デュシェンヌ型筋ジストロフィー（Duchenne muscular dystrophy [DMD]）などがある。X連鎖劣性の腎性尿崩症患者では、尿を濃縮することができず、多飲多尿となる。通常この疾患は、乳児期に脱水、少食、嘔吐、成長障害として現れることで発見される。X連鎖劣性副腎白質ジストロフィーは、長鎖脂肪酸を分解する酵素の欠損が原因となって発症する。これらの脂肪は蓄積し、脳と副腎の機能障害と、最終的に運動障害を引き起こす。X連鎖劣性デュシェンヌ型筋ジストロフィーは、筋肉への脂肪浸潤と極度の筋消耗を特徴とする。特に小児の場合は、十代を迎えるまでに車椅子の使用を余儀なくされ、食事の介助も必要となる。

Y連鎖遺伝性疾患は、男性の性決定と生理学的な「ハウスキーピング機能」と関連がある。栄養が関係するY連鎖疾患で、現在までに見つかっているものはない。

以上を要約すると、どの遺伝子にも変異が生じる可能性があり、それによってタンパク質の機能と身体の健康に影響が生じるおそれがある。核またはミトコンドリアDNA内で変異が生じる位置によって、遺伝の方式は異なる。

遺伝子工学

ある疾患形質が染色体上に存在する位置と特定の変異との関連性を明らかにし、それが機能に及ぼす影響を理解するためには、最先端の分子遺伝学の技術が必要となった。最も重要な技術的進歩の1つが1970年代初めに導入された<u>組換えDNA</u>技術であり、この技術は遺伝子とその機能および発現制御の研究に大きな進歩をもたらした。細菌由来の<u>制限エンドヌクレアーゼ（制限酵素）</u>を用いることで、ヌクレオチド鎖に沿って望む位置で再現性高くDNAを切断し、その断片を分離して<u>ポリメラーゼ連鎖反応</u>（polymerase chain reaction

([PCR])技術によって無制限にDNAを複製し、さまざまに適用することが可能となった。この基本的な技術は、遺伝子工学や遺伝的に新規の作物や動物飼料の作製だけでなく、インスリンや成長ホルモンのような治療用タンパク質を製造する際に使用される多くの一般的技術の基礎を築いた。

組換えDNA技術がDNA塩基配列決定への道を開き、それによって遺伝子内の塩基配列の同定、変異の正確な位置を特定ならびに個人のゲノムの塩基配列の解析が可能となった。最近におけるDNA解析技術の進歩の成果である全エキソームキャプチャーは、遺伝子を構成するDNA配列同定のための効果的手法となるだろう（Choi et al., 2009）。組換えDNAはDNA配列における多様性発見の基礎となる技術であり、法医学分野や父親の鑑定、疾患感受性の予測への応用が可能である。遺伝子治療も重要な応用であり、この技術を用いれば、疾患の原因となる変異を持つ患者の細胞に正常な遺伝子配列を導入することが可能となる。

これらの初期の技術から派生したものの1つが、マイクロアレイ技術である。マイクロアレイは別名DNAチップとも呼ばれ、発生の各段階のような特定の状態下で、特定の時期にどの遺伝子が発現されるのかを明らかにする場合に利用される。さらに、栄養素などの環境要因に応答した遺伝子のスイッチのオン・オフを同定する場合にも用いられる。有用な臨床応用例としては、正常細胞と異常細胞の間における遺伝子発現を比較があり、この技術はがんの研究において重要である。

その他の遺伝子工学技術には、遺伝子の発現を干渉し、遺伝子とそれがコードするタンパク質の機能を同定する技術がある。この考え方は、最初はモデル系、特にマウスをはじめとする遺伝子組み換え動物（「ノックアウトマウス」）に対して応用された。マウスとヒトは同じ遺伝子を多く共有していることから、マウスの遺伝物質を操作し、その代謝と生理機能に及ぼす影響を検討することは、ヒトにおける遺伝子の影響を理解する上で重要となった。ノックアウトマウスでは遺伝子が改変（「ノックアウト」）されるため、正常なタンパク質を産生することができない。反対に、遺伝子を改変してその産物を過剰または過少に産生させることも可能である。調節配列を改変すれば、環境から受け取るシグナルに適切に反応しないように変化させることもできる。こうした方法によって、遺伝子の正常機能の解明、ならびに過剰または過少発現がもたらす影響の研究が可能となるほか、体外からのシグナルと体内の遺伝物質との相互作用の詳細を解明することができる。遺伝子導入マウスは、遺伝子と栄養との間の相互作用の研究に特に役立つ。この概念が応用されたものがRNAi（RNA干渉）である。この技術では、短いRNAの配列をmRNAと結合させ、mRNAからタンパク質への翻訳を妨害（ノックダウン）する。それによって生じる特定タンパク質の発現低下を評価することによって、そのタンパク質が生体機能に果たす役割について解明することができる。

遺伝学と栄養療法

染色体または単一遺伝子に生じた変異は、栄養状態を変化させ、栄養療法の重要性を際立たせる。分子栄養学と栄養学的ゲノミクスの急速な発展により、まれな疾患だけでなく、心血管疾患（cardiovascular disease［CVD］）、がん、糖尿病、炎症性疾患、骨粗鬆症、肥満のようにさらに患者数が多い慢性疾患に対してまでも栄養専門家の役割は拡大している。

特定の慢性疾患と関連性のある遺伝子多様体を同定する技術を進歩させ、食品中の生理活性成分とこれらの多様体との相互作用を理解するためには、栄養専門家は遺伝子スクリーニングの情報を解析し、得られた知見をサービスに組み入れなければならない。個人の遺伝子に合わせた食事と生活習慣の選択を手助けするためには、栄養専門家にはさらに進んだレベルの実践が必要とされるであろう（DeBusk, 2009; DeBusk and Joffe, 2006; Jones et al., 2010）。

栄養学的ゲノミクスは、遺伝的多様性と環境要因との間の相互作用がいかに個人と集団の遺伝的可能性、つまり「遺伝子×環境」（gene × environment［GxE］）による前提に影響を与えるかにその焦点を絞っているという点で独特である（Ordovas and Tai, 2008）。食事と生活習慣の選択が遺伝的可能性に影響を与えているのと同様に、ヒトは環境に含まれる代表的な有害物質にも曝露されている。ニュートリジェネティクスは、個人がそれぞれ固有に持つ遺伝的多様性のセットが、特定の環境中で最適な機能を示す能力にどのように影響を及ぼすかに関心を寄せている。ニュートリゲノミクスは、環境がどのように遺伝子発現に影響するかを明らかにする学問である。

健康と疾患に対する栄養遺伝子学的影響

栄養学と遺伝学との間の相互作用は、ごく単純なものから極めて複雑なものまで多岐にわたる。最も単純なものは、欠陥遺伝子、不良タンパク質、代謝産物の欠損の程度、ならびにその結果として生じ、メンデル遺伝によって伝えられる疾患の状態と栄養療法に対する反応性との間の直接的な関係である。先天性代謝異常はこのような相互作用の代表例であり、遺伝性疾患と呼ばれてきた。分子レベルの疾患に対する理解がすでに最先端まで進んでいる現在では、この用語はもはや適切ではない。先天性代謝異常は、代謝異常によって引き起こされるタンパク質機能障害を原因とするまれな変異であると特徴づけられている。この明確な特徴は、これらの特定の変異がまれに生じた結果である。

すべての人は、代謝性疾患につながるタンパク質機能障害の原因となる変異を持っている。ヒトは特定種のアミノ酸、脂肪酸、ビタミン、ミネラルを必要とするが、これらの重要な栄養素の合成を制限する変異も存在する。それによる機能障害と疾患の発生を予防するためには、これらの栄養素を食事として補充しなければならない。たとえば、ヒトはグロノラクトンオキシダーゼという酵素をコードする遺伝子を持たないため、ビタミンCを合成することができない（ヒトは6300万

年前にこの酵素活性を失っているのでビタミンCが必須となっている)。そのため、食事から摂取するビタミンCが必要量未満である場合には、壊血病の発症リスクが高まり、時には死に至る。

現在行うべきは、遺伝学的根拠に基づいて栄養必要量を理解し、欠損する栄養素を栄養療法によって補充すれば遺伝子がもたらす制限を回避することができることや、独特な遺伝的多様性のセットを持つ個人は異なるレベルの栄養素を必要とする可能性があると認識することである。50種類以上の代謝反応について、補因子に対する親和性が低下し、本来の機能を回復するためには多量の栄養素を必要とすることが明らかにされている。そのための補充の程度は通常の推奨栄養素量を大きく越えたレベルであることが多いことから、各個人は遺伝学的に独特であり、代謝における必要性も個人によって異なるということを常に心に留めておくことが重要である。

一般化された推奨栄養必要量ガイドラインは有用であるが、各自が遺伝的多様性を持つ可能性があるということは、それぞれ特定の栄養素に関して一般推奨量よりも過剰または過少の摂取を必要とするということである。栄養学的ゲノミクスでは、従来の包括的な食事性推奨摂取量について、年齢と性別を中心にしたものから、栄養遺伝学的構成と、それがタンパク質の機能にもたらす影響を取り入れることへと考え方が変化している(Stover, 2006)。栄養療法は、疾患に対するリスクを増加させる可能性のあるDNA変異を補うには極めて重要な手段である。

先天性アミノ酸代謝として古くから知られているホモシスチン尿症は、ホモシステインの血中濃度上昇がCVD(心血管疾患)に対する独立したリスク因子であることを認識させたという点で注目されている。この疾患では、ビタミンB_6を必要とする酵素であるシスタチオニンβシンターゼの欠損により、ホモシステインからシスタチオニンへの変換が阻害される。その結果、ホモシステインが蓄積し、アテローム性動脈硬化とジペプチドであるホモシスチンの生成が促進されることにより、コラーゲンの架橋異常が生じて骨粗鬆症を引き起こす。欠失する遺伝子によって栄養療法は多岐にわたる。活性化に高濃度のビタミンB_6補因子を必要とする酵素を欠損する患者もあれば、B_6には反応せず、ホモシステインをメチオニンに変換するために葉酸、ビタミンB_{12}、コリン、ベタインを併せて必要とする患者もある。また、メチオニンの摂取制限を必要とする患者もある。少なくとも3種類のホモシスチン尿症が存在し、そのそれぞれが異なる栄養療法を必要とする。技術の進歩により、遺伝子解析を用いてこれらの類似する疾患の識別が可能となった(第6章および第33章を参照)。

MTHFR遺伝子の遺伝的多様性は、遺伝的多様性がどのように栄養必要量に影響を及ぼすかを示すだけでなく、ニュートリジェネティクスの好例ともなっている。この遺伝子は、活性型の葉酸である酵素5-メチルテトラヒドロ葉酸を産生する5,10-メチルテトラヒドロ葉酸還元酵素をコードする。葉酸はホモシステインをS-アデノシルメチオニンへと変換する際に必須であり、この物質は核酸の合成に関与する反応をはじめとして、数多くの代謝反応において重要な役割を果たすメチル供与体となる(33章を参照)。MTHFR遺伝子において一般的な多様体は677C>Tの遺伝子多様体であり、これはMTHFR遺伝子のコード領域上の677番目の位置にあるヌクレオチドであるシトシン(C)がチミン(T)へと置換されたものである。この変異によって酵素活性が低下し、それが活性型の葉酸の産生量低下とホモシステインの蓄積を引き起こす。CVDのリスク増加に加え、血清ホモシステイン値の上昇は発育中の胎児の神経管閉鎖不全リスクを増加させる。これらのリスクを考慮して、現在米国では穀物への葉酸強化が行われており、妊娠可能年齢の女性の摂取量が適正なレベルに保てるようになっている(第16章を参照)。

研究によると、ビタミンB群の葉酸、B_2、B_6、B_{12}のどれか1つ以上を補充することにより、ホモシステインのレベルを下げることができることが示されている(Albert et al., 2008; Ebbing et al., 2008; Shidfar et al., 2009; Varela-Moreiras et al., 2009)。この反応では個人の遺伝子型が重要な要素となり、栄養素推奨量を決定する際の基礎となる。

疾患を引き起こす変異は、輸送タンパク質、構造タンパク質、膜受容体、ホルモン、転写因子などのその他の種類のタンパク質をコードする遺伝子にも生じる可能性がある。鉄(遺伝性ヘモクロマトーシス)や銅(ウィルソン病)の輸送を正常よりも増加させる変異は、栄養摂取において重要な意味を持つ(第30章を参照)。ビタミンDは数多くの代謝と調節の過程に関与しているホルモンであることから、ビタミンD受容体の変異は骨の健康に有害な影響を及ぼすだけでなく、身体全体にわたって影響を及ぼす。インスリンをコードする遺伝子の変異はインスリンホルモンの構造を変化させ、インスリン受容体の変異と同様に糖代謝異常を引き起こす可能性がある。キナーゼ、サイトカイン、転写因子などのように非常に重要なシグナルカスケードに関与する多くのタンパク質では、変異による構造変化が活性を変化させ、健康に影響を及ぼすことにつながる。

健康と疾患に対するニュートリゲノミクスの影響

食品に含まれる栄養素とその他の生理活性物質は、代謝の過程で受ける制限を補完するだけでなく、遺伝子の発現に影響を与える可能性がある。この作用は細菌のラクトースオペロンやトリプトファンオペロンなどに認められるもので、下等生物を用いた研究では古くから知られている。これらの条件下では、生物はその外的環境の栄養素の存在を「感じる」ことによって遺伝子発現を変化させる。ラクトースの存在下では、ラクトース輸送系とラクトース代謝酵素をコードする遺伝子の転写調節によって、エネルギー源としてラクトースを使用するために必要なタンパク質が誘導される。環境中にトリプトファンが存在する場合にはこれと反対の現象が生じ、トリプトファン合成タンパク質をコードする遺伝子の転写を抑制することにより、生物が本来持つトリプトファン合成能

が抑制される。環境中のシグナルをモニターし、遺伝子発現を変更させることによってそれに応答するGxE相互作用は、生体系の基本的な過程であり、それによって資源を効率的に使用することが可能となる。

ヒトのような高等生物にも同様の機序が備わっており、細胞を取り巻く環境を監視し、必要に応じて細胞または分子の活性を変化させている。その一例が、グルコースの存在に対する細胞の応答である。インスリンが分泌され、骨格筋細胞の表面上に存在する受容体に結合することにより、生化学的なシグナルカスケード（シグナル伝達）が順次伝わっていく。このシグナルを受け、グルコースが細胞内に移行する際に関与する受容体であるグルコース輸送体4（glucose transporter type 4 [GLUT4]）が細胞の内部から細胞表面へと移動する。運動もGLUT4の移動を促進することから、血糖値の制御に効果的である。血糖値の低下は、次に肝臓と骨格筋の細胞表面受容体に結合するエピネフリンとグルカゴンの放出の引き金となり、シグナル伝達を通じて、グリコーゲン分解によるグルコース産生を促進して血糖値を回復させる。

栄養素やその他の生理活性食品成分は、遺伝子の調節領域内に存在する特異的なヌクレオチド配列（応答エレメント）と結合するリガンドとしての役割を果たすこともある。この結合は、転写調節を介した遺伝子発現に変化をもたらす。そのような食品成分の例としては、多価不飽和ω-3脂肪酸が挙げられる。これらの脂肪は炎症を抑制する。抗炎症性エイコサノイドの合成の前駆体としての役割を果たし、腫瘍壊死因子-αおよびインターロイキン1遺伝子などの炎症性サイトカインを産生する遺伝子の発現を低下させる。

ω-3およびω-6脂肪酸も転写因子のペルオキシソーム増殖因子活性化受容体（peroxisome proliferator-activated receptor [PPAR]）ファミリーに対するリガンドとしての役割を果たすことが明らかにされている。PPARは脂質センサーとして機能し、脂質とリポタンパク質の代謝、グルコース恒常性、脂肪細胞の増殖と分化、アテローム形成時のプラーク形成における単球からの泡沫細胞の産生を制御する。この受容体ファミリーは、高脂肪食がインスリン抵抗性と肥満を促進する一連の現象において重要な構成要素である（Christodoulides and Vidal-Puig, 2009）。

PPAR転写因子がその制御下にある遺伝子の発現に影響を与えるには、2番目の転写因子であるレチノインX受容体（retinoic X receptor [RXR]）と複合体を形成する必要がある。それぞれ多価不飽和脂肪酸とレチノイン酸（ビタミンA誘導体）をリガンドとして持つ。その後、PPAR-RXR複合体は、その制御下にある遺伝子の調節領域に存在する適切な応答エレメントと結合する。この結合によってDNA分子の構造が変化し、RNAポリメラーゼが結合してPPAR制御遺伝子を転写することで、脂質生成活性および炎症促進性活性を促進する。これまでに数多くの転写因子が同定されており、その作用機序の研究が進んでいる。

これらの転写因子のリガンドとしての役割を果たす生理活性要素には、ω-3およびω-6脂肪酸、コレステロール（ステロイドホルモン）、胆汁酸のなどのように食事によって摂取されるものや体内で合成されるものの他にも、生体異物（外来の化学物質または「新規」の分子）、ビタミンD、多くのファイトケミカル（植物由来機能性物質）などさまざまなものがある（Wise, 2008）。これらの生理活性物質は、核内に収納されているDNAと自己の存在について情報交換しているに違いない。生理活性物質は、その大きさと脂溶性に応じて、前述の脂肪酸の例のようにさまざまな膜障壁に浸透し、DNAと直接相互作用する。その他にも、アブラナ科の野菜に含まれるファイトケミカルをはじめとする物質は、細胞膜を横断できない場合でも、細胞表面上の受容体と相互作用し、シグナル伝達のカスケードを作動させて転写因子を核に移動させる。注目情報「ファイトケミカルと生理活性食品成分」を参照されたい。

健康と疾患の根底にある遺伝学的および生化学的機序を解明することは、個別化された介入と予防的治療戦略を開発す

注目情報

ファイトケミカルと生物活性食品成分

生物活性食品成分は、生体組織に対して、遺伝子発現をはじめとする生物学的応答に影響を与える食品成分である。この生物活性物質は、食物の構成成分となっている場合もあれば、供給の過程で混入した汚染物質の場合もある。これらの物質は分子センサーとして作用し、周囲の環境や健康に影響を与える事象に関する有用な情報を細胞と交換する。

ファイトケミカルは植物に天然に含まれる生物活性物質の主要な摂取源であり、健康に影響を与えていると考えられる物質がこれまでに数多く発見されている。その中にはビタミンのように健康に必須であることが古くから明らかにされている栄養素もあれば、赤ワインに含まれ、心臓や寿命延長に良いとされるレスベラトロールや、ホウレンソウに含まれ、目の黄斑変性に対する防御効果を示すルテインのような最近発見された物質で、健康への影響に関する研究が進行中の化合物もある。多くの研究結果によって各種ファイトケミカルと健康との関連性が示されてきたが、その作用機序については今後の解明を待たなくてはならない。明らかになりつつある作用は、酸化ストレスに対する防御作用（抗酸化特性）、がん細胞の細胞死（アポトーシス）促進、ホルモン代謝の変更、免疫応答や細胞間コミュニケーションの促進、環境毒素から受ける影響に対する防御、消化管内微生物の健康なミックスの促進などが挙げられる。

ファイトケミカルは、その化学構造によってアルカロイド（例：カフェイン）、カロテノイド（α-またはβ-カロテン、ルテイン、ゼアキサンチン、リコピン）、窒素含有化合物（一部のアルカロイドと有機硫黄化合物）、有機硫黄化合物（例：グルコシノレート）、フェノール類に分類される。フェノール類は多数のフラボノイドとスチルベンを含み、植物性食品、特に果物と野菜に豊富に含まれ、心疾患とがんの予防効果が期待されるとして高い関心が寄せられている。

る上で基本となる。ω-3脂肪酸の例では、食事性ω-3脂肪酸が炎症抑制やインスリン感性亢進に利用可能となる条件を求める研究が盛んに行われている。遺伝子の発現を制御する機序か解明されれば、遺伝子発現をはじめとするさまざまな場面を標的とする薬剤の開発に役立つ。たとえば、チアゾリジンジオン系抗糖尿病薬は、前述のPPARの機序を標的にすることで、インスリン感性を亢進する。

　果物、野菜、全粒穀物に含まれる生物活性物質で、健康に良い効果をもたらす物質を同定し、それが遺伝子発現に影響を及ぼす機序を解明することは、大いに関心を引く課題である。低分子量の脂肪親和性分子は細胞膜と核膜に浸透し、転写因子が制御遺伝子の発現を調節する際のリガンドとして機能する。各遺伝子と特定の生理活性物質により、得られる情報に従って発現のスイッチのオン・オフや、促進・抑制の程度は異なる。その例としては、紫色のブドウの皮に含まれるレスベラトロール、茶、ダークチョコレート、タマネギに含まれるカテキンや、大豆に含まれるゲニステインとダイゼインなどのイソフラボンなどの数多くのフラボノイドが挙げられる。

　生物活性を持つファイトケミカルは、分子が大きすぎる場合や親水性が強すぎる場合には細胞膜障壁を通過することができないため、情報のやりとりはシグナル伝達によって行われる。生理活性物質は細胞表面で受容体タンパク質と相互作用し、複数の生化学反応からなるカスケードを起動し、最終的にDNAと情報交換して遺伝子発現を調節する。このような間接的コミュニケーションの例は、アブラナ科の野菜に含まれるスルフォラファンなどの有機硫黄化合物やその他のグルコシノレートなどに見られる。シグナル伝達の結果、転写因子（例：nrf）は活性化され、第Ⅱ相解毒に必要なグルタチオン-S-転移酵素の転写を促進することにより、がんに対する防御作用を高める。柑橘類に含まれるナリンゲニンや、タマネギやリンゴに含まれるケルセチンなどのフラボノイドは、シグナル伝達経路を活性化してがん細胞のアポトーシスを促進する。

　消費者は食品に含まれる生物活性物質には注意を払わないため、ファイトケミカルに関する詳細な情報について伝えることは難しい可能性がある。そのため、食品をその主要な色に注目して考え、それぞれの色が異なる機能を持つファイトケミカルを表していると考えさせるというように、メッセージを単純化する試みがなされている。たとえば、赤、オレンジ、緑、紫、白と色分けした中から、さまざまな果物、野菜、豆類、穀類、ナッツ類、種子類を毎日1〜2人前を食べることにすれば、健康に良い各種ファイトケミカルを摂取することができるだろう。特定の疾患感受性を持つ人や、有害な環境に置かれている人は、各自の健康上の必要性を満たすよう、特定の区分の食品を多く食べるべきである。専門家はこれらの研究結果を実践的な食事法として消費者に対して分かりやすく紹介することで、価値あるサービスを提供することができる。

健康と疾患に対するエピジェネティックな影響

　遺伝子発現の抑制とゲノム刷り込みを含めたエピジェネティクスは、現在研究が活発に行われている分野である（Butler, 2009; Mathers, 2008; Waterland, 2009）。不適切な遺伝子発現は、重要な意味を持つ可能性がある。たとえば個体発生の段階では、特定の遺伝子は正確なタイミングでオン・オフの切り替えが行われる。このタイミングが変化すると、胎児の発生が障害され、死をもたらすおそれもある。がんもその一例である。ある種の遺伝子（がん遺伝子）は、制御されない細胞増殖を促進する一方で、別の種類の遺伝子（がん抑制遺伝子）は、このような増殖にブレーキをかける働きをする。これらの遺伝子のメチル化が正しく行われないと、本来は不活化されているはずのがん遺伝子が発現され、通常は発現されているがん抑制遺伝子が不活化される場合がある。どちらの状況でも、制御されない細胞増殖とがんの発生を促進することとなる。

　エピジェネティクスの重要性と、生殖細胞の発生と初期胚形成におけるエピジェネティックな再プログラム化の重要な意味に対する評価が高まるにつれて、研究者らは体外受精のような生殖技術が胎児の発育にどう影響するかについて問い始めている（Dupont et al., 2009; Grace et al., 2009; Swanson et al., 2009）。

栄養学的ゲノミクスと慢性疾患

　DNAの変異によって発症し、異常タンパク質の同定と分析が行なわれ、その結果として生じる表現型が明白な単一遺伝子疾患と比較して、慢性疾患（心血管疾患、がん、糖尿病、骨粗鬆症、炎症性疾患）は一般に複雑である。ただ1つの多様体が劇的な影響を及ぼすというよりも、さまざまな多様性を示す複数の遺伝子がもたらす小さな変化が、全体として慢性症状へと導くのである。慢性疾患に関連する遺伝子は、遺伝的多様性に加えて環境要因による影響を受ける。個人はそれぞれ特定の慢性疾患の素因となる遺伝子変異を持っている可能性があるが、その疾患が発症するかどうかはわからない。

遺伝的多様性

　集団内の個人における遺伝的多様性を考慮すると、クライアントによって栄養療法に対する反応性に著しい差異が認められることは驚くにあたらない。遺伝子——食事と生活様式に関連する遺伝子を含めて——の変化は、明らかに疾患を発症させる機能に影響を与える場合もあるが、これらの遺伝子の大多数は反応性の大きさに影響を与えるもので、生命を危うくするほどにはならないと思われる。これらの変異は、感受性を高める働きをする。これらの多様体の多くは食事やその他の生活習慣のパラメーターに反応し、生活習慣の選択を与えられることによってその影響を最小化する機会を与えている。

　栄養学的ゲノミクス研究の主な焦点は、（1）遺伝子と疾患との関連性、（2）その関連性に影響を与える食事成分、（3）食事成分がその影響を及ぼす機序、（4）特定の食事と生活習慣の選択によって影響を最も多く受ける遺伝子型の解明に絞ら

れている。この研究の実践適用には、栄養専門家が使用可能な新たなツールのセットが含まれる。知識の拡大は、その根底にある機序を特異的に標的とすることによる疾患予防と介入を目指した治療戦略を立てる上での支えとなる。

次の項では、鍵となるいくつかの食事関連遺伝子、それに対する既知の多様体と、これらの多様体がいかに食事に対する反応に影響を及ぼすかについて簡単に説明する。慢性疾患には遺伝子と生理活性食品成分との複雑な相互作用が関与しているが、その詳細を解き明かすためには、意味ある結論を引き出す上で必要な統計的検出力を持つほど大きな集団と介入研究が必要となる。

心血管疾患

心血管疾患（CVD）は、今もなお先進国では最も患者数が多い疾患である。栄養学的ゲノミクスの主な焦点が、CVDに関与する遺伝子食事関連を同定し、この慢性疾患を管理および予防する上での食事と運動パラメーターの影響を研究することに当てられていたことは、驚くまでもない。異脂肪血症の患者をクライアントに持つ栄養専門家であれば、標準食事療法に対する反応性に大きな個人差があることを直接体験して知っているだろう。これらの療法は、主に血中低比重リポタンパクコレステロール（LDL-C）値の低下、高比重リポタンパクコレステロール（HDL-C）値の上昇、トリグリセリド（TG）値の低下を目的として使用されている。標準的なアプローチは、飽和脂肪の含有量が低い食事を摂り、多価不飽和脂肪（PUFA）の摂取量を増加させることである。同じ母集団内でも人によって反応性は異なり、LDL-C値とTG値が低下する人もあれば、HDL-C値の低下またはTG値の上昇までさまざまである。さらに、食事性オート麦ふすまその他の可溶性繊維にLDL-C値が劇的に反応する人もあれば、もっと緩徐に反応する人もある。低脂肪食を摂った結果、摂る前よりもアテロームを発生しやすい脂質パターンに移行する人もある。この場合には、遺伝子型が重要な要素となる。意図通りに脂質を低下させるためには、食事介入を遺伝子型に適合させなければならない。

影響を及ぼす遺伝子は既に特定されており、その中には食後のリポタンパク質とTGの反応性、ホモシステイン代謝、高血圧、血液凝固、炎症に関連した遺伝子などがある。遺伝子-食事間相互作用が注目されているタンパク質とそれをコードする遺伝子としては、アポリポタンパク質E（ApoE）、アポリポタンパク質A-1（ApoA1）、コレステロールエステル輸送タンパク質（CETP）、肝性リパーゼ（LIPC）、リポキシゲナーゼ-5（ALOX5）、5,10-メチレンテトラヒドロ葉酸還元酵素（MTHFR）、アンジオテンシノゲン（AGT）、（ACE）、インターロイキン1ファミリー（IL1）、インターロイキン6ファミリー（IL6）、腫瘍壊死因子α（TNF）が挙げられる。Atherosclerosis Risk in Communities Studyにおいてゲノムワイド関連性解析を行った結果、複数の集団内に広範に存在すると思われる新たな5つのSNPs（スニップス）〔注：1塩基だけが異なる多様体のこと〕が同定された（Bressler et al., 2010）。

フラミンガム研究（Framingham Study）の結果は、有効な栄養介入を行うには、クライアントの遺伝子多様体を知ることいかに有用となるかを早くから示した例となった。APOA1遺伝子は、HDLの主要なタンパク質であるアポリポタンパク質A-1をコードする（第15章および第34章を参照）。その多様体のうち、食事に関連するものが-75G>Aであるが、これはAPOA1遺伝子の調節領域にある75番目のグアニンがアデニンに置換されているもので、「-」は遺伝子のコード領域の最初のヌクレオチド（「0」）番目の上流に向かって何番目の位置にあるかを示している。さらに一般的なGアレルのコピーを2つ持つ女性では、食事性多価不飽和脂肪酸（PUFA）の摂取増加に伴ってHDL値が低下した。しかし、Aアレルのコピーを少なくとも1つの持つ女性では、PUFA濃度の上昇によってHDL値が上昇した。PUFA摂取量の変更がHDL値に及ぼす影響は、個人がどの多様体を持っているか、またはいくつコピーを持っているかによって異なると予想される。

CVDの治療および予防に関連する栄養療法に影響を及ぼす遺伝子多様体のうち、食事と生活習慣が関与する例としては、APOE遺伝子変異体と食事性脂肪、可溶性繊維、アルコールに対する反応性（Corella and Ordovas, 2005）、CETP遺伝子多様体とHDLレベル、スタチン系薬剤に対する脂質調節反応、身体活動に対する脂質パラメーターの反応性（Ayyobi et al., 2005）、APOE、CETP、APOA-IV遺伝子多様体とHDL（高比重リポタンパク質）値の低下（Miltiadous et al., 2005）、LIPC遺伝子多様体がHDL値と飽和脂肪の変更に及ぼす影響（Zhang et al., 2005）、APOA2、食事性脂肪、体格指数に及ぼす影響（Corella et al., 2009）、APOA5およびTGに及ぼす影響（Lai et al., 2006; Tai and Ordovas, 2008）が挙げられる。栄養介入の可能性は無限に存在する（Afman and Muller, 2006）。

CVDは炎症性疾患でもあることから（Rocha and Libby, 2009）、TNF、IL1、IL6遺伝子多様体がCVDの感受性に及ぼす影響に関する研究が現在行われている。クライアントの遺伝子型を知ることで、それが特定の食事介入にどのように反応するかについてさらに重要な情報を得ることが可能となる（Ordovas, 2007）。

炎症性疾患

炎症は心疾患からがん、糖尿病、肥満、さらに関節炎や炎症性腸疾患のような古典的な炎症性疾患に至るまで、その基礎的要素となっていることが明らかにされている。炎症は侵襲に対して身体が示す正常で好ましい反応である。一般には炎症は急性期反応であり、一度その原因が消失すれば炎症は抑制されて治癒する。ある種の遺伝的多様性は炎症促進性となる素因を与え、炎症性のトリガーに対する反応性を高めて炎症期を延長させることによって炎症を慢性状態に陥らせる。サイトカインやエイコサノイドのような炎症促進性介在物質が組織を定期的に攻撃することにより、急性期に特徴的な治

癒が起こる代わりに、酸化ストレスと細胞変性が生じる。

炎症性反応に特に重要な役割を果たすことが明らかにされている遺伝子には、インターロイキン-1βサイトカイン（IL-1F2としても知られる）をコードするIL1、インターロイキン6サイトカインをコードするIL6、腫瘍壊死因子αをコードするTNFがある。これらの遺伝子の各多様体は、ヒトの感受性を高めて炎症促進性状態とし、それがさらに1つまたは複数の慢性疾患発症リスクを高めることが明らかにされている。特定の食事と生活習慣の選択により、感受性を低下させ、既存の炎症を低減させることが可能となる（Massaro et al., 2008）。その例としては、ω-3脂肪酸を含む魚と各種ポリフェノール食品が豊富な植物性食品などがある。

免疫系の健康とがん

遺伝子多様体と遺伝子——食事間相互作用が免疫系の健康とがんに及ぼす影響は、世界中の研究者の関心の的となっている（Milner, 2008; Trottier et al., 2010; Villagra et al., 2010）。身体ががんに対して持つ重要な防御機構の1つは、有害な影響を及ぼす可能性のある分子を無害化する解毒の過程である。各種の解毒作用に関与する酵素の中で、その遺伝子の解明が進んでいるものにはシトクロムP450アイソザイム（CYPs）、グルタチオンSトランスフェラーゼ（GSTs）、スーパーオキシドジスムターゼ（SOD1、SOD2、SOD3）がある。CYPおよびGST遺伝子は肝臓と腸に存在する遺伝子で、それぞれ第I相および第II相解毒系の一部を構成している。SOD遺伝子は、活性酸素種であるスーパーオキシドを分解するタンパク質をコードする。これらの遺伝子はいずれも栄養において重要な役割を果たし、その多様体では解毒作用が低下することが明らかにされている。栄養学的ゲノミクスは、栄養療法によって内在性の解毒活性を促進し、がんに対する防御作用を働かせる際の根拠となる。

疫学的研究の結果から、植物性食品の摂取はがんに対する予防作用を持つことが示唆された。多くの食事性因子ががんに対して防御的な役割を果たす。その例としては、香辛料のウコン（Aggarwal and Shishodia, 2006; Surh and Chun, 2007; Trottier et al., 2009）、紫色のブドウの皮のレスベラトロール（Athar et al., 2009; Udenigwe et al., 2008）、アブラナ科野菜のグルコシノレート（Ambrosone and Tang, 2009）、緑茶のエピガロカテキンガレート（Na and Surh, 2008）、大豆のイソフラボン（Steiner et al., 2008）、葉酸（Ebbing et al., 2009; Fife et al., 2009; Oaks et al., 2009）、ビタミンD（van der Rhee et al., 2009）が挙げられる。これらのファイトケミカルが防護効果を示す根拠となる機序に関する研究は、数多くの研究機関によって行われている（Surh et al., 2008; Tan and Spivack, 2009）。

血糖調節

グルコースは身体の細胞が優先的に利用するエネルギー源である。そのため、血糖値は複雑な抑制と均衡のシステムによって慎重に制御されている。グルコース値が正常よりも高い（高血糖）場合には、インスリンホルモンが膵臓のβ細胞から分泌され、グルコースが細胞によって取り込まれて正常な血糖値（正常血糖）に戻る。血糖値が低い（低血糖）場合には、グルカゴンホルモンが肝臓によって分泌され、グリコーゲンがグルコースへと加水分解されて血糖値は再び正常に戻る。この過程が正常に働かない場合には、インスリン抵抗性、メタボリックシンドローム、最終的に2型糖尿病という慢性症状を示す状態に陥る。

2型糖尿病を引き起こす遺伝子多様体が同定できれば、この疾患への感受性が高い人を若年期に発見し、介入が開始できるようになるだろう。2型糖尿病の発症には少数のまれな変異との関連性が示されてきたが、それだけではこの疾患の罹患率の高さの説明にはならない。この疾患の発症には、複数の遺伝子多様体が関与していると考えられる。原因と考えられている多様体の1つが、Grant（2006）らによって同定された転写因子7L2（transcription factor 7-like 2 [TCF7L2]）である。この多様体は複数の集団内に頻繁に存在する。この遺伝子は、膵臓β細胞からのインスリン分泌に関与することがエビデンスによって示唆されている（Villareal et al, 2010）。

骨の石灰化と維持

健康な骨組織は、新規の骨組織を合成する骨芽細胞の作用と、破骨細胞による再吸収との間の平衡によって維持される。この動的平衡において重要な構成要素は、ビタミンD、カルシウムやその他の栄養素と、副甲状腺ホルモンおよびエストロゲンなどのホルモンである。再吸収が優勢であれば骨は不安定になり、骨折、骨粗鬆症の原因となる。骨粗鬆症は男女共に老化に伴って発症する可能性があるが、特に閉経後の女性高齢者に多く認められる。

このすべての過程において、多数の遺伝子とそのタンパク質産物が関与している。多くの細胞種の表面に存在するビタミンD受容体をコードするVDR遺伝子をはじめとして、さまざまな多様体に対する研究が行われている。ビタミンDは代謝おいて多くの役割を果たしているが、消化管からの食事性カルシウムの吸収制御は、骨の健康に実際に影響を与える。4種類のVDR多様体（ApaI、BsmI、FokI、TaqI）が長年にわたり研究されてきたが、明確な関連性は認められていない（Gennari et al., 2009）。この時点において有望な多様体は、骨における主要なタンパク質（1型コラーゲンのα1ペプチド）をコードするCOL1A1ならびにシグナル経路を活性化するタンパク質をコードするLRP5の2種類である。この分野においては、さらなる研究が求められている。

体重管理

健康な体重を維持する能力は、近代社会におけるもう一つの課題である。他の慢性疾患と同様に体重の調節は複雑な過程であり、適切な環境トリガーと組み合わされた場合に、体脂肪の蓄積促進に重要な役割を果たすタンパク質を遺伝子多

様体が産生する可能性があるという複数のポイントが存在する。2型糖尿病と同様に、単一遺伝子における多様性と過体重とには関連性が認められるが、これらの遺伝子変異だけが過去の数世代における過体重の有病率上昇の根拠となるとは考えにくい（Hetherington and Cecil, 2010）。

複数の集団において、FTO遺伝子の多様体の頻度が高いことが明らかにされている（Chu et al, 2008; Dina et al., 2007）。FTO遺伝子のSNP（一塩基多型）は肥満のリスク増加と関連があり、その影響はSNPのコピー数と直接相関がある。すなわち、リスクアレルのコピーを1つ持つ場合は全く持たない場合よりもリスクが高く、2つのコピーを含む場合が最も高い（Frayling et al., 2007）。2009年には、2つの大規模なゲノムワイド関連研究によってFTOの多様体とBMI（体格指数）との関連性が明らかにされた（Thorleifsson et al., 2009; Willer et al., 2009）。このFTO遺伝子の作用機序はまだ明らかにされていない。体重管理には、その他にもADRB3、FABP2、POMC、PPARGをはじめとする多くの遺伝子多様体が関係しているが、FTOほど大きく関与している遺伝子はない。FTO多様体は体脂肪を増加しやすくさせることで、2型糖尿病とCVD（心血管疾患）のリスクも増加させると思われる。

脂肪組織は過剰なカロリーをトリグリセリド（TG）として貯蔵し、エネルギーの必要性に応じてそれらを加水分解するだけでなく、多くの血管が存在し、ホルモン、炎症性ペプチド（サイトカイン）、新規の脂肪細胞を生成する動的な組織でもある。脂肪細胞への遊離脂肪酸の輸送における多段階の過程、TGへのエステル化、TGの動員には多くのタンパク質を必要とすることから、遺伝的多様性によっては、正常な人よりも脂肪が速く貯蔵される場合や、脂肪の動員が緩徐になる可能性がある。脂肪細胞に存在する細胞表面受容体は、運動によって産生されるカテコールアミンなどのさまざまな環境要因に反応して貯蔵脂肪を動員する。その一例がADRB2遺伝子によってコードされる受容体であり、この受容体は食事性脂肪を体脂肪として貯蔵する方向に作用する。これらの遺伝子の多型のいずれかを持つ人は、健康な体重の維持が困難となり、食事からの脂肪摂取を制限するか、定期的に激しい運動を行って健康な体重を維持する必要が生じる可能性がある。

その他の慢性疾患

多くの慢性疾患に対し、候補遺伝子、遺伝子多型と食事-遺伝子間相互作用に関する研究が行われている。集団によって遺伝子多型の種類と頻度は異なるため、それに従って最適な食事内容も変わる。遺伝子多型とそれらが健康に及ぼす影響が明らかにされるとともに、集団における特定の多型の頻度の検査にも注目が集まっている。

倫理的、法的、社会的意味

価値のあるツールとして栄養学的ゲノミクスの可能性を認識するのであれば、遺伝子検査は各自の多型を同定する上で必須の手法となる。しかし、こうした検査には論争が付きものである。いかなる目的での遺伝子検査であっても、クライアントはその目的とは異なる用途、特に保険保障や雇用の拒否に利用されることを懸念している。特に、保険業者と雇用者が個人の遺伝情報を入手することに対しては特に不安を抱いている（Genetics & Public Policy Center, 2010）。

このことは理論上起こりうることではあるが、これまでの判例によればこのような差別はまれである。さらに、食事や生活習慣が関連する疾患に対する感受性を増加させる遺伝子多型が同定され、容易に適用可能な食事や生活習慣への変更によって対処できる場合にも、法的な議論が生じるおそれがある。多くの立法者と法律専門家らは、アメリカ障害者法（Americans with Disabilities Act）が差別に対する予防効果を持つものであると十分信頼しているが、これに加えての予防手段として、**遺伝情報差別禁止法**（Genetic Information Nondiscrimination Act [GINA]）が議会によって承認され、2009年11月21日に発効した。GINAは遺伝子検査と遺伝情報を定義し、遺伝情報を基にした差別を禁止し、この法律の規定に違反した人々に刑罰を課すものである。クライアントと医療従事者はこの新たなサービスを安心して利用することができる。

クライアントと医療従事者は、遺伝子検査に同意する前に極めて重要な質問をしなくてはならない。検査機関自体が適切な信用証明書と州による許可を必要とし、要求に応じて（最低でも1988年のCLIAによる臨床検査改善修正法案Clinical Laboratory Improvement Amendment（[CLIA]）証明書を持ち、検査結果の解釈には、適切な資格を持つ保健専門家への依頼することができるようにしておくべきである。検査を受ける人のプライバシーがどのように保護され、検査後のDNA検体が検査機関によって保存されるか、破棄されるかという疑問に関しては、検査機関は簡単に見ることのできる説明文書を用意する必要がある。これらの事項についての透明性が保障されれば、クライアントの安心は高まるであろう。

クライアントと医療従事者が抱えるもう一つの懸念は、栄養学的ゲノミクスは生来エリート主義的なものであり、裕福な人のみがその利益を得ることができるのではないかという点である。この技術の開発が始まったばかりの段階では、栄養学的ゲノミクス検査のコストは公衆衛生の手段としての利用可能な範囲内にはなく、実際上、十分な可処分所得を得ている者のみに限定されていた。しかし、他の新技術と同様に、利用者が増加すれば、コストは減少するだろう。健康管理に遺伝子工学を組み入れていく上で、さらにさまざまな問題を徹底的に考察する必要がある。栄養学的ゲノミクスの実践を進めていく上で解決すべき重要な問題を、参考情報5-1の表に示す。これらの問題を含めた栄養学的ゲノミクスの特に倫理的・法的・社会的問題について、これまでに研究が行われてきた。著者らは、研究参加者に対する倫理的扱い（Bergman et al., 2008）、消費者対健康管理専門職の試験（Foster and Sharp,

2008; Royal et al, 2010)、栄養学的ゲノミクスの研修を受けた医療従事者における能力のギャップ（Farrell, 2009）、および栄養学的ゲノミクスの倫理的・法的・社会的意味における他のさまざまな問題（Reilly and DeBusk, 2008; Ries and Castle, 2008）について言及している。

臨床シナリオ

ジャレドとマシューは一卵性双生児で一緒に育ったが、大学以降は離れて生活している。ジャレドはニューヨーク市に住み、有名な会計事務所に勤める公認会計士で、ストレスの多い環境で長時間働いている。マシューはカリフォルニア大学に進学して栄養学と運動生理学を学び、現在は大きなフィットネスセンターで健康プログラムを管理する仕事をしている。30歳になり、この2人の兄弟の体重と体形は大きく異なる。ジャレドの体格指数は29であるのに対して、マシューは23である。ジャレドは中心性肥満、高血圧、血糖調節障害を認め、その徴候はすべて2型糖尿病へと進行しやすい傾向を示してる。それに対し、マシューはやせていて、正常血圧と正常な血糖値を示している。

栄養診断
過体重は、遺伝的感受性、身体活動不足、食事歴、中心性肥満、体格指数から裏付けられたスナックと食事の過剰摂取と関連がある。

栄養管理の演習問題
1. 彼らは一卵性双生児であるから、2人とも同じ健康プロフィールを持っていると予想できるか。
2. どうすれば2人の食事内容の違いを知ることができるか。
3. 何が起こっているのだろうか。マシューはジャレドと同じ遺伝的感受性を持っていないのだろうか。持っていないのであれば、それはなぜなのか。持っているのであれば、なぜマシューはジャレドと同じ表現型を示さないのか。この疑問は複雑である。双生児のDNAについてだけでなく、外界からの影響と、エピジェネティックな印づけについての考慮が必要である。
4. ジャレドが遺伝的に2型糖尿病を発症しやすいという疑いを、どのようにすれば確認することができるか。
5. ジャレドの糖尿病に対する遺伝的感受性を低下させるためには、何を助言すればよいか。
6. 栄養アセスメントの一部として、ジャレドはIL1に-511C>Tをホモ接合で、IL6の-174G>Cをヘテロ接合で持つ。これらの遺伝子は、炎症促進性サイトカインであるインターロイキン1とインターロイキン6をコードし、これらの特定の一塩基多型は、慢性炎症と強い関連性を示す。慢性疾患へのこれらの遺伝子型成果と彼の感受性の意味に関してジャレドと何を考察するだろうか。

参考情報 5-1
遺伝子検査に関する重要かつ倫理的な問題

- どの検査機関でDNAを解析するか。
- その検査機関では、どのような手法でプライバシーを保護しているか。
- 検査の費用はいくらか。
- どの遺伝子多様体を検査するか。
- その多様体のために採ることができるライフスタイルの処置があるか。
- その検査の精度と信頼度は科学的に検証されているか。
- 検査結果はいつ受け取ることができるか。
- 検査結果はどのように、また、誰に対して示されるか。
- 誰が検査するべきなのか。
- 治療法がない疾患についても検査するべきなのか。
- 親にはその未成年の子供について遺伝的感受性を検査する権利があるのか。
- 親には子供に結果を伝えない権利があるか。
- 生殖細胞に対する遺伝子治療を行って、修正された遺伝子が次の何世代も遺伝するようになることが許可されるべきか。
- ヒトのクローンニングが許可されるべきか。
- 医療従事者として既に仕事している人々を教育するための最良の方法は何か。
- 将来の医療関係者が適切に教育することができるように、どのような変化が必要か。

ウェブサイトの有用情報

CDC Genomics
www.cdc.gov/genomics

Center for Nutritional Genomics
www.nutrigenomics.nl

Ethical, Legal, and Social Issues
http://www.ornl.gov/sci/techresources/Human_Genome/elsi/elsi.shtml

Family History Initiative
http://www.hhs.gov/familyhistory

Genetics and Genomics
http://www.genome.gov/Education/

Genetics Core Competencies
http://www.nchpeg.org/core/Core_Comps_English_2007.pdf

Genetic Information Nondiscrimination Act (GINA)
www.gpo.gov/fdsys/pkg/PLAW-110publ233/pdf/PLAW-110publ233.pdf

Genetics Glossary
www.ornl.gov/TechResources/Human_Genome/glossary

Human Genome Project
www.ornl.gov/hgmis/project/info.html

NUGO for Dietitians
http://www.nugo.org/everyone/28182

Nutrigenomics—New Zealand
www.nutrigenomics.org.nz

Nutrigenomics—University of California–Davis
http://nutrigenomics.ucdavis.edu

引用文献

Afman L, Müller M: Nutrigenomics: from molecular nutrition to the prevention of disease, *J Am Diet Assoc* 106:569, 2006.

Aggarwal BB, Shishodia S: Molecular targets of dietary agents for prevention and therapy of cancer, *Biochem Pharmacol* 71:1397, 2006.

Albert CM, et al: Effect of folic acid and B vitamins on risk of cardiovascular events and total mortality among women at high risk for cardiovascular disease: a randomized trial, *JAMA* 299:2027, 2008.

Ambrosone CB, Tang L: Cruciferous vegetable intake and cancer prevention: role of nutrigenetics, *Cancer Prev Res (Phila Pa)* 2:298, 2009.

Athar M, et al: Multiple molecular targets of resveratrol: anti-carcinogenic mechanisms, *Arch Biochem Biophys* 486:95, 2009.

Ayyobi AF, et al: Cholesterol ester transfer protein (CETP) Taq1B polymorphism influences the effect of a standardized cardiac rehabilitation program on lipid risk markers, *Atherosclerosis* 181:363, 2005.

Bergman MM, et al: Bioethical considerations for human nutrigenomics, *Annu Rev Nutr* 28:447, 2008.

Bressler J, et al: Genetic variants identified in a European genome-wide association study that were found to predict incident coronary heart disease in the atherosclerosis risk in communities study, *Am J Epidemiol* 171:14, 2010.

Butler MG: Genomic imprinting disorders in humans: a mini-review, *J Assist Reprod Genet* Oct 21, 2009. [Epub ahead of print.]

Calder PC: The 2008 ESPEN Sir David Cuthbertson lecture: fatty acids and inflammation—From the membrane to the nucleus and from the laboratory bench to the clinic, *Clin Nutr* 2009. [Epub ahead of print.]

Choi M, et al: Genetic diagnosis by whole exome capture and massively parallel DNA sequencing, *Proc Natl Acad Sci U S A* 106:19096, 2009.

Christodoulides C, Vidal-Puig A: PPARS and adipocyte function, *Mol Cell Endocrinol* 318:61, 2010.

Chu X, et al: Association of morbid obesity with FTO and INSIG2 allelic variants, *Arch Surg* 143:235, 2008.

Cropley JE, et al: Germ-line epigenetic modification of the murine Avy allele by nutritional supplementation, *Proc Natl Acad Sci USA* 103:17308, 2006.

Corella D, et al: APOA2, dietary fat, and body mass index: replication of a gene-diet interaction in 3 independent populations, *Arch Intern Med* 169(20):1897, 2009.

Corella D, Ordovas JM: Single nucleotide polymorphisms that influence lipid metabolism: interaction with dietary factors, *Annu Rev Nutr* 25:341, 2005.

Das R, et al: Imprinting evolution and human health, *Mamm Genome* 20:563, 2009.

DeBusk R: Diet-related disease, nutritional genomics, and food and nutrition professionals, *J Am Diet Assoc* 109:410, 2009.

DeBusk R, Joffe Y: *It's not just your genes!*, San Diego, 2006, BKDR.

Dietzen DJ, et al: National academy of clinical biochemistry laboratory medicine practice guidelines: follow-up testing for metabolic disease identified by expanded newborn screening using tandem mass spectrometry: executive summary, *Clin Chem* 55:1615, 2009.

Dina C, et al: Variation in FTO contributes to childhood obesity and severe adult obesity, *Nat Genet* 39:724, 2007.

Dupont C, et al: Epigenetics: definition, mechanisms and clinical perspective, *Semin Reprod Med* 27:351, 2009.

Ebbing M, et al: Cancer incidence and mortality after treatment with folic acid and vitamin B12, *JAMA* 302:2119, 2009.

Ebbing M, et al: Mortality and cardiovascular events in patients treated with homocysteine-lowering B vitamins after coronary angiography: a randomized controlled trial, *JAMA* 300:795, 2008.

Farrell J: Health care provider capacity in nutrition and genetics—a Canadian case study. In Castle D, Ries N, editors: *Nutrition and genomics: issues of ethics, law, regulation and communication*, Toronto, 2009, Elsevier.

Feuk L, et al: Structural variation in the human genome, *Nat Rev Genet* 7:85, 2006.

Fife J, et al: folic acid supplementation and colorectal cancer risk: a meta-analysis, *Colorectal Dis* Oct 27, 2009. [Epub ahead of print.]

Foster MW, Sharp RR: Out of sequence: how consumer genomics could displace clinical genetics, *Nat Rev Genet* 9:419, 2008.

Frayling TM, et al: A common variant in the FTO gene is associated with body mass index and predisposes to childhood and adult obesity, *Science* 316:889, 2007.

Gennari L, et al: Update on the pharmacogenetics of the vitamin D receptor and osteoporosis, *Pharmacogenomics* 10:417, 2009.

Genetics & Public Policy Center, Johns Hopkins University: http://www.dnapolicy.org/images/reportpdfs/GINAPublic_Opinion_Genetic_Information_Discrimination.pdf. Accessed Jan 22, 2010.

Gosden RG, Feinberg AP: Genetics and epigenetics—nature's pen-and-pencil set, *N Engl J Med* 356:731, 2007.

Grace KS, Sinclair KD: Assisted reproductive technology, epigenetics, and long-term health: a developmental time bomb still ticking, *Semin Reprod Med* 27:409, 2009.

Grant SF, et al: Variant of transcription factor 7-like 2 *(TCF7L2)* gene confers risk of type 2 diabetes, *Nat Genet* 38:320, 2006.

Hetherington MM, Cecil JE: Gene-environment interactions in obesity, *Forum Nutr* 63:195, 2010.

Human Genome Project: www.ornl.gov/hgmis/project/info.html. Accessed Jan 22, 2010.

Isaacs JS, Zand DJ: Single-gene autosomal recessive disorders and Prader-Willi syndrome: an update for food and nutrition professionals, *J Am Diet Assoc* 107:466, 2007.

Jones DS, et al: *21st century medicine: a new model for medical education and practice:* http://www.functionalmedicine.org. Accessed Jan 2, 2010.

Kauwell GP: Epigenetics: what it is and how it can affect dietetics practice, *J Am Diet Assoc* 108:1056, 2008.

Keijr J, et al: Bioactive food components, cancer cell growth limitation and reversal of glycolytic metabolism, *Biochim Biophys Acta* 1807:697, 2011.

Kim YS, et al: Bioactive food components, inflammatory targets, and cancer prevention, *Cancer Prev Res (Phila Pa)* 2:200, 2009.

Kloc A, Martienssen R: RNAi, heterochromatin and the cell cycle, *Trends Genet* 24:51, 2008

Lai CQ, et al: Dietary intake of ω-6 fatty acids modulates effect of apolipoprotein A5 gene on plasma fasting triglycerides, remnant lipoprotein concentrations, and lipoprotein particle size: the Framingham Heart Study, *Circulation* 113:2062, 2006.

Lovegrove JA, Gitau R: Personalized nutrition for the prevention of cardiovascular disease: a future perspective, *J Hum Nutr Diet* 21:306, 2008.

Massaro M, et al: ω-3 fatty acids, inflammation and angiogenesis: nutrigenomics effects as an explanation for anti-atherogenic and anti-inflammatory effects of fish and fish oils, *J Nutrigenet Nutrigenomics* 1:4, 2008.

Mathers JC: Session 2: Personalised nutrition. Epigenomics: a basis for understanding individual differences? *Proc Nutr Soc* 67:390, 2008.

Milner JA: Nutrition and cancer: essential elements for a roadmap, *Cancer Lett* 269;189, 2008.

Miltiadous G, et al: Gene polymorphisms affecting HDL-cholesterol levels in the normolipidemic population, *Nutr Metab Cardiovas Dis* 15:219, 2005.

Minihane AM: Nutrient gene interactions in lipid metabolism, *Curr Opin Clin Nutr Metab Care* 12:357, 2009.

MITOMAP: map of the mitochondrial genome: http://www.mitomap.org/. Accessed 2009.

Na HK, Surh YJ: Modulation of Nrf2-mediated antioxidant and detoxifying enzyme induction by the green tea polyphenols EGCG, *Food Chem Toxicol* 46:1271, 2008.

Oaks BM, et al: Folate intake, post-folic acid grain fortification, and pancreatic cancer risk in the Prostate, Lung, Colorectal, and Ovarian Cancer Screening Trial, *Am J Clin Nutr* December 2009. [Epub ahead of print.]

Ordovas J: Diet/genetic interactions and their effects on inflammatory markers, *Nutr Rev* 65(12 Pt 2):S203, 2007.

Ordovas JM, Tai ES: Why study gene-environment interactions? *Curr Opin Lipidol* 19:158, 2008.

Panagiotou G, Nielsen J: Nutritional systems biology: definitions and approaches, *Annu Rev Nutr* 29:329, 2009.

Reilly PR, DeBusk RM: Ethical and legal issues in nutritional genomics, *J Am Diet Assoc* 108:36, 2008.

Ries NM, Castle D: Nutrigenomics and ethics interface: direct-to-consumer services and commercial aspects, *OMICS* 12:245, 2008.

Rocha VZ, Libby P: Obesity, inflammation and atherosclerosis, *Nat Rev Cardiol* 6:399, 2009.

Royal CD, et al: Inferring genetic ancestry: opportunities, challenges, and implications. *Am J Hum Genet* 86:661, 2010.

Shidfar F, et al: Effect of folate supplementation on serum homocysteine and plasma total antioxidant capacity in hypercholesterolemic adults under lovastatin treatment: a double-blind randomized controlled clinical trial, *Arch Med Res* 40:380, 2009.

Steiner C, et al: Isoflavones and the prevention of breast and prostate cancer: new perspectives opened by nutrigenomics, *Br J Nutr* 99:ES78, 2008.

Stover PJ: Influence of human genetic variation on nutritional requirements, *Am J Clin Nutr* 83:436S, 2006.

Stover PJ, Caudill MA: Genetic and epigenetic contributions to human nutrition and health: managing genome-diet interactions, *J Am Diet Assoc* 108:1480, 2008.

Surh YJ, Chun KS: Cancer chemopreventive effects of curcumin, *Adv Exp Med Biol* 595:149, 2007.

Surh YJ, et al: Nrf2 as a master redox switch in turning on the cellular signaling involved in the induction of cytoprotective genes by some chemopreventive phytochemicals, *Planta Med* 74:1526, 2008.

Suzuki K, Kelleher AD. Transcriptional regulation by promoter targeted RNAs, *Curr Top Med Chem* 9:1079, 2009.

Swanson JM, et al: Developmental origins of health and disease: environmental exposures, *Semin Reprod Med* 27:391, 2009.

Tai ES, Ordovas JM: Clinical significance of apolipoprotein A5. *Curr Opin Lipidol* 19:349, 2008.

Tan XL, Spivack SD: Dietary chemoprevention strategies for induction of phase II xenobiotic-metabolizing enzymes in lung carcinogenesis: a review, *Lung Cancer* 65:129, 2009.

Thorleifsson G, et al: Genome-wide association yields new sequence variants at seven loci that associate with measures of obesity, *Nat Genet* 41:18, 2009.

Trottier G, et al: Nutraceuticals and prostate cancer prevention: a current review, *Nat Rev Urol* Dec 8, 2009. [Epub ahead of print.]

Tuppen HA, et al: Mitochondrial DNA mutations and human disease, *Biochim Biophys Acta* 2009. [Epub ahead of print.]

Udenigwe CC, et al: Potential of resveratrol in anticancer and anti-inflammatory therapy, *Nutr Rev* 66:445, 2008.

Van der Maarel SM: Epigenetic mechanisms in health and disease, *Ann Rheum Dis* 67(Suppl 3):iii97, 2008.

Van der Rhee H, et al: Sunlight, vitamin D and the prevention of cancer: a systematic review of epidemiological studies, *Eur J Cancer Prev* 18:458, 2009.

Varela-Moreiras G, et al: Cobalamin, folic acid, and homocysteine, *Nutr Rev* 67(Suppl 1):S69, 2009.

Villagra A, et al: Histone deacetylases and the immunological network: implications in cancer and Inflammation, *Oncogene* 29:157, 2010.

Villareal DT, et al: TCF7L2 variant rs7903146 affects the risk of type 2 diabetes by modulating incretin action, *Diabetes* 59:479, 2010.

Waterland RA: Is epigenetics an important link between early life events and adult disease? *Horm Res* 71:13S, 2009.

Waterland RA, Jirtle RL: Transposable elements: targets for early nutritional effects on epigenetic gene regulation, *Mol Cell Biol* 23:5293, 2003.

Willer CJ, et al: Six new loci associated with body mass index highlight a neuronal influence on body weight regulation, *Nat Genet* 41:24, 2009.

Wise A: Transcriptional switches in the control of macronutrient metabolism, *Nutr Rev* 66:321, 2008.

Zhang C, et al: Interactions between the −514C>T polymorphism of the hepatic lipase gene and lifestyle factors in relation to HDL concentrations among U.S. diabetic men, *Am J Clin Nutr* 81:1429, 2005.

第6章

キャスリーン・A・ハモンド
（Kathleen A. Hammond, MS, RN, BSN, BSHE, RD, LD）
メアリー・デマレスト・リッチフォード
（Mary Demarest Litchford, PhD, RD, LDN）

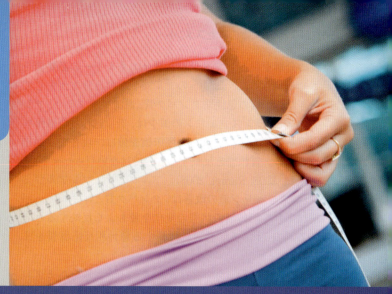

臨床：炎症、身体、機能のアセスメント

重要用語

空気置換法（ADP）（air displacement plethysmogram [ADP]）
身体計測（anthropometry）
生体電気インピーダンス法（BIA）（bioelectrical impedance analysis [BIA]）
身体組成（body composition）
体格指数（body mass index [BMI]）
臨床機能検査（functional laboratory testing）
機能性医学（functional medicine）
機能的栄養アセスメント（Functional Nutrition Assessment [FNA]）
頭囲（head circumference）
身体発育曲線（身長）（height-for-age curve）
理想体重（ideal body weight）
炎症（inflammation）
吸収不良（malabsorption）
上腕周囲径（midarm circumference [MAC]）
身長計（statiometer）
主観的包括的アセスメント（Subjective Global Assessment [SGA]）
平常時体重（usual body weight [UBW]）
ウエスト周囲径（waist circumference）
ウエスト・ヒップ比（waist-to-hip circumference ratio [WHR]）
身体発育曲線（体重）（weight-for-age curve）
身長体重曲線（weight-for-length curve）

栄養と炎症

炎症が健康状態に及ぼす影響に注目しない栄養アセスメントは、アセスメントとして不完全であると言えるだろう。炎症とは、感染、急性疾患、外傷、毒素、多くの慢性疾患、物理的ストレスに対して免疫系が及ぼす保護的反応である。急性炎症反応は、負のフィードバック機構によって短期間に収束する（Calder et al., 2009）。この急性炎症メディエーターの半減期は短く、迅速に分解される。

慢性炎症は短期の過程として開始されるが、消失することはない。身体は炎症メディエーターの合成を続け、正常な生理的過程を変化させ、自然免疫に影響を与える（Germolec, 2010）。バリア機能の喪失、正常時には無反応な刺激への反応、多くの炎症細胞の浸潤、ならびに酸化体、サイトカイン、ケモカイン、エイコサノイド、マトリックスメタロプロテアーゼの産生過剰のすべてがこの疾患の発症と進行の一因となる（Calder et al., 2009）。たとえば肥満におけるインスリン抵抗性は、インスリン標的細胞の機能変化ならびに炎症促進性メディエーターを分泌するマクロファージの蓄積を原因として生じ、メタボリックシンドロームを促進する可能性がある（Olefsky and Glass, 2010）。慢性の炎症過程はアレルギー、喘息、がん、糖尿病、自己免疫疾患、一部の神経変性疾患、感染症の一因となる。

炎症状態は免疫応答の引き金となってエイコサノイドとサイトカインを放出させ、それが正の急性期タンパク質と白血球の産生に必要な栄養素を動員する。インターロイキン1β（interleukin 1β [IL-1β]）、腫瘍壊死因子α（tumor necrosis factor alpha [TFN-α]）、インターロイキン6（interleukin-6 [IL-6]）などのサイトカインならびにプロスタグランジンE2（prostaglandin E2 [PGE2]）などのエイコサノイドは、全身代謝、身体組成、栄養状態に影響を及ぼす。サイトカインは炎症反応の際に肝臓での血漿タンパク質の合成を促進し、筋タン

パク質の分解を促進してタンパク質とエネルギーの必要量を充足させる。さらに、間質へのアルブミンの再分布が生じて浮腫をきたす。負の急性期タンパク質、血清アルブミン、プレアルブミン、トランスフェリンの減少は、炎症過程と組織傷害の重症度を反映する。これらの臨床検査値は、現在の食事摂取や、タンパク質状態を反映するものではない (Dennis, 2008; Devakonda, 2008; Ramel, 2008)。アルブミン、プレアルブミン、トランスフェリン値の改善は、タンパク質とエネルギー摂取の増加よりも、体液の状態の変化を最もよく反映すると考えられる。表6-1に炎症過程に関係する急性相反応物質をまとめている。

サイトカインは赤血球の産生を阻害し、貯蔵鉄をヘモグロビンと血清鉄からフェリチンの方向へと向かわせる。感染の過程でIL-1βはフェリチンの合成を促進する一方で、トランスフェリンの産生と放出を抑制する。したがって、栄養性貧血のリスク予測を目的として使用される臨床検査結果は、患者の炎症性反応の評価には有用とはならない。臓器系に対するサイトカインの作用を表6-2に示す。

身体が急性炎症に反応することで、TFN-α、IL-1β、IL-6、PGE2は閾値にまで増加するが、その後、IL-6とPGE2がTFN-αの合成とIL-1βの分泌を抑制することによって負のフィードバックサイクルが形成される。肝臓における正の急性期タンパク質の合成は減少し、負の急性期タンパク質の合成は増加する。アルブミンは間質から血管外腔へと移行する。鉄貯蔵はフェリチンからトランスフェリンとヘモグロビンに移行する (Northrop-Clewes, 2008)。

外傷や活性酸素種の存在、グルコースまたは内臓脂肪組織のような身体構成要素の異常値が引き金となり、炎症メディエーターの異常産生が生じる可能性がある。ω-3脂肪酸を用いた治療では、健常被験者ではTNF-αおよびIL-1βの減少が、糖尿病患者ではTNF-αの減少が認められた (Riediger et al., 2009)。しかし、果物、野菜または栄養サプリメントの摂取増加による炎症性バイオマーカーの低減効果については、結果は多様であった (Bazzano et al., 2006; Ridker, 2008)。各種食事成分が慢性的な炎症状態に対する素因をどのように調節するかを判断するには、さらに多くの研究が必要である (Calder et al., 2009)。

慢性炎症はクローン病、関節リウマチ、心血管疾患、糖尿病、肥満の際に認められる (Hye, 2005)。疾病管理において重要な役割を果たす因子は、細胞のシグナル伝達と遺伝子発現を介して炎症性メディエーターの産生を低下させ (ω-3脂肪酸、ビタミンE、フラボノイド)、傷害性酸化体の産生を抑制し (ビタミンEとその他の抗酸化物質)、腸のバリア機能と抗炎症反応を促進する (プレバイオティクスおよびプロバイオティクス) (Calder et al., 2009)。

炎症と免疫調節

B細胞は細胞性免疫反応と炎症の制御を補佐する。B細胞

表 6-1 急性期反応物質

正の急性期反応物質	負の急性期タンパク質
C反応性タンパク質	アルブミン
α-1抗キモトリプシン	トランスフェリン
α1-アンチトリプシン	プレアルブミン (トランスサイレチン)
ハプトグロビン	レチノール結合タンパク質
セルロプラスミン	
血清アミロイドA	
フィブリノゲン	
フェリチン	
補体および補体成分C3、C4	
オロソムコイド	

表 6-2 サイトカインの作用と栄養に関する影響

臓器系	サイトカインに制御される行動	栄養に関する影響
脳	疲労感情鈍麻、認知機能障害、食欲不振、眠気をはじめとする不調症候群	↓摂食量減少
内分泌	甲状腺機能正常病態症候群、食欲不振、↑代謝率	↓摂食量　筋消耗
肝臓	↑正の急性期タンパク質の合成、↓負の急性期タンパク質の合成、↑脂肪酸合成、↑脂肪分解、↓LPL	↑浮腫　高トリグリセリド血
筋肉	↑インスリン抵抗性	高血糖
血液	↓赤血球産生、アルブミンの再分布、プレアルブミン、鉄	貧血　↑浮腫
消化管	↓胃液分泌、↓胃腸運動性、↓排出時間、↑タンパク質分解	↓摂食　体重減少　↓貯蔵タンパク質

LPL：リポタンパクリパーゼ
出典：Litchford MD: Inflammatory biomarkers and metabolic meltdown, Greensboro, NC, 2009, Case Software and Books.

には多様な表現型のサブセットが存在し、炎症と自己免疫に関して制御的機能を示す（Dililo et al., 2010）。総リンパ球数（total lymphocyte count [TLC]）はB細胞とT細胞の数を反映するもので、免疫機能の指標となる（第27章を参照）。遅延型皮膚過敏（delayed cutaneous hypersensitivity [DH]）反応を利用した皮膚試験では、細胞性免疫を評価することができる。DHとTLCは炎症性代謝、化学療法、ステロイド薬によって影響を受けることから、単純な栄養低下症例においては非常に有用となる。

　DHには、ヒトに少量の抗原（ツベルクリン、カンジダ属菌、ムンプス、トリコフィチン）を皮内投与して反応を診る試験がある。健常な人に硬結が現れた場合には、おそらく過去に曝露され、免疫適格性が保たれていることを示す。DHの結果は電解質平衡障害、感染、がんとその治療、肝疾患、腎不全、外傷、免疫抑制の影響によって変化する可能性があることから、入院患者の栄養アセスメントとして必ずしも使用されるわけではない（Russell and Mueller, 2007）。炎症および微生物による侵襲に対する自然免疫反応を変化させる治療方法は、栄養学と医学の双方にとって非常に興味深い研究領域である。生化学的アセスメントに関するさらに詳細な解説については、第8章を参照されたい。

身体的および機能的アセスメント

身体計測

　身体計測は、ヒトの身体を測定し、その測定値を成長と発達を示す基準と照らし合わせるものである。こうした身体の測定は栄養アセスメントのもう一つの構成要素であり、栄養過多または栄養不良の評価にも役立つ。また、栄養介入の効果のモニタリングにも利用できる。この測定を行う人は、適切な測定技術の訓練を受ける必要がある。2人以上で測定する場合には、測定者間で測定の精度を明確にしておかねばならない。精度の測定は、複数の測定者が同じ測定を行い、結果を比較することによって確認できる。正確な測定が一定期間にわたって記録されれば、身体計測のデータは最も有用となる。有用性の高い測定項目は、身長、体重、皮下脂肪厚、周囲長の測定である。頭囲と頭長は小児に対して使用される。出生体重および人種的、家族的、環境的要因は、これらのパラメーターに影響を与えることから、身体計測値を評価する際にはその点も考慮しなくてはならない。

身長と体重の解釈

　米国内で現在使用されている標準値は、米国民における統計値を基にしたものである。それによって、ある人の測定値が、米国民全体の測定値のどの位置にあるかを知ることができる。小児の身長と体重の測定値は、さまざまな標準値との比較によって評価される。その値はパーセンタイルとして示され、ある年齢において身長と体重が同等またはそれ以下である同性の小児の総人口に対する百分率を反映する。小児の発育は、すべての年齢において、身体発育曲線（身長、体重）および身長体重曲線とデータを比較することでモニターできる。付録9〜16に小児の発育曲線とパーセンタイルの解説を記載する。身長と体重は成人の栄養状態の評価にも有用である。人は身長を実際よりも高く、体重を軽いと思う傾向があり、どちらも相対的な体重や体格指数（BMI）が低く評価される原因となるため、身長と体重の測定はいずれも必要である。さらに、成人の多くは骨粗鬆症、関節の疾患、悪姿勢によって身長が縮んでいるため、この点には注意しておかなければならない（参考情報6-1）。

身長

　身長の測定は、他の測定値と組み合わせて使用した場合に有用となる。身長はさまざまな方法によって測定できるが、その方法は直接法と間接法に分けられる。直接法は身長計を用いて測定するもので、被測定者は立位または臥位を取る必要がある。間接法は膝高、メジャーを用いた指極長または横臥位長などを測定するもので、脊柱側弯症、脊柱後弯症、脳性麻痺、筋ジストロフィー、拘縮、麻痺、寝たきりのように立位が不可能な患者に対して用いられる（付録20を参照）。臥位身長の測定はベッドに寝た状態でメジャーを用いて測定するもので、意識不明または病状の重い患者、動かせない患者等に適切と思われる。ただし、この方法は筋骨格の変形または拘縮のない患者に対してのみ行うことができる。

　坐高は立つことができない小児に対して用いられる（第45章を参照）。臥位身長の測定は、2、3歳より幼い乳児および小児に対して用いられる。この年齢の小児では、図6-1に示すような身長計を用いて評価するとよい。付録9〜16に示すように、2歳以下の小児の臥位身長は出生時から24ヵ月までの発育グラフに、2〜3歳の小児の立位身長は2〜20年の発育グラフに記録する。適切な発育グラフに記録することで、時間経過に伴う身長の増加記録となり、同年齢の他の小児の身長と比較することができる。身長の増加率は、長期的な栄養学的適格性を反映する。

体重

　体重も身長と同様に重要な情報源となる。小児の体重は最近の栄養摂取量を反映することから、栄養学的適格性を判断

参考情報 6-1

入院患者の栄養状態の評価に身長と体重を使用する

- 身長を測定する。身長を尋ねるだけではいけない。
- 体重を測定する（入院時、現在、平常時）。
- 体重変化の時間経過（体重パターン）を求める。
- 平常時体重または理想体重よりもどれだけ上下の位置にあるかを判断する。

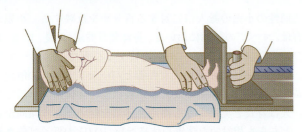

図6-1 乳幼児の身長測定方法。3歳以下の乳幼児の身長は、次の方法で測定する。(1) 片側に固定板が取り付けられ、反対側が可動式になっている測定板上に児を寝かせる。(2) 測定板の上で児の身体を伸展させ、正確な測定ができるようにする。(3) 足の裏を移動板に平行になるように当て、目盛の数値を読み取る。

する上で身長よりも敏感な測定法となる。体重からは総脂肪量と筋肉貯蔵を概算することもできる。肥満または浮腫のある人では、体重のみで全般的な栄養状態を評価することは難しい。体重は、BMI（体格指数）、平常時体重、実体重などの手法によって測定できる。1959年および1983年のメトロポリタン生命保険会社の表や、米国国民健康栄養審査研究（National Health and Nutrition Examination Survey）パーセンタイル値のような身長に対する理想体重の参照標準値は、現在では使用されていない。理想体重を決定する一般的な方法は、Hamwiの式を用いる方法である（Hamwi, 1964）。この方法では年齢、人種、体格に合わせた補正が行われていないため、その妥当性は疑わしい。それにもかかわらず、簡便な推定方法として医師らによって広く使用されている。

男性：身長152cmで48.1kg、以降2.5cm増える毎に2.7kg加算する。152cm未満では2.5cm減る毎に2.7kg減算する。
女性：身長152cmで45.4kg、以降2.5cm増える毎に2.7kg加算する。152cm未満では2.5cm減る毎に2.3kg減算する。

実体重は、実際の測定によって得られる体重である。この測定値は、各自の体液状態の変化によって影響を受ける可能性がある。体重減少は脱水を反映する場合もあるが、栄養必要量を満たしていないことを即座に反映する場合もあることから、栄養リスクの指標ともなる。体重減少の割合は、個人の疾患の範囲の大きさと重症度を顕著に示す。Blackburnの式 (1977) は、最近の体重減少率の判定に役立つ。

著しい体重減：1ヵ月間に5%の減少、3ヵ月間に7.5%の減少、6ヵ月間に10%の減少
重度の体重減：1ヵ月間に5%を超える減少、3ヵ月間に7.5%を超える減少、6ヵ月間に10%を超える減少

体重減少の割合を判定するもう一つの方法は、各自の現在の体重を通常体重に対する比率として表すものである。平常時体重（usual body weight [UBW]）は、疾患のある人にとっては理想体重よりも有用なパラメーターとなる。現在の体重をUBWと比較することで、体重の変化を評価することができる。しかし、UBWを使用する際には、それが患者の記憶に依存するものだという問題が生じる。

体格指数

成人の体重が身長に対して適切であるかどうかを決定するもう一つの方法がケトレー指数（Quetelet index：W/H^2）で、これは体格指数（body mass index [BMI]）とも呼ばれる（Lee and Nieman, 2003）。BMIは体重と身長の値を用いて算出されるもので、過栄養または低栄養の指標となる。BMIは脂肪過多のレベルを表わし、身長との関係によって身体組成の違いを示す指標で、この方法では身体の大きさの影響が排除される。成人においては、BMIと身長との相関は最も低く、他の方法で測定した体脂肪との相関は最も高い。BMIは体脂肪を直接評価するものではないが、水中体重秤量法や二重X線吸収測定法のような直接的な体脂肪測定法とは相関を示す（Keys et al., 1972; Mei et al., 2002）。BMIは次の計算によって求められる。

$$\text{BMI} = 体重(kg) \div 身長(m)^2$$

BMIの値はさまざまな表やノモグラムによっても求められる（付録23を参照）。**臨床上の有用情報**「BMIの計算と適正体重の決定」に、女性に対するBMI計算法の例を挙げる。

米国での基準では、BMIの値が18.5未満を低体重、25.0～29.9を過体重、30以上を肥満として分類している。成人のBMIの正常値は18.5～24.9とされている（CDC, 2009）。全体脂肪とBMIの間には強い相関が認められるが、結論を下すためには個人差について理解しておくことが必要である（Russell and Mueller, 2007）。

BMIを評価する際には、人種、性別、年齢の違いについて考慮しておかねばならない（Yajnik and Yudkin, 2004）。BMI値は年齢とともに増加する傾向がある（Vaccarino and Krumholz, 2001）。BMIの高値および低値と死亡率とには相関が認められるとの研究結果が報告されているが、その結果は、高齢者ではBMI値が高い場合には保護的に作用することを示唆している（第21章を参照）。理想体重の基準（BMIが18.5～25）は、高齢者に対しては幅が狭すぎる可能性がある。そのため、リスク因子に対して注意深く解釈することも、全体のアセスメントには必要である。

小児と十代青少年のBMIの計算式は成人のものと同一であるが、その解釈は異なる。付録11および15には、2歳から20歳までに使用される発育グラフ上にBMIをプロットすることができる。付録12および16には、小児と青少年のためのBMI測定値を年齢別に記録するための表が設けられている。たとえば、17というBMI値は10歳の女児には適切であっても（付録19を参照）、高齢者にとっては問題となるだろう。

> **臨床上の有用情報**
>
> **BMIの計算と適正体重の決定**
>
> 例：身長172cm、体重84kgの女性
> ステップ1：現在のBMIを計算する。
> 式： 体重(kg) ÷ 身長(m²)
> 　　　　$84 ÷ (1.72 × 1.72) = 84 ÷ 2.96$
> 　　　　BMI = 28.4 = 過体重
> ステップ2：BMIが18.5から24.0の範囲になるための適正体重
> 18.5　　 (18.5) × (2.96) = 54.8kg
> 24.9　　 (24.9) × (2.96) = 73.8kg
> 適正体重の範囲は54.8 〜 73.8kg
> BMI：体格指数

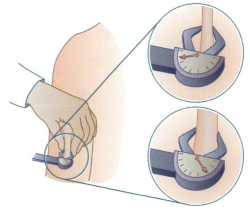

図6-2　皮下脂肪キャリパーを用いた皮下脂肪厚(mm)の測定。測定値は左回りに読みとる。
出典：Dorice Czajka-Narins, PhD.のご厚意による。

身体組成

身体組成は、他の評価要素と共に、ヒトの全般的な健康状態を正確に示すために使用される。同じ身長の人では、骨格の大きさと除脂肪体重の比率の違いによって体重は異なる。たとえば、筋肉質の運動選手が過体重として分類されることがあるが、これは脂肪量ではなく、過剰な筋量が体重を増加させるためである。高齢者は骨密度が低く、除脂肪体重が少ない傾向にあるため、同じ身長で年齢の若い成人よりも体重が軽くなる可能性がある。身体組成の違いは、同じ集団内だけでなく異なる集団においても生じる（Deurenberg and Deurenberg-Yap, 2003）。白人を対象として実施された身体組成に関する研究の大半は、他の民族集団に対しては有効でない可能性がある。除脂肪体重、脂肪分布、身体の各サイズとプロポーションについては、黒人と白人との間で類似する点もあれば異なる点もある。黒人は白人と比較して骨ミネラル密度が高く、身体タンパク質量が多い（Wagner and Heyward, 2000）。さらに、アジア系の集団では心血管のリスクが高いことから、至適な健康状態を得るためには、BMIは低い範囲にあることが必要である（Zheng et al., 2009）。体脂肪の推定やリスクの解釈に誤りが生じることを避けるためには、これらの要因についての考慮も必要となる。

身体組成の評価に使用するための間接的測定法には、上腕三頭筋部皮下脂肪厚、上腕筋囲長、上腕周囲長（midarm circumference [MAC]）などがある（Russell and Mueller, 2007）。これらの測定値は時間経過による個人の評価には有用であるが、救急医療現場では体液と身体組成の変化によって結果に誤りが生じる場合があることを認識しておかなければならない。身体組成の測定を行なう際に、正確な結果を出すためには、確立されたプロトコールを厳格に順守しなければならない。たとえば、北米の研究者のほとんどは皮下脂肪の測定に右半身を使用するため、基準はこれを基にしたものとなっている。意義あるデータを集めるためには、どの方法を採るかを慎重に考慮しなくてはならない。

皮下脂肪厚による皮下脂肪測定

皮下脂肪厚の測定は、各自の体脂肪の量を評価するための方法である。この方法は、臨床現場において実用的であるが、その測定の技術（参考情報6-2を参照）と、数回の反復測定の精度にその有効性は左右される。変化が起きている場合では、それが確認できるまでには3〜4週間を要する。皮下脂肪の測定では、体脂肪の50%が皮下脂肪であるとの仮定に基づいている（図6-2）。

肥満度が増加するに伴って、測定精度は低下する。身体の肥満を最も反映するとされている皮下脂肪部位は、三頭筋および二頭筋、肩甲骨の下、腸骨稜（腸骨部）、上腿の位置にある脂肪である。上腕三頭筋部皮下脂肪（triceps skinfold [TSF]）と肩甲下の皮下脂肪の基準ならびにその評価が最も確立されていることから、これらの部位を利用するのが最も有用となる。（図6-3および6-4、付録24〜26を参照）。図6-5に腸骨稜上での皮下脂肪測定を示す。

周囲長測定

実際の身体組成に関してさらに完全な情報を必要とする場合には、上記以外の測定を追加して行うのがよい。たとえば救急医療現場で、患者に毎日の体液移動のような急性の病態生理学的変化が生じるような場合には、通常は上腕周囲長とTSFの測定は行われない。しかし、長期療養施設やスポーツ医学の現場、または家庭においては、これらの測定では長期間（毎月または3ヵ月毎など）での経過を追うことができるため、全般的な栄養状態を知る上での価値ある情報となる。

脂肪の分布状態はリスクの指標にもなるため、周囲長の測定を使用するのもよい。総体脂肪に対して腹部の周囲に過剰に体脂肪が存在する場合は、肥満とメタボリックシンドロームに伴う慢性疾患のリスク因子となる。**ウエスト・ヒップ比**（waist-to-hip circumference ratio [WHR]）は、HIV感染患者の過剰脂肪沈着（リポジストロフィー）の徴候を発見するために使用される。この方法は、BMI（体格指数）よりも心血管の

参考情報 6-2
皮下脂肪測定法

1. 測定は右半身で行う。
2. 柔軟で非伸縮性のテープ状のものを使い、測定部位に印づけする。
3. メジャーは身体の中間点を決める場合にも使用することができる。
4. 測定部位から約1cm離れた場所の皮下脂肪を左手の親指と人差し指でしっかりつまみ、外側に引っ張る。
5. 右手にキャリパーを持ち、キャリパーの目盛を上に向け、皮膚をつまんだひだに垂直に当てる。皮下脂肪をつまんでいる指の先約1cmの位置にキャリパーの先端を当てる。（指による圧力は測定に影響を与えない。）
6. キャリパーを皮下脂肪に深く入れすぎたり、皮下脂肪の先端に近すぎたりしない。
7. レバーから手を放してから約4秒後にキャリパーの目盛を読む。4秒より長く押さえ続けると、押さえつけた部分の体液が組織から押し出されるため、測定値が実際よりも小さくなる結果となる。測定値は1mmまで記録する。
8. 正確な結果を得るために、同じ場所で最低2回は測定する。押さえつけた皮下脂肪が元に戻るよう、測定には15秒間の間隔を空ける。測定中は親指と人差し指で押さえ続けること。
9. 被験者が運動の直後や発熱している場合には、体液の移行によって結果が大きく出るため、測定しないこと。
10. 肥満のクライアントを測定する場合には、両手で皮膚脂肪を引っ張り、別の人が測定を行なうことが必要となる場合もある。キャリパーでは測定できない場合には、別の方法が必要となる。

出典：Lee RD, Nieman DC: Nutritional assessment, ed 3, New York, 2003, McGraw-Hill.

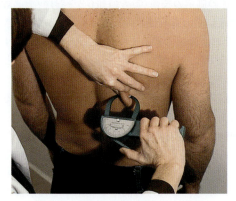

図6-3　肩甲下皮下脂肪厚の測定。

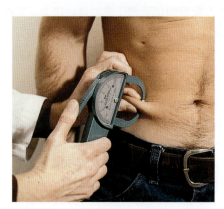

図6-5　腸骨稜の骨の隆起の上での腸骨稜上部皮下脂肪厚の測定。

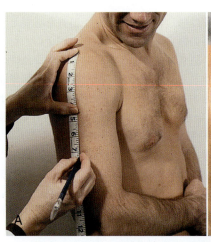
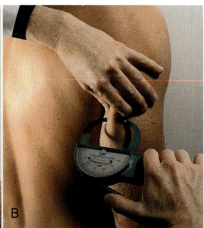
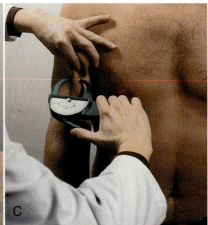

図6-4　**A**、肩の肩峰突起と肘の肘頭突起との中間点の測定と印づけ。**B**、印づけをした中間点で上腕三頭筋部皮下脂肪厚。**C**、中間点での上腕二頭筋部皮下脂肪厚の測定。

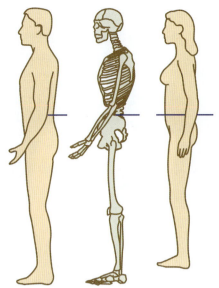

図6-6 ウエスト（腹部）囲を測定する際のメジャーの位置。
出典：www.nhlbi.nih.gov/guidelines/obesity/e_txtbk/txgd/4142.htm.

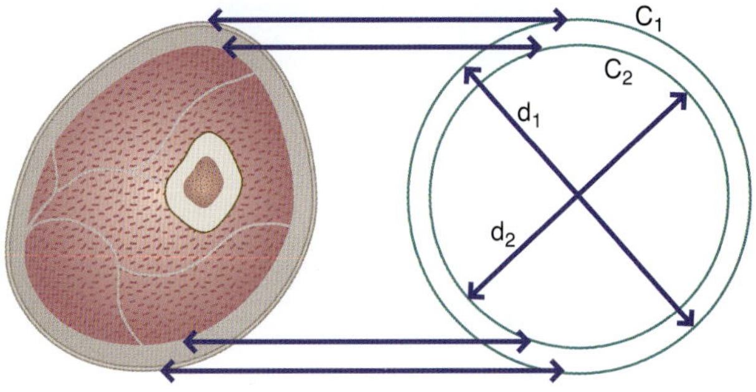

$$AA (mm^2) = \pi/4 \times d_1^2 \text{ where } d_1 = C_1/\pi$$
$$AMA (mm^2) = (C_1 - \pi T)^2/4\pi = (C_1 = \pi T)^2/12.56$$
$$AFA (mm^2) = AA - AMA$$
$$除骨 AMA = AMA - 10 \text{（男性）}$$
$$除骨 AMA = AMA - 6.5 \text{（女性）}$$

図6-7 上腕面積（AA）、上腕筋面積（AMA）、上腕脂肪面積（AFA）は、上腕周囲長（C1、単位はcm）と三頭筋部皮下脂肪（T、単位はmm）の測定値から求められる。

リスク検出に多少優れている（Elsayed et al., 2008）。女性の場合には数値が0.8以上、男性の場合には1以上がリスク要因となる。

　<u>ウエスト周囲径</u>は、伸縮性のないメジャーを使用して肋骨郭より下、臍よりも上の最も細い部分の周囲の長さを測定して得られる。測定値が男性で102cm、女性で88cmを超えると、それ単独で疾患のリスク因子となる（CDC, 2009）。これらの測定は、身長152cm未満の人や、BMIが35以上の人には有用とはならない可能性がある（CDC, 2009）。ウエスト（腹部）周囲径を測定する際の適切な位置を、図6-6に示す。

　<u>上腕周囲長</u>（MAC）は、肩甲骨の肩峰突起と肘の先端の肘頭突起を結ぶ線の中間点を測定する（図6-4、Aを参照）。MACとTSFの測定とを組み合わせることにより、上腕筋面積（arm muscle area [AMA]）と上腕皮下脂肪面積を間接的に測定することができる（付録25および26を参照）。除骨上腕筋面積は、図6-7に示す公式を使用して計算できる。男性ではAMAから10を引き、女性では6.5を引く（Frisancho, 1984）。除骨筋面積は、除脂肪体重と骨格筋貯蔵タンパク質のよい指標となる。AMAは成長過程にある小児や、慢性疾患、ストレス、摂食障害、複数回の手術または不適切な食事によるタンパク質エネルギー障害の評価においても重要である。

　<u>頭囲</u>測定は3歳未満の小児に対して用いられ、主として栄養が関与しない異常の指標となる。頭囲に影響を及ぼすほどの低栄養は極めて重度である（参考情報6-3、頭囲測定を参照）。

その他の身体組成測定方法

●**空気置換法**　<u>空気置換法</u>（air displacement plethysmogram [ADP]）は、身体密度を測定して体脂肪と除脂肪組織量を推定する方法である。体脂肪測定装置BOD-PODを用いての空気置換法による測定は、身体組成の評価として正確な方法である密度計測法によるものである。ADPは身体組成評価において信頼できる道具であると考えられており、特に小児や肥満の被験者への使用として関心が高い。ADPによる身体密度と身体組成の算出には体内水分量が関与しないため、末期腎疾患の成人患者に対して有用となる（Flakoll et al., 2004）。しかし、測定誤差が生じる原因については、さらに研究が必要である（Fields et al., 2005）。BOD-PODの使用は、主に予算、患者の集団、測定者の経験によって左右される（図6-8）。

●**生体電気インピーダンス法**　<u>生体電気インピーダンス法</u>（bioelectrical impedance analysis [BIA]）は、除脂肪組織は水よりも電気伝導率が高く、脂肪組織よりもインピーダンスが低いという原理に基づいた身体組織分析法である。BMI（体格指数）、皮下脂肪、身長体重の測定値と比較して、BIAは身体組成（除脂肪組織量と体脂肪量）の測定値として信頼できることが明らかにされている。BIAでは被測定者の右手、手首、足首、足部に電極を取り付け、身体に微弱な電流を通して測定する（図6-9）。BIA法は安全で非侵襲的であり、持ち運び可能で、迅速に測定できることから広く普及している。正確な結果を得るためには、患者は水分を十分に摂り、測定前の4〜6時間は運動をせず、測定前の24時間はアルコール、カフェイン、利尿剤を摂取してはならない。脱水症状のある人では、体脂肪の割合が実際よりも高く評価される。発熱、電解質平衡障害、極度の肥満のある人も、測定の信頼度に影響を及ぼすおそれがある。

●**二重エネルギーX線吸収法**　<u>二重エネルギーX線吸収法</u>（Dual-energy x-ray absorptiometry [DEXA]）は骨密度の測定法であり、脂肪と除骨除脂肪組織を評価する際に使用することができる。DEXAでは、放射線を放出するX線管がエネルギー源となる。X線が通過する組織の種類によってエネルギー損失量が異なり、その結果によってミネラル、脂肪、除脂肪組織を

参考情報 6-3
頭囲の測定

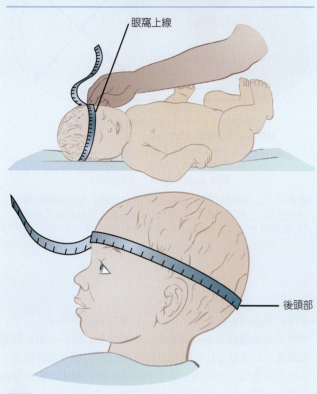

解説
頭囲は出生時から36ヵ月までの小児と、頭部の大きさに問題があると考えられる小児の発育を継続して評価するための標準的測定法である。

装置
紙製または金属製（布は伸張する可能性があるため）で、1mmの目盛が刻まれたメジャーを使用する。これは、成長曲線が0.5cm刻みで表されているからである。

測定方法
1. 頭囲は頭部の最大部分の周囲で測定する。
2. 通常、最大囲は眉と両耳の上と後頭骨の隆起した部分を通る位置となる。
3. 頭部の形が最大囲の位置に影響を与える場合もあるため、複数回の測定が必須となるであろう。
4. 測定値を国立保健統計センター（National Center for Health Statistics）の頭囲の標準曲線と比較する（付録10および14を参照）。

出典：Hockenberry MJ, Wilson D: Wong's nursing care of infants and children, ed 8, St Louis, 2007, Mosby.

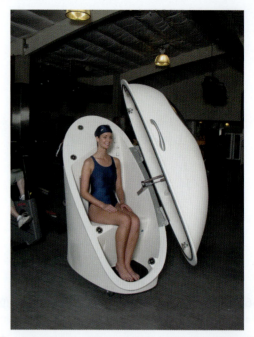

図6-8 BOD-PODを用いた体脂肪と除脂肪組織量の測定
出典：COSMED USA, Inc., Concord, CA.

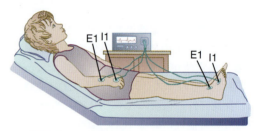

図6-9 生体電気のインピーダンス法

評価することができる（Russell and Mueller, 2007）。DEXAは簡単に使用できるうえ、使用する放射線は低レベルであり、病院で比較的利用しやすいことから、有用な測定法となる。しかし、患者は数分間以上静止していなければならないため、高齢者や慢性疼痛患者では測定は困難となる可能性がある。水分状態の違いや、骨または石灰化した軟組織が存在する状態では、測定値は不正確になるおそれがある（Lee and Nieman, 2003）。DEXAスキャンを図6-10に図解する。

● **中性子放射化分析** 中性子放射化分析は、除脂肪体重を測定する。この分析法は、カルシウム、窒素、ナトリウム、の不安定同位体を作り出し、その同位体からの出されるγ線を測定することで、身体の細胞内外の構成要素を識別するものである（Russell and Mueller, 2007）。この種の測定は費用がかかるため、医療現場での日常的な使用には不向きである。

● **体内カリウム量** 身体のカリウムの90％以上が除脂肪組織に存在することから、体内カリウム量を用いて身体組成を調べることができる。測定は複数のγ線検出器を取り付けた特別な計数器をコンピューターに接続して行うが、高価である

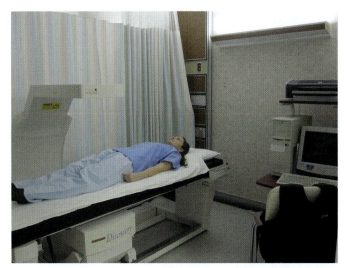

図6-10　二重エネルギーX線吸収法による測定を受ける患者
出典：Division of Nutrition, University of Utah.

ため必ずしも常に容易に利用できるとは限らない。また、除脂肪組織におけるカリウム量の正確な濃度と性別、年齢、肥満者での数値の違いについてすべての研究者の見解が一致しているわけではない。

● **水中体重秤量法**　水中体重秤量法は全身の密度を直接測定する方法である。密度計測は、水に沈んでいる物体の容積は、物体が置き換えた水の容積と等しいというアルキメデスの原理を用いた水中秤量法によって行う。体積と質量が明らかになっていれば、密度を計算することができる。この方法は最も有用であると広く考えられているが、測定には相当な熟練を要し、被測定者の協力もかなり必要であることから、必ずしも実用的であるとは言えない。被測定者は水中に沈められた状態で、測定が完了するまで長時間静止していなければならない（Lee and Nieman, 2003）。

● **超音波および磁気共鳴画像法**　磁気共鳴画像法（Magnetic resonance imaging [MRI]）は、内臓の大きさ、骨格の大きさ、腹腔内脂肪の量と分布の測定に使用することができる。MRIはいくつか長所があるが、そのうち、非侵襲性であることと放射線を使用しないことは、小児、妊娠可能年齢の女性、複数回の検査を必要とする患者に対しても安全である。MRIの短所は、費用が高いことと、利用機関が限定されることである（Russell and Mueller, 2007）。

栄養に着目した身体診察

全般的な栄養アセスメントでは、栄養に着目した身体診察が重要な構成要素となる。これは、栄養不足の中には、他の方法では明らかにされない可能性のあるも存在するからである。栄養不足の徴候には明確ではないものもあるため、それ

第6章　臨床：炎症、身体、機能のアセスメント

らを栄養とは無関係の病因と識別しなければならない。

アプローチ

診察を行う際に、頭の先から爪先まで進めていく系統的かつ論理的な方法によって有効性と完全性を確実にするシステムズアプローチが用いられる。この診察では、病歴と栄養歴の結果に基づき、包括的なものから限定的で焦点を絞ったものへと進めていく。栄養に着目した身体診察は、個々の患者に合わせて行うものとなる。言い換えれば、すべての患者に対して身体全体を評価する必要があるわけではなく、各患者が抱える問題、健康歴、現在の病訴による臨床判断によってそれを見極めるということである（Hammond, 2006）。

機器

栄養に着目した身体診察の範囲によって必須となる機器は異なるが、一般に、診察には聴診器、ペンライトまたはフラシュライト、舌圧子、はかり、打腱器、キャリパー、メジャー、血圧測定用カフ検眼鏡のいずれかまたはすべてを使用する。

診察手法と所見

栄養に着目した身体診察では、視診、触診、打診、聴診の4つの基本的な診察方法が使用される（表6-3）。付録29では、栄養を主眼とする身体診察について詳細に考察する。

身体診察から得られる栄養的所見のうち、さらにアセスメントと介入を行うよう臨床医に警告する必要があるものには、一時的な消耗、近位筋の筋力低下、筋量の減少、脱水、過水、創傷治癒力の低下、咀嚼または嚥下障害などが挙げられる。皮膚の外観では、蒼白、鱗屑状皮膚炎、創傷、創傷治癒の質、挫傷、水分状態について観察する。結膜や咽頭膜などの膜に対しては、完全性、水分、蒼白、出血について観察する。皮膚、毛髪、歯、歯肉、唇、舌、眼には栄養不足の徴候が最も現れやすいため、特に注意が必要である。上皮組織では細胞の代謝回転が速いことから、毛髪、皮膚、口腔は影響を受けやすい。栄養不足の症状には、身体診察の過程で明白に認められる場合も、認められない場合もある。また、複数の栄養素の欠乏によるものや、栄養以外の原因によるものもあると考えられる。

他のアセスメント手法とツール
生化学分析

生化学検査は、栄養状態に関する最も客観的で高感度な測定である。しかし、そのすべてが栄養と関係があるとは限らない。測定値は疾患の状態と治療によって影響を受ける可能性があるので、結果の解釈には注意が必要である（第8章を参照）。

機能的栄養アセスメント

機能性医学は、身体の治療を個別の徴候と症状の組合せと

してよりも、相互に作用するシステム全体として行うための、発展しつつある根拠に基づく学問である。機能性医学研究所（Institute of Functional Medicine [IFM]）では、各自の生化学的、遺伝的、環境的な個人差を認識する評価過程を推進している。その焦点は単に疾患を中心としたものではなく、患者を中心としたものにおかれている。生活習慣と健康促進の要素には、栄養、運動、適切な睡眠、健全な人間関係、積極的な心・身体・信念が含まれる。機能性医学でのアセスメントの方法では、患者の健康歴において、疾患過程が始まる原因となった反応の引き金となる可能性のあるパターンの認識、低栄養および過栄養、有害物質への曝露の低減、ならびにその患者の家族歴や事象などの要素を明らかにする。この全体論的なアセスメントの過程を導くために、IFMは学際的な機能性医学マトリックスモデル（Functional Medicine Matrix Model）を設立した（図6-11）。

栄養士を対象としたものでは、機能的栄養アセスメント（Functional Nutrition Assessment [FNA]）が細胞、分子、ゲノムのデータをその過程に採り入れることによって、従来のアセスメントの幅を拡大している。栄養状態におけるこの拡大診断では、食事、環境、生活習慣との相互作用によって影響を受ける組織栄養貯蔵量、細胞機能、遺伝的可能性を定量するものである。**新たな動き**「機能的栄養アセスメント」を参照されたい。

胃腸機能

ホルモンの状態だけでなく、消化、吸収、輸送能力に関するアセスメントが可能になれば、患者が栄養不良に陥っている可能性の背景を知ることができる。吸収不良症候群は複数の栄養素の吸収が障害されるもので、最も影響が大きい疾患である。便秘、下痢、嘔吐または鼓腸でも、さらに詳しい検査が必要となる。胃腸管粘膜の変化は下痢や食欲不振などの症状となって現れる。便検体の検査では、過剰脂肪、吸収不良、腸内菌叢の状態と腸内細菌類の種類を明らかにすることができる。胃の酸性度は、消化と吸収を行なう際の最適な環境の維持に重要である。手動による胃内滴定を使用して評価するこ

表 6-3 身体診察法

方法	説明
視診	視覚、嗅覚、聴覚を使用して、さらに焦点を絞った診察へと進めていくための一般的診察。最も頻繁に用いられている方法。
触診	触覚を用いて脈動と振動を調べる診察。手触り、大きさ、温度、柔軟性、可動性などについての評価を行う。
打診	音によって身体器官の境界、形、位置を判断して評価する。栄養を主眼とする身体診察では、必ずしも使用されるわけではない。
聴診	耳または聴診器を使用して身体の音（例：心臓と肺の音、腸音、血管）を聞く。

出典：Hammond K: Nutrition focused physical assessment, Support Line 18（4）:4, 1996.

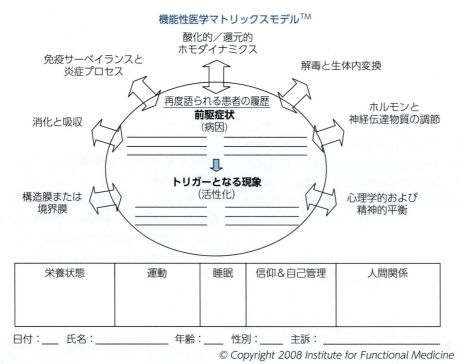

図6-11 アセスメントのための機能性医学マトリックス　出典：Institute of Functional Medicine, 2010.

とができるため、胃の塩酸分泌の状況を知ることができる。

握力測定

握力測定は、握力の強度と持久力を測定することで筋機能の基準となる栄養評価を行うことができるため、継続的な測定項目として役立つ。握力測定の測定値は、標準値に対する比率として表される。握力の強さは他の部位の筋力を反映すると仮定されている。特に高齢者では、握力の低下は虚弱状態の重要な指標となる。高齢者のためのフローニンゲン体力テスト（Groningen Fitness Test for the Elderly）は、Koenらのグループ（2001）がオランダにおいて加齢が体力に及ぼす影響を調べる縦断的研究を行った際に開発されたもので、現在でも有用である。握力の低下は、早期死亡、能力障害の発生の可能性の増加や、中高年者の入院または手術後の合併症発症や長期にわたる筋力低下のリスク上昇（Bohannon、2008年）との関連性が一貫して認められている（Bohannon, 2008）。

水分状態

栄養に着目した身体診察では、患者の体液量の状態について注意しておくことが重要である。体液の乱れは、電解質平衡障害のような別の平衡異常と関係がある可能性がある。

体液量不足

嘔吐、下痢、緩下薬の乱用、瘻孔、胃腸内容の吸引、多尿症、発熱、多汗、浮腫（第三腔への体液移動）による水および電解質の過剰な喪失、または食欲不振、吐き気、うつ病、水分補給が困難な状態によって引き起こされる摂取不足に注意する。脱水症の特徴には、短期間での体重減少、皮膚と舌の弾力性低下、粘

▶ 新たな動き

機能的栄養アセスメント
ダイアナ・M・ノーランド（*Diana M. Noland, MPH, RD, CCN*）

国家の医療制度は、慢性疾患が世界的に蔓延していることに対する費用上の問題から、これらの疾患状態を早期診断して治療することによって、その費用を低減する方向へと焦点を合わせている。専門家にとっても、遺伝子と環境要因の間の相互作用だけでなく、食事と生活習慣に含まれる要素が非常に大きな役割を果たしていることを理解することが極めて重要となってきた。最近、長期にわたる潜在的な栄養不良が及ぼす影響が認識されるようになったことで、慢性疾患の素地となる分子機序を理解しようとする機運が高まっている。これらの考えは、機能的栄養アセスメント（Functional Nutrition Assessment [FNA]）アプローチの重要な一端を担う。

このアセスメント手法は、従来からの食事療法と、栄養学的ゲノミクス、胃腸機能の回復、慢性炎症の抑制、細胞的および分子的機能障害に対する栄養上のバイオマーカーの解釈を組み合わせることによって、慢性疾患の根底にある原因を特定する場合に特に適している。機能的栄養士は、摂取（ingestion）、消化（digestion）、利用（utilization）（IDU）の要素から集められたデータを体系づけ、各自の根底にある原因の特定へと導いていく。FNAの検討項目のうち、慢性疾患のリスクと関係するいくつかの要素を次に挙げる。

摂取
食品、繊維、水、サプリメント、薬剤
摂取パターンは感情や摂食障害による影響を受ける
食品、皮膚、吸入、水、環境（殺虫剤および化学物質を含む）によって身体に入り込む有害物質

消化
適正な細菌叢
アレルギー
遺伝的酵素欠損

水分状態
感染症
生活習慣──睡眠、運動、ストレス要因

利用─細胞・分子間相互作用
抗酸化物質──水溶性のビタミンC、ファイトケミカル（植物由来機能性物質）
メチル化とアセチル化──適正なB複合体とミネラルに依存
油と脂肪酸──プロスタグランジンのバランス、細胞膜の機能、ビタミンEの機能
タンパク質の代謝──結合組織、酵素、免疫機能など
ビタミンD──機能性代謝の相手として、ビタミンAとKと協力して作用する

ヒトの栄養状態における評価能力は、栄養学、ゲノミクス、測定技術における最近の科学的進歩による恩恵を受けている。今日では、細胞機能をさらに徹底的に検査することが可能である。ヒトゲノムの決定と環境が遺伝子発現に及ぼすエピジェネティックな影響に対する理解の深まりは、特に有益だった。栄養アセスメントは、生体電気インピーダンス法、臨床機能検査をはじめとする栄養士用ツールや、誘因となる事象と遺伝的素因を含めたさら包括的な健康歴を加えることによって進歩してきた。

こうしてFNAの手法は、栄養が関係する多くの慢性疾患と状態を軽減させる指導法として急速に受け入れられるようになった。IDUのアプローチを使用することで、栄養士にはさらに個別化された介入計画の作成、身体が持つ自然の機序の手助け、バランスと健康の回復が可能となる（Noland, 2010）。将来は医師への治療協力が必要となるであろう。

ファイトケミカル、個別化された食事指導、運動とエネルギー必要量、瞑想、ヨガは、すべていつか治療的対話の一部となるかもしれない。

膜の乾燥、体位性低血圧、微弱な頻脈、末梢静脈への血流流入量の減少、体温低下（35〜36.7℃）、尿量減少、ヘマトクリット値の上昇、四肢末端の冷え、見当識障害、血清クレアチニンに対する血液尿素窒素（BUN）値の上昇などが挙げられる。

体液量過剰

腎不全、うっ血性心不全、肝硬変、クッシング症候群の病歴、ナトリウムを含む経腸輸液の過剰使用、ナトリウムを含む食品または医薬品の使用歴のいずれにも注意する必要がある。体液量過剰の特徴は、短期間での体重増加、末梢の浮腫、頚静脈の膨張、末梢静脈からの血液流出量の低下、肺のラ音、多尿症、腹水、胸水、反跳脈および強大脈、BUN値の低下、ヘマトクリット値の低下が挙げられる。重度の場合には、肺水腫をきたす例もある。

身体活動の評価

食事と身体活動は、慢性疾患の原因と予防に重要な役割を果たす生活習慣と行動要因であることから、身体活動の評価は完全な栄養アセスメントの一部となる。活動量の評価に使用される装置の多くは、使用が困難なうえ、誤差を生じやすい。しかし、栄養専門家であれば、いくつかの質問をすることによってクライアントの活動レベルに対する洞察を得ることができる。参考情報6-4では、外来患者とクライアントを対象として、現在における活動レベルと将来の活動に対する関心について明らかにすることができる一連の質問を紹介する。

主観的包括的アセスメント

主観的包括的アセスメント（Subjective Global Assessment [SGA]）は、患者の履歴、食事データ、消化管症状、機能的能力、栄養必要量に及ぼす疾患の影響と身体の外観とを基にしたツールである。このツールは有効性が検証され、最近では入院患者における栄養リスクの指標や他のアセスメントのデータと相関が認められることが示されている（DeLegge and Drake, 2007）。SGAを用いたアセスメントデータを記録することは、同じ要素について他のデータ提供者が問題であるとして認識することが可能となるとともに、1人の患者を時間を追って比較する際のベースラインともなる（参考情報6-5）。ひとたび栄養アセスメント過程が完了すれば、栄養の適正度および過不足の範囲が明白になる。その後、栄養不良の重症度は、体重、体脂肪、筋および内臓タンパク質貯蔵量、臨床検査値に基づいて分類することができる。栄養問題が明らかになった場合には、適切な栄養診断を選択し、それによって栄養ケアプロセスの他の段階の適用が必要となる可能性もある（第11章を参照）。最新の情報とガイドラインについては、『国際標準化のための栄養ケアプロセス用語マニュアル』（*Dietetics and Nutrition Terminology Reference Manual for updates and guidelines*）最新版を参考されたい（American Dietetic Association, 2009）。

参考情報 6-4

身体活動アセスメント質問紙

身体的に活動的であるということは、少なくとも
- ☐ 30分間の中等度の身体活動を1週間に5日以上、**または**
- ☐ 20分間の強い身体活動を1週間に3日以上行っているということです。

これからの6ヵ月間に、どの程度の身体活動を行うつもりですか。（**最もあてはまる回答を選択してください。**）
- ＿＿ 現在活動的ではなく、次の6ヵ月でも身体活動を行うことは計画していない。
- ＿＿ 身体活動をもっと行いたいと思っている。
- ＿＿ これからの6ヵ月ではもっと身体活動を行うつもりである。
- ＿＿ これまでに身体活動を多く行うようにしてきた。
- ＿＿ 現在身体活動を行っており、過去1〜5ヵ月間も同様であった。
- ＿＿ 定期的に身体活動を行っており、過去6ヵ月間以上も同様である。

あなたが過去3ヵ月に行った身体活動と比較して、過去7日間の身体活動はどうでしたか。（**1つにチェックしてください。**）
- ＿＿ 身体活動をもっと多く行っていた
- ＿＿ もっと少なかった
- ＿＿ ほとんど変わらない

過去24時間行った身体活動または座位での動作を思い出してください。
- ● 読書、テレビの視聴、パソコン操作などを行った時間＿＿ 分/日
- ● 速足でのウォーキング＿＿ 分/日
- ● 身体活動（水泳、テニス、ラケットボールやそれに類似する運動）＿＿ 分/日
- ● 他の身体活動（内容＿＿＿＿＿＿＿＿＿）＿＿＿＿ 分/日

続く

参考情報 6-4
身体活動アセスメント質問紙——続き

身体活動を増加させたいと思う3つの最も大きな理由は何ですか。
　□健康増進のため　□体重管理のため　□ストレス解消
　□外見を良くするため　□体型を改善するため　□気分を良くするため
　□病気のリスクを下げるため　□その他＿＿＿＿＿＿

身体活動を増加させると決心したとしたら、それを実行する自信はどの程度ありますか。(*1つにチェック*)
　□非常に大きな自信がある　□大きな自信がある
　□自信がある　□少し自信がある　□全く自信がない

1日に歩いた歩数を計測するために歩数計を使用したいですか。
　はい＿＿＿　いいえ＿＿＿

これからの2日間にあなたが行うすべての活動とそれに要した時間を記録し、その結果についてカウンセラーと話し合いましょう。

臨床シナリオ

カールは身長175cm、年齢32歳の男性である。彼は1年前に後天性免疫不全症候群であると診断された。昨年1年間で、彼の体重は平常時体重の79.5kgから現在の59.0kgにまで徐々に減少した。彼の内臓のタンパク質は消耗し、上腕三頭筋部皮下脂肪厚測定では、体脂肪率は標準値の55％を示していた。カールの経口摂取能力は次第に低下しており、彼は経腸栄養剤を少しずつ飲み、時々食物を口にすることしかできない。

栄養診断
経口での食品または飲料の不適切な摂取は、食欲低下と摂食不良と食べる気力の喪失と関連があり、12ヵ月間で20.5kgの体重減少と要求量よりも少ない摂取量として現れた。

栄養管理の演習問題
1. カールはある程度の低栄養状態にあるか。そうならば、彼の栄養不良の重症度はどの程度か。
2. カールの現在の体重は彼の平常時体重の何％か。
3. カールのBMIはいくらか。
4. カールのための栄養アセスメント質問紙を作成しよう。

参考情報 6-5
主観的包括的アセスメント

説明：適切な区分を選択してチェックし、#の付いている項目には数字を記入する。

A. 患者の記録
1. 体重変化：過去6ヵ月間における体重減少量＝ #＿＿＿＿kg、減少率％＝ #＿＿＿＿
　過去2週間における体重変化：＿＿＿増加、＿＿＿変化なし、＿＿＿減少

2. 食事摂取量の変化（平常時との比較）
　＿＿＿変化なし
　＿＿＿変化あり＝ #＿＿＿週間で。
　種類：＿＿＿不十分な固形食　＿＿＿完全流動食
　　　　＿＿＿低カロリー液体食　＿＿＿絶食

3. 胃腸症状（2週間を超えて持続）
　＿＿＿なし、＿＿＿吐き気、＿＿＿嘔吐、
　＿＿＿下痢、＿＿＿食欲不振

続く

> **参考情報 6-5**
>
> ## 主観的包括的アセスメント——続き
>
> 4. 身体機能能力
>   _____、機能障害なし（例えば全能力）_____ 機能障害
>   _____ 持続期間＝＃ _____ 週間 _____
>   種類： _____ 作業に支障あり、_____ 歩行可能、
>   _____ 寝たきり。
> 5. 疾患と栄養必要量との関係
>   一次診断（明記）_____
>   _____
>   代謝の必要量（ストレス）： _____ ストレスなし、
>   _____ 低度のストレス、_____ 中等度のストレス、
>   _____ 高度のストレス。
>
> B. 身体状況（各項目について評価：0＝正常、1＋＝軽度、2＋＝中等度、3＋＝重度）
>
> ＃_____ 皮下脂肪の喪失（上腕三頭筋、胸部）
> ＃_____ 筋消耗（大腿四頭筋、三角筋）
> ＃_____ 足関節浮腫
> ＃_____ 仙椎浮腫
> ＃_____ 腹水
>
> SGA評価（1つ選択）：
> _____ A＝栄養状態良好
> _____ B＝中等度の栄養不良の疑い
> _____ C＝重度の栄養不良
>
> SGA：主観的包括的アセスメント
> Detsky AS et al: What is subjective global assessment of nutritional status? JPEN J Parentral Enteral Nutrition 11:55, 1987より許可を得て掲載。

ウェブサイトの有用情報

American Dietetic Association, Evidence Analysis Library
http://www.adaevidencelibrary.com/topic.cfm?cat=1225

Assessment Tools for Weight-Related Health Risks
http://www.columbia.edu/itc/hs/medical/nutrition/dat/dat.html

Body Mass Index Assessment Tool
http://www.nhlbisupport.com/bmi/

Centers for Disease Control and Prevention—Growth Charts
www.cdc.gov/growthcharts/

Centers for Disease Control and Prevention—Weight Assessment
http://www.cdc.gov/healthyweight/assessing/index.html

Institute of Functional Medicine
http://www.functionalmedicine.org/

引用文献

American Dietetic Association: *International dietetics and nutrition terminology reference manual*, Chicago, 2009, American Dietetic Association.

Bazzano LA, et al: Effect of folic acid supplementation on risk of cardiovascular diseases: a meta-analysis of randomized controlled trials, *JAMA* 296:2720, 2006.

Blackburn GL: Nutritional and metabolic assessment of the hospitalized patient, *JPEN J Parenter Enteral Nutr* 1:11, 1977.

Bohannon R: Hand-grip dynamometry predicts future outcomes in aging adults, *J Geriatr Phys Ther* 31:3, 2008.

Buchman AL: *Handbook of nutritional support*, Baltimore, 1997, Williams & Wilkins.

Calder PC, et al: Inflammatory disease processes and interactions with nutrition, *Br J Nutr* 101:S1, 2009.

Centers for Disease Control (CDC) and Prevention: Overweight and obesity, 2009, http://www.cdc.gov/obesity/.

DeLegge M, Drake L: Nutritional assessment, *Gastroenterol Clin North Am* 36:1, 2007.

Dennis RA, et al: Changes in prealbumin, nutrient intake, and systemic inflammation in elderly recuperative care patients, *J Am Geriatric Soc* 56:1270, 2008.

Devakonda A, et al: Transthyretin as a marker to predict outcome in critically ill patients, *Clin Biochem* 41:1126, 2008.

Deurenberg P, Deurenberg-Yap M: Validity of body composition methods across ethnic population groups, *Acta Diabetol* 40:246S, 2003.

Dililo DJ, et al: B10 cells and regulatory B cells balance immune responses during inflammation, autoimmunity, and cancer, *Ann N Y Acad Sci* 1183:38, 2010.

Elsayed EF, et al: Waist-to-hip ratio and body mass index as risk factors for cardiovascular events in CKD, *Am J Kidney Dis* 52:49, 2008.

Fields DA, et al: Air-displacement plethysmography: here to stay, *Curr Opin Clin Nutr Metabol Care* 8:624, 2005.

Flakoll PJ, et al: Bioelectrical impedance vs air displacement plethysmography and dual-energy X-ray absorptiometry to determine body composition in patients with end-stage renal disease, *JPEN J Parenter Enteral Nutr* 28:13, 2004.

Frisancho AR: New standards of weight and body composition by frame size and height for assessment of nutritional status of adults and the elderly, *Am J Clin Nutr* 40:808, 1984.

Germolec DR, et al: Markers of inflammation, *Methods Mol Biol* 598:53, 2010.

Hammond, KA: Physical assessment. In Lysen LK, editor: *Quick reference to clinical dietetics*, ed 2, Boston, 2006, Jones and Bartlett.

Hamwi GJ: *Diabetes mellitus, diagnosis and treatment*, New York, 1964, American Diabetes Association.

Hye SP, et al: Relationship of obesity and visceral adiposity with serum concentrations of CRP, TNF-a and IL-6, *Diabetes Res Clin Pract* 69:29, 2005.

Jones D, et al: *21st century medicine: a new model for medical education and practice*, Gig Harbor, WA, 2009, Institute for Functional Medicine.

Keys A, et al: Indices of relative weight and obesity, *J Chronic Dis* 25:329, 1972.

Koen A, et al: Reliability of the Groningen Fitness Test for the elderly, *J Aging Phys Act* 9:194, 2001.

Lee RD, Nieman DC: *Nutritional assessment*, ed 3, New York, 2003, McGraw-Hill.

Litchford MD: *Inflammatory biomarkers and metabolic meltdown*, Greensboro, NC, 2009, Case Software and Books.

Mei Z, et al: Validity of body mass index compared with other body-composition screening indexes for the assessment of body fatness in children and adolescents, *Am J Clin Nutr* 75:978, 2002.

Noland D: *Functional nutrition therapy: principles of assessment*, Gig Harbor, WA, 2010, Institute for Functional Medicine.

Northrop-Clewes C: Interpreting indicators of iron status during an acute phase response—lessons from malaria and human immunodeficiency virus, *Ann Clin Biochem* 45:18, 2008.

Olefsky JM, Glass CK: Macrophages, inflammation, and insulin resistance, *Annu Rev Physiol* 72:219, 2010.

Ramel A, et al: Anemia, nutritional status and inflammation in hospitalized elderly, *Nutrition* 24:1116, 2008.

Ridker PM, et al. for the JUPITER Study Group: Rosuvastatin to prevent vascular events in men and women with elevated C-reactive protein, *N Engl J Med* 359:2195, 2008.

Riediger N, et al: A systemic review of the roles of ω-3 fatty acids in health and disease, *J Am Diet Assoc* 109:668, 2009.

Russell M, Mueller C: Nutrition screening and assessment. In Gottschlich M, et al., editors: *The science and practice of nutrition support: American Society for Parenteral and Enteral Nutrition*, Dubuque, IA, 2007, Kendall/Hunt.

Stensland SH, Margolis S: Simplifying the calculation of body mass index for quick reference, *J Am Diet Assoc* 90:856, 1990.

Vaccarino HA, Krumholz HM: An evidence-based assessment of federal guidelines for overweight and obesity as they apply to elderly persons, *Arch Intern Med* 161:1194, 2001.

Wagner D, Heyward V. Measures of body composition in blacks and whites: a comparative review, *Am J Clin Nutr* 71:1392, 2000.

Yajnik CS, Yudkin JS: Appropriate body mass index for Asian populations and its implications for policy and intervention strategies, *Lancet* 363:157, 2004.

Zheng Y, et al: Evolving cardiovascular disease prevalence, mortality, risk factors, and the metabolic syndrome in China, *Clin Cardiol* 32:491, 2009.

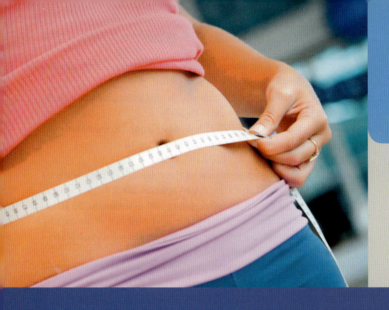

第7章

パメラ・チャーニー
(Pamela Charney, PhD, RD)

臨床：水、電解質、酸塩基平衡

重要用語
酸塩基平衡(acid-base balance)
酸血症(acidemia)
アルカリ血症(alkalemia)
アニオンギャップ(anion gap)
緩衝(buffer)
コロイド浸透圧(colloidal osmotic pressure)
代償(compensation)
濃縮性アルカローシス(contraction alkalosis)
補正カルシウム(corrected calcium)
脱水症(dehydration)
浮腫(edema)
電解質(electrolyte)
細胞外液(extracellular fluid)
細胞外水分(extracellular water)
不感蒸泄(insensible water loss)
間質液(interstitial fluid)
細胞内液(intracellular fluid)
細胞内水分(intracellular water [ICW])

代謝性アシドーシス(metabolic acidosis)
代謝性アルカローシス(metabolic alkalosis)
代謝水(metabolic water)
膠質浸透圧(oncotic pressure)
重量オスモル濃度(osmolality)
容量オスモル濃度(osmolarity)
浸透圧(osmotic pressure)
レニン・アンジオテンシン系(renin-angiotensin system)
呼吸性アシドーシス(respiratory acidosis)
呼吸性アルカローシス(respiratory alkalosis)
有感蒸泄(sensible water loss)
Na/K ATPアーゼポンプ(sodium-potassium adenosine triphosphatase [Na/K ATPase] pump)
抗利尿ホルモン不適合分泌症候群(syndrome of inappropriate antidiuretic hormone secretion [SIADH])
"サードスペース"液("third space" fluid)
バソプレシン(vasopressin)
水中毒(water intoxication)

　体液の量、組成、分布は、細胞の機能に大きな影響を与える。安定した体内環境は、水分摂取量と水分喪失が常に平衡を保てるように作られた精巧な恒常性機序のネットワークによって維持されている。タンパク質エネルギー栄養障害、疾患、外傷、手術は、水分、電解質、酸塩基平衡を乱し、体液の組成、分布または量を変化させる可能性がある。pH、電解質濃度、水分状態がわずかに変化しただけでも、細胞機能に悪影響を及ぼすこともある。これらの乱れが修正されなければ、重度の障害または死亡につながるおそれがある（Bartelmo and Terry, 2008）。

体内水分

　水は身体において最も多くを占める成分である。出生時には水は体重の約75％から85％を占めるが、この比率は年齢と脂肪の蓄積とともに減少する。水はやせの成人の体重の60％～70％、肥満の成人の45％～55％を占める。筋肉と内臓の代謝活性の高い細胞では水分含有量が多く、石灰化組織細胞では最も少ない。体内の総水分量は運動選手はそうでない人よりも多く、加齢によって筋量が減少するとともに減少する（図7-1）。体重に占める水の比率は年齢と体脂肪量に応じ

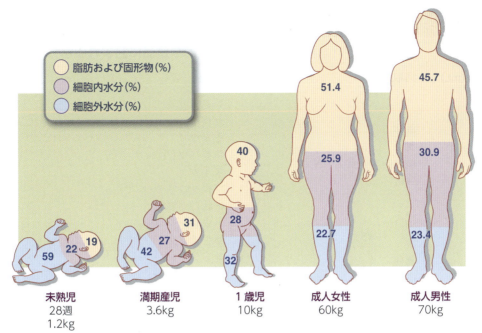

図7-1 体重比で表した体水分分布

て変化するが、各個人内での体内水分の比率にほとんど日々変動は認められない。

機能

水はさまざまな溶質を細胞反応に利用できるようにする溶媒となる。基質として代謝反応にも関与し、細胞に形を与える構造的構成成分でもある。水は消化、吸収、排泄の過程にも不可欠である。さらに、循環系の構造と機能に重要な役割を果たし、栄養素およびすべての体内物質の輸送媒体として働いている。

水は細胞内液および細胞外液の物理的・化学的恒常性を保ち、体温の維持にも直接的な役割を果たしている。高温時での発汗による水の蒸発は、身体を冷却して体温の上昇を防止または抑制する。体内水分の20%の喪失（脱水症）は死をもたらすおそれがあり、わずか10%の喪失でも、基本的な身体システムが障害を受ける可能性がある（図7-2）。健常成人は水なしで10日間まで、小児は5日までは生存可能であるのに対し、水以外の絶食では数週間生存が可能である。

分布

細胞内水分（intracellular water [ICW]）は細胞内に含まれる水分であり、体内総水分量の3分の2を占める。血漿、リンパ液、分泌液、髄液に含まれる細胞外水分は、体内総水分量の3分の1を占め、体重の20％に匹敵する。細胞外液は、血漿、リンパ液、髄液、分泌液に含まれる水とそれに溶解している物質であり、その中には組織の細胞間および細胞の周囲を取り囲む液体である間質液も含まれる。体内水分の分布は状況によって変化するが、体内の総量は比較的一定している。飲食

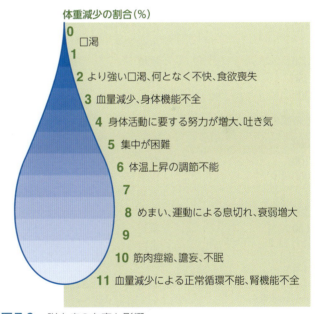

図7-2 脱水症の有害な影響

物によって摂取された水と、放尿、発汗、糞便、呼吸によって失われる水との間には平衡が保たれている。浮腫は細胞間の組織間隙または体腔内への水分の異常蓄積である。

水分平衡

水分平衡の移動は有害な影響を及ぼす可能性がある。そのため、胃腸管、腎臓、脳によって恒常性が調節され、体内の水分含有量はかなり一定に保たれている。毎日摂取する水の量は、喪失する量とほぼ等しい（表7-1）。

表 7-1

水分平衡

水の摂取量と排出量(mL)*	摂取源
水の摂取量	
1400	液体
700	食品
200	細胞内での食品の酸化
2300	合計
水の排出量	
標準温度	
1400	尿
100	糞便
100	皮膚(発汗)
	不感蒸泄
350	皮膚
350	気道
2300	合計
高温	
1200	尿
100	糞便
1400	皮膚(発汗)
	不感蒸泄
350	皮膚
250	気道
3300	合計
長時間の運動	
500	尿
100	糞便
5000	皮膚(発汗)
	不感蒸泄
350	皮膚
650	気道
6600	合計

* 平均値。
Guyton AC: Textbook of medical physiology, ed 9, Philadelphia, 1996, Saundersを改変。

表 7-2

一般的な食品に含まれる水分の割合

食品	割合(%)
レタス	96
セロリ	95
キュウリ	95
キャベツ(生)	92
スイカ	92
ブロッコリー(ゆで)	91
牛乳(無脂肪)	91
ホウレンソウ	91
サヤインゲン(ゆで)	89
ニンジン(生)	88
オレンジ	87
シリアル(調理後)	85
リンゴ(生、皮なし)	84
ブドウ	81
ジャガイモ(ゆで)	77
卵	75
バナナ	74
魚(タラ、焼き)	74
鶏肉(焼き、白肉)	70
トウモロコシ(ゆで)	65
牛肉(サーロイン)	59
チーズ(スイス)	38
パン(白)	37
ケーキ(エンゼル)	34
バター	16
アーモンド(皮なし)	5
クラッカー	3
砂糖(白)	1
油	0

出典:U.S. Department of Agriculture, Agricultural Research Service: Nutrient database for standard reference, Release 16.
http://www.nal.usda.gov/fnic/foodcomp/Data/SR18/sr18.html 最終閲覧日:2010年4月18日。

ホルモン調節

　細胞内水分量の変化は、中枢神経系内の圧受容器によって感知され、抗利尿ホルモンであるバソプレシンを調節する中枢部に近い視床下部へとフィードバックされる。血清の重量オスモル濃度が上昇するか、血液量が減少すると、このホルモンが放出され、腎臓に水分を保持するようシグナルを送る。細胞外液量の減少によって血管の圧受容器が刺激されると、腎臓はレニンを放出してアンジオテンシンⅡを産生させる(レニン・アンジオテンシン系)。アンジオテンシンⅡには、血管収縮と渇中枢の刺激をはじめとするいくつかの機能がある。

水分摂取

　口渇の感覚は、水分摂取に対する強力なシグナルとなる。実際に、口渇は健常人の水分摂取量を制御する。細胞の脱水と細胞外液量の減少は、共に口渇を促進する役割を果たす。口渇に対する感受性は高齢者で低下し、水分欠乏とそれに続く脱水症のリスクを上昇させる。

　水は液体としても、食品の一部としても摂取される(表7-2)。体内での食品の酸化も、最終産物として代謝水を産生する。100gの脂肪、炭水化物、タンパク質が酸化すると、それぞれ107g、55g、41gの水を産生し、通常の食事摂取からの産生量は合計で約200～300のmL/日となる。消化管から水分を摂取することができない場合、体液の電解質含有量に組成が極

めて近い食塩水、ブドウ糖液、経静脈栄養、血液または血漿を輸液として静脈内投与する必要がある。水は拡散によって自由に膜を通って移動し、速やかに吸収される。この移動は、身体中の無機イオンによって生じる浸透圧によって主に調節を受ける（**臨床上の*有用情報***「浸透圧の力」を参照）。

水中毒

水中毒は水分の排泄能力を超えて水分を摂取した結果として生じる。細胞内液量が増加すると、モル浸透圧が低下する。細胞内液量の増加は細胞の膨張を引き起こし、特に脳細胞では頭痛、吐き気、嘔吐、筋単収縮、失明、亜昏迷を伴う痙攣をもたらす。適切な治療が行われなければ、水中毒は致死となる可能性がある。一般に、水中毒は正常な健常人では認められない。電解質を含まない飲料を大量摂取する持久力競技の運動選手、精神疾患患者、または水飲みコンテストの後には発症する場合がある（Goldman, 2009; Rogers and Hew-Butler, 2009）。

水分の排泄

通常、水分は肺を介した呼気と皮膚を介した蒸発（測定不可能な不感蒸泄）だけでなく、腎臓を介した尿と、消化管を介した糞便（測定可能な有感蒸泄）としても失われる（図7-1を参照）。腎臓は有感蒸泄の主要な調節器官である。正常な状態では、腎臓は尿からの水分喪失を減少または増加させることで、体内水分量の変化に適応させる能力を持つ。天然の利尿剤は、アルコール、カフェインや一部の薬草などの食物に含まれる物質である。

不感蒸泄は連続的で、通常は無意識に行われる。高高度、低湿度、高温は、肺および汗からの無意識での液体損失を増加させることになる。運動選手が気温27℃で低湿度の環境下で練習を行うと、1.4〜1.8kgの水分を喪失する可能性があり、それよりも高温では喪失量はさらに多くなる。

消化管は水分喪失の主要経路である。正常な状態では、毎日消化管に分泌される消化液とその他の細胞外液に含まれる7〜9Lの水は、糞便に排泄される約100mLを除いて回腸と結腸でほとんど完全に再吸収される。再吸収される液体の量は血漿の量の約2倍であることから、下痢による消化管液の過剰な喪失は、特に乳幼児と高齢者にとっては深刻な影響を及ぼす可能性がある。

下痢による体液喪失は、開発途上国において何千人もの小児の死亡原因となっている。水、砂糖、塩からなる簡単な混合液を用いた経口補水療法は、早期に投与されれば死亡者数の

臨床上の有用情報

浸透圧の力

浸透圧は一般に細胞膜にかかる圧力を示すもので、溶液中の粒子の数に正比例する。細胞内液の主なカチオンはカリウムであることから、便宜上、その浸透圧はカリウム含有量の作用によるものと見なすことができる（完全にその通りであるとは限らない）。それに対し、細胞外液ではナトリウムが主なカチオンであるため、細胞外液の浸透圧は、そのナトリウム含有量と関係があると考えてよい。ナトリウムとカリウムイオンの分布の違いがさまざまな体液区分間における水分移動の主な原因となっているが、塩化物とリン酸塩も水分平衡に影響を与える。タンパク質は分子が大きいために拡散できないが、浸透圧の平衡維持には同様に重要な役割を果たす。

膠質浸透圧またはコロイド浸透圧は、毛細血管膜にかかる圧力である。この圧力は、血漿と間質液の中に溶解しているタンパク質によって維持されている。膠質浸透圧は、血漿から組織間隙への水分の漏出を防止し、血管内の水分を保持する手助けをする。生理的ストレスが掛かっている場合や特定の疾患に罹っている患者のように、血漿タンパク質含有量が異常に低い患者では、組織間隙に水分が漏出し浮腫またはサードスペースの形成が生じる。この液体は"サードスペース"液とよばれる。

オスモルとミリオスモル

細胞外液または細胞内液の各イオン成分の濃度は、1リットルあたりのミリオスモル（mOsm/L）として表される。1モルは物質の1グラム分子量と等しく、それが1Lの水に溶解している場合に1オスモル（osm）となる。1ミリオスモル（mOsm）は1オスモルの1000分の1に等しい。1リットルあたりミリオスモルの数値は、1リットルあたりのミリモルに、解離している溶質の粒子数を掛けた数値に等しい。したがって、非電解質（グルコースなど）の1mmolは1mOsmとなり、一価イオンのみを含む電解質（塩化ナトリウムなど）の1mmolは2mOsmとなる。1Lの水に溶解している1mOsmの物質の浸透圧は17mm Hgとなる。

重量オスモル濃度は、粒子が分散している溶媒1キログラムあたりに含まれる浸透圧活性粒子の測定値であり、溶媒1キログラムあたりの溶質のミリオスモル（mOsm/kg）として表される。かつては溶液1リットルあたりのミリオスモル濃度を示す容量オスモル濃度が使用されていたが、現在では大半の臨床現場で重量オスモル濃度が使用されている。しかし、高脂血症などの特定の状態においては、オスモル濃度が溶媒1キログラムあたりのミリオスモルなのか、溶液1リットルあたりのミリオスモルなのかのどちらを示しているかによって大きな違いが生じる。

血清中の全カチオンを合計した濃度の平均値は、約150mEq/Lである。このカチオン濃度は150mEq/Lのアニオンと平衡が保たれていることから、血清の重量オスモル濃度は合計約300mOsm/Lとなる。浸透圧の平衡異常は、溶質に対する水の量の増減によって引き起こされる。重要な点は、一般に重量オスモル濃度が285mOsm/L未満であれば水分過剰、300mOsm/Lを超える場合は水分欠乏を示しているということである。

低減に大いに有効となる。その他の異常な液体喪失の原因としては、嘔吐、出血、瘻孔からの流出、火傷または創傷による滲出、胃管および外科用ドレナージ、利尿剤の使用が挙げられる。

水分摂取量が不十分または水分喪失が過剰な場合でも、健常な腎臓は水を保持し、濃度の高い尿を排泄することによって平衡を保つ。尿細管はバソプレシンのホルモン作用に応じて水分の再吸収を促進する。しかし、腎臓によって産生される尿の濃度は、約1400mOsm/Lが限界である。一度この限界に達すると、身体は溶質を排泄する能力を失う。腎臓が尿を濃縮する能力は高齢者または乳児では低下している場合もあることから、特に疾病時において、脱水症または高ナトリウム血症を発症するリスクが増加する。

脱水症の徴候には、頭痛、疲労、食欲低下、意識朦朧、皮膚の張りの衰え（ただしこれは水分が十分な高齢者にも多く認められる）、額の皮膚をつまみ上げても元に戻らない（スキンテンティング）、濃縮尿、尿量減少、眼窩のくぼみ、口および鼻の粘膜の乾燥、起立性の血圧変化、頻脈などがある（Armstrong, 2005）。脱水症の患者では、尿の比重が正常値の1.010よりも大きくなり、尿の色も著しく暗くなる、増加する（Cheuvront et al, 2010）。高温の周囲温度と脱水症は、運動能力に悪い影響を及ぼす。これは、中枢神経系におけるセロトニン作動性およびドーパミン作動性神経の変化を介するものである可能性がある（Maughan et al., 2007）。身体には適切な量と適切な組成の体液が不可欠である。**臨床上の有用情報**「水の必要量――2Lでは不十分な場合」を参照のこと。

電解質

電解質は水に溶解すると解離して正と負のイオン（カチオンとアニオン）となる物質である。電解質にはナトリウム、カリウム、マグネシウムのような単純な無機塩類もあれば、または複雑な有機分子もあり、多数の正常な代謝機能において重要な役割を果たす（表7-3）。1ミリ当量（mEq）の物質は、反対の電荷を持つ1mEqの物質と化学的に結合する能力を持つ。一価のイオン（例：Na^+）では1ミリモル（mmol）は1mEqと等しく、二価のイオン（例：Ca^{++}）では、1mmolは2mEqと等しい（変換のガイドラインについては付録3を参照）。

細胞外電解質の主なものは、ナトリウム、カルシウム、塩素、炭酸水素イオン（HCO_3^-）である。カリウム、マグネシウムとリン酸は、主な細胞内電解質である。これらの元素は体液中ではイオンとして存在し、身体全体にわたるすべての体液に分布して浸透圧平衡、酸塩基平衡、細胞内と細胞外との濃度差をはじめとする生理的な身体機能を維持する作用を持つ。細胞内または細胞外における電解質濃度の変化は、身体の機能に大きな影響を及ぼす。**Na/K ATPアーゼポンプ**（sodium-potassium adenosine triphosphatase［Na/K ATPase］）は、細胞からカリウムとの交換でナトリウムを能動的に汲み出すことで、細胞の電解質含有量を厳密に制御する。他の電解質はイオン勾配に従う。

カルシウム

身体のカルシウム（Ca^{++}）の約99％は骨に貯蔵されているが、残りの1％は重要な生理的機能を持つ。血管区画内のイオン化カルシウムは、正の電荷を持つカチオンである。血管区画内に存在するカルシウムの約半分は、血清タンパク質であるアルブミンと結合している。そのため、血清アルブミン値が低い場合には、低アルブミン血症となって総カルシウム値が減少する。**補正カルシウム**濃度の式は、腎疾患患者に対してしばしば使用される。

✦ 臨床上の有用情報

水の必要量――2Lでは不十分な場合

身体は水を貯蔵しておくことができない。そのため、健康と水分平衡を維持するためには、24時間に失われた水の量を新たに摂り入れなければならない。通常の状況では、カロリー摂取推奨量を基にした適切な許容量は成人では1mL/kcal、乳児では1.5mL/kcalである。これは、成人では平常時体重に対して約35mL/kg、小児では50～60mL/kg、乳児では150mL/kg形となる。ほとんどの場合、食品を含むすべての摂取源から得られる水分の適正な一日許容量は、男性では3.7L、女性では約2.7Lであるが、この値は体格によって異なる（Institute of Medicine, 2004）。毎日の合計水分摂取量の19％は固形食によって摂取されるが、これは750mLの水に相当する。これに酸化的代謝によって産生された水200-300mLが加わることから、男性は毎日約2.7L、女性は1.7Lの水分を摂取しなくてはならない。水分摂取量の合計は飲料水、その他の液体、食品に由来するものである。水の目安量（AI）は、食事からの水分摂取を含めた1日の水分摂取量の合計である。乳児では多くの水を必要とするが、それは高い腎溶質負荷に対して腎臓の処理能力に限界があること、体内水分量が多いこと、体重あたりの体表面積が大きいことによる。授乳婦の場合も、母乳の産生のために水の必要量が1日あたり約600-700のmL増加する。

乳児、強度の運動を行う運動選手、病人、高齢者では、口渇の感覚が低下している場合もあるため、口渇は水分摂取に対する有効なシグナルとはなりにくい。入院するほど疾患の重い人は、診断結果にかかわらず、水と電解質平衡のインバランスのリスクを有する。高齢者では、腎臓の濃縮機能障害、発熱、下痢、嘔吐、セルフケア能力の低下などの要因により、特に感受性が高い。極度な高温または過度の発汗を伴う状態では、口渇は実際の身体の水分必要量を反映しない可能性がある。

表 7-3

正常な血清電解質濃度

電解質	正常範囲
カチオン	
ナトリウム	136〜145mEq/L
カリウム	3.5〜5mEq/L
カルシウム	4.5〜5.5mEq/L（9〜11mg/dL）
マグネシウム	1.5〜2.5mEq/L（1.8〜3mg/dL）
アニオン	
塩化物	96〜106mEq/L
CO_2（含有量）	24〜28.8mEq/L
リン（無機）	3〜4.5mg/dL（HPO_4^{2-}として 1.9〜2.85mEq/L）
硫酸塩（Sとして）	0.8〜1.2mg/dL（SO_4^{2-}として 0.5〜0.75mEq/L）
乳酸塩	1.8mEq/L（6〜16mg/dL）
タンパク質	6g/dL（14〜18mEq/L）、アルブミン値による

CO_2：二酸化炭素、
HPO_4^{2-}：リン酸水素イオン、
SO_4^{2-}：硫酸イオン

度ならびに血液凝固を制御する重要な要素である。

カルシウムの濃度は、副甲状腺ホルモン（parathyroid hormone（[PTH]）、カルシトニン、ビタミンD、リンの作用によって厳密に調節される。血清カルシウム濃度が低い場合には、PTHは骨からカルシウムを放出させ、消化管での吸収を促進する。カルシトニンはこれとは逆の方向に作用し、骨からのカルシウム放出を停止させ、消化管での吸収を抑制する。リンは消化管でのカルシウム吸収を抑制するが、ビタミンDは促進する。

吸収と排泄

食事性カルシウムの約20％から60％は吸収され、摂取量が変動しても血清カルシウム値が安定して維持されるよう厳密に調節されている。回腸はカルシウム吸収において最も重要な部位である。カルシウムはビタミンDが調節する輸送系を介して受動輸送によって吸収される。この機序については第3章を参照のこと。

腎臓はカルシウム排泄の主要器官である。大部分の血清カルシウムはタンパク質と結合し、腎臓によって濾過されないため、健常な成人の尿には、約100〜200mgしか排泄されない。

含有食品

米国人の食事ではカルシウムの主要な摂取源は乳製品であり、その他には一部の緑色野菜、ナッツ類、骨入りの魚の缶詰、カルシウムを含む凝固剤を使用した豆腐が挙げられる。食品メーカーは多くの食品にカルシウムを添加し、強化している。

推奨摂取量

カルシウムの推奨摂取量は1000〜1300mg/日で、その量は年齢と性別によって変わる。1日のカルシウム摂取量の上限は約2500mgであると推定されている（表紙裏を参照）。

ナトリウム

ナトリウム（Na^+）は細胞外液の主要なカチオンである。血清濃度の正常値は136〜145mEq/Lである。胆汁や膵液などの分泌液には、かなりの量のナトリウムが含まれる。体内の総ナトリウムの約35〜40％は骨に存在するが、そのほとんどは、体液中のナトリウムと緩徐にしか交換されない。通説に反して汗は低張であり、ナトリウムの含有量は比較的少ない。

機能

ナトリウムは細胞外液の主要イオンとして細胞外液と血漿の量を制御する。さらに、ナトリウムは神経筋の機能ならびに酸塩基平衡の維持に重要な役割を果たす。重度の低ナトリウム血症は、てんかん発作、昏睡および死亡をもたらすおそれもあるため、血清ナトリウム値の維持は極めて重要となる。

細胞外のナトリウム濃度は細胞内よりもはるかに高い（正常血清ナトリウム濃度は約135mEq/Lであるが、細胞内の濃

血清カルシウム + 0.8（4 − 血清アルブミン）

カルシウム結合能と、血液中のイオン化カルシウムの量は、正常な恒常性機序に影響を及ぼす。カルシウム濃度の血液検査では、総カルシウムとイオン化カルシウムの双方を測定することが多い。これは、イオン化された（または遊離した非結合の）カルシウムがカルシウムの活性形であり、低アルブミン血症による影響を受けないからである。健常成人では、血清の総カルシウムの正常値は約8.5〜10.5mg/dLであるが、イオン化カルシウムの正常値は4.5〜5.5mEq/Lである。

イオン化カルシウムの値は、酸塩基平衡の変化によって逆方向に変化する。血清のpHが上昇すると、カルシウムはタンパク質と結合し、イオン化カルシウムの値は減少する。pHが下がると、その逆がとなる。カルシウムは心臓、神経系、骨格筋の機能において重要な役割を果たすことから、低カルシウム血と高カルシウム血はともに生命を脅かす可能性がある。

機能

カルシウムはヒドロキシアパタイトの一部として骨中に存在する。骨外でカルシウムは、ホルモンまたはタンパク質（ファーストメッセンジャー）が細胞表面に結合した後に、細胞内のカルシウム濃度の変化に応答してセカンドメッセンジャーとして作用する。カルシウムは同様に細胞の電気伝導

表 7-4

ナトリウム、カリウムの食事摂取基準と塩化物の一日摂取量

年齢	ナトリウム	カリウム	塩化物	塩(塩化ナトリウム)
成人 19～49	1.5g (65mmol)	4.7g (120mmol)	2.3g (65mmol)	3.8g (65mmol)
成人 50～70	1.3g (55mmol)	4.7g (120mmol)	2.0g (55mmol)	3.2g (55mmol)
成人 71～	1.2g (50mmol)	4.7g (120mmol)	1.8g (50mmol)	2.9g (50mmol)
UL	2.3g (100mmol)			

UL：耐容上限量
出典：Institute of Medicine, Food and Nutrition Board: Dietary reference intakes for water, potassium, sodium, chloride, and sulfate, Washington, DC, 2004, National Academies Press.

度は約10mEq/Lである）。Na/K ATPアーゼポンプは、カリウムとの交換を介してナトリウムを細胞外に維持するための能動輸送システムである。Na/K ATPアーゼポンプが適正に機能するためには、エネルギーと共にナトリウムとカリウムの双方に対するキャリアが必要である。細胞からのナトリウムの排出は、グルコース、アミノ酸その他の栄養素を細胞内へ移入する輸送体の推進力となる。

吸収と排泄

ナトリウムは腸管からすぐに吸収された後、腎臓に運ばれて濾過され、血液に戻って適切な濃度を維持する。健常成人では、吸収量は摂取量に比例する。

正常時には身体のナトリウム喪失量の約90％～95％は尿として排泄され、残りは糞便と汗で失われる。通常、毎日排泄されるナトリウムの量は摂取する量と等しい。ナトリウムの排泄は、糸球体濾過率、腎臓傍糸球体装置の細胞、レニン-アンジオテンシン-アルドステロン系、交感神経系、循環血中のカテコールアミン、血圧が関与する機序によって維持される。

ナトリウム平衡の一部は、副腎皮質によって分泌される鉱質コルチコイドであるアルドステロンによって調節されている。血中ナトリウム濃度が上昇すると、視床下部の口渇受容体が口渇感を刺激する。液体を摂取すると、ナトリウム濃度は正常値に戻る。特定の状況下ではナトリウムと体液の調節が障害され、血中ナトリウム値が異常となる場合がある。**抗利尿ホルモン不適合分泌症候群**（syndrome of inappropriate antidiuretic hormone secretion [SIADH]）は、体内への水分貯留による尿の濃縮と減少ならびに希釈性低ナトリウム血を特徴とする。SIADHは中枢神経系疾患、肺疾患、腫瘍の他に、特定の薬剤に起因する場合がある。第36章を参照のこと。

アルドステロンにわずかに似ているエストロゲンも、ナトリウムと水の貯留を引き起こす。月経周期、妊娠中、経口避妊薬の服用時における水とナトリウムバランスの変化は、プロゲステロンとエストロゲンの濃度の変化にも起因する。

食事摂取基準

ナトリウムの実際の最少必要量は明らかにされていないが、200mg/日と推定されている。ナトリウムの推定目安量（AI）は、2004年の食事摂取基準（2004 Dietary Reference Intakes）で発表された（Institute of Medicine, 2004）。西洋での1日の平均食塩摂取量は1人当たり約10～12g（ナトリウム4～5g）で、推定最少必要量よりもはるかに多く、ナトリウムのAIである1日あたり1.2～1.5g（年齢によって異なる）のうち、最も少ない高齢者用の推奨量よりもずっと多い（表7-4）。

1日に摂取する食塩のうち約3gは食物中に天然に存在するものであり、3gは食品加工中に加えられ、4gは個人によって加えられるものである。飲食店、ファスト・フード、市販の調理済み食品の利用の増加は、1人当たりの食塩摂取量とそれに伴うナトリウム摂取量が増加する原因となっている。

健常な腎臓では、通常は過剰に摂取したナトリウムを排泄することができる。しかし、ナトリウムの過剰摂取が持続すれば、高血圧の発症が懸念される。この問題については、第34章を参照されたい。食塩の摂取過剰は、高血圧に及ぼす影響の他にも、尿中へのカルシウムの排泄促進（Teucher and Fairweather-Tait, 2003）（第36章を参照）と骨粗鬆症のいくつかの症例（He and MacGregor, 2010）との関連が示されている。食事摂取基準（DRI）では、1日あたりのナトリウム摂取量の上限を2.3g（または塩化ナトリウムとして1日5.8g）と設定し、高血圧に及ぼす影響の可能性について明記している（Joint National Committee, 2003）。

含有食品

ナトリウムの主要な摂取源は、重量の40％をナトリウムが占める塩化ナトリウム（一般に食塩と呼ばれるもの）である。一般にタンパク質の多い食品は野菜や穀類よりも天然のナトリウムを多く含むが、果物はほとんどまたはまったく含まない。ほとんどの調理済み食品およびファストフードのナトリウム含有量が高いのは、食塩、風味塩、調味料、加工食品

の保存料の使用がその原因となっている。例えば、食塩無添加で調理された冷凍野菜1カップ（注：米国サイズの240mL）は10mgのナトリウムを含むが、缶詰の野菜1カップには約260mgのナトリウムを含んでいる。同様に、28gの肉は30mgのナトリウムを含んでいるが、28gのランチョンミートは約400mgのナトリウムを含んでいる。外食産業で出される一人前の量の多さは、ナトリウム摂取をさらに増加させている。

マグネシウム

成人の身体中には約24gのマグネシウムが含んでいる。この元素は細胞内に2番目に多く存在するカチオンである。身体のマグネシウムの約半分は骨中に存在し、その他の45%が軟組織に存在する。含有量の1%のみが細胞外液に存在する(Rude, 2000)。血清マグネシウムの正常値は約1.7～2.5mEq/Lであるが、血清マグネシウムの約70%は遊離型またはイオン化型である。残りはタンパク質と結合し、活性を持たない。

機能

マグネシウム（Mg^{++}）は身体の多くの酵素反応において重要な補因子となっているが、その他にも、中枢神経系と心血管機能だけでなく、骨代謝においても重要な役割を果たす。マグネシウムによって調節される酵素系の多くは栄養素代謝と核酸合成に関与するものであることから、身体はマグネシウムの状態を注意深く制御する必要がある。

カルシウムと同様に、重度の低マグネシウム血症または高マグネシウム血症は生命に危険を及ぼす可能性がある。

Mg^{++}、カリウム、果物、野菜の摂取は、アルカリ性を高め、骨の健康に有益な効果が認められることから、マグネシウムに富むミネラルウォーターを摂取することは、骨粗鬆症の発症を低減させるための容易で安価な方法かもしれない（Wynn et al., 2010）。第36章の**臨床上の有用情報**「尿のpH――食事はどのようにそれに影響するか」を参照のこと。

吸収と排泄

摂取されたマグネシウムの約3分の1が吸収される。マグネシウムは消化管全体にわたって吸収されるが、回腸と遠位空腸での吸収は受動的および能動的機序の双方によって最も効果的となる。マグネシウムの吸収は血清中濃度を維持するよう調節されている。濃度が低下した場合には吸収が促進され、上昇した場合には抑制される。腎臓はマグネシウム排泄の主要な調節部位である。

含有食品

マグネシウムはさまざまな食品中に存在し、健常人であれば単純なマグネシウム欠乏症は起こりにくい。加工度の高い食品ではマグネシウム含有量が少ない傾向があるが、緑色葉菜類、豆類、全粒穀物は優良な摂取源となる。野菜はマグネシウムが多く含まれるため、フィチン酸塩との結合による摂取量減少の心配は少ない。

食事摂取基準

マグネシウムの推奨摂取量は310～420mg/日で、その量は年齢と性別によって異なる（本書表紙裏を参照）。

リン

リンは細胞内液の重要な構成成分であり、ATPにおいてリンが果たす役割はエネルギー代謝には不可欠である。さらに、リンは骨代謝においても重要である。身体内のリンの約80%は骨に存在する。リンは身体内ではリン酸塩として存在するが、この2つの用語はしばしば区別されることなく使用される。血清リン濃度の正常値は2.4～4.6mg/dLである。

機能

ATPのリン酸結合が切断される際には、大量の自由エネルギーが放出される。リンにはこの役割に加えて、リン酸化と脱リン酸反応、酸塩基平衡の緩衝剤、リン脂質膜の一部として細胞構造にと、細胞の機能に極めて重要な役割を果たしている。リンはエネルギー産生に極めて重要な役割を果たすことから、重度の低リン酸血症は生命に関わるおそれがある。

吸収と排泄

リンはかなり効率よく吸収され、ほとんどの摂取レベルでは吸収量と摂取量には関連性がある。腎臓はリン排泄の主要な部位である。

含有食品

リンは主に獣肉と牛乳を含む動物性食品に含まれるが、乾燥豆類にもよい摂取源となるものがある。

食事摂取基準

リンの推奨摂取量は約700mg/日（年齢と性別によって異なる）で、上限は3500～4000mgである。本書表紙裏の表を参照されたい。

カリウム

カリウム（K^+）は細胞内液の主要なカチオンであり、細胞外液にも少量存在する。血清カリウム濃度の正常値は、3.5～5mEq/Lである。

機能

ナトリウムと共に、カリウムは正常な水分バランス、浸透圧平衡、酸塩基平衡の維持に関与する。カルシウムと同様に、神経筋の活性調節において重要な役割を果たす。ナトリウムとカリウムの濃度により、神経と筋肉の膜電位が決定される。カリウムは細胞の発育も促進する。筋肉中のカリウム含有量は筋量とグリコーゲン貯蔵と関係がある。そのため、筋肉の形成時期には、適正量のカリウム摂取は不可欠である。さらに、Na/K ATPアーゼポンプにおいて不可欠な役割を果たし

ている。低カリウム血症とカリウム過剰血症は、どちらも心臓に対して極めて深刻な影響を及ぼす。

吸収と排泄

カリウムは小腸から容易に吸収される。摂取されたカリウムの約80〜90%は尿として、残りは糞便として排泄される。腎臓はアルドステロンの影響を受けてカリウムを濾過、再吸収、排泄し、それによって血清中濃度を正常に維持する。カリウムイオンは、尿細管での交換機序によってナトリウムイオンと交換されて排泄される。

含有食品

一般に果物、野菜、生鮮肉、乳製品はカリウムのよい摂取源である。参考情報7-1に代表的な食品をカリウム含有量によって分類する。

食事摂取基準

成人用のカリウムのAIは4700mg/日である。上限は設定されていない。米国人成人では、カリウムの摂取不足の人は50%に上る。カリウムが摂取不足は、単に果物と野菜の摂取不足が原因である。カリウムの摂取不足と、高血圧と心不整脈と関連が明らかにされている。

酸塩基平衡

酸は溶液中で水素イオンを放出する傾向がある物質であり、塩基は溶液中で水素イオンを受容する傾向がある物質である。水素イオン濃度[H^+]は酸性度を決定する。血清中の水素イオンの濃度は他の電解質と比較して低いため、酸性度はpHを用いて表すほうが容易である。血液のpHが低い場合は水素イオン濃度が高く、酸性度が高いことを示し、高いpH値は水素イオン濃度が低く、アルカリ度が高いことを示す。

酸塩基平衡は水素イオン濃度の動的平衡状態である。多くの生理的機能と生化学反応にとって、動脈血のpH値を7.35〜7.45の正常範囲内に維持することは極めて重要である。摂食と組織代謝によって酸性負荷が生じるにもかかわらず、身体は腎臓、肺、緩衝系による調節機構により血中pH濃度を維持することができる。酸または塩基の喪失または獲得が身体の調節能力を超える場合、または正常な調節機構が障害された場合には、酸塩基平衡が崩壊する。これらの調節障害は、ある種の疾患、有害物質の摂取、体液状態の変化、特定の医学的および外科的治療によって生じるおそれがある（表7-5）。酸塩基平衡の障害を治療せず放置した場合には、電解質異常から死亡までの多くの有害な影響が生じる可能性がある。

酸の産生

酸は食品、酸性の前駆体、有害物質の摂取によって体外から取り込まれる。体内での正常な組織代謝によっても、酸は産生される。リン酸や硫酸などの不揮発酸は、リン酸塩を含む基質と含硫アミノ酸が代謝されることによって産生される。乳酸やケト酸などの有機酸は、一般に運動、急性疾患または絶食の間にのみ蓄積される。揮発酸である二酸化炭素（CO_2）は、炭水化物、アミノ酸、脂肪の酸化によって産生される。正常な状態では、身体は食品からの広範な酸摂取を通じて正常な酸塩基状態を維持することができる。第36章の食品の酸とアルカリがもたらす影響については、**臨床上の有用情報**「尿のpH──食事はどのようにそれに影響するか」を参照されたい。

調節

pHの値は、さまざまな調節機構によって非常に狭い生理的範囲内に維持されている。細胞レベルでは、弱酸または塩基とそれらの対応する塩類からなる緩衝系が、強い酸塩基の追加によるpHへの影響を最小限に抑えている。この緩衝効果では、その系に追加された強酸または強塩基と等量の弱酸または弱塩基が形成される（図7-3）。

タンパク質とリン酸塩は細胞内の主要な緩衝系であるが、HCO_3^-と炭酸（H_2CO_3）の系は細胞外の主要な緩衝系である。酸塩基平衡も腎臓と肺によって維持される。腎臓は水素イオン（H^+）分泌とHCO_3^-の再吸収を調節する。肺は呼吸の深度または呼吸数のどちらかを変更することにより、肺胞換気を調節する。同様に、呼吸の変化は呼気中の二酸化炭素の量を変化させる。

酸塩基平衡異常

酸塩基平衡異常は、その原因が代謝か呼吸器かによって区別することができる。酸塩基状態の評価は、血清電解質と動脈血ガス（arterial blood gas [ABG]）の値を用いて行われる（表7-6）。代謝を原因とする酸塩基平衡異常は、最終的にHCO_3^-（つまり塩基）の濃度変化をもたらし、それが電解質分析の全炭酸ガス（total carbon dioxide [TCO_2]）の値に反映される。TCO_2にはHCO_3^-、H_2CO_3、溶解している二酸化炭素が含まれているが、1〜3mEq/LのもののほとんどはHCO_3^-の形で存在する。そのため、解釈を簡単にするために、便宜上TCO_2はHCO_3^-と等しいとしておく。呼吸器を原因とする酸塩基平衡異常は、結果として溶解している二酸化炭素の分圧（PCO_2）を変化させる。これはpHだけでなくABG値の変化となって現れ、それが全般的な酸性塩基状態を反映する。

代謝性アシドーシス

代謝性アシドーシスは、細胞外液における酸の産生もしくは蓄積の増加、または塩基（つまりHCO_3^-）の喪失を原因として生じる。単純性急性代謝性アシドーシスは、血液pHの低下または酸血症を原因とする。代謝性アシドーシスの原因としては、糖尿病性ケトアシドーシス、乳酸アシドーシス、有害物質の摂取、尿毒症、腎臓または腸管からのHCO_3^-の過剰喪失

参考情報 7-1
主な食品のカリウム含有量による分類

低 (0〜100 mg/1食分)*	中 (100〜200 mg/1食分)*	高 (200〜300 mg/1食分)*	極高 (300 mg〜/1食分)*
果物	**果物**	**果物**	**果物**
アップルソース	リンゴ(小1個)	アンズ(缶詰)	アボカド(小1/4個)
ブルーベリー	リンゴジュース	グレープフルーツジュース	バナナ(小1本)
クランベリー	アンズ果汁	キウイ(中1/2個)	マスクメロン(小1/4個)
レモン(中1/2個)	ブラックベリー	ネクタリン(小1個)	ドライフルーツ(1/4カップ†)
ライム(中1/2個)	サクランボ(小12個)	オレンジ(小1個)	甘露メロン(小1/8個)
洋ナシ(缶詰)	フルーツカクテル	オレンジジュース	マンゴー(中1個)
洋ナシ果汁	ブドウジュース	モモ(生鮮、中1個)	パパイヤ(中1/2個)
モモ果汁	グレープフルーツ(小1/2個)	洋ナシ(生鮮、中1個)	プルーンジュース
	ブドウ(小12粒)		
	マンダリンオレンジ		
	モモ(缶詰)		
	パイナップル(缶詰)		
	プラム(小1個)		
	ラズベリー		
	ルバーブ		
	イチゴ		
	ミカン(小1個)		
	スイカ(1カップ†)		
野菜	**野菜**	**野菜**	**野菜**
キャベツ(生)	アスパラガス(冷凍)	アスパラガス(生鮮、調理後、4本)	アーティチョーク(中1個)
キュウリ(スライス)	ビーツ(缶詰)	ビーツ(生鮮、調理後)	タケノコ(生鮮)
サヤインゲン(冷凍)	ブロッコリー(冷凍)	芽キャベツ	ビーツの葉(1/4カップ†)
リーキ	キャベツ(調理後)	コールラビ	軸つきトウモロコシ(1本)
レタス(1カップ†)	ニンジン	マッシュルーム(調理後)	白菜(調理後)
ヒシの実(缶詰)	カリフラワー(冷凍)	オクラ	乾燥豆
タケノコ(缶詰)	セロリ(1本)	パースニップ	ジャガイモ(焼き、中1/2個。フライ、28g)
	トウモロコシ(冷凍)	ジャガイモ(ゆで、またはマッシュ)	ホウレンソウ
	ナス	カボチャ	ヤムイモ
	サヤインゲン(生鮮、生)	カブカンラン	フタンソウ(1/4カップ†)
	マッシュルーム(生鮮、生)		トマト(生鮮、ソース、ジュース)
	タマネギ		トマトペースト(大さじ2)
	エンドウ		カボチャ
	ラディッシュ		
	カブ		
	ズッキーニ		
		その他	**その他**
		グラノーラ	ブイヨン(低塩、1カップ†)
		ナッツ・種子(28g)	カプチーノ(1カップ†)
		ピーナッツバター(大さじ2)	チリ(112g)
		チョコレート(42g)	ココナッツ(1カップ†)
			ラザニア(224g)
			牛乳(チョコレートミルク、1カップ†)
			ミルクシェイク(1カップ†)
			糖蜜(大さじ1)
			ピザ(2切れ)
			塩代替品(大さじ1/4)
			豆乳(1カップ†)
			スパゲッティ(1カップ†)
			ヨーグルト(168g)

* 1食分の量は明記がない限り1/2カップ
† 1カップ = 240 mL

表 7-5

4つの主要な酸塩基平衡異常

酸塩基平衡異常	血漿pH	原発性障害	代償	予想される原因
呼吸性				
呼吸性アシドーシス	低い	PCO_2の上昇	血清炭酸水素塩の増加により腎臓からの正味酸排泄量が増加	肺気腫、COPD、呼吸機能が損なわれる神経筋疾患、CO_2の過剰貯留
呼吸性アルカローシス	高い	PCO_2の低下	血清炭酸水素塩の減少により腎臓からの正味酸排泄量が減少	激しい運動の後、不安、敗血症の初期、CO_2とH_2Oの過剰呼気
代謝性				
代謝性アシドーシス	低い	HCO_3^-濃度の低下	過換気によるPCO_2の低下	下痢、尿毒症、無管理の糖尿病によるケトアシドーシス、飢餓、高脂肪・低炭水化物食、薬物
代謝性アルカローシス	高い	HCO_3^-濃度の増加	低換気によるPCO_2の上昇	利尿剤の使用、アルカリ摂取量増加、塩化物の喪失、嘔吐

CO_2:二酸化炭素、COPD:慢性閉塞性肺疾患、H_2O:水、HCO_3^-:炭酸水素塩、PCO_2:二酸化炭素分圧

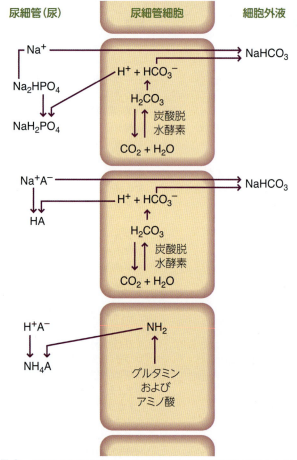

図7-3 腎臓で作用する3つの干渉系における炭酸水素ナトリウムの産生と水素イオンの排除

表 7-6

動脈血ガスの正常値

検査項目	ABG値
pH	7.35 〜 7.45
PCO_2	35 〜 45mmHg
PO_2	80 〜 100mmHg
HCO_3^-	22 〜 26mEq/L
O_2飽和度	> 95%

ABG:動脈血ガス、HCO_3^-:炭酸水素塩、O_2:酸素、PCO_2:二酸化炭素分圧、PO_2:酸素圧力

が挙げられる。チアミンが不足する経静脈栄養では、投与によって引き起こされた乳酸アシドーシスによる複数の死亡例がこれまでに報告されている。代謝性アシドーシスの患者では、アニオンギャップの計算は原因の究明と適切な治療の決定に有用である。アニオンギャップは、血液中の「日常的に測定される」アニオンの合計から「日常的に測定される」カチオンの合計を差し引いた値である。

$$アニオンギャップ = (Na^+ + K^+) - (Cl^- + HCO_3^-)$$

ここでNa^+はナトリウム、K^+はカリウムである。Cl^-は塩化物である。また、HCO_3^-は炭酸水素塩である。正常値は12 〜 14mEq/Lである。

アニオンギャップ性代謝性アシドーシスは、HCO_3^-濃度が低下した際に、塩化物以外の酸アニオンが増加することで平

衡が維持されている場合に起こる。この場合には、アニオンギャップの計算値は正常範囲の12〜14mEq/Lを超過する。この正塩素性代謝性アシドーシスは、次に挙げる頭文字MUD PILESによって表わされる状態に伴って発生する可能性がある（Wilson, 2003）。

- メタノール摂取（Methanol ingestion）
- 尿毒症（Uremia）
- 糖尿病性ケトアシドーシス（Diabetic ketoacidosis）
- パラアルデヒド摂取（Paraldehyde ingestion）
- 医原性（Iatrogenic）
- 乳酸アシドーシス（Lactic acidosis）
- エチレングリコールまたはエタノール摂取（Ethylene glycol or ethanol ingestion）
- サリチル酸中毒（Salicylate intoxication）

非アニオンギャップ性代謝性アシドーシスは、HCO_3^-濃度の低下が塩化物濃度の上昇によって平衡状態に保たれ、アニオンギャップは正常となる場合に生じる。この高塩素性代謝性アシドーシスは、次に挙げる頭字語USED CARPによって表わされる状態に伴って発生する可能性がある。

- 尿管S状結腸吻合（Ureterosigmoidostomy）
- 小腸瘻孔（Small bowel fistula）
- 過剰な塩化物の摂取（Extra chloride ingestion）
- 下痢（Diarrhea）
- 炭酸脱水酵素阻害薬（Carbonic anhydrase inhibitor）
- 副腎機能不全（Adrenal insufficiency）
- 尿細管性アシドーシス（Renal tubular acidosis）
- 膵瘻（Pancreatic fistula）

代謝性アルカローシス

代謝性アルカローシスは、HCO_3^-（つまり塩基）もしくはその前駆物質の投与または蓄積、酸の過剰な喪失（例：胃洗浄）、またはHCO_3^-よりも塩化物を多く含む細胞外液の喪失（例：絨毛腺腫または利尿薬の使用）を原因として生じる。単純性急性代謝性アルカローシスは、血液pHの上昇またはアルカリ血症を引き起こす。代謝性アルカローシスは、血流量の減少によって起こる場合もある。腎臓への血流減少は、ナトリウムと水の再吸収を促進し、HCO_3^-の再吸収を増加させる。この状態は濃縮性アルカローシスとして知られる。アルカローシスは、重度の低カリウム血（血清カリウム濃度が2mEq/L未満）を原因とする例もある。カリウムが細胞内から細胞外液へ移動する際に、電気的中性を維持するために水素イオンが細胞外から細胞内液へと移動する。この過程によって細胞内のアシドーシスが生じ、それが腎臓での水素イオン排泄とHCO_3^-の再吸収を促進する。

臨床シナリオ

メアリーは救急治療部を通してあなたの病院へ搬送された。彼女は地域のマラソンで走っている時に倒れた。彼女の臨床検査値は、血漿ナトリウムが120mEq/Lで、その他の電解質は正常である。メアリーはマラソン中に水を1リットル飲んだと語っている。医者は、メアリーが運動誘発性の低ナトリウム血症に陥ったと指摘する。

栄養診断

血漿ナトリウム濃度の低値（120mEq/L）と、マラソン中に倒れたことから示されるように、臨床検査値の変化は、過剰な水分摂取量との関係を示していた。

栄養管理の演習問題

1. あなたはメアリーにスポーツドリンクを勧めるか。そう考える根拠は何か。
2. 腎臓が過剰液体を排泄することができない場合には、身体に何が起こるか。
3. メアリーが次にマラソンに参加する際には、何を助言するべきか。

呼吸性アシドーシス

呼吸性アシドーシスは、呼吸の減少とそれによる炭酸ガス蓄積によって起こる。単純性急性呼吸性アシドーシスは、血液のpH低下、つまり酸血症を引き起こす。急性呼吸性アシドーシスは、睡眠時無呼吸、喘息、異物の吸引、または成人型呼吸窮迫症候群として知られる急性呼吸窮迫症候群の結果として起こる場合がある。慢性呼吸性アシドーシスは、肥満低換気症候群、慢性閉塞性肺疾患または肺気腫、特定の神経筋疾患、飢餓悪液質に伴って生じる。

呼吸性アルカローシス

呼吸性アルカローシスは、呼吸および二酸化炭素の排出増加を原因として生じる。この状態は、中枢性刺激（頭部外傷、痛覚、不安、脳血管発作、腫瘍など）または末梢性刺激（肺炎、低酸素血、高高度、肺塞栓症、うっ血性心不全、間質性肺疾患など）によって生じることもある。単純性急性呼吸性アルカローシスは、血液pHの上昇、つまりアルカリ血症を引き起こす。

代償

酸塩基平衡異常が起こると、身体は逆方向への酸塩基平衡異常を発生させることによって正常なpHを回復させ、原発性障害の影響を相殺しようとする。これは代償として知られる反応である。たとえば、原発性呼吸性アシドーシス（pHが低下）の患者の腎臓は、HCO_3^-の再吸収を増加させることでそれを代償し、その結果として代謝性アルカローシスが発生す

る。この反応は、pHの上昇を手助けする。同様に、原発性代謝性アシドーシス（pHの低下）に対し、肺は呼吸と炭酸ガス放出を増加させることによってそれを代償し、その結果として呼吸性アルカローシスを起こす。この代償性の呼吸性アルカローシスは、pHの上昇を補佐する。

　代謝性の酸塩基平衡異常に対する呼吸性代償は、速やか——数分以内——に起こる。これとは対照的に、呼吸器性酸塩基平衡異常に対する腎性代償は、効果が最大になるには3〜5日要する場合もある。代償は必ず起こるとは限らない。また、起こる場合でも、完全には好結果をもたらすとは限らない（つまりpH7.4とならない）。pHの値は、その根底にある原発性疾患を反映する。治療は常に原発性酸塩基平衡異常とその根底にある原因に対して行われることから、原発性障害と代償反応を識別することが絶対必要となる。原発性障害が治療されれば、代償性反応は自然に収束する。原発性酸塩基平衡異常と代償性反応との区別には、代償性反応の予測価が利用可能である。臨床家であれば、臨床的アルゴリズムのようなツールを使用してもよい。

ウェブサイトの有用情報

Acid-Base Tutorial
http://www.acid-base.com/

The Beverage Institute Hydration Calculator
http://www.weather.com/outlook/health/fitness/tools/hydration

The Merck Manual of Diagnosis and Therapy
http://www.merckmanuals.com/professional/index.html

The Weather Channel—Hydration Calculator
http://www.weather.com/outlook/health/fitness/tools/hydration

引用文献

Armstrong LE: Hydration assessment techniques, *Nutr Rev* 63:S40, 2005.

Bartelmo J, Terry DP: *Fluids and Electrolytes Made Incredibly Easy*, ed 4, Philadelphia, 2008, Wolters Kluwer/Lippincott Williams & Wilkins.

Cheuvront SN, et al. Biological variation and diagnostic accuracy of dehydration assessment markers, *Am J Clin Nutr* 92:565, 2010.

Goldman MB: The mechanism of life-threatening water imbalance in schizophrenia and its relationship to the underlying psychiatric illness, *Brain Res Rev* 61:210, 2009.

He FJ, MacGregor GA: Reducing population salt intake worldwide: from evidence to implementation, *Prog Cardiovasc Dis* 52:363, 2010.

Institute of Medicine, Food and Nutrition Board: *Dietary reference intakes for water, potassium, sodium, chloride, and sulfate*, Washington, DC, 2004, National Academies Press.

Joint National Committee (JNC): *The Seventh Report of the Joint National Committee on Prevention, Detection, Evaluation, and Treatment of High Blood Pressure*, NIH Pub No 03-5233, 2003.

Maughan RJ, et al: Exercise, heat, hydration and the brain, *J Am Coll Nutr* 26:604S, 2007.

Rogers IR, Hew-Butler T: Exercise-associated hyponatremia: overzealous fluid consumption, *Wilderness Environ Med* 20:139, 2009.

Rude RK: Magnesium. In Stipanuk MH, editor: *Biochemical and physiological aspects of human nutrition*, Philadelphia, 2000, Saunders.

Teucher B, Fairweather-Tait S: Dietary sodium as a risk factor for osteoporosis: where is the evidence? *Proc Nutr Soc* 62:859, 2003.

Whitmire SJ: Fluids, electrolytes, and acid-base balance. In Matarese LE, Gottschlich MM, editors: *Contemporary nutrition support practice: a clinical guide*, ed 2, Philadelphia, 2002, Saunders.

Wilson RF: Acid-base problems. In Tintinalli JE, Krome RL, Ruiz E, editors: *Emergency medicine: a comprehensive study guide*, ed 6, New York, 2003, McGraw-Hill.

Wynn E, et al: Postgraduate symposium: positive influence of nutritional alkalinity on bone health, *Proc Nutr Soc* 69:166, 2010.

第8章

メアリー・デマレスト・リッチフォード
（Mary Demarest Litchford, PhD, RD, LDN）

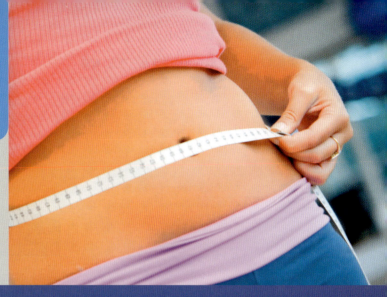

臨床：生化学的検査

重要用語
25-ヒドロキシビタミンD（25-[OH]D_3）（25-hydroxy vitamin D）
アルブミン（albumin）
分析物（analyte）
慢性疾患と炎症性疾患による貧血（anemia of chronic disease [ACD]）
アポリポタンパク質E（Apo E）の表現型（apolipoprotein E [ApoE] phenotype）
基本的生化学検査（basic metabolic panel [BMP]）
全血球計算（complete blood count [CBC]）
総合的生化学検査（comprehensive metabolic panel [CMP]）
C反応性タンパク質（C-reactive protein [CRP]）
クレアチニン（creatinine）
白血球分画（differential count）
フェリチン（ferritin）
機能的分析（functional assay）
ヘマトクリット（hematocrit [Hct]）
ヘモグロビン（hemoglobin [Hb]）
ヘモグロビンA1c（hemoglobin A1c [HbA1c]）

高感度CRP（high-sensitivity CRP [hs-CRP]）
ホモシステイン（homocysteine）
大球性貧血（macrocytic anemia）
小球性貧血（microcytic anemia）
負の急性期タンパク質（negative acute-phase proteins）
栄養に特化した臨床検査データ（nutrition-specific laboratory data）
オステオカルシン（osteocalcin）
酸化ストレス（oxidative stress）
正の急性期タンパク質（positive acute-phase proteins）
プレアルブミン（prealbumin [PAB]）
活性酸素種（reactive oxygen species [ROS]）
レチノール（retinol）
レチノール結合タンパク質（retinol-binding protein [RBP]）
静態的分析（static assay）
総鉄結合能（total iron-binding capacity [TIBC]）
トランスフェリン（transferrin）
トランスサイレチン（transthyretin [TTHY]）
尿検査（urinalysis）

臨床検査は、疾患の診断、栄養診断の補助、薬物治療の有効性の確認、栄養ケアプロセス（NCP）による介入の評価を目的として依頼される。急性の疾患または外傷は栄養状態を急激に低下させ、臨床検査の結果を大きく変化させる引き金となることがある。しかし、緩徐に進行する慢性疾患も臨床検査の結果に影響を及ぼすことから、予防を目的としたケアにも有用である。臨床検査の結果は、NCPにおいて客観的データとして利用できる。さらに、数値自体には個人的な判断が含まれないため、そのデータは患者に抵抗なく受け入れられることが多い。

栄養に関する臨床検査データの定義と有用性

臨床検査は厳密に管理されたプロセスである。この検査は、予め決められた物質または化学成分（分析物）の濃度の標準検体を各患者の検体と比較することで行われる。患者のデータを妥当であると判断するには、得られた結果を予め定義した許容値と比較する必要がある。臨床検査データは栄養アセスメントの中で使用される唯一の客観的データであり、検体を既知の値の標準試料と併せて分析することで、その測定方法の妥当性が毎回検査される「管理された」データである。

臨床検査に基づいて行う栄養検査は、生体の液体および組

図8-1 栄養素貯蔵量は、明らかに欠乏から適正、有毒まで連続的に変わる。

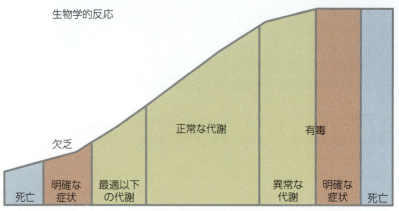

織の栄養素利用能の推定を目的として使用されるものであり、臨床的および準臨床的栄養不足の評価に重要となる。栄養素の貯蔵量は図8-1に示す通り、欠乏状態から毒性を示すまで連続的に変化する。これらの状態のほとんどは、臨床症状や身体計測値の変化や、明白な欠乏症が起こる前の臨床検査によって評価することができ、その結果によって栄養介入を行うことが可能となる（Litchford, 2009）。単回での検査結果は、患者の現在の健康状態、使用薬剤、生活習慣の選択、年齢、体液状態、検体収集時間における絶食の状態、臨床検査に使用される標準試料を考慮して評価しなくてはならない。単回での検査結果はスクリーニングの他に、臨床的、身体計測的、栄養的状態の変化に基礎を置いたアセスメントを確認する際に有用となる。可能であれば、現在の検査結果を同一の臨床検査機関の過去の基準検査の結果と比較することが好ましい。長期間を通しての臨床検査値の変化は、栄養学的または薬理学的介入による客観的な尺度となる場合が多い。

検体の種類

検査に使用される検体は、評価対象となる栄養素の全身含有量を反映するものであることが理想となる。しかし、最善の検体が容易には利用できない場合もある。栄養素と栄養関連物質を分析する上で最も一般的な検体を以下に挙げる。

- 全血：血液中の含有量を測定する際に抗凝血薬を添加して採取するもの。どの成分も取り除かれておらず、赤血球（red blood cell [RBC]）、白血球（white blood cell [WBC]）、血漿中に懸濁されている血小板を含む
- 血清：血液を凝固させた後、遠心分離機にかけて血餅と血球を取り除いて得られる液体
- 血漿：血液中の透明（わずかに淡黄色）な液体成分で、水分、血液タンパク質、無機電解質、凝固因子からなる
- 血球：分析物の細胞内含有量の測定に用いられるもので、血液凝固防止剤が添加された全血から分離されたもの
- 赤血球：RBC
- 白血球：WBCおよび白血球分画
- ろ紙血：指先または足の踵を穿刺して得られる全血をろ紙に吸収させて乾燥させたもので、一部のホルモン試験、乳児フェニルケトン尿症のスクリーニングなどの試験に使用することができる
- その他の組織：擦過または生検によって得られる試料
- 尿（随時または一定時間での採取）：排泄された代謝産物が濃縮されて含まれる
- 糞便（随時または一定時間での採取）：栄養素が吸収されずに糞便中に排泄される場合の栄養分析や、腸内細菌叢の組成を決定する際に重要

時には下記の検体が使用される場合もある。

- 呼吸試験：栄養素の代謝、利用、吸収障害を評価する非侵襲性のツールで、特に糖に対して用いられる
- 毛髪と爪：有毒金属への曝露の推定が容易な組織であるが、実際の体内の栄養素の指標とはなりにくい
- 唾液：代謝回転が速い非侵襲性の検体であり、現在では、機能的な副腎のストレスとホルモン値を評価するために使用される
- 汗：汗中の塩化物の値を測定する電解質試験であり、嚢胞性線維症の存在を診断するために行われる

毛髪と爪の検体には、環境汚染の影響を受ける可能性があるなどの大きな欠点がある。その上、処理、測定、精度管理の方法が標準化されていない。栄養のレベルまたは指標は、実際の測定値に満たない可能性がある。しかし、これらの検体はケアの現場で採取可能であることから、その有用性を向上させるために多くの研究が行われている。

毛髪分析はナトリウム、マグネシウム、リン、カリウム、カルシウム、鉄、ヨウ素などのミネラルの含有量測定には特に有用というわけではなく、これらのミネラルが関係する身体機能の評価に適切な検査がすでに存在する。しかし毛髪分析は、機能の状態を測定する方法の開発が進んでいない亜鉛、銅、クロム、マンガンなどの微量元素や、生体に負の影響を及ぼす水銀、カドミウム、鉛のレベルを評価する際には有用と考えられる。毛髪はデオキシリボ核酸（DNA）鑑定に使用できるため、

疾患の遺伝的素因や臨床栄養療法の有効性を予測するための非侵襲性の方法論として、今後有用となるであろう（詳細に関しては第5章を参照）。

分析のタイプ

臨床検査には、静態的分析と機能的分析の2つの基本的なタイプがある。静態的分析では、検体に含まれる栄養素の実測値を評価するものである。このタイプの測定法の例には、血清鉄および白血球ビタミンCの濃度がある。この種類の測定法は、目的とする栄養素に完全に特異的なものとなるが、採取された検体に含まれる栄養素の濃度は、身体内の貯蔵部位に貯蔵されている栄養素の量を反映するものではない。静態的分析のもう一つの限界は、検体採取前の食事摂取が血清、血漿その他の体液または組織内の濃度に影響を与えるということである。この問題は、一晩（8〜12時間）の絶食後に検体を採取することにより、その一部は克服できる。

機能的分析は、目的とする栄養素に依存的な生化学的または生理的活性を定量的に測定するものである。この種類の測定法では、その栄養素が機能を示す部位では高感度で測定できる。機能的分析の代表例が血清フェリチンである。血液へ放出されたフェリチンの濃度は、現在の細胞の鉄貯蔵能を表している。残念ながら、多くの生理学的および生化学的機能は特定の栄養素だけでなく様々な生物学的要因に左右されるため、機能的分析は目的とする栄養素に常に特異的であるとは限らない。

栄養に関する日常的臨床検査の解釈

臨床化学検査

臨床検査は、一群または個々の検査として依頼される。最も一般的に依頼される検査項目には、米国メディケア・メディケイド・サービスセンターが医療費の払い戻しを目的として定めた臨床検査項目である基本的生化学検査（basic metabolic panel [BMP]）および総合的生化学検査（comprehensive metabolic panel [CMP]）がある。BMPにはスクリーニングに用いられる8種類の検査が、CMPにはBMPに含まれるすべての検査項目に加えてさらに6種類の検査が含まれる（参考情報8-1）。これらの試験について表8-1で簡潔に解説しているが、この情報は完全なものではなく、基準値は変更される場合もある。さらに詳細な情報を得るためには、付録30を参照されたい。臨床化学検査は栄養に特化した臨床検査データを提供するもので、健康歴、身体診察所見、身体計測データ、栄養に着目した身体のアセスメントと食事摂取データと共に、栄養診断を下す際に使用される。フォローアップデータは、各種栄養ケアプロセスの介入による結果をモニターし、評価する目的で使用される。

参考情報 8-1

臨床検査における2つの一般的グループ

基本的生化学検査

- グルコース
- カルシウム
- ナトリウム
- カリウム
- CO_2（二酸化炭素、炭酸水素塩）
- 塩化物
- BUM
- クレアチニン

総合的生化学検査

- グルコース
- カルシウム
- ナトリウム
- カリウム
- CO_2（二酸化炭素、炭酸水素塩）
- 塩化物
- BUN
- クレアチニン
- アルブミン
- 総タンパク質
- ALP
- ALT
- AST
- ビリルビン

ALP：アルカリフォスファターゼ、ALT：アラニンアミノトランスフェラーゼ、AST：アスパラギン酸アミノトランスフェラーゼ、BUN：血液尿素窒素

全血球計算

全血球計算（complete blood count [CBC]）は、血液に含まれる細胞数と赤血球数に関する検査である。血液像はCBCと白血球分画を合わせたものである。表8-2にCBCおよび白血球分画の基本的要素をまとめ、参照範囲および解説を付けた。

検便

糞便の検体では、血液、病原菌、腸内細菌叢の存在の検査が行われる。便潜血検査は、原因不明の貧血を有する51歳以上の患者および若年成人に対して日常的に検査が実施される。便培養検査は、持続性の下痢を有する患者で、特に食品由来疾患が疑われる場合に行われる。糞便の培養によって病原菌が特定されれば、適切な薬物介入を開始することが可能となる。消化不良のような慢性の胃腸症状や、原因不明の体重減少または増加を認める患者では、腸内細菌叢の検査は病的な菌叢または菌叢の生理的不均衡の特定に有用となると考えられる。さらに、検便はプロバイオティクス、プレバイオティクス、シンバイオティックの有効性を評価する目的としても有

表 8-1

一般的な血清生化学検査項目

検査項目	基準範囲*	意義
血清電解質		
Na^+	135〜145mEq/L†	完全非経口栄養中の患者、腎疾患、慢性閉塞性肺疾患、管理されていない糖尿病、各種内分泌疾患、腹水および浮腫の症状、アシドーシスまたはアルカローシスの患者の経過監視時において一般的に注目される。K^+値の低下は、下痢、嘔吐または経鼻胃吸引、一部の薬剤、カンゾウ摂取、利尿剤の使用時に、K^+値の上昇は、腎疾患、圧挫、感染症、溶血させた血液検体において認められる。
K^+	3.6〜5 mEq/L†	
Cl^-	101〜111 mEq/L†	
HCO_3^{-*}(またはCO_2の合計)	21〜31 mEq/L†	
グルコース	70〜99mg/dL、3.9〜5.5mmol/L（絶食時）	空腹時血糖値が＞125mg/dLの場合には糖尿病を示す（経口ブドウ糖負荷試験は診断には必要でない）。空腹時血糖値が＞100mg/dLの場合には、インスリン抵抗性を示す。 耐糖能障害によって完全非経口栄養を受けている患者では、トリグリセリドと共に数値をモニターする。
クレアチニン	0.6〜1.2mg/dL、53〜106mg/dL（男性） 0.5〜1.1μmol/L、44〜97μmol/L（女性）	腎疾患患者では増加し、タンパク質-エネルギー栄養障害患者では減少する（例：BUN/クレアチニン比＞15：1の場合）。
BUNまたは尿素	5〜20mg尿素窒素/dL、1.8〜7mmol/L	腎疾患およびタンパク質異化過剰の患者では上昇し、肝不全および窒素出納が負を示す患者ならびに妊婦では低下する。
アルブミン	3.5〜5mg/dL、30-50g/L	肝疾患または急性炎症性疾患患者で低下。
血清酵素		
ALT	37℃で4〜36U/L、4〜36U/L	各種悪性腫瘍、筋肉、骨、腸、肝臓の疾患または損傷において上昇。
γ-グルタミルトランスフェラーゼ	4〜27U（男性）、8〜38U（女性）	ASTとALTは、完全非経口栄養を受けている患者の肝機能のモニタリングに有用である。
ALP	30〜120 IU/L、0.5〜2μKat/L	
AST	10〜35IU/L、0〜0.58μKat/L	
ビリルビン	総ビリルビン 0.3〜1mg/dL、5.1〜17μmol/L 間接ビリルビン 0.2〜0.8mg/dL、3.4〜12μmol/L 直接ビリルビン 0.1〜0.3mg/dL、1.7〜5.1μmol/L	薬剤、胆石その他の胆管疾患、血管内溶血および未成熟肝に伴って上昇し、一部の貧血で低下する。
総カルシウム	8.5〜10.5mg/dL、2.15〜2.57 mmol/L 正常値はアルブミン値によって変化。	高カルシウム血症は内分泌疾患、悪性度、ビタミンD過剰に伴って、低カルシウム血症はビタミンD欠乏および肝臓または腎臓での活性化障害、副甲状腺機能低下症、マグネシウム欠乏、腎不全、ネフローゼ症候群に伴って生じる。
リン（リン酸塩）	3〜4.5mg/dL、0.75〜1.35mmol/L	高リン酸血症は副甲状腺機能低下および摂取量低下に伴って、低リン酸血症は副甲状腺機能亢進症、慢性の制酸剤摂取、腎不全に伴って生じる。
総コレステロール	＜200mg/dL、5.15mmol/L	タンパク質-カロリー栄養障害、肝疾患、甲状腺機能亢進症患者で低下。
トリグリセリド	＜100mg/dL、＜1.13mmol/L（年齢および性別によって異なる）	耐糖能障害患者（例：完全非経口栄養の患者で、高脂血症を併発している人）または断食以外の人で上昇。

* 基準範囲は検査機関によって若干異なる可能性がある。† mEq/L = 1 mmol/L

ALP：アルカリフォスファターゼ、ALT：アラニンアミノトランスフェラーゼ、AST：アスパラギン酸アミノトランスフェラーゼ、BUN：血液尿素窒素、Cl^-：塩素、CO_2：二酸化炭素、HCO_3^-：炭酸水素イオン、K^+：カリウム、Na^+：ナトリウム、PEM：タンパク質エネルギー栄養障害

表 8-2
血液像の組成：全血球計算と白血球分画

検査項目	基準範囲*	意義
赤血球	$4.7 \sim 6.1 \times 10^6/\mu L$（男性）、$4.7 \sim 6.1$ $10^{12}/L$ $4.2 \sim 5.4 \times 10^6/\mu L$（女性）、$4.2 \sim 5.4$ $10^{12}/L$	栄養欠乏に加え、出血、溶血、遺伝的異常、骨髄不全、腎疾患の患者または一部の薬剤の使用によっても低下する場合がある。鉄、ビタミンB_{12}、葉酸の欠乏に対する感度は低い。
ヘモグロビン濃度	$14 \sim 18$g/dL、$8.7 \sim 11.2$mmol/L（男性） $12 \sim 16$g/dL、$7.4 \sim 9.9$mmol/L（女性） >11g/dL、>6.8mmol/L（妊婦） $14 \sim 24$g/dL、$8.7 \sim 14.9$mmol/L（新生児）	栄養欠乏に加え、出血、溶血、遺伝的異常、骨髄不全、腎疾患の患者または一部の薬剤の使用によっても低下する場合がある。鉄、ビタミンB_{12}、葉酸の欠乏に対する感度は低い。
ヘマトクリット	$42\% \sim 52\%$（男性） $35\% \sim 47\%$（女性） 33%（妊婦） $44\% \sim 64\%$（新生児）	栄養欠乏に加え、出血、溶血、遺伝的異常、骨髄不全、腎疾患の患者または一部の薬剤の使用によっても低下する場合がある。鉄、ビタミンB_{12}、葉酸の欠乏に対する感度は低い。
MCV	$80 \sim 99$fl $96 \sim 108$fl（新生児）	鉄欠乏、サラセミア形質、慢性腎不全、慢性疾患に伴う貧血の存在下では低下し（小球性）、ビタミンB_{12}または葉酸欠乏、DNA合成における遺伝子欠損の存在下で上昇する（大球性）。小球症も大赤血球症も潜在的栄養欠乏に対する感度は低い。
MCH	$27 \sim 31$pg/細胞 $23 \sim 34$pg（新生児）	異常値が生じる原因はMCVに類似している。
MCHC	$32 \sim 36$g/dL、$32 \sim 36\%$ $32 \sim 33$g/dL、$32 \sim 33\%$（新生児）	鉄欠乏およびサラセミア形質の人では低下し、潜在的栄養欠乏に対する感度は低い。
WBC	$5 \sim 10 \times 10^9$/L、$5,000 \sim 10,000$/mm^3（2歳〜成人） $6 \sim 17 \times 10^9$/L、$6,000 \sim 17,000$/mm^3（<2歳） $9 \sim 30 \times 10^9$、$9,000 \sim 30,000$/mm^3（新生児）	感染症、腫瘍、ストレスのある人では上昇し（白血球増多症）、PEM、自己免疫疾患、重度感染症、化学療法または放射線治療を受けている患者では低下する（白血球減少症）。
白血球分画	$55\% \sim 70\%$　好中球 $20\% \sim 40\%$　リンパ球 $2\% \sim 8\%$　単球 $1\% \sim 4\%$　好酸球 $0.5\% \sim 1\%$　好塩基球	好中球増加：ケトアシドーシス、外傷、ストレス、膿形成性感染症、白血病 好中球減少症：PEM、再生不良性貧血、化学療法、重度の感染症 リンパ球増加症：感染症、白血病、骨髄腫、伝染性単核球症 リンパ球減少症：白血病、化学療法、敗血症、AIDS 好酸球増加症：寄生虫感染、アレルギー、湿疹、白血病、自己免疫疾患 好酸球減少症：ステロイド産生の増加 好塩基球増加症：白血病 好塩基球減少症：アレルギー

* 基準範囲は検査機関によって若干異なる可能性がある。
AIDS：後天性免疫不全症候群、DNA：デオキシリボ核酸、MCH：平均赤血球ヘモグロビン、MCHC：平均赤血球ヘモグロビン濃度、MCV：平均赤血球容積、PEM：タンパク質エネルギー栄養障害

用と考えられる。

尿検査

尿検査は、さまざまな代謝疾患および腎臓疾患に伴って尿中に排泄される物質や細胞成分を検出するスクリーニングまたは診断のための方法として使用される。尿検査データの中には、医学的および栄養的に幅広く重要となるものもある。例えば糖尿は炭水化物の利用の異常ならびに糖尿病の可能性

表 8-3
尿の化学的検査

検査項目	基準範囲	意義
比重	1.010〜1.025	腎臓の濃縮能および希釈能ならびに体液状態の検査およびモニタリングに使用することができる。尿崩症、糸球体腎炎、腎盂腎炎患者では低下し、嘔吐、下痢、発汗、発熱、副腎不全、肝臓病、心不全患者では上昇する。
pH	4.6〜8（普通食）	高タンパク食またはアシドーシス（例：管理されていない糖尿病または飢餓）、特定の薬剤の使用時、尿酸、シスチン、シュウ酸カルシウム腎臓結石のある患者では酸性となり、野菜または乳製品に富む食品を摂取する人、尿路感染症患者、食直後、特定の薬剤の使用時、豊富な食事を摂取する個人においてアルカリ性、リン酸および炭酸カルシウム腎結石のある患者ではアルカリ性となる。
タンパク質	2〜8mg/dL	ネフローゼ症候群、重度の糸球体腎炎、うっ血性心不全の患者では著しいタンパク尿を認め、大半の腎疾患、子癇前症または尿路炎症の患者では中等度、一部の腎疾患または下部尿路疾患患者ではわずかなタンパク尿となる。
グルコース	不検出（糖尿病で2〜10g/dL）。	糖尿病患者では陽性となるが、良好な状態では稀である。ケトン　陰性　管理されていない糖尿病（通常は1型）の患者で陽性となるほか、発熱、無食欲、ある種の胃腸障害、持続的な嘔吐、悪液質の患者、絶食または飢餓状態にある人で陽性となる。血液　陰性　尿路感染症、腫瘍または外傷を示すほか、外傷による筋損傷または溶血性貧血の際にも陽性となる。
ビリルビン	不検出	非抱合型ビリルビンの指標、特定の肝疾患（例：胆石）の患者で増加。
ウロビリノーゲン	0.1〜1Ehrlich単位/dL	抱合型ビリルビンの指標、溶血症状のある人で増加する。肝臓病を識別する際に用いられる。
亜硝酸塩	陰性	細菌尿の指標
白血球エステラーゼ	陰性	細菌尿の間接的試験。白血球を検出する。

を示唆している。尿検査には、(1) 目視による尿の記録、(2) 試薬を染み込ませた細長い検査紙（一般に尿試験紙と呼ばれる）を用い、目視または自動読み取り装置による結果の判定、(3) 尿沈渣の顕微鏡検査がある。表8-3に尿検査で実施される化学的検査とその重要性を示す。

体液状態の評価

体液平衡の障害には、脱水症と水分過剰が存在する。脱水症は摂取量の減少、喪失量の増加、体液移動によって体液平衡が負となる状態である。細胞外液の量が増加する場合には、水分過剰すなわち浮腫となる。体液は細胞外区画から間質液区画へと移動する。水分過剰は毛細血管の静水圧または毛細血管透過性の上昇、コロイド浸透圧の低下、身体活動の不足によって引き起こされる。体液状態の検査項目には血清ナトリウム、血液尿素窒素、血清重量オスモル濃度、尿比重などがある。臨床検査は重要ではあるが、水分補給に関する判断は、身体診察、栄養を主眼とする身体アセスメント、患者の臨床症状から得られる他の情報を併せて下す必要がある（第7章の酸塩基平衡に関する考察を参照）。

生体電気インピーダンス法

生体電気インピーダンス法（bioelectrical impedance analysis [BIA]）では、各種体組織の電気的な伝導特性の差を利用して身体組成を推定する。BIA測定装置は、体内総水分量（除脂肪組織量、体脂肪率）を自動的に計算する。有効な結果を得るためには、正常な水分状態であることが重要となる。水分過剰状態にある人では体脂肪率が低く、脱水状態にある人では高く表示される。

ストレス関連タンパク質エネルギー栄養障害の評価

急性の疾患または外傷は、炎症性ストレスを引き起こす。ホルモンと細胞性反応は除脂肪組織の分解を引き起こし、サイトカイン、正の急性期タンパク質、乳酸、白血球を産生させ

る（第39章を参照）。標準的な臨床検査の結果は、疾患発症時または再発時のタンパク質の状態変化を継続的に反映するものではないため、炎症性のストレスを示す急性疾患を発症している患者の栄養状態を評価することは困難である。急性疾患の患者では、炎症の過程によってタンパク質が急速に失われることは明らかである。しかし、外からタンパク質摂取を増加させても、それだけでは身体のタンパク質の喪失を食い止めることはできない。栄養療法は、筋量の喪失を抑制する理学療法と組み合わせて行わなければならない（Campbell, 2007; Hays et al., 2009）。ストレス変化のパラメーターとその値は、タンパク質の栄養摂取量を正確に反映するものとは限らないため、以下に挙げる手段は栄養状態の構成要素として慎重に解釈する必要がある。

C反応性タンパク質

C反応性タンパク質（C-reactive protein [CRP]）などの炎症性バイオマーカーの使用は、炎症性反応での急性の代謝亢進期が収束する時期を知る上で役立つ。高感度CRP（high-sensitivity CRP [hs-CRP]）は、アテローム性動脈硬化その他の慢性疾患の患者に認められる慢性炎症を高感度に検出する指標となる（Bajpai et al., 2010）。CRPおよびhs-CRPは共に非特異性のマーカーであり、どの種類の炎症も反映する。CRPの正確な機能は明らかにされてはいないが、このタンパク質は急性ストレスの初期段階（通常は手術およびその他の外傷から4～6時間以内）に増加する。さらに、ストレス応答の強度によってその値は1000倍まで増加する例もある。CRP値の低下が始まっていれば、患者は炎症性反応の同化期に入っているため、さらに集中的な栄養療法が効果的となる。栄養状態の変化に対処するためには、継続した検査とフォローアップが必要である。

クレアチニン

クレアチニンは、ほぼ筋組織にのみ存在するクレアチンから生成される。血清クレアチニンはBUNと共に腎機能の評価に用いられる。尿中クレアチニンは体細胞（筋肉）のタンパク質の状態を評価する目的で使用される。クレアチンは、アミノ酸のグリシンとアルギニンに、葉酸およびコバラミン依存性のメチオニン-S-アデノシルメチオニン（methionine-S-adenosylmethionine（[SAM]）-ホモシステイン回路からメチル基が供与されて合成される。クレアチンリン酸は筋収縮にアデノシン三リン酸（ATP）を常に供給する高エネルギーリン酸緩衝剤である。クレアチンが脱リン酸化される際に、その一部は酵素を必要としない反応によって不可逆的に自然にクレアチニンへと変換される。クレアチニンには特別な生物学的機能はなく、筋細胞から連続的に放出された後、腎臓によって排泄され、ほとんど再吸収されない。

尿中クレアチニン値を身体のタンパク質状態の評価に使用する場合には、肉や野菜が含まれる食事による影響への考慮が必要となる。クレアチンは筋肉に貯蔵されるため、筋肉は豊富な摂取源となる。食事から摂取したクレアチンから生成されたクレアチニンは、体内で産生されるクレアチニンと識別することができない。肉制限食を摂っている患者では、身体（筋肉）のタンパク質貯蔵量は排泄されたクレアチニンの量に正比例する。そのため、一般に男性は女性よりもクレアチニンの血中濃度が高く、排泄量も多くなり、筋肉が発達した人や筋量の多い人は筋肉が少ない人よりも血清クレアチニン濃度が高く、排泄量も多い。クレアチニンの排泄量は体重には比例しないが、筋量には比例する。

同じ人でも毎日のクレアチニン排泄量には大きなばらつきがあるが、その理由は汗からの喪失があることによるものと考えられる。さらに、この検査は24時間尿を採取して行われるが、その採取は困難である。こうした制限があるため、尿中クレアチニン濃度をケアの現場での筋量のマーカーとして使用することには限界があり、主に研究目的としてのみ使用されている。クレアチニン排泄率は筋量と相関があり、以下に示すクレアチニン身長係数（creatinine-height index [CHI]）の式によって標準値に対する比率として求められる。

$$CHI = (24時間尿中のクレアチニン [mg] \times 100) \div 24時間尿中の推定クレアチニン排泄量 (mg)$$

この計算によって求められるCHIの値は、＞80％は正常、60～80％は骨格筋がやや減少、40～60％は中等度の減少、＜40％は重度の減少を示している。表8-4を参照されたい（Blackburn, 1977）。

表 8-4

身長を基準とした成人の尿中クレアチニン排泄量予測

成人男性*		成人女性**	
身長(cm)	クレアチニン(mg)	身長(cm)	クレアチニン(mg)
157.5	1288	147.3	830
160.0	1325	149.9	851
162.6	1359	152.9	875
165.1	1386	154.9	900
167.6	1426	157.5	925
170.2	1467	160.0	949
172.7	1513	162.6	977
175.3	1555	165.1	1006
177.8	1596	167.6	1044
180.3	1642	170.2	1076
182.9	1691	172.7	1109
185.4	1739	175.3	1141
188.0	1785	177.8	1174
190.5	1831	180.3	1206
193.0	1891	182.9	1240

* クレアチニン係数男性　23mg/kg「理想」体重
** クレアチニン係数女性　18mg/kg「理想」体重

もう一つはWang (1996) が提唱した予測式で、この式では身長や性別を考慮せずに骨格筋量を推定する。

骨格筋量(kg) =
4.1 + 18.9×24時間でのクレアチニン排泄量(g/日)

この式によって計算が可能となる人もあるが、疾患または傷害を有する患者、高齢者、ボディービルダーには適用できない。

免疫能

タンパク質エネルギー栄養障害（protein-energy malnutrition [PEM]）は、細胞性免疫の低下、食細胞の機能不全、補体成分の減少、粘膜分泌型抗体の応答性低下、抗体親和性の低下をはじめとする免疫適格性障害を伴う。重度疾患患者における免疫能の評価は、不適切な栄養状態と疾患の程度を明らかにする上で有用であると考えられる。免疫能の評価は、アレルギーを治療中の患者にも役立つ。

感染またはアレルギー反応に対する臨床転帰を除いては、単独で免疫能を示すマーカーは存在しない。臨床検査において感度の高いマーカーとなるものには、ワクチン特異的な抗血清産生、遅延型過敏症反応、ワクチン特異的または唾液分泌型免疫グロブリンA、弱毒化病原菌に対する反応などがある。やや感度の低いマーカーには、ナチュラルキラー細胞による細胞毒性、食細胞の酸化バースト、リンパ球の増殖、活性化された免疫細胞によって産生されるサイトカインのパターンなどがある。免疫能の評価において現時点では最善のアプローチは、マーカーを組み合わせて使用することである（Albers et al., 2005）。

窒素出納

窒素出納の試験は、外部からの窒素源の摂取（経口的、経腸的または非経口的）と、腎臓からの窒素含有化合物の排泄（尿、糞便、創傷による）との間の平衡の推定を目的として、主として調査研究において使用される。真の代謝回転を測定するには安定同位体で標識したタンパク質を用いてタンパク質の消費を追跡する必要があるため、これらの試験はタンパク質の同化と異化を測定するものではない。窒素出納の試験は有用ではあるが、患者にカテーテルを導入しない限り24時間尿の採取が面倒となるため困難である。さらに、炎症性の代謝を示す患者では腎機能の変化が一般的に認められることから、窒素保留を計算せずに標準的な窒素出納の計算を行うのでは不正確となる（Gottschlich et al., 2001）。臨床医が重症患者のタンパク質摂取の推定を目的として窒素出納を使用する場合には、これらの試験には限界があることに留意しておかねばならない。さらに、窒素出納が正の場合でも、タンパク質の異化が特に炎症性（疾患および外傷）状態において減少したことを必ずしも意味しない可能性がある。栄養摂取が適正でも、炎症性代謝を回避することができない。

肝臓の輸送タンパク質

窒素出納の測定が全身のタンパク質状態の短期的変化だけを評価するのとは異なり、血漿タンパク質の値は、さらに長期間にわたるタンパク質の合成と分解の変化を示す。アルブミン、プレアルブミン（prealbumin [PAB]）、トランスサイレチン（transthyretin [TTHY]）、レチノール結合タンパク質、トランスフェリンその他の輸送タンパク質は、肝臓内で合成され、身体内の全タンパク質の約3％を占める。アルブミンとPABの血清中濃度は、古くから栄養アセスメントの一部として使用されてきた。しかし、その値は患者のタンパク質状態を反映しない可能性がある。アルブミン、PAB、レチノール結合タンパク質、トランスフェリンは負の急性期タンパク質であり、炎症性ストレス、外傷、疾患によって急激に低下する。その血清中濃度は疾患の重症度を反映するが、現在のタンパク質状態や、高栄養素の栄養補給の効果を反映するものだはない。単純な飢餓の場合にはアルブミンとPABが間質から血漿へと再分布するため、これらの値はほぼ正常に維持される。こうした理由から、栄養状態が良くてもストレスを受けている患者では肝臓の輸送タンパク質が減少している場合がある一方で、著しい体重減少と低栄養状態にある患者では正常または正常に近い値を示す場合もある。

アルブミン

アルブミンは血清中の全タンパク質の約60％を占める。アルブミンは主要な血液成分、ホルモン、酵素、薬剤、ミネラル、イオン、脂肪酸、アミノ酸、代謝産物を輸送する。しかし、その主な目的はコロイド浸透圧を維持することであり、血漿のコロイド浸透圧の約80％がアルブミンによってもたらされている。血清アルブミン値が低下すると、血漿の水分は間質分画へと移動し、浮腫を促進する。血漿の水分の喪失は血液量を減少させ、腎臓への水とナトリウムの貯留をもたらす引き金となる。アルブミンの半減期は18〜21日であり、現在のタンパク質摂取を反映しない。

プレアルブミン（トランスサイレチン）

プレアルブミン（Prealbumin [PAB]）は正式にはトランスサイレチン（transthyretin [TTHY]）と呼ばれ、レチノール結合タンパク質とビタミンAの複合体として血清中を輸送される肝臓タンパク質である。このタンパク質は、甲状腺ホルモンであるトリヨードチロニンおよびチロキシン（T_4）を、T_4結合グロブリンと共に輸送する。PABの半減期は2日と短いため、タンパク質状態の指標として使用されてきた。PABの値は炎症性ストレスによって急激に低下し、積極的な栄養サポートでは改善しないことも多い。血清濃度は腸または腎臓の炎症、悪性度、タンパク質消耗性疾患に伴って減少する。亜鉛が欠乏すると血清亜鉛濃度も低下するが、これは肝臓におけるPABの合成と分泌に亜鉛が必要であるためである。血漿PAB値が低下している場合には、炎症だけでなく、食事摂

取と病歴の面からも亜鉛の状態について考慮する。

　PABの値は「単純な」栄養不良では維持されることが多く、栄養状態の良い人では直近のストレスまたは外傷によって低下する。妊娠中はエストロゲン濃度が変化してPAB合成を促進するほか、血清濃度が増加する場合もある。ネフローゼ症候群では、PAB値も上昇する可能性がある。タンパク尿と低タンパク血症は、ネフローゼ症候群で一般的に認められる。PABは迅速に合成されるが、他のタンパク質は合成に時間を要するため、血液中のPABの含有比率に変化が生じる（Litchford, 2010）。

レチノール結合タンパク質

　半減期が12時間と短い肝臓タンパク質が、レチノール結合タンパク質（retinol-binding protein [RBP]）である。この血漿タンパク質は低分子であるが、血液中ではPAB（プレアルブミン）と複合体を形成するため、腎糸球体を通過することができない。その名前が示すように、RBPはレチノールと結合し、このビタミンA代謝産物の輸送がその唯一の機能であると考えられる。RBPは肝臓中で合成され、レチノールとともに放出される。RBPがレチノールを末梢組織に放出すると、PABに対する親和性が低下してPAB-RBP複合体が解離し、糸球体でアポタンパク質（アポ）-RBPが濾過される。その後、タンパク質は尿細管で異化される。

　血漿RBP濃度は、単純なタンパク質-カロリー栄養障害では低下することが明らかにされている。しかし、RBPは負の急性期タンパク質であることから、その濃度は炎症性ストレスの存在下では低下し、再び栄養を摂取しても改善されない。急性ストレスを受けた患者ではRBPがタンパク質の状態を反映しない可能性があるが、アルブミン、トランスフェリン、PABほどストレスの影響は受けない。肝臓からRBPとレチノールが同時に分泌されることは、レチノールの状態によってRBP値低下を説明づけることが困難になることを意味する。ビタミンAの状態が不明な場合には、タンパク質の状態の評価を目的としてRBPを使用することは信頼性に欠ける。

　アポ-RBPは腎臓で正常に異化されるため、PEM（タンパク質エネルギー栄養障害）を評価する目的でRBPを使用すると誤りが生じやすい。RBPは尿細管で異化されないため、タンパク質エネルギー状態にかかわらず、腎不全の患者ではRBP値が上昇すると思われる。

　RBP4はRBPのうちで脂肪細胞に由来するペプチドで、グルコース恒常性に影響を与え、リポタンパク質の代謝に関与すると思われる。ヒトを対象とした臨床試験では、肥満、インスリン抵抗性、妊娠性糖尿病、増殖性糖尿病性網膜症、非糖尿病性ステージ5の慢性腎臓病患者においてRBP4値の上昇が確認されており、これらの病態との関連性が示唆される。この点に関しては、さらに大規模な臨床試験が必要である（Axelsson, 2009; Choi, 2008; Klein, 2010; Li, 2010）。

トランスフェリン

　トランスフェリンは、ヘモグロビン（hemoglobin [Hb]）合成に必要な鉄を骨髄に輸送するグロブリンタンパク質である。血漿トランスフェリン値は鉄の貯蔵量の大きさによって変化する。鉄貯蔵が枯渇するとトランスフェリンの合成が増加する。トランスフェリンの半減期はアルブミンより短い（$t_{1/2}$＝8日）。トランスフェリン値は急性炎症反応、悪性度、膠原血管病、肝疾患によって低下する。トランスフェリンの半減期はアルブミンより短いが、救急医療施設において患者の栄養素摂取の変化を検出できるほど迅速には反応しないため、タンパク質状態の測定としては有用とはならない。

栄養性貧血の評価のための臨床検査データ

　貧血は単位量あたりの血液に含まれる赤血球数の減少、または通常の生理的必要量未満への血液中のHb量の減少を特徴とする状態である。慣例により貧血は、男性、女性または年齢で群別した小児において、Hb濃度が基準となる健常集団の95パーセンタイル未満であると定義される。貧血は疾患ではないものの、大量の失血、過度の血球破壊、血球産生の減少をはじめとするさまざまな状態の症状として現れる。これらの症状は多くの入院患者に認められるもので、疾患の過程でしばしば出現する症状であることから、その原因の調査が必要となる。臨床栄養学者は、不適切な栄養摂取によって引き起こされた貧血と、その他の原因によって引き起こされた貧血を識別しなくてはならない。貧血の管理に関する考察については、第33章を参照されたい。たとえば、水分状態に問題があると、栄養性貧血が覆い隠されたり、血液検査の値が誤って低く出たりする可能性がある。

貧血の分類

　栄養欠乏はHbおよび赤血球産生減少の主な原因となる。最初に記述された貧血の分類は、表8-2で解説するヘマトクリット（hematocrit [Hct]）値またはCBC（全血球計算）によるものである。平均RBC値が80fL（フェムトリットル、注：フェムトは10^{-15}という単位）未満の貧血を小球性、80～99fLを正球性、100fL以上を大球性の貧血と呼ぶ。（貧血については第33章を参照。）CBCを用いたデータは、貧血を原因となる栄養素によって分類する際に有用となる。小球性貧血は鉄欠乏に伴って最も多く起こり、大球性貧血は一般に葉酸またはビタミンB_{12}欠乏時の赤血球形成を原因として起こる。しかし、これらの指標の特異性は低いため、さまざまな栄養的原因と、サラセミア形質や慢性腎不全などの非栄養的原因とを識別するためには、さらなるデータが必要となる。正球性貧血は、慢性疾患と炎症性疾患による貧血（anemia of chronic disease [ACD]）に伴って生じる。この種類の貧血は、リューマチ性疾患、慢性心不全、慢性感染、がん、重度の組織傷害、多発骨折、ホ

ジキン病に伴って生じる。ACDは鉄分の補給には反応しない。

CBCから得られるその他の情報の中で、栄養を原因としない貧血の区別に役立つものに白血球、網状赤血球、血小板数がある。これらが低値の場合には、骨髄機能不全が示唆され、高値の場合は、白血病または感染に伴う貧血と関係がある。症状が非特異的で、炎症性の自己免疫疾患が疑われる場合には、赤血球沈降速度試験を行う。網状赤血球は有核の大きな未熟赤血球であり、少数が成熟細胞と共に放出される。RBC（赤血球数）の産生率が上昇すると、網赤血球数も増加する。貧血に網赤血球数の増加が伴う時は、出血に応答した赤血球産生活性の上昇を常に考慮する必要がある。このような症例では、消化管での慢性的な失血を除外するために、大便検体の潜血検査をするとよい。網赤血球数が高値となるその他の原因には、血管内溶血症候群および鉄、ビタミンB₁₂または葉酸欠乏に対する治療に応答した赤血球産生反応などがある。

正球性または小球性の貧血は、最近の手術または外傷、検便で潜血が陽性となるような失血によって引き起こされる可能性もある。溶血性貧血および初期の鉄欠乏性貧血の患者では、赤血球の大きさがまだ正常である場合もあることに注意する。大球性貧血には、巨赤芽球性貧血、葉酸欠乏症、悪性貧血、ビタミンB₁₂欠乏が含まれる。大球性赤血球を認める場合には、葉酸とビタミンB₁₂の双方の評価が必要となる。どちらの栄養素欠乏とも、DNA合成を阻害して赤血球の産生と成熟を障害する。これらの変化により、血液中に大きな有核細胞が放出される。悪性貧血は大球性正色素性貧血として分類されるが、患者の約40％は正球性である。

鉄欠乏性貧血のための試験
ヘマトクリットまたは赤血球沈澱容積とヘモグロビン

ヘマトクリット（Hematocrit [Hct]）およびヘモグロビン（Hb）は、一般血液検査の項目の中では、鉄の状態を評価するために一緒に使用される。Hctは全血液の体積中に含まれる赤血球の比率の指標となる。通常のHct値は、1デシリットルあたりのグラム数がHb濃度の3倍である。Hct値はWBC（白血球数）が極めて高値の場合と体液の状態によって影響を受ける。高度の高い地域で暮す人では、その数値が上昇している例も多い。50歳を過ぎた人では、それよりも若い成人と比較して一般に低値となる。Hb濃度は末梢血に含まれるHbの総量の指標となる。この値は全血液量に占める割合ではなく、赤血球に含まれるHbの総量を定量するものであるため、Hctよりも直接的な鉄欠乏の評価手段となる。4種類の栄養性貧血ではHbとHctは正常値未満となることから、常に他の臨床検査値と最近の病歴を考慮して評価する必要がある。

血清フェリチン

フェリチンは通常は肝臓（細網内皮系）、脾臓、骨髄に集まる鉄を捕捉する貯蔵タンパク質である。鉄の供給が増加すると、フェリチンの細胞内濃度が上昇して鉄の貯蔵を促進する。このフェリチンのうちの少量が血液中に漏出する。このフェリチンは、ほとんどの臨床検査機関で実施可能な測定法を用いて評価することができる。鉄貯蔵が正常な人では、1ng/mLの血清フェリチンは約8mgの貯蔵鉄に匹敵する。健常成人では、血清中に漏出したフェリチンの測定値は身体の鉄貯蔵量の大きさを示す良い指標となる。

フェリチンは正の急性期タンパク質であり、フェリチンの産生増加は炎症の存在を意味する。フェリチンは急性炎症、尿毒症、転移性がんまたはアルコール関連肝疾患の患者においては、鉄貯蔵の信頼できる指標にはならない。サイトカインとその他の炎症メディエーターは、フェリチンの産生と細胞からのフェリチン漏出をいずれも増加させる可能性がある。フェリチンの上昇は急性疾患の発症から1〜2日後に始まり、3〜5日後にピークとなる。鉄欠乏が同時に存在する場合ではフェリチン値が偽って上昇するため、鉄欠乏を検出できないおそれがある。

ACD（慢性疾患と炎症性疾患による貧血）はフェリチンと鉄貯蔵との相関が失われる際に最初に現れる症状である。入院患者に最も一般的な貧血であるACDは、がん、炎症性または感染性の疾患を有する患者において発症する（Thomas and Thomas, 2005）。炎症時には貯蔵部位からの鉄の動員が適切に行われないため、赤血球の産生量が減少する。これは、インターロイキン1と腫瘍壊死因子（TNF）などのサイトカインの放出によって引き起こされるもので、それが赤血球前駆細胞の分裂も抑制し、エリスロポエチン産生量を抑制する場合もある。関節炎患者では、貯蔵鉄の減少は腸での鉄の吸収低下によっても発生する。非ステロイド性抗炎症薬の常用も、潜在性の胃腸失血を引き起こすおそれがある。この型の貧血は、通常は軽症で、正球性である。

30〜50％の患者に低色素性（Hb量が不足する場合など）、小球性赤血球の産生、血清鉄値および総鉄結合能（total iron-binding capacity [TIBC]）の低下を認め、鉄貯蔵は正常となるか、または上昇する。鉄貯蔵は減少しないことから、血漿中には正常量のフェリチンが存在することになる。しかし、鉄貯蔵が枯渇した場合でも、炎症メディエーターによってフェリチン値は正常値が維持される場合もある。関節リウマチのような慢性炎症性疾患を有する患者では、鉄貯蔵は減少または枯渇している可能性がある。ACDには多くの形態があり、鉄の供給不足とならないために、鉄欠乏性貧血との識別が必要である。

血清鉄

血清鉄はトランスフェリンと結合して血液中を循環する鉄の量を評価するものである。しかし、この値は健康な人でも日によって変動が大きいことから、鉄の状態の良い指標とはならない。日内変動も生じ、最も高値となるのは午前中（午前6時〜午前10時）で、最低値は午後の中頃となり、午前中よりも平均して30％低い。鉄の状態を評価するためには、他の臨床検査値と最近の病歴を考慮して血清鉄を評価しなくてはな

総鉄結合能とトランスフェリン飽和度

総鉄結合能(total iron-binding capacity [TIBC])は、遊離鉄と結合可能なすべてのタンパク質を直接測定するもので、血漿鉄輸送タンパク質トランスフェリンが持つ不飽和の結合部位数によって決まる。各トランスフェリン分子は、2つの結合部位のそれぞれで3価鉄と、別の結合部位で2つの炭酸水素イオンと結合する。トランスフェリンの合成と分泌は、細胞内における鉄利用能に応じて調節される。そのため、鉄が欠乏すると血漿トランスフェリン濃度は増加する。さらに、トランスフェリンに向けて放出される貯蔵鉄の量が減少し、食事からの鉄の摂取量が少なければ、トランスフェリンの飽和度は低下する。

鉄欠乏患者ではトランスフェリン飽和度が減少してTIBCが上昇するという一般原則には、例外がある。たとえば、肝炎の患者ではTIBCは上昇する。さらに、低酸素、妊婦、経口避妊薬使用者、エストロゲン代償療法を受けている人でも上昇する。一方、悪性疾患、腎炎、溶血性貧血の患者ではTIBCは低下する。また、血漿トランスフェリン値はPEM(タンパク質エネルギー栄養障害)、輸液過剰、肝疾患者でも低下する場合もある。このように、TIBCおよびトランスフェリン飽和度はHctまたはHbの値よりも特異性が高いが、鉄の状態のに対する完璧な指標とはならない。

血清鉄、TIBC、トランスフェリン飽和度の値の使用に対するもう一つの懸念は、明白な欠乏症が実際に出現するまでは正常値が持続するということである。そのため、これらの検査では減少中の鉄貯蔵や貧血発症前の鉄欠乏を発見することができない。

ビタミンB欠乏に伴う大球性貧血に対する検査

大球性貧血には、葉酸欠乏による巨赤芽球性貧血ならびにビタミンB_{12}欠乏を伴う悪性貧血が含まれる。大球性貧血の栄養学的原因には、骨髄における葉酸およびビタミンB_{12}(コバラミン)の利用能と関係があることから、この両者の栄養素の評価を必要とする。どちらの栄養素とも、チミジソ―リン酸の合成を阻害することによってDNAの合成を抑制する。葉酸とビタミンB_{12}は、合成経路上の異なる段階で利用される。赤血球の合成が障害され、有核の大きな赤血球が血液中に放出される。

葉酸とビタミンB_{12}の状態の評価

大球性貧血の検査には、血液中の葉酸とビタミンB_{12}の欠乏を調べる静的測定がある。これらの検査では、患者の血液検体に葉酸またはビタミンB_{12}のいずれかを必要とする微生物の生育を維持させる能力があるかどうかを試験するものや、ラジオ・バインディング・アッセイまたはイムノアッセイによる測定がある。

● **血清ホモシステイン** 葉酸およびビタミンB_{12}は多くの生合成過程において、1炭素グループ(メチル基)の転移に関与する生化学的前駆体S-アデノシルメチオニン(SAM)に必須である。SAMはアミノ酸であるメチオニンを基に、メチル基の供与と、プリン塩基であるアデニンの供与(ATPから)を含む反応を経て合成される。たとえば、チミン、コリン、クレアチン、エピネフリンの合成、タンパク質およびDNAのメチル化のためにメチル基を供与する場合には、SAMはS-アデノシルホモシステインに変換される。アデノシル基を失った後、残ったホモシステインはビタミンB_6依存性の経路によってシステインに変換されるか、葉酸およびビタミンB_{12}に依存する反応を経由してメチオニンに変換される。葉酸かビタミンB_{12}のいずれかが欠乏する場合には、ホモシステインからメチオニンへの反応は事実上遮断され、ホモシステインが組織に蓄積し、血液中へと流出する。ビタミンB_6依存性の硫黄転移経路では、過剰なホモシステインを代謝することができる。ホモシステインは、葉酸とビタミンB_{12}の欠乏に非常に鋭敏なことが示されている。そのため、ホモシステイン値が高い場合には、これらの反応を触媒する酵素の遺伝子が欠損しているか、葉酸、ビタミンB_{12}またはビタミンB_6の欠乏のいずれかを示している。研究の結果からは、葉酸代謝に関係する遺伝子に存在する数種類の多型が、いくつかの慢性心血管および神経性障害のリスクに寄与することが示されている(Albert et al., 2009; Fan et al., 2010)。

● **葉酸の検査** 葉酸は血漿および血球を含む全血と、血清とで同時に測定されることが最も多い。その後、全血中の葉酸値と血清中の葉酸値との差が、全赤血球中の葉酸濃度の計算に使用される。葉酸は血清よりも赤血球の方が濃縮されるので、赤血球中の葉酸濃度は血清中の葉酸よりも葉酸の状態を知る良い指標となる。赤血球中の葉酸の測定は、組織の葉酸貯蔵量をさらによく反映することから、葉酸の状態に関する最も信頼のおける指標と考えられる。葉酸は空腸で吸収され、吸収不良となる原因もいくつかあるが、葉酸の吸収を特異的に測定する検査はない。セリアック病の患者、減量手術を受けた人、抗痙攣薬およびスルファサラジンなどの薬剤の長期使用歴のある人、慢性的なアルコール摂取者では、葉酸欠乏の存在とその程度の評価が必要となる。第5章では、葉酸の吸収と代謝に影響する遺伝的マーカーについて考察している。

● **ビタミンB_{12}の検査** ビタミンB_{12}は血清を用いて評価し、血清中濃度は赤血球濃度と同様にビタミンB_{12}状態に関する情報を得ることができる。ビタミンB_{12}が不足している場合には、抗内因子抗体および壁細胞抗体について検査する。抗体の存在は、悪性貧血の主要因であることを示している。ビタミンB_{12}吸収障害を調べる場合には、以前にはシリング試験が使用されていたが、この検査は患者に放射性ビタミンB_{12}を投与する必要があるため、現在ではほとんど使用されていない。

同様に、血清または尿中のメチルマロン酸(methylmalonic acid [MMA])濃度は、B_{12}状態を評価する際に有用となる。

● ビタミンB_{12}とメチルマロン酸　遺伝的原因が除外された後に、葉酸とビタミンB_{12}欠乏を区別する最も直接的な生化学的手法は、血清または尿中のMMA濃度を測定して高ホモシステイン血症を調べることである。MMAはアミノ酸のバリンおよび奇数鎖脂肪酸が分解される過程で生成される。MMAはこの過程の副産物であり、メチルマロニル-CoAからサクシニル-CoAに変換される反応が、この反応の補酵素であるビタミンB_{12}の欠乏によって阻害された場合に増加する。そのため、ビタミンB_{12}の欠乏はMMAの貯蔵を増加させ、それが血清中および尿中のMMA濃度に反映される。尿のMMA測定は組織内の実際のB_{12}欠乏を示すことから、血清B_{12}測定よりも鋭敏となる。血清のMMA測定は、腎不全や血管内容積減少患者では高値となる場合もある。尿のMMA測定は、B_{12}欠乏のスクリーニングツールとして唯一実証された方法である（Morris et al., 2005）。ホモシステインとMMAの測定は、静態的分析よりも切迫したビタミン欠乏症を発見しやすい。このことは、特に完全菜食主義または高齢の患者では、中枢神経系機能障害を伴うビタミンB_{12}欠乏が生じている可能性があるため、患者の状態を評価する際に重要となる。

脂溶性ビタミン

　脂質吸収不良は、ビタミンA、E、D、Kの吸収障害を原因として生じることが多い。腸管内pHの低下、臨界ミセル濃度を下回る胆汁酸塩、トリグリセリド加水分解障害などの要因によって胆汁酸塩のミセル形成が正常に行われない場合には、脂溶性ビタミンの吸収不良が生じる。減量手術を受けた人を含め、脂肪吸収不良の患者は脂溶性ビタミン欠乏のリスクが最も大きい。各ビタミンの充足度の検査については、付録30を参照されたい。

ビタミンA

　ビタミンAの状態は血清レチノール濃度から推定することができ、成人の正常値は30〜80μg/dLである。ビタミンAの一次性欠乏は、摂取不足、脂質吸収不良または肝臓疾患によって生じる可能性がある。ビタミンAの二次性欠乏は、プロビタミンAであるカロチノイドの生物学的利用能低下、またはビタミンAの吸収、貯蔵、輸送の障害（セリアック病、囊胞性線維症、膵機能不全、減量手術、胆管閉鎖など）によって生じる可能性がある。ビタミンA欠乏は持続性PEM（タンパク質エネルギー栄養障害）において広く認められる。ビタミンAはビタミンDと吸収機構を共有しているため、血清レチノールの測定はビタミンDが補充されている状態で行う必要がある（第3章を参照）。ビタミンAの急性または慢性毒性は、レチノール値で100μg/dL超で生じるとされている。慢性のビタミンA毒性は毛髪の喪失、粘膜の乾燥、皮膚の乾燥と荒れと関連があり、皮質骨の喪失と骨折の原因にもなる。

ビタミンD

　ヒトのビタミンDの状態は、血漿中の25-ヒドロキシビタミンD（25[OH]D_3）の測定値から推定することができる。現行の診療用基準摂取範囲は2011年の国際移住機関（International Organization for Migration [IOM]）において更新されている（IOM, 2011）。従来からビタミンDの十分量と設定されていた値は、二次性の副甲状腺機能亢進症、骨代謝回転の増加、骨塩機質の喪失、または血漿副甲状腺ホルモンの季節変動を予防するための最低閾値である血漿25(OH)D_3濃度（約80nmol/Lまたは32ng/mL）を基にしていた。IOMの総説では、血清25(OH)D_3値が30nmolまたは12ng/mL未満の人に欠乏のリスクがあり、実際にはすべての人が50nmolまたは20ng/mLと十分な血清値を示してるとの結論を下している。現在の診療用基準摂取範囲では、不十分を50〜80nmol/Lまたは20〜31ng/mL、欠乏を50未満nmol/Lまたは20ng/mLとして定義している。さらに高い血清値である90〜100nmol/L（36〜40ng/mL）を推奨する人もいる（Bischoff-Ferrari et al., 2006）。25(OH)D_3の最適値は設定されておらず、血清値の測定は標準化と較正の精度に欠けている。不適切な食事摂取、日光照射量の不足、吸収不良によって欠乏が引き起こされる場合もある。

　ビタミンDの欠乏は、カルシウムの二次吸収不良も引き起こす可能性がある。ビタミンDは腎臓での水酸化によって活性化される必要があるため、慢性腎不全ではカルシウム吸収不良が起こる。活性型ビタミンDは、腸の吸収細胞に存在するカルシウム結合タンパク質の合成を促進する働きを持つ（Mosekilde, 2005）。これについては第36章を参照されたい。

ビタミンK

　ビタミンKの状態は、プロトロンビン時間（prothrombin time [PT]）の測定によって推定することができる。PTは血液凝固で共通する経路を評価する目的で使用される。凝固因子Ⅱ、Ⅶ、Ⅸ、Ⅹの合成は、ビタミンKに依存して行われる。骨の代謝回転マーカーであるオステオカルシン、別名骨Glaタンパク質（bone Gla protein [BGP]）も、ビタミンKの状態を評価する目的で使用することができる。BGPはビタミンK依存性のタンパク質で、骨形成時に増加し、骨減少の増加とともに減少する。ビタミンKの減少は、BGPや血清オステオカルシン値の低下を伴う。この関連性は、ビタミンK欠乏性骨粗鬆症の病態生理的影響を説明づけるものと考えられる。

水溶性ビタミンと微量ミネラル

　ビタミンB_{12}と葉酸は、成人での欠乏が最も一般的に認められる水溶性ビタミンである。他の水溶性ビタミンや微量ミネラルでは、さまざまな自然食品と強化食品を摂取する人々にの明確な欠乏はそれほど多くはない。チアミン欠乏は、チ

参考情報 8-2

脂質およびリポタンパク質の心血管疾患リスク因子

- **LDL**：高値はアテロームを誘発する。
- **VLDL比重**：レムナントはアテロームを誘発する。
- **トリグリセリド濃度**：高値はアテロームを誘発する。
- **Lp（a）**：高い値はアテロームを誘発する。
- **アポタンパク質B**：濃度の上昇はアテロームを誘発する。
- **アポタンパク質A-I**：濃度の低下はアテロームを誘発する。
- **hs-CRP**：急性または慢性の炎症がない場合には、高値はアテロームを誘発する。
- **血清ホモシステイン**：上昇はリスクを増大させる。
- **RBP4**：高値は早期のインスリン抵抗性の可能性あり。心臓病のリスク要因と関連があると考えられる。

hs-CRP：高感度C反応性タンパク質、LDL：低比重リポタンパク、Lp（a）：リポタンパク（a）、RBP4：レチノール結合タンパク質4）、VLDL：超低比重リポタンパク質

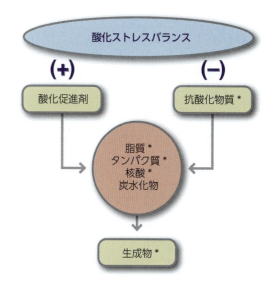

図8-2 酸化促進剤（活性酸素種）と抗酸化物質の間のバランスを維持するステップ。*印の付いた化合物は、酸化ストレスバランスのマーカーとして用いられている。

アミンの摂取不足で慢性的に大量飲酒する人、持続的に嘔吐する人、疾患または手術のために吸収が障害されている人での発生が報告されている。チアミンの状態を評価する場合には、血漿および血清中濃度は最近の食事変化を反映して誤った結果をもたらす可能性があることから、全血中のチアミン二リン酸をを測定することとする。水溶性ビタミンと他の微量金属が潜在的に欠乏している可能性がある人も存在する。しかし、現在のこれらの栄養素の状態の評価に用いられている方法は高額であるため、議論が別れる。代表的なビタミンおよび微量元素の妥当性の評価に用いられる検査に関するさらなる考察については、付録30を参照されたい。

慢性疾患のリスク評価

脂質の心血管リスク指標

血清リポタンパク質およびコレステロール値はアテローム性動脈硬化の発生と直接関係があり、食事をはじめとして、改善可能な要因の影響を受ける。脂質の検査を受けるためには、血液採取前の12時間は絶食しなくてはならない。絶食が必須となる主な理由は、トリグリセリドの値は食後に劇的に上昇と下降を認めること、ならびに低比重リポタンパク質（LDL）コレステロール値は、総血清コレステロールおよび高比重リポタンパク質コレステロールの濃度から計算されることによる。Friedewaldの式を基にした計算では、トリグリセリド濃度が400mg/dL未満の場合の精度は非常に高い。この式では、トリグリセリド濃度が400mg/dL未満であれば、空腹時LDLコレステロール値は一般に真の値の4mg/dL以内であると推測する。

心血管疾患（CVD）のリスクは、コレステロールの総量よりも、アテローム発生性リポタンパク質の血清中の粒子数との関連性が高いと考えられる。LDLの構成成分をサイズによって分類し、利用されるパターンによってグループ化する方法が使用されてきたが、構成成分の検査は費用が掛かるうえ、個々のマーカーはリスクの指標としての役割を果たさない（参考情報8-2）。メタボリックシンドロームの患者では、LDLを下げてもLDL粒子の濃度は同様には低下しなかった（Rosenson, 2008）。LDLにはアテローム発生性のアポリポタンパク質B（Apo B）が含まれる。研究者の中には、apoBの濃度を測定することによって、血液中のアテローム発生性リポタンパク質の粒子数の直接測定でき、CVDの可能性の予測にはLDLよりも優れていると提唱する者もいる（Barter, 2006; Brunzell, 2008）。医師がアポリポタンパク質E（Apo E）表現型の遺伝子プロフィール検査を勧める場合もあり、人種等によってはCVDの発症よりも前に行われる（Chasman et al., 2009）。他の炎症性遺伝子については、現在研究が進行中である。脂質プロフィールと心血管リスクに関するさらに詳しい考察については、第34章を参照されたい。

ヘモグロビンA1cと糖尿病

正常なグルコース調節機構を持つ成人では、総ヘモグロビン（Hb）の約4%～6%はグリコシル化されている。血液中におけるグリコヘモグロビンの比率は、それまでの2～3ヵ月間の平均血糖値と直接関係がある。ヘモグロビンA1c（HbA1c）は、血糖値ほど最近の変化は反映しない。HbA1cは、ストレス下にある人または急性心筋梗塞の患者における短期間での高血糖を、糖尿病と区別する際に有用となる。糖尿病の診断基準では、初回の検査後、再検査によってHbA1cが＞6.5%または血漿グルコースが＞200mg/dL（11 mmol/L）であると確認された場合に糖尿病と診断される。妊娠性糖尿病の場合は、赤血球の代謝回転が変化するため、HbA1cを診断基準として使用することはできない（American Diabetes Association

[ADA], 2011)。

　HbA1cは1日の平均血漿グルコース値と関係がある。HbA1cが1％変化すると、平均血漿グルコース値は約35mg/dL変化する。検査の結果は、栄養摂取の変化を患者にフィードバックする場合に役立つ。HbA1cと糖尿病管理のさらに詳細な考察については、第31章を参照されたい。

酸化ストレス

　老化やCVD（心血管疾患）、アルツハイマー病、パーキンソン病、炎症性腸疾患、がんをはじめとする多くの疾患では、その発症原因の一つに脂質、核酸、タンパク質がフリーラジカルによって酸化される酸化ストレスがあることが明らかにされている（図8-2）。細胞が酸化ストレスに曝される原因には、(1) 酸化体の産生増加、(2) 抗酸化防御機構の低下、または(3) 酸化障害の修復失敗の3種類がある。細胞の障害は活性酸素種（reactive oxygen species [ROS]）によって引き起こされる。ROSはフリーラジカル、酸素原子を持つ反応性アニオン、酸素原子を持つ分子のいずれかで、フリーラジカルを産生するか、それによって化学的に活性化される物質である（Blanck et al., 2003）。これらの物質には、スーパーオキシドラジカル（O^{2-}）ヒドロキシルラジカル（OH）、過酸化水素がある。ROSは必須微量元素（例：鉄、銅、クロム、ニッケル）の媒介によって生成されることもあるが、常にそうとは限らない。

　CVDの例では、活性酸素種がLDL中の不飽和脂肪酸と反応し、別のフリーラジカル種である過酸化脂質を生成する。過酸化脂質はすべてのフリーラジカルと同様に、リポタンパク質中に存在するタンパク質であるアポリポタンパク質や、その他の化合物の酸化を引き起こす。この酸化の結果、大きく不均一なリポタンパク質粒子の全体にフリーラジカル産物が生成される。こうして生成された酸化型リポタンパク質は、動脈壁の細胞に取り込まれる。一度細胞中に取り込まれた酸化複合体は、それ以上は代謝されないと考えられる。沈着した酸化型リポタンパク質は、他の病態生理学的応答によって長い時間をかけて安定したアテローム斑となる。

抗酸化状態

　酸化ストレスのレベルを間接的に評価する方法は、体液中に存在する抗酸化物質の量を評価することである。酸化ストレスは下記の濃度と関係がある。

- 抗酸化ビタミン（トコフェロールとアスコルビン酸）
- 抗酸化物質としての特性を持つ食事性ファイトケミカル（植物由来機能性物質）（例：カロテノイド）
- 抗酸化物質との作用を持つミネラル（例：セレン）
- 内在性の抗酸化化合物と酵素（例：スーパーオキシドジスムターゼ、グルタチオン）

　もっと正確に言えば、これらの化合物の濃度は、その摂取量および産生量と、フリーラジカル化合物が阻害される際のその消費との間のバランスと関係がある。

酸化ストレスのマーカー

　酸化ストレス状態と炎症のバイオマーカーは、多くの慢性症状およびリスク因子との関連が示されてきた。グルタチオ

🔄 新たな動き

ラマン分光法を用いた抗酸化能の測定

臨床パラメーターの非侵襲的測定は、血液、尿または組織を必要とする測定よりも常に好まれる。ラマン分光法はまさにそれにふさわしい測定法であり、今後使用が広がるものと思われる。この方法では、掌の脂肪の上にレーザー光線を照射し、レーザー光が皮膚を透過する際に、カロテノイド（オールトランス型β-カロテン、リコピン、α-カロテン、γ-カロテン、フィトエン、フィトフルエン、セプタプレノ型-β-カロテン、ジヒドロ-β-カロテン、アスタキサンチン、カンタキサンチン、ゼアキサンチン、ルテイン、β・アポ-8'カロテナール、ビオラキサンチン、ロドキサンチン）の量を細胞レベルで測定する。カロテノイドはすべて炭素の二重結合と単結合が交互に連なる炭素骨格を持つことから、これらの結合の振動をラマン分光法で検出することができる。ラマン分光法は黄斑変性の初期段階にある網膜や、前がん性の皮膚病変でのカロテノイドの評価に使用されてきた（Ermakov et al., 2005）。

　カロテノイドは強力な抗酸化物質で、「抗酸化物質ネットワーク」の一部を担っていることから、その値は細胞の抗酸化能のよい指標となる。ラマン分光解析データは、酸化ストレスの尺度となる尿のイソプラスタンと逆相関を示す（Carlson et al., 2006）。

　ラマン分光法とバイオフォトニックスキャナーでの測定の結果から、血清カロテノイドは皮膚カロテノイドと強い相関があることが明らかにされている（Smidt et al., 2004; Zidichouski et al., 2004）。血清カロテノイドはヒトの吸収能を測定する良い指標となる。（第1章および第3章を参照）。果物と野菜の多い食事を摂る人では、食事性カロテノイドを多く摂っているため、カロテノイドによる抗酸化スコアは一般に高い。抗酸化スコアまたはこのスキャンによって得られたデータは、各自が抗酸化物質カロテノイドをどの程度摂取しているかならびに抗酸化物質が保護機能を働かせる場とである細胞に到着しているかどうかの判定に用いることができる。その数値は、理想的な健康状態にある人では40,000以上となると考えられており、この値はカロテノイドを含む果物や野菜、またはカロテノイドを含む栄養補助食品の摂取増加、禁煙、過剰体脂肪の減少によって上昇する（Carlson et al., 2006）。この測定法は迅速で容易であり、安価に測定できることから、将来は栄養専門家のための検査ツールとなると予想される。

表 8-5

酸化ストレスのマーカー

クラス	機能	解説
クラスⅠ：抗酸化マーカー		
ビタミンC（血漿または白血球）	水溶性ラジカルの特異的阻害剤	クロマトグラフィー、キャピラリー電気泳動または自動酵素測定法により測定する。
α-トコフェロール	脂質過酸化反応の阻害剤	クロマトグラフィーまたはキャピラリー電気泳動により測定する。
γ-トコフェロール	亜酸化窒素ラジカルの阻害剤	クロマトグラフィーまたはキャピラリー電気泳動により測定する。
カロテノイド	脂質過酸化の主要阻害剤	クロマトグラフィーと分光法により測定する。α-およびβ-カロテン、リコピン、クリプトキサンチン、ゼアキサンチン、ルテインが含まれる。
クラスⅡ：内因性の系		
グルタチオン測定	ROSであるH_2O_2を解毒する	血漿あるいは赤血球のグルタチオン、または酸化型グルタチオンに対する還元型グルタチオンの比率。
クラスⅢ：抗酸化能の包括的検査		
LDLの酸化感受性	LDL中の抗酸化物質濃度を反映する。	*共役ジエン*と呼ばれるLDL酸化生成物の精製率を試験管内で測定する。
ORAC	適用なし	時間経過による蛍光の減少を測定。検体の総抗酸化能を反映する。
TRAP	適用なし	総抗酸化能を測定し、尿酸とアルブミンの値を反映する。
ABTS	適用なし	市販のABTS測定キットにより測定。総抗酸化状態とも呼ばれる。
8-OH-d-G	身体の現在の酸化ストレスを反映する。	新たに登場したバイオマーカー。カロテノイド、抗酸化物質を多く含む食品、抗酸化物質のサプリメントの不適当な摂取に伴って高値となる。
クラスⅣ：フリーラジカル反応の生成物		
ミエロペルオキシダーゼ	適用なし	CVDリスクを予測するためにhs-CRPと共に使用される。
イソプラスタン	既知の機能なし	主要な構造であるイソプラスタンF2αは、市販のクロマトグラフィーまたはイムノアッセイによって迅速に測定可能。
TBARS	適用なし	比色測定法は実施が簡単であるが、アルデヒド（例：マロンジアルデヒド）と呼ばれる脂質過酸化生成物を測定するものであり、酸化生成物に特異的ではない。

ABTS：2,2'-アジノビス(3-エチルベンゾチアゾリン-6-スルホン酸アンモニウム)（2,2'-Azino-bis [3-et hylbenzytiazoline-sulfonic acid]）、
CVD：心血管疾患、H_2O_2：過酸化水素、hs-CRP：高感度C反応性タンパク質、LDL：低比重リポタンパク、
ORAC：酸素ラジカル吸収能（oxygen radical absorbance capacity）
ROS：活性酸素種、TBARS：チオバルビツール酸反応性物質（thiobarbituric acid reactive substance）、
TRAP：総ペルオキシルラジカル捕捉能（total peroxyl radical trapping parameter）、8-OH-d-G：尿中8-ヒドロキシ-2'デオキシグアノシン

ンなどのチオール類は細胞内抗酸化物質であり、指穿刺で得た検体を、分光測光法によってフリー酸素ラジカルを測定によって推定することができる。しかし、リスク因子を予測するバイオマーカーの評価を向上させるためには、酸化ストレスと炎症に関する複数のバイオマーカーを用いた検査を組み合わせる手法のプロトコールを、さらに標準化させる必要がある。栄養補助食品、食事、運動が酸化ストレスと炎症バイオマーカーに及ぼす影響を検討する介入研究はいくつか実施されているが、その結果は結論に達しておらず、その根底にある機序を理解するには、さらに多くの研究が必要である。

酸化ストレスに対して最も広く使用される化学的マーカーを、表8-5に紹介する。検査には1つのクラスのフリーラジカル生成物の存在を測定するものもあれば、血漿または血漿分画全体としての抗酸化能を測定するものもある。これらの検査は、血漿または血漿分画の総抗酸化能に関する知識は、個々のフリーラジカルマーカーまたは抗酸化物質の濃度の知識よ

りも有用となるであろうとの仮定の下で行われてきた。この総抗酸化活性は、構成成分が持つ抗酸化能の総計を評価する検査によって決定される。残念ながらこれらの検査の結果には、尿酸やアルブミンのような重要ではない化合物の抗酸化能も含まれている。言いかえれば、個人が曝されている酸化ストレスの全体像を知ることができる分析法はないということである。今後有用になると考えられる新たな非侵襲的方法は、ラマン分光法を使用したバイオフォトニックスキャナによって測定する方法である（**新たな動き**「ラマン分光法を用いた抗酸化能の測定」を参照）。

酸化ストレスの測定は相関や特異性に欠けるものの、2種類の測定法は有望であると思われる。その1つは、CVD（心血管疾患）による死亡率リスクの予測にCRP（C反応性タンパク質）と共に使用されるミエロペルオキシダーゼのイムノアッセイである（Heslop, 2010）。もう1つは、血漿または尿中に含まれる化合物F2-イソプラスタンの測定である（Harrison and Nieto, 2004）。この方法では、特定の多価不飽和脂肪酸がフリーラジカルによって酸化される結果、連続的に生成されるフリーラジカル化合物の存在を評価する。イソプラスタンはプロスタグランジンに類似した構造を持つ化合物で、リポタンパク質がフリーラジカルを介して過酸化されることで生成される。イソプラスタン値の上昇は酸化ストレスや、酸化ストレスがもたらす臨床症状である肝腎症候群、関節リウマチ、アテローム性動脈硬化、発がんなどとの関連が認められる（Roberts and Fessel, 2004）。

臨床シナリオ1

クララは郡病院の緊急処置室で診察を受けている。彼女の体重は激しく上下し、アルコール中毒歴が長い。過去6ヵ月間に彼女は、4日間に及ぶウイルス性胃腸炎、季節性インフルエンザ、大腸炎に罹患した。彼女は退職者コミュニティーで調理補助員として働いている。彼女の仕事の利点の1つが、仕事のある日は無料で食事を摂れることである。彼女は自宅にスナック食品、ビール、ソフトドリンクを買い置きし、仕事のない日はほとんどの食事をファストフードの店で摂る。彼女は昨日までの3日間に、病欠の連絡をしていた。彼女の職歴は浅く、雇い主は彼女には仕事を失うことへの危機感がないのではないかと危惧している。彼女の雇い主は、本当に仕事に来ることができないほど病気が重いのなら、医師に診断書を書いてもらって提出するよう告げた。救急科の医師は臨床検査の指示を出し、彼女は入院した。彼女は、それまでの数日間に起こったことを思い出すことができないと医師に伝える。彼女の今日の診療記録は下記の通りである：

年齢	32歳
身長	175cm
体重	129kg
体格	大柄
血糖値	142mg/dL、7.8mmol/L
カルシウム	9.1mg/dL、2.27mmol/L
ナトリウム	149mEq/L、149mmol/L
カリウム	3.8mEq/L、3.8mmol/L
CO_2	25mEq/L、25mmol/L
塩化物	106mEq/L、106mmol/L
BUN	30mg/dL 10.7mmol/L
クレアチニン	0.9mg/dL、79.6μmol/L
アルブミン	4.8g/dL、48g/L
総タンパク質	8.5g/dL
ALP	35U/L、0.5μkat/L
ALT	28U/L
AST	23U/L、0.38μkat/L
総ビリルビン	1.5mg/dL、25.65μmol/L
RBC	$5.1×10^6$mL、$5.1×10^{12}$L
Hb	11.5g/dL、7.1mmol/L
Hct	28% 0.28
MCV	102 mm^3 102 fL
MCH	33 pg
MCHC	26g/dL 26%
WBC	$12×10^9$

クララは臨床栄養療法を受けるよう指示を受けた。与えられたデータを使用して、彼女の栄養状態を評価せよ。クララが一連の検査を受ける予定であることに注意する。彼女は静脈内輸液と輸血を受け、口からは食物や水分を摂らない絶食の処置を受ける。予備的所見は、胆嚢を閉塞させる複数の腫瘍が示されている。診査用の手術は明日の予定である。

栄養診断

臨床検査値の変化は、栄養性貧血と脱水症の徴候によって証拠づけられるような乱れた摂食パターンに関係があった。

栄養管理の演習問題

1. クララの身体計測データを基に、彼女のエネルギーおよびタンパク質の必要量を推定せよ。
2. クララの病歴から見て、臨床検査値のヘモグロビン、ヘマトクリット、平均赤血球容積、平均赤血球ヘモグロビン、平均赤血球ヘモグロビン濃度が何を示唆すると考えるか。
3. 彼女のALP、AST、ALTの臨床検査値が何を示唆するか。
4. ナトリウム、血液尿素窒素、クレアチニンの臨床検査報告は、彼女の体液状態に関して何を示唆するか。
5. 血液尿素窒素とクレアチニンの臨床検査報告は彼女の腎臓の

続く

第8章 | 臨床:生化学的検査　207

状態に関して何を示唆するか。
6. クララの臨床検査が手術後24時間でどう変化すると期待できるか。
7. 総合的な栄養アセスメントを行うには、他にどの検査が有用か。

ALP：アルカリフォスファターゼ、ALT：アラニンアミノトランスフェラーゼ、AST：アスパラギン酸アミノトランスフェラーゼ、BUN：血液尿素窒素、CO_2：二酸化炭素、Hct：ヘマトクリット、Hb：ヘモグロビン、MCH：平均赤血球ヘモグロビン、MCHC：平均赤血球ヘモグロビン濃度、MCV：平均赤血球容積、RBC：赤血球数、WBC：白血球数

臨床シナリオ2

オマルは2階分の階段を上った後に疲労感、動悸、胸の圧迫感を訴え、ウェスタン・メディカル・クリニックを本日受診した。彼はコンピューター・ソフトウェア・エンジニアとして、ストレスの多い仕事に就いている。彼には高血圧の病歴があり、毎日薬を服用していて、自分の心疾患リスクが気がかりである。禁煙して、1年前に結婚した後に彼の体重は8kg増加した。彼は朝食と昼食をファストフードレストランで摂り、好きな食べ物は甘いロールパンとファストフードである。夕食は妻が料理したものを摂る。オマルは毎晩テレビを観ながらビールを3～5杯の飲むと話す。自分の勤務するオフィスビルの階段を2階分歩いて上る以外は、定期的な運動はしていない。彼の検査プロフィールは以下の通りである：39歳男性、身長：178cm、体重：103kg

臨床検査結果

グルコース	155mg/L、8.6 mmol/L
カルシウム	10.1mg/dL、2.52 mmol/L
ナトリウム	142mEq/L、142 mmol/L
カリウム	3.2mEq/L、3.2 mmol/L
CO_2	22mEq/L、22 mmol/L
塩化物	103mEq/L、103 mmol/L
BUN	46mg/dL、16.4 mmol/L
クレアチニン	0.6mg/dL、53 μmol/L
アルブミン	2.8g/dL、28g/L
総タンパク質	6.0g/dL、60g/L
ALP	30U/L、0.5 μkat/L
ALT	48U/L、48U/L
AST	40IU/L、0.67 μkat/L
総ビリルビン	1.0mg/dL、17.1 μmol/L
RBC	5.5×10^6 mL、5.5×10^{12}/L
Hb	15.5g/dL、9.6 mmol/L
Hct	45%、0.45
MCV	92mm³、92fL
MCH	30pg
MCHC	31 g/dL、31%
WBC	7×10^9

その他の臨床検査値

総血清コレステロール	250mg/dL、6.5 mmol/L
HDLコレステロール	40 mg/dL、1.03 mmol/L
LDLコレステロール	140mg/dL、3.6 mmol/L
トリグリセリド	350mg/dL、3.95 mmol/L
ホモシステイン	18 mmol/L
血圧	186/99mmHg

栄養診断

臨床検査値の変化は、高血圧、メタボリックシンドローム、食事歴で明らかなように、最近の体重増加および禁煙と関係があった。

栄養管理の演習問題

1. 健康歴、社会歴、空腹時検査値の報告と医療記録を基に、オマルは慢性疾患の対するどのリスク因子を持つと思うか。
2. オマルの医療記録から、彼のグルコース、血液尿素窒素、ナトリウム、カリウム、クレアチニの臨床検査値が示唆するものは何か。
3. アルカリフォスファターゼ、アスパラギン酸アミノトランスフェラーゼ、アラニンアミノトランスフェラーゼの臨床検査値は、何を示唆するか。
4. 彼の脂質プロフィールとホモシステインは何を示唆するか。
5. オマルは臨床栄養療法を受けるよう指示された。与えられたデータを基に、彼の栄養状態を評価せよ。

ALP：アルカリフォスファターゼ、ALT：アラニンアミノトランスフェラーゼ、AST：アスパラギン酸アミノトランスフェラーゼ、BUN：血液尿素窒素、CO_2：二酸化炭素、Hct：ヘマトクリット、HDL：高比重リポタンパク、Hb：ヘモグロビン、LDL：低比重リポタンパク、MCH：平均赤血球ヘモグロビン、MCHC：平均赤血球ヘモグロビン濃度、MCV：平均赤血球容積、RBC：赤血球数、WBC：白血球数

ウェブサイトの有用情報

National Center for Health Statistics, National Health and Nutrition Examination Survey
http://www.cdc.gov/nchs/nhanes.htm

National Cholesterol Education Program—ATPIII Guidelines
http://www.nhlbi.nih.gov/guidelines/cholesterol/index.htm

The Merck Manual of Diagnosis and Therapy Section I—Nutritional Disorders
www.merck.com/pubs/mmanual/section1/sec1.htm

引用文献

Albers R, et al: Markers to measure immunomodulation in human nutrition intervention studies, *Br J Nutr* 94:452, 2005.

Albert MA, et al: Candidate genetic variants in the fibrinogen, methylenetetrahydrofolate reductase, and intercellular adhesion molecule-1 genes and plasma levels of fibrinogen, homocysteine, and intercellular adhesion molecule-1 among various race/ethnic groups: data from the Women's Genome Health Study, *Am Heart J* 157:777, 2009.

American Diabetes Association (ADA): Diagnosis and classification of diabetes mellitus, *Diabetes Care* 34(3):62, 2011.

Axelsson J, et al: Serum retinol-binding protein concentration and its association with components of the uremic metabolic syndrome in nondiabetic patients with chronic kidney disease stage 5, *Am J Nephrol* 29:447, 2009.

Bajpai A, et al: Should we measure C-reactive protein on earth or just on JUPITER? *Clin Cardiol* 33:190, 2010.

Barter PJ, et al: Apo B versus cholesterol in estimating cardiovascular risk and in guiding therapy: report of the thirty person/ten-country panel, *J Intern Med* 259:247, 2006.

Bischoff-Ferrari HA, et al: Estimation of optimal serum concentrations of 25-hydroxyvitamin D for multiple health outcomes, *Am J Clin Nutr* 84:18, 2006.

Blackburn G, et al: Nutritional and metabolic assessment of the hospitalized patient, *JPEN* 1:11-21, 1977.

Blanck HM, et al: Laboratory issues: use of nutritional biomarkers, *J Nutr* 133:888S, 2003.

Brunzell JD, et al: Lipoprotein management in patients with cardiometabolic risk: consensus conference report from the American Diabetes Association and the American College of Cardiology Foundation, *J Am Coll Cardiol* 51:1512, 2008.

Campbell WW: Synergistic use of higher-protein diets or nutritional supplements with resistance training to counter sarcopenia, *Nutr Rev* 65:416, 2007.

Carlson JJ, et al: Associations of antioxidant status, oxidative stress with skin carotenoids assessed by Raman spectroscopy (RS), *FASEB J* 20:1318, 2006.

Chasman DI, et al: Forty-three loci associated with plasma lipoprotein size, concentration, and cholesterol content in genome-wide analysis, *PLoS Genet* 5:e1000730, 2009.

Choi S, et al: High plasma retinol binding protein-4 and low plasma adiponectin concentrations are associated with severity of glucose intolerance in women with previous gestational diabetes mellitus, *J Clin Endocrinol Metab* 93:3142, 2008.

Ermakov IV, et al: Resonance Raman detection of carotenoids antioxidants in living human tissue, *J Biom Opt* 10:064028, 2005.

Fan AZ, et al: Gene polymorphisms in association with emerging cardiovascular risk markers in adult women, *BMC Med Genet* 11:6, 2010.

Gottschlich MM, et al, editors: *The science and practice of nutrition support: a case-based core curriculum*, Dubuque, Ia, 2001, Kendall/Hunt Publishing.

Harrison DG, Nieto FJ: *NHLBI Workshop on Oxidative Stress/Inflammation meeting proceedings*, Bethesda, Md, 29 November 2004. Accessed 18 April 2010 from http://www.nhlbi.nih.gov/meetings/workshops/oxidative-stress.htm.

Hays NP, et al: Effects of whey and fortified collagen hydrolysate protein supplements on nitrogen balance and body composition in older women, *J Am Diet Assoc* 109:1082, 2009.

Heslop C, et al: Myeloperoxidase and C-reactive protein have combined utility for long-term prediction of cardiovascular mortality after coronary angiography, *J Am Coll Cardiol* 55:1102, 2010.

IOM (Institute of Medicine): *Dietary Reference Intakes for Calcium and Vitamin D*, Washington, DC, 2011, The National Academies Press.

Klein K, et al: Retinol-binding protein 4 in patients with gestational diabetes mellitus, *J Women's Health* Feb 2010. (E-pub ahead of print.)

Li Z, et al: Serum retinol-binding protein 4 levels in patients with diabetic retinopathy, *J Int Med Res* 38:95, 2010.

Litchford, MD: *Common denominators of declining nutritional status*, Greensboro, N.C., 2009, CASE Software & Books.

Litchford MD: *Laboratory assessment of nutritional status: bridging theory and practice*, Greensboro, N.C., 2010, CASE Software & Books.

Morris MC, et al: Dietary folate and B_{12} intake and cognitive decline among community-dwelling older persons, *Arch Neurol* 62:641, 2005.

Mosekilde L: Vitamin D and the elderly, *Clin Endocrinol* 62:265, 2005.

Roberts LJ, Fessel JP: The biochemistry of the isoprostane, neuroprostane, and isofuran pathways of lipid peroxidation, *Chem Phys Lipids* 128:173, 2004.

Rosenson R, et al: Lipoprotein particles identify residual risk after lipid goal achievement in patients with the metabolic syndrome, *Circulation* 118:S1151, 2008.

Smidt CR, et al: Non-invasive Raman spectroscopy measurement of human carotenoid status, *FASEB J* 18:A480 (Abstract), 2004.

Thomas C, Thomas L: Anemia of chronic disease: pathophysiology and laboratory diagnosis, *Lab Hematol* 11:14, 2005.

Wang, ZM, Gallagher, D, Nelson, M Total-body skeletal muscle mass: evaluation of 24-h urinary creatinine excretion by computerized axial tomography. *AJCN* 1996, 63(6); 863-869.

Zidichouski, et al: Clinical validation of a novel Raman spectroscopic technology to non-invasively assess carotenoid status in humans, *Am Coll Nutr* 23:468, 2004.

第9章

ザネタ・M・プロンスキー
(Zaneta M. Pronsky, MS, RD, LDN, FADA)
シスター・ジーン・P・クロウ
(Sr. Jeanne P. Crowe, PharmD, RPh, RPI)

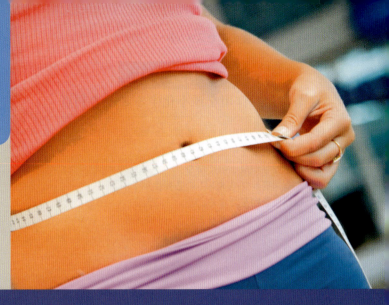

臨床：食物と薬物の相互作用

重要用語

吸収 (absorption)
アセチル化 (acetylation)
吸着 (adsorption)
生物学的利用能 (bioavailability)
生体内変化 (biotransformation)
黒枠警告 (black box warning)
チトクロームP-450酵素系 (cytochrome P-450 enzyme system)
分布 (distribution)
薬物と栄養素の相互作用 (drug-nutrient interaction)
添加剤 (excipient)
排泄 (excretion)
食物と薬物の相互作用 (food-drug interaction)
消化管のpH (gastrointestinal pH)
半減期 (half-life)
代謝 (metabolism)
薬力学 (pharmacodynamics)
ファーマコゲノミクス (pharmacogenomics)
薬物動態 (pharmacokinetics)
物理的配合変化 (physical incompatibility)
多剤服用 (polypharmacy)
昇圧物質 (pressor agents)
副作用 (side effect)
治療上重要 (therapeutically important)
非結合分画 (unbound fraction)

　多くの疾患は管理に薬物療法を必要とし、複数の薬剤の使用頻繁に行われる。食物と薬物の相互作用は薬効を変化させる可能性があり、薬剤の治療効果または副作用は個人の栄養状態に影響を及ぼす可能性がある。また、食事やサプリメントの使用、遺伝的体質、患者の栄養状態は、薬物の効果を低下させる場合や、毒性を増加させる場合がある。

　薬物と栄養素の相互作用と食物と薬物の相互作用という用語は、しばしば互換的に使用される。実際、薬物と栄養素の相互作用は、数多く存在すると考えられる食物と薬物の相互作用の一端を担っている。薬物と栄養素の相互作用には、1つまたは複数の栄養素によって引き起こされる薬物動態の特異的変化、または薬物によって引き起こされる栄養素動力学の変化が含まれる。食物と薬物の相互作用は、栄養状態に対する薬物療法の作用も含めた、より広範な用語である。栄養状態は薬物療法の副作用によって影響を受けるおそれがあり、その影響には食欲や摂食能力も含まれる。

　臨床的、経済的、法的理由から、食物と薬物の相互作用への認識は重要となる。食物と薬物の相互作用によって薬物の有効性が低下することで、医療施設への長期入院または入退院の繰り返し、複数の薬剤の使用、疾患の影響による病態の悪化を招く可能性がある。薬物と栄養素の相互作用が長期にわたれば、健康上の問題がさらに生じるおそれもある。この種の相互作用の例には、コルチコステロイドの長期使用がカルシウム代謝に及ぼす影響と、その結果生じる骨粗鬆症がある。医療チームのメンバーは、治療上重要な食物と薬物の相互作用として、以下の事項を認識しておく必要がある。

- 薬物療法の意図した反応が変化する
- 薬物毒性が生じる
- 正常であった栄養状態が変化する

　これらの相互作用を認識しておくことで、医療従事者と患者は協力し合い、問題を回避または最小化することができる（参考情報9-1）。

参考情報 9-1
薬物相互作用を最小化することの利点

薬物が意図する作用を得られる。
患者が薬物の摂取を中止しない。
追加の薬物投与が最小限で済む。
カロリーや栄養サプリメントの必要性が下がる。
有害な副作用を回避できる。
最適な栄養状態が維持される。
事故と外傷を回避できる。
疾患の合併症を最小化できる。
ヘルスケアサービスのコストを軽減できる。
専門家の負担が少ない。
許可部局の要件に合う。

出典：Pronsky ZM, Crowe JP: *Food-medication interactions*, ed 16, Birchrunville, Pa, 2010, Food-Medication Interactions.

食物と薬物の相互作用の薬理学的側面

薬物は、身体または器官や組織に特異的に薬理効果をもたらす目的で投与される。この目的を達成するためには、薬物は投与部位から血流に乗り、最終的にその作用部位まで移動しなければならない。その間に薬物は、活性型または不活型の代謝産物に変化し、最終的には身体から排泄される。薬物と食物、食品成分、あるいは栄養素との間の相互作用は、この過程のいずれの時点をも変化させる可能性がある。食物と薬物の相互作用は、(1) 薬物の薬理作用に影響を及ぼす薬効学的相互作用と、(2) 薬物の身体への取り込み、体内循環、体外への排泄という動態に影響を及ぼす薬物動態学的相互作用の2つに大別できる。

薬力学

薬力学は、薬物の生化学的作用や生理学的作用に関する研究である。薬物の作用機序には、薬物分子と受容体、酵素またはイオンチャネルとの結合などがあり、その結果明らかな生理的反応を引き起こす。この反応に対し、それに類似または拮抗する作用を持つ他の物質が加われば、それが増強もしくは減弱されることとなる。薬物動態学は、体内における薬物の経時変化に関する研究であり、吸収、分布、代謝（生体内変化）、排泄の過程を含む。吸収は、投与部位から血液へと薬物が移動する過程である。この過程は、(1) 投与経路、(2) 薬物の化学的性質と生体膜透過性、(3) 胃排出速度（経口的に投与された薬物のための）と消化管運動、(4) 製剤の品質によって決定される。食物、食品成分、栄養補助食品は、特に薬物を経口投与する場合には、吸収過程を阻害する可能性がある。

分布は、薬物が全身の循環系から身体のさまざまな部分へ移動する際に起こる。身体の分布領域は、薬物の化学的性質と生体膜透過性能力によって異なる。臓器または組織を流れる血流の速度と範囲は、その領域に到着する薬物の量に大きく影響する。多くの薬物はアルブミンのなどの血漿タンパク質と強く結合している。血漿タンパク質と結合している薬物は血管系の外には出ないため、薬理作用を発揮しない。そのため、非結合分画の薬物のみが、標的器官で薬理効果をもたらすことができる。

薬物は未変化体または投与された化合物の代謝物のいずれか形として、身体から排泄される。体内での主に代謝（すなわち生体内変化）を行う臓器は肝臓であるが、腸管膜などの他の部位も、ある程度代謝に寄与する。薬物代謝を促進する重要な酵素系の1つが、チトクロームP-450酵素系である。これは、肝臓の第1相解毒作用に関与する多くの組織において、滑面小胞体に含まれる多酵素複合系である（第20章を参照）。食物または栄養補助食品は、この酵素系の活性を促進または抑制することにより、薬物代謝の速度や程度を変化させるおそれがある。代謝過程の一般的傾向として、脂溶性の薬物を水溶性の化合物に変換することで、腎臓での処理と尿への排泄を容易にしている。

腎臓での排泄は薬物とその代謝物の主要な排泄経路であり、糸球体濾過または尿細管分泌のいずれかによって行われる。薬物は糞便、胆汁、その他の体液中にも、少ないながら排泄される。尿pHの変化などの特定の状況下では、尿細管に達した薬物が血流に戻ることもある。この過程は尿細管再吸収として知られている。一般に薬物の推奨投与量は、肝機能と腎機能が正常であることを前提としている。薬物や活性代謝物が腎臓から排泄される場合には、腎疾患患者に対しては、腎機能障害の程度に合わせて薬物の用量と投与間隔を調節する必要がある（第36章を参照）。

食物と薬物の相互作用のリスク因子

食物が薬物の作用に及ぼす影響と、薬物が栄養状態に及ぼす影響は、個々の患者に応じて評価しなければならない。相互作用は、多剤服用、栄養状態、遺伝的素因、基礎疾患、特殊な食事、栄養サプリメント、経管栄養法、ハーブやファイトケミカル製品、アルコール摂取、薬物乱用、食品中の非栄養素、薬物や食品中の添加剤、アレルギーまたは不耐性によって生じるか、または複雑化する可能性がある。患者の服薬不順守や医師の処方パターンによっては、リスクはさらに複雑となる。薬物が誘発する栄養不良は慢性疾患患者に多く発生し、なかでも高齢者は、さまざまな理由によって特にそのリスクが高い（注目情報「高齢者における多剤服用」を参照）。

患者に栄養不良が存在する場合にも、薬物と栄養素の相互作用のリスクが上昇する。栄養不良によるタンパク質の変化——特に低アルブミン値を示す場合——や身体組成の変化は、タンパク結合と薬物分布を変化させることによって薬物動態に影響を及ぼす可能性がある。活動性がんの患者や免疫不全ウイルス（HIV）感染者には重度の無食欲と消耗症が高頻度で伴うことから、栄養不良と摂取量減少が特に高リスクとなる。

注目情報

高齢者における多剤服用

高齢患者は若年患者に比べ、複数の処方薬や一般薬を服用する可能性が高い。加えて、除脂肪組織に対する脂肪組織の比率の増加、肝臓容量と血流量の減少、腎機能の低下などの加齢が関係する物理的変化により、食物と薬物の相互作用のリスクが若年者よりも高い。不健康、認知機能や内分泌の機能障害、制限食の摂取も、このリスクを上昇させる。栄養不良や脱水も薬物動態に影響を及ぼす。ハーブまたはファイトケミカル製品の使用は、すべての先進国で著しく増加しており、高齢者による使用も増えている。高齢者では、薬物乱用やアルコールの過剰摂取が見過ごされることも多い。

薬物の中枢神経系副作用は、摂食能や食欲を抑制する可能性がある。傾眠、めまい、運動失調、錯乱、頭痛、脱力感、振戦または末梢神経障害をもたらす薬物は、特に高齢者に対して、栄養状態の悪化をもたらす危険性が高い。これらの問題は薬の副作用として認識されず、むしろ疾患や加齢の影響によるものとされていることが多い。Beersリスト（Beers criteria）として古くから知られているリストは、心臓、消化管、泌尿器に影響を及ぼす可能性のあるある薬を一覧にしたものであるが、現在ではその有用性については賛否両論がある（Steinman et al., 2009）。

特定の薬物を使用する際には、相互作用する栄養素（経口食、サプリメント、経管栄養に含まれるもの）の摂取について評価する配慮が必要となる。こうした薬物の例には、ワルファリン（Coumadin）とビタミンK、カルシウムやビタミンDとテトラサイクリン、カリウム、ナトリウム、マグネシウムとフロセミド（Lasix）などのループ利尿薬がある。パーキンソン病の患者では、レボドパ（Sinemet, Dopar）の作用が低下することから、タンパク質の摂取の量とタイミングを考慮する必要がある。適正な栄養状態を維持し、食物と薬物の相互作用を最小化するためには、医師、薬剤師、看護師、栄養士などによる学際的なチームが協力し薬物療法、食事、栄養サプリメントを計画し、調整していかなければならない（図9-1）。

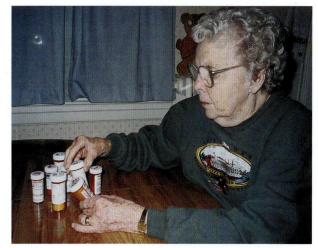

図9-1 高齢者は加齢によって疾患を発症する可能性が高まるため、何種類もの処方薬や一般薬を摂取する人も多い。そのため、高齢者では薬物と薬物、ならびに食物と薬物の相互作用のリスクが上昇する。

化学療法や放射線のような治療法も、栄養障害を悪化させるおそれがある。たとえば、シスプラチン（Platinol-AQ）やその他の細胞傷害性薬物は、一般に口腔内のびらん、吐き気、嘔吐、下痢、無食欲、摂食量減少を引き起こす。

薬物動態は、嘔吐、下痢、低酸症、粘膜萎縮、運動性の変化のような消化管の変化によって影響を受ける可能性がある。がん、セリアック病、炎症性腸疾患などの疾患による腸管損傷は吸収不良をもたらし、食物と薬物の相互作用発生の可能性を高める。身体組成は、薬物への反応性を決定するもう一つの重要な検討要素である。肥満や高齢の患者では、除脂肪組織に対する脂肪組織の比率が上昇する。理論的には、長時間作用性のベンゾジアゼピン系薬物（例：ジアゼパム[Valium]）のような脂溶性薬物が蓄積する可能性が高くなる。薬物とその代謝物の脂肪組織への蓄積は、クリアランスの遅延と毒性の増強を引き起こすと考えられる（Spriet et al., 2009）。高齢の患者では肝臓での薬物のクリアランスが低下することから、この相互作用がさらに複雑化されるおそれがある。

発達中の胎児、乳児、妊婦も、薬物と栄養素の相互作用のリスクが高い。多くの薬物ではこれらの集団を対象とした治験が行われてこなかったため、食物と薬物の相互作用を含め、薬物がもたらす負のリスクを評価することは困難である。

ファーマコゲノミクス

遺伝子と栄養素の相互作用は、ヒト、環境要因、食事中の化学物質、多様な生理学的特性における遺伝的多様性を反映している（Wise and Kaput, 2009）。薬物の有効性と安全性における差異は人種や遺伝子多様体によって異なることから、薬物相互作用によって引き起こされる有害事象を解釈して予測する上で、薬理遺伝学的知識が重要となる（Bai, 2010）。ファーマコゲノミクスは、主に薬物の作用に相違が生じることで明らかにされた遺伝的差異を扱うもので、第5章で考察したように、ニュートリゲノミクスを発展させる原動力となる（Ghosh et al., 2007）。食物と薬物の相互作用による影響は、グルコース-6-リン酸デヒドロゲナーゼ（G6PD）酵素欠損症、イソニアジド（INHとも呼ばれる）やフェネルジン（Nardil）の不活性化の遅延、ワルファリン（Coumadin）抵抗性に認められる。ワルファリンに対する抵抗性は、個々の患者のワルファリン必要量や反応性に影響を及ぼす。

結核（tuberculosis [TB]）に対して使用されるINHの不活性化遅延は、アミン、ヒドラジン、スルホンアミドを代謝して不活性化する抱合反応であるアセチル化が遅延することによって生じる。「アセチル化能の低い人（slow acetylator）」は、肝酵素であるアセチルトランスフェラーゼの活性が遺伝的に低いために、これらの薬物代謝が平均よりも遅い人である。そのため、「アセチル化能の高い人（rapid acetylator）」と比較して、アセチル化されていない薬物が長時間高濃度を保つこと

となる。たとえば、アセチル化能の高い人のINHの半減期は約70分であるが、アセチル化能の低い人の半減期は3時間以上である。アセチル化能の高い人に対して通常処方される薬物用量では、アセチル化能の低い人では毒性が現れるおそれがある。アセチル化能の低い人では、その影響を受ける薬物の血中濃度が高くなり、食物と薬物の相互作用が生じる可能性が高まる。INH不活性化の遅延は、ピリドキシン欠乏と末梢神経障害のリスクを増加させる。モノアミンオキシダーゼ（monoamine oxidase [MAO]）阻害薬であるフェネルジンの不活性化遅延は、チラミンを多く含む食品を摂取した場合に、高血圧クリーゼのリスクを上昇させる。ダプソン（DDS）とヒドララジン（Apresoline）もアセチル化されて代謝され、アセチラーゼ酵素の遺伝的差異による影響を受ける。

X連鎖性遺伝によって赤血球のG6PD酵素が欠損するG6PD欠損は、新生児黄疸、溶血性貧血または急性溶血を引き起こす。この症状はアフリカ、中東、東南アジアの人々に多く認められ、ソラマメ中毒症とも呼ばれている。G6PD欠損者では、ソラマメの種、アスピリン、スルホンアミド、抗マラリア薬の摂取により、溶血と急性貧血を引き起こす可能性がある。さらに、ビタミンC、ビタミンK、ソラマメの摂取によって食物と薬物の相互作用が生じるおそれがある。

薬物代謝に影響を及ぼすもう一つの要因は、シトクロムP450（CYP）酵素の活性における遺伝的差違である。治療用タンパク質は、これらの酵素によって代謝される薬物の体内動態に影響を及ぼす。「代謝の遅い人（slow metabolizer）」では、特定の酵素が少ないか、それらの酵素の活性が低い。そうした人では、薬物による副作用が発生するリスクが高い。CYP2D6の代謝が遅い人は白人には約5％から10％存在するが、アジア人では約20％が低代謝型のCYP2C19を持つ。現在ではデオキシリボ核酸（DNA）配列の解析により、検査によってこれらの2つの酵素の活性における差異を調べることができる。多くの抗精神病薬、抗うつ薬、麻酔薬を含め、全薬物の約25％がCYP2D6とCYP2C19によって代謝される。代謝の遅い人がこれらの薬物を使用する場合は、通常の用量では血中濃度が高くなるが、代謝の速い人では薬物が急速に代謝される結果、予想外の反応が生じるかもしれない（Medical Letter, 2005）。薬物反応性遺伝子型解析は、個人の遺伝的性質によってどの薬物が有効かを明らかにする際に有用となる（第5章を参照）。特定の薬物に対する反応を予測することができれば、がん、精神病、疼痛管理などに対し、さらに高い有効性を示す治療法を決定できる。遺伝子型解析は、食物と薬物の相互作用を含め、薬物による有害反応の低減に役立つと考えられる。

薬物療法に対する食物の影響

薬物吸収

胃や腸管腔内に食物や栄養素が存在すると、薬物の吸収が低下する場合がある。生物学的利用能は、投与された薬物のうち、体循環に到達する比率を示すものである。薬物が静脈内に投与された場合には、その生物学的利用能は100％であるが、経口投与された場合ではすべてが吸収されて代謝されるのではないため、生物学的利用能は低下する。極めて重大な薬物吸収低下の例が、骨粗鬆症治療薬のアレンドロネート（Fosamax）、リセドロネート（Actonel）、イバンドロネート（Boniva）である。これらの薬物を食物と共に摂取した場合にはごくわずかしか吸収されず、コーヒーまたはオレンジジュースと摂取した場合には吸収は60％低下する。アレンドロネートまたはリセドロネートの添付文書には、他のどの食物、飲料または薬物を摂取する最低30分前までの空腹時に、水と共に服用するよう指示されている。イバンドロネートは、他の食物、飲料または薬物を摂取する最低60分前までに服用するよう指示されている。サプリメントからの鉄の吸収は、食物と一緒に摂取すれば50％減少するおそれがある。鉄が最もよく吸収されるのは、空腹時にコップ1杯の水と共に摂取した場合である。胃腸障害を避けるために鉄剤を食物と同時に摂取する必要がある場合には、鉄の吸収を低下させるふすま、卵、フィチン酸を多く含む食物、繊維サプリメント、茶、コーヒー、乳製品、カルシウムサプリメントと共に摂取してはならない（第3章を参照）。

食物または栄養素の存在による薬物吸収の速度や程度の低下には、さまざまな機序が関与していると考えられる。摂取された食事または食物の存在と種類は、胃内容排出に影響を与える。胃内容排出は、繊維の多い食事や脂肪含有率の高い食事によって遅延する可能性がある。一般に薬物吸収の遅延は、吸収の程度に影響がなければ臨床的にはそれほど重要ではない。しかし、抗生物質や鎮痛薬の吸収遅延は、臨床上重要となるであろう。ある種の薬物と、鉄、カルシウム、マグネシウム、亜鉛、アルミニウムなどの二価または三価のカチオンとの間にはキレート反応が起こることから、これらの金属イオンとのキレート化によって薬物の吸収が低下するおそれがある。

パーキンソン病の薬であるエンタカポン（Comtan）は鉄とキレート化することから、鉄剤はこの薬の服用の1時間以前または2時間以降に摂取しなければならない。抗生物質シプロフロキサシン（Cipro）とテトラサイクリン（Achromycin-VまたはSumycin）は、乳製品、カルシウムが強化された食品や飲料、カルシウム、マグネシウム、亜鉛、鉄のサプリメントあるいは制酸薬に含まれるアルミニウムと同時に摂取すると、カルシウムと不溶性複合体を形成することから、薬物と栄養素の双方の吸収が妨害されるか、または低下する（Neuhofel et al., 2002）。この相互作用を避けるための最適な方法は、抗生物質が処方されている間は、重要ではないサプリメントの使用を止めることである。それが無理な場合、特にマグネシウム服用時や抗生物質の長期使用時には、ミネラル摂取の少なくとも2時間前または摂取後6時間以降に薬を服用することが望ましい。

吸着、あるいは食物または食品成分への接着は、薬物吸収を遅延または低下させるもう一つの機序である。食物繊維を多

く含む食事では、アミトリプチリン(Elavil)などの三環系抗うつ薬の吸収が低下し、抗うつ薬の治療効果が失われるおそれがあるが、これは繊維に薬物が吸着されるためである。同様に、心血管薬ジゴキシン(Lanoxin)は、ふすまやオートミールのようにフィチン酸を多く含む食物と一緒に服用すべきではない。

消化管のpHは、薬物の吸収に影響を与えるもう一つの重要な要因である。無塩酸症や低酸症のように胃酸のpHに変化が認められる状態では、薬物吸収が低下するおそれがある。このような相互作用の一例が、HIV感染患者や、胃食道逆流症(GERD)に強い制酸剤を使用中の患者における、ケトコナゾール(Nizoral)を用いたカンジダ感染除去の失敗である。ケトコナゾールは、酸性溶液中で吸収が最適となる。HIV感染者では無塩酸症の有病率が高く、胃内のケトコナゾール錠の溶解が障害され、薬物吸収が低下する。このことは、ヒスタミンH_2受容体拮抗薬(例：ファモチジン[Pepcid])またはプロトンポンプ阻害薬(例：オメプラゾール[Prilosec])などの制酸剤によって慢性的に酸抑制療法を受けている患者の低酸症についても、同様に懸念される。これらの患者では、コーラや希塩酸(HCl)のような酸性の液体とケトコナゾールを同時に摂取することで、生物学的利用能が上昇すると考えられる。

抗生物質のセフロキシムアキセチル(Ceftin)や抗レトロウイルス薬のサキナビル(Invirase)のように、胃内の食物の存在が吸収を促進する薬物もある。これらの薬物を食後に摂取するよう処方することにより、有効濃度に達するための必要量を少なくできる。セフロキシムアキセチルの生物学的利用能は、空腹時の服用と比べて食物と共に服用する場合の方がかなり高い。

薬物療法と経腸栄養の相互作用

継続的な経腸栄養は、嚥下や摂食を十分に行うことのできない患者にとって効果的な栄養供給法である。しかし、薬物投与に栄養チューブを使用する場合には、問題が生じるおそれがある。液体の薬物を経腸栄養剤と混合した場合には、配合変化が生じる場合がある。物理的配合変化の種類には、顆粒化、ゲル形成、経腸栄養剤の分離などがあり、頻繁に栄養チューブを詰まらせて患者への栄養供給を中断させる原因となる。顆粒化とゲル形成を引き起こす可能性のある薬物の例には、シプロフロキサシン懸濁液(Cipro)、クロルプロマジン(Thorazine)濃縮液、硫酸第一鉄エリキシル(グアイフェネシン(Robitussin去痰薬)、メトクロプラミド(Reglan)シロップなどがある。酸性のシロップ剤を経腸栄養剤に添加した場合には解乳化が起こるが、この現象は未処理タンパク質を含む経腸栄養剤では頻繁に起こり、加水分解されたタンパク質や遊離アミノ酸では少ない。

薬物と経腸栄養剤の適合性試験のほとんどは、経腸栄養剤の保全性に対する薬物の影響に焦点を合わせてきた。それよりも重要なことは、薬物の生物学的利用能に対する経腸栄養剤の影響である。栄養チューブの留置が一般的な処置になるのに伴って、この領域ではさらに多くの研究が必要となる。

生物学的利用能の問題は、フェニトイン(Dilantin)懸濁液と経管栄養療法において広く認められる。フェニトインの血中濃度は薬物のモニタリングのために定期的に測定されているため、フェニトインを経腸栄養と共に投与した場合の生物学的利用能の低下に関する情報は数多く存在する。一般には、フェニトインの投与前後には経管栄養を停止することが提案されており、フェニトイン投与の前後にそれぞれ2時間空けて経管栄養を行うことが安全上推奨されている。

製薬会社が自社の薬と経腸栄養剤との相互作用に関する未発表の情報を保有している場合でも、その情報を会社からは容易には入手できないこともあるかもしれない。そのような場合でも、製薬会社の医薬情報部に確認すれば、臨床医に向けのさらに多くの情報を得られる可能性がある。

薬物分布

アルブミンは血液中で最も重要な薬物結合タンパク質である。血清アルブミン値の低下は、しばしばタンパク質の摂取量不足や栄養不良によって生じ、その結果タンパク結合能の高い薬物との結合部位が減少する。結合部位が少なくなるということは、遊離型の薬物が血清中に多く存在することを意味する。遊離型(非結合)の薬物のみが血管系を離れ、標的器官で薬理効果を発揮することができる。アルブミン値が3g/dL未満の患者は、タンパク結合能の高い薬物による有害作用のリスクが上昇する。このような患者では、タンパク結合能が非常に高い薬物を成人常用量で投与すると、血清アルブミン値が正常な人に対して同じ用量を投与する場合よりも、薬理効果はさらに顕著に現れる。このような薬物では、アルブミン値の低い患者に対しては投与量の減量が推奨されることが多い。さらに、アルブミン値が3g/dL未満の場合には、アルブミンの結合部位に結合している薬物が別の薬物と入れ替わるリスクがさらに大きくなる。

抗凝固薬ワルファリン(99.9%が血清タンパク結合型)と抗痙攣薬フェニトイン(90%以上がタンパク結合型)は、高齢患者に一般的に使用される薬である。低アルブミン値は、高齢患者と重度患者に広く見られる傾向がある。ワルファリンの例では、遊離型の濃度が高いと過剰な凝固抑制や出血のリスクが上昇する。フェニトインの毒性は、血清中の遊離フェニトインが高濃度となることによって生じるおそれがある。

薬物代謝

腸管と肝臓の酵素系は唯一の薬物代謝部位ではないが、身体の薬物代謝活性の大半を占める。食物はこれらの酵素活性を変化させることにより、薬物の代謝を抑制または促進する。高タンパク質で低炭水化物の食事は、喘息治療薬テオフィリン(Theo-Dur)の肝臓での代謝を促進する可能性がある。

逆に、グレープフルーツとそのジュースに含まれる物質は、カルシウムチャネル拮抗薬であるジヒドロピリジン誘導体(フェロジピン[Plendil])(Sica, 2006)、ならびに一部の3-ヒドロキシ-3-メチルグルタリル(3-hydroxy-3-methylglutaryl

[HMG）コエンザイム A（CoA）還元酵素阻害薬であるシンバスタチン（Zocor）のような薬物の腸での代謝を抑制するおそれがある。グレープフルーツは、経口投与される多くの薬物の酸化的代謝を担うチトクローム P-450 3A4 酵素系を抑制する。経口での生物学的利用能が低い薬物は、腸管壁のチトクローム P-450 3A4 酵素によって腸管内でかなり代謝され不活化されることから、この相互作用は臨床的に重要と考えられる。グレープフルーツまたはグレープフルーツジュースを摂取した場合には、代謝酵素が不可逆的に阻害され、薬物の正常な代謝が抑制される。この代謝抑制により、本来よりも多くの薬物が全身循環に達し、未代謝の薬物の血中濃度が増加する結果、意図したよりも大きな薬理効果と毒性をもたらす可能性がある。グレープフルーツが腸のシトクローム P-450 3A4 に及ぼす影響は、身体が酵素を再生するまで72時間ほど持続する。そのため、グレープフルーツを薬物と同時に摂取しない場合でも、この相互作用を軽減することはできないと考えられる。

ダイダイ（一部のマーマレードに使用されるが、市販のオレンジジュースには使用されていない）、ザボン、タンジェロも、同様の反応をもたらすと思われる（Egashira et al., 2003）。これらの食物は少量でも危険となるおそれがあるが、免疫抑制薬のタクロリムス（Prograf）やシンバスタチン（Zocor）などの一部の薬の摂取時には、完全に摂取を避けるべきである。少量であれば、これらの食物はフルボキサミン（Luvox）などのその他の薬物とは摂取してもよい。HMG-CoA 還元酵素阻害剤プラバスタチン（Pravachol）やフルバスタチン（Lescol）のように、腸管壁のチトクローム P-450 3A4 による代謝を受けない薬物では、この相互作用は重要ではない。

プロプラノロール（Inderal）やメトプロロール（Lopressor）のような薬物を食物と一緒に摂取すると、肝臓の代謝酵素に対して競合するため、これらの薬物の初回通過代謝を変化させる可能性がある。腸管から吸収された薬物は、全身循環に達する前に、門脈循環によってまず肝臓に輸送される。多くの薬物はこの肝臓を経由する初回通過時に代謝されるため、全身循環と標的器官で実際に利用可能となるのは投与量のごく一部である。しかし、薬物と食物の同時摂取によってこの比率を上昇させることが可能な例もある。同じ代謝酵素を必要とする食物と薬物が肝臓内で競合する場合には、本来よりも多くの薬物が全身循環に入ると考えられることから、投与量が絶食時に最適濃度となるように規定されている薬物では有害作用が生じる可能性がある。

薬物排泄

食物と栄養素は尿細管からの薬物の再吸収を変化させる可能性がある。抗躁病薬リチウム（Lithobid または Eskalith）の再吸収は、ナトリウムの再吸収と密接な関係がある。ナトリウム摂取量が少ない場合、または患者が脱水状態にある場合には、腎臓はより多くのナトリウムを再吸収する。このような状態下でリチウムの投与を受けた患者では、腎臓はナトリウムと同様にリチウムも再吸収する。リチウムの血中濃度が上昇すると、毒性が現れるおそれがある。ナトリウムを過剰に摂取した場合には、腎臓はさらに多くのナトリウムを尿中に排泄し、同様にリチウムも多く排泄する。それによってリチウム濃度が低下し、治療効果が得られなくなる可能性がある。弱酸または弱塩基の薬物は、非イオン状態でのみ尿細管から全身循環へと再吸収される。酸性の薬物は、酸性pHの尿中では大部分が非イオン状態にあり、塩基性の薬物は、アルカリ性pHの尿中では大部分が非イオン状態にある。食物による尿のpHの変化は、非イオン状態で存在する薬物の量を変化させることで、尿細管で再吸収可能な薬物の量を増加または減少させる。牛乳、大部分の果物（柑橘類を含む）、大部分の野菜などの食物では、尿はアルカリ性となる（第36章の臨床上の有用情報：「尿pH——食事に対する影響」を参照されたい）。この変化は、抗不整脈薬グルコン酸キニジン（Quinaglute Dura-Tabs）のような塩基性薬物のイオン状態に影響を及ぼす可能性がある。この薬物は、アルカリ性の尿中では非イオン状態が優勢であり、尿からの再吸収によって全身循環に入るため、血液中のキニジン濃度は高くなる。アルツハイマー型痴呆症の治療に使用される薬物メマンチン（Namenda）も、アルカリ性のpHでは排泄が減少して薬物血中濃度が上昇する。薬物の濃度が高くなれば、毒性のリスクも上昇する。この相互作用は、食事が単一の食品や食品群に偏っている場合に、臨床的に最も重要となる可能性がある。患者に対して、医師や栄養士に意見を求めることなく食事内容を大きく変化させることがないよう忠告すべきである。

リコリス（甘草、主成分はグリチルリチン酸）は甘草根の抽出液で、「ナチュラル」なリコリスキャンディー（注：リコリス入りの棒状のキャンディ）に使用されている。約100gのリコリス（ナチュラルリコリスキャンディの2本分以上の量）は、コルチゾール濃度を上昇させ、ナトリウム再吸収、水貯留、血圧上昇、カリウムの排泄促進を伴う偽アルドステロン症を引き起こす可能性がある。利尿剤と抗高血圧薬の作用が競合するおそれもある。その結果によって生じる低カリウム血症により、その効果が変化する薬物もある。

食物と栄養に対する薬物の影響

この章で考察する相互作用の多くは、これまでに薬物療法に対する食物の影響について考察した内容とは相反するものである。例えば、薬物とミネラルのキレート化は、吸収を抑制して薬物の作用を低下させるだけでなく、栄養素の吸収と利用能も低下させる。

栄養素の吸収

薬物は栄養素の吸収を低下させるかまたは阻害する可能性がある。薬物とミネラル（金属イオン）との間のキレート反応は、吸収可能なミネラルの量を減少させる。その例がテト

ラサイクリン（Achromycin-VまたはSumycin）とシプロフロキサシンであり、これらの薬物はサプリメントや牛乳またはヨーグルトなどの乳製品に含まれるカルシウムとキレートを形成する。この反応は、鉄、マグネシウム、亜鉛その他の二価または三価のカチオンのミネラルサプリメントや、マルチビタミン・ミネラル・サプリメントでも同様に認められる。一般には、ミネラルは薬物と少なくとも2～6時間の間隔を空けて摂取するよう推奨されている。

吸着も栄養素の吸収を低下させる。抗高脂血作用を持つ胆汁酸捕捉薬コレスチラミン（Questran）は、下痢の治療にも使用される。この薬は脂溶性ビタミンのA、D、E、Kを吸着する。この薬を長期間、特に1日2回以上服用する場合には、ビタミンの補給を推奨する。ミネラルオイルを1日に大さじ2（30mL）よりも多く摂取すると、脂溶性ビタミンA、D、E、Kの吸収が低下する。ミネラルオイルを慢性的に摂る場合には、ミネラルオイルを午前中に摂り、ビタミンはその2時間以上後に摂取するよう助言する。

薬物は消化管内の食物と栄養素の通過時間に影響を与えることにより、栄養素の吸収を低下させる可能性がある。下剤と緩下薬は通過時間を短縮して下痢を引き起こしたり、カルシウムとカリウムの喪失を引き起こしたりするおそれがある。フロセミド（Lasix）のシロップや溶液、バルプロ酸（Depakene）、カルバマゼピン（Tegretol）、トリメトプリム/スルファメトキサゾール（Septra）のようにソルビトールを含む薬物、または胃粘膜保護剤ミソプロストール（Cytotec）のように蠕動を促進する薬物では、下痢が引き起こされる場合もある。

薬物は消化管環境を変化させることによっても、栄養素の吸収を妨げることもある。ファモチジン（Pepcid）やラニチジン（Zantac）などのH_2-受容体拮抗薬、オメプラゾール（Prilosec）やエソメプラゾール（Nexium）などのプロトンポンプ阻害薬は、潰瘍性疾患と胃食道逆流症の治療に使用される胃酸分泌抑制薬である。これらの薬物は胃酸分泌を抑制し、胃のpHを上昇させる。このような作用は栄養摂取源からのビタミンB_{12}の遊離を妨げ、吸収を阻害すると考えられる。シメチジン（Tagamet）も内因子分泌を低下させる拮抗薬であり、この薬の使用によってビタミンB_{12}の吸収に問題が生じ、結果として長期使用によるビタミンB_{12}欠乏が起こる可能性がある。プロトンポンプ阻害薬は、カルシウム吸収に対する影響があるとの仮説が立てられていたことから骨粗鬆のリスクを高めると考えられていたが（Fourniet et al., 2009）、最近の研究でこの仮説は否定されている（Targownik et al., 2010）。

栄養素の吸収に最も大きな影響を及ぼす薬物は、腸管粘膜の損傷をもたらす薬物である。絨毛と微絨毛の構造が損傷すると、栄養素の吸収に関与する刷子縁酵素と腸の輸送系が阻害される。その結果、消化管のミネラル、特に鉄とカルシウムの吸収能が変化し、さまざまな程度の吸収不良を招く。消化管粘膜の損傷は、一般に化学療法薬、非ステロイド性抗炎症薬（nonsteroidal antiinflammatory drugs [NSAIDs]）、長期的な抗生物質投与によって起こる。NSAIDsは非特異性大腸炎を引き起こすか、または既存の結腸疾患を悪化させることにより、結腸に悪影響を及ぼすおそれがある（Valley et al., 2006）。NSAIDsに誘発された大腸炎の患者は、出血性下痢、体重減少、鉄欠乏性貧血を呈するが、この大腸炎の病因については、まだ意見が分かれている。

腸の移送機構に影響を及ぼす薬物には、(1) 痛風の治療に使用される抗炎症薬コルヒチン、(2) 抗結核薬パラアミノサリチル酸、(3) 潰瘍性大腸炎に治療に用いられるスルファサラジン（Azulfidine）、(4) トリメトプリム（スルファメトキサゾール-トリメトプリム[Bactrim]に含まれる抗生物質）と抗原虫薬ピリメタミン（Daraprim）がある。最初の2つの薬物は、ビタミンB_{12}の吸収を阻害し、その他は葉酸輸送機序を拮抗阻害する。

栄養素の代謝

薬物は栄養素の代謝を促進して身体を速やかに通過させることで、必要量を増加させる場合がある。あるいは、薬物がビタミンの活性型への変換を阻害することにより、ビタミンに対する拮抗作用をもたらす場合もある。抗てんかん薬のフェノバルビタールとフェニトインは、肝臓の酵素を誘導し、ビタミンD、ビタミンKおよび葉酸の代謝を促進する（Crawford, 2005; Nicolaidou et al., 2006）。これらの薬物とビタミンのサプリメントは同時に処方されることが多い。カルバマゼピン（Tegretol）はビオチン、ビタミンD、葉酸の代謝に影響を与え、欠乏症を引き起こす可能性があることが報告されている。これらの抗てんかん薬の使用時には、ビタミンDの測定と指示があれば補給が推奨される（Holick, 2007）。

抗結核薬INH（イソニアジド）は、ピリドキシン（ビタミンB_6）からその活性型であるピリドキサール5リン酸への変換を阻害する。特に、ピリドキシン摂取量の低い患者では、この相互作用はピリドキシン欠乏と末梢神経障害を引き起こすおそれがある。INHは最低6ヵ月にわたって処方されるため、処方に対してピリドキシンの補給（25～50mg/日）が一般に推奨される。その他にピリドキシンへの拮抗作用を示す薬物には、ヒドララジン（Apresoline）、ペニシラミン、レボドパ（Dopar）、サイクロセリン（Seromycin）がある。

メトトレキサート（Methotrexate [MTX]、商品名Rheumatrex）は、がんと関節リウマチの治療に使用される葉酸拮抗薬である。葉酸不足の場合にはDNA合成が阻害され、細胞の複製が停止して細胞は死滅する。マラリアと眼トキソプラズマ症の治療に使用されるピリメタミン（Daraprim）も、同じく葉酸拮抗薬である。これらの薬物はジヒドロ葉酸還元酵素と結合してその作用を阻害し、葉酸が活性型へと変換されるのを阻害し（第3章を参照）、最終的に葉酸欠乏症による巨赤芽球性貧血を引き起こす場合もある（第33章を参照）。ロイコボリン（葉酸の還元型であるフォリン酸）は、特に高用量のMTXなどの化学療法において、貧血と消化管傷害を防ぐ目的で、葉酸拮抗薬と併用して使用される。ロイコボリンはジヒドロ葉酸還元酵素による還元を必要としないことから、葉酸

参考情報 9-2
肝臓でのコレステロール合成の段階

アセチルCoA
↓ + ◆**HMG-CoA合成酵素**◆
HMG-CoA
↓ + ◆**HMG-CoA還元酵素**◆（スタチンの作用部位）
スタチン系薬物の存在下では、コレステロールの合成は
この時点で中断される
メバロン酸
↓
イソペンテニルピロリン酸
↓
ゲラニルピロリン酸
↓
ドリコール←ファルネシルピロリン酸→CoQ_{10}（ユビキノン）
↓
スクアレン
↓
コレステロール

CoA：コエンザイムA、CoQ_{10}：コエンザイムQ_{10}、
HMG：3-ヒドロキシ-3-メチルグルタリル

とは異なり葉酸拮抗薬の影響を受けない。そのため、細胞への輸送系で競合するMTXとは違い、ロイコボリンは正常な細胞を傷害から「救済」すると考えられる。葉酸サプリメントまたはフォリン酸を毎日摂取することで、薬物の有効性に影響を与えることなく毒性を軽減させることができる。さらに詳細な解説については、第8章の「臨床：生化学的検査」の葉酸の検査の項を参照されたい。

アトルバスタチン（Lipitor）などのスタチン系薬物（HMG-CoA還元酵素阻害剤）は、補酵素Q_{10}（CoQ_{10}；ユビキノン）の合成に影響を及ぼす。この作用機序については、参考情報9-2を参照されたい。HMG-CoA還元酵素がスタチン系薬物によって抑制されると、コレステロールの合成量は著しく減少する。そのため、CoQ_{10}の合成量も減少すると結論づけるのが適切である（Ghirlanda, 1993）。研究結果からは、血液、血小板、リンパ球中のCoQ_{10}濃度も低下している。論文と小規模研究の結果から、CoQ_{10}の補給によって筋肉痛と脱力感が軽減されることが示唆されるが（(Littarru 2007）、さらに大規模研究が必要である。HMG-CoA還元酵素阻害薬を使用中の患者では、予防用に最低100mgのCoQ_{10}を毎日補給することが有益となるであろう。

栄養素の排泄

薬物の中には栄養素の尿中排泄を促進または抑制するものもある。薬物は腎臓での栄養素の再吸収を阻害することにより、栄養素の排泄を増加させる可能性がある。例えばほとんどの医師は、フロセミド（Lasix）またはブメタニド（Bumex）などのループ利尿薬がカリウムの排泄を促進することを認識している。しかし、これらの利尿剤はマグネシウム、ナトリウム、塩化物、カルシウムの排泄も促進する。カリウムサプリメントは、ループ利尿薬と共に一般的に処方されている。さらに、特に薬物の長期投与時、高用量での利尿剤の使用、食事からの摂取量不足の場合には、医師はマグネシウムとカルシウムの補給を考慮し、電解質とマグネシウムの血中濃度の監視を行うべきである。高用量の利尿剤を長期間使用した場合、特に低ナトリウム食を摂取している高齢患者では、ナトリウム欠乏に陥る危険性がある。ナトリウム欠乏によって生じる精神錯乱は、器質脳症候群または認知症として誤診される可能性があることから、高齢者の場合には低ナトリウム血症が見落とされるおそれがある。ヒドロクロロチアジド（HCTZ）などのサイアザイド系利尿薬は、カリウムとマグネシウムの排泄を増加させるが、腎臓でのカルシウムの再吸収が促進されることにより、カルシウムの排泄は低下する。高用量のHCTZとカルシウム補給との併用では、高カルシウム血症となる可能性もある。

スピロノラクトン（Aldactone）やトリアムテレン（Dyrenium）などのカリウム保持性利尿薬は、ナトリウム、塩化物、カルシウムの排泄を促進する。患者がカリウムサプリメントも摂取している場合や、腎不全を認める場合には、カリウムの血中濃度が危険なレベルにまで上昇するおそれがある。降圧薬エナラプリル（Vasotec）、フォシノプリル（Monopril）などのアンギオテンシン変換酵素（ACE）阻害薬は、カリウムの排泄を減少させ、血清カリウム濃度を上昇させる。カリウム保持性利尿薬とACE阻害薬の併用は、高カリウム血症の危険性を高める。

プレドニゾンなどのコルチコステロイドは、ナトリウムの排泄を抑制してナトリウムと水分貯留をもたらす。これと逆に、これらの薬物ではカリウムとカルシウムの排泄が促進される。そのため、低ナトリウム高カリウム食が推奨される。喘息、狼瘡、関節リウマチの患者のように、コルチコステロイドが長期投与される場合は、骨粗鬆症を予防する目的で、カルシウムとビタミンDのサプリメントの摂取が広く推奨される。コルチコステロイドの使用では、単に尿中にカルシウムが喪失するだけでなく、コルチコステロイドが腸からのカルシウムの吸収を障害すると考えられることから、このリスクは重要である。

クロルプロマジン（Thorazine）などのフェノチアジン系抗精神病薬は、リボフラビンの排泄を促進することから、食事からの摂取が不足する患者にリボフラビン欠乏症をもたらす可能性がある。シスプラチンの使用に伴う合併症には、腎毒性に起因する急性の低マグネシウム血症があり、低カルシウム血症、低カリウム血症、低リン酸血症も一般に認められる。マグネシウム欠乏を予防するには、直腸治療や処置後の水分補給を介した静脈内マグネシウム補給と、化学療法の治療コース間での経口マグネシウムサプリメントの使用との双方が使用される。高用量でのマグネシウム補充療法を行ったとしても、シスプラチン使用による低マグネシウム血症が発症する場合がある。低マグネシウム血症は、シスプラチン投与の

> **参考情報 9-3**
>
> ## 飲食物中の昇圧物質（チラミン、ドーパミン、ヒスタミン、フェニールエチルアミン）
>
> MAOI薬との同時摂取を避ける：フェネルジン（Nardil）、トラニルシプロミン（Parnate）、イソカルボキサジド（Marplan）、投与量のセレギリン（Eldepryl）＞10mg/日の用量、抗生物質リネゾリド（Zyvox）。
>
> ### 避けるべき食品
>
> 熟成チーズ（チェダー、ブルー、ゴルゴンゾーラ、スティルトンなど）
> 熟成肉（サラミなどのドライソーセージ、モルタデッラ、チャイニーズドライダック）
> しょうゆ
> 納豆、味噌、照り焼きソース
> 豆腐/腐乳、テンペ
> 味噌
> ソラマメの豆やさや、サヤエンドウのさや（ドーパミンを含む）
> ザワークラウト、キムチ
> 生ビール、韓国ビール
> 濃縮酵母抽出液（マーマイト）
> バナナピール
> 熟成チーズを用いたキャセロールすべて
> 冷蔵庫に3〜4日を超えて貯蔵された肉、魚または鶏肉
>
> ### 注意しながら摂取する食品
>
> 60〜120mL/日の赤または白ワイン
> コーヒー、コーラ*
> ピザ（手製のピザまたは高級ピザではさらに含有量が高い場合がある）
> ビール、350mL缶を最大2本まで
> ノンアルコールビール、350mL缶で最大2本まで
> 酒または蒸留酒（約90mL/日）
>
> ### 制限しなくてもよい食品（現時点での分析結果に基づく）
>
> 無発酵のチーズ（クリーム、カッテージ、リコッタ、モッツァレラ、プロセス、冷蔵保存期間が2〜3週間未満のもの）
> 薫製の白色魚、サケ、コイ、アンチョビ
> 酢漬けのニシン
> 生鮮鶏肉または魚
> 缶詰のイチジク、レーズン
> 生パイナップル
> ビーツの根、キュウリ
> スイートコーン、キノコ
> サラダドレッシング、トマトソース
> ウスターソース
> パン・ケーキ類、クッキー
> ゆで卵、ヨーグルト、ジャンケット、アイスクリーム
> アボカド、イチジク、バナナ、ラズベリー
> ビール酵母（ビタミンサプリメント）
> カレー粉
> ピーナッツ、チョコレート
> パック詰め肉または加工肉（ホットドッグ、ボローニャソーセージ、レバーソーセージなど）、すぐに冷蔵庫内に貯蔵し、できるだけ早く食べる必要がある。魚やまぐろでは不適切に貯蔵されたものや傷んだものはヒスタミン含有量が高い。
>
> MAOI：モノアミンオキシダーゼ阻害薬
> *弱い昇圧効果を持つカフェインを含み、＞500mg/日の摂取で増悪効果を示すおそれがある。
>
> 出典：Pronsky ZM & Crowe JP：《Food medication-interactions》, ed 16, Birchrunville, Pa, 2010, Food-Medication Interactions.

最終コースの終了後も、数ヵ月から数年間も持続することがある。低マグネシウム血症を引き起こすことが知られている薬物を投与する場合には、いずれも予防的治療が必要である（Atsmon and Dolev, 2005）。

食物と栄養素による薬物作用の変化

食物または栄養素は、薬物の作用を増強または阻害することにより、薬物が目的とする薬理作用を変化させる可能性がある。薬物作用増強の典型的な例が、硫酸フェネルジン（Nardil）やトラニルシプロミン（Parnate）などのモノアミンオキシダーゼ阻害薬（monoamine oxidase inhibitor [MAOI]）と、ドーパミン、ヒスタミン、特にチラミンのような**昇圧物質**との間の相互作用である。これらの生理活性アミンは、通常多くの食物に含まれるが（参考情報9-3）、MAOとジアミンオキシダーゼによって急速に脱アミノされるため、有害となることはほとんどない。薬物によるMAOの阻害は、チラミンと他の昇圧物質の分解を妨害する。チラミンは血管収縮剤であり、血圧を上昇させる。MAOI抗うつ薬の使用中に熟成チーズや塩漬肉などの高チラミン食品を大量摂取した場合には、心拍数増加、潮紅、頭痛、脳卒中、時には死亡をももたらす高血圧クリーゼを引き起こす可能性もある。消化管を経由しない経皮投与を行い、上記の食物との接触を避けることにより、この反応は回避できると考えらえる（Blob et al., 2007）。

食物中のカフェインまたは飲料（付録39を参照）は、アンフェタミン、メチルフェニデート（Ritalin、Concerta）、テオフィリンなどの精神刺激薬による有害作用を増強し、神経過敏、振戦、不眠をもたらす。逆に、カフェインの持つ中枢神経系（central nervous system [CNS]）刺激作用は、ロラゼパム（Ativan）などの精神安定剤が持つ抗不安作用に拮抗するか、作用を弱める可能性がある。ワルファリン（Coumadin）は、ビタミンKが有効型に変換される過程を阻害することにより、肝臓での4種類のビタミンK依存性凝固因子の産生を抑制する経口凝血薬である。これは競合的相互作用であるため、ビタミンKを有効型で摂取するとワルファリンの作用に拮抗する結果、凝固因子がさらに多く産生されることとなる。抗血栓作用を最適なレベルにするためには、薬物の用量とビタミンKの摂取との間のバランスを維持しなければならない。経口での抗血栓療法を行っている患者のカウンセリングでは、

緑色葉菜類のようにビタミンKを多く含む食物すべてを禁止するのではなく、食事からのビタミンK摂取を一定に維持するための栄養療法を行うべきである（Johnson, 2005）。CoQ_{10}、セント・ジョーンズ・ワート、アボカドもワルファリンの影響を打ち消すおそれがある。

その他にも、摂取によってワルファリンの抗血栓効果を増強させる物質は存在する。その例としては、タマネギ、ニンニク、キニーネ、パパイヤ、マンゴー、400IU以上のビタミンEサプリメントが挙げられる。クマリン様の物質を含む当帰や、抗血小板作用を持つオタネニンジンなどのハーブ製品も、ワルファリンの作用を増強する。ワルファリンによる抗血栓作用の増強は、重篤な出血イベントを招くおそれがある（Greenblatt and von Moltke, 2005）。最近ではクランベリーとワルファリン（Coumadin）との相互作用が懸念されており、米国食品医薬品局（FDA）は事例報告を理由にラベル表示の警告文の変更を求めた。しかし、いくつかの研究からは、この警告を裏付ける根拠に基づく結果は得られていない（Ansell, 2009）。

アルコール

エタノールと特定薬物との同時摂取は相加的な毒性作用をもたらし、さまざまな身体器官と身体系に影響を及ぼす。ベンゾジアゼピン（例：ジアゼパム[Valium]）またはバルビツル酸塩（例：フェノバルビタール）などの中枢神経抑制薬とエタノールとの同時摂取は、過度の嗜眠状態、協調不能その他の中枢神経抑制の徴候をもたらすおそれがある。

消化管内では、エタノールは胃粘膜の刺激物質として作用する。アスピリンやその他のNSAIDs（イブプロフェン[Advil、Motrin]）に類似する作用を示す薬物とエタノールとの同時摂取は、消化管潰瘍と出血のリスクを増加させる可能性がある。エタノールは肝毒性を示す可能性があるため、アセトアミノフェン（Tylenol）、アミオダロン（Cordarone）やメトトレキサート（Rheumatrex）のように同様に肝毒性のリスクを持つ薬物とは同時摂取すべきではない。特に空腹時に摂取した場合には、エタノールは糖新生を抑制する可能性がある。糖新生の阻害は、インスリンやグリブリド（Diabeta、Micronase）などの経口血糖降下薬による低血糖症状を発現または延長させることにつながる。

ジスルフィラム（Antabuse）とエタノールの同時摂取は、潮紅、心拍数増加、動悸、血圧上昇を特徴とする生命を脅かす反応を引き起こす。ジスルフィラムは、肝臓におけるエタノールの正常な代謝に必須の酵素であるアルデヒドデヒドロゲナーゼ阻害する。この酵素が阻害されると、高濃度のアセトアルデヒドが血液中に留まる。その結果、潮紅、頭痛、悪心などの症状が飲酒後15分以内に出現する。これらの症状が不快であるため、この薬物は時にアルコール中毒者による飲酒再開を防止する目的で使用される。しかし、これらの症状が生命を脅かす危険性もあるため、この薬物の服用には注意を要する。その他の薬物でも、エタノールと同時摂取した場合にジスルフィラム様の反応を呈するものがある。このような薬物には、抗生物質メトロニダゾール（Flagyl）とセフォペラゾン（Cefobid）、経口血糖降下薬クロルプロパミド（Diabinese）と抗腫瘍薬プロカルバジン（Matulane）がある。

エタノールは薬物の物理的特性にも影響を及ぼす可能性がある。最近FDAは、硫酸モルヒネ（Avinza、Kadian）徐放カプセルのラベル変更を求めた。現在のラベルには、患者はアルコール飲料を摂取してはならないことや、硫酸モルヒネをアルコールを含む薬物と同時に摂取してはならないことが**黒枠警告**表示されている。もしアルコールと同時に摂取した場合には、モルヒネの徐放剤が急速に溶解し、致死量のモルヒネが放出される危険性がある。

栄養状態に対する薬物の影響

薬物に期待される作用には、好ましくない作用または**副作用**と考えられる作用も随伴して生じる。この副作用は、抗生物質の使用による細菌の過剰増殖のように、望ましい作用の延長上にあることが多い。クロストリジウム・ディフィシルの過剰増殖は、偽膜性大腸炎をもたらす。口内常在細菌の抑制は、口腔内の酵母またはカンジダ症の増殖を引き起こすおそれがある（第26章を参照）。

口腔、味覚、嗅覚

多くの薬物は、食品の味覚能や嗅覚能に影響を及ぼす（参考情報9-4）。薬物は味覚の変化（味覚障害）、味覚の鋭敏さの低下（味覚鈍麻）、不快な後味をもたらす可能性があり、それのいずれも摂食に影響を及ぼすおそれがある。薬物が化学的感覚を変化させる機序は明らかではない。薬物が味覚細胞の新陳代謝を変化させるか、味覚細胞内部の形質導入機序を妨害する、または、化学的感覚の情報を処理する神経伝達物質を変化させると考えられる。味覚障害を引き起こす一般的な薬物には、抗高血圧薬カプトプリル（Capoten）、抗悪性腫瘍薬シスプラチン（Platinol-AQ）、抗痙攣薬フェニトインなどがある。薬物使用と関連のある味変化を調査する場合には、薬物による亜鉛吸収の変化との関連を考慮することが常に重要である。根底にある亜鉛欠乏症が味覚に影響を及ぼしている場合もあると考えられる（Heckmann and Lang, 2006）。

カプトプリル（Capoten）は金属味や塩味を生じさせ、味覚の低下を引き起こす場合がある。抗生物質のクラリスロマイシン（Biaxin）は唾液腺に入り込む。この薬物自体が苦味を持ち、薬物が身体中に存在する限り、その苦味が口腔内に残る。不快な金属味は、睡眠導入剤エスゾピクロン（Lunesta）を使用した患者の34％にも現れることが報告されている。

がんの化学療法で使用される抗悪性腫瘍薬は、粘膜をはじめとして、再生速度の速い細胞に影響を及ぼす。粘膜の炎症（粘膜炎）は、口内炎、舌炎、口唇炎（唇の炎症とひび割れ）として現れる。粘膜炎が生じると、患者は食物、場合によっては飲

参考情報 9-4
味覚変化または味覚障害を引き起こす薬物の例

喘息治療薬

ベクロメタゾン（Beconase、Vancenase）
テルブタリン（Brethine、Bricanyl）

抗悪性腫瘍薬

カルボプラチン（Paraplatin）
シスプラチン（Platinol-AQ）
ダクチノマイシン（Actinomycin-D）
フルオロウラシル（5-FU）（Adrucil）
インターフェロンα-2a（Roferon-A）
メトトレキサート（Methotrexate、Rheumatrex）
オキサリプラチン（Eloxatin）

抗感染症薬

セフロキシム（Ceftin、Zinacef）
クラリスロマイシン（Biaxin）
クロトリマゾール（Mycelex）
ジダノシン（Videx）
エチオナミド（Trecator-SC）
メトロニダゾール（Flagyl）
ピリメタミン（Daraprim）
イセチオン酸ペンタミジン（NebuPent、Pentam 300）
リファブチン（Mycobutin）

心臓病薬

アセタゾラミド（Diamox）
カプトプリル（Capoten）
ゲムフィブロジル（Lopid）
キニジン（Quinaglute Dura、Quinidex Extentabs、Quinora）

中枢神経系作用薬

クロミプラミン（Anafranil）
エスゾピクロン（Lunesta）
レボドパ（Dopar、Larodopa）
フェニトイン（Dilantin）
フェンテルミン（Adipex-P、Fastin、Ionamin）
コハク酸スマトリプタン（Imitrex）

その他

ジスルフィラム（Antabuse）
ドキュセートナトリウム（Colace）
エチドロン酸二ナトリウム（Didronel）
セレン（Se）

出典：Pronsky ZM & Crowe JP: *Food-medication interactions*, ed 16, Birchrunville, Pa, 2010, Food-Medication Interactions.

参考情報 9-5
抗コリン作用を持つ薬物の例

鎮吐薬、鎮暈薬

ジメンヒドリナート（Dramamine）
メクリジン（Bonine、Antivert）
スコポラミン（Transderm Scop）

抗ヒスタミン薬

クレマスチン（Tavist）
シプロヘプタジン（Periactin）
ジフェンヒドラミン（Benadryl）
塩酸ヒドロキシジン（Atarax）
パモ酸ヒドロキシジン（Vistaril）
プロメタジン（Phenergan）

抗パーキンソン病薬

ベンズトロピン（Cogentin）
トリヘキシフェニジル（Artane）

膀胱抗コリン作用薬

フラボキサート（Urispas）
オキシブチニン（Ditropan）
トルテロジン（Detrol）
トロスピウム（Sanctura）

胃腸鎮痙薬

アトロピン
ジサイクロミン（Bentyl）
グリコピロレート（Robinul）
L-ヒヨスチアミン（Levsin）
プロパンテリン（Pro-Banthine）

吸入液

イプラトロピウム（Atrovent）

向精神薬

抗精神病薬、フェノチアジン
クロルプロマジン（Thorazine）
メソリダジン（Serentil）
塩酸チオリダジン（Mellaril）

非定型抗精神病薬

クロザピン（Clozaril）
オランザピン（Zyprexa）

定型抗精神病薬

ハロペリドール（Haldol）
ペルフェナジン（Trilafon）
チオチキセン（Navane）

三環系抗うつ薬

アミトリプチリン（Elavil）
クロミプラミン（Anafranil）
ドキセピン（Sinequan）
イミプラミン（Tofranil）

抗うつ薬、モノアミンオキシダーゼ阻害薬

イソカルボキサジド（Marplan）
フェネルジン（Nardil）
トラニルシプロミン（Parnate）

出典：Pronsky ZM & Crowe JP: *Food medication interactions*, ed 16, Birchrunville, Pa, 2010, Food Medication Interactions.

> **参考情報 9-6**
>
> ## 消化管出血と潰瘍を引き起こす薬物の例
>
> ### 抗感染症薬
>
> - アムホテリシンB（Abelcet、AmBisome、Amphotec、Fungizone）
> - ガンシクロビルナトリウム（Cytovene）
>
> ### 抗悪性腫瘍薬
>
> - アルデスロイキン　インターロイキン2（Proleukin）
> - エルロチニブ（Tarceva）
> - フルオロウラシル（5-FU）（Adrucil）
> - 酢酸ロイプロリド（Lupron）
> - メシル酸イマチニブ（Gleevec）
> - ロイプロリド（Lupron）
> - ミトキサントロン（Novantrone）
> - メトトレキサート（Methotrexate、Rheumatrex）
> - 硫酸ビンブラスチン（Velban）
>
> ### ビスホスホネート製剤
>
> - アレンドロネート（Fosamax）
> - イバンドロネート（Boniva）
> - パミドロン酸（Aredia）
> - リセドロン酸（Actonel）
>
> ### 免疫抑制薬
>
> - コルチコステロイド（Prednisone）
> - ミコフェノール酸モフェチル（CellCept）
>
> ### その他
>
> - ブロモクリプチン（Parlodel）
> - ドネペジル（Aricept）
> - フルオキセチン（Prozac）
> - フルボキサミン（Luvox）
> - レボドパ（Dopar）
> - パロキセチン（Paxil）
> - セルトラリン（Zoloft）
> - 塩酸トラドゾン（Desyrel）
>
> ### NSAIDs、鎮痛薬、抗関節炎薬
>
> - アスピリン／アセチルサリチル酸（Bufferin、Ecotrin）
> - セレコキシブ（Celebrex）
> - ジクロフェナクナトリウム（Cataflam、Voltaren）
> - エトドラク（Lodine）
> - イブプロフェン（Advil、Motrin）
> - インドメタシン（Indocin）
> - ケトプロフェン（Orudis）
> - メロキシカム（Mobic）
> - ナブメトン（Relafen）
> - ナプロキセン（Naprosyn、Anaprox、Aleve）
> - スリンダク（Clinoril）
>
> NSAIDs：非ステロイド系抗炎症薬
>
> Pronsky ZM & Crowe JP: *Food-medication interactions*, ed 16, Birchrunville, Pa, 2010, Food-Medication Interactions.

料も口にすることができないほどの激しい痛みを覚える場合がある（第38章を参照）。インターロイキン2とも呼ばれるアルデスロイキン（Proleukin）、パクリタキセル（Taxol）、カルボプラチン（Paraplatin）も、一般に重度の粘膜炎を引き起こす抗腫瘍薬の例である。

抗コリン薬（参考情報9-5）は、神経伝達物質アセチルコリンと競合的に受容体と結合し、副交感神経の伝達を阻害する。そのため、唾液分泌を含めた腺分泌は抑制され、口渇（口内乾燥症）を引き起こす。アミトリプチリン（Elavil）などの三環系抗うつ薬、ジフェンヒドラミン（Benadryl）などの抗ヒスタミン薬、オキシブチニン（Ditropan）などの抗痙攣性膀胱制御薬は、特に問題となる。口渇は直ちに味覚低下をもたらす。長期にわたる口渇は、う蝕、歯の喪失、歯周病、口内炎、舌炎を引き起こす場合がある、栄養不均衡と望まない体重減少も引き起こす（Friedlander et al., 2003）（第26章を参照）。

消化管への影響

胃腸過敏と潰瘍は多くの薬物に伴う深刻な問題である。骨粗鬆症治療薬アレンドロネートは食道炎を起こす危険性があるため、摂取後に最低30分間以上の座位姿勢を取ることのできない患者には禁忌である。イブプロフェンやアスピリンなどのNSAIDsは、胃部不快感、消化不良、胃炎、潰瘍、突発性の重篤な胃出血を引き起こし、時には死に至らしめる可能性がある。フルオキセチン（Prozac）やその他の選択的セロトニン再取り込み阻害薬も、胃に重篤な過敏症をもたらす可能性があり、特にアスピリンまたはNSAIDsを併用して使用する場合には、出血を引き起こす場合がある（参考情報9-6）。

がんの治療に使用される抗悪性腫瘍薬は、しばしば重度の悪心嘔吐を引き起こす。シスプラチン（Platinol-AQ）の投与では、1週間持続する重度の持続性悪心嘔吐が報告されている。脱水症と電解質の不均衡は、直ちに懸念事項となる。体重減少と栄養不良はこれらの薬物による長期的影響として広く認められるが、これら影響と疾患自体の合併症とは識別のは多くの場合難しい（第37章を参照）。オンダンセトロン（Zofran）などのセロトニン拮抗薬は、これらの消化管副作用の軽減に有用である。

薬物が腸機能を変化させる結果、便秘や下痢を引き起こす場合がある。コデインとモルヒネ（MS Contin、MSIR、Avinza）のような麻酔性の薬物は、腸管筋壁の平滑筋緊張度を非生産的に上昇させ、その結果蠕動が低下して便秘を引き起こす。新規の非経口薬メチルナルトレキソン（Relistor）は、オピオイド誘発性の重度便秘に対して特異的に使用される皮下投与の緩下薬である。抗コリン作用薬は腸管分泌を抑制し、蠕動を低下させて便秘を引き起こす。非定型抗精神病薬クロザピン（Clozaril）、三環系抗うつ薬アミトリプチリン（Elavil）、

参考情報 9-7
下痢を引き起こす薬物の例

抗生物質

- アモキシシリン（Amoxil）
- アムホテリシンB（Abelcet、AmBisome、Amphotec、Fungizone）
- アンピシリン
- アトバコン（Mepron）
- アジスロマイシン（Zithromax）
- セフジニル（Omnicef）
- セフィキシム（Suprax）
- セフロキシム（Ceftin Zinacef）
- セファレキシン（Keflex）
- クロファジミン（Lamprene）
- クリンダマイシン（Cleocin）
- レボフロキサシン（Levaquin）
- リネゾリド（Zyvox）
- メロペネム（Merrem IV）
- メトロニダゾール（Flagyl）
- 硫酸キニーネ（Quinine）
- リファンピン（Rifadin）
- ペニシリン
- ピリメタミン（Daraprim）
- 塩酸テトラサイクリン（Achromycin-V、Sumycin）
- 痛風治療薬
- コルヒチン（Colchicine）

抗悪性腫瘍薬

- アルデスロイキン／インターロイキン2（Proleukin）
- カペシタビン（Xeloda）
- カルボプラチン（Paraplatin）
- フルオロウラシル（5-FU）（Adrucil）
- メシル酸イマチニブ（Gleevec）
- イリノテカン（Camptosar）
- メトトレキサート（Methotrexate、Rheumatrex）
- ミトキサントロン（Novantrone）
- パクリタキセル（Taxol）

抗ウイルス薬

- ジダノシン（Videx）
- ロピナビル（Kaletra）
- ネルフィナビル（Viracept）
- リトナビル（Norvir）
- スタブジン（Zerit）
- フォスカーネット（Foscavir）

消化管用薬

- ラクツロース（Chronulac）
- マグネシウムマゴネート（Milk of Magnesia）
- 塩酸メトクロプラミド（Reglan）
- ミソプロストール（Cytotec）
- カサンスラノールおよびドキュセートナトリウム（Peri-Colace）
- ソルビトール
- オルリスタット（Xenical、Alli）

経口血糖降下薬

- アカルボース（Precose）
- メトホルミン（Glucophage）
- ミグリトール（Glyset）

出典：Pronsky ZM & Crowe JP: *Food-medication interactions*, ed 16, Birchrunville, Pa, 2010, Food-Medication Interactions.

抗ヒスタミン薬ジフェンヒドラミン（Benadryl）は、便秘とおそらく宿便をもたらす。患者を詳しく観察し、適切に水分補給を行うことが必要である。

糖尿病治療薬として用いられるアカルボース（Precose）とミグリトール（Glyset）などのα-グルコシダーゼ阻害薬は、腸管酵素を抑制する薬物もある。この酵素阻害作用は、食後の血糖値上昇と血漿中のインスリン応答の遅延と抑制をもたらす。主要な有害作用は胃腸不耐性、具体的には遠位腸管における未消化炭水化物の細菌発酵の浸透圧の影響との両者によって二次的に生じる下痢、鼓腸、痙攣である。オルリスタット（Xenical、OTC薬ではAlli）は、その作用を抑制して体重抑制に用いられるリパーゼ阻害剤であり、腸管リパーゼと結合することによって脂肪の吸収を抑制する。その結果、糞便内への脂肪の排泄が増加し、それが糞便中への油分の排泄、便意ひっ迫、場合によっては便失禁など、この薬による胃腸病訴の原因となる。そのため、脂肪からのカロリー摂取が30％以下となるような低脂肪食が不可欠である。脂肪の摂取は3食において均等に行うべきである。オルリスタットは食欲抑制薬ではないうえ、低脂肪食を維持することは困難であると感じる人もいるであろう。この薬の使用によって体重抑制を成功させるには、十分なカウンセリングとサポートが必要である。さらに、最適に吸収されるために脂肪を必要とする脂溶性ビタミンA、D、E、Kとカロテノイドは、吸収不良に陥る危険性についても注意が必要である。これらの問題は、口内乾燥から胃腸不快感、便秘や下痢に至るまで、摂食と栄養素吸収と栄養状態にとって負の影響を及ぼすおそれがある（第22章を参照）。

抗生物質、特に広域スペクトル抗生物質（参考情報9-7）の長期使用は、腸内細菌叢の感受性菌をすべて死滅させる。抗生物質に感受性のない腸内細菌叢は、抗生物質によって死滅した細菌がそれまでにもたらしていた増殖抑制作用がなくなることで、さらに増殖を続けることになる。この状況の一例がクロストリジウム・ディフィシルの異常増殖で、非常に強い臭いを放つ黄色の下痢を呈する偽膜性大腸炎を引き起こす（第29章を参照）。

食欲の変化

薬物は食欲を抑制し、好ましくない体重変化、栄養の不均衡、小児の発育遅延をもたらす（参考情報9-8）。過去には精神

参考情報 9-8
食欲不振を引き起こす薬物の例

抗感染症薬

- アムホテリシンB（Abelcet、AmBisome、Amphotec、Fungizone）
- アトバコン（Mepron）
- シドフォビル（Vistide）
- ジダノシン（ddI）（Videx）
- エチオナミド（Trecator-SC）
- ホミビルセン（Vitravene）
- ホスカルネットナトリウム（Foscavir）
- 硫酸ヒドロキシクロロキン（Plaquenil）
- メトロニダゾール（Flagyl）
- イセチオン酸ペンタミジン（NebuPent、Pentam 300）
- ピリメタミン（Daraprim）
- スルファジアジン
- ザルシタビン（HIVID）

抗悪性腫瘍薬

- アルデスロイキン／インターロイキン2（Proleukin）
- 硫酸ブレオマイシン（Blenoxane）
- カペシタビン（Xeloda）
- カルボプラチン（Paraplatin）
- シタラビン（ara-C）（Cytosar-U）
- ダカルバジン（DTIC-Dome）
- フルオロウラシル（Adrucil）（5-FU）
- ヒドロキシ尿素（Hydrea）
- メシル酸イマチニブ（Gleevec）
- イリノテカン塩酸（Camptosar）
- メトトレキサート（MTX）
- 硫酸ビンブラスチン（Velban）
- 酒石酸ビノレルビン（Navelbine）

気管支拡張薬

- 硫酸アルブテロール（Proventil、Ventolin）
- テオフィリン（Elixophyllin、Slo-Phyllin、Theo-24、Theobid、Theolair、Uniphyl）

心血管薬

- 塩酸アミオダロン（Cordarone）
- アセタゾラミド（Diamox）
- 塩酸ヒドララジン（Apresoline）
- キニジン（Quinaglute Dura、Quinidex Extentabs、Quinora）

精神刺激薬

- アンフェタミン（Adderall、Dexedrine）
- 塩酸メチルフェニデート（Ritalin、Concerta、Metadate、Daytrana）
- フェンテルミン（Adipex-P）

その他

- フルオキセチン（Prozac、Sarafem）
- ガランタミン（Reminyl）
- 塩酸ナルトレキソン（ReVia）
- オキシコドン（OxyContin）
- リバスチグミン（Exelon）
- 塩酸シブトラミン（Meridia）
- スルファサラジン（Azulfidine）
- トピラマート（Topamax）

出典：ZM & Crowe JP: *Food-medication interactions*, ed 16, Birchrunville, Pa, 2010, Food-Medication Interactions.

刺激薬デキストロアンフェタミン（Dexedrine）が食欲抑制薬として使用されていた。食欲抑制の目的でのアンフェタミンの使用は、乱用の危険性があることから、今は合法ではない。現在では、デキストロアンフェタミン（Adderallの一部）は、注意欠陥多動性障害（attention-deficit hyperactivity disorder［ADHD］）またはナルコレプシーの治療にのみ使用される。

一般に、アンフェタミン合剤（Adderall）やメチルフェニデート（Ritalin、Concerta、Metadate、Daytrana）をはじめとするほとんどの中枢神経刺激薬は、食欲を抑制するか、または明らかな無食欲を引き起こす。これらの薬物は小児のADHD治療に広く使用されており、体重減少や発育抑制をもたらすおそれがある（第18章を参照）。

アンフェタミンと構造上関連があるシブトラミン（Meridia）とフェンテルミン（AdipexP、Ionamin）は、食欲抑制薬として使用される。これらの薬物は、肥満患者（BMI〔体格指数〕が30超）や過体重の患者（BMIが27超）の他に、高血圧、糖尿病、高脂血のような追加のリスク因子を有する患者に対し、低カロリー食の摂取と運動と共に短期間に適用される。

精神刺激薬の主な副作用は高血圧である。そのため、高血圧、てんかん、心臓病の患者はしばしば禁忌とされる。肥満の人では高血圧を併発する例が多いことから、この禁忌は、肥満や過体重の高血圧患者への精神刺激薬の使用を制限することとなる。中枢神経系に対する副作用により、摂食能や食欲が低下する可能性がある。嗜眠、めまい、運動失調、錯乱、頭痛、脱力感、振戦、末梢神経障害を引き起こす薬物は、特に高齢者や慢性疾患患者に対して栄養面で支障をきたすおそれがある。これらの問題は薬の副作用として認識されず、疾患や加齢によるものとみなされていることが多い。

食欲を増進して体重増加を招く薬物も多い（参考情報9-9）。クロザピン（Clozaril）、オランザピン（Zyprexa）などの抗精神病薬、アミトリプチリン（Elavil）などの三環系抗うつ薬、ジバルプロエクス（Depakote）などの抗てんかん薬は、しばしば体重増加を引き起こす。患者は食欲が旺盛となり「満腹感」を感じなくなる。2、3ヵ月で18〜27kg体重が増加することも稀ではない。コルチコステロイドの使用は、多くの患者において用量依存的な体重増加と関連がある。コルチコステロイドでは、食欲刺激だけでなく、ナトリウムと水の貯留による体重増加を引き起こす。定期的な運動とだけでなく、医学的栄養

第9章 | 臨床:食物と薬物の相互作用   223

参考情報 9-9
食欲を増進させる薬物の例

向精神薬
- アルプラゾラム(Xanax)
- ベンゾジアゼピン系抗不安薬
- クロルジアゼポキシド(Librium)

定型抗精神病薬
- ハロペリドール(Haldol)
- ペルフェナジン(Trilafon)
- チオチキセン(Navane)
- 塩酸チオリダジン(Mellaril)

非定型抗精神病薬
- クロザピン(Clozaril)
- オランザピン(Zyprexa)
- フマル酸クエチアピン(Seroquel)
- リスペリドン(Risperdal)

三環系抗うつ薬
- 塩酸アミトリプチリン(Elavil)
- 塩酸クロミプラミン(Anafranil)
- 塩酸ドキセピン(Sinequan)
- 塩酸イミプラミン(Tofranil)
- セレギリン(Eldepryl)投与量が>10mg/日の場合のみ

抗うつ薬、MAOI
- イソカルボキサジド(Marplan)
- 硫酸フェネルジン(Nardil)
- 硫酸トラニルシプロミン(Parnate)

その他の抗うつ薬
- ミルトラザピン(Remeron)
- パロキセチン(Paxil)

抗てんかん薬
- ジバルプロエクス/バルプロ酸(Depakote/Depakene)
- ギャバペンチン(Neurontin)

ホルモン剤
- コルチコステロイド(コルチゾン、メチルプレドニゾロン、プレドニゾン)
- ヒト成長ホルモン/ソマトロピン(Serostim)
- 酢酸メドロキシプロゲステロン(Provera、Depo-Provera)
- 酢酸メゲストロール(Megace)
- オキサンドロロン(Oxandrin)
- オキシメトロン(Anadrol-50)
- テストステロン(Androderm、Testoderm)

その他
- シプロヘプタジン(Periactin)
- ドロナビノール(Marinol)

出典:Pronsky ZM & Crowe JP: *Food-medication interactions*, ed 16, Birchrunville, Pa, 2010, Food-Medication Interactions.

療法(Medical nutrition therapy [MNT])が必須となる。

食欲の増進は、がん、HIVや後天性免疫不全症(AIDS)ウイルスなどによる疾患状態を原因として、消耗状態(悪液質)に苦しむ患者にとって好ましい(Tisdale, 2006)。食欲増進または体重増加を目的として使用される薬物には、ホルモンの酢酸メゲストロール(Megace、Megace ES)、(ヒト成長ホルモンのソマトロピン(Serostim)、アナボリックステロイドのオキサンドロロン(Oxandrin)、マリファナ誘導体のドロナビノール(Marinol)がある。FDAの適応外であるものの、食欲増進薬として使用される薬物には、タンパク同化ステロイドのオキシメトロン(Anadrol-50)、ナンドロロン(Deca-Durabolin)、抗ヒスタミン薬のシプロヘプタジン(Periactin)、ホルモンのテストステロン(Androderm、Virilon)がある。ω-3脂肪酸であるエイコサペンタエン酸には、食欲増進作用があることが示唆されている。食欲増進や体重増加が示されていない研究もいくつかあるが(Fearon et al., 2006)、1つの研究は悪液質(シュテールとヘラー、2006年)での改善が示されている。さらに研究が必要な領域であることは明らかである。高活性抗レトロウイルス療法(highly active antiretroviral therapy [HAART])による治療の成功により、脂肪異栄養症はHIV/AIDSの患者にとってしばしば大きな問題となる。脂肪異栄養症の正確な定義に関しては、現在も議論が続いている。この症候群では、体脂肪の再分布、脂肪の消耗、耐糖能障害、高血圧と高脂血が広く認められる。メトホルミン(Glucophage)とロシグリタゾン(Avandia)などの糖尿病治療薬は、グルコースとインスリンの濃度を正常化するために用いられる。アトルバスタチン(Lipitor)、プラバスタチン(Pravachol)、フェノフィブラート(Tricor)のような抗高脂血症薬は、高いトリグリセリド値とコレステロール値を低下させる目的で使用される。

器官系に対する毒性

薬物には、肝毒性、腎毒性、肺毒性、神経毒性、聴神経毒性、眼毒性、膵炎、心毒性のように、特定の器官系に毒性を示す可能性がある。医学的栄養療法は、これらの毒性に対する治療の一環として適用される。すべての毒性が懸念事項であるが、薬物は主に肝臓と腎臓から体外へと排泄されることから、本項では肝毒性と腎毒性について取り上げる。

肝炎、黄疸、肝肥大、肝不全などの原因となる肝毒性(肝臓の損傷)を示す薬物の例は、アミオダロン(Cordarone)、アミトリプチリン(Elavil)、ロバスタチン(Mevacor)その他の「スタチン」、抗高脂血症薬、ジバルプロエクス(Depakote)、カルバマゼピン(Tegretol)、メトトレキサート、カバ、ナイアシン、スルファサラジン(Azulfidine)が挙げられる。一般にこれらの薬

> **参考情報 9-10**
> ### 血糖値に影響を及ぼす薬物の例

糖尿病治療薬（血糖値を低下または正常化させる）

アカルボース（Precose）
エクセナチド（Byetta）
グリメピリド（Amaryl）
グリピジド（Glucotrol）
グリブリド（DiaBeta）
インスリン（Humulin）
メトホルミン（Glucophage）
ミグリトール（Glyset）
ナテグリニド（Starlix）
塩酸ピオグリタゾン（Actos）
プラムリンチド（Symlin）
レパグリニド（Prandin）
マレイン酸ロシグリタゾン（Avandia）

低血糖を引き起こす薬物

ジソピラミド（ノーペイス）　抗不整脈薬
イセチオン酸ペンタミジン（Pentam 300）　抗原虫薬
キニーネ　抗マラリア剤
エタノール

血糖値を上昇させる薬物

抗レトロウィルス薬、プロテアーゼ阻害薬
メシル酸ネルフィナビル（Viracept）
リトナビル（Norvir）
サキナビル（Invirase、Fortovase）

利尿薬、降圧薬

フロセミド（Lasix）
ヒドロクロロチアジド（HCTZ、HydroDIURIL、Microzide）
インダパミド（Lozol）

ホルモン剤

コルチコステロイド（cortisone、prednisone）
ダナゾール（Danocrine）

エストロゲンまたはエストロゲン/プロゲステロン（ホルモン補充療法）

メドロキシプロゲステロン（Cycrin、Provera、Depo-Provera）
酢酸メゲストロール（Megace）
デカン酸ナンドロロン（Deca-Durabolin）
酢酸オクトレオチド（Sandostatin）

経口避妊薬

オキサンドロロン（Oxandrin）
オキシメトロン（Anadrol-50）

その他

ナイアシン（ニコチン酸）　高脂血症治療薬
バクロフェン（Lioresal）　骨格筋弛緩薬
カフェイン（No-Doz）　精神刺激薬
クロファジミン（Lamprene）　抗生物質
クロザピン（Clozaril）　抗精神病薬
オランザピン（Zyprexa）　抗精神病薬
シクロスポリン（Neoral、Sandimmune）　免疫抑制薬
インターフェロンアルファ-2a（Roferon-A）　抗悪性腫瘍薬

引用：Pronsky ZM & Crowe JP: *Food-medication interactions*, ed 16, Birchrunville, Pa, 2010, Food-Medication Interactions.

物の使用時には、定期的な血液検査によって肝機能をモニタリングするよう指示される（表8-1を参照）。

腎毒性（腎臓障害）では、特定の栄養素の排泄を変化させる場合や、急性慢性腎不全を引き起こす場合があり、薬物の使用を中止しても回復しないこともある。しばしば腎毒性をもたらす薬物の例には、抗悪性腫瘍薬シスプラチン（Plaquenil-AQ）、ゲンタマイシン（Garamycin）、イホスファミド（Ifex）、メトトレキサート、ペンタミジン（Pentam 300）の他に、抗感染薬アムホテリシンB（特にデオキシコール酸含有の静脈内投与薬［Fungizone］）、シドフォビル（Vistide）がある。腎毒性の軽減には、適正量または過剰量の水分を静脈内投与することが多い。たとえばシドフォビルでは、薬物の投与1～2時間前に、1Lの生理食塩水（0.9%塩化ナトリウム［NaCl］）を静脈内投与する。もし忍容可能であれば、薬物投与後にも生理食塩水をさらに投与するとよい。シドフォビルによる腎毒性の軽減には、経口プロベネシド（Benemid）も処方される。

血糖値

多くの薬物がグルコース代謝に影響を及ぼして低血糖または高血糖を引き起こし、その中には明白な糖尿病をきたす例もある（参考情報9-10）。これらの影響の機序は、薬物によって、また患者によって異なる。薬物はグルコースの産生を促進するか、またはグルコースの吸収を阻害する可能性がある。また、インスリン分泌の抑制、インスリン感受性の低下あるいはインスリンクリアランスの上昇をもたらす場合もある。

血糖値は、サイアザイド系利尿薬よって引き起こされる低カリウム血症や、抗精神薬によって引き起こされる体重増加などのパラメーターの変化による影響を受けるおそれがある（Izzedine et al., 2005）。コルチコステロイド、特にプレドニゾン、プレドニゾロン、ヒドロコルチゾンは、糖新生が増加することで糖尿病誘発作用を持つが、インスリン抵抗性をもたらすため、グルコースの取込みも阻害される。第二世代の抗精神病薬、特にクロザピン（Clozaril）、オランザピン（Zyprexa）は、治療によって発現する高血糖を引き起こすことが報告されている。最近FDAは、すべての第二世代抗精神病薬に対し、高血糖と糖尿病発生の可能性への警告をラベルに表示することを求めた。

> **参考情報 9-11**
> **相互作用する可能性のある医薬品添加剤の例**

アルブミン(卵またはヒト)：アレルギー反応を引き起こす場合がある。ヒトアルブミンは血液製剤である。

アルコール(エタノール)：中枢神経抑制薬で、溶媒として使用される。CNSと肝臓への毒性増強を防止するため、すべてのアルコールおよびアルコール含有製品と薬物は、ジスルフィラム(Antabuse)のような薬物との同時摂取を避けるか、その他の薬物との同時摂取を制限する必要がある。ほとんどのエリキシル剤には、4%〜20%のアルコールが含まれる。
溶液、シロップ、液剤、非経口剤には、アルコールを含むものもある。

アスパルテーム：アミノ酸のアスパラギン酸とフェニルアラニンからなる非栄養甘味料。フェニルケトン尿症(PKU)の患者は、フェニルアラニン水酸化酵素を欠損している。PKUの患者が多量のアスパルテームを摂取すれば、フェニルアラニンの蓄積によって脳組織に毒性をもたらす。

乳糖：乳糖は賦形剤として使用される。
牛乳の天然甘味成分である乳糖は、小腸で酵素のラクターゼによってグルコースとガラクトースへと加水分解される。乳糖不耐症(ラクターゼ欠乏によって引き起こされる)では、乳糖を摂取したことによって胃腸障害の発症をもたらす。薬物中の乳糖は、この反応を引き起こすおそれがある。

マンニトール：マンノースという糖のアルコール型で、充填材として使用される。マンニトールはグルコースと比較して緩徐に吸収され、1グラムあたりの産生するカロリーは半分である。吸収が遅いため、マンニトールは軟便と下痢を引き起こす可能性がある。

サッカリン：非栄養素の甘味料。ヒトを対象とした大規模試験からは、がん原性のエビデンスは見出されていない。

ソルビトール：ショ糖のアルコール型。ソルビトールはショ糖よりも緩徐に吸収され、血糖の上昇を抑制する。吸収が遅いため、ソルビトールは軟便または下痢を引き起こす可能性がある。

デンプン：小麦、トウモロコシ、ジャガイモから得られたデンプンは、賦形剤、結合剤または希釈剤として薬に添加される。セリアック病患者は、小麦、大麦、ライ麦に含まれ、オート麦にも混入しているタンパク質であるグルテンに対して生涯において不耐症となる。セリアック病ではグルテンは小腸内層を傷害する。

ショ糖：甘味料。単純糖質とカロリーの重要な摂取源。

亜硫酸塩：亜硫酸塩剤は抗酸化剤として使用される。亜硫酸塩は一部の患者、特に喘息患者に対して重度の過敏性反応を引き起こすおそれがある。亜硫酸塩には、二酸化硫黄、亜硫酸ナトリウム、メタ重亜硫酸ナトリウム、メタ重亜硫酸カリウムが含まれる。FDAは、食品または薬剤中に含まれる場合にはその旨表示するよう求めている。

タートラジン：タートラジンはYellow No. 5(訳注：日本での呼称は黄色4号)と表記される着色料で、一部の人(10,000人に1人)に重度のアレルギー反応を引き起こす。FDAは、食品または薬剤中に含まれる場合にはその旨表示するよう求めている。

植物油：大豆、ゴマ、綿実、トウモロコシ、ピーナッツの油は、疎水性溶媒として一部の非経口薬に使用されている。水素添加した植物油は、タブレットやカプセルの潤滑剤として使用される。過敏症の人にアレルギー反応を引き起こすおそれがある。

出典：Pronsky ZM & Crowe JP: Potential interactive ingredients. Pronsky ZM: *Food-medication interactions*, ed 16, Birchrunville, Pa, 2010, Food-Medication Interactions. を改変。

CNS：中枢神経系、FDA：米国食品医薬品局、PKU：フェニルケトン尿症

食物と薬物の相互作用と添加剤

添加剤は、緩衝剤、結合剤、賦形剤、希釈剤、錠剤分解剤、流動促進剤、調味剤、染料、防腐剤、懸濁化剤、コーティング剤として製剤に加えられる物質である。添加剤は、非活性成分と呼もばれる(参考情報9-11)。何百種類もの添加剤について、FDAによって製剤への使用が承認されている。広く用いられている添加剤のいくつかには、アレルギーまたは酵素欠乏症の人に相互作用を起こす可能性がある。ある薬物の1つのブランドまたは1つの用量のみが、問題となる添加剤を含んでいる場合もある。たとえば、米国でYellow No. 5(訳注：日本では黄色4号と呼称)として表記されるタートラジンは、クリンダマイシン(Cleocin)カプセルの75mgと150mgには使用されているが、300mgには使用されていない。メトクロプラミド(Reglan)の5mgのタブレットには乳糖が含まれるが、10mgのタブレットには含まれない。プロゲステロン(Prometrium)細粒カプセルにはピーナッツ油とレシチンが含まれる、他のプロゲステロン製剤には含まれない。プロゲステロン細粒カプセルのラベル表示には、ピーナッツアレルギーの人は禁忌であるとの警告が記載されている(第27章を参照)。

乳糖(ラクトース)は多くの丸剤とカプセル剤に賦形剤として広く使用されている。含まれる乳糖の量は、ラクターゼ欠損患者に胃腸症状を引き起こす可能性があるほど多く、特にこの薬を1日に複数回服用する場合にはその傾向が強い(第29章を参照)。処方薬についての製品情報と一般薬のラベル表示には、乳糖を含め、「非活性成分」と一般に呼ばれる添加剤に関する情報が含まれる。

セリアック病の患者はグルテン過敏症であり、生涯にわたり小麦、大麦、ライ麦、オート麦(グルテンが混入しているおそれがある。第29章を参照)の摂取が禁止される。特にコムギデ

表 9-1
栄養学的に重要な成分を含む薬物の例

製品名	一般名	成分	栄養学的重要性
Accupril	キナプリル	炭酸マグネシウム ステアリン酸マグネシウム	1日あたり50～200mgのマグネシウムを供給
Accutane	イソトレチノイン	ビタミンAと関係があり、大豆油を含む	ビタミンAまたはβ-カロテンの摂取を避ける アレルギー反応を引き起こすおそれがある
Atrovent（吸入用）	イプラトロピウム臭化物	大豆レシチン	アレルギー反応を引き起こすおそれがある
Fibercon/Fiber-Lax	ポリカルボフィルカルシウム	ポリカルボフィルカルシウム	100mgCa/錠を最大6錠まで摂取すると、合計600mgのカルシウムとなる
Marinol	ドロナビノール	ゴマ油	アレルギー反応を引き起こすおそれがある
Phazyme	シメチコン	大豆油含有カプセル	アレルギー反応を引き起こすおそれがある
Prometrium	微粉化プロゲステロン	ピーナッツ油	アレルギー反応を引き起こすおそれがある
Diprivan	プロポフォール	10%大豆油乳剤10%卵黄リン脂質	油は重要なカロリー源となる アレルギー反応を引き起こすおそれ
Videx	ジダノシン	粉末中にナトリウム緩衝剤	成人1日量に≧2760mgのNaを含む
Zantac	ラニチジン	処方薬の果粒剤とタブレット中にナトリウムを含む Zantac75（一般薬）にはナトリウムは含まれていない	成人1日量に350～730mgのNaを含む

出典：Pronsky ZM & Crowe JP: *Food-medication interactions*, ed 16, Birchrunville, Pa, 2010, Food-Medication Interactions.

ンプンまたは小麦粉などの添加剤はグルテンを含んでいる可能性があることから、この疾患の患者では、組成と原料に注意を払う必要がある。自社の製品がグルテンフリーであることを保証している製薬会社はごく少数である。デキストリンとデンプングリコール酸ナトリウムなどの添加剤は、通常トウモロコシとジャガイモからそれぞれ作られるが、小麦や大麦から作られることもある。たとえば、マルトースとデキストリンの混合物であるデキストリマルトースという添加剤は、トウモロコシ粉に大麦の麦芽酵素を作用させて作られる（Crowe and Falini, 2001; Kibbe, 2000）。各薬剤の成分に由来が明記されていない場合には、製造元に確認すべきである。

最後に、キナプリル（Accupril）のマグネシウム、カルシウムポリカルボフィル（Fibercon、Fiber-Lax）のカルシウム、プロポフォール（Diprivan）のダイズ油脂質エマルジョンのように、製剤の中には栄養的に重要となるレベルの添加剤が含まれるものもある（表9-1を参照）。プロポフォールは集中治療室内の患者の鎮静用として、一般に長期使用される。この製剤には10%の乳剤が含まれ、そのカロリーは1.1kcal/mLである。例えば、体重70kgの患者に9mg/kg/時間の用量で注入すれば、乳剤によってさらに1663kcal/日を得ることになる。完全非経口栄養を受ける患者では、プロポフォールの投与中は長鎖脂肪酸の使用制限と、中鎖トリグリセリド（MCT）油の使用が推奨されるであろう。特定の製品またはその特定の剤形に相当量のナトリウムが含まれている場合には、ナトリウムを制限する必要のある患者には禁忌となるであろう。

医学的栄養療法

医学的栄養療法（MNT）は、前向きケアと後向きケアに大別することができる。前向きMNTは、患者が最初に薬物の使用を開始する際に行われる。一般薬、アルコール、ビタミンとミネラルのサプリメント、ハーブ製品またはファイトケミカルのサプリメントの摂取に関する情報を含めた食事歴を必ず入手しなくてはならない。患者の遺伝的問題、体重と食欲の変化、味覚の変化、のために評価されるべきである、胃腸の不具合について評価しなければならない（第6章を参照）。

前向きの薬物MNTでは、薬物の名称、使用目的、その薬物の処方期間、どのように摂取するかという薬物に関する基本的な情報を得ることができる。この情報には、薬を食物と一緒に摂取するか否かも含まれる。薬物の使用時には避けるべき特定の飲食物や、薬物とビタミンやミネラルのサプリメントとの間で生じる可能性のある相互作用については強調しなくてはならない。例えば、テトラサイクリン（Achromycin-V、

Sumycin）やシプロフロキサシン（Cipro）を服用している患者は、牛乳やヨーグルト、二価の陽イオンであるカルシウム、鉄、マグネシウム、亜鉛、またはこれらの陽イオンのいずれを含むビタミン-ミネラルサプリメントとは同時に摂取しないよう警告すべきである。

起こりうる重大な副作用について詳細に叙述する必要があり、副作用を軽減させるために考えられる食事の示唆について説明すべきである。例えば、しばしば便秘の原因となるオキシブチニン（Ditropan）などの抗コリン作用薬に関するMNTでは、繊維質に富む食事を適切な量の水分と共に摂取するという情報を含めるべきである。逆に、下痢、特に抗生物質関連下痢症は、オオバコ種子（Metamucil）やラクトバチルス・アシドフィルス（Lactinex）などのプロバイオティクスの使用によって、小児においてもコントロール可能である（Szajewska et al., 2006）。プロバイオティクスは人によっては禁忌となる可能性もあることから、医師による処方と監視が必要であろう。

特に、食事による栄養摂取が十分でない場合には、カリウム枯渇性利尿剤による低カリウム血症のような栄養上の問題の発生について警告すべきである。ビタミンKを多く含む食品の摂取増加がワルファリンの作用に及ぼす影響のように、薬物の作用を変化させる可能性のある食事変化も、その中に含めなくてはならない。アトルバスタチン（Lipitor）その他の抗高脂血症薬と低コレステロール、低脂肪、砂糖制限食のような特別食との併用に関する情報も不可欠である。文書化した情報では、薬物中の非栄養成分である添加剤のような薬物成分についても一覧にして記載するべきである。この例には乳糖、デンプン、タートラジン、アスパルテーム、アルコールなどがある。乳糖不耐症、セリアック病、アレルギー、フェニルケトン尿症、アルコール依存症の患者では、これらの成分の1つ以上を回避するか制限する必要がある。

前向きMNTには、一般薬、ハーブ製品、天然物に対する懸念も含める必要がある（Herr, 2005）。本章の中で説明された薬物動態的および薬効学的相互作用は、処方薬、一般薬、天然物、ハーブ製品にかかわらず、すべての薬物で起こることを強調しておくことが重要である。

後向きMNTは、医学的問題が食物と薬物の相互作用の結果によって生じたどうかを、症状を評価して決定する。患者の症状が食物と薬物の相互作用の結果であるかどうかを明らかにするためには、処方薬と一般薬、ビタミン-ミネラルサプリメント、ハーブ製品、ファイトケミカル製品を含めた完全な病歴と栄養歴が不可欠である。薬物の摂取開始日と症状の発現日は、重要な情報である。薬物の処方期間中に、栄養補助食品の使用や、経腸栄養剤やきまぐれなダイエットのように大きな食事変化を明らかにすることは重要である。最後に、報告されている副作用の発生率（プラセボと比較した割合）について調査することは重要である。たとえば、オメプラゾール（Prilosec）による嘔吐の発生率は1.5%であるのに対して、プラセボでは4.7%である。そのため、オメプラゾール服用患者で嘔吐が発生した場合には、他の原因を考慮するのが適切だろう。まれな薬物作用は、一般的な作用よりも負の症状の理由とはなりにくい。以上を総合すれば、食物は身体の維持のためにエネルギーと、健康のための生理的利益をもたらし、薬物は多くの疾患を予防または治療する。それが組み合わされて非常に良い相乗効果が生まれる可能性がある（MacDonald et al., 2009）。栄養療法実施者は、その組合せを注意深くアセスメントし、介入し、評価しなければならない。

臨床シナリオ

ヘンリーは31歳の男性で、18歳の時にオートバイ事故によって頭部外傷を受け、その後てんかん発作に見舞われるようになった。事故後の最初の2年間は、さまざまな抗てんかん薬が処方された。彼のてんかん発作のコントロールには、フェニトイン（Dilantin）300mg/日とフェノバルビタール120mg/日の組合せが最も有効であることがわかっている。彼は過去11年間この処方を受けて状態は安定している。

ヘンリーは大企業の上級コンピュータ・プログラマーである。身長は185cm、体重は82kgで、運動やスポーツが苦手であると認めている。暇な時は読書やコンピューターゲームをするか、テレビを観て過ごす。昨年彼は、左の大腿骨と脛骨をそれぞれ別の時に骨折した。まず、オフィスビルの階段の最下段を踏み外して大腿骨を骨折した。数ヵ月後、庭の折れた枝につまずいて脛骨を骨折した。最近ヘンリーは、腰痛と骨盤痛が数週間続いていると整形外科医に訴えた。整形外科でのX線撮影、骨スキャン、骨密度測定（DEXA法）を用いた検査からは、ヘンリーが骨軟化症に罹患していることが明らかになった。ヘンリーが摂る代表的な食事を精査したところ、ファストフードと冷凍食品が多く用いられており、栄養的にぎりぎりの食事であることが判明した。彼の食事は、新鮮な果物、野菜、乳製品が概して不足している。

栄養診断
骨軟化症の発症から考えて、抗てんかん薬服用中において、カルシウムとビタミンDの摂取不足に起因する食物と薬物の相互作用が生じたものと考えらえる。

栄養管理の演習問題
1. 骨軟化症は若者にも一般的に発症する疾患なのか。
2. ヘンリーのライフスタイルが、どのようにして骨軟化症の発症に関わっているのか。
3. どのビタミンやミネラルの欠乏が、ヘンリーの現在の骨の状態に寄与したと考えられるか。
4. ヘンリーの骨軟化症の一因となった食物と薬物の相互作用について述べよ。
5. どのような医学的栄養療法がヘンリーには推薦されるか。

ウェブサイトの有用情報

Access to MedLine
www.pubmed.com

Food and Drug Administration Center for Drug Evaluation and Research
www.fda.gov/cder/

Food and Nutrition Information Center
www.nal.usda.gov/fnic/

Food Medication Interactions
www.foodmedinteractions.com

Grapefruit-Drug Interactions
www.powernetdesign.com/grapefruit

National Institutes of Health Patient Handouts
www.cc.nih.gov/ccc/patient_education/

Project Inform's Drug Interactions (HIV/AIDS)
www.projinf.org/fs/drugin.html

引用文献

Ansell J, et al: The absence of an interaction between warfarin and cranberry juice: a randomized, double-blind trial, *J Clin Pharmacol* 49:824, 2009.

Atsmon J, Dolev E: Drug-induced hypomagnesemia: Scope and management, *Drug Saf* 28:763, 2005.

Bai JP: Ongoing challenges in drug interaction safety: from exposure to pharmacogenomics, *Drug Metab Pharmacokinet* 25:62, 2010.

Blob LF, et al: Effects of a tyramine-enriched meal on blood pressure response in healthy male volunteers treated with selegiline transdermal system 6 mg/24 hr, *CNS Spectr* 12:25, 2007.

Crawford P: Best practice guidelines for the management of women with epilepsy, *Epilepsia* 46:117, 2005.

Crowe JP, Falini NP: Gluten in pharmaceutical products, *Am J Health Syst Pharmacol* 58:396, 2001.

Dubey PK, Kumar A: Pain on injection of lipid-free propofol and propofol emulsion containing medium-chain triglyceride: a comparative study, *Anesth Analg* 101:1060, 2005.

Egashira K, et al: Pomelo-induced increase in the blood level of tacrolimus in a renal transplant patient, *Transplantation* 75:1057, 2003.

Fearon KC, et al: Double-blind, placebo-controlled, randomized study of eicosapentaenoic acid diester in patients with cancer cachexia, *J Clin Oncol* 24:3401, 2006.

Fourniet MR, et al: Proton pump inhibitors, osteoporosis, and osteoporosis-related fractures, *Maturitas* 64:9, 2009.

Friedlander AH, et al: Late-life depression: its oral health significance, *Int Dent J* 53:41, 2003.

Ghosh D, et al: Pharmacogenomics and nutrigenomics: synergies and differences, *Eur J Clin Nutr* 61:567, 2007.

Ghirlanda G, et al: Evidence of plasma CoQ10-lowering effect by HMG-CoA reductase inhibitors: a double blind, placebo-controlled study, *J Clin Pharmacol* 33:226, 1993.

Greenblatt DJ, Von Moltke LL: Interaction of warfarin with drugs, natural substances and foods, *J Clin Pharmacol* 45:127, 2005.

Heckmann JG, Lang CJ: Neurological causes of taste disorders, *Adv Otorhinolaryngol* 63:255, 2006.

Herr SM: *Herb-drug interaction handbook*, ed 3, Nassau, NY, 2005, Church Street Books.

Holick MF: Vitamin D deficiency, *N Engl J Med* 357:266, 2007.

Izzedine H, et al: Drug-induced diabetes mellitus, *Expert Opin Surg Saf* 4:1097, 2005.

Johnson MA: Influence of vitamin K on anticoagulant therapy depends on vitamin K status and the source and forms of vitamin K, *Nutr Rev* 63:91, 2005.

Kibbe AH, editor: *Handbook of pharmaceutical excipients*, ed 3, Washington, DC, 2000, American Pharmaceutical Association.

Lee JI, et al: CYP-mediated therapeutic protein-drug interactions: clinical findings, proposed mechanisms and regulatory implications, *Clin Pharmacokinet* 49:295, 2010.

Littarru GP, Langsjoen P: Coenzyme Q10 and statins: biochemical and clinical implications, *Mitochondrion* 7:S168, 2007.

MacDonald L, et al: Food and therapeutic product interactions—a therapeutic perspective, *J Pharm Pharm Sci* 12:367, 2009.

Medical Letter: AmpliChip CYP450 tes, *Med Lett Drugs Ther* 47:71, 2005.

Neuhofel AL, et al. Lack of bioequivalence of ciprofloxacin when administered with calcium-fortified orange juice: a new twist on an old interaction, *J Clin Pharmacol* 42:461, 2002.

Nicolaidou P, et al: Effects of anticonvulsant therapy on vitamin D status in children: prospective monitoring study, *J Child Neurol* 21:2005, 2006.

Pronsky ZM, Crowe JP: *Food medication interactions*, ed 16, Birchrunville, Pa, 2010, Food Medication Interactions.

Sica DA: Interaction of grapefruit juice and calcium channel blockers, *Am J Hyperts* 19:768, 2006.

Spriet I, et al: Mini-series: II. Clinical aspects. Clinically relevant CYP450-mediated drug interactions in the ICU, *Intensive Care Med* 35:603, 2009.

Stehr SN, Heller AR: ω-3 fatty acid effects on biochemical indices following cancer surgery, *Clin Chim Acta* 373:1, 2006.

Steinman MA, et al: Agreement between drugs-to-avoid criteria and expert assessments of problematic prescribing, *Arch Int Med* 169:1326, 2009

Szajewska H, et al: Probiotics in the prevention of antibiotic associated diarrhea in children: a meta-analysis of randomized controlled trials, *J Pediatr* 149:367, 2006.

Targownik LE, et al: Proton-Pump inhibitor use is not associated with osteoporosis of accelerated bone miner density loss, *Gastroenterology* 138:896, 2010.

Tisdale MJ: Clinical anticachexia treatments, *Nutr Clin Pract* 21:168, 2006.

Valley M, et al: Emerging peptide therapeutics for inflammatory diseases, *Curr Pharm Biotechnol* 7:241, 2006.

Wise C, Kaput J: A strategy for analyzing gene-nutrient interactions in type 2 diabetes, *J Diabetes Sci Technol* 3:710, 2009.

Wohlt PD, et al: Recommendations for use of medications with continuous enteral nutrition, *Am J Health-Syst Pharm* 66:1458, 2009.

Yuan Y, et al: Selective serotonin reuptake inhibitors and risk of upper GI bleeding: confusion or confounding? *Am J Med* 119:719, 2006.

第10章

ジュディス・L・ドッド
(Judith L. Dodd, MS, RD, LDN, FADA)
シンシア・タフト・バイエル
(Cynthia Taft Bayerl, MS, RD, LDN)

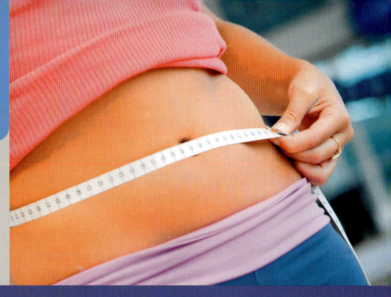

行動と環境：地域社会における個人

重要用語

バイオセキュリティー (biosecurity)
バイオテロリズム (bioterrorism)
地域ニーズアセスメント (community needs assessment)
国土安全保障省 (Department of Homeland Security [DHS])
連邦緊急事態管理庁 (Federal Emergency Management Agency [FEMA])
食品媒介疾患 (foodborne illness)
食料の安全保障 (food security)
危害分析重要管理点 (Hazard Analysis Critical Control Points [HACCP])
全国食品栄養調査 (National Food and Nutrition Survey [NFNS])
全国健康・栄養調査 (National Health and Nutrition Examination Survey [NHANES])
全国栄養データバンク (National Nutrient Databank)
米国栄養モニタリングおよび関連研究に関する法律 (National Nutrition Monitoring and Related Research [NNMRR] Act)
有機食品 (organic foods)
パンデミック (pandemic)
一次予防 (primary prevention)
公衆衛生の保証 (public health assurance)
リスクの評価 (risk assessment)
リスクの管理 (risk management)
二次予防 (secondary prevention)
女性・乳幼児向け特別栄養補給支援プログラム (Special Supplemental Nutrition Program for Women Infants and Children [WIC])
補助的栄養支援プログラム (Supplemental Nutrition Assistance Program [SNAP]、以前はフード・スタンプ・プログラムと呼称)
三次予防 (tertiary prevention)
米国保健福祉省 (U.S. Department of Health and Human Services [USDHHS])

　地域栄養学は、住民全体に貢献するという広い視野に立ちながら実践を行う、発展し続けている分野である。この実践分野には公衆衛生が目指す目標が含まれるが、現在の米国が示しているモデルは、1960年代に進歩した予防と健康のイニシアチブによって形作られ、拡大されてきたものである。地域栄養学の主眼は、地域社会のニーズに先行し、率先し、かつ反応する事に置かれており、現在強調されている分野には、災害とパンデミックの制御、食物と水の安全性、肥満と関係する環境リスク因子の制御が含まれている。

　歴史的に公衆衛生は、「組織化された地域の努力によって、疾患を予防し、寿命を延長させ、健康と能率を増進させる科学と芸術である」（Winslow, 1920）と定義されている。公衆衛生の手法は、住民主体の手法あるいは疫学的手法とも呼ばれ、病院やその他の医療現場で一般に行われている臨床的または患者向けのケアモデルとは異なる。公衆衛生のモデルではクライアントは地域であり、地理的および政治的要素を含む存在となる。公衆衛生的手法の焦点は、リスク低減を目標とする二次予防あるいはリハビリテーションを主体とする三次予防から、健康増進を目的とする一次予防へと変わってきた。医療制度、科学技術、栄養に対する消費者の姿勢の変化により、地域栄養が負う責任は拡大してきた。

　1988年に発表された米国医学研究所の画期的な報告書は、地域栄養の視野の拡大を強調している。この報告書では地域栄養の使命を定義し、その実践の役割と責任を明確にしているが、これは今日における地域栄養の実践の礎となるものである。地域に密着した栄養実践の範囲は、そこで居住または

労働する個人と集団に対して疾病を予防し、良い健康状態と栄養状態を推進しようとする努力が含まれる。その焦点は、幸福と可能な限り最高の生活の質（quality of life）を築くことにある。この場合の「幸福」とは通常の身体的および精神的制約を凌駕するものであり、地域社会における生活の質に影響を与える数多くの要素を含んでいる。地域社会の一員には、安全な環境と適切な住宅、食物、収入、雇用、教育が必要である。地域栄養の使命は、住民の健康な状態を促進することにある。

プログラムとサービスの対象となりうるのは、すべての住民である。このプログラムとサービスは、対象とする地域における政治、地理、文化、民族性、年齢、性別、社会経済的問題、全般的な健康状態などの多様性を反映するものでなければならない。一次予防に加え、地域における栄養は疾患リスクの低減とリハビリテーションを目標とするプログラムとサービスと連携している。

従来のモデルでは、公衆衛生への取り組みに必要な資金は、地方、州、政府レベルでの公的財源（行政）によって割り当てられたものであった。現在の栄養プログラムとサービスは、公的（行政）、私的または自発的な保健医療機関から資金提供を受けている。公的財源からの資金調達が減少するにしたがって、私的財源からの資金調達の必要性がさらに増大している。担当する「地域社会」の広さと多様性によっては、他機関との協力が極めて重要なものとなる。1つの機関のみでは、すべての範囲のサービスに必要な資金やその実施が不可能となるおそれがある。加えて、資金調達は現金よりもむしろサービスまたは物資（現物）によるものとなる場合も多い。資金調達の工夫と管理スキルは、地域で活動する専門職にとって非常に重要となる。

地域における栄養実践

栄養専門家は、食物と栄養サービスの提供が良い結果をもたらすには担当地域の人々の協力が必要であることを認識している。地域密着型の施設または公立の保健施設において、医学的栄養療法（medical nutrition therapy [MNT]）と栄養教育を行う栄養専門家の数は増加している。さらに『ヘルシーピープル2020』（Healthy People 2020）では、地域住民の全般的な健康の評価に利用できるよう、公衆衛生の転帰を予想するための共通した枠組みを示している。地域での栄養実践には、どの現場であっても中核となる3つの機能がある。

この3つの「中核」機能とは、地域アセスメント、政策の展開、公衆衛生の保証である。これらの分野は、特に栄養に関する地域ニーズアセスメントとして、地域での栄養実践を行う分野となる。これらのニーズアセスメントの結果は、政策を展開させ、栄養による住民の健康を保護する際に役立つ。

公衆衛生の中核機能に対する責任は共同で負うものであるが、公である州の保健機関は、この問題に対する第一の責任を負う。このモデルの下では、州の公衆衛生局、地域組織、指導者は、その州が公衆衛生に必須の機能を果たす能力を評価し、『ヘルシーピープル2020』の達成に向けた支援および目標と目的の監視に関して責任を負う。地方の保健機関は、効果的なサービス提供システムを確実に整備し、管轄する地域の住民の健康を守る責任を負う。政府の果たす役割は、公衆衛生に関する知識の発展と普及をサポートし、資金を提供することである。参考情報10-1に示した各政府系機関の一覧を参照されたい。

地域栄養のための代表的な機関には、公衆衛生局（州と地方）および女性・乳幼児向け特別栄養補給支援プログラム（Special Supplemental Nutrition Program for Women Infants and Children [WIC]）がある。このプログラムは低収入家庭、栄養リスクの高い妊婦、母乳保育者、非母乳保育の分娩後女性、5歳までの乳幼児に対して特定の食品、保健医療の窓口、栄養教育を提供するための資金を連邦政府に割り当てるものである。地域密着型の業務を従来からの公衆衛生の枠を超えて拡大させたこと結果、栄養専門家に新たな雇用機会が生まれている。

栄養専門家は、コンサルタントまたは地域に密着した個人事業主として働いている。栄養サービスは高齢者、地域の保険センター、早期介入プログラム、ヘッドスタート（低収入家庭の未就学児とその家族を対象とした政府プログラム）、健康維持組織、食料配給所および保護施設、開業医、学校を対象としたプログラムにも適用される。地域で効果的に業務を行うには、健康に対する経済的、社会的、政治的問題の影響を理解できる栄養専門家が必要である。多くの地域密着型事業の資金あるいは方針は、法律を制定し、それによって定められる規制や政策に従って行われることから、地域での実践は法律制定過程の手続きを理解し、政策を実際の事業に組み立てる能力が必要である。さらに、地域での実践は政府、州、地方の各レベルにおける資金とリソースに関する知識も必要とされる。

地域密着型の栄養サービスのためのニーズアセスメント

栄養サービスは、対象「地域」のニーズを満たすものでなければならない。対象地域を確定した後は、地域ニーズアセスメントの結果を発展させ、栄養サービスの計画、実施、評価を行う。アセスメントを行って地域の現在の実態を知ることで、健康上のリスクやその地域の福祉において最も大きく懸念される問題を見出すことができる。有効なニーズアセスメントは、地域の変化に応じた動的なものでなければならない。計画は方針決定のために行われる調査とせいぜい同程度のものであるため、その設計には、再検討や修正を行うための機序を予め組み込んでおく事が必要である。

ニーズアセスメントは、人口統計情報と健康統計を含めた客観的データに基づいて行う。情報は地域の多様性を示すも

> **参考情報 10-1**
>
> ## 食品栄養学と関連のある政府系機関

疾病管理予防センター（保健福祉省）
Centers for Disease Control and Prevention
(Department of Health and Human Services)

http://www.cdc.gov/

米国政府の栄養に関する全情報にアクセスする際の
中心的ウェブサイト

http://www.nutrition.gov

環境保護局
Environmental Protection Agency

http://www.epa.gov/

連邦取引委員会
Federal Trade Commission

http://www.ftc.gov

国連食糧農業機関
Food and Agriculture Organization
of the United Nations

http://www.fao.org

食品医薬品局
Food and Drug Administration

http://www.fda.gov

食品医薬品局諮問委員会
Food and Drug Administration Advisory Committees

http://www.fda.gov/nctr/

食品医薬品局食品安全応用栄養センター
Food and Drug Administration Center
for Food Safety and Applied Nutrition

http://www.vm.cfsan.fda.gov

食糧栄養局――補助プログラム
Food and Nutrition Service —— Assistance Programs

http://www.fns.usda.gov/fns/Default.htm

インディアン・ヘルス・サービス――医薬品および栄養
Indian Health Service—Medical and Nutrition

http://www.his.gov/MedicalPrograms/Nutrition/

国立がん研究所（保健福祉省）
National Cancer Institute (Department
of Health and Human Services)

http://www.nci.nih.gov

国立保健情報センター
National Health Information Center

http://www.health.gov/nhic

国立衛生研究所（保健福祉省）
National Institutes of Health (Department
of Health and Human Services)

http://www.nih.gov

国立衛生研究所――国立栄養食品事務局
National Institutes of Health- Office
of Dietary Supplements

http://ods.od.nih.gov

国立海洋漁業局
National Marine Fisheries Service

http://www.nmfs.noaa.gov/

USDA栄養政策促進センター
USDA Center for Nutrition Policy and Promotion

http://www.usda.gov/cnpp

USDA食品栄養サービス
USDA Food and Nutrition Service

http://www.fns.usda.gov/fns

USDA食品安全検査局
USDA Food Safety and Inspection Service

http://www.fsis.usda.gov

USDA国立農業図書館
USDA National Agriculture Library

http://www.nal.usda.gov/fnic

のとし、さらに年齢、性別、社会経済的地位、身体障害、民族などの要因によって区分しなくてはならない。収集する情報の例には、現在の罹患率と死亡率の統計、低出産体重児数、栄養リスクに起因する慢性疾患による死亡数、喫煙率や肥満率などの健康リスク指標がある。『ヘルシーピープル2010』では、目標の設定に利用できる主要な健康指標の概要を示している。地域の住民や指導者、保健や栄養の専門家から得られる主観的な情報は、客観データの裏付ける際や、疑問点や懸念を明確にする際に役立つ。この過程は、ビジネス業界で**市場調査**として知られているものと同じである。

地域で利用可能なリソースとサービスの一覧も作成しておくべきである。過去数十年間に肥満が急増した背景には、環境的、政策的、社会的変化が関与している。歩きやすい近隣地域、レクリエーション施設までの交通の便の良さ、健康によい食品の入手のしやすさは、評価の上で重要な指標となる（Sallis and Glanz, 2009）。栄養計画における目標の決定は、地域の

住民が食物や栄養が関連する製品やサービスを必要とする時に、どの人的および物的資源を利用できるかを明らかにすることである。たとえば、栄養療法、栄養と食物に関する教育、育児、家事技能のトレーニングにはどのサービスが利用可能か、運動またはレクリエーションのための安全な場所があるか、そこまでの交通手段があるか、そこは身体障害者関連法規を遵守しているかなどであるか、緊急事態が生じた際に適切で安全な食物や水の入手に影響を及ぼす可能性のある機序が正常に作働しているかなどということである。

この過程によって集められたデータを一瞥しただけでは、栄養とは直接関係ないと思われるものもいくつかあるように思えるが、経験を積んだ地域栄養士や、公衆衛生専門家を備えた地域密着型の援助グループであれば、この情報を栄養と食事に関連する争点に結びつけることができる。栄養指標の調査結果から明らかになる栄養上の問題の多くは、疾患リスクのトリガーとなる可能性のある栄養の不足、過剰または不均衡が関係している。栄養上の問題がトリガーとなる領域の例には、（1）心血管疾患、（2）血中コレステロールや脂質の上昇、運動不足、喫煙、高血糖、体格指数（BMI）の高値をはじめとする高血圧糖尿病や脳卒中、（3）骨粗鬆症のリスク因子（4）摂食障害のエビデンス、（5）十代における高い妊娠率、（6）飢餓と食糧不安のエビデンスなどがある。障害を持つ人や、ライフスタイルに制限のある人による特別なニーズに対しては、慎重に注意を払う必要がある。安全で適切な食物と水の入手は、停電のようにごく単純なものによっても、災害のような複雑なものによっても、不可能となる可能性がある。一度評価が下されれば、その情報は地域の全般的な健康を増進させるための戦略の一つとして、他の章で考察している医学的栄養療法をはじめとして、必要なサービスの提案に使用される。

アセスメントの情報源

地域の専門家が関連する医療資源の配置方法や、妥当性と信頼度の高い情報を評価する方法を知ることは非常に重要である。どのデータソースでも、その背景と目的を知り、その制約とデータ収集日を明確にすることは、こうした情報源を選択して利用する際に考慮する極めて重要な点である。国勢調査の情報は、ニーズアセスメントを開始する際の出発点となる。州および地方の公衆衛生機関、米国疾病管理予防センター（Centers for Disease Control and Prevention [CDC]）、米国国立保健統計センター（National Center for Health Statistics [NCHS]）が収集した罹患率、死亡率およびその他の保健データは有用である。連邦機関および州で同様のプログラムを持つ機関には、米国保健福祉省（U.S. Department of Health and Human Services [USDHHS]）、米国農務省（U.S. Department of Agriculture [USDA]）、高齢者対策局がある。地域の病院、WIC、保育機関、地元の提供者、保健所などの地方機関や、公衆衛生学科や栄養学科を持つ大学からも情報を得ることができる。小児麻痺救済募金運動（March of Dimes）、米国心臓病協会（American Heart Association [AHA]）、米国糖尿病協会（American Diabetes Association）、米国がん協会（American Cancer Society [ACS]）などの団体も、集団を対象とする統計を取っている。健康保険会社からも、現在の保健医療受給者と地域別区分に関する情報を得ることができる。

米国における全国栄養調査

連邦や州レベルでの栄養健康調査は、ある集団における栄養状態、食料供給の際の適正な栄養量の評価、食料消費の経済性の判断、食料支援と規制プログラムの効果の評価に関する情報を提供する。食品選択のための公的なガイドラインは、一般に調査データを基にしている。このデータは、政策の決定、プログラムの開発、ならびに国、州、地方レベルでの資金提供にも用いられる。1960年代の終わりまでは、USDAが食物と栄養素の消費データの主な情報源であった。収集されたデータの多くは連邦政府レベルのものであるが、他の機関や州も住民の健康と栄養に関する総合的な情報を提供するデータを作成中である。

全国健康・栄養調査

全国健康・栄養調査（National Health and Nutrition Examination Survey [NHANES]）は、国の健康状態を表す枠組みを提供する。最初の調査は1960年代の初めに非施設入居者を対象として開始され、1971年から1994年まで定期的に調査が行われた。NHANESは1999年以来継続して実施されている。この調査では、毎年約6,000人を対象とした自宅インタビューと、約5,000人を対象とした健康診断による追跡調査を行っている。開始当初より、それぞれのNHANESには変更と追加が行われ、対象集団の健康状態を推定する方法として、さらに感度の高い調査となっている。NHANES Ⅰ～Ⅲには、病歴、身体計測、生化学的評価、身体的徴候と症状、食品摂取頻度調査と24時間思い出し法による食事記録が含まれる。調査デザインの変更によって特定の集団が調査に加えられ、標本としては不十分であった集団に関する情報が追加された。NHANES Ⅲ（1988年～1994年）には、65歳以上の人が多く追加された。この情報により、高齢者の集団の増加と変化に関する理解が高まった。現在では、報告書は2年毎に発表されている。標本抽出方法は、それまでは適切にカバーされていなかったハイリスクグループ（低所得、61歳以上、黒人、ヒスパニック系米国人）を必要以上に抽出するよう計画されている。

個人別食品摂取継続調査：食事健康知識調査

個人別食品摂取継続調査（Continuing Survey of Food Intake of Individuals [CSFII]）は、USDAによって1985年に開始された全米での食事調査であった。CSFIIは1990年にUSDAの全国栄養モニタリング制度に組み入れられた。それまでの調査で得られた情報は、1980年代と1990年代まで

のものが利用可能である。食事と健康の知識調査（Diet and Health Knowledge Survey [DHKS]）はCFSIIの電話による追跡調査で、1989年に開始された。DHKSは個人面接調査形式を採り、健康的な食生活に関する個人の姿勢と知識を、報告された食品選択および栄養摂取と関連づけることが可能となっている。初期の調査は19〜50歳の成人男女を対象とし、食事歴または24時間思い出しに焦点を合わせていた。1989年と1994年の調査では、全年齢の男女および小児を対象とし、24時間思い出し（個人面接による）と2日間の食事記録が用いられた。これらの調査における世帯データは、調査期間内に家庭で使用したと報告された食品の栄養価に基づいて算出された。その結果は、各年齢と性別に対応した推奨栄養摂取量と比較することができた。CSFIIとDHKSを基にした情報は、米国人の食事における栄養価の過不足の監視、食品への栄養強化が栄養摂取に及ぼす影響の調査、流行の追跡、食事ガイドラインとそれに関連するプログラムの作成などを行う政策決定者や研究者にとって有用となる。2002年に両者の調査はNHANESと統合され、全国食品栄養調査（National Food and Nutrition Survey [NFNS]）、または「米国で私たちが食べているもの」（What We Eat in America）へと形を変えた。

全国食品栄養調査：「米国で私たちが食べているもの」

「米国で私たちが食べているもの」は、NHANESの一環として行われる包括的調査である。摂食データはNHANESの他の項目のうちの健康状態と関連づけられ、栄養の指標と健康状態との関係を調べることができる。USDHHSは標本設計とデータに責任を負い、USDAは調査の食事データの収集とその維持に責任を負う。データは2年毎に発表され、NHANESのウェブサイトから入手できる（U.S. Department of Agriculture [USDA] and Agricultural Research Service, 2009）。

全国食生活調査および関連研究に関する法律

1990年の米国議会において、連邦法101-445の米国栄養モニタリングおよび関連研究に関する法律（National Nutrition Monitoring and Related Research [NNMRR] Act）が成立した。この法律の目的は、米国民の食生活と栄養調査の手法に秩序、一貫性、統一性を与え、栄養に関する事業または調査を実施または審査していた22の連邦機関の業務を統一することであった。NNMRRを通じて集められたデータは、研究活動の方向づけ、プログラムやサービスの開発、ならびに食品表示、食品および栄養補助、食品安全性、栄養教育などの栄養プログラムに関する政策の決定に利用される。それぞれの活動報告は5年毎に報告書として発行され、流行、知識、考え方と行動、食品成分、食品供給の決定要因に関する情報を提供している。これらの報告書は米国国立農学図書館のデータベースで入手できる。

全国栄養データバンク

USDAによって維持されている全国栄養データバンク（National Nutrient Databank）は、米国の私企業、学術機関、政府研究所によって収集される食品の栄養量に関する主要な情報源である。これまでに得られた情報は、『農業ハンドブック8』（Agriculture Handbook 8）として公表されている。このデータベースは、現在ではテープとインターネットでの一般利用が可能である。データは頻繁に更新されており、補足的な情報源、他国のデータベース、他のウェブサイトへのリンクが加えられている。商用の参考資料とデータシステムにとって、このデータバンクは標準的で最新の栄養情報源となっている。USDAのウェブサイト以外の情報源を利用する場合には、その情報源と更新日を確認し、それが信頼できるもので、新しいものかどうかを確認することが重要である。

米国疾病管理予防センター

米国疾病管理予防センター（Centers for Disease Control and Prevention [CDC]）は、USDHHSの下部組織である。この組織は国民の健康を監視し、健康に関わる問題を見出して調査し、予防強化のための研究を指揮する。さらに、CDCは海外旅行の際の健康に関する情報源となる。CDCの下部機関には、NHANES、罹患率と死亡率、BMIその他の健康指標の情報に関する主要機関である米国国立保健統計センター（NCHS）がある。CDCはH1N1ウイルスのような公衆衛生への脅威についても監視している。

米国の栄養指針と目標

政策の展開は、社会が問題に対して決定を下し、目標を定め、そこに到達するための手段を用意するという過程として表される。このような政策には、健康に関する優先事項と食生活指針が含まれる場合もある。

初期の食生活指針には、特別な疾患への対処法が含まれていた。国立がん研究所（National Cancer Institute [NCI]）が1982年に発表した画期的な報告書『食事、栄養およびがん』（Diet, Nutrition and Cancer）は、『がん予防のための食生活指針』（Dietary Guidelines for Cancer Prevention）へと発展した。これらは更新されて範囲を拡大させてゆき、2004年にはエネルギーバランス、栄養、身体活動の推奨事項が組み入れられた。米国糖尿病協会および米国がん研究協会（American Institute for Cancer Research [AICR]）は、NCIから得られる資料と共に優秀な情報源となる。その他の連邦機関では、国立心肺血液研究所（National Heart, Lung, and Blood Institute）と血液研究所（Blood Institute）は、1987年から2010年にかけて脂質障害の発見と治療のための3種類の画期的なガイドラインを発表した。

米国心臓協会（American Heart Association [AHA]）のガイ

ドラインは、高血圧と冠動脈疾患のリスクの高い人を対象としている。このガイドラインは2000年に発表され、2006年の改訂によって食品選択に対する環境の影響が加えられた。消費者にも分かりやすいもう1つの健康ガイドラインが、1991年に「よりよい健康のためのファイブ・ア・デイ（5-A-Day）」プログラムの一環として国立衛生研究所（National Institutes of Health [NCI]）と健康増進青果財団（Produce for Better Health Foundation）の後援によって発表された。このガイドラインでは、果物と野菜は脂肪が少なく、繊維、数種類のビタミンとミネラル、ファイトケミカルの摂取源として優れていることを中心として構成されている。根拠に基づくメッセージを踏まえ、1日当たり果物と野菜の量を5〜9サービングにまで増やし、「果物と野菜、もっと食べることが大切！」と呼びかけて健康を増進させようとした（U.S. Department of Health and Human Services [USDHHS], 2009）。

アメリカ人のための食生活指針

ジョージ・マクガバン上院議員と米国上院の栄養とヒューマンニーズに関する特別委員会は、1977年に米国で最初の食生活目標を発表した。1980年には目標が修正され、USDHHSとUSDAの共同による『アメリカ人のための食生活指針』（*Dietary Guidelines for Americans [DGA]*）として発表された。最初の指針は、全米で過体重、肥満、慢性疾患（糖尿病、冠動脈疾患、高血圧など）、ある種のがん増加に対する懸念が高まったことに応えて発表されたものである。この手法は引き続き健康増進と疾患予防を目的として用いられており、特定のリスク集団に対して特別に注意が払われている。この指針の発表は、地域住民に対して同様のメッセージを発信する契機となった。共通するテーマは、ナトリウムと飽和脂肪を減らした食事、繊維、複合糖質、脂肪の少ない肉または植物由来のタンパク質の摂取源となる食品に注目するものであった。そのメッセージは、適切な一人前の量を示すことにより、健康状態を最適なものにするための食品と、ヒトの生理的必要量に合うカロリーの選択を基本としている。運動、活動および食品安全性に関する指針は、この食生活指針の基準となる部分となる。幸運にも、現在のDGAは単なる「良い助言」ではなく、根拠に基づいた指針となっている。専門委員会の報告書には、保健活動の中で広く使用される科学的資料が記載されている。DGAは、地域の栄養アセスメント、プログラム作成、評価における中心的なテーマとなった。さらに**学校給食**（School Lunch）および**集団給食**（Congregate Meals）などのプログラムにも取り入れられている。DGAは5年毎に更新されており、最新の改訂は2010年に行われた。

フードガイド

1916年にUSDAは、『幼児のための食事』（*Food for Young Children*）のパンフレットの中に食品群の観念を初めて用いた。この食品分類法は、その形（車輪、箱、ピラミッド）と食品群の数（4、5、7）などの改変を経てきたが、健康的な食生活のための理解しやすいガイドラインの提供という趣旨は一貫している。2005年には、インターネットを利用したツールである***MyPyramid.gov***の『もっと健康なあなたへの第一歩』（*Steps to a Healthier You was released*）が発表された。2011年にMyPyramid.govはchooseMyPlate.govへと変更され、chooseMyPlate.gov/kidsと呼ばれる小児向けプログラムが加えられた。これらの食生活のガイドラインは健康増進と疾患予防を目的とするものであり、DGAの改訂に伴って更新される。

『ヘルシーピープル』と『栄養と健康に関する公衆衛生局長官報告書』

1979年の公衆衛生局長報告書である『健康増進と病気予防——米国の目標』（*Surgeon General, Promoting Health/Preventing Disease: Objectives for the Nation*）は、米国が行う予防対策について、1990年までに達成されるべき一連の健康目標を示して概説している。1988年には『栄養と健康に関する公衆衛生局長官報告書』（*The Surgeon General's Report on Nutrition and Health*）が健康増進と病気予防活動をさらに推進し、食生活実践と健康状態についての情報を提供した。この報告書では、詳細な健康推奨事項に加えて科学的根拠を示す資料も提供されている。この報告書は将来における公衆衛生の政策決定だけでなく、個人にも焦点を合わせているため、現在でも有用な資料とされている。『ヘルシーピープル2000——米国の健康増進と疾病予防目標』（*Healthy People 2000: National Health Promotion and Disease Prevention Objectives*）と『ヘルシーピープル2010』は、公衆衛生に対するこれらの画期的な努力の次世代版である。この2つの報告書とも、過去の目標に対して成された進歩を浮き彫りにし、次の10年間での新たな目標を設定している。

2010の目標を設定するための評価段階では、米国は心血管疾患、脳卒中、ある種のがんの死者数の減少において進歩したことが明らかになった。食生活の評価では、食事中の脂肪摂取がわずかに減少したことが示された。しかし、この10年間では、心血管疾患、脳卒中その他の主要な慢性疾患のリスク因子であり死亡の原因となる過体重や肥満者の数は増加している。

『ヘルシーピープル2020』では、栄養と体重、心疾患と脳卒中、糖尿病、口腔衛生、がん、高齢者の健康について、特定の目標が設定されている。これらの目標は、消費者と医療従事者の双方にとっても重要である。『ヘルシーピープル2020』のウェブサイトでは、将来の健康イニシアチブが形作られる過程と共に、過去の目標達成の進捗状況をモニターすることができる。

米国学校給食プログラム

米国学校給食プログラム（National School Lunch Program [NSLP]）は、公立および非営利私立または地域の機関が、低収入家庭の生徒・児童に対し、無料または割引価格で昼食を提供する政府の支援プログラムである。このプログラムは、一般に栄養士を雇用している教育機関を介して、州レベルで運営

される。1998年には、このプログラムは就学時間外に保育を行う学校での放課後のおやつ提供にまで拡大された。現在では、カロリー、脂肪から得るカロリーの割合、飽和脂肪の割合、タンパク質と重要なビタミンおよびミネラルの量のガイドラインはDGAに適合したものでなければならない。

NSLPの参加校は、健康政策の要件に適合している。(Edelstein et al., 2010) しかし、小児の食事の栄養価評価を目的として2004〜2005年に実施された全国での代表的な学校栄養食事評価研究（School Nutrition Dietary Assessment Study）では、小児の80％が飽和脂肪の摂取過剰、92％がナトリウムの摂取過剰であることが明らかにされ（Clark and Fox, 2009）、全粒穀物、新鮮な果物、各種野菜を摂取する必要があるとされた（Condon et al., 2009）。テキサス州は、学校給食での高脂肪で高糖分のおやつと加糖飲料の1人前の量、食品に含まれる脂肪の含有量、フレンチフライのような高脂肪野菜の摂取を制限することにより、エネルギー密度を低下させることに成功した（Mendoza et al., 2010）。これらのプログラムへの最新情報と新規更新については、USDA（米国農務省）のウェブサイトを参照されたい。

推奨量と食事摂取基準

推奨量（recommended dietary allowances [RDA]）は、米国科学アカデミーの下部組織である米国学術研究会議の食品栄養委員会が1943年に開発したものである。最初の表は大恐慌と第二次世界大戦の痛手から米国民が回復している時期に発表されたため、その関心は栄養不足に寄せられていた。その目的は、健康状態を最適なものにして栄養不足のリスクを下げる摂取ガイドラインを開発することであった。食品供給と栄養素に対する国民のニーズの変化に伴い、RDAの意図は栄養が関係する疾病の予防へと変わった。1989年までは、RDAは約10年毎に改訂されていた。

RDAには性別、年齢、ライフサイクルの違いが常に反映されている。新たな栄養素が加えられ、年齢区分が改訂されてきた。しかし、最近の改訂では、一部の専門家がまだRDAとみなす1つの表からは大きく逸脱している。1998年には、食事摂取基準（dietary reference intakes [DRI]）として知られている新たな形式の栄養ガイドラインが導入された。DRIは名称が新しくなっただけでなく、一部の栄養素の安全摂取上限値についての手引きや、RDAも組み入れられている。DRIは集団として折々評価され改訂されるため、これらのツールは現在の研究と、集団における必要量を反映するものとなっている（第12章を参照）。

食料支援と栄養プログラム

公衆衛生の保証とは、立法の権限の遂行、法令に基づく責任の維持、公的および私的部門で提供されるサービスや製品に対する規制、重要なサービスに対する支援、説明責任の維持を示す。この概念が、健全で安全な食品を適切な量利用できるという食料の安全保障を含んでいる。

食料の安全保障、つまり栄養的に適切で安全な食料を個人が簡単に入手できる供給源を利用できることとは、フードスタンプを支給する補助的栄養支援プログラム（Supplemental Nutrition Assistance Program [SNAP]）などのプログラム、食料配給所、家庭への配食、小児への各種栄養プログラム、スーパーマーケット、その他の食料供給源が利用可能であるということである。たとえば、地域での食料の入手に関する研究では、地元の店で健康によい食品が利用しにくいことと、質の低い食事とには関連性が認められることが示されている（Rose et al., 2010）。食料と栄養支援プログラムについては、表10-1を参照のこと。

食品媒介疾患

米国では食品媒介疾患によって毎年7600万人の患者が発生すると推定されている。CDC（疾病管理予防センター）に発生が報告された食品媒介疾患の大半は、細菌、ウイルスのアウトブレイクに伴うもの、化学物質、寄生虫を原因としている。一部には食品媒介疾患に対して特に抵抗力の低い人もあり、そうした人では体調を崩したり、合併症を併発したりする可能性が高くなる。食品媒介疾患に関連する合併症の中で栄養に関わるものには、食欲抑制と腸からの栄養素吸収抑制がある。

DGA（アメリカ人のための食生活指針）の2000年版では初めて食品安全性について触れ、食品と水の供給の安全性を健康増進と疾病予防と関連づけることが重要であることを示した。この指針では、食品媒介疾患が急性疾患と長期的な慢性合併症の両方を引き起こすおそれがあると警告している。2000年以降のDGAの改訂では、すべて食品安全性を優先事項にした。食品媒介疾患のリスクが高い人には、幼児、妊婦、高齢者、免疫不全ウイルス感染または後天性免疫不全症候群による免疫不全者、ステロイド使用者、化学療法を受けている人、糖尿病またはがんの患者、アルコール中毒患者、肝疾患患者、胃の酸性度低下者、自己免疫疾患患者、栄養不良者、抗生物質使用者、および施設生活者が挙げられる。食品媒介疾患に伴って発生するコストには、食品媒介疾患発生に対する調査、被害者に対する治療、生産性低下による雇用主の負担、販売量と株価の低下による食品産業への損害に関するものが含まれる（American Dietetic Association, 2009）。表10-2に一般的な食品媒介疾患とその徴候と症状、潜伏期間、症状持続期間、原因、予防法についてまとめている。

すべての食品群には、食品安全性に懸念を生じさせる成分が含まれる。特に、外国から輸入した果物と野菜に関しては、微生物汚染の懸念が常に伴う。食品の生産と供給に新たな方式によって行われるようになったことや、市販の食品への依存度の高まったことにより、食品媒介疾患の発生率は上昇している（ADA, 2009）。適正に調理されていない肉類は、食品媒介疾患の原因となる生物体が含まれている可能性がある。適切に調理された肉類でも、それを取り扱う人が生肉に触れた手で調理中に他の食品に触れて汚染させることで、食品媒介疾患を引き起こすおそれがある。食品媒介疾患の発生源

表 10-1 米国の食料援助および栄養プログラム

プログラム名	目標/目的	プログラムの内容	対象者	受給資格	資金提供者	予防のレベル*
放課後おやつプログラム	放課後に児童生徒に提供されたおやつの費用を払い戻す	授業後に児童生徒に提供されたおやつの代金を現金で学校に払い戻す。提供されるおやつには、以下の4つの食品群(牛乳、肉または代用肉、野菜・果物・100%のジュース、全粒パンまたは強化パン)のうち2つが含まれなければならない	組織化され、指導者のもとで種々の放課後プログラムを実施し、NSLPにより昼食が提供されている学校に在籍する18歳未満の児童生徒	低収入地域に該当する地域内にある学校のプログラムでは、学生に無料で提供したおやつの費用が払い戻される	USDA	一次、二次
小児成人ケアフードプログラム	乳児、幼児、デイケアサービスを受けている成人、緊急保護施設で暮らす乳児および小児に栄養価の高い食事とおやつを提供する	連邦のガイドラインを満たす栄養価の高い食事を提供する商品または現金で支援	保育園、家庭内保育園、ホームレス保護施設で保育や介護を受けている乳児、小児、成人		USDA FNS	一次、二次
小児成人ケアフードプログラム	乳児、幼児、デイケアサービスを受けている成人、緊急保護施設で暮らす乳児および小児に栄養価の高い食事とおやつを提供する	連邦のガイドラインを満たす栄養価の高い食事を提供する商品または現金で支援	保育園、家庭内保育園、ホームレス保護施設で保育や介護を受けている乳児、小児、成人		USDA FNS	一次、二次
食品補助プログラム	栄養リスクが高いと判断された人に毎月補助的な食品の詰め合わせを支給する	食品の詰め合わせを提供する。拡張サービスプログラムによってしばしば栄養教育を利用できる。プログラムの紹介	一般には5〜6歳の小児、出産後6〜12カ月の人工乳哺育中の母親、高齢者	貧困ガイドラインの130〜185%に該当する者	USDA FNS	一次、二次
災害時給食プログラム	災害救援団体へ配給可能な食品を製造する	集団給食所や家庭への直接の配給により災害被害者に食品を提供する	自然災害の被災者	自然災害の被災者	USDA FNS	一次

第10章 行動と環境：地域社会における個人

TEFAP	食品は地方の緊急食料提供者によって利用される他、食品の詰め合わせとして配給される	過剰の食品が配給用として提供される	政府の貧困収入ガイドラインの150%の低収入世帯	USDA FNS	一次
EFSP	資金を用いて食料や保護施設を購入し、地域でのサービスを補足し、拡大させる	EFSは食、集団給食に対する食材の購入と運用経費の提供、家賃やローンの制限付き補助、最初の月の家賃の補助、外部施設への緊急時の宿泊に対する制限付き補助、公共料金に対する制限付き補助を行う	低収入世帯	FEMA	一次
ヘッドスタート	低収入家庭の幼児を対象として、半日および全日での小児発育プログラムに対する支援と指導を行う	栄養価の高い食事とおやつの提供に対する払い戻し、USDAからの食品の供与、カリキュラムへの支援、社会福祉事業、集団検診を実施するプログラム	低収入家庭の3～5歳の小児、両親には自発的な参加が奨励される	USDA（食品）USDHHS（健康）	一次、三次
学校朝食プログラム	参加校に在籍する小児に栄養的にバランスのとれた低価格または無料の朝食を提供する	学校給食と同じ基準に適合する朝食を提供した小児に、受給資格を持つ小児に無料および割引価格で提供した食事代金の払い戻しならびにUSDAからの供与食品を受け取る	プリスクールから12年生までの小児、居住児童養護施設と少年用刑務所の20歳までの若者	USDA FNS	一次、三次
NSLP	参加校に在籍する小児に対して栄養指針のとおりに低価格または無料の昼食を提供する	参加校は受給資格のある小児に対し、食事指針、タンパク質、鉄、カルシウム、ビタミンAとC、カロリーの必要量を満たす昼食を無料または割引価格で提供、その代金の払い戻しとUSDAからの供与食品を受け取る	就学前から12年生までの小児、児童養護施設の小児、20歳以下の青少年	USDA FNS	一次、二次

続く

238　第1部　栄養のアセスメント

表 10-1 米国の食料援助および栄養プログラム――続き

プログラム名	目標/目的	プログラムの内容	対象者	受給資格	資金提供者	予防のレベル*
高齢者/地域老人福祉機関のための栄養プログラム	高齢者に食事を提供するプログラムに食品と現金を補助する	給食施設または家庭への宅配によって高齢者に栄養価の高い食事を提供する	高齢者	収入標準は適用されない	USDHHSが政府と地方の機関を介して執行。USDA現金と食品の援助	一次
高齢者のファーマーズマーケット栄養支援プログラム	ファーマーズマーケット、農産物直売所、地域支援型農業プログラムで得られる新鮮産物の未調理の果物、野菜、ハーブを低収入の高齢者に提供する	認定を受けたファーマーズマーケット、農産物直売所、地域支援型農業プログラムで売られる生産物の購入にクーポンを利用できる（高齢者がクーポンで購入できない食品は、干した果物と野菜、鉢植えの植物とハーブ、ワイルドライス、ナッツ類、ハチミツ、メープルシロップ、リンゴ酒、糖蜜）	61歳以上の低収入者	家計の収入が連邦の貧困者所得指導基準の195%を超過しない低所得高齢者	USDA FNS	一次
SNAP	低収入者が食事内容を改善させるために食品の購入に使用できる給付金	フードスタンプなどの補助的役割を果たす	全年齢	米国本土とコロンビア特別区内の世帯で利用可。SNAPを利用するには、世帯の資産と収入の審査を含めた特定の審査に適合しなければならない	USDA FNS	一次、二次
スペシャルミルクプログラム	他の食事プログラムを利用できない学校の児童にミルクを提供する	ビタミンAとDの栄養必要量を満たすミルクを低価格または無料で児童に提供した場合に、現金払い戻しを行う	ミルクプログラムは非営利的な方式で実施されなければならない	対象者は学校給食と学校の朝食プログラムと同じ。受給資格は他の食品補助プログラムを利用できない小児	USDA FNS	一次、二次

プログラム	内容	対象	資金源	予防レベル*
夏季フード・サービス・プログラム	農産物を使用し、受給資格を持つ小児に夏休みに健康的な(連邦ガイドラインに沿った)食事とおやつを提供する	受給資格を持つ小児に対し、学校の休みの中に毎日2食または3食とおやつを無料で提供する場合に、その費用を払い戻す。居住地域または登録されている小児の家庭収入が水準レベルに応じて支払われる	乳児と18歳以下の小児に対し、さまざまな給食場所で提供される	USDA FNS	一次、二次
WIC	参加者の健康状態向上を目的として、補助的な食品を提供する	栄養教育、栄養価の高い無料の食品(タンパク質、鉄、カルシウム、ビタミンAおよびC)を無料で提供、紹介、母乳保育の推進	妊婦および授乳婦、分娩後1年までの女性、乳児、5歳までの小児	連邦貧困者所得指導基準栄養リスクの185%以下	UDSA FNS、州からの補助	一次、二次、三次
WIC FMNP	未調理の新鮮な地元産果物と野菜をWIC受給者に提供し、ファーマーズマーケットへの認識と利用と販売を拡大する	参加するファーマーズマーケットで使用するFMNPクーポン、州の機関が行う栄養教育	WIC受給者と同じ	USDA FNS	一次

EFSP：緊急食料および避難所プログラム(Emergency Food and Shelter Program)、FEMA：連邦緊急事態管理庁、FMNP：ファーマーズマーケット栄養支援プログラム(Farmers Market Nutrition Program)、FNS：食料および栄養サービス(Food and Nutrition Service)、NSLP：全国学校昼食プログラム、SNAP：特別栄養援助プログラム、TEFAP：緊急食料支援プログラム(The Emergency Food Assistance Program)、USDA：米国農務省、USDHHS：米国保健社会福祉省、WIC：女性、乳幼児向け特別栄養補給支援プログラム
* 予防レベルの原理：食料を提供するのみのプログラムは一次、食品、規定されている推奨量に見合う量の栄養素を提供するプログラム、または教育的要素は二次、登録による集団検診手法を用いるプログラムは三次とみなされる。

表10-2

一般的な食品媒介疾患

疾患	徴候と症状	潜伏期間と症状持続期間	原因と予防法	解説
セレウス菌 (*Bacillus cereus*)	水様性下痢、腹部痙攣、嘔吐	汚染された食品の摂取後6〜15時間、ほとんどの例で24時間持続	肉、牛乳、野菜と魚は下痢の症状と関係が深い。嘔吐の発症は、一般にコメ製品と関係が深く、ジャガイモ、パスタ、チーズ製品、ソース、プディング、スープ、キャセロール、ペストリーとサラダのような混合食品も感染源となる場合がある	セレウス菌はグラム陽性の好気性芽胞形成菌である
カンピロバクター・ジェジュニ (*Campylobacter jejuni*)	下痢（しばしば血便となる）、発熱、腹痛	感染後2〜5日、持続期間2〜10日	未殺菌牛乳、生または加熱不足の肉、甲殻類を食べることによる。未殺菌牛乳を避け、肉をすべて徹底的に加熱調理することで感染が防げる。牛乳は殺菌されたものだけを飲むのが最も安全である。豆腐や生野菜にも菌が存在する可能性もあるので、調理には手洗いが重要で、動物に由来する食品を扱う前後と、次に他の食品に触れる前には石鹸でよく手を洗う。調理場での交差汚染を予防する。適切な冷蔵と衛生環境が不可欠	食品媒介疾患の原因として最も多い。感染によって抗体ができる人とできない人がある。免疫力が低下している人では、血流に乗って感染が全身に広がり、敗血症を引き起こすおそれがある。関節炎または心臓炎を引き起こす例もある。ギラン・バレー症候群を引き起こす例もあり、米国内で発生するギラン・バレー症候群の40%はカンピロバクター菌によるもので、下痢の症状が数週間続いた後に神経に影響が現れる。麻痺が数週間続く例もあり、通常は集中治療が必要となる
ボツリヌス菌 (*Clostridium botulinum*)	細菌毒素によって引き起こされる筋麻痺、複視または かすみ眼、眼瞼下垂、言語障害、嚥下困難、口渇、筋力低下。乳児では便秘、泣き声の弱化、食欲低下、嗜眠、筋力低下を認める	食品によるボツリヌス中毒の症状は、一般に汚染された食品を食べた18〜36時間後に発症するが、早い場合は6時間後、遅い場合には発症まで10日間かかる場合もある。症状の持続期間は数日から数カ月におよぶ	アスパラガス、サヤインゲン、ビーツ、トウモロコシなどの酸性度の低い自家製瓶詰食品。食中毒の発生事例には、刻みニンニクのオイル漬け、トウガラシ、トマト、アルミホイルに包んで焼いたベークドポテトを不適切に扱ったもの、家庭で缶詰したものや、発酵させた魚など缶詰の汚染などがある。家庭で缶詰にする際には厳密に消毒や冷蔵保存、ニンニクやハーブを入れた油は冷蔵保存する必要がある。ハーブを包んで焼いたジャガイモは食べるまで熱いまま保つか、家庭でボツリヌス菌にした食品を食べる際には、食べる前に10分間缶ごと茹でる必要がある	治療が行われなければ、症状が進行して脚、体幹、呼吸筋の麻痺を引き起こす例もある。長期間の人工呼吸器の使用が必要となる場合もある。膨らみ、液漏れ、または凹みのある缶や液漏れしている瓶は廃棄する。家庭での安全な缶詰作りの手順は、郡の事務所または米国農務省から入手できる。ハチミツはボツリヌス菌の胞子を含んでいるおそれがあり、乳児への感染源となるため、12カ月未満の幼児へのハチミツは禁忌となる

病原体	症状	発症・持続期間	食品源	備考
ウェルシュ菌 (Clostridium perfringens)	嘔吐を伴う吐き気、下痢、1日続く急性胃腸炎の徴候	摂取後6〜24時間以内	缶詰肉の摂取、汚染された乾燥食品、グレービーソース、シチュー、ブリトー、食肉加工品、未洗浄野菜	食品を徹底的に加熱調理し、食べ残しは適正に再加熱または廃棄する
クリプトスポリジウム・パルバム (Cryptosporidium parvum)	水様便、下痢、吐き気、微熱、胃痙攣	感染後2〜10日	誤った取扱いによって汚染された食品。手洗いが重要である	免疫力低下患者に対して原虫類が下痢を引き起こす
毒素原性大腸菌 (Enterotoxigenic Escherichia coli [ETEC])	水様性下痢、腹部痙攣、微熱、吐き気、倦怠感	感染した細菌数が多い場合には、24時間以内に下痢を起こす	生活排水を含む水の汚染は食品の汚染を引き起こすおそれがある。食品の取扱い者が感染している場合には、食品も汚染されうる可能性がある。半軟質チーズなどの乳製品が感染源となる例もあるが、まれである	他国への旅行での感染は、さらに一般的に認められる。乳幼児や衰弱を認める高齢者では、電解質置換療法が必須となる場合もある
大腸菌 Escherichia coli O157:H7 腸管出血性大腸菌 (Enterohemorrhagic E. coli [EHEC])	出血性大腸炎(痛みを伴う出血性の下痢)	発症は遅く、通常は摂取から約3〜8日後で症状が現れ、5〜10日持続する	十分に加熱されていない牛挽肉や肉類、非加熱のアップルサイダー、未洗浄の果物と野菜、稀に上水道の殺菌のほか、発芽アルファルファ、レタス、ホウレンソウ、狩猟肉、ドライサラミ、チーズカード。肉は十分に加熱し、殺菌済牛乳のみを利用し、すべての農産物をよく洗浄する	抗生物質は毒素をさらに拡散させるので使用しない。状態が溶血性貧血、血小板減少症、急性腎不全へと進行した場合には、透析と輸液療法が必要となる。HUSは特に幼児には致死的となり得る。毎年数例の集団感染が発生しており、特にピクニック、教会の催し、家族での催しでの感染が認められる。大腸菌 O157:H7は、冷蔵された酸性の食品中で何週間も生存することが可能である (Mayerhauser, 2001)
リステリア菌 (Listeria monocytogenes [LM])	微熱、頭痛、嘔吐を認め、妊婦では重症化する。免疫不全患者では敗血症、乳幼児には髄膜脳炎、成人には熱性胃腸炎が懸念される	2〜30日で発症、持続期間は人によって異なる	加熱不足のホットドッグ、デリカテッセン、ランチョンミートのようにすぐに食べられる加工食品、未殺菌の乳製品、フェタチーズやブリーチーズなどのソフトチーズ、牛乳が低温殺菌後に汚染されたもの、市販のコールスローサラダ。食品表面の交差汚染も問題となる。殺菌された牛乳とチーズを使用する。食品は使用直前に洗浄し、食品を適正な温度まで再加熱する。これらの調理済み食品を扱った後には、石鹸と湯を使用して食品表面を洗浄する。消費期限までに食品を処分する	致死となる場合がある。妊婦では胎児に感染させるおそれがあるため、注意が必要である

続く

表 10-2 一般的な食品媒介疾患——続き

疾患	徴候と症状	潜伏期間と症状持続期間	原因と予防法	解説
ノロウイルス (*Norovirus*)	吐き気、嘔吐、腹部疝痛を伴う下痢のいずれかまたはすべてを伴う胃腸炎、頭痛、発熱をともなえ、筋肉痛を伴う場合もある	ウイルスへの感染後24〜48時間に発症するが、12時間ほどで発症する例もある	汚染された手で食品に直接触れた場合や、糞便、嘔吐物、嘔吐物からの飛沫による汚染されるような作業環境での作業によって食品が汚染される。このウイルスは人体外では増殖できないが、一度食品または水に混入すれば、大半の症例がクルーズ船で発生している。	症状の持続期間は短く、通常は1、2日しか持続しない。しかし、その短期間に気分が非常に悪くなり、1日に突然何度も嘔吐する場合がある。脱水症の予防には水分を摂る
サルモネラ菌 (*Salmonella*)	下痢、発熱、腹部疝痛	感染後12〜72時間で発症、通常4〜7日間持続	生または加熱不十分の獣肉、鶏肉、魚、卵、未殺菌の乳製品、未洗浄の果物と生野菜（メロンおよびもやし類）の摂取	十分な加熱、適正な衛生環境と消毒で予防する。サルモネラ菌には様々な種類が存在し、米国でネズミチフス菌 (*S. typhimurium*) とゲルトネル菌 (*S. enteritidis*) が最も一般的である。ほとんどの人は下痢を回復するが、患者の中には治療のため入院が必要となるほど重症化する場合がある。その場合は、抗生物質で速やかに治療しなくてはならない。高齢者、乳児、免疫低下患者では、重症化する可能性がある
細菌性赤痢 (*Shigellosis*)	出血性の下痢、発熱、胃痙攣	感染後24〜48時間で発症 持続期間4〜7日間	牛乳、乳製品、卵、ツナ、鶏肉、ジャガイモなどのミックスサラダ、ミートサラダ 適正な調理、再加熱、保管時の温度管理が予防となる。周到な手洗いが不可欠	赤痢菌によって引き起こされる感染症。幼児と高齢者では、重症化する場合がある。高熱を伴う重度の感染は、2歳未満の小児のてんかん発作と関連性が認められる可能性がある
黄色ブドウ球菌 *Staphylococcus aureus*	吐き気、嘔吐、むかつき、腹部疝痛、虚脱	1〜6時間以内、まれに致死となる 1〜2日持続	肉、卵、鶏肉、ツナサラダ、市販のサラダ、グレービーソース、スタッフィング、クリームムー入りのペストリー 毒素は加熱調理によっても破壊されない。予防には適正な加熱取り扱いと衛生状態が重要である	調理中と食事を出した後には速やかに食品を冷却する

病原菌	症状	発症時期	原因食品	備考
化膿性レンサ球菌 (Streptococcus pyogenes)	咽喉の痛みと発赤、嚥下痛、扁桃腺炎、高熱、頭痛、吐き気、嘔吐、倦怠感、鼻漏、時に発疹を生じる	1〜3日後に発症	牛乳、アイスクリーム、卵、蒸したロブスター、刻みハム、ポテトサラダ、卵サラダ、カスタード、ライスプディング、小エビのサラダ。ほとんどすべての例が、調理後食べるまで数時間室温で置いていたもの	食品への細菌の混入は劣悪な衛生状態、食品取扱者の保菌または未殺菌牛乳の使用によるものである。合併症は稀。抗生物質を投与する
ビブリオ・バルニフィカス (Vibrio vulnificus)	嘔吐、下痢のいずれかまたは両者。病状は軽度	汚染された食品を食べた後、約16時間で胃腸炎を発症。約48時間持続	海産物、特にヒトの病原菌で汚染された生のアサリとカキ。カキは糞便に汚染されていない水域で収穫することが法律上決められているが、この細菌は自然界に存在するため、それによって汚染されるおそれがある	この菌はコレラ菌と同属の細菌である。ノロウイルスを産生する。免疫不全患者は致死となるおそれがある
エルシニア・エンテロコリチカ (Yersinia enterocolitica)	小児に一般的に認められる症状は、発熱、腹痛、下痢で、下痢はしばしば血性となる。年長の小児や成人では、右側の腹痛と発熱が主な症状となる場合があり、その場合は虫垂炎と誤診されるおそれがある	感染後1〜2日。1〜3週間以上持続	汚染された食品、特に生または加熱不十分な豚肉製品、チョコレートミルクと豆腐、還元乳、殺菌牛乳との菌後の汚染。感染リスクの高い食品である。冷蔵でも細菌は死滅しない。肉は十分加熱する。殺菌牛乳のみを使用する。適切な手洗いも重要となる	エルシニア属の細菌によって感染症が引き起こされる。米国では大半がエンテロコリチカ菌によって引き起こされる。小児に最も発症が多い。割合は少ないながら、発疹や関節痛などの合併症、または致死する例もある

Escott-Stump S: Nutrition and diagnosis-related care, ed 7, Baltimore, 2011, Lippincott Williams & Wilkins. より許可を得て転載。
HUS：溶血尿毒症症候群 (hemolytic uremic syndrome)

臨床上の有用情報

世界における食品安全性

米国は製品、肉、海産物を他国から輸入することによって、国内では容易に入手できない食品に対する消費者の需要を満たしている。世界各国からの輸入は、国民とって危害をもたらす可能性をはらんでいる。現在の我々の食品供給は、1つの供給源まで遡って知ることがますます困難となっていることから、安全性の問題は米国内と同様に世界的に検討することは避けられない。農畜水産業従事者、流通業者、食品加工に従事する人には、安全な食品供給を保証するためのリーダーシップが不可欠である。食品供給網の保護には、危険分析、重要管理点、製造管理および品質管理に関する基準（good manufacturing practice）、適正衛生規範（good hygiene practice）のような複数の安全管理システムが必要である（Aruoma, 2006）。食品安全性には、清潔な水の使用の重要性と同様に、基準や法規制の異なる国々における有毒物質と殺虫剤の使用などの問題への注意が含まれる。最後に、食料生産に対する地球温暖化の影響に関する懸念も高まっている。

は、原因生物体の種類、汚染の時期と期間、食品を取扱う際の温度などの要因によって様々である。

一般の人々を対象とした食品安全性に的を絞った教育キャンペーンは重要である。しかし、食品安全性のモデルは個人消費者の枠を越えて拡大し、現在では行政、食品産業、一般消費者を含むものとなっている。いくつかの政府系機関では、ウェブサイトを通じてCDC、USDA（米国農務省）の食品安全検査局（Food Safety and Inspection Service [FSIS]）、環境保護局（Environmental Protection Agency [EPA]）、国立アレルギー感染病研究所（National Institute of Allergy and Infectious Diseases）、食品医薬品局（Food and Drug Administration [FDA]）へのリンクを示して情報を提供している。企業によるプログラムとして代表的なServSafe®は、全国レストラン協会（National Restaurant Association）が開発して運営するもので、食品安全性とトレーニングに関する証明書を発行している。我々に供給される食品は世界の市場から来ているため、食品安全性への懸念は世界全域におけるものとなっている。2009年の原産国表示（Country of Origin Labeling [COOL]）法の制定により、小売り業者が顧客に肉、魚、甲殻類、生鮮および冷凍の果物と野菜、一部のナッツ類と薬草の原産地を表示することが要求された。COOLの運用は、USDAの農産物市場サービス公社が担当している。将来には実践は世界的な食品安全性の問題を意識したものとなるに違いない（*臨床上の有用情報*「世界における食品安全性」を参照）。

危害分析重要管理点

食品媒介疾患の低減に不可欠な戦略は、リスクの評価と管理である。リスクの評価には危害の特定、特徴づけ、曝露が含まれる。リスクの管理には、リスク評価、付加的なアセスメントと実施、進行のモニタリングと審査が含まれる。1996年に体系づけられた公式のプログラムの1つは、食品安全性における危害の特定、評価、制御を行うための体系的アプローチである危害分析重要管理点（Hazard Analysis Critical Control Points [HACCP]）である。HACCPでは、食品の生産に関連して、制御が行われなければ疾病または傷害を引き起こす可能性のあるいかなる生物的、化学的、物理的因子を明らかにする。さらに、制御できる管理点を特定することで、食品安全性における危害を予防または排除するか、または許容レベルまで低減させることができる。飲食店と医療施設は、食品の取扱いに際してHACCP方式の適用が義務づけられている。

地域医療に携わり、患者と直接接触する医療従事者のリスクは、地域での教育に関わる者と同様に高まっている。集団を対象として働き、食品媒介疾患のリスクが最も高い人は、食品安全性教育のネットワークに参加し、クライアントとその情報を交換する必要がある。HACCP規制の採用、各種食品品質保証プログラム、生鮮品取り扱いのガイドライン、汚染低減を目指した技術の向上、食品供給における規制強化、食品安全性教育の重要性の強調の結果、食品媒介疾患の発生数はかなり減少した。図10-1に、大人数分の食事を調理する人に適用されるHACCPについて説明する。

食品と水の安全性

個人に対する教育活動は食品安全性問題の注意喚起には有効であるが、食品と水の安全性は、国レベルでの系統立てられた検査によって管理しなければならない（ADA, 2009）。政府が実施している健康イニシアチブには、食品と水の安全性に関係のある目標、殺虫剤とアレルゲンへの曝露、食品の取扱い、水が関連する疾患発生率の低減、環境汚染物質への食品および水の曝露の低減などがある。関連する機関を表10-3に示す。

汚染

上水道への汚染物質混入の可能性を制限し、注意する分野は、引き続いて重要である。ヒ素、鉛、殺虫剤、水銀、塩素、除草剤、大腸菌による水の汚染は、繰り返し強調して報道されてきた。20世紀初期の技術を使用して建設された多くの公共上水道が今後も安全な水を供給し続けていくためには、これからの20年間に1,380億ドル以上の投資が必要となるであろう（ADA, 2009）。これらの汚染物質と接触する可能性のある食品が安全性に及ぼす影響は、提言ならびに専門家集団と政府機関によって監視されている、現在進行中の問題である。

環境中に天然に存在するほか、工場から大気中に放出されたメチル水銀に曝露された海産物を摂取することで危害を受ける可能性があるという問題に、多くの人が関心を持っている。水銀は水域（河川、池、海洋など）に蓄積され、これらの

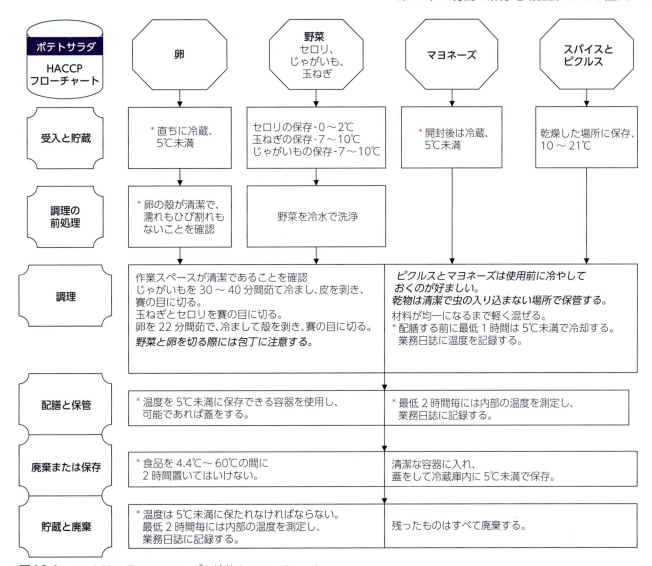

図10-1 HACCPの7つのステップと検体のフローチャート
1. 危険分析——誤りが生じる可能性が何かあるか。
2. 重要管理点(CCP)を確認する。
3. 管理限界を設定する。
4. CCPのモニタリングシステムの確立。
5. 是正処置を決定する。
6. HACCPが適切に機能していることを確認する。
7. 結果を記録し、検証する。
＊食品取扱いにおける重要管理点。

水域に住む水産物の体内に蓄積される（U.S. Food and Drug Administration and Environmental Protection Agency, 2009）。こうした問題に関する知識は常に更新されており、妊婦はサメ、サバ、アマダイ、マグロ、メカジキなどの特定の魚の摂取を控えることが推奨されている（Center for Food Safety and Applied Nutrition, 2009）。（さらなる考察については、第16章を参照のこと。）魚におけるその他の汚染物質では、ポリ塩化ビフェニルとダイオキシンも重要である（Mozaffarian and Rimm, 2006）。

提言、情報交換、教育をその仕事の一環として行う食事療法専門家が取り組む必要がある連邦、州、地方レベルでの注意事項がある。住民と地方の保健当局職員のいずれも、リスクについて理解し、食品と水の安全性と保護のため対策を取ることの重要性を理解しなければならない。環境保護局と食品安全応用栄養センター(Center for Food Safety and Applied Nutrition [CFSAN]) は共に、現在実施されている監視と指導について情報提供を行う。さらに、食品と水の安全性と食品媒介疾患の問題は、連邦政府と地域の衛生部によって監視されている。

有機食品と殺虫剤の使用

殺虫剤の使用と水源へ汚染物質の混入は、生産物の品質に影響を及ぼす。有機食品に余分な費用を払う価値があるかどうかについての議論は、現在も続いている。しかし、有機農法の有益な効果についても考慮しておく必要がある。大半の専門家は、リンゴなどの果物を有機産物売場で買えば、さらに健康に良いかもしれないとする意見に同意している。バナナのように皮の厚い果物であれば、どちらの農法でも受け入れら

臨床上の有用情報

有機農産物は健康に良いか
出典：*Christine McCullum-Gomez, PhD, RD, Food and Nutrition Consultant, Houston, TX*

有機食品には、健康的で持続可能な食品システムの形成を促進するさまざまな理由がある (McCullum-Gomez and Scott, 2009)。第一に、一部の有機果物、野菜、果汁は、従来法で育てられたものよりも多くの抗酸化物質とポリフェノールを含んでいると予想される (Dani et al., 2008; Mitchell et al., 2007; Olsson et al., 2006) が、これは現在もなお論争の的となっている (Benbrook et al., 2009; Dangour et al., 2009a; Dangour et al., 2009b; Lairon, 2009)。第二に、有機食肉はヒトによる抗生物質の耐性獲得を抑制し、空気と水の汚染を低減させる可能性がある (American Medical Association, 2009)。第三に、有機乳製品の摂取は、従来の乳製品と比較して生後2年間における湿疹発生のリスクを低減させるが、これはおそらくω-3脂肪酸または共役リノール酸が有機乳製品の方が多く含まれているためと考えられる (Kummeling et al., 2008)。

幸いにも、市場での有機食品の入手は容易になりつつある。2009年の調査では、米国での2008年の有機食品の販売額は2007年に対して約16%増加し、2008年の売り上げは229億ドルと、全食品販売額の3.5%に上ったことが示された。これらの食品は、米国農務省 (USDA) の傘下にあり、生産と加工過程に認証システムを導入しているマーケティングプログラムである全米有機プログラム (National Organic Program [NOP]) では、製品に「有機」と表示するよう求めている (U.S. Department of Agriculture, 2009)。USDA NOPによって認証される有機食品は、州と連邦政府が非有機食品に対して定める食品安全性要件を満たさなくてはならない (National Organic Program, 2009; Riddle, 2009)。

有機生産された果物と野菜は、従来の方法で生産されたものよりも病原体による汚染のリスクが大きいことが示唆されてきたが、この結果を裏付ける研究はほとんどない (Mukherjee et al., 2006)。米国中西部の北部地域の農民が生産した生鮮品を2シーズンにわたって追跡した調査では、3種類の農法 (有機農法、半有機農法、従来農法) によって生産された作物における収穫前の微生物検査結果は同等であった。農産物の種類 (葉物野菜、レタスとキャベツ) は、農法の違いよりも大腸菌汚染に大きな影響を与える (Mukherjee et al., 2006)。実際に、肥料の処置方法と貯蔵方法は大腸菌の汚染量に大きな影響を及ぼす。肥料として土壌に撒く前に堆肥にした場合には、発生する熱によってほとんどの大腸菌が殺菌される (Semenova et al., 2009)。有機農法では動物由来の肥料は堆肥にすることが求められ (§205.203)、堆肥にしない場合は、作物を収穫しない土壌に施すか、または収穫の120日以上前に土壌に施さなければならない (Electronic Code of Federal Regulations, Title 7: Agriculture. Part 205--National Organic Program, 2010)。

農業法 (The Food, Conservation and Energy Act) は、有機認証費用に対する資金を提供し、有機農業に関するデータの収集を支援をするものである。有機農業は食品と上水道への有害な殺虫剤による曝露を抑制するのに役立つことから (Greene et al., 2009; Lu et al., 2006; Lu et al., 2008)、妊婦、乳児、幼児、農業従事者をはじめとするハイリスクの人々にとっては特に重要となる (Arcury et al., 2007; Huen et al., 2009)。有機農法によって生産された食品は、土壌の侵食を抑制し、やせた土壌を復活させ、炭素を土壌に捕捉して大気中の炭素の量を下げる可能性があることから、持続可能な食料システムの構築を促進することができる。有機農業は生産に必要なエネルギー量を25～50%低下させる (Niggli et al., 2009)。こうしてエネルギーの必要量を削減することにより、温室効果ガスの排出を抑制する (Ziesemer, 2007)。さらに、生物多様性が補強され、気象変動によって予測される予測不能な天候パターンと害虫の大発生に対する抵抗力を農園は備える (Niggli et al., 2009; Worldwatch Institute, 2008)。有機農業に対して公共投資を行うことにより、消費者にとっては有機食品の入手が容易になり、農家にとっては価値の高い市場を獲得し、土壌と水を含めた自然資源の保護を手助けする効果がある (Greene et al., 2009)。

れる。臨床上の有用情報「有機農産物は健康に良いか」を参照されたい。

バイオテロリズムと食料と水の安全性

バイオテロリズムは生物体から得られる有害物質を故意に使用することによって、死亡または疾病をもたらすものである。国家の食料と上水道供給に対する脅威は、食料のバイオセキュリティー、つまりリスク最小化のための警戒を、準備計画を検討する上での問題点とした。CDCは、食料供給を攻撃するためにバイオテロリストが使用する可能性のある7種類の食品由来疾病病原体として、野兎病、ブルセラ症、ボツリヌス菌毒素、ウェルシュ菌のイプシロン毒素、サルモネラ菌、大腸菌、赤痢菌を特定した。これらの病原体は、飲料水を汚染させる可能性のある汚染物質である放線菌、レジオネラ菌、ランブル鞭毛虫、ウイルス、ヒ素、鉛、銅、メチル-t-ブチルエーテル、ウラン、ラドンなどとともに、連邦政府による食料と上水道の安全性監視の対象物質となっている。現在のサーベイランスシステムは、食品の品質低下、食品の不慣れな取扱い、その他の意図しない原因による食品媒介疾患の発生を発見できるように作られているが、故意による混入を検出することを想定するものではない。

食品と水の汚染は、身体的、心理的、政治的、経済的問題となるだろう。食品が生物兵器や化学兵器を運ぶ媒介者のような一次的な媒体となったり、食品が二次的な標的となったりす

表 10-3
食品と水の安全性に関する各機関

機関	URL
American Egg Board	http://www.aeb.org
American Dietetic Association	http://www.eatright.org/
American Meat Institute	http://www.meatami.com
CFSAN	http://www.cfsan.fda.gov
CFSCAN—Food and Water Safety—Disasters	http://www.cfsan.fda.gov/~dms/fsdisas.html
CDC	http://www.cdc.gov
CDC Disaster	http://www.bt.cdc.gov/disasters/
FEMA	http://www.fema.gov
Food Chemical News	http://www.foodchemicalnews.com
Food Marketing Institute	http://www.fmi.org
Food Marketing Institute—Bird Flu	http://www.fmi.org/foodsafety/avian_flubrochure.htm
FoodNet	http://www.cdc.gov/foodnet/
Food Preservation and Safety, Iowa State University	http://www.foodpres.com
Foundation for Food Irradiation Education	http://www.food-irradiation.com
Grocery Manufacturers of America	http://www.gmabrands.org
International Food Information Council	http://ific.org/food
National Broiler Council	http://www.eatchicken.com
National Cattleman's Beef Association	http://www.beef.org/
National Institutes of Health	http://www.nih.gov
National Food Safety Database	http://www.foodsafety.gov
National Restaurant Association Educational Foundation	http://www.edfound.org
The Partnership for Food Safety Education	http://www.fightbac.org
Produce Marketing Association	http://www.pma.com
PulseNet	http://www.cdc.gov/pulsenet/whatis.html
U.S. Department of Agriculture	http://www.usda.gov
U.S. Department of Agriculture Food Safety and Inspection Service	http://www.fsis.usda.gov
U.S. Department of Education	http://www.ed.gov
U.S. Department of Health and Human Services	http://os.dhhs.gov
U.S. EPA—Office of Ground and Drinking Water	http://www.epa.gov/safewater
U.S. EPA Seafood Safety	http://www.epa.gov/ost/fish
U.S. Food and Drug Administration	http://www.fda.gov
U.S. Poultry and Egg Association	http://www.poultryegg.org

注：ウェブサイトによっては更新のために頻繁に変更されるものもある。そのウェブサイトの親ページに行き、サイト内の検索によって希望する情報源を見出す。

CDC：Centers for Disease Control and Prevention、CFSAN：Center for Food Safety and Applied Nutrition、EPA：Environmental Protection Agency、FEMA：Federal Emergency Management Agency

る事態に陥れば、地域や国家での食料供給が不足するおそれがある。食品由来病原体が一次媒体として意図的に使用された場合には、通常の食品媒介疾患の集団発生と誤解されるかもしれない。通常の疾患の流行と故意による攻撃との識別は、準備計画、迅速な情報交換、中枢的な分析システムを備えているかどうかに左右される。

2005年に起きた一連のハリケーン被害での経験は、緊急事態と災害後に安全な食料と水を供給することの必要性が強調された。食品と飲料水の入手が制限される場合、それがバイオテロリズムによるものであれば、社会の混乱と自主的な隔離を引き起こす。こうした状況は、災害の救済に対して従来の手法とは異なる対応が必要であることを示しており、空腹の人々は援助を求め、提供される食料の安全性に信頼を置くと予想される(Bruemmer, 2003)。災害時には、食事療法の専門家は自分の置かれている環境を認識し、地域と州から入手可能な栄養源を見出し、災害被害者への協力によって安心を与えるという重要な役割を果たすことができる。

災害対策

給食サービス業に従事する食事療法と保健の専門家は、いかなる緊急事態下においても、安全な食料と水を供給するための計画を立てることが求められる。この計画には、食料の調整と配給施設の選択、臨時調理場の開設、限られた食材と用具での調理、調理済料理の食事までの安全な保管をHACCP（危害分析重要管理点）方式に従って行う（Puckett and Norton, 2009）。これらの計画を立案するためには、食料と水の安全性に対する責務を複数の連邦機関で共有して負う。

公衆衛生災害の準備では、計画、監督、発見、対応、回復が非常に重要な構成要素となる。重要な役割を果たす機関は、農務省（USDA）、国土安全保障省（Department of Homeland Security [DHS]）、連邦緊急事態管理庁（Federal Emergency Management Agency [FEMA]）、疾病管理予防センター（CDC）、食品医薬品局（FDA）である。USDAはDHSと協同し、食料供給と農業生産の保護（Protection of the Food Supply and Agricultural Production [PFSAP]）を指揮する。PFSAPは食料の生産、加工、貯蔵、配給に関係する問題点を扱う。さらに、農業部門に対する脅威とと国境監視に対する脅威について扱う。PFSAPは獣肉、鶏肉、卵の検査に関する食品安全活動を行ない、食品媒介疾患の発生時には検査機関の支援、調査、教育を行う。

Ready.gov（www.ready.gov）は、テロを含めた起こり得る国家非常事態に対する準備方法を公開している教育ツールである。さらにUSDA FSISは、食品脅威対策ネットワーク（Food Threat Preparedness Network [PrepNet]）と食品バイオセキュリティー行動チーム（Food Biosecurity Action Team [F-Bat]）を指揮する。PrepNetは食料供給保護のための予防的活動に焦点を合わせることで、食料安全保障のための努力を効果的に行うことができる。F-Batは農場から食卓まで（farm-to-table）の流れの中に潜んでいる可能性のある脆弱性を明らかにし、食料安全保障と進歩した植物セキュリティに関するガイドラインを企業に提供するとともに、FSISと司法機関との協調と協力を強化し、FSIS検査機関のセキュリティを強化する（Bruemmer, 2003）。

CDCは食料安全保障と災害対策に関連するPulseNet、FoodNet、公衆衛生準備センター（Centers for Public Health Preparedness）という3つの事業を指揮している。PulseNetは食品媒介疾患の原因となる細菌のDNA解析を行う公衆衛生検査機関の全国ネットワークであり、集団発生の発見、発生源までの追跡、散発例における関連性の解析を手助けする。FoodNetはCDCの新興感染症プログラム（Emerging Infections Program）の食品媒介疾患部門としての機能する食品媒介疾患積極的監視ネットワークであり、検査による積極的な監視を行う。公衆衛生準備センターでは、州、地方、地域の多くの教育機関と連携している研究機関、地域でのバイオテロリズム対策、公衆衛生に関するインフラ整備に資金を提供している（Bruemmer, 2003）。

FDAの下部組織である食品安全応用栄養センター（CFSAN）は、海産物のHACCP、食品と着色料の安全性、遺伝子工学技術を用いて開発された食品の安全性、食品表示、栄養補助食品、食品産業の法令順守、食品が媒介する化学的および生物的汚染物質に伴う健康リスクに関係する規制プログラムのような規制に関する問題を取り扱う。CFSANは州と地方自治体との共同プログラムも実施している。連邦緊急事態管理庁（Federal Emergency Management Agency [FEMA]）は、DHSの管理下で災害時や緊急時に緊急支援を行う。FEMAは食品と水の必要性を明らかにし、配給体制を整え、避難所とその他の救急サービスの提供を支援する。FEMAを支援する機関には、農務省（USDA）、国防省、保健福祉省（USDHHS）、環境保護局、一般調達局（General Services Administration）がある。そこでの活動は、米国赤十字社、救世軍、地域を主体とした機関や組織などのボランティア機関などが行う。災害管理は、人為災害と自然災害の両者による試行錯誤を受けて進化している。

臨床シナリオ

管理栄養士と栄養士は緊急事態への対策において重要な役割を果たす。栄養専門家としての資格を持つ者が果たす役割は、緊急災害の種類（ハリケーン、洪水、食品媒介疾患の集団発生、暴風雪など）種類によって異なってくるだろう。栄養専門家の活躍の場の広がりにより、自らの家族と地域内において、緊急時に安全で適切な食料を用意するという重要な役割を果たすことができるようになる。

あなたは両親と人工哺乳の乳児、学童期の小児、十代の若者、祖父母からなる7人家族であるとする。祖父母は糖分とナトリウムについて中等度の制限が必要である。米国赤十字社（www.redcross.org）と国土安全保障省（Department of Home Land Security [www.dhs.gov.org]）の緊急準備情報を利用して調べ、あなたの家族が必要とする食料、水、必需品をはじめとする家族のための緊急食料備蓄案を、7日間分の献立を含めて提案せよ。

栄養診断
食料と水の備蓄や供給が十分でないことから緊急時への安全な食料と水の入手が困難になる。

栄養管理の演習問題
1. どのようなステップを踏んで計画を立てるか。
2. 何日分の食料と飲料水を準備する必要があるか。
3. 使用期限についてどの程度気にするか。

ウェブサイトの有用情報

American Dietetic Association
http://www.eatright.org/

American Heart Association
http://www.americanheart.org

Centers for Disease Control
http://www.cdc.gov/

Dietary Guidance
http://fnic.nal.usda.gov/nal_display/index.php?info_center=4&tax_level=1&tax_subject=256

Dietary Guidelines for Americans
http://www.cnpp.usda.gov/dietaryguidelines.htm

Environmental Protection Agency (Fish)
http://www.epa.gov/ost/fish

Federal Emergency Management Agency
http://www.fema.gov/

Homeland Security
http://www.dhs.gov/dhspublic

Food Safety
http://www.foodsafety.gov/

Hazard Analysis Critical Control Points
http://www.fda.gov/Food/FoodSafety/HazardAnalysisCriticalControlPointsHACCP/HACCPPrinciplesApplicationGuidelines/default.htm

Head Start
http://www.acf.hhs.gov/programs/ohs/legislation/index.html

Healthy People 2010 and 2020
http://www.healthypeople.gov/

MyPlate
http://www.chooseMyPlate.gov

National Academy Press—Dietary Reference Intakes
http://www.nap.edu/topics.php?topic=380

National Center for Health Statistics
http://www.cdc.gov/nchs/

National Health and Nutrition Examination Study
http://www.cdc.gov/nchs/nhanes.htm

U.S. Department of Agriculture Farm to School Initiative
http://www.fns.usda.gov/cnd/F2S/Default.htm

U.S. Department of Agriculture Nutrient Database
http://www.ars.usda.gov/nutrientdata

U.S. Department of Agriculture Nutrition Assistance Programs
http://www.fns.usda.gov/fns/

What We Eat in America
www.ars.usda.gov/ba/bhnrc/fsrg

引用文献

American Dietetic Association (ADA): Position of the American Dietetic Association: food and water safety, *J Am Diet Assoc* 109:1449, 2009.

American Dietetic Association: the role of registered dietitians and dietetic technicians, registered in health promotion and disease prevention programs, *J Am Diet Assoc* 106:1875, 2006.

American Medical Association: *Report of the Council on Science and Public Health.* (CSAPH). *CSAPH Report 8-A-09. Sustainable Food, Resolution* 405: A-08.2008. Accessed 20 June 2009 from http://www.ama-assn.org/ama1/pub/upload/mm/443/csaph-rep8-a09.pdf.

Arcury T, et al: Pesticide urinary metabolite levels of children in Eastern North Carolina farmworker households, *Environ Health Perspect* 115:1254, 2007.

Aruoma OI: The impact of food regulation on the food supply chain, *Toxicology* 221:119, 2006.

Benbrook C, et al: Methodologic flaws in selecting studies and comparing nutrient concentrations led Dangour to miss the emerging forest amid the trees, *Am J Clin Nutr* 90:1700, 2009.

Bruemmer B: Food biosecurity, *J Am Diet Assoc* 103:687, 2003.

Center for Food Safety and Applied Nutrition (CFSAN), U.S. Department of Health and Human Services, Food and Drug Administration: Food. Accessed 27 December 2009 from http://www.fda.gov/food/default.htm.

Clark MA, Fox MK: Nutritional quality of the diets of US public school children and the role of the school meal programs, *J Am Diet Assoc* 109:S44, 2009.

Condon EM, et al: School meals: types of foods offered to and consumed by children at lunch and breakfast, *J Am Diet Assoc* 109:S67, 2009.

Dangour AD, et al: Nutritional quality of organic foods: a systematic review, *Am J Clin Nutr* 90:680, 2009a.

Dangour AD, et al: Reply to DL Gibbon and C Benbrook et al, *Am J Clin Nutr* 90:1701, 2009b.

Dani C, et al: Intake of purple grape juice as a hepatoprotective agent in Wistar rats, *J Med Food* 11:127, 2008.

Edelstein S, et al: Reaching out to those at highest nutritional risk. In *Nutrition in public health*, ed 2, Sudbury, MA, 2010, Jones and Bartlett, p 122. (In press.)

Electronic Code of Federal Regulations (e-CFR): Title 7: Agriculture. Part 205—National Organic Program. Accessed 4 January 2010 from http://ecfr.gpoaccess.gov/cgi/t/text/text-idx?c=ecfr&sid=49c75b1e28f8cd145546869235346e46&rgn=div5&view=text&node=7:3.1.1.9.32&idno=7

Greene C, et al: *Emerging issues in the US organic industry, Economic Information Bulletin Number EIB-55*, Washington DC, June 2009, United States Department of Agriculture, Economic Research Service.

Healthy People 2000: *National health promotion and disease prevention objectives*, Washington, DC, 1990, U.S. Department of Health and Human Services.

Healthy People 2010: *National health promotion and disease prevention objectives*, Washington, DC, 2000, U.S. Department of Health and Human Services.

Healthy People 2020: *National health promotion and disease prevention objectives*, Washington, DC, 2010, U.S. Department of Health and Human Services.

Huen K, et al: Developmental changes in PON1 enzyme activity in young children and effects on PON1 polymorphisms, *Environ Health Perspect* 117:1632, 2009.

Kummeling I, et al: Consumption of organic food and risk of atopic disease during the first 2 years of life in the Netherlands, *Br J Nutr* 99:598, 2008.

Lairon D: Nutritional quality and safety of organic food: a review, *Agron Sustain Dev* 2009; doi: 10.10151/agro/2009019.

Lu C, et al: Dietary intake and its contribution to longitudinal pesticide exposure in urban/suburban children, *Environ Health Perspect* 116:537, 2008.

Lu C, et al: Organic diets significantly lower children's dietary exposure to organophosphorus pesticides, *Environ Health Perspect* 114:260, 2006.

Mayerhauser CM: Survival of enterhemorrhagic Escherichia coli 0157: H7 in retail mustard, *J Food Prot* 64:783, 2001.

McCullum-Gómez C, Scott AM: Hot topic: perspective on the benefit of organic foods, September 2009. Accessed 2 December 2009 from http://www.eatright.org/About/Content.aspx?id=10614.

Mendoza JA, et al: Change in dietary energy density after implementation of the Texas Public School Nutrition Policy, *J Am Diet Assoc* 110:434, 2010.

Mitchell AE, et al: Ten year comparison of the influence of organic and conventional crop management on the content of flavonoids in tomatoes, *J Agric Food Chem* 55:6154, 2007.

Mozaffarian D, Rimm EB: Fish intake, contaminants, and human health: evaluating the risks and the benefits, *JAMA* 296:1885, 2006.

Mukherjee A, et al: Longitudinal microbiological survey of fresh produce grown by farmers in the upper Midwest, *J Food Prot* 69:1928, 2006.

National Organic Program (NOP): *Organic production and handling standards*, Washington, DC, United States Department of Agriculture (USDA), Agricultural Marketing Service. Accessed 25 July 2009 from http://www.ams.usda.gov/AMSv1.0/getfile?dDocName=STELDEV3004445&acct=nopgeninfo.

Niggli U, et al: *Low greenhouse gas agriculture: mitigation and adaptation potential of sustainable farming systems*, Rome, Italy, 2009, Food and Agriculture Organization (FAO) of the United Nations, Accessed 29 June 2009 from ftp://ftp.fao.org/docrep/fao/010/ai781e/ai781e00.pdf.

Olsson ME, et al: Antioxidant levels and inhibition of cancer cell proliferation in vitro by extracts from organically and conventionally cultivated strawberries, *J Agri Food Chem* 54:1248, 2006.

Organic Trade Association: *Organic Trade Association's 2009 organic industry survey*, Greenfield, Ma, 2009, Organic Trade Association. Accessed 1 July 2009 from http://www.ota.com.

Puckett R, Norton C: Are you prepared? Developing a disaster plan for your facility, *ADA Times*, November-December 2005. Accessed 27 December 2009 from http://www.eatright.org.

Riddle JA: *Organic food safety—regulatory requirements*, College of Food, Agricultural and Natural Resource Sciences, University of Minnesota, Organic Ecology Research and Outreach Program. Accessed 30 November 2009 from www.organic ecology.umn.edu.

Rose D, et al: The importance of a multi-dimensional approach for studying the links between food access and consumption, *J Nutr* 2010. [Epub ahead of print.]

Sallis JF, Glanz K: Physical activity and food environments: solutions to the obesity epidemic, *Milbank Q* 87:123, 2009.

Semenova AV, et al: COLIWAVE: a simulation model for survival of *E. coli* 0157:H7 in dairy manure and manure-amended soil, *Ecol Model* 2009; doi: 10.1016/j.ecolmodel.2009.10.028.

U.S. Department of Agriculture (USDA): Country of origin labeling, Washington, DC. Accessed 27 December 2009 from http://www.ams.usda.gov/nop/AMSv1.0/Cool.

U.S. Department of Agriculture (USDA), Agricultural Research Service (ARS): *What we eat in America (WWEIA), NHANES, Overview*, Beltsville, Md, USDA. Accessed 27 December 2009 from http://www.ars.usda.gov/Services/docs.htm?docid=13793.

U.S. Department of Health and Human Services (USDHHS) Institutes of Health: 5 a day, 2005. Accessed 27 December 2009 from http://www.5aday.gov.

U.S. Food and Drug Administration (FDA) and U.S. Environmental Protection Agency (EPA): Mercury and fish. Accessed 27 December 2009 from http://www.epa.gov/ost/fish.

Winslow CEA: The untilled field of public health, *Mod Med* 2:183, 1920.

Worldwatch Institute: *Questions and answers about global warming and abrupt climate change*, Washington, DC, 2008, Worldwatch Institute. Accessed 26 July 2009 from http://www.worldwatch.org/node/3949.

Ziesemer J: *Energy use in organic food systems*. Natural Resources Management and Environment Department, Food and Agriculture Organization of the United Nations (FAO), Rome, Italy, 2007, FAO. Accessed 3 July 2009 from http://www.fao.org/docs/eims/upload/233069/energy-use-oa.pdf.

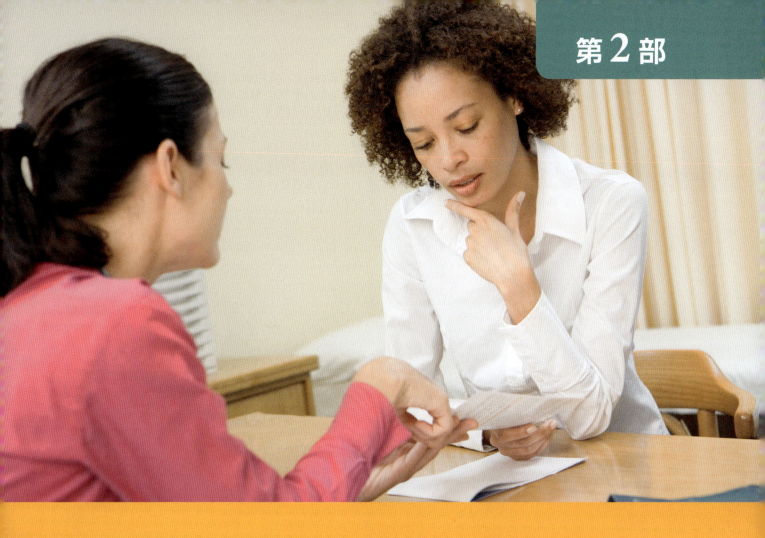

第2部

栄養診断と介入

　個人に提供される栄養ケアの種類は、アセスメント過程で得られる知見によって変わる。環境、手術または外傷、食物アレルギー、安全または十分量の食品の入手困難、成長と発達の段階、有害な信条、知識の欠如、社会経済的問題は、すべて適正な食事の摂取に影響を及ぼす。健康な人であれば、特定の食品群の排除やエネルギー価が高く栄養素に乏しい食品を摂取しても、栄養状態を翌日まで悪化させることはない。不適切な栄養状態をもたらすのは、このような不均衡な栄養摂取が長期にわたる場合や、急激に劇的な摂取不良が生じた時である。実際に、主要栄養素または微量栄養素の種類および量、体液の状態、身体活動さえも、不適正であれば健康状態や免疫力の低下を引き起こすおそれがある。

　栄養診断の確立と標準化された用語の使用は、特定の栄養問題に対して有効なケアを決定して推進する際に有用である。こうした問題は、個人、集団（糖尿病またはセリアック病の患者など）または地域（ミネラルが欠乏している土壌で作物を生産するような地域）において生じる可能性がある。このため、栄養ケアプロセスのステップ2は適切な診断が関与する。このステップには、現在の栄養摂取と栄養状態全般の妥当性に影響する要因の分析が含まれる。多くの場合に、各機関は栄養ケアプロセスで推奨する行動を記述したケアの基準や、国による実践ガイドラインを使用する。これらの基準は、提供されるケアの品質を評価する際の根拠としての役割を果たす。

　栄養ケアプロセスのステップ3には、計画と目標設定と、それに続いて、その問題の原因に見合った介入の選択が必要となる。たとえば栄養教育は、自らが実行しているグルテンフリー食の管理方法に関する知識をほとんど持っていない人にとって適切な介入となる。彼らを「総合

的な食事」に関して教育することは実行可能な方法であるが、その他の栄養診断についても同様に検討するべきである。ケアの調整は、個人が入手可能な料理の本、健康サービス、サポートグループを参照する際に役立つと思われる。食事構成の変更、経腸または経静脈栄養の準備、または詳細な栄養カウンセリングも必要となるだろう。

　栄養ケアプロセスの最後のステップは、各患者またはクライアントに特化したものであり、アセスメントによって特定された徴候と症状との関連が深い。この4つめのステップ（モニタリングと評価）は栄養診断、アセスメントの項目、ケアを受ける各患者の転帰に従って発展させていくものであるため、ここでは個別の章については触れない。

第11章

パメラ・チャーニー
(Pamela Charney, PhD, RD)
シルヴィア・エスコット-スタンプ
(Sylvia Escott-Stump, MA, RD, LDN)

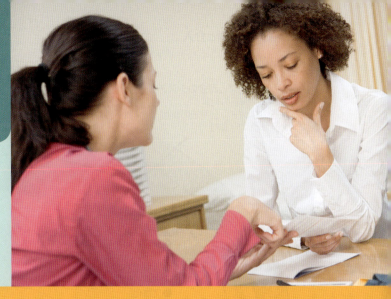

栄養診断と介入の概要

重要用語

アセスメント、診断、介入、モニタリング、評価(ADIME)方式 (assessment, diagnosis, interventions, monitoring, evaluation [ADIME] format)
事前指示(advance directives)
症例管理(case management)
メディケア・メディケイド・サービスセンター(CMS)(Centers for Medicare and Medicaid Services[CMS])
クリティカルパス(critical pathways)
退院計画(discharge planning)
疾病管理(disease management)
電子健康記録(electronic health record [EHR])
電子カルテ(electronic medical record [EMR])
根拠に基づくガイドライン(evidence-based guidelines [EBG])
医療保険の相互運用性と説明責任に関する法律(Health Insurance Portability and Accountability Act [HIPAA])
管理医療機関(managed-care organizations [MCO])
栄養ケアプロセス(nutrition care process [NCP])
栄養診断(nutrition diagnosis)
栄養処方(nutrition prescription)
緩和ケア(palliative care)
患者中心のメディカルホーム(patient-centered medical home [PCMH])
患者主体のケア(patient-focused care)
個人健康記録(personal health record [PHR])
優先医療給付機構(preferred-provider organization [PPO])
問題、病因、徴候と症状(PES)方式(problem, etiology, signs and symptoms [PES] statement)
プロセス改善(process improvement [PI])
保護されるべき健康情報(protected health information [PHI])
ルームサービス(room service)
警鐘的事象(sentinel events)
ケアの基準(standards of care)
専門業務遂行基準(Standards of Professional Performance [SOPP])
主観的情報、客観的情報、評価、計画(SOAP)方式(subjective, objective, assessment, plan [SOAP] note format)
合同委員会(The Joint Commission [TJC])
利用管理(utilization management)

　栄養ケアは栄養上のニーズを明らかにし、そのニーズを満たすケアを提供するために体系化された一連の活動である。総合的なサービスは、ケアの実施場所にかかわらず、望む結果を達成するために不可欠なさまざまな職種の医療従事者——医師、登録栄養士(RD)、看護師、薬剤師、理学療法士、作業療法士、ソーシャルワーカー、言語聴覚士、ケースマネージャー——が参加して行われる。多くの職種の人の協力によってケアは組織化され、ケアチームのメンバーと患者がすべての目標と優先事項をはっきりと認識するのに役立つ。チームカンファレンスは、公式であれ非公式であれ、すべての現場——診療所、病院、家庭、地域、長期ケア施設、栄養問題が生じる可能性のあるその他のどの場所でも——有用である。医療従事者が協調して活動を行うためには、そのケアプロセスを文書化するとともに、定期的な話し合いを実施して完全な栄養ケアを提示することが必要となる。

栄養ケアプロセス

　栄養ケアプロセス(nutrition care process [NCP])は、栄養ケアを提供する際の標準化されたプロセスとして、米国栄養士会(American Dietetic Association [ADA])によって確立され

253

栄養ケアのプロセスとモデル

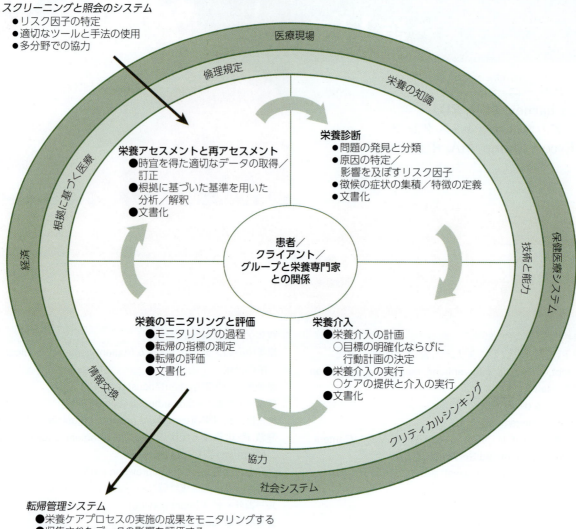

図11-1 栄養ケアプロセス（©2011 American Dietetic Associationの許可を得て転載。）

た。患者またはクライアントにとってはNCPが焦点の中心に据えており（図11-1）、RDによる批判的思考法と、多分野にわたる効果的な意思決定が有益である。NCPにはRDが完成させる4つの段階である(1)栄養アセスメント、(2)栄養診断、(3)栄養介入、(4)モニタリングと評価がある（American Dietetic Association [ADA], 2010）。

栄養スクリーニングとアセスメント

栄養スクリーニングは、栄養アセスメントを必要とする患者またはクライアントを見つけ出す手法である。ほとんどの医療施設では、施設に患者を受入れる際に、看護職員による多分野にわたる入院時スクリーニングプロセスを実施している。栄養スクリーニングを完成させるための効果的な方法の1つが、この入院時アセスメントにスクリーニングを取り入れることである。栄養リスクのスクリーニングは、迅速で、簡単に実施でき、精度を維持するための費用効果が高くなければならない。入院時のスクリーニングで「リスクあり」と判定された患者は、RDに紹介して栄養アセスメントを受けさせる必要がある。栄養スクリーニングに多く使用されている情報を表11-1にまとめている。

ADAのエビデンス分析ライブラリー（Evidence Analysis Library [EAL]）チームは、緊急ケアスクリーニングツールの系統的レビューを行ない、栄養失調スクリーニングツールの信頼性と有効性は満足できるものと認定した（ADA, 2010）。入院期間中には、一定の期間をおいて再スクリーニングを行う。入院患者では入院日数の長さと栄養状態の増悪との間に関連性が認められる場合もある。栄養スクリーニングを再度行う際には、施設への患者の平均入院期間を考慮に入れなくてはならない。懸念される領域を中心にしてスクリーニングを行う場合に、栄養アセスメントが必要となる（手法とツール

表 11-1

栄養リスクスクリーニング

責任を負う当事者	行為	文書化
受け入れを行う医療専門家	体重の状態を評価——入院前に患者の体重が意図せず減少したか。	入院時のスクリーニングで「はい」または「いいえ」にチェックする。
受け入れを行う医療専門家	胃腸症状の評価——過去2週間に患者に通常の摂食が困難になる消化管症状が表れていたか。	入院時のスクリーニングで「はい」または「いいえ」にチェックする。
受け入れを行う医療専門家	RDに照会する必要性の有無を決定する。	どちらかのスクリーニングの結果が「はい」の場合は、RDによる栄養アセスメントを紹介する。

RD：登録栄養士

については第4章を参照)。

栄養診断

収集可能なデータをすべて利用して栄養状態を評価した後に、**栄養診断**(問題またはニーズ)を実施して優先順位をつけ、診療記録に記入する。栄養診断を正確に選択する場合には、批判的判断と意思決定技術とを組み合わせ、アセスメントの各項目を批判的に評価する。栄養診断を受ける患者は、罹患率の上昇、入院期間の延長、感染性合併症のような栄養関連合併症のリスクが高い可能性がある。栄養が関係する合併症は入院に伴うコストを有意に増加させることから、栄養問題を早期に診断した後に、迅速に介入を行うことが必要である。

多くの施設は、栄養アセスメントと栄養診断の段階で収集した情報の交換を容易にするために、標準化した書式を使用している。栄養診断には、**問題、病因、徴候と症状**(signs and symptoms [PES])を簡易かつ明瞭に文書化することも含まれる。診療記録に栄養ケアを記載する際に使用する方法は、施設毎に決定される。個人で活動するRDも、提供するケアを記載するための系統的手法を考えなければならない。現在ADA(米国栄養士会)で使用されている栄養診断を参考情報11-1にまとめる。

参考情報 11-1

栄養診断とコードの例

摂取　　　　　　　　　　　　　　　　　　　　　　NI

「経口での食事または栄養サポートによるエネルギー、栄養素、液体、生物活性物質または摂取に関連する実際の問題」として定義される

カロリー・エネルギー・バランス(1)

「実際または推定上のエネルギー(kcal)の変化」として定義される

☐ 使用せず	NI-1.1
☐ エネルギー消費量の増加	NI-1.2
☐ 使用せず	NI-1.3
☐ エネルギー摂取不良	NI-1.4
☐ 摂取過剰	NI-1.5

経口または栄養サポートでの摂取(2)

「経口または栄養サポートによる食品および飲料の実際または推定上の摂取を患者の目標と比較したもの」として定義される

☐ 経口での食品または飲料の摂取不良	NI-2.1
☐ 経口での食品または飲料の摂取過剰	NI-2.2
☐ 経腸または経静脈栄養法による摂取不良	NI-2.3
☐ 経腸または経静脈栄養法による摂取過剰	NI-2.4
☐ 経腸または経静脈栄養による摂取不良(注意して使用)	NI-2.5

水分の摂取(3)

「実際または推定上の水分摂取量を患者の目標と比較したもの」として定義される

☐ 水分摂取不良	NI-3.1
☐ 水分摂取過剰	NI-3.2

続く

参考情報 11-1
栄養診断とコードの例——続き

摂取	NI

生物活性物質(4)

「1つまたは複数の機能性食品成分、原料、栄養補助食品、アルコールを含めて、実際に摂取、または摂取が観察された生物活性物質」として定義される

- ☐ 生物活性物質の摂取不良 　　　　　　　　　　　　　　　　　　　　　　　NI-4.1
- ☐ 生物活性物質の摂取過剰 　　　　　　　　　　　　　　　　　　　　　　　NI-4.2
- ☐ アルコールの摂取過剰 　　　　　　　　　　　　　　　　　　　　　　　　NI-4.3

栄養素(5)

「特定の栄養素グループまたは単一の栄養素の実際または推定上の摂取量を望ましい値と比較したもの」として定義される

- ☐ 栄養素必要量の増加(明記) 　　　　　　　　　　　　　　　　　　　　　NI-5.1
- ☐ 栄養障害 　　　　　　　　　　　　　　　　　　　　　　　　　　　　　NI-5.2
- ☐ タンパク質エネルギー摂取不良 　　　　　　　　　　　　　　　　　　　NI-5.3
- ☐ 栄養素必要量の減少(明記) 　　　　　　　　　　　　　　　　　　　　　NI-5.4
- ☐ 栄養素の不均衡 　　　　　　　　　　　　　　　　　　　　　　　　　　NI-5.5

脂肪およびコレステロール(51)

- ☐ 脂肪摂取不良 　　　　　　　　　　　　　　　　　　　　　　　　　　　NI-51.1
- ☐ 脂肪摂取過剰 　　　　　　　　　　　　　　　　　　　　　　　　　　　NI-51.2
- ☐ 食品からの不適当な脂肪摂取(明記)＿＿＿＿＿ 　　　　　　　　　　　　NI-51.3

タンパク質(52)

- ☐ タンパク質摂取不良 　　　　　　　　　　　　　　　　　　　　　　　　NI-52.1
- ☐ タンパク質摂取過剰 　　　　　　　　　　　　　　　　　　　　　　　　NI-52.2
- ☐ 不適正なアミノ酸摂取(明記)＿＿＿＿＿ 　　　　　　　　　　　　　　　NI-52.3

炭水化物および繊維の摂取(53)

- ☐ 炭水化物摂取不良 　　　　　　　　　　　　　　　　　　　　　　　　　NI-53.1
- ☐ 炭水化物摂取過剰 　　　　　　　　　　　　　　　　　　　　　　　　　NI-53.2
- ☐ 炭水化物の種類の不適正な摂取(明記)＿＿＿＿＿ 　　　　　　　　　　　NI-53.3
- ☐ 炭水化物の気まぐれな摂取 　　　　　　　　　　　　　　　　　　　　　NI-53.4
- ☐ 繊維摂取不良 　　　　　　　　　　　　　　　　　　　　　　　　　　　NI-53.5
- ☐ 繊維摂取過剰 　　　　　　　　　　　　　　　　　　　　　　　　　　　NI-53.6

ビタミン摂取(54)

- ☐ ビタミン摂取不足(明記)＿＿＿＿＿ 　　　　　　　　　　　　　　　　　NI-54.1
- ☐ ビタミン摂取過剰(明記)＿＿＿＿＿ 　　　　　　　　　　　　　　　　　NI-54.2
  - ☐ A　☐ C
  - ☐ チアミン　☐ D
  - ☐ リボフラビン　☐ E
  - ☐ ナイアシン　☐ K
  - ☐ 葉酸　☐ その他＿＿＿＿＿

ミネラル摂取(55)

- ☐ ミネラル摂取不足(明記) 　　　　　　　　　　　　　　　　　　　　　　NI-55.1
  - ☐ カルシウム　☐ 鉄
  - ☐ カリウム　☐ 亜鉛
  - ☐ その他＿＿＿＿＿
- ☐ ミネラル摂取過剰(明記) 　　　　　　　　　　　　　　　　　　　　　　NI-55.2
  - ☐ カルシウム　☐ 鉄
  - ☐ カリウム　☐ 亜鉛
  - その他＿＿＿＿＿

参考情報 11-1
栄養診断とコードの例──続き

臨床　　NC
「医学的または身体的状況との関連で特定された栄養上の所見または問題」として定義される

機能(1)
「望ましい栄養転帰を障害または阻害する身体的または力学的機能変化」として定義される
- ☐ 嚥下困難　　　　　　　　　　　　　　　　　　　　　　　　　　　　　　　　　　　　NC-1.1
- ☐ 咀嚼困難　　　　　　　　　　　　　　　　　　　　　　　　　　　　　　　　　　　　NC-1.2
- ☐ 母乳哺育困難　　　　　　　　　　　　　　　　　　　　　　　　　　　　　　　　　　NC-1.3
- ☐ 消化管機能の変化　　　　　　　　　　　　　　　　　　　　　　　　　　　　　　　　NC-1.4

生化学(2)
「薬物、手術、または臨床検査値の変化によって示される代謝能の変化」として定義される
- ☐ 栄養素の利用障害　　　　　　　　　　　　　　　　　　　　　　　　　　　　　　　　NC-2.1
- ☐ 栄養に関連する臨床検査値の変化　　　　　　　　　　　　　　　　　　　　　　　　　NC-2.2
- ☐ 食物と薬物の相互作用　　　　　　　　　　　　　　　　　　　　　　　　　　　　　　NC-2.3

体重(3)
「平常時体重または希望体重と比較した際の慢性的体重または変化した体重の状態」として定義される
- ☐ 体重不足　　　　　　　　　　　　　　　　　　　　　　　　　　　　　　　　　　　　NC-3.1
- ☐ 非自発的な体重減少　　　　　　　　　　　　　　　　　　　　　　　　　　　　　　　NC-3.2
- ☐ 過体重または肥満　　　　　　　　　　　　　　　　　　　　　　　　　　　　　　　　NC-3.3
- ☐ 非自発的な体重増加　　　　　　　　　　　　　　　　　　　　　　　　　　　　　　　NC-3.4

行動的 - 環境的　　　　　　　　　　　　　　　　　　　　　　　　　　　　　　　　　　　　NB
「知識、心構えまたは信条、物理的環境、食物供給と安全性との関連が明らかな栄養上の知見または問題」
　として定義される

知識と信条(1)
「観察または記載された実際の知識と信条」として定義される
- ☐ 食品栄養学に関連する知識の欠如　　　　　　　　　　　　　　　　　　　　　　　　　NB-1.1
- ☐ 食品、栄養関連のトピックスに関する有害な信条または心構え(注意して使用)　　　　　 NB-1.2
- ☐ 食生活またはライフスタイルの変化への準備ができていない　　　　　　　　　　　　　NB-1.3
- ☐ 自己モニタリングの欠如　　　　　　　　　　　　　　　　　　　　　　　　　　　　　NB-1.4
- ☐ 摂食パターンの乱れ　　　　　　　　　　　　　　　　　　　　　　　　　　　　　　　NB-1.5
- ☐ 栄養に関連する推奨事項への順守に劣る　　　　　　　　　　　　　　　　　　　　　　NB-1.6
- ☐ 不適当な食品選択　　　　　　　　　　　　　　　　　　　　　　　　　　　　　　　　NB-1.7

身体活動と機能(2)
「報告、観察、または記載された実際の身体活動、セルフケア、QOL(生活の質)の問題」として定義される
- ☐ 身体的不活発　　　　　　　　　　　　　　　　　　　　　　　　　　　　　　　　　　NB-2.1
- ☐ 運動過剰　　　　　　　　　　　　　　　　　　　　　　　　　　　　　　　　　　　　NB-2.2
- ☐ 自己ケアの不可または管理能力の欠如　　　　　　　　　　　　　　　　　　　　　　　NB-2.3
- ☐ 食品／食事の調理能力の障害　　　　　　　　　　　　　　　　　　　　　　　　　　　NB-2.4
- ☐ 栄養に関するQOLの低下　　　　　　　　　　　　　　　　　　　　　　　　　　　　　NB-2.5
- ☐ 自力摂食困難　　　　　　　　　　　　　　　　　　　　　　　　　　　　　　　　　　NB-2.6

食品の安全性と入手(3)
「食品の入手または食品安全性に関する実際の問題」として定義される
- ☐ 安全でない食品の摂取　　　　　　　　　　　　　　　　　　　　　　　　　　　　　　NB-3.1
- ☐ 食品の入手が困難　　　　　　　　　　　　　　　　　　　　　　　　　　　　　　　　NB-3.2

栄養介入

　栄養介入は、栄養の改善のために実施される介入である。この介入はRD（登録栄養士）が行うものであることから、その問題のアセスメントには、医学的な診断を行うよりもむしろ栄養が関連する原因に注目しなければならない。栄養介入は、計画と実施の2つの段階からなる。栄養介入の計画期には、RD、患者またはクライアント、必要に応じてその他の人々が協力し、介入の成功を示すものとなる目標と目的を定める。患者を中心に据えて目標と目的を設定した後に、介入を開始する。介入には、食物や栄養素を用いる治療、栄養教育、カウンセリングの他に、財源や食品供給源に関する情報を紹介するケアの調整も含まれる。ケアのプロセスは連続したものであることから、患者の状態の変化、新たなニーズの出現、または介入の失敗などによって当初の計画が変わる場合もある。

　介入は「何を、どこで、いつ、どのように」するかを明確に示すケアプランでなければならない（ADA, 2010）。たとえば「食品と飲料の経口摂取が不適正」な患者では、目標を1日のうち2食分について、1人前の量を増やすことと設定する。これは、食事の1人前の量を最初は5%増やし、徐々に25%まで増やすことで実施可能となるだろう。保健医療チームと患者は計画についての情報交換を行い、計画とその原理について確実に理解しなければならない。RDとの綿密な情報交換によって、計画を遂行できる可能性は増加する。参考症例として、JWという名の患者に適用されたNCP（栄養ケアプロセス）を参考情報11-2に紹介する。

栄養ケアのモニタリングと評価

　NCP（栄養ケアプロセス）の4つ目の段階は、栄養介入がもたらした影響のモニタリングと評価である。この段階では、RDが健康管理、教育、診察、給食、研究などの特定の現場に対して与える影響を明確にする。この段階でRDは、モニタリングの対象となる指標を最初に決定する。この指標は、アセスメントの過程で明らかにされた徴候や症状と同じものにするとよい。たとえば、アセスメントによってナトリウムの摂取過剰が明らかにされた場合には、フォローアップ期間中の特定の時期にナトリウム摂取を評価することが必要となる。

　医療現場における栄養ケアの目標は、患者またはクライアントの栄養ニーズを満たすことである。したがって、その介入をモニタリングし、目標に合致しているか否かを頻繁に評価しなければならない。そうすることで、達成できていない目標について検討し、ケアの評価と修正をタイミングよく確実に行うことができる。モニタリングと評価は、栄養実践に特有なものではない。モニタリングされた指標の評価は、医療現場やその焦点とするものの違いにかかわらず、栄養介入の有効性を立証するための客観的データとなる。目標が観察可能な行動を示す用語として記載されていれば、新たな行動はそれまでに観察されていた行動と比較することができるため、評価は比較的容易となる。

　参考症例での診療例を参考情報11-2に示す。ここでのモニタリングと評価には、この患者の推定エネルギー摂取量を含め、栄養摂取量を毎週審査することも含まれる。摂取が目標の1800kcal未満だった場合には、評価は以下の通りとなるであろう。「患者JWは自分で食事を作ることができないため、カロリー摂取量を1800kcalまで増加させることができなかった。」この時点でのケアプランには、「JWに宅配の食事を提供できる出先機関（ミールズ・オン・ホイールズ）への紹介」が含まれるかもしれない。この新たな介入は継続的にモニタリングと評価を受け、新たな目標が達成でされているかどうかの診断が下される。目標が達成されていない場合や新たなニーズが発生した場合には、再評価、新たな栄養診断および新規NCPの作成のプロセスが始まる。たとえばJWの事例では、入院中にはカロリー価の高い間食が提供されていた。しかしモニタリングの結果から、JWの通常の摂食パターンには間食が含まれておらず、実際には彼は間食を摂取していなかったことが明らかになった。評価の結果は、これらの間食は効果のない介入であることを示している。JWは食事にもう1品追加するという新規介入に同意する。この新規介入が彼の摂取を改善させるかどうかを確認するためには、さらにモニタリングと評価を行う必要があるだろう。

根拠に基づくガイドライン

　根拠に基づく実践とは、個々の患者のケアを決定する際に、現在での「最善の根拠」を使用することである。「最善の根拠」には、質の高い研究、文献の系統的レビュー、実践で下す決断を補強するメタアナリシス分析がある。根拠に基づくガイドライン（evidence-based guidelines [EBG]）を包括的に使用することにより、ケアの品質は向上する。これらのガイドラインにより、新たな疑問点を見出せる可能性もある。

　1990年代にADA（米国栄養士会）は栄養実践ガイドラインの作成に着手し、その使用が治療成績にどう影響を及ぼすかの評価を開始した。糖尿病管理は最初の評価項目の1つである（Franz et al., 2008）。これらの根拠に基づく栄養実践ガイドラインは、ツールキットとともに、疾病と症状に特化した推奨事項となる。医学的栄養療法（Medical nutrition therapy [MNT]）の根拠に基づくガイドラインは、特に糖尿病と腎前性腎不全に対する栄養ケアの提供において、栄養専門家の一助となる。メディケア・パートBの資格を持つ者が提供するMNTでは、EBGが適用され、手続きの書式がすべて適切に記入されてコード化されている場合には、払い戻しを受けることができる（White et al., 2008）。

　RDによる専門的実践を定義するために、ADAは食事療法学実践の枠組みの範囲、倫理規定、専門業務遂行基準（Standards of Professional Performance [SOPP]）を発表している。さまざまな集団に対する一般医、専門医および高度実践レベルでのケアの提供に必要な知識、技能、経験に対して特化された基準は、現在では多くの実践分野において完成されている。栄養療法によって得られる利点は、これらのガイ

第11章 | 栄養診断と介入の概要　259

> **参考情報 11-2**
> **患者JWに対する栄養ケアプロセスの適用**

JWは心臓バイパス術を受けるために入院した70歳の白人男性である。JWは独りで暮らしている。3ヵ月前に妻を失い、彼は過去6ヵ月にわたって食卓で食事を摂ったことがほとんどない。栄養リスクスクリーニングの結果、彼の体重が意図せずに減少しており、入院前の数週間にあまり食べていないことが明らかになったため、栄養アセスメントを受けるようRDに紹介された（栄養ケアプロセスのステップ1）。

アセスメント：カルテの検討と患者面接からは、次のデータが明らかになった。

臨床検査データと薬物

グルコースと電解質：正常範囲
アルブミン：3.8 g/dL
コレステロール/中性脂肪：正常範囲
薬物：プロプラノロール（Inderal）

身体計測データ

身長：178cm
体重：58.9kg（3ヵ月間に6.8kgの体重減少）

栄養面接所見

カロリー摂取：1200kcal/日（推奨量で示されるエネルギー必要量未満）
食事：一日を通じて不規則で、コーヒーを頻繁に飲む

病歴

高血圧、甲状腺機能障害、喘息、前立腺の手術歴

心理社会的データ

最近妻を亡くし、うつ病と妻を亡くしたことによる孤独感を示す

栄養診断：JWのカロリー摂取量は必要量に満たず、食べることにほとんど関心がない。RDが彼に対する栄養診断を下し、ケアの目標を立てた。

栄養診断（PES方式）：うつ病と3ヵ月に6.8kgの体重減によって証拠づけられる自発的でない体重減少は、経口からの食物と飲料摂取と関係があった。

介入：栄養診断を行うことにより、RDがこの問題の原因（この場合は食事を抜くこと）を改善するための栄養介入に焦点を絞ることが可能となる。最初のステップで目標を設定し、それに続いて短期および長期的な計画を作成する。教育の過程では、クライアントとRDは達成可能な目標を協同して設定しなければならない。目標は行動を示す用語で表現し、その用語の基準は、目標が達成された場合に患者が行うことができる言葉で述べるようにする。目標は教育レベルと、患者とその家族が利用可能な経済的および社会的資源を反映するものでなくてはならない。

短期的目標

JWは入院中に現在の体重を維持する。退院後には、目標とする目標とする66kgまで徐々に体重を増やし始める。

入院中、特に食欲が落ちている時には栄養価の高い食品を食事に使用する。

長期的目標

JWの食事を栄養価の高い食品を使用した適正なカロリーとタンパク質を含むものに代えることにより、これ以上の体重減少を予防し、最終的には体重を増加させる。

退院後は、JWは地域の高齢者センターで毎日昼食を摂るようにして、社会参加とカロリー摂取を増やすようにする。

モニタリングと評価：介入および栄養ケアの活動が目的または目標を達成しているか否かをモニタリングするためには、手段の選択が重要となる。モニタリング基準の評価は、転帰に関する情報をRDに提供するものであり、これは長期にわたって行われることとなる。最後に、文書化はすべての当事者間の情報交換を保証するプロセスの各段階において重要である。

JWに対しては、入院中には毎週の体重測定と栄養摂取分析を行い、自宅に戻った後は、高齢者センターまたはクリニックで2週間に1度の体重測定を行う。栄養状態が改善されない、つまり彼の体重の記録が目標を満たさないことが明らかになった場合には、JWを再評価して新たな目標を設定し、新たな介入計画を作成することが重要である。

PES：問題、病因、徴候と症状、RD：登録栄養士

ドラインが提供するエビデンスを使用する医師、保険会社、行政官またはその他の医療従事者に伝えられる。EBG（根拠に基づくガイドライン）には、主要な推奨事項、背景的事項と参考文献一覧表が含まれる。

全般的に、ADAのエビデンス分析ライブラリーは、栄養ケアを実施する上で生じる疑問に答えるために利用可能な最良のエビデンスとなっている。効果が認められないケアの実施から専門家と患者を守るためにも、このライブラリーの使用は必須である。これらのガイドラインは、RDのスタッフ向けのオリエンテーション、能力の実証、トレーニングとして、世界中のどこにおいても極めて大きな価値がある。

認可と調査

合同委員会（The Joint Commission [TJC]）（前身は医療施設認定合同委員会[Joint Commission on Accreditation of Healthcare Organizations]）には、専門家による評価の過程が含まれている。TJC調査チームは医療施設を調査し、規定された最低基準が順守されているか評価する。TJCは救急治療

患者の栄養スクリーニングを入院から24時間以内に完了させることを要求しているが、その方法は規定していない。

TJCは施設の重要な管理的、経営的、臨床的実績に焦点を合わせ、その機能を支援する。さらに、その組織内でこれらの機能の遂行における不断のプロセス改善（process improvement [PI]）にも着目している。基準は毎年改訂される病院用認可マニュアル（Accreditation Manual for Hospital）に記載されている。この文書は、(1) 患者を対象とする機能、(2) 組織を対象とする機能、(3) 各部署とその役割について解説できる機能的構造の3つの項によって構成される。この手法は機能性の高いもので、すべての部門と専門家は、該当する章に書かれている関連する問題に精通していなければならない。ほとんどの章には、栄養士が提供するケアに影響を及ぼす基準が含まれている。

「患者のケア」の項では、栄養ケアの基準だけでなく、薬物使用、リハビリテーション、麻酔、手術やその他の侵襲法、特別な治療に特異的に適用される基準が含まれる。栄養ケア基準の焦点は、多分野にわたるアプローチを利用して、時宜を得た効果的な方法で適正な栄養ケアを提供していくことにある。適正なケアには、患者の栄養必要量のスクリーニング、患者のニーズの評価と再評価、NCPの開発、食事のオーダーと情報交換、食事オーダーの準備と中止、プロセスのモニタリング、NCPの再評価と改善が必要である。NCPを行う施設は、誰が、いつ、どこで、どのようにしてそのプロセスを達成するかを決定することができる。しかし、TJCはこのプロセスの確立には栄養士の資格を持つ者が関与しなければならないと明示している。栄養ケアの実施計画は、栄養リスクのない患者に普通食事を提供する場合と同様に単純な場合もあれば、人工呼吸器装着者での経管栄養法の管理と同様に複雑な場合もあり、後者の場合には複数の学問分野との協力が必要となる。

認可の過程には、一般に数日間にわたる実地調査が含まれる。基準の順守状況は、面接、文書の審査（患者の診療記録を含む）、患者のケア現場その他への訪問によって確認する。これに加えて現在では追跡法が使用されており、この方法では、審査官は特定の患者のケア全体を通して追跡することで問題点を明らかにすることができる。RDは積極的に調査プロセスに関与する。TJCが設定した基準は、すべての健康管理分野において、患者に提供するケアの基準に大きな影響を与える役割を果たす。詳細はTJCのウェブサイトhttp://www.jointcommission.orgを参照されたい。

栄養士は、州または地域の保健局、社会福祉局、認可機関などの他の規制団体が行う調査にも関与する。警鐘的事象は想定外の事象であり、多くの場合歓迎されないものである（Ash, 2007）。これらの事象は防止されなければならないものである。万一それが実際に起きた場合には、その結果は診療記録として記載しなければならない。調査の対象にかかわらず、すべての規則とガイドラインを常に順守することが絶対必要であり、調査が予定されている時のみ順守すれば良いというものではない。

栄養ケア記録の文書化

提供されるMNTとその他の栄養ケアは、健康記録または診療記録として記録しなければならない。診療記録は法的文書であり、治療介入が記録されていない場合には、それが行われなかったとみなされる。文書化には次の利点がある。

- 問題点を明確にし、ケアを評価するための基準を設定する記録を提供することで、栄養ケアが妥当で、完全で、効果的なものとなることを保証する。
- 健康管理チーム全体に、栄養ケアの原理、それを提供する手段、計画を補強して成功に導くために各チームメンバーが果たさなければならない役割を理解させる。

診療記録は、健康管理チームのメンバー内での情報交換用ツールとしての役割を果たす。2014年以降は、医療施設は患者のケアの記録、臨床検査と各種試験結果の保存と管理、他の機関との情報交換、ならびに個人の健康に関係するすべての情報を保存するために電子健康記録（electronic health record [EHR]）を使用しなければならない。移行期間中には、紙面で記録を行っている機関は、一般に医師の指示、病歴と身体診察、臨床検査の結果、相談項目、施したケアの経過報告を記載した紙のカルテへの記入を続ける。施設の方針と方法によって診療記録の書式は異なるが、ほとんどの医療現場では、すべての専門家が診療記録としてケアの内容を記録する。RD（登録栄養士）は栄養ケアで得られたすべての知見を診療記録に簡潔に要約して記入しなくてはならない。

診療記録の記入

問題指向型診療記録（roblem-oriented medical record [POMR]）は、多くの施設で使用されている。POMRは患者の主要な問題を基にして作成される。診療記録への記入は多くの記載で行うことができる。最も一般的な方式の1つは、主観的情報、客観的情報、評価、計画（SOAP）方式（subjective, objective, assessment, plan [SOAP] format）での記入である（表11-2）。

アセスメント、診断、介入、モニタリング、評価方式（assessment, diagnosis, interventions, monitoring, evaluation [ADIME] format）は、NCPのステップを反映するものとして多くの栄養関係部門によって使用されている（参考情報11-3、表11-3）。代表的な栄養診断（PES）の記載項目を表11-4に示す。重要な要素は必ずしもその形式ではなく、文書化することである。栄養士が記入する項目はすべて、栄養状態と必要量の問題を扱うものでなくてはならない。記述は正確で簡潔に行い、医師やその他の保健医療チームのメンバーに重要な情報を伝え、その後の処置が可能となるようにする。紙のシステムでは、下記が病院現場の文書化における一般的なガイドラインである。

- 記入はすべて黒いペンで行うか、タイプする。
- 文書化は完全、明確、簡潔、客観的、明瞭および正確に行う。
- 記入には日付、時間、実施された処置を含まなくてはなら

表 11-2
SOAP方式のカルテによる評価

	顕著 2点	予想以上 1点	予想未満 0点	スコア
日時		記載あり	記載なし	
S（主観的情報） 現在の食事への許容度 体重減少または食欲低下の報告 咀嚼または嚥下障害 これまでに未報告の食物アレルギー 関連する食事歴の情報	関連する項目が記載されている。 医学的問題に対する患者の認識の概要を把握している。	関連情報の大半を正確に要約している。	欠けている関連要素が1つ以上ある。	
O（客観的情報） 食事オーダー✓患者、診断 身長、体重、DBW、%DBW✓UBW、%UBW 関連する臨床検査値✓ 食事に関連する薬物 推定栄養必要量（EERとタンパク質）	すべての必須事項が正確に記載されている。	必須事項が記載されている。項目の抜けまたは無関係なデータの記載が1つ以内。	関連する項目の省略または無関係データの記載が1つ以上。	
A（アセスメント） S + O = A 栄養状態が評価されている 記載されている現在の食事オーダーが妥当 臨床検査の異常値の解釈（栄養状態の評価に対して） 食事歴に対するコメント（該当する場合） 食事の忍容性に対するコメント（該当する場合） 示唆した変化の論理的裏付け（該当する場合）	SおよびOの記載項目を用いて行われた精緻なアセスメント。適正な結論が導かれている。	適正で有効なアセスメントだが、SとOに基づいて記載されてない。	容認できないアセスメントまたはアセスメントが行われていない。 栄養状態のアセスメントとして記録された病態の生理学的知見。	
P（計画） 診断（該当する場合） 量またはカロリーの摂取量を増やすよう要求 処方（該当する場合） 食生活変更への提案 サプリメント追加への提案 TF/TPNの記録 ビタミン補填剤用の記録 照会の提案 経過観察 将来のケアのためのプラン 経過観察プラン対栄養状態のモニタリング続行 TF/TPNに対する忍容性をモニタリング（該当する場合） POを奨励（該当する場合）	Ptの栄養状態を反映して文書化された適切な栄養ケア計画。	Ptの栄養状態を反映して文書化された曖昧な栄養ケア計画。 ケアプランに小さな誤り。 少なくとも1つの必須項目が欠損。	MDの指示が栄養ケアプランとして文書化されたもの。 必須項目が2つ以上欠如。 文書化されたケアプランが容認できないか、不適正。	
署名および資格		記載あり	記載なし	

DBW：希望体重、EER：推定エネルギー必要量、PO：経口、SOAP：主観的情報, 客観的情報, 評価, 計画、TF：経管栄養、TPN：完全静脈栄養、UBW：平常時体重

Sara Long, PhD, RDのご厚意による。

表 11-3

ADIME方式のカルテによる評価

	顕著 2点	予想以上 1点	予想未満 0点	点数
日付		記載あり	記載なし	
A（アセスメント） 体重減少または食欲低下の報告あり 咀嚼または嚥下の障害 これまでに未報告の食物アレルギー 関連する食事歴の情報 推定栄養必要量（EERおよびタンパク質） 食事オーダー✓患者、診断 身長、体重、DBW、%DBW✓、UBW、適切であれば%UBW 関連する臨床検査値✓食事に関連する薬物	関連する項目が記載されている。 医学的問題に対する患者の認識の概要を把握している。	関連情報のほとんどを正確に要約している。	関連する項目が1つ以上欠如、または無関係のデータが記載されている。	
D（栄養診断） 栄養ケアプロセスに標準化された用語を使用し、PES方式で記載されている。	正確で優先順位が付けられているPES方式の記録が必要。	項目の欠損が1つまで。	PES方式で記載されてないか、標準化された用語が使用されていない。言葉が使用されていない。 栄養診断として列記された医学診断。	
I（介入） 栄養診断の原因に注目。徴候と症状の影響を軽減させることに向けることができる。 計画：栄養診断を優先して実施し、患者と共に目標をたて、栄養診断を決定し、特別な栄養介入を指示する。 実施：実行期、ケアの計画の実施と情報交換、患者の反応を基にして保証されるように継続データ収集の継続と栄養介入の修正。	特化した適切な計画および文書化された栄養診断の改善。	計画または実施が行われていない。 曖昧な計画または介入の記録。	介入として記載されたMDの指示、または記載された不適当な計画または介入。	
M（モニタリング）およびE（評価） 目標が達成されている場合に、診断に認められる進歩を認定 栄養診断に妥当な患者の転帰を追跡 下記の1つ以上によるものと考えられる： 　栄養が関連する行動および環境における転帰 食品および栄養素摂取における転帰 栄養が関連する身体的徴候および症状における転帰 栄養が関連する診断中心の転帰	栄養診断および介入計画および目標に関連して文書化された適正。栄養ケアの転帰。定義された特定の指標（測定可能で、確立された基準と比較可能な）によって同定された栄養ケアの転帰。	項目の欠損が1つまで。	栄養診断、介入または計画／目標に関連しない栄養ケアの転帰。確立された基準では栄養ケアの転帰が測定または比較ができない。	
署名および資格		記載あり	記載なし	

Sara Long, PhD, RDのご厚意による。
ADIME：アセスメント、診断、介入、モニタリング、評価、DBW：望ましい体重、EER：推定エネルギー必要量、MD：医師、PES：問題、原因、徴候と症状、UBW：平常時体重

参考情報 11-3

ADIMEを用いたカルテの記入

栄養アセスメント

- 患者は腹痛で来院の66歳女性、身長：162cm、体重：56kg、IBW：52～58kg
- 臨床検査値は以下の通り：Na 134、カルシウム 8、総タンパク質 5.8、アルブミン 3
- EEN：1568～1680カロリー（28～30cal/kg）と56～73gのタンパク質（1～1.3g/kg）
- 現在の食事は低残渣で、患者は記録されている食事の25%を摂取。
- 教育を受けられるよう紹介する。

栄養診断

- これまで食品と栄養に関する情報に接してこなかったことによる知識の欠如で、このことはクライアントに低残渣食の必要性に対する予備的知識がないことからも明らかである。（NB-1.1）。

栄養介入

- 教育：患者に低残渣食について書面および口頭にて指導する。
- 目標：患者が食事制限を行いながら、1日のメニューを考えることができるようになる。
- 低残渣食に適切な食品の表から、カルシウムとタンパク質の摂取源となるものを患者が選択することができるようになる。
- 食事の調整について適切な疑問をして理解したことを、ptが言葉で表せるようになる。

モニタリングと評価

- 引き続いて患者に食事に関する質問を行った結果、これ以上の疑問は生じず、理解は良好。
- 評価：家での食事は問題なしと予測される。連絡用に名刺と電話番号を渡す。

J Wilson, MS, RD 1/2/11 @ 10:15 AM

EEN：早期経腸栄養法、IBW：理想体重、Na：ナトリウム

表 11-4

相談のタイプとPES方式での記入例

相談のタイプ	栄養診断の問題（P）	関連のある病因（E）	徴候と症状によって証拠づけられるもの（S）
体重減少	体重減少 エネルギー摂取不足 タンパク質／エネルギー摂取不足 経口での食品／飲料の摂取不足 意図しない体重減少	カロリー必要量に見合わないカロリー摂取量 タンパク質／カロリー摂取量＜身体必要量 カロリー摂取量＜カロリー消費量 カロリー必要量の増加	Y日間にX-kgの体重減少 体重がIBWの範囲より下 BMI＜19 経口摂取の減少（X%）、感染
	エネルギー摂取不足	摂取量＜計算上の身体必要量	経口摂取≦25% Y日間にX-kgの体重減少 体重＜IBWの範囲
	経口での食品／飲料の摂取不足	経口摂取＜推奨量／計算量	Y日間にX-kgの体重減少 経口摂取≦50% 低総タンパク質 低アルブミン ＿＿＿＿＿＿にステージXの褥瘡性潰瘍
	非自発的な体重減少	体重減少＞予期または希望量	30日間に＞5%の体重減少 90日間に7.5% 180日間に10%
	摂食パターンの乱れ	食品、食事、体重管理に対する姿勢	1日にY食の摂食を拒否 Y日間にX-kgの体重減少
	自力摂食困難	食べ物を口に運べない	Y日間にX-kgの体重減少 急速な体重減少 パーキンソン病または多発性硬化症の進行期 手の過度な振戦

BMI：体格指数、BUN：血液尿素窒素、CO_2：二酸化炭素、CRP：C反応性タンパク質、Hct：ヘマトクリット、Hb：ヘモグロビン、IBW：理想体重、K^+：カリウム、LDL：低比重リポタンパク、Na^+：ナトリウム、PES：問題、病因、徴候と症状、PO：経口、RBC：赤血球数、RMR：安全時代謝率、TG：トリグリセリド

続く

表 11-4

相談のタイプとPES方式での記入例——続き

相談のタイプ	栄養診断の問題(P)	関連のある病因(E)	徴候と症状によって証拠づけられるもの(S)
経口摂取不良および体重減少を伴う褥瘡性潰瘍	タンパク質／エネルギーの摂取不足 経口での食品／飲料の摂取不足	タンパク質／カロリー摂取量＜計算上の必要量 タンパク質／カロリー摂取量＜タンパク質／カロリー必要量 消費量／タンパク質必要量の増加	Y日間にX-kgの体重減少 IBWの範囲に満たない体重 BMI＜19 ＿＿＿＿にステージXの褥瘡性潰瘍 報告量のX%の摂取
褥瘡性潰瘍－食欲良好	タンパク質の摂取不足	タンパク質必要量の増加 経口摂取量が必要量を満たさない	＿＿＿＿にステージXの褥瘡性潰瘍
褥瘡性潰瘍	栄養必要量の増加	エネルギーとタンパク質の需要増加	皮膚の完全性喪失 ＿＿＿＿にステージXの褥瘡性潰瘍
	タンパク質消費量の増加 低アルブミン	タンパク質の摂取必要量の増加	低総タンパク質 ＿＿＿＿にステージXの褥瘡性潰瘍
過体重／肥満	経口での食品／飲料摂取過剰 エネルギー摂取過剰 過体重／肥満	カロリー摂取量＞カロリー消費量	体重＞IBWの範囲 Yヵ月間にX-kgの体重増加 高BMI 運動性の低下
	エネルギー摂取過剰	カロリー摂取量が計算上の必要量を超過	Y日間にX-kgの急速な体重増加 過体重 肥満 病的肥満
体重増加	エネルギー摂取過剰 非自発的な体重増加	カロリー摂取量＞カロリー消費量 水分摂取量の増加	Yヵ月間にXkgの体重増加 Y日間にXkgの体重増加
	非自発的な体重増加	体重増加＞予想または希望量	30日間に＞5%の体重増加 90日間に7.5% 180日間に10%
	身体活動不足	カロリー摂取量＞カロリー消費量	Yヵ月間にX-kgの体重増加 身体活動を拒否して寝たきり Y日間にX-kgの緩やかな体重増加 理学療法を拒否
低Hb／Hct	ミネラル摂取不足(鉄)	必要量増加 鉄の摂取量が必要量未満 食品等からの鉄の摂取量が必要量未満	低Hb 低Hct 低RBC 貧血
低アルブミン、Hb／Hct	経口での食品／飲料の摂取不足 栄養素必要量の増加(タンパク質、鉄)	摂取量が必要量を満たさない 急性期タンパク質の栄養必要量の増加	低アルブミン 低Hb／Hct 低RBC ストレス、外傷、炎症、創傷治癒

BMI：体格指数、BUN：血液尿素窒素、CO_2：二酸化炭素、CRP：C反応性タンパク質、Hct：ヘマトクリット、Hb：ヘモグロビン、IBW：理想体重、K^+：カリウム、LDL：低比重リポタンパク、Na^+：ナトリウム、PES：問題、病因、徴候と症状、PO：経口、RBC：赤血球数、RMR：安全時代謝率、TG：トリグリセリド

表 11-4

相談のタイプとPES方式での記入例──続き

相談のタイプ	栄養診断の問題(P)	関連のある病因(E)	徴候と症状によって証拠づけられるもの(S)
臨床検査値の異常	栄養関連の臨床検査値の変化	代謝副産物排出能の変化 特定栄養素の代謝、吸収、排泄能の変化	低アルブミン 低アルブミン(浮腫) 低アルブミン(高CRP)
	栄養関連の臨床検査値の変化	代謝副産物排出能の変化	高BUN、クレアチニン 高重量オスモル濃度 高コレステロール、TG、LDL 高CO_2 高血糖
	栄養使用量の異常	特定栄養素の吸収、代謝、排泄能の変化	高血糖 Y日間にX-kgの体重減少 低アルブミン 低総タンパク質 低鉄
糖尿病	炭水化物摂取過剰 炭水化物摂取不足	摂取量＞必要量 摂取量＜必要量	高血糖 低血糖
	不規則な炭水化物摂取	炭水化物の摂取パターンが1日を通して不適切	血糖コントロールなし 甘い食べ物を絶つ必要性あり
経管栄養法	経腸／非経口栄養法による摂取不足 経腸／非経口栄養法による摂取過剰 水分摂取不足 水分摂取過剰	摂取量＜カロリー必要量 食事と経管栄養が必要量を満たさない 摂取量＞カロリー必要量 食事と経管栄養が必要量を超過 摂取量＜計算上の必要量 摂取量＞計算上の必要量	Y日間にX-kgの体重減少 Y日間にX-kgの体重増加 高BUN、カルシウム、浸透圧 低カルシウム、浸透圧
	経腸栄養法での摂取不足	身体の必要量よりも低いカロリーと栄養摂取量	遅い注入速度 Y日間にX-kgの体重減少
脱水症	水分摂取量不足	水分摂取量＜身体必要量	高BUN 計算される重量オスモル濃度の上昇 高BUN／クレアチニン比 高Na^+/K^+
浮腫／過剰輸液	非自発的な体重増加 経口での食品／飲料の過剰摂取 水分の摂取過剰	水分摂取量＞必要量 水分摂取量＞身体の水分排泄能	Y日間にX-kgの体重増加 低Na^+ 低Hb／Hct 高BUN(うっ血性心不全[CHF]において)
嚥下困難	経口での食品／飲料摂取不足	口腔から胃までの食品／水分の移動障害 通常の軟度の食品／水分の摂取不可 摂取＜計算上の必要量	食事中の喉の詰まり、咳、ゴボゴボという音 刻み食の必要性
胃食道逆流症(GERD)	消化管機能の変化	特定食品への不耐性	逆流、食事中の消化管鋭痛

BMI：体格指数、BUN：血液尿素窒素、CO_2：二酸化炭素、CRP：C反応性タンパク質、Hct：ヘマトクリット、Hb：ヘモグロビン、IBW：理想体重、K^+：カリウム、LDL：低比重リポタンパク、Na^+：ナトリウム、PES：問題、病因、徴候と症状、PO：経口、RBC：赤血球数、RMR：安全時代謝率、TG：トリグリセリド

続く

表 11-4
相談のタイプと PES 方式での記入例──続き

相談のタイプ	栄養診断の問題(P)	関連のある病因(E)	徴候と症状によって証拠づけられるもの(S)
便秘	繊維摂取不足	繊維含有食品／物質の摂取不足	便秘
バソプレシン分泌過剰症(SIADH)	水分摂取過剰	摂取＞過剰体液の排泄能	低Na$^+$
薬物(例：サケカルシトニン[Miacalcin]スプレー)	ミネラル摂取不良(カルシウム)	カルシウム摂取不足	カルシウムの補給なしにサケカルシトニンスプレーを使用 高カルシウム食品の経口摂取不足
ホスピス	エネルギー必要量の増加 エネルギー必要量の減少	RMR＞計算上の必要量	がん 頭部外傷
終末期	エネルギー必要量の増加	RMRの増加	疾患過程の末期 体重減少が予期される
経済的制約	食品入手に制約	食品入手が困難	ホームレス者 Y日間にX-kgの体重減少 栄養障害 無収入／無職

BMI：体格指数、BUN：血液尿素窒素、CO_2：二酸化炭素、CRP：C反応性タンパク質、Hct：ヘマトクリット、Hb：ヘモグロビン、IBW：理想体重、K^+：カリウム、LDL：低比重リポタンパク、Na^+：ナトリウム、PES：問題、病因、徴候と症状、PO：経口、RBC：赤血球数、RMR：安全時代謝率、TG：トリグリセリド

ない。すべてのページに患者の氏名と病院の番号を記入する。
- 記入は時系列に沿ったものとし、連続していなければない。
- 文頭は大文字とし、文末にはピリオドを付ける。完全な文である必要はないが、文法とスペリングは正確でなくてはならない。
- 記入はすべて一貫していて矛盾があってはならない。
- 記入した文章の終わりには署名し、資格も書き添える(例：J. Wilson, RD)。他人に代わって診療記録に記入または署名してはならない。
- 他の人の専門性に対する批判や疑問を呈する私見やコメントを記入してはならない。
- 記入は実際の処置または診察と同時に行わなければならない。
- 後日記入する場合は、記入するべきであった実際の日付と時間を含め、後からの記入であることを明記しなくてはならない。元の記入事項の実証、日付の記入、参照事項の追加以外は、後から追記してはならない。
- 紙の診療記録への記入は、常に読みやすい文字で記入しなければならない。誤記を訂正する際には、一本線で消し、イニシャルを記入する。修正液、訂正リボン、粘着シールまたは濃いマーカーを使用してはならない。原本を取り除いてコピーを使用してはならない。
- 情報が間違って抜けてしまった場合、最初に記入した項目の横に「追加事項を参照」と記入し、日付とイニシャルを書き加える。追加事項を日付と時間とともに診療記録に記入し、それが元の記録への追加事項であることを明記する。

電子カルテと栄養インフォマティクス

1990年代の初めまでは、科学技術の進歩は臨床医の治療のニーズを満たすものではなかった。その後、メモリ空間のコストが減少し、ハードウェアの携行性がさらに高まり、システム科学が十分発達した結果、EHRは保健医療における恒久的な設備となった。標準的な手法を変更させるための原動力となるのは、複数の医学研究所が保健医療の品質と安全性を向上させるツールとして技術を使用することを推奨するとともに、予防可能な医療過誤が高い頻度で生じていることを明らかにすることである。保健医療の中で使用される臨床情報システムは、複数の用語があり、電子カルテ(electronic medical record [EMR])、EHR、個人健康記録(personal health record [PHR])を互換的に用いる人もいるが、それぞれには重要な相違がある。電子健康記録(EHR)は、個人の健康情報がすべて含まれる情報システムを表す。使用される可能性のあるもう1つの用語に電子カルテ(EMR)があるが、この用語は一般的に健康管理組織が患者のケアについて記録する際に使用される臨床情報システムを表す。EHRとEMRは、いずれも医療従事者によって管理される。これに対して個人健康記録(PHR)は、消費者が健康情報を管理する際に使用するシステムである。PHRはインターネットを利用するものと利用しな

いものがあり、施設のEMRと統合されているものもある。

EHRには患者のケアを決定する際に臨床医を支援する臨床意思決定支援、電子投薬記録、警告システムなどのツールと共に、紙の文書化システムに用いられているすべての情報が含まれている。2014年までにすべての医療従事者がEHRを使用し、患者のケアに関連する情報を入力、保存、検索、管理するようになるだろう。栄養士が紙からEHRにスムーズに移行できるようになるためには、少なくとも技術と健康情報管理の基本を理解しておかなければならない。こうした移行には、患者の入院時の栄養スクリーニングの作成、文書化、情報の共有、意思決定支援ツール、オーダーの記入も含まれるだろう。カスタマイズの可否は、システムの提供元との契約によって異なる。栄養サービスを管理するRD（登録栄養士）は、採用する可能性のある提供元への提案を要するための情報交換に先立ち、最初にEHRシステムの決定過程の初期段階から関与しなくてはならない。

紙版と電子版の双方とも、診療記録とそれに含まれる情報は、患者のケアに関する他者との情報交換、品質の評価と改善、ならびに法的文書として非常に重要なパイプ役を果たす。RDが行う文書化には、NCP（栄養ケアプロセス）に関連する情報が含まれる。文書化は施設の方針に従って簡潔かつ簡明に行い、記録の閲覧を許可される人に求める行動について正確に記述しておかねばならない。ADIME形式を使用した場合に、コンピューター化された診療録がどのようになるかを図11-2に示す。

米国政府の要件では、ケア提供者のシステムは「相互運用可能」であるべき、つまり提供者と施設との間で安全かつ確実に情報交換可能であるべきだとしている。この概念は一見容易であるように思えるが、相互運用性に関する問題の克服は非常に困難で、費用もかかる。紙版から電子版への移行は、周到な計画、トレーニング、支援によって促進される。現在活動中のRDにはほとんどその技術の経験がない。そのため、技術を適切に適応して使用することによって実現される業務上の進歩を完全には理解できないおそれがある。仕事の現場で現在の仕事の流れを中断する変更には、抵抗感を覚えるかもしれない。変更は決して容易ではない(Schifalacqua, 2009)。

臨床システムを提供する業者は、移行は容易であり、導入後すぐに時間の節約になることが分かると管理者を説得するかもしれない。実際には多くの場合はそうとはならず、医師の不満は高まり、高額なツールが適切に使用されないという事態を引き起こす（Demiris, 2007）。RDが保健医療へのEHRの導入に関与する際には、抵抗に遭う可能性、つまり「扱う人の問題」について認識し、関与するすべての人を必ず適切に練習させなければならない。

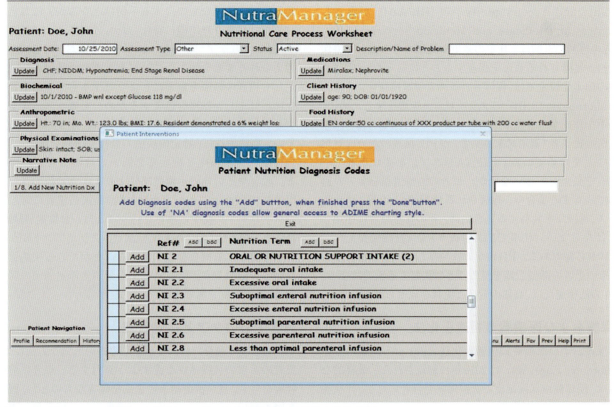

図11-2 コンピューターのドロップダウン・ボックスを使用した電子カルテの例
(NUTRA-MANAGERの所有者Maggie Gilligan, RDのご厚意による, 2010。)

栄養と保健医療に及ぼす影響

保健医療を取り巻く環境は、この10年間にケアの提供と払い戻しに関して大きく変化した。政府の影響、費用抑制の問題、人口統計の変化、患者から「消費者」への立場の変化は、保健医療の舞台に影響を与えた。米国は現在他のどの国よりも保健医療に多くの費用を費やしているが、保健医療の転帰は他の先進国と比べてはるかに遅れている。米国で医療費が飛躍的に増加したことで、米国内で保健医療をどう提供し、どう費用を負担するかの改革を行うための大きな原動力となっている（Ross, 2009）。

米国のための適正な医療費負担：調整法案

すべての米国人は、2010年3月に法制化された医療制度改革の最終一括法の下で、適正な医療費負担で質の良い医療を受けることができるようになるだろう。この法律は、保険産業から米国人を保護し、無保険の零細企業に対して適正な医療費負担で保健医療を受ける機会を与え、3200万人の無保険の米国人をカバーし、赤字額を次の10年間で1430億ドル抑制しようとするものである。

守秘義務ならびに医療保険の携行性と責任に関する法律

個人情報のプライバシーとセキュリティは、すべての医療現場における懸念事項である。1996年の議会で、医療保険の相互運用性と説明責任に関する法律（Health Insurance Portability and Accountability Act [HIPAA]）が成立した（Centers for Medicare and Medicaid Services, 2010）。HIPAAの当初の目的は、仕事の変更や失職の場合にも医療保険の資格が維持されることを保証することにあった。HIPAAの行政の簡素化規定では、保護されるべき健康情報（protected health information [PHI]）のプライバシーを維持するために、国が基準を作成する必要があるとしている。HIPAAは、医療施設と医療提供者（適用対象事業者）がPHI保護のために対策を取ることを求めている。HIPAAはケアに必要な患者データの共有を禁止してはいないが、患者の医療情報をケアの過程以外で共有する場合や、保護される情報（例：住所、メールアドレス、収入）を共有する場合には、その旨を患者に通知しなければならない。仕事でPHIを扱うRD（登録栄養士）には、常識が必要である。RDがケアに関与していない患者であれば、その患者の診療記録を見ることは決して適正ではない。HIPAAの法律違反は、高額の罰金と免職を課せられる。

患者保護および医療費負担適正化法

患者保護および医療費負担適正化法（Patient Protection and Affordable Care Act）は2010年に制定された。最終的な法律では、団体健康保険制度と医療保険発行者に対し、非扶養下にある26歳未満の青少年をカバーするよう求めている。

支払システム

ここ10年間の保健医療提供に対する最も大きな影響の1つは、提供されるサービスに対する支払方法の変化であった。一般的な払い戻し方法には、実費分の払い戻し、交渉入札、診断群分類（diagnostic-related groups [DRG]）がある。DRGのシステムでは、施設は患者の入院に対して、一次診断、二次診断（共存症の状態）、外科的処置（必要に応じて）、患者の年齢と性別を基に支払いを受け取る。約500種類のDRGが医学診断と外科治療の全範囲をカバーしている。優先医療給付機構（Preferred-provider organizations [PPO]）および管理医療機関（managed-care organizations [MCO]）も、保健医療を変えた。MCOは毎月の保険料の支払いと引き換えに、提供者が契約したネットワークを介して資金とケアを提供するもので、診療ごとに払い戻しを受けるシステムから、健康管理機関と医師が財政上のリスクを負うシステムへと変更した。新たな法律制定では、払い戻しの方法はさらに変更されると考えられる。

品質管理

一貫して高い品質を保って効果的なケアを提供しつつ、その医療費を抑制するためには、実践のためのガイドラインやケアの基準が用いられる。これらの推奨事項は、特定の診断を受けた患者や医学的問題を有する患者に対して、適正なケアを決定する際の指針としての役割を果たす。さらに、医療制度において医療提供者とクライアントの双方に対して一貫性と品質を確実なものにする手助けとなるが、これ自体は施設または健康管理組織に特化したものである。クリティカルパス、つまりケアマップは、患者のケアにおいて必ず起こると考えられる要素を明らかにし、それぞれの活動の時間枠を決定して患者の転帰を最善にしようとするものである。この場合に、好ましい転帰を達成するために必要なステップを明示するアルゴリズムまたはフローチャートが使用されることが多い。疾病管理は、特定の疾患の進行や増悪を防止し、症状と合併症の発生頻度と重症度を低下させることを目指している。教育やその他の治療戦略により、疾病治療の受容を最大限にまで高めることができる。1型糖尿病患者に対し、血糖コントロールに関する教育を行うことは、合併症（腎障害、神経障害、網膜症）の発症頻度低減と、クライアントがケア提供者を必要とする機会を減少させることができる疾病管理治療戦略の一例だろう。低血糖による緊急処置室訪問の回数抑制は、目標となる一例である。

患者中心のケアと症例管理

症例管理の過程では、費用効果の高い有効な方法によって、患者のケアの目標達成を促すよう努力する。患者に前向きな経験を与え、良い治療結果の達成を確実なものとし、医療資源を賢く利用することは、ケアの提供において必須な構成要素である。症例管理には、アセスメント、評価、計画、実行、調整、

ケアのモニタリングがあり、特に慢性疾患の患者または高リスクにある患者に対して重要となる。分野によっては、栄養士が多彩な技法を披露してケースマネージャーとしての役割を果たすことも可能である。利用管理は、不必要な検査、手技、サービスを排除または抑制することにより、資金が効率的に運用されるよう務めるシステムである。ここでは一般にマネージャーが患者のグループに割り当てられ、あらかじめ設定された基準に対して確実に遵守する責任を負う。

患者中心のメディカルホーム（patient-centered medical home [PCMH]）は、患者とそのかかりつけの医師の関係に着目する新たなケアの形式である。かかりつけ医は患者のための保健医療のすべての面に対する責任を負い、必要に応じて他のケア提供者の協力を仰いで情報交換をするよう行動する。看護師、健康教育実施者、関連する保健専門家などのケア提供者は、予防や治療の際に患者やかかりつけ医から指名される場合もある。専門的なケアが必要な場合、かかりつけ医は、ケアを一体化し、ケアを施す部署間における移行が問題なく確実に進むよう責任を負う（Backer, 2007; Ornstein 2008）。RD（登録栄養士）はメディカルホームの治療プランの一部を担うものであると考えるべきである。

モデルに関係なく、医療施設は患者のケアを慎重に管理しなくてはならない。栄養スクリーニングは栄養面で問題のある患者を見出す上で非常に重要な役割を果たすことができる。これらの要因を早期に発見することで、時宜を得た介入が可能となり、栄養障害の際に頻繁に発症して入院を長期化させ、コストを増大させる原因となり得る疾患の予防に役立つ。メディケア・メディケイド・サービスセンター（Centers for Medicare and Medicaid Services [CMS]）は、心不全などのいくつかの疾患に対し、患者が前回の入院後30日以内に急性期ケアで再度入院した場合には、追加の払い戻しは行わないとしている。多くの人がこの規則を懲罰的なものと考えているが、この規則は患者教育を含めた栄養サービスが、再入院の減少によっていかに費用を節約できるか実証する機会をRDに与えるものである。

その他にも、最近の改正では「決して起こってはならない事象（never events）」が組み入れられている。決して起こってはならない事象は、安全で質の高い患者主体のケアを提供する施設の中では決して起こらない事象である。RDは褥瘡の発生または増悪ならびに中心静脈ラインの感染症が「決して起こってはない事象」となる可能性があることに留意しなければならない。

職員配置と栄養コード化

職員の配置も、栄養ケアの成功に影響を及ぼす。臨床栄養士は各医療機関が採用するモデルに従って中心的に配置される（中核となる栄養部門に全員が所属）か、分散して配置される（栄養士は患者にケアを提供する部署またはサービスの一部）こととなる。ほとんどのモデルでは、給食、会計、人事などの部門は現在も集中化されているが、これは、これらの部門が

> ### ◎ 注目情報
> ## 栄養に関する標準用語とコード化
>
> ICDコードは、1800年代後半に医療上での死亡率をモニターして追跡するための機序として開発された。ICDコードシステムはこれまでに数回改訂されて更新されており、ほとんどの国によって使用される。診療記録部門は医療記録を審査し、悪化因子（「共存疾患」）と同様に医学診断に対してコードを割り付けて払い戻し率を決定する。一般に肺疾患、消化管疾患、内分泌疾患、精神疾患、がんは共存疾患の要因となる栄養障害*を引き起こす可能性がある。したがって、組織化された栄養ケアと栄養障害のコード化は、患者向けのサービスにおける重要な要素となる。
>
> 栄養コードとADAが確立した根拠に基づく指針の使用により、クライアントの転帰と払い戻しは改善されるだろう。ホワイトらによる調査（2008）では、自営のRDは個人または業者から払い戻される場合が多く、医療機関で働くRDはメディケアから払い戻されることの方が多いことが明らかになった。RDは自らの栄養実践の営業面と臨床面の双方について知り、その双方に責任を負わなければならない（White et al., 2008）。コード化と払い戻しの問題を評価し、更新する医療委員会では、ADAの数人のメンバーが活動している。
>
> 正しいコードの使用と、それに続く支払者の保険給付金支払い方針と手続きは不可欠である。たとえば、医療機関のIDであるNPIは、給付に必要な10桁の数である。
>
> 登録栄養士がNPIに申請する際には、NPPESのウェブサイトhttps://nppes.cms.hhs.gov/NPPES/Welcome.doでオンライン申請が可能である。
>
> ADA：米国栄養士会（American Dietetic Association）
> ICD：国際疾病分類（International Classification of Disease）
> NPI：医療機関認識番号（National Provider Identifier）
> NPPES：米国プランおよび医療提供者列挙システム（National Plan and Provider Enumeration System）
> RD：登録栄養士
> *栄養ケアプロセスで判明した栄養不良は、コード261は「明確な栄養障害」となる。

責任を担う機能のいくつかは患者のケアとは直接関係ないからである。患者のケアのデザインを変更する場合には、栄養士が必ずその計画に関与しなくてはならない。栄養士は、その勤務場所にかかわらずNCP（栄養ケアプロセス）を実施し、その仕事に標準化された用語を使用し、それらのサービスを正確にコード化する必要がある（*注目情報*「栄養に関する標準用語とコード化」を参照）。

栄養介入

RDは、個別化された信頼度の高い食物と栄養サービスを確実に提供することができる唯一の有資格者である。熟練したRDは自分のクライアントに情報を伝え、教育し、激励するこ

とが可能となる。この指導は健康を増進させるだけでなく、時には人生を変えるものとなる。この仕事は市場原理に左右されない科学的根拠のある情報とともに、実践に必要な厳密なガイドラインを提示する仕事である。RDの資格を維持するためには、5年毎に卒後教育と厳しい能力審査を受けなければならない。さらに、莫大な数のポジションペーパーと学術論文から、栄養素を正しく摂取するための「食生活全体のアプローチ」を裏付ける最新情報を常に入手しなければならない。

一般食または調整食を評価するには、それぞれの食品に含まれる栄養素に関する詳しい知識が必要となる。特に、食生活を適正にするための高栄養価食品についての認識は不可欠である。さらに、バランス感覚と判断力が求められる。ビタミンとミネラルの摂取が少ない患者の場合は、必要量を満たすためにサプリメントの摂取が時には必要となる。第3章および付録46〜58に、特定のミネラルとビタミンに関する詳細情報ならびにそれを含む食品をまとめている。

介入：食事と栄養素の供給

栄養処方は各患者における疾患の過程と疾患管理目標を基に、摂取する栄養素の種類、量、頻度を栄養の量を指定するものである。この処方では、摂取されるカロリーの値や、その他の摂取制限について指定する。さらに、炭水化物、タンパク質、脂肪、アルコール、繊維、水、特定のビタミンまたはミネラルならびにファイトケミカル（植物由来機能性物質）のような生物活性物質などのさまざまな食事成分の摂取についても、制限または増加させる場合もある（第3章を参照）。RDは栄養問題に関する診断に従って栄養処方を書く。

食事指示は栄養処方とは異なることに注意する。ほとんどの州では、資格を持ち自立した医療従事者だけが患者の医療記録に食事の指示を記入することができる。一般に医師、医師助手、高度実践看護師は、有資格で自立した医療提供者であると考えられる。施設によっては、RDに食事指示を書く権利が与えられてきた。食事指示を行う能力のあるRDであれば、患者のケアのすべての面で全面的に責任を負う医療提供者と共に、ケアについての情報交換と調整から除外されることがないことをよく覚えておかねばならない。

治療食または調整食は、個々の患者の消化吸収能、疾患過程の改善または進行予防、心理社会的要因のような患者のニーズに応えられるように調整してきた一般的で適正な食事を基にしたものである。一般に、治療食は可能な限りその患者の普通食から変えるべきでない。個人の摂食パターンと食品の嗜好は、社会経済的な状態および宗教的実践、どこで食事を摂るか、誰が食事を用意するかという環境因要因とともに、認識しておく必要がある（第12章の「食事計画の文化的面」を参照）。

栄養価の高い適正な食事のプランは、多くの方法によって作成できる。このような食事の基礎となるものの1つがマイプレート・フードガイド・システムである（図12-1を参照）。これは基本的なプランである。表にある食品を追加または多く摂取することにより、各自に必要な栄養素とエネルギーの摂取量を増やすことができる。『アメリカ人のための食生活指針（Dietary Guidelines for Americans）』も食事計画に使用され、健康の増進に役立つ。食事摂取基準（DRI）と特定栄養素の推奨量は健常な人を対象として設定されたものであるが、治療食の妥当性を評価する根拠としても利用される。特定の人の遺伝的体質、疾病状態または障害に特化した栄養必要量は、食事計画を立てる際にも常に気に留めておかねばならない。

正常食の調整

治療による食事調整は、正常な栄養状態を基にして行われる。食事の目的は、処方される食事の種類にかかわらず、身体に必要な栄養素を摂取可能な方法で供給することである。食事の調整は以下のいずれかの方法によって行われる。

- 食品の軟度の変更（流動食、ピューレ食、低繊維食、高繊維食）
- 食事のエネルギー量の増減（減量食、高カロリー食）
- 摂取する食品または栄養素の種類の増減（ナトリウム制限食、乳糖制限食、高繊維食、高カリウム食）
- 特定の食品の排除（アレルギー食、グルテンフリー食）
- タンパク質、脂肪、炭水化物の量、比またはバランスの調整（糖尿病食、ケトン食、腎臓病食、コレステロール低下食）
- 食事の回数と頻度の再検討（糖尿病、胃切除後食）
- 栄養素補給経路の変更（経腸または経静脈栄養法）

入院患者のために食事調整

食物は栄養ケアの中で重要な役割を果たす。有病時と術後回復期には、患者の嗜好を尊重するようにしなければならない。様々な患者に受け入れられる食事を計画するには、メニュー作成にあたって想像力と創意工夫が不可欠である。メニューの作成には、治療食についての正しい知識とともに、色、食感、組合せ、温度に対する注意も必要である。しかし、患者にとっては、おいしさと魅力的な盛り付け片が非常に重要となる。可能であれば、患者がメニューを選択することが食べてもらうための最善の手段となる。自分で食品を選択できることは、制限の多い環境で患者に選択肢を与えることとなる。

病院は、その施設の基準となる食事マニュアルを採用しなければならない。ADA（米国栄養士会）では、1施設あたり複数のユーザが購入可能なオンラインマニュアルを公表している。すべての病院または医療施設では、均質で利便性の高いサービスのために、日常の基本的な食事を計画する。これらの標準食は、DRI（食事摂取基準）に準拠した栄養値とともに、適正な食事パターンを基本としている。標準食の種類はさまざまであるが、概して普通食または軟菜食に大別できる。食事はできるだけ現実に即したもので、患者の栄養必要量を満たすものでなければならない。提供される食事の様式で最も

重要なことは、患者が食べたいと感じ、食べることができ、どの食事制限にも適合する食事にすることである。多くの医療施設では、入院日数の短縮によってカロリーとタンパク質の摂取を最適化する必要が生じた結果、治療食に広い裁量を与えることとなった。このことは、特に治療による制限のために摂取が困難となり、その結果、手術、ストレスまたは疾患からの回復が危ぶまれる場合にあてはまる。

普通食または一般食

「普通」または「一般」の食事は日常的に利用され、多様な治療食の基本となるものである。制限のない食事は、施設によって普通食または家庭食と呼ばれる。これは患者が制限を必要としない健康状態である場合に用いられる。この食事は、基本的で適正な約1600～2200kcalの一般的な食事であり、通常は60～80gのタンパク質、180～300gの脂肪、80～100gの炭水化物を含む。特別な食事制限はないが、施設によっては一般の人向けの食事推奨に従って、脂肪、飽和脂肪、コレステロール、砂糖、塩を控えた普通食を提供する場合もある。その他には、患者が望むまたは食べることができる食事を提供し、栄養制限にはあまり着目しない施設もある。多くの施設は患者にある程度の選択メニューを用意しているが、患者の選択によっては食事が不適当になる可能性がある。

軟度の調整

咀嚼または嚥下能力に障害のある患者では、軟度の調整が必要となる場合がある。食物の食感は、刻む、すりつぶす、裏ごしする、またはすりおろすによって調整できる。軟度の調整についてのさらに詳細な情報、特に神経学的変化については、第41章および付録35を参照のこと。

清澄流動食は数種類の電解質と少量のエネルギーを提供するもので、茶、スープ、炭酸飲料、澄んだフルーツジュース、ゼラチンが含まれる。ミルクおよびミルクを使用した飲料ならびに果肉の入ったフルーツジュースは除外される。食事が栄養的に適正となるまでは、液体と電解質をしばしば静脈内投与する。

術後の移行食としての清澄流動食を使用することについては、科学的根拠がほとんど認められていない（Jeffery et al., 1996）。平均的な清澄流動食はわずか500～600kcalで、5～10gのタンパク質、最小限の脂肪、120～130gの炭水化物、少量のナトリウムとカリウムしか含んでいない。これはカロリー、繊維、その他すべての必須栄養素に関して不適切であるため、短期間の使用に限るべきである。さらに、全流動食も長期間の使用は推薦されない。より多くのタンパク質とカロリーを提供するために、必要に応じて経口サプリメントを使用する場合もある。

食物摂取

患者に提供した食事は、患者の実際の摂取と必ずしも一致しない。保健医療施設での栄養障害を予防するためは、患者の摂食が適正であるどうかの観察とモニタリングが必要である。摂食が不適正な場合には、もっと食べやすく、受け入れやすい食品またはサプリメントを利用するなどの対策を行うべきである。処方される食事の種類にかかわらず、患者が摂取したエネルギーと栄養素を正確に知るには、出された食事と実際に食べられた量について知る必要がある。栄養素とカロリーを含む飲料を食間に摂取した場合も、全体の摂取量に入れて考慮する。RD（登録栄養士）は看護師や給食調理員と常に情報を交換し、摂取の妥当性を判断することが重要である。カロリー摂取量は多くの場合不正確であり、完全なものではないが、経腸および経静脈栄養の必要性を判断するために使用されることがある。

受容と心理的要因

食事と間食は、多くの場合その日のハイライトとなるもので、患者はそれを楽しみに待っている。食事の時間はできるだけ楽しい経験となるべきである。どの施設で食べる場合でも、患者は快適でなくてはならない。不快な光景や臭いのない居心地良い部屋で、ベッドの上または椅子に座って快適な姿勢で食べる食事は、患者の励みとなるものである。他の人と一緒に食べることにより、食欲が増すことも多い。

配膳は患者のニーズを考慮して行う必要がある。食器類は使いやすい位置に置くようにする。食事介助を必要とする人に対しては、自立して食事が行えるよう励ますようにする。そのため介護者は、食べたい食品の順番を患者に尋ね、たとえパンを持つことだけであっても、自分で食べることに参加させることで自立を促すことができる。視覚障害のある人でも、トレイのどこに食品があるかを教えれば、自力で食べることが可能となる。食事介助が必要な患者では、食品が最適な温度にあるうちに食べさせてあげるべきである。一般には、食事介助には約20分を必要とするとされる。

食品や食事を受容しにくい理由には、なじみのない食品、食事時間の変化、不適切な食品温度、患者の健康状態または薬物療法の影響などがあるかもしれない。患者がメニューを選択できるようにすれば、食事が受容しやすくなる。病院給食には革命が起りつつある。大半の病院はルームサービス形式のメニューを採用しているか、採用を検討して、食事の不満と摂食不足に関する問題の解決に向けて活発に動いている。患者とは食事に関する問題点を共有するべきであり、それによって受容性と摂食が向上する可能性がある。治療食を食べるよう励ますためには、介護者の姿勢が重要となる。食事が患者の健康回復に貢献していることを看護師が理解していれば、そのことを行動、顔の表情、会話によって伝えられるだろう。

食事が自分の回復の治療の成功に重要であることを理解している患者であれば、通常は喜んで治療食を受け入れるようになるだろう。患者が治療の中で食事プログラムを無期限に厳守しなければならない場合には、多分野にわたるアプローチが患者の栄養上の目標達成の手助けとなると思われる。看護師は頻繁に患者と接するため、患者が栄養ケアを受け入れ

介入：栄養教育とカウンセリング

栄養教育は多くの患者に提供されるMNT（医学的栄養療法）の重要な要素である。栄養教育の目標は、患者の行動変容に必要な知識と技術を身につけることであり、その変化を持続させるための行動変化もその中に含まれる。栄養教育と食生活の変更には、疾病または症状のコントロール、健康状態の改善、QOL（quality of life）の向上、医療費の抑制をはじめとする多くの利点が期待できる。

平均入院期間の短縮とともに、入院患者の教育に関わる栄養士の役割は、短期間での教育または「生き残るための技術」の提供へと変化してきた。この教育には、制限する食品の種類、食事時間、1人前の量が含まれる。フォローアップ中の外来患者に対するカウンセリングは、入院中に受けた基礎的なカウンセリングを補強するものとなるのがよい。栄養サポートの手法については第14章を、カウンセリングの技術については第15章を参照のこと。

介入：ケアの調整

栄養ケアは退院計画の一部である。教育、カウンセリング、自宅でのケアを提供する人材の動員および栄養サポートは、退院の手続きに含まれる。最適なケアを行うためには、次の介護に向けて退院時の栄養の概要を作成することが不可欠となる。適切な退院書類には、栄養療法とその転帰、体重や臨床検査値、食事摂取の情報、薬と栄養素との相互作用の可能性、予測される経過または予後、フォローアップサービスのための推奨事項を記した概要が含まれる。試みたものの失敗に終わった治療法の種類も、非常に有用な情報となる可能性がある。患者に与えられた指示の量と種類、患者の理解力、治療食の摂取順守に対する期待度が含まれる。効果的な退院計画では、患者に良い転帰をもたらす可能性が増加する。

患者がどの施設を退院するかにかかわらず、ケアの効果的な調整は病院または介護施設への入院1日目から始め、入院の全期間にわたって継続して行う。患者は計画策定プロセスのどの段階にも可能な限り参加し、保健医療チームが下した決定が患者の要望を確実に反映できるようにするべきである。

必要に応じてRD（登録栄養士）は患者またはクライアントをフォローアップのケアまたはサービスを行う他の介護者、機関、またはプログラムに紹介する。たとえば、アメリカ高齢者法栄養支援プログラムによる食事宅配プログラムは、体が弱って家に閉じこもる高齢者に昔から利用されてきたが、病院を退院したばかりの高齢者は、栄養リスクが高いと思われるのにもかかわらずこのサービスが紹介されていないことが、研究によって明らかにされた（Sahyoun et al., 2010）。このように、RDは必要なフォローアップを紹介して調整する上で不可欠な役割を果たす。

 臨床シナリオ

B氏は身長188cm、体重90.7kgの47歳の男性で、胸痛を原因として病院を受診した。入院から3日後の回診で、B氏の体重が過去2年間に13.6kg増加していたことが判明した。医療記録の検討から、次の臨床検査データが明らかになった。LDL：240（＜130が望ましい）、HDL：30（＞50が望ましい）、トリグリセリド：350（＜200が望ましい）血圧は120/85である。現在の使用薬物：総合ビタミン/ミネラル剤を毎日、心臓カテーテルを明日留置する予定である。食事量は少なく、食事の回数を減らし、夕食に大量の食事を摂る。

栄養診断
栄養が関連する臨床検査値の変化は、LDLの高値とHDLの低値によって示されるように、不適正な食品選択と関係があった。

栄養管理の演習問題
1. 栄養ケアプランを立てるためには、この他のどんな情報が必要か。
2. 栄養スクリーニングは適正な時期に行われたか。スクリーニングの時期がケアの実施に及ぼす意味について考察する。
3. この情報と患者との面接を基にして、ADIME方式のカルテを作成せよ。
4. この患者の入院中に、どのような栄養ケアの目標を作成すれば良いか。
5. この患者の退院後のためにどのような目標を設定するか。患者が加入している健康保険の保障範囲がこの計画にどう影響を及ぼすかについて議論する。

HDL：高比重リポタンパク質、LDL：低比重リポタンパク質

末期患者またはホスピスの患者の栄養ケア

心の安寧とQOL（生活の質）の維持は、末期患者の栄養ケアの中で最も広く認められる目標である。食事制限が適正となるのは稀である。栄養ケアでは、症状を緩和し、疼痛を管理する治療戦略について留意しなければならない。死へ向かうまでの様々な段階――拒絶、怒り、推測、憂鬱、受容――について知っておくことは、医療関係者が食物や栄養面での支援に対する患者の反応を理解する際の手助けとなるだろう。

救命処置を終了させる時期についての判断には、経腸経静脈栄養の継続の可否問題が含まれる場合が多い。事前指示を行うことで、患者は家族や健康管理チームのメンバーに終末期の問題に対する自分の意志を伝えることができる。経管栄養法を開始するべきか中止するか、またはどのような状況下においてその選択を行うかなどの食物と水分の補給の問題が、議論されるであろう。患者にこの選択を行う能力がある限り（または患者の事前指示で指定されている場合）は、栄養サポートは継続して行われるべきである。

認知症が進行した患者では、経口での摂食困難が体重減少

を引き起こす可能性がある。経管栄養法に対する目標が明確なもう1つの選択肢は、個別化された摂食プランを保証する「快適な摂食のみ」の指示であろう（Palecek et al., 2010）。緩和ケアは、患者の自立能力を維持しながら、身体的症状および不安と恐怖を緩和させようとする試みである。

　ホスピスの在宅医療プログラムは、末期患者が在宅で療養することで、入院の遅延や回避を可能にする。QOLは極めて重要な要素となる。事実、個人には治療としての栄養と水分補給を要求または拒絶する権利がある（ADA, 2008）。迫りつつある死についての問題を患者と家族が受け入れる際に、RDによる介入は有益であると思われる。調整された食事に慣れた家族が食事制限の緩和を快く思わない場合には、その不安を取り除かなければならない。家族と情報交換し、説明を続けていくことは重要で有用である。RDは個々の症例において栄養と水分の補給を開始するか中止するか、または保留にするかの決定に参加して推奨案を作成し、施設の倫理委員会で活動する一員としての役割を果たすべきである（ADA, 2008）。RDは医療チームの一員として、個々の患者に対する事前指示の作成を促し、患者の栄養と水分補給の必要量を明確にする責任を負う。

ウェブサイトの有用情報

American Dietetic Association
www.eatright.org
Centers for Medicare and Medicaid Services
www.cms.hhs.gov
The Joint Commission
www.jointcommission.org

引用文献

American Dietetic Association (ADA): *Evidence analysis library.* Accessed 5 May 2010 from http://www.adaevidencelibrary.com.

American Dietetic Association (ADA): *International nutrition and diagnostic terminology*, ed 3, Chicago, Il, 2010, American Dietetic Association.

American Dietetic Association (ADA): Position of the American Dietetic Association: Ethical and legal issues in nutrition, hydration and feeding, *J Am Diet Assoc* 108:873, 2008.

Ash J et al: The extent and importance of unintended consequences related to computerized provider order entry, *J Am Med Inform Assoc* 14:415, 2007.

Backer LA: The medical home. An idea whose time has come … again, *Fam Pract Manag* 14:38, 2007.

Centers for Medicare and Medicaid Services. Accessed 1 November 2010 at https://www.cms.gov/hipaageninfo/.

Demiris G, et al: Current status and perceived needs of information technology in Critical Access Hospitals, *Informatics in Primary Care* 15:45, 2007.

Franz MJ, et al: Evidence-based nutrition practice guidelines for diabetes and scope and standards of practice, *J Am Diet Assoc* 108:S52, 2008.

Jeffery KM, et al: The clear liquid diet is no longer necessary in the routine postoperative management of surgical patients, *Am J Surg* 62:167, 1996.

Ornstein S, et al: Improving the translation of research into primary care practice: results of a national quality improvement demonstration project, *Jt Comm J Qual Patient Saf* 34:379, 2008.

Palecek EJ, et al: Comfort feeding only: a proposal to bring clarity to decision-making regarding difficulty with eating for persons with advanced dementia, *J Am Geriatr Soc* 58:580, 2010.

Ross JS: Health reform redux: learning from experience and politics, *Am J Public Health* 99:779, 2009.

Sahyoun NR, et al: Recently hospital-discharged older adults are vulnerable and may be underserved by the Older Americans Act nutrition program, *J Nutr Elder* 29:227, 2010.

Schifalacqua M, et al: Roadmap for planned change, part I: change leadership and project management, *Nurse Leader* 7:26, 2009.

White JB, et al: Registered dietitians' coding practices and patterns of code use, *J Am Diet Assoc* 108:1242, 2008.

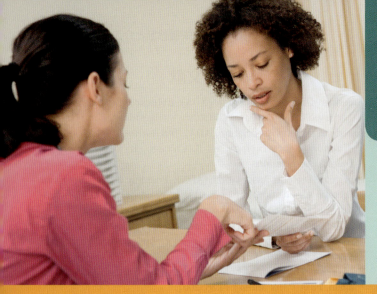

第12章

デボラ・H・マーレー
(Deborah H. Murray, MS, RD, LD)
デイヴィッド・H・ホルベン
(David H. Holben, PhD, RD, LD)
ジャニス・L・レイモンド
(Janice L. Raymond, MS, RD, CD)

食品と栄養素の摂取：文化的能力を含めた食事計画

重要用語

目安量 (adequate intake [AI])
一日基準摂取量 (daily reference intake [DRI])
一日基準量 (daily reference values [DRV])
一日摂取量 (daily value [DV])
アメリカ人のための食生活指針 (Dietary Guidelines for Americans [DGA])
食事摂取基準 (dietary reference intake [DRI])
推定平均必要量 (estimated average requirement [EAR])
推定安全適正一日摂取量 (estimated safe and adequate daily dietary intake [ESADDI])
半菜食主義者 (flexitarian)
食料不足 (food insecurity)

機能性食品 (functional food)
健康強調表示 (health claim)
健康的な食事指針 (Healthy Eating Index [HEI])
地産地消主義者 (locavore)
マイプレート・フードガイド・システム (MyPlate Food Guidance System)
栄養成分表示 (nutrition facts label)
ファイトケミカル（植物由来機能性物質）(phytochemical)
推奨量 (recommended dietary allowance [RDA])
基準一日摂取量 (reference daily intakes [RDI])
耐容上限量 (tolerable upper intake level [UL])
完全菜食主義者 (vegan)

　好ましい食事とは、適切でバランスが取れ、年齢と発達段階、味覚の嗜好、食習慣などの個人の特性が考慮されたものである。この食事には、食料の入手状況、社会経済的状態、文化的実践および家庭の伝統、貯蔵と調理設備、調理の腕前も反映されている。適切でバランスの取れた食事は、身体の維持、修復、生命活動、発育および発達に必要な個人の栄養必要量をすべて満たすものである。その中には、エネルギーとすべての栄養素が適切な量と比率で含まれる。1種類の必須栄養素の存在または欠乏により、他の栄養素の利用能、吸収、代謝、食事への必要量が影響を受ける場合もある。栄養素の相互作用についての理解があれば、完全な食事には多様な食品の利用が必要であるとする基本方針がさらに確実なものとなる。

　栄養士は食品、栄養、健康に関する情報を、集団および個人の食事選択と食事習慣へと導く重要な役割を担っている。若年期での身体障害や死亡の原因となる疾患が食事が及ぼす影響についての知識が米国民に広がっていき、適正な食事は慢性疾患と疾病状態のリスクの低減に役立っている。科学的知識が大きく増大している現在では、健康増進と疾病予防を目的とした食物摂取に対する国民の考えも急速に変化している。一般の人々でも、基本的な栄養素よりもさらに多くの恩恵をもたらす機能性食品成分について耳にする機会が増加している。

栄養素の必要量の決定

　食品栄養委員会は、多様な食品を選ぶということは、適正な量の栄養素を摂取するということであるとしている。様々な食事を摂るということは、栄養素として定義されてはいないものであっても、生物学的作用を持ち、健康と疾病への感受性に影響を与える可能性のある機能性食品成分を確実に摂取していることにもなるであろう。そのような食品の例には、ブ

ロッコリーその他のアブラナ科の野菜に含まれるイソチオシアン酸塩や、トマト製品に含まれるリコピンのようにあまり知られていないファイトケミカル（保護また疾病予防の特性を持つ植物成分）の他に、食物繊維とカロチノイドを含む食品などがある（第20章を参照）。

世界のガイドライン

個人や集団を対象とした食事および食料供給の計画・評価の指針として、多くの基準が用いられている。国連の食糧農業機関（Food and Agriculture Organization）および世界保健機関（World Health Organization）は、食品の品質および安全性に関する多数の分野における国際規格と共に、食事と栄養素の推奨量も作成している。米国では1940年代以降、医学研究所（Institute of Medicine [IOM]）の食品栄養委員会（Food and Nutrition Board [FNB]）が栄養推奨量の開発を主導してきた。FNBが1990年代中期以降に開発した栄養推奨量は、米国カとナダで利用されてきた。

米国農務省（U.S. Department of Agriculture（USDA）と米国保健社会福祉省（U.S. Department of Health and Human Services [USDHHS]）は、食事の推奨事項の発表、食品成分データの収集と解析、食品の栄養素情報のための規制制定の責任を共に負う。カナダ保健省（Health Canada）は、カナダ国民の食事推奨事項に責任を負う機関であり、オーストラリアでは、ガイドラインは国立保健医療研究委員会を介して利用可能である。日本栄養士会は自ら作成したガイドラインを4年毎に更新しており、最新のものでは、厚生労働省がデザインした「こま」の形を用いている。実際に、多くの国が自国民の状況と必要量にかなったガイドラインを発表している。

食事摂取基準

米国人の栄養必要量の基準は、IOMのFNBによって確立された推奨量（recommended dietary allowances [RDA]）であった。この基準は1941年に最初に発表されたもので、最近では1997年から2002年にかけて改訂された。いずれの改訂でも、それぞれ最新の研究結果が盛り込まれている。1993年にはFNBが、その後の栄養推奨量の枠組みとなる食事摂取基準（dietary reference intakes [DRI]）を開発した。栄養と保健の専門家は、常に最新の食品成分データベースと表を使用し、更新された直近の情報が電子化された栄養素分析プログラムに使用されているデータに反映されているかどうかを調査しておくことが必要である。対話型のDRI計算表は、http://fnic.nal.usda.gov/interactiveDRI/ で利用可能である。

推定安全適正一日摂取量

生命と健康には多くの栄養素が不可欠であることが知られているが、その中にはデータが不十分なために推奨摂取量を設定できないものもある。これらの栄養素の摂取量が、推定安全適正一日摂取量（estimated safe and adequate daily dietary intakes [ESADDI]）である。ほとんどの摂取量は範囲として示されており、特定の推奨量が明らかにされていないだけでなく、安全性の上限・下限の範囲が確認されていないものもある。

DRIの構成要素

DRIのモデルは、それまで健常者の集団に対する欠乏症を予防する栄養素の量のみを主眼として利用されていたRDAを拡大させたものである。現在のDRIモデルには、食事に関する科学の進歩と、ライフサイクル全体にわたる健康に対応できるように、目安量（adequate intake [AI]）、推定平均必要量（estimated average requirement [EAR]）、RDA、耐容上限量（tolerable upper intake level [UL]）という4種類の基準値が含まれる。

目安量（adequate intake [AI]）は、RDAまたはEARを計算するための十分な科学的根拠に欠ける場合に、健常者の集団によって栄養素摂取が観察されたか、または実験によって決定された概算を基に決定された栄養推奨量である。重要な栄養素の中には、カルシウムをはじめとして、AIが発表されていないものもある（第3章を参照）。推定平均必要量（estimated average requirement [EAR]）は、健常者を対象とした栄養素の平均必要量であり、機能的または臨床的な評価がなされた結果、妥当とする基準が決定されたものである。EARは1つの栄養素に対して個人の約半数が必要量を満たし、半数が満たさない量である。EARは一個人を対象とするものではなく、集団の栄養状態の妥当性について評価する際に用いるのが好ましい。

推奨量（RDA）は、対象となる健常者の集団のほぼすべて（97%～98%）が必要量を満たすために必要とされる栄養素の量である。栄養素のRDAは、集団の栄養状態の妥当性の評価としてではなく、個人の摂取量の目標として利用するのが好ましい。最後に、耐容上限量（tolerable upper intake level [UL]）は、濃縮された形（単独または食品以外の他の物質の組合せでも）での摂取、または添加や強化による有害作用がもたらすリスクの低減を目的として、多くの栄養素について設定された。ULは母集団の中のほぼすべての人に対して、健康上のいかなる有害な影響も与えないと考えられる一日の栄養摂取量の最大量である。主要栄養素、ビタミン、ミネラルのDRIは、ULを含めて本書の表紙裏と最初のページで紹介している。許容される主要栄養素分布範囲は、年齢と性別によるエネルギー摂取を基にしている。表12-1および本書表紙裏のDRI表を参照されたい。

対象集団

DRI制度での各栄養素の推奨量は、個人または集団における特定の目的に対して使用される。EARは集団を対象とした栄養摂取の評価に使用される。AIとRDAは個人を対象として使用することができる。RDAからULの間の栄養素摂取量

表 12-1

許容される主要栄養素分布範囲

栄養素	AMDR（1日のエネルギー摂取量の比率）			AMDRの食事例 成人、2000kcal/日の食事	
	1～3歳	4～18歳	＞19歳	基準値に対する％*	g/日
タンパク質†	5～20	10～30	10～30	10	50
炭水化物	45～65	45～65	45～65	60	300
脂質	30～40	25～35	20～35	30	67
α-リノレン酸（*ω-3）‡	0.6～1.2	0.6～1.2	0.6～1.2	0.8	1.8
リノレイン酸（ω-6）	5～10	5～10	5～10	7	16
添加された糖§	≦総カロリーの25％			500	125

Food and Nutrition Board, Institute of Medicine: Dietary reference intakes for energy, carbohydrate, fiber, fat, fatty acids, cholesterol, protein, and amino acids, Washington DC, 2002, National Academies Pressを改変。
AMDR：許容される主要栄養素分布範囲、DHA：ドコサヘキサエン酸、DRI：食事摂取基準、EPA：エイコサペンタエン酸
*最大推奨量
†タンパク質のAMDRの高い側の値は炭水化物と脂質のAMDRを補完するために設定されているもので、それがタンパク質からのカロリー摂取範囲として推奨される上限を意味するものではない。
‡α-リノレン酸のAMDRの10％までは、EPA、DHAまたはその両者（カロリーの0.06％～0.12％）として摂取してもよい。
§基準値に対する百分率は、成人男女のタンパク質摂取のDRI平均値を基に、カロリーの百分率に換算したものである。炭水化物と脂質の百分率は、タンパク質との差を基に、他の食事推奨量で補正されたものである。

は、個人に対して健康増進または疾病予防をもたらす可能性のある摂取量となるだろう。

年齢および性別群

栄養素の必要量は年齢、男女の発育の違い、女性の妊娠・出産の影響によって個人差が極めて大きいことから、DRIは小児、51歳から70歳まで、71歳以上の男女の群をはじめとする10段階の年齢群に分類されている。妊婦と授乳婦は、さらに18歳未満、19～30歳、31～50歳の3つの年齢群に区分されている。

標準的男性および女性

栄養素の必要量の多くは、標準的な男性および女性の身長と体重を基に、体重を基準として設定されている。20歳以上の個人の年齢-性別群における数値は、1988～1994年に米国人を対象として実施された第3回米国全国健康・栄養調査（National Health and Nutrition Examination Survey）によって得られた実測値の平均値を基にしている。これらの身長対体重の値は必ずしも理想となるものではないが、少なくとも、それを用いて多くの人に対して適切な推奨許容量を決定することが可能となる。

米国人の栄養状態

食物および栄養素の摂取データ

米国人の食事と栄養状態、ならびに食事と健康との関連性に関する情報が、22の連邦機関によって収集されている。この取り組みは、米国栄養モニタリングおよび関連研究プログラムを通してUSDA（米国農務省）およびUSDHHS（米国保健福祉省）が協同して行う（第10章を参照）。米国人の食生活全体の分析からは、集団としての摂食パターンが徐々に変化していき、より健康的な食生活を採用していることが示される。一部の人々では総脂肪、飽和脂肪酸、コレステロールの摂取が減少し、果物と野菜の摂取が1日あたり4食分まで上昇している。病院では、さらに健康によい食事の採用への挑戦も続けてきた（*注目情報*：「健康管理に健康な食品を」誓約を参照）。

残念なことに、特定集団のサブグループには実際の消費と行政による推奨量との間のギャップが依然として存在する。健康診断での栄養に関する測定値は、身体活動の低さに起因する過体重と肥満が増加していることを示している。高血圧は中高齢者および非ヒスパニック系の黒人において健康上の大きな問題であり、これらの集団では脳卒中と冠動脈疾患のリスクを増加させる。骨粗鬆症は、非ヒスパニックの黒人よりも非ヒスパニックの白人における発生率が高い。最後に、他の選択肢が存在するにもかかわらず、多くの米国人が食料

注目情報

「健康管理に健康な食品を」誓約

全国の医療施設が自ら食品を購入、生産、流通させる制度は、米国の食事指針に従わず、その実践を変更させる運動と結びつく結果となった。この計画を推進する組織は、「害のない医療」と呼ばれる。2009年に米国医師会（American Medical Association [AMA]）は、医療制度において、健康的で、生態系を持続可能なものにする食料制度を促進してモデル化することを支持する行動と方針に関する新たな決議を採択した。さらにこの決議は、医療および公衆衛生機関と協力し、健康的で、生体系を持続可能なものにする食料制度の重要性について、医療コミュニティーと市民に対して教育するようAMAに求めている。病院は、オンラインでの誓約書を使用し、次の8つのステップについて誓う。

1. 地元産物を利用する（**注目情報**「地産地消とは何か」を参照）。
2. 業者に対し、有害な化学製品と抗生物質を含まない食品を供給し、農民の健康と環境を支援することを奨励する。
3. 持続可能な食品調達を採用するプログラムを実施する。
4. 地元で生産され、有害な化学製品を含まない食品を希望することについて、共同購入機関と話し合う。
5. 患者と地域住民に対し、栄養価が高く、社会的に公正で、生態学的に持続可能な食生活と食品製造に関する教育を行う。
6. 食品廃棄物を最小限にするか、または有益に再使用し、環境を保護する食品包装の使用を推進する。
7. 家族、農民、コミュニティーの尊厳を尊重し、人道的で持続的な農業制度を支持する生産者と加工業者を奨励し、そこから購入するプログラムを作成する。
8. 毎年報告を行う。

Health Care without Harmを改変。
http://www.noharm.org、最終閲覧日：2010年5月24日。

不足を経験しているということは、これらの人にとって、活動性で健全な生活を行うために必要な、適正で安全な食品の入手が困難であることを意味している。表12-2では、これらの要因に関係する食品成分および公衆衛生問題を一覧にしている。

健康的な食事指標

USDAの栄養政策プロモーションセンター（Center for Nutrition Policy and Promotion）は、推奨される健康的な食事パターンと人々の食事の適合度を知る際の指標となる健康的な食事指標（Healthy Eating Index [HEI]）を発表する。この指標では、人々が食べる食品の写真、食事に含まれる品目数、アメリカ人のための食生活指針（DGA）に挙げられている具体的な推奨量への適合度が示されている。HEIは、それぞれが健康な食事の指標となる10の要素について評価することで、米国人の食事の状態の評価とモニタリングが行えるよう作成されている。評価の際に使用される食事要素には、穀類、野菜、果物、ミルク、獣肉、総脂質、飽和脂肪酸、コレステロール、ナトリウムおよび品目数が含まれる。長期にわたるHEIのデータからは、米国人は総脂質と飽和脂肪酸の摂取を抑制し、多くの品目を摂るようになってきたことが示される。2005年の報告では、ミルク摂取がまだ少ないことが示されている（Guenther et al., 2008）。全体のHEIスコアは0～100に及ぶ。興味深いことに、女性のスコアは一般に男性よりも高く、よちよち歩きの年齢の幼児のスコアが最も高い。

栄養モニタリング報告書

USDHHSとUSDAの要望に応じて、米国実験生物学会連合（Federation of American Societies for Experimental Biology）のライフサイエンス研究局は、米国人の食生活と栄養状態を審査する栄養モニタリング専門委員会（Expert Panel on Nutrition Monitoring）を設立した。この委員会は、米国では食料は豊富に供給されているが、中には様々な理由で十分な栄養を摂取していないとの結論を下した。栄養摂取に関しては、貧困水準より下の生活者では栄養素摂取量が少ない可能性が高い。一般集団で低いことが報告された栄養素の摂取は、貧困集団ではさらに低い。この報告については、第10章で詳細に述べている。

食事計画のための米国のガイドライン

食べることは、生きている中で最も大きな楽しみの1つに違いない。人は楽しむため、そしてエネルギーと栄養素を得るために食べる。健康には多くの遺伝的、環境的、行動的、文化的要因が影響を及ぼすが、食事も健康の増進と疾病の予防にとって同様に重要である。しかし、過去40年間にその関心は、慢性疾患および疾病状態と栄養との関係にますます向けられるようになった。この関心の高まりは、高齢者の増加と寿命の延長が急速に進んだことにもよるが、冠動脈疾患、糖尿病、がんなどの疾患から若年死を防ぎたいという願望もそれに拍車をかけている。米国の死亡数の約3分の2は、慢性疾患によるものである。

現在の食生活指針

1969年にニクソン大統領は、栄養と健康に関するホワイトハウス会議（White House Conference on Nutrition and Health）を召集した（AJCN, 1969）。そこでは、飢餓と疾病の予防への注目が高まった。米国の食生活指針の開発は、第10章で考察されている。国立がん研究所、米国糖尿病協会、米国心臓病協会などの指針は特別の疾病の予防に向けられ、国立心肺血液研究所のコレステロール教育指針には、特定の疾病状態を対象とした推奨量が掲載されている。米国栄養士会はトータルダイエットが最も重要であるとしており、この方法

表 12-2

食品成分と公衆衛生上の問題点

食品成分	公衆衛生との関連
エネルギー	米国人に高い頻度で認められる過体重は、運動不足と、全米調査におけるエネルギー摂取または摂食量が過少に報告されていることで、エネルギー不均衡が生じていることを示す。
総脂質、飽和脂肪酸、コレステロール	脂質、飽和脂肪酸、コレステロールの摂取は、3歳以上のすべての年齢群で推奨レベルを超過する。コレステロールの摂取は、一般に推奨値の300mg/dL以下の範囲内にある。
アルコール	アルコールの摂取は、栄養素の摂取源となる食物の代わりに摂取され、健康に影響を与える可能性があることから、公衆衛生上の問題となっている。
鉄とカルシウム	鉄とカルシウムの摂取量が少ないことは、現在でも特に乳児と妊娠可能年齢の女性において公衆衛生上の問題である。これらの集団では、鉄欠乏性貧血の有病率は他の年齢群および男性群よりも高い。カルシウムの摂取不足は、ほとんどの人種および民族群において、青年期の少女と成人の女性で特に問題となる。
ナトリウム*	ナトリウムの摂取量は、ほとんどの年齢群および男女群において国の推奨量の2300mg/日を超過する。摂取量を減少させるための方法は、医学研究所のウェブサイト http://www.iom.edu/Reports/2010/Strategies-to-Reduce-Sodium-Intake-in-the-United-States.aspx に紹介されている。
リスクがある可能性のあるその他の栄養素	集団または年齢群によっては、総炭水化物と食物繊維などの炭水化物成分、タンパク質、ビタミンA、カロテノイド、抗酸化剤であるビタミンCとE、葉酸、ビタミンB_6とB_{12}、マグネシウム、カリウム、亜鉛、銅、セレン、リン、フッ化物の摂取が不足している場合がある。研究の結果からは、ビタミンDの欠乏も非常に多く認められることが示されている。
不均衡な栄養素	多価不飽和と一価不飽和脂肪酸、トランス脂肪酸と脂肪代替品の摂取は多くの場合に過剰である。

* 高リスク集団とされているアフリカ系アメリカ人、高血圧の人、40歳以上の人の推奨摂取量は、1500mg以下である（IOM, 2004）。

参考情報 12-1
健康と適正な栄養摂取のための一般的処方

- 適切な体重を達成して維持するために、エネルギー摂取と運動の量を調節する。
- 栄養摂取が適正となるよう、さまざまな食品を食べる。
- 総炭水化物の摂取（特に複合糖質）を増加させる。
- 総脂質と飽和脂肪酸の摂取を減らす。
- 全粒穀物、果物、野菜をはじめとして、繊維を多く含む食品を食べる。
- 高コレステロール食品の摂取を減らす。
- 高ナトリウム食品を制限するか排除する。
- 糖を多く含む食品の摂取を制限する。
- アルコールは適度に飲むか、全く飲まない。
- 特に青少年と女性カルシウムの推奨量を満たすようにする。
- 特に小児、青少年、妊娠可能年齢の女性では、鉄のための推奨量を満たすようにする。
- タンパク質は1日の推奨量の2倍を超えないようにする。
- 毎日総合ビタミン剤を服用する場合は、食事摂取基準を超過しない栄養補助食品を選ぶ。
- フッ化物が添加された水を飲む。

では摂取したすべての食物のパターン、適正な一人前の量の適度な摂取、習慣的な身体活動の実施の組合せを良しとしている。参考情報12-1には、先進諸国の健康カウンセラーが使用することのできる各種ガイドラインをまとめている。

指針の実施

栄養価の高い食事を計画する際には、適正なエネルギー量、タンパク質、炭水化物（繊維および糖類を含む）、脂質（特に飽和脂肪酸およびトランス脂肪酸）、コレステロール、塩を適量に摂取することに加え、最新のDRI（食事摂取基準）に示されている十分量の必須栄養素をそれに含めることが中心的な課題となる。さらに、それぞれの推奨量に適合させやすくするための提案も含まれる。特定栄養素の推奨量の数値が異なる場合には、それらは範囲として示される。

人々が特定の健康増進や疾患予防の目標を達成するための摂食パターンを選択しやすくできるよう、栄養学者は、個人による食品の選択（例：繊維を増やす、脂肪を減らす）が容易にできるよう支援しなければならない。多くの連邦機関が食生活指針の発表に関与しているが、USDAとUSDHHSがその取り組みを主導している。アメリカ人のための食生活指針（Dietary Guidelines for Americans [DGA]）は最初に1980年に公表されたもので、5年毎に改訂され、最も新しい指針は

参考情報 12-2

アメリカ人のための食生活指針2010年版——焦点

それまでの食生活指針とは異なり、全般的にカロリーの摂取が減少し、固形脂肪、添加された糖、精白穀類のようにカロリー摂取過剰の原因に最もなりやすい食事成分の摂取が減少している。

個々の栄養素と食品群の代わりに、食事性パターンに大きな重点が置かれており、食生活指針に従うための多様な手法を取れるようになっている。

可能であれば、常に目標は栄養の摂取源は、丸のままか、加工度の低い食品を摂取源とすべきである。

次の概念は、2010年版アメリカ人のための食生活指針委員会の基本となるものである。

- カロリー消費量を低減させる。
- 食品の摂取パターンを野菜、豆類、果物、全粒穀物、ナッツや種類の摂取を多くする野菜中心へと移行させる。
- 糖の添加、固形脂肪、精製穀類、ナトリウムを含む食品の摂取を減らす。
- 座ってパソコンなどの画面を見ている時間を減らし、節制し、学校、仕事、地域で身体活動を増加させることで、米国人のための身体活動ガイドラインを満たすようにする。
- 母乳哺育への注目、親への早期からの助言、学校で提供する給食と身体活動の変更、物の変化とへの早期の助言と、ホワイトハウスの肥満特別委員会による予防策を介して、母親の過剰な体重増と幼児の肥満を防止する。

出典：http://www.healthierus.gov/dietaryguidelines
最終閲覧日：2010年5月24日。

臨床上の有用情報

カナダ人のための栄養推奨量

『カナダの健康的な食生活のためのフードガイド』の改訂版は2007年に発表され、年齢と性別に応じた摂食パターンを提案している。年齢と性別に応じたこれらの提案では、野菜と果物が4～7食分の、穀物製品が3～7食分、牛乳と牛乳代替品が2～3食分、肉または肉代替品が3～7食分の量としている。カナダの健康的な食生活のためのフードガイドでは、4つの食品群が虹の形を使って分類されている（Health Canada, 2007）。

助言には以下の項目が含まれる。

- 1日あたりカフェインの摂取は400～450mgまでとする。
- 毎日少なくとも深緑色の野菜1つとオレンジ色の野菜1つを食べる。
- 毎日食べる穀物製品の少なくとも半量を全粒穀物にする。
- 食品表示の栄養成分表を比較し、脂質、飽和脂肪酸、トランス脂肪酸、糖、ナトリウムの含有量が少ない製品を選択する。
- 脱脂乳、脂肪分1%または2%の牛乳、または栄養強化された大豆飲料を飲む。
- 大豆飲料にカルシウムとビタミンDが強化されるかどうかを食品表示で確認する。
- 必要な脂肪を摂るために、毎日少量の不飽和脂肪（30～45mL［大さじ2～3杯］）を摂る。
- ソフトドリンク、スポーツドリンク、栄養飲料、フルーツ飲料の摂取を制限する、パンチ、甘い飲料、アルコールの摂取を制限する。
- 毎週少なくともフードガイドの2食分の量の魚を食べる。
- 成人では日常生活に30～60分、小児と若年者では1日に最低90分の中等度の身体活動を行う。

カナダのフードガイドは、先住民族、イヌイット、メーティスの指針で利用可能な現代の食生活における非伝統的な食品の役割だけでなく、伝統的な土着の食品の文化的で、精神的、身体的重要性についても把握している。この指針は12言語で利用可能である。

出典：カナダ保健省：Eating well with Canada's food guide, Her Majesty the Queen in Right of Canada, represented by the Minister of Healthy Canada, 2007. http://www.hc-sc.gc.ca/fn-an/food-gu 最終閲覧日：2010年1月17日。

2010年に発表されている（参考情報12-2）。DGAは消費者に対して積極的で簡明なメッセージを発することにより、消費者が食事と活動のパターンを変更するための動機づけとすることを使命としている。DGAは消費者調査を利用して食生活指針の影響を広げ、消費者がこの指針を摂り入れ、最終的に自分の行動を変更する後押しとなるメッセージを作り上げた。このメッセージは消費者の意欲、個人のニーズ、生涯の目標にまで手を広げており、教育、カウンセリング、コミュニケーションの場においても使用することができる（USDA, 2005）。

図12-1に示す**マイプレート・フードガイド・システム**はマイピラミッドに代わるもので、毎日の食品選択と1食分の量を決定するための指針となっている。消費者はMyPlate.govで情報を入手することができる。比較として、**臨床上の有用情報**「カナダ人のための栄養推奨量」に紹介されている「カナダの健康的な食生活のためのフードガイド」および図12-2を参照されたい。

食品と栄養表示

米国食品医薬品局（Food and Drug Administration [FDA]）は、消費者が健康的な食事に取り入れる食品を、類似する製品の中から選択する際の手助けとなるように、食品表示で主な栄養成分に関する情報を提供する任意の制度を導入した。食品表示に記載する栄養成分表の規制の枠組みは、1990年の栄養表示教育法（Nutrition Labeling and Education Act [NLEA]）の制定を受け、USDA（獣肉、鶏肉製品、卵について規制）およびFDA（その他すべての食品について規制）によって改訂され、更新された。この食品表示は1994年に義務となった。

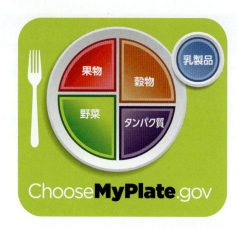

図12-1 5つの主要食品群を示すマイプレート　*The United States Department of Agriculture（USDA）*（*http://www.chooseMyPlate.gov/*）より引用。最終閲覧日：2011年6月10日。

義務栄養表示

　NLEAが制定された結果、ほとんど栄養素を含まない製品（コーヒーや香辛料など）、飲食店の料理ならびにスーパーマーケット、ベーカリー、デリカテッセンなどで販売される調理済食品以外のほとんどの食品に対し、栄養表示が義務化された。生鮮食品の多くに対しては、栄養情報の提供は任意である。ただしFDAとUSDAは、ほとんどのスーパーマーケットに対して栄養情報を得ることができる任意の店頭表示を求めている。栄養情報は、最も一般的な20種類の果物、野菜、鮮魚と45種類の主要なカット精肉に対し、パンフレットまたは店頭表示として提供される。

　レストランで提供される料理の栄養情報は、飲食時、インターネットのサイト、フリーダイヤルによって広く情報を入手できる。新たな法律では、20ヶ所以上の店舗を持つチェーン店に対し、自社のメニューまたはメニューボードに載せられている各料理毎のカロリーに加え、要望に応じて総カロリーおよび脂質から摂取するカロリーの他に、飽和脂肪酸、コレステロール、ナトリウム、炭水化物、複合糖質、糖類、食物繊維、タンパク質の量を含めた付加的な栄養情報を公開するよう求める場合もある。

　スーパーマーケットまたはデリカテッセンで販売される未包装の調理済食品は、任意で栄養情報が提供される場合もある。しかし、栄養強調表示を行う場合には、販売時での栄養表示が求められる。食品に有機産物であるとの強調表示をする場合にも、規定された基準とラベル表示の要件を満たさなくてはならない。

食品表示において標準化された1食分の量

　各製品に示される1食分の量は、一般的に摂取される基準を基に政府が設定するものである。たとえば、ミルクの1食分の量は240mLであり、サラダドレッシングの1食分の量は大さじ2である。1食分の量を標準化することで、消費者が類似品の栄養分を比較することがさらに容易となった（図12-3）。

栄養成分表示

　食品の栄養成分表示は、1食分全体に含まれるカロリーと、脂質から得られるカロリーについての情報を提供する。この表示では、総脂質、飽和脂肪酸、トランス脂肪酸、コレステロール、ナトリウム、炭水化物、食物繊維、糖、タンパク質の量（グラムで表記）を一覧にしなければならない。これらの栄養素の大半については、1食分に含まれる栄養素の量が一日摂取量（daily value [DV]）の何パーセントに当たるかも表示されておりされており、製品に含まれる栄養素をその推奨摂取量と比較することにより、全般的な食事のうちのどの程度を占めるか示している。DVは個人を対象とした推奨摂取量ではなく、単に毎日の栄養必要量における目安となる基準にすぎない。DVは2000kcalの食事を基に設定されている。たとえば、これよりも多いカロリーを食事で摂取する人や少ない人でも、ビタミンCは適正量を摂っているが、飽和脂肪酸は過剰ではないことを確認するための大まかな目安としてDVを使用することができる。

　DV（一日摂取量）は、RDAがすでに存在している栄養素（この場合には基準一日摂取量 reference daily intake [RDI]として知られる）（表12-3）にも、RDAが存在しない栄養素（この場合には一日基準量（daily reference value [DRV]）として知られる[表12-4]）にも存在する。しかし、食品表示では一日摂取量という用語のみが使用される。RDIでは安全域が大きく取られており、一般に、特定の年齢層に対する栄養素のRDIはRDAよりも大きい。以前の食品表示に使用されていたU.S.RDAという用語は、RDIという用語に代わった。前述した栄養素は、食品表示に一覧として記載されなければならない。

　さまざまな食品部門において新たなDRIが設定されるのに伴い、表示に関する法律も改訂されている。図12-4に栄養成分表の例を、参考情報12-3に食品表示を読み解くためのポイ

第12章 | 食品と栄養素の摂取：文化的能力を含めた食事計画　281

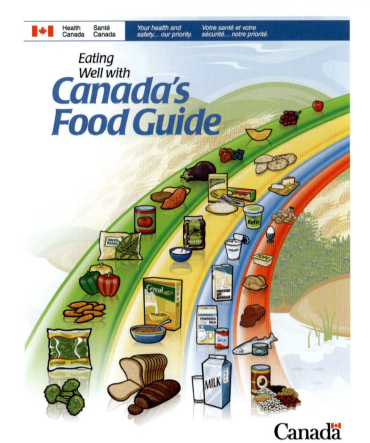

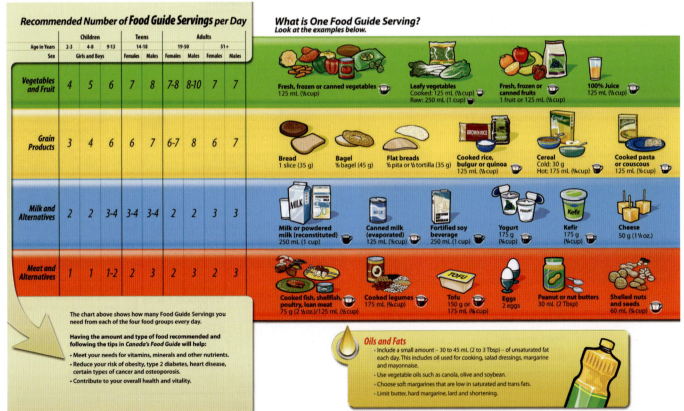

図 12-2　カナダのフードガイドで健康的な食生活を。Health Canadaの許可を得て転載。
出典：*Health Canada: Eating well with Canada's food guide, Her Majesty the Queen in Right of Canada, represented by the Minister of Healthy Canada, 2007.*（www.hc-sc.gc.ca/fn-an/food-guide-aliment）
最終閲覧日：2010年5月22日。

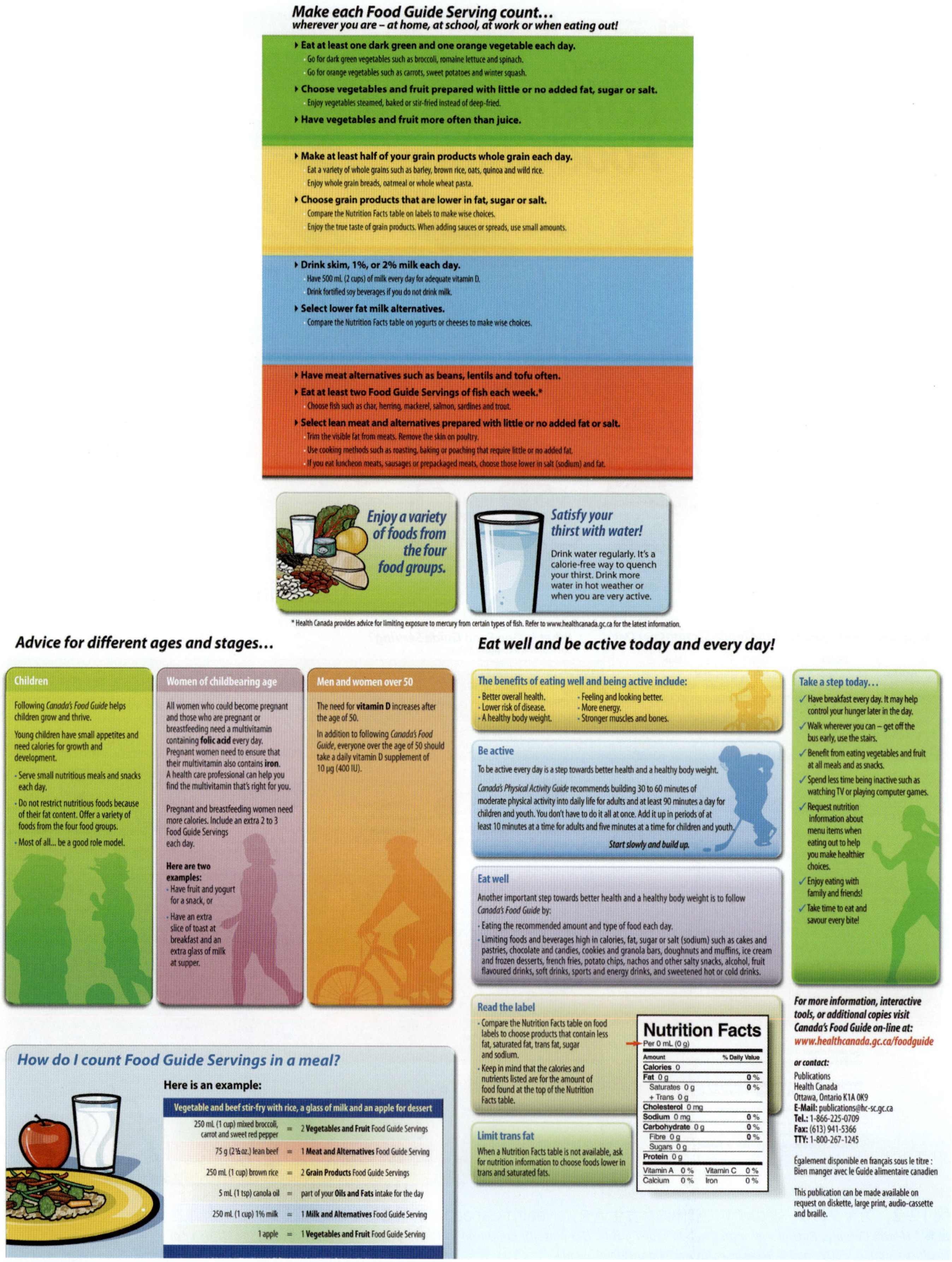
Make each Food Guide Serving count...
wherever you are – at home, at school, at work or when eating out!
Eat at least one dark green and one orange vegetable each day.
Go for dark green vegetables such as broccoli, romaine lettuce and spinach.
Go for orange vegetables such as carrots, sweet potatoes and winter squash.
Choose vegetables and fruit prepared with little or no added fat, sugar or salt.
Enjoy vegetables steamed, baked or stir-fried instead of deep-fried.
Have vegetables and fruit more often than juice.
Make at least half of your grain products whole grain each day.
Eat a variety of whole grains such as barley, brown rice, oats, quinoa and wild rice.
Enjoy whole grain breads, oatmeal or whole wheat pasta.
Choose grain products that are lower in fat, sugar or salt.
Compare the Nutrition Facts table on labels to make wise choices.
Enjoy the true taste of grain products. When adding sauces or spreads, use small amounts.
Drink skim, 1%, or 2% milk each day.
Have 500 mL (2 cups) of milk every day for adequate vitamin D.
Drink fortified soy beverages if you do not drink milk.
Select lower fat milk alternatives.
Compare the Nutrition Facts table on yogurts or cheeses to make wise choices.
Have meat alternatives such as beans, lentils and tofu often.
Eat at least two Food Guide Servings of fish each week.*
Choose fish such as char, herring, mackerel, salmon, sardines and trout.
Select lean meat and alternatives prepared with little or no added fat or salt.
Trim the visible fat from meats. Remove the skin on poultry.
Use cooking methods such as roasting, baking or poaching that require little or no added fat.
If you eat luncheon meats, sausages or prepackaged meats, choose those lower in salt (sodium) and fat.
Enjoy a variety of foods from the four food groups.
Satisfy your thirst with water!
Drink water regularly. It's a calorie-free way to quench your thirst. Drink more water in hot weather or when you are very active.
* Health Canada provides advice for limiting exposure to mercury from certain types of fish. Refer to www.healthcanada.gc.ca for the latest information.
Advice for different ages and stages...
Children
Following Canada's Food Guide helps children grow and thrive.
Young children have small appetites and need calories for growth and development.
Serve small nutritious meals and snacks each day.
Do not restrict nutritious foods because of their fat content. Offer a variety of foods from the four food groups.
Most of all... be a good role model.
Women of childbearing age
All women who could become pregnant and those who are pregnant or breastfeeding need a multivitamin containing folic acid every day. Pregnant women need to ensure that their multivitamin also contains iron. A health care professional can help you find the multivitamin that's right for you.
Pregnant and breastfeeding women need more calories. Include an extra 2 to 3 Food Guide Servings each day.
Here are two examples:
Have fruit and yogurt for a snack, or
Have an extra slice of toast at breakfast and an extra glass of milk at supper.
Men and women over 50
The need for vitamin D increases after the age of 50.
In addition to following Canada's Food Guide, everyone over the age of 50 should take a daily vitamin D supplement of 10 μg (400 IU).
How do I count Food Guide Servings in a meal?
Here is an example:
Vegetable and beef stir-fry with rice, a glass of milk and an apple for dessert
250 mL (1 cup) mixed broccoli, carrot and sweet red pepper = 2 Vegetables and Fruit Food Guide Servings
75 g (2½ oz.) lean beef = 1 Meat and Alternatives Food Guide Serving
250 mL (1 cup) brown rice = 2 Grain Products Food Guide Servings
5 mL (1 tsp) canola oil = part of your Oils and Fats intake for the day
250 mL (1 cup) 1% milk = 1 Milk and Alternatives Food Guide Serving
1 apple = 1 Vegetables and Fruit Food Guide Serving
Eat well and be active today and every day!
The benefits of eating well and being active include:
Better overall health.
Lower risk of disease.
A healthy body weight.
Feeling and looking better.
More energy.
Stronger muscles and bones.
Be active
To be active every day is a step towards better health and a healthy body weight.
Canada's Physical Activity Guide recommends building 30 to 60 minutes of moderate physical activity into daily life for adults and at least 90 minutes a day for children and youth. You don't have to do it all at once. Add it up in periods of at least 10 minutes at a time for adults and five minutes at a time for children and youth.
Start slowly and build up.
Eat well
Another important step towards better health and a healthy body weight is to follow Canada's Food Guide by:
Eating the recommended amount and type of food each day.
Limiting foods and beverages high in calories, fat, sugar or salt (sodium) such as cakes and pastries, chocolate and candies, cookies and granola bars, doughnuts and muffins, ice cream and frozen desserts, french fries, potato chips, nachos and other salty snacks, alcohol, fruit flavoured drinks, soft drinks, sports and energy drinks, and sweetened hot or cold drinks.
Read the label
Compare the Nutrition Facts table on food labels to choose products that contain less fat, saturated fat, trans fat, sugar and sodium.
Keep in mind that the calories and nutrients listed are for the amount of food found at the top of the Nutrition Facts table.
Nutrition Facts
Per 0 mL (0 g)
Amount % Daily Value
Calories 0
Fat 0 g 0 %
Saturates 0 g 0 %
+ Trans 0 g
Cholesterol 0 mg
Sodium 0 mg 0 %
Carbohydrate 0 g 0 %
Fibre 0 g 0 %
Sugars 0 g
Protein 0 g
Vitamin A 0 % Vitamin C 0 %
Calcium 0 % Iron 0 %
Limit trans fat
When a Nutrition Facts table is not available, ask for nutrition information to choose foods lower in trans and saturated fats.
Take a step today...
Have breakfast every day. It may help control your hunger later in the day.
Walk wherever you can – get off the bus early, use the stairs.
Benefit from eating vegetables and fruit at all meals and as snacks.
Spend less time being inactive such as watching TV or playing computer games.
Request nutrition information about menu items when eating out to help you make healthier choices.
Enjoy eating with family and friends!
Take time to eat and savour every bite!
For more information, interactive tools, or additional copies visit Canada's Food Guide on-line at:
www.healthcanada.gc.ca/foodguide
or contact:
Publications
Health Canada
Ottawa, Ontario K1A 0K9
E-Mail: publications@hc-sc.gc.ca
Tel.: 1-866-225-0709
Fax: (613) 941-5366
TTY: 1-800-267-1245
Également disponible en français sous le titre : Bien manger avec le Guide alimentaire canadien
This publication can be made available on request on diskette, large print, audio-cassette and braille.

図12-2続き

Nutrition Facts

Serving Size: About (20g)
Servings Per Container: 16

	Amount Per Serving	%Daily Value*
Total Calories	60	
Calories From Fat	15	
Total Fat	2 g	3%
Saturated Fat	1 g	4%
Trans Fat	0 g	
Cholesterol	0 mg	0%
Sodium	45 mg	2%
Total Carbohydrates	15 g	5%
Dietary Fiber	4 g	17%
Sugars	4 g	
Sugar Alcohols (Polyols)	3 g	
Protein	2 g	
Vitamin A		0%
Vitamin C		0%
Calcium		2%
Iron		2%

*Percent Daily Values are based on a 2,000 calorie diet.
Ingredients: Wheat flour, unsweetened chocolate, erythritol, inulin, oat flour, cocoa power, evaporated cane juice, whey protein concencrate, corn starch (low glycemic), natural flavors, salt, baking soda, wheat gluten, guar gurn

図 12-3 サービングサイズを示す標準的な食品表示

Nutrition Facts

Serving Size 1 cup (228g)
Servings Per Container 2 — ここからスタート

Amount Per Serving
Calories 250   Calories from Fat 110 — Check calories

	% Daily Value*
Total Fat 12g	18%
Saturated Fat 3g	15%
Trans Fat 3g	
Cholesterol 30mg	10%
Sodium 470mg	20%
Potassium 700mg	20%
Total Carbohydrate 31g	10%
Dietary Fiber 0g	0%
Sugars 5g	
Protein 5g	
Vitamin A	4%
Vitamin C	2%
Calcium	20%
Iron	4%

一日必要量に占める割合(%)
5%以下は少ない
20%以上は多い
これらの栄養素を制限する
これらの栄養素を多く摂る
脚注

* Percent Daily Values are based on a 2,000 calorie diet. Your Daily Values may be higher or lower depending on your calorie needs.

	Calories:	2,000	2,500
Total Fat	Less than	65g	80g
Sat Fat	Less than	20g	25g
Cholesterol	Less than	300mg	300mg
Sodium	Less than	2,400mg	2,400mg
Total Carbohydrate		300g	375g
Dietary Fiber		25g	30g

図 12-4 栄養成分表示の情報
出典：*U.S. Food and Drug Administration.* http://www.health.gov/dietaryguidelines/dga2005/healthieryou/html/tips_food_label.html 最終閲覧日：2010年5月22日。

表 12-3 基準一日摂取量

栄養素	量
ビタミンA	5000IU
ビタミンC	60mg
チアミン	1.5mg
リボフラビン	1.7mg
ナイアシン	20mg
カルシウム	1g
鉄	18mg
ビタミンD	400IU
ビタミンE	30IU
ビタミンB_6	2mg
葉酸	0.4
ビタミンB_{12}	6μg
リン	1g
ヨウ素	150μg
マグネシウム	400mg
亜鉛	15mg
銅	2mg
ビオチン	0.3mg
パントテン酸	10mg
セレン	70μg

出典：Center for Food Safety & Applied Nutrition: A food labeling guide, College Park, Md, 1994, U.S. Department of Agriculture, reviced 1999.

表 12-4 一日基準量

食品成分	DRV	計算
脂質	65g	摂取したkcalの値の30%
飽和脂肪酸	20g	摂取したkcalの値の10%
コレステロール	300mg	摂取カロリーにかかわらず同じ
炭水化物（合計）	300g	摂取したkcalの値の60%
繊維	25g	1000kcalあたり11.5g
タンパク質	50g	摂取したkcalの値の10%
ナトリウム	2400mg	摂取したkcalの値にかかわらず同じ
カリウム	3500mg	摂取したkcalの値にかかわらず同じ

DRV：一日基準値
注記：DRVは4歳以上の小児と成人に対して設定されている。エネルギーを産生する栄養素の値は、1日あたり2,000カロリーを基にしている。

参考情報 12-3
食品表示を読んで理解するためのコツ

一日摂取量（DV）に対する割合の解釈。
　含有量が5%DV以下の栄養素は、低いとみなされる。
　含有量が10～19%DVの栄養素は、中等度に「よい摂取源」と考えられる
　含有量が20%DV以上の栄養素は、高いまたは「豊富な摂取源」と考えられる。

栄養素の必要量を優先的に考慮し、次に%DV値を用いて比較する。たとえば、消費者が下側の骨粗鬆症のリスクを低下させたい一方で、ナトリウムを制限したい場合に、カルシウムを25%DVとナトリウムを15%DVを含む食品は、理にかなった食物選択と考えられるだろう。

1食分あたりのカロリーと、1包装あたりの何食分の量が含まれるかに注目する。特定の食品のエネルギー価が総エネルギー摂取の「均衡」にどう影響を及ぼすか考える。摂取される1人前の量に注意し、その1食分の量とされている1包装が何食分になるか「計算する」。

特定の栄養強調表示に注意する。参考情報12-4に示す通り、多くの栄養強調表示が存在するが、その中の特定のもののみが個人の健康優先事項に関係するかもしれない。たとえば、心疾患の家族歴がある場合、3グラム以下という「低脂肪」の栄養強調表示は1食分あたり食物選択に対する有用な指針として役立つかもしれない。

成分表をよく読む。成分は多い順に記入されている。上から5つ目までに記入されている項目には特別に注意する。糖を含んでいる成分名は、-oseで終わる場合が合い。水素添加（hydrogenated）という単語は、加工されている場合や、トランス脂質または飽和脂質が使用されている可能性がある。ナトリウム含む添加物は、さまざまな形で存在すると考えられる。加工度の高い食品の摂取量を減らそうとするには、成分表を調べ、より栄養価が高く、より添加物の少ない食品を捜すとよい。

参考情報 12-4
栄養素成分含有表示

フリー（free）：フリーは、脂質、飽和脂肪酸、コレステロール、ナトリウム、糖またはカロリーの物質のうち、1つ以上をまったく含まないか、ごく微量含む場合、または「生理学上重要でない」量のみ含む場合を示す。たとえばカロリーフリーは、1食分あたりに含まれるカロリーが5カロリー未満の製品、シュガーフリー、脂質フリーは、どちらも1食分あたりの含有量が0.5g未満であることを意味する。
この他の表記には、無やゼロがある。無脂肪牛乳の別名はスキムミルクである。

低（low）：低は、脂質、飽和脂肪酸、コレステロール、ナトリウム、カロリーについて、食生活指針を超過することなく頻繁に食べることができる食品に使用することができる。低の他の表記には、ほとんど含まない（little）、わずか（few）、低摂取源（low source of）、ごく少量含む（contains a small amount of）がある。
- 低脂質：1食分あたり3g以下
- 低飽和脂肪酸：1食分あたり1g以下
- 低ナトリウム：1食分あたり140mg以下
- 極低（very low）ナトリウム：1食分あたり35mg以下
- 低コレステロール：1食分あたり20mg以下および飽和脂肪酸が2g以下
- 低カロリー：1食分あたり40カロリー以下

低脂質（lean）および超低脂質（extra lean）：低脂質と超低脂質は、獣肉、鶏肉、海産物、狩猟肉の脂質含量を示すために使用される。
低脂質：1食分および100gあたり脂質が10g未満、飽和脂肪酸が4.5g以下、コレステロールが95mg未満
超低脂質：1食分および100gあたり脂質5gが未満、コレステロールが95mg未満、飽和脂肪酸が2g未満

減（reduced）：減は、通常または参考となる製品と比較して、栄養素またはカロリーが最低25%低減された製品を意味する。しかし、その参考となる食品がすでに「低」いとの強調表示の要件を満たしている場合には、減という強調表示を用いることはできない。

少（less）：少は、栄養改変の有無にかかわらず、栄養素またはカロリーが参考となる食品より25%低い食品を意味する。たとえば、プレッツェルはポテトチップスよりも25%脂質が少ないとする表示は少の強調表示となる。さらに少ない（fewer）は少の代わりに使用できる。

ライト（light）：ライトは2つの意味に使われる。
- まず、参考となる食品と比較してカロリーが3分の1少ないか、脂質が半分になるように改変した製品。食品が脂質からそのカロリーの50%以上を得ている場合には、脂質の50%低減とならなければならない。
- 次に、低カロリー、低脂肪食品のナトリウム含有量は、50%低減されている。さらに、ナトリウムがライトという表示は、ナトリウム含有量が少なくとも50%低減された食品に使用される。意図について表示で説明している限り（例：ライトブラウンシュガー、ライトでふわふわ）、ライトという用語を食感や色のような特性について述べるために使用することができる。

高（high）：特定の栄養素について、1食分の食品に一日摂取量の20%以上が含まれる場合、高という用語を使用することができる。

良い摂取源（good source）：良い摂取源は、特定の栄養素について1食分に一日摂取量の10%～19%含まれる食品であることを意味する。

多い（more）：多いは、ある栄養素について、改変の有無にかかわらず、参考となる食品に対して1食分に一日摂取量の少なくとも10%多く含むことを意味する。一日摂取量の10%は、強化、濃縮、添加、エクストラおよびプラスと強調表示される食品に適用されるが、この場合の食品は栄養が改変されていなければならない。

出典：Food and Drug Administration.
http://www.fda.gov/Food/GuidanceComplianceRegulatoryInformation/GuidanceDocuments/FoodLabelingNutrition/FoodLabelingGuide/default.htm　最終閲覧日：2010年1月18日.

栄養素成分含有表示

低ナトリウム、**無脂質**、**低カロリー**、**健康に良い**などの用語はすべて、政府が食品に対して示している定義に該当していなければならない（参考情報12-4）。例えば、肉類に対する低脂質(lean)では、1食分の量の獣肉、鶏肉、海産物または野鳥獣肉に含まれる脂質が10g未満、飽和脂肪酸が4g未満、または1食分もしくは100gあたりのコレステロールが95mg未満であることを示す。超低脂質（extra lean）の獣肉または鶏肉では、1食分または100gあたりの脂質が5g未満、飽和脂肪酸が2g未満で、コレステロール含有量が95mg未満である。

健康強調表示

健康強調表示は、明示された基準に合う適正な食品に対してのみ許可される。行政は、健康強調表示に対して誤解を招かない言葉で表すよう求めている。例えば、強調表示ではその製品自体に疾患予防効果があることを示唆することはできない。健康強調表示は、脂質、飽和脂肪酸、コレステロール、ナトリウムがDVの20%以上含まれる食品には適用できない。食物繊維とがんに関する健康強調表示の例としては、「繊維を含む穀物製品、果物、野菜に富む低脂肪食は、多くの要因によって発生するいくつかの種類の癌のリスクを減らす可能性があります。」という表示が挙げられる。食品と疾病の関連性について述べるために製造者が使用することができる健康強調表示を、参考情報12-5にまとめている。

食事パターンとカウンセリングのコツ

菜食のパターン

菜食は人気が高い。この食事を選ぶ人には、哲学、宗教、環境保護の面からの関心、またはさらに健康なライフスタイルへの欲望が動機となっているかもしれない。菜食に健康上の利点があることを示すかなりのエビデンスが存在する。セブンスデー・アドベンチスト教会の会員を対象とした調査では、食事が2型糖尿病、乳癌および結腸癌、心血管疾患、胆嚢疾患の比率を低減させることを示している。

菜食主義者と自ら認めている何百万もの米国人の多くは、「赤身」の獣肉を排除するが、魚、鶏肉、乳製品は摂取する。乳菜食主義者（ラクトベジタリアン）は獣肉、魚、鶏肉、卵は食べないが、ミルク、チーズ、その他の乳製品を摂取する。乳卵菜食主義者（ラクト・オボ・ベジタリアン）は、卵も摂取する。完全菜食主義者（ビーガン）は、動物に由来する食品を食べない。完全菜食主義者の食事は、栄養摂取が不適正となるリスクを実際に有する唯一の菜食であるが、このリスクは注意深い食事計画によって回避することができる（American Dietetic Association [ADA], 2009）。新たなタイプの半菜食主義者はフレキシタリアンとして知られている。フレキシタリアンは、一般に健康に良い事を目的として菜食に固執し、特定のイデオロギーには従わない。彼らは時には肉食を許容可能なものとして捉えている。

菜食は肉と野菜を含む食事よりも鉄の摂取量が少ない傾向があるが、果物、野菜、未精白穀類に含まれる非ヘム鉄は、鉄の消化吸収を助けるアスコルビン酸を大量に含む食品または食事と共に摂取される。菜食主義者は、非菜食主義者と比較して鉄欠乏のリスクが大きいということではない（ADA, 2009）。乳製品を摂取しない菜食主義者はカルシウム摂取が不足しているおそれがあり、日光への曝露が少ない高緯度地域ではビタミンDの摂取が不足するおそれがある。野菜によっては、シュウ酸塩の存在によってカルシウムが不活化されているものもある。未精白穀類に含まれるフィチン酸塩もカルシウムを不活化するが、これは未精白の穀類を摂る中東文化圏の食事と比べ、果物と野菜を多く摂る傾向がある西洋の菜食主義者にとって問題にはならない。長期にわたる完全菜食主義者は、動物由来の食品のみに含まれるにビタミンB_{12}の欠乏による巨赤芽球性貧血を発症する可能性がある。完全菜食主義者の食事に多く含まれる葉酸は、ビタミンB_{12}欠乏による神経障害に気づくのが遅れるおそれがある。完全菜食主義者は、強化された朝食用シリアル、大豆飲料またはサプリメントのような確実なビタミンB_{12}供給源を摂るべきである。ほとんどの菜食主義者はタンパク質の必要量を満たすか超過してはいるが、その食事はまんべんなく食べる人よりもタンパク質摂取量が少ない傾向にある。菜食主義者はタンパク質の摂取が少ないことで、食事からのカルムシウム吸収を助けていると考えられる。さらに、多くの高タンパク質の動物性食品は脂質も多く含むことから、タンパク質摂取量が少ない場合には結果として食事からの脂質摂取も少なくなる（ADA, 2009）。

よく計画された菜食であれば、乳児、小児、青年にとっても安全であり、成長に必要な栄養必要量をすべて満たすことができる。妊婦と授乳婦にも適切である。重要な点は、食事がよく計画されているということである。菜食主義者は、カルシウム、鉄、亜鉛、ビタミンB_{12}およびDを適切に摂るよう特別の注意を払わなくてはならない。特にタンパク質の摂取源を適度に変えている場合には、タンパク質の補給剤を摂る必要はない。野菜を主体とした多くの食事に豊富なファイトケミカルと機能性物質の主なものについて表12-5に紹介する。菜食主義者の食事計画において有用なウェブサイトに、米国栄養士会のhttp://www.eatright.org/ がある。本章の前半の注目情報「ヘルスケアにはヘルシーな食品を」誓約も参照されたい。

食事計画における文化的側面

個人または集団に対し、健康と栄養の観点から見て適正な

> ### 参考情報 12-5
> ### 食事と疾病の関連性を示す健康強調表示

（承認されている強調表示［強調表示、記載事項と強調表示の要件の見本］）

カルシウムと骨粗鬆症（定期的な運動と十分なカルシウムを含む健康的な食事は、十代、若い白人とアジア人女性にとって骨の健康を維持し、後の骨粗鬆症のリスクを低下させる可能性があります。）

ナトリウムと高血圧（ナトリウムの少ない食事は、多くの要因が関連する疾患である高血圧のリスクを低下させる可能性があります。）

食事性脂肪とがん（がんの発生には多くの要因が関与しています。総脂肪の少ない食事は、ある種のがんのリスクを低下させる可能性があります。）

食事性飽和脂肪酸およびコレステロールと冠動脈疾患のリスク（心疾患には多くの要因が影響を与えますが、飽和脂肪酸とコレステロールの少ない食事は、この疾患のリスクを低下させる可能性があります。）

繊維を含む穀物製品、果物、野菜とがん（繊維を含む穀物製品、果物、野菜が豊富な低脂肪の食事は、多くの要因が関連するある種のがんのリスクを低下させる可能性があります。）

繊維、特に可溶性繊維を含む果物、野菜および穀物製品と冠動脈疾患（飽和脂肪酸とコレステロールが少なく、あるタイプの食物繊維、特に可溶性繊維を多く含む果物、野菜、穀物製品が豊富な食事は、多くの要因が関連する疾患である心疾患のリスクを低下させる可能性があります。）

果物や野菜とがん（果物と野菜［低脂質で食物繊維、ビタミンAまたはビタミンCを含む食品］が豊富な低脂肪の食事は、多くの要因に関連した疾患であるある種のがんのリスクを低下させる可能性があります。ブロッコリーはビタミンAとCの含有量が高く、食物繊維の豊富な摂取源となります。）

葉酸と神経管閉鎖不全（適正量の葉酸を含む健康的な食事は、女性が脳または脊髄を欠損する子どもを産むリスクを低下させる可能性があります。）

食品中の非う蝕性炭水化物甘味料とう蝕（完全強調表示：糖とデンプンの多い食品を食間に頻繁に摂取することは、虫歯の原因となります。［食品名］に含まれる糖アルコールは虫歯の原因にはなりません。小型包装にのみ使用される短縮強調表示：虫歯の原因にはなりません。）

特定の食品と冠動脈疾患（［水溶性繊維の出所となった食品の名前と、希望する場合には製品の名前］のような食品から摂る水溶性繊維を、飽和脂肪酸とコレステロールの少ない食事の一環として摂った場合には、心疾患のリスクを低下させる可能性があります。［製品名］の1食分の量は、［水溶性繊維の出所となった食品の名前］に由来する水溶性繊維を、この効果を得るために1日に必要な＿＿グラム［恩恵を得るために必須の1日の食事摂取量］摂ることができます。

大豆タンパク質と冠動脈疾患のリスク（1. 飽和脂肪酸とコレステロールの少ない食事の一環として、1日に25グラムの大豆タンパク質を摂ることは、心疾患のリスクを低下させると考えられます。）1食分の［食品名］には、＿＿グラムの大豆タンパク質が含まれています。2. 1日に25グラムの大豆タンパク質を含み、飽和脂肪酸とコレステロールが少ない食事は、心疾患のリスクを低下させる可能性があります。1食分の［食品名］には、＿＿グラムの大豆タンパク質が含まれています。

植物ステロールとスタノールエステルと冠動脈疾患のリスク（1. 植物油ステロールエステルを最低0.65グラムを含む食品を、1日の合計摂取量が最低1.3グラムとなるよう、飽和脂肪酸とコレステロールの少ない食事の一環として1日に2回摂取すれば、心疾患のリスクを低下させる可能性があります。）1食分の［食品名］には、＿＿グラムの植物油ステロールエステルが含まれています。2. 2食分で1日合計最低3.4グラムの植物スタノールエステルを摂れる食品を、飽和脂肪酸とコレステロールが少ない食事の中で1日2回摂れば、心疾患のリスクを低下させる可能性があります。1食分の［食品名］には、＿＿グラムの植物スタノールエステルが含まれています。

全粒穀物食品と心疾患とある種のがん（「全粒穀物食品とその他の植物性食品多く摂りいれ、総脂肪、飽和脂肪酸、コレステロールの少ない食事は、心疾患といくつかのがんのリスクを低下させる可能性があります。）

カリウムと高血圧と脳卒中のリスク（「カリウムの豊富な摂取源となる食品を用い、ナトリウムの少ない食事は、高血圧と脳卒中のリスクを低下させる可能性があります。」）

フッ化物添加水とう蝕（「フッ化物添加水を飲むことは、［う蝕つまり虫歯］のリスクを低下させる可能性があります。」）

飽和脂肪酸、コレステロール、トランス脂肪酸と心疾患のリスク（「飽和脂肪酸とコレステロールの少ない食事を摂り、トランス脂肪酸の摂取をできるだけ減らせば、心疾患のリスクを低下させる可能性があります。」）

出典：http://www.fda.gov/Food/GuidanceComplianceRegulatoryInformation/GuidanceDocuments/FoodLabelingNutrition/FoodLabelingGuide/ucm064919.htm 最終閲覧日：2010年1月18日。

食事を計画する際には、登録栄養士と医療提供者が特定のクライアントまたは集団を対象とする医療資源を利用することは重要である。米国内および世界全体には、考慮すべき特定の文化的、人種的、宗教的信念と習慣を持つさまざまな集団のサブグループが存在する。これらの集団は、食事に対する独自の習慣や信念を持っており、食事計画を行う際には重要となる（Diabetes Care and Education Dietetic Practice Group, 2010）。『不平等な扱い』（*Unequal Treatment*）と題されたIOM報告は、医療における民族的および人種的格差を減少させるために、すべての医療従事者がみな異文化間コミュニケーションでのトレーニングを受け取るように勧めている。実際に、文化的能力は専門性と品質の中心を担っている（Betancourt and Green, 2010）。

食品を取り巻く心構え、儀式、習慣は、世界のどの文化にお

注目情報

地産地消主義者とは？

米国では『雑食動物のジレンマ』（Pollan et al., 2006）などの本に後押しされる形で、地産地消運動が広がっている。この運動の1つの要素は、地域に根差した独立独歩の食品経済を構築する共同努力であり、その中では、持続可能な食料生産、加工、流通、消費が統合され、特定地域の経済的、環境的、社会的な健康を増進する。地産地消主義者（locavore）は、地元または特定の地域内で生産された食品を食べる人々である。地産地消運動では、ファーマーズマーケットから買うか、または自分で栽培するようことを消費者に勧めている。地産地消主義者は、地元で生産される食品の方が新鮮で、栄養価が高く、輸送に必要な化石燃料の使用が少ないと主張する。この運動のもう1つの要素は、穀物を飼料とする工場式農場経営に対する非難である。これらの生産方式は、集中家畜給餌施設として知られている。供給された牧草または放牧で飼育され、長距離の輸送を受けていない獣肉を求める人が増加している。

いてもその一部となっており、こうした文化は世界に数多く存在する。移民と他民族との結婚の結果、米国の文化には世界の多くの文化が影響を与えてきた。このことは、文化的多様性を考慮し、特定の集団のニーズに敏感なメニューを計画することを、大きな手応えのあるものとしている。人種、民族性または宗教による食事パターンを分類することで、人は文化が果たす役割を単純化しようとする傾向がある。しかし、この種の一般化は不適切な決めつけと誤解を引き起こすおそれがある。

この点について理解するために、アメリカ先住民の例について考えてみる。米国の50州のすべてに500部族を超える異なる部族が居住している。南西部の部族の食物と慣習は、北西部のものとは大きく異なる。アメリカ先住民における伝統的な食品について考察する場合に、多くの部族が米国政府によって本来の居住地から追い出されたという事実が考察を複雑なものとしている。かつては野牛を狩り、地元の根菜とベリー類を集めて生活していたモンタナ族は、現在はオクラホマで暮らしている。

もう1つ、米国における食事と文化を複雑なものにしているものが、アフリカ系アメリカ人の例である。「ソウルフー

表 12-5

食品に含まれるファイトケミカル（植物由来機能性物質）と機能性要素

物質	機能	含有食品
カロテノイド		
β-カロテン	細胞を破損するフリーラジカルを消去し、抗酸化物質による防御作用を増強すると考えられる。	ニンジン、濃いオレンジ色の果物、栗カボチャ、赤肉メロン
ルテイン	眼を酸化から保護する作用があると多く報告されている。結腸、乳房、肺、皮膚のがんのリスクを低下させる可能性についても研究が行われている（www.luteininfo.com）。	緑色の濃い野菜、ケール、ホウレンソウ、コラード、トウモロコシ、卵、柑橘類
リコピン	防御は前立腺癌のリスクを低下させることで、前立腺の健康を保つ。骨の健康維持にも役立つと考えられる。	トマト加工製品、グアバ、ピンクグレープフルーツ、スイカ
二硫化アリル	酵素の心臓の健康増進、酵素産生の促進、免疫系でも好影響を与える。	タマネギ、ニンニク、葉タマネギ、ニラ、チャイブ
エラグ酸	腫瘍の増殖に必要とされた酵素の産生を阻害すると考えられる。試験管内では癌細胞を殺す作用を示す。抗酸化物質として作用する。抗ウイルス性および抗菌性を示すと期待される。	イチゴ、ラズベリー、ザクロ、クランベリー、クルミ
フラボノイド		
アントシアニン	最も研究が進んでいる。特にDNAレベルにおいてフリーラジカルを消去し、抗酸化防御を促進すると考えられる。LDLコレステロールの酸化を抑制することで心臓の健康、視覚、脳機能に好影響を与える。	ベリー類（特に色の濃いもの）、サクランボ、赤ブドウ
リグナン	フィトエストロゲンとして作用し、免疫機能を増強し、心臓の健康維持に寄与すると考えられるほか、ホルモンが関連する一部のがんの予防に関与すると考えられる。	亜麻仁、ライ麦、一部の野菜

続く

表 12-5
食品に含まれるファイトケミカル（植物由来機能性物質）と機能性要素——続き

物質	機能	含有食品
リモネン	発がん物質の解毒に関与する内在性の肝酵素の活性を促進する。	柑橘類の果実その他の植物に含まれるエッセンシャルオイル
フィチン酸	フリーラジカルを賛成する結腸での酸化反応を抑制すると考えられる。デンプンの消化速度を低下させ、血糖反応を抑制し、細胞間情報伝達に関与する関連化合物に身体内で変換される。腫瘍増殖を抑制する作用を持つ可能性がある。	ふすま、亜麻仁、ゴマ、豆類その他の繊維を多く含む食品
プロアントシアニジン（濃縮タンニンまたはプロシアニジン）	クランベリーに含まれる活性物質で、尿路の健康に影響を与えるが、心臓の健康にも作用すると考えられる。	クランベリー、ココア、ニッケイ、ピーナッツ、ワイン、ブドウ、イチゴ、ピーナッツの皮。
フェノール	抗酸化物質による防御作用を増強し、視覚を健康に維持する。	リンゴ、西洋ナシ、柑橘類、パセリ、ニンジン、ブロッコリー、キャベツ、キュウリ、カボチャ、ヤムイモ、トマト
フィトエストロゲン	ゲニステインとダイゼイン：健常な骨、脳機能、免疫機能に寄与すると考えられる。フィトエストロゲンとがんの関連性についてはまだ結論が出されていない。	大豆、大豆製品
植物スタノールとステロール	心臓に良い食事と運動による好影響を増強する作用を持ち、心疾患のリスクを低下させる。	トウモロコシ、大豆、小麦、強化食品と飲料、強化されたパン用スプレッド、強化されたチョコレート、落花生油
プレバイオティクス		
	食物繊維などの消化できない食品成分で、腸内細菌が増殖するための餌となる。消化管の健康と免疫機能を増進すると考えられる。インスリンとオリゴフルクトースは最も広く研究されているプレバイオティクスである。	全粒穀物（特にオートミール）、亜麻、大麦、緑色野菜、ベリー、バナナ、その他の果物、豆類、タマネギ、ニンニク、ハチミツ、ニラ
プロバイオティクス		
	消化管の健康を増進し、カルシウムの吸収を促進すると考えられる有用細菌。	ヨーグルト（生きているもの）、ケフィア、バターミルク、その他の発酵乳製品、キムチやザウアークラウトのような発酵させた野菜、味噌とテンペーのような大豆発酵食品。
有機硫黄化合物	がん細胞の増殖に拮抗すると信じられている。関節炎の治療にも有用と考えられる。	ニンニク、タマネギ、エゾアサツキ、柑橘類、ブロッコリー、キャベツ、カリフラワー、芽キャベツ

DNA：デオキシリボ核酸、LDL：低比重リポタンパク
出典：Center for Food Safety & Applied Nutrition: A Food Labeling Guide, College Park, Md, 1994, U.S. Dept of Agriculture, revised 1999.

ド」は、一般に南部のアフリカ系アメリカ人の食文化とされる。伝統的な食品選択には、グリッツ、豚足の燻製とラードで調理したコラードの葉、付けあわせのコーンブレッドなどがある。しかし、これはすべてのアフリカ系アメリカ人の食事を表わすわけではない。アフリカ系アメリカ人は、出身国の食品を食べている場合もある。エチオピア人の食事には、インジェラと呼ばれるパンに掛けて食べる野菜シチューがあるが、ガーナの食品を食べる人は、おそらく米かヤムイモの上にシチューを掛けて食べるだろう。

未知の文化を持つ人のニーズに合わせた食事を計画することになった場合には、不正確な情報に基づくことやステレオタイプ化を避けることは重要である（第15章を参照）。特定の集団（図12-5）を対象としたいくつかの文化的食品指針が、疾病状態の管理を支援するためのためにさらに開発されている。

宗教と食品

食事の実践は、記録された歴史のすべてにおける宗教的実践の構成要素となってきた。宗教によっては、特定の飲食物

を禁止しているものや、祭日に食品と飲料を限定するものもある。特別な食事儀式は、選ばれた権威者や、特別な精神的な力（祈祷師、聖職者など）によって指示される場合もある。食事の儀式または制限は、男女によって異なる例もある。食事と食品の調理（例：イスラム教のハラールやユダヤ教のカーシェールの肉）は、信頼に基づく儀式が関係している。

絶食は多くの宗教で行われている。この儀式は自分の身体を向上させるもの、認めてもらうためのもの（アラーまたはブッダによるものなど）、または他者の苦痛を理解して評価するものと考えられてきた。過食、アルコールや精神刺激物を含む飲料の使用、菜食主義のような特殊な摂食行為も、ある種の宗教と考えられる。どの宗教団体においても、会員のメニューを計画する前には、伝統や食事実践について予め理解しておくことが重要である（表12-6）。すべての場合において、個人の食事上の嗜好について話し合いをすることが不可欠である（Kittler and Sucher, 2008）。

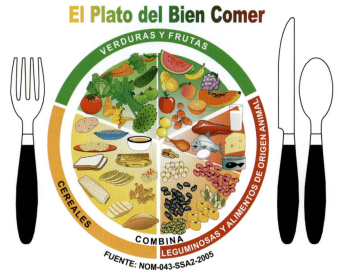

図 12-5 El Plato del Bien Comer.（健康に良い料理）
出典：*Norma Oficial Mexicana NOM-043-SSA2-2005. Servicios basicos de salud. Promocion y educacion para la salud en materia alimentaria. Criterios para brindar orientacion. Mexico, DF. Diario Oficial de la Federacion, 23 de enero de 2006. Official Mexican Standard NOM-043-SSA2-2005. Basic health services. Promotion and health education with regard to food. Criteria for counseling. Government Gazzette. Mexico*,（2006年1月23日）

表 12-6

代表的な宗教の食事実践

	仏教	ヒンズー教	ユダヤ教（正統派）	イスラム教	キリスト教ローマカトリック教会	東方正教会	モルモン教	セブンスデーアドベンティスト派
牛肉	A	X						A
豚肉	A	A	X	X				X
獣肉、	A	A	R	R	R	R		A
卵／乳製品	O	O	R			R		O
魚	A	R	R			R		A
甲殻類	A	R	X			O		X
アルコール		A		X			X	X
コーヒー／茶				A			X	X
同じ食事での獣肉／乳製品			X					
発酵食品			R					
儀式に則って虐殺された獣肉			+	+				
穏健派	+				+			+
断食*	+	+	+	+	+	+	+	

Kittler PG, Sucher KP: *Food and culture*, ed 5, Belmont, Ca, 2008, Wadsworth/Cengage Learning を改変。
出典：Escott-Stump S: Nutrition and diagnosis-related care, ed 7, Baltimore, Md, 2011, Lippincott Williams & Wilkins.

+：実践される
A：最も敬虔な信者には避けられる
O：許可されているが、慣習によっては避けられる場合もある
R：食品の種類またはいつ食べられるかによって制限されている場合もある
X：禁止または摂らないよう強く勧められる

*断食は、部分的なもの（ある食品または食事の節制）から完全なもの（食品や飲料を摂らない）まで多様である

臨床シナリオ

マーティーは45歳のユダヤ人男性で、3年前にイスラエルから米国へ移住した。彼はユダヤ教の規律に厳格に従う食事を摂る。牛乳を飲まないが、他の乳製品は摂取する。彼の体格指数は32で、心疾患の家族歴を有する。彼はカルシウムの摂取を増加させるためのアドバイスを受けるためにあなたの元を訪れた。

栄養診断
栄養素と食事の情報を求めていることから明らかなように、カルシウムに関する知識の欠乏があった。

栄養管理の演習問題
1. マーティーにどのタイプの食事指導を行えばよいか。
2. ユダヤ教の厳密な規律に従うどのタイプの食事計画が彼の毎日の食事必要量を満たし、減量を促進するか。
3. 心臓を健康に保つ食事選択として、彼にどのような提案をするか。
4. サプリメントを使用せずにカルシウムの必要量を満たすには、どのような特別の手段が必要か。
5. マーティーが減量と栄養摂取の目標を達成しつつ、宗教上での食事の問題を解決するためには、食品表示の情報をどう使用すればよいか。

ウェブサイトの有用情報

American Dietetic Association
http://www.eatright.org

Center for Nutrition Policy and Promotion, U.S. Department of Agriculture
http://www.usda.gov/cnpp/

Centers for Disease Control—Health Literacy
http://www.cdc.gov/healthmarketing/healthliteracy/training/page5711.html

Cost of Food at Home
http://www.cnpp.usda.gov/USDAFoodCost-Home.htm

Dietary Guidelines for Americans
http://www.health.gov/DietaryGuidelines

Eat Smart, Play Hard
http://www.fns.usda.gov/eatsmartplayhardkids/

Ethnic Food Guides
http://fnic.nal.usda.gov/nal_display/index.php?info_center=4&tax_level=3&_tax_subject=256&topic_id=1348&level3_id=5732

Food and Drug Administration, Center for Food Safety and Applied Nutrition
http://www.cfsan.fda.gov

Food and Nutrition Information Center, National Agricultural Library, U.S. Department of Agriculture
http://www.nal.usda.gov/fnic/

Health Canada
http://www.hc-sc.gc.ca/fn-an/index_e.html

Healthy Eating Index
http://www.cnpp.usda.gov/HealthyEatingIndex.htm

Institute of Medicine, National Academy of Sciences
http://www.iom.edu/

International Food Information Council
http://ific.org

MyPlate Food Guidance System
http://www.chooseMyPlate.gov/

National Center for Health Statistics
http://www.cdc.gov/nchs/nhanes.htm

Nutrition.gov (U.S. government nutrition site)
http://www.nutrition.gov

U.S. Department of Agriculture
http://www.usda.gov

引用文献

American Dietetic Association (ADA): Position of the American Dietetic Association: vegetarian diets, *J Am Diet Assoc* 109:1266, 2009.

American Journal of Clinical Nutrition: White House Conference on Food, Nutrition and Health, *AJCN* 11:1543, 1969.

Betancourt JR, Green AR: Commentary: linking cultural competence training to improved health outcomes: perspectives from the field, *Acad Med* 85:583, 2010.

Diabetes Care and Education Dietetic Practice Group, Goody CM, Drago L, editors: *Cultural food practices*, Chicago, 2010, American Dietetic Association.

Guenther P et al: Healthy eating index, *J Am Diet Assoc* 108:1854-1864, 2008.

Health Canada: *Eating well with Canada's food guide*, Her Majesty the Queen in Right of Canada, represented by the Minister of Healthy Canada, 2007. Accessed 18 January 2010 from www.hc-sc.gc.ca/fn-an/food-guide-aliment.

Institute of Medicine (IOM), Food and Nutrition Board, Consensus Report: Dietary reference intakes: water, potassium, sodium, chloride, and sulfate. Accessed 11 March, 2011 at http://www.iom.edu/reports/2004/dietary-reference-intakes-water-potassium-sodium-chloride-and-sulfate.aspx.

Kittler PG, Sucher KP: *Food and culture*, ed 5, Belmont, CA, 2008, Wadsworth/Cengage Learning.

Pollan M: *The omnivore's dilemma: a natural history of four meals*, New York, 2006, Penguin.

U.S. Department of Agriculture, Center for Nutrition Policy and Promotion: *Healthy eating index 2005*. Accessed 16 April 2007 from www.cnpp.usda.gov.

第13章

シンシア・A・トムソン
(Cynthia A. Thomson, PhD, RD)

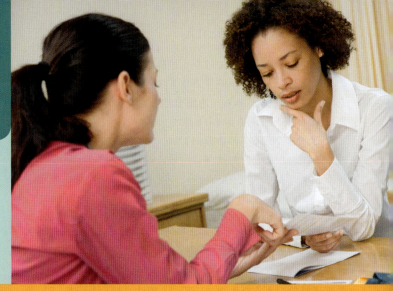

食物と栄養の供給：生理活性物質と集中ケア

重要用語

有害事象 (adverse events [AE])
鍼 (acupuncture)
薬用植物 (botanical)
気 (chi [Qi])
カイロプラクティック (chiropractic)
コーデックス委員会 (Codex Alimentarius Commission [Codex])
コミッションEモノグラフ (Commission E Monographs)
補完代替医療 (complementary and alternative medicine [CAM])
栄養補助食品 (dietary supplement)
栄養補助食品健康教育法 (Dietary Supplement Health and Education Act [DSHEA])
機能性医学 (functional medicine)
機能的栄養アセスメント (functional nutrition assessment)

健康強調表示 (health claim)
ホリスティック (全体論的) 療法 (holistic therapies)
ホメオパシー (同種療法) (homeopathy)
統合医療 (integrative medicine)
経絡 (meridians)
灸 (moxibustion)
自然療法 (naturopathy)
生薬学 (pharmacognosy)
植物療法 (phytotherapy)
認定健康強調表示 (qualified health claim)
構造-機能強調表示 (structure-function claim)
亜脱臼 (Subluxation)
伝統的東洋医学 (traditional Oriental medicine)

統合医療

統合医療は、人間全体（身体、心、魂）とライフスタイルのすべての面を考慮して治癒を指向する医療をその焦点に据えている。この医療は、従来療法と代替療法の両者を治療において連携させることにより、適切な治療を行うことを強調している。この医療では従来の医療専門家の垣根を越えた集学的アプローチが必要であり、患者と医療従事者は健康を増進させる上でのパートナーとなる。ケアは健康維持と予防を視野に入れたものとなり、疾患が発症した場合には、侵襲性の少ない手法を選択する。しかしながら、統合的なケアは医学的および治療的手法をすべて批判的に評価して行われる根拠に基づくケアである。

補完代替医療 (complementary and alternative medicine [CAM]) は、従来の医療には慣習的に含まれてこなかった治療行為のことを指す。この医療分野には鍼、瞑想、自然療法、カイロプラクティック（骨格手技療法）などの療法が含まれる。**統合医療**は、従来からの医療とCAMを組み合わせて使用することを主眼としているという点でCAMとはわずかに異なり、適切な補完的手法と従来の医学的手法とを包括的に統合させて個人全体をケアするものであり、理想的な健康の達成を目標とするものと定義されている (Kiefer, 2009)。

CAMと統合療法は新しいものではない。実際、その起源は古来ギリシャや中国の文化にまで辿ることができる。自然療法は「最先端」の医療であると評されることが多いが、実際には従来の西洋医学よりもはるかにその起源は古い。専門家らはハーブ療法とアーユルヴェーダ（インドの伝統医療）は5000年以上前から存在すると推測している。CAMは、全体を意味するギリシャの単語 *holos* に由来する**ホリスティック（全体論的）療法**である。この療法の根底には、健康は単に疾

病のない状態を表すのではなく、健康な状態を維持するための強い意志と知恵を反映する生き生きとした活動的な状態であるとする理論がある。治療自然力を意味するラテン語である vis medicatrix naturae は、ホリスティック医療の基盤となる概念である。この概念では、すべての生物には自ら治癒する能力があり、生物体は疾患に対して生来の自己防衛機序を備えているとされている。米国国立補完代替医療センター（National Center for Complementary and Alternative Medicine [NCCAM]）の分類法では、CAMは(1)自然療法、伝統的中国医学、アーユルヴェーダ、ホメオパシー（同種療法）などの代替医療、(2)瞑想、祈願、芸術または音楽療法などの心身療法と認知行動療法、(3)ハーブの使用、ホールフード食、栄養素補給のような生物学に基づく療法、(4)マッサージ、カイロプラクティック（骨格を矯正する手技療法）、オステオパシー、ヨガなどの徒手療法、(5)気功、磁気療法または霊気のようなエネルギー療法を基にした医療制度に分類される。

機能性医学にはCAMのいくつかの要素が含まれるが、その焦点は、疾病を中心とする従来医療から、患者を中心とするアプローチへと移っている（Institute of Functional Medicine, 2011）。その目標は個々の症状ではなく人全体を評価することであり、健康を目指して長期間支援するだけでなく、予防と関連付けてケアを考えることである。機能性医学では、食事、栄養、運動が「最良の医療」の中心となると考えられる。この理念には、健康と寿命にとって重要な生化学的特性、ホルモンと神経伝達物質の不均衡、酸化ストレスと解毒、免疫増強、内部要因と外部要因との全般的な動的平衡も含まれる。

食事療法の専門家をはじめとする医療関係者は、次第に統合的な手法に基づいたケアを提供するようになってきた。たとえば、機能的栄養アセスメント（第6章の新たな指標「機能的栄養アセスメント」の定義を参照）は、健康評価の一部として頻繁に使用されている。医療コストの増大に伴って医療提供者は、医療のコストを下げ、クライアントの満足感を高めるための妥当な手法として、統合的なケアを積極的に求めている（Maizes, 2009; Ullman, 2009）。食事療法と食事補給は、CAM、統合医療、機能性医学を背景として一般的に実施されている療法である。食事を基にしたいくつかの療法がCAM療法として知られており、その中にはマクロビオティックおよび菜食の他に、Ornish式、Zone式、Atkins式、Pritikin式の食事療法がある。CAMに含まれる療法の特徴については、表13-1を参照されたい。

補完療法および代替療法の使用

従来の医療を補佐する目的でのCAM療法の使用は、1960年代以降米国で増加してきた。かなりの数の米国人は、プライマリーケア医を受診するよりも、何らかの形のCAMを利用する頻度のほうが高い。図13-1にCAMの利用頻度を示す。

疾病管理予防センターが実施した2007年の米国国民健康聞き取り調査（National Health Interview Survey [NHIS]）の代替健康／補完代替医療の補遺データでは、調査対象となった米国の29,266世帯75,764人のうち、最近12ヵ月に成人の38.3％と小児の9人に1人がCAMを使用したと報告したことが明らかにされている。CAMの使用は、女性、30～69歳の人、高学歴者、米国西部の住民、過去12ヵ月間に入院経験のある人での間で最も多かった（National Center for Complementary and Alternative Medicine, 2005）。人種または民族別では、ネイティブアメリカン（50.3％）、ハワイ人および南太平洋諸島の住民（43.2％）でCAMの使用率が最も高く、非ヒスパニック系白人（43.1％）がそれに続くと報告されている。CAMの使用率

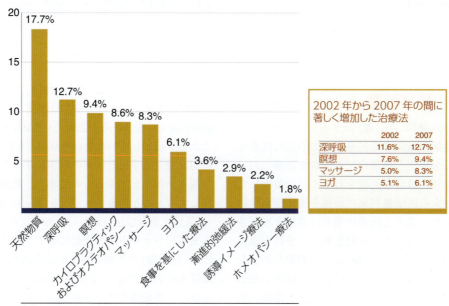

出典：Bames PM, Bloom B, Nahin R, *CDC National Health statistics Report* #12. Complementary and Altanative Medicine Use Among Adults and Children: United States, 2007. 2008年12月。

図13-1 成人が最も一般的に使用する10種類の補完代替医療

出典：http://nccam.nih.gov/news/camstats/2007/graphics.htm、最終閲覧日：2010年5月24日。

表 13-1
一般に用いられている補完代替医療についての解説

	説明
自然療法（自然薬品）	自然治癒力の概念に基づき、疾病の予防と健康の維持に重点を置いている。 「何よりもまず害をなすなかれ」というヒポクラテスの誓いに由来する。 自然療法の医師は、身体が生来持つ自己治癒力を弱める治療や身体の機能を奪う治療を避ける。自然療法による治療は、健康、予防、教師としての医療提供者の役割を重要と考える。 自然の法則に基づいた診断と治療。 薬物を処方することもある。 米国のほとんどの州で免許が必要である。 教育内容には病理学、微生物学、身体組織学、臨床診断学、生薬学（植物製剤を用いた臨床実習）、水治療法、理学療法、栄養療法、ホメオパシーなどが含まれる。 治療法は植物療法（植物製剤を用いた治療）、電気療法、理学療法、小規模な手術、機械療法、セラピューティックマニピュレーションが含まれる。 栄養補助食品と食品による栄養補給が日常的に行われる。
カイロプラクティック	自然療法と共通する理念を多く持つが、特に身体自らが治癒能力を持ち、専門家の役割は身体による治癒を助けるものであるとの信念を持つ。自然療法と同じくカイロプラクティックは健康な状態と予防を重要視し、非侵襲性の治療を好む。 カイロプラクターは薬物を処方せず、手術も行わない。 身体に本来備わっている能力を阻害する亜脱臼（神経系の適正な機能の障害に繋がる筋骨格の不具合）と呼ばれる障害を見つけて取り除くことによって、健康を維持することをその焦点に置いている。 中心となる手法は、脊髄矯正や筋肉への施術のような徒手による治療法であり、ライフスタイルの変更のような生理学的手法によってそれを支える。 (1) 身体の構造と状態は身体の機能がどのように良く働くかに影響を与え、(2) 健康維持と治癒の促進には心身の連携が必要とする2つの基本原則がある。 米国内の全50州と約30か国において、認可と規制が行われている。 米国内で公認されているカイロプラクティック大学で4年間のプログラムを終了し、他の有資格の医師と同様に、米国が認証する機関が実施する試験に合格する必要がある。
ホメオパシー	ホメオパシーという言葉は、ギリシャ語の「類似する」を意味する*homios*と、「苦しみ」を意味する*pathos*に由来する。ホメオパシーは200年前に従来の医療に逆らって発展した医学理論と実践である。ホメオパシーは、類似するものを類似するもので治療することによって身体自らによる治癒を支援しようとするもので、一般に「同種の法則」として知られている。この「同種の法則」は、大量の物質が身体に症状を引き起こす場合、少量の同じ物質をその病気の治療のために使用することができるとの理論を基にしている。 • 18世紀にドイツの医師Samuel Hahnemannがホメオパシーを確立したとされている。 • ホメオパシーで使用されるレメディの量は、極限にまで希釈される。ホメオパシーの原理によれば、レメディは効力が強められる（つまり、振盪することによってさらに強力になる）。 • チンキ剤は原因物質から直接作られる。1滴のチンキ剤を99滴の水またはアルコールと混合して最初のポテンシーのレメディを作る。この混合液を100回以上激しく振る。この過程を振盪と呼ぶ。 • 最小投与の原則は、ホメオパシーレメディの多くは非常に希釈されているため、化学的試験によって治療物質の実際の分子を発見することができないことを意味する。 • ホメオパシーの目標は、身体的、精神的、感情的のすべてのレベルで健康であると感じられる状態をもたらし、身体の症状を軽減し、健康と創造的なエネルギー状態を患者が戻すレメディを選択することである。 • ホメオパシーの有効性に関する臨床エビデンスには、大きな矛盾がある。

続く

表 13-1
一般に用いられている補完代替医療についての解説――続き

	説明
伝統的東洋医学	気(Qi)または生命力エネルギーと呼ばれるエネルギーが、身体機能の中心であるという概念に基づく。気は生命を生き生きとさせ、すべての活動を活気づける非実体の力である。健康な状態は気の流れがバランスよく調和した状態であり、疾病または不健康な状態は、その流れが妨げられたことによって生じる。健康は、対照的な状態にある陰と陽(すべての物事における二面性)のバランスが保たれていることを必要とする。根本にある原理は自然の防御力であり、身体は自然界を反映したものとみなされている。 4つの物質、すなわち血、精(エッセンス、すべての生命の本質)、神(精神)、津液(血液以外の体液)がその基本をなす。 栄養療法には、栄養を得る手段としての食物、薬や強壮剤としての食物、食物の節制(絶食)など、いくつかの要素がある。食物は陰、陽、気、血を調節するために、味(酸っぱい、苦い、甘い、辛い、塩辛い)と性質(ひんやりした、冷たい、暖かい、熱い、あっさりした)によって分けらる。 経絡は気と血を身体全体に運ぶ通路となるが、実は経絡そのものは通路というよりも、むしろエネルギー回路として働く目に見えない縦方向のネットワークであり、身体のすべての部位を一体化して、身体の内部と外部を結びつけているものである。臓器は解剖的な概念としては捉えられず、活力のある領域とみなされる。
鍼	鍼は細い針を経絡上の特定の点に差し、身体の気または生命のエネルギーを刺激する治療法である。経絡のつぼ(経穴)に沿って加温することによって気と血に影響を与え、物質と臓器の平衡を保つようにする灸は、鍼と関係が深い。この治療法は、疾病の原因となる身体の不和の治療を目的として使用される。不和、つまり平衡の喪失は、身体において生命を維持して育む陰の力が弱まるか、または生命を生み出して活性化させる陽の力が弱まるかのいずれかによって引き起こされる。陰と陽の概念はすべての物が持つ二面性を示すもので、互いに相反しながらも補完しあい、それぞれ相互依存しながら均衡を保っていなければならない。
マッサージ療法／ボディワーク	マッサージ療法とボディワークの根底にある概念は、触れるという行為による治癒である。マッサージ療法は1940年代に米国で始まり、これまでの数十年間で利用が拡張してきた。ボディワークの鍵を握る原理は、血液の循環を促進させて、リンパ組織を動かして老廃物を取り除いて毒を出し、精神を鎮め、身体組織の生理機能を高め、筋骨格の機能を向上させることを重要とすることである。この療法は、ストレスを低下させてエネルギーを増加させるために広く使用されてきた。

の高さと関連性があったのは、皮膚の状態、副鼻腔炎、筋骨格の状態の他に、青少年を含む小児、大学卒の学歴がある親、処方薬との併用使用、不安またはストレスがあると報告した人であった(Birdee, 2010)。

2002年から2007年の間にCAMの鍼、深呼吸、マッサージ療法、瞑想、自然療法、ヨガの使用は増加した。菜食が最も多く使用され(成人の3.5％)、それにAtkins式食事(1.7％)、マクロビオティック(0.2％)、Zone式食事(0.2％)が続いた。ビタミン大量投与療法は、調査した成人の2.8％で使用が報告されている(Barnes et al., 2008)。

これらの療法を用いる人々は、これらの選択肢が自分の全般的な健康に有益であり、伝統的医療よりも健康に対する価値が高いと信じている。従来の医学では有効な治療という意味で提供できる手段がほとんどない場合、または現在行われている従来の治療に、患者に代替医療を試みたいと思わせるような明らかなリスクと副作用がある場合には、CAMに対する信頼性が高まることが頻繁に認められる。CAMの適用は、患者が従来療法や鑑別診断を有効であるとは考えられない場合(不眠症、疼痛、不安など)、CAMが有効であることが示されてきた場合(背痛に対するカイロプラクティック医学、鎮痛に対する鍼、変形性関節症に伴う関節痛に対する食事補給の選択)、歴史的エビデンスによってCAMの有効性が有意に裏付けられている場合にも、しばしば考慮されてきた。最近のNHIS調査では、従来の治療では費用が掛かり過ぎる場合にCAMの使用が増加することが示唆された。医学的診断によるCAM使用の頻度を図13-2に示す。

これらの療法に対する関心の高まりを受け、国立衛生研究所(NIH)はその有効性を評価するために1992年に代替医療研究室(Office of Alternative Medicine)を設けた。この研究室は1998年にNIHの27番目の研究所となった。その後

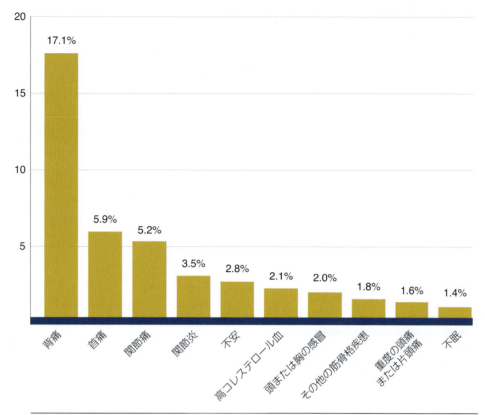

図13-2　成人に補完代替医療が最もよく使用される疾病
出典：http://nccam.nih.gov/news/camstats/2007/graphics.htm、最終閲覧日：2010年5月24日。

NCCAM（補完代替医療センター）へと改名され、研究、研修、訓練、支援、統合を行うことで補完および代替医療による治療を科学的に調査している（Ahn et al, 2010）。研究資金の調達に加えて、従来の医療制度を背景として、CAMの提供のための医療費補助だけでなく、教育に対する必要性が高まっていることが多く認識されるようになった。看護と医学のカリキュラムには、CAMの教育が次第に採り入られるようになってきた。

食品による栄養補充

米国において食品による栄養補充は、がん、心血管疾患、糖尿病または高血圧のリスクが高い人、またはその臨床症状によって診断を受けた人の間で広く実践されている。消費者と保健専門家は、処方薬やその他の一般用医薬品と同時に摂取される栄養補助食品の影響に関する情報は、限られたものであることを認識しておかなければならない（Farmer Miller et al., 2008）。

食事療法の専門家は、これまでは食事または食品に関連する推奨量に関するアセスメント、ケアプラン、カウンセリングに焦点を合わせていた。CAMの使用に関する2007年のNHIS調査では、CAMの使用で最も一般的なものは、非ビタミンおよび非ミネラルの天然物質の摂取であることが明らかにされた。食事療法学専門家にこの分野に対する情報を求める声は、今もなお多い。実際に、米国栄養士会が発表した2009年の栄養素補給に対する方針説明書では、登録栄養士に栄養素補給に関する情報に関する「第一の情報源」となることを求めている（Marra et al., 2009）。

栄養補助食品は1994年に制定された**栄養補助食品健康教育法**（Dietary Supplement Health and Education Act ([DSHEA]) では、ビタミン、ミネラル、ハーブその他の植物製品、アミノ酸、濃縮物、代謝物、成分、抽出物またはこれらの成分の配合物の成分を1つ以上含む製品として公式に定義された。栄養補助食品は錠剤、カプセル、タブレットまたは液剤として摂取するよう意図されるもので、従来の食品または食事品目としての使用は認められていない。製品には**栄養補助食品**と表示し、栄養補助食品成分表示する（図13-3）。栄養補助食品は薬物、化粧品、食品とは区別されなくてはならない。図13-4を参照されたい。

薬として使用される植物（葉、花、茎、根茎または根を含む）である**薬用植物**は、エキス剤（チンキ剤、アルコール剤、グリセリン剤を含む）、錠剤（カプセル、タブレット、舐剤、ソフトゲル剤）の他に、茶、浸剤、煎剤（植物の根を沸騰させて作られる濃縮飲料）として用いられる（参考情報13-1の「薬用植物の処方」を参照）。薬用植物または栄養素をクリーム剤や、アロマセラ

ピーで使用されるようなエッセンシャルオイルなどの形で局所適用した場合には、現在の規制の定義では栄養補助食品として分類されない。

植物性医薬品に関する**コミッションEモノグラフ**は、科学者と医療従事者からなる専門家委員会が、疾患の予防または治療に植物を基にした薬を使用する科学的療法である**植物療法**を実施する際の基準としてドイツで作成された単行書（モノグラフ）である。

近年、栄養補助食品事務局（Office of Dietary Supplements）は複数の機関と専門家と協力して、米国で使用される栄養補助食品のデータベースを開発した。このデータベースは、サプリメントに含まれる栄養素、植物成分、その他の成分に関する具体的な情報を提供するためのもので、医師が患者に対して選択したサプリメントが適正に使用されているかどうかをさらに正確に評価できるものとなっている。このデータベースには、4000種類を超えるサプリメントについて、栄養補助食品の構造と機能に関する強調表示を含めたラベル表示に関する情報が掲載されている。提供される情報はPubMedにリンクされており、ヒトでの臨床試験での使用に関して、専門家による審査を受けた情報、使用に伴って生じる**有害事象**（adverse events [AE]）、作用機序に関する情報を医師が入手できるようになっている（National Institutes of Health, 2010）。

Supplement Facts

Serving Size 1 Capsule

Amount Per Capsule	% Daily Value
Calories 20	
Calories from Fat 20	
Total Fat 2 g	3%*
Saturated Fat 0.5 g	3%*
Polyunsaturated Fat 1 g	†
Monounsaturated Fat 0.5 g	†
Vitamin A 4250 IU	85%
Vitamin D 425 IU	106%
Omega-3 fatty acids 0.5 g	†

* Percent Daily Values are based on a 2,000 calorie diet.
† Daily Value not established.

Ingredients: Cod liver oil, gelatin, water, and glycerin.

図13-3　食品医薬品局の栄養補助食品健康教育法が規定する栄養補助食品成分表示。
出典：*http://www.fda.gov/Food/DietarySupplements/ConsumerInformation/ucm110493.htm*. 最終閲覧日：2010年5月24日。

栄養補助食品の使用における最近の傾向

栄養補助食品の使用は米国の成人では一般的であり、小児の使用も増大している。成人の約3分の1は、マルチビタミンとミネラルのサプリメントを定期的に使用している（American Dietetic Association, 2009）。NHISが実施したCAM調査では、最も一般的に摂取されている非ビタミンおよび非ミネラルのサプリメントは、魚油、グルコサミン、エキナセア、亜麻仁、人参であった（Barnes et al., 2008）。小児は一般に成人と同じ栄養補助食品を摂取する。栄養補助食品の使用は年齢とともに増加し、白人、女性で多いことが示された。報告では、栄養補助食品の使用は健康状態が最も良好な人で最も高いことが明らかになった。サプリメントを最も頻繁に摂取する人は、非喫煙者で体格指数が25kg/m^{2}未満、身体的に活動性が高く、健康状態が良好であり、健康的な食生活を守り、食品選択の際に食品表示を参考にする人であるとともに、高所得と高学歴者に多いことが明らかにされた（Archer, 2005）。

ハーブ製品の使用についての評価は、さらに困難であった。製品は特定の医学的問題の治療を目的として断続的に摂取されることが多いため、その使用法は大きく異なる可能性がある。一般的に摂取されているハーブ製品には、セント・ジョーンズ・ワート、エキナセア、ニンニク、ノコギリパルメット、イチョウ、人参、大豆、カノコソウ、クランベリー、ブラックコホッシュなどがある（Ernst, 2005）。いくつかの栄養補助食品

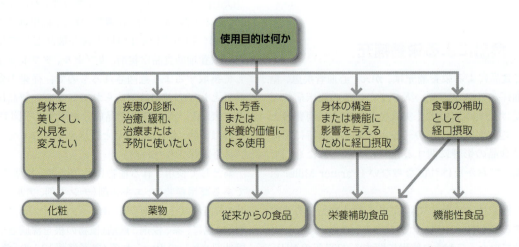

図13-4　臨床で食品による栄養補給を行う場合には、評価と適応に関して信頼のおける情報源の利用が必要。
Thomson CA, Newton T: *Dietary supplements: evaluation and application in clinical practice, Topics Clin Nutr* 20（1）:32, 2005より許可を得て転載。

参考情報 13-1
薬用植物の処方

種類	形状と使用法
バルクハーブ	
	飲用、料理用、カプセル剤の原料として売られる。急速に有効性が失われる。不透明な包装容器に保存し、熱と光を避ける。
飲料	
茶	濃度の低い飲み物。生または乾燥させたハーブをコップ1杯の熱湯に数分間浸し、漉して飲用する。
浸剤	茶よりも濃度が高い。生または乾燥させた薬草を約15分浸し、茶の場合よりも多くの有効成分を抽出させる。
煎剤	根、根茎、樹皮または液果を30〜60分間沸騰させて有効成分を抽出するもので、飲料の中で最も濃度が高い。
エキス剤	
	薬草の活性成分を有機溶媒によって抽出する。有効成分が濃縮されたもの。
チンキ剤	アルコールを溶媒として抽出したもの。
グリセリン剤	グリセロールまたはグリセロール・プロピレングリコール・水の混合液を溶媒として抽出したもの。小児にはチンキ剤よりも適する。
錠剤	
	食道内に留まらないようにするために、錠剤は最低120〜240mLの水と共に摂取しなければならない。
カプセル	植物製品を動物性のゼラチンまたは植物から作られたセルロース製の固い殻で包んだもの。
タブレット	植物製品を充填材と混合し、堅いタブレット作製する。フィルムでコーティングされている場合とされていない場合がある。
ロゼンジ	トローチとも呼ばれる。噛むか舐めた際に活性成分が口腔中に容易に放出される調製法。
ソフトゲル剤	ω-3脂肪酸やビタミンEなどの液体抽出物の封入に使用されるソフトカプセル。
エッセンシャルオイル	芳香性の揮発性植物油で、アロマセラピーや入浴剤に使用される。濃縮されたものであり、特別な指示(ハッカ油の腸溶剤など)がない限り経口使用しないこと。

については十分なエビデンスが蓄積されており、医療研究・品質調査機構（Agency for Healthcare Research and Quality）の下で、多専門分野にわたる科学専門家チームによるエビデンスアセスメントや、コクランレビュー（Cochrane Database Review [CDR]）によって正当性が評価される。CDRは、選択したサプリメントを特定の健康状態に対して使用した際の有効性と安全性のまとめとして公表している。一般に使用される栄養補助食品とその臨床的有効性に関連する情報を、CDRの様式で表13-2に紹介する。

潜在的リスク集団

食品による栄養補給は栄養不足のリスクが最も低い人々では極めて一般的であるが、その集団内の一部の人々では、食品による栄養補給が必要となる可能性がある。たとえば、食事摂取の妥当性は高齢者（Chernoff, 2005）、社会経済的地位の低い人（Karp et al., 2005）、エネルギーまたは脂質制限食を実施している人（Dwyer et al., 2005）については報告されてきた。加えて、妊娠期と授乳期などの特定の生理的状態では、食生活の変化だけでは基準を満たすことが時に難しい特定の栄養素（例：鉄、カルシウム、葉酸）の必要量が増加する。さらに、慢性病が特定の栄養素の必要量を増加させる場合もある（例：吸収不全性疾患と一般的な栄養素、骨粗鬆症と骨関連の栄養素、心臓疾患における血清ホモシステイン値の上昇、ビタミンB必要量の増加）。最後に、ライフスタイルの選択が栄養素の必要量を増加させる場合もある（例：喫煙者におけるビタミンC必要量の増加、アルコール摂取者における葉酸必要量の増加、鉄が欠乏する運動選手における鉄必要量の増加）。そのため、医師はこれらのリスクを有するサブグループの存在について認識し、個人ベースで補給の必要性を決定するための栄養アセスメントを完了させておかなければならない。第6章および第8章を参照されたい。

マルチビタミン-ミネラルサプリメントの定期的な使用は、食生活を妥当なものとするために適切な推奨事項となるであろう。多くの成人米国人はビタミンC、D、Eまたはカルシウムなどのミネラルの推定平均必要量さえ充足していないことから、成人米国人が定期的にマルチビタミン-ミネラルサプ

表 13-2
栄養補助食品および植物性サプリメントに関するコクランレビューの選択

栄養補助食品	使用目的	治療効果を示す十分なエビデンスがあるか	参考文献
栄養素			
抗酸化物質サプリメント（混合）	消化管がんの予防	なし	Bjelakovic G et al: Cochrane Database Syst Rev 18(4):CD004183, 2008.
	黄斑変性	あり（抗酸化物質の混合剤と亜鉛の摂取で）	Evans JR: Cochrane Database Syst Rev (2):CD000254, 2009.
	子癇前症	なし	Rumbold et al: Cochrane Database Syst Rev CD004227, 2008.
	死亡率	なし	Bjelakovic G et al: Cochrane Database Syst Rev CD007176, 2008.
カルシウム	結腸直腸癌とポリープ	反復性の腺腫様ポリープにはあり、結腸直腸がんに対してのみなし	Weingarten MA et al: Cochrane Database Syst Rev (1):CD003548, 2008.
	高血圧	あり（妊娠時）；子癇前症では50％の低下、HTNの成人ではなし	Hofmeyr GT et al: Cochrane Database Syst Rev (1):CD001059, 2010. Dickinson HO et al: Cochrane Database Syst Rev (2):CD004639, 2009.
DHEA	健常高齢者の認知機能	なし	Evans JG: Cochrane Database Syst Rev (2):CD006221, 2006.
葉酸	認知機能と認知症	B_{12}との併用の有無にかかわらずなし、高ホモシステインが高値の人では可能性あり	Malouf R et al: Cochrane Database Syst Rev (4):CD004514, 2008.
ω-3脂肪酸	心血管疾患の治療および予防効果	なし、ただし決定的でない	Hooper L et al: Cochrane Database Syst Rev 142(3):CD003177, 2009.
	クローン病	なし	Turner D et al: Cochrane Database Syst Rev CD006320, 2009.
	間欠性跛行	なし	Sommerfield T, et al: Cochrane Database Syst Rev (3):CD003833, 2007.
プロバイオティクス	感染性下痢	あり	Allen SJ et al: Cochrane Database Syst Rev (2):CD003048, 2009.
セレン	重度疾患（大人）	なし	Avenell et al: Cochrane Database Syst Rev 18(4):CD003703, 2007.
	喘息	若干	Allam MF, Lucane RA: Cochrane Database Syst Rev (2):CD003538, 2005.
ビタミンC	喘息	なし	Ram et al: Cochrane Database Syst Rev (4):CD000993, 2004.
	感冒	なし、強度の運動時または低温環境では効果も期待される	Hemila H et al: Cochrane Database Syst Rev 18(3):CD000980, 2007.
	肺炎	一般人集団ではなし、血漿中濃度の低い人ではあり	Hemila H, Louhiala P: Cochrane Database Syst Rev 24(1):CD005532, 2007.
ビタミンD	骨粗鬆症での骨折	なし、カルシウムとの併用では可能性あり、不足している人には効果があると考えられる	Avenell A et al: Cochrane Database Syst Rev (1):CD000227, 2009.

表 13-2
栄養補助食品および植物性サプリメントに関するコクランレビューの選択──続き

栄養補助食品	使用目的	治療効果を示す十分なエビデンスがあるか	参考文献
薬用植物			
クランベリー	尿路感染症	あり（反復性尿路感染症の女性）	Jepson RG and Craig JC: Cochrane Database Syst Rev (2):CD001321, 2008.
エキナセア	感冒	あり、ムラサキバレンギク（Echinacea purpurea）で	Linde K et al: Cochrane Database Syst Rev (2):CD000530, 2006.
イチョウ	虚血性脳梗塞後の回復	なし	Zeng X et al: Cochrane Database Syst Rev 19(4):CD003691, 2005.
	認知症／認知機能	なし、裏付けとなるものがない	Birks J, Evans JG: Cochrane Database Syst Rev (4):CD003120, 2009.
ニンニク	末梢動脈閉塞性疾患	なし	Jepson RG et al: Cochrane Database Syst Rev (2):CD000095, 2008.
カバ	不安	あり	Pittler MH, Ernst E: Cochrane Database Syst Rev (1):CD003383, 2009.
オオアザミ	アルコール性肝疾患、B型およびC型肝炎	多少、臨床試験を要する	Rambaldi A et al: Cochrane Database Syst Rev (2):CD003620, 2007.
ノコギリパルメット	前立腺肥大	なし、臨床試験を要する	Tacklind J et al: Cochrane Database Syst Rev (3):CD001423, 2009.
セント・ジョーンズ・ワート	うつ病	あり、オトギリソウとして	Linde K et al: Cochrane Database Syst Rev (2):CD000448, 2008.

DHEA：デヒドロエピアンドロステロン

リメントを摂取することを多くの人が推奨している。NIHはこの問題についてさらに掘り下げるために、2006年にマルチビタミン／ミネラルサプリメントと慢性疾患予防に関する協議会（Conference on Multivitamin/Mineral Supplements and Chronic Disease Prevention）を召集し、合意声明を発表した。この専門家報告書では、マルチビタミン-ミネラルサプリメントが特定の慢性疾患のリスクを低減させるというエビデンスは不十分であるとしているが、（報告書全文はhttp://ods.od.nih.gov/news/Results_of_MultivitaminMineral_Supplements_2006.aspx Neuhouser, 2009を参照）、多くの栄養専門家と医療提供者は、自らの患者に対して毎日マルチビタミン-ミネラルサプリメントを摂取するよう日常的に推薦している。場合によっては、補給は標準的処置と考えられる。その例が、将来産まれる子供の神経管閉鎖不全のリスクを低下させるために、妊娠可能年齢の女性すべてに400μgの葉酸を含むマルチビタミン剤を摂取するという推奨事項である。

薬用植物による栄養補給では、補給を必要とするリスク集団の存在に関するエビデンスは少ない。むしろ一般には、薬用植物のサプリメントは、疾病状態や疾患の症状の軽減のために使用されることが多い。それに対する反応は人によって多様となる可能性があり、すべての患者に対して日常的に推奨することは適切ではないかもしれない。たとえば、血清コレステロール値を下げるためのニンニクの使用を支持する人がいるが、すべての高コレステロール血症患者にニンニクを含むサプリメントの定期的な摂取は適切となるわけではない。患者が高コレステロール値の治療のために処方薬の投与を受けている可能性や、ニンニクの長期使用による出血時間延長のリスク、またはサプリメントのニンニクによる胃腸の不快感に耐えられない可能性もある。

入手可能なエビデンスの精査に加えて、各患者の臨床状態のアセスメントが重要となる。その療法が有効で安全性も立証されている場合には、栄養補助食品またはCAM（補完代替医療）の推奨には意味があると考えられる。残念なことに、CAMのエビデンスは、明確でも一貫性のあるものでもない（特に概して研究が行われていないということから）か、安全性が懸念されるもののいずれかである。その製品を特に推奨する場合、これらの不確かな領域は医師にとって大きな賭けとなる。有効性が示されておらず、安全性のリスクがあるCAMまたは栄養補助食品を使用をする気にはならないのは明らかだろう。

栄養補助食品に対する規制

　米国内では、薬用植物を用いた製品は栄養補助食品として規制を受ける。1994年のDSHEA（栄養補助食品健康教育法）は、薬用植物の販売に関する規制を明確にし、食品や薬物とは異なる栄養補助食品として再分類した。サプリメントの販売には、栄養補助食品生産業者によってさまざまな方法でのラベル表示が使用される。これらの表示には認定健康強調表示、非認定健康強調表示、権威ある声明を基にした強調表示、栄養含有量表示、食生活指針に関する意見、ならびに最も一般的に用いられている手法である構造-機能強調表示がある。

　健康強調表示は栄養補助食品ラベルに表示される強調表示で、(1) 物質、(2) 疾病または健康状態という2種類の必須要素を記載したものである。この表示は、これらの2種類の要素の間にある関係について示している。これらの要素のいずれかを欠く表示は、健康強調表示の規制の定義に合致しない。さらに、表示は科学的に認められる基準を満たすものでなくてはならず、食品医薬品局（FDA）への事前通告も必要である。FDAによる承認は必要であるが、一般的な健康強調表示では、認定健康強調表示に必要なレベルの科学的根拠は要求されない。

　認定健康強調表示は科学的根拠に新たに明らかになった健康強調表示であり、FDAによるエビデンスのレビューを受けて食品または栄養補助食品のラベルへの使用を承認されたもので、強調表示の使用申請を満たすエビデンスが存在するものである（詳細に関しては第12章を参照）。認定健康強調表示は、サプリメント製造業者のような、FDA以外の者によって申請されなければならないことに留意しておかねばならない。つまり、たとえ特定の健康症状に対する特定の栄養補助食品の使用にエビデンスが存在していても、FDAに対して正式な申請が行われなければ、そのような強調表示を行うことはできない。その他の種類の健康強調表示には、**権威ある声明**（1997年のFDA近代化法）ならびに**食生活指針に関する声明**があり、これは権威ある組織と機関によって発表された声明を基にしたもので、食生活指針の本体をなす声明もその中に含まれる。

　最も問題とされているものが、一連の構造-機能強調表示である。DSHEAの下では、製品の生理的影響を述べることはできるが、特定の状態での予防または治癒に関する強調表示を行うことはできない。製品の製造業者は、栄養補助食品に「心疾患を予防する」と表示することはできないが、製品に「心臓への血流増加を高める」と表示することはできる。そのような微妙な相違は標準的な消費者には識別できないと考えられることから、製品に対する誤解と不適切な使用を引き起こす恐れがある。さらに、これらの強調表示はFDAへの事前通告を必要とするものではなく、製造業者が主張の精度と誠実度を保証する責任を負う。すべての製品には、「この記載事項は食品医薬品局による評価を受けたものではない。この製品は、いかなる疾患の診断、治療、治癒、予防も意図しない」との警告文を表示しなくてはならない。しかし、この記載に対する消費者の意識または解釈に関する研究は行われていない。消費者は自分が選択して使用しようとする各栄養補助食品に対して、適正な使用法ならびに良質な製品の選択について自ら学ばなくてはなければならない。

　国際食品情報会議（International Food Information Council [IFIC]）の報告では、消費者は認定健康強調表示と非認定の健康強調表示を明確に識別することはできず、目標が肯定的で、簡潔に表示される構造-機能強調表示を好むことを示している。DSHEAの通過以降にさらに一般的になった問題の中には、製品含有量の説明が不明確な点、製品の効力と推奨使用量が変更される可能性、会社が育成した薬草がどのようにして栽培され、処理されたかに関する情報が不適正であること、ならびに成分の品質、製品安全性または効力の基準が曖昧であることが挙げられた。まれであるが、薬草の混入と誤認も実際に起きている。政府と産業団体は、薬用植物製品を含むすべての栄養補助食品を対象とした高品質な生産基準（医薬品適正製造基準：good manufacturing practices [GMP]）を開発した。GMPの規則の下では、製造業者は栄養補助食品の独自性、純度、品質、強さおよび組成を明確にし、規格に適合することが要求される。

　2006年12月には栄養補助食品及び非処方箋薬に対する消費者保護法（Dietary Supplement and Nonprescription Drug Consumer Protection Act）が制定され、栄養補助食品と一般用（over-the-counter [OTC]）医薬品との相互作用に関して有害事象を報告する表示と、任意というよりむしろ義務的な報告の両者を求めることが承認された（Frankos, 2009）。

　もう1つは、国際的に重要な機関である。コーデックス委員会（Codex Alimentarius Commission [Codex]）は、消費者の健康を保護し、国際的な食品貿易における公平な取引を保証するために、1963年に2つの国連機関である食糧農業機関と世界保健機関によって作られた。コーデックスの参加者は、栄養補助食品などの製品の食品規格、行動規範およびガイドラインの作成に取り組む。コーデックスの規格およびガイドラインは、加盟180ヶ国の委員によって開発されたもので、開発の過程における複数の段階で規格を自発的に精査して意見を述べた（Crane et al., 2010）。

栄養補助食品使用のアセスメント

　健康を求めて栄養補助食品を使用することへの関心は、米国において大きく高まっている。栄養素の補給は、一般に食事の妥当性を相対的に高めるため、または疾患または病的状態による必要量の増加を充足させるために推奨されるが、多くの薬用植物製品が持つ治療作用は薬物の作用と類似するものであることから、有害な相互作用が生じる可能性を医療従事者は認識しておく必要がある。消費者はサプリメントの安全性と有効性についてあまり知識を持っていない可能

> **参考情報 13-2**
> 栄養補助食品使用の評価　患者と医療提供者との間の情報交換

質問

- どの栄養補助食品を使用していますか(種類:ビタミン、ミネラル、薬用植物、アミノ酸、繊維)。
- 補給栄養素、薬用植物、繊維などを摂るためにどのような制酸剤その他のOTC薬や食物製品を摂っていますか。
- なぜこれらの栄養補助食品を使用しているのですか。
- 患者に対する医学的診断と共に、そのサプリメントを摂るようになった原因と思われる症状(例:変形性関節症、心疾患、高血圧、寝汗、記憶喪失、疲労)に関する調査を含む。
- これらの栄養補助食品をどれくらいの期間使用していますか。
- どの用量のものをどのくらい使用していますか。
- それぞれの製品について、化学名とラベルをコピーする。
- それぞれのサプリメントをどのくらいの頻度で使用していますか。
- サプリメントの入手方法(例:OTC薬または処方薬、インターネット、医療提供者)とその製造業者はどこですか。
- その製品には予防効果または治療効果があると謳われていますか。ラベルに何が強調表示されていますか。補足のパンフレットまたは資料がありますか。
- 誰がそのサプリメントを推奨したのですか(例:マスメディア、医師、看護師、栄養士、代替医療専門家、友人、家族)。

評価

- 食事摂取(強化食品、エネルギーバーまたはスポーツバー、飲料の摂取を含む)
- ライフスタイルの嗜好(例:喫煙、アルコール、運動)を含めた健康状態と健康歴。
- 血液生化学的プロフィール、臨床検査データ
- 処方薬とOTC薬
- 臨床的反応
- 有害事象、症状

教育

- ベネフィットと有効性の科学的根拠
- 食品、栄養素、薬物または他の栄養補助食品との相互作用の可能性
- 正確な用量、商標、化学式、摂取期間、適切なフォローアップ
- 製品、製造業者の品質、医薬品適正製造基準(USP、消費者研究所)
- 主要有効成分の作用機序
- 栄養補助食品の適正な貯蔵
- 投与指示::食物と一緒に摂るか。食物とは一緒に摂らないか。食品とサプリメントの相互作用の可能性があるか。
- いかなる副作用または有害事象、症状であっても、報告するという意識
- 食生活の変更を推奨する。
- 栄養剤は食事を補うものであることを、心に留めさせる。

文書

- 摂取した各サプリメントの種類とその商標を一覧にする。
- 有害事象が発生した場合には、容器のロットナンバーを記録する。
- コンプライアンスに対する患者の認識と予想されるそのレベルを記録する。
- 健康の転帰と有害作用を含め、有効性と安全性をモニターする。
- 薬物-サプリメント間またはサプリメント-サプリメント間の相互作用を記録する。
- フォローアップの計画

OTC:一般用

Practice Paper of the American Dietetic Association: Dietary supplements, J Am Diet Assoc 105 (3):466, 2005 より許可を得て転載。

性があり、製品の表示の理解が困難な人もいる可能性がある(American Dietetic Association, 2009)。

医療従事者は、患者は薬用植物やその他の栄養補助食品の使用を概して報告しないものであると認識しておくことが必要であり、医療者従事者の側から患者にサプリメントの使用の有無について質問しなければならない。情報を得やすくするためには、否定的な態度になることなく、患者に心を開いて接するべきである。質問すべき重要項目と問題点を、参考情報13-2にまとめている。すべての栄養補助食品について調査するだけでなく、患者にすべてのサプリメントを病院に持参して評価を受けるよう勧めるべきである。それによって医療提供者は、各サプリメントの用量、剤形、同一の栄養素または薬用植物の他からの摂取源、使用頻度、使用の理論的根拠、明らかにされている副作用、患者が気づいている有効性について調査することができる。この調査は定期的に行うようにする。栄養補助食品および薬用植物の中には血液凝固率を変化させるものがあるため、手術の前に栄養補助食品の使用について精査することが特に重要である。表13-3では、出血時間延長に関連する合併症を回避するために、手術の前に栄養補助食品の使用を中止するための特別な推奨事項をまとめている。

選択したサプリメントの有効性と安全性の問題点の一覧は、本章で示すコクランレビューの形式で提供されるが(表13-3を参照)、この表はすべてを網羅するものではない。

この情報は急速に拡大しており、専門家であれば最新のデータを求めることが絶対必要であることから、ここではこれよりも多くは提供しない。推奨量を患者に処方する場合にも、最も新しく更新された情報を使用しなくてはならない。信頼のおける包括的なデータソースのリストについては、参考情報13-3を参照されたい。

医療提供者がこれらの療法に関する最新情報を常に入手

参考情報 13-3
根拠に基づく栄養補助食品情報源

ウェブサイト

Agency for Healthcare Research Quality, USDHHS: http://www.ahrq.gov

American Botanical Council: www.herbalgram.org

American Dietetic Association, Complementary Care Dietetic Practice Group: www.complementary nutrition.org

American Herbal Products Association: http://www.ahpa.org

Consumer Laboratories: www.consumerlab.com

Computer-assisted research on dietary supplements (CARDS): http://ods.od.nih.gov/Research/CARDS_Data base.aspx

Dietary supplements database (IBIDS): www.dietary-supplements.info.nih.gov

Federal Trade Commission: http://www.ftc.gov/bcp/menus/consumer/health/drugs.shtm

Food and Drug Administration (FDA): http://www.fda.gov/Food/DietarySupplements/default.htm

Herb Research Foundation: www.herbs.org

International bibliographic information on dietary supplements database: http://dietary-supplements.info.nih. gov/Health_Information/IBIDS_Overview.aspx

Mayo Clinic: http://www.mayoclinic.com/health/nutrition-and-healthy-eating/MY00431/DSECTION=nutritional-supplements

National Center for Complementary and Alternative Medicine: http://nccam.nih.gov

NHANES online analysis of dietary supplements (NOADS), 2006: http://ods.od.nih.gov/index.aspx

Natural Standard: http://www.naturalstandard.com

Office of Dietary Supplements: http://ods.od.nih.gov

Pharmacist's letter/natural medicine database: www.naturaldatabase.com

Supplement watch: www.supplementwatch.com

United States Pharmacopoeia: www.usp.org

印刷物

Blumenthal M, editor: The ABC clinical guide to herbs, Silver Springs, Md, 2003, American Botanical Council.

Brunton L et al: *Goodman and Gilman's manual of pharmacology and therapeutics*, New York, 2008, McGraw-Hill.

Gruenwald J: PDR *for herbal medicines*, ed 3, Montvale, N.J., 2004, Medical Economics.

Sarubin-Fragakis A: *The health professionals guide to dietary supplements*, ed 3, Chicago, Ill, 2007, American Dietetic Association.

表 13-3
一般的な栄養補助食品の手術前において推奨される使用中止期間

栄養補助食品	手術前の推奨使用中止期間
エキナセア	データ不十分
ニンニク	7日
イチョウ	36時間
人参	7日
カバ	24時間
セント・ジョーンズ・ワート	5日
バレリアン	データ不十分
ビタミンE	7日

出典：Ang-Lee MK et al: Herbal medicines and perioperative care, JAMA 286:208, 2001.

しておけば、重要な薬理学および治療に関する情報を得ることができる。特に、処方薬や一般薬と同様の作用を示す栄養補助食品には作用が増強されて有害な影響を及ぼす可能性があるため、一般には同時に使用するべきではない（DeBusk, 2000）。逆に、血圧を降下させる薬物を血圧を上昇させる薬用植物と併用して摂取する場合のように、処方薬や一般薬と拮抗する作用栄養補助食品を組み合わせて使用してはならない。薬用植物と薬物との間の相互作用を評価する調査への資金提供は、NCCAM（国立補完代替医療センター）の優先事項である。

栄養補助食品の有効性を評価すること以上に、安全性についての検討も行わなくてはならない。一部の製品では安全性が明らかにされているが、報告されないものもあり、収集された有害事象が公表されることなくサプリメントの使用が中止されるものもある。その一例として、400万人を超える米国人が受けている抗血栓療法がある。これまでに約180種類の栄養補助食品が、抗血小板作用、拮抗作用、薬物代謝作用を持つものとして同定されている。有害事象は医療機関、中毒対策センター、MedWatchに報告しなければならない。栄養補助食品の製造業者は、有害事象の報告制度を自社で持っておくべきである（Talati and Gurnani, 2009）。

有害事象はMedWatchに報告されなければならない。この報告は、個人、医療提供者、製造者がそれぞれ提出することができる。有害事象の報告は、資格を持つ審査官によってさらに評価され、食品安全応用栄養センターへ送られる。2008年には合計1,080件の報告があり、その大半は任意ではなく義務による報告である。その多くは、ビタミンまたは複合栄養素の製品に関するものであった（Frankos, 2009）。

多くの医療専門家は、栄養補助食品の推奨には依然として

否定的である。栄養補助食品の推奨と販売のための指針と推奨事項は、すでに公表されている。(Thomson et al., 2005)有用なインターネットの情報源を本章の最後に一覧として掲載している。栄養補助食品を評価し、推奨するためのアルゴリズムが紹介されている。専門家は率先して適切な知識、技能、情報源を得て、食品による栄養補給の分野における最適なケアを提供しなければならない。

カウンセリングのための指針

CAM(補完代替医療)のカウンセリングの目的は、クライアントがどのサプリメントを使用し、その製品の使用によって健康上のどのような目標を達成したいのかを明らかにすることである。一般に、患者は自らの栄養補助食品またはCAMの使用について医療関係者には話したがらない。このことは、人種的または民族的に少数の集団において特に起こりやすい。CAM使用の開示を進めるためには、専門家がクライアントと確実に意思疎通が行えるようにすることが絶対に必要である(Chao, 2008)。建設的な対話を促進するためには、クライアントが実行していることに対して、偏見を持った判断をしないことが必要である。医療関係者の役割は、クライアントがサプリメントの必要性を評価でき、選択肢に対する知識を増やせるよう手助けをすることである(参考情報13-2を参照)。

栄養補助食品の使用について話し合う場合には、クライアントは使用しているすべての処方薬、OTC薬、栄養補助食品を持参する必要がある。さらに栄養補助食品摂取のアセスメントの書類は、それぞれの患者またはクライアントが完成させ、それを医療提供者が詳細に精査するべきである。この書類では、使用している各サプリメント(栄養素、薬用植物)の一覧に加えて、サプリメントを使用する動機となった健康状態も明らかにするよう留意する。カルシウム剤の場合はカルシウム補給の主要な供給源であり、制酸剤使用に関する情報を収集することも絶対に必要となる。

個々のサプリメントについて、そのサプリメントの使用に何を期待するか、その製品がクライアントの健康目標達成に適切であるか、その摂取している用量と摂取期間は、発表されている治験によって裏付けされているものかどうかついて話し合わなければならない。各サプリメントの品質の確認方法(特に製造業者がGMPに準拠している場合)、これまでに明らかにされているすべての安全性問題と禁忌、ならびに他の栄養補助食品および処方薬または一般薬と、他の栄養補助食品または食品との既知または可能性のあるいかなる相互作用についても、精査する必要がある(第9章を参照)。

クライアントは、使用している薬用植物について、一般に推薦される用量を使用するよう指導を受けなければならない。副作用を最小限に留めるには、たとえ推奨される用量未満であっても低い用量から摂取を開始し、使用によって生じる反応を観察することを推奨する。クライアントによる栄養補助食品の使用は、消費者が自らの健康の自己管理を進める上で有用な問題分析能力を身につけさせるための優れた素材となる。

栄養補助食品事務局は、医療従事者が患者を教育する際に利用できるように、栄養補助食品の大規模なデータリストを作成した。FDAは、栄養補助食品の利用者がどのサプリメントを摂取するか考える際に、情報に基づいた選択を行うためのヒントを公表した。このヒントには、(1) 現在の食事の評価、(2) 栄養補助食品の使用について医療提供者への通知、(3) 薬物と栄養補助食品との相互作用の可能性、(4) 有害事象の報告、(5) 情報の妥当性の評価に関する助言がある。薬用植物を選ぶ場合に考慮すべき問題点については、参考情報13-4を参照されたい。

臨床医のための情報源

栄養補助食品の使用への認識が医療関係者の間に広がっていくのに伴い、根拠に基づく情報源で臨床医が利用可能なものの数が大きく増加している。臨床医は一定期間毎に更新されるオンライン情報源の最低1つにアクセスすることが望ましい。データの元となった研究を参考文献として提供している情報源が好ましい。さらに、査読付き雑誌に発表される研究がますます多くなっていることから、入手可能な医学文献にアクセスするよう薦めている。最後に、安全性の問題に対する意識を高め、生物学的活性を示す作用機序の理解、臨床での有効性を立証するエビデンスのレベルを評価する上で、この分野で活躍している医療提供者と研究者と連絡をとることは、非常に貴重であろう。

臨床シナリオ

エレンは66歳で、高血圧、高コレステロール血症、2型糖尿病との診断を受けている。彼女は主治医から栄養カウンセリングを受けるようにとして紹介されてきたが、その際に彼女が摂取しているすべての薬用植物について評価してほしいと特に依頼があった。初回の面談では、エレンは栄養補助食品としてニンニクの錠剤、人参、イチョウ、セント・ジョーンズ・ワートを、処方薬のワルファリン、三環系抗うつ薬、降圧剤と共に摂取していることを伝える。

栄養診断
薬物と拮抗する作用を持つサプリメント(ワルファリン、ニンニク、セント・ジョーンズ・ワート)の摂取で明らかなとおり、毎日複数のサプリメントの摂取による生物活性物質の摂取が関係する。

栄養管理の演習問題
1. エレンの食事として何を推奨するか。
2. エレンのサプリメントに関し、この他に何を質問するのがよいか。
3. 薬用植物と処方薬の間に生じる可能性のある有害な相互作用を挙げよ。
4. エレンにどう助言すればよいか。

参考情報 13-4
薬用植物製品選択のための指針

1. 薬用植物の選択が健康管理の目標に適切であり、その処方せん医薬品、一般用医薬品、または他の栄養補助食品と互換的であることを確認する。
   情報は、市販されている特定製品の商標はwww.consumerlab.comで検証できる。
2. 考慮している製品の製造業者の品質を調査する。
   最低、小売販売業者が高い基準を厳守する製造業者のみを取り扱っているか、製品を推奨する医療専門家がその栄養補助食品の品質に関して豊富な知識を持っているかについて知ることは重要である。
   質問すべき項目は、ハーブに微生物汚染がなく、適切に同定され、効力を持つことを保証するために、どのように栽培、選別、貯蔵、加工されたかということである。
3. 殺虫剤による汚染の可能性を調査する。この問題については、可能な限り有機栽培されたハーブを選ぶことによって汚染を最小限に押さえることができる。
4. 製品が主張する表示を調査し、誇大な表示がなされている製品を避ける。
5. 以下に挙げるような重要な情報を得るために栄養補助食品のラベル表示を活用する。
   - その製品が適正な薬用植物であることが確認できる正式の植物名
   - 植物の中でその製品に使用されている部位が、活性物質を含む部位であることを確認する。
   - 薬用植物または栄養素の濃度と、その濃度がその製品について報告されているベネフィットを得る濃度として適切か(弱すぎたり、強すぎたりしないこと)を確認する。
   - 期待する効果を得るために必要とされる一日量
   - *ロット番号。製品の製造工程の各段を追跡することが可能になるので、問題が生じた場合に有用となる。
   - 有効期限
   - 製品の生産において医薬品適正製造基準が使用され、第三者によって製品が表示の通りであることを確認する分析に合格したことを示す認識済の封。
   - 副作用の場合には製造業者と連絡をとるための通話料無料番号
6. 製造業者とその製品がこれらの基準に合うことを決めた後に、類似の品質の製品と価格を比較する。価格の幅は広い場合がある。

出典：DeBusk RM: A practical guide to herbal supplements for nutrition practitioners, Topics Clin Nutr 16:53, 2001.

ウェブサイトの有用情報

Agency for Healthcare Research and Quality
http://www.ahrq.org

Arthritis Foundation Supplement Guide
http://www.arthritistoday.org/treatments/supplement-guide/conditions.php

CAM on PubMed
http://nccam.nih.gov/camonpubmed/

Computer Access to Research on Dietary Supplements
http://dietary-supplements.info.nih.gov/Research/CARDS_Database.aspx

Dietary Supplements Labels Database
http://dietarysupplements.nlm.nih.gov/dietary

Consumer Lab
http://www.consumerlab.com/

Cochrane Database Review
http://www2.Cochrane.org/reviews/

Food and Drug Administration—Dietary supplement advice
http://www.fda.gov/ForConsumers/ConsumerUpdates/ucm153239.htm

Institute for Functional Medicine
http://www.functionalmedicine.org

MedWatch
http://www.fda.gov/medwatch/

Memorial Sloan Kettering Cancer Center's About Herbs, Botanicals & Other Products
www.mskcc.org/AboutHerbs

National Center for Complementary and Alternative Medicine
http://nccam.nih.gov/

Office of Dietary Supplements
http://ods.od.nih.gov/Health_Information/Health_Information.aspx

引用文献

Ahn AC, et al: Applying principles from complex systems to studying the efficacy of CAM therapies, *J Altern Complement Med* 16:1015, 2010.

Allam MF, Lucane RA: Selenium supplementation for asthma, *Cochrane Database Syst Rev* CD003538, 2005.

Allen SJ, et al: Probiotics for treating infectious diarrhea, *Cochrane Database Syst Rev* CD003048, 2009.

American Dietetic Association: Position of the American Dietetic Association: nutrient supplementation, *Am Diet Assoc* 109:2073, 2009.

Ang-Lee MK, et al: Herbal medicines and perioperative care, *JAMA*

286:208, 2001.

Archer SL: Association of dietary supplement use with specific micronutrient intakes among middle-aged American men and women: the INTERMAP Study, *J Am Diet Assoc* 105:1106, 2005.

Avenell A, et al: Selenium supplementation for critically ill adults, *Cochrane Database Syst Rev* CD003703 October 18, 2007.

Avenell A, et al: *Cochrane Database Syst Rev* (1):CD000227, 2009.

Barnes P, et al: Complementary and alternative medicine use among adults and children: United States, 2007, *Natl Health Stat Report* 10(12):1, 2008.

Birdee GS, et al: Factors associated with pediatric use of complementary and alternative medicine, *Pediatrics* 125:249, 2010.

Birks J, Evans JG: Ginkgo biloba for cognitive impairment and dementia, *Cochrane Database Syst Rev* CD003120, 2009.

Bjelakovic G, et al: Antioxidant supplements for preventing gastrointestinal cancers, *Cochrane Database Syst Rev* 18(4):CD004183, 2008.

Bjelakovic G, et al: Antioxidant supplements for prevention of mortality in healthy participants and patients with diseases, *Cochrane Database Syst Rev* 16(2):CD007176, 2008.

Chao MT, et al: Disclosure of complementary and alternative medicine to conventional medical providers: variation by race/ethnicity and type of CAM, *J Natl Med Assoc* 100:1341, 2008.

Chernoff R: Micronutrient requirements in older women, *Am J Clin Nutr* 81:1204S, 2005.

Crane NT, et al: The role and relevance of Codex in Nutrition Standards, *Am Diet Assoc* 110:672, 2010.

DeBusk RM: *Herbs as medicine: what you should know*, Tallahassee, FL, 2000, PR Treadwell.

Dickinson HO, et al: Calcium supplementation for the management of primary hypertension in adults, *Cochrane Database Syst Rev* CD004639, 2009.

Dwyer JT, et al: Dietary supplements in weight reduction, *J Am Diet Assoc* 105:80S, 2005.

Ernst E: The efficacy of herbal medicine-an overview, *Fundamental Clin Pharmacol* 19:405, 2005.

Evans JG: Dehydroepiandrosterone (DHEA) supplementation for cognitive function, *Cochrane Database Syst Rev* CD006221, 2006.

Evans JR: Antioxidant vitamin and mineral supplements for age-related macular degeneration, *Cochrane Database Syst Rev* CD000254, 2009.

Farmer Miller N, et al: Dietary supplement use in individuals living with cancer and other chronic conditions: a population-based study, *J Am Diet Assoc* 108:483, 2008.

Food and Drug Administration: Current good manufacturing practice in manufacturing, packaging, labeling, or holding operations for dietary supplements. Final rule, *Fed Regist* 72:34751, 2007.

Food and Drug Administration (FDA): *What is Codex?* Accessed 24 May 2010 from http://www.fda.gov/Food/DietarySupplements/GuidanceComplianceRegulatoryInformation/ucm 113860.htm#what.

Frankos VH, et al: FDA regulation of dietary supplements and requirements regarding adverse event reporting, *Clin Pharmacol Ther* 87:239, 2010.

Hemila H, et al: Vitamin C for preventing and treating the common cold, *Cochrane Database Syst Rev* 18(3):CD000993, 2007.

Hemila H, Louhiala P: Vitamin C for preventing and treating pneumonia, *Cochrane Database Syst Rev* 24(1):CD005532, 2007.

Hofmeyr GT, Atallah AN, Duley L: Calcium supplementation during pregnancy for preventing hypertensive disorders and related problems, *Cochrane Database Syst Rev* (1):CD001059, 2010.

Hooper L, et al: ω 3 fatty acids for prevention and treatment of cardiovascular disease, *Cochrane Database Syst Rev* CD003177, 2009.

Institute of Functional Medicine. Website http://www.functionalmedicine.org/about/whatis.asp accessed 1/16/2011.

Jepson RG, Craig JC: Cranberries for preventing urinary tract infections, *Cochrane Database Syst Rev* CD001321, 2008.

Jepson RG, et al: *Cochrane Database Syst Rev* (2):CD000095, 2008.

Karp RJ, et al: The appearance of discretionary income: influence on the prevalence of under and over nutrition, *Int J Equity Health* 28:4, 2005.

Kiefer D, et al: An overview of CAM: components and clinical uses, *Nutr in Clin Pract* 24:549, 2009.

Linde K, et al: Echinacea for preventing and treating the common cold, *Cochrane Database Syst Rev* CD000530, 2006.

Linde K, et al: St John's wort for depression, *Cochrane Database Syst Rev* CD000448, 2008.

Maizes VM, et al: Integrative medicine and patient-centered care, *Explore* (NY) 5(5):277, 2009.

Maloulf R, et al: Folic acid with or without vitamin B_{12} for cognition and dementia, *Cochrane Database Syst Rev* CD004514, 2008.

Marra MV, et al: Position of the American Dietetic Association: nutrient supplementation, *JADA* 190:2073, 2009.

National Center for Complementary and Alternative Medicine (NCCAM): *NCCAM funding: appropriations history.* Accessed 8 December 2005 from www.nccam.nih.gov/news/camsurvey.htm.

National Institutes of Health (NIH): *Dietary supplements labels database.* Accessed 20 May 2010 from http://dietarysupplements.nlm.nih.gov/dietary/.

Neuhouser ML, et al: Multivitamin use and risk of cancer and cardiovascular disease in the Women's Health Initiative cohorts, *Arch Intern Med* 169:294, 2009.

Pittler MH, Ernst E: Kava extract for treating anxiety, *Cochrane Database Syst Rev* CD003383, 2009.

Rambaldi A, et al: Milk thistle for alcoholic and/or hepatitis B or C virus liver diseases, *Cochrane Database Syst Rev* CD003620, 2007.

Rumbold A, et al: Antioxidants for preventing pre-eclampsia. *Cochrane Database Syst Rev* D004227, 2008.

Sommerfield T, et al: ω-3 fatty acids for intermittent claudication, *Cochrane Database Syst Rev* CD003833, 2007.

Tacklind J, et al: Serenoa repens for benign prostatic hyperplasia, *Cochrane Database Syst Rev* CD001423, 2009.

Talati AR, Gurnani AK: Dietary supplements adverse event reports: review and analysis, *Food & Drug Law J* 64:503, 2009.

Thomson CA, et al: Practice Paper of the American Dietetic Association: dietary supplements, *J Am Diet Assoc* 105:460, 2005.

Turner D, et al: ω 3 fatty acids (fish oil) for maintenance of remission in Crohn's disease. *Cochrane Database Syst Rev* CD006320, 2009.

Ullman D: A review of a historical summit on integrative medicine, *eCAM Advance Access* 31 August 2009. doi:10.1093/ecam/nep128.

Weingarten MA, et al: Dietary calcium supplementation for preventing colorectal cancer and adenomatous polyps, *Cochrane Database Syst Rev* CD003548, 2008.

Zeng X, et al: Ginkgo biloba for acute ischaemic stroke, *Cochrane Database Syst Rev* 19(4):CD003691, 2005.

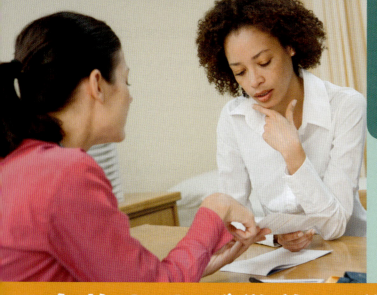

第14章

ジャニス・L・レイモンド
(Janice L. Raymond, MS, RD, CD)
キャロル・S・アイルトン-ジョーンズ
(Carol S. Ireton-Jones, PhD, RD, LD, CNSD, FACN)

食物および栄養の送達 —栄養支持療法—

重要用語

事前意志表明書 (advance directives)
ボーラス注入法 (bolus feeding)
カテーテル (catheter)
中心静脈栄養法 (central parenteral nutrition [CPN])
閉鎖法 (closed enteral system)
医師による電子処方箋 (computerized prescriber order entry [CPOE])
持続的投与 (continuous drip infusion)
耐久性医療機器提供者 (durable medical equipment [DME] provider)
経腸栄養法 (enteral nutrition [EN])
必須脂肪酸欠乏症 (essential fatty acid deficiency [EFAD])
長期留置型カテーテル (extended dwell catheter)
フレンチサイズ (french size)
消化管減圧 (gastrointestinal decompression)
胃空腸吻合術 (gastrojejunostomy)
ハングタイム (使用有効時間) (hang time)
血行動態の安定 (hemodynamic stability)
在宅経腸栄養法 (home enteral nutrition [HEN] support)
在宅中心静脈栄養法 (home parenteral nutrition [HPN])
間欠的投与法 (intermittent drip feeding)
管腔 (lumen)
モジュラー経腸栄養法 (modular enteral feeding)
マルチルーメンチューブ (multiple lumen tubes)
経鼻十二指腸チューブ (nasoduodenal tube [NDT])
経鼻胃管チューブ (nasogastric tube [NGT])
経鼻空腸チューブ (nasojejunal tube [NJT])
開放法 (open enteral system)
重量オスモル濃度 (osmolality)
容量オスモル濃度 (osmolarity)
経静脈栄養法 (parenteral nutrition [PN])
経皮的内視鏡下胃瘻造設術 (percutaneous endoscopic gastrostomy [PEG])
経皮的内視鏡下空腸瘻造設術 (percutaneous endoscopic jejunostomy [PEJ])
末梢静脈栄養法 (peripheral parenteral nutrition [PPN])
末梢挿入型中心静脈カテーテル (peripherally inserted central catheter [PICC] または [PIC])
未消化態栄養剤 (polymeric formula)
反動性低血糖 (rebound hypoglycemia)
リフィーディング症候群 (refeeding syndrome)
警鐘事例 (sentinel event)
総合栄養混合液 (スリー・イン・ワン) (total nutrient admixture [3-in-1])
移行期栄養法 (transitional feeding)

　栄養支持とは栄養状態の維持あるいは回復を目的として、経腸栄養剤または経静脈栄養剤を供給することである。**経腸栄養法** (Enteral nutrition [EN]) とは、チューブや**カテーテル**を介して消化管 (gastrointestinal tract [GIT]) に栄養素を投与する方法である。ENには、栄養剤を経口サプリメントまた食事の代用とする場合を含むこともある。**経静脈栄養法** (Parenteral nutrition [PN]) とは栄養素の静脈内投与である。

本章には、本書旧版でチャールズ・ミューラー、PhD, RD, CNSD, CDN (Charles Mueller, PhD, RD, CNSD, CDN) およびアービー・S・ブロッホ、PhD, Rd, FADA (Abby S. Bloch, PhD, Rd, FADA) が執筆した部分が含まれる。

適切な栄養支持療法のための理論的根拠と基準

数日間以上栄養必要量を充足するだけ摂取できない患者には、栄養支持療法を検討すべきである。まず第一にはEN（経腸栄養法）を検討すべきである。粘膜のバリア機能と健康を維持するためには、栄養摂取にPN（経静脈栄養法）を用いる方法よりも腸管を用いる方法が望ましい。消化管への栄養供給の作用により、異化作用が軽減し免疫機能も維持されることが明らかにされている（ASPEN, 2010）。ENはPNと比較すると、高血糖の発症率が低い。現時点では、PNに対するENの入院期間と死亡率への効果については、結論を導くほど十分な根拠がない（American Dietetic Association, 2010）。

表 14-1 栄養支持を必要とする場合が多い状態

推奨される栄養経路	状態	典型的な障害
経腸栄養法	経口摂取が不可能	神経障害（嚥下障害） 顔面の外傷 口腔または食道の外傷 先天異常 呼吸不全（人工呼吸器装着） 外傷性脳損傷 昏睡状態 消化管手術（食道切除術など）
	十分な経口摂取が不可能	熱傷などによる代謝亢進状態 がん 心不全 先天性心疾患 口腔顔面の手術または損傷後の摂取障害 神経性食欲不振 HIV/AIDS 成長障害 嚢胞性線維症
	消化、吸収、代謝の障害	重度の胃不全麻痺 先天性代謝異常 クローン病 最小限の切除による短腸症候群 膵炎
経静脈栄養法	消化管の機能不全	短腸症候群——広範囲の切除 経腸栄養法への不耐性を伴う重度の急性膵炎 重度の炎症性腸疾患 小腸虚血 腸閉塞 重症肝不全 術後イレウスの持続 内科的処置に効果がみられない難治性の嘔吐や下痢 漏出量の多い遠位瘻孔 重症消化管出血
	腸の忍容性または到達可能性の不良を伴う重篤状態	多臓器不全 広範囲の外傷または熱傷 骨髄移植 人工呼吸器依存と消化管機能不全を伴う急性呼吸不全 透析療法を必要とする腎不全における重度消耗 小腸移植手術直後

AIDS：後天性免疫不全症候群（Acquired immune deficiency syndrome）、HIV：ヒト免疫不全ウイルス（human immunodeficiency virus）
出典：McClave SA et al: Guidelines for the provision and assessment of nutrition support therapy in the adult critically ill patient, JPEN J Parenter Enteral Nutr 33: 277, 2009.

栄養支持を適応とする患者の選択には、基準を適用する必要がある（表14-1）。PN（経静脈栄養法）は、栄養不良であるか、あるいは栄養不良が予想される患者や、消化管機能が不十分で最適な栄養状態を回復または維持することができない患者に用いるべきである（McClave et al., 2009）。図14-1にEN（経腸栄養法）およびPN経路を選択するためのアルゴリズムを示す。このガイドラインは最善の栄養法を選択するうえで役立つが、この選択が困難な場合もある。たとえば、栄養を送達する方法があらゆる医療施設で利用できるとは限らない。小腸へ到達するための各経路がENに利用できない場合には、PNが唯一の現実的選択肢となる。また、十分な消化管機能がENまたは経口摂取を支えることができるようになるまで、一時的にPNを用いることが多い。この場合には、栄養法を組み合わせて用いられる（本章後述の「移行期栄養法」参照）。

医師による電子処方箋（computerized prescriber order entry [CPOE]）では、通常意思決定支援システムを用いて処方者がコンピュータに直接処方を入力する（Bankhead et al., 2009）。栄養支持療法は一部の病態や治療の経過ごとに標準化することができるが、あらゆる患者にそれぞれの問題が発生する。栄養支持は予期せぬ発症または合併症に適応させねばならないことが多い。最適な治療計画として、患者ケア計画全体と歩調を合わせる集学的協力体制が必要である。少数

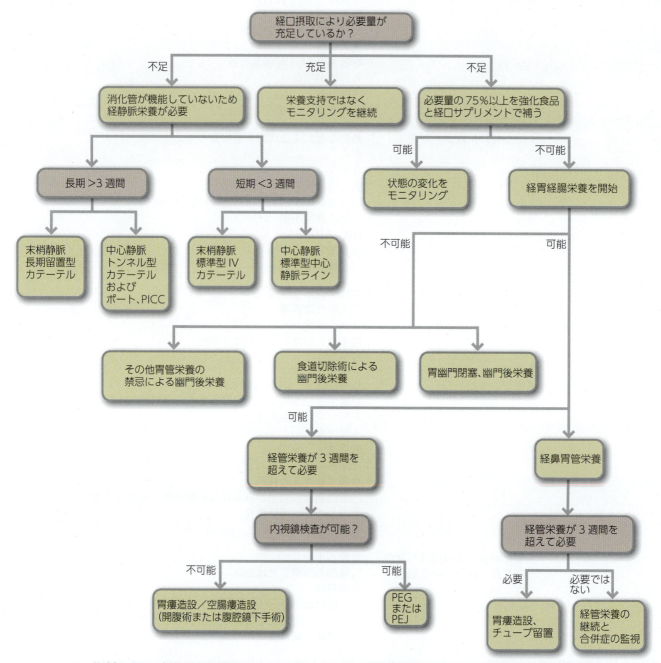

IV：静脈内、PICC：末梢挿入型中心静脈カテーテル、PEG：経皮的内視鏡下胃瘻造設術、PEJ：経皮的内視鏡下空腸瘻造設術

図14-1 栄養支持の経路選択のアルゴリズム

ではあるが、栄養支持が妥当であっても、全体のケア計画の範囲で実施することが物理的に不可能である場合がある。反対に、栄養支持が達成可能であっても、予後、受け入れ難いリスク、患者の自己決定権などのために妥当とはされない場合もある。いかなる場合にも、予期せぬ死亡、四肢や身体機能の喪失を伴う重篤な身体の損傷や精神的な損傷など望ましくないリスクまたは転帰（警鐘事例）を防ぐためには、栄養支持の指示、実施、モニタリングの過失を予防することが重要である（Joint Commission, 2010）。

経腸栄養法

その名の通り、『経腸』とは基本的に「経管栄養法」に消化管を用いることを意味する。EN（経腸栄養法）の適応と判定される場合には、栄養投与の部位と腸への到達手段の種類が選択される。腸への到達方法は以下の内容により選択が決まる。(1) 経腸栄養が必要とされる予想期間、(2) 誤嚥またはチューブ位置ずれのリスクの程度、(3) 患者の臨床状態(4) 正常な消化・吸収の有無、(5) 身体の構造上の問題（大変な肥満のために栄養チューブ留置が不可能である場合など）(6) 外科手術の予定などである。

閉鎖法では、容器またはバッグに市販の滅菌液剤が充填されており、そのまま投与できるようになっている。開放法では、栄養の投与者が容器またはバッグを開封して栄養剤を注入する必要がある。衛生管理を優先する場合には、両システムとも有効である。ハングタイム（開封後使用有効時間）は経腸栄養剤が患者への投与に安全であるとされる時間で、ほとんどの施設において開放法では4時間、閉鎖法では24～48時間で製品に変化がみられる。

短期間の経腸栄養法
経鼻胃管経路

経鼻胃管栄養法（Nasogastric tubes [NGT]）は消化管に到達するための最も一般的手技である。一般に、3～4週間と定義される短期ENを必要とする患者だけを適応としている。通常、看護師または栄養士が病室で栄養チューブの挿入を行い、鼻腔を通して胃に到達させる（図14-2）。消化管機能が正常な患者はこの方法に忍容性があり、胃の正常な消化、ホルモン、殺菌の作用を利用することができる。合併症が生じることはまれである（参考情報14-1）。

NG栄養法では、ボーラス注入または断続的注入や持続的注入によって投与することができる（本章後述の「投与法」を参照）。チューブには、柔らかく、柔軟性があり、忍容性が良好で、栄養剤の特徴や栄養必要量によりさまざまな直径、長さ、形状のポリウレタンまたはシリコンチューブが使用される。胃内容液吸引と胃内の気泡音聴取により、あるいはX線透視のチューブ先端位置確認により、チューブ留置位置が確認される。MethenyおよびMeertによりチューブ留置方法の説明

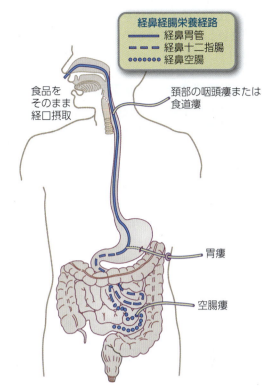

図14-2　経腸チューブ留置部位

参考情報 14-1
経鼻経腸チューブによる合併症の可能性

食道狭窄
胃食道逆流による誤嚥性肺炎
チューブの誤った位置による肺損傷
挿入部位の粘膜損傷
鼻腔への刺激とびらん
咽頭または声帯の麻痺
鼻汁、副鼻腔炎
肝疾患における胃食道静脈瘤破裂
上部消化管と気道の潰瘍形成または穿孔

出典：McClave SA et al: Guidelines for the provision and assessment of nutrition support therapy in the adult critically ill patient, JPEN J Parenter Enteral Nutr 33: 277, 2009.

がまとめられている（2004）。

胃管栄養法と経小腸栄養法

経小腸栄養チューブと胃管栄養チューブのいずれを用いるかという決定には多くの決定因子がある。胃にチューブを留置する方がはるかに容易であるため、一般には胃管栄養法であれば迅速に栄養を摂取することができる。しかし、これは到達の容易性だけが考慮される場合である。胃管栄養法は、特に重篤患者では忍容性が低い（第39章参照）。胃管栄養法への不耐性の徴候および症状として、腹部の膨満と不快感、嘔吐、持続性で多い胃残留量（400mLを超える量と定義さ

れる）がみられる。胃管栄養法を受ける患者では誤嚥性肺炎のリスクが高いとされることが多いが、これには異論もある（Bankhead et al., 2009）。

経鼻十二指腸経路または経鼻空腸経路

胃管栄養法に忍容性がなく、比較的短期間の栄養支持が必要な患者には、経鼻十二指腸チューブ（nasoduodenal tube [NDT]）または経鼻空腸チューブ（nasojejunal tube [NJT]）が適応とされている。前者では、チューブの先端が幽門部を通過して十二指腸まで挿入され、後者では十二指腸を通過して空腸まで挿入される。チューブの留置には以下に挙げる手技のいずれかが必要である。(1) 手術中の留置（一般に手術の目的が栄養チューブ留置のみとは限らない）、(2) 内視鏡下または透視下の留置、(3) 蠕動を利用して胃内のチューブを十二指腸まで自然に移動させる留置、(4) コンピュータ画像誘導装置を用いる病室での留置（図14-3）である。胃内チューブの自然移動はNJTに用いることはできない。チューブが正しい位置に移動したことが確認できるまでには数日かかり、X線透視による確認が必要である。このために栄養の送達が遅れる可能性がある。

長期間の経腸栄養法

胃瘻造設術または空腸瘻造設術

3〜4週間を超えて経腸栄養法が必要とされる場合には、鼻腔および上部消化管への刺激によっていくつかの合併症が生じるのを予防し（参考情報14-1参照）患者の一般的な安楽を得るため（図14-4）、胃瘻造設術または空腸瘻造設術を検討すべきである。この手技は外科手術によって行われ、別の手術を受ける場合には特に効率が良いと思われる（たとえば、食道切除術を受ける患者は手術時に空腸栄養チューブを留置することが多い）。現在では、非外科手術的手技がはるかに多くなっている。

経皮的内視鏡下胃瘻造設術（percutaneous endoscopic gastrostomy [PEG]）は、腹壁を貫通してチューブを胃内に直接留置するための非外科手術的手技で、局部麻酔下で内視鏡を用いて行われる。チューブが内視鏡下に口腔から胃または空腸に挿入され、腹壁を通してこの末端が外部に引き出される。挿入に要する時間が短く、麻酔の必要性が局部であり、創傷が最小限であることにより、医師にとっても患者の他の治療のためにも望ましい術式となっている。

PEGに用いられるチューブは一般に内径が大きく（栄養チューブでは単位をフレンチサイズで表す）、目詰まりが生じにくくなっている。また、X線透視下または内視鏡観察下で細い内径のチューブをPEGチューブ内に通して空腸に挿入することにより、PEGを胃空腸吻合術に切り替えることが可能である。PEGには、シリンジによる栄養剤注入用または栄養バッグとの接続用に短いチューブが装着されている。「薄い」形状のPEG部品は皮膚に対して平坦である。「ボタン型」としても知られるこのチューブは栄養チューブを引き抜きがちな

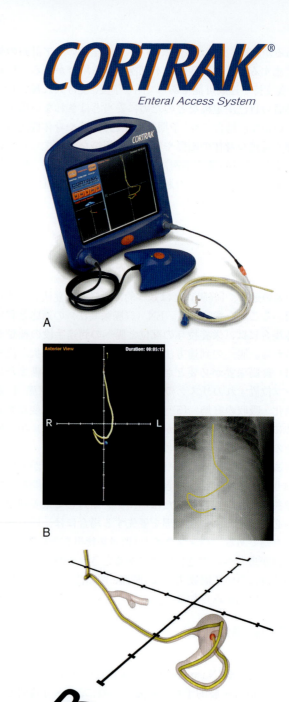

図14-3 コンピュータを用いるCortrak栄養チューブ留置法
A：CORTRAK本体　**B**：CORTRAK前面画像（Anterior View）と腹部X線画像　**C**：幽門後の位置におけるCORTRAK栄養チューブの3次元グラフィック画像
（CORPAK MedSystemsの許可を得て掲載）

患者（小児、認知症の高齢者など）には適した選択である。また、活動的で衣服の下に栄養チューブが盛り上がるのを避けたい患者にも有益である。

その他侵襲性の低い手技

内視鏡を用いる手技が禁忌である患者には、解像度の高いビデオカメラにより、経皮的X線透視下かつ腹腔鏡下の胃瘻

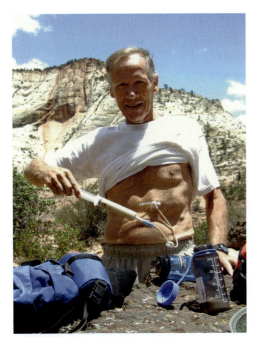

図14-4　胃瘻用チューブを装着した男性がハイキングに出かけている。

写真提供：Oley Foundation, Albany NY HYPERLINK "http://www.oley.org/"

造設または空腸瘻造設による経腸路が一つの選択肢となっている。放射線によるX線透視法を用いて、チューブを視覚的に胃または空腸に誘導し、腹壁から末端を外部へと引き出してこれを経腸栄養の経路とする。一部の医療施設では、腹腔鏡またはX線透視のいずれかが用いられ、経腸経路のもう一つの選択肢となっている（Nikolaidis, 2005）。

マルチルーメンチューブ

内視鏡下または外科手術による留置には、胃空腸瘻デュアルチューブが利用できる。このチューブは長期間の消化管減圧が予想される患者向けに設計されている。このマルチルーメンチューブ（複数管腔チューブ）には管腔が減圧用に1本、小腸への栄養注入用に1本ある。このチューブは手術後早期の栄養注入に用いられている。

栄養製剤の成分と選択

実にさまざまな経腸栄養剤が市販されている。個別の栄養素成分を組み合わせたり、既存栄養剤を修正したりして、モジュラー経腸栄養剤が作られている。特に滅菌されたものを使用するには、標準化された市販栄養剤を使用し、複数の添加物や薬剤の使用を避けることが最善である。栄養剤に触れることが少ないほど、患者には安全である。

経腸栄養剤は、(1) 標準の半消化態栄養剤、(2) 化学的に明らかな消化しやすい成分栄養剤、(3) 専用栄養剤の3つに分類することができる。このそれぞれの種類に、多くの栄養剤が市販されている。病院などの医療施設には一般に、その施設で使用される栄養剤を決定するための栄養剤規定がある。経腸栄養剤の各患者への適合性は、消化管の機能、患者の臨床状態、患者の栄養必要量に基づいていなければならない。栄養剤の経費が大きな決定因子となる場合もある。かつては、重量オスモル濃度が患者の忍容性のカギと考えられ、体液と同じ重量オスモル濃度（290mOsm/kg）の栄養剤を投与することが目標とされた。しかし、1980年代半ばに実施された研究により、さまざまな重量オスモル濃度の栄養剤に患者の忍容性があることが明らかにされた。

栄養剤はさまざまな方法で分類され、通常はタンパク質など主要栄養素全体の構成によって分類される。臨床症状は多様であってもほとんどの場合、一般的な患者の栄養必要量を満たすことを目的とする標準栄養剤には忍容性がある。標準栄養剤にはラクトースが除去されており、1～1.2kcal/mLの熱量が含有され、店頭販売の経口サプリメントおよび経管栄養剤として用いられている。心肺、腎臓、肝臓の機能不全患者、あるいは多量の栄養投与への忍容性に問題がある患者に水分摂取の制限が必要な場合には、1.5～2kcal/mLを供給するために濃縮されている標準栄養剤もある。経口の食事療法のためのサプリメントとして使用することを目的とする栄養剤には風味が添加されており、味をよくするために単純糖質（砂糖、ブドウ糖など）が含有されている（付録32参照）。

米国食品医薬品局（FDA）では、経腸栄養剤は食品であり、このため規制の対象とされていないと述べている。製造企業には、製品をFDAに登録する必要も、製造または販売前にFDAの認可を得る必要もない。製品に記載されている説明を裏付ける科学的根拠が乏しいまま、製品が導入されることも多い。個人使用や医療施設での使用のいずれも、製品の適合性および有効性を評価することがますます難しくなっている。薬理効果の説明を記載している製品については、使用を決める前に臨床的根拠に基づいて評価する必要がある（参考情報14-2）。

タンパク質

経腸栄養剤のタンパク質含有量は総熱量の6～25％と幅がある。このタンパク質は主にカゼイン、乳清、分離大豆タンパク質由来のものである。標準栄養剤はインタクト（消化酵素処理していない）タンパク質を供給し、消化しやすい成分栄養剤はジペプチド、トリペプチド、アミノ酸としてタンパク質を供給する。後者は消化をあまり要しない。専用栄養剤では、腎不全または肝不全などの病態のために結晶性アミノ酸としてタンパク質を供給することができる。実際には、重度アレルギーの場合にも成分栄養剤が用いられることがある（Gottschlich, 2006）。場合によっては、経腸栄養剤に特異的アミノ酸が添加されることもある。たとえば、アルギニンは重篤患者には条件付き必須アミノ酸であると考えられているため、腎臓患者用製品や救急患者用製品に添加されている。詳細については第39章参照。

> **参考情報 14-2**
> **経腸栄養剤選択に考慮する要素**
>
> - 患者の栄養必要量を満たすことができる栄養剤
> - 栄養剤の熱量およびタンパク質の濃度（すなわちkcal/mL、タンパク質g/mL、熱量／窒素比）
> - 患者の消化管機能
> - 忍容性がないことが考えられるラクトースの含有
> - 特に心肺、腎臓、肝臓の機能不全患者におけるナトリウム、カリウム、マグネシウム、リンの含有量
> - 患者の消化・吸収能力に対応して忍容性のあるタンパク質、脂肪、炭水化物、食物繊維の種類
> - 栄養チューブのサイズと栄養法に基づく粘度

炭水化物

経腸栄養剤で供給される炭水化物の熱量が総熱量に占める割合は30〜85％と幅がある。標準栄養剤には、通常粉末コーンシロップが炭水化物として含有されている。経口摂取用の風味のついた栄養剤にはスクロースが添加されている。消化態栄養剤（加水分解された栄養剤）にはコーンスターチまたはマルトデキストリンを原材料とする炭水化物が含有されている。最近の技術革新により、経腸栄養剤の炭水化物としてフラクトオリゴ糖（fructooligosaccharides [FOS]）が開発されている。このオリゴ糖は短鎖脂肪酸へと発酵し、大腸細胞のエネルギー源として利用される（Charney, 2006）。

栄養剤にはラクトースが除去されている。急性期の重症患者ではラクターゼが欠乏していることが多いため、ほとんどの栄養剤ではラクトースが炭水化物供給源として用いられていない。ヒトの酵素によって消化することはできないが腸内細菌によって短鎖脂肪酸に消化される炭水化物つまり食物繊維は、経腸栄養剤に添加されることが多い。食物繊維は水溶性（ペクチンおよびガム質）と不溶性（セルロースまたはヘミセルロース）に分類される（第1章および第3章参照）。急性期重症患者の消化管症状の治療に、さまざまな食物繊維を含有する経腸栄養剤を用いる有効性については、見解が分かれている（第39章参照）。

脂肪

経腸栄養剤では、総熱量に占める脂肪の割合が1.5〜55％と幅があり、標準栄養剤では通常コーン油、大豆油、ヒマワリ油、ベニバナ油、キャノーラ油を原材料として15〜30％の熱量が供給される。成分栄養剤には通常少量の長鎖脂肪が含有されている。必須脂肪酸欠乏症（essential fatty acid deficiency [EFAD]）を予防するためには、リノール酸およびリノレン酸から1日のエネルギー摂取量の約2〜4％を摂取する必要がある。残りの脂肪は長鎖および中鎖脂肪酸トリグリセリド（medium-chain triglycerides [MCT]）である。栄養剤にはω-3脂肪酸とω-6脂肪酸が同時に含有されている。ω-3脂肪酸にはエイコサペンタエン酸およびドコサヘキサエン酸がある。両者には抗炎症作用があるため、ω-6脂肪酸より有用とされている。第6章参照。

MCTは消化に胆汁塩または膵リパーゼが必要なく門脈循環に直接吸収されることから、経腸栄養剤に添加することができる。ほとんどの栄養剤では脂肪の0〜85％がMCTとして供給されている。MCTは必須脂肪酸のリノール酸またはリノレン酸を供給しないため、長鎖脂肪酸トリグリセリドと同時に供給する必要がある。

ビタミン、ミネラル、電解質

市販されている栄養剤は必ずとは限らないが、ほとんどが十分な量を摂取すればビタミンとミネラルの食事摂取基準（dietary reference intakes [DRI]）が満たされるよう設計されている。しかし、DRIは健常者を対象としたもので、急性または慢性の病人は対象とされていない。腎不全および肝不全の患者に使用することを目的としている栄養剤は、特異的ビタミン、ミネラル、電解質の含有が低くされている。これに対して、疾患特異的な栄養剤では免疫機能改善と創傷治癒促進の目的により、抗酸化作用のあるビタミンおよびミネラルで強化されることが多い。電解質は経口摂取よりも比較的控えめな量で供給されるため、下痢または排液による喪失が生じている場合には追加投与する必要がある。

水分

成人の水分必要量は摂取熱量1kcal当たりに水1mLまたは通常体重1kg当たりに30〜35mLと推定されている（第7章参照）。水分の供給源が他にない経管栄養患者では十分に自由水を摂取することができないため、特に濃縮栄養剤が使用される場合には必要量を満たすことができない。標準栄養剤（1kcal/mL）には水分が体積の約85％含有されているが、濃縮栄養剤（2kcal/mL）では約70％しか含有されていない。また、患者の摂取量を判定および計算する際には、栄養チューブによる水分輸液剤、薬剤、静脈内輸液など、EN（経腸栄養法）を受けている患者に投与されるあらゆる水分を考慮する必要がある。必要に応じて水分を追加する場合には、栄養チューブを用いることができる。

投与法

経管栄養投与の一般的方法として、(1)ボーラス注入法、(2)間欠的投与、(3)持続的投与の3種類がある。患者の臨床状態、生活状況、生活の質を考慮して投与法が選択される。患者の状態の変化に従い、ひとつの投与法を別の投与法への移行期として用いることもできる。

ボーラス注入法

患者の胃が機能しており臨床的に安定している場合に選択する栄養法は、シリンジによるボーラス注入法である（図14-4参照）。5〜20分間で注入するシリンジボーラス注入法はポンプ式または自然落下式ボーラス注入法よりも簡便で安価で

あり、忍容性がみられれば奨励すべきである。栄養剤の注入には60mLのシリンジが使用されている。腹部の膨満感または不快感が生じる場合には、10～15分間休止してから1回分の残りの注入を続行するよう促す。胃の機能が正常な患者は通常1回に栄養剤500mLを注入しても忍容性がある。在宅EN（経腸栄養法）を受けている患者では、時間の経過とともに忍容性のある量が増える場合がある。ほとんどの場合、1日に3～4回ボーラス注入を行うと、1日の栄養必要量を供給することができる。冷温の栄養剤は胃に不快感を引き起こす可能性があるため、栄養投与は常温で行う必要がある。

間欠的投与

生活の質の問題のために間欠的投与法を開始することが多く、持続的投与よりも自由に動ける時間が多く自己決定性が高い。この投与法はポンプ式または自然落下式で行うことができる。自然落下式は栄養剤をローラークランプ付属の栄養バッグに注入して行われる。このクランプにより1分間に必要な滴下に調節される。投与スケジュールには1回20～60分間、1日4～6回の投与が基準とされる。投与量は100～150mLで開始され、忍容性に応じて徐々に増量する。間欠的投与の成功はこの投与法が可能な患者の移動性、意識状態、意欲に大きく依存している。

持続的投与

栄養剤の持続的投与にはポンプが必要である。ボーラス注入法または間欠的投与法などにおいて多量の注入に忍容性がない患者には、この投与法が適している。持続的投与は、疾患、手術、がん治療など生理学的障害のために消化管機能に支障のある患者が適応である。小腸に投与する場合には持続的投与のみとする。投与速度の目標は、1日の総投与量を投与時間数（通常18～24時間）で除することにより、1時間当たりmL単位で設定する。目標速度の1/4～1/2で投与を開始し、8～12時間ごとに最終目標量へと進行する。

一般に希釈せずに投与を開始することができるが、重量オスモル濃度の高い栄養剤は忍容性を得るまでに時間を要する場合があるため、控えめに進める必要がある。栄養剤の希釈は必要がなく、また栄養不足に至る可能性もある。

最新の経腸栄養ポンプは小型で使いやすい。多くが電動式で電池によって最大8時間作動するため、患者の自在性と移動性を可能にする。ほとんどのポンプが完全な携帯システムを備え、ポンプの動作性に対応するバッグとチューブが付属している。

モニタリングと評価
合併症のモニタリング

胃瘻部位から胃内容物が漏出すると皮膚のびらんや損傷を引き起こし、感染症および腹膜炎に至る可能性があるが、深刻な合併症に至る患者は10％以下である。綿密に患者をモニタリングすることにより、他の合併症を予防または処置することができる。参考情報14-3ではENに伴う合併症を包括的に列挙した。

ENを受ける患者にとって誤嚥は懸念材料であり、多くの

参考情報 14-3
経腸栄養法の合併症

チューブ到達の問題
瘻造設部位やストーマ部位からの漏出
圧迫性の壊死、潰瘍形成、狭窄
組織のびらん
チューブの位置ずれ、移動
チューブの閉塞

投与の問題
微生物汚染
感染症、誤嚥性肺炎、腹膜炎を引き起こすチューブの誤留置
逆流

消化管の合併症
便秘
胃内容排出遅延
下痢
浸透圧性下痢、とくに薬液にソルビトールが添加されている場合
分泌性下痢
膨満、膨満感、疝痛
栄養剤の選択、投与速度
多量の胃残留物
栄養成分への不耐性
消化不良、吸収不良
薬物治療
悪心、嘔吐
治療、療法

代謝性合併症
薬物と栄養素の相互作用
耐糖能障害、高血糖
体液状態—脱水／水分過剰
低アルブミン血症
低ナトリウム血症
低血糖
高カリウム血症、低カリウム血症
高リン酸血症、低リン酸血症
微量栄養素欠乏
リフィーディング症候群

出典：Hamaoui E, Kodsi R: Complications of enteral feeding and their prevention. In Rombeau JL, Rolandelli RH, editors: Clinical nutrition: enteral tube feeding, Philadelphia, 1997, Saunders; Merck Manual online. HYPERLINK "http://www.merckmanuals.com/professional/sec01/ch003/ch003b.html"http://www.merckmanuals.com/professional/sec01/ch003/ch003b.html、最終閲覧日：2010年5月29日。

専門家がこの誤嚥は栄養剤の誤嚥ではなく、咽喉部内容物や唾液の誤嚥であると考えているので、異論の多い問題でもある。誤嚥のリスクを最小限にするためには、投与中および投与直後には頭部と肩を胸部より高い位置にする必要がある（ASPEN, 2010, Bankhead et al., 2009）。

胃残留物確認の有効性については、手順が標準化されておらず、残留物の確認作業によって誤嚥を防ぐことができないので、文献に混乱がみられる。安定している患者、特に長期間経管栄養を受けている患者では定期的に残留物を確認する必要はない。また、胃内容物を誤嚥する可能性は低く、残留物には栄養剤よりも分泌物や胃液の方が多いと思われる。重篤患者の誤嚥のリスクを軽減する最善の方法とは、頭部を高くすること、声門下の持続的吸引、口腔の汚染除去である（American Dietetic Association, 2010; Bankhead et al., 2009）。

下痢は一般的合併症であり、腸内細菌の過増殖、抗生物質療法、急性疾患や重症疾患に伴う消化管運動機能障害によるものが多い。マグネシウム含有の制酸剤、ソルビトール含有のエリキシル、電解質サプリメントなど高浸透圧薬によっても下痢が生じる可能性がある。薬剤や投与法の調整により下痢を是正できることが多い。フラクトオリゴ糖（FOS）やペクチンなどの食物繊維の添加、膨張性物質、止瀉薬も効果がある。経管栄養における下痢への対処としては、成分栄養剤の使用も検討できる。

EN（経腸栄養法）を実施している安定患者では、便秘が問題となることもある。食物繊維を含有する栄養剤または膨張性下剤が有用と思われるが、十分な水分供給が必要である。また、今一度薬剤を調べる必要がある。オピオイド鎮痛薬には消化管活性を緩慢にする副作用がある。下痢は便秘と併存することがあるため、通常宿便をきたしている場合にも消化管の運動性を評価すべきである。

忍容性のモニタリングと栄養摂取の目標

栄養摂取の目標が達成されこれが維持されるようにするためには、患者の実際の摂取量と忍容性をモニタリングする必要がある。代謝的忍容性と消化管の忍容性、体液状態、栄養状態のモニタリングはとりわけ重要である（参考情報14-4）。嚥下物の誤嚥を評価するために青色色素を用いることは禁止する。このリスクはいかなる利益をも上回る（American Dietetic Association, 2010）。もう一つの問題は胃不全麻痺または多量の胃残留物である。この場合には、胃腸機能改善薬に消化管通過の増強、EN送達の改善、摂取忍容性の改善の効果があると思われる（American Dietetic Association, 2010）。ENの最適かつ安全なモニタリングを確実に行うためには、実務ガイドライン、医療機関のプロトコル、標準化された処方手順の作成や利用が有用である（ASPEN, 2010）。

実際の摂取量と処方された摂取量を比較する監視は重要である。ルーチンの患者ケアでは、(1) チューブの取り外れ、(2) 消化管の不耐性、(3) 栄養法中断が必要な医学的手技、(4) 栄養チューブの位置に存在する問題などにより、処方された栄養スケジュールの時間が奪われることが多い。栄養法を長時間中断せねばならない場合には、栄養摂取が不足する可能性があり、経管栄養スケジュールを調整する必要がある。たとえば、毎日午後2時間、理学療法のために経管栄養が中断される場合には、栄養投与の速度を上げ投与時間を短縮して、栄養支持スケジュールを対応させる必要がある。

参考情報 14-4

経腸栄養を実施している患者のモニタリング

腹部の膨満と不快感
水分の摂取量と排泄量（毎日）
必要に応じて胃残留量（4時間に1回）
浮腫または脱水の徴候および症状（毎日）
便の排泄量と粘度（毎日）
体重（3回/週以上）
栄養摂取の適正性（2回/週以上）
血清中電解質、血中尿素窒素、クレアチニン（2～3回/週）
血清中のグルコース、カルシウム、マグネシウム、リン（毎週または指示に応じて実施）

出典：McClave SA et al: Guidelines for the provision and assessment of nutrition support therapy in the adult critically ill patient, JPEN J Parenter Enteral Nutr 33: 277, 2009.

経静脈栄養法

経静脈栄養法（PN）とは、栄養を静脈内に直接投与する栄養法である。栄養支持が必要であるが、経口または経腸により十分に栄養を摂取できない患者、またはその意思のない患者を適応としている。また、経口摂取またはENへの補助療法として栄養必要量を満たすために用いられる場合もある。このほかにも、疾患または外傷からの回復期では単独の栄養法とすることができ、腸の栄養吸収機能を喪失した患者にとっては生命維持療法となる。医師は中心静脈路と末梢静脈路のいずれかを選択する必要がある。「中心静脈路」とは、上大静脈など太く血流量の高い静脈にカテーテルの先端を留置する手技で、これが中心静脈栄養法（central parenteral nutrition [CPN]）である。末梢静脈栄養法（Peripheral parenteral nutrition [PPN]）とは、カテーテルの先端を通常手部または前腕の細い静脈に留置する手技である。

PN輸液の容量オスモル濃度によりカテーテルの位置が決定し、中心静脈カテーテルの留置により高カロリーPN栄養剤、つまり高オスモル濃度輸液の投与が可能になる（表14-2）。PPNは、栄養状態への影響が小さい短期間の療法として限定されるものである。末梢に投与できる輸液の種類や量では栄養必要量を十分に満たすことができない。心肺、腎臓、肝臓の機能不全を呈する患者など摂取量に感受性の高い患者はPPNの適応ではない。PPNは補助的栄養として、あるいは経腸栄

表 14-2
PN輸液中の栄養の容量オスモル濃度

栄養素	容量オスモル濃度 (mOsm/mL)	計算例
デキストロース5%	0.25	500mL = 125mOsm
デキストロース10%	0.505	500mL = 252mOsm
デキストロース50%	2.52	500mL = 1260mOsm
デキストロース70%	3.53	500mL = 1765mOsm
アミノ酸8.5%	0.81	1000mL = 810mOsm
アミノ酸10%	0.998	1000mL = 998mOsm
脂肪10%	0.6	500mL = 300mOsm
脂肪20%	0.7	500mL = 350mOsm
電解質	添加物による	
複数の微量元素	0.36	5mL = 1.8mOsm
複数のビタミン濃度	4.11	10mL = 41mOsm

出典：RxKinetics: Calculating osmolarity of an IV admixture. Accessed 29 May 2010 from http://www.rxkinetics.com/iv_osmolarity.html.

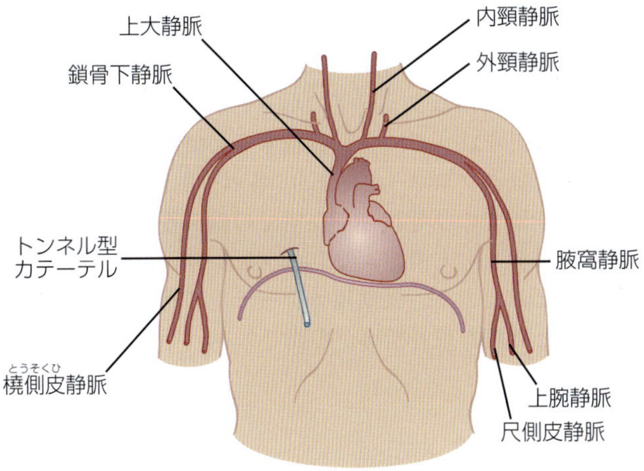

図 14-5　上大静脈に到達可能な静脈部位

養または経口摂取への移行期や、中心静脈投与が開始されるまでの一時的処置として用いる場合に適していると思われる。静脈に確実な忍容性を得るには、経静脈輸液の浸透圧を計算することが重要となる（Kumpf et al., 2005）。体液には重量オスモル濃度が用いられるが、IV輸液の計算には容量オスモル濃度（mOsm/mL）が用いられる。

投与経路

末梢静脈路

良好な状態では、ルーチンに末梢静脈内に留置されたカテーテルによって、重量オスモル濃度が溶媒1kg当たり800〜900mOsmを超えない栄養溶液を投与することができる（Matarese and Steiger, 2006）。末梢静脈留置カテーテルの主な合併症である血栓性静脈炎を予防するため、挿入部位のドレッシング材の変更や交換のためのプロトコルが用いられている。

有用な末梢静脈留置カテーテル技術として、長期留置型カテーテルが開発されている。このカテーテルは留置位置にちなんで「ミッドライン（鎖骨中線）カテーテル」とも呼ばれている。長期留置型カテーテルは、静脈内に約12.7〜17.8cm挿入できる太さの静脈を必要とする。このカテーテルは最初の部位に3〜6週間留置することができ、このカテーテルに忍容性がある太い静脈があればPPNは容易な選択肢となる（Krzywda et al., 2005）。

短期的中心静脈路

中心静脈栄養法（CPN）に用いられるカテーテルにはシングルルーメン（単管）が理想的である。血行動態モニタリング、採血、投薬などほかにも中心静脈路が必要である場合には、マルチルーメン（複数管）カテーテルを利用することができる。感染症のリスクを軽減するため、CPN投与に用いるカテーテルは各用途の専用とすべきである。厳重な滅菌法の下でカテーテルを鎖骨下静脈内に挿入し、カテーテルの先端を上大静脈内まで進める方法が最も一般的である。また、内頸静脈カテーテルまたは外頸静脈カテーテルも同じくカテーテル先端を上大静脈に留置することができる。しかし、この部位では頸部の動きのために、ドレッシングの滅菌状態を維持することがはるかに難しい。栄養投与が開始される前には、カテーテル先端の位置をX線透視により確認する必要がある。カテーテルの留置と保守管理には、感染症予防の厳重な管理プロトコルを用いるべきである（Krzywda et al., 2005）。図14-5にCPNのための静脈路の選択肢を示す。大腿静脈の留置も可能である。

病院や自宅で短期的または中期的投与を行う場合には、末梢挿入型中心静脈カテーテル（peripherally inserted central catheter [PICC]または[PIC]）を用いることができる。このカテーテルは前肘部の静脈から挿入し、鎖骨下静脈を通してカテーテル先端を上大静脈に留置する。訓練を受けていれば医師以外もPICCの挿入を行えるが、トンネル型カテーテルの留置は外科的手技である（Krzywda et al., 2005）。いかなるカテーテルも、投与を開始する前にはカテーテル先端位置をX線透視によって確認する必要がある。

長期的中心静脈路

長期用カテーテルとして多く用いられているのが「トンネル型」カテーテルである。このシングルルーメンまたはダブルルーメンカテーテルが橈側皮静脈、鎖骨下静脈、内頸静脈に留置され、上大静脈に栄養投与される。静脈入口部から数インチ離れた皮膚からカテーテルが外部に出るよう皮下トンネルが作成される。この手技は長期投与に必要であると

同時に、カテーテルの管理を容易にする。もう一つの長期用カテーテルでは、外科手術によりカテーテルが正常に皮下トンネルの末端に出るよう皮下にポートが埋め込まれる。さらに、特殊な針を注入ポートに接続する必要がある。シングルポートまたはダブルポートがあり、各ポートが1本の管腔に対応する。病院での長期投与や在宅での輸液投与には、トンネル型カテーテルも末梢挿入型中心静脈カテーテル（PICC）も用いることができる。長期用カテーテルの管理には専門的な取り扱いと詳細な患者指導が必要である。

経静脈輸液

タンパク質

市販されている標準のPN（経静脈）輸液は、全種類の必須アミノ酸と数種類の非必須結晶性アミノ酸で構成されている。非必須である窒素は通常、アスパラギン酸塩、グルタミン酸塩、システイン、タウリンではなく、主にアラニンおよびグリシンによって供給される。タウリンが条件付必須アミノ酸とされる乳幼児には、タウリンを含有する調整アミノ酸を添加した専用輸液を利用することができる。

PN輸液のアミノ酸濃度は容量の3～20%である。そして、アミノ酸の10%溶液1Lでタンパク質が100g/L（1000mL）供給される。輸液中の成分割合は、通常他の栄養素溶液による希釈後の最終濃度で表される。アミノ酸輸液の熱量含有量はタンパク質1gの供給で約4kcalになる。総エネルギー摂取量の約15～20%をタンパク質から摂取すべきである（Kumpf et al., 2005）。

腎疾患または心疾患患者向けには専用輸液もあるが、費用の面だけでなく、効果を裏付ける決定的研究データが不足していることから、使用されるのはまれである。最近では、救急医療でPNを必要とする患者にアミノ酸であるグルタミンを添加することが推奨されている（Martindale, 2009）。輸液用グルタミンは市販品として容易に入手することができず、このためルーチンにはPN輸液剤に添加されない。

炭水化物

炭水化物はデキストロース一水和物として容量の5～70%の濃度で供給される。デキストロース一水和物1gから3.4kcalが得られる。アミノ酸と同じく、10%溶液1Lから炭水化物が100g得られる。正常な代謝状態ではこの炭水化物摂取（体重70kgの人では1日100g）によって、エネルギーを得るためにタンパク質が分解されることがない。

重篤患者では、炭水化物投与の最大速度が5～6mg/kg/分を超えてはならない。PN輸液によってタンパク質が総熱量の15～20%、脂肪が20～30%、炭水化物（デキストロース）が残りの熱量で供給される場合にも、デキストロースの投与はこの速度を超えてはならない。過剰投与は高血糖、肝臓の異常、換気駆動の亢進をもたらす可能性がある（第35章参照）。

脂肪

脂肪を10%、20%、30%の濃度で利用できる脂肪乳剤の成分は、大豆油またはベニバナ油の水性懸濁液と、乳化剤としての卵黄のリン脂質である。このため、患者に卵アレルギーがある場合には脂肪乳剤を使用してはならない。3炭素分子のグリセロールは水溶性であり、この乳剤に添加される。グリセロールが酸化されると4.3kcal/gが得られる。

栄養士は患者に投与している熱量を計算するよう指示されることがある。10%乳剤は1.1kcal/mL、20%乳剤は2kcal/mL、30%乳剤は2.9kcal/mLを供給する。脂肪乳剤から総熱量の20～30%を供給することは、体重1kgに対して1日に脂肪約1gを投与することになる。投与量は脂肪乳剤2.5g/kg体重/日を超えてはならない。病院では、デキストロースおよびアミノ酸との混合輸液として24時間脂肪が投与される。このほかには、注入ポンプを用いる投与により単独で投与することもできる。自宅でPNを受ける成人患者では、ほとんどの場合、脂肪を含有したPN輸液が1日10～12時間注入される。

1日の熱量の約10%を脂肪乳剤から得ると、1日熱量の2～4%は必須脂肪酸欠乏症（EFAD）を防ぐために必要とされるリノール酸から得られる。大豆油およびベニバナ油はリノール酸が豊富で、含有率が約40%ある。リノール酸はプロスタグランジンの代謝を変え、特に投与量と注入速度が高いと、その結果、炎症誘発作用または免疫抑制作用をもたらす（Mizock and DeMichele, 2004）。このため、輸液には多量のリノール酸を用いてはならない。

電解質、ビタミン、微量元素

1日必要量に関する一般ガイドラインを電解質については表14-3に、ビタミンについては表14-4に、微量元素については表14-5にそれぞれ示す。経静脈輸液は、水分と電解質の1日総

表 14-3

完全経静脈栄養における成人の1日の電解質必要量

電解質	標準摂取量/日
カルシウム	10～15mEq
マグネシウム	8～20mEq
リン酸塩	20～40mmol
ナトリウム	1～2mEq/kg + 補充
カリウム	1～2mEq/kg
酢酸塩	酸塩基平衡を維持する必要性に応じて投与
塩化物	酸塩基平衡を維持する必要性に応じて投与

出典：McClave SA et al: Guidelines for the provision and assessment of nutrition support therapy in the adult critically ill patient, JPEN J Parenter Enteral Nutr 33:277, 2009.

表 14-4

成人のマルチビタミン静脈投与──ガイドラインと製品との比較

ビタミン	NAG-AMAガイドライン	FDA推奨量	MVI-12	MVI-13（Infuvite）Baxter社
A（レチノール）	3300IU（1mg）	3300IU（1mg）	3300IU（1mg）	3300IU（1mg）
D（エルゴカルシフェロールおよびコレカルシフェロール）	200IU（5μg）	200IU（5μg）	200IU（5μg）	200IU（5μg）
E（α-tocopherol）	10IU（10mg）	10IU（10mg）	10IU（10mg）	10IU（10mg）
B_1（チアミン）	3mg	6mg	3mg	6mg
B_2（リボフラビン）	3.6mg	3.6mg	3.6mg	3.6mg
B_3（ナイアシンアミド）	40mg	40mg	40mg	40mg
B_5（デクスパンテノール）	15mg	15mg	15mg	15mg
B_6（ピリドキシン）	4mg	6mg	4mg	6mg
B_{12}（シアノコバラミン）	5μg	5μg	5μg	5μg
C（アスコルビン酸）	100mg	200mg	100mg	200mg
ビオチン	60μg	60μg	60μg	60μg
葉酸	400μg	600μg	400μg	600μg
K		150μg	0	150μg

AMA：米国医師会（American Medical Association）、FDA：米国食品医薬品局（U.S. Food and Drug Administration）、MVI-12およびMVI-13：マルチビタミン・サプリメント（multivitamin supplements）、NAG：国家諮問グループ（National Advisory Group）
出典：Fed Reg 66(77), 2000.

表 14-5

成人用静脈栄養剤の微量元素1日投与量

微量元素	摂取量
クロム	10～15μg
銅	0.3～0.5mg
マンガン	60～100μg
亜鉛	2.5～5.0mg
セレン	20～60μg

摂取量の相当の部分を占める。輸液が処方され投与が開始されたら、患者の安定性に応じて適切な水分と電解質の平衡を得るよう調整する必要がある。塩の形態の電解質（塩化物、酢酸塩など）の投与は酸塩基平衡に影響を及ぼす。

ビタミンと微量元素の経静脈投与は消化・吸収過程を経ないため、DRI（食事摂取基準）より低い摂取量が推奨されている。最近では、PN患者、特に長期の在宅中心静脈栄養法（home parenteral nutrition [HPN]）を実施している患者における微量栄養素の必要量が再検討され、現行の微量元素を含有する栄養剤に照らし、患者の必要量を慎重に見直す必要があることが認識され始めた。6ヵ月より長期のPNを実施している患者には、マンガンおよびクロムの状態をモニタリングすることが推奨されている（Buchman, 2009）。鉄は脂肪と相性が悪く、ある種の細菌増殖を高める可能性があるため、通常経静脈輸液には含有されない。さらに別個に鉄投与を行う際には、確実な忍容性が得られるよう注意が必要である。外来診療で鉄投与を実施する場合には、初回投与は患者に生じるいかなる反応も観察できるよう管理された場所（外来患者用点滴室など）で行うべきである。

水分

PNとEN（経腸栄養法）の水分必要量は同様に計算される。中心静脈栄養法（CPN）の最大量が3Lを超えることはまれであり、通常1日1.5～3Lが処方される。重篤患者のCPN（中心静脈栄養法）処方量については、全体のケアと歩調を合わせる必要がある。また、静注薬剤や血液製剤など水分投与を必要とする他の医学療法による投与に注意してモニタリングする必要もある。心肺、腎臓、肝臓の機能不全患者はとくに水分投与の多少に影響を受け易い。在宅中心静脈栄養法（HPN）では、別個に多量の水分を投与するのが最善と思われる。たとえ

ば、在宅患者の排泄量が多く水分を追加する必要があり、夜間の間中PN（経静脈栄養法）が実施されている場合には、日中の短時間に電解質が最小限に抑えられた輸液1Lを投与することができる。PN処方の計算については付録32を参照。

調合の方法

PN処方では歴史的に見て、資格を有する薬剤師が層流空気流下で無菌操作によって調合または調剤する必要があった。病院は独自の調剤薬局を持っている場合もあるが、病院外の中央の薬局で各患者用に調合されるPN輸液を病院が購入する場合もある。PN輸液を提供する3番目の方法として、適正な製造工程を適用する高品質管理の環境で輸液が製造されるマルチチャンバーバッグ方式を利用することもできる。このPN輸液は標準化されているが、デキストロースおよびアミノ酸の量を変え、CPN（中心静脈栄養）投与に適した配合や末梢静脈栄養（PPN）投与に適した配合など複数の配合が販売されている。輸液に含有される電解質は控えめな量である製品と、電解質が除去されている製品がある。製品の被覆材を開封して注入バッグを出さなければ、保存期間が2年間あり保冷する必要がない（図14-6）。医療施設では標準輸液が用いられることが多い。これはバッチ処理により調合されるため、労力を省きコストを抑えることができるが、必要性には柔軟に対応し個別調合ができる体制が必要である（Kumpf et al., 2005）。

PNの処方は二つの一般的方法で調合される。ひとつは別個に注入される脂肪乳剤を除き全成分を調合する方法である。通常、デキストロースとアミノ酸が容量比1：1でひとつのバッグ内で混合されている。第2の方法は、脂肪乳剤がデキストロースとアミノ酸の溶液と混合されており、総合栄養混合液またはスリー・イン・ワン溶液と呼ばれている。PNに関する安全管理ガイドラインでは、PN調合の従事者のために安全性を高めミスを防ぐ多くの技術や手順に関する情報を提供している（Seres, 2006）。

PN輸液には、抗生物質、昇圧剤、麻酔薬、利尿薬など一般的投与薬を含め多数の薬剤を調合することができる。実際には、溶液成分の物理的混和性または不混和性の専門的知識を必要とするため、こうした調合はまれである。医薬品添加物で最も一般的なのは、持続性高血糖の治療としてのインスリンや消化管のストレス性潰瘍を防ぐためのヒスタミン-2受容体拮抗薬である（Kumpf et al., 2005）。このほか、PNは通常投与の24時間前に指示されるが、患者の状態が変化する可能性があることを念頭に置くべきである。

投与法

計算に基づき目標投与速度が設定されたら、PN投与に用いる方法を検討する。PN調合の計算と指示はもともと複雑であり、PN指示のプロトコルには病院によっても相当の違いがある。それでも、参考情報14-5に列挙した一般的考慮事項はほとんどのプロトコルに適用することができる。

持続的投与

経静脈輸液は通常、容積型ポンプを経由し目標投与速度未満で開始する。それから2〜3日間をかけて徐々に増加させ目標投与速度に到達させる。なかには、デキストロースの含有量を基準にしてPNが開始されることもある。デキストロースは初回の処方を100〜200g/日含有とし、2〜3日をかけて最終目標まで進行させる。特に患者が耐糖能異常である場合には、高濃度デキストロースを投与するCPNを突然中断してはならない。不安定な患者にCPNを中断する場合には、中断によって低血糖が生じる反動性低血糖を防ぐために投与速度を徐々に下げることが賢明である。安定している患者では、ほとんどこの必要がない。

間欠的投与

在宅でのPNを必要とする患者は間欠的投与法が有益である。この方法では通常夜間8〜12時間のPN投与が行われる。これによって毎日12〜16時間の自由な時間ができ、生活の質が向上する。早い投与速度または高い輸液濃度が必要とされる場合には、投与時間の目標周期を増やして設定される。耐糖能障害または水分への忍容性に問題がある場合には、間欠的投与を試みてはならない。PNの在宅投与に用いられるポンプは小型で利便性があり、日中の投与中にも移動が可能である。歩行や入浴、検査または治療、薬剤の経静脈投与などの療法のために投与時間が減少する場合がある。

モニタリングと評価

経腸栄養と同じく、病院でPNを実施している患者には、ルーチンのPNモニタリングを頻回に行う。HPN（在宅中心

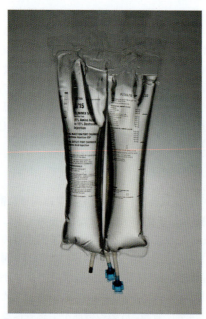

図14-6 Baxter社Clinimix調合法

写真提供：Baxter Healthcare Corporation. CLINIMIXはBaxter International Incの登録商標である。

参考情報 14-5
経腸栄養および経静脈栄養のための栄養管理手順

アセスメント
1. 薬物治療など臨床状態
2. 水分必要量
3. 投与経路
4. エネルギー（kcal）必要量
5. タンパク質必要量
6. 炭水化物／脂肪に関する考慮事項
7. 微量栄養素に関する考慮事項
8. 栄養製剤の選択またはPN輸液に関する考慮事項
   A. 濃度（容量オスモル濃度）
   B. たんぱく質含有量
   C. 炭水化物／脂肪含有量
   D. 微量栄養素含有量
   E. 専用栄養製剤の考慮事項
9. 計算
   A. エネルギー：kcal/mLの式を用いる
   B. タンパク質：g/1000mLを用いる
   C. 脂肪および微量栄養素の濃度：IU/1000mL
   D. 水分に関する考慮事項：余剰水分、静脈内に投与される水分（薬剤など）

栄養診断
1. 経口栄養摂取に影響を及ぼす問題の特定。
2. 経管栄養における到達または投与に関する問題の特定。
3. PES（問題・原因、徴候と症状）報告書の記載。報告書には経腸栄養または経静脈栄養投与の不足や過剰、あるいはそのほかの栄養診断が含まれる。

介入
1. それぞれの問題には介入が必要であり、さらにそれを評価すべきである。
2. 栄養法を開始する方法と形態を推奨する。
3. 栄養法の進め方を推奨する。
4. 水分を適切な量でどのように投与したらよいかを判定する。
5. 最終的な栄養処方量を計算する。

モニタリングと評価
1. 栄養法への忍容性を監視するため、臨床徴候と症状を把握する。
2. モニタリングを行うべき臨床検査値などの測定値を挙げる。
3. 栄養法の成果を評価する方法を決めておく。

PES：問題、病因、徴候および症状（problem, etiology, and signs and symptoms）、PN：経静脈栄養法（parenteral nutrition）

参考情報 14-6
経静脈栄養法の合併症

機械的合併症
空気塞栓
動静脈瘻
腕神経叢損傷
カテーテル断片による塞栓
カテーテル誤留置
心穿孔
中心静脈血栓性静脈炎
心内膜炎
血胸
縦隔水腫
水胸
気胸または緊張性気胸
皮下気腫
鎖骨下動脈損傷
鎖骨下血腫
胸管損傷

感染症と敗血症
カテーテル挿入部位
血行感染または遠隔感染によるカテーテル経由の播種
挿入時の汚染
カテーテルの長期留置
輸液の汚染

代謝性合併症
浸透圧利尿による脱水
電解質平衡異常
必須脂肪酸欠乏
非ケトン性高血糖性高浸透圧性昏睡
高アンモニア血症
高カルシウム血症
高クロル性代謝性アシドーシス
高脂血症
高リン酸血症
低カルシウム血症
低マグネシウム血症
低リン酸血症
血糖値が不安定な患者のPNを突然中断することによる反動性低血糖
尿毒症
微量元素欠乏

消化管合併症
胆汁うっ滞
消化管の絨毛萎縮
肝機能異常

PN：経静脈栄養法（Parenteral nutrition）
出典：McClave SA et al: Guidelines for the provision and assessment of nutrition support therapy in the adult critically ill patient, JPEN J Parenter Enteral Nutr 33: 277, 2009.

静脈栄養法）を実施している患者では、初期のモニタリングは週1回行われPNが安定するのに従い頻度が減る。療法の効果を評価するだけでなく、治療計画への順守を確実にするためにもモニタリングが行われる。

PNに伴う主な合併症は感染症である（参考情報14-6）。こ

表 14-6

入院患者の経静脈栄養モニタリング

モニタリング項目	推奨頻度 初期*	推奨頻度 後期*
体重	1回/日	1回/週
血清中電解質	1回/日	1〜2回/週
血中尿素窒素	3回/週	1回/週
血清総カルシウムまたはイオン化カルシウム、無機リン、マグネシウム	3回/週	1回/週
血清グルコース	1回/日	3回/週
血清トリグリセリド	1回/週	1回/週
肝機能酵素	3回/週	1回/週
ヘモグロビン、ヘマトクリット	1回/週	1回/週
血小板	1回/週	1回/週
WBC数	適応に応じて	適応に応じて
臨床状態	1回/日	1回/日
カテーテル部位	1回/日	1回/日
体温	1回/日	1回/日
I&O	1回/日	1回/日

I&O：摂取量と排泄量 (Intake and output)、WBC：白血球 (white blood cell)
I&Oは、患者の体内に摂取されるあらゆる水分（経口摂取、静脈内投与、薬剤）と体外へ排出されるあらゆる水分（尿、手術時の漏出液、浸出液）を意味する。
*「初期」とは、グルコースの完全摂取の達成を目指している期間を示す。「後期」とは、患者が安定した代謝状態を達成していることを意味する。代謝状態が不安定である場合、「初期」の欄に示したモニタリングを強化する必要がある。
出典：McClave SA et al: Guidelines for the provision and assessment of nutrition support therapy in the adult critically ill patient, JPEN J Parenter Enteral Nutr 33:277, 2009.

のため、悪寒、発熱、頻拍、突然の高血糖、白血球数上昇など、感染症の徴候に関するプロトコルへの厳守とモニタリングが必要である。代謝の忍容性に関するモニタリングもきわめて重要である。PN（経静脈栄養法）により、電解質、酸塩基平衡、耐糖能、腎機能、心肺と血行動態の安定（適切な血圧の維持）が影響を受ける可能性があり、注意深くモニタリングを行うべきである。表14-6では、ルーチンのモニタリングが必要なパラメータを列挙してある。

CPN（中心静脈栄養法）カテーテル留置部位は、主要静脈に微生物が侵入する可能性のある場所である。感染症予防のプロトコルにはさまざまなものがあるが、米国疾病管理予防センターのガイドラインに準拠すべきである（Centers for Disease Control and Prevention [CDC] and O'Grady, 2002）。病院でも在宅でも、カテーテル関連の血流感染に対するカテーテル管理と予防が特に重要である。この感染症は医療費の面ばかりでなく、生命を脅かす可能性もある。カテーテルの管理はカテーテルの部位やケアを受ける場所によって異なる。

リフィーディング症候群

経腸栄養法またはPN法を必要とする患者の中には、疾患経過のために栄養法を開始する以前から摂取不良である患者や、中等度から重度の栄養失調である患者もいる。特に経静脈栄養による積極的な栄養投与はリフィーディング症候群を引き起こし、代謝、血行動態、神経と筋の問題を伴う潜在的かつ致死的な重度電解質変動が生じる可能性がある。リフィーディング症候群は、同化状態の患者の血漿中にエネルギー物質、特に炭水化物が取り込まれると生じる (Parrish, 2009)。

新しい組織の増殖には多量のグルコース、カリウム、リン、マグネシウムなど、組織の成長に必須の栄養素が必要である。細胞内の電解質が組織の増殖を維持するために十分な量で供給されないと、カリウム、リン、マグネシウムの血清中濃度が低値になる。こうした電解質の低値は、リフィーディング症候群の特に低カリウム血症の顕著な特徴である。細胞による糖代謝では、グルコースが酸化のために細胞内へ移動するのに伴い、電解質もまた細胞内腔へ移動する。炭水化物の急速な投与はインスリン分泌を刺激し、このために塩分と水分の排泄が抑制され、水分の過剰貯留により心肺合併症が生じる

可能性が高まる。

　かなりの期間、栄養をわずかしか摂取していない状態でPNを開始する患者には、電解質変動と水分過剰貯留について綿密にモニタリングする必要がある。栄養支持、特にPN（経静脈栄養法）を開始する前には、グルコース、マグネシウム、カリウム、リンなどの臨床検査値ベースラインを再度確認し、いかなる異常も是正すべきである。炭水化物は控えめな量で供給し、細胞内に取り込まれる電解質は十分な量で供給する必要がある。通常、低リン酸血症、低カリウム血症、低マグネシウム血症に至る転帰を防ぐため、初回PN輸液にはデキストロースの含有が目標濃度の25〜50%のものを用いて徐々に増加させる。きわめて低濃度のデキストロースが高濃度のアミノ酸および電解質とともに投与される場合には、PNの混和性を評価する必要がある。リフィーディング症候群は経腸栄養患者にも生じるが、消化の作用のために頻度は少ない。

　栄養法の管理において、リフィーディング症候群はモニタリングと評価が必要な望ましくない転帰である。栄養不良の患者には、「炭水化物摂取の過剰」あるいは「経腸栄養または経静脈栄養の投与過剰」と栄養診断が下されることが多い。このことから、栄養摂取を再開する初期の栄養処方では、炭水化物を控えめにし、リン、カリウム、マグネシウムを追加する必要がある（Kraft et al., 2005）。

移行期栄養法

　あらゆる栄養支持療法計画では、EN（経腸栄養法）により、あるいは完全または部分的な経口摂取に戻ることにより、可能な時期に消化管を使うことを目指している。このため、患者ケア計画では別の栄養法に移行する**移行期栄養法**が実施されることが多く、同時に複数の栄養法によって推定栄養必要量が持続的に投与される。この栄養法には、患者の忍容性の綿密なモニタリングと経静脈路、経腸路、経口路からの摂取量の定量が必要である。ほとんどの専門家が、初回の経口食には単純糖質と脂肪の含有を低くし、ラクトースを除去するよう提言している。これによって消化が容易になり、浸透圧性下痢の可能性が最小になる。患者の忍容性や食物の好みに配慮すると、摂取量も最大にすることができる。

経静脈栄養から経腸栄養へ

　PNからENへの移行を開始するためには、ごく少量の経腸栄養を30〜40mL/時間の低速度で導入し消化管の忍容性を得る。重度の消化管障害がみられる場合には、経腸栄養を開始するための成分栄養剤であれば忍容性が良好と思われる。経腸栄養剤を数時間投与できるようになったら、経静脈栄養の速度を減らして同じ処方量の栄養水準を維持することができる。経腸栄養の速度を8〜24時間ごとに25〜30mL/時間ずつ増量すると同時に、これに応じて経静脈栄養の処方量を減量する。栄養必要量の約75%の経腸路投与に忍容性が得られていれば、PN輸液投与を中止することができる。この過程には2〜3日をかけると理想的であるが、消化管機能の程度によって難しくなる場合もある。反対に、治療全体の決定事項や経腸栄養への忍容性の見込みにより、この移行過程が現実的でなく、PNが早々に中止される場合もある。

経静脈栄養から経口摂取へ

　経静脈栄養から経口摂取への移行は、安定した栄養摂取を維持するため、理想的には経口摂取とこれに伴うPN投与の減量についてモニタリングすることにより達成される。一定して栄養必要量の約75%を経口摂取できるようになって、初めてPNを中止する。この移行は、経腸栄養への移行よりも予測精度が低い。患者の食欲、意欲、全般的健康状態が変動項目になる。PNが中止されたら十分に経口摂取されているかどうかをモニタリングし続け、必要があれば代替の栄養支持療法を開始することが重要である。一般には、清澄流動食から食物繊維と脂肪が少なくラクトース無添加の食事へと移行する。消化管が機能を回復するには数日間かかり、この期間には消化しやすい食物で作られる食事を摂るべきである。

　特に短腸症候群など消化管障害の患者の移行期には、特別な栄養必要量が用いられることがある。治療結果を良好なものにするためには、特別な栄養投与、至適薬物療法、栄養カウンセリングが包括的に実施されねばならない。PN患者には、完全にPNを中止することはできないがPN投与を週に7日未満にすることができる場合もあり、この場合には栄養摂取量に注意深い配慮が必要である。熟練した登録栄養士（registered dietitian [RD]）であれば、このような患者のためにPN必要量に合わせて食事を調整することができる（Matarese and Steiger, 2006）。

経腸栄養から経口摂取へ

　ENから経口摂取へ移行するため、EN摂取を段階的に減量する方法も行われる。夜間に12時間の持続的経腸栄養を行うサイクルから、その後8時間のサイクルに移行すると効果的である。これによって日中の経口摂取のために空腹感と満腹感を回復させることができる。実際には、経鼻経腸栄養チューブの不慮または計画的な抜去後に経口摂取が試されることが多い。このように中断後に移行する場合には、経口摂取が十分であるかを綿密にモニタリングする必要がある。食べる意欲があり、経口摂取が禁忌ではないEN患者には、食べることを奨励することができる。流動食から消化しやすい食事への移行には数日間を要する場合もある。経口摂取により必要量を満たすことができない場合には、ENと経口摂取との併用により支持することができる。

経口サプリメント

　経口サプリメントで最も一般的なものは、主に固形食の摂取を増やすことを目的とする市販の栄養剤である。多くは、1包で約250kcal/240mL、消化酵素処理なしのタンパク質が

約8〜14g供給される。製品により、1缶360kcal、500kcal、575kcal含有されているものもある。さまざまな病態に合わせて種々の製品がある。

脂肪の供給源は長鎖脂肪酸トリグリセリドであることが多いが、なかには中鎖脂肪酸トリグリセリド(MCT)が含有されているものもある。濃度が高く、このため栄養濃度も高い栄養剤も市販されている。種々の病態に適した風味、濃度、栄養素の修飾がさまざまにある。一部の経口サプリメントには、十分な量を摂取すれば完全栄養食となるものもある。

炭水化物の形態は患者の許容度や忍容性の中心的な因子である。単純糖質が知覚できるほどの量で含有されているサプリメントは甘い味がして浸透圧が高くなり、消化管に不耐性が生じる可能性がある。味覚の好みの個人差は大きく、ある種の薬物療法、特に化学療法により、正常な味覚が変化する。濃縮された栄養剤または多量の栄養剤によって、味覚の疲労が生じ早期に満腹感が起きる可能性もある。このため経口による食事摂取と処方されたサプリメントの実際の摂取量の両方をモニタリングする必要がある。

腎疾患、肝疾患、吸収不良による疾患の患者のために開発された経口サプリメントなど、加水分解タンパク質や遊離アミノ酸を含有するサプリメントには、味の悪さがわずかなものから顕著なものまであり、この許容は患者の意欲に依存している。こうした栄養剤には、ビタミンおよびミネラルが不足しており完全栄養ではないものもある。

市販されているサプリメントは便利であるため最もよく利用されているが、タンパク質、炭水化物、脂肪のモジュールまたは一般に市販されている食品を添加することにより、食事の味がかなり良くなる。たとえば、シリアル、キャセロール(オーブン煮込料理)、スープ、ミルクセーキを強化するために、液体乳または粉末乳、ヨーグルト、豆腐、粉末プロテインを利用することができる。現在では、嚥下機能が低下している場合に使う裏ごし食品に変化や食感、美的感覚を添えるため、増粘剤が用いられている(第41章参照)。創造力と個々に合わせる調整によって経口摂取を増やし、複雑な栄養支持療法の必要性を防ぐことができる。

長期の在宅治療における栄養支持療法

長期ケア

「長期ケア(Long-term care [LTC])」とは一般に、高度看護施設における医療を意味する。こうした施設で提供される医療は、生活の質(QOL)、自己決定、急性および慢性の疾患管理に重点が置かれる。EN(経腸栄養法)およびPN(経静脈栄養法)の適応は一般に高齢患者についても若年成人の場合と同様で、年齢、性別、患者個々の病態によって異なる。PN製剤およびEN製剤はLTC専門の院外薬局から病院に提供されることが多い。こうした薬局には栄養士や特別な訓練を受けた看護師がおり、静脈経腸栄養(PEN)に関する教育や指導によって病院を支援している。

事前意志表明書(リビングウィル)は、栄養支持療法の実施に関するものも含め、ケアの諸相に関して入居者が希望を表明するための法的文書である。この意志表明書は救急治療や在宅治療などあらゆる医療現場で作成されるものであるが、特にLTCでは有用であり、もはや意思決定をすることができなくなった長期介護施設入居者の代理となって治療に指示を与えることができる。

長期ケアに従事する栄養士にとっては、加齢による影響と栄養失調とを識別して評価することが課題となる(Raymond, 2006)。栄養支持療法が長期介護施設入居者の生活の質に及ぼす影響と同様、この課題が活発な研究の分野となっている。一般に研究では、高齢者への栄養支持療法は、特に身体活動と併用すれば有益であることが明らかにされている。しかし、終末期の疾患や病態である場合には、栄養支持の開始には利するものがなく、場合によっては苦痛の時間を延ばすことにもなる。栄養士は施設の方針に従って倫理的決断を行うのが賢明である。

在宅ケア

在宅経腸栄養法(Home enteral nutrition [HEN])または在宅中心静脈栄養法(home parenteral nutrition [HPN])による栄養支持には、通常栄養素または栄養剤、補給品、器具、専門の医療サービスの提供が必要である。在宅ケアでは、長期にわたる経腸栄養法または経静脈栄養法の安全かつ有効な管理のための手段と技術が幅広く得られる。在宅栄養支持療法は20年以上にわたって実施されてきたが、治療結果のデータはほとんど得られていない。米国では、在宅栄養支持を受けている患者には報告義務がないことから、患者の実数は不明である。

在宅栄養の成功に必要な要素とは、適応患者の特定、機敏な介護者のいる適した家庭環境、適切な栄養支持療法の選択、患者と家族のトレーニング、在宅栄養法提供者だけでなく医師

参考情報 14-7

在宅栄養法を決定する際の考慮事項

- 患者の健康を維持し感染症のリスクを軽減するための家庭環境の衛生状態
- 生活の質と栄養状態の向上の可能性
- 患者や家族が必要とする経済的支援や拘束時間への支援。場合により自宅外での収入損失の可能性
- 栄養製剤の投与とあらゆる器具や補給品の安全な使用に関する方法を理解する能力
- HENまたはHPN実施を妨げる身体的制限
- 必要な医療行政サービスの交渉をするための患者や介護者の能力

HEN:在宅経腸栄養法(Home enteral nutrition)、HPN:在宅中心静脈栄養法(home parenteral nutrition)

臨床上の有用情報

「在宅経管栄養法——カギとなる考慮事項」

最も適した栄養チューブ

一般に、経鼻チューブは管理が難しく詰まり易い。また、外れやすく、時間の経過とともに組織に刺激作用を引き起こして、びらんが生じることもあることから避けるべきである。現在、在宅経管栄養では、経皮的内視鏡下胃瘻造設（PEG）チューブが最も多く使用されており、望ましい方法でもある。このチューブとして、薄型の（腹部に平坦な）ボタン型チューブと、チューブの短側先端が腹部を貫通して胃に直結するチューブがある。ボタン型チューブは接続に多少手間がかかり、肥満度の高い人には使いづらいであろう。経胃栄養への不耐性のために幽門後栄養法が必要な患者には、経皮的内視鏡下空腸瘻造設（Percutaneous endoscopic jejunostomy [PEJ]）チューブが最も適しているが、PEJ栄養法にはポンプが必要であり、患者の移動性を著しく制限する。

最も適した投与方法

ボーラス注入法は最も容易な投与法であり、一般に最初に試みられる。240mL缶の半量を1日4〜6回に分けゆっくり開始する。ボーラス投与に忍容性がみられない場合には、自然落下投与が2番目の選択肢となる。この投与法にはバッグとポールが必要であるが、かなり早く終了することができ、ボーラス投与ほど手間がかからない。

栄養剤が少量ずつゆっくり注入される必要がある場合には、ポンプによる投与が必要となる。これには忍容性が良好であるが、ごく単純なポンプも『ハイテク製品』とみられることがあるため、在宅投与の患者にとっては重大な意味合いがある。使用の際には移動性に大きな制限が生じ、あらゆる機器と同様、故障の可能性があり投与スケジュールが中断する恐れがある。

患者と介護者を指導する方法

- 単位の表示をmLではなくカップ、大さじ、缶などの一般的な尺度を用いて説明書を書く。
- 経腸栄養法はできるだけ手順を簡素にし、栄養剤を缶から部分的に用いるのではなく1缶ごと使用する。
- 栄養剤への添加は、混同や栄養チューブの目詰まりを避けるために最小限にとどめる。
- 栄養投与の目標速度へ漸増させるための説明は明確に行う。
- 栄養チューブの洗浄と脱水を防ぐために追加する水分必要量について明確な説明をする。
- 発生することの多い問題について話し合い、この解決策について指導をする。
- 患者または介護者に栄養法の手順を説明させるか、あるいは実際に行わせることにより、理解しているかどうかを確かめる。

による医学的および栄養学的フォローアップの計画である（参考情報14-7）。この目標は、集学的チームの協調的努力により達成できることが最も多い（**臨床上の有用情報**「在宅経管栄養法——カギとなる考慮事項」を参照）。

HEN（在宅経腸栄養法）を受けている患者には、補給品のみ受け取る患者や栄養剤と補給品を受ける患者がおり、さらに医療提供者によって臨床管理が行われる場合と行われない場合がある。多くの経腸栄養患者が耐久性医療機器提供者（durable medical equipment [DME] provider）からサービスを受けるが、臨床的サービスについては提供される場合とされない場合がある。在宅輸液療法の提供者が在宅PN（経静脈栄養法）、静脈内抗生物質投与などの治療を含め、静脈内投与を行っている。在宅ENまたは在宅PNの患者に看護サービスを提供するため、在宅看護提供機関がDMEの企業や在宅輸液療法提供機関と連携する場合もある。在宅輸液療法提供者の決定には、在宅治療に対する医療費返還機関が重要な役割を果たすことが多い。いかなる在宅治療でも、実際に医療費返還は治療が受けられるかどうかを決めるカギとなる要素であり、退院または在宅治療開始前には適切な決定が行われるよう、治療計画では早期にこの点を調べておく必要がある（Wojtylak, 2007）。

ENまたはPNの在宅栄養法サービスを提供する団体は民間企業である場合も、救急医療施設と提携している場合もある。栄養支持療法を提供する在宅介護会社を選択するには、モニ

臨床シナリオ

24歳の女性。新規に1型糖尿病とクローン病が診断された。最近になって、回腸の1/3を切除する手術を実施した。体重は通常体重の75%で約56.7kgであり、身長は約165cmである。短くなった腸に身体が順応するまでの数ヵ月間は専門の栄養支持療法が必要である。

栄養診断

- 25%の体重減少から明らかなように、摂取不足、外科手術、クローン病再発中の疼痛により意図しない体重減少が生じている。
- 体重が通常体重の75%であり人工栄養の必要性があることから明らかなように、最近の回腸切除術により食物と飲料の経口摂取が不十分である。

栄養ケアに関する質問

1. 迅速な栄養支持として、どのような方法を推奨したらよいだろうか。
2. 長期の栄養支持療法として、どのような計画を立てたらよいだろうか。
3. 専門の栄養製剤として効果があると思われるものがあれば述べなさい。
4. 栄養療法への忍容性と効果を判定するためには、どのようなパラメータをモニタリングしたらよいだろうか。

タリング、患者指導、医療との協力を実施できる企業の能力を基準とすべきである。在宅EN（経腸栄養法）または在宅PN（経静脈栄養法）を受けている場合には、提供会社に登録栄養士（RD）の従業員がいるかどうか、あるいはRDによる対応を受けることができるかどうかを確認しておくことが重要である。RDは、独自にENまたはPNを実施しながら患者の監視やモニタリングを行う資格だけでなく、栄養法の移行期に適切な栄養カウンセリングや食品に関する助言を行う資格もある（Fuhrman, 2009）。

倫理的問題

栄養支持療法を実施するか否かは「終末期」の意思決定における中心的問題となることが多い。末期疾患者または遷延性植物状態の患者では、生活の質の問題が生じ患者の自己決定権が効力を発揮するまでは、栄養支持療法によって余命を延ばすことが可能である。意思決定代理人が治療の決定にかかわることが多い。栄養支持療法提供者には、この実施について患者の意思を表明するリビングウィル（尊厳死宣言）などの文書が診療記録の中にあるかどうか、さらに患者とその家族が患者ケアの法律面や倫理面のカウンセリングや支援機関を利用することができるかどうかを知っておく責任がある。

ウェブサイトの有用情報

American Dietetic Association— Evidence Analysis Library
http://www.adaevidencelibrary.com/topic.cfm?cat=3016

American Society for Parenteral and Enteral Nutrition
http://www.nutritioncare.org/

Infusion Nurses Society
http://www.ins1.org

Medscape—Integrated Med Information
http://www.medscape.com/

Oley Foundation
http://www.oley.org/

引用文献

American Dietetic Association: *Evidence analysis library*, 2010. Accessed 29 May 2010 from http://www.adaevidencelibrary.com/topic.cfm?cat=3016&library=EBG.

American Society for Parenteral and Enteral Nutrition Board of Directors and American College of Critical Care Medicine: Nutrition guidelines for the provision and assessment of nutrition support therapy in the adult critically ill patient, *JPEN J Parenter Enteral Nutr* 33:3, 2010.

Bankhead R, et al: ASPEN: enteral nutrition practice recommendations, *JPEN J Parenter Enteral Nutr* 33:122, 2009.

Buchman AL, et al: Micronutrients in parenteral nutrition: too little or too much? The past, present, and recommendations for the future, *Gastroenterology* 137:1S, 2009.

Centers for Disease Control and Prevention, O'Grady NP, et al: *Guidelines for the prevention of intravascular catheter-related infections*, 9 August 2002. Accessed January 2006 from http://www.cdc.gov/mmwr/preview/mmwrhtml/rr5110a1.htm.

Charney P, Malone A: *ADA pocket guide to enteral nutrition*, Chicago, 2006, American Dietetic Association.

Fuhrman MP, et al: Home care opportunities for food and nutrition professionals, *JADA J Am Diet Assoc* 109:1092, 2009.

Gottschlich MM: Adult enteral nutrition: formulas and supplements. In Buchman A, editor: *Clinical nutrition in gastrointestinal disease*, Thoroughfare, N.J., 2006, Slack Inc.

Joint Commission on Accreditation of Healthcare Organizations: *Sentinel Event Policy and Procedures*, July 2007. Accessed 29 May 2010 from http://www.jointcommission.org/Sentinel Events/PolicyandProcedures/.

Kraft MD, et al: Review of the refeeding syndrome, *Nutr Clin Pract* 20:625, 2005.

Krzywda EA, et al: Parenteral nutrition access and infusion equipment. In Merritt R, editor: *The ASPEN nutrition support practice manual*, ed 2, Silver Spring, MD, 2005, American Society for Parenteral and Enteral Nutrition.

Kumpf VJ, et al: Parenteral nutrition formulations: preparation and ordering. In Merritt R, editor: *The ASPEN Nutrition support practice manual*, ed 2, Silver Spring, MD, 2005, American Society for Parenteral and Enteral Nutrition.

Martindale RD, et al: Guidelines for the provision and assessment of nutrition support therapy in the adult critically ill patient: Society of Critical Care Medicine and the American Society for Parenteral and Enteral Nutrition: executive summary, *Crit Care Med* 37:1757, 2009.

Matarese LE, Steiger E: Dietary and medical management of short bowel syndrome in adult patients, *J Clin Gastroenterol Suppl* 2:S85, 2006.

McClave SA, et al: Guidelines for the provision and assessment of nutrition support therapy in the adult critically ill patient, *JPEN J Parenter Enteral Nutr* 33:277, 2009.

Metheny NA, Meert KL: Monitoring tube feeding placement, *Nutr Clin Pract* 19:487, 2004.

Mizock BA, DeMichele SJ: The acute respiratory distress syndrome: role of nutritional modulation of inflammation through dietary lipids, *Nutr Clin Pract* 19:563, 2004.

Nikolaidis P, et al: Practice patterns of nonvascular interventional radiology procedures at academic centers in the United States? *Acad Radiol* 12:1475, 2005.

Parrish CR: The refeeding syndrome in 2009: prevention is the key to treatment, *J Support Oncol* 7:20, 2009

Raymond J: Long-term care. In Lysen L, editor: *Quick reference to clinical dietetics*, ed 2, Sudbury, Mass, 2006, Jones and Bartlett.

Seres D, et al: Parenteral nutrition safe practices: results of the 2003 American Society for Parenteral and Enteral Nutrition survey, *JPEN J Parenter Enteral Nutr* 30:259, 2006.

Wojtylak F, Hamilton: Reimbursement for home nutrition support. In Ireton-Jones C, DeLegge M, editors: *Handbook of home nutrition support*, Sudbury, MA, 2007, Jones and Bartlett.

第15章

カレン・チャップマン-ノヴァコフスキ
(Karen Chapman-Novakofski, PhD, RD, LDN)

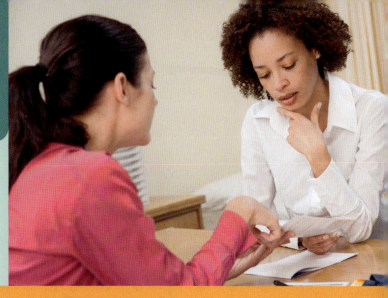

教育とカウンセリング——行動変容

重要用語

連帯 (alignment)
両価感情 (ambivalence)
行動変容 (behavior change)
行動修正 (behavior modification)
認知行動療法 (cognitive behavioral therapy [CBT])
異文化適応 (cultural competency)
矛盾 (discrepancy)
二面性への聞き返し (double-sided reflection)
共感 (empathy)
健康信念モデル (health belief model [HBM])
ヘルスリテラシー (health literacy)
有害性 (maleficence)

動機づけ面接 (motivational interviewing [MI])
取り決め (negotiation)
ノーマライゼーション (normalization)
ピア・エデュケーター (peer educator)
聞き返し傾聴 (reflective listening)
再構築 (reframing)
自己効力感 (self-efficacy)
自己管理 (self-management)
自己監視 (self-monitoring)
社会的認知理論 (social cognitive theory [SCT])
行動変容ステージ (stages of change)
計画的行動の理論 (theory of planned behavior [TPB])
多理論統合モデル (transtheoretical model [TTM])

　栄養摂取の行動を変容させる重要な因子とは、変容する必要があることに患者が気づくことと変容しようとする意欲である。栄養指導でも栄養カウンセリングでも情報を提供し意欲を持たせるが、両者は異なるものである。「栄養指導」は個別に行うこともグループで行うこともでき、グループでの指導は治療よりも予防に関するものが多く、知識が伝達されるものである。「栄養カウンセリング」は医学的栄養療法の実施中に1対1で行われることが多い。個別の面談では、面談者が変容するために好都合な条件を見極めながら、社会的および個人的な要望に効果的に対処できるよう栄養士が一時的な支援体制を取る。栄養カウンセリングの目標は、患者が栄養摂取の行動に有意義な変容を遂げられるよう手助けすることである。

行動変容

　介入法として指導とカウンセリングとは異なるものであるが、この差は望ましい成果である行動変容ほど重要なものではない。**行動変容**では、地域社会や家庭環境で食物と飲料の選択に影響を与える幅広い活動やアプローチに焦点を絞る必要がある。**行動修正**とは、正の強化および負の強化を通し環境要因に対する行動または反応を変える技術を用いて、不適応行動の消失をもたらすことを意味する。栄養の問題については、指導とカウンセリングによって患者の短期的または長期的な健康目標の達成を手助けすることができる。指導では変容に必要とされる知識と方法が提供され、図15-1に示す他の段階ではカウンセリングに的が絞られる。

本章には、本書旧版でリンダ・スネトセラール、PhD, RD (Linda Snetselaar, PhD, RD) が執筆した部分が含まれる。

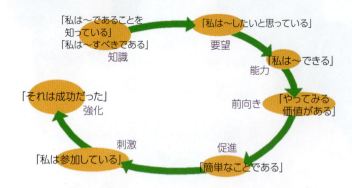

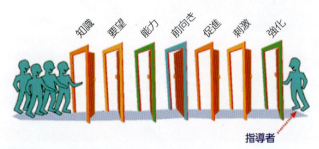

図15-1 行動変化の7つのステップ
出典：HYPERLINK "http://www.comminit.com/en/node/201090.2010年5月31"
http://www.comminit.com/en/node/201090.最終閲覧日：2010年5月31日。

変容する能力に影響を及ぼす要因

　個人の変容する能力、指導者の新しい情報を伝える能力、カウンセラーの小さな変化を引き出しこれを支える能力には、多くの要因が影響を与える。健康的な食事を確保しこれを維持するために障害となる社会経済的要因として、栄養カウンセリングを受けられる余裕の欠如、不安定な生活環境、家族や社会的支援の不足、高い食費、不十分な交通手段、低い識字能力などがある。文化的な多様性に伴い、考え方や理解には相違があり、これが変容を妨げる可能性があることを認識する必要がある。

　特に高齢者では、身体的および感情的要因によっても変容が難しくなる。高齢者には、視力低下、難聴、移動能力の低下、手指巧緻性低下、記憶障害、認知障害などに対応する指導とカウンセリングのプログラムが必要である（Kamp et al., 2010）。

　あらゆる支援関係には信頼と尊重が不可欠である。提供者と患者との関係の質により、面談の成果に正の影響をもたらす場合も、負の影響をもたらす場合もある。治療計画が複雑で理解に至らない場合には、アドヒアランス（指導遵守）が不十分になりやすい。理解が不確かな場合には2、3の質問をすると、患者の知識、理解、動機づけの抜け落ちを見つけるのにかなり有用な場合がある。

異文化適応

　ヘルスケア・コミュニティは、最初に異文化適応を促進するものであった。この言葉の正確な定義には見解が一致していないが、文化への感受性または認識を含むものとすれば近い

であろう。これには、他者の態度や価値観、考え方への尊重と理解、面談者と接触しながら文化的知識を取り入れようとする意欲、話し合いや推奨事項における文化への配慮が必要である（Ulrey and Amason, 2001）。文化は人種、宗教、民族性を超えるものを包含し、地域社会の視点と感覚をも含んでいる。ケアは固定観念によって人にレッテルを張るようなものであってはならない（Stein, 2009）。

　Greggら（2006）は異文化適応の基本として以下の5つの見解を示している。

- 文化の役割の理解。優れた患者ケアには患者の社会的、民族的、人種的背景とは関係なく、患者の個人的信条と解釈を聞き出し、両立しがたい考え方と折り合いをつける技術を学ぶことが重要となる。
- 文化を学び「異文化に適応」しても、医療格差の万能薬にはならない。
- 「文化」「人種」「民族性」はそれぞれ別個の概念である。文化について学ぶだけでは人種差別がなくなるわけではない。
- 文化は流動的かつ複合的である。個々の文化的背景へのいかなる理解も全く正しいとは限らず、常に多少の時代遅れがあり、部分的な理解である。
- 文化的背景はきわめて重要である。文化はあまりに複雑で、その形は変化しやすく、究極には社会的経済的背景とは切り離せないものであるため、独立した事象または固定的な事象として考えることは不可能である。

　多文化認識は、ラポール（信頼関係）を築き適応力のある栄養指導者またはカウンセラーになるための第一歩である。自分自身の考え方や態度を評価し、人種、民族、宗教的信条、文化、食習慣の違いを心地よく感じることが重要である（**臨床上の有用情報**「カウンセラーの内省」）。偏見に対する意識や感受性を高めることにより、面談者が行動を起こすべきものを理解するのに有効なカウンセリングとなる。

　利用できる情報が容易に見つからない場合には、患者や面談者とのやり取りだけで異文化適応を実践することは大変時間のかかる難題のように思えるかもしれない。しかし、この能力があれば、最終的に患者や面談者と十分な意思疎通ができ、結局は良好な結果をもたらす。医療機関認定合同委員会（The Joint Commission）（JCAHO）では、病院向けのガイドラインやロードマップ（目標の提示）により、コミュニケーションおよび異文化適応に関するガイドラインを補強し続けている。（The Joint Commission, 2010）。将来的には、JCAHOの標準として異文化適応が追加されると予想されている（Stein, 2009）。

コミュニケーション

　医療提供における最も不可欠な能力の一つが効果的な多文化コミュニケーションである。アメリカはさらに多様性が増

していく。2050年までには、全米人口のほぼ25%がヒスパニック系になると推定されている。2050年予測では、非ヒスパニック系人口のうち72.1%が白人、14.6%が黒人、8%がアジア系で占められることが示されている（Shrestha, 2010）。それぞれの文化には、価値観、考え方、前提、人生観、一般的な識字言語によるメッセージや非言語によるメッセージがある（Ulrey and Amason, 2001）。

コミュニケーションにおいて言語は常に重要である。いくつもの言語を知ることは価値あることではあるが、多くは通訳者に頼るものである。家族や友人などの私的な通訳では、栄養と健康への理解が乏しくいつも適切な選択ができるとは限らない。専門の通訳者を利用する場合には、面談者だけでなく通訳者をも理解する必要があり、その点ではやはり制約がある。面談者との接触を維持し、通訳者の役割を説明する（Mossavar-Rahmani, 2007）。英語の会話や理解の能力が低い面談者を指導する場合には、必ず一般的な言葉を用い、俗語や複数の意味がある単語を避ける。必ず面談者に直接話しかけ、非言語的反応を見るために相手と目を合わせる。通訳を利用する際には通訳中に面談者とも目を合わせる。

コミュニケーションには言語だけでなく、態度、ジェスチャー、時間の概念、空間的関係性、グループ内での役割、社会的地位、上下関係、環境など、言葉以外の文脈も包含されている（Satia-About et al., 2002）。非言語的メッセージは関係性の情報を伝えている。メッセージを伝えるための言語的メッセージと非言語的メッセージとが文化によって結びつけられて、コミュニケーションの文脈がわかる（Kittler and Sucher, 2007）。空間的関係性は文化や個人によって異なる。異文化間のコミュニケーションでは、ジェスチャー、顔の表情、態度などの動作が混同や誤解の原因になることが多い。礼儀正しい態度は、あらゆる文化でほぼ例外なく大切な尊重の印である。アイコンタクトの法則は常に複雑であり、性別、距離感、社会的地位などによっても異なる（臨床上の有用情報「ボディランゲージとコミュニケーションスキル」）。

いかなるカウンセラーも共感的かつ誠実で礼儀正しくあるべきである。面談者がどのような対応を望んでいるかを把握してコミュニケーションを開始するとよい。アメリカでは初対面でも面識があっても相手をファーストネームで呼ぶことが多いが、ほかの国々ではたいていもっと礼儀正しく接近することが期待される。面談者のコンプライアンス（順守）と満足感を得るためには、細心の注意を払って傾聴すること、コン

臨床上の有用情報

カウンセラーの内省

栄養士は、カウンセリングの関係に入る前に面談について熟考し、内省して自分自身の思考に影響を及ぼしている因子や、これが面談者にどのような影響を及ぼすのかを考えるべきである。また、面談者の自己決定権など倫理的課題や有益性と有害性（悪影響）を熟考すべきである。たとえば、女性の面談者が血糖値目標を設定しようとも、食物の炭水化物摂取量について学習しようともしない場合がある（自己決定権）。この選択は、自己管理方法の指導によって生まれるであろうベネフィット（有益性）の障害になるばかりでなく、非有害性の（害にならない）ための必要性の障害ともなる。行動変容が面談者には適さないと本人が判断する場合には、カウンセラーの役割は課題を強要することではなく将来に配慮するよう働きかけるものとなる。

臨床上の有用情報

ボディランゲージとコミュニケーションスキル

有効な栄養カウンセリングでは、積極的傾聴が基本である。効果的な傾聴には非言語的傾聴と言語的傾聴の二つがある。非言語的傾聴の技術として、多様なアイコンタクト、思いやりのあるボディランゲージ、敬意を払ってはいるが親密な距離感、適当な沈黙、励ますしぐさがある。アイコンタクトは直接的であるが多種多様である。アイコンタクトが欠けると、カウンセラーがあまりに忙しく面談者に時間を割くことができないと暗に示すことになる。カウンセラーがわずかに身を乗り出したり、リラックスした姿勢を取ったりして、そわそわしたり身振りを大きくしたりしないようにすると、面談者は気が楽になる。沈黙によって面談者が考える時間やカウンセラーが面談者の語ることをじっくり検討する時間ができる。賛同を示してうなずくことが積極的な励ましになり、会話が弾むことになる。面談者の方にわずかに身を乗り出すことが励ましとなり、活発なやり取りが可能になる。

言語的傾聴には、傾聴への意欲を示すことにより面談者に集中することも含まれる。栄養士は問題を解決する義務または助言を与える義務があると感じていることが多い。この二つを遂行しようとすれば積極的傾聴のための時間が削られる可能性がある。具体的な説明につながる質問に重点を置く。「何を」「どのように」「なぜ」「これは提案ですが」で始まる質問をしてみる。

カウンセリングでは励ましの方法として、言い換えと要約の2種類が重要である。言い換えは話者の話の最重要点を短くして繰り返すことで、別の簡潔な言葉を用いる。これはオウムのように繰り返すことでも、単語を入れ替えることでもない。言い換えは容易なものではなく、注意深い傾聴と思いやりが必要である。要約には多くの情報が含まれ、長い時間語られたことを要約するものであるため言い換えよりも長い。一般には、実際に栄養カウンセリングを開始する前に双方向性の関係を構築することが重要である。

トロールを共有すること、自分との違いを受け入れること、心から心配していることを示すこと、互いの文化を尊重すること、フィードバックを求めること、自然で正直であることが重要である（Patterson, 2004）。以上の方法を実践すれば、カウンセリングの面談が効果的になり、双方にとって満足のいくものとなる。

メッセージの構成

メッセージの構成の仕方によって説得力と効果が左右される可能性がある。前向きなメッセージの構成とは、変容の建設的な面に焦点が絞られる。負のスパイラルによる構成にすると、変容しないと失うであろうことを浮き彫りにする。生活を営む地域社会を観察することにより、これに合わせてコメントを調整する。栄養士が食料品店や近所のレストラン、学校、自治体の施設を訪問することによって、面談者のものの見方が理解できるであろう。たとえば、地元の食料品店では新鮮な食品を購入しにくいことを知っていれば、生野菜の利点だけを賛美するのではなく、缶詰または冷凍の野菜を用いる利点について話し合うこともできる。

さまざまな教育水準、英語の熟達度、地理的位置、性的指向（女性同性愛者、男性同性愛者、両性愛者、性別越境者〈性同一性障害〉）、民族的慣習や信仰について、メッセージやデータを得る。説明としての情報は単純かつ明確で、内容に偏りのないものやグラフ、画像などを用いる。

ヘルスリテラシー

高齢者、少数民族、医療サービスをあまり受けられない人、社会経済的地位の低い人には、ヘルスリテラシー（健康に関する意思決定能力）が低いことが多い（Health Resources and Services Administration, 2010）。この問題によって、推奨事項へのアドヒアランス（指導遵守）が不十分になるだけでなく、慢性的な病態の管理が不良となる可能性がある。カウンセラーは慎重に専門用語を避け、面談者に適切な言語や実例を用いるべきである。識字能力が低い場合に健康関連資料を書面にするためのガイドラインが多く存在するが、口頭によるコミュニケーションには面談者の理解や複雑になりえる概念の吸収能力を見定めるために双方向的対話が必要である。面談者の教育的到達度を基準にするとある程度の方向性が見えてくるが、面談者の言葉で説明を繰り返してもらえば栄養指導者が面談者の理解度を計ることができる。医療研究・品質調査機構（Agency on Healthcare Research and Quality）による有用な評価尺度として、*Rapid Estimate of Adult Health Literacy in Medicine*（医学における成人ヘルスリテラシーの評価）（REALM）と *Short Assessment of Health Literacy for Spanish Adults*（スペイン語圏系成人のヘルスリテラシー評価）（SAHLSA-50）がある（Agency on Healthcare Research and Quality, 2010）。

表 15-1 栄養の指導とカウンセリングに用いられる行動理論の概要

理論	要素
健康信念モデル（HBM）	認識される疾患感受性：ある病態や疾患になる可能性に関する個人の考え方。 認識される重症度：病態やその転帰の重症度に関する個人の考え方。 認識される有益性：助言された対策が、病態のリスク低下または重症度に効果があるとする個人の考え方。 認識される障害：助言された対策の具体的および心理的負担に関する個人の考え方。 自己効力感：望ましい行動を行うことができるとする個人の考え方。 対策へのカギ：行動を変える気にさせる手法。
社会的認知理論（SCT）	個人的要因：結果期待、自己効力感、強化、障害、目標と意志、再発防止 行動の要因：知識と能力、自己制御と自己管理、目標設定。 環境の要因：強いられた環境、選択した環境、構築した環境など。
計画的行動の理論（TPB）	主観的規範：患者に影響を与える人物 態度：患者がその行動について考えていること 認識される統制可能性：行動に影響が及ぶ物事を変えるための患者の自制心の程度 行動の意志：患者がその行動を実行しようと思うかどうか
多理論統合モデル（TTM）または行動変容ステージモデル	前熟考期：変容しようと考えていない。 熟考期：変容しようと考えているが、考えているだけで実行に移さない。 準備期：望ましい変容を始めるための段階を踏んでいる。 実行期：変容を遂げ6ヵ月未満持続している。 維持期：6ヵ月以上この行動が持続している。 確立期：変容することはもはや考えておらず習慣になっている。

行動変容のためのモデル

栄養のカウンセリングと指導にとって、行動を変えることは最終目標である。パンフレットや食品リストを配布するだけでは、食行動が変えられるとは限らない。実に多くのさまざまな因子が食べるものに影響を及ぼすことから、栄養学者は人々の食行動の媒体となるものを特定し、これに基づいて介入することを行動科学者から学んだ。患者が変える行動や変える時期を決める際に、医療専門家はさまざまな健康行動理論を用いてサポートすることができる。表15-1では行動変容で最も一般的な理論をいくつか列挙し、次の段落では事例を挙げている。

健康信念モデル

健康信念モデル（health belief model [HBM]）は疾患や病態、さらにその疾患にかかわる行動に影響を与える因子に焦点が絞られている（Contento, 2007）。ほとんどが糖尿病および骨粗しょう症にかかわる行動に利用されており、行動変容への障害と有益性に焦点が絞られている（Sedlak et al., 2007; Tussing and Chapman-Novakofski, 2005）。

社会的認知理論

社会的認知理論（Social cognitive theory [SCT]）では個人、行動、環境の要因の相互作用を説明している（Bandura, 1977, 1986）。この理論はかなり広く普及しており、多くの項目が評価される。カウンセリングに最も重要なものが自己効力感、目標設定、再発予防である。

行動変容の多理論統合モデル

嗜癖行動を改善するために、長年多理論統合モデル（transtheoretical model [TTM]）、すなわち行動変容ステージモデルが用いられてきた。TTMでの行動変容とは表15-1に示すように行動変容の6種のステージ（段階）を進んでゆく過程である（Prochaska et al., 1992; Prochaska and DiClemente, 1982; Sigman-Grant, 1996）。TTMの有用性とは、個人の現時点のステージを判定し、次にそのステージに適合する変容プロセスを用いるという点である（Resnicow et al., 2006）。しかし最近では、TTMの有効性が疑問視されている（Salmela et al., 2009）。

計画的行動の理論

計画的行動の理論（theory of planned behavior [TPB]）とは、意志から行動を予測するという概念に基づくものである（Ajzen, 1991）。意志は、態度、主観的規範（他の重要なもの）、認識される統制可能性から予測される。この理論は個々の行動（牛乳の摂取など）を対象とする場合に特に成功しているが、健康的な食事摂取のためにも利用されている（Brewer et al., 1999; Pawlak et al., 2009）。

カウンセリング手法――認知行動療法

健康的な食習慣を得る能力を身に着けるために、認知行動療法（Cognitive behavior therapy [CBT]）を用いることができる。変えるべき『こと』を決める手伝いではなく、思考、行動、コミュニケーションを変える『方法』を見つける手伝いをする。生活習慣の修正には時間と高度な能力を要する場合があるが、歪んだ思考パターンを変えるための新しい方法としてインターネット療法や認知療法を利用することもできる。CBTは患者の自己管理を促し働きかける肥満治療や、糖尿病または心血管疾患など慢性疾患の管理に利用することもできる。

多くの教本にCBTの手順が解説されている。たとえば、摂食障害に関する教本には、関心や思考パターンの方向付け、食事の節制や決まり事への対応、摂食関連の事象や感情の処理などのステップが解説されている（Fairburn et al., 2003）。CBTカウンセラーは、問題となっている課題を探り、対処能力を強化し、健康に焦点を絞るよう力を貸すことができる。CBTの過程は実際的であり、行動を促すものであり、目標指向的である。CBTのトレーニングは多くの大学や認知療法研究所で受けることができる（National Alliance on Mental Illness, 2010）。

カウンセリング手法――動機づけ面接

動機づけ面接（Motivational interviewing [MI]）は、面談者に自らの望む行動と実際の行動との間にある矛盾を突き止めさせ、面談者の変わろうとする意欲を引き出すのに用いられている（Miller and Rollnick, 2002）。研究では、MIの単独療法でも他の手法との併用でも、食行動の変容に効果があることが指摘されている。この効果として、食事改善に関する自己効力感の高まり、果物や野菜の摂取増加、BMIの低下がみられた。いずれの手法とも同じく、面接時間が長くカウンセリング面接の回数が多いほど良好な結果が得られている（Martins and McNeil, 2009）。以下に挙げるのは行動変容を強化するためにMIに用いられる原則である。

共感を示す

面談者が感じた動揺を栄養カウンセラーが共感として受け止めると、変容がもたらされることが多い。受容が変化を促すのである。この受容の先にあるのが巧みな聞き返し傾聴である。この傾聴では面談者が考えや感じたことを語り、栄養士は話を聞いて理解したことを語り返す。多くの面談者には生活上の問題を話し合う相手がいない。誰かに話を聞いてもらい言葉の裏の感情を理解してもらう機会が、最終的に食事の行動変容をもたらすほど決定的なものとなる。

面談者が生活の状況について食事を変えるための時間がないと語る場合には、栄養カウンセラーは両価感情を尋ねる。面談者は一方では変容を望み、一方では変容が重要なことで

はないと主張したがる。両価感情は自然な感情である。

面談者:「あまり価値があるとは思えません。新しい食事パターンを守りたいと思う半面、脂肪摂取を減らすことを心配せずに気の向くままに食べたいとも思っています」

栄養カウンセラー:「そのお気持ちは当然のことです。今は新しい習慣と古い習慣が重なっている難しい時期です。多くの人がこれを経験します」

矛盾を明らかにする

生じた結果を認識することが重要である。行動変容には、行動を改善することのメリットと不都合を確認すること、すなわち矛盾を明らかにすることがカギとなる過程である。

面談者:「新しい食事パターンを守りたいのですが、あまり生活に余裕がないんです」

栄養カウンセラー:「では、これまでの食事の記録を見て、健康的で低コストの改善を考えてみましょう」

抵抗を受け入れる(正当化、肯定)

相手に強要することなく新たな観点を誘導する。面談者は問題の解決策を見つける際の貴重な情報源である。認識は変えられるものであり、その過程を手助けするのが栄養カウンセラーの役割となる。たとえば、面談者が変えるつもりのない理由をなかなか説明しない場合には、自分の抵抗的行動を寛容に受け止めてもらえれば、改善をもっと素直に受け入れるようになる。抵抗について話し合えるようになったら、そもそも抵抗があったことの理由は重要でなくなる。

面談者:「この食事療法をきちんと守れないように思えます。何もかもが大変すぎます」

栄養カウンセラー:「ご心配はごもっともです。新しい食事療法を行うときには、同じように感じる人が多いです。ご心配やお気持ちをもっと聞かせてください」

自己効力感を支える

変容する自分の能力を信じることが重要な動機づけ要因である。面談者には個人の変容を選択し実行する責任がある。しかしながら、カウンセラーの目の前で行動や活動を試させることにより、栄養カウンセラーが自己効力感を支えることもできる。

面談者:「食料品店に行っても何を買ってよいかわかりません。結局、ハンバーガーやポテトチップを買ってしまいます」

栄養カウンセラー:「では、今1日分の献立を考えてみましょう。この献立を基にして食料品リストを作ることができます」

初回面接

1対1の初回指導面接ではカウンセリング関係を構築する。プライバシーが守られる環境が望ましく、邪魔が入らないようにする配慮が必要である(電話が鳴らないなど)。デスクを挟まず直接向かい合って座るなど、面談者への関心を示すような座り方をする。この最初の面接では、ラポール(信頼関係)を築き面談者から話を引き出すことが最も重要である。

信頼関係の構築

信頼関係を築くためには、面談者が望む対応を尋ねてから始める。

「こんにちは、ジョーンズさん。キャシー・スミスです。キャシーと呼んでください。ジョーンズさんとお呼びした方がよろしいでしょうか。それともお名前の方が?」

面談者の生活の重要な側面について質問をすると受け入れられやすく、対話形式にすると面談者が順応できる。

「＿＿＿＿＿＿にお住まいですね。ずっとこちらにお住まいですか。」

「あちこちで道路工事をしているので渋滞がひどいでしょう。いらっしゃるのに大変ではありませんでしたか?」

口数の少ない面談者もいれば、話好きの面談者もいる。栄養カウンセラーは頃合いを見て、会話を来院の目的に移す。

「本日の面接時間は＿＿＿＿＿分あります。進められている食事の改善方法について話し合いたいと思いますが、いかがでしょうか?」

初回面接ではカウンセラーが面接の話題を導き、面談者に情報を提供してくれるように誘導する。簡単な会話を次に示す。

「来院の目的は、食事の炭水化物摂取に対してインスリンがどれだけ効いているかを確認することですね」(社会的認知理論の「自己効力感」)

「血糖値測定では、優秀な成績で経過しているときと難しいときがあるようですね。特に心がけた方がよいと思うことはありますか?」

「解決できる問題を見つけるために食事記録について話し合いましょうか?」(健康信念モデルの「認識される障害」)

面談者に変えるつもりがあるのかを調べるのに初回面接が常に適しているとは限らないが、話題として受け入れられた時点でこの評価を行う。面談者が3つのステージのどこに該当するかを確認するには図15-2を参照。

面談者と信頼関係を築くのが難しい場合もある。反感を抱

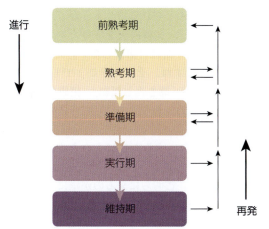

図15-2 行動変容のステージモデル。行動変容では、維持期までの各段階を下方向へ進行する。再発したら、その時点の段階へ後戻りし、再度下方向へ進行する。

き、異常に黙りこくっていたり、拒否するような態度を見せているときには、別の栄養士や面談者と共通の環境を持つスタッフと一緒に行うと成功する場合がある。このような場合には、ピア・エデュケーター（年齢や価値観の近い指導員）と共同で行うと最も効果的であろう。ピア・エデュケーターは理想的には、対象集団と年齢または民族文化が似通っており、栄養の話題では基礎的な経験（自分の子供に母乳授乳しているなど）が必要である（Pérez-Escamilla et al., 2008）。ピア・エデュケーターとなるのは通常地域保健員または準専門職員である。食品栄養教育プログラム（Expanded Food and Nutrition Education Program [EFNEP]）ではピア・エデュケーターの有効性と費用効率が実証されている（Dollahite et al., 2008）。出産前プログラムである女性・乳幼児向け特別栄養補給支援プログラム（WIC）に登録している病院では、母乳栄養を行っているピア・カウンセラーが、母親になったばかりの人たちの質問に答えたり心配事の相談に乗ったりすることで、高い効果を上げることが多い。

評価の結果——焦点を絞る項目の選択

評価の目的は、面談者の変容ステージを判定し、変えやすいように適切な手助けをすることである。この評価はできれば初回面接で完了する。会話が決められた面接時間を超えてしまう場合には、次回の面接で評価段階を終える。栄養アセスメントでは、面談者の状態に関し適切な身体計測値、生化学検査値、臨床検査値、食事のデータ、経済的データを収集する。次に、栄養診断では食品や栄養の摂取にかかわる問題があればこれに焦点を絞る。

面談者の食習慣を見直し、変容が必要な項目を特定して、健康状態に最も大きな効果をもたらす目標を選択できるよう手助けをする。たとえば、栄養診断に、脂肪摂取の過剰（栄養摂取（nutrient intake [NI])-51.2)、不適切な食事性脂肪の摂取（NI-51.3)、エネルギー摂取の過剰（NI-1.5)、不適切なカリウム摂取（NI-55.1)、食品および栄養関連の知識不足（栄養関連行動（nutrition behavior [NB])-1.1)、食品または食事の準備能力の障害（NB-2.4）が含まれる場合には、他の項目を検討する前に準備能力の障害の診断に焦点を絞る。食品または食事の準備能力の障害（NB-2.4）を除いて他の項目がいずれも診断された場合には、脂肪摂取の過剰、不適切な食事性脂肪の摂取、エネルギー摂取の過剰が顕著であるかどうか、あるいは来談者がこれにまず重点を置くことができるかどうかについて、栄養士が話し合いを希望するとよい。

変容への準備状態の評価

栄養診断が行われたら、行動変容への準備状態を評価する。ひとつの方法として、面談者が変容への意志のレベルを記入できる評価尺度を利用すれば、面談者との話し合いが可能になる。「現在、脂肪の少ない食事に変えるつもりがありますか。この気持ちの強さを1～12の数字で答えてください」（1＝変えるつもりがない、12＝大変変える意欲がある）の質問に回答を記入してもらう。面談者がまず重点を置くべき項目を決められるようにするため、栄養診断の各項目に対して回答してもらう。

準備状態には次の3つが考えられる。(1) 変えるつもりがない、(2) 変えるかどうか迷っている、(3) 変えるつもりである。この3つの準備状態は本章で説明した6つの変容ステージが簡略したものであり、面談者の準備状態のレベルを判定するための参考となる。ここでは念頭に置くべきことが多い。話し合いの過程で変容の準備状態が変動することもある。カウンセラーは段階ごとの手法の間を行き来するつもりでいなければならない。話し合いの間、面談者が混乱したり、無関心であったり、抵抗しているようであれば、今一度変えるつもりがあるかどうかを確認すべきである。準備状態が低下している場合には、面談を特別に調整する。カウンセリング面接では、必ず最後に面談者の変容への同意が得られなければならないというわけではない。変容について考えてみようと思うことも有用な結論である。

変えるつもりがない段階のカウンセリング面接

「変えるつもりのない」段階でのアプローチの目標は、(1) 面談者が変容を検討できるように手助けすること、(2) 面談者の抵抗や変容の障害を確認しこれを軽減すること、(3) 各面談者の必要性に合わせた変容への行動段階を見つけることである。この段階では、変えようとする意志に負の影響を及ぼす障害（健康信念モデル）、主観的規範および態度の影響（計画的行動の理論）、個人的要因および環境的要因（社会的認知理論）を特定する。以上の目標を達成するためには、習得すべきいくつものコミュニケーションスキルが重要となる。それは、自由回答式質問法、聞き返し傾聴、患者の言葉の肯定、患者の言葉の要約、自己動機づけの言葉の誘導などである。

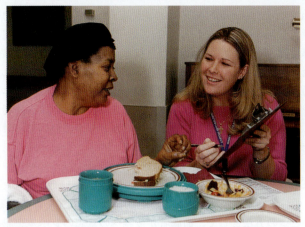

図15-3 この栄養カウンセラーは面談者に対して聞き返し傾聴を行っている。

自由回答式質問法

自由回答式質問法では面談者が幅広い考えを表現できるが、選択回答式質問法はテーマを絞り話し合いが脱線しないようにするのに役立つことがある。変えるつもりのない人の場合には、話し合いを難しい話題に絞ると面接に集中できることもある。1語で答えられる質問ではなく、説明したり話し合ったりしなければならない質問をする。特に面談者に変えるつもりがない場合には、そうさせている問題を話し合いのテーマとして取り入れる。次にあげる言葉や質問は話し合いの雰囲気を作るためのカウンセリング例である。

- 「それでは、これまでされてきた食事改善経験について話し合いましょう。まずはそちらからそのお話をしていただけますか？」（社会的認知理論の「個人的要因」）
- 「これまでの食事改善について何か話し合いたいことがあればお話しください。改善について気に入っていることが何かありますか？反対に気に入らないことは何かありますか？」（計画的行動の理論の「態度」）

聞き返し傾聴

面談者が食事パターンに伴う問題を説明するとき、栄養カウンセラーはこれに耳を傾けるだけでなく、表面に表れる感情に寄り添うようにする。傾聴とは面談者の言葉をただ聞くだけではなく、これを言い換えて相手に戻す。図15-3は、栄養カウンセラーが面談者に聞き返し傾聴を行っている様子である。

聞き返し傾聴とは、相手が感じていることを察し、質問するのではなくこれを言葉にして言い換えることである。感情を言葉にすることにより、栄養カウンセラーが理解したことを相手に伝えることができる。聞き返し傾聴のカウンセリング例を以下に挙げる。

面談者：「本当にやろうとしているんですが、私は引退していますし、夫はいつも外出したがるんです。こんな時はどうしたらきちんと守れるでしょうか？」
栄養カウンセラー：「食事療法を守りたいと思っていると同時にご主人と一緒に自由にしたい。だからストレスを感じているのですね。そういうことでしょうか？」（計画的行動の理論の「聞き返し傾聴」、健康信念モデルの「客観的規範」、社会的認知理論の「障害」「個人的要因」）

面談者：「私はお会いするたびにあなたをがっかりさせているような気がします。いつも計画を話し合うのに何も守れていません。こちらに来るのが嫌になりそうです」
栄養カウンセラー：「あきらめたくなっているようですね。食事を改善することができず、設定した目標を達成していないために面談に来にくいのでしょう。そんな感じでしょうか？（「聞き返し傾聴」）計画を達成する機会になると思うような具体的なきっかけについて思いつくものはありますか？」（健康信念モデルの「障害」）

面談者：「まったくあきらめてしまう日もあります。そんな日には食事療法をぜんぜん守れません」
栄養カウンセラー：「日によっては健康的な食事をしようとする気持ちが全くなくなって、それがとても憂鬱にさせるのですね。そういうところでしょうか？（「言い換え」）それは特別なことがあった日でしょうか？」（健康信念モデルの「障害」）

肯定する

新しい食習慣を守ろうとする面談者の努力を支えるという考え方を理解していても、その考えを言葉にしないことが多い。カウンセラーが相手の言葉を肯定すると、面談者の課題における連帯とノーマライゼーションが生じる。連帯では、カウンセラーが面談者に辛い時もあることを理解していると伝える。ノーマライゼーションとは、面談者は全く理に適っていて、そのような反応や感情はごく普通のことであると伝えることである。以下の言葉は肯定を示している。

- 「これを話すのはさぞおつらいでしょう。でも、話してくれてありがとうございます」
- 「驚くほど大事なことがあったのですね。その状況で、あなたはとても頑張ったと思います」
- 「同じ問題を語られる方が大勢おられます。なかなかできない理由も理解できます」

要約する

栄養カウンセラーは、時々あらゆる要点を押さえて面談者の言葉の内容を要約する。たとえ否定的な感情を含んでいても、簡潔で率直な表現が特に効果的である。矛盾する考えが出てきたら、「一方では変えたいと望んでいるけれど、以前の食事パターンが気に入っているのですね」という言葉で矛盾を明らかにする。これによって面談者は、行動変容を妨げる

ことの多い思考の中の矛盾に気づくことができる。

自己動機づけの言葉を引き出す

自己動機づけの言葉を引き出すには、これまでの4つのコミュニケーション手法（自由回答式質問法、聞き返し傾聴、肯定、要約）が重要となる。この時点での目標は、問題が存在すること、それにまつわる懸念が生じていること、問題を是正する積極的な手段があることを、面談者が認識することである。この認識を足掛かりに食事改善に対する今後の努力の準備をするのが狙いである。自己動機づけの言葉を引き出す質問例を以下に示す。

問題認識
- 「どのようなことから外食は問題だと思いますか？」
- 「どのような点で食事療法を守るのが難しかったのですか？」

懸念
- 「食事療法を守れないときどのように思われますか？」
- 「食事療法を守れない場合に、どのように不安になりますか？」
- 「改善しないとどのようなことが起きると思いますか？」

変えようとする意志
- 「ここにいらしているのは、少なくとも何かをすべき時だと考えているからです。変えようと思われる理由は何ですか？」
- 「もしも思い通りに成功したら、どのように変わると思いますか？」
- 「これまで通りの食事を続けるべきだと思う理由は何ですか？」また、反対に「変える時だと思うのはなぜですか？」

前向きな姿勢
- 「変えたいと思えば変えられると、その気にさせるものは何ですか？」
- 「変えると決めている場合、役に立つと思うものは何ですか？」

この「変えるつもりのない段階」に分類される面談者であれば、変えることに成功していないことをすでにカウンセラーに話している。問題について話し合う許可をもらって暫定的なアプローチを行うと、たいていの面談者はこれを拒否しない。「話し合いを続けて、変える可能性についてお話してもかまいませんか？」と許可を得るのである。この時点では、以下のような自由回答式質問法を用いれば、食事改善の現状に関する考えと気持ちを話し合える。

- 「アンケートで＿＿＿＿＿を選んだ理由を教えてください」（評価尺度を使用した際の以前の面接に触れて）

新たな動き

ライフコーチとしての栄養カウンセラー
マージョリー・ガイザー（Marjorie Geiser, RD, NSCA-CPT）

栄養カウンセリングの能力を高め面談者の成功を増やすため、ますます多くの登録栄養士（registered dietitian [RD]）による栄養カウンセラーがライフコーチングの方向へ向かっている。コーチングは、面談者にすべきことを指示する専門家としてのRDから、どのように目標を達成したいかを面談者自身が知っていることに気づかせることへと重点が移っている。多くの面談者は、すでにRDが提供する情報を知っているが、RDはその情報を取り入れる手助けをするという点で特に価値のある存在になりえる。ライフコーチングでは、面談者が考えたことのない問題に対して内面を探って答えさせるような質問をする。これは治療ではない。課題の伴わない質問をするだけである。現在の場所から望む場所へと面談者を連れてゆくことである。早く達成できるよう手助けすることである。

- 「どのようなことが生じたら＿＿＿＿＿から＿＿＿＿＿に変わると思いますか（評価尺度の数字に触れて）？そのために私はどのようなお手伝いができるでしょうか？」
- 「変えようと考え始めたとしたら、特に何かご心配はありますか？」

面談者の言葉を確かに理解したことを示すために、変容の進行、困難、変えようとする理由、前進するために変えるべきものなどについての話を要約すると効果がある。この言い換えにより、面談者が変容の準備状態の結論について再考することができる。この心的処理により、実際の変容を促す新たな発想が生まれる。

面接を終える

カウンセリングの場では、カウンセラーは意思決定や少なくとも目標設定を期待することが多い。しかしこの段階では、従来のような目標設定をすると面談者の側にも栄養士の側にも不成功に終わったという思いが残る。面談者に変えるつもりがない場合には、この意思決定を尊重し認める。カウンセラーは「今すぐ変えることがとても大変だということも理解できます。この理由を問題として提示できたことがとても大切なんです。私はあなたの決定を尊重します。生活は変化するものです。あとでお気持ちが変われば、私はいつでも話し相手になれます。変えるべき時が来たら、きっとその方法も見つかるでしょう。」と話せばよい。面接終了時には、時間をおいてから再度来院して検討できることを面談者に伝えられる。その時が来る将来には、きっと変えられると希望と信頼を表現する。この時点で、フォローアップ面接の予約をすることができる。

面談者に変えるつもりがない場合には、自己防衛的であっ

たり強制的になりがちである。この時点では、無理強いする、説得する、対決する、誘導する、すべきことを来談者に指示することは避けるべきである。カウンセリング以外の場所ではこのレベルに変容が生じることが多い。このことを知っておけば、栄養士の気持ちにも余裕ができる。面談者が来談中に意欲がわくことは期待できないものである（**新たな動き**「ライフコーチとしての栄養カウンセラー」参照）。

変えるかどうか迷っている段階のカウンセリング面接

「変えるかどうか迷っている」段階の面接では、変容の準備状態の構築だけを目標とする。この段階は食行動の変容へと発展し得る時期である。この『迷っている』段階は、問題のある食行動に対処するつもりがない状態から準備状態への移行期である。カウンセリングでは、健康的食生活の障害となるものや、変容を遂げるためにこれを除去または回避する方法について、面談者が認識していることを要約する。自己効力感が高まると目標を達成できるという自信が持てる。面談者の自己動機づけの言葉を繰り返すことによって、この段階を成功への足掛かりにすることができる。面談者の両価感情について話し合い、変容の肯定的な面と否定的な面を列挙する。将来的には変えよう、あるいはもっとうまく行おうとする意志や計画を語る言葉があれば、栄養士がこれをもう一度言葉にする。

この段階では、現時点の状況に対する考えや気持ちについて話し合うことが重要である。自由回答式質問法を用いれば、面談者が食事改善の進行や困難について話し合うことができる。変えるためのきっかけになるものに話し合いの焦点を絞れば変容が促される。カウンセラーは「前進するためには何が変わっていなければならないか」という問いに答えてみればよいのである。

この段階は両価感情を特徴としている。面談者には、『損得』を考えることによって変容への両価感情を探らせる。以下に挙げるのは、そのための質問例である。

- 「現在の食習慣で気に入っていることをいくつか挙げてください」
- 「新たな改善や改善を追加することについて、望ましいことをいくつか挙げてください」
- 「新たな改善や改善を追加することについて、あまり望ましくないことをいくつか挙げてください」

将来を見据えようとすることによって、面談者が前向きの新たなシナリオを心に描くことができる。カウンセラーは変容を促す者として、変容の後の生活がどのようになるのか、メリットだけではなく困難も予想しながら話すよう面談者を導くことによって、変容への両価感情から変容を検討する方向へと天秤を傾けさせる。面談者との話し合いは次のように始めればよい。「新たに食習慣を変えるかどうか、あるいはこれに改善を加えるかどうかに迷っている理由はわかります。では、変えると決めたとしたらどうなるでしょう。どのようになると思いますか？あなたはどうしたいですか？」その次に、変容の「損得」に関する面談者の言葉を要約し、変えたい、変えるつもりである、変える予定であるなどの言葉を引き出す。

次のステップは変容を取り決めることである。**取り決め**のプロセスには3つの部分がある。第一が目標設定である。最初は大まかな目標を設定し、具体的な栄養目標はもっとのちまで保留する。「現状とどのように違うとよいと思いますか？」、「変えたいことは何でしょうか？」と尋ねる。

取り決めの第2のステップでは選択肢を考える。うまくいかない場合には面談者に別の手法や選択肢を提示し、その中から選んでもらう。第3のステップは計画を立てるまでに至ることで、面談者がこれを考える。カウンセラーは重要点と問題点に触れ、面談者に計画を書き出させる。

面接終了時に次のステップについて尋ねれば、面談者は変容のプロセスとして次に生じることを説明できる。以下の質問によって話し合いが促される。

- 「この改善を行うとどのような状態になりますか？」
- 「次回の来談までに何を行う予定ですか？」

抵抗的行動とこれを緩和するための手法

食事改善に困難が伴う面談者のカウンセリングで、最も多い感情または状態が変容への抵抗である。面談者の側の抵抗的行動として、栄養カウンセラーの正確さ、専門知識、あるいは誠実さに異議を唱える抵抗や、提供された情報の正確さ（栄養含有量の正確さなど）を疑って直接調べる抵抗がある。反感を持つ面談者に直面することもある。自己防衛のために会話に割り込んできて言葉を遮る形で抵抗が表面化することもある。栄養カウンセラーがまだ話しているのに適度な間や沈黙を待たずに面談者が口を開く。栄養カウンセラーの言葉をわざと遮るように話に割って入るあからさまな場合もある。

問題を認めること、協力すること、責任を受け入れること、助言を聞き入れることに乗り気でない場合には、問題を否定する可能性がある。自分の問題を他者のせいにする人もいる（「食事療法を守れないのは夫がいけないのだ」という具合に）。栄養カウンセラーが提言をすると、反対はするが建設的な代案を示さないことが多い。おなじみの「ええ、でも～」は、推奨に不都合なことがあるが代案がないことを示している。

面談者は自分の行動の言い訳をしようとする。「改善したいと思いますが、夫と3年前に死別してからは生活がまだ混乱しているんです」といった具合に。一度取り入れた言い訳は、問題が解決していてもまた利用されることになる。

自分自身や他者について悲観的な表現をする人もいる。食事パターンが守れないことを、過去の行動が原因であるかのように言い訳をして片づけてしまうのである。たとえば、「夫は絶対に助けてくれません」、「目標をうまく達成できたためしがないんです。今回もうまくできないに決まっています」というように。

ほかの人では成功した選択肢を受け入れたがらない面談者もいる。「私には無理です」と、提供された情報や助言への躊躇を示す。あるいは、変える意志がない、つまり変えるつもりがないことを表明する面談者もいる。食事療法をやめたいとはっきり言うのである。

面談者が栄養カウンセラーの助言に従っていない形跡を示すことも多い。質問に対する答えにならない反応をしたり、質問に答えようとしなかったり、会話の方向を変えたりすると、これがその徴候である。

以上の行動は、面談者のステージが移行する時期の面接中に生じうる。必ずしもステージが限定されるわけではないが、ほとんどは「変えるつもりのない段階」または「変えることを迷っている段階」に生じる。難しいカウンセリングの状況に対処できるよう、さまざまな手法を利用する。この手法として、聞き返し、二面性への聞き返し、焦点移動、同意と方向転換、個人的選択の重視、再構築がある。以上の選択肢をそれぞれ以下の段落で解説する。

聞き返し

聞き返しでは、カウンセラーが面談者の感情や気持ちを把握してこれを繰り返す。これによって面談者は自分の言葉を止めて熟考することができる。カウンセリングの例を挙げると、「ご主人から食べ物の選び方について言われたことに、大変不満がおありのようですね」など。

二面性への聞き返し

二面性への聞き返しでは、面談者が以前語ったことを引き合いに出して、その時の言葉と現在の言葉とが一致しないことを示す。

面談者:「私はできる限りのことをやっています」(以前には、食事療法を守ることを断念して気をつけなくなることもあると語った)
栄養カウンセラー:「最善を尽くしているとのお話ですが、以前には食事療法を守ることをあきらめて気をつけなくなると語っています。覚えていらっしゃいますか？その当時と今とでは、どのように変わったでしょうか？」

焦点移動

面談者は前進の邪魔になっていると感じることに執着する場合がある。実は他の障害の方が標的として適している場合には、カウンセラーは前者に焦点を絞り続けて目標を実現することができるかどうかを問うとよい。

面談者:「孫がやって来ておやつを欲しがる限り、低飽和脂肪の食事を守ることは絶対にできません」
栄養カウンセラー:「本当にこれが問題だと思いますか？あなたも同じおやつを好むことも問題ではありませんか？」
面談者:「確かにそうですね。私も好きです」
栄養カウンセラー:「妥協して解決できませんか？この低飽和脂肪のおやつの一覧から、お孫さんの好きなものを聞いてそれを買ってあげたらいかがでしょうか？」

同意と方向転換

この手法では、同意を示しながら話し合いを別の方向へ持っていく。面談者の言葉の一部には同意し、そのあと問題に対する別の観点を提示する。これによって面談者の言葉や感情に同意できる機会もあるが、会話を重要な話題に戻すこともできる。

面談者:「私は本当に外食が好きなんですが、いつも食べ過ぎてしまって血糖値がものすごく上がるんです」
栄養カウンセラー:「たいていの人は外食が好きですよ。もう引退されているのですから、料理するより外食する方が楽ですよね。よくわかります。外食について後ろめたく感じず、しかも食事計画を守って血糖値を正常に保てるようにするには、何ができるでしょうか？」

再構築

再構築では、新たな観点を提示することにより、面談者が基本的データの解釈を変える。面談者が語った基本的な意見を繰り返し、そのあとデータの解釈に新たな仮説を提示する。

面談者:「主人に死なれて辛かったので食事療法の目標達成を断念したんです。そして今は、こんな厳しい目標は絶対に達成できないと思いました」
栄養カウンセラー:「ご主人が亡くなった時、あなたがどれだけショックだったか、食事を作るのもとてもお辛かったことでしょう。ご主人の死後の状況で、目標がみな厳しすぎると考えてしまったのかもしれません」(間)
面談者:「そうですね、その通りかもしれません」
栄養カウンセラー:「あなたが現在どのような状況であるかを見据えて、設定した目標を達成するために役立つことを探してみませんか？」

この手法では解決策を提示することにより手助けし、難しいカウンセリングの状態を前向きな方向へ向けようと試みる。この努力がなければ栄養カウンセリングは終わりではない。

自己効力感と自己管理

将来のいかなる行動も面談者のものであり、助言を取り入れることも聞き入れないこともできるということを常に強調

すべきである。この個人的選択（自己決定権）の重視により、話し合いで丸め込まれたと感じたり、追い込まれたと感じたりするのを避けることができる。面談者自身の決定により変えることができると考えることが、不可欠であり価値のある目標である。自己効力感は人生の出来事や選択を左右することができるとする自信を示している。この自信は個人の考え方、感じ方、行動の仕方を決定する。自分の能力を疑っている場合には、目標への意欲が弱くなる。成功は成功の基であり、失敗は挫折感を生む。弾力性を持つこと、前向きな手本、効果的なコーチングにより、相当の変化を導くことができる。

変えるつもりである段階の カウンセリング面接

「変えるつもりである段階」のカウンセリングの主要目標は、面談者と協力して行動計画などの目標を設定することである。栄養カウンセラーは栄養摂取目標の達成に利用できる手段を提供する。カウンセリングの開始時には、この段階が想定されることがほとんどである。ステージを見誤ることは、不適切なカウンセリングの手法によってステージが失敗に終わることを意味する。想定がずれると、面談者の側ではアドヒアランス（指導順守）が欠けることになる。このため、現時点の改善状態がどのステージにあるのかを知るため、面談者の考えや感情を聞き出す。自由回答式質問法により、面談者が変える決意を固めこれを妥当と考えることができる。次の質問で、変容へ向かう気持ちについて情報を引き出すことができる。

- 「アンケートの中から、＿＿＿＿を選んだ理由を教えてください」
- 「(他の数字)ではなく(1)を選んだ理由を教えてください」

このステージでは、目標設定がきわめて重要である。「徐々に進めていきましょう。無理のない最初のステップは何にしましょうか？最初の目標は何にしましょうか？」と、現実的かつ達成可能な短期目標の設定を手助けする。

行動計画

目標設定に続き、行動計画を立てる。ここでは、面談者が目標達成のための詳細を綿密に計画するのを手助けする。また、食事改善を支援するネットワークを見つける。他の機関ではどのような支援が行われているだろうか。

アドヒアランス（指導順守）の障害となるものを早期に発見することも重要である。障害がわかれば、これを除去させるよう計画を立てる。

自分の計画が順調であることに気づかない面談者も多い。自分の計画を要約し、成功している指標を見つけるようにさせることもある。カウンセラーは行動計画を書面にし、面談者にも書面にしたものを持たせる。また、励ましの言葉をかけ、この計画を一人で割り出した方法を回想して面接を終える。各自が自分の行動に対しては専門家であることを示す。面談者が計画を実行できたときにはほめる。以上の表現の仕方を次に挙げる。

- 「とても頑張っていますね。ご自分に一番必要なことをよくわかっておられます。きっとできます」
- 「変化は徐々に生じるもので、時間がかかることを忘れないでください。この計画がうまくいかなかったら、別の計画を試すことができますから」

このステージの重要点とは、面談者にすべきことを指示してはならないということである。「できることはたくさんありますが、ご自分にとって一番効果があるのは何だと思いますか？」と、面談者が最も有効と考えるものを表現させる。次の接触は面接やインターネット、電話などでもよい。

多くの栄養士の間では、電話またはインターネットによるフォローアップのカウンセリングが普及している。電話カウンセリングを取り入れる行動理論およびカウンセリング理論が、体重、2型糖尿病、高血圧の管理で効果を発揮している (Eakin et al., 2009; Kim et al., 2009)。インターネットによる体重の減量プログラムも、特にウェブサイト上でのやり取りが可能で、カウンセラーとのコミュニケーションができる場合に成功している (Krukowski et al., 2009)。

 臨床シナリオ

リーさんは中国出身の女性である。数年間、当病院の地域に住んでおり、高血圧や緑内障など健康の問題を多数抱えている。あなたは食事改善のためのカウンセリングを依頼されている。患者の視力が低いため、中国語に翻訳された病院の印刷物を読むことはできないであろう。

栄養診断
患者の報告と緑内障の病歴から明らかなように、見ることができないために食品や食事を準備する能力に障害がある。

栄養ケアに関する質問
1. この面接で患者を安心させるために取るステップとして何が必要であろうか。
2. 患者の家族をカウンセリング面接に呼ぶ必要があるだろうか。必要がある理由、または必要がない理由を述べなさい。
3. リーさんに選択すべき食事の量や種類を理解してもらうには、どのような手段が有用であるだろうか。
4. スーパーマーケットツアーは有用であろうか。有用であると思う理由または思わない理由を述べなさい。
5. リーさんを手助けするためには、ほかにはどのような情報が必要であろうか。

有効性の評価

臨床家は自分の業務を評価する必要がある。業務を完了しただけでは、結果が目標達成に至ることにはならない。面接は秘密が守られ、権限が与えられ、個別のものでなければならない。米国栄養士会のエビデンス分析ライブラリー栄養カウンセリングワークグループ（American Dietetic Association Evidence Analysis Library Nutrition Counseling Workgroup）が栄養カウンセリングで用いられる行動変容理論と手法に関する文献のレビューを実施したところ、以下のことが明らかになった（Spahn et al., 2010）。

1. 認知行動療法（CBT）により標的とする食事習慣、体重、心血管系や糖尿病の危険因子の改善が促進されることを裏づける有力な根拠がある。
2. 動機づけ面接（MI）は、カウンセリングの手法として、特にCBTと併用すると高い効果がある。
3. 栄養関連行動変容への多理論統合モデル（TTM）または社会的認知理論（SCT）の採用に関して、評価を実施している研究がほとんどない。
4. 自己監視、食事代替品、体系的な食事計画が有効である。金銭的報酬の手法には効果がない。
5. 目標設定、問題解決、社会的支援は有効な戦略である。
6. カウンセリングの技法や手法で最も有効なものを判定するには、もっと多様な集団を対象に研究する必要がある。

ウェブサイトの有用情報

American Counseling Association
http://www.counseling.org/

American Dietetic Association—Nutrition Diagnosis and Intervention
http://eatright.org/

Counseling Relationships—Code of Ethics
http://www.counseling.org/Resources/CodeOfEthics/TP/Home/CT2.aspx

Cultural Competency
http://www.thinkculturalhealth.org/

Cultural Competency Resources
http://www.thinkculturalhealth.org/online_resources.asp

Cultural Competency with Adolescents
http://www.ama-assn.org/ama1/pub/upload/mm/39/culturallyeffective.pdf

International Coaching Federation
http://www.coachfederation.org/

Journal of Counseling Psychology
http://www.apa.org/pubs/journals/cou/

Office of Minority Health
http://minorityhealth.hhs.gov/

Society for Nutrition Education
http://www.sne.org/

引用文献

Agency on Healthcare Research and Quality (AHRQ): *Health literacy measurement tools.* Accessed 31 May 2010 from http://www.ahrq.gov/populations/sahlsatool.htm.

Ajzen I: The theory of planned behavior, *Organ Behav Hum Decis Process* 50:179, 1991.

Bandura A: *Social foundations of thought and action*, Englewood Cliffs, N.J., 1986, Prentice-Hall.

Bandura A: *Social learning theory*, New York, 1977, General Learning Press.

Brewer JL, et al: Theory of reasoned action predicts milk consumption in women, *J Am Diet Assoc* 99:39, 1999.

Contento I: *Nutrition education: linking research, theory and practice*, Sudbury, Mass, 2007, Jones and Bartlett.

Dollahite J, et al: An economic evaluation of the expanded food and nutrition education program, *J Nutr Educ Behav* 40:134, 2008.

Eakin E, et al: Telephone counseling for physical activity and diet in primary care patients, *Am J Prev Med* 36:142, 2009.

Fairburn CG, et al: *Enhanced cognitive behavior therapy for eating disorders: the core protocol*, St Louis, 2003, Elsevier.

Gregg J, et al: Losing culture on the way to competence: the use and misuse of culture in medical curriculum, *Acad Med* 81:542, 2006.

Health Resources and Services Administration (HRSA): *Health literacy.* Accessed 31 May 2010 from http://www.hrsa.gov/healthliteracy/.

Kamp B, et al: Position of the American Dietetic Association, American Society for Nutrition, and Society for Nutrition Education: food and nutrition programs for community-residing older adults, *J Nutr Educ Behav* 42:72, 2010.

Kim Y, et al: Telephone intervention promoting weight-related health behaviors, *Prev Med* 16 December 2009. [Epub ahead of print.]

Kittler PG, Sucher KP: *Food and culture*, ed 5, Belmont, Calif, 2007, Wadsworth-Thomson Learning.

Krukowski RA, et al: Recent advances in internet-delivered, evidence-based weight control programs for adults, *J Diabetes Sci Technol* 3:184, 2009.

Martins RK, McNeil DW: Review of motivational interviewing in promoting health behaviors, *Clin Psychol Rev* 29:283, 2009.

Miller W, Rollnick S: *Motivational interviewing: preparing people for change*, ed 2, New York, 2002, Guilford.

Mossavar-Rahmani Y: Applying motivational enhancement to diverse populations, *J Am Diet Assoc* 107:918, 2007.

National Alliance on Mental Illness (NAMI): *Cognitive-behavioral therapy.* Accessed 31 May 2010 from http://www.nami.org/Template.cfm?Section=About_Treatments_and_Supports&template=/ContentManagement/ContentDisplay.cfm&ContentID=7952.

Patterson CH: Do we need multicultural counseling competencies? *J Mental Health Couns* 26:67, 2004.

Pawlak R, et al: Predicting intentions to eat a healthful diet by college baseball players: applying the theory of planned behavior, *J Nutr Educ Behav* 41:334, 2009.

Pérez-Escamilla R, et al: Impact of peer nutrition education on dietary behaviors and health outcomes among Latinos: a systematic literature review, *J Nutr Educ Behav* 40:208, 2008.

Prochaska JO, DiClemente CC: Transtheoretical therapy: toward a more integrative model of change, *Psychother Theory Res Pract* 20:276, 1982.

Prochaska JO, et al: In search of how people change, *Am Psychol* 47:1102, 1992.

Resnicow K, et al: Motivational interviewing for pediatric obesity: conceptual issues and evidence review, *J Am Diet Assoc* 106:2024, 2006.

Salmela S, et al: Transtheoretical model-based dietary interventions in primary care: a review of the evidence in diabetes, *Health Educ Res* 24:237, 2009.

Satia-Abouta J, et al: Dietary acculturation: applications to nutrition research and dietetics, *J Am Diet Assoc* 102:1105, 2002.

Sedlak CA, et al: DXA, health beliefs, and osteoporosis prevention behaviors, *J Aging Health* 19:742, 2007.

Shrestha LB: The changing demographic profile of the United States, *Congressional Research Service Report for Congress.* Accessed 30 January 2010 from http://www.fas.org/sgp/crs/misc/index.html.

Sigman-Grant M: Stages of change: a framework for nutrition interventions, *Nutr Today* 31:162, 1996.

Spahn JM, et al: State of the evidence regarding behavior change theories and strategies in nutrition counseling to facilitate health and food behavior change, *J Am Diet Assoc* 110:879, 2010.

Stein K: Navigating cultural competency: in preparation for an expected standard in 2010, *J Am Diet Assoc* 109:1676, 2009.

The Joint Commission: *Advancing Effective Communication, Cultural Competence, and Patient- and Family-Centered Care: A Roadmap for Hospitals*, Oakbrook Terrace, IL, 2010, The Joint Commission.

Tussing L, Chapman-Novakofski K: Osteoporosis prevention education: behavior theories and calcium intake, *J Am Diet Assoc* 105:92, 2005.

Ulrey KL, Amason P: Intercultural communication between patients and health care providers: an exploration of intercultural communication effectiveness, cultural sensitivity, stress and anxiety, *Health Comm* 13:449, 2001.

第３部

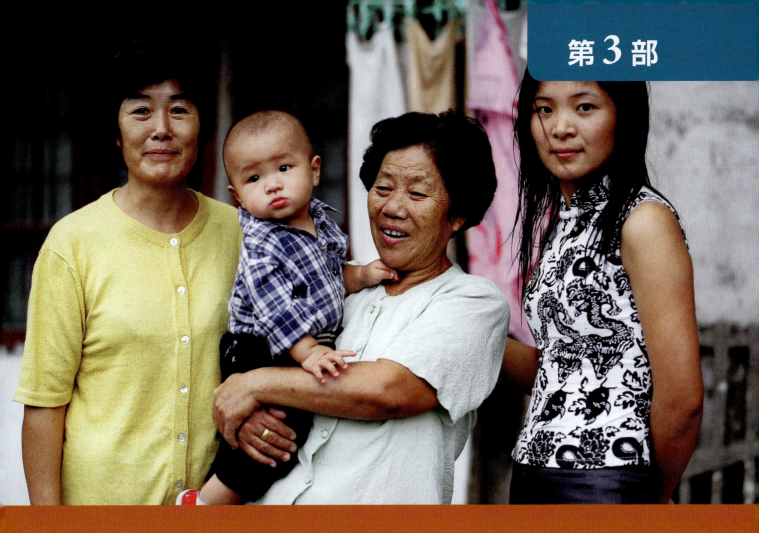

ライフサイクルの栄養

ライフサイクルを通して栄養が重要であることは云うまでもない。そして、成長、発達、加齢というそれぞれの期間を通じて、栄養の重要性が高く評価されるようになっている。

医療専門家の間では以前から、妊娠期の適切な栄養が出産後においても乳児と母親の健康に影響を及ぼすことがわかっていた。母親の栄養状態だけでなく、受胎前の父親の栄養状態も新生児の健康にかかわる場合もある。"胎児としての出発点"が生涯に及ぼす影響は、従来考えられていたよりもはるかに大きいのである。

幼児期に正しい食習慣を身に付けさせると、成人になって不適切な食行動をする可能性が少なくなる。通常、正しい栄養摂取が罹患率や死亡率に及ぼす影響は、成人になるまで未知のものであるが、人生の後半に発症する変性疾患の予防を目的とする食事療法は、幼少期に始めるべきである。

成人期の多くの変化は、のちに高齢期の疾患発症の原因になる。この変化の多くは、栄養摂取の質、内臓の健康状態、免疫系の機能により、長年にわたって加速することもあれば遅延することもある。

高齢者集団の急速な増加に対応して、これまで得られた高齢者の栄養に関するデータを充実する必要性がある。加齢とともにエネルギー必要量が低下することは知られているが、栄養素ごとの必要量が増加するのか減少するのかは、ほとんど知られていない。加齢の様々な段階ごとに固有の栄養学的な違いを認識することが、一層重要となってきている。

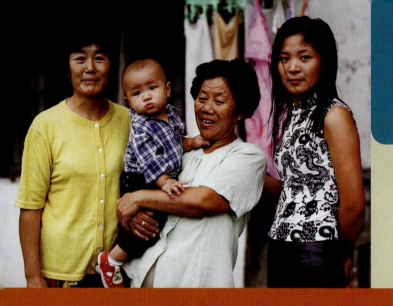

第16章

ミリアム・エリック
（Miriam Erick, MS, RD, CDE, LDN）

妊娠期と授乳期の栄養

重要用語

月経停止（amenorrhea）
デンプン貪食（amylophagia）
生殖補助医療（assisted reproductive technology [ART]）
初乳（colostrum）
先天異常（congenital anomalies）
子癇（eclampsia）
エピジェネティクス作用（epigenetic effects）
成長障害（failure to thrive [FTT]）
胎児性アルコール症候群（fetal alcohol syndrome [FAS]）
成人病胎児期起源仮説（fetal origins of disease）
土食症（geophagia）
妊娠糖尿病（gestational diabetes mellitus [GDM]）
妊娠高血圧症（gestational hypertension）
妊婦（gravida）
妊娠悪阻（hyperemesis gravidarum [HG]）
子宮内胎児死亡（intrauterine fetal demise [IUFD]）
子宮内胎児発育遅延（intrauterine growth restriction [IUGR]）
授乳期（lactation）
射乳（let-down）
巨大児（macrosomia）
妊娠期の嘔気と嘔吐（つわり）（nausea and vomiting in pregnancy [NVP]）
神経管欠損症（neural tube defect [NTD]）
オキシトシン（oxytocin）
周産期死亡（perinatal mortality）
異食症（pica）
妊娠高血圧腎症（preeclamptic toxemia [PET]）
妊娠高血圧症候群（pregnancy-induced hypertension [PIH]）
プレゴレキシア（妊娠期拒食症）（pregorexia）
プロラクチン（prolactin）
唾液過多症（ptyalism）
催奇形性（teratogenicity）

　妊娠前に、必要なビタミン、ミネラル、エネルギーを供給する主要栄養素をすべて適量に摂取すれば、最適な栄養状態により受精が成功する。発育する胎児にとって、母親からの物質輸送だけが頼りであり、子宮の中でしか栄養を得ることができない。"胎児は完全な寄生生物である"という言葉は、母親から必要なものを全て得ていることを意味している。それでも、栄養が不足すれば、結局未熟児出産に至る場合もあり、それによって母体の栄養不足を解消するのである。出産後、授乳期に質の高い栄養を供給することが、新生児の脳の発達と体のあらゆる器官の成長を最大にする。栄養の基礎を築くのである。

　新たな人間を作り出すという人間らしい営みの中でも、この期間は将来の世代の健康を築く段階にあたる。子宮で発生する胚子、そして胎児、そして新生児、さらに成人の栄養状態の質と量は、成人期に現れる疾患を説明するものとして注目されている。この概念は成人病胎児期起源仮説、すなわち「健康と疾患の発生期起源説」として知られている（Niljand, 2008; Solomons, 2009）。

受精前と受精

　慣習的な妊娠の相手は、通常『夫婦』であり、父親と母親である。生殖補助医療（ART）の進歩により、卵子や精子の提供者

が『両親』でありえることを意味している。ART（生殖補助医療）には体外受精（IVF）、冷凍胚移植、卵母細胞を用いるIVF、卵細胞内精子注入法、代理懐胎、すなわち代理母出産がある。

生殖準備と受精

受胎前の指導は、多くの女性が栄養摂取不良の状態で妊娠しているとする調査結果に基づいて行われる。妊娠して最初に来院した妊婦249人を対象にして試験が行われた結果、受胎前と妊娠期において食事性のビタミンE、葉酸、鉄分、マグネシウムの摂取量が低いことが明らかになった（Pinto et al., 2009）。現行の栄養推奨量ではほとんどが葉酸のサプリメントを推進しているが、ビタミンB_{12}、B_6、ナイアシン、鉄、マグネシウムなど他の栄養素も、先天性奇形のリスクを軽減することが明らかになっている（Gaber et al., 2007）。そのため、妊娠前に総合栄養素のサプリメントを使用すれば、妊娠してから（妊婦になってから）1種類のサプリメントを摂取するよりも有益である。

不妊症の原因としては、男性側の要因（25〜40％）、排卵障害（20〜30％）、卵管の異常（20〜30％）、原因不明（10〜20％）、子宮内膜症（5〜10％）、そのほかの原因（4％）がある。不妊症は、極端な体格指数（BMI）に起因すると推定される。体脂肪17％以下の女性では月経がないことが多く、22％以下では排卵がないことが多い。このほかに、過度の運動、摂食障害、あるいはこの両方が当てはまる女性にはリスクがある。

食生活を改善すると、排卵障害が軽減し、受精率が上昇することが明らかになっている。男女ともにビタミンDが欠乏していると、不妊症の原因になり得る（Ozkan et al., 2009）。男性には、造精機能、精子の運動活性、ハイパーアクチベーション、先体（卵子の外膜を分解する消化酵素を内包する部分）の反応性のためにカルシウムが重要である。高脂肪の乳製品を取り入れ「トランス脂肪酸」を減らし、グリセミック・インデックスの低い食事、植物からの鉄分摂取、毎日のマルチビタミン補給、身体の適度な運動が推奨される（Chavarro et al., 2007）。

毒性物質

ダイオキシン、ポリ臭化ビフェニル、フタル酸エステル、その他工業製品（内分泌かく乱物質）や重金属など、環境化学物質への曝露が、精子の健康を損ねることが知られている（Meeker et al., 2008）。亜鉛、葉酸、抗酸化物質を含む最適な食事のほかにも禁煙や節酒も、健康な精子の数と関係がある（Gaur et al., 2010）。

女性では、飲酒、喫煙、薬物使用や薬物乱用のほかにも、職場での有毒物質への曝露に関する問診が必須である（Hannigan et al., 2009）。魚を多く摂取する場合、妊娠初期では水銀の摂取量が有毒濃度に達するリスクがある。魚の摂取量を減らせば水銀濃度が低下する。台湾の医科大学では、水銀を高濃度含有する魚は発達中の胎児の脳に有害となり得ると警告を発したが、残念ながら妊婦の2/3以上は魚の摂取量を変えないであろうと考えられた（Chien et al., 2010）。

母親のカフェイン摂取と不妊との関係が取り上げられることが多い（Cochrane Update, 2009）。妊娠の失敗や妊娠中の不幸な結果の高い割合を、カフェインと結び付けている研究はほとんどない（Jahanfar and Sharifah, 2009）。しかし、カフェイン入りの飲料は栄養の質が高いとみなされず、豆乳、低脂肪乳、100％果汁のジュースなど、栄養素の多い水分を摂取するよう節制が推奨されている。

肥満、内分泌状態、酸化ストレス

肥満は、妊娠前の不十分な健康管理、自分の体重の不正確な把握、減量の試みの不成功、妊娠前の減量の重要性に関する助言が不十分なことによることが多い（Callaway et al., 2009a）。男性では、BMIの上昇とテストステロン濃度の低下との間に相関がみられる（Chavarro et al., 2007）。肥満の女性には、境界型糖尿病、妊娠前の未診断糖尿病、持続性高血糖の可能性が高く、胎児の先天異常の割合も高いことが多い（Selvaraj et al., 2008）。したがって、妊娠前に肥満を軽減させれば、先天異常のリスクが低下することになる（American Dietetic Association, 2009; Biggio, 2010; Dheen, 2009）。

多嚢胞性卵巣症候群（PCOS）は、生殖可能年齢の（アメリカ人）女性の5〜10％に見られる。この卵巣嚢胞によりテストステロンとエストロゲンのバランスが変わり、インスリン抵抗性が生じて、ひいては不妊症に至る。PCOSはメトホルミンによる治療が成功することが多い（Grassi, 2008）（第32章を参照）。

甲状腺機能低下症も生殖機能の低下と関係がある（Hoy-Rosas, 2009）。甲状腺ホルモンの必要量は、妊娠期間に20〜40％増加する（Yassa et al., 2010）。甲状腺機能低下症の治療をした妊婦は早産や低出生体重（low birth weight [LBW]）と関連がある一過性低サイロキシン血症を防ぐためにT_4（サイロキシン）濃度を上げる必要がある（Yassa et al., 2010）（第32章を参照）。

最後に、酸化ストレスは栄養素の備蓄を消耗させ、妊娠期の合併症の原因となる。健康に良い抗酸化物質に富む食事と運動プログラムを実施すれば、妊娠に最良の結果をもたらしてくれる。参考情報16-1では、先天異常の危険因子をいくつか挙げている。

受胎

受胎は、排卵の24時間以内に健康な精子が健康な卵子（卵）と受精する内分泌系の複雑な事象である（表16-1を参照）。適切な栄養状態で、不都合な要素がないような最適な環境が必要である。受胎そのものは、妊娠の良好な結果を保証するものではない。低濃度の銅および亜鉛は卵母細胞の成熟に有害作用を及ぼす。クローニングの実験から、卵母細胞がひとたび受胎すれば、その胚子の遺伝子配列にそれ以上組み込まれる遺伝物質はないことが明らかにされている。胚子や胎児が

> **参考情報 16-1**
> 先天異常発生の潜在的危険因子
>
> 生殖補助医療
> 分娩時外傷
> 妊娠中の細菌またはウイルスへの感染
> 遺伝子突然変異
> 母親の喫煙など、遺伝子と環境の相互作用
> ホルモンの状態(甲状腺機能低下症、PCOS)
> 高血糖
> 妊娠中の低酸素症
> 毒物(農薬、ホルムアルデヒド、内分泌かく乱物質、農産物、殺虫剤、一酸化炭素)への子宮内曝露
> 母親のアルコール摂取
> 母親の薬物治療(フェニトイン、降圧薬、アスピリン)または物質曝露、違法な薬物乱用
> 母親の出生地
> ヨウ素、ビタミンB_{12}、ビタミンD、ビタミンA、ビタミンK、銅、亜鉛、葉酸、コリンなど、妊娠中の栄養素欠乏
> 肥満
> 高齢出産
> 酸化ストレス
> 未熟児出産
> 放射能への曝露
>
> 出典:Erick M: Gestational malnutrition. Lecture at Brigham and Women's Hospital, Boston, Mass,. December 2008.
> PCOS:多嚢胞性卵巣症候群

母親の特定の栄養素に触れると、成長と発達を調節する刷り込み遺伝子が発現したり発現しなかったりする。

妊娠期

妊娠保持益管である子宮からやがて生まれくる乳児は、たとえ遺伝子そのものが変わらなくとも、生物学的母親から全く同じものを引き継いだ子供ではないのである(Wilkins-Haug, 2009)。これは、母親の食生活を反映するデオキシリボ核酸(DNA)メチル化の作用のことで、エピジェネティクスとして知られる現象である。エピジェネティクス作用は、基盤となる遺伝子配列を変えることなく、様々な時期に種々の組織で、DNAの転写を変更して行く機構である。あいにく、最新機器を用いなければ、妊娠期初期の生物学的変化を可視化するのは難しい。

妊娠期の生理学的変化
循環血液量と血液成分

循環血液量は、妊娠末期までに約50%増大する。このため、ヘモグロビン、血清アルブミンをはじめとする血清タンパク質や、水溶性ビタミンの血中濃度が低下する。血清アルブミンの濃度低下は水分貯留の結果と思われる。水溶性ビタミン濃度の低下は、栄養の取り込みが不十分であるのか栄養欠乏の状態なのかという判定を難しくする。これに対して、脂溶性ビタミンをはじめ、トリグリセリド、コレステロール、遊離脂肪酸など脂質分画の血中濃度が上昇する。

心血管機能と肺機能

妊娠期には心拍出量の増加が伴い、心臓の大きさに12%の増大が見られる。妊娠第1〜2期では、末梢血管拡張により拡張期血圧が低下するが、第3期には妊娠前の値に回復する。下肢の軽度の浮腫は妊娠期の正常状態であり、大きくなった子宮が下大静脈を圧迫することによるものである。心臓に戻る血液量が減少し、心拍出量低下、血圧低下、下肢の浮腫を引き起こす。生理学的な下肢の浮腫が軽度であれば、胎児はわずかながら大きくなり未熟児出産率は低くなる。

妊婦の酸素必要量が増加し、二酸化炭素の許容限界値が低下するにつれ、呼吸が苦しくなる。この呼吸困難感に加え、成長した子宮が横隔膜を上へ押し上げる。体内では、肺ガス交換の効率が上がることにより、これを補っている。

消化器の機能

妊娠期、消化(GI)管の機能には栄養状態に影響を及ぼす形でいくつかの変化がみられる。妊娠第1期には、嘔気と嘔吐が生じ、その後旺盛な食欲を回復する(「嘔気、嘔吐、妊娠悪阻」の項参照)。食品への強い欲求や嫌悪が見られる。プロゲステロン濃度が上昇し、子宮筋が弛緩して、胎児が発育しやすくなるが、胃腸の運動性が低下し、水分の再吸収が増大する。このため便秘になりやすい。さらに、下部食道括約筋が弛緩し、成長した子宮が胃を圧迫するため、嘔吐や胃の逆流が起こる(「胸やけ」の項参照)。

筋収縮に対するプロゲステロンの作用のため、胆嚢収縮の効率が低くなる。便秘、脱水状態、低カロリー食、低栄養摂取は胆石発症の危険因子である。妊娠第2、第3期、胆嚢の容量は倍になり、効率的に空にする能力が減退する。妊婦の約3.5%に胆嚢の疾患が見られる。

国民の333人に約1人がセリアック病に罹患しており、これまで考えられていたよりも多い。セリアック病は生殖や栄養素の吸収に有害な影響を与える。セリアック病にかかっている女性には、自然流産や未熟児出産のリスクが高い。しかし、妊婦用サプリメントの中には、小麦の粘着剤であるグルテンが入っているものもあるため避けるべきである(第29章参照)。

胎 盤

胎盤は、胎児の発育と母体支持組織の発達の調節を担うホルモン数種を産生する。胎盤は、栄養素、酸素、老廃物の交換輸送を担う導管である。胎盤が損傷を受けると、母親がいかに栄養を摂取していても、胎児に栄養を送ることができない。胎盤損傷により、妊娠初期から胎盤形成が不十分になるか、あ

第16章 妊娠期と授乳期の栄養

表16-1　カーネギー発生段階

カーネギー発達段階	排卵後の期間	大きさ	主な事象	その他の事象
ステージ1 卵母細胞（卵）の受精	1日	0.1～0.15mm 鉛筆の先ほどの大きさ	受精は精子が卵母細胞を貫通するときに始まる。このためには、精子は48時間生き延び、10時間旅をして、女性の生殖経路に辿り着いてからは、卵子を取りまく丈夫な膜、透明帯をうまく貫通する必要がある。このプロセスには約20分かかる。受精に成功した瞬間に、この構造物は接合体となる。これで受精の終了である。	細胞分裂とDNA合成には葉酸塩の最適量が必要である。
ステージ2 卵割が始まる最初の細胞分裂	1.5～3日	0.1～0.2mm	接合体が分裂を開始。分裂は約24時間で始まる。細胞分裂により16個の細胞になると、接合体は桑実胚となる。（この構造体は桑の実の形をしている）。	受精3～4日後、新たにできた桑実胚（その前は細胞が16個以下の接合体）は卵管から子宮腔に入る。
ステージ3 胚盤胞初期	4日	0.1～0.2mm	桑実胚が子宮に内腔（空洞）に入り、細胞分裂が続く。これは胞胚腔と呼ばれる。細胞は平らな形になり胞胚腔の中に納まっている。透明帯と受精したのちにも、同じ大きさのまま中央に内腔（空洞）を保持している。	胞胚腔の出現は、二種類の細胞が形成されていることを示す。一つは胞胚腔内部の胚結節（内部細胞塊）で、もう一つは胚盤胞の外側の栄養膜細胞である。
ステージ4 着床開始 ヒト絨毛性ゴナドトロピン (Human chorionic gonadotropin, [HCG])濃度上昇	5～6日	0.1～0.2mm	透明帯の殻に対し、胚盤胞の中央で膨らむ胞胚腔から圧力がかかり、透明帯からの胚盤胞の「ハッチング」が起こる。二つの成分の分離が完了する。黄体とは、卵巣の中で、成熟して卵子を排出した卵胞が黄色い分泌腺の集合体になったものである。	外層の栄養膜細胞が子宮腔の上皮細胞層を破壊する酵素を分泌し、胚盤胞が着床できるようにする。栄養膜細胞はHCGを分泌する。HCGは黄体を刺激し、黄体がプロゲステロンを産生し続ける。プロゲステロンとは、胎盤の中で黄体から分泌されるC21ステロイドである。これはステロイド生合成の重要な中間体で、妊娠期を支えている。プロゲステロンの半減期は短く、肝臓で代謝される。

続く

表16-1 カーネギー発生段階——続き

カーネギー発達段階	排卵後の期間	大きさ	主な事象	その他の事象
ステージ5 着床完了	7〜12日	0.1〜0.2mm	栄養膜細胞が子宮腔表面の細胞塊を覆って破壊する。そこに血液がたまり、新たな毛細血管が成長するよう刺激を受ける。これにより、胎盤の成長が始まる。子宮外妊娠ではこの時子宮には着床されず、生命を脅かす事態に至るが16週間までは発育することができる。	胚盤胞の層：二つの層に分かれる内部細胞塊を形成。 胚盤葉上層：胚子になる二つの細胞層と羊膜腔。 胚盤葉下層：卵黄嚢になる胚盤葉下層の細胞。
ステージ6 原始線条	13日	0.2mm	胎盤形成：胎盤の中で絨毛膜絨毛の「指」が形成され、胚子を子宮に固定する。血管がまず胎盤の中で胚子を取り囲むように出現する。 茎状の形成：胚子はやがて臍帯の一部になる茎状の組織によって発達する胎盤に固定される。 原腸形成：胚子の中でこれまで2層になっていた胚盤の表面に、細い線ができ、左右対称の「原始線条」と呼ばれるものが出現する。そして、細胞が胚盤の外縁から移動し、原始線条の原始線条の中へもぐり込み、新たに第3の細胞層を形成する。この3層とは（右の欄を参照）、外胚葉、中胚葉、内胚葉である。	外胚葉：胚盤の最上層にある細胞で、やがて皮膚、毛髪、眼の水晶体、内耳と外耳の表層、鼻、副鼻腔洞、口腔、肛門、歯のエナメル質（Vello et al., 2009）、脳下垂体、乳腺、全神経系を形成する。 中胚葉：胚盤の中間の細胞層であり、筋肉、骨、リンパ組織、膵臓、血液細胞、心臓、肺、生殖器官、排泄系の前駆体である。 内胚葉：胚盤の最も下層（内側）にある細胞で、やがて肺、舌、扁桃腺、尿道と関連の分泌腺、膀胱、消化管の内側表層を形成する。 ビタミンA、E、Cに配慮する。
ステージ7 神経胚形成	16日	0.4mm	新たな細胞層——外胚葉を形成。2層の胚盤から3層になる。	神経堤細胞が神経管の先端に発生し、広がって薄く分布し、神経細胞、神経膠細胞、表皮の色素細胞、副腎のエピネフリン産生細胞、種々の骨組織（Wai-Man See et al. 2008）、頭部の結合組織など、多くの細胞種に分化していく。

ステージ7			神経堤細胞は、発育する胚子の多くの領域に遊走し、知覚神経節やメラニン細胞、成熟した体の複数部分を作り出すことから重要である。これらの細胞は神経板から前脳、顎弓、舌弓へ遊走する。そして主に3つの経路を通り発育する眼の周囲へ移動し、上顎突起、下顎突起、内側鼻突起、外側鼻突起などを形成する。また、結合組織、軟骨、骨など種々の組織に分化する。	ステージ7の時点で、RhoBタンパク質およびSlugタンパク質が存在し、細胞の遊走を促進する。左右対称性に必要なタンパク質、NカドヘリンのE失により、神経堤細胞の遊走も始まる。
ステージ8	17～19日	1～1.5mm	外胚葉は厚くなって神経溝を形成し、それから平らになって神経管を形成する。神経溝は胚子の神経系の前駆体で、最初に発生する器官である。 ビタミンB$_{12}$、ω3脂肪酸、葉酸塩、コリンに配慮する。 SHHの役割： プルキンエ細胞の発生 一つにまとまっている眼の両側への分離に関与 毛髪の発生に重要な働き 四肢の発生に重要な働き	原始窩、脊索突起、神経腸管。胚子領域は洋ナシ形になり、頭側が尾側より広くなっている。ステージ8までに、血液細胞がすでに発生し、上皮細胞を流れる経路が上皮細胞と同時期に形成され始める。 「ソニック・ヘッジホッグ(sonic hedgehog [SHH])」はその形がハリネズミに似ているタンパク質で、各種類は3種類の遺伝子の形成のパターンにかかわるシグナル分子をコードする。SHHは脊索から分泌される。SHHの濃度によって、発育する胎児の体内で形成される細胞塊の組成が決まる。
ステージ9 体節の出現	排卵後19～21日	1.5～2.1mm	コンマの形をした胚子の体の上に、「こぶ」のような体節が組織を構成している。体節は組織を構成する中胚葉と考えられ、神経溝の両側に現れる原始線条の両側上部に胚子の1/4～1/3の長さの稜線が出現する。	胚子は尾側端と比べて頭側端のほうが大きく、ピーナッツの形に似ている。ステージ9では、3対の体節のうち1対が出現する。 出現した稜線、隆起、くぼみは、みな細胞分化を示している。

続く

表16-1 カーネギー発生段階 ― 続き

カーネギー発達段階	排卵後の期間	大きさ	主な事象	その他の事象
ステージ10			絨毛膜や胎盤に派生的な血管が現れる。卵黄嚢表面に造血細胞が現れ、これと同時期に内皮細胞も出現し、新たにできる血液細胞のための血管を形成する。	心内膜（心筋）細胞が融合を開始し、初期胚の二つの心筒を形成する。
ステージ10	排卵後21～23日	1.5～3mm	神経ヒダおよび心臓のヒダがそれぞれ癒合を開始する。ステージ10末には、神経管の両側に体節4～12対が形成される。眼になる細胞は、神経ヒダがまだ閉鎖されないうちに、平らな時期に出現する。そのほか、耳になる細胞が新たに分化する。この時、胚子は上部が大きな卵型で下部2/3がトウモロコシ粒の形をしており、全体的に古い鍵穴のような形である。	急速な細胞の成長と変化により、胚子は細長くなり、卵黄嚢が広がる。神経管に沿って、神経ヒダが盛り上がり、いくつかの箇所で融合し、閉じた神経管を「チャック」で挟むように二分節化する。神経管が閉鎖できないと二分脊椎に至り、深刻な事態に陥る。神経堤細胞はやがて胚子の頭蓋と顔面へも分化する。ステージ9で形成された二つの心内膜筒がステージ10で融合する。この時同時に、神経管の「屋根」の細胞から一つが発生する。心筒はS字状になり、非対称性の心臓を形作る。
ステージ11	排卵後23～25日	2.5～3mm	主な事象：二つの咽頭弓が現れる。	原始的なS字状の心臓が拍動し、筋収縮が始まる。血管の発生が完了していないため、循環しているとは言えない。ビタミンAに配慮する。
ステージ12			肝臓の肝芽細胞を形成している。	上肢芽が現れる。
ステージ13	排卵後26～30日	4～6mm、消しゴム付鉛筆の頭大。	皮膚の最初の薄い表層が現れ、胚子を覆う。	
ステージ14	排卵後31～35日	5～7mm	食道の形成。	
ステージ15			将来の大脳半球が明瞭になる。	

第16章 妊娠期と授乳期の栄養　347

ステージ16		9～11mm	後脳の発生が始まる。
ステージ17			将来の下顎が見えてくる。心臓が4つの部屋に分離する。
ステージ18			腎臓が尿の分泌を始める。
ステージ19			内耳の中に三半規管を形成。生殖腺の形成。
ステージ20			自発的に動き始める。
ステージ21			腸が腹腔内に引き込まれ始める。この引き込みができないと「腹壁破裂」という病態に至る。
ステージ22			四肢の骨形成が始まる。骨のための栄養素に配慮する。
ステージ23 妊娠第1期末期 胚子期末期	排卵後56〜60日	23～26mm	首がまっすぐになり、頭が丸みを帯びてくる。耳の発生が完了する。眼は開いていないが、網膜では色を完全に認識することができる。眼瞼はできて始めており、半分閉じた状態である。腸が臍帯から体腔へ移動し始める。皮膚層の前駆体として、扁平細胞の層が薄い外胚葉と入れ替わる。舌の表面に味蕾が形成され始める。乳歯は帽状期にある。口蓋の骨が癒合し始める。骨のためにビタミンA, D, Kに配慮する。眼のためにはビタミンAとω-3系脂肪酸に配慮する。上肢も下肢も十分に形成される。手指が大きくなり、足指はもはやみずかき状ではない。全指とも明瞭に分離されている。「尾」は消失している。
妊娠第2期	排卵後61〜68日	31～42mm	頭頸部では基本的な脳の組成が完了し、脳塊が急速に分離している。歯肉線に20本全歯の受け皿が形成される。顔面はヒトの容貌に近づいている。腹部では、腸が臍帯から腹部に移動し始める。消化管の筋肉が機能し、収縮を始める。肝臓は胆汁、胆汁色素、コレステロール、無機塩類を分泌し始める。胆嚢では胆汁が蓄積される。甲状腺と膵臓の発生が完了する。インスリンの分泌が始まる。12〜23週の脳は表面が滑らかで、大脳皮質が2〜3層に分化する。脳のためには、葉酸塩、ヨウ素、コリン、ω-3系脂肪酸、ビタミンDに配慮する。顔面のためには、種々のビタミンBに配慮する。生殖器の性別が明瞭になり始める。手指の爪が爪の芽から成長し始める。皮膚の反射作用が生じるが、きわめて感度が高いとされている。甲状腺のためにヨウ素に配慮する。

続く

表 16-1 カーネギー発生段階——続き

カーネギー発達段階	排卵後の期間	大きさ	主な事象	その他の事象
妊娠第2期	約14週	頭殿長61mm。この時期には正確に計測できる 体重8〜14g	胎児の頭部は全体の50%になる。口腔の吸綴する筋肉が頬を厚くする。歯牙の発生が持続し、唾液腺が機能し始める。生毛のパターンが識別できるようになる。 性別を識別できる。 汗腺の発生が始まる。	胸郭では、感度の高い装置により心音を検知することができる。 胎児が羊水の吸引および排出を行うと肺が発達し始め、十分な肺発生に重要な過程となっている。ビタミンAに配慮する。 腹部では、脾臓が古い赤血球を除去し、抗体の産生を始めていると考えられる。
妊娠第2期	排卵後16週	頭殿長108〜111mm 体重約80g	胎児の周囲には約250mLの羊水がある。 血液と神経系では、循環が完全に機能している。胎盤が胎児とほぼ同じ大きさになっている。神経が髄鞘の中に被覆され始める。髄鞘は神経線維を取り巻く脂質物質で、神経細胞の伝達を早くし、絶え間ない信号を絶縁保護する。	手指と足指の指紋ができ始める。両眼はまっすぐ前方の最終的な位置に来て、瞬きを始める。両耳が頭側部の最終的な位置に移動する。 腹部では、胎児の腸管に胎便ができ始める。胎便は消失した細胞、消化管の分泌物、吸引した羊水からできる。 髄鞘のために鉄に配慮する。 腎臓のためにビタミンAに配慮する。

出典：The Visible Embryo. Accessed 18 June 2010 from "http://www.visembryo.com"
DNA：デオキシリボ核酸（deoxyribonucleic acid）
HCG：ヒト絨毛性ゴナドトロピン（Human chorionic gonadotropin）
SHH：ソニック・ヘッジホッグ（sonic hedgehog）

るいはこれが妊娠高血圧腎症や高血圧症によるものであれば胎児は低体重になる。子宮内胎児発育遅延（IUGR）の胎児では、胎盤の大きさが正常より15〜20％小さい。胎盤が小さいと、胎盤絨毛の表面積が小さくなり、機能が低下する。胎盤機能へのゲノム刷り込みとエピジェネティクスの役割に関し、重要な研究が現在進行中である（Wilkins-Haug, 2009）。

腎機能

妊娠期は、毎日排出される尿量は増加しないが、糸球体ろ過量（glomerular filtration rate [GFR]）が50％増加する。糸球体ろ過量が増加するため、血液量も増加し、血清クレアチニン濃度および血中尿素窒素濃度が低下する。尿細管再吸収は妊娠前ほど効率が上がらず、水溶性ビタミンの排出増加とともに腎性糖尿を来す。わずかの量でも腎性糖尿がみられれば、尿路感染症のリスクが増大する。妊婦が急性腎盂腎炎を発症している場合、すぐに呼吸器系が侵されるため、入院治療により積極的な抗生物質投与が行われる。

子宮の環境

母親の感染症、ストレスのかかる事象、栄養摂取の不足、または飽和脂肪の過剰摂取により、子宮内環境は理想的とは言えない状態になると、様々な細胞種や器官の発生にマイナスの影響を与える（Tamashiro and Moran, 2010）。それでもやはり、栄養素を適切なバランスで摂取し、催奇物質を避けることにより、健康な環境を整えることが目標となる。

1913年、科学者や発生学者により、胚子期の変化を示す体系がまとめられた。この体系は「カーネギー発達段階」として知られており、発生の過程を23ステージに区切った指標である。たとえば、骨形成には複数の栄養素がかかわっている（参考情報16-2を参照）。さまざまなカーネギーステージに、それぞれ特定の栄養素がかかわっている（The Visible Embryo, "http://www.visembryo.com"を参照）。

出生前の十分な管理、ストレスの軽減、妊娠期の健康的な食事が最良の妊娠結果をもたらす（Rifas-Shiman et al., 2009）。社会的、経済的に恵まれない状況であっても、栄養指導を受ければ質の高い食事に変えることができる。妊娠前からうつ病が存在すると、妊娠結果の不良と産褥期うつ病のリスクがあり、母親だけでなく、新生児もリスクを抱えることになる。不適切な栄養摂取（ω-3系脂肪酸など）と乏しい自己管理、あるいはその両方が複合的な原因となることもあるが、原因を見極めることも重要である（Leung et al., 2009）。

母親の不十分な栄養摂取は、乳児と母親に何十年も影響をもたらす（Cox and Phelan, 2008）。最初に、乳児の出生体重、神経管欠損症（neural tube defect [NTD]）と、精神遅滞および学習障害の主要原因である胎児性アルコール症候群（fetal alcohol syndrome [FAS]）のリスクについて、母親の栄養状態の評価が行われた。出生体重には乳児の死亡率および有病率と密接な関係がある。在胎週数に対して小さい乳児は、主要臓器が小さいことが知られており、高血圧症、肥満、学習障害、

参考情報 16-2
骨のための栄養素

タンパク質
コラーゲン、ホルモン産生、成長因子のための構造基盤を形成する。

ミネラル
ホウ素：骨の機能に多少の役割があると考えられている。
カルシウム：骨を形作る主なミネラル。骨格の99％を占める。
銅：コラーゲン原線維の架橋結合に必須の酵素リジルオキシダーゼでの機能。
フッ素：ヒドロキシアパタイトの水酸基を置換し、溶けにくいフルオロアパタイトを生成する。
鉄分：コラーゲンの骨基質合成にかかわる酵素である25-ヒドロキシコレカルシフェロール水酸化酵素の補因子。
マグネシウム：60％が骨中に存在する。ATP代謝で間接的な働きをする。
マンガン：骨基質へのムコ多糖類の生合成において、骨組織の複数の酵素の補因子として働く。
リン：骨形成に必須のミネラル
亜鉛：造骨、コラーゲン合成、アルカリホスファターゼ活性に働く。

脂溶性ビタミン
ビタミンA：骨リモデリングに必須である。造骨細胞および破骨細胞にはレチノイン酸の受容体がある。
ビタミンD：カルシウム濃度を維持する。
ビタミンK：骨の非コラーゲン性タンパク質オステオカルシンなど、グルタミン酸残基のγ-カルボキシル化の補因子として働く。

水溶性ビタミン
葉酸：核酸およびアミノ酸の代謝に重要な種々の反応に介在する補酵素。この代謝が骨発生にとって重要である。
リボフラビン：ビタミンB_6と葉酸塩を活性型に変換するのに必要である。
ビタミンB_6：酵素オルニチンデカルボキシラーゼの必須補因子である。ビタミンKに必須である骨芽細胞内NADPHの蓄積。
ビタミンB_{12}：骨芽細胞の機能に必要。骨芽細胞関連タンパク質（骨アルカリホスファターゼおよびオステオカルシン）の補因子である。鉄結合の機能。
ビタミンC：リジン、プロリンの水酸化。コラーゲン原線維の架橋結合。骨芽細胞による骨形成のためのアルカリホスファターゼ活性。

ATP：アデノシン3リン酸（Adenosine triphosphate）
NADPH：ニコチンアミドデオキシリボヌクレオチドリン酸（nicotinamide adenine dinucleotide phosphate）
出典：Palacinos C: The role of nutrients in bone health, from A to Z. Crit Rev Food Sci Nutr 46(8):621, 2006.

行動障害、耐糖能低下、心血管疾患のリスクが高くなる（第43章参照）。子宮内で栄養が限定されたり、高血糖に陥ったりすると、レプチン濃度および神経ペプチドYのプログラムが変わり、人生の後半で代謝の疾患になりうる（Page et al., 2009）。在胎週数に対して大きい（large for gestational age [LGA]）乳児では、出生時に高血糖であることが多い。

妊娠前のビタミンDの状態が、生涯を通して骨の健康などヒトゲノムの3％に影響を与えると考えられている。実際に、母親のビタミンDの状態が新生児の骨格成長をあらかじめ決めていると思われる。フィンランドの研究から、ビタミンDの総摂取量は現行の推奨量を満たしているが、母親の71％と新生児の15％はビタミンDが欠乏していることが明らかとなった（Viljakainen et al., 2010）。妊娠期の母親に十分な25-ヒドロキシビタミンD（25-hydroxyvitamin D [25 [OH] D]）を供給するビタミンD量とは、乳児の臍帯血中25 (OH) D濃度が正常である量である。

栄養状態が妊娠結果に及ぼす影響

母親の栄養状態が悪ければ、胎児には未熟児で生まれてくるリスクがある。未熟児には生まれつき健康上の重大なリスクがある。未熟児の原因として、妊娠期に胎児や胎盤の成長発達が持続するほど十分な栄養素が得られていないとする説がある。表16-2では具体的に、新生児の脳の発達における各栄養素の役割を示した。

妊娠のごく初期または受胎時に、母親が飢餓状態であると、様々な栄養素により調節を受けるDNAに変異が生じる原因になる。1900年代初頭、栄養不良の女性では、分娩時出血、長時間の分娩、LBW（低出生体重）児など妊娠結果が不良であった。第二次大戦中、それまでは豊かであった集団に深刻な食糧難が襲ったが、この影響が調べられた。飢餓の中で妊娠した女性に生まれた子供には、流産、死産、新生児死亡、先天性奇形の割合が高く、生存していた乳児は低体重であった。同じく、1959～1961年の中国の食糧難の調査から、母親が栄養不良であったこの時期に妊娠した子供についても、同じような結果に至ったことが明らかになった（Zammit et al., 2007）。妊娠期に栄養不良であった母親の新生児の臓器は小型であった（Kyle and Picard, 2006）。

今日でも、潜在的な栄養不良のために生殖能力が低くなると思われる。神経性無食欲症（拒食症）や神経性大食症（過食症）を経験している女性では、月経停止や不妊症になったり、妊娠の割合が低下する可能性がある。このため、摂食障害の病歴がある場合には、慎重に監視する必要がある。摂食障害には、妊娠期にカロリー消費量を高めたりカロリーを制限したりするプレゴレキシアが予想される（Mathieu, 2009）。臨床上の有用情報「リスクの高い妊娠」を参照。

発育している胎児は栄養的に問題がある母体から最適な栄養素を得ることはできない。出産時には構造的または先天的な問題が明らかになっていなくとも、のちになって成長の

臨床上の有用情報

リスクの高い妊娠

大半の人の妊娠は、母親も胎児も大きなリスクがなく進行する。しかし、妊娠の約10％は「リスクが高い」と考えられている。このことは、妊娠前や受胎時、母親にすでに合併症または症状があることを意味しており、母親にも胎児にも妊娠結果の不良のリスクとなり得る。以下の問題を抱える女性には、妊娠結果を最も好ましいものにし、医療費を抑え、合併症を少なくするために、医学的監視と栄養評価を強化する必要がある。

貧血：小球性貧血、大球性貧血
心血管系の病態：高血圧と妊娠高血圧腎症、深部静脈血栓症、母親における心臓の機械的障害
内分泌系の病態：多嚢胞性卵巣症候群、甲状腺疾患、妊娠糖尿病、1型糖尿病
機能的変性：聴覚消失、失明、まひ、対まひ、四肢まひ
消化管系の病態：食物アレルギー、セリアック病、胃バイパス手術、クローン病、潰瘍性大腸炎
妊娠悪阻、すなわち妊娠期の嘔気と嘔吐
感染症：HIVとAIDS、マラリア、水痘、風疹、麻疹、流行性耳下腺炎、西ナイルウイルス、パルボウイルス、ライム病、歯科疾患
母親の遺伝病または精神遅滞

母親の病態：狼瘡（ろうそう）、重症筋無力症、嚢胞性線維症、膵炎、PKU、がん、肥満、鎌状赤血球症
肥満：体格指数（body mass index [BMI]）＞30
臓器移植：心臓、腎臓、肝臓、肺、幹細胞、肝小腸同時移植
PROM：羊膜嚢の絨毛膜（外側）及び羊膜（内側）の前期破裂
前置胎盤—全前置胎盤または辺縁前置胎盤：胎盤が子宮頸管の位置にあって塞いでしまう胎盤の異常所見で、胎盤が邪魔して分娩できない
精神医学的問題：摂食障害、うつ病、双極性障害、ミュンヒハウゼン症候群、自殺念慮、薬物乱用
生殖器系の病態：不全頸管、子宮奇形、子宮筋腫、多胎妊娠、卵巣過剰刺激症候群
呼吸器系の病態：喘息、結核、成人呼吸窮迫症候群、SARS
手術歴：胃バイパス術、がんの手術、緊急の虫垂切除術

AIDS：後天性免疫不全症候群（acquired immune deficiency syndrome）
HIV：ヒト免疫不全ウイルス（human immunodeficiency virus）
PKU：フェニルケトン尿症（phenylketonuria）
PROM：前期破水（premature rupture of the membranes）
SARS：重症急性呼吸器症候群（severe acute respiratory syndrome）

表 16-2

胎児と新生児の脳の発達のための重要栄養素

栄養素	脳の機能	栄養素欠乏の影響
エネルギー：タンパク質、炭水化物、脂肪	細胞の増殖と分化、シナプス形成、成長因子の合成	皮質、海馬、白質など全体への影響
鉄	髄鞘、モノアミン合成、神経細胞およびグリア細胞のエネルギー代謝	白質-線条体-前頭葉、海馬-前頭葉
亜鉛	DNA合成、神経伝達物質放出	自律神経系、海馬、小脳
銅	神経伝達物質合成、神経細胞とグリア細胞のエネルギー代謝、抗酸化作用	小脳
長鎖多価不飽和脂肪酸	髄鞘形成、シナプス形成	脳皮質、視力
コリン	神経伝達物質合成、DNAメチル化、髄鞘合成	海馬、白質

出典：Georgieff MK: Nutrition and the developing brain: nutrient priorities and measurement, Am J Clin Nutr 85: 1S, 2007.
DNA：デオキシリボ核酸（Deoxyribonucleic acid）

様々な段階が停止または変化するという形で現れる。消耗した母親では妊娠中にヨウ素またはビタミンDの輸送量が少なく不十分となり、このことがその子供たちの中に注意欠陥／多動性障害がみられることと関連があると思われる（Cui et al., 2007）。

LBW（低出生体重）（＜2500g）と特に超低出生体重児（＜1500g）は<u>周産期死亡</u>（妊娠28週から分娩後4週の乳児の死亡）の主因である。直接の死因は壊死性腸炎、呼吸窮迫症候群、脳内出血、脳性まひ、未熟児網膜症である。アフリカ系アメリカ人の肥満女性では、BMIの正常な女性よりも死産率が40％高かった（Salihu et al., 2007）。

母親の体重増加

単胎妊娠では、正常体重の妊婦の体重増加総量のうち、胎児、胎盤、羊水が占める重量は半分にも満たない。残りは母親の生殖組織（乳房組織と子宮）、間質液、血液量、母体の脂肪組織が占める。腹部、背部、太腿上部の皮下脂肪増加が、妊娠と授乳のためのエネルギー貯蔵になる。増加重量の正常な分布を図16-1に示した。この図では、正期産児が妊娠期の体重増加総量の約27％を占めているが、必ずそうであるということではない。

健全な環境で過ごしている正常体重の女性では、妊娠により体重が約11.3〜15.9kg増加し、満期で良好に出産することができる。米国医学研究所（Institute of Medicine [IOM]）が発行したガイドラインでは、正常体重の女性（妊娠前BMI18.5〜24.9）には約11.3〜15.9kg、低体重の女性（BMI＜18.5）には約12.7〜18.1kg、過体重の女性（BMI25〜29.9）には約6.8〜11.3kgの体重増加を推奨している（Rasmussen and Yaktine, 2009；図16-2）。

妊娠期の体重減少は抑える必要がある。脂肪組織が動員さ

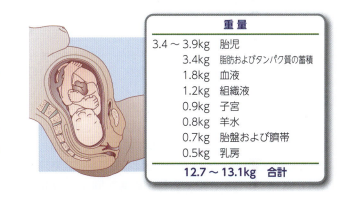

図16-1 妊娠期の増加重量の分布

れることから、臓器の構成成分の自然な放出により、発育する胎児の脳への影響もあり得るのではないかとする懸念があるが、これについては明らかにされていない。

肥満

妊娠前の肥満は、クラスⅠ（BMI30〜34.9）、クラスⅡ（BMI35〜39.9）、クラスⅢ（BMI40以上）に分類される。集団ごとの妊娠による最適な体重増加量は明らかになっていない。しかし、BMIの高い女性の50％が、目標とする推奨増加量よりも体重が多く増加していることが試験により示唆された。このことは、アメリカ人女性に肥満の有病率が上昇していることを反映している（Stotland et al., 2005）。

過体重および肥満の女性には、<u>子宮内胎児死亡</u>（IUFD）、すなわち流産の高いリスクがある。この集団には、<u>妊娠糖尿病</u>（GDM）、妊娠高血圧症候群、帝王切開のリスクが上昇している（American Congress of Obstetricians and Gynecologists [ACOG], 2005）。超音波検査によりGDM（妊娠糖尿病）の女性

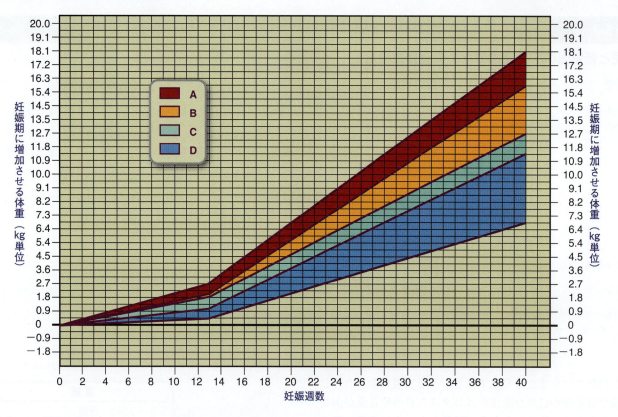

図16-2 妊娠期の望ましい体重増加。妊娠前に正常体重であった女性では、妊娠期にBからCの範囲（11.3〜15.9kg）の体重増加を目標とする。低体重の女性ではAからBの範囲（12.7〜18.1kg）の体重増加が必要である。妊娠前に過体重であった女性はDの範囲（5.0〜9.1kg）だけ増加させる。

の胎児が痩せているか太っているかを調べたところ、成長の速度が速いことが明らかになった（de Santis et al., 2010）。肥満の女性には、超早産児（＜32週）または心臓障害の乳児、神経管欠損症（NTD）の乳児、巨大児（出生体重＞4000g）を出産するリスクが高くなっている（Artal et al., 2010）。肥満は高血圧症の高いリスクの原因となっている（Callaway et al., 2009b）。

母親の肥満と高いNTD発症率との関連はこれまで明らかにされてこなかったが、肥満そのものが炎症のような状態である。軽度の全身性炎症では、C反応性タンパク、インターロイキン-6、レプチンの濃度が高い。同じように、高血糖または高インスリンの持続もNTDと関連があると思われる（Yazdy et al., 2010）。600μg/日の葉酸塩摂取では、肥満女性の胎児におけるNTD予防効果は、正常体重の女性よりも低く、肥満女性にはもっと多くの摂取が必要と思われる（Scialli and Public Affairs Committee, 2006）。体格が大きくなれば栄養素の補給も追加する必要があると考えられる。ビタミンB_{12}は、葉酸塩代謝に重要な働きをする酵素メチオニン合成酵素の補因子であることから、やはりNTDを予防するにはもっと多くの量を摂取する必要がある。さらに、鉄、マグネシウム、ナイアシンなどの栄養素は、NTDの予防に何らかの働きをすることが示唆されている（Groenen, 2004）。葉酸塩と同じく、コリンはメチルの供与体として機能するため、この摂取量が不十分であることは、NTDの発症に重要な意味を持つことになる（Zeisel, 2009）。栄養摂取の目標を積極的なものにするには、抗酸化作用の高い食物を選択すべきである。実際に、妊娠前の体重減量の有益性として、血漿脂質濃度、血糖値、尿酸値が改善し、妊娠期の危険因子を減らすこともできる。

肥満治療手術後

肥満症が増えたことから、減量を目的とする胃バイパス術の実施が多くなり、これが妊娠期に重大な合併症をもたらす。妊娠前に減量すると受胎率が上昇するが、発育する胎児にとっては子宮の環境が最適にはならない可能性がある。妊娠は、この手術から1年以上間隔を置く必要があり、十分な栄養補給が不可欠である。

腸管のヘルニアなど手術の合併症が少なくない。鉄、ビタミンA、D、B_{12}、K、葉酸塩、カルシウムの欠乏から、母親の合併症（重症貧血）のほか、先天性異常、低形成腎、先天性くる病、IUGR（子宮内胎児発育遅延）、成長障害（FTT）など、胎児の合併症をもたらすことがある（Faintuch et al., 2009; Guelinckx et al., 2009）。肥満症治療術を受けた妊婦については、栄養素およびカロリーの最適な必要量が明確になっておらず、このため個々の判断が必要である。この集団では、カルシウム、ビタミンB_{12}、鉄の摂取量が低いことがわかっている（Faintuch et al., 2009）。

青少年の妊娠

アメリカでは、公衆衛生の推進により、青少年の妊娠率は減

参考情報 16-3
青少年の妊娠結果が不良となる危険因子

妊婦の年齢が若い。特に16歳未満
月経開始後2年未満の妊娠
栄養不良。妊娠前体重が低い
体重増加が不良
感染症
性感染症の感染
妊娠前から続く貧血
薬物乱用：喫煙、飲酒、麻薬
貧困
社会的支援の欠如
低い教育レベル
短期間で頻回の妊娠
年齢に応じた出産前管理を受けていない
医療保険制度への遅い加入
未婚の状態
住所不定、保護施設の生活、ホームレス

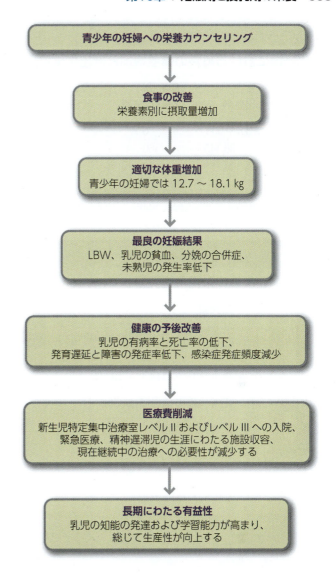

図16-3 青少年の妊婦への栄養カウンセリングの有益性

少してきたが、現在もなお公衆衛生の重大な問題であり、大きな医学的かつ栄養学的リスクをもたらしている。毎年、アメリカの青少年の約100万人が妊娠し、これが同国の妊娠数の25%を占めている。青少年の妊婦はLBW（低出生体重）児の出産率が高い。青少年の妊婦の妊娠結果が不良となる危険因子を参考情報16-3に挙げている。

特に青少年の肥満の妊婦では、妊娠結果が不良となる。体脂肪、特に内臓への蓄積過剰が、炎症誘発サイトカイン、慢性の軽度炎症、体内の総鉄量代謝低下、疲労感の高まり、身体活動の低下と関連がある（Tussing-Humphreys et al., 2009）。特に鉄、カルシウム、葉酸など、最適な栄養状態に至らないまま妊娠する青少年の妊婦も多い。母親の若年齢は、新生児の歯のエナメル質形成が不十分になるなどの発達不良の重大な危険因子である（Vello et al., 2009）。

食生活の改善は、青少年の妊婦や若い母親にとって最重要因子となりうる。青少年の母親へのカウンセリングでは、栄養療法の専門家が食物選択を左右する青少年の心理社会レベル、文化レベル、識字レベル、さらには経済状態、依存状態、教育の背景について知っておかねばならない。若い妊婦への栄養カウンセリングの有益性を図16-3にまとめている。

多胎出産

アメリカの多胎出産発生率は、排卵誘発剤の使用増加とART（補助生殖医療）によっても上昇している。多胎妊娠で生まれた乳児では、IUGR（子宮内胎児発育遅延）またはLBWを伴う未熟児で生まれてくるリスクが単胎出産よりも大きい。リスクの高い多胎妊娠では、母親が十分に体重を増加させることが特に重要であることが明らかになってきた。

多胎妊娠では、血漿量、代謝率、インスリン抵抗性の上昇など、通常の妊娠期の変化以上に母親の身体的適応が大きくなる（Goodnight and Newman, 2009）。この集団を対象とする最適体重増加量と乳児の在胎週齢を表16-3に表した。

双胎妊娠と高次多胎妊娠の最適栄養必要量はまだ明らかになっていない。表16-4には、一つの栄養摂取プランをまとめている。このプランでは、ヨウ素について具体的に示していないが、単胎妊娠の下限推奨量は220μg/日、許容上限量は18歳以下の母親で900μg、19歳以上で1100μgとなっており、多胎妊娠ではこれに見合う量が必要である。同じくコリンでも、単胎妊娠に対する食事摂取基準（DRI）量は450mg/日、許容上限量は18歳以下で3g/日、19歳以上で3.5gであり、多胎妊娠にとっても重要である。

妊娠期のサプリメント

妊娠期には、食事の栄養補助として、日常の摂取量よりも多く摂取するようエネルギー、タンパク質、ビタミン類、ミネラル類を追加する。母親の栄養状態の問題が多いほど、食事を

表 16-3

多胎妊娠における母親の体重増加と低出生体重児出生率

胎児数	生存出生数	LBW (%) (2,500g未満)	VLBW (%) (1,500g未満)	24週までの母親の体重増加(kg)	全妊娠期間の体重増加(kg)	在胎週数	平均出生体重(g)
1人	3,800,000	6	1	5.4	11.3～15.9	38～41	3,700～4,000
2人	96,445	50	10	10.9	18.1～20.4	36～37	2,500～2,800
3人	4,168	90	32	16.3	22.7～27.2	34～35	1,900～2,200

出典：Luke B: Managing maternal nutrition: prenatal and postpartum, Perinat Nutr Rep 3:2, 1997; Heron et al: Annual summary of vital statistics, 125:4, 2007.
LBW：低出生体重(Low birth weight)、VLBW：超低出生体重(very low birth weight)

表 16-4

双胎妊娠のための栄養素推奨量

栄養素	推奨量	備考
カロリー	正常BMIで40～45kcal/kg	妊娠前の体重、望ましい体重、または現時点の体重は特に設定していない。
タンパク質	総カロリーの14.4～18.1%	カロリー必要量によっては、175g/日まで上昇する可能性がある。
炭水化物	正常体重の妊婦では350g/日	糖分を少なくすることが推奨される。
脂質	正常体重の妊婦では156g/日	健康に良い脂質が推奨される。
ビタミンD	1,000IU/日	妊娠第1期と第3期初めには、母親の血中濃度を評価し、補給量を変更できるようにする配慮が必要である。
ビタミンC	500～1,000mg/日	これはUL1,800～2,000mg/日の半分量である。
ビタミンE	400mg/日	これはUL800～1,000mg/日の半分量である。
亜鉛	15mg/日 (T1)；45mg/日 (T2～3)	食事だけでは不十分になるため、サプリメントが必要である。
鉄	30mg/日	胎児が貧血状態にない場合。 Rosello-Soberon (2005)の報告によれば、単胎妊娠の鉄必要量は476mgであるが、双胎妊娠では869mg/日と推定されている。
葉酸	1,000mcg/日	
カルシウム	1,500mg/日 (T1)；2,500mg/日 (T2～3)	UL：2,500mg/日
マグネシウム	400mg/日 (T1)；800mg/日 (T2～3)	
DHA／EPA	300～500mg/日	

出典：Goodnight W, Newman R: Optimal nutrition for improved twin pregnancy outcome, Obstet Gynecol 114:1121, 2009.
BMI：体格指数(body mass index)、DHA：ドコサヘキサエン酸(docosahexaenoic acid)、EPA：エイコサペンタエン酸(eicosapentaenoic acid)、T：妊娠三半期(trimester)、UL：許容上限摂取量(tolerable upper limit)

改善し、サプリメントを併用すれば、妊娠結果への有益性はさらに大きい。リスクの高い妊娠のほか、栄養不良、薬物乱用、青少年の妊娠、間隔の短い妊娠、LBW（低出生体重）児の出産歴、多胎妊娠では、サプリメントを賢く使う必要がある。

米国農務省の支援の下、栄養のリスクがある妊婦には女性・乳幼児向け特別栄養補給支援プログラム（the Special Supplemental Nutrition Program for Women, Infants and Children [WIC]）への登録が推奨されている。WICプログラムは、アメリカ国民の受給要件を満たす妊婦に対し、分娩後6ヵ月間、母乳栄養の場合には分娩後1年間、乳幼児には5歳まで支援する（第10章参照）。「栄養のリスク」を判断する指標としては、貧血、妊娠期の低い体重増加、不適切な食事、乳幼児のFTT（成長障害）がある。妊娠結果に関する試験によれば、WIC登録者の乳児は平均出生体重、平均在胎週齢がともに高

いことが明らかである。

妊婦には、処方されているサプリメント、あるいは購入アドバイスを受けたサプリメントの栄養素について知識の乏しい人が多く、販売業者の中にもいる。表16-5に示したように、サプリメントの成分には大きな幅があり、配合が変わることも多い。妊婦用サプリメントの表示はよく読んでおこう。十分含有されている製品もあれば、葉酸と鉄を配合した幼児用マルチビタミン-ミネラルのチュアブル剤と変わらない製品もある。妊婦用サプリメントの約60％には推奨量（RDA）のヨウ素が含有されているが、ある分析によると、実際のヨウ

表 16-5

出産前に摂取したサプリメントの比較

栄養素	サプリメント使用例#1（カプセル錠3錠／日）	サプリメント使用例#2（カプセル錠2錠／日）	サプリメント使用例#3（錠剤2錠／日）	サプリメント使用例#4（錠剤1錠／日）	幼児へのマルチビタミン・ミネラル配合チュアブル(咀嚼)錠（成人には1錠／日）
ビタミンA (IU)	5,000（パルミチン酸レチノール2,000IUとカロテノイド配合3,000IU）	8,000（カロテノイド配合100％）	8,000（パルミチン酸レチノール4,800IUとβカロテン3,200IU）	4,000（βカロテン100％）	3,000
ビタミンD (IU)	1,000	400	400	400	400
ビタミンE (IU)	50	18.2	60	30	30
ビタミンK (μg)	100	—	—	—	—
ビタミンB_1（チアミン）(mg)	4	1.6	3.0	1.8	1.5
ビタミンB_2（リボフラビン）(mg)	3.6	1.7	3.4	1.7	1.7
ビタミンB_3（ナイアシン）(mg)	30	20	40	20	15
パントテン酸 (mg)	16	6	20	—	10
ビタミンB_6 (mg)	10	2.2	4	2.6	2
ビタミンB_{12} (μg)	200	2.6	12	8	6
葉酸(μg)	1,000（ホリナートカルシウム500μgと5-MTHF500μg）	1,000	800	800	400
ビタミンC (mg)	150	110	120	—	60
コリン(mg)			10	—	38
ビオチン(μg)	50	300	600	—	40
カルシウム(mg)	200	200	400	200	100
銅(μg)	2	2	2		2
鉄(mg)	45	27	20	28	18
クロミウム(μg)	100	120	—		—
ヨウ素(μg)	150	150	—		150
マグネシウム(mg)	100	80	300	—	20
亜鉛(mg)	25	15	20	25	12
セレン(μg)	50	70			—
マンガン(mg)	5	2	2		—
リン(mg)	—	—	—	—	100
ナトリウム(mg)	—	—	—	—	10

DHA：ドコサヘキサエン酸(docosahexaenoic acid)、5-MTHF：5-メチルテトラヒドロ葉酸(5-methyltetrahydrofolate)

素含有量がラベル表示と異なることが明らかになっている（Leung, 2009）。母親にとっても乳幼児にとっても、具体的に適切な選択ができるようなアドバイスが必要であることが多い。

栄養必要量

胎児の成長には栄養素の補給が必要であり、この必要量がRDA（推奨量）、目安量（AI）を含めDRI（食事摂取基準）で定義されている。DRIは本書表紙裏に記載している。

エネルギー

妊娠および胎児の成長の代謝要求量を支えるため、妊娠期にはさらにエネルギーを追加する必要がある。単胎妊娠では代謝が15％上昇する。2002年のDRIでは、妊婦のエネルギー必要量について、妊娠第1期には妊娠していない女性と同量、第2期には340〜360kcal/日の増加、第3期にはさらに112kcal/日の増加を基準としている（Institute of Medicine [IOM], 2002）。母親の体重増加が望ましい範囲内であっても、エネルギー生成と基礎代謝率の個人差により、エネルギー許容摂取量には幅がある。

● **運動** 身体の運動に消費されるエネルギーは、エネルギー消費量全体で最も個人差が大きい。身体の運動では、エネルギー消費量が体重に比例して増大する。しかし、ほとんどの妊婦は動作を緩慢にすることにより体重増加を補っている。このため、1日の総エネルギー消費量は実質的に妊娠前とそれほど変わらない。

過度の運動と不適切なエネルギー摂取が重なると、最適母体重増加に達せず、胎児の発育不良を招く。このため、妊婦は必ず担当の医療専門家と運動について相談する必要がある。妊娠期には、高所での運動により、特に標高の高い場所に順応できない場合には、胎児への酸素送達に支障をきたす。標高1600mの地域に住む住民よりも3100mの住民のほうが、安静時の子宮血流量が低く、運動時には、運動の強度と継続時間に比例してさらに血流量が低下する可能性が高い。

● **エネルギー摂取制約の影響** かつての通説に、母親の栄養が欠乏しても、胎児は母親のエネルギーを費やして発育するという考え方があった。しかし、飢餓から得られた証拠から、この仮説がはっきりと否定されている。現在では、母親の栄養不良は、胎児が受ける影響に比べれば少ないとする考え方が正しい。エネルギーが大きく制約されると、一つの結果としてケトン体産生が上昇する。胎児はケトン体を代謝する能力が少ないが、母体のケトン体血症の短期的長期的影響は明らかにされていない。動物およびヒトのデータからは、通常、妊娠期にはケトン体がさまざまな時期に胎児の脳に存在していることがわかっている。食事を摂らない夜間の後では、妊婦の血中ケトン体濃度が妊娠していない女性より高く、ケトン体尿が検出されることもある。ケトン体尿が存在すれば、エネルギーを供給する主要栄養素が不足している指標となり、ビタミンとミネラルの摂取量も低下している。参考情報

参考情報 16-4
胎児の栄養不良の原因

脳卒中など母親の状態の急激な変化
消化器疾患、消化管のがん、胃バイパス術
妊娠悪阻
感染症
寄生虫感染症
戦争、飢餓、自然災害（地震、津波など）による食糧不足
吸収不全を引き起こす母親の胆嚢疾患
拒食症など母親の摂食障害の進行
多胎妊娠
異食症
胎盤の問題：前置胎盤、高血圧症、胎盤早期剥離
貧困

16-4に胎児の栄養不良の原因をいくつか解説している。

タンパク質

母体と胎児の組織合成を支えるため、妊婦にはタンパク質摂取量を追加する必要があるが、この増加分の量ははっきりしていない。妊娠期間を通してタンパク質必要量は増大し、妊娠第3期に最大になる。現行の妊娠前期タンパク質推奨量（RDA）は0.8g/kg/日で、妊娠していない女性と同じである。妊娠前の体重に対して1.1g/kg/日として、妊娠後期には71g/日まで増量する必要がある（IOM, 2002）。追加の25g/日は胎児一人について推奨される量である。3500kcal/日を消費する双胎妊娠で正常体重の妊婦では、追加分が175g/日になる（Goodnight and Newman, 2009）。

妊娠期のタンパク質欠乏症は有害な転帰をもたらす。タンパク質とエネルギーの摂取量が少ない状態は、通常、同時に発生するため、エネルギー欠乏の影響なのかタンパク質欠乏の影響なのかを識別するのは難しい。

炭水化物

妊娠期の炭水化物摂取量の食事摂取基準（DRI）は、推定平均必要量（estimated average requirement [EAR]）が135g/日、RDA（推奨量）が175g/日である（IOM, 2002）。この135〜175g/日は、妊娠期、食事で十分なカロリーを取り、ケトーシスを予防し、適切な血糖値を維持するために推奨されている。平均カロリー摂取を2000kcal/日とすると、炭水化物175gは35％の700kcalに変換される。もっと多くのカロリーを消費する女性では、この量が多くなるが、妊娠のために毎日あらゆる栄養素を摂取するためには、炭水化物の選択を慎重にする必要がある。

繊維質

ミネラル、ビタミンおよび繊維質を追加するために、全粒のパンとシリアル、緑黄色野菜、生や乾燥の果物を毎日摂取するようにする。妊娠期の繊維質食事摂取基準（DRI）は28g/日で（IOM, 2002）、これを満たせば妊娠期の便秘解消に役立つ。

脂 質

妊娠期の脂質DRIは設けられていない。食事から摂る脂質の量は、適切な体重増加のためのエネルギー必要量として判断すべきである。しかし、食事にはω-6多価不飽和脂肪酸（リノール酸）の摂取量（AI 13g/日）とω-3多価不飽和脂肪酸（α-リノレン酸）の摂取量（AI 1.4g/日）が推奨されている（IOM, 2002）。ドコサヘキサエン酸の推奨量は300mg/日である。必須脂肪酸必要量は、魚の切り身を週に1～2枚摂取すれば満たすことができる（Simpson et al., 1020b）。*注目情報*「妊娠期と授乳期のω-3系脂肪酸」を参照。

ビタミン

最適な妊娠結果のためにはあらゆるビタミンが必要とされる。ビタミンの種類によっては、食事から必要量を満たすことができるものもあれば、サプリメントが必要なものもある。妊娠期のきわめて早くに周産期のマルチビタミンサプリメントを開始すれば、乳児の心臓障害のリスクを減らすことができる。ビタミンとミネラルのほとんどの推奨量は、妊娠していない女性の推奨量に約15％増加されている。表紙裏のDRI表を参照。

● **葉酸** 妊娠していない成人女性に推奨される摂取量は、食事から葉酸塩として摂取する400μg/日である。妊娠期には、母親の赤血球産生およびDNA合成のために、そして胎児と胎盤の成長のために葉酸必要量が増加する。米国疾病管理予防センターでは、妊娠可能年齢の全女性に葉酸摂取量の増加を、肥満女性にはさらに多い増加を推奨している。アメリカでの全妊娠の半数以上が意図されない妊娠で、妊娠に気づく前の受胎後28日までには神経管が閉鎖する（Goldberg et al., 2006;表16-1参照）。アメリカでは、強化食品（穀物）による葉酸の平均摂取量は128μg/日にとどまっているため、サプリメントまたは強化食品から合成型葉酸400μg/日を追加する必要がある（Simpson et al., 2010a）。

葉酸欠乏症では個々の細胞のDNA合成と有糸分裂の速度低下が起る。欠乏症を示唆する白血球の形態学的および生化学的変化が生じたのちに、葉酸欠乏症の最終段階である顕性巨赤芽球性貧血へと進行するが、妊娠第3期までは発現しない（第33章参照）。母親の葉酸欠乏症により、口唇裂、口蓋破裂、NTD（神経管欠損）など、先天性奇形の発症率が増大する。実際にアメリカでは、毎年新たに約2500例のNTDが発症しており、NTD再発率は2～10％に上ると思われる。赤血球中葉酸塩濃度が906mmol/L（400ng/mL）を超えるとNTD発症がごくわずかになる。

タバコ、中等量から大量のアルコール、麻薬を常用する女性は、葉酸塩濃度が限界に達しているリスクがあり、吸収不良症候群の女性、食事性葉酸塩のメチル化や代謝動員に遺伝的な

◎ **注目情報**

妊娠期と授乳期のω-3系脂肪酸

われわれの祖先は、ω-3系脂肪酸とω-6系脂肪酸とを1対1の同量で食事から摂取していた。現在のアメリカの食事では、ω-3系脂肪酸とω-6系脂肪酸とは推定で1対10の割合になっている。何世紀にもわたりω-3系脂肪酸摂取量は劇的に低下したが、このことが全般的な疾患の蔓延や妊娠結果に影響を及ぼしていると考えられている。

脂肪酸はあらゆる細胞膜に見られる。胎児の脳乾燥重量の60％を占め、この半分がアラキドン酸などω-6で、残りの半分がドコサヘキサエン酸（docosahexaenoic acid〔DHA〕）などω-3である。DHAは、胎児の中枢神経系および網膜の成長と発達に重要であることから、出生前の食事には十分にDHAの前駆体を取り入れるべきである。妊娠期と授乳期には300mgが推奨されている（Institute of Medicine, 2002）。DHAが豊富な食物は主に脂肪の多い冷水魚で、妊娠期には水銀含有量の低い魚を食事で週に2～3回とれば、DHA量を十分に摂取できると思われる。水銀含有量が低く、DHAの濃度が高い魚にはイワシがある。消費者に対しては、「安全な魚」に関するガイドラインに従い、ウェブサイト "http://www.seaturtles.org/gotmercury.htm" の情報に注意するよう勧告が出されている。

妊婦と授乳中の女性の食事に、DHA含有量を増やすには、ほかにもω-3強化卵やDHAサプリメントの摂取がある。ω-3系脂肪酸が豊富な野菜には、亜麻仁やナッツ、特にクルミやクルミ油があるが、DHAへの変換効率が良くない。魚にアレルギーのある妊婦は藻類由来のDHAサプリメントを探すとよい（Arterburn et al., 2008）。サプリメントの購入には、DHAまたはタラ肝油の含有を確かめる必要がある。タラ肝油には重要なビタミンA（レチノイン酸）が豊富に含まれている。

母乳栄養では、母親がDHAを含む食物を十分に食べれば、乳児は母乳を通してDHAが得られる。もし、魚やDHAサプリメントを摂取していなければ、DHAの液体サプリメントを乳児に与えることもできる。ほとんどの調製乳ではDHAが強化されている。

違いがある女性も同様である。第5章および第8章を参照。フェニトイン、カルバマゼピン、ジフェニルヒダントインなど抗けいれん薬、経口避妊薬、利尿薬トリアムテレン、抗生物質トリメトプリムを使用している女性の乳児には、奇形が発症する可能性がある。葉酸のサプリメントはけいれん発作の限界値を下げる可能性があることから、抗けいれん薬を使用している女性が葉酸の服用を開始する場合には、厳重な監視が必要である。

● ビタミンB_6　ビタミンB_6は、特にアミノ酸代謝でおよそ50の脱炭酸酵素とアミノ基転移酵素の補因子として働く。ビタミンB_6は、神経伝達物質形成にかかわる多数の反応を触媒するが、この作用が嘔気や嘔吐の緩和に関与しているか否かは明らかではない。肉類、魚類、鶏肉には豊富に含まれていることから、欠乏症は少なく、出産前に日常的に摂取していれば十分である（Simpson et al., 2010a）。1日に25mgを3回も服用する大量投与の効果は疑問視されている。

● ビタミンB_{12}　酵素反応と、メチオニンおよびテトラヒドロ葉酸の生合成には、コバラミンが必要である。B_{12}はもっぱら動物由来の食品（肉類、乳製品）に含まれている。このため、ベジタリアンには食事性ビタミンB_{12}の欠乏の最も大きなリスクがあり、サプリメントを使用する必要がある（Simpson et al., 2010a）。葉酸塩とビタミンB_{12}の両者の欠乏は、成人のうつ病と関連がある。胎児の脳が発達している時期にビタミンB_{12}の摂取が不足すると、乳児の認知と運動の発達に影響が及ぶ懸念がある（Black, 2008）。

● コリン　体内では代謝要求量を満たす十分な量を合成することができないことから、コリンは必須栄養素である。細胞膜、細胞情報伝達、神経インパルス伝達の構造的統合のために必要であり、メチル基の重要な供給源でもある。母親にコリンのサプリメントを投与した葉酸欠損マウスでは、コリンが十分な神経発生を支えている（Craciunescu et al., 2010）。IOM（米国医学研究所）は、妊娠期には、妊娠していない女性より25mg多い450mg/日のコリン摂取を推奨している。コリンの豊富な食品は、牛のレバー、豚肉、鶏肉、七面鳥の肉、魚、卵黄、大豆のレシチン、麦芽である。こうした食品を食べていない妊婦にはサプリメントが必要となる。妊婦用サプリメントの一般的な銘柄では、多くがコリンを含有していないためコリン含有量を評価する必要がある。

● ビタミンC　アスコルビン酸は、コラーゲン合成に関与し、抗酸化物質として機能する。アスコルビン酸を豊富に含む食品の日常の摂取が奨励される。現時点では、前期破水および妊娠高血圧症候群（旧称「妊娠中毒症」）の予防のためのビタミンCサプリメントは推奨されていない。

● ビタミンA　ビタミンA欠乏症には発展途上国の眼球乾燥症が報告されているが、催奇形性もある。ヒト臍帯血中ビタミンA濃度には、出生体重、頭囲、身長、在胎期間と相関がある。母親のビタミンA濃度が低いと新生児の腎臓が小さくなる可能性がある（Goodyer et al., 2007）。未熟児で生まれた乳児では、ビタミンAの貯蔵が低く肺機能が劣る（Darlow and Graham, 2009）。

妊娠期のビタミンAサプリメントは必ずしも必要というわけではなく、発展途上国でも3,000μg（10,000IU）/日を超えてはならない（Simpson et al., 2010b）。きわめて高用量のビタミンA（>30,000IU）は神経堤異常のリスクを高める（Neural Crest and Associated Disorders, 2009）。にきび治療薬イソトレチノイン（Accutane）を服用している女性は妊娠する前に服用を中止する必要がある。イソトレチノインはビタミンAの類縁体であることから、服用を続けたまま妊娠すると、乳児は奇形のきわめて高いリスクにさらされる（NICHD, 2001）。

● ビタミンD　ビタミンDとこの代謝産物は胎盤を透過して、胎児の血液中に母体循環と同じ濃度でみられる。ビタミンDは、免疫機能と脳の発達を高める（Feron et al., 2005）。ビタミンDは、サイトカイン（Th_1とTh_2）の調節、多発性硬化症、糖尿病、自閉症において何らかの働きをする。妊娠期にビタミンD濃度が低いと、妊娠高血圧症候群に罹患しやすくなり、妊娠による高血圧状態に陥る妊婦が8％に上る（Duley, 2009）。母親のビタミンD欠乏症が新生児の低カルシウム血症の原因となり、胎児に不十分な骨石灰化、歯のエナメル質の形成不全、けいれんの形で現れる場合がある（Cambadoo et al., 2007）。

ビタミンDが欠乏している母親から生まれる乳児では、ビタミンDの血中濃度が低いことが多い。日照の曝露量が低い北方地域に住み、肌が浅黒くベールで覆っている女性のビタミンD欠乏症が、ますます認識されるようになった（Simpson et al., 2010b）。ビタミンD濃度が低いまま妊娠しているリスクがあるのは、BMIが30より大きい女性や日焼け止めの使用頻度が高い女性の食事による栄養摂取が乏しい場合である。筋肉の運動性の低さはビタミンD欠乏症と関係がある。帝王切開分娩の割合は、ビタミンDの状態と反比例する（Merewood et al., 2009）。血清中濃度を20ng/mL（50nmol/L）以上の望ましい濃度にするためにビタミンDサプリメントが必要となる場合がある（Simpson et al., 2010b）。しかし、過剰なビタミンDは有害であるため、過剰に摂取してはならないと警告すべきである。

● ビタミンE　妊娠期には、ビタミンEの必要量が増える。妊娠期のビタミンE欠乏症が流産、早期産、妊娠高血圧症候群、IUGR（子宮内胎児発育遅延）の原因になると考えられている（Gagne et al., 2009）が、ヒトの妊娠におけるビタミンE欠乏症についてはまだ具体的な報告がない。ビタミンEは、重要な親油性抗酸化物質である。多くのトコフェロールおよびトコトリエノールのうち、α-トコフェロールが生物学的に最も活性が高く、あらゆるリポタンパク中に存在する（第3章参照）。

● ビタミンK　ビタミンKが最も豊富な食品は緑黄色野菜であり、通常の食事から十分量のビタミンKが摂取されていない。ビタミンKには、骨の健康のほか、血液凝固の恒常性に重要な役割があるため、妊娠期に十分量を摂取することが不可欠である。妊娠悪阻（HG）、クローン病、胃バイパス術の

病歴がある女性には、ビタミンK欠乏症が報告されている（Brunnetti-Pierri et al., 2007）。

ミネラル

● **カルシウム** 妊娠期には、ホルモンの因子がカルシウムの代謝に強く影響を及ぼす。胎盤から分泌されるヒト絨毛性ソマトマンモトロピンにより、母体の骨代謝速度が高まる。エストロゲンは骨吸収を抑制し、これを補うために副甲状腺ホルモンの放出を促して消化管からの母体のカルシウム吸収を高めながら、母体の血清中カルシウム濃度を維持する。この一連の変化の正味の作用とは、漸増する胎児の骨石灰化への要求量を満たすために、カルシウム貯蔵を促すことである。胎児の高カルシウム血とこれに続く内分泌調節が、最終的に石灰化の過程を刺激する。

妊娠期にはカルシウム約30gが貯蔵され、そのほとんど（25g）が胎児の骨に蓄えられる。残りは母体の骨に貯蔵され、授乳のカルシウム要求量を満たすために保存される。妊娠第3期には、ほとんどの胎児が平均体重増加量300mg/日で大きくなる。

妊娠期カルシウム許容上限摂取量は2,500mg/日である。食事性カルシウムの摂取過剰はあまり生じない。しかし、胸やけや胃食道逆流症のために制酸剤を飲みすぎることにより、カルシウムの血清中濃度が上昇することもある。

● **銅** 妊婦の食事には銅がきわめて少ないことが多い。銅欠乏症は胚子の発育に変化をもたらし、誘発性銅欠乏症では催奇形性が認められている。メンケス病のような遺伝子の変異のほかにも、亜鉛または鉄の過剰摂取、ある種の薬剤、肥満治療手術による二次的な欠乏症がある（Uriu-Adams et al., 2010）。こうした欠乏症が、銅酵素活性の低下、酸化的ストレスの増大、鉄代謝の変化、タンパク質の異常架橋、血管新生の減少、細胞情報伝達の変化の原因になる（Uriu-Adams et al., 2010）（第3章参照）。

● **フッ素** 出生前の発育におけるフッ素の役割には見解が分かれている。乳歯列の発達は妊娠10〜12週に始まり、第6〜9ヵ月では、まず永久歯の大臼歯4本と永久歯の切歯8本が形成される。こうして妊娠期に32本が発生する。分かれている見解とは、フッ素が胎盤を通ってどれだけ運搬されるのか、そして子宮内に運搬されたフッ素が虫歯になりにくい永久歯の発生においてどれほどの重要性をもつのかということである（第26章参照）。

● **ヨウ素** ヨウ素はチロキシン化合物の一部であり、主要栄養素の代謝に重要な役割を果たす。妊娠期のヨウ素が十分であると、子供の知能指数が高くなり、注意欠陥／多動性障害は比較的軽度のヨウ素欠乏症と関連がある（Hoy-Rosas, 2009）。受胎前にヨウ素を確実に摂取できなかった場合には、妊娠第2期末期までにヨウ素のサプリメントを使用することにより欠乏症の影響から胎児の脳を守ることができる（第3章参照）。十分なヨウ素を確実に摂取するために、ヨウ素添加塩によって食事を強化することが多い。しかし、海産物や魚の低い摂取量、ヨウ素欠乏土壌で生育した農産物、ヨウ素無添加塩を使用している食品産業のために、世界中の多くの人にはヨウ素欠乏症のリスクがある。他諸国から移住してくる女性では、その国の農業用土壌にヨウ素含有量が少なければヨウ素の状態が低い。尿中ヨウ素濃度が低ければ、ヨウ素のサプリメントを使用する必要がある（Simpson et al., 2010b）（表16-6を参照）。

● **鉄** 妊娠期、母体の血液供給が著しく上昇するため、鉄の必要量も大きく上昇する。妊娠期の正常赤血球量は20〜30％増大する。妊婦には、妊娠期間を通して鉄700〜800mg（造血に500mg、胎児および胎盤組織に250〜300mg）を追加する。大きくなるのはほとんどが妊娠20週以降で、母体と胎児の必要量も最大になる。

鉄を処方する前には、妊娠第1期のフェリチン濃度を確認する。食品に含まれるアスコルビン酸が鉄の吸収を高める。

表 16-6

ヨウ素の栄養評価

ヨウ素の尿中排泄量（μg/L）	ヨウ素の排泄量に相応する摂取量（μg/日）	分類と合併症
<20	<30	不十分：重度の欠乏症
20〜49	30〜47	不十分：中等度の欠乏症
50〜99	75〜149	不十分：軽度の欠乏症
100〜199	150〜299	十分：最適な栄養状態
200〜299	300〜499	十分以上：罹患しやすい集団では、5〜10年でヨウ素誘発性甲状腺機能亢進症を発症するリスクがある
>300	>449	ヨウ素誘発性甲状腺機能亢進症、自己免疫性甲状腺疾患など有害な健康転帰のリスク

出典：World Health Organization, United Nations Children's Fund, Assessment of iodine deficiency disorders and monitoring their elimination, pg 33, ISBN 978 92 4 159582 7, 2007.

鉄投与によって貧血が改善されない場合には、ビタミンB6の状態を調べるよう勧告されている（Hisano et al., 2010）。多くの女性は、妊娠による生理学的必要量に充てる十分な鉄貯蔵がないまま妊娠してしまうため、鉄のサプリメント（通常第一鉄塩）が必要であることが多い。妊娠第3期、妊娠当初、あるいは妊娠していなくとも、血清中フェリチン値が20μg/L以下、ヘマトクリットが32％以下、ヘモグロビン値が1.9g/dL以下の場合には、サプリメントが必要となる（Simoson et al., 2010b）。鉄摂取が不十分であると、ヘモグロビンの形成不良に至り、ひいては子宮、胎盤、発育する胎児への酸素送達に支障をきたすことになる。母体の貧血では心拍出量を増大させるために心臓に負担がかかり、早期産、胎児の発育遅延、LBW（低出生体重）などにつながり、新生児の健康に支障をきたす。

母親と乳児の鉄の過剰摂取による合併症については、妊娠糖尿病（GDM）との関係を示唆する試験がいくつかある（Chen et al., 2009）。

● **マグネシウム** 正期産児は在胎中にマグネシウム1gを蓄積する。米国医学研究所（IOM）は、妊娠中のマグネシウムサプリメントにより、妊娠高血圧症候群とIUGR（子宮内胎児発育遅延）の発症率が低下することを報告している（「浮腫と脚の痙攣」参照）。

● **リン** リンは多岐にわたる食品の中に含まれ、食事をしていれば欠乏症になることはまれである。重度の嘔吐などによって飢餓状態に陥っている女性では、「リフィーディング症候群」を示す低リン濃度がみられる。リンはアデノシン三リン酸（Adenosine triphosphate [ATP]）の成分としてエネルギー代謝に重要であるため、低リン酸血症に陥ると生命を脅かすことになる。この場合には、すぐに静脈からリンを補給する（Stanza et al., 2008）。

● **ナトリウム** 妊娠期のホルモンの環境はナトリウム代謝に影響を与える。母体の血液量が増大すると、糸球体のナトリウムろ過速度が5,000〜10,000mEq/日に増大する。代償機序が体液と電解質の平衡を維持する。

浮腫のある妊婦では、食事性ナトリウムの厳格な制限や利尿薬の使用は推奨されていない。ナトリウム制限を厳格にすると、レニン-アンギオテンシン-アルドステロン系に応力がかかり、水中毒および腎と副腎の組織壊死を引き起こす。塩分ないしナトリウムの濃度の高い食品の摂取を控えめにすることは万人に適していることであるが、妊娠期では通常、積極的な制限は妥当ではない。ナトリウム摂取量は2〜3g/日を超える量を維持すべきである。ヨウ素添加塩の使用を勧める。

● **亜鉛** 食事性亜鉛が欠乏していると、母親の骨中の貯蔵亜鉛が効果的に動員されない。このため、亜鉛の打撃的な状態がすぐに発生する。亜鉛欠乏症には高い催奇形性があり、胎児では先天性奇形や脳の発達異常、新生児では行動異常をもたらす。また、低い亜鉛濃度によりビタミンAの状態にも悪影響をもたらす。血漿中亜鉛濃度の低い女性では、体重2,000g以下の乳児を出産するリスクが2.5倍になり、19歳以下の女性ではリスクがさらに高くなる（Rwebembera et al., 2005；Scheplyagina, 2005）。恒常性機序により、不十分な摂取量にもかかわらず数週間は血漿中濃度を維持することができるため、血漿中亜鉛濃度を用いて栄養状態を評価するには注意が必要である（Charney and malone, 2009）。亜鉛は赤身肉、カキなどの魚介類、未精製の穀物から摂取することができる。追加的なサプリメントの使用は、通常必要としない（Simpson et al., 2010b）。

妊娠期の食事摂取指標

食品群別推奨摂取量

妊娠期に増加する必要量は「一日の食品摂取指標」（表16-7）により満たすことができる。参考情報16-5では栄養管理についてまとめている。

カルシウム摂取

妊婦にとって牛乳は、増加するカルシウム必要量を満たすカルシウム栄養源である。牛乳には、全乳、低脂肪乳、脱脂乳、脱脂粉乳、バター乳、乳酸菌ミルク、Lactaid調製乳、練乳など多数の選択肢がある。このほかにも強化豆乳、強化ライスミルクなど穀物乳、強化ナッツミルク、ヨーグルトがある。ヤギ乳もあるが、たいてい葉酸塩成分が低い。脱脂粉乳約1/3カップの栄養は液体乳1カップ（240mL）に相当する。牛乳は、1杯の液体乳に脱脂粉乳を大さじ2杯加えると、カルシウム、タンパク質、カロリーを強化することができる。

あらゆる乳製品に動物由来のビタミンD_3が豊富というわけではない。豆乳類は動物由来ではないビタミンD_2が豊富であるためベジタリアンに好まれるが、ビタミンD_2の力価はビタミンD_3の3分の1にも満たない。

ほかにも、ホウレンソウやケールをはじめとする緑黄色野菜、豆腐、缶詰のサケ、アーモンド、カルシウムの多い飲料やジュースなど、カルシウムを含有した多くの食品がある（第3章、表3-25を参照）。主に白人以外の女性では、牛乳の二糖類

参考情報 16-5

妊娠期の栄養管理のまとめ

1. 栄養必要量を満たし、出産までの30週間、週に約0.4kg体重増加させるエネルギー摂取量。
2. 栄養必要量を満たすタンパク質摂取量。約25g/日を追加する。多胎妊娠の場合には、追加分を胎児一人当たり25g/日とする。タンパク質からのエネルギー摂取を20％にする。
3. 過剰にならず、2〜3g/日程度の「ヨウ素添加」ナトリウムを摂取。
4. 推奨量（RDA）を満たすミネラルおよびビタミン摂取量（葉酸と場合により鉄もサプリメントが必要である）。
5. アルコールは一切飲まない。
6. 食品、水分、環境から毒性物質や栄養のない物質をできるだけ排除する。

表 16-7 女性のための一日摂取目安量

食品群	一食分の最小g数		
	妊娠していない11〜24歳	妊娠していない25〜50歳	妊娠中または授乳中
タンパク質、食品	142*	142*	198†
乳製品	85	57	85
パン、穀物	198	170	198
全粒	113	113	113
栄養強化	85	85	85
果物、野菜	142	142	142
ビタミンCが豊富なもの	28	28	28
βカロテンが豊富なもの	28	28	28
葉酸塩が豊富なもの	28	28	28
その他	57	57	57
不飽和脂肪類	85	85	85

出典：Nutrition during pregnancy and the postpartum period: a manual for health care professionals, 1990, California Department of Health Services, Maternal Child Health Branch.
* タンパク質142g（5oz）は動物性タンパク質に相当。植物性タンパク質からは週に3サービング以上摂取する必要がある。
† タンパク質198g（7oz）は動物性タンパク質に相当。植物性タンパク質からは週に1サービング以上摂取する必要がある。

である乳糖を消化しにくいため、牛乳は少量で、あるいは火を通して摂取するとよい。場合によっては、乳酸カルシウムや炭酸カルシウムなどのカルシウムサプリメントを処方する（第25章参照）。

水分

主に水などの質の良い水分を1日に8〜10杯飲むことが推奨される。全米科学アカデミーによる2004年の報告では、AI（目安量）として1.5L/日、許容上限摂取量として2.3L/日を設定しているが、体格のほか気候条件の評価も考慮する。十分な水分補給は健康であるという全体的な自覚を高める。妊婦には頻尿の愁訴が多いが、最適な水分補給により尿路感染症、腎臓結石、便秘のリスクが低下する。

アルコール

動物実験にも人を対象とした調査でも、母親のアルコール摂取量と新生児の催奇形性および各種の異常との間に関連がみられる。胎児性アルコール症候群（FAS）の特徴には、出生前後の成長障害、発達遅滞、小頭症、目の変容（内眼角贅皮の巻き込みなど）、顔面の異常、骨関節異常がある（図16-4）。しかし、胎児性アルコール症候群の現行の診断基準では、妊娠期に母親の飲酒による悪影響を受けた多くの子供を生まれてすぐに特定することができない。アルコールは遺伝子発現を変化させる。一連の変化とは、中枢神経系の発達、臓器の形態形成、免疫学的反応、内分泌機能、鉄の恒常性、さらに骨格系、心血管系、軟骨の発達と関連のあるタンパク質にかかわるものである。

妊娠期のアルコール摂取には、流産、胎盤早期剥離、LBW（低

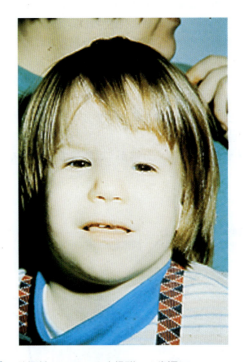

図16-4　胎児性アルコール症候群の1歳児
出典：Streissgutb AP et al: Teratogenic effects of alcohol in humans and laboratory animals, Science 209:353, 1980.

出生体重）児の出産、精神遅滞、認知機能障害の割合の上昇と関連があった。米国産科婦人科医学会（American Congress of Obstetricians and Gynecologists [ACOG]）以外にも「マーチ・オブ・ダイムズ」など専門家組織では、妊娠期にアルコールを摂取しないことを推奨している。低アルコールのワインやビールにもアルコール分が少量含まれており、禁忌とされ

ている。アルコールがもたらす胎児の障害への相次ぐ警告にもかかわらず、妊娠期にアルコールを摂取し続ける女性が後を絶たない（Crozier et al., 2009; Hannigan et al., 2009）。

食品中の非栄養物質

● **人工甘味料**　アメリカで市販されている人工甘味料は、化学名で「サッカリン」、「アセスルファムK」、「スクラロース」、「アスパルテーム」、それぞれ商標名でSweet 'n' Low、Sunette (Sweet One)、Splenda、Equal、Nutra-Sweetである。

サッカリンは、超高用量ではラットに弱い発がん性がみられる。しかし、妊娠期における摂取量は制限されていなかった。妊婦のアセスルファムK摂取は、ヒトの妊娠期に関する長期間の試験はないが安全とされている。サッカリンもアセスルファムKも胎盤を透過し母乳中に現れるが、胎児または乳児への有害作用は知られていない。スクロース由来の炭水化物スクラロースは、1998年、米国食品医薬品局（Food and Drug Administration [FDA]）により、あらゆる食品への一般使用が許可された。動物への高用量投与では、変異原性または催奇形性は認められなかった。

アスパルテームは、妊娠にかかわらずフェニルケトン尿（PKU）の女性には安全ではない。アスパルテームはフェニルアラニンとアスパラギン酸に代謝される。PKUの女性は生涯にわたり低タンパク食を摂取するよう勧告されており、特に妊娠している場合には、必ず有資格栄養専門家の指示に従う必要がある。血液循環中のフェニルアラニン濃度が高くなると、胎児の脳に損傷を与える（第44章参照）。

甘味料として利用される植物ステビアには胎児の発育への影響が認められなかった。

● **ビスフェノールA**　内分泌かく乱物質であるビスフェノールA（BPA）は、ヒトの特に胎児の甲状腺機能に影響を及ぼす。また、肝臓の酵素を活性化し、血清中T_4の半減期を短縮させる（Pearce and Braverman, 2009）。妊婦の食事からはできれば取り除く必要があり、アメリカだけでなく多くの国で、新生児の食事に使用されるプラスチックのボトルや皿からこの成分が除去されている（Kubwabo et al., 2009）。

● **鉛をはじめとする汚染物質**　アメリカでは食品に汚染物質が存在することは、例外的なことであるがあり得る。こうした汚染物質は、高濃度になると胎盤から胎児へと運ばれる（図16-5）。表面加工の質の低い食器や鉛クリスタルのデカンタには高量の鉛成分が含有されていることが多い。ポリテトラフルオロエチレン（テフロン）表面加工の古い調理器具からは、汚染物質が出てくるため避けるべきである。妊婦には、カルシウムのサプリメントとしてドロマイトを使用しないよう勧告すべきである。ドロマイトは海の貝殻やサンゴ由来のもので、貝殻やサンゴには、産業廃棄物の海への投棄により鉛などの重金属が含有されている。

● **リステリア菌**　アメリカでは、毎年2500人がリステリア菌に感染しており、このうち500人が死亡している。妊婦のリステリア菌への感染は、他の健康な成人の20倍になっている。リステリア菌は、流産、胎児および新生児の髄膜炎の原因として知られている。リステリア菌は土壌伝播性の生物であり、感染症は動物由来の汚染食品や汚染された生野菜を摂取することにより生じる。生乳、魚介類の燻製、ソーセージ、パテ、ソフトチーズ、デリカテッセンの加工肉、火を通していない肉類が感染源になりうる。摂取する前には、汚染水に触れた製品を飲用水でよく洗う必要がある。

● **メラミン**　メラミンは化学的添加物で、中国で調製乳の窒素成分を増やすために違法に添加された。メラミンは有毒物

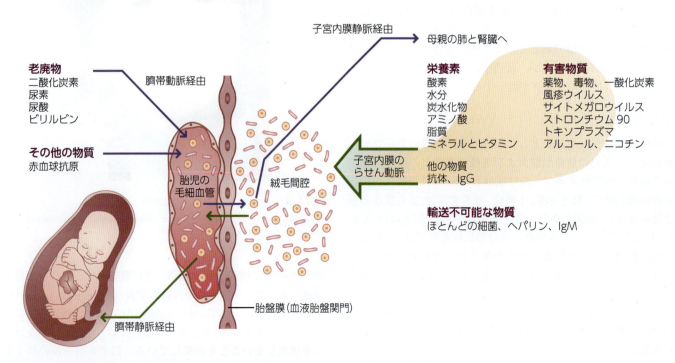

図16-5　物質の胎盤膜（血液胎盤関門）輸送。Ig：免疫グロブリン（Immunoglobulin）

質であり、乳児が摂取すると腎臓を損傷し死に至る（Wen et al., 2010）。

● **水銀** 2001年1月、米国農務省（USDA）および米国食品医薬品局（FDA）は、妊婦、授乳中の女性、妊娠可能年齢の女性に、サメ、サバ、タイルフィッシュ（アマダイ科）、マグロ、メカジキの摂取について、約113gを週に2回までの摂取に制限するよう警告した。ほとんどの魚に微量のメチル水銀が検出されるが、水銀汚染された工業地帯付近から水揚げされた魚は濃度がさらに高くなる。通常、ほとんどの魚のメチル水銀濃度は0.01未満～0.5ppmである。人の上限摂取量1ppmのFDA制限量に達する魚介類は、サメ、メカジキ、大型マグロ（寿司または刺身に用いる魚類）、タイルフィッシュ、キング・マッケレル（オオサワラ）以外にほとんどない。魚介類（缶詰のマグロ、エビ、スケトウダラ、サケ、タラ、ナマズ、ハマグリ・アサリ、ヒラメ・カレイ、カニ、ホタテ貝）には、まだ水銀汚染のリスクがあり、女性には最新の情報を定期的に確認するよう勧告されている。養殖魚は酸性雨による水銀汚染にさらされている。

● **ポリ塩化ビフェニル** アメリカでは、1976年までにポリ塩化ビフェニル（PCB）が12億ポンド（約54万t）以上生産され、半分が依然として水系に残されている。PCBは皮膚および肺を通して吸収されることもあるが、主としてサケ、レイクトラウト（イワナの一種）、コイなど、汚染された脂肪の多い魚の摂取により体内に入る。PCBは胎盤を透過し母乳にも容易に浸透するため、妊婦、授乳中の母親、妊娠可能年齢の女性は、PCBに汚染されていることがわかっている水域の魚類を摂取してはならない。水銀、PCBなどの汚染物質に関して疑問があれば、国有地および自然資源保護当局に直接問い合わせることができる。

渇望と有害な思い込み、忌避と嫌悪

ほとんどの女性は妊娠期に食事内容が変わる。この変化には、医師の助言、文化的信仰によるものもあれば、食の好みや食欲の変化によるものもある。食品忌避とは、妊娠期にはある種の食物を摂取しないようにする母親の意識的な選択を反映するものではない。食品忌避の理由としては、嗅覚の増強によって生じる匂いへの強い嫌悪感、特定の食品を食べたり匂いをかぐと気分が悪くなる咽頭反射の増強、あるいはガストリンによる緩和の変化がある。

● **渇望と嫌悪** 渇望と嫌悪とは、妊娠以前には異常な感覚を覚えなかった食物を含めて、食物に対して抱く強い欲求や強い嫌悪感である。ほとんどに共通して渇望される食品は、甘味菓子や乳製品か、すぐに食べられる食品である。反対に、ほとんどに共通して嫌悪の対象となるのは、アルコール、コーヒーなどカフェインの含まれる飲料や肉類が報告されている。しかし、渇望も嫌悪も特定の食物または食品群に限定されることはない。

● **異食症** 妊娠期の非食品物質の摂食（異食症）はほとんどが、土食症（土や粘土の摂食）またはデンプン貪食（洗濯のりなどのデンプンの摂取）である。このほかの物質には、氷、紙、マッチの燃えかす、石や砂利、木炭、すす、タバコの吸い殻、制酸剤、マグネシア乳（白色の酸化マグネシウム）、重曹、コーヒーかすがある。

異食症の発生は、地域、人種、性別、文化、社会的状態に限定されるものでも、妊婦に限定されるものでもない。妊娠期の原因はあまり解明されていない。一説によれば、異食症が嘔気や嘔吐を緩和するということである。カルシウムまたは鉄など必須栄養素の欠乏により、この栄養素を含む非食品物質を食べるとする説もある。非食品物質が食事の中の必須栄養素に取って代わることにより、栄養不良が生じることがある。デンプンを過剰な量で摂取すれば肥満にもなり得、糖尿病を管理するうえでは有害になる。物質の中には有毒成分や重金属を含むものもあれば、鉄などのミネラルの吸収を阻害する物質もある。デンプンや粘土の過剰摂取は腸閉塞に至る可能性がある。

合併症と栄養摂取の意義

便秘と痔核

妊婦は十分な水分と繊維質を摂取しないと便秘になる。嘔気と嘔吐の予防薬オンダンセトロン（Zofran）を服用していると、重度の便秘になることが多い。大便をする時の筋緊張（「バルサルバ現象」）により痔核のリスクが増大する。通常、水分、繊維質の豊富な食品（付録41参照）、ドライフルーツ（特にプルーンやアンズ）、ナッツの摂取量を増やすと、この症状を緩和させることができる。場合によっては、膨張性の便軟化剤を必要とすることもある。

糖尿病

近年、高血糖と有害妊娠転帰試験（Hyperglycemia and Adverse Pregnancy outcome trial [HAPO]）により、妊娠糖尿病（GDM）は75gブドウ糖負荷試験後に血糖値が一つの基準を満たすことと定義された（表16-8）。耐糖能低下は肥満と関連がある。早産が再発する女性には、17αカプロン酸ヒド

表 16-8

妊娠糖尿病（GDM）診断基準の推奨値

時間	HAPO*診断基準推奨値	現在の診断基準
空腹時	<92mg/dL	<95mg/dL
1時間値	<180mg/dL	<180mg/dL
2時間値	<153mg/dL	<155mg/dL
3時間値	実施せず	<145mg/dL

出典：Hadar E et al: Towards new diagnostic criteria for diagnosing GDM: the HAPO study, J Perinet Med 37:447, 2009.
Metzger B et al: Hyperglycemia and adverse pregnancy outcomes, N Engl J Med 358: 1991, 2008.
GDM：妊娠糖尿病（Gestational diabetes mellitus）
HAPO：高血糖と有害妊娠転帰試験（Hyperglycemia and Adverse Pregnancy Outcome trial）
（*この負荷試験にはグルコーラ75gを用いる）

ロキシプロゲステロンにより治療することが多いが、この薬剤はインスリン抵抗性とGDM発症率を高める（Waters et al., 2009）。GDMを診断された女性には、将来2型糖尿病と心血管疾患を発症するリスクがある。血清中25（OH）D濃度が低いと耐糖能の低下を呈する（von Hurst et al., 2009）が、栄養素サプリメントの推奨量は設定されていない。

1型または2型糖尿病の妊婦の胎児には、大血管転位症、両大血管右室起始症、ファロー四徴症、僧帽弁および肺動脈弁の閉鎖など、心臓異常のリスクがある（Corrigan et al., 2009）。GDMの妊婦の胎児には、新生児低血糖症、新生児のICU入院、巨人症、肩甲難産のリスクがある（HAPO Study Cooperative Research Group, 2010）。こうした乳児では、カリウム、亜鉛、マンガン、クロムの血中濃度が低い（Afridi et al., 2009）。

GDM発症率を低下させるには、妊娠前後にサプリメントとしてプロバイオティクスを妊婦に服用させる方法がある。プロバイオティクスは、母体内の細菌叢を変え、免疫反応を改善し（Luoto, 2010）、耐糖能を高め、体重を低下させると思われる（Laitinen et al., 2009）。GDMの女性または妊娠第1期に尿酸値が上昇した妊婦は、妊娠中に血糖値を下げる食事を摂取すると有用である（Laughton et al., 2009）（第31章参照）。

浮腫と脚の痙攣

妊娠第3期には通常、手足に軽度の生理的な浮腫が現れるが、妊娠高血圧症候群に伴う病的な全身性浮腫と混同してはならない。妊娠期、下肢の正常な浮腫は、大きくなった子宮が大静脈を圧迫し、心臓に戻ってくる血流を妨げることが原因で発生する。脇を下にして横たわると、圧迫がなくなり血管外液が移動する。やがて尿排泄量が増大し、外液が取り除かれる。食事療法は特に必要ない。妊娠期の脚の痙攣を減らすには、マグネシウムのサプリメントが推奨されているが、これはあらゆる妊婦に効果があるわけではない（Nygaard et al., 2008; Sohrabvand et al., 2006）。

胸やけ

妊娠後期では、胃食道逆流が多く、よく夜間に発生する。ほとんどの場合、大きくなった子宮が胃と腸を圧迫することに加え、食道括約筋が弛緩する作用から、胃の内容物が食道に逆流する。妊婦には、少量の頻回食にし、食後3時間以上は椅子に深く腰掛け、すぐに横にならないように指導すれば症状が緩和する。胃の容量を小さくするためにも、食器を小さくするとよい（第28章参照）。

嘔気、嘔吐、妊娠悪阻

妊娠第1期、全妊婦の50〜90％がつわりである妊娠期の嘔気と嘔吐（NVP）を患い、通常妊娠約17週に緩和する。動作、騒音、眩しい光、悪天候条件が嘔気の引き金になる（Erick, 2004）。さいわい、NVPのほとんどは身体機能に問題がなく、動くことができ、体重も減少せず、簡単な食事方法により楽になる。スナックのような炭水化物の食品を少量ずつ頻回に食べることにより吐き気が収まる場合もあれば、タンパク質の食品で軽減する場合もある。ショウガとタンパク質を多くした食事で吐き気の症状を緩和することができる（Levine et al., 2008）。ショウガは、ビタミンB₆よりもNVPの症状緩和に効果がある（Chittumma et al., 2007; Ensiyeh and Sakinch, 2009）。このほかにも、クラッカーやポテトチップス、ゴムや電気で刺激を与えるリストバンド（Relief Bands）、つわり用のキャンディ（Preggie Pops）、レッド・ラズベリー・リーフ・ティー、騒音の低減、鍼療法、催眠療法が提言されている。モモ、ショウガ、ラズベリー・リーフ、ビタミンB₆、葉酸塩含有の液体サプリメント（Morning Sickness Magic）を試す人もいる。

暖かい食品の匂いに苦痛を感じ、常温の食品を好む人もいる。レモンの香りは臭いを遮断してくれる（Erick, 2004）。残念ながら万能薬はない。吐き気に悩む場合には、その感覚が緩和された食物を食べ、吐き気を催す臭いを避けるべきだろう。

妊娠初期に過度の嘔吐や体重減少が目立つ場合には、体液と電解質のバランスが崩れる。こうなると、「つわり」から妊娠悪阻（HG）になる。妊娠の約1〜2％にこれが生じる。通常、栄養支持と水分補給のために入院の適応となる。管理目標は、妊娠期の適切な体重増加、体液と電解質の異常是正、ケトーシスの回避、HGの症状抑制、窒素とビタミンとミネラルのバランスである（Austin, 2010）。

HGの合併症はさまざまであるが、眼球亜脱臼（Zeller, 2007）、点状軟骨異形成、脾破裂（Nguyen et al., 1995）、食道破裂、妊娠期の栄養不良（Fejzo et al., 2009）がある。厄介なのは、妊娠中の唾液過多症、つまり唾液が多すぎることである。唾液の排出が相当量に上り、電解質喪失の原因となりうる。500〜1000mL/日の排出は特別なことではない。ほかに発見が難しいが重症合併症であるのがウェルニッケ脳症で、2006年までに世界中から49例以上の報告があった（Chiossi et al., 2006）（第3章参照）。発見したら、チアミン100mgの静脈内投与を数日間続ける必要がある（Austin, 2010）。

HGでは、経腸栄養法の効果に幅がみられる。経腸栄養の難しいところは、産科医の多くにチューブ留置の知識が不足しており、また重度の嘔気と嘔吐のためにチューブが取り除かれることが多く、チューブ交換を嫌がる妊婦もいることである。入院時、チューブを留置すると、夜間、看護師の頻回のチェックにより睡眠が妨げられる。この睡眠妨害に加え、経腸栄養法が広く認知されていない。消化管を経由できない場合、つまり経腸栄養法が難しい場合には、非経口栄養法が用いられる（Austin, 2010）。妊娠とは栄養欠乏が進んでいる状態であることから、リフィーディング症候群がみられることが多い（Majumdar and Dada, 2010）。リン、マグネシウム、カリウムなど電解質の血中濃度が低いと、心臓の不整脈および呼吸不全を招くことになるため、毎日の評価が必要となる（Stanza et al., 2008）（第14章参照）。

妊娠高血圧症候群

妊娠高血圧症候群には妊娠高血圧症、妊娠高血圧腎症、子癇がある。妊娠高血圧症は、母体の血圧が140/90mmHg以上でタンパク尿はみられず、妊娠中期以降に現れる。この患者には妊娠高血圧腎症が現れる可能性がある。妊娠高血圧腎症は収縮期血圧140mmHg以上または拡張期血圧90mmHg以上かつ24時間蓄尿による1日尿タンパク量300mg以上と定義される。重症の妊娠高血圧症候群とは、収縮期血圧160mmHg以上または拡張期血圧110mmHg以上、かつ24時間蓄尿による1日尿タンパク量5g以上と定義される。妊娠高血圧腎症は血管攣縮により子宮の血流低下をもたらし、これため胎盤が小さいために胎児の栄養状態を損ね、ひいては子宮内胎児発育遅延（IUGR）の原因となる。

妊娠高血圧腎症の原因は明らかにされていないが、妊娠の5〜8％に合併する（Getahun et al., 2007）。原因としては、胎盤の血管損傷、高いBMI、未経産、高齢妊娠、多胎妊娠、白人以外の人種、腎臓疾患、妊娠期の大きい体重増加、ビタミンDの低濃度などが挙げられている（Getahun et al., 2007）。若年者の初妊娠も妊娠高血圧腎症の発症率が高い。妊娠高血圧腎症の発症率は、1型糖尿病および関節リューマチなど自己免疫疾患の患者にも高い。

妊娠高血圧腎症は、北方などビタミンD欠乏症の有病率が高い地域に居住する色黒の女性に多い。ビタミンDが低濃度であるとサイトカインの濃度が上昇する。妊娠高血圧腎症患者では、循環血液中の$1,25(OH)_2D_3$の濃度が低い（Spinnato, 2007）。これは胎盤内の1β水酸化反応が阻害されることによると思われる。

子癇とは、けいれん大発作に至る妊娠高血圧症候群である。けいれん発作に先んじて、めまい、頭痛、視力障害、顔面のむくみ、右側上腹部痛、拒食症、嘔気、嘔吐の症状が現れる。子癇を発症する妊婦に死産が多くみられる。子癇例のわずかな割合が産褥期に発症する。子癇はすぐに治療をしなければ、母親にも致命的になりうる。このため、経静脈によりマグネシウムサプリメントが投与される。

母乳栄養

人生最初の4〜6ヵ月間、母乳は新生児の栄養摂取として望ましい方法である。米国糖尿病協会および米国小児科学会（the American Academy of Pediatrics [AAP]）は、母乳育児を支援する立場を表明した（James and Lessen, 2009）。このほかにもヘルシーピープル2010、女性と乳幼児（WIC）向け特別栄養補給支援プログラム、米国母乳育児推進委員会（U. S. Breastfeeding Committee）により支援されている。

母乳栄養の有益性

母乳栄養により1型糖尿病、2型糖尿病ともに発症率が低下する（Gunderson et al., 2007; Malcova et al., 2006）。母乳栄養を推進する方法としては、参考情報16-6に示したようにこの有益性について考えることである。

1991年、世界保健機関（WHO）および国連児童基金（ユニセフ）は、母乳栄養率および母乳栄養継続期間を増加させるための世界規模の活動である「赤ちゃんにやさしい病院」推進運動を開始した。「赤ちゃんにやさしい」病院とみなされるためには、病院での母親と乳児の管理に関するガイドライン「母乳栄養を成功させる10ヵ条」を実践していることが、外部審査により明らかでなければならない。臨床上の有用情報「『赤ちゃんにやさしい病院』推進運動における『母乳栄養を成功させる10ヵ条』」を参照。

禁忌事項

母乳栄養は、ガラクトース血症の乳児、活動期の結核に感染しているが治療をしていない母親、ヒトTリンパ球向性ウイルス1型または2型に陽性である母親、薬物を乱用している母親、ヒト免疫不全ウイルスに感染している母親（アメリカでは）、ある種の薬物治療（代謝拮抗薬や化学療法薬）を受けている母親には禁忌である。放射線同位元素の使用に際しては母乳栄養を一時的に中断する必要がある（Lawrence and Lawrence, 2005）。

臨床上の有用情報

「赤ちゃんにやさしい病院」推進運動における「母乳栄養を成功させる10ヵ条」

1. 医療スタッフ全員と日常的に意思疎通を図り、母乳栄養の方針を文書にしておく。
2. 医療スタッフ全員が、この方針を実践するのに必要な技術を訓練しておく。
3. 妊婦全員に、母乳栄養の有益性や進め方を伝える。
4. 出産後30分以内に母乳栄養を開始する手助けをする。
5. 乳児と一緒にいなくても、母乳を与え母乳栄養を維持できる方法を母親に示す。
6. 医学的に適応とされなければ、母乳以外の食物や水分を新生児に与えないようにする。
7. 母親と新生児が24時間一緒にいられるように、母子同室にする。
8. 求めに応じて母乳を与えさせる。
9. 母乳授乳中の新生児に人工乳首やおしゃぶりを与えないようにする。
10. 母乳育児支援団体を創設、育成し、退院時にこの団体を母親に紹介する。

出典：Ebrahim GJ: The baby-friendly hospital initiative, J Trop pediatr 39; 2, 1993, by permission of Oxford University Press.

参考情報 16-6
母乳栄養の有益性

乳児にとっての有益性
感染症の発症率および重症度の低下
- 細菌性髄膜炎
- 菌血症
- 下痢
- 早産児の遅発型敗血症
- 壊死性腸炎
- 中耳炎
- 気道感染症
- 尿路感染症

疾患の発症率低下
- 喘息
- 食物アレルギー
- ホジキン病
- 高コレステロール血症
- 白血病
- リンパ腫
- 過体重および肥満
- 新生児突然死症候群
- 1型糖尿病および2型糖尿病

促進効果
- 痛みを伴う処置（新生児の足底穿刺による採血）への無痛効果
- 認知機能発達検査における高い評価
- 母子の絆の深まり

母親にとっての有益性
- 経血量低下
- 産褥期出血量低下
- ホルモンが関与するがん（乳癌および卵巣癌）のリスク低下
- 妊娠前体重への早い回復
- 出産間隔の延長
- 迅速な子宮退縮
- 閉経後股関節部骨折および骨粗鬆症のリスク低下

出典：American Academy of Pediatrics: Breastfeeding and the use of human milk, Pediatrics 115: 496, 2005.

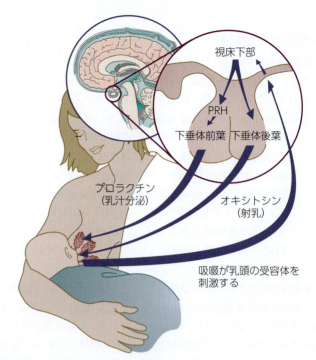

図16-6 乳汁分泌と射乳反射の生理機構
PRH：下垂体放出ホルモン

乳汁分泌の生理機構

月経開始期から妊娠期にかけて、乳腺の成長により母乳栄養のための身体が準備される。ホルモンの変化により、乳房、乳輪、乳頭が目立って大きくなる。妊娠期には、ホルモンが乳管や乳腺葉を著しく発達させ、乳腺発達に影響を与える。妊娠後期、腺胞系の乳腺小葉が最大に発達し、満期前の数週間から出産後数日にかけて少量の初乳が分泌される。出産後、プロラクチン分泌が急速に増えるのに伴い、エストロゲンとプロゲステロンの血中濃度が急激に低下し、十分な乳汁供給の準備ができる。

通常、乳汁の産生と分泌は吸啜により刺激される。乳輪の皮下神経が脊髄を経由し視床下部に情報を伝達する。次に、この情報は下垂体に伝わる。ここでは前葉も後葉も刺激を受ける。下垂体前葉から分泌されるプロラクチンは、図16-6に示したように、乳腺細胞の乳汁分泌を刺激する。

下垂体後葉から分泌されるオキシトシンは乳腺の筋上皮細胞を刺激して収縮させ、これにより乳汁が乳管、乳管洞を移動する。この過程は射乳と呼ばれるものである。「射乳」は大変感度が高いものである。オキシトシンは視覚、触覚、嗅覚、聴覚の刺激だけでなく、乳児のことを考えることによっても放出される。また、オキシトシン分泌は、疼痛や感情的ストレス、身体的ストレス、疲労、不安によって抑制されうる。糖尿病、肥満、分娩時のストレス、子宮の胎盤遺残がある女性には、出産後72時間経過しても乳汁生成の兆候が現れない乳汁分泌遅延のリスクがある（Lawrence and Lawrence, 2005）。

授乳期の栄養必要量

授乳期には、特に長期間にわたり一人で乳児を養う母親にとって栄養への要求が大きい。ほとんどの栄養素の摂取量を増やすよう勧告されている。胃バイパス術を受けたことのある女性では、鉄、ビタミンA、ビタミンD、ビタミンK、葉酸塩、カルシウムが最適濃度に達していないことから、この場合には授乳期の栄養状態に綿密な配慮が必要である（Guelinckx et al., 2009）。

乳汁分泌は、ほとんど吸啜の頻度と母親の水分補給に左右される。しかし、乳汁の組成は母親の食事によって変化する。たとえば、母乳の脂肪酸組成は食事摂取を反映している。ま

た、セレン、ヨウ素、一部の水溶性ビタミンB類の乳汁中濃度も、母親の食事を反映している。栄養不良の母親の母乳は、摂取した食物を反映して種々の栄養素の濃度が低い。

エネルギー

乳汁の産生効率は80％である。乳汁100mL（約75kcal）の産生には85kcalの消費が必要である（Lawrence and Lawrence, 2005）。授乳開始後最初の6ヵ月間の平均乳汁産生量は750mL/日で550〜1200mL/日以上まで幅がある。乳汁産生は乳児の吸綴の頻度、継続時間、強さが作用するため、乳児がよく飲めば、それが刺激となって多くの乳汁を産生させるようである。

授乳期のエネルギーの摂取基準(DRI)では、授乳開始後最初の6ヵ月間は妊娠していない女性のDRIよりも330kcal多く、次の6ヵ月間は400kcal多い。これは妊娠第2期のDRIと同じである（IOM, 2002）。肥満や過体重の女性は330〜400kcal/日を全量追加する必要はない。授乳開始後の数ヵ月間を支えるため、妊娠期に蓄積した母体の貯蔵脂質から約100〜150kcal/日が供給される。母親が乳児の栄養のほぼすべてを母乳だけで賄うつもりである場合は、貯蔵脂質を消耗したら、食事から摂るエネルギー量を母乳分増やす。授乳開始半年後から次の半年間、一般に乳汁の産生量は平均600mL/日に落ち込む。

母乳栄養の健康な母親は体重が0.45kg/週減少し、それでも乳児の成長を維持するだけの十分な乳汁を供給することができる。母乳栄養では、乳汁産生にエネルギー消費が必要であり、母乳1ccにつき約0.67kcalを消費する。母親の食事摂取量が最適量1800kcal/日に達しないと乳汁産生量が減少し、母乳における栄養素の組成が母親の食事を反映することになる。十分な水分摂取（喉が渇いた時に飲むような摂取）と十分な休息も必要である。

タンパク質

DRIでは、授乳期にはタンパク質25g/日追加して71g/日の摂取を推奨している。これは、1.1g/kg/日を妊娠前の体重で計算するRDA（推奨量）に基づいている。71g/日は過体重の女性には低すぎ、BMIの低い女性には高すぎることから、タンパク質推奨量を決めるには臨床的判断が必要となる。帝王切開で出産した女性と栄養不良の状態で妊娠した女性にはタンパク質を追加する必要がある。授乳期の平均タンパク質必要量は、食事性タンパク質の乳汁タンパク質への変換効率を70％と想定し、乳汁成分データと1日平均産生量750mLから推定されている。

授乳期初期では、母乳の乳清とカゼインとの比率は90対10で、授乳期平均では80対20、乳児の月齢が上がるにつれて60対40へと変化する。この比率により母乳が消化しやすくなると考えられている。これに対して、牛乳タンパク質の乳清とカゼインとの比率は18対82である。

炭水化物

炭水化物のRDAは210g/日である（IOM, 2002）。この210g/日とは、授乳期に乳汁を十分に分泌でき、乳汁中に十分なエネルギー濃度を維持することができるカロリーを、食事で供給する推奨量である。これは、母親の活動性と母乳栄養の量により調整する必要がある。妊娠期の体重増加が少なかった母親には、炭水化物をさらに追加する必要がある。

脂質

母乳に含まれる脂質の量と種類は、直接母親の食事を反映している。1回の授乳のうち、最初に出る乳汁「前乳」は、授乳の後半に出る「後乳」よりも脂肪分が少ない。母親による食事性脂質の選択が、乳汁中における特定の脂肪酸の増減を左右する。厳しいエネルギー摂取制限をすると体脂肪を動員させることになり、分泌された乳汁の脂肪酸成分が母親の体脂肪の成分に似てくる。

授乳期の総脂質DRI（食事摂取基準）は、母親が乳汁分泌を維持するのに必要なエネルギー量によって変わるため、特に設けられていない。母親の食事に長鎖多価不飽和脂肪酸を取り入れることは、胎児や乳児の脳の発達にとって不可欠であることから、DRIでは母乳中の各種長鎖多価不飽和脂肪酸の摂取推奨量を設定している。ω-6多価不飽和脂肪酸の目安量（AI）は13g/日、ω-3多価不飽和脂肪酸のAIは1.3g/日である（IOM, 2002）。授乳期の母親は、母乳中に「トランス脂肪」が存在する可能性を減らすため、完全に食事から取り除くべきである。

母乳には、コレステロールが10〜20mg/dL含まれることから、乳児は約100mg/日を摂取することになる。乳汁中のコレステロール量は母親の食事を反映していないが、乳汁のコレステロール含有量は授乳期の進行とともに減少する。

ビタミン類とミネラル類

乳汁中のビタミンD含有量は、母親のビタミンD摂取量と日光への曝露の程度と関連がある。BMIが30以上で、ベールで肌を覆っている色黒の女性、日焼け止めを濃く塗っている女性、日光への曝露量が少ない北方地域に居住している女性には、この妊婦と母乳栄養を受ける乳児に軽症ないし重症のビタミンD欠乏症が数多く報告されている。ビタミンD強化ミルクを飲んでいない乳糖不耐症の母親、あるいはビタミンサプリメントを摂取していない母親は、ビタミンD欠乏症のリスクが高い。くる病の臨床報告に基づき、米国小児科学会（AAP）では母乳栄養を受けるあらゆる乳児には、生後2ヵ月からビタミンDを1日200IU（5μg）追加して摂取させることを推奨している（Lawrence and Lawrence, 2005）。授乳期に、乳児に直接サプリメントを投与すれば、容易にビタミンDを充足させることができる。母親の25（OH）Dが正常な成人の濃度に達し、母乳だけを摂取している乳児のビタミンDを充足させるためには、母親にはるかに高い用量（100μg/日、すな

わち4000IU/日）が必要となる。

　母乳のカルシウム含有量は母親の食事とは関連がなく、最大1600mg/日の幅の広いカルシウム摂取量によって、母体の骨塩濃度変化が左右されるとする確かな証拠もない。スリランカの女性210例を対象とする地域的研究では、長期間の授乳による骨量への有害な影響は明らかにされなかった（Lenora et al., 2009）。

　母乳中のヨウ素量は必ずしも母親の食事摂取を反映していない。本章前半の「ヨウ素」の項を参照。アメリカでは、産業廃棄物の過塩素酸塩の存在によりヨウ素の取り込みが阻害されることが明らかになっている。過塩素酸塩は母乳だけでなく水道水にもみられる（Dasgupta et al., 2008）。食事に十分なヨウ素が含まれているにもかかわらず、ヨウ素の血中濃度が低い人がいるのは、このためではないかと考えられる。

　授乳期の亜鉛必要量は妊娠期より多い。正常な母乳栄養では、母乳中の亜鉛含有量は最初の数ヵ月間劇的に落ち込み、出産後3ヵ月までに2～3mg/日から1mg/日に減少する。

母乳栄養と乳児

準備

　妊娠可能年齢を通して、母乳栄養の利点を知らせる必要がある（図16-7）。母乳栄養を決意した女性には、妊娠期の最後の数か月間に授乳に関するカウンセリングが受けられるようにする。父親の精神的支えが母乳栄養の成功に寄与するため、父親にはカウンセリングに立ち会うよう勧める。

初乳

　初乳とは出産後に分泌される最初の乳汁で、薄く黄色みがかった乳白色の液体である。成熟乳よりもタンパク質の濃度が高く、脂質と炭水化物の濃度が低い。初乳からは約20kcal/オンス（約30mL）が供給され、抗体が豊富に含まれる（Lawrence and Lawrence, 2005）。初乳の独特の特性としては、成熟乳より乳糖が少ないこと、胎便（新生児の最初の便）の便通を促すこと、抗体の含有量が高いこと、さらに成熟乳より水溶性ビタミンの含有が少ないことである。また、初乳は成熟乳よりも、脂溶性ビタミン、タンパク質、ナトリウム、カリウム、塩化物、亜鉛、さらに免疫グロブリンの含有量が高い。

母乳授乳の方法

　母乳授乳は母子ともに習得するものである。出産直後には新生児を母親の胸に置き、最初に授乳するまでは肌を直接密着させておく（American Academy of Pediatrics, 2005）。授乳している母親は乳房にチクチクする感覚を覚えるが、これは射乳反射の兆候である。実践と忍耐、根気が必要である。出産後48～96時間以内には、乳汁量が増えるとともに乳房が満ちて固くなる。乳児と離れるときには、母子のためにも授乳してから離れるか、あるいは搾乳して保存するよう促す。搾乳器を使用すれば母乳を絞りやすい。健康保険により搾乳器のレンタル料金が支払われる。

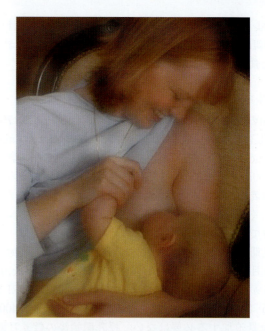

図16-7　母乳を与える母親と乳児は、母乳授乳に伴い身体的、精神的な触れ合いを楽しむ。
写真提供：Kelly Carlson Atlec, Fairbanks, Alaska.

　インスリン依存性糖尿病の母親は母乳授乳の回数が増加するのにつれて、「母乳栄養による低血糖」を経験することがある。このうち、帝王切開で出産している場合、あるいは鎮痛剤を服用している場合には、血糖値が低い状態と射乳反射を識別するのが難しい。母子両方の安全のために、頻回の血糖値検査を重視する。

　母乳の87％は水分であるため、母乳を飲む乳児に水分摂取を追加する必要はない。しかし、母乳栄養が十分ではないことから高ナトリウム血性脱水症が現れる事例がある。ほとんどの場合、初めての出産に怯えて不安に感じたり、母乳授乳の指導を受けていなかったり、脱水症の影響を理解していない若い初産婦である。極端な暖房や酷暑もこの症状の一因となる。高ナトリウム血性脱水症の影響として、脳の損傷が生涯残ったり、死亡に至ることもある。このため、フォローアップとして病院で母乳授乳を評価する。問題が特定されれば処置をすることができ、治療計画を進めることもできる。

　母乳栄養のあらゆる新生児が、出産の3～5日以内に経験豊かな医療専門家の診察を受けるべきである（AAP, 2005）。

　出産後最初の半年間は完全母乳栄養が推奨されており、1年間、あるいは母子双方が望む限りは継続して差し支えない（AAP, 2005）。

運動と母乳栄養

　母乳栄養の母親には、出産から数週間後、授乳が定着したのち運動を再開することを勧める。最大心拍数の60～70％の有酸素運動であれば授乳に有害な作用はない。乳児の体重は一定の速度で増加し、母親の心血管の健康も改善する。運動により、授乳している女性の血漿中脂質濃度とインスリン反

応も改善する。

薬物の母乳への移行

母親が服用するほとんどの薬剤は、ある程度母乳の中に存在する。通常、移行する量はごく微量である。治療薬の母乳への移行過程には、M/P比（乳漿／血漿比）、薬剤の分子量、タンパク質との結合能、脂質溶解性など、多くの因子が影響を与える。

アメリカでは、毎年、妊娠前か妊娠中に精神疾患が発現する事例が50万件以上に上り、このうち3分の1に向精神薬治療が必要であると推定されている（ACOG 2009; Voyer and Moretti, 2009）。治療薬の必要性とは、治療しない場合のリスクに対するものと考えねばならない。さらに詳細な情報は、AAPのウェブサイト "http://www.aap.org"、米国国立衛生研究所のウェブサイト "http://www.nimh.nih.gov/health/publications/mental-health-medications/complete-index.shtml" で提供されている。

母乳栄養乳児の成長障害

母親が十分に栄養と休息をとり、ストレスを抱えていなければ、母乳の供給が不十分になるような問題が生じるのはまれである。乳の吸啜が乳汁の流れを刺激することから、求めに応じて授乳すれば、豊富な母乳量を供給する。乳児の体重および身長が着実に増大しており、1日に6～8回以上おむつを濡らし、さらに頻回に便をしていれば、母乳の供給はまず十分である。

しかし、十分に授乳をしていると思われていても成長障害に至ることがある。図16-8では、母親または乳児に起こり得る問題として、評価の過程で調べるべき項目を図解説明している。問題の原因を特定できない場合、または特定された問題を是正することができない場合、少なくとも栄養支持の一環として市販の調製乳を利用することを勧める。母親の食事と健康に関する習慣について、必ず徹底した評価が必要である。ビタミンDまたはビタミンB_{12}、またはヨウ素の少ない食事を摂っていると、この濃度の低い母乳を分泌することにな

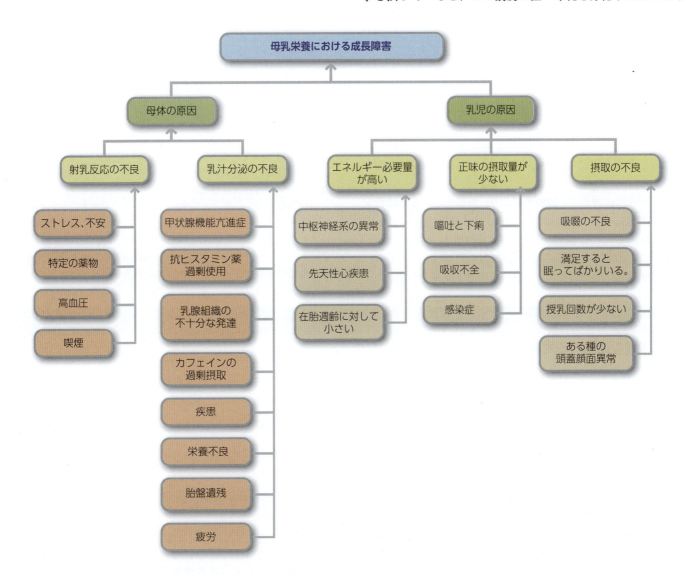

図16-8 母乳栄養乳児の成長障害に関する診断フローチャート

り、その結果、母乳栄養乳児に成長障害（FTT）をもたらす。

　母乳を与える母親のビタミンD摂取量が少ないことにより、新生男児に拡張型心筋症が生じる症例が3件報告されている。アラブ首長国連邦の2例は、いずれも9ヵ月でうっ血性心不全が生じたが、くる病も併発している（Amirlak et al., 2008）。いずれの母親も、全身を衣服で覆っており、ビタミンD欠乏症を診断されている。アメリカでは、母乳栄養の黒人乳児に低カルシウム血性くる病を伴う拡張型心筋症が報告されている（Brown et al., 2009）。

　乳児の中には、母親が消化した食物に不耐性またはアレルギーがある場合がある。牛乳のタンパク質、特にカゼインに生じるが、ピーナッツにも生じる。現時点では、この量や頻度がはっきりと確認されていない（Sicherer SH et al., 2010; DesRoches A et al., 2010; Lopez-Exposito I et al., 2009）。母親の食事から疑わしい食品を取り除く際には、食事における栄養の質を評価し、適切に栄養補給する（第27章参照）。

その他母乳栄養の問題

　過体重の母親では、脂質と糖分の多い食品の摂取を減らすことによりエネルギー摂取量を500kcal／日制限することができるが、母乳供給に重要な栄養素カルシウム、ビタミンD、ビタミンA、ビタミンC、ω-3系脂肪酸の多い食品の摂取を増やす必要がある。

　豊胸のために乳房にインプラントを入れる豊胸手術は、任意による一般的な胸部手術である。乳輪周囲および乳輪の切開術が、母乳栄養の不足の原因になることがある。この場合には母乳栄養を奨励するとともに、乳児の適切な体重増加を監視する。

　乳房が極端に大きく、腰痛や肩こり、頸部痛、あるいは否定的な身体像に悩む女性には、乳房縮小術が推奨されることが多い。除去された組織量及び切開術の種類によって、乳汁分泌量がごくわずかな量から十分量まで幅が広い。この場合にもやはり母乳栄養を奨励し、予測的な指導と支援を行い、乳児には適切な体重増加を綿密に監視する。

　母乳栄養を成功させるためには、ほかにも多くの障害があり得る。こうした問題と対策について、表16-9で考察している。

臨床シナリオ 1

ジーンは34歳の妊婦で、最初の妊娠である。ジーンには二分脊椎の妹と14歳で脳卒中を発症した兄がいる。検査をしたところ、メチレンテトラヒドロ葉酸還元酵素（MTHFR）の遺伝子にC＞Tの変異として知られている遺伝子異常が見つかり、心配している。食事とサプリメントから摂取した葉酸を代謝することができないとの説明を受けたことから、従来の妊婦用ビタミン・ミネラル・サプリメントの使用について思い悩んでいる。ジーンは妊娠を成功させるために助言を求めている。

栄養状態の診断

MTHFR遺伝子のC＞T変異の陽性結果と、二分脊椎および脳卒中の家族歴により明らかであるように、栄養素（葉酸）代謝の変化は遺伝子の変異によるものであった。

栄養管理に関する質問

1. 特に食事内容を変えるとしたら、ジーンにどのようなアドバイスをしたらよいだろうか。
2. ジーンは特別な妊婦用ビタミン・ミネラル・サプリメントが市販されていることを知っているが、入手方法がわからない。このサプリメントを見つけるにはどのように助言したらよいか。
3. もしこのサプリメントが見つからない場合、妊娠結果の成功にはどのようなリスクがあるだろうか。

表 16-9

母乳栄養の問題への対処

問題	対処の方法
陥入乳頭	授乳前に、指で挟んで、乳頭が真っすぐになるようにそっとねじる。
乳児の口が十分に大きく開かない	授乳前に、乳頭を口に入れながら、乳児の下あごを指で押し下げる。
吸啜がうまくいかない	乳児のあご先を上に押し上げ吸啜を刺激する。初乳を絞り出すと、この味が吸啜を刺激することが多い。
口唇探索反射を示すものの乳頭をくわえることができず、ついにはイライラして泣き出す。	授乳を中断し、乳児をあやす。再度始める前にくつろぐ時間を取る。
授乳中に熟睡する。	授乳を始めてすぐに眠ってしまう場合、乳児を縦に抱き、背中を撫でて語りかけるなどして静かに刺激を与えて目を覚まさせる。こうしてもう一度授乳をしてみる。再び眠ってしまうようであれば、授乳を後回しにする。

臨床シナリオ 2

エレナは23歳の母親で、2歳の幼児と帝王切開で生まれた生後10日の乳児がいる。産褥期うつ病の既往がある。母乳栄養の証明書をもらいに、WIC（女性乳幼児向け特別栄養補給支援プログラム）の登録病院に来院。エレナは3時間ごとに母乳授乳をしているが、母乳が十分に出ていないのではないかと心配している。病院の栄養士も同席したところ、乳頭が痛いこと、疲れがひどいこと、心配であることを泣きながら語り始めた。前日の24時間に食べた食品を思い出させたところ、エレナは朝食を抜き、昼食と夕食に電子レンジで温めるだけの食事を摂っていた。

栄養士は、エレナが乳児に母乳を与える様子を見させてもらった。乳児の背と尻をしっかり支えていないため、乳児は乳首を引っ張り、痛みを引き起こしている。次に栄養士が乳児の体重を測ったところ、すでに出生体重に回復していた。

栄養状態の診断

母乳栄養の問題は、母親の疲労と乳頭の痛みに関する報告で明らかなように、乳児の位置調整の不良によるものだった。

栄養管理に関する質問

1. 乳児が十分に母乳を飲んでいないのではないかとする心配に対して、エレナにはどう説明したらよいだろうか。
2. 授乳中の乳児の位置を改善するために、何を勧めたらよいか。その場合、授乳がどのように改善されるだろうか。
3. エレナの疲労について、どのような助言をしたらよいか。
4. エレナが守れそうな食生活について、どのような計画を立てたらよいか。

その他、妊婦または母乳栄養の母親の栄養状態に多い診断例

- 昼食と夕食時の1日2回洗濯のりを食べる異食症から明らかなように、妊娠中の栄養必要量に関して有害な思い込みがある。
- 世帯内で対象者以外の家族がWICの食品を利用していることから明らかなように、低所得による食品入手の限界とWIC証明書の使用についての誤解がある。
- 妊娠第2期に13.5kg体重増加したことから明らかなように、妊娠中の頻回の食事や菓子の摂取により肥満に至っている。
- ソーシャルワーカーの家庭訪問と患者との話し合いから明らかなように、調理台で牛乳を保存することにより安全ではない食品を摂取している。
- 朝食を抜き、時々昼食をとる栄養摂取から明らかなように、妊娠糖尿病の管理に関連して炭水化物の不安定な摂取をしている。
- 毎食後の逆流の愁訴と制酸剤の過剰使用から明らかなように、消化管機能に胸やけが生じる異常をきたしている。
- 移民の状態と妊娠中の生活苦についての話し合いから明らかなように、収入が不規則であるために食物と飲料の摂取が不十分である。
- 生後6ヵ月の乳児に母乳を与え続けることを母親が躊躇していることから明らかなように、乳頭の頻回の痛みにより母乳授乳が難しくなっている。

ウェブサイトの有用情報

Agency for Toxic Substances and Disease Registry, Polychlorinated Biphenyls
http://www.atsdr.cdc.gov/tfacts17.html

Breastfeeding After Breast Reduction
www.bfar.org

Centers for Disease Control, Listeriosis
http://www.cdc.gov/nczved/divisions/dfbmd/diseases/listeriosis/

Mercury
www.gotmercury.org

Women's Health—Breastfeeding
http://www.womenshealth.gov/breastfeeding/

引用文献

Afridi HI, et al: Status of essential trace metals in biological samples of diabetic mothers and their neonates, *Arch Gynecol Obstet* 280:415, 2009.

Amirlak I, et al: Dilated cardiomyopathy secondary to nutritional rickets, *Ann Trop Paediatr* 93:227, 2008.

American Dietetic Association: Position of the American Dietetic Association and American Society for Nutrition: obesity, reproduction and pregnancy outcome, *J Am Diet Assoc* 109:918, 2009.

American Academy of Pediatrics: breastfeeding and the use of human milk, *Pediatrics* 115:496, 2005.

American College of Obstetricians and Gynecologists: ACOG Committee Opinion number 315, Sept 2005. Obesity in pregnancy, *Obstet Gynecol* 106(3):671, 2005.

American Congress of Obstetricians and Gynecologists (ACOG): ACOG Practice Bulletin. Use of psychiatric medications during pregnancy and lactation, *Obstet Gynecol* 111:1001, 2009.

Artal R, et al: Weight gain recommendations in pregnancy and the obesity epidemic, *Obstet Gynecol* 115:152, 2010.

Arterburn LM, et al: Algal-oil capsules and cooked salmon: nutritionally equivalent sources of docosahexaenoic acid, *J Am Diet Assoc* 108:1204, 2008.

Austin T: Nutrition management of the hyperemesis gravidarum patient, *Nutrition Support Line* 32(2):16, 2010.

Biggio JR, et al: Fetal anomalies in obese women: the contribution of diabetes, *Ob Gyn* 115:290, 2010.

Black MM: Effect of vitamin B_{12} and folate deficiency on brain development in children, *Food Nutr Bull* 29:S126, 2008.

Brown J, et al: Hypocalcemic rickets and dilated cardiomyopathy: case reports and review of the literature, *Pediatric Cardiol* 30:6, 2009.

Brunetti-Pierri N, et al: Gray matter heterotopias and

brachytelephalangic chondrodysplasia punctata: a complication of hyperemesis gravidarum induced vitamin K deficiency? *Am J Gen Med* Part A:143:200, 2007.

Callaway LK, et al: Barriers to addressing overweight and obesity before conception, *Med J Aust* 191:425, 2009a.

Callaway LK, et al: Obesity and the hypertensive disorders of pregnancy, *Hypertens Preg* 28:473, 2009b.

Cambadoo L, et al: Maternal vitamin D deficiency associated with neonatal hypocalcaemic convulsions, *Nutr J* 6:23, 2007.

Charney P, Malone AM: *ADA pocket guide to nutrition assessment*, ed 2, Chicago, 2009, American Dietetic Association.

Chen KK, et al: Iron supplementation in pregnancy and development of gestational diabetes—a randomized placebo-controlled trial, *BJOG* 116:389, 2009.

Chavarro JE, et al: Diet and lifestyle in the prevention of ovulatory disorder infertility, *Obstet Gynecol* 110:1050, 2007.

Chien LC, et al: Hair mercury concentration and fish consumption: risk and perception of risk among women of childbearing age, *Environ Res* 110:123, 2010.

Chiossi G, et al. Hyperemesis gravidarum complicated by Wernicke's encephalopathy: background, case report and review of the literature, *Obstet Gynecol Surv* 61(4):255, 2006.

Chittumma P, et al: Comparison of the effectiveness of ginger and vitamin B_6 for the treatment of nausea and vomiting in early pregnancy: a randomized double-blind controlled trial, *J Med Assoc Thai* 90:15, 2007.

Cochrane Update: Effects of restricted caffeine intake by mother on fetal, neonatal and pregnancy outcome, *Obstet Gynecol* 14:161, 2009.

Corrigan N, et al: Fetal cardiac effects of maternal hyperglycemia during pregnancy, *Birth Defects Res A Clin Mol Teratol* 85:523, 2009.

Craciunescu CN, et al: Dietary choline reverses some, but not all, effects of folate deficiency on neurogenesis and apoptosis in fetal mouse brain, *J Nutr* 140:1162, 2010.

Crozier SR, et al: Do women change their health behaviours in pregnancy? Findings from the Southampon Women's Survey, *Paediatric Perinatal Epidemiol* 23:446, 2009.

Cui X, et al: Maternal vitamin D depletion alters neurogenesis in the developing rat brain, *Int J Dev Neurosci* 25:227, 2007.

Cox JT, Phelan ST: Nutrition during pregnancy, *Obstet Gynecol Clin North Am* 35:369, 2008.

Darlow BA, Graham P: Vitamin A supplementation to prevent mortality and short term and long term morbidity in very low birth-weight infants (review), *The Cochrane Collaborative, The Cochrane Library* 4, 2008. Accessed from http://www.thecochranelibrary.com.

Dasgupta PK, et al: Intake of iodine and perchlorate and excretion in human milk, *Environ Sci Technol* 42:81, 2008.

Dheen ST, et al: Recent studies on neural tube defects in embryos of diabetic pregnancy: an overview, *Curr Med Chem* 16:2345, 2009.

De Santis MS, et al: Growth of fetal lean and fat mass in gestational diabetes, *Ultrasound Obst Gynecol* 36:328, 2010.

DesRoches A, Infante-Rivard C, et al: Peanut allergy: is maternal transmission of antigen during pregnancy and breastfeeding a risk factor? *J Investig Allergol Clin Immunol* 20(4):289, 2010.

Duley L: The global impact of pre-eclampsia and eclampsia, *Semin Perinatol* 33:130, 2009.

Ensiyeh J, Sakineh MA: Comparing ginger and vitamin B_6 for the treatment of nausea and vomiting in pregnancy: a randomized controlled trial, *Midwifery* 25:649, 2009.

Erick M: *Managing morning sickness: a survival guide for pregnant women*, Boulder, Colo, 2004, Bull Publishing.

Faintuch J, et al: Pregnancy nutritional indices and birth weight after Roux-en-Y gastric bypass, *Obes Surg* 19:583, 2009.

Fejzo MS, et al: Symptoms and pregnancy outcomes associated with extreme weight loss among women with hyperemesis gravidarum, *J Women's Health* 18:1981, 2009.

Feron F, et al: Developmental vitamin D_3 deficiency alters the adult brain, *Brain Res Bull* 65:14, 2005.

Gaber KR, et al: Maternal vitamin B_{12} and risk of neural tube defects in Egyptian patients, *Clin Lab* 53:69, 2007.

Gagne A, et al: Absorption, transport, and bioavailability of vitamin E and its role in pregnant women, *J Obstet Gynaecol Can* 210, 2009.

Gaur DS, et al: Alcohol intake and cigarette smoking: impact of two major lifestyle factors on male infertility, *Indian J Pathol Microbiol* 53:35, 2010.

Georgieff MK: Nutrition and the developing brain: nutrient priorities and measurement, *Am J Clin Nutr* 85:1S, 2007.

Getahun D, et al: Primary preeclampsia in the second pregnancy: effect of changes in prepregnancy body mass index between pregnancies, *Ob Gyn* 110:1319, 2007.

Goldberg BB, et al: Prevalence of periconceptual folic acid use and perceived barriers to postgestational continuance of supplemental folic acid: survey from a Teratogen Information Service, *Birth Defects Res A Clin Mol Teratol* 76:193, 2006.

Goodnight W, Newman R: Optimal nutrition for improved twin pregnancy outcome, *Obstet Gynecol* 114:1121, 2009.

Goodyer P, et al: Effects of maternal vitamin A status on kidney development: a pilot study, *Pediatr Nephrol* 22:209, 2007.

Grassi A: Recognition and treatment approaches for polycystic ovary syndrome. In *Women's health report*, Chicago, Ill, Summer 2008, American Dietetic Association, Women's Health Dietetic Practice Group.

Groenen PM, et al: Low maternal dietary intakes of iron, magnesium and niacin are associated with spina bifida in the offspring, *J Nutr* 134:1516, 2004.

Guelinckx I, et al: Reproductive outcome after bariatric surgery: a critical review, *Hum Reprod Update* 15:189, 2009.

Gunderson EP, et al: Lactation and changes in maternal metabolic risk factors, *Obstet Gynecol* 109:729, 2007.

Hadar E, et al: Towards new diagnostic criteria for diagnosing GDM: the HAPO study, *J Perinat Med* 37:447, 2009.

HAPO Study Cooperative Research Group, Hyperglycemia and Adverse Pregnancy Outcome (HAPO) Study: associations with maternal body mass index, *Am J Ostet Gynecol* 202:255, 2010.

Hannigan JH, et al: A 14-year retrospective maternal report of alcohol consumption in pregnancy predicts pregnancy and teen outcomes, *Alcohol* 44:583, 2009.

Hisano M, et al: Vitamin B_6 deficiency and anemia in pregnancy, *Eur J Clin Nutr* 64:221, 2010.

Hoy-Rosas J: Iodine and reproductive nutrition. In *Women's health report*, Chicago, Ill, Spring 2009, American Dietetic Association, Women's Health Dietetic Practice Group.

Institute of Medicine (IOM), Food and Nutrition Board: *Dietary reference intakes for energy, macronutrients, carbohydrates, fiber, fat and fatty acids*, Washington, DC, 2002, National Academies Press.

Jahanfar S, Sharifah H: Effects of restricted caffeine intake by mother on fetal, neonatal and pregnancy outcome, *Cochrane Database of Systemic Reviews.* 2:CD006965, 2009.

James J, Lessen R: Position of the American Dietetic Association: promoting and supporting breastfeeding, *J Am Diet Assoc*, 109:1926, 2009.

Kubwabo C, et al: Migration of bisphenol A from plastic baby bottles, baby bottle liners and reusable polycarbonate drinking bottles, *Food Addit Contam Part A Chem Anal Control Expo Risk Assess* 26:928, 2009.

Kyle UG, Picard C: The Dutch Famine of 1944-45: a pathological model of long-term consequences of wasting disease, *Curr Opin Clin Nutr Metab Care* 9:388, 2006.

Laitinen K, et al: Probiotics and dietary counseling contribute to glucose regulation during and after pregnancy: a randomized controlled trial, *Br J Nutr* 101:1679, 2009.

Laughton SK: Elevated first trimester uric acid concentrations are associated with the development of gestational diabetes, *Am J Ob Gyn* 201:402, 2009.

Lawrence RA, Lawrence RM: *Breastfeeding: a guide for the medical profession*, Philadelphia, 2005, Mosby.

Lenora J, et al: Effects of multiparity and prolonged breast-feeding on maternal bone density: a community-based cross-sectional study, *BMC Women's Health* 9:19, 2009.

Levine ME, et al: Protein and ginger for the treatment of chemo-induced delayed nausea, *J Alter Complement Med* 14:545, 2008.

Leung AM, et al: Iodine content of prenatal multivitamins in the United States, *N Engl J Med* 360:939, 2009.

Leung BMT, Kaplan BJ: Perinatal depression: prevalence, risks and the nutrition link—A review of the literature, *J Am Diet Assoc* 109:1566, 2009.

Lopez-Exposito I, Song Y, et al. Maternal peanut exposure during pregnancy and lactation reduces peanut allergy risk in offspring, *J Allergy Clin Immunol* 124:1039, 2009 Nov.

Luoto R, et al: Impact of maternal probiotic-supplemented dietary couselling on pregnancy outcome and prenatal and postnatal growth: a double-blind, placebo-controlled study, *Br J Nutr* 103(12):1792, 2010.

Majumdar S, Dada B: Refeeding syndrome: a serious and potentially life-threatening complication of severe hyperemesis gravidarum, *J Obstet Gynaecol* 30:416, 2010.

Malcova H, et al: Absence of breast-feeding is associated with the risk of type I diabetes: a case-control study in a population with rapidly increasing incidence, *Eur J Pediatr* 165:114, 2006.

Mathieu J: What is pregorexia? *J Am Dent Assoc* 109:976, 2009.

Meeker JD, et al: Cadmium, lead and other metals in relation to semen quality: human evidence for molybdenum as a male reproductive toxicant, *Environ Health Perspect* 116:1473, 2008.

Merewood A, et al: Association between vitamin D deficiency and primary cesarean section, *J Clin Endocrin Metab* 94:940, 2009.

Metzger B, et al: Hyperglycemia and adverse pregnancy outcomes, *N Engl J Med* 358:1991, 2008.

National Institute for Child Health and Human Development (NICHD), National Institutes of Health: *Moderate doses of vitamin A do not pose risk of birth defects*, 2001. Accessed 1 December 2006 from http://www.nichd.nih.gov//new/releases/vitama.cfm.

Neural Crest and Associated Disorders: Vertebrate embryology. Accessed 11 November 2009 from http://www.brown.edu/Courses/BI0032/neurcrst/migrate.htm.

Niljand MJ: Prenatal origins of adult disease, *Curr Opin Ob Gyn* 20:132, 2008.

Nguyen N, et al: Splenic avulsion in a pregnant patient with vomiting, *Can J Surg* 38:464, 1995.

Nygaard IH, et al: Does oral magnesium substitution relieve pregnancy-induced leg cramps? *Eur J Obstet Gynecol Reprod Biol* 141:23, 2008.

Ozkan S, et al: Replete vitamin D stores predict reproductive success following in vitro fertilization, *Fertil Steril* 7 July 2009. [Epub ahead of print.]

Palacios C. The role of nutrients in bone health, from A to Z. *Crit Rev Food Sci Nutr* 46(8):621, 2006.

Page KC, et al: Maternal and postweaning diet interaction alters hypothalamic gene expression and modulates response to a high-fat diet in male offspring, *Am J Physiol Regul Integr Comp Physiol* 297:1049, 2009.

Pearce EN, Braverman LE: Environmental pollutants and the thyroid, *Best Pract Res Clin Endocrinol Metab* 23:801, 2009.

Pinto E, et al: Dietary intake and nutritional adequacy prior to conception and during pregnancy: a follow-up study in the north of Portgal, *Publ Health Nutr* 12:922, 2009.

Rasmussen KM, Yaktine AL, editors: *Weight gain during pregnancy: re-examining the recommendations*, Washington, DC, 2009, The National Academies Press.

Rifas-Shiman SL, et al: Dietary quality during pregnancy varies by maternal characteristics in project VIVA: a US cohort, *J Am Diet Assoc* 109:1004, 2009.

Rosello-Soberon ME, et al: Twin pregnancies: eating for three? Maternal nutrition update, *Nutr Rev* 63(9):95-302, 2005.

Rwebembera AA, et al: Relationship between infant birth weight <2000 g and maternal zinc levels at Muhimbili National Hospital, Dar Es Salamm, Tanzania, *J Trop Pediatr* 52:118, 2005.

Salihu HM, et al: Extreme obesity and risk of stillbirth among black and white gravidas, *Obstet Gynecol* 110:552, 2007.

Scheplyagina LA: Impact of the mother's zinc deficiency on the woman's and newborn's health status, *J Trace Elem Med Biol* 19:29, 2005.

Scialli AR, Public Affairs Committee of the Teratology Society: Teratology public affairs committee position paper: maternal obesity and pregnancy, *Birth Defects Res A Clin Mol Teratol* 76:73, 2006.

Selvaraj N, et al: Oxidative stress: does it play a role in the genesis of early glycated proteins? *Med Hypotheses* 70:265, 2008.

Sicherer SH, Wood RA et al. Maternal consumption of peanuts during pregnancy is associated with peanut sensitization in atopic infants, *J Allergy Clin Immunol* 126:1191, 2010.

Simpson JL, et al: Micronutrients and women of reproductive potential: required dietary intake and consequences of dietary deficiency or excess. Part I—folate, vitamin B_{12} and vitamin B_6, *J Matern Fetal Neonatal Med* 23:1323, 2010.

Simpson JL, et al: Micronutrients and women of reproductive potential: required dietary intake and consequences of dietary deficiency or excess. Part II—vitamin D, vitamin A, iron, zinc, iodine, essential fatty acids, *J Matern Fetal Neonatal Med* 24:1, 2011.

Sohrabvand F, et al: Vitamin B supplementation for leg cramps during pregnancy, *Intl J Gynaecol Obstet* 95:48, 2006.

Solomons NW: Developmental origins of health and disease: concepts, caveats and consequences for public health nutrition, *Nutr Rev* 67:S12, 2009.

Spinnato JA II, et al: Antioxidant therapy to prevent preeclampsia:

a randomized controlled trial, *Obstet Gynecol* 110:1311, 2007.

Stanza Z, et al: Nutrition in clinical practice—the refeeding syndrome: illustrative cases and guidelines for prevention and treatment, *Eur J Clin Nutr* 62:687, 2008.

Stotland N, et al: Body mass index, provider advice and target gestational weight gain, *Obstet Gynecol* 105:633, 2005.

Tamashiro KL, Moran TH: Perinatal environment and its influences on metabolic programming of offspring, *Physiol Behav* 100:560, 2010.

Tussing-Humphreys LM, et al: Excess adiposity, inflammation and iron-deficiency in female adolescents, *J Am Diet Assoc* 109:297, 2009.

Uriu-Adams JY, et al: Influence of copper on early development: prenatal and postnatal considerations, *Biofactors* 36:136, 2010.

Vello M, et al: Prenatal and neonatal risk factors for the development of enamel defects in low birth weight children, *Oral Dis* 2009.

Viljakainen HT, et al: Maternal vitamin D status determines bone variables in the newborn, *J Clin Endocrinol Metab* 95:1749, 2010.

Von Hurst PR, et al: Vitamin D supplementation reduces insulin resistance in South Asian women living in New Zealand who are insulin resistant and vitamin D deficit: a randomized, placebo controlled trial, *Br J Nutr* 28:1, 2009.

Voyer Lavigne S, Moretti M: Medication in pregnancy and lactation, *Obstet Gynecol* 114:166, 2009.

Wai-Man See A, et al: A nutritional model of late embryonic vitamin A deficiency produces defects in organogenesis at a high penetrance and reveals new roles for the vitamin in skeletal development, *Dev Biol* 316:171, 2008.

Waters TP, et al: Effect of 17 a-hydroxyprogesterone caproate on glucose intolerance in pregnancy, *Obstet Gynecol* 14:45, 2009.

Wen JG, et al: Melamine related bilateral renal calculi in 50 children: single center experience in diagnosis and treatment, *J Urol* 183:1533, 2010.

Wilkins-Haug L: Epigenetics and assisted reproduction, *Curr Opin Obstet Gynecol* 21:201, 2009.

Yassa L, et al: Thyroid Hormone Early Adjustment in Pregnancy (The THERAPY) Trial, *J Clin Endocrinol Metab* 12 May 2010. [Epub ahead of print.]

Yazdy MM, et al: Maternal dietary glycemic intake and the risk of neural tube defects, *Am J Epidemiol* 171:407, 2010.

Zammit S et al. Schizophrenia and neural tube defects: comparisons from an epidemiological perspective, *Schizophr Bull* 33(4):853-858, 2007.

Zeisel SH, daCosta K: Choline: an essential nutrient for public health, *Nutrition Reviews* 67:615, 2009.

Zeller J, et al: Spontaneous globe subluxation in a patient with hyperemesis gravidarum: a case report and review of the literature, *J Emerg Med* 32:285, 2007.

第17章

クリスティン・M・トラムズ
（Cristine M. Trahms, MS, RD, CD, FADA）
ケリー・N・マッキーン
（Kelly N. McKean, MS, RD, CD）

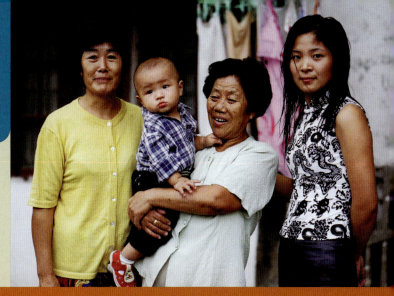

乳児期の栄養

重要用語

アラキドン酸（ARA）（arachidonic acid）
カゼイン（casein）
カゼイン加水分解物（casein hydrolysate）
成長の追いつき現象（catch-up growth）
初乳（colostrum）
ドコサヘキサエン酸（DHA）（docosahexaenoic acid）
成長曲線（growth channel）
電解還元鉄（electrolytically reduced iron）

ラクトアルブミン（lactalbumin）
ラクトフェリン（lactoferrin）
成長のラグダウン（落ち着き）現象（lag-down growth）
手掌握り（palmar grasp）
つまみ持ち（pincer grasp）
腎溶質負荷（renal solute load）
分泌性免疫グロブリンA（secretory immunoglobulin A [sIgA]）
乳清タンパク質（whey proteins）

　生後2年間は身体的ならびに社会的な成長と発達が急速であり、授乳と栄養摂取に影響を与える多くの変化が起こる。乳児の栄養摂取量が十分であるかどうかが、環境との相互作用に影響を与える。健康で、十分に栄養を摂取している乳児には、環境の刺激に応答し、刺激から学ぶエネルギーがある。両親や保育者と結びつき触れ合おうとする相互作用のエネルギーがある。

生理学的発達

　妊娠の期間、母親の妊娠前体重および妊娠期の体重増加量が、乳児の出生体重を決定する。出生後、乳児の成長は遺伝子と栄養の影響を受ける。ほとんどの乳児では、生後3～6ヵ月の発育期間にわたり、成長曲線、体重曲線、身長曲線、または身長増加が大きく伸びることが遺伝子的に決まっている。しかし、出生身長が10パーセンタイル以下の乳児は、多くが遺伝的に1歳になって適切な成長曲線に達する。これは追いつき成長（成長の追いつき現象）と呼ばれるものである。出生時には比較的大きく、数ヵ月間は胎児の成長速度で小さく発育し、生後13ヵ月までは成長曲線に達しないことが遺伝的に決まっている乳児も多い。生後1年間に生じるこの現象はラグダウン成長（成長のラグダウン現象）と呼ばれている。

　出生後数日間、新生児には約6％体重の減少がみられるが、通常出生第7～10日までに出生体重に回復する。その後、早い速度ではあるが速度を落としながら成長し続ける。通常、生後4～6ヵ月までは出生体重の2倍、1歳までは3倍になる。生後2年目、乳児の年間体重増加量はほぼ出生体重と同じである。生後1年間に、乳児の身長は50％伸び、4歳までに2倍になる。生後9ヵ月まで、総体脂肪が急激に増大し、その後の幼児期を通して、脂肪の増加速度が減退してゆく。乳児期を通して、体内総水分は、出生時の70％から1年間で60％に減少する。これはほとんどが細胞外液の減少で、出生時の42％から生後1年で32％に低下する。

　乳児の胃の容量は出生時の10～20mLから生後1年で200mLまで増大し、一度に多く摂取することができるように

なり、成長するにつれて食事の回数が減ってゆく。生後数週間は、胃液酸度が低く、生後数ヵ月間は乳児後期および成人期より低いままである。食事の量と組成にもよるが、胃排出の速度が比較的遅い。

新生児の脂質吸収率には幅がある。母乳の脂質吸収はよいが、乳脂肪は吸収率が低く、糞中排泄率が20〜48％である。市販の調製乳における脂肪組成は吸収がよい。乳児の胃の中で、舌リパーゼと胃リパーゼが短鎖脂肪酸と中鎖脂肪酸を加水分解する。胃リパーゼは長鎖脂肪酸も加水分解し、胃の中でトリグリセリドの消化開始に重要な働きをする。長鎖脂肪酸トリグリセリドはほとんどが加水分解されないまま小腸に入り、膵リパーゼによって分解される。ヒトの母乳に存在する母乳胆汁酸塩活性化リパーゼが乳児の胆汁酸塩によって刺激を受け、トリグリセリドを小腸の中で遊離脂肪酸とグリセロールに加水分解する。乳化剤としての作用がある胆汁酸塩が、小腸でモノグリセリド、脂肪酸、レシチンと結合して脂肪の消化を助ける。

妊娠28〜32週までに、二糖類の消化を担う酵素―マルターゼ、イソマルターゼ、スクラーゼ―の活性が成人のレベルに達する。ラクターゼ活性（乳汁の二糖類の消化を担う活性）は出生までに成人レベルに達する。デンプンを消化する膵アミラーゼは生後6ヵ月間低いままである。この時点まで乳児がデンプンを摂取すると唾液アミラーゼの活性が高まり、通常大腸の消化を補う。

生まれて数週間は、新生児の腎は機能するものの生理学的に未熟であり、大きさと尿濃縮能が増大する。腎重量は、生後6ヵ月で腎重量は2倍になり、1年で3倍になる。尿細管は、妊娠8ヵ月から生後1ヵ月までの間に形成されると推定されている。糸球体係蹄は、新生児期を通して、それ以降よりもはるかに厚い細胞層に覆われており、生後9ヵ月までの糸球体ろ過量が、幼児期から成人期にかけてよりも低いのはこのためである。新生児は、酸と尿を生成し、原尿を濃縮する能力が低いことが多い。出生時、腎の尿濃縮能が700mOsm/Lしかない新生児もいれば、成人の尿濃縮能（1200〜1400mOsm/L）に達している乳児もいる。生後6週間で、ほとんどの尿濃縮能が成人のレベルに達する。正常な新生児の腎機能に問題があることはまれであるが、下痢をしている新生児または濃すぎる調製乳を飲んだ新生児には問題が生じることがある（Butte et al., 2004）。

栄養必要量

乳児の栄養素必要量は、成長の速度、活動で消費されるエネルギー、基礎代謝必要量および摂取される栄養素の相互作用を反映する。マスバランス試験により、栄養素数種類に関しては最小許容濃度が定義されているが、ほとんどの栄養素について提言された摂取量は、正常に発育している母乳栄養の乳児の摂取量から推定されている。乳児の食事摂取基準（DRI）を表紙裏に記載している。

エネルギー

満腹になるまで母乳を飲んでいる正期産児や、調製乳を標準20kcal/約30mLを摂取している乳児は、一般に保育者が乳児の空腹や満腹の合図に応じてあげれば、エネルギー必要量を満たすよう摂取量を調整することができる。乳児のエネルギー摂取が十分であるかどうかを判定する方法としては、月齢に対する体重、身長、頭囲、身長体重比の増加を綿密に監視し、「付録表9、10、13、14」に示した世界保健機関（WHO）成長曲線上にデータを書き込んでみるのが効果的である。生後1年間は、成長の追いつき現象またはラグダウン（落ち着き）現象が生じることを知っておく必要がある。

乳児に体重増加速度の減退、体重増加の停滞、体重の減少がみられたら、乳児のエネルギーおよび栄養素の摂取量を注意して監視する。身長に成長速度の減退または停滞がみられたら、栄養不良の可能性、検出されていない疾患、あるいはその両者をきちんと調べる。体重増加が身長の成長よりはるかに急激な速度で進んでいる場合には、調製乳のエネルギー濃度、摂取量、与える離乳食の量や種類を評価する必要がある。乳児の活動度も評価しておく。身長体重比が標準成長曲線の最大の位置にある場合、すなわち成長が急激である乳児は、のちに肥満になるリスクが高い傾向にある。

タンパク質

タンパク質は組織交換、除脂肪体重定着、そして成長に必要なものである（Rodriguez, 2005）。乳児の急速な成長期には、体重1kg当たりのタンパク質必要量が小児期または成人期よりも高い。タンパク質摂取の推奨量は母乳組成に基づいており、母乳の利用効率を100％と想定している。

乳児は、全アミノ酸のうち成人よりも多くの割合を必須アミノ酸として必要としている。ヒスチジンは、成人には必須ではないが乳児には必須のアミノ酸であると思われる。未熟児には、チロシン、シスチン、タウリンが必須である。

生後1年間は、母乳または調製乳から大部分のタンパク質が得られる。生後6ヵ月間、母乳のタンパク質量は、調製乳より相当少なくても十分に足りる。生後6〜12ヵ月までは、乳児の食事には、ヨーグルト、裏ごし肉、調製乳や母乳を混ぜたシリアル食品などを追加し、良質タンパク質を補給する。

腸の疾患による下痢の治療のために、調製乳が長期間過剰に薄められている場合、あるいは複数の食物アレルギーのために摂取が限定されている場合、摂取タンパク質量が不十分になる（第27章参照）。

脂質

生後1年未満の乳児の現行脂質推奨量は、1日当たり30g以上である。母乳についてもあらゆる調製乳についても、この分量が提示されている。脂質摂取量が大幅に低いと（脱脂乳授乳などにより）、総エネルギー摂取量が不十分になる。授乳

量そのものを増やしてエネルギー不足を是正しようとしても、通常はこれにより全不足分を埋め合わせることができない。

母乳には、必須脂肪酸であるリノール酸、α-リノレン酸と、この長鎖誘導体であるアラキドン酸（ARA）（C20:4ω-6）とドコサヘキサエン酸（DHA）（C22：6ω-3）が豊富に含まれている。調製乳では、ARAとDHAに誘導されるリノール酸とα-リノレン酸が強化されている。

成長と皮膚の健康に不可欠なリノール酸は、乳児の総エネルギー摂取の3％を占める必要があり、これは生後6ヵ月以下では4.4g/日、7ヵ月から1年では4.6g/日にあたる。母乳では熱量の5％、ほとんどの乳児用調製乳では10％がリノール酸由来のものである。ω-3系脂肪酸であるドコサヘキサエン酸（DHA）とエイコサペンタエン酸（eicosapentaenoic acid [EPA]）の前駆体、α-リノレン酸もわずかではあるが必要である。生後1年間におけるα-リノレン酸の現行推奨量は0.5g/日である。

DHAとはα-リノレン酸の不飽和化により生成されるものであることから、食事によるDHA摂取の意義は明らかではない。また、母乳のDHA濃度は母親の食事によるDHA摂取量によって変化する。DHAとARAは、それぞれ神経組織の主要なω-3、ω-6長鎖多価不飽和脂肪酸（LCPUFA）であり、DHAは網膜の光受容細胞細胞膜の主要脂肪酸である。いくつかの試験から、DHAとARAのサプリメントが、特に未熟児の視力と精神運動発達に効果があることが示唆されている。もっとも、発達には差がないことを明らかにしている試験もある。米国小児科学会（AAP）は公式にはLCPUFAを乳児用調製乳に添加することを支持していないが、現在ではほとんどの乳児用調製乳に添加されている。

炭水化物

乳児期には、エネルギー摂取量のうち、30～60％を炭水化物から摂取する必要がある。母乳のエネルギー量の約40％、乳児用調製乳では40～50％が、乳糖をはじめとする炭水化物由来のものである。まれではあるが、乳糖に不耐性があり特別な調製乳を必要とする乳児がいる（第29章と第44章参照）。

乳児期のボツリヌス中毒とはボツリヌス菌（Clostridium botulinum）の芽胞を摂取することにより発生するもので、芽胞は腸管腔で成長し毒素を産生する。ときに自家製の食品に用いられる炭水化物である蜂蜜やコーンシロップが、乳児の食事に芽胞が混入する唯一の感染源として特定されている。この芽胞は熱処理にきわめて抵抗性があり、現在行われている加工法では死滅しない。生後1年未満の乳児には、ボツリヌス菌芽胞の成長の予防に必要な免疫能がまだ発達していないため、蜂蜜およびコーンシロップを与えてはならない。

水分

乳児の水分必要量は、皮膚と肺からの喪失量、糞便と尿に含まれる量、さらにわずかながら成長に必要な量により決定する。DRI（食事摂取基準）に基づく乳児の総水分推奨量は、生後6ヵ月までは0.7L/日、7～12ヵ月までは0.8L/日である。総水分量には、食品、飲料、飲料水の全水分量が含まれることに注意する。体重1kg当たりの水分必要量を表17-1に示した。

幼い乳児は、小児や成人よりも腎濃縮能が低いため、水分平衡異常に陥りやすい。通常の条件下で、母乳および調製乳が適切に授乳されていれば、水分は十分量が供給される。しかし、調製乳を沸騰させると、水分が蒸発しミルクが濃縮される。このため牛乳や調製乳を沸騰させたものは乳児には適さない。きわめて暑く湿度の高い環境では、乳児には水分の補給が必要である。水分喪失が高い場合（たとえば、嘔吐や下痢を呈してる場合）、体液電解質平衡異常に注意して監視する。

水分の欠乏は高ナトリウム血性脱水症に至り、これが神経性の転帰をもたらす（けいれん、血管損傷など）。高ナトリウム血性脱水症は、生後数日間で、出生体重の10％を超える体重減少がみられた母乳栄養乳児に報告されている（Leven and Macdonald, 2008）。高ナトリウム血性脱水症の可能性から、全新生児には摂取量、毎日の体重、脱水状態（濡れたおむつの数など）を注意して監視する必要がある。

水中毒は高ナトリウム血症、不穏状態、嘔気、嘔吐、下痢、多尿または乏尿に至り、けいれんを引き起こすこともある。水中毒は、授乳の代わりに水を与えたり、調製乳が薄すぎたり、下痢の治療に電解質溶液ではなくミネラルウォーターを用いたりした場合に発症することがある。

ミネラル
カルシウム

母乳栄養乳児には、カルシウム摂取量の約2/3が体内に残存する。目安量（AI）とは、健康な母乳栄養乳児のカルシウム摂取量に基づく平均摂取量である。生後0～6ヵ月の乳児のAIは200mg/日、7～12ヵ月では260mg/日である。調製乳では相応に強化される。

表 17-1

乳幼児と小児の水分必要量

年齢	水分必要量（mL/kg/日）
生後10日	125～150
生後3ヵ月	140～160
生後6ヵ月	130～155
1歳	120～135
2歳	115～125
6歳	90～100
10歳	70～85
14歳	50～60

出典：Barness LA: Nutrition and nutritional disorders. In Behrman RE, Kliegman RM: Nelson textbook of pediatrics, ed 17, Philadelphia, 2003, Saunders.

フッ素

虫歯を防ぐフッ素の重要性はこれまで十分に裏付けられてきた。しかし、フッ素の過剰摂取により、歯に白く細い線が現れるものから全体がチョークのような歯になる歯のフッ素症を引き起こす（第26章参照）。フッ素症を予防するため、フッ素の許容上限摂取量が、生後6ヵ月までは0.7mg/日、7～12ヵ月では0.9mg/日に設定されている。

母乳のフッ素含有量はきわめて低い。乳児期では、市販の乳児用シリアル食品、レトルトのシリアル食品、さらにフッ素添加水を用いて製造されたフルーツジュースが大きなフッ素源となる。6ヵ月未満の乳児に、フッ素サプリメントは推奨されていない。歯牙萌出後は、母乳栄養の乳児、牛乳を摂取する乳児、さらにフッ素0.3mg/L未満含有の水を用いて製造された調製乳を授乳する乳児には、フッ素添加水を1日数回飲ませることが推奨されている（American Academy of Pediatrics [AAP], 2009）。

鉄

正期産児では、出生体重の2倍に成長している場合、十分な鉄貯蔵があると考えられる。体重が2倍になるのは、正期産児で約4ヵ月、未熟児ではこれよりはるかに速い。鉄の推奨摂取量は、月齢、成長速度、鉄貯蔵に応じて増やされる。生後4～6ヵ月では、完全母乳栄養の乳児に負の鉄バランスを引き起こすリスクがあり、6～9ヵ月までに備蓄を使い果たす。母乳中の鉄は生体内利用率が高いが、母乳栄養乳児にも4～6ヵ月までは鉄の栄養源を追加する必要がある（AAP, 2005）。鉄が強化されたシリアル食品や乳児用調製乳は鉄の栄養源として一般的である。牛乳は鉄分が乏しく、12ヵ月までは与えてはならない。AAP（米国小児科学会）は、4ヵ月から鉄サプリメントを1mg/kg/日で始め、十分に補足的な食物が導入されるまで継続することを推奨している（Baker and Greer, 2010）。

鉄欠乏症および鉄欠乏性貧血は、乳児後期に一般的な疾患である。アメリカおよびイギリスに居住しており、主として社会経済的地位が低い少数集団の9ヵ月～3歳の乳幼児における鉄欠乏症有病率は、全体の10％よりも高く、30％と推定される（Eden, 2005）。

乳児の鉄欠乏症には認知機能に長期にわたる影響があることから、鉄の状態を監視することが重要である（Eden, 2005）。月齢8ヵ月での低いヘモグロビン濃度は、月齢18ヵ月での運動発達障害と関連がある（Sherriff et al., 2001）。さらに、乳児期に慢性鉄欠乏症を呈した小児には、青年前期に長期にわたる発達異常と行動の問題が現れる。

亜鉛

新生児は、食事に直接亜鉛の栄養源を依存している。亜鉛は母乳のほうが調製乳より吸収が良い。生後1年間は、母乳も調製乳も亜鉛を十分に供給できる（0.3～0.5mg/100kcal）。次の1年間に必要な亜鉛のほとんどは、他の食物（肉類、シリアル食品など）から摂取する。亜鉛が欠乏している乳児には発育遅延が現れることがある（Cole and Lifshitz, 2008）。

ビタミン類

ビタミンB_{12}

厳格な菜食を行っている母親の母乳は、特に妊娠前から妊娠中にかけて長期間菜食である場合、ビタミンB_{12}が欠乏していると思われる。悪性貧血の母親の母乳を授乳する乳児にも、ビタミンB_{12}欠乏症が診断されている（Weiss et al., 2004）（第32章参照）。

ビタミンD

十分栄養を取っている母親の母乳は、ビタミンDを除いて正期産児が必要とするあらゆるビタミン類を供給する。母乳にはビタミンDが約20IU/L（コレカルシフェロール0.5μg）しか含有されていない。AAPはくる病およびビタミンD欠乏症を予防するため、あらゆる乳児には出生後まもなくビタミンDを400IU/日以上摂取することを推奨している。あらゆる母乳栄養乳児にビタミンDサプリメント400IU/日が必要である。摂取量が1日当たり1000mLに満たない調製乳栄養乳児にもサプリメントが必要である（Wagner and Greer, 2008）。色黒の母乳栄養乳幼児には、くる病の高いリスクがあると思われる（Weisberg et al., 2004）。さまざまな環境や生活形態の要因により、日光への曝露量とビタミンDの吸収量に影響があることから、AAPによるビタミンDサプリメントの推奨はあらゆる乳児に適応である。未熟児、色黒の乳児や幼児、北方など高緯度地域に居住する乳児などリスクの高い乳児には、ビタミンD最大800IU/日のサプリメントが必要である（Misra et al., 2008）。

米国食品医薬品局（FDA）は、スポイト式のビタミンD液体サプリメントにAAPの推奨量400IU/日を超える量が含有されている可能性を指摘している。このことから、親や保育者は推奨量だけを与えるようにする必要がある。ビタミンDの過剰摂取は、嘔気、嘔吐、食欲減退、過剰な口渇、頻尿、便秘、腹痛、筋力低下、筋肉や関節の疼痛、錯乱、疲労、腎臓の損傷を招く恐れがある。

ビタミンK

新生児のビタミンK必要量には特別な配慮が必要である。この欠乏症は新生児の出血または出血性疾患の原因になる。母乳中のビタミンK含有量は2.5μg/Lにとどまるが、牛乳から作られる調製乳の含有量はこの約20倍であることから、ビタミンK欠乏症は調製乳より母乳の授乳に多い。どの調製乳にも、調製乳100kcal当たりにビタミンKが4μg以上含まれている。乳児のAI（目安量）は、生後6ヵ月間は2μg/日、次の6ヵ月間は2.5μg/日である。成熟母乳ではこの量を供給できるが、生後1週間は供給できないと思われる。母乳栄養乳児には、出血性疾患のリスクを十分に低下させるため、この時期にビタミンKの栄養補助を行う必要がある。ほとんどの病院

で、予防処置として出産後まもなくビタミンKを乳児に注射することが義務付けられている。

サプリメント

ビタミンおよびミネラルのサプリメント処方は、乳児の摂取量を綿密に評価した場合に限り行う。市販の調製乳にはあらゆる必須ビタミン類とミネラル類が強化されているため、調製乳栄養の乳児がサプリメントを必要とすることはまれである。母乳栄養乳児には出産後まもなくにはビタミンDのサプリメントを、4〜6ヵ月までには鉄のサプリメントを追加する必要がある（*注目情報*「正期産児のビタミンおよびミネラルのサプリメント推奨量」を参照）。第43章では、未熟児またはハイリスク乳児の授乳とこの特別な必要量について考察している。

乳汁の成分

母乳

母乳は疑いなく乳児にとってこの上ない食事である。この組成は、必要なエネルギーと栄養素の適正量を供給できるようにできている。母乳には、新生児の未熟な免疫系を支え補強する特異的ないし非特異的免疫因子が含まれており、感染症から体を守ることができる。また、下痢や中耳炎を予防することもできる（AAP, 2005）。母乳のタンパク質に対するアレルギー反応はまれである。さらに授乳の間、母子が密着することにより、触れ合いや絆を深めることができ（第16章参照）、栄養の有益性（消化がよく生体内利用率の高い最適な栄養状態）をもたらす。乳児の罹患率を低下させ、母親の健康にも有益性（授乳性月経停止、母体の体重減少、一部のがん予防など）をもたらす。さらに、経済的にも環境にも有益である（American Dietetic Association [ADA], 2009）。

生後数日間、母乳栄養では黄色く透明な液体の初乳を授乳する。初乳は乳児が生後1週間に必要なものを満たしている。脂質と炭水化物は少ないが、タンパク質、ナトリウム、カリウム、塩化物の濃度は成熟乳より高い。免疫物質の優れた供給源でもある。

ここで留意すべきは、ある種の感染症に罹患している母親、あるいは乳児に有害作用を引き起こす治療薬を使用している母親にとって、母乳栄養は適切ではないことである。たとえば、母親がヒト免疫不全ウイルス（HIV）に感染していると、乳児にHIVを移す可能性があり、向精神薬をはじめとする薬剤を使用していると、母乳を通して乳児に薬剤を与えることになる（AAP, 2005）（第16章参照）。

米国栄養・食事療法学会（Academy of Nutrition and Dietetics [AND]）および米国小児科学会（AAP）は、生後6ヵ月間の完全母乳栄養（EBF）と、12ヵ月間以上離乳食で補足しながら母乳授乳を行うことを支援している（AAP, 2005; ADA, 2009）。母乳以外の食物を与える年齢が早すぎると、母乳摂取量が低下し早く離乳食が増えるため、この推奨量には乳児の月齢を考慮することが重要である。Healthy Children 2020 Objectives（小児の健康づくり計画2020年目標）では、新生児を持つ母親の母乳栄養を支援することを計画している（*注目情報*「ヘルシーチルドレン（小児の健康づくり計画）2020年目標：乳児の栄養摂取」を参照）。

母乳と牛乳の組成

母乳の組成は牛乳とは異なり、このため、成分無調整牛乳は1歳までの乳児には勧められない。いずれも20kcal/約30mLを供給するが、エネルギーの栄養素源は異なる。母乳のタンパク質はエネルギーの6〜7%を供給し、牛乳のタンパク質はエネルギーの20%を供給する。母乳のタンパク質は60%が乳清タンパク質（主としてラクトアルブミン）、40%がカゼインで、これに対して、牛乳では20%が乳清タンパク質、80%がカゼインである。カゼインは乳児の胃の中で、消化しにくく硬いカードを形成するが、母乳のラクトアルブミンは、綿のように柔軟で消化しやすいカードになる。母乳には、タウリンとシスチンが牛乳より高い濃度で存在する。このアミノ酸は未

◎ 注目情報

正期産児のビタミンおよびミネラルのサプリメント推奨量

ビタミンD
母乳栄養乳児と、ビタミンD強化調製乳の1日摂取量が1000mLに満たない乳児には、全員に出産後まもなくサプリメント400IU/日を投与する。

ビタミンK
新生児の出血性疾患を予防するため、出生後すぐにサプリメントを投与する。

フッ素
水道水中のフッ素濃度が0.3ppm未満の場合、生後6ヵ月以降に0.25mg/日の栄養補助を行う。

鉄
母乳栄養乳児
生後4〜6ヵ月は約1mg/kg/日をできれば栄養補助食品から摂取するか、あるいは離乳や母乳の補助のためだけの鉄強化調製乳を摂取する。

人口栄養乳児
生後1年間は鉄強化調製乳だけを授乳する。

出典：American Academy of Pediatrics, Committee on Nutrition: Pediatric nutrition handbook, ed 6, Elk Grove Village, Ill, 2009, American Academy of Pediatrics.

注目情報

ヘルシーチルドレン（小児の健康作り計画）2020年目標：乳児の栄養摂取

ヘルシーピープル2020は、アメリカが21世紀の次の10年間に達成することを目指して設定した健康の包括的な目標である。ヘルシーピープル2020は、幅広い公衆衛生の優先課題と、具体的かつ予測可能な目標を設定している。この目標は、42の分野に焦点を絞っており、その一つが母親と乳幼児と小児の健康である。乳児の栄養摂取に関する目標は以下の通りである。

目的：女性と乳幼児と家族の健康増進と健全な生活の向上。
目標：母乳栄養の比率を、産褥期初期では81.9%まで、生後6ヵ月では60.6%まで、1年では34.1%まで上昇させること。完全母乳栄養の比率を、生後3ヵ月間では46.2%まで、6ヵ月間では25.5%まで上昇させること。
目標：生後2日以内に調製乳の栄養補助を受ける母乳栄養の比率を14.2%まで低下させること。
目的：健全な食事摂取と健全な体重の達成および維持を通して、健康を増進し、慢性疾患のリスクを低下させること。
目標：小児のきわめて低い栄養確保の問題を解消すること。
具体的目標：1～2歳の乳幼児の鉄欠乏症を14.3%以下まで低下させること。
目的：口腔および頭蓋顔面の疾患、症状、損傷を予防ならびに抑制し、予防措置と歯科治療の受診率を改善すること。
目標：乳幼児の乳歯う蝕率を低下させること。

ヘルシーピープル2020年目標（Healthy People 2020 Objectives）の全文がウェブサイト "http://www.healthypeople.gov/2020/topicsobjectives2020/default.aspx" に掲載されている。

熟児に必須のものである。母乳の乳糖はエネルギーの42%を供給し、牛乳ではエネルギーの30%にとどまる。

母乳と牛乳の両方とも、脂質がエネルギーの50%を供給する。必須脂肪酸であるリノール酸は、母乳ではエネルギーの4%を供給し、牛乳では1%しか供給しない。母乳のコレステロール含有量は10～20mg/dLで、牛乳の10～15mg/dLに匹敵する。牛乳の脂肪分は母乳よりも吸収されにくく、母乳のリパーゼが胆汁酸塩により活性化され、乳汁のトリグリセリド加水分解に重要な役割を果たす。

母乳中のあらゆる水溶性ビタミン類が母親の食事摂取を反映している。牛乳にはビタミンB複合体が十分量含まれるが、ビタミンCは少ない。母乳と強化牛乳はビタミンAを十分に供給する。母乳は、牛乳よりビタミンEの豊富な栄養素源である。

母乳も牛乳も、鉄の含有量はわずかである（0.3mg/L）。母乳では鉄の約50%が吸収されるが、牛乳では1%未満である。母乳における亜鉛の生体内利用率は牛乳より高い。牛乳中のカルシウム含有量は母乳の3倍、リン含有量は6倍、フッ素濃度は2倍である。

牛乳にはタンパク質と灰分の含有量がはるかに高いため、腎溶質負荷や、あるいは腎臓から排泄される尿素窒素とミネラルの量が高くなる。母乳中のナトリウムとカリウムの濃度は牛乳の約1/3で、このため母乳の腎溶質負荷が低い。母乳の平均オスモル濃度は300mOsm/kgで、これに対して牛乳は400mOsm/kgである。

抗感染因子

母乳と初乳には、調製乳に存在しない抗体と抗感染因子が含まれている。分泌性免疫グロブリンA（secretory immunoglobulin A [sIgA]）は母乳の免疫グロブリンのうち大部分を占めるもので、感染から乳児の未熟な腸を保護する働きをする。この利益を享受するには、生後3ヵ月以上まで母乳栄養を維持する必要がある。

母乳の鉄結合タンパク質ラクトフェリンは細菌から鉄を奪い、その増殖を遅くする。母乳中に存在する過酸化物とアスコルビン酸が細菌を不活性化したのち、やはり母乳中の溶菌酵素リゾチームが細菌の細胞膜を破壊する。母乳はビフィズス菌（*Lactobacillus bifidus*）の増殖を高める。この細菌はある種の病原菌増殖を妨げる酸性の消化管環境を作り出す。この抗感染諸因子のため、感染症罹患率は母乳栄養乳児が人工栄養乳児より低い。

乳児の健康には、病原性のない細菌叢を伴う保菌が重要であり、のちの健康に影響を及ぼす。離乳食が始まるまでに、乳児の消化管には正常な細菌叢が定着する。生後間もなくできるこの生態系は、出産、環境、栄養摂取、抗生物質使用の様態などの因子により影響を受ける（Marques et al., 2010）。プロバイオティクスのサプリメントとしての利用について、その働きと安全性が現在研究されている。

調製乳

母乳栄養ではない乳児は、通常、牛乳または大豆製品をベースにした調製乳を授乳している。また、母乳と調製乳とを組み合わせて授乳する母親も多い。特別な必要性のある乳児は、特別に配合された製品を授乳している。

加熱処理した脱脂乳または大豆製品をベースに作られ、植物性脂肪、ビタミン類およびミネラル類が添加された市販の調製乳は、母乳の組成にできるだけ近づけて調合されている。これらは容易に吸収される形で必要な栄養素を供給している。乳児用調製乳の製造は乳児用調製乳法（the Infant Formula Act）に基づきFDA（アメリカ食品医薬品局）により規制されている（Nutrient Requirements for Infat Formulas, 1985）。法によれば、乳児の調製乳には、このガイドラインと一致する栄養素濃度の含有が義務付けられている（表17-2）。最も正確な情報を得るために企業ごとのウェブサイトを参照し、乳児用調製乳や授乳製品の組成を比較していただきたい。

乳児後期や歩き始めの幼児向けにも調製乳が市販されてい

る。しかし通常は、離乳食を十分に食べていないという場合を除いて、「成長した乳児」向けの調製乳は必要ない。

　乳児用調製乳の製造では、母乳に近づける努力が進んでいる。近年では、乳児用調製乳にアラキドン酸（ARA）、ドコサヘキサエン酸（DHA）、プレバイオティクス、プロバイオティクスが添加されている。この添加物のない調製乳を摂取して、乳児の成長や発達が損なわれるとするデータは、現在のところ得られていない。乳児の貧血有病率が低下しているのは、鉄強化調製乳の使用に帰するところが大きいと考えられている。米国小児科学会（AAP）は人工栄養の全乳児に鉄強化調製乳を推奨している。鉄強化調製乳が、便秘、軟便、疝痛（重度の腹痛）、吐出を引き起こすとする説が広く知られているが、臨床試験では確認されていない（AAP, 1999）。

　牛乳をベースにした調製乳のタンパク質に不耐性がある乳児には様々な製品が市販されている。（1）ベジタリアン家庭の乳児、（2）ガラクトース血症または遺伝的にラクターゼが欠損している乳児には、大豆ベースの乳児用調製乳が推奨されている。牛乳タンパク質にアレルギーがある乳児の多くは、大豆タンパク質にもアレルギーが発現することから、タンパク質アレルギーがあることがわかっている場合には大豆調製乳が推奨されていない（Bhatia and Greer, 2008）（第27章参照）。

　牛乳ベースの調製乳にも、大豆調製乳にも不耐性である乳児では、カゼイン加水分解物からできている調製乳であれば授乳できる。この調整乳は、カゼインが酸、アルカリ、酵素群の処理によって低分子量成分に分解されている。また、乳糖が含有されていない。食物タンパク質に重度の不耐性があり、加水分解物を原料とした調製乳に忍容性がない場合には、遊離アミノ酸をベースとした調製乳が市販されている。吸収不全または代謝異常（フェニルケトン尿症など）の疾患がある乳児には、これ以外の調製乳も市販されている（第18章と第44章を参照）。

　大豆調製乳は、現在規制当局により吟味検討されている。大豆調製乳を摂取している正期産児は、牛乳ベースの調製乳を授乳する乳児と成長やミネラルの吸収が同等であるが、植物性エストロゲンとイソフラボンの濃度が数千倍に達する。高いイソフラボン濃度が乳児の長期的な発達に及ぼす生物学的影響は依然として明らかにされていない（National Toxicology Program, 2010）。大豆調製乳は骨減少症のリスクが高いため、早期産児には推奨されていない（Bhatia and Greer, 2008）。

　大豆調製乳のタンパク質は分離大豆タンパク質でL-メチオニン、L-カルニチン、タウリンが添加されている。夾雑物として、ミネラルおよびナイアシンと結合するフィチン酸塩と、トリプシンやキモトリプシンの働きを阻害するタンパク分解酵素抑制物質が含有されている。乳児用大豆調製乳では、無機塩類であるアルミニウムの濃度が、母乳のアルミニウム濃度4〜65ng/mLを超え、600〜1300ng/mLに達している（Bhatia and Greer, 2008）。

表 17-2
乳児用調製乳に関する法律により規定されている乳児用調製乳の栄養素濃度

規定栄養素組成	必要とされる最小濃度（エネルギー100kcal当たり）
タンパク質(g)	1.8
脂質(g)	3.3
熱量(カロリー)の百分率	30
リノール酸(mg)	300
熱量の百分率	2.7
ビタミンA (IU)	250
ビタミンE (IU)	0.7
ビタミンD (IU)	40
ビタミンK (μg)	4
チアミン (μg)	40
リボフラビン (μg)	60
ナイアシン (μg)	250
アスコルビン酸(mg)	8
ピリドキシン (μg)	35
ビタミンB_{12} (μg)	0.15
葉酸 (μg)	4
ビオチン (μg)（牛乳から作られていない調製乳のみ）	1.5
パントテン酸 (μg)	300
コリン (mg)（牛乳から作られていない調製乳のみ）	7
イノシトール (mg)（牛乳から作られていない調製乳のみ）	4
カルシウム (mg)	60
リン (mg)	30
鉄 (mg)	0.15
亜鉛 (mg)	0.5
マグネシウム (mg)	6
マンガン (μg)	5
ナトリウム (mg)	20
カリウム (mg)	80
ヨード (μg)	5
塩化物 (mg)	55
銅 (mg)	60

出典：Nutrient requirements for infant formulas, Final Rule (21 CFR 107), Fed Reg 50;45 106, 1985.

牛 乳

　1歳になるまでに、調製乳から牛乳へと移行させる親がいる。しかし、米国小児科学会栄養委員会（AAP Committee on Nutrition）は、生後1年間は授乳に牛乳を用いるべきではないとする結論に至っている（AAP, 2009）。牛乳を授乳している乳児は、鉄、リノール酸、ビタミンEの摂取量が低く、ナトリウム、カリウム、タンパク質の摂取量が過剰であることが明らかになっている。牛乳は少量の消化管出血の原因になってい

る。

　生後12ヵ月間は、低脂肪牛乳（1〜2%）および無脂肪牛乳も乳児には適さない。この期間の乳児は、エネルギー必要量を満たそうとして多量の牛乳から過剰なタンパク質を消化し、必須脂肪酸の摂取量が低くなることにより、エネルギー不足を防ぐには不十分となる（AAP, 2009）。また、ライスミルク（米乳）、オートミルク（燕麦乳）、ナッツミルクなどの代替乳または類似乳は不適切であり、適切に栄養補助を行わない限り、乳児の授乳とすべきではない。

調製乳の準備

　市販の乳児用調製乳には、同量の水を混ぜて準備する濃縮タイプなど調理の必要のない液体ミルクと、専用スプーンすり切り1杯の粉乳に対して約60mLの水を混ぜるようにできている粉末タイプがある。

　乳児用調製乳は清潔な環境で調乳すべきである。哺乳瓶、乳首、ミキサー、調製乳の缶の口など、あらゆる器具を完全に洗浄する。調製乳を作り置きする場合は24時間まで冷蔵庫に保存する。温めは授乳ごとに湯煎で行う。電子レンジによる加熱は、熱すぎたりむらが生じたりして、ミルクで火傷をする恐れがあるので勧められない。温めて残ってしまったミルクは捨てる。

離乳食

　乳児用乾燥シリアル食品は、鉄の吸収を高めるために低分子に分解された電解還元鉄が強化されている。大さじすり切り4杯のシリアルには鉄が約5mg含有され、乳児の必要量の約半分が供給される。このため、通常、乳児用シリアル食品は乳児の食事にまず加えられる食品である。

　裏ごしした「赤ちゃん用」の野菜や果物からは、炭水化物、ビタミンA、ビタミンCが摂れる。多数の瓶詰果物やあらゆるフルーツジュースにビタミンCが添加されている。さらに、瓶詰果物にはいくつかタピオカが添加されているものもある。クリーム状の野菜には牛乳が添加され、ミックスベジタブルには小麦が入っている。

　裏ごしした赤ちゃん用肉類のほとんどが煮込んだものである。裏ごしした肉類は、市販の離乳食の中でもエネルギー濃度が最も高く、良質タンパク質とヘム鉄の優れた供給源である。

　プリンや果物のデザートなど、デザートの製品も多数市販されている。製品の栄養素組成はさまざまであるが、いずれも、糖分、修飾コーンスターチ、タピオカスターチの形で過度のエネルギーが含有されている。この過度のエネルギーはほとんどの乳児には必要ない。

　市販されている様々な調理済み食品も有機栽培の製品も離乳食の材料になる。有機食品については第10章を参照のこと。有機食品は栄養価の幅が広い。栄養と発達の必要性を満たすために、乳児の食品を慎重に選択する必要がある。

　母親が乳児の離乳食を作る場合、参考情報17-1の注意点を守れば容易である。自家製の離乳食は一般に、使用される水分が少ないため、市販の調理済み離乳食より栄養素が濃縮されている。離乳食の調理には塩と砂糖を添加すべきではない。

授乳と離乳食

最初の授乳

　十分に食事を摂っている母親の母乳は、ヒトの乳児の必要量を満たすことでは及ぶものがなく、生後6ヵ月間は母乳栄養が強く推奨される。ほとんどの慢性疾患は母乳を禁忌としない。

　母親には、出生直後に授乳させるようにする。出産後数日間、両親の対応と助言を行う医療従事者は、母親を支援できる方法を熟知していなければならない。理想的には、母乳栄養の相談や準備は出産の数ヵ月前または数週間前に始める（第16章参照）。

　授乳している間は、母乳であっても調製乳であっても、乳児をしっかり抱く。授乳のリズムが定着すると、乳児は空腹であることを知らせるためにうるさく泣くようになるが、満足するとよく笑いぐっすり眠る（表17-3）。授乳の時間は大人で

参考情報 17-1

離乳食の調理の注意点

1. 新鮮で良質の果物、野菜や肉類を選ぶ。
2. まな板、グラインダー（フードプロセッサー）、ナイフといったあらゆる調理器具を完全に消毒する。
3. 調理する前に手を洗う。
4. 食物の異物除去、洗浄、下ごしらえには、できるだけ少量の水で行う。
5. 食品を柔らかくするにはできるだけ少量の水で加熱する。熱感受性栄養素を破壊するので、火を通しすぎないようにする。
6. 塩や砂糖を添加しない。1歳未満の乳児向けの食事には蜂蜜を添加しない。*
7. 十分に水を加えて裏ごししやすくする。
8. ミキサー、フードプロセッサー、離乳食用グラインダー、調理用こし器などを用いて食品を裏ごしする。
9. 裏ごししたものを製氷皿に流し込み冷凍する。
10. 離乳食を冷凍保存する場合には、製氷皿から外し、冷凍用の袋に入れて保存する。
11. 食事を差し出すときには、食器に1食分の分量を入れ解凍および加熱する。

*蜂蜜は、ボツリヌス菌の芽胞によってボツリヌス中毒が引き起こされると報告されている。生後間もない乳児には、この感染症を抑制する免疫能がない。

はなく乳児が決める。最初、授乳はほとんど2～3時間ごとで、2ヵ月までにほとんどが4時間ごとになる。通常、3～4ヵ月までには乳児の成長とともに、夜間の授乳を省略することができるようになる。

哺乳瓶、マグカップや、缶詰の液体乳児用調製乳などの食品や飲料を入れる金属容器など、多くのプラスチック容器に含有されている化学物質としてビスフェノールA（BPA）がある。BPAには胎児や乳幼児の脳、行動、前立腺に潜在的な影響を及ぼすとする懸念がある。諸試験が実施中であるが、FDA（アメリカ食品医薬品局）は暫定的にBPAへの人の曝露を減らすために適切な措置を取るよう推奨している。アメリカの大手製造企業は、国内市場向けにはBPAを含有するボトルや乳児用カップの製造を中止した。FDAは、乳児用調製乳の金属容器内側の被覆にBPAの代替材開発を奨励し、その他の食品の金属容器でも、BPAの代替の努力または使用を最小限にする努力を支援している（Food and Drug Administration [FDA], 2010）。

食べる能力の発達

出生時、新生児は吸啜、嚥下、呼吸を協調させ、母乳や調製乳の液体を飲む準備ができるが、固形物の食物を食べることはできない。最初の1年間、標準的な乳児は首の座り、座ったり座姿勢を維持したりする能力が発達し、まず手掌握り、さらに繊細なつまみ持ちへとつかむ能力も発達する（図17-1）。また、熟達した吸飲の能力、回転させて噛む能力が発達し、食べさせてもらう食事から指を使って自分で食べる食事へと進む。2年目には、スプーンを用いて一人で食べることを覚える（図17-2）。

離乳食の導入

様々な食品を導入する適切な時期を決定する基準となるのは、発達の準備段階と栄養素必要量である。最初の4ヵ月間に、首のすわりを獲得し、口腔の運動パターンが吸啜から吸引へと進み、熟達した吸飲パターンが始まる。この期間、裏ごし食を与えてみると、液体と同じように、吸い込んでから舌で押すようにして飲み込む。表17-4に、発達の指標と半固形の離乳食導入の目安をまとめている。

月齢4～6ヵ月では、熟達して吸飲の動きが洗練され、むしゃむしゃ噛む動き（上下に刻む動き）が始まると、裏ごし食の導入が適している。通常、乳児向けシリアル食品が最初に用いられる。発達の段階を支えるために、シリアルはスプーンで与え、哺乳瓶の調製乳は同時に与えない。そののちは、様々な市販品や自家製離乳食を与えることができる。食品を導入する順番は重要ではないが、最初は1回の食事に1品目だけを与える（たとえば、多くの品目が含まれるピーチコブラー（桃を包んだパイ）ではなく、桃を与える）ことが大事なポイントである。新たな食品を導入する際には、やはり1回の食事に1品目だけ2～7日間の間隔を空けて与えると、アレルギー反応または食物不耐性を見極めることができる（Butte et al., 2004）。また、果物を与える前に野菜で始めると野菜を受け入れやすくなる。

固形食の種類と量をゆっくり増やすことにより、乳児は新しい食物を受け入れる。母乳栄養乳児は、人工栄養乳児より受容できる量が多いと思われる。栄養豊富なさまざまな食品を考慮して与えていれば、バランスのとれた食事になり、多くの味を受け入れられるようになる。

口腔の運動の熟達が進むにつれ、回転させながら噛む能力が発達する。これは、十分に火を通してつぶした野菜、キャセロール（オーブン煮込料理）、パスタなど、家庭の献立から用いる固形物の食物を食べる準備ができたことを示している。握ることを覚え、まず手掌握り、次にはさみ持ち、さらに洗練されてつまみ持ちへと進み、トースターで焼いたトースト、乳児用ビスケットまたはスティックチーズなど手づかみ食を食べる準備ができたことを示す（図17-1参照）。表17-5に、乳児の食事に加える食品の推奨品目を記載している。皮がついたままの食品や口蓋に粘着する食品（ホットドッグ、ブドウ、ピーナッツバターを塗ったパンなど）はのどの閉塞を引き起こすため、乳児期には与えてはならない。

9～12ヵ月の間、乳児はカップの縁に唇を近づけることができるようになり、そのままカップが離れなければ飲むことができる。2年目には、手首を回転させ、肘を上げることができるようになり、このためカップを持ち上げたりスプーンを

表 17-3
乳児の満腹時の動作

週齢（週数）	動作
4～12	乳首から頭が離れる。 眠ってしまう。 乳首をもう一度入れようとすると、唇をしっかり閉じる。 乳首を噛んだり、唇をすぼめたり、あるいは笑って口を離す。
16～24	乳首から離れ、頭が離れる。 ぐずって泣く。 手で口をふさぐ。 周囲に気を取られる。 乳首を噛む。
28～36	姿勢を変える。 口をしっかり閉じたままにする。 首を振って「いやいや」をする。 食器で遊ぶ。 手の動きが活発になる。 食器を投げる。
40～52	これまで挙げた動作を参照。 舌と唇を使って吐き飛ばす。 哺乳瓶やカップを母親に手渡す。

出典：Nutrient requirements for infant formulas, Final Rule (21 CFR 107), Fed Reg 50;45 106, 1985.

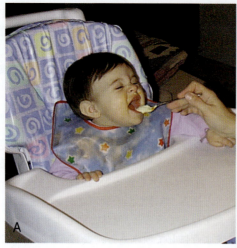
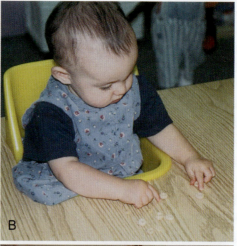
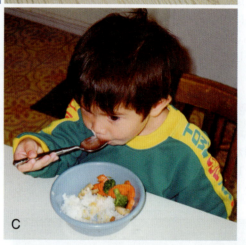

図17-1　乳児と歩き始めの幼児における食べる能力の発達
A, この7ヵ月の乳児は、試しにスプーンで食事を与えてみたところ、食べるしぐさを始めた。
B, この9ヵ月の女児は、つまみ持ちで食べ物を拾っている。
C, この19ヵ月の男児は、一人でスプーンを使い始めたが、まだ手首を回転させて食物を落とさないようにすることができない。

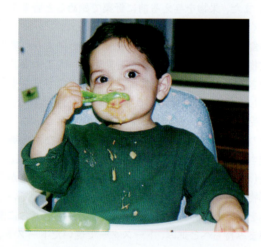

図17-2　この2歳児は、手首を回転させ肘を上げることにより、食物をスプーンから落とさずに食べられることから、一人食べを習得している。

持ったりすることができるようになる。最初はひどく散らかしながら食べるが、2歳までに、標準的な小児のほとんどがうまく自分で食べることができるようになる（図17-2参照）。

授乳からカップへの離乳

　乳児の食事への固形食導入は、母乳または調製乳だけの食事から、様々な食事へ移行する離乳の段階の始まりである。離乳は、乳児の成長速度と発達した技術に応じて少しずつ進める。離乳食は乳児の栄養素必要量を満たし、適切に栄養摂取を増やし、さらに成長を維持するようよく吟味する。
　乳児の多くは、約6〜9ヵ月にカップを使い始めることで離乳を開始し、18〜24ヵ月に十分量の牛乳または調製乳をカップで飲むことができるようになって離乳を完了する。母乳栄養乳児では、直接カップへ移行しても、カップを使い始める前に哺乳瓶の使用を間に入れてもよい。

乳幼児う蝕

　乳幼児う蝕（early childhood caries [ECC]）すなわち「哺乳瓶虫歯」は、乳幼児期に最もよくみられる慢性疾患である。ECCとは、上顎前歯部、ときに下顎臼歯部に及ぶ虫歯である。ECCは、昼夜を問わず糖質（スクロースまたはラクトース）に歯を浸している乳幼児によくみられる。歯が生えたのち、糖分を添加した飲料またはフルーツジュースを昼でも夜間でも哺乳瓶で与えると、虫歯のリスクが増大する（第26章参照）。
　歯の健康を促進するためには、授乳を済ませげっぷをさせ

表 17-4

生後2年間における発達の指標としての食べる動作

発達の指標	適応の変化	適切な食品例
口の中で舌を使って食物を横に動かす。	柔らかくつぶした離乳食の導入	ツナ、マッシュポテト、よく火を通してつぶした野菜、ソースたっぷりのひき肉料理、バナナ、桃、洋ナシなどさいの目に切った柔らかい果物、味のついたヨーグルト。
舌や唇が自発的かつ自律的な動きを見せる。		
座姿勢を維持できる。		
噛むしぐさ(あごの上下の動き)を見せ始める。		
目標物に手を伸ばし、手掌握りでつかむ。	指でつまむ食品(大きな断片の食品)	トースターで焼いたパン、乳児用ビスケット、スティックチーズ(閉塞を防ぐために口の中で溶けやすいもの)
手を口に持ってくる。		
自発的に食物を離す(指によるつまみ持ち)。	指でつまむ食品(小さな断片の食品)	少量のカッテージチーズ、乾燥シリアル食品、豆や一口サイズの野菜、小さく切った肉
回転させて噛むしぐさを見せる。	家庭の献立から様々な固形物の食物の導入	よく火を通し細かくした肉やキャセロール(オーブン煮込料理)、火を通した野菜、缶詰の果物(つぶさない)、トースト、ポテト、マカロニ、スパゲッティ、皮をむいた完熟の果物
唇をカップの縁に近づける	液体を啜るためのカップの導入	
容器と中身との関係を理解する。	一人食べの始まり(散らかすことが予想される)	アップルソース、調理済みシリアル食品、マッシュポテト、カッテージチーズ、ヨーグルトなど、すくうとスプーンに付着する食品
あごの動きが増えてくる。	カップとスプーンの使い方がうまくなる	ローストやステーキなど繊維質の多い肉類を刻んだもの、生野菜や果物(少しずつ始める)
手首の尺屈(小指側へ曲げる)の発達がみられる。		
一人で歩くことができる。	自ら食物の所へ行き、これをつかむ。	栄養価の高い食品
食品の名前を言う。好みのものを表現する。混ぜない食品を好む。好きなものばかりを食べる時期が始まる。食欲が減退しているように見える。		バランスの良い食品を選び、小児には食物の好みを発達させるままにしておく(好みが一生続くことを心配する必要はない)

出典：Trahms CM, Pipes P: Nutrition in infancy and childhood, ed 6, New York, 1997, mcgraw-Hill.

たら、ミルク、ジュース、食べ物を与えず寝かせる。6ヵ月までは食事にジュースを導入すべきではない。乳幼児にはジュースを約120〜180mL/日に制限し、カップだけで飲ませるようにする（AAP, 2007）。乳児の効果的な口腔衛生については、歯科医をはじめとする専門家から指導を受けることができる（MacIntosh et al., 2010）。

乳幼児期の食事

成熟度が進み、成長の速度が低下するにつれ、食物への興味と扱い方が変化する。9〜18ヵ月の間、ほとんどの乳幼児が母乳も調製乳も授乳量が減る。また、食べるものや量にうるさくなる。

離乳の段階では、乳児は、固形の食物を噛んだり飲み込んだ

表 17-5

ジュース、半固形食、固形食の導入に推奨される年齢

食物	月齢（月数）		
	4〜6ヵ月	6〜8ヵ月	9〜12ヵ月
乳児用鉄強化シリアル食品	与える		
野菜		裏ごして与える	裏ごし料理を少しずつ減らし、固形状の食事を導入する
果物		裏ごして与える	裏ごし料理を少しずつ減らす。細かく刻みよく火を通した料理、または缶詰の食品の導入
肉類		裏ごしするか、家庭の献立からごく細かく刻んで与える	裏ごしの肉類を減らす。固形状の肉料理の種類を増やす
乳児用ビスケット、トースターで焼いたパンなどの手づかみ食		手掌握りでも落とさないで食べることができる食品を与える	つまみ持ちが発達するのに伴い、小さな手づかみ食を増やす
塩、砂糖を加えず、よく火を通しすりつぶした料理、または刻んで細かくした固形状の料理を与える。スプーンを持たせてみるジュースまたは調製乳をカップに入れて			与える

出典：Trahms CM, Pipes P: Nutrition in infancy and childhood, ed 6, New York, 1997, mcgraw-Hill.

り、食器を使ったりという能力など、巧みに食べる技術を習得しなければならない。さまざまな質感や風味の食物を受け入れ、指を使って食べ、その次には食器を使う一人食べを習得する。最初のうちは、一人食べを促す必要がある。*臨床上の有用情報*「乳幼児の食生活に関する新しい知見」を参照。

乳幼児は、食事の始まりには空腹なので一人食べをさせる。飽きてくれば、おとなしく食べさせてもらうものである。食事の作法や食生活の細かい決まり事を学ばせるのは、必要な成熟や発達の準備ができるまで待つ。

食物は、扱いやすく食べやすい形態にする。肉は一口大に

臨床上の有用情報

乳幼児の食生活に関する新しい知見

全国の4〜24ヵ月の乳幼児2500人以上とその母親が無作為抽出され、授乳している乳児と歩き始めの幼児に関する試験(the Feeding Infants and Toddlers Study)が実施された。

- 栄養豊富なさまざまな食品が乳幼児に与えられていれば、適切なエネルギーと栄養の摂取に支障があるのではないかと心配せずに、一人食べをするように促すべきである(Carruth et al., 2004a)。
- 両親や保育者は、毎日さまざまな果物と野菜を差し出し、甘いお菓子やデザート、甘い飲料、塩分の強いスナックを与えるのは時々にとどめるべきである。家族の食品の選択が乳児に与える食品を左右することになるため、健全な食習慣に近づけるには家族ぐるみで取り組む必要がある(Fox et al., 2004)。
- 24ヵ月までの幼児の50％に好き嫌いがあることが報告された。新たな食物を差し出すときにはこれを受け入れてもらうために、8〜15回繰り返しこちらからメニューに入れる意志が必要である(Carruth et al., 2004a)。
- 乳幼児には、生まれつきエネルギー摂取量を調節する能力がある。空腹と満足の合図を理解し、量を問わず食べることを強要することは、エネルギー摂取における乳幼児の天性の調節能力を邪魔することになると認識すべきである(Fox et al., 2006)。
- 乳幼児の食事回数は1日に平均7回で、年齢とともにスナックを食べる幼児の割合が増えることが報告されている。栄養素が乏しくエネルギー濃度の高い食品の導入を遅らせたり制限することにより、乳幼児がスナックを選ぶ機会が減ると思われる(Skinner et al., 2004)。

切る。イモ類や野菜はつぶしてスプーンで食べやすくする。生の果物や野菜は、拾いやすい大きさにする。また、食器は小さめで扱いやすいものがよい。カップは持ちやすく、皿は安定の良いものにする。

食物の種類

一般に、幼児は単純で複雑ではない食物を好む。家族の食事を幼児向けに作り直すことも幼児向けの大きさにすることもできる。6歳未満の幼児は通常、薄い味付けを好む。幼児の胃は小さいため、食間におやつが必要になる。果物、チーズ、クラッカー、乾燥シリアル食品、フルーツジュース、牛乳などが栄養素やエネルギーの摂取を助ける。2～6歳の幼児は、加熱した野菜や果物より生のものを好むことが多い。

幼児には、様々な質感や風味の食物を与える。多くの種類の食物に慣れている乳幼児は、のちになって食物選択の幅が広くなる。乳幼児の食事の種類を多くするためには、シリアル食品の離乳食に野菜や果物を加える。乳幼児には、様々な食物を差し出し、好きな食物1, 2種類だけの食事を続けさせないことが肝要である。幼児は、一般に初めて差し出される見慣れない食物を拒絶する。何も言わずに小さくして差し出し続ければ、慣れてきて受け入れることが多い。フルーツジュースは、決して栄養豊富な食物の代用にはならない。ジュースの摂取量が多すぎると、幼児は成長障害に陥る。

1食分の分量

幼児に与える1食分の分量はきわめて重要である。1歳では、成人の正常な摂食量の1/3から1/2しか食べない。この割合は3歳になるまでに成人の1/2に増え、6歳になるまでに約2/3に増える。幼児には食事を大盛りにして出さないほうがよい。皿の大きさや量を年齢に応じたものにする。1年間に各食品を大さじ1杯（山盛り1杯ではない）ずつ増量するのがよい目安になる。両親の考える量または望む量より少なめにすると、幼児は達成感や満足感が得られる。食欲が満たされなければ、もっと要求するはずである。

食事の強要

幼児期に食べることを強要してはならない。むしろ、食べたくない原因を見つける必要がある。通常、健全な幼児は誘導しなくても食べる。活動が少なすぎて空腹にならなくても、活動しすぎて疲れすぎても食事を拒絶する。食物摂取の過剰と不足を避けるため、乳児が示す空腹と満足の合図にすぐに応じる。食前（90分以内）におやつやミルクを与えると、食事時間に空腹にならず食事を拒絶することになる (Butte et al., 2004)。

一人食べの技術の発達を支える両親は、乳児の求めに応じて手助けし、一人食べに助言をする。この時、きれいに食べることや食べる量について強いることをしなければ、食事時の乳児との相互作用を導くこともできる。子供が食べることを拒絶した時には、家族は何も言わずに食事を終え食器を片付ける。このやり方は通常、幼児よりも両親のほうがつらいものである。次の食事時間には、十分空腹であるため、出された食事を楽しむことができるはずである。

食事の環境

幼児になったら家族と同じ食卓で食事をする。家族と食事を楽しみながら、食事の作法を学ぶ機会になる。家族と料理を共有することは、絆を深め食事の時間を楽しくする。しかし、家族の食事が遅くなる場合は、幼児には通常の時間に食べさせる。幼児と食事をするときは、食物について好ましくないことを言わないように気を付ける。幼児は、崇拝する人の

🔷 臨床シナリオ

リーラは生後12週の女児で、在胎42週で帝王切開により出産。母親は18歳で未婚である。妊娠期、母親の体重増加は約31.5kgであった。リーラの身長体重比は95パーセンタイルにあり、身長と体重は出生時と同じ成長曲線にある。

リーラの母親は、母乳ではなく調製乳の授乳にした。調製乳 Similac Advance をスプーン1杯につき水約60mLを混ぜて作り、約240mLを1日約6回、求めに応じて授乳している。通常、夜間は眠るが、ぐずるときは市販の調理済み乳児用シリアル食品、野菜、果物などの離乳食を少量与えている。

栄養状態の診断

食品を食べさせて乳児をなだめることにより離乳食と飲料の摂取量が過剰になっている。身長体重比が週齢に応じた95パーセンタイルより大きいことから、これが明らかである。

栄養管理に関する質問

1. この乳児の摂取量を正確に評価するには、どのような情報を補足すればよいか。
2. リーラの成長を評価するとき、どのような成長速度が予測されるだろうか。成長速度について何か懸念はあるだろうか。
3. リーラの推定エネルギー摂取量はどのくらいになるだろうか。この摂取量は適切だろうか。
4. 米国小児科学会では、補足的な食事を追加するのは月齢4ヵ月以降にすることを推奨している。リーラの半固形食品に対する食べる準備段階をどのように評価するだろうか。食事の評価として、乳児の食べる能力をどのように評価するだろうか。

その他、乳児の栄養状態に多い診断例

発育遅延と小さい頭囲から明らかなように、乏しい吸啜反射によってエネルギー摂取量が不十分である。

出生時に体重が2100gであったことから明らかなように、出生前の成長が不十分であり未熟児であったために低体重である。

お金を節約するために調製乳を薄めているとする母親の話から明らかなように、乳児の栄養必要量について弊害となる考え方をしている。

真似をする名人である。たとえば、父親や兄弟が、カボチャが嫌いだと言えば、幼児もやはり嫌いになりやすい。

the Bright Futures（"http://www.brightfutures.org/nutrition/"）では小児の健全な食習慣と栄養摂取を導くため、データとガイドラインを掲載して家族へ情報提供と支援を行っている。

ウェブサイトの有用情報

American Academy of Pediatrics
www.aap.org/

Bright Futures: Nutrition in Practice
www.brightfutures.org/nutrition/

CDC and WHO Growth Charts
www.cdc.gov/growthcharts/

Healthy People 2020: Objectives for Improving Health
www.healthypeople.gov/

University of Washington Assuring Pediatric Nutrition in the Hospital and Community
http://depts.washington.edu/nutrpeds/

引用文献

American Academy of Pediatrics (AAP), Committee on Nutrition: Iron fortification of infant formulas, *Pediatrics* 104:119, 1999.

American Academy of Pediatrics (AAP), Committee on Nutrition: The use and misuse of fruit juice in pediatrics, *Pediatrics* 107:1210, 2001 (reaffirmed Feb 2007).

American Academy of Pediatrics (AAP), Committee on Nutrition: *Pediatric nutrition handbook*, ed 6, Elk Grove Village, IL, 2009, The Academy.

American Academy of Pediatrics (AAP), Section on Breastfeeding: breastfeeding and the use of human milk, *Pediatrics* 115:496, 2005.

American Dietetic Association: Position of the American Dietetic Association: promoting and supporting breastfeeding, *J Am Diet Assoc* 109:1926, 2009.

Baker RD, Greer FR; American Academy of Pediatrics, Committee on Nutrition: diagnosis and prevention of iron-deficiency anemia in infants and young children (0-3 years of age), *Pediatrics* 126;1040, 2010.

Bhatia J, Greer F; American Academy of Pediatrics, Committee on Nutrition: use of soy protein–based formulas in infant feeding, *Pediatrics* 121:1062, 2008.

Butte N, et al: The Start Healthy feeding guidelines for infants and toddlers, *J Am Diet Assoc* 104:442, 2004.

Carruth BR, et al: Developmental milestones and self-feeding behaviors in infants and toddlers, *J Am Diet Assoc* 104:S51, 2004a.

Carruth BR, et al: Prevalence of picky eaters among infants and toddlers and their caregivers' decisions about offering a new food, *J Am Diet Assoc* 104:S57, 2004b.

Cole CR, Lifshitz F: Zinc nutrition and growth retardation, *Pediatr Endocrinol Rev* 5:889, 2008.

Eden AN: Iron deficiency and impaired cognition in toddlers: an underestimated and undertreated problem, *Pediatr Drugs* 7:347, 2005.

Food and Drug Administration (FDA): Update on bisphenol A for use in food contact applications, 2010. Accessed from http://www.fda.gov/NewsEvents/%20PublicHealthFocus/ucm197739.htm.

Fox MK, et al: Feeding infants and toddlers study: what foods are infants and toddlers eating? *J Am Diet Assoc* 104:S22, 2004.

Fox MK, et al: Relationship between portion size and energy intake among infants and toddlers: evidence of self-regulation, *J Am Diet Assoc* 106:S77, 2006.

Leven LV, MacDonald PD: Reducing the incidence of neonatal hypernatraemic dehydration, *Arch Dis Child* 93:811, 2008.

Marques TM, et al: Programming infant gut microbiota: influence of dietary and environmental factors, *Curr Opin Biotechnol* 21(2):149, 2010.

MacIntosh AC, et al: The impact of community workshops on improving early childhood oral health knowledge, *Pediatric Dent* 32:110, 2010.

Misra M, et al: Vitamin D deficiency in children and its management: review of current knowledge and recommendations, *Pediatrics* 122:398, 2008.

National Toxicology Program (NTP): *Draft NTP brief on soy infant formula*, Washington, DC, 16 March 2010, US Department of Health and Human Services.

Nutrient Requirements for Infant Formulas, Final Rule (21 CFR 107), *Fed Reg* 50:45106, 1985.

Rodriguez NR: Optimal quantity and composition of protein for growing children, *J Am Coll Nutr* 24:150S, 2005.

Sherriff A, et al: Should infants be screened for anemia? A prospective study investigating the ratio between hemoglobin at 8, 12, and 18 months and development at 18 months, *Arch Dis Child* 84:480, 2001.

Skinner JD, et al: Meal and snack patterns of infants and toddlers, *J Am Diet Assoc* 104:S65, 2004.

Wagner CL, Greer FR; American Academy of Pediatrics, Section on Breastfeeding; American Academy of Pediatrics, Committee on Nutrition: prevention of rickets and vitamin D deficiency in infants, children, and adolescents, *Pediatrics* 122:1142, 2008.

Weisberg P, et al: Nutritional rickets among children in the United States: review of cases reported between 1986 and 2003, *Am J Clin Nutr* 80:1697S, 2004.

Weiss R, et al: Severe vitamin B_{12} deficiency in an infant associated with a maternal deficiency and a strict vegetarian diet, *J Pediatr Hematol Oncol* 26:270, 2004.

第18章

ベティー・L・ルーカス
(Betty L. Lucas, MPH, RD, CD)
シャロン・A・フォイヒト
(Sharon A. Feucht, MA, RD, CD)
ベス・N・オガタ
(Beth N. Ogata, MS, RD, CD, CSP)

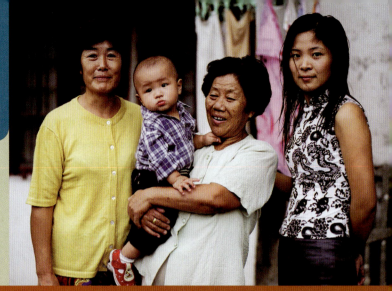

小児期の栄養

重要用語
脂肪蓄積の回帰 (adiposity rebound)
成長の追いつき現象 (catch-up growth)
成長障害 (FTT) (failure to thrive)

偏食 (food jags)
成長曲線 (growth channels)
本質的に衰弱 (primarily wasted)
発育不全 (stunted growth)

幼児期から思春期まで続くこの時期は、乳児期および青少年期の劇的な変化に対して、成長の「潜在期」または「休止期」と呼ばれることが多い。身体の成長は生後1年間に比べて目立たず着実なペースで進む一方、就学前から小学校にかけては社会的にも、認知の面でも、精神的にも、大きく成長する時期である。

成長と発達

成長パターン

生後1年を過ぎると、成長速度は相当低下する。通常、生後12ヵ月で出生体重の3倍になるのに対して、2年目では4倍にとどまる。同じく、出生身長から生後1年間で50％伸びるが、4歳になるまで2倍にならない。9歳または10歳までは、増加分の変化は乳児期および青少年期より小さく、体重は標準的に年間平均2〜3kgの増加である。思春期に近づく前兆としてこの速度が増す。2歳から思春期までは、身長が年間平均6〜8cm伸びる。

就学前および学齢期では、成長が概して着実で緩慢であるが、個人差の大きい成長の停滞期で、こののち成長スパートに入る。通常、この経緯は食欲および食物摂取の変化とほぼ並行する。両親には、成長が緩慢で食欲の少ない時期が心配の種になり、食事時の揉め事につながる。

乳幼児期の体型は生後1年後に大きく変化する。頭部の成長はごくわずか、胴体の成長は実質的に緩慢、肢長の成長は相当にある。以上の経過によって成熟した体型となる。直立して歩けるようになった幼児は、歩行だけでなく体の動きが活発になり、下肢がまっすぐになり、腹筋および背筋が強くなる。

就学前および学齢期の身体組成は比較的変わらない。幼児期には、脂肪が次第に減少し、4〜6歳の間に最小になる。次に、思春期の成長スパートの準備段階として体脂肪が増加して**脂肪蓄積が回帰**する。脂肪蓄積回帰の時期が早いと成人期の体格指数（body mass index [BMI]）が高くなる（Williams, 2009）。BMIが成長曲線の「両極端」（3パーセンタイル未満、または97パーセンタイル以上）にある場合は、低体重または肥満の程度を把握するために綿密な評価が必要となる（Flegal, 2009）。身体組成の性差がさらに明瞭になる。男児は女児よりも、身長1cm当たりの除脂肪量が多い。女児は、就学前でも体重の脂肪の割合が男児より高いが、除脂肪量と脂肪におけるこの差は思春期まで大きくならない。

成長の評価

栄養状態の評価は身体計測値で補う。計測値には、立位身長または仰臥位身長、体重、身長体重比、BMIがあり、いずれも米国疾病管理予防センター（Centers for Disease Control and Prevention, CDC）成長グラフに書き込む（付録9～16参照）。このほか、あまり用いられないが身体組成の推定値が得られる計測として、上腕周囲長と、上腕三頭筋または肩甲骨下部の皮下脂肪厚の計測がある。成長の計測値を得てグラフに書き込む際には、標準とされる計測法や計測値の扱いに注意が必要である。出生から生後36ヵ月までのグラフは仰臥位身長計測値と裸計測体重に基づいているが、2～20歳用のグラフは立位身長と、薄い服を着用し靴を脱いで計る体重に基づいている（第6章参照）。

身長に対する体重の比率は、成長を評価するカギとなる。WHOの出生～月齢24ヵ月成長グラフに身長体重比を記入するか、あるいはCDCの2～20歳成長グラフにBMIの計算値を記入することにより、このパラメータを判定する。一定の間隔で得た成長計測値により個人の成長パターンについて情報が得られる。一回だけの計測値では成長の状態を把握することはできない。生後2年までは成長曲線がまだ確立されない。一般に、就学前と幼児期には身長も体重も同じ成長曲線が維持されるが、2歳までは発育速度が異なる。

成長の定期的なモニタリングにより、問題となり得る傾向が早期に特定でき、成長が長期にわたって損なわれないよう、治療や指導を開始することができる。体重が急速に増加し、標準成長曲線を逸脱すると、肥満の発症が示唆される。数ヵ月にわたる体重増加の停滞または体重減少は、低栄養、急性疾患、潜在的な慢性疾患、あるいは重大な精神的問題や家族の問題に起因する。図18-1に成長パラメータの予想される変化を示す。

成長の追いつき現象

疾患または低栄養からの回復中である小児、成長が緩慢であるか停滞している小児は、予想される回復速度より大きい速度で回復する。この回復期は、体が小児の正常な標準成長曲線に戻ろうとする期間で、成長の追いつき現象と呼ばれる。成長が抑制される程度は、重度の疾患や長期にわたる栄養失調などの原因が生じた時期、重度、持続期間により決まる。

当初の研究では、栄養不良の乳児がすぐに追いつき成長に移行しないと、発育遅延が永続するとする説が支持された。しかし、発展途上国出身で栄養不良であったが、その後十分な栄養を得た小児を対象に実施された試験では、セリアック病または嚢胞性線維症など、慢性疾患による栄養不良の小児の報告と同じく、生後1, 2年後には正常な標準成長曲線に追いついたことが報告されている。

追いつき成長のための栄養必要量は、全体的な発育不全（体重、身長が均等に小さい）を来し慢性的な栄養不良であるか、体重不足が身長不足を上回る本質的に衰弱であるかにより異なる。慢性的な栄養不良の場合、2～3g/kg/日以上の体重増加は期待できないが、本質的に衰弱である場合は20g/kg/日の体重増加が見込める。

追いつき成長期の栄養必要量、特にエネルギーとタンパク質の必要量は、追いつき成長の速度と段階により異なる。たとえば、きわめて急速に体重が増加する初期にも、除脂肪量が体重増加の主な組成となる時期にも、タンパク質とエネルギーが多く必要とされる。エネルギーのほかにも、ビタミンA、鉄、亜鉛などの栄養素も重要である。

年齢と身長に対する小児の体重を評価し、「望ましい」目標体重を推定するために、現時点の成長パラメータが用いられる。こうして、追いつき成長のエネルギー最小必要量と最大必要量を推定するために数式が用いられている。衰弱していた小児の体重が追い付いたのちには、体重増加速度を低下させるように栄養摂取の管理を変更し、過度の体重増加を避ける。治療を開始すると体重がすぐに増加し始め、直線的な追いつき成長が約1～3ヵ月でピークに達する。

栄養必要量

小児の骨、歯、筋肉、血液は成長し発達しているため、成人よりも体格に比して栄養価の高い食物が必要である。食欲の減退が長期間続く場合、食べる食物の種類が少ない場合、あるいは栄養素の乏しい食物によって栄養摂取が著しく減少している場合は、栄養不良のリスクがある。

食事摂取基準（DRI）は、最適な健康に必要とされる栄養摂取量に関する現在の知見に基づいている（Institutte of Medicine [IOM], 2006））。表紙裏の表を参照。就学前と学齢期の小児に関するデータの多くは、乳児と成人のデータに基づき推定した値である。DRIは、慢性疾患のリスクを軽減し、栄養欠乏を予防することにより、小児の長期的健康を改善することを意図している。つまり、摂取量が推奨水準に達していない小児は栄養不足であると想定するものではない。

エネルギー

健康な小児のエネルギー必要量は、基礎代謝、成長速度、活動によるエネルギー消費量に基づいて決定される。食事から摂るエネルギーは、成長を確実にしタンパク質をエネルギーとして消費しないために十分摂取しても、体重増加が過剰にならないようにすべきである。提言されるエネルギー摂取の割合としては、1～3歳では炭水化物が45～65％、脂質が30～40％、タンパク質が5～20％、4～18歳では炭水化物が同じで、脂質が25～35％、タンパク質が10～30％である（IOM, 2006）。

推定エネルギー必要量（estimated energy requirement [EER]）のDRIは、各年齢層における正常体重の健康な個人の平均エネルギー必要量である。13～35ヵ月の幼児は一つのグループにまとめている。それより上の小児では、EER（推

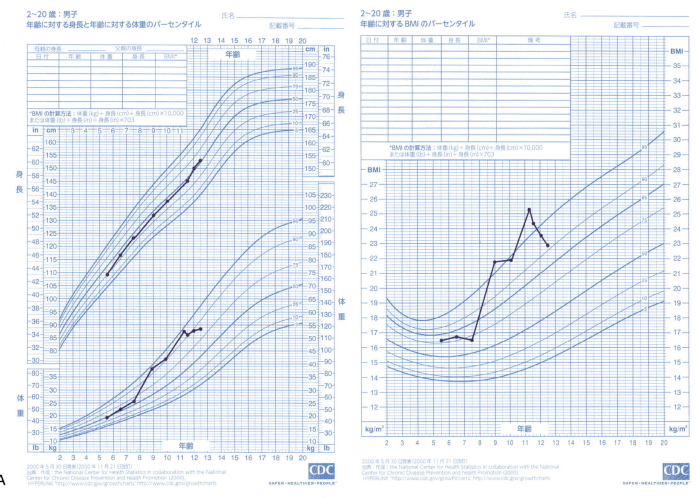

図18-1 A、足の手術を受け、2ヵ月間ギプスで固定されていたために、過度に体重が増加した8歳男児の成長曲線とBMI曲線。手術と固定ののち、家族の問題による長期間のストレスが生じた。11歳になって、体重管理プログラムに参加した。

定エネルギー必要量）が性別と年齢（3～8歳と9～18歳）で分けられている。EERでは、総エネルギー消費量に、成長に必要なエネルギーを加算している（第2章参照）。DRI（食事摂取基準）は小児の栄養プログラムをはじめとするガイドラインに適用されている（IOM, 2006）。参考情報18-1の「推定エネルギー必要量の算定」で挙げた2児の例を参照。体重1kg当たりのkcal、または身長1cm当たりのkcalでエネルギー必要量を個々に推定すると有用である。

タンパク質

タンパク質必要量は、幼児初期の約1.1g/kgから幼児後期の0.95g/kgに減少する（表18-1参照）。タンパク質摂取量は年齢に応じた総エネルギーの5～30％になる。アメリカの小児では、文化的にタンパク質の食物が中心であるということもあり、タンパク質欠乏症があまりみられない。国民調査により、推奨量を満たしていない小児は3％に満たないことがわかっている（Moshfegh et al., 2005）。タンパク質摂取が十分ではないリスクがある小児とは、厳格な菜食を行っている場合、複数の食物アレルギーがある場合、あるいはダイエットや行動上の問題、食物の不足などの理由から食品の選択肢が少ない場合である。

ミネラル類とビタミン類

ミネラル類およびビタミン類は正常な成長と発達に必要である。摂取が不足していると、成長障害を引き起こし、欠乏性疾患に至ることがある（第3章参照）。表紙裏にDRIを掲載している。

鉄

1～3歳の乳幼児には鉄欠乏性貧血のリスクが高い。乳児の急速な成長期は、ヘモグロビン量と総鉄量の増大が著しい。米国健康栄養調査（National Health and Nutrition Examination Survey [NHANES]）のデータでは、長期にわたり哺乳瓶を使用している幼児とメキシコ系アメリカ人の幼児は鉄欠乏症のリスクが最も高い。鉄欠乏症と民族性との間の因果関係は明らかにされていない（Brotanek et al., 2005）。推奨摂取量には吸収速度および食物中の鉄量、特に植物由来の鉄量を計算に入れる必要がある。

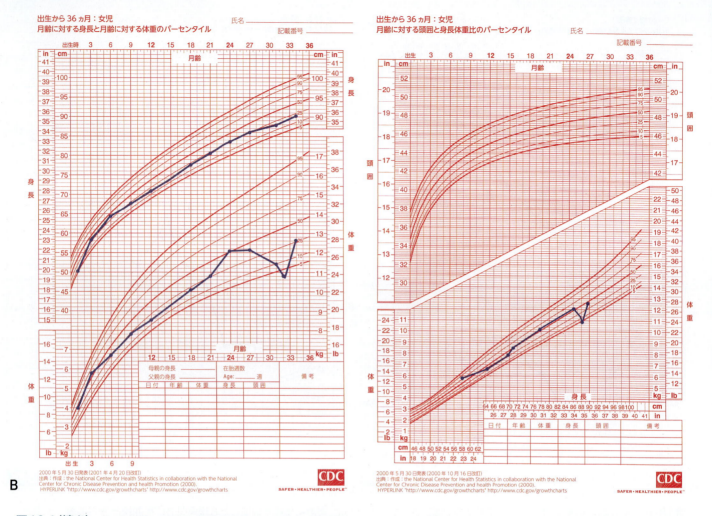

図18-1（続き） B、長期間の下痢と食事の問題により重大な体重減少を来した2歳女児の成長曲線。セリアック病と診断されたのち、無グルテン食を開始し、追いつき成長期に入った。

成長グラフの出典：*the National Center for health Statistics in collaboration with the National Center for Chronic Disease Prevention and Health Promotion, 2000.*

表 18-1

13歳までの小児のタンパク質食事摂取基準（DRI）

年齢	タンパク質 g/日*	g/kg/日
1～3歳	13g/日	1.10g/kg/日
4～8歳	19g/日	0.95g/kg/日
9～13歳	34g/日	0.95g/kg/日

出典：Adapted from Feucht S: Dietary reference intakes (DRI) review: case studies illustrating energy and protein for children and adolescents with special needs, Nutr Focus Newsletter 20:1, 2005.

*基準となる乳幼児の推奨摂取量（g/日）。

カルシウム

カルシウムは小児の成長する骨の十分な骨石灰化とその維持に必要である。1～3歳のカルシウムRDA（推奨量）は700mg/日、4～8歳では1000mg/日、9～18歳は1300mg/日である（Ross et al., 2011）。実際の必要量は、個々の吸収率のほかにタンパク質、ビタミンD、リンの摂取量など、栄養の因子によっても異なる。牛乳をはじめとする乳製品は主なカルシウム源であるため、乳製品の摂取量が少ない小児には、骨石灰化が乏しいリスクがある（図18-2）。このほか、豆乳、ライスミルク（米乳）、フルーツジュースなどのカルシウム強化食品も優れたカルシウム源である（表3-25参照）。

亜鉛

亜鉛は成長に必須である。欠乏症では成長障害、食欲不振、味覚の減退、創傷治癒の不良がみられる。最も良質の亜鉛含有食品は肉類や魚介類であることから、常に摂取量が低い小児もいる。就学前と学齢期の小児に、軽微な亜鉛欠乏症が報

> **参考情報 18-1**
> ### 推定エネルギー必要量の算定
>
> （第2章、参考情報2-1の資料を用いる算定例）
> 1. 13～35ヵ月の幼児のEER
>
> $$EER (kcal) = (89 \times 体重[kg] - 100) + 20$$
>
>   身長84cm、体重12.5kgの18ヵ月男児のEER。
>
> $$EER (kcal) = (89 \times 12.5 - 100) + 20$$
> $$EER (kcal) = (1113 - 100) + 20$$
> $$EER (kcal) = 1033$$
>
> 2. 3～8歳の女児のEER
>
> $$EER (kcal) = 135.3 - (30.8 \times 年齢) + PA \times (10 \times 体重[kg] + 934 \times 身長[m]) + 20$$
>
>   身長112cm、体重20.8kg、中等度レベルの活動（PA係数は1.31）の6歳半女児のEER。
>
> $$EER (kcal) = 135.3 - 30.8 \times 6.5 + 1.31 \times (10 \times 20.8 + 934 \times 1.12) + 20$$
> $$EER (kcal) = 135.3 - 200.2 + 1.31 \times (208 + 1046.1) + 20$$
> $$EER (kcal) = 135.3 - 200.2 + 1642.9 + 20$$
> $$EER (kcal) = 1598$$
>
> EER：推定エネルギー必要量（Estimated energy requirement）
> PA：身体活動（physical activity）

告されている。血漿、血清、赤血球、毛髪、尿における濃度などの臨床検査値は、亜鉛欠乏症を判定するには値が低いため診断が難しい。亜鉛のサプリメントには、成長と血清中亜鉛濃度への効果がある。食事とサプリメントの療法によって亜鉛の栄養状態を改善する方法が有効であることが明らかである（第3章参照）。

ビタミンD

ビタミンDは、骨のカルシウム吸収とカルシウム沈着のほかにも、がん、自己免疫疾患、心血管疾患、感染症の予防にも必要である。ビタミンDは、皮膚の日光曝露によっても生成されるため、食事から得る必要量は、居住地域、戸外で過ごす時間などの因子に左右される。

乳児のビタミンDの新DRI（食事摂取基準）は400IU（10mcg）/日で、小児は600IU（15mcg）/日である（Ross et al., 2011）。ビタミンD強化牛乳は主要なビタミンD含有食品で、朝食用シリアル食品や非牛乳含有乳の多くがビタミンDで強化されている。しかし、チーズやヨーグルトなどの乳製品が、どれも強化牛乳から製造されているというわけではない。小児では血清中25-ヒドロキシビタミンD（25-hydroxyvitamin D (25[OH]D)）を測定することが多くなっているが、構成成分の最適濃度については見解が一致していない。

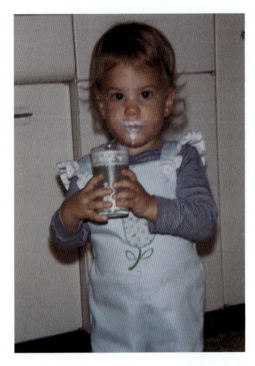

図18-2 牛乳をはじめとする乳製品は、就学前児童の成長する骨に必要なカルシウムとビタミンDを供給する。

ビタミンミネラルのサプリメント

就学前の小児のほぼ40％がマルチビタミン・ミネラル・サプリメントを与えられているが、学齢期の小児では通常この割合が減少する（Picciano et al., 2007）。学歴が高く、健康保険に加入している高収入の家庭では、一般にサプリメントの摂取率が高いが、栄養が不足しているリスクが特に高い家庭ではない。サプリメントが、必ずしも各栄養必要量を満たすわけではない。たとえば、カルシウムを推奨量摂取していない小児が多いが、小児のビタミンミネラル・サプリメントには通常カルシウムがそれほど多く含有されていない。小児用サプリメントは多くの種類が市販されているが、万能ではないため、厳密な評価が提言されている。

フッ素は虫歯を予防できることが明らかにされている。自治体の水道にフッ素が強化されていない場合、6ヵ月から16歳まではフッ素サプリメントが推奨されている。しかし、小児が飲用水、ジュースなど主に摂取する水分から摂取されるフッ素量と、保育園や学校で、歯磨き粉や洗口液から摂取するフッ素量など、個々の家庭の摂取を評価する必要がある。

米国小児科学会(AAP)では、健康な小児に、フッ素以外にビタミン類やミネラル類を日常的なサプリメントとして配布することを支持していない。しかし、以下の小児は、栄養が不足しているリスクがあり、サプリメントが有用である。(1)貧血によって食欲のない小児、またはダイエットをしている小児、(2)膿疱性線維症、炎症性腸疾患、肝疾患などの慢性疾患の小児、(3)貧困家庭の小児、あるいは虐待や放置をされている小児、(4)肥満治療の栄養プログラムを行っている小児、(5)乳製品の摂取が十分足りていない小児、(6)成長障害(FTT)の小児である(American Academy of Pediatrics [AAP])。

サプリメントに含有される栄養素量がDRI(食事摂取基準)、特に許容上限量を超えなければ、小児が毎日、総合ビタミン剤またはビタミン-ミネラル・サプリメントを摂取しても有害作用は現れない。しかし、特に脂溶性ビタミン類は多量であると毒性を発現する可能性があるため、大量に摂取してはならない(第3章参照)。多くのビタミン-ミネラル・サプリメントは見た目も風味もキャンディのようであるが、鉄などの栄養素の過剰摂取を避けるために小児の手の届かない場所に保管する必要がある。

小児に栄養補助療法または薬草製品が用いられることがますます多くなっており、特にダウン症候群、自閉症スペクトラム(autism spectrum disorder [ASD])、嚢胞性線維症などの小児には特別な必要性がある(Harris, 2005)。このような製品や療法の利用については、担当医が有効性と安全性に精通し、栄養状態を評価する際に患者に問診して、この有益性と使用方法について家族の判断を手助けすべきである(第13章参照)。

十分な栄養の提供

食べる能力、食習慣、栄養の知識などの発達に伴い、認知機能が各年齢層で発達し、一つの段階が次の段階の土台になる。表18-2では、小児の心理と発達に関するピアジェの認知発達理論の見地から、食べる能力の発達をまとめている。

栄養摂取のパターン

小児は、カルシウム、ビタミンD、ビタミンE、マグネシウム、ビタミンAの摂取量がほぼ不足していると考えられる(Moshfegh, 2009; Moshfegh et al., 2005)。しかし、アメリカの小児に栄養失調の臨床的徴候が見られるのはまれである。

数年間にわたり小児の食事パターンが変化している。牛乳の摂取量が減っているが、低脂肪牛乳または無脂肪牛乳の摂取量が増えている。エネルギー摂取に総脂質の占める割合が低下しているが、依然として推奨量よりは多い。スナック類から摂るエネルギーが多くなり、その分量が増えつつある。さらに家庭以外の環境で食事をすることが多くなっている(American Dietetic Association [ADA], 2008)。栄養素の濃度が低い食品(清涼飲料、ケーキやクッキー、甘味料、塩味のいスナックなど)が、栄養素濃度の高い食品に取って代わっていることが多い(ADA, 2008)。小児と青少年を対象に全国で実施された食物摂取に関する調査では、回答者の食事のほとんどが、食品群別の国内推奨量を満たしていなかった(ADA, 2008)。2～3歳の幼児はほとんどが質の高い食事を摂っているが、年齢が上がるにつれて、食事の質が低下している。

身体の成長パターンと同じく、食物摂取のパターンは順調でも一定でもない。主観ではあるが、食欲とは通常、成長の速度と栄養の必要性に従うものである。満1歳までに、授乳量が減少し始める。2年目、野菜の摂取量が減るが、シリアル食品や穀物製品、甘いおやつの摂取が増える。乳幼児は噛みづらい肉類より柔らかいタンパク質源を好むことが多い。

食物摂取の変化は栄養摂取量に反映される。就学前前期では、カルシウム、リン、リボフラビン、鉄、ビタミンAが乳児期より低下している。これ以外の重要な栄養素はほとんど、摂取量が比較的安定している。低学年では、ほとんどの栄養素摂取量に一定に着実に増大するパターンがみられ、青少年期まで持続する。健康な小児のいずれの年齢でも栄養摂取に大きな幅がある。

食物摂取に影響を与える因子

小児の食物摂取と食習慣を左右する影響は、明らかなものから軽微なものまで多数ある。食習慣や好き嫌いは幼少期に定着して成人期まで持ち越される。発達期に食物摂取に与える主な影響としては、家庭環境、社会的傾向、メディア、同世代の圧力、疾患がある。

家庭環境

歩き始めの時期から就学前の小児にとって、食習慣の発達に最初に影響を与えるのは家族である。幼児のごく身近な環境では、両親と兄弟が重要なモデルである。両親の食物に対する姿勢は、小学生の食物の好き嫌いや食事に関するコンプレックスの有力な予測指標になる。小児とその両親における食嗜好性の類似は、遺伝と環境の影響を反映していると考えられている(Savage, 2007)。

通説に反し、幼児には、栄養価の高い食事をバランスよく選ぶことのできる生まれつきの能力はなく、栄養豊富な食物を差し出された時だけこれを選ぶことができる。食事提供のプラスの関係というものには、両親と小児との間の責任分担がある。両親をはじめとする大人は、安全で栄養価が高く発達に適した食物を、日常の食事やおやつとして提供する。提供されたら、今度は小児がどれだけ食べるかを決めるのである(Satter, 2000)。

家族と一緒に食事をすることが少なくなっている理由としては、家族のスケジュール、テレビを見ながら食事をする時間が多いこと、食事の献立や準備に充てる時間が減少していることが挙げられる。家族とともに夕飯を食べることの多い学齢期の小児と青少年は、めったに家族と夕食を食べない子供たちより、果物や野菜の摂取量が多く、炭酸飲料や揚げ物の摂

表18-2

食事提供と栄養摂取とピアジェの認知発達理論

発達の段階	認知機能の特徴	食事提供と栄養摂取との関係性
感覚運動期（出生～2歳）	自動的に反射する新生児から、外界と意識的に相互作用をし、象徴的遊びを始める小児へと進む。	吸啜や口唇探索反射から、一人食べの能力獲得へと進む発達。
前操作期（2～7歳）	思考過程を習得するようになるが、それは非体系的かつ直観的である。 象徴的遊びが増える。 物事の理解が外見および偶発的事象に基づいている。 分類しようとする思考が機能するが、この方法が非体系的である。 小児の世界を自己中心的な世界観でみる。	食生活が育児の中心とはならないが、副次的に社会、言語、認知機能が成長する。 小児は食物を色、形、量でとらえることができ、「グループ」に分類する能力だけが低い。 食物を『好き』か『嫌い』に分類する傾向にある。 食物を『自分のためによい』ものであることはわかるが、健康的である理由がわからないか誤解をする。
具体的操作期（7～11歳）	一つの状況を複数の側面から同時に見ることができる。 論理的かつ体系的に、因果関係を推し量ることができるようになる。 分類する能力、分類し直す能力、法則を見つける能力が現れてくる。 自己中心性の後退により、他者の視点で見ることができるようになる。	栄養豊富な食物には、成長と健康にプラスの効果があることがわかるようになるが、その理由と仕組みの理解が浅い。 食事時間の社会的意義をくみ取る。 外界の世界が広がるにつれ、食物選択に影響を与えるものが多くなる。たとえば友達の影響が大きくなる。
形式的操作期（11歳以上）	仮定的思考および抽象的思考が広がる。 科学的かつ理論的プロセスへの理解が深まる。	食物には生理学的ないし生化学的レベルで作用する栄養素があるという概念が理解できる。 食物選択に生じる葛藤に自覚がある。食物の栄養価の知識により、好みではあるが非栄養的影響に葛藤を抱く。

取が少ない（Larson, 2007）。

食物と食事時間を取り巻く環境は、食物と食生活に対する姿勢にも影響を及ぼす。小児の食事時間のマナーへの非現実的な期待や口論をはじめとする精神的ストレスがマイナスの作用をもたらす。食事を急がせると忙しい雰囲気を作り出し、早く食べる癖をつけてしまう。プラスの環境というものは、食事に十分な時間を取り、ときにこぼしても寛容であるというものであり、家族全員と会話をしながらの食事が勧められる（図18-3）。

社会的傾向

学齢期の小児を持つ女性のほぼ3/4が、外で仕事に就いているため、小児は託児施設か学校で少なくとも1回は食事をする。このような場所では、あらゆる小児が、健全な成長と発達を促す安全で衛生的な環境で、栄養豊富な食事が提供されるべきである（ADA, 2005, 2006）。時間の制約から、家族の食事にインスタント食品やファストフードが入ることも多くなる。しかし、母親が家庭の外に仕事を持っていることは、小児の栄養摂取量には悪影響を及ぼさないようである。国や州のガイドラインにより、託児施設、ヘッドスタートプログラム（低所得者対象就学支援制度）、就学前プログラム、小学校など、集団への食事提供に規定が設けられている。米国農務省（U.S. Department of Agriculture [USDA]）の小児・成人向けケアフードプログラム（食事支援制度）（Child and Adult Care Food Proguram）には、多くの施設と民間の託児所が登録している。しかし、食事やおやつの質には幅があり、小児を預ける選択をする場合には提供される食事についてよく調べる必要がある。また、支援制度では、最適な栄養素量を小児に提供するために、おいしそうで安全で、文化や発達のパターンに適切に応じた食事を提供する必要がある（ADA, 2005）。

アメリカの小児の約1/5は、貧困ラインより低収入の家庭で育つ。こうした小児が、アメリカの全貧困層の35%を占める（DeNavas-Walt et al., 2009）。片親世帯の大半を占める母子家庭の数が増大しており、世帯主が父親の家庭よりも収入が低く、食費を含め生活費にかけるお金が少ない。このため、母子家庭は、一部には仕事、託児施設、適切な住居、健康保険加入の欠如によっても健康や栄養状態が限界に達するなど、いくつものストレス要因に晒されやすくなる。

2008年には、アメリカで小児のいる世帯の16%が食料不足を経験している。アメリカの食事と栄養の支援制度では、米国学校給食プログラム（National School Lunch program）、フード・スタンプ・プログラム、女性・乳幼児向け特別栄養補給支援プログラム（Special Supplemental Nutrition Program for Women, Infants and Children [WIC]）などから、食料不足に陥る世帯の小児の4/5が給付を受けた（ADA, 2010; Nord, 2009）。第10章参照。家族へのフードスタンプの配布は米国農務省の食料購入節約提言（Thrifty Food Plan）に基づいており、食料の購入を政府の栄養摂取指針に従うと、特に出産を考慮するとフードスタンプでは十分な資金を供給していない（Davis and You, 2010）。また、食料不足は3歳未満の小児に鉄欠乏性貧血のリスクも増大させる（Skalicky et al., 2005）。研究では、アメリカの小児が断続的に絶食に陥れば、発達へのリスクが高くなることを示唆している（Rose-Jacobs et al., 2008）（*注目情報*「小児の絶食が行動と精神に及ぼす影響」参照）。

メディアの広告

食品は、テレビのコマーシャル、校内販売、スポンサー提供、製品の陳列、インターネット通信販売、販売促進など、様々な方法で小児に売られている。テレビコマーシャルや校内販売にはある程度の規制がある。アメリカの平均的な小児が高校を卒業するまでのテレビの視聴時間は15,000時間、教室で過ごす時間は11,000時間である。子供向けのテレビコマーシャルを無作為に抽出したところ、20%が食品のコマーシャルであった。このうち70%は糖分や脂肪の含有量が高い食品で、ファストフードのコマーシャルは25%を超えた（Bell, 2009）。

また、画面を見る時間のために不活発になり、余暇を受動的に過ごす時間が増えることから、成長と発達には有害になりうる。実際に、学齢期の小児と青少年では、テレビの視聴に加え、複数のメディアによる食への暗示が、過度の体重増加の一因となることが示唆されている（Laurson, 2008）。さらに、テレビを見ながら食べる食品のために、歯を炭水化物や糖分濃度の高い食品にさらし続けることになり、虫歯が増える原因になりうる（Palmer, 2005）。

就学前の小児は一般に、コマーシャルと通常の番組との区

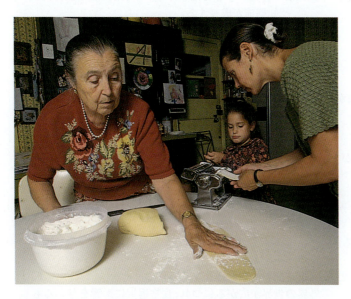

図18-3 イタリア系アメリカ人の3世代がパスタの夕食を作る。本格的に食事の準備をする食習慣により、食事を家庭のなかでも重要なものに位置づけている。急いで食べるファストフードでは代用できない食事である。

写真提供：Leahy J, Kisilay P: *Foundations of nursing practice: a nursing process approach*, Philadelphia, 1998, Saunders.

◎ 注目情報

小児の絶食が行動と精神に及ぼす影響

栄養失調の小児は、栄養摂取が十分な小児より、応答性も好奇心も弱く、探求行動が少ないとする考えが多く受け入れられている。鉄欠乏性貧血など特定の栄養素欠乏によっても、集中力が減退し、問題解決能力が低くなる。断続的絶食または食料不足が小児の行動と能力に与える影響はあまりはっきりしていない。最近の連邦福祉制度改革法と経済の悪化に伴い、増大している低収入家庭の小児は、食料が足りていないリスクがある（American Dietetic Association, 2010）。

1990年代、自治体の小児期絶食度調査計画（Community Childhood Hunger Identification Project [CCHIP]）により、厳密に抽出した大規模サンプル集団を対象に標準質問票を用いて、各家庭を『絶食状態』『絶食状態のリスクがある』『絶食状態ではない』に分類する調査を実施した（Kleinman et al., 1998）。この結果から、アメリカに住む12歳未満の小児の8%が、毎年長期にわたって食料が不十分な状態になると推定された。2008年のデータでは、小児1620万人（小児総数の22.5%）が食料不足を抱える家庭にいることが明らかになった（Food Research and Action Center, 2009）。この数は増大し続けている。幼稚園から小学校3年生の約21,000人の小児を対象に長期的試験を実施したところ、食料不足が持続すると、学業の成績不振、低い社会的適応能力、BMIの高い傾向が予測されることが明らかになった（Jyoti et al., 2005）。

以上の研究には、小児の能力に影響を及ぼす因子（ストレス、家庭の機能不全、薬物乱用など）のために精度の限界があるものの、児童が十分な食料を得られないことと行動的ならびに学業の能力との間には相関が存在する。将来行われる研究によりこの関係がさらに明らかになれば、最適な成長と発達のために、小児の基本的に必要な食料を確保する社会政策が必要であることが明らかになるだろう。

別がつかない。実際、コマーシャルの方に集中して見ていることが多い。小児は大きくなるにつれ、コマーシャルの目的がわかるようになり、その妥当性には批判的になるものの、それでもやはりコマーシャルの影響を受けやすい。メディアリテラシー教育プログラムでは、広告宣伝の意図やその明らかな影響からわずかな影響までを評価および判断する方法を、小児と青少年に指導している。

さいわい、広告の中には有益なものもある。たとえば、魚の摂取と水銀摂取のリスクに関する公共の健康関連広告は重要である。*注目情報*「幼児期のメチル水銀への曝露と毒性とメディア広告」参照。

友達の影響

小児が大きくなるにつれて、世界が広がり、社会との接触が大きな意味を持つようになる。年齢とともに友達の影響が大きくなり、食物に対する感覚やその選択を左右する。食物を突然拒否したり、流行している食品を欲しがったりするようになる。学校給食を受けるかどうかを決めるのは、献立ではなく友人の選択による方が多い。発達の上では、このような行動は典型的である。新しい食品を試そうとする意欲などの積極的行動が強まることもある。両親が望ましくない影響を制限する必要はあるが、現実的であることも大切である。食物を巡る揉め事に勝ち目はない。

疾　患

通常、病気の小児は食欲が減退し、食物摂取量が少ない。急性のウイルス性疾患または細菌性疾患は短期で治癒することが多いが、水分とタンパク質をはじめとする栄養素を増量する必要がある。喘息、嚢胞性線維症、慢性腎疾患などの慢性疾患では、最適な成長のために十分な栄養を得ることが難しくなる。このような疾患を持つ小児は、食物に関する行動に問題があることが考えられる。特別な食事が必要な小児（糖尿病、フェニルケトン尿症などの小児）は、摂取できる食物の制限に慣れることだけでなく、成長するにつれて自立性や仲間受容という課題にも直面することになる。処方された食事に反抗することがあるのが典型であり、特に思春期に向かうにつれて多くなる。

◎ **注目情報**

小児期のメチル水銀への曝露と毒性とメディア広告

水銀毒性は神経学的症状を引き起こし、認知機能と運動機能の障害につながる可能性がある。出生前の曝露による毒性について十分にデータがあり、出産後の曝露も同じく危険とする証拠がある（Myers et al., 2009; Oken and Bellinger, 2008）。水銀への曝露は環境への接触や汚染された食品の摂取により生じる。メチル水銀とは、最も毒性の強い水銀で、魚に蓄積されるものである。

保健当局は、神経毒への曝露を最小にすることの有益性と、ドコサヘキサエン酸（DHA）やエイコサペンタエン酸（eicosapentaenoic acid [EPA]）など、生物学的価値の高いタンパク質の摂取量が少なくなるというリスクとを天秤にかけて考察してきた。DHAとEPAは必須ω-3系脂肪酸で、認知機能と視力の発達における重要性や心血管系における有益性から大きな注目を集めている（Mahaffey et al., 2008）。一方、いくつかの州では魚類に関する勧告を発表している。米国環境保護庁（EPA）によるメチル水銀の基準量は、体重1kg当たり0.1μg/日となっている。体重20kgの小児では、基準値は約14μg/週になる（US EPA, 2010）。ビンチョウマグロ85gのメチル水銀含有量は約29.7μgで、缶詰のライトツナでは約10μg、生のサケまたは冷凍のサケでは約1.2μgになる。食品医薬品局（FDA）およびEPAは、幼児による魚類摂取に関し、以下の推奨事項を発表した。

サメ、メカジキ、キング・マッケレル（オオサワラ）、タイルフィッシュ（アマダイ）は水銀濃度が高いため摂取してはならない。

水銀濃度が低い魚類および甲殻類は週に340gまで（平均2回の食事で）食べてよい。

最もよく食べられる水銀濃度の低い魚類は、エビ、缶詰のライトツナ、サケ、スケトウダラ、ナマズの5種である。

このほかによく食べられる魚類、ビンチョウマグロ（「ホワイトツナ」）には缶詰のライトツナよりも水銀が多い。魚類と甲殻類を週に2回食べる場合、ビンチョウマグロであれば週に170g（平均1回の食事として）までにし、小児では85gだけにする。

湖、河川、沿岸域で釣りをする場合、釣った魚類の安全性について地元の勧告を確認する。勧告を確認できない場合には、釣った魚類の摂取を週に170g（小児は85g）までにし、その週にはほかに魚を摂取しないようにする。

幼児に魚類や甲殻類を食べさせる場合には同様の勧告に従うか、あるいは少しだけ与える。

ウェブサイトの情報
EPA："http://www.epa.gov/waterscience/fish/advice/index.html"
FDA："http://www.fda.gov/Food/FoodSafety/Product-specificInformation/Seafood/FoodbornePathogensContaminants/Methylmercury/default.htm"

就学前小児の食事

1〜6歳の小児には、著明な発達がみられ、能力の習得が著しい。1歳の小児はたいてい指を使って食べ、カップで飲むのに補助を必要とする。2歳までに、片手でカップを持ち、スプーンをうまく使うことができる（図17-2参照）が、ときに手を使って食べたがる。6歳の小児は、食べる技術が繊細になり、切ったり延ばしたりするのにナイフを使い始める。

1歳を過ぎて成長速度が遅くなるにつれて食欲が減退し、両親を心配させることが多くなる。小児は食物への関心が薄れ、周囲の世界への関心が強まる。この時期には偏食が始まり、これまで好きだった食物を拒否したり、毎回同じ食物を要求したりするようになる。この行動は通常の食物に飽きたことによるものであるか、または新たに得た自立性を主張する手段となる。両親は小児の一見不合理な食行動を心配する。食生活の状態を管理しようとして衝突しても効果がなく、小児に強制的に食べさせることはできない。この期間は発達の一部であり過渡期である。

食事提供におけるプラスの関係として、両親と小児との間に責任分担が存在する。幼児は、栄養豊富な食物を差し出されれば、バランスよく選び取ることができる。両親をはじめとする大人は、通常の食事やおやつに安全で、栄養豊富な成長に適した食物を与える。あとは、幼児がどれだけ食べるかを決める（Satter, 2000）。それでも、両親には差し出す食物を管理することができ、不適切な行動を制限する機会がある。厳格な管理も自由放任なやり方も成功しない可能性が高い。両親など保育者は、小児の好きなものを入れて種類の多い食物を差し出し続けるべきであり、代わりのものを日常的に作ってはならない。

就学前の小児は胃容量が小さく、食欲に変動があるため、食事を1日に4〜6回少なめに与える。おやつは1日総栄養摂取量の一部であるという点で、食事と同じく重要である。おやつは、栄養素濃度が高く、虫歯になりにくいものを慎重に選ぶ。一般的経験則では、1歳年齢が上がるごとに各食品を大さじ1杯加算し、小児の食欲に応じて食事を増やす。表18-3に食品と提供する分量に関する目安を記載している。

幼児が食物を受け入れるには、味覚以外の知覚が重要な役割を果たす。熱すぎる食物は避ける傾向にあり、味ではなく臭いのために拒否される食品もある。食物を提供するルールのようなものが求められることも多い。多くは皿の上で料理が触れ合うのを嫌い、一つ一つの素材が識別できない混ぜ合わせた料理やキャセロール（オーブン煮込料理）は好まれない。砕けたクラッカーは食べられないままになり、サンドウィッチは『切り方が下手』であると拒否される。

食事のための物理的配置が重要となる。足元を支え、テーブルが胸の位置にきて、料理が取りやすいいすの高さにする。Sturdyの子供用テーブルとイスは理想的であるが、無ければ座面の高いイスや補助イスを用いる。皿やカップは壊れにくく、倒れにくい重いものにする。乳幼児が料理をすくうには皿より浅めのボウルのほうが扱いやすいことが多い。柄が太く短めのスプーンやフォークであれば握りやすい。

幼児は疲れるとあまり食べない。食事と遊びの時間を決める場合、このことを念頭に置く。食事のすぐ前に静かな活動や休憩を入れると、くつろいだ楽しい食事ができる。しかし、旺盛な食欲を導くには、戸外で活発に運動性の大きな活動をさせることも必要である。

フルーツジュースやジュース飲料は、幼児がよく飲む飲料である。幼児は食事中に水や牛乳代わりに飲むことが多い。フルーツジュースの過度の摂取により、食事の栄養素含有量が変わるだけでなく、糖質吸収不全症や慢性非特異性下痢に至ることもある（AAP, 2001）。このことは、急性下痢症の治療に水分を補給するとき、特にリンゴおよび洋ナシのジュースは避ける必要があることを示唆している。慢性下痢症の小児には、費用のかかる診断検査を実施する前に、フルーツジュースを制限してみるのが妥当である。

2〜11歳の小児が100%ジュースを摂取する場合、エネルギー、炭水化物、ビタミンC、ビタミンB_6、カリウム、リボフラビン、マグネシウム、鉄、葉酸塩の摂取量が相当高く、総脂質、飽和脂肪酸、任意摂取の脂質、添加糖質の摂取量は相当低い。この100%ジュースの摂取量はのちの過体重とは関係がない（Nicklas et al., 2008）。しかし、幼児の過度のジュース摂取（約360〜900mL/日）により、食欲が減退し、食物摂取量が低下して成長不良に陥る。この場合には、ジュースの摂取量を減らすことが成長の改善につながる（AAP, 2001）。フルーツジュース摂取量は、1〜6歳の小児では120〜180mL/日に、それ以上の小児と青少年には240〜360mL/日（2回に分けて）に制限する必要がある（AAP, 2009）。

甘味を足した飲料の多量摂取と他の食事や活動の要因が重なると、小児の過体重の一因となる。特にスクロース由来のフルクトースや加工食品と飲料に含まれるフルクトース濃度の高いコーンシロップの摂取量が多いと、血漿中トリグリセリドとインスリン抵抗性の増大につながる（Vos et al., 2008）。就学前小児を対象とするいくつかの試験では、カルシウムの摂取量が低く肥満である小児は、糖質で甘味を足した飲料の摂取量が高いとする結果が出た（Dubois et al., 2007; Keller et al., 2009; Lim et al., 2009）。また、牛乳の摂取量が高く、甘い飲料の摂取量が低ければ、カルシウム、カリウム、マグネシウム、ビタミンAなどの栄養素の摂取量が高くなる（O'Neil et al., 2009）。小児には1日を通して、糖質で甘みを付けた食品ではなく、牛乳、水、栄養に配慮したおやつを提供する必要がある。

表 18-3 小児に推奨される分量*

この推奨量はあらゆる小児にいつも適切とは限らない(栄養素必要量が増大している罹患小児には適切ではない場合がある)。推奨量はあくまでも一般的な枠組みであり、小児の状態と成長パターンに合わせて個々に分量を変えることができる。

	1〜3歳	4〜6歳	7〜12歳	備考
穀物食品	パン：1/2〜1枚 ご飯、パスタ、イモ類：1/4〜1/2カップ 1カップ(240mL) 調理したシリアル食品：1/4〜1/2カップ 調理済みシリアル食品：1/4〜1/2カップ トルティーヤ：1/2〜1枚	パン：1枚 ご飯、パスタ、イモ類：1/2カップ 調理したシリアル食品：1/2カップ 調理済みシリアル食品：1/4〜1カップ トルティーヤ：1枚	パン：1枚 ご飯、パスタ、イモ類：1/2カップ 調理したシリアル食品：1/2カップ 調理済みシリアル食品：1カップ トルティーヤ：1枚	全粒または強化穀物食品を入れる。
野菜	ゆでた野菜またはすりつぶした野菜：大さじ2〜4杯 生野菜：小児の咀嚼が十分である場合に出す。2、3切れ。	ゆでた野菜またはすりつぶした野菜：大さじ3〜4杯 生野菜：2、3切れ	ゆでた野菜またはすりつぶした野菜：1/2カップ 生野菜：1/2〜1カップ	ホウレンソウ、ニンジン、ブロッコリー、カボチャなど、ビタミンAを摂取するために緑黄色野菜を1種類入れる。
果物	生の果物(リンゴ、バナナなど)：小児の咀嚼が十分である場合に出す。1/2〜1個(小さめ)。 缶詰：大さじ2〜4杯 ジュース：90〜120mL。	生の果物(リンゴ、バナナなど)：小児の咀嚼が十分である場合に出す。1/2〜1個(小さめ) 缶詰：大さじ4〜8杯 ジュース：120mL	生の果物(リンゴ、バナナなど)：1個(小さめ)。 缶詰：1/4カップ ジュース：150mL	柑橘系のジュース、オレンジ、切ったグレープフルーツ、イチゴ、旬のメロン、トマト、ブロッコリーなど、ビタミンCが豊富な果物、野菜、ジュースを1種類入れる。
牛乳および乳製品	牛乳、ヨーグルト、プリン：約60〜120g チーズ：約20g	牛乳、ヨーグルト、プリン：1/2〜3/4カップ チーズ：約30g	牛乳、ヨーグルト、プリン：1カップ チーズ：約45g	
肉類、鶏肉、魚類などタンパク質	肉、鶏肉、魚：約30〜60g 卵：1/2〜1個 ピーナッツバター：大さじ1杯 調理したドライビーンズ：大さじ4〜5杯	肉、鶏肉、魚：約30〜60g 卵：1〜2個 ピーナッツバター：大さじ2杯 調理したドライビーンズ：大さじ4〜8杯	肉、鶏肉、魚：約60g 卵：2個 ピーナッツバター：大さじ3杯 調理したドライビーンズ：1カップ	

出典：Lowenberg ME: Development of food patterns in young children. In Trahms CM, Pipes P: Nutrition in infancy and childhood, ed 6, St Louis, 1997, WCB/mcgraw-Hill and Harris AB, et al: *Nutrition strategies for children with special needs*, 1999. USC University Affiliated Program, Los Angeles.

*これは基本的な食事の目安である。脂肪、油糖、ソース、デザート、スナック食品によって、成長している小児の必要量を満たすために熱量が追加される。食事やおやつの食品をこのパターンから選ぶことができる。

過度のナトリウム摂取はもう一つの懸念である。ナトリウム、すなわち塩分の摂取量が増大すると、収縮期血圧および拡張期血圧が高くなる（ADA, 2010）。血圧の高い小児には、加工食品の利用を減らす必要がある。高血圧予防食（Dietary Approaches to Stop Hypertension [DASH]）では、カリウム、マグネシウム、カルシウムの摂取量がナトリウムに対して高いことから、あらゆる年齢層に有用である。第34章参照。

食を巡る様々な学習活動に焦点を当てている栄養教育プログラムにとって、集団での食事時間はまたとない好機である（図18-4）。初めての食物の経験、食事準備の簡単な手伝い、野菜の栽培は、プラスの食習慣や食物に対する考え方を発達させ高める活動となる。

学齢期の小児の食事

6～12歳の成長は緩慢であるが着実で、食物摂取の一定の増大と並行する。小児は1日の大半を学校で過ごし、部活動、団体スポーツ、レクリエーションプログラムに参加し始める。教師、コーチ、憧れのスポーツ選手など重要とみなす大人や友達の影響が大きくなる。深刻な問題を除いて、食にまつわる行動の問題はほとんどこの年齢までに解決され、小児は空腹を癒すために喜んで食べるようになり、社会的満足を得るようになる。

学齢期の小児は学校給食制度を利用するか、または家庭からお弁当を持ってくる。米国学校給食プログラムは、1946年に米国農務省（USDA）が創設し運営している。低収入家庭の小児には、無料または低価格で学校給食を提供している。さらに、1966年に開始された学校朝食プログラム（School Breakfast Program）は、昼食制度を利用する公立学校の約85％に利用されている。また、USDAは、公的制度としての放課後のおやつ提供と夏休みの食事提供（Afterschool Snacks and Summer Food Service）、指定校での生鮮果実・野菜プログラム（Fresh Fruit and Vegetable Program）、昼食制度に参加していない小児のためのスペシャル・ミルク・プログラム（牛乳提供学校支援制度）（Special Milk program）を提供している（第10章参照）。

現時点の標的栄養素についてUSDAの基準を満たした学校は70％以上あったが、昼食で脂質の基準を満たす学校は1/3に達しなかった。ナトリウム濃度は依然として高く、繊維質はDRI（食事摂取基準）より低い（Crepinsek, 2009）。学校を対象とする調査から、基本的に毎日提供される補助金制度の学校昼食では、42％の学校が生の果物や生野菜を全く出していないことがわかった（Gordon et al., 2007）。食品をDRIに合わせる献立にするために、数多くの栄養素数と推奨量に関する新しい基準が発表された（IOM, 2010）。数年にわたり、食料の無駄を減らすために、児童の好みに合わせて献立を変え、児童には料理を1、2品減らすことを許可し、さらにサラダバーを設けるという努力が続けられてきた。学校昼食の利用を増やす努力には、健全な食生活を支えようとする一貫したメッセージが必要である。

学校昼食制度および朝食制度を利用する学校施設には、学年度2006～2007年までに学校における健康対策を講じるよう義務づけられた。ある調査から、多くの両親はおやつの制限を支持し、保健教育の充実を望んでいるが、学校に義務づけられた健康対策を知らなかったことが明らかになった（Action for Healthy Kids, 2005）。学校の給食責任者を対象とする調査により、学校区の97％が米国学校給食プログラムの食事の栄養基準を満たす対策を設け、92％以上が栄養教育、体育、栄養摂取規定策定などを実践していることが明らかになった（School Nutrition Association, 2007）。教育の場での栄養の健全性を支えるためには、学校では運営管理者、教師、生徒、給食職員が、このほかにも保護者と自治体とが、一丸となってともに協力することが推奨されている（ADA, 2006）。

学校給食の摂取量は、毎日の学校の時間割や食事に割り当てられた時間によっても左右される。休憩を昼食後ではなく昼食前に入れると、摂取量が増える。モンタナ州の休憩後昼食制（Recess Before Lunch）に関する予備調査では、食事時間の雰囲気や生徒の行儀がよくなったとするデータが報告された。また、校庭、食堂、教室における校則違反が減少した（Montana Office of Public Instruction, 2010）。

糖尿病、脂質異常症、食物アレルギーと診断されている場合など、ある種の疾患のため、特別な食事を必要とする小児には、学校給食を変更することができる。発達障害の小児には3～21歳まで公立学校に通う資格があり、この中には給食の変更（食材の変更、またはエネルギー濃度の増減など）が必要な小児もいる。給食を変更してもらうためには、家族が医療専門家による診断書、食事変更項目と変更理由を提出しなければならない。小児の個別教育計画（child's individual education plan [IEP]）の対象として、特殊教育を受ける小児が食事や給仕を受けられるような書類提出制度を盛り込むことができる（第45章参照）。

家庭で用意する弁当に関する調査から、通常弁当は学校給食より栄養素が少ないが、脂質も少ないことが示された。好みの食物を入れる傾向にあるため、種類が少ない。食品の選択肢は、持ち運びができて加熱や冷蔵の必要がないものに限

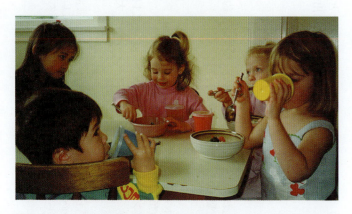

図18-4 小児は適切な環境で一緒に食べると、一人で食べる時より多くの種類の食品を食べようとし、摂取する栄養も多くなる。

られる。バランスのとれた代表的な弁当として、全粒パンにタンパク質の豊富な具材を挟んだサンドウィッチ、生の野菜や果物、低脂肪牛乳があり、クッキー、グラハムクラッカーなど簡単なデザートを添えてもよい。弁当を詰めるときは食物の安全対策（腐りやすい食品は温度が上がらないようにするなど）を守る。

今日では、自分で朝食を用意しなければならない学齢期小児が多い。朝食を全く食べない小児は、1年生でも珍しくない。朝食を抜いている小児は、朝食を食べている小児より、熱量も栄養素も摂取量が少ない傾向にある（Wilson, 2006）。認知機能と学業成績に及ぼす朝食の影響に関する再調査から、朝食を食べずに学校に通う小児は、朝食を食べている小児よりも、成績不振になりがちであることが示唆されている（Rampersaud et al., 2005）。*注目情報*「朝食が学習に及ぼす影響」を参照。

学齢期児童は、主として放課後や夕方、おやつを食べることが多い。年齢が上がり、お小遣いを使うようになると、自動販売機、ファストフード店や近隣の食料品店からおやつの購入が増える傾向にある。家族は家庭で健全なおやつを与え続け、学校の栄養教育の努力を支えるべきである。ほとんどの場合、最初の数年間に適切な食習慣を定着させると、学齢期を通して小児の意思決定と責任感が育まれる。低所得家庭の小児が質の良い食物、たくさんの食物、望ましい生活条件を得られるよう、制度と政策を策定ないし支持することにより、今ある健康の格差を減らすことができる（Yoo et al., 2009）。

栄養教育

小児は成長するにつれて、知識を得て、概念を理解するようになる。幼児期は、栄養学的情報を与え、あらゆる食物に対する前向きな考え方を持たせるのに理想的である。家庭で両親がモデルになり、幅広い食物を用いた食事をしていれば、これが自然に教育になる。歩き始めの乳児から就学前の幼児には、日常の体験の中に食物を取り入れることができ、言語や認知機能、自助行動の発達を促すことができる（呼び名、大きさや形、色の把握、分類、調理の手伝い、味見など）。

就学前教育施設、ヘッドスタートプログラム（低所得者対象就学支援制度）、公立学校では、本格的な栄養教育が増えている。ヘッドスタートなどいくつかの制度には、対象となる家族のための健全な食生活と栄養教育に関する国のガイドラインと基準値が設けられている。学校の栄養教育には標準となるものが少なく、カリキュラムへの導入または教師への研修の頻度はごくわずかで、義務づけられてもいない。近年の推奨事項には、学校が栄養教育との連携、小児栄養支援制度の利用と推進、家族や自治体、医療施設との協調を進められるよう、指針が盛り込まれている（ADA, 2006）。

小児に栄養の概念や知識を教える際には、小児の発達レベルを考慮する必要がある。ピアジェ理論に基づく学習のロールプレイ法は、学齢期小児に栄養と健康について指導する一つの方法である（Rickard et al., 1995）。活動や情報を現実世界と食物との関係に焦点を絞ったものにすると、実のある結果が得られるようである。食事やおやつ、調理などの活動が、栄養の知識を深め実践に移す機会となり、どれほど理解しているかを確認する機会ともなる。栄養教育に親が参加すれば、家庭にも有益なプラスの結果が得られる。小児向けの栄養教育には、国立母子健康教育センター（National Center for Education in Maternal and Child Health）など、多くの書籍や電子媒体の情報源がある。

◎ **注目情報**

朝食が学習に及ぼす影響

学校給食制度の教育的有益性と、特に学業成績をよくするための朝食の役割について、数十年にわたって議論と考察が繰り返されてきた。健康な9～11歳の児童を対象にする諸試験から、朝食を抜いた児童に種々のテストを実施すると、間違えることが多く、刺激判別も記憶想起も遅いことがわかっている（Pollitt et al., 1998）。他諸国により実施された類似の試験では、栄養状態にリスク（衰弱と発育不全）があり朝食を抜いている児童は、学習課題の成績がはるかに悪いことを示した（Rampersaud et al., 2005）。最近、9～11歳と6～8歳の小児を対象に学校で実施された朝食に関する調査では、朝食の摂取により同様の良好な結果（短期記憶、空間的記憶、複雑な視覚刺激の処理の向上）が明らかになった（Mahoney et al., 2005）が、他の報告ではこれを裏づけるには至らなかった（Rampersaud et al., 2005）。一連の試験から、栄養が摂取されていると、脳の機能は短期的変化に敏感になることが示唆されている。幼児では、短時間の絶食が成人よりも大きなストレスとなる。恒常性を維持する様々な機序が血中グルコース濃度を維持するように作用するため、代謝に変化が現れる。

学校朝食プログラムにより、学業成績、到達度検査の点数、出席数が向上している（Rampersaud et al., 2005）。さらに、朝食により、小児の栄養摂取全般が大きく改善された。以上の試験から、家庭での朝食や朝食を導入する学校給食制度には潜在的な有益性（低収入家庭でありリスクのある児童だけでなく、あらゆる児童にとっての有益性）があることを示している。2002～2003年に最新のデータを得た試験では、学校朝食プログラムの利用可能な小児の約50％がこれを利用し、1992～1993年度の約29％から上昇している（Dahl and Scholz, 2011）。

栄養に関する懸念

過体重と肥満

小児に増大している過体重率は公衆衛生の重大かつ憂慮すべき問題である。最新の国民健康栄養調査（National Health and Nutrition Examination Survey [NHANES]）では、2～19歳の肥満（BMIが95パーセンタイル以上）率は16.9％、高BMI（BMIが85パーセンタイル以上）率は31.7％であることが報告された（Ogden et al., 2010）。2～5歳の幼児では肥満率が10.4％、高BMI率が21.1％である（Ogden et al., 2010）。この発生率は1999～2000年と2007～2008年とでは比較的一定なままである（最も体重のある6～19歳男子における上昇を除く）。

BMIによって分類する過体重と肥満の専門用語は変化しつつある。専門委員会の最新報告では、BMIに基づくリスクを説明する用語として、「肥満」はBMIが95パーセンタイル以上、「過体重」は85～94パーセンタイルであると提言している（Barlow et al., 2007）。成長している小児が肥満であるかどうかを判定することは難しい。幼児期の最後の段階で過度の体重増加がみられることがある。1歳児および思春期前の小児は発達と生理学的理由から体重が増えるが、この特別な体重増加がずっと続くことはあまりない。BMIは過体重のスクリーニングに有用な臨床的指標であるが、性別、人種、体組成、成熟の段階によって差があるため、肥満を判定するには限界がある。

米国疾病管理予防センター（CDC）の成長グラフは、2歳から成人期までのBMIの軌跡が得られる。そこで、小児を定期的にモニタリングし、BMIの変化率が過剰である場合には治療を行う。BMI成長グラフには、4～6歳の小児に正常に生じる脂肪蓄積の回帰が見られる。脂肪蓄積の回帰が5歳半までに生じる小児は、これが7歳以降に生じる小児より、成人した時の体重が多い可能性が高い。脂肪蓄積回帰の時期と青少年期の過度の肥満は、幼児期の肥満発症がこの二つの重要な因子となっている。後者は成人肥満の最も有力な予測因子であり、罹患率と関連がある（Williams, 2009）。

遺伝的素因が肥満発症の重要な因子であるが、過体重児の割合が増加しており、遺伝子だけでは説明がつかなくなっている。小児が過度のエネルギーを取り込む一因としては、いつでも食べられる食生活と食物の体制、座ったまま食べながらの余暇活動、小児自身による食物と食生活の意思決定、1食分の多い分量、少ない運動が挙げられる。さらに、アメリカの小児は1日に3回おやつを食べており、チップス、キャンディなど栄養価の低い食品が1日のエネルギー摂取量の27％以上を占めている。これは168kcal/日にもなる（Piernas and Popkin, 2010）。

肥満発症には非活動性が大きな役割を演じている。そして、この非活動性は、画面を見る時間、運動の機会の乏しさ、戸外で自由に遊べない安全性の問題に起因している。テレビ視聴、コンピュータや携帯ゲーム機の使用が増えたことが幼児期の過体重をもたらしているが、再調査からは、過体重のリスクの増大はテレビ視聴に活動性の低さが加わることによることが示唆されている（Ritchie et al., 2005）。短い距離の移動に自動車を使う必要性により、近隣の目的地へ歩いてゆく機会が少なくなっている。これは特に郊外に住む小児に該当する現象である。

過体重児は成長すればその状態から脱すると広く思い込まれているが、幼児期の肥満が害のない状態というわけではない。小児の過体重である時期が長ければ、青少年期も成人期も過体重または肥満になる可能性が高くなる。幼児期の過体重の影響として、人から受ける差別、マイナスの自己イメージ、うつ病、社会性の低下など心理社会的問題が生じる。多くの過体重の小児には、脂質異常症、高血圧、高インスリン血症など、心血管系の危険因子がある（Daniels, 2009）。過体重による健康への影響ではるかに劇的なものとして、小児および青少年の2型糖尿病発症率の急増があり、成人期の健康、他の慢性疾患の発症だけでなく医療費にも深刻な影響を与えている（第31章参照）。

米国小児科学会（AAP）は、2歳から青少年期を通して、過体重の健診と評価のためにガイドラインを策定している（Barlow et al., 2007）。成長パラメータに加え、ほかにも重要な情報としては、食事の摂取量と食事パターン、これまでの成長パターン、家族歴、運動、家族との相互作用がある。米国予防医療専門委員会（U.S. Preventive Services Task Force [USPSTF]）は、6～18歳の該当者に対する肥満検診と治療プログラムの紹介を推奨している（USPSTF, 2010）。

2010年のある論文で、いつも家族と同じように規則正しく夕食を食べ、夜間に十分睡眠をとり、画面を見ている時間が少ない小児は、肥満率が低いことが報告された（Anderson, 2010）。小児の肥満治療は、幼児期の肥満から生じた場合には効果が低く、特に黒人、ヒスパニック、先住アメリカ人ではその傾向が強い。家族の取り組み、食事の改善、栄養に関する情報、運動と行動計画など、包括的な行動の要素を含むプログラムを用いれば、成功する可能性が高い（Barlow et al., 2007）。肥満の治療に行動療法を取り入れると成果が改善され、チームアプローチを採用すれば最も効果的である。小児に応じて、体重改善の目標を体重増加速度の減少、体重の維持、重度の場合には漸次的体重減少にすることができる（第22章参照）。個別の治療管理には一人一人の小児に合わせる必要がある。厳格な食事制限や薬物治療は、重大な疾患があり選択肢がない場合を除いて最小限に抑える（Barlow et al., 2007）。

治療戦略には家族の協力と支えが必要である。包括的プログラムには動機づけ面接およびステージ変容理論を組み込むことにより、さらに成功の可能性が高くなる（Kirk et al., 2005）（第15章参照）。過体重を改善するための変容には、小児のではなく、家族の食事や活動の環境を変えるという選択や提案を含め、小児からの発案が必要である。身長の伸びと栄養貯蔵を維持するためには十分なエネルギーと栄養素が必要である。過体重児に対して強引な治療を行うと、周期的に

表れる拒食と過食、周囲の期待に応えられないという焦り、食欲と満腹に対する体内の合図の見過ごし、剥奪感と孤立感、摂食障害の高いリスク、さらに自己イメージの低下、または低下の助長などの危険性がある。

ダウン症候群、プラダー・ウィリー症候群、低身長、運動機能障害など特別な医療を必要とする小児の中には、過体重のリスクが高い小児もいる。エネルギー摂取量の推定や家族への栄養指導を行う場合、体格、活動のレベル、発達の状態を考慮する必要がある（第45章参照）。

小児肥満の予防は、アメリカの公衆衛生における重要な優先課題である。米国医学研究所（IOM）は家族、医療専門家、企業、学校、自治体に対して提言を発表した（IOM, 2005; Kirk et al., 2005）。学校に対しては、販売または提供する食事の栄養の質改善、運動の増進、健康教育を、企業に対しては、消費者への広告における栄養情報の改善を、医療専門家に対しては、BMIの追跡、小児と家族へのカウンセリングを、自治体および政府に対しては、健全な食品提供の改善、運動の機会増進を提言している。肥満の予防には学校が自然の環境であり、栄養と保健の授業、体育授業と運動の機会、適正な学校給食を取り入れることができる。最近の努力により、学校では栄養摂取の対策を取り、校内の自動販売機や募金活動で販売する食品と飲料を制限している。高リスク群の文化的能力を組み込む効果的な予防策を講じるためにも、さらに調査が必要である。

家族は、小児の食物選択、健全な食生活、余暇活動の手本となるためにきわめて重要な存在である。栄養豊富な食物を選び、（朝食を含め）家族と一緒に食事をし、一定のおやつを提供し、一緒に運動をして過ごすことにより、小児の環境を促す。いずれも過体重予防には欠かせない。座ったままの行動を減らせば、エネルギー消費量を増大させ、食べたいと思う隙を減らすことができる。AAP（米国小児科学会）は、テレビやビデオの視聴時間を1日2時間までに制限することを推奨している（AAP, 2003; Epstein et al., 2008）。両親が小児の食物摂取管理を主導したり食事制限を進めたりすると、小児が自身で調節できなくなり、両親の管理がないと食べすぎるようになる（Ritchie et al., 2005）。医療専門家は、小児の発達のレベルに合わせて積極的な育児を支える必要がある（Satter, 2005）。

低体重と成長障害

体重減少、体重増加の停滞、成長障害（FTT）は、急性または慢性の疾患、食事制限、食欲不振（便秘、薬物治療、他の問題による食欲不振）、食事提供の問題、育児放棄、単純な食料欠乏が原因として挙げられる。FTTに「小児の低栄養」または「発育不全」という用語を充てる専門家もいる。乳児と歩き始めの乳幼児は成長不良のリスクが最も高く、未熟児、疾患、発達遅延、不適切な育児の結果として生じることが多い。ダイエットも発育不良の一因となりうる。親が肥満、アテローム性動脈硬化症など潜在的な健康の問題を心配して、就学前小児に食事制限をする場合もある。

FTTには綿密な評価が重要であり、小児の社会的ないし精神的環境と身体所見を評価する必要がある。FTTの一因となる育児放棄が明らかな場合には、医療専門家が地元の児童保護施設に通報する義務がある（Block and Krebs, 2005）。FTTが複雑であることから、評価と治療には、多職種医療チームが組めれば理想的である。

小児と家族を支えるためには、十分なエネルギーおよび栄養素と栄養教育の提供を医療チーム全体の計画の一環とする。小児の食欲を増進させ、最適な摂取量が得られるよう環境を整える試みが必要である。発達に適する栄養濃度の高い食物を用いて、一定の時間に少量の食事やおやつを頻回に提供する。こうすれば幼児の小さな胃容量に適しており、食環境の枠組みができて予測することもできる。食事提供の責任分担を念頭に置き、小児に食べることを強制または強要することを避けるような親子のプラスの相互作用のために、家族がサポートを受けるべきである。重度の栄養失調では、リフィーディング症候群を予防するため、慎重な治療計画と綿密なモニタリングが必要となる。

慢性の便秘により、食欲が減退して摂取量が減少し、ひいてはFTTに至る。豆類や果物（特にドライフルーツ）、野菜、高繊維朝食用シリアル食品やブランマフィン（小麦ふすま入り）を食事に加えれば、便秘の軽減、食欲の増進がみられ、やがて体重が増加する。小児の繊維質摂取量は、特に好き嫌いが激しい小児に低いことが多いことから、繊維質摂取量は常に評価の対象とする。

鉄欠乏症

鉄欠乏症とは、幼児に最もよくみられる栄養障害の一つである。2歳以下は、小児の貧血有病率が最も高い。鉄欠乏症は、就学前および学齢期の小児ではそれより少ない。

貧血の有無に関係なく、鉄欠乏症の幼児は、精神発達の標準テストの点数が低く、問題解決に必要とされる重要な情報に注意を向けない傾向にある。鉄欠乏症の幼児と就学前小児に、低い認知機能と精神運動発達の遅延が報告されている。鉄欠乏症には長期的な影響があり、幼児後期と青少年前期に発達検査の結果が不良であったことからこれが明らかにされている（Lozoff, 2006, 2007）。低収入で危険度の高い小児の栄養必要量算定を目的とする個別の食事評価と政策決定には鉄摂取量を考慮すべきである。

成長と鉄の生理学的必要量の増大に加え、食事の因子も一役買う。たとえば、1歳児が乳汁を多量に摂取し続け、他の食物を摂取しないと、貧血を発症する。就学前の幼児の多くは肉類を好まず、鉄のほとんどを吸収効率の低い強化シリアル食品の非ヘム鉄で摂取している（第33章参照）。

虫歯

栄養と食習慣は口腔の健康に影響を及ぼす重要な因子である。強い歯と健康な歯茎を作るには、最適な栄養摂取が必要である。食事の組成と個々の食習慣（食事性炭水化物摂取量、食事の頻度など）は、虫歯の発生の重大な因子である（第26章参照）。

アレルギー

食物アレルギーは通常乳幼児期に現れ、アレルギーの家族歴がある場合にはこの可能性が高い。アレルギー症状のほとんどは、呼吸器または消化管の症状または皮膚反応として現れるが、疲労、非活動性、行動の変化として見られることもある。「食物アレルギー」「食物不耐性」「食物過敏症」の定義については議論があり、食物アレルギーの検査の中には特定できず判断の難しいものもある（第27章参照）。

注意欠陥／多動性障害

注意欠陥／多動性障害の臨床診断は、過剰な運動性による動作、衝動性、短い集中時間、欲求不満に対する低い耐性、7歳以前の発症など、各基準に基づいている。この障害の原因として、人工甘味料、人工着色料、糖質、脂肪酸代謝の変化、アレルギーなど、食事の様々な因子が示唆されている。長い間、ファインゴールド食事療法、糖質除去食、抗原性食物除去食、ビタミンと必須脂肪酸のサプリメントなど、様々な栄養療法が試みられてきた（第45章参照）。

自閉症スペクトラム（autism spectrum disorder [ASD]）

ASDは110人の小児に1人の割合で発症し、対人的相互反応、言語および非言語的コミュニケーション、限局した行動または反復的行動の3つの行動障害の型に基づき診断される。この障害は、小児期に特定の食物のみの受容、新しく見慣れない食物の拒否、過敏性（素材、温度、色、匂いなどへの過敏性）の増強、物事の移行困難がみられると、栄養摂取および食行動に問題が生じる。ASD児は、果物と野菜を拒絶し、これ以外の食品群から数種の食物だけを食べる。ほとんどは成長パラメータが正常であるが、食事制限により栄養摂取が乏しいか不十分なリスクとなる。ビタミンミネラル・サプリメントが有益であっても、この摂取に強力に抵抗することが多い。

ASD児に広く用いられている栄養療法には、除去食（無グルテン食、または無カゼイン食）、必須脂肪酸サプリメント、ビタミンの大量投与、ほかにも代替療法がある。こうした治療法には改善の症例報告があるにもかかわらず、効果を検証するための十分にデザインされた比較対照試験がほとんど実施されておらず、現時点では有効性の強力な証拠はない（Milward et al., 2008）。行動療法を取り入れた栄養療法により、家庭や学校で受け入れられる食物の種類が増える。家族が別の食事療法を望むのであれば、栄養士は、小児の食事が適切で使用するサプリメントが安全であるように手助けすることができる。

慢性疾患の予防

心疾患、がん、糖尿病、肥満などの慢性成人疾患の基礎は、幼児期に根差していることが多い。これは、2型糖尿病などの肥満関連疾患の増大率に特に重要な意味を持つ事象である。アメリカの慢性疾患有病率を低下させるために、政府及び非営利機関は小児の健全な食習慣を推進してきた。この提言として、アメリカ人のための食生活指針（Dietary Guidelines for Americans）、米国農務省（USDA）マイプレート（MyPlate）、国立コレステロール教育プログラム（National Cholesterol Education Program [NCEP]）、米国国立がん研究所食生活指針（National Cancer Institute Dietary Guidelines）がある。

食事性脂肪と心血管の健康

アメリカの小児と青少年は血中コレステロール値も、飽和脂肪酸とコレステロールの摂取量も、多くの諸外国の小児と青少年より高い。剖検による研究では、初期の冠動脈アテローム性硬化症が幼児期および青少年期に始まり、これが血清総コレステロール値、低比重リポタンパク（low-density lipoprotein [LDL]）コレステロール値、超低比重リポタンパク（very-low-dennsity lipoprotein cholesterol [VLDL]）コレステロール値が高く、高比重リポタンパク（high-dennsity lipoprotein [HDL]）コレステロール値が低いことに起因していた（米国小児科学会、2009）。

米国小児科学会による小児への脂質検診と心血管疾患予防の推奨事項は、成人へ発表した推奨事項とほぼ同じである（Daniels, 2008; Lichtenstein, 2006）。2歳以上の小児の栄養摂取推奨量は成人と同じである。(1)脂質から得るエネルギーを30％以下にする（飽和脂肪からは10％以下）、(2)コレステロールは200～300mg/日。危険因子（脂質異常症または早発性心血管疾患の家族歴）がある小児にはコレステロール検診も推奨されている（Daniels, 2008）（第33章参照）。

小児の食事における栄養摂取の傾向として、総脂質と飽和脂肪の摂取、脂質からエネルギーを得る割合が低下しているが、同時に過体重が増え、心血管疾患のリスクも上昇している（Gidding et al., 2005）。推奨項目にはバランスの良いエネルギー摂取、健全な体重を維持するための十分な運動、果物や野菜、魚類、全粒穀物の摂取増量、低脂肪牛乳の使用も含まれる（Daniels, 2008）。4歳から青少年期までの小児では、NCEPガイドラインに適合する食事にすれば、エネルギー摂取または栄養素摂取を損なうことがないとする複数の報告がある（Gidding et al., 2005）。LDLコレステロール値が上昇している小児に長期の栄養学的臨床試験を実施したところ、脂質濃度と食習慣の改善がみられた（Van Horn et al., 2005）。担当医は、小児、特に就学前小児の総脂質摂取と、低脂肪食および

無脂肪食の過剰摂取については、別個に評価する必要がある（第33章参照）。

カルシウムと骨の健康

骨が急速に成長し、食事や運動に最も反応性の高い幼児期および青少年期に、カルシウム貯蔵と骨密度を最大限にすることにより、骨粗鬆症予防が始まる（第25章参照）。思春期にカルシウムバランスを最大にするために、推奨量以上を摂取する必要がある。しかし、カルシウムの食事性平均摂取量は目安量（AI）よりも低く、思春期女子20～30％の摂取量が500mg/日未満である。思春期青少年の食事性カルシウム平均摂取量にカルシウムサプリメントを追加することにより、骨塩濃度が大きく増大するが、この有効性が長期のものであるかどうかはよくわかっていない（Matkovic et al., 2005）。乳児から8歳までの白人小児を対象に縦断的研究が実施され、骨塩濃度と、タンパク質および数種類のミネラルの摂取量との間には正の相関があった。このことから多くの栄養素が小児の骨の健康と関係があることが示唆された（Bounds et al., 2005）。食物摂取に関する調査では、小児の清涼飲料水と非柑橘系ジュースの摂取量が増え、牛乳の摂取量が減少していることから、小児には、食物から、場合によってはサプリメントからも、カルシウムの適正量を摂取するよう奨励する教育が必要である。

繊維質

食物繊維と疾患予防に関する教育は、主として成人に焦点が当てられており、小児の食物繊維摂取に関する情報は少ない。食物繊維は、小児の健康と正常な便通に必要である。国民調査データによれば、就学前小児の食物繊維平均摂取量は9.5g/日で、学齢期小児では約11.6g/日である（Moshfegh, 2005）。これは小児のDRI（食事摂取基準）より低い。このDRIには、小児の科学的根拠が不足しているため、成人と同じ14g/1000kcalとなっている（IOM, 2006）。一般に、幼児の食事に繊維質の摂取量が高くなるほど、栄養素濃度の高い食事も多くなっている（Kranz et al., 2005）。

運動

過去数十年間、小児の運動のレベルが低下している。学校の運動教育プログラムへの参加は少しずつ減少し、一般に年齢が上がるにつれて少なくなる（ADA, 2008）。定期的に運動すれば、過度の体重増加を抑制するだけでなく、体力も持久力も増強し、自尊心を高め、ひいては不安とストレスを軽減することになる。小児と青少年では、運動と最適なカルシウム摂取を組み合わせれば、骨塩密度が増大する。現在、6～17歳に推奨されている運動は、集団で毎日60分以上、中程度から激しい強度で行う有酸素運動である。週に3日以上の激しい運動と、週に3日以上の筋力と骨強度の強化運動が必要である。一連の推奨事項を満たす小児向けの運動について、情報が公開されている（U.S. Department of Health and Human Services, 2010）。Kid's My Activity Pyramid（子供向け運動のマイピラミッド）では、座ったままの活動から体を使う活発な活動への移行を推進している（図18-5）。「アメリカ人のための食生活指針」と「マイプレート食生活指針」も、小児とそ

臨床シナリオ

ブライアンは7歳4ヵ月の男子。学校に入ってから体重が約6.8kg増加した。身長は約128cm、体重は約31.5kgである。両親の離婚により、1年前、新しい家に引っ越して転校してきた。放課後は隣家の年配者がブライアンの世話をしており、この隣人が好んでブライアンにお菓子を焼いてくれた。近隣に友人のいないブライアンは、余暇にはいつもテレビを見たり、テレビゲームをしたりして過ごした。母親によれば、フルタイムの仕事による時間の制約から、食事を持ち帰り食品またはファストフードに頼っており、母親自身も体重が増加したということであった。しかし、母親は最近になって友人とエアロビクス教室に通い始め、健全な食習慣を始めようかと考えている。

親子との面談後、親子自らが以下の目標を決めた。(1)放課後、スポーツ活動ができる自治体の地域センターを見つける。(2)買物と食事の準備にマイプレートと低脂肪食品に重点を置く。(3)週末には家族でスイミングかサイクリングを始める。(4)テレビとテレビゲームの時間を1日2時間までに制限する。

4ヵ月後、週末の家族との活動に参加することと、週末のテレビの時間を減らすことはできなかったが、ほとんどの改善がみられた。ブライアンは現在サッカーをしており、約1.8kgの体重減少と身長の伸びがみられる。現在、身長は約129.5cm、体重は約29.7kgである。

栄養状態の診断

年齢に対するBMIが95パーセンタイル以上であることにより明らかであるように、非活動性と過剰なエネルギー摂取による過体重／肥満である。

栄養管理に関する質問

1. 以前の生活習慣に戻らないために、ブライアンと母親に推奨することを述べよ。
2. ブライアンのBMIを計算し、経時的にグラフに書き込む。この変化について考察せよ。
3. 空腹ではない時に食べる傾向をなくすか減らすために、ほかにブライアンができる活動とは何か。
4. ブライアンと母親との間にある食事提供のプラスの関係を促進するには何を提案したらよいだろうか。ブライアンの年齢と発達のレベルを踏まえて考えよ。
5. ブライアンの好きな調理法を脂質含有量の低い調理法に変える方法とは何か。ブライアンの好きなメニューは、グレービーソースを添えたフライドチキン、マッシュポテト、アイスクリームである。
6. ブライアンが体重を抑えるためにダイエットをしていることから、栄養素関連の懸念は何かあるだろうか。

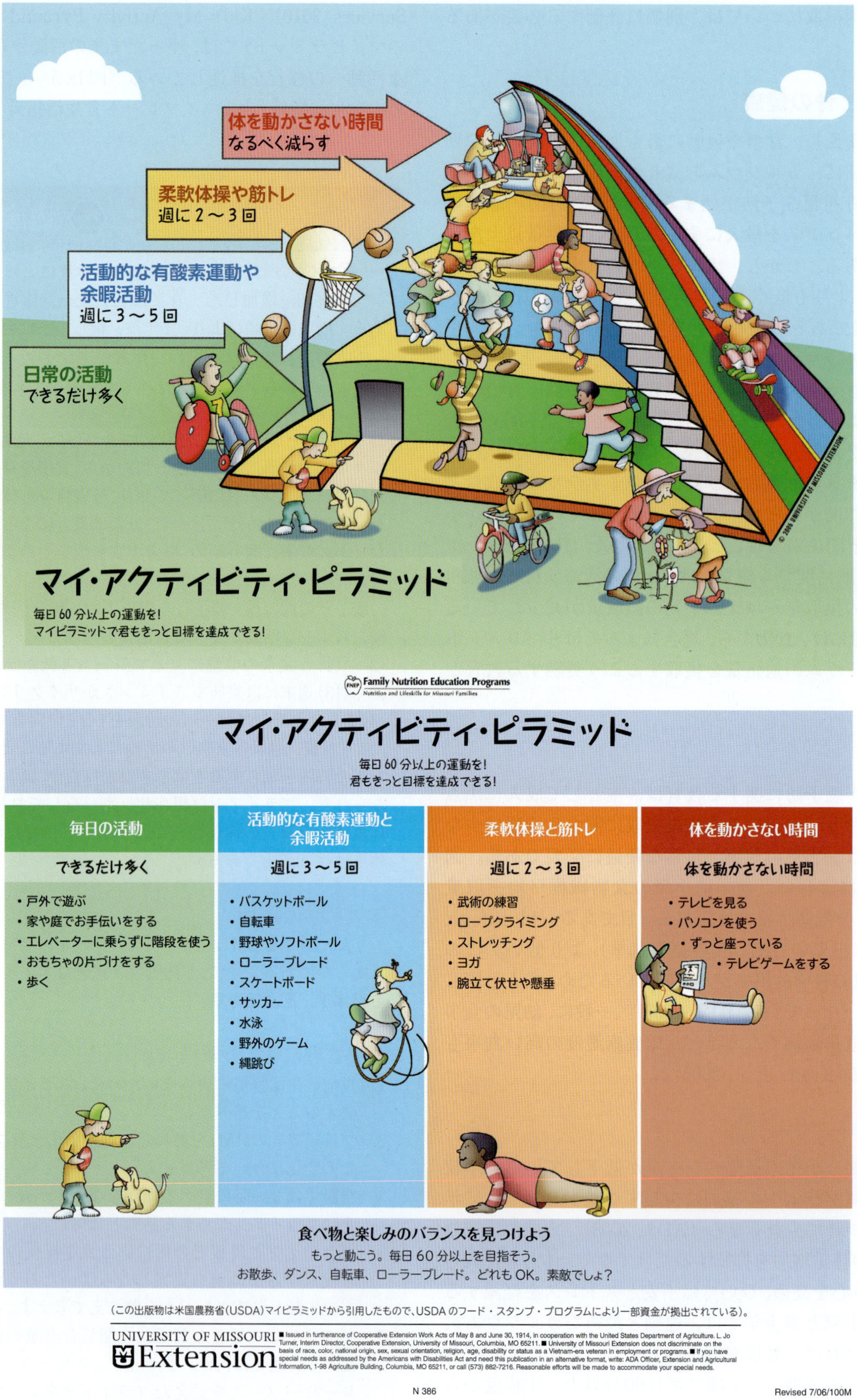

図18-5 マイ・アクティビティ・ピラミッド (MyActivity Pyramid)
(この出版物は米国農務省 (USDA) マイピラミッドから引用したもので、USDA のフード・スタンプ・プログラムにより一部資金が拠出されている)。

出典：*Issued in furtherance of Cooperative Extension Work Acts of May 8 and June 30, 1914, in cooperation with the United States Department of Agriculture. L. Jo Turner, Interim Director, Cooperative Extension, University of Missouri, Columbia, MO, July, 2006.*)

の家族に適用されている（"http://www.chooseMyPlate.gov/kids"）。

ウェブサイトの有用情報

Bright Futures in Practice: Nutrition
www.brightfutures.org/nutrition/

Eat Well, Play Hard
http://counties.cce.cornell.edu/erie/ewph.html

Growth Charts
www.cdc.gov/growthcharts/

Guidelines for Physical Activity
www.health.gov/paguidelines/guidelines

MyPlate Food Guidance System
www.chooseMyPlate.gov

National Center for Education in Maternal and Child Health
www.ncemch.org
www.mchlibrary.info/KnowledgePaths/kp_childnutr.html

Nutrition and Physical Activity
www.cdc.gov/nccdphp/dnpa/

Pediatric Nutrition Practice Group―American Dietetic Assn.
www.pnpg.org/

USDA Food and Nutrition Service―School Meals
www.fns.usda.gov/cnd

引用文献

Action for Healthy Kids: *Parents' views on school wellness practices*, September 2005. Accessed 16 March 2010 from www.actionforhealthykids.org.

American Academy of Pediatrics (AAP), Committee on Nutrition: The use and misuse of fruit juice in pediatrics, *Pediatrics* 107:1210, 2001. (Reaffirmed October 2006.)

American Academy of Pediatrics (AAP), Committee on Nutrition: prevention of pediatric overweight and obesity, *Pediatrics* 112:424, 2003. (Reaffirmed February 2007.)

American Academy of Pediatrics (AAP): *Pediatric nutrition handbook*, ed 6, Elk Grove Village, IL, 2009, AAP.

American Dietetic Association (ADA): Position of the American Dietetic Association: local support for nutrition integrity in schools, *J Am Diet Assoc* 106:122, 2006.

American Dietetic Association (ADA): Position of the American Dietetic Association: child and adolescent nutrition assistance programs, *J Am Diet Assoc* 110:791, 2010.

American Dietetic Association (ADA): Position of the American Dietetic Association: nutrition guidance for healthy children aged 2 to 11 years, *J Am Diet Assoc* 108:1038, 2008.

American Dietetic Association (ADA): Position of the American Dietetic Association: benchmarks for nutrition programs in child care settings, *J Am Diet Assoc* 105:979, 2005.

Anderson SE, Whitaker RC: Household routines and obesity in US preschool-aged children, *Pediatrics* 8 February 2010. [Epub ahead of print.]

Barlow SE, et al: Expert Committee recommendations regarding the prevention, assessment, and treatment of child and adolescent overweight and obesity: summary report, *Pediatrics* 120:S164, 2007.

Bell RA, et al: Frequency and types of foods advertised on Saturday morning and weekday afternoon English- and Spanish-language American television programs, *J Nutr Educ Behav* 41:406, 2009.

Block RW, Krebs NF, American Academy of Pediatrics, Committee on Child Abuse and Neglect, Committee on Nutrition: failure to thrive as a manifestation of child neglect, *Pediatrics* 116:1234, 2005.

Bounds W, et al: The relationship of dietary and lifestyle factors to bone mineral indexes in children, *J Am Diet Assoc* 105:735, 2005.

Brotanek JM, et al: Iron deficiency, prolonged bottle-feeding, and racial/ethnic disparities in young children, *Arch Pediatr Adolesc* 159:1038, 2005.

Crepinsek MK, et al: Meals offered and served in US public schools: do they meet nutrient standards? *J Am Diet Assoc*, 109:S31, 2009.

Dahl MW, Scholz JK: *The National School Lunch Program and School Breakfast Program: evidence on participation and noncompliance*, Congressional Budget Office, U.S. Congress and Dept. of Economics, Institute of Research on Poverty, and NBER, University of Wisconsin, Madison, WI. Accessed 12 April 2011 from http://www.ssc.wisc.edu/~scholz/Research/Lunch.pdf.

Davis GC, You W: The thrifty food plan is not thrifty when labor cost is considered, *J Nutr* 140:854, 2010.

Daniels SR: Complications of obesity in children and adolescents, *Int J Obes* 33:S60, 2009.

Daniels SR, Greer FR, Committee on Nutrition: lipid screening and cardiovascular health in childhood, *Pediatrics* 122:198, 2008.

DeNavas-Walt C, et al: *U.S. Census Bureau, current population reports, P60-236, income, poverty, and health insurance coverage in the United States: 2008*, Washington, DC, 2009, U.S. Government Printing Office.

Dubois L, et al: Regular sugar-sweetened beverage consumption between meals increases risk of overweight among preschool-aged children, *J Am Diet Assoc* 107:924, 2007.

Epstein LH, et al: A randomized trial of the effects of reducing television viewing and computer use on body mass index in young children, *Arch Pediatr Adolesc Med* 162:239, 2008.

Flegal KM, et al: Characterizing extreme values of body mass index-for-age by using the 2000 Centers for Disease Control and Prevention growth charts, *Am J Clin Nutr* 90:1314, 2009.

Food Research and Action Center: *Hunger and food insecurity in the United States*, 2009. Accessed 16 March 2010 from http://www.frac.org/html/hunger_in_the_us/hunger_index.html.

Gidding SS, et al: Dietary recommendations for children and adolescents: a guide for practitioners: consensus statement from the American Heart Association, *Circulation* 112:2061, 2005.

Gordon A, et al: *School nutrition dietary assessment study-III: volume II: student participation and dietary intakes*, Princeton, N.J., 2007, Mathematical Policy Research, Inc.

Harris AB: Evidence of increasing dietary supplement use in children with special health care needs: strategies for improving parent and professional communication, *J Am Diet Assoc* 105:34, 2005.

Institute of Medicine (IOM), Food and Nutrition Board, Committee on Prevention of Obesity in Children and Youth, Koplan JP, Liverman CT, Kraak VA, editors: *Preventing childhood obesity: health in the balance*, Washington, DC, 2005, National Academies Press.

Institute of Medicine (IOM), Food and Nutrition Board: *Dietary reference intakes: the essential guide to nutrient requirements*, Washington, DC, 2006, National Academies Press.

Institute of Medicine (IOM): *School meals: building blocks for healthy children*, Washington DC, 2010, National Academies Press.

Jyoti DF, et al: Food insecurity affects school children's academic performance, weight gain, and social skills, *J Nutr* 135:2831, 2005.

Keller KL, et al: Increased sweetened beverage intake is associated with reduced milk and calcium intake in 3- to 7-year-old children at multi-item laboratory lunches, *J Am Diet Assoc* 109:497, 2009.

Kirk S, et al: Pediatric obesity epidemic: treatment options, *J Am Diet Assoc* 105:S44, 2005.

Kleinman RE, et al: Hunger in children in the United States; potential behavioral and emotional correlates, *Pediatrics* 101:e3, 1998.

Kranz S, et al: Dietary fiber intake by American preschoolers is associated with more nutrient-dense diets, *J Am Diet Assoc* 105:221, 2005.

Larson NI, et al: Family meals during adolescence are associated with higher diet quality and healthful meal patterns during young adulthood, *J Am Diet Assoc* 107:1502, 2007.

Laurson KR, et al: Combined influence of physical activity and screen time recommendations on childhood overweight, *Pediatrics* 153:209, 2008.

Lichtenstein AH, et al: Diet and lifestyle recommendations revision 2006: a scientific statement from the American Heart Association Nutrition Committee, *Circulation* 114:82, 2006.

Lim S, et al: Obesity and sugar-sweetened beverages in African-American preschool children: a longitudinal study, *Obesity* 17:1262, 2009.

Lozoff B, et al: Long-lasting neural and behavioral affects of iron deficiency in infants, *Nutrition Revises* 64(5):S34, 2006.

Lozoff B, et al: Preschool-aged children with iron deficiency anemia show altered affect and behavior, *J Nutr* 137:683, 2007.

Mahaffey KR, et al: Methylmercury and ω-3 fatty acids: co-occurrence of dietary sources with emphasis on fish and shellfish, *Environ Res* 107:20, 2008.

Mahoney CR, et al: Effect of breakfast composition on cognitive processes in elementary school children, *Physiol Behav* 85:635, 2005.

Matkovic V, et al: Calcium supplementation and bone mineral density in females from childhood to young adulthood: a randomized controlled trial, *Am J Clin Nutr* 81:175, 2005.

Milward C, et al: Gluten- and casein-free diets for autistic spectrum disorder, *Cochrane Database Syst Rev* 2008, issue 2. Art. No.: CD003498. DOI: 10.1002/146518583.CD003498.pub3.

Montana Office of Public Instruction: *The Montana Office of Public Instruction School nutrition programs pilot project—a recess before lunch policy in four Montana schools.* Accessed 6 May 2010 from http://opi.mt.gov/pdf/schoolfood/rbl/RBLPilot.pdf.

Moshfegh A, et al: *What we eat in America, NHANES 2001-2002: usual nutrient intakes from food compared to dietary reference intakes*, Washington, DC, 2005, U.S. Department of Agriculture, Agricultural Research Service.

Moshfegh A, et al: *What we eat in America, NHANES 2005-2006: usual nutrient intakes from food and water compared to 1997 dietary reference intakes for vitamin D, calcium, phosphorus, and magnesium*, Washington, DC, 2009, U.S. Department of Agriculture, Agricultural Research Service.

Myers GH, et al: Postnatal exposure to methyl mercury from fish consumption: a review and new data from the Seychelles Child Development Study, *NeuroToxicity* 30:338, 2009.

Nicklas TA, et al: Association between 100% juice consumption and nutrient intake and weight of children aged 2 to 11 years, *Arch Pediatr Adolesc Med* 162:557, 2008.

Nord M: *Food insecurity in households with children: prevalence, severity, and household characteristics*, USDA Econ Res Serv; September 2009. Accessed 10 May 2010 from http://www.ers.usda.gov/Publications/EIB56/.

Ogden CL, et al: Prevalence of high body mass index in US children and adolescents, 2007-2008, *JAMA* 303:242, 2010.

Oken E, Bellinger DC: Fish consumption, methylmercury and child neurodevelopment, *Curr Opin Pediatr* 20:178, 2008.

O'Neil CE, et al: Impact of dairy and sweetened beverage consumption on diet and weight of a multiethnic population of head start mothers, *J Am Diet Assoc* 109:874, 2009.

Palmer CA: Dental caries and obesity in children: different problems, related causes, *Quintessence Int* 36:457, 2005.

Picciano MF, et al: Dietary supplement use among infants, children, and adolescents in the United States, 1999-2002, *Arch Pediatr Adolesc Med* 161:978, 2007.

Piernas C, Popkin BM: Trends in snacking among U.S. children, *Health Affairs J* 29:398, 2010.

Pollitt E, et al: Fasting and cognition in well- and undernourished school children: a review of three experimental studies, *Am J Clin Nutr* 67(Suppl):779,1998.

Rampersaud GC, et al: Breakfast habits, nutritional status, body weight, and academic performance in children and adolescents, *J Am Diet Assoc* 105:743, 2005.

Rickard KA, et al: The play approach to learning in the context of families and schools: an alternative paradigm for nutrition and fitness education in the 21st century, *J Am Diet Assoc* 95:1121, 1995.

Ritchie LD, et al: Family environment and pediatric overweight: What is a parent to do? *J Am Diet Assoc* 105:S70, 2005.

Rose-Jacobs R, et al: Household food insecurity: associations with at-risk infant and toddler development, *Pediatrics* 121:65, 2008.

Ross, CA, et al, editors, *Institute of Medicine (IOM): Dietary Reference Intakes for Calcium and Vitamin D*, Washington, DC, 2011, The National Academies Press. Accessed at www.nap.edu.

Satter E: *Child of mine—feeding with love and good sense*, Palo Alto, Calif, 2000, Bull Publishing Co.

Satter E: *Your child's weight: helping without harming*, Madison, Wisc, 2005, Kelcy Press.

Savage JS, et al: Parental influence on eating behavior: conception to adolescence, *J Law Med Ethics* 35:22-34, 2007.

School Nutrition Association: From cupcakes to carrots: local wellness policies one year later. September, 2007, School Nutrition Association, National Harbor, MD.

Skalicky A, et al: Child food security and iron deficiency anemia in low-income infants and toddlers in the United States, *Matern Child Health J* 19 November 2005:1-9. [Epub ahead of print.] Accessed 5 May 2010 from http://www.cdc.gov/pcd/issues/2010/mar/08_0257.htm.

U.S. Department of Health and Human Services: *2008 physical activity guidelines for Americans*. Accessed 6 May 2010 from http://www.health.gov/paguidelines/guidelines.

U.S. Environmental Protection Agency: *What you need to know about mercury in fish and shellfish*. Accessed 16 March 2010 from http://www.epa.gov/waterscience/fish/advice/index.html.

U.S. Preventive Services Task Force, Agency for Healthcare Research and Quality: *Screening for obesity in children and adolescents*, Rockville, Md, 2010. Accessed 6 May 2010 from http://www.uspreventiveservicestaskforce.org/uspstf/uspschobes.htm.

Van Horn L, et al: Children's adaptations to a fat-reduced diet: the intervention study in children (DISC), *Pediatrics* 115:1723, 2005.

Vos MB, et al: Dietary fructose consumption among US children and adults: the Third National Health and Nutrition Examination Survey, *Medscape J Med* 10:160, 2008.

Williams SM, Goulding A: Patterns of growth associated with timing of adiposity rebound, *Obesity* 17:335, 2009.

Wilson NC, et al: Eating breakfast and its impact on children's daily diet, *Nutrition & Dietetics* 63:15, 2006.

Yoo JP, et al: Material hardship and the physical health of school-aged children in low-income households, *Am J Public Health* 99:829, 2009.

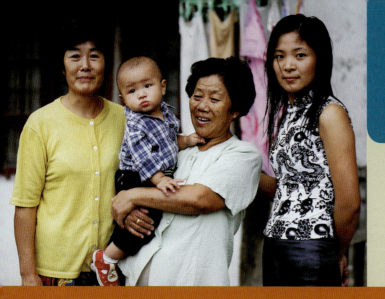

第19章

ジェイミー・S・スタング
(Jamie S. Stang, PhD, MPH, RD, LN)
ニコル・ラーソン
(Nicole Larson, PhD, MPH, RD)

青少年期の栄養

重要用語
青少年期 (adolescence)
身体像 (body image)
食行動異常 (disordered eating)
成長スパート (growth spurt)
妊娠可能 (月経開始後) 年齢 (gynecologic age)
初経 (menarche)

身長増加速度のピーク (peak height gain velocity)
成長による生理的貧血 (physiologic anemia of growth)
陰毛の発毛 (pubarche)
思春期 (puberty)
性成熟度 (sexual maturity rating [SMR])
タナー分類 (Tanner stage)
乳房発育開始 (thelarche)

　青少年期は人の発達で最も刺激的で困難の多い時期である。一般に12～21歳とされる青少年期は、身体的にも、精神的にも、認知機能の面でも、小児期から若い成人へと大きく移行する時期である。小児初期に特徴的な漸次的な成長パターンから、急速な成長と発達へと変化し、身体と精神の健康面に影響を及ぼす。認知機能と精神機能の変化により、青少年は成熟するにつれて非依存的になる。友達の影響や受容が家族の価値よりも重要になり、青少年と両親との間に葛藤の時期を作り出す。一連の変化のいずれもが、青少年の栄養必要量と食行動に直接影響を及ぼすので、医療提供者は、青少年期の発達の変化がどのように栄養状態に影響するのかを十分に理解することが重要である。

成長と発達

　思春期は急速な成長と発達の時期で、小児が身体的に成人へと成長し、生殖が可能になる時期である。エストロゲン、プロゲステロン、テストステロンなど生殖ホルモンの分泌が増大することにより、特徴として女性の乳房発達と男性の髭の発生など、二次性徴が外面に現れる (表19-1)。

精神的変化

　青少年期は不合理な行動の時期として描かれることが多い。思春期の身体の成長により、若年者の体が成人に近い体へと変貌するため、大人は青少年が完全に成長したと思い込む。しかし、青少年期の社会的ないし精神的発達は身体に比べて遅い。青少年の外見と行動との不適合により、大人は『年相応に行動しない』と考えることになる。年齢に伴う反抗は、実は自立心追求と自主性の表れである。自主性を発揮する手段として食物が用いられることが多い。肉を食べる両親と自分とを区別する方法として、あるいは動物保護や環境の道徳的、倫理的問題を訴えるために、ベジタリアンになることもある。青少年にとっては、ファストフードを食べることが、両親や年配の世代と自分とを区別する強い社会的要素になる。若者にファストフードを食べるのを中止させることは、青少年をやめろと言うようなものである。

　認知機能と精神機能の発達については、青少年前期、青少年

表 19-1

性成熟度*

	陰毛	性器	段階ごとの変化
男性			
1度	なし。	思春期前。	
2度	恥骨外縁がわずかに黒ずみ、少量生えてくる。	陰茎が膨大し始める。精巣の容量が5mLに増大する。陰嚢が赤くなり、質感が変化する。	汗腺の活性が増大する。
3度	恥骨を覆う。	陰茎が長くなる。精巣の容量が8〜10mLに増大する。陰嚢が大きくなる。	声が変化する。わずかな口髭と顔面の体毛。腋毛。身長増加速度のピーク開始。（約15〜20cmの成長スパート）
4度	成人型。太腿には達しない。	陰茎が太く長くなる。精巣の容量が12mLになる。陰嚢の皮膚の色が黒っぽくなる。	身長増加速度のピーク終了。髭が増える。下肢の体毛の色が濃くなる。声が低くなる。にきびがひどくなることがある。
5度	成人型。太腿に拡大。	成人の陰茎 精巣の容量が15mLになる。	筋重量が相当増大する。
女性			
1度	なし。	小児期と変わらない。	
2度	内側の大陰唇に柔らかい体毛が少量生えてくる。	乳房発育開始。	汗腺の活性が増大する。身長増加速度のピーク開始。（約8〜13cmの成長スパート）
3度	増量し、色が濃くなり縮れてくる。	大きくなるが、乳頭と乳輪が分離しない。	身長増加速度のピーク終了。にきびが出始める。腋毛
4度	豊富になり、ごわごわした質感になる。	大きくなる。乳頭と乳輪で二つ目の山を形成する。	にきびがひどくなることがある。初経が始まる。
5度	成人型。太腿の内側まで広がる。	乳房組織が成人型の分布になる。連続的な外形。	脂肪および筋の重量が増大する。

出典：Tanner JM: Growth at adolescence, ed 2, Oxford, 1962, Blackwell Scientific Publications.
*付録17と18を参照。

中期、青少年後期の3つの時期に分けて考えるとよく理解できる（Ingersoll, 1992）。いずれの時期も、情報を統合し健康の概念を取り入れる能力に独特の特徴があり、このことが栄養カウンセリングを実施し、教育プログラムを作成する方法に直接関係する。

13〜15歳の「青少年前期」には以下の特徴がある。

- 急速な成長と発達が生じるため、体格と体型、身体像（精神的な自己概念および個人の体格の認識）に気を取られる。
- 大人に対して、権威者としての信頼と尊敬が持続するが、この心理社会学的発達の段階でこれが弱まる。
- 友達の影響、特に身体像や外見にまつわる影響が強いが、この重圧は14歳頃にピークに達する。
- 自主性を求めるが、まだ大きな決断には親の承認を望み、ストレスを受けると親の保護を求める。
- 抽象的な推論を含め、認知能力が広がる。
- 間食や食事などにお金を使うことが多くなり、自立的な購買力が増す。

15〜17歳の「青少年中期」には以下の特徴がある。
- 友達グループからの影響は持続しているが、親密な少数の個人からの影響を受ける。
- 大人の権威と思慮に対する信頼が減少する。
- 大人に近づく体型や体格に満足を覚えるにつれて、身体像への関心が目立たなくなる。
- 社会的、精神的、経済的な自立心が目立つようになり、食物や飲料の摂取に関して自主的な意思決定が多くなる。
- 抽象的な推論が完成に近づき自己中心性が後退するのにつれて、認知機能が大きく発達する。

18〜21歳の「青少年後期」には以下の特徴がある。
- 抽象的な推論が十分に発達するが、ストレスを受けると複雑な思考パターンができない状態に戻る。
- 将来の方向性を描くようになり、それには現在の行動と慢性的な健康のリスクとの間の関係性を理解することが必要となる。
- 大学への通学や就職活動のために家庭から離れるのにつれて、社会的、精神的、経済的、さらに身体的にも、家族からの自立心が発達する。

青少年の心理社会的発達は食物や飲料の選択に直接関係する。青少年期の前期から中期では、身体像への関心からダイエットとしてカロリー制限をするリスクがある。抽象的推論の能力がまだ十分に発達していないため、概して現在の行動と将来の健康リスクとの関係を理解することができない。栄養指導やカウンセリングには、肌の状態改善や髪の成長促進など、外見に焦点を絞ると青少年には効果的なようである。

性成熟度

性成熟度（SMR）とは、タナー分類としても知られており、思春期の性成熟度を臨床的に評価するのに用いられている（Tanner, 1962）。男子のSMRは生殖器と陰毛の発達を基準としている（図19-1と表19-1参照）。女子のSMRは乳房と陰毛の発達により評価される。各項目について、思春期前を表す1度から身体の成長と発達の完了を表す5度までの5段階によりSMRを評価する。付録表17と18を参照。SMRの5段階は、身長、体重、体組成、内分泌機能の変化など、思春期の成長と発達の他の指標と高い相関がある。医療専門家は、身体の成長および発達とSMRとの間の関係を十分に理解すれば、青少年の将来の成長の可能性を評価することができる。

一般に、女性は男性よりも早く思春期に入る。米国国民健康栄養調査III（National health and Nutrition Examination Study III [NHANES III]）のデータには、女性の発達における人種差の事例がみられた。非ヒスパニック系黒人とメキシコ系アメリカ人女性のほとんどは、9.6歳で乳房の発達が2度（乳房発育開始）に入り、非ヒスパニック系白人女性よりも8ヵ月早い（Rosenfield, 2009）。成熟における人種や民族の差は、陰毛の3度（陰毛の発毛）にもみられ、非ヒスパニック系黒人女性

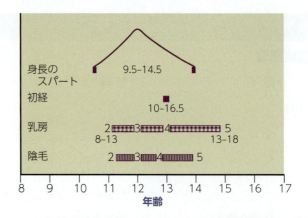

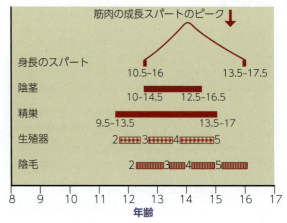

図19-1 女子（上段のグラフ）および男子（下段のグラフ）の思春期の一連の事象。乳房、性器、陰毛の発達段階を、発達のタナー分類に基づき2〜5の数字で示した。
出典：*Marshall WA, Tanner JM: Variations in the pattern of pubertal changes in males, Arb Dis Child 45:13, 1970.*

のほとんどが（10.6歳）メキシコ系アメリカ人女性および白人女性（11.6歳）よりも早い。ほとんどの女性が、同じ人種の男性よりも2.5歳以上早く思春期に入り、メキシコ系アメリカ人では陰毛発毛の年齢における性差が最も大きい。

NHANES IIIのデータから、出身の人種と民族が異なる男性にも、陰毛の発毛の時期に差があることが示唆されている（Rosenfield, 2009）。非ヒスパニック系の白人および黒人男性における陰毛発毛の年齢中央値（それぞれ12.3歳と12.5歳）は、メキシコ系アメリカ人男性（13.2歳）より約6ヵ月早い。

体格指数（BMI）が85パーセンタイル以上の青少年女子のうち、8歳までに乳房発育開始に入る割合が、正常体重女子の4倍で、9.6歳まででは2倍である（Rosenfield, 2009）。青少年期における体重過剰が思春期の時期と持続期間に働く作用は、男性より女性の方が大きい。

月経の始まりである初経は女性の思春期の特徴と考えがちである（平均12.5歳）。しかし、月経の始まりは8〜17歳のどの時点でも発生しうる（Rosenfield, 2009; Tanner, 1962）。初経年齢の中央値は黒人で12.1歳、メキシコ系アメリカ人で12.3歳、白人女性では12.6歳である（Rosenfield, 2009）。

あらゆる人種と民族の集団の女性のうち、体重過剰の女性

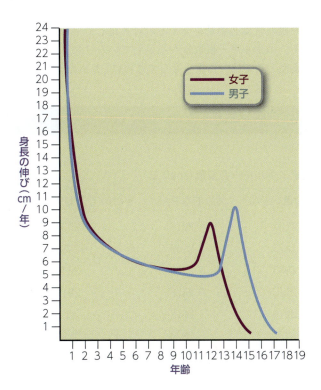

図19-2 男女典型例の仰臥位身長または立位身長の増加速度曲線。曲線は、典型的男子および女子の年齢ごとの成長速度を示している。

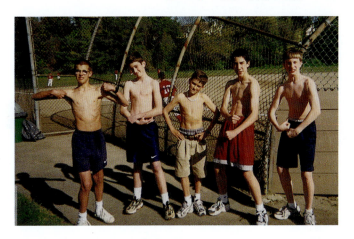

図19-3 この少年らは全員13歳であるが、エネルギー必要量は個々の成長速度により異なる。

は思春期開始も月経開始も早い。BMIが85パーセンタイル以上の女性が10.6歳までに月経が始まる割合は4倍に上る。

繰り返しになるが、非白人の女性は思春期が早く始まり長く持続する（Rosenfield, 2009）。男性にも陰毛発毛の年齢における人種差が報告されたが、差は少ない。男性では、体重の状態と陰毛発生との間に有意な関係性はみられなかった。

直線的成長

青少年期の身体の成長速度は幼児期よりはるかに高い（図19-2）。平均すると、思春期には成人の身長の約20％伸びる。13歳男子の集団を写した図19-3の写真のように、青少年の成長の時期と持続期間には大きな差がある。

ほとんどの青少年では、思春期開始の4～7年間は成長が直線的であるが、18～24ヵ月の間に身長の伸びが最大となり、一般にこれを成長スパートと呼ぶ。成長スパートの成長最大速度は、身長増加速度のピークと呼ばれる。性成熟の到達後に成長は遅くなるが、直線的成長と体重増加が女性では十代後半まで、男性では20歳代前半まで持続する。ほとんどの女性は初経以降約5～8cmしか増加せず、初経が早かった女性は遅かった女性よりも初経後の成長が大きい傾向にある。

身長の伸びには、思春期の体重増加が伴う。青少年期には成人の体重の40～50％の体重増加がある。大半の体重増加が直線的な身長の伸びと重なる。しかし、直線的成長が止まったのちも、約7kg以上の体重増加が観察される。体重と身長の変化には体組成の変化が伴う。男性は除脂肪組織が女

性の2倍になり、体脂肪量と除脂肪量に差が出てくる。体脂肪率は、男性では思春期前の平均15％から15～18％に、女性では19％から22～26％に増加する。除脂肪量および体脂肪量における性差は、青少年期を通してエネルギーと栄養必要量に影響を与え、女性と男性では必要量に差が生じる。

栄養必要量

青少年の食事摂取基準（DRI）は暦年齢と性別によって定められている。DRIでは各青少年期のエネルギーと栄養素の必要量推定値を算定しているが、実際の必要量は、体組成、身体成熟度、身体活動のレベルの差により、個人差が大きい。したがって、医療専門家は栄養評価の指針としてDRIを用いるべきであるが、最終的に個人の栄養とエネルギーの必要量を算定するには、成長および身体成熟度の臨床的判断と指標を基準にすべきである。

エネルギー

男性と女性との間には、成長速度、体組成、身体活動レベル（PAL）に差があるため、推定エネルギー必要量（EER）に大きな差が出てくる。EERを算定するには、青少年の性別、年齢、身長、体重、PALを用い、さらにエネルギー蓄積または成長のために25kcal/日を追加する（Institute of Medicine [IOM], 2006））。適切なエネルギー摂取量（kcal）を算定するには、身体活動を評価する必要がある。活動の4レベル（座ったままのレベル、活動量の低いレベル、活動的なレベル、きわめて活動的なレベル）ごとにエネルギー必要量を算定することができる。これは日常生活動作以外の活動で消費されるエネルギーを反映している。表19-2と19-3では、PALに基づく活動レベルごとの推定エネルギー必要量（EER）（kcal/日）を示している。

青少年が適切なエネルギーを摂取しているかどうかは、体重とBMIのモニタリングにより最も正確に評価できる。体

重増加の過剰は、エネルギー摂取がエネルギー必要量を超えていることを示しており、体重の減少、あるいはBMIが設定されたパーセンタイル曲線の下まで低下している場合、エネルギー摂取量は必要量を支えるのに不足していることを示している。エネルギー摂取量が不足しているリスクが高い青少年の集団としては、体重を減らすために「ダイエット」をして

表 19-2

青少年期男子の推定エネルギー必要量

年齢	基準体重(kg)	基準身長(m)	推定エネルギー必要量(kcal/日)			
			座ったままのPAL*	活動量の低いPAL*	活動的なPAL*	きわめて活動的なPAL*
9	28.6 (63.0)	1.34 (52.8)	1505	1762	2018	2334
10	31.9 (70.3)	1.39 (54.7)	1601	1875	2149	2486
11	35.9 (79.1)	1.44 (56.7)	1691	1985	2279	2640
12	40.5 (89.2)	1.49 (58.7)	1798	2113	2428	2817
13	45.6 (100.4)	1.56 (61.4)	1935	2276	2618	3038
14	51.0 (112.3)	1.64 (64.6)	2090	2459	2829	3283
15	56.3 (124)	1.70 (66.9)	2223	2618	3013	3499
16	60.9 (134.1)	1.74 (68.5)	2320	2736	3152	3663
17	64.6 (142.3)	1.75 (68.9)	2366	2796	3226	3754
18	67.2 (148)	1.76 (69.3)	2383	2823	3263	3804

出典：Institute of Medicine, Food and Nutrition Board: Dietary reference intakes for energy, carbohydrate, fiber, fat, fatty acids, cholesterol, protein, and amino acids, Washington, DC, 2002, National Academies Press.
PAL：身体活動レベル(Physical activity level)。
*PAL分類では、1日の歩行距離について約3.2～6.4km/時間を基準にし、座ったままのPALには歩行距離がなく、活動量の低いPALは約2.4～4.6km/日、活動的なPALは約4.8～9.3km/日、きわめて活動的なPALは約12～22.4km/日としている(表2-3参照)。

表 19-3

青少年女子の推定エネルギー必要量

年齢	基準体重(kg)	基準身長(m)	推定エネルギー必要量(kcal/日)			
			座ったままのPAL*	活動量の低いPAL*	活動的なPAL*	きわめて活動的なPAL*
9	28.6 (63.0)	1.34 (52.8)	1505	1762	2018	2334
10	31.9 (70.3)	1.39 (54.7)	1601	1875	2149	2486
11	35.9 (79.1)	1.44 (56.7)	1691	1985	2279	2640
12	40.5 (89.2)	1.49 (58.7)	1798	2113	2428	2817
13	45.6 (100.4)	1.56 (61.4)	1935	2276	2618	3038
14	51.0 (112.3)	1.64 (64.6)	2090	2459	2829	3283
15	56.3 (124)	1.70 (66.9)	2223	2618	3013	3499
16	60.9 (134.1)	1.74 (68.5)	2320	2736	3152	3663
17	64.6 (142.3)	1.75 (68.9)	2366	2796	3226	3754
18	67.2 (148)	1.76 (69.3)	2383	2823	3263	3804

出典：Institute of Medicine, Food and Nutrition Board: Washington, DC, 2002, National Academies Press.
PAL：身体活動レベル(Physical activity level)
*PAL分類では、1日の歩行距離について3.2～6.4km/時間を基準にし、座ったままのPALには歩行距離がなく、活動量の低いPALは約2.4～4.6km/日、活動的なPALは約4.8～9.3km/日、きわめて活動的なPALは約12～22.4km/日としている(表2-3参照)。

いるか、頻回に摂取カロリーの制限をしている青少年、食料不足に陥っている世帯や仮設住宅、路上に居住する青少年、頻回にアルコールまたは違法薬物を摂取して食欲が減退しているか、食物を摂取していない青少年、囊胞性線維症、クローン病、筋ジストロフィーなど慢性疾患の青少年が当てはまる。

　最近では、青少年におけるエネルギー摂取過剰に関し食生活で添加される脂質と糖質の摂取量に問題が集中している。添加糖質の平均1日摂取量は、9～13歳男子では小さじ29.2杯、14～18歳男子では34.4杯、9～13歳女子では23.2杯、14～18歳女子では25.2杯である（National Cancer institute, 2010）。糖質1カップ（240mL）を小さじ約48杯と考えれば、青少年は添加糖質により膨大なエネルギーを摂取していることは明らかである。清涼飲料水はアメリカ人の食事の添加糖質の37％を占めている（Bachman et al., 2008）。NHANES（米国国民健康栄養調査）のデータから、9～13歳では1日に清涼飲料水を1.5サービング摂取し、14～18歳ではあらゆる年齢層で最も多い2.7サービングを摂取していることが明らかにされた（Frazao, 2005）。また青少年は、スナック食品、焼き菓子、ファストフードを通して、添加脂質を多量に摂取している（Bachman et al., 2008）。コーン、ポテトなどのチップスはアメリカ人の食事の添加脂質の16％を占めており、摂取するジャガイモの半分がフライドポテトまたはポテトチップスである（Bachman et al., 2008）。青少年におけるエネルギー過剰摂取に関するカウンセリングでは、特に清涼飲料とキャンディから摂取する添加甘味料、スナック食品や揚げ物から摂取する添加脂質など、自由裁量カロリーの摂取を減らすべきである。

タンパク質

　青少年期では、タンパク質必要量が身体の成熟度により異なる。タンパク質摂取量のDRI（食事摂取基準）は、適切な思春期の成長と正の窒素出納を得るよう算定される（IOM, 2006）。表19-4に青少年のタンパク質必要量をまとめている。思春期における実際のタンパク質必要量は、青少年の成長と発達の速度の差を考慮に入れ、体重1kg当たりの必要量を基準にすると最も正確に算定できる。

　アメリカの青少年にタンパク質摂取が不足していることはまれである。しかし、エネルギー摂取と同じく、食料安定の問題、慢性疾患、頻回のダイエット、薬物使用により、青少年のタンパク質摂取量に支障をきたす可能性がある。菜食やマクロビオティックを行っている青少年もタンパク質摂取が十分ではないリスクが高い。

　タンパク質摂取が不足していると、成長と発達に変化がみられる。成長が続く青少年期には、不十分なタンパク質摂取により身長と体重の増大が遅れたり止まったりする。身体的に成熟した青少年では、タンパク質摂取の不足により、体重減少、除脂肪量減少、体組成の変化がみられる。免疫反応の障害や易感染性を来すこともある。

表 19-4
青少年のタンパク質推定平均必要量および推奨量

年齢	EAR (g/kg/日)	RDA (g/kg/日)
9～13	0.76	0.95（すなわち34g/日*）
14～18　男子	0.73	0.85（すなわち52g/日*）
14～18　女子	0.71	0.85（すなわち46g/日*）

出典：Institute of Medicine, Food and Nutrition Board: Dietary reference intakes for energy, carbohydrate, fiber, fat, fatty acids, cholesterol, protein, and amino acids, Washington, DC, 2002, National Academies Press.
EAR：推定平均必要量（Estimated average requirement）、RDA：推奨量（recommended dietary allowance）
*該当する年齢の平均体重により計算。

炭水化物と繊維質

　青少年の炭水化物必要量は130g/日と推定されている（IOM, 2006）。他の栄養素必要量と同じく、炭水化物の必要量は成人の必要量がそのまま外挿されており、個々の青少年の実際の必要量を出すには最初から算定する必要がある。きわめて活動的な青少年、または成長が持続している青少年は、適切なエネルギー摂取を維持するために炭水化物を追加する必要があるが、活動量が低い青少年または活動に制約がある慢性疾患の青少年には炭水化物の必要が少ない。全粒穀物は、ビタミン、ミネラル、繊維質を含有しているため、望ましい炭水化物含有食品である。ほとんどの青少年では炭水化物の摂取が十分であり、アメリカで推奨量より摂取量が少ない青少年は3％未満であると報告されている（Moshfegh et al., 2005）。

　しかし、青少年の全粒穀物や果物、野菜の摂取量が低いため、繊維質摂取量も低い。青少年の繊維質摂取の目安量（AI）は、9～13歳男子では31g/日、14～18歳男子では38g/日、9～18歳女子では26g/日である（IOM, 2006）。この値は、14g/1000kcalの摂取が心血管疾患（cardiovascular disease [CVD]）およびがんに対する最適な保護になるとの示唆に基づく計算値である（IOM, 2006）。活動の制約のためにエネルギー摂取の必要が少ない青少年では、必要量がAI値より低い。

　国民健康栄養調査（NHANES）の一環である2005～2006年の米国食品摂取調査（What We Eat in America）のデータによれば、繊維質摂取量の中央値は、青少年男子では15.2g/日、青少年女子では12.3g/日であることが示された（U.S. Department of Agriculture [USDA], 2008）。繊維質の推奨量と実際の摂取量とのギャップは、青少年への教育に、全粒穀物、果物や野菜、豆類など繊維質含有食品を多く摂るようすすめるべきである。

脂質

脂質の絶対摂取量に関するDRI（食事摂取基準）値は、これまで青少年には設定していなかった。これに対して、脂質摂取量を熱量総摂取量の30～35％を超えないようにし、飽和脂肪酸由来の熱量は10％以下にすることが推奨されている。しかし、ω-6およびω-3系脂肪酸の各推奨摂取量については、青少年が成長と発達を支え、のちに慢性疾患が生じるリスクを低下させるために、必須脂肪酸を十分に摂取するよう設定されている。ω-6多価不飽和脂肪酸（リノール酸）のAI（目安量）は9～13歳男子では12g/日、9～13歳女子では10g/日、14～18歳男子では16g/日、14～18歳女子では11g/日である（IOM, 2006）。青少年のω3多価不飽和脂肪酸（α-リノレン酸）推定必要量は9～13歳男子では1.2g/日、9～13歳女子では1g/日、14～18歳男子では1.6g/日、14～18歳女子では1.1g/日である（IOM, 2006）。

ミネラルとビタミン

青少年期には、身体の成長と発達を支えるために微量栄養素必要量が増加する。なかでも、除脂肪量、骨、赤血球の合成にかかわる微量栄養素が、青少年期に特に重要である。成長スパートでは、タンパク質、リボ核酸、デオキシリボ核酸の合成にかかわるビタミンおよびミネラルの必要量が最大になる。身体成熟完了後に必要量が低下する。しかし、骨密度増大は思春期終了時までに終わらないため、青少年期から成人期にかけては、骨形成にかかわるビタミンとミネラルの必要量が高い。

一般に、青少年男子は、鉄を除いてほとんどの微量栄養素における思春期の必要量が高い。青少年の特に女子のある種の

表 19-5

DRIと比較した栄養素の平均摂取量：青少年期男子

	平均摂取量	9～13歳のRDA/AI	14～18歳のRDA/AI
ビタミンA（μgレチノール当量）	651	600	700
ビタミンE (mg)	7.3	11	15
チアミン (mg)	2.05	0.9	1.2
リボフラビン (mg)	2.65	0.9	1.3
ナイアシン (mg)	31.1	12	16
ビタミンB_6 (mg)	2.34	1	1.3
葉酸 (Ug DEF)	658	300	400
ビタミンB_{12} (μg)	7.31	1.8	2.4
ビタミンC (mg)	96.9	45	75
リン (mg)	1586	1250	1250
マグネシウム (mg)	287	240	410
鉄 (mg)	19.6	8	11
亜鉛 (mg)	14.7	8	11
カルシウム (mg)	1186	1300	1300
ナトリウム (mg)	4266	1500	1500
繊維質 (g)	15.2	31	38

出典：U.S. Department of Agriculture, Agricultural Research Service. 2008. Nutrient Intakes from Food: Mean Amounts Consumed per Individual, One Day, 2005-2006.
ウェブサイト："http://www.ars.usda.gov/ba/bhnrc/fsrg" Accessed Jan 29, 2010.
AI：目安量 (adequate intake)
DRI：食事摂取基準 (dietary reference intake)
RDA：推奨量 (recommended dietary allowance)

表 19-6

DRIと比較した栄養素の平均摂取量：青少年期女子

	平均摂取量	9～13歳女子のRDA/AI	14～18歳女子のRDA/AI
ビタミンA（μgレチノール当量）	474	600	700
ビタミンE (mg)	6.1	11	15
チアミン (mg)	1.38	0.9	1
リボフラビン (mg)	1.75	0.9	1
ナイアシン (mg)	19.3	12	14
ビタミンB_6 (mg)	1.52	1	1.2
葉酸 (Ug DEF)	482	300	400
ビタミンB_{12} (μg)	3.96	1.8	2.4
ビタミンC (mg)	75.2	45	65
リン (mg)	1077	1250	1250
マグネシウム (mg)	216	240	360
鉄 (mg)	13.3	8	15
亜鉛 (mg)	9.6	8	9
カルシウム (mg)	849	1300	1300
ナトリウム (mg)	2950	1500	1500
繊維質 (g)	12.3	26	26

出典：U.S. Department of Agriculture, Agricultural Research Service. 2008. Nutrient Intakes from Food: Mean Amounts Consumed per Individual, One Day, 2005-2006.
ウェブサイト："www.ars.usda.gov/ba/bhnrc/fsrg." "http://www.ars.usda.gov/ba/bhnrc/fsrg" Accessed Jan 29, 2010.
AI：目安量 (adequate intake)
DRI：食事摂取基準 (dietary reference intake)
RDA：推奨量 (recommended dietary allowance)

集団では、微量栄養素摂取量が不足している。表19-5と19-6では、2005～2006年米国食品摂取調査に基づき、アメリカの青少年の微量栄養素摂取量をDRI（食事摂取基準）推奨量と比較し、この適正性を示した。このデータでは、あらゆる年齢の男女で、ビタミンE、カルシウム、繊維質の摂取量が大変低い。14～18歳の女子は、摂取量が不十分なビタミン類とミネラル類が最も多く、栄養管理から最大の利益が得られるだろう。

カルシウム

筋肉、骨格、内分泌の発達が加速するため、思春期と青少年期のカルシウム必要量は幼児期または成人期より大きい。思春期には、骨量が人生のどの時期よりも早い速度で増大し、青少年期の骨成長速度は、乳幼児期ないし成人期の4倍になる（Stransky and Rysava, 2009）。実際に、女子は18歳までに骨量の約92％が形成される。このため、青少年期は骨粗鬆症予防のために重要な時期となる（IOM, 2006; World health Organization, 2003）。

カルシウムのAI（目安量）は全青少年で1300mgとなっており、許容上限量は3000mg/日である。青少年期の特に女子では、カルシウム摂取量が年齢とともに低下している。調査から、青少年の清涼飲料摂取量が高く、牛乳摂取に取って代わりカルシウム摂取量を低下させていることが示された。甘味を加えた清涼飲料の摂取量の増大により、小児期と青少年期の乳製品サービング数が減り、カルシウム摂取量が適正な値から低下していることが明らかになっている（Rajeshwari et al., 2005）。若者にカルシウムの摂取を増進させる対策としては、乳製品の摂取を増やすだけではなく、清涼飲料の摂取を減らし、オレンジジュース、パン、緑黄色野菜、ナッツ、シリアル食品など、カルシウムの豊富な食品摂取を増やすことにも重点を置くべきである。

鉄

青少年期には、除脂肪量蓄積や赤血球量増大のために、また女子の月経期間の鉄喪失を支えるためにも、鉄の必要量が増加する。鉄の必要量は、あらゆる青少年で盛んな成長の時期に最大になり、特に青少年期女子の月経開始以降は高い。女子の鉄DRIは、13歳未満（または月経開始前）の8mg/日から、月経開始以降の15mg/日へと増量される。男子の推奨量は、8mg/日から11mg/日へと増量されるが、これは成長スパートには高い濃度が必要だからである。女性の鉄必要量は18歳以降も高いままであるが、男性では成長と発達が完了すると思春期前のレベルに戻る。

青少年の鉄摂取量中央値は望ましいレベルに達していない。青少年女子は、鉄の必要量が増大し、食事性鉄摂取量が低いために、鉄欠乏症や貧血のおそれがある。推定では、12～15歳女子の9％、16～19歳女子の11～16％は鉄欠乏症で、このうち2～3％が鉄欠乏性貧血に分類される（Centers for Disease Control and Prevention [CDC], 1998）。

急速な成長により循環している鉄濃度が一時的に低下し、成長による生理的貧血に至る。このほか、鉄欠乏性貧血の危険因子を参考情報19-1にまとめている。最近のデータによれば、過体重の青少年は、食事による鉄とビタミンCの摂取量が正常体重の青少年とほぼ同じであっても、鉄欠乏症の発症が約3倍であることが示唆されている（Tussing-Humphreys et al., 2009）。青少年期では、鉄欠乏性貧血により、免疫反応の障害、感染症への抵抗性低下、認知機能や短期記憶の低下を招く可能性がある。

葉酸

青少年の葉酸摂取DRIは、9～13歳の男女では300μg/日、14～18歳では400μg/日に増大する（IOM, 2006）。葉酸必要量は、青少年後期で除脂肪量の増大を支え、妊娠可能年齢の女性では神経管欠損症の予防策としてAIが増量されている。葉酸塩含有食品として、葉酸塩が天然に存在する緑黄色野菜や柑橘系の果物と、葉酸が強化された穀類製品の両方を取り入れる。

参考情報 19-1
鉄欠乏症の危険因子

不十分な鉄の摂取／吸収／貯蔵

- 菜食の食事、特に菜食ダイエット
- マクロビオティック食
- 肉類、魚類、鶏肉、または鉄強化食品の摂取量が低い
- アスコルビン酸が豊富な食品の摂取量が低い
- 頻回のダイエットまたは食事制限
- 長期的な体重減少または大きな体重減少
- 食事の省略
- 薬物乱用
- 鉄欠乏性貧血の病歴
- 発展途上国からの最近の移住
- 特別な医療の必要性

高い鉄必要量と鉄喪失

- 重い月経出血または長い月経期間
- 急速な成長
- 妊娠（最近まで、または現在）
- 炎症性腸疾患
- アスピリン、非ステロイド性抗炎症薬（イブプロフェンなど）、コルチコステロイドの長期使用
- 持久力の必要なスポーツ（長距離走、水泳、サイクリングなど）
- 激しい身体トレーニング
- 頻回の献血
- 寄生虫感染

出典：Stang J, Story M, editors: Guidelines for adolescent nutrition services, Minneapolis, 2005, Center for Leadership Education and Training in Maternal and Child Nutrition, Division of Epidemiology and Community Health, School of Public Health, University of Minnesota.

2005～2006年の米国食品摂取調査で報告された葉酸塩摂取量の中央値から、青少年女子は男子よりも葉酸摂取が不足しているリスクが高いことが示唆されている（USDA, 2008）。受胎する前の葉酸の状態が十分であることが先天異常の予防に重要であるため、月経が始まり、性が活発になる青少年女子ではこれが憂慮される。

ビタミンD

ビタミンDには、カルシウムとリンの吸収および代謝を容易にする重要な働きがあり、青少年期の骨の発達に重要な意味を持つ（IOM, 2010）。ビタミンDは皮膚の日光への曝露により合成されるが、多くの人口が毎年半年以上ビタミンDを合成することができない高緯度地域に居住している（Ginde et al., 2009）。また、皮膚が黒く色素沈着していても、体内でのビタミンD合成能力が低くなる（McDowell et al., 2008）。青少年のビタミンD必要量の現行RDA（推奨量）は600（IU/日）である（IOM, 2010）。

過去数十年間に収集された国民健康栄養調査（NHANES）のデータでは、青少年の血清中25（OH）ビタミンD濃度が次第に低下していることが明らかになった（Ginde et al., 2009）。この低下は特に黒人の回答者に顕著であった。血清中ビタミンDの状態は、男子よりも女子の低下が大きかった。カルシウムの取り込みが低下し、骨粗鬆症の生涯リスクが上昇することから、青少年女子にとってはビタミンDの状態の低下は厄介である。

欠乏の基準として10ng/mL未満、充足の基準として30ng/mL以上が提言されてきたが、これは現在異論がある領域である。この定義を用いると、白人青少年のビタミンD欠乏症が1％に満たず、女性の39％と男性の29％にビタミンDが不足していることになる（Ginde et al., 2009）。メキシコ系アメリカ人女性のビタミンD欠乏症有病率は2％、同男性では1％未満である。メキシコ系アメリカ人青少年男子の半分以上（59％）と同女子の76％に、ビタミンDが不足していると考えられる。黒人青少年は、おそらく濃い色素沈着のために、ビタミンD欠乏症とビタミンD不足の割合が最も高く、男子の4％と女子の10％が欠乏しており、黒人男性の75％と同女性の92％がビタミンD不足である。

青少年にとって低いビタミンD摂取量は潜在的な健康リスクとなり、栄養の評価、教育、治療管理にもっと注目する価値がある。北方地帯に居住する青少年、日光曝露の少ない青少年、乳糖不耐性または牛乳のアレルギーがある青少年、発達障害により戸外の活動が少ない青少年、皮膚に濃い色素沈着がある青少年には、いずれもビタミンD摂取量を評価し、この適正性を判定する必要がある。

青少年のサプリメント使用

十分な栄養摂取量を得るための方法としては、幅広い種類の食物を適度な分量で摂取することが栄養サプリメントを服用するより好ましい。研究では、この推奨にもかかわらず、青少年は栄養価の高い食品を摂取せず、たいてい多くのビタミン類とミネラル類の摂取量が不足していることが明らかにされている。このため、多くの青少年にサプリメント投与は有益である。国民調査では、青少年の30～40％がビタミンまたはミネラルのサプリメントを使用していると回答している（Shaikh et al., 2009）。サプリメントを使用する青少年が多いのは、高収入世帯で、食料の安定度が高く、健康保険にも加入している集団である。サプリメントの使用者は通常、運動や食事摂取、健診の回数が、国の指針を満たしている。

漢方や植物性のサプリメントの使用についてはあまりデータがない。青少年の29％が減量用漢方薬など栄養価のないサプリメントを摂取していると推定される（Yussman et al., 2006）。調査から、減量用漢方薬が最も多く用いられており、この使用を報告している青少年は18％に上る（Calfee and Fadale, 2006）。ほかにも、クレアチン、ガラナ、滋養強壮剤（蜂花粉のビーポレン）、L-カルニチン、コエンザイムQ_{10}などが青少年から多く報告されている。小児と青少年の栄養価のないサプリメントの使用については、短期的または長期的効果が明らかにされていない。医療専門家は青少年にはサプリメントの使用を問診し、しかるべきカウンセリングを行う必要がある。

食習慣と食行動

他の年齢層よりも青少年に多くみられる食習慣としては、不規則な食事、おやつの過剰摂取、家庭以外（特にファストフード店）での食事、ダイエット、食事の省略などがある。家族の影響が小さくなり、仲間の影響が大きくなる。メディアにさらされ、家庭の外で仕事をする。自由に使えるお金が多くなり責任も増えて、家族と食事を共にする時間が減ってくる。多くの要因によって、こうした食生活が形成される。社会経済的状態や家族との食事の頻度、家庭における健康的な食品の摂取は、野菜や果物、デンプン質の多い食品パターンとの間に正の相関がある（Cutler et al., 2011）。ほとんどの青少年が栄養と食事の健康的な組成が重要であることを知っているが、これを克服するには障害が多い。

青少年は、味の好み、忙しいスケジュール、家庭や学校で様々な食品が食べられること、家族や友人から社会的に支えられていることなどが、重要な要因となって食物と飲料の選択に影響を与えていることを自覚している（Goh et al., 2009; Powers et al., 2010）。たとえば、両親が健全な食習慣の見本となり、家族の食事に健康的な食品を選び、進んで健康的な食事をし、不健康なスナック食品の摂取を制限すると、青少年の食品と飲料の選択にプラスの影響を与えることができる。友人らのファストフードでの外食、学校近くのコンビニ店でのスナック購入などは、互いに見本となり行動を共にすることにより影響を及ぼし合う。

発達段階にある多くの青少年には、現在の食習慣を将来の

疾患のリスクと結び付けて考えることができない。仲間に『合わせる』ことばかりを気にすることが多い。自主性を見せ健全な行動を取り入れるかと思えば、飲酒や喫煙、性行為などをして大人と同じになったと感じる。栄養指導とカウンセリングでは、学業成績の向上、外見の改善、体力増強など、短期的な有益性に重点を置く。指導は発達の段階に合わせて前向きかつ具体的に行う。糖分で甘味を足した飲料よりも水や牛乳を飲み、肉類は揚げ物ではなく焼いた肉を注文し、揚げたスナックではなくオーブンで焼いたものを選ぶなど、具体的な方法を盛り込むことが重要な考え方である。

不規則な食事と間食

食事の省略は青少年に多い行動である。少しでも長く寝ようとしたり、カロリー制限によって減量しようとしたり、あるいは忙しい生活のために、青少年期全般にわたり食事の省略が増える。省かれることが最も多いのは朝食である。国民調査のデータでは、任意の1日に朝食を省いていた青少年は30%（12〜19歳）に上った（Moshfegh, 2005）。毎日朝食を食べると回答している青少年男子は女子より多く（38%対27%）、朝食を食べないと回答した女子は男子より多い（16%対13%）（Timlin et al., 2008）。朝食の省略は、BMIの増加、集中力や学業成績の低下、不十分な栄養摂取（特にカルシウムおよび繊維質）のリスク増大など健康に悪い影響を及ぼす（Rampersaud et al., 2005）。

食事を省く青少年は、空腹に対して食事を食べずに間食をすることが多い。ほとんどの青少年（89%）は1日に1回以上間食しており、このうちの大半が1日に2回以上間食している（Sebastian et al., 2008）。任意の1日では、間食から摂取する果物は、1日に摂取する果物の1/3以上で、穀類と牛乳は約1/4、野菜は約15%となっている。もっとも、自由裁量カロリーと添加糖質も1日の1/3以上、固形脂肪も約1/4が間食摂取される（Sebastian et al., 2008）。青少年が摂取するスナック食品は添加される脂質、甘味料、ナトリウムの濃度が高いことが多い。清涼飲料など糖質で甘味を足した飲料が多く摂取され、青少年の1日のカロリー摂取量の13%を占めている（Wang et al., 2008）。スナック食品は広く普及しており、食事の場でも摂取されることが多いため、スナック食品や飲料を選ぶときには健康的な選択を心がける必要がある。参考情報19-2では青少年が健全なスナック食品や食事を選択できる方法を提案している。

ファストフードとコンビニ食品

コンビニ食品には、自動販売機や学食、校内の売店、ファストフード、コンビニ店で購入する食品および飲料が含まれる。青少年は学校の中や周囲で相当の時間を過ごすため、学校や近隣周囲でのコンビニ食品の購入が食生活に多大な影響を及ぼす。国民調査によれば、中学校の62%、高校の86%に自動販売機が設置されていた（O'Toole et al., 2007）。中学校の1/3と全高校の半数に生徒が食品や飲料を購買できる売店または学

参考情報 19-2
青少年にやさしい健康的なスナック食品

- スキムミルク（脱脂乳）で作ったプリン
- コップ1杯のスキムミルクに小さじ1杯のチョコレートシロップまたはストロベリーシロップを加えて甘みをつける。
- ソフトプレッツェルを電子レンジで温め、マスタードまたはサルサを乗せる。
- 薄切りのリンゴをピーナッツバターまたはノンファットキャラメルソースのディップで食べる。
- イングリッシュマフィンにトマトまたはピザソース、モッツァレラチーズを乗せてピザ風に。
- エアポップ（ノンオイル）ポップコーン
- 皮をむき切り分けたオレンジ
- ホムス（ひよこ豆のペースト）とピタパン
- モッツァレラチーズまたはストリングチーズ
- オーブンで焼いたトルティーヤチップスを豆のディップまたはサルサにつけて。
- 電子レンジで作ったベイクドポテトにサルサ、ヨーグルト、無脂肪サワークリームをのせる。
- 「トランス脂肪」が含有されていないグラハムクラッカー、動物クラッカー
- フローズンヨーグルト、またはアイスキャンディー
- フルーツジューススプリッツァー（クランベリージュースが半分、炭酸水が半分）
- トレイルミックス（ドライフルーツとナッツや種子を混ぜたもの）
- ベビーキャロットと低脂肪ランチドレッシング
- 低脂肪グラノーラバー
- ミニライスケーキまたはポップコーンケーキ
- ターキー、チーズ、トマトのスライスを巻くサンドウィッチラップ（トルティーヤ）

出典：Stang J, Story M, editors: Guidelines for adolescent nutrition services, Minneapolis, 2005, Center for Leadership Education and Training in Maternal and Child Nutrition, Division of Epidemiology and Community Health, School of Public Health, University of Minnesota.

食がある（O'Toole et al., 2007）。さらに、アメリカの中学校と高校の1/3では、徒歩圏内にファストフード店またはコンビニ店がある（Zenk and Powell, 2008）。ファストフード店とコンビニ店は友人と一緒に過ごしたり、アルバイトをしたりと、青少年にとっては社会との接点となっている。

コンビニ食品は、ビタミンやミネラル、繊維質が乏しいが、カロリー、添加された脂質、甘味料、ナトリウムが多い（Gordon et al., 2007）。国民調査のデータでは、任意の1日に、青少年（12〜19歳）の59%がファストフード店で食品を摂取し、44〜55%がコンビニ店の食品を摂取していた（Fox et al., 2009; Sebastian et al., 2009）。コンビニ食品の購入をやめようと思っている青少年は少なく、低価格で手に入りやすく、好みの味が気に入っている（図19-4）。医療専門家は、こうした食品を食べないように指導するのではなく、賢明かつ健全な選

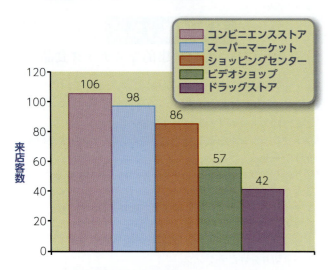

図19-4 30日間の青少年来店数
出典：Channel One Network, New York, 2000.

択をする方法を教える必要がある。スナック食品や自販機食品、ファストフードを買うときには1サービング当たりの脂質が5g以下のものを選ぶなどの具体的な指針が青少年には覚えやすい。また、食品が全粒穀類でできているか、添加された甘味料やナトリウムが多いかを判断できるよう、表示の確認を提言することもできる。

家族との食事

青少年が家族と食事をする頻度は年齢とともに減少する（National Center on Addiction and Substance Abuse, 2007）。通常、毎日家族と夕食を共にするのは、12歳では半数であるのに対して17歳では27％にとどまっている。家族と一緒に食事をする青少年は、家族とあまり食事をしない青少年よりも、学業成績もよく、飲酒や喫煙などリスクの高い行為を始める割合も少ないことが明らかにされている（Neumark-Sztainer et al., 2010）。

青少年期に家族との食事の中で健全な食生活を発達させると、成人期に栄養豊富な食物を摂取しようとすることが多い（Larson et al., 2007）。家族との食事により、青少年と両親とのコミュニケーションが多くなるだけでなく、両親が健全な食品や飲料を選び、食生活に対する姿勢の見本となり、理想的な環境を提供することもできる。家庭で食事をする頻度が高い青少年は、清涼飲料の摂取が少なく、カルシウムの豊富な食品、果物、野菜の摂取が多いことが明らかになっている（*注目情報*「家族との食事と青少年の栄養学的な利点」を参照）。

メディアと広告

青少年への販売戦略は数十億ドルのビジネスになる。アメリカ国内の食品、飲料の最大手企業は若者向け商品を売り出すのに、推定で年間16億ドルを費やしている（Federal Trade Commission, 2008）。食品、飲料の企業はさまざまな方法（コンテスト、製品設置、資金提供、有名人による保証、口コミ戦略、マルチプラットホーム）を用いて、若者に製品を売り込んでいる。

アメリカの若者は1日7.5時間をメディアに費やし、これが一度に複数のメディアに費やす時間と考えると、メディアの内容に触れているのは10.5時間以上ということになる（Rideout et al., 2010）。若者は、平日、学校の勉強以外では、テレビや映画に4.5時間、ラジオや音楽を聴くのに2.5時間、コンピュータの使用に1.5時間、テレビゲームに1.2時間、雑誌や本を読むのに38分間を費やしている。青少年の大半（71％）は自室にテレビを持っており、33％はインターネットに接続できる。青少年がメディアに費やす時間は次第に増えてきている（Rideout et al., 2010）ため、広告を出す企業は若者の食行動を左右することができるのである。十代の若者（13〜17歳）は、テレビ広告を年間に28,000件以上、すなわち217時間以上見ていると推定される（Gants et al., 2007）。若者がみるテレビ広告の20％以上が食品のコマーシャルで（Gantz et al., 2007）、このほとんど（89％）が脂質、糖質、ナトリウムが多く含まれる食品のコマーシャルである（Powell et al., 2007）。さらに、アメリカ最大手の食品、飲料の企業の2/3以上が、青少年にオンラインで商品を販売している（Federal Trade Commission, 2008）。メディアと広告宣伝の正確性と妥当性の判断を助けるために、青少年にメディアリテラシー教育が行われることもあり、またこれは必要なことである。

◎ 注目情報

家族との食事と青少年の栄養学的な利点

青少年が通常、家族と食事を共にする場合には、栄養の質の高い食事をしていることが多い（Neumark-Sztainer et al., 2010）。この関係が一般集団だけでなく、学業の成績不振のリスクがある様々な人種の青少年にとっても、同じであるかどうかを検討している試験が1件ある（Fulkerson et al., 2009）。ミネソタ州ミネアポリスセントポール都市圏にある6つのオルタナティブ高校の生徒を対象に、食事習慣などの健康に関する項目について調査が実施された。生徒の半数以上（60％）は、無料または低料金で質の高い学校給食を食べている。この生徒のうち50％が、1週間に5〜7回家族と夕食を共にしていると回答し、24％が1〜4回、26％が最近の1週間は家族と夕食を共にしていないと回答した。この結果から、家族と夕食を共にする頻度は、1日の高い果物摂取量および低い過体重率と関連があることが明らかであった。しかし、他の試験とは対照的に、野菜の摂取量、高脂肪食の摂取量、日常的な炭酸飲料の摂取量、減量の実践とは関連がみられなかった。医療専門家は、家族との食事を勧める管理プログラムに有効性があることを知っておくべきであるが、このようなプログラムでは、健康的な食品を購入できる家庭かどうかを含め、リスクのある青少年の具体的な必要性に注目する必要がある。

ダイエットと身体像（ボディイメージ）

身体像への不安は青少年期に多い。多くの青少年は、正常体重であっても過体重であると回答しており、身体像に障害があることを示している。青少年の危険行動調査（Youth Risk Behavior Survey [YRBS]）のデータから、アメリカの高校生の16%が正常体重でありながら過体重であると回答していることが明らかになった（Talamayan et al., 2006）。女子は男子よりも、この誤認識で回答している割合が高かった（25%対7%）。

身体像が低いと、体重抑制の問題やダイエットにつながる。2007年のYRBSのデータでは、アメリカの高校生の45%が体重を減量しようとしていることが示された。白人女子とヒスパニック系女子では、ダイエットの実施率が最も高く62%であった。これに続いて、黒人女子が49%、ヒスパニック男子が38%、白人男子が29%、黒人男子が25%であった（Eaton et al., 2008）。女子では年齢とともにダイエット実施率が増えるが、男子は年齢とともに低下する。

女子の約半数（53%）と男子の28%が、過去1ヵ月、減量または体重増加防止のために、カロリーと脂質の摂取を少なくしたと回答した（Eaton et al., 2008）。さらに、女子の67%と男子の55%が、その1ヵ月間、やはり減量または体重増加防止のために運動をしていた。こうした行動は現代では体重減量のための健全な行動とみることができ、食行動を改善する栄養の指導とカウンセリングの出発点となり得る。

しかし、あらゆるダイエットの行為に健康を向上させる可能性があるわけではない。多くの青少年がリスクの高いダイエットをしており、栄養不良のリスクや食行動異常の高いリスクがこれに伴う（第23章参照）。アメリカの高校生女子の16%、男子の7%が、過去1ヵ月間に、ダイエットとして24時間以上の断食、すなわち絶食を行っていた（Eaton et al., 2008）。また、女子の7%と男子の4%が減量のためにダイエットピルを使用していた。薬剤の使用率は白人とヒスパニック系に高く、年齢とともに上昇した。嘔吐、下剤または利尿剤の使用など排泄の方法を用いたと回答したのは、女子では6%、男子では2%であった。この回答では、白人女子とヒスパニック系女子が黒人女子よりも多かった。これに対して、男子では、黒人とヒスパニック系が白人よりも多かった。

栄養の健康診断、評価、カウンセリング

青少年疾患予防対策の指針（The Guidelines for Adolescent Preventive Services）では、急性および慢性の疾患の危険因子を判定するために、年1回の健診を実施し、同時に栄養リスクの検査をすることを推奨している（American Medical Association, 2006）。栄養健診には、体重の状態を判定するための身長、体重、BMIの評価、カロリー制限や菜食、食物アレルギーなどの潜在的にリスクの高い食習慣の問診、鉄欠乏性貧血の検査（女性のみ）が必要である（第6～9章参照）。

身長体重比が適正であるかどうかを判定するためには、米国疾病管理予防センター、国立衛生統計センター（National Center for Health Statistics）のBMI標準グラフを用いて、体重、身長、BMIを書き込む。BMIでは直接体脂肪率を測定することができず、臨床的な肥満評価に用いることはできないが、体脂肪率との相関が高く、青少年の体重の状態を検査する方法として推奨されている（Freedman and Sherry, 2009）。BMIが5パーセンタイル未満であれば、慢性疾患または代謝障害、成長障害、摂食障害の存在を示している。85パーセンタイル以上95パーセンタイル未満は、青少年が過体重のリスクにあることを示唆しており、95パーセンタイル以上では過体重であることを示している。過体重のリスクを示すあらゆるBMIが、真に脂肪過多または肥満を示唆しているかどうかを判定するために、体脂肪の直接測定により確認する必要がある。

栄養健診により栄養リスクの存在が示された場合には、全検査項目を評価する。栄養評価の全項目を表19-7に列挙している。栄養評価には、24時間食事思い出し法、食事の記録、あるいは簡単な食物摂取頻度質問票を用いて食事摂取の評価で補う（第6章参照）。ナトリウムまたは甘味料などの食事成分が摂取過剰であるか否かも含め、エネルギー、繊維質、主要栄養素、微量栄養素の適正性を判定する。

栄養評価には、両親、友人、学校、文化、個人の生活習慣など、栄養の環境も評価する。食物と栄養に対する青少年の考え方も重要である。栄養カウンセリングでは、健全な食生活を送るための障害を克服させることが不可欠な要素である。

アルコールや麻薬に依存性となる青少年と同じく、食料不足に陥っている世帯、仮設住宅や避難所に居住する青少年、あるいは家出をしている青少年は、特に栄養のリスクが高い。リスクの高い青少年に働きかける医療専門家は、青少年に栄養豊富な食物を安定して供給するために、自治体の食料支援プログラムと連携することが重要である。仮設避難所に住む青少年と同様にホームレスの場合にも、冷蔵庫や調理器具の必要のない軽量かつ低価格の事前包装食品を中心にして栄養カウンセリングを実施すれば有益である。家出やホームレスの青少年には、ドライフルーツ、ナッツ、グラノーラバー、シリアルバー、レトルトパウチ詰ツナ、ビーフジャーキーであれば摂取できる。

指導とカウンセリングは、栄養評価における各栄養診断に合わせて実施する。過体重と2型糖尿病が明らかになった青少年には、鉄欠乏性貧血を診断された青少年とは、種類も重大性も異なるカウンセリングが必要である。青少年が健康的な食習慣に変えるための指導をする際には、その知識、考え方、行動の面でも対処せねばならない。栄養計画を成功させるためには、青少年に改善する意思が必要である。このため、改善を望んでいるかどうかを確認することが不可欠となる。通常、改善を望むように働きかけるには大きな配慮が必要となる（第15章参照）。

表 19-7

青少年の栄養健診と評価項目

	病歴および心理社会的経験	成長と発達	食生活と運動	定期健診と臨床検査
最初の栄養健診項目	病歴 心理社会的経験 社会経済的な状態と経験	BMI SMR	食事とおやつの摂取パターン 栄養素のサプリメントと栄養のないサプリメントの使用 食料の安定 食物アレルギーと食物不耐性 特殊な食習慣 アルコール摂取 運動と競技スポーツ	ヘモグロビン（女性） 血清中コレステロールまたは血中脂質 血圧
精密な栄養評価の適応	慢性疾患 薬物使用 貧困またはホームレス うつ病または気分変調性障害 食行動異常 摂食障害 身体醜形障害 妊娠または母乳授乳	低体重 過体重 過体重のリスク 性成熟遅延 低身長または発育不全	食料不足 食事の省略 微量栄養素の摂取不足 総脂質または飽和脂肪の過剰摂取 食物アレルギーまたは食物不耐性 菜食 栄養価のないサプリメントまたはハーブサプリメントの使用 競技スポーツにおける競争 長期的なダイエット 絶食 アルコール摂取	高血圧 高脂血症 鉄欠乏性貧血 高血糖

BMI：体格指数（Body mass index）、SMR：性成熟度（sexual maturity rating）
出典：Stang J, Story M, editors: Guidelines for adolescent nutrition services, Minneapolis, 2005, Center for Leadership Education and Training in Maternal and Child Nutrition, Division of Epidemiology and Community Health, School of Public Health, University of Minnesota.

情報の提供は教室や病院など様々な場で可能である。臨床栄養士は、改善のプロセスを理解し、これを有意義に伝える方法を知っておく。このプロセスには両親も含まれ、青少年を支えるよう働きかける。青少年のエネルギー推奨摂取量に基づき、推奨される食生活の提案を表19-8にまとめている。

特殊な問題

菜食の食行動

青少年は成熟に伴い、社会的、道徳的、倫理的価値観を自律的に発達させ始める。こうした価値観により、動物保護、環境保護、あるいは個人的な健康への関心が高まり、菜食の食習慣につながる。食事性脂質を減らすことが社会的に受け入れられており、体重への不安も若者を菜食に走らせる理由になっている。最近のデータでは、菜食の青少年には他の青少年よりも過体重または肥満が少ないことが確認されている（Robinson-O'Brien et al., 2009）。種々の豆類、ナッツ類、全粒穀類を取り入れ、栄養学的配慮をした菜食であれば、成長と発達の大半を完了する青少年期にも十分な栄養素を供給できる。（図19-5）。

しかし、菜食が次第に厳格さを強めている場合には、食物摂取の制限を隠す手段として菜食を行い、食行動異常が発生していることを示していると思われるため、慎重な観察が必要である（Robinson-O'Brien et al., 2009）。菜食の食行動をしている青少年には男女ともに、体重を減らすためのリスクの高い体重抑制行動、特に嘔吐がみられている（Robinson-O'Brien et al., 2009）。不健全な体重抑制行動の高いリスクは、菜食の食生活をやめたのちにも持続するようである。菜食はこうした問題と関係があるが、食行動異常を引き起こすものというよりはむしろ初期症状そのものであることを示唆している。

菜食の青少年では、鉄、ビタミンA、繊維質の摂取量が高く、食事性コレステロールの摂取量が低いことが多い。卵または乳製品を摂取する菜食であれば、アメリカ人のための食生活指針（Dietary Guidelines for Americans）と一致しており、あらゆる栄養素のDRI（食事摂取基準）を満たすことができる。適切なエネルギーと栄養素の摂取量が得られるよう、菜食の青少年を支援する食生活の提案例を表19-9に列挙している。いかなる動物性の食品も食べない菜食とマクロビオティックの食事では、天然のビタミンB_{12}含有食品を摂取できず、カルシウム、ビタミンD、亜鉛、鉄が不足している（Kirby & Danner, 2009）。このため、菜食の青少年はこの栄養素が強化された食品を取り入れるか、あるいは毎日マルチビタミン・ミネラル・サプリメントを摂取することが不可欠となる。青少

表 19-8

13〜16歳の青少年の活動レベルに基づく推奨サービング数

	穀類(g)	野菜(カップ)(240mL)	果物(カップ)	牛乳(カップ)	肉または豆類(g)	全粒穀類(g)*
男性						
13歳						
運動を1日に30分間以内	170	2.5	2	3	156	85
運動を1日に30〜60分間	198	3	2	3	170	99
運動を1日に60分間以上	255	3.5	2	3	184	127
16歳						
運動を1日に30分間以内	226	3	2	3	184	113
運動を1日に30〜60分間	283	3.5	2.5	3	198	142
運動を1日に60分間以上	283	4	2.5	3	198	113
女性						
13歳						
運動を1日に30分間以内	142	2	1.5	3	142	85
運動を1日に30〜60分間	170	2.5	2	3	156	85
運動を1日に60分間以上	198	3	2	3	170	99
16歳						
運動を1日に30分間以内	170	2.5	1.5	3	142	85
運動を1日に30〜60分間	170	2.5	2	3	156	85
運動を1日に60分間以上	226	3	2	3	184	113

*全粒穀類のサービング数は穀類のサービング数の中に含まれる。

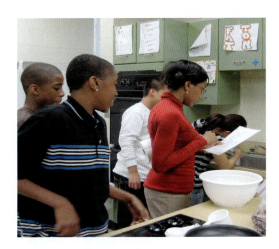

図19-5 安全で栄養豊富な食事の調理を手伝う青少年は、健全な食生活に参加するようになる。

表 19-9

菜食の青少年に提言される一日食物摂取目安量

食品群	サービング／日*
パン、穀類、シリアル	9〜11
豆類	2〜3
野菜	4〜5
果物	4
ナッツ類、種子類	1
牛乳、ヨーグルト、チーズ	3
卵（3個／週まで）	1/2
脂肪類、液状油（添加脂質）	4〜6
糖質（小さじで添加）	6〜9

出典：Story M, Holt K, Sofka D, editors: Bright futures in practice: nutrition, ed 2, Arlington, Va, 2002, National Center for Education in Maternal and Child Health.

*11歳以上は2200〜2800kcal

年とその保護者には、潜在的な栄養素欠乏症を予防できるバランスの良い菜食と強化食品を計画に入れるよう指導すべきである。

食行動異常と摂食障害

青少年の10～20％は、過食排出行動、代償的な運動、下剤ないし利尿薬の乱用、過食症などの食行動異常をきたしていると推定される。(CDC 2008)。これらの行動は、規則性も反復性も摂食障害と診断されるほどではなくても、青少年の健康に重大な問題となる可能性がある。食行動異常の存在を示す症状としては、繰り返される胃腸の愁訴、月経停止、説明のつかない体重減少がある。過体重の女性のうち食行動異常の割合が2倍になることが明らかになっている。食行動異常の検診はすぐに実施でき、検査には体型不満、肥満になる恐怖、ダイエットと絶食の反復、下剤と利尿薬の使用、ダイエットピルの使用、ある種の食品（脂肪や糖分を含む食品）への恐怖、嘔吐、過食行動、代償的な運動に関する問診を取り入れる（第23章参照）。

摂食障害は青少年女子で3番目に多い慢性疾患であり、発症率が1.5～5％になる。一般に神経性無食欲症（拒食症）には、危険なほどの低体重、やせ願望、食事制限行為の特徴がある。神経性過食症には、正常に近い体重、制御不能の摂食（過食）の症状、体内からカロリーや食物を除去しようとする（排出の）苦闘の特徴がある。むちゃ食い障害とは、過食の頻回の繰り返しと摂食の制御喪失である。

青少年は正常な成長と発達の問題がかかわることから、『精神疾患の診断・統計マニュアル』（*Diagnostic and Statistical Manual of Mental Disorders*）第IV版による摂食障害の診断基準は慎重に用いる必要がある。正常な思春期における身長の伸びや体重増加の変化、時期、速度の大きな個人差、思春期初期の月経停止と初経後すぐの生理不順、抽象的概念を理解する認知能力の不足により、この診断基準を青少年に適用するには限界がある（American Dietetic Association, 2006）。青少年は特に摂食障害の合併症に陥りやすい。栄養失調が直線的成長、脳の発達、骨形成に及ぼす影響は持続性かつ不可逆的である。だが、早期に積極的に治療を行えば、この疾患が長期間続いている成人よりも予後が良好になり得る（Steinhausen, 2008）。

肥満症

青少年の肥満症には、健康への影響が短期で終わるものと長期にわたるものがある。過体重の青少年は正常体重の青少年よりも、高脂血症、高血圧、インスリン抵抗性、2型糖尿病のリスクが高い。（Cali and Carpior, 2008; Daniels et al., 2005）。国民健康・栄養調査研究（NHANES）のデータから青少年のメタボリックシンドローム有病率が上昇していることが示され、1988～1994年の調査では9.2％であったが、1999～2000年の調査では12.7％に上がった。(de Ferranti et al., 2006)。肥満症とこのリスクに関する疫学試験から、青少年期に過体重または肥満であった人には、冠動脈疾患、動脈硬化症、各種のがん、痛風、関節炎発症の高いリスクがあることが明らかになった（van Dam et al., 2006）。

青少年の体重の状態がBMI（体重／身長^2［kg/m^2］）に基づき評価されており、これを付録12および16にまとめている。アメリカの12～19歳では、BMIが85パーセンタイルより高い過体重の有病率が34.2％である（Ogden et al., 2010）。肥満症（BMI≧95パーセンタイル）の有病率は18.1％である。肥満症とは、遺伝、代謝効率、身体活動レベル（Physical activity level [PAL]）、食事摂取量、環境的ないし心理社会的因子の影響を受ける複雑で多因子の健康問題である。過体重であることが明らかになっている青少年には空腹時脂質プロファイルを測定し、高血圧、高脂血症などの病歴や喫煙歴、さらに高血圧、心血管疾患による早世、脳卒中、高脂血症、2型糖尿病の家族歴といった別の慢性疾患の危険因子を評価する必要がある（Krebs et al., 2007）。危険因子が明らかである場合には、肝機能を評価するため、アスパラギン酸アミノトランスフェラーゼ値およびアラニンアミノトランスフェラーゼ値も測定しておく。

心血管疾患（CVD）の危険因子が二つ以上、または糖尿病の家族歴がある過体重の青少年には、空腹時血糖値を測定する。肥満症の青少年には、過体重の小児と同じ臨床検査を行い、さらに微量アルブミンやクレアチニン、または微量アルブミン・クレアチニン比の測定を追加する。発現している症状に基づき、睡眠時無呼吸、整形外科疾患、多嚢胞性卵巣症候群、ホルモン異常の症状にはその評価を追加する。

青少年の過体重および肥満症に関する最近の指針では、BMI、年齢、意思、併存症の存在に基づき、段階に応じた治療を進めるよう提言している（Spear et al., 2007）。年齢、生物学的発達、意思の強さ、体重の状態、以前の段階での治療の成功などに基づき、4段階に分けて進行させることが推奨されている。次の段落で、各段階について簡単に解説する。

併存症がみられず、思春期の成長スパートが完了していない過体重の青少年は、第1段階の治療を始める。第1段階とは、健康増進と疾患予防のための一般的栄養摂取および身体活動に関する助言である。この段階の治療としての指導では、果物と野菜の摂取量を1日5サービング以上とし、甘味を足した飲料の摂取を減らし、毎日60分以上の身体活動に参加させ、画面を見ている時間（映画、インターネット、テレビ、コンピュータ、テレビゲーム）を1日2時間までに制限する。第1段階における過体重の青少年との話し合いでは、朝食摂取の重要性、ファストフードなど家庭や学校以外での食事を減らすこと、週に5回以上は家族と食事をすること、適切な分量が特に重要な栄養のテーマとなる。この段階では、小児の体重管理に精通した医師、看護師、栄養士などの医療提供者が一人で肥満治療を行うことができる。

第2段階も第1段階と考え方は同じであるが、もっときちんとした形で行われる。第2段階で中心となるのは、青少年または両親が食事と運動の日記や記録ノートを使って、食品およ

び飲料の摂取を監視することである。画面を見る時間は、第2段階では1日に1時間以下に制限され、さらに食事内容を提案して食事摂取の指導を行う。生活習慣の改善が成功したら、地元の行事や美術館の入場券、貴金属、衣服、音楽など、年齢相応の食べ物以外の物品を褒美として与えることにより補強する。第2段階は、意欲を起こさせるカウンセリングに熟練した医療提供者なら一人で行うことができる。この段階では、理学療法やカウンセリングなど補足的な治療の紹介が必要な青少年もいる。第1、第2段階とも、月に1回のフォローアップを実施し、進行状況を評価することが提言されている。

第3段階は第2段階より体系的で、医師、または小児科正看護師、カウンセラー(臨床心理士、またはソーシャルワーカー)、登録栄養士(RD)、臨床運動指導士、理学療法士から構成される多職種チームによって行われる。この治療段階では、青少年およびその家族に週1回8～12週間治療を行い、その後は1ヵ月ないし2ヵ月に1回フォローアップ治療を実施することが推奨されている。本格的な行動変容プログラムと並行して、きわめて体系的な食事プランと運動スケジュールが実践される。

第4段階の治療は、共同治療を必要とする重度肥満症の青少年または重大な併存症がある青少年を対象としている。この治療段階は、小児肥満の行動管理および医学的対処に特化して精通している一連の医療専門家により、臨床の場でのみ実施される。この段階では、食事代替サプリメント、タンパク質節約改良型断食、経口薬など集中的な食事療法や肥満症治療手術が用いられる。

青少年への肥満症治療手術については懸念があるとの報告がある。この手術の推奨では、重度の併存症がある重度の過体重(BMI > 40)の青少年、または身体の成長と発達がほとんど完了しており、BMIが50を超える青少年にのみ適応とされている(Pratt et al., 2009)。手術後に食事制限を順守するのが難しく、炭水化物高摂取後のダンピング症候群、自由意思による食物の過剰摂取、胃空腸吻合部での肉類による閉塞、ビタミン・ミネラル・サプリメントの服薬を順守せずに生じるビタミンB欠乏症などの合併症につながることがある。

高脂血症と高血圧

心血管疾患(CVD)の危険因子である高脂血症と高血圧が青少年に目立っており、この疾患からのちのCVDのリスクを予測できることが明らかになっている(Celermajer and Ayer, 2006; Gidding, 2007)。表19-10に青少年の高脂血症の診断分類基準をまとめている。国民調査のデータから、12～19歳の青少年の5人に1人は血中脂質濃度が高いことが示唆されている(CDC, 2010)。しかし、これは青少年の高脂血症有病率とは一致しなかった。有病率は、正常体重の場合では14%、過体重では22%、肥満では43%であった。高比重リポタンパク(HDL)コレステロール値が低くトリグリセリド値が高い割合は、年齢とともに増大するようであった。HDLコレステロール値が低い青少年男子は、あらゆる年齢の女性のほぼ3倍に上った。この青少年は、栄養と運動の治療を中心とする生活習慣改善のための治療カウンセリングに適応と考えられる。

食事療法を選ぶ際には、高脂血症の副因を考慮することが重要である(表19-11)。血中脂質濃度高値に対する栄養管理では、総脂質、飽和脂肪、トランス脂肪の摂取量を減らし、食事性コレステロール摂取量を制限することに重点が置かれる。健康的な生活習慣を推進してCVDのリスクを減らすためには、食事の推奨事項と定期的な運動を組み合わせる有益性について話し合う必要がある。

青少年の血圧値に関する国民健康診断基準を表19-12と19-13にまとめている。17歳以下の十代では、平均血圧値が90～94パーセンタイルにあれば前高血圧症が判定される。3回の血圧測定値の平均が年齢、性別、身長に対する95パーセンタイルを超えると、高血圧症と診断される。

高血圧治療には、食事のカウンセリングと体重管理が欠かせない要素となる。高血圧予防食(The Dietary Approaches to Stop Hypertension [DASH])の食事療法が、多くの人で血圧を低下させる効果があることが明らかにされている(第34章および付録33を参照)。血圧の高い青少年には、DASH食

表 19-10

青少年におけるLDLコレステロールおよび総コレステロール値の診断分類基準*

	許容値	境界値	高値
総コレステロール(mg/dL)	≦170	170-199	≧200
LDLコレステロール(mg/dL)	<110	110-129	≧130
HDLコレステロール(mg/dL)	≧35	なし	なし
トリグリセリド(mg/dL)	≦150	なし	なし

HDL：高比重リポタンパク(High-density lipoprotein)、LDL：低比重リポタンパク(low-density lipoprotein)
*2回の測定値の平均値に基づく。

出典：National Cholesterol Education Program (U.S.): Report of the expert panel on blood cholesterol levels in children and adolescents, NIH publication no. 91-2732, Bethesda, Md, 1991, National Institutes of Health, National Heart, Lung, and Blood Institute; National Cholesterol Education Program: Cholesterol in childhood (RE9805) policy statement, Am Acad Pediatr 101(1):141, 1998. Accessed 10 November 2006 from "http://www.aap.org/policy/re9805.html"

表 19-11

高脂血症の副因

脂質異常

アナボリックステロイド（タンパク質同化ステロイド）の使用	↑LDL	↓HDL	
拒食症	↑LDL		
喫煙		↓HDL	
糖尿病	↑LDL	↑TG	↓HDL
甲状腺機能低下症		↑TG	
肝疾患、閉塞性	↑LDL		
薬物治療：コルチコステロイド、胆汁酸結合樹脂、抗けいれん薬、ある種の経口避妊薬、イソトレチノン（Accutane）、メドロキシプロゲステロン（Depo Provera）	さまざま		
過体重または肥満症	↑LDL	↑TG	↓HDL
腎疾患	さまざま		
食事療法：ケトン食、高炭水化物食	↑LDL	↑TG	
移植手術：骨髄、心臓、腎臓、肝臓		↑TG	↓HDL

HDL：高比重リポタンパク（High-density lipoprotein）、LDL：低比重リポタンパク（low-density lipoprotein）、TG：トリグリセリド（triglyceride）

出典：Stang J, Story M, editors: Guidelines for adolescent nutrition services, Minneapolis, 2005, Center for Leadership Education and Training in Maternal and Child Nutrition, Division of Epidemiology and Community Health, School of Public Health, University of Minnesota.

表 19-12

青少年男子の身長パーセンタイルごとにみる血圧90パーセンタイルと95パーセンタイルの値

年齢	身長パーセンタイル* 血圧†	収縮期血圧（mmHg）							拡張期血圧（mmHg）						
		5%	10%	25%	50%	75%	90%	95%	5%	10%	25%	50%	75%	90%	95%
10	90th	111	112	114	115	117	119	119	73	73	74	75	76	77	78
	95th	115	116	117	119	121	122	123	77	78	79	80	81	81	82
11	90th	113	114	115	117	119	120	121	74	74	75	76	77	78	78
	95th	117	118	119	121	123	124	125	78	78	79	80	81	82	82
12	90th	115	116	118	120	121	123	123	74	75	75	76	77	78	79
	95th	119	120	122	123	125	127	127	78	79	80	81	82	82	83
13	90th	117	118	120	122	124	125	126	75	75	76	77	78	79	79
	95th	121	122	124	126	128	129	130	79	79	80	81	82	83	83
14	90th	120	121	123	125	126	128	128	75	76	77	78	79	79	80
	95th	124	125	127	128	130	132	132	80	80	81	82	83	84	84
15	90th	122	124	125	127	129	130	131	76	77	78	79	80	80	81
	95th	126	127	129	131	133	134	135	81	81	82	83	84	85	85
16	90th	125	126	128	130	131	133	134	78	78	79	80	81	82	82
	95th	129	130	132	134	135	137	137	82	83	83	84	85	86	87
17	90th	127	128	130	132	134	135	136	80	80	81	82	83	84	84
	95th	131	132	134	136	138	139	140	84	85	86	87	87	88	89

BP：血圧（Blood pressure）
*標準成長曲線により算定した身長パーセンタイル。
†1回の測定により算定した血圧パーセンタイル。

出典：National High Blood Pressure Education Program Working Group on High Blood Pressure in Children and Adolescents: Fourth report on the diagnosis, evaluation, and treatment of high blood pressure in children and adolescents, Pediatrics 114(2):555-576, 2004. This supplement is a work of the U.S. government, published in the public domain by the American Academy of Pediatrics. Available at "http://www.pediatrics.org/cgi/content/full/114/2/S2/555"

表 19-13

青少年女子の身長パーセンタイルごとにみる血圧90パーセンタイルと95パーセンタイルの値

年齢	身長パーセンタイル* 血圧†	収縮期血圧(mmHg)							拡張期血圧(mmHg)						
		5%	10%	25%	50%	75%	90%	95%	5%	10%	25%	50%	75%	90%	95%
10	90th	112	112	114	115	116	118	118	73	73	73	74	75	76	76
	95th	116	116	117	119	120	121	122	77	77	77	78	79	80	80
11	90th	114	114	116	117	118	119	120	74	74	74	75	76	77	77
	95th	118	118	119	121	122	123	124	78	78	78	79	80	81	81
12	90th	116	116	117	119	120	121	122	75	75	75	76	77	78	78
	95th	119	120	121	123	124	125	126	79	79	79	80	81	82	82
13	90th	117	118	119	121	122	123	124	76	76	76	77	78	79	79
	95th	121	122	123	124	126	127	128	80	80	80	81	82	83	83
14	90th	119	120	121	122	124	125	125	77	77	77	78	79	80	81
	95th	123	124	125	126	127	129	129	81	81	81	82	83	84	84
15	90th	120	121	122	123	125	126	127	78	78	78	79	80	81	81
	95th	124	125	126	127	129	130	131	82	82	82	83	84	85	86
16	90th	121	122	123	124	126	127	128	78	78	79	80	81	81	82
	95th	129	130	132	134	135	137	137	82	83	83	84	85	86	87
17	90th	122	122	123	125	126	127	128	78	79	79	80	81	81	82
	95th	125	126	127	129	130	131	132	82	83	83	84	85	85	86

BP：血圧(Blood pressure)
*標準成長曲線により算定した身長パーセンタイル。
†1回の測定により算定した血圧パーセンタイル。
出典：National High Blood Pressure Education Program Working Group on High Blood Pressure in Children and Adolescents: Fourth report on the diagnosis, evaluation, and treatment of high blood pressure in children and adolescents, Pediatrics 114(2):555-576, 2004. This supplement is a work of the U.S. government, published in the public domain by the American Academy of Pediatrics. Available at "http://www.pediatrics.org/cgi/content/full/114/2/S2/555"

と並行して、ナトリウム摂取量を2000mg/日まで減らし、健康的な体重に到達させ維持するためにカウンセリングを行う。

運動

運動に関する国の推奨では、あらゆる青少年が週に3日以上の激しい運動への参加を含めて、1日60分以上の運動をすべきとされている。(U.S. Department of Health and Human Service, 2008)。そのなかには、筋力と骨を増強させる運動もそれぞれ含まれる。しかし、多くの青少年はこの推奨を満たしていない。アメリカの生徒で、週に5日以上運動をしていると回答したのは35%にとどまり、推奨を満たしている男子は女子のほぼ2倍であった(CDC, 2008)。

青少年の運動競技者には独自の栄養必要量がある。若い競技者には脱水を防ぐために十分に水分を摂取することが特に重要である。若年の青少年では、運動中の熱産生が多いが、筋肉から皮膚へ熱を移行させる能力が低いために脱水のリスクが高い。また、汗の量が少なく、このため汗の蒸散により熱を放散する能力が低い(第24章参照)。

体重による階級制のスポーツまたは体重を重視するスポーツの競技者では、食行動異常を発症するリスクが高くなる。女子スポーツ競技者に心配なのが、低体重と不適切な体脂肪率、月経停止、骨粗鬆症の三つを結ぶ関係をなす女子選手の3主徴である(第23章参照)。この3主徴は早すぎる骨喪失、骨密度低下、疲労骨折のリスク増大につながり、ひいては不妊症に至る(Gottschlich and Young, 2008)。競技者の青少年の栄養評価と指導では、成長と発達の必要を満たし健康的な体重を維持するために、十分なエネルギー、主要栄養素、微量栄養素を摂取することに重点を置く。栄養健診には、タンパク同化薬(ステロイド類またはインスリンなど)をはじめとするエルゴジェニックエイドの使用も問診する必要がある。調査データでは、高校生の8%がクレアチンを使用し、5%がステロイド、4%がアンドロステンジオンを使用していた(Castillo and Comstock, 2007; CDC, 2008)。

妊娠

妊娠している青少年女子は栄養必要量が高いため、特に栄養欠乏のリスクが高い。月経開始後年齢(月経開始から現在の年齢までの年数)が4年未満の青少年妊婦と、受胎時に低栄養であった青少年妊婦は、栄養必要量が最大である。成人女性と同じく、青少年の妊婦には胎児の成長を支えるために葉酸、鉄、亜鉛、カルシウムなどの微量栄養素を追加する必要がある(第16章参照)。青少年の妊婦は、いかなる栄養欠乏

をも明らかにし適切な体重増加を促すために、妊娠期の早期に全項目の栄養評価を受けるべきである。妊娠期に推奨される体重増加量を第16章にまとめている。出産前の栄養指導の一環として、女性・乳幼児向け特別栄養補給支援プログラム（Special Supplemental Nutrition Program for Women, Infants and Children [WIC]）など、十分な食料を支援する制度を紹介することが重要となる。

ウェブサイトの有用情報

American Academy of Pediatrics Media Matters Program
www.aap.org/advocacy/mmcamp.htm

American Alliance for Health, Physical Education, Recreation and Dance
www.aahperd.org

American School Health Association
www.ashaweb.org

Bright Futures
www.brightfutures.org

Centers for Disease Control and Prevention
www.cdc.gov

Empowered Parents
www.empoweredparents.com

National Collegiate Athletics Association
www.ncaa.org

National Eating Disorder Association
www.nationaleatingdisorders.org

School Nutrition Association
www.schoolnutrition.org

Vegetarian Resource Group
www.vrg.org

引用文献

American Dietetic Association: Position of the American Dietetic Association: nutrition intervention in the treatment of anorexia nervosa, bulimia nervosa, and eating disorders not otherwise specified (EDNOS), *J Am Diet Assoc* 106:2073, 2006.

American Medical Association: Guidelines for adolescent preventive services recommendations monograph, 2006. Accessed 12 December 2006 from www.ama-assn.org/ama/upload/mm/39/gapsmono.pdf.

Bachman JL, et al: Sources of food group intakes among the US populations, 2001-2002, *J Am Diet Assoc* 108:804, 2008.

Calfee R, Fadale P: Popular ergogenic drugs and supplements in young athletes, *Pediatrics* 117:e577, 2006.

Cali AMG, Caprio S: Obesity in children and adolescents, *J Clin Endocrinol Metab* 93:S31, 2008.

Castillo EM, Comstock RD: Prevalence of performance-enhancing

臨床シナリオ

ショーナは17歳の女子。本日、就職の採用前健診のために小児科へ来院した。ヘモグロビン値が低いことから、主治医はショーナに栄養士と食習慣について話し合うよう勧めた。食習慣について問診をしてみると、朝は時間がなくていつも朝食を抜き、登校途中、7時15分にコーヒーを1杯飲むということだった。ショーナが最初に摂取する食事は、いつも10時30分に食べる自動販売機の菓子類で、スナックバーかチップス1袋と清涼飲料である。ときどき昼食にタコスやバーガーを単品で購入するが、通常は抜いてしまう。午後2時に学校を出て、ショッピングモールへアルバイトに行く。午後遅くに30分の休憩があり、フードコートへ夕食を食べに行く。メニューはいつもピザを1，2切れか、タコスを2個、あるいはチキンを1、2本と清涼飲料である。半分くらいはフライやチップスを一緒に注文する。夜9時に仕事から帰宅して、いつも夜食にアイスクリーム、トルティーヤチップス、辛いチーズパフや電子レンジで作るポップコーンなどを食べる。夜食を食べながら、決まって大きなコップでジュースかレモネードを飲む。

間食ではなく食事を食べれば有益であることを提案すると、ショーナは食事を作る時間がなく、特に朝は無理だと語る。また、職場のショッピングモールでファストフードを食べる以外に選択肢はないとのことである。

栄養状態の診断

日常的に高脂肪、高糖質の食事を摂取していることから明らかなように、仕事と学校の制約により好ましくない食事を選択していた。

食事歴を反映して鉄の摂取量が食事摂取基準の70%であることから明らかなように、鉄含有食品の摂取が低いことにより鉄摂取量が不足している。

栄養管理に関する質問

1. 朝食として摂取する食品として、どのような食品を提言したらよいだろうか。その食品を選んだ理由を述べよ。
2. ショーナのような年齢の女子の鉄推奨摂取量を回答せよ。ショーナは食事から十分に鉄を摂取していると思われるだろうか。ヘモグロビン濃度を上げるためには、どのような食品の選択を推奨したらよいだろうか。
3. 17歳の女子に必要なカルシウム量を回答せよ。ショーナの食品の好みと食事場所を考慮すると、カルシウム摂取量を増やすためにはどのような提言をしたらよいだろうか。
4. 栄養素の摂取を改善し、ショーナの貧血を治療するには、ショッピングモールのフードコートでの食品選択にどのような食品を提言したらよいだろうか。

substances among United States adolescents, *Pediatr Clin N Am* 54:663, 2007.

Celermajer DS, Ayer JG: Childhood risk factors for adult cardiovascular disease and primary prevention in childhood, *Heart* 92:1701, 2006.

Centers for Disease Control and Prevention: Recommendations to prevent and control iron deficiency in the United States. *MMWR* 47(RR-3):1-29, 1998. Available online at http://www.cdc.gov/mmwr/preview/mmwrhtml/00051880.htm through http://www.cdc.gov. Accessed Jan 11, 2011.

Centers for Disease Control and Prevention (CDC): Youth risk behavior surveillance—United States 2007, *MMWR Morb Mortal Wkly Rep* 57(SS-4), 2008.

Centers for Disease Control and Prevention (CDC): Prevalence of abnormal lipid levels among youths—United States, 1999-2006, *MMWR Morb Mortal Wkly Rep* 59(2):29, 2010.

Cutler GJ, et al: Multiple Sociodemographic and Socioenvironmental Characteristics Are Correlated with Major Patterns of Dietary Intake in Adolescents. *J Am Diet Assoc* 111:230, 2011.

Daniels SR, et al: Overweight in children and adolescents: pathophysiology, consequences, prevention, and treatment, *Circulation* 111:1999, 2005.

De Ferranti SD, et al: Inflammation and changes in metabolic syndrome abnormalities in US adolescents: findings from the 1988-1994 and 1999-2000 National Health and Nutrition Examination surveys, *Clin Chem* 52:1325, 2006.

Eaton DK, et al: Youth risk behavior surveillance—United States, 2007, *MMWR Surveill Summ* 57(4):1, 2008.

Federal Trade Commission: *Marketing food to children and adolescents: a review of industry expenditures, activities, and self-regulation*, Washington, DC, 2008, Federal Trade Commission.

Fox C, et al: Availability and consumption of competitive foods in US public schools, *J Am Diet Assoc* 109:S57, 2009.

Frazao E: Meal patterns, milk and soft drink consumption and supplement use, *Agriculture Information Bulletin 796-804*, February 2005, USDA Economic Research Service. Accessed from http://www.ers.usda.gov/publications/aib796/aib796-4/aib796-4.pdf

Freedman DS, Sherry B. The Validity of BMI as an Indicator of Body Fatness and Risk Among Children. PEDIATRICS Vol. 124 Supplement September 2009, pp. S23-S34.

Fulkerson J, et al: Are there nutritional and other benefits associated with family meals among at-risk youth? *J Adolesc Health* 45:389, 2009.

Gantz W, et al: *Food for thought: television food advertising to children in the United States*, Menlo Park, Calif, 2007, Kaiser Family Foundation.

Gidding SS: Physical activity, physical fitness and cardiovascular risk factors in childhood, *Am J Lifestyle Med* 1:499, 2007.

Ginde AA, et al: Demographic differences and trends of vitamin D insufficiency in the US population, 1988-2004, *Arch Intern Med* 169:626, 2009.

Goh YY, et al: Using community-based participatory research to identify potential interventions to overcome barriers to adolescents' healthy eating and physical activity, *J Behav Med* 32:491, 2009.

Gordon A, et al: *School Nutrition Dietary Assessment Study-III: volume I: school foodservice, school food environment, and meals offered and served*, Princeton, N.J., 2007, Mathematica Policy Research, Inc.

Gottschlich LM, Young CC: Female athlete triad, eMedicine specialties, 30 May 2008. Accessed 1 March 2010 from http://emedicine.medscape.com/article/89260-overview.

Ingersoll GM: Psychological and social development. In McAnarney ER, Kreipe RE, editors: *Textbook of adolescent medicine*, Philadelphia, 1992, Saunders.

Institute of Institute of Medicine (IOM) Food and Nutrition Board: *Dietary Reference Intakes for Calcium and Vitamin D*. Washington, DC, 2010, National Academies Press.

Institute of Medicine (IOM), et al: *Dietary reference intakes: the essential guide to nutrient requirements*, Washington, DC, 2006, National Academies Press.

Kirby M, Danner E: Nutritional deficiencies in children on restricted diets, *Pediatr Clin N Am* 56:1085, 2009.

Krebs NF, et al: Assessment of child and adolescent overweight and obesity, *Pediatrics* 120:S193, 2007.

Larson xxx, et al: Family meals during adolescence are associated with higher diet quality and healthful meal patterns during young adulthood, *J Am Diet Assoc* 107:1502, 2007.

McDowell MA, et al: Blood folate levels: the latest NHANES results, *NCHS Data Brief* 6:1, 2008. Accessed 30 June 2008 from http://www.cdc.gov/nchs/data/databriefs/db06.htm.

Moshfegh A, et al: What we eat in America, NHANES 2001-2002: usual nutrient intakes from food compared to dietary reference intakes, 2005. Accessed 6 December 2005 from http://www.ars.usda.gov/Services/docs.htm?docid=9098.

National Cancer Institute: Risk factor monitoring and methods, 2010. Accessed 8 February 2010 from http://riskfactor.cancer.gov/diet/usualintakes/pop/t35.html.

National Center on Addiction and Substance Abuse: The importance of family dinners IV, September 2007. Accessed 10 February 2010 from http://casafamilyday.org/familyday/files/themes/familyday/pdf/Family-Dinners-IV.pdf.

Neumark-Sztainer D, et al: Family meals and adolescents: what have we learned from Project EAT (Eating Among Teens), *Public Health Nutr* 13:1113, 2010.

O'Toole T, et al: Nutrition services and foods and beverages available at school: results from the School Health Policies and Programs Study 2006, *J Sch Health* 77:500, 2007.

Ogden CL, et al: Prevalence of high body mass index in US children and adolescents, 2007-2008, *JAMA* 303:242, 2010.

Powell L, et al: Nutritional content of television food advertisements seen by children and adolescents in the United States, *Pediatrics* 120:576, 2007.

Powers TG, et al: Obesity prevention in early adolescence: student, parent, and teacher views, *J Sch Health* 80:13, 2010.

Pratt JSA, et al: Best practice updates for pediatric/adolescent weight loss surgery, *Obesity* 17:901, 2009.

Rajeshwari R, et al: Secular trends in children's sweetened beverage consumption (1973 to 1994): The Bogalusa Heart Study, *J Am Diet Assoc* 105:208, 2005.

Rampersaud GC, et al: Breakfast habits, nutritional status, body weight, and academic performance in children and adolescents, *J Am Diet Assoc* 105(5):743, 2005.

Rideout VJ, et al: *Generation M²: media in the lives of 8- to 18-year-olds*, Menlo Park, Calif, 2010, Kaiser Family Foundation.

Robinson-O'Brien R, et al: Adolescent and young adult vegetarianism: better dietary intake and weight outcomes but increased risk of disordered eating behaviors, *J Am Diet Assoc* 109:648, 2009.

Rosenfield RL, et al: Thelarche, pubarche and menarche attainment in children with normal and elevated body mass index, *Pediatrics* 123(1):84, 2009.

Sebastian RS, et al: Effect of snacking frequency on adolescents' dietary intakes and meeting national recommendations, *J Adolesc Health* 42:503, 2008.

Sebastian RS, et al: US adolescents and MyPyramid: Associations between fast-food consumption and lower likelihood of meeting recommendations, *J Am Diet Assoc* 109:226, 2009.

Shaikh U, et al: Vitamin and mineral supplement use by children and adolescents in the 1999-2004 National Health and Nutrition Examination Survey, *Arch Pediatr Adolesc Med* 163:150, 2009.

Spear BA, et al: Recommendations for treatment of child and adolescent overweight and obesity, *Pediatrics* 120:S254, 2007.

Steinhausen HC: Outcome of eating disorders, *Child Adolesc Adol Psych* 18:225, 2008.

Stransky M, Rysava L: Nutrition as prevention and treatment of osteoporosis, *Physiolog Res* 58:S7, 2009.

Talamayan KS, et al: Prevalence of overweight misperception and weight control behaviors among normal weight adolescents in the United States, *ScientificWorldJournal* 6:365, 2006.

Tanner J: *Growth at adolescence*, Oxford, 1962, Blackwell Scientific Publications.

Timlin MT, et al: Breakfast eating and weight change in a 5-year prospective analysis of adolescents: Project EAT (Eating Among Teens), *Pediatrics* 121:e638, 2008.

Tussing-Humphreys LM: Excess adiposity, inflammation and iron-deficiency in female adolescents, *J Am Diet Assoc* 109:297, 2009.

U.S. Department of Agriculture, Agricultural Research Service: Nutrient intakes from food: mean amounts consumed per individual, one day, 2005-2006, 2008. Accessed 29 January 2010 from www.ars.usda.gov/ba/bhnrc/fsrg.

U.S. Department of Health and Human Services, Physical Activity Guidelines Steering Committee: 2008 physical activity guidelines for Americans, 2008. Available at: *www.health.gov/paguidelines*. Accessed Jan 14, 2011.

Van Dam RM, et al: The relationship between overweight in adolescence and premature death in women, *Ann Intern Med* 145:91, 2006.

Wang YC, et al: Increasing caloric contribution from sugar-sweetened beverages and 100% fruit juices among US children and adolescents, 1988-2004, *Pediatrics* 121:e1604, 2008.

World Health Organization: *Prevention and management of osteoporosis*. Report of a Scientific Group, WHO Technical Report Series no. 921, Geneva, 2003, World Health Organization.

Yussman SM, et al: Herbal products and their association with substance use in adolescents, *J Adolescent Health* 38:395, 2006.

Zenk S, Powell L: U.S. secondary schools and food outlets, *Health Place* 14:336, 2008.

第20章

ジュディス・L・ドッド
(Judith L. Dodd, MS, RD, LDN, FADA)

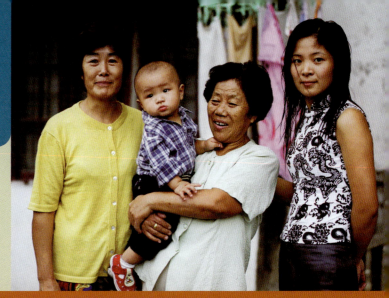

成人期の栄養

重要用語
消費者物価指数 (consumer price index [CPI])
食料の安全 (food security)
機能性食品 (functional foods)
健康関連QOL (health-related quality of life [HRQOL])
イソフラボン (isoflavones)
メタボリックシンドローム (metabolic syndrome)
植物由来機能性物質 (ファイトケミカル) (phytochemicals)
植物エストロゲン (phytoestrogens)
植物栄養素 (phytonutrients)
プレバイオティクス (prebiotics)
月経前症候群 (premenstrual syndrome [PMS])
プロバイオティクス (probiotics)
ウェルネス (健康増進) (wellness)

　本章では、積極的に健康を増進し危険因子を減らす生活習慣を身につけることを成人が栄養の目標とするため、その背景と方法を中心に解説する。心血管疾患（cardiovascular disease [CVD]）、糖尿病、がん、肥満制御、骨粗鬆症など、重大な慢性疾患と症状に成人期の食事や栄養摂取の選択が影響しており、本書の他の章でこれについてさらに深く掘り下げて解説する。本章では、ヘルシーピープル2020の目標を達成するため、健康の実現と維持、生活習慣の選択に焦点を当てて解説する（第10章参照）。

「成人期の栄養」の予備知識

　本章では、青少年期の後に始まり、65歳で定義される「高齢期」まで続く成人期の栄養と食事に関連する行動に焦点を当てている。いうまでもなく、成人期は長い期間なので、各年齢層で一様ではない。本書の表紙裏に食事摂取基準（dietary reference intakes [DRI]）に基づく年齢層別栄養推奨量の概要を掲載している。栄養必要量はあらゆるライフステージの数値とほぼ同じであるが、性別、健康状態、薬物治療により、また食生活、喫煙、運動などの生活習慣によっても影響を受ける。

以上の項目は、栄養と医療の専門家がこの年齢層の必要量を算定するために用いる指標であり、この評価によって必要量が算定される。このほかの指標として、生活の質の自己認識や栄養と健康に対する意欲が考えられるが、あまり確実ではない。目標が予防と行動変容である場合は、この指標が重要となる。

　積極的な指針を提供する栄養と健康の情報にとって多くの成人が最も重要な対象であり、このことを認識することが栄養士と医療専門家にとっての第一歩である。あらゆる年齢層と同じく、成人にも医療と教育の必要性を満たす政策と指針を進めることが必要である。米国栄養士会（The American Dietetic Association [ADA]）による動向調査からいくつかの洞察が得られている。このなかには、食品、栄養、運動に関するテレビコマーシャルに注目し、これに反応する消費者としてアメリカの成人が代表例として挙げられている。この調査は2年ごとに12年間実施され、2008年にも行われて、栄養、運動、情報源を重要と考える傾向が断片的に表れている。2002年には、アメリカ人の38％が、健康的で栄養豊富な食事ができるように相当改善していると回答した。2008年の動向調査でも、回答者の43％が前向きに進んでいると回答し、プラスの進歩を見せている。（ADA, 2008）。

アメリカの成人の食習慣

米国栄養士会（ADA）の動向調査では、栄養の情報を求め生活習慣を改善するために活用している成人が増えており、これが男性よりも女性に多かった。最近のある調査では、成人3万人の約70％が健康的な食事を心がけていると回答し、半数は栄養価を求め、カロリーを抑制することに関心があると回答した（Dornblaser, 2006）。ADAの調査によれば、消費者の5人に3人が、食事、栄養、運動を個人的に「とても重要である」と答えており、女性が男性よりも多かった。成人前期では、食事や栄養摂取を「とても重要」と回答する人が高齢期よりも少なかったが、人生を通して運動や身体活動がとても重要であると回答している。食事または運動のパターンをこれ以上変えない理由は、現在の健康と栄養の状態への満足（79％）と好きなものが食べられなくなる不安（73％）がほとんどであった。自分の考え方や行動の改善に関心がある人は、時間的な制約があったり、実際的な情報が欠けていたり、指針が不明瞭であると回答した（ADA, 2008）。

雑誌やテレビの健康と栄養の情報に関する見直し調査では、栄養と健康の情報が『流行っている』とする見方を強めている。しかし、消費者は個人的問題を踏まえて選択している。国際食品情報会議（The International Food Information Council [IFIC]）財団の食事・健康調査では、アメリカ人の半数が体重を減らそうとしており、3分の2が食品の種類と量を改善しようとしていると回答し、70％が自分の体重を気にしていると回答した（IFIC, 2009）。消費者は、ある種の食品と栄養素の潜在的な有益性とリスクに関するテレビコマーシャルを耳にしている。調査した年には成人の5人に2人が、飽和脂肪、「トランス」脂肪酸、ナトリウムのマイナスの作用に関するコマーシャルを知っており、全粒穀物をもっと摂取するつもりであると回答している（Harris Interactive Poll, 2006）。こうした動向は、「健康的な食品」を売る原動力となっているだけでなく、こうしたイメージに合う食品の創造や発売への需要を駆り立てている。(Sloan, 2006)。

消費者がどこで情報を得るかということが、判断のもう一つの因子となる。情報源と情報の内容のいずれも科学的価値を左右するが、成人消費者にとっては、「体に良い」というありきたりの宣伝よりも具体的有効性の約束が大事である。成人では、テレビや雑誌が食品と栄養の主な情報源であり、インターネットが新聞を上回っている。信頼できる情報源として、回答者の78％は登録栄養士が信頼できると回答し、医師と看護師がこれに続いた（ADA, 2008）。

消費者は、食品成分表など食品と飲料の栄養表示から健康の情報を得ている。成人の84％はマイピラミッドが最近マイプレートに改定されたことを知っているが、食生活指針の体系を使って自分に合う献立を作っていると回答した人は25％にとどまった（IFIC, 2009）。自分の食事を改善するための新しいウェブサイト情報 "http://www.chooseMyPlate.gov" を活用してもらうことにより、消費者をサポートしていく必要がある。

成人のための栄養の情報と教育

成人の主流は、積極的な情報を求めている唯一の集団として問題にされないことが多い。予防関連の政策では、出生前、乳児期、小児期、青少年期、成人前期という人間形成期を対象としがちである。成人後期では、治療的対策と生活の質についての宣伝の対象とされることが多い。しかし、25歳からおよそ65歳まで続く成人期の中間に属する集団は、疾患の状態や人生の重大事、ライフスタイルの選択など、それぞれ別個に対象とされることが多い。たとえば、糖尿病または心疾患に罹患しているか、あるいはこのリスクがあり、薬物治療を必要としている対象であり、妊婦としての対象であり、競技選手としての対象でもある。

妊婦でも、競技選手でも、「病気」でもないが、正しい栄養摂取、または疾病予防の指針を求めている成人は、慢性疾患や体重減量のための食事へと導かれる。こうした情報に科学的根拠があれば必要性に適合する可能性がある。さいわい、米国心臓協会（American Heart Association [AHA]）、米国栄養士会（ADA）、米国がん協会（American Cancer Society [ACS]）などの機関により提供される指針が、アメリカ人のための食生活指針2010年版（the Dietary Guidelines for Americans 2010 [DGA]）を反映している（USDHHS, 2010）。2006年、AHAは新目標として、2020年までに全米における健康全般を改善し、心血管系の健康では20％の改善実現を中心とする指針を発表した。（Lloyd-Jones, 2010）。

成人は、慢性疾患予防および体重管理に関する情報の最も重要な対象であるが、こうした情報には矛盾があるように思えたり、迅速な解決を約束するアドバイスほど心が動かされなかったりするようである。それでも、研究とケアが改善されたこともあり、健康教育や公衆衛生プログラムにより成人の有病率と死亡率が改善している（Centers for Disease Control and Prevention [CDC], 2009a）。アメリカの成人は今、知識から行動へ移る積極的な変化の途上にある（National Center for Health Statistics [NCHS], 2009）。

認識と行動の段階にある成人では、健康問題の答えを探し、短期間に改善されたり回復したりすることが多い。たとえば、食事全体のどこに炭水化物を組み込めばいいのか、あるいは『質の良い炭水化物』の有無を知りたいと思う成人がいる。トランス脂肪がほぼ禁止されている現在では、脂質に関する宣伝はどうなるのだろうか。『質の良い脂質』はあるのだろうか。どのような食品や食事が『健康的』なのか、『不健康』なのか。有機農法で生育された食物や地元で生育された食物を買うべきなのかどうか。ナトリウムについては何をすればよいのか。食品の安全性を守るにはどうしたらよいか、といった具合に。

一般に、科学に基づく指針では、栄養素や食品を単独に扱わずに、食事や生活習慣全体に対応している。現在、食物と栄養の専門家が、「健全な食生活」「栄養素の濃度」「栄養価の高

い食品」の概念について議論をしている。食品に栄養素濃度のラベル表示をするという考え方が、話し合いの主要点である。残念ながら、こうした議論はメディアの宣伝に対する間に合わせであり、宣伝文句と混然としているという認識とこれによる混乱がある。このため、現在では、食品に表示された情報を選り分ける努力、特に食品中の成分を理解できるようにするための成分前面表示制度が続いている（Institute of Medicine [IOM], 2010; Thompson, 2010）。

しかし、成人には自分なりの情報源と答えを見つけ出すだけの関心も能力もある。健康のために食品選択の情報を探すと、DGA（アメリカ人のための食生活指針）などの根拠に基づく情報もあれば、たった1件の試験に基づく疑問の残る指針や製品の宣伝も見つかる。広告宣伝と電子媒体が結び付くと、憶測や全くのデマと科学が混然としやすい。食事の栄養の質を高めることに関心があれば、すぐに効果が表れるとするサプリメントが結局は信用できないことがわかる。

成人期は健康増進、健康維持、疾病予防の時期であり、加齢とともにやってくる慢性疾患を治療しながらこの進行と付き合う時期でもあると考えてみよう。また、成人にとって責任と管理が伴う時期である。食品健康調査およびADA（米国栄養士会）動向調査などにより、食品と健康に対する消費者動向の一面を知ることができ判断基準にすることができる。このような調査から、消費者にとって重要な『決め手となる』事柄について、栄養と医療の専門家に情報が提供される。関連情報の提供にも、栄養と健康の積極的な増進にも、成人を対象とする調査について調べておくことが不可欠となる。

健康増進の年代

成人期は年代が幅広く、生理学的因子、発症の因子、社会的因子が複雑に絡み合っている。成人には、遺伝的および社会的経歴のほかに、行動の帰結と環境因子によるリスクが蓄積している。こうした因子が成人期の多様性を形作っている。それでも、積極的な健康増進と疾病予防の宣伝には理想的な時期である。成人期初期から中期への移行期では、健康と健康増進が新たな重要性を帯びてくる。人生の重大事や教訓（洞察）が、健康と健康維持の重要性に気づくきっかけとなるからである。血圧、コレステロール、糖尿病の健康診断結果、死の現実との直面、自分の健康または友人や家族の健康が危機に陥った時に生じる自己内省、服が合わなくなったという自覚または合わせる必要性などが、このきっかけになる。きっかけの内容を問わず、健康増進の概念は新たな意味を帯び、こうした出来事が教訓的な瞬間となる。

アメリカ健康増進協会（Wellness Councils of America [WELCOA]）は健康増進（ウェルネス）について、健康の知識を深め、目標に向かって積極的に努力するプロセスであると説明している（WELCOA, 2009）。この見方からすると、健康増進の状態はどの年齢にも存在し、人生のどの地点からも始めることができるものである。健康増進とは、身体の健康や安楽にとどまらないものである。安楽とは精神的な健康であり、マズローの欲求段階説（Maslow's Hierarchy of Needs）の段階を移動することができるかどうかも含まれる（Maslow, 1970）。

栄養必要量を満たすためには、食料の安全（安全で、許容できる十分な食料の確保）が必要である。現在の経済環境では食料の安全に重点が置かれている。あらゆる年齢層のヒスパニック系黒人アメリカ人では、白人およびアジア系よりも貧困世帯が多い（CDC, 2009a）。実際に、黒人のヒスパニック世帯に食料不足の割合が最も高い（CDC, 2006a）。

2008年には、アメリカの85％の世帯が1年間を通して食料が安定し、15％が1年間に何度か食料不足に陥っている。この数字は2007年より11.1％上昇した（U.S. Department of Agriculture [USDA] and Economic Research Service [ERS], 2010）。フィーディングアメリカ（Feeding America）（旧セカンドハーベスト[Second Harvest]）により発表された飢餓貧困統計報告によれば、2008年の貧困者は3980万人であった（Food Research and Action Center, 2010）。

補助的栄養支援プログラム（Supplemental Nutrition Assistance Program [SNAP]）（旧「フードスタンプ」）への登録者数は食料不足の指標である。全米の20～65歳の半数をわずかに超える国民が、フードスタンプを受け取る予定になっており、このスタンプが成人層の食料不安のリスクを表わす指標となる（Sandoval et al., 2009）。SNAP受給者のほとんどは小児または高齢者であり、就業年齢の女性は登録者の28％、就業年齢の男性は14％を占めている（USDA and ERS, 2010）。十分な食料の確保は、成人期の健康増進と栄養の基本条件である。

健康（心身の健康）への自覚が、健康増進の考え方や生活の質の認識につながる。健康関連QOL（Health-related quality of life [HRQOL]）とは、現在の健康状態が個人の日常生活に及ぼす影響を評価するための概念である。CDC（米国疾病管理予防センター）は、これを把握し、臨床に使用できるデータを作成するため、『健康と感じている』という認識度など集団のHRQOL認識度を評価している。HRQOLを用いれば、成人では健康が日常生活機能にどれだけ影響を与えているかを知ることができる。アメリカ人は、1ヵ月におよそ6日間は『不健康』と感じているが、およそ19日間は『健康的』あるいは『エネルギーに満ちている』と感じており、最も低収入の成人と慢性疾患を持つ成人は「不健康」と感じる日が多くなることが報告されている（CDC, 2006a）。

成人期には、健康状態を評価し、プラスの因子を構築し、生活の質を損なうマイナスの因子を改善する固有の機会がある（図20-1参照）。成人は教師や指導者であったり、両親、保護者、そして管理職であったりすることから、成人の健康増進の考え方や行動を標的にすれば、潜在的に倍数的な効果が期待できる。積極的な健康増進に焦点を絞れば、成人の健康にとどまらず、成人にかかわる人々の健康にも影響を与える。

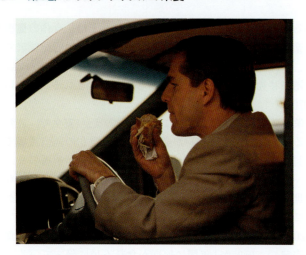

図20-1 成人期では、ストレスがある状態で、あるいは複数の作業をしながら無意識に急いで食べることにより、栄養の取り込みが不良になることが多い。
写真提供：© 2011 Photos.com a division of Getty Images. All rights reserved.

生活習慣と健康の危険因子

運動などの生活習慣は、健康と健康増進の範疇に入る。アメリカに居住する国民では、生活習慣の改善を導いてきた教育の効果もあり、過去55年間、健康増進し続けている。平均寿命は延び続け（77.9歳）、心臓疾患、がん、脳卒中の有病率および死亡率が下降している。3つを合わせた2007年の死亡率は黒人アメリカ人が白人アメリカ人よりも25％高かった。この差は37％であった1990年以来、わずかずつではあるが縮まっている（CDC, 2009a）。この分野は、予防と治療のイニシアチブへの注力が増した領域である。

健康増進に力を注いでいるときにも、有病率と死亡率に影響を及ぼす危険因子と強いつながりが存在している。アメリカの成人の死亡と衰弱の主因は、〔1〕心疾患、〔2〕がん、〔3〕脳血管疾患、〔4〕慢性下気道疾患、〔5〕事故（意図しない損傷）、〔6〕糖尿病である（CDC, 2009b）。心疾患、脳卒中、がん、糖尿病などの慢性疾患は、あらゆる健康問題の中でも最も医療費がかかり予防可能な問題である。この疾患により65歳未満で命を落とした人のうち助かった可能性は3分の1と考えられ、全国の医療費の75％を占めている（CDC, 2009b）。心血管疾患（CVD）、糖尿病、ある種のがん、骨粗鬆症などの慢性疾患は、食事と生活習慣と関係がある。

以上のいずれの疾患でも過体重と肥満が予兆となり、あるいは合併症となる。体格指数（BMI）が25以上とされる過体重の有病率はあらゆる年齢に増加してきたが、現在は安定しているようである。成人の健康全般を見る際には、高いBMIを大きな危険因子と考えることが肝要である。肥満に限らず、高血圧、高脂血症、高血糖が同時に見られることが多く、メタボリックシンドロームとして知られている。

肥満と過体重は熱量の不均衡と直接関係がある。アメリカでは、定期的に運動をしている成人は推定で半数に満たず、運動をしていないと回答した人が4分の1に上った。冠動脈疾患、ある種のがん、高血圧、2型糖尿病、うつ、不安症、骨粗鬆症など、成人期に多い健康のリスクは、定期的な運動の欠如および悪い食生活と関係がある。エネルギーのバランスと栄養の必要量を満たす食品の選択と運動がともに欠けていては、健康を得ることはできない。

体重の問題で対極にあるのが慢性的な低体重で、低栄養が伴うことが多い。神経性無食欲症（拒食症）は極端な状態で、成人期を通して男女に認められる。不健康な体重、または体重への不健康な不安は、健康全般を左右するだけでなく、女性では受精と妊娠能力にも影響を及ぼす。

健康格差

ヘルシーピープル目標を実現するにあたり、健康格差を解消させることにも基礎をおいている。この健康格差が健康を冒された集団の健康リスクを高めている。人種、民族、性別、教育、収入レベル、地理的条件によって、安全で手ごろな価格の食料の供給と医療を十分に享受することができない集団があり、これが健康格差である。医療を十分に受けることができなければ、これが格差となり個人の健康増進に大きな影響を与える。生産年齢の男性では、主治医のいない割合が女性のほぼ2倍である（NCHS, 2009）。少数民族と女性には慢性疾患と肥満が多いことが明らかにされている（CDC, 2009a, 2010）。低収入、黒人、ヒスパニック系の集団では、心疾患、糖尿病、肥満または過体重の罹患率が高い。（AHA and American Stroke Association, 2005）。同集団では、予防医療、栄養教育、栄養指導を受ける機会が少ない（U.S. Department of Health and Human Services [USDHHS], 2010）。

食料不安があり健康的な食品の確保が難しいと、健康に格差が生まれる。健康的な食品を食べる方が、健康的でないカロリーの高い食品を食べるよりも費用が掛かることが多い。賢明な食品を購入して調理する能力が限られ、これに食品や調理器具が乏しいことが重なり、健康的な生活習慣の助言に従うことができなくなる。このことは、成人消費者に対し食事の基本的技術指導が必要であることを浮き彫りにしている。

慢性疾患と関連があるこの問題は他諸国でも同様である（World Health Organization [WHO], 2009）。ヒト免疫不全ウイルス、後天性免疫不全症候群、結核、熱帯病は、世界的に良い健康状態を実現する障害となっている。実際に、国連の8つのミレニアム開発目標として、飢餓に苦しむ人々を減らし、安全な水と衛生設備の確保を増やすことが掲げられている（WHO, 2009）。

女性の健康の重要点

生殖年齢は女性の人生の中でも重大な段階である。女性の健康を冒す多くの問題が、月経をもたらす月に一度のホルモンの変化と関連がある。骨粗鬆症、心疾患、ある種のがんは、

特異的ホルモンにより影響を受ける疾患である。妊娠と母乳授乳は女性の健康に影響を及ぼす（第16章参照）。母乳授乳により体重の抑制、糖尿病のリスク低下、骨の健康の向上がもたらされる（Stuebe et al., 2005）。このため、母乳栄養の推進が、母子の将来の健康にとっての潜在的な予防対策になる。

エストロゲンとプロゲステロンの変化が女性の生殖周期の引き金となり、健康に影響を及ぼす。月経に伴い心身の症状が複合するが、これは月経前症候群（premenstrual syndrome [PMS]）として知られるものである。さまざまな症状が報告されているが、一般的な不快感、不安、うつ状態、疲労感、乳房の疼痛、筋痙攣が報告されている。報告によれば、月経が始まる約1週間から10日前に症状が生じ、月経に入るまで重度が増していく。現時点では、PMSの単独の原因または治療は特定されていない。ホルモンの不均衡、神経伝達物質の合成異常、ある種の栄養素（ビタミンB_6およびカルシウムなど）の低濃度がかかわっている（National Institutes of Health [NIH] and Office of Dietary Supplements [ODS], 2007）。ナトリウムおよび精製炭水化物の濃度の高い食事が複雑にかかわっているが、推奨事項を策定するには根拠が不十分である（NIH and ODS, 2007）。全粒穀物、果物、野菜、赤身すなわち低脂肪のタンパク質含有食品、低脂肪乳または大豆飲料を取り入れた植物由来の食事にもっと力を注げば、適切な栄養管理になり緩和されることもある。症状緩和として、運動とリラクゼーション法が報告されている。

年齢のために、あるいは手術による生殖器官摘出により、月経が終了すると、健康と栄養の独特の問題が生じる。一般には、40歳代後半に閉経期と更年期が始まる。しかし、遺伝、全身の健康、月経開始年齢により、この目安の時期はさまざまである。典型的には、約50歳代にエストロゲン分泌が減少し、内因性エストロゲンの循環が約60％減少する。この作用として、月経が停止し、エストロゲンによる健康への利点が喪失される。卵巣が分泌を停止したのちにも、活性の弱いエストロゲンが副腎から分泌され続け、一部が脂肪組織に蓄積する（Barrett-Connor et al., 2005）。

エストロゲンが減少するにつれて、更年期の症状が生じる。更年期障害の発症時期も報告された症状もさまざまである。月経の頻度と持続期間が次第に減少する場合もあれば、突然停止する場合もある。報告に多い症状としては、エネルギーレベルの低下や血管運動神経の症状（ほてり）が生じる。骨、心臓、脳の健康に影響が出る。循環しているエストロゲン量の低下により、骨リモデリングの能力が低下して骨量が減少する。循環エストロゲン濃度の低下はまた血中脂質濃度にも及び、総コレステロールと低比重リポタンパクコレステロール濃度がともに上昇し、高比重リポタンパク（High-density lipoprotein [HDL]）コレステロール濃度が下降する。脳の機能、特に記憶にも影響が及ぶが、これはホルモン療法によりマイナスの変化がいくぶん軽減する（MacLennan et al., 2006）。

更年期の対処では、植物エストロゲン、水溶性食物繊維などに有効性があることから、植物由来の食品を中心に進められる。骨の健康を保護するためには、カルシウム、ビタミンD、ビタミンK、マグネシウムを十分に摂取し、指針としてDRI（食事摂取基準）を用いることが重要となる。大豆（イソフラボン）はほてりを抑える方法としてマスコミで紹介されているが、現時点の研究ではあらゆる女性への推奨は支持されていない。

心疾患、がん、脳卒中は、現在も女性の主要死因である（CDC, 2006b）。前述したように、体重は心疾患とある種のがんの危険因子である。女性にとって体重増加は一つの課題であり、20～74歳のアメリカ人女性における肥満症有病率は、同男性の33％に対して35％となっている。非ヒスパニック系白人女性の3分の1が肥満であるのに対して、非ヒスパニック系黒人女性は2分の1、ヒスパニック系女性は5分の2となっている（CDC, 2009a）。有酸素運動やレジスタンス運動、体重負荷運動には、骨や心血管系、精神の健康を保護する効果がある。脂質濃度が低く栄養素濃度の高い食品をバランスよく摂取することも、お伝えしたい栄養の重要点である。

男性の健康の重要点

アメリカ人男性の主要死因は、心疾患、前立腺癌、肺癌、さらに意図しない損傷である（CDC, 2006c）。男性は女性よりも心疾患の発症する年齢が若いことから、成人男性では心疾患のリスク低下を支える食事が特に重要である。定期的な運動や活動が大切である。体重負荷運動であれば、心血管系の健康に寄与するとともに、骨の健康にも効果がある。

成人男性のもう一つの問題は鉄の摂取である。成人男性では、鉄欠乏性貧血を診断され、鉄の摂取を追加する必要があるという場合でなければ、マルチビタミンまたはミネラルサプリメントや、強化スポーツ飲料、エネルギーバーなどから鉄を追加すべきではない。鉄は体内の酸化物質であり、鉄が過度に奪われる月経や妊娠、母乳授乳のない男性と閉経後の女性が、過剰に鉄を摂取することには問題がある。男性のある割合がヘモクロマトーシス、つまり鉄過剰症の遺伝子変異体を持っており、この場合には鉄が特に危険なものとなる（第33章参照）。

栄養と疾病予防の対策

成人には人生経験と影響力があり、ライフサイクルの中でも健康増進と疾病予防への栄養のアドバイスを受けるのに理想的な段階である。この集団には、自分の生活習慣を形成し、さらに他者にも影響を与える可能性がある。この手段として、DGA（アメリカ人のための食生活指針）、マイプレート、食品成分表示などが整備されている。菜食または完全菜食を選択する場合には、これを支える別の摂取パターンがある（Craig et al., 2009）。

積極的な食生活を実践することと他者に健康的な生活習慣を継続させることとは、また別の問題である。多くの消費者

が、生活習慣と食事に伴う問題を知っている（IFIC, 2009）。メディア、友人、医療専門家から受けるアドバイスの中には、素晴らしい健康を約束する含みがあることも知っている。しかし、他人の約束より強い動機となるものがないため、認識から行動に移されることはあまりない。健康的な食品は美味しくないだろうから、好きな食べ物はあきらめたくないと思われがちである（ADA, 2008）。食事と生活習慣の食生活全体を少しずつ改善すれば有用であろう。アメリカ保健社会福祉省の「スモールステッププログラム」（The Small Step Program）は、インターネット利用が可能な手軽な方法の一例である（USDHHS, 2006）。「活動的なアメリカ」（"America on the Move"）は、少しずつ改善することにより、カロリーのバランスを維持しながら達成可能な目標に力を注ぐプログラムである。

しかし、少しずつでも疾病予防と健康増進へと進んでゆくことは、あくまでも個人の責任であり、法律で強制することはできない。アメリカ人には多くの選択肢がある。食べ物、食べる場所、情報を受け取る媒体、生活習慣に取り入れるもの、あるいはそこから取り除くものなど。自国の文化を選択することも当然の権利である。たとえそのために不健康に、慢性疾患に、あるいは死に至るとしても。家庭や職場で耳を傾ける人には情報が向けられている。開発途上国の成人は活動性が高いが、わが国では労働人口の成人が日中の大半を職場に縛られている。もっとも官民の機関や団体では、積極的な職場に栄養関連の活動や制度を推進する努力が増えつつある。

食事の傾向とパターン

食事の場所、調理する人、摂取する量には、あらゆるパターンの行動と選択がある。何らかの生活習慣ができたとしても、典型的な『成人』というわけではない。同じ成人でも、パートナーの有無、子供の有無、就業の有無などさまざまな成人がいる。自宅で家族と食卓を囲んでの食事は、今や車中の食事、持ち帰りの食事、ドライブスルーの食事に取って代わられた。献立を考えて調理する暇もなく、調理技術も乏しいと、調理済み食品や半調理済み食品（調理済みの材料と生の材料を組み合わせて用いる）、または出来合いの食品に頼ることになる。今日の経済環境と食事改善の推奨は、新たな課題を提示している。栄養素濃度を高めるための施策が不可欠である（Miller et al., 2009）。男性にも女性にも、特に検閲の役割をする世帯主には、理解しやすく意義のある情報を届けることが重要である。

消費者物価指数（consumer price index [CPI]）によれば、アメリカ人が家庭の外で食品に費やす金額が推定で48.5％上昇している。食品のCPIは、都市部の消費者が代表的な生計費から消費財およびサービスの購入に支払う小売価格の平均推移を表す指標である。農務省経済調査局（The Economic Research Service [ERS]）により消費動向が調べられ、物価指数が算定される。これは、消費動向を監視し、有意義な施策を策定するための貴重な指標となる。

食事パターンの変化、加工食品や出来合いの食品の使用により、ナトリウム、添加される脂質や糖質の含有量が高く、果物、野菜、全粒穀物など基本的な食品が少なくなる。「食事」とはどのようなものか、「間食」とは何かということを判断する際には、1食分の分量（差し出される分量または食べた分量）ではなく、サービング（DGAなどの基準に合わせた分量として推奨される量）で判断する。1食分の分量は増え続ける。このことはウェブサイト "Portion Distortion"（誤認識による増量）"http://hp2010.nhlbihin.net/portion/keep.htm" をご覧になれば明らかである。

食事の変化が栄養を損ね、すでに体重と栄養の不平衡に現在の問題として反映されている。アメリカ人のための食生活指針2010年版（DGA 2010）とマイプレートは、カロリー濃度の高い食品ではなく栄養濃度の高い基本的な食品を、サービング数ではなく1日の総摂取量を、もっと重視する試みと見ることができる。DGA 2010策定に取り入れられたデータには、最新のデータが反映されている（USDHHS, 2010）。

DGA 2010では総脂質が総カロリーの30％となるよう推奨しているが、現在の成人の食事ではそれより高いことが多く、炭水化物の中で添加脂質と精製穀物の占める割合が大きい。果物と野菜の指針は満たされていない。鶏肉と魚の分量が増加したが、植物由来のタンパク質より動物由来タンパク質が多くなっている。健康の指針は植物ベースの食品増量の方向へ動き続けている。不足している栄養素として重要なものは、カルシウム、マグネシウム、カリウム、抗酸化物質のビタミンA、C、E、そしてビタミンDである。（USDHHS, 2010）。

栄養サプリメント

米国栄養士会（ADA）は、最適な健康を推進し慢性疾患のリスクを低減させる最良の栄養戦略とは、栄養豊富な幅広い食品の中から賢い選択をすることであるとする立場をとっている。しかし、一部には強化食品およびサプリメントで栄養素を追加することによって、DRI（食事摂取基準）などの科学的根拠に基づく栄養基準で設定された栄養必要量を満たすことができる人もいる（Hasler et al., 2009）。ADAはこれを発表するにあたり、栄養を補給するためには食事を第一とするが、サプリメントには栄養または医療の専門家の評価によって算定された各栄養素の必要量が含有されているとして、この門戸を開いている。

従来、栄養サプリメントといえば、一般に錠剤、カプセル、液剤の形のビタミン類やミネラル類、繊維質、タンパク質とされている。ほとんどの成人がDRIを基準にしてこれを用いている。一方、食品の強化は、栄養サプリメントのもう一つの形態である。強化食品（「エネルギーバー」または「スポーツドリンク」など）の市場における地位としては、従来のサプリメントと混ざっていながらも潜在的な栄養源のもう一つの分野を確

立している。ハーブなど天然の「健康増進食品」などの伝統的なサプリメントは、種類は少ないが市販サプリメントの列に加えられている。

アメリカ人は、最適な健康増進のための食事摂取推奨量を満たしていないことが多い。成人のうちいくつかの集団は、ライフステージ（妊娠など）、アルコールまたは薬物の依存症、食料不安、慢性疾患、疾患からの回復期、栄養を損なう食事制限または生活習慣のために、栄養必要量を満たすことができないリスクが高い（ADA, 2008）。このほかに特別な必要量がある集団として、主要食品群を除去する食物のアレルギーと不耐性がある集団、栄養素の代謝が変化する処方薬または治療を受けている集団、さまざまな食事を楽しむ能力に限度がある能力低下の集団、時間やエネルギーがないために栄養的に十分な食事を準備したり食べたりすることが不可能か、あるいは気が進まないという集団がある。以上の成人には、潜在的に栄養サプリメントが必要である（第13章参照）。

機能性食品

健康を増進しこれを維持することに関心がある成人は、食事パターンの改善や健康に有益な食品の選択に関心があることが多い。アメリカの機能性食品市場の成長は、特に小児が家に引きこもりがちな場合に、カロリー摂取を減らして健康に複数の利益を得たいとする欲求が原動力となっている。機能性食品の例としては、通常の栄養価を超える利点があると考えられる果物と野菜（特に緑黄色野菜）、亜麻仁、全粒穀物、魚油、数種のスパイス、ヨーグルト、ナッツ、大豆、豆類が挙げられる（IFIC, 2010）。機能性食品には自然の食品と強化された食品が含まれる。この潜在的な健康上の利益とは、通常通りに多様な食事をしながら摂取できることである（Marra and Boyar, 2009）。

以上の情報を健康増進の方法を求めている成人集団に提供することにより、成人の注目を集め、栄養の指針をさらに高いレベルに押し上げることができる。調査研究は、健康上の利益のある食事パターンと食品成分に関する情報を提供し続けている。血中コレステロールの低下や血糖値抑制、有害成分に対する抗酸化作用すなわち捕捉作用（スカベンジャー）、消化管の健康増進、肝臓の解毒酵素系活性誘導などは、報告を受けてこの妥当性が検討された利益である。*注目情報*「解毒のための食事」を参照。

食事制限をしており健康には大きな問題がない成人には、最初の一歩としてマイプレートおよびDGA（アメリカ人のための食生活指針）の推奨事項を満たす指針が有用である。この指針は、果物、野菜（豆類を含む）、穀物（全粒穀物を中心に）、種子、ナッツの摂取量を増やすことを基準としている。このうちの数種類には、主要栄養素による利益に勝る成分がある。この成分のほとんどが食事性の機能増進物質と考えられており、植物性食品に含有されている。

植物由来機能性物質（ファイトケミカル）または植物栄養素（*phyto*はギリシャ語で「植物」の意味）は、植物性食品に含有される天然の化学物質で生物学的な活性がある。植物由来機能性物質は、植物の天然の防御機構として働き、微生物の侵入または感染を防御する。また、色や香り、風味があり、2000以上の植物色素が確認されている（図20-2参照）。この中にはフラボノイド、アントシアニン、カロテノイドがある（第4章参照）。グレープジュースと赤ワインのレスベラトロールも注目されている。*注目情報*「アルコールは機能性食品？」を参照。植物栄養素は人が摂取しても、体内で抗酸化作用、解毒作用、抗炎症作用として働く可能性がある。

大豆は良質のタンパク質以上の栄養価のある食品の一例である。大豆製品または大豆成分の健康上の利益としては、心疾患およびある種のがんのリスク低下と閉経後女性の血管運動性症状（ほてり）の軽減がある。植物としての大豆そのものにはコレステロールがなく、植物性エストロゲンであるイソ

◎ 注目情報

アルコールは機能性食品？

ある特定の集団には、適度なアルコール摂取に何らかの有益性がある。どの程度の生活習慣であれば有益であるのかは明確ではない。アルコール飲料の摂取量が増大すると、全体的な食事の質が低下するということは明らかになっている（Breslow, 2010）。しかし、微量から適量のアルコール摂取により、心血管疾患（CVD）のリスクが低下している。この有益性は、年齢、性別、喫煙、BMIなどの他のCVD危険因子とは独立的であるように考えられる。心疾患のリスクのある55歳以上の女性と45歳以上の男性は、これが最も有益となる集団である（USDHHS, 2006）。成人前期では、アルコールによる事故が増大して有益性が相殺されてしまう。

赤ワイン（特にピノノワール）に含まれるポリフェノールには予的効果がある。ワインを楽しむときのエネルギー摂取の仕方が一つの要因であり、このため生活習慣の調査が行われている。たとえば、デンマークでスーパーマーケットの商品350万点を対象に実施された調査では、ワイン購入者はビール購入者よりも、果物、野菜、オリーブ、低脂肪チーズの購入が多かった（Johansen et al., 2006）。『フレンチパラドックス』として知られるフランス人の高いワイン摂取量と地中海料理の組み合わせも効果があることがわかっている。

最良のアドバイスとは、文献に基づき慎重に進められるものである。未成年者は飲酒をしないこと、飲酒には責任を持つこと、健康的な食事を食べながら飲むこと、健康やライフステージ（妊娠中または母乳授乳中には飲酒できない）、薬物治療においては医学的に可能であることが重要である。「適量」とは、女性では1日に1杯、男性では1日に2杯までと定義されている。「1杯」とは、通常のビールでは360mL、ワインでは150mL、40度の蒸留酒では45mLと定義されている。

注目情報

解毒のための食事

L・キャスリーン・マハン（L. Kathleen Mahan, RD, CDE）
シーラ・ディーン（Sheila Dean, DSc, RD, CDE）

　解毒するために食事をして最適な健康を得ようとする現在の考え方は、体の保護、維持、再生のために食品を選択する体系を基礎にしている。身体は、消化器系、肺、皮膚など天然のバリアにより生体異物（体外から混入する物質）から保護されている。有害かもしれない物質、あるいは有害かどうかわからない物質がバリアを貫通すると、一連の代謝反応である体内の解毒系が働き始め、生体異物、薬物、毒素の有害な作用を低減させる。

　毒素とは、大気中または水中の化学物質や汚染物質、さらに食品添加物、薬物など、体外由来（「生体異物」または「外因性毒素」とも呼ばれる）のものである。ホルモン代謝最終産物、細菌生産物をはじめとする分子化合物として、体内で発生することもある（「内因性毒素」と呼ばれる）。以上の化合物が長期的に存在することにより、組織に損傷を与えたり、望ましくないアンバランスを招いたりする。

　解毒作用の過程では、古典的には「第1段階」と「第2段階」の2段階で生じ、それぞれに幅広い特異性を持つ一群の酵素がかかわる。第1段階の反応は、きわめて広い基質特異性を持つアイソザイムのスーパー遺伝子ファミリー、シトクロムP450（CYP450）によって特異的に触媒される。第1段階の反応により生じる物質は、組織の損傷をもたらす活性代謝中間体または活性酸素種であることが多い。第2段階の反応とは一般に、第1段階の代謝中間体の活性部位に水溶性基が結合することにより、この中間体を排出できる最終産物に変換する過程である。第1段階と第2段階のいずれかのみで毒素が直接変換される場合もある。この二つの段階にはそれぞれ特徴があり、代謝中間体の存在量を減少させて効果的な解毒作用を完了するように、両者をバランスよく機能させることが不可欠である。

　解毒作用の75%が肝臓で生じるが、残りのほとんどは腸粘膜の壁で生じる。このほか少数パーセントが別の組織で生じる。このため、肝臓が解毒作用の部位と考えられるが、胃腸の上皮組織が生体異物の最大負荷に対する最初の体内の障壁となっていることから、当然、消化管も解毒には重要な役割を果たしている。

　大きな障壁である消化管を綿密に考察することにより、身体を保護する系の潜在能力を見ることができる。体内のリンパ系組織の半分以上が消化管を取り巻いている。この腸管関連リンパ組織（Gut-associated lymphoid tissue [GALT]）は体内の抗体のほぼ70%を産生し、体内で最大のリンパ球数が存在する。細菌とウイルスの吸収を阻止するのがGALT免疫グロブリンである。分泌性免疫グロブリンAは消化管の主要免疫系の一部で、大腸菌（Escherichia coli.）などの細菌の酵素と毒素を直接不活性化することが報告されている。

　解毒作用に関連する食品と栄養素のメカニズムが調べられているが、植物由来機能性物質とともに、酵素系を構築および支持する従来の栄養素がもっと多くかかわっていることが示唆されている。アブラナ科の野菜に含有されるスルフォラファンなどのイソチオシアネート、ニンニク、タマネギなどネギ科に含有される有機硫黄化合物、プレバイオティクス（大腸に常在する細菌の増殖を誘導する非消化性の食品成分）に含有される成分、微生物であるプロバイオティクスは、予防と治癒における解毒作用に効果を発揮する食品の選択肢の一部である。

　解毒作用を高める植物由来機能性食品含有食品は以下のとおりである。

- 第2段階の酵素の効果促進のために、アブラナ科の野菜（キャベツ、ブロッコリー、コラードグリーン、ケール、芽キャベツ）を1日に1カップ（240mL）以上。
- やはり第2段階の酵素促進のためにニンニク2, 3かけ
- 朝にカフェイン抜きの緑茶。
- ニンジン、セロリ、コリアンダー、ビーツ、パセリ、ショウガなどを入れた生野菜のジュース。
- ゴボウ、タンポポ根、ショウガ、カンゾウ根、サラサパリラ根、カルダモンシード、桂皮などのハーブを混ぜて作ったハーブティー。
- 良質の硫黄含有食品。卵または乳清タンパク質、ニンニク、タマネギ。
- 柑橘類の果皮に含有されるリモネン、このほかにキャラウェイ、ディルの油。
- 第1段階の酵素の働きを促進するブドウ類、ベリー類、柑橘類の果物に含有されるバイオフラボノイド。
- タンポポの葉には、肝臓の解毒作用を助け、胆汁分泌を高め、尿流量を増やす作用がある。
- セロリには尿流量を増やし、解毒作用を助ける作用がある。
- コリアンダーには重金属除去を助ける作用がある。
- ローズマリーには、解毒酵素を強力に活性化させるカルノソールが含有されている。
- クルクミノイド（ターメリックとカレー）には、抗酸化作用と抗炎症作用がある。
- 緑黄色野菜とウィートグラスにはクロロフィルが含有されている。

出典：
Hyman M: Systems biology, toxins, obesity, and functional medicine in managing biotransformation: the metabolic, genomic, and detoxification balance points, The Proceedings from the 13th International Symposium of The Institute for Functional Medicine, Gig Harbor, Wash, 2006, Institute of Functional Medicine.
Lyon M et al: Clinical approaches to detoxification and biotransformation. In Jones DS, editor: Textbook of functional medicine, Institute for Functional Medicine, Gig Harbor, Washington, 2006.

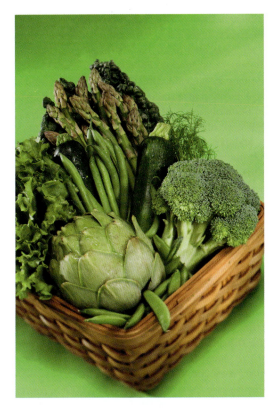

図20-2 野菜に含まれる植物由来機能性物質は、体内で強力な抗酸化作用、解毒作用、抗炎症作用を発揮する。
写真提供：© 2011 Photos.com a division of Getty Images. All rights reserved.

フラボンを含有している。1999年、米国食品医薬品局（Food and Drug Administration [FDA]）は、大豆の食品強調表示を認可したが、これは心疾患リスクを低減させる可能性への認可であった（Food and Drug Administration, 1999）。この認可基準は、1サービング中に大豆タンパク質6.25gが含有され、1食分当たりの脂質（3g未満）、飽和脂質（1g以下）、コレステロール（20mg未満）の含有量が低く、ナトリウム含有量が480mg以下、オードブルであれば720mg以下、食事であれば960mg以下である。2006年1月、米国心臓協会（AHA）は、大豆タンパク質がイソフラボンとともに血清コレステロールに及ぼす影響に関して実施された無作為化比較対照試験22件を再検討し、その結果を発表した（Sacks et al., 2006）。検討委員会によれば、大豆タンパク質とイソフラボンによる更年期障害の血管運動性症状緩和は認められず、HDL（高比重リポタンパク質）コレステロールまたはトリグリセリドの濃度に有意な効果がみられなかった。この論争により、栄養価が従来の食事で摂取される濃度を超える食品または食品成分を用いる試験では、こうした問題が生じることが示された（Maskarinec, 2005）。

大豆タンパク質のFDA強調表示基準を満たす食品には、表示義務によって表示されたプラスの栄養プロファイルがあり、適量の大豆食品を取り入れれば、がん患者にとってもバランスの良い食事になり得る（Maskarinec, 2005）。米国がん協会（American Cancer Society [ACS]）では、がん患者は

臨床シナリオ

リーは35歳の女性。夫と12歳の娘と都市近郊に住んでいる。身長は175cm、現在の体重は74.3kgである。過去2年間に体重が4.5kg増加した。最近になって、近隣で開催された健康フェアで血糖値と血圧の検診を受けたところ、正常範囲ではあるが1年前よりも高くなっていた。心疾患と糖尿病の家族歴があり、自分の体重増加には問題があると気づいている。最近、祖母が大腸がんで亡くなった。リーも夫もフルタイムで働いており、二人のスケジュールに娘のスケジュールが重なり大変忙しい。リーは料理も買い物も全部行っているが、ほとんどの昼食と週に2回以上の夕食は外食（ファストフードか持ち帰り食品）だった。二人は定期的な活動も運動もしていない。健康保険は自己負担の大きな最小限の保険にかかっている。そのため、日常的には診療を受けていない。

リーは主治医に予約を取り、栄養相談を申し込んだ。そこで、登録栄養士に前日の食事内容を書き出して提出した。リーの提出した食事内容は以下のとおりである。

朝食：ベーグルに卵とソーセージをのせたものとコーヒー。
午前半ば：自動販売機の低脂肪スナックバーとコーヒー。
昼食：ロールパンのダブルチーズバーガー、ラージサイズのフライドポテト、ダイエットソーダ。
夕食：鶏肉と米のキャセロール（オーブン煮込料理）、トウモロコシとレタスのサラダ、ダイエットランチドレッシング。
夜食：アイスクリームを1皿。

栄養診断

1. 定期的な運動をしていないことと4.5kgの体重増加から明らかであるように、生活習慣の問題により身体の活動が少ない。
2. 食事歴では、高脂質の食品を毎回の食事に摂取し、果物または野菜の摂取が毎日平均1種類であることから明らかなように、脂質の摂取量が高く、果物と野菜の摂取量が低いという望ましくない食事をしている。

栄養管理に関する質問

1. 栄養士が容易に特定できる生活習慣の要因と栄養学的要因を述べよ。
2. 予防関連の献立を作るためには、リーの食事にどのような食品を取り入れる必要があるだろうか。
3. 必ず1回は自宅で食事をするパターンや、朝食、昼食、夕食を外食にするパターンなど、食事パターンを設定し、推奨できる食事の見本を二つ述べよ。

1日に3サービングまで安全に摂取できるとの結論に達した（American Cancer Society, 2010）。大豆は動物タンパク質の代替として用いることでき、飽和脂肪の摂取量を低くすることができるが、LDL（低比重リポタンパク質）コレステロールをはじめとする心血管系の危険因子を低下させる療法として推奨されているわけではない（Lichtenstein et al., 2006）。大豆そのものを食事の一部として適度に摂取し続けることにより、疾病予防と健康増進の働きをする（Messina, 2009）。

機能性成分と機能性食品の課題を考慮せずに食生活指針を策定することはできない。現時点では、食品成分を分離して商品として売り出すよりも、栄養素および潜在的な機能増進物質をパッケージにした食品と最初の栄養源としての食物を中心とする考え方が支持されている（図20-2参照）。概観すると、健康増進の可能性を形作るのは、個人の健康状態、生活習慣の選択、さらに遺伝であるが、食事の強化は、国民が健康増進の持続に関心を持ち、その方向へ進むための一つの手段である。

ウェブサイトの有用情報

America on the Move
https://aom3.americaonthemove.org/default.aspx

American Dietetic Association
http://www.eatright.org/

Centers for Disease Control and Prevention Health
http://www.cdc.gov/women/
http://www.cdc.gov/men/
http://www.cdc.gov/nchs/hdi.htm

Dietary Guidelines for Americans
http://www.dietaryguidelines.gov

Food and Agriculture Organization
http://www.fao.org/

Healthy People 2010
http://www.healthypeople.gov/hp2020/Objectives/TopicAreas.aspx

Institute of Medicine
http://www.iom.edu/

Flax Council of Canada
http://www.flaxcouncil.ca/

U.S. Department of Agriculture: Agricultural Research Service
http://www.ars.usda.gov/

U.S. Department of Agriculture: MyPlate
http://www.chooseMyPlate.gov/

U.S. Department of Health and Human Services: Small Steps
http://www.smallstep.gov/

Wellness Councils of America
http://www.welcoa.org/

引用文献

American Cancer Society. Accessed March 2010 from www.cancer.org.

American Dietetic Association (ADA): *Nutrition and you: trends 2008*, Chicago, 2008, American Dietetic Association.

American Heart Association, American Stroke Association: *A nation at risk: obesity in the United States*, Stanford, Calif, 2005, Robert Wood Johnson Foundation.

Barrett-Connor E, Laughlin GA: Hormone therapy and coronary artery calcification in asymptomatic postmenopausal women: the Rancho Bernardo Study, *Menopause* 1(1):40, 2005

Breslow RA, et al: Alcoholic beverage consumption, nutrient intakes and diet quality in the US adult population, 1999-2006, *J Am Diet Assoc* 110:561, 2010.

Centers for Disease Control and Prevention (CDC): *Chronic disease prevention and health promotion*, 2010. Accessed 20 January 2010 from http://www.cdc.gov/nccdphp/overview.htm.

Centers for Disease Control and Prevention (CDC): *Data 2010: The Healthy People 2010 database*, 2006a. Accessed 1 April 2010.

Centers for Disease Control and Prevention (CDC): *Health data interactive*, 2009a. Accessed March 2010 from http://www.cdc.gov/nchs/hdi.htm.

Centers for Disease Control and Prevention (CDC): *Leading causes of death in females: United States*, 2006b. Accessed March 2010 from http://www.cdc.gov/women/lcod/.

Centers for Disease Control and Prevention (CDC): *Leading causes of death in males: United States*, 2006c. Accessed March 2010 from http://www.cdc.gov/men/lcod/index.htm.

Centers for Disease Control and Prevention (CDC): *National vital statistics report: deaths: final data for 2006*, 2009b. Accessed March 2010 from http://www.cdc.gov/nchs.

Craig WJ, et al: Position of the American Dietetic Association: vegetarian diets, *J Am Diet Assoc* 109:1266, 2009.

Dornblaser L: *Trends in the food industry*, Chicago, 2006, Food Marketing Institute (FMI) Trade Show.

Food Research and Action Center (FRAC): *Hunger and poverty statistics: hunger in America.* Accessed March 2010 from http://feedingamerica.org.

Food and Drug Administration (FDA): *Qualified health claims: withdrawn soy protein and cancer*, 1999. Accessed 7 October 2005 from http://www.cfsan.fda.gov/~dms/lab-qhc.html.

Harris Interactive Poll, Gullo K, editor: *Healthcare news: Healthy eating messages appear to be resonating with consumers, according to new Harris interactive survey*, Rochester, N.Y., 2006, Harris Interactive. Accessed 15 May 2007 from http://www.harrisinteractive.com/news/allnewsbydate.asp?NewsID51039.

Hasler CM, et al: Position of the American Dietetic Association: functional foods, *J Am Diet Assoc* 109:739, 2009.

Institute of Medicine (IOM): *Examination of front-of-package nutrition rating systems and symbols.* Accessed March 2010 from http://www.iom.edu/Activities/Nutrition/NutritionSymbols.aspx.

Institute of Medicine (IOM), National Academy of Sciences (NAS): *Dietary reference intake (DRI) series*, Washington, DC, 1998-2004, National Academies Press.

International Food Information Council (IFIC): *Background on functional foods, IFIC Foundations.* Accessed 12 June 2010 from http://www.foodinsight.org/Resources/Detail.aspx?topic=Background_on_Functional_Foods.

International Food Information Council (IFIC): *Food & health survey: consumer attitudes toward food, nutrition & health: a benchmark survey 2009*, Washington, DC, 2009. Accessed March 2010 from http://www.foodinsight.org/.

Johansen D, et al: Food buying habits of people who buy wine or beer: cross sectional study, *Br Med J* 332:519, 2006.

Lichtenstein AH, et al: Diet and lifestyle recommendations revision 2006: a scientific statement from the American Heart Association Nutrition Committee, *Circulation* 114:82, 2006.

Lloyd-Jones DM, et al: Defining and setting national goals for cardiovascular health promotion and disease reduction, *Circulation* 121:586, 2010.

MacLennan AH, et al: Hormone therapy, timing of initiation, and cognition in women older than 60 years: the REMEMBER pilot study, *Menopause* 13:28, 2006.

Marra MV, Boyar AP: Position of the American Dietetic Association: nutrient supplementation, *J Am Diet Assoc* 109:2073, 2009.

Maskarinec G: Commentary: soy foods for breast cancer survivors and women at high risk for breast cancer, *J Am Diet Assoc* 105:10, 1524, 2005.

Maslow A: *Motivation and personality*, ed 2, New York, 1970, Harper.

Messina M, et al: Report on the 8th International Symposium on the Role of Soy in Health Promotion and Chronic Disease Prevention and Treatment, *J Nutr* 139:796S, 2009.

Miller GD, et al: It is time for a positive approach to dietary guidance using nutrient density as a basic principle, *J Nutr* 139:1198, 2009.

National Center for Health Statistics (NCHS): *Health, United States, 2004 with chart book on trends in the health of Americans*, Hyattsville, Md, 2009, NCHS.

National Institutes of Health (NIH), Office of Dietary Supplements (ODS): *Dietary supplement fact sheet: B6*, 24 August 2007. Accessed May 2010 from http://ods.od.nih.gov/factsheets/vitaminb6.asp.

Sacks F, et al: Soy protein, isoflavones, and cardiovascular health: an American Heart Association Science Advisory for Professionals from the Nutrition Committee, *Circulation* 113:1034, 2006. Accessed 15 May 2006 from http://www.circulationaha.org.

Sandoval DA, et al: The increasing risk of poverty across the American life course, *Demography* 46:717, 2009.

Sloan AE: Top 10 functional food trends, *Food Technol* 60(4):22, 2006. Accessed 15 May 2006 from www.ift.org.

Stuebe AM, et al: Duration of lactation and incidence of type 2 Diabetes, *JAMA* 294:2601, 2005.

Thompson A: *FDA working to replace misleading food labels*, Live Science. Accessed March 2010 from http://www.livescience.com/health/food-labels-100314html.

U.S. Department of Agriculture (USDA), Economic Research Service (ERS): *Food CPI and expenditures*. Accessed March 2010 from http://www.ers.usda.gov/Briefing//CPIFoodANDEspenditures/, http://www.ersusda.gov/Briefing//CPIFoodAndExtpenditures/overview.htm.

U.S. Department of Health and Human Services (USDHHS): *Healthy People 2010*. Accessed March 2010 from http://www.healthypeople.com.

U.S. Department of Health and Human Services (USDHHS): *Small steps: a web-based wellness program*, April 2006. Accessed 1 April 2006 from http://www.smallstep.gov.

U.S. Department of Health and Human Services (USDHHS): *Dietary Guidelines for Americans, 2010*. ed 7, Washington, DC, December 2010, U.S. Government Printing Office.

Wellness Councils of America (WELCOA): *The 7 benchmarks of success*, Omaha, Nebr, 2009, WELCOA. Accessed March 2010 from http://www.welcoa.org/.

World Health Organization (WHO): *Progress on health-related millennium development goals (MDGs)*, Copenhagen, May 2009, WHO. http://www.who.int/whosis/whostat/2009/en/index.html, accessed March, 2010.

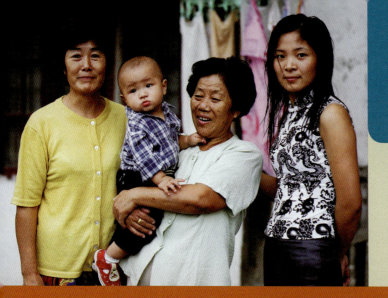

第21章

ナンシー・S・ウェルマン
(Nancy S. Wellman, PhD, RD, FADA)
バーバラ・J・カンプ
(Barbara J. Kamp, MS, RD)

高齢期の栄養

重要用語
胃酸減少症 (achlorhydria)
日常生活動作 (activities of daily living [ADL])
加齢性黄斑変性 (age-related macular degeneration [AMD])
生活介護施設 (assisted living communities [ALC])
団塊の世代 (baby boomer)
白内障 (cataract)
糖尿病網膜症 (diabetic retinopathy)
味覚異常 (dysgeusia)
嚥下障害 (dysphagia)
生活機能 (functionality)
老年医学 (geriatrics)
老年学 (gerontology)
緑内障 (glaucoma)
居宅・地域高齢者介護サービス (home- and community-based services [HCBS])
嗅覚減退 (hyposmia)

手段的日常生活動作 (instrumental activities of daily living [IADL])
MDS方式 (Minimum Data Set [MDS])
包括的予算調整法 (Omnibus Reconciliation Act [OBRA])
1パーセントの機能低下 (one percent rule)
多剤服用 (polypharmacy)
褥瘡 (pressure ulcers)
加齢性難聴 (presbycusis)
生活の質 (quality of life)
インターライ方式 (Resident Assessment Instrument [RAI])
筋肉減少症 (sarcopenia)
サルコペニア肥満 (sarcopenic obesity)
セダンタリー・デス・シンドローム (sedentary death syndrome [SeDS])
老化現象 (senescence)
高度看護施設 (skilled nursing facility [SNF])
超長寿者 (supercentenarians)
口腔乾燥症 (xerostomia)

高齢者の人口

　アメリカの高齢者は、これまでよりも長く健康的で活動的に元気な人生を送っている。平均寿命が20世紀より30年長くなった。今日では、生後平均77.9歳まで生きられることが予想される。65歳になった女性はさらに19.9歳生き、男性では17.2歳生きられる。65歳を超える高齢者は、2020年までに約4000万人から5500万人へ、人口の13％から20％へ増加する。最も増加が速いのが、85歳を超える高齢者で、現在は約600万人で2020年には約700万人に増える。少数民族の高齢者数も高齢者全体の20％から24％に増加すると予想される (U.S. Administration on Aging [USAoA], 2010) （図21-1および21-2を参照）。

　2030年までに高齢者数が学齢期小児の数を超えると予想される州は、フロリダ州、ペンシルバニア州、バーモント州、ワイオミング州、ノースダコタ州、デラウェア州、ニューメキシコ州、モンタナ州、マサチューセッツ州、ウェストバージニア州の10州である。ほんの数年前には、65歳以上の人口が18歳未満の人口より多い州はなかった。団塊の世代（ベビーブーマー）の最年長者が80歳代に入る2030年までに、26の州で65歳以上の高齢者が倍増する。65歳以上の人口増加は、アメリカ全体の人口増加の3.5倍に匹敵する。この人口統計の推移

には、社会的、経済的、政治的に計り知れない意味がある（He, 2005）。

女性は男性より寿命が長い。65歳以上の女性／男性比は136対100で、85歳以上になると216対100になる。高齢男性の72％以上に伴侶がおり、伴侶がいる女性は42％にとどまる。75歳を超える女性の半数は一人暮らしで、亡くなるまで伴侶がいるのは男性が多く、女性のほとんどが亡くなるときには伴侶がいない。

高齢者の分類

自分より高齢の人は必ずいるもので、「年寄り」とみなすのはその人の年齢によるところが大きい。子供たちから見れば、20歳代、30歳代の両親が年寄りとみなされる。今日では、白髪やしわ、65歳の引退はもはや「年寄り」ではない。しかし、連邦政府の多くのプログラムでは、「高齢者」とする最少年齢は65歳である。米国国勢調査局は、この幅広い年齢層の集団を、65～74歳の「前期高齢者」、75～84歳の「高齢者」、85歳以上の「後期高齢者」の階層に分類している。今日では90歳代を「新高齢者」とする考え方もある。100歳以上の人々（百寿者）は、今日では10万人を超え、もう珍しい存在ではなくなっており、しかもその多くが自立した生活をしている。*注目情報*「ブルーゾーンにおける百寿者の生活」参照。

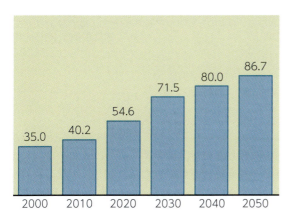

図21-1 65歳以上の人口 2000～2050年
注：このデータは国内在住者の人口である（単位は百万人）。
出典：He W et al: U.S. Census Bureau, current population reports, P23-2, 09 65+ in the United States: 2005, Washington, DC, 2005, U.S. Government Printing Office.

老年学＋老年医学＝加齢の研究領域

老年学とは、生物学、心理学、社会学の要素からなる正常な加齢に関する研究である。**老年医学**とは、加齢により生じることの多い慢性疾患の診断および治療の研究である。病院では医学的栄養療法が普及しているが、病院での栄養管理は、健康増進、リスク低減、疾病予防に努力している自治体や自宅でも実施されている。

◎ 注目情報

ブルーゾーンにおける百寿者の生活
ジャニス・M・レイモンド（Janice M. Raymond, RD, MS）

アメリカや日本などの先進国では、高齢者の中でも百寿者が最も速いペースで増加している。世界中では、この数が45万人と推定されている。米国国勢調査局では、2009年には約65,000人で、2050年までに100万人を超えると推定している。全体の高齢者と同様に、百寿者も85％が女性である。110歳を超える新たな集団、**超長寿者**も調査対象にできる程増加している。

きわめて長寿である集団には、どのような知見があるのだろうか。一般に、百寿者は機能低下が遅延する。また、慢性疾患を発症しないか、発病しても晩年になる傾向にある。日本の南方、沖縄県の寿命についての記録が多く残されている。現在実施されている沖縄百寿者研究（Okinawa Centenarian Study）では、カロリー摂取量が低いと有害なフリーラジカルの産生が少ないことが示唆されている。活動的な生活習慣、生活のストレスと闘う自然の能力、さらに遺伝的素因に、この食生活が加味されれば、これが有利に働いて健康的かつ活動的に長寿を全うできる。

Buettnerら（2008）は米国国立老化研究所（National Institute on Aging）と共同で、人々が長寿で比較的健康に生活している地域を世界中から特定するための調査を実施した。調査では、100歳の人口がアメリカの10倍の比率に達している地域を「ブルーゾーン」と呼んだ。ブルーゾーンの一つが沖縄であった。このほか、コスタリカのニコヤ半島、イタリアのサルディーニャ島がある。カリフォルニア州のロマリンダの市民はアメリカで最長の寿命を誇っている。いずれの地域にも食事に関して共通した特徴があり、動物性タンパク質がきわめて少なく、果物、野菜、豆類、ナッツを4～6サービング摂取していることがわかった。だが、賢明な食生活は、長寿に良いとされるもののごく一部でしかない。この地域の住民は喫煙をせず、日常には定期的に軽度の運動の類い（園芸、散歩など）をしている。人生に明確な目標があり、精神的に満たされ、社会的に絆が強い。

ニューイングランド百寿者研究（New England Centenarian Study）では、90歳以上でも多くの人が自立できる機能があるという特徴がみられた。このほかに重要な因子としては、百寿者には肥満の人がほとんどおらず、喫煙も飲酒もほとんどしない。百寿者の50％以上では、やはり両親も祖父母もきわめて長寿で、大変長寿の兄弟や姉妹も多い（Boston University School of Medicine, 2010）。

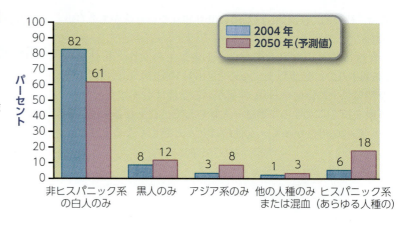

図21-2　性別、人種、ヒスパニック系出身などにより貧困状態にある65歳以上の人口比率。
注：「非ヒスパニック系の白人のみ」に含まれるのは、他の人種欄に何も書かず白人と非ヒスパニック系の回答欄にチェックした人である。「黒人のみ」に含まれるのは、黒人またはアフリカ系アメリカ人の回答欄にチェックし、他の人種欄には何も書かなかった人で、「アジア系のみ」に含まれるのは、人種としてアジア系とのみ回答した人である。
対象集団：本データは国内在住者を対象としている。
出典：*U.S. Census Bureau: Population estimates and projections, 2000.*

健康増進と疾病予防における栄養

　加齢における栄養ケアは疾患管理または医学的栄養療法だけではない。健康的な生活習慣と疾病予防が重視されるようになって、扱う範囲が広がっている。あらゆる年齢で適切な食事と運動を増やすことを重視しなければ、高齢者の年齢が上がるにつれて医療費が大幅に上昇する。つまり、栄養摂取に力を注ぎ、健康を増進し疾患を予防することに、決して遅すぎることはないのである。アメリカの高齢者は、他の年齢層以上に健康と栄養の情報を求め、自立性と生活の質を維持するよう変わりつつある。自己管理の内容を改善する手助けを求めていることが多い。もっと健康的に食べ、安全に運動し、意欲を失わない方法を求めている。

　栄養には3段階の予防対策がある。「一次予防」とは、健康増進と疾病予防における栄養が中心である。健康的な食事に運動を組み合わせることが等しく重要である。

　「二次予防」とは、生活機能と生活の質を維持するために、慢性栄養関連疾患の進行のリスクを低減させたり遅らせたりすることである。能力低下や依存性に相対する健康について語る際に、「運動（exercise）」という言葉はそぐわず、「身体機能改善（functionality）」が前向きな言葉としてふさわしいと考えられている。アメリカ高齢者法（Older Americans Act [OAA]）栄養支援プログラムの補助金を得て、多くの自治体が食事提供施設を設け、新たに創設される健康プログラムの登録者を受け入れている。

　「三次予防」のケアマネジメントと退院支援計画には、咀嚼や食欲の問題、食事の調整、生活機能の低下が考慮されることが多い。複雑なケースでは、栄養の問題の影響を受けることが多い。ケアマネージャーには栄養士との話し合いが有益であろう（**新たな動き**「アメリカの高齢者への医療提供によって登録栄養士の就職機会が増す」を参照）。

老化の理論

　老化を研究している老年学者により、老化の原因についてさまざまな説が展開されてきた。しかし、老化の複雑なプロセスを十分に説明できる理論は一つもない。正確な理論にするには、知見を統合し、老化の事象が生じる機序と原因を説明する必要がある。現在の理論は概して、損傷のプログラム説と蓄積説の二つのカテゴリーに分けることができる。一部の細胞の寿命が尽きて死滅しても置換されないまま、能力が低下していく。この現象は**1パーセントの機能低下**と呼ばれることがあり、ほとんどの器官系が毎年約1％機能を喪失し、これが30歳に始まる。近年では、加齢による健康減退の原因をテロメア機能不全とする理論がある。現時点では、この研究はマウスに限られている（Sahin et al., 2011）。高齢者の不均一性を説明する理論は有力なものがいくつか存在する（表21-1参照）。

生理学的変化

　老化とは正常な生物学的プロセスである。それでも、生理学的機能にある程度の低下がある。器官が年齢とともに変化する。変化の速度には個人差があり、器官系によっても異なる。正常な変化と、アテローム性動脈硬化症など慢性疾患により生じる変化とを識別することが重要となる。

　ヒトの成長期は、老化現象が始まる30歳頃に終了する。**老化現象**とは、臓器が時間とともに加齢する過程である。疾患や機能障害は加齢の避けられない要素ではない。それでも、ある程度の全身の変化が加齢の一部として生じる。この変化により、さまざまな能力や機能の低下が現れる。遺伝、疾患、社会経済状況、生活習慣などの因子が、いずれも各人の加齢の経過を決定する。実際に、外側に現れる年齢が暦年齢を反映しているとは限らず、高齢者への固定観念は排除する必要がある（図21-3を参照）。

→ 新たな動き

アメリカの高齢者への医療提供によって登録栄養士の就職機会が増す

登録栄養士（Registered dietitians [RD]）は、2000年、米国医学研究所により、「メディケア（Medicare）の健康保険が適用できる栄養療法提供者として、必要な標準教育と臨床実習を受けた唯一の資格」として認められた。登録栄養士の予測増加率は全体で15％であるが、実に70％が在宅ケアと福祉施設ケアに従事している。メディケア・メディケイド・サービスセンター（The Centers for Medicare and Medicaid Services）は、心不全、糖尿病、慢性閉塞性肺疾患などの栄養関連疾患患者向けの慢性疾患改善管理プログラムと契約をしている。登録栄養士は、メディケア改革／処方薬法（the Medicare Reform/Prescription Drug Law）の下で、医学的栄養療法を大きく拡大できることからチャンスが広がっている。

大学の栄養学科に健康的加齢に関するものはほとんどないが、妊婦と小児の健康の専門は多い。しかし、栄養関連の教科書では、老年医学的疾患と栄養失調に重点を置いている（O'Neill et al., 2005）。この新しいチャンスを生かせるように将来の登録栄養士を育成する必要がある。高齢者を対象とする仕事が急成長しており収入も多いため、栄養学の学生に推奨される。

加齢に関する知識と対処法を学んだら、さまざまな施設で高齢者や手本となる積極的な登録栄養士と触れる機会ができる。地域の食事提供施設、高齢者介護施設、生活介護施設、継続介護施設では、食事提供サービスやインターンシップの紹介、夏の学外研修の機会がある。高齢者の食料品配給の時間に合わせてフードバンクに食料を受け取りに行く手伝い、衰弱して外出できない人に食事を運ぶボランティアとの共同作業、自分一人で食べることができない高齢者介護施設入居者への食事介助はまたとない機会である。活動的な高齢者から衰弱して介助が必要な高齢者まで、さまざまな高齢者との相互作用を育む活動に、資金を提供する学生団体もある。

意図しない体重減少、脱水、褥瘡を予防するためには登録栄養士の専門知識が不可欠であることから、登録栄養士が常勤することが高齢者介護施設の質を向上させる。生活介護施設および継続介護施設では、リスクのある人が多くなり対象が広がるため仕事の機会がある。前向きな実務経験があれば、高齢者への固定観念が減り関心を持つようになる。そして、アメリカの高齢化社会の波に乗るために必要な技術を身に着けることができる。

表 21-1

老化の理論

カテゴリー	理論	詳細
プログラム説　すでに組み込まれているメカニズムがあり、老化開始の時期と死期が決まっている。	ペースメーカー理論	生まれた時に「生物学的時計」がセットされ、それぞれの時を刻み、加齢とともにねじが緩んで、やがて死を迎える。
	遺伝学的理論	寿命は遺伝により決定している。
	老化速度理論	いかなる生物でも「生きるために不可欠な物質」に限られた量があり、これが枯渇すると老化し、ひいては死に至る。
	代謝調節説	代謝が最も早い動物は寿命が最も短いと考える。
	免疫理論	細胞分裂には限られた数があり、最終的には免疫機能が制御不能となり、炎症過剰を引き起こし、これが老化や死に至らしめる。
損傷蓄積説　時間とともに全身が損傷を受ける。	架橋理論	時間とともに、タンパク質、DNAなど体内で構造を形成する分子が互いに不適切な連結、すなわち架橋を作り、可動性、弾力性、細胞透過性が低下する。
	摩耗説	細胞、組織、臓器への長年の損傷が蓄積し、やがてすり切れて、ついには死に至る。
	フリーラジカル理論	酸素ラジカルにより生じた不規則な損傷が蓄積し、細胞、組織、臓器がゆっくりと機能を停止する。
	体細胞変異説	酸化反応を引き起こす放射線などの因子により生じた遺伝子の突然変異が年齢とともに蓄積し、細胞に劣化と機能不全が生じる。

DNA：デオキシリボ核酸（Deoxyribonucleic acid）

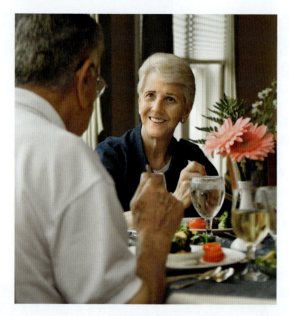

図21-3　高齢者はともに食事を楽しみながら、元気に健康的になる栄養摂取について関心を抱いている。
写真提供：© 2011 Photos.com a division of Getty Images. All rights reserved.

体組成

加齢とともに体組成も変化する。脂肪量と内臓脂肪が増加し、除脂肪量が減少する。筋肉量、筋力、筋肉機能が低下する筋肉減少症が年齢とともに生じ、可動性の減少、転倒のリスク増大、代謝率の変化により、高齢者の生活の質は大きな影響を受ける（Janssen, 2009; Thomas, 2010）。筋肉減少症は運動の減少に拍車をかけるが、体重負荷運動であれば遅いペースで行うことができる。活動が少ないと筋肉量の減少が早くかつ大きくなるが、活動的な高齢者でも軽度の筋肉減少症が認められる。現時点では、筋肉減少症の診断を確定する除脂肪量の減少量が決定されていない。筋肉量と筋力との間に密接な関係があるため、いずれの減少も重要である。30歳代までに、筋肉減少症の兆候が発見でき、この徴候の進行が約75歳以降に加速する。

サルコペニア肥満とは、脂肪組織が過剰に蓄積した高齢者の除脂肪量減少である。過剰な体重と筋肉量減少が急激に結びつき、身体活動がさらに減少する。このために筋肉減少に拍車がかかる。肥満の人の座ったままの生活習慣が顕著であると、生活の質が大きく後退する。

座位の生活習慣を送っていると、セデンタリー・デス・シンドローム（sedentary death syndrome [SeDS]）（不動性慢性疾患早世症候群）につながる可能性がある。この疾患名は大統領健康審議会（The President's Council on Physical Fitness）により名付けられたものである。この疾患は、座ったままの生活習慣によって生じ、生命を脅かす健康問題であると説明されている。「不動的生活習慣」（Sedentary lifestyle）とは、定期的な運動により健康に効果が表れる閾値に達していない非活動性のレベル、つまり1日に燃焼する熱量が200kcal未満のレベルと定義される。健康づくりに関する保健社会福祉省長官2010年見通し（The Surgeon General's Vision for a Healthy and Fit Nation 2010）では、心血管疾患（cardiovascular disease [CVD]）、高血圧、糖尿病、脂質異常症、肥満症、過体重、ひいては死亡の大きなリスクとして、非活動性の健康への影響を重視している（U.S. Department of Health and Human Services, 2010）。

適度な運動を30分以上、これを1週間に5日以上行うことが最低限推奨されているが、この推奨量を満たしている高齢者は少ない。65歳以上の高齢者で、余暇に定期的に運動をしていると回答したのは22％にとどまった（Centers for Disease Control and Prevention, 2006）。若い人よりも高齢者に非活動的な人が多く、余暇に運動をしていないと回答したのは女性が多かった。アメリカ・スポーツ医学会（The American College of Sports Medicine）は、あらゆる高齢者が定期的な運動をし、非活動的な生活習慣を避けるべきであると力説している（American College of Sports Medicine, 2009）。米国疾病管理予防センター（The Centers for Disease Control and Prevention）（2010）は高齢者の運動必要量を算定し、米国国立老化研究所（2010）では運動の手引書を発行している。

味覚と嗅覚

さまざまな年齢、程度、速度で感覚消失が生じる（Benelam, 2009; Schiffman, 2009）。感覚能力低下の原因としては、遺伝、環境、生活習慣がすべてである。味覚、嗅覚、触覚が、加齢によって変化すると、食欲が減退し、食品選択が不適切になり、ひいては栄養摂取が低下する。加齢によってある程度味覚を失う味覚異常（味覚の変化）、または嗅覚減退（嗅覚の低下）が生じるが、変化の多くは治療薬によるものである。このほかの原因としては、ベル麻痺、頭部外傷、糖尿病、肝疾患または腎疾患、高血圧、アルツハイマー病およびパーキンソン病などの神経学的疾患、亜鉛またはナイアシンの欠乏などがある。口内炎と虫歯の未治療、口腔鼻腔の不衛生、喫煙もこの感覚を低下させる。

高齢者は味覚と嗅覚の閾値が高いため、味付けが濃くなりがちで、特に塩を多く添加し、多くの高齢者に有害な影響をもたらす。味覚と嗅覚が、唾液、胃酸、膵液の分泌などの物質代謝や血漿中インスリンの増大を誘導するため、感覚刺激の低下もやはり代謝のプロセスを損ねることになる。

聴力と視力

アメリカでは、65～75歳の30～35％、75歳を超えると50％にある程度の難聴が認められる（National Institute on Deafness, 2006）。補聴器を必要としている高齢者の約4人に1人が実際に使用している。難聴に最も多い種類が加齢性難聴である。この難聴は通常、高音域（電話の呼び鈴など）で失われる度合が大きい。交通機関、建設現場、大音量の音楽、職

場の喧騒、機械音など、日常の騒音にさらされ、蓄積した作用によって内耳構造に変化が生じる。この変化は時とともに緩慢に生じ、聴力の減退に気が付かないのである。

難聴には数種類のビタミンが何らかの関与をしている。高齢者の食事には、栄養素であるビタミンB_{12}が不足していることが多く、耳鳴りの増強、加齢性難聴、聴性脳幹反応低下をもたらしている。ビタミンDは、カルシウム代謝、体液と神経の伝送、骨構造に機能を果たしていることから、難聴にも影響がある。

視力喪失は正常な加齢だけの症状ではない。しかし、年齢とともに誰でも視力に変化が現れる。ほとんどの場合この変化は小さく、メガネをかけたり、照明を明るくしたり、大きな字にすれば調整できる。30歳代で老眼鏡が必要になる人も多い。

免疫能

年齢とともに免疫能が低下し、免疫反応が緩慢になって効果が低下する。細胞内の化学的変化から細胞表面のタンパク質の種類、さらには臓器全体にわたる遺伝子変異まで、免疫系のあらゆるレベルで変化が生じる。T細胞機能とこの細胞性免疫の累進的低下が高齢者に多い感染症とがんの発症率増大をもたらす。加齢に伴う免疫能の低下のメカニズムは十分に解明されていないが、免疫機能全体に影響を及ぼす環境因子と生活習慣によるものである可能性が高い。適切な栄養状態を維持すれば適切な免疫機能を促すことができる。

口腔

口腔が不健康であることによって、食事摂取や栄養が損なわれる。歯の喪失、義歯の使用、口腔乾燥症により、咀嚼と嚥下が難しくなる。味覚と唾液分泌が低下すると、食事が楽しくなくなり煩わしくなる。フッ素水道や他のフッ素製品に恵まれなかった世代には、口腔の疾患や症状が多い。歯喪失、弛緩歯、虫歯、または義歯装着の不安定や疼痛によって、ある種の食品が食べづらくなっている。口腔に問題があると、柔らかく噛みやすい食品を選んで食べることが多く、全粒穀物、生の果物や野菜、肉類など栄養濃度の高い食品を避けるようになる。

1日に5種類以上の治療薬または市販薬の服用（多剤服用）による栄養状態への影響は重大である。通常治療薬として用いられる400種以上の薬剤が口腔乾燥の原因となる。第9章参照。栄養価の高いスープやシチュー、ソースを添加した食事、裏ごしした食事、みじん切りにした食事など、水分の多い食事に調節すれば食べやすくなる。さらに、口腔の健康に問題があれば、栄養濃度を増加させた強化食品が有益である。今日の65歳以上で天然歯が全くない人は30％にとどまり、もはや歯喪失は正常な加齢の範疇に入らない。

消化器系

消化管（gastrointestinal [GI]）のある種の変化が加齢によって生じる。こうした疾患の原因を加齢として片づけてしまわず、真の臨床的原因を突き止めるべきである。消化管の変化は口腔で始まり、栄養摂取に有害な影響を及ぼす。嚥下の機能不全である嚥下障害は、神経性の疾患と老化により生じることが多い。嚥下障害は、食品または水分が肺に入ることにより生じる感染症、誤嚥性肺炎のリスクを増大させる。濃度のある液体や食感を調整した食品であれば、嚥下障害があっても安全に食べることができる。嚥下障害食（The National Dysphagia Diet）を付録35に掲載し、食感の調整における適切なレベルを第41章でも定義する。

胃の変化も生じる。胃粘膜の機能が低下すると、潰瘍、がん、感染症など損傷への抵抗性が弱まる。炎症である胃炎により疼痛、胃排出の遅延、不快感が生じる。いずれも、カルシウム、亜鉛など栄養素の生体利用率に影響を及ぼし、骨粗鬆症など慢性の欠乏性疾患発症のリスクが増大する。

胃酸減少症は胃酸を十分に分泌できない疾患である。50歳以上の約30％に胃酸減少症がみられる。ビタミンB_{12}の吸収には、十分な胃酸と内因子が必要である。ビタミンB_{12}が肝臓に十分貯蔵されていても、ビタミンB_{12}欠乏症が生じる。この症状として、極度の疲労感、認知症、錯乱、四肢の刺痛と筋力低下が生じるが、これがアルツハイマー病をはじめとする慢性疾患に似ているために誤診されることが多い（第3章、第33章、第41章参照）。

年齢とともに憩室症の発症率が高くなる。60歳以上の半数が発症するが、臨床症状を発現するのはこのうち20％だけである。憩室症に最も共通する症状としては下腹部痛と下痢が生じる（第29章参照）。

便秘とは、通常よりも少ない排便回数、排便時の困難または過度のいきみ、排便痛、硬い便、排便不十分と定義される。高齢者は若年成人よりも便秘になることが多い。主な原因は、水分摂取の不足、運動不足、食物繊維の低い摂取量である。また、腸内での長い通過時間や麻薬などある種の薬物使用によっても生じる（第9章参照）。

心血管系

心血管疾患には心疾患や脳卒中がある。心血管疾患の影響は高齢期の死亡によって確認されることが多いが、これは加齢による疾患ではない。栄養関連疾患であり、生涯を通して摂取されてきた不健康な食事に根本的な原因がある（Neidert, 2005）。アメリカでは、あらゆる人種と民族の男女で主要死因となっている。心血管疾患における加齢による変化には大きな幅があり、喫煙、運動、食生活など環境の影響により発症する。この変化とは、動脈壁伸展性の低下、最大心拍数の低下、βアドレナリン刺激反応性の低下、左室心筋量増大、心室の弛緩遅延である。高血圧と動脈疾患の最終的な予後が慢性心不全であることが多い。慢性心不全の治療としては、ナトリウ

ム濃度の低い食事にして摂取する水分を減らすこの食事制限は、他の副作用を引き起こす可能性があり、栄養摂取量の低下を招くことが多い。高齢者のCVD（心血管疾患）管理に必要な多角的取り組みを考察するには、第34章を参照されたい。

腎臓

　腎機能の加齢による変化にはきわめて大きな幅がある。ほとんど変化のない高齢者もいれば、損傷が大きく生命を脅かす変化が現れる場合もある。クレアチニン・クリアランス値の測定による平均糸球体ろ過量は、30〜35歳以降の10年間当たりに約8〜10mL/分/1.73m^{2}低下する。この結果、血清クレアチニン濃度が上昇するため、薬剤投与量を決定する際にはこれを考慮する。腎機能低下の進行が、尿濃縮能の低下、すなわち低比重尿、ナトリウム除去またはナトリウム負荷への応答遅延、酸負荷への応答遅延の原因となる。また、脱水、利尿薬使用、治療薬、特に抗生物質によっても腎機能に影響が及ぶ。

神経

　神経学的経過には、加齢により大きな低下がみられる。認知機能、安定性、反応性、協調性、歩行、感覚、日常活動に10〜90％にわたる低下が認められる。概して脳細胞は、20〜90歳の間に体重の5〜10％失われるが、特定の病態がみられなければ、死亡するまでニューロンは全部ではないがほとんどが機能している。

　加齢による正常な減退と、疾患経過である認知症などによる能力障害とは識別する必要がある。記憶困難が、必ずしも認知症、アルツハイマー病、パーキンソン病、あるいは何らかの精神疾患を示唆するとは限らない（第41章参照）。記憶に関する多くの変化は、生理学的経過というよりむしろストレス、化学物質への曝露、食事摂取の不良など、環境因子に帰する可能性がある。しかし、70歳以上の約20％の高齢者には等しく軽度の認知機能低下がみられ、このため摂食、咀嚼、嚥下に影響が現れ、栄養失調のリスクが増大する。

一般的な健康問題

眼疾患

　アメリカでは、加齢性黄斑変性（Age-related macular degeneration [AMD]）が65歳以上の高齢者の失明の主因となっており、脳卒中のリスク増大とも関係がある（Wong, 2006）。AMDとは網膜の中心部にある黄斑の劣化である。その結果、中心視野欠損に至る。黄斑色素は2種類の化学物質、ルテインとゼアキサンチンからなる。食事に果物と野菜を豊富に取り入れれば、AMDの発症を遅らせたり、予防したりすることができる。亜鉛はAMDの発症リスクを低下させる。最後に、減量と禁煙が、AMDの進行を遅らせることができる改善因子である（Clemons, 2006）。

　緑内障は高い眼圧による視神経の損傷である。アメリカでは視力喪失の2番目に多い原因で、約300万人が罹患している。高血圧、糖尿病、心血管疾患のいずれもが緑内障リスクを上昇させる。

　白内障とは、目のレンズが白濁することである。アメリカの65歳以上の約半数では、水晶体にある程度の白濁がある。最も多い治療法は外科手術で、白濁した水晶体を除去して耐久性のある人工レンズと交換する。βカロテン、セレン、スベラトロール、ビタミンCおよびEなど抗酸化物質の含有量の高い食事が、白内障発症を遅延させる。研究ではナトリウム摂取量が高いと白内障発症のリスクが上昇している。世界中の白内障の5％が紫外線（Ultraviolet [UV]）曝露に直接起因している。UVインデックスが3以上の時には、紫外線防止サングラスが推奨される（World Health Organization, 2009）。

　糖尿病網膜症は糖尿病の合併症である（第31章参照）。糖尿病網膜症とは、網膜の血管から出血が生じ点状出血ができる疾患である。糖尿病患者がみな糖尿病網膜症を併発するわけではなく、血糖値を抑制すれば損傷から網膜を保護することができる。

　どのような形でも視力喪失は栄養状態に有害な影響を及ぼす。中等度から重度の視力喪失では、買い物に行くことも、食品を見分けることも調理や自分で食べることも難しくなる。

うつ病

　精神的変化がうつ病として発現することが多く、その程度は個人差が大変大きい。高齢者のうつ病は、心疾患、脳卒中、糖尿病、がん、悲しみやストレスなどの状態が原因であることが多い。高齢者のうつ病は、症状がほかの医学的疾患と混同されて、見過ごされたり誤診されたりすることが多い。うつ病を治療しないと高齢者に深刻な影響が生じる。食べることを含めて、生きる楽しさの消失、他の疾患の悪化、免疫機能の低下が生じる。食欲は減退し、体重の減少、疲労感が生じる。栄養管理はこの状態へ対処するために重要な役割を果たす（第42章参照）。患者が最もよく食べる時間に、栄養とカロリー濃度の高い食品、多めの飲料、食感を調整した食事、好みの食品などを与えると大変効果的である。併存症が多剤服用や薬物-薬物相互作用の懸念につながり、医療提供者が抗うつ薬の処方をしないとうつ病が治療されないままになってしまう。

褥瘡（圧迫性潰瘍）

　「床ずれ」「圧迫性潰瘍」とも呼ばれる褥瘡とは、皮膚とその下の組織へ通じる毛細血管の血流を圧力が妨げ続けることにより発症する。いくつかの因子が褥瘡形成をもたらすが、可動性障害および尿失禁が主なきっかけとなる。神経性疾患、昏睡状態、認知症の高齢者は圧力を緩和するために体位変換ができない場合が多い。麻痺、尿失禁、感覚消失、硬直のいずれもが褥瘡の原因となりうる。特に、栄養失調（タンパク質不足）と低栄養（エネルギー摂取の不足）が、発症段階の誘因となり、創傷治癒を遅らせる。寝たきりの高齢者またはほとんど

動かない高齢者に褥瘡が慢性的に進行している場合には、栄養状態に常に注意する。

褥瘡を把握するために、いくつか分類体系が存在する。発赤の深度と損傷が及ぶ組織のレベルに基づく褥瘡の4段階を表21-2で解説している。Thomas（2009）は創傷の栄養状態が全身の栄養状態と等しく、多職種チームが共同して治療にあたることが重要であることを示唆している。褥瘡治療のための栄養推奨項目は以下のとおりである（Doley, 2010; Thomas, 2009）。

- タンパク質摂取量の目標を1.25～2g/kg/日に設定して最適化する。
- 熱量必要量30～40kcal/kg/日を満たす。
- 創傷治癒への治療薬の効果を評価し、適応であれば栄養補助を行う。
- 微量栄養素が欠乏している場合には、これを回復させる。ただし、ルーチンの栄養補助は妥当ではない。

脆弱性と老年症候群

脆弱性または「老年症候群」（geriatric failure to thrive）の患者に頻度が高く、高齢期の悪い予後を予測できるとされる4つの症候群として、身体機能の障害、栄養失調、うつ病、認知機能障害がある。この症状は、体重減少、食欲減退、栄養不足、脱水、非活動性、免疫機能障害である。全体の機能状態を高めるのをあきらめず、容易に改善しえる原因に治療を向ける必要がある。栄養療法、特にタンパク質-エネルギー栄養失調（protein-energy malnutrition [PEM]）を改善する治療が不可欠である。

生活の質

生活の質とは、人生と環境に伴う一般的な幸福感と満足感である。健康に関連する生活の質（健康関連QOL）とは、物理的社会的環境の要素に反応できる能力と心身の健康に対する個人的感覚である。健康関連QOLの評価には、一般にも疾患に特定しても、共通の指標や尺度を用いることができる。高齢期は健康問題を伴うことが多く生活機能が低下するため、生活の質の課題が重要になってくる。

生理的、精神的、社会的な生活の質には、食事と栄養が寄与する。栄養関連の生活の質を評価するには、医学的栄養療法を受ける個人の生活の質の成果を記録する。高齢者介護施設では、入居者の食事を改善して生活の質を高める効果的な戦略が十分に確立されているが、もっと広く実践されてもよい（Kamp et al., 2010; Neidert, 2005）。

生活機能

「生活機能」と「機能状態」とは、歩行などの身体の能力と能力限度を説明するために用いられる言葉である。生活機能とは、セルフケア、自己維持、身体活動を行う能力であり、自立性および生活の質と関連がある。高齢者の機能障害の割合は低下しているが、実際に機能に障害があると考えられる高齢者の数は、高齢者集団の規模が大きくなるのに伴い増加している。日常生活動作（activities of daily living [ADL]）（排泄、入浴、食事、更衣）と、手段的日常生活動作（instrumental activities of daily living [IADL]）（金銭管理、買い物、電話の使用、地域での移動、家事、食事の準備、薬の正しい服用をはじめとする日常生活に必要な自立的な活動）などの能力限度が、身体機能のモニタリングに用いられる。

多くの栄養関連疾患が高齢者の機能状態に影響を及ぼす。栄養摂取不足は筋肉量と筋力の減少を加速させ、日常生活動作に悪い影響を与える。栄養関連慢性疾患の高齢患者では、身体機能の障害により能力低下が大きく、有病率と高齢者介護施設への入居率、さらに死亡の割合が高い。

体重の維持

肥満

アメリカでは、過去25年間、あらゆる年齢で肥満症有病率が増大しており、高齢者も例外ではない。肥満率は75歳以上よりも65～74歳の高齢者が高い。肥満症は死亡率を高め、2型糖尿病、心疾患、高血圧、関節炎、脂質異常症、がんなど、多くの慢性疾患の一因となっている。肥満は身体機能の低下を進行させ、脆弱性を高める。過体重と肥満はIADLの低下をもたらす。

現在のデータによれば、高齢者では体重減量治療が身体機能と生活の質を改善し、肥満による医学的合併症を減少させる（Villareal, 2005）。したがって、肥満高齢者には筋肉量と骨量を維持する減量法が推奨される。食事、運動、行動の改善など、生活習慣の改善は最も効果的である。成人の体重減量とその維持の目標は一般の集団と同じであり、これ以上の体重増加の予防、または減量、さらに減量した体重の長期的維持を目標とすべきである。

6ヵ月間で総体重の10％を減量することを最初の目標とする。その後、維持するための戦略を実践する。食事の修正点としては、エネルギーを500～1000kcal/日減らすことである。通常の熱量摂取目標を1200～1800kcal/日とし、800kcal/日未満にしてはならない。高齢者のカロリー制限食では、栄養必要量を満たすようにすることが不可欠である。この場合には、マルチビタミンまたはミネラルサプリメントの使用と栄養指導が必要となる

低体重と栄養失調

高齢者における低体重の実際の有病率はかなり低く、65歳以上の女性の有病率が同男性の3倍になる（Federal Interagency Forum, 2008）。しかし、多くの高齢者には低栄養と栄養失調のリスクがある。高齢入院患者では40～60％が栄養不良であるか、栄養失調のリスクがあり、高齢者介護施設入居者の40～85％が栄養失調で、在宅治療患者の20～60％が栄養不良である。地域居住高齢者の多くは、1000kcal/日

表 21-2

褥瘡の深達度と栄養の推奨量

深部組織損傷の疑い
圧力または剪断応力（ずれ）によって生じる皮下軟部組織損傷により、創傷のない皮膚に紫色または褐色に変色した部分が限局するか、あるいは血疱が生じている。この部位は、疼痛があり、弾力はあるが柔らかく、浸潤しており、温度が高い場合も低い場合もある。この症状が隣接する組織へと広がる。肌の色が黒い人では、深部組織損傷に気づきにくい。進行すると、濃く変色した創傷床表面が薄く腫れてくる。さらに進行し、薄いかさぶたに覆われる。進行が速くなり、最適な治療を行っても下層の組織が現れる。

エネルギー：30kcal/kg体重
健康な成人の通常のタンパク質必要量は約0.8g/kg体重であるが、高齢者は1g/kg体重である。

I度
皮膚損傷はないが指で押しても白くはならず、通常、骨の突起の外側部分に限局している発赤がある。皮膚の色が黒い人では白くなる様子が見えず、発赤の色も周囲と区別がつかない。
発赤部分は隣接部位と比較して、疼痛があり、弾力があって柔らかく、温度が高い場合も低い場合もある。I度では色の黒い人では気づきにくい。「リスクがある」患者を示唆している（リスクの前兆）。

エネルギー：30～35kcal/kg体重
タンパク質：1.25～1.5g/kg体重
水分：30～33cc/kg体重。重度の腎疾患またはうっ血性心不全の患者では、場合によってこれ以下の水分にすることもある。

II度
かさぶたはなく、薄い赤色の創傷床表面に浅い開放性潰瘍があり、部分的に真皮の厚い欠損がみられる。血疱がつぶれない場合もつぶれて、開口している場合もある。
かさぶたまたは紫斑はなく、つやがあるか、あるいは乾燥した浅い潰瘍がみられる。II度の解説は、皮膚の裂傷、テープによるかぶれ、会陰の皮膚炎、皮膚の浸軟、表皮剥離には当てはまらない。
紫斑は深部組織損傷の疑いを示す。

エネルギー：30～35kcal/kg体重
タンパク質：1.25～1.5g/kg体重
水分：30～33cc/kg体重。重度の腎疾患またはうっ血性心疾患の患者では、場合によってこれ以下の水分にすることもある。

III度
皮膚組織全層にわたる欠損がみられる。皮下脂肪が見えるが、骨、腱、筋肉は現れていない。かさぶたがあるが深い組織欠損を覆っていない。ポケット形成およびトンネル形成の可能性がある。
III度の褥瘡の深達度は、解剖学的部位によりさまざまである。鼻柱、耳、後頭部、くるぶしには皮下脂肪組織がなく、この部位ではIII度でも浅いといえる。これに対して、脂肪組織が厚い部位では、III度の褥瘡がきわめて深くなる。骨と筋腱組織は見えず、直接触診することもできない。

エネルギー：35～40kcal/kg体重
タンパク質：1.5～1.75g/kg体重（注：タンパク質必要量の評価は内臓のタンパク質状態を評価したのちに行う必要がある。タンパク質が欠乏した状態でストレスを受けていると、通常2g/kg体重/日しか代謝できないことを念頭に置く）。
水分：30～33cc/kg体重。重度の腎疾患またはうっ血性心疾患の患者では、場合によってこれ以下の水分量にすることもある。創傷からの水分流出、発熱などにより水分を喪失している患者には、水分量を追加する必要がある。空気流動型ベッドを使用している場合には、蒸散による水分喪失が大きく、脱水状態になる可能性があるため、10～15mL/kg体重を追加する必要がある。
亜鉛15mgを含有するマルチビタミンであればほとんどの患者の必要を満たせる。

表 21-2

褥瘡の深達度と栄養の推奨量——続き

IV度
骨、腱、筋肉が現れる深層組織欠損。創傷床の一部に薄いかさぶたや厚いかさぶたがみられる。ポケット形成およびトンネル形成がみられることが多い。

IV度の褥瘡の深達度は、解剖学的部位によりさまざまである。鼻柱、耳、後頭部、くるぶしには皮下脂肪組織がなく、この部位ではIV度でも浅いといえる。IV度の褥瘡は筋肉と支持組織(筋膜、腱、関節包など)に及び、骨髄炎を引き起こす可能性がある。露出した骨や腱が見えるか、あるいは直接触診することができる。

深達度判定不能
全層組織にわたる欠損がみられ、褥瘡の底が、創傷床の薄いかさぶた(黄色、黄褐色、灰色、緑色、茶色)または厚いかさぶた(黄褐色、茶色、黒色)によって覆われている。薄いかさぶたまたは厚いかさぶたが剥がれ落ちて創傷の底が露出するまでは、実際の深さ、つまり深達度を判定することはできない。踵の安定した(乾燥しており、粘着性がある。破損しておらず、赤くなく、動かない)厚いかさぶたは、『天然の(生物学的)ふた』の役目を果たすので、取り除いてはならない。

- エネルギー:35〜40kcal/kg体重
- タンパク質:1.75〜2g/kg体重(注:タンパク質必要量の評価は内臓のタンパク質状態を評価したのちに行う必要がある。タンパク質が欠乏した状態でストレスを受けていると、通常2g/kg体重/日しか代謝できないことを念頭に置く)。
- 水分:30〜33cc/kg体重。重度の腎疾患またはうっ血性心疾患の患者では、場合によってこれ以下の水分量にすることもある。創傷からの水分流出、発熱などにより水分を喪失している患者には、水分量を追加する必要がある。空気流動型ベッドを使用している場合には、蒸散による水分喪失が大きく、脱水状態になる可能性があるため、10〜15mL/kg体重を追加する必要がある。
- 亜鉛15mg/日を含有するマルチビタミンであればほとんどの患者の必要を満たせるが、亜鉛の必要量がさらに高い患者もいる。
- IV度の治療が行われることが多い。

出典:National Pressure Ulcer Advisory Panel, 2007; reprinted with permission. American Dietetic Association. Consultant Dietitians in Health Care Facilities. Pocket Resource for Nutrition Assessment. 2005 Revision; 69-73.

未満しか摂取しておらず、適切な栄養状態を維持するには十分な量ではない。低栄養の原因としては、治療薬、うつ病、味覚または嗅覚の減退、口腔の不健康、慢性疾患、嚥下障害をはじめとする機能的な摂食障害がある。社会的原因は、独居、収入の減少、移動手段の欠如、食品購入・調理における能力限度である。

医療専門家がタンパク質・エネルギー栄養失調(PEM)を見落とすことは多々あることである。加齢による生理的変化だけではなく、生活状態や収入の変化など、あらゆることがPEMの一因となる。また、PEMの症状が他の疾患を引き起こすことが多く、これが見落としにつながる。多い症状としては、錯乱、疲労感、衰弱が挙げられる。低収入、肉類の咀嚼と嚥下の困難、喫煙、運動の欠如が当てはまる高齢者は、PEMを発症するリスクが高い。

PEMを減らす戦略としては、カロリーとタンパク質の摂取を高めることである。臨床現場では、経口栄養サプリメントおよび経腸栄養が用いられる。微量栄養素の欠乏により、特に女性に脆弱性がみられることが多い(Michelon, 2006)。栄養不良の高齢者に栄養補助を開始する際には、リフィーディング症候群を引き起こすリスクがあり、この評価が必要である(第14章参照)。

地域社会では、高齢者にエネルギーとタンパク質濃度の高い食事をさせる。食事制限は自由裁量にし選択肢を増やす。ソースやクリームを添加すると、カロリーを増やすことができ、食事が柔らかくなって咀嚼しやすい(Joshipura, 2009)。このほかにも、高齢者を対象とする国の食料・栄養提供サービスが受けられる。

栄養健診と評価

簡易栄養状態評価表(The Mini Nutritional Assessment [MNA])(Bauer, 2008)には健診と評価がある。略式評価表(The Short form)は、施設に入っていない高齢者の栄養失調を特定するために最も広く使用されている検査法である。評価では、6項目の質問と体格指数(body mass index [BMI])の

評価を実施し、BMIの算定が不可能であればふくらはぎの周囲長を測定する。現在のところ、略式MNAが有効である（Kaiser, 2009）。栄養の全項目を評価するには、全項目MNAが使用されている。長期間のケアでは、この方が最も広く用いられている（図4-4および4-5を参照）。

高齢者では、評価測定値がいつも正確でも評価可能というわけでもない（Morley, 2009）。加齢に伴う身体や代謝の変化によって、不正確な検査結果が出ることがある。身長、体重などの身体計測値とBMIがそれを物語っている。加齢とともに、体脂肪量が増加し、椎骨の圧縮により身長が縮む（Villareal, 2005）。直立姿勢維持不可能、寝たきり、老人性後弯症などの脊椎変形、骨粗鬆症の場合には、身長の正確な計測が難しい。指端距離（翼幅）または膝高の計測により、もっと正確な計測値が得られる（付録20を参照）。不確かな身長に基づくBMIは不正確である。正確性を期するには臨床的判断が必要となる。

体組成測定値も有効ではない。体脂肪の変化を検出するために皮下脂肪厚と上腕周囲長が用いられているが、加齢により皮膚の弾力性が低下し圧縮されるため、体脂肪重量と筋肉重量の変化を識別するには限界がある。体重の変化に対しては、体組成全体の測定値よりもこの上腕筋囲計測値のほうが正確で感度がよい。

栄養必要量

栄養素の吸収、利用、排泄が加齢による影響を受けるため、高齢者の多くに特別な栄養必要量がある（Kuczmarski and Weddle, 2005）。食事摂取基準（dietary reference intake [DRI]）では、50歳以上の集団を50～70歳と71歳以上の二つの集団に分類している。健康的な食事指標（Healthy Eating Index）によれば、アメリカの高齢者に必要なことは、全粒穀物、緑黄色野菜、豆類、牛乳の摂取を増やし、栄養濃度がもっと高い形で、つまり固形脂肪が低く、糖質が添加されていない食品を取り入れ、ナトリウムと飽和脂肪の摂取を低くすることである（Juan, 2008）。このほかの試験では、高齢者は熱量、総脂質、繊維質、カルシウム、マグネシウム、亜鉛、銅、葉酸塩、ビタミンB_{12}、C、E、Dの摂取量が低かった（参考情報21-1参照）。

高齢者の熱量必要量評価にはMifflin-St. Jeor方程式（Mifflin-St. Jeor energy equation）を用いることができる（第2章参照）。DRI表（表21-3と表紙内側の表を参照）も用いることができる。この表では、エネルギーのDRIとして、18歳男性には3067kcal/日が、同女性には2403kcal/日が提言され、19歳以降は毎年、男性ではこのDRIから10kcal/日を、女性では7kcal/日を減らしていくことが提言されている。

高齢者では、タンパク質のDRIが設定されていない。65歳以降のタンパク質最小推奨量は、1g/kg体重である（Chernoff, 2004）。新たなエビデンスでは1g/kgから最大でも1.2g/kgまでの摂取が支持されている。腎機能障害または長期にわたる

参考情報 21-1
アメリカ人のための食生活指針

高齢者のための中心的な推奨

- 健康的な体重に到達し、これを維持するために、生涯にわたりカロリーバランスを維持しましょう。健康的な食事パターンとは、ナトリウム、固形脂肪、添加糖質、精製穀物の摂取量を減らすことです。運動を増やし、動かない時間を減らすことも必要です。
- 栄養濃度の高い食品と飲料を摂取することに力を注ぎましょう。健康的な食事パターンとは、栄養濃度の高い食品と飲料に重点を置くことです。無脂肪乳または低脂肪乳のミルクや乳製品、魚介類、低脂肪の肉類や鶏肉、卵、豆類、ナッツや種子を摂取しましょう。重要な栄養素としてカリウム、食物繊維、カルシウム、ビタミンDをもっと摂取するために、野菜、果物、全粒穀物、牛乳や乳製品を取り入れましょう。さまざまな野菜、特に緑黄色野菜や豆類を食べましょう。穀物は半分以上を全粒で摂取しましょう。
- 栄養必要量は、基本的に食事によって満たしましょう。摂取量が推奨量より少なくなる栄養素があれば、必要に応じて強化食品やサプリメントを摂取すると効果的です。ビタミンB_{12}で強化された強化シリアルなどの食品またはサプリメントを摂取しましょう。これにより有益性が得られるのは、ベジタリアン対応食とDASH食（高血圧予防食）（Dietary Approaches to Stop Hypertension diet [DASH]）の食生活です。
- 健康的な食事を食べて、飲食に起因する健康被害を予防しましょう。4つの食品安全性の基本原則（衛生管理、分別保存、加熱、冷蔵）のいずれも、飲食に起因する健康被害のリスクを低減するために必要です。さらに、ある種の食品（殺菌されていない牛乳、チーズ、ジュースや、十分に加熱されていない動物性食品など）は、飲食に起因する健康被害のリスクが高いので避ける必要があります。
- **適度な飲酒** お酒を摂取する場合には、女性なら1日に1杯まで、男性なら2杯までの適量を守るべきです。また、未成年者はお酒を飲むことができません。
- 健康的な食事パターンの一環として以下の推奨基準を満たし、カロリーは必要量以内にとどめましょう。
- 食生活指針の推奨量の根拠の詳細をウェブサイト"http://www.nutritionevidencelibrary.gov/"に掲載しています。

出典：U.S. Department of Health and Human Services, U.S. Department of Agriculture: Dietary Guidelines for Americans, 2010, ed 7, Washington, DC, 2010, U.S. Government Printing Office.

糖尿病の高齢者には、0.8g/kg～1.0g/kgのほうが適切である。1日の中でタンパク質摂取を分散しても、1食分に30gを超えない量(Symons et al., 2009)を目標とすべきである。

メディケア(高齢者及び障害者医療保障制度)給付金

1965年の社会保障法により、65歳以上の高齢者と身体障害者の医療費のほとんどを保障するため、メディケア制度が策定された。しかし、連邦政府から財源が出るこの医療保険制度では、長期介護(long-term care [LTC])には医療費が全額保障されない。メディケア税と社会保障法に基づく月々の社会保障税がメディケアの財源となる。

メディケアの給付金は4つの部分に分かれて提供されている。「パートA」では、一定期間の入院費用、高度看護施設入居費の一部、ホスピス入院費用、在宅治療の一部の費用に支払われる。パートAにはほとんどの国民が保険料を支払わなくてよい。「パートB」では、月々の保険料から、医師に診療費や外来治療費などパートAで保障されない医療(理学療法や作業療法など)に対して給付金が支払われる。「パートC」では、健康維持機構(health maintenance organizations [HMO])、優先医療給付機構(Preferred Provider Organization [PPO])など、民間保険会社がメディケア受給者に健康保険プランを提供することができる。保険プランでは、パートAおよびBで本来のメディケア保障により提供される給付金と同等の給付金が支払われなければならない。パートCでは、歯科治療、眼科治療などに、HMOとPPOが給付金を補足することができる。「パートD」では、民間保険会社を通じて処方箋薬に対して給付金が支払われる。

2010年の医療改革法によりメディケアが改定されて、年1回の訪問サービスと個別の疾病予防検診に給付金が支払われ、自己負担額または保険免責額のないプランも含まれるようになった。予防医療には、危険因子に対処するための教育、相談、地域の取り組みへの紹介も含まれる。新しい法律により、2012年までに開始される自立的在宅医療実証プロジェクト(the Independence at Home Demonstration Project)の創設が義務づけられている。このプロジェクトは、医療費削減と予後の改善を目的とし、在宅患者への一次医療チームに奨励金を出し、慢性疾患のメディケア受給者に対して医師・看護師による訪問医療を試験的に実施するものである。2010年の法律では、疾患または身体能力低下の予防に妥当かつ必要と考えられる治療を健康保険の対象とするために、登録栄養士に医学的栄養療法の診療報酬を増額している。

介護施設からの移行奨励措置(メディケイドウェイバー)、第1915項(c)に準拠する居宅・地域高齢者介護サービス(Home and Community-Based Services [HCBS])により、高齢者介護施設または長期介護施設への入居を避けるか、あるいは減らすため、高齢者介護施設の適格高齢者に在宅介護が提供される。この措置の下では、州がさまざまな介護サービスを制限なく提供できる。このメディケイド・ウェイバー・プログラムでは、本来の医療(歯科治療、高度看護)と非医療サービス(食事の宅配、ケアマネジメント、環境の調整)の両方を提供できる。州には、介護を提供する高齢者の数を決定する裁量権がある。48州(ミシガン州およびユタ州を除く)とコロンビア特別区では、HCBSウェイバープログラムを通して介護サービスを提供している。現在、約287のプログラムが稼働している。

栄養支援サービス

アメリカ高齢者法に準拠するアメリカ保健社会福祉省栄養支援プログラム

アメリカ高齢者法(Older Americans Act [OAA])栄養支援プログラムとは、地域における高齢者への栄養支援プログラムで、連邦政府から補助金が拠出される最大かつ最も普及しているプログラムである。これは主に州が運営しており、連邦政府による規制がほとんどなく、州によって施策や措置に相当の幅がある。この栄養支援プログラムでは、食事提供施設での食事と宅配食(通常5日/週)、栄養の検診、指導、相談のほかにも一連の栄養支援および医療関連サービスを提供している。「食事配達サービス」と呼ばれることが多いが、これは厳密には宅配食にのみ用いられる言葉である。サービスを受ける受給者は、低所得者、高齢者、疾患患者、脆弱した高齢者で、多くは独居、少人数の同居、あるいは農村地域の居住である(USAoA, 2008)。60歳以上が対象のOAA栄養支援プログラムでは、社会的、経済的な必要性が最も高い低所得の少数民族と農村居住者に特に力を注いで成功している。OAA年間予算の半分以上が栄養支援プログラムに充てられ、1年間に食事提供施設での食事と宅配食を合わせて約2億4000万食が260万人の高齢者に提供されている。宅配食は提供される全食事の60%以上に増加しており、このプログラムのほぼ半数が欠員待ち状態である。食事宅配提供を受けるには、外出できないこと、さもなくば孤立した住居であることが条件となる。食事宅配受益者は特に脆弱しており、半数は栄養リスクが高いか栄養不良の状態にあり、約3分の1は高齢者介護施設の適格者である。

食事提供施設では、この栄養支援プログラムによって地域の他の介護サービスを紹介することもできる。多くのプログラム登録者にとっては、これが食事と栄養を摂取する主な供給源であり、積極的な社会的取り組みと意義深いボランティア機能にとってはその機会が得られる場となる。登録者は重要な栄養素の1日摂取量が、同じ条件の非登録者よりも高い。この食事は熱量に対して栄養価が高く、ほとんどの栄養素について1食分で推奨量(OAA基準)の33%以上を供給しており、1日摂取量の40～50%を占める(USAoA, 2008)。このプログラムを実施していない地域では、65歳以上の居住者の約

表 21-3 加齢による栄養必要量の変化

栄養素	加齢による変化	実際の対処法
エネルギー	体組成が変化するため、年齢とともに基礎代謝率が低下する。成人では、エネルギー必要量が10年間に最大3%低下する。	栄養価の高い食事を熱量必要量に見合う量で摂取させる。
タンパク質 0.8g/kg 最小限の摂取	年齢とともにわずかに変化するが、研究では結論が出ていない。慢性疾患、タンパク質の吸収や合成の低下により、必要量はさまざまである。	日常的にタンパク質摂取量を増やしてはならない。タンパク質を過剰に摂取すると、老化した腎臓に無為にストレスを与えかねない。
炭水化物 総熱量の 45〜65% 男性では繊維質を30g 女性では繊維質を21g	多くの高齢者にとって、便秘は重大な問題である。	多糖類を中心に摂取する：豆類、野菜、全粒穀物、繊維質が多い果物、必須ビタミン類、ミネラル類。特に高齢者では便通をよくするために食物繊維を増やす。
脂質 総熱量の 20〜35%	心疾患が診断されることが多い。	食事性脂肪を厳しく制限しすぎると、味、食感、食事の楽しみが変わり、食事、体重、生活の質の全体にマイナスの影響を及ぼしかねない。脂肪摂取を制限せずに健康的な脂肪を摂取することに重点を置く。
ビタミン類とミネラル類	加齢に伴うビタミンとミネラルの必要量、吸収率、利用率、排泄への理解が深まっているが、詳細は依然として明らかになっていない。	栄養価の高い食品を熱量必要量に見合う量で摂取させる。老化に作用する酸化と炎症のプロセスの存在が、微量栄養素、特に抗酸化物質の中心的役割を高めている。
ビタミンB_{12} 2.4μg	ビタミンB_{12}の摂取量が低く、この吸収を容易にする胃酸分泌が低下しているため、欠乏症のリスクが高まる。	50歳以上では、強化シリアル食品またはサプリメントなど結晶性ビタミンB_{12}で強化された食品を摂取すべきである。

栄養素	説明	推奨事項
ビタミンD 800〜1000IU	合成の効率が低下するにつれ、欠乏症のリスクが高まる。皮膚の反応性に加え、日光曝露量も低下する。腎臓でのD₃から活性型への変換能力が低くなる。股関節骨折高齢患者の30〜40％にビタミンD不足が認められる。	サプリメント投与が必要である。このサプリメントは安価である。が、ビタミンD欠乏症の検査費用が高く、この点を考慮するとビタミンD欠乏症の検査を用いる方法では完全に欠乏症をなくすことはできない。現実には、あらゆる施設入居高齢者にサプリメントが適応である。
葉酸塩 400μg	低いホモシステイン濃度がアテローム血栓症、アルツハイマー病、パーキンソン病のリスク指標となり得る。	穀物食品の強化により葉酸塩の状態が改善している。葉酸塩による栄養補助をする場合には、ビタミンB₁₂濃度をモニタリングする必要がある。
カルシウム 1200mg	吸収率が低下するため食事量を増加する。60歳以上で1日の必要量を満たしているのは、男性では4％、女性では10％のみである。	食品に天然に存在するカルシウムの摂取と強化食品を推奨する。サプリメントは必要である。
カリウム 4700mg	カリウムが豊富な食事によって、ナトリウムが血圧に与える影響が緩和する。	食事、特に果物と野菜によってカリウムの推奨量を満たすことを推奨する。
ナトリウム 1500mg	食事性ナトリウムの過剰と脱水により高ナトリウム血症のリスクが生じる。体液貯留により低ナトリウム血症の原因となる。	1500mg/日から最大2300mg/日までの摂取を推奨する。
亜鉛 男性11mg 女性8mg	摂取量が低いと免疫機能低下、拒食症、味覚喪失、創傷治癒の遅延、褥瘡発生の原因となる。	栄養源の推奨：赤身肉、カキ、乳製品、豆類、ピーナッツ、ナッツ、種子。
水分	水分補給の状態には問題が生じやすい。脱水の原因は、水分摂取の低下、腎機能低下、薬物治療（下剤、利尿薬）に伴う尿量増大による水分喪失増大である。症状：電解質不平衡、薬物効果の変化、頭痛、便秘、血圧の変化、めまい、意識混濁、口腔鼻腔の乾燥。	水分を1500mL/日以上または摂取熱量1kcal当たりに1mL以上摂取させる。口渇感の低下、尿失禁への不安、飲水の他者への依存性により、この リスクが上昇する。脱水は気づかないことが多く、転倒、意識混濁、意識レベルの変化、機能状態の脆弱または疲労感という形で現れる。

37～40%に栄養摂取の不足がみられる（Federal Interagency Forum, 2008）。

OAA（アメリカ高齢者法）栄養支援プログラムは、その規模にもかかわらず研究や評価を受けることもなく、インフレと高齢者の増加に合わせて政府の補助金が増えることもない（Wellman, 2010）。このプログラムは、アメリカの高齢者の5%未満にしか行き渡っておらず、食事提供は平均すると週に3回未満にとどまる。OAA栄養支援プログラムは、高齢者ネットワーク（Aging Network）を通じて相互に紹介することにより、居宅・地域高齢者介護サービス（HCBA）と密接に連携している。高齢者は病院や高齢者介護施設からこれまでより短期間で退去させられるため、多くは食事宅配提供をはじめとする栄養関連サービス（栄養検診、評価、指導、相談、管理計画など）を含むケアプランを必要としている。多くの州は、食事宅配提供、栄養の指導や相談サービスを含め、必要な医療、社会生活、支援としてHCBSを提供するプログラムを策定している（Kuczmarski and Weddle, 2005）。

USDA食事支援プログラム

米国農務省（USDA）では、高齢者向けに数種類の食事・栄養支援プログラム（"http://www.fns.usda.gov/fns/default.htm"）を提供している。USDAのあらゆるプログラムが審査（受益者の収入基準適合）を通して実施される（第10章参照）。

補助的栄養支援プログラム

補助的栄養支援プログラム（Supplemental Nutrition Assistance Program [SNAP]）（以前のフードスタンプ）は、アメリカの低所得者の飢えを解消し、栄養と健康を増進することを目的とするものである。受給者は電子給付金支払（Electronic Benefit Transfer [EBT]）カードを用いて、指定店舗で指定食品を購入できる。このプログラムは農務省の指針の下で、州および地域の福祉局により運営されている。現在、SNAPにおける適格高齢者の登録率は、あらゆる人口統計学的集団の中で最も低く、3分の1に満たない。登録率が低い理由としては、月に10ドルしか給付されないというデマ、生活保護受給者のレッテルに感じること、適用の経緯全体を押しつけがましいと感じること、適格条件の紛らわしさ、EBTカードへの不信、運営側の働きかけの欠如が挙げられる。

SNAPにおける栄養教育の目標とは、限られた予算内で健康的な選択をし、現行のアメリカ人のための食生活指針およびマイプレートを満たす積極的な生活習慣を取り入れることである。栄養教育は、一般に州政府共同支局、栄養教育ネットワーク、保健関連省庁、福祉機関、大学の研究センターで行われている。残念ながら、高齢者に向けての働きかけはほとんどされていない。

食品補助プログラム

食品補助プログラム（Commodity Supplemental Food Program [CSFP]）では、農務省の栄養基準を満たす食品製品の食事補助により、アメリカの低所得者の健康増進に努めている。同プログラムは、州に食品と運営資金を拠出しているが、全州がこれに加盟しているわけではない。州政府の公衆衛生、栄養サービス、農業などの多岐にわたる関連部署にCSFPの運営機関がある。この受給適格者には、収入が貧困ラインの130%未満の60歳以上が含まれる。地域のCSFP運営機関は適格認定、食品分配、栄養指導を実施している。包装食品では栄養を全部賄うことはできないが、低所得世帯の食事に不足しがちな栄養素が十分に含まれている。

高齢者・ファーマーズマーケット栄養支援プログラム

高齢者・ファーマーズマーケット栄養支援プログラム（Seniors' Farmers Market Nutrition Program [SFMNP]）は、州において農業、高齢者と身体障害者への福祉、保健社会福祉、市場、公衆衛生、高齢化対策、食事・栄養関連福祉などの部署により運営されている。SFMNPでは、産地直売所、露天売り、地域支援農業プログラムの生鮮食品を購入するための金券を低所得高齢者に配給している。地元の旬の生野菜や果物、ハーブを購入する機会を、適格高齢者に提供している。

メディケイド（低所得者医療保障制度）と栄養支援サービス

社会保障法では、HCBS（居宅・地域高齢者介護サービス）ウェイバー措置の中核をなす7つの行政サービスを提言している。これは、ケアマネジメント、家事支援、在宅医療補助、身体介護、日帰り介護、リハビリテーション、短期入所療養介護である。しかし、栄養支援サービスはメディケイドの中心的サービスではない。高齢者介護施設の適格高齢者は通常、食料の買い物、食料の安全な保管、栄養的に適した食事の献立や準備が不可能である。このため、健康および栄養のリスクを基準にして、食事と栄養支援サービスに資金を全面的に、あるいは部分的に拠出することについては、激しい議論が生じる可能性がある。もっとも、メディケイドウェイバー措置による具体的な受益の中に、食事または栄養支援サービスを取り入れているのは38州だけである。認可を受けた栄養支援サービスには、食事宅配提供、栄養リスク緩和相談、必要に応じて栄養サプリメントの提供がある。

生活介護施設と高度看護施設

数百万人の高齢者がさまざまな種類の高齢者施設（生活介護施設すなわち老人ホーム、高度看護付き高齢者専用住宅、継続介護施設、自立型高齢者施設）で暮らしている。この中には、高齢者栄養支援プログラムによる食事やサービスを含め、入居者への栄養支持サービスを行う施設もある。

生活介護施設（Assisted living communities [ALC]）は一般に、最も急速に増加している85歳以上の高齢者が利用してい

る。認可を受けた生活介護施設は推定で33,000あり、約100万人が入居している。日常生活動作の補助が必要な高齢者のために住居、個々に適した介助、医療を提供している。生活介護施設への入居は、安全に独居生活ができなくなった場合、認知機能の低下を来した場合、日常生活の中で監視や『促し』が必要になった場合が多い。生活介護施設では、入居者の家族、隣人、友人と同居することができる。介護は、最大限に自立性を高め、尊厳を維持して行われる。生活介護施設は高齢者介護施設のケアよりも費用が掛からない。入居者には、活動の企画、運動教室、宗教上の儀式、一般的行事、施設で引率する遠足など、活発な社会生活を送れるよう促している。このような施設には食事療法の提供が義務づけられておらず、心不全などの特別な必要性がある患者には問題が残る。

生活介護施設での食事・栄養支援サービスに対する包括的な州の規制はまれであるが、規制すべき項目には早くから見解が一致している（Chao, 2009）。あらゆる年齢にとって食事と栄養が重要であることを重視し、食料の確保と安全性の支援から栄養と生活の質の支援へと広げることが不可欠である。栄養専門家が栄養評価と支援計画を行う際には、主要栄養素および微量栄養素の種類と量、食感の調整、食品選択と食事提供の質など満たすべき特別な必要性がある。

意外にも、約15,730の高度看護施設(skilled nursing facilities [SNF])または長期介護施設に入居している高齢者は4％未満の140万人に過ぎない（Centers for Medicare and Medicaid Services, 2010）。高齢者介護施設などの施設で生活する高齢者の割合は、特に85歳以上で劇的に増加する。しかし1990年以降、高齢者がこれまでより健康的になったことも大きいが、高齢者を高齢者介護施設から居宅介護へ移行させて、長期介護のバランスを取る連邦政府の医療費抑制策とホスピスへの入居の増加のために、この割合が低下している（He, 2005）。

高度看護施設は、メディケア・メディケイドサービスセンター（Centers for Medicare and Medicaid Services [CMS]）の援助のもとで、連邦政府による規制を受ける。生活介護施設は各州による規制の対象となっている。入居者は急性期治療後介護の短期入居のほうが多く、このためさらに包括的な医学的栄養療法が必要となる。長期介護施設での栄養管理は、時間とともに変化する生理学的、心理学的必要性を見極め、これに対応することに注力し、回避できる衰弱を予防しなければならない。自立的に食事ができるように促したり必要に応じて食事の介助したりして、おいしい口に合う食事を提供すると、栄養により健康を増進させることができる。高齢者にとって、全体的な健康のゴールは、生活の質を低下させるような口に合わない厳格な食事療法を行うことではない。ホスピス患者の終末期医療では、心地よい食事と家族や友人への精神的サポートを提供している。

1987年、包括的予算調整法（Omnibus Reconciliation Act [OBRA]）の一環として、メディケアおよびメディケイドの診療報酬に見合う基準に高めることにより、高度看護施設の介護の質を改善する改革法案が議会で承認された。これに

 臨床シナリオ

MFは84歳の白人女性。高度看護施設に入居しており、意図しない体重減少を来している。股関節骨折により病院に入院し、3ヵ月前に施設に転院してきた。MFは数年間、自立型高齢者施設に居住していた。動き回れず、概して気分がすぐれないため、あまり食べておらず、「動かないから、それほど食べなくていい」と語っている。摂取量は通常の食事の50％に満たない。言語聴覚士の評価では咀嚼または嚥下に問題がなかった。入居時の体重は50.4kgであったが、現在は42.8kgである。自己報告による身長は157.6cm。アルブミン3.2。ヘモグロビン／ヘマトクリット（Hb/Hct）は正常。総コレステロール135。簡易栄養状態評価スコア3。股関節の骨密度測定では骨折治癒が緩慢で骨密度に改善がみられなかった。現在、カルシウムを1,000mg／日、ビタミンDを400IU／日、サプリメントにより補給している。フロセミド（Lasix）を服用しており、血圧は128/80である。このほかに、ロラゼパム（Ativan）、オキシコドン、センナ（Senokot-S）、ドキュセート（Colace）、酢酸メゲストロール（Megace）を服用している。

栄養診断

7.6kgの体重減少から明らかであるように、身体活動が少なく食事の摂取が50％に満たないことにより意図しない体重減少を来していた。

栄養管理に関する質問

1. 各治療薬の適切性と使用について見解を述べよ。治療薬の変更または追加を提言することが何かあるだろうか。
2. この患者の食事と水分の摂取を改善させるためには、どのような方法を用いたらよいだろうか。
3. 骨折治癒を促進し骨密度を高めるためには、どのような提言が適切だろうか。
4. この患者が便秘していることにお気づきだろうか。便秘を解消するために、食品の選択について推奨することを述べよ。

より、高度看護施設は、入居者の必要性を判定する評価実施、入居者への実際的な心身の安楽を最高の状態で維持する介護の提供、さらに虐待が発生しない保証が義務づけられている。メディケアまたはメディケイドの下で認可された長期介護施設では、入居者に対する臨床評価に連邦政府が指定したMDS方式（Minimum Data Set [MDS]）を用いることにより、改善されている。MDS表のセクションKは栄養に限定されたものであり、一般に記入するのは栄養士の仕事であるが、看護スタッフが記入することもできる（図21-4参照）。この記入表には、入居者が栄養リスクの状態にあり、このため治療が必要であるとする「トリガー項目」がある。この評価は、入居時の実施と、体重減少または皮膚の損傷など入居者の状態に大きな変化がみられた場合に実施する必要がある。3ヵ月に1回および1年に1回、再評価が義務づけられている。居住形態全体を一つにまとめたものがインターライ方式（Resident

嚥下／栄養状態

K0100. 嚥下障害
嚥下障害の可能性を示す兆候および症状
↓ 当てはまるものに全部チェックを入れてください。

- ☐ A. 飲食時に口から液体や固形物がこぼれる。
- ☐ B. 口内や頬に食物を入れたままでいる。または、食事後に口内に食物が残っている。
- ☐ C. 食事中、または服薬時にせき込んだりむせたりする。
- ☐ D. 嚥下時の困難や疼痛の愁訴。
- ☐ Z. 該当するものがない。

K0200. 身長と体重（小数点以下を四捨五入）

- インチ ☐☐ A. 身長（インチ） 入居後における最近の身長計測値を記入してください。
- ポンド ☐☐☐ B. 体重（ポンド） 1ヵ月前までの最近の計測値を記入してください。施設の標準的慣行（排尿後、食事前、靴を脱いでの計測など）に従い、同じ方法で体重を計測してください。

K0300. 体重減少

コード ☐ 過去1ヵ月で5％以上減少しましたか。あるいは、過去6ヵ月で10％以上減少しましたか。
- 0. いいえ。または、わからない。
- 1. はい。医師の処方により体重減量中である。
- 2. はい。減量はしていない。

K0500. 栄養学的処置
↓ 当てはまるもの全部にチェックを入れてください。

- ☐ A. 経静脈栄養法
- ☐ B. 経腸栄養法（経鼻胃管または胃瘻チューブ）
- ☐ C. 器具調理食。食品または飲料の食感を変える必要がある（裏ごし食、粘稠度を変えた飲料など）。
- ☐ D. 食事療法（低塩食、糖尿病食、低コレステロール食など）
- ☐ Z. 該当するものはない。

K0700. 人工的水分・栄養補給法による摂取量の割合（K0500、AまたはK0500、Bに該当する場合のみK0700に記入してください）

コード ☐ A. 経静脈栄養法または経腸栄養法により摂取した総熱量の割合。
- 1. 25％以下
- 2. 26～50％
- 3. 51％以上

コード ☐ B. 1日に経静脈栄養法または経腸栄養法により摂取している平均水分量。
- 1. 500 cc／日以上
- 2. 501 cc／日以上

図21-4 MDS方式、セクションK、バージョン3.0
出典：*the Centers for Medicare & Medicaid Services, Baltimore, MD*

Assessment Instrument [RAI]）として知られている。この評価により、各入居者の機能的能力を個別に評価することができ、問題を見極め、治療計画を立てることができる。

ウェブサイトの有用情報

Administration on Aging
http://www.aoa.gov

American Association of Homes and Services for the Aging
http://www.aahsa.org

American Association of Retired Persons
http://www.aarp.org

American Geriatrics Society
http://www.americangeriatrics.org

Centers for Medicare and Medicaid Services
http://www.cms.hhs.gov/

International Longevity Center
http://www.ilcusa.org/

Minimum Data Set
http://www.cms.gov/IdentifiableDataFiles/10_LongTermCareMinimumDataSetMDS.asp

Meals on Wheels Association of America
http://www.mowaa.org/

Mini Nutritional Assessment
http://www.mna-elderly.com/default.html

National Association of Area Agencies on Aging
http://www.n4a.org/

National Association of Nutrition and Aging Services Programs
http://www.nanasp.org

National Citizen's Coalition for Nursing Home Reform
http://www.nccnhr.org/

National Institute on Aging
http://www.nih.gov/nia

National Institutes of Health Senior Health
http://nihseniorhealth.gov/

Older Americans Act Nutrition Program
http://www.aoa.gov/AoARoot/AoA_Programs/HCLTC/Nutrition_Services/index.aspx

Okinawa Centenarian Study
http://www.okicent.org/

U.S. Food and Drug Administration: To Your Health—Food Safety for Seniors
http://www.fda.gov/Food/ResourcesForYou/Consumers/Seniors/default.htm

引用文献

American College of Sports Medicine: Position stand: exercise and physical activity for older adults, *Med Sci Sports Exerc* 41:1510, 2009. Accessed 1 June 2010 from http://journals.lww.com/acsm-msse/Fulltext/2009/07000/Exercise_and_Physical_Activity_for_Older_Adults.20.aspx.

Bauer JM, et al: The Mini Nutritional Assessment—its history, today's practice, and future perspectives, *Nutr Clin Pract* 23:388, 2008.

Benelam B: Satiety and the anorexia of ageing: review, *Br J Comm Nurs* 14:332, 2009.

Boston University School of Medicine: *Why study centenarians? An overview*, 2010. Accessed 3 July 2010 from http://www.bumc.bu.edu/centenarian/overview/.

Buettner D: *The blue zones*, Washington, DC, 2008, The National Geographic Society.

Centers for Disease Control and Prevention: *How much physical activity do older adults need?* U.S. Department of Health and Human Services, 2006. Accessed 1 June 2010 from http://www.cdc.gov/physicalactivity/everyone/guidelines/olderadults.html.

Centers for Medicare and Medicaid Services: http://www.cms.hhs.gov/. Accessed 12/12/10.

Chao SY, et al: What food and nutrition services should be regulated in assisted-living facilities for older adults? *J Am Diet Assoc* 109:1048, 2009.

Chernoff R: Protein and older adults, *J Am Coll Nutr* 23:627S-630S, 2004.

Clemons TE, et al: Cognitive impairment in the age-related eye disease study: AREDS report no. 16, *Arch Ophthalmol* 124:537, 2006.

Doley J: Nutrition management of pressure ulcers, *Nutr Clin Prac* 25:50, 2010.

Federal Interagency Forum on Aging-Related Statistics: *Older Americans 2008: key indicators of well-being*, Washington, DC, 2008, U.S. Government Printing Office. Accessed 1 June 2010 from http://www.agingstats.gov/.

He W, et al: *U.S. Census Bureau, Current Population Reports, P23-209, 65+ in the United States: 2005*, Washington, DC, 2005, U.S. Government Printing Office. Accessed 1 June 2010 from http://www.census.gov/prod/2006pubs/p23-209.pdf.

Institute of Medicine, Committee on Nutrition Services for Medicare Beneficiaries: *The role of nutrition in maintaining health in the nation's elderly*, Washington, DC, 2000, National Academies Press.

Janssen I: Sarcopenia. In Bales CW, Ritchie CS, editors: *Handbook of clinical nutrition and aging*, ed 2, Totowa, N.J., 2009, Humana Press.

Joshipura K, Dietrich T: Nutrition and oral health: a two-way relationship. In Bales CW, Ritchie CS, editors: *Handbook of clinical nutrition and aging*, ed 2, Totowa, N.J., 2009, Humana Press.

Juan WY, et al: *Diet quality of older Americans in 1994-96 and 2001-02 as measured by the healthy eating index-2005, Nutrition Insight 41*, Washington, DC, 2008, U.S. Department of Agriculture, Center for Nutrition Policy and Promotion. Accessed 1 June 2010 from http://www.cnpp.usda.gov/Publications/NutritionInsights/Insight41.pdf.

Kaiser MJ, et al: Validation of the mini nutritional assessment short-form (MNA®-SF): a practical tool for identification of nutritional status, *J Nutr Health Aging* 13:782, 2009.

Kamp B, et al: Position statement of the American Dietetic Association, American Society for Nutrition, and Society for Nutrition Education: food and nutrition programs for community-residing older adults, *J Am Diet Assoc* 110:463, 2010.

Kuczmarski MF, Weddle DO: American Dietetic Association position statement: nutrition across the spectrum of aging, *J Am Diet Assoc* 105:616, 2005. Accessed 1 June 2010 from http://www.eatright.org/About/Content.aspx?id=8374.

Michelon E, et al: Vitamin and carotenoid status in older women: associations with the frailty syndrome, *J Gerontol A: Biol Sci Med Sci* 61:600, 2006.

Morley JE: Update on nutritional assessment strategies. In Bales CW, Ritchie CS, editors: *Handbook of Clinical Nutrition and Aging*, ed 2, Totowa, N.J., 2009, Humana Press.

National Institute on Aging: *Exercise and physical activity for older adults guide*, 20 January 2010. Accessed 1 June 2010 from http://nihseniorhealth.gov/exerciseforolderadults/toc.html.

National Institute on Deafness and Other Communicative Disorders, National Institutes of Health: What is presbycusis? 2006.

Accessed 1 June 2010 from http://www.nidcd.nih.gov/health/hearing/presbycusis.htm#what.

Neidert KC: American Dietetic Association position statement: liberalization of the diet prescription improves quality of life for older adults in long-term care, *J Am Diet Assoc* 105:1955, 2005.

O'Neill PS, et al: Aging in community nutrition, diet therapy, and nutrition and aging textbooks, *Gerontol Geriatr Educ* 25:65, 2005.

Sahin E, et al: Telomere dysfunction induces metabolic and mitochondrial compromise, *Nature* 470:359, 2011.

Schiffman S: Sensory impairment: taste and smell impairments with aging. In Bales CW, Ritchie CS, editors: *Handbook of clinical nutrition and aging*, ed 2, Totowa, N.J., 2009, Humana Press.

Symons TB, et al: A moderate serving of high-quality protein maximally stimulates skeletal muscle protein synthesis in young and elderly subjects, *J Am Diet Assoc* 109:1582, 2009.

Thomas DR: The relationship of nutrition and pressure ulcers. In Bales CW, Ritchie CS, editors: *Handbook of clinical nutrition and aging*, ed 2, Totowa, N.J., 2009, Humana Press.

Thomas DR: Sarcopenia, *Clin Geriatr Med* 26(2):331, 2010.

U.S. Administration on Aging: National survey of OAA participants, 2008, Aging Integrated Database. Accessed 1 June 2010 from http://www.agidnet.org/.

U.S. Administration on Aging (USAoA): *Profile of older Americans 2010*. Accessed 1 June 2010 from http://www.aoa.gov/AoARoot/Aging_Statistics/Profile/index.aspx.

U.S. Department of Health and Human Services (USDHHS): *2010 Surgeon General's vision for a healthy and fit nation*, Rockville, Md, 2010, U.S. Department of Health and Human Services, Office of the Surgeon General. Accessed 1 June 2010 from http://www.surgeongeneral.gov/.

U.S. Department of Health and Human Services (USDHHS), U.S. Department of Agriculture (USDA): *Dietary Guidelines for Americans, 2010*, ed 7, Washington, DC, 2010, U.S. Government Printing Office. Accessed 1 June 2010 from http://www.healthierus.gov/dietaryguidelines/.

Villareal DT, et al: Obesity in older adults: position statement of the American Society for Nutrition and The Obesity Society, *Am J Clin Nutr* 82:923, 2005.

Wellman NS: Aging at home: more research on nutrition and independence, please, *Am J Clin Nutr* 91:1151, 2010.

World Health Organization (WHO): *Fact sheet No 305: ultraviolet radiation and human health*, December 2009. Accessed 1 June 2010 from http://www.who.int/mediacentre/factsheets/fs305/en/.

Wong TY, et al: Age-related macular degeneration and risk for stroke, *Ann Intern Med* 145:98, 2006.

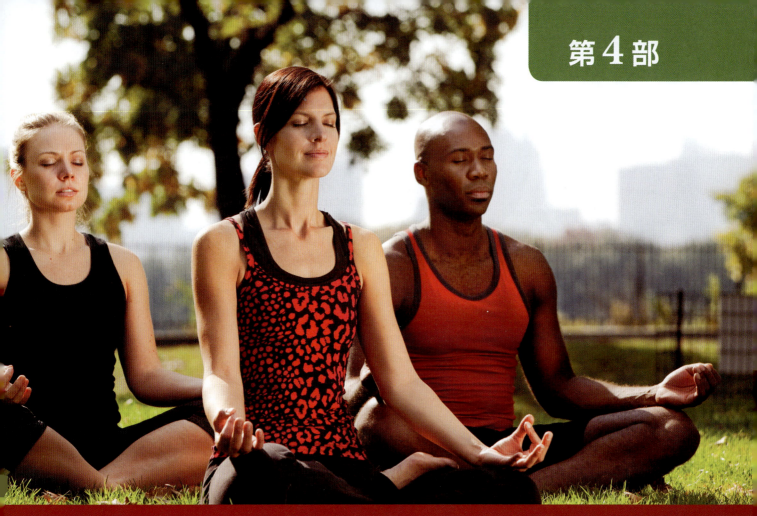

第4部

健康の維持・増進のための栄養摂取

本セクションの各章は、栄養必要量を確定し実際にその情報を応用するという栄養学の進歩を反映し、栄養補給によって慢性および変性疾患を予防し、さらに健康状態および身体能力を最適な状態に保つという考え方を示す。

長年にわたり、栄養と歯科疾患に関連があることが認められている。さらに、この数十年、適切な栄養補給を促進することによって、骨粗鬆症の発症率が低下する可能性を支持するエビデンスも蓄積されてきている。遺伝子発現に対する栄養補給の役割を示す医学研究の結果があり、食事の摂取により、疾患の発症およびその治療の重要な因子である炎症過程が促進または遮断される可能性が示唆されている。

健康の維持・増進、疾病予防のための栄養管理を考える上で、体重管理と運動の占める割合は大きい。スポーツおよび身体能力における栄養の果たす役割が明らかになるにつれ、食事および運動が、概して、実りある健康的な生活習慣に適切な役割を果たすことがわかってきた。

豊かな社会に生きている現代人は、多種多様な食べ物から選択する機会が多くなったため、エネルギーの過剰摂取に陥ってしまうことが多い。様々な願望と楽しみを幅広く追い求めながら、体重を減らそうとしても挫折しやすいからである。本セッションの各章には、そのような場合に必要な知識を掲載している。また、食事の欲求不満およびストレスから摂食障害が起こることも多く、その頻度はますます増えている。そのようなときは栄養の専門家が提言している知識に注意を傾ける必要がある。

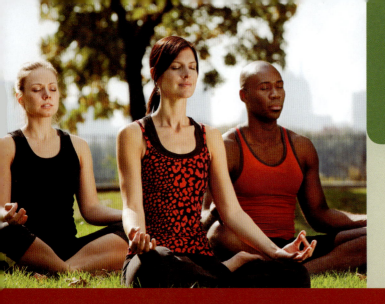

第22章

ルシンダ・K・ルイセン
(Lucinda K. Lysen, RD, RN, BSN)、
ドンナ・A・イスラエル
(Donna A. Israel, PhD, RD, LD, LPC, FADA)

体重管理における栄養摂取

重要用語

- 活動熱産生 (activity thermogenesis (AT))
- 脂肪細胞 (adipocyte)
- アディポサイトカイン (adipocytokines)
- アディポネクチン (adiponectin)
- 脂肪蓄積のリバウンド (adiposity rebound)
- 男性型脂肪分布 (android fat distribution)
- 肥満症治療手術 (bariatric surgery)
- ボディマス指数 (body mass index (BMI))
- 褐色脂肪組織 (brown adipose tissue (BAT))
- カテコールアミン作動性 (catecholaminergic)
- 合併症 (comorbidities)
- 必須脂肪 (essential fat)
- 脂肪量 (fat mass)
- 除脂肪量 (fat-free mass (FFM))
- 胃緊縛術 (gastric banding)
- 胃バイパス術 (gastric bypass)
- 胃形成術 (gastroplasty)
- グレリン (ghrelin)
- 女性型脂肪分布 (gynoid fat distribution)
- ホルモン感受性リパーゼ (hormone-sensitive lipase (HSL))
- 過食 (hyperphagia)
- 過形成 (hyperplasia)
- 肥大 (hypertrophy)
- 減食 (hypophagia)
- インクレチン (incretin)
- インスリン (insulin)
- 除脂肪体重 (lean body mass (LBM))
- レプチン (leptin)
- 生活習慣の改善 (lifestyle modification)
- 脂質生成 (lipogenesis)
- リポタンパク質リパーゼ (lipoprotein lipase (LPL))
- 脂肪吸引術 (liposuction)
- メタボリックシンドローム (metabolic syndrome (MetS))
- 病的肥満 (morbid obesity)
- 夜食症候群 (night-eating syndrome (NES))
- 非アルコール性脂肪性肝疾患 (nonalcoholic fatty liver disease (NAFLD))
- 非運動性活動熱産生 (NEAT)
- 肥満 (obesity)
- オビーソゲン (obesogen)
- オルリスタット (orlistat)
- 過体重 (overweight)
- 感性満腹感 (sensory-specific satiety)
- シブトラミン (sibutramine)
- 貯蔵脂肪 (storage fat)
- 半揮発性有機化合物 (semivolatile organic compounds (SVOC))
- 低体重 (underweight)
- 迷走神経 (vagus nerve)
- 超低カロリー食 (very-low-calorie diet (VLCD))
- 内臓脂肪組織 (visceral adipose tissue (VAT))
- 白色脂肪組織 (white adipose tissue (WAT))
- ヨーヨー効果 (yo-yo effect)

旧版の本セクション各章はモリー・ジー (MED, RD) が執筆した。

体重は、骨、筋肉、臓器、体液、脂肪組織の総和である。これら体組成の一部または全ては、通常、成長、生殖状態、身体活動の変化、加齢の影響を受けて変化している。さらに、その体重は、個々の遺伝子多型のみならず、神経性メカニズム、ホルモン性メカニズム、化学的メカニズムが総合的に働き、かなり精密な範囲内でエネルギーの摂取と消費のバランスをとることによって、一定に維持されている（de Luis et al., 2006）。これら複雑なメカニズムの異常によって、体重の変動、すなわち多くの場合、過体重と肥満が引き起こされることがある。

一方、低体重が引き起こされる場合もある。体重が増えないことも重大な問題であるが、低体重は、通常、疾患、摂食障害、精神的な問題に起因する（第23章参照）。しかし、高齢者または小児の意図しない体重減少は、特に、有害な結果を招くことがあるので、早期に対処し、栄養障害など望ましくない状態に陥らないようにすべきである。

体重の構成成分

体重は、構成成分の点から論じられることが多く、体脂肪を推定するために様々なモデルが開発された。体組成の詳細については、第6章に記載している。従来より、2－コンパートメントモデルは、身体を脂肪量（脳、骨格、脂肪組織を含むすべての体組成の脂肪）と除脂肪量（FFM）（水分、タンパク質、ミネラル成分など）に分けている（図22-1）。FFMの割合は、比較的一定で、個人差が見られない。

FFMは、除脂肪体重と言い換えて用いられることも多いが、まったく同じというわけではない。除脂肪体重（LBM）は、筋肉を含む。LBMは、女性よりも男性の方が高く、運動によって増加し、高齢になるにつれ低下する。また、安静時代謝量（RMR）の主要な決定因子である。そのため、LBMの低下が、体重を減少させるときの妨げになることもある。したがって、長期間の体重減少を達成するためには、FFMとRMRを維持しながら、体脂肪量の低下を図ることが望ましい

（Stiegler and Cunliffe, 2006）。体重の60％〜65％を占める水分は、LBMの中で最も変化しやすい組成分で、水分補給によって1、2kgの変動が起こりうる。

体脂肪

総体脂肪は「必須脂肪」と「貯蔵脂肪」から成り、通常、最適な健康状態に伴う総体重のパーセンテージとして表す。筋肉と骨格量も、脂肪組織の重量を支えるために、ある程度、適合している。

必須脂肪は、正常な生理機能に必要であり、骨髄、心臓、肺、肝臓、脾臓、腎臓、筋肉、神経系に少量ずつ蓄えられている。男性の必須脂肪が体脂肪の約3％であるのに対して、女性は高く、12％である。これは、女性の胸、骨盤部、大腿部など生殖過程を支える部位に体脂肪が蓄えられているからである。

貯蔵脂肪は、エネルギー源で、脂肪組織に主にトリグリセリド（TGs）として貯蔵されている。この脂肪は、皮下および内臓器官のまわりに蓄積し、これらを外傷から保護している。大半の貯蔵脂肪は、「消費可能」である。脂肪細胞内の脂肪の貯蔵量は大幅に変更できる。したがって、成長、生殖、加齢、環境的条件、生理学的条件によって変化する必要量にも、利用可能な食物にも、身体活動のための要求量にも対応することができる。総体脂肪（必須脂肪＋貯蔵脂肪）は、最適な健康状態を維持するための量で、体重に対するパーセンテージとして表すが、男性は10％〜25％で、女性は18％〜30％であるが、プロスポーツ選手および一流スポーツ選手の体脂肪率は、平均値よりもかなり低く、男性は12％〜18％で、女性は16％〜25％である（Wilmore et al., 1986）。

脂肪組織組成

脂肪組織は、全身のホメオスタシスに多大な影響を及ぼす。脂肪組織は、主に、皮下、腸間膜と腹膜の襞の中、腹膜の後ろに存在する。ほとんどは、脂肪であるが、少量のタンパク質と水分も含有している。白色脂肪組織（WAT）は、TGの貯蔵器官としてエネルギーを蓄え、腹部器官を保護するクッションとして働き、身体の熱を維持する絶縁体としての役割を果たしている。WATの淡黄色はカロテンに起因する。褐色脂肪組織（BAT）は、乳幼児の迅速なエネルギー供給源であり、主に、肩甲骨および肩甲下に存在し、体重の5％の重量がある。エネルギーと熱産生のために迅速に血管新生が引き起こされるために褐色を呈している。ヒトにおけるBATの機能は、よく分かっておらず、成人期までに利用されなくなる（Hansen and Kristiansen, 2006）。

脂肪細胞の大きさと数

成熟脂肪細胞は、中心に大きな脂肪滴（しぼうてき）があり、細胞質の薄い膜に被われ、核とミトコンドリアを有している。これらの細胞は、その容積の80％〜95％に等しい脂肪を貯蔵することができる。脂質が加わると、細胞の数が増加し、細胞の大きさが増大し、その両方が起こることによって、体重と脂肪組織の増

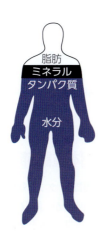

図22-1 身体の除脂肪成分

加が起こる。

過形成（細胞数の増加）は、乳児期と青年期の正常な成長過程として起こる。やせた小児も肥満児も青年期まで細胞の数は増加するが、肥満児の方が細胞数の増加速度が速い。10代の青少年と成人では、脂肪細胞の大きさの増大が見られることの方が多いが、既存の細胞の脂肪量が限度容量に達すると、過形成が起こることもある。

正常に成長している乳児であれば、生後6か月までに体脂肪は最大レベル（約25％）に達する。その後、痩せた小児は、脂肪細胞が小さくなるが、肥満児の脂肪細胞は小さくならない。痩せた小児では、6歳になると、特に女子に脂肪蓄積のリバウンドが起き、体脂肪が増加する。5歳半以前に、早期脂肪蓄積のリバウンドが起こると、それは、16歳および成人期に肥満になる可能性が高いことが示唆される。脂肪蓄積のリバウンドの時期が遅ければ、成人になったときに正常な体重を維持することが示唆される（Rolland-Cachera, 2005）。

肥大（細胞の大きさの増大）によって、脂肪の貯蔵容積は、利用できるスペースがある限り何歳であっても、1000倍にまで拡大し得る。外傷、疾病、飢餓の結果、体重が減少する場合は、脂肪細胞の大きさは小さくなるが、細胞の数は変化しない（Bjorntorp and Sjostrom, 1971）。重症肥満患者の体重が減少すれば、減少した体重の如何にかかわらず、脂肪細胞の基本的な生理機能は改善されるが、脂肪細胞の大きさを減少させるためには、少なくとも5％の体重減少が必要である。（de Luis et al., 2006; Varady et al., 2009）。

脂肪の貯蔵

貯蔵脂肪の大半は、食事性TGに直接由来するものである。脂肪組織の脂肪酸組成は、食事中の脂肪酸組成を反映している。過剰の食事性炭水化物とタンパク質も肝臓で脂肪酸に変換されるが、これは、どちらかと言えば、効率の悪い脂質生成である。通常、食事性炭水化物が脂肪組織の産生に用いられることはあまりない。炭水化物由来の過剰エネルギーを貯蔵脂肪に変換するためには、食事性脂肪由来の過剰エネルギーを貯蔵脂肪に変換するために必要なエネルギーの3倍のエネルギーが必要である。減量のためには、単に、食事性脂肪を減らすように勧めるだけでは、不十分であり、摂取総カロリーを減らすことが必要である。

毒素、化学物質、農薬の曝露により半揮発性有機化合物（SVOC）が脂肪組織に蓄積する。

体重が減少し脂肪組織が可動化されると、SVOCが放出される。臨床上の有用情報「脂肪を喪失すると何が起きるか」を参照。SVOCが発達中の胎児の脳にどのような影響を与えるかはまだ明らかでないため、肥満女性は、妊娠する前に体重を減らすべきである（第16章参照）。

リポタンパク質リパーゼ

食事性TGは、カイロミクロンによって肝臓まで運ばれる。肝臓で遊離脂肪酸から合成された内在性TGは、超低比重リポタンパク粒子の一部として運ばれる。リポタンパク質リパーゼ（LPL）（酵素）は、脂質を血液から脂肪細胞まで運び、そこでTGを遊離脂肪酸とグリセロールに加水分解する。グリセロールは肝臓へ向かい、脂肪酸は脂肪細胞の中に入り再びエステル化されTGになる。他の細胞に必要とされると、TGは、再びホルモン感受性リパーゼ（HSL）によって脂肪酸とグリセロールに加水分解され、脂肪細胞内に入り、血液循環に放出される。

ホルモンは脂肪組織のLPLの活性に影響を与えるが、部位によってそのホルモンも様々である。エストロゲンは、臀大腿部の脂肪細胞のLPLの活性を高め、出産と授乳に関連するこの部位の脂肪貯蔵を促進する。性ステロイドホルモンの存在の下に、体脂肪は正常に分布している。性ステロイドホルモンが減少すると、月経閉止が起き、性腺を摘出すると、中心性肥満が増加する傾向がある。

臨床上の有用情報

脂肪を喪失すると何が起きるか
シーラ・ディーン（Sheila Dean, DSc, RD, LD, CCN, CDE）

毒素と肥満の関係を示す科学的根拠が最近明らかになったため、肥満発症とその後の脂肪喪失に関わる毒素の影響について関心が高まっている。毒素曝露の要因は大きく分けて2つある。すなわち外部環境（外因性毒素）と、腸（代謝による分解産物）または体内毒素である。いずれも体内の解毒機構に負担をかけ過ぎる可能性がある。その場合、これらの毒素は体内の貯蔵脂肪に蓄積される。そこで、さらに多くの脂肪の貯蔵が必要となり、肥満が進む。体重や脂肪が減少すれば、これらの毒素が身体の機能を妨げ、過剰の脂肪を減らす能力さえ損なうこともある。（Barouki, 2010; Imbeault et al., 2002; Tremblay et al., 2004）。

毒素は代謝機能を変容し、内分泌機能を妨害し、ミトコンドリアに損傷を与え、炎症と酸化ストレスを促進し、甲状腺ホルモンを低下させ、概日リズムと自律神経系を変化させる。これらは全て体内の体重調節機構を妨げる。毒素による影響を評価し治療するなどの包括的な取り組みを用いることによって、効果的な体脂肪と体重の管理ができる。治療により解毒するだけでなく、簡素な生活習慣を選択することにより、毒素曝露を減らし、蓄積されている外因性毒素の可動化と除去を促進することができる（Hyman, 2006）。

体重調節

神経化学物質、体脂肪貯蔵、タンパク質量、ホルモン、摂食後など、あらゆる体重調節因子が、摂取量と体重の調節の役割を担っている。調節には、長期調節と短期調節があり、双方、相まって体重が調節されている。短期調節は、食事によって食

物の摂取を調節し、長期調節は、貯蔵脂肪の利用率とホルモン反応によって、体重を調節する。

代謝率と自発的活動

安静時代謝量（RMR）は、総エネルギー消費量の60％〜70％にあたる。年齢およびエネルギー摂取の制限によって、RMRは減少する。意図しない飢餓、または計画的な飢餓のため、突然、体内のエネルギーが奪われ不足すると、RMRは2週間で15％も急速に低下することによって、エネルギーを保存する。

活動熱産生（AT）は、自発的活動によって費やされるエネルギー量であり、エネルギー消費量の中で最も変化しやすい。通常の環境下では、運動は総エネルギー消費量の15％〜30％を占める。しかし、それだけでなく、あらゆる活動を考慮しなければならない。非運動性活動熱産生（NEAT）は、睡眠、食事、スポーツのような運動以外のあらゆる活動に費やされるエネルギーのことである。例えば、通勤、タイプ打ち、庭仕事、足でリズムをとること、そわそわすることなども含まれる（第2章参照）。体重管理には、NEATとほとんど体を動かさない生活習慣が極めて大きな意味を持つ。NEATは、各個人によって様々で、2000kcal／日も違う（Levine et al., 2007）。肥満を解消するためには、2.5時間／日は立つか歩くことを、個人の戦略として推進し、個人の活動的な生活習慣を支援するように仕事場、学校、家庭環境を見直すべきである（Levine, 2007）。

短期調節と長期調節

短期調節には、主に、空腹、食欲、満腹を支配する因子が関わっている。満腹は、過剰の食物が貯蔵される食後の状態をいう。空腹は、栄養貯蔵物が吸収され動員される状態をいう。空腹の身体誘因は、満腹誘因よりもかなり強く、満腹のシグナルよりも優先しやすい。

過食あるいは減食が起こると、若年者は自然発生的にそれぞれ食欲減退（減食）あるいは食欲過剰（過食）を示す。一方、高齢者は同様の反応を示さない。高齢者の体重減少または体重増加は、説明がつかないことが多いが、それは、高齢者は食物摂取の自然発生的な短期間の変化を、調節することができないからである。

長期調節は、体重減少のように正常な体組成が妨げられたときに脂肪からシグナルが放出されるというフィードバック機構が関わっているようである。アディポサイトカインは、脂肪細胞によって血液中に放出されるタンパク質で、シグナル分子として作用する。若年者の方が、高齢者よりもこのフィードバックに対する応答性が高い。表22-1と *注目情報*「多数のホルモンからのシグナル」を参照。

セットポイント理論

非肥満成人の脂肪貯蔵は、ある一定の体重を維持するように調節されていると思われる。動物でもヒトでも、故意に飢餓または過食状態にした後、「セットポイント」といわれる元来の体重に迅速に戻ってしまう。体重は、遺伝的に決められた内部の調節機構によって、かなり一定に保たれている。体重は一時的にしか変えることはできず、RMRの低下により、減量した体重が元に戻ってしまうことを示唆する研究結果もあるが、このような適応代謝反応が見られないことを示す研究結果もある。

注目情報

多数のホルモンからのシグナル

多数のホルモン―特に、インスリン、レプチン、アディポネクチン、グレリン―は、視床下部と連絡し合って、ヒトの摂取と体重を調節している。すなわち、身体の組織が何らかの影響を受けるとそこでシグナルが発生し、そのシグナルに反応して、これらの調節ホルモンが摂取量を調節する。

インスリンは、エネルギーとして用いられるグルコースを細胞に運ぶことによって、グルコースの量を調節している。レプチンは、主に、脂肪細胞から分泌され、全身のエネルギー貯蔵量を感知して長期的な満腹感の伝達に寄与している。アディポネクチンも脂肪細胞から分泌され、身体がインスリンに反応しやすくなるように、代謝亢進に寄与している。グレリンは、空腹ホルモンで、胃が空であることを脳に伝え、空腹感を強め、代謝を抑制する。

胃は、脳から胃へ繋がっている自律神経系の1部である迷走神経によって、脳と連絡し合っている。食物または液体で胃が満たされると、胃の伸張受容器が満腹を示唆するメッセージを脳に送る。胃バイパス術は胃を卵の大きさぐらいに小さくするので、グレリン濃度が著しく低下し、空腹感は弱まるが経口摂取量も減少する（Blackburn, 2008）。残念なことに、従来のダイエット法は、グレリン濃度を高める傾向がある。

体重の恒常性障害：過体重と肥満

食物の摂取量と身体活動の均衡がとれていないと、過体重になる。肥満は、生活習慣、環境、遺伝子に起因する複雑な問題である。環境要因と遺伝子要因は、心理的、文化的、生理的影響と相互に複雑な作用を及ぼし合っている。長年にわたり、太る人もいれば痩せたままの人もいることと、肥満成人の減量維持の難しさを説明する仮説が、多数立てられてきた。しかし、肥満のあらゆる症状を完全に説明でき、すべての人に当てはまる理論はない。

発生率

先進国の中で、アメリカの肥満発生率が最も高い。しかし、過体重と肥満発生率の増加は世界中で認められる。この国際的な傾向は、「世界的な肥満現象」と呼ばれることが多い。

小児および成人の過体重と肥満の推定値は、国立健康統計センターが行った国民健康栄養調査（NHANES）の体重と身

表 22-1

摂食と体重管理に関わる調節因子

脳内神経伝達物質	特性と作用
ノルエピネフリンとドーパミン	食事の摂取に応じてSNSによって放出され、摂食行動を支配する視床下部の活性を抑制する。絶食および半飢餓は、SNSの活性を低下させ、副腎髄質の活性を高め、その結果、エピネフリンが増加し、基質の動員を促す。脳内のドーパミン作動性経路は、食物の強化効果に影響を及ぼしている。
セロトニン、神経ペプチドY、エンドルフィン	セロトニンの減少と神経ペプチドYの増加は、炭水化物に対する食欲増進を伴う。神経ペプチドYは、食物の欠乏している間に増加し、食事療法後の食欲増進を招く要因になると思われる。肥満患者や過食症患者に、甘いものや高脂肪食品を好む傾向が強いのはエンドルフィン系が関与している。
副腎皮質刺激ホルモン放出因子(CRF)	下垂体から放出される副腎皮質刺激ホルモンの調節に関与している。CRFは、強力な食欲抑制物質で、ノルエピネフリンおよび神経ペプチドYによる摂食反応を弱める。CRFは、運動中に放出される。

腸ホルモン	作用と特性
インクレチン	胃腸管ペプチドは、食後、血糖値が上昇する前に、膵臓のβ細胞から放出されるインスリンの量を増加させる。また、胃腸管ペプチドは、胃の空腹感を弱め、吸収速度を低下させ、直接、食物摂取を減少させると思われる。インクレチンは、膵臓のα細胞からのグルカゴンの放出も阻害する。(GLP-1およびGIPを参照。)
CCK	脂肪とタンパク質が小腸まで到達すると、腸管から放出される。CCKの受容体は、胃腸管内と脳内で発見されている。CCKは、胆嚢の収縮を引き起こし膵臓を刺激して酵素を放出させる。脳レベルでは、CCKは食物の摂取を抑制する。
ボンベシン	腸ニューロンから放出され、食物摂取を抑制し、CCKの放出を促進する。
エンテロスタチン	膵臓のリパーゼの一部で、具体的には、脂肪摂取後の満腹に関与している。
アディポネクチン	脂肪組織によって分泌されるアディポサイトカインの一種で、グルコースの調節と脂肪酸異化反応を調節している。このホルモンの値は、BMIと逆相関している。このホルモンは、2型糖尿病、肥満、アテローム性動脈硬化などの代謝疾患に影響している。胃バイパス術の6か月後に、値が急激に下がる (Couce et al., 2006)。
グルカゴン	グルカゴンの分泌増加は、低血糖、ノルエピネフリン値とエピネフリン値の増加、血漿アミノ酸の増加、コレシストキニンによって引き起こされる。インスリンまたはソマトスタチンが放出されると、グルカゴンの分泌は低下する。
アポリポタンパク質A-IV	キロミクロンがリンパ管から分泌されると、腸によって合成されて、分泌される。循環血液中に入り、アポリポタンパク質A-IVの一部は、中枢神経系(CNS)に入り、食物の摂取を抑制する。
脂肪酸	遊離脂肪酸、トリグリセリド、グリセロールは、末梢組織のグルコースの取り込みにも影響を及ぼす因子である。
GLP-1 およびGIP	グルコースと脂肪の豊富な食物の存在下で、腸管の粘膜から放出され、インスリンの合成と放出を促進し、GLP-1は、グルカゴンの分泌を低下させ、胃が空腹になるまでの時間を延長し、満腹感を強めると思われる。インクレチン・ホルモンの一種である。
インスリン	中枢神経系(CNS)および末梢神経系で、食物摂取の調節をするように作用する。インスリンは、脂肪の合成と貯蔵に関与している。インスリン活性が低下すると、熱産生が低下すると思われる。インスリン抵抗性またはインスリン欠乏の肥満患者は、糖処理システムの機能不全および熱産生の低下が起こる可能性がある。インスリン抵抗性が高いほど、食物の産生熱量は小さくなる。空腹時インスリン値は、肥満の程度に比例して増加するが、多くの肥満患者は、インスリン受容体の欠如、耐糖能異常、それに伴う脂質異常症のために、インスリン抵抗性を有している。これらの後遺症は、通常、減量により治る。
レプチン	脂肪組織によって分泌されるアディポサイトカインの一種で、体脂肪率と相関している。エネルギー貯蔵からの一次シグナルで、肥満になると、エネルギー摂取を抑制する能力またはエネルギー消費を増加する能力が失われる (Enriori et al., 2006)。レプチンの血清濃度は、男性に比べて、女性の方が有意に高い。
レジスチン	主に、脂肪細胞に発現するアディポサイトカインで、インスリンの作用に拮抗する(Goldstein and Scalia, 2007)。

表 22-1

摂食と体重管理に関わる調節因子 ── 続き

脳内神経伝達物質	特性と作用
グレリン	主に、胃で産生され、視床下部で作用し、空腹と摂食を促進する。グレリン値は、痩せている人が最も高く肥満の人が最も低い。食事中に増加し、胃バイパス術後、低下すると記されている。おそらくアディポネクチンと拮抗すると思われる（Couce et al., 2006）。
PYY_{3-36}	食物に反応して、小腸と結腸の裏側の内分泌細胞により分泌され、食欲管理の仲介者である。PYYは、グレリンとは反対の働きをする。つまり、満腹を誘発する。
IL-6 およびTNF-α	いずれも腸のホルモンである。脂肪組織で分泌されるサイトカインで、代謝性事象に関与している。筋肉と肝臓のインスリンシグナルを損なう。濃度は、体脂肪量に比例する（Thomas et al., 2010）。
その他のホルモン	
甲状腺ホルモン	SNSによって分泌されたカテコラミンに対する組織の反応性を調節する。トリヨードチロニンの減少は、SNS活性に対する反応性を低下させる。女性は、特に閉経後、甲状腺機能低下症の検査を受けるべきである。減量後のリバウンドは、代謝低下状態の作用であると思われる。エネルギー制限は、一時的な甲状腺機能不全および代謝低下状態を招く。
ビスファチン	内臓脂肪組織によって分泌されるアディポサイトカイン・タンパク質で、インスリン様の作用を発揮する。肥満とインスリン抵抗性が高まると、血漿濃度が増加する（Stevens and Vidal-Puig, 2006）。
アドレノメデュリン	炎症過程の進行の結果、脂肪細胞によって分泌される新規調節ペプチドである。

BMI：ボディマス指数、CCK：コレシストキニン、CNS：中枢神経系、CRF：副腎皮質刺激ホルモン放出因子、GIP：グルコース依存性インスリン分泌刺激ポリペプチド、GLP-1：グルカゴン様ペプチド-1、IL-6：インターロイキン-6、PYY_{3-36}：ペプチド YY3-36、SNS：交感神経系、TNF-α：腫瘍壊死因子-α

長の測定値に基づいている（疾病対策予防センター：Centers for Disease Control and Prevention [CDC], 2007）。

米国では、成人の推定66％が過体重で、32％が肥満である。カナダでは、成人の36％が過体重で23％が肥満である（Statistics Canada, 2010）。ヨーロッパでは、成人の15％〜25％が肥満である。米国では、肥満の発生率は、黒人およびラテン系住民、中でもメキシコ系女性住民が高い（CDC, 2007；図22-2）。

残念ながら、子供達もこの流行から免れない。肥満は、米国で最もよく見られる小児の栄養問題である。2歳〜9歳のほぼ1/3が過体重である。**新たな動き**「小児期の肥満問題を成人になるまでに解決するための組織設立」を参照。

過体重と肥満の原因

遺伝と栄養ゲノム情報科学

体重調節に関与しているホルモン因子および神経系因子は、遺伝的に決定されることが多い。例えば、満腹および摂取活動を決定する短期シグナルおよび長期シグナルなどである。それらシグナルの発現または相互作用の僅かな欠陥が体重増加に有意に寄与することもある。

脂肪細胞の数と大きさ、体脂肪の分布部位、RMRも遺伝子の影響を受ける。遺伝子が肥満の素因の50％〜70％を決定することを認めた双生児の研究結果がある（Prentice, 2005）。肥満に関与する遺伝子は多いが、Ob遺伝子、アディポネクチン（ADIPOQ）遺伝子、FTO遺伝子、β3-アドレナリン受容体遺伝子が特に注目されている。Ob遺伝子はレプチンを産生する。Ob遺伝子、レプチン受容体（LEPR）、ADIPOQ遺伝子の変異が肥満またはメタボリックシンドローム（MetS）を引き起こすことがある。食事に、飽和脂肪が多過ぎるときには、特にそうなる。（Ferguson et al., 2010）。主に、脂肪組織に存在するβ3-アドレナリン受容体遺伝子は、ヒトの安静時代謝量（RMR）と脂肪の酸化を調節すると考えられている。FTO遺伝子は、体重に対する影響により糖尿病の素因になる（Frayling et al., 2007）。

栄養の取り方または生活習慣によって、肥満を引き起こす遺伝子を活性化または不活性化することがある。ゆえに、長期的体重管理成功の鍵には、遺伝的特徴の行動への適用も含まれると思われる。近い将来、低脂肪食、低炭水化物食、バランスの取れた食事に対する個人々の反応について正確な予測をする、特異的なデオキシリボ核酸テストができると思われる（Ashley et al., 2010）。栄養カウンセリングは全く個別に行われている（第5章参照）。

不適切な身体活動

運動不足とほとんど体を動かさない生活習慣も、体重増加の原因であり、それは慢性的な過食によって悪化する。

デスクワーク中心の社会であることも、肥満の問題が増加している要因の1つである。運動をする人々は少なくなり、テレビまたは映画の鑑賞のようにスクリーンを見ること、コンピューターの使用、テレビゲーム、職場または行事に車で出かけるなど、エネルギー消費の少ない活動に費やす時間が増えている。

新たな動き

小児期の肥満問題を成人になるまでに解決するための組織づくり

米国の肥満児の数は1980年以来3倍になり、今や、肥満は予防可能な最大の死因および病因として、喫煙に匹敵する（Ogden et al., 2002 and Ogden et al., 2010）。この、小児期の肥満蔓延という深刻な事態に対処するため、2010年春、新たな組織が設立された。その組織が、「より健康なアメリカのためのパートナーシップ：Partnership for a Healthier America」であり、子供達が、健康な成人になるために、栄養のある良好な食物を食べ、日常生活の中で体を動かす機会が十分に持てるようにしようという明確な目標を掲げている。

このパートナーシップの目的は、小児期の肥満問題を成人になるまでに解決するという国の目標を支援するもので、この新しい組織の名誉会長でもあるミシェル・オバマ大統領夫人が提唱している。このパートナーシップは、公的および民間の機関、組織、企業、指導者、メディア、州および地方団体が協力して、小児期の肥満と戦う有意義で具体的な取り組みを行う。この計画の4つの目標は下記のとおりである。

- 子供達にとって健康的な選択をするために必要な情報と方法を両親に提供すること。
- 学校給食にもっと健康的な食物を用いること。
- どの家庭も、その地域で、健康的で安価な食物を入手できるようにすること。
- 学校の内外で、子供達が運動する機会を増やすこと。

このパートナーシップは、米国の津々浦々の家庭がこの4つの目標を実施し持続できるように動機づけ、促し、支援をする。この取り組みは、Let's Move! 運動として始まった（www.letsmove.gov/）。

ホワイトハウスの小児期肥満対策チームは、大統領に、「小児期の肥満問題を成人になるまでに解決する」と報告している（Task Force, 2010, www.nj.gov/health/fhs/shapingnj/pdf/wh_obesity_report.pdf）。

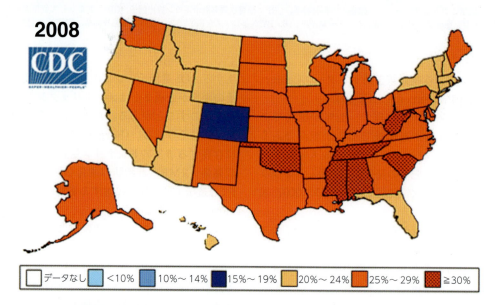

図22-2　2008年の米国成人の肥満発生率（アメリカ疾病予防管理センター（CDC）による生活習慣病のリスク行動調査、2010年6月13日）

炎症

脂肪組織は、様々な炎症性および抗炎症性サイトカインを大量に分泌し、それらのサイトカインはサイトカイン遺伝子の単一ヌクレオチド多型に影響を受ける。その結果、インスリン感受性喪失、脂質異常症、筋タンパク質喪失、酸化ストレスなどが起きる（Grimble, 2010）。肥満と心血管疾患、数種の癌、2型糖尿病のような炎症性疾患との直接の関係を発見した科学者もいる。

肥満患者の視床下部で発生する代謝シグナルは、長期にわたり、慢性の炎症および組織の損傷の下地になる。高脂肪食を与えたマウスでは、視床下部で炎症のマスタースイッチがオンになる。

ヒトでは、慢性の過食により炎症のスイッチがオンになり、体重増加とインスリン抵抗が起こる。インスリン抵抗性の患者は、体重を減らす食生活とエゼチミブ（Zetia）の投与により、肝脂肪変性が改善し、炎症マーカーが低下する（Chan et al., 2010）。

食事と薬剤を組み合わせた治療により、症状が改善し健康が得られる可能性がある。粗食と生活習慣の改善により肥満に起因する炎症を改善することができる。オレンジのような食物は抗炎症性であるが、乳脂は炎症性であると思われ、赤ワ

インはどちらでもない。遺伝子型因子は、免疫機能を亢進する栄養素の有効性に影響する。抗酸化物質およびω-3多価不飽和脂肪酸は、炎症の強度を低下させる(Grimble, 2010)。炎症に関する詳細は、第6章を参照。

睡眠、ストレス、概日リズム

睡眠時間が短くなると、内分泌による空腹および食欲調節が変化する。食欲に影響するホルモンが変化し、過剰なエネルギー摂取を促進することもある。ゆえに、睡眠不足が続くと食物摂取の量、組成、分布が変わり、肥満が発症することもある。睡眠不足に苦しむ米国人は5000万人を超えると推定される。交代制の仕事または夜間に明るいライトに曝される人々も、概日リズムが妨害され、肥満の発生が増加する(Garaulet et al., 2010)。

睡眠、概日リズム障害、遺伝子、代謝症候群の間にも関連性がある。食事から得られる細胞脂質膜の内容物の一価不飽和脂肪酸は、メタボリックシンドロームの発症を抑制すると思われる(Garaulet et al., 2009)。ストレスも、もう一つの因子である。ストレス下では、コルチゾールが放出され、コルチゾールがインスリンの放出を促進し、闘争力逃走反応(ファイト・オア・フライト)中の血糖値を維持する。その結果、食欲増進が起こる。通常、コルチゾール濃度は、早朝は高く、夜中は低い。夜食症候群(NES)の患者は、コルチゾール濃度の変容など、遺伝子にプログラムされている神経内分泌因子の結果、食事摂取の概日リズムが遅れる(Stunkard and Lu, 2010)。

味、満腹、1食分

食物とその味の要素は、楽しみを呼び起こす。安価でいつでも際限ない種類の食物が入手可能なので、一種類の食物しか入手できないときよりも、摂取カロリーが高くなりやすい。通常、食物は消化するにつれて、あまり欲しくなくなる。この現象は、感性満腹感として知られている。食事する人が、1つの食物で満腹になっても次のコースを多数選択できるセルフサービス式の食事であれば、この原則は覆される。感性満腹感は、様々な栄養学的にバランスのとれた食事の摂取を促すが、エネルギーの過剰摂取を引き起こすこともある。

現在、通常受け取る食物の取り分けサイズが大きすぎることも、過食の1つの原因になっている。レストランやファーストフード店が1食分として提供する食物の量とカロリーが、一人の人にとって1日に必要なエネルギーよりも多いことがよくある。エネルギー密度の高い食物を大量に摂取することも問題になると思われる。

オビソーゲン

オビソーゲンは、体内に侵入した化学物質の異物で、液体の代謝を妨害し、最終的に過脂肪と肥満を引き起こす(Grun and Blumberg, 2006)。オビソーゲンは、「内分泌攪乱物質」と呼ばれ、脂質の恒常性と脂肪貯蔵を変え、代謝のセットポイントを変え、エネルギーバランスを乱し、満腹と食欲の調節を乱して、脂肪の蓄積と肥満を促進する。環境および食料供給中に疑われるオビソーゲンは、例えば、ビスフェノールAやフタル酸エステル類で、食料品の包装に用いられる多くのプラスチックに含有されており、その中で加工または貯蔵されるときに、食料中に入り込む(Grun, 2010)。臨床上の有用情報「脂肪を喪失すると何が起きるか」を参照。

ウイルスと病原体

この20年間に、少なくとも10種類の脂肪生成病原体が発見された。それは、例えば、ウイルス、スクレイピー病原体(ヒツジまたはヤギの海綿状脳症)、細菌、腸細菌叢などである(Pasarica and Dhurandhar, 2007)。「感染による肥満」が肥満の流行に関連性があるかどうかは不明である。ヒトアデノウイルス、アデノウイルス-36は、脂肪細胞の複製、分化、脂質蓄積、インスリン感受性を増加させ、レプチンの分泌と発現を抑えることによって、実験的に感染させた動物の肥満を誘発する可能性がある(van Ginnekin et al., 2009)。

評 価

過体重は、体重が身長に基づく標準体重を超過している状態である。肥満は、全身的または局部的に過剰な脂肪蓄積が認められる状態をいう。過体重と肥満は、通常、互いに対応しているが、標準体重を超過して過体重であっても脂肪過多または肥満ではないこともある。逆に、脂肪過多であっても過体重でないこともある。

健康リスクを求める場合、体脂肪または肥満を評価することが重要である。詳細は第6章に記載している。臨床上の実際の評価方法は、次の4通りである。1) ボディマス指数(BMI)は、W/H^2で、W = 体重(kg) H = 身長(m)、2) ウエスト周囲径、3) ウエスト対ヒップ率、4) 体脂肪率を推定するDeurenbergの推定式(Deurenberg and Deurenberg-Yap, 2003)。

米国国立衛生研究所(NIH)のガイドラインは、BMIが25であれば過体重とし、BMIが30以上を肥満と分類している(表22-2)。長寿のために最適なBMIは、人種、性別、年齢によって様々である。時を経るとともに増加するBMIは、健康状態に実質的な影響を及ぼす(Newby et al., 2006)(第6章と付録23を参照)。

ウエスト周囲径が、男性102cm以上、女性99cm以上であれば、リスク上昇を示し、BMIが25～34であるのと等しい。ウエスト周囲径と脂肪率が共に高ければ、それは、肥満に起因する心不全などのリスクが有意に高いと予想される(Nicklas et al., 2007)。

高齢者のウエスト周囲径とインスリン感受性指数とは強い相関関係があるので、ウエスト周囲径の測定は、疾病リスクを評価するために役立つ(Racette et al., 2006)。ウエスト/ヒップ比(WHR)は、女性では0.8以上、男性では1以上の測定値であれば、心血管系イベントのリスクが高い。

各人のBMI、年齢、性別を用いて、体脂肪を求めるためのDeurenberg推定式による計算方法は下記のとおりである

(Deurenberg and Deurenberg-Yap, 2003)

体脂肪(%) = (1.2×BMI) + (0.23×年齢)
　　　　　− (10.8×G) − 5.4

男性はG = 1で、女性はG = 0

例えば、BMI = 28で、年齢 = 21、性別 = 女性の場合は、

体脂肪(%) = (1.2×28) + (0.23×21) − (10.8×0) − 5.4
　　　　　= 33.6 + 4.83 − 0 − 5.4
　　　　　= 33%

表 22-2
過体重と肥満の分類

分類	ボディマス指数 (kg/m2)
低体重	< 18.5
普通体重1	18.5 ～ 24.9
過体重	25.0 ～ 29.9
肥満(I度)	30.0 ～ 34.9
肥満(II度)	35.0 ～ 39.9
過度の肥満(III度)	> 40

出典：National Institutes of Health, National Heart, Lung, and Blood Institute: Clinical guidelines on the identification, evaluation, and treatment of overweight and obesity in adults—the evidence report, NIH Publication No. 98-4083, 1998.

通常、体脂肪率が、男性は20%～25%以上、女性は25%～32%以上の場合、過体重で肥満の代謝リスクと健康リスクを伴うと考えられている。

健康リスクおよび長寿

一般に、肥満は、代謝的に不健康な状態とみなされている。心疾患、2型糖尿病、高血圧、脳卒中、胆嚢疾患、不妊症、睡眠時無呼吸、ホルモン関連癌、変形性関節症などの慢性疾患は、肥満になるにつれて悪化する傾向がある(図22-3)。

肥満であっても代謝的に正常な人々も一部には存在する。この人々は合併症のない、若年性肥満で、過形成の脂肪細胞を有し、内臓脂肪の量は正常である。しかし、このような場合は、例外であり、一般的ではない。NHANES調査の死亡率のデータを用いた推定値は、何千もの死が肥満に起因していることを示している。青年期のBMIが中程度に高い女性が、若年および中年期に早死にすることには相関性がある(van Dam et al., 2006)。肥満亢進と身体活動の低下は、女性の死亡の強力な独立リスク因子である。

100,000名以上の50歳以上の米国の男女を対象にした9年間の大規模癌予防試験II栄養コホートの結果は、肥満と死亡に関連性のあることを示している。ウエストが非常に大きい人

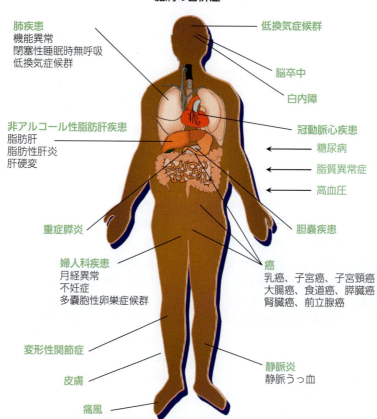

図22-3　肥満の合併症は広範囲に及ぶ。(Delichatsios HKから転載許可：プライマリーケアの肥満評価、ハーバード大学医学部。23rd Annual International Conference-Practical の肥満治療への取り組み、2009年6月18～20日、ボストンにて, GL Blackburn, course director.)

(男性は119cm以上、女性は109cm以上)は、ウエストの小さい人(男性は89cm未満、女性は76cm未満)に比べて死亡のリスクが2倍であった。これは、いずれのBMIにも当てはまったが、正常体重の女性群で最も顕著であり、ウエストライン、腹部、内臓脂肪の危険性を明らかにした(Jacobs et al., 2010)。

死亡リスクの最も低い、最適なBMIは、23～24.9であったという結果を示す大規模試験が数件ある。BMIが、この範囲以上でも以下でも、死亡リスクは高くなると思われる(Adams et al., 2006; Jee et al., 2006)。長寿のために最適なBMI値の範囲は、20.5～24.9であると思われる。

非アルコール性脂肪性肝疾患(NAFLD)は、肥満に起因し、末期肝疾患に進行することもある。肥満は、癌、不妊症、創傷治癒の遅延、B型肝炎ワクチンに対する抗体反応不良のリスク因子でもある。したがって、肥満による損害は甚大である。健康エコノミストは、過体重および肥満の損害費は全米の年間医療費のほぼ10%に当たると推定している。2002年に、米国税庁は、肥満を疾病と見なし、納税者が、既往症の治療を受けているのであれば、体重を減らすための費用を医療費として控除できるという規則を発令した。

米国政府は、国民の健康と財政の健全性に対する肥満の多大なる影響を認めている。ヘルシーピープル2020の目的も、過体重および肥満と健康との密接な関係を踏まえている(第12章参照)。すなわち、健康体重の成人の割合を増加させること、肥満の小児、青年、成人の割合を減らすことも、その目標として挙げている。過体重の青年は肥満成人になることが多く、肥満成人は2型糖尿病の合併症、高血圧、脳卒中、ある種の癌、不妊症などのリスクが高い。

脂肪の沈着とメタボリックシンドローム

脂肪が沈着する部位は遺伝的に制御されており、男性と女性では異なる。現在、2つの主要なタイプの脂肪沈着が確認されている。それは、体幹-腹部の皮下に過剰の脂肪の着くタイプ(リンゴ型男性型脂肪分布)と、大腿部および臀部に過剰な脂肪の着くタイプ(洋ナシ型女性型脂肪分布)である。この男性型は、男性に多く見られる。脂肪蓄積は、妊娠と授乳期の要求に応えるものである。女性型肥満の女性は、男性型肥満の女性に見られるグルコース代謝障害を発症することはない。閉経後の女性は、男性型の腹部脂肪貯蔵になる場合が多い。

腹膜の下および腹腔内に過剰な内臓脂肪組織(VAT)が貯まる内臓肥満は、インスリン抵抗性との相関性が高い。メタボリックシンドローム(MetS)と診断された患者は下記の異常のうちの3つ以上に当てはまる。1)ウエスト周囲が、男性は102cmを、女性は88cmを超過、2)血清TG値が150mg/dL以上、3)高比重リポタンパク(HDL)濃度が、男性は40mg/dL未満、女性は50mg/dL未満、4)血圧135/85mmHg以上、5)空腹時血糖値が100mg/dL以上。内臓脂肪の増加は、冠動脈疾患、脂質異常症、高血圧、脳卒中、2型糖尿病、MetSのリスク因子である(Goodpaster, 2005; Gower et al., 2006)。同様に、VATと心肺適応能(CRF)のレベル低下は、心血管代謝のリスク因子の悪化を伴う。VATを減らし、CRFを高レベルに保つことが、心血管代謝を健康に保つための重要な目標である(Rheaume, 2011)。

カロリー制限と長寿

エネルギーの摂取と消費のバランスをとることは、生涯を通じ、体重管理の基礎である。生活習慣の改善は、食習慣が体重管理にとって最も有効であることを知ることであり、永続的に改善していくために最も重要である。総カロリーを少量ずつ減らし身体活動を増やすことによって、時間をかけて徐々に体重増加を防ぐことが、最も重要な推奨事項である。健康的な食事の習慣と規則的な身体活動を小児期に開始し、成人期に渡って継続すべきである。安静時代謝量(RMR)の低くなる中高年期には、特に困難になるが、体重増加を防ぐために、摂取カロリーを調節または減らすことによって、エネルギーのバランスを維持しなければならない。

動物実験では、カロリー制限(CR)を長期的に行うことによって、その動物の寿命が延び、加齢速度が遅くなる。このようなCRの長寿延長効果の明らかな一般論から、ヒトでも同様の結果が得られるのではないかと推測されている。2つの長寿バイオマーカー(空腹時インスリン値および体温)は、ヒトにおける長期のCRによって、低下する(Heilbrohn et al., 2006)。アンチエイジングに対するCRの提唱者は、カロリー摂取を削減することによって加齢および慢性疾患の発症が軽減されたと信じている。アルツハイマー疾患、心疾患、脳卒中のげっ歯類では、神経の劣化が軽減され神経の生成が促進されたことも確認されている(Mayo Clinic, 2010)。CRが加齢速度を遅くすることができるかどうかの問題は、まだ、解き明かされていない(Fontana, 2009; Phelan, 2006)。The Calorie Restriction (CR) Society International (www.crsociety.org)は、現在の健康、将来の長寿などのベネフィットのためにカロリー制限を行っている人々、食事の効果を理解することに興味のある人々、科学に基づく健康-強化寿命延長テクノロジーの発展に興味を持っている人々の取り組みを支持している。

肥満差別

体重に基づく偏見と差別が広がっていることが、教育、雇用、医療従事者から、報告されている。他の偏見と同様に、肥満という慢性疾患とその医学的結果が理解されていないからである。法律は、外見に基づく差別を防ぐように作られているが、好ましくない態度や行為は未だに存続している。体重に対する偏見があるため、過体重の子供達は、社会的、教育的、心理的に辛辣な経験をする(Latner et al., 2005)。医療従事者、運動科学の生徒、肥満者自身にも、肥満には否定的な連想が無意識に湧き起こる(Brown, 2006; Carr and Friedman, 2005)。知識や関心がないため引き起こされるこのような障壁を打破することが肝要である。患者支援グループは、このようなタイプの差別の悪影響を正に役立つ。

成人の肥満管理

肥満の管理は、長年にわたり進化してきた。当初、臨床医は減量にのみ注目し、体重の維持についての知識はほとんど持っていなかった。しかし、すぐに、体重維持に注意を払わず減量にのみ注目することは適切ではなく、体重を自己管理しようとする人にとってはむしろ有害かもしれないことが、明らかになった。

治療法も進化している。何年か前は、エネルギー制限食だけが治療法だった。結局、今では生活習慣の改善が治療法に加わっている。減量の後の体重維持に、必要不可欠なものとして、身体活動の重要性も認識された。今日、慢性疾患予防モデルは、生活習慣の改善指導と、医師、栄養士、運動の専門家、行動療法士の総合的な医療を組み合わせたものである。最も成功の見込みのある減量プログラムは、より健康的な食物の選択、運動、生活習慣改善を組み入れたプログラムである。薬物療法と外科的介入が適切である場合もあるが、それは、食生活と身体活動のパターンを必要に応じて改良することの代替にはならない。米国糖尿病協会エビデンス分析ライブラリー（American Dietetic Association (ADA) Evidence Analysis Library (EAL)）は、信頼性の高い治療ガイドラインを提供している（図22-4）。

治療目標

肥満治療の目標は、体重管理に注目し、全身の健康に照らして、可能な限り最良の体重を獲得すべきである。「理想的な」体重または体脂肪率に到達することは、必ずしも現実的ではなく、全く適切でない場合もある。肥満のタイプと重症度、各人の年齢と生活習慣によって、比較的簡単に減量できる場合もあれば、実質的に不可能な場合もある。

現在の体重を維持するか、わずかに減量することが有益である。肥満の人は、ほんの少し減量しただけで（当初の体重の5％〜10％）、血糖値、血圧、コレステロール値が改善する。

緩やかな減量が有益であり、達成しやすいと認識していても、肥満の人は、通常、自分で決めた体重目標を持っており、それは、専門家が提案した目標とはかなり異なっている。したがって、医療従事者は、患者が緩やかで現実的な減量を受け入れられるように、支援すべきである。

減量の速度と量

減量すると、タンパク質と脂肪の両方が失われるが、減量の速度によって、ある程度、それぞれの喪失量が決まる。急激な減量の場合、カロリーが激減するので、飢餓応答に似た状態になる可能性がある。飢餓への体組織の反応は、予想される欠乏期間に対する適応であるKeys（1950）による古い飢餓研究

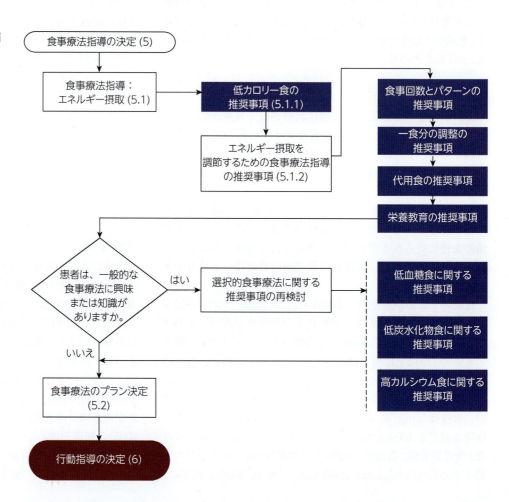

図22-4　栄養ケア指導チームの肥満管理アルゴリズム（©アメリカ栄養士会。転載許可あり）

の結果は、絶食の最初の10日間でグリコーゲン貯蔵量を使い果たし後、エネルギー消費量の約8％～12％はタンパク質を用い、残りを脂肪でまかなっていたことを示している。飢餓が進行すると、エネルギー消費量の97％までが貯蔵TG由来になる。飢餓の間に起こる代謝異常により、徐脈、血圧低下、肌と髪の毛の乾燥、疲れやすさ、便秘、神経系異常が起こり、うつ状態になり、死に至ることさえある。

タンパク質の2倍以上のエネルギーを有する脂肪を動員することは効率的で、生命維持に欠かせないLBMの利用を節約できる。長期間かけて徐々に減量すると、貯蔵脂肪を減らし、生命に不可欠のタンパク質組織の喪失を抑え、急速な減量に伴うRMRの急激な減少を避けられる。BMIが27～35の人は減量速度を約225～450g/週になるように、BMIが35を超過している人は450～900g/週になるように、カロリーを継続的に減らしていき、約6か月で体重が10％減るようにすべきである（米国糖尿病協会：American Dietetic Association [ADA], 2010）。次の6か月間は、減量から体重維持に焦点を移していく。その後、さらに減量を考慮するとよい。

同じカロリーを摂取しても、減量の速度は様々である。男性は、女性よりもLBMとRMRが高いので、女性よりも速く減量できる。体重の重い人は軽い人よりも多くのエネルギーを消費し、同じ一定のカロリーを摂取しても、軽い人より速く消費する。食事による減量に失敗した肥満の人は、多くの場合、実際、彼らが報告しているよりも多くのエネルギーを摂取し、自身の身体活動のレベルを過大評価している。

目標体重は、体脂肪の減量に焦点を当てて、個別に現実的な値に設定すべきである。例えば、病気による肥満の場合も、女性型肥満の場合も大量の減量を継続することはできない。洋服のサイズが6～10の女性およびウエストのサイズが76cm～86cmの男性は、肥満患者集団の役割モデルには適さない。BMIが25でさえ、多くのダイエットをする人にとって、適切ではない。*注目情報*「食物の社会的傾向に対するファッションの影響」を参照。

生活習慣の改善

行動修正は、生活習慣改善の要である。目標設定、刺激抑制、問題解決、認知の再構築、自己測定、再発防止の方法を用いて、患者の環境の再構築、栄養の摂取、身体活動に焦点を当てる（Berkel et al., 2005）。進行中、フィードバックを行い、患者に変化と達成の責任を負ってもらう。

目標設定では、たいていの行動プログラムは、カロリー（kcal）と脂肪（g）と、身体活動の目標を提示して、225～450g/週の減量達成に挑戦するが、患者自身が、達成できるという信念の持てる目標を設定することが重要である。

刺激抑制とは、(1) 食前の状況または食前の一連の事柄、(2) 摂取する食物の種類、(3) 食後の状況による食欲刺激を抑制することである。体内の満腹の合図に気を配り、食物の摂取量を減らすために、食事の速度を遅くするよう患者を指導する。そのための方法は、1) 一口ごとに食器を下に降ろし、2) 食事の間に一息つき、3) 一定回数以上噛むようにするなどである。

問題解決のプロセスは、食物摂取の問題を定義し、可能な解決策を生み出し、その解決策を評価し最良の方法を選び、新しい行動を実行し、その結果を評価し、さらに、必要であれば、別の解決策を再評価する。

認知の再構築では、患者の努力の効果を台無しにするようなマイナス思考を見つけ出し、それに立ち向かい、是正するように患者に指導する（第15章参照）。生活習慣改善の方法を参考情報22-1の表に挙げる。

自己測定では、食物摂取の場所と時間、そのときに思ったことや感じたことを毎日記録するが、それは、食物摂取時の身体的情動的状況を特定することに役立つ。身体活動は、通常、時間（分）と消費カロリーで記録する。自己測定は、再発とその後の罪悪感、そして防御方法への手がかりを与えてくれる。

生活習慣改善の総合プログラムを実施することによって、16～26週間で、当初の体重の約10％の減量に成功したことが、糖尿病予防プログラムなどの最近のランダム化比較対照試験（RCT）の結果により明らかになった。長期の体重管理は、直接会うか、電話、手紙、メールのいずれにせよ、継続的に患者と治療の専門家が連絡をし合うことで、促進される。様々な方法の行動療法が必要になることが多い（ADA,

---

◎ 注目情報

食物の社会的傾向に対するファッションの影響

共同筆者 *Mousavi Jazayeri, PhD*

メディアは、外見と身体に対する考え方に影響を及ぼすことがある。歴史的に見て、芸術および美の意味は文化が違えば異なっていた（Barber, 1995）。国際的に広がった今日のメディアは、痩せたモデルとスポーツ選手のイメージを売りものにし、美の規範を移行し、魅力についての考え方を変えた。そのため、世界のほとんどのところで、細く痩せていることが美の象徴になってきている。ファッションモデル、有名人、体操選手、ランナー、スケート選手、運転手、ダンサーは、推奨ガイドラインのボディマス指数の健康推奨値に比べて、低体重である場合が多い。メディアの理想とするスリムな体型に感化され、身体への不満から、抑制的または感情的な食習慣に陥る（Anschultz et al, 2008）。極端に細いモデルのイメージが、若い女性に減量するようにと、強い圧力をかけていることもある。しかし、子供を産みたいと望んでいる若い女性にとっては、十分な量の体脂肪を維持することが必要である。魅力的な身体のイメージに対する賢明な感覚が、このような考え方を変えるために役立つと思われる（Bonafini and Pozzilli, 2010）。一連の若いモデルの減量による死により、「正常体重」の役割モデルの必要性が明らかになった。健康的な体重を維持しているモデルやスポーツ選手が、体型のイメージや健康状態に対するメディアの悪影響の軽減に役立つと思われる。

> **参考情報 22-1**
> **生活習慣の改善戦略**
>
> **短期の目標を達成しやすい設定**
> - 週末のウォーキング時間を何分か増やす。
> - ランチに果物を1個食べる。
> - いつもの食物の一部をカットして減らす。
>
> **自己測定**
> - 食物と活動の記録をつける。
> - カレンダー式スケジュール帳を使用する。
> - 定期的に体重測定を行う(すなわち、毎日または毎週)。
>
> **刺激抑制**
> - 空腹時および食品のリストを持って、買い物に行かない。
> - 食事は、単独行為として行う(例えば、テレビを消す)。
>
> **壁に立ち向かう**
> - 段階的に問題解決の訓練を行う。
> - 将来の計画を立てる(例えば、手元に健康的な軽食を置いておく)。
>
> **睡眠およびストレスの管理**
> - 睡眠と休息を増やす。
> - 毎日、規則正しく運動する。
> - 毎日、瞑想またはヨガをする。
> - 徐々に、リラクゼーションとビジュアルイメージエクササイズを訓練する。
>
> **社会的支援**
> - 組織化された商業ベースの支援会議またはクラスに出席する。
> - 家族、友達、同僚を支援システムとして利用する。
>
> **契約**
> - 現実的で簡素で達成可能な健康目標をたてる。
> - 短期な変化に有用である。
>
> 下記の修正版: Foreyt JP: Need for lifestyle intervention: how to begin, Am J Cardiovasc 96:11E, 2005.

2010)。

科学技術は、通信メカニズムとして有望である。メールや電話による相談も、体系的な行動療法による減量プログラムの一環として、患者と連絡をとり支援するために実行可能な方法である。将来的には、特定の刺激抑制を伴う行動療法、薬物を用いる自己測定、インターネットを利用し的を絞った療法、代用食の提案、電話相談を増やすことも可能である。小児には従来にない行動療法が必要であり、少数の人種および民族には文化を考慮した療法が必要である(Berkel et al., 2005)。

食事改善の推奨事項

減量計画プログラムを、成功させるためには、食物の選択改善のみならず、運動、行動修正、栄養教育、心理的支援を組み込む必要がある。このような方法によって、体脂肪が望み通り減少しない場合は、医学的処置が必要になる。病的肥満(BMIが40以上)は、外科的介入が必要な場合もある。

減量計画プログラムは、できるだけ少ない費用で、栄養的にバランスの取れた食事療法に、運動と生活習慣改善を組み合わせるべきである。患者の治療目標と健康リスクによって、適切な治療方法を選択する。治療の選択肢は下記の通りである。

- 低カロリー食、身体活動の促進、生活習慣改善
- 前項の項目と薬物療法
- 手術と個別処方の食事療法、身体活動、生活習慣改善プログラム
- エネルギー・バランスを考慮した体重増加の予防

エネルギー制限食

減量の方法として、バランスの取れたエネルギー制限食が最も広く処方されている。このエネルギー制限食には、栄養的に適量のエネルギー量が必要であるが、そのエネルギー量は、日々のエネルギー所要量を満たすために貯蔵脂肪を動員しなければならないレベルまで減らすべきである。カロリーを500〜1000kcal/日減らせば、この目標を満たす。エネルギー・レベルは、個人の体格と活動によって様々であるが、通常、1200〜1800kcal/日である。カロリー制限(CR)のレベルにかかわらず、健康的な食生活を教授し、身体活動を増やすことを推奨すべきである。

低カロリー食は、野菜、果物、豆類、全粒穀物のような原料を用いて、炭水化物(摂取エネルギー量の50％〜55％)の量を患者に合わせて個別に決めるべきである。食事から取ったタンパク質がエネルギーに変換されてもなくならないように、タンパク質を豊富に含むことが(摂取エネルギー量の約15％〜25％)必要である。脂肪量は、摂取エネルギー量の30％を超えてはならない。カロリー密度を下げ、胃内容排出時間を延長することによって満腹感を高め、腸管吸収効率を低くするために、繊維を余分に摂取することを推奨する。オート麦から作った新しい食品とココナツオイル入りの飲み物は、食前に摂取することによって、満腹感を高め、総エネルギー摂取を抑えるとして、有望視されている。

ココナツオイルが、減量に効果的であることを示す研究結果は今のところ1件もなく、ティースプーン1杯で脂肪13gとカロリー120kcalを含有しているため、体重増加に寄与していると考えられている。しかし、一方で、オート麦などの繊維の豊富な食物と組み合わせることによって、満腹感は高まると思われる。

摂取エネルギー中のパーセントとして算出することは有用である。例えば、目標とする摂取カロリー数を4で割って、脂肪の摂取量(25％)を出す簡単な法則がある。すなわち、1800-kcalのエネルギー摂取が必要なら、脂肪からは450kcal摂取する。脂肪のエネルギー含有率は約9kcal/gなので、脂肪

は約50g必要である。脂肪を1日のうちで好きなように分配してよいという権限を患者に与えれば、減量の取り組みは魅力的になり、患者を治療過程に巻き込むことができ、空腹感もあまり感じなくなるため、摂取エネルギーを減らすことができる。ただし、総エネルギーも考慮しなければならない。

アルコールや砂糖を豊富に含む食物は、味を良くするため少量用いるだけに留めるべきである。飲酒常習者の場合、アルコールが食事の10%を占めることが多く、7kcal/gになる。大量の飲酒者（1日の摂取エネルギーの50%をアルコールから摂取する）は、食欲が低下することもあるが、中程度の飲酒者の場合は、アルコールのカロリー分だけ体重が増加する傾向がある。飲酒常習者は、脂質が貯蔵し、体重が増加し、肥満になることもある。

人工甘味料と脂肪代替品によって、食物摂取の制限を受け入れやすくなる人もいるが、人工甘味料を用いたために、食物摂取が減り、減量したという科学的根拠はない。

通常、女性1200kcal未満、男性1800kcal未満のエネルギー制限と、年齢による必要量に見合ったビタミンおよびミネラルの供給が推奨される。しかし、このエネルギーを維持するための食物を選び、毎日、あらゆる栄養所要量を満たすことは難しい。

調整食と代用食プログラム

調整食は、市販されており、すぐに利用でき、カロリーや栄養が管理されている代用食である。このような代用食は、薬局、スーパー、フランチャイズのダイエットセンターの店頭あるいは臨床の場で、飲み物、包装済みの食事、ミールバーとして提供されている。このプログラムの目標は、カロリーの高い食品の代用食品を提供することである。たいていの代用食は、1食当たり0〜5gの繊維、10〜14gのタンパク質、様々な量の炭水化物、0〜10gの脂肪、推奨栄養所要量の25%〜30%のビタミンとミネラルを含有している。通常、シェイクは、牛乳か豆乳をベースにしており、220mL当たり150〜250kcalでカルシウムが豊富である。シェイクは、購入した粉を用いて、家庭のミキサーで作ることもある。自分で選択したり、一食分を管理することが難しい人は、広範な体重管理プログラムの一環として代用食を用いてもよい。毎日、1食か2食あるいはスナックを代用食にすることで、減量と体重維持を成功させることができる（ADA, 2010）。

減量プログラム商品

何百万人もの米国人が、永続的な減量を求めて、自己管理減量プログラムの商品を取り入れている。通常、医療の場では、さらに厳しいエネルギー制限プログラムが、医療スタッフの監視の下で行われている。表22-3に示したように、このようなプログラムはかなり様々で一定ではない。パック包装の低脂肪食の商標名の使用を要求しているプログラムもある。パック包装の代用食品は、食物の選択をしなくてよいので、魅力的だと思う人もいる。内観、行動修正、栄養に関する講習を提供するプログラムもある。

インターネットの利用は、新世代のプログラム商品を生み出した。インターネットに基づくオーダーメードの体重管理プログラムと、総合的な医療の場の情報のみのインターネットの体重管理プログラムとを比較したランダム化比較対照試験（RCT）の結果は、オーダーメードの方法の重要性を物語るものだった（Rothert, 2006）。

Weight Watchers以外に、主要な自己管理減量プログラム商品の使用を支持する科学的根拠はまだ十分には得られていない。多くの試験で、高い減少率に関して対照比較が行われていないので、報告されている結果は、おそらく、最良のシナリオであると思われる。プログラム商品の有効性と費用対効果を評価するためには、もっと多くの比較対照試験を行う必要がある。ゆえに、栄養実践の有効性に関して、あらゆる減量プログラムの評価を行うことが大切である。消費者は知識を持っており、多くのプログラムは体重維持に関するデータのみならず、脱落者または成功率に関するデータも報告し始めている。

過度のエネルギー制限と絶食

過度のエネルギー制限食は、1日当たりの摂取カロリーを800kcal未満にし、絶食は1日当たりの摂取カロリーを200kcal未満にする。絶食が治療法として処方されることはめったにないが、宗教的または抗議行動の一環として、行われることが多く、減量のための個人的努力として、行われることもある。このような状況で、絶食が、長期的な飢餓状態に伴う深刻な神経系や、ホルモンなどの副作用を引き起こすまで長く継続することはめったにない。急速な減量の50%以上は、不安的で、深刻な血圧低下が起こることが多い。尿酸の蓄積は、痛風の症状を引き起こすこともあり、胆石が起こることもある。また、脂肪の貯蔵が減ると、さらに体重減少に影響する分子が放出される。**臨床上の有用情報**「脂肪を喪失すると何が起きるか」を参照。減量のための過度のエネルギー制限を始めると、食事のパターンがさらに不規則になることもある（第23章参照）。

超低カロリー食

200〜800kcalの食事は、超低カロリー食（VLCD）と分類される。1日当たり800kcal未満の摂取が何らかの有益な結果をもたらすという科学的根拠はほとんどない。VLCDは、ほとんどの場合、カロリーは低いが、タンパク質（0.8〜1.5g/kg IBW/日）は比較的豊富であり、カロリー以外ビタミン、ミネラル、電解質、必須脂肪酸はすべて含有するように設計されている。通常の食物摂取と完全に代替する形で、患者に与え、その期間は、通常、12〜16週間である。VLCDの大きな利点は、急速な減量である。副作用の可能性があるので、VLCDの処方は、BMIが30を超え、心理療法を伴う、他の食事プログラ

IBW = ideal body weight　標準（理想）体重

表 22-3

一般的なダイエット商品

名前	食物または製品	教育	指導者/カウンセラー	維持・管理
VLCDプログラム				
Medifast www.medifast.net	特別飲料；医師監修	1回/週 個別面談　1回/週グループ会議	医師監修	5か月間毎週会議
Optifast www.optifast.com	特別飲料；医師監修	毎週MDと個別面談。毎週1時間半のグループ会議。RDと1回会議	多くの場合、MD、RN、RD、心理学者	期限は設けず、20週目に開始
ダイエット・プログラム				
Diet Center www.dietcenter.com	普通食	毎日個別面談	訓練を受けたスタッフ	最初の3か月は毎週会議、次の4～6か月は2週間に1回会議、次の6～12か月は毎月会議
Jenny Craig www.jennycraig.com	事前包装食品	1時間のビデオをグループで見る授業を14回。毎週個別面談	RDsと心理学者	6か月～1年の間毎月会議
Nutrisystem www.nutrisystem.com	事前包装食品	毎週30分間のグループ会議と毎週10分間の個別面談	大学卒業者	1年間は移行期の食事で、プログラムの食品と通常の食物
Weight Watchers www.weightwatchers.com	普通食	毎週45分間のグループ会議	プログラムの修了者	6週間は毎週会議。目標体重を維持する場合は、フリー会議
The Solution www.shapedown.com	普通食	毎週2時間のグループ会議	このプログラムに認定されたRDと心理学者	6か月～1年間は毎月1回の会議を開き、必要であれば、毎週1回の会議を期限なく開く
インターネットをベースにしたダイエット				
Cyberdiet www.dietwatch.com www.cyberdiet.com	普通食	個別の専門家によるe-カウンセリングによって、毎週食事プランと栄養とフィットネスの報告カードを提供。専門家によるe-カウンセリングにより、2週間に1回、RDとのチャット・ルームや電子掲示板でのチャット、e-ニュースレターを提供	RD、生理学者、フィットネス・トレーナー、シェフ、MD、心理学者	個別の目標に達した場合、維持プログラムを行う
eDiets www.ediets.com	普通食	毎週食事プランと日課の運動を提供　チャット・ルーム、電子掲示板、e-ニュースレターの提供	RD、RN、フィットネス・トレーナー、カウンセラー、心理学者	維持食プラン提供
Nutrio www.nutrio.com	普通食	毎日および毎週の食事プラン、運動と栄養の記録、コミュニティ掲示板とe-ニュースレターの提供	RD、運動生理学者心理学者	維持食プラン提供
Set Point Health www.setpointhealth.com	普通食と事前包装食品	個別の食事プランと、生活習慣のコーチとの個別のオンライン会議を提供	指導MD RD、シェフ	維持プログラムの入手可能

MD：医師、RD：登録栄養士、VLCD：超低カロリー食

ムによって成果が得られなかった人にのみ処方する。BMIが27〜30で、合併症または他のリスク因子を有する患者に処方されることもある。

1970年代初頭に流行したVLCDは、数例の死亡を引き起こしたが、タンパク質の処方を改善したため、病的肥満患者の忍容性と安全性は高まった。

VLCDは、尿酸の腎クリアランスを妨げる尿中ケトン類の増加を引き起こすことがあり、その結果、血清中の尿酸濃度が上昇し、痛風が発症することもある。貯蔵脂肪が動員されるため、血清コレステロール値が高くなり、胆石のリスクが生じる。その他の有害反応は、冷え性、疲労、軽度の頭痛、神経過敏、多幸感、便秘または下痢、肌の乾燥、貧血、月経不順などである。これらのうちのいくつかは、トリヨードチロニン（甲状腺ホルモン）の欠乏に起因するものである。

短期間のVLCDの実施から、有意な減量が認められる場合でも、長期間になると減量に有意差は認められない（Gilden and Wadden, 2006）。故に、稀な場合は別として、このようなVLCDを、中等度のカロリー制限（CR）法として推奨する根拠はないと思われる。VLCDによって減量した患者にとって、食事からの脂肪摂取を制限し、身体活動を継続することが、リバウンドを防ぐ重要な鍵となる。減量をさらに促進するために、患者は、脂肪の摂取をカロリーの30％未満に抑え、身体活動のレベルを高めるべきである。

流行のダイエット法とその実情

毎年、減量の新しい方法が、大衆紙などのメディアを通じて消費者に届けられている。賢明で適切なプログラムもあるが、最低限の努力で素早い結果が得られることを強調しているものもある。提案されている食事法のうちには、長期になると栄養不足に陥る可能性のあるものもあるが、これらの食事法は、通常、数週間で打ち切られるため、健康リスクの可能性はほとんど認識されていない。最低限の努力で素早い結果が得られることを強調している食事法は、非現実的な期待を抱かせ、失敗に陥らせ、今まで減量問題に取り組んできたことに、罪悪感や無力感を感じさせることもある。

低-炭水化物・高-脂肪食は、炭水化物をカロリーの20％未満に制限し（最初は10％未満に制限することが多い）、脂肪はカロリーの55％〜65％とし、残りのカロリーをタンパク質から摂ってバランスをとる。動物性食品から得られるタンパク質は、脂肪、飽和脂肪、コレステロールの量が多い。このような食事は、ケトン体の産生が多いのが特徴であるが、食欲はほんのわずかしか抑制しない。炭水化物を制限すると、利尿により初期の急速な減量が生じる。炭水化物の厳重な制限食は、例えば、Dr. Atkins' New Diet RevolutionおよびThe Carbohydrate Addict's Dietなどである。The Zoneとthe South Beach Dietは、いずれも炭水化物を総カロリーの40％未満とし、脂肪とタンパク質をそれぞれカロリーの30％とする。このような組成のダイエット食の使用者は、脂肪の貯蔵に関与するインスリンの検査を継続する必要がある。このダイエット食は、多量の繊維、新鮮な果物と野菜を含んでいる。脂肪の種類にも注意が払われており、一価不飽和脂肪とポリ不飽和脂肪の量を増やし、飽和脂肪の量を制限している。インスリンの量をほぼ一定に保つからではなく、エネルギーを制限するから、減量できる。

Evidence Analysis Library（EAL）は、低炭水化物食の有効性に関して、14件の試験結果を検討した（Atkins, South Beach）。低炭水化物食（炭水化物のみ制限する）と低カロリー食は、いずれも、総エネルギー摂取量の低下が認められた。しかし、炭水化物のみ制限する低炭水化物食は、特に最初の6か月に体重も脂肪も低下することが多い。1年後には、もはや有意な差は認められない（ADA, 2010）。

Dr. Dean Ornish's Program for Reversing Heart DiseaseおよびThe Pritikin Programなどの超低脂肪食の脂肪の含有量は、総カロリーの10％未満である。これらのダイエット食は、迅速な減量をもたらすが、カロリーの制限が極端である。もっと一般的なダイエット食の場合は、脂肪を総エネルギー摂取量の20％まで制限している。脂肪は、タンパク質または炭水化物に比べ1g当たり2倍のエネルギーを供給する（9kcal：4kcal）ので、効果的なダイエット食は、脂肪を大幅に抑制する必要があると思われる。

中等度の脂肪とバランスの取れた栄養制限ダイエット食は、脂肪からエネルギーの20％〜30％を摂取し、タンパク質から15％〜20％を摂取し、炭水化物から55％〜60％を摂取する。この種のプログラムであるVolumetricsは、食物のエネルギー密度に着眼している（Rolls et al., 2005）。水分含量の高い食物は、エネルギー密度が低いが、それは、果物、野菜、低脂肪牛乳、料理済み穀類、赤身の肉、鳥肉、魚、豆類などである。水分含量の低いポテトチップス、クラッカー、無脂肪クッキーなどの食品は、エネルギー密度が高いので制限する。

米国農務省（USDA）は、減量と体重維持に関する一般的なダイエット法の有効性のみならず、代謝の評価項目、心理的満足度、慢性疾患の軽減への効果を評価する科学的な審査を支持した。要約を表22-4に示す。

身体活動

身体活動は、エネルギー消費の最も重要な要素である。運動などの身体活動によるエネルギー消費の増加は、減量と体重維持のための指導の重要な要素である。脂肪に比例して除脂肪体重（LBM）も増加させる身体活動は、意図的な減量の場合、避けることのできないLBMの喪失と安静時代謝量（RMR）の低下のバランスをとるために役立つ。身体活動の増加には、その他に、心血管系の保全強化、インスリン感受性の亢進、エネルギーつまりカロリーの消費などの有益な作用がある。

適切なレベルの身体活動は、USDAが推奨しているように、60〜90分／日であると思われる。これは1年間で10％減量した人の身体活動量でもある（全米体重管理登録簿（NWCR）に記載）。過体重および肥満の成人は、この身体活動のレベルまで、徐々に上げていくべきである。過体重または肥満の成人

表 22-4

一般的なダイエットに対する米国農務省の科学的な審査の結果

項目	所見
減量	食事のカロリーの摂取を抑えた食事は、減量を招く。すべての一般的なダイエットは、従えば、短期的には体重減少の結果が得られる。
体組成	低カロリーダイエットは、すべて、体脂肪の喪失を招く。高脂肪、低炭水化物のケトン食療法は、短期的に体水分と体脂肪の大量の喪失を引き起こす。
栄養の適性	・高-脂肪、低-炭水化物ダイエットは、ビタミンE、A、チアミン、B_6、葉酸と、ミネラルのカルシウム、マグネシウム、鉄、カリウムの含量が低い。食事性の繊維も少ない。 ・超低脂肪食は、ビタミンEとB_{12}、ミネラルの亜鉛の含量が低い。 ・適切な食物を選び、中等度の脂肪を含有し、バランスの取れた栄養素の低減ダイエットは、栄養学的に適切である。
代謝の評価項目	・低-炭水化物食は、ケトーシスを引き起こし、血中尿酸値も有意に上昇すると思われる。 ・体重の低下に伴い、血中脂質値も低下する。 ・エネルギーの制限は、血糖値の改善を伴う。 ・体重の低下に伴い、血中インスリン値および血漿レプチン値も低下する。 ・体重の低下に伴い、血圧も低下する。
空腹と順守	空腹を軽減するために適切なダイエットはない。
体重維持の効果	高-脂肪、低-炭水化物、低-脂肪、超-低脂肪食の比較臨床試験の結果がないため、減量後の体重維持または長期的な健康ベネフィットとリスクに関する入手可能なデータはない。

出典：Freedman M et al: Popular diets: a scientific reviw, Obes Res 9:1S, 2001.

は、身体活動をこのレベルまで引き上げることができなくても、中等度の日常活動を毎日30分以上継続することで、有意な健康ベネフィットが得られる（ADA, 2010）。したがって、健康に関する成果を得、長期的な体重管理を促進するために、中等度のレベルの身体活動を目標とすることが重要である（Jakicic, 2006）。

有酸素運動と抵抗運動は、いずれも推奨すべきである。抵抗運動はLBMを増加させ、RMRと摂取したエネルギーを利用する能力を増大させ、特に、女性の場合、骨密度の増加を招く（第24章参照）。

有酸素運動は、心血管の健康を保つ重要な要素であるが、それは、RMRの増加、カロリーの消費、エネルギーの欠乏、脂肪の喪失によるものである。生理的利点に加えて、倦怠感の軽減、コントロール感の増大、健康生活感の助長などの利点もある。家族全員で、楽しい身体活動に取り組むようになることもある（図22-5）。

運動による健康ベネフィットおよび体重管理の利点を実現するために重要なことは、継続することである。健康のための運動の推奨事項は、以前は、20～60分の中～高強度の持久運動を週に3回以上行うことであった。今は、20～30分の高強度運動を4～7日/週行うような、短時間の中強度（200kcal/日ほど）の身体活動を断続的に繰り返すことによって最も高い健康ベネフィットが得られると考えられている（Institute of Medicine, 2002）。高強度運動は必要ない。一般に信じられていることとは裏腹に、運動によって、身体の一部分の脂肪を減らすことは不可能である。脂肪は、脂肪組織が最も多く集中している部位から燃焼する。

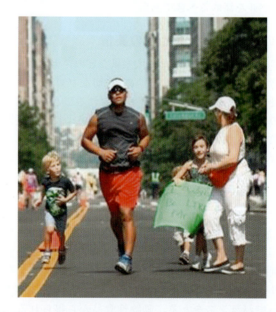

図22-5　ジョギングは、家族全員のための優れた有酸素運動である。（Dr. David Riveraからの掲載許可有り、2010年）

薬物療法

適切な薬物療法は、BMIが30以上の患者または27以上で有意なリスク因子または疾患を有している患者の治療として、食事、身体活動、行動療法の効果を増強する。薬物投与によって、食欲を低下させ、脂肪の吸収を抑制し、エネルギー消

費を増加させることができる。いかなる薬物投与の場合も、医師が有効性と安全性を監視する必要がある。薬物は、魔法の薬ではない。栄養士は、米国食品医薬品局（FDA）の承認している薬物使用に関して、他の医療従事者と協力すべきである。全ての患者に効果が認められるわけではないが、効果が認められる患者の場合、通常、最初の6か月の治療で2～20kgの減量が期待できることを示唆する臨床試験結果がある。しかし、生活習慣の改善をしなければ、薬剤投与の効果はあまり認められない。

現在使用されている薬物は、中枢神経系（CNS）作用薬と非CNS作用薬に分類される。中枢神経系（CNS）作用薬は、カテコールアミン作動薬投与、セロトニン作動薬投与、カテコールアミン作動薬とセロトニン作動薬の併用投与の3つの範疇にはいる。CNS作用薬の一般的な副作用は、口渇、頭痛、不眠、便秘などである。長期投与をFDAに承認されている肥満治療薬は、シブトラミン（Meridia）とオルリスタットのみである（米食品医薬品局、2009）。

カテコールアミン作動性薬は、脳に作用しノルエピネフリンの利用能を高める。アンフェタミンなど、米国麻薬取締局スケジュールⅡ（Drug Enforcement Agency Schedule II）に記載されている食欲抑制薬は、濫用される可能性が高く、肥満治療薬として推奨されていない。

セロトニン作動性薬物は、セロトニンの脳内レベルを高めることによって、効果を発揮する。この種の二つの薬剤、フェンフルラミン（通常、フェンテルミンとの併用薬剤「フェン・フェン」として使用する）とデクスフェンフルラミンは、心弁膜症、弁閉鎖不全、原発性肺高血圧の副作用の可能性に関する懸念が高まり、1997年に市場から回収された。

シブトラミンは、カテコールアミン作動性薬とセロトニン作動性との併用薬剤で、CNSのセロトニンとノルエピネフリンの再取り込みを阻害し、満腹感を促進し、空腹感を低下させ、代謝率を急激に下げるため、体重が減少することが多い。シブトラミンは、交感神経系を刺激するので、心血管系の副作用が発現するため、心血管疾患の既往歴を有する患者への投与は、不適切である。シブトラミンは、モノアミン酸化酵素阻害薬のようなある種の抗うつ薬、選択的セロトニン再取り込み阻害薬、プソイドエフェドリン（Ephedra）のような中枢性交感神経作動薬と併用投与すべきではない。相互作用により、高血圧緊急症が引き起こされることもある（注：シブトラミンは2010年10月アメリカ、カナダ、オーストラリア、ニュージーランドでメーカーによる自主回収が決定、開発したメーカーはすでに販売・流通を中止している〔国立医薬品食品衛生研究所安全情報部〕）。

オルリスタットは、胃腸管リパーゼを阻害し、食物から吸収された脂肪を約1/3に減らす。食事中の脂肪の含有量によって、吸収阻害されるカロリーは150～200kcal/日である。脂溶性ビタミンの吸収が低下するので、通常、2時間以上の間隔を空けてサプリメントで補うことが推奨されている。オルリスタットを投与した患者は、通常、3～5kgの減量が認められる。副作用に胃腸管に見られ、油状の排泄物、突然の便意、排せつ時の放屁などである。健康ベネフィットは、低比重リポタンパク（LDL）コレステロール値の低下、HDLコレステロール値の上昇、血糖管理の改善、血圧低下である。

その他、CNS経路または末梢の肥満シグナルを用いて、減量と肥満を標的にする薬剤は、また初期の臨床試験段階である。現在、唯一のFDA承認の店頭販売（OTC）減量用製品はAlliであり、オルリスタットの処方量の50％を含んでいる。天然素材の減量用製品（OTC）の有効性は様々である（表22-5）。

その他の非外科的な減量法

非ダイエット法の理論的枠組みは、個人が健康的な食生活を送り、空腹および満腹の合図に応じ、身体活動を組み入れれば、身体は自ずと自然な体重を保つようになるというものである。この方法は、ある体重を得るというよりむしろ健康を得ることに重きを置いている。この方法の支持者は、許容すべき体重の範囲を広げ、身体の形状と体重の多様性を尊重している。当初の体重の5％～10％の減量によって健康ベネフィットが得られるという科学的根拠があり、多くの人が非現実的な減量目標を立て、脂肪差別が社会を悩ましているとしたら、この方法は、食物とよりよい関係を築き、身体について健康的な視点を持つために役立つ方法であると思われる。

肥満症治療手術

肥満症治療手術は、BMIが40以上のクラスⅢの肥満または合併症がありBMIが35以上の肥満患者の治療として、許容される治療法である。胃形成術を行うと、胃腸管に入る食物の量が減るため、胃形成術の施行は限定的である。ルーワイなどの外科手術も、胃腸管からの食物の吸収を抑制し、吸収障害を引き起こすため、その施行は限定される。

極度の肥満患者は誰であっても、手術の適応を考える前に、カロリー制限（CR）、運動、生活習慣改善、心理カウンセリング、家族の協力などを取り入れた総合的なプログラムを実施し、その結果が失敗かどうか明らかにしなければならない。失敗とは、体重を1/3減らすことができないこと、体脂肪を半分まで減らせないこと、減らした体重を維持できないことである。そのような患者は、難治性の病的肥満であり、手術を考えるべきである。

手術を選んだ場合、患者を生理的および医学的合併症、うつ状態または低い自己評価および意欲などの精神的な問題の観点から、広範囲にわたり評価する。肥満患者へのカウンセリングは、食事療法と薬物療法の結果を著しく改善する（Wadden and Sarwer, 2006）。術後の追跡調査のため、手術チームと登録栄養士によって定期的に患者の評価を行う必要がある。さらに、行動的または心理的支援が必要である。一般に、肥満症治療手術は、自己イメージを高め、うつ状態を緩和することもある。

表 22-5

減量のための非処方製品

製品	宣伝文句	有効性	安全性
Alli：処方薬オルリスタット（Xenical）のOTC製品	食事性の脂肪の吸収低下	有効である。処方薬に比べて、OTC製品の方が、通常、体重の減少量が少ない	FDAの肝臓損傷および膵炎の調査報告がある
ダイダイ（ビターオレンジ）	燃焼カロリーの増加	評価するための信頼できる科学的根拠が不十分	危険性が示唆されている
キトサン	食事性の脂肪吸収阻止	評価するための信頼できる科学的根拠が不十分	安全性が示唆されている
クロム	燃焼カロリーの増加、食欲減退、筋肉増強	評価するための信頼できる科学的根拠が不十分	恐らく安全と思われる
CLA	体脂肪の低下と筋肉増強	有効性が示唆されている	安全性が示唆されている
Country mallow (heartleaf)	食欲減退と燃焼カロリーの増加	評価するための信頼できる科学的根拠が不十分	恐らく危険と思われ、FDAによって禁止されている
エフェドラ（マオウ）	食欲減退	有効性が示唆されている	恐らく危険と思われ、FDAによって禁止されている
緑茶抽出物	カロリーと脂肪代謝の亢進、食欲減退	評価するための信頼できる科学的根拠が不十分	安全性が示唆されている
グアガム	食事性脂肪の吸収阻止、満腹感の増強	効果がないことが示唆されている	恐らく安全と思われる
フーディア	食欲減退	評価するための信頼できる科学的根拠が不十分	情報が不十分
センナ	緩下作用を有し、下痢を引き起こす	信頼できる科学的根拠が不十分	恐らく危険と思われる

CLA：共役リノール酸、FDA：米国食品医薬品局、OTC：店頭販売薬
出典：Natural Medicines in the Clinical Management of Obesity, Natural Medicines Comprehensive Database, http://naturaldatabase.therapeuticresearch.com:80/ce/ceCourse.aspx?s = ND&cs = &pc = 09% 2D32&cec = 1&pm = 5. 最終閲覧日：2011年4月19日。

表 22-6

胃バイパス術後の食事

段階	摂取総量	術後の経過日数	食品の実例
流動食	僅か1/2カップ（120mL）	1～2日	水およびフレーバー・ウォーターブロス、甘くないジュース、ダイエットゼラチン、非炭酸ダイエット飲料、ろ過したクリームスープ
半固形食および裏ごしした食物	1/2カップから3/4カップまで、徐々に増量する	3日～3週間	ミキサーにかけるか裏ごしした柔らかい肉、魚、鶏肉、七面鳥、裏ごしした果物と柔らかい野菜、牛乳に入れた暖かいシリアル、ヨーグルト
柔らかい食物	摂取総量は、3/4カップから初めて、1カップまでにすべきである	3～6週間	フォークで潰せる食物。例えば、粉末タイプまたは細かいさいの目状に切った肉、缶詰または柔らかい新鮮な果物、調理した野菜など
少量の普通食と間食	総量が1カップを超えてはいけない。肉は、57gまでにすべきである	6週間以上	裏ごししない固めの食物。ポップコーン、木の実、軟骨付きの肉、ドライ・フルーツ、筋が多いあるいはざらざらした野菜や果物、炭酸飲料、パン、グラノーラは避ける

出典：Mayo Clinic, Gastric-Bypass-Diet. http://www.mayoclinic.com/health/gastric-bypass-diet/my00827. 最終閲覧日：2010年7月11日。

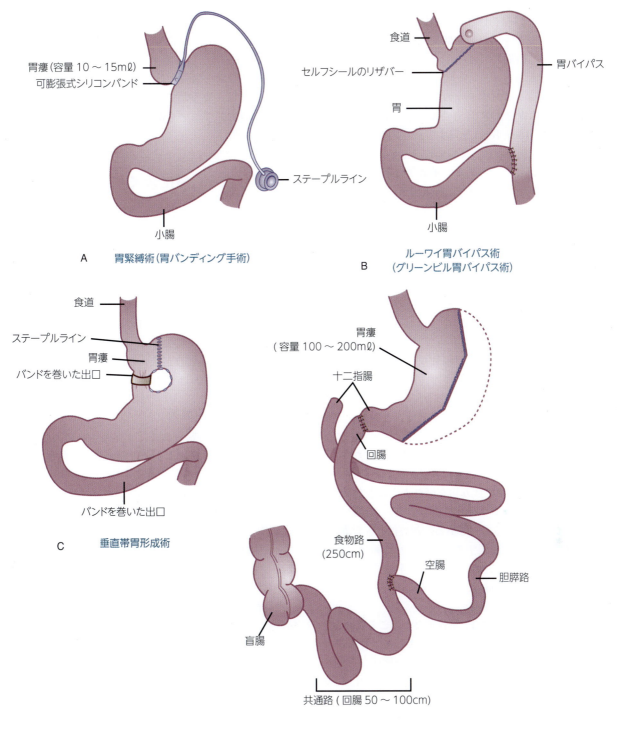

図22-6 肥満外科手術

胃バイパス術、胃形成術、胃緊縛術（胃バンディング手術）

　胃形成術および胃バイパス術によって、一度に食べられる食物の量が減り、すぐに満腹になる（図22-6）。術後の胃の容積は、わずか20～30mL、テーブルスプーン約2杯である。術後、患者の食事は、患者の忍容状態に応じて、清澄流動食から全流動食へ、さらに、ピューレ（裏ごし状）、柔らかいもの、そして最後に通常の食事へ変え、特にタンパク質の摂取を重要視する（表22-6）。胃の手術の結果は、1970年代に行われた腸管バイパス術よりも良好である。胃の制限手術後の体重の減少量は、平均して、当初の体重の約30%～40%に当たる。

　絶対的な減量の効果が認められことに加えて、胃バイパス術は、高血圧、2型糖尿病、変形性関節症、背部痛、脂質異常症、

心筋症、非アルコール性脂肪性肝炎、睡眠時無呼吸の有意な緩和を伴う実質的な結果をもたらす傾向がある。しかしながら、ビタミン欠乏症、電解質異常、腸管不全のような晩期合併症が認められることもある。

胃形成術は、ステンレススチールのステープルで数列のステープリングを施し、胃を仕切り、小さい胃嚢を創り、胃の遠位部に小さな開口部(0.8～1cm)を残す方法で、胃を小さくする。この開口部は、術後何年経っても広がらないように、メッシュバンドを巻き付けることもある。垂直帯胃形成術が最も一般的である。腹腔鏡下胃絞扼術は、胃緊縛術(胃バンディング手術)とも呼ばれているが、胃嚢を創るバンドが調節でき、胃残部に創る開口部を小さくすることも広げることもできる。

生理食塩水で満たしたバンドには、皮膚のすぐ下の腹部の表面へ続く管があるため、ラップバンドに、追加の液体を注入または除去することができる。胃緊縛術を受けた患者には葉酸、鉄、ビタミンB_{12}の補充は必要ない。

胃バイパス術は、ステープリングを施し、胃の大きさを小さくし、胃の上部の小さな開口部を、腸管ループを用いて小腸に繋ぐ。1960年代後半に最初の胃バイパス術が行われて、今ではルーワイ胃バイパス術にまで進化した。胃の下部は使用されないため、胃バイパス術を受けた患者は、食物がすぐに十二指腸へ流入するため、ダンピング症候群に罹患することもある(第28章参照)。頻脈、発汗、腹部痛は嫌な症状なので、患者は適切な行動をとるようになり、過食を止めるようになる。しかしながら、患者はまた飲み物を好むようにもなり、ミルクシェイクやソフトドリンクのようなカロリーの高い飲み物を飲み、減量が阻止されることもある。最終的に、胃嚢は、120～150mLの容量にまで膨張する。胃バイパス術は、胃嚢の膨張、悪心、嘔吐を引き起こすこともある。特定の食物の許容量を記す、術後の食物の記録は、このような副作用を避けるプログラムを考案するために役立つ。

バイパス手術を受けた患者には、栄養障害が起こるため、生涯にわたる追跡調査と集学的治療チームによるモニタリングが必要である。栄養状態は、栄養士によって定期的に評価すべきである。総体脂肪の低下、貧血の可能性、カリウム、マグネシウム、葉酸、ビタミンB_{12}の欠乏の評価などのモニタリングを行うべきである。角氷異食症および鉄欠乏性貧血の起こる可能性がある(Kushner and Shanta Retelny, 2005)。栄養素の補給が必要である。成人用には、クエン酸カルシウム1200～1500mg、ビタミンD1000～2000IU、ビタミンB_{12}500μg、葉酸400μg、ビタミンCと元素鉄65～80mgを含有するビタミン-ミネラルの補給剤(液剤またはチュアブル錠を1日2回)の投与が推奨されている(Kuluck et al., 2010; Snyder-Marlow et al., 2010)。

脂肪吸引術

脂肪吸引術(liposculpture)では、1～2cmの切開を行い、そこから管を脂肪組織内に入れ、扇状に動かして蓄積脂肪を吸引する。この手術は、若年者の少量の脂肪を取り除く場合に、最も成功する。というのも、皮膚に弾力性があれば、吸引した領域の上の皮膚が引き締まりやすいからである。通常、1回に脂肪約2000gを除去するだけなので、減量術というよりどちらかと言えば美容整形である。死亡、重症の感染症、蜂巣炎、出血を引き起こすこともある。

肥満の治療によく見られる問題点

減量後の体重維持の予後は、通常、良くない。増減を繰り返しながら、ダイエット法を継続していくと、徐々に体脂肪の純増加が起こり、その結果、脂質異常症、高血圧、糖尿病の健康リスク、さらに変形性関節症の健康リスクさえ招くことがある。肥満症治療手術を受けた女性は、25-ヒドロキシビタミンDの血清値(s25D)が下がり、副甲状腺ホルモンの血清値(sPTH)が上がる。s25DおよびsPTHの主な決定要因は体重である。肥満者の副甲状腺機能亢進は、ビタミンD不足を示唆しているわけではない。s25Dが低いのは、変形性関節症は別として、合併症に起因するわけではない(Grethen, 2011)。

減量した体重の維持

減量後の体重維持のために、エネルギーの摂取量は、減量前よりも25%減らす必要があると思われる。結局のところ、減量した肥満者は、望み通りに減量した後も、エネルギーの摂取量を減らし続けなければならない。このようにエネルギーの摂取量を生涯にわたって減らさなければならないかどうかは、不明である。

全米体重管理登録簿(NWCR)には、長期的な減量維持に成功した5000名を超える患者が記載されている。NWCRを設立した目的は、長期的な減量維持に成功した肥満者の共通した特徴を突き止めるためである。減量の方法には、あまり類似点は見られないが、減量維持のためには全員が共通してとっている行動もある。生活習慣の改善と自己効力感が必要不可欠である。減量維持のためにとっている行動を、NWCRの参加者は下記のように報告している。

1. 比較的低脂肪食(24%)を食べている。
2. 朝食をほぼ毎日食べている。
3. 定期的に体重の自己測定を行っている。通常、1回/日～1回/週。
4. 高強度の運動を行っている(60～90分/日)。

減量維持は、時間が経つにつれて容易になると思われる。2～5年間減量維持に成功した患者は、長期にわたって減量維持できる可能性が非常に高い(Wing and Phelan, 2005)。減量を維持している肥満患者にとって、同じような問題に直面している人々が助け合う支援グループは貴重な存在である。そのような自助グループには、「オーバーイーターズ・アノニマ

ス」と「Take Off Pounds Sensibly」の2つのグループがある。これらのグループは、継続的だが費用はかからず、「バディーシステム」を含み、定期的または必要に応じて、参加することが勧告されている。Weight Watcherプログラムは、目標体重まで減量し、その体重を維持している人々のための、無料の、生涯にわたる体重維持クラスを提供している。

興味深いことに、味気ない単調な食事が管理戦略である。食事の選択肢が多いと食べ過ぎる傾向があるので、毎食毎に変化をつけず、同じ内容の食事を繰り返すことが、ひとつの考え方である。概して、良識ある方法が必要である。減量維持を試みている人々の共通認識を、下記に示す。

1. 最良の食事は、「買わないことである」。
2. 「焦らず注意深く慎重に」。すべての食事は控えめに。
3. 「必要カロリーを、アルコールで摂取してはいけない。」
4. 余分の摂取エネルギーは、200kcal／日に止めておくこと。

プラトー効果

減量プログラムを実施している人がよく経験することに、体重がプラトーに達して、長期間同じレベルに止まることがある。そして最終的に、減量が完全に停止する。この現象について、一時的なプラトーは、個々の脂肪細胞の脂質が、代謝調節と体重維持を示すレベルまで減少したことを表しているという説がある。また、脂肪組織から毒素の放出があり、それが内分泌攪乱物質および炎症性物質として作用し、その後の体重減少に影響するという説もある。**臨床上の有用情報**「脂肪を喪失すると何が起きるか」を参照。この段階を抜け出すために、通常、活動レベルを高める必要がある。

減量速度を問わず、減量により、過剰脂肪組織を支持するために発達した余分の筋肉が喪失する。この余分のLBMは代謝率上昇に寄与していたため、LBMが喪失するとRMRは低下する。減量食を開始するとすぐにRMRが2週間以内に15％も低下するという事実は、低体重および欠乏の脅威に適応していることを示している。

RMRの低下につながる因子は他にもあり、エネルギー摂取制限の有効性を抑制する。総摂取エネルギーの低下は、総エネルギー消費量の低下を招く。体重が減少すると動き回るために必要なエネルギー消費量は少なくて済むため、身体活動のコストも低下する。最終的にエネルギー摂取量とエネルギー消費量が等しくなるところで、平衡状態に達する。栄養摂取量または身体活動の量が変化しない限り、減量はこの時点で停止する。

ウエイトサイクリング

体重の増減を何度も繰り返すことは、ウエイトサイクリングまたはヨーヨー効果と言われているが、男女を問わず起こり、過体重の人にも過体重でない人にもよく見られる現象である。増減を繰り返す毎に、このウエイトサイクリングの影響により、体脂肪と体重が増加する。代謝の観点からのみならず心理的観点からも、望ましくない影響がみられる。

小児の体重管理

2～19歳の米国の小児のほぼ32％は、過体重または肥満である(Ogden et al, 2010)。肥満児は、差別の対象になることが多い。小児期の肥満は、成人期の肥満のリスクを高める。6歳以上の肥満児で、父親か母親のいずれかが肥満であれば、成人期に肥満になる確率が有意に高い。

小児期の肥満を確定するBMIの表は、医療従事者に利用されている（付録12と16参照）。BMIが85パーセンタイルを超える小児は、その後過体重になる可能性がそうでない場合と比べ6倍である。(Nadir et al., 2006)。さらに、子宮内または新生児期に、発育不全および低栄養状態である小児は、小児後期で過体重になる傾向があり、その後の血圧、脂質、血糖値上昇のリスクを伴う (Stein et al., 2005)。小児期に始まる肥満は、成人期の高血圧、LDLコレステロール値とTG値の上昇を招く傾向がある(Thompson et al., 2007)。

ボディマス指数（BMI）が85パーセンタイル以上で肥満の合併症を有する小児、またはBMIが95パーセンタイル以上で合併症のない小児は、基礎疾患（遺伝疾患、内分泌疾患、精神疾患）について精査し、さらに、高血圧、脂質異常症、睡眠時無呼吸、整形外科的問題などの続発症に関して慎重に評価すべきである。合併症が、重篤な病的状態を引き起こし、速やかな減量が必要な場合は、小児科の肥満専門医への紹介が必要なこともある。そうでなければ、親子が進んで状況を変えようとしているかどうか見極め、摂食および活動のパターンを慎重評価すべきである。

評価が完了して初めて、治療が可能になる。第一の治療目標は、健康的な食生活と活動を達成することであり、理想体重に到達することではない。7歳未満の小児では、治療目標は、体重の維持と体重増加の速度を遅くすることである。そうすれば、小児の身長が伸びるにつれて、BMIは徐々に低下する。これは、肥満の続発性合併症がない場合に当てはまる適切な治療目標である。続発性合併症がありBMIが95パーセンタイル以上なら、減量によるベネフィットが期待できる。7歳以上の小児では、BMIが85～95パーセンタイルで続発性の合併症がない場合、長期的な体重維持が、適切な目標である。続発性合併症がありBMIが95パーセンタイル以上であれば、減量を勧める（約450g／月）。予測される成人身長に見合った体重にすでに達している小児は、その体重の維持を生涯にわたる目標にすべきである。すでに最適な成人体重を超えている小児は、最適な成人体重に達するまで、4.5～5.4kg／年の緩やかなペースで、減量すれば、安全である。小児のバランスの取れた微量栄養素摂取のためには、総カロリーの45％～60％を炭水化物から摂取し、25％～40％を脂肪から摂取し、10％～35％をタンパク質から摂取する。

減量しなければならない小児に対して、家族や医療従事者は、もっと注意する必要がある。このような注意は、前述のあ

らゆる分野に向けられねばならない。それは、食習慣を家族で修正するとか、身体活動を増やすことである。このようなプログラムは、全成長期間およびおそらくはそれよりも長きにわたり続けるべきである。

運動不足は、TVの見過ぎ、コンピューターやゲームのスクリーンの前に長時間座るなど、座って行う趣味と相まっていることが多い。しかし、運動不足は肥満の原因というよりむしろ結果であると思われるという新しい理論がある（Metcalf et al., 2010）。この理論の実証にはさらに多くの研究を行う必要があるが、小児の肥満発生には運動不足以外の因子がより重要であることが示唆されている。**新たな動き**「小児期の肥満問題を成人になるまでに解決するための組織づくり」を参照。

体重のアンバランス：痩せ過ぎまたは意図しない体重減少

肥満が注目される一方で、ほとんど陰に隠れているのは、体重を増加させる必要のある人もいるということである。**低体重**という用語は、一般に認められている標準体重よりも15％〜20％以上、下回っている場合に適用される。低体重は疾患の一症状であることが多いので、医学的評価が必要である。BMIの低い人は（＜18.5）、最適なBMI（18.5〜24.9）の人に比べて、特に加齢に伴い、死亡リスクが高まり、高齢者ではこの傾向が顕著である。低栄養状態は、下垂体，甲状腺，性腺、副腎の機能が低下することがある。その他のリスク因子は、エネルギーの喪失や損傷および感染に対する脆弱性のみならず、身体イメージのゆがみなどの精神的な問題がある（第21章参照）。

原因

低体重または意図しない体重減少は、(1) 身体活動に見合った十分な量の食物および飲み物を適切に摂取できていない場合、(2) 強迫観念に囚われたスポーツ選手のような過剰の身体活動、(3) 摂取した食物の吸収および代謝を行う能力が不適切な場合、(4) 癌、後天性免疫不全症候群（AIDS）、甲状腺機能亢進のように、代謝率およびエネルギー要求量が増加する消耗性疾患、(5) 心理的また情動的ストレスによる過剰なエネルギー消費などの原因によって引き起こされる可能性がある（第23章参照）。

評価

治療プログラムを開始する前に低体重の原因と程度を評価することが重要である。通常、徹底的な病歴聴取と適切な医学的検査によって、低体重を引き起こしている基礎疾患があるかどうか判断する。上腕部の筋肉および脂肪の領域のような身体計測データから、健康を脅かす低体重が本当に存在しているかどうか判断できる。体脂肪の評価は、特に摂食障害の患者の場合、有効である（第23章参照）。生化学的検査項目

表 22-7

意図しない体重減少の栄養管理

懸念事項	助言
不安、ストレス、うつ状態	抗うつ薬が有効であると思われるが、抗うつ薬によって体重が減少しないかどうか監視し、選択する。
がん	胃腸癌は、特に有害である。食欲喪失を引き起こす治療法や治療薬もあるが、がん自体が食欲を低下させる場合もある。
セリアック病	食事から、グルテンを含む食物および材料をすべて除外していることを確認する。
活動レベルまたは食事の調理法の変化	食事を抜いてはいけない。高エネルギー密度の食物を調理する。
糖尿病の新規発症	医師の診察を受け、その結果、使用薬物と食事をチェックする。
嚥下障害または咀嚼困難	咀嚼および嚥下能力を改善できるように、食物と飲み物の質感を変える。
甲状腺機能亢進	過剰のチロキシンは体重減少を引き起こすことがある。
炎症性腸疾患	新しい選択が望ましいかどうか見極めるために、使用薬物と治療法をチェックする。
腸管虚血	医師の診断を受ける。
薬物	体重減少を引き起こす薬物もあるので、医師にチェックしてもらい、必要であれば、間食または強化食を加える。
悪心および嘔吐	感染症などの疾患、ホルモンの変化、薬物などが、悪心や嘔吐を引き起こすこともある。少量の食事を頻繁に摂ることが有効である。膨満感を軽減するために、食事を流動食に変えてみる。
膵炎および嚢胞性線維症	膵臓の酵素補給が足りているかどうかチェックする。

は、栄養障害が低体重を伴っているかどうかを示す（第8章参照）。飲食物のアンケートを行えば、意図しない体重減少のリスクがあるかどうか確認できる（Hays et al., 2006）。

管理

意図しない体重減少や低BMI値の根本原因は、最も優先して対処しなければならない課題である。消耗疾患または吸収障害は治療を要する。このような基礎疾患の治療と共に、栄養支援と食事の改善も有効である（表22-7）。

低体重の原因が、飲食物の不適切な経口摂取の場合、身体活動を改善し、必要であれば、心理カウンセリングを開始すべきである。

食欲増進剤

FDAは、副腎皮質ステロイド薬、シプロヘプタジン、ロキシグルミド（コレシストキニン拮抗薬）、酢酸メゲストロール、ミルタザピン、ドロナビノール、オキソグルタル酸、タンパク質同化薬（テストステロン、アナドロール）、オキサンドロロン、成長ホルモンなどの食欲増進剤を承認している。中高年者の体重減少には、通常の治療では効果が得られないときのみ食欲増進剤を用いる。高齢者の1/3、特に女性は、うつ状態の場合、体重減少に陥る。ミルタザピンは効果的な抗うつ薬で、忍容性に優れ食欲を増進する。ドロナビノールは、がん患者およびAIDS患者の化学療法誘発性の悪心および嘔吐に用いるが、認知症患者の体重増加を誘発したという報告がある。

高エネルギー食

慎重に病歴を聴取することで、食習慣および栄養摂取が適切でないことが明らかになると思われる。食事は、急に思い

臨床シナリオ

マリアは、45歳のラテン系女性で、多数の減量計画プログラムに挑戦した。厳密なダイエット食を試みたが、その間、運動はしなかった。数種の心臓薬を飲んでいるが、何を飲んでいるか覚えていない。血圧は160/90mmHg、身長は162cm、体重は88kgである。30歳から2年間の体重は59kgで、これが今までの最低体重であった。マリアは、十代後半の3年間の体重は77kgで、その時様々なダイエット法を試みたと言う。今回、マリアにどのようにガイドラインを示せばよいか。

栄養診断
1. 体重の変化がないことから明らかなように、栄養に関連する推奨事項をあまり守らなかったため、減量に何度も失敗した。
2. 理想体重から30kgも超過していることから明らかなように、過体重および肥満はエネルギーの過剰摂取に起因している。

栄養管理の演習問題
1. 服用薬についての懸念にどう取り組むか。
2. どのタイプの運動について話すことになるか。
3. どの主要栄養素および微量栄養素についてマリアと話し合うか（例えば、総脂肪、飽和脂肪、ナトリウム、カリウム、カルシウムなど）。
4. どのように運動についての話を切り出し、マリアに何を勧めるか。
5. マリアの治療目標はどうするか。

表 22-8

エネルギー摂取増加のための提案

補給食物	kcal	タンパク質(g)
+500kcal（間食として）		
1. ドライシリアル1カップ(240mL)	110	2
バナナ1本	80	
全乳1カップ(240mL)	159	8
トースト1枚	60	2
ピーナッツバター大さじ1	86	4
合計	495	16
2. 塩味クラッカー8枚	99	3
チーズ28g	113	7
アイスクリーム1カップ(240mL)	290	6
合計	502	16

補給食物	kcal	タンパク質(g)
3. グラハム・クラッカー(四角)6枚	165	3
ピーナッツバター大さじ2	172	8
オレンジジュース1カップ(240mL)	122	
レーズン大さじ2	52	
合計	511	11
+1000kcal（間食として）		
1. フルーツ味ヨーグルト240mL	240	9
パン1枚	60	2
チーズ56g	226	14
リンゴ　1個	87	
チーズ　ピザ(35cm)1/4枚	306	16
バナナ小1本	81	1
合計	1000	42

続く

表 22-8

エネルギー摂取増加のための提案——続き

補給食物	kcal	タンパク質(g)
2. インスタントブレックファーストと牛乳（全乳）	280	15
カッテージ・チーズ1カップ(240mL)	239	31
パイナップル1/2カップ(120mL)	95	
リンゴ ジュース1カップ(240mL)	117	3
グラハム・クラッカー(四角)6枚	165	
ナシ1個	100	1
合計	996	50

+1500kcal（間食として）

補給食物	kcal	タンパク質(g)
1. パン2枚	120	4
ピーナツバター大さじ2	172	8
ジャム大さじ1	110	
グラハム・クラッカー(四角)4枚	110	2
フルーツ味ヨーグルト240mL	240	9
ローストピーナッツ3/4カップ	628	28
アプリコットネクター240mL	143	1
合計	1523	52
2. 焼きカスタードプリン1個	285	13
インスタントブレックファーストと牛乳（全乳）	280	15
ドライシリアル1カップ(240mL)	110	2
バナナ1本	80	
牛乳（全乳）1カップ(240mL)	159	8
オレンジジュース1カップ(240mL)	122	
レーズン大さじ4	104	
ベーグル1個	165	6
クリームチーズ大さじ2	99	2
ジャム大さじ2	110	
合計	1514	46

ついて素早く食べたりせずに、予定通りにリラックスして摂る方がよい。低体重の人には、空腹でなくても何度も食べるように勧めるべきである。その秘訣は、それぞれの人によって、入手しやすく実際に楽しめる食物を個別に考え、1日を通じて定期的に食事の摂れる時刻を選び、個別のプログラムを作成することである。エネルギーの摂取量を増やすためには、たいていの場合、食事に加えて、お菓子類も必要である。食事と共に、あるいは食間に液体栄養補助食品を摂ることも効果的である。液体栄養補助食品は、栄養豊富であるばかりでなく、用意するのも摂取するもの簡単である。

　食事のエネルギー分布は、エネルギーの約30%を脂肪（大部分は一価不飽和化合物または多価不飽和化合物）から摂り、少なくとも12%～15%をタンパク質から摂るべきである。基礎ビタミンおよびミネラルの補給は奨励される。現在の体重から推定されるエネルギーの必要量にとって決まる摂取量に加えて、余分に500～1000kcal/日の摂取を予定すべきである。現在の体重維持に2400kcalが必要であるなら、体重増加には2900～3400kcalが必要であると思われる。胃の不快感、憂鬱な気分、電解質平衡異常、心機能障害を避けるために、摂取量は徐々に増やすべきである。段階的な増量プランの概略を、表22-8に示す。

　低体重小児では、栄養に関わりのない因子、エネルギー摂取量の不足、極端な栄養不足、エネルギーの代謝異常などが、発育不全および病的状態引き起こすことがある。ゆえに、適切な栄養支援を、管理計画の不可欠な要素とすべきである。脂質をベースにした栄養補助食品は、強化食品ですぐに食べられる栄養補助食品か、あるいはサービス提供時点や緊急時に投与される高濃縮栄養補助食品であることが多い（Chaparro and Dewey, 2010）。

ウェブサイトの有用情報

American Obesity Association
http://www.obesity.org/

America on the Move
http://www.americaonthemove.org

American Society of Bariatric Surgery
http://www.asmbs.org/

Calorie Restriction Society International
www.crsociety.org

Centers for Disease Control and Prevention (CDC)
http://www.cdc.gov/

International Association for the Study of Obesity
http://www.iaso.org/

International Obesity Task Force
http://www.iotf.org

Let's Move!
www.letsmove.gov/

National Heart, Lung, and Blood Institute: Identification, Evaluation, and Treatment of Overweight and Obesity in Adults
http://www.nhlbi.nih.gov/guidelines/obesity/ob_home.htm

The Obesity Society
http://www.naaso.org

Shape Up America!
http://www.shapeup.org/

Weight Control Network: National Institute of Diabetes and Digestive and Kidney Disease
http://win.niddk.nih.gov/

引用文献

Adams KF, et al: Overweight, obesity, and mortality in a large prospective cohort of persons 50 to 71 years old, *N Engl J Med* 355:763, 2006.

American Dietetic Association: *Evidence-based nutrition practice guideline on adult weight management, dietary intervention algorithm*, published on May 2006 at www.adaevidencelibrary.com/topic.cfm?cat=2849 and copyrighted by the American Dietetic Association. Accessed 10 July 2010.

Anschultz DJ, et al: Susceptibility for thin ideal media and eating styles, *Body Image* 5:70, 2008.

Ashley EA, et al: Clinical assessment incorporating a personal genome, *Lancet* 375:1497, 2010.

Barber N: The evolutionary psychology of physical attractiveness: sexual selection and human morphology, *Evol Hum Behav* 16:395, 1995.

Barouki R: Linking long-term toxicity of xeno-chemicals with short-term biological adaptation, *Biochimi* 99:1222, 2010.

Bonafini BA, Pozzilli P: Body weight and beauty: the changing face of the ideal female body weight, *Obes Rev* 19 May 2010. [Epub ahead of print.]

Berkel LA, et al: Behavioral interventions for obesity, *J Am Diet Assoc* 105:S35, 2005.

Bjorntorp P, Sjostrom L: Number and size of adipose fat cells in relation to metabolism in human obesity, *Metabolism* 20:703, 1971.

Blackburn GL: *Break through your set point*, New York, 2008 Harper-Collins.

Brown I: Nurses' attitudes toward adult patients who are obese: literature review, *J Adv Nurs* 55:265, 2006.

Carr D, Friedman MA: Is obesity stigmatizing? Body weight, perceived discrimination, and psychological well-being in the United States, *J Health Soc Behav* 46:264, 2005.

Centers for Disease Control and Prevention (CDC): *Overweight and obesity trends*, 2007. Accessed 12 May 2010 from www.cdc.gov/nccdphp/obesity/trend/index.htm.

Chan DC, et al: Effect of ezetimibe on hepatic fat, inflammatory markers, and apolipoprotein B-100 kinetics in insulin-resistant obese subjects on a weight loss diet, *Diab Care* 33:1134, 2010.

Chaparro CM, Dewey KG: Use of lipid-based nutrient supplements (LNS) to improve the nutrient adequacy of general food distribution rations for vulnerable sub-groups in emergency settings, *Matern Child Nutr* 6:1S, 2010.

Couce ME, et al: Is ghrelin the culprit for weight loss after gastric bypass surgery? A negative answer, *Obes Surg* 16:870, 2006.

De Luis DA, et al: Influence of ALA54THR polymorphism of fatty acid binding protein 2 on lifestyle modification response in obese subjects, *Ann Nutr Metab* 50:354-360, 2006

Deurenberg P, Deurenberg-Yap M: Validity of body composition methods across ethnic population groups, *Acta Diabetol* 40:2465, 2003.

Enriori JP, et al: Leptin resistance and obesity, *Obesity* 14:254s, 2006.

Food and Drug Administration (FDA): *FDA approves orlistat for over-the-counter use*, 2009. Accessed 11 July 2010 from http://www.fda.gov/NewsEvents/Newsroom/PressAnnouncements/2007/ucm108839.htm.

Ferguson JF, et al: Gene-nutrient interactions in the metabolic syndrome: single nucleotide polymorphisms in ADIPOQ and ADIPOR1 interact with plasma saturated fatty acids to modulate insulin resistance, *Am J Clin Nutr* 91:794, 2010.

Fontana L: *Calorie restriction, endurance exercise, and successful aging.* 62nd Annual Scientific Meeting of the Gerontological Society of America, Atlanta, Ga, 21-22 November 2009.

Frayling TM, et al: A common variant in the FTO gene is associated with body mass index and predisposes to childhood and adult obesity, *Science* 316:389, 2007.

Garaulet M, et al: CLOCK genetic variation and metabolic syndrome risk: modulation by monounsaturated fatty acids, *Am J Clin Nutr* 90:1466, 2009.

Garaulet M, et al: The chronobiology, etiology and pathophysiology of obesity, *Int J Obes (Lond)* 22 June 2010. [Epub ahead of print.]

Gilden TA, Wadden TA: The evolution of very-low-calorie diets: an update and meta-analysis, *Obesity* 14:1283, 2006.

Goldstein BJ, Scalia R: Adipokines and vascular disease in diabetes, *Curr Diab Rep* 7:25, 2007.

Goodpaster BH, et al: Obesity, regional fat distribution, and the metabolic syndrome in older men and women, *Arch Int Med* 165:777, 2005.

Gower BA, et al: Changes in intra-abdominal fat in early postmenopausal women: effects of hormone use, *Obesity* 14:1046, 2006.

Grethen E, McClintock R, Gupta CE, Jones R, Cacucci BM, Diaz D, Fulford AD, Perkins SM, Considine RV, Peacock M: Vitamin D and Hyperparathyroidism in Obesity, *Clin Endocrinol Metab* 2011 Feb 16.

Grimble RF: The true cost of in-patient obesity: impact of obesity on inflammatory stress and morbidity, *Proc Nutr Soc* 69:511, 2010.

Grun F: Obesogens, *Curr Opin Endocrinal Diabetes Obes* 17:453, 2010.

Grun F, Blumberg B: Environmental obesogens: organotins and endocrine disruption via nuclear receptor signaling, *Endocrinology* 147:s50, 2006.

Hansen JB, Kristiansen K: Regulatory circuits controlling white versus brown adipocyte differentiation, *Biochem J* 398:153, 2006.

Hays NP, et al: Eating behavior and weight change in healthy postmenopausal women: results of a 4-year longitudinal study, *J Gerontol A Biol Sci Med Sci* 61:608, 2006.

Heilbronn LK, et al: Effect of 6-month calorie restriction on biomarkers of longevity, metabolic adaptation, and oxidative stress in overweight individuals: a randomized, controlled trial, *JAMA* 295:1539, 2006.

Hyman M: *Systems biology, toxins, obesity, and functional medicine.* The Proceedings From the 13th International Symposium of The Institute for Functional Medicine, 2006.

Imbeault P, et al: Weight loss-induced rise in plasma pollutant is associated with reduced skeletal muscle oxidative capacity, *Am J Physiol Endocrinol Metab* 282:E574, 2002.

Institute of Medicine, Food and Nutrition Board: *Dietary reference intakes for energy, carbohydrate, fiber, fat, fatty acids, cholesterol, protein, and amino acids*, Washington, DC, 2002, National Academies Press.

Jacobs EJ, et al: Waist circumference and all-cause mortality in a large US cohort, *Arch Intern Med* 170:1293, 2010

Jakicic JM: Treatment and prevention of obesity: what is the role of exercise? *Nutr Rev* 64:S57, 2006.

Jee SH, et al: Body-mass index and mortality in Korean men and women, *N Engl J Med* 355:779, 2006.

Keys A: *The biology of human starvation*, Minneapolis, 1950, University of Minnesota Press.

Kuluck D, et al: The bariatric surgery patient: a growing role for registered dietitians, *J Am Diet Assoc* 110:593, 2010.

Kushner RF, Shanta Retelny V: Emergence of pica (ingestion of nonfood substances) accompanying iron deficiency anemia after gastric bypass surgery, *Obes Surg* 15:1491, 2005.

Latner JD, et al: Stigmatized students: age, sex, and ethnicity effects in the stigmatization of obesity, *Obes Res* 13:1226, 2005.

Levine JA: Nonexercise activity thermogenesis-liberating the lifeforce, *J Intern Med* 262:273, 2007.

Mayo Clinic: Calorie restriction for anti-aging. Accessed 16 April 2010 from http://www.mayoclinic.com/.

Metcalf BS, et al: Fatness leads to inactivity, but inactivity does not lead to fatness: a longitudinal study in children (EarlyBird 45), *Arch Dis Child* 23 June 2010. [Epub ahead of print.]

Nadir PR, et al: Identifying risk for obesity in early childhood, *Pediatrics* 118:e594, 2006.

Newby PK, et al: Longitudinal changes in food patterns predict changes in weight and body mass index and the effects are greatest in obese women, *J Nutr* 136:2580, 2006.

Nicklas B: Polymorphisms of angiotensinogen and angiotensin-converting enzyme associated with lower extremity arterial disease in the health, aging and body composition study, *J Hum Hypertens* 1(8):673, 2007

Ogden CL, et al: Prevalence of high body mass index in US children and adolescents, 2007-2008, *JAMA*, 303:242, 2010.

Ogden CL, et al: Prevalence and trends in overweight among US children and adolescents, 1999-2000, *JAMA* 288:1728, 2002.

Pasarica M, Dhurandhar NV: Infectobesity: obesity of infectious origin, *Adv Food Nutr Res* 52:61, 2007.

Phelan JP, Rose, MR: Calorie restriction increases longevity substantially only when the reaction norm is steep, *Biogerontology* 7:161, 2006.

Prentice AM: Early influences on human energy regulation: thrifty genotypes and thrifty phenotypes, *Physiol Behav* 86:640, 2005.

Racette SB, et al: Abdominal adiposity is a stronger predictor of insulin resistance than fitness among 50-95 year olds, *Diabetes Care* 29:673, 2006

Rhéaume C, Arsenault BJ, Dumas MP, Pérusse L, Tremblay A, Bouchard C, Poirier P, Després JP: Contributions of Cardiorespiratory Fitness and Visceral Adiposity to Six-Year Changes in Cardiometabolic Risk Markers in Apparently Healthy Men and Women, *Clin Endocrinol Metab* 2011 Feb 16.

Rolland-Cachera MF: Rate of growth in early life: a predictor of later health? *Adv Exp Med Biol* 569:35, 2005.

Rolls BJ, et al: Provision of foods differing in energy density affects long-term weight loss, *Obes Res* 13:1052, 2005.

Rothert K, et al: Web-based weight management programs in an integrated health care setting: a randomized controlled trial, *Obesity* 14:266, 2006.

Snyder-Marlow G, et al: Nutrition care for patients undergoing laparoscopic sleeve gastrectomy for weight loss, *J Am Diet Assoc* 110:6000, 2010.

Statistics Canada: Accessed 7 July 2010 from http://www.statcan.gc.ca/pub/82-620-m/2005001/pdf/4224906-eng.pdf.

Stein AD, et al: Childhood growth and chronic disease: evidence from countries undergoing nutrition transition, *Matern Child Nutr* 1:177, 2005.

Stevens JM, Vidal-Puig AJ: An update on visfatin/pre-B cell colony-enhancing factor, an ubiquitously expressed, illusive cytokine that is regulated in obesity, *Curr Opin Lipidol* 17:128, 2006.

Stiegler P, Cunliffe A: The role of diet and exercise for the maintenance of fat-free mass and resting metabolic rate during weight loss, *Sports Med* 36:239, 2006.

Stunkard A, Lu XY: Rapid changes in night eating: considering mechanisms, *Eat Weight Disord* 15:e2, 2010.

Task Force on Childhood Obesity, Domestic Policy Council: Solving the Problem of Childhood Obesity Within a Generation-White House Task Force on Childhood Obesity-Report to the President, May, 2010.

Thomas S, et al: Bariatric surgery and the gut hormone response, *Nutr Clin Pract* 25:2, 2010.

Thompson DR, et al: Childhood overweight and cardiovascular disease risks: the National Heart, Lung and Blood Institute Growth and Health Study, *J Pediatr* 150:18, 2007.

Tremblay A, et al: Thermogenesis and weight loss in obese individuals: a primary association with organochlorine pollution, *Int J Obes Relat Metab Disord* 228:936, 2004.

Van Dam RM, et al: The relationship between overweight in adolescence and premature death in women, *Ann Intern Med* 145:91, 2006.

Van Ginnekin V, et al: Infectobesity: viral infections (especially with human adenovirus-36: Ad-36) may be a cause of obesity, *Med Hypotheses* 72:383, 2009.

Varady KA, et al: Degree of weight loss required to improve adipokine concentrations and decrease fat cell size in severely obese women, *Metabolism* 58:1096, 2009.

Wadden T, Sarwer DB: Behavioral assessment of candidates for bariatric surgery: a patient-oriented approach, *Surg Obes Relat Dis* 2:171, 2006.

Wilmore JH, et al: Body composition: a round table, *The Physician and Sportsmedicine* 14(3):144, 1986.

Wing RR, Phelan S: Long-term weight loss maintenance, *Am J Clin Nutr* 82:222S, 2005.

第23章

ジャネット・E・シェベンダーク
(Janet E. Schebendach, PhD, RD)

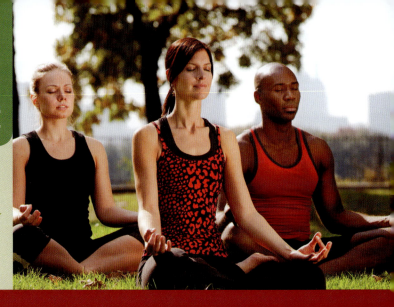

摂食障害の栄養

重要用語
月経停止（amenorrhea）
神経性無食欲症（anorexia nervosa (AN)）
むちゃ食い（binge）
むちゃ食い摂食障害（binge eating disorder(BED)）
身体像のゆがみ（body image distortion）
神経性大食症（bulimia nervosa (BN)）
認知行動療法（cognitive behavioral therapy (CBT)）

精神疾患の診断・統計マニュアル, IV, TR (DSM-IV-TR)（Diagnostic and Statistical Manual of Mental Disorder, IV, TR）
特定不能の摂食障害（eating disorder not otherwise specified (EDNOS)）
高カロテン血症（hypercarotenemia）
産毛（lanugo）
低T3症候群（low T3 syndrome）
排出（purging）
Russell sign（吐きダコ※）

　摂食障害（ED）は、異常な食習慣または体重管理行動の持続が特徴の消耗性精神疾患で、その結果、身体の健康と社会心理的機能が著しく低下する。神経性無食欲症（AN）、神経性大食症（BN）、特定不能の摂食障害（EDNOS）、むちゃ食い摂食障害（BED）について、米国精神医学会（APA）の診断基準が入手可能である。異常な食習慣または体重管理行動は、小児期の摂食障害と女性競技者三主徴症候群の特徴でもある（第22章と第24章参照）。

診断基準

　EDの診断基準は、APAによって確立されており、精神疾患の診断・統計マニュアル IV, TR（DSM-IV-TR）として刊行されているが、現在、改訂中である。改訂版の修正事項に関しては、下記のAPAウェブサイトを参照（http://www.dsm5.org）。

神経性無食欲症（AN）

　神経性無食欲症（AN）の主な臨床的特徴は、自主的な自己飢餓の状態で、その結果、衰弱が起こる。女性の生涯にわたるANの有病率は、診断基準の厳格さ次第で、0.3%〜3.7%であると報告されている（米国精神医学会[APA], 2006）。男性の生涯有病率は、0.3%と推定されている（Treasure et al., 2010）。ANは、西洋化された脱工業化社会でよく見られるが、EDは、もっと世界的な分布を示し（Becker, 2004）、第三世界でも起こりうる。遺伝子的、生物学的、心理社会的因子が、この疾患の発症機序に影響している（Treasure et al., 2010）。

　ANの最初の発現は、通常、青年期または若年成人期であるが、遅発型（すなわち、25歳以上で、最初に発現する場合）は、生活上の有害事象が原因で発症すると思われる。中年女性（50歳以上）の発症は、ANの新規診断患者の1%未満である（APA, 2006）。

　ANの診断決定の基準は、1972年にFeighnerとその共同研究者によって最初に発表された。APAは、最初のANの診断基準を1980年に発表したが、1987年になって初めて、ANと

※DSM-5は2013年に改定されるDSM（アメリカ精神医学会の定める診断基準）の草案である。

> **参考情報 23-1**
> ## 米国精神医学会(DSM-IV)基準

神経性無食欲症(AN)

A. 年齢と身長による正常体重の下限値またはそれ以上の体重の維持の拒否(例えば、期待される体重の85%以下の体重が継続するような体重減少、または成長期間中に期待される体重増加がなく、期待される体重の85%未満の体重になる場合など)

B. たとえ低体重であっても、体重増加または太ることに対して強い恐れがある。

C. 自分の体重または体型の感じ方が異常で、自己評価に対する体重や体型の影響を過剰に評価し、現在の低体重の重大さを否認している。

D. 初潮後の女性の場合、月経停止(すなわち、月経周期が少なくとも3回連続して欠如する)
  1. 制限型：現在のANエピソード中に、定期的にむちゃ食いや排出行動をしていない。
  2. むちゃ食い/排出型：現在のANエピソード中に、定期的にむちゃ食いや排出行動をしている。

神経性大食症(BN)

A. むちゃ食いのエピソードを繰り返す。むちゃ食いエピソードには、下記の2つの特徴がある。
  1. 不連続な時間(例えば、1日のうちのある時刻の2時間以内)に、たいていの人が同じような状況で同じ時間に食べる量よりはるかに多い量を食べる。
  2. むちゃ食いエピソード中の摂食行動に対する抑制感覚の欠如(例えば、食べることを止められないか、何をどのくらい食べるかを調節できない)

B. 体重の増加を防ぐために不適切な代償行動を繰り返す。例えば、自己誘発性嘔吐、下剤、利尿薬、浣腸剤などの乱用、絶食、過剰な運動など。

C. むちゃ食いと不適切な代償行動は、3か月にわたり、いずれも、平均して、週に少なくとも2回起こしている。

D. 自己評価は、体型と体重の影響を過剰に受けている。

E. 障害は、現在のANのエピソード中にのみ起こるわけではない。
  1. 排出型：BNの現在のエピソード中に、定期的に自己誘発性嘔吐または下剤、利尿薬、浣腸剤の乱用を行う。
  2. 非排出型：現在のBNのエピソード中に、絶食または過剰な運動のような不適切な代償行動を行うが、定期的に、自己誘発性嘔吐、下剤、利尿薬、浣腸剤の乱用を行うことはない。

特定不能の摂食障害(EDNOS)

EDNOSは、どの特定の摂食障害の基準にも合わない摂食障害である。例えば、
  1. 女性の場合、定期的に月経のあること以外、ANの基準をすべて満たしている。
  2. 著しい体重減少にもかかわらず、現在の体重が正常範囲内であること以外、ANの基準をすべて満たしている。
  3. むちゃ食いと不適切な代償行動の頻度が週に2回未満またはその持続期間が3か月未満であること以外は、BNの基準をすべて満たしている。
  4. 正常な体重の人が、少量の食物を摂取した後、定期的に不適切な代償行動を行う。
  5. 大量の食物を噛んで吐き出すということを繰り返すが、呑み込むことはしない。

むちゃ食い摂食障害(BED)

A. むちゃ食いのエピソードを繰り返すが、BNの特徴である定期的な不適切な代償行動はしない。

B. 6か月間にわたり週に少なくとも2回むちゃ食いのエピソードを起こす。

AN：神経性無食欲症、BN：神経性大食症、EDNOS：特定不能の摂食障害、BED：むちゃ食い摂食障害
出典：米国精神医学会：精神疾患の診断・統計マニュアル、DSM-IV-TRの第4版、Washington, DC, 2000, 米国精神医学会。DSM第5版では、この診断基準の変更が見込まれている。

BNを2つの別々の臨床像として明確に認めている。ANの現在の診断基準に関しては、参考情報23-1を参照。

DSM-IV-TRは、ANを、「年齢と身長に見合った最低正常体重以上の体重を維持できない疾患(例えば、体重が正常体重の85%未満)」と定義している(APA, 2000)。体重不足は、意図的な減量または小児および青年の線形成長期に体重が増えないという症状に続いて起こると思われる。DSM-5では、正常体重の85%という体重不足の境界点を排除する見込みである。

「正常体重の最低基準値」の定義は、厄介である。メトロポリタン・ライフ・インシュアランス・カンパニーの体重の基準値が使われることが多いが、身長に対する体重の推奨値は、1959年と1983年では異なっている。栄養士は、Hamwi method* を用いて、理想体重を計算することが多い。

この方法は、体重の「正常値」を他の基準値よりもかなり低く計算するので摂食障害(ED)患者には推奨しない。神経性無食欲症(AN)患者の管理には、BMIを用いることが多くなってきている。ほとんどの健常者にとってボディマス指数(BMI) 19～25kg/m^{2}は正常範囲の値だが、AN患者にとってBMI 19～20kg/m^{2}は低～正常範囲の体重を示す(Royal College of Psychiatrists, 2005)。

小児および青年では、線形成長が発病前の身長曲線から外れていないかどうかを見極めるために、成長記録をとるべきである。成長阻害が起こっている場合は、発病前の身長のパーセンタイルに基づいて、体重不足を計算すべきである。11～17歳の正常体重は、国立健康統計センター(NCHS)の体

重と身長の表から算出できる（付録11と15参照）。

BMIの最頻値（付録12と16参照）は、年齢によって様々なので、小児および青年のBMIは、BMIパーセンタイルと関連して評価すべきである（Royal College of Psychiatrists, 2005）。この観点から、成長の遅延が疑われるときは、BMIの評価は、実際の身長よりむしろ予想される身長に基づいて行うべきである。従前の体重、青春期発育段階、予想される成長による調節を行い、パーセンタイル14〜39の範囲のBMIを、最初の治療目標体重に割り当てる（Golden et al., 2008）。

ANの患者には身体像のゆがみがあるので、しばしば悪液質の状態でありながら、患者は太っていると感じている。全体的に過体重だと感じている患者もいれば、腹部、臀部、大腿部など身体のある一部分の肥満を気にしすぎている患者もいる。

月経停止は、初潮後の女性の場合、月経周期が3回連続して欠如する状態と定義されているが、この診断基準は疑わしい。というのも、低体重にもかかわらず、月経のある患者もいるからである（Attia and Roberto, 2009）。この診断基準は、まもなく発表されるDSM-5からは排除される見込みである。思春期以前の時期のANの発症の結果、性的成熟の遅滞および初潮の遅延（原発性無月経）が起こると思われる。青年期の男子AN患者は、エストロゲンおよびテストステロンが欠乏し、成長および性の成熟が遅延すると思われる。

ANは、制限型と、むちゃ食い排出型の2つの診断型に分類できる。制限型の特徴は、むちゃ食いまたは排出（自己誘発性嘔吐または下剤、かん腸剤、利尿薬の乱用）などはせずに、食物を制限することである。むちゃ食い排出型の特徴は、定期的にむちゃ食いや排出行動のエピソードを繰り返すことである。最初は制限型であった患者が、罹患期間が長くなるにつれて、むちゃ食い排出型に移行すると思われる。

ANに伴う心理的特徴は、完璧主義、強迫行動、損害回避、無能感、頑固な考え方、感情表現の過度の抑制、社会的自発性の抑圧である。ANには、何らかの精神疾患が併存していることもある。それは、うつ病、不安障害、強迫神経症（OCD）、人格障害、薬物乱用などである。

AN患者の50％〜75％は、生涯にわたりうつ病を併存していると報告されているが、その症状は、栄養および体重が回復するにつれて軽減することもある。自殺率は、AN患者の方が一般集団よりも高いので、精神鑑定を継続して行うことは、必須事項である。また、OCDに罹患している患者は、AN患者の40％を超える。OCDの発症は、ANに先立つ場合が多く、体重が回復しても、OCDの症状は残る場合が多い（APA, 2006）。

試験結果から、粗死亡率は0％〜8％で、累積死亡率は2.8％である（Keel, 2010）。栄養障害、脱水症状、電解質異常は、心不全または致死的な不整脈を誘発し、患者を死に至らしめることもある（McCallum et al., 2006）。概して、死亡の約50％は、ANに直接起因する合併症によるものである（Steinhausen, 2002）。

神経性大食症（BN）

神経性大食症（BN）は、むちゃ食いのエピソードが何度も再発し、体重増加を防ぐために複数の不適切な代償行為をとるという疾患である。不適切な代償行為とは、自己誘発性嘔吐、下剤の乱用、利尿薬の乱用、強迫観念にとらわれたような過剰の運動、絶食などである。米国の若年女性の生涯にわたるBNの発症率は、1％〜3％と推定されている。男性の発症率は、女性の約1/10である。

むちゃ食い排出型のAN患者と違って、BN患者の体重は、通常、正常体重の範囲内である。AN患者と同様に、BN患者も身体の形や体格をかなり重視しており、体重が減らないことにストレスを感じていることが多い。

嘔吐は、通常、BNの特色と考えられているが、診断の中心は、むちゃ食いである。むちゃ食いは、ある時間内に（通常、約2時間）に大量の食物を摂取することである。むちゃ食いのエピソードを抑制する感覚が欠如している。むちゃ食いの食物の量とカロリー量は様々であるが、1000〜2000カロリーの範囲内であることが多い（Fairburn and Harrison, 2003）。BN患者は、通常、デザートや香辛スナックのようなエネルギー密度の高い食物をむちゃ食いするが、むちゃ食いは、果物やサラダのような低カロリーの食物などの場合もある。患者は、食物の摂取量が明らかに過剰でないときも、むちゃ食いエピソードの報告をする場合もある。このような「主観的なむちゃ食い」は、BNの診断を支持しないと思われるが、患者のこの主観的なむちゃ食いの感覚については、さらに詳しく研究を進める価値がある。

BN患者は、食物のむちゃ食いを相殺するための代償行為を行う。どの代償行為を選択するかによって、BNはさらに詳しく排出型と非排出型の2つに分類される。

排出型神経性大食症（BN）の患者は、定期的に、自己誘発性嘔吐または下剤、かん腸剤、利尿薬を乱用する。非排出型BNの患者は、排出のための行動を定期的に起こすことはなく、むちゃ食いを相殺するために、断食または過剰な運動を行う。BN大食症に対するDSM-IV-TR基準を完全に満たす条件は、むちゃ食いと不適切な代償行為が、3か月間、平均して、1週間に2回以上起こることである。まもなく改定されるDSM-5では、このような行為の頻度は、引き下げられる見込みである。現在のAPAの摂食障害（BN）の診断基準を、参考情報23-1に挙げている。

BN患者は、不安定な気分、欲求不満、不安、衝動性など情緒不安定な状態であることが多い。また、BN患者には、うつ病、不安障害、人格障害、薬物乱用、自傷行為などの精神疾患の併発がよくみられる。ANと比べて、BN患者は、通常、自らの症状に困惑し悩んでいるので、積極的に治療を受けることが多い。

BNの発症について、中毒、家族環境、社会・文化的、認知-行動的、精神力動的要因など、様々な病因モデルが提案されている（APA, 2006）。BN患者は、精神疾患を併存しているかいな

いかにかかわらず、精神科医の治療と経過観察を受けるべきである。

BNの死亡率は、ANの死亡率よりも低い。様々な研究結果を通じて、粗死亡率は0%～2%であり、累積死亡率は0.4%である（Keel and Brown, 2010）。

特定不能の摂食障害

DSM-IVによれば、ED患者の約半数は特定不能の摂食障害（EDNOS）に当てはまる。EDNOSの患者は、基本的にANまたはBNの診断基準が当てはまるが、すべて当てはまるわけではない（例えば、1）月経停止以外のANの全ての診断基準に当てはまる女性患者、2）以前は肥満であったため、現在、著しい体重減少、病因となる食習慣、月経停止の症状がありながら、予想体重の85％未満というANの体重の診断基準に合わない患者、3）むちゃ食い排出であるが、その頻度が低く期間が短いのでBNに特定できない患者、4）むちゃ食いはしないが、正常な量の食事または間食の後で嘔吐する患者などである）。EDNOS患者は、ANまたはBNのための適切なケアに一致する一般的な治療を受けるべきである。不適切な治療を受けると、ANまたはBNの基準に完全に一致する病状を引き起こす結果になることもある。さらに、調査診断群であるBEDの基準に合致する患者は、臨床的にEDNOSと診断される。APAのEDNOSの診断基準については、参考情報23-1を参照。提案されている改定版の診断基準（DSM-V）では、ANおよびBNの基準に合う患者数が増え、不顕性ED（すなわち、EDNOS）の基準に合う患者数が減る可能性が高い。

むちゃ食い摂食障害

むちゃ食い摂食障害（BED）の調査診断基準は、参考情報23-1に挙げる。むちゃ食いは、BNにみられるものと同じで、BEDの特徴であるが、むちゃ食い後に不適切な代償行為はみられない。BEDの定義は、6か月間、1週間に2日以上、むちゃ食いのエピソードが発現することである。

BED患者は、BN患者と同様に、食べている間、無力感を感じている。むちゃ食いの後、嫌悪感、罪悪感、抑うつ感を特徴とする著しい感情的苦痛に見舞われる。BEDの発症時期は、一般に青年期後期か20代前半で、女性の発症率はおそらく男性の1.5倍である。

BED患者の大半が過体重で、体重管理プログラムの参加者の罹患率が15％～50％である。BED患者がうつ病、薬物乱用、人格障害に陥る確率は生涯を通じて高いと思われる。

小児期の摂食障害

摂食障害（ED）の大半は、青年期および若年成人期に発症する。小児または10代前半の青少年にEDの疑いがあるとき、DSMの基準を用いるのは問題であると思われる。というのも、その臨床症状は、青年期後期および若年成人の症状とは異なるからである。悪心、腹部痛、嚥下困難などの症状は、体重、体型、肥満の心配と共に、現れると思われる。食物の忌避、自己誘発性嘔吐、過剰な運動を行う場合もあるが、下剤の乱用はまれである。

不健康な体重管理を行ったり、食物、体重、体型、運動に対して強迫的な考えを抱いている小児や青年は、EDのリスクが高い。ED患児は、抑うつ状態で強迫行動をとることもある。若年性神経性無食欲症（AN）の結果、発育の停止または遅延、骨減少症、骨粗鬆症が起こることもある。7歳の小児にANの報告例がある。女子に対する男子の発症比率は、おそらく年齢が低くなるほど高くなり、それは異なる多くの文化圏および民族群で認められている。小児のBNはまれである（APA, 2006）。

小児期の問題ある摂食行動と、その後の人生の摂食障害の発症との関連性に注目が集まっている。800人の小児を対象とした長期研究の結果、食の葛藤、食物との闘い、楽しくない食事が、その後のED発症のリスク因子となっていることが明らかになった（Kotler et al., 2001）。

Bryant-Waugh（2007）は小児期の摂食障害として、食物忌避情緒障害、偏食、食事制限、食物拒否、機能性嚥下障害、広汎性拒否症候群のみならず、ANと、まれな場合のBNを挙げている（表23-1）。DSM-5は、小児期のEDの診断基準の変更を提案しており、現在作成中である（Bryant-Waugh et al., 2010）。

治療法

EDの治療には、精神医学的、心理学的、内科的、栄養学的介入を含む多くの専門分野にわたる集学的治療法が必要である。疾患の重症度によって、入院治療、宿泊治療、デイケア、外来集中治療、外来治療など様々なレベルの治療が提供されている。

入院治療は、精神科または内科の病棟で行われる。摂食障害の患者の管理に特化して開発された行動療法計画が特に推奨される。また、宿泊治療プログラムは24-時間ケアを提供しているが、通常、内科的または精神的に不安定な患者の治療には向かない。デイケアプログラムも利用できる。この場合、患者は最初に特別集学的治療（6～8時間）を5～7日／週の割合で受ける。治療が進むにつれて、必要な出席時間を徐々に減らす。最も軽い集中治療の形は、外来ケアであるが、この場合も、医師、心理療法士、栄養士の継続的、協調的な取り組みが必要である。集中外来治療プログラムも利用できる。この場合、患者は毎週、数時間の集学的治療を受ける。これは、午後遅く、または夕方早めに受けることができるので、患者は放課後または仕事後に治療を受けることができる。

Practice Guideline for the Treatment of Patients with Eating Disorders（APA, 2006）は、AN、BN、EDNOS、BEDの患者の治療計画の作成と実行についての広範囲に及ぶガイドラインを提供している。これらのガイドラインは、ED患者のための具体的な治療推奨事項（例えば、栄養リハビリテーション、内科的治療、心理学的介入、薬物療法管理）と

表 23-1	
8歳から14歳の小児の摂食障害	
摂食障害	特徴
神経性無食欲症	抗うつ薬が有効であると思われるが、抗うつ薬によって体重が減少しないかどうか監視し、選択する。
神経性大食症	体重減少を引き起こす薬物もあるので、医師にチェックしてもらい、必要であれば、間食または強化食を加える。

出典：Bryant-Waugh R, and Lask, R: Overview of the eating disorders. In Lask B, Bryant-Waugh R, editors: Eating disorders in childhood and adolescence, 3rd Ed., East Sussex, UK, 2007, Routledge.

介護水準ガイドラインを提供している。さらに、Society for Adolescent Medicine（SAM, 2003）、American Academy of Pediatrics（2003）、Committee on Adolescent（Rosen et al., 2010）、American Dietetic Association（ADA, 2006）は、EDの有効な治療のためのガイドラインに関する方針と見解を発表している。

臨床所見と内科的合併症

摂食障害（ED）は、精神疾患として分類されるが、EDは、著しい内科的合併症、罹患率と死亡率を伴う。神経性無食欲症（AN）および神経性大食症（BN）患者の体重管理習慣の結果、多数の生理的変化が起きる。それらの中には、エネルギー摂取が低下したために起こる小さな変化もあれば、長期的な結果としての病理学的変化や、少数ながら、生命を脅かす可能性のある病状もある。

神経性無食欲症（AN）

AN患者の外見は典型的で、他と明らかに異なる（図23-1）。AN患者は悪液質の思春期前の体型なので、年齢よりも若く見えることが多い。よく見られる身体所見は、産毛、柔らかいうぶ毛の成長、乾いた傷みやすい髪、高カロテン血症、冷え性、四肢のチアノーゼである。

AN患者は、タンパク質-エネルギーの栄養障害の結果、除脂肪体重が低下し、左室容積の低下と収縮機能障害が起こる。

心血管の合併症は、徐脈、起立性低血圧、心不整脈である。AN患者は、タンパク質-カロリー栄養障害とチアミン、リン、マグネシウム、セレンの不足が起こり、心不全の症状を伴うが、食事の不足を補い、適切な体重を回復することによって、心機能は大部分回復可能である（Birmingham and Gritzner, 2007）。

飢餓による胃腸管の合併症は、胃排出遅延、小腸の運動性の低下、便秘などである。腹部膨張と長期にわたる腹部膨満感

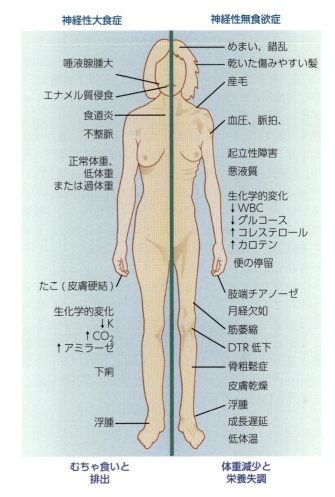

図 23-1 神経性大食症および神経性無食欲症の身体症状と臨床兆候
DTR：深部腱反射、ECG：心電図、WBC：白血球

の症状があるため、栄養補充が困難になる。

男性でも女性でも発症の初期段階に、著しい骨量減少がよく起こる。推定92％は、骨減少症と診断される骨密度（BMD）を有し、40％は骨粗鬆症と診断されるBMDを有す（Mehler and MacKenzie, 2009）。AN患者へのホルモン補充療法およびビスフォスフォネートの投与は、効果がなく、不適切であることが明らかになった。ANの少女のBMD改善治療の第一選択肢として体重の回復が推奨される（Golden, 2005）。残念なことに、AN患者は、再発を繰り返し遷延した経過をたどることが多く、その結果、体重が減少する。このような状況下では、骨石灰化の可逆化は難しく、骨密度の完全な回復は不可能であるという研究結果もある（Mehler and MacKenzie, 2009）。

ANの小児および青年患者は、独特の内科的合併症を発症し、そのため、正常な成長が損なわれ、成長の遅延、最大骨量の低下、脳の構造的異常が引き起こされる（SAM, 2003）。

神経性大食症（BN）

BN患者は、通常、正常体重で行動は隠しているので、BNの

臨床徴候と症状の検出は、かなり困難である。嘔吐が起こると、下記のような臨床上の科学的根拠が認められる。(1) 催吐反射を刺激するために手背を用いるため手背に、Russell sign（注：吐きダコ）という傷跡が残る；(2) 耳下腺腫大；(3) 口腔に胃酸が頻繁に流れ込む結果、虫歯が増え、歯牙エナメル質の酸蝕が起こる。

慢性の嘔吐により、脱水症状、アルカローシス、低カリウム血症が起こることもある。よく見られる臨床症状は、のどの痛み、食道炎、軽度の吐血（血液の嘔吐）、腹部痛、結膜下出血などである。さらに重篤な胃腸管の合併症は、Mallory-Weiss食道裂傷、まれに起こる食道破裂、急性の胃拡張または破裂などである。嘔吐を誘発するために用いられる吐根は、不可逆的心筋障害および突然死を引き起こすことがある。

下剤の乱用により、脱水症状、アルドステロンおよびバソプレシンの血清濃度の上昇、直腸出血、腸管アトニー、腹痛発作が引き起こされることもある。利尿薬の乱用により、脱水症状および低カリウム血症が引き起こされることがある。嘔吐、下剤および利尿薬の乱用によって電解質および酸塩基の平衡が崩れ、心不整脈が起こることもある。ANに伴う深刻な月経停止はあまり見られないが、BNでは月経不順が起こることがある（図23-1参照）。

心理学的管理

EDは複雑な精神疾患で、心理学的評価と継続的な治療が必要である。患者の疾患の認知心理学的進行段階、家族歴、家族力学、精神病理学的症状の評価は、広範囲にわたる心理社会的治療プログラムの作成に必要不可欠である。

ANの心理社会的介入の長期目標は、(1) 栄養の回復と身体のリハビリテーションに対する患者の理解と協力を促すこと、(2) 患者に、EDに関連する行動と機能障害性行為を理解させ変えさせること、(3) 人間関係と社会的機能を改善すること、(4) 摂食障害の行為を強化し維持する精神病理学的および心理学的葛藤に対処することである。

疾患の急性期には、栄養不良のAN患者は、通常、悲観的で強迫観念に取り付かれているので、正式な心理療法を行うのは難しい。治療のこの段階の心理学的管理は、体重の回復の積極的な行動的強化に重点を置くことが多い。すなわち、積極的な努力への賞賛、保証、コーチング、勇気づけなどを行う。入院患者の行動管理は、通常、体重増加目標の達成と摂食行動改善を、離床身体活動（ベッド安静に対して）、病棟外通行、面会のような特権獲得に結び付ける強化因子を用いる。

急性の栄養障害が改善され、体重も回復中になれば、AN患者にとって心理療法が有用になる可能性が高くなる。心理療法は、患者がEDに関連する主要な機能障害の考え方、行為、動機、葛藤、感情を理解し変えるために役立つ。心理療法の治療プランの中では、気分の落ち込みなどの精神疾患の合併症、衝動調節、自己評価改善に取り組むだけでなく、再発防止にも取り組むべきである。回復には、数年間の継続的な心理療法が必要だと思われる。

認知行動療法（CBT）は、BNの急性症状に非常に有効な指導的介入法である（Fairburn, 2008）。しかし、臨床医は治療中にいくつかのタイプの心理療法の要素を組み合わせることもある。補助的な家族夫婦療法が有用な場合もあると思われる。

ED患者の評価に利用できる有効な心理学的方法と質問用紙がいくつかある。患者のスクリーン検査のために自己報告測定法を用いることもあるが、一方、診断を確定するために体系的な面談を行うことも多い。代表的な心理学的方法は、Eating Attitude Test、Eating Disorder Inventory、Eating Disorder Examination、Eating Disorders Questionnaire、Yale-Brown-Cornell Eating Disorder Scaleなどである（APA, 2006）。

栄養リハビリテーションとカウンセリング

栄養リハビリテーションには、栄養アセスメント（身体計測・生化学検査・臨床検査・食事摂取状況から得たデータに基づいて、栄養状態を評価すること）、医学的栄養療法（MNT）、栄養カウンセリング、栄養教育などが含まれる。摂食障害（ED）は明確な疾患であるが、栄養上の影響および栄養管理下に類似の事象が認められることがある。

栄養アセスメント

定期的に行う栄養アセスメント項目は、食事歴、栄養状態の生化学的および代謝的評価と身体計測指標である。

食事歴

ガイドラインには、エネルギー摂取、主要栄養素、微量栄養素、水分の摂取の評価と、食に対する考え方および摂食行動も組み入れるべきである（第4章参照）。

神経性無食欲症（AN）

制限型AN患者の摂取エネルギーは、概して、1000kcal/日未満である。典型的なエネルギー摂取の評価は、栄養リハビリテーション開始時のエネルギー摂取が過剰または不足することを防ぎ、栄養リハビリテーションのリフィーディング（低栄養状態からの栄養補給）期および体重維持期のエネルギー必要量に関する情報を得ることができる。エネルギー摂取が不適切であると、炭水化物、タンパク質、脂肪の摂取が低下する。AN患者は、従来、炭水化物を制限しているとみなされていたが、現在では、脂肪を含む食物を避ける傾向が認められる。30名の患者の食物摂取を観察した結果、AN患者の脂肪摂取（摂取エネルギーの15％～20％）は、健常対照者よりも有意に低かった。摂取エネルギーのうちのタンパク質が占める割合は、平均または平均を上回っていると思われるが、摂取

の妥当性は総エネルギー摂取と相関している。例えば、エネルギーのうちのタンパク質が占める割合は同じでも、エネルギー摂取が低下すると、実際、タンパク質の量も低下する。むちゃ食い-排出型ANの患者は、さらに不規則な食事パターンをとっているので、エネルギー摂取は、制限型およびむちゃ食い型を通して幅広く評価すべきである (Burd et al., 2009)。

AN患者は、菜食主義者であることも多い。栄養士は、ANの発症前から菜食主義の食事を採用していたかどうか見極めるべきである。ANの治療中に採用する菜食主義の食事は、食物の選択を制限するための内密の手段であるが、摂食障害の精神病理所見の一環として、このように配慮するのも当然であると思われる (Royal College of Psychiatrists, 2005)。治療の体重回復期に菜食主義の食事を禁止している治療プログラムが多いが、許可しているプログラムもある。社会的文化的影響および家族の影響の関係性のみならず、患者の菜食主義の立場に対する宗教的信念も確認しなければならない。体重回復期に、AN患者に完全菜食主義または菜食主義の食事を許可する場合は、低リン血症を予防するために、特にリフィーディング (低栄養状態からの栄養補給) の初期には、適切なリン酸塩を投与しなければならない (Royal College of Psychiatrists, 2005)。

AN患者は、エネルギー摂取が不適切で、品目が限られた食事をし、乏しい食物群の症状発現の結果、ビタミンとミネラルの摂取が不適切になる。一般に、微量栄養素摂取は主要栄養素摂取と同等の傾向があるため、食事性脂肪を一貫して制限しているAN患者は、必須脂肪酸の摂取と脂溶性ビタミンの摂取が不適切になるリスクが高い。Hadiganらは (2000) は、30日間の食事歴に基づき、AN患者30名のうち50%を超えるAN患者が、ビタミンD、カルシウム、葉酸、ビタミンB_{12}、マグネシウム、銅、亜鉛の食事性摂取必要量の基準を満たさなかったことを明らかにした。

AN患者には水分の平衡異常がよくみられるため、食事歴を入手するとき、通常の水分摂取も確認すべきである。水分摂取後の満腹感が我慢できないために、厳格な摂取制限をしている患者もいれば、過剰な水分を摂ることによって空腹に耐えようとする患者もいる。極端な水分制限または水分摂取を行う患者は、尿比重および電解質の血清濃度を測る必要があると思われる。

AN患者は、過剰な量の人工甘味料および人工甘味料入りの飲み物を摂取していることが多い (Marino et al., 2009)。栄養リハビリテーション期間中に、これらの製品に対処すべきである。

神経性大食症 (BN)

正常な食事の量を制限することからむちゃ食いまで、無秩序な食べ方が神経性大食症の顕著な特徴である。BN患者のエネルギー摂取量は予測不可能である。むちゃ食い時の摂取エネルギー、排出後に吸収されたエネルギー、むちゃ食いエピソードとむちゃ食いエピソードの間のエネルギー制限の程度などが様々なので、総エネルギー摂取量の評価は難しい。大食症患者は、嘔吐が、むちゃ食いをして摂取したエネルギーを除去する有効な手段であると思っているが、これは、ありがちな誤解である。摂食実験室で摂取した食物のエネルギー量と排出したエネルギー量を測った研究結果から、被験者群の平均として、むちゃ食いで2131 kcalを摂取し、そのうちの979 kcalのみ嘔吐したことがわかった (Kaye et al., 1993)。大ざっぱに言って、むちゃ食いで摂取したエネルギーの約50%が体内に保持されると、患者に伝えるべきである。

日によってむらがあるため、24時間の再現情報は、評価手段としてあまり役に立たない。エネルギー摂取を評価するためには、毎日の食物摂取を1週間にわたって評価することが有用である。最初に、むちゃ食いしない日数 (食制限をした日と正常な食事をした日を含める) を求め、摂取エネルギーを概算し、次に、むちゃ食いした日数を求め、摂取エネルギーを概算し、そのエネルギーの50% (排出 (嘔吐) した) を差引き、最終的に7日間にわたる摂取エネルギーを平均する。このエネルギー摂取量の平均のみならず、範囲の測定値は、カウンセリングに有用な情報であると思われる。

BN患者の栄養摂取は、むちゃ食いと制限のサイクルによって様々であるが、全体として食事の質と微量栄養素の摂取が不適切である。50名のBN患者を対象にした14日間の食事摂取の研究結果から、少なくとも50%の被験者は、むちゃ食いをしない日のカルシウム、鉄分、亜鉛の摂取量が、推奨1日許容量 (RDA) の2/3未満であることが明らかになった。

さらに、全体としての摂取量 (すなわち、むちゃ食いの日とむちゃ食いをしない日) を評価すると、25%の被験者の亜鉛と鉄分の摂取が不適切であった (Gendall, 1997)。食事が適切であると思われるときでさえ、排出によって栄養素の喪失が起こるため、栄養摂取の妥当性を評価するのは難しいという記載は重要である。ビタミンおよびミネラルのサプリメントの利用も究明すべきであるが、その場合も、排出後の残留量を考慮しなければならない。

摂食行動

ANおよびBNにみられる特徴的な行為、行動、食習慣を、参考情報23-2に掲載する。摂食障害の患者によくみられる嫌いな食物は、赤身肉、焼いた食品、デザート、脂肪分の高い乳製品、添加脂肪、揚げた食品、カロリーの高い飲み物である。EDの患者は、特定の食品または食品群を、絶対的に「良い」とか「悪い」と見なすことが多い。治療の過程を通じて、食物の選択について不合理な信念や二者択一の考え方を持っているかどうかを確認し、それに対処すべきである。

評価では、特殊なまたは儀礼的行動 (特殊な方法または非伝統的な器具を用いた食物の摂取など)、特殊な食物の摂り合わせ、香辛料、酢、レモンジュース、人工甘味料の過剰な使用を、明らかにすることは重要である。食事をする空間と食事に当てる時間も、調査すべきである。夜遅くまで、自分に割り当てられた食物をとっておく人が多いが、ある時刻を過ぎて食べ

> **参考情報 23-2**
> **摂食に対する姿勢、行動、習慣の評価**
>
> 1. 摂食に対する姿勢
>   A. 食物の嫌悪
>   B. 安全な食物、危険な食物、禁止されている食物
>   C. 呪術思考
>   D. むちゃ食い誘発性食物
>   E. 適量の食物についての考え
> 2. 摂食行動
>   A. 儀礼的行動
>   B. 異常な食物の組み合わせ
>   C. 異常な味付け
>   D. ゼロカロリーの甘味料の過剰で異常な使い方
>   E. 食器の異常な使い方
> 3. 食習慣
>   A. 摂取パターン
>   (1) 食事と間食の回数
>   (2) 食事の時刻
>   (3) 食事と間食に費やす時間
>   (4) 食環境—どこで誰と食べるか
>   (5) 食事の様式—座って食べるか立って食べるか
>   B. 特定の食物群、特に、高エネルギーの食品の忌避
>   C. 多様性に富んだ食事の科学的根拠
>   D. 水分摂取—制限か過剰か
>
> 出典：Schebendach J, Nussbaum M: Nutrition management in adolescents with eating disorder, Adolesc Med: State of the Art Rev 3(3):545, 1992.

ることを恐れる人もいる。

神経性無食欲症（AN）患者は、異常にゆっくりと食べ、食物を小さく切ったり遊んだりすることも多い。これは、食物摂取を避ける方策と見なされることもあるが、飢餓の影響でもあると思われる（Keys et al., 1950）。行動治療プランでは、食事と間食の摂取に時間制限を設けることが多い。

神経性大食症（BN）患者は早食いだが、それは、満腹の合図に問題があることを示している。さらに、BN患者には、むちゃ食いエピソードを引き起こすのではないかと自分自身で恐れている食物があり、その食物に対して、妥協を許さない態度をとると思われる。その結果、BN患者は、その食物を避けたがると思われるが、定期的に間隔を空けて、量を管理しながら導入することは有用である。

血液生化学的検査値の評価

ANの顕著な悪液質から、栄養障害の生化学的指標が現れると思われるが（第8章参照）、それは稀である。優れた代償機構が働き、臨床検査値の異常は、疾患が相当進行するまでは、観察されないと思われる。

AN患者の内臓タンパク質の著しい状態変化はあまり見られない。実際、慢性の飢餓状態で生じる適応現象は、細胞体コンパートメントを犠牲にして、内臓タンパク質の代謝を維持するものである。概して、血清アルブミン値は正常範囲内であるが、早期治療時には脱水によって遮蔽されていると思われる（Swenne, 2004）。

典型的な低-脂肪、低-コレステロール食を摂取しているにもかかわらず、栄養不良のAN患者の総コレステロール値は高い場合が多い（Rigaud et al., 2009）。脂質異常症であっても、栄養リハビリテーション中に、脂肪とコレステロールの制限食は、必要ない。ANの発症以前から脂質異常症であった場合、あるいは家族歴に脂質異常症が明確に確認される場合は、患者の体重が回復し安定した後に、再度、脂質異常症の評価を行うべきである。

BN患者も、異常な脂質値を示すことがある。BN患者は、食事の制限期に低脂肪、低エネルギーの食物を摂取し、むちゃ食いエピソード中に高脂肪、高糖含有食物を摂取することが多い。低脂肪低コレステロール食という早まった処方は、このように2つに分かれた摂取法を増強するにすぎないと思われる。摂取する食物の種類と量の極端な変化のバランスをとるためのケアが必要である。食事が安定して初めて、正確な脂質値が得られる。正確な脂質値を求めるために必要な絶食に従うことが、BN患者には難しいと思われる。

血糖値が低いのは、糖新生および糖産生に必要な前駆物質が欠如しているからである。

甲状腺ホルモンの産生は、正常である場合が多いが、末梢でのチロキシンの脱ヨウ素化は、トリヨードチロニン（T3）よりもむしろ代謝的に不活性な逆位トリヨードチロニン（rT3）を合成する傾向がある。その結果、低T3症候群が引き起こされる（図32-2）。この代謝状態は、ANの特徴で、通常、体重の回復とともに、解消する。甲状腺ホルモン補充療法は推奨しない（APA, 2006）。

ビタミンおよびミネラル不足

高カロテン血症は、AN患者のよく見られる所見であるが、その原因は貯蔵脂質の動員、体重減少による異化変化、代謝ストレスである。食事からのカロテノイドの過剰な摂取はあまり見られない。栄養リハビリテーション中に、血清カロテン値の正常化が起こる。

明らかに欠乏食を摂っているにもかかわらず、欠乏症の臨床検査値および生化学検査値はあまり見られない。それは、異化状態での微量栄養素の必要性の低下、ビタミン・サプリメントの使用、微量栄養素の豊富な食物の選択が、欠乏症を防ぐ役割を担っているからであると思われる。ANの低体重慢性患者群のリボフラビン、ビタミンB_6、チアミン、ナイアシン、葉酸、ビタミンE不足の症例報告がある（Altinyazar et al., 2009; Castro, 2004; Jagielska et al., 2007; Prousky, 2003）。動物性食品を避ける患者には、B_{12}欠乏のリスクもあると思われる（Royal College of Psychiatrists, 2005）。

月経停止および全体的な異化状態によって、AN患者の鉄分の必要量は減っている。治療開始時には、脱水症状によっ

てヘモグロビン値は見かけ上、上昇しているようにみえ、その結果、血液濃縮が起こる。栄養不良の患者は体液貯留が起こり、それに伴って血液希釈が起こり、見かけ上のヘモグロビン値低下がみられる。重症の栄養不良のAN患者の場合、鉄分の利用が阻害されていると思われる。除脂肪組織量の喪失の結果、赤血球容積が減少する。赤血球から放出された鉄は、フェリチンと結合し、貯蔵される。飽和フェリチン結合鉄の貯蔵は、細胞の損傷を引き起こす非結合鉄のリスクを高めるため、治療のこの段階では、鉄分の補給は避けるべきである（Royal College of Psychiatrists, 2005）。栄養と体重が回復するうちに、フェリチン結合-鉄は貯蔵状態から取り出され、細胞の修復と赤血球容積の増大の必要性を徐々に適切に満たす。しかし、患者の状態を定期的に評価し、鉄分の貯蔵量が枯渇したかどうか、鉄分の補給が必要かどうかを確認すべきである。Hutterらは（2009）、ANの患者に起こる血液学的変化の広範囲にわたる調査結果を公表している。

不適切なエネルギー摂取、赤身肉の忌避、菜食主義者の食物選択の採用によって、亜鉛欠乏が起こると思われる。亜鉛欠乏は、味覚認識の変化や体重減少と関連があると思われるが、このような欠乏が、ANの症状を引き起こしたり、長引かせるという科学的根拠はない。AN患者の食物摂取と体重増加を促進するために亜鉛を補給するという主張があるが、この主張を支持する科学的根拠はほとんどない（Lock and Fitzpatrick, 2009）。

AN患者の骨減少症および骨粗鬆症の高発症率の原因は、ほとんど、ホルモンバランスの崩壊と体重減少であるが、同時に、食事から摂るカルシウム、マグネシウム、ビタミンDの不足も、あらゆる発症機序の一因になっている可能性がある。骨石灰化障害の程度を測定するために、二重エネルギーX線吸収法を推奨する（第25章参照）。

水分と電解質の平衡

ED患者の嘔吐および下剤と利尿薬の使用は、著しい水分および電解質の平衡異常を引き起こす可能性がある。下剤の使用は、低カリウム血症を引き起こし、利尿薬の使用は、低カリウム血症と脱水症状を引き起こすことがある。嘔吐によって、脱水症状、低カリウム血症、低クロール血症を伴うアルカローシスが引き起こされることがある。低ナトリウム血症も、重篤な合併症であるが、発症頻度は低い。

半飢餓状態では、尿中濃度は低下し、尿量は増加する。栄養障害およびリフィーディングによって、浮腫が起こることがある。グリコーゲンや除脂肪組織の枯渇は、不可避的な水分損失を生じるが、その損失量はそれぞれの水和比を反映している。例えば、グリコーゲン枯渇による不可避的水分損失は、600～800mLの範囲である。摂取制限から過剰摂取まで、水分摂取はその程度によって、AN患者の電解質値に影響すると思われる（第7章参照）。

エネルギー消費

栄養不良のAN患者は、安静時エネルギー消費量（REE）が、低いのが特徴である（de Zwaan et al., 2002）。体重減少、除脂肪体重の減少、エネルギー制限、レプチン値低下が、このような代謝低下状態の発生機序に関係している。リフィーディングにより、AN患者のREEが増加し正常になる。リフィーディング中のAN患者の食事誘発性熱産生（DIT）の増大も報告されている（de Zwann et al., 2002）。これは、栄養リハビリテーションのAN患者の体重増加に抵抗するための代謝亢進であると思われる（第2章参照）。

BN患者の代謝率は予測不可能である。むちゃ食いのエピソードとエピソードの間の食事制限時には、大食症患者は半飢餓になると思われる（代謝率低下状態）。しかし、むちゃ食い・排出では、吸収前にインスリンが放出されるため交感神経系が活性化され、代謝率が高まることもある（de Zwann et al., 2002）。

治療前のREEの評価と経過観察時のREEの評価は、栄養リハビリテーションの全過程を通じて臨床的に有用である（Dragani et al., 2006; Schebendach, 2003）。しかし、標準的な間接熱量測定を行えるのは、通常、研究の場に限られる。MedGemのように一般向けに持ち運びできる手動操作機器も徐々に増えてきているが、AN患者を対象にしたMedGemとREEの標準的な間接熱量計との結果があまり一致しない研究結果が1件あった（Hlynsky et al., 2005）。

身体測定による栄養アセスメント

AN患者は、脂肪と体タンパク質の貯蔵が著しく枯渇するが、内臓タンパク質コンパートメントは比較的損なわれていないという特徴を持つタンパク質-エネルギー低栄養状態にあり、重度のタンパク質-エネルギー低栄養状態の診断基準を満たしている。

栄養リハビリテーションの目標は、体脂肪と除脂肪量の回復である。これらのコンパートメントは、再生するが、その程度と速度は、一定ではない。

Durninらの計算式を用いて、4つの皮下脂肪厚の測定値（三頭筋部、二頭筋部、肩甲下部、腸骨稜上部）の合計から、体脂肪率の推定値を求める方法もある（図6-4、6-5、6-6を参照）（Durnin and Rahaman, 1967; Durnin and Womersley, 1974）（付録24を参照）。この方法は、青年期の女性AN患者を対象に体脂肪率を求める水中計量法と比較して妥当性を得ている（Probst, 2001）。水中計測法または身体組成ソフトウェア搭載の二重エネルギーx線吸収測定法（DEXA）を用いる方が、正確な体脂肪率が求められるが（図6-10参照）、これらの方法は、一般の診療所などでは利用できない（第6章身体評価）。

生体インピーダンス法（BIA）は、すでに利用可能であるが、重度のAN患者の細胞内および細胞外の体液コンポーネントは、体脂肪測定の正確度に影響を及ぼすと思われる。AN患者を対象にしたBIA測定法の妥当性を改善するために（図6-9参

照)、食物と水分を全く摂取していない早朝に測定を行い、体内で水分が異なった場所に貯蔵されるのを防ぐために、常に同じ位置に身体が傾くように、リクライニングチェアを用いるべきである（Sunday and Halmi, 2003）。DEXAなど、いくつかのインピーダンス法によって評価する体組成測定の比較は、AN患者と健康な対照者を対象に行い、その結果が報告されている（Moreno et al., 2008）。

実用的には、上腕周囲長と上腕三頭筋部皮下脂肪厚から導き出せる上腕筋囲（図6-7参照）が、簡単に得られ、性と年齢をマッチさせた集団の基準値と比較できる（付録25と26参照）。治療前と、栄養リハビリテーション開始後の経過観察時の測定値も簡単に得られる。

ED患者の体重は、日常的に測定する。AN患者は、体重を増加させる必要がある。BN患者の短期目標は、体重の維持にすべきである。体重減少が必要であるが、不規則な摂食パターンが安定するまで、取り組むことはできない。

AN患者の体重増加率は、水和状態、グリコーゲン貯蔵量、代謝因子、体組成の変化によって影響を受ける（参考情報23-3）。水分補給とグリコーゲン量の補充が、リフィーディングの最初の数日間の体重増加に寄与する。その後の体重増加は、除脂肪組織と脂肪の貯蔵量の増加によるものである。一般に、体重を450g変化させるにはエネルギー摂取を3500kcal増減させる必要があるが、真のエネルギーコストは、増加した組織の種類次第である。除脂肪組織に比べて、脂肪を得る方が、多くのエネルギーが必要であるが、体重増加は、脂肪と除脂肪組織との合算であると思われる。

ANの成人女性患者の短期の体重の回復は、体幹脂肪の著しい増加によるもので、体幹部肥満がみられたが（Grinspoon, 2001; Mayer, 2005; Mayer et al., 2009）、この腹部の脂肪分布は、体重維持の1年以内に正常化すると思われる（Mayer et al., 2009）。ANの青年女性患者の短期の体重の回復が、体幹部の脂肪の増大ではなく、体脂肪の正常な増加に起因しているという報告がある（de Alvaro et al., 2007; Misra, 2003）。

ED患者の身体計測値は定期的に測定し評価すべきである（第6章参照）。ED患者の体重の目標値は、様々な方法で決めることができるが、完璧なものはひとつもない。国立健康統計センター（NCHS）の身長、体重、BMIパーセンタイルの表を用いて、20歳までの少年少女の評価を行うべきである（付録11、12、15、16参照）。発育不良の低身長の青年の場合は、成長の遅れを取り戻せるかどうかを見極めるために、骨年齢を測定する。

入院患者は、毎日、早朝に食前の体重を測定する。外来患者は、治療の初期には、同じ測定尺度で、週に1回以上、ほぼ同じ時間帯に着衣のまま体重を測定する。計量前に排尿を済ませるように患者に指示し、脱水症状または水分負荷がないかどうか見極めるために、尿比重を検査する。患者が尿検体を提出できないという場合は、医師が、膀胱が膨張していないかどうかを触診する。指示された体重目標に到達するために、患者はあざむく（水分負荷、重い物を隠し持つ、排尿・排便をしな

参考情報 23-3
神経性無食欲症の体重増加率に影響を与える因子

1. 水分の平衡
    A. 半飢餓状態でみられる多尿
    B. 浮腫
        (1) 飢餓
        (2) リフィーディング
    C. 組織の水和比
        (1) グリコーゲン：3～4：1
        (2) タンパク質：3～4：1
2. 代謝率
    A. 安静時エネルギー消費量
    B. 食後エネルギー消費量
    C. 呼吸商
3. 増加した組織のエネルギーコスト
    A. 脂肪組織
    B. 除脂肪体重
4. 過去の肥満
5. 身体活動

出典：Schebendach J, Nussbaum M: Nutrition management in adolescents with eating disorders, Adolesc Med: State of the Art Rev 3(3):545, 1992.

い）こともある。

医学的栄養療法とカウンセリング

EDの治療は、外来、外来の集中治療、デイケア、入院の4つのレベルのうちの1つから始める。登録栄養士（RD）は、どのレベルの治療から始める場合も、必要不可欠な存在である。

ANの治療レベルは、栄養障害の重症度、臨床症状と精神不安定感の程度、罹病期間、発育不全の程度によって決める。入院病棟で治療を始めたが、体重の回復に応じて、治療のレベルを下げる場合もあれば、外来で治療を始めても、適切な体重増加率が得られなければ、治療のレベルを上げる場合もある。

BN治療は、通常、外来ベースで始めて、そのまま継続する。BN患者も、たまには、直接、強力な外来治療またはデイケアに割り当てられることもあるが、入院は、比較的珍しく、一般に、短期間で、水分と電解質の安定のためという具体的な目的のために行うぐらいである。

神経性無食欲症（AN）

ANの医学的栄養療法（MNT）のためのガイドラインの要約は、参考情報23-4に記載している。栄養リハビリテーションの目標は、体重の回復と、摂食パターンと摂食行動の正常化である。MNTは、治療の必要不可欠の要素であるが、ガイドラインの大部分は、科学的な根拠というよりむしろ臨床的経験に

基づいている。

　体重の回復は、治癒のための必要不可欠な条件である。医学的に不安定で、重度の栄養不良、あるいは発育遅延の患者には、通常、特別病棟または宿泊施設のED治療プログラムの下で、体重増加を監視しなければならない。このような状況下で、エネルギー処方量と体重増加率の目標値は、通常、医師または治療チームが決める。1）体重回復期（体重を安定させ、体重減少を防ぐ）、2）体重増加期、3）体重維持期の3段階に分けている治療プログラムが多い。この3段階の期間の長さは様々だが、体重回復期は、通常、一番長く、患者の栄養障害の状態によって、明らかに異なる。

　治療プランは、通常、体重増加率の目標値を定めている。達成可能な適切な目標値は、入院患者が0.91～1.35kg/週、外来患者が0.23～0.45kg/週である。最初のエネルギー処方量は、1000～1600kcal/日（1日当たり30～40kcal/kg（体重））の範囲であるが、一定の体重増加の目標率を上げるために、エネルギー摂取を徐々に増加することが必要である。この目標を達成するために、エネルギー処方量は、2～3日毎に100～200kcal増加することが多い。しかし、もっと大量に処方量を増加する治療プログラムもある（例えば、500kcal増加）（Yager and Andersen, 2005）。

　重度の栄養不良のAN患者（すなわち、標準体重の70％未満の体重しかない患者）に対する強力なリフィーディングは、経口投与、経鼻胃投与、静注投与のリフィーディングの初めの1週間のうちに、リフィーディング症候群の致命的な合併症を引き起こすことがある。リフィーディング症候群の症状は、水分と電解質の平衡異常、心臓、神経系、血液の合併症、突然死である。リスクの高い患者は、リフィーディングの最初の5日間は毎日、その後の数週間は一日おきに、リン、マグネシウム、カリウム、カルシウムの血清値を注意深く測定する必要がある。

　リン、マグネシウム、カリウムの補充は、経口投与また静注投与で、行う。ANの小児および青年は、リフィーディング症候群のリスクが高いと思われるので、この年齢の患者群には、処方量を超えるカロリーを与えないように注意しなければならない（O'ConnorANd Goldin, 2010）（第14章参照）。

　一般に、体重回復過程の後半には、最終的に3000～4000kcal/日（1日当たり70～100kcal/kg（体重））のエネルギー処方が必要になる。さらに、男性のAN患者は4000～4500kcal/日が必要になることもある（APA, 2006）。安静時エネルギー消費量（REE）、食事誘発性熱産生（DIT）、増加した組織のタイプの変化も、すべて考慮すべき要素である。さらに、多くのAN患者は、身体活動またはそわそわする動作にもかなりの量のエネルギーを費やすので、身体活動のエネルギーコストを考慮しなければならない（de Zwann et al., 2002）。

　極めて高いエネルギーの摂取が必要な患者は、食物の廃棄、嘔吐、運動、そわそわすることも含め過剰な身体活動について質問し、観察すべきである。目標体重に到達した後はエネルギー処方量を徐々に減らし、体重を維持する。しかし、成長お

参考情報 23-4

神経性無食欲症の医学的栄養療法のガイドライン

1. カロリーの処方量：
   A. 初期の体重増加
     (1) 初期処方量：1日当たり30～40kcal/kg（体重）（約1000～1600kcal/日）
     (2) リフィーディング症候群のリスク評価
   B. 体重増加期
     (1) 処方カロリーを少量ずつ徐々に増加し（すなわち、100kcal）、期待される体重増加率の達成を推奨（例えば、入院患者は0.91～1.35kg/週、外来患者は0.23～0.45kg/週）
     (2) 治療の後半：70～100kcal/kg/日
        女性：3000～4000kcal/日
        男性：4000～4500kcal/日
     (3) 患者が高カロリー処方を必要とするときは、嘔吐、食物の廃棄、運動の増加、安静時エネルギー消費量および/または誘導性熱産生の増加を評価する
   C. 体重維持期
     (1) 成人：1日当たり40～60kcal/kg（体重）
     (2) 成長および発育中の小児および青年：1日当たり40～60kcal/kg（体重）
2. 主要栄養素
   A. タンパク質
     (1) 最低摂取量＝RDA（g/kg理想体重）
     (2) 処方カロリーの15％～20％
     (3) 高生物価の栄養源
   B. 炭水化物
     (1) 処方カロリーの50％～55％
     (2) 便秘の治療のための不溶性繊維の栄養源の供給
   C. 脂肪
     (1) 処方カロリーの30％、必須脂肪酸を含有
     (2) 目標体重達成まで、徐々に脂肪の摂取量を増加することを推奨
3. 微量栄養素
   A. 鉄分以外の、RDA（100％）の総合ビタミンとミネラルの補給
   B. 体重回復の初期段階中は、鉄分の補給を避ける。治療の後半で再評価する。
   C. 体重回復期のチアミン供給の必要性を確認する

RDA：推奨1日許容量
出典：Luder E, Schebendach J: Nutrition management of eating disorders, Top Clin Nutr 8:48, 1993.

よび発育中の可能性のある青年に対しては、高エネルギーの処方を継続する。

外来治療プログラムのようなあまり体系的でない治療環境で治療を受けているAN患者は、特に、定められた食事プランに抵抗を感じることがある。実際の取り組みは、患者の通常の（治療前の）エネルギー摂取量に200～300kcal/日を加えている。しかし、患者は、治療前の食物とエネルギー摂取量を多く見積もり過ぎることがあるので、栄養士は、摂取量について注意深く質問し、評価しなければならない。

エネルギー処方量を計算したら、次に、適切な主要栄養素の供給を決めなければならない。患者は、嫌いな食べ物を多数言うと思われる。食事性脂肪を極端に避けたがることはよくあるが、常に、避けていれば、体重の回復に必要な効率の良いエネルギー源を供給することが困難になる。エネルギーの約30％を食事中の脂肪から摂取することが推奨されている。これは、ANの入院患者またはANのデイケアの患者の場合は、簡単に達成できる。しかし、外来患者の場合は、すぐに適切な量を処方するより徐々に食事性脂肪の摂取量を増加していく方が、患者の抵抗は少ないと思われる。脂肪添加食品（サラダドレッシング、マヨネーズ、バターなど）を少量摂取する患者もいるが、多くの患者は、脂肪の含有量の明らかに少ない食品（チーズ、ピーナッツバター、グラノーラ、スナック菓子など）を摂取することの方が多い。無脂肪製品（無脂肪牛乳）から低脂肪製品（1％または2％牛乳）へ、そして最終的に脂肪分の高い食品（全乳）へと徐々に移行するように勧める方が、従いやすい患者もいる。

総摂取エネルギーの15％～20％をタンパク質から摂取するように推奨されている。適切な摂取量にするために、タンパク質の最小処方量は、年齢と性を考慮した理想体重に対する推奨1日許容量（RDA）にすべきであるg/kg（理想体重）（表紙の内側を参照）。菜食主義の食事の要望が出されることが多いが、体重の回復期には、勧めてはいけない。

総エネルギーの50％～55％を炭水化物から摂取することは、患者に許容されやすい。最適な健康のために、不溶性繊維を含む食料源も摂取すべきである。これは、この患者群によくみられる便秘の緩和にも役立つ。

ビタミンとミネラルの補給の処方は一般的ではないが、体重増加の後半期に必要性が高まる可能性を考慮すべきである。RDAの100％を処方するビタミンとミネラルの予防的処方は、理に適っていると思われるが、治療の初期段階の鉄分の補給は、禁忌である。体重の回復期に、チアミンの予防的補給（25mg/日）も必要であると思われるが、チアミンの欠乏が生化学的に確定した場合は、さらに高用量の補給が必要になると思われる（Royal College of Psychiatrists, 2005）。骨密度（BMD）低下のリスクが高まるため、たっぷりのカルシウムとビタミンDの豊富な食物を推奨すべきである。しかし、AN患者群に対するカルシウムとビタミンDの補給についての明らかな合意は得られていないが、ビタミンDの状態は、評価すべきである（第8章参照）。

AN患者では、食後の腹部膨満感と不快感を伴う胃排出遅延が、よく見られる。治療の初期段階では、摂取量が一般に少ないため、患者は1日3回の食事に耐えられる。しかし、エネルギーの処方量が増すにつれて、間食が必要不可欠になる。午後または夕方の間食は、大量の食事に伴う身体的不快感を緩和すると思われるが、食間に食欲を満たしたことに罪悪感を覚える患者もいる。30mLに30～45kcalを含有するように調整された液体栄養補助食品（購入可能）を、1日1～2回処方することが多い。患者は、エネルギーの必要量の増加を満たすために、大量の食物摂取に慣れることを恐れ、液体栄養補助食品の使用を望む。というのも、液体補助食品ならば、目標体重に到達したときに、簡単に止められるからである。

施設によって、メニュープランの実施計画書は様々である。患者の意見を考慮せずに、最初に食事プランと食物の選択を定める施設もある。そういう施設では、一般に、治療が進み体重が回復するにつれて、メニューのプラン作りに患者も責任を持つようになる。入院患者プログラムで、治療の初期からメニューのプラン作りに患者が参加する施設もある。メニューのプラン作りの「特権」を維持するために、患者が従わなければならないガイドラインを設定している施設もある。ガイドラインは、牛乳のタイプ（例えば、全乳か低脂肪乳）を指定し、添加脂肪、動物タンパク質、デザート、スナックなど特定の食物の導入を指定していることもある。異なった食物群から、異なったカロリーレベルで、ある一定の回数用いることを処方することもある。メニューのプラン作りシステムも、治療プログラムによって様々である。独自のプラン作りを行う施設もあれば、食物群の交換または「MyPlate」システムを用いる施設もあり、各患者に合わせた個別の食事プランを立てる施設もある。

メニューのプラン作りで、この方法が他の方法より優れていることを示す治療研究結果はない。治療プログラムは、メニューのプラン作りについて独自の考え方を持つ傾向がある。治療実施計画書に違いはあるが、いずれにせよ、AN患者は、常に、食物の選択が難しいと思っている。

栄養的に適切な食事を選択するために、登録栄養士（RD）が体系的なメニューのプラン作りを提供し、助言を行うことは大変有益である。ANの入院患者がエネルギーの高い食物を摂取するときにバラエティに富んだ食物を選択した結果、退院後の1年間に良好な治療成績を得たという最近の体重回復の試験結果が1件あるが、この効果は、総エネルギー摂取量とは無関係である（Schebendach et al., 2008）。

外来患者の治療時に、治療チームが、AN患者の食物選択、エネルギー摂取、エネルギー供給について明らかに調節できていない場合がある。このような状況下では、RDは、栄養リハビリテーションのプランを作成する手順開始のために、カウンセリング技術を用いなければならない。AN患者は、たいていの場合、無関心で、最も良い場合でも摂食行動、食事、体重を変えることに対して態度を決めかねている。栄養療法の最初の説明時に、反抗的で敵対的な患者もいる。この時

点で、栄養カウンセラーは、動機付けの対話技術を用いることが、AN患者の変化をためらう気持ちを緩和し、無関心期を乗り越えるために役立つと思われる（図15-3参照）。認知行動療法を用いることが、AN患者の栄養カウンセリングに役立つこともある（ADA, 2006）。これらの技術の詳細については、Fairburn（2008）を参照のこと。

効果的な栄養リハビリテーションとカウンセリングは、最終的に、体重の増加と、摂取の行為と行動の改善につながると思われる。栄養カウンセリング技術の広範囲にわたるレビューを、15章に掲載している(Herrin (2003) ANd Stellefson Myers (2006))。

神経性大食症（BN）

BNの医学的栄養療法（MNT）のためのガイドラインの要約は、参考情報23-5に記載している。BNは、抑制できない無計画な摂取という混乱した食物摂取状態であり、その次に、食物摂取制限期が来ることが多い。栄養士の役割は、患者の耐性を評価しながら、抑制の効いた適切な摂取プラン作成を助けることである。BN患者は入院していることはあまりないので、栄養カウンセリングは、外来の治療環境で開始する可能性が高い。

多くのBN患者の摂取と排出行動の目的は、体重の減少である。減量が理に適った長期目標であるが、当面の目標は、むちゃ食いエピソードと排出のサイクルの中断、正常な摂食行動の回復、体重の安定であると思われる。BN患者は、体重減少のための食事の摂取を抑制しようとするが、それは、通常、むちゃ食い-排出行動を逆に悪化させる。

BN患者の代謝効率は様々なので、治療前の食事を処方するときに、考慮しなければならない。T3値の低下や冷え性などの代謝低下状態の臨床兆候と安静時エネルギー消費量（REE）の評価は、エネルギー処方量を決める時に有用である。代謝の低下が疑われる場合は、エネルギー処方量は1500～1600kcal/日で始めるのが適切である。当初のエネルギー処方量を確定するために有益な技法として、下記の方法を用いて、患者の現在の摂取量に基づいて確認する方法もある。：

1. 患者に、通常の1週間のうちの、むちゃ食い-排出の日数、むちゃ食い-非排出の日数、中等度の摂取の日数、抑制-摂取の日数を尋ねる。
2. 患者に、むちゃ食い-排出の日、むちゃ食い-非排出の日、中等度-摂取の日、抑制-摂取の日の典型的な食物摂取を説明してもらう。
3. むちゃ食い-排出の日の摂取エネルギーの50％を推定し、むちゃ食い-非排出の日、中等度-摂取の日、抑制-摂取の日の摂取エネルギーの100％を推定する。
4. 7日間の総摂取エネルギーを算出する。
5. 1日の平均摂取エネルギーを算出する。登録栄養士（RD）は、1日の推定平均摂取エネルギーに基づき、当初の摂取量と食事プランを作成する。

参考情報 23-3

神経性大食症の医学的栄養療法のガイドライン

1. 体重維持のためのカロリー処方量
    A. 低代謝の証拠があるとき、患者が低代謝状態であれば、1500～1600kcal/日の食事を与える。
    B. 代謝率が正常であると思われるとき、代謝率が正常であることを確認し、DRIのエネルギー量を与える。
    C. 体重維持のため、体重測定を行い、処方カロリーを調節する。
    D. 摂食パターンと体重が安定するまでは、減量食を避ける。
2. 主要栄養素
    A. タンパク質
        (1) 最低摂取量は、RDA（g/kg（理想体重））である。
        (2) 処方カロリーの15％～20％。
        (3) 高生物価の栄養源供給。
    B. 炭水化物
        (1) 処方カロリーの50％～55％。
        (2) 便秘の治療のための不溶性繊維として推奨。
    C. 脂肪
        (1) 処方カロリーの約30％。
        (2) 必須脂肪酸の供給。
3. 微量栄養素
    A. 脂肪組織
    B. 除脂肪体重

DRI：食事摂取基準、RDA：推奨1日許容量
出典: Luder E, Schebendach J: Nutrition management of eating disorders, Top Clin Nutr 8:48, 1993.

体重は、目標値安定まで、モニターすべきである。平均以下のエネルギー摂取に基づき、患者の体重が安定したら、1～2週間毎に、摂取エネルギーの処方量を僅かだが一定の割合で増加させるべきである。このようにすれば、代謝率は徐々に増加すると思われる(Schebendach, 2003)。

BN患者は、減量食よりも体重維持食に従うように、大いに励ますことが必要である。BN患者に、過去に、エネルギーの摂取量を制限しようとしてかえってむちゃ食いのリスクを高めたことや、摂取量を制限した後むちゃ食いをするというパターンのため体重減少を促進できなかったことを思い出させなければならない。

バランスの取れた主要栄養素の摂取は、規則正しい食事パターンをとるために、必要不可欠である。というのも、食欲を抑えるために十分な炭水化物と、満腹感を促進するために十分なタンパク質と脂肪が必要だからである。一般に、摂取エネルギーの50％～55％を炭水化物から摂り、15％～20％をタンパク質から摂り、25％～30％を脂肪から摂るバランスの取れた食事が適切である。1回の食事ごとに、少量の食事性脂肪を摂るように勧めるべきである。ANの場合と同様に、ピー

ナツバター、チーズ、全乳のようなはっきりとわからない形で摂取する方が、患者も許容しやすいと思われる。

　カロリーの処方量に比較して十分な量の微量栄養素を摂取しているか、様々な食物を摂取しているかを評価すべきである。特に、治療の初期には、十分な量を摂取するために、総合ビタミン剤とミネラル剤を処方することもある。

　むちゃ食い、排出、摂取制限は、空腹および満腹の合図の認識を損なうことが多い。排出行動の停止は、3回の食事と処方された間食にエネルギー供給が適切に割り当てられることと合わさって、空腹満腹のような生物学的な合図を強化する手段となり得る。1日の前半に食べることを恐れるBN患者が多いが、それは、もし後でむちゃ食いをしたら、これらのエネルギーが過剰なエネルギーになることを恐れるからである。また、むちゃ食いの後に、そのエネルギーを相殺するために摂取を制限しようとして、食事プランからはずれてしまうこともある。BN患者の食習慣をより良い方法へ変えるこの段階では、忍耐と支援が必要不可欠である。

　高度な体系的心理療法の認知行動療法（CBT）は、否定的で不確かな考えを確認し置き換え、行動による報いを変えることによって、考え方や問題行動を変えるために用いられるが、このCBTは、BN患者にとって最適な治療法である（APA, 2006）。摂食障害（ED）に適用するとき、CBTは、通常、20週間の介入を行うが、それは、下記のような3つの明確な体系的な治療期間に分かれている。(1) 規則正しい摂食パターンの確立期、(2) 体型および体重に対する信念の評価と変更期 (3) 再発防止期。

　BN患者がCBTを受け入れる時に、規則正しい摂食パターンを確立するために、RDの助言が役立つ（1期）。しかし、RDと心理療法士は、カウンセリング・セッションに重複を避けるために、緊密に連絡を取り合わなければならない。BN患者が、CBT以外の心理療法を受けている場合は、RDは、栄養カウンセリング・セッションにCBTの技法を取り入れるべきである（Herrin, 2003）。CBTの技法に関する助言はFairburn (2008) を参照。

　BNの患者は、通常、AN患者よりも栄養カウンセリングに理解を示し、無関心期の状態に留まる患者は少ないと思われる。無関心期、関心期、準備期、実行期、維持期の栄養カウンセリングについての提案戦略を表23-2に示す（第15章参照）。

むちゃ食い摂食障害

　BEDの治療戦略は、栄養カウンセリングと食事の管理、個別およびグループ心理療法、薬物療法などである。主に、栄養カウンセリングと体重減少に焦点を当てた治療プログラムもある。減量に成功し、むちゃ食いエピソードの発現頻度は低下しても、再発することが多い。また、体重減少よりもむちゃ食いエピソードの発現頻度低下に主に、焦点を当てた治療プログラムもある。自己受容、ボディイメージの改善、身体活動の増加、栄養の全般的な改良も、BEDの治療目標になる。BEDの治療に利用できる自助マニュアルもいくつかあり

表 23-2 摂食障害の変化のステージモデルを用いたカウンセリング戦略

ステージ	カウンセリング戦略
無関心期	・親密な人間関係を築く。 ・栄養の知識、信念、考え方を評価する。 ・食物の好き嫌い、安全な食物と危険な食物、禁止されている食物（その理由）、むちゃ食いおよび排出する食物に関して、徹底的に調査する。 ・身体、身体計測データ、代謝状態を評価する。 ・意欲レベルを評価する。 ・動機付けの対話技術を用いる。 ・意思決定バランス：変化させたときの費用便益と、現在の状態を維持したままの費用便益を比較する。
関心期	・変化するための行動を特定する：優先順位を決める。 ・変化の妨げになるものを特定する。 ・対処メカニズムを特定する。 ・支援システムを特定する。 ・自己測定ツール：食物と摂食行動の記録を考察する。 ・動機付けの対話技術を継続する。
準備期	・栄養に焦点を当てたCBTを実践する。 ・自己測定ツール：食物と摂食行動の記録を実践する。 ・むちゃ食いと排出の代替行動をリストに挙げる。
実行期	・健康的な摂食プランを作成する。 ・前向きな判断、自信、自己効力感を強化する。 ・前向きな自己に報いのある行動を促進する。 ・衝動的な行動、高-リスクな状況、不注意に対処するための戦略を作成する。 ・CBTを継続する。 ・自己測定を継続する。
維持および再発期	・高リスクな状況を管理する戦略を特定する。 ・前向きな自己に報いのある行動を継続する。 ・対処技能、衝動抑制技術を強化する。 ・再発防止戦略を強化する。 ・摂食行動と栄養状態の前向きな変化の維持と強化のために必要な追跡調査セッションの日程を決める。

CBT：認知行動療法

出典：Modified from Stellefson Myers E: Winning the war within: nutrition therapy for clients with anorexia or bulimia nervosa, Dallas, TX, 1999, Helm Publishing

（SyskoANd Walsh, 2008）、これらの方法は、心理療法士および栄養士による指導によって、補強することができる。

栄養リハビリテーションのモニタリング

患者のモニタリングのガイドラインを参考情報23-6に示す。医療従事者、患者、家族は、治療について現実的でなければならない。治療は長期に及ぶことが多い。

最終的な治療成果は良好になる場合も、治療中は順調であることは稀である。臨床医は、遅漏過程を注意深くモニターする覚悟をしなければならない。

栄養教育

摂食障害（ED）の患者は、食物と栄養についてかなりの知識を持っていると思われるが、栄養教育は、治療プランに必要不可欠の要素である。実際、栄養関連の情報を読むためにかなりの時間を費やしている患者もいるが、その情報源は信頼性がなく、病気のためにその解釈が歪んでいる可能性もある。栄養障害によって、患者の、新しい情報を吸収し処理する能力が損なわれている可能性もある。青年期初期から中期の発達の特徴は、問題解決や目標志向型思考において具体的な作業が抽象的な作業に移行することであり、青年期のED患者を教

参考情報 23-6
患者モニタリング

1. 体重
   A. 目標体重設定
   B. 測定：
      (1) AN患者の許容可能な体重増加
      (2) BN患者の体重維持範囲
   C. 体重のモニタリング：
      (1) 入院患者
         a. 毎日、または一日置き
         b. 着衣
         c. 食前
         d. 排尿後
         e. 尿比重測定
         f. 水分摂取が疑われるときは、随時、午後、夕方などに、もう一回測定する
      (2) デイケア
         a. 患者の診断、年齢、治療環境によって様々である（すなわち、1回／日、数回／週、1回／週）
         b. 着衣
         c. 排尿後
         d. 毎日同じ時刻
         e. 同じ計量器
         f. 尿比重測定
      (3) 外来患者：
         a. 治療早期には、1～2週間毎に1回、治療の中期、後期になるにつれ、回数を減らす。
         b. 着衣
         c. 排尿後
         d. 毎日同じ時刻
         e. 同じ計量器
         f. 尿比重測定
2. 身長
   A. 治療前の値（小児および青年のNCHSパーセンタイル）を入手
   B. 成長の可能性のある患者は、1～2か月毎
3. 身体測定値（任意）
   A. 治療前の値を入手：
      (1) 皮下脂肪厚；三頭筋部、二頭筋部、肩甲下部、腸骨稜上部
      (2) 上腕周囲長
      (3) 上腕筋囲
   B. モニタリング
      (1) 入院患者：医療指示通りに
      (2) 外来患者：医療指示通りに
4. 安静時および食後のエネルギー消費（任意）
   A. 治療前の値を入手
   B. モニタリング
      (1) 入院患者：医療指示通りに
      (2) 外来患者：医療指示通りに
5. 外来患者の食事モニタリング
   A. 神経性無食欲症
      毎日の食事記録の項目：
      (1) 食物
      (2) 水分：カロリー含有飲料、ノンカロリー飲料、アルコール
      (3) 人工甘味料
      (4) 摂食行動：
      (5) 運動
   B. 神経性大食症
      毎日の食事記録の項目：
      (1) 食物
      (2) 水分：カロリー含有飲料、ノンカロリー飲料、アルコール
      (3) 人工甘味料
      (4) 摂食行動：時刻、場所、食べ方、誰と食べるか
      (5) 摂食中の感情や気持ち
      (6) むちゃ食いする食物
      (7) 排出の時刻と方法
      (8) 運動

AN：神経性無食欲症、BN：神経性大食症、NCHS：国立健康統計センター
出典：Luder E, Schebendach J: Nutrition management of eating disorders, Top Clin Nutr 8:48, 1993.

参考情報 23-7
栄養教育のテーマ

1. 健康的な摂食ガイドライン：エネルギー量、主要栄養素、ビタミン、ミネラル、水分、電解質
2. 青年の発育と成長に及ぼす栄養障害の影響
3. 行動に及ぼす栄養障害
4. セットポイント理論と健康的な目標体重の決定
5. 代謝に及ぼす摂食の影響
6. 摂食の抑制と脱抑制
7. むちゃ食いと排出の原因と、そのサイクルを破る技術
8. 体重回復中に起こる体組成の変化
9. 運動とエネルギーのバランス
10. 長期的な体重管理での嘔吐、下剤、利尿薬の効果のないこと
11. 1食分の抑制
12. 付き合い上の食事と休日の食事
13. 空腹と満腹の合図
14. 食品ラベルの読み方

出典：Schebendach J, Nussbaum MP: Nutrition management in adolescents with eating disorders, Adolesc Med State Art Rev 3(3):545, 1992.

育する場合は、正常な発達上の問題も考慮しなければならない（第19章参照）。

言葉と題材がAN患者とBN患者にとって偏見がなく適切かどうか見極めるために、栄養教育の材料を十分に評価しなければならない。例えば、多くの保健機関から提供されているパンフレットは、慢性疾患の予防と治療のために低脂肪食と低カロリーの生活習慣を推進している。このパンフレットの内容は、栄養リハビリテーションと体重の回復のためエネルギーと脂肪の摂取増加を推進する治療プランと、直接衝突する。

グループ・セッションの対話過程にはいくつか利点があるが、この話題を個別のカウンセリング・セッションに組み入れるのも効果的である。栄養教育の話題を参考情報23-7に掲載する。

予後

体重の回復後のAN患者の再発率は高く、50％もの患者が、入院治療を受けた後1年以内に再入院しなければならない（Walsh et al., 2006）。追跡調査試験の結果は、2/3のAN患者が、病的な食物と体重へのこだわりに苦しんでいることを示している（APA, 2006）。一般に、青年の方が、成人よりも良好な結果が得られ、青年は、若いほど良好な結果が得られる。BN患者の治療結果試験の結果は、短期の成功率は50％～70％であることを示しているが、再発率も30％～85％であることが報告されている（APA, 2006）。

ウェブサイトの有用情報

Academy for Eating Disorders: For Professionals Working in the Area of Eating Disorders
http://www.aedweb.org

National Association of Anorexia Nervosa and Associated Disorders
http://www.anad.org

National Eating Disorders Association
http://www.nationaleatingdisorders.org

American Psychiatric Association
Proposed revisions to eating disorders diagnostic criteria: http://www.dsm5.org/ProposedRevisions

引用文献

Altinyazar V, et al: Anorexia nervosa and Wernicke Korsakoff's syndrome: atypical presentation by acute psychosis, *Int J Eat Disord* 2009. [Epub ahead of print.]

American Academy of Pediatrics: Policy statement: identifying and treating eating disorders, *Pediatrics* 111:204, 2003.

American Dietetic Association: Nutrition intervention in the treatment of anorexia nervosa, bulimia nervosa, and other eating disorders, *J Am Diet Assoc* 106:2073, 2006.

American Psychiatric Association: *Diagnostic and statistical manual for mental disorders*, ed 4, text revision, Washington, DC, 2000, APA Press.

American Psychiatric Association: *Practice guidelines for the treatment of patients with eating disorders*, ed 3, Am J Psychiatry 2006. Accessed 1 October 2006 from www.Psych.org/edu/cme/pgeatingdisorders3rdedition.cfm.

Attia E, Roberto CA: Should amenorrhea be a diagnostic criterion for anorexia nervosa, *Int J Eat Disord* 42:581, 2009.

Becker AE: New global perspectives on eating disorders, *Cult Med Psychiatry* 28:433, 2004.

臨床シナリオ

ジェニファーは19歳の女性。身長163cm、体重62kgである。臨床検査データ：グルコース82mg/dL、アルブミン4.2g/dL、コレステロール180mg/dL、カリウム2.7mmol/L、血清CO_2 31mmol/L。身体計測データ：皮下脂肪厚：上腕三頭筋部、20mm；上腕二頭筋部、7mm；肩甲骨下部、10mm；腸骨稜上部、13mm；上腕周囲長、26.7cm；上腕筋囲、20.4cm。

ジェニファーは常に体重に不満を持っている。高校時代を通じて、あらゆる流行のダイエットを続け、体重が減った時もあったが常にリバウンドしていた。約1年前、ジェニファーはむちゃ食いを始めた。今、むちゃ食いのエピソードは、週に3～4回起こっている。このむちゃ食い時には、2時間で約1500～2000kcalを摂取する。むちゃ食いする食物は、アイスクリーム、クッキー、ポテトチップスなどである。ジェニファーは、こうした食物は「太るもとで不健康」と、言っている。むちゃ食いエピソードの後は極度の罪悪感に苛まれ、すぐに自己誘発性の嘔吐を行う。翌日はいつも摂食量をできるだけ少量に抑えようとし、摂取カロリーが僅か700～800kcalのときもある。3か月前から、週3回程度、下剤を過量服用し始めた。ときおり、市販のダイエットピルを使用するが、実際に役立ったことはない。ジェニファーは、腹部、臀部、大腿部が太いと感じている。身体活動として、週3～4回、腹筋運動100回、足上げ運動100回を行う。

栄養診断

むちゃ食いエピソード後、罪悪感に見舞われ自己誘発性嘔吐を行い、食事を制限することから明らかなように、不規則な摂食パターンはむちゃ食いと排出に関連していた。

栄養管理の演習問題

1. むちゃ食いとその代償行為に続発する可能性のある合併症は何か。
2. 臨床検査値について考察し、リハビリテーション中にこれらの値はどうなるか考えよ。
3. ジェニファーの理想体重と、短期治療および長期治療の目標体重を求めよ。
4. ジェニファーの初期の処方エネルギーを算出し、その算出過程を考察せよ。
5. サンプルメニューを計画せよ。
6. ジェニファーが、むちゃ食いを「誘発する」と考えている食物を、どのように扱うか考えよ。
7. 嘔吐エピソード、下剤の使用、ダイエットピルの使用を抑えるために、ジェニファーに提案することは何か。

Birmingham CL, Gritzner S: Heart failure in anorexia nervosa: case report and review of the literature, *Eating Weight Disord* 12:e7, 2007.

Bryant-Waugh R: Overview of the eating disorders. In Lask B, Bryant-Waugh R, editors: *Eating disorders in childhood and adolescence*, ed 3, East Sussex, UK, 2007, Routledge.

Bryant-Waugh R: Feeding and eating disorders in childhood, *Int J Eat Disord* 43:98, 2010.

Burd C, et al: An assessment of daily food intake in participants with anorexia nervosa in the natural environment, *Int J Eat Disord* 42:371, 2009.

Castro J, et al: Persistence of nutritional deficiencies after short-term weight recovery in adolescents with anorexia nervosa, *Int J Eat Disord* 35:169, 2004.

de Alvaro M, et al: Regional fat distribution in adolescents with anorexia nervosa: effect of duration of malnutrition and weight recovery, *Eur J Clin Nutr* 157:473, 2007.

de Zwann M, et al: Research on energy expenditure in individuals with eating disorders: a review, *Int J Eating Disord* 31:361, 2002.

Dragani B, et al: Dynamic monitoring of restricted eating disorders by indirect calorimetry: a useful cognitive model, *Eating Weight Disord* 11:e9, 2006.

Durnin JVGA, Rahaman MM: The assessment of the amount of body fat in the human body from measurements of skinfold thickness, *Br J Nutr* 21:681, 1967.

Durnin JVGA, Womersley J: Body fat assessed from total body density and its estimation from skinfolds thickness: measurements of 481 men and women aged from 16 to 72 years, *Br J Nutr* 32:77, 1974.

Fairburn CG: *Cognitive behavior therapy and eating disorders*, New York, 2008, Guilford Press.

Fairburn CG, Harrison PJ: Eating disorders, *Lancet* 361:407, 2003.

Feighner JP, et al: Diagnostic criteria for use in psychiatric research, *Arch Gen Psychiatry* 26:57, 1972.

Gendall KA, et al: The nutrient intake of women with bulimia nervosa, *Int J Eat Disord* 21:115, 1997.

Golden NH, et al: Alendronate for the treatment of osteopenia in anorexia nervosa: a randomized, double-blind, placebo-controlled trial, *J Clin Endocrinol Metab* 90:3179, 2005.

Golden NH, et al: Treatment goal weight in adolescents with anorexia nervosa, *Int J Eat Disord* 41:301, 2008.

Grinspoon S, et al: Changes in regional fat distribution and the effects of estrogen during spontaneous weight gain in women with anorexia nervosa, *Am J Clin Nutr* 73:865, 2001.

Hadigan CM, et al: Assessment of macronutrient and micronutrient intake in women with anorexia nervosa, *Int J Eating Disord* 28(3):284, 2000.

Herrin M: *Nutrition counseling in the treatment of eating disorders*, New York, 2003, Brunner-Routledge.

Hlynsky J, et al: The agreement between the MedGem indirect calorimeter and a standard indirect calorimeter, *Eating Weight Disord* 10:e83, 2005.

Hutter G, et al: The hematology of anorexia nervosa, *Int J Eat Disord* 42:293, 2009.

Jagielska G, et al: Pellagra: a rare complication of anorexia nervosa, *Eur Child Adolesc Psychiatry* 16:417, 2007.

Kaye WH, et al: Amounts of calories retained after binge eating and vomiting, *Am J Psychiatry* 150:969, 1993.

Keys A, et al: *The biology of human starvation*, vols 1 and 2, Minneapolis, 1950, University of Minnesota Press.

Keel PK, Brown TA: Update on course and outcome in eating disorders, *Int J Eat Disord* 43:195, 2010.

Kotler LA, et al: Longitudinal relationships between childhood, adolescent, and adult eating disorders, *J Am Acad Child Adolesc Psychiatry* 40:1434, 2001.

Lock JD, Fitzpatrick KK: Anorexia nervosa, *Clin Evid* Mar 10:1001, 2009.

Marino JM, et al: Caffeine, artificial sweetener, and fluid intake in anorexia nervosa, *Int J Eat Disord* 42:540, 2009.

Mayer L, et al: Body fat redistribution after weight gain in women with anorexia nervosa, *Am J Clin Nutr* 81:1286, 2005.

Mayer ES, et al: Adipose tissue redistribution after weight restoration and weight maintenance in women with anorexia nervosa, *Am J Clin Nutr* 90:1132, 2009.

McCallum K, et al: How should the clinician evaluate and manage the cardiovascular complications of anorexia nervosa? *Eating Disord* 14(1):73, 2006.

Mehler PS, MacKenzie TD: Treatment of osteopenia and osteoporosis in anorexia nervosa: a systematic review of the literature, *Int J Eat Disord* 42:195, 2009.

Misra S, et al: Regional body composition in adolescents with anorexia nervosa and changes with weight recovery, *Am J Clin Nutr* 77:1361, 2003.

Moreno MV, et al: Assessment of body composition in adolescent subjects with anorexia nervosa by bioimpedance, *Med Eng Phys* 30:783, 2008.

O'Connor GO, Goldin J: The refeeding syndrome and glucose load, *Int J Eat Disord* 2010. [Epub ahead of print.]

Probst M, et al: Body composition of anorexia nervosa patients assessed by underwater weighing and skin-fold thickness measurements before and after weight gain, *Am J Clin Nutr* 73:190, 2001.

Prousky JE: Pellagra may be a rare secondary complication of anorexia nervosa: a systematic review of the literature, *Alternative Med Rev* 8:180, 2003.

Rigaud D, et al: Hypercholesterolaemia in anorexia nervosa: frequency and changes during refeeding, *Diabetes Metab* 35:57, 2009.

Rosen DS and the Committee on Adolescence. Identification and management of eating disorders in children and adolescents. *Pediatrics* 126:1240, 2010.

Royal College of Psychiatrists: *Guidelines for the nutritional management of anorexia nervosa*, Council Report CR130, July 2005.

Schebendach J: The use of indirect calorimetry in the clinical management of adolescents with nutritional disorders, *Adoles Med* 14:77, 2003.

Schebendach J, et al: Dietary energy density and diet variety as predictors of outcome in anorexia nervosa, *Am J Clin Nutr* 87:810, 2008.

Society for Adolescent Medicine: Position paper: eating disorders in adolescents, *J Adolesc Health* 33:96, 2003.

Steinhausen HC: The outcome of anorexia nervosa in the 20th century, *Am J Psychiatry* 159:1284, 2002.

Stellefson Myers E: *Winning the war within: nutrition therapy for clients with eating disorders*, ed 2, Dallas, Tex, 2006, Helm Publishing.

Sunday SR, Halmi KA: Energy intake and body composition in anorexia and bulimia nervosa, *Phys Behav* 78:11, 2003.

Swenne I: The significance of routine laboratory analyses in the assessment of teenage girls with eating disorders and weight loss, *Eating Weight Disord* 9:269, 2004.

Sysko R, Walsh BT: A critical evaluation of the efficacy of self-help interventions for the treatment of bulimia nervosa and binge-eating disorder, *Int J Eat Disord* 41:97, 2008.

Treasure J, et al: Eating disorders, *Lancet* 375:583, 2010.

Walsh BT, et al: Fluoxetine after weight restoration in anorexia nervosa: a randomized controlled trial, *JAMA* 295(22):2605, 2006.

Yager J, Andersen AE: Anorexia nervosa, *N Engl J Med* 353:1481, 2005.

第24章

リサ・ドーフマン
(Lisa Dorfman, MS, RD, CSSD, LMHC)

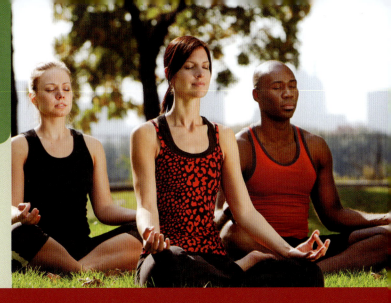

運動とスポーツ競技のための栄養

重要用語
アクトミオシン(actomyosin)
アデノシン二リン酸(adenosine diphosphate (ADP))
アデノシン三リン酸(adenosine triphosphate (ATP))
好気的代謝(aerobic metabolism)
タンパク同化作用(anabolic effects)
嫌気的代謝(anaerobic metabolism)
男性ホルモン(アンドロゲン)作用(androgenic effects)
クレアチンリン酸塩(creatine phosphate (CP))
デヒドロエピアンドロステロン(dehydroepiandrosterone(DHEA))
エルゴジェニックエイド(ergogenic aid)
女性スポーツ選手の三主徴(female athlete triad)
血糖インデックス(glycemic index)
グリコーゲン(glycogen)
グリコーゲンローディング(グリコーゲン過補償)
　(glycogen loading (glycogen supercompensation))
グリコーゲン分解(glycogenolysis)
解糖(glycolysis)
高強度インターバルトレーニング
　(high-intensity interval training (HIIT))
脱水症(hypohydration)
ヒト成長ホルモン(HGH)
乳酸(lactic acid)
ミトコンドリア(mitochondria)
ミオグロビン(myoglobin)
運動前スポーツ飲料(preexercise sports drinks (PRXs))
呼吸交換率(RER) (respiratory exchange ratio)
活性酸素種(ROS) (reactive oxygen species)
スポーツ貧血(sports anemia)
体温調節(thermoregulation)
最大酸素摂取量($\dot{V}O_2max$)

　運動能力の向上は、好ましい遺伝的特質、願望、適正なトレーニング、栄養に対する賢明な取り組みによって達成される。アマチュアであれプロのスポーツ選手であれ、また、若くてもベテランであっても、トレーニングや競技を成功に導く寄与因子として、この十年、栄養の重要性が認識されている。スポーツ選手は、健康な身体能力を新たなレベルへ引き上げ競争力を手に入れようとして、何らかの食事療法、栄養サプリメントや経口薬、注射剤などの人工的な手段を試みていると思われる。残念なことに、スポーツ栄養学のテーマに関する情報は、間違っていることが多い。大学のスポーツ選手の間で、サプリメント情報に関してフィジカルトレーナーを頼る選手は、女性よりも男性の方が多いと思われる。スポーツ選手は、トレーナー(71%)、コーチ(60%)、医師(41%)に頼っており、また、インターネット(79%)、雑誌(68%)、テレビ(52%)の情報も参照している(Malinauskas et al., 2007)。スポーツ選手は、栄養の専門家による栄養教育や指導から有益な情報を得、知識や自己効力感を高め、食事を改善していると思われる。

エネルギー産生

　ヒトの体は、その多くの複雑な機能を果たすために、常にエネルギーの供給を受けなければならない。ヒトのエネルギーの必要量は、運動することにより増加するので、エネルギーの供給量を増やすか、さもなくば運動を止めなければならない。

身体にエネルギーを供給する代謝系には、酸素に依存する代謝系（好気的代謝）と酸素に依存しない代謝系（嫌気的代謝）の2つがある。どちらを使うかは、身体活動の継続時間、強度、種類による。

アデノシン三リン酸

身体は、細胞内のアデノシン三リン酸（ATP）による燃料の供給を継続的に受けている。ATPは、細胞のエネルギー通貨である。ATPの分解によって産生されるエネルギーは、筋収縮過程を活性化する燃料となる。ATPによって産生されたエネルギーは、筋肉中の収縮フィラメント（ミオシンとアクチン）に輸送される。このフィラメントはミオシン分子上でアクチンと架橋結合しアクトミオシンを形成している。活性化されると、筋原線維が互いにずれ、筋収縮を引き起こす。

アデノシン三リン酸の再合成

ATPは、体内の主要なエネルギー通貨であるが、貯蔵量は限られている。実際、常に体内に蓄えられているATPの量は、僅か84g程度である。これは、数秒の運動に使えるエネルギーにすぎない。運動中に安定したエネルギーを供給するためには、絶えずATPを再合成していなければならない。ATPは1個のリン酸基を失うと、エネルギーを放出し、アデノシン二リン酸（ADP）となる。ADPは、クレアチンリン酸塩（CP）から分解された別の高エネルギーリン酸塩と酵素の働きで結合し、ATPに再合成される。筋肉内の高エネルギーCPの濃度は、ATPの濃度の5倍である。

クレアチンキナーゼは、CPとADPおよび無機リン酸塩との反応を触媒する酵素である。これは、最も速く最も短時間で行われるATP補充法で、酸素を用いない（嫌気的）。この系は、強力であるが、筋肉内のCP濃度のために制限される（本章後半の「クレアチン」を参照）。

ATP-CP系から放出されるエネルギーは、例えば、パワーリフティング、テニスのサーブ、短距離走などの全力運動を僅かに数秒間支えるだけである。全力運動を8秒以上継続する場合、または中等度の運動をさらに長時間にわたって継続する場合は、ATPを再合成するために、他のエネルギー源が必要である（図24-1）。ATPの産生は、筋肉細胞内で嫌気的代謝経路または好気的代謝経路によって行われる。

嫌気的代謝経路（乳酸代謝経路）

8秒以上の身体活動のためのATPの供給経路は、嫌気的解糖経路である。この経路では、酸素非存在下でグルコースのエネルギーが放出される。嫌気的解糖の最終産物が、乳酸である。乳酸が産生されなくなると、解糖は停止すると思われる。この経路では、ニコチン酸脱水素酵素（NAD）と呼ばれる補酵素の供給に限度がある。NADの供給が制限されると、この解糖経路は一定のエネルギーを供給できない。ピルビン酸から乳酸への変換によって、NADは次のATP合成に参入できるようになる。ATPの供給量は比較的少ない（この過程の

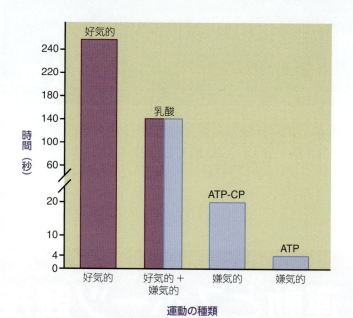

図24-1 運動の継続時間とエネルギーの主な産生経路に基づく運動の分類。好気的代謝によってエネルギーが産生されるとき、運動の継続時間が最も長いことがわかる。

効率は僅か30％である）。この経路は、最大努力で最高60～120秒間運動を続ける間、エネルギーを供給する。それは、例えば、396mの短距離走や多くの短距離水泳などである。

この過程は、酸素不足の状態を直ちに補うが、それがいつまでも続くわけではない。身体の酸素供給能や乳酸をエネルギーに変換する能力を超える激しい運動を継続すると、乳酸が血中に蓄積し、酵素の作用を阻害するレベルまでpHが低下し、疲労を引き起こす。乳酸は、筋肉から引き離され、血流内に移行し、筋肉、肝臓、脳内でエネルギーに変換される。そうでなければ、グリコーゲンに変換される。グリコーゲンの変換は肝臓で起こるが、特に、プロのスポーツ選手では、ある程度は筋肉中でも起こる。

解糖系を通じて産生されるATPの量は、好気的経路を通じて得られる量に比べて少ない。この反応の基質は、血糖または筋肉に蓄えられたグリコーゲンから得られるグルコースに限られる。肝臓はグリコーゲン供給源であるが、量が限られている。

好気的代謝経路

筋肉活動を90～120秒以上続けるために十分な量のATPを産生するためには、酸素が必要である。電子伝達系で水素と結合するための酸素が十分にない場合は、もはやATPは作られない。したがって、呼吸を通じて得られる酸素は生命を維持する上で重要である。

好気的代謝経路では、エネルギー産生のためにグルコースがはるかに効率よく分解され、18～19倍のATPが産生される。酸素存在下では、ピルビン酸塩はアセチルコエンザイムA（CoA）に変換され、ミトコンドリア内に入る。ミトコンドリア内で、アセチルCoAは、クレブス回路を通り、ここでグル

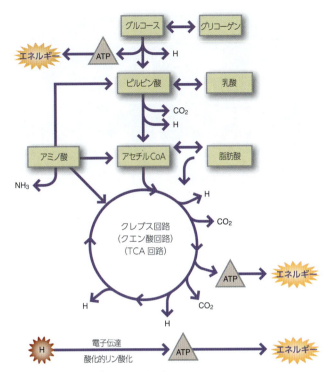

図 24-2 エネルギーの産生経路
ATP：アデノシン三リン酸、CoA：コエンザイム A、H：水素原子

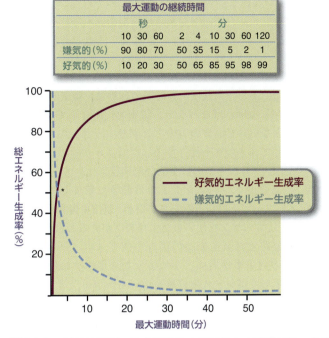

図 24-3 継続時間別の最大運動時の好気的および嫌気的エネルギーの相対的寄与。最大努力で90〜120秒 運動を続けるには、好気的過程、嫌気的過程からそれぞれエネルギーの50％が必要なことに注目せよ。これは、エネルギー産生のための乳酸経路が最大になる点でもある。

コース1分子当たり36〜38個のATPが生成される（図24-2）。

好気的代謝の制限因子は、基質の利用、酸素の十分な連続的な供給、補酵素の利用である。運動開始時や運動強度が上がったときは、適切な酸素を供給する心血管系の能力が制限因子となるが、これは大部分、条件のレベル次第である。好気的経路は、脂肪およびタンパク質を代謝することによってATPを供給することもある。脂肪酸のβ酸化によってアセチルCoAを供給し、その大量のアセチルCoAが、クレブス回路に入って大量のATPを供給する。タンパク質は異化作用によりアセチルCoAまたはクレブス回路の中間体に変換されるか、または、もう一つのATP源として直接酸化される。

エネルギー連続体

運動中、ヒトは複数のエネルギー経路を用いていると思われる。例えば、どのような身体活動でも、最初は、嫌気的にATPが産生される。運動が継続するにつれ、乳酸系が運動のためのATPを産生するようになる。長時間にわたり中強度の運動を継続すれば、好気的代謝経路がエネルギー供給経路として優勢になると思われる。一方、嫌気的代謝経路は、短距離走、200m水泳のような短時間の高強度運動、あるいはバスケットボール、フットボール、サッカーの激しく高強度の動きに必要とされるエネルギーのほとんどを供給している。

運動のためのATP産生は、酸素の利用効率に依存する連続体である。酸素利用能、すなわちエネルギー経路に影響するその他の因子は、高強度の運動の能力とその継続時間である。これら2つの因子は反比例の関係にある。例えば、スポーツ選手は、激しく高強度の運動を長時間行うことはできない。そうするためには、運動の強度を下げて、運動時間を延長しなければならない（図24-3）。

好気的代謝経路は、時間が長引くにつれ、同じ運動強度を保てなくなるが、それは酸素利用効率が低下し乳酸が蓄積するからである。運動時間が長引くにつれて、運動のパワー出力は低下する。エネルギーを生成する栄養素の関与についても考慮すべきである。運動時間が長くなるほど、エネルギー源として脂肪の関与が大きくなる。高強度運動では、この逆も言える。運動強度が高くなると、体内のエネルギー源として炭水化物に依存する。

筋肉収縮のエネルギー源

エネルギー源

タンパク質、脂肪、炭水化物は、いずれも筋肉収縮のエネルギー源になりうる。解糖経路は、グルコースに限定されるが、グルコースは、食事性炭水化物または貯蔵グリコーゲンに由来する場合と、特定のアミノ酸の炭素骨格から糖新生によって合成される場合がある。クレブス回路は、グルコースの3つの炭素部分、脂肪酸の2つの炭素部分、特定のアミノ酸の炭素骨格、主にアラニンおよび分岐鎖アミノ酸により、エネルギーを得ている。

運動中は、これらの基質がすべて利用される。しかし、運動の強度と時間により相対的な基質利用率が決定される。

強度

筋肉の収縮にどのエネルギーを使うかを決める際、運動の強度は重要である。高強度・短時間の運動は、嫌気的なATP生成に依存しなければならない。嫌気的代謝経路では、酸素は利用できないので、グルコースとグリコーゲンのみを嫌気的に分解してエネルギー源とする。グリコーゲンの嫌気的分解の速度は、グルコースの好気的分解速度に比べて、18～19倍速い。高強度トレーニングまたは競争に参加している人は、筋グリコーゲンの利用率が高いため、競技や運動が終わる前に、筋グリコーゲンを使い果たすリスクがあると思われる。

嫌気的経路と好気的経路の両方を使うスポーツも、グリコーゲンの利用率が高い。このようなスポーツに携わるスポーツ選手も、嫌気的代謝経路を用いるスポーツ選手と同様に、競技や運動が終わる前に、エネルギー源を使い果たすリスクがある。そのようなスポーツの例として、バスケットボール、フットボール、サッカー、水泳などがあるが、それは、断続的に一気に猛ダッシュしたり反復して走る練習をしたりするので、グリコーゲンの利用率が高いからである。ジョギング、ハイキング、エアロビックダンス、体操、サイクリング、趣味としての水泳など、中強度のスポーツまたは運動では、活動のためのエネルギーの約半分は、筋グリコーゲンの好気的分解に由来するが、残りの半分は循環血中のグルコースと脂肪酸に由来する。

ウォーキングのような中～低強度の運動は、全エネルギーを好気的代謝経路から得ている。故に、ATPを生成するためのエネルギー源として、脂肪が使われる割合が高い。脂肪酸は、高強度運動中にATPを供給できない。というのも、脂肪は、エネルギーを供給できるほど速く分解されないからである。また、脂肪はグルコースよりも、摂取した酸素1L当たりのエネルギー供給量が少ない（4.65 kcal/L $[O_2]$：5.01 kcal/L $[O_2]$）。したがって、高強度の運動中、酸素があまり利用できないときは、酸素要求量の少ないグリコーゲンを利用できる筋肉の方が明らかに有利である（図24-4）。

一般に、グルコースも脂肪酸も、運動の強度と継続時間、スポーツ選手の健康状態に応じて、運動のエネルギー源を供給する。極度の高強度の運動を短時間行なうときは、主に貯蔵されているATPとCPを利用している。数秒以上続く高強度の運動は、嫌気的解糖に依存する。低～中強度（**最大酸素摂取量**［$\dot{V}O_2max$］の60％）の運動中、エネルギーは、主に脂肪酸から得ている。運動強度が高くなるにつれ（［$\dot{V}O_2max$］の85％～90％）、炭水化物がエネルギー源の大部分を占めるようになり、グリコーゲン由来の炭水化物が主なエネルギー源になるが活動時間は限られる（図24-5）。

継続時間

トレーニングの継続時間によって、その運動中に使用され

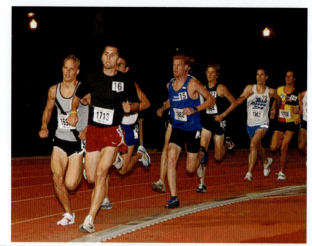

図24-4 ランニングは、高強度運動で、炭水化物と脂肪の両方が、燃料として使われるが、それは、その運動の速度と長さによって決まる（Courtesy Richard Andrews, Titusville, Fl.）

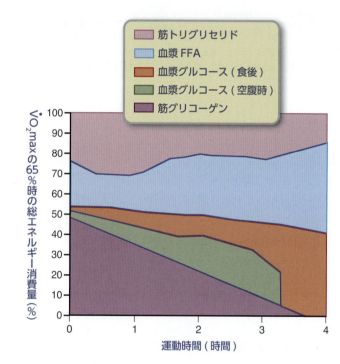

図24-5 4時間の運動中のエネルギー源
FFA：遊離脂肪酸

る基質が決まる。例えば、運動に費やす時間が長くなるほど、脂肪がエネルギー源となることが多い。脂肪は、6～10時間継続する超持久競技に必要なエネルギーの60％～70％を供給すると思われる。運動時間が長くなるほど、好気的代謝への依存度は高まり、脂肪酸由来のATPの量が増える。しかし、エネルギー経路を通じて、炭水化物も継続的に利用できなければ、脂肪は代謝されない。

したがって、筋グリコーゲンと血中グルコースは、運動の強度や時間を問わず、ヒトの活動の制限因子である。

トレーニングの効果

エネルギー源として脂肪酸の酸化が行える時間は、スポーツ選手の状態と運動の強度に関連している。酸素運搬に関与する心血管系の改善以外に、トレーニングによってミトコンドリアの数が増加し、好気的ATP合成に関与する酵素の濃度が高まる。これにより、脂肪酸代謝を高めることが可能になる。有酸素運動によるミトコンドリアの増加は、主に、IIA型（中間速）筋線維に認められる。しかし、これらの線維は、有酸素トレーニングを中止すると直ちに好気的代謝能を失い、トレーニング以前の遺伝的状態に戻る。

トレーニングによるこのような変化は、呼吸交換率（RER）（生成したCO_2の量を摂取したO_2の量で割った値）の低下、血中の乳酸濃度とカテコールアミンの濃度の低下、特定の出力で分解される筋グリコーゲンの減少を招く。このような代謝適応は、あらゆるエネルギー源（特に、脂肪）を酸化する筋肉の能力を増強する。

表 24-1 標準スポーツ飲料と持久力強化スポーツ飲料の電解質の比較

電解質	発汗による喪失量 mg/L	標準スポーツ飲料 mg/L	持久力強化スポーツ飲料 mg/L
ナトリウム	900～2600	200～450	800～1110
カリウム	100～200	80～125	390～650
マグネシウム	60～260	0	10～615
塩素イオン	900～1900	0	390～1550
カルシウム	50～100	0	250～500

出典：First endurance. 最終閲覧日：2010年7月14日。
http://blog.firstendurance.com/tag/electrolytes/

運動のための栄養必要量

エネルギー

スポーツトレーニングと競技を成功に導く最も重要な要素は、エネルギーの消費を支え、体力、持久力、筋肉量、全身の健康を維持するために、適切なエネルギー摂取を確保することである。エネルギーと栄養の必要量は、トレーニングや競技の種類、頻度、強度、時間のみならず、体重、身長、年齢、性、代謝率によっても様々である（第2章参照）。

全身の健康プログラム（すなわち、30～40分/日、3回/週）に参加している人は、一般に、25～35kcal/kg/日（約1800～2400kcal/日）を供給する通常の食事を摂ることで、日常の栄養の必要量を満たすことができる。しかし、もっと強度の高いトレーニング（2～3時間/日、5回～6回/週）または長時間のトレーニング（1回に3～6時間、1、2回/日、5～6日/週）を行っている50-kgのスポーツ選手は、さらに600～1200kcal/日を消費すると思われ、50～80kcal/kg/日（約2500～4000kcal/日）が必要になる。プロスポーツ選手または体重の多いスポーツ選手の一日のエネルギー必要量は、それぞれのトレーニングの時間と強度によって、150～200kcal/kg（約7500～10000kcal/日）になることもある。

多くの健康志向および/またはプロの高強度のトレーニングに取り組む人々が必要エネルギーを満たすことは、難しい。仕事をしている人にとって、日々のトレーニングスケジュールと仕事や家族の責任とのバランスを取ることは、食事の量、質、時間を損なう可能性もあり、そのことが、エネルギー、体力レベル、全身の健康にかなり影響することもある。プロのスポーツ選手の場合は、運動能力を損なうことなく、一定の間隔ごとに食物を摂取することは難しい。特に大学のスポーツ選手は、学校のスケジュール、生活費、食堂のスケジュール、旅行の必要性、食欲の変動は、状況をさらに複雑にすると思われる。

スポーツをする人の1日のエネルギーの必要量と適切な主要栄養素の供給を満たすためには、自然食品と食事に加えて、スポーツバー、スポーツ飲料、即席食品とスナックの使用が必要である。最良の運動能力を得るための食事プランを立てる時、栄養士は、ライフスタイルや摂食行動を柔軟に調整する必要がある。

スポーツサプリメント

スポーツサプリメントには、運びやすく摂取しやすく消化しやすい代用食粉末、飲みやすいサプリメント、エネルギーバー、エネルギーゲルなどがある。これらの食品群は、業界売り上げの50%～70%を占める。これらは、通常、ビタミンとミネラルの推奨1日許容量（RDA）の33%～100%を強化し、様々な種類や量の炭水化物、タンパク質、脂肪を含み、素早く摂取できるスポーツ選手にとって理想的な製品である。持ち運びができ、摂取しやすい食物なので、競技前、旅行中、仕事中、車の中、競技場のトラックやフィールド、水泳、ダイビング、体操などの様々なイベントの当日中にも摂取することができる。

多くの健康志向の人々およびスポーツ選手は、通常の食事の栄養価を高めるための便利な方法として、これらの製品を使用する。これらの製品は概して安全であるとみなされている。しかし、一定の間隔ごとに、自然食品と置き換えて使用しているとしたら、スポーツ選手からバランスの取れた良好な食事を奪う可能性もある。これらの製品は、過剰の砂糖、脂肪、タンパク質や、カフェイン、エフェドラなどの植物成分のような禁止薬物を含んでいる可能性もある（表24-1を参照）。

体重管理

　最大限の運動能力を引き出そうと、多くのスポーツ選手は、体重を増やすあるいは減らすために、通常のエネルギー摂取量を変更する。こうした努力は適切なこともあるが、減量プログラムにはいくつかのリスクが伴うと思われる。

　若いスポーツ選手が非現実的なくらい体重を軽くすることによって、成長と発達が脅かされることがある。女性スポーツ選手の長期的なダイエットは、摂食障害、初潮遅延、月経停止、骨粗鬆症のリスクを招く（第23章と第25章参照）。

　スポーツ選手の目標体重は、体脂肪に基づいて設定すべきである。週450〜900g程度を数週間かけて、ゆっくり着実に減量するには十分な時間が必要である。最大限の筋力を確保するために、競技シーズンが始まる前に減量を達成すべきである。さらに、運動の強度は、中強度にすべきである。というのも、このレベルの運動では、炭水化物よりも脂肪の方が、エネルギー源として利用される割合が高く、運動を長く持続させることが出来るからである。計画的な学校単位の運動プログラムを実施すると、過体重が50％まで減少する可能性がある（Foster et al., 2008）。体重管理の適切なプログラムは、第22章で考察している。

　体重増加は、エネルギー摂取量の漸増と、脂肪増加を上回る最大限の筋肉重量増加を図る筋力トレーニングプログラムとを組み合わせて、達成しなければならない。実際の目標は週225〜450gの増加である。脂肪の摂取量は、総エネルギーの30％を超えるべきではない。タンパク質は1〜1.5g/kg（体重）にすべきである。プロのスポーツ選手と仕事をする専門家は、運動能力をよくしたいという思いが強烈な意欲につながることを忘れてはならない。

主要栄養素

　一般の健康プログラムに参加している人々は、通常の食事、すなわち、総エネルギーの45％〜55％を炭水化物から摂り（3〜5g/kg/日）、10％〜15％をタンパク質から摂り（0.8〜1g/kg/日）、25％〜35％を脂肪から摂ることによって（0.5〜1.5g/kg/日）、主要栄養素の必要量を満たしている。中〜長期のトレーニングを行っているスポーツ選手は、より多くの量の炭水化物とタンパク質を摂取して、主要栄養素の必要量を満たしている。総エネルギーの60％〜70％（50〜150kgのスポーツ選手は5〜8g/kg/日または250〜1200g/日）は、炭水化物で摂るべきである。残りのエネルギーを、タンパク質と脂肪から摂るべきである。これらの割合は、主要栄養素の必要量を推定するためのガイドラインに過ぎない。

　よく運動をする人またはスポーツ選手に個別のカウンセリングを行う場合は、具体的な主要栄養素の摂取法を推奨すべきである。エネルギー摂取量が多い場合（4500kcal以上/日）、炭水化物から総エネルギーの50％を摂る食事であっても、500gの炭水化物を摂取することになり、それは、筋グリコーゲン貯蔵を維持するのに十分な量である。同様に、高エネルギー食のタンパク質摂取が低く、エネルギーの10％であっても、タンパク質摂取の絶対量は70kgのスポーツ選手の推奨量を超えていることもある。したがって、具体的な推奨量は、個々の体の大きさ、体組成、スポーツ、性別に基づいて決めるべきである。エネルギーと栄養素は、幅広い種類の食物から日々摂取すべきである。

炭水化物

　運動時の筋肉に必要なグルコース供給源の第一は、体内の貯蔵グリコーゲンである。これが枯渇すると、グリコーゲン分解が起こり、その後糖新生が起こり（いずれも肝臓内で）グルコースの供給を維持する（第3章参照）。マラソンなど90分を超える持久運動の間、筋グリコーゲンは徐々に低下する。これが極めて低いレベルまで低下すると、高強度の運動を維持できない。実際、スポーツ選手は疲れ果て、運動を止めるか、極端にペースを落とさざるを得ない。スポーツ選手は、これを「壁にぶち当たっている」ということが多い。

　グリコーゲンの枯渇も徐々に進行するが、これは、何日も激しいトレーニングを行い、筋グリコーゲンの分解量が補充量を上回るときや、競技やトレーニング中に何度も繰り返して高強度運動を行うときに起こる。例えば、1日平均16km走るが食事で十分な炭水化物を摂る時間を取らない長距離走者や、数時間以内に最大酸素摂取の状態で数回のインターバルトレーニングを行う水泳選手は、いずれも急激にグリコーゲン貯蔵量が枯渇する。高炭水化物食またはグリコーゲンローディング（グリコーゲン過補償）食によって、スポーツ選手の貯蔵グリコーゲンを最大限に保ち、競技の持久力を保つことが可能である。

　炭水化物の必要量は、スポーツ選手の1日の総消費エネルギー量、スポーツの種類、性別、環境の条件によって異なる。推奨量は、体重別に1日当たりの炭水化物の摂取量をgで表し、これらの目標値は各スポーツ選手のエネルギー必要量など食事の目標値の範囲内になるように柔軟に対処するようにすべきである。一般のトレーニングには1日当たり5〜7g/kg（体重）の炭水化物を摂取し、持久競技のスポーツ選手は1日当たり7〜10g/kg（体重）を摂取すべきである。例えば、70-kgのスポーツ選手であれば、1日当たり350〜700gの炭水化物を摂取すべきである（表24-1参照）。

炭水化物の種類

　運動能力、基質の利用、回復に関して、異なる糖類の効果が幅広く研究されているが、スポーツ選手にとってどの炭水化物が最適かについては、いまだに議論の余地がある。血糖インデックスは、所定量の炭水化物摂取後の血糖曲線下面積と、同量の白パンまたはグルコース摂取後の血糖曲線下面積の比

率を表す（第31章および付録43参照）。運動前の食事で摂取した炭水化物の血糖インデックスが運動能力に与える影響についての研究結果があるが、結論に達していない（Lin-Wu and Williams, 2006; Wong et al., 2009）。

運動前の炭水化物摂取

競技前またはトレーニング前の食事は、下記の2つを提供する：(1) スポーツ選手が運動前および運動中に空腹を感じないようにし、(2) 運動中の筋肉の血糖値を最適なレベルに保つ。運動前に食事をすることにより、空腹状態で運動するより、運動能力が改善される可能性がある。

早朝、飲食前にトレーニングするスポーツ選手は、肝グリコーゲン貯蔵量が低下するリスクがあり、特に、持久トレーニングを含む運動プログラムの場合は、運動能力が損なわれることがある。運動前スポーツ飲料（PRX）は、通常、有酸素運動の必要なスポーツ競技で使用されている。運動の30分前にPRX（1杯にフルクトース、中鎖脂肪酸トリグリセリド、アミノ酸を14g含有し、225mLの水に混合）を摂取すると、有酸素運動の運動能力指標、特に、$V_{O_2}max$、疲労するまでの時間、非タンパク質の脂肪基質の利用の割合を高める（Byars et al., 2010）。

運動前の炭水化物摂取により、肝グリコーゲンの貯蔵量が増加する。個人の好みや心理的因子を考慮するとはいえ、競技前の食事は油っぽくなく消化しやすい高炭水化物食にすべきである。脂肪は、胃内容排出時間が長く消化に時間がかかるので、制限すべきである。競技の3.5～4時間前に摂取する食事は、脂肪の摂取量を総エネルギーの25％に制限すべきである。競技の直前になれば、脂肪の摂取量を25％未満に抑えるべきである（参考情報24-1）。

満腹状態での運動は、消化不良、悪心、嘔吐を引き起こすことがある。したがって、競技前の食事は、競技の3～4時間前に摂り、炭水化物の量は200～350g（4g/kg）にすべきである。部分消化や吸収の時間を考慮に入れれば、最終的な筋グリコーゲンや血糖の補給が得られ、補給、胃内容物の排出もほぼ完全に行われる。消化管（GI）の不快感を避けるために、運動の時間が近づくほど食事の炭水化物含有量を減らすべきである。例えば、スポーツ選手は、競技の4時間前なら4g/kg（体重）の炭水化物を摂取し、競技の1時間前なら1g/kg（体重）の炭水化物を摂取することを提言する。

市販の易消化性の高炭水化物液体製品は、スポーツ選手に人気があり、恐らく胃の通過速度が速いと思われる。繊維、脂肪、ラクトースの含有量の多い食物は、消化管の不快感を引き起こすことがある（例えば、膨満感、ガス、下痢など）ので、競技前に摂取すべきではない。スポーツ選手は、練習中に飲食物を試し、前もって競技前にこれらの食物を摂取することを計画することによって、個々に最も効果的な食物を常に用いるべきである。

参考情報 24-1
試合前の食事

陸上競技または水泳、サッカー、バスケットボール、バレーボール、レスリングのトーナメント戦のような競技に参加するスポーツ選手は、栄養があって消化しやすい食べ物と飲み物の選択に、注意を払う必要がある。スポーツ選手は、一日中続くこのような試合のときに食べるものを選択するとき、食べる時刻と競技との間の時間を考慮すべきである。試合前の推奨メニューの例を下記に挙げる。

競技まで1時間未満のとき――約100kcal

次から1つを選ぶ：
- バナナまたはオレンジのスライスのような新鮮な果物
- スポーツエネルギーバーを1/2本
- プレイン・ベーグルまたイングリッシュ・マフィンを1/2個
- 塩味または低繊維クラッカーなどのクラッカー
- 低-繊維シリアルの小箱
- スポーツ飲料または持久力スポーツ飲料を224g～336g

競技の2～3時間前――約300～400kcal

次から1つを選ぶ：
- 白パンの七面鳥サンドウィッチを1/2と焼いたポテトチップ
- 低糖ゼリー入りベーグル1/2個とバナナ1本
- 低カロリーまたは無糖のシロップとベリー類をかけたパンケーキ2枚
- スポーツ飲料900mLまたはタンパク質入りの持久力飲料900g
- ベリー類、バナナ、1杯分の大豆または乳清タンパク質入りの低糖スムージー1杯
- スポーツエネルギーバー1本、スポーツ飲料1杯、水カップ1杯

競技の3～4時間前――約700kcal

次から1つを選ぶ：
- スクランブルエッグの白身と低糖ジャムつき白パンのトーストとバナナ
- 無脂肪または低-脂肪クリームチーズと低糖ゼリー入りベーグル1個とバナナ1本
- イタリアンパンに15cmの七面鳥、レタス、トマト、マスタードを挟んだバーガー1つ
- 焼いた鶏の胸肉85gと小さい焼きジャガイモとロールパンと水
- プレインパスタ2カップとプレインロールパン1個
- タンパク質25g入りの低脂肪スポーツシェイク1缶、スポーツバー1本、バナナ1本、水

運動中の炭水化物摂取

1時間以上継続する持久運動中に摂取した炭水化物は、運動の後半に利用できるエネルギー量を確保し、競技力を向上させ、運動中または運動後の快楽感を高める（Backhouse et al., 2005）。炭水化物の摂食は、疲労の予防にはならないが、遅らせることはできる。運動の最後の数分間、筋グリコーゲンが減少しエネルギー源として血糖に多くを頼っている状態では

、スポーツ選手は腕を重く感じ、筋グリコーゲンの貯蔵量が豊富なときにはストレスを感じないような強度の運動の維持に専念しなければならない。運動中のグルコース摂取により、代謝経路の内因性タンパク質および炭水化物を減らすことなく、グリコーゲンも枯渇しない（van Hamont et al., 2005）。したがって、外因性の炭水化物は持久運動中の血糖の維持に役立ち、運動能力を向上させる。

炭水化物の形態は、生理学的には重要ではないようである。スポーツ飲料を好むスポーツ選手もいれば、固形またはゲルを摂取し水を飲むのを好む選手もいる。

運動中に炭水化物とともにスポーツ飲料を飲む場合、炭水化物は30分に約26〜30g摂取すべきである。言い換えれば、15〜20分毎に、6％〜8％の炭水化物入りの液体飲料を1カップ飲むべきである。そうすれば、疲労が始まる1分毎に、組織に炭水化物が確かに1g届くと思われる。恐らく、炭水化物の濃度が5％未満であれば運動能力の維持に役立たないが、10％を遥かに超えると、腹痛発作、悪心、下痢が起こることも多い。

タンパク質や炭水化物をスポーツ飲料やスナックに入れると、運動能力、筋タンパク質合成、最終的なタンパク質のバランス、疲労からの回復を改善する可能性がある。運動の前後の少量のアミノ酸の単独摂取または炭水化物との併用摂取は、最終的なタンパク質のバランスを改善する。さらに、タンパク質の合成を促進し、運動中安静時の最終的なタンパク質のバランスを改善し、運動後の回復を促進すると思われる（Millard-Stafford et al., 2005）。

運動後の炭水化物摂取

運動中に使用される筋グリコーゲンのうち、運動後に再合成される割合は、平均僅か5％/時である。したがって、約600gの炭水化物を摂取するとすると、消耗運動から完全に回復するためには20時間以上が必要であると思われる。

大量の炭水化物──1〜1.85g/kg/時──を、運動直後から15〜60分間の間隔で運動の5時間後まで摂取すると、筋グリコーゲンの合成率が最大になったという報告がある。運動後あまり長い間炭水化物の摂取が遅れると、筋グリコーゲンの再合成が低下する。

また、血糖インデックスの高い炭水化物の摂取は、同量の血糖インデックスの低い炭水化物の摂取よりも、運動の24時間後の筋グリコーゲン濃度が高くなると思われる（Wilson M et al., 2009）。運動後炭水化物100gにつき約5〜9gのタンパク質を摂取すると、さらにグリコーゲンの再合成率が高まり筋肉修復のためのアミノ酸が供給され、タンパク同化ホルモン作用が亢進される（Millard-Stafford et al., 2005）。

運動直後に食物を摂取するのは難しいと感じるスポーツ選手が多い。通常、身体の深部体温が上昇しているときは、食欲が減退し、炭水化物の豊富な食物を摂取することは難しい。多くのスポーツ選手は、炭水化物を飲むか、あるいは果物の炭酸飲料、バナナ、オレンジ、メロン、リンゴを数切れなど食べやすい炭水化物の豊富な食物の方が、簡単で摂取しやすいと感じている。

タンパク質

スポーツ選手のタンパク質必要量に関しては、かなりの議論がされてきた。現在の1日推奨量（RDA）は、1日当たり0.8g/kg（体重）で、タンパク質の主要栄養素許容供給範囲（18歳以上）は、総エネルギーの10％〜35％である。スポーツ選手のタンパク質必要量に影響する因子は、年齢、性別、体重、健康レベル、食事療法、トレーニングの段階である。持久力の必要なスポーツ選手を対象とした窒素バランスの研究結果より、1日当たり1.2g/kg〜1.4g/kg（体重）の範囲が推奨され、高強度の運動のスポーツ選手には、初期の推奨範囲より高めの1日当たり1.2〜1.7g/kg（体重）が推奨される（Rodriguez et al., 2009）。

スポーツ選手とスポーツ選手でない人を対象にした食物摂取の報告によると、タンパク質は、一貫して、総エネルギー摂取量の12％〜20％（1日当たり1.2〜2gタンパク質/kg（体重））を占めている。例外は、活動的で小柄な女性が、少量のエネルギー摂取で、運動またはトレーニングプログラムを複数併用する場合である。このような女性の場合、タンパク質はRDAに極めて近い量を摂取しているが、エネルギーの摂取量を抑制しており、除脂肪体重の維持が不十分であると思われる。

高強度インターバルトレーニング（HIIT）を間欠的に何度も行うと、エネルギー基質（エネルギー源）の枯渇と代謝物の蓄積を引き起こす。βアラニンを補給すると、除脂肪体重のみならず持久力も向上させることを示す研究結果がある（Smith et al., 2009）。しかし、運動中のタンパク質の必要量は、座っているときよりも多いが、その差は僅かである。身体が使う以上のタンパク質の摂取は必要なく、むしろ避けるべきである。

スポーツ選手がタンパク質の含有量の多い食事を摂取すると、体内の炭水化物が低下して、最大レベルのトレーニングや競争を行う能力に影響することもある。高タンパク質摂取の結果、利尿が亢進され、脱水症状に陥る可能性もある。タンパク質含有食品は、脂肪の含有率も高い場合が多く、タンパク質を過剰に摂取すれば、低脂肪食を維持することが難しくなる。

抵抗運動に必要なタンパク質の量

抵抗運動に必要なタンパク質の量は、維持量（窒素平衡を達成するために必要な最低限のタンパク質の量）と除脂肪組織量の増加のための必要量（正の窒素出納）を含む。ボディビルダーや体重増加に興味のある人々の間で、タンパク質の必要

血糖インデックスとは、食べた物によって食後の血糖値が違うことから食後の血糖上昇の程度によって食べ物に点数をつけたもので、食べた物によってどれくらい血糖値が高くなるかという指標となる。

臨床上の有用情報

筋肉肥大に影響するタンパク質のタイプと摂取量と摂取のタイミング

全身の筋肉肥大には多くの寄与因子があると思われるが、運動中のタンパク質合成を調節する栄養因子の解明はあまり進んでおらず、タンパク質合成と筋肉肥大を亢進させる食事のタイプと摂取量と摂取のタイミングについて、専門家の間で意見が分かれている（Pennings, 2010）。抵抗運動と食事は、常に、トレーニング後の筋肉のタンパク質合成を促進する役割を担っていると思われる。遊離アミノ酸またはタンパク質の補給がトレーニングを強化することを支持する試験結果が多数ある。抵抗運動の参加者を対象に、14週間、タンパク質サプリメントを投与することによって、I型およびII型筋線維の断面積が増加し、スクワット運動の高さが増加したことを示す2005年の試験結果が1件ある（Anderson et al., 2005）。さらに、運動の1時間後に炭水化物と乳清タンパク質の混合物を摂取すると、迅速に全身のタンパク質合成反応が亢進することを示す運動後試験の結果が1件あるが、一方、運動前後の遊離必須アミノ酸の投与により、急速にタンパク質が合成されバランスが取れることを示す臨床結果もある（Kerksick and Leutholtz, 2005）。このような運動後のタンパク質の合成率の上昇は、若年男性および高齢者男性の両方で認められている（Pennings, 2010）。

タンパク質の合成を最大にするアミノ酸の最適摂取量は不明であるが、体力トレーニングセッション（STS）の前後に、乳清・カゼインタンパク質溶液25gを投与した効果を検討した研究結果が1件ある。STSの30分前に摂取した場合、成長ホルモン、テストステロン、遊離脂肪酸、血清インスリン値の有意な増加が認められ、運動後から2時間後までの酸素摂取量と呼吸交換率の有意な上昇が認められた。従って、筋肉の増強のためのタンパク質同化の環境が整った（Hulmi et al., 2005）。

筋肉増強に興味のあるスポーツ選手にとって、1日のタンパク質の摂取総量が、抵抗トレーニングスポーツ選手の推奨範囲内（体重1kg当たり1.2～2gのタンパク質／日）であれば、タンパク質の種類や量がどうであっても問題ないと思われる。スポーツ栄養の専門家は、クライアントの抵抗運動の効果を増進するために、これらのデータを用いてトレーニング前後のメニューを構築することができる。

量増加という伝説が広まっている。軽食および食事を摂るタイミングなど、抵抗運動後のアミノ酸の濃度と利用能を増大させるための戦略が注目されるようになった。**臨床上の有用情報**「筋肉肥大に影響するタンパク質のタイプと摂取量と摂取のタイミング」を参照。

脂肪

筋グリコーゲンがないと、最大限の運動能力は発揮できないが、脂肪も運動のためのエネルギーを供給する。脂肪は、最も効率の良い食物エネルギー源で、9kcal/gのエネルギーを供給する。必須脂肪酸は、細胞膜、皮膚、ホルモンと、脂溶性ビタミンの輸送に必要である。身体は、約2,600kcalの総グリコーゲン（筋肉および肝臓）を貯蔵しているが、体脂肪は450g当たり3,500kcalを供給する。すなわち、体重74kg、体脂肪10%のスポーツ選手なら、脂肪7.4kgを有し、それは57,000kcalに相当することになる。

脂肪は、軽～中強度の運動の（最も重要ではないにしても）主要なエネルギー源である。脂肪は、長時間の有酸素運動中の筋肉活動の重要な代謝エネルギー源であり、体内の多くの重要な機能を担っているが、通常の推奨量を超える脂肪の摂取は、必要ない。

さらに、高脂肪食を摂っているスポーツ選手は、概して、炭水化物から摂取するエネルギーは少ない。

食事の内容によっても、1回の運動にどの基質（エネルギー源）を用いるかが決まる。スポーツ選手が、炭水化物の多い食事を摂取している場合は、運動のエネルギー源としてグリコーゲンが用いられることが多い。高脂肪食を摂取している場合は、脂肪がエネルギー源として酸化される。脂肪の酸化率は、高脂肪食を摂取した後低下するが、それは、ひとつには、筋肉レベルの適応によりグリコーゲン貯蔵量が低下するからである。6時間以上絶食すると、脂肪の酸化が最適化されるが、運動の数時間前から開始時までの間に炭水化物を摂取すると、絶食時に比べて脂肪の酸化率が有意に増加する（Achten and Jeukendrup, 2004）。

運動強度と運動時間は、脂肪酸化の重要な決定要因である。運動の強度が高くなると、脂肪の酸化率は低下する。高強度の運動の前に、高脂肪食後に高炭水化物食を摂取した場合でも、高脂肪食は、高強度の運動能力を低下させることが認められた（Havemann et al., 2005）。運動の様式と時間も、脂肪の酸化に影響する可能性がある。サイクリングよりもランニングの方が、脂肪の酸化率が高い（Achten and Jeukendrup, 2004）。

脂肪、炎症、スポーツ損傷

選手は、怪我をすると、できるだけ早く怪我を治してフィールドに戻りたいと思う。適切な時期に特定の食物を摂取することによって、リハビリテーションのためのエネルギーが得られ、体力を回復し、完全な健康を取り戻し、より早く復帰することができる。

筋肉にストレスがかかると、炎症、損傷、組織の破壊が起こる。炎症が軽減しないと、瘢痕組織が形成され、可動性が低下し、回復時期の遅延が起こる。炎症の程度は、食物、特に、摂取

する食事性脂肪の種類によって影響される。トランス脂肪、飽和脂肪、ω-6植物油の多い食事を摂取すると、炎症が促進されるが、一価不飽和脂肪と必須ω-3脂肪の多い食事を摂取すると抗炎症性作用が認められた。オリーブ油、ピーナッツ油、菜種油、胡麻油、アボカドのような一価不飽和脂肪も、通常、体内で産生されるロイコトリエンのような炎症性化合物による炎症を妨げることによって、炎症を阻害および軽減させる。ω-3の多い食事は、コラーゲンの蓄積を促進し、治癒を促すことが認められている。脳振盪からの治癒に、ω-3が影響を及ぼすことを示す新しい研究結果もある。

炎症が起こり、特に、食事が不足しているときは、ω-3脂肪の補給が推奨される。しかし、水銀やポリ塩化ビフェニル（PCB）、ヒトに危険な毒素などによって汚染されているものもあるので、ω-3脂肪および魚油の通常の摂取源については懸念もある。

果物や野菜も、ω-3であるα-リノレン酸の豊富な食物である（付録40を参照）。しかし、ω-3の活性型であるDHAとEPAに体内で変換されることは非常に少ない。ALAの豊富な植物性食物は、インゲン豆、白インゲン豆、豆腐、冬カボチャ、夏カボチャ、キイチゴやイチゴなどのある種のベリー類、ブロッコリー、カリフラワー、サヤマメ、ロメイン・レタス、コラードグリーンなどである。

小麦の胚芽と、放し飼いの家禽の牛肉および鶏肉もω-3脂肪の豊富な供給源である。というのも、そのような家禽はω-3の豊富な食物を飼料として与えられているからである。

ビタミンとミネラル

ある栄養素が不足していなければ、その栄養素を補給しても運動能力に大きな影響を与えることはない。スポーツ選手にとって重要な栄養素が数種ある。チアミン、リボフラビン、B_6、ビタミンCの一日の摂取量が、1日の推奨量（RDA）の1/3未満であれば、他のビタミン類を補給したとしても、最大酸素摂取量（$\dot{V}_{O_2}max$）と無酸素性代謝閾値の著しい低下が最大4週間継続することがある。若年スポーツ選手の食事で最も不足しがちなミネラルは、鉄とカルシウムである。

トレーニングや練習のスケジュールをこなしながら、栄養価の低い軽食ばかり摂り、栄養価の豊富な食事をあまり摂らず、全体としてエネルギー不足である場合は、ビタミンとミネラルの摂取不足に陥りやすい。女性スポーツ選手はベジタリアンであることが多いので、亜鉛、鉄分、ビタミンB_{12}の不足が懸念される。女性スポーツ選手のうち、推定平均必要量を満たしていない選手の割合の調査結果が1件あるが、それは、葉酸（48％）、カルシウム（24％）、マグネシウム（19％）、鉄分（4％）であった（Heaney et al., 2010）。

食事摂取基準（DRI）の100％の範囲以内であれば、ビタミンの補給は一般に安全であるとみなされている。過剰な量を摂取すると、健康障害を引き起こすことがある。スポーツ選手は、多いことが必ずしも常に良いことではないことを知る必要がある。ビタミンとミネラルのDRIは、栄養の必要量を決定するときの指針であり、その上限は確立されている（第12章および表紙の内側を参照）。

ビタミンB群

エネルギー代謝量が増加すると、エネルギー回路に関わる補酵素の一部として作用するビタミンBの必要量が増加する。スポーツ選手は、ビタミンB類が枯渇する可能性があり、その場合、運動能力は、食事の改善またはビタミン補給によって、向上することを示す研究結果がある。低エネルギー食を長期間摂取しているレスリング選手、体操選手、ボート選手などのスポーツ選手にとって、ビタミンB群のRDAの補給は、適切であると思われる。しかし、栄養状態の良好なスポーツ選手のビタミンB群の過剰摂取が運動能力を増大させるという科学的根拠はない。

菜食主義のスポーツ選手が厳密な菜食主義食を数年間摂ると、ビタミンB_{12}が欠乏することがあるので、ビタミンB_{12}の補給が必要である。ホモシステインの血清濃度に基づき、ビタミンB_{12}の代謝は変化する可能性がある。米国民の大半は、僅かな葉酸しか摂取しておらず、果物や野菜を丸ごと摂取することの少ないスポーツ選手の葉酸摂取量は少ないと思われる。葉酸のRDAと、小麦、穀類、栄養強化食品の補給によって、葉酸の食事摂取量が増加すると思われる。

抗酸化物質

抗酸化物質による運動能力向上効果または運動誘発性の筋肉組織の損傷の予防効果は、個別および集約的に研究されている。細胞は、代謝過程の一環として、フリーラジカルと活性酸素種（ROS）を絶えず産生している。運動中の全身の酸素摂取率は、10～15倍に増加し、活動中の末梢骨格筋では100倍にもなることもある。その結果、酸化ストレスにより脂質過酸化物およびフリーラジカルの産生が増加する。ストレスの大きさは、ROSに対する身体の解毒能によって決まる。

フリーラジカルは、酸化的損傷から細胞膜を防ぐ抗酸化防御系によって中和される。この抗酸化防御系は、カタラーゼ、スーパーオキシドジスムターゼ、グルタチオン・ペルオキシダーゼ、抗酸化性ビタミンA、E、C、セレン、カロテノイドなどの植物性栄養素などを含む（第20章の注目情報「解毒のための食事」を参照）。

運動するとき、食事に抗酸化物質を追加する必要があるかどうかは明らかではない。Watson氏らは（2005）、40分間のランニング（急激な高強度運動）を行うスポーツ選手を対象に、抗酸化物質制限食と抗酸化物質の豊富な食事を比較した。その結果、抗酸化物質制限食を摂った選手の方が、疲労の自覚率が高く、酸化ストレスマーカー値が有意に高く、回復するまで1時間かかったと報告している。スポーツ選手の抗酸化状態は、高高度滞在－低高度トレーニング法（LHTL）または急激な低酸素曝露によって変化し、14日間の回復期間後も損なわ

れたままであったという最近の研究結果が1件ある（Pialoux et al., 2010）。

抗酸化作用を有するビタミンは、フリーラジカルを中和する。問題は、このビタミンが運動からの回復を促進するかどうかである。酸化ストレスに対する感受性は、人によって様々であり、食事、生活習慣、環境因子、トレーニングによって異なる（Pialoux et al., 2009）。抗酸化栄養素は、運動後、最適な免疫反応を維持し、脂質の過酸化を抑制することによって、回復を促進すると思われる。

マラソン後、タートチェリー果汁中の抗酸化化合物が、炎症、筋肉の損傷、酸化ストレスの軽減を促進することを示唆する科学的根拠が1件ある。さらに、タートチェリー果汁の予期せぬ作用として、睡眠に及ぼす有益な作用があるが、それは、タートチェリー類のメラトニン含有量が多いため、睡眠の質に影響を与えるからである（Howatson et al., 2010; Kuehl et al., 2010; Pigeon et al., 2010）。果物と野菜の多い食事を摂れば、適量の抗酸化物質を摂取でき、抗酸化物質の補給は、食事による野菜不足を補い、運動によるストレスの増加を軽減すると思われる。

ビタミンC

ビタミンCは、運動による代謝とスポーツ選手の健康に重要な役割を果たす多くの重要な生化学的経路に関与している。運動能力に対するビタミンC補給の効果に、多大な関心が寄せられている。それは、主に、スポーツ選手が大量のビタミンCを摂取するからであり、また、一般に、スポーツ選手が大量の食物を摂取するからである。

ビタミンCの不足しているスポーツ選手に、ビタミンCを補給すると身体能力の向上が認められたという研究結果がある。しかし、これらの結果を徹底解析すると、ビタミンCのレベルが正常範囲である選手では、ビタミンCの補給による身体能力の向上はみられないという一般的な結論に至る。一方、運動が身体にとってストレスであればあるほど、食事摂取基準（DRI）以上のビタミンCが必要になると勧告する栄養士もいる。

ビタミンE

ビタミンEは、運動能力向上を望むスポーツ選手のサプリメントとして、広く用いられている。ビタミンEは、運動-誘発性酸化損傷および免疫反応の急激な変化を防ぐ効果があると思われる。激しいトレーニングおよび試合を行う運動期間には、ビタミンE 200〜450IUを毎日補給すれば、酸化損傷を防ぐことが出来ると思われるが、さらに研究を行うことが推奨される。

ビタミンD

冬期の日照時間が短い北部地域在住のスポーツ選手の77%は、ビタミンD不足の影響を受けやすいという調査結果がある（Cannell et al., 2009）。

ビタミンD欠乏のリスクを有するスポーツ選手を次に列記する：

1. 乳糖不耐症患者で、牛乳および乳製品を避けている選手
2. 魚を摂取しない選手
3. 日射時間の短い寒冷地域に住んでいる選手
4. 日射時間の長い地域に住み、そこでトレーニングを行っていても、アフリカ系アメリカ人のように皮膚の色が黒い選手
5. 日光が当たる部分に日焼け止めを塗ったり、分厚い衣類を着用している選手（Cannell et al., 2009; Larson-Meyer and Willis, 2010）

血液検査によって、欠乏状態を測定することができる。血中25-(OH)ビタミンDの測定値が50ng/mL以下であれば、欠乏が懸念される。ビタミンDの補給により改善が認められる患者の測定値は、たいていの場合、15〜30ng/mLであり、次いで30〜50ng/mLである（Cannell et al., 2009）。

欠乏状態を回復するために必要なビタミンDの具体的な量は、欠乏の程度によっても異なるため、定まっていないが、スポーツ選手は検査を受けて、欠乏状態であると診断された場合は医療従事者の指示を受けるべきである。70歳未満の男女の推奨1日許容量（RDA）は、600IUで、70歳以上のRDAは800IU/日である。9歳以上の許容上限量（UL）は、4000IU/日である（IOM, 2011）。

鉄

鉄は、スポーツ活動に、必要不可欠な物質であり、ヘモグロビンの構成成分として、肺から体内組織へ酸素を運搬する役割を担っている。さらに、ミオグロビン内でも、同様の役割を担い、筋肉内で酸素受容器として働き、ミトコンドリアが使用するときにすぐに酸素を供給できるように保持している。鉄は、また、ATP産生に関与しているチトクロム酵素の重要な成分である。したがって、鉄-欠乏性貧血は、有酸素持久力と運動能力を低下させる。貧血でなくても、肝臓、脾臓、骨髄の鉄貯蔵量が一部枯渇するだけで（血清フェリチン値が低いことで明らか）、運動能力に有害な影響を与えることがある（第8章と第33章参照）。

鉄欠乏性貧血は、スポーツ選手に頻繁にみられるものではないが、血清フェリチン値が最適値以下になることは比較的よくある（Sinclair and Hinton, 2005）。リスクのあるスポーツ選手は、急激に成長している青年期の男性選手、月経過多の女性選手、エネルギー制限食を摂っている選手、消化管からの鉄分喪失、血尿、足の衝撃による溶血、ミオグロビンの漏出の増加がみられる長距離選手、高温気候下で大量の汗をかきながら激しいトレーニングを行う選手である。すべてのスポーツ選手、特に、女性長距離選手と菜食主義者は、定期的にスクリーニングを行い、鉄の状態を評価すべきである。

激しいトレーニングは、血清フェリチン値およびヘモグロビン値の一時的な低下を引き起こすことがあり、実際に体験したスポーツ選手もいる。これはかつてスポーツ貧血と呼ば

れていたが、赤血球の形態は正常で、運動能力の低下もみられない。この血清フェリチン値およびヘモグロビン値の低下は、血漿量の増加によって生じているので、血液が希釈されるが運動能力に影響を与えることはない（第33章参照）。

スポーツ選手の中には、特に長距離選手の場合、消化管出血を経験することがある。消化管出血による鉄喪失は、便中ヘモグロビン検査によって検出できる。消化管出血が起こるかどうかは、運動の強度と継続時間、選手が水分を補給できるかどうか、選手がどのくらいよくトレーニングしているか、競技前にイブプロフェンを服用したかどうかによって決まる。

高温環境の方が、汗中鉄濃度は低い。鉄欠乏症のスポーツ選手の鉄貯蔵量改善には、鉄の補給が有益であるが、貧血症でないスポーツ選手の有酸素運動能力に対する影響は、明らかではない。鉄の高用量投与（75mg/日）は、遺伝疾患のヘモクロマトーシスの患者には有害である（第33章参照）。したがって、鉄補給は、鉄欠乏症または貧血症と診断された場合のみ、行うべきである。

実際に鉄が欠乏している場合は、ビタミンCと共に、鉄の補給を行えば、鉄の適切な吸収が促進される。鉄は欠乏しているが貧血ではない選手には、運動能力の維持のため、鉄の経口投与が有効である（第33章参照）。貧血ではないが鉄の欠乏しているスポーツ選手は、ヘモグロビンの濃度は正常であるが、血清フェリチン値（20〜30ng/mL; 第8章参照）が低下していることもある。この場合、鉄の補給は、血清フェリチン値を正常値に回復させるが、運動能力には影響を及ぼさない（Williams, 2005）。

カルシウム

骨粗鬆症は、特に女性にとって、健康上重要な問題である。骨粗鬆症は、高齢女性の問題と考えられているが、若年女性、特に月経機能が中断された女性は、骨量低下のリスクを有すると思われる。

女性スポーツ選手の三主徴は、女性スポーツ選手にみられる憂慮すべき事態である（第23章参照）。月経再開を促す戦略として、エストロゲンの補充療法、体重増加、トレーニング量の減少などがある。月経歴に関わらず、たいていの女性スポーツ選手は、カルシウム、ビタミンD$_3$、マグネシウムの摂取量を増加させることが必要である。低脂肪および無脂肪の乳製品、カルシウム強化フルーツジュース、カルシウム強化豆乳、硫酸カルシウム添加豆腐は、いずれも良好なカルシウム源である。

水分

水分の摂取と喪失のバランス維持には、常に、視床下部浸透圧受容器と血管圧受容器からの情報を統合することが必要である。そうすれば、水分の喪失量と同量または僅かに多い量の水分を摂取することができる（Murray, 2006）。適切な水分バランスにより血液量が維持され、次に、皮膚に体温調節のための血液を供給できる。体温を適切な温度に保つために、運動によって産生された熱は取り除かなければならないので、一定の間隔ごとの水分の摂取は必要不可欠である。運動期間中に水分不足になると、その後の運動がうまくできない可能性もある。

身体は、体温調節によって適切な温度を保っている。運動中に筋肉内で熱が産生され、それが血液によって身体の中心まで運ばれる。身体の中核体温が上昇すると、皮膚への血流量が増加し、冷たい外気温中では、熱は、伝達、放射、蒸発によって外界へ移行する。

環境条件は、体温調節に多大な影響を及ぼす。環境の温度が温暖〜高温であれば、身体は、運動によって産生される熱と、環境から吸収される熱を放散しなければならない。こうなると、身体は、適切な体温維持のために発汗のみを頼る。したがって、外気温が36℃以上になると、体液状態の維持が重要になる。外気温が高くなればなるほど、身体の熱の放散のために発汗が重要になる。暑い環境での運動は、血流にも影響し、血流中の白血球およびサイトカインの僅かな変化によって、ストレス反応も変化する。体温上昇の重要な閾値は、3.5℃であり、それ以上に体温が上昇すると全身炎症反応が起こり、熱中症になる（Peake, 2010）。

身体の熱放散に対する影響は、湿度の方が気温よりも大きい。湿度が上がるにつれて、汗の蒸発率が低下し、身体の汗は、身体の熱を外界に放散しなくなる。高温多湿の環境の影響と運動中に産生される多大な代謝熱とが合わさって、体温調節系に最大級の負荷をかける。適正かつ十分な水分量の摂取が、熱ストレスのリスクを軽減する鍵である。

水分バランス

身体の水分バランスは、尿の水分とナトリウムの排泄量を低下させ、口渇中枢を刺激し、血中水分と電解質の摂取と排泄を調節するメカニズムによって、調節されている。脱水症状に応じて、抗利尿ホルモン（ADH、バソプレシン）とレニン-アンジオテンシンII-アルドステロン系が、腎臓の働きによって水分とナトリウム貯留量を増やし、口渇感を高める。これらのホルモンは、浸透圧，ナトリウム量、細胞外の水分量を維持し、水分バランスの調節に重要な役割を果たしている（第7章参照）。

1日を通じて行われる水分の喪失には、汗と呼吸器からの喪失と、腎臓と消化管からの喪失がある。水分が汗の形で身体から喪失されると、血漿量が減少し血漿浸透圧は上昇する。腎臓は、ホルモンによる管理下で、不可避尿量を超える水分と塩分の排泄量を調節する。しかし、身体が高温環境に曝されると、身体の機能を維持するためホルモンによる調節が行われる。このような調節には、体内の水分とナトリウムの保持と、脳下垂体によるADHの放出の結果、腎臓からの水分吸収量の増加などがある。これらの変化により尿の濃度が上がり、水分が保持され、尿の色は濃くなる。このフィードバック

過程は、身体の水分と血液量保持に役立っている。

同時に、アルドステロンが、副腎皮質から放出され、尿細管に作用してナトリウムの再吸収を促進し、正常な浸透圧の維持を促す。また、このような反応は、体内の口渇メカニズムを活性化する。しかし、スポーツ選手のトレーニングまたは競技中のように、水分の喪失が急激に増加するような状況では、口渇反応は遅延する可能性があり、そのため、スポーツ選手が口渇感を感じてトレーニングまたは競技中喪失した水分量を補うために十分な水分を摂取することは難しい。口渇メカニズムが作動するためには1.5～2Lの水分が喪失されなければならないが、この水分量が喪失された時点で、すでに体温調節に重篤な影響が及んでいる。スポーツ選手は、口渇反応としてではなく、時間単位で水分補給を行わなければならない。そうすれば、運動前の体重を十分に維持できる。

1日に必要な水分量

あまり運動をしない人々の「1日に必要な水分量」の推奨量は、一定ではないが、それは、身体の大きさ、身体活動、環境条件によって「1日に必要な水分量」に多大な差が生じるからである。水分と電解質の食事摂取基準（DRI）に合致した適切な水分摂取量は、男性が3.7L/日（カップ16杯/日）で、女性が2.7L/日（カップ約12杯/日）である（Institute of Medicine, 2004）。1日に必要な水分量の約20%は、果物や野菜の含有水分から摂り、残りの80%は、水、ジュース、牛乳、コーヒー、紅茶、スープ、スポーツ飲料、ソフトドリンクなどの飲み物から摂る。

温暖な環境下で、動き、運動トレーニングを行い、運動競技をすると、必要な水分量は、10L/日以上増加する可能性がある。タンパク質の代謝から生じる尿素と過剰に摂取した電解質を排泄するために必要な水分を、1日に必要な水分量に加える。しかし、活動的な人は、通常、1日に2L以上の水を摂取しているので、この量は、比較的少ない量であり（130mL/1000kcal）、あまり問題にならない（Murray, 2006）。

水分補給

様々な専門組織から運動前、運動中、運動後の水分と電解質の補給を勧める意見がいくつか発表されている。これらの推奨事項の要約を参考情報24-2に挙げている。この要約を作成した団体は、American College of Sports Medicine、National Athletic Trainers Association、American Academy of Pediatrics、American Dietetic Association、Dietrans of Canada、International Marathon Directors Association、Inter-Association Task Force on External Heat Illnesses、USA Track and Fieldである。

可能であれば、発汗の速度とほぼ同じ速度で水分を摂取すべきである。運動後に飲む飲み物として、水は最適ではなく、喪失された汗と同じ成分の飲み物を摂るべきである（Murray, 2006）。具体的な推奨法は、少しずつ異なるが、その意図はスポーツ選手の十分かつ継続的な水分摂取である。

参考情報 24-2

適切な体液状態のためのガイドラインの要約

一般ガイドライン

- 水分の喪失量を測定する：特に、暑い時や季節の変わり目には、運動の前後で体重を測る。
- 運動の前、後、途中でも、水分を制限してはいけない。
- 喉の渇きを、水分喪失の指示器として頼ってはいけない。
- 運動中は、早めに、一定の間隔ごとに、水分を摂る。
- 運動の前、後、途中に、アルコールを摂取してはいけない。なぜなら、アルコールは利尿剤として働き、適切な水分の補充を妨げるからである。
- 運動の数時間前および数時間後にカフェイン入りの飲み物は勧められない。なぜなら、カフェインには利尿作用があるからである。

運動前

- 運動の開始の2～3時間前に、約400～600mLの水またはスポーツ飲料（約480g）を飲むこと。

運動中

- レースの速度、環境条件、耐容量によって、15～20分毎に、150～350mLの水分を摂ること。個別の推奨事項に従わなければならないが、15～20分毎に、わずか1カップである。

運動後

- 運動の4～6時間後の体液状態を正常に戻すために、実際の体重減少の25%～50%増の水分を摂ること。
- 運動中に喪失した体重の450g当たり450～675mLの水分を摂ること。
- スポーツ選手が、1日に複数のトレーニングに参加している場合は、喪失した体重の80%を、次のトレーニングの前までに補充しなければならない。

電解質補給

- 1時間以上の運動中は、ナトリウム：0.5～0.7g/Lが必要である。それは、水分を摂るための飲料の味を良くし、飲みたくなるようにし、そして、低ナトリウム血症のリスクを軽減し、筋痙攣のリスクを最小限に抑えるためである。

出典：Murray R: Fluid, electrolytes, and exercise. In Danford M, editor: Sports nutrition: a practice manual for professionals, ed 4, Washington, DC, 2006, American Dietetic Association.

電解質

水分補給を全うするためには、水分のみならず電解質の補給も、不可欠である（表24-1参照）。

ナトリウム

特に、水のみを過剰に摂取した場合、水分補給液にナトリウムを加えることは重要である（Hew, 2005; Noakes et al., 2005）。2時間を超える競技では、その間の水分喪失を補い、低

ナトリウム血症を防ぐために摂る水分補給液にナトリウムを加えるべきである。水のみによる水分補給は、血液を急激に薄め、血液の体積を増加させ、尿の排泄を促進する。血液の希釈により、ナトリウム濃度が低下し、渇動因の体積依存性感度が低下し、飲水および喪失した水分を補おうという動因はほとんど失われてしまう。

ナトリウム塩入り水溶液の一時的過剰摂取の有益性の可能性は重要である。ナトリウムの喪失は、特に、サッカー選手に熱けいれんを引き起こす一因となる可能性がある（Stofan et al., 2005）。個人差を別にすれば、トレーニングの強度と時間が、ナトリウムの喪失量の鍵となっていると思われる。

ナトリウムのような水溶性電解質は、近位小腸内を素早く移動すると思われる。4〜5時間以上の長時間に及ぶ運動中、水分補充液にナトリウムを加えると、味が良くなり、腸内での水分の取り込みを促進する。ナトリウムと炭水化物は、腸管腔から血流へ能動的に輸送される。

ナトリウムを補充せずに、水分補給を行うと、ナトリウムの血漿濃度が低下する可能性がある。血漿ナトリウム値が130 mEq/L以下に低下すると、無気力、混乱、発作、意識の喪失などの症状が発現することがある。運動-誘発性低ナトリウム血症は、4時間以上の長時間に渡る運動中に、水分の過剰摂取を行った結果起こることがある。低ナトリウム血症は、発汗による水分喪失量以上に大量の水のみを摂取した人または体調不良で塩分の多い汗をかく人に発現することがある。

カリウム

身体の細胞内の主な電解質として、カリウムは、ナトリウムおよび塩素と密接に関連しながら、体液の維持と、神経、筋肉、心臓内の電気刺激の産生に、重要な役割を果たしている。カリウムのバランスは、アルドステロンによって調節され、その調節は正確である。アルドステロンは、ナトリウムの再吸収を増加するために、汗腺に作用するが、カリウムの分泌には影響を与えない。

骨格筋肉からのカリウムの喪失は、スポーツの試合中の疲労に関与している。発汗によるカリウムの喪失量は僅かで、32〜48 mEq/日の喪失は、あまり重要ではなく、容易に食事によって補える。

水分吸収

水分の吸収速度は、多数の因子（摂取する水分の容量、種類、温度、浸透圧、胃内容排出速度など）によって決まる。グルコースは腸管で能動的に吸収されるため、ナトリウムと水分の吸収を著しく促進すると思われる。炭水化物-電解質溶液は、血糖値を引き上げ、炭水化物の酸化率を維持し、中枢性疲労を防ぎ、辛労感を軽減することによって、運動能力を高める（Byrne et al., 2005）。

腸管内腔のグルコース濃度が1〜3%（55〜140mM）のとき水分の吸収が最大になることを示す初期の研究結果がある。ただし、たいていのスポーツ飲料はこの量の2〜3倍のグルコースを含有しているが、消化管に有害な症状を与えない。スポーツ飲料内の炭水化物の濃度を測定するために、スポーツ飲料1杯中の炭水化物または糖類のグラム数を、スポーツ飲料1杯の重量（通常240g、水約1カップ分）で割る。炭水化物を6%含有するスポーツ飲料1杯は、炭水化物を14〜16g含有する。

冷水は温水よりも好ましい。それは、冷水が身体の深部体温と末梢の血流の変化を軽減し、発汗速度を低下させ、胃内容物排泄速度を速め、冷水の方が速く吸収されるからである。

小児

低年齢小児は、60分未満の運動に参加する可能性が高いので、そのような低年齢小児の体液状態はあまり注目されない。小児は、高温多湿の気候下での運動中に飲み物が提供されても、十分に飲水しない。しかし、小児は、脱水症状の水準について成人とは異なり、深部体温が成人よりも速く上昇するので、熱ストレスのリスクが極めて高い。スポーツ活動に参加する小児には、口が渇かなくても20分毎など頻繁に飲水して、脱水症状を防ぐことを教えなければならない。

経験からいって、10歳以下の小児は、口渇を感じる前に飲水すべきであり、そのとき、余分に1/2〜1/3カップ飲んでおくべきである。年長の小児および青年も同じガイドラインに従うべきであるが、余分に1カップ（240mL）飲むべきである。該当する場合は、競技の規則を修正し、小児が競技中に定期的に飲水できるようにすべきである。小児の飲水に障害となっていることのひとつは、小児の好きな飲料を用意することである。小児の趣向に合い、かつ小児の水分補給が可能なスポーツ飲料を提供することが重要である。

高齢スポーツ選手

中高年のスポーツ選手も脱水症のリスクが高いので、運動をするときは、注意が必要である。高齢者の脱水症（水分の摂取量より喪失量の方が多く、身体は水分不足の状態である）は、循環血および体温調節機能に多大の影響を与えるが、それは、皮膚の血流量の低下によって引き起こされ、その結果、深部体温が上昇する。高齢者は口渇感を感じにくくなるため、運動前に、口渇感を感じる前に、適切な水分摂取を行う必要がある。暑さの中でのインターバルトレーニング中には、男性よりも女性スポーツ選手の方が、飲水の必要性が高い。口当たりのよい炭水化物と電解質の溶液を与えれば、水分バランスは維持される（Baker et al., 2005）。

高地での体液状態

高地に順応していない人が、中等度の高地に急速に上ると、血漿量が低下する。これは、腎臓からのナトリウムと水分の排泄量が増加し、ナトリウムと水分の自発的摂取量が低下するためである。高地では呼吸数が増え、通常、空気は乾燥しているため、呼吸による水分の損失が増加する。その結果、血清ヘマトクリット値およびヘモグロビンが増加し、血液の酸素

運搬能は上昇するが、血液量、1回拍出量、心拍出量は低下する。ゆえに、水分の必要量が増加する。高地に順応すると、赤血球の産生量が増加し、血漿量および血液量は高地に来る以前の値に戻る。

その他の考慮すべき物質

アルコール

アルコールは、中枢神経系抑制作用を有している。純粋なアルコールは、むしろ脂肪のように代謝されるエネルギー源で、7 kcal/gのカロリーを供給する。しかし、アルコールがエネルギー源として筋肉に用いられるためには、まず、肝臓で代謝されなければならない。運動中または直前のアルコール摂取は、不安感、緊張感、不快感を軽減し、スポーツ選手に成績向上の自信を持たせるとしても、スポーツ選手の競技力に有害な影響を与える。アルコールは炭水化物を含有するので、大量のビールを飲めば、競技力を向上させることが出来ると誤解している選手もいる。アルコールの摂取は、知覚運動能力、粗大運動技術、バランス機能、協調に影響を与える。

アルコールは、肝臓からのグルコースの分泌を抑制するため、低血糖を引き起こし、持久運動中早期に疲労を招く可能性がある。寒冷地で摂取すると、アルコールは低体温症の寄与因子になる可能性もある。アルコールは、利尿作用を有し、また、血中グルコース値およびグリコーゲン値に対して有害作用を及ぼすため、運動直後の水分補給に用いるべきではない。慢性のアルコール摂取は、チアミン、ビタミンB_6、カルシウムなど、競技力や健康に重要な役割を果たす多数の栄養素の損失を引き起こす。

カフェイン

カフェインは持久力の必要な競技力に寄与するが、それは、カフェインが脂肪酸の動員を高め、その結果、グリコーゲンの貯蔵量が温存されるからである。カフェインは、また、恐らくカルシウムの輸送を促進することによって、筋肉の収縮力に直接影響する。

さらに、疲労を引き起こす血漿中のカリウムの蓄積を減らすことによって疲労を軽減すると思われる。カフェインは、持久運動の前に6.5mg/kg（体重）を摂取すると、恐らく何らかの運動能力向上効果を発揮すると思われるが、高強度運動の前に摂取しても有用性は認められないと思われる。

このような運動能力向上効果があるため、カフェインの使用は、国際オリンピック委員会（International Olympic Committee：IOC）によって禁止されているが、禁止用量は、競技力を高めるために必要な用量を遥かに上回った用量である。僅か3.3～6.6mg/kgのカフェインを摂取しても、エネルギー増強効果は認められる。これは、68kgの男性が、280mLのコップでコーヒーを飲む場合に匹敵する。水分補給の飲み物として、紅茶、アイス紅茶、コーヒー、コーラ、カフェイン含有飲料、ある種の新規カフェイン含有エネルギー飲料などは、利尿作用があり様々な炭水化物を含有するため、望ましくない。カフェインの利尿作用は、大量の水分を必要とするスポーツ選手や、競技中に排尿したくない長距離競技の参加者には、マイナスの効果をもたらす。カフェインは、IOC制限薬物リストに載り、摂取後の尿中濃度が12mg/Lを超える場合は、ドーピング剤と考えられている。

エルゴジェニックエイド

エルゴジェニックエイドには、運動 競技の能力を向上させ、トレーニングによる適応を促進するためのトレーニング技術、機械装置、栄養訓練、薬物療法、生理的技術などがある。あらゆるスポーツで広範にわたって用いられているエルゴジェニックエイドに、食用サプリメントがある。趣味であれ、プロや職業であれ、多くのスポーツ選手は、競技力の改善または体重減少を促進するために、食事の補給物質として、（例えば、処方または非合法的手段によって入手可能な物質、またはサプリメント、ビタミン、ミネラルとして著明な物質など）を用いている（Dhar et al., 2005）。大学のスポーツ選手の50～98.6％が、エルゴジェニックエイドとして、何らかのサプリメントを使用しているという調査結果がある（Kristiansen et al., 2005; Neiper, 2005）。

サプリメント使用の理由は、性別によって違う。女性のスポーツ選手は、健康のために、または不適切な食事を補うためと言い、男性は、速度、敏しょう性、体力、能力の向上のためと言う。また、健康改善（45％）、免疫系強化（40％）、競技力向上（25％）なども挙げられている（Neiper, 2005）。競技力向上のためのサプリメントは、錠剤、ドリンク剤、棒状の物、ゲル剤で、運動速度、体力、競技力を向上させ、疲労を最小限に止めるか、その発現を遅延させる（Bishop, 2010）。体格作りに役立ち、体重や過剰の体脂肪の低下を促進するために用いるサプリメントは、運動競技力も強化する。スポーツ選手によって最もよく用いられるサプリメントを表24-2と24-3に挙げる。

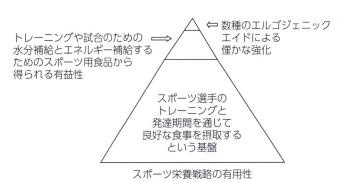

図24-6 スポーツ栄養戦略の有用性：スポーツ飲料とエルゴジェニックエイド

出典：*Australia Sports.* http://fulltext.ausport.gov.au/fulltext/2001/ascpub/images/FactSupp2.gif. 最終閲覧日：2010年7月14日。

表 24-2

スポーツ食品とスポーツ飲料使用に関する推奨事項

スポーツ食品	特徴	運動時摂取ガイドライン		
		運動前	運動中	運動後
スポーツ飲料	CHO：含有量5%〜7%（約14g/240mL） ナトリウム：20〜30mEq/L（110〜165mg/240mL） 血糖指標の高い炭水化物を複数含有	1時間前に0.5L	15〜20分毎に150〜300mL（600〜1200mL）	450gの体重減少につき720mL
高CHOエネルギー飲料	CHO：含有量 >13%（50g/240mL以上） 追加ビタミンB群：チアミン、ナイアシン、リボフラビン（RDAの10〜40%）	2〜5時間前に0.5L	一般に運動中の使用は勧められない	直後および1時間後にCHO1g/kg（体重）
スポーツバー	CHO：総カロリーの70%を超える 血糖指数が高い 脂肪は少量（1〜2g/バー）または含有しない ビタミンとミネラルは重大な成分ではない	2時間前に1本	通常、長期間の運動中に固形食品が欲しい場合以外は勧められない	直後に1〜2本および好みにより毎日の食事と共に
スポーツシェイク	CHOは、総kcalの65%を超えている（18g/100mLを超えている） 血糖指数が高い 脂肪は総カロリーの：25%未満 タンパク質は、総エネルギーの15%〜20% ビタミンとミネラル：少量含有（RDAの10%〜40%）	2〜5時間前に0.5L	勧められない	直後にCHO1g/kg（体重）と、毎日の食事でサプリメントとして
エネルギーゼリー	CHOは、容積で50%を超えている（>50g/100mL） ビタミンとミネラルは微量または含有せず ハーブとの併用は避ける	運動前に1箱。吸収促進のために水分を十分に摂る	全体として水分摂取が十分であれば、30〜60g/時のCHO供給で十分	直後および1時間間隔でCHO1g/kg（体重）
ショットブロック	有機電解質グミ ゼラチンの粘稠度 CHO：24g/31g 3個 = 100cal + 電解質	不適用	1時間毎に3〜6個を水と共に	不適用
スポーツビーンズ	CHO：25g/31g 14個 = 100cal ビタミンB_1、B_2、B_3のDVの10% ビタミンCとEのDVの20%	不適用	エネルギー補給のために14個/時まで	不適用

CHO：炭水化物、DV：1日の摂取量、RDA：推奨量
Gatorade Sports Science Instituteの表を修正。

　スポーツ選手は、競技力に対する食用サプリメントの効果について、他のスポーツ選手やコーチからの証言や宣伝攻勢にあっている。栄養補助食品健康教育法（Dietary Supplement Health and Education Act：DSHEA）に保護されているため、食用サプリメントは、その有効性または安全性についての根拠を実証する必要はない（第13章参照）。この法律の下、米国食品医薬品局は、もはや、サプリメントを取り締まることはできない。サプリメントは今や食品とみなされている。製造業者は、食用サプリメントの有益性に関して限定的な情報を、支持声明、いわゆる構造・機能強調表示により発表

表 24-3 エルゴジェニックエイド

エルゴジェニックエイド	報告されている作用/効能	運動能力向上効果の調査結果	副作用	合法性
α-ケトグルタル酸	クレブス回路の中間体。	手術後の抗異化作用の科学的根拠は認められるが、トレーニング中の効果は不明である。	ない	合法
ALA	エネルギー産生に関わるミトコンドリアに認められる酵素。	スポーツに関しての、ヒトでの使用についての調査結果はないが、ヨーロッパではインスリン抵抗性と神経障害の治療のために糖尿病患者に使用されている。	ない	合法
アミノ酸				
アルギニン	タンパク質の合成;クレアチンの前駆物質でGHを増加させる可能性がある;NOの前駆物質。	科学的根拠はほとんどない。運動改善の根拠は、NOの前駆物質としての役割の結果であると思われる;心疾患患者に1.5 g/10 kg (体重)を7日間投与すると改善がみられる。	ない	合法
分枝鎖アミノ酸	精神的疲労の軽減。運動-誘発性タンパク質の劣化と筋酵素の放出を抑制。	高地での疲労が軽減されるという科学的根拠がある。	軽度	合法
EAA	タンパク質の合成を促進する。	運動前にEAAを3〜6 g摂取するとタンパク質の合成が促進されることを示す限定的な結果がある。	タンパク質と同等	合法
グルタミン	免疫能を高める;タンパク質とグリコーゲンの合成を促進する。	分枝鎖アミノ酸と乳清の強化により免疫能が高まると思われる。	ない	合法
HMB	抗異化作用;タンパク質とグリコーゲンの合成を刺激するとにによって異化作用を抑制する。	トレーニングをしているスポーツ選手および高齢者の体力と除脂肪体重を僅かに増加させる;長期の運動によって異化作用の可能性;トレーニング中の被験者の報告は一致しない。	短期使用では、認められない	合法
チョコベリージュース	赤血球の抗酸化防御系の強化。	赤血球の運動-誘発性酸化的損傷を抑制する。	報告なし	合法
キトサン	脂肪の吸収を抑制する;コレステロール値を下げる。	ヒトを対象にした科学的根拠は得られていない。	報告なし	合法
Citrus aurantium (ダイダイ)、シネフリン	代謝の亢進。	体重低下効果の科学的根拠はない。	報告なし	合法
Cissus aka (エゾウコギ)、ES	CF、FAM、EPの改善。	矛盾した結果;限定的な調査で、CF、FAM、EPの改善が認められたが、研究方法は不備がある。	報告なし	合法
コンドロイチン硫酸	軟骨を形成し育成する。	関節炎または損傷した関節の治療と、断裂した靭帯または軟骨の救済に有効であるという研究結果はない。	ない	合法
エフェドリンなどの交感神経様作用薬、プソイドエフェドリン、マオウ	中枢神経系を刺激する;エネルギーを増強する。	カフェインと共に摂取すると、エネルギーを増強し、疲労までの時間が延長する;運動をしなくても代謝が増大する;カフェインと併用摂取しないと、有益性は得られない。	情動不安、神経過敏、頻脈、不整脈、高血圧、死亡	NFL、NCAA、IOCによって禁止されている

続く

表 24-3　エルゴジェニックエイド —— 続き

エルゴジェニックエイド	報告されている作用／効能	運動能力向上効果の調査結果	副作用	合法性
グルコサミン	非ステロイド性抗炎症薬の代替品として作用する。	吸収が速い；疼痛を軽減し薬物療法の必要性を減らすという有益性がある。	報告なし	合法
緑茶抽出物	抗酸化物質；エネルギーの消費を増加させる。	限定的；エネルギーの消費を増加させると思われる。	カフェインと同等	合法
ヒト成長ホルモン	筋肉の成長における同化作用；脂肪の代謝促進。	運動能力を向上させる有益性は限定的。	顕著であり危険	非合法
MSM	ジメチルスルホキシドの代謝物で、局所使用される溶剤で、鎮痛作用と抗炎症作用を有する。	ヒトの疼痛管理の有効性に関する科学的根拠はほとんどない。	ない	合法
NO	「筋ポンプ」を促進し、筋肉の増強を示し回復を早める。	NOが筋肉増強のための合成を促進、または筋力を向上させるという科学的根拠はない。	ない	合法
オルニチン-α-ケトグルタル酸	同化作用／異化作用	限定的；タンパク質バランスは改善し、ベンチプレス運動は向上するが、筋肉量、GH、スクワット、トレーニング力に有意な増加は認められない。	報告なし	合法
含酸素飲料	好気的代謝を促進し、乳酸を減らし、持久力を向上させる。	含酸素水によって、体液状態と血液の酸素化は影響されない。	ない	合法
リボース	アデノシン三リン酸の合成に関わる5炭素糖である。	限定的；心臓病患者の運動能力を向上させる可能性がある；トレーニングの有無にかかわらず被験者の運動能力に影響を与えない。	報告なし	合法
重炭酸ナトリウム	乳酸の産生を減らし、疲労の発現を遅らせる。	1～7分続く運動中の乳酸の産生を減らし、身体の能力を向上させる。	胃痛；膨張、下痢；高用量では危険である；アルカローシス	合法
リン酸ナトリウム	緩衝剤	認められる場合もある；V̇O₂max 無酸素性代謝閾値を5％～10％引き上げる；持久力向上。	胃痛	合法
Tribulus terrestris（ハマビシ）	内在性ステロイドの産生が促進される；骨格増強。	一致した結果はない；体力と体組成の変化に影響はない。	高用量では危険の可能性がある	合法
硫酸バナジル（バナジウム）	微小ミネラル；タンパク質とグルコースの代謝に影響すると思われる。	体力トレーニングまたはトレーニング中の筋肉量には影響しない。	報告なし	合法

追加情報は、http://gssiweb.org/Article_Detail.aspx?articleid=704&level=3&topic=9.

ALA：α-リポ酸、CF：心肺適応能、EAA：必須アミノ酸、EP：持久力、ES：Eleuterococcus senticosus（学名：エゾウコギ）、FAM：脂肪代謝、GH：成長ホルモン、HMB：βヒドロキシβメチルブチレート、IOC：国際オリンピック委員会、MSM：メチルサルフォニルメタン、NCAA：全米大学競技協会、NFL：ナショナル・フットボール・リーグ、NO：酸化窒素

することが許可されている。その結果、栄養製品の販売時点で、大量の印刷物によりスポーツ選手が混乱する可能性がある。

　女性スポーツ選手は、インターネット、家族、友人、医師、薬剤師に勧められてサプリメントを選択しているが、男性スポーツ選手は、店の栄養士、スポーツ選手仲間、友人、コーチのアドバイスに従って、サプリメントを選択しているという調査結果がある（Kristiansen et al., 2005）。エルゴジェニックエイドは、競技力を向上させ、回復に役立っていると信じている人が多い。しかし、今までと同様恐らく今後も、これらのエルゴジェニックエイドの多くは、科学的研究の結果による支持は得られないと思われる。実際、その多くは、プラセボとして作用しているにすぎない（図24-6）。

　これらのサプリメントの多くは、競技力に対して効果がなく健康に対する有用性ももたらさない。長期間摂取すると、実際、競技力と健康に有害な作用をもたらすものも多いと思われる。これらは、毒性の可能性のある成分の過剰量を含有しているか、または国際オリンピック委員会（International Olympic Committee：IOC）、世界ドーピング防止機構（World Anti-Doping Agency：WADA）、全米大学競技協会（National Collegiate Athletic Association：NCAA）、メジャーリーグベースボール（MLB）、ナショナル・フットボール・リーグ（NFL）によって認可されていない成分を大量に含有している可能性がある（Maughan, 2005）。

　スポーツ栄養士は、運動および栄養製品に関する記事や広告の科学的利点を評価する方法を知っておく必要がある。そうすれば、派手な売り込みと、科学的根拠に基づくトレーニングおよび栄養摂取法とを区別することができる。男性ホルモン作用タンパク同化ステロイド、テトラヒドロゲストリノン、アンドロステンジオン（andro）のような競技力向上物質、エフェドラなどの覚醒剤、組み換え・ヒト・エリスロポエチン（EPO）、ヒト成長ホルモン（HGH）、クレアチン、βヒドロキシβメチルブチレート（HMB）のような非ステロイド物質は、心血管系の有害な変化や突然死などの重篤な副作用を引き起こすことがある（Dhar et al., 2005）。

筋肉増強サプリメント

　筋肉増強サプリメントには、アミノ酸、HMB、クレアチン、プロホルモン、グルタミン、タンパク質、高カロリー粉末、タンパク質強化飲料および棒状食品などがある。それらを、表24-2に挙げる。

アミノ酸

　タンパク質またはアミノ酸の補給のための粉末剤または錠剤を摂取する必要はなく、勧めるべきではない。タンパク質またはアミノ酸サプリメントの大量摂取は脱水症状、高カルシウム尿症、体重増加を招き、腎臓および肝臓にストレスがかかる可能性がある。単一アミノ酸の摂取またはアルギニンとリジンのように複数のアミノ酸の併用摂取は、ある種の必須アミノ酸の吸収を妨げることもある。食物の代用アミノ酸サプリメントを摂取することにより、タンパク質の豊富な食物に含まれるその他の栄養素、例えば、鉄分、亜鉛、ナイアシン、チアミンが不足することもあるいう懸念も生じる。スポーツ選手およびコーチは、大量のアミノ酸サプリメント摂取のヒトを対象にした臨床試験は行われておらず、安全性の限界も確認されていないことを認識する必要がある。

　医療従事者は、アミノ酸サプリメントの有効な使用法を考案し、スポーツ選手およびコーチと話し合うことが重要である。

分枝鎖アミノ酸（BCAA）

　BCAAは、ロイシン、イソロイシン、バリンであり、それは、体内のタンパク質中の必須アミノ酸（EAA）の35〜40%、筋肉中の総アミノ酸（AA）の14%を占めている。エネルギーを得るために、身体は筋肉を分解してBCAAを得ることもある。ストレス時には、他のどのEAAよりもBCAAが、必要になる。

　トレーニングの前後にBCAAを摂取すると、BCAAはタンパク質の合成を促進し、通常の適応以上に筋肉が増加する。BCAAは、運動誘発性のタンパク質の分解と、筋肉酵素の放出（筋肉損傷の徴候）を抑制するという報告がある。8週間ウエイトトレーニングを行い、その間に14gのBCAAを摂取すると、除脂肪体重が著しく増加することを示す調査結果もある。

　BCAAの含有量は、乳製品と赤身の肉が一番多い。乳清タンパク質と卵のタンパク質のサプリメントも、よい食料源である。

分枝鎖アミノ酸	食料源
ロイシン	肉、乳製品、木の実、豆類、玄米、大豆、全粒小麦
イソロイシン	肉、鶏肉、卵、魚、アーモンド、ひよこ豆、大豆タンパク質、種子
バリン	牛肉、乳製品、大豆タンパク質、穀類、ピーナッツ、マッシュルーム

　ロイシンは、最も迅速に酸化されるBCAAで、最も効果的に膵臓からのインスリンの分泌を引き起こし、高血糖値を低下させ、成長ホルモンの生成を促進する。さらに、ロイシンは、イソロイシン、バリンとともに筋肉を保護し、身体の栄養として作用する。トレーニング後に2g（2000mg）摂取すると、筋肉の修復と回復が促進されると提言する専門家もいる。

βヒドロキシβメチルブチレート（HMB）

　HMBは、体内で合成される重要な化合物で、必須アミノ酸のロイシンの代謝産物である。HMBの経口投与により、若年者と高齢者、トレーニングをしている人としていない人、悪液質の患者に、体重の増加が認められたという臨床試験の結果がある（Wilson JM et al., 2009）。しかし、ほとんどの臨床試験の結果は、筋肉量の有意な増加は認められないというものな

ので、トレーニングを積んだスポーツ選手に対するHMBの補給効果は明らかではない（Palisin and Stacy, 2005）。HMBの補給と運動後の回復に関して、HMBを補給した被験者の場合、ストレス誘発性の筋肉タンパク質の分解が軽減されたという臨床試験結果も、数件あった。HMBの急性投与および慢性投与により、運動誘発性の筋肉の損傷と痛みが軽減されることを示す最近の研究結果がある（Wilson JM et al., 2009）。スポーツ選手を対象に、HMBの運動能力を向上させる効果と回復効果の有効性を確認するために、さらに臨床試験を行うことが必要である。

クレアチン

クレアチンは通常体内で、アルギニン、グリシン、メチオニンから合成されるアミノ酸である。通常、食事性のクレアチンは、牛肉に由来しているが、半分は肝臓および腎臓で合成される。牛肉を食べる人は、1日のクレアチンの食事からの摂取量は約1gである。さらに、体内で1日に約1gのクレアチンが合成されるので、合計で、総生成量は1日約2gである。

健常者では、筋肉クレアチンの約40％は、遊離クレアチンとして存在し、残りはリン酸塩と結合しCPを形成する。体内のクレアチンの約2％が、排泄前に腎臓で毎日分解されてクレアチニンになる。たいていの人の場合、通常、1日のクレアチニンの排泄量は約2gである。菜食主義者のように、筋肉内のクレアチン濃度の低い人は、クレアチンを補給すれば反応すると思われる（Williams, 2006）。

クレアチンは、最もよく研究され人気のあるスポーツサプリメントであり、ウエイトリフティング、100m走、バットの素振り、フットボールのパントのような短期の最大運動のエネルギーの大部分を供給する。クレアチンの供給は、筋肉内のクレアチン濃度を引き上げ、CP再生を促進することによって、ATPの再生を促進する。筋肉内に貯蔵されているクレアチンが枯渇すると、ATP合成は妨げられ、筋肉を動かすために必要な速度で、エネルギーが供給されなくなる。スポーツ競技力の改善は、このATPの再合成に因る。

トレーニング中のクレアチンの補給は、体重つまり筋肉量を増加させる。体重の短期的な増加は、主に水分によるものであるが、抵抗運動中の長期的な増加は筋肉量によるものであると思われる（Williams, 2006）。クレアチンは、90秒を超える運動を強化しないことを示す試験結果がある（Astorino et al., 2005）。しかし、クレアチンの補給が、高強度インターバルトレーニング（HIIT）中の最大下運動の競技力を改善し、持久力が必要なトレーニングと同等の体力を増強するという報告もある（Graef et al., 2009）。

クレアチンの吸収は、インスリンによって促進されると思われる。したがって、クレアチンサプリメントは、炭水化物、アミノ酸、タンパク質と共に、摂取する方が筋肉内のクレアチン濃度が高まる可能性が高い（Buford TW, 2007）。クレアチンは、筋肉に吸収されると、筋肉組織内に取り込まれる。筋肉内のクレアチン貯蔵量は、徐々に減少すると推定されるが、5日間にわたり20gのクレアチンを摂取すると、2〜3か月は高濃度を保つと思われる。

クレアチンの摂取量は2〜5g/日とするというのが、現在の考え方である。ヒトの筋肉のクレアチンの貯蔵には上限があると思われるので、過剰なクレアチンはあまり役に立たないと推定される。クレアチンの補給の長期的有用性とリスクに関するデータはほとんどない。筋肉の緊張と裂傷、脱水症状、腎臓の損傷を発症したスポーツ選手の事例報告がある（Rodriquez et al., 2009）。したがって、米国スポーツ医学会（American College of Sports Medicine）は、18歳以下の青少年のクレアチン摂取に反対している。

ペプチド ホルモン

● **エリスロポエチン**　EPOは、通常、白血病患者、化学療法を受けている患者、腎不全患者のように骨髄抑制のある患者の体内の赤血球産生を持続するために用いる（第36章参照）。スポーツ選手に注射すると、血清ヘマトクリット値と血液の酸素運搬能が上昇し、その結果、$\dot{V}O_2max$が増加し持久力が強化される。EPOは、腎臓で生成されるホルモンなので、エルゴジェニックエイドとしての使用を検出するのは難しい。しかし、新しい血液検査法を用いれば、その使用を検出できる。一般に、ヘマトクリット値の高いスポーツ選手は、EPOの誤用が疑われるため、持久力の必要なスポーツは禁止されている。しかし、国際オリンピック委員会（International Olympic Committee：IOC）に禁止されても、EPOは未だに広く乱用されている。ヘマトクリット値が極めて高く、運動誘発性の脱水症状が認められると、血液の濃度と粘度が上昇し、その結果、冠動脈または脳の血管閉塞、心臓発作、脳卒中が起こることもある。EPOは、血圧またはカリウム値を上昇させる可能性もある。

ヒト成長ホルモン（HGH）は、体内の多数の機能を持ち、生涯を通じて自然に生成される。HGHは、タンパク質の合成を促進し、炭水化物と脂肪の代謝を促進し、ナトリウムの平衡維持を助け、骨と結合組織の代謝回転を促す。HGHの生成は、成長期以後年齢と共に低下する。その分泌量は、食事、ストレス、運動、栄養、薬物によって影響される。HGHは、IOCによって禁止されているが、依然としてスポーツ選手の間で乱用されている。副作用の可能性として、皮膚の変化、黒子の黒ずみ、グルコース代謝と脂質値への悪影響があり、さらに、尖った顎と四角張った額から明らかなように骨の成長への悪影響も考えられる。

プロホルモンとステロイド類

プロホルモンは、ボディビルダーの間で人気があり、プロホルモンは、タンパク同化ホルモンの天然由来の促進剤であると信じているボディビルダーが多い。アンドロステンジオン、4-アンドロステンジオール、19-ノル-4-アンドロステンジオン、19-ノル-4-アンドロステンジオール、7-ケトデヒドロエピアンドロステロン（DHEA）、7-ケトDHEAは、テストステ

ロンなどのタンパク同化ステロイドの天然由来の前駆物質である。アンドロステンジオンは、タンパク同化男性化ステロイドで体力増強と除脂肪体重増加の目的で、テストステロンの血中濃度を増加するために用いるが、この効果が実証された臨床試験の結果はない。理論的には、プロホルモンは、テストステロン濃度を増加させるが、実際には、正常なホルモン濃度を有する若年男性のトレーニング適応に影響を与えるという科学的根拠は得られていない。さらに、プロホルモンは、エストロゲン濃度と低比重リポタンパクコレステロール濃度を増加させ、高比重リポタンパク（HDL）コレステロール濃度を低下させる可能性もある。

● アンドロステンジオン　アンドロステンジオン（andro）は、前駆ホルモン、すなわち女性エストロゲンと男性テストステロンの不活性な前駆物質である。アンドロステンジオンは、テストステロンの活性の約1/7を有し、1回の反応で直接テストステロンに変換される前駆物質で、本来体内で、DHEAまたは17-α-ヒドロキシプロゲステロンから産生される。DHEAよりもアンドロステンジオンの摂取のほうが、テストステロン濃度の上昇は著しいが、それはほんの数時間しか続かず、最大濃度は僅か数分しか続かないことを示す調査結果もある。テストステロン前駆物質の単回投与または反復投与は、血清テストステロン濃度の増加に効果がなく、除脂肪体重、筋力、競技力の改善に有意な変化をもたらさない（Smurawa and Congeni, 2007）。

男性および女性のスポーツ選手に、筋肉の緊張と痙攣、体重増加、座瘡、消化管障害、性欲の変化、月経停止、肝障害、青年期の発育不良などの有害反応が起こる。プロホルモン・サプリメントの摂取は、患者の視床下部・下垂体・性腺軸に変化をもたらす可能性もある。アンドロステンジオン-関連ホルモンは、エストロゲン-関連ホルモンの異常な増加をもたらし、血清エストロゲンの血清濃度の上昇を高め、その結果、前立腺または膵臓の癌発症のリスクを高めると考えられている。HDLの著しい低下が起こり、その結果、心血管系疾患のリスクが高

参考情報 24-3

よく見られる乱用ステロイド類

内服薬

オキシメトロン (Anadrol)
オキサンドロロン (Oxandrin)
メトアンドロステノロン (Dianabol)
スタノゾロール (Winstrol)

ステロイド注射薬

スタノゾロール1 (Sanobolic)
デカン酸ナンドロロン (Deca Durabolin)
フェニルプロピオン酸ナンドロロン (Durabolin)
シピオン酸テストステロン (Depo-Testosterone)
ウンデシレン酸ボルデノン (Equipoise)

表 24-4　スポーツ選手に対する男性ホルモン作用タンパク同化ステロイドの影響

小児	成長期の早期終了
男性	性的欲求の増大、尋常性座瘡、乳房肥大、精巣肥大、不妊
女性	陰核肥大、過剰な体毛
スポーツの競技力	体力と除脂肪体重は増加するが、持久力は向上しない
心血管系	血圧は上昇し、HDL、HDL2、HDL3コレステロール値は低下する
ホルモンの変化	内分泌および免疫機能の障害
肝臓系	紫斑病 (purpura)、肝炎、肝酵素の増加、黄疸、癌
免疫不全者——HIV、AIDS、肝炎患者	注射製剤からの感染症
心の健康	攻撃的行動、気分障害（例えば、うつ状態、軽躁病、精神病、殺人狂、躁病、妄想）の増加
代謝の変化	止血系と尿生殖器の変化、グルコース代謝の変化、免疫系抑制、甲状腺ホルモンの低下
身体	低身長、腱裂傷
皮膚	座瘡、嚢胞、脂っぽい頭皮

AIDS：後天性免疫不全症候群、HDL：高比重リポタンパク、HIV：ヒト免疫不全ウイルス

臨床シナリオ

ベンは、21歳の活発な大学生で、筋肉増強と体脂肪減少に興味がある。身長は170cmで、体重は73kgである。ベンは、自己管理を厳しくしているが、フットボール、バスケットボール、野球の期間中、週末の贅沢として、ピザ1枚、6本入りビール1箱、骨付きの切り身肉、木の実を食べていると言う。週末にトレーニングはしていない。ベンは、抵抗運動と心血管運動のトレーニングを1日2回行い、下記のような食事をしているのに、なぜ、体脂肪が落とせないのか理解できないと言う。

朝食前
タンパク質45gと300kcal入りの「タンパク質バー」を1本

トレーニング後
タンパク質30g入りの「タンパク質飲料」を1本

朝食
液果類とタンパク質60g入りのタンパク質スムージー1杯
乳清タンパク質（タンパク質25g）入りのオートミール1杯

間食
84gのボローニャソーセージまたはハム

昼食
タンパク質168～252g、レタス、トマト入りの七面鳥のサンドイッチ1枚

午後のトレーニング前
タンパク質60g入りの「タンパク質バー」を1本

トレーニング後
タンパク質45g入りの「タンパク質飲料」を1本

夕食
鶏肉1/2、サヤマメ類、オリーブ油入りレタスサラダ

栄養診断
タンパク質バーとサプリメント飲料を頻繁に摂ることにより、タンパク質が過剰に摂取されている。それは、正常な成長と発達のために必要な摂取量が55～75g/日であるのに対して、タンパク質を265g/日摂取していることから明らかである。

栄養管理の演習問題
1. ベンはタンパク質を何g摂取しているか。体重1kg当たりのタンパク質摂取量は何gだろうか。体脂肪を減少させられない要因になっているのだろうか。
2. どのくらいのタンパク質摂取量を彼に勧めるか。それは、正常な成長と発達のための推奨量（RDA）とは、異なるか。彼が摂取可能なタンパク質の健康的な栄養源は、あるか。
3. ベンの週末の贅沢のためのカロリーは、どのくらいか。彼のカロリー必要量を超えていないか。そうであれば、どのくらい超えているか。ベンが摂取するのにもっと相応しい回復飲料の種類は何で、タンパク質の用量はどのくらいか。ベンに、彼のタンパク質バーとサプリメントについて、何を追加質問するか。ベンの食事で、不足している栄養素は、何か。彼の食事にどんな食物を取り入れたら、有益か。
4. ベンが週末にできる変更は、他に何があるか。体脂肪を減らし良好な体重管理のために役立つ食物と運動は何か。

まる（Dhar et al., 2005）。このように長期使用によるリスクの可能性があるので、アンドロステンジオンの摂取は思慮に欠ける行為と言える。科学的支持が得られるまでは、アンドロステンジオンを、スポーツ選手のための有効で安全なエルゴジェニックエイドであるという前提で販売するべきではない。明らかに、青年および出産年齢の女性は使用すべきではない。1998年、アンドロステンジオンは、IOCと、NFLおよびNCAAなどのアマチュア/プロ選手の組織団体による禁止薬物リストに加えられた。

デヒドロエピアンドロステロン（DHEA）は、弱い男性ホルモンで、デヒドロエピアンドロステロン3サルフェート（DHEA-S）の産物であり、テストステロンの濃度を上げるために用いられる。また、テストステロンおよびジヒドロテストステロンの前駆物質でもある。DHEA-Sは、ヒトの循環血中に最も豊富に含まれている副腎ホルモンであるが、その生理的役割はあまり解明されていない。DHEAは、成人早期に最大濃度に達するため、「若さの泉」ホルモンと表示されている。加齢と共に減少するが、それは脂肪の蓄積量増加と心疾患のリスク増大を伴う。40～80歳の人々を対象に、DHEAの血漿濃度の増加と活力、健康、満足感の向上との間に明らかな相関関係があることを示す研究結果が数件ある。肝臓からのコルチゾール量を50％低下させることによって、DHEAは同化作用を発揮すると思われる。筋肉組織でも同様のことが起こっているとすれば、この同化作用はタンパク同化ステロイドの作用に匹敵するが、現在、これを証明するものはない。

DHEAの補給によって、男性のテストステロン濃度が上昇したり、体力が増加したりすることはないが、女性のテストステロン濃度が上昇し、男性化作用が認められることもある。DHEAは、いくつかの異なったホルモンの経路をたどることがあり、その経路のひとつは、現存する他のホルモンの濃度などいくつかの因子に依存している。DHEAは、体内でいくつかの経路をたどり、性ステロイドの経路に沿ってある種の酵素と相互作用する。その結果、男性型脱毛症、前立腺肥大、座瘡に関連するデヒドロテストステロンなど、あまり望ましくないテストステロンの副産物に変化することもある。

最近まで、DHEAは処方薬であったが、現在は店頭で販売

されている。市販のDHEA製品の分析により、そのラベル表示量と実際の含有量に劇的な差があることが確認されている。

スポーツ競技力に対するDHEA摂取の有用性は、まだ確立しておらず、長期摂取の影響は不明である。長期摂取の安全性がまだ確立していないので、男性の長期摂取が前立腺の過形成を促進し、前立腺癌にさえ至らしめることがあるのではないかと懸念されている。DHEAは、テストステロン-エピテストステロン比を変え、IOC、U.S.オリンピック委員会、NFL、NCAAの設定値の6:1を超える可能性があるので、スポーツ選手の使用には推奨できない。

● **ステロイド** 男性ホルモン作用タンパク同化ステロイド（AAS）には、スポーツ選手の競技力と外観を強化するあらゆる男性ステロイドホルモン、その合成誘導体、活性代謝物が分類される（DiLuigi et al., 2005）。AASは、1950年のオリンピックでその使用が報告され、1967年に禁止された。ステロイド類は、経口投与または筋注用製剤として用いられる。

筋力、体格、性欲を増強させるという社会的な先入観の結果、これらの薬剤の合法および非合法な使用が増えている。元来、タンパク同化作用を高めるために治療薬として創られたAASだが、青年および女性の間で、治療以外の目的で使用されている（DiLuigi et al., 2005）。事例証拠によると、スポーツ選手（20%～90%）、特にプロおよびプロ級のアマチュア選手の間では、タンパク同化ステロイドが広く使用されている。男子高校生の間の使用率は約5%～10%で、大学のスポーツ選手の使用率はそれよりわずかに高い。複数のステロイドを同時に治療用量の10～100倍の用量で、過剰に使用することは、「積み重ね」（乱用）として知られている（Trenton and Currier, 2005）。一般的な乱用ステロイド類の表は、参考情報24-3を参照。

これらの薬剤をスポーツ選手が短期的に摂取すると、体力と体重が増加する。タンパク同化作用は、筋肉量の増加、骨密度の上昇、血液細胞産生量の増加、体脂肪の低下、心臓、肝臓、腎臓の大きさの増大、声帯の変化、性欲上昇などを招く。タンパク同化ステロイドは、骨格筋のタンパク質合成を促進し、分解産物反応を抑制する。しかし、筋肉量と体力の増強は、ステロイド投与中に、高タンパク質、高カロリー食を継続して摂っているスポーツ選手にのみ観察される。男性ホルモン（アンドロゲン）作用とは、男性の二次性徴の発現、生殖器の大きさと機能の変化、腋毛、陰毛、顔ひげの成長に関わるものである（Trenton and Currier, 2005）。ステロイドの使用による有害事象は、特に、女性の場合、不可逆的なものもある（表24-4）。

ウェブサイトの有用情報

American College of Sports Medicine
www.acsm.org

American Council on Exercise
www.acefitness.org

American Sport Education Program
www.americanrunning.org

Australian Institute of Sport
www.ausport.gov.au

Drug Free Sport
http://www.drugfreesport.com

Gatorade Sports Science Institute
www.gssiweb.com

Informed-choice
www.informed-choice.org

International Society of Sports Nutrition
www.theissn.org

Sports and Cardiovascular and Wellness Dietitians Dietetic Practice Group of the American Dietetic Association
www.scandpg.org

Sport Science
www.sportsci.org

引用文献

Achten J, Jeukendrup AE: Optimizing fat oxidation through exercise and diet, *Nutrition* 20:716, 2004.

Anderson LL, et al: Effect of resistance training and combined with timed ingestion of protein muscle fiber size and muscle strength, *Metabolism* 54:151, 2005.

Astorino T, et al: Is running performance enhanced with creatine serum ingestion? *J Strength Cond Res* 19:730, 2005.

Backhouse SH, et al: Effect of carbohydrate and prolonged exercise on affect and perceived exertion, *Med Sci Sports Exerc* 37:1768, 2005.

Baker LB, et al: Sex differences in voluntary fluid intake by older adults during exercise, *Med Sci Sports Exerc* 37:789, 2005.

Bishop D: Dietary supplements and team-sport performance, *Sports Med* 40:995, 2010.

Buford TW, et al: International Society of Sports Nutrition position stand: creatine supplementation and exercise. *Int Soc Sports Nutr* 30:4, 2007

Byars A, et al: The influence of a pre-exercise sports drink (PRX) on factors related to maximal aerobic performance, *J Int Soc Sports Nutr* 7:12, 2010.

Byrne C, et al: Water versus carbohydrate electrolyte replacement during loaded marching under heat stress, *Mil Med* 170:715, 2005.

Cannell JJ, et al: Athletic performance and vitamin D, *Med Sci Sports Exerc* 41:1102, 2009.

Dhar R, et al: Cardiovascular toxicities of performance-enhancing substances in sports, *Mayo Clin Proc* 80:1307, 2005.

DiLuigi L, et al: Androgenic-anabolic steroids abuse in males, *J Endocrinol Invest* 28:81S, 2005.

Foster GD, et al: A policy-based school intervention to prevent overweight and obesity, *Pediatrics* 121:e794, 2008.

Graef JL, et al: The effects of four weeks of creatine supplementation and high-intensity interval training on cardiorespiratory fitness: a randomized controlled trial, *J Int Soc Sports Nutr* 6:18, 2009.

Havemann L, et al: Fat adaptation followed by carbohydrate loading compromises high intensity sprint performance, *J Appl Physiol* 100:194, 2005.

Heaney S, et al: Comparison of strategies for assessing nutritional adequacy in elite female athletes' dietary intake, *Int J Sport Nutr Exerc Metab* 20:245, 2010.

Hew TD: Women hydrate more during a marathon race: hyponatremia in the Houston Marathon: a report on 60 cases, *Clin J Sport Med* 15:148, 2005.

Howatson G, et al: Influence of tart cherry juice on indices of recovery following marathon running, *Scand J Med Sci Sports* 37:843, 2010

Hulmi JJ, et al: Protein ingestion prior to strength exercise affects blood hormones and metabolism, *Med Sci Sports Exerc* 37:1990, 2005.

Institute of Medicine (IOM), Food and Nutrition Board: *Dietary reference intakes (DRIs) for water, potassium, sodium and chloride and sulfate*, Washington, DC, 2004, National Academies Press.

Institute of Medicine (IOM), Food and Nutrition Board: *Dietary Reference Intakes for Calcium and Vitamin D*, Washington, DC, 2011, National Academies Press.

Kerksick C, Leutholz B: Nutrient administration and resistance training, *J Int Soc Sports Nutr* 2:50, 2005.

Kristiansen M, et al: Dietary supplement use by university athletes at a Canadian university, *Int J Sports Nutr Exerc Metab* 15:195, 2005.

Kuehl KS, Perrier ET, Elliot DL, Chesnutt JC: Efficacy of tart cherry juice in reducing muscle pain during running a randomized controlled trial, *J Int Soc Sports Nutr* 7:17, 2010.

Larson-Meyer DE, Willis KS: Vitamin D and athletes, *Curr Sports Med Rep*, 9:220, 2010

Lin-Wu CL, Williams C: A low glycemic index meal before exercise improves endurance running capacity in men, *Int J Sport Nutr Exerc Metab* 16:510, 2006.

Malinauskas BM, et al: Supplements of interest for sport-related injury and sources of supplement information among college athletes, *Adv Med Sci* 52:50, 2007.

Maughan RJ: Contamination of dietary supplements and positive drug tests in sport, *J Sports Sci* 23:883, 2005.

Millard-Stafford M, et al: Recovery from run training: efficacy of a carbohydrate-protein beverage? *Int J Sport Nutr Exerc Metab* 15:610, 2005.

Murray R: Fluids, electrolytes, and exercise. In Danford M, editor: *Sports nutrition: a practice manual for professionals*, ed 4, Washington, DC, 2006, American Dietetic Association.

Neiper A: Nutritional supplement practices in UK junior national track and field athletes, *Br J Sports Med* 39:645, 2005.

Noakes TD, et al: Three independent biological mechanisms cause exercise-associated hyponatremia: evidence from 2,135 weighed competitive performances, *Proc Natl Acad Sci* 102:18550, 2005.

Palisin T, Stacy JJ: Beta-hydroxy-methylbutyrate and its use in athletics, *Curr Sports Med Rep* 4:220, 2005.

Peake J: Heat, athletes and immunity, *Am J Lifestyle Med* 4:320, 2010.

Pennings B, et al: Exercising before protein intake allows for greater use of dietary protein—derived amino acids for de novo muscle protein synthesis in both young and elderly men, *Am J Clin Nutr* 93(2)322, 2010.

Pialoux V, et al: Effects of acute hypoxic exposure on prooxidant/antioxidant balance in elite endurance athletes, *Int J Sports Med* 30:87, 2009.

Pialoux V, et al: Antioxidant status of elite athletes remains impaired 2 weeks after a simulated altitude training camp, *Eur J Nutr* 49:285, 2010.

Pigeon WR, et al: Effects of a tart cherry juice beverage on the sleep of older adults with insomnia: a pilot study, *J Med Food* 13:579, 2010.

Rodriguez NR, et al: Position of the American Dietetic Association, Dietitians of Canada, and the American College of Sports Medicine: nutrition and athletic performance, *J Am Diet Assoc* 109:509, 2009.

Sinclair L, Hinton P: Prevalence of iron deficiency with and without anemia in recreationally active men and women, *J Am Diet Assoc* 105:975, 2005.

Smith AE, et al: Effects of beta-alanine supplementation and high-intensity interval training on endurance performance and body composition in men: a double-blind trial, *J Int Soc Sports Nutr* 6:5, 2009.

Smurawa TM, Congeni JA: Testosterone precursors: use and abuse in pediatric athletes, *Pediatr Clin North Am* 54:787, 2007.

Stofan J, et al: Sweat and sodium losses in NCAA football players: a precursor to heat cramps? *J Sport Nutr Exerc Metabol* 15:641, 2005.

Trenton AJ, Currier GW: Behavioral manifestations of anabolic steroid use, *CNS Drugs* 19:571, 2005.

Van Hamont D, et al: Reduction in muscle glycogen and protein utilization with glucose feeding during exercise, *Int J Sport Nutr Exerc Metabol* 15:350, 2005.

Watson TA, et al: Antioxidant restriction and oxidative stress in short-duration exhaustive exercise, *Med Sci Sports Exerc* 37:63, 2005.

Williams M: Dietary supplements and sports performance: metabolites, constituents, and extracts, *J Int Soc Sports Nutr* 3:1, 2006.

Williams M: Dietary supplements and sport performance: minerals, *J Int Soc Sports Nutr* 2(1):43, 2005.

Wilson JM, et al: Acute and timing effects of beta-hydroxy-beta-methylbutyrate (HMB) on indirect markers of skeletal muscle damage, *Nutr Metab* 6:6, 2009.

Wilson M, et al: Effect of glycemic index meals on recovery and subsequent endurance capacity, *Int J Sports Med* 30:898, 2009.

Wong SH, et al: Effect of preexercise glycemic-index meal on running when CHO-electrolyte solution is consumed during exercise. *Int J Sport Nutr Exerc Metab* 19:222, 2009.

第25章

カレン・チャップマン-ノヴァコフスキ
(Karen Chapman-Novakofski, PhD, RD, LDN)

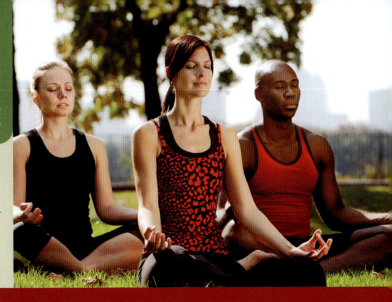

栄養と骨の健康

重要用語

25-ヒドロキシビタミンD（カルシジオール）(25-hydroxy vitamin D)
1,25-ジヒドロキシビタミンD$_3$（カルシトリオール）
　(1,25-dihydroxy vitamin D$_3$)
加齢原発性骨粗鬆症年 (age-related primary osteoporosis)
ビスフォスフォネート (bisphosphonates)
骨密度測定 (bone densitometry)
骨塩量 (bone mineral content (BMC))
骨密度 (bone mineral density (BMD))
骨モデリング (bone modeling)
骨リモデリング (bone remodeling)
カルシウムホメオスタシス (calcium homeostasis)
カルシトニン (calcitonin)
骨梁骨 (cancellous bone)
皮質骨 (cortical bone)
エストロゲン・アンドロゲン欠乏性骨粗鬆症 (estrogen-androgen
　deficient osteoporosis)
エストロゲン受容体(ER) (estrogen receptor)

エストロゲン補充療法(ERT) (replacement therapy)
ハイドロキシアパタイト (hydroxyapatite)
副甲状腺ホルモンの間欠投与 (intermittent parathyroid hormone
　(PTH) therapy)
類骨 (osteoid)
骨芽細胞 (osteoblast)
オステオカルシン (osteocalcin)
破骨細胞 (osteoclast)
骨細胞 (osteocyte)
骨軟化症 (osteomalacia)
骨減少症 (osteopenia)
骨粗鬆症 (osteoporosis)
副甲状腺 ホルモン (parathyroid hormone (PTH))
最大骨量 (peak bone mass (PBM))
続発性骨粗鬆症 (secondary osteoporosis)
選択的エストロゲン受容体修飾薬 (selective estrogen receptor
　modulator (SERM))
海綿骨 (trabecular bone)

　骨格の発達と維持、すなわち骨の健康には、十分な栄養が不可欠である。骨粗鬆症や骨軟化症（ビタミンDおよびカルシウムの欠乏による石灰化障害が起こっている状態）のような骨の疾患は、様々な病因が絡み合っているが、これらの疾患の発症は、生涯を通じて適切な量の栄養素を摂取することにより、抑制できる。そのうち、骨粗鬆症は最もよく見られる疾患で、生産性と生活の質が破壊される。

　米国の高齢者（65歳以上）数は、2020年までに人口のほぼ25％に達すると推定される。米国の平均余命は、概して女性81歳、男性74歳である。このように、米国では、高齢者数が増加するにつれて、股関節の骨折を併発する骨粗鬆症は、医療費、罹患率、死亡率の点で、ますます重要な問題になってきている。骨粗鬆症の発症後、骨形成のための栄養素の摂取が必要になるが、青年期および成人期の骨形成のための栄養素の適切な摂取（AI）の有益性は大きい。

骨の構造と生理

骨とは、大腿骨といった器官と、海綿骨組織といった組織の両方を意味する用語である。それぞれの骨には海綿骨と皮質骨という2つの主要な骨組織がある。

この2つの組織は、成長期（身長増加期）に骨モデリングを行い、成長が止まると、骨リモデリングを行う。

骨の組成

骨は、コラーゲン原線維を主体とする有機基質（類骨）から成り、カルシウム塩とリン酸塩がハイドロキシアパタイト結晶中でヒドロキシルイオンと結合し沈着している。コラーゲンの太綱様の抗張力と、ハイドロキシアパタイトの硬さが合わさり、骨に大きな強度が生まれる。骨基質の成分は、他に、オステオカルシン、オステオポンチンなどの基質タンパク質がある。

骨組織の種類

骨格の約80％は、緻密骨、すなわち皮質骨組織で構成されている。長骨の骨幹は主に皮質骨で、オステオン（骨単位）あるいはハバース系によって構成され、継続的（連続的）だが、ゆっくりとしたリモデリングを行い、海綿骨の緻密な周辺の骨層板の外側の骨膜層と、内側の骨内膜層から成っている。骨格の残りの20％は、海綿骨（骨梁骨）組織で、長骨のこぶ状の膨らんだ骨端、骨盤の腸骨稜、手根骨、肩甲骨、脊椎骨、骨髄を覆う骨の部分に存在する。骨梁骨は、骨片が相互に連結し海綿状の外観を持つ開放的な構造であるため、皮質骨よりも密度が低い。したがって、海綿骨とも呼ばれる。

複雑に連結している海綿骨組織の構成要素（骨小柱と骨梁）は、長骨の皮質骨組織外層を支える。さらに、その大きな表面は、骨髄からの循環体液に曝され、皮質骨組織よりも遙かに多数の細胞で満たされている。したがって、海綿骨組織の方が、皮質骨組織よりもエストロゲンまたはエストロゲンの欠乏の影響を過剰に受ける（図25-1）。高齢者の海綿骨組織の喪失は、骨折の発症、特に、脊椎骨折発症の大きな要因である。

骨細胞

骨芽細胞は、骨組織の形成と産生を担い、破骨細胞は、骨の再吸収、分解を司る（本章後半の骨モデリングと骨リモデリングも、参照）。これら2種類の細胞の機能を、表25-1に挙げる。

骨細胞には、他に2つ重要な細胞があるが、それは骨細胞と休止期骨芽細胞（不活性な骨芽細胞）で、いずれも骨芽細胞から派生する。骨芽細胞と破骨細胞の起源は、骨髄にみられる原始前駆細胞であり、現在では、成熟した機能細胞になるための分化過程の一環として、ホルモンおよび成長因子の刺激を受けることが知られている。

軟骨

胎芽では、軟骨は、当初暫定的な骨格であり、成熟した骨基質へと発達する。成人になると、軟骨は、鼻および耳などの柔軟な支持組織になる。軟骨は、骨ではなく、血管新生化はされず、石灰化もされない。

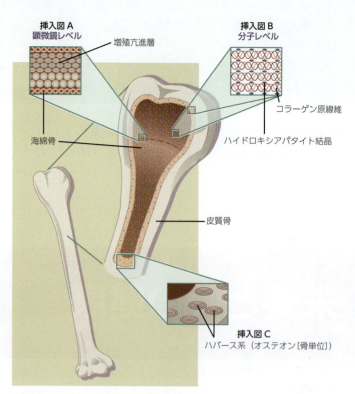

図25-1 長骨の構造の説明図（脛骨などの長骨を長軸方向に二等分したもの）。長骨骨端には海綿骨（網状）組織が多いが、骨幹は皮質骨組織が優勢である。
A 成長板（骨端）を拡大した断面（約100倍）および下層のコインのように積み重なった軟骨細胞を含む増殖亢進層。この層の石灰化により一次海綿骨が生じ、その後骨芽細胞と破骨細胞によって成熟海綿骨組織の原型が作られる（この領域では軟骨が骨に置換される）。
B 石灰化した沈殿物（濃い色の球体）で囲まれるコラーゲン分子（三重らせん）の断面図（倍率：約100万倍）。このコラーゲン-ミネラル複合体は、海綿骨および皮質骨のいずれの組織にも存在する。
C 長骨骨幹中央の横断図（倍率：10倍）。皮質骨組織のこの断面は、骨幹軸に並走するハバース系（オステオン（骨単位））の垂直断面を含み、多くは骨幹の端から端までハバース系をを広げるために必要である。各オステオン（骨単位）の中心には、骨組織に栄養素や酸素を供給する動脈、老廃物を除去する静脈、求心性の中継を脳に戻す神経を入れる管腔がある。
（版権：John J. B. Anderson and Sanford C. Garner）

カルシウムホメオスタシス

骨組織は、身体の他の組織が用いるカルシウムなどのミネラルの貯蔵庫となる。カルシウムホメオスタシスは、血清のカルシウム濃度を一定に保つ過程である。食事が不適切な場合、身体は、この骨組織のカルシウム供給源をほぼ完全的に頼っている。

表 25-1	
骨芽細胞の機能と破骨細胞の機能	
骨芽細胞	破骨細胞
骨形成	骨吸収
基質タンパク質の合成：1型コラーゲン(90%)；オステオカルシンなど(10%)	酵素や酸(H^+)の分泌による骨組織の分解
石灰化	
相互連絡：骨芽細胞に作用するサイトカインの分泌	相互連絡：破骨細胞に作用する酵素の分泌

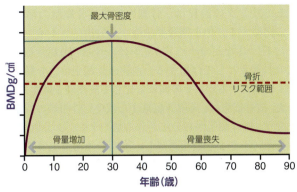

図25-2 女性の骨の前期増加と後期喪失。通常、30歳までに最大骨密度(BMD)に到達する。およそ50歳あるいはその数年以内に閉経が起こる。閉経後の女性は、一般に60歳を過ぎると、骨折のリスク範囲に入る。男性のBMDは、もっと穏やかに下降し、50歳から低下が始まる。
(版権：John J. B. Anderson and Sanford C. Garner)

骨組織は、また、若年期のモデリングと骨格成長(身長増加)後のリモデリングを通じて骨代謝回転を行うため、絶えず変化している。

体内のカルシウムの99％は骨格内に存在しているが、残りの1％は、生命維持のために重要な様々な過程に欠くことのできない役割を果たしている。血中およびその他の細胞外体液のカルシウム濃度は、身体の要求によってカルシウムの摂取と排泄のバランスをとる複雑なメカニズムによって調節されている。カルシウムの摂取が適切でなければ、その設定濃度（約10mg/dL）にカルシウムイオンの血清濃度を保つために、骨からミネラルを引き出して、ホメオスタシスを保つ。カルシウムの必要量によって、2つの主要な骨格の供給源からカルシウムを引き出すことによってホメオスタシスは保たれる。1つは、骨液中に存在する、すぐに動員できるカルシウムイオンによって、もう1つは、骨組織自体から破骨細胞の吸収によってである。骨格カルシウムイオン（骨の出入り）の毎日の代謝回転率は驚くほど高く、それによって、カルシウムホメオスタシスにおける骨組織の活発な活動は支持されている。

血中カルシウム濃度は、2つのカルシウム調節ホルモン、副甲状腺ホルモン（PTH）と1,25 ジヒドロキシビタミンD_3（カルシトリオール）とによって調節されている。骨格および腎臓に対する直接作用と、腸内の間接作用によって、PTHはカルシウムホメオスタシス全体に寄与している。副甲状腺ホルモン(PTH)の間欠投与は、骨芽細胞の寿命を伸ばすことによって骨形成に寄与する。しかし、PTHの高濃度が継続すると、骨量減少を招く（Kousteni and Bilezikian, 2008）。

また、活性型ビタミンD（カルシトリオール）も、小腸の上半分における腸管からのカルシウム吸収を促進することによって、カルシウム調節の役割を果たしている。ビタミンDは、PTHと共に作用し、カルシウムの血中濃度を維持するために、骨からのカルシウムの放出を高める。ビタミンDは、第一に皮膚の前駆物質と日光との相互作用により得られ、第二に食事から得られる。また、カルシトリオールは、骨芽細胞に直接作用を及ぼし、新規骨形成に必要な骨基質タンパク質などの局所因子形成を促進し、骨の分解を抑制する。ビタミンDの最適な摂取量と血中濃度は、まだ検討中である（第3章と第8章参照）。

骨モデリング

骨モデリングは、成人身長に達するまでの骨格の成長に当てはめる用語である。例えば、骨モデリング中に、長骨は、その構造の内部で大きく変化し外部へ拡張していくことによって、伸長し幅広くなる。骨モデリング中に、まず、新しい骨組織の形成が起こり、その後旧組織が吸収される。長骨では、末端の骨端(過剰増殖を行う成長板)と骨層板の周辺で、成長が起こり、それぞれの箇所で、細胞が分裂し新しい骨組織の形成に寄与する(図25-1参照)。

骨モデリングは、通常、女性は16～18歳で、男性は18～20歳で完了する。成長（身長増加）が止まってからは、骨組織の増殖は、骨緻密化として知られる過程によって継続すると思われる。骨格は、若年期には主として成長するが、晩年期の骨量の低下は避けられない(図25-2)。

骨リモデリング

骨格の成長が完了した後、骨は引き続き骨格に負荷がかかるとそれに応じて変化する。骨は、生活習慣の因子と食事の摂取量の変化に適応し、細胞外体液中のカルシウム濃度を維持し、徐々に起こる顕微鏡的骨折を修復する。骨リモデリングは、骨が破骨細胞の作用による吸収と骨芽細胞の作用による再形成を絶え間なく行う過程のことである。大部分は、海綿骨中、特に、最も体重の負荷がかかる部位の海綿骨中で起こる。健康な若年成人では、骨の吸収過程と形成過程は、密接に連動して、骨量の増減のバランスが保たれている。

高齢者の骨量減少では、骨のリモデリングの2つの過程が連動せず、形成よりも吸収が多くなり、その結果、骨量が減少する。月経閉止後、破骨細胞の活動の独壇場となり、海綿骨は最も減少する。

リモデリングの過程は、骨髄の前駆破骨細胞の活性化によって開始する。休止期骨芽細胞から放出されるインターロイキン（IL）-1などのサイトカインは、骨髄の前駆幹細胞の活性化の引き金として作用する。前駆破骨細胞は、骨髄から骨の表面に移行するが、その間に分化して成熟破骨細胞になる。その後、破骨細胞は、海綿骨組織または皮質骨組織の特定の領域を覆う。破骨細胞から分泌される酸やタンパク分解酵素は、骨の表面に小さな空洞を形成し、海綿骨または皮質骨の表面の骨のミネラルと基質を吸収する。この吸収過程は迅速で、数日間で完了するが、骨芽細胞によるこれらの空洞の補充は時間がかかる（すなわち、高齢者では3～6か月か、年単位か、さらにもっと時間がかかることもある）。

再構築または形成段階は、骨髄の前駆幹細胞由来の骨芽細胞によるコラーゲンなどの基質タンパク質の分泌を伴う。コラーゲンは重合して、3本鎖の成熟した線維を形成し、その他の基質タンパク質は分泌される。数日以内に、カルシウム塩とリン酸塩がコラーゲン原線維上に沈着を開始し、ハイドロキシアパタイト結晶が形成される。すべての骨の表面の約4％は、常時、リモデリングに関わっており、骨格中で絶えず新しい骨が再生されている。成熟した骨格でも、骨は常に変化する組織である。正常な骨代謝回転を、図25-3に図示する。

吸収段階と形成段階のバランスが取れているときは、形成段階の完了時に、吸収段階の開始時と同量の骨組織が存在する。骨格リモデリングの利点は、微小骨折のない骨の再生である。しかし、食事性カルシウム量が少ないと、PTHの血中濃度が常に上昇するため、破骨細胞による吸収量の方が骨芽細胞による形成量よりも多くなる（図25-4）。大量の骨組織が除去され、通常、十分に置き換えられない。その結果、最終的に、骨塩量（BMC）と骨密度（BMD）が減少する。

破骨細胞の活性化を促進するというPTHの作用は、エストロゲンによって相殺される。エストロゲンは、PTHに対する骨芽細胞の反応性を低下させる。PTHは、直接、骨芽細胞に作用し、IL-6などのサイトカインの産生を増加させ、次に、それらが破骨細胞の骨の吸収を促進する。皮質骨は、PTHが促進するサイトカインの産生を阻止する（図25-5を参照）。痕跡器官のホルモンであるカルシトニンは、破骨細胞の活性（吸収）を直接抑制すると思われるが、ヒトにおけるその生理的役割の意義は不明である。

オステオカルシンと骨マーカー

オステオカルシンは、骨芽細胞由来のタンパク質である。骨基質では、オステオカルシンは、石灰化過程に関与し、恐らく結晶の形成を阻止し、過石灰を防ぐ。その血中濃度の解釈は、形成と吸収の両方に関与しているという事実があるため、混乱しているが、それは、通常、異なるいくつかの骨格で同時に起こる。骨折リスクの予測マーカーとして使用するのは難しい。骨芽細胞によって直接循環血に分泌されるオステオカルシンもあり、骨とエネルギー代謝との相互関係に関与している。レプチンが骨芽細胞の機能に影響し、次にオステオカルシンが、インスリンの分泌と感受性の増大、エネルギー消費の増加、体脂肪量の減少を通じて、エネルギー代謝に影響を及ぼす（Hinoi et al., 2009）。

骨マーカーは、骨代謝回転に対する薬物療法の有効性の調査とモニタリングに用いる。血漿骨特異的アルカリホスファターゼは、骨形成のマーカーであるが、血漿総アルカリホスファターゼ値が用いられることもある。

骨吸収マーカーには血漿中架橋コラーゲンテロペプチド、尿中N-テロペプチド、血漿中酒石酸-抵抗性酸性ホスファターゼなどがある。

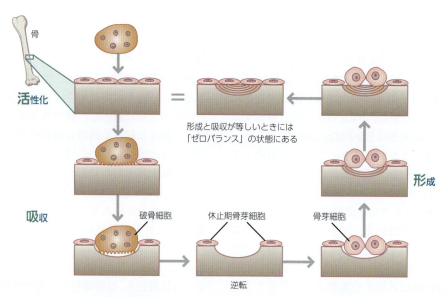

図25-3　健康な成人の正常な骨代謝回転。（版権：John J. B. Anderson and Sanford C. Garner）

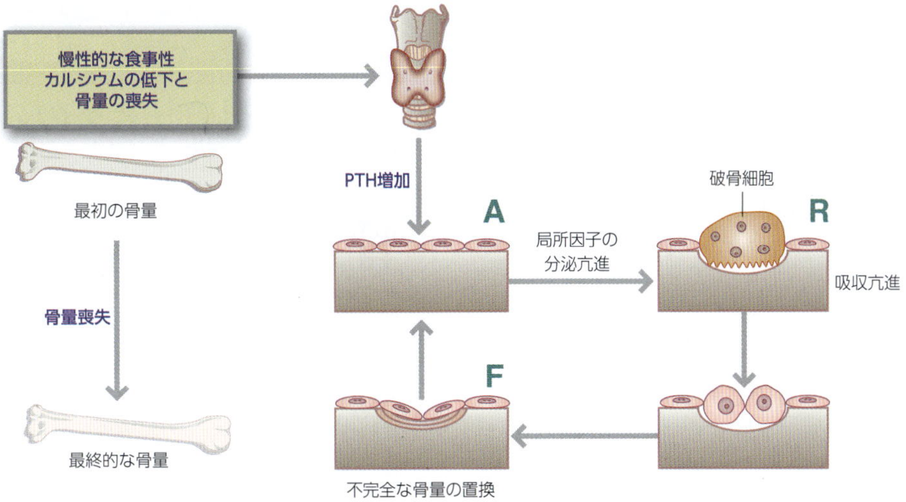

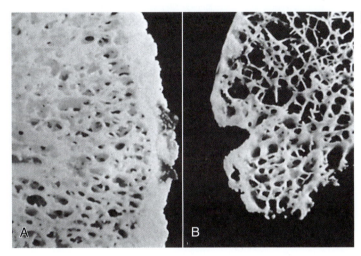

図25-4 骨量に対する副甲状腺ホルモン(PTH)の血清濃度の継続的な上昇の影響；これは、PTHの作用に拮抗するエストラジオールの影響も包含している。（版権：John J. B. Anderson and Sanford C. Garner）

図25-5 正常な骨(**A**)と骨粗鬆症の骨(**B**)の違い
(出典：Maher AB et al: Orthopaedic nursing, Philadelphia, 1994, Saunders)

骨量

骨量は、骨密度(BMD)ではなく骨塩量(BMC)を表す一般用語である。骨塩量(BMC)は、成長（身長増加）が停止する前に蓄積された骨量の評価に適しており、骨密度(BMD)は、発育段階が完了した後の骨について述べる時に用いられる。これら2つの測定値は区別なく用いられることも多いが、成人の骨量変化のモニタリングにはBMDの有用性の方が高い。しかし、BMCもBMDも、骨組織の微小の（3次元の）構造の質（すなわち、骨折のリスク指標）に関する情報は提示しない。

骨量の蓄積

小児期、思春期、成人早期の成長期には、骨形成の方が骨吸収を上回る。30歳ぐらいで最大骨量(PBM)に達する（図25-2参照）。女性は18歳までに、男性は20歳までに、長骨の縦方向の成長は止まるが、その後数年、骨硬化という過程により骨量は蓄積し続ける（すなわち、長骨の骨幹中の骨単位の充満）。BMDの獲得が停止する年齢は、食事だけでなく身体活動により様々である。

最大骨量

男性の方が、女性よりも体格が大きいため、PBMも大きい。BMCは、通常、女性の方が低いが、BMDは必ずしもそうではない。

体組成の除脂肪成分と脂肪成分は、骨量のこのような差の一因となっている。BMDは、黒人やヒスパニック系の方が、白人やアジア系よりも大きいが、それは、筋肉量が多いこと、体重の違い、生活習慣因子、食事摂取量に起因している(Pothiwala et al., 2006)。遺伝的な因子も、PBMの蓄積量に影響している。

PBMは、エネルギー、タンパク質、カルシウム、リン、ビタミンDとKの適切な摂取に関連している。骨形成は、胎生期に始まるので、小児の将来のPBMの指標として、母体の栄養と健康にもっと注意を払うべきである(Prentice et al., 2011)。

身体活動もPBMに影響する。小児の運動は、かけっこ、スキップ、ジャンプなど地面反力を使う運動も含めるべきである。強化運動の重要性は調査継続中である。PBMを増大するための身体活動を開始する最適な時期は、はっきりしない。

体重は、BMDと正の関連を示し、恐らく脂肪量と除脂肪量に負っている（Reid, 2008）。PBMは、神経性無食欲症の患者（Misra and Klibanski, 2006）だけでなく慢性疾患の患者でも低下する。

骨量の喪失

年齢は、BMDの重要な決定要因である。40歳くらいから、男女ともBMDは徐々に減り始めるが、50歳以後、または月経停止後の女性の骨量減少は著しい。閉経後の女性では、その後も継続して減少し、以後10年間の減少率は年に1%～2%である。男性の骨量も引き続き減少するが、その率は70歳までは同年齢の女性に比べて極めて低い。70歳以後の減少率は男女ともほぼ等しくなる。骨量の喪失は、骨リモデリングを司るホルモン依存性のメカニズムが変化するために起こる。

皮質骨組織と海綿骨組織の加齢のパターンは異なる。皮質骨の減少は、最終的にプラトーになり高齢期には停止することもある。海綿骨の骨量減少は、男女とも40歳という比較的若い時から始まる。閉経前の女性では、海綿骨の減少量の方が皮質骨の減少量よりも遥かに多い。月経閉止後の女性では、いずれの骨の喪失量も急激に増加するが、海綿骨の減少率の方が皮質骨の減少率よりも遥かに高い。正常な骨と骨粗鬆症の骨の違い――皮質骨組織と海綿骨組織――を図25-6に示す。

年に2～3%という急激な骨量の減少は、閉経後5～10年の間続き、それ以後、徐々に低下し、年に0.5～1%になる。閉経後の女性で、骨の減少率がもっと高い場合もある（図25-7）。女性の年齢がわかれば、脊椎の骨量は予想できる（**臨床上の有用情報**「股関節骨折のリスクの高い閉経後の女性」を参照）。

男女を問わず加齢による通常の骨量減少は、コラーゲン、オステオカルシン、オステオポンチンなどの基質タンパク質の産生低下のような骨芽細胞の機能低下に起因している。リモデリング過程の脱共役の結果、分化の増加を伴い破骨細胞の吸収が形成を上回っている。男性の骨量減少は、高齢期、通常、60～79歳に加速する。

男性の骨量減少の理由は、女性の場合と極めて似通っており、年齢によるだけでなく、基礎疾患または薬物療法に関連性がある場合とない場合がある。二重エネルギーX線吸光分光法（DEXA）を用いて、多くの男性を検査し診断するにつれて、男性の骨量低下と骨粗鬆症の発生率が増えてきている。骨粗鬆症性骨折の39%が男性であると推定される（Khosla, 2010）。

骨塩量と骨密度（BMD）の測定

骨密度測定では、1本あるいは2本の単一エネルギーX線管によって産生される光子の組織吸収に基づいて、骨量を測定する。ほとんどの病院および多くの診療所で、全身と、腰椎および近位大腿骨（臀部）のような局所の骨格部位の測定に、

臨床上の有用情報

股関節骨折のリスクの高い閉経後の女性

骨の状態のモニタリングと骨量減少の予防策をとるために、できるだけ早く、骨粗鬆症を発症するリスクのある女性を見つけ出すことが重要である。(BMD)が低いことが、骨粗鬆症の主要リスク因子なので、BMDの評価は、臨床上有用である。年齢、身長、体重、喫煙、飲酒、薬物の使用、カルシウムの摂取、運動、体格、特定の骨マーカーなどの単数または複数のリスク因子に基づく骨の状態の評価は、あまり正確ではない。骨密度測定によるBMDの方が、臨床上有用である。一般に、全身のBMDと、近位大腿骨および腰椎のような局所部位のBMDは、二重エネルギーX線吸光分光法で測定する。

更年期（エストロゲン欠乏前）の、骨折のリスクの高い女性のBMD測定値は、その後、エストロゲンと骨量の低下が進んだときの測定値に対するエストロゲンの低下以前の値として役立つ。言い換えると、この測定値は、医師および患者が、ビスフォスフォネート、副甲状腺ホルモン剤、選択的エストロゲン受容体修飾薬などの薬物療法の必要性と使用について決断するときに役立つ情報である。男女を問わず、糖質コルチコイドの長期投与を受けている人は、BMDの測定値によって、カルシトニンなど骨量維持のための薬剤投与の必要性が示唆されることがある。

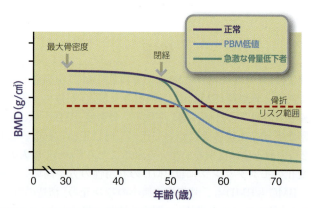

図25-6 50歳前後に閉経が始まった後の女性の骨量低下の様々なパターン。The rapid loss of 骨密度（BMD）が急激に低下する女性を「急激な骨量低下者」と呼び、「緩慢な骨量低下者」と対比する。最大BMDが低い女性は、正常BMDの女性よりも骨量が少ないが、閉経開始後の骨量低下が、急激な場合と緩慢な場合がある。（版権：John J. B. Anderson and Sanford C. Garner）

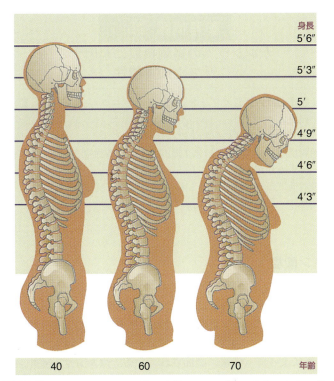

図25-7　40歳のときの正常な脊椎と、60歳と70歳のときの骨粗鬆症性変化。このような変化は15 cm～23 cmもの身長の低下をもたらすこともあり、その結果、上部胸椎骨が曲がって老人性円背（かなり右へ傾く）になる。（出典：Ignatavicius D, Workman M: Medical-surgical nursing: critical thinking for collaborative care, ed 5, Philadelphia, 2006, Saunders）

DEXAが用いられている（第6章と図6‐10参照）。DEXA測定値の結果は、通常、Tスコアとして表される。

骨の超音波測定

踵骨と膝蓋骨の定量的超音波測定が一般的になってきている。超音波機器は、骨を通過する音波の伝播速度と広帯域超音波減衰係数（BUA）を測定する。踵骨の測定値は、その部位のBMDの測定値とよく相関している。つまり、DEXAの測定値が低いと、通常、BUAの測定値も低い。しかし、超音波測定は、スクリーニング手段と考えられており、DEXAの測定値を診断に用いる。

骨折のリスク評価

世界保健機関（WHO）は、大腿骨頭のBMDと低骨量の臨床指標を用いて、骨折を予測するアルゴリズムを作成した。このアルゴリズムは、薬物投与を開始するために、最も費用効率の高い症例を導き出す経済的なモデルを用いている。X線で脊椎の骨折が確認されると、それは今後の脊椎の骨折のみならずその他の部位の骨折の強力な予兆である（National Osteoporosis Foundation [NOF], 2010）。DEXAスキャンによっても脊椎の骨折を発見できる。

栄養と骨

カルシウム、リン酸塩、ビタミンDは、正常な骨の構造と形成に必要不可欠である。タンパク質、エネルギー、微量栄養素も、骨の発達と維持を促進する（Tucker, 2009）。

タンパク質

タンパク質およびカルシウムは、特に思春期前には、最大骨量（PBM）の重要な成分である（Rizzoli, 2008）。最適な骨の健康には、適切なカルシウムの摂取を伴う適切なタンパク質の摂取が必要である。タンパク質摂取および骨の健康指標に関連する試験結果のメタアナリシスの結果は、総タンパク質、動物タンパク質、植物タンパク質の長期摂取は、BMDに対してわずかにプラスの効果があったことを示しているが、骨折のリスクには影響しなかった（Darling et al., 2009;）が、残念なことに、この分析ではカルシウムの摂取を考慮しなかった。

タンパク質の摂取不足または過剰摂取のマイナスの効果は、カルシウムの摂取が不適切な場合、特に、高齢者の場合、明白である（Tucker, 2009）。タンパク質の摂取が増えると酸負荷が増え、カルシウムの尿中排泄が増えるという説は、まだ、実証されていない。

タンパク質の摂取量が極めて低い場合、理論的には、骨代謝回転と発達にマイナスの影響を与える。骨折または手術などのように。骨折や手術などで窒素出納が負の場合、タンパク質の摂取量を増やすことが推奨される。

ミネラル
食物由来カルシウム

骨粗鬆症の一次予防として、カルシウムの摂取が注目を集めている。米国医学研究所の食事摂取基準（DRI）には、カルシウムとビタミンDの推奨量（RDA）が掲載されている。前青年期（9歳）〜青年期（19歳未満）のカルシウムのRDAは、男女とも1300 mg／日まで増加した（IOM, 2011）。成人、妊娠中または授乳中の女性、小児のカルシウムのRDAは、表紙の内側に掲載している。

11歳以上の人々、特に、女性のカルシウム摂取量は、推奨量を満たしていない。国民健康栄養調査（2007）によると、10代および成人女性の摂取量は、現行のRDAよりもかなり少ない。男性の摂取量は、女性より幾分多いと思われるが、50歳以後は、男性も推奨量を満たしていない。このようにカルシウムが不足しているため、10代および成人女性は、平均して、さらに500 mg／日のカルシウムを摂取する必要がある。

他の必須栄養素も同時に摂取できるので、カルシウムの必要量を供給する食物源を、まず、推奨する。米国では、カルシウムの主な供給源は、乳製品であり、これらの摂取は、白人女性の方が黒人女性よりも多い（Plawecki et al., 2009）。しかし、牛乳以外の飲み物、ジュース、朝食用シリアル、パン、クラッカーなどの非乳製品のカルシウム強化食品が、一般によく用いられている。

一般に、食物由来カルシウムは、生体利用効率がよいので、その生体利用効率を問題にするよりも、食物中のカルシウム量を問題にすべきである。しかし、カルシウムの吸収効率については、まず各人のカルシウムの必要量、次にカルシウムの摂取量に関心を向けるべきである。というのも、吸収効率は摂取量に反比例するからである。さらは、カルシウムの吸収促進物質または吸収阻害物質を同時に摂取しているかどうかも問題である。それは、例えば、シュウ酸およびフィチン酸の豊富な食物（ある種の野菜と豆）からの吸収率は、乳製品からの吸収率よりも低いからである。

食品内のカルシウム量は、銘柄によって、大きさによって、カルシウムが強化されているかどうかによって、様々である。1食当たりのカルシウムの量を測定した栄養成分表の表示を読むこと。1日の摂取量（DV）のパーセンテージに10をかけると、カルシウムのmg数になる。例えば、20% DVは、カルシウム200mgに等しい（第12章参照）。米国では、食品医薬品局（FDA）によって、1食分のカルシウム含有量が200mgを超える食物は「優良」、1食分のカルシウム含有量が100〜200mgの食物は「良」と表示することに定められている。

サプリメント由来のカルシウム

カルシウムの推奨1日許容量（RDA）を食物から摂取することが第一目標であるが、食物から摂取するカルシウム量が不十分な場合は、年齢によって定められているRDAに達するようにカルシウムサプリメントを摂るべきである。カルシウムの安全な摂取量の上限は、9〜18歳の未成年者および妊娠中または授乳中の女性の場合は3000mg/日、その他の場合は（1歳以上）2500mg/日である。参考情報25-1に、過剰なカルシウム摂取に起因するリスクの可能性を挙げる。

カルシウムサプリメントを摂る人の割合が増えている。ほぼ毎日、カルシウムの摂取量がRDAに達していない人、副腎皮質ステロイド薬を服用している患者、低骨量または骨粗鬆症患者、更年期または閉経後の女性、乳糖不耐症患者は、サプリメントを摂取すべきである。最も一般的なカルシウムサプリメントは、炭酸カルシウムである。炭酸カルシウムは酸性環境の方が吸収しやすいので、食物と共に、摂取すべきである。高齢者に多い胃酸欠乏の場合は、クエン酸カルシウムの方が良いと思われる。というのも、クエン酸カルシウムは吸収の際に酸性環境である必要がなく、胃の酸性度をさらに下げることはないからである（Straub, 2007）。

カルシウムの1回の摂取量が500mg以下であれば、そのサプリメントの吸収率は最大になる。カルシウムの補給が必要な時は、ビタミンDも必要になる可能性が高いので、ビタミンDを含有しているサプリメント製剤が多い。米国薬局方指定のサプリメントを選ぶと、サプリメントの含有量がラベル表示に一致し、製造管理および品質管理に関する基準を満たしている可能性が高い。

> **参考情報 25-1**
> **カルシウムの過剰摂取に起因するリスクの可能性**
>
> 骨粉または白雲石サプリメントへのカドニウム、水銀、ヒ素、鉛の混入
> 罹患しやすい患者の尿路または腎臓の結石
> 過剰摂取（>4000mg／日）による高カルシウム血症またはミルクアルカリ症候群
> 吸収低下による鉄などのミネラル（二価陽イオン）の欠乏
> 便秘

リン酸塩

実際、リン酸塩は、すべての自然食品にも加工食品にも含まれている。健常成人では、尿中のリン排泄量は、摂取量にほぼ等しい。血中のリン濃度は、腎臓のビタミンD、副甲状腺の副甲状腺ホルモン（PTH）、骨の線維芽細胞の成長因子23の相互作用によって、厳密に調節されている。カルシウムイオンとリン酸塩イオンは、ほぼ1:1の割合で、骨の石灰化に必要である。

リン酸塩としての過剰なリン摂取は、カルシウム／リン酸塩の比を大幅に変える可能性がある。特に、カルシウム摂取量が少ない場合は、その可能性が高い。カルシウムに比べて、リン酸塩の摂取が極めて多い場合は、血清中のカルシウムイオン濃度が低下する。そのため、PTHが亢進される。このような摂取パターンが継続すると、骨量減少が起こると考えられる。

ソフトドリンクは、栄養価は低いが、リン酸塩を多く含んでいる。しかし、複数の研究がソフトドリンクは主に牛乳と置き換えられるため、マイナスの効果は、リン酸塩の大量摂取というよりむしろカルシウムの摂取量が少なくなるために起こると論じている。ソフトドリンクの摂取とBMDとの間に負の相関関係があるのは、男性ではなく女性であると発表している研究論文もある。リスクの高い人々と骨粗鬆症患者は、理論的にマイナスの効果が認められているソフトドリンクを避けるべきであると思われる（Tucker, 2009）。

マグネシウム

食事中のマグネシウムが不足していても、骨組織にあまり影響を及ぼさないように思えるが、マグネシウムの推奨1日許容量（RDA）を摂取するとBMDが改善されるという報告が1件ある（Ryder et al., 2005）。マグネシウムの不足している食事は、健康な骨の成長と維持に必要な他の栄養素も不足している可能性が高いが、マグネシウムの欠乏は、骨の形成を低下させ、最適な結晶形成を阻害し、PTHにマイナスの効果をもたらすことによって、骨の質に悪影響を及ぼすと思われる（Rude et al., 2009）。

微量ミネラル

微量元素の骨への影響について言及している研究は少ない。鉄、亜鉛、銅、マンガン、ホウ素は、骨の細胞内で作用すると思われるが、骨量減少を防ぐための具体的な役割は、あまり解明されていない。カルシウムのみを1年間補給した場合の腰椎のBMDの大幅な低下に比べて、カルシウムと、銅、フッ化物、マンガン、亜鉛を併用補給した場合、BMDの低下が緩和されたという研究結果が1件ある(Nieves, 2005)。

ホウ素

ホウ素は、骨形成時に骨芽細胞に利用される。エストロゲンを、その活性型であるエストラジオール-17βに変えるために、ホウ素が必要である。エストロゲンは、骨の代謝に関わっているが、ホウ素が、最適な骨の健康に必要かどうか、またどのくらい必要かは、未だ分っていない。(Hakki et al., 2010; Nielsen, 2008)。

銅

銅は、コラーゲン分子とエラスチン分子の架橋結合を増加させる酵素に必要であり、骨細胞のその他の酵素にも必要である。また、銅の摂取が減少すると、2つの基質タンパク質に変化が生じるため、特に高齢者では骨の石灰化が減少すると思われる。

フッ化物

フッ素イオンは、ヒドロキシルイオンの代替物として骨のハイドロキシアパタイト結晶に入る。フッ化物1ppmを含む水は、歯の表面の保護には役立つが、骨にはそれほど役立たない。安全性を考慮した狭い範囲(2ppm未満)では、フッ素イオンは、骨のミネラルの硬度増加に、あまり影響を与えない。2ppm以上摂取すると、ハイドロキシアパタイト結晶の性質が変化するため、フッ化物によって、微小骨折を起こしやすい骨が産生される可能性がある。

鉄

鉄は、コラーゲン成熟におけるプロリンとリジンのビタミンC依存性水酸化の異化作用補因子として作用する。また、鉄は、ヘム鉄含有酵素および非ヘム鉄含有酵素のみならず骨芽細胞と破骨細胞内のミトコンドリアの酸化的リン酸化においても、体内の他の細胞の必要性と類似した役割を果たす。

マンガン

マンガンは、骨基質形成におけるムコ多糖類の生合成に必要であり、エネルギー産生反応の補因子としても作用する。

亜鉛

亜鉛は、コラーゲン合成などの生産物に必要不可欠な骨芽細胞内のいくつかの重要な酵素に必要不可欠である。さらに、アルカリホスファターゼの骨芽細胞内の活動には、亜鉛が必要である。

ビタミン

ビタミンD

個人のビタミンDの状態は、ほとんど日光の曝露により、次にビタミンDの食事からの摂取量による。日光の曝露した皮膚によるビタミンDの合成は、皮膚の色、日焼け止め剤の使用の有無、地球のどの緯度の地域か、年齢などの多くの因子の結果、かなり様々である (McCarty, 2008)。高齢者の皮膚は、薄くなってビタミンDを合成する細胞が減っているので、紫外線(UV)に曝露後、ビタミンDを合成する効率が悪くなっている。さらに、介護施設および類似の施設に在住している高齢者は、一般に、日光にほとんど曝露しない。米国およびカナダの北部在住の高齢者は、冬の間のUVが限られているため、骨粗鬆症のリスクが高い。

ビタミンDを含む天然の食物は、卵黄、サケ、サバ、ナマズ、マグロ、イワシなどの脂肪が多い魚、肝油、マッシュルームである(付録51参照)。魚のビタミンD含有量は様々で、それは、UV曝露のマッシュルーム中の含有量が様々であるのと同じである。米国の牛乳は、標準レベル400IU/LのビタミンDで強化されているが、ジュース、シリアル、ヨーグルト、マーガリンなどのビタミンD強化食品のビタミンD含有量は一定ではない。生涯を通じてのビタミンDのRDAは、表紙の内側に掲載している。8歳以上の上限摂取量は100μg(4000IU)であり、8歳未満の小児の上限摂取量は、それより少ない(表紙内側を参照)。どの食品から摂取したビタミンDであっても、生理学的に活性なカルシトリオールになるためには、腎臓で水酸化されなければならない。

くる病を防ぐために、米国小児科学会は、母乳栄養のみの乳児全員にビタミンD400IUを補給することを推奨している。また、フォーミュラ(乳幼児用ミルク)と母乳栄養併用の乳児にも、フォーミュラを継続して1日1L飲めるようになるまでは、ビタミンDの補給を勧めている。さらに、乳児が1歳になりビタミンD強化牛乳を飲めるようになるまで、ビタミンDの補給を継続するように勧めている (Wagner and Greer, 2008)。

高齢者は、ビタミンD欠乏のリスクが高い。皮膚によるビタミンDの合成が低下すると、リスクが生じるが、その原因は、日光の曝露が減り皮膚の変化が起こること、体脂肪の増加、腎機能が低下し、ビタミンDからその活性型への水酸化が減ること、インスリン様成長因子-1、カルシトニン、エストロゲンの濃度が低下し、ヒドロキシラーゼの活性に影響することである。

一般に、高齢者に、毎日10〜20μg(400〜800IU)のビタミンDを補給することは、有益で、その結果、血清中の**25-ヒドロキシ ビタミンD(カルシジオール)**値が30ng/mL(75nmol/L)に達すると思われる。要介護または施設に入所中の高齢者の補給量は、50μg(2000IU)/日に引き上げる必要があると思

われる。運動性、皮膚の色、体重、食習慣によって、この推奨量は変わる（Oudshoorn et al., 2009）。ビタミンDの状態を測るために用いられる最も一般的な血液検査は、25-ヒドロキシビタミンDの血清濃度であるが、その他の検査も用いられる。

ビタミンK

ビタミンKは、骨の健康に不可欠の微量栄養素である。オステオカルシンなど数種の基質タンパク質の翻訳後の修飾における役割は、十分に確立されている。骨の吸収後、オステオカルシンは放出され、血液中に入る。このように、オステオカルシンは、骨折のリスクを予測する血清中の骨マーカーとなる（付録30参照）。高齢者の多くは、ビタミンKの摂取が不十分である。これは、主に緑色の葉もの野菜をあまり摂取しないからである。米国のビタミンKは、ほとんど緑色の葉もの野菜から摂取され、約1/3は脂肪および油から摂取される。ビタミンKの一種であるメナキノンは、腸内で細菌によって形成されるが、それは、ビタミンKの状態にあまり影響しない。血液抗凝固薬（ビタミンK拮抗薬）を服用している高齢者のビタミンK摂取は、熟慮することが重要である。このような患者は、食物中のビタミンKの摂取を避けて、骨の状態を悪化させるよりも、むしろ、毎日、一貫してビタミンKを摂取し、ビタミンK拮抗薬の投与を調節する方がよい。実際、抗凝固薬の国際標準化比（INR）の効果的な範囲は、低用量のビタミンKの補給を行い、あまり変動がない時に、達成されることが確認されている（Ford and Moll, 2008）。

ビタミンA（レチノール）

ビタミンAの摂取は、一般に、骨の成長と維持に有益であると考えられている。リコピンは、酸化ストレスに対して抗酸化作用を有していると思われるが、更なる調査研究が示唆される（MacKinnon et al., 2011）。

過剰なレチノール摂取（カロテノイドではなく）は、腰椎骨折のリスクを高める可能性がある。しかし、過剰なレチノール摂取の骨に対する影響は、完全に解明されているわけではなく、まだ疑わしい点も多い（Ribaya-Mercado and Blumberg, 2007）。にもかかわらず、米国では、特に、健康に関心のある閉経後の白人女性の間で、ビタミンAを、サプリメントからと強化食品から組み合わせて摂取することに高い関心がある。ビタミンAの安全な摂取量の幅はかなり狭く、高齢者にとってはさらに狭くなると思われる。

その他の食事由来の物質

他にも、骨の健康に関与する食事性因子がいくつかあるが、それらの相対的量的重要性は、明らかではない。

アルコール

ワインおよびビールの中等度の摂取は、男性および閉経後の女性の骨に有益であると思われる。ビールの中のシリコンのような非アルコール成分は、さらに調査研究する必要がある。

男性の場合、飲酒量が増えると（>2杯／日）、骨密度（BMD）が明らかに低下する（Kanis et al., 2005; Tucker et al., 2009）。また、アルコールの大量摂取により、食事の摂取量が減り、喫煙するようになり、バランスが悪くなり、転倒のリスクが増大すると思われる。

カフェインとソフトドリンク

カフェインの中等度の摂取と骨粗鬆症との関係は、まだ明らかになっていない。カフェインの過剰摂取は、BMDに有害な影響を与えると思われる（Ruffing et al., 2006）。コーラの摂取も、BMDを低下させる。第一の問題は、カフェイン飲料のかわりに乳飲料の摂取量が低下することだが、直接の影響の可能性もある（Tucker, 2009）。カフェインを急速に代謝する人は、骨量減少のリスクが高いと思われる（Hallström et al., 2010）。

食物繊維

食物繊維の過剰摂取は、カルシウムの吸収を妨げる可能性があるが、一般的な低繊維食では、カルシウムの吸収が妨げられることは極めて少ないと考えられる。1日に50gもの食物繊維を摂る極端な菜食主義者は、腸管からのカルシウムの吸収が著しく低下する可能性が極めて高いと思われる。

イソフラボン類

大豆中のイソフラボンは、骨細胞内で、エストロゲン様作用物質および抗酸化物質として作用する。イソフラボンは、卵巣のない雌の動物モデルでは、骨の吸収を阻害するが、正常なエストロゲン状態の若年成人女性の骨の吸収は阻害しない。すべての研究結果ではないが、骨格に対する軽度の有益性がみられる研究結果もある。

重炭酸カリウム

骨格は、酸-塩基バランスの調節を助ける緩衝材として作用し、高酸性食は、骨量を徐々に低下させ、骨粗鬆症を招く（Sebastian, 2005）。

閉経後の女性では、内在性の酸を中和するために十分な量の重炭酸カリウムの経口投与により、カルシウムバランスと骨の状態が改善される。それは、骨の吸収の低下と骨形成率の増加の結果であると思われる。第36章の**臨床上の有用情報**「尿のpH——食事の影響」を参照。

ナトリウム

ナトリウムの大量摂取は、カルシウムの排泄を増加させ、骨粗鬆症を招くことがある（Massey, 2005）。ナトリウムのカルシウム尿効果が考えられるが、適切なカルシウムとビタミンDの摂取による有害作用はみられない（Ilich et al., 2010）。

菜食主義者の食事

　研究結果は、まだ結論に達していないが、菜食主義者の食事は、動物を中心とした食事よりも骨には有益であると思われる。菜食主義者の食事の方が、カルシウム量は少ないが、動物タンパク質は、尿の酸性を招く。

　一般に、食事から摂取する果物および野菜は、尿のアルカリ化を促進するので、カルシウムによる中和の必要はあまりない。さらに、果物および野菜は、カリウムを豊富に含んでいるので、骨を保護する栄養素と考えられる。第36章の**臨床上の有用情報**「尿のpH──食事の影響」を参照。植物性食品に含まれるポリフェノールなどの抗酸化物質は、骨の健康に必要な栄養素を大量に供給し、骨細胞の機能と健康を最適な状態に保つ。

参考情報 25-2

カルシウム喪失を促進し骨粗鬆症のリスクを高める病状

- 慢性の下痢または腸管の吸収障害
- 慢性の閉塞性肺疾患
- 慢性の腎疾患
- 糖尿病
- 片麻痺
- 副甲状腺機能亢進症
- 甲状腺機能亢進
- 壊血病
- 胃亜全摘術

骨減少症および骨粗鬆症

　骨粗鬆症は、骨格が成長しPBMが蓄積する若年期に端を発していると考えられる。WHOは、BMDの低下の観点から、骨粗鬆症を定義している。

定義

　BMDが、正常値（WHO基準によると1標準偏差）未満の極めて低い値になると、低骨量または骨減少症である。BMDが、極端に低下し（正常値を2.5 SD以上下回る）、骨格が通常の負荷に耐えられなくなると、骨粗鬆症が発症する。しかし、全米骨粗鬆症財団（2010）は、WHOのBMDによる診断分類を、閉経前の女性、50歳未満の男性、小児に当てはめるべきではないと述べている。臨床評価と民族によって調整されたZスコアの方が、他群の基準をより反映していると考えられている。

有病率

　米国では、800万人の女性、200万人の男性が骨粗鬆症と分類されている。2005年に骨粗鬆症によって骨折した患者は、200万人を超えると推定されており、その治療とリハビリテーションに数十億ドルがかかっていると推定されている。この骨粗鬆症による骨折の1/4は、脊椎骨の骨折で、297,000件は、股関節の骨折である。股関節の骨折は、通常、行動能力を奪い、長期介護を必要とし、死亡率が高い。

骨粗鬆症の種類

　骨粗鬆症は、広範囲にわたる様々な形態を有していると考えられている。原発性骨粗鬆症には、2種類あり、一般に、性、骨折が起こった年齢、骨の種類によって分類されている。特定できる薬物または疾患の過程により骨組織修復ができなくなると、続発性骨粗鬆症が発症する（参考情報25-2）。

　エストロゲン・アンドロゲン欠乏による骨粗鬆症は、月経閉止数年以内の女性に発症するが、その原因は、海綿骨組織の喪失と卵巣でのエストロゲン産生が停止するためである。閉経後の骨粗鬆症の女性の腰椎のBMCとBMDの測定値は、非骨粗鬆症対照群の同年齢の女性の値の25〜40％しかないと思われる。骨盤、肋骨、近位大腿骨のような海綿骨の占める割合が大きい骨の部位も、BMD値が低下する。まれに、男性もアンドロゲンの産生が著しく低下すると、アンドロゲン欠乏による骨粗鬆症を発症することもある。このような骨粗鬆症の特徴は、遠位橈骨の骨折（コーレス骨折）および腰椎の圧迫骨折で、痛みを伴い変形する場合が多い。

　加齢原発性骨粗鬆症は、ほぼ70歳以上で発症する。皮質骨組織および海綿骨組織は、どちらもリモデリングを行うが、海綿骨組織のリモデリングの方が多い。高齢者では、骨吸収の過程と骨形成の過程が連結していない。50歳〜80歳の間に、身長が数センチ縮む女性が多い。加齢性骨粗鬆症は男女いずれにも発症するが、女性の骨粗鬆症の方が重症であることが多い。というのも、女性は骨格量が男子よりも少なく、長生きするからである。

　骨折は、食料品の袋を持ち上げるとかシャワーの開口部をまたぐような日常の動作中に起こることがあるが、股関節の骨折は、転倒による場合が多い。股関節の骨折は、80歳までの閉経後の女性のほぼ20％に起こり、80歳を超えるとほぼ50％に起こる。男子の場合、股関節の骨折件数は、年齢と共に徐々に増加する。人生の後半になると股関節の骨折は劇的に増加し、80歳を超えると、ほぼすべての女性に股関節骨折のリスクがある。股関節の骨折が加齢性骨粗鬆症の特徴であるが、脊椎の骨折も年齢と共に増加する。脊椎骨の楔状骨折は、通常、背部痛、身長の低下、脊柱の変形、脊柱後弯すなわち猫背を招く。

病因とリスク因子

　骨粗鬆症は、複雑で不均一な疾患であり、生涯を通じて多数のリスク因子が、その発症を引き起こすことがある。BMDの低下はあらゆる種類の骨粗鬆症に共通してみられるが、骨吸収と骨形成のアンバランスの原因は、個々の骨粗鬆症に

参考情報 25-3
骨粗鬆症のリスク因子

- 加齢、特に、60歳以上
- 過剰な運動の結果、月経停止の女性
- 性腺機能低下症の男性のアンドロゲンの枯渇
- 喫煙
- 閉経または早期卵巣摘出によるエストロゲンの枯渇
- 民族性：白人またはアジア系
- アルコール、カフェイン、繊維の過剰な摂取
- 性別：女性
- 骨粗鬆症の家族歴
- カルシウムまたはビタミンDの摂取が不適切な場合
- 運動不足
- ある種の薬物の長期使用（参考情報25-4を参照）
- 筋肉減少症
- 低体重、低ボディマス指数、低体脂肪

よって様々に異なる。骨折を引き起こす程の骨量損失の原因は、(1)特に、月経閉止後に起こる骨吸収の急激な加速、または、(2)月経閉止後（男性なら高齢期）に骨を形成するための骨量の不足であり、そのため骨はもろくなり骨折しやすくなる。骨粗鬆症のリスク因子には、年齢、人種、性別など参考情報25-3に記載の因子がある。

飲酒と喫煙

喫煙および過剰なアルコール摂取は、骨粗鬆症発症のリスク因子であるが、それは恐らく骨芽細胞に毒性作用を及ぼすからである。適度なアルコール摂取は、骨に有害作用を及ぼすことはなく、むしろ、閉経後女性に適度な好ましい効果をもたらすことを示す研究結果もある。1日に3杯以上の飲酒は、転倒のリスクを高め、骨の健康を脅かす可能性がある。禁煙者と喫煙者を比べて、骨密度(BMD)を補正した後も、このリスクは顕著である（North America Menopause Society, 2010）。長期にわたる過剰な摂取（1日に3杯以上の飲酒）は、骨量減少をもたらす可能性がある。喫煙と飲酒の組み合わせは、若い男女によく見られるが、骨粗鬆症のリスクを高める。

体重

体重は、骨密度と骨折リスクの決定要因であり、脂肪組織の量は、主要な寄与因子である（Reid, 2010）。体重が重いほど、BMDの値は高くなる。脂肪と骨は、アディポネクチン、インスリンとアミリンとプレプチン、レプチンと脂肪細胞のエストロゲンの関与する経路で結びついている。これらのホルモンは、最終的に、骨格が運んでいる脂肪組織量に適合する骨格を供給する機能を果たしている（Reid, 2010）。

体重が低下するほど、BMD値も低くなる。初潮前の若年女性は、通常、僅かな外傷で骨折しやすいが、それは、身長が急激に伸びるが体重の増加を伴わないためにBMCおよびBMDの値が低くなるためである（Goulding et al., 2005）。過体重だが骨量の少ない若年男性も骨折しやすい（Goulding et al., 2005）。ダイエットによる体重減少、肥満症治療手術、筋肉減少症も、骨量減少を伴う。したがって、過体重は骨粗鬆症の予防に繋がり、低体重は骨折のリスク因子である(Reid, 2010)。

民族

白人系およびアジア系の民族の方が、一般に骨密度の高い黒人系およびヒスパニック系の民族よりも骨粗鬆症性の骨折を起こしやすい。しかし、続発性副甲状腺機能亢進によるビタミンD欠乏症は、黒人系の民族の方が罹患しやすい。特に、北欧系の痩せた女性は、骨粗鬆症のリスクが最も高い。

授乳

6か月以上授乳している女性には、一時的だが顕著な骨量減少が起こる。それは、特に、大腿骨頸および腰椎に著しい。したがって、この時期の女性は、血清濃度と貯蔵濃度を補充するために、十分なカルシウムおよびビタミンDの摂取が必要不可欠である。しかし、通常、授乳のピーク後数か月間は、十分には満たされない。比較的短期の数年間に、数回の妊娠と授乳が続き、栄養が不適切であれば、出産期の終わりまでに著しい骨量減少が起こることもある。

体重負荷運動の運動不足

健康な骨を維持するためには、体重の負荷をかける必要がある。骨格成長、骨量の増加、大腿骨の伸長のために、10歳〜20歳までの間良好な食事を摂り運動することが特に重要である（Iuliano-Burns et al., 2005）。身体活動、特に上半身の活動は、骨量または骨密度の増加に貢献すると考えられている（Chubak et al., 2006）。運動不足あるいはほとんど体を動かさない生活は骨量減少をもたらすが、最も重要な影響は恐らく骨量の蓄積が不十分になることである。

運動は、要介護の高齢者の骨格の炎症マーカーを軽減するために有用である（Lambert et al., 2008）。重力に反して直立姿勢を保ち筋肉を収縮するための応力が、骨芽細胞の機能を刺激する。骨は正常に使用されなければ、すぐにその量を喪失する。

様々な程度の運動不足は、骨量減少の原因として十分に確認されている。寝たきりの病人または自由に動けない人に、骨量減少が起こりやすい。わずか数日でも無重力状態で暮らす宇宙飛行士は、特に、下肢の骨量減少をきたすため、日課として適切な運動を行う。

月経停止

女性では、年齢を問わず、月経停止が骨粗鬆症リスクの主要な決定要因である。骨量減少の加速は、生理的または外科的な閉経（この時点で、卵巣はエストロゲンの産生を停止する）と同時に起こる。エストロゲン補充療法は、少なくとも閉経

後数年間のBMDを温存し、骨折のリスクを軽減するという短期的な研究結果がある。

長期的な月経の中断は、どんな場合も骨量減少を招く。神経性無食欲症患者または高強度スポーツやダンスなどの運動の参加者に見られる過剰な体重減少に伴う月経停止も、閉経と同様に骨に有害な影響を及ぼす。

月経停止のスポーツ選手のBMDの測定値は、正常値の25～40％下回っていた。摂食障害、月経停止、BMDの低下という「女性競技者の三主徴」を有する若年女性は、骨折するリスクが高い。このような若年女性は、経口避妊剤の服用に加えて、カルシウムとビタミンDサプリメントを摂取することが有用である。

栄養素

前記の段落で、多くの栄養素といくつかの非栄養素を、骨粗鬆症を引き起こすリスク因子として示唆し、考察している。北米と欧州の北方地域では、明らかなビタミンDの欠乏が、広く報告されている。以前は、年中を通じて日光の曝露が少ないためであると考えられていたが、現在では、赤道に近い地域でも、ビタミンD不足がよくみられると考えられている（Hypponen and Power, 2007）。

薬物

カルシウムの吸収を妨げるか、あるいは骨からのカルシウムの喪失を促進するという有害作用を及ぼし、骨粗鬆症を引き起こす要因になる薬物は多い（参考情報25-4）。例えば、副腎皮質ステロイド薬は、ビタミンDの代謝に影響を及ぼし、骨量を低下させる可能性がある。甲状腺ホルモンの長期にわたる過剰投与は、質量の喪失を促進させる可能性がある。

参考情報 25-4
カルシウム喪失を促進し骨粗鬆症のリスクを高める薬物

アルミニウムを含む制酸薬
副腎皮質ステロイド薬
シクロスポリン
ヘパリン
ラシックスとチアジド系利尿薬
リチウム
メトトレキサート
フェノバルビタール
フェノチアジン系薬物
フェニトイン (Dilantin)
甲状腺ホルモン
テトラサイクリン

骨粗鬆症と骨折の予防

人口の高齢化が進むにつれて、骨粗鬆症予防の必要性が高まる。あらゆる状況に対応できるガイドラインであれば、すべての人々に適応できる。骨の健康を促進する生活習慣のための総合的なアプローチには、適量のカルシウムとビタミンDの摂取、生涯にわたる筋肉強化と体重負荷運動、禁煙、適度な飲酒または禁酒、転倒防止策がある（NAMS, 2010）。

運動

成人期の骨の健康の維持のために、American Academy of Sports Medicine は、骨に中等度～高度の負荷をかけるため、体重負荷運動を3～5回／週と抵抗運動を2～3回／週行い、30～60分／週になる組み合わせを推奨している。高齢者には、定期的なウォーキングと水泳は、あまり有効でない。もう少し高強度な運動（体重負荷運動および強化ウォーキング）であれば、BMDに有効である。

医学的栄養療法

骨の薬、すなわち骨吸収抑制薬または同化剤のいずれかを投与されている患者は、一般に、サプリメントとして、カルシウム（1000mg／日）とビタミンD（800～1000単位／日）が推奨される。これらの量は、骨の形成に十分でありかつ安全であると考えられる。カルシウムまたはカルシウム＋ビタミンDサプリメントの有効性は、引き続き調査研究中である。カルシウムとビタミンDの補給による閉経後の女性の骨折のリスク低下を示す試験結果が数件ある（Stránský and Rysavá, 2009）。介護施設の入居者のデータ15件を対象に分析し、カルシウム（1200mg）とビタミンD（800IU）の補給により骨折のリスクが軽減しBMDが改善されたというメタアナリシスの結果がある（Parikh et al., 2009）。在宅の高齢者に対するカルシウムとビタミンDの補給の有効性を示す試験結果も数件ある。

小児への介入の結果は、PBMに対するカルシウム補給の有用性も示している（Lanham-New, 2008）。報告は一定ではないが、それは、カルシウムとビタミンDの状態が一定ではなく、環境因子も異なるからであると思われる。したがって、様々な栄養素が骨の健康に関与しているので、主要な栄養素を十分に含んでいる食事が、最適な骨の健康のための摂取法として、最も有望である（Tucker, 2009）。

米国食品医薬品局（FDA）の承認を得た薬物療法

エストロゲン補充療法（ERT）は、骨粗鬆症予防のためのFDAの承認を得たホルモン補充療法である。副作用の可能性があるため、特に、更年期症状の軽減が目標でなければ、予防のためには、非エストロゲン療法が推奨されている。

ビスフォスフォネートは、破骨細胞の骨吸収を抑制し、骨分解機能を低下させる。ビスフォスフォネートは、新しい骨折の発症を低下させる効果があることが示された（Epstein,

2006)。ビスフォスフォネートは、破骨細胞による骨吸収を阻害することによって、効果を発揮する。例えば、それは、アレンドロン酸、リセドロン酸、イバンドロン酸、ゾレドロン酸などである。副作用は、胃腸管の障害で、まれに、顎骨の壊死が起こることもある。

カルシトニンは、ホルモンの一種で、破骨細胞に対する副甲状腺ホルモン（PTH）の刺激効果を阻止することにより、破骨細胞の骨吸収を阻害するために用いられる。スプレー式点鼻薬として投与するカルシトニンは、BMDを改善し、特に、腰椎の場合、骨粗鬆症患者の骨折の再発を低下させると思われる。

カルシトニンは、閉経後の骨粗鬆症の治療薬として、FDAに承認されているが、閉経後少なくとも5年経た女性に推奨されている。

PTH療法は、閉経後の女性と骨折のリスクの高い男性の治療、さらに、長期グルココルチコイドの長期投与を受けている患者の治療に用いることは、FDAの承認が得られている。PTHは、骨芽細胞の数を増加させ、その機能を促進する（Kousteni and Bilezikian, 2008）。PTHは、脊椎と股関節など全身のBMDを増加させる。PTHは最初に処方されることが多く、次にビスフォスフォネートが処方される。したがって、骨量の増加の後に、骨吸収抑制薬が投与される（Cosman, 2008）。

選択的エストロゲン受容体修飾薬（SERM）は、骨組織中のエストロゲン受容体（ER）を刺激するが、乳房または子宮のERにはあまり影響を及ぼさない。SERMは、時に弱いエストロゲン作用薬として作用し、その他の時は弱いエストロゲン拮抗薬として作用するので、SERMはエストロゲン作用薬または拮抗薬と呼ばれる。SERMの例として、タモキシフェンとラロキシフェンの2つの薬剤がある。最もよくみられる副作用は顔面紅潮である。

未だFDAの承認を得ていない薬物療法

カルシトリオールは、1,25-ジヒドロビタミンD3であり、毒性の疑いがあるので、骨粗鬆症の治療にあまり使われていない。しかし、カルシウム＋カルシトリオールの併用療法は、高用量の副腎皮質ステロイド薬を投与されている患者に、通常よくみられる脊椎の骨折に、有用であると思われる。

成長ホルモンとインスリン様成長因子は、同化作用によって骨の状態を改善すると思われるが、さらなる研究調査が必要である。

オステオプロテジェリン（OPG）は、他の細胞と同様に、骨芽細胞から分泌される内因性サイトカインである。OPGは、ヒトの血清中に検出され、破骨細胞に影響を及ぼす他のサイトカインを不活性化し、それにより破骨細胞の活性化と骨吸収を阻害する。臨床試験の最終結果が期待される。

PTH 1-84は、PTHの無傷のヒト遺伝子組み換え型で、現在、臨床試験中である。

フッ化ナトリウムの投与は、骨量、特に海綿骨の骨量を増加させる。しかし、一般に、この骨の質は、正常とは言えない。フッ素イオンはハイドロキシアパタイト結晶の表面に付着し、このため結晶の大きさと構造が変わるため、骨の機械的能力が低下する。フッ素療法がFDAに承認される可能性は低い。

ラネル酸ストロンチウムは、脊椎および非脊椎の骨折の低下促進作用を有しているが、ストロンチウムの使用は、まだ、不明瞭なところがある。

転倒防止

上腕骨、手首、骨盤、股関節の骨折は、高齢の骨粗鬆症患者の転倒による場合が多い。したがって、転倒によって骨折する

臨床シナリオ

アニー B.（北欧系白人女性、70歳）は、重篤な消化管感染症に罹患した50歳前半に乳糖不耐症を発症した。現在は退職し1人暮らしで毎日の大半を家の中でテレビを見ながら過ごしている。約3年前、67歳のとき、二重エネルギーX線吸光分光法（DEXA）により、近位大腿骨と腰椎の骨密度（BMD）低下が明らかになった（世界保健機関の定義によると、いずれの値も骨粗鬆症に分類）。担当医は、彼女が乳糖不耐症であり、あらゆる乳製品を摂取しないことから、カルシウム（1000mg/日）とビタミンD（800単位/日）のサプリメントの服用を開始するよう勧めた。

アニーは、1年間定期的にこれらのサプリメントを服用し、2回目のDEXAの測定で、1年前のBMD値を維持していることが明らかになった。しかし、彼女のBMDは依然としてわずかに低く、それを懸念した担当医は、彼女に何かホルモンの合併症がないか調べるために、カルシウム調節ホルモンの臨床検査を指示した。その検査結果は、彼女の副甲状腺ホルモンと25-ヒドロキシビタミンDの濃度が、それぞれ正常範囲の上半分に低下していることを示した。その他の検査値、例えば、血清カルシウムやリンは正常であった。アニーは骨粗鬆症性骨折のリスクが高いことを考慮し、担当医は、アニーにカルシウムとビタミンDに加えて、ビスフォスフォネート剤を処方することに決めた。

カルシウムとビタミンDに加えて、ビスフォスフォネートを投与し始めて1年後、彼女のBMD値（彼女の3回目のDEXAの測定）は、骨粗鬆症の分類範囲ではあるものの、実際に数％上昇した。このとき、担当医は、アニーに生涯にわたってこの治療法を継続することを伝えた。

栄養診断

推定必要量の20％未満であったことが判明した食事歴から明らかなように、カルシウムとビタミンDの摂取量が不適切であったのは、乳製品を摂取していなかったことによる。注記：これは、彼

臨床シナリオ――続き

女がサプリメントの服用を始めたので解決すると思われる。

栄養管理の演習問題

1. 初診時のアニーのカルシウム摂取量はどのクラスに分類するか（医師は食事歴を聴取せず、カルシウム摂取量も推定しなかった）。彼女はビタミンDを摂取しているか。彼女は日光を浴びているか。
2. カルシウムサプリメントを500mg/日に減らせるように食事性カルシウム摂取量を改善するために何を推奨するか。サプリメント以外にカルシウムを供給する食物を推奨するのはなぜか。食物からのビタミンDの摂取量を改善するために同様の推奨をできるか。
3. 食物のみからカルシウムを約800mg摂取できる1日のメニューを（最低3日分）考えよ。そうすれば、500mgのサプリメントと合せて、合計1300mgになり現在のカルシウムの適切な摂取量が摂れることになる。同様に、ビタミンDもサプリメントから400単位摂り、ビタミンDが400単位摂れるように同様の食事のメニューを考えよ。

割合はわずか数％であっても、高齢者の生活環境に注意し教育によって、転倒を防ぐことが重要である。転倒時の股関節保護のためのパッド付ガードルを装着することによって、対照群に比べて有意に骨折率を低下させることができたという比較試験結果が、数件あるが、すべてではなかった。理学療法士が、患者の家を調査し、転倒の可能性を下げるために助言することが多い。

ウェブサイトの有用情報

Center for Disease Control and Prevention
http://www.cdc.gov/nutrition/everyone/basics/vitamins/calcium.html

Menopause
http://www.menopause.org/

National Institutes of Health ―― Bone Health
http://www.nichd.nih.gov/health/topics/bone_health.cfm

National Osteoporosis Foundation
http://www.nof.org/

引用文献

Chubak J, et al: Effect of exercise on bone mineral density and lean mass in postmenopausal women, *Med Sci Sports Exerc* 38:1236, 2006.

Cosman F: Parathyroid hormone treatment for osteoporosis, *Cur Opin Endocrin Diab Obes* 15:495, 2008.

Darling AL, et al: Dietary protein and bone health: a systematic review and meta-analysis, *Am J Clin Nutr* 90:1674, 2009.

Epstein S: Update of current therapeutic options for the treatment of postmenopausal osteoporosis, *Clin Ther* 28:151, 2006.

Ford SK, Moll S: Vitamin K supplementation to decrease variability of international normalized ratio in patients on vitamin K antagonists: a literature review, *Curr Opin Hematol* 15(5):504, 2008.

Goulding A, et al: Bone and body composition of children and adolescents with repeated forearm fractures, *J Bone Miner Res* 20:2090, 2005.

Hakki SS, et al: Boron regulates mineralized tissue-associated proteins in osteoblasts (MC3T3-E1), *J Trace Elem Med Biol* 24(4):243, 2010.

Hallström H, et al: Coffee consumption and CYP1A2 genotype in relation to bone mineral density of the proximal femur in elderly men and women: a cohort study. *Nutr Metab (Lond)* 7:12, 2010.

Hinoi E, et al: An osteoblast-dependent mechanism contributes to the leptin regulation of insulin secretion, *Ann N Y Acad Sci* 1173:E20, 2009.

Hypponen E, Power C: Hypovitaminosis D in British adults at age 45 y: nationwide cohort study of dietary and lifestyle predictors, *Am J Clin Nutr* 85:860, 2007.

Ilich JZ, et al: Higher habitual sodium intake is not detrimental for bones in older women with adequate calcium intake, *Eur J Appl Physiol* 109:745, 2010.

Institute of Medicine (IOM): *Standing Committee on the Scientific Evaluation of Dietary Reference Intakes, Food and Nutrition Board: Dietary reference intakes for calcium and vitamin D*, Washington, DC, 2011, National Academy Press. Accessed at www.nap.edu.

Iuliano-Burns S, et al: Diet and exercise during growth have site-specific skeletal effects: a co-twin study, *Osteoporos Int* 16:1225, 2005.

Kanis JA, et al: Alcohol intake as a risk factor for fracture, *Osteopros Int* 16:737, 2005.

Khosla S: Update in male osteoporosis, *J Clin Endocrinol Metab* 95:3, 2010.

Kousteni S, Bilezikian JP: The cell biology of parathyroid hormone in osteoblasts, *Curr Osteoporos Rep* 6:72, 2008.

Lambert CP, et al: Exercise but not diet-induced weight loss decreases skeletal muscle inflammatory gene expression in frail obese elderly persons, *J Appl Physiol* 105:473, 2008.

Lanham-New SA: Importance of calcium, vitamin D and vitamin K for osteoporosis prevention and treatment, *Proc Nutr Soc* 67:163, 2008.

MacKinnon AS, et al: Dietary restriction of lycopene for a period of one month resulted in significantly increased biomarkers of oxidative stress and bone resorption in postmenopausal women. *J Nutr Health Aging* 15:133, 2011.

Massey LK: Effect of dietary salt intake on circadian calcium metabolism, bone turnover, and calcium oxalate kidney stone risk in postmenopausal women, *Nutr Res* 25:891, 2005.

McCarty CA: Sunlight exposure assessment: can we accurately assess vitamin D exposure from sunlight questionnaires? *Am J Clin Nutr* 87:1097, 2008.

Misra M, Klibanski A: Anorexia nervosa and osteoporosis, *Rev Endocr Metab Disord* 7:91, 2006.

National Health and Nutrition Examination Survey (NHANES): NHANES home. Accessed 2 April 2010 from www.cdc.gov/nchs/nhanes.htm.

National Osteoporosis Foundation [NOF.] Website http://www.nof.org/. Accessed 7/13/10.

Nielsen FH: Is boron nutritionally relevant? *Nutr Rev* 66:183, 2008.

Nieves JW: Osteoporosis: the role of micronutrients, *Am J Clin Nutr* 81:1232S, 2005.

North America Menopause Society (NAMS): Management of osteoporosis in post-menopausal women: 2010 position statement of the North America Menopause Society, *Menopause* 17:25, 2010.

Oudshoorn C, et al: Ageing and vitamin D deficiency: effects on calcium homeostasis and considerations for vitamin D supplementation, *Br J Nutr* 101:1597, 2009.

Parikh S, et al: Pharmacological management of osteoporosis in nursing home populations: a systematic review, *J Am Geriatr Soc* 57:327, 2009.

Plawecki KL, et al: Assessing calcium intake in postmenopausal women, *Prev Chronic Dis* 6:124, 2009.

Pothiwala P, et al: Ethnic variation in risk for osteoporosis among women: a review of biological and behavioral factors, *J Womens Health* 15:709, 2006.

Prentice A: Milk intake, calcium and vitamin d in pregnancy and lactation: effects on maternal, fetal and infant bone in low- and high-income countries, *Nestle Nutr Workshop Ser Pediatr Program* 67:1, 2011.

Reid IR: Fat and bone, *Arch Biochem Biophys* 503(1):20, 2010.

Reid IR: Relationships between fat and bone, *Osteoporos Int* 19:595, 2008.

Ribaya-Mercado JD, Blumberg JB: Vitamin A: is it a risk factor for osteoporosis and bone fracture? *Nutr Rev* 65:425, 2007.

Rizzoli R: Nutrition: its role in bone health, *Best Pract Res Clin Endocrinol Metab* 22:813, 2008.

Rude RK, et al: Skeletal and hormonal effects of magnesium deficiency, *J Am Coll Nutr* 28:131, 2009.

Ruffing J, et al: Determinants of bone mass and bone size in a large cohort of physically active young adult men, *Nutr Metabol* 3:14, 2006.

Ryder KM, et al: Magnesium intake from food and supplements is associated with bone mineral density in healthy older white subjects, *J Am Geriatr Soc* 53:1875, 2005.

Sebastian A: Dietary protein content and the diet's net acid load: opposing effects on bone health, *Am J Clin Nutr* 82:921, 2005.

Stránský M, Rysavá L: Nutrition as prevention and treatment of osteoporosis, *Physiol Res* 58:S7, 2009.

Straub DA: Calcium supplementation in clinical practice: a review of forms, doses, and indications, *Nutr Clin Pract* 22:286, 2007.

Tucker KL: Osteoporosis prevention and nutrition, *Curr Osteoporos Rep* 7:111, 2009.

Tucker KL, et al: Effects of beer, wine, and liquor intakes on bone mineral density in older men and women, *Am J Clin Nutr* 89:1188, 2009.

Wagner CL, Greer FR: American Academy of Pediatrics Section on Breastfeeding, American Academy of Pediatrics Committee on Nutrition: Prevention of rickets and vitamin D deficiency in infants, children, and adolescents, *Pediatrics* 122:1142, 2008.

第26章

ダイアン・リガッシオ・ラドラー
(Diane Rigassio Radler, PhD, RD)

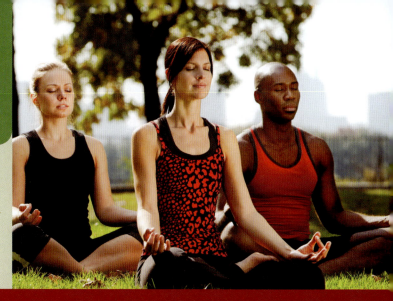

口腔と歯の健康のための栄養

重要用語

う蝕予防性 (anti cariogenic)
歯石 (calculus)
カンジダ症 (candidiasis)
う蝕誘発性の (cariogenic)
う蝕誘発性 (cariogenicity)
抗う蝕性 (cariostatic)
脱灰 (demineralization)
う蝕 (虫歯) (dental caries)
酸蝕 (dental erosion)
象牙質 (dentin)
乳幼児う蝕 (ECC) (early childhood caries)
歯の欠損 (edentulism)
エナメル質 (enamel)
発酵性炭水化物 (fermentable carbohydrate)
フルオロアパタイト (fluoroapatite)
フッ素沈着症 (fluorosis)
歯肉 (gingiva)
歯肉溝 (gingival sulcus)
ハイドロキシアパタイト (hydroxyapatite)
舌側う蝕 (lingual caries)
歯周病 (periodontal disease)
歯垢 (プラーク) (plaque)
再石灰化 (remineralization)
根面う蝕 (root caries)
口内炎 (stomatitis)
ミュータンス連鎖球菌 (Streptococcus mutans)
口腔乾燥症 (xerostomia)

　食事と栄養は、歯の発育、歯肉（歯茎）と粘膜の完全性、骨の強度、口腔疾患の予防と管理に重要な役割を果たす。食事は、歯の完全性に局所的な影響を及ぼす。すなわち、飲食物の種類や形状、摂取頻度は、口腔内のpHおよび微生物の活動に直接影響を及ぼし、う蝕（虫歯）の発生を促進することもある。栄養は、全身に影響を及ぼし、その結果、歯と口腔の組織の発育、維持、修復に影響を及ぼす。

　栄養と食事は口腔の衛生状態に影響するが、その逆もまた言える。すなわち、口腔の状態によって、適切な食事を摂取し栄養のバランスを保てるかどうかが決まるのである。実際、健康状態と疾病（すなわち、口腔の構造、骨、組織の成長、発育、維持における食事と栄養素の既知の役割）に関して、栄養と口腔の完全性（健康状態）との間に生涯にわたる相互作用が認められる (Touger-Decker et al., 2007)。

歯の発育のための栄養

　乳歯の発育は、妊娠2～3か月から始まる。石灰化は妊娠約4か月から始まり、思春前期まで続く。したがって、母体からの栄養によって、歯の構築の必要な物質を萌出前の歯に供給しなければならない。母体からの栄養が不足していると、結果的に、歯の発育に影響する。

　歯は、タンパク質基質が石灰化されて形成される。象牙質では、タンパク質はコラーゲンとして存在する。コラーゲンの正常な合成にはビタミンCが必要である。ハイドロキシアパタイトは、エナメル質と象牙質のミネラル成分であるカルシウムとリンが自然に形成する物質であるが、そのハイドロキシアパタイト結晶内にカルシウムとリンが蓄積される過程で、ビタミンDが必要不可欠である。フッ化物はハイドロキ

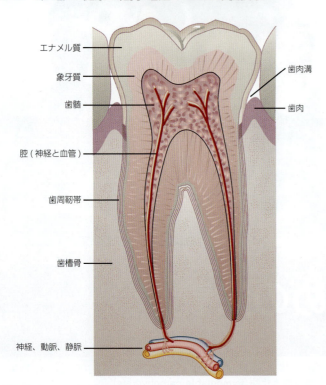

図26-1　歯の解剖図

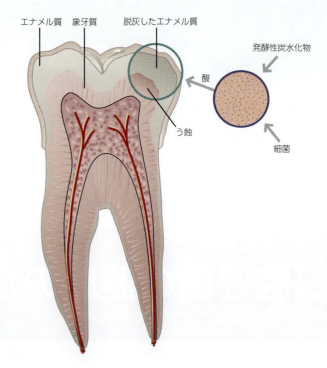

図26-2　う蝕の形成

シアパタイトに付着すると、出生前後の発育期に、特有のう蝕耐性を持つようになる。

歯の発育、萌出、維持のいずれの時期も、食事と栄養は重要である（図26-1）。萌出後も、食事と栄養の摂取は、歯の発育と石灰化、エナメル質の発育と強度、さらに残りの歯の萌出パターンに影響を与える。食事の局所的影響、特に、発酵性炭水化物と摂食頻度は、口腔細菌による有機酸の産生とう蝕の速度に影響を及ぼすが、それは本省の後半に記載する。

う蝕（虫歯）

う蝕（虫歯）は、最もよくみられる感染症の1つである。口腔衛生に関する米国公衆衛生局長報告2000（Surgeon General's report on oral health in 2000）によると、う蝕の発生率は枯草熱の7倍、喘息の5倍である。残念ながら、う蝕の発生率の違いは明らかである。米国の小児の約20〜25％は、80％のう蝕を有する。う蝕の傾向により、親が少なくとも大学教育を受けている家庭の子供の方が、親が大学教育を受けていない家庭の子供よりも、う蝕が少ないことが明らかである（米国疾病対策予防センター：Centers for Disease Control and Prevention [CDC], 2010）。このような差、すなわち医療格差は、1) 医療が受けられない、2) 第三者支払人（例えば、保険、Medicaid）によって医療費が支払われない、3) 予防歯科治療の知識がない、4) それらの要因の組み合わせによって起こると思われる。

病態生理

う蝕（虫歯）は口腔感染症の1つで、口腔微生物によって有機酸が代謝され、その代謝物が徐々に歯のエナメル質を脱灰させ、タンパク質を分解しながら急速に歯牙構造を破壊させるものである。う蝕の病因にはいくつもの要因があるが、中でも、次の4つの要因が同時に存在すると思われる。(1) 感染しやすい宿主または歯の表面；(2) 歯垢または口腔に連鎖球菌または乳酸菌のような微生物の存在；(3) 食事に含まれる発酵性炭水化物（細菌の基質となる）の存在；(4) 細菌が口腔内で発酵性炭水化物の代謝や酸産生を行い、唾液pHが5.5未満に低下していること。唾液のpHが酸性になると、数分以内に、口腔内細菌が脱灰過程を開始する。図26-2は、う蝕の形成を示す。

う蝕が発生しやすい歯

歯が攻撃に弱ければ、う蝕が発生しやすい。エナメル質と象牙質の組成、歯の位置、唾液の質と量、歯冠の小窩と裂溝の存在とその程度が、う蝕が発生しやすいかどうかを決める要因である。

アルカリ性の唾液には、保護効果があるが、酸性の唾液は、う蝕の発生を促進する傾向がある。

微生物

う蝕発生の過程に、細菌は必ず存在している。最もよく見られる細菌は、ミュータンス連鎖球菌（Streptococcus mutans）で、次にカゼイン菌（Lactobacillus casei）やサンギス菌（Streptococcus sanguis）などがある。これら3種の細菌

> **参考情報 26-1**
> **食物のう蝕誘発性に影響する因子**
>
> 摂取頻度
> 食物の形状(液体または固体、ゆっくり溶けるもの)
> 飲食物を摂取する順序
> 食物の組み合わせ
> 飲食物の栄養組成
> 飲食物が歯に触れている時間

は、口腔内で炭水化物を代謝し副産物として、う蝕を引き起こすのに十分な酸を産生して、う蝕過程に寄与する。遺伝的に様々な種類と量の細菌が口腔内に存在し、う蝕と歯周病のリスクを高める場合もあるが、口腔衛生の質と量は、口腔感染症のリスクに、直接影響する。

基質

発酵性炭水化物は、唾液アミラーゼの作用を受けやすく、細菌の代謝には理想的な基質である。これらの代謝によって産生される酸は、唾液pHを5.5未満に低下させ、う蝕されやすい環境を創る。細菌は常に存在し、発酵性炭水化物に接触すると、pHを低下させ始める。

アメリカ人のための食生活指針(Dietary Guidelines for Americans)とMyPlate Food Guidance systemは、いずれも高炭水化物食を支持しているが、食物のう蝕誘発性を認識することは重要である。**う蝕誘発性**は、食事または食物が、う蝕を促進性と言われることもある。食物のう蝕誘発性は、食物の形状、その栄養組成、その他の飲食物との組み合わせ方、歯に触れている時間、摂取頻度によって、異なる(参考情報26-1)。

食物の摂取形態と頻度を意識して、口腔疾患のリスクを低下させるために有効な食事と口腔衛生の習慣を考え合わせるように指導すべきである。

発酵性炭水化物は、5群のMyPlate群のうち3群、(1)穀類、(2)果物、(3)乳製品に含まれる。発酵性炭水化物を含む野菜もあるが、野菜にう蝕誘発性(う蝕促進性)があるという報告はほとんどない。元来、その成分に発酵性炭水化物を含んでいるため、う蝕誘発性を有する穀物とデンプンの例として、クラッカー、チップス、プレッツェル、シリアル(温、冷)、パンなどがある。

あらゆる果物(生、乾燥、缶詰)および果物ジュースは、う蝕誘発性であると思われる。メロンのような水分含有量の多い果物は、バナナやドライ・フルーツなどの果物に比べて、う蝕誘発性は低い。果物飲料、炭酸飲料、アイスティーなどの砂糖入りの飲料、デザート、クッキー、飴、ケーキも、う蝕誘発性である。フルクトース、スクロースなどの糖類で甘みをつけた乳製品も、糖を加えているので、う蝕誘発性であると思われるが、乳製品はカルシウムが豊富なので、そのアルカリ性がよい影響を及ぼし、う蝕誘発性は低下すると思われる。

他の糖類(グルコース、フルクトース、マルトース、ラクトース)と同様に、スクロースも細菌の活性を促進する。う蝕とスクロースとの因果関係は確認されている(Marshall, 2007; Moynihan, 2005)。蜂蜜、糖蜜、ブラウンシュガー、コーンシロップ(固形)など、食物として摂る糖は、すべてう蝕誘発性で、細菌が有機酸を産生するために用いる。

個々の食品のう蝕誘発性

う蝕誘発性の食品、抗う蝕性の食品、う蝕予防性の食品を区別することが重要である。**う蝕誘発性**の食品は、発酵性炭水化物を含み、口腔内で微生物と接触すると、唾液pHを急激に5.5以下に低下させ、う蝕過程を促進する可能性がある。

抗う蝕性の食品は、う蝕を促進せず、微生物によって代謝されず、30分以内に唾液pHを5.5以下に下げることもない。抗う蝕性食品は、例えば、卵、魚、肉、鶏肉のようなタンパク質や、たいていの野菜、脂肪、シュガーレスガムなどである。シュガーレスガムは、炭水化物の甘味料を用いておらず、唾液流を増加させるため、う蝕低減に役立つと思われる(Deshpande, 2008; Splieth, 2009)。

う蝕予防性食品は、例えば、熟成したチェダーチーズ、モントレー・ジャック・チーズ、スイスチーズなどのチーズ類であり、カゼイン、カルシウム、リン酸塩を含んでいる。そのため、酸産生食品を摂取する前に、う蝕予防性食品を摂取することによって、歯垢と酸産生食品との結合を防ぐことができる。また、五炭糖の糖アルコールであるキシリトールも、う蝕予防性であると考えられるが、それは細菌が、グルコース、スクロース、フルクトースのような六炭糖類と同様の方法では、五炭糖を代謝することができないからである。キシリトールは、唾液アミラーゼによって分解されず、細菌による分解も受けにくい。唾液分泌を刺激することによって、唾液による緩衝作用を高め、歯の表面からの発酵性炭水化物の除去を促進する。キシリトールガムのう蝕予防のもうひとつの作用機序は、食事中の発酵性炭水化物にとって代わることである。すなわち、ミュータンス連鎖球菌は、キシリトールを代謝することができず、さらに、キシリトールによって抑制される。ミュータンス連鎖球菌に対するこの2つの抗菌作用と、ガムを噛むことによる唾液分泌刺激作用は、歯をう蝕から守る保護効果に繋がる。キシリトール含有のチューイングガムの商標は、Arm and Hammer、Advance White、Dentyne Ice、Spry、Tridentである。

再石灰化とは歯牙エナメル質で起こるハイドロキシアパタイトのミネラル回復である。カゼインホスホペプチド・非結晶リン酸カルシウム複合体(CPP-ACP; Recaldent)は、エナメル質表面の再石灰化を促進する物質である。これは、現在、Trident Whiteチューインガムの成分として用いられている(Ramalingam, 2005)。CPP-ACPのう蝕予防性は、無糖のガムと歯磨き用クリームのランダム化比較対照臨床試験の結果によって確認されている(Walker et al., 2010)。しかし、現時

点では、この目的での使用は、推奨されていない。

食物のう蝕誘発性に影響する因子

う蝕誘発性は、唾液の量と質、摂取する食物の順番、硬さ、栄養素組成、歯垢の蓄積、う蝕に対する宿主の遺伝的素因によっても影響を受ける。

形状と硬さ

食物の形状と硬さは、う蝕誘発性やpH-低下能つまりpH緩衝能に重大な影響を与える。食物の形状によって食物が口腔に接触している時間、すなわち口腔停留時間が決まり、さらに口腔停留時間はpH低下、つまり酸産生活性がどれだけ長く継続するかに影響を与える。液体は、口腔から速やかに除去され粘着性(保持力)も低い。クラッカー、チップス、プレッツェル、シリアル食品、クッキーなどの固形食物は、歯と歯の間(歯間腔)に挟まり粘着性(保持力)が高い。

食物の硬さも粘着性に影響を与える。ガムドロップやマシュマロのようなよく噛む必要のある食物は、糖の含有量が多く、唾液の産生を刺激するが、プレッツェル、ベーグル、バナナのような固形で歯にくっつきやすい食物よりも、粘着性が低い。ポップコーンや生野菜のような高-繊維食は、発酵性炭水化物をほとんどまたはまったく含有せず、抗う蝕性である。

口腔停留時間

口腔停留時間は、デンプン質の多い食物の場合、最もよくわかる。デンプン質の多い食物は、唾液アミラーゼの作用を受けやすい発酵性炭水化物である。デンプン質の口腔停留時間が長いほど、う蝕誘発性は高まる(Fontana, 2006)。食物粒子が歯間に留まり、停留時間が長くなると、唾液アミラーゼは、さらに、次々に基質のデンプンを単糖類に分解する。あるいは、部分加水分解または粒子サイズ縮小などの加工処理法により、酵素作用を受けやすくすることによって、速やかに発酵するデンプンもある。

糖含有のキャンディー類は、口腔内で、細菌によって加水分解される糖の量を急激に増やす。しゃぶりながら食べる棒付きキャンディーのような固い飴または口臭予防の小粒のミントキャンディーは、口腔内の糖の停留時間が長い。単一炭水化物主体のスナック菓子やデザート菓子(例えば、ポテトチップス、プレッツェル、クッキー、ケーキ、ドーナッツなど)は、歯の表にくっつきやすく、キャンディーよりも長い時間停留するので、口腔内の糖濃度を徐々に長時間かけて上昇させる(Fontana, 2006)。

栄養素の組成

栄養素の組成は、基質の酸産生能と酸接触時間に関与している。乳製品は、カルシウムおよびリンの緩衝能のおかげで、う蝕誘発性が低いと考えられる。チーズと牛乳は、う蝕誘発性の食物と共に食べた場合、う蝕誘発性の食物によって生じた酸性pHを緩衝作用で抑えることを示す科学的根拠がある。

チーズにはこのようなう蝕予防性があるので、食事の終わりに、デザートのような発酵性炭水化物と共にチーズを食べれば、食事とデザートのう蝕誘発性が軽減されると思われる(Moynihan, 2005)。

木の実は、あまり発酵性炭水化物を含んでおらず、脂肪と食物性繊維を豊富に含んでいるので、抗う蝕性である。魚介類、肉、卵、鳥肉のようなタンパク質を含む食物は、油、マーガリン、バター、種子のような脂肪と共に摂ると、抗う蝕性である。

摂食の順序と頻度

摂食の順序と食物の組み合わせも、基質のう蝕の形成の可能性に影響を及ぼす。バナナは、発酵性炭水化物を含有し粘着性があるため、う蝕誘発性であるが、軽食として単独で食べるよりも、シリアル食品や牛乳と共に食べる方が、う蝕を誘発しにくい。牛乳は液体なので、果物の粘着性を低下させる。クラッカーも、単独で食べるよりもチーズと共に食べる方が、う蝕誘発性は低くなる。

う蝕誘発性の食物または飲み物の摂食頻度によって、酸産生の頻度は決まる。発酵性炭水化物を摂食するたびに、5〜15分以内にpHの低下が開始され、う蝕促進能の活性化が引き起こされる。少量の食事と間食(発酵性炭水化物が多い)を何回も摂ると、3回の食事と少量の軽食を摂っているよりも、食事によるう蝕誘発性は高まることが多い。一度の数枚のクッキーを食べてすぐに、歯磨きと洗口を行う方が、1日中に何度も1枚のクッキーを食べるよりも、う蝕誘発性は低い。表26-1に、小児のう蝕を防ぐ方法を挙げている。

う蝕過程

う蝕過程は、歯垢内の細菌の代謝副産物である酸の生成から始まる。唾液の緩衝作用によってpHが臨界以上に上がるまで歯表面の脱灰は続く。(参考情報26-2:予防ガイドラインを参照。)

歯垢は、微生物と多糖類から成るねばねばした無色の塊で、歯の周囲を覆い歯や歯茎に粘着している。歯垢は酸産生細菌の棲家となり、代謝の結果生じた有機産物をエナメル質表面に接着させる。空隙が生じると、歯垢は、唾液の緩衝作用と再石灰化作用を受けないように、ある程度、歯を守り、そのうちに、歯垢にカルシウムが沈着し硬化し、歯石になる。

歯垢形成には、酸性(pH)であることも必要である。ソフトドリンク(ダイエットとレギュラー)、スポーツ飲料、柑橘系ジュースやエード(甘い飲み物)、ビタミンCサプリメントなどは、酸含有量が多い。国民健康栄養調査IIIのデータを用いた研究結果によると、水または牛乳を多く摂取した小児(2〜10歳)に比べて、炭水化物入りのソフトドリンクまたはジュースを大量に摂取した小児の方が、う蝕の数が有意に多い(Sohn, 2006)。歯牙酸蝕症(酸の存在下での化学反応過程によって歯の表面の脱灰が起こる)の一因となる飲料や食物もある(Wongkhantee, 2006)。

例えば、糖分を含まないダイエット用ソフトドリンクも、本

表 26-1
3〜10歳児とその保護者に伝えたい口腔衛生に関する栄養アドバイス

アドバイス	根拠
デンプン含有の食物、粘着性の食物、砂糖含有の食物は、無糖の食物と共に摂ること。	摂食の直前、途中、後に唾液分泌を刺激する無糖の食物を食べると、pHが上昇する。
食事または間食に乳製品を組み合わせて摂ること。	乳製品(無脂肪乳、ヨーグルト)は、再石灰化を促進しカルシウムを含有する。
生鮮野菜・果物など、よく噛む必要のある食物を、発酵性炭水化物と共に摂ること。	よく噛む必要のある繊維の多い食物は、唾液産生を誘発し、緩衝能を高める。
食事は2時間以上間隔を空け、間食の時間は15〜30分までにすること。	連続的に発酵性炭水化物を摂ると、脱灰が促進される。
夜食を制限すること。	睡眠中、唾液産生は低下する。
スポーツ飲料、ジュース、炭酸飲料のような酸性食品の摂取は制限すること。	酸性食品は歯の酸蝕を促すので、う蝕のリスクが増す。
間食では、炭水化物と組み合わせてタンパク質を摂ること: 　例:マグロ、クラッカー、リンゴ、チーズ	タンパク質は緩衝物質として働き、抗う蝕性を示す。
間食では生の食物と、調理/加工済みの食物を共に摂ること。	生の食物は、咀嚼と唾液産生を促すが、調理/加工済みの食物はそうではなく、単独で摂取した場合、細菌の代謝に利用されることが多い。
食事または間食の直後に、キシリトール/ソルビトール入りチューイングガムとキャンディーを摂ることを勧めること。*	5分間噛めば、唾液産生の亢進と歯垢pHの上昇に有効である。
無糖のチュアブルタイプのビタミン/ミネラルサプリメントおよびシロップ剤を推奨すること。	様々な無糖食品が入手可能で、う蝕リスクの高い患者群への使用が示唆される。
小児GERDの患者には食事ガイドラインを厳守するように勧めること。	GERDは、歯牙酸蝕症のリスクを増加させ、その結果、う蝕のリスクも増加する。

GERD:胃食道逆流症
*ガムは、6歳未満の小児には勧められない。

改訂:Mobley C: Frequent and dietary intake and oral health in children 3 to 10 years of age, Building Blocks 25 (1):17-20, 2001.

参考情報 26-2
う蝕予防ガイドライン

- 1日2回以上、できれば食後に歯を磨く。
- 食事および間食の後に、歯をすすぐ。
- 食事および間食の後15〜20分間、無糖のガムを噛む。
- 1日2回歯間をデンタルフロスで掃除する。
- フッ素添加の歯磨粉を使用する。
- う蝕誘発性食品と抗う蝕性食品を組み合わせる。
- 間食に、抗う蝕性食品とう蝕予防性食品(チーズ、木の実、ポップコーン、野菜など)を飲食する。
- 食事と食事の間に、発酵性炭水化物を飲食しない。

来酸性であるためpHを低下させる。チュアブルタイプのビタミンCサプリメントは、歯の表面に直接接触する酸性食品であり、口腔内pHを低下させるので、歯は酸蝕を受けやすくなる。

唾液の役割

唾液流は、歯の周囲から食物を除去する。また、重炭酸-炭酸およびリン酸塩緩衝系により、細菌の酸代謝を中和する緩衝作用ももたらす。咀嚼することで、唾液産生が促され、食事で摂取した発酵性炭水化物のう蝕誘発性を低下させることができる。

唾液には、過飽和のカルシウムとリンが含まれている。緩衝作用によってpHが臨界点を上回ると、再石灰化が起こる。唾液中にフッ化物が存在すると、フルオロアパタイトの形でミネラルが蓄積する。唾液腺の機能が損なわれる疾患(例:シェーグレン症候群)、絶食の副作用、耳下腺を含む頭部および頸部の放射線治療、通常の睡眠中、唾液流の低下または口腔乾燥症を伴う薬物の投与、唾液の産生が低下することによる口渇によって、唾液の産生が低下することに注意しなければならない。現在、処方薬または店頭販売薬のうち、400〜500の医薬品が口渇を引き起こすと推定されている。口腔乾燥症

の程度は様々であるが、2～3例を挙げると、うつ状態、高血圧、不安、ヒト免疫不全ウイルス(HIV)、アレルギーなどの治療薬によって引き起こされることがある。

う蝕パターン

う蝕パターンは、患歯の位置と表面の状態を表す。歯冠う蝕は、歯冠(歯茎ラインより上部の可視部分)に生じ、また、どの歯の表面にも生じる可能性がある。米国の全体的なう蝕発生率は低下しているが、2～4歳のうち17%もの小児が、う蝕に罹患している。米国のNational Oral Health Surveillance Systemによると、多くの州が8歳までに40～70%の小児がう蝕に罹患していると報告している。

根面う蝕は、歯肉退縮に続いて歯の根面に生じるもので、高齢者の大多数に認められる。根面う蝕は、高齢者の間で増加傾向にある歯の感染症であるが、その原因の1つに、高齢者が自己本来の歯を長く保持するようになったことが挙げられる。高齢になると、歯茎が退縮し根面が剥き出しになる。根面う蝕の発生率増加の原因は、他に、フッ素添加水の不足、口腔の不衛生な状態、唾液の低下、発酵性炭水化物の摂取頻度の増加、認知症などがある(Chalmers, 2008)。根面う蝕の治療には、歯の修復と栄養カウンセリングを行う。う蝕による口腔の不衛生な状態、疼痛、歯の欠損は、高齢者の食物摂取と栄養状態に悪影響を及ぼすと思われる(Quandt, 2009)。

前歯の舌側う蝕(舌に隣接する面、または舌に向かう面)は、胃腸管逆流、過食症、拒食過食症の患者にみられる(第23章参照)。発酵性炭水化物を頻繁に摂取し、酸性の胃内容物が逆流するまたは嘔吐を誘発することによって、口腔内に常に酸が流れ込むことになる。う蝕は、歯の酸蝕の最終結果であり、上顎前歯の口蓋・頬側面および上顎臼歯の舌側面の酸蝕が特徴である(Holbrook, 2009)。

フッ化物

フッ化物は、主要なう蝕予防物質である。全身的または局所的に用い、公衆衛生の手段として、安全かつ有効であり、う蝕の発生率と有病率を低下させる(Palmer and Wolfe, 2005)。水道水のフッ化物添加は1940年に始まったが、1999年に米国疾病対策予防センター(Centers for Disease Control and Prevention)は、そのう蝕の発生率低下効果のために、水道水のフッ化物添加を、20世紀の公衆衛生達成の上位10件のうちの1件として認めている(CDC, 2006)。フッ化物のう蝕予防効果は、水道水のフッ化物添加、フッ素入り練り歯磨き、洗口剤、歯磨剤、フッ素添加水入りの飲料の併用で継続する。最適濃度(0.7～1.2ppm)の水道水フッ化物添加を行えば、歯への着色を起こさずにう蝕発生を予防できる(Palmer and Wolfe, 2005)。*注目情報*「水道水のフッ化物添加」を参照。

作用機序

歯に対するフッ化物の主な作用機序は、下記の4つである。(1)フッ化物はカルシウムおよびリンと共に、エナメル質および象牙質に取り込まれ、フルオロアパタイトを形成する。フルオロアパタイトは、ハイドロキシアパタイトよりも酸の攻撃に対する抵抗力が強い化合物である(2)フッ化物は、う蝕の初期徴候(初期病変)のある歯表面の修復および再石灰化を促進する(3)う蝕過程の進行を食い止め、歯表面のう蝕抵抗性の強化を促進する(4)微生物の形成と機能を妨げることにより、口腔内の細菌の有害作用を阻止する。

食物からのフッ化物の供給

フッ素添加水を用いて調理された食物以外でも、煎じた茶

◎ 注目情報

水道水のフッ化物添加

米国歯科医師会(American Dental Association)と米国栄養士会(American Dietetic Association)は、公衆衛生の手段としてフッ化物添加を推薦している(American Dental Association, 2005; Palmer and Wolfe, 2005)。米国小児科学会(American Academy of Pediatrics)、米国歯科医師会(American Dental Association)、米国小児歯科医師会(American Academy of Pediatric Dentistry)は、フッ素沈着を防ぎ、適切なフッ化物添加を目標に、フッ化物の添加計画を作成した。

1. フッ化物のあらゆる供給源を考慮に入れなければならない。例を示す。
   - 子供の飲料水の主な供給源およびその他の供給源(例えば、よその家、保育所、学校、親戚の家、世話をしてくれる人の家、容器入り飲料水)のフッ化物含有量を知ること。
   - 学校のフッ化物入りの洗口剤、フッ素塗布剤などのフッ化物供給源。
2. フッ化物の供給が乏しい場合は、補充を指示すべきである。
3. 6か月未満および16歳を超えた小児には、フッ化物の補充を行うべきではない。
4. 小児が適切なフッ化物添加の公共の水道水を利用している場合は、フッ化物の補充を行うべきではない。

米国歯科医師会(American Dental Association)は、2010年に、う蝕発生のリスクの高い小児にのみフッ化物の補給の処方を推奨する新規ガイドラインを発表した。http://www.aap.org/oralhealth/pact/ch6_sect3b.cfm(最終閲覧日:2011年3月11日)

以外、大多数の食物は微量（約1.4ppm）のフッ化物を含んでいる（Morin, 2006）。例えば、食物および飲み物の加工過程でフッ素添加水を使用するように、様々な多くの方法により、意図することなく、フッ化物は食事の中に添加されている。果物ジュースとドリンク類、特に、フッ素添加水道水の供給されている都市で生産される白ブドウジュースは、フッ化物の含有量が多いと思われる。しかし、フッ化物の含有量には大きなばらつきがあるので、摂取量を推定することは難しい。

フッ化物の補給

医療従事者は、フッ化物サプリメントを処方する前に、小児の水分摂取量のみならず食物供給源と地域のフッ素添加水道水が利用できるかどうかを考慮すべきである。骨はフッ化物の貯蔵部位なので、骨粉、魚粉、骨由来のゼラチンは有力なミネラル源である。水道水にフッ化物を添加していない地域では、6か月〜16歳の小児に食事性フッ化物の補給が推奨される。

フッ化物の使用には、局所応用と、全身応用がある。食物および飲み物のフッ化物を摂取すると、全身の循環血中に入り骨や歯に沈着する。全身応用は、唾液にフッ化物を供給することにより、局所応用の有用性ももたらす。摂取したフッ化物のうち、軟組織に滲入する量は少量で、残りは排泄される。全身応用のフッ化物の主な供給源はフッ素添加水であり、食物および飲み物からの供給量はそれより少ない。表26-2は、16歳までの一般的な小児のためのフッ化物の補給スケジュールを示す。

フッ素添加の水道水を利用している地域の人工栄養児または母乳栄養児が授乳の間に飲料水を飲んでいる場合は、フッ化物の補給は推奨されない。乳児が母乳のみを摂取し、授乳と授乳の間あるいはボトル入りの水を飲む間に水道水を飲まない場合は、フッ化物の補給ガイドラインにしたがって、フッ化物の補給を行うべきである。フッ化物サプリメントは、小児の担当医が処方しなければならない。店頭販売サプリメントとしては利用できない（American Dental Association, 2005）。

フッ素入り練り歯磨き、ジェル、洗口剤などのフッ化物の局所応用は、家庭で日常的に行える。さらに、濃度の高いジェル、泡タイプ、洗口剤は、歯科医が塗布を行う。フッ化物局所塗布、フッ素添加歯磨粉、洗口剤、フッ素添加水によって、フッ化物に頻繁に曝露することは最適なフッ化物濃度を保つために重要であるが、過剰摂取は避けるべきである（第3章参照）。

過剰なフッ化物

フッ素沈着症は、歯の発育時期に過剰なフッ化物を供給されたときに、発生し、その症状は、気付かないくらいの軽症から、歯に極めてはっきりした黒い点が認められる重症まで様々である（Alvarez, 2009）。フッ化物の過剰摂取による軽度のフッ素沈着症の原因は、食事性フッ化物サプリメントの誤用、フッ素添加歯磨粉および洗口剤の摂取、フッ素添加の水道水を使用している地域で加工され、それ以外の地域へ輸送された食物および飲み物中のフッ化物によるフッ化物の過剰摂取などである（Palmer and Wolfe, 2005）。フッ素添加歯磨粉および口内洗浄液として利用できるフッ化物局所応用は、家庭、学校、歯科で使用可能なフッ化物の有効な供給源である。就学前の小児のう蝕予防法としては、食事の改善、水道水のフッ化物添加またはフッ化物の補給（水道水にフッ素を添加していない地域）、監視下でのフッ素添加歯磨粉による歯磨きなどが挙げられる（Alvarez, 2009）。

6歳未満の小児は、フッ素添加の口内洗浄液を使用すべきではない。6歳以上の小児も、口を漱ぐとき口内洗浄液を呑み込まないように指導すべきである。誤ってフッ化物を摂取するリスクを減らすために、せいぜい豆粒大ほどの歯磨粉を子供用の歯ブラシにのせるべきである。歯科診療所ではフッ化物の局所投与を行うこともある。

フッ化物ジェルは、成人および高齢者に処方されることが多い。このようなジェルは、歯冠部う蝕や根面う蝕、歯牙喪失のリスク軽減に有効である（Weintraub, 2006）。フッ化物が最も有効なのは、誕生から12〜13歳までの、未萌出永久歯に石灰化が起こる期間である。

表 26-2 食事性フッ化物の補給スケジュール

年齢	飲料水のフッ化物イオン濃度 (ppm)*		
	<0.3ppm	0.3〜0.6ppm	>0.6ppm
生後〜6か月	なし	なし	なし
6か月〜3歳	0.25mg/日†	なし	なし
3〜6歳	0.50mg/日	0.25mg/日	なし
6〜16歳	1.0mg/日	0.50mg/日	なし

*1ppm=1mg/L
†フッ化ナトリウム2.2mgは、フッ化物イオン1mgを含む。
1994年、米国歯科医師会（American Dental Association）、米国小児科学会（American Academy of Pediatrics）、米国小児歯科医師会（American Academy of Pediatric Dentistry）が承認。

乳幼児う蝕

乳幼児う蝕（ECC）は、「哺乳瓶う蝕」と呼ばれることも多いが、乳幼児の上顎前歯におけるう蝕パターンを表す用語である。特徴としては、乳前歯にう蝕病変が急速に発現し、通常、う蝕リスクの高くない病変が歯面に存在することである。う蝕は、小児期によくみられる口腔疾患なので、う蝕は、小児の口腔衛生の主要な指標である。よい行動習慣と小児栄養パターンは、乳幼児から始めるように、推奨しなければならない。

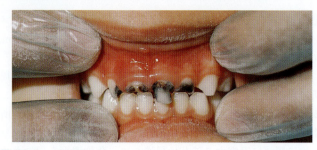

図26-3　乳幼児う蝕

（出典：Swartz MH: Textbook of physical diagnosis, history, and examination, ed 5, Philadelphia, 2006, Saunders.）

病態生理と発生率

　ECCは、哺乳瓶を使った長時間の給水、特に、夜間にジュース、牛乳、調合乳などの甘味飲料を摂取する場合に、起きることが多い。発酵性炭水化物含有飲料に接している時間が長いと、哺乳瓶の乳首に対する舌の位置のせいもあるが、特に睡眠中、上顎切歯の周囲に液体が溜まることになり、う蝕過程が始まる。

　下顎前歯は、通常、唇と舌によって保護され唾液管が口腔底にあるため、この過程を免れる（図26-3）。一般に、口腔疾患は、低所得家庭およびマイノリティーの小児に、最も多くみられ、さらに、その疾患は広範囲に及んでいる場合が多く、また疼痛緩和のために歯科を利用する場合も最も多い。しかし、総じて、歯科検診を受けることが最も少ないのも、これらの小児である（CDC, 2010）。

栄養ケア

　乳幼児う蝕の管理には、両親、保護者、世話をする人のための食事と口腔衛生に関する教育も含まれる（Zero, 2010）。健康上の習慣（口腔の不衛生、1日に少なくとも1回の歯磨を怠っていること、甘味飲料入りの哺乳瓶の使用回数が多いこと、フッ素添加水を用いていないこと）を改善するように指導すべきである。食事のガイドラインには、就寝時に哺乳瓶を与えないこと、日中の哺乳瓶による給水の回数と内容を変更することなどを盛り込んでいる。哺乳瓶の内容物は、水、調製乳、牛乳に限定すべきである。乳児と幼児のベッドに哺乳瓶を置かないことである。哺乳瓶を用いた後は、歯と歯茎を必ずガーゼまたは洗面用タオルで拭くべきである。さらに、1歳までには離乳できるように全力を尽くすべきである。教育的な取り組みは、前向きで簡単なものとし、口腔衛生の習慣とバランスの取れた健康的な食事に焦点を当てるべきである。間食には、抗う蝕性の食品を含めるべきである。う蝕誘発性の食品の場合は、食後の歯磨きまたは洗口を行うべきである。両親や世話をする人は、乳幼児う蝕の原因と病状、予防策を理解する必要がある。

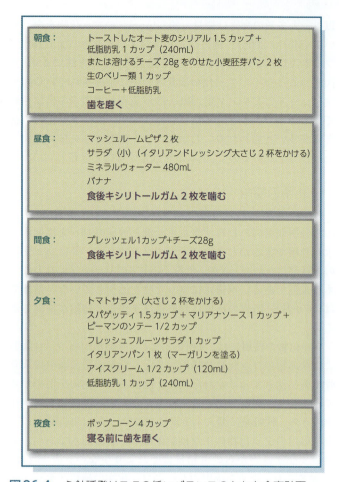

図26-4　う蝕誘発リスクの低いバランスのとれた食事計画

う蝕予防

　う蝕予防プログラムは、バランスのとれた食事、発酵性炭水化物の供給源と量の変更、口腔衛生の実践を各人の生活習慣に組み入れることに重きを置いている（Zero, 2010）。食事や間食の後、歯磨きや水による洗口を行ったり、15〜20分間シュガーレスガム（キシリトール含有が好ましい）を噛んだりする必要がある（Splieth, 2009）。う蝕予防性または抗う蝕性の食品を間食したり、う蝕誘発性の食品を飲食した後にシュガーレスガムを噛んだり、間食としてではなく食事と共に甘いものを食べたりする積極的な習慣が推奨される。食事ガイドラインに基づく食事は、う蝕誘発の可能性があるが、適切な計画と口腔衛生により、う蝕誘発のリスクの低いバランスのとれた食事を計画することが出来る。図26-4に食事の例を示す。

　長時間かけて炭酸飲料をすする、頻繁に間食する、キャンディー、糖衣ブレスミント、ハードキャンディーを口の中に長い間入れておくことは避けなければならない。ビタミンCチュアブル錠または咳止めシロップのようなチュアブルタイプまたは液状の市販薬とビタミン製剤は糖分を含み、う蝕のリスクがある。

　キャンディー、クラッカー、クッキー、ペストリー、プレッ

ツェル、スナッククラッカー、チップスのような発酵性炭水化物と果物さえも食事と共に摂取すべきである。「無脂肪」のスナックおよびデザート類と「焼いた」チップスやスナッククラッカーは高脂肪含有製品よりも単糖濃度が高い傾向がある。

歯牙喪失と義歯

歯牙喪失(歯の欠損)と着脱式の補綴(義歯)は、食習慣、咀嚼筋の機能、嗅覚、適切な栄養摂取に大きな影響を与えることがある。歯列の状態が低下すると、咀嚼筋力が損なわれる。

部分/完全な歯の欠損または完全な義歯により、咀嚼筋の機能が損なわれると、食物の選択にマイナスの影響を及ぼすことがある。その結果、全粒穀類、果物、野菜の摂取が低下する(Tsakos, 2010)。この問題は、高齢者でより顕著に現れ、高齢者の食欲と摂取は、慢性疾患、社会的孤立、多剤投与によりさらに損なわれる(第9章参照)。

義歯は、適切な噛み合せになっているかどうか、歯科医療従事者による定期検査が必要である。体重または歯槽骨の変化によって経時的に義歯の噛み合せが変化する可能性がある。食物の食感と適切な選択に関するカウンセリングが提唱されている。

栄養ケア

総義歯は、欠落している歯にとって代わるが、自然な歯列の完全な代替品というわけではない。義歯装着の前後、さらに義歯の挿入後にも、多くの人は噛み切ることと咀嚼することに困難を感じる。総義歯の人が最も困難を感じる食物は、生のまるごと果物と野菜(例:リンゴや人参)、皮の堅いパン、ステーキなどである。したがって、義歯の装着者に、食事の評価と口腔衛生についてのカウンセリングを行うべきである。噛み切る必要性を最小限に抑え、咀嚼量を減らすために、果物と野菜の切り方と調理法についての簡単なガイドラインを示すべきである。全身の健康の一部として、良好な食習慣の重要性を強調する必要がある。一般に、バランスのとれた食事の重要性を強調するガイドラインは、あらゆる患者に行う通常のカウンセリングの一部とすべきである。

その他の口腔疾患

う蝕以外にも口腔疾患は認められる。口腔粘膜の組織は迅速に代謝回転するので、数種のビタミン(リボフラビン、葉酸、B_{12}、C)およびミネラル(鉄分と亜鉛)の不足は、まず、口腔に現れやすい(付録30参照)。歯周病は、局所性および全身性の疾患である。歯周病には、ビタミンA、C、E;葉酸;β-カロテン;ミネラルのカルシウム、リン、亜鉛などの栄養素の担っている役割も関連している。口腔癌は、喫煙およびアルコール乱用の結果起こることが多く、摂食能力と栄養状態に多大な影響を与えることがある。この問題は、口腔の上皮性悪性腫瘍患者では、必要エネルギーと栄養量が増加することによって悪化する。さらに、手術、放射線療法、化学療法は、口腔癌の治療法であるが、これらの治療法も食事摂取量、食欲、口腔の健全性に影響を及ぼす。口腔に影響を及ぼす問題のうちの全てではないが、いくつかをここで論じる。

歯周病

病態生理

歯周病は、口腔細菌によって引き起こされる感染による歯肉の炎症であり、その後の歯付着器官の破壊を伴う。治療しなければ、歯と骨の付着が徐々に失われる。その進行は、宿主の全身の健康と免疫系の健全性に左右される。歯周病発症の主要原因因子は歯垢である。歯肉溝(歯の周囲にある浅いV字形の空隙)の歯垢は、組織を破壊し歯の周囲に緩みをもたらす毒素を産生する。細菌の侵入に対する歯肉の防御因子として重要なことは、(1) 口腔衛生、(2) 免疫系の健全性、(3) 最適な栄養である。歯肉組織、上皮バリア、唾液の防御機構は、栄養摂取および栄養状態によって影響を受ける。健康な上皮組織は細菌の菌体内毒素の歯肉縁下組織への侵入を防ぐ。

栄養ケア

ビタミンC、葉酸、亜鉛が欠乏すると、歯肉溝における歯肉バリアの透過性が増して、歯周病にかかりやすくなる。歯肉の重度の増悪は、壊血病またはビタミンC欠乏症の患者にみられる。その他、ビタミンAとE、β-カロテン、タンパク質などの栄養素も、歯肉と免疫系の健全性維持の役割を担っているが、歯周病治療に関して、これらの栄養素補給の有効性を指示する科学的データはない。

歯周病治療の良好な結果を得るには、適切な栄養が必要であると思われるが、歯周病の治癒に必要なものは栄養素だけではない(Schifferle, 2005)。栄養障害と歯周病が蔓延している社会では、通常、口腔の不衛生な状態も明らかである。こうした場合、栄養障害が、歯周病の原因なのか、それとも、口腔の不衛生な状態、大量の歯垢蓄積、不十分な唾液、併存疾患などが寄与因子のひとつなのかを見極めることは難しい。

カルシウムとビタミンDの役割は、骨粗鬆症と歯周病との関連性に関係している。骨粗鬆症と歯周病の共通因子は、骨量減少で、歯周病と、全身性の骨減少症および骨粗鬆症との関連性は、実証されている(Jeffcoat, 2005)(第25章参照)。乳製品は、カルシウムとビタミンDの豊富な供給源で、乳製品の摂取量と歯周病の発症率との間に反比例の関係(増加すれば低下する)があることも、研究者らによって実証されている(Al-Zahrani, 2006)。因果関係は確認されていないが、歯周病と、カルシウムや乳製品とに関連性が認められることから、乳製品は、アレルギーなどがなければ十分に摂取することが推

奨されている。歯周病患者の管理戦略は、参考情報26-2に示したう蝕予防のガイドラインの多くの項目に従っている。

重度の歯周病は、外科手術によって治療することもある。歯周の手術の前後は、組織を再生し感染を予防する免疫力を高めるために、適切な栄養素が必要なので、十分な食事が、特に、重要である。十分なエネルギー、タンパク質、微量栄養素を確保しなければならない。普通食を摂取する能力に変化が生じた場合は、患者ごとに硬さを調節した食事を考えるとよい。十分な栄養摂取のために必要であれば、経口サプリメントを用いることもできる。

全身性疾患の口腔症状

がんや感染症のような急性全身性疾患、ならびに糖尿病、自己免疫性疾患、慢性腎疾患のような慢性疾患は口腔症状が特徴で、そのために食事や栄養状態が変わることがある。癌の治療には、頭部や頸部への放射線療法、化学療法、口腔の手術などがある。これらの治療法は、口腔の健全性および各人の摂食能力に重大な影響を与えるため、結果として栄養状態にも影響を及ぼす（第37章参照）。

口腔の症状が患者の食物選択に悪影響を与えるとしたら、慢性疾患の患者は、医学的栄養療法による最適な食事を摂ることができない。例えば、治療が不十分な糖尿病の場合、口腔乾燥症またはカンジダ症の症状が発現することがあるが、そういった症状は、適切に血糖を調節するために食事を摂取する能力に影響を与え、尚更血糖の調節を損なう。

さらに、多くの薬剤投与によって、口腔粘膜、味覚、唾液の産生の健全性が損なわれる（第9章参照）。フェニトイン（Dilantin）は、重度の歯肉炎を引き起こすこともある。HIVおよび後天性免疫不全症候群（AIDS）の治療に用いられるプロテアーゼ阻害剤の多くは、味覚を変化させ口渇を引き起こす。口腔に対する薬剤の影響を評価し、食事を改良し、薬物投与を行うことによって、このような影響を最小限に食い止める方策を取るべきである。

糖尿病

糖尿病は、数種の口腔症状を伴うが、それらの多くは、血糖の調節が不十分な時に限って起こる。その症状は、口腔灼熱症候群、歯周病、カンジダ症、う蝕、口腔乾燥症などである（Lamster, 2008）。糖尿病で認められる微小血管障害は、感染に対する反応の変化とともに、感染患者の歯周病リスクの一因である。糖尿病患者に、もっともよく認められる歯の感染は、結果として、糖尿病コントロールの悪化を招く（Bender and Bender, 2003）。血糖コントロール以外に、口腔手術または義歯装着後の糖尿病患者の食事の管理は、食べやすさを増強し、口腔痛を軽減し、感染症や衰弱を防ぐために、食物の硬さ、温度、食感の改善なども行うべきである（第31章参照）。

真菌感染症

口腔咽頭の真菌感染症は、口の灼熱痛と嚥下障害を引き起こすことがある。単純ヘルペスおよびサイトメガロウイルスのようなウイルス性感染症に伴う潰瘍は、痛みをもたらし、口腔からの食物摂取量が低下することもある。非常に熱いまたは冷たい飲食物、香辛料、すっぱい酸味の強い食物も、痛みを引き起こすことがあるので、避けるべきである。香辛料を含まず適温で水分の多い食物の摂取が推奨される。少量ずつ頻繁に食べる場合は、ぬるま湯で洗口するか歯磨きを行えば、う蝕のリスク軽減に有効である。口腔症状の種類と程度が確認されれば、栄養ケア計画が立てられる。栄養必要量を満たし治癒力を最大限に高めるために、高エネルギー・高タンパク質サプリメントの経口投与が必要であると思われる。

頭部と頸部のがん

頭部、頸部、口腔のがんは、その治療のために手術や様々な療法を行うため、摂食能力と栄養状態が低下することがある。手術は、位置と範囲によって、摂食能力、嚥下能力、唾液の産生力を低下させることもある。頭部と頸部への放射線療法と化学療法は、唾液の量と質および口腔粘膜の健全性に影響を与えることもある。頭部と頸部への放射線療法の結果、唾液が濃厚で粘着性が高くなることがあり、口腔乾燥症を引き起こす。食事の管理は、前記のように口腔乾燥症の推奨事項に重点を置き、術後の食物は柔らかいものに変更する（第37章参照）。

HIV感染とAIDS

ウイルス/真菌感染症、口内炎、口腔乾燥症、歯周病、カポジ肉腫は、HIVによる口腔症状で、栄養摂取が制限されるため、体重減少と栄養状態の悪化を招く。これらの感染症は、免疫反応障害、先行する栄養障害、HIV感染による胃腸管の続発症によって悪化することが多い（第38章参照）。単純ヘルペスやサイトメガロウイルスなどのウイルス性疾患は、粘膜に疼

参考情報 26-3

口腔乾燥症状を引き起こす可能性のある薬剤

- 抗不安薬
- 抗けいれん薬
- 抗うつ薬
- 抗ヒスタミン薬
- 降圧薬
- 利尿薬
- 麻酔薬
- 鎮静薬
- セロトニン再取り込み阻害薬
- 精神安定薬

表 26-3

口腔感染症の影響

部位	口腔感染症	影響	食事管理
口腔	カンジダ症、KS、ヘルペス、口内炎	疼痛、感染、損傷、摂食能低下、味覚障害	エネルギーおよびタンパク質摂取量の増加、サプリメントの経口投与、う蝕リスク低減教育の実施
	口腔乾燥症	う蝕リスク増大、疼痛、保湿力喪失、食物が粘着しやすい、味覚障害	水分が多く、辛味のない、柔らかな食物、「口当たりの良い」冷たい／暖かい飲食物、う蝕リスク低減教育の実施
食道	カンジダ症、ヘルペス、KS、クリプトスポリジウム症	嚥下障害、嚥下痛	まずサプリメントの経口投与を試み、うまくいかない場合は、シリコーン栄養カテーテルを用いるNG栄養またはPEGを開始
	CMV（潰瘍のあり、なし）	嚥下障害、食物蓄積	PEG

CMV：サイトメガロウイルス、KS：カポジ肉腫、NG：経鼻胃管、PEG：胃瘻

臨床シナリオ

ジーナは74歳の女性で、2型糖尿病、高血圧、関節炎の病歴を持つ。ジーナは、口渇と咀嚼困難を訴え、部分的に歯がなく、柔らかく「ドロドロの状態の」食物を選ぶ傾向があると言う。ジーナは、上顎の歯は全部揃っているが下顎の歯は部分的に義歯で、歯周病に罹っており多数抜歯をする必要があると言われていると言う。ジーナは、グリブリド、アムロジピン(Norvasc)、セレコキシブ(Celebrex)、グルコサミン、コンドロイチンを服用している。ジーナは、身長155cmで体重80kgである。ジーナは一人暮らしで、家族や友人から買い物や調理の支援を受けている。歯磨きは毎日しているが、手の関節炎のため、デンタルフロスはめったにしないと言う。ジーナは、時折、指先穿刺によって自己測定空腹時血糖を測定しており、通常の血糖値は150mg/dLである。

栄養診断

1. 患者の報告と柔らかな食物を好んでいることから明らかなように、歯の状態が悪いことと口腔乾燥症によって咀嚼が困難になっている。
2. 血糖コントロールが適切でないことから明らかなように、糖尿病と恐らくは食べ物の選択に起因する栄養状態によって臨床検査値(血糖値)が悪化している。

栄養管理の演習問題

1. 歯の健康と栄養状態に影響を及ぼす文化的、教育的、環境的要因は何か。
2. このような歯の症状に対する食事カウンセリングの推奨事項は何か。
3. 栄養上および食事に関わるリスク因子は何か。
4. この患者に対する食事カウンセリングの適切な推奨事項は何か。

痛性の潰瘍を引き起こす。

口内炎（口腔粘膜の炎症）は、重度の疼痛と歯肉、口腔粘膜、口蓋の潰瘍を引き起こすため、摂食時に痛みをもたらす。舌、口蓋、食道の**カンジダ症**は、咀嚼、吸う、嚥下のときに痛み（嚥下痛）を伴うことがあるので、摂食が困難になる。表26-3に、併発口腔感染症の影響の概略を示す。

口腔乾燥症

口腔乾燥症（口渇）は、コントロール不十分な糖尿病、シェーグレン症候群、自己免疫疾患、また、放射線療法および薬物療法の結果として認められる（参考情報26-3）。放射線療法による口腔乾燥症は、他の原因での発症よりも永続することが多い(Kielbassa et al., 2006)。

唾液腺への損傷を減らせるのなら、唾液腺を除外する放射線療法を行うべきである。ピロカルピンと柑橘系味の無糖のキャンディーを用いて唾液産生を刺激すれば、摂食困難が緩和されると思われる。

唾液が全く分泌されない人は摂食が極めて困難になるが、人工唾液では緩和されないと考えられる。唾液がないと、咀嚼、食物塊の形成、嚥下、味覚など摂食のあらゆる側面に支障

をきたし、疼痛が起こり、う蝕や感染症のリスクが増大する。食事ガイドラインは、香辛料を添加せず水分の多い食物を摂取すること、食事中および間食も含めて食間に水分を摂ること、上手に食物を選ぶことを特に強調している。

重度の口腔乾燥症患者の場合、よく噛む必要のある食物（ステーキ）、ぼろぼろに崩れやすい食物（ケーキ、クラッカー、米）、乾いた食物（チップス、クラッカー）、粘着性のある食物（ピーナツバター）に関して問題がよくみられる。嚥下障害のリスクを回避するために、これらの食物を避け、代替品を勧めるべきである。

搾ったレモンまたはライムを入れた水、柑橘系味の炭酸水、冷凍の酸っぱいブドウやベリー類、無糖のキャンディーは、効果的であると思われる。う蝕のリスク軽減のために、良好な口腔衛生の習慣が重要であり、間食を含めた毎食後にこれを実践すべきである。キシリトール入りのガムやミントは、付随するう蝕のリスク低下に効果が期待される。

ウェブサイトの有用情報

American Academy of Pediatric Dentistry
http://www.aapd.org/

American Dental Association
http://www.ada.org/

American Dental Hygienists Association
http://www.adha.org/

American Academy of Periodontology
http://www.perio.org/

Diabetes and Oral health
http://www.nidcr.nih.gov/HealthInformation/DiseasesAndConditions/DiabetesAndOralHealth/default.htm
http://www.diabetes.org/living-with-diabetes/treatment-and-care/oral-health-and-hygiene/

HIV Dent
http://www.hivdent.org/

National Institute of Dental and Craniofacial Research
http://www.nidcr.nih.gov/

Oral Health America
http://oralhealthamerica.org/

Surgeon General Report on Oral Health
http://www.surgeongeneral.gov/library/oralhealth/

World Health Organization on Oral Health
http://www.who.int/oral_health/en/

引用文献

Alvarez JA, et al: Dental fluorosis: exposure, prevention and management, *Med Oral Patol Oral Cir Bucal* 14:E103, 2009.

Al-Zahrani MS: Increased intake of dairy products is related to lower periodontitis prevalence, *J Periodontol* 77:289, 2006.

American Dental Association: *Council on Access Prevention and Interprofessional Relations: fluoridation facts*, 2005. Accessed 22 April 2010 from http://www.ada.org/sections/newsAndEvents/pdfs/fluoridation_facts.pdf.

Bender IB, Bender AB: Diabetes mellitus and the dental pulp, *Journal of Endodontics* 29:383, 2003.

Centers for Disease Control and Prevention (CDC): *National Oral Health Surveillance System*, 2006. Accessed 22 April 2010 from http://apps.nccd.cdc.gov/nohss/IndicatorV.asp?Indicator=2.

Centers for Disease Control and Prevention (CDC): Improving oral health: preventing cavities, gum disease, tooth loss, and oral cancer, 2010. Accessed 22 April 2010 from http://www.cdc.gov/chronicdisease/resources/publications/AAG/doh.htm.

Chalmers JM, Ettinger RL: Public health issues in geriatric dentistry in the United States, *Dental Clinics of North America* 52:423, 2008.

Deshpande A, Jadad AR: The impact of polyol-containing chewing gums on dental caries: asystematic review of original randomized trials and observational studies, *J Am Dent Assoc* 139:1602, 2008.

Fontana M, Zero DT: Assessing patients' caries risk, *J Am Dent Assoc* 137:1231, 2006.

Holbrook WP, et al: Gastric reflux is a significant causative factor of tooth erosion, *J Dent Res* 88:422, 2009.

Jeffcoat M: The association between osteoporosis and oral bone loss, *J Periodontol* 76:2125S, 2005.

Kielbassa AM, et al: Radiation-related damage to dentition, *Lancet Oncol* 7:326, 2006.

Lamster IB, et al: The relationship between oral health and diabetes mellitus, *J Am Dent Assoc* 139:19S, 2008.

Marshall TA, et al: Comparison of the intakes of sugars by young children with and without dental caries experience, *J Am Dent Assoc* 138:39, 2007.

Morin K: Fluoride: action and use, *MCN Am J Matern Child Nurs* 31:127, 2006.

Moynihan P: The interrelationship between diet and oral health, *Proc Nutr Soc* 64:571, 2005.

Palmer C, Wolfe SH: Position of the American Dietetic Association: the impact of fluoride on health, *J Am Diet Assoc* 105:1620, 2005.

Quandt SA, et al: Food avoidance and food modification practices of older rural adults: association with oral health status and implications for service provision, *Gerontologist* 50:100, 2009.

Ramalingam L, et al: Adding casein phosphopeptide-amorphous calcium phosphate to sports drinks to eliminate in vitro erosion, *Pediatr Dent* 27:61, 2005.

Schifferle RE: Nutrition and periodontal disease, *Dent Clin North Am* 49:595, 2005.

Sohn WB, et al: Carbonated soft drinks and dental caries in the primary dentition, *J Dent Res* 85:262, 2006

Splieth CH, et al: Effect of xylitol and sorbitol on plaque acidogenesis, *Quintessence Int* 40:279, 2009.

Touger-Decker R, et al: Position of the American Dietetic Association: oral health and nutrition, *J Am Diet Assoc* 107:1418, 2007.

Tsakos GK, et al: Edentulism and fruit and vegetable intake in low-income adults, *J Dent Res* 89:462, 2010.

Walker GD, et al: Casein phosphopeptide-amorphous calcium phosphate incorporated into sugar confections inhibits the progression of enamel subsurface lesions in situ, *Caries Res* 44:33, 2010.

Weintraub JA, et al: Fluoride varnish efficacy in preventing early childhood caries, *J Dent Res* 85:172, 2006.

Wongkhantee SV, et al: Effect of acidic food and drinks on surface hardness of enamel, dentine, and tooth-coloured filling materials, *J Dent* 34:214, 2006.

Zero DT, et al: The biology, prevention, diagnosis and treatment of dental caries: scientific advances in the United States, *J Am Dental Assoc* 1:25S, 2010.

第 5 部

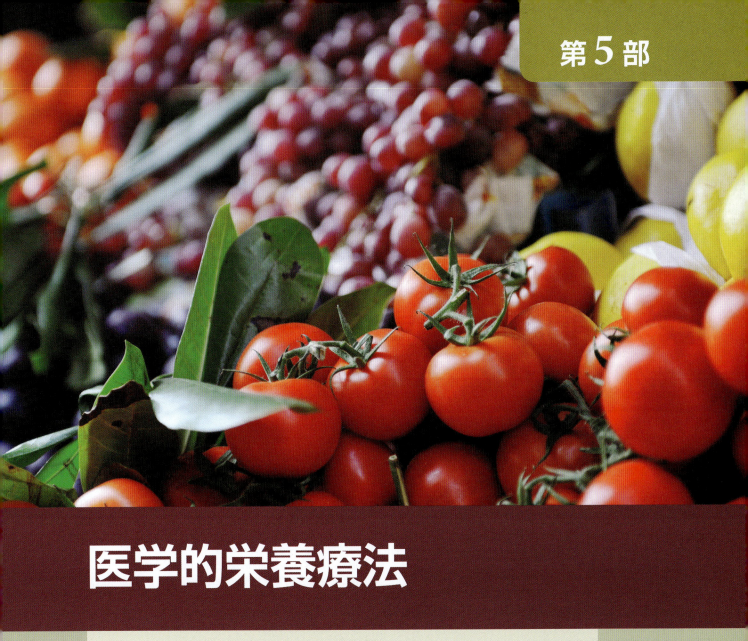

医学的栄養療法

栄養学は、栄養必要量を算定し栄養学の知識を実践に応用する段階から、栄養学を慢性疾患および変性疾患の予防と健康状態の最適化へ結びつけるという考え方へと進展しており、第5部にこれを反映させている。栄養には、現在慢性疾患の一因と認識される炎症を軽減させる働きがあり、このことが食事は疾病の予防と管理になるとする知見を後押ししている。

医学的栄養療法（Medical nutrition therapy [MNT]）には、既存の疾患に関する検査、栄養診断、治療、モニタリング、評価が含まれる。場合によっては、医学的栄養療法が強力な予防法となる。現在、特に数多くの疾患には遺伝的素因のほかに栄養素-遺伝子発現調節経路との関係があることが知られていることから、栄養治療の効果が確認された疾患が増え続けている。

食事提供や栄養補助の方法が高度になり、栄養治療提供者の責任を高めている。第5部で取り上げる栄養関連疾患は、現在の知見に基づく食事の改善により管理することができる。いずれも、より良い栄養の健康と全般的安らぎを目指し、患者とともに疾患管理を継続することを目標とする。

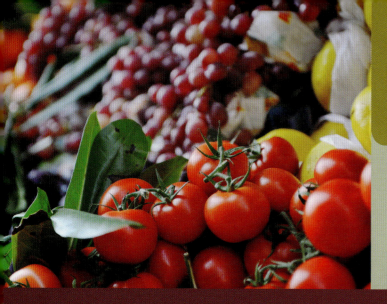

第27章

L・キャスリーン・マハン
(L. Kathleen Mahan, MS, RD, CDE)
キャシー・マドンナ・スウィフト
(Kathie Madonna Swift, MS, RD, LDN)

食物有害反応の医学的栄養療法：食物アレルギーと食物不耐症

重要用語

- 食物有害反応（adverse reaction to food [ARF]）
- アレルゲン（allergen）
- アナフィラキシー（anaphylaxis）
- 抗体（antibodies）
- 抗原（antigen）
- 抗原提示細胞（antigen presenting cell [APC]）
- アトピー性皮膚炎（アトピー性湿疹）（atopic dermatitis [eczema]）
- アトピー（atopy）
- 好塩基球（basophils）
- B細胞（B cells）
- CAP蛍光酵素免疫測定法（CAP-fluorescein-enzyme immunoassay [FEIA]）
- 細胞性免疫（cell-mediated immunity）
- 立体構造エピトープ（conformational epitopes）
- 交叉反応（cross reactivity）
- サイトカイン（cytokine）
- 二重盲検プラセボ対照経口食物負荷試験（double-blind, placebo-controlled food challenge [DBPCFC]）
- 腸内細菌叢異常（dysbiosis）
- アレルゲン除去食事療法（elimination diet）
- 好酸球性食道炎（eosinophilic esophagitis [EE]）
- 好酸球性胃腸炎（eosinophilic gastroenteritis [EGE]）
- エピトープ（epitope）
- 食物アレルゲン特異的血清IgE抗体検査（food allergen–specific serum IgE testing）
- 食物アレルギー（food allergy）
- 食物・症状日記（food and symptom diary）
- 経口食物負荷試験（food challenge）
- 食物ワクチン免疫療法（food immunotherapy vaccine）
- 食物不耐症（food intolerance）
- 食物タンパク誘発胃腸炎（food protein-induced enterocolitis syndromes [FPIES]）
- 食物過敏症（food sensitivity）
- 顆粒球（granulocyte）
- 腸管リンパ組織（gut-associated lymphoid tissue [GALT]）
- ハプテン（hapten）
- ヒスタミン（histamine）
- 過敏性反応（hypersensitivity）
- 免疫グロブリン（immunoglobulin [Ig]）
- IgE依存性食物アレルギー（IgE-mediated food allergy）
- 免疫グロブリンG（immunoglobulin G [IgG]）
- 腸管壁浸漏症候群（leaky gut）
- リンパ球（lymphocyte）
- マクロファージ（macrophage）
- 肥満細胞（mast cells）
- 単球（monocytes）
- 非アレルギー性食物過敏症（nonallergic food sensitivities）
- 口腔アレルギー症候群（oral allergy syndrome [OAS]）
- 口腔粘膜の経口免疫寛容（oral mucosal tolerance）
- 花粉-食物アレルギー症候群（pollen-food syndrome [PFS]）
- プロバイオティクス（probiotics）
- プロフィリン（profilins）
- 放射性アレルゲン吸着試験（radioallergosorbent test [RAST]）
- 化学物質過敏症（sensitivity related illness）
- 感作（sensitization）
- 皮膚プリックテスト（skin-prick test）
- 特異的経口耐性誘導（specific oral tolerance induction [SOTI]）
- T細胞（T cells）
- ヘルパーT細胞（Th cells）
- Th1細胞（Th1 cells）
- Th2細胞（Th2 cells）

本章は、本書旧版の編集者のためにシェリー・ハバード、RD（Sherry Hubbard, RD）が執筆したものである。

食物有害反応（adverse reactions to food [ARF]）がこれまでよりも蔓延している証拠が増えており、重度と範囲が大きくなっていることが明らかにされている。現代の食事の変化や環境の影響と遺伝的素因との相互作用は、ARFの拡大にかかわっており、これと並行して、喘息および自己免疫疾患など他の慢性疾患も増えている。推定では患者の20％が有害反応に気づいて食事を変えている（Sicherer and Sampson, 2010）。ARFは、消化管、呼吸器系、皮膚など主要器官系に及ぶために、多くの疾患にかかわっている。患者の体が食物の成分に反応する多様な反応と、これにかかわる多面的な機序のために、ARFの管理が複雑である。ARFは患者の生活の質に大きな影響を及ぼしかねず、このため栄養治療の過程でARFの臨床的重要性を慎重に検査および評価する必要がある。

食物有害反応の定義

食物有害反応という言葉は混同と誤解から生まれたものであるため、この言葉をまず理解する必要がある。本章では以下の定義で用いている。食物有害反応（ARF）とは、食物アレルギーと食物不耐症の両者を含むものであり、いずれも痛ましい症状をもたらし健康に有害な影響を及ぼす。

食物アレルギーまたは過敏性反応とは、食物、通常食物性タンパク質、またはハプテン（高分子の担体タンパク質に結合した時のみ免疫応答を誘発する低分子）への有害な免疫反応である。この症状は食物そのものではなく、食物への固有の反応によって生じる。たとえば、ピーナッツなどの食物にアレルギーがある人が、ピーナッツをほんのわずかだけ食べても生命を脅かすアナフィラキシーを発症することがあるが、ピーナッツを食べても有害反応が生じない人もいる。また、同じ食物へのアレルギー症状としても、その反応は人によって大きな幅がある。食物アレルギーはアレルギー患者の4％に及び、小児ではさらに有病率が上がり、約8％と推定されている（Chafen et al., 2010; National Institute of Allergy and Infectious Diseases [NIAID], 2010）。参考情報27-1に食物アレルギーの症状を掲載している。

食物不耐性とは、免疫系を介さない食物への有害反応で、食物または食物の成分を処理する過程で生じる。食物または食物に含有される化学物質に対する毒素性反応、薬理学的反応、代謝性反応、消化性反応、心理学的反応、あるいは突発性の反応により生じる。たとえば、牛乳のタンパク質へのアレルギーのために耐性がない人もいれば、乳糖を消化できないために耐性がない人もいる（第29章にて乳糖不耐性について考察している）。

食物過敏症とは、反応が食物アレルギーまたは食物不耐症によるものかどうかが不明である場合に、その食物のARFまたは成分に関して用いる言葉である。食物過敏症というひとつの言葉が食物アレルギーと食物不耐症の両方に用いられてきたが、症状の原因を全く示してない（Joneja, 2003）。化学物質過敏症と呼ばれる概念が出現し、毒物に曝露するか、あるいは外傷を受けると、このために食物、吸入薬、化学物質に過敏性になるとする説が提唱されている（Genuis, 2010）。

ARFは、「生化学的個人差」を統合的栄養評価の中核的な臨床的概念として理解することが大変重要であることを例証している。遺伝子、腸壁の健康、腸内細菌叢、ストレス、心理学的因子、環境の影響、生理学的作用など多数の因子により、食物または食物成分への個人固有の反応や、『仲間』なのか『敵』なのかという体の最終的判断が影響を受ける（図27-1）。

参考情報 27-1
食物アレルギーの症状

消化器系症状

腹痛
嘔気
嘔吐
下痢
消化管出血
蛋白喪失性腸症
口腔と咽頭の掻痒（そうよう）

皮膚症状

じんま疹（発疹）
血管性浮腫
湿疹
紅斑（皮膚炎）
掻痒
顔面紅潮

呼吸器系症状

鼻炎
喘息
咳
喉頭浮腫
呼吸器疾患（ハイナー症候群）による牛乳誘発性の症候群
気道収縮

全身症状

アナフィラキシー
低血圧
不整脈

アレルギーのひとつと考えられる疾患

過敏性腸症候群
慢性疲労症候群
注意欠陥／多動性障害
中耳炎
精神障害
神経障害
線維筋痛症
片頭痛

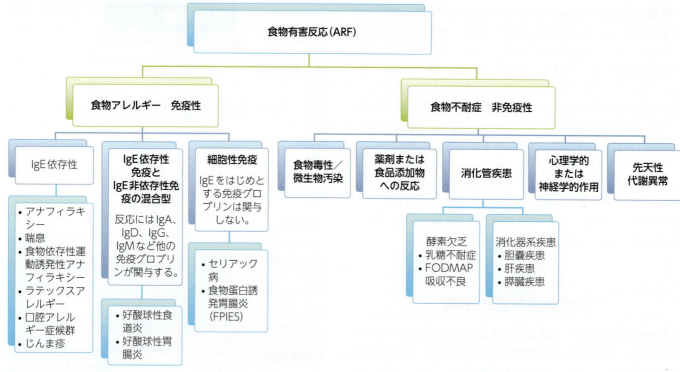

図27-1　食物有害反応

　免疫系には、ウイルス、細菌、がん細胞など病原体や病原物質など生体異物、すなわち抗原を除去する働きがある。正常には、食物抗原が免疫系の細胞と相互作用をするとき、体から除去しても有害反応は生じないが、正常でない場合には、病原性のウイルスまたは細菌を除去する際に細菌感染による炎症反応が顕著になる。食物は植物や動物由来の生体異物でできており、通常免疫系は食物を消化、吸収するときに生じる口腔粘膜の経口免疫寛容の過程により、『異物ではなく安全』と認識する。経口免疫寛容とは、臨床的かつ免疫学的に食物に忍容性があることを示す言葉である（NIAID and NIH, 2010）。

発症因子

遺伝的素因

　食物アレルギーの遺伝学的因子は、依然として明らかにされていない。アトピーは、アレルゲンへの反応に免疫グロブリン（immunoglobulin [Ig]）E抗体が過剰に産生される遺伝性の疾患である。アトピーは、通常乳幼児期に判り、皮膚プリックテストの陽性反応により確定する。皮膚のあか、花粉、食物をはじめとする環境因子に対する重度のIgE依存性反応を特徴とし、食物アレルギー、アトピー性皮膚炎（湿疹）、アトピー性結膜炎、アトピー性鼻炎、喘息として発現する。フィンランドの小児を対象とする調査では、4歳までの小児のうち食物アレルギーがある小児では、両親ともアレルギー反応がある小児が、両親ともアレルギー反応がない小児の3倍であった。片親にアレルギーのある小児の食物アレルギーは2倍であった（Pyrhönen et al., 2010）。しかし、遺伝的感受性だけでは食物アレルギーの有病率を完全に説明することはできず、ほかにも環境の影響（外部環境、母体の環境、消化管の環境）や生体と環境との相互作用を考慮する必要がある。

抗原曝露

　消化管で食物抗原に曝露し、これに続いて免疫調節や免疫抑制が働くためには、食物への免疫寛容、すなわち経口免疫寛容が生じることが必要条件になる（Burks et al., 2008）。食物アレルギーは経口免疫寛容が作用しない時に生じるものと考えられている。現在実施されている研究では、経口免疫寛容の発生および持続機序に焦点が絞られている（Brandtzaeg, 2010）。抗原と環境因子の量も食物アレルギー発症を左右する。食物抗原など抗原の影響は相加的である。吸入性アレルギーが気候や環境の変化によって悪化すると、食物アレルギーの臨床症状も悪化する。同じく、微生物、毒素、タバコの煙、ストレス、運動、低温への曝露など環境因子の作用も、食物アレルギーの臨床症状を悪化させる。

妊婦の食事と乳児の授乳

　抗原への最初の曝露は妊娠中または母乳授乳つまり乳児期初期に生じる。食物が直接乳児に取り込まれなくても生じるのである。出生後の感作は、吸入、皮膚の接触、摂取を介する食物アレルゲンへの曝露により生じる。実際に、多くの食物アレルギー反応が消化管以外の経路で食物抗原に曝露することによって生じているとするデータが増えている（Lack, 2008）。母乳を介する食物抗原曝露の結果、食物アレルゲンへ

の感作が生じる可能性がある。しかし多くは、環境曝露（皮膚または大気）から最初の感作が生じ、その後母乳の抗原に曝露し続ける。

腸内細菌叢

　アレルギー疾患では、消化管の透過性と細菌叢が決定的な作用を及ぼす。「腸管壁浸漏症候群」とも呼ばれる腸の透過性亢進と、異常な細菌が過剰に存在する「腸内細菌叢異常」が、腸の免疫機能に影響を及ぼす。腸の免疫機能は、体内で最もリンパ組織量の多い腸管リンパ組織（Gut-associated lymphoid tissue [GALT]）にある。消化管の透過性は乳児期初期には最大であり、腸の成熟に伴い低下すると考えられている。透過性が亢進する腸管壁浸漏症候群に腸内細菌叢異常が重なっているとすれば、抗原を透過させ、GALTのリンパ球細胞にこれを提示して、感作を引き起こす（Groschwitz and Hogan, 2009）。消化管疾患、栄養失調、未熟児、免疫不全症など他の疾患によっても、腸の透過性が亢進し、食物アレルギー発症のリスクが上昇する（第39章、図39-3参照）。

病態生理

　アレルギーでは、免疫系が反応を引き起こすはずのない物質（この場合は食物）に反応して、防御物質（炎症媒介物質）を放出する。免疫系は食物を脅威と誤認して攻撃を開始する。免疫細胞のアレルゲンに対する最初の曝露で感作を起こし、反応の症状は現れない。その後、同じ物質が体内に入ると、免疫系が同じ機序でこの脅威に反応する。食物曝露時にアレルゲン特異的IgEが産生されていることから免疫感作の発生を明らかに示していても、臨床症状が現れないことがあるため、IgE依存性食物アレルギーの診断には、食物曝露時の免疫感作の存在と固有の兆候や症状の発現が必要である。食物アレルギーの特定には免疫感作だけでは不十分である（NIAID and NIH, 2010; Boyce et al., 2011; Vickery et al., 2011）（図27-2）。

　アレルゲンが体組織の肥満細胞または循環している好塩基球に結合しているアレルゲン特異的IgEと複合体を形成すると、ヒスタミン、酵素、脂質由来のプロスタグランジン、インターロイキンなど媒介となる化学物質が放出される。この炎症伝達物質が放出されると、痒み、疼痛、発赤、体組織の腫脹、平滑筋収縮、血管拡張、粘液分泌を引き起こす。ほとんどの場合が全身性であり、発現が複数の器官や系に及ぶ（**病態生理と治療管理のアルゴリズム**「食物アレルギー」参照）。

免疫系細胞

　リンパ球は免疫系の「指令と抑制」の細胞であり、骨髄幹細胞由来のB細胞とT細胞の2種類の重要なグループがある。T細胞も幹細胞から発生するものであるが、その後胸腺に輸送されて成熟する。この2種類の細胞は液性免疫と細胞性免疫の中心として働く。

　単球とマクロファージは基本的に食細胞であり、異物を飲み込んで分解し、異物の特定の破片を細胞表面に提示する。これが抗原提示細胞（antigen-presenting cells [APC]）である。細胞表面に提示された抗原断片がエピトープであり、T細胞がこれを認識する。T細胞はこれに応答してサイトカインを放出し、サイトカインが単球からマクロファージへの分化を刺激する。

　ヘルパーT細胞（Th細胞）と呼ばれるT細胞は、それぞれ異なる状況の免疫応答で異なる働きをするTh1細胞とTh2細胞に分化し、異なるサイトカインを分泌する。Th1細胞は、抗体を産生し標的細胞に直接損傷を与えて抗原を破壊するB細胞の活性を調節している。このB細胞の機能は細菌、ウイルスなど病原性のある細胞からの防御には有用である。Th2細胞は、食物アレルギーの感作によるB細胞のIgE産生を調節することによりアレルギー反応を仲介する。

　以上のアレルゲン特異的抗体は肥満細胞（肺、皮膚、舌、鼻内側の上皮組織、腸管にある）または好塩基球（血液循環にある）と結合する。アレルゲンによる2回目の曝露では、感作IgE抗体とこのアレルゲンが抗体-抗原複合体を形成し、顆粒球が活性化される。

　顆粒球には内部に小さな容器である顆粒があり、病原体の侵入から身を守る防御物質、つまり炎症伝達物質の貯蔵場所となっている。この顆粒球が活性化されると、脱顆粒が生じ、ヒスタミン、プロスタグランジン、ロイコトリエン、サイトカインなどの炎症伝達物質（メディエーター）を放出する。各炎症伝達物質に局部の組織や遠隔部位への特異的作用があり、アレルギー症状が生じる。ケモカインなどの炎症伝達物質により好中球および好酸球など他の顆粒球が反応部位へと遊走して脱顆粒する。そして、アレルギー反応を増強させる炎症性化学物質を追加的に放出することにより、症状の重度が増す。

　液性免疫応答は抗体により媒介されるもので、食物アレルギーに重要な役割を演じている。抗原特異的抗体は、抗原提示に応答してBリンパ球（B細胞）によって産生される。抗原と抗体との結合により、肥満細胞または好塩基球に脱顆粒が生じ、炎症伝達物質が放出されるか、あるいは細胞性の攻撃により直接損傷を与え、その結果症状が生じる。タンパク質であるグロブリンは、免疫系に関与するため各抗体に内包されており、このグロブリンを免疫グロブリン（immunoglobulins [Ig]）と呼ぶ。抗体には、IgA、IgD、IgE、IgG、IgMの5種類のクラスが確認されている。各Igとも免疫応答に特異的な働きをする（参考情報27-2を参照）。

病態生理と治療管理のアルゴリズム

食物アレルギー

発症因子

- 代表的な食物アレルゲン
  タンパク質含有量の多い食品（植物性または魚介類であることが多い）

- 危険因子
  - 遺伝
  - アトピー経験
  - 抗原曝露
  - 消化管透過性
  - 提示された抗原の量
  - 環境因子（ストレス、毒素）
  - 腸内細菌の不平衡

→ アレルギー反応

病態生理

- IgE依存性：即時型過敏反応
- IgE依存性とIgE非依存性の混合型：過敏性反応
- 細胞性免疫：遅延型過敏反応

→ 炎症伝達物質の放出
→ 消化管、皮膚、呼吸器、全身の症状、アナフィラキシー

治療管理

医学的処置
- 病歴
- 身体診察
- 生化学的検査および免疫学的検査
- 消化管機能を最適化する治療
- アレルギー分析検査（アナフィラキシー治療が可能であれば）としての経口食物負荷試験（DBPCFC）により食物を再導入
- 急性反応とアナフィラキシーの処置としてエピネフリンを投与

栄養学的処置
- 栄養状態の評価
- 食物・症状日記
- 潜在的なアレルゲン特定のためのアレルゲン除去食
- 食物アレルゲン回避のための栄養指導
- 消化管機能を最適化する必要に応じて、ビタミン、ミネラル、プレバイオティクス、プロバイオティクス、グルタミンなど症状に合わせたサプリメント

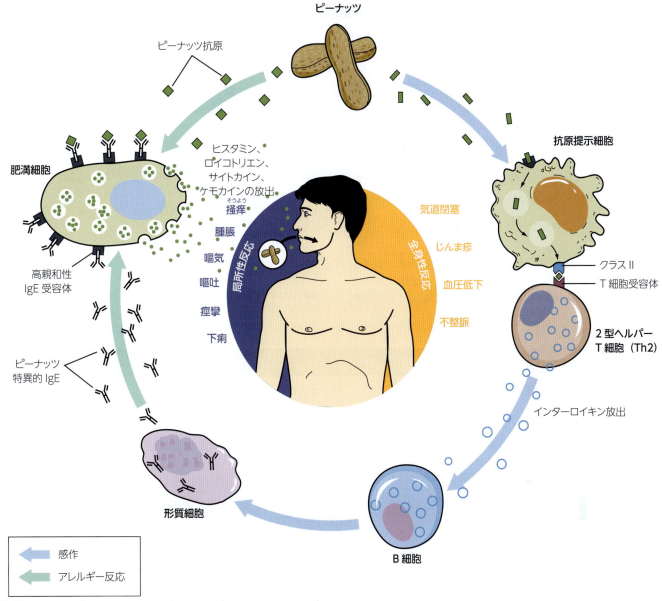

図27-2 感作プロセスとIgE依存性アレルギー反応

IgE依存性アレルギー反応

　IgE依存性食物アレルギー反応は通常、曝露後数分から数時間で急激に始まる。曝露の経路としては、吸入、皮膚の接触、摂食がある。この種の食物アレルギーは消化管、皮膚、呼吸器系に症状が及ぶことが多く、軽度のじんま疹から生命を脅かすアナフィラキシーまで幅広い症状がある（表27-1）。

　圧倒的に多いIgE依存性アレルギー反応の原因となる食物は、牛乳、卵、ピーナッツ、ナッツ、大豆、小麦、魚、貝類の数種類である。しかし、感作されると、どの食物もIgE依存性反応を誘発させる可能性がある。食物依存性アナフィラキシー、口腔アレルギー症候群（oral allergy syndrome [OAS]）、即時型消化管アレルギー、ラテックス・フルーツアレルギー症候群、運動誘発性アナフィラキシーはIgE依存性免疫反応である。

食物依存性アナフィラキシー

　食物依存性アナフィラキシーは、通常、抗原に曝露してから短時間で生じ、急性で重度であることが多く、致死的な免疫反応が生じることもある。複数の器官系に症状が及ぶ。症状は、呼吸窮迫、腹痛、嘔気、嘔吐、チアノーゼ、不整脈、低血圧、血管浮腫、じんま疹、下痢、さらにショック、心停止、そして死に至ることもある。北米の成人における死に至るアナフィラキシー反応で圧倒的に多い食物は、ピーナッツとナッツである。小児では卵と牛乳などのアナフィラキシーも多く報告されている。食物アレルギーによりアナフィラキシー反応が発現することがわかっている場合には、エピネフリン（アドレナ

参考情報 27-2
免疫グロブリン

IgM
最も高分子の抗体。最初の防衛線で、一度に多量の抗原を除去することができる。

IgA
血清型IgAと分泌型IgA (secretory IgA [sIgA])の二つの型がある。後者は口腔、気道、消化管、膣の粘液とほ乳類の初乳に存在する。外部環境から侵入する抗原に『最前線で』立ち向かう防御免疫グロブリンである。血清型IgAはIgGに次いで血液循環中の存在量が多い。

IgG
病原体に対して防御し、脅威が去ったのちにもしばらく存在する。一部のIgE非依存性過敏反応の原因となる。IgG1、IgG2、IgG3、IgG4の4つのサブクラスがある。IgG4はいくつかの食物有害反応にかかわっている。食物を初めて導入したのち、摂取量を減らしても摂取し続けると、最初の数ヵ月で食物タンパク質特異的IgG抗体が上昇する傾向にある。セリアック病または潰瘍性大腸炎などの炎症性腸疾患の患者はIgGおよびIgMの濃度が高いことが多い(Stapel et al., 2008)。

IgE
花粉症、喘息、湿疹、食物依存性アナフィラキシー、口腔アレルギー症候群、即時型消化管アレルギー反応の古典的アレルギー抗体である。即時型アレルギー反応は、通常IgEが関与し、この機序の解明が最も進んでいる。

IgD
免疫グロブリンスイッチにかかわる。アレルギーにおける役割はよくわかっていない。

表 27-1
アレルギー反応の種類

反応／分類	IgE依存性	IgE依存性とIgE非依存性の混合型	細胞性免疫
機序	アレルゲンは肥満細胞または好塩基球表面の感作IgE抗体と結合する。結合すると、炎症伝達物質が細胞から放出される。	抗体もT細胞も、引き金となる炎症伝達物質および症状の発現に関与する。	T細胞は抗体と直接相互作用し炎症伝達物質を放出する。
反応の時期	即時型過敏性：1分から1時間	曝露後2時間を超える遅延型の反応：慢性、再発性	曝露後2時間を超える遅延型の反応：慢性、再発性
症状			
全身性	アナフィラキシーショック：食物依存性、運動誘発性アナフィラキシー		
皮膚	急性接触性じんま疹、血管浮腫、顔面紅潮、麻疹様発疹、掻痒、じんま疹	アトピー性皮膚炎	接触性皮膚炎、疱疹状皮膚炎
消化管	即時型消化管食物アレルギー、口腔アレルギー症候群	好酸球性食道炎(Eosinophilic esophagitis [EE])、好酸球性胃腸炎(eosinophilic gastroenteritis [EGE])	アレルギー性直腸炎、セリアック病、FPIES、乳児疝痛
呼吸器	急性鼻炎結膜炎、喘息	喘息	肺ヘモジデリン沈着症(ハイナー症候群)

FPIES：食物蛋白誘発胃腸炎(Food protein-induced enterocolitis syndrome)、Ig：免疫グロブリン(immunoglobulin)

リン)注射薬を常に携行し、いつでも投与できるようにする必要がある。エピネフリンはアレルギー反応を緩和する選択薬で、喘息にも効果がある (Franchini et al, 2010)。エピネフリンの投与が遅れると、最初のアナフィラキシー反応の4～12時間後に症状が再発して死に至る二峰性反応のリスクが上昇する。

口腔アレルギー症候群

口腔アレルギー症候群（OAS）または花粉-食物アレルギー症候群（pollen-food syndrome [PFS]）はアレルゲンの直接接触により生じるもので食物アレルギーを伴う。ほぼ口腔咽頭に限局性で他の器官に及ぶことはまれである (Hoffmann and Burks, 2008)。呼吸器系または皮膚を介して感作が生じる (Fernandez-Rivas et al., 2006)。食物への反応は食物に花粉の抗原と同じ構造の抗原が存在することにより生じる。最初の感作は食物ではなく花粉に対するものである。症状は急激に生じ、原因食物の摂取から数分以内に発現する。口腔組織に腫脹を伴う掻痒と刺激があり水泡ができることもあるが、30分以内に鎮静することがほとんどである。OASは、カバノキ、ブタクサなどの花粉に対する季節性のアレルギー性鼻炎が併存している患者が、特定の果物、野菜、一部のナッツを摂取した時に最も多くみられる (Geroldinger-Simic et al., 2011)。この反応は、熱不安定性のタンパク質と花粉のタンパク質との交叉反応によって生じることがほとんどであるため、果物や野菜を加熱すれば食べられることが多い。しかし、常にそうであるとは限らず、食物に関する経緯と綿密な問診が重要となる (Kondo and Urisu, 2009)。参考情報27-3にOASと最も関連の多い食物と花粉を掲載している。

即時型消化管アレルギー

消化管の症状には嘔気、嘔吐、下痢、腹痛があり、原因食物の摂取後数分から2時間で現れる。食物アレルギー患者の半数以上に消化管の反応がみられ、この反応ではIgE依存性、非依存性の機序が肥満細胞、好塩基球など免疫細胞に及ぶことにより引き起こされる (Bischoff and Crowe, 2005)。消化管の症状は好酸球性食道炎に及ぶこともあり、あるいは呼吸器症状（喘鳴）や皮膚症状（じんま疹）など消化管以外のアレルギー症状と結び付くこともある (Sicherer and Sampson, 2010)。

プロフィリンとラテックスアレルギー

ラテックス（天然ゴム）に対するアレルギーは発症率の高いアレルギーである。ラテックスアレルギー患者の50％が、食物アレルギーとの交叉反応に曝露してアレルギー症状が生じている (Blanco, 2003)。花粉-食物-ラテックスアレルギー症候群では、ゴム手袋、ゴム製の衣類、おもちゃなど、身近な環境にある多くの物品中に含有されるさまざまなラテックス抗原と食物抗原との間に交叉反応が生じる。

プロフィリンとは、あらゆる真核細胞に存在するタンパク質で、花粉、ラテックス、植物性食品由来のアレルゲンである

参考情報 27-3
口腔アレルギー症候群に関与する食物と花粉

食物	花粉
アーモンド	B
りんご	B
アンズ	B
バナナ	R
にんじん	B
セロリ	B
カモミール	R
サクランボ	B
キュウリ	R
エキナシア	R
ウイキョウ	B
イチジク	B, G
ピーマン	B
ヘーゼルナッツ	B
キウィ	B
メロン	R, G
ネクタリン	B
パセリ	B
パースニップ（シロニンジン）	B
ピーナッツ	G
もも	B
ナシ	B
プラム	B
ジャガイモ	B
プルーン	B
カボチャの種	B
トマト	G
くるみ	B
ズッキーニ	R

B：シラカバ花粉(birch pollen)、R：ブタクサ花粉(ragweed pollen)、G：牧草花粉(grass pollen)

(Santos and Van Ree, 2011)。プロフィリンは食物アレルゲンとして、通常軽度の口腔アレルギー症候群を誘発し、加工によって変性させることができず、メロン、バナナ、トマトなど多くのOAS原因食物に対するアレルギーにつながる（参考情報27-3を参照）(Santos and Van Ree, 2011; Condemi, 2002)。ウコン（ターメリック）などによる療法には、アレルギー反応抑制の可能性がある (Kurup et al., 2007)。

食物依存性、運動誘発性アナフィラキシー

食物依存性、運動誘発性アナフィラキシー(Food-dependent, exercise-induced anaphylaxis [FDEIA])とは、原因食物を摂取してから2～4時間以内に運動した時に限り、この食物がアナフィラキシー反応の引き金になる物理的アレルギーの一形態である (DuToit, 2007)。原因食物を食べても運動をしなければ問題が生じない。青少年女子と若い女性に多いようである。セロリ、魚介類、さらに小麦のグリアジン成分などの

食物が原因物質として報告されている（Morita et al., 2009）。FDEIAでは、食品への感作と運動が複合し、消化管の透過性亢進、血流の変化、浸透圧上昇に起因すると考えられる症状が突然生じる（Robson-Ansley and Toit, 2010）。FDEIAの有病率、原因物質、有効な診断法については探索が続けられている。

IgE非依存性抗体反応または混合型抗体反応

IgE非依存性免疫反応の食物過敏症への寄与については、現在も研究が続いている。非IgE抗体-抗原複合体は食物関連炎症疾患に何らかの役割を演じていると考えられてきた。この疾患には、大腸炎、出血性腸炎、吸収不良による疾患、潰瘍形成、慢性肺炎と、さまざまな形態がある（ハイナー症候群）。また、IgE非依存性抗体反応は、セリアック病、タンパク漏出性腸症、好酸球性食道炎（EE）、好酸球性胃腸炎（EGE）、潰瘍性大腸炎にも関与する。免疫系の複数の構成要素がさまざまな基礎的機序にかかわっている可能性が高い。

好酸球性食道炎と好酸球性胃腸炎

好酸球性食道炎(EE)と好酸球性胃腸炎(EGE)とは、末梢血好酸球の食道、胃、腸への浸潤を特徴とするものである。両疾患は重篤な予後に至ることがあり、この見極めが治療を左右するため重要である（Rothenberg, 2004）。食物アレルギーに起因しており、EGE患者のほぼ半数にアトピーの特徴があることが多くの試験で示唆されている（Eroglu et al., 2009; Roy-Ghanta et al., 2008）。それぞれの原因アレルゲンは必ずしも特定できるわけではない。広範囲のアレルゲン除去食によりEEの症状が改善すると思われる（Kagalwalla et al., 2006; Spergel et al., 2005）。EGEはいかなる年齢にも発症する可能性があり、症状を機能性消化管障害と誤認しやすい。原因食物の特定と除外を目的とするアレルゲン除去食の実施が最も効果的であることから、いずれの疾患にも栄養評価が重要となる。

細胞性免疫反応

細胞性免疫はIgE非依存性であり、司令塔であるT細胞（ヘルパーT細胞またはTh細胞）の産生を通じて、ウイルス、真菌、腫瘍細胞など外来の細胞への反応で機能する。Th細胞は、他の免疫細胞への指令から外来抗原認識への応答まで、免疫応答のほとんどの場面で関与している。しかし、Th細胞そのものには細胞毒性も食細胞作用もない。

抗原がT細胞の応答を誘発すると、T細胞はサイトカインを産生し、サイトカインによりT細胞がTh-1細胞またはTh-2細胞に分化する。アレルゲンに誘発されたTh2細胞により分泌された特異的サイトカインが、B細胞のIgE抗体産生を誘導する。IgE抗体は肥満細胞または好塩基球表面の特異的受容体に結合する。肥満細胞または好塩基球表面上のIgEと特異的抗原の結合により一連の反応が開始され、肥満細胞および好塩基球内部に貯蔵されている炎症伝達物質が放出される。

アレルギーを予防し、Th1型免疫の自己免疫疾患とTh2型免疫のアトピー疾患に対して防御することができるよう、Th1およびTh2免疫応答の操作が現在研究の対象となっている。ヘルパーT細胞とサイトカイン産生の複雑性に関する最新のデータから見て、Th1およびTh2免疫のモデルはアレルギー反応に対する防御を単純化して解明するにとどまらず、これからも進展し続けるであろう（Durrant and Metzger, 2010）。

食物タンパク誘発胃腸炎（FPIES）

細胞性免疫のひとつに、人工栄養の乳児に最も多くみられる食物タンパク誘発胃腸炎（FPIES）があり、典型的には牛乳または大豆タンパク質を主成分とする調製乳により引き起こされる（Mehr et al., 2009）。羊乳やヤギ乳への反応は少ないが、発生することもある（Järvinen and Chatchatee, 2009）。

ときに、母乳栄養の乳児にもFPIESがみられることがあり、母親の食事に含まれる乳タンパク質が母乳に入ることにより生じるものと思われる。乳児の症状は、嘔吐、下痢、発育不全、嗜眠状態である。タンパク誘発性直腸結腸炎では粘血便も見られる。FPIESは他の消化管炎症性疾患に類似していることから、診断において食物特異的IgE抗体が陰性である場合には、FPIESの確認に負荷試験が用いられている。患児の調製乳は、カゼインを大幅に加水分解した乳児用調製乳に切り替えるべきである。この調製乳に忍容性がなければ、アレルギー乳児用調製乳にする必要がある。母乳栄養の乳児には母乳授乳を継続し、母親が食事から牛乳を除去する。FPIESは通常一過性であり、数週間から数ヵ月で消散する。

食物不耐症

食物不耐症（非アレルギー性食物過敏症）とは、毒素、薬剤、代謝産物、特異体質による反応など、非免疫学的機序によって生じる食物有害反応（ARF）である。食物不耐症は食物アレルギーよりはるかに多い。臨床的には、免疫依存性食物アレルギーと識別することが重要である。食物不耐症による症状は食物アレルギーと同じであることが多く、消化管、皮膚、呼吸器系に発現する（表27-2を参照）。

乳糖不耐症

二糖類の乳糖への不耐症はARFで最も多く、ほとんどの場合、遺伝的影響による腸内ラクターゼの減少に起因している。世界人口の半数がラクターゼ欠乏症である（Jarvela et al., 2009）。通常、乳糖を摂取して数時間後に、腹部膨満、腹痛、鼓

表 27-2

食物不耐症の実際

原因	関連食物	症状
消化管疾患		
酵素欠乏症		
ラクターゼ	乳糖含有食品と哺乳類の乳	腹部の膨満、鼓腸、下痢、腹痛
グルコース-6-リン酸脱水素酵素	ソラマメ	溶血性貧血
フルクトース分解酵素	スクロースまたはフルクトース含有食品	腹部膨満、鼓腸、下痢、腹痛
疾患		
嚢胞性線維症	多くの食物、特に高脂肪の食物、またはある種のタンパク質により症状が誘発される	腹部膨満、軟便、腹痛、吸収不良
胆嚢疾患	高脂肪の食物により症状が誘発される	摂食後の腹痛
膵臓疾患	食事により症状が誘発される	食欲不振、嘔気、味覚障害など消化管症状
先天性代謝異常		
フェニルケトン尿症	フェニルアラニン含有食物	血清中のフェニルアラニン濃度上昇、精神遅滞
ガラクトース血症	乳糖またはガラクトース含有食品	嘔吐、嗜眠状態、成長障害
心理学的または神経性反応		
血管作動性アミン		
フェニルエチルアミン	チョコレート、熟成チーズ、赤ワイン	片頭痛
チラミン	熟成チーズ、醸造酵母、キャンティワイン、缶詰の魚、バナナ、ナス、トマト、ラズベリー、プラム	モノアミン酸化酵素阻害薬を服用した患者に発現する片頭痛、皮膚紅斑、じんま疹、高血圧性クリーゼ
ヒスタミン	熟成チーズ、発酵食品(豆腐、ザワークラウトなど)、多くの食肉加工品(ソーセージなど)、缶詰の魚、ビール、赤ワイン、シャンパン、ケチャップ	紅斑、頭痛、血圧低下
ヒスタミン放出物質	貝類甲殻類、卵白、チョコレート、いちご、バナナ、パイナップル、トマト、ホウレンソウ、ナッツ、ピーナッツ	じんま疹、湿疹、掻痒
食品添加物への反応		
タートラジン(FD&C yellow no. 5)	人工的に黄色または黄橙色に着色した食品や清涼飲料、一部の薬剤	発疹、発赤、喘息
安息香酸または安息香酸ナトリウム、BHA、BHT、硝酸塩	清涼飲料、一部のチーズ、一部のマーガリン、多くの加工食品など保存料を添加した食品	発疹、発赤、喘息

BHA：ブチル化ヒドロキシアニソール(Butylated hydroxyanisole)、BHT：ブチル化ヒドロキシトルエン(butylated hydroxytoluene)

続く

表 27-2

食物不耐症の実際——続き

原因	関連食物	症状
グルタミン酸ナトリウム（MSG）	アジア系の食品など調味料としてMSGが添加された食品	頭痛、嘔気、喘息、発赤、腹痛
亜硫酸塩		
亜硫酸ナトリウム、亜硫酸カリウム、メタ重亜硫酸ナトリウム、メタ重亜硫酸カリウム、重亜硫酸ナトリウム、重亜硫酸カリウム、二酸化硫黄	褐変を防ぐために亜硫酸塩で処理したえび、アボガド、即席マッシュポテト、乾燥の果物と野菜、生の果物と野菜、酸味の強いジュース、ワイン、ビール、多くの加工食品	急性の喘息とアナフィラキシー、意識喪失
食品中の微生物汚染または毒素への反応		
ヒスチジンからヒスタミンへの分解をもたらすプロテウス菌、肺炎桿菌、大腸菌	冷蔵保存していないサバ科の魚類（マグロ、かつお、さば）、熱安定性の毒素が産生される	サバ中毒（搔痒、発疹、嘔吐、下痢）、アナフィラキシー型反応

腸、下痢が生じる。牛乳へのアレルギーと症状が似通っていることから混同されることが多いが、牛乳にアレルギーがある場合には、呼吸器の反応、またはアナフィラキシー反応が生じることもある。ラクターゼなど炭水化物消化酵素の欠乏症とこの治療については、第29章で詳しく考察している。

炭水化物不耐症

炭水化物、糖質、デンプン、多糖類は構造が複雑で、最適な消化、吸収、同化作用には酵素による分解が必要である。炭水化物、特に二糖類の分解を担う酵素が欠乏していると、有害反応が生じる。

フルクトース、オリゴ糖、二糖類、単糖類、多価アルコール（FODMAP）の消化不良および吸収不良も生じることがある（Gibson and Shepherd, 2010）。この糖類および多価アルコールにはソルビトール、マルチトールなどが含まれる。不耐症になると下痢、腹痛、腹部膨満をもたらす。この疾患は、過敏性腸症候群など機能性消化管障害が基礎にある場合に多いようである。フルーツジュース摂取後に消化管症状が報告されているが、これはフルクトース不耐症に起因しており、食品の製造加工段階でフルクトース含有率の高いコーンシロップが広く使用されていることから生じた問題と思われる（第29章の低FODMAP食に関する考察を参照）。FODMAP摂取について評価法がいくつかある（Barrett and Gibson, 2010）。

食品添加物または薬剤に対する反応

食品に含有される食品添加物または薬理作用のある成分に対する有害反応がある。基礎にある機序、遺伝的感受性、治療薬によるリスク、食品の加工法、食品表示など、栄養学的懸念を研究で明らかにすべきである。広範囲にわたるアレルギー様症状では、ヒスタミンおよびチラミンなど生体アミン、サリチル酸塩、カルミン酸色素（コチニール色素）、FD＆C #5などの食品人工着色料、安息香酸、安息香酸ナトリウム、ブチル化ヒドロキシアニソール（BHA）、ブチル化ヒドロキシトルエン（BHT）、硝酸塩、亜硫酸塩などの保存料、グルタミン酸ナトリウム（Monosodium glutamate [MSG]）の摂取が原因になっている可能性がある（Joneja, 2003）。

ヒスタミンはIgE依存性過敏性反応を引き起こす重要な炎症伝達物質であるため、豆腐、ザワークラウト、熟成チーズ、食肉および魚類の加工品、アルコール飲料（シャンパン、赤ワイン）、古い食品など発酵食品を含むヒスタミン含有量の高い食品の摂取により、食物アレルギーと識別がつかない症状をもたらす。いちご、卵白、貝類甲殻類、一部の食品添加物（タートラジンなど）、保存料（安息香酸塩）などの食品は肥満細胞からのヒスタミン放出を誘発する。アレルギーが否定された場合には、ヒスタミンの不耐症または過敏性が疑われる（Maintz and Novak, 2007）。これには、酵素ジアミンオキシダーゼまたはヒスタミン-N-メチルトランスフェラーゼの欠損やヒスタミン代謝機構の遺伝的欠損があると考えられている（Maintz and Novak, 2007）。

チラミンはアミノ酸チロシンから形成される物質で、チラミンの分解を阻害するモノアミン酸化酵素阻害薬（monoamine oxidase inhibitors [MAOI]）を服用している患者に有害反応を引き起こす可能性がある。これは、薬物-食物相互作用により重篤な食物有害反応が生じる可能性を示す一例である。さいわい今日ではMAOIがあまり使用されていない。チラミンは、熟成チーズ、ワイン、食酢などの一部の発酵食品中に、天然にはバナナ、ナス、ラズベリー、プラム、トマトに含有されている。チラミン過敏性の患者がその食物を摂取

すると偏頭痛または慢性の発疹が生じ、その反応は用量依存性である（Joneja, 2003）（第9章の参考情報9-3と第41章を参照）。

亜硫酸塩に対する反応は喘息患者に最も多く、亜硫酸塩過敏性である場合に幅広い症状を引き起こす。症状には、皮膚炎、じんま疹、低血圧、腹痛、下痢、そして生命を脅かすほどの喘息反応やアナフィラキシー反応がある。慢性の呼吸器症状や皮膚症状も亜硫酸塩過敏性によって生じることもある（Vally et al., 2009）。この機序は未だ明らかにされていない。

グルタミン酸ナトリウム（MSG）に対する有害反応は、中華料理に使用されることから、もともと「中華料理症候群」として報告されたものである。摂取後に、頭痛、嘔気、顔面紅潮、腹痛、喘息の愁訴があった。グルタミンは天然には、トマト、パルメザンチーズ、マッシュルームなどの食物に含有されている。二重盲検プラセボ対照経口食物負荷試験（double-blind, placebo-controlled food challenges [DBPCFC]）による結果では、MSGによる症状は持続的、明瞭、一定ということはなく、重篤でもなかった（Geha et al., 2000; Williams and Woessner, 2009）。これは広く使用されている調味料であり、栄養士はMSG過敏性についてこうした議論があることを知っておく必要がある。

食物毒素と微生物汚染

食物不耐症以外の原因も食物アレルギーと間違えられる可能性がある。食品の微生物汚染により食物毒性（食中毒）が生じ、嘔気、嘔吐、下痢、腹痛、頭痛、発熱が生じることがある。ほとんどの場合、自らその食物を制限しており、生涯にわたる食事歴から食物アレルギーを識別する必要がある。含有成分により食物に対するアレルギー様反応またはアナフィラキシー様反応が生じ、このことが肥満細胞脱顆粒の作用と類似しているが、抗体が産生されるわけではない（Reese et al., 2009）。有害反応の中には、食物への知覚反応の亢進から生じる生理的反応が引き金になるものもある。

不明瞭な有害反応

異常行動（不安症、うつ病、気分障害）、神経障害（片頭痛）、筋骨格系疾患（線維筋痛症、慢性疲労症候群）、過敏性腸症候群など多くの臨床疾患において食物アレルギーまたは食物不耐症の作用が現われている。食物と症状との関係は明らかになっていないが、個人的経験から、食物回避は有用と認識しており、適切な治療により栄養状態を最適にすることができる（Hepworth, 2010）。精神症状としての食物有害反応が存在し、精神疾患が基礎にある患者に頻度が高い（Kelsay, 2003）。

検査

食物有害反応の診断には、疑われる食物または食物成分の特定、この食物が有害反応を引き起こしているとする証拠、反応における免疫依存性の検証が必要である。最初の診断法として詳細な病歴を問診し、続いて適切な検査を実施する。生化学検査の対象には非アレルギー性の症状を除外することもある。有用な検査として、全血球数と白血球分画の検査、還元物質、寄生虫卵、寄生虫、潜血を調べる糞便検査、水素呼気検査、腸管透過性試験、セリアック病およびグルテン過敏性プロフィルのための遺伝学的検査、小腸内細菌過増殖（small intestinal bacterial overgrowth [SIBO]）検査、嚢胞性線維症を調べる汗中クロライド検査がある（第8、28、29、35章参照）。食物有害反応を診断し、免疫反応を特定する検査は単独で用いてはならず、疾患経過、身体診察、栄養状態の評価を並行して実施する。検査の詳細は表27-3を参照。

免疫学的検査

皮膚プリックテスト

皮膚プリックテストでは、皮膚を穿刺して、食物アレルゲンを皮下に入れ、皮膚の肥満細胞表面に結合しているアレルゲン特異的IgE抗体とアレルゲンを接触させる。この検査は免疫学的検査で最も経済的であり、15～30分で結果が出る。陽性対照（ヒスタミン）および陰性対照（この検査に通常用いられる希釈液または生理食塩水）と比較することにより、正確な判定に必要なパラメータとなる（表27-3を参照）。皮膚プリックテストでは、いずれも対照膨疹と比較をする。陰性対照より3mm大きい被検膨疹は、通常陽性結果を示している。皮膚プリックテストの陰性結果は陰性である予測精度が良好で、IgE依存性反応がないことを示している。しかし、陽性結果は食物アレルギーの可能性を示すにとどまる。食物アレル

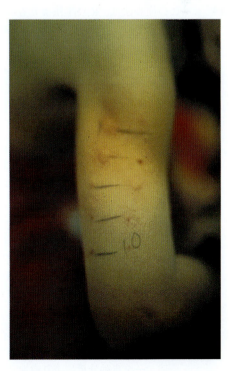

図27-3 皮膚プリックテストでは、アレルゲンに対する膨疹紅斑反応と最下段のヒスタミン反応対照とを比較する。

表 27-3

食物有害反応評価に用いる検査

	皮膚検査	
皮膚検査（スクラッチ、プリック）	皮膚表面に抗原を滴下し、その部位の皮膚の擦過または穿刺により抗原を透過させる。IgE依存性過敏症の有無を評価する。	検診。単独の診断法としては信頼できない。食物と症状との間にある関係性の経緯も重要である。陽性よりも陰性所見の方が信頼性が高い。陰性結果はIgE依存性アレルギー反応がないことを裏づけている。
アトピーパッチテスト	アレルゲンに浸した小さなパッドを傷のない皮膚に48時間貼付し、72時間後に判定する。	過敏性と特異性に幅がある。遅延反応またはIgE非依存性反応の評価に用いられる。食物アレルギーの診断には臨床的価値がない。
皮内テスト（皮膚試験限界希釈法[SET]）	医療施設において、少量のアレルゲンを皮膚の皮下層に直接注入する。	皮膚プリックテストより感度が高いが有害反応のリスクが大きいため、診断法としての単独使用は推奨されない。
アプライドキネシオロジー（筋力反射テスト）	患者の腕を伸ばし、被検食物を手に乗せる。食物を手に乗せたのち、腕が動かしやすくなっていれば、陽性結果が得られたと判定される。	標準化されていない。偽陽性または偽陰性の結果が出る可能性がある。診断目的としては有効性が確認されていない。
舌下試験	アレルゲン抽出物を舌下に滴下し、症状を記録する。	偽陽性結果が出る可能性がある。診断目的としては有効性が確認されていない。
誘発試験と中和	アレルゲン抽出物を皮下注射して症状を誘発する。続いてこれより弱い（または強い）アレルゲン調製液を注射して症状を中和させる。	偽陽性結果が出る可能性がある。診断目的としては有効性が確認されていない。
	血液検査	
CAP-FEIA	この検査法は、RAST法よりも多くのアレルゲンと結合する。IgE依存性反応の評価に最も優れている。	6種の食物（乳汁、卵、小麦、牛乳、ピーナッツ、大豆）の検査に限定して信頼性がある。
RAST	血清をろ紙上に固着させた食物と混合し、放射性物質で標識したIgE抗体で洗浄する。現在はCAP-FEIA法が多く用いられている。IgE依存性過敏症を評価する。	現在、RASTより感度の優れた測定法が採用されている。単独の診断法としては信頼性がない。分泌性IgE濃度が高いとアレルギー反応性を裏づけることができず、この濃度が低いとアレルギー反応性の可能性を否定することはできない。
ELISA	放射性物質を使用しないことを除いて、RAST法とよく似ている。現在はCAP-FEIA法が多く用いられている。IgE依存性過敏症を評価する。	RASTと同じである。単独の診断法としては信頼性がない。分泌性IgE濃度が高いとアレルギー反応性を裏づけることができず、この濃度が低いとアレルギー反応性の可能性を否定することができない。
ALCAT	白血球がアレルゲン提示に応じて脱顆粒により放出するプロスタグランジン、サイトカイン、ロイコトリエンの存在から間接的な測定を行う。コンピュータ自動分析により白血球の変化を測定。	白血球の脱顆粒が生じる免疫機序に関するデータは得られない。陰性結果が経口免疫寛容を示している可能性がある。診断目的としては有効性が確認されていないが、臨床には用いられている。信頼性には疑問が残る。
MRT	白血球がアレルゲン提示に応じて脱顆粒により放出するプロスタグランジン、サイトカイン、ロイコトリエンの存在から間接的な測定を行う。コンピュータ自動分析により白血球量の変化を測定。	白血球の脱顆粒が生じる免疫機序に関するデータが得られない。陰性結果が経口免疫寛容を示している可能性がある。診断目的としては有効性が確認されていないが、臨床には用いられている。信頼性には疑問が残る。

表 27-3
食物有害反応評価に用いる検査——続き

特異的IgG、IgM、IgA抗体測定	沈降、凝集、補体結合反応による測定法。特別な専門技術が必要である。	特異的IgG抗体は診断目的として有効性が確認されていないが、臨床ではまだ用いられている。信頼性には疑問が残る。陽性結果は食物への過去の曝露経験だけを示すと思われる。
血清型IgG4	食物特異的IgG4を検出する血液検査。	診断目的としては有効性が確認されていない。食物への過去の曝露経験だけを示す傾向にあるが、臨床ではまだ使用されている。信頼性には疑問が残る。
細胞毒性試験	アレルゲンを全血または血清白血球懸濁液と混合し、続いて溶解白血球数を測定する。白血球減少または白血球の死滅が免疫反応を示す。	標準化されていない。偽陽性または偽陰性結果が出る可能性がある。広範囲の診断には有効性が確認されていない。
BAT	全血を用いるin vitro評価。抗原曝露に続く炎症マーカーの反応を測定。	現在、研究が進行中である。食物アレルギーの診断では、現在明確な臨床的価値はない。
CRD	in vitroの評価。血清特異的IgE抗体に焦点を絞った診断。抗体マイクロアレイを用いて特異的ペプチドへのIgE結合パターンを判定する。	現在、研究が進行中である。食物アレルギー診断用には市販されていない。
経口食物負荷試験		
DBPCFC	アレルゲンの内容を患者に伏せて経口投与し、反応をモニタリングする。被検者と検者の二重盲検である。プラセボ対照も用いる。	食物アレルギー検査の「至適標準」。
単盲検経口食物負荷試験	臨床で疑われる食物の内容を医師が患者に伏せて経口投与する。	DBPCFCより時間を要しない。症状を経験した患者が、二次的に疑われる食物への恐怖心や嫌悪を感じている場合に用いることがある。
オープン法による経口食物負荷試験	医学的監視下で、疑われる食物の内容を患者に隠さずに、自然な形態で少しずつ経口投与する。	DBPCFCより時間を要しない。症状を経験している患者が、二次的に疑われる食物への恐怖心や嫌悪を感じている場合にはこの検査法を用いるべきではない。
アレルゲン除去食試験	疑われる食物を一定期間の食事から除去し、食物有害反応の原因食物を特定する。少しずつ再導入する間は、症状を慎重に観察する。	食物有害反応の原因食物を特定することができる。長期間、厳格なアレルゲン除去食を実施する場合には、モニタリングをして適切な栄養状態にする必要がある。

ALCAT：抗原白血球細胞抗体試験（Antigen leukocyte cellular antibody test）、BAT：好塩基球活性化試験（basophil activation test）、CAP-FEIA：CAP-蛍光酵素免疫測定法（CAP-fluorescein-enzyme immunoassay）、CRD：アレルゲン分子診断法（component-resolved diagnostics）、DBPCFC：二重盲検プラセボ対照経口食物負荷試験（double-blind, placebo-controlled food challenge）、ELISA：酵素結合免疫吸着検定（enzyme-linked immunosorbent assay）、Ig：免疫グロブリン（immunoglobulin）、MRT：メディエーター放出試験（mediator release test）、RAST：放射性アレルゲン吸着試験（radioallergosorbent test）、sIg：分泌性免疫グロブリン（secretory immunoglobulin）

ギーが疑われる場合には、診断を裏づけるために皮膚プリックテストが有効である。2歳未満の乳幼児では、経口食物負荷試験の陽性結果で症状が確認されている場合、あるいは疾患経過が目立つ場合に限り、免疫学的機序を確認するため皮膚プリックテストが実施される。

アトピー性皮膚炎の小児は皮膚の反応性が高く、食物アレルギーの皮膚プリックテストでは偽陽性反応が出たり、炎症が生じている皮膚を通じてアレルゲンに対する過敏性が大きな危険をもたらしたりすることから禁忌である（Lack, 2008）（図27-4参照）。

検査対象となる食物はいずれも強い曝露経験と関連があるものとし、アレルギー性と判定する前に、経口食物負荷試験によってアレルギー反応が生じることを確認する必要がある。最も多い食物アレルゲン（牛乳、卵、ピーナッツ、大豆、小麦、貝類甲殻類、魚類、ナッツ）は、皮膚プリックテストで陽性となる食物のほとんどを占めている（Nowak-Wegrzyn and

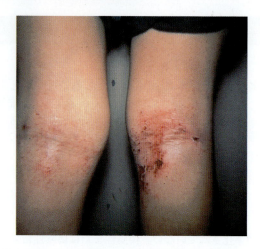

図 27-4 アトピー性皮膚炎。食物アレルゲンに対する免疫グロブリンE依存性皮膚反応。膝の裏側と肘の内側に多くみられる。

Sampson, 2006)。

血清抗体検査

食物アレルゲン特異的血清IgE抗体検査はアレルギー反応を引き起こす食物を特定するために用いられる。放射性アレルゲン吸着試験（radioallergosorbent test [RAST]）および抗体結合免疫吸着検定（enzyme-linked immunosorbent assay [ELISA]）の二つのIgE検出試験はCAP-蛍光酵素免疫測定法（CAP-fluorescein-enzyme immunoassay [FEIA]）に取って代わられている。CAP-FEIA法はアレルゲン特異的IgE抗体を定量的に評価する血液検査で、抗体の高値が臨床症状の予測因子である。CAP-FEIA法は、卵、牛乳、ピーナッツ、魚、小麦、大豆（大豆は予測因子にならない）の6種の食物にのみ認可されている（Sampson, 2004）。二重盲検プラセボ対照経口食物負荷試験（DBPCFC）により食物アレルギーが明らかな小児を対象にして、既知の食物アレルギーに関するCAP-FEIA法を実施したところ、相当に有効であることが明らかにされた。検査結果が出たら、さらにアレルゲン除去食試験または経口食物負荷試験（DBPCFC法）を実施し、診断プロセスを補足する必要がある（Sampson, 2004）。なお、CAP-FEIA法またはIgE感作に関する皮膚検査の結果は、小児がアレルギーから「脱却」して症状がみられなくなっても陽性のままである。

その他の検査

免疫グロブリンG（immunoglobulin G [IgG]）、特に免疫グロブリンのIgG4分画を測定することにより、アレルギーの指標とすることを提唱するために、多くの試みが行われてきた。しかし、食物に対するIgG4陽性反応とは、異種タンパクの成分を認識する免疫系が反復的に曝露したことを示しているにすぎない。このため、IgG4検査の臨床的有用性には疑問が残る（Stapel et al., 2008）。

食物抗原曝露に対する反応である脱顆粒において、リンパ球および顆粒球から放出されるサイトカインを間接的に定量する検査がある。抗原白血球細胞抗体試験（Antigen leukocyte cellular antibody test [ALCAT]）とメディエーター放出試験（mediator release test [MRT]）がその一例である。両者ともIgE依存性反応を直接測定するものではない。細胞性反応（遅延反応）における原因食物を特定するには有用であるが、適切なアレルゲン除去食法と患者の臨床所見によりフォローアップする必要がある（NIAID and NIH, 2010）。

医学的栄養療法

栄養を中心とする身体診察および全栄養評価（第4、6、8章および付録29、30を参照）を実施する。収集するデータには、食物摂取に対する症状発症の時間、最近の症状の詳細、疑われる食物、反応が生じる食物の推定量などが必要である。出生前の経緯、離乳食、曝露経験など、生涯にわたる経過も重要である。

乳幼児と小児の評価では、成長曲線を作成し、初期の評価と関連させる。身長体重比の低下が吸収不良、食物アレルギー、食物不耐症に起因している可能性があるため、成長パターンと症状発症との関係性を調べておく。栄養失調の臨床徴候の評価には、脂質と筋肉の蓄積の評価を入れる。

食物・症状日記

食物有害反応を明らかにするには、1〜2週間、食物・症状日記の記入が大変有用である（図27-5参照）。この日記は栄養の不足や欠乏を特定するために用いることもできる。食物・症状日記には、食物を摂取する時間、食物の量と種類、必要に応じて全食品成分、食物摂取時間に対する症状発現の時間、このほか症状発現前後に服用したサプリメントまたは治療薬を記入する。ストレス、運動、除去食物、睡眠パターンなど他の影響が、食物有害反応に及ぼす因子をつなぎ合わせる貴重な情報となる。

反応が生じた部位によっても、アレルゲン曝露の原因食物として予期せぬ可能性がわかり参考になる。あるいは、得られた情報が食物反応以外のものを示唆することもある。食物アレルゲンが見つからない場合には、食物が原因と思われた反応が、実はペット、化学物質など環境因子に起因していることもある。有害反応について得られる情報が多ければ、それだけ日記も有用となる。1〜2週間の食物・症状日記は、将来の治療の基礎となり得るものである。

アレルゲン除去食事療法

アレルゲン除去食は生涯にわたる経過記録と栄養評価とを併用することにより、ARF（食物有害反応）の診断と治療に有用となる。標準的なアレルゲン除去食事療法では、疑われる食物を一定期間、通常1〜3ヵ月食事から除去し、続いて再導入と食物負荷試験の段階へ移行する。あらゆる形態（加熱、

	第1日目　日付		第2日目　日付		第3日目　日付	
時間： 朝食	食物	症状	食物	症状	食物	症状
治療薬						
サプリメント						
間食						
時間： 昼食						
治療薬						
サプリメント						
間食						
時間： 昼食						
治療薬						
サプリメント						
間食						
治療薬						

図27-5　食物・症状日記

生のまま、タンパク質誘導体など）の疑われる食物を食事から取り除き、除去段階の間は食物と症状の記録を継続する。あらゆる形態の疑われる食物を食事から除去したうえで、食事の適正栄養を評価するためにこの記録を用いる。アレルゲン除去食は個々に応じた内容にし、症状の改善を調べるには疑われる除去食物を一度に1～2種類に絞って負荷する。複数の食物が疑われる場合には、表27-4にまとめた『厳格な』アレルゲン除去食のバリエーションを用いてもよい。この項目に疑われる食物があれば、反応が生じにくい食物を代替とする必要がある。

アレルゲン除去食に栄養支持で補足するには、アレルギー対応調製乳、医療食、低アレルゲン調製乳も用いることができる。アレルギー対応調製乳であれば、消化しやすく質の高い熱量を供給し、栄養状態を最適にすることができる。これは、味の良いものではなく費用もかかるため、最も限定された場合に用いるべきである。

決められたアレルゲン除去食の段階が終了したのちには、有害反応の有無を判定するために綿密にモニタリングをしながら、一度に1種類ずつ食事への体系的な再導入を図る。疑われる食物を慎重に除去しても症状が続くようであれば、症状の原因はほかにあると考える。皮膚検査またはアレルゲン特異的IgE血液検査で陽性結果が得られ、アレルゲン除去食により症状が明らかに改善する場合には、経口食物負荷試験で十分な結果が出るまでは食事からその食物を除去する必要がある。この経口食物負荷試験は、食物と症状との関係を証明することもあれば証明できないこともある。症状が複数の食物の除去のみによって改善する場合には、複数の食物負荷試験が必要となる。

経口食物負荷試験

症状が寛解し、抗ヒスタミン薬を服用していない場合には、治療を受けている医療施設で経口による食物負荷試験が実施される。症状が再発しても混乱しないよう、医療施設で慎重に観察しながら、食物を一度に1種類ずつ、異なる日に経口負荷する。3種類の食物負荷試験があり、オープン方式食物負荷試験では食物内容を患者に隠さずに投与され、単盲検プラセボ対照食物負荷試験では食物内容を患者に隠し1種類以上のプラセボ食物とともに投与される。二重盲検プラセボ対照経口食物負荷試験（DBPCFC）では患者と担当医に食物内容が隠され、1～3種類のプラセボ食物も同時に投与される。原因食物の増量では毎回15～60分間間隔を空け、結果が確定するまで行うが、生命を脅かすほどの反応に至ってはならない。目標は、乾燥食物では6～10g、液体食物では80mLを患者が忍容性のある食物の中に混ぜて摂取することである

表 27-4

アレルゲン除去食事療法のガイドライン

- このガイドラインでは栄養が天然に豊富に含有されている食物を中心にまとめている。
- 患者個々の経過記録に応じてガイドラインを調整し、アレルゲンであることがわかっている食物、または症状を悪化させる食物を除去する。
- 除去すべき成分を回避するための表示ガイドラインを参照すること。参考情報27-4から27-10までを参照。
- 患者個々のエネルギー必要量に合わせて摂取量を調整する。
- 香辛料の数を5種類まで減らして食事の種類を最小限にすることを提言する。

	摂取してもよい食品	摂取を避けるべき食品
アレルゲン除去食　レベル1：乳、卵、小麦の除去		
動物性タンパク質	魚類、貝類甲殻類、七面鳥、鶏肉、牛肉、豚肉	卵、卵白を含有した卵代替食品、全卵を含有したあらゆる製品（参考情報27-4参照）
植物性タンパク質	豆類、レンズ豆、干しエンドウ豆、有機大豆、大豆製品	非有機大豆
乳製品代替品	大豆飲料などの乳成分非含有代替飲料	乳（牛乳、ヤギ乳、羊乳）および乳成分含有のあらゆる食品（参考情報27-5参照）
穀類	アマランス、大麦、そば粉、トウモロコシ、雑穀、オート麦、キノア、米、ライ麦	小麦、あらゆる形態の小麦（参考情報27-6参照）
野菜	デンプン質の野菜を含めあらゆる野菜	乳、卵、小麦を含有した野菜料理（天ぷら、フライなど）
果物	あらゆる果物と100％フルーツジュース	乳、卵、小麦含有のフルーツパイ、ペストリー、クッキーなど
油脂	ヤシ油、有機キャノーラ油、グレープシード油、オリーブ油、アマニ油、ゴマ油、ベニバナ油、乳成分非含有有機（非硬化）マーガリン	バター、マーガリン、硬化油脂、ショートニング
飲料	紅茶、ハーブティ、コーヒー、ノンカフェインの紅茶とコーヒー	乳（牛乳、ヤギ乳、羊乳）を含有した飲料
甘味料	カンショ糖またはテンサイ糖、蜂蜜、メープルシロップ、廃糖蜜	人工甘味料
その他	塩、コショウ、ハーブ類、香辛料	卵、乳、小麦含有の調味料。乳、卵、小麦含有のあらゆる人工添加物、サラダドレッシング、マヨネーズ、スプレッド
アレルゲン除去食　レベル2：制限が多くなるレベル		
8種類の主要アレルゲン（乳、卵、小麦、魚類、貝類甲殻類、大豆、ピーナッツ、ナッツ）とトウモロコシ、グルテン、チョコレート、ゴマ、コーヒー、紅茶、アルコール、人工添加物を除去する。		
動物性タンパク質由来の食品	七面鳥、鶏肉、赤身の牛肉、ラム肉、豚肉	魚類、貝類甲殻類、卵、ソーセージ、加工肉
植物性タンパク質由来の食品	豆類、レンズ豆、干しエンドウ豆	大豆および大豆製品、ピーナッツ、ナッツ
乳製品代替品	乳成分非含有、大豆非含有、ナッツ非含有の代替飲料（ライス飲料、ヘンプシード（麻の実）飲料）	大豆やナッツ含有の乳とあらゆる乳製品代替飲料

表 27-4

アレルゲン除去食事療法のガイドライン──続き

	摂取してもよい食品	摂取を避けるべき食品
穀類	アマランス、そば粉、雑穀、キノア、米、テフ、タピオカ、ワイルドライス、無グルテンオート麦	小麦、通常のオート麦、大麦、ライ麦、トウモロコシ、スペルト小麦、カミュ小麦、ライ小麦
野菜	デンプン質の野菜を含めほとんどの野菜	トウモロコシ。フライ、クリーム入りなど、避けるべき成分を含有した野菜料理
果物	ほとんどの果物と100%フルーツジュース	避けるべき成分を含有したフルーツパイ、ペストリー、クッキーなど
油脂	オリーブ油、ヤシ油、アマニ油、グレープシード油、有機キャノーラ油、ベニバナ油、ヒマワリ油	バター、マーガリン、植物油、大豆油、コーン油、ピーナッツ油、ショートニング、加工油脂、ゴマ油
ピーナッツ、ナッツ、シード(種子)	シードおよびシードバター	ピーナッツおよびピーナッツ含有製品、ナッツおよびナッツ含有製品
飲料	ハーブティー、甘味料非含有100%のフルーツジュースまたは野菜ジュース、水、乳・大豆成分非含有飲料	コーヒー、カフェイン入り紅茶、その他カフェイン入り飲料、アルコール飲料、清涼飲料
甘味料	カンショ糖またはテンサイ糖、蜂蜜メープルシロップ、廃糖蜜	人工甘味料
その他	塩、コショウ、あらゆる香辛料	チョコレート、除去すべき食物を含有する調味料、あらゆる人工添加物、サラダドレッシング、マヨネーズ、スプレッド

アレルゲン除去食　レベル3：摂取食物が激減するレベル／限定される素材

短期間の実施だけを意図したものである。
- 動物性タンパク質：鶏肉、七面鳥、ラム肉
- 穀物：ライスケーキやライスシリアル食品などあらゆる形態の米
- 野菜：ホウレンソウ、ケール、チンゲン菜、コラードグリーンなど葉物野菜、インゲン豆、カボチャ、サツマイモ、ジャガイモのソテーや蒸し料理
- 果物：ナシ
- 油脂：エクストラ・バージン・オリーブ・オイル
- 飲料：水、ハーブティー、野菜ブイヨン(無グルテン)
- 甘味料：メープルシロップ

(Nowak-Wegrzyn and Sampson, 2006)。負荷試験で陽性反応が出た場合には、適切な治療薬を投与して症状を抑えたのち、1〜2時間経過を観察する。陰性の所見が得られた場合にも、反応が予想よりも遅く生じることがあるため、やはり1〜2時間経過を観察する。こうして、観察下で忍容性がみられた量を家庭で与えることができる。

DBPCFC（二重盲検プラセボ対照経口食物負荷試験）では食物の外観の影響を取り除くことによって、客観的結果が得られる。食物と症状との間の関係性を確認し、食物アレルギーを裏づけようとする場合には、これが標準の検査法となる。DBPCFCでは患者の状態に応じた検査にしなければならない。1種類の忍容性のある食物（アップルソース、グレープジュースなど）と組み合わせれば、疑われる食物を「隠す」ことができる。負荷食には、疑われる食物またはアレルゲンの風味、色、食感などヒントになるものを隠す必要がある。この場合、「反応性の」食物とプラセボ食物との間の差を患者に気づかれてはならない。負荷試験中に重度の反応が生じる可能性があるため、緊急措置をするために医師が同席し、治療の準備をしておかねばならない。

DBPCFCで陰性結果が出たのちは、オープン負荷試験を実施する。この試験では、疑われる食物であることを患者に伝えて投与される。興味深いことに、盲検試験では生じなかった反応がオープン試験では生じている。経過記録に記されたよりも閾値が高くなっている場合には、症状発現が最後になることもある。ほとんどのアレルギー反応は負荷後2時間以内に生じるが、IgE非依存性反応は負荷後24時間以上経って

参考情報 27-4
卵成分の除去：表示成分と代替方法

避けるべき食物と成分*

アルブミン
アポビテリン
アビジン
ベルネーズソース
乾燥卵
エッグノッグ
固形状の卵
代用卵
卵白†
卵黄
フラビンタンパク質
冷凍卵
グロブリン
オランデーズソース
人工卵
レシチン
リベチン
リゾチーム
マヨネーズ
メレンゲ
卵白アルブミン
オボグロブリン
オボグリコプロテイン
オボムチン
オボムコイド
オボムキソイド
オボビテリン
粉末卵
Simplesse（脂肪代替製品商品名）
ビテリン

卵代替食品（卵1個に相当）

Ener G Egg Replacer（ENERG-G Foods, Inc.）小さじ1杯半＋水大さじ1杯
味のついていないゼラチン1包＋熱湯1カップ（240mL）。これを大さじ3杯分使用
ベーキングパウダー小さじ1/2杯＋水分大さじ1杯＋酢大さじ1杯
果物のピューレ大さじ2杯（焼成時の膨張のためではなく接着のために使用）、りんごまたはプルーンでも可能
粉末アマニ大さじ1杯＋水大さじ3杯
お湯1/4カップにイースト小さじ1杯を溶かしたもの
バナナ中程度の大きさ1本分
水大さじ1杯半＋油大さじ1杯半＋ベーキングパウダー小さじ1杯
豆腐1/4カップを崩したもの
焼成の際の乳化作用を得るために：全粒の小麦粉大さじ2杯＋油小さじ1/2杯＋ベーキングパウダー小さじ1/2＋牛乳または水またはフルーツジュース大さじ2杯

* 以下の食物と、この成分を含有するいかなる食物も除去する。
† 卵白と卵殻は、スープストック、コンソメ、ワイン、アルコール飲料、コーヒー飲料の清澄剤として使用されていると思われる。

参考情報 27-5
牛乳の除去：表示成分と代替方法

避けるべき食物と成分*

乳酸菌ミルク
カゼイン酸アンモニウム
人工バターフレーバー
バター
乳脂肪
バターオイル
カゼイン酸カルシウム
キャラメル
キャロブキャンディ
カゼイン
カゼイン加水分解物
チーズおよびチーズフレーバー（チェダー、コルビー、クリーム、エダム、ゴーダ、モントレージャック、モッツァレラ、ムンステール、ヌーシャテル、パルメザン、プロボローネ、リコッタ、ロマーノ、スイス、カッテージ）
チョコレートミルク
濃縮乳（コンデンスミルク）
クリームキャンディ
発酵バターミルク
カード（凝乳）
カスタードクリーム
無乳糖乳清
粉末ミルク（全乳、低脂肪、無脂肪）
エッグノッグ
練乳
ギー（澄ましバター）
ヤギ乳†
ハーフアンドハーフ・クリーム（クリームと全乳が半々）
加水分解物（カゼイン、乳タンパク質、タンパク質、乳清、乳清タンパク質）
アイスクリーム
ラクトアルブミン、ラクトアルブミンリン酸化物
ラクトフェリン

参考情報 27-5
牛乳の除去：表示成分と代替方法——続き

ラクトグロブリン
乳糖（ラクトース）
ラクツロース
低脂肪アイスクリーム
カゼイン酸マグネシウム
麦芽ミルク
ミルクチョコレート
乳（全乳、脂肪分2％、1.5％、1％、0.5％、スキムミルク、練乳、濃縮乳）
乳タンパク質
ヌガー
カゼイン酸カリウム
プリン
レンネットカゼイン
セミスウィートチョコレート
シャーベット、ほとんどの種類
カゼイン酸ナトリウム
サワークリーム
サワークリームドレッシング
粉末サワークリーム
固形状発酵乳
スウィートホエイ
加糖練乳
乳清
Whey protein concentrate（乳清タンパク質商品名）
ホイップクリーム
フローズンヨーグルト
通常のヨーグルト

牛乳製品で製造されていると思われる成分

ババロアの香料
黒砂糖の香料
バターの香料
キャラメルの香料
ココナッツクリームの香料
天然香料
リカルデント（歯のホワイトニング効果があるチューイングガムに使用されている）
Simplesse（脂質代替製品商品名）

レシピの牛乳1カップに相当する代替食品

淡い色のフルーツジュース（りんご、オレンジ、白ブドウなど）1カップ（240mL）
ハーブティ1カップ
乳成分非含有乳児用調製乳1カップ
大豆ミルク1カップ
ヘンプミルク1カップ
米乳、オートミルク（燕麦乳）など穀物のミルク1カップ
アーモンドミルクなどナッツミルク1カップ

水1カップ

乳成分非含有乳児用調製乳

（牛乳タンパク質）部分加水分解乳児用調製乳[‡]
Enfamil Gentlease Lipil（Mead Johnson Nutrition）乳清タンパク質とカゼインタンパク質混合
Gerber Good Start（Nestle）100％乳清タンパク質

高度加水分解乳児用調製乳[§]
Enfamil Nutramigen with Enflora LGG（Mead Johnson）
Pregestimil Lipil（Mead Johnson）
Similac Expert Care Alimentum（Abbott Laboratories）

遊離アミノ酸主成分乳児用調製乳[¶]
EleCare（Abbott Laboratories）
Enfamil Nutramigen AA（Mead Johnson）
Neocate products（Nutricia North America）

乳児用大豆調製乳[※]
Enfamil ProSobee（Mead Johnson）
Gerber Good Start Soy PLUS（Nestle）
Similac Isomil Soy（Abbott Laboratories）

乳児用有機大豆調製乳[※]
Baby's Only Organic Soy（Nature's One）
Earth's Best Organic Soy（Hain Celestial Group）

---

[*] あらゆる牛乳製品の回避が必要な場合には、頻回にカルシウムサプリメントを摂取する必要がある。
[†] ヤギ乳タンパク質は牛乳タンパク質とほぼ同じである。牛乳タンパク質アレルギーがある場合にはヤギ乳摂取によってほぼ同じ症状が生じる（Pessler and Nejat, 2004）。ヤギ乳は腎溶質負荷が高く、牛乳よりも葉酸濃度がきわめて低いことから、特に乳児には牛乳の代替として推奨されない。
[‡] 部分加水分解（非低アレルゲン性）は部分的に分解されたタンパク質を含有しているが、高度加水分解調製乳のタンパク質構造より高分子である。牛乳タンパク質アレルギー患者の1/3から1/2に反応が生じると思われる。
[§] 高度加水分解（低アレルゲン性）は高度に分解されたカゼインまたは乳清タンパク質が含有されており、部分加水分解調製乳のタンパク質構造より低分子である。牛乳タンパク質アレルギー患者の90％で忍容性があり、アレルギー反応が生じない。
[¶] 遊離アミノ酸主成分乳児用調製乳（低アレルギー性）は、必須アミノ酸および非必須アミノ酸を含有するペプチド非含有調製乳である。通常、アレルギー患児は高度加水分解調製乳に忍容性がある。
[※] 大豆調製乳は食物アレルギーがある生後6ヵ月未満の乳児に与えてはならない。

出典：Bahna SL: Hypoallergenic formulas: optimal choices for treatment versus prevention, Ann Allergy Asthma Immunol 101:5, 2008; Greer FR et al: Effects of early nutritional interventions on the development of atopic disease in infants and children: the role of maternal dietary restriction, breastfeeding, timing of introduction of complementary foods, and hydrolyzed formulas, Pediatrics 121:183, 2008; Kneepkens CM, Meijer Y: Clinical practice: diagnosis and treatment of cow's milk allergy, Eur J Pediatr 168:891, 2009.

参考情報 27-6
小麦の除去：表示成分と代替方法

避けるべき食物と成分

オールパーパスフラワー（中力粉代用粉）
小麦ふすま
パン
パン粉
強力粉
ブルガー小麦（挽き割り）
ケーキ
薄力粉
穀物抽出液
クッキー
クスクス
粗挽き小麦
デュラム小麦粉
デュラム小麦
エンメル小麦
強化小麦粉
ファリナ（中力粉）
グルテン
グラハム粉
高グルテン小麦粉
高タンパク小麦粉
カムット小麦
カムット小麦粉
Laubina（カナダで開発された高栄養の乳幼児食）
Leche alim（研究者によって開発された高タンパク質の乳幼児食）
麦芽入りシリアル食品
Minchin（グルテンで作られた料理素材）
多種類穀物入りブレッド
多種類穀物入り小麦粉
パスタ
ペストリー
ペストリー小麦粉
小麦パフ
赤色小麦フレーク
押し麦
セモリナ粉
シュレディッド・ホィート（刻み小麦）
軟質小麦粉
スペルト小麦
発芽小麦
トルティーヤ
ライ小麦
小麦（ふすま、胚芽、グルテン、麦芽、全粒粉、デンプン）
小麦パン
小麦パン粉
小麦フレーク
小麦粉
小麦パスタ
小麦タンパク飲料
粉末小麦タンパク質
小麦テンペ
精白小麦パン
精白小麦
全粒小麦
全粒小麦粉
活性グルテン
冬小麦粉
Vitaliaマカロニ

その他小麦主成分と思われる食品

エールおよびビール
ケーキミックスおよび焼成食品
フライ料理などパン粉または小麦粉をまぶす食品
ゲル化デンプン
植物タンパク質加水分解物
加工肉やミートローフなど添加剤を含有している肉類
食品用加工デンプン
加工デンプン
デンプン
しょう油
植物性ゴム
植物性デンプン
キサンタンガム

代替食品（小麦粉1カップに相当）

ライ麦粗挽き粉1カップ（240mL）
ライ麦粉1～1.25カップ
ジャガイモ粉1カップ
押し麦またはオート麦粉1と1/3カップ
ジャガイモ粉1/2カップ＋ライ麦粉1/2カップ
片栗粉5/8カップ
米粉5/8カップ＋ライ麦粉1/3カップ
粉類1カップにキサンタンガム小さじ1杯を添加すると焼成食品の食感を向上させることができる
小麦非含有、グルテン非含有の粉製品が市販されている

小麦非含有代替製品

アマランス
大麦（グルテンに忍容性がない場合）
そば粉
ヒヨコ豆
トウモロコシ
レンズ豆
雑穀
オート麦（グルテンに忍容性がない場合）
キノア
米
ライ麦（グルテンに忍容性がない場合）
タピオカ

参考情報 27-7
ピーナッツの除去：表示成分と代替方法

避けるべき食物と成分*

- ピーナッツ油
- 加工ナッツ
- ビールナッツ
- 低温圧搾ピーナッツ油
- 脱脂ピーナッツ粉
- 春巻き
- 圧搾ピーナッツ油
- 顆粒状ピーナッツ
- 挽きナッツ
- 高タンパク食品
- 植物性タンパク性加水分解物
- 野菜由来のタンパク質加水分解物
- マジパン
- ミックスナッツ
- ヌガー
- 人工香料が添加されたナッツ
- ピーナッツ、あらゆる形態
- ピーナッツバター
- ピーナッツフレーク
- ピーナッツ粉
- 粗挽きピーナッツ
- ピーナッツ油

ピーナッツ含有と思われるその他の食品†

- 焼成食品
- キャンディー
- カシューナッツバター
- チーズケーキの外皮
- チリビーンズ
- 粒チョコレート
- ドッグフードおよびトリーツ（しつけ用犬餌）
- 春巻き
- 冷菓
- ハムスターの餌
- アイスクリーム
- 家畜飼料
- パイ皮
- サラダドレッシング
- ソース
- スープ類
- シチュー類
- ヒマワリの種を使用した食品

* 食品または調理器具の交差汚染を含め、食事からあらゆるピーナッツ含有食品を除去する。外食する場合には、特にアジア料理、中華料理、メキシコ料理、タイ料理、地中海料理、インド料理の料理店で交差汚染のリスクが高い。
† ピーナッツ粉、ピーナッツバター、ピーナッツは、多くの料理に食材や付け合わせとして使用される。

参考情報 27-8
大豆の除去：表示成分と代替方法

避けるべき食物と成分*

- チーファン（ご飯を使った中華料理）
- 成熟大豆の揚げ物
- 枝豆
- 発酵味噌
- 発酵大豆
- 浜納豆
- 枝豆料理
- ケチャップマニス（インドネシアのしょう油）
- 大豆由来のレシチン†
- 味噌
- 納豆
- 醤油
- 粒大豆食品
- 大豆タンパク質（濃縮製品、加水分解製品、単離製品）
- 大豆プロテインシェイク
- 大豆を発酵させた液体調味料（醤油など）
- 大豆豆乳を凝固させた食品（豆腐など）
- きな粉
- 粗挽き大豆
- 豆乳
- 大豆油†
- 大豆モヤシ
- 大豆レシチン†
- 腐乳（発酵豆腐）
- たまり醤油
- Tao-cho（発酵大豆）
- Tao-si（発酵大豆）
- Taotjo（発酵大豆）
- テンペ
- 大豆タンパク質加工食品（肉の代替食品）
- 植物性タンパク質加工食品
- 豆腐
- 大豆乳清飲料

大豆製品を原料としていると思われる成分

- 植物性タンパク質加水分解物
- 野菜由来タンパク質加水分解物

続く

> **参考情報 27-8**
> ## 大豆の除去：表示成分と代替方法——続き

天然着香料
野菜ブイヨン
植物性ゴム
植物性デンプン
キサンタンガム

大豆および牛乳の代替品
フルーツジュース
麻の実飲料、穀物飲料、ナッツ飲料

大豆非含有乳児用調製乳

（牛乳タンパク質）部分加水分解乳児用調製乳‡
Enfamil Gentlease Lipil（Mead Johnson Nutrition）乳清タンパク質とカゼインタンパク質混合
Gerber Good Start（Nestle）100％乳清タンパク質

高度加水分解乳児用調製乳§
Enfamil Nutramigen with Enflora LGG（Mead Johnson）
Pregestimil Lipil（Mead Johnson）
Similac Expert Care Alimentum（Abbott Laboratories）

遊離アミノ酸主成分乳児用調製乳¶
EleCare（Abbott Laboratories）
Enfamil Nutramigen AA（Mead Johnson）
Neocate products（Nutricia North America）

* 外食する場合には、特にアジア料理の料理店で交差汚染のリスクが高い。
† 大豆レシチンおよび大豆油は多くの大豆アレルギー患者に忍容性がみられることが、いくつかの試験で示されている。
‡ 部分加水分解（非低アレルゲン性）は部分的に分解された牛乳タンパク質を含有しているが、高度加水分解調製乳のタンパク質構造より高分子である。
§ 高度加水分解（低アレルゲン性）は高度に分解されたカゼインまたは乳清タンパク質が含有されており、部分加水分解調製乳のタンパク質構造より低分子である。
¶ 遊離アミノ酸主成分乳児用調製乳（低アレルゲン性）は、必須アミノ酸および非必須アミノ酸を含有するペプチド非含有調製乳である。通常、アレルギー患児は高度加水分解調製乳に忍容性がある。

出典：Kneepkens CM, Meijer Y: Clinical practice. Diagnosis and treatment of cow's milk allergy. Eur J Pediatr, 168:891, 2009.

から生じる場合もある。この経過の間は、患者のモニタリングを続ける。

特定の食物摂食後に生命を脅かすアナフィラキシー反応が生じた明らかな経験がある場合には、アレルゲンにもはや反応が生じず、皮膚検査またはアレルゲン特異的IgE血液検査に陰性結果が出ているとする十分な根拠がある場合に限り、エピネフリンを投与できる管理された医療施設でのみ負荷試験を実施することができるが、さもなければ、この食物の負荷試験を実施してはならない。重度の反応が生じるリスクがあることと検査手順が標準化されていないことから、食物アレルギー反応を裏づけるためにDBPCFC（二重盲検プラセボ対照経口食物負荷試験）を実施することには多くの臨床医が疑問を呈している（Mullin et al., 2010）。

安全ではない食物の回避

多くの食物不耐症では原因食物にある程度忍容性があるが、食物アレルギーでは通常忍容性がない。安全ではない食物（食物アレルゲン）の全面的回避は、食物アレルギーに唯一実績のある治療法である。食物アレルゲン回避を補うことを目的とする将来有望な治療法として食物ワクチン免疫療法があるが、このワクチンは現在実験が進められている最中である（Sicherer and Sampson, 2010）。

最近の研究では、原因食物を消化管経路でごくわずかだけ導入し、長期間をかけて増量することにより特異的経口耐性誘導（specific oral tolerance induction [SOTI]）が得られる（経口免疫寛容療法）とする有望な証拠が得られている（Clark et al., 2009; Zapatero et al., 2008）。アレルギー患者とその家族は、厳格な食事ではなく、アレルゲンの食物や成分を回避し

> **参考情報 27-9**
> ## アレルゲンが食物に混入する原因
>
> - 異なる料理を提供するために共用する食器
> - ひとつの器具を使用して異なる複数の食品を製造する際の不十分な洗浄
> - 誤解を招く表示または不正確な表示（カゼイン酸ナトリウムを含有する乳成分非含有のコーヒー用クリームなど）
> - 特定の目的のために添加される成分が、特殊な成分ではないのに目的に限定した言葉でしか表示されない（卵白が「乳化剤」としか記載されない）場合
> - 二次加工食品としてしか表示されていない食品に添加されているアレルゲン性食品（卵含有の表示のないマヨネーズなど）
> - 食品製造業者による食材の変更（植物性油脂の不足による別の油脂への変更など）
> - 食品に含有されているが、含有率が低いために表示義務のない成分

つつも献立や調理に許容できる食物を取り入れ、栄養学的に十分な代替食品を選択できるよう、その指針や提言を求めている（Joneja, 2007）。

最近の研究では、牛乳または卵に対する幼児のアレルギーの70～80％はオーブンで焼いた（熱変性性）タンパク質には忍容性があるが、焼いていないタンパク質には忍容性がみられなかった。この小児では主に、立体構造エピトープ（免疫系が認識する食物タンパク質表面の抗原決定基）に対するIgE抗体が産生され、食物アレルギーから自然に脱却することが示唆されている（Sicherer and Sampson, 2010）。

◎ 参考情報

遺伝子組換え食品（GM）食品

遺伝子工学である組換え技術（GM）とは、ある植物のタンパク質を別の植物へ導入する技術である。アメリカではGM食品により、15年以上食料が供給されてきた。このおかげで植物は、除草剤への耐性ができ、害虫に強く、味や食感、見栄えが良くなった。また、〔1〕GMにアレルゲンが導入されることにより、あるいは〔2〕固有のアレルゲンの濃度や性質が変化することにより、組換え食品のアレルゲン性にも影響が及ぶ可能性がある。あるタンパク質を導入したら、このアレルゲン性の潜在性を評価する必要がある（Zolla, 2008）。たとえば、GM大豆およびGMトウモロコシには、アレルゲン性のある新たな導入タンパク質が含有されている。GM大豆には既知の大豆アレルゲンが非GM大豆の7倍含有されている（Pusztai and Bardocz, 2005）。GM食品の安全性評価には、遺伝子供与体、新たなタンパク質と既知アレルゲンとの相似性、既知アレルギー患者が導入されたタンパク質に曝露した場合の反応性の評価が含まれねばならない。GM食品が安全ではないとする証拠がないというだけでは、安全であるとする証明にはなり得ない。

未知のタンパクアレルゲンの存在以上に、その長期的な影響にも懸念がある。離乳期から老齢期までのマウスにGMトウモロコシと非GMトウモロコシのいずれかを与える長期試験が実施されたが、GMトウモロコシを摂取したマウスでは、炎症反応およびアレルギー反応に特異的に関与する数種類のサイトカインの存在量が高く、B細胞およびT細胞の数量が変化し、遺伝子組換えトウモロコシに対して異常な反応を示していることが明らかであった（Finamore et al., 2008）。また、GM食品が人の健康に有害作用を及ぼす可能性を検出できるように、治療薬と同じ審査と承認手続き（すなわち臨床試験）の対象とする必要がある（Dona and Arvanitoyannis, 2009）。GM食品の使用にはアレルゲン除去食事療法を難しくする可能性、あるいはこれまで述べたように、免疫依存性反応を悪化させる可能性がある。トウモロコシ、大豆、キャノーラ油などの食品にはGM原材料が供給されており、このため、食物アレルギーの病歴がある患者には有機原材料のみを摂取するよう助言した方が賢明であろう。

参考情報 27-10
食品のアレルゲン表示

2006年、1月1日に改定された**食品アレルゲン表示および消費者保護法**（Food Allergen Labeling and Consumer Protection Act [FALCPA]）では、製造業者は主要アレルゲンを原材料として明記し、この原材料表示に従うことが義務づけられている。また、原材料の含有量や、特定の原材料についてはナッツまたは魚の種類のように具体的な原材料の表示も義務づけられている。

2006年1月に発効された2004年食品アレルゲン表示および消費者保護法（FALCPA）

本法の要件

- 製造業者は**主要8品目のアレルゲン**を原材料として**明記する義務がある**。あるいは、アレルゲン含有食品の原材料表示に従う義務がある。
- 本法はアメリカで販売されるあらゆる包装食品に適用される。
- 肉類、鶏肉製品、一部の卵製品など、USDA（米国農務省）の規制を受けている製品には適用されない。
- 混入の可能性のある食品の表示は義務づけられていない。
- 処方薬またはアルコール飲料には適用されない。
- 消費者の注文を受けてから梱包または包装された食品には適用されない。

主要アレルゲン

- 主要8品目のアレルゲン（乳、卵、魚類、貝類甲殻類、ナッツ、ピーナッツ、小麦、大豆）含有または由来の原材料
- ナッツ、魚類、貝類甲殻類については、特定の種類（くるみ、ピーカンナッツ、えび、マグロなど）の表示が必要である。

食品の原材料表示

- 原材料に明らかなアレルギー性が確認されていない場合には、原材料欄にそのまま記載することも、原材料名に続いてカッコ書きでその旨を記載することもできる。
- 原材料名に続いて、「成分表示」（Contains）の中にあらゆる食物アレルゲンを記載する。
- 交差汚染により意図しないアレルゲン混入の可能性があれば、製造業者は記載義務のある食品原材料の表示を妨げない方法で自主的にこれを記載する。

原因食物を特定し回避するためには、避けるべき食物や成分特定のための重要用語、忍容性のある代替食物などが記載されたアレルギー食品リストがカウンセリングで有用かつ必要となる（参考情報27-4～27-8を参照）。小児の食物アレルギーに対処する保護者および学校職員には、食物の購入または提供の前にラベル表示を綿密に読むよう警告すべきである。食物アレルギーの小児を支援するために創設された非営利団体、食物アレルギー・アナフィラキシーネットワークは、アレルギー専門医および栄養士の有資格者とともに、保育施設または学校プログラムのために優れた教育プログラムを策定してきた。学校給食プログラムの指針に基づいて対処する場合に食品の代替が難しい可能性があり、特別な支援が必要となる。

見慣れない形態の食事には避けるべき食品成分が隠れていることがある。食物過敏症の人の隠れているアレルゲン摂取では、最も多い原因が「安全な」食品への混入である。これは、アイスクリームコーナー、サラダバー、（肉のスライサーが肉とチーズの両方のスライスに使用されることがある）デリカテッセンコーナーなどで、料理を出す器具を異なる料理で共用することにより生じる。製造工場やレストランでは、異なる食品（たとえば、ピーナッツバターとアーモンドバターなど）を製造するのに同じ器具を洗浄せずに使用されることがあり、微量のアレルゲンが異なる食品に使用する際に器具に残存する。あるいは、レストランではフライドポテトとフライドフィッシュに共通の油を使用する（参考情報27-9）。

さらに、食物の遺伝子組換えにより、アレルゲン性が変化している。繰り返すが、原材料表示は絶対に読むべきである。*注目情報*「遺伝子組換え（Genetically Modified [GM]）食品」参照。

アレルゲン性食物を知らずに摂取するもうひとつの状況とは、ある製品が二次加工食品製造に使用されていても、食品表

臨床上の有用情報

循環食事療法の科学と臨床的有用性
ジャニス・V・ジョネーヤ（Janice V Joneja, PhD, CDR）

IgE依存性アレルギーの治療
IgE依存性食物アレルギーの治療における循環食事療法の効用に関しては、エビデンスに基づく研究が報告されていない。この療法に関して入手できた資料は、事例報告、証言、さらに科学ではなく持論と感覚に基づく療法士の指示を拠り所としている（Teuber and Porch-Curren, 2003）。

多数のアレルギーとともに診断の手法も循環食も多様にあり、寛解するという主張が膨大な数のウェブサイトに掲載されている。エビデンスに基づく研究にはこの主張を支持するものはないが、治療戦略の説明と患者の証言には大変説得力がある。栄養士はこうした主張について知識を得て、衰弱に至ることもある患者にとっては、療法士を信じてこの指示に従う理由がたくさんあることを知っておくことが大変重要である。

IgE非依存性アレルギーと食物過敏症の治療
IgE非依存性食物過敏症は摂取量依存性である。原因成分を含有していることがわかっている食物の数や量を制限する循環食事療法は有益であることが多い（Joneja, 2003）。しかし、この療法を実施するにあたり、食物を4、5、7、30日間の間隔で摂取することには科学的根拠がない。いずれのパターンも臨床に用いられている。除去される食物に相当する栄養素を代替食品で補給しながら、反応性の食物の摂取量を最小限まで減量するこの療法には、患者個々の状態に合わせた方式が必要である。

表 27-5

食物アレルギー治療における栄養リスク

リスクのレベル	食物の特徴とアレルゲン除去食例
低いリスク	容易に除去でき、患者にほとんど栄養リスクのない食物：タンパク質、熱量、栄養素の摂取は十分である。 除去食例：特定の果物または野菜の回避
中程度のリスク	食物供給全般にわたって出てくることの多い食物であるが、食物の選択肢や重要栄養素含有食品を大きく制限することのない除去食：タンパク質、熱量、栄養素の摂取が不足する可能性がある。 除去食例：魚類、甲殻類、ナッツの回避
複合的リスク	食物供給全般に行き渡っている食物で、他の食物を介しては容易に供給することのできない特定の栄養素を含有する重要食物である。通常の食事の一部であり、その食物とこれを含有する製品を回避することが難しいため、除去食により生活習慣や食習慣が大きく変化することになる。タンパク質、熱量、栄養素の十分な摂取は見込めない。 除去食例：小麦、大豆、卵、乳、ピーナッツ、あるいは多品目食物の回避

示には原材料として二次加工食品の名称しか表示されない場合である。たとえば、サラダドレッシングの原材料としてマヨネーズは表示されているが、マヨネーズの原材料として具体的に卵は表示されない。食品製造過程で原材料の変更はないとする前提で、成分表示を見なければならない場合も多い。(参考情報27-10)。

食物を食事から除去する場合には、代替となる栄養含有食物を摂取する。表27-5では、食事から除去した食物の種類に基づき、栄養リスクのレベルを定義している。たとえば、卵を除去する場合、コリン、ビタミンD、タンパク質、エネルギーを他の食物から摂取しなければならない。

消化管治癒と免疫平衡の回復

免疫細胞の70%が腸管リンパ組織 (GALT) に局在していることから、腸の健康を回復させる努力により免疫機能が改善し、アレルギー反応を調節することができるはずである。原因食品の除去以外にも、胃の酸性度と酵素機能の最適化、細菌、酵母、寄生虫など腸内の病原体の特定と治療、腸壁バリアの機能回復、十分な栄養の貯蔵などの方法もある(第28章および第29章を参照)。腸が治癒したら場合により、循環食事療法を実施することが可能である。これは、アレルギー反応が生じることが確認されている食物を、症状が発現しないように計画的に『循環させて』摂取する療法である。下痢型過敏性腸症候群患者における食物不耐症治療では、循環食事療法とプロバイオティクスの併用が有効であることを示す予備研究がいくつかある (Drisko, et al., 2006)。**臨床上の有用情報**「循環食事療法の科学と臨床的有用性」参照。

適正栄養

食生活の適正栄養は、患者の成長、栄養状態、食事の記録を定期的に評価することによって監視する。食事から食物を除去することは、診断が正確であるか否かを問わず、アレルギー患者の栄養状態を脅かしかねず、事実脅かしている(Noimark and Cox, 2008)。アレルゲン除去食で栄養摂取が不十分な小児では、栄養失調や発育不良が生じる。これを予防するには、特に多品目の食物を除去している場合には、ビタミンとミネラルのサプリメントが必要になる。栄養評価は定期的に行う。食物は文化の重要な一部であるため、食の社会的側面によりアレルゲン除去食が難しくなることがある。食生活の変化が家庭生活や社会生活に及ぼす影響を最小限にするには、医療提供者による継続的な支援が必要である。参考情報27-11に掲載した対策により、食物アレルギーと向き合う患者と家族を支援することができる。

これまで、ほとんどの小児が3歳までに食物アレルギーから『脱却』すると考えられていた。しかし、これは間違いであることが明らかになってきた。4歳までにアレルギーが寛解する小児は、卵アレルギーでは11%、乳アレルギーでは19%にとどまる。しかし、約80%は16歳までにアレルギーが寛解している (Savage et al., 2007; Skripak et al., 2007)。

参考情報 27-11

食物アレルギーへの対策

代替食品

食事の席では献立に対応する代替品目を食べる。たとえば、夕食に家族がパスタを食べる場合、グルテンに過敏性がある人には、異なる献立よりも代替品目としてグルテン非含有パスタのほうが受け入れやすい。

外食の対策

食物アレルギー患者にとって、外食はリスクが高い。高級レストランでもファーストフード店でも、たとえアレルゲンに精通していても、アレルゲンへの不用意な曝露は起こり得る。以下に挙げるのは、外食における注意事項である。

- 外食を容易にするため、「安全な」食品を持参する。朝食としてシリアル食品に牛乳をかけるものが出される場合には、豆乳を持参する。
- 食物アレルギーなどアレルギーの重症度についてレストラン従業員に伝えておく。
- 食材についてレストラン従業員に詳しく尋ねておく。
- 常に治療薬を携帯する。

特別な行事

事前に主催者に連絡し、出される食物を予想する。全員が喜んで食べられる料理の持参を申し出る。

食料品店での買い物

食べられる食品に関して調べておき、原材料表示を注意深く読む。期間が経過すると製品の原材料に変更が生じ、以前に『安全』と判断したことがあっても常にラベル表示を読む。買い物には余計に時間がかかることを考慮に入れる。

原材料表示

アレルゲン表示についての法律のおかげで、食物アレルギー患者は食品ラベルに表示された原材料にアレルゲンの可能性があるものを確認するのが容易になっている。たとえば、食品製造業者が植物性などのタンパク質加水分解物を使用する場合、現在では使用タンパク質(加水分解大豆タンパクや加水分解トウモロコシタンパクなど)の由来食品を明記することが義務づけられている。食用色素や食品着色料への反応はまれであるが、不耐性が疑われる場合には「食用色素」の表示欄だけではなく、食品ラベル上で別個に表示されている着色料表示を見つけることができる。

このことはピーナッツアレルギーには当てはまらず、ほとんどの小児に頑固なアレルギーが生涯持続するとされている (Sicherer and Sampson, 2010)。減感作の手法には一部展望が見えている (Stahl and Rans, 2011)。ピーナッツアレルギー小児の約20%が初期のアレルギーを脱却するが、一度脱却したら、この忍容性を持続させるために頻回にピーナッツを摂取することが推奨されるようである (NIAID, 2010)。

食物アレルギーの予防

集約的研究では、遺伝子の働きと乳幼児期の食事性曝露や授乳などの環境因子を含め、アレルギー性疾患の発症因子と予防に焦点が絞られている。アレルギー予防の指針は、アレルゲンの回避から、各食事性因子がアレルギー性疾患の発症と予防で果たす役割を検討することへと次第に移行している（Jennings and Prescott, 2010）。

妊娠期と乳児期
アレルゲン曝露

妊娠期と新生児期には、食事によるアレルギー予防として、従来食物アレルゲンの回避が行われていた。しかし、妊婦の食事制限により乳児のアトピー性疾患を予防できるとする証拠は得られていない。母乳授乳をしながら抗原曝露を避ける食事制限をすることが、アトピー性皮膚炎以外のアトピー性疾患を予防しているようには思えない（Greer et al., 2008）。しかし最近の研究では、妊婦の『安全な』母体や母乳で食物抗原に曝露すると、乳児期には食物に対して過敏性ではなく忍容性ができることの方が多かった。現在、乳児の食物摂取に関する臨床試験が実施されており、経口免疫寛容の概念を解明し、離乳食とアレルゲン含有食物の導入遅延がアレルギー性疾患発症に及ぼす影響を明らかにしようとしている。

母乳栄養

母乳には、トランスフォーミング増殖因子β、ラクトフェリン、リゾチーム、長鎖脂肪酸、抗酸化物質、分泌型IgA（sIgA）など母体の免疫学的活性成分が含有されており、いずれも経口免疫寛容などの免疫発達に作用をもたらし、腸上皮細胞のバリアを補強する（Brandtzaeg, 2009; Jennings and Prescott, 2010）。母乳栄養では、母親が食事制限しないことが強く推奨されているが、アレルギー予防における母乳栄養の厳密な役割は明らかにされていない。3ヵ月間以上の完全母乳栄養により、乳幼児期の喘鳴を予防できるとするデータがある（Greer et al., 2008）。アトピー性疾患発症の高いリスクがある乳児（第一度近親者がアレルギーである乳児）には、4ヵ月以上の完全母乳栄養が推奨されている（Host et al., 2008）。離乳食の導入期間にも母乳栄養を継続すれば、食物アレルギー発症を予防できると考えられている（Greer et al., 2008）。

母乳の過敏症はまれであるが報告はある。完全母乳栄養乳児では、牛乳、卵、ピーナッツなど母親の食事中のアレルゲンが母乳へ浸透し、感作に続いてアレルギー反応が生じることがある。各食物について食物負荷試験を実施すれば、食物と症状との関係性を判定することができる。母親が授乳前に疑われる食物を食べ、授乳後24時間乳児の症状を観察する。負荷試験により陽性結果が判定された場合、その食物を母親の食事から除去し、母乳栄養は継続することが推奨される。母親の食事から食品群を除去する場合には、母親の適正栄養を監視する。

乳児用調製乳の選択

アトピー性疾患発症のリスクが高い乳児が、4～6ヵ月間、完全ではないが母乳を授乳している場合、牛乳由来の調製乳から部分加水分解または高度加水分解調製乳に変更することが推奨されている。アトピー性疾患の予防には、高度加水分解調製乳のほうが部分加水分解調製乳より効果が高い（Greer et al., 2008）。大豆を主成分とする乳児用調製乳はアレルギー予防の目的には優位性がなく、有害反応が生じる乳児もいる。アミノ酸を主成分とする調製乳がアレルギーに用いられるが、アトピー予防としては十分研究されていない（参考情報27-5と27-8を参照）。

離乳食の導入

生後4～6ヵ月までは、母乳または調製乳の代わりに離乳食または補助食を導入すべきではないとされている。導入がこの時期より遅い方がアトピー性疾患発症を予防するという確かな証拠はなく、ピーナッツ、卵、魚類などアレルゲン性が高いとされる食物の導入にもこれが当てはまる（Greer et al., 2008, Jennings and Prescott, 2010）。小麦およびグルテンなどいくつかの食物抗原に早期に曝露させることが、経口免疫寛容を促す方法として推進されているが、この効果は証明されたわけではない（Poole et al., 2006）。

乳児期の食事と免疫調節因子

乳児期の食事の因子が喘息とアレルギー性疾患発症を左右すると思われる。新生児の免疫調節ネットワークでは、微生物産物ばかりでなく、ビタミンA、ビタミンD、ω-3脂肪酸、葉酸塩をはじめとする微量栄養素などの食事成分によっても調節されている（Brandtzaeg, 2010）。

抗酸化物質

βカロテン、ビタミンC、ビタミンE、亜鉛、セレンなど抗酸化物質濃度の高い食事は食物アレルギー発症を予防すると思われる。妊娠期における母体の抗酸化物質の状態と臍帯血免疫応答との間にはプラスの関係がみられている（West et al, 2010）。妊娠期に母親の緑黄色野菜、柑橘系果物、βカロテンの摂取量が高いと、乳児の湿疹のリスクが有意に低くなるが、喘鳴は低くはなかった。妊婦のビタミンE摂取量が乳児の喘鳴のリスクと負の相関を示したが、湿疹とは相関がなかった（Miyake et al., 2010）。妊娠期に果物と野菜摂取による抗酸化物質含有食品を最大限に利用することが、アレルギーリスクを減らす効果的な方法となる。

葉酸塩

葉酸塩の欠乏は、Th1型細胞性免疫反応の活性化が増強される疾患をいくつかもたらしている（Husemoen et al., 2006）。興味深い進展として、喘息の発症に食事性葉酸塩の後天的な作用が認知されてきた（Jennings and Prescott, 2010）。1件

臨床シナリオ

サリーは生後18ヵ月の女児である。出生時には牛乳を主成分とする調製乳に忍容性がなく、授乳するたびに下痢と嘔吐をした。小児科医が母親に、部分加水分解カゼイン含有の乳児用調製乳に切り替えることを勧めたところ、サリーはこの調製乳に十分忍容性を見せた。しかし2ヵ月以内に湿疹が出たため、この時はステロイドクリームで処置した。生後12ヵ月で牛乳を導入したところ、皮膚の症状が目立って強くなった。卵の導入時とその後のピーナッツバター導入時には、即時型の喘鳴、流涙、目の浮腫、じんま疹、搔痒亢進、下痢を来した。両親は卵とピーナッツ含有食品の確認方法を知らず、このため救急救命室に数日収容された。最後の反応はこれまでよりはるかに激しいものであった。主治医は卵とピーナッツのアレルギーを疑い、有資格のアレルギー専門家と登録栄養士の診察を受けさせた。

栄養診断
1. 小児の摂取後の重篤な反応から明らかなように、両親には卵とピーナッツ含有食品に関して食物・栄養関連の知識が乏しい。
2. 食物への重篤な反応から明らかなように、卵とピーナッツの含有食品摂取により、安全ではない食物を取り込んでいる。

栄養管理に関する質問
1. 疑われる食物アレルゲンはいくつあるだろうか。アレルゲンの成分を答え、答えた理由を述べよ。
2. いかなる食物アレルゲンに対する過敏性も消失させるために、両親がとるべき方法があるとしたら、それは何だろうか。
3. 保護者に特別な指導が必要である理由として、ほかにどのような事態が想定できるだろうか。
4. 過敏性の改善のために必要な診察の頻度を述べよ。
5. サリーの両親には、食品のラベル表示の見方について何をアドバイスしたらよいだろうか。
6. 栄養素の代替食品として何が必要と考えられるだろうか。

の試験では出生前の葉酸塩サプリメント服用と小児期の喘鳴増加との間に関連があることが示され（Miller, 2008）、別の試験では反対の結果が明らかにされたことから（Matsui and Matsui, 2009）、葉酸塩の代謝障害がアトピー発症と関連があると思われるが、この有意性は明らかにされていない。

プレバイオティクスとプロバイオティクス

プレバイオティクスには消化しにくい発酵性のオリゴ糖があり、大腸の常在菌の増殖と活性を刺激する。そして、プロバイオティクスとは、宿主に健康利益をもたらす生きた微生物である。アレルギー予防における両者の役割は未だ完全に解明されておらず、摂取する菌株、時期、摂取量、さらにコロニー形成に影響を及ぼす環境因子、宿主の遺伝的素因の作用を明らかにする必要がある。出産前の1ヵ月間、このサプリメントを服用することにより、あるいは授乳する母親経由か直接サプリメントを摂取するプロバイオティクス療法を乳児に6ヵ月間行うことにより、乳児の食物アレルギー関連アトピー性皮膚炎の発症が減少する可能性がある（Rautava et al., 2005）。しかし、アレルギー性疾患の予防のために乳児の食事にプロバイオティクスを組み込むことにはさらに検討が必要であり、複数の試験では一貫した結果が得られていない（Osborn and Sinn, 2007）。

多価不飽和脂肪酸
（Polyunsaturated Fatty Acids [PUFA]）

PUFAは免疫機能と炎症に影響を及ぼすことから、アレルギー発症における多価不飽和脂肪酸（ω-3およびω-6 PUFA）の働きが研究の対象となってきた。妊婦の魚油の摂取が喘息、湿疹、アレルギー性過敏症の発症を予防することを示唆する試験がいくつかある。しかし、最近の系統的レビューでは、ω-3およびω-6脂肪酸を含有するサプリメントが、過敏症またはアレルギー性疾患の一次予防に重要な役割を果たす可能性は低いことが示された（Anandan et al., 2009）。脂肪酸のアレルギー予防での役割ならびに炎症カスケードでの役割を解明するためには、さらに研究が必要である。当面は、母親の食事にω-3PUFAを含有する植物食品（アマニ、麻の実、チアシード、スベリヒユ、有機大豆、くるみ）と動物食品（安全な天然の魚類）を推奨することができる。

ビタミンD

小児における食物アレルギー発症の増加が、ビタミンD欠乏症の有病率上昇に起因している可能性が提言されてきた。発達の重要な時期のビタミンD欠乏により腸のコロニー形成への感受性が高まり、腸内細菌叢の異常と消化管感染をもたらす。これにより、腸の透過性が異常に亢進し、免疫系の食事性アレルゲンへの曝露が不適切なものになる。ビタミンDはT細胞の分化を介する免疫調節を促し、乳児の喘鳴のリスク低下をもたらす（Jennings and Prescott, 2010）。ビタミンD欠乏症の早期是正により粘膜免疫能、健康的な微生物環境、アレルゲンへの忍容性を促進し、食物アレルギー発症を予防できると思われる（Vassallo and Camargo, 2010）。

ウェブサイトの有用情報

Food Allergy and Anaphylaxis Network
www.foodallergy.org
The American Latex Allergy Association
http://www.latexallergyresources.org/

American Academy of Allergy, Asthma, and Immunology
www.aaaai.org

The Asthma and Allergy Foundation of America
www.aafa.org

Non-GMO Shopping Guide
www.nongmoshoppingguide.com

引用文献

Anandan C, et al: ω 3 and 6 oils for primary prevention of allergic disease: systematic review and meta-analysis, *Allergy* 64:840, 2009.

Barrett JS, Gibson PR: Development and validation of a comprehensive semi-quantitative food frequency questionnaire that includes FODMAP intake and glycemic index, *J Am Diet Assoc* 110:1469, 2010.

Bischoff S, Crowe SE: Gastrointestinal food allergy: new insights into pathophysiology and clinical perspectives, *Gastroenterology* 128:1089, 2005.

Blanco C: Latex-fruit syndrome, *Curr Allergy Asthma Rep* 3:47, 2003.

Boyce JA, et al: Guidelines for the diagnosis and management of food allergy in the United States: Summary of the NIAID-Sponsored Expert Panel Report, *J Am Diet Assoc* 111:17, 2011.

Brandtzaeg P: Food allergy: separating the science from the mythology, *Nat Rev Gastroenterol Hepatol* 7:380, 2010.

Brandtzaeg P: "ABC" of mucosal immunology, *Nestle Nutr Workshop Ser Pediatr Prog* 64:23, 2009.

Burks AW, et al: Oral tolerance, food allergy, and immunotherapy: implications for future treatment, *J Allergy Clin Immunol* 121:1344, 2008.

Chafen JJS, et al: Diagnosing and managing common food allergies: a systematic review, *JAMA* 303:1848, 2010.

Clark AT, et al: Successful oral tolerance induction in severe peanut allergy, *Allergy* 64:1218. 2009.

Condemi J: Allergic reactions to natural rubber latex at home, to rubber products, and to cross-reacting foods, *J Allergy Clin Immunol* 110:S107, 2002.

Dona A, Arvanitoyannis IS: Health risks of genetically modified foods, *Crit Rev Food Sci Nutr* 49:164, 2009.

Drisko J, et al: Treating irritable bowel syndrome with a food elimination diet followed by food challenge and probiotics, *J Am Coll Nutr* 25:514, 2006.

Durrant DM, Metzger DW: Emerging roles of T helper subsets in the pathogenesis of asthma, *Immunol Invest* 39:526, 2010.

DuToit G: Food-dependent exercise-induced anaphylaxis in childhood, *Pediatr Allergy Immunol* 18:455, 2007.

Eroglu Y, et al: Pediatric eosinophilic esophagitis: single-center experience in northwestern USA, *Pediatr Int* 51:531, 2009.

Fernandez-Rivas M, et al: Apple allergy across Europe: how allergen sensitization profiles determine the clinical expression of allergies to plant foods, *J Allergy Clin Immunol* 118:481, 2006.

Finamore A, et al: Intestinal and peripheral immune response to MON810 maize ingestion in weaning and old mice, *J Agriculture Food Chem* 56:11533, 2008.

Franchini S et al. Emergency treatment of asthma, *N Engl J Med*. 363:2567, 2010.

Geha R, et al: Multicenter, double-blind, placebo-controlled, multiple-challenge evaluation of reported reactions to monosodium glutamate, *J Allergy Clin Immunol* 106:973, 2000.

Genuis SJ: Sensitivity related illness: the escalating pandemic of allergy, intolerance and chemical sensitivity, *Sci Total Environ* 408:6047, 2010.

Gibson PR, Shepherd SJ: Evidence-based dietary management of functional gastrointestinal symptoms: the FODMAP approach, *J Gastroenterol Hepatol* 25:252, 2010.

Geroldinger-Simic M, et al: Birch pollen-related food allergy: clinical aspects and the role of allergen-specific IgE and IgG(4) antibodies, *J Allergy Clin Immunol* 127:616, 2011.

Greer FR, et al: Effects of early nutritional interventions on the development of atopic disease in infants and children: the role of maternal dietary restriction, breastfeeding, timing of introduction of complementary foods, and hydrolyzed formulas, *Pediatrics* 121:183, 2008.

Groschwitz KR, Hogan SP: Intestinal barrier function: molecular regulation and disease pathogenesis, *J Allergy Clin Immunol* 124:3, 2009.

Hepworth K: Eating disorders today-not just a girl thing, *J Christ Nurs* 27:236, 2010.

Hofmann A, Burks AW: Pollen food syndrome: update on the allergens, *Curr Allergy Asthma Rep* 8:413, 2008.

Host A, et al: Dietary prevention of allergic diseases in infants and small children. Amendment to previous published articles in Pediatric Allergy and Immunology 2004, by an expert group set up by the Section on Pediatrics, *Europ Acad Allergology Clin Immunology, Pediatr Allergy Immunol* 19:1, 2008.

Husemoen LL, et al: The association between atopy and factors influencing folate metabolism: is low folate status causally related to the development of atopy? *Int J Epidemiol* 35:954, 2006.

Järvinen KM, Chatchatee P. Mammalian milk allergy: clinical suspicion, cross-reactivities and diagnosis. *Curr Opin Allergy Clin Immunol* 9:251, 2009.

Jarvela I, et al: Molecular genetics of human lactase deficiencies, *Ann Med* 41:568, 2009.

Jennings S, Prescott SL: Early dietary exposures and feeding practices: role in pathogenesis and prevention of allergic disease? *Postgrad Med J* 86:94, 2010.

Joneja JMV: *Dealing with food allergies in babies and children*, Boulder, CO, 2007, Bull Publishing Company.

Joneja JMV: *Dealing with food allergies: a practical guide to detecting culprit foods and eating a healthy, enjoyable diet*, Boulder, CO, 2003, Bull Publishing Company.

Kagalwalla AF, et al: Effect of six-food elimination diet on clinical and histologic outcomes in eosinophilic esophagitis, *Clin Gastroenterol Hepatol* 4:1097, 2006.

Kelsay K: Psychological aspects of food allergy, *Curr Allergy Asthma Rep* 3:41, 2003.

Kondo Y, Urisu A: Oral allergy syndrome, *Allergol Int* 58:485, 2009.

Kurup VP, et al: Immune response modulation by curcumin in a latex allergy model, *Clin Mol Allergy* 5:1, 2007.

Lack G: Epidemiological risks for food allergy, *J Allergy Clin Immunol* 121:1331, 2008.

Maintz L, Novak N: Getting more and more complex: the pathophysiology of atopic eczema, *Eur J Dermatol* 17:267, 2007.

Matsui EC, Matsui W: Higher serum folate levels are associated with a lower risk of atopy and wheeze, *J Allergy Clin Immunol* 123:1253, 2009.

Mehr S, et al: Food protein-induced enterocolitis syndrome: 16-year experience, *Pediatrics* 123:e459, 2009.

Miller RL: Prenatal maternal diet affects asthma risk in offspring, *J Clin Invest* 118:3265, 2008.

Miyake Y, et al: Consumption of vegetables, fruit, and antioxidants during pregnancy and wheeze and eczema in infants, *Allergy* 65:758, 2010.

Morita E, et al: Food-dependent exercise-induced anaphylaxis-importance of omega-5 gliadin and HMW-glutenin as causative antigens for wheat-dependent exercise-induced anaphylaxis, *Allergol Int* 58:493, 2009.

Mullin GE, et al: Testing for food reactions: the good, the bad and the ugly, *Nutr Clin Prac* 25:192, 2010.

NIAID-Sponsored Expert Panel: Guidelines for the diagnosis and management of food allergy in the United States: Report of the NIAID-sponsored Expert Panel, *J Allerg Clin Immunol* 126(6 Suppl):S1, 2010. www.niaid.nih.gov/topics/foodallergy/clinical/pages/default.aspx. Accessed April, 2011.

Noimark L, Cox HE: Nutritional problems related to food allergy in childhood, *Pediatr Allergy Immunol* 19:188, 2008.

Nowak-Wegrzyn A, Sampson H: Adverse reactions to foods, *Med Clin North Am* 90:1, 2006.

Osborn DA, Sinn JK: Probiotics in infants for prevention of allergic disease and food hypersensitivity, *Cochrane Database Syst Rev* 17(4):CD006475, 2007.

Pessler F, Nejat M: Anaphylactic reaction to goat's milk in a cow's milk-allergic infant, *Pediatr Allergy Immunol* 15:183, 2004.

Poole JA, et al: Timing of initial exposure to cereal grains and the risk of wheat allergy, *Pediatrics* 117:2175, 2006.

Pusztai A, Bardocz S: GMO in animal nutrition: potential benefits and risks. In Mosenthin R, Zentek J, Zebrowska T, editors: *Biology of nutrition in growing animals*, St Louis, 2005, Elsevier.

Pyrhönen K, et al: Heredity of food allergies in an unselected child population: an epidemiological survey from Finland, *Pediatr Allergy Immunol* 22(1pt2):e124, 2011.

Rautava S, et al: New therapeutic strategy for combating the increasing burden of allergic disease: probiotics-a Nutrition, Allergy, Mucosal Immunology and Intestinal Microbiota (NAMI) Research Group report, *J Allergy Clin Immunol* 116:1, 2005.

Reese I, et al: Diagnostic approach for suspected pseudoallergic reaction to food ingredients, *J Dtsch Dermatol Ges* 7:70, 2009.

Robson-Ansley P, Toit GD: Pathophysiology, diagnosis and management of exercise-induced anaphylaxis, *Curr Opin Allergy Clin Immunol* 10:312, 2010.

Rothenberg ME: Eosinophilic gastrointestinal disorders (EGID), *J Allergy Clin Immunol* 113:11, 2004.

Roy-Ghanta S, et al: Atopic characteristics of adult patients with eosinophilic esophagitis, *Clin Gastroenterol Hepatol* 6:531, 2008.

Sampson H: Update on food allergy, *J Allergy Clin Immunol* 113:5, 2004.

Santos A, Van Ree R. Profilins: mimickers of allergy or relevant allergens? *Int Arch Allergy Immunol.* 155:191, 2011.

Savage JH, et al: The natural history of egg allergy, *J Allergy Clin Immunol* 120:1413, 2007.

Sicherer SH, Sampson HA: Food allergy, *J Allergy Clin Immunol* 125:S116, 2010.

Skripak JM, et al: The natural history of Ig-E mediated cow's milk allergy, *J Allergy Clin Immunol* 120:1172, 2007.

Spergel JM, et al: Treatment of eosinophilic esophagitis with specific food elimination diet directed by a combination of skin prick and patch tests, *Ann Allergy Asthma Immunol* 95:336, 2005.

Stahl MC, Rans TS: Potential therapies for peanut allergy, *Ann Allergy Asthma Immunol* 106:179, 2011.

Stapel SO, et al: Testing for IgG4 against foods is not recommended as a diagnostic tool: EAACI Task Force Report, *Allergy* 63:793, 2008.

Teuber SS, Porch-Curren C: Unproved diagnostic and therapeutic approaches to food allergy and intolerance. *Curr Opin Allergy Clin Immunol* 3:217, 2003.

Vally H, et al: Clinical effects of sulphite additives, *Clin Exp Allergy* 39:1643, 2009.

Vassallo MF, Camargo CA: Potential mechanisms for the hypothesized link between sunshine, vitamin D and food allergy in children, *J Allergy Clin Immunol* 126:217, 2010.

Vickery BP, et al: Pathophysiology of food allergy, *Pediatr Clin N Am*, 58:363, 2011.

West CE, et al: Role of diet in the development of immune tolerance in the context of allergic disease, *Curr Opinion Pediatr* 22:635, 2010.

Williams AN, Woessner KM: Monosodium glutamate 'allergy': menace or myth? *Clin Exp Allergy* 39:640, 2009.

Zapatero L, et al: Oral desensitization in children with cow's milk allergy, *J Invest Allergol Clin Immunol* 18:389, 2008.

Zolla L, et al: Proteomics as a complementary tool for identifying unintended side effects occurring in transgenic maize seeds as a result of genetic modifications, *J Proteome Res* 7:1850, 2008.

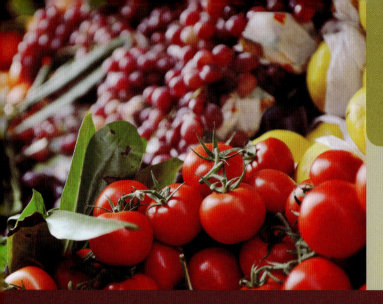

第28章

ジョゼフ・S・クレニツキー
(Joseph S. Krenitsky, MS, RD)
ノーラ・デシェル
(Nora Decher, MS, RD, CNSC)

上部消化管障害の医学的栄養療法

重要用語

アカラシア (achalasia)
無胃酸症 (achlorhydria)
胃液分泌欠乏 (achylia gastrica)
萎縮性胃炎 (atrophic gastritis)
バレット食道 (Barrett's esophagus [BE])
胃石 (bezoar)
ビルロートⅠ (Billroth I)
ビルロートⅡ (Billroth II)
ダンピング症候群 (dumping syndrom)
十二指腸潰瘍 (duodenal ulcer)
消化不良 (dyspepsia)
内視鏡 (endoscopy)
上部消化管内視鏡検査法 (esophagogastroduodenoscopy [EGD])
心窩部(上腹部) (epigastric)
食道炎 (esophagitis)
機能性消化不良 (functional dyspepsia)
胃底皺襞形成術 (fundoplication)
胃切除術 (gastrectomy)
胃潰瘍 (gastric ulcer)
胃炎 (gastritis)
胃食道逆流症 (gastroesophageal reflux disease [GERD])
胃不全麻痺 (gastroparesis)
胸やけ (heartburn)
ヘリコバクター・ピロリ (Helicobacter pylori)
食道裂孔ヘルニア (hiatal hernia)
下部食道括約筋 (lower esophageal sphincter [LES])
メレナ (melena)
嚥下痛 (odynophagia)
壁細胞 (parietal cells)
選択的近位胃迷走神経切断術 (parietal cell vagotomy)
消化性潰瘍 (peptic ulcer)
幽門形成術 (pyloroplasty)
反応性低血糖 (reactive hypoglycemia)
Roux-en-Y吻合術 (Roux-en-Y)
ストレス性潰瘍 (stress ulcer)
迷走神経幹切断術 (truncal vagotomy)
迷走神経 (vagus nerve)

　医療の問題で最も多いものに消化性障害がある。外来の医療施設には、消化器系関連症状のために年間5000万人以上の患者が訪れる。消化管 (gastrointestinal tract [GIT]) 関連の内視鏡手術および外科手術は、毎年1000万件以上実施されている (Cherry et al., 2008)。多くの消化管疾患の発症、治療、予防では、食事習慣や特定の食物が重要な役割を演じている。栄養療法は、栄養失調、欠乏症、さらに消化管疾患により二次的に発生する骨粗鬆症や貧血などの症状の予防と治療に不可欠である。また、食事や生活習慣を是正すれば、症状や診療を受ける頻度、これに伴う医療費が軽減し、栄養学的健康と生活の質が改善する。上部消化管障害、この典型的症状と栄養学的予後については表28-1にまとめている。

評価パラメータ

　上部消化管障害患者では栄養検診と精密検査により、患者全般の治療計画が導かれる。経時的な意図しない体重減少は唯一最も有用なパラメータであり、1週間で平常時体重の2%以上、または1ヵ月で5%以上、または半年で10%以上の体重減少が重度の栄養失調を示唆している。このほか、栄養リスクの評価には理想体重比や体格指数 (BMI) がある。重度の体

表 28-1

上部消化管障害と栄養学的予後

消化管疾患	一般的症状	栄養学的予後の可能性
アカラシア	腸蠕動減弱。嚥下に反応する下部食道括約筋弛緩の遅延または不十分。嚥下障害。	栄養摂取の低下が栄養失調、体重減少、栄養欠乏症をもたらす。前がん性の疾患とされる。
口腔、食道、胃のがん	無症候性、または咀嚼と嚥下の困難、心窩部(上腹部)の不快感、胃排出遅延	食欲不振、摂取食品目の種類減少、体重減少、食物の食感の変化。外科手術、放射線治療、化学療法、経腸栄養法が必要となる。
胃切除術後のダンピング症候群、幽門形成術、胃底皺襞形成術、Roux-en-Y 胃バイパス手術	早期満腹感、膨満感、嘔気。虚弱、立ちくらみ、発汗。反応性低血糖、筋痙攣の可能性、下痢など遅発症状	摂取量低下、栄養素吸収不良、体重減少、栄養素欠乏症
十二指腸潰瘍	食後数時間の腹痛。摂食により寛解する。	食物不耐性の自覚、食物摂取の増減
消化不良	上腹部の不快感、特に食後の膨満感	摂取食品目または摂取エネルギー減少、胃酸分泌抑制が、栄養素の吸収不良や欠乏症につながる。
食道の狭窄または腫瘍	無症候性、あるいは嚥下困難。特に固形物の摂取により不快感が生じる。	エネルギーと栄養素の摂取量減少、体重減少。
胃潰瘍	摂食に伴う漠然とした心窩部の不快感	一般に摂取量の低下、または食品目の減少
胃食道逆流症(GERD)	呑酸感、おくび(げっぷ)の増加、嗄声(しわがれ声)、乾咳、上・中胸部の灼熱感、ときにけいれん、嚥下困難、膨満感	食事摂取の質と量の低下、胃酸分泌抑制が、栄養素の吸収不良と欠乏症につながる。
胃不全麻痺	腹部膨満感、食欲低下や食欲不振、嘔気と嘔吐、満腹感、早期満腹感、口臭、食後低血糖 エネルギーと栄養素の摂取量低下、高血糖による栄養素利用率低下、脱水	重度の場合には栄養チューブ留置により利益が得られる。

GERD：胃食道逆流症(Gastroesophageal reflux disease)

重減少を来している患者には、医学的治療の前または治療中にでも、早期に栄養支持を開始すれば有益である。

臨床医は最初の評価において、患者の体重の推移、食欲の変化、嘔気、嘔吐、下痢、さらに咀嚼または嚥下の問題、日常的な食事摂取、栄養補助の実施(経口、経腸、経静脈)、食物アレルギーまたは不耐症、サプリメントの使用(ビタミン類、ミネラル類、ハーブ類、プロバイオティクス、プロテインパウダー)、膨張性下剤など瀉下薬の使用、薬物治療も評価する必要がある。さまざまな食物への不耐症、不十分な摂取量、吸収不良により、栄養素の欠乏症や罹患率上昇につながる。最初の評価およびモニタリングでは、ビタミンB_{12}、葉酸塩、フェリチン、25-ヒドロキシビタミンDなど一般的な臨床検査値が有用となる。特定の栄養素の吸収不良または摂取不足が疑われる場合には、ほかの臨床検査値も有用である。胃切除手術を受けた患者や胃酸を抑制している患者は、鉄またはビタミンB_{12}などの栄養素欠乏症のリスクが高い。胃切除術を受けた患者では、欠乏症が早期に発症する場合も経時的に発症する場合もある。

食道

食道は長さ約25cmの管状の器官であり、管状の筋と横紋筋で支持されている。嚥下が引き金となって協調運動である筋収縮の波、つまり蠕動が生じる。一塊の食物が口から咽頭へ随意性に移動すると、上部括約筋が弛緩し、食物が食道へ移動する。さらに、蠕動波が食塊を食道の下部へと移動させると、下部食道括約筋(lower esophageal sphincter [LES])が弛緩

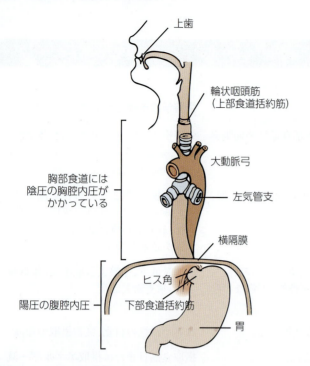

図28-1 正常な食道
出典：Price SA, Wilson LM: Pathophysiology: clinical concepts of disease processes, ed 6, St Louis, 2003, Mosby.

し、食塊が胃の中へ運ばれる（図28-1）。この過程の開始から終了までは、一般に垂直座位で5秒、仰臥位で最大30秒かかる（Cordova-Fraga, 2008）。

正常な食道には、胃内容物への曝露から組織損傷を予防する多層の防御系として、下部食道括約筋収縮、正常な胃運動、食道粘液、緊密な細胞連結、細胞のpH調節因子などがある。嚥下障害（嚥下困難）とは、閉塞、炎症、あるいは上部食道括約筋の機能異常により嚥下機構に異常が生じることである。骨格筋障害と運動性障害も嚥下障害をもたらす。たとえば、アカラシアは食道のニューロンの不全を特徴としており、下部食道括約筋の弛緩および正常な蠕動の能力が喪失する。口腔または食道にがんがある場合には、嚥下痛（疼痛を伴う嚥下）により栄養摂取が妨げられることがある。

胃食道逆流と食道炎

出生後数ヵ月の乳児の約半数に逆流が生じ、ほとんどの場合生後1年を過ぎると寛解する。胃内容物の食道への逆流は、健康な人に日常的に生じる正常な生理現象である（Orlando, 2008）。胃食道逆流症（gastroesophageal reflux disease [GERD]）における逆流発作は食道の防御機構を圧倒し、食道に生じる灼熱感として胸やけや、食道内側表面のびらんを伴う炎症などの症状をもたらす。アメリカ人の約7〜8％は日常的に胸やけを経験しており、成人の20〜40％が週に1回以上GERDの症状があると回答している。小児におけるGERD有病率は約2〜20％である（Gold, 2006）。

光ファイバー内視鏡を用いて直接食道、胃、十二指腸を視覚化する上部消化管内視鏡検査法（esophagogastroduodenoscopy [EGD]）では、GERDの種類を特定することができる。びらん性GERDの治療には、EGDが治療の成功を左右するほど有用である（Yuan and Hunt, 2009）。びらん性GERDは、一般に非びらん性胃食道逆流症よりも重度で長期にわたる症状が伴う（Orlando, 2008）。主に夜間にGERD症状が生じる患者もおり（夜間性GERD）、唾液分泌が低下したままの嚥下、消化管運動性の低下、酸への長時間曝露、仰臥位姿勢の結果生じるものである（Gerson and Fass, 2009）。

病態生理

GERDの病態生理は複雑である。最も多い機序として、下部食道括約筋（LES）圧低下、食道組織の防御機構異常、直接的な粘膜刺激、胃運動低下、腹腔内圧上昇が基礎にあると考えられている。妊娠期やプロゲステロン含有経口避妊薬を服用している場合、また正常な月経周期の後半にも、LES圧が低下する（妊娠第3期の妊婦の80％までが胸やけを経験している）（Dowswell and Neilson, 2008）。

LES圧は、食道裂孔ヘルニア、強皮症（皮膚と結合組織が硬化し緊張がみられる疾患）、ゾリンジャー・エリソン症候群のように胃酸を過剰分泌する疾患などにより影響を受ける。GERDでは、近位胃の開大により誘発される（げっぷが生じるときと同じ刺激）一過性LES弛緩が多い。慢性閉塞性肺疾患など慢性呼吸器疾患の患者は、腹腔内圧が上昇することが多く、GERDのリスクがある。GERDに有害な主な薬剤は、筋弛緩剤および非ステロイド抗炎症薬（nonsteroidal antiinflammatory drugs [NSAIDs]）である。

GERD症状の様相はさまざまであるが、胃分泌物の逆流、胸やけ、胸骨下痛、膨満感、食道痙攣がある。小児では、嘔吐、嚥下障害、拒食、腹痛の愁訴がみられる（Hassall, 2005）。咽頭刺激感、頻回の咳払い、嗄声、喘息症状の悪化などの症状発現も生じる。症状の頻度と重度からは必ずしも疾患の重度や合併症を予測することができず、内視鏡所見と関連がない。顕性症状はほとんどなくても比較的重大な疾患に罹患している場合もあれば、相当の不快感があっても長期間びらん性の予後がみられない場合もある。

長期間胃酸の曝露を受けると、食道炎（食道の炎症）、食道のびらん、潰瘍形成、瘢痕化、狭窄に至ることがあり、場合によっては嚥下障害につながる（**病態生理と治療管理のアルゴリズム「食道炎」参照**）。急性食道炎は、逆流、腐食性物質の摂取、ウイルスまたは細菌の感染、気管挿管、放射線、好酸球浸潤により生じる。好酸球性食道炎は食道に限局性の重度の好酸球浸潤を特徴とし、免疫応答によるGERD様症状として発現する。第27章参照。喫煙のほか、アスピリンまたはNSAIDの多量投与と長期使用などの刺激によって、食道炎のリスクが高くなる（Pera et al., 2005）。

胃食道逆流症に起因する食道炎の重度は、逆流物の組成と量、逆流の頻度、食道が逆流に曝露する距離、食道粘膜バリア

の健康、胃排出の速度により左右される。食道炎とGERDの症状により十分な食事を摂取することができなくなり、睡眠、仕事、社会的行事に支障を来し、ひいては全般的な生活の質を損なう可能性がある。

胃食道逆流症ならびに食道炎に多い原因には**食道裂孔ヘルニア**がある。裂孔ヘルニアの存在は逆流と同義ではないが、症状および合併症として逆流が生じる可能性が高まる。食道は横隔膜の食道裂孔という孔を貫通している。食道と裂孔との連結部分が損傷を受け、胃上部の一部が横隔膜より上に上昇してしまう。食道裂孔ヘルニアで最も多いのが滑脱型で、最も少ないのが傍食道型である（図28-2参照）。

食道裂孔ヘルニアに伴い胃酸逆流が生じる場合、胃内容物が通常よりも長く裂孔より上にとどまる。長時間の胃酸曝露により重大な食道炎を発症するリスクが高まる（Orlando, 2008）。胃内圧が上昇すると酸性の胃内容物が食道へと押し上げられてくるため、裂孔ヘルニアの患者は横になったり前にかがんだりすると問題が生じる。量が多くエネルギー濃度の高い食事を摂ると上中腹部に**心窩部**痛が生じる。体重を減量し毎回の食事の量を減らすと、裂孔ヘルニアの予後不良を軽減することができる。

バレット食道（Barrett's esophagus [BE]）は、遠位食道の正常な扁平上皮細胞が異常な円柱細胞に変わる前がん性の病態であり、「特殊腸上皮化生」として知られる。ある種の危険因子、病歴としては長期間のGERD（胃食道逆流症）症状（>5年）、人種としては白人、性別としては男性、さらに高齢（>50歳）、BEまたは食道腺がんの家族歴などがある場合には、BEの検査が実施される。GERD患者の5～15%はBEに罹患していると推定されている（Lichtenstein et al., 2007; Pera et al., 2005）。GERDおよびBEは食道腺がんのリスクを上昇させる。アメリカの食道腺がん発症率は他のあらゆるがんより早く上昇しており、1年に4～10%の上昇率である（Okoro and Wang, 2010）。

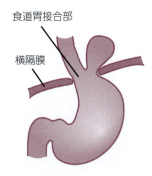

図28-2 食道裂孔ヘルニア
出典：Price SA, Wilson LM: Pathophysiology: clinical concepts of disease processes, ed 6, St Louis, 2003, Mosby

内科的治療と外科的治療

胃食道逆流症の一次治療は胃酸分泌の抑制である。胃壁細胞による胃酸分泌を低下させるプロトンポンプ阻害薬（Proton pump inhibitors [PPI]）が最も効果的であるが（Rohof et al., 2009）、軽度の逆流であればH_2受容体（壁細胞表面のヒスタミン受容体の一種）拮抗薬や制酸剤によって治療されることもある。胃酸を抑制する治療の目的とは、逆流が最も生じやすい時間に胃のpHを4以上に上昇させることである。（副作用については、本章の「胃炎と消化性潰瘍」の項に後述）。胃排出遅延がみられる場合には、胃の収縮を促進する消化管機能改善薬が用いられる。上部消化管障害に広く用いられている治療薬については表28-2を参照。

ベッドで横になるときには頭部を15～20cm高くすると、夜間の逆流の危険性を低下させることができる。頻回の前屈姿勢は避けるべきである。肥満は胃内圧を上昇させるため、GERDと食道裂孔ヘルニアの一因となっており、減量すれば食道での酸への接触時間が短くなり、このため逆流による症状が軽減する。参考情報28-1に食道の酸排出能増強や逆流発生抑制を目的とする改善方法をまとめている。軽度のGERD以外では、生活習慣改善だけでは不十分である。

重度GERD患者のうち、5～10%は内科的治療による効果がみられない。この場合には、逆流を抑制するために食道下部周囲に胃の基底部を固定する外科手術、**胃底皺襞形成術**により治療することができる。喫煙は逆流症に禁忌である。たばこ製品は下部食道括約筋圧を減少させ、唾液量を低下させるために酸排出に時間がかかる。また、喫煙は消化管の健康を損ね、食道をはじめとするがんのリスクを高める（**臨床上の有用情報**「喫煙と胃腸機能」を参照）。

参考情報 28-1

胃食道逆流症および食道炎軽減のための栄養管理ガイドライン

1. 多量、高脂質の食事を避ける。
2. 横臥位になる前3～4時間以上は食事を避ける。
3. 禁煙する。
4. アルコール飲料を摂取しない。
5. カフェイン含有の食品および飲料を摂取しない。
6. 食事直後にはまっすぐな姿勢を保ち、激しい運動をしない。
7. 特に食後は締め付ける衣服を着ない。
8. 健康的で栄養学的に十分な食事を摂り、繊維質も適度に取り入れる。
9. 炎症がある場合には、酸性の香辛料や香辛料の濃い食品を避ける。
10. 過体重の場合には減量する。

出典：National Digestive Diseases Information Clearinghouse. Accessed 17 February 2010 from HYPERLINK "http://digestive.niddk.nih.gov/"http://digestive.niddk.nih.gov/.

病態生理と治療管理のアルゴリズム

食道炎

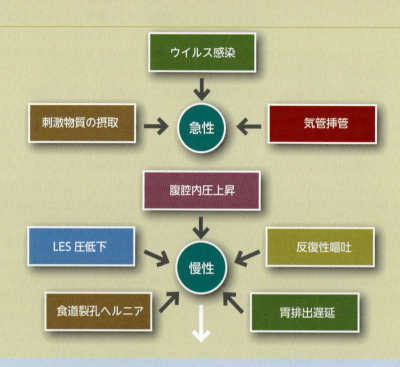

原因

- ウイルス感染
- 刺激物質の摂取 → 急性 ← 気管挿管
- 腹腔内圧上昇
- LES圧低下 → 慢性 ← 反復性嘔吐
- 食道裂孔ヘルニア → 慢性 ← 胃排出遅延

病態生理

胃酸や腸内容物が下部食道括約筋（LES）を経由して食道へ逆流

治療管理

行動修正

避けるべきこと
- 就寝前3～4時間以内の食事
- 食後の横臥
- 締め付ける衣服の着用
- 喫煙

内科的治療と外科的治療

- プロトンポンプ阻害薬
- ヒスタミン2受容体拮抗薬
- 制酸剤
- 消化管機能改善薬
- 胃底皺襞形成術

栄養管理

目標
食道の胃内容物への曝露低下
避けるべきこと
- 多量の食事
- 食事性脂質
- アルコール喫煙

目標
胃分泌液の酸性度低下
避けるべきこと
- コーヒー
- 発酵アルコール飲料

目標
疼痛と刺激の予防
避けるべきこと
- 症状が悪化すると感じるすべての食品

医学的栄養療法

GERD（胃食道逆流症）では、ある種の食事と生活習慣を改善させると症状が寛解する患者もいる。GERDの主な因子は、カフェイン、アルコール、タバコ、ストレスである。このほか、食事性の因子としては、食事性脂質、チョコレート、コーヒー、タマネギ、ペパーミント、香辛料、柑橘系果物、ワイン、炭酸飲料がある。

上部消化管障害の病態における香辛料の作用は明らかにされていない。消化器に病変がある患者では、チリパウダーと

臨床上の有用情報

喫煙と胃腸機能

喫煙の胃腸への作用には、下部食道括約筋圧および幽門括約筋圧の低下、逆流増大、胃内容物の性質変化、膵臓の重炭酸塩分泌阻害、液体の胃排出亢進、十二指腸のpH低下がある。ガストリンまたはアセチルコリンに対する胃酸分泌応答が相当に亢進する。また、夜間胃酸分泌を低下させるシメチジンなど薬剤の能力も損ねる。夜間胃酸分泌は潰瘍形成に中心的な働きをすると考えられている。喫煙の作用の多くはニコチンによるものであるが、炭化水素、活性酸素、ほかにも多くの物質への高い曝露も全般的な作用の一因であると考えられている。こうして、喫煙は自然治癒力を損ね、潰瘍再発のリスクや速度を高めるだけでなく、潰瘍により穿孔が形成され手術が必要になる可能性も高まる。

タバコへの曝露は炎症性腸疾患（inflammatory bowel disease [IBD]）発症に何らかの役割を演じている。クローン病においては、肉芽腫形成を悪化させる（Leong et al., 2006）。小児期（10〜15歳）の能動喫煙および受動喫煙による曝露はIBD発症と関連があると思われる（Mahid et al., 2006）。

表 28-2

上部消化管障害の治療に広く用いられる治療薬

薬剤の種類	一般名	薬剤の作用
プロトンポンプ阻害薬	オメプラゾール ランソプラゾール エソメプラゾール パントプラゾール デクスランソプラゾール ラベプラゾール	胃酸分泌抑制。
H_2ブロッカー	シメチジン ラニチジン ファモチジン ニザチジン	壁細胞表面でのヒスタミン作用を遮断。胃酸分泌の低下。
消化管機能改善薬	エリスロマイシン メトクロプラミド ドンペリドン	胃の収縮性を亢進し、胃排出時間を短縮。
酸分泌抑制剤	オクトレオチド（ソマトスタチン類似体） ソマトスタチン	ガストリンなど消化管ホルモンの放出を阻害。胃排出の速度と小腸への移動時間の遅延。腸における水分とナトリウムの吸収亢進。
グリコシダーゼ阻害剤 （ダンピング症候群抑制）	アカルボース	α-グリコシダーゼ阻害による炭水化物消化の遅延。デンプンの単糖類への分解を妨げる。
消泡剤	シメチコン	胃泡の表面張力低下。
制酸剤	炭酸塩またはリン酸塩と結合しているマグネシウム、カルシウム、アルミニウム	胃酸の中和。

チリペッパーで濃い味付けをした食事により不快感が生じる。唐辛子の種類やカプサイシンの摂取量により不快感が異なる（Milke et al., 2006）。駆風剤（ペパーミントおよびスペアミント）などの食品は下部食道括約筋圧を低下させる。発酵アルコール飲料（ビールおよびワインなど）は胃酸分泌を刺激するため控える必要があるが、コーヒーは少量なら飲むことができる。

悪化させる食品を制限または回避することにより、症状が改善する人もいる。症状が現れていない場合には、食品を除去する必要はない（El-Serag et al., 2005）。チューインガムは唾液分泌を亢進させることが明らかにされており、唾液分泌亢進が食道のpHを上昇させるが、ほかの生活習慣の改善ほどは試験で有効性が実証されていない。

重度の食道炎患者には、最初は低脂質の液体食にすると、食道の拡張が最小限になり狭窄部も容易に通過して胃から排出しやすくなる。食道にすでに炎症がある場合には、柑橘系ジュース、トマト、清涼飲料など酸性の食品を摂取すると疼痛が生じるため、避ける必要がある。

GERD（胃食道逆流症）を基礎疾患とする主な機序の特定と処置が治療の最善の方法である。多量かつ高脂質の食事は胃排出を遅らせ、酸分泌に時間を要するため、就寝前にはこうした食事を避けることが有用となる。食習慣の改善、体重の減量、禁煙、横臥時の頭部の高さなど生活習慣を改善すると症状が軽減する（参考情報28-1を参照）。

口腔癌と外科手術
病態生理

口腔、咽頭、食道のがん診断を受けた患者には、既存の栄養学的問題に加え、腫瘍塊、閉塞、口腔感染症、潰瘍形成により嚥下障害または嚥下痛が伴う。栄養欠乏は一般に、切除手術、放射線療法、化学療法などのがん治療により悪化する。化学療法は嘔気、嘔吐、食欲不振をもたらす（第37章参照）。咀嚼、嚥下、唾液分泌、味覚も変化することが多い。広範囲の虫歯、放射線骨壊死、感染症も生じることがある。

口腔または食道の手術

腫瘍を除去するためには口腔または食道の手術が必要となる。この場合には、液体サプリメントを使用する栄養供給が必要となる。がんが進展している患者、または大規模な手術が必要な患者など、経口栄養を十分に摂取することができない期間が長い場合には、胃瘻チューブの留置により利益が得られると思われる。経腸栄養の方が好ましいが、消化管が機能しない場合には経静脈栄養法を実施することができる（第14章参照）。

扁桃摘出術

扁桃腺はリンパ組織である。扁桃腺の軽度の炎症は免疫系が感染と戦う自然の作用のひとつと考えられている。まれではあるが、扁桃腺が大きくなりすぎて呼吸を妨げる場合に、あるいは耳感染症、扁桃腺炎、副鼻腔炎の罹患を減らす目的で、扁桃腺を除去することがある。この患者には、冷製、薄味かつ軟質で、水分の多い食品が最も心地よく摂取でき、手術部位の予期せぬ出血に対する最善の予防策となる。典型的には、3～5日以内に通常の食事を摂取することができる。

医学的栄養療法

長期間にわたり、エネルギーとタンパク質必要量を経口摂取で満たすことができない場合には、経管栄養法を検討する必要がある。胃瘻造設法は完全栄養も補助栄養も可能であり、多くの完全栄養食が市販されている（付録32を参照）。経腸栄養法には調製済み栄養剤が最も広く市販されており、便利で完全栄養である。食事を多様にするため、果物など通常の食品をピューレにして水に溶解させた液体食も与えることができる。ブレンダーを用いて通常の食事から作ることもできるが、適正栄養、衛生、栄養チューブを詰まらせない粘稠度を維持することは大変労力を要し、ほとんどの患者や家族には現実的ではない。

口腔乾燥を予防するには、水分摂取、人工唾液、生理食塩水の洗口液で対応することができる。疼痛緩和には局所麻酔薬を用いることができる。オピオイド鎮痛薬は胃排出を遅延させ便秘を来すため、水分の追加と腸の処置（便軟化剤、下剤）が必要である。

胃

下部食道から上部十二指腸までの上皮細胞壁の分泌腺から分泌される粘液被覆により、胃酸およびペプシンのタンパク分解作用から胃と十二指腸の粘膜が保護されている。また、この粘膜は、ペプシンおよび塩酸（hydrochloric acid [HCl]）の消化作用と粘液分泌により、微生物の侵入からも保護されている。ガストリン、アセチルコリン、ヒスタミンが刺激物に反応し、その結果壁細胞から塩酸が分泌される。粘液には酸を中和する重炭酸塩が含有されており、さらに膵液が腸内に分泌されて重炭酸塩が追加される。粘液の分泌はプロスタグランジンの作用により誘導される。

消化不良
病態生理

消化不良とは、非特異的かつ持続的な上腹部の不快感または疼痛を意味する言葉である。この不快感は胃食道逆流症（GERD）、胃炎、消化性潰瘍、胆嚢疾患をはじめとする特定可能な病態など器官系の問題に起因する。所見も症状もさまざまであり、GERD、過敏性腸症候群、不安、うつなど他の疾患とも重複する。食事、ストレスなどの生活習慣の因子が症状の一因となり得る。

機能性消化不良（非潰瘍性消化不良）とは上部消化管における基礎疾患のない持続的または反復的な不快感を説明する

病態である。機能性消化不良の症状は、年間に成人の約15〜20％に報告されており、漠然とした腹部の不快感、膨満感、早期満腹感、嘔気、おくび（げっぷ）がある。基礎にある機序は完全には解明されていない。考えられる限りでは、胃酸または拡張に対する内臓の過敏性反応、胃の適応能力障害、脳-腸神経軸の変性、胃運動性および胃排出の異常がある（Fajardo et al., 2005）。

医学的栄養療法

食生活と生活習慣の管理はGERD（胃食道逆流症）と同じである。食事の過剰な量、脂質、糖質、カフェイン、香辛料、アルコールの高摂取が関与していることが多いが、あらゆる症例に確認されているわけではない。胃排出遅延と満腹感亢進が共通する特徴である。食事性脂質の摂取量低減、少量の食事、低カロリー食、健康的な体重実現が有効である（Pilichiewicz et al., 2009）。アルコール飲料は多くの経路で消化管機能を変化させるため、摂取を控えることが推奨されている。軽度の運動により、消化管内の食物の移動が大きくなり安楽感が高まる。ストレスの持続期間は機能性消化管障害の一因となるため、行動管理と精神的サポートも有用である。症状が持続する場合には、基礎にある原因を特定するため、さらに精密な検査が必要となる。

胃炎と消化性潰瘍
病態生理

感染、化学物質による異常、または神経性の異常により胃粘膜の健康が障害される結果、胃炎と消化性潰瘍が生じる。最も多い原因は、胃の酸性溶媒にある程度抵抗性があるグラム陰性菌ヘリコバクター・ピロリ（Helicobacter pylori）への感染である。ピロリ菌感染は生来の全身性免疫反応による炎症を誘発する。オルファクトメジン4はピロリ菌感染患者においてアップレギュレーション（増加作用）が発見された糖タンパク質である。ピロリ菌感染ではNod1およびNod2誘導性核内因子（nuclear factor [NF]）-κB活性化を介して炎症誘発サイトカインであるケモカインが発現誘導される。オルファクトメジン4は宿主の免疫応答を抑制し、ピロリ菌コロニー形成持続の一因となる（Liu et al., 2010）。

ピロリ菌感染の有病率は一般に、その国の地域および社会経済状態と相関がある。先進国では約10％であるが、発展途上国では80〜90％に上る。胃炎は特徴的な所見であるが、ピロリ菌感染者のうち、症候性の潰瘍形成を発症するのは10〜15％、胃癌の発症は約1％にとどまる（Ernst et al., 2006; Fennerty, 2005）。

ピロリ菌感染は、慢性の胃粘膜炎症および消化性潰瘍、胃癌、さらに無胃酸症と胃内因子の喪失をもたらす萎縮性胃炎（粘膜と分泌腺の損傷を伴う慢性炎症）のほとんどの症例の原因となっている（Israel and Peek, 2006; Selgrad et al., 2008）。ピロリ菌感染は自然寛解せず、感染持続期間により合併症のリスクが高まる。初感染時の年齢、ピロリ菌の菌株と濃度、宿主の遺伝的素因、患者の生活習慣や健康状態全般など他の因子が、病態予後のリスクに影響を及ぼす。ピロリ菌感染は典型的に胃粘膜に限局している。ピロリ菌治療には通常、抗生物質2〜3種類と胃酸分泌抑制薬が使用される。これにより胃炎が改善し、発癌しやすい状態が抑えられて消化機能も改善する（Bytzer and O' Morain, 2005; Guzzo et al., 2005）（**注目情報**「ヘリコバクター・ピロリと胃癌との間で変化する局面」を参照）。

◎ 注目情報

ヘリコバクター・ピロリと胃癌との間で変化する局面

従来、胃癌は1種類の疾患と考えられていた。しかし現在では、胃癌は食道付近の上端数cmに限局する胃癌（噴門部癌）と、これ以外の胃癌（非噴門部癌）とに分類されている。ヘリコバクター・ピロリの働きに基づき、この新しい胃癌の分類法が一部に採用された。

ピロリ菌は、非噴門部癌の強力な危険因子であると思われるが、噴門部癌発症におけるピロリ菌の役割には、依然として見解が一致していない。フィンランドで実施されたある臨床試験では、実際に発がんする前である試験登録時に、採血によりピロリ菌感染を調べた（Kamangar et al., 2006）。発がんした患者と同年齢の非発がん患者とを対照群として比較したところ、ピロリ菌感染者では非噴門部癌発症率が8倍であるが、噴門部癌発症率は60％低かった。

これまでの試験ではこの現象が示されなかったため、ピロリ菌感染による噴門部癌の低い発症率は予想しなかった所見であった。古い試験で誤った結果が出ていた理由のひとつは、胃癌が診断されるまでピロリ菌の存在が確認されなかったことにあり、ピロリ菌が前がん性または悪性の細胞を増殖させるわけではなかったのである。

集団調査では、ピロリ菌の噴門部癌における予防効果を裏づけている（Whiteman et al., 2010）。先進国では情報、検査、有効な治療が増えたため、近年、この感染の低下がみられた。これに伴い、先進国の非噴門部癌発症率は低下したが、噴門部癌と食道癌の発症率は上昇した。ピロリ菌感染治療によりリスクが低下したがんもあれば、上昇したがんもあるとする事実により、研究がさらに推進されている。

その他の胃炎

アスピリンをはじめとする非ステロイド抗炎症薬（NSAID）、ステロイド剤、アルコール、腐食性物質、タバコなどの長期間の摂取、あるいはこの因子が重なった場合には、粘膜の健康を損ね急性または慢性の胃炎が発症する可能性が高まる。好酸球性胃炎も数例みられる（Whittingham and Mackay, 2005）。第27章参照。低栄養と全身の健康不良が症状の発症と重度の一因となり、治癒過程を遅延させる可能性がある。

急性胃炎とは炎症と症状の急激な発症を意味する。慢性胃炎は数ヵ月から数十年の期間持続し、症状の漸増や漸減がみられる。胃炎では嘔気、嘔吐、疲労感、食欲不振、出血、心窩部痛など多数の症状が発現する。胃炎が長期間持続すると胃壁細胞の萎縮および喪失が生じ、このため塩酸と胃内因子が分泌されず（無胃酸症）、この結果悪性貧血に至る。

最近の試験では、疾患により、あるいはプロトンポンプ阻害薬（PPI）など胃酸分泌抑制薬の長期使用により、長期間胃酸が抑制される副作用を考慮する重要性が力説されている（Katz, 2010）。試験では塩酸分泌の減少に伴い、ビタミンB_{12}、カルシウム、非ヘム鉄など、栄養素の吸収低下も明らかになっている。栄養素の吸収は胃内タンパク質分解に依存しており、これにより生体利用が可能になる（McColl, 2009）。胃酸抑制は一部の骨折発症率を高めるだけでなく（Gray et al., 2010）、胃の酸性度が微生物侵入の一次防衛バリアであるために腸内感染のリスクも高まる（Ali et al., 2009; Linsky et al., 2010）。

医学的治療

内視鏡検査は一般的診断手技である（*注目情報*「内視鏡とカプセル内視鏡」を参照）。胃炎治療には病原体の根絶（ピロリ菌など）とあらゆる誘発薬剤の使用中止が含まれる。抗生物質とPPIが第一選択薬である。

消化性潰瘍

病態生理

正常な胃と十二指腸の粘膜は、粘液分泌、重炭酸塩分泌、正常な血流による過剰な胃酸の除去、上皮細胞損傷の迅速な再生と修復により、胃酸とペプシンの消化作用から保護されている。消化性潰瘍とは、このような正常な防御機構と修復機構の破たんとして生じる潰瘍を意味する。症候性の消化性潰瘍発症には典型的に、この機構のいずれかの機能不全が前提となる。通常、慢性の炎症と病変周囲の修復過程が根拠となる。

消化性潰瘍の主因は、ピロリ菌感染、胃炎、アスピリンなどNSAID（非ステロイド系抗炎症薬）、コルチコステロイドの使用、重度の疾患である（本章で後述の「ストレス性潰瘍」を参照）（*病態生理と治療管理のアルゴリズム*「消化性潰瘍」を参照）（Israel and Peek, 2006）。生活のストレスが消化性潰瘍のリスクを高める。濃度の高いアルコールの過剰摂取は胃粘膜を損傷し、消化性潰瘍の症状を悪化させて潰瘍治癒を妨げる。しかし、健常者がアルコール飲料を適量摂取する場合には、消化性潰瘍は生じないと思われる。ビールやワインの摂取は胃液分泌を高めるが、低濃度のアルコールではそのよ

◎ 注目情報

内視鏡とカプセル内視鏡

内視鏡により、上部消化管粘膜の視覚化、画像写真、生検標本を得ることができる。内視鏡は柔軟なチューブの遠位末端にライトとカメラが取り付けられており、これが食道に挿入され、食道を経由して胃または上部小腸まで到達することができる。この手技は上部消化管内視鏡検査法（EGD）と呼ばれている。炎症、浸食、潰瘍形成、血管の変化、上皮細胞の破壊を確認することができる。次に、こうした変化と生化学的所見、組織学的所見、臨床所見との関連から診断が確定する。GERD（胃食道逆流症）の合併（狭窄、バレット食道、食道静脈瘤、胃十二指腸潰瘍）など、ある種の病態が疑われる場合にはこれが有用となる。EGDは潰瘍部位の焼灼術、狭窄部位の拡張またはステント留置、経皮的胃瘻チューブ留置など、数多くの治療目的にも使用することができる。

慢性の食道炎と胃炎には前がん性病変または悪性腫瘍発生の可能性があり、この患者の長期間モニタリングに内視鏡が使用される（Wong et al, 2010）。最近では、無線カプセル型内視鏡が可能になった。これは、超小型ビデオカメラ、ライト、無線送信器を内臓したカプセルを患者が内服し、送信される信号を患者の腰に装着した受信機で受信するというものである。カプセル内視鏡は標準の内視鏡では届かない消化管区間の視覚化、異常または出血の検診、pHの確認、区間間の通過時間計測に使用することができる。

カプセル内視鏡は通常の内視鏡より侵襲が少なく、患者の移動中にも消化管機能の観察、記録、測定を行うことができるという利点がある。しかし、カプセル内視鏡から送信される画像は、腸内の移動が急速であると不鮮明になり、ゆっくりであるとバッテリーが不足して画像が限定される可能性がある。また、カプセル内視鏡後方で撮影された何千枚という画像を見直す作業に、膨大な時間を費やすことになる。

新世代のカプセル内視鏡のモデルでは、患者を特殊なテーブルの上で横臥位にし、磁石を用いてカプセルを特定部位に誘導することができる。現在は次世代のカプセル内視鏡が計画されており、カプセル内視鏡を介しての小腸治療の実現が期待されている。

うなことはない。喫煙は重炭酸塩分泌と粘膜の血流を弱め、炎症を悪化させ、ピロリ菌感染による合併症をもたらす。このほか、危険因子としてはガストリン産生腫瘍およびゾリンジャー・エリソン症候群がある（第30章参照）。

ピロリ菌に関する早期検診、消化性潰瘍の症状や危険因子の早期特定により、発症率、有病率、関連の外科手術件数が過去30年間に著しく減少している。

消化性潰瘍は通常、胃と十二指腸を主要部位として発症する。いずれの部位でも合併症のない消化性潰瘍では、消化不良および胃炎の症状とほぼ同じ徴候を示す。腹痛または不快感が胃潰瘍と十二指腸潰瘍のいずれの特徴でもあるが、食欲不振、体重減少、嘔気と嘔吐、胸やけは胃潰瘍の方が若干多く生じる。一部には、無症候性である場合もある。

出血と穿孔の合併症は消化性潰瘍の合併症罹患率と死亡率に大きく寄与している。潰瘍の穿孔が腹膜腔に達することも、隣接器官（通常は膵臓）まで貫通するものもあり、あるいは

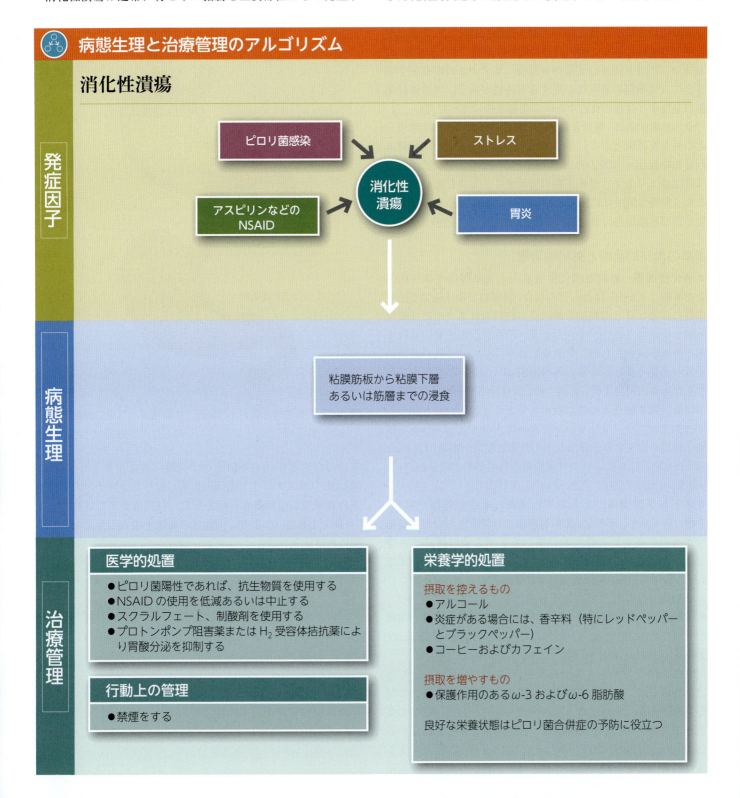

動脈が浸食され大量出血が生じることもある。メレナは消化性潰瘍の特に高齢者に多い黒色のタール状の便のことで、急性、慢性いずれの上部消化管出血をも示唆している。

胃潰瘍と十二指腸潰瘍
病態生理

胃潰瘍は胃のいずれの部位にも生じるが、ほとんどが小彎沿いに生じる（図28-3）。典型的には、広範囲の胃炎、壁細胞（酸分泌細胞）の炎症、加齢による酸分泌細胞およびペプシン分泌細胞の萎縮を伴う。酸分泌量が比較的低くても胃潰瘍が発症する場合もある。幽門洞部の運動性減弱、胃のうっ血、および十二指腸液逆流の亢進は胃潰瘍に多く、これが存在する場合には胃損傷の重症度が高まる可能性がある。胃潰瘍は出血の発生率と全体の死亡率が十二指腸潰瘍に比べて高い。

十二指腸潰瘍は、酸分泌の亢進、夜間の酸分泌、重炭酸塩分泌の減少を特徴とする。大半の十二指腸潰瘍は十二指腸球部の最初の数cm、すなわち幽門の直下に生じる。胃幽門部閉塞は胃潰瘍よりも十二指腸潰瘍の方が多く、ピロリ菌に関連した十二指腸潰瘍では胃粘膜化生（すなわち、十二指腸の絨毛細胞が胃型粘膜細胞に置き換わる変化）が起こる可能性がある。

潰瘍の内科的治療と外科的治療

● **消化性潰瘍**　胃炎と消化性潰瘍の主要原因はピロリ菌感染であることから、ほとんどの場合、治療の主眼は適切な抗生物質によるピロリ菌根絶と酸抑制に向けられる。ピロリ菌を同定し根絶することができた結果、消化性潰瘍治療の外科手術の頻度が減少したが、合併症にはやはり緊急手術や選択的手術が必要となっている。外科治療には、個々の病変を治療するための内視鏡手術、切開手術、腹腔鏡下手術から、胃部分切除術、選択的迷走神経切断術まである。ひとつの方法として、クランベリー果汁やショウガエキスなどフェノール系抗酸化物質を含有する予防的食品の日常的使用がある（Zingiber officinale）。これにはピロリ菌根絶の効果がある（Siddaraju and Dharmesh, 2007; Vattem et al., 2005）。

● **ストレス性潰瘍**　ストレス性潰瘍は重度の熱傷や外傷、手術、ショック、腎不全、放射線療法の合併症として起こる場合がある。ストレス性潰瘍に関してまず念頭に置くべき事項は、大量出血の可能性である。胃虚血による消化管の灌流低下、酸化的損傷、胆汁酸塩および膵酵素の逆流、微生物コロニー形成、粘膜バリアの変化も関与しているとされてきた。真の機序は完全には理解されていないが、抗酸化物質の使用が有望であることが明らかにされている（Zhu and Kaunitz, 2008）。

出血を伴うストレス性潰瘍は危篤状態に至る重大な原因になり得るが、有効な予防法と治療法についての知見は未だ不完全である。予防法および治療法として、必要に応じてスクラルフェート、酸分泌抑制薬、抗生物質が使用されている（Kallet and Quinn, 2005; Stollman and Metz, 2005）。ストレス性の胃潰瘍を予防する取り組みは、低血圧や虚血、凝固障

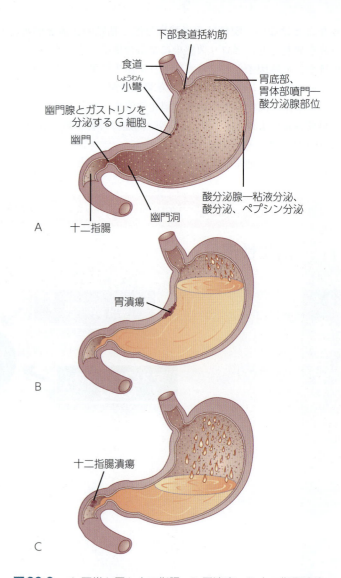

図28-3　A 正常な胃と十二指腸、B 胃潰瘍、C 十二指腸潰瘍

害につながる症状の予防または抑制に重点が置かれている。NSAID（非ステロイド系抗炎症薬）投与とコルチコステロイドの大量投与の回避も有効である。経口栄養または経腸栄養（可能であれば）により、消化管の血流が増大し分泌および運動性が誘導される。

医学的栄養療法

萎縮性胃炎の患者では、内因子と酸の欠乏によりビタミンB_{12}の吸収不全が生じることから、ビタミンB_{12}の状態を評価する必要がある（第3章および33章参照）。胃酸には生体利用率を上昇させる働きがあるため、胃酸が低濃度状態であると、鉄、カルシウムなどの栄養素の吸収率が低下する。鉄欠乏性貧血の場合には、ほかにもピロリ菌と胃炎の存在も原因になっていると思われる。ピロリ菌根絶により鉄吸収率が改善しフェリチン濃度が上昇している（Hershko and Ronson, 2009）。

この数十年間、食事性の因子が、消化不良、胃炎、消化性潰瘍性疾患の原因と治療の重要な要素として、肯定的にも否定的にも考えられてきた。特定の食事性因子が胃炎または消化性潰瘍性疾患を引き起こしているか、あるいは悪化させているとする根拠はほとんどない。タンパク質の食品は一時的に胃酸分泌を緩衝するが、ガストリン、酸、ペプシンの分泌を刺激する働きもある。かつての消化性潰瘍の管理では胃を被覆するのにミルクやクリームが重要と考えられていたが、現在では医学的効果はないとされている。

口腔や食道に病変がある場合を除き、食品のpHには治療上の重要性はほとんどない。大半の食品は正常な胃内pHである1～3よりもかなり酸性度が低い（pHが高い）。オレンジジュースとグレープフルーツジュースのpHはいずれも3.2～3.6であり、よく飲まれる清涼飲料のpHは約2.8～3.5である。それぞれ固有の酸性度および摂取量から見て、フルーツジュースや清涼飲料が消化性潰瘍を引き起こしたり、目立つほどに治癒を妨げたりすることは少ない。酸性食品の摂取に不快感を訴える患者もいるが、このような反応は患者間に共通のものではなく、一部は胸やけに関連した症状と思われる。

アルコールの大量摂取は少なくとも表層性の粘膜損傷を引き起こし、さらに既存疾患を悪化させたり消化性潰瘍の治癒を妨げたりする。適量のアルコール摂取は危険因子の併存がない限りは消化性潰瘍を引き起こす原因にならないと思われる。一方、ビールとワインは胃酸分泌を著しく亢進させることから症状がある場合には避けるべきである。

コーヒーとカフェインはいずれも酸分泌を刺激し、LES（下部食道括約筋）圧の低下も引き起こす可能性があるが、いずれも酸分泌の亢進と摂取による不快感以外に消化性潰瘍の原因であると強く示唆されたことはない。

ある種の香辛料をきわめて大量に経口摂取したり、他の食品とは別に単独で胃内に入れたりすると、香辛料は酸分泌を亢進させ、粘膜上皮の小規模な一過性の表層性びらんや炎症、さらに消化管の透過性や運動性の変化を引き起こす。原因とみなされることが多い香辛料はチリペッパー、カイエンペッパー、ブラックペッパーである（Milke et al., 2006）。少量のチリペッパーやその刺激性成分であるカプサイシンは粘液産生を亢進させることにより粘膜の防御機能を高める働きをするが、大量に摂取すると、特にアルコールとともに摂取すると表層性の粘膜損傷を引き起こす。興味深いことに、もうひとつの香辛料ウコンには、核内因子（NF）-κB経路を阻害する抗炎症作用を介して、ピロリ菌関連がんを予防する化学物質となる可能性がある（Zaidi et al., 2009）。

食物の組み合わせによる相乗効果がピロリ菌増殖を抑制すると思われる。食物が抗生物質、プロトンポンプ阻害薬、ビスマス塩など治療薬の代わりになるのである（Kennan et al., 2010）。諸試験から、緑茶、ブロッコリースプラウト、クロスグリ油、キムチ（発酵させた白菜）がピロリ菌根絶に有用であることが示唆されている。また、ピロリ菌の予防、管理、根絶のために、乳酸菌（*lactobacillus*）およびビフィズス菌（*bifidobacterium*）をはじめとするプロバイオティクスも研究されてきた（Lionetti et al., 2010; Sachdeva and Nagpal, 2009）。さまざまな食物およびプロバイオティクスの組み合わせを対象とする比較対照試験がさらに多く実施されれば、有益な方法になると思われる。

ω3ならびにω6脂肪酸は消化管粘膜の炎症や免疫、細胞保護生理機能に関与しているが、治療への有効性はまだ明らかにされていない。長期間の臨床試験は実施されていない。全般的には、栄養素が不足していない良質の食事が何らかの保護作用をもたらし、治癒を早めると思われる。胃炎および消化性潰瘍性疾患の治療をしている患者には、症状を悪化させる食物を回避し、果物や野菜から十分な食物繊維を取り入れ、栄養学的に完璧な食事を摂るよう助言すべきである。

胃の悪性腫瘍

病態生理

胃の悪性腫瘍は症状が現れるまで時間がかかり腫瘍の増殖が急速であるため、手遅れになるまで見過ごされることが多い。食欲や体力の喪失、体重減少が他の症状よりも先に現れることが多い。場合により、胃癌発症の何年も前に胃液分泌欠乏（塩酸とペプシンの欠如）または無胃酸症（胃液中の塩酸欠如）が存在していることもある。

消化管がんの予防には、果物、野菜、セレンの摂取がある程度の役割を果たすと思われるが、アルコール摂取と過体重はリスクを上昇させる（van den Brandt and Goldbohm, 2006）。このほか、胃癌のリスクを上昇させる因子としては、慢性的なピロリ菌感染、喫煙、塩分濃度の高い食品や塩漬け食品の摂取、微量栄養素摂取量の不足がある（Lynch et al., 2005）。

胃に悪性腫瘍が形成されると、血液とタンパク質の過剰喪失により、あるいは食物摂取に閉塞と機械的障害が伴うことにより（こちらの方が多い）、栄養失調が生じることがある。ほとんどの胃癌は外科的切除によって治療されることから、栄養学的配慮として胃の部分切除術または全摘術など胃切除術も対象とされる。

医学的栄養療法

胃癌のための食事計画はがんの部位や機能障害の性質、がんの進行度によって決定される。実施される可能性のある治療法として胃切除があり、術後に栄養摂取が難しい患者もいる。がんが進行し手術不能である場合には、患者の忍容性、好み、安らぎを考慮して調整された食事を提供すべきである。食欲不振は初期の段階からほぼ必ず現れる症状である。進行後期には流動食にしか忍容性を示さないと思われる。経口栄養に忍容性がない場合には、胃瘻チューブまたは経腸栄養チューブを、経腸栄養も不可能であれば経静脈栄養など別の経路を考慮する必要がある。患者への栄養支持は治療目標に基づいて実施する。

胃手術

ピロリ菌および酸分泌に関する知見の蓄積と治療法の向上により、今日では胃手術が行われる頻度が減少している。しかし、治療が奏効しない潰瘍性疾患、または悪性腫瘍の患者には、胃部分切除術または胃全摘術がやはり必要である（図28-4）。体重減量のために実施される胃手術、すなわち肥満手術はますます増加している。Roux-en-Y 吻合術、胃バイパス術、胃バンディング術、垂直遮断胃形成術、空腸回腸バイパスなどの肥満手術は、摂取量制限、吸収不良、またはその両方によって栄養不足を誘導するようにデザインされている（第22章参照）。

手術の種類

胃部分切除術では、ガストリンを分泌する幽門洞を含め、遠位胃の75％が切除される。手術には、残胃が十二指腸と直接吻合されるビルロートI法と、空腸に端側吻合されるビルロートII法がある。ビルロートII法では、胆汁および膵酵素の腸への流れを維持するために、十二指腸の断端が保存される

迷走神経が胃の運動性を担っているだけでなく、遠位胃壁細胞の酸分泌を誘導することが明らかにされて以来、迷走神

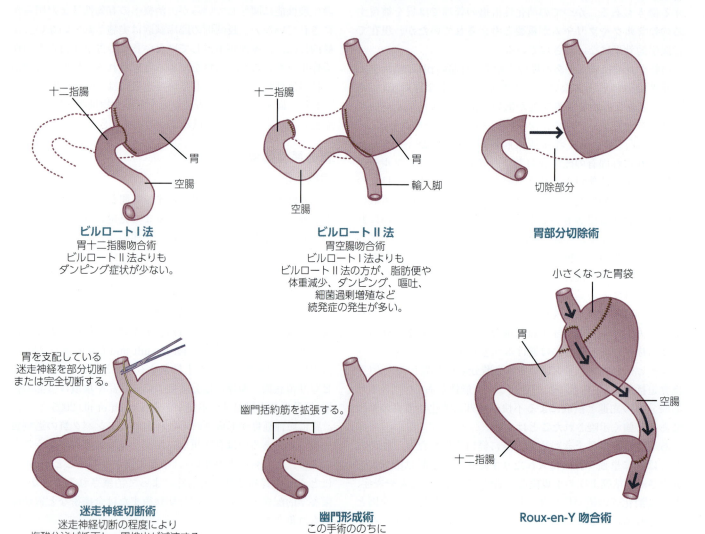

図28-4　胃の外科手術

経切断術が胃切除を問わず発展した。遠位食道で迷走神経を完全に切断する迷走神経幹切断術は、胃の壁細胞のガストリンへの反応性低下、これによる酸分泌の低下をもたらすだけでなく、胃排出の不良を引き起こす。迷走神経幹切断術を実施する場合には、固形物の胃排出を可能にするために幽門形成術など排出のための手技が実施される。選択的近位胃迷走神経切断術（部分的、選択的切断）は、近位胃の胃酸分泌を支配する迷走神経枝のみを分離切断し、幽門洞および幽門の神経は温存されるため、胃排出を正常に持続させることができる。

悪性腫瘍が胃中部または胃上部に及ぶ場合には、胃全摘術が実施される。胃全体が切除されると、通常Roux-en-Y吻合術により再建される。全摘術であれば、機能的には当然迷走神経切断と酸分泌消失をともなう。

術後の医学的栄養療法

ほとんどの種類の胃手術後、消化管が機能していると判定されたら、すぐに食物や液体の経口摂取が開始される。氷や水を少量ずつ頻回の摂取が開始され、次に流動食が始まり、固形食の消化が容易になったら通常の食事へと進むことができる。治癒までに長期間を要する手術である場合、あるいは経口食に忍容性がない場合には、空腸瘻造術などによる経管栄養が実施される（第14章参照）。

適切な栄養治療を提供するためには、実施された手術と患者の解剖学的転帰を理解することが最優先となる。胃手術後の栄養学的問題はさまざまである。疾患と手術の質と程度により、閉塞、ダンピング、腹部の不快感、下痢、体重減少などの合併症が生じる場合がある（図28-4参照）。〔1〕早期満腹感、〔2〕ダンピング症候群の症状（本章に後述）、〔3〕栄養素の吸収不良により食物摂取が不足するため、正常な手術前の体重に回復するのは難しいと思われる。

Roux-en-Y吻合術などある種の胃手術を受けた場合には、小腸に食物が入るタイミングと胆汁および膵酵素が放出されるタイミングが合わず、消化と吸収の不良を来しやすい。手術前に乳糖に耐性があっても、食物が小腸より下流に入るか、あるいは近位の小腸の通過速度が高まるために、これに相応してラクターゼ欠乏がみられる。従来の胃切除術では逆流やダンピング症候群の合併症が生じるため、ほかにも迷走神経幹切断術、選択的迷走神経切断術、選択的近位胃迷走神経切断術、幽門筋切開術、幽門洞切除術、Roux-en-Y食道空腸吻合術、食道空腸ループ吻合術、空腸部または回盲部による囊（代用胃）の作製などが実施されている（Tomita, 2005）。

長期間にわたる吸収不良または食事制限の結果、貧血、骨粗鬆症、選択的なビタミンとミネラルの欠乏症が生じる可能性がある。鉄欠乏症は酸分泌の欠如によるものと思われる。正常では、胃酸が鉄化合物を分解しやすくし、吸収を可能にしている。食事性鉄が急速に通過することにより、鉄吸収部位との接触が減少し、鉄欠乏性貧血が生じる可能性がある。

ビタミンB_{12}欠乏症により巨赤芽球性貧血が生じる。胃粘膜の量が減少する場合には、内因子がビタミンB_{12}を完全に吸収するほど十分に分泌されず、悪性貧血が生じる場合もある。小腸近位部すなわち輸入脚で細菌が過剰に増殖すると、細菌が宿主と競合してビタミンB_{12}を使用するためにこれが欠乏する。このため、胃切除術後には、予防的にビタミンB_{12}サプリメント（注射液）、または経口により総合サプリメントを投与する必要がある。

ダンピング症候群

病態生理

ダンピング症候群とは、高張性の食物および液体が近位小腸に通常より多量に存在することに対する複雑な消化管と血管運動神経の反応によって起きる。通常は、手術の転帰として、過量の液体や固形食物が高濃度のまま小腸に入ってしまうことから生じる。切除術を受けていない患者にもさまざまな程度で軽度のダンピングが生じる場合もあり、症状のほとんどは通常の患者の空腸に負荷量のグルコースが流入すると再現される（Ukleja, 2005）。ダンピングは、胃全摘術または部分切除術、幽門手技の結果として、あるいは胃底皺襞形成術や迷走神経切断術後や肥満治療の胃バイパス術後に生じる（Ukleja, 2005）。消化性潰瘍の医学的治療の進歩、選択的迷走神経切断術、合併症を避けるための新しい外科手術の結果、臨床の場では古典的ダンピングが生じる頻度が減少している。

ダンピング症状は、食物や飲み物が小腸に流入後の早期、中期、後期の3段階に分類することができる。早期ダンピングは消化管と血管運動神経の症状を特徴とし、後期ダンピングはほとんどが血管の症状であるが、症状の特徴と重度には個人差がある。早期ダンピングでは、食後10～30分以内に腹部膨満感と嘔気が生じる。この症状は、高浸透圧の内容物の小腸への胃排出が速まり、その結果体液が血流から腸へ移動することに起因している。早期ダンピング症状がある患者では末梢血管抵抗が低下し、血液が内臓に貯留すると考えられている。

中期では、食後20分から1時間以上経過してから腹部膨満感、鼓腸亢進、激しい腹痛、激しい下痢が生じる。この症状には、炭水化物などの食物の吸収不良と、これに続き結腸に入った基質の発酵によるものが多い（第29章参照）。

後期ダンピングは食後1～3時間に発生し、反応性低血糖の血管症状を特徴とする。炭水化物の急速な運搬、加水分解、吸収により、インスリン濃度が大きく上昇し、これに続いて血糖値が低下する（第31章参照）。これにより、顔面紅潮、頻拍、失神、発汗が生じ、立っているのが困難になる。患者は不安、脱力、ふらつき、空腹を覚え、集中困難を来す。血糖値の急激な変化のほか、腸管ペプチド、グルコース依存性インスリン分泌刺激ポリペプチド、グルカゴン様ポリペプチド-1の分泌が、後期の症状の少なくとも一因になっているようである（Ukleja, 2005）

医学的治療

医学的管理の初期治療は、典型的には食事の改善であり、こ

の治療が通常効果的である。食事を改善しても重度のダンピングが持続する患者は3～5%である。この場合には、胃排出を遅延させ、消化管の食物の移動を遅らせるために治療薬が使用される。治療薬としては、α-グリコシダーゼを阻害して炭水化物の吸収を妨げるアカルボースや、インスリンの放出を阻害するソマトスタチン類似体であるオクトレオチドなどがある。広く使用される治療薬については表28-2を参照。まれに、ダンピング症候群の治療に外科手術が行われることもある。

医学的栄養療法

ダンピング症候群では、摂取量の不足と吸収不良やその複合により体重減少および栄養失調に至る。栄養療法の第一の目標は、栄養状態と生活の質を回復することである。炭水化物は加水分解に時間がかかり高浸透圧の物質になることから、タンパク質と脂質の方が忍容性が良好である。ラクトースやスクロース、デキストロース（グルコース）などの単純糖質は急速に加水分解されるため量を制限すべきであるが、複合糖質（デンプン）は食事に取り入れることができる。液体は急速に空腸に入ることから、食事とともに液体を摂取すると忍容性に問題が生じる場合がある。重度のダンピング症状では、食事とともに摂取する液体量を制限し、液体は固形物とは別に食間に摂取することによって利益が得られる可能性がある。食後すぐの横臥も症状の重症度を軽減することがある。

繊維質のサプリメント、特にペクチンまたはガム類（グアールガムなど）の使用は、炭水化物によってゲル化し消化管の移動を遅延させることができるため、ダンピング症候群の管理に効果的である。特にジュース、清涼飲料、デザート、牛乳など炭水化物含有食品については、患者に1回分の正しい食事量を指導しておく必要がある。炭水化物摂取量の計算と炭水化物調節に関する患者指導に利用してもらうため、付録34の換算表を掲載した。

胃切除術後の患者には乳糖に忍容性がないことが多いが、一度に少量（1食当たり6g以下）であれば忍容性があると思われる。典型的には、液体の牛乳よりもチーズやプレーンヨーグルトの方が忍容性に優れている。乳成分非含有調整乳も有用である。ビタミンDとカルシウムの摂取が不足している場合にはサプリメントが必要と思われる。乳糖の吸収不良が著しい場合には、市販のラクターゼ製品を使用することができる（第29章参照）。

脂肪便（食事性脂質の7%以上が糞便中に含有される便）がみられる場合には、低脂質調整食または膵酵素サプリメントが効果的である。参考情報28-2に胃手術後のダンピング症候群患者のための一般栄養ガイドラインを掲載しているが、いずれの食事も患者の詳細な食事歴および社会的経緯に基づき調整する必要がある。

参考情報 28-2

ダンピング症候群患者のための基本的食事ガイドライン

- 少量かつ頻回の食事
- 固形物の少量かつ粉砕した食事
- 食事時の液体摂取制限
- ごく少量の単純糖質
- 多めの複合炭水化物
- 多めの水溶性食物繊維
- 多めの食事性脂質
- 必要に応じて乳糖非含有食品

胃不全麻痺

病態生理

胃不全麻痺、または胃排出遅延は複雑で潜在的に衰弱している病態である。さまざまな化学的因子や神経学的因子が複合し、胃の運動性が影響を受けることからも、胃不全麻痺の性質は複雑である。ウイルス感染、糖尿病、外科手術が最も多い原因であるが、症例の30%以上は突発性である。胃不全麻痺は、機械的閉塞、代謝障害または内分泌障害、酸消化性疾患、胃炎、胃手術後、胃平滑筋の障害、心因性の障害、神経性障害など、膨大なクラスの臨床的病態が原因となる。臨床症状には、腹部膨満、食欲減退、食欲不振、嘔気、嘔吐、膨満感、早期満腹感、口臭、食後低血糖がある。

診断と医学的治療

胃排出速度評価の至適標準は、胃排出の核医学的検査法シンチグラフィである。この検査法の胃排出速度評価では、放射性核種により標識した食事（テクネチウム99mで標識した卵など）を患者に摂取させ、経時的に（一般には4時間）シンチグラフィー画像を撮影する。

胃不全麻痺の多数の症状が経口摂取に影響を及ぼし、一般に症状を治療することにより栄養状態が改善する。嘔気と嘔吐の治療が最も重要であり、消化管機能改善薬と制吐薬が第一選択薬である（表28-2参照）。メトクロプラミドとエリスロマイシンは胃の運動性を促進するために使用される薬剤である。このほか、小腸の細菌過剰増殖、回腸ブレーキ（栄養素が回腸に届いているが消化されず腸内の移動と食欲に遅延作用を及ぼす。脂質に多い）、胃石形成（胃中における未消化物の凝集）が栄養状態に影響を及ぼす因子である。

胃石形成はセルロース、ヘミセルロース、リグニン、果物のタンニンなど未消化食物によるもの（植物性胃石）と、コレスチラミン、スクラルフェート、腸溶性アスピリン、アルミニウム含有制酸薬、膨張性瀉下薬など治療薬によるもの（薬剤性胃石）がある。胃石の治療には、酵素療法（パパインまたはセルラーゼなど）、洗浄、場合により胃石を機械的に破砕する内

視鏡治療が実施される。薬物治療と食事療法の併用により、ほとんどの患者が奏功するが、効果がみられない重度の患者では経皮的内視鏡下胃瘻造設術（percutaneous endoscopic gastrostomy [PEG]）による経胃瘻空腸チューブ、PEG胃瘻チューブ、経皮的内視鏡下空腸瘻造設による空腸チューブなどの経腸栄養チューブを留置すると、多くは効果が得られる（Parrish and Yoshida, 2005）。栄養チューブの併用により、胃を回避して栄養摂取でき、胃分泌液を排出させるための別の経路を作り、嘔気と嘔吐を緩和させることができる。

医学的栄養療法

胃排出に影響を与える主な食事性の因子とは、（臨床的に重要な順に）量、液体であるか固体であるか、高血糖、繊維質、脂質、浸透圧である（Maljaars et al., 2007）。胃を拡張させるほど多量に摂取すると（約600mL）胃排出が遅延し満腹感が高まることが明らかにされている（Oesch et al., 2006）。一般に、少量かつ頻回の食事は患者に利点がある。胃不全麻痺では、一部は重力により排出でき幽門括約筋の収縮が必要ない液体の胃排出が維持されることが多い。食事を裏ごし食や流動食に変えると効果があることが多い。数多くの薬物（麻薬や抗コリン作動薬など）が胃排出を遅延させる。中等度から重度の高血糖（血糖値＞200mg/dL）は胃の運動性を急激に遅延させ、胃の神経と運動性に長期的かつ有害な影響を及ぼす。最初の検査の対象となる臨床検査値には、グリコシル化ヘモグロビン$A1c$（糖尿病が併存している場合）、フェリチン、ビタミンB_{12}、25-OHビタミンDがある。

繊維質、特にペクチンは胃排出を遅延させ、胃石形成が疑われる患者のリスクを高める。高繊維質の食品や食物繊維サプリメントは避けるよう患者に助言するのが賢明であろう。胃石のリスクには、繊維質の量ではなく粒子の大きさのほうが重要である（ジャガイモの皮とふすまなど）。粒子の大きさと咀嚼への抵抗性が胃石形成の因子である。歯の喪失、咬合の不良、あるいは無歯を来している場合にはリスクが大きいことから、歯の検査はきわめて重要である。歯の状態が良好であっても嚥下と食物の通過が可能な食物サイズは直径5〜6cmまでである（ジャガイモの皮、種子、トマトの皮、ピーナッツ）。

脂質は主にコレシストキニンを介して胃排出を強力に阻害する（Goetze et al., 2007）が、多くの場合、液体であれば十分に脂質に忍容性がある。1日の熱量必要量を満たそうとしている患者には、脂質を制限してはならない。高浸透圧の食物には胃排出を遅延させる作用があるが、他の管理処置に比べれば食事の浸透圧濃度を調整することには臨床的有効性がないことが明らかにされている（Parrish, 2007）。

臨床シナリオ 1

ジムは45歳男性で、仕事で出張の多い会社役員である。最近、上部消化管（GI）の苦痛を主治医に愁訴した。真夜中に頻回の胸やけ発作があり、ダイエットをしていないのに過去1年間に6.8kg体重が減少した。特定の食事や食物の摂取直後に胸やけが生じることもある。主治医は胃食道逆流症を診断。X線検査から食道裂孔ヘルニアが明らかにされた。

ジムはさまざまな情報から特定の食事や食物に関して相当の知識を得たが、摂取すべき食事については混乱している。今は栄養療法の相談を受けに諸君のところに来ている。

栄養診断

1. ダイエットをしていないにもかかわらず6.8kg体重が減少したことから明らかなように、ある食事や食物の摂取後の胸やけおよび消化管痛により意図しない体重減少を来していた。
2. 複数の情報源からの情報により混乱していることから明らかなように、逆流症での適切な食物に関し食物と栄養関連の知識が不足している。

栄養管理に関する質問

1. 胸やけの定義を述べよ。食道裂孔ヘルニアは胸やけと何か関係があるだろうか。
2. 真夜中に胸やけが生じる原因と思われるものを述べよ。
3. ある種の食物や食事を摂取した後に胸やけが生じる原因と思われるものを述べよ。
4. ジムの体重が減少した原因と思われるものを述べよ。
5. 諸君なら体重を増やすことを推奨するだろうか。
6. 症状を緩和させるためにはどのような推奨をしたらよいだろうか。
7. ADIME（アセスメント、診断、介入、モニタリング、評価）フォームを用いて栄養カルテを書きなさい。

臨床シナリオ 2

スミス氏は3ヵ月前、胃癌により胃の全摘術を受けた。食後まもなく、膨満感、嘔気、立ちくらみなどの問題が生じている。その後、食後に下腹部の激痛と下痢が生じることが多くなった。

栄養診断

胃切除が必要な胃癌の病歴から明らかなように、食後のダンピング症候群により胃腸の機能に異常がある。

栄養診断

1. スミス氏の現在のさまざまな症状の原因として考えられるものを述べよ。
2. 栄養学的評価として、さらに収集すべきデータとは何だろうか。
3. ビタミンまたはミネラルの濃度を確認するため、臨床検査を提言すべきだろうか。
4. 食後の症状を予防するために推奨できる方法があるだろうか。

ウェブサイトの有用情報

American Gastrointestinal Association
http://www.gastro.org/

American College of Gastroenterology
http://www.acg.gi.org/

International Foundation for Functional Gastrointestinal Disorders
http://www.aboutgimotility.org/

National Digestive Diseases Information Clearinghouse
http://digestive.niddk.nih.gov/

The Gastroparesis and Dysmotilities Association
http://www.digestivedistress.com/

引用文献

Ali T, et al: Long-term safety concerns with proton pump inhibitors, *Am J Med* 122:896, 2009.

Bytzer P, O'Morain C: Treatment of Helicobacter pylori, *Helicobacter* 10:40S, 2005.

Cherry DK, et al: National Ambulatory Medical Care Survey: 2006 summary, *Natl Health Stat Report* 3:1, 2008.

Cordova-Fraga T: Effects of anatomical position on esophageal transit time: a biomagnetic diagnostic technique, *World J Gastro* 14:5707, 2008.

Dowswell T, Neilson JP: Interventions for heartburn in pregnancy, Cochrane Database Syst Rev 4:CD007065, 2008.

El-Serag HB, et al: Dietary intake and the risk of gastro-oesophageal reflux disease: a cross sectional study in volunteers, *Gut* 54:11, 2005.

Ernst PB, et al: The translation of Helicobacter pylori basic research to patient care, *Gastroenterol* 130:188, 2006.

Fajardo NR, et al: Frontiers in functional dyspepsia, *Curr Gastroenterol Report* 7:289, 2005.

Fennerty MB: Helicobacter pylori: why it still matters in 2005, *Cleveland Clinic J Med* 72:S1, 2005.

Gerson LB, Fass R: A systematic review of the definitions, prevalence, and response to treatment of nocturnal gastroesophageal reflux disease, *Clin Gastro Hepatol* 7:372, 2009.

Goetze O, et al: The effect of macronutrients on gastric volume responses and gastric emptying in humans: a magnetic resonance imaging study, *Am J Physiol* 292:G11, 2007.

Gold BD: Is gastroesophageal reflux disease really a life-long disease: do babies who regurgitate grow up to be adults with GERD complications? *Am J Gastroenterol* 101:641, 2006.

Gray SL, et al: Proton pump inhibitor use, hip fracture, and change in bone mineral density in postmenopausal women: results from the Women's Health Initiative, *Arch Int Med* 170:765, 2010.

Guzzo JL, et al: Severe and refractory peptic ulcer disease: the diagnostic dilemma: case report and comprehensive review, *Dig Dis Sci* 50:1999, 2005.

Hassall E: Decisions in diagnosing and managing chronic gastroesophageal reflux disease in children, *J Pediatr* 146:S3, 2005.

Hershko C, Ronson A: Iron deficiency, Helicobacter infection and gastritis, *Acta Haematol* 122:97, 2009.

Israel DA, Peek RM: The role of persistence in Helicobacter pylori pathogenesis, *Curr Opin Gastroenterol* 22:3, 2006.

Kallet RH, Quinn TE: The GIT and ventilator-associated pneumonia, *Resp Care* 50:910, 2005.

Kamangar F, et al: Opposing risks of gastric cardia and noncardia gastric adenocarcinomas associated with Helicobacter pylori seropositivity, *J Natl Cancer Inst* 98:1445, 2006.

Katz MH: Failing the acid test: benefits of proton pump inhibitors may not justify the risks for many users, *Arch Int Med* 170:747, 2010.

Kennan JI, et al: Individual and combined effects of foods on Helicobacter pylori growth, *Phytother Res* 24:1229, 2010.

Leong WL, et al: Association of intestinal granulomas with smoking, phenotype, and serology in Chinese patients with Crohn's disease, *Am J Gastroenterol* 101:1024, 2006.

Lichtenstein DR, et al: Role of endoscopy in the management of GERD, *Gastro Endo* 66:219, 2007.

Linsky A, et al: Proton pump inhibitors and risk for recurrent Clostridium difficile infection, *Arch Int Med* 170:772, 2010.

Lionetti E, et al: Role of probiotics in pediatric patients with Helicobacter pylori infection: a comprehensive review of the literature, *Helicobacter* 15:79, 2010.

Liu W, et al: Olfactomedin 4 down-regulates innate immunity against Helicobacter pylori infection, *Proc Natl Acad Sci U S A* 107:11056, 2010.

Lynch HT, et al: Gastric cancer: new genetic developments, *J Surg Oncol* 90:114, 2005.

Mahid Suhal S, et al: Smoking and inflammatory bowel disease: a meta-analysis, *Mayo Clin Proc* 81:1462, 2006.

Maljaars J, et al: The GIT: neuroendocrine regulation of satiety and food intake, *Alimentary Pharmacol Ther* 26:241S, 2007.

McColl KE: Effect of proton pump inhibitors on vitamins and iron, *Am J Gastroenterol* 104:S5, 2009.

Milke P, et al: Gastroesophageal reflux in healthy subjects induced by two different species of chilli (Capsicum annum), *Dig Dis* 24:184, 2006.

Oesch S, et al: Effect of gastric distension prior to eating on food intake and feelings of satiety in humans, *Physiol Behav* 87:903, 2006.

Okoro NI, Wang KK: Changing faces of Barrett's esophagus: implications for adenocarcinoma, *Gastroenterol* 138:1620, 2010.

Orlando RC: Pathophysiology of gastroesophageal reflux disease, *J Clin Gastroenterol* 42:584, 2008.

Parrish CR, Yoshida CM: Nutrition intervention for the patient with gastroparesis: an update, *Pract Gastroenterol* 29:29, 2005.

Parrish CR: Nutrition concerns for the patient with gastroparesis, *Current Gastro Rep* 9:295, 2007.

Pera M, et al: Epidemiology of esophageal adenocarcinoma, *J Surg Oncol* 92:151, 2005.

Pilichiewicz AN, et al: Relationship between symptoms and dietary patterns in patients with functional dyspepsia, *Clin Gastro Hepatol* 7:317, 2009.

Rohof WO, et al: Pathophysiology and management of gastroesophageal reflux disease, *Minerva Gastroenterol Dietologica* 55:289, 2009.

Sachdeva A, Nagpal J: Effect of fermented milk-based probiotic preparations on Helicobacter pylori eradication: a systematic review and meta-analysis of randomized-controlled trials, *Eur J Gastroenterol & Hep* 1:45, 2009.

Selgrad M, et al: Dyspepsia and Helicobacter pylori, *Dig Dis* 26:210, 2008.

Siddaraju MN, Dharmesh SM: Inhibition of gastric H+, K+-ATPase and Helicobacter pylori growth by phenolic antioxidants of Zingiber officinale, *Mol Nutr Food Res* 51:324, 2007.

Stollman N, Metz DC: Pathophysiology and prophylaxis of stress ulcer in intensive care unit patients, *J Crit Care* 20:35, 2005.

Tomita R: A novel surgical procedure of vagal nerve, lower esophageal sphincter, and pyloric sphincter-preserving nearly total gastrectomy reconstructed by single jejunal interposition, and postoperative quality of life, *Hepato-Gastroenterol* 52:1895, 2005.

Ukleja A: Dumping syndrome: pathophysiology and treatment, *Nutr Clin Pract* 20:517, 2005.

Van den Brandt PA, Goldbohm RA: Nutrition in the prevention of gastrointestinal cancer, *Best Pract Res Clin Gastroenterol* 20:589, 2006.

Vattem DA, et al: Enhancing health benefits of berries through phenolic antioxidant enrichment: focus on cranberry, *Asia Pacific J Clin Nutr* 14:120, 2005.

Whiteman DC, et al: Association of Helicobacter pylori infection with reduced risk for esophageal cancer is independent of environmental and genetic modifiers, *Gastroenterol* 139:73, 2010.

Whittingham S, Mackay IR: Autoimmune gastritis: historical antecedents, outstanding discoveries, and unresolved problems, *Int Rev Immunol* 24:1, 2005.

Wong T, et al: Barrett's surveillance identifies patients with early esophageal adenocarcinoma. *Am J Med* 123:462, 2010.

Yuan Y, Hunt RH: Evolving issues in the management of reflux disease? *Curr Opin Gastroenterol* 25:342, 2009.

Zaidi SF, et al: Modulation of activation-induced cytidine deaminase by curcurmin in Helicobacter pylori-infected gastric epithelial cells, *Helicobacter* 14:588, 2009.

Zhu A, Kaunitz J: Gastroduodenal mucosal defense, *Curr Gastroenterol Rep* 10:548, 2008.

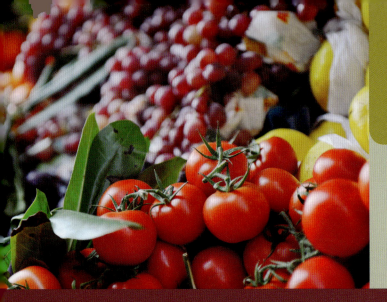

第29章

ノーラ・デシェル
(Nora Decher, MS, RD, CNSC)
ジョゼフ・S・クレニツキー
(Joseph S. Krenitsky, MS, RD)

下部消化管障害の医学的栄養療法

重要用語

- 空気嚥下症(aerophagia)
- 抗生物質関連下痢症(antibiotic-associated diarrhea [AAD])
- セリアック病(celiac disease [CD])
- 結腸瘻造設術(colostomy)
- 便秘(constipation)
- クローン病(Crohn's disease)
- 疱疹状皮膚炎(dermatitis herpetiformis)
- 下痢(diarrhea)
- 食物繊維(dietary fiber)
- 憩室炎(diverticulitis)
- 憩室症(diverticulosis)
- 遺糞症(encopresis)
- 腸管皮膚(enterocutaneous [EC])瘻
- 瘻孔(fistula)
- 鼓腸(flatulence)
- おなら(flatus)
- フォッドマップ食(FODMAPs)
- 機能性消化管障害(functional GI disorder)
- グルタミン(glutamine)
- グルテン(gluten)
- グルテン不耐症(gluten intolerance)
- グルテン過敏性腸疾患(gluten-sensitive enteropathy)
- グルテン過敏症(gluten sensitivity)
- 高繊維食(high-fiber diet)
- ラクターゼ欠乏(hypolactasia)
- 回腸嚢(ileal pouch)
- 回腸嚢造設術(ileostomy)
- 炎症性腸疾患(inflammatory bowel disease [IBD])
- 過敏性腸症候群(irritable bowel syndrome [IBS])
- J型回腸嚢(J-pouch)
- 乳糖不耐症(lactose intolerance)
- 中鎖トリグリセリド(medium-chain triglycerides [MCT])
- 顕微鏡的大腸炎(microscopic colitis)
- 回腸嚢炎(pouchitis)
- プレバイオティクス(prebiotics)
- プロバイオティクス(probiotics)
- 難治性セリアック病(refractory celiac disease)
- 残渣(residue)
- 短腸症候群(short-bowel syndrome [SBS])
- 小腸細菌異常増殖(small intestine bacterial overgrowth [SIBO])
- 水溶性食物繊維(soluble fiber)
- S型回腸嚢(S-pouch)
- 脂肪便(steatorrhea)
- シンバイオティクス(synbiotic)
- 熱帯性スプルー(tropical sprue)
- 潰瘍性大腸炎(ulcerative colitis [UC])
- W型回腸嚢(W-pouch)

　多くの消化管疾患の食事療法は主に症状緩和と栄養欠乏の是正を目的としている。しかし、大腸憩室症などの疾患や一部の便秘では、栄養療法が予防や治療の役割を果たしている。セリアック病(Celiac disease [CD])では、食事の改善が一次治療となる唯一の消化管(gastrointestinal [GI])疾患である。栄養診断と適切な療法の決定には、主なGI障害の性質と重症度を慎重に評価すべきである。評価には、栄養素摂取の頻度と量、内科的および外科的病歴、使用薬剤、食物に対する主観的経験、食事とGI障害との関係への理解度を入れる。GI評価には、疾患の持続期間と重症度、消化や分泌、栄養素吸収への影響、症状と合併症への影響について調べる。これにより、患者の必要性に合わせて食事の軟度、頻度、食物の大きさなどの形

質を変更することができる。

一般的な腸障害

下部消化管（GI tract [GIT]）障害に関する栄養の問題を考察する前に、健常者に多いGIの経過と症状をある程度理解することが大切である。もっと重篤な疾患が考えられる場合には、食事と腸内ガス、鼓腸、便秘、下痢との相互作用から洞察が得られる。

腸内ガスと鼓腸
病態生理

空気が飲み込まれることが多く（空気嚥下症）、このほかには消化と腸内細菌によって消化管内にガスが発生する。こうしたガスはおくび（げっぷ）として、あるいは直腸を通り排出される（おなら）。腸内ガスには窒素（N_2）、酸素（O_2）、二酸化炭素（CO_2）、水素（H_2）、人によりメタン（CH_4）が含有されている。この一部は血液循環に吸収され、肺から吐き出される。

健康な消化管には約200mLのガスが存在している。ヒトは1日に平均700mLのガスを排出するが、消化管内では相当多くのガスを排出することができる。腸内ガスの量は個人差や日間変動が大きい。『過剰なガス』すなわち鼓腸の愁訴が、おくびあるいは直腸から出るガスの量や頻度の増加を示している場合もある。上部または下部消化管のガスうっ滞により腹部膨満または腹部疝痛が愁訴される場合もある。しかし、患者が感じるガスと症状の程度の感覚は、必ずしも消化管に実際に存在するガスの量と比例するわけではない（Azpiroz, 2005; Morken et al., 2007）。不活動性、GIの運動性低下、空気嚥下症、食事成分、ある種のGI障害によって、腸内ガスの量と症状に変化が生じる。空気嚥下症は、時間をかける食事、口を閉じての咀嚼、チューインガムの制限、ストローを用いる飲水の抑制により、ある程度避けることができる。直立の姿勢、軽度の運動、腹部のマッサージにより、消化管内のガスの排出を高めることができる。

胃と小腸の中で細菌が炭水化物を発酵させることによりガスが産生され、腹部に不快感と膨満が生じる。正常では小腸内の細菌叢の数が少ないが、さまざまな疾患が細菌の過増殖をもたらし、下痢、膨満感、膨満などの症状が生じ得る。小腸は大腸よりもガスへの忍容性が低いため、膨満から疼痛が生じると思われる。高カロリー食や高脂質食により、ガスの小腸への移動や通過が遅延する。健常の場合には、多量の食事に伴い排泄の遅延またはガス蓄積が生じると、膨満の自覚すなわち膨満感をもたらし、過敏性腸症候群（irritable bowel syndrome [IBS]）などの機能性消化管障害では、これに腹部の不快感も伴う（Azpiroz, 2005; Harder et al., 2006）。機能性消化管障害では、器質性、感染性、代謝性の既知の原因では説明できない症状が現れる。

直腸ガス中のH_2およびCO_2、場合によってはCH_4の量が増加し、糞便のpHが低下する場合があり、これによって細菌叢での発酵が過剰になり、発酵性基質の吸収不良が生じる。ガスの産生量と種類は大腸内微生物の混合組成に依存していると思われる。多量の食物繊維（特に水溶性食物繊維）や難消化性デンプン、ラクターゼ（乳糖分解酵素）が欠乏している場合のラクトース（乳糖）摂取、あるいは控えめな量でもフルクトースや糖アルコール（ソルビトールなど）の摂取は、大腸内のガス産生の増加と鼓腸の亢進を引き起こす可能性がある（Beyer et al., 2005）。近年、アメリカでは、フルーツジュース、フルーツ飲料、さらに清涼飲料や菓子類に含有された高果糖コーンシロップ（high-fructose corn syrup [HFCS]）（異性化糖）の摂取が相当に増加している。フルクトースは通常、スクロースの状態で、または少量のHFCSとして摂取されると吸収がよいが、糖質が1種類である食事、または1種類の糖質が顕著に多い食事を摂取すると、吸収があまりよくない（第1章参照）。小児ではフルクトース10〜20g、成人では25gで吸収不良に至る。

医学的栄養療法

患者の評価では、ガスの産生量が増加しているのか、排出されないガスが増加しているのかを識別することが重要である。また、新たな症状または症状の増強がある場合にはその理由を考察することも大切である。患者の病歴を詳細に見直す際には、素因と栄養療法を実施する前の基礎疾患の治療を念頭に置く。

栄養学的配慮の一つとして、乳糖不耐症発症への配慮がある。最近のウイルス感染またはGI感染症により乳糖の消化能力に一過性または永久的な障害が生じていることがあり、適切な食事改善が症状を改善する可能性がある。高繊維食の導入など食事に劇的な変化があると、ガス産生にも変化が生じる。豆類、キャベツ、芽キャベツ、ブロッコリー、アスパラガス、一部の全粒穀物など、ラフィノース（消化しにくい複合糖質）を含有する食物はガス産生を亢進させる可能性がある。

食物摂取が増加すると、やがて腸内細菌叢に変化が生じる。高繊維食を実践する最善の方法に関しては無作為化試験が実施されていないが、食物繊維の漸次的導入と十分な水分摂取がガスの愁訴を減らしているようである。不活動性、腸の運動不全、便秘、部分的閉塞により、ガスの正常な産生量を排出できない場合がある。基礎に閉塞または運動不全が存在しなければ、身体活動または運動を増やすと効果的であると思われる。

便秘

便秘は一般に排便の困難またはまれな排便と定義され（Cook et al., 2009）、欧米では最も多い腸の疾患で、人口の5〜25%以上に発生している（Müller-Lissner, 2009）。慢性疼痛のためにオピオイドを毎日服用している患者の便秘有病率は50〜80%にもなることが報告されており、下剤を使用していてもこれだけの有病率がある（Bell et al., 2009; Tuteja et al.,

2010)。

便秘の定義は排便の頻度、困難度、便の軟度に基づいているが、『便秘になった』という感覚があれば治療を妥当とすることができる。患者は排便がまれであることではなく、排便時の怒責（いきみ）、秘結便通、残便感の身体的不快感に悩まされることが多い。成人の正常な糞便重量は1日当たり約100～200gで、正常な頻度は3日毎に1回から1日3回までである。正常な消化管通過時間は約18～48時間である。

正常な小児ではこれより頻度が高く、生後数ヵ月間は平均1日2～3回、その後3歳までは1日平均約1.5回の排便がある。6～12歳の小児では、どの年齢でも便秘の愁訴が1/3にも上る（Biggs and Dery, 2006）。小児には嘔吐、腹痛、拒食症、遺糞症（不随意的な排便すなわち便失禁）がみられる場合がある。

病態生理

便秘は生活習慣の因子（水分補給の不足、運動不足）または他の身体疾患によって生じる。治療は便秘の原因によって異なる。便秘の一因となる多数の因子を参考情報29-1にまとめている。

便秘以外は健康である場合の原因として最も多いものには、反復的な便意の抑制、食事性繊維質の欠如、水分摂取の不足、不活動性、ある種の薬剤使用がある。決まった時間に頻回に排便する必要があると考えていながら、便通を維持するための食事などの推奨事項を守らない人には、薬剤の過剰使用のリスクがあると思われる。排便頻度も排便のタイミングも望ましいものではない時、薬剤や浣腸の使用によって補おうとする場合がある。刺激性下剤の慢性的な使用は大腸の組織と神経支配に損傷を与える。オピオイド鎮痛薬は腸の運動性にかかわる受容体と結合し、慢性的に使用すると便秘、胃内容排出遅延、嘔気、腹痛が生じることがある（Holzer, 2009）。

成人への医学的処置

まず、重大な神経障害、消化管障害、内分泌系障害、あるいは薬剤に起因する便秘を除外することが重要となる。これが済んだら、最初は軽度の機能性便秘に対する処置として、十分な食物繊維の摂取と運動をさせ、便意を抑制させないようにする。下剤に依存している場合には、通常低刺激性の製品を使用させ、用量を減らしていき、最後には完全に使用を中止するように促す。

生活習慣を改善しても便秘が持続する場合には、規則正しい便通を促す薬剤が処方される（Emmanuel et al., 2009）。便通をもっと容易にするために、ドキュセート・ナトリウムまたはドキュセート・カリウムなど陰イオン界面活性剤が便軟化剤として使用されている。水酸化マグネシウム、ソルビトール、ラクツロースなど浸透圧を上昇させる下剤を用いると、水分が腸内に取り込まれる。ポリエチレン・グリコールは、水分が腸内に取り込まれるのではなく、既に存在する水分を維持することにより便秘を治療する等浸透圧の薬剤である。ビサコジルとセンナ製剤には腸運動への刺激作用があり、水分吸

> **参考情報 29-1**
> **便秘の原因**
>
> **生活習慣**
> - 運動または歩行の欠如
> - 便意の抑制
> - 食物繊維の不足
> - 下剤の乱用
>
> **消化管運動機能障害**
> - 慢性の偽性腸閉塞症
> - 甲状腺機能低下症
> - 大腸無力症
> - 胃不全麻痺
> - ヒルシュスプルング病
> - 糖尿病など代謝系および内分泌系の異常
>
> **神経筋障害（特に不動性の患者または車いす使用者）**
> - 筋萎縮性側索硬化症
> - 多発性硬化症
> - 筋ジストロフィー
> - フリードライヒ運動失調症
> - 腸に及ぶ全身性強皮症
> - 脳性麻痺
> - 対麻痺または四肢麻痺
>
> **オピオイド鎮痛薬の慢性的使用**
> - がん患者
> - 慢性痛患者
> - 麻薬による腸症候群
>
> **骨盤底障害**
> - 妊娠
>
> **その他消化管障害**
> - 上部消化管の疾患
> - 大腸の疾患：
>   - 大腸内前進の不全（大腸無力症）
>   - 直腸肛門奇形または肛門部閉塞
> - 過敏性腸症候群（Irritable bowel syndrome [IBS]）
> - 裂肛または痔核
>
> 出典：DeLillo AR, Rose S: Functional bowel disorders in the geriatric patient: constipation, fecal impaction and fecal incontinence, Am J Coll Gastroenterol 95:901, 2000; Schiller, LR: Nutrients and constipation: cause or cure? Pract Gastroenterol 32:4,2008; Siddiqui MA, Castell DO: Gastrointestinal disorders in the elderly, Comp Ther 23:349, 1997.

収の抑制にも作用する。ルビプロストンは、消化管上皮細胞による体液分泌を亢進するプロスタグランジンE1誘導体である（Ramkumar and Rao, 2005）。糞便嵌頓（便が固くなって排便できない状態）には、薬剤、水分補給、身体活動、浣腸を組み合わせるなど、内容除去のほかにも緊急的な予防対策と維持管理対策が必要である。

乳幼児と小児の医学的処置

小児科の外来患者の約3～5%が慢性便秘の患者である。頻回に便の貯留が生じる最も重度の機能性便秘症例では、直腸の拡張への感受性が低下し遺糞症が生じる場合がある。鑑別診断が完了したら、緩下剤、潤滑剤、十分な食物繊維、水分補給などの処置が行われる。詳細な病歴の問診と身体診察、その後の親子指導、行動改善、適切な下剤の使用により、劇的に改善することが多い（Biggs and Dery, 2006）（第18章参照）。

医学的栄養療法

便秘以外は健康な人への一次栄養療法とは、水分以外にも、水溶性および不溶性の食物繊維を十分に摂取することである。繊維質は、大腸内の便中水分量、微生物量（糞便重量の60～70%を占める）、糞便重量、排便頻度、大腸内の便の移動速度を高める。合わせて水分を十分に摂取すれば、便が軟化し便通が容易になる。残念ながら、アメリカの成人と小児のほとんどが慢性的に、医学研究所による繊維質推奨量のおよそ半分（14g/1000kcal）しか摂取していない。成人女性は繊維質を約25g/日、男性は約38g/日、小児は19～25g/日摂取する必要がある。

食物繊維とは、消化管の酵素に消化されない食用植物性物質のことである。特に消化酵素に消化されにくいセルロース、ヘミセルロース、ペクチン、ガム類、リグニン、デンプン質、オリゴ糖を成分としている。食物繊維は全粒穀物、果物、野菜、豆類、種子、ナッツとして摂取することができる。以上の食品は、ヒトに消化されずに腸内細菌叢の餌となるプレバイオティクスの含有量も高い。付録41に食品中の食物繊維含有量を掲載する。

残渣は消化、分泌、吸収、発酵の過程を経た食物繊維とは異なる最終産物を意味する。食物繊維が増大すれば糞便排泄量が増加するが、ラクトースを吸収できない人が食事性ラクトース（無繊維質食品）を多く摂取しても、糞便重量（残渣）が増大する。

大腸に到達する炭水化物10gが発酵すると1,000mLの腸内ガスになる。このため、食物繊維の摂取ガイドラインを満たす食事へと移行すると、相当の変化が余儀なくされることが多い。高繊維質の食事療法では、25～38g/日を超える必要がある。参考情報29-2で示した高繊維食からは推奨量を超える繊維質を摂取することができる。50g/日を超える量を摂取する必要はなく、この量では腹部膨満と鼓腸が亢進する可能性がある。

繊維質の食品を十分に摂取することができない場合、またはその意思がない場合には、小麦ふすまや粉末食物繊維のサプリメントが有用と思われる。濃縮製品のうち数種類は味がよく、シリアル、ヨーグルト、フルーツソース、ジュース、スープに添加することができる。繊維質は加熱しても壊れないが、組織は変性する。高繊維摂取の効果を促進するために、1日に約2L以上の水分摂取が推奨されている。ゲル状食物繊維または小麦ふすまを大量に摂取する場合、十分な水分摂取により繊維質を分散させないと胃の閉塞や糞便嵌頓が生じる可能性がある。

神経筋障害、腸管運動障害、オピオイド鎮痛薬の慢性的使用、骨盤底障害など重篤な消化管障害の患者には、便秘解消のために食物繊維摂取量を増やすことを推奨してはならない（Schiller, 2008）。神経筋障害などのある種の疾患では、治療に特別な下剤療法が必要である。

参考情報 29-2
高繊維食のガイドライン

1. 全粒小麦パン、シリアル食品などの1日摂取量を6～11サービングに増量する。
2. 野菜、豆類、果物、ナッツ、食用種子の1日摂取量を5～8サービングに増量する。
3. 高繊維質のシリアル食品、グラノーラ、豆類を摂取し、女性では繊維質を1日に25g、男性では38g以上を摂取する。
4. 1日の水分摂取量を2L以上に増量する。

注意：このガイドラインに従うと、糞便重量、便中水分量、腸内ガス量が増える可能性がある。臨床的症状をもたらす量は、年齢や消化管障害の存在、栄養失調、消化管切除術により個人差がある。

下痢

下痢とは通常300mLを超える頻回の液状便排泄であり、水分と電解質、特にナトリウムとカリウムの過剰な喪失を伴う。下痢では、小腸における腸内容物の移動加速、酵素による食塊の消化減退、水分と栄養素の吸収低下、体液の消化管への分泌亢進、滲出による電解質喪失が生じる。

下痢の種類と病態生理

下痢は、炎症性疾患、真菌や細菌、ウイルスによる感染症、薬物療法、糖質など浸透圧を高める物質の摂取過剰、粘膜表面での吸収不全または粘膜損傷に起因すると思われる。

滲出性下痢はすべて粘膜損傷によるもので、粘液、体液、血液、血漿タンパク質が流出し、最終的に腸内に電解質と水分が蓄積する。プロスタグランジンとサイトカインの放出が関与する場合もある。クローン病、潰瘍性大腸炎（ulcerative colitis [UC]）、放射線性腸炎による下痢は滲出性であることが多い。

浸透圧性下痢とは、腸管内に浸透圧作用を引き起こす溶質が存在することにより生じるもので、吸収不良を引き起こす。たとえば、ダンピング症候群を伴う下痢やラクターゼ欠乏症患者でラクトース（乳糖）消化後に生じる下痢などがある。

分泌性下痢とは腸管上皮から腸内への電解質と水分の活発な分泌によって生じるもので、細菌外毒素、ウイルス、腸内ホルモン分泌亢進に起因している。浸透圧性下痢とは異なり、分泌性下痢では絶食により緩和することはない。

吸収不良性下痢は疾患経過で生じる消化または吸収の障害

に起因するもので、多量の脂質などの栄養素が便中に見られる。便中の脂質過剰は脂肪便と呼ばれている。こうした栄養素の浸透圧作用と大腸を通過する栄養素への腸内細菌の作用により下痢が生じる。吸収不良性下痢は健康な吸収部位が十分に存在していない場合や、胆汁および膵酵素の産生が不十分である場合、この流入が遮断されている場合、炎症性腸疾患（inflammatory bowel disease [IBD]）または広範腸切除術後などに急激な移動として発生する。吸収不良と下痢を伴う疾患および病態を参考情報29-3に掲載する。

　入院患者や長期治療患者には薬剤性下痢が頻発する。ラクツロース（肝性脳症治療に用いられる）およびポリスチレンスルホン酸ナトリウムのソルビトール懸濁液（高カリウム血症治療に用いられる）などの治療薬により、作用機序の一部として便通が増える。一部の抗生物質には消化管機能に直接作用を及ぼすものもある（第9章参照）。たとえば、エリスロマイシンはモチリン作動薬として下部消化管の運動性を亢進させる。クラリスロマイシンおよびクリンダマイシンも消化管の分泌を促進する。

　正常な消化管では、抜け落ちた腸壁細胞や消化されない食塊を細菌が『廃物利用』することにより、浸透圧作用を有する分子（炭水化物およびアミノ酸）が腸内ガスと短鎖脂肪酸（short-chain fatty acids [SCFA]）に変換される。SCFAの吸収が、大腸からの電解質と水分の吸収を助ける。広域抗生物質は腸内の細菌数を減少させ、このために浸透圧作用分子の増大、電解質と水分の吸収低下を招き、下痢を引き起こす場合がある。

　抗生物質の中には、正常には消化管内で競合する微生物によって抑制されている病原性微生物、日和見菌を増殖させるものがある。病原性微生物または一部の日和見菌によって産生される毒素は、大腸炎を引き起こし水分と電解質の分泌を亢進させる可能性がある。Escherichia coli（大腸菌）など数種の微生物への治療が抗生物質関連下痢症（antibiotic-associated diarrhea [AAD]）に関与している（Schroeder, 2005）。全体的には、クロストリジウム・ディフィシル（Clostridium difficile）による感染症がAADの最も多い原因となっており、特に医療施設内で抗生物質を投与されている患者に多い。アメリカでは、C. difficileが院内（病院内感染）下痢症の主因となっている（O'Keefe, 2010）。この感染症は大腸炎、分泌性下痢、大腸の重度の拡張（中毒性巨大結腸）、腸壁の穿孔、腹膜炎を引き起こす可能性があり、死に至る場合もある（Sánchez-Pérez et al., 2010）。

　4週間を超える入院患者の50%にC. difficile感染症が生じている（DeLegge and Berry, 2009）。1990年代中ごろ、C. difficile感染症発症率は10万人に30〜40例であると報告されたが、2005年までに10万人に84例へと倍増している（DeLegge and Berry, 2009）。加えて、C. difficileの耐性菌株は抗菌薬の治療では効果が小さく、感染症の重症度が高まるとともに医療費が増大し、死亡率も上昇している（O'Keefe, 2010）。

参考情報 29-3

吸収不良を伴う疾患および病態

消化不良
膵機能不全
胃酸分泌過多
胃切除術

ミセル形成障害を伴う胆汁酸代謝異常
肝胆道系疾患
胆汁酸塩の腸肝循環の阻害
細菌の過剰増殖
胆汁酸塩を沈降させる薬剤

粘膜細胞での輸送の異常

生化学的または遺伝学的異常
二糖類分解酵素欠損症
単糖類の吸収不良
特定のアミノ酸吸収不良の障害
無βリポ蛋白血症
ビタミンB_{12}の吸収不良
セリアック病

炎症性または浸潤性の障害
クローン病
アミロイドーシス
全身性強皮症
熱帯性スプルー
消化管アレルギー
感染性腸炎
ウィップル病
腸リンパ腫
放射線性腸炎
薬剤性腸炎
内分泌代謝障害
短腸症候群（Short-bowel syndrome [SBS]）

腸のリンパ系および血管系の異常
腸リンパ管拡張症
腸間膜血行不全
慢性うっ血性心不全

出典：Beyer PL: Short bowel syndrome. In Coulston AM, Rock CL, Monson ER, editors: Nutrition in the prevention and treatment of disease, ed 1, San Diego, 2001, Academic Press; Branski D et al: Chronic diarrhea and malabsorption, Pediatr Clin North Am 43:307, 1996; Mitra AD et al: Management of diarrhea in HIV-infected patients, Int J STD AIDS 12:630, 2001; Fine KD: Diarrhea. In Feldman M, Sleisenger MH, Scharschmidt BF, editors: Gastrointestinal and liver disease, ed 6, Philadelphia, 1998, Saunders; Podolsky DK: Inflammatory bowel disease, N Engl J Med 347:417, 2002; Sundarum A et al: Nutritional management of short bowel syndrome in adults, J Clin Gastroenterol 34:207, 2002.

*C. difficile*は芽胞を形成する細菌で、この芽胞には一般的な消毒薬への耐性がある。*C. difficile*の芽胞形成能力のために、医療提供者が厳格な感染予防手順を順守しなければ、誤って他の患者に拡大させてしまう（医原性感染）。この感染症の存在は、糞便サンプルの分析により*C. difficile*産生毒素の存在をもって検出される。クリンダマイシン、ペニシリン、セファロスポリン系薬剤が、*C. difficile*感染症発症を伴うことが最も多い抗生物質である。この発症は、使用された抗生物質の数、抗生物質の投与期間、患者の全般的な健康状態による。広域抗生物質療法のプロトンポンプ阻害薬による慢性的な胃酸抑制によっても、*C. difficile*感染症への易感染性が高まる可能性がある（Howell et al., 2010; Linsky et al., 2010）。

ヒト免疫不全ウイルス（human immunodeficiency virus [HIV]）など免疫不全状態であると、薬物療法の毒性作用、日和見菌増殖、疾患そのものの消化管症状など、いくつもの因子が下痢の原因となる（Kulkarni et al., 2009）（第38章参照）。日和見感染のリスク上昇は抗腫瘍薬（化学療法などの）使用や栄養失調にも起因する。

医学的処置

下痢は疾患ではなく症状であるため、医学的処置の第一段階として基礎にある問題の特定と治療が行われる。次の目標は、水分と電解質の補給である。重度の下痢では、体液と電解質の回復が最優先される。電解質、特にカリウムとナトリウムの喪失は、カリウムを添加した経口用ブドウ糖電解質溶液を用いて早期に是正する必要がある。この経口補水液（oral rehydration solution [ORS]）は、腸上皮細胞のナトリウム依存性グルコース共輸送体（sodium-glucose transport [SGLT]）タンパク質との相互作用に最適な濃度でナトリウムとグルコースを含有しているために有効である。難治性下痢症の場合には、特に乳幼児では、経静脈栄養法が必要であると思われる。経静脈栄養法（Parenteral nutrition [PN]）は、診断的手術が予定されている場合や5～7日間以内に完全経口摂取を再開できないことが予想される場合にも必要となることがある（第14章参照）。

プロバイオティクス含有のサプリメント投与は*C. difficile*感染の再発予防に一定の有望性を見せているが、*C. difficile*感染症の一次治療として推奨するにはデータが不十分である（Gao et al., 2010; Lawrence et al., 2005 Pillai 2008）。**新たな動き**「プロバイオティクスによる腸内細菌の正しいバランス」参照。

微生物のプロバイオティクスと食物繊維のプレバイオティクスとを組み合わせた製品は、相乗効果を備えるシンバイオティクスと説明されている。しかし、プロバイオティクス単独使用の効果をシンバイオティクスと比較する系統的な対照比較試験は実施されていない。対照比較試験では、摂取すべきプレバイオティクスの種類や量、プロバイオティクスの菌株を把握する必要がある。

健康な人には多くの菌株のプロバイオティクスを安全に

> **新たな動き**
>
> ## プロバイオティクスによる腸内細菌の正しいバランス
>
> 小腸または大腸の細菌叢に異常が生じているときには、*Clostridium difficile*感染症、小腸細菌異常増殖、抗生物質関連下痢症、場合によっては炎症性腸疾患など一部の消化管疾患が発症したり、その症状が悪化したりする。広域抗生物質への曝露により、本来の消化管細菌叢が劇的に変化し、消化管の日和見感染症のリスクが生じる。乳酸菌、ビフィズス菌、サッカロマイセスブラウディ（*Saccharomyces boulardii*）などの生きた微生物の濃縮培養液をサプリメントとして、あるいは食品（ヨーグルトまたはケフィア）に添加して摂取すると、宿主に健康利益をもたらす。プロバイオティクスには、腸内細菌のバランス回復、症状の改善、抗生物質関連下痢症などの疾患の予防または治療の可能性があることが示唆されている。ある種のプロバイオティクスには、小児および成人におけるエンテロウイルス感染性の急性下痢症（Hickson et al., 2007）や過敏性腸症候群（Guyonnet et al., 2007）の持続期間を短縮できる効果があると思われる。
>
> *C. difficile*感染症が活動的あるいは、再発している患者64例を対象に1件の多施設共同試験が実施された。全患者に4週間、経口抗生物質と*S. boulardii* 1g/日との併用投与またはプラセボ投与を実施し、その後4週間経てから評価を行った。研究者らは、*S. boulardii*を投与した患者では、試験期間中に*C. difficile*菌株による感染症を発症するリスクが有意に低かったことを明らかにした（Lawrence et al., 2005）。プロバイオティクスにより下痢症が改善し、持続期間1.4日の短縮または発症率約30%の低下がみられた。*C. difficile*による大腸炎に抗生物質療法の補助療法としてルーチンのバイオティクス投与を推奨するには、根拠が不十分である（Pillai and Nelson, 2008）。あらゆる人が100%改善するわけではない。このため、対照比較試験をさらに重ねる必要がある（Aragon et al., 2010; Whorwell et al., 2006）。

使用してきたという長い歴史があるが、濃縮したプロバイオティクスサプリメント、特に胃酸に強い耐性を示す菌株または消化管内での高い増殖能力がある菌株など特定の菌株を、高用量で使用するには根拠が少ない。免疫不全状態の患者、重篤患者、あるいは経空腸栄養法でプロバイオティクスを直接小腸に投与する場合に、濃縮プロバイオティクスサプリメントを使用することを支持する安全性データはごくわずかしかない。プロバイオティクスの濃縮菌株が投与された入院患者の中で、まさにその菌株が血流に感染し、敗血症を引き起こした症例が多数報告されている（Whelan and Myers, 2010）。入院患者におけるプロバイオティクス投与関連有害事象例についてレビューが実施されたが、この症例患者の25%が死に至っている（Whelan and Myers, 2010）。重度の急性膵炎患者に経空腸栄養チューブ経由で多菌株のプロバイオティクスを高用量投与する大規模二重盲検無作為化試験が実施され、

不活性なプラセボを投与した患者よりもプロバイオティクスを投与した患者に死亡例が有意に多かった（Besselink et al., 2008）。

プロバイオティクス製剤には、数種類の消化管疾患での補助療法または一次治療として有望性があるが、この製剤のルーチン使用が特に入院患者や免疫不全の患者に用いられる前には、追加的に試験を重ねる必要がある。現時点までの試験は比較的小規模で、プロバイオティクスの用量と菌株に差があり、真の有効性、菌株間の差、プレバイオティクスとの同時投与における有益性、至適用量、安全性、プロバイオティクス使用の費用・便益など、知っておくべきことが多く残っている。

医学的栄養療法

下痢症関連のあらゆる栄養療法は、下痢の原因となる基礎疾患を背景として検討されなければならない。必要な水分と電解質の補給が第一段階であり、経口補水液（ORS）、スープやブロス、野菜ジュース、アイソトニック（等張性）飲料を用いる。バナナ、米、アップルソース（リンゴの裏ごし）、トーストから構成されるBRAT食など限定された食事は栄養素が乏しく、急性下痢症に必要であるとする根拠が見受けられない。しかし、一部の臨床医は、まずシリアル食品、パンなどのデンプン質や低脂肪の肉類の食事を摂取し、その後少量の野菜や果物、さらにその後に脂質へと進行させることを推奨している。この進め方の目標となるのは、消化・吸収が悪く高浸透圧をもたらす炭水化物の多量摂取、体液分泌を刺激する食物や消化管内の移動速度が速い食品の摂取を制限することである。

浸透圧性下痢では、糖アルコール、ラクトース、フルクトース、多量のスクロースにより悪化する場合がある。炎症性および感染性の腸疾患では、二糖類と輸送機構の作用が低下するため、特に小児では砂糖を制限する必要がある（Robayo-Torres et al., 2006）。吸収不全は下痢の原因としては一つの可能性に過ぎず、主要栄養素（炭水化物、脂質、タンパク質）に大きな吸収不全がなくとも下痢が生じることを忘れてはならない。ほとんどの栄養素が小腸で吸収されるため、大腸の炎症または疾患による下痢では摂取されたほとんどの栄養素の吸収が維持される。

食物繊維を最小限にする低残渣の食事はめったに適応とされない（表29-1）。水溶性食物繊維を控えめに含有する通常の食事を忍容性に応じて再開することが奨励される。腸内細菌による繊維質の難消化性デンプンの代謝が短鎖脂肪酸（SCFA）の産生をもたらす。SCFAは生理学的量で大腸細胞への基質となり、これによって水分と塩分の吸収が容易になる。さらに、消化管の運動性の調節を助けるものと思われる（Binder, 2010）。

繊維質には、胃内容排出を遅延させ、消化管全体の移動を穏やかにし、腸管に水分を取り込む傾向がある。下痢症患者に繊維質を摂取させると便の量が増加するが、小腸細菌異常増殖（small intestine bacterial overgrowth [SIBO]）などの場合には腸内ガスと膨満の亢進が先行する。プレバイオティクス成分とペクチンまたはガム質など水溶性食物繊維を適度に摂取すると、消化管の移動を遅延させることができる。

小児の抗生物質関連下痢症（AAD）を予防する目的で、数種類のプロバイオティクスの試験が実施されている。リスク低下はSaccharomyces boulardii投与群がLactobacillus（ラクトバチルス）GG投与群、またはLactobacillus bifidus（ビフィズス菌）とStreptococcus thermophilus（サーモフィラス菌）の併用群よりも大きかった（Szajewska, 2006）。各条件で最大の有効性を発揮するプロバイオティクス、プレバイオティクス、抗生物質の組み合わせを見つけるための研究が必要とされている（Teitelbaum, 2005）。

重度の慢性下痢は脱水と電解質欠乏を伴う。また、長期間感染症を発症している免疫不全または炎症性疾患を伴う場合にも、ビタミン、ミネラル、タンパク質、脂質の吸収不良が生じる可能性があり、経静脈栄養法または経腸栄養法により栄養素を補給する必要があると思われる。感染症による下痢では、消化管出血により重度の鉄喪失が生じ貧血を引き起こす可能性がある。さらに、栄養素の欠乏そのものによって、腸絨毛の高さの減少、酵素分泌の低下など粘膜に変化が生じ、これが吸収不良に寄与することになる。下痢の緩解に応じて、食事の食物繊維を正常な量に増量させることが、正常な粘膜機能の回復、電解質と水分の吸収増大、便の硬化に有用と思われる。

消化管疾患および絶食期間によって障害された消化管を回復するためには、消化管内に食物を入れる必要がある。水分補給後の早期の食事再開により、便の排出が減少し疾患の持続期間が短縮する。微量栄養素の補給またはサプリメント投与も損傷した粘膜上皮細胞の正常な再生を早める可能性があるため、急性下痢症には有用と思われる。

乳幼児の下痢治療

乳幼児の急性下痢症は多量の水分喪失によってすぐに脱水に至り、特に危険である。この場合には、水分と電解質の補給を積極的かつ迅速に行う必要がある。世界保健機関および米国小児科学会（American Academy of Pediatrics）によって推奨された標準経口補水液（ORS）には、グルコースが2%の濃度で含有されており（20g/L）、ナトリウムが45～90mEq/L、カリウムが20mEq/L、下味としてクエン酸が含有されている（表29-2）。

小児の急性下痢治療では、最近売り出された低浸透圧の補水液（200～250mOsm/L）が従来のWHO推奨ORSよりも効果が高い（Atia and Buchman, 2009）。急性下痢症の小児に低浸透圧ORSを使用すると、標準のWHO推奨ORSよりも経静脈治療の必要性が小さく、便排出量が大幅に少なく、嘔吐も少ない（Atia and Buchman, 2009）。Pedialyte、Infalyte、Lytren、Equalyte、Rehydralyteなど、市販されている補水液は典型的にグルコースの含有量が低く、塩分もわずかに低い。

表 29-1
低繊維(最小残渣)食に制限される食品成分

食品成分	備考
ラクトース(ラクトース吸収不良がある場合)	ラクターゼ欠乏の健常者は通常6～12gであれば忍容性があるが、忍容性のない場合もある。
食物繊維(＞20g)	控えめな量(10～15g)であれば、健康な状態でも消化管疾患に罹患していても、胃腸内容物の正常な硬度や正常な大腸粘膜を維持することができると思われる。
難消化性デンプン(特に豆類に含有されるラフィノースとスタキオース)	
ソルビトール、マンニトール、キシリトール(＞10g/日)	
フルクトース(＞20～25g/1食)	
スクロース(＞25～50g/1食)	控えめな量には忍容性が良好である。多量の摂取により、浸透圧性下痢が生じる場合、または短鎖脂肪酸への発酵により便のpHが低下する場合がある。
カフェイン	消化管分泌と大腸運動性が亢進する。
アルコール飲料(特にワインやビール)	消化管分泌が亢進する。

表 29-2
経口補水液の組成と調製法

成分	組成
グルコース(g/100mL)	20
ナトリウム(mEq/L)	90
カリウム(mEq/L)	20
塩化物(mEq/L)	80
重炭酸塩(mEq/L)	30
容量オスモル濃度(mOsm/L)	330
調製法*(各1リットル分)	
Gatorade 2カップ(480mL)、水2カップ、塩小さじ1/4	グルコース28g、ナトリウム82mEq、カリウム1.5eEq
水1L、塩小さじ1/4、砂糖小さじ6	グルコース24g、ナトリウム76mEq、カリウム0mEq

調製法出典:Parrish CR: The Clinician's guide to short bowel syndrome, *Pract Gastroenterol* 29:67, 2005.

K:カリウム(Potassium)、Na:ナトリウム(sodium)
*本溶液は24時間ごとに新たに調製すること。
出典:Krenitsky J, McCray S: University of Virginia Health System Nutrition Support Traineeship Syllabus, Charlottesville, Va, 2010, University of Virginia Health System; World Health Organization: Guidelines for cholera control, WHO/COD/Ser/80.4, Rev 1, Geneva, 1986.

処方箋がなくとも薬局で購入できることが多い。経口補水液による治療は経静脈輸液よりも侵襲性が低く安価であり、親が子供に飲ませて回復を助けることができる。

生後9～20ヵ月の小児では、急性下痢症の発作の間、流動食または半固形食を持続的に与えれば、たいていは十分な摂取を維持することができる。急性下痢症の間でも、腸では摂取した食物の60%まで吸収することができる。『腸を休ませること』は実際には損傷が大きいとする根拠があるにもかかわらず、一部には乳幼児の重度の下痢症後に早期経口摂取を再開させるのが遅い医療提供者がいる。この場合、典型的な病院処方食はフルクトースやラクトースなど糖質の含有が高い「全流動食」または「清澄流動食」で、下痢症からの回復には不十分である。

消化管の狭窄と閉塞

腸の腫瘍または消化管外科手術による瘢痕、炎症性腸疾患(IBD)、消化性潰瘍、放射線性腸炎では、消化管が部分的または完全に閉塞される場合、または機能不全の区間が生じる場合がある。部分閉塞と完全閉塞があり、胃(胃幽門閉塞)、小腸、大腸で生じる。症状には、膨満感、腹部膨満と腹痛、場合によって嘔気と嘔吐がある。

病態生理

胃不全麻痺、クローン病、瘢痕化、癒着、腸管運動障害、捻転を来しているといずれも閉塞に陥りやすい。閉塞以外が健康な場合でも、部分閉塞または完全閉塞が常に食物によって生じるわけではない。しかし、消化管の区間が部分的に閉塞さ

れている場合、または適切な運動がみられない場合には、食物が閉塞の一因となっている可能性がある。

さまざまな食事と閉塞症状の頻度を調べる対照比較試験は実施されていないが、食品中の繊維質が完全に咀嚼されていないか、あるいは消化管の異常な区間や狭窄した区間を通過できる大きさになっていないことにより、繊維質の植物性食品が閉塞の一因となる可能性がある。

医学的栄養療法

ほとんどの臨床医は、閉塞の傾向がある患者に食物を十分に咀嚼し過剰な繊維質摂取を避けることを推奨するであろう。また、歯を喪失している患者はイモ類の皮、柑橘系果物、柿など同様の食品を避けるべきである。

部分閉塞では、消化管の狭窄または閉塞の部位によっては、消化しやすい食物や流動食に忍容性がある。閉塞が近位（口に近い）であるほど半固形食または流動食が必要と思われる。しかし、遠位（肛門に近い）であるほど食事軟度の改善も効果が小さくなる。

完全閉塞では症状がさらに重度である。経口摂取だけでなく消化管の分泌物にも忍容性がない場合がある。完全閉塞には外科手術など集中治療が必要と思われる。場合により、閉塞部位より遠位への経腸栄養法も可能であるが、長期間の経腸栄養が不可能であれば経静脈栄養法（PN）が必要となる。個々に応じた栄養療法にするためには、患者と医師が協力して閉塞の性質、部位、持続期間を判定する必要がある。

小腸の疾患

セリアック病（グルテン過敏性腸疾患）

セリアック病（CD）すなわちグルテン過敏性腸疾患は、4つの因子〔1〕遺伝的感受性、〔2〕グルテンへの曝露、〔3〕環境の『引き金』、〔4〕自己免疫反応の複合を特徴とする。グルテンとはタンパク質の特定のペプチド分画（プロラミンなど）から成るもので、小麦中のペプチド分画はグルテニンとグリアジンで、ライ麦ではセカリン、大麦ではホルデインである。以上のペプチドは一般に消化酵素による完全消化には抵抗性が強く、消化されないまま小腸に到達する。正常で健康な腸では、このペプチドが有害になることはない。しかし、CD患者では、このペプチドが腸管から上皮細胞を貫通して粘膜固有層に取り込まれ、炎症反応の引き金となり全身性免疫応答が引き起こされて腸絨毛の扁平化および腺窩細胞（分泌細胞）の伸長を招く（Kagnoff, 2007）。

グルテン過敏症という言葉は一般に、CDを特徴とする免疫応答もCDによる腸の損傷も伴わない非特異的症状発現を説明するのに用いられる。グルテン不耐症はCDの罹患によらず症状がある場合を表す。この二つの言葉はグルテン摂取後の嘔気、腹部疝痛、下痢などの症状を説明するのに用いられる。以上の症状がある患者には、グルテンフリー（gluten-free

[GF]）食に関し、一般にCDの除外診断すなわち鑑別診断のための精密検査を実施しないうちは、GF食を行わないよう助言する必要がある。それは、〔1〕GF食を療法としていない内科的基礎疾患がある、〔2〕GF食を数ヵ月から数年継続したのちにCDを診断するのが困難である、〔3〕GF食は全般的には健康食であるが、費用がかかり限定的な食事であるという理由からである。

病態生理

CDの『引き金』となるものは十分に把握されていないが、ストレッサー（疾患、炎症など）が何らかの役割を演じていると考えられている。CDが未治療のままであると、免疫応答および炎症反応により、やがて絨毛の萎縮と扁平化を招く。時間が経つと、腸粘膜に損傷を与えて正常な分泌、消化、吸収の機能が障害され、微量栄養素および主要栄養素の吸収を損ねることになる（Chand and Mihas, 2006）。絨毛細胞には、消化に必要な二糖類分解酵素およびペプチダーゼの欠乏と、栄養素の血流への輸送に必要な担体の欠乏も生じる（図29-1参照）。本疾患は主に小腸の近位から中央の区間に及ぶものであるが、遠位の区間にも波及することがある（Bonamico et al., 2008）。

これまでアメリカのCD有病率は過小評価されており、現在では133人に1人以上が罹患していると考えられている。発

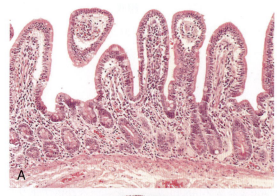
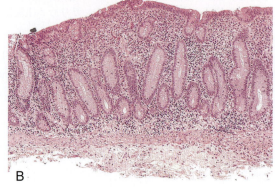

図29-1 CD（グルテン過敏性腸疾患）**A**、CD患者空腸粘膜の経口内視鏡生検標本では絨毛に重度の萎縮と扁平化がみられ、粘膜固有層に慢性の炎症性浸潤が認められる **B**、正常な粘膜生検標本

出典：*Kumar V and others: Robbins and Cotran pathologic basis of disease, ed 7, Philadelphia, 2005, Saunders.*

症と初発症状は乳児期から成人期まであらゆる年齢層に現れる可能性があるが、診断のピークは30～50歳代である。乳児がグルテン含有シリアル食品の摂取を始めて本疾患が明らかになることがある。なかには成人期まで発現せず、消化管手術、ストレス、妊娠、ウイルス感染が引き金やきっかけになる人もいる。あるいは、別の疾患が疑われて行った検査によって発見されることもある。症例の約20％が60歳以降に診断を受けている。

幼児の臨床像には、下痢、脂肪便、悪臭便、腹部膨満感、無気力、疲労感、体重増加不良など消化管の『古典的』症状がみられることが多い。消化管関連症状が最も一般的と思われることが多いが、消化管症状のない患者の数が増加している。セリアック病（CD）患者の50％には臨床像として明らかな症状がほとんど全くなく、過体重である患者もいる（Venkatasubramani et al., 2010）。CDは臨床像や症状発症の幅があまりに大きいために、過敏性腸症候群（IBS）、ラクターゼ欠乏症、胆嚢疾患、あるいは必ずしも消化管に波及するとは限らない他の疾患と誤診されることが多い。

患者にはCD関連の多くの病態（貧血、全身性疲労、体重減少または成長障害、骨粗鬆症、ビタミンまたはミネラルの欠乏症、まれではあるが消化管の悪性腫瘍）のうちいずれかが存在する可能性がある。CDのもう一つの症状発現でもある疱疹状皮膚炎は、痒みを伴う皮膚発疹として現れ、この存在がCDの診断の指標となる。CD関連病態を参考情報29-4に掲載する。中年以降に診断を受けた患者、食事療法を順守できない患者または順守する意思のない患者、小児期に診断を受けたが成長とともに消失すると診断された患者は、CDによる長期の合併症に罹患するリスクが高い（Nachman et al., 2010）。

評価

セリアック病（CD）の診断は診察、臨床検査、組織学的検査の評価を組み合わせて行われる。CDが疑われる場合には、全体的な症状のパターンと家族歴の評価を行うべきである。小腸の組織検査が診断の至適基準となる（Chand and Mihas, 2006）。CD陽性の小腸生検では、絨毛の萎縮、上皮組織内のリンパ球増加、腺窩細胞過形成が認められる。生検は費用と侵襲性の理由から初回の検診では実施されない。

検診には数種類の血清検査が実施される。血清検査では、組織トランスグルタミナーゼ抗体（anti-tissue transglutaminase [anti-TTG]）や筋内膜抗体など血液中の抗体と、脱アミノ化を受けたグリアジンの存在が確認される。この検査の感度および特異度は90～99％である（Rostom et al., 2005）。CD患者には免疫グロブリン（immunoglobulin [Ig]）A欠乏症の発症率が高く、このため、血清学的所見が正常であっても全体の臨床像がCDを示唆している場合には、IgA濃度が測定されることが多い。カプセル内視鏡検査による腸粘膜全体の画像でCDに起因する炎症が認められることがあるが、現行の初回診断では実施されない（El-Matary et al., 2009）。食事の変化により診断結果が変わるため、初回評価はグルテ

参考情報 29-4
セリアック病の症状および関連病態

栄養学的病態

貧血（鉄または葉酸塩、まれにビタミンB_{12}欠乏）

骨軟化症、骨減少症、骨折（ビタミンD欠乏、カルシウム吸収不足）

凝固障害（ビタミンK欠乏）

歯のエナメル質形成不全

発育遅延、思春期遅延、低体重

ラクターゼ欠乏症

腸以外の病態

無気力、倦怠感（貧血がない場合にも発現することがある）

関節炎、関節痛

疱疹状皮膚炎

不妊症、流産の高いリスク

脂肪肝、肝炎

神経症状（運動失調、多発性神経炎、痙攣発作）。一部は栄養に起因する可能性。

精神症候群

関連障害

自己免疫疾患：1型糖尿病、甲状腺炎、肝炎、膠原病性血管疾患

消化管の悪性腫瘍

IgA欠乏症

IgA：免疫グロブリンA（Immunoglobulin A）
出典：Fasano A, Catassi C: Current approaches to diagnosis and treatment of celiac disease: an evolving spectrum, Gastroenterology 120:636, 2001; Hill ID et al: Celiac disease: working group report of the First World Congress of Pediatric Gastroenterology, Hepatology and Nutrition, J Pediatr Gastroenterol Nutr 35:785, 2002.

ン含有食品が食事から除去される『前』に実施する必要がある。グルテンフリー（GF）食事療法を始めてから新たにCD診断を受けた場合には、この有効性を監視するために血清検査も実施される。

GF食の生涯にわたる厳守がCDの唯一既知の療法である。GF食の安全な食品、問題の可能性がある食品、安全ではない食品を参考情報29-5に掲載する。GF食により自己免疫反応が大幅に減少し、腸粘膜がほぼ正常に回復する。GF食を開始して2～8週間以内には、ほとんどの患者が臨床症状の軽減を報告している。組織、免疫、機能の改善には、本疾患の持続期間、患者の年齢、食事療法の順守の程度により数ヵ月から数年かかると思われる。ほとんどの場合、厳格な食事管理により、通常3～6ヵ月以内に特定抗体の濃度が検出されなくなる。なかには、回復が遅い人や完全に回復しない人もいる。

患者は少ないが、食事療法に対する「無効例」がある。不用意なグルテン摂取が最も多い原因であるが、ほかに併存疾患が存在する可能性もある（膵機能不全、過敏性腸症候群（IBS）、

> 参考情報 29-5

基本的なグルテンフリー食

食品	安全な食品	問題の可能性がある食品	避けるべき食品
穀物および小麦粉	アマランサス、クズウコン、豆類の粉（ヒヨコ豆またはソラマメの粉など）、ソバ粉、トウモロコシまたはコーンスターチ、アマニ、ハトムギ、雑穀、ジャガイモ、キノア、ラギ粉、米、モロコシ粉、大豆、タピオカ、テフ	キャロブ・大豆粉、ソバ粉パンケーキミックス（小麦粉を含有していることが多い）、混入のない純正オーツ麦（注：わずかな割合であるが、セリアック病患者には純正オーツ麦にも反応がみられる人がいる。まず医師に相談すること）	小麦（ブルグル挽き割り小麦、クスクス、デュラム小麦、ファリーナ、グラハム粉、カムット小麦、セモリナ粉、スペルト小麦、ライ小麦、麦芽）、ライ麦、大麦、オーツ麦（混入されていない純正のオーツ麦以外）、低グルテン麦粉。注：「小麦粉除去」が必ずしも「グルテンフリー」を意味しているわけではない
シリアル食品（ホットまたはドライ）	米粥（クリーム・オブ・ライス）、ソバ粉粥、挽き割りトウモロコシ、グルテン無添加乾燥シリアル食品、トウモロコシ粥（グリッツ）	ライスパフまたはコーンフレーク（混入の可能性）。混入のない純正オーツ麦（わずかな割合であるが、セリアック病患者には純正オーツ麦にも反応がみられる人がいる）	小麦、ライ麦、オーツ麦の含有（混入していない純正製品以外）、大麦、大麦麦芽、麦芽調味料、小麦麦芽、小麦ふすま
イモ類、米、デンプン	あらゆるジャガイモ、サツマイモ、ヤマイモ、あらゆる品種の米飯、ビーフン、ソバ粉100%のソバ、グルテン無添加パスタ、ポレンタ（トウモロコシ粉の料理）、挽き割りトウモロコシ、コーントルティーヤ、パースニップ（シロニンジン）、ユッカ芋、ターニップ（カブの一種）	市販されているイモや米製品は調味料を含めラベル表示を確認すること	衣をつけたフライまたは揚げたフライドポテト（他の食品と同じ油で揚げたもの）、パスタ、麺類、小麦デンプン、詰め物料理、小麦粉のトルティーヤ、クルトン
クラッカー、チップス、ポップコーン	ライスウェハースなどのグルテン無添加クラッカー、ライスケーキ（パフ菓子）。無味のコーンチップス、トルティーヤチップス、ポテトチップスなど根菜（タロイモ、ビーツなど）のチップス、無味のポップコーン	味のついたチップス	クラッカー、グラハムクラッカー、ライ麦クリスプブレッド、マッツァー、クルトン
デザート	シャーベット、アイスキャンディー、ジェラート	アイスクリームとプリンのラベル表示は確認すること	クッキー、「クリスピー」、プレッツェルなどの断片を混ぜ込んだアイスクリーム。グルテン含有の粉を原材料とするパイ皮、クッキー、ケーキ、アイスクリームコーン、ペストリー
ミルクとヨーグルト	味も風味もついていないあらゆるミルクとヨーグルト。バターミルク、クリーム、ハーフ・アンド・ハーフ（訳注：ミルクとクリームが半量ずつ配合されたミルク）	風味を付けたミルクまたはヨーグルト（ラベル表示を確認すること）	「クランチ」やトッピングを添えた麦芽乳、ヨーグルト
チーズ	チーズ（ブルーチーズ、ゴルゴンゾーラなどあらゆる種類）、プロセスチーズ（アメリカンチーズ）、カッテージチーズ	チーズ含有のスプレッドまたはソース（ラベル表示を確認すること）	
卵	無味の加熱したあらゆる種類の卵	エッグベネディクト（訳注：パンと卵を使ったイギリスの料理）（ソースには通常小麦粉が使用される）	
肉、魚、貝類甲殻類、鶏肉	新鮮な無味・未加工のあらゆる肉、魚、貝類甲殻類、鶏肉。魚を塩漬け、野菜スープ漬け、水煮にした缶詰	加工、貯蔵、マリネ漬けにした市販の食肉、缶詰加工した肉類、魚、貝類甲殻類。ロースト済みまたは保存加工された鶏肉	パン粉や衣をつけた肉類
豆類	冷凍、生、乾燥、缶詰の無味の（香料またはソース無添加）あらゆる豆類：ヒヨコ豆、赤インゲン豆、レンズ豆、ウズラ豆、枝豆、リマ豆、黒豆など	含有されている原材料のラベル表示を確認すること（ソースにグルテンが含有されている可能性がある）	

参考情報 29-5
基本的なグルテンフリー食——続き

食品	安全な食品	問題の可能性がある食品	避けるべき食品
大豆製品および肉類似品または肉代替品	無味のテンペ、豆腐、枝豆	みそ、しょうゆ、味のついた豆腐やテンペ、肉類似品（肉代替品）、人工の水産食品はラベル表示を確認すること	セイタン（麩）。3種穀物混合テンペ
ナッツおよび食用種子	無味の（加塩または無塩）あらゆるナッツ、食用種子、ナッツバター、ココナッツ	ロースト乾燥ナッツ（加工処理中に小麦粉が混入する可能性を、製造業者に問い合わせて確認すること）	原材料としてグルテンが含有されているナッツバター
果物およびジュース	無味の生、缶詰、冷凍のあらゆる果物またはジュース、無味の乾燥果物	パイの詰め物（グルテン含有の小麦粉を用いて増粘させることが多い）	小麦粉が混入したドライフルーツ
野菜	トウモロコシ、エンドウ豆、リマ豆など、生、缶詰、冷凍の無味のあらゆる野菜		グルテン含有のソースまたはグレービーソースがかかっている野菜
スープ	摂取できる材料で作られた自家製スープ	市販のスープはいずれもラベル表示を確認すること	
調味料、ジャム、シロップ	ケチャップ、マスタード、サルサソース、小麦無添加しょうゆ、マヨネーズ、酢（麦芽酢を除く）、ジャム、蜂蜜、純正のメープルシロップ、糖蜜	しょうゆ、サラダドレッシング、市販のソース、スープの素、マリネ液、から揚げ粉はラベル表示を確認すること	麦芽酢
香辛料および風味食材	「無味の」あらゆるハーブまたはスパイス。塩。コショウ。黒砂糖、白砂糖または人工甘味料（Equal, Sweet-N-Low, Splenda）	混合調味料、ブイヨン	
油脂	バター、マーガリン、あらゆる純正植物性油脂（キャノーラ油など）、マヨネーズ、クリーム	サラダドレッシング、サンドウィッチ用スプレッドはラベル表示を確認すること	
焼成用原材料	イースト、重曹、ベーキングパウダー、酒石酸水素カリウム、通常の焼成用チョコチップ		「穀物および小麦粉」の項参照。甘味料を添加した穀物、キャロブ、ビーガン（菜食用）チョコチップはラベル表示を確認すること
飲料	コーヒー、お茶、純正のココアパウダー、ソーダ、Silk SoymilkやRice Dreamの飲料	風味を添加したインスタントコーヒーミックス（スイスモカ、カプチーノなど）、ハーブティー、大豆飲料または米飲料はラベル表示を確認すること。大麦麦芽またはライスシロップ（玄米水飴）が含有されている可能性がある	麦芽飲料
アルコール	ワインやウォッカ、テキーラ、ジン、ラム、ウィスキー、純正リキュールなどあらゆる蒸留酒、グルテン無添加ビール（Redbridge, Bard's Tale Beer, シードル）	フレーバーシロップ	ビール、エールビール、ラガービール
キャンディー	ラベル表示を確認すること。多くはグルテン無添加である		ばら売り用容器に入ったキャンディ。リコリス菓子

CD：セリアック病（Celiac disease）
出典：Parrish CR, Krenitsky J, McCray S: University of Virginia Health System Nutrition Support Traineeship Syllabus, Charlottesville, Va, 2010, University of Virginia Health System.

腸内細菌異常増殖、フルクトース不耐症、その他消化管疾患または原因不明など)。無効例については、グルテン混入の食物源または他の基礎疾患治療薬を確認するために徹底的な問診を行うと、症状の緩解につながることがある。グルテンフリー(GF)食が無効であるか、効果が一時的である場合には難治性セリアック病の診断が下され、不用意なグルテン摂取などあらゆる外部因子を除外する。難治性の患者では、古典的に炎症または免疫反応の抑制に使用されるステロイド剤、アザチオプリン、シクロスポリンなどの治療薬には奏効する場合がある(病態生理と治療管理のアルゴリズム「セリアック病」参照)。

CD(セリアック病)の新しい数種類の治療薬について、代替療法としての可能性が検討されている。(酵素の消化による)グルテン曝露の軽減、(腸上皮細胞間の密着結合による)グルテン取り込み軽減、グルテンに対する免疫応答改善、腸の損傷修復により、CDを治療する試みが研究されている。

医学的栄養療法

食事からグルテンのペプチドを除去することがセリアック病(CD)の唯一の治療法である。この食事療法では、プロラミン分画の主要摂取源である食事性のあらゆる小麦、ライ麦、大麦が除去される。

一般に、サプリメント摂取が開始される前に栄養素欠乏症の検査が必要である。新規診断患者ではいずれも臨床医が、フェリチン、赤血球中葉酸、25-ヒドロキシビタミンDの濃度の確認を検討すべきである。下痢、体重減少、吸収不良、栄養素欠乏症の徴候(夜盲症、神経障害、プロトロンビン時間延長など)のように、重度の症状がみられる場合には、脂溶性ビタミン(A、E、K)など他のビタミンとミネラル(亜鉛)の濃度も確認する必要がある。

GF食開始後の腸粘膜の治癒により栄養素の吸収がよくなるため、バランスの良いGF食を摂取する患者の多くには栄養サプリメントが必要ない。しかし、GF専用食品のほとんどが他の穀物製品のように鉄とビタミンB群が強化されておらず、一部だけでもサプリメントを摂取しないと完璧ではないと思われる。貧血がみられる場合には、貧血の性質により、鉄、葉酸塩、ビタミンB_{12}を併用して治療すべきである。吸収不良の患者では、骨減少症または骨粗鬆症を検査するための骨密度スキャンが有益であると思われる。この場合には、カルシウムとビタミンDサプリメント摂取が有効であると考えられる。重度の下痢症による脱水には、電解質と水分の補給が不可欠である。

吸収不良が持続している場合には、総合ビタミン・ミネラルサプリメントを摂取して、少なくともDRI(食事摂取基準)の推奨量を満たすべきである。CDに起因して乳糖(ラクトース)不耐症およびフルクトース不耐症が生じ、腸が健康であっても糖アルコールが十分に吸収されないことがある。この場合には、低ラクトース食または低フルクトース食が、少なくとも最初は症状抑制に有用と思われる。消化管が正常な機能に回復したらラクターゼの作用も回復することがあり、この場合にはラクトースや乳製品を食事に組み込むことができる。

一般に、風味や調味料が添加されていない果物、野菜、穀物、肉類、乳製品の多くは安全に食べることができる。オーツ麦は、かつてはCD患者に使用するには問題があると考えられていたが、広範な研究から、混入のない純正のオーツ麦である限りGF食に入れても安全であることが明らかにされている(Garsed and Scott, 2007)。CD患者のごく少数に純正オーツ麦にも忍容性がない場合がある。しかし一般には、GFオーツ麦に不耐性がみられなければ、GFオーツ麦を摂取しないようアドバイスする必要はない。

同じ調理法で、トウモロコシ、イモ類、米、大豆、タピオカ、クズウコン、アマランサス、キノア、雑穀、テフ、ソバから作られた粉を代用することができる。代替の粉製品を用いると一般の食品とは食感や風味が異なるのではないかと思われることもあるが、調理法を変えて調整すればかなり味がよくなる。GF焼成食品では、キサンタンガム、グアーガム、セルロースガムなどのガム類を用いれば、焼成食品の気泡をつぶさないために必要な粘弾性を与えることができる。

正しいGF食にするには、あらゆる焼成食品および包装加工食品のラベル表示を綿密に確認する必要がある。グルテン含有穀物は主要原材料として用いられるだけでなく、食品の加工または調理の間に添加されることもある。たとえば、植物タンパク質加水分解物が小麦、大豆、トウモロコシ、あるいはこの混合物を原料としている場合がある。

CD患者の食事には、それまで食事に用いていた穀物を変更するという点で生活習慣の大きな変化が余儀なくされる。小麦が使用される膨大な数の食品(特にパン、シリアル食品、パスタ、焼成食品)は一般的な欧米型の食事の一部である。しかし、食品メーカーやレストランではGF食品の需要拡大への認識が高まっており、この需要に応じようとしている。また、患者と家族のいずれにも、ラベル表示の読み方、安全な食品添加物、調理方法、交差汚染の汚染源(トースター、調味料用容器、ばら売り用容器、ビュッフェなど)、順守により摂取してしまう隠れたグルテン(治療薬や聖餐用餅など)について指導する必要がある。隠れたグルテンおよび交差汚染の摂取源については、参考情報29-6に掲載している。カフェテリア、レストラン、自動販売機、街のスーパーマーケット、知人の家、社交行事での食事は、最初は特に難しいであろう。

情報の誤った解釈を避けるため、新規診断患者には登録栄養士がGF食の綿密な指導を開始し、その後も指導と支援を継続するための信頼できる機関を紹介する。CD患者には疾病管理に精通している登録栄養士により栄養指導または栄養相談が数回実施されるべきである(American Gastroenterological Association, 2006; Case, 2005)。CD関連機関を参考情報29-7に掲載している。

平均2歳以降には、患者の大半に著しい腸の改善と正常な組織検査所見への回復がみられる(Hutchinson et al., 2010)。GF食を厳守することができる患者には概して良好な効果が

病態生理と治療管理のアルゴリズム

セリアック病（グルテン過敏性腸疾患または非熱帯性スプルー）

発症因子

- 遺伝的素因
- 環境の引き金
- 免疫成分：特定の食事性タンパク質分画への抗体
- 小麦、ライ麦、大麦のタンパク質に含有されるグルテンアルコール可溶性分画への曝露

→ グルテン不耐症

病態生理

小腸の損傷
- 絨毛の萎縮と扁平化
- 吸収面積の減少
- 細胞の二糖類分解酵素およびペプチダーゼ欠乏
- 栄養素輸送体の減少

腸以外の症状
- 貧血
- 骨喪失
- 筋力低下
- 多発性神経炎
- 内分泌系障害（不妊症など）
- 毛孔性角化症
- 疱疹状皮膚炎

腸の症状
- 慢性下痢症
- 慢性便秘
- ビタミンとミネラルの吸収不良

治療管理

医学的処置
- 電解質および水分の補給
- 他の併存症治療

栄養学的管理
- 食事からのグルテン摂取源（小麦、ライ麦、大麦）を除去する
- ビタミンおよびミネラルサプリメント摂取
- トウモロコシ、ジャガイモ、米、大豆、タピオカ、クズウコンなど無グルテンの粉類で代用する
- カルシウムおよびビタミンDの投与
- 食品のラベル表示から、隠れたグルテンの原材料への混入を注意深く確認する
- ω-3 脂肪酸含有サプリメント摂取
- 支援団体や信頼できるウェブサイトを紹介する

参考情報 29-6
隠れたグルテンへの曝露と交差汚染

隠れたグルテン曝露
残念ながら、グルテンの存在は常に明瞭というわけではない。グルテンを含有しているとは「疑いもしない」食品をいくつか列挙するので参考にしていただきたい。

- **市販薬と処方薬**
2004年食品アレルゲン表示および消費者保護法（Food Allergen and Consumer Protection Act [FALCPA]）に基づくラベル表示義務は、医薬品には適用されていない。第27章の参考情報27-10を参照。薬剤師または製薬会社に問い合わせて、処方薬のグルテン含有を確認すること。
注意：栄養補助食品はFALCPA規制の対象となっており、このためビタミン、ミネラル、ハーブのサプリメントに小麦が含有されている場合には、原材料としてこれを明記することが義務づけられている。
- **聖餐用聖餅**
グルテン無添加の調理法が入手可能である。
- **まれな摂取源**
臨床検査値が上昇したままで症状が持続し、食事の中にグルテン含有の可能性が見つからない場合には、歯磨き粉、口腔洗浄液、口紅など他の原因を確認してみるとよい。

交差汚染
グルテン汚染の最も多い汚染源を以下に列挙する。目に見えないわずかなパンくずでも腸に損傷を与える可能性があり、このためそのような状況を回避することが最善の策である。

- **グルテン含有食品に使用されるトースター**
家庭には2個のトースターを用意し、1つをグルテン無添加用とする。もう一つの方法として最近市販されているトースト袋を用いる。パンを中に入れてトースターで焼くとパンが焼けるようになっている。
- **ばら売り用容器**
個包装された食品を選ぶことが安全な方法である。
- **調味料用容器（ピーナッツバター、ジャム、マヨネーズなど）**
よく使う食品専用にグルテン無添加用容器を用意し、わかりやすいようにラベルを張っておくとよい。少なくとも、家族には必ず「二度づけ」してはならないことを徹底しておく。
- **ビュッフェ**
ほかの客が1種類の料理用の食具を複数の料理に使用してしまう場合がある。食品が別の容器の食品中にこぼれる可能性もある。メニューを見て注文した方が安全と思われる。
- **揚げ物食品**
通常、食品を揚げるのに揚げ油が何度も使用される。フライドポテト（などのGF食品）が、フライドチキンのように衣やパン粉をつけた食品と同じ油で揚げられる可能性が高い。

GF：グルテン無添加（Gluten free）
出典：Parrish CR, Krenitsky J, McCray S: University of Virginia Health System Nutrition Support Traineeship Syllabus, Charlottesville, Va, 2010, University of Virginia Health System.

認められる。

熱帯性スプルー

熱帯性スプルーとは、吸収不良が伴う後天性の下痢症候群で、多くの熱帯地域で生じている（Nath, 2005）。下痢と吸収不良に加え、無食欲、腹部膨満、このほか夜盲症、舌炎、口内炎、口角炎、蒼白、浮腫によって栄養欠乏が明らかになる可能性がある。鉄、葉酸、ビタミンB_{12}の欠乏症によって貧血が生じる場合がある。

病態生理

下痢は感染性のものと思われるが、正確な原因や一連の病理現象は不明のままである。本疾患では、腸内細菌過増殖、消化管運動機能の変化、消化管の細胞の変化が認められる。隣接した熱帯地域同士で同定される腸内の微生物が異なることがある。セリアック病（CD）と同じく腸絨毛に異常が認められるが、表面の細胞変化はCDよりも重症度がはるかに低い。胃粘膜が萎縮して炎症が生じ、塩酸および内因子の分泌低下が伴う。

医学的処置

熱帯性スプルーの標準的治療とは、広域抗生物質、葉酸、水分、電解質の投与である。

医学的栄養療法

栄養学的処置とは、水分、電解質、主要栄養素、微量栄養素の回復と維持、吸収不良の程度に応じた食事の導入である（本章で前述した「下痢」の項を参照）。他の栄養素と同じく、ビタミンB_{12}と葉酸塩の欠乏症が確認される場合には、サプリメント投与が必要と思われる。栄養欠乏により感染因子への感受性が高まり、本疾患がさらに悪化する。

小腸粘膜刷子縁酵素欠乏

腸内酵素欠乏状態は、粘膜細胞の細胞膜で二糖類を加水分解する刷子縁の二糖類分解酵素の欠乏にも波及する。二糖類分解酵素欠乏は、〔1〕新生児にまれにみられるスクラーゼ、イソマルターゼ、ラクターゼの欠損症など先天性の異常、〔2〕腸上皮細胞に損傷を与えるクローン病またはセリアック病

> **参考情報 29-6**
>
> ## セリアック病の情報提供機関
>
> ### 支援団体
>
> Gluten Intolerance Group（グルテン不耐症団体）
> 電話番号：206-246-6652
> Eメール：info@gluten.net
> ウェブサイト：www.gluten.net
>
> Canadian Celiac Association（カナダセリアック病協会）
> 電話番号：800-363-7296
> Eメール：customerservice@celiac.ca
> ウェブサイト：www.celiac.ca
>
> Celiac Disease Foundation（セリアック病財団）
> 電話番号：818-990-2354
> Eメール：cdf@celiac.org
> ウェブサイト：www.celiac.org
>
> Celiac Sprue Association（セリアックスプルー協会）
> 電話番号：877-272-4272
> Eメール：celiacs@csaceliacs.org
> ウェブサイト：www.csaceliacs.org
>
> ### 医療機関
>
> Beth Israel Deaconess Celiac Center（ベス・イスラエル・ディーコネス病院、セリアック病センター）
> Boston, Massachusetts（マサチューセッツ州ボストン）
> www.bidmc.harvard.edu/celiaccenter
>
> University of Maryland Center for Celiac Research（メリーランド大学、セリアック病研究所）
> Baltimore, Maryland（メリーランド州ボルティモア）
> www.celiaccenter.org
>
> Celiac Disease Center at Columbia University（コロンビア大学病院、セリアック病センター）
> New York, New York（ニューヨーク州、ニューヨーク）
> www.celiacdiseasecenter.columbia.edu
>
> University of Chicago Celiac Disease Program（シカゴ大学医学部、セリアック病研究活動）
> Chicago, Illinois（イリノイ州シカゴ）
> http://www.cureceliacdisease.org/
>
> ### その他セリアック病関連機関／団体
>
> National Foundation for Celiac Awareness（セリアック病認知活動財団）
> www.celiacawareness.org
>
> Celiac listserv
> www.enabling.org/ia/celiac
>
> Gluten-free Restaurant Awareness Program（グルテンフリーレストラン認知活動）
> www.glutenfreerestaurants.org
>
> イアン・ブルーマー（Ian Blumer）およびシェイラ・クロウ（Sheila Crowe）の著書 "Celiac Disease for Dummies"
>
> Celiac Disease and Gluten-free Support Center（セリアック病とグルテンフリー支援センター）
> www.celiac.com
>
> Clan Thompson Celiac Site（無料ニュースレター）
> http://www.celiac.com/gluten-free/topic/85312-clan-thompson-site/
>
> シェリー・ケース（Shelley Case）の著書 "Gluten Free Diet—A Comprehensive Resource Guide"
>
> メリンダ・デニス（Melinda Dennis）およびダニエル・レフラー（Daniel Leffler）の著書 "Real Life with Celiac Disease: Troubleshooting and Thriving Gluten Free"
>
> 出典：Parrish CR, Krenitsky J, McCray S: University of Virginia Health System Nutrition Support Traineeship Syllabus, Charlottesville, Va, 2010, University of Virginia Health System.

（CD）など疾患に続発する全身性病態、最も多いもので[3] 通常小児期以降に現れるが、2歳で現れることもある遺伝学的に後天性の病態（ラクターゼ欠乏症など）として生じる。本章では、ラクトースの吸収不良のみ詳細に解説する（先天性代謝異常症を考察している第44章を参照）。

乳糖（ラクトース）不耐症

乳糖不耐症では、ラクトース摂取後に下痢、腹痛、鼓腸、膨満感の症状が生じる。小腸の感染症、炎症性疾患、HIV、栄養失調により、二次性乳糖不耐症が生じることもある。小児の典型では、ウイルスまたは細菌の感染症に起因している。IBS（過敏性腸症候群）など他の消化管疾患によってラクトースの吸収不良が生じることも多いが、乳糖不耐が大変一般的であるため問題とされない。

世界人口の成人の70％、特にアフリカ、ヒスパニック、アジア、南アメリカ、ネイティブアメリカン系の集団には、ラク

◎ 注目情報

乳糖不耐症はまれな異常ではない！

1963年、乳糖不耐症が初めて報告された時には、まれにしか発生しないもので、白人集団でごくまれに生じる疾患と思われていた。幅広い人種や民族の出身者を対象にしてラクトース（乳糖）の消化能力が評価されたことにより、離乳期後まもなく、または少なくとも幼児期には乳糖分解酵素であるラクターゼが消失し、これが実際には世界人口のほとんどで優勢な（正常な）状態であることが明らかになった。ごく少数の例外はあるものの、離乳後成長した哺乳類の腸管ではラクターゼがほぼ全く産生されない（アザラシ、セイウチ、アシカなど鰭脚類の母乳には乳糖が含有されていない）。

ラクトースへの耐性が例外的であるという事実は、地理学者や人類の進化にかかわる研究者の関心を集めた。酪農が最初に導入された約1万年前、ラクトースへの耐性に好都合な遺伝子突然変異が生じたらしい。乳汁への忍容性は、乳汁の摂取が促されるほどの食糧喪失が生じた地域や、乳汁を発酵させずに摂取していた集団（発酵によりラクトースの大半が単糖類に分解される）で発生したと考えられている。この遺伝子を持つ集団では健康、生存、生殖が増進されたために、この突然変異が選択的に維持されたのであろう。

この突然変異は複数の地域に発生し、その後その集団が世界中へと移住したとされている。これは、主として北ヨーロッパ出身の白人と、インド、アフリカ、モンゴルの少数集団に引き継がれている。ラクトース耐性の頻度が最も高いのはスウェーデンとデンマークで（97％）、北方緯度地域の典型として紫外線曝露量が少なく、ラクトースに耐性がある集団での高い選択有利性がこれに関係していることが示唆されている。カルシウム吸収は皮膚への日光曝露によるビタミンD産生が行われないと低下してしまうが、ラクトースがカルシウム吸収を助ける（第3章参照）。

ヨーロッパ人が北アメリカに移住してくるまでは、酪農は未知のものであった。乳汁への忍容性がほとんどない集団は世界人口の90％に上るが、ネイティブアメリカンとあらゆる非ヨーロッパ系の米国移民は、こうしてこの90％の一部を占めている。このことは、学校給食の朝食および昼食など、集団給食プログラムに実際に影響をもたらしている。しかし、乳糖不耐でも少量から中等量であれば消化できる人は多い（Shaukat et al., 2010）。

トースの吸収不良が認められる。しかし、アメリカの乳糖不耐症有病率は、正確には推定されていない（Suchy et al., 2010）。通常、ラクターゼの作用は、離乳期には新生児期の約10％まで低下する。ラクトースの吸収不良と不耐症は、6歳未満の小児には少ないが、小児期を通して増加し10〜16歳にピークに達する。

成人年齢層の人口増加に伴い乳糖不耐症も増加しているとする根拠はほとんどみられない（Suchy et al, 2010）。高いラクターゼ濃度を維持している成人（西ヨーロッパ系白人成人の75〜85％）でも、ラクターゼの量はスクラーゼ、αデキストリナーゼまたはグルコアミラーゼなど他の糖質分解酵素の約半分である。ラクターゼの減少はラクターゼ欠乏症としてよく知られ、成人での減少は離乳食以降のダウンレギュレーションを意味しており（Järvelä 2005）、一部の集団では大腸癌のリスク上昇と関係がある（Rasinperä et al. 2005）。*注目情報*「乳糖不耐症はまれな異常ではない！」参照。

病態生理

特にラクターゼがほとんど残っていない場合、または消化管障害が併存している場合には、多量の乳糖を摂取すると軟便または下痢が生じることがある。糖質の吸収不良と同じく、乳糖には浸透圧への作用があり、便中の水分が増大するだけでなく、腸内細菌による急激な発酵の基質を供給するため、膨満感、鼓腸、腹痛が生じる可能性がある。乳糖の吸収不良は、乳汁中の乳糖を消化する酵素ラクターゼの欠乏によるものである。小腸上部でガラクトースとグルコースに加水分解されない乳糖が大腸へ入ると、ここで腸内細菌によって短鎖脂肪酸（SCFA）、二酸化炭素、水素ガスへと発酵される。

医学的処置

乳糖の吸収不良は、〔1〕水素呼気試験結果の異常、または〔2〕乳糖負荷試験結果の異常を以て診断される。水素呼気試験では絶食後に標準量の乳糖が投与され、呼気中水素ガス濃度が測定される。乳糖が小腸で消化されないと、大腸に入って腸内細菌によりSCFA、CO_2、水素へと発酵される。水素ガスは血流中に吸収され、肺から排出される。水素呼気試験では、乳糖摂取後60〜90分で水素の濃度上昇が認められる。

乳糖負荷試験では一定量の乳糖が投与され、十分にラクターゼがある場合には乳糖からガラクトースとグルコースへの消化を反映して血糖値が上昇する。乳糖不耐（ラクターゼ欠乏）である場合には乳糖が吸収されないため、血糖値は上昇しない。乳糖は大腸に入り、消化管症状が現れる可能性がある。乳糖負荷試験では、基本的には乳汁約1L中に含有される量（50g）に相当する乳糖が経口投与される。近年では、牛乳製品から通常摂取される乳糖量に近づけるため、投与されるのは50g未満となっている。

乳糖吸収不良が認められたとしても、必ずしも症状の発現を示唆していることにはならない。乳糖の摂取量、残存するラクターゼ活性、乳糖以外に摂取した食物、乳糖を発酵させる腸内細菌の能力、乳糖分解産物に対する個々の感受性など、多

くの因子がそれぞれ作用している（Suchy et al., 2010）。短鎖脂肪酸（SCFA）は吸収されやすく、ガスは吸収または排泄が可能であるため、少量の摂取では大した問題にはならない。単一の食品から12g/日（牛乳240mL中に標準的に含有される量）を超える多量を摂取すると、通常の消化による処理能力を超える基質が大腸に入ることになる（Suchy et al., 2010）。乳飲料の1杯分の分量が増加しており、一度の食事に複数の食品から乳糖が摂取される場合もあるため、この数年間で乳糖の摂取量はますます重要になっている。

医学的栄養療法

乳糖不耐症の治療には食事の改善が必要である。症状は、乳糖含有食品の摂取を減らすことにより緩和される。乳製品を回避する場合には、カルシウムとビタミンDのサプリメント摂取が必要と思われる。そうでなければ、慎重に乳製品以外から両者を摂取する。ラクターゼ欠乏であっても、完全に乳糖を除去した食事が必要というわけではない。乳糖消化不良の人も、ほとんどが多少の乳糖（最大12g/日）であれば摂取することができ、特に食事と一緒に、あるいはチーズや発酵乳製品の形で摂取すると重大な症状は生じない（Shaukat et al., 2010）。第3章および表29-3を参照。

中等量の牛乳に不耐性を示す成人の多くは、数週間かけて少しずつ摂取量を増やせば、やがて牛乳中の乳糖12g（牛乳240mLに含有される乳糖の全量に相当）以上に順応して耐性を得ることができる。発酵性糖質の増量に伴い、この曝露が増大または持続することが耐性に改善をもたらしているのであろう。これは、腸内細菌の変化によるものと思われる。この現象は、生化学的に乳糖と似ている非吸収性の炭水化物ラクツロースにも認められている（Bezkorovainy 2001）。耐性の個人差とは大腸の適応性の状態によるものと思われる。ラクターゼが欠乏していても定期的に牛乳を摂取すると、下痢が発生する閾値が上昇する。

牛乳を摂取すると不快感が生じる乳糖消化不良の人向けに、酵素ラクターゼやラクターゼで処理した乳製品（Lactaidなど）が市販されている。市販のラクターゼ処理製品の効果はさまざまである。成熟チーズやヨーグルトなどの発酵乳製品は乳糖の含有量が低いため、良好な忍容性がみられる。ヨーグルトへの忍容性は、培地であるヨーグルト中の微生物由来ガラクトシダーゼの作用によるもので、これが腸内の乳糖消化を助ける。ガラクトシダーゼの存在量は銘柄や加工法によって異なる。この微生物由来の酵素は冷凍に敏感で、フローズンヨーグルトでは同じ忍容性は得られない。プロバイオティクスの添加により忍容性が改善されるが、このデータは見受けられない（Levri et al., 2005）。

フルクトース吸収不良

アメリカのフルクトース摂取量、特にフルーツジュース、フルーツ飲料、このほか清涼飲料や菓子類に含有された高果糖コーンシロップ（HFCS）からの摂取量が、この数年で相当に増加している。ヒトの小腸では、グルコースなら急速かつ完全に吸収することができるが、これに比べてフルクトースの吸収能力は低い。健常者の水素呼気検査では、多量に単独投与したフルクトース（50g）を完全に吸収できない人が75%に上っている（Barrett and Gibson, 2007）。フルクトースをグルコースと一緒に摂取すると（たとえば、スクロースの形で摂取すると）、グルコースの吸収がフルクトースの吸収経路を刺激するため、フルクトースの吸収が改善される。

病態生理

フルクトースの吸収不良は多いが、この様相はフルクトースの摂取量に依存している。1件の試験では、25gを負荷したのちに水素呼気検査を実施したところ50%を超える被験者が

表 29-3
一般的食品のラクトース含有量

食品	サービングサイズ	ラクトース含有量(g)の概算
牛乳（無脂肪、乳脂肪分1%、2%、全乳）、チョコレートミルク、乳酸菌乳飲料、バターミルク	1カップ（240mL）	10～12
バター、マーガリン	小さじ1杯	微量
チーズ	約28g	0～2
• チェダーチーズ、シャープチーズ	約28g	0
• アメリカンチーズ（プロセスチーズ）、スイスチーズ、パルメザンチーズ	約28g	1
• ブルーチーズ	約28g	2
カッテージチーズ	1/2カップ	2～3
ライトクリーム、生クリーム	1/2カップ	3～4
クリームチーズ	約28g	1
練乳	1カップ	24
ハーフアンドハーフ	1/2カップ	5
アイスクリーム	1/2カップ	6
アイスミルク（低脂肪アイスクリーム）、	1/2カップ	9
脱脂粉乳（非還元）	1カップ	62
シャーベット、オレンジ	1/2カップ	2
サワークリーム	1/2カップ	4
加糖練乳、希釈しないまま	1カップ	40
ヨーグルト、発酵、低脂肪ヨーグルト*	1カップ	5～10

*注：ヨーグルトには乳糖が含有されているが、発酵しているヨーグルトは一般に乳糖不耐性の人でも良好な忍容性が示される。

陽性となり、50g負荷後の検査で陽性であったのは73%であった（Beyer et al., 2005）。ある程度のフルクトース吸収不良は正常であるが、消化管障害が併存している場合には、フルクトース摂取後に消化管症状が生じる可能性が高くなる。過敏性腸症候群（IBS）や内臓に過敏性がある患者では、フルクトース吸収不良による腸内ガス、膨満、腹痛への感受性が高く、小腸細菌異常増殖（SIBO）の患者では通常のフルクトース摂取量で症状が発現することがある。

医学的栄養療法

グルコースとフルクトースの含有量のバランスが良い食品を摂取していれば問題が生じないが、フルクトースのみ多量に含有された食品は制限する必要がある（Beyer et al., 2005）。洋ナシ、リンゴ、マンゴー、ナシは「フルクトースのみ」（グルコースよりフルクトースの方が）相当に多い（Barrett and Gibson, 2007）。さらに、ほとんどのドライフルーツとフルーツジュースでは、1回に摂取するフルクトースの量が多く問題がある。高果糖コーンシロップ（HFCS）で甘みを添加した食品も（スクロースよりも）症状を引き起こしやすい。肝臓でのフルクトース代謝はエタノール代謝と似ており、両者ともde novo（新たな）脂質生成のための基質となり、このため肝臓におけるインスリン抵抗性、脂質異常症、脂肪肝を助長する（Lustig, 2010）。フルクトース吸収不良の症状に結びつくフルクトースの不耐性と耐性の程度の幅が大変大きいため、全般的に食品摂取量の許容範囲を個々の患者に合わせる必要がある。

炎症性腸疾患

炎症性腸疾患（IBD）にはクローン病と潰瘍性大腸炎（UC）の病態がある。クローン病、UCともにまれな疾患である。この有病率は、クローン病が10万人に約130例で、UCが10万人に100例である。IBDの発症は15〜30歳に最も多いが、これより高齢で発症する場合もある。罹患に性差はみられない。IBDは世界でも先進諸国で多く発症し、農村の環境よりも都会に、南方地域よりも北方地域に多い。

クローン病と潰瘍性大腸炎（UC）とは、下痢、発熱、体重減少、貧血、食物不耐症、栄養失調、成長障害、さらに腸以外の症状（関節炎、皮膚、肝臓の症状）など、一部の臨床的特徴が共通している。疾患の持続に伴い悪性腫瘍のリスクが高まる。このリスク上昇は、炎症および増殖状態の亢進と栄養学的因子に起因している可能性が高い。両疾患とも栄養失調に陥る可能性があるが、クローン病患者ではこれが生涯の問題となることが多い。遺伝的特徴や臨床像の点で両疾患を識別できる特徴と治療について表29-4で考察する。

表29-4

潰瘍性大腸炎とクローン病

	潰瘍性大腸炎	クローン病
臨床像	出血性下痢	肛門周囲病変、腹痛(65%)、腹部腫瘍
肉眼所見	常に直腸が侵されている	直腸が侵されない場合がある
	病変が直腸から連続的に上行性に広がる	消化管全域に発生しうる。
		非連続性（「飛び石状病変」）
	腸壁の肥厚が少ない	腸壁の肥厚が多い
	狭窄が少ない	狭窄が多い
	広汎性潰瘍形成	敷石像
組織学的所見	肉芽腫がない	肉芽腫がある
	炎症性が弱い	炎症性が強い
	潰瘍が浅い	潰瘍が深い
	偽ポリープ	線維化
	陰窩膿瘍	
腸以外の症状	硬化性胆管炎	結節性紅斑
	壊疽性膿皮症	移動性多発性関節炎
		胆石
合併症	中毒性巨大結腸症	吸収不良
	がん	がん
	狭窄と瘻孔はきわめてまれである	狭窄または瘻孔
		肛門周囲病変

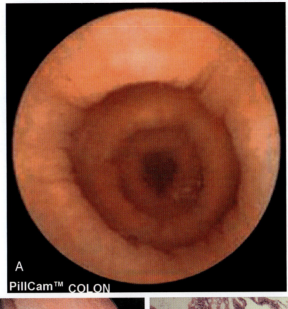
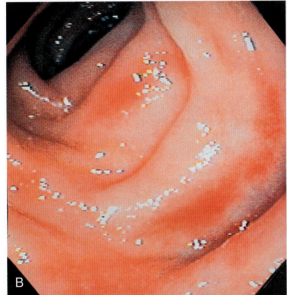
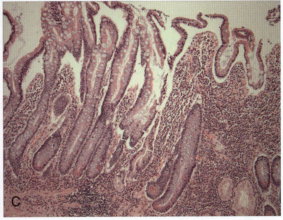

図29-2 A、正常な大腸（PillCam COLON（大腸用カプセル内視鏡）撮影）　B、潰瘍性大腸炎　C、クローン病
Aの出典：*Fireman, Z., & Kopelman, Y. (2007). The colon—the latest terrain for capsule endoscopy. Digestive and Liver Disease, 39(10), 895-899.*
Bの出典：*Black JM, Hawks JH: Medical-surgical nursing: clinical management for positive outcomes, ed 8, St. Louis, 2009, Saunders.*
Cの出典：*McGowan, CE, Lagares-Garcia, JA, & and Bhattacharya, B. (2009). Retained capsule endoscope leading to the identification of small bowel adenocarcinoma in a patient with undiagnosed Crohn disease. Annals of Diagnostic Pathology, 13(6), 390-393.*

クローン病と潰瘍性大腸炎

　クローン病は消化管のあらゆる部位に及ぶ可能性があり、症例の約50〜60％が遠位回腸と大腸の両方に波及している。小腸のみ、または大腸のみに限定されるものは症例の15〜25％である。潰瘍性大腸炎（UC）の疾患活動性は大腸と直腸に限定される。クローン病では腸の炎症部位が健康な部位で隔てられるが、UCでは炎症の広がりが連続性である（図29-2）。クローン病の粘膜病変は粘膜全層に及ぶ貫壁性であり、UCでは通常粘膜上層に限定される。クローン病の特徴には、膿瘍、瘻孔、線維化、粘膜下肥厚、限局性狭窄、腸の狭窄部位、腸内腔の部分的または完全閉塞がある。出血はUCよりも多い。

病態生理

　炎症性腸疾患（IBD）には、消化管の免疫系と遺伝素因や環境因子との相互作用がかかわっている。現在では、多数の遺伝子突然変異に伴い、遺伝的感受性が多様であることが知られている。発症、侵襲性、合併症、炎症部位、臨床でのさまざまな療法の効果が異なる理由が遺伝子異常の個人差により説明できる（Shih and Targan, 2008）。主な環境因子は消化管内の常在菌および一過性菌と食事性成分である。

病態生理と治療管理のアルゴリズム

炎症性腸疾患

発症因子

- 遺伝的素因
- 未知の「刺激物」ウイルス？ 細菌？ 自己免疫の因子？

↓

粘膜免疫応答の異常活性、二次性全身性反応

↓

病態生理

炎症反応

↓

小腸や大腸の細胞損傷に伴う吸収不良、潰瘍形成、狭窄

↓

- 下痢
- 体重減少
- 成長不良
- 高ホモシステイン血症
- 消化管部分閉塞

↓

治療管理

内科的処置
- 副腎皮質ホルモン
- 抗炎症薬
- 免疫抑制剤
- 抗生物質
- 抗サイトカイン薬療法

外科的処置
- 短腸症候群（short bowel syndrome [SBS]）が起こり得る腸の切除術

栄養学的処置
- 経口経腸栄養剤（必要に応じて経管栄養法を実施する）
- 忍容性が良好な食品の摂取
- 重度の疾患または閉塞がある場合には経静脈栄養を実施する
- 葉酸、ビタミン B_{12}、B_6 を含有するマルチビタミンサプリメント
- ω-3 脂肪酸サプリメント
- プレバイオティクスおよびプロバイオティクスの使用を検討する
- 必要に応じて繊維質摂取量を調整する
- 食物不耐症の検査を実施する

影響を受けた遺伝子（メチレンテトラヒドロ葉酸還元酵素をコードする遺伝子C677Tの突然変異など）は、正常には腸内細菌叢や食事由来の抗原に対する宿主の消化管免疫系の応答で何らかの役割を果たしている。正常では、抗原負荷または外傷が生じると免疫応答によって対処する。その後、負荷が消散すると応答が止まり、抗原抑制が持続する。IBD（炎症性腸疾患）では、抗原曝露の亢進、防衛機能の低下、あるいは一部の腸内細菌叢への忍容性低下が生じる。本疾患では、不適切な炎症反応と反応への抑制不能状態が主な作用となっている。たとえば、クローン病における変異遺伝子の一つがNOD_2/$CARD_{15}$遺伝子であり、この遺伝子が宿主の腸内細菌と相互作用する小さなペプチドをコードしている。このペプチド発現に異常が存在すると異常な免疫応答に至ると思われる(Mueller and Macpherson, 2006)。

炎症反応（サイトカインおよび急性期タンパク質の増加、消化管透過性亢進、プロテアーゼ増加、酸素ラジカルおよびロイコトリエン増加など）により消化管組織の損傷が生じる(Sanders, 2005)。IBDでは、調節機構に不具合が生じるか、あるいは免疫応答や急性期反応の持続する要因が増強され、組織の線維化と破壊を招く。本疾患の臨床経過には、軽度で反復性のものや、重度で持続性のものもある(*病態生理と治療管理のアルゴリズム*「*炎症性腸疾患*」参照)。

食事はIBD再燃の引き金となる環境因子である。特に現代の食事の複雑性と多様性を考えると、食物、微生物、各栄養素、偶発的汚染からは膨大な数の抗原となり得る物質が摂取されている。栄養失調が粘膜や細胞、免疫によるバリアの機能と作用を損ないかねず、食事も常在菌の種類や構成比率に支障を来す可能性がある。数種類の栄養素（食事性脂質など）によって炎症反応の強度が左右されうる。

食物アレルギーなど特定の食物への免疫学的反応が、IBDの発症機序や症状と結び付けて考えられているが、把握されている食物アレルギーの発症率は、食物不耐症と比較すると相対的に低い。炎症状態では、食物分子や細胞断片に反応して腸壁の透過性が亢進しやすくなり、宿主の免疫系と抗原との相互作用が高まる可能性につながる(Müller et al., 2005)。

IBD患者では、一般集団よりも食物不耐症を発症する頻度が高いが、発症パターンには個人差があり、同一個人でも曝露の程度によって差がみられる。特定された、あるいは特定されない食物不耐症の原因は多々あるが、いずれも本疾患の臨床経過に伴う重症度、病変部位、合併症と関係がある。消化管部分閉塞、吸収不良、下痢、消化管通過異常、分泌亢進、食物への嫌悪、腸の癒着は、IBD患者に生じる問題のほんの一部である。しかし、この発症や症状発現はいずれも食物アレルギーや不耐症だけでは十分に説明できるものではない（第27章参照）。

医学的処置

IBD治療の目標とは、緩解への誘導とこの維持、そして栄養状態の改善である。一次性の消化管症状の治療により、本疾患の腸以外の症状もほとんど是正できるようである。最も有効な薬剤として、副腎皮質ホルモン類、抗炎症薬（アミノサリチル酸）、免疫抑制剤（シクロスポリン、アザチオプリン、メルカプトプリン）、抗生物質（シプロフロキサシンおよびメトロニダゾール）、抗腫瘍壊死因子モノクローナル抗体（抗-TNF薬）（インフリキシマブ、アダリムマブ、セルトリズマブペゴル、ナタリズマブ）、主な炎症サイトカイン1種類を不活性化する薬剤がある。通常、抗TNF薬はクローン病や瘻孔の重度症例に使用されるが、潰瘍性大腸炎(UC)では有効性が示されていない。

IBDのためのさまざまな治療薬について研究が実施されており、その中にはサイトカイン、エイコサノイド類など、炎症反応および急性期反応に介在する生理活性物質の調節を標的とする新薬もある(Caprilli et al., 2006; Travis et al., 2006)。クローン病ではω-3脂肪酸サプリメント（魚油カプセル）により疾患活動性が相当に低下する(Turner et al., 2009)。UCでは、魚油サプリメントの使用が著しい薬剤減少効果がみられ、疾患活動性の低下、沈静期間の延長が報告されている(Seidner et al., 2005)。プレバイオティクスおよびプロバイオティクス菌株が含有された食品やサプリメントの摂取により、腸管レベルで腸内細菌叢と免疫応答が変化する可能性があることから、この研究が進められている(Dotan and Rachmilewitz, 2005)。

外科的処置

クローン病では、狭窄の修復または医学的処置が無効であった場合には腸切除の外科治療が必要となる。クローン病患者の約50〜70％が本疾患関連の外科手術を実施していると推定されている。外科手術ではクローン病は治癒せず、術後1〜3年以内に再発することが多い。生涯に再度の手術を必要とする可能性は約30〜70％で、手術の種類と初回手術時の年齢によって異なる。広範腸切除術により、水分と栄養素の吸収不良が生じる可能性がある。広範切除、または複数部位の切除術のような極端な場合には、短腸症候群(short-bowel syndrome [SBS])が生じ、十分な栄養摂取と水分補給を維持するために経静脈栄養法(PN)に依存する可能性がある。

UCでは患者の約20％が大腸切除術を受けており、これによって本疾患が緩解している。残存消化管には炎症が生じない。大腸切除術の必要性は本疾患の重症度とがんリスク上昇によって異なる。UCの大腸切除術後には、回腸瘻（人工肛門）が造設される。回腸瘻の体外には便を収容するパウチが装着され、腹部内には直腸がなくても便を収容することができる収容嚢である回腸嚢が造設される。Koch法による回腸嚢も用いられる場合もある（第14章参照）。

医学的栄養療法

IBD（炎症性腸疾患）患者は、本疾患や治療による理由から栄養学的問題のリスクが高い。このため、栄養状態の回復および維持を目標とする。この目標を達成するため、食物、栄養

補助食品、微量栄養素サプリメント、経腸栄養、PN（経静脈栄養）と、あらゆる方法が用いられる。本疾患の鎮静状態と悪化状態により、経口以外の栄養支持法を実施する場合もある。

IBD患者は消化管症状や食物の作用について、不安や誤解を抱くことが多い。栄養指導は栄養管理のカギである。IBDの症状緩和または再燃抑制に唯一無二の食事療法というものはない。栄養状態の維持、症状悪化抑制、小児患者の成長支持において、食事と各栄養素が支持的な役割を担っている。

経静脈栄養法（PN）または経腸栄養法によりIBDの鎮静を導く可能性については、自然経過での悪化と鎮静や遺伝的多様性のために評価が分かれている。全般的には、以下の結論に至っている。〔1〕栄養支持が単独の治療として実施されれば、ある程度の臨床的鎮静が生じると思われる。〔2〕PNを用いる「腸の絶対安静」は必ずしも必要ではない。〔3〕経腸栄養法には、腸上皮組織に栄養を与え、腸内細菌叢を改善する可能性があり、栄養支持としては望ましい経路である。〔4〕経腸栄養法には、炎症反応での一部の因子の抑制、回復に必要不可欠な栄養素の供給、ステロイド剤使用抑制の可能性がある。〔5〕小児に経腸栄養法を実施すれば、成長の維持にも、成長や骨に疾患をもたらしかねないステロイド剤への依存抑制にも効果的である（Dray and Marteau, 2005; Lochs, 2006; Sanderson and Croft, 2005）。経腸栄養剤、すなわち経管栄養法は臨床効果がみられるまでに4～8週間かかるため、患者や介護者には大変な頑張りが必要とされる。

栄養学的健康の回復と維持には、時宜を得た栄養支持がきわめて重要な療法となる。強力な炎症物質に対して消化管の透過性が亢進し、消化、吸収の機能が損なわれる。PNは経腸栄養ほど栄養学的に完全ではなく、感染症合併のリスクが高く、経腸栄養法より高価である。しかし、腸閉塞、瘻孔の持続を来している患者、消化管の広範切除により短腸症候群（SBS）が生じ経腸栄養法が不可能な患者にはPNが必要であると思われる。

IBD患者のエネルギー必要量はそれほど上昇しない（体重増加が望まれなければ）。一般に、疾患活動性により基礎代謝率が上昇するときには、身体活動が大きく減退し、実質的には全体的なエネルギー必要量が変わらない。

タンパク質必要量は、本疾患の重症度と病期、回復のための必要量により上昇する可能性がある。炎症と副腎皮質ホルモン剤による治療のために負の窒素出納が生じ、除脂肪量減少を招く。炎症が生じて潰瘍ができている腸粘膜部位では、上皮細胞密着結合の障害によってタンパク質喪失も生じる。第39章の図39-3参照。正の窒素出納を維持するためには、タンパク質1.3～1.5g/kg/日が推奨されている。

消化不良、吸収不良、薬剤-栄養素相互作用、摂取量不足を来すことから、貯蔵量を回復し維持するために、サプリメントとしてビタミン、特に葉酸塩、B_6、B_{12}や、このほかミネラルと微量元素も必要となる（Zezos et al., 2005）。下痢は亜鉛、カリウム、セレンの喪失を助長しうる。間欠的に副腎皮質ホルモンを服用する患者には、カルシウムとビタミンDのサプリメントが必要になる。IBD患者は骨減少症および骨粗鬆症のリスクが高く、25-OHビタミンD濃度と骨密度をルーチンにモニタリングする必要がある。

IBD患者には、日常的に部分閉塞、嘔気、腹痛、膨満感、下痢を特徴とする間欠性の「症状再燃」がみられる。多くの患者が個人によって異なる特定の食物不耐症を報告している。このため、不耐性の原因として疑われる食物を除去するよう助言されることがある。しかし、食事が次第に限定されるようになり、それでも症状が緩解しないため、患者のストレスが大きくなることが多い。IBD患者には栄養失調のリスクが相当に大きく、食事を過度に制限すると、栄養失調や体重減少の可能性を高めるだけである。

本疾患の急性または重度の悪化がみられる場合には、個々の患者に合わせて食事が提供される。便の急速な腸内通過、広範腸切除、広範囲にわたる小腸疾患がみられる場合には、吸収が損なわれる。たとえば、ラクトース（乳糖）、フルクトース、ソルビトールを過剰に摂取すると腹部疝痛、腸内ガス、下痢の一因となり、脂質の高摂取により脂肪便が生じる。しかし、乳糖不耐症の発症率はIBD患者が一般集団より高いというわけではない。乳糖含有食品は上質なタンパク質、カルシウム、ビタミンDの貴重な栄養源となり得ることから、乳糖に忍容性があるIBD患者には制限すべきではない。

狭窄または腸部分閉塞を来している場合には、食物繊維の削減、食物粒子の断片化が有効である。少量かつ頻回に摂取すると、多量の食事よりも忍容性がある。等張性経口補水液の少量摂取なら症状を引き起こさないため、回復のための摂取には価値がある。脂質の吸収不良が生じやすい症例には、熱量を増やし脂溶性栄養素の溶媒となる中鎖トリグリセリド（medium-chain triglycerides [MCT]）を使用した食品をサプリメントとして摂取すると有用となる。しかし、この製品は高価で基礎治療より効果が劣る。

疫学的研究では、IBDの発症に関与する因子として、スクロースの高摂取、果物や野菜の不足、食物繊維の低摂取、赤肉（豚肉、牛肉など）やアルコールの摂取、ω-6/ω-3系脂肪酸比率の異常が挙げられている。しかし、IBD症状が再燃している期間に食事療法によって以上の因子を修正しても、有意な改善は認められなかった（Rajendran and Kumar, 2010）。

健常集団において消化管症状（腸内ガス、膨満感、下痢）の原因となる食品が、軽度活動期または緩解期のIBD患者でも同じ症状の引き金になることが多い。

患者は、支援団体、インターネットのニュース機関、テレビや雑誌などのメディア、善意の友人、栄養補助食品のセールスマンなど、さまざまな情報源から栄養学的情報を得ている。医療提供者は、患者が健常者の日常的な消化管障害とIBDにおける食物の作用を識別できるようにし、確かな栄養学的情報と根拠のない宣伝文句や誇大広告とを見分ける方法を教えることができる。本疾患の管理に患者を参画させると、症状ばかりでなく、疾患関連の不安の程度も軽減することができる。

プロバイオティクスの食品とサプリメントには、腸内細菌叢を改善し腸の炎症反応を調節する可能性があることから、IBDの有力な治療薬として研究されている。大腸切除術により造設した回腸嚢の炎症、回腸嚢炎を来しているUC患者では、プロバイオティクスサプリメント（VSL#3など）の高用量摂取により疾患活動性が改善されている（Holubar et al., 2010）。別のプロバイオティクスサプリメントのこれより低用量摂取では、有意な症状緩和が認められなかった（Holubar et al., 2010）が、UC患者の小児および成人における緩解の誘導と延長についても、プロバイオティクスサプリメントが有効性を見せている（Guandalini, 2010; Mallon et al., 2007）。

プロバイオティクスはUC患者には有用性があるが、現時点のプロバイオティクス研究では、成人においても小児においてもクローン病の疾患活動性に有意な改善が認められておらず、クローン病の緩解期に延長がみられない（Butterworth et al., 2008; Guandalini, 2010）。

オリゴ糖、発酵性食物繊維、難消化性デンプンなどのプレバイオティクス食品を定期的に摂取すると、乳酸菌やビフィズス菌に栄養を与え、病原性または日和見細菌叢と競合させることにより、理論的にはこれを抑制して、腸内細菌叢の微生物構成を改善することができる。さらに、プレバイオティクスの発酵が短鎖脂肪酸（SCFA）生成の亢進をもたらし、理論的に日和見細菌にとって酸性度が高く都合の悪い環境を作り出す。

プレバイオティクス・プロバイオティクスの使用が易感染性の患者の小腸細菌異常増殖を予防し、下痢の治療に役立てることもできる。追加的に試験を実施して、用量、最も効果の高いプレバイオティクス・プロバイオティクス食品、治療および維持管理の目的に有用な形態、他の治療と比較した相対的な価値を判定する必要がある（Penner et al., 2005）。

顕微鏡的大腸炎

UC、クローン病、感染症、放射線傷害、大腸の虚血発作によって生じる大腸の損傷には、大腸内視鏡検査で浮腫、発赤、出血、潰瘍などの異常が認められる。顕微鏡的大腸炎とは、大腸内視鏡検査では見ることができず、大腸内側の生体組織を採取し、顕微鏡下で検査をしないと明らかにならない炎症のことである。

顕微鏡的大腸炎のリンパ球性大腸炎では、大腸内側粘膜の中にリンパ球の蓄積がみられ、膠原線維性大腸炎では、粘膜の表面近くにコラーゲン層（瘢痕組織に見られるような層）も存在する。一部の専門家の間では、リンパ球性大腸炎と膠原繊維性大腸炎とは同じ疾患の異なる活動期と考えられている。症状としては、慢性の漿液性下痢、軽度の腹部疝痛、腹痛がある。

30％を超える患者が体重減少を報告している（Simondi et al., 2010）。顕微鏡的大腸炎患者は診断が下されるまでの数ヵ月間または数年間に下痢を経験している。本疾患の原因は不明である。60～70歳の患者に多くみられ、膠原繊維性大腸炎は女性に多い（Jobse et al., 2009; Tysk et al., 2008）。

セリアック病（CD）患者が顕微鏡的大腸炎を発症する確率は、健常者の70倍になる（Green et al., 2009）。CDと顕微鏡的大腸炎を併発している患者では絨毛萎縮が重度であり、下痢を抑制するためのグルテンフリー（GF）食以外にも、頻回のステロイド剤または免疫抑制剤投与が必要である。現在、副腎皮質ホルモンおよび免疫抑制剤を含め、顕微鏡的大腸炎に有効と思われる治療薬を特定するための研究が実施されている。医学的栄養療法は、あくまでも体重および栄養状態の維持、症状悪化の回避、体液維持のための努力による栄養支持となる。

過敏性腸症候群

過敏性腸症候群（IBS）は、腹部の不快感または疼痛、排便習慣の異常が慢性的に再燃することを特徴とする。このほか、多くみられる症状として、膨満感、残便感、便中の粘液混入、いきみまたは切迫感の亢進（臨床像の種類によって異なる）、心理社会的苦悩に起因する消化管障害の増悪がある。

アメリカでは、IBSが初期治療の消化器系外来で特に多い受診理由である。女性の約15％、男性の10％に生じているが、症状があっても実際に治療を受けに行くのは推定で25～50％にとどまる。典型的には、青少年期から30歳代にかけて最初に症状が現れるが、多くは医師に症状を診てもらおうとしない。IBS患者にはこの症状のために、学校や職場での欠席数増加、生産性の低下、医療費の上昇、生活の質の低下を招くことが多い。

診断は国際的な診断基準（ローマ基準）および診断アルゴリズムに基づいて行われ、これによって症状発現の似ている他の内科学的または外科学的疾患と鑑別することができる（Malagelada, 2006）。この基準によれば、腹部不快感の症状が、過去3ヵ月間で月に3日間以上生じており、以下に挙げる3つの特徴のうち2項目以上に該当することが条件とされる。〔1〕この不快感が排便によって軽減する、〔2〕発症は排便頻度の変化と関連がある、〔3〕発症は便の形態の変化と関連がある。診断では、さらに下痢型、便秘型、混合型の3種類に分類される。相当数のIBS患者、特に下痢型IBSの患者に小腸細菌異常増殖（SIBO）が報告されている（Ghoshal et al., 2010a）。ラクツロース水素呼気試験ではIBS（過敏性腸症候群）患者の22～54％に陽性結果が報告されている（Ford and Spiegel, 2009; Lombardo et al., 2010）。IBSを診断された患者では、セリアック病（CD）有病率が非IBS患者の4倍に上ることが報告されており、IBSに誤診されている可能性が高い。このため、この集団にCD検診を実施すれば費用効率が上がることは明らかである（Ford and Spiegel, 2009）。

病態生理

正常な腸管神経系は消化管内の食物の存在、化学組成、量に感受性が高く、中枢神経系からの種々の情報にも反応する（第1章参照）。体内や体外の刺激に対する消化管の知覚および過敏性の亢進、腸の運動性の異常が、IBSの主な特徴と思われる

(Malagelada, 2006)。IBS患者では、通常の消化管や環境の刺激に反応して、腸管の過敏性や運動性が亢進する。腸の膨満、食事の変化、心理社会的因子に対して、健常者よりも反応が著しく大きい。IBSは鑑別診断により診断され、構造的または生化学的異常ではなく症状を根拠にしていることから、機能的障害と考えられている。セロトニンとの関連から、「脳・腸管障害」と説明されることが多い。

消化管反応における生理活性物質とは、異常に分泌されるペプチドホルモンまたは情報伝達因子（ホルモンに反応して分泌される神経伝達物質など）であるが、腸内ガス、腸内細菌叢、小腸細菌異常増殖(SIBO)など寄与因子に対する異常な応答によっていくつかのIBSが生じる。感染症後IBSは典型的に胃腸炎罹患後に突然発現し、基本的には他の形態のIBSと同じ処置によって対処される(Ghoshal et al., 2010b)。ストレスと食事のパターン以外に症状を悪化させる因子には、〔1〕下剤など市販薬の過度の使用、〔2〕抗生物質、〔3〕カフェイン、〔4〕以前の消化管疾患、〔5〕不規則な睡眠、休息、水分摂取がある。アレルギーの強力な家族歴を持つ患者では、ある種の食物への過敏性によってIBSが悪化する可能性があり、食物の除去や負荷を試すことが妥当である(第27章参照)。

医学的処置

IBSなど機能性消化管障害の対処の第一歩とは、まず患者の愁訴の事実性を検証し、臨床医と患者との有効な関係を築くことである。患者が症状と引き金になる因子に対処できるよう、治療を個々に合わせる必要がある。栄養指導、薬物療法、疼痛管理、カウンセリング、食事療法のいずれもが治療に何らかの役割を担っている。薬物療法は症状の優位型および重症度により異なるが、消化管の運動性、内臓の過敏性、心理学的症状に作用する薬剤が含まれる。リラクゼーション療法やストレス緩和療法も有用と思われる。

浸透圧下剤は十分に検証されていないが、便秘の治療に多く用いられている。現在、消化管のセロトニン(5-ヒドロキシトリプタミン（5-hydroxytryptamine [5-HT]）、腸管神経系の感覚と運動性の機能に作用する主要生理活性物質）に対する反応性に作用する物質について研究が実施されている。さまざまな形態のIBSの治療に利用するため、5-HT受容体である$5-HT_3$受容体拮抗薬と$5-HT_4$受容体作動薬が標的とされている。$5-HT_3$受容体拮抗薬は下痢型IBSの女性患者でいくぶん成功を収めており、$5-HT_4$作動薬は小腸および大腸の蠕動を刺激する消化管機能改善薬として役立ち、便秘型IBSの管理に用いられている。ほかにも多数の薬剤が評価を受けている。下痢型IBS患者には低用量のロペラミドが有効であることが多い。

IBS関連疼痛の治療に鎮痙薬が用いられているが、無作為化臨床試験で十分に検証されていない。一部の症例では低用量の三環系抗うつ薬が症状緩和を示している。

医学的栄養療法

IBSの栄養療法の目標とは、栄養素を十分に摂取させること、IBSの特異的消化管症状に食事を合わせること、症状管理における食物の潜在的働きについて説明することである。特定の食品の食事制限には科学的根拠がほとんどない。過剰な量の食事性脂質、カフェイン、ラクトース、フルクトース、ソルビトール、アルコールなど、多量の食事やある種の食品には忍容性が低い。これは特に下痢型IBSまたは混合型IBSの患者に該当することである。

IBS患者に繊維質を用いるこれまでの試験では、ほとんどにプラセボ効果が強いなど欠点が多い(Heizer et al., 2009)。便秘型IBS患者には、膨張性下剤（サイリウムなど）の繊維質から利益が得られる人もいる(Bijkerk et al., 2009)。しかし、小麦ふすまなどの不溶性食物繊維サプリメントは、かえって症状を悪化させる。特に粉末の食物繊維サプリメントを用いる場合には、十分な水分摂取が推奨される。

食物不耐症および食物アレルギーの患者は余計に多くの食品群を制限し、これがストレスや不完全な食事につながることがあるため、客観的評価が必要である(Kalliomäki, 2005; Seibold, 2005)。臨床では、症状が本当に食物への有害反応であるかどうかを判定するのがきわめて難しい場合もある。これを判定するには、食物の除去および再導入を整然と実施することが有用となりうる。二重盲検、プラセボ対照、食物負荷試験を実施すれば有用であるが、時間がかかり、労力を要することである(Heizer et al., 2009)（第27章参照）。

食物繊維、難消化性デンプン、オリゴ糖を含有する食品はプレバイオティクス食品として役立ち、健康な腸内細菌叢と病原菌感染症への抵抗性の維持する。プレバイオティクス・プロバイオティクス・サプリメントの使用について実施された初期の試験では、賛否両論の結果が出ている。菌株、用量、IBSの病型について比較試験を多く実施する必要がある。さらに、プレバイオティクスは吸収されにくいという点で、この潜在的利点の方が重要であると思われる。

一部のプロバイオティクスサプリメントはIBS患者に利益を提供すると思われる。しかし、実施されてきた無作為化対照比較臨床試験は小規模であり、プロバイオティクスの菌株および用量、被験者集団によってさまざまな結果が出ている(Aragon et al., 2010)。IBSと診断された女性を対象に、*Bifidobacterium infantis*をさまざまな用量で投与し、これを評価する試験が1件実施された(Whorwell et al., 2006)。高用量のプロバイオティクス投与群では、腹痛または腹部の不快感、膨満感、膨満、残便感、ガス排泄、排便いきみ、排便習慣の満足感に有意な改善が報告された。

発酵性のオリゴ糖、2糖類、単糖類、ポリオールのフォッドマップ食(FODMAPs)を低摂取にする食事が理論的に有用とされている(Shepherd et al., 2008)。この低FODMAP食では、フルクトース、ラクトース、フラクトオリゴ糖およびガラクトオリゴ糖（フルクタンおよびガラクタン）、糖アルコール

表 29-5 FODMAP含有食品と低FODMAP食の実践方法

FODMAP	高FODMAP食品
フルクトース	果物：リンゴ、洋ナシ、桃、マンゴー、スナップエンドウ、スイカ、天然果汁に浸した缶詰の果物、ドライフルーツ、フルーツジュース 甘味料：蜂蜜、高果糖コーンシロップ
ラクトース（乳糖）	乳汁（牛乳、ヤギ乳、羊乳）、アイスクリーム、ソフトチーズ（リコッタチーズ、カッテージチーズなど）
オリゴ糖（フルクタンまたはガラクタン）	野菜：アーティチョーク、アスパラガス、ビーツ、芽キャベツ、ブロッコリー、キャベツ、フェンネル、ニンニク、リーキ（ポロネギ）、オクラ、タマネギ、豆類、エシャロット 穀類：小麦およびライ麦（多量で） 豆類：ヒヨコ豆、レンズ豆、赤インゲンマメ、ベークドビーンズ 果物：スイカ、リンゴ、桃、ランブータン、柿
ポリオール	果物：リンゴ、アンズ、サクランボ、ロンコン、ライチ、洋ナシ、ネクタリン、桃、プラム、プルーン、スイカ、 野菜：アボカド、カリフラワー、マッシュルーム、スナップエンドウ 甘味料：ソルビトール、マンニトール、マルチトール、キシリトールなど"-ol"で終わる糖類

低FODMAP食の実践方法

- グルコースよりフルクトースがはるかに多く含有されている食品を回避する（フルクトースの吸収不良が示されていない場合を除く）。
- グルコースの食物源をフルクトース含有食品とともに摂取してみる（スクロースにはグルコースとフルクトースが等量ずつ含有されている）。
- 各食事のフルクトース量を制限する。
- フルクタンおよびガラクタンを相当量含有する食品を回避する。
- ラクトース含有食品を制限する（ラクトースの吸収不良が示されていない場合を除く）。
- ポリオール含有食品を回避する。

FODMAP：発酵性のオリゴ糖、2糖類、単糖類、ポリオール（Fermentable oligo-, di-, and monosaccharides and polyols）
出典：Gibson PR, Shepherd SJ: Evidence-based dietary management of functional gastrointestinal symptoms: the FODMAP approach, J Gastroenterol Hepatol 25:252, 2010.

（ソルビトール、マンニトール、キシリトール、マルチトール）を含有する食品が制限される。FODMAPは小腸での吸収が悪く、浸透圧を上昇させ、腸内細菌により急速に発酵される。食事のFODMAP摂取量を減らすことにより、IBS患者の消化管症状が軽減することが明らかにされている（Gibson and Shepherd 2010）。しかし、FODMAP許容量のカットオフ値が正確に定義されておらず、患者ごとに異なる可能性が高い。FODMAP含有食品と食事法の実践方法を表29-5に示す。

ハッカ油も有望性を見せている。ハッカ油の単独投与に関する1件の無作為化対照比較臨床試験では、腹部の症状に有意な改善が認められた（Ford et al., 2008）。

栄養士はIBS患者と協力し、患者の不安と認識の確認、本疾患の特徴およびさまざまな食物の潜在的働きの見直し、食物関連症状の緩和方法の指導を行うことができる。食物、消化管障害、社会的困難への不安から不必要に食事を制限し、栄養状態が低下して症状が悪化するという悪循環に陥る患者もいる。安心感を与え、刺激となる食物だけを制限する適切な食事に少しずつ戻すことにより、生活の質を大きく改善することができる。

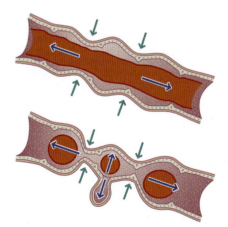

図29-3 低繊維質、低膨張性の食事により憩室が形成されるメカニズム。大腸内容物が膨張している（最大）部位では、筋肉が収縮して垂直方向への圧力が生じる。糞便の直径が小さい（最小）部位では、収縮によって閉塞が生じて大腸壁に圧力がかかり、憩室ヘルニアが形成されると考えられる。

大腸憩室症

憩室症とは、大腸壁に囊状ヘルニア形成（憩室）がある病態である。年齢とともに憩室症の発症率が上昇している。ほぼすべての症例でS字結腸の病変が生じ、アジア人では右側結腸に生じるが、白人ではこれがまれである。ほとんどが非対称性である。しかし、憩室症患者の15〜20％が疝痛を経験し、約5％に炎症と憩室炎が生じている。

病態生理

憩室症の原因ははっきりと解明されていない。大腸の構造的因子、運動性、遺伝素因、長年の低繊維質摂取が複合し、腸管内圧の上昇をもたらす（Parra-Blanco, 2006; Salzman and Lillie, 2005）。この内圧は腸管腔を少量の乾燥した硬い糞便が通過しようとして発生する。理論的には、糞便が少量の場合に縦走筋が収縮すると、輪状筋が糞便周囲を密閉して内容物を遠位方向に押し出そうとする。この圧力が上昇すると、結腸の脆弱な部位に粘膜壁のヘルニアが形成される。図29-3参照。この理論はヒトおよび動物を対象とする複数の試験により裏づけられている。一般に、憩室症は、長年高繊維食を摂取している国々では比較的まれであり、精製食品が多い食事に「欧米化」している国で増加している（Salzman and Lillie, 2005）。運動不足も一因である。

内科的治療と外科的治療

憩室症の合併症は、疼痛のないものから、軽度の出血、排便習慣の異常、憩室炎までさまざまである。憩室炎には、炎症症状、膿瘍形成、急性穿孔、急性出血、閉塞、敗血症の症状がある。標準の治療として、抗生物質投与と忍容性に応じて経口摂取が行われる。食事改善または腸管安静は、重症度、食欲、緊急手術の可能性に基づく適応となる（Salzman and Lillie, 2005）。腸内洗浄は便の硬化、便秘、排便いきみを引き起こすため推奨されていない。憩室症患者の約10〜25％が憩室炎を発症しており、入院患者のおよそ1/4〜1/3に外科手術が必要である。

医学的栄養療法

かつては、「粗食」（食物繊維）が憩室症を悪化させていると考えられたため、古典的食事療法では繊維質が少なかった。今日では、高繊維食と十分な水分摂取を組み合わせることにより、柔らかく量の多い糞便を促し、このため便が早く通過できて排便時のいきみが少なくて済むことが理解されている。ほとんどの患者で高繊維摂取により症状が緩和しており、運動が便秘予防の助けになる。

患者に大いに奨励して、高繊維食を導入させるべきである。食物繊維を摂取すると膨満感または腸内ガスが生じるため、漸増が必要となる。この副作用は通常2〜3週間で消失する。食物繊維推奨量は、成人女性が25g/日、男性が38g/日で、食物からの摂取が望ましいとされている。繊維質必要量を摂取できない場合、メチルセルロースおよびサイリウムの繊維質サプリメントが用いられており、良好な結果を収めている。高繊維摂取には十分な水分摂取（2〜3L/日）が必要である。

憩室炎の急性発作が生じている場合には、最初は低残渣食または経静脈栄養（PN）が必要であるが、その後少しずつ高繊維食に戻される。歴史的には、憩室症患者の合併症を予防するために、あるいは憩室炎発作ののちには、食用種子、ナッツ、植物の皮の摂取を避けるよう助言されてきた。最近の18年間追跡試験では、ナッツ、トウモロコシ、ポップコーンの摂取と憩室出血との間には関連がなかった（Strate et al., 2008）。しかも、ナッツおよびポップコーンの摂取と憩室炎のリスクとは逆相関の関係にあることが報告されたのである。一方、この食事制限を支持するデータは見受けられない。

腸内ポリープと大腸癌

アメリカや世界中で、大腸癌は成人のがんで3番目に多く、がん死の原因でも2番目に多い。しかし、この10年間の大腸癌新規症例数は、男性では3％低下し、女性では2.2％低下している。その数は年間約142,500例で、発症率は女性よりも男性の方が高い（National Cancer Institute and U.S. National Institutes of Health, 2010）。最も高いのは北ヨーロッパ出身の白人である。アフリカおよびアジアの発症率はこれより低いが、移民や欧米化に伴い上昇する傾向にある。

病態生理

大腸癌のリスクを上昇させる因子として、家族歴、長期にわたるIBD（炎症性腸疾患）の存在、家族性ポリポーシス、腺腫性ポリープ、数種類の食事性成分がある。大腸ポリープは大腸癌の前駆体と考えられている（詳細は第37章参照）。特定の栄養素ではなく食事のパターンから、大腸癌発症リスクを予測できることが多い。食事性の危険因子とは、肉類、脂肪、アルコールの高摂取や肥満、数種類の微量栄養素、果物、野菜、全粒穀物の摂取不足である。食品の調理法も肉類や脂質の多い食品の発癌性を左右する（McGarr et al., 2005; Raju and Cruz-Correa, 2006）。

アスピリンおよび非ステロイド抗炎症薬の使用や運動には保護作用があると思われる（Raju and Cruz-Correa, 2006）。

疫学的研究やコホート研究で保護作用が検証された微量栄養素には、ビタミンD、葉酸塩、カルシウム、セレンがある。果物と野菜の食品群、単一の植物性食品、高繊維質の穀類、ω-3脂肪酸、数種類の抗酸化物質、植物由来機能性物質の保護作用を裏づけている試験が数種類存在するが、このデータには必ずしも一貫性があるわけではない。しかし、プレバイオティクス・プロバイオティクスの使用により、腸内細菌叢の改善、グルタチオン転移酵素の誘発、糞便中の酪酸塩（ブチレート）含有量上昇、毒性または遺伝毒性成分の減少、動物モデルにおける一部の前がん病変発生低下が得られている（McGarr et al., 2005）。

医学的処置

大腸ポリープまたは大腸癌の診断を受けた患者には、薬物療法、放射線療法、化学療法、大腸手術、経腸栄養またはPN（経静脈栄養）による栄養支持など、中等度治療や大規模な治療が必要となる。

医学的栄養療法

がん関連機関による推奨事項には、大腸癌を標的とするものも含まれている。一般に、こうした推奨事項には十分な運動、体重維持または減量、脂質控えめのバランスの良い摂取、果物、野菜、豆類、全粒穀物、乳製品からの十分な微量栄養素摂取、アルコール摂取の抑制が盛り込まれている。食事が不十分である場合には、通常サプリメントが奨励される。がん生存者の食事では、標準的にがん予防のガイドラインが順守されている（第37章参照）。

腸手術における栄養状態の経過

小腸切除と短腸症候群

短腸症候群(SBS)は、腸切除による腸の短縮または機能低下に起因する吸収能力の不足と定義することができる。通常、小腸の70～75％の喪失によりSBSが生じる。SBSは、結腸がなく小腸が100～120cm、または結腸が残存し小腸が50cmと定義される。実際には、腸の長さを問わず、水分と食物の摂取量が正常であっても栄養および水分必要量を支えることができない状態と定義することができる。

SBS患者には、水分、電解質、栄養の複雑な管理の課題があることが多い（Parrish, 2005）。SBSの経過として、微量栄養素と主要栄養素の吸収不良、頻回の下痢、脂肪便、脱水、電解質の不平衡、体重減少、小児の成長障害がみられる。このほか、合併症として胃液分泌過多、シュウ酸腎結石、コレステロール胆石がある。最終的に長期のPNを必要とする患者は、長期のPN支持により、カテーテル感染、敗血症、胆汁うっ滞、肝疾患のリスクが上昇し、生活の質が低下する（Diamanti et al., 2007）。

病態生理

成人に広範腸切除術を実施する最も多い理由は、クローン病、放射線性腸炎、腸間膜梗塞、悪性疾患、腸捻転（Parrish, 2005）である。小児のほとんどのSBS症例が、先天性の消化管異常、閉鎖症、腸捻転、壊死性腸炎によるものである。

- **十二指腸切除** 十二指腸（約25cm）の切除はまれである。十二指腸は鉄、亜鉛、銅、葉酸塩など重要な栄養素を吸収するために望ましい部位であることから、これは幸運なことである。膵酵素および胆汁酸塩が流入する入り口であるという点で、栄養素の消化・吸収に重要な役割を果たしている（第1章参照）。

- **空腸切除** 空腸（約1.8～3m）は栄養吸収の大部分を担っている。正常には、食物と栄養素の消化・吸収のほとんどが小腸の近位先端100cmで行われている。空腸の腸管ホルモンは消化・吸収で重要な役割を果たしている。コレシストキニン（Cholecystokinin [CCK]）が膵臓での分泌と胆嚢収縮を刺激し、セクレチンが膵臓からの重炭酸塩分泌を刺激する。胃抑制ペプチドが胃液分泌と胃運動性を遅くし、血管作動性抑制ペプチドが胃の重炭酸塩分泌を抑制する。消化・発酵・吸収後に残るのは、少量の糖質、難消化性デンプン、繊維質、脂質、食物繊維、水分である。空腸切除後は、通常回腸が空腸機能を代行するよう順応する。回腸の運動性は比較的遅く、回腸や結腸で分泌されるホルモンにより胃排出と胃液分泌が遅延される。空腸切除により表面積が小さくなり腸通過時間が短縮するため、微量栄養素や過量の糖質（特にラクトース）、脂質を吸収するための機能的予備能が減少する。

- **回腸切除** 回腸、特に遠位回腸の広範切除により、重大な栄養学的および医学的合併症が生じる。遠位回腸は、唯一胆汁酸塩とビタミンB_{12}内因子結合体を吸収する部位である。また、回腸では、消化管に1日に摂取または分泌される水分7～10Lの大部分も吸収される（第1章参照）。回腸と盲腸との接合部にある回盲弁は、回腸内容物の結腸への通過速度を調節し、腸内細菌の逆流を防ぐことにより、栄養吸収を最大にしている。これによって小腸細菌異常増殖（SIBO）のリスクが低下する。

胆汁酸塩の吸収不良は良性のものと考えられるが、疾患経過のカスケードをもたらす。消化管に流入した胆汁酸塩を回腸で「再利用」することができない場合、肝臓での産生だけでは十分な胆汁酸塩の貯留量または脂質を乳化させるための排出量を維持することができない。胃と膵臓のリパーゼにより、トリグリセリドをある程度脂肪酸とモノグリセリドに消化することができるが、胆汁酸塩の働きによって十分にミセルを形成できない場合には、脂質の吸収が悪い。このことが脂質のほかにも、脂溶性ビタミンA、D、E、Kの吸収不良を招きかねない。さらに、脂肪酸の吸収不良により、脂肪酸がカルシウム、亜鉛、マグネシウムと結合して脂肪酸-ミネラルの金属石鹸を形成する。こうして同じく吸収不良が助長される。この結合形成に対し、結腸ではシュウ酸吸収が増加する。これが高シュウ酸尿症をもたらし、腎臓のシュウ酸結石の頻度を増加させる。回腸切除に多い脱水と尿の濃縮が、それぞれ結石のリスクをさらに上昇させる（第36章参照）。

結腸（約150cm）では電解質（特にナトリウムと塩化物）含有量の高い水分を1日1～1.5L吸収する働きをするが、順応によってこの吸収能力を1日5～6Lまで高めることができる。体液状態を維持するためには結腸の保護がカギとなる。結腸が残存している場合には、胆汁酸塩の吸収不良が粘膜刺激として作用し、結腸の運動性亢進に伴い水分と電解質を喪失する。結腸が残存する回腸切除に高脂肪食の摂取が重なっても、ヒドロキシ脂肪酸が生成され、これも水分喪失を亢進する。胆汁分泌液中の胆汁酸、リン脂質、コレステロールの比率

に変化が生じ、コレステロール胆石が生じる。PN（経静脈栄養）への依存により胆管排出への刺激が減少し、二次性に「胆泥」のリスクが上昇する（第30章参照）。

切除術の内科的および外科的処置

処置の第一段階は、カルテや問診により残存腸管の長さを調べることである。24時間の食事摂取量のほか、糞便と尿の排泄量も確認する必要がある。薬物療法および体液状態の評価も必要である。消化管運動性の遅延、分泌物量の低減、腸内細菌異常増殖治療のために、薬剤が処方されると思われる。「腸管運動抑制」薬の第一選択としてロペラミドがあり、必要に応じて麻薬も使用される。腸管の運動性および分泌を緩慢にするために、ソマトスタチンおよびソマトスタチン類縁体、グルカゴン様ポリペプチド-2、成長ホルモンなど、抗分泌作用、運動抑制作用、栄養学的作用のあるホルモンを使用する試験が実施されてきた。消化管の広範切除を受けた患者を補助するために、大腸の代わりとなる便収容袋（「パウチ」）の造設、小腸延長術、小腸移植などの外科手術が実施されている（Shatnawei et al., 2010）。小腸移植はきわめて複雑で、腸管機能不全またはPNによって重大な合併症が発生する場合に限り実施される。

医学的栄養療法

広範腸切除を受けた患者のほとんどには、栄養状態の回復と維持のためにまずPNを実施する必要がある。PNとその後の栄養療法の期間は、腸切除の規模、患者の健康状態、残存消化管の状態に基づく。一般に、広範回腸切除を受けた高齢患者、回盲弁を喪失した患者、残存消化管に病変が残存している患者も、同じく栄養摂取が難しい。経腸栄養法では、消化管が栄養の刺激を受ける。このため、栄養状態の回復と維持にはPNが用いられている。十分な水分と栄養状態を維持するのに、生涯PNを必要とする患者もいる。

症状が極度の重度であるほど、通常の食事への進行が遅くなる。少量かつ頻回の小さな食事（1日に6～10回）であれば、大きな食事よりも忍容性が良好であろう（Matarese et al., 2005; Parrish, 2005）。通常のように食べることができない場合に摂取量を最大にするためには、夜間などの経管栄養法が有用となる（第14章参照）。栄養失調および消化管疾患のために、残存消化管の消化・吸収機能が損なわれ、栄養失調そのものにより術後の順応が遅延する。通常の食物への移行には数週間から数ヵ月かかり、一部の患者では通常の食物濃度や摂取量への忍容性が戻らない。

消化管の順応性が最大になるまでには、術後1～2年かかると思われる。順応すれば機能が改善するが、腸が通常の長さや能力に回復するわけではない。栄養素全体が消化管の最も重要な刺激である。順応過程を加速させ吸収不良を軽減するための他の栄養素戦略には、利用できるほどの根拠が少ない。たとえば、グルタミンは小腸上皮細胞の望ましいエネルギーであり、このため順応の強化にとって貴重である。ヌクレオチド（プリン塩基、ピリミジン塩基、リボ核酸で形成される）も粘膜の順応性を高めるが、残念ながら経静脈や経腸の栄養剤には含有されていないことが多い。炭水化物と繊維質の腸内細菌発酵によって産生される短鎖脂肪酸（SCFA）（酪酸塩、プロピオン酸塩、酢酸塩など）は大腸上皮細胞の主なエネルギー源である。

空腸を切除し回腸と結腸に損傷がない患者は、迅速に正常な食事に順応する。タンパク質、脂質、炭水化物の含有食品を通常のバランスで摂取できれば十分である。少量ずつ6回に分けて食事をし、ラクトース、多量の濃縮甘味料、カフェインを回避すると、膨満感、腹痛、下痢のリスクを軽減することができる。標準的なアメリカの食事は栄養が不足しており、一部の微量栄養素の摂取がきわめて少ないため、食事の質が何よりも重要であることを患者に伝えるべきである。あらゆる栄養素の必要量を満たすためには、マルチビタミンおよびミネラルサプリメントが必要である。

回腸切除患者には、経静脈栄養から経腸栄養へ進行させるのにさらに時間と忍耐が必要となる。回腸を喪失したことから、脂溶性ビタミン、カルシウム、マグネシウム、亜鉛のサプリメントが必要と思われる。食事性脂質は、特に結腸が残存している患者では制限が必要となる。各食事を少量にすると忍容性が上がり吸収できるであろう。

中鎖トリグリセリド（MCT）製品により熱量の摂取量が増え、脂溶性栄養素の輸送体にもなる。MCT油を一度にまとめて摂取すると（大さじ単位で薬剤として服用するなど）下痢を助長するため、1日の食事に均等に分けるとよい。水分と電解質、特にナトリウムを少量かつ頻回に摂取する必要がある。

SBS（短腸症候群）患者では、PNへの依存を予防するため、経口摂取または経腸栄養と腸管運動抑制薬との併用を最大にすべきである。頻回の食事、浸透圧を高める薬剤や食品の除去、経口補水液の摂取などの処置を継続する必要がある。吸収不良を補おうとして食べ過ぎる場合もあるが、摂取した食品や飲料だけでなく、食物摂取に反応して分泌される相当量の消化管液も吸収されなくなる。腸が極端に短縮された場合には、栄養素と水分を供給するために経静脈輸液に依存することになる。少量かつ頻回の間食により、経口摂取の満足感が多少得られるが、通常水分と栄養の必要量の一部として提供される（在宅PNの考察については第14章を参照）。

小腸細菌異常増殖

小腸細菌異常増殖（SIBO）とは、小腸内細菌の過増殖を特徴とする症候群である。小腸には、正常では細菌叢の量を抑制する数多くの生理学的作用が働いている。小腸内で胃酸、胆汁、膵酵素が静菌作用と殺菌作用を発揮している。腸運動性の正常な促進作用が細菌を遠位方向へと「掃き出す」。回盲弁は、大腸の多数の腸内細菌が小腸へ移動するのを阻止している。細菌過増殖は、閉塞性疾患、狭窄、放射線性腸炎、または正常に潅流しない部位が残る外科手術の結果（盲係蹄症候群またはルーY法）、消化管のうっ滞が生じ、これが一つの原因に

なっている。

病態生理

　小腸細菌が症状の発現するまで増殖する前には、正常な恒常性による防御機構が頻回に損なわれているはずである。胃酸を抑制する薬剤の長期使用により多くの細菌が生きたまま小腸へ流入する。肝疾患または慢性膵炎では、胆汁と膵酵素の産生や腸への排出が減少し得る。胃不全麻痺、麻薬類、腸管運動障害では、蠕動が低下し細菌を遠位腸管へ押し出す力が損なわれる。遠位回腸と回盲弁の切除術を実施すると、大腸の細菌の逆流による増殖が生じることがある。

　SIBOの症状として最も多いのは、脂質の消化不良による慢性下痢である。小腸内の細菌により胆汁酸塩が脱抱合を受け、これによりミセル形成が阻止される。このため、脂質を消化できずに脂肪便をもたらす。細菌代謝産物の毒性作用により刷子縁が損傷を受けると、刷子縁膜酵素を喪失して炭水化物の消化不良を招く。増大する細菌がビタミンB_{12}などの栄養素を自己の増殖のために消費し、宿主の栄養が欠乏する。小腸内の細菌は代謝の副産物として葉酸を産生するため、ビタミンB_{12}が欠乏していながら、葉酸の血清中濃度が正常であるか、上昇していることが多い。SIBOでは膨満感や膨満も頻回に報告されているが、これは炭水化物への細菌の作用で小腸内に生じる水素とメタンによるものである。

医学的処置

　治療は抗生物質、プロバイオティクス、プレバイオティクスによる細菌増殖抑制を目標とし、場合により盲係蹄の外科手術による修正が実施される。

医学的栄養療法

　小腸の細菌過増殖の問題の一部として、微生物が生息する部位に炭水化物が達すると、これが増殖の燃料となり、続いて腸内ガスと有機酸の産生が亢進する問題がある。少なくとも理論的には、精製デンプンや糖類（ラクトース、フルクトース、糖アルコール）など発酵しやすい精製炭水化物を少なくして、代わりに全粒穀物や野菜を摂取する食事にすると、細菌増殖を抑制し腸の運動性を高めることができる（表29-5「低FODMAP食」参照）。

　消化管の運動性異常、狭窄、解剖学的異常、大腸の日和見病原体（*C. difficile*などの微生物）への予防と治療における食事やプロバイオティクス・プレバイオティクス物質の有効性についての研究は少ない。発酵によってビタミンB_{12}が失われ、一部の食事性栄養素が不足するため、まずは医学的症状と食事摂取を評価することが順当である。盲係蹄症候群の症例のように胆汁酸塩が脱抱合される場合には、MCT（中鎖脂肪酸トリグリセリド）によって脂質とエネルギーを供給すれば有用である。

瘻孔

病態生理

　瘻孔とは二つの臓器または臓器と皮膚とを結ぶ異常な通路である。腸管皮膚（enterocutaneous [EC]）瘻とは腸から皮膚までの異常な通路である。出生前の発育異常、外傷、手術、炎症性疾患または悪性疾患の臨床経過により、瘻孔が生じる可能性がある。ほとんどのEC瘻は外科手術後7〜10日で発生する。腸管の瘻孔では、多量の水分と電解質を喪失し、吸収不良と感染症が生じ得るため、栄養状態には深刻な脅威となる。

医学的処置

　自然閉鎖を可能にするため、あるいは手術で閉鎖する前に最適な栄養状態を維持するため、水分と電解質のバランスの回復、感染症発症の抑制、積極的な栄養支持が必要と思われる。

医学的栄養療法

　EC瘻患者の栄養管理はきわめて難しいことがある。瘻孔患者には、PN（経静脈栄養法）、経腸栄養法、経口摂取、以上の組み合わせのいずれかが用いられる。選択した栄養法の成功率は、瘻孔の部位、膿瘍または閉塞の存在、機能している腸の長さ、瘻孔からの漏出処理の可能性、患者の全般的状態など、複数の変動因子によって異なる（Willcutts, 2010）。

回腸瘻造設術または結腸瘻造設術

　重度潰瘍性大腸炎（UC）、クローン病、大腸癌、腸外傷の患者では、腸の損傷のない部位から排便できるようにするため、体表面から腸管までの開口部を手術で造設することが多い。結腸、直腸、肛門を全摘出する場合、回腸瘻造設術、すなわち腹壁の回腸開口が実施される。直腸と肛門のみが切除される場合には、結腸瘻造設術により大腸への入り口を作ることができる。場合により、腸管遠位部の手術と治癒を可能にするため、臨時の開口部が作られることもある。

　開口部、すなわちストーマ（人工肛門）は、やがて直径約2cmの大きさに収縮する。人工肛門からの排泄はその部位によって異なる。回腸瘻から排泄する便は液体であるが（排液）、結腸瘻から排泄する便は柔らかいものから十分に形のあるものもある。大腸左側の結腸瘻から排泄する便は、右側結腸瘻からの便より固い。回腸瘻または結腸瘻のある患者にとって悪臭は重大な問題であるが、通常回腸瘻排液にある若干の酸性臭は不快というほどのものではない。

医学的処置

　永久的結腸瘻または回腸瘻が造設された患者に対しては、医療チーム全員が共感的に理解する必要がある。通常、この病態や腸の規則性の維持にかかわる問題を受け入れるのは困難である。人工肛門造設患者の支援と指導には、看護職員、特にストーマ療法士（人工肛門ケアの専門家）が中心的役割をする。同様の手術を受けた患者を紹介すると役立つと思われ

医学的栄養療法

脂肪便または食物の部分的消化や腸内細菌発酵により、悪臭便が生じる場合がある。短鎖脂肪酸（SCFA）、硫黄含有化合物、アンモニア、メタンなどの最終産物により悪臭が出る。腸内細菌叢には個人差があるため、腸内ガスと悪臭の種類や量が人によって異なり、食習慣によっても異なる。除去すべき食品も患者によって異なるため、これを確認するために便を観察するよう指導する。

結腸瘻から悪臭が生じやすい食品とは、豆類、タマネギ、ニンニク、キャベツ、卵、魚、一部の薬剤のほかにも、一部のビタミン・ミネラル・サプリメントである。悪臭が持続するのは、ストーマの衛生不良または回腸で細菌異常増殖が生じる回腸瘻合併症に起因する。消臭剤が市販されており、現在のストーマ装具は防臭検査済みである。ガスが産生されるとパウチが張り詰めて膨張し、偶然漏れる可能性もある。結腸瘻造設患者には、鼓腸を軽減するための栄養学的推奨（本章に記載）が有用となる。

損傷のない消化管では、回腸から結腸への正常な排出量が750mL～1.5Lである。大腸切除術および回腸瘻造設術後には、1～2週間で順応が生じる。糞便排出量と便中水分量が次第に減少していく。結腸切除術のほかに回腸切除も行っている患者では、同程度の糞便量減少は生じない。切除した回腸の量にもよるが、回腸からの排出量は結腸切除術しか実施していない患者の1.5～5倍である。回腸瘻造設術の患者では、便により塩分と水分を過剰に喪失し、これを補うために必要量が平均以上になる。水分摂取が不足すると尿量が少なくなり、腎結石の素因になりうる。ナトリウムは通常の食事から十分に得ることができ、水分は1日のストーマ排泄量を超える1L以上を摂取するよう指導すべきである。

回腸瘻が正常に機能すれば、栄養が欠乏することはない。回腸瘻造設術のような外科手術では特別な食事にする必要があるが、熱量消費量は健常者とほぼ同じであるため、エネルギー摂取の増量は必要ない。回腸末端部の切除も実施している患者には、ビタミンB_{12}のサプリメントまたは静注投与が必要である。回腸瘻造設術患者は生野菜や果物の摂取量が低いため、ビタミンCと葉酸塩の摂取量が低く、サプリメントを摂取する必要がある。

回腸瘻造設術患者には、自己申告ではなく食物への忍容性がない生理学的理由に基づいて指導すべきである。結腸瘻造設後には胃内容排出が急速になり、食物を以前と同程度に発酵させることができず、果物や野菜を加熱、断片化、裏ごしすれば栄養吸収が若干良くなる。食塊が腹壁を通過する際、回腸が狭くなっている部位で引っかかる可能性があるため、きわめて繊維の多い野菜を回避しあらゆる食物をよく咀嚼するよう患者に注意を促す。これ以外にも、回腸瘻造設の患者にも結腸瘻造設の患者にも、問題が生じることがわかっている食物のみ除去して標準的な食事を摂取させるべきである。

結腸切除術に伴う回腸嚢造設
病態生理

結腸を摘除した患者には、回腸瘻造設術の代替として、外科手術により回腸遠位部を用いて袋を作ることができる。回腸末端を折り曲げ、折り曲げた部分を縫合して小さな袋を作り、この先端を直腸と吻合する。これは回腸嚢肛門吻合術と呼ばれるものである。最も多いのはJ型回腸嚢で、折り畳みの多いS型およびW型回腸嚢が造設されることもある。回腸嚢では、大腸と同様に細菌叢が発達し、繊維質と炭水化物を少なくとも部分的に発酵させることができる。回腸嚢は大腸のものよりも小さいため、便通が正常よりも頻回に（1日に4～8回）生じる。Koch法による回腸嚢は、装具を使用しないタイプの回腸嚢造設術で、腸内の収容袋には係蹄から作成される一方向弁が付属し、これが腹壁に接着されて皮膚側からのストーマ（人工肛門）となる。このストーマにチューブまたはカテーテルを挿入すると、弁が開いて回腸瘻の内容物を排泄させることができる。造設術が技術的に難しく合併症の可能性があるため、Koch回腸嚢の使用は少なく、J型回腸嚢肛門吻合術の実施が多くなった。

医学的処置

小腸細菌異常増殖（SIBO）と同様に、微生物が腸管内のビタミンB_{12}を得るために競合してこれを取り込んでしまうため、通常ビタミンB_{12}の注射が必要となる。ほかにも腸閉塞、回腸嚢の炎症、便の排泄量や排泄頻度、腸内ガスの増加の報告が多い。繊維質の多い食品の粒径、完全な咀嚼、日中の少量かつ頻回の食事摂取に気を付けていれば、腸閉塞の発症率は低下する。しかし、排便の頻度と量は正常には戻らない。正常な損傷のない大腸では、回腸から流入する水分量を1Lとすると、この80～90%を吸収して100～200mLだけが残る。水分吸収率を高めることにより、術後に残存する回腸がわずかではあるが順応できる。しかし、順応後も水分の排出量は常に300～600mLである。

回腸嚢炎は回腸嚢を形成している粘膜組織の炎症である。関連の病理学的変化は炎症性腸疾患（IBD）（潰瘍性大腸炎[UC]など）といくぶん似ている。回腸嚢炎の原因は完全には明らかにされていないが、優勢な細菌の過増殖、胆汁酸塩吸収不良、不十分な短鎖脂肪酸（SCFA）生成によるものと思われる。抗生物質が治療の第一選択であるが、発症率を低下させるためにさまざまな食物繊維、プレバイオティクス・プロバイオティクスなどの栄養成分を用いる試みが成功を収めている（Guarner, 2005; Meier and Steuerwald, 2005）。

医学的栄養療法

食事と回腸嚢に関する対照比較試験はほとんど実施されていない。食物不耐症がみられることが多いが比較的軽度であ

臨床シナリオ 1

サラは2年前にセリアック病の診断を受けた35歳の女性。3週間下痢と腹痛が続き、消化器系専門病院（Digestive Health Clinic）で診療を受けた。標準的な食事を摂取しているが体重が減少しているとのことであった。また最近になって、新しい職場で高校の英語教師として勤め始めた。学校のカフェテリアではグルテン無添加の良質な温かい食事が食べられるため、そこで昼食をとっていた。サラはセリアック病の診断を受けた時、登録栄養士からグルテンフリー食の指導を受けたそうである。グルテンフリー食については正しく理解していると思われ、地域のセリアック病支援団体にも相談していた。

「平日」の食事内容の概要
朝食
グルテン無添加シリアル1カップ（240mL）と乳脂肪分1%の牛乳120mL。オレンジジュース1カップ。コーヒー1カップと乳脂肪分1%の牛乳大さじ2杯、砂糖小さじ1杯。

昼食（カフェテリアにて）
コーントルティーヤとツナ約85g、溶けたチェダーチーズ約28g
トレイルミックス約113g（ピーナッツ、カシューナッツ、レーズン、粒チョコレート）
バナナ1本
チョコレートミルク1カップ
水約600mL

おやつ
ベビーキャロット12本
唐辛子ホムス 大さじ2杯
水300mL

夕食
グルテン無添加マリネ液でマリネにした鶏胸肉のグリル約142g
ヒヨコ豆、トマト、ホウレンソウのサラダ1カップとオリーブオイルまたはバルサミコドレッシング小さじ2杯
白ワイン90mL
バニラアイスクリーム1/2カップ

臨床検査値の異常：抗組織トランスグルタミナーゼ（Tissue transglutaminase [TTG]）IgA抗体が60（2年前）、<4に低下（1年前）
下痢>5日間
現在投与している薬剤：ロペラミド（2週間前から開始）、Fibercon（1ヵ月前から開始）
グルテンへの食物不耐症

栄養診断
下痢を来していることから明らかなように、おそらく不用意なグルテン摂取により消化管機能に異常が認められる。

処置
tTG-IgA の確認
交差汚染による混入可能性の見直し：調理、ビュッフェ台、トースター、ばら売り用容器など。
隠れたグルテン含有食品である可能性の見直し：食品結着剤、被覆材、香味料（トレイルミックス、チョコレートミルク）、薬剤（Fibercon）、聖餐用聖餅など。
薬剤師または製薬会社に連絡して、薬剤がグルテン無添加であることを確かめることを推奨。
患者が食べても安全なカフェテリアの料理を知っておくために、カフェテリアの責任者に尋ねることを推奨。
学校の安全な食品がはっきり分かるまでは、弁当の持参を検討することを推奨。
以上の処置をしても症状が緩和しない場合には、消化器専門医への受診を推奨。

栄養管理の演習問題
1. 以上の処置を栄養指導、カウンセリング、治療管理のいずれかに分類しなさい。
2. グルテン無添加の献立を1週間分作成しなさい。

る（Steenhagen et al., 2006）。他の状況で過剰な便排泄量を抑制するために行われる食事療法（低カフェイン、ラクターゼが欠乏している場合のラクトース回避、フルクトースおよびソルビトールの制限）と同じ方法により、回腸嚢のある患者でも排便の量と頻度を減少させることができるようである。腸内では水分と電解質の喪失が上昇するため、これを十分に摂取する。

直腸の手術

痔核摘除術など直腸手術後の栄養療法は、創傷が修復され糞便による創傷感染症を予防することができる摂取量を維持することが目標となる。低残渣食の摂取により排便の頻度を最小になる（表29-1参照）。成分栄養剤は残渣が少なく、この摂取により排便の量と頻度を6日間で50gにまで減らすことができ、臨時の結腸瘻を造設する必要がなくなる。完全に治癒したのちには通常の食事を再開し、高繊維食における便秘予防の将来的な利益について患者に説明する。

ウェブサイトの有用情報

Celiac Disease Resources
Celiac Disease Awareness
http://celiac.nih.gov/

Gluten Intolerance Group
http://www.gluten.net/

Celiac Disease Foundation
http://www.celiac.org/

Celiac Sprue Association
http://www.csaceliacs.org/

University of Virginia Division of Gastroenterology and Hepatology
www.uvahealth.com/celiacsupport

Crohn's and Colitis Foundation of America
http://www.ccfa.org/

Ileostomy, Colostomy, Pouches
National Digestive Diseases Information Clearinghouse
http://digestive.niddk.nih.gov/ddiseases/pubs/ileostomy/index.htm

Medline
http://www.nlm.nih.gov/medlineplus/tutorials/colostomy/htm/index.htm

引用文献

American Gastroenterological Association (AGA) Institute: Medical position statement on the diagnosis and management of celiac disease, *Gastroenterol* 131:1977, 2006.

Aragon G, Graham DB: Probiotic therapy for irritable bowel syndrome, *Gastroenterol Hepatol* 6:39, 2010.

Atia AN, Buchman AL: Oral rehydration solutions in non-cholera diarrhea: a review, *Am J Gastroenterol* 104:2596, 2009.

Azpiroz F: Intestinal gas dynamics: mechanisms and clinical relevance, *Gut* 54:893, 2005.

Barrett JS, Gibson PR: Clinical ramifications of malabsorption of fructose and other short-chain carbohydrates, *Practical Gastroenterol* 31:51, 2007.

Bell TJ, et al: The prevalence, severity, and impact of opioid-induced bowel dysfunction: results of US and European Patient Survey (PROBE 1), *Pain Med* 10:35, 2009.

Besselink MGH, et al: Probiotic prophylaxis in predicted severe acute pancreatitis: a randomised, double-blind, placebo-controlled trial, *Lancet* 371:651, 2008.

Beyer PL, et al: Fructose intake at current levels in the United States may cause gastrointestinal distress in normal adults, *J Am Diet Assoc* 105:1559, 2005.

Bezkorovainy A. Probiotics: determinants of survival and growth in the gut. *Am J Clin Nutr* 73:399S, 2001.

Biggs WS, Dery WH: Evaluation and treatment of constipation in infants and children, *Am Fam Physician* 73:469, 2006.

Bijkerk CJ et al: Soluble or insoluble fibre in irritable bowel syndrome in primary care? Randomised placebo controlled trial, *BMJ (Clinical Research Ed)* 339:b3154, 2009.

Binder HJ: Role of colonic short-chain fatty acid transport in diarrhea, *Ann Rev Physiol* 72:297, 2010.

Bonamico M, et al: Duodenal bulb biopsies in celiac disease: a multicenter study, *J Pediatr Gastroenterol Nutr* 47:618, 2008.

Butterworth AD, et al: Probiotics for induction of remission in Crohn's disease, Cochrane Database Syst Rev (Online) CD006634, 2008.

Caprilli R, et al: European evidence based consensus on the diagnosis and management of Crohn's disease: special situations, *Gut* 55(Suppl 1):i36, 2006.

Case S: The gluten-free diet: how to provide effective education and resources, *Gastroenterol* 128:S128, 2005.

Chand N, Mihas AA: Celiac disease: current concepts in diagnosis and treatment, *J Clin Gastroenterol* 40:3, 2006.

Cook IJ, et al: Chronic constipation: overview and challenges, *Neurogastroenterol Motil* 21(Suppl 2):1, 2009.

DeLegge MH, Berry A: Enteral feeding: should it be continued in the patient with clostridium difficile enterocolitis? *Practical Gastroenterol* 40, 2009.

Diamanti A, et al: Prevalence of life-threatening complications in pediatric patients affected by intestinal failure, *Transplant Proc* 39:1632, 2007.

Dotan I, Rachmilewitz D: Probiotics in inflammatory bowel disease: possible mechanisms of action, *Curr Opin Gastroenterol* 21:426, 2005.

Dray X, Marteau P: The use of enteral nutrition in the management of Crohn's disease in adults, *JPEN* 29:S166, 2005.

El-Matary W, et al: Diagnostic characteristics of given video capsule endoscopy in diagnosis of celiac disease: a meta-analysis, *J Laparoendosc Adv Surg Tech A* 19:815, 2009.

Emmanuel AV, et al: Pharmacological management of constipation. *Neurogastroenterol Motil* 21(Suppl 2):41, 2009.

Ford AC, et al: Yield of diagnostic tests for celiac disease in individuals with symptoms suggestive of irritable bowel syndrome: systematic review and meta-analysis, *Arch Intern Med* 169:651, 2009.

Ford AC, Spiegel BMR: Small intestinal bacterial overgrowth in irritable bowel syndrome: systematic review and meta-analysis, *Clin Gastroenterol Hepatol* 7:1279, 2009.

Ford AC, et al: Effect of fibre, antispasmodics, and peppermint oil in the treatment of irritable bowel syndrome: systematic review and meta-analysis, *BMJ* 337:a2313, 2008.

Gao XW, et al: Dose-response efficacy of a proprietary probiotic formula of *Lactobacillus acidophilus* CL1285 and *Lactobacillus casei* LBC80R for antibiotic-associated diarrhea and *Clostridium difficile*-associated diarrhea prophylaxis in adult patients, *Am J Gastroenterol*, 2010. Accessed 2010 from http://www.ncbi.nlm.nih.gov/pubmed/20145608.

Garsed K, Scott BB: Can oats be taken in a gluten-free diet? A systematic review, *Scand J Gastroenterol* 42:171, 2007.

Ghoshal UC, et al: Frequency of small intestinal bacterial overgrowth in patients with irritable bowel syndrome and chronic non-specific diarrhea, *J Neurogastroenterol Motil* 16:40, 2010a.

Ghoshal UC, et al: Bugs and irritable bowel syndrome: the good, the bad and the ugly, *J Gastroenterol Hepatol* 25:244, 2010b.

Gibson PR, Shepherd SJ: Evidence-based dietary management of functional gastrointestinal symptoms: The FODMAP approach, *J Gastroenterol Hepatol* 25:252, 2010.

Green PH: An association between microscopic colitis and celiac disease, *Clin Gastroenterol Hepatol* 7:1210, 2009.

Guandalini S: Update on the role of probiotics in the therapy of pediatric inflammatory bowel disease, *Expert Rev Clin Immunol* 6:47, 2010.

Guarner F: Inulin and oligofructose: impact on intestinal diseases and disorders, *Br J Nutr* 93(Suppl 1):S61, 2005.

Guyonnet D, et al: Effect of a fermented milk containing Bifidobacterium animalis DN-173 010 on the health-related quality of life and symptoms in irritable bowel syndrome in adults in primary care: a multicentre, randomized, double-blind, controlled trial, *Aliment Pharmacol Ther* 26:475, 2007.

Harder H, et al: Effect of high- and low-caloric mixed liquid meals on intestinal gas dynamics, *Dig Dis Sci* 51:140, 2006.

Heizer WD, et al: The role of diet in symptoms of irritable bowel syndrome in adults: a narrative review, *J Am Diet Assoc* 109:1204, 2009.

Hickson M, et al: Use of probiotic Lactobacillus preparation to prevent diarrhea associated with antibiotics: randomised double blind placebo controlled trial, *BMJ* 335:80, 2007.

Holubar SD, et al: Treatment and prevention of pouchitis after ileal pouch-anal anastomosis for chronic ulcerative colitis, Cochrane Database Syst Rev 6:CD001176, 2010.

Holzer P: Opioid receptors in the gastrointestinal tract, *Regul Pept* 155:11, 2009.

Howell MD, et al: Iatrogenic gastric acid suppression and the risk of nosocomial Clostridium difficile infection, *Arch Int Med* 170:784, 2010.

Hutchinson JM, et al: Long-term histological follow-up of people with coeliac disease in a UK teaching, *QJM* 103:511, 2010.

Järvelä IE: Molecular genetics of adult-type hypolactasia, *Ann Med* 37:179, 2005.

Jobse P, et al: Collagenous colitis: description of a single centre series of 83 patients, *Eur J Int Med* 20:499, 2009.

Kagnoff MF: Celiac disease: pathogenesis of a model immunogenetic disease, *J Clin Invest* 117:41, 2007.

Kalliomäki MA: Food allergy and irritable bowel syndrome, *Curr Opin Gastroenterol* 21:708, 2005.

Kulkarni SV, et al: Opportunistic parasitic infections in HIV/AIDS patients presenting with diarrhea by the level of immunosuppression, *Indian J Med Res* 130:63, 2009.

Lawrence SJ, et al: Probiotics for recurrent *Clostridium difficile* disease, *J Med Microbiol* 54:905, 2005.

Levri KM, et al: Do probiotics reduce adult lactose intolerance? A systematic review, *J Fam Pract* 54:613, 2005.

Linsky A, et al: Proton pump inhibitors and risk for recurrent *Clostridium difficile* infection, *Arch Int Med* 170:772, 2010.

Lochs H: To feed or not to feed? Are nutritional supplements worthwhile in active Crohn's disease? *Gut* 55:306, 2006.

Lombardo L, et al: Increased incidence of small intestinal bacterial overgrowth during proton pump inhibitor therapy, *Clin Gastroenterol Hepatol* 8:504, 2010.

Lustig RH: Fructose: metabolic, hedonic, and societal parallels with ethanol, *J Am Diet Assoc* 110:1307, 2010.

Malagelada JR: A symptom-based approach to making a positive diagnosis of irritable bowel syndrome with constipation, *Int J Clin Pract* 60:57, 2006.

Mallon P, et al: Probiotics for induction of remission in ulcerative colitis, Cochrane Database Syst Rev CD005573, 2007.

Matarese LE, et al: Short bowel syndrome: clinical guidelines for nutrition management, *Nutr Clin Pract* 20:493, 2005.

McGarr SE, et al: Diet, anaerobic bacterial metabolism, and colon cancer: a review of the literature, *J Clin Gastroenterol* 39:98, 2005.

Meier R, Steuerwald M: Place of probiotics, *Curr Opin Crit Care* 11:318, 2005.

Morken MH, et al: Intestinal gas in plain abdominal radiographs does not correlate with symptoms after lactulose challenge, *Eur J Gastroenterol Hepatol* 19:589, 2007.

Mueller C, Macpherson AJ Layers of mutualism with commensal bacteria protect us from intestinal inflammation, *Gut* 55:276-284, 2006.

Müller S, et al: Anti-saccharomyces cerevisiae antibody titers are stable over time in Crohn's patients and are not inducible in murine models of colitis, *World J Gastroenterol* 11:6988, 2005.

Müller-Lissner S: The pathophysiology, diagnosis, and treatment of constipation, *Deutsches Ärzteblatt International* 106:424, 2009.

Nachman F: Long-term deterioration of quality of life in adult patients with celiac disease is associated with treatment noncompliance, *Dig Liver Dis* 2010. Accessed 2010 from http://www.ncbi.nlm.nih.gov/pubmed/20399159.

Nath SK: Tropical sprue, *Curr Gastroenterol Reports* 7:343, 2005.

National Cancer Institute and U.S. National Institutes of Health: Colon and rectal cancer, 2010. Accessed 1 July 2010 from http://www.cancer.gov/cancertopics/types/colon-and-rectal.

O'Keefe SJD: Tube feeding, the microbiota, and Clostridium difficile infection, *World J Gastroenterol* 16:139, 2010.

Parra-Blanco A: Colonic diverticular disease: pathophysiology and clinical picture, *Digestion* 73(Suppl 1):47, 2006.

Parrish CR: The clinician's guide to short bowel syndrome, *Pract Gastroenterol* 29:67, 2005.

Penner R, Fedorak RN: Probiotics and nutraceuticals: non-medicinal treatments of gastrointestinal diseases, *Curr Opin Pharmacol* 5:596, 2005.

Pillai A, Nelson R: Probiotics for treatment of Clostridium difficile-associated colitis in adults, Cochrane Database Syst Rev CD004611, 2008.

Rajendran N, Kumar D: Role of diet in the management of inflammatory bowel disease, *World J Gastroenterol* 16:1442, 2010.

Raju R, Cruz-Correa M: Chemoprevention of colorectal cancer, *Dis Colon Rectum* 49:113, 2006.

Ramkumar D, Rao SSC: Efficacy and safety of traditional medical therapies for chronic constipation: systematic review, *Am J Gastroenterol* 100:936, 2005.

Rasinperä H, et al: The C/C-13910 genotype of adult-type hypolactasia is associated with an increased risk of colorectal cancer in the Finnish population, *Gut* 54:643, 2005.

Robayo-Torres CC, et al: Disaccharide digestion: clinical and molecular aspects, *Clin Gastroenterol Hepatol* 4:276, 2006.

Rostom A, et al: The diagnostic accuracy of serologic tests for celiac disease: a systematic review, *Gastroenterol* 128:S38, 2005.

Salzman H, Lillie D: Diverticular disease: diagnosis and treatment, *Am Fam Phys* 72:1229, 2005.

Sánchez-Pérez M, et al: Toxic megacolon secondary to Clostridium difficile colitis. Case report, *Revista De Gastroenterologia De Mexico* 75:103, 2010.

Sanders DSA: Mucosal integrity and barrier function in the pathogenesis of early lesions in Crohn's disease, *J Clin Pathol* 58:568, 2005.

Sanderson IR, Croft NM: The anti-inflammatory effects of enteral nutrition, *J Parenter Enteral Nutr* 29:S134, 2005.

Schiller LR: Nutrients and constipation: cause or cure? *Pract Gastroenterol* 32:43, 2008.

Schroeder MS: *Clostridium difficile*-associated diarrhea, *Am Fam Physician* 71:921, 2005.

Seibold F: Food-induced immune responses as origin of bowel disease? *Digestion* 71:251, 2005.

Seidner DL, et al: An oral supplement enriched with fish oil, soluble fiber, and antioxidants for corticosteroid sparing in ulcerative colitis: a randomized, controlled trial, *Clin Gastroenterol Hepatol* 3:358, 2005.

Shatnawei A: Intestinal failure management at the Cleveland Clinic, *Arch Surg* 145:521, 2010.

Shaukat A: Systematic review: effective management strategies for lactose intolerance, *Ann Int Med* 2010. Accessed 2010 from http://www.ncbi.nlm.nih.gov/pubmed/20404262.

Shepherd SJ, et al: Dietary triggers of abdominal symptoms in patients with irritable bowel syndrome: randomized placebo-controlled evidence, *Clin Gastroenterol Hepatol* 6:765, 2008.

Shih DQ, Targan SR: Immunopathogenesis of inflammatory bowel disease, *World J Gastroenterol* 14:390, 2008.

Simondi D, et al: A retrospective study on a cohort of patients with lymphocytic colitis, *Revista Española De Enfermedades Digestivas* 102:381, 2010.

Steenhagen E, et al: Sources and severity of self-reported food intolerance after ileal pouch-anal anastomosis, *J Am Diet Assoc* 106:1459, 2006.

Strate LL, et al: Nut, corn, and popcorn consumption and the incidence of diverticular disease, *JAMA* 300:907, 2008.

Suchy FJ, et al: National Institutes of Health Consensus Development Conference: lactose intolerance and health, *Ann Int Med* 152:792, 2010.

Szajewska H, et al: Probiotics in the prevention of antibiotic-associated diarrhea in children: a meta-analysis of randomized controlled trials, *J Pediatr* 149:367, 2006.

Teitelbaum JE: Probiotics and the treatment of infectious diarrhea, *Pediatr Infect Dis J* 24:267, 2005.

Travis SPL, et al: European evidence based consensus on the diagnosis and management of Crohn's disease: current management, *Gut* 55 (Suppl 1):i16, 2006.

Turner D et al: ω 3 fatty acids (fish oil) for maintenance of remission in Crohn's disease, Cochrane Database Syst Rev CD006320, 2009.

Tuteja AK, Biskupiak J: Opioid-induced bowel disorders and narcotic bowel syndrome in patients with chronic non-cancer pain, *Neurogastroenterol Motil* 22:424, 2010.

Tysk C, et al: Diagnosis and management of microscopic colitis, *World J Gastroenterol* 14:7280, 2008.

Venkatasubramani N, et al: Obesity in pediatric celiac disease, *J Pediatr Gastroenterol Nutr* 2010. Accessed 2010 from http://www.ncbi.nlm.nih.gov/pubmed/20479683.

Whelan K, Myers CE: Safety of probiotics in patients receiving nutritional support: a systematic review of case reports, randomized controlled trials, and nonrandomized trials, *Am J Clin Nutr* 91:687, 2010.

Whorwell PJ, et al: Efficacy of an encapsulated probiotic Bifidobacterium infantis 35624 in women with irritable bowel syndrome, *Am J Gastroenterol* 101:1581, 2006.

Willcutts K: The art of fistuloclysis: nutritional management of enterocutaneous fistulas, *Pract Gastroenterol* 2010.

Zezos P, et al: Hyperhomocysteinemia in ulcerative colitis is related to folate levels, *World J Gastroenterol*, 11:6038, 2005.

第30章

ジャネット・M・ハッセ
(Jeanette M. Hasse, PhD, RD, LD, CNSC, FADA)
ラウラ・E・マタレーズ
(Laura E. Matarese, PhD, RD, LDN, CNSC, FADA)

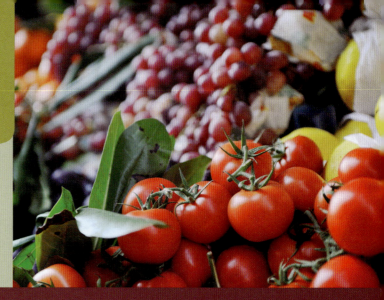

肝胆道系疾患および膵疾患の医学的栄養療法

重要用語
アルコール性肝疾患(alcoholic liver disease)
芳香族アミノ酸(aromatic amino acids [AAA])
腹水(ascites)
胆汁(bile)
分岐鎖アミノ酸(branched-chain amino acids [BCAA])
胆管炎(cholangitis)
胆嚢摘出術(cholecystectomy)
胆嚢炎(cholecystitis)
総胆管結石症(choledocholithiasis)
胆石症(cholelithiasis)
胆汁うっ滞(cholestasis)
肝硬変(cirrhosis)
空腹時低血糖(fasting hypoglycemia)
脂肪肝(fatty liver)
劇症肝疾患(fulminant liver disease)
ヘモクロマトーシス(hemochromatosis)
肝性脳症(hepatic encephalopathy)
肝不全(hepatic failure)
肝性骨異栄養症(hepatic osteodystrophy)
脂肪肝(hepatic steatosis)
肝炎(hepatitis)
肝腎症候群(hepatorenal syndrome)
黄疸(jaundice)
カイザー・フライシャー輪(Kayser-Fleischer ring)
クッパー細胞(Kupffer cells)
非アルコール性脂肪性肝疾患(nonalcoholic fatty liver disease [NAFLD])
非アルコール性脂肪性肝炎(nonalcoholic steatohepatitis [NASH])
膵頭十二指腸切除術(pancreaticoduodenectomy [Whipple procedure])
膵炎(pancreatitis)
穿刺(paracentesis)
門脈圧亢進(portal hypertension)
門脈体循環性脳症(portal systemic encephalopathy)
原発性胆汁性肝硬変(primary biliary cirrhosis [PBC])
続発性胆汁性肝硬変(secondary biliary cirrhosis)
脂肪便(steatorrhea)
静脈瘤(varices)
ウェルニッケ脳症(Wernicke encephalopathy)
ウィルソン病(Wilson's disease)

　肝臓はきわめて重要な臓器である。人間は肝臓なしでは生存できない。膵臓と肝臓は消化と代謝に不可欠なものである。胆嚢も重要であるが、切除できるものであり、なくても体は十分に適応できる。この臓器の構造と機能を理解することは大変重要である。この臓器に疾患が生じると、複雑な医学的栄養療法(medical nutrition therapy [MNT])が必要となる。

肝臓の生理と機能

構造

　肝臓は身体の中で最大の分泌腺であり、約1,500gの重量がある。主に右葉と左葉の二つに分けられる。右葉は、外側から見えない溝により前区と後区に区分され、左葉は、外側から見える肝鎌状間膜により内側区と外側区に分かれている。肝臓には大動脈から血液の約1/3を供給する肝動脈と、残り2/3を消化管から回収して供給する門脈がある。

毎分約1,500mLの血液が肝臓内を循環し、左右の肝静脈を経由して下大静脈へと出てゆく。肝臓には胆管系が血管系のように全体に広がっている。肝細胞で生成される胆汁は胆管系を通り、胆管は太さを増しながら総肝管へとつながり肝臓を出る。胆汁は濃厚で粘度の高い液体であり、肝臓から分泌され胆嚢に貯蔵されて、脂質の多い食物が十二指腸に入ると十二指腸へ放出される。腸内で脂肪を乳化し、脂肪酸と化合物を形成して吸収しやすくする。

機能

肝臓には自ら再生する能力がある。生命の維持には肝臓のわずか10～20％が機能していればよいが、肝臓を摘出すると24時間以内に死に至る。肝臓は身体のほとんどの代謝機能に不可欠であり、500を超える働きをしている。肝臓の主な機能には、炭水化物、タンパク質、脂質の代謝、ビタミンおよびミネラルの貯蔵と活性化、胆汁の生成と排出、アンモニアの尿素への変換、ステロイドの代謝、血液のろ過および量調節の機能がある。

肝臓は炭水化物代謝で主要な役割を果たしている。炭水化物の消化産物であるガラクトースとフルクトースは、肝細胞でグルコースに変換される。肝臓はグルコースをグリコーゲンとして貯蔵し（グリコーゲン合成）、血糖値が低下すると血液中にグルコースを戻す（グリコーゲン分解）。また、乳酸、糖原性アミノ酸、トリカルボン酸回路の中間体などの前駆物質から『新たな』グルコースを産生する（糖新生）（第3章参照）。

肝臓では重要なタンパク質代謝経路が働いている。このうち、アミノ基転移と酸化的脱アミノ反応は、アミノ酸がエネルギーおよびグルコースの産生や非必須アミノ酸合成に用いられる基質に変換される2つの経路である。フィブリノーゲンやプロトロンビンなどの血液凝固因子、ならびにアルブミン、αグロブリン、βグロブリン、トランスフェリン、セルロプラスミン、リポタンパク質などの血清タンパク質が肝臓で産生される。

食事および脂肪組織由来の脂肪酸は、エネルギーを産生するβ酸化によって肝臓でアセチルコエンザイムAに変換される。また、ケトン体も産生される。同じく、トリグリセリド、リン脂質、コレステロール、リポタンパク質の合成と加水分解も行われる。

肝臓は多くのビタミンとミネラルの貯蔵、活性化、輸送に関与している。ビタミンB_{12}以外のあらゆる脂溶性ビタミンと、亜鉛や鉄、銅、マグネシウムなどのミネラルの貯蔵も行う。肝臓で合成されたタンパク質が、血流中でビタミンAや鉄、亜鉛、銅を輸送する。肝臓により、カロテンはビタミンAに、葉酸塩は5-メチルテトラヒドロ葉酸に、ビタミンDは活性型ビタミンD（25-ヒドロキシコレカルシフェロール）に、それぞれ変換される。

栄養素の代謝と貯蔵の機能に加えて、胆汁の生成と排出が行われる。胆汁酸は代謝されて、脂肪と脂溶性ビタミンの消化・吸収に利用される。ビリルビンは赤血球分解から生じる最終代謝産物であり、抱合を受けたのち胆汁中に排出される。

肝細胞ではアンモニアを尿素に変換することによって解毒し、尿素の75％が腎臓で排泄される。残りの尿素は消化管へと戻っていく。また、肝臓はステロイドの代謝も行う。さらに、アルドステロン、グルココルチコイド、エストロゲン、プロゲステロン、テストステロンの活性化と排泄も行う。薬剤やアルコールなど物質の解毒の役割も担っている。また、類洞に局在するクッパー細胞の貪食作用を通して血液中の細菌や残渣物を除去することによってろ過として働き、右心不全が生じた場合などには大静脈から逆流してくる血液を貯留することによって血流量の調節装置として働く。

肝機能の臨床検査

肝疾患患者や肝疾患が疑われる患者の評価とモニタリングには、生化学検査指標が用いられる。酵素分析では肝酵素の放出量が測定され、このほかにも肝機能を測定する検査がある。肝胆道系疾患の検診には、ビリルビン、アルカリフォスファターゼ、アスパラギン酸アミノトランスフェラーゼ、アラニンアミノトランスフェラーゼの血清中濃度の測定がある。表30-1に肝疾患用に用いられる臨床検査の詳細を示す（付録30も参照）。

肝疾患

肝疾患には急性、慢性、遺伝性、後天性がある。肝疾患はさまざまな分類法で分類され、急性ウイルス性肝炎、劇症肝炎、慢性肝炎、非アルコール性脂肪性肝炎（nonalcoholic steatohepatitis [NASH]）、アルコール性肝炎と肝硬変、胆汁うっ滞性肝疾患、遺伝性の肝障害などの肝疾患がある。

急性ウイルス性肝炎

急性ウイルス性肝炎とは、A型、B型、C型、D型、E型の肝炎ウイルスによって発生する肝臓の広範囲の炎症である（図30-1、表30-2）。A型およびE型肝炎は、主に糞口感染により広がる感染症である。B型、C型、D型肝炎は血液と体液によって広がる血液感染症である（Hoofnagle, 2007）。発症頻度は低いが、エプスタイン-バーウイルスやサイトメガロウイルス、単純ヘルペスウイルス、黄熱病ウイルス、風疹ウイルスなどの病原体も急性肝炎を引き起こす。

急性ウイルス性肝炎の一般症状は4期に分けられる。第1期は初期前駆期であり、患者の約25％に症状が現れ、発熱や関節痛、関節炎、発疹、血管浮腫を引き起こす。続いて前黄疸期となり、倦怠感や疲労、筋肉痛、食欲不振、嘔気、嘔吐が生じる。心窩部痛や右上腹部痛を訴える患者もいる。第3期は黄疸が発現する黄疸期である。最後の回復期に黄疸などの症状が鎮静し始める。

表 30-1
肝機能検査に利用される臨床検査

臨床検査	概要
肝排泄	
血清総ビリルビン	上昇した場合、ビリルビンの過剰産生または肝臓での取り込みや抱合の障害を示唆する。
血清間接ビリルビン	非抱合型ビリルビン。ビリルビンの過剰産生（溶血）、酵素系の未成熟、遺伝性の異常、薬剤の作用に伴い上昇する。
血清直接ビリルビン	抱合型ビリルビン。ビリルビン排泄能の低下、肝胆道系疾患、肝内または肝外の胆汁うっ滞、良性の術後黄疸および敗血症、抱合型ビリルビンによる先天性の高ビリルビン血症に伴い上昇する。
尿中ビリルビン	血清総ビリルビンよりも感受性が高い。肝疾患が黄疸の原因か否かを確認する。
尿中ウロビリノーゲン	閉塞性黄疸が予想される場合に用いる。まれに利用される。
血清胆汁酸	門脈循環による胆汁酸の回腸での再吸収率と肝排泄能が反映される。肝疾患に伴い血清中濃度が上昇する。臨床で用いられることは少ない。
胆汁うっ滞	
血清アルカリフォスファターゼ	肝臓や骨、胎盤、腸、腎臓、白血球中に広く分布する酵素。肝臓では主に毛細胆管膜に結合する。上昇は胆汁うっ滞を示唆するが、骨障害、妊娠、正常な成長、一部の悪性病変に伴い上昇することがある。
5′-ヌクレオチダーゼ（5′-NT）	毛細胆管膜と肝細胞の細胞膜に存在する酵素。心臓と膵臓にも存在する。肝疾患に伴い上昇する。
ロイシンアミノペプチダーゼ（LAP）	細胞由来のペプチダーゼ。通常、胆汁うっ滞が生じていると上昇し、肝胆道系に起因するアルカリフォスファターゼ上昇をも意味している。妊娠によっても上昇する。
γ-グルタミルトランスペプチダーゼ（GGT）	肝細胞のミクロソームと細胞膜に存在する酵素。腎臓、膵臓、心臓、脳にも存在する。肝疾患に伴い上昇するが、心筋梗塞後や神経筋疾患、膵臓疾患、肺疾患、糖尿病、さらにアルコール摂取中にも上昇する。
肝酵素	
アラニンアミノトランスフェラーゼ（ALT、旧名称はSGPT）	肝細胞のサイトゾル中に局在する。このほかにもいくつかの身体組織中にも認められるが、肝臓に最も多い。肝細胞の損傷に伴い濃度が上昇する。
アスパラギン酸アミノトランスフェラーゼ（AST、旧名称はSGOT）	肝細胞のサイトゾルとミトコンドリア中に局在する。心筋や骨格筋、脳、膵臓、腎臓、白血球にも存在する。肝細胞の損傷に伴い上昇する。
血清乳酸脱水素酵素	肝臓、赤血球、心筋、腎臓に存在する。肝疾患に伴い上昇するが、他のほとんどの身体組織中にも認められることから感受性と特異性が低い。
血清タンパク質	
プロトロンビン時間（PT）	血液凝固因子の大半は肝臓で合成される。ビタミンK欠乏と凝固因子合成低下はプロトロンビン時間を延長させ、出血リスクを増大させる。
部分トロンボプラスチン時間（PTT）	「内因性」の凝固機序を評価する指標。血小板因子e、凝固第VII因子および第XII因子を除くあらゆる凝固因子の活性を反映する。PTを補完する指標である。
血清アルブミン	肝臓で合成される主な輸送体タンパク質で、血漿の膠質浸透圧を維持するうえで最も重要な因子である。肝機能異常、甲状腺ホルモンおよびグルココルチコイドホルモンの機能異常、血漿膠質浸透圧の異常、さらに毒素の存在に伴い、合成量が低下する。タンパク漏出性腸症やネフローゼ症候群、熱傷、消化管出血、剥脱性皮膚炎に伴い喪失量が増加する。

続く

表 30-1
肝機能検査に利用される臨床検査──続き

臨床検査	概要
血清グロブリン	$α_1$グロブリンと$α_2$グロブリンは肝臓で合成される。慢性肝疾患に伴い濃度が上昇する。肝胆道系疾患の診断では限定的に利用される。
抗ミトコンドリア抗体	PBC患者の90%では、血清中にミトコンドリア内膜のリポタンパク質成分に対する抗体が検出される。慢性活動性肝炎患者および壊死後性肝硬変患者の25%にもこの抗体が認められる。
抗核抗体および抗平滑筋抗体	慢性活動性肝炎(通常B型またはC型の肝炎ウイルスとは関連がない)患者および少数のPBC患者で陽性となる。臓器特異性または種特異性はない。

肝疾患特異的マーカー

臨床検査	概要
血清フェリチン	主要鉄貯蔵タンパク質。濃度上昇は遺伝性ヘモクロマトーシスの高感度な指標である。
セルロプラスミン	肝臓で合成される主要な銅結合タンパク質。ウィルソン病に伴い低下する。
$α$-フェトプロテイン	主要な循環血漿タンパク質。肝細胞癌に伴い上昇する。
$α_1$-抗トリプシン	主な機能は血清トリプシン活性の抑制である。濃度低下は$α_1$-抗トリプシン欠乏を示唆しており、肝臓および肺の損傷を引き起こす可能性がある。

ウイルス性肝炎マーカー

臨床検査	概要
IgM型HAV抗体	A型肝炎マーカー。現在または最近の感染あるいは回復を示唆する。
IgG型HAV抗体	A型肝炎マーカー。現在または以前の感染と免疫の存在を示唆する。
HBsAg	B型肝炎マーカー。急性または慢性の感染症例のほとんどが陽性となる。
HBeAg	B型肝炎マーカー。ウイルス複製が進行する活動期には一過性に陽性となる。ウイルスの濃度と感染力を反映している。
IgM型またはIgG型HBc抗体	B型肝炎マーカー。急性および慢性の全症例で陽性となる。保菌者も陽性となる。予防効果はない
抗HBeAg抗体	B型肝炎マーカー。回復期、慢性症例の一部、保菌者が一過性に陽性となる。予防効果はない。感染性が低いことを反映している。
抗HBsAg抗体	B型肝炎マーカー。回復期後期に陽性となる。予防効果がある。
抗HCV抗体	C型肝炎マーカー。C型肝炎の発症から5〜6週間後に陽性となる。予防効果はない。感染状態であることを反映している。
HCV-RNA	C型肝炎マーカー。
IgM型またはIgG型抗HDV抗体	D型肝炎マーカー。感染を示唆している。予防効果はない。
IgM型抗HEV抗体	E型肝炎マーカー。現在または最近の感染を示唆している。予防効果はない。
IgG型抗HEV抗体	E型肝炎マーカー。現在または以前の感染と免疫の存在を示唆している。

その他の検査

臨床検査	概要
アンモニア	肝臓はアンモニアを尿素に変換する。肝不全および門脈体循環短絡に伴い上昇することがある。

Anti-HBe：抗HBeAg抗体(Antibody to HBeAg)、HBeAg：B型肝炎e抗原(hepatitis B e-antigen)、Anti-HBs：抗HBsAg抗体(antibody to HBsAg)、HAV：A型肝炎ウイルス(hepatitis A virus)、HBc：B型肝炎コア(hepatitis B core)、HBsAg：B型肝炎表面抗原(hepatitis B surface antigen)、HCV：C型肝炎ウイルス(hepatitis C virus)、HDV：D型肝炎ウイルス(hepatitis D virus)、HEV：E型肝炎ウイルス(hepatitis E virus)、IgG：免疫グロブリンG(immunoglobin G)、IgM：免疫グロブリンM(immunoglobulin M)、PBC：原発性胆汁性肝硬変(primary biliary cirrhosis)、RNA：リボ核酸(ribonucleic acid)、SGOT：血清グルタミン酸オキサロ酢酸転移酵素(serum glutamic oxaloacetic transaminase)、SGPT：血清グルタミン酸ピルビン酸転移酵素(serum glutamic pyruvic transaminase)

出典：Baker AL: Liver chemistry tests. In Kaplowitz N, editor: Liver and biliary diseases, ed 2, Baltimore, 1996, Williams & Wilkins; Hoofnagle JH, Lindsay KL: Acute viral hepatitis. In Goldman L, Bennett JC, editors: Cecil textbook of medicine, ed 21, Philadelphia, 2000, Saunders; Kamath PS: Clinical approach to the patient with abnormal liver test results, Mayo Clin Proc 71:1089, 1996; Lindsay KL, Hoofnagle JH: Serologic tests for viral hepatitis. In Kaplowitz N, editor: Liver and biliary diseases, ed 2, Baltimore, 1996, Williams & Wilkins; Weisiger RA: Laboratory tests in liver disease. In Goldman L, Bennett JC, editors: Cecil textbook of medicine, ed 21, Philadelphia, 2000, Saunders.

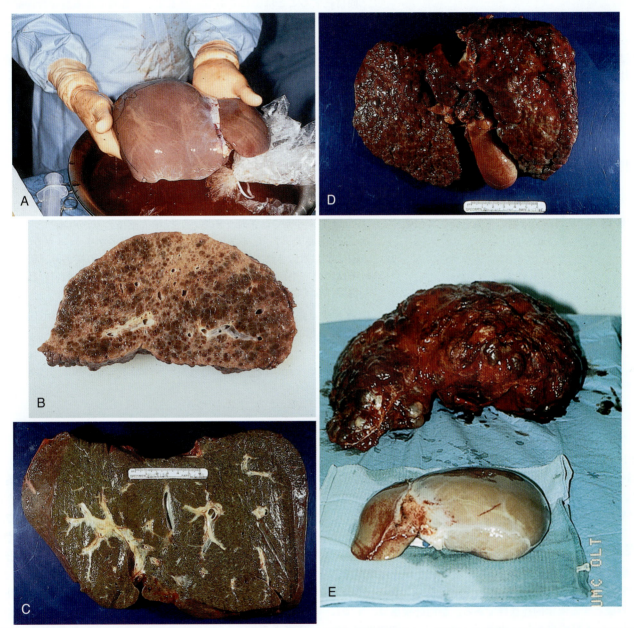

図30-1 **A** 正常な肝臓　**B** 慢性活動性肝炎によって硬化した肝臓　**C** 硬化性胆管炎によって硬化した肝臓　**D** 原発性胆汁性肝硬変の肝臓　**E** 多嚢胞性肝疾患によって腫大した肝臓(奥)と正常な肝臓(手前)
写真提供：*Baylor Transplant Institute, Baylor University Medical Center, Dallas, TX.*

表 30-2
ウイルス性肝炎の種類

ウイルス	感染	概要
A型肝炎	糞口感染。汚染された飲用水、食品、下水を介して感染する。	食欲不振が最も多い症状で、重度になりうる。このほかに多い症状には、嘔気、嘔吐、右上腹部痛、暗色尿、黄疸がある。通常、完全に回復し、長期間持続することはまれである。ハイリスク患者では重篤な合併症が生じる可能性がある。発症後には、十分な栄養摂取に特に配慮する必要がある。
B型およびC型肝炎	HBVおよびHCVは、血液、血液製剤、精液、唾液を介して感染する。たとえば、汚染された注射針、輸血、開放創、口や目に入った血飛沫、性的接触により拡大する可能性がある。	HBVおよびHCVは慢性の保菌状態をもたらし得る。また、慢性活動性肝炎が発症し、肝硬変および肝不全に至る可能性もある。
D型肝炎	アメリカではHDVはまれであり、ヒトの体内での生存と増殖はHBVの存在に依存的である。	HDVでは、同時感染（HBVと同時に発症する）または重複感染（HBV保菌状態にHDVの感染が重なる）が生じる。通常、この形態の肝炎は慢性になる。
E型肝炎	HEVは糞口感染を介して伝搬する。	HEVはアメリカではまれである（通常、輸入感染のみ）が、南アジア、東アジア、中央アジア、北アフリカ、東アフリカ、西アフリカ、メキシコの諸国で多く報告されている。汚染水が感染源とみられており、通常人工密度の高い不衛生な状態で生活する人が感染する。一般に、HEVは慢性ではなく急性である。
G (GB) 型肝炎	HGVとGBV-Cと称されるウイルスは、同一のウイルスの変異株と思われる。	HGV感染は献血者の相当の割合に存在しており、輸血によって伝搬するが、肝疾患は生じないと考えられている。

HBV：B型肝炎ウイルス（Hepatitis B virus）、HCV：C型肝炎ウイルス（hepatitis C virus）、HDV：D型肝炎ウイルス（hepatitis D virus）、HEV：E型肝炎ウイルス（hepatitis E virus）、HGV：C型肝炎ウイルス（hepatitis G virus）

完全な回復が見込まれるのは、A型肝炎例では95％を超え、急性B型肝炎例では90％であるが、急性C型肝炎例ではわずか15～50％である。E型肝炎では通常慢性肝炎に至ることはなく、症状および肝機能検査結果は6週間以内に正常に戻ることが多い（Hoofnagle, 2007）。

劇症肝炎

劇症肝炎は重度の肝機能障害に肝性脳症を伴う症候群である。肝性脳症とは、精神機能障害、神経筋障害、意識状態の異常を特徴とする臨床的症候群である。劇症肝疾患は、すでに罹患している肝疾患が存在せず、発症から2～8週間以内に肝性脳症を合併するものと定義される。劇症肝炎の原因としては症例の約75％がウイルス性肝炎で、このほかに化学毒性（アセトアミノフェン、薬物反応、毒キノコ、産業毒など）、ウィルソン病、妊娠中の脂肪肝、ライ症候群、肝虚血、肝静脈閉塞、播種性悪性腫瘍などがある。劇症肝炎の肝臓以外の合併症は、脳浮腫、凝固障害と出血、心血管系の異常、腎不全、肺合併症、酸塩基平衡異常、電解質平衡異常、敗血症、膵炎である。

慢性肝炎

慢性肝炎の診断には6ヵ月間以上の肝炎の持続が条件とされ、肝疾患の生化学検査および臨床検査のデータと、消散しない肝臓の炎症を確認できる組織生検所見が必要である（Hoofnagle, 2007）。慢性肝炎には自己免疫性、ウイルス性、代謝性のものと、薬剤または毒素によるものがある。慢性肝炎で最も多い原因はB型肝炎、C型肝炎、自己免疫性肝炎である。このほかにも、薬剤性肝障害、代謝病、非アルコール性脂肪性肝炎（NASH）がある。特発性肝硬変とは原因不明の肝硬変のことである。

慢性肝炎の臨床症状は通常非特異的であり、間欠性に生じ、軽度である。多い症状としては、疲労、睡眠障害、集中困難、軽度の右上腹部痛がある。進行した重度の慢性肝炎では、黄疸、筋肉の衰弱、暗色尿、腹水、浮腫、肝性脳症、消化管出血、脾腫、手掌紅斑、クモ状血管腫に至る可能性がある。

非アルコール性脂肪性肝疾患

非アルコール性脂肪性肝疾患（Nonalcoholic fatty liver disease [NAFLD]）とは脂肪肝から脂肪性肝炎までの肝疾患

の一群である。肝細胞の脂肪滴蓄積によるものであり、肝線維症や肝硬変に至り、肝細胞癌をもたらす可能性もある。脂肪肝とは肝臓内の脂肪の単純な蓄積である。NAFLDの原因には、薬剤、先天性の代謝異常、後天性の代謝障害（2型糖尿病、脂肪異栄養症、空腸回腸バイパス手術、肥満、栄養失調）がある（Diehl, 2007）。一般には、肥満、糖尿病、脂質異常症、インスリン抵抗性が原因となっている。

非アルコール性脂肪性肝炎（Nonalcoholic steatohepatitis [NASH]）は肝臓に線維組織の増生をもたらす。NAFLDを発症している患者の中にはNASHに進行しない患者と進行する患者がおり、この理由として二段階説が提唱されている。インスリン抵抗性により脂肪肝を招くが、NAFLDからNASHへの進行はある種の酸化的ストレスによって生じるとする説である。

NASHは無症候性であるが、倦怠感、筋力低下、肝腫大が生じることがある。この治療として、体重の漸減、チアゾリジンジオンまたは場合によりメトホルミンなどインスリン抵抗性改善剤投与、脂質異常症の治療が行われることが多い。極端に急激な体重減少は、NASHから肝硬変へと加速させ、胆石発症の可能性を高めかねない。

NASH患者には慢性肝疾患および肝硬変が発症する可能性がある。肝硬変への進行は年齢、肥満および2型糖尿病の存在により異なり、進行すれば予後を悪化させる原因になる（Diehl, 2007）。一部の試験では、ビタミンE、ベタイン、S-アデノシルメチオニンが、腫瘍壊死因子αの活性を低下させ、これによってNASH軽減に有効であることが示唆されている。

アルコール性肝疾患

アルコール性肝疾患は、アメリカで最も多い肝疾患で、年齢調整死亡率は10万人に4.2人である（National Institute on Alcohol Abuse and Alcoholism, 2005）。アルコール代謝の有害副産物であるアセトアルデヒドがミトコンドリア膜の構造と機能に損傷を引き起こす。アセトアルデヒドはアルコール脱水素酵素が関与する複数の代謝経路のひとつから産生される（注目情報「アルコール摂取が代謝に与える影響」参照）。

いくつかの変動因子によりアルコール性肝疾患に罹患しやすくなる人もいる。この因子には、アルコール代謝酵素の遺伝的多型、性別（男性より女性が多い）、他の薬剤との同時摂取、ヘパトウイルス（肝炎ウイルス）による感染症、免疫因子、栄養状態の不良がある。アルコール性肝疾患の病理発生は、脂肪肝（図30-3）、アルコール性肝炎、最終的な肝硬変の3段階で進行する（図30-2）。

脂肪肝

脂肪肝として知られる脂肪浸潤は以下の代謝障害が限界に達することにより生じる。すなわち、〔1〕脂肪組織からの脂肪酸動員量の増大、〔2〕肝臓での脂肪酸合成の増大、〔3〕脂肪酸酸化の低下、〔4〕トリグリセリド産生の増加、〔5〕肝臓中のトリグリセリドの捕捉である。脂肪肝は禁酒により正常に戻

> ### 注目情報
> #### アルコール摂取が代謝に与える影響
>
> エタノールは主に、肝臓でアルコール脱水素酵素により代謝される。この代謝によりアセトアルデヒドが産生され、同時に水素がニコチンアミド・アデニン・ジヌクレオチド（nicotinamide adenine dinucleotide [NAD]）に付加されてNADがNADH（還元型NAD）に還元される。そして、アセトアルデヒドから水素が奪われて酢酸塩に変換され、このほとんどが血中へ放出される。
>
> 過剰なNADHのために多くの代謝障害が生じ、細胞は正常な酸化還元状態を維持することができなくなる。このような代謝障害には、高乳酸血症、アシドーシス、高尿酸血症、ケトン体血症、高脂血症がある。トリカルボン酸（tricarboxylic acid [TCA]）回路にはNADが必要であるため、この活性が低下する。一方、ミトコンドリアでは、TCA回路を介するエネルギー産生に脂肪酸の酸化ではなくエタノールの水素が利用される。このため脂肪酸酸化反応が低下しトリグリセリドが蓄積する。また、NADHは実質的に脂肪酸の合成を促進する。アルコール性肝疾患の初期では、TCA回路の抑制にエタノールに起因する糖新生低下が重なり、このために低血糖が生じる可能性もある。

る可逆的な病態である。反対に、アルコール乱用を続ければ、肝硬変を発症する。

アルコール性肝炎

一般にアルコール肝炎は、肝腫大、トランスアミナーゼ濃度の軽度上昇、血清ビリルビン濃度の上昇、血清アルブミン濃度の正常値または低下、貧血を特徴とする。また、腹痛や食欲不振、嘔気、嘔吐、脱力、下痢、体重減少、発熱を呈することもある。アルコール摂取を中止すれば、肝炎は消散する可能性があるが、この病態は第3段階に進行することが多い。禁酒を継続するためのカウンセリングまたは支援のほかに、栄養支持が主な治療となる。将来的には、分子遺伝学により新しい治療法がもたらされると思われる（Willner and Reuben, 2005）。

アルコール性肝硬変

第3段階であるアルコール性肝硬変の臨床的特徴はさまざまである。アルコール性肝炎と似ている症状が生じる可能性、または消化管出血、肝性脳症、門脈圧亢進（肝臓を通る血流に閉塞が生じ、これによって門脈の静脈系の血圧が上昇する）を発症する可能性がある。門脈圧亢進およびアルブミン（血清中コロイド浸透圧を維持する）産生低下により、腹膜腔内の体液や血清タンパク質、電解質の貯留、すなわち腹水を発症することが多い。肝組織生検を実施すると、通常は小結節性肝硬変が明らかになるが、大結節性あるいは混合性の肝硬変が明らかとなる場合もある。予後は禁酒とすでに発現している合併症の程度によって異なる。エタノール摂取は特異的かつ重度の栄養異常を引き起こす（臨床上の有用情報「アルコール

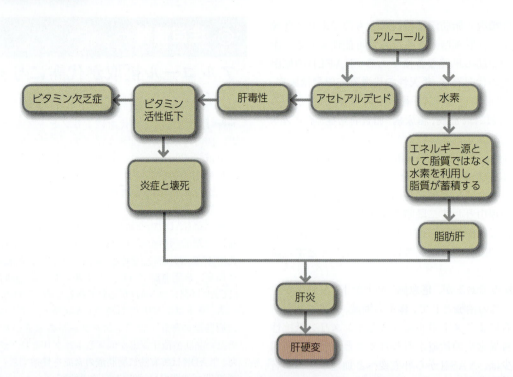

図30-2 過剰なアルコール摂取による合併症は、主として過剰な水素とアセトアルデヒドに起因して生じる。水素は脂肪肝や高脂血症、血中乳酸値の高値、低血糖をもたらす。肝細胞に対するアセトアルデヒドの影響である脂肪の蓄積やこのほかにも未知の因子により、アルコール性肝炎に至る。そしてこの次の段階は肝硬変である。肝硬変の結果として生じる肝機能障害により血液化学的異常が生じ、特にアンモニア濃度が高くなり昏睡や死につながる可能性がある。また、肝硬変は肝臓の構造も変形させ、血流を阻害する。肝臓に血液を供給している血管に高圧がかかり、静脈瘤破裂や腹腔内の体液貯留をもたらす可能性がある。アルコールに対する反応には個人差があり、特にあらゆる大酒家が肝炎や肝硬変を発症するわけではない。

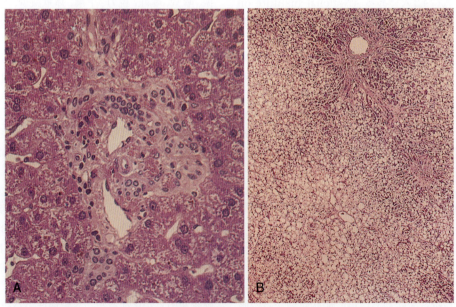

図30-3 **A** 正常な肝臓の顕微鏡画像。正常な門脈路は、門脈、肝動脈、1つないし2つの小葉間胆管、周囲に散在する小管で構成されている。**B** 急性脂肪肝。低倍率の顕微鏡画像では、ほぼすべての肝細胞に脂肪性変化が及び、門脈路（最上部）に直接隣接する肝細胞がわずかに残存する様子を示す。
写真提供：*Kanel G, Korula J: Atlas of liver pathology, Philadelphia, 1992, Saunders.*

依存症患者の栄養失調」を参照)。

胆汁うっ滞性肝疾患
原発性胆汁性肝硬変

原発性胆汁性肝硬変(Primary biliary cirrhosis [PBC])は、小型から中型の肝内胆管の進行性破壊によって生じる慢性の胆汁うっ滞性疾患である。肝外胆管枝と太い肝内胆管は正常である。PBC患者の95%が女性で、疾患は徐々に進行し最終的に肝硬変と門脈圧亢進が生じ、肝移植の適応となるか、あるいは死に至る(Afdhal, 2007)。

PBCは免疫介在性の疾患であり、血清自己抗体、免疫グロブリン濃度上昇、循環性免疫複合体、細胞性免疫反応低下が認められる。PBCでは典型的に肝酵素の軽度上昇がみられ、皮膚掻痒症と疲労の身体的症状が伴う。ウルソデオキシコール酸療法が本疾患の進行を遅延させる可能性がある(Afdhal, 2007)。PBC患者には、胆汁うっ滞により骨減少症、高コレステロール血症、脂溶性ビタミンの欠乏症など、いくつかの栄養学的合併症が生じることがある。

硬化性胆管炎

硬化性胆管炎では肝外胆管の一部に線維性炎症が認められ、肝内胆管病変を伴う場合と伴わない場合がある。進行すると門脈圧亢進や肝不全(肝機能が25%以下に低下)、胆管癌の合併に至る。原発性硬化性胆管炎(Primary sclerosing cholangitis [PSC])が最も多い種類である。原発性胆汁性肝硬変(PBC)と同じく、PSCもヒト白血球抗原ハプロタイプ、自己抗体、複数の免疫異常と強い相関があることから、免疫疾患であると思われる。PSC患者の70〜90%は炎症性腸疾患(特に潰瘍性大腸炎)も併発しており、PSCの罹患では男性が女性よりも多い(2.3:1)(Afdhal, 2007)。また、PSC患者では関連の脂肪便のために、脂溶性ビタミン欠乏症のリスクが高い。ビタミンDとカルシウムの吸収不良により肝性骨異栄養症が生じ、これが続発性副甲状腺機能亢進症、骨軟化症、くる病を招く可能性がある。本疾患の進行を遅延させる治療法または生存期間を改善する治療法というものはない。ウルソデオキシコール酸を投与すれば臨床検査値(血清ビリルビン、アルカリフォスファターゼ、アルブミン)が改善すると思われるが、生存期間への効果はみられない(Afdhal, 2007)。

遺伝性の肝疾患

肝臓の遺伝性疾患には、ヘモクロマトーシス、ウィルソン病、α_1アンチトリプシン欠損症、プロトポルフィリン症、嚢胞性線維症、糖原病、アミロイドーシス、サルコイドーシスがある。最初の3つの疾患はほとんどが肝不全に至る。

ヘモクロマトーシス

ヘモクロマトーシスはHFE遺伝子関連の鉄過剰を来す遺伝性疾患である。遺伝性ヘモクロマトーシス患者では腸から鉄を過剰に吸収し、健常者の鉄貯蔵量が0.3〜0.8gであるのに

臨床上の有用情報

アルコール依存症患者の栄養失調

肝疾患の慢性アルコール依存症患者に多い栄養失調には、いくつかの因子が起因している。

1. 中等量から多量の飲酒家の食生活ではアルコールが食物代わりとなり、十分な熱量と栄養素を摂取することができない。少量の飲酒家では、アルコールが追加的なエネルギー源(「エンプティカロリー」)となる。アルコールには7.1kcal/gがあるものの、多量に摂取した場合にはエネルギー源として効率的に利用されない。アルコール乱用の基準を満たしていなくとも、習慣的にアルコールを摂取している場合には、摂取熱量が増加するため(アルコールによる付加)過体重であることが多い。この点では、エネルギーの多い栄養素の代わりにアルコールが利用される(アルコールによる代用)大酒家とは異なる。

2. アルコール依存症患者では、腸粘膜の形態学的変質と機能の異常だけでなく膵機能不全により消化と吸収の障害が生じる。急激または慢性的なアルコール摂取は肝臓でのアミノ酸取り込みとタンパク質への合成を阻害し、タンパク質合成が減少して肝臓からの分泌が低下する。このため、腸では異化作用が亢進する。

3. 脂質および炭水化物の利用に支障が生じる。還元物質(ニコチンアミドアデニンジヌクレオチドなど)が過剰になりトリグリセリドの酸化が阻害されると、肝細胞に脂肪滴が蓄積し血液循環中のトリグリセリド濃度が上昇する。インスリン抵抗性がみられることも多い。

4. アルコール性肝疾患では、ビタミンとミネラルの摂取量が低下し、吸収、貯蔵、栄養素の活性型への変換能力が変性する結果、この欠乏症が生じる(Leevy and Moroianu, 2005)。また、胆汁酸欠乏により脂肪便も多く、脂溶性ビタミンの吸収に影響が及ぶ。ビタミンA欠乏症により夜盲症に至ることもある(Leevy and Moroianu, 2005)。チアミン欠乏症は、アルコール依存症患者に最も多いビタミン欠乏症で、ウェルニッケ脳症の原因となる(Leevy and Moroianu, 2005)。葉酸塩の摂取不足、吸収不良、排泄亢進、貯蔵と代謝の異常の結果、この欠乏症が生じる可能性がある。不十分な栄養摂取に、ピリドキサール-5'-リン酸(補酵素として働く活性型ビタミンB_6)とアルコールとの相互作用が重なると、ビタミンB_6の状態が低下する。あらゆるビタミンB群とビタミンC、D、E、Kの欠乏症も多い(Leevy and Moroianu, 2005)。低カルシウム血症、低マグネシウム血症、低リン酸血症はまれで、アルコールの慢性的な摂取に亜鉛欠乏症など微量栄養素の異常が伴うことがある(Leevy and Moroianu, 2005)。

対し20〜40gの鉄を貯蔵する（第33章参照）。トランスフェリン飽和率上昇（≥45%）とフェリチン濃度上昇（正常の2倍を超える）がヘモクロマトーシスを示唆している。肝腫大、食道出血、腹水、肝合成機能の障害、異常な皮膚色素沈着、耐糖能低下、心臓の病変、性腺機能低下、関節症、肝細胞癌が発症する可能性がある。早期診断には、血清トランスフェリン濃度上昇の確認を含む臨床検査、検体検査、病理学的検査が行われる。肝硬変や糖尿病が発症する前に静脈切開による瀉血を開始すれば余命は平均的である。

ウィルソン病

ウィルソン病とは胆汁中への銅排泄障害が生じる常染色体劣性遺伝性障害である。銅が、肝臓、脳、角膜、腎臓などさまざまな組織に蓄積する。角膜周囲の強膜との境界線上に、銅沈着によるカイザー・フライシャー輪が黄緑色の色素沈着として形成される。急性肝炎、劇症肝炎、慢性活動性肝炎の併発のほか、神経精神症状を併発する可能性がある。血清セルロプラスミン濃度の低値、肝生検組織中銅濃度の高値、尿中銅排泄量の高値により診断が確定される（Kowdley, 2007）。

ウィルソン病の診断が確定すると、銅キレート薬（銅排泄促進薬）と亜鉛サプリメント（腸内で銅の吸収を阻害し肝臓で亜鉛と結合させる）が治療に用いられる。銅キレート化により生存期間は改善するが、肝硬変を予防することはできない。しかし肝移植により代謝異常を是正することができる（Medici, 2006）。食事中の銅を少なくする必要はないが、他の療法が奏効しない場合には実践するとよい（表30-3参照）。劇症肝炎型が発症して初めて本疾患が診断された場合には、移植を実施しないと生存不可能となる。

α1アンチトリプシン欠損症

α₁アンチトリプシン欠損症とは肝臓と肺の両方に疾患をもたらす遺伝性障害である。α₁アンチトリプシンとは、血清中と体液中に含有される糖タンパクで、好中球のタンパク分解酵素を阻害する。本疾患により胆汁うっ滞または肝硬変が生じ、肝移植以外には治療法がない。

その他の肝疾患

肝疾患には、ほかにもいくつか原因がある。肝腫瘍には、原発性と転移性、良性と悪性がある。硬変肝には、肝細胞癌が発生することが多い。B型肝炎、C型肝炎、遺伝性ヘモクロマトーシスの患者は、このリスクが最も高い。関節リウマチや全身性エリテマトーデス、多発性筋痛、側頭動脈炎、結節性多発性動脈炎、全身性強皮症、シェーグレン症候群などの全身性疾患によっても肝臓が影響を受ける可能性がある。急性の虚血性肝障害や慢性のうっ血性肝障害、バッド・キアリ症候群、肝静脈閉塞性疾患のように、肝血流が変化すると肝機能障害が生じる。肝静脈または門脈の血栓症患者には骨髄増殖性疾患の評価が必要である。寄生虫性、細菌性、真菌性、肉芽腫性の肝疾患もある。なお、原因不明の肝硬変は特発性肝硬変と呼ばれる。

表 30-3

一般的な食品の銅含有量*

食品群	高量（>0.2mg/一般に利用される1食分†）（避けること）	中等量（0.1〜0.2mg/1食分）（6サービング/日を超えないこと）	低量（<0.1mg/一般に利用される1食分†）（自由に摂取してよい）
肉および肉代替品	ラム肉、豚肉、キジ、ウズラ、アヒル、ガチョウ、イカ、サケ。肝臓、心臓、腎臓、脳などあらゆる臓物類。カキ、ホタテ貝、エビ、ロブスター、二枚貝、カニなどあらゆる貝類甲殻類。肉原料のゼラチン。大豆タンパク質製の肉代替品。豆腐。あらゆるナッツと種子類。	他のあらゆる魚（約85g）、ターキーのモモ肉（約85g）、ピーナッツバター（小さじ2杯）	牛肉、チーズ、カッテージチーズ、卵、ターキーの胸肉。豚肉、ターキーのモモ肉、臓物類を含有していない加工肉やウィンナー。「高量」または「中等量」の項目に記載のないものすべて。
脂肪と油脂	アボカド	オリーブ（中2個）。クリーム（1/2カップすなわち120mL）	バター、クリーム、マーガリン、マヨネーズ、乳成分無添加クリーム代用品、油脂類、サワークリーム、サラダドレッシング（摂取してもよい原料で作られたもの）。「高量」または「中等量」の項目に記載のないものすべて。
ミルク	チョコレート、ココア、豆乳		他のあらゆる乳製品、キャロブ風味のミルク

表 30-3

一般的な食品の銅含有量＊ ── 続き

食品群	高量（>0.2mg/一般に利用される1食分†）（避けること）	中等量（0.1〜0.2mg/1食分）（6サービング/日を超えないこと）	低量（<0.1mg/一般に利用される1食分†）（自由に摂取してよい）
デンプン	大豆、ライ豆、ベークドビーンズ、ヒヨコ豆、ウズラ豆などの乾燥豆。乾燥エンドウ豆。レンズ豆。雑穀類。大麦。小麦麦芽。ふすまを原料にしたパンやシリアル食品。1サービング当たりの銅含有量が0.2mgを超えるシリアル（ラベルを確認すること）。大豆粉。大豆のグリッツ。サツマイモ（未乾燥）。	全粒小麦パン（1枚）、あらゆる形態のジャガイモ（1/2カップまたは小さいもの1個）、カボチャ（1/4カップ）、ラスク（4個）、全粒小麦クラッカー（6枚）、パースニップ（2/3カップ）、冬カボチャ（1/2カップ）、グリーンピース（1/2カップ）、即席オートミール（1/2カップ）、Ralston即席シリアル食品（1/2カップ）、1サービング当たり銅0.1〜0.2mgを含有するシリアル食品（ラベルを確認すること）、乾燥スープと缶詰のスープ（1カップ）	精製粉類を原料とするパンとパスタ、缶詰のサツマイモ、米、標準的オートミール、1サービング当たりの銅含有量が0.1mg未満のシリアル食品（ラベルを確認すること）、「高量」または「中等量」の項目に記載のないものすべて。
野菜	マッシュルーム、ミックス野菜ジュース	モヤシ（1カップ）、ビーツ（1/2カップ）、ホウレンソウ（加熱したもの1/2カップ、生のもの1カップ）、トマトジュースなどトマト製品（1/2カップ）、ブロッコリー（1/2カップ）、アスパラガス（1/2カップ）	生のトマトを含め、他のあらゆる野菜
果物	ネクタリン。レーズン、ナツメヤシ、プルーンなどのドライフルーツ（自家製のドライフルーツであれば摂取できる）	マンゴー（1/2カップ）、洋ナシ（中1個）、パイナップル（1/2カップ）、パパイヤ（平均的な大きさのもの1/4個）	他のあらゆる果物
デザート	銅の含有量の高いあらゆる食物が相当量含まれるデザート		他のあらゆるデザート
砂糖と甘味菓子	チョコレート、ココア	リコリス菓子（約28g）、シロップ（約28g）	摂取できる果物、キャロブ、フレーバーエキスを原材料とするジャム、ジェリー（なめらかなジャム）、キャンディなど、他のあらゆる甘味食品。
その他の食品	醸造用酵母	ケチャップ	
飲料‡	インスタントの朝食用飲料、ミネラルウォーター、アルコール飲料§	Postumなど穀類飲料	果物フレーバーの飲料、レモネードなど、他のあらゆる飲料

＊通常のアメリカ人の食事の銅含有量は、1〜5mg/日と推定されている。食事の銅濃度は、土壌状態、地理的位置、種、食事、加工法、加工時の汚染の影響を受ける。食品の正確な銅含有量を検証するのは困難である。銅含有量の高い食品を避け、中等量含有される食品を抑えることにより、食事の銅含有量は約1mg/日になると推定される。食事療法では、食事の特定の銅濃度を達成することではなく、銅含有量が多い食品を制限することを目的とする食事計画が立てられる。
†共通して用いられている1食分の分量は、データベースが記載されたさまざまな栄養手引書において一般に標準的分量と考えられている量である。
‡患者の自宅の水道水の銅含有量を分析する必要がある。銅含有量が100μg/Lを超える場合には、脱塩水を使用すべきである。
§アルコールは必ずしも銅含有量が高いわけではないが、肝毒性作用があるため摂取が禁止される。
出典：Pemberton CM et al: Mayo Clinic diet manual: a handbook of nutrition practices, ed 7, St Louis, 1994, Mosby.

肝硬変の治療と合併症

肝硬変には図30-4に示したように多くの臨床症状がある。肝硬変と末期肝疾患（end-stage liver disease [ESLD]）の合併症には、栄養失調、腹水、低ナトリウム血症、肝性脳症、血糖異常、脂肪の吸収不良、肝腎症候群、骨減少症など重大なものがあり、これが栄養学的影響を及ぼす。肝疾患患者に適切な栄養療法が実施されれば、栄養失調から回復し臨床的予後が改善する可能性がある。これまでの研究では、栄養失調の肝硬変患者に経口栄養法と経腸栄養法（enteral nutrition [EN]）と

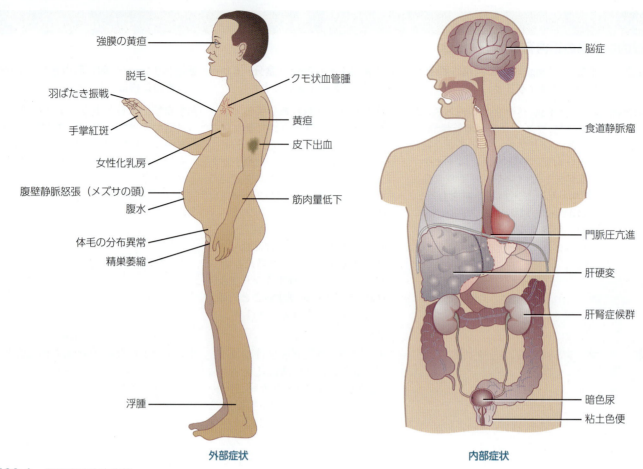

図 30-4 肝硬変の臨床症状

を併用すると、栄養状態だけでなく腹水、肝性脳症、感染症など肝硬変の臨床的合併症も改善し、肯定的な結果が得られている（Campillo et al., 2005）。

栄養アセスメント

栄養失調の程度と原因を判定するため、詳細な栄養アセスメントを実施する必要がある。肝疾患とその臨床経過により、栄養状態の指標とされてきた多くのマーカーが影響を受け、通常の評価を難しくする。表30-4では、肝機能障害患者の栄養アセスメント測定値の解釈に影響を及ぼす因子をまとめている。

連続的に測定すると有用な客観的測定値として、身体計測値と食事摂取の評価を用いることができる（第9章参照）。栄養状態を評価する最善の方法とは、このパラメータと、信頼性および有効性が許容レベルにある主観的包括的アセスメント（subjective global assessment [SGA]）法とを組み合わせることであろう。SGA法では評価パラメータも少なく、熟練した医師であれば容易にパラメータが得られる。幅広い概観が得られるが、栄養状態の変化には感度が低い。利用可能な他のパラメータも検討すべきである。参考情報30-1にSGA法についてまとめている。

栄養失調

進行した肝疾患患者には、中等度から重度の栄養失調の所見が多い（図30-5）。栄養失調が肝障害の病理発生に重大な役割を演じており、予後に深刻な有害作用をもたらすことを考えると、このことはきわめて重要である。栄養失調の有病率は、用いられる栄養評価値、肝疾患の種類と重症度、社会経済的状態に依存的である。

肝疾患における栄養失調の発生には、多数の併存する因子が関与している（*病態生理と治療管理のアルゴリズム*「肝疾患における栄養失調」参照）。不十分な経口摂取が主要な原因であるが、これは肝疾患と治療薬による食欲不振、味覚障害、早期満腹感、嘔気、嘔吐に起因している。摂取不足のもうひとつの原因は食事制限である。

消化不良と吸収不良も栄養失調の一因となっている。便中に脂肪が混入する脂肪便が肝硬変に多くみられ、特に疾患が胆管の損傷や閉塞に及ぶ場合に多い。薬物治療も特定の吸収不良性欠乏を引き起こす可能性がある。さらに、肝機能障害による代謝異常がさまざまな形で栄養失調をもたらす。微量栄養素については、アルコール性肝疾患や肝疾患の進行に伴い、肝臓内の貯蔵量の変化、肝臓で合成されるタンパク質による輸送量の低下、腎臓での喪失が生じ、このためにこの機能が

表 30-4
末期肝疾患患者の栄養アセスメントの解釈に影響を与える因子

評価項目	解釈に影響を与える因子
体重	浮腫、腹水、利尿薬使用による影響
身体計測値	感度、特異性、信頼性に疑問
	誤差が生じる多数の要因
	皮下脂肪厚計測値の総体脂肪率への反映が確認できない
	基準値には体液状態と皮膚の圧縮性のばらつきが考慮されていない
クレアチニン-身長係数	栄養失調、年齢、BMI低下、タンパク質摂取量による影響
	腎機能による影響
	クレアチニンは肝臓で合成されるクレアチンの最終代謝産物で、このため重度の肝疾患ではクレアチニン合成率が変化する
窒素出納試験	窒素は体内でアンモニアの状態が持続している
	肝腎症候群が窒素排泄に影響を及ぼす可能性がある
3-メチルヒスチジン排泄	食事摂取、外傷、感染症、腎機能による影響
内臓タンパク濃度	内臓タンパク質の合成が低下
免疫機能検査	体液状態、吸収不良、腎機能障害による影響
	肝不全、電解質平衡異常、感染症による影響
生体インピーダンス法	腹水および浮腫を伴う場合には無効

出典：Hasse J: Nutritional aspects of adult liver transplantation. In Busuttil RW, Klintmalm GB, editors: Transplantation of the liver, ed 2, Philadelphia, 2005, Saunders.

参考情報 30-1
肝疾患患者の栄養アセスメントのための主観的包括的アセスメント(SGA)評価項目

病歴

体重変化(腹水と浮腫による変動を考慮する)
食欲
味覚変化および早期満腹感
食事摂取(熱量、タンパク質、ナトリウム)
持続性消化管症状(嘔気、嘔吐、下痢、便秘、咀嚼困難または嚥下困難)

身体所見

筋肉量低下
脂肪蓄積
腹水または浮腫

既存病態

肝性脳症、消化管出血、腎機能障害、感染症など、栄養状態に影響を及ぼすであろう病態などの問題

各項目の結果に基づく栄養学的評価

- 栄養状態良好
- 中程度の栄養失調(またはその疑い)
- 重度の栄養失調

出典：Hasse J: Nutritional aspects of adult liver transplantation. In Busuttil RW, Klintmalm GB, editors: Transplantation of the liver, ed 2, Philadelphia, 2005, Saunders.

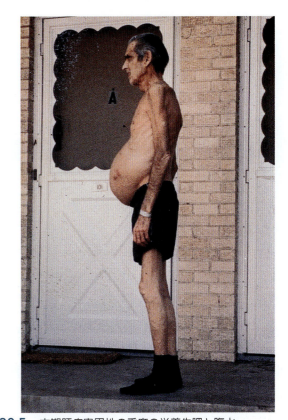

図30-5　末期肝疾患男性の重度の栄養失調と腹水

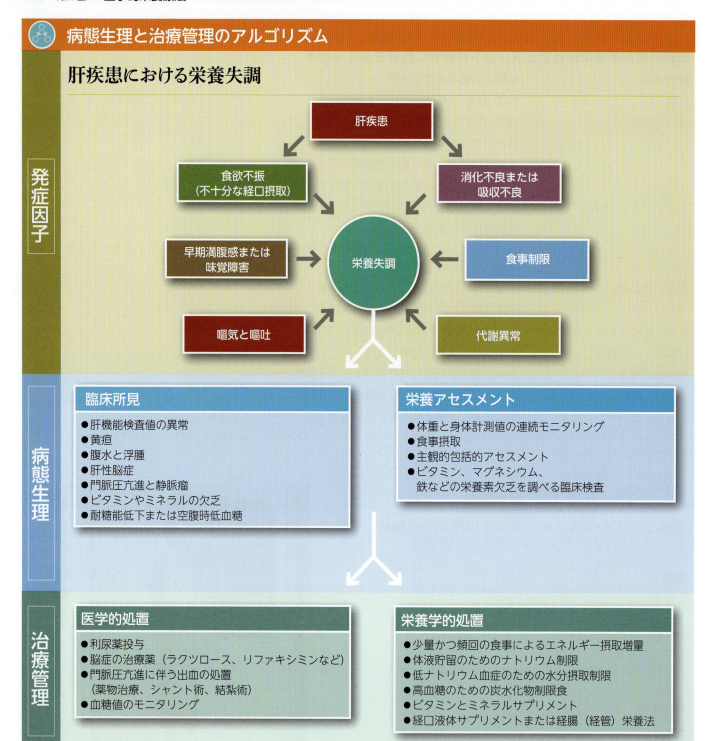

影響を受ける。主要栄養素の代謝異常やエネルギー消費量の増大によっても栄養失調が生じることがある。さらに、注射針を用いて腹部の体液（腹水）を除去する大量腹水穿刺により、タンパク質喪失が生じることもある。

栄養摂取の問題

食欲不振、嘔気、味覚障害などの消化管症状が多いため、十分に栄養を摂取することが困難である。腹水を来している場合には、早期満腹感の愁訴も多い。本来の1日3回の食事ではなく、少量かつ頻回の食事にすると忍容性が良好である。さらに、頻回の食事では窒素バランスも改善し低血糖を予防すると思われる。経口液体サプリメントを奨励し、必要であれば経腸栄養法を用いるべきである。栄養失調の肝疾患患者が体重1kg当たりに1日に摂取する量が、食事摂取基準（dietary reference intake [DRI]）レベルであるタンパク質0.8gおよび熱量30kcalに至らず、さらに本疾患による致死的な合併症の

リスクがある場合には、補助療法としての栄養支持を実施する必要がある。食道静脈瘤では通常、経管栄養は禁忌となっていない（Crippin, 2006）。

栄養必要量
エネルギー
　肝硬変の患者ではエネルギー必要量がさまざまである。エネルギー必要量を確定するために、肝疾患患者の安静時エネルギー消費量（resting energy expenditure [REE]）を測定している試験がいくつかある。末期肝疾患（ESLD）の患者に正常な代謝が認められる場合もあれば、末期ではないのに代謝低下または代謝亢進が認められる場合もあった。腹水またはシャント形成術によりエネルギー消費量がわずかに上昇する可能性がある。

　一般に、腹水を来していないESLD患者のエネルギー必要量はREEの約120～140%である。腹水、感染症、吸収不良を来している場合など栄養補充が必要な場合には、必要量がREEの150～175%に増加する。これは約25～35kcal/kg体重に相当する。計算には推定ドライウェイト（基準体重）を用いて、過剰栄養を防ぐ。栄養失調の患者では経口栄養サプリメントまたは経管栄養により、摂取量の増量または最適な摂取量の確保を可能にし、これによって合併症を減少させ生存期間を延長させることができる（Plauth et al., 2006）。

炭水化物
　肝臓は炭水化物代謝で重要な役割を果たしていることから、肝不全に陥ると炭水化物必要量の判定が難しくなる。肝不全によりグルコース産生と末梢におけるグルコース利用が減少する。糖新生の速度が低下し、エネルギー源として脂質とアミノ酸が優先して利用される。ホルモンであるインスリン、グルカゴン、コルチゾール、エピネフリンの異常が、グルコース以外のエネルギー源を優先する一因となる。また、肝機能障害にはインスリン抵抗性を伴う可能性がある。

脂質
　肝硬変では、空腹時に血漿中の遊離脂肪酸、グリセロール、ケトン体の濃度が上昇する。体内ではエネルギー源の代用として脂質が選択される。貯蔵脂肪の活発な動員とともに脂肪分解が亢進するが、外因性脂質の純貯蔵能は損なわれない。一般に、熱量の25～40%を脂質として摂取することが推奨されている。

タンパク質
　肝不全では、タンパク質が何よりも最も問題となる栄養素であり、この管理が最も複雑でもある。肝硬変は、タンパク質の分解亢進、不十分な再合成、欠乏状態、筋肉量低下を伴う異化作用性の疾患であると長い間考えられてきた。しかし、タンパク質の体内動態に関する試験では、劇症肝不全または非代償性疾患の患者のみに窒素喪失の上昇が認められたが、代償性肝硬変患者にはみられなかった。

　肝硬変患者ではタンパク質利用も上昇する。代償性肝硬変では、窒素平衡を得るための平均タンパク質必要量がタンパク質0.8g/kg/日になることが、研究から示唆されている。そこで、合併症のない肝炎または肝性脳症を併発していない肝硬変で窒素平衡が得られるタンパク質必要量は、ドライウェイトの体重1kg当たり0.8～1g/日となる。

　窒素の蓄積または正の窒素出納を促すためには1.2～1.3g/kg/日以上が必要とされる。アルコール性肝炎または非代償性の疾患（敗血症、感染症、消化管出血、重度の腹水）などストレスを受ける状況では、タンパク質1.5g/kg/日を目安に摂取させる。

ビタミンとミネラル
　肝臓には薬剤の副作用に対する役割に加えて、栄養素の輸送、貯蔵、代謝における本質的な役割があることから、あらゆる末期肝疾患患者にビタミンとミネラルのサプリメント投与が必要である（表30-5）。ビタミンの欠乏は合併症の一因となる可能性がある。たとえば、葉酸塩とビタミンB_{12}の欠乏症は大球性貧血をもたらし得る。ピリドキシン、チアミン、ビタミンB_{12}の欠乏症では、神経障害を引き起こすことがある。錯乱、運動失調、眼障害がチアミン欠乏症によって生じることもある。

　脂溶性ビタミン欠乏はあらゆる種類の肝不全に認められるが、特に吸収不良と脂肪便が生じる胆汁うっ滞性の疾患に顕著である。ビタミンA欠乏症により暗順応に障害が生じることがある。ビタミンD欠乏症では肝性骨異栄養症または肝性骨減少症が発症する可能性がある。このため、サプリメント投与が必要であり、液剤を用いる。プロトロンビン時間延長の原因としてビタミンK欠乏症を除外診断するために、ビタミンKの静脈内または筋肉内投与を3日間実施することが多い。肝疾患に伴う水溶性ビタミン欠乏には、チアミン欠乏（ウェルニッケ脳症に至ることがある）、ピリドキシン（B_6）欠乏、シアノコバラミン（B_{12}）欠乏、葉酸塩欠乏、ナイアシン（B_3）欠乏がある。チアミンの欠乏が疑われる場合には、短期間の大量投与（100mg/日）が実施される

　肝疾患ではミネラルの栄養状態も変化する。消化管出血が生じている患者では鉄貯蔵量が欠乏する可能性があるが、ヘモクロマトーシスまたはヘモジデリン沈着症の患者には鉄サプリメント投与を避けるべきである（第33章参照）。胆汁うっ滞性肝疾患（PBCやPSC）では血清銅濃度上昇が認められる。銅とマンガンは主に胆汁経由で排泄されることから、サプリメント投与にこのミネラルを入れてはならない。肝硬変患者の脳ではマンガンの沈着が蓄積することが明らかにされており、運動機能に障害をもたらす（Garcia-Tsao, 2007）。

　ウィルソン病では、種々の臓器内の銅が過剰になり重度の損傷をもたらす。酢酸亜鉛またはd-ペニシラミンなどの経口キレート薬が第一選択薬である。食事性の銅の制限（表30-3）は、他の療法が奏効しない場合に限り食事療法として処方さ

表 30-5
重度肝不全におけるビタミンとミネラルの欠乏

ビタミンまたはミネラル	準備因子	欠乏症の徴候
ビタミンA	脂肪便、ネオマイシン投与、コレスチラミン投与、アルコール依存症	夜盲症、感染症のリスク上昇
ビタミンB₁（チアミン）	アルコール依存症、高CHO（炭水化物と脂質）食	神経障害、腹水、浮腫、CNS機能障害
ビタミンB₃（ナイアシン）	アルコール依存症	皮膚炎、認知症、下痢、粘膜の炎症
ビタミンB₆（ピリドキシン）	アルコール依存症	粘膜病変、脂漏性皮膚炎、舌炎、口角炎、眼瞼炎、末梢神経障害、小球性貧血、うつ病
ビタミンB₁₂（シアノコバラミン）	アルコール依存症、コレスチラミン投与	巨赤芽球性貧血、舌炎、CNS機能障害
葉酸塩	アルコール依存症	巨赤芽球性貧血、舌炎、易刺激性
ビタミンD	脂肪便、グルココルチコイド投与、コレスチラミン投与	骨軟化症、くる病（小児）、がんまたは自己免疫疾患との関連の可能性
ビタミンE	脂肪便、コレスチラミン投与	末梢神経障害、運動失調、骨格筋障害、網膜症、免疫系障害
ビタミンK	脂肪便、抗生物質投与、コレスチラミン投与	過剰出血、皮下出血
鉄	慢性出血	口内炎、小球性貧血、倦怠感
マグネシウム	アルコール依存症、利尿薬摂取	神経筋の過敏性、低カリウム血症、低カルシウム血症
リン	同化作用、アルコール依存症	食欲不振、筋力低下、心不全、耐糖能低下
亜鉛	下痢、利尿薬摂取、アルコール依存症	免疫不全、味覚障害、創傷治癒、タンパク質合成

CNS：中枢神経系（central nervous system）

れる。菜食は銅の含有が少ないため、補助療法として有用と思われる。

亜鉛とマグネシウムの濃度はアルコール依存症による肝疾患では低く、利尿薬摂取によっても低くなる。脂肪便によりマグネシウムと亜鉛だけではなくカルシウムも吸収不良となる。したがって、以上のミネラルのサプリメントを少なくともDRI濃度で摂取する必要がある。

ハーブのサプリメント

さまざまなハーブサプリメントに、肝不全をもたらすとされる症例報告が複数存在する。テウクリウム・ポリウム（ジャーマンダー）、小柴胡湯、センテラ・アジアティカ（ツボクサ）、ブラックコホシュなど、テルペノイド含有の栄養補助食品が重度の肝毒性を引き起こし、致死性に至ることもあることが指摘されている（Chitturi and Farrell, 2008）。N-ニトロソフェンフルラミン、マオウアルカロイド、オランダヒユ（補骨脂）、カヴァ、ピロリチジンアルカロイドによっても、肝臓の障害が生じている（Chitturi and Farrell, 2008）。

肝疾患治療に2種類のハーブサプリメントが多く出回っている。ウイルス性肝炎またはアルコール性肝疾患患者の間では、オオアザミがよく使用されている。オオアザミの活性成分液はシリマリンである。シリマリンは肝毒性をもたらすフリーラジカル産生および脂質過酸化を低下させると言われている。S-アデノシル-L-メチオニン（S-adenosyl-L-methionine [SAMe]）はもう一つの有名な補完代替医療薬で、メチル化反応にメチル基を供与し、グルタチオン（抗酸化物質）合成の基質になるとされている。Cochraneレビューでは、アルコール性肝疾患患者におけるオオアザミまたはSAMeについては薬効を裏づける根拠も否定する根拠も見当たらない（Rambaldi et al., 2006, 2007）。

門脈圧亢進
病態生理と医学的処置

門脈圧亢進により側副血行路の血流が増大し、消化管に静脈の腫脹（静脈瘤）を引き起こす可能性がある。このような静脈瘤は出血して医学的緊急事態を引き起こすことが多い。治療には、心拍数を下げるためのαアドレナリン遮断薬投与、内視鏡的静脈瘤結紮、X線を用いる血管内手術または外科手術によるシャント形成がある。急性出血発作時には、出血を軽減するためソマトスタチン類似体が投与されるか、または出

血している血管を止血するために膨張式バルーンを装備した経鼻胃管が挿入される。

医学的栄養療法

急性出血発作時には、経腸栄養法を実施することができない。患者が5日以上絶食することが予想される場合には、経静脈栄養法（Parenteral nutrition [PN]）が適応となる。内視鏡療法の反復は食道狭窄を招いたり、患者の嚥下機能を損なったりする可能性がある。また、外科手術あるいはX線血管造影下でシャントを形成すると、血液が肝細胞を迂回して流れることから、脳症発症が増加し栄養素の代謝が低下する可能性がある。

腹水
病態生理と医学的処置

肝疾患では体液貯留が多くみられ、腹水（腹腔内の体液の蓄積）が深刻な経過のひとつとなる。これは門脈圧亢進、低アルブミン血症、リンパ管の閉塞、腎臓のナトリウムと水分のうっ滞により生じる。末梢動脈の血管拡張に続いて生じるカテコールアミン、レニン、アンジオテンシン、アルドステロン、抗利尿ホルモンの放出亢進により、腎臓でのナトリウムと水分のうっ滞が生じる。

腹水の緩和には大量の穿刺排液を行う場合がある。利尿薬療法が行われることが多く、これにはスピロノラクトンやフロセミドなどが用いられ併用されることも多い。フロセミドなどループ利尿薬の主要な副作用には、低ナトリウム血症、低カリウム血症、低マグネシウム血症、低カルシウム血症、低クロル性アルカローシスがある。反対に、スピロノラクトンはカリウム保持性がある。このため、欠乏も過剰も代謝異常の原因となることから、血清カリウム濃度のモニタリングを慎重に実施し、必要に応じて補給や制限を行わねばならない。利尿薬療法を実施している間は、体重、腹囲、尿中ナトリウム濃度、さらに尿素窒素、クレアチニン、アルブミン、尿酸、電解質の血清中濃度をモニタリングする必要がある。

医学的栄養療法

腹水に対する食事療法にはナトリウム制限があり、これを利尿薬療法と併用する。ナトリウムは2g/日に制限されることが多い（低ナトリウム食については第34章および付録37を参照）。厳格に制限される場合もあるが、このような食事は味の面で劣り、ナトリウム過剰制限のリスクがあることから注意が必要である。頻回の腹水穿刺排液を実施している場合には、十分なタンパク質摂取も重要である。

低ナトリウム血症
病態生理

低ナトリウム血症は、抗利尿ホルモンの持続的な放出による水分排泄能の低下、腹水穿刺排液によるナトリウム喪失、利尿薬の過剰使用、過度の厳格なナトリウム制限によって生じ

ることが多い。

医学的栄養療法

水分摂取は一般に、浮腫および腹水の重症度に応じて1〜1.5L/日に制限される。過剰なナトリウム摂取は体液貯留や血清ナトリウム濃度の希釈を悪化させるため、適度なナトリウム摂取を続けるべきである。

肝性脳症
病態生理と医学的処置

肝性脳症とは精神機能の障害、神経筋の障害、意識状態の異常を特徴とする症候群である。消化管出血、水分と電解質の異常、尿毒症、感染症、鎮痛剤使用、高血糖、低血糖、アルコール離脱、便秘、高窒素血症、脱水、門脈体循環シャント術、アシドーシスが肝性脳症を助長する可能性がある。潜在性（きわめて軽微な）肝性脳症が慢性肝不全患者に及ぶこともある。肝性脳症または門脈体循環性脳症では神経筋の異常や行動の異常をもたらす。参考情報30-2では肝性脳症の4つの病期についてまとめた。

アンモニア蓄積は肝性脳症発症の重要な因子と考えられている。肝臓が機能不全に陥ると、アンモニアを解毒して尿素に変換することができず、アンモニアが脳にとって直接的な毒素となる。アンモニアの濃度が脳と血流で上昇し、細胞毒性、細胞膨潤、グルタミン酸の欠乏により神経機能が傷害される（Fitz, 2006）。アンモニアの主要供給源は消化管でのタンパク質の代謝と腸内細菌由来の分解や消化管出血由来の血液分解による内因性の産生である。外因性のタンパク質もアンモニアの供給源である。食事中のタンパク質がアンモニア濃度の上昇を引き起こし、続いて肝性脳症が生じることを示唆している医師もいる。

ラクツロースやリファキシミンなどの薬物が投与されている。ラクツロースは非吸収性二糖類である。これは結腸の内容物の酸度を高め、アンモニアをアンモニウムイオンとして保持する。また、アンモニアを除去するための浸透圧下剤としても作用する。リファキシミンは非吸収性抗生物質で、結腸内のアンモニア産生の減少を助ける。

もうひとつ、γアミノ酪酸（γ-aminobutyric acid [GABA]）

参考情報 30-2

肝性脳症の4つの病期

病期	症状
I	軽度の錯乱、興奮、易刺激性、睡眠障害、注意力低下
II	嗜眠、失見当識、不適切行動、傾眠
III	もうろうとしているが覚醒可能、意味不明な発話、覚醒時の混乱した攻撃的行動
IV	昏睡

受容体複合体が肝性脳症におけるニューロン阻害の一因となっているとする説がある。フルマゼニルなどベンゾジアゼピン受容体拮抗薬により、肝性脳症軽減の可能性がある。

3つ目の仮説は「偽性神経伝達物質説」である。末期肝疾患（ESLD）では血漿中のアミノ酸のバランスが不均衡となっており、分岐鎖アミノ酸（branched-chain amino acids [BCAA]）であるバリン、ロイシン、イソロイシンの濃度が低下している。糖新生とケトン生成が抑制されると、BCAAが骨格筋、心臓、脳におけるエネルギー必要量の30％を供給し、血清中BCAA濃度が低下する。芳香族アミノ酸（Aromatic amino acids [AAA]）であるトリプトファン、フェニルアラニン、チロシンのほか、メチオニン、グルタミン、アスパラギン、ヒスチジンの濃度は上昇する。血漿中のAAAとメチオニンが筋肉のタンパク質分解により血液循環へと放出されるが、タンパク質への合成とAAAの肝クリアランスが低下する。これが血漿中のBCAAとAAAのモル濃度比を変化させ、肝性脳症の発症の原因となっている可能性がある。両者は血液脳関門での担体輸送を競合するため、AAA濃度が高いとBCAAの脳への取り込みが抑制される。

医学的栄養療法

軽度肝性脳症患者におけるタンパク質制限は、タンパク質に忍容性がないために肝性脳症が生じているとの経験的根拠に基づいたものであるが、これは試験で実証されたわけではない。劇症肝不全患者または慢性内因性肝性脳症の希少症例を除き、食事性タンパク質への真性不耐性はまれである。不必要なタンパク質制限は身体のタンパク質喪失を悪化させるだけであるため避けなければならない。

肝性脳症患者は十分なタンパク質を摂取していないことが多い。95％を超える肝硬変患者は、最大1.5g/kg体重までの混合タンパク食に忍容性がある。BCAAで強化しAAAを制限するサプリメントの効果を評価した試験は、そのデザインや被験者数、BCAA剤の組成、脳症の重症度、肝疾患の種類、治療期間、対照群がさまざまである。質の高い試験での評価では、BCAA投与による有意な改善も生存期間への有効性も認められなかった。

ほかにも、植物性タンパク質とカゼインは食肉由来タンパク質よりも精神状態を改善するという説が自明のこととされている。カゼインベースの食事は肉ベースの食事に比べてAAAの含有量が低く、BCAAが高い。植物性タンパク質はメチオニンとアンモニアを生成するアミノ酸の含有率が低く、BCAAが豊富である。植物性タンパク質食は食物繊維が豊富であり、これも窒素化合物排泄において貢献している可能性がある。

さらに、肝性脳症の治療にプロバイオティクスとシンバイオティクス（腸に有用な細菌と発酵性食物繊維を含有する食品）が利用できると言われている。プロバイオティクス（第29章参照）には肝性脳症を改善する可能性がある。門脈血中のアンモニアを減少させ、腸におけるリポ多糖類の産生すなわち肝臓への取り込みを抑制する（Pereg et al., 2010）（Gratz et al., 2010）。これによって肝細胞の炎症と酸化的ストレスを軽減する（このおかげでアンモニアなど毒素の肝クリアランスも高まる）一方、他の毒素の取り込みをも最小にする。

耐糖能異常

病態生理

肝硬変患者のほぼ3分の2に耐糖能低下が、10～37％に顕性糖尿病が生じる。肝疾患患者の耐糖能低下は末梢組織におけるインスリン抵抗性によって発生する。肝硬変患者には高インスリン血症も生じるが、これはおそらくインスリン産生量の増大、肝クリアランスの低下、門脈体循環シャント形成、受容体部位でのインスリン結合能異常の存在、結合後異常の存在によるものである。

末期肝疾患（ESLD）患者では肝臓の糖新生能の低下に加えて、グリコーゲン由来のグルコース産生量が減少するために、空腹時低血糖または低血糖が生じる可能性がある。低血糖は慢性肝疾患よりも急性肝不全または劇症肝不全に発症頻度が高い。エタノールによって肝での糖新生が阻害され、このために飢餓状態となったことによりグリコーゲン貯蔵量が欠乏した患者では、アルコール摂取後にも低血糖が生じることがある。

医学的栄養療法

糖尿病患者には、正常血糖値を得るために標準の医学療法と栄養療法が提供されるべきである（第31章参照）。低血糖患者はこの状態を予防するため頻回に食事を摂る必要がある

臨床上の有用情報

空腹時低血糖

成人のグルコース必要量の3分の2は中枢神経系で利用される。空腹時には、肝臓のグリコーゲンが分解されるか、あるいはアラニンなどの非グルコース前駆体から新たにグルコースが産生され、血漿中グルコース濃度が神経系と脳による利用に備えて維持されている。空腹時低血糖は、新たなグルコース合成や肝臓のグリコーゲン分解が減少した場合に生じる。

空腹時低血糖の原因には、肝硬変、アルコール摂取、広範囲の肝内がん、コルチゾールや成長ホルモンの欠乏、膵臓の非β細胞腫瘍がある。検出方法には、血漿中グルコース濃度が低い時の血漿中インスリン濃度の測定が含まれる。インスリノーマの診断は、低血糖時のインスリン分泌異常によって確定される。空腹時低血糖は自然に産生される抗体によっても生じる。あらゆる肝疾患患者または膵臓疾患患者には空腹時低血糖のモニタリングを実施すべきである。栄養療法では、バランスのとれた食事に少量かつ頻回の間食を加えて空腹時間の発生を避ける。グルコースおよびインスリンの血中濃度のモニタリングが必要である。

（臨床上の有用情報「空腹時低血糖」参照）。

脂肪吸収不良
病態生理
　肝疾患では脂肪吸収が阻害される場合がある。原因としては、胆汁酸塩分泌の低下（原発性胆汁性肝硬変、硬化性胆管炎や胆管狭窄など）、ネオマイシンまたはコレスチラミンの投与、膵酵素の不足が考えられる。糞便は脂肪分が多く水に浮き、白色または粘土色で、吸収不良を示唆しているが、これは72時間糞便中脂肪量検査により確認することができる（第29章と付録30を参照）。

医学的栄養療法
　著しい脂肪便を認める場合、長鎖トリグリセリドまたは食事性脂肪の一部を中鎖脂肪酸トリグリセリド（medium-chain triglycerides [MCT]）で代替すると有用である。MCTは吸収のために胆汁酸塩とミセル形成を必要としないため、門脈経由で容易に取り込むことができる（第29章参照）。一部の栄養サプリメントはMCTを含有しており、液状MCT油と併用することができる（第14章参照）。
　糞便として相当量の脂肪が喪失される場合には、低脂肪（40g/日）食を試す必要があると思われる。しかし、脂肪の制限は食事の味を落とし、十分な熱量摂取を著しく妨げるため、下痢が解消しない場合には中止すべきである。

腎機能障害と肝腎症候群
病態生理、医学療法、栄養療法
　肝腎症候群は、腎臓の異常が内在せず重度の肝疾患に起因する腎不全である。尿中ナトリウム濃度が10mEq/L未満であり、血管内灌流量が欠乏していなくても乏尿が持続する場合に、肝腎症候群が診断される。腎毒性のある薬剤の投与中止、血管内容量状態の最適化、基礎疾患である感染症の治療、水分出納のモニタリングなどの保存的療法が奏効しない場合は透析療法が必要となる。いかなる場合にも、腎機能障害および腎不全は、水分やナトリウム、カリウム、リンの摂取量の変化を余儀なくさせることになる（第36章参照）。

骨減少症
病態生理
　骨減少症は、原発性胆汁性肝硬変（PBC）、硬化性胆管炎、アルコール性肝疾患の患者に多い。ヘモクロマトーシス患者には骨芽細胞の機能低下と骨粗鬆症も生じることがあり、副腎皮質ホルモンの長期投与を受けている患者に骨粗鬆症が多くみられる。副腎皮質ホルモンは、骨吸収を亢進し、骨芽細胞の機能を抑制して、性ホルモンの分泌や食事性カルシウムの腸管吸収、カルシウムとリンの腎排泄、ビタミンD系に影響を与える。

医学的栄養療法
　骨減少症の予防または治療の方法としては、体重の維持、バランスの良い食事摂取、筋肉量維持のための十分なタンパク質摂取、1,500mg/日のカルシウム摂取、食事またはサプリメントからの十分なビタミンD摂取、禁酒、脂肪便のモニタリング、さらに栄養素の喪失を最小限にとどめるため必要に応じて食事内容を調節することである。

肝切除と肝移植

　断層撮影法や動脈造影法により病変部位の特定が可能となった今日では、肝切除術と焼灼術がかなり一般的になっている。あらゆる大規模手術と同じく、肝切除後にはタンパク質とエネルギーの必要量が増大する。また、肝細胞の再生を促進するための必要量も増大する。肝細胞増殖には門脈血中の肝栄養因子の働きが必要であることから、経腸栄養（EN）が不可欠である。肝切除術施行前に栄養不良状態にある患者（肝細胞癌や胆管癌の患者など）にとっては、適正栄養が最も重要である。

　肝移植は末期肝疾患（ESLD）の確立された治療法である。肝移植の適応患者には栄養失調がよくみられる。少量かつ頻回で栄養素濃度の高い食事を摂ることにより、栄養摂取量を高められ、経口栄養補助食品にも十分な忍容性がある。経口摂取が不十分または禁忌である場合には経腸経管栄養の適応となる。静脈瘤があっても栄養チューブの留置が絶対的禁忌というわけではない。経静脈栄養法（PN）は肝機能に有害な影響を及ぼす可能性があるため、経腸栄養法（EN）の方が望ましい。消化管機能が十分でない場合に限りPNを実施する（第14章参照）。

　移植後急性期には、治癒の促進、感染の阻止、回復のためのエネルギー供給、枯渇した体内貯蔵の補充のために栄養必要量が上昇する。窒素必要量は移植後急性期に上昇するが、術後早期の経管栄養によって対応可能である。経管栄養剤にプロバイオティクスと繊維質を添加すると、経管栄養単独または繊維質単独よりも術後感染症発症率が低い（Rayes et al., 2005）。

　移植後に用いる複数の薬物には、食欲不振、消化管障害、易化亢進、下痢、高血糖、高脂血症、ナトリウム貯留、高血圧、高カリウム血症、高カルシウム尿症など栄養上の副作用がある。そのため、薬物療法の具体的な副作用を踏まえて食事を調整する（表30-6）。移植後の肥満や高脂血症、高血圧、糖尿病、骨減少症を予防し治療するため、栄養必要量も調整する。表30-7に肝移植後の栄養素必要量をまとめている。

表 30-6
肝移植後に使用される薬剤

免疫抑制剤	栄養学的副作用の可能性	提言される栄養療法
アザチオプリン	大球性貧血	葉酸塩サプリメントの投与
	口内炎	必要に応じた食品と食事の調整、摂取量のモニタリング
	嘔気、嘔吐、下痢、食欲不振、咽頭痛、胃痛、味覚低下	
抗胸腺細胞グロブリン（Antithymocyte globulin [ATG]）、抗リンパ球グロブリン（antilymphocyte globulin [ALG]）	嘔気、嘔吐	必要に応じた食品と食事の調整、摂取量のモニタリング
バシリキシマブ	報告なし	
シクロスポリン	ナトリウム貯留	ナトリウム摂取量の減量
	高カリウム血症	カリウム摂取量の減量
	高脂血症	脂肪と単純糖質の摂取量制限
	高血糖	単純糖質の摂取量の減量
	血清マグネシウム濃度低下	マグネシウム摂取量の増量、サプリメント投与
	高血圧	ナトリウム摂取量の制限
	嘔気、嘔吐	必要に応じた食品と食事の調整、摂取量のモニタリング
ダクリズマブ	報告なし	
グルココルチコイド	ナトリウム貯留	ナトリウム摂取量の減量
	高血糖	単純糖質摂取量の減量
	高脂血症	脂肪と単純糖質の摂取量制限
	偽空腹感	過食を避ける
	高用量投与によるタンパク質消耗	タンパク質摂取量の増量
	カルシウムとリンの吸収低下	カルシウムとリンの摂取量増量、必要に応じてサプリメント投与
ムロモナブ-CD3	嘔気、嘔吐、食欲不振	必要に応じた食品と食事の調整、摂取量のモニタリング
ミコフェノール酸モフェチル、ミコフェノール酸	嘔気、嘔吐、下痢	必要に応じた食品と食事の調整、摂取量のモニタリング
シロリムス	GI症状の可能性	必要に応じた食品と食事の調整、摂取量のモニタリング
	高脂血症	脂肪と単純糖質の摂取量制限
タクロリムス	高血糖	単純糖質摂取量の減量
	高カリウム血症	カリウム摂取量の減量
	嘔気、嘔吐	必要に応じた食品と食事の調整、摂取量のモニタリング

GI：消化管（Gastrointestinal）

胆嚢の生理と機能

胆嚢は肝臓の右葉下面に接している（図30-6）。胆嚢の主な機能は、肝臓で産生される胆汁の濃縮、貯蔵、排泄である。濃縮される間に、水分と電解質が胆嚢粘膜から再吸収される。

胆汁の主成分は、コレステロール、ビリルビン、胆汁酸塩である。主要胆汁色素であるビリルビンは、赤血球分解によるヘモグロビン放出に由来している。ビリルビンは肝臓に輸送され、肝臓で抱合されて胆汁経由で排出される。胆汁酸塩は肝細胞によってコレステロールから作られ、脂肪や脂溶性ビタ

表 30-7

肝移植患者のための栄養ケアガイドライン

	移植前	移植直後(移植後最初の2ヵ月間)	移植後の長期ケア
熱量とタンパク質*	高カロリー食(基礎熱量+20%以上)	中カロリー食(基礎熱量+15〜30%)	体重維持食(基礎熱量+10〜20%)
	中タンパク食(1〜1.5g/kg)	高タンパク食(1.2〜1.75g/kg)	中タンパク食(1g/kg)
脂肪	必要に応じて	熱量の約30%	中脂肪食(熱量の30%)
炭水化物(糖質)	糖尿病または肥満が存在する場合には低単純糖質食	糖尿病が存在する場合には低単純糖質食	特に糖尿病または肥満が存在する場合には低単純糖質食
ナトリウム	2g/日	2〜4g/日(適応に応じて)	2〜4g/日(適応に応じて)
水分	1,000〜1,500mL/日に制限(低ナトリウム血の場合)	必要に応じて	必要に応じて
カルシウム	800〜1,200mg/日	800〜1,200mg/日	1,200〜1,500mg/日
ビタミン	DRI水準になるようマルチビタミン・ミネラルサプリメントの投与。適応に応じて水溶性および脂溶性ビタミンの補給。	DRI水準になるようマルチビタミン・ミネラルサプリメントの投与。適応に応じて水溶性および脂溶性ビタミンの補給。	DRI水準になるようマルチビタミン・ミネラルサプリメントの投与。

DRI：食事摂取基準(Dietary reference intake)
*推定ドライウェイトまたは標準体重を用いる。
出典：Porayko MK et al: Impact of malnutrition and its therapy on liver transplantation, Semin Liv Dis 11(4):305, 1991.

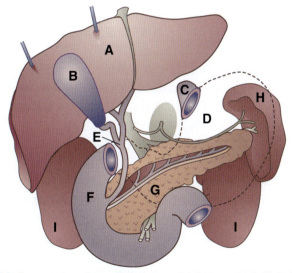

図30-6　上腹部の臓器の関係を示した概略図。A 肝臓(後部上方に移動させている)、B 胆嚢、C 食道から胃への開口部、D 胃(点線で図示)、E 総胆管、F 十二指腸、G 膵臓と膵管、H 脾臓、I 腎臓
イラスト提供：*Cleveland Clinic, Cleveland, Ohio, 2002.*

ミン、一部のミネラルの消化と吸収には欠かせない物質である(第1章参照)。

　胆汁酸塩分泌の一翼を担う主な輸送体は胆汁酸トランスポーター(bile salt export pump [BSEP])である。概して、胆汁酸塩は幅広い生理学的プロセスや病態生理で重要な働きをしている(Lam et al., 2010)。胆汁に含有されて小腸内に排出された胆汁酸塩は、のちに門脈系内に再吸収される(腸肝循環)。これは銅とマンガンの主な排泄経路となる。

　胆汁には腸粘膜の正常な機能を支える免疫グロブリンが含まれている。線維芽細胞増殖因子受容体(Fibroblast growth factor receptor [FGFR])4により胆汁酸の代謝が抑制されて、肝臓の線維化から保護されており、FGFR1およびFGFR2が肝臓の再生を助けている(Böhm et al., 2010)。胆汁酸活性化核内受容体(bile acid-activated nuclear receptors)と核内の炎症性伝達物質との間の分子的相互干渉が発見されたことにより、炎症性胆汁うっ滞の新たな理解への道が開かれた(Kosters and Karpen, 2010)。

　胆汁は毛細胆管を経由して肝臓内を移動し、肝内胆管へと流れ出る。肝内胆管は左右の肝管につながっており、両者が肝臓を出てから合流し総肝管となる。胆汁は胆嚢管経由で胆嚢に送り込まれて濃縮および貯蔵される。総肝管と胆嚢管との合流点から遠位側が総胆管である。総胆管は、この次に消化酵素を運ぶ膵管と合流する。

　消化の過程の中で食物が十二指腸に達すると、コレシストキニン(cholecystokinin [CCK])やセクレチンなどの腸管ホル

モンが放出される。これが胆嚢と膵臓を刺激してオッディ括約筋を弛緩させ、これにより膵液と胆汁がファーター膨大部で十二指腸へ排出されて脂肪の消化を助ける。したがって、胆嚢と肝臓、膵臓の疾患は相互に関係していることが多い。

胆嚢の疾患

胆管の障害は毎年何百万人もが罹患しているが、これは相当の苦痛をもたらし、膵炎や敗血症を引き起こして死に至ることもある。多岐にわたる疾患が胆管系に及ぶが、ほぼ同じ臨床徴候や症状を呈することが多い。治療には食事療法、薬物療法、外科的療法がある。

胆汁うっ滞
病態生理と医学的処置

胆汁うっ滞とは、胆汁がほとんど分泌されない状態または消化管への胆汁の流れが障害されている状態である。この状態は経口または経腸栄養を長期間行っていない経静脈栄養が必要な患者に生じることがあり、無石胆嚢炎に罹患しやすくなる。BSEP（胆汁酸トランスポーター）の欠損による数種類の遺伝的胆汁うっ滞と、薬物性胆汁うっ滞や妊娠性肝内胆汁うっ滞など後天性の疾患がある（Lam et al., 2010）。胆汁うっ滞を予防するには、ごくわずかでも経腸栄養によって胆管の運動性と分泌を刺激する必要がある。これが不可能であれば、薬物療法が用いられる。

胆石症
病態生理

胆石（結石）の形成が胆石症である。ほとんどは胆嚢内にできる。毎年何百万人というアメリカ人が胆石症に罹患し、その罹患率はかなり高くなっている。ほとんどは無症候性である。胆嚢から総胆管に移動した胆石は、特に症状を引き起こすことなく永久にとどまることもあれば、症状を伴いながらあるいは無症状のまま十二指腸に移動することもある。

結石が総胆管に入り込んだものが総胆管結石症であり、閉塞や疼痛、有痛性痙攣を引き起こす。十二指腸への胆汁の通路が遮断されると胆嚢炎が発症し得る。腸内に胆汁がないと脂質の吸収が損なわれ、胆汁色素がないために糞便が白色となる（無胆汁便）。これが改善されないと、うっ滞している胆汁により黄疸や肝障害（続発性胆汁性肝硬変）が生じる場合がある。総胆管遠位部の閉塞により膵管が遮断されると、膵炎に至る可能性がある。

胆石の大半は無色素のコレステロール結石で、主にコレステロールとビリルビン、カルシウム塩で組成されている。胆石の形成には細菌も関与している。軽度の慢性感染症が胆嚢粘膜に変化をもたらし、これが吸収能に影響を及ぼす。その結果、過剰な水分や胆汁酸が吸収され、コレステロールが沈降して胆石形成の原因となる（Volzke et al., 2005）。

長期間にわたって食事性脂肪摂取量の多い状態が続くと、脂肪の消化に必要な胆汁の合成のために多くのコレステロールを産生しようとする刺激が持続するため、胆石が形成されやすくなる。急激な体重減少（空腸回腸バイパス術、胃バイパス術。絶食状態、厳格なカロリー制限などによる）は、胆泥や胆石形成の高い発症率と相関がある。

実際に、胆石症と脂肪肝疾患とは、中心性肥満、インスリン抵抗性、糖尿病など、危険因子が共通している（Weikert et al., 2010）。

コレステロール結石形成の危険因子には、女性であること、妊娠、加齢、家族歴、肥満、体幹の脂肪蓄積、糖尿病、炎症性腸疾患、薬物（脂質低下薬、経口避妊薬、エストロゲン）がある。ピマインディアン、スカンジナビア人、メキシコ系アメリカ人など、特定の民族集団は結石形成のリスクが特に高い。

色素結石は主としてビリルビンの重合体またはカルシウム塩で組成されている。両者とも慢性溶血によって生じる。色素結石の危険因子は年齢、鎌状赤血球貧血、サラセミア、胆道感染症、肝硬変、アルコール依存症、長期の経静脈栄養実施である（Abayli et al., 2005）。

内科的治療と外科的治療

胆嚢摘出術は胆嚢の外科手術による摘出で、特に胆石の数が多い場合または大きい場合や石灰化している場合に実施される。胆嚢摘出術は従来の開腹手術または侵襲性の低い腹腔鏡下手術によって実施される。最近では、胆嚢摘出術が肝硬変発症の予測因子であり、血清中肝酵素濃度上昇と関連があることが報告されている（Ioannou, 2010）。

外科手術よりは少ないが、胆汁酸塩、ケノデオキシコール酸、ウルソデオキシコール酸の投与（結石溶解療法）による化学的溶解、または体外衝撃波結石破砕術による粉砕が実施される場合もある。内視鏡的逆行性膵胆管造影法は胆管に胆石が入り込んだ場合の適応である（Adler et al., 2005）。

医学的栄養療法

結石のできやすい人の胆石症を予防するための特別な食事療法はない。低食物繊維食や高脂肪食、欧米化した食事を摂取していると、胆石の有病率が高くなる。動物性タンパク質や動物性脂肪、特に飽和脂肪を多量に摂取し、食物繊維の摂取が少ないと、胆石の発症が助長される。

単純糖質や精製デンプンの代わりに高繊維質の炭水化物を摂取しても、ある程度の効果があると思われる。精製糖質を摂取している人は胆石を発症するリスクが、多くの繊維質、特に可溶性食物繊維を摂取している人より60％高い（Tsai, 2005）。このため、植物主体の食事により胆石症のリスクが低下すると思われる。菜食は繊維質の含有が多く、脂肪が少なく、脂肪の主な組成が不飽和脂肪である。一般に菜食に多く含有されているビタミンCは、コレステロールから胆汁酸への異化作用における律速段階に作用し、女性では摂取量が胆石リスクと反比例の関係にある。

ウェイトサイクリング（体重の減少と増加の反復）、絶食状態、超低カロリー食は、胆石症の発症率を上昇させる。体重の減量と身体活動を併用すると、胆石症のリスクが低下するという根拠がいくつか得られている。胆石症の医学的栄養療法（MNT）には、胆嚢の収縮を防ぐための高繊維食、低脂肪食、植物主体の食事がある。静脈内の脂質が胆嚢の収縮を刺激するか否かについては対立するデータが存在している。

胆嚢の摘出術後には、忍容性に応じて経口栄養を通常の食事へと進行させることができる。胆嚢がない状態では、胆汁は肝臓から腸へ直接分泌される。時間の経過とともに胆道が拡張して「胆嚢様の袋」が形成され、元の胆嚢とほぼ同じように胆汁を貯蔵することができるようになる。

胆嚢炎
病態生理
胆嚢の炎症は胆嚢炎として知られており、慢性の場合も急性の場合もある。通常は胆管を閉塞させる胆石に起因しており（胆石性胆嚢炎）、胆汁のうっ滞を引き起こす。胆汁は主要色素であるビリルビンにより緑がかった色をしている。胆道の閉塞によって胆汁が腸に到達しないと、胆汁が貯留して循環血中へ逆流する。ビリルビンは弾性組織に親和性があるため、全身の血流中へと流れ出ると黄疸として皮膚や眼球の黄染が生じる。

重篤患者、または胆嚢と内部の胆汁が停滞している場合には、結石を伴わない急性胆嚢炎（無石胆嚢炎）が生じる可能性がある。慢性無石胆嚢炎における胆嚢内容物排出能の障害は、自発的な収縮作用の減弱とコレシストキニン（CCK）への収縮反応の低下によるものと思われる。胆嚢壁は炎症を来して腫脹し、感染症が生じる可能性がある。そのような発作の間、患者は嘔気や嘔吐、鼓腸を伴う上腹部痛を経験する。

慢性胆嚢炎とは、胆嚢の炎症が長期間持続することである。急性胆嚢炎の軽度発作が反復することにより慢性になる。このために、胆嚢壁が肥厚する。胆嚢は収縮を再開するが、やがて胆嚢の機能である胆汁の濃縮と貯蔵の能力が喪失する。脂肪の含有量の高い食物の消化には胆汁が必要であるため、そのような食物を摂取すると胆嚢炎の症状が悪化する可能性がある。慢性胆嚢炎は男性よりも女性に多く、40歳以降に発症率が上昇している。胆石の存在と急性胆嚢炎の病歴が危険因子である。

外科的治療
外科的治療が医学的に禁忌である場合を除き、急性胆嚢炎には外科治療が必要である。手術を実施しなくても症状が鎮静することもあるが、壊疽に進行する場合もある。

医学的栄養療法
● **急性胆嚢炎** 急性発作が生じた時には、経口栄養が中止される。患者が栄養失調であり、長期間経口摂取ができないことが予想される場合には、経静脈栄養が適応となる。経口栄養が再開されたら、胆嚢への刺激を軽減するために低脂肪食が推奨される。脂肪含有量が30〜45g/日である加水分解低脂肪栄養剤または経口による低脂肪食であれば投与することができる。表30-8に脂肪制限食をまとめている。

胆嚢摘出術後には、胆汁酸の十二指腸胃逆流に続発して胃炎の症状が生じることがある。この胆嚢摘出後症候群では、こうした逆流も症状の原因になる。現時点では、胆嚢摘出術後の胃炎治療に薬理学的治療法が十分に確立されていない。胆嚢摘出術そのものが胃炎症状を引き起こすわけではないが、悪化させる原因にはなる。食事に水溶性食物繊維を添加すると、食間に胆汁酸塩捕捉剤として作用し、胃の中で胆汁と結合して胃炎を回避できると提言されている。

● **慢性胆嚢炎** 慢性の患者には、脂肪含有量が総熱量の25〜30%である低脂肪食を長期間摂取する必要がある。腸内の脂肪は胆道にある程度の刺激となり胆汁を排出するうえで重要であるため、厳格な制限は望ましくない。胆嚢疾患では、鼓腸や膨満感を引き起こす食品の愁訴が多いが、食物不耐性の程度は患者によって大きな幅がある。このため、除去すべき食品を患者ごとに突き止めることが最善の方法となる。ガスを産生しうる食品については、第29章で考察している。脂溶性ビタミンを液剤で投与すれば、慢性胆嚢疾患患者や脂肪吸収不良が疑われる患者に利益がある。

胆管炎
病態生理と医学的治療
胆管の炎症は胆管炎として知られている。急性胆管炎患者には輸液蘇生法と広域抗生物質の投与が必要とされる。保存的治療法で改善されない場合、経皮的胆管ステント留置または胆嚢摘出術が必要になる。

硬化性胆管炎には敗血症および肝不全をもたらす可能性がある。ほとんどの患者に複数部位の肝内胆管狭窄が認められ、外科的治療が不可能でなくとも困難である。一般に、広域抗生物質による治療が実施される。経皮的胆管拡張術によって短期的に胆管の開通性が得られる患者もいる。敗血症が再発する場合、長期間抗生物質療法が必要になる。肝疾患の章の硬化性胆管炎の項を参照。

膵外分泌部の生理と機能

膵臓は細長く平らな分泌腺で、上腹部の胃の裏側に位置する。膵頭部は右上腹部の肝臓の下、十二指腸彎曲部の中に納まった状態で、膵尾部は斜め上方の脾門に向かって徐々に細くなっている。この分泌腺器官は内分泌の機能も外分泌の機能も備えている。膵細胞はグルカゴンやインスリン、ソマトスタチンを産生して血流中に吸収させ（内分泌機能）、グルコースのホメオスタシスを調節している（第31章参照）。これとは別に、酵素などの物質を腸管腔に直接分泌し、タンパク質や脂肪、炭水化物の消化を助けている細胞がある（外分泌機

表 30-8

脂肪制限食*

摂取してもよい食品	除外すべき食品
飲料	
スキムミルクまたはスキムミルクで作られたバターミルク、コーヒー、紅茶、Postum（穀物飲料）、フルーツジュース、清涼飲料、ココアパウダーとスキムミルクで作られたココア	全乳、全乳から作られたバターミルク、チョコレートミルク、脂肪含有量が許容量を超えるクリーム
パンおよびシリアル食品	
無味無脂肪のシリアル食品、スパゲティ、麺類、米、マカロニ製品。無味の全粒パンまたは強化パン、エアーポップ製法（加圧）によるポップコーン、ベーグル、イングリッシュマフィン	ビスケット、パン、エッグブレッドまたはチーズブレッド、脂肪を原材料にしているスウィートロール、パンケーキ、ドーナツ、ワッフル、フリッター、脂肪を用いて作られたポップコーン、マフィン、味は薄いが脂肪が添加されているシリアル食品とパン
チーズ	
チーズ約28gの代用として用いるカッテージチーズ、1/4カップ（60cc）、または乳脂肪分5％未満の低脂肪チーズ	全乳チーズ
デザート	
スキムミルクを原材料とするシャーベット。無脂肪フローズンヨーグルト。無脂肪非乳製品のフローズンデザート。フルーツアイス。ソルベ。ゼリー。米、パン、コーンスターチ、タピオカ、スキムミルクを原材料とするプディング。ゼラチン、砂糖、卵白を使ったフルーツムース。果物。エンゼルケーキ。グラハムクラッカー。バニラウェハース。メレンゲ	ショートニング、チョコレート、何らかの油脂を含有しているケーキ、パイ、ペストリー、アイスクリームなどのデザート（許容量以内の油脂を用いて特別に調理された場合を除く）
卵	
1週間当たり3個（許容量以内の脂肪だけを用いて調理したもの）。卵白は制限なし。低脂肪卵代替品	1個/日を超える量（許容量以内の肉の代替として摂取する場合を除く）
油脂	
以下の種類から許容量の油脂を選択することができる（1種類の1単位量）。 バターまたはマーガリン　小さじ1 低脂肪マーガリン　大さじ1 ショートニングまたは油脂　小さじ1 マヨネーズ　小さじ1 イタリアンまたはフレンチドレッシング　小さじ2 低脂肪サラダドレッシング　大さじ1 カリカリに焼いたベーコン　1片 アボカド　1/8（直径約10cm） 低脂肪の生クリーム　大さじ2 高脂肪の生クリーム　大さじ1 小さめのナッツ　6個 小さめのオリーブ　5個	食事療法に処方された量を超える油脂。その他のあらゆる油脂
果物	
制限なし	表に掲載した脂肪許容量を超えるアボカド
赤身肉、魚、鶏肉、肉代替品	
以下の種類から許容量の肉類を選択することができる。鶏皮のない鶏肉、魚、子牛肉（部位を問わず）、肝臓、赤身の牛肉、豚肉、子羊肉（いずれも見える脂肪を除去したもの）は調理済み重量約28g、水煮のマグロまたはサケは1/4カップ（60cc）、豆腐またはテンペは約84gが1単位量に相当	油で焼いた肉または脂肪分の多い肉、ソーセージ、スクラップル（加工肉製品）、フランクフルト、鶏皮、煮込んだ鶏肉、スペアリブ、塩漬け豚肉、赤身以外の牛肉、アヒル、ガチョウ、豚足の燻製、豚足、ランチョンミート（低脂肪のものを除く）、グレービーソース（無脂肪のものを除く）、オイル漬けのマグロやサケ、ピーナッツバター

表 30-8	
脂肪制限食*——続き	
摂取してもよい食品	除外すべき食品
乳類	
スキムミルク、バターミルク、スキムミルクで作られたヨーグルト	全乳、乳脂肪分2%乳、1%乳、チョコレートミルク、全乳から作られたバターミルク
調味料	
制限なし	該当なし
スープ	
ブイヨン、コンソメスープ、無脂肪野菜スープ、スキムミルクで作ったクリームスープ、乾燥スープ	その他のあらゆるスープ
甘味食品	
ジェリー（粒の細かいジャム）、ジャム、マーマレード、蜂蜜、シロップ、糖蜜、砂糖、キャンディ、フォンダン（糖菓）、グミ、ゼリービーン、マシュマロ、ココアパウダー、無脂肪チョコレートソース、レッドリコリスやブラックリコリス	チョコレート、ナッツ、バター、クリームなどの脂肪を原材料とするあらゆるキャンディ
野菜	
あっさりした調理方法で調理されたあらゆる野菜	ポテトチップス、バターで炒めたジャガイモ、ポテトグラタン、クリームを使ったジャガイモ料理、フライドポテトなどの野菜（脂肪含有量が許容量を超えないものを除く）、バターソースを使ったキャセロール（オーブン煮込料理）や冷凍野菜の料理

40g脂肪食のための1日の食物摂取目安量

食品	目安量	概算脂肪含有量(g)
スキムミルク	2カップ（480cc）	0
赤身肉、魚、鶏肉、	約170gまたは6単位	18
全卵または卵黄	1週間に3個	2
野菜	1種以上の緑黄色野菜を入れて3単位以上	0
果物	1種以上の柑橘類を入れて3単位以上	0
パン、シリアル食品	無脂肪であれば制限なし	0
脂肪交換単位*	1日4〜5単位	20〜25
デザートと甘味食品	摂取できる食品であれば制限なし	0
	総脂肪量	38〜43

*脂肪交換単位を減らすことによって、さらに脂肪含有量を低減することができる。脂肪交換1単位＝脂肪5g。

能）。

ほとんどの場合、膵外分泌物を運ぶ膵管は総胆管と合流し、ファーター膨大部のひとつの開口部へと向かい、開口部から胆汁と膵液を十二指腸に排出する。膵臓からの外分泌は多くの因子が調節している。神経とホルモンの反応が何らかの役割を果たし、消化された食物の存在とその組成の寄与も大きい。膵臓の分泌を刺激している主なホルモンは、セクレチンとコレシストキニン（CCK）の2つである（第1章参照）。

食事時に膵臓の分泌に作用を及ぼす因子は以下の3相に分けられる。まず〔1〕頭相では、視覚や嗅覚、味覚、さらに食物への期待による作用が迷走神経を通して伝達され、重炭酸塩や膵酵素の分泌を引き起こす。次に〔2〕食物で胃が膨張すると膵分泌の胃相が始まり、酵素の分泌が刺激される。最後に、〔3〕腸相はコレシストキニンの放出が介在し、膵外分泌で最も強力な作用を発揮する。

参考情報 30-3
Ransonの膵炎重症度判定基準

入院時または診断時

年齢>55歳
白血球数>16,000m³
血糖値>200mg/100mL
乳酸脱水素酵素>350U/L
アスパラギン酸トランスアミナーゼ>250U/L

入院から48時間以内

ヘマトクリットの低下>10%
血中尿素窒素の上昇>5mg/dL
動脈血PO_2(酸素分圧)<60mmHg
塩基欠乏>4mEq/L
体液喪失>6,000mL
血清中カルシウム濃度<8mg/mL

出典：Ranson JH et al: Prognostic signs and the role of operative management in acute pancreatitis, Surg Gynecol Obstet 139:69, 1974.

表30-9
膵機能検査(一部)

検査	意義
セクレチン刺激試験	セクレチンの刺激に反応し、膵臓からの分泌物、特に重炭酸塩を測定する。
グルコース負荷試験	グルコース負荷に対するインスリンの反応を測定することにより膵臓の内分泌機能を評価する。
72時間糞便中脂肪量検査	膵リパーゼ分泌を反映している脂肪吸収状態を測定することにより、膵臓の外分泌機能を評価する。

膵外分泌疾患

膵炎

病態生理と医学的治療

膵炎は膵臓の炎症で、浮腫、細胞浸出液、脂肪壊死を特徴とする。本疾患は軽度で自然治癒可能なものから、膵臓組織の自己消化や壊死、出血を伴う重度のものまでさまざまな病態がある。Ransonら(1974)は、入院後48時間以内に測定可能であり、予後を左右する重要な11の徴候を特定した(参考情報30-3)。この所見を用いることにより、入院後に起こり得る経過を判断することができる。外科治療が必要となる場合もある。膵炎は急性と慢性のいずれかに分類されるが、膵組織の広範囲の破壊を伴う慢性膵炎では外分泌と内分泌の機能が著しく低下し、消化不良や糖尿病が生じ得る。

膵炎の症状は、持続的または間欠的なさまざまな強度の疼痛から激しい上腹部痛まであり、上腹部痛は背部に向けて放散することがある。食物の摂取とともに症状が悪化する場合がある。臨床像には、嘔気や嘔吐、腹部膨満、脂肪便もある。重症例には低血圧や乏尿、呼吸困難が合併する。膵組織が広範囲にわたり破壊され、これに続いて線維化が生じる。酵素産生が低下するため、血清中アミラーゼおよびリパーゼが正常値を見せることがある。しかし、食物の消化を助ける酵素がなければ、脂肪便や吸収不良に至る。表30-9に、膵臓の破壊の程度を判定するための検査をいくつか示す。

医学的栄養療法

アルコール摂取、喫煙、体重、食事、遺伝的素因、薬物治療のいずれもが、膵炎発症のリスクを左右する。このため、診断後には食事の改善が重要な役割を果たす。急性であるか、慢性であるかにより、食事の推奨事項が異なる。肥満は膵炎の発症と重症度進行の危険因子であると思われる。

血清中カルシウム濃度が低下することが多い。低アルブミン血症が生じ、これに続いて体腔に体液が貯留する。カルシウムはアルブミンと結合することから影響を受け、見かけ上の数値が低くなる。もうひとつには、カルシウムと脂肪壊死によって作り出される脂肪酸により腸内に『石鹸』が形成され、カルシウム吸収が低下する。イオン化カルシウム濃度の測定は有効カルシウム量を測るための検査である。

●**急性膵炎** 急性膵炎(acute pancreatitis [AP])に伴う疼痛は、一部には膵酵素と胆汁の分泌機序に関係がある。このため、栄養療法ではこの機序への刺激が最小となるように調整される(*病態生理と治療管理のアルゴリズム*「膵炎」参照)。急性発作時には、あらゆる経口栄養を控えて水分補給が経静脈的に維持される。重症度が低い発作では、数日以内にごく少量の脂肪分を含有する清澄流動食を与えることができる。この場合には、疼痛、嘔気、嘔吐の症状をモニタリングする必要がある。食事は忍容性に応じて脂肪分が低く消化しやすい食品へと進め、その後も徐々に進行させる。食事を少量ずつ6回に分けて摂取すると忍容性が良好である(表30-8参照)。

重度APでは代謝と異化状態が亢進し、膵臓ではすぐに代謝異常が生じて、遠隔臓器にもこれが及ぶ。代謝要求量は敗血症患者とほぼ同じである。アミノ酸が筋肉から放出されて糖新生に用いられる。このような患者は、血清中のアルブミンやトランスフェリン、リンパ球の数値が低下するなど、栄養失調の徴候を呈することが多い。正の窒素出納を得るために栄養計画に十分なタンパク質が含有されるよう配慮する必要もある。

高い血清アミラーゼ値の持続または上昇の再発、腹痛の持続、イレウスを根拠とする急性期が数日以上続く場合、あるいは経鼻胃管による吸引を中止後に症状が再発する場合、膵腫瘍や仮性嚢胞、主膵管閉塞の可能性など合併症が存在する場合には、経口栄養の開始をさらに延期せねばならない。

急性膵炎患者の最適な栄養経路については、何年もの間多くの議論の的となってきた。消化管を使うことができない

病態生理と治療管理のアルゴリズム

膵炎

発症因子

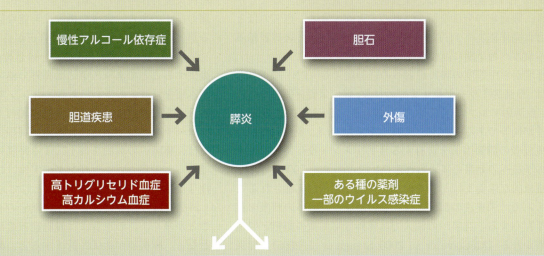

病態生理

診断
- I：Ranson 基準を適用
- II：膵機能検査
  - セクレチン刺激試験
  - グルコース負荷試験
  - 72 時間糞便中脂肪量検査

臨床所見

症状：
- 腹痛および腹部膨満
- 嘔気
- 嘔吐
- 脂肪便

重症：
- 低血圧
- 乏尿
- 呼吸困難

治療管理

医学的処置

急性：
- 経口栄養を控える
- 輸液を投与する
- H_2-受容体拮抗薬、ソマトスタチンを投与する。

慢性：
- 以下の薬剤を用いて腸内 pH を管理する
  - 制酸薬
  - H_2-受容体拮抗薬
  - プロトンポンプ阻害薬
- 耐糖能低下にはインスリンを投与する

栄養学的処置

急性：
- 経口および経腸栄養を控える
- 輸液投与による支持療法を行う
- 5～7日以内に経口栄養を開始できない場合には経管栄養を開始する
- 経口栄養を開始したら、以下の食事を与える
  - 消化しやすい食品
  - 低脂肪食
  - 少量ずつの6回食
  - 十分なタンパク質の摂取
  - 熱量の増量

慢性：
- 急性期と同じ原理で経口栄養を与える
- 経口栄養が不十分な場合、または疼痛緩和治療のために経管栄養を実施することができる
- 膵酵素サプリメント投与
- 脂溶性ビタミンおよびビタミン B_{12} のサプリメント投与

と、ストレス反応や疾患重症度が悪化し、合併症の増加と入院期間の延長をもたらし得る。このため、栄養療法には経腸栄養法（EN）の方が望ましい（McClave et al., 2006; Louie et al., 2005）。ENを実施すれば、実質的には経費を節約することができ、敗血症の合併を減少させることができる。患者のほとんどは発作後2〜3日以内に腸管の機能が回復し、経静脈輸液から食事へと早期に進行させることができる。

軽度から中等度の膵炎患者への経静脈栄養（PN）とENとでは、血清アミラーゼ是正までの日数、経口栄養再開までの日数、血清中アルブミン濃度、院内感染率、臨床結果における有効性が同等である（Petrov, 2009）。ENもPNも、炎症および全身免疫能の調節因子を含有するサプリメント投与によって患者の予後への効果を高められる（McClave et al., 2006）。

積極的な栄養支持として消化管を使う試みが実施されることもある。栄養法の部位と栄養剤の組成が膵臓への刺激の程度を左右する。空腸への注入では膵外分泌刺激の頭相と胃相が省かれる（McClave et al., 2006; Stanga et al., 2005）。膵炎にはさまざまな組成の栄養剤が用いられているが、標準、半消化態、成分、「免疫増強」の各栄養剤について相対的長所を比較する試験は実施されていない。腸のさまざまな部位から注入される高分子栄養剤は、成分栄養剤や加水分解栄養剤よりも膵臓への刺激が強い。患者の忍容性について注意深く観察することが重要である。食事をすることができる場合、脂肪便の治療のために膵酵素のサプリメント投与が必要となる。空腸栄養法の詳細については第14章を参照。

重度かつ長期の急性膵炎ではPNが必要となる。ストレスが軽度から中等度の患者はデキストロース（グルコース）ベースの輸液に忍容性があるが、ストレスが重度の患者には耐糖能低下の併発を避けるため、エネルギー源としてデキストロースと脂質との混合組成が必要である。高トリグリセリド血症が膵炎の原因である場合には、脂肪乳剤をPNに組み込んではならない。脂質含有のPNを開始する前には、血清中トリグリセリド濃度を測定すべきである。トリグリセリド値が400mg/dL未満の患者には脂質を投与してもよい。膵内分泌異常と関連のインスリン抵抗性が存在する可能性があるため、血糖値の綿密なモニタリングも必要である。塩酸の産生を低下させると膵臓への刺激が軽減することから、H_2受容体拮抗薬が処方される場合がある。ソマトスタチンは膵臓の分泌に対する最も優れた抑制物質とされており、PN輸液に添加することができる。

● **慢性膵炎**　急性膵炎（AP）とは対照的に、慢性膵炎（chronic pancreatitis [CP]）は多年にわたり潜行的に進行する。CPは、長く持続し背部に放散することもある心窩部痛の反復性発作を特徴とする。この疼痛は食事によって引き起こされることがある。嘔気や嘔吐、下痢が伴うと、十分な栄養状態を維持することが困難となる。慢性膵炎患者は膵機能不全と不十分な経口摂取のために、タンパク質・カロリー栄養失調に陥るリスクが高い。三次医療機関に入院した慢性膵炎患者には通常、栄養失調、エネルギー必要量上昇、体重減少、除脂肪筋肉量および脂肪組織の不足、内臓タンパク質の欠乏、免疫機能の障害がみられる

慢性膵炎患者の治療目標とは、これ以上の膵臓損傷の予防、急性炎症発作回数の低減、疼痛の緩和、脂肪便の軽減、栄養失調の是正である。食事の摂取は可能な限り自由とすべきであるが、症状を最小限にするには修正が必要となる。

医学的栄養療法（MNT）の第一の目標は、最適な栄養支持を提供することであり、第二は膵外分泌の刺激を最小限に抑えて疼痛を軽減することである。コレシストキニン（CCK）は膵外分泌を刺激することから、CCK濃度を低下させることもアプローチの一つである。食後痛が制限因子となっている場合には、膵臓への刺激を最小にする経腸栄養による代替が必要である。栄養カウンセリングの実施、抗酸化物質や膵酵素の投与は慢性膵炎の効果的な治療としても役立つ。

特発性慢性膵炎には囊胞性線維症の遺伝子突然変異が伴うことが多く、この患者には囊胞性線維症に対する治療が有益となる。膵機能が約90%低下すると、酵素の産生と分泌が不足するため、タンパク質および脂肪の消化不良と吸収不良が問題となる。多量の高脂肪食とアルコールの摂取は避けるべきである。

この場合には、十分にエネルギーを摂取しているにもかかわらず体重減少を来し、大量の脂肪分の多い糞便（脂肪便）について愁訴がある。この時点では膵酵素の補充が不可欠である。膵酵素の補充は食事とともに経口で投与する。用量は毎食ごとにリパーゼ30,000U以上とする。体重増加を促進するには、脂肪便または疼痛が増大せず忍容性がみられる範囲で食事中の脂肪濃度を最大にすべきである。膵酵素サプリメントの最大量を摂取している患者では、栄養状態を維持し症状を最小に抑えるために追加的に、低脂肪食（40〜60g/日）または食事性脂肪の一部をMCT油で代用し脂肪吸収と体重増加を改善する方法が行なわれる。食事は少量かつ頻回に摂取すべきである。

食事は低脂肪とし、主にオリーブ油など植物性油脂を摂取する。市販の焼成食品に含有されるトランス脂肪酸を大幅に減らすか除去する。食事性脂肪をMCT油で代用すれば脂肪便が緩和し、体重を増加させることができる。脂肪便が著しい患者では、脂溶性ビタミンの吸収不良が生じる。また、ビタミンB_{12}を輸送タンパク質から遊離させるのに必要な膵液中のプロテアーゼが欠乏すると、ビタミンB_{12}欠乏症を引き起こしかねない。適切な酵素補充療法を実施すれば、ビタミンの吸収は改善するはずであるが、それでも定期的にビタミン欠乏のモニタリングを実施する必要がある。また、脂溶性ビタミンの液剤投与またはビタミンB_{12}の経静脈投与が必要となる場合もある（第33章参照）。抗酸化物質（果物や野菜に含有される）の摂取を増やせば、膵炎の予防にも症状緩和にもなるとされる根拠が若干存在する。

膵臓からの重炭酸塩分泌が頻回に欠乏することから、医学的処置には、酵素活性を促進するための腸内の至適pH維持も含まれる。この効果を得るために、胃酸分泌を低下させる制

> 臨床シナリオ 1

40歳男性。右上腹部痛、食欲不振、嘔気、味覚障害、頻回の軟便を主訴として入院した。身体診察では、軽度末梢浮腫とわずかに黄疸が認められた。羽ばたき振戦は観察されない。患者の精神状態は清明であるが、嗜眠状態であるように見える。門脈圧亢進症や腹水、消化管出血の病歴はないとの申告であった。口内炎のほかに筋肉量の低下が認められた。肝生検により脂肪肝と線維化が認められた。15年間にわたる深刻なアルコール乱用歴があり、アルコール性肝炎が示唆された。臨床検査値の異常には、肝酵素と総ビリルビンの上昇、血清中のアルブミン2.5g/dL、トランスフェリン150mg/dL、巨赤芽球性貧血の特徴、アンモニア75mmol/Lがあった。栄養学的データとして、身長は177.8cm、体重67kg、標準体重75kg±10%、平常時体重82kg(5年前)および73kg(6ヵ月前)であった。

栄養診断
1. 約11kgの体重減少から明らかなように、食後痛により意図しない体重減少を来している。
2. 15年間の深刻なアルコール乱用によって明らかなように、アルコール依存症の病歴に起因してアルコール摂取が過剰であった。

治療
1日2回の市販飲料摂取の開始。
ビタミンとミネラルのサプリメント摂取の開始。

モニタリングと評価
食物と飲料の摂取をモニタリングする。
食物と栄養に関する知識を評価する。
処方食およびアルコール乱用に対するアドヒアランス(厳守)の状態を評価する。

酸薬やH2-受容体拮抗薬、プロトンポンプ阻害薬が利用される。

広範囲の膵臓組織が破壊されている慢性症例では、膵臓のインスリン分泌能が低下し、耐糖能低下が生じる。このため、インスリンによる治療と栄養療法が必要である(第31章参照)。治療には細心の注意が必要であり、正常血糖値の達成ではなく症状の抑制に重点を置くべきである。

栄養管理に対する患者の忍容性と嗜好性に合わせるよう努力すべきであるが、アルコールについては膵疾患を悪化させるため摂取を禁止する。禁酒を行っているアルコール依存症患者では、膵臓の進行性破壊が遅延するとのデータがある。

膵臓手術

一般に膵癌に用いられる手術手技は膵頭十二指腸切除術(ウィップル法)である。この手術では、胆嚢摘出や迷走神経切断、胃部分切除も行われる場合がある。膵管は空腸に吻合される。膵臓の切除範囲によって部分的または完全な膵機能不全が生じる可能性がある。膵切除を受けた患者の大半にはビタミンとミネラルの欠乏リスクがあり、ビタミンとミネラルのサプリメント投与が有効である。栄養療法は慢性膵炎とほぼ同じである。

ウェブサイトの有用情報

National Institute on Alcohol Abuse and Alcoholism
http://www.niaaa.nih.gov

American Liver Foundation
http://www.liverfoundation.org

Transplant Living
http://www.transplantliving.org/

引用文献

Abayli B, et al: Helicobacter pylori in the etiology of cholesterol gallstones, *J Clin Gastroenterol* 39:134, 2005.

Adler DG, et al: Standards of Practice Committee of American Society for Gastrointestinal Endoscopy: ASGE guideline: the role of ERCP in diseases of the biliary tract and the pancreas, *Gastrointest Endosc* 62:1, 2005.

Afdhal NH: Diseases of the gallbladder and bile ducts. In Goldman L, et al, editors: *Cecil textbook of medicine*, ed 23, Philadelphia, 2007, Saunders.

Böhm F, et al: FGF receptors 1 and 2 control chemically-induced injury and compound detoxification in regenerating livers of mice, *Gastroenterology* 139:1385, 2010.

Campillo B, et al: Enteral nutrition in severely malnourished and anorectic cirrhotic patients in clinical practice, *Gastroenterol Clin Biol* 29:645, 2005.

Chitturi S, Farrell GC: Hepatotoxic slimming aids and other herbal hepatotoxins, *J Gastroenterol Hepatol* 23:366, 2008.

Crippin JS: Is tube feeding an option in patients with liver disease? *Nutr Clin Pract* 21:296, 2006.

Diehl AM: Alcoholic and nonalcoholic steatohepatitis. In Goldman L, et al., editors: *Cecil textbook of medicine*, ed 23, Philadelphia,

2007, Saunders.

Fitz JG: Hepatic encephalopathy, hepatopulmonary syndromes, hepatorenal syndrome, and other complications of liver disease. In Feldman M, editor: *Sleisenger and Fordtran's gastrointestinal and liver disease*, ed 8, Philadelphia, 2006, Saunders.

Garcia-Tsao G: Cirrhosis and its sequelae. In Goldman L, et al., editors: *Cecil textbook of medicine*, ed 23, Philadelphia, 2007, Saunders.

Gratz SW, et al: Probiotics and gut health: a special focus on liver diseases, *World J Gastroenterol* 16:403, 2010.

Hoofnagle JH: Hepatitis. In Goldman L, et al., editors: *Cecil textbook of medicine*, ed 23, Philadelphia, 2007, Saunders.

Ioannou GN: Cholelithiasis, cholecystectomy, and liver disease, *Am J Gastroenterol* 105:1364, 2010.

Kosters A, Karpen SJ: The role of inflammation in cholestasis: clinical and basic aspects, *Semin Liver Dis* 30:186, 2010.

Kowdley KV: Inherited and metabolic hepatic disorders. In Goldman L, et al., editors: *Cecil textbook of medicine*, ed 23, Philadelphia, 2007, Saunders.

Lam P, et al: The bile salt export pump: clinical and experimental aspects of genetic and acquired cholestatic liver disease, *Semin Liver Dis* 30:125, 2010.

Leevy CM, Moroianu SA: Nutritional aspects of alcoholic liver disease, *Clin Liver Dis* 9:67, 2005.

Louie BE, et al: 2004 MacLean-Mueller prize enteral or parenteral nutrition for severe pancreatitis: a randomized controlled trial and health technology assessment, *Can J Surg* 48:298, 2005.

McClave S, et al: Nutrition support in acute pancreatitis: a systematic review of the literature, *JPEN J Parenter Enteral Nutr* 30:143, 2006.

Medici V, et al: Diagnosis and management of Wilson's disease: results of a single center experience, *J Clin Gastroenterol* 40:936, 2006.

National Institute on Alcohol Abuse and Alcoholism. Age-specific and age-adjusted death rates for cirrhosis with and without mention of alcohol, United States, 1970-2005. October 2008. Available at: http://www.niaaa.nih.gov/Resources/DatabaseResources/QuickFacts/Liver/Pages/cirmrt3b.aspx. Accessed February 21, 2011.

Pereg D, et al: Probiotics for patients with compensated liver cirrhosis: a double-blind placebo-controlled study, *Nutrition* 6 May 2010. [Epub ahead of print.]

Petrov MS, et al: Systemic review: nutrition support in acute pancreatitis, *Alimen Pharmacol Ther* 28:704, 2009.

Plauth M, et al: ESPEN Guidelines on enteral nutrition: liver disease, *Clin Nutr* 25:285, 2006.

Rambaldi A, Gluud C: S-adenosyl-L-methionine for alcoholic liver diseases, Cochrane Database Syst Rev 2006, Issue 2. Art. No.: CD002235.

Rambaldi A, et al: Milk thistle for alcoholic and/or hepatitis B or C virus liver diseases, Cochrane Database Syst Rev 2007, Issue 4. Art. No.: CD003620.

Ranson JH, et al: Prognostic signs and the role of operative management in acute pancreatitis, *Surg Gynecol Obstet* 139:69, 1974.

Rayes N, et al: Supply of pre- and probiotics reduces bacterial infection rates after liver transplantation—a randomized, double-blind trial, *Am J Transplant* 5:125, 2005.

Stanga Z, et al: Effect of jejunal long-term feeding in chronic pancreatitis, *JPEN J Parenter Enteral Nutr* 29:12, 2005.

Tsai CJ, et al: Dietary carbohydrates and glycaemic load and the incidence of symptomatic gall stone disease in men, *Gut* 54:823, 2005.

Volzke H, et al: Independent risk factors for gallstone formation in a region with high cholelithiasis prevalence, *Digestion* 71:97, 2005.

Weikert C, et al: Presence of gallstones or kidney stones and risk of type 2 diabetes, *Am J Epidemiol* 171:447, 2010.

Willner IR, Reuben A: Alcohol and the liver, *Curr Opin Gastroenterol* 21:323, 2005.

第31章

マリオン・J・フランツ
(Marion J. Franz, MS, RD, LD, CDE)

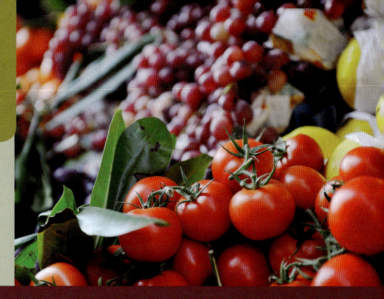

糖尿病および非糖尿病性低血糖症の医学的栄養療法

重要用語

ヘモグロビンA_{1c} (hemoglobin A_{1c} [HbA_{1c}])
黒色表皮腫 (acanthosis nigricans)
1日摂取許容量 (acceptable daily intake [ADI])
アミリン (amylin)
自律神経症状 (autonomic symptoms)
カーボカウント法 (carbohydrate counting)
連続血糖測定 (continuous glucose monitoring [CGM])
補正係数 (correction factor [CF])
インスリン拮抗（ストレス）ホルモン (counterregulatory (stress) hormones)
暁現象 (dawn phenomenon)
糖尿病管理と合併症に関する臨床試験 (Diabetes Control and Complications Trial [DCCT])
糖尿病性ケトアシドーシス (diabetic ketoacidosis [DKA])
食品交換表 (exchange lists)
空腹時低血糖 (fasting hypoglycemia)
胃不全麻痺 (gastroparesis)
妊娠糖尿病 (gestational diabetes mellitus [GDM])
グルカゴン (glucagon)
血糖降下薬 (glucose-lowering medications)
糖毒性 (glucotoxicity)
グリセミック指数 (glycemic index [GI])
グリセミック負荷 (glycemic load [GL])
グリコシル化ヘモグロビン (glycosylated hemoglobin [A_{1c}])
ハネムーン期 (honeymoon phase)
高血糖症 (hyperglycemia)
低血糖症（またはインスリン反応）(hypoglycemia (or insulin reaction))
非糖尿病性低血糖症 (hypoglycemia of nondiabetic origin)
高血糖性高浸透圧状態 (hyperglycemic hyperosmolar state [HHS])
自己免疫性糖尿病 (immune-mediated diabetes mellitus)
インクレチン (incretins)
インスリン欠乏 (insulin deficiency)
インスリン抵抗性 (insulin resistance)
インスリン分泌促進薬 (insulin secretagogues)
成人潜在性自己免疫性糖尿病 (latent autoimmune diabetes in adults [LADA])
脂肪毒性 (lipotoxicity)
巨大児 (macrosomia)
大血管疾患 (macrovascular diseases)
メタボリックシンドローム (metabolic syndrome)
微小血管疾患 (microvascular diseases)
低糖性神経症状 (neuroglycopenic symptoms)
栄養アセスメント (nutrition assessment)
多渇 (polydipsia)
多尿 (polyuria)
食後血糖値 (postprandial (after a meal) blood glucose)
食後（反応性）低血糖 (postprandial (reactive) hypoglycemia)
糖尿病前症 (prediabetes)
食前（空腹時）血糖値 (preprandial (fasting/premeal) blood glucose)
血糖自己測定 (self-monitoring of blood glucose [SMBG])
ソモジー効果 (Somogyi effect)
目標血糖値 (target blood glucose goals)
1型糖尿病 (type 1 diabetes mellitus [T1DM])
2型糖尿病 (type 2 diabetes mellitus [T2DM])
英国前向き糖尿病試験 (United Kingdom Prospective Diabetes Study [UKPDS])
ウィップルの三徴 (Whipple triad)

糖尿病はインスリン分泌の異常やインスリン作用の異常あるいはその両者によって生じる高血糖症を特徴とする疾患群である。インスリンとは膵臓のβ細胞によって産生され、身体のエネルギー源（炭水化物、タンパク質、脂肪）の利用と貯蔵に必要なホルモンである。糖尿病患者では十分なインスリンが産生されず、インスリン欠乏に陥り高血糖症（血糖値上昇）に至る。

糖尿病は有病率と死亡率を相当に上昇させており、早期の診断と治療によってこれを低下させることができる。入院治療費、外来治療費、老人ホームでの治療費など直接医療費の合計は天文学的数字となっており、身体障害や労働損失、早期死亡率など間接的損失も等しく高くなっている。糖尿病患者の平均医療費は非糖尿病患者の2倍である。つまり、糖尿病の予防および治療のための医学的栄養療法（medical nutrition therapy [MNT]）を実施すればこうした損失を軽減できるという途方もない可能性があるわけである。さいわい、糖尿病患者は糖尿病を制御し、合併症や早期死亡のリスクを低下させるために対策を講じることができる。

発症率と有病率

2007年には、アメリカのあらゆる年齢層の糖尿病有病者数は2,360万人、有病率は7.8%であった。このうち、1,790万人が診断を受け、570万人が未診断であった。また、20歳以上では、160万例の新規糖尿病例が診断された（Centers for Disease Control and Prevention [CDC], 2007）。

この増加は、多くには2型糖尿病（type 2 diabetes mellitus [T2DM]）の罹患がもはや高齢者を主体としなくなっていることによる。1990年から1998年にかけて、30歳代の糖尿病有病率が76%上昇した。ここ数十年で、若年者の2型糖尿病有病率も劇的に上昇した。

2型糖尿病有病率はアメリカの少数民族が最も高い。20歳以上で糖尿病の診断を受けた人の割合は、アメリカインディアンおよびアラスカ先住民が14.2%、非ヒスパニック系黒人が11.8%、ヒスパニック系が10.4%、アジア系アメリカ人が7.5%であった。ヒスパニック系では、プエルトリコ人が12.6%、メキシコ系アメリカ人が11.9%、キューバ人が8.2%であった（CDC, 2007）。さらに、これ以外の5,700万人（成人では20歳以上の25%、60歳以上の35%）が糖尿病前症であり、これには耐糖能異常（impaired glucose tolerance [IGT]）（負荷後2時間血糖値が140～199mg/dL）と空腹時血糖異常（impaired fasting glucose [IFG]）（空腹時血糖値[FPG]が100～125mg/dL）が含まれる（CDC, 2007）。糖尿病前症患者は生活習慣による予防策を講じなければ、2型糖尿病や心血管疾患（cardiovascular disease [CVD]）へと移行するリスクが高い。

耐糖能異常の種類

糖尿病の種類の特定は多くの場合診断時の病態に基づいているため、なかなか1種類に絞り込めない。このため、糖尿病の種類を特定することは、高血糖症の発症因子を突き止め、これを効果的に治療することほど重要ではない（American Diabetes Association [ADbA], 2011a）。生活習慣療法を糖尿病前症で早期に開始し、疾患経過にわたって継続する必要性があることは明らかなことである。表31-1に耐糖能異常の種類をまとめている。

糖尿病前症

空腹時血糖異常（IFG）および耐糖能異常（IGT）などグルコースホメオスタシスに障害が生じた段階の患者は糖尿病前症と呼ばれることが多く、糖尿病と心血管疾患（CVD）発症の比較的高いリスクが示唆される。リスクがある状態とは、IFG、IGT、またはその両方がみられる状態、あるいはヘモグロビンA_{1c}（hemoglobin A_{1c} [HbA_{1c}]）が5.7～6.4%である状態であり、体重の減量および身体活動などの対策についてカウンセリングを実施しリスクを軽減する必要がある。

1型糖尿病

1型糖尿病（T1DM）患者は、診断時には痩せていて多渇、頻尿、著しい体重減少を呈していることが多い。この基礎にある問題は膵β細胞の破壊であり、これが絶対的インスリン欠乏をもたらし、高血糖症、多尿（過剰な排尿）、多渇（過剰な口渇）、体重減少、脱水、電解質障害、ケトアシドーシスに至ることが多い。β細胞の破壊速度には大きな幅があり、乳幼児と小児では急速に進行するが、それ以外（主に成人）では緩慢である。インスリンを分泌する健康な膵臓の能力は、必要な能力よりもはるかに大きい。このため、糖尿病の臨床的発症の前には数ヵ月から数年の長い無症候期があり、その間にβ細胞の破壊が次第に進行している（*病態生理と治療管理のアルゴリズム*「1型糖尿病」を参照）。

1型糖尿病は糖尿病診断症例全例のうち5～10%を占める。1型糖尿病患者は、ケトアシドーシスを引き起こして死に至るのを防ぐためにインスリン投与に依存している。1型糖尿病はあらゆる年齢で発症する可能性があり、70～80歳代にも生じることがあるが、ほとんどが30歳未満で診断を受け、女子では10～12歳くらい、男子では12～14歳くらいに発症のピークがある（ADbA, 2011a）。1型糖尿病は小児および青少年で1年間に3～4%上昇しており、5歳未満の乳幼児ではさらに高い上昇を見せている。

1型糖尿病には、自己免疫性と特発性の二つの型がある。自己免疫性糖尿病は、ホルモンのインスリンを体内で産生する唯一の細胞である膵β細胞の自己免疫性破壊によるものである。「特発性1型糖尿病」とは原因が不明の糖尿病型を意味し、ほとんどがアフリカやアジア出身者にみられる（ADbA, 2011a）。

病態生理と治療管理のアルゴリズム

1型糖尿病

発症因子

- 特発性
- 循環血液中の自己抗体 ← 自己免疫性（自己免疫）（ウイルス感染、有毒化学物質など）

→ 1型糖尿病（絶対的インスリン欠乏）

病態生理

症状
- 高血糖症
- 多渇
- 頻尿
- 著しい体重減少
- 電解質障害

合併症
- ケトアシドーシス
- **大血管疾患**
  - 冠動脈性心疾患
  - 末梢血管疾患
  - 脳血管疾患
- **微小血管疾患**
  - 網膜症
  - 腎症
- **神経障害**

治療管理

医学的処置
- **医学的栄養療法**
- **薬物療法**
  - 注射またはインスリン注入ポンプによるインスリン投与
- **モニタリング**
  - 血糖自己測定
  - HbA_{1c} 測定
  - 脂質
  - 血圧
  - ケトン体
  - 小児の体重と成長
- **自己管理教育**

医学的栄養療法（MNT）
- インスリン投与計画を望ましい食生活や身体活動のスケジュールに組み込む。固定用量型インスリンの場合には、炭水化物摂取のタイミングと量を一定にする
- インスリン／炭水化物比に基づいて食前のインスリン投与量を調整する
- 成人では体重が増加しないようにエネルギーを摂取する
- 小児では成長と発達を促すよう、エネルギーと栄養素を十分に摂取する
- 心保護的栄養療法

　1型糖尿病の危険因子は遺伝素因、自己免疫性、環境因子であると思われる。1型糖尿病の遺伝的素因はヒト白血球抗原（human leukocyte antigen [HLA]）の組み合わせによるものである（DQ抗原は疾患感受性遺伝子によりコードされ、疾患抵抗性と関連がある遺伝子により相殺される）（ADbA, 2011a）。しかし、感受性を付与する遺伝素因と保護性を付与する遺伝素因は明らかにされていない。一卵性双生児の間では1型糖尿病の不一致率が50%であるが、これは発症には特定の遺伝子が条件となるが、それだけでは十分ではないことを示唆している。この遺伝的性向が発現するにはおそらく環境

表 31-1

糖尿病の種類と糖尿病前症

分類	それぞれの特徴
1型糖尿病	β細胞の破壊を特徴とし、絶対的インスリン欠乏に至ることが多い。自己免疫性糖尿病（細胞性免疫の自己免疫性破壊による）と特発性糖尿病（原因不明）の二つの型がある。あらゆる年齢でも生じうるが、大半は小児と若年成人である。患者は、ケトアシドーシスが生じ死に至るのを防ぐためにインスリン注射に依存している。糖尿病の診断症例全例のうち、自己免疫性1型糖尿病は5〜10％である。
2型糖尿病	インスリン抵抗性を基礎にして進行性のインスリン分泌不良（インスリン欠乏）によって生じる。患者は診断時に30歳を超えていることが多いが、現在では若年成人や小児にも多く生じている。初期には生存のためにインスリン注射に頼ることはないが、進行するにつれて、十分な血糖コントロールを得るためにインスリン注射が必要になることが多い。2型糖尿病は糖尿病患者の約90〜95％を占めている。
糖尿病前症	空腹時血糖値またはグルコース負荷試験血糖値が正常よりも高いが、糖尿病の診断には至らない。この患者は糖尿病発症のリスクが高いため、綿密なモニタリングが必要である。
GDM	一部の妊婦に診断される糖尿病。妊娠全例の約7％（母集団により1〜14％の幅がある）がGDMに罹患している。
その他の特殊型	特殊な遺伝的症候群、外科手術、薬剤、栄養失調、感染症などの疾患による糖尿病。

GDM：妊娠糖尿病（Gestational diabetes mellitus）
出典：American Diabetes Association: Diagnosis and classification of diabetes mellitus (Position Statement), Diabetes Care 34:S63, 2011.

の引き金が必要である。現時点では、1型糖尿病を予防する方法は未知である。

病態生理

早期1型糖尿病は、発症因子を問わず、まず膵β細胞とその分泌物に対する自己免疫の活性発現によって特定される。診断では1型糖尿病患者の85〜90％に、島細胞や内因性インスリン、島細胞を構成するその他抗原に対する自己抗体が血流中に一種以上みられる。β細胞の破壊をもたらすものとして特定される抗体には、(1)膵島細胞自己抗体、(2)インスリン療法を受けたことがない場合に生じるインスリン自己抗体、(3)膵島のチロシンホスファターゼ（IA-2およびIA-2βとして知られる）に対する抗体、(4)β細胞表面のタンパク質グルタミン酸デカルボキシラーゼ（glutamic acid decarboxylase [GAD]）に対する自己抗体がある。GAD自己抗体がT細胞（キラーT細胞）による攻撃を引き起こし、糖尿病においてβ細胞を破壊する。

糖尿病の臨床的発症は突然であるが、病態生理学的損傷は緩慢に進行している。β細胞量の90％以上の分泌能力が破壊されると、初めて高血糖症などの症状が現れる。

高血糖症、代謝性アシドーシス、ケトアシドーシスが診断され是正されると、内因性インスリンの分泌が回復することが多い。この**ハネムーン期**では、投与インスリンの必要量が最大1年間以上も劇的に低下し、良好な代謝コントロールが容易に得られる。しかし、インスリン投与量を増加させる必要を避けることができるわけではなく、当然必ず予想されるものである。早期診断以降にMNT（医学的栄養療法）と血糖自己測定に注意しながら強化インスリン療法を実施すると、インスリン分泌期間が延長することがわかっている。しかし臨床的発症後5〜10年以内には、β細胞が完全に喪失し、血流中に膵島細胞抗体が検出されなくなる可能性がある。

血糖調節ホルモンの**アミリン**も膵β細胞で産生され、インスリンと同時に分泌される。アミリンは食後血糖値を調節しグルカゴン分泌を抑制することにより、インスリンの作用を補足する。1型糖尿病はアミリンの欠乏状態である。また、1型糖尿病患者は甲状腺機能亢進症、橋本甲状腺炎、アジソン病、白斑、セリアック病、自己免疫性肝炎、重症筋無力症、悪性貧血など他の自己免疫疾患にも罹患しやすい。

成人潜在性自己免疫性糖尿病（Latent autoimmune diabetes in adults [LADA]）は、インスリン投与を必要としている糖尿病高齢患者の10％を占めている。これは緩徐に進行する自己免疫性糖尿病で、2型糖尿病（T2DM）と混同されることが多い。LADA成人患者には、自己抗体のほかにもヒト白血球抗原（HLA）への遺伝的感受性がある。この疾患では、約6年間はインスリンを必要としないほど十分なβ細胞機能を保持するが、最終的には強化インスリン療法が必要となる（Rosario, 2005）。

2型糖尿病

2型糖尿病（Type 2 diabetes mellitus [T2DM]）は糖尿病の診断症例全例の90〜95％を占めており、多くの場合、診断を受けるよりかなり前から存在している進行性の疾患である。

高血糖症が次第に現れ、初期段階には重度ではないために糖尿病の古典的症状に気づかないことが多い。本疾患の診断に至らなくとも、大血管や微小血管の合併症を発症するリスクが高い。

2型糖尿病の危険因子には、糖尿病の家族歴、高齢、肥満、特に内臓脂肪型肥満、身体活動、妊娠糖尿病の病歴、民族または人種など、遺伝素因と環境因子がある。脂肪蓄積と長期間の肥満が2型糖尿病の強力な危険因子であり、糖尿病前症患者では体重を若干減少させれば血糖値が正常値へと変化する。しかし、非肥満者にも2型糖尿病がみられ、2型糖尿病を発症しない肥満者も多い。このことから、肥満と遺伝的素因とが結びつくことが、2型糖尿病が生じる条件であると思われる（**病態生理と治療管理のアルゴリズム「2型糖尿病」を参照**）。

病態生理

2型糖尿病は、インスリン抵抗性とβ細胞機能不全の併存を特徴としている。内因性インスリン濃度が正常値、あるいは低値や高値であっても、インスリン抵抗性（体組織のインスリンへの感受性または反応性が低い状態）の併存に勝つことができない。その結果として、高血糖症が生じる。

インスリン抵抗性は標的組織、主に筋肉、肝臓、脂肪細胞で最初に現れる。初期には、インスリン分泌が代償的に亢進し（高インスリン血症）、血糖値が正常から糖尿病前症の状態で持続する。多くは膵臓が十分なインスリンを産生し続けることができなくなり、高血糖症が生じて糖尿病が診断される。このため、高血糖症を発症する前には血糖値の上昇に比例して、インスリン濃度が常に欠乏している。

高血糖症は、まず細胞レベルのインスリン抵抗性による食後血糖値の上昇として現れ、続いて空腹時血糖値が上昇する。インスリン分泌が低下するにつれて、肝臓でのグルコース産生が亢進し、食前（空腹時）血糖値が上昇するのである。α細胞のグルカゴン分泌を抑制するインスリンの作用も不十分であり、グルカゴンの分泌が亢進されて肝臓のグルコース産生も増大する。こうした問題の複合が、高血糖症によってインスリン感受性とインスリン分泌の両者に有害作用となる糖毒性である。したがって、2型糖尿病患者には正常血糖に近い血糖値を得ることが重要なのである。

脂肪細胞レベルでもインスリン抵抗性がみられ、これによって脂質が分解され循環血液中の遊離脂肪酸濃度が上昇する。特に、腹部臓器の周囲および内部に内臓脂肪が過剰に蓄積することを特徴とする内臓脂肪型肥満により、遊離脂肪酸の肝臓への流出が増大し、インスリン抵抗性の助長を招く。脂肪酸の増大によって、細胞レベルでのインスリン感受性がさらに低下し、膵臓のインスリン分泌に障害を与えて肝臓でのグルコース産生が亢進する（脂肪毒性）。このような異常が2型糖尿病の発症と進行の一因となり、薬物治療の主要標的ともなっている。

2型糖尿病ではコントロール不良の糖尿病の古典的症状が発現する患者と発現しない患者がおり、また、ケトアシドーシスが生じない傾向にある。β細胞の分泌機能が進行性に喪失されるということは、2型糖尿病患者の血糖コントロールを同じ水準で維持するためには経時的に治療薬を増やす必要があることを意味しており、やがてはインスリン注射が必要となる。疾患や外科手術などストレス性高血糖症が生じているときも、コントロールを得るためには早期のインスリン投与が必要である。

妊娠糖尿病

妊娠全例の約7％（被験集団により1～14％の幅がある）に妊娠糖尿病（Gestational diabetes mellitus [GDM]）が生じ、年間では20万例以上となっている（ADbA, 2011a）。GDM妊婦全例の約90％が分娩後には正常血糖に戻るが、次の妊娠では初期にGDMを発症するリスクが高い。GDM患者の5～10％は、妊娠後すぐに2型糖尿病の診断を受ける。GDMを罹患した女性には、その後5～10年間で糖尿病を発症する可能性が40～60％ある（CDC, 2007）。体重増加の抑制または予防、妊娠後の身体活動増量を目標とする生活習慣改善により、その後の糖尿病のリスクが軽減する。

以前には、GDMはいずれの程度であっても妊娠中に発症または初めて認識される耐糖能異常と定義された。しかし、未診断糖尿病妊婦の数が増加しており、このため現在では、初回出生前診療で糖尿病が認められるハイリスク女性に、妊娠糖尿病ではなく顕性糖尿病の診断を下すことが推奨されている（ADbA, 2011b）。妊娠第2期または第3期にはインスリン拮抗ホルモン濃度の上昇と正常なインスリン抵抗性が生じるため、GDM例の大多数がこの時期に診断される。

GDMの診断を確定するために必要な指標として、これまで経口グルコース負荷試験が用いられていた。しかし、新たな指針が提言されている。ハイリスクの妊婦は第1期に検査をする必要がある。A_{1c}が6.5％を超える妊婦、空腹時血糖値が126mg/dL（7mmol/L）を超える妊婦、食後1時間血糖値が200mg/dL（11.1mmol/L）を超える妊婦は、妊娠する前から糖尿病であった可能性が高く、GDMの治療を行う必要がある。妊娠第24～28週には、75-g経口グルコース負荷試験（oral glucose tolerance test [OGTT]）を用いて検診を実施する必要がある。空腹時血糖値が92mg/dL（5.1mmol/L）を超える妊婦、食後1時間血糖値が180mg/dL（10mmol/L）を超える妊婦、食後2時間血糖値が153mg/dL（8.4mmol/L）以上である妊婦はGDMと診断される。

妊娠中に母体の血糖値を正常に戻す治療を実施すれば、母体、胎児、新生児に有害な転帰を招くリスクが軽減する。母親の余分なグルコースが胎盤胎児部へ貫通し、胎児の膵臓がこれに反応して過剰グルコースに対処するため追加的インスリンを放出する。この過剰グルコースは脂肪に転換され巨大児になる。胎児は正常出産にしては大きすぎる可能性があり、帝王切開分娩の必要が生じる。もう一つ多い問題として、出産時の新生児低血糖症がある。母体の血糖値が正常値を超えていることにより、胎児の体内でインスリンの追加的な産生

病態生理と治療管理のアルゴリズム

2 型糖尿病

発症因子

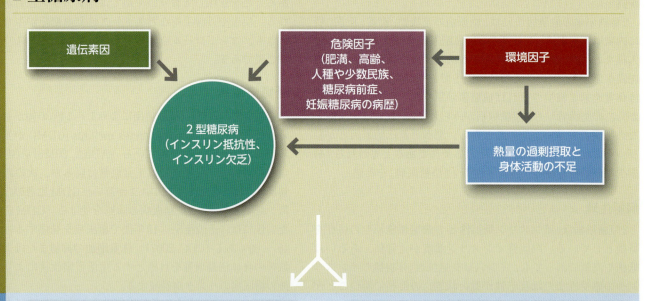

病態生理

症状（変動性）
- 高血糖症
- 疲労感
- 多渇
- 頻尿

臨床所見
- インスリンの分泌と作用の異常
- 細胞へのグルコース取り込み低下と高い食後血糖値
- 肝臓でのグルコース放出亢進（糖新生）による空腹時高血糖
- 中心性肥満
- 高血圧
- 脂質異常症

治療管理

医学的処置

医学的栄養療法
身体活動
薬物療法
- 血糖降下薬
- インスリン

モニタリング
- 血糖自己測定
- A_{1c} 測定
- 脂質
- 血圧
- 体重

自己管理教育

医学的栄養療法（MNT）
- 血糖、脂質異常、血圧を改善する生活習慣療法（食物／食事と身体活動）
- 栄養指導（カーボカウント法および脂肪制限食）とカウンセリング
- エネルギー摂取制限
- 食物または治療薬の調整を判断するために血糖値をモニタリング
- 心保護的栄養療法

が生じている。しかし、出生後には余分なグルコースが胎児に運搬されない。このため、膵臓によって調節することができるようになるまでは1～2日間経静脈栄養法によってグルコースを追加し、正常な血糖値を維持する必要がある。

GDM（妊娠糖尿病）によって先天異常が生じることはない。このような奇形は、妊娠前から糖尿病に罹患し、胎児の臓器が形成される妊娠第6～8週に血糖値が抑制不能の状態である場合に生じる。GDMは妊娠後期までは発現しないため、高血糖症が問題になる前に胎児の臓器が形成される。

MNT（医学的栄養療法）によって最適な血糖値を維持することができない場合、または胎児の成長速度が過剰である場合には、薬物療法が必要である（American Dietetic Association [ADA], 2009a）。研究では、妊娠中にインスリン、インスリン類似体、メトホルミン、グリブリドの使用が支持されている。GDM妊婦には分娩後6～12週に糖尿病の検診を実施し、その後も糖尿病または糖尿病前症の発症を調べる検診を継続すべきである（ADbA, 2011b）。

その他の糖尿病

そのほかには、特定の遺伝性症候群（若年発症成人型糖尿病など）、膵外分泌の疾患（嚢胞性線維症など）、薬剤または化学物質誘発性（後天性免疫不全症候群や臓器移植後の治療など）、外科手術、感染症などの疾患に起因する糖尿病がある。このような糖尿病は診断症例全例の1～5％である（ADbA, 2011a）。

スクリーニング（検診）と診断基準

過体重（体格指数 [BMI] が25kg/m²以上）があり、このほかにも次に挙げる2型糖尿病の危険因子のいずれかが該当する成人には、全員に糖尿病の検査または検診を検討する必要がある。この危険因子が該当しない場合でも、45歳には検査を始めるべきである。検査結果が正常である場合でも、3年に1回検査を実施する。A_{1c}、FPG（空腹時血糖値）、食後2時間OGTT（経口グルコース負荷試験）は糖尿病前症にも糖尿病にも検査として利用することができる（ADbA, 2011b）。糖尿病の他の危険因子には以下のものがある。

- 身体活動の不足
- 一親等血縁者の糖尿病患者
- ハイリスク集団の出身者（アフリカ系アメリカ人、ラテン系アメリカ人、アメリカ先住民、アジア系アメリカ人、太平洋諸島系アメリカ人）
- 体重が約4,000gを超える新生児を出産した女性またはGDMと診断された女性
- 高血圧（血圧が140/90mmHg以上、あるいは高血圧の治療薬を服用している）
- 高比重リポタンパク（High-density lipoprotein [HDL]）コレステロール濃度が35mg/dL（0.9mmol/L）未満またはトリグリセリド濃度が250mg/dL（2.82mmol/L）を超える
- 多嚢胞性卵巣症候群（polycystic ovary syndrome [PCOS]）の女性
- これまでの検査でA_{1c}が5.7％以上、耐糖能異常（IGT）、空腹時血糖異常（IFG）のいずれかが該当する
- 重度の肥満症
- 黒色表皮腫（皮膚の灰色がかった茶色の色素沈着）
- 心血管疾患（CVD）の病歴

2型糖尿病のリスクが高い成人、小児、青少年には、検診の推奨事項に合わせた検査を実施する。検診開始の年齢は10歳、すなわち思春期の始まりとし、頻度を3年ごとにする（ADbA, 2011b）。過体重であり（各年齢および性別の85パーセンタイルを超えるBMI、85パーセンタイルを超える身長体重比、身長に対する標準体重の120％を超える体重のいずれかが該当する）、以下の危険因子のうち、いずれか二つが該当する青少年には検診を実施する必要がある。危険因子とは、2型糖尿病の家族歴、ハイリスクの少数集団の出身、インスリン抵抗性を示唆する徴候（黒色表皮腫、高血圧、脂質異常症、PCOS、在胎週数に対して低い出生体重、本人の在胎期間中の母親の糖尿病歴またはGDM歴）である。

糖尿病および糖尿病前症の診断基準を表31-2にまとめている。糖尿病診断には4種類の診断方法を用いることができ、各検査とも明確な高血糖症がみられない場合には、後日検査をやり直して確認する必要がある。確認する場合には、同じ検査を繰り返すことが望ましい（ADbA, 2011b）。

糖尿病診断へのA_{1c}利用はこれまで推奨されて来なかった。しかし、現在はA_{1c}測定が高度に標準化されており、長期間の血糖の信頼できる測定値で、グリコシル化ヘモグロビン（A_{1c}と略される）測定の結果をもって評価される。ヘモグロビンなどのタンパク質がグルコースに曝露されると、グルコースがこのタンパク質とゆっくりではあるが濃度依存性に非酵素的結合をする。このようにして、A_{1c}測定値は過去数週間の血漿中グルコース濃度の加重平均を反映する。非糖尿病者のA_{1c}値は4～6％であるが、この数値は平均血糖値約70～126mg/dL（3.9～7mmol/L）に相当する。A_{1c}値はFPGよりも変動が小さく、絶食をしてOGTTを受ける必要がないため、こちらの方が便利である。妊娠または溶血や鉄欠乏による貧血など赤血球の代謝回転が異常な状態では、糖尿病の診断にグルコースの基準しか利用できない（ADbA, 2011b）。

糖尿病前症の管理

糖尿病ほど生活習慣（健康的で適切な食品の選択と身体活動）が予防と治療の両方に重要な役割を果たす疾患はない。生活習慣の改善と薬物療法とを比較する試験により、糖

表 31-2
糖尿病とグルコースホメオスタシス障害（糖尿病前症）の診断

診断	基準
糖尿病	$A_{1c} \geq 6.5\%$*
	又は
	$FPG \geq 126mg/dL\ (\geq 7mmol/L)$*
	又は
	OGTTの2時間後 $PG \geq 200mg/dL\ (\geq 11.1mmol/L)$*
	又は
	高血糖症または高血糖緊急症の古典的症状を呈する患者における随時 $PG \geq 200mg/dL\ (\geq 11.1mmol/L)$
糖尿病前症	$FPG\ 100 \sim 125mg/dL\ (5.6 \sim 7mmol/L)$ ［空腹時血糖異常］
	又は
	2時間後 $PG\ 140 \sim 199mg/dL\ (7.8 \sim 11mmol/L)$ ［空腹時血糖異常］
	又は
	$A_{1c}\ 5.7\% \sim 6.4\%$
正常	$FPG < 100mg/dL\ (<5.6mmol/L)$
	2時間後 $PG < 140mg/dL\ (<7.8mmol/L)$

A_{1c}：ヘモグロビン A_{1c}（Hemoglobin A_{1c}）、FPG：空腹時血糖値（fasting plasma glucose）、OGTT：経口グルコース負荷試験（oral glucose tolerance test）、PG：血漿グルコース（plasma glucose）（グルコース75gを投与したOGTTの2時間後に測定）
*明確な高血糖症がみられない場合には、検査をやり直して基準に該当することを確認する必要がある。
出典：American Diabetes Association: Diagnosis and classification of diabetes mellitus (Position Statement), Diabetes Care 34:S63, 2011.

尿病の予防または遅延の第一選択として、体重の減量（エネルギー摂取抑制）と身体活動の効果が裏づけられてきた。生活習慣改善の効果を対照群と比較する臨床試験では、2型糖尿病のリスクが29〜67%低下した（ADbA, 2011b）。何度も触れてきた試験として、フィンランド糖尿病予防試験（Finnish Diabetes Prevention Study）と糖尿病予防研究（Diabetes Prevention Program）の二つがあり、後者は体重の5〜10%の減量、中等度の運動150分/週以上の身体活動、カウンセリングおよび支援の継続に生活改善の重点を置いている。両試験とも、治療群の2型糖尿病発症率が対照群より58%低く、治療後3〜14年間のフォローアップの間に2型糖尿病に移行した割合も対照群より低いままであった（Diabetes Prevention Program, 2009; Li, 2008; Lindström, 2006）。

医学的処置

薬剤としてメトホルミン、α-グルコシダーゼ阻害薬、オルリスタット、チアゾリジンジオン（thiazolidinediones [TZD]）の使用は、さまざまな程度で糖尿病の発症率を低下させる（ADbA, 2011b）。現時点では、メトホルミンが糖尿病予防に使用が検討されるべき唯一の薬剤である。これは、BMIが $35kg/m^2$ 以上で30歳未満の患者に最も有効である。他の薬剤には、費用、副作用、効果の非持続性の問題がある。

医学的管理には生活習慣の改善を組み入れる必要がある。体重増加を防ぎ減量を維持するためには、身体活動が重要である。心血管の健康と2型糖尿病のリスク軽減のために、有酸素運動を中等度の強度で30分間以上週に5日間（150分/週）（ウォーキングであれば約4.8〜6.4km/時間）、または強度で20分間以上を週に3日間（90分/週）実施することが推奨されている。あらゆる主要筋群を使う筋力強化運動を週に2日間以上実施することも推奨されている（U.S. Department of Health and Human Services, 2008）。体重の減量とは関係なく、身体活動はインスリン感受性を高める。

肥満治療手術と糖尿病前症

病的肥満患者では、肥満治療手術により糖尿病発症の可能性を低下させることができる。栄養素の流路が変わり消化管から取り込まれなくなることにより（Guidone et al., 2006）、あるいは肥満治療手術以降には腸管から膵島細胞、筋肉、脂肪細胞、肝臓などの器官への情報伝達機序が変化することにより（Wilson and Pories, 2010）、血糖が急速に改善されるため、著しく体重が減少する前にリスクが低下する可能性がある。

糖尿病前症の医学的栄養療法

糖尿病前症のMNTの目標では、適度な体重減少を容易にする食品選択の重要性に重点が置かれている（参考情報31-1）。インスリン抵抗性への肥満の影響のために、体重の減量は重

> **参考情報 31-1**
>
> ## 糖尿病の医学的栄養療法の目標
>
> ### 糖尿病リスクのある患者または糖尿病前症の患者に用いられる医学的栄養療法の目標
>
> 1. 健康的な食品の選択と身体活動を促し、適度な体重減少を維持することにより、糖尿病および心血管疾患のリスクを軽減すること。
>
> ### 糖尿病患者の医学的栄養療法の目標
>
> 1. 可能な範囲で以下の項目を達成し維持すること。
> - 正常範囲の血糖値または安全に可能な限り正常に近い血糖値
> - 血管疾患のリスクを軽減する脂質とリポタンパク質の組成
> - 血管疾患のリスクを軽減する血糖値
> 2. 必要に応じて栄養摂取や生活習慣を改善することにより、糖尿病の慢性合併症発症を予防すること、あるいは少なくとも遅延させること。
> 3. 個人的および文化的嗜好や改善の意思を考慮しながら、栄養必要量を決定すること。
> 4. 食事選択の制限を根拠に基づく場合に限定し、食事の楽しみを維持すること。
>
> ### 特定の状況に用いられる栄養療法の目標
>
> 1. 1型糖尿病の若年者、2型糖尿病の若年者、妊娠中や授乳中の女性、糖尿病の高齢者では、ライフサイクルにおけるこの独特の時期の栄養必要量を満たすこと。
> 2. インスリンまたはインスリン分泌促進薬の投与を受けている患者には、運動の安全な実践、低血糖症の予防と治療、急性疾患治療のための自己管理指導を提供すること。
>
> 出典：American Diabetes Association: Nutrition recommendations and interventions for diabetes (position statement), Diabetes Care 31:S61, 2008.

糖尿病の管理

二つの有名な臨床試験では、1型糖尿病患者および2型糖尿病患者の血糖コントロールと合併症発症との間には間違いなく明らかな関連があり、コントロールを得るうえで栄養療法が重要であることが示された。糖尿病管理と合併症に関する臨床試験(Diabetes Control and Complications Trial [DCCT])では、1型糖尿病患者約1,400例を対象に、強化インスリン療法（血糖値監視結果に基づくインスリンの頻回投与またはインスリン注入ポンプ使用）と従来のインスリン療法（1日1～2回のインスリン投与）のいずれかを実施した。この強化インスリン療法を受けた患者と同等のコントロールが得られれば、網膜症、腎症、神経障害、数は少ないが長期の心血管合併症に進行するリスクが50～75%低下することが期待される(Diabetes Control and Complications Trial, 2005)。もう1件の試験、英国前向き糖尿病試験(United Kingdom Prospective Diabetes Study [UKPDS])では、血糖と血圧のコントロールによって2型糖尿病の長期合併症のリスクが低下するとの結論が示された。エネルギー摂取を抑制することは、実際の体重減少より重要ではないとしても、少なくとも同等の重要性がある。

医学的処置

2型糖尿病は進行性の疾患である。『ダイエット』が成功しても、患者の膵臓は適切な血糖コントロールを維持できるほどインスリンを分泌することができない。本疾患が進行するにつれて、MNT単独ではA_{1c}濃度を7%以下に抑えることができなくなる。時間の経過とともに治療を強化する必要が出てくる。薬物療法と多くはインスリンと栄養療法を併用する必要がある。

あらゆる種類の糖尿病の管理に、MNT、身体活動、モニタリング、薬物療法、自己管理教育が含まれる。治療の重要な目標とは、血糖、脂肪血、血圧に可能な限り最大のコントロールを得るために必要な手段を患者に提供し、低血糖症と過剰な体重増加を最小限に抑えながら、微小血管および大血管の合併症を予防、遅延、抑制することである(ADbA, 2011b)。糖尿病の最適な管理には、炭水化物、タンパク質、脂肪の正常な代謝の回復も必要である。

インスリンには異化抑制作用や同化作用があり、栄養素の細胞への取り込みを容易にする（表31-3）。一般に、インスリン拮抗（ストレス）ホルモン（グルカゴン、成長ホルモン、コルチゾール、エピネフリン、ノルエピネフリン）にはインスリンと正反対の作用がある。

アメリカ糖尿病協会（American Diabetes Association [ADbA]）における糖尿病患者の血糖治療の目標を表31-4にまとめている。目標の達成には、開かれた意思疎通と適切な自己管理教育が必要である。血糖自己測定（self-monitoring of blood glucose [SMBG]）および尿中または血中ケトン体の測定により、患者が日常的に血糖コントロールを評価すること

要な目標となっている（第22章参照）。また、食事性の総脂質の濃度が高いほどインスリン抵抗性が大きいとする関係が試験によって報告されている。

全粒穀物や食物繊維により糖尿病リスクが低下する。全粒穀物含有食品を多く摂取すると体重とは関係なくインスリン感受性が高まり、食物繊維を多く摂取するとやはりインスリン感受性が改善し、インスリン抵抗性に勝るほどインスリンを分泌することができるようにもなっている(Mayer-Davis et al., 2006)。アルコールの控えめな摂取（1～3杯／日［アルコール15～45g］）は、2型糖尿病、冠動脈性心疾患(coronary heart disease [CHD])、脳卒中のリスク低下と関係がある。しかしこのデータは、糖尿病のリスクがありすでにアルコール飲料を摂取していない人に、アルコール摂取を推奨することを支持しているわけではない(ADbA, 2008)。

表 31-3
炭水化物、タンパク質、脂肪の代謝に対するインスリンの作用

作用	炭水化物	タンパク質	脂肪
異化抑制作用(分解を防ぐ)	肝臓のグリコーゲンからグルコースへの分解とグルコースの放出を低下させる	タンパク質の分解を阻害し、糖新生を減少させる	脂肪分解を阻害し、ケトン体の過剰な産生とケトアシドーシスを予防する
同化作用(貯蔵を促進する)	肝臓と筋肉中に貯蔵するためにグルコースからグリコーゲンへの転換を促進する	タンパク質合成を刺激する	ピルビン酸の遊離脂肪酸への転換を促進し、脂質生成を刺激する
輸送作用	グルコースを筋肉と脂肪細胞へ運ぶ輸送系を活性化する	血糖値と並行して血中アミノ酸値も低下させる	リポタンパク質リパーゼを活性化させ、トリグリセリドの脂肪組織への取り込みを促進する

表 31-4
糖尿病成人患者の血糖コントロール推奨基準

血糖コントロール指標	推奨基準
A_{1c}	<7.0%*
毛細血管食前血糖値	70～130mg/dL (3.9～7.2mmol/L)
毛細血管食後血糖値のピーク†	<180mg/dL (<10mmol/L)

A_{1c}：ヘモグロビン(Hemoglobin A_{1c})
* DCCT(糖尿病管理と合併症に関する臨床試験)の分析による非糖尿病の範囲4～6%を基準とする。
†糖尿病患者では一般に、食後血糖値が食事開始から1～2時間後にピークに達する。
出典：American Diabetes Association: Standards of medical care in diabetes—2011 (Position Statement), Diabetes Care 34:S31, 2011.

表 31-5
糖尿病成人患者の脂質および血圧の推奨基準

脂質／血圧	推奨基準
LDLコレステロール	<100mg/dL (<2.6mmol/L) *
HDLコレステロール	
男性	>40mg/dL (>1.1mmol/L)
女性	>50mg/dL (>1.4mmol/L)
トリグリセリド	<150mg/dL (<1.7mmol/L)
血圧	<130/80mmHg

CVD：心血管疾患(Cardiovascular disease)、HDL：高比重リポタンパク質(high-density lipoprotein)、LDL：低比重リポタンパク質(low-density lipoprotein)
*LDLコレステロールの目標がさらに低い<70mg/dL (1.8mmol/L)である顕性心血管病患者では、スタチンの高用量投与がひとつの選択肢となる。
出典：American Diabetes Association: Standards of medical care in diabetes—2011 (Position Statement), Diabetes Care 34:S31, 2011.

ができる。長期間の血糖コントロールはA_{1c}検査により評価される。脂質濃度と血圧も監視する必要がある(表31-5)。脂質は年に1回、血圧は糖尿病診療ごとに測定する必要がある(ADbA, 2011b)。

糖尿病の医学的栄養療法(MNT)

あらゆる糖尿病の治療と管理にMNTが組み込まれている。MNTを糖尿病の全般的管理に効果的に組み込むには、糖尿病の現行の栄養療法推奨事項の実践に精通し経験豊富な登録栄養士(registered dietitian [RD])を含めた統合チームの取り組みが必要である。MNTには、個々に適したアプローチや効果的な栄養自己管理教育、カウンセリングが必要である。栄養関連推奨事項の効果を評価するには、血糖値、A_{1c}や脂質の濃度、血圧、体重、生活の質の問題のモニタリングが不可欠である。MNTにより望ましい結果が得られない場合、糖尿病の全般的な治療と管理の変更を推奨するべきである(ADbA, 2008)。

米国栄養士会(American Dietetic Association [ADA])はウェブサイトEvidence Analysis Library(エビデンス分析ライブラリー)(ADA, 2008)と印刷物(Franz et al., 2010a)において、1型糖尿病と2型糖尿病の成人向けに科学的根拠に基づく栄養実務ガイドライン(evidence-based nutrition practice guidelines [EBNPG])を発表した。アメリカ糖尿病協会(ADbA)の栄養推奨事項が治療の年次基準(ADb, 2010b)と公式見解(ADbA, 2008)の中にまとめられている。糖尿病患者の食事計画における主要栄養素の最適な割合を突き止める試みが膨大な試験によって行われてきたが、そのような主要栄養素の組み合わせがひとつ存在することはまず期待できない。最良の組成は個々の状態によって異なると思われる(ADbA, 2008)。栄養指導が必要であれば、RDが健康

的な食生活のために食事摂取基準（dietary reference intakes [DRI]）に基づいて主要栄養素を摂取させるべきである（ADA, 2008）。DRIでは、成人に総エネルギーの45〜65%を炭水化物から、20〜35%を脂肪から、10〜35%をタンパク質から摂取することを推奨している。

目標値と望ましい成果

糖尿病のMNTの目標では、血糖コントロールや脂質とリポタンパク質の組成、血圧を改善する生活習慣の役割に重点が置かれる。現在、糖尿病管理のための科学的根拠に基づくMNTを適格患者に提供するため、メディケア（医療健康保険制度）が有資格栄養士に報酬を支払っている。糖尿病治療では、食品選択と身体活動を通して健康状態を改善することが、あらゆる栄養学的推奨の基礎となっている（参考情報31-1参照）。治療には、低エネルギー・低脂肪食、カーボカウント法、食事計画の簡素化、健康的な食事選択、患者ごとの食事計画作成、食品交換表利用、低脂肪の完全菜食、インスリン／炭水化物比利用、身体活動、行動の改善がある。

RD（登録栄養士）は、MNTの評価と実践に精通し経験豊かである以外にも、MNTによって予想される成果、成果を評価する時期、推奨事項など紹介施設に提供すべきフィードバックについて知っておかねばならない。また、MNTのA_{1c}に対する効果は6週間から3ヵ月までに明らかになるが、RDはその時点で、生活習慣の改善により治療の目標が達成されたのか、あるいは変更や治療薬の追加が必要であるのかを評価する必要がある（ADA, 2008）。

研究では、MNTが糖尿病の治療目標を達成するために有効な治療として裏づけられている。臨床試験と治療成績調査では、3〜6ヵ月間でA_{1c}値が0.25〜2.9%（平均1〜2%）低下したことが報告されており、2型糖尿病患者では短期間に大きな低下がみられた（Franz et al., 2008）。以上の成績は経口血糖降下薬とほぼ同等である。MNTにより、低比重リポタンパク（low-density lipoprotein [LDL]）コレステロールがベースライン値すなわち欧米型食生活よりも9〜12%低いことが報告されている（Van Horn et al., 2008）。MNT開始後は3〜6ヵ月で改善が明瞭になる。RDが提供する高血糖症患者向けのMNTでは、収縮期血圧も拡張期血圧も平均約5mmHg低下している（ADA, 2009b）。

炭水化物の摂取

「糖類」「デンプン」「食物繊維」は炭水化物より好まれる言葉である。食後の血糖値は主として炭水化物が消化・吸収されて血流中にグルコースが出現するまでの速度と、血流中からグルコースを取り除くインスリンの能力によって決まってくる。食後血糖値を低下させるには、低炭水化物食が論理的な方法といえる。しかし、炭水化物を含有する食品（全粒穀物、果物、野菜、低脂肪乳）はビタミン、ミネラル、食物繊維、エネルギーの優れた供給源である。このため、このような食品は糖尿病患者を含めあらゆるアメリカ人の健康的な食事の重要な構成要素となっている（ADbA, 2008）。

糖質はデンプンよりも急速に消化・吸収されるために、スクロースは制限する必要があると長い間考えられてきたが、これは妥当なことではない。食事で摂取した炭水化物がデンプンであるかスクロースであるかということとは関係なく、この総量が食後血糖値の主要決定因子である。ヒトの消化管がデンプンの重合体をグルコースにまで分解する際の効率を考慮しなければ、炭水化物の構造（デンプンと糖類など）に基づいて食品の血糖への影響を予測することはできない。デンプンは消化によって100%がグルコースに急速に代謝されるが、これに対してスクロースは約50%のみがグルコースに、残りの約50%がフルクトースに代謝される。フルクトースの血糖反応はきわめて低いが、これは吸収速度が低いことと肝臓でグリコーゲンとして貯蔵されることに起因している（第3章、第9章、付録43を参照）。

数多くの因子が食物への血糖反応に影響を及ぼすが、カーボカウント法、食品交換表、経験に基づく推定のいずれを用いるにしても、やはり炭水化物総重量のモニタリングが血糖コントロールを得るうえで中心となる（ADA, 2008; ADbA, 2011b）。さまざまなデンプンや糖類からの摂取が許可されていても、炭水化物総重量が同じであれば血糖反応もほぼ同じであることが数多く報告されている。

特に、MNTだけを実施している患者、血糖降下薬を服用している患者、インスリン投与量が固定している患者では、食事や間食で摂取する炭水化物の量が毎日一定であると血糖コントロールが改善する。1型糖尿病患者または2型糖尿病患者が食事時のインスリン量を調節している場合や、インスリン注入ポンプを使用している場合には、インスリン量を炭水化物摂取量に合わせて調節する必要がある。これは「インスリン／炭水化物比」として知られるものである（ADA, 2008）。食品の栄養含有量を推定するには数種類の方法が用いられている。

カーボカウント法では、炭水化物を15g（炭水化物の種類にかかわらず）含有している食品の分量が炭水化物1カーボ（単位）とされている。食事摂取または投薬量を調節し血糖値の目標を達成するためには、食前食後の血糖値測定が重要である。

食品交換表では食品が、デンプン、果物、乳類、甘味食品、デザートなどの炭水化物と、非デンプン質野菜、肉および肉代替食品、油脂類、無炭水化物食品に分類されている。各食品群はおよそ同じ栄養価が測定される食品のグループである。複数の食品群が該当するキャセロール、ピザ、スープなどの混合食品やファストフード食品も表に含まれている。さらに、食物繊維の含有が多い食品、余分な脂肪を含有する食品、塩分の含有が多い食品を確認することができるよう記号が用いられている。

グリセミック指数とグリセミック負荷

食品のグリセミック指数（glycemic index [GI]）とは、炭水化物が血糖に及ぼす生理学的影響を比較するために考案されたものである。消化の良い炭水化物50gを摂取し、食後血糖グラ

フの曲線下面積を基準食品のグルコースまたは白パン50g摂取と比較して相対面積の割合を測定する。パンを基準食品とする場合には、食品のGI（グリセミック指数）値に0.7を乗じて（グリセミック指数はグルコース＝100、白パン＝70）グルコースと比較できる値を得る。この指数は血糖値の上昇する速度を測るものではない。グリセミック指数が高くても低くても、個々の食品として摂取する場合と（Brand-Miller et al., 2009）食事として摂取する場合と血糖反応ピークはほぼ同時に生じる。

食品や食事、食生活の推定グリセミック負荷（glycemic load [GL]）とは、各食品のGIに炭水化物重量を乗じたもので、食事や食生活には用いられる食品のこの数値が合計される。低GI食と高GI食とを比較する試験では、まず炭水化物総重量が一定に保たれる。しかし、GIおよびGLを利用することによって、若干の効果が得られる患者もいる（ADbA, 2010b）。

GIの大きな問題は、炭水化物食品ごとに反応が異なることである。たとえば、オーストラリアのジャガイモのGIは高いが、アメリカやカナダのジャガイモのGIは中程度である（Fernandes et al., 2005）。被験者23例に白パン由来炭水化物50gを摂取させたところ、この平均血糖反応および標準偏差は78±73、変動係数（coefficient of variation [CV]）は94％であった。3回の検査によるパンの平均GI値は71であったが、44〜132と幅が大きくCVは34％であった（Vega-López et al., 2007）。

主に短期間ではあるが、炭水化物の混合がA_{1c}濃度に及ぼす影響について試験が実施されている（ADA, 2008）。この諸試験では、「高GI食」、「低GI食」、あるいはGI値グラフの四分位の定義がそれぞれ異なり、低GI食のGI値は38〜77、高GI食では63〜98と幅があるために判断しにくいものとなっている。さらに最近では、二つの臨床試験がそれぞれ1年間実施され、A_{1c}値については低GI食と高GI食との間にも（Wolever et al., 2008）、アメリカ糖尿病協会（ADbA）推奨食との間にも有意差が認められなかった（Ma et al., 2008）。また、ほとんどの患者がすでにGI値が低めの食事を摂取していると思われる。食事性のGI値を長期的に低下させることができるかどうかは明らかではない。

食物繊維

糖尿病患者に一般集団よりも食物繊維の高い摂取を推奨することには、科学的根拠が欠けている。つまり、糖尿病患者への繊維質摂取の推奨は一般集団への推奨と同じということである。1日に食物繊維44〜50gを含有する食事を摂取することにより血糖が改善されるが、通常の食物繊維摂取量（1日に24g未満）より多い摂取には有効性がみられない。在宅治療患者が毎日、血糖改善に必要とされる食物繊維量を摂取できるか否かは明らかではない。しかし、心保護的栄養療法の一環として、特に水溶性食物繊維（7〜13g）含有食品を中心に1日に食物繊維が25〜30g含有される食品を摂取することが推奨されている（ADA, 2008）。

食品ラベルには食物繊維（および糖アルコール）のg数が表示されており、このエネルギー量を他のほとんどの炭水化物（4kcal/g）の約半分（2kcal/g）として計算する。炭水化物摂取量が1サービング当たり5gを超える場合に限り、実際に調節可能となる。調節する際、ラベル表示または調理法ごとに交換食品や使用食品について計算する場合、あるいは糖尿病管理のためにインスリン／炭水化物比を利用している患者に合わせて換算や食品選択する場合には、食物繊維（および糖アルコール）のg数の半量を炭水化物として計算して調節すると有用であろう（Wheeler, 2008）。

甘味料

スクロースの血糖への作用を踏まえると、この制限を妥当とすることはできないが、糖尿病患者には、やはりスクロースを多量に含有する食品の摂取には気を付けるよう提言する。スクロースで等量のデンプンを代用する場合、摂取量が総エネルギー摂取量の10〜35％であれば血糖反応または脂質の反応への有害な影響がみられない（ADA, 2008）。スクロースを食品や食事計画に入れる場合には、他の炭水化物供給源の代用とすべきであり、追加するのであれば、インスリンなど血糖降下薬によって十分に補う必要がある。過剰なエネルギー摂取を避ける配慮が必要である（ADbA, 2008）。

フルクトースとスクロースなど栄養性甘味料による代用には大きな利点はないようである。フルクトースには他の炭水化物と同じく4kcal/gがあり、スクロースなどのデンプンよりも血糖反応が遅いが、多量に（1日のエネルギー摂取量の15〜20％）摂取すると血漿中脂質に有害な作用が及ぶ。しかし、糖尿病患者にフルクトースを避けるよう勧告する理由はなく、さらにフルクトースは食品を甘くするために添加されているだけでなく、果物や野菜にも天然に含有されている（ADbA, 2008）。

米国食品医薬品局（Food and Drug Administration [FDA]）によって認可された低カロリー甘味料には、糖アルコール（エリトリトール、ソルビトール、マンニトール、キシリトール、イソマルト、ラクチトール、加水分解水添デンプン）とタガトースがある。両者とも血糖反応が低く、熱量が平均して2kcal/gである。インスリン／炭水化物比を利用している患者では、炭水化物の摂取量が5gを超える場合に、食物繊維と同様、炭水化物総摂取量から糖アルコールのg数の半量を差し引いて計算することができる（Wheeler et al., 2008）。摂取しているであろう糖アルコールの量によって血糖値またはエネルギー摂取量が低下するという科学的根拠はない（ADbA, 2008.）。この使用は安全であると思われるが、こうした製品で甘味を添加した食品の摂取後に胃の不快感を訴える人もおり、多量に摂取すると特に小児では下痢が生じる可能性がある。

サッカリン、アスパルテーム、ネオテーム、アセスルファムカリウム、スクラロースは、現在FDAの認可を受けている非栄養性甘味料である。以上の製品は、製造企業による厳しい検査とFDAによる審査が義務づけられており、認可を受けて

から市場で販売される。非栄養性甘味料を含め、あらゆる食品添加物に関し、FDAは、生涯にわたりリスクがなく安全に摂取できる1日当たりの食品添加量と定義される1日摂取許容量(acceptable daily intake [ADI])を定めている。ADIは一般に安全係数が100倍とされ、平均摂取濃度を大きく超える量となっている。たとえば、糖尿病患者がアスパルテームを1日に実際に摂取する量は2～4mg/kg体重/日であり、ADIの50mg/kg/日をかなり下回っている。

FDAは、2008年12月、ステビア由来の甘味料、Rebaudioside Aについて概して安全であると認めていることを発表し、現在では市場に出回っている。FDA認可のあらゆる非栄養性甘味料は、1日摂取許容量以内で摂取すれば、妊婦を含め糖尿病患者も利用することができる（ADbA, 2008）。現在、いわゆる『天然』甘味料などの甘味料が市場に見られるため、糖尿病患者は多くの製品がエネルギーと炭水化物を含有し、こうした製品で甘味を添加した食品にも同じく含有されていることを理解すべきであり、この説明がなされる必要がある。

タンパク質の摂取

糖尿病患者が通常摂取するタンパク質量（エネルギー摂取量の15～20％）が、血糖反応、脂質、ホルモンに急激な影響を及ぼすことはごくわずかであり、インスリンの必要量に長期的な影響を及ぼさないため、これを修正する必要はない。例外として、飽和脂肪酸含有量の高いタンパク質食品を過剰に摂取している場合、タンパク質摂取が1日推奨許容量に至らない場合、あるいは糖尿病性腎症を発現している場合がある（ADA, 2008）。糖新生には非必須アミノ酸が供給されるが、十分にコントロールされている糖尿病では、糖新生によるグルコースが全身の血流にはみられない。タンパク質はインスリン必要量に長期的な影響を及ぼさないが、急激なインスリン放出を刺激する作用は炭水化物と同じである。また、タンパク質は炭水化物吸収を遅延させず、低血糖症治療にタンパク質を追加してもこれに続く低血糖症を予防することはできない。

少数の糖尿病被験者を対象とする短期間の試験では、総エネルギーの20％を超えるタンパク質を含有する食事には、血糖値およびインスリン濃度の改善、食欲の減退、満腹感改善の可能性があることが示唆された。しかし、このような食事を継続することは難しいと思われ、エネルギー摂取の調節、満腹感、体重減量へのタンパク質高摂取の長期的効果については十分に検討されていない。

食事性脂肪

糖尿病患者を対象にして、食事性の飽和脂肪酸およびトランス脂肪酸の各割合と各コレステロールの量が心血管疾患（CVD）リスクに及ぼす影響について調べた試験は数少ない。しかし、糖尿病患者ではCVDのリスクが、CVDの病歴のある患者とほぼ同じであると考えられている。このため、血糖コントロールを得ることに照準を合わせたら、罹患の初期から心保護的栄養療法を実施する必要がある（ADA, 2008）。CVDの予防と治療のための推奨事項を第34章にまとめる。

エネルギー摂取量が維持され被験者の体重が減少しなかった代謝に関する試験では、炭水化物と一価不飽和脂肪のいずれかの含有が高い食事によりLDL（低比重リポタンパク質）コレステロールが同等に低下した。問題は、高炭水化物食（エネルギー摂取量の55％を超える）が高一価不飽和脂肪食よりも、トリグリセリド濃度と食後血糖値を上昇させる作用が強力であることであった。しかし、エネルギー摂取量の低い他の試験では、高炭水化物食の有害作用は観察されなかった。このことから、エネルギー摂取量が、高炭水化物食と高一価不飽和脂肪食の作用を決定する因子であると思われる。

ω-3多価不飽和脂肪酸含有食品には利益があるとする科学的根拠が一般に言われ、魚を週に2～3サービング摂取することが推奨されている。ω-3サプリメントを利用している糖尿病患者を対象とするほとんどの試験では、トリグリセリドを低下させる効果が示されているが、同時にLDLコレステロールが上昇した。サプリメントを利用する場合には、LDLコレステロールへの影響を監視する必要がある。

アルコール

一般集団に適用しているアルコール摂取の注意事項と同じものが糖尿病患者にも適用されている。アルコールの乱用または依存症の経歴のある人や妊婦、肝疾患、膵炎、神経障害の進行など医学的問題を抱える人には禁酒を勧告する必要がある。飲酒をする場合には、1日の摂取量を成人女性では1杯以下、成人男性では2杯以下に制限する必要がある（1杯＝ビール約360mL、ワイン約150mL、蒸留酒約45mL）。それぞれ1杯にはアルコール約15gが含有されている。摂取したアルコール飲料の種類は関係ない（ADbA, 2008）。

食事とともに適量のアルコールを摂取する分には、血糖値およびインスリン濃度への急性の影響はあってもごくわずかである。アルコール飲料の摂取は、通常の食事や食事計画への追加分であることを、あらゆる糖尿病患者が念頭に置くべきである。アルコール摂取により低血糖症が生じる可能性があり、アルコールには代謝のためのインスリンが必要ないという理由で、食事を省くようなことをしてはならない。常に過剰なアルコール量（1日に3杯以上）を摂取していると高血糖症の原因になるが、飲酒をやめるとすぐに改善する。

糖尿病患者では、少量から中等量のアルコール摂取（1日に1～2杯、アルコール分15～30g）により冠動脈性心疾患（CHD）のリスクが低下している。これはおそらく、アルコール摂取によってHDL（高比重リポタンパク質）コレステロールが増加し、同時にインスリン感受性が改善することに起因している。少量から中等量のアルコール摂取では血圧は上昇しないが、慢性的な過剰摂取では血圧が上昇し脳卒中の危険因子となりうる。

微量栄養素

　基礎栄養に欠乏症のない糖尿病患者が，（一般集団と比較して）ビタミンまたはミネラルサプリメントから利益が得られるとする明らかな科学的根拠はない（ADbA, 2008）。高齢女性，妊婦，授乳中の女性，厳格なベジタリアン，カロリー制限食を摂取している患者など，特別な集団にはマルチビタミンサプリメントが必要と思われる。

　糖尿病は酸化ストレスが亢進している状態であるため，糖尿病患者への抗酸化ビタミン処方に関心が向けられている。臨床試験データでは，抗酸化物質には血糖コントロールと合併症の進行への効果がないことが示唆されており，しかもビタミンE，カロテンなど抗酸化サプリメントの潜在的有害性を示す科学的根拠がある。ビタミンEやC，カロテンなど抗酸化物質含有サプリメントを日常的に摂取することには，有効性の科学的根拠が不足しており，長期的安全性に問題があることから推奨されていない（ADbA, 2008）。

栄養補助食品

　抗酸化物質として機能するαリポ酸（Alpha-lipoic acid [ALA]）には，糖尿病患者および末梢神経障害患者への潜在的利点がある。ALAの静脈内投与と経口投与に関する短期試験が実施され，神経障害症状に改善がみられた。現在は長期多施設共同臨床試験が実施されており，ALAによって神経障害の進行を遅延させることができるか，あるいは症状を改善するのみであるのかを判定するため，ALA経口投与の効果が評価されている。

　いくつかの小規模試験では，耐糖能異常，妊娠糖尿病，体重，コルチコステロイド誘発性糖尿病の管理におけるクロムサプリメントの効果が示唆されている。クロムサプリメントの糖代謝と脂質濃度への効果に関して実施された41件の試験について系統的レビューが実施され，非糖尿病者ではクロムの脂質代謝または糖代謝への有意な効果はみられず，糖尿病被験者における結果とは矛盾していた。しかし，検討可能な試験の質が全体的に不良であり不均一であることから，科学的根拠は乏しい（Balk et al., 2007）。また，クロミウム・ピコリネート・サプリメントには体重を減量させる効果はない。クロムサプリメントの効果は明らかに示されたわけではなく，このため推奨されていない（ADbA, 2008）。

身体活動と運動

　身体活動には，骨格筋の収縮によって生み出される身体の運動が伴うので安静時エネルギー消費量を超えるエネルギー消費量の摂取を必要とする。運動とは身体活動のひとつである。計画的なスケジュールに基づく反復的身体運動で，身体的健康の構成要素を改善または維持するものである。有酸素運動は，同じ大筋群を一回に10分間以上，律動的かつ連続的に反復させる運動である。ウォーキング，自転車，ジョギング，水泳など多くのスポーツがある。レジスタンス運動は筋力を使ってウエイトを移動させたり，抵抗負荷に対して動作を行ったりする運動である。重量挙げや抵抗負荷装置を用いる運動などがある。

　糖尿病患者では，当然身体活動は治療計画において不可欠な要素である。あらゆる糖尿病患者が運動によって，インスリン感受性の改善，心血管系の危険因子軽減，体重コントロール，健康の改善を可能にしている。適切なガイドラインがあれば，糖尿病患者の大半は安全に運動することができる。活動計画は，興味，年齢，全身の健康状態，身体の健康水準により異なる。

　非糖尿病者では，運動中に筋肉によるグルコースの取り込みが亢進するにもかかわらず，血糖値がはほとんど変化しない。筋肉の運動がインスリン濃度を低下させる一方，インスリン拮抗ホルモン（主としてグルカゴン）を上昇させる。その結果，運動している筋肉のグルコース利用増大が，肝臓によるグルコース産生亢進と釣り合う。インスリンとインスリン拮抗ホルモンとのバランスは肝臓のグルコース産生における主要決定因子である。このことから，糖尿病患者が運動をしている間は，十分な炭水化物摂取だけでなくインスリンの調整が必要である。

　1型糖尿病患者の運動に対する血糖反応は，全般的血糖コントロール，運動開始時の血漿グルコース濃度とインスリン濃度，運動の時期，強度，継続時間，運動前の食物摂取，運動前の体調によって異なる。重要な変動因子となるのが運動中および運動後の血漿中インスリン濃度である。インスリンが運動している筋肉のグルコース取り込みを亢進させるため，低血糖が生じることがある。

　身体活動によって2型糖尿病患者の血糖コントロールが改善する可能性がある。これには，インスリン抵抗性が低下しインスリン感受性が増強して，このために活動中ばかりでなく，活動後にも末梢でのグルコース利用が増大することが大きい。8週間以上の計画的な運動療法によりA_{1c}濃度が低下したとする報告がある。また，インスリン拮抗ホルモンの作用を低下させ，このため肝臓でのグルコース放出が低下する。こうして血糖コントロールが改善される。

運動に伴う潜在的問題

　インスリンまたはインスリン分泌促進薬を投与されている患者では，低血糖症が運動に伴う潜在的問題となる。運動中，運動直後，あるいは運動後何時間も経ってから低血糖症が生じることがある。運動中よりも運動後，特に長時間の運動，激しい運動，散発的な運動の後に生じることが多い。これは，運動後にインスリン感受性が増強し，24～30時間もかけて肝臓と筋肉のグリコーゲンを補充する必要性が生じることによる（第23章参照）。しかし，運動中や運動直後に生じることもある。運動前の血糖値はその時点の数値だけを反映しており，安定した血糖値であるのか，下降途中の血糖値であるのかは不明である。運動前に血糖値が下降中である場合には，その時点で運動すれば運動中に低血糖症に陥る可能性がある。

さらに同じく、運動する前日に低血糖症が生じていると、運動当日の低血糖のリスクが高まる。

強度の大きい運動により高血糖症が生じることもあるが、これはインスリン拮抗ホルモンの作用に起因している。運動する人にとって運動強度が高いレベルである場合には、インスリン拮抗ホルモンの上昇が通常よりも大きくなる。その結果、肝臓でのグルコース放出がグルコースの消費増大を上回る。血糖値上昇が運動後まで持続する可能性もある。12～48時間インスリンが欠乏しており、ケトーシスの状態にある1型糖尿病患者には、高血糖症とケトーシスの悪化をもたらす可能性もある。ケトーシスが発現している場合には、強度の大きい活動を避ける必要がある（ADbA, 2011b）。高血糖症の原因としてはインスリン欠乏よりも強度の大きい運動の方が可能性が高い。

運動のガイドライン

運動への血糖反応の多様性のために、安全な運動のための正確なガイドラインを策定することが困難となっている。運動前、運動中、運動後の頻回の血糖値測定によって、身体活動への血糖反応を確認することができる。糖尿病患者では、一般ガイドラインを個々の必要性に合わせて変更し、運動前（または運動後）のインスリン投与量を減らすか、あるいは運動後（または運動前）に炭水化物を摂取する必要がある。

● **インスリンまたはインスリン分泌促進薬使用者の炭水化物摂取** 強度が中等度の運動中には、グルコースの取り込みが8～13g/時間増大するが、これは通常の摂取量に加えて30～60分間の運動ごとに（運動強度によって異なる）炭水化物を15g摂取すべきとする推奨の根拠となっている。30分未満の中等度の運動なら、通常炭水化物の追加もインスリンの調整も必要ない。運動前の血糖値が100mg/dL（5.6mmol/L）未満であれば、炭水化物を追加して摂取すべきである。インスリンまたはインスリン分泌促進薬を使用していない患者では、一般に炭水化物の補充が必要ない（ADbA, 2011b）。

運動中にはあらゆる人の血糖値が次第に低下し、長時間の運動の間に炭水化物補給食を摂取すると、血糖の利用率と酸化率が維持されるために運動動作が良好になる可能性がある。非糖尿病者よりも血糖値の低下が早く低値になる糖尿病患者では、運動開始の40～60分後には炭水化物を摂取することが重要であり、低血糖症予防にも役立つ。炭水化物含有率6％以下の飲料は水と同じ速度で胃から排出され、必要な水分と炭水化物の両者を供給できる利点がある（第23章参照）。運動直後の炭水化物摂取により、筋肉と肝臓の貯蔵グリコーゲンの充足状態が最適になる。糖尿病患者の運動では遅発性低血糖のリスクが高いことから、この点は特に重要である。

● **インスリンに関するガイドライン** 低血糖症を予防するためには、多くはインスリンの用量を調整する必要がある。これは、中程度の運動から激しい運動を45～60分間を超えて継続する場合がほとんどである。ほとんどの場合、速効型または短時間作用型インスリンを運動中にやや減量（約1～2単位）することから始めるとよい。長時間の激しい運動では、1日のインスリン総投与量を大幅に減量する必要がある。運動後にもインスリンを減量する必要がある。

● **2型糖尿病患者に対する注意事項** 2型糖尿病患者はVo_2maxが低く、このためトレーニングプログラムを段階的なものにする必要がある。休憩時間が必要であるが、これは身体活動のトレーニング効果を妨げるものではない。自律神経障害または降圧薬などの薬剤により心拍数を上げることができない場合があることから、運動強度を決める方法として自覚的に運動することを心がける。糖尿病患者は非糖尿病者よりも血圧上昇が大きくなるため、収縮期血圧が180～200mmHgを超える場合には運動を行うべきではない（ADbA, 2010b）。

● **高温不耐性** 糖尿病患者が高温の環境で生活や運動をすると、発汗したり口渇を感じたりすることができなくなる「高温無感知」を経験する。この作用を弱めるためには、十分な水分補給を勧めることが重要となる。

運動の推奨事項

糖尿病患者には、中程度の有酸素運動（最大心拍数の50～70％）を150分/週以上または激しい有酸素運動（最大心拍数が70％を超える）を90分/週以上行うよう推奨すべきである。身体活動は3日/週以上を分散させ、身体活動をしない日が3日間以上連続しないようにする。禁忌のない2型糖尿病患者にはレジスタンス運動を週に3回行うよう推奨する。あらゆる大筋群を使い、8～10回を超えて持ち上げることができないウエイトを用いて、8～10回反復するセットを3セット繰り返す運動へと進行させる。2型糖尿病成人患者では、有酸素運動とレジスタンス運動を併用するとさらに大きな効果が得られる（ADbA, 2011b）。

患者がある種の運動を禁忌とされている状態または損傷を受けやすい状態にあるかどうか、医療提供者の評価が推奨される。ハイリスク患者には低強度の運動を短時間行うことから始めさせ、時間をかけて強度と継続時間を増加させる（ADbA, 2011b）。

治療薬

2型糖尿病患者の高血糖症を管理する方法として、アメリカ糖尿病協会（ADbA）と欧州糖尿病学会（European Association for the Study of Diabetes）における一致した見解が発表された（Nathan et al., 2009）。診断時の療法には生活習慣改善（MNTおよび身体活動）とメトホルミン投与を行なう。A_{1c}が7％以上である場合、次に有効性が裏づけられている療法がスルホニル尿素または基礎インスリンの投与である。有効性の裏付けには劣るがもう一つの方法として、ピオグリタゾンまたはインクレチンのグルカゴン様ペプチド1（glucagon-like peptide 1 [GLP-1]）受容体作動薬の併用がある。全般的目標とは、血糖コントロールを得てこれを維持することだけでなく、療法の目標が達成されない場合にはインスリンを用いるなど、療法を修正することである（ADbA, 2011b）。

表 31-6 2型糖尿病のための血糖降下薬

クラスおよび一般名	推奨用量	主作用	A1cの平均低下率
クラス：ビグアナイド系			
メトホルミン (Glucophage)	500～850mgを1日3回投与または1,000mgを1日2回投与	肝臓のグルコース産生を低下させる	1.5～2%
メトホルミン徐放製剤 (Glucophage XR)	500～2,000mgを1日1回投与		
クラス：スルホニル尿素薬（第二世代）			
グリピジド (Glucotrol)	2.5～20mgを単回または分割投与。XLは単回投与。	β細胞からのインスリン分泌を刺激	1～2%
グリピジド (Glucotrol XL)			
グリブリド (Glynase Prestabs)	12mgを1日1回投与。		
グリメピリド (Amaryl)	4～8mgを1日1回投与。		
クラス：チアゾリジンジオン系			
ピオグリタゾン (Actos)	15～45mg/日	末梢におけるインスリン感受性を改善	1～2%
クラス：GLP-1作動薬			
エキセナチド (Byetta)	初回は5μgを1日2回、朝食および昼食時に投与。その後は、10μgに増量して1日2回投与。	グルコース依存性のインスリン分泌能力を高め、食後グルカゴン分泌を抑制。	0.5～0.9%
リラグルチド (Victoza)	食事とは関係なく随時に1日1回投与。最初の1週間は0.6mg/日、その後1.2mg/日に増量する。最大用量を1.8mg/日とする。		
クラス：αグルコシダーゼ阻害薬			
アカルボース (Precose)	25～100mgを食事とともに1日3回投与。	炭水化物の吸収を遅延	0.5～1%
ミグリトール (Glyset)	25～100mgを食事とともに1日3回投与		
クラス：グリニド系			
レパグリニド (Prandin)	0.5～4mgを食前に投与	β細胞からのインスリン分泌を刺激	1～2%
ナテグリニド (Starlix)	120mgを食前に投与		
クラス：アミリン作動薬			
プラムリンチド (Symlin)	最初は60μgの用量で食前に投与。3～7日後に臨床的に重大な嘔気が生じなければ、直接120μgに増量する。	グルカゴン分泌を低下させ、これにより食事時の肝臓によるグルコース放出が減少し、食後高血糖を予防する	0.4～0.7%
クラス：DPP-4阻害薬			
シタグリプチン (Januvia)	100mgを1日に1回投与	GLP-1およびGIPの分解を阻害することによりこの作用を高める。	0.5～0.8%
サキサグリプチン (Onglyza)	5mgを1日に1回投与		
インスリン			
インスリン	用量に制限なし	内因性インスリンの補給	下限なし

A1c：ヘモグロビン A1c (Hemoglobin A1c)、bid：1日2回、DPP：ジペプチジルペプチダーゼ (dipeptidyl peptidase)、GIP：グルコース依存性インスリン分泌刺激ポリペプチド (glucose-dependent insulinotropic peptide)、GLP：グルカゴン様ペプチド (glucagon-like peptide)、tid：1日3回 (three times daily)

出典：Nathan DM et al: Medical management of hyperglycemia in type 2 diabetes: a consensus algorithm for initiation and adjustment of therapy. Diabetes Care 32:193-203, 2009.

（訳者注：腎細尿管のグルコーストランスポーターを阻害するSGLT2阻害薬が上市されたが、まだ臨床経験が少なく効果と安全性を見守る必要がある。）

もはや内因性インスリンを十分に分泌できないあらゆる1型糖尿病患者と多くの2型糖尿病患者には、インスリンの補充が必要である。2型糖尿病患者が血糖をほぼ正常まで回復させるためにはインスリン投与が必要である。2型糖尿病においてインスリン投与を必要とする状況とは、経口薬投与で十分にコントロールが得られない場合や損傷の急性期、感染症、極度の高温環境への曝露、手術、妊娠である。

2型糖尿病における血糖降下薬

治療法選択の理解には、2型糖尿病が進行性の疾患であることを理解する必要がある。糖尿病患者にこれを理解してもらうよう手助けすれば、患者は時間の経過とともに治療薬を変更せねばならないことを受け入れられる。インスリンが正常血糖値の維持に不足すると初めて糖尿病が診断される。インスリン欠乏に対する薬物療法が進行し、やがてインスリンが血糖値目標を達成するものになる。これは「食事療法の失敗」でも「薬物療法の失敗」でもなく、β細胞のインスリン分泌機能の不全による。

血糖降下薬は、細胞レベルのインスリン抵抗性、インクレチン系の異常、内因性インスリン欠乏、グルカゴン濃度上昇、肝臓によるグルコース放出過剰など、2型糖尿病の発症因子となるさまざまな現象を標的としている。作用機序が異なるため、薬剤を単独使用することも併用することもある。2型糖尿病患者用血糖降下薬の一般名および商標名、この主な作用部位、単独使用した場合のA_{1c}予測低下率を表31-6にまとめる。

- **ビグアナイド系薬剤** メトホルミンは肝臓のグルコース産生を抑制するが、低血糖をもたらさない。投与開始時に若干の体重減少が生じ、比較的安価である。最も多い副作用は胃腸に生じるが、時間経過とともに消散することが多い。この副作用を最小にするため、食事とともに投与し、1週間は1日2回最小量（500mg）で始め、次第に最大量へ増量する。まれな副作用として、重度の乳酸アシドーシスがあり、死に至ることもある。アシドーシスは通常アルコールを過剰に摂取している患者、腎機能が低下している患者、または肝機能障害を来している患者に生じる（Nathan et al., 2009）。
- **スルホニル尿素薬** スルホニル尿素薬は膵臓のβ細胞によるインスリン分泌を促進する。第一世代と第二世代のスルホニル尿素薬は、有効性、薬物動態、代謝がそれぞれ異なる。使用上の欠点として体重増加と低血糖を引き起こす可能性がある。長所は安価であるという点である。
- **チアゾリジンジオン系薬剤** チアゾリジンジオン（thiazolidinediones [TZD]）すなわちグリタゾンは末梢組織のインスリン抵抗性を軽減し、これによって筋肉や脂肪細胞のグルコースを取り込む能力が高まる。また、TZDには脂質への望ましい作用があり、独立して低血糖が生じない。有害作用には体重増加と浮腫がある。
- **グルカゴン様ペプチド1受容体作動薬** エキセナチド（Byetta）およびリラグルチド（Victoza）は、体内に天然にみられるインクレチンのGLP（グルカゴン様ペプチド）-1と同じ血糖降下作用を有するインクレチン様作用薬である。インクレチンとは消化管により産生され栄養を吸収する際に放出されるホルモンであり、グルコース依存性のインスリン分泌亢進、胃内容排出遅延、グルカゴン分泌低下、食欲抑制の作用がある。GLP-1受容体作動薬はA_{1c}の減少と若干の体重減少をもたらす。通常、エキセナチドは1日2回朝食および夕食時に注射投与し、リラグルチドは食事と関係なく随時に1日1回注射投与する。両者とも消化管障害が生じることが多いが、時間とともに消散しやすい（Nathan et al., 2009）。現在、GLP-1受容体作動薬の週1回注射投与が試験段階にある（訳者注：原著発刊後に実用化された）。
- **αグルコシダーゼ阻害薬** アカルボース（Precose）およびミグリトール（Glyset）は、小腸で作用し炭水化物の消化酵素を阻害するαグルコシダーゼ阻害薬であり、これによって炭水化物の吸収が遅延し、食後血糖値を低下させることができる。両者とも単独使用では低血糖も体重増加も生じないが、鼓腸、下痢、腹部疝痛または腹痛が生じることが多い。低用量で投与開始し、用量を治療濃度まで徐々に増量することにより、症状を軽減することができる。
- **グリニド系薬剤** メグリチニド類は代謝半減期が短い点でスルホニル尿素薬とは異なり、インスリン分泌促進作用が短時間で一過性である。食前に投与すると、食後血糖値の変動が小さいため低血糖のリスクが低い。ナテグリニドはグルコース存在下でのみ作用し、効力のやや弱いインスリン分泌促進作用がある。体重増加のリスクはスルホニル尿素薬とほぼ同等である（Nathan et al., 2009）。
- **ジペプチジルペプチダーゼ4阻害薬** 腸管の主要インスリン刺激物質であるGLP-1およびグルコース依存性インスリン分泌刺激ポリペプチドはジペプチジルペプチダーゼ4（dipeptidyl peptidase 4 [DPP-4]）により急速に分解される。DPP-4阻害薬はGLP-1の半減期を長くする。比較的忍容性が良好であり、体重への影響がない。単独使用の場合には低血糖が生じない（Nathan et al., 2009）。
- **アミリン作動薬（プラムリンチド）** プラムリンチドはβ細胞ホルモンであるアミリンの合成類似体である。食前の注射投与により、胃内容排出が遅延しグルカゴン分泌を抑制するため、食後血糖値の変動が小さい。プラムリンチドはレギュラーインスリンすなわち速効型インスリンと併用する補助療法としての使用が承認を受けている（Nathan et al., 2009）。
- **インスリン療法** 2型糖尿病患者のインスリン療法への移行では、空腹時血糖値をコントロールするために就寝時または夕食前の長時間作用型あるいは混合型インスリン投与で開始されることが多い。しかし、やがては多くの2型糖尿病患者が目標の血糖コントロールを得るために就寝時または夕食時より多くの生理的インスリン投与が必要になってくる（次の項を参照）。インスリン多量投与が必要な場合には、インスリン投与と並行してインスリン感受性増強薬など経口薬剤が併用されることが多い。

表 31-7

ヒトインスリン製剤の作用時間

インスリンの種類	作用発現時間	最大作用時間	通常の有効性持続時間	測定時間
速効型	<15分	1〜2時間	3〜5時間	1〜2時間
インスリンリスプロ（Humalog）				
インスリンアスパルト（NovoLog）				
インスリングルリジン（Apidra）				
短時間作用型				
レギュラーインスリン	0.5〜1時間	2〜3時間	3〜6時間	約4時間
中間型				
NPH	2〜4時間	4〜10時間	10〜16時間	8〜12時間
長時間作用型				
インスリングラルギン（Lantus）	2〜4時間	ピークなし	20〜24時間	10〜12時間
インスリンデテミル（Levemir）	2〜4時間	ピークなし	18〜24時間	10〜12時間
混合型				
70/30（70% NPH、30% レギュラー）	0.5〜1時間	二相性	10〜16時間	
Humalog Mix 75/25（75%NPL、25%リスプロ）	<15分	二相性	10〜16時間	
Humalog Mix 50/50（50%プロタミンリスプロ、50%リスプロ）	<15分	二相性	10〜16時間	
Novolog Mix 70/30（70% NPA、30%アスパルト）	<15分	二相性	10〜16時間	

NPA：中間型アスパルトインスリン（Neutral protamine aspart）、NPH：中間型イソフェンインスリン（neutral protamine Hagedorn）、NPL：中間型リスプロインスリン（neutral protamine lispro）

出典：Reactive and Fasting Hypoglycemia 4th Edition © 2007 International Diabetes Center at Park Nicollet, Minneapolis, MN. All rights reserved. Used with permission. 1-888-637-2675.

図31-1　選択できるインスリン投与方法の作用時間
出典：*Kaufman FR: Medical management of type 1 diabetes*, ed 5, Alexandria, Va, 2008, American Diabetes Association.

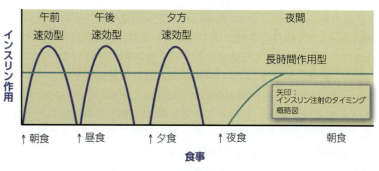

インスリン

　インスリンには作用発現時間、最大作用時間、作用持続時間の3つの特徴がある（表31-7）。アメリカで販売されているインスリンの濃度はU-100単位である。これは溶液1mLにインスリンが100単位含有されている（100単位/mL）ことを意味する。U-100注射器を用いればU-100単位のインスリンを注入できるが、現在ではペン型インスリン注入器が従来の注射器セットの代替として使用されている。

●**速効型インスリン**　速効型インスリンには、インスリンリスプロ（Humalog）、インスリンアスパルト（Novolog）、インスリングルリジン（Apidra）があり、ボーラスインスリン（食事

時）として使用されている。以上のインスリンは、アミノ酸配列がヒトインスリンと異なるインスリン類似体であるが、インスリン受容体と結合してヒトインスリンとほぼ同じ様態で機能する。いずれも、15分以内に作用を発現し、60～90分間で作用のピークに達して、3～5時間作用が持続する。レギュラーインスリンよりも低血糖発作が少ない。

- **レギュラーインスリン** レギュラーインスリンは、注入後15～60分で作用が発現する短時間作用型インスリンであり、5～8時間作用が持続する。作用発現の遅いレギュラーインスリンの効果を最大にするには、食事の30～60分前に投与する必要がある。
- **中間型インスリン** 中間型インスリンではNPH（Neutral protamine Hagedorn [NPH]）インスリンが唯一販売されており、レンテインスリンは製造が中止されている。形状は懸濁しており、作用発現は注入の約2時間後、作用が最大になるのは6～10時間後である。
- **長時間作用型インスリン** インスリングラルギン（Lantus）およびインスリンデテミル（Levemir）は長時間作用型インスリンであり、ウルトラレンテインスリンは製造が中止されている。インスリングラルギンはインスリン類似体で、注入部位での分解が遅いため、作用は24時間を通して比較的一定でピークがない。酸性のpHであるため、注入前に同じ注射器内で他のインスリンと混合することはできず、通常就寝時に投与する。食事前に投与することもできるが、いずれの時間を選ぶとしても一定の時間に投与する必要がある。インスリンデテミルは皮下組織から比較的迅速に吸収されるが、その後血流内でアルブミンと結合するため作用時間が延長して約17時間になる。このため、1日に2回投与すればよい。基礎インスリンとしての使用により、低血圧、特に夜間低血圧の可能性が小さくなる（Rosenstock et al., 2005）。
- **混合型インスリン** 混合型インスリンには、70% NPH/30%レギュラー、75%リスプロプロタミン（NPL [リスプロにNPHインスリンを添加して調製した中間型インスリン]）/25%リスプロ、50%リスプロプロタミン/50%リスプロ、70%プロタミン（アスパルトにNPHを添加して調製した速効型インスリン）/30%アスパルトがある。混合型インスリンを用いる場合には、低血糖を予防するために特定の時間に食事を摂り、炭水化物摂取量を一定にする必要がある。
- **インスリン投与方法** あらゆる1型糖尿病患者と十分な内因性インスリンを産生できない2型糖尿病患者には、正常なインスリン作用に近づけるインスリンを補充する必要がある。非糖尿病者では、食後に血漿中グルコースおよびインスリン濃度が急速に上昇し、30～60分間で最大になり、2～3時間以内にベースラインに戻る。これを模倣するため食前に速効型（または短時間作用型）インスリンを投与するが、これは「ボーラスインスリン」または「食前インスリン」と呼ばれるものである（図31-1）。

食前インスリンの投与量は、食事の炭水化物量に基づいて調節する。インスリン／炭水化物比が明らかになれば、注入する食前インスリン量を決めることができる。基礎インスリンすなわち基底インスリンの投与量とは、食後の吸収状態によって必要とされるインスリンの量であり、主に肝臓による内因性グルコース産生を抑制する。基礎インスリンは、脂肪分解と遊離脂肪酸の肝臓への過剰な流入も抑制する。基礎インスリンには長時間作用型インスリンが使用される。投与インスリンの種類と投与のタイミングは、食生活や運動習慣、血糖値に基づき個々の患者に合わせる必要がある。

以上の生理的インスリン療法は、食事の種類とタイミングへの適応性を高めることができる。正常体重の1型糖尿病患者のインスリン必要量は1日に約0.5～1単位/kg体重である。基礎インスリン必要量は、1日のインスリン総投与量の約50%である。残り（速効型インスリン）は、摂取炭水化物10～15g当たりにインスリン約1～1.5単位を食間に分割して投与される。通常、インスリン拮抗ホルモンの濃度が高い午前には、朝食の炭水化物に対処するため多量の投与が必要とされる。2型糖尿病患者には0.5～1.2単位/kg体重/日のインスリンが必要である。強力なインスリン抵抗性に勝るよう、少なくとも最初は1.5単位/kg体重/日を超える多量のインスリンが必要である。

インスリンポンプ療法では、1日24時間監視しながら、機械装置を用いて皮下カテーテルから微量の速効型または短時間作用型の基礎インスリンを連続的に注入する。リスプロもアスパルトもインスリンポンプで良好に作用し、レギュラーインスリンよりも血糖が改善され低血糖に陥ることが少ない。食前にはこのインスリンがボーラス投与される。ポンプ療法には、1日4回以上血糖値測定を行い、血糖値と食事の記録を残し、ポンプの技術的な使用方法を覚えようとする熱心さと意志が必要である。

自己管理教育

糖尿病の管理はチームによる取り組みである。糖尿病患者には日々の管理に責任があるため、チームの中心となる必要がある。登録栄養士（RD）、看護師、医師など医療提供者は、糖尿病患者が可能な限り最良な代謝コントロールが得られる治療計画を作成するために、持てる専門知識を提供する。自己管理教育の目標とは、治療の知識と技術を提供し、自己管理を日常の生活習慣に取り入れる意欲を持たせることである。栄養士でもRD資格に加えて更に認定を取得すれば、糖尿病の専門知識があることを証明することができる。RDが取得できる糖尿病管理の資格認定には、専門資格の糖尿病療養指導士と、高度業務の資格である高度臨床糖尿病管理士の二つがある。

モニタリング

糖尿病患者を含む糖尿病管理チームは協力して血糖値のモニタリングを行い、患者の目標血糖値を設定する（表31-4参照）。

血糖自己測定

糖尿病を効果的かつ安全に管理するために毎日の血糖自己測定（SMBG）が用いられるが、A_{1c}濃度の測定値は全般的な糖尿病管理で測定できる最も正確な指標となる。SMBGは1日に最高8回（朝食前、昼食前、夕食前、就寝前、食事の1～2時間後、夜間、あるいは低血糖症または高血糖症の原因を見つける必要に応じて随時）行うことができる。インスリン頻回注射療法またはインスリンポンプ療法を行っている患者には、1日に3回以上、一般に食事前にSMBGを行うことが推奨されている。インスリン注射を頻回に投与していない患者や非インスリン療法またはMNT単独療法の患者では、治療を成功させる動機づけにSMBGが有用である（ADbA, 2011b）。以上の患者ではSMBGが1日に1～4回行われることが多く、朝食前、量の多い食事の前と2時間後が多いが1週間に3～4日間にとどまる。

米国栄養士会（ADA）が策定した糖尿病に関する科学的根拠に基づく栄養実務ガイドライン（EBNPG）では血糖測定に関する科学的根拠を見直し、インスリン療法を実施している1型糖尿病または2型糖尿病患者には、インスリン投与量の正確性を判定し、インスリン量、食事摂取量、身体運動の調節を誘導するため、血糖測定を1日に3～4回以上行う必要があるとしている。投与法が確立すれば頻回にSMBGを行う必要のない投与法もある。MNT単独療法またはMNTと血糖降下薬との併用療法を実施している患者では、糖尿病の管理目標と治療薬により測定の頻度とタイミングが異なる。

SMBGの装置とデータを正確に使用するためには、自己管理教育とトレーニングが必要である（ADA, 2008）。患者には、SMBGの結果に基づいて管理プログラムを調節する方法を指導する。このデータを使用する第一歩として、毎日同時刻に血糖値を測定し、血糖値が目標範囲を逸脱するパターン（一般に3日間以上連続する高値または2日間連続する低値）の発見方法を学ぶ。次のステップは、生活習慣の要因（食事の回数、炭水化物の摂取量、身体活動の量と時間）または治療薬の投与量を調整する必要性を判定することである。

問題のある血糖値が測定された場合、その時刻のインスリン（または治療薬）の作用を調整する。血糖値のパターン管理を習得すれば、血糖値の上昇または低下を補うためにインスリン投与量を変更するためのアルゴリズムを用いることができる。一般的な公式を用いればインスリン感受性係数すなわち補正係数（correction factor [CF]）を判定することができるが、これは速効型（または短時間作用型）インスリン1単位によって2～4時間低下する血糖値のmg/dL数と定義されるものである（Kaufman, 2008）。CFは、患者が通常投与している1日総インスリン量（total daily dose [TDD]）で1,700を除する「1,700ルール」を用いることによって計算できる。たとえば、TDDがインスリン50単位である場合、CF＝1,700/50＝35である。この場合、インスリン1単位で血糖値が35mg/dL（2mmol/L）低下することになる。

血糖値測定記録を用いる際には、食事以外の因子が血糖値に影響を及ぼしていることを忘れてはならない。インスリンまたはインスリン分泌促進薬の不足、食事の過剰摂取、あるいはストレスや疾患、感染症によるグルカゴンなどインスリン拮抗ホルモン上昇の結果、血糖値が上昇する可能性がある。低血糖の原因となる因子には、インスリンまたはインスリン分泌促進薬の過剰、不十分な食事、異常な量の運動、食事の省略または遅延がある。かつて用いられた尿糖試験は限界が多すぎるため実施すべきではない。

今日では、連続血糖測定（continuous glucose monitoring [CGM]）を行うことが可能で、間質液中グルコースの測定値を5～10分間ごとに表示することができる。このほかにも、血糖の高値と低値を知らせる警報装置、データや時間変動グラフをダウンロードする機能などがある。アメリカ糖尿病協会（ADbA）は、1型糖尿病成人患者（25歳以上）に強化インスリン療法と併用すれば、A_{1c}を低下させるのに有用であると推奨している。小児、青少年、若年成人ではA_{1c}降下作用に関する科学的根拠が弱い（ADbA, 2011b）。糖尿病に関するADA EBNPG（米国栄養士会「科学的根拠に基づく栄養実務ガイドライン」）で以上の科学的根拠が再検討されたのち、A_{1c}の説明のつかない上昇または説明のつかない低血糖を経験している患者では、CGMまたは頻回の血糖自己測定（SMBG）から利益が得られるとする結論に至っている（ADA, 2008）。

A_{1c}測定

治療目標を達成しており、血糖コントロールが安定している患者には、A_{1c}濃度測定を1年に2回以上実施する。療法を変更している患者または血糖値目標を達成していない患者は、1年に4回実施する必要がある。非糖尿病者ではA_{1c}値が4～6％である。この値は平均血漿グルコース濃度約70～126mg/dL（3.9～7mmol/L）に相当する。最近では、A_{1c}濃度と平均血糖値との間には相関があることが証明されている（ADbA, 2011b）。A_{1c}6％は平均血糖値が126mg/dLであることを示している。一般に、A_{1c}の変動1％につき、約28～29mg/dLの変動が反映される。

ケトン体、脂質、血圧の測定

ケトン体を検出するためには尿検査または血液検査を用いることができる。疾患経過の間や血糖値が常に240mg/dL（13.3mmol/L）を超える場合には、ケトン体尿症またはケトン体血症の検査を定期的に実施する必要がある。ケトン体の検出が持続的、中等量または多量であり、これに高い血糖値が伴う場合には、インスリンの調整が必要である。2型糖尿病患者がケトーシスであることはまれであるが、患者が重篤である場合にはケトン体検査を実施すべきである。

成人のほとんどが1年に1回以上は脂質を測定すべきであるが、リスクの低い脂質値である成人では2年ごとの検査でよい。血圧は糖尿病の定期診療のたびに測定すべきである（ADbA, 2011b）。

参考情報 31-2
栄養アセスメント

栄養評価項目

A1c、血糖値、脂質、腎機能、血圧の測定値などの臨床検査データを含める生化学データ、医学的検査および処置
身長、体重、BMI、胴囲、成長速度、体重変化速度などの身体計測値

その他患者の情報

年齢、性別、人種および少数民族、言語、識字能力、教育など一般情報
医学的栄養療法が実施されている病態関連の医学治療の目標と処方薬など、既往歴および服薬歴
栄養関連の行動を改善するための準備態勢
体重管理の目標
身体活動の経緯と目標
社会的医療支援、文化・宗教的信仰、社会経済状態など社会的経緯
他の内科治療または外科治療、療法、代替薬剤
食事歴と栄養歴
食物摂取や栄養、健康に関する知識と考え方
食物入手状況
サプリメントの使用

出典：Franz MJ, et al: American Dietetic Association pocket guide to lipid disorders, hypertension, diabetes, and weight management, Chicago, Il, 2010, American Dietetic Association. © American Dietetic Association. Reprinted with permission.

栄養ケアの実践

この栄養ケアプロセスでは、MNTを提供するために踏まえるべき共通の具体的ステップを述べる（ADA, 2011）。糖尿病患者には、MNTを個人的に実践する人もいれば、グループで活動する人もいる。グループ単位の栄養療法を提供することがますます重要になっているが、グループによる療法にもMNTの個別化と成績の評価ができなければならない。次の項では個人によるMNTの実践について復習する。

ADA EBNPG（米国栄養士会「科学的根拠に基づく栄養実務ガイドライン」）では、各45〜90分間の面接3〜4回を1クールとし、最初の1クールで登録栄養士（RD）がMNTを提供することが推奨されている。1クールは、糖尿病の診断時、あるいは糖尿病のMNTのためにRDを受診した時から始まり、3〜6ヵ月以内に完了する。RDは望ましい成果へ向かう必要性と経過について栄養アセスメントを行ない、初回1クール以降にも追加的に面接が必要かどうかを判定する。成果の評価とモニタリングを実施して、生活習慣の改善を補強し、MNTまたは薬物療法変更の必要性を判定するため、フォローアップ面接を1年に1回以上行うことが推奨されている。糖尿病管理では血糖コントロールが主眼であるが、初回面接クールでは心血管疾患（CVD）の予防と治療のための心保護的栄養指導も実施すべきである（ADA, 2008）。

参考情報 31-3
糖尿病関連のPES報告事例

栄養診断：一定しない炭水化物摂取

食事記録により頻回の食事ごとに炭水化物が2サービング多いことが示され、週のほとんどで血糖値の変動が大きいことから明らかなように（S）、カーボカウント法の不正確な利用による（E）、一定しない炭水化物摂取（P）が生じている。

栄養診断：一定しない炭水化物摂取

血糖値の変動が大きいことから明らかなように（S）、一定しない食事時間による（E）一定しない炭水化物摂取（P）が生じている。

栄養診断：炭水化物摂取の過剰

食事記録に報告された1食当たりの炭水化物サービング数と食後血糖値が常に>200mg/dLであることから明らかなように（S）、不正確なカーボカウント法により（E）、インスリン投与量に対して炭水化物摂取が過剰である（P）。

栄養診断：食事性脂肪の不適切な摂取

飽和脂肪酸高摂取の自己申告により明らかなように（S）、食事の飽和脂肪酸含有に関する知識不足により（E）、飽和脂肪酸摂取の過剰が生じている（P）。

栄養診断：臨床検査値の異常

きわめて適切な食習慣であるのに高血糖症であることから明らかなように（S）、インスリンの不足により（E）、血糖値に異常が生じている（P）。

栄養診断：過体重または肥満

BMIが30で、食事歴では推定必要量2,200kcal/日に対して2,800kcal/日を摂取していることが示されており、座りがちな生活習慣であることから明らかなように（S）、エネルギー摂取が過剰で身体活動が少ないことにより（E）、過体重となっている（P）。

栄養診断：食物および栄養関連の知識不足

糖尿病（または糖尿病前症、脂質異常症、高血圧）の新規診断によって明らかなように（S）、情報入手の不足により（E）、食物および栄養関連の知識が不足している（P）。

栄養診断：生活習慣改善の準備不足

身体活動プログラムへの参加に消極的であることから明らかなように（S）、生活習慣を改善する必要性を考慮せずに否定していることから（E）、この準備ができていない（P）。

出典；Franz MJ, Boucher JL, Pereira RF: American Dietetic Association pocket guide to lipid disorders, hypertension, diabetes, and weight management, Chicago, Il, 2010, American Dietetic Association. © American Dietetic Association. Reprinted with permission.

栄養アセスメント

栄養関連の問題を特定するために、面接前や面接の中で必要な情報を得ることも栄養アセスメントに含まれる。患者の紹介施設、患者の医療記録、あるいは患者自身から、アセスメ

ントデータを得ることができる。初回面接前に患者が記入した評価票や患者から直接患者データを収集することもできる。初回面接前にできるだけ多くのデータを収集することにより、栄養アセスメントの記入と栄養指導を効率的に開始することができる。栄養アセスメントとは、最初のデータ収集で終わるのではなく、患者のデータおよび必要性の再評価と分析へと進行させる過程である。参考情報31-2に評価項目を記載する。

糖尿病のADA EBNPG（米国栄養士会「科学的根拠に基づく栄養実務ガイドライン」）では評価項目に関する3つの推奨事項に重点が置かれている。まず、RDは栄養の処方、目標、療法の実践のための基礎として、食物摂取（炭水化物を中心に）、薬物療法、代謝コントロール（血糖、脂質、血圧）、身体計測、身体活動を評価する。次に、血糖コントロールを評価し、目標範囲の血糖値を得てこれを維持するためのMNTに焦点を絞る。しかし、心保護的栄養療法の必要性も評価が必要である。3つ目に、過体重または肥満の糖尿病患者における体重管理の相対的重要性を評価する。インスリン抵抗性がみられる過体重または肥満の患者では、適度な体重減量によりインスリン抵抗性が改善するが、研究から1年間以上体重減少が持続する療法ではA_{1c}に対する反対の作用が報告されている（ADA, 2008）。

栄養診断

栄養診断では、RDによる治療または療法により、改善されうる栄養の具体的問題を特定し説明する（第11章参照）。栄養診断が複数になる可能性があり、この場合には栄養療法のひとつの段階としてRDが優先順位を決める必要がある。栄養診断には次の3つの領域がある。(1) 必要量に対する摂取量としての摂取の問題、(2) 医学的（すなわち身体的）病態の臨床所見と問題、(3) 食物に関する知識、考え方や信念、物理的環境、入手状況にかかわる行動および環境の所見と問題である。栄養診断は、問題、原因、徴候および症状(problem, etiology, and signs and symptoms [PES])に基づいて作成される。糖尿病関連の栄養診断例を参考情報31-3にまとめている。

栄養の治療管理

栄養の治療管理には、栄養学的目標達成のための立案と実践の二つの段階がある。立案には、栄養診断の優先順位決定、糖尿病などの患者との面接、現行の糖尿病の栄養実務ガイドラインの復習、目標の設定、栄養処方の判定、具体的栄養療法の選択が含まれる。

実践とは行動の段階である。食物と栄養素の送達段階では、患者個々に合わせた食物と食事の計画が作成され、必要とされる具体的な栄養素の推奨が行われる。栄養教育には、栄養診断書の中で特定した具体的な問題に対する情報提供が含まれる。栄養カウンセリングでは、行動変容と変容への意欲および意思を促す方法を用いて、行動と考え方の改善が行われる。しかし、栄養ケアでは、栄養処方および栄養療法実践の手助けができるであろう他の医療提供者と協力する必要もある。在宅療養が必要であれば、フォローアップを始める必要がある。

特定の集団のための栄養療法

●**1型糖尿病とインスリン療法を必要とする患者**　最優先することは、通常の食習慣や身体活動にインスリン療法を組み込むことである。現在では、インスリンの選択肢が多く（速効型インスリンと長時間作用型インスリン）、食事の日課や食物選択を個人の都合や嗜好に合わせるようにインスリン療法を計画することができる(ADbA, 2008)。もはや、食事や間食を不自然に分割する必要はない。

天然のインスリン分泌に近づけた生理的インスリン療法には、頻回注射（1日3回以上のインスリン注射）またはインスリン注入ポンプの使用がある。以上のインスリン療法では、食事のタイミングと内容の選択への適応性が高い。炭水化物摂取量に合わせて食前インスリンの投与量を調整する（インスリン／炭水化物比）ことができる。これは、血糖値のパターンの解釈や薬物療法の栄養関連管理、医療チームとの共同作業を含めた包括的な栄養教育とカウンセリングにより習熟するようになる（ADA, 2008）。混合型インスリンの使用など固定用量型インスリン療法を実施している患者または食前インスリンの投与量を調整できない患者では、摂取する炭水化物のタイミングと量を毎日一定にすることが推奨される。

炭水化物摂取量だけでなく総エネルギー摂取量にも注意を払う必要がある。体重増加は、血糖、脂質、血圧、全身の健康状態に有害な影響を及ぼす可能性があるため、成人では体重増加を予防することが望ましい。

●**2型糖尿病とMNT単独療法または血糖降下薬の併用療法**　最優先することは、血糖、脂質異常症、高血圧の代謝異常を改善する生活習慣療法を取り入れることである。血糖を改善する生活習慣療法として、体重の減量とは独立にエネルギー摂取を抑制し身体活動によるエネルギー消費を増やす。脂質異常症および高血圧を併発している患者が多いため、飽和脂肪酸とトランス脂肪酸、コレステロール、塩分を制限することが推奨される。糖尿病の診断が下されたら、なるべく早く以上の改善を実践すべきである。

2型糖尿病患者のMNTは予防のための療法とは異なる。2型糖尿病は進行性であるため、MNTは、肥満予防から2型糖尿病の予防または遅延、さらに代謝コントロールの改善のための戦略へと進行する。インスリン抵抗性を来している患者には中程度の体重減量が効果的であるが、本疾患がインスリン欠乏へと進行するにつれて、通常薬物療法をMNTと併用することが必要になってくる。体重を減量しさえすれば血糖コントロールを改善できるか否かは明らかにされておらず、このため体重の減量だけではなく、血糖コントロール、食物選択の改善、身体活動の増強、中程度のエネルギー摂取抑制を重点的に行うべきである（ADA, 2008）。

食物および食事計画の第一歩として、炭水化物の食品（果

物、穀物、デンプン質野菜、乳類、甘味食品)、平均的な分量、食事(と好みに応じて間食)に入れるべきサービング数について指導する。脂肪、特に飽和脂肪とトランス脂肪の制限、身体活動の奨励、食物や食事のパターンを調節するための血糖モニタリング、薬物療法も、2型糖尿病患者のためのMNTを成功させる重要な要素である。RDによる頻回のフォローアップは問題解決法を提供し、生活習慣改善に必要な励ましや支えとなりうる。

身体活動は、インスリン感受性を改善し、糖尿病患者の血糖値を速やかに低下させるだけでなく、心血管状態をも改善する。身体活動そのものでは体重への効果は大きくはないが、長期的な体重維持には不可欠のものである。糖尿病患者では、あらゆる原因による死亡率と心血管系の死亡率から考えると、やせることよりも心肺機能の健康の方が重要であると思われる。このため、身体活動と機能レベルを増強するよう勧告する。

過体重の2型糖尿病患者の治療では、抗肥満薬が効果的であり、生活習慣改善と併用すると5～10%の体重減量を達成することができる。一般にはBMIが27を超える患者にのみ使用が推奨されている。

重度肥満の2型糖尿病患者には、肥満症治療手術が効果的な減量治療となり、血糖値に著しい改善をもたらす可能性がある。BMIが35kg/m^{2}を超える2型糖尿病成人患者には、特に生活習慣や薬物療法による糖尿病と関連併存疾患のコントロールが困難な場合、肥満症治療手術を検討すべきである(ADbA, 2011b)(第22章参照)。

● **若年者の1型糖尿病** 若年者が最適な糖尿病管理を達成するには、いずれも小児糖尿病専門内科で研修を受けた医師、RD、看護師、行動療法士をメンバーとする多職種チームのかかわりが最善である。しかし、チームの最重要メンバーとは小児または青少年本人であり、その家族である。

1型糖尿病の小児と青少年の主な栄養学的目標は正常な成長と発達の維持である。体重増加および直線的成長が不良である原因と考えられるのは、血糖コントロールの不良、インスリンの不足、熱量の制限過剰である。後者は、インスリンを調節せずに食物を制限すれば血糖を抑制できるとする誤った考え方による。このほか、糖尿病管理とは関係のない理由として甲状腺の異常および吸収不良症候群がある。過剰な体重増加は、熱量摂取の過剰、低血糖の治療過剰、インスリン投与過剰により生じることがある。このほかの原因としては、低い身体活動レベルと、直線的成長の不良を伴う甲状腺機能低下症がある(Silverstein et al., 2005)。

栄養処方は栄養アセスメントに基づくものである。新規診断小児患者には体重減少と空腹感がみられることが多く、このため体重を十分に回復し維持するために初回の食事計画は十分な熱量を基礎にする必要がある。約4～6週間は、最初の熱量濃度を通常より多い熱量必要量に合わせるよう調整する必要があろう。糖尿病の小児および青少年の栄養素必要量は、非糖尿病の小児および青少年の必要量とほぼ同じであると思われる。エネルギー必要量を判定するために食事摂取基準(DRI)を用いることができる(Institute of Medicine, 2002)。しかし、成長と発達が正常な小児または青少年患者のエネルギー必要量を判定するには、1日に通常摂取する食事歴および栄養歴を用いることが望ましい。

医学的栄養療法の計画は、RDの面接で作成し話し合うことが推奨される(Silverstein et al., 2005)。エネルギー必要量は年齢、身体活動、成長速度、身長や体重、BMIの評価によって変化するため、少なくとも毎年栄養計画を作成し直す必要がある。良好な代謝コントロールは正常な成長と発達にとって不可欠である(付録9～16の成長グラフを参照)。しかし、血糖をコントロールしようとして食事を控えたり、食欲がないのに同じ量を食べさせたりするのはやめた方がよい。小児患者が過体重である場合には、熱量を成長に足りるように制限すべきである。

個々に合わせた食物と食事の計画、基礎(基底)インスリンとボーラス(食前)インスリンを用いるインスリン投与計画、インスリンアルゴリズムまたはインスリンポンプを利用すれば、不規則な食事時間およびスケジュール、変化する食欲および活動レベルに対応することができる(ADbA, 2008)。インスリン投与計画を適切に変更するためには、血糖値の記録が不可欠となる。低年齢の小児では、食間の時間と小児の身体活動レベルにもよるが、一般に1日3回の食事と2、3回のおやつを摂取する。小児は少量の食事やおやつを好むことが多い。おやつは食間の低血糖を防ぐことができ、十分な熱量を摂ることもできる。高年齢の小児や十代になると3回の食事だけ摂取することが好まれる。そこで、インスリン投与計画を食事、おやつ、運動のスケジュールに組み込むために、血糖値モニタリングのデータが用いられる。

適切な栄養処方が判定されれば、食事計画のアプローチを選ぶことができる。食事計画にカーボカウント法を選べば、小児や青少年が好む多くの一般食品からの選択を可能にしな

表 31-8

妊娠中の目標血糖値

既存の糖尿病(1型または2型糖尿病)	妊娠糖尿病
食前、就寝時、夜間の血糖値60～99mg/dL (3.3～5.4mmol/L)	食前血糖値≦95mg/dL (5.3mmol/L)
食後血糖値のピーク100～129mg/dL (5.4～7.1mmol/L)	食後1時間血糖値≦140mg/dL (7.8mmol/L)
A_{1c} < 6.0%	食後2時間血糖値≦120mg/dL (6.7mmol/L)

A_{1c}:ヘモグロビンA_{1c} (Hemoglobin A_{1c})

出典:American Diabetes Association: Standards of medical care—2011 (Position Statement), Diabetes Care 34:S21, 2011b.

がらも、血糖コントロールを容易にする指針を若年者や家族に提供することができる。どのようなアプローチを食事計画に用いるとしても、若年者と家族が納得でき、生活習慣に取り入れられるものでなければならない。

●**若年者の2型糖尿病** 小児と青少年では、小児期の肥満症に伴い2型糖尿病の有病率が上昇している。少数民族とは関係なく肥満症の若年者には耐糖能異常（IGT）の有病率が高く、IGTはインスリン抵抗性と関連がある。2型糖尿病が発症すると、β細胞の機能不全も一つの要素となる。このため、若年者の2型糖尿病は成人の2型糖尿病と同じく、進行性の経緯をたどると思われる。

2型糖尿病の小児と青少年の生活習慣療法を成功させるには、過剰な体重増加の停止、正常な成長と発達の促進、血糖値目標およびA_{1c}値目標の達成が必要である。栄養摂取の指針は、高血圧と脂質異常症など併存疾患も対象とすべきである。患者家族全員に健康的な食習慣と定期的な身体活動を奨励しながら、高カロリー、高脂肪、高炭水化物の食品（多量のデザートの追加）や飲料（レギュラーソーダなど高糖質飲料）の摂取を減らす行動改善を提案する（ADbA, 2008）。また、生活習慣改善だけでは目標血糖値が達成されない場合にはメトホルミンを使用する。2型糖尿病の若年者にも、十分な血糖コントロールを得るためにインスリン療法が必要な場合がある。

●**既存の糖尿病と妊娠** すでに糖尿病である妊婦または妊娠糖尿病（GDM）を発症している妊婦では、妊娠中の血糖値を正常にすることがきわめて重要である。妊娠中の目標血糖値を表31-8に記載した。このMNTの目標とは、最適な血糖コントロールの達成と維持を手助けすることと、全妊娠期にわたる母子への十分な栄養、母体が適切に体重を増加できるエネルギー摂取量、必要なビタミンとミネラルを供給することである（ADbA, 2008）。妊娠中および授乳中の栄養推奨事項は、糖尿病妊婦と非糖尿病妊婦とでほぼ同じであると思われる。このため、妊娠中および授乳中のエネルギーと栄養素の必要量を判定するために、DRIを用いることができる（Institute of Medicine, 2002）。

受胎前カウンセリングを行い妊娠前に正常に近い血糖値が得られれば、すでに糖尿病であった妊婦の出生時異常発生率を低下させるのに有効であり、一般集団での発生率とほぼ同じになる。妊娠第1期では、ホルモンの変化により血糖値が不安定になることが多い。熱量必要量は妊娠糖尿病の妊婦と変わらないが、代謝の変化に適応するため食事計画を調整する必要がある。妊娠中には低血糖のリスクが高いことについて指導し、投薬が過剰にならぬように注意を促す。

妊娠第2期および第3期にはインスリンの必要量が増大する。受胎後38～40週になると、インスリンの必要量と濃度がピークに達し妊娠前の2～3倍になる。インスリン作用への拮抗作用がある妊娠関連ホルモンにより、血糖値が上昇する。既存糖尿病の妊婦では、インスリンのこの必要量増量は投与インスリンの増量によって補う必要がある。

食事計画には、胎児の成長を支えるために必要とされる熱量を追加するよう調節し、体重をモニタリングすべきである。妊娠中には、妊婦の食事や食習慣、血糖反応に合わせて、エネルギーと炭水化物の摂取を分散させる。インスリン投与計画は食物摂取に合わせることができるが、胎児が母体から持続的にグルコースを引き込むことによって生じる出生後の低血糖を避けるため、食事の摂取時間と摂取量を一定に保つことが不可欠である。食事を少量にして頻回の間食を摂取する必要がある場合が多い。夜間低血糖と空腹時ケトーシスの可能性を小さくするために、深夜に間食を取る必要がある場合が多い。目標血糖値達成の判定、ケトーシスの予防および是正のためには、食事摂取と血糖値の記録が不可欠である。

妊娠中には定期的なフォローアップ面接を実施し、熱量と栄養素の摂取量、血糖コントロール、絶食状態のケトーシスの存在を監視する必要がある。妊娠中における尿中または血中のケトン体は、エネルギーまたは炭水化物の摂取不足や食事または間食の省略、長時間の食事間隔（夜食と朝食との間隔が10時間を超えるなど）によって生じうる絶食状態のケトーシスを示唆している。妊娠中のケトン体血症は子供のIQスコア低下と関連があり、朝食前には定期的にケトン体を測定するよう指導すべきである。

●**妊娠糖尿病** GDMのMNTでは主に、母体と胎児の健康にとって最適な栄養を得ることができるよう炭水化物を調整する食事計画が立てられ、適切な妊娠中体重増加量、正常血糖値の達成と維持、ケトーシスの予防に十分なエネルギーが摂取される。患者個々の評価と血糖値記録に基づき、栄養と食事の具体的な推奨事項の決定と修正が行われる。血糖値、空腹時ケトン体、食欲、体重増加を監視し、個々に合わせた適切な食事計画を作成する。

妊娠糖尿病の栄養実務ガイドラインが策定されており、臨床現場で試行されている（ADA, 2009a）。GDMのあらゆる妊婦には、GDM診断時にMNTを実施すべきである。モニタリングの記録は栄養療法の指針となり、治療の追加が必要かどうかを判定する際に利用される。何らかの明確な理由がなく、1～2週間の間に2回以上血糖値が目標範囲を超える場合（表31-8参照）には、インスリン、メトホルミン、グリブリドの投与が追加される。インスリン療法を回避するために血糖値を目標範囲内に維持しようとして、摂取不足の状態になっているどうかを判定するのに、体重増加の不足とケトン体が指標となりうる。

1日分の炭水化物を少量から中等量の食事3回と間食2～4回に分散する必要がある。あらゆる女性に1日175g以上の炭水化物が必要である（Institute of Medicine, 2002）。通常、夜間にケトーシスが悪化するのを予防するために夜食が必要となる。朝食時にはコルチゾールや成長ホルモンの濃度が上昇するため、朝食は他の食事ほど炭水化物への忍容性が良好ではない。これを補うためには、最初の食事計画における朝食の炭水化物含有量を約30gにするとよい。タンパク質食品は血糖値に影響を与えないため、空腹感を満足させるためにこれを追加することができる。

カロリー制限は慎重を期して考えねばならないが、過体重または肥満のGDM妊婦には体重増加を遅らせるために控えめなエネルギー制限が推奨される。わずかに熱量を制限すれば、肥満のGDM妊婦の体重増加が遅延し、母体や胎児に障害やケトン体尿症をもたらすことがない（ADA, 2009a）。エネルギー摂取量が約1,700〜1,800kcal/日未満となることは推奨されない。GDM妊婦の妊娠中の体重増加量は非糖尿病妊婦とほぼ同じにすべきである。

運動は末梢のインスリン抵抗性を克服し空腹時および食後の高血糖を抑制するのに役立ち、母体の血糖を改善する栄養療法の補足とすることができる。理想的な運動の形態は明らかではないが、食後に速足で歩くことが推奨されることが多い。

母乳栄養は将来の2型糖尿病発症率低下をもたらすため、GDM妊婦（と妊娠前糖尿病妊婦）には母乳栄養を奨励すべきである（Stuebe, 2005）。過体重または肥満のGDM妊婦または妊娠中の体重増加が推奨を超えている妊婦には、分娩後に体重を減量するよう忠告する。体重の減量によりGDMの再発または将来の2型糖尿病発症のリスクが低下する（ADA, 2009a）。

● **高齢者**　糖尿病および糖尿病前症の有病率は、加齢とともに劇的に上昇している。高齢者が糖尿病に罹患しやすくなるには多くの因子が関与している。具体的には、老化に伴うインスリン産生減少およびインスリン抵抗性亢進、体脂肪蓄積、身体活動の減少、多剤処方、遺伝素因、併存疾患がある。主な因子はインスリン抵抗性であると思われる。インスリン抵抗性はそれ自体が一次性の変化であるのか、あるいは高齢者に多い身体活動の減少や除脂肪量減少（筋肉減少症）、脂肪組織の増加に起因するものなのかという点については議論が続いている。そのうえ高齢者では、併存疾患の治療に用いられる薬剤が糖尿病治療を複雑にする。

加齢に伴い耐糖能異常が増大するが、加齢そのものは血糖コントロールが至適状態に至らない理由ではないはずである。仮に、糖尿病の長期合併症予防が高齢者のケアとは関係ないとしても（これは誤りであるが）、高血糖の持続が感染症に対する身体の防御機構に有害な影響をもたらす。また、神経因性疼痛の悪化により痛覚閾値も上昇し、脳血管障害の予後に有害な影響を及ぼす。

糖尿病高齢患者への栄養推奨事項には一般の人向けのものを外挿して、栄養関連の心血管系危険因子に対処し、多様な食物を摂取するよう奨励する。除脂肪量と運動が減少するため、高齢者のエネルギー必要量は非高齢者の成人より20〜30%低い（ADbA, 2008）。身体活動には、加齢に伴う有酸素能力減退の緩和、アテローム性動脈硬化症の危険因子の改善、加齢による除脂肪量減少の遅延、中心性肥満の減少、インスリン感受性の改善に相当の効果がみられる可能性があることから、これを奨励すべきである。

高齢者の栄養関連の問題としては、肥満ではなく栄養失調の方が一般的である。栄養失調の経過（除脂肪量の過剰減少）は老化の過程と似ているため、潜在的であるか、識別されないままであることが多い。栄養失調も糖尿病も創傷治癒や感染症に対する防御に有害であり、栄養失調はうつ状態や認知機能異常と関連がある。高齢者の栄養不良の最も信頼できる指標は体重の変化である。意図しない体重増減、あるいは6ヵ月未満の約4.5kgまたは体重の10%を超える減少が生じている場合、体重が変化した原因を探る必要性がある。

高齢者、特に長期介護施設の高齢者には、栄養必要量を満たし、しかるべき体重への到達または維持が可能であり、血糖をコントロールするのに役立つおいしい食事を提供することが不可欠である。長期医療施設に入居している高齢者に食事を制限することは妥当ではない。入居者には、炭水化物の量と摂取のタイミングが一定となるようにして、通常の制限のない献立を提供すべきである（ADbA, 2008）。DRIを満たすためには、マルチビタミン・ミネラルサプリメントが必要である。

高齢者の糖尿病では、高血糖と脱水により重篤な合併症 **高血糖性高浸透圧状態**（hyperglycemic hyperosmolar state [HHS]）が生じる可能性がある。HHSを来す患者は血糖値がきわめて高く（400〜2,800mg/dL [22.2〜155.6mmol/L]の範囲内、平均1,000mg/dL [55.6mmol/L]）でケトン体は検出されない。著しい脱水状態にあり、軽度の意識混濁から幻覚または昏睡に至る精神的変調が生じる。HHSを来す患者には、脂肪分解とケトーシスを防ぐための十分なインスリンが分泌されている。治療としては、水分補給と、高血糖を抑制するための少量のインスリン投与が行われる。

栄養処方

栄養処方の作成、患者指導、カウンセリングを行うためには、患者の生活習慣や食習慣について知っておく。食物歴および食事歴の調査は、糖尿病患者の生活習慣への混乱を最小限としつつ、同時に代謝コントロールの改善が容易になる食事のスケジュールやパターンを判定することを目標として、さまざまな方法で実施することができる。この目標を踏まえ、通常患者が24時間の間に摂取する食事内容、摂取量、食事時間を記録または報告させれば最も有用である。もう一つの方法は、3日間または1週間の食物摂取を患者に記録させ持参させる方法である。栄養面接の予約時に食物記録記入を求めることができる。患者の日課とスケジュールを知っておくことも大切である。必要な情報は、(1) 起床時刻、(2) 通常の食事や間食の時刻、(3) 就業時間または授業時間、(4) 運動の種類、量、タイミング、(5) 通常の睡眠習慣である。

アセスメントのデータと食歴および栄養歴を用いれば、暫定的な食事計画を立案することができ、患者が望めば献立の見本を提供することもできる。食事計画の立案は熱量または主要栄養素の量を設定した処方で始めるのではなく、患者の通常の食物摂取量を必要に応じて修正しながら決定していく。通常摂取する食品を記録し、必要に応じてこれを修正するために図31-2のワークシートを利用することができる。このワークシートと表31-9には食品群ごとの主要栄養素と熱量の値が記入される。この食品交換表の食品の分量については付

食品群	食事／間食／摂取時刻						総サービング(単位)数／日	CHO (g)	タンパク質 (g)	脂肪 (g)	熱量 (kcal)
	朝食	間食	昼食	間食	夕食	間食					
デンプン								15	3	1	80
果物								15			60
乳類								12	8	1	100
野菜								5	2		25
肉／肉代替品									7	5(3)	75(55)
脂肪										5	45
CHOサービング数							総グラム数				
							熱量／グラム数	X4=	X4=	X9=	総熱量
							総熱量に占める割合(%)				

計算は中脂肪肉およびスキムミルクや超低脂肪乳に基づいたもの。食事に低脂肪肉を多く取り入れている場合、脂肪の単位グラム数を5gではなく3gとし、高脂肪肉が多い場合には8gとする。低脂肪（2％）乳を使用する場合は脂肪の単位グラム数を5gとし、全乳を使用する場合には8gとする。

図31-2　食事計画または食品計画のアセスメントと立案のためのワークシート　CHO：炭水化物(Carbohydrate)

表 31-9

食品群の主要栄養素と熱量*

以下の表では各食品群の主要栄養素と熱量を示している。

食品群	炭水化物(グラム数)	タンパク質(グラム数)	脂肪(グラム数)	熱量(kcal)
炭水化物群				
デンプン：パン、シリアル食品、穀物、デンプン質野菜、クラッカー、スナック菓子、豆類、エンドウ豆、レンズ豆	15	0〜3	0〜1	80
果物	15	—	—	60
乳類				
無脂肪、低脂肪、脂肪分1%	12	8	0〜3	100
減脂肪乳、脂肪分2%	12	8	5	120
全乳	12	8	8	160
甘味食品、デザートなど炭水化物食品	15	食品により異なる	食品により異なる	食品により異なる
デンプン質野菜	5	2	—	25
肉および肉代替品群				
赤身肉	—	7	0〜3	55
中脂肪肉	—	7	4〜7	75
高脂肪肉	—	7	8+	100
植物性タンパク質	—	7	食品により異なる	食品により異なる
脂肪群	—	—	5	45
アルコール	食品により異なる	—	—	100

*付録34参照。

出典：American Diabetes Association and American Dietetic Association: Choose Your Foods: Exchange Lists for Diabetes, Alexandria, Va, Chicago, Il, 2008, American Diabetes Association, American Dietetic Association.

食品群	食事／間食／摂取時刻 朝食 7:30 AM	間食 10:00	昼食 12:00	間食 3:00	夕食 6:30	間食 10:00	総サービング(単位)数／日	CHO (g)	タンパク質 (g)	脂肪 (g)	熱量 (kcal)
デンプン	2	1	2-3	1	2-3	1-2	10	15 150	3 30	1 10	80
果物	1		1		1	0-1	3	15 45			60
乳類	1				1		2	12 24	8 16	1 2	100
野菜			3		3		5	5 10	2 4		25
肉／肉代替品			2-3		3-4		6		7 42	5(3) 30	75(55)
脂肪	1	0-1	1-2	0-1	1-2	0-1	5			5 25	45
CHOサービング数	3-4 CHO	1 CHO	3-4 CHO	1 CHO	4-5 CHO	1-2 CHO	総グラム数	229	92	67	
	1900-2000 calories 230 g CHO-50% 90 g protein-20% 65 g fat-30%						熱量／グラム数	X4= 916	X4= 368	X9= 603	総熱量 1900-2000
							総熱量に占める割合(%)	50	19	30	

計算は中脂肪肉およびスキムミルクや超低脂肪乳に基づいたもの。食事に低脂肪肉を多く取り入れている場合、脂肪の単位グラム数を5gではなく3gとし、高脂肪肉が多い場合には8gとする。低脂肪（2％）乳を使用する場合は脂肪の単位グラム数を5gとし、全乳を使用する場合には8gとする。

図31-3 栄養アセスメント、栄養処方、1900～2000kcalの献立例のワークシート記入例　CHO：炭水化物(Carbohydrate)

録34を参照。栄養アセスメントにはこの方式が有用である。

RD（登録栄養士）はまず、図31-2の表を用いて各食品群のサービング数（交換単位数）を合計し、この値を1サービング当たりに含有される炭水化物、タンパク質、脂肪のグラム数で乗じる。次に、この炭水化物、タンパク質、脂肪の含有g数を各列で合計し、炭水化物とタンパク質の総グラム数には4を乗じ（炭水化物およびタンパク質はそれぞれ4kcal/g）、脂肪の総グラム数には9を乗じる（脂肪は9kcal/g）。こうして、総熱量と各主要栄養素が占める熱量の割合が出る。各熱量の割合は四捨五入して概数にする。図31-3は暫定的な食品および食事計画の一例である。この食事計画例における栄養処方は次の通りである。1900～2000kcal、炭水化物230g（50％）、タンパク質90g（20％）、脂肪65g（30％）。各食事の炭水化物サービング数はデンプン、果物、乳類のサービング数の合計である。野菜は、デンプン質野菜またはきわめて多量に摂取する場合（食事1回当たり3サービング以上）を除き、一般に「無炭水化物食品」とみなされる。炭水化物サービング数を各食事の列の最下段に丸で囲んで表示した。

次のステップは、暫定的な食事計画の評価である。第一に考えるべきことは、患者がこの食事計画を生活習慣に取り入れられると思うかどうかである。第二には、食事計画が糖尿病管理に適しているかどうか。第三は、食事計画が健康的な食事を推進するものであるかどうかという点である。

食事計画の実行可能性について話し合うためには、一般的食物摂取量を基準にして患者とともに再検討する。食事のタイミング、おおよその分量、食品の種類について話し合う。熱量の濃度は概算に留めておき、フォローアップ面接の際に調節することもできる。患者が食品を選択する際に役立つような食事計画の方法を後から選ぶことができる。その時点で、その食事計画が妥当であるかどうかを判定する必要がある。

糖尿病管理のための食事計画の適切性を判定するには、食事の配分と処方薬の種類や治療目標を合わせて評価する。MNT単独療法またはMNTと血糖降下薬の併用療法を実施している2型糖尿病患者の食事計画は、成人女性では1回の食事に炭水化物3～4サービングで開始され、成人男性では4～5サービングで開始されることが多く、必要に応じて間食が1～2サービング入る。以上の推奨事項が実行可能で現実的であるかどうかを評価し、目標血糖値が達成できているかどうかを判定するには、患者からの回答と食前血糖値および食事後2時間血糖値の測定結果とを突き合わせる。

インスリン投与は食事の摂取と時を合わせる必要がある本章に前述した「治療薬」の項を参照）。まず食事のパターンを判定したら、これに合わせるようにインスリン投与計画を選ぶ。夜間低血糖を予防するために夜食が必要な患者もいる。食事計画によって健康的な食生活を促す最善の方法とは、あらゆる食品群からさまざまな食品を摂取するよう奨励するこ

とである。患者の食事計画と全アメリカ人のための栄養推奨事項とを比較するには、各食品群の推奨サービング数を設定している米国人のための食生活指針（Dietary Guidelines for Americans）を用いることができる（第12章参照）。

栄養指導とカウンセリング

MNTの実践は、RDとともにさまざまな療法（低エネルギー・低脂肪食、カーボカウント法、食事計画の簡素化、健康的な食品選択、食事計画の個別化、食品交換表利用、インスリン／炭水化物比利用、身体活動、行動の改善）から選択することから始まる（ADA, 2008）。この療法のいずれによっても、代謝の予後が改善する。また、栄養指導とカウンセリングは、患者の必要性、糖尿病患者の改善への意欲や改善能力への感度が高くなくてはならない。食事計画の方法として、唯一の方法というものはなく、選択した食事計画は糖尿病患者が食事に適切な食品を選択できるものでなければならない。

食事計画で一般的なアプローチがカーボカウント法である。これは基本的な食事計画法として、あるいは徹底した管理として用いることができる。カーボカウント法の指導は、食品中の炭水化物量が摂取したのちには食後血糖値の主な予測因子となるとする考え方に基づく。炭水化物1サービングには炭水化物15gが含有される。基本的カーボカウント法では以下の項目に重点を置いている。炭水化物に関する基本データ、炭水化物の主要摂取源、平均的分量、一定性と正確な分量の重要性、摂取すべき炭水化物量、ラベル表示である。高度なカーボカウント法では、記録継続の重要性、インスリン／炭水化物比の計算、パターンの管理に重点が置かれる。

栄養カウンセリングの重要な目標とは、既存の食物および栄養関連の行動パターンを改善し、新たな行動パターンを取り入れるのを容易にすることである。行動変容理論の併用には、いかなる理論や手技を単独で用いるよりも大きな効果が得られる（Franz et al., 2010b）。栄養指導とカウンセリングは、「5つのA」質問（ask）、評価（assess）、助言（advise）、了解（agree）、計画（arrange）によって誘導することができる。「質問」のステップでは、患者との関係を築くことを目的としているため、質問に重点が置かれる。面接では初回からどの面接でも、意欲を起こさせるような技法が用いられる。「評価」のステップでは、改善するための患者の準備状況が評価される。改善のさまざまな段階で、さまざまな処置が必要となる（第15章参照）。「助言」のステップでは、患者の必要性、要望、優先事項、嗜好、期待に応えるために栄養療法を適応させる患者中心の体制にする。「了解」のステップでは、栄養、身体活動、血糖モニタリング（場合に応じて）に関する患者の短期目標設定のプロセスを手助けし、患者が生活習慣改善を達成できる潜在的方法をおおよそ把握できるようにする。「計画」のステップでは、栄養療法の効果を評価するためのフォローアップ計画が確定する。患者には、質問や心配事について電話またはeメールによっても情報が伝えられる。次回の面接の予定を組む際には、3日間から1週間の食事と血糖値測定データを記録するよう指示する。

栄養のモニタリングと評価

食物摂取、薬物療法、代謝コントロール（血糖、脂質、血圧）、身体計測値、身体活動について、モニタリングと評価が必要である（ADA, 2008）。患者が設定した目標に向かって前進しているかどうかを判定するため、2～3回の面接後に医学的および臨床的予後をモニタリングする。前進していない場合には、患者とRDとで評価し直し、栄養療法を修正する必要がある。目標血糖値を達成するよう食物と食事の調整が十分に行われているかどうか、あるいはMNTと併用する治療薬の追加または調節が必要かどうかを判定するためには、血糖値の測定結果を用いることができる。栄養ケアには多職種チームによる共同作業が必要である。

医療チームのメンバーと意思疎通を図るためには、患者の診療記録（カルテ）の資料が役立つ。診療記録は、行われた処置および行われなかった処置を示す法的資料にもなり、保険会社に請求できる栄養療法費用払い戻しの明細書にもなる。診療記録の書類には多くの書式がある。適切な書式は診療施設や電子カルテの使用によって異なる。特定の書式にかかわらず、ADIME（assessment, diagnosis, intervention, monitoring, evaluation）の内容を記入すれば栄養カルテとすることができる（Writing Group of the Nutrition Care Process, 2008）。

フォローアップ面接

栄養療法が成功に至るまでには、アセスメント、問題解決、調整、再調整のプロセスがある。食物の記録を食事計画と比較することができ、これが最初の食事計画を変更する必要があるかどうかを判定するのに役立ち、血糖値の測定記録と合わせれば血糖コントロール改善のための修正事項を決定することができる。

フォローアップの栄養診療では患者を激励し、患者の現実的な期待に応えるべきである。ほとんどの場合、食習慣を変更することは容易なことではなく、努力に対する適切な評価がなければ意欲を喪失してしまう。食物や食事のパターンに存在する問題について自由に話すように患者に働きかけるべきである。さらに、人生には食事計画の変更を余儀なくされる重大な変化が生じ得る。仕事や予定の変更、移動、疾患などの因子がいずれも食事計画に影響を及ぼす。

急性の合併症

低血糖症と糖尿病性ケトアシドーシス（diabetic ketoacidosis [DKA]）は糖尿病による最も多い急性合併症である。

低血糖症

血糖値が低い低血糖症（またはインスリン反応）はインスリ

参考情報 31-4
低血糖症に多い原因

- 治療薬（一般にインスリン）投与量の不注意による誤りまたは計画の誤り
- インスリンまたは経口インスリン分泌促進薬投与量の過剰
- 食物摂取に対するインスリン投与の不適切なタイミング
- 強化インスリン療法
- 不十分な食事摂取
- 食事の省略または不足
- 食事の遅延
- 無計画な、あるいは量の多い身体活動や運動
- 長時間の運動または強度の大きい運動
- 食事をしないアルコール摂取

出典 Kaufman F: Medical management of type 1 diabetes, ed 5, Alexandria, Va, 2008, American Diabetes Association.

参考情報 31-5
低血糖症の治療

- 炭水化物の迅速な投与が不可欠である。
- 血糖値が70mg/dL（3.9mmol/L）未満に落ちている場合には、以下に相当する炭水化物15gを投与する。
  - グルコースの錠剤（3錠）またはグルコースゲル剤から摂取する炭水化物15g
  - フルーツジュースまたは通常の清涼飲料120～180mL
  - 塩味のクラッカー6枚
  - シロップまたは蜂蜜を大さじ1杯
- 約10～15分間安静にする。血糖値が依然として<70mg/dL（<3.9mmol/L）である場合には、炭水化物15gを追加投与する。
- 血糖値が正常範囲に回復するまで測定と投与を繰り返す。
- 次の食事まで1時間を超える場合には、炭水化物の追加投与が必要である可能性があるため、投与の60分後再度測定する。

出典：Kaufman F: Medical management of type 1 diabetes, ed 5, Alexandria, Va, 2008, American Diabetes Association.

ン療法に多い副作用であるが、インスリン分泌促進薬を服用している患者にもこの症状が現れることがある。自律神経系の作用により自律神経症状が生じるが、これは軽度低血糖の最初の徴候であることが多い。アドレナリンの作用による症状として、振戦、発汗、動悸、不安、空腹感がある。自律神経症状発現とほぼ同じ血糖値で、脳へのグルコース供給不足による低血糖性神経症状が生じることもあるが、症状発現はさまざまである。低血糖性神経症状の初期徴候として、動作の鈍化、集中困難、読字困難がある。血糖値がさらに低下すると、明白な精神錯乱と見当識障害、不明瞭言語または散漫な発話、非理性的行動または異常行動、極度の疲労と嗜眠、痙攣、意識消失などの症状が生じる。症状には個人差があるが、一人の患者では発作が一定している傾向にある。低血糖症に多い原因をいくつか参考情報31-4にまとめる。

一般に、血糖値が70mg/dL（3.9mmol/L）以下である場合にはただちに治療する必要がある。低血糖症に対処するには、グルコースまたは炭水化物を含有する食品を摂取する。あらゆる炭水化物が血糖値を上昇させるが、グルコース投与が望ましい処置である。市販されているグルコースの錠剤には量が事前にわかっているという利点があり、過剰投与を防ぐことができる。グルコースは15～20gの摂取が有効であるが臨時的な投与である。投与後約10～20分間は最初の反応を観察し、炭水化物を追加する必要があるかもしれないため、約60分後に再度血糖値を測定する（参考情報31-5）。

処置に用いられる炭水化物の形態（すなわち液剤または固形）には効果に差がみられない。患者が嚥下することができない場合には、グルカゴンを皮下注射または筋肉内注射する必要がある。グルカゴンの溶解、調製、投与の方法を両親、ルームメイト、配偶者に教えておき、緊急時のためにきちんと準備をしておく。注射器に希釈液が事前に入っているキットも市販されている。

低血糖症の予防と治療には血糖自己測定（SMBG）が不可欠である。インスリン注射、食事、運動スケジュール、移動の日課に変更がある場合には、モニタリングの頻度を増やす必要がある。無自覚性低血糖症を経験する患者もいるが、これは低血糖症の通常の症状がないことを意味している。症状がなくても、低血糖症を治療する必要性があることを念頭に置くべきである。一般に、血糖コントロールを目的とする短時間のリラクゼーションが無自覚性低血糖症の是正に役立つ（ADbA, 2011b）。

高血糖症と糖尿病性ケトアシドーシス

高血糖症により糖尿病性ケトアシドーシス（diabetic ketoacidosis [DKA]）が生じることがあるが、これは炭水化物、タンパク質、脂肪の代謝に重度の障害を来すもので、生死にかかわるが回復可能な合併症である。DKAは常にグルコース利用のためのインスリンが不足する結果生じる。その結果、体内ではエネルギーを脂肪に依存し、ケトン体が産生される。アシドーシスは脂肪酸由来のアセト酢酸および3-ヒドロキシ酪酸の産生亢進と利用減少により生じる。このケトン体は尿中に排出されるため、尿検査によりケトン体を検出することができる。

DKAは血糖値の上昇（250mg/dLを超えるが一般に600mg/dL未満）と血中および尿中のケトン体検出を特徴とする。症状には、多尿、多渇、過換気、脱水、果物様のケトン臭、疲労感がある。DKAの予防には、血糖自己測定（SMBG）、ケトン体検査、医学的治療がいずれも役立つ。DKAを治療せずに放置すれば、昏睡状態に陥り死に至る可能性がある。治療には、インスリンの補給、輸液および電解質の補充、医学的モニタリングが実施される。インフルエンザ、感冒、嘔吐や下痢など急性疾患が適切に処置されない場合にDKAを発症する可能性がある。DKAを予防するためには、患者が急性疾患に際し取るべき処置を知っておく必要がある（参考情報31-6）。急性疾患を発症したら、血糖値を目標範囲内に維持し絶食時のケトーシスを

> **参考情報 31-6**
> **糖尿病患者のシックデイガイドライン**
>
> 1. 急性疾患罹患時にも、インスリンなど血糖降下薬は通常の用量が必要である。疾患経過中にはインスリンへの必要性が持続し、増量が必要である可能性もある。発熱、脱水、感染症、疾患によるストレスがインスリン拮抗ホルモンすなわち「ストレス」ホルモン放出の引き金となり、血糖値の上昇をもたらしかねない。
> 2. 1日に4回以上(各食事前と就寝時)は血糖値および尿中または血中ケトン体の測定をする必要がある。250mg/dLを超える血糖値とケトン体の存在は警告徴候であり、インスリンを追加投与する必要がある。
> 3. 1時間ごとに十分な量の水分を摂取する必要がある。嘔吐、下痢、発熱がある場合には、通常少量ずつ(15〜30分ごとに大さじ1〜2杯ずつ)であれば摂取することができる。嘔吐が続き4時間を超えて水分を摂取することができない場合には、医療チームに連絡する。
> 4. 通常の食事に忍容性がない場合には、炭水化物を含有する流動食または柔らかい食事(通常の清涼飲料、スープ、ジュース、アイスクリームなど)を摂取する。通常、1〜2時間ごとに炭水化物約10〜15g(または3〜4時間ごとに炭水化物50g)を摂取すれば十分である。
> 5. 1日を超えて疾患が持続する場合には医療チームに連絡する。
>
> 出典:Kaufman F: Medical management of type 1 diabetes, ed 5, Alexandria, Va, 2008, American Diabetes Association.

予防するために、炭水化物約150〜200g/日の経口摂取(3〜4時間ごとに45〜50g)と治療薬の調節を併用すれば十分である(ADbA, 2008)。

空腹時高血糖は糖尿病患者によくみられる所見である。夜間に血糖値を正常にするために必要とされるインスリンの量は、明け方(午前4時〜8時)よりも明け方前(午前1時〜3時)の方が少ない。明け方頃のこのインスリン必要量上昇により空腹時血糖値が上昇し、暁現象と呼ばれている。これは、明け方前から明け方頃にかけてインスリン濃度が下降すること、あるいは2型糖尿病患者に多いが夜間の肝臓でのグルコース産生が過剰になることに起因している。暁現象を発見するためには、就寝時と午前2〜3時に血糖値が測定される。暁現象に伴い、明け方前の血糖値は低血糖に至らないものの正常範囲の低値となる。2型糖尿病患者では、メトホルミンが肝臓のグルコース産生を抑制することからこれが服用されることが多い。1型糖尿病患者では、長時間作用型インスリンのように午前1〜3時にピークが現れないインスリンの投与を検討する必要がある。

低血糖に続く『反動』としての高血糖がソモジー効果と呼ばれている。この現象は、低血糖に伴うインスリン拮抗ホルモン(グルカゴン、エピネフリン、成長ホルモン、コルチゾール)の分泌に端を発するものであり、通常はインスリン注射投与量の過剰によって生じる。肝臓でのグルコース産生が誘発さ

れるために血糖値が上昇する。反動性の高血糖であることが認識されないままインスリン投与量が増量されると、インスリン過剰投与の悪循環をもたらす。夕方のインスリン投与量を減量するか、暁現象については、長時間作用型インスリンの投与を検討すべきである。

長期合併症

糖尿病の長期合併症には、大血管疾患、微小血管疾患、神経障害がある。大血管疾患とは太い血管の疾患であり、糖尿病に合併する微小血管疾患は細い血管の疾患で、腎症および網膜症がある。これに対して、糖尿病性神経障害は神経の損傷を特徴とする病態である。いくつもの糖尿病の長期合併症を治療するにはMNTが重要となる。慢性合併症、特に大血管疾患関連の合併症の危険因子を緩和するためにも、栄養療法が重大な要素となる。

大血管疾患

2型糖尿病および大血管疾患の発症の何年も前にはインスリン抵抗性が生じており、これによってメタボリックシンドロームとして知られる数多くの代謝変化が生じる(第9章と第32章参照)。これは内臓脂肪型肥満すなわち脂肪組織の男性型分布(胴囲が男性では102cmを超え、女性では88cmを超える)(訳者注:日本では男性85cm、女性90cmを基準とする)を特徴とするもので、脂質異常症、高血圧、耐糖能異常を伴い、大血管性合併症の有病率上昇をもたらしている。このほかにも、遺伝素因、喫煙、座りがちな生活習慣、高脂肪食、腎不全、微量アルブミン尿が危険因子となる。

糖尿病患者では、冠動脈性心疾患(CHD)、末梢血管疾患、脳血管疾患などの大血管疾患が多くみられ、比較的早い年齢で発症する傾向にあり、さらに比較的広範で重症度も高い。糖尿病患者の心血管疾患(CVD)のリスクは、すでにCVDに罹患しており糖尿病ではない患者と同等である(Buse et al., 2007)。また、非糖尿病者では心疾患による死亡率が女性よりも男性の方が高いのとは対照的に、糖尿病の女性患者では男性患者よりも高くなっている。

脂質異常症

糖尿病患者ではCVD罹患率を高める原因となる脂質異常症の有病率が高くなっている。2型糖尿病患者における高コレステロール値の発現率は約28〜34%である。2型糖尿病患者の約5〜14%のトリグリセリド値は高値であり、HDL(高比重リポタンパク質)コレステロール値は低値であることが多い。2型糖尿病患者には典型的に比較的小粒子高密度のLDL(低比重リポタンパク質)粒子(スモールデンスLDL)がみられ、総LDLコレステロール値がそれほど上昇していない場合にも動脈硬化惹起性が高まる。このため、MNT、身体活動の増強、体重の減量、禁煙など生活習慣療法を必ず実施すべ

きである。MNTでは飽和脂肪酸、トランス脂肪酸、コレステロールの抑制に重点を置くべきである（第33章参照）。

高血圧

高血圧は糖尿病に多い併存疾患であり、糖尿病成人患者の約73％が血圧130/80mmHg以上であるか、高血圧の処方薬を服用している（CDC, 2007）。糖尿病患者の高血圧治療では、積極的に大血管疾患および微小血管疾患のリスクを緩和すべきである。定期的な来院時のたびに血圧を測定し、血圧コントロールの目標を130/80mmHg未満とすべきである。収縮期血圧が130〜139mmHgまたは拡張期血圧が80〜89mmHgの患者には高血圧を是正するMNTを実施する（第33章参照）。

微小血管疾患
腎症

アメリカとヨーロッパでは、糖尿病性腎症は末期腎疾患（end-stage renal disease [ESRD]）の単一の原因として最も多く、新規症例の約40％を占めている。糖尿病患者の約20〜40％が腎症の徴候を発現しているが、2型糖尿病でESRDに進行する割合は相対的に小さい。しかし、2型糖尿病の有病率がはるかに多いことから、2型糖尿病のESRD患者は現在透析を開始している糖尿病患者の半数以上を占めている。

腎症の最も初期の臨床的徴候は尿中アルブミン濃度の低値であるが異常値（30〜299mg/24時間）の所見で、「微量アルブミン尿」または「早期腎症期」と呼ばれている。微量アルブミン尿は心血管疾患（CVD）のリスクが高いことを示す指標でもある。専門の治療を実施しなければ、数年間にわたって顕性腎症すなわち臨床的アルブミン尿症（300mg/24時間以上）へと進行する。微量アルブミン尿の検診については、5年間以上1型糖尿病に罹患している患者では年1回実施し、2型糖尿病患者では全員に診断時と妊娠中に実施すべきである（ADbA, 2010b）。望ましい検診の方法は随時尿採取による尿中アルブミン／クレアチニン比の測定である。3〜6ヵ月間以内にこの検査を3回実施し、2回の検査で異常が示された場合に初めて微量アルブミン尿であると確定される。血清クレアチニンは、あらゆる糖尿病成人患者が年1回以上測定する必要がある。血清クレアチニンとは、糸球体ろ過量（glomerular filtration rate [GFR]）を推定し、慢性腎臓病が存在すればこの重症度を分類するために用いられるものである。研究では、糖尿病成人患者のうち尿中アルブミン排泄量の上昇がみられずGFRが低い患者が、相当の割合に上った。

糖尿病性腎症は治癒する可能性はないが、この臨床経過を改善することはできる。腎症が進行するリスクを緩和するため、または進行を遅延させるためには、血糖および血圧のコントロールを最も効果的にすべきである。微量アルブミン尿および顕性アルブミン尿の治療では、妊娠中以外ではアンジオテンシン変換酵素阻害薬またはアンジオテンシン受容体拮抗薬のいずれかを用いる。いずれかに忍容性がみられない場合には、もう一方のクラスに切り替えるべきであるが、併用すれば単独投与よりもアルブミン尿の軽減が大きい（ADbA, 2011b）。

腎疾患の進行を遅延させる低タンパク質食に関する研究では見解が分かれている。低タンパク質食（0.6g/kg/日が処方され、実際の摂取量が0.9g/kg/日）を通常のタンパク質量の食事（1.3g/kg/日）と比較する8件の臨床試験が6ヵ月以上続けられ、GFRまたはクレアチニン・クリアランスには有意な改善がみられなかったが、尿タンパク排泄量が低下した（Pan et al., 2008）。

米国栄養士会（ADA）の科学的根拠に基づく栄養実務ガイドライン（EBNPG）では、糖尿病性腎症の患者にはタンパク質の摂取量を1g/kg/日未満にすることを推奨している。（日本では0.8g/kg/日未満）糖尿病性腎症の治療に低タンパク質食を実施する試験では結論には至っていない。糖尿病性腎症後期の患者では、低アルブミン血（栄養失調の指標）およびエネルギー摂取をモニタリングし、タンパク質とエネルギーの摂取量を改善して栄養不足を是正する必要がある。タンパク質摂取量が約0.7g/kg/日であると低アルブミン血が生じ、約0.9g/kg/日にすると生じない（ADA, 2008）。微量アルブミン尿の場合には、リンの摂取を500〜1,000mg/日まで低下させると同時に、低タンパク質食を摂取すると効果が大きくなる。いくつかの試験では植物性タンパク質と動物性タンパク質の可能性を探索しているが、このデータからは結論に至っていない（第36章参照）。

網膜症

20〜74歳の成人では、糖尿病網膜症が失明の新規症例で最も多い原因と推定されている。糖尿病の比較的初期に高い頻度で緑内障、白内障など眼疾患が生じる（ADbA, 2011b）。レーザー光凝固術により、それ以上の視力喪失のリスクを軽減することができるが、通常喪失した視力が回復することはない。このため、糖尿病網膜症を検出する検診が重要となる。1型糖尿病の成人と青少年は糖尿病発症後5年以内に、まず眼科医または検眼士による散瞳検査（眼底検査）と総合的眼検査を受けるべきであり、2型糖尿病患者は糖尿病診断後すぐに検査をすべきである。両者とも、その後年1回の検査を継続する必要がある。眼検査の結果が正常である場合には、検査を少なくすることを検討してもよい（2〜3年ごと）（ADbA, 2011b）。

糖尿病網膜症は3つの病期に分類される。初期の「非増殖性糖尿病網膜症」（*nonproliferative diabetic retinopathy [NPDR]*）は、微細動脈瘤、末端毛細血管の袋状の拡大、綿花状白斑（「軟性白斑」とも呼ばれる）を含む病変、このほか血流からの酸素や栄養素を網膜に供給するための代謝の大きな必要性のために形成される新生血管を特徴とする。本疾患が中等度、重度、きわめて重度のNPDR（中期）へと進行するにつれて、網膜の微小血管が次第に喪失し、網膜虚血に至る。広範囲にわたる網膜内の出血と微細動脈瘤が、網膜の毛細血管閉塞領域の拡大を反映していることが多い。

最も進行した後期は「増殖性糖尿病網膜症」（proliferative diabetic retinopathy）と呼ばれ、糖尿病網膜症の末期であり、最も失明の危険が高い病期である。後期では、視神経乳頭など網膜内のあらゆる部位に虚血による新生血管増殖が発生する。新生血管は脆弱なために出血しやすく、硝子体出血をもたらす。時間とともに、血管新生により線維形成と線維萎縮が生じやすくなり、網膜の牽引、網膜裂孔、硝子体出血、網膜剥離に至る。このほかにも網膜症の臨床所見として、網膜の中心（黄斑）部の肥厚を伴う糖尿病性黄斑浮腫と、線維性瘢痕組織により眼圧が上昇する緑内障がみられる。

神経障害

血糖値が慢性的に高いと神経も損傷され、糖尿病患者の60～70％が軽度から重度の神経系損傷を呈する（CDC, 2007）。高血糖症の強化療法により糖尿病性神経障害のリスクが低下し、進行が遅延しているが、喪失した神経を回復させることはできない。末梢神経障害とは、一般に手足の感覚を制御する神経に及ぶものである。自律神経障害とは、種々の臓器系を制御する神経機能に及ぶものである。心血管系への影響としては、起立性低血圧や心臓神経のインパルスへの反応性低下があり、無痛性または無症候性の虚血性心疾患をもたらす。性的機能が侵される可能性があり、症状発現では最も多く重要である。

消化管に分布する神経が損傷されるとさまざまな問題が生じうる。神経障害によって、食道では嘔気および食道炎として、胃では予測不能な胃内容排出、小腸では栄養素の喪失、大腸では下痢や便秘として症状が発現する。

胃不全麻痺は、胃の機械的閉塞がないにもかかわらず胃排出が遅延することを特徴とする（Camilleri, 2007）。糖尿病患者の5～12％にこの症状が報告されている。胃の収縮が遅延したり不規則になったりし、膨満感、膨満、嘔気、嘔吐、下痢、便秘などさまざまな消化管症状が生じる。血糖コントロールが不安定な患者では胃不全麻痺を疑う必要がある。

糖尿病性神経障害患者の治療の第一歩では、血糖コントロールを安定させ最適にすることを目標とする。MNTでは腹部への負荷を最小にする必要がある。1日に3回全量を摂取する食事より、少量かつ頻回の食事の方が、忍容性が良好であり、さらに繊維質と脂肪の量を少なくすべきである。固形食への忍容性が不良である場合には、流動食を推奨する。インスリンを投与している患者では、通常栄養吸収が遅延することから、できるだけこれに合わせてインスリン投与のタイミングを調整すべきである。食後にインスリン投与が必要になる可能性もある。適切なインスリン投与法を判定するためには、頻回の血糖値測定が重要となる。

胃不全麻痺の治療に最も多く用いられている消化管機能改善薬には、メトクロプラミドとエリスロマイシンがある。症状の緩和には制吐薬が有用と思われる。きわめて重度の場合には一般に意図しない体重減少がみられ、胃での消化を避けるために栄養チューブが小腸に留置される。薬物療法によって嘔気と嘔吐を抑制できない場合には、手術によって電極を胃に埋め込む胃電気刺激療法が用いられる場合がある。

非糖尿病性低血糖症

非糖尿病性低血糖症とは、多様な原因から血漿グルコース濃度が低い臨床的症状と定義されており、最終的には低血糖性神経症状が生じる。「低血糖症（Hypoglycemia）」とは低い（hypo）血糖（glycemia）という意味である。正常な体内では、断続的な食物摂取にもかかわらず、正しい血糖値（通常60～100mg/dL（3.3～5.6mmol/L）を安定して維持することにきわめて巧みな仕組みがある。体の細胞、特に脳と中枢神経系の細胞が適切に機能するためには、安定した一定量のグルコースが供給される必要があることから、血糖の正常値を維持することが重要となる。脳は、生理的条件下ではエネルギー必要量をほぼ例外なくグルコースに依存している。食物を摂取してから何時間も経っているか、あるいは最後に摂取した食事が少量であったために空腹であっても、正しい血糖値が一定に保たれる。

病態生理

少数ではあるが、血糖値が低すぎる濃度に低下する人もいる。血糖値が65mg/dL（3.6mmol/L）未満であると症状が感じられることが多い。脳と中枢神経系が機能するのに必要なグルコースが欠乏すると、発汗、震え、筋力低下、空腹感、頭痛、焦燥感などの症状が生じる可能性がある。血漿グルコース濃度が約60mg/dLで低血糖の症状が認められ、約50mg/dLで脳の機能障害が生じている。

低血糖症は多くの異なる健康障害に起因して典型的症状が生じるため、診断が難しい場合がある。たとえば、不安やストレスの結果として放出されるアドレナリン（エピネフリン）は、低血糖症の症状とほぼ同じ症状を引き起こすことがある。低血糖症がもたらしている症状であるかどうかを判定するには、症状が生じているときの血糖値測定しかない。低血糖症は、ウィップルの三徴として知られる以下の特徴の存在によって定義する。（1）血漿グルコース濃度または血糖値の低値、（2）血糖値が低値の時の低血糖症状、（3）低血糖の是正による症状改善の3つである。

複数の機序の相互作用により、正しく安定した血糖値が維持されている。食後には、食物がグルコースに分解され血流へと入る。血糖値が上昇すると、膵臓はこれに反応してホルモンのインスリンを放出する。これによってグルコースは血流を離れてさまざまな体の細胞に入ることができ、そこで身体活動のエネルギー源となる。グルコースは肝臓にも取り込まれ、後日の利用に備えてグリコーゲンとして貯蔵される。

最後に摂取した食事以降に血糖値が低下するとき、身体は『満腹』状態から『空腹』状態に移る。そこでインスリン濃度が低下し、血糖値が低くなり過ぎないようになっている。膵臓

が分泌するグルカゴンの助けを借りて、貯蔵されたグルコースが肝臓から放出されて血流中へ戻っていく。正常な身体では、グルコース、インスリン、グルカゴン（およびその他のインスリン拮抗ホルモン）のバランスをとる能力により、血糖値を正常範囲内に維持することができる。グルカゴンは低血糖症に対する一次防御の働きをしており、グルカゴンなしでは完全には回復しない。グルカゴン存在下では血糖上昇のためのエピネフリンが必要ない。しかし、グルカゴン不在下ではエピネフリンが重要な役割を果たす。

低血糖症の種類

糖尿病ではない人では、2種類の低血糖症が生じる可能性がある。血糖値が食後2～5時間以内に正常下限濃度を下回る場合は、食後（反応性）低血糖である。食後低血糖は、インスリン抵抗性またはGLP（グルカゴン様ペプチド）-1上昇のいずれによっても生じるインスリン反応の過剰や遅延、食事性高インスリン血症、腎性糖尿、グルカゴン反応の不足、高いインスリン感受性、あるいは遺伝性果糖不耐症、ガラクトース血症、ロイシン過敏性低血糖などまれな症候群や、膵β細胞腫瘍（インスリノーマ）によって生じる可能性がある。食事性高インスリン血症は胃切除術後によくみられるが、これは食物の小腸への急速な移動、グルコースの急速な吸収、過剰なインスリン反応によるものである。この場合には、食事を頻回に摂取すると最も良好な効果が得られる。

健常者の中には、長時間空腹であったのちにアルコールを摂取したり、空腹の胃に多量のアルコールと炭水化物を摂取したりすると、3～4時間以内に低血糖が生じる人もいる（『ジントニック』症候群）。

特発性反応性低血糖は、インスリン分泌が正常であるがインスリン感受性が高いことを特徴とし、グルカゴンの反応性を低下させて低血糖症の急性症状が発現する場合もある。グルカゴン分泌の欠乏にインスリン感受性増強が伴うと、食後しばらくしてから低血糖症に陥る。特発性反応性低血糖は医師と患者の双方により不適切に過剰診断されてきており、一部の医師の間ではその存在自体が疑われている。まれではあるものの実際にこの病態は存在するが、低血糖症が自然発生的に生じ、ウィップルの三徴の基準を満たす患者にのみ診断を下すことができる。

空腹時低血糖すなわち吸収後の低血糖は基礎疾患と関係があることが多い。この食物由来の低血糖は8時間以上の絶食状態に反応して生じることや、血糖のバランスをとる身体の能力が乱される病態によって生じることもある。この病態とは、摂食障害やホルモンの欠乏状態（下垂体機能低下症、副腎機能不全、カテコールアミンまたはグルカゴンの欠乏など）、後天性肝疾患、腎臓病、ある種の薬剤（アルコール、プロプラノロール、サリチル酸塩など）、インスリノーマ（ほとんどが良性であるが、6～10％は悪性）、このほか膵臓以外の腫瘍など、重篤な医学的基礎疾患である。アスピリンの高用量摂取も空腹時低血糖を招く可能性がある。人為的な低血糖、すなわち糖尿病ではない人のインスリンまたはスルホニル尿素薬の自己投与も同じく原因となる。空腹時低血糖関連の症状は特に重度である傾向にあり、知力の喪失、痙攣、意識消失などが生じる可能性がある。基礎にある問題が消散されれば、低血糖はもはや問題とはならない。

診断基準

低血糖症の存在を確認するために用いられる基準の一つが50mg/dL（2.8mmol/L）未満の血糖値である。これまで、低血糖症には経口グルコース負荷（OGTT）試験が標準の検査であったが、現在では使用されていない。診断を確定するためには、自宅で症候性発作が自然に発生した時の指先穿刺による血糖測定値が使用される。もう一つの方法として医療施設で血糖値測定を実施する方法がある。この場合には、過去に低血糖の記録がある典型的な食事を摂取させて症候性の発作を生じさせる。症状が生じたらウィップルの三徴を確認することができる。症候がみられる間の血糖値が低く食事をすると症状が消散する場合には、おそらく低血糖症が信頼できる診断である。空腹時低血糖の診断を正確に行うことは、この影響が深刻であることからきわめて重要である。

低血糖症の管理

低血糖症の管理には、(1)血糖値を正常範囲に回復することによる低血糖性神経症状の緩和と、(2)基礎にある原因の是正の二つの側面がある。速効性がある処置は炭水化物を含有する食物や飲料を摂取することである。炭水化物の分解に由来するグルコースが血流へと吸収されるにつれて、血糖値が上昇して症状が緩和する。基礎にある問題が低血糖症を引き起こしている場合には、基礎疾患の適切な治療が不可欠である。

食物関連の治療として低血糖症の予防に最適なものを判定する研究は、ほとんど実施されていない。従来では、糖質を含有する食物を避け、タンパク質および脂肪を含有する食物を摂取するよう助言されてきた。グリセミック指数（GI）と糖質に関する近年の研究では、糖質含有食品は過去に奨励された多くのデンプン食品よりもGIが低いことが報告されていることから、糖質のみ制限することには適切性に疑問が提起されている。それでも糖質の制限により総炭水化物の摂取量を低下させることができ、炭水化物含有食品を制限するよりも重要と思われる。

治療の目標は、できるだけ安定した血糖値を維持できる食習慣を取り入れることである（International Diabetes Center, 2007）。症状のない状態を維持するには、食事を1日5～6回の少量に分けて摂取する。これによって体に対処可能なグルコース量を供給することができる。参考情報31-7に推奨ガイドラインを記載している。

低血糖症患者では、カーボカウント法を学習し、低血糖を予防するため食事には炭水化物3～4サービング（1サービング当たりの炭水化物は15g）、間食には1～2サービングを摂取することも効果的である（付録34参照）。飽和脂肪の含有も低い

> **参考情報 31-7**
>
> ## 糖尿病ではない人の低血糖症状を予防するためのガイドライン
>
> 1. 少量の食事を摂り、食間と就寝時に分散させて間食する。これは、グルコースを安定的に血流に放出させるために、多量の食事を2～3回摂取するのではなく少量の食事を5～6回にすることを意味する。
> 2. 炭水化物含有食品の摂取を1日の間に分散させる。ほとんどの場合、各食事に炭水化物を2～4サービング、各間食に1～2サービング摂取することができる。炭水化物が完全に食事から除去されると、炭水化物に適切に対処できる身体の能力が喪失されるため、これは推奨されない。炭水化物含有食品には、デンプン、果物やフルーツジュース、牛乳やヨーグルト、糖質含有食品がある。
> 3. 特に空腹時には、糖質と炭水化物の含有が高い食品を避けるか制限する。この食品は、通常の清涼飲料、シロップ、キャンディ、フルーツジュース、通常のフルーツヨーグルト、パイ、ケーキなどである。
> 4. カフェインを含有する飲料および食品を避ける。カフェインは低血糖症と同じ症状を引き起こし、症状を悪化させる可能性がある。
> 5. アルコール飲料を制限または回避する。空腹時に食事をせずにアルコールを摂取すると、貯蔵グルコースを放出する肝臓の機能（グリコーゲン分解）に支障を来すことにより、血糖値が下がる可能性がある。アルコールを摂取する場合には、控えめな量（1～2杯を1週間に2回まで）にし、アルコール飲料と一緒に必ず食事を摂る。
>
> 出典：International Diabetes Center: Reactive and fasting hypoglycemia, Minneapolis, 2007, International Diabetes Center.

✱ 臨床シナリオ

栄養アセスメント

患者の病歴

デブラ・スミスは45歳の女性。2型糖尿病の診断を受けてから3年が経過しており、栄養カウンセリングのために紹介されて来院した。2年間、医学的検査を受けていないが、メトホルミンを服用し続けているとのことであった。脂質または血圧の薬物治療は受けていない。今回、慢性的な疲労を主訴として来院した。減量するようにとだけ助言されたが、デブラは何度も試みて成功しなかったため、フォローアップ面接を受けていないと語った。食事歴と栄養歴では、通常の摂取量が約2,300kcalであり、頻回に食事、特に朝食を省いている。果物と野菜はほとんど摂取しない。炭水化物含有食品を避けるように言われているために、肉を1食当たりに約140～170g摂取し、飽和脂肪酸の摂取量が高くなっている。特別な時にだけワインを1杯飲む。デブラには食習慣を改善しようとする意志がある。また、身体活動は少ないが、ウォーキングを始める予定であると語っている。

生化学検査データ

ヘモグロビンA_{1c}：8.3%
低比重リポタンパクコレステロール：119mg/dL
トリグリセリド：275mg/dL
高比重リポタンパクコレステロール：34mg/dL
血圧：148/88mmHg

身体計測データ

身長約163cm、体重約79kg、BMI 30

治療薬

メトホルミン（Glucophage）1,000mgを1日2回

栄養診断

患者は適切な食品を選択していると考えているが、不適切な食品選択の食事歴から明らかなように、適切な医学的栄養療法のための指導またはカウンセリングが行われていないことにより、食物と栄養の知識が欠けている。

食事に炭水化物の含有が少ない食品や過剰な食品の選択が記載されている食事歴から明らかなように、適切な食事選択の知識が欠けていることにより炭水化物摂取量が一定していない。

栄養療法

栄養処方：1食当たりに炭水化物3～4サービングでカーボカウント法を開始する。

栄養指導：糖尿病のための適切な栄養療法に関し、まず血糖値の測定結果を用いて新しい情報を患者に教える。フォローアップ面接では、心保護的な栄養療法に取り組む。短いウォーキングにより身体活動を開始するよう奨励する。

栄養カウンセリング：患者と協力して、行動改善の目標を設定する。

栄養のモニタリングと評価

食事と血糖値のモニタリング記録
体重の変化
身体活動
4週間のフォローアップ面接の計画

タンパク質含有食品であれば食事や間食に摂取することができる。この食品は血糖値への影響がきわめて少ないと期待されており、満腹するためや熱量を得るために食物を追加することができる。しかし、タンパク質も炭水化物もインスリン放出を誘発するため、摂取量を控えめにすることが望ましい。

ウェブサイトの有用情報

American Association of Diabetes Educators
http://www.diabeteseducator.org/

American Diabetes Association
http://www.diabetes.org/

American Dietetic Association
ADA Evidence Analysis Library:
http://www.adaevidencelibrary.com

ADA Diabetes Type 1 and Type 2 for Adults Evidence-Based Nutrition Practice Guidelines:
http://www.adaevidencelibrary.com/topic.cfm?cat=3251

ADA Gestational Diabetes Mellitus Evidence-Based Nutrition Practice Guidelines:
http://www.adaevidencelibrary.com/topic.cfm?format_tables=0&cat=3731

Diabetes Care and Education Practice Group
http://www.dce.org/

DCE Patient Education Handouts:
http://www.dce.org/pub_publications/education.asp

International Diabetes Center, Minneapolis, Minnesota
http://idcdiabetes.org

IDC Publishing:
http://www.idcpublishing.com

Joslin Diabetes Center
Resources for Healthcare Professionals:
http://www.joslin.org/

National Diabetes Education Program
http://www.ndep.nih.gov

National Institute of Diabetes and Digestive Kidney Diseases
http://www.niddk.nih.gov

引用文献

American Diabetes Association (ADbA): Diagnosis and classification of diabetes mellitus (Position Statement), *Diabetes Care* 34(Suppl 1):S63, 2011a.

American Diabetes Association (ADbA): Standards of medical care in diabetes—2011 (Position Statement), *Diabetes Care* 34(Suppl 1):S11, 2011b.

American Diabetes Association (ADbA): Nutrition recommendations and interventions for diabetes (Position Statement), *Diabetes Care* 31(Suppl 1):S61, 2008.

American Dietetic Association (ADA): Diabetes type 1 and type 2 for adults evidence-based nutrition practice guidelines, 2008. Accessed 2 June 2010 from http://www.adaevidencelibrary.com/topic.cfm?=3251&auth=1.

American Dietetic Association (ADA): Gestational diabetes mellitus (GDM) evidence-based nutrition practice guidelines, 2009a. Accessed 2 June 2010 from http://www.adaevidence library.com/topic.cfm?format_tables=0&cat=3731.

American Dietetic Association (ADA): Effectiveness of MNT for hypertension, 2009b. Accessed 2 June 2010 from http://www.adaevidencelibrary.com/conclusion.cfm?conclusion_statement_id=251204.

American Dietetic Association (ADA): *International dietetics & nutrition terminology (IDNT) reference manual. standardized language for the nutrition care process*, ed 3, Chicago, 2011, American Dietetic Association.

Balk EM, et al: Effect of chromium supplementation on glucose metabolism and lipids: a systematic review of randomized controlled trials, *Diabetes Care* 30:2154, 2007.

Brand-Miller JC, et al: Glycemic index, postprandial glycemia, and the shape of the curve in healthy subjects: analysis of a database of more than 1000 food, *Am J Clin Nutr* 89:97, 2009.

Buse JB, et al: Primary prevention of cardiovascular diseases in people with diabetes mellitus: a scientific statement from the American Heart Association and the American Diabetes Association, *Diabetes Care* 30:162, 2007.

Camilleri M: Diabetic gastroparesis, *N Engl J Med* 356:820, 2007.

Centers for Disease Control and Prevention (CDC): *National diabetes fact sheet: general information and national estimates on diabetes in the United States, 2007*, Atlanta, Ga, 2007, U.S. Department of Health and Human Services, Centers for Disease Control and Prevention.

Diabetes Control and Complications Trial/Epidemiology of Diabetes Interventions and Complications (DCCT/EDIC) Study Research Group: Intensive diabetes treatment and cardiovascular disease in patients with type 1 diabetes, *N Engl J Med* 353:2643, 2005.

Diabetes Prevention Program Research Group: 10-year follow-up of diabetes incidence and weight loss in the Diabetes Prevention Program Outcome Study, *Lancet* 374:1677, 2009.

Fernandes G, et al: Glycemic index of potatoes commonly consumed in North America, *J Am Diet Assoc* 105:557, 2005.

Franz MJ, et al: Evidence-based nutrition practice guidelines for diabetes and scope and standards of practice, *J Am Diet Assoc* 108:S52, 2008.

Franz MJ, et al: The American Dietetic Association evidence-based nutrition practice guidelines for type 1 and type 2 diabetes in adults: evidence and recommendations, *J Am Diet Assoc* 110, December, 2010a.

Franz MJ, et al: *American Dietetic Association pocket guide to lipid disorders, hypertension, diabetes, and weight management*, Chicago, Il, 2010b, American Dietetic Association.

Guidone C, et al: Mechanisms of recovery from type 2 diabetes after malabsorptive bariatric surgery. *Diabetes* 55:2025, 2006.

Institute of Medicine: *Dietary reference intakes: energy, carbohydrate, fiber, fat, fatty acids, cholesterol, protein, and amino acids*, Washington, DC, 2002, National Academies Press.

International Diabetes Center: *Reactive and fasting hypoglycemia*, Minneapolis, 2007, International Diabetes Center.

Kaufman FR: *Medical management of type 1 diabetes*, ed 5, Alexandria, VA, 2008, American Diabetes Association.

Li GP, et al: The long-term effect of lifestyle interventions to prevent diabetes in the China Da Qing Diabetes Prevention Study: a 20-year follow-up study, *Lancet* 371:1783, 2008.

Lindström J, et al: Sustained reduction in the incidence of type 2 by lifestyle intervention: follow-up of the Finnish Diabetes Prevention Study, *Lancet* 368:1673, 2006.

Ma Y, et al: A randomized clinical trial comparing low-glycemic index versus ADA dietary education among individuals with type 2 diabetes, *Nutrition* 24:45, 2008.

Mayer-Davis EJ, et al: Towards understanding of glycemic index and glycemic load in habitual diet: associations with glycemia in the Insulin Resistance Study, *Br J Nutr* 95:397, 2006.

Nathan DM, et al: Medical management of hyperglycemia in type 2 diabetes: a consensus algorithm for the initiation and adjustment of therapy, *Diabetes Care* 32:193, 2009.

Pan Y, et al: Low-protein diet for diabetic nephropathy: a meta-analysis of randomized controlled trials, *Am J Clin Nutr* 88:660, 2008.

Rosario PWS, et al: Comparison of clinical and laboratory characteristics between adult-onset type 1 diabetes and latent autoimmune diabetes in adults, *Diabetes Care* 28:1803, 2005.

Rosenstock J, et al: Reduced hypoglycemia risk with insulin glargine: a meta-analysis comparing insulin glargine with human NPH insulin in type 2 diabetes, *Diabetes Care* 28:950, 2005.

Silverstein J, et al: Care of children and adolescents with type 1 diabetes: a statement of the American Diabetes Association, *Diabetes Care* 28:186, 2005.

Stuebe AM, et al: Duration of lactation and incidence of type 2 diabetes, *JAMA* 294:2601, 2005.

U.S. Department of Health and Human Services: 2008 physical activity guidelines for Americans, 2008. Accessed from http://www.health.gov/paguidelines/.

Van Horn L, et al: The evidence for dietary prevention and treatment of cardiovascular disease, *J Am Diet Assoc* 108:287, 2008.

Vega-López S, et al: Interindividual variability and intra-individual reproducibility of glycemic index values for commercial white bread, *J Am Diet Assoc* 30:1412, 2007.

Wheeler ML, et al: *Choose your foods: exchange lists for diabetes*, sixth edition, 2008: description and guidelines for use, *J Am Diet Assoc* 108:883, 2008.

Wilson JB, Pories WS: Durable remission of diabetes after bariatric surgery: what is the underlying pathway, *Insulin* 5:46, 2010.

Wolever TMS, et al: The Canadian Trial of Carbohydrates in Diabetes, a 1-y controlled trial of low-glycemic index dietary carbohydrate in type 2 diabetes: no effect on glycated hemoglobin but reduction in C-reactive protein, *Am J Clin Nutr* 87:114, 2008.

Writing Group of the Nutrition Care Process/Standardized Language Committee: nutrition care process part ii: using the international dietetics and nutrition terminology to document the nutrition care process, *J Am Diet Assoc* 108:1287, 2008.

第32章

シーラ・ディーン
(Sheila Dean, DSc, RD, LD, CCN, CDE)

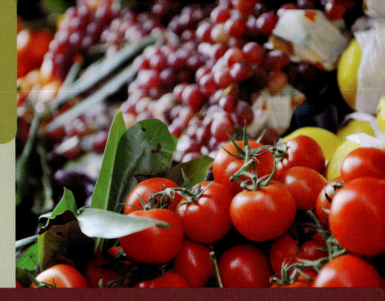

甲状腺疾患と甲状腺関連疾患の医学的栄養療法

重要用語

5'-脱ヨード酵素(5'- deiodinase)
副腎疲労(adrenal fatigue)
自己免疫性甲状腺疾患(autoimmune thyroid disorders [AITD])
カルシトニン(calcitonin)
コルチゾール(cortisol)
クレチン症(cretinism)
低T3症候群(euthyroid sick syndrome)
ゴイトリン(goitrin)
バセドウ病(グレーブス病)(Graves' disease)
橋本甲状腺炎(Hashimoto's thyroiditis)
甲状腺機能亢進症(hyperthyroidism)
視床下部(hypothalamus)
視床下部-下垂体-甲状腺系(hypothalamic-pituitary-thyroid [HPT] axis)
甲状腺機能低下症(hypothyroidism)

下垂体(pituitary gland)
多嚢胞性卵巣症候群(polycystic ovary syndrome [PCOS])
リバースT_3 (reverse T_3 [rT_3])
シュミット症候群(Schmidt's syndrome)
甲状腺ホルモン結合グロブリン(thyroid-binding globulin [TBG])
サイログロブリン抗体(thyroglobulin antibodies [TGB Ab])
甲状腺ペルオキシダーゼ(thyroid peroxidase [TPO])
甲状腺ペルオキシダーゼ抗体(thyroid peroxidase antibodies [TPO Ab])
甲状腺刺激ホルモン(thyroid-stimulating hormone [TSH])
甲状腺刺激ホルモン放出ホルモン(thyrotropin-releasing hormone [TRH])
チロキシン(thyroxine [T_4])
トリヨードチロニン(triiodothyronine [T_3])
チロシン(tyrosine)

　糖尿病は内分泌系の慢性疾患で最も多いと思われる(American Diabetes Association [ADbA], 2007)。しかし、米国臨床内分泌学会(American Association of Clinical Endocrinologists)の報告によれば(2005)、2,700万人のアメリカ人が甲状腺関連疾患に罹患しており、この半数以上が未診断のままである。さらに、糖尿病患者は甲状腺疾患の有病率が高い。

　甲状腺関連疾患の診断は不十分であることが多く、治療についてはさらに大きな解明と研究の必要性がある。たとえば、若年で甲状腺に放射線の曝露を受けると、甲状腺癌発症の危険因子となり、曝露以降も生涯にわたり危険因子であり続ける(Sinnott et al., 2010)。医療のX線検査による曝露を軽減する努力により甲状腺を保護することができる。

　遺伝素因により、内分泌系の自己免疫疾患が助長される。近年のゲノムワイド関連解析(genome-wide association studies [GWAS])により該当の免疫反応経路を特定することができるようになり、同じ対立遺伝子でも何らかの自己免疫疾患に罹患しやすくなることもあれば、保護的に働く場合もあることがわかった(Wiebolt et al., 2010)。このように、内分泌系、特にバセドウ病、橋本甲状腺炎、アジソン病のGWASが必要とされている。以上の疾患はいずれも、遺伝的感受性、環境刺激、活発な自己免疫性によって病期が始まり、代謝の障害がこれに続いて疾患の明らかな症状が現れる(Michels and Eisenbarth, 2010)。特に**自己免疫性甲状腺疾患**(autoimmune thyroid disorders [AITD])では、栄養素と遺伝素因との相互作用の様態を明らかにするための研究が必要である。

甲状腺の生理学

甲状腺は小さな蝶の形をした分泌腺で、喉仏のすぐ下にある。重量は1オンス（約28g）より少ないが、身体のあらゆる臓器、組織、細胞にきわめて重要な影響をもたらすホルモンを産生しているために健康には甚大な影響を及ぼす。甲状腺は脳下垂体から分泌される甲状腺刺激ホルモン（thyroid-stimulating hormone [TSH]）の刺激に反応する。この刺激を受けると、甲状腺は二つの主要ホルモンを産生する。一つは、名前がヨウ素の4分子に由来するチロキシン（thyroxine [T_4]）で、もう一つはヨウ素3分子に由来するトリヨードチロニン（triiodothyronine [T_3]）である。T_3は身体で使われる甲状腺ホルモンの中で最も強力で活性が強い。甲状腺は、脂肪や炭水化物の代謝、体温、心拍数など、身体の多くの処理過程を調節している。また、血中カルシウム量の調節を手助けするホルモンのカルシトニンをも産生している。最後に、脱ヨード酵素の作用によりT_3の異性体であるリバースT_3（reverse T_3 [rT_3]）がT_4からできる。rT_3は身体では利用できない。

以上のホルモンの合成には、甲状腺ホルモン産生の基盤となるアミノ酸チロシンと微量元素のヨウ素が必要である。甲状腺の細胞内ではヨウ化物が過酸化水素により酸化されてヨウ素が生成されるが、これはヨウ素の「有機化」と呼ばれる反応である。生成されたヨウ素2分子は、甲状腺内において甲状腺ホルモン産生を担う酵素甲状腺ペルオキシダーゼ（thyroid peroxidase [TPO]）が関与する反応により、チロシン残基ひとつと結合する。完成した甲状腺ホルモンは血流へ放出されるが、甲状腺ホルモンの代謝作用は特定の甲状腺ホルモン受容体と結合して初めて発揮される。細胞が生理学的作用を発揮するためにホルモンが核内受容体に結合するが、これに必要な数はT_4がT_3の5〜6倍であると推定されている。

甲状腺内の甲状腺ホルモン産生に至るこの生合成の過程は、視床下部-下垂体-甲状腺系（hypothalamic-pituitary-thyroid axis [HPT軸]）のフィードバック調節機構により制御されている。HPT軸は代謝調節を担う内分泌系の一つである。その名が示すとおり、視床下部（脳の中心部下方に位置する小さな円錐形の器官で、神経と内分泌系の間の情報伝達を行う）、下垂体（脳底部に位置する内分泌系の司令塔）、甲状腺に依存する系である（図32-1）。

視床下部が甲状腺刺激ホルモン放出ホルモン（thyrotropin-releasing hormone [TRH]）を産生・分泌すると、TRHが下垂体に移動し、甲状腺刺激ホルモン（TSH）を放出するよう下垂体を刺激する。下垂体から放出されたTSHが甲状腺にホルモン合成機構を亢進するよう働きかける。T_4、T_3、rT_3は甲状腺内で産生されるが、量的には分泌物の大半がT_4である。血流中のT_4は、外因性に投与されたものでなければ、すべて甲状腺で産生されたものである。甲状腺におけるT_3およびrT_3の産生はきわめて少量であり、末梢での生成と比較して多くはないと考えられている（図32-2）。

T_4が甲状腺から放出されるときには、主に血流を通って甲

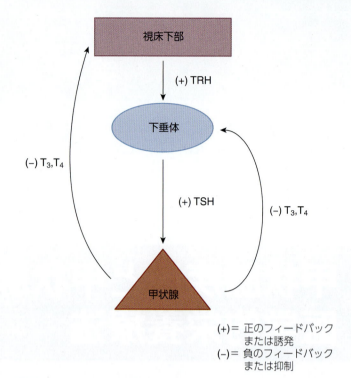

図32-1 視床下部-下垂体-甲状腺系

状腺ホルモンを運搬するタンパク質甲状腺ホルモン結合グロブリン（thyroid-binding globulin [TBG]）と結合体を形成しており、残りはT_4結合プレアルブミンと結合している。循環系の非結合のT_4は0.03〜0.05%のみと推定される。この非結合型T_4は「遊離T_4」と呼ばれている。産生されたT_4の約70%は、末梢組織で脱ヨウ素を受けT_3またはrT_3に変換されるか、除去される。前述のとおり、T_3は甲状腺ホルモンの中で代謝活性が最も強いと考えられている。T_3は一部が甲状腺で産生されるが、約80〜85%は甲状腺以外の主に肝臓および腎臓におけるT_4からの変換によって産生される。下垂体および神経系はT_4をT_3に変換することができるため、肝臓または腎臓で産生されるT_3に依存していない。肝臓と腎臓の中でT_3産生に働く酵素とは5'-脱ヨード酵素と呼ばれるセレン依存性の酵素で、T_4からヨウ素を1分子取り除いてT_3またはrT_3を形成する（図32-3）。

甲状腺疾患の検査

検査では、まず甲状腺全項目検査などの臨床検査により甲状腺の状態が評価される。熱量および炭水化物の摂取評価と甲状腺の健康状態にかかわる微量栄養素の摂取評価のために、食事歴も調べる。そのほか、甲状腺腫誘発食品の摂取評価が必要な場合がある。

臨床検査値の基準：有効範囲と病理学的範囲

臨床検査を実施している多くの施設では、TSHの標準的（統

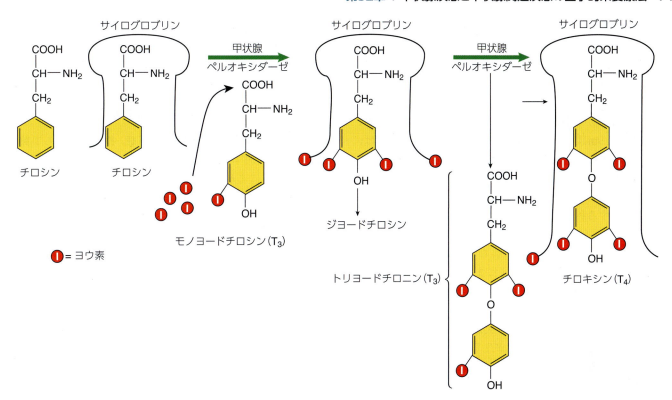

図32-2 甲状腺ホルモンの構築　(1)原材料のチロシンとヨウ化物(I-)の蓄積 (2)ホルモンの合成 (3)血流中への遊離ホルモン分泌

視床下部が甲状腺刺激ホルモン放出ホルモン(TRH)を下垂体に分泌。

下垂体が甲状腺刺激ホルモン(TSH)を甲状腺に放出。

TSHは、ヨウ素とチロシンからホルモンのT₄および
T₃を生成する甲状腺ペルオキシダーゼ(TPO)活性を刺激する。

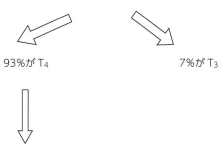

93%がT₄　　　　　7%がT₃

T₄の60%は肝臓でT₃に変換される　　　　20%はリバースT₃に変換される
（不活性型）

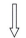

残りのT₄は末梢組織で　　20%は消化管で活性型T₃に変換される。
T₃に変換される。

図32-3 甲状腺の代謝

計学的）基準範囲が約 0.2 ～ 5.5mIU/L となっている。TSH 値が 2mIU/L を超える患者は、今後 20 年間に顕性甲状腺機能低下症を発症するリスクが高い。潜在性自己免疫性甲状腺疾患は、明らかな健常者の臨床検査の基準範囲に検査値がある患者に大変多くみられ、このためにこの患者が正常と解釈されやすい。いくつかの試験では、TSH（甲状腺刺激ホルモン）濃度が 0.2 ～ 1.9mIU/L の狭い範囲を逸脱している患者には、抗甲状腺ペルオキシダーゼ（TPO）抗体値が陽性である頻度が高いことが検出されたのである（Downs et al., 2008）。この事実は、TSH の基準範囲上限値には異常な病理学的所見が伴うことが多いとする科学的根拠となっている（Hak et al., 2000; Saravanan et al., 2002）。このほかにも、臨床検査値では基準範囲以内にある甲状腺の機能が有害な予後につながる可能性があるとする科学的根拠を表 32-1 にまとめている。反対に、低い TSH 濃度と正常から高い T_4 または T_3 濃度との同時検出は、甲状腺機能亢進症を示唆している。

ストレス、栄養不良、疾患、セレン欠乏症、薬物療法など数多くの状況で、5'-脱ヨード化の変化が生じる。動物モデルでは、カドミウム、水銀、鉛など有毒金属が肝臓の 5'-脱ヨード酵素の異常と関連があった。フリーラジカルも 5'-脱ヨード酵素の活性阻害に関与している。肝硬変など慢性肝疾患の経過では肝臓の脱ヨード化異常も生じ、rT_3 濃度の上昇と同時に T_3 濃度の低下が観察されている（参考情報 32-1）。

甲状腺機能低下症

甲状腺の活性低下（甲状腺機能低下症）検出例のうち半数以上は、免疫系が甲状腺組織を攻撃し破壊する自己免疫性疾患、橋本甲状腺炎によるものである。内分泌系の機能的変化を呈する患者には、臨床所見として甲状腺機能の異常がみられることが多い。実際に「潜在性」甲状腺機能低下症では、多くの患者に甲状腺ホルモンの機能不全が最初の徴候として現れる。典型的症状として、低い活力、冷たい手足、疲労感、高コレステロール血症、筋肉痛、うつ状態、認知機能の異常がある（参考情報 32-2）。甲状腺ホルモン補充療法を実施する前には、甲状腺ホルモンの代謝機能を評価する。

女性には甲状腺機能低下症に罹患する可能性が男性の 5 ～ 8 倍ある。さらに、セリアック病に罹患しているとリスクがある（臨床上の有用情報「甲状腺機能低下症の原因はグルテンだったのか？」参照）。

病態生理

橋本甲状腺炎とは、免疫系が甲状腺を攻撃し破壊する自己免疫性疾患である。甲状腺機能低下症では最も多い。甲状腺の腫大と慢性炎症により、甲状腺活性部位の破壊が進んだ数年後には機能不全となる。甲状腺抗体が認められれば、身体の免疫系が自己を攻撃しており、甲状腺機能低下症または甲状腺機能亢進症いずれかの自己免疫性病態が存在していることを示唆している。

表 32-1 基準範囲内の甲状腺機能と有害な予後

TSH ＞ 2mIU/L*	甲状腺機能低下症が 20 年間に発症するリスクが高い
TSH ＞ 2mIU/L*	甲状腺自己抗体陽性の高い頻度
TSH ＞ 4mIU/L*	心疾患の高いリスク
TSH 2 ～ 4mIU/L*	コレステロール値がチロキシン補充療法に反応する
遊離 T_4 ＜ 10.4pmol/L†	妊娠第 1 期に生じた場合には、乳児の精神運動発達に障害が生じる可能性

T_3：トリヨードチロニン（Triiodothyronine）、T_4：チロキシン（thyroxine）、TSH：甲状腺刺激ホルモン（thyroid-stimulating hormone）
*標準基準範囲：TSH 0.2 ～ 5.5mIU/L
†標準基準範囲：遊離 T_4 9.8 ～ 25pml/L

参考情報 32-1 5'-脱ヨード酵素の阻害因子

- セレン欠乏症
- タンパク質の不足、炭水化物の過剰
- 高インスリン血
- 慢性疾患
- ストレス（コルチゾール過剰）
- カドミウム（Cd）、水銀（Hg）、鉛（Pb）など重金属毒
- 肝機能または腎機能の障害

参考情報 32-2 甲状腺機能低下症および甲状腺機能亢進症の一般的症状

甲状腺機能低下症	甲状腺機能亢進症
疲労感	高温不耐性、発汗
健忘	体重減少
うつ状態	食欲の変化
月経過多	頻回の排便
乾燥してパサついた毛髪	視覚の変化
気分変動	疲労感と筋力低下
体重増加	月経異常
嗄声	生殖機能障害
乾燥してかさかさした皮膚	精神機能異常
便秘	睡眠障害
	振戦
	甲状腺肥大

出典：Shomon M: Thyroid disease symptoms—hypothyroidism and hyperthyroidism, 2008. Accessed July 15, 2010 from http://thyroid.about.com/cs/basics_starthere/a/symptoms.htm.

臨床上の有用情報

甲状腺機能低下症の原因はグルテンだったのか？

症例報告によれば、橋本甲状腺炎および自己免疫性のアジソン病に起因する甲状腺機能低下症の診断を受けた23歳の女性には、抗筋内膜抗体濃度の上昇が認められた。その後3ヵ月間グルテンフリー食を摂取し、消化管関連症状だけでなく、これより重要な甲状腺機能の両方に著しい臨床的改善を見せた。患者には、甲状腺および副腎のホルモン補充を漸減させる必要があった。6ヵ月後、筋内膜抗体値が陰性になり、抗甲状腺抗体力価が相当に低下し、甲状腺治療薬投与が中止された。この症例報告は、抗甲状腺抗体減少の可能性に関し、低アレルギー食が甲状腺機能に及ぼす重要な効果を指し示している。

数多くの研究から、セリアック病青少年患者における内分泌系自己抗体の誘導と器官系の機能不全では、グルテンが重要な役割を演じていることが明らかにされている（Cassio et al., 2010; Meloni et al., 2009）。また、セリアック病の遺伝的リスクにはヒト白血球抗原（HLA）の遺伝子型によるものが大きく、さらにセリアック病が今度は自己免疫性甲状腺疾患の原因となる可能性が大きい（Barker and Liu, 2008）。セリアック病患者にはグルテン依存性の糖尿病と甲状腺関連抗体が認められるが、グルテンフリー食を実施したことによってこれが消散したことが報告されている（Duntas, 2009）。同様に、未治療のセリアック病成人患者には甲状腺疾患の有病率が高く、食事性のグルテンを避けるグルテン除去の単独療法によりこの異常を回復させる可能性がある。これはもう一つの重要な食事の可変因子であり、甲状腺ホルモンの活性を改善することができるものである。米は低抗原性であり無グルテンであるため、この場合には米中心の食事が望ましいと思われる。

特異的抗体検査により橋本甲状腺炎（橋本病）を発見することができる。**抗甲状腺ペルオキシダーゼ抗体**（Thyroid peroxidase antibodies [TPO Ab]）は、免疫系が甲状腺のTPOを攻撃していることを示す免疫指標である。TPOは甲状腺ホルモン産生を担う酵素であり、橋本病では攻撃の標的になることが最も多いことから、TPO Ab検査が最も重要である。**サイログロブリン抗体**（Thyroglobulin antibodies [TGB Ab]）は、免疫系が甲状腺のサイログロブリンを攻撃していることを示す免疫指標である。橋本病では標的となることが2番目に多いため、同じくこの検査が必要な場合がある。

シュミット症候群とは、アジソン病（副腎機能不全）、副甲状腺機能低下症、糖尿病などいずれも自己免疫性の他の内分泌系疾患を伴う甲状腺機能低下症のことである。**低T_3症候群**は重症の全身疾患を呈する甲状腺機能低下症であり、末梢におけるT_4からT_3への変換が低下しT_3から不活性型のrT_3への変換が増大して、甲状腺ホルモンの結合が減少する。この症候群に共通する病態として、タンパク質・カロリー栄養失調、外科手術による外傷、心筋梗塞、慢性腎不全、糖尿病性ケトアシドーシス、神経性無食欲症（拒食症）、肝硬変、熱傷、敗血症がある。基礎にある原因が治療されれば、通常この病態は緩解する（*病態生理と治療管理のアルゴリズム*「甲状腺機能不全」参照）。

誘発因子

- **副腎ストレスと酸化的ストレス** 甲状腺の機能低下は、ほぼ必ずある種の他の病態（**副腎疲労**であることが多い）から二次性に生じる（Abdullatif and Ashraf, 2006）。副腎疲労（副腎ストレス）とは、副腎が負荷に対して十分に反応することができないほど機能が低下することによって生じる症候群である（Wilson, 2008）。副腎は腎臓の上部に位置する二つの分泌腺であり、主にあらゆる種類のストレスに身体を順応させる役割を果たしている。慢性の副腎ストレスにより以下の影響が生じる。

  - 脳とホルモン分泌腺との間の情報伝達が侵される。視床下部および下垂体は甲状腺関連ホルモンなど、直接的なホルモンを産生・分泌する。慢性の副腎ストレスにより視床下部と下垂体が衰弱すると、甲状腺と良好な情報伝達をすることができない。
  - 甲状腺ホルモン結合タンパク質の活性が亢進し、甲状腺ホルモンが細胞に取り込まれず作用を発揮することができなくなる。
  - T_4から体内で利用される活性型T_3への変換が阻害される。
  - 不要な甲状腺ホルモンの排泄による無毒経路が阻害され、甲状腺ホルモン抵抗性が生じる。
  - 細胞の甲状腺ホルモンへの感受性が喪失する。
  - 消化管、肺、脳における免疫バリアが減退し、免疫調節の不良をもたらす。

以上の因子が橋本病の引き金となったり悪化させたりするリスクを高める。そして、副腎ストレスが直接甲状腺機能に影響を及ぼす経路の一部である。

慢性副腎ストレスが身体の他の器官系に影響を及ぼし、間接的に甲状腺の機能を低下させる。たとえば、副腎ホルモンの**コルチゾール**は甲状腺の健康に大きな役割を果たしている。血糖値が低すぎると、コルチゾールが血糖を上昇させる。これが反復的に生じると、視床下部と下垂体だけでなく副腎と甲状腺も消耗する。時間の経過とともに、この消耗によって機能が侵され甲状腺機能低下症に至る。さらに、コルチゾールが持続的に産生されると消化管を弱め、炎症、腸内細菌叢異常、感染症に罹患しやすくなる。こうした悪循環が甲状

病態生理と治療管理のアルゴリズム

甲状腺機能不全

発症因子

- 栄養欠乏
- 甲状腺ホルモン結合タンパク質増大
- T_3への変換過剰
- T_4からT_3への変換減少
- 下垂体前葉
- 自己免疫性の病態

↓

→ 甲状腺機能不全 ←

病態生理

甲状腺機能低下症
- T_3への組織抵抗性
- 体重増加
- 乾燥皮膚
- 脱毛
- 疲労／疲労感
- 便秘

甲状腺機能亢進症
- 体重減少
- 眼球突出

治療管理

医学的処置
- 薬物療法

栄養

評価
- 甲状腺に関する全項目評価
- 微量栄養素、特にビタミンD、ヨウ素、亜鉛、セレンの摂取を評価するための食事歴
- ストレス因子、毒性物質、自己抗体、感染症の存在経験

管理
- 十分な栄養素の補給
- 抗炎症食
- 食物過敏症の可能性を考慮した除去食

医学的処置
- 薬物療法
- 放射性ヨード治療
- 外科手術による摘出

腺を衰弱させる。

- **加齢** 高齢期にかけて甲状腺ホルモンの機能を維持できれば、健康的に年を取っている確かな証拠であろう。甲状腺機能低下症（甲状腺の活性低下）の発症率は年齢とともに上昇する。60歳までに男性と女性の9〜17％に甲状腺の活性低下がみられる。健康な百寿者では、血流中に甲状腺自己抗体がみられないことが報告されている。非健康的な加齢では臓器特異的および非臓器特異的自己抗体の存在率が進行的に上昇することから、自己抗体の不在は心血管疾患など慢性的な加齢性疾患のリスクが相当に低いことを示している。

- **妊娠** 甲状腺機能不全は、未熟児出産、妊娠高血圧、妊娠高血圧腎症、胎盤早期剝離など産科学的合併症をもたらしている。アメリカの女性ほぼ50人に1人が妊娠中に甲状腺機能低下症の診断を受けている。流産100例当たりに6例が妊娠中の甲状腺ホルモン欠乏と関連があり、女性の最大18％が分娩後甲状腺炎の診断を受け、約25％が永続的甲状腺機能低下症を発症している（De Vivo et al., 2010; Yassa et al., 2010）。

世界保健機関（World Health Organization [WHO]）は近年、妊娠中のヨウ素推奨量を200mcg/dから250mcg/dに増加しており、妊婦の尿中ヨウ素（urinary iodine [UI]）濃度の中央値150〜249mcg/Lが適切なヨウ素摂取量であることを提言している。重症のヨード（ヨウ素）欠乏症の領域では、母体と胎児の甲状腺機能低下症によりクレチン症が生じ、小児の認知発達に有害な影響を及ぼす可能性がある。胎児への損傷を予防するためには、妊娠前または妊娠早期にヨウ素を投与する必要がある。WHOは、ヨウ素添加塩を使用している世帯が90％未満で、学齢期小児のUI濃度中央値が100mcg/L未満である国や地域では、妊娠期と乳幼児にヨウ素サプリメントの投与を推奨している（Zimmermann, 2009）。

医学的処置

自己免疫性疾患（橋本病）、放射性ヨード治療、認知機能異常、摘出手術（甲状腺摘出術）のために甲状腺の活性が低下している場合には（甲状腺機能低下症）、従来の薬物治療として甲状腺ホルモン補充薬が処方される。表32-2では甲状腺ホルモン補充薬について主な形態を概説した。遺伝素因の影響についてさらに解明が進めば、新薬を補助療法として使用できるようになるであろう（Anderson, 2008）。

医学的栄養療法

数種類の栄養素、特にヨウ素とセレンが甲状腺の健康に関与していることは十分に明らかにされていることである。甲状腺ホルモンの合成ではヨウ素が決定的な役割を果たしていることから、歴史的に見ても甲状腺疾患についてはこの微量元素に最も大きな関心が向けられている。鉄、セレン、ビタミンA、場合により亜鉛など微量栄養素が欠乏していると、これがヨウ素の状態および甲状腺機能との相互作用をもたらす可能性がある（Hess, 2010）。

- **絶食または制限食** 熱量と炭水化物を制限すると、実質的には甲状腺ホルモンの活性を低下させる可能性がある。個人差の幅が大きいが、遺伝素因、肥満、性別、低カロリー食の主要栄養素含有量がこの効果に影響を与える。栄養状態もエネルギー摂取量も、主としてTSH（甲状腺刺激ホルモン）分泌濃度、脱ヨード化、場合によっては他の臓器経由で甲状腺機能に影響を及ぼす。カロリー制限をしている間はT_3の代わりにrT_3の上昇が認められることから、エネルギー出納が良好である間は、この肝臓の経路が代謝コントロールに実質的な役割を果たしていると思われる。しかし、カロリー制限が3週間を超

表32-2

甲状腺機能低下症の薬物療法

医薬品製品名	医薬品一般名	概略
Synthroid, Levoxyl	レボチロキシン―（合成T_4）	最も多く処方される合成甲状腺ホルモン補充薬（チロキシン）
Cytomel	リオチロニン―（合成T_3）	混合することもできる合成T_3 T_4への追加として処方されることもある
Armour Thyroid	天然甲状腺末	治療薬としてブタ甲状腺またはウシとブタの混合甲状腺を粉末にした製剤 処方薬であり、合成甲状腺製剤の代替として使用されることが多い 全製品ともT_4が約80％、T_3が20％の配合になっている 標準化は難しい
Thyrolar	リオトリックス―（合成T_4-T_3混合）	T_4とT_3との混合合成剤 標準化の問題のために、Armour Thyroidの代替として使用されることがある

T_3：トリヨードチロニン（Triiodothyronine）、T_4：チロキシン（thyroxine）
出典：Shomon M: All about thyroid drugs, 2007. Accessed May 16, 2011 from http://thyroid.about.com/cs/thyroiddrugs/a/overview.htm.

えると、T_4とrT$_3$の濃度が正常値に戻る。

絶食状態も甲状腺ホルモンの代謝に強力な影響を及ぼす。内因性コルチゾール濃度の軽度上昇も一因になると考えられる。熱量供給停止によってケトン体が生じても、T_3産生や肝臓による5'-脱ヨード酵素活性を抑制することはないようである。しかし、十分な熱量を摂取しているときのケトン体も同様であるかどうかは不明である。低カロリー食を摂取していると、5'-脱ヨード化によるrT$_3$の除去が減少する。熱量の摂取が高いときの熱量とエネルギーのバランスも、甲状腺ホルモンの代謝に影響が及ぶと考えられ、この場合には実際に5'-脱ヨード化によるrT$_3$の除去が増大している。5'-脱ヨード化によるrT$_3$の除去は、低カロリー食では低下し、高カロリー食では実際に増大するのである。

●**甲状腺腫誘発物質（ゴイトロゲン）** シアン化合物を有する植物の食品（カリフラワー、ブロッコリー、キャベツ、芽キャベツ、カラシ種子、カブ、ラディッシュ、タケノコ、キャッサバ）は甲状腺ペルオキシダーゼ（TPO）を阻害し甲状腺阻害活性をもたらす。アブラナ科の野菜に含有される一部のグルコシノレート（プロゴイトリンなど）の加水分解により、化合物ゴイトリン（甲状腺肥大物質）が生じ、これが甲状腺ホルモン合成を阻害する。インドールグルコシノレートの加水分解によりチオシアネートイオンが放出され、これがヨウ素の甲状腺への取り込みと競合する可能性がある。しかし、ヨウ素欠乏が伴わなければ、アブラナ科の野菜から摂取するチオシアネートイオンへの曝露が多くても、甲状腺機能低下症のリスクが上昇することはない。

大豆は、多くの発展途上国では重要なタンパク源となっているが、ヨウ素摂取量が少ない場合には大豆にも甲状腺腫誘発性が生じる。イソフラボン類のゲニステインおよびダイゼインはTPO活性を阻害し、甲状腺ホルモン合成を低下させる可能性がある。また、大豆は甲状腺ホルモン代謝の腸肝循環を阻害する。しかし、ヨウ素摂取量が十分である場合には、大豆のイソフラボン類の摂取量が多くても、甲状腺機能低下症のリスクが上昇することはないようである。

1960年代に大豆主成分の調製乳にヨウ素が添加されて以来、大豆調製乳を授乳する乳児に甲状腺機能低下症の発症例が報告されなくなった。ヒトの食事では、大豆が卓越してイソフラボンの含有量が高い。数多くの豆類、穀物、野菜には少量ずつ含有されている。アジア諸国、特に日本と中国では豆腐、テンペ、味噌、納豆など大豆を原材料とする伝統食品を摂取しているため、食事性イソフラボンの平均摂取量が11～47mg/日になるが、欧米諸国では相当に低い（2mg/日）。もっとも、欧米諸国では大豆製品（肉代替品、豆乳、豆乳チーズ、豆乳ヨーグルト）が普及しつつある。研究では、大豆が代謝による甲状腺ホルモンの運命に及ぼす正確な影響について結論が出ていないが、甲状腺代謝経路の障害が疑われる患者には、大豆の過剰摂取に注意を払うことが最善である。

●**ヨウ素** ヒトの体内には、ヨウ素は微量元素として10～15mg存在し、このうち70～80%が甲状腺に局在している（Melse-Boonstra and Jaiswal, 2010）（第3章参照）。その90%はサイログロブリン（thyroglobulin [Tg]）と有機的に結合している。ヨウ素は甲状腺に活発に吸収され、生化学的に活性型の甲状腺ホルモンT_4とT_3の産生を助ける（図32-2参照）。推定では、甲状腺ホルモン産生に十分に供給するためには、甲状腺にヨウ素（ヨウ素イオン）を60μg/日以上を取り込む必要がある（Gropper et al., 2009）。ヨウ素の摂取が不足すると甲状腺の機能に支障を来し、ある種の疾患が生じる。ヨード欠乏症患者を対象にして無作為化対照比較臨床試験が実施され、鉄とヨウ素を同時投与したところ、甲状腺の機能と容積にヨウ素単独投与群より大きな改善がみられた（Hess, 2010）。鉄は酵素であるTPOの主要な補因子であり誘発物質であるため、やはり甲状腺機能に不可欠である。

自己免疫性の橋本病では、ヨウ素サプリメント投与が病態を悪化させる可能性がある。ヨウ素はTPO（甲状腺ペルオキシダーゼ）産生を誘発し、このためにTPO抗体（TPO antibodies [TPO Ab]）の濃度を劇的に高め、自己免疫症状の再燃の徴候となる。甲状腺過活動の症状を発症する人もいるが、検査ではTPO Ab濃度の上昇がみられるものの症状が現れない人もいる。このため、ヨウ素の使用にあたっては注意が必要である。また、世界人口のほとんどでは甲状腺機能低下症の原因としてヨード欠乏症が最も多いが（Melse-Boonstra and Jaiswal, 2010）、アメリカなど西洋諸国では橋本病が症例の過半数を占めている（Ebert, 2010; Sloka et al., 2005）。

ヨウ素欠乏地域で生活し十分なヨウ素強化療法を行わない集団には、ヨード欠乏症のリスクがあることが十分に認識されているが、ヨウ素が充足していると考えられる国々でも一部のサブ集団がヨウ素を十分に摂取していないとする問題が浮上している。菜食などヨウ素添加塩、魚、海藻を摂取しない食事には、ヨウ素の含有がきわめて少ない。また、尿中ヨウ素（UI）排泄に関する試験から、スイス、ニュージーランド、アメリカではヨウ素摂取量が下降していることが示唆されているが、これは高血圧発症率を低下させるために食事の塩分摂取を制限する推奨を厳守する人が増えていることによるものと思われる。

妊娠中の重症ヨード欠乏症では、死産、流産、認知機能異常のリスクが上昇することが明らかにされている。最も重症なものがクレチン症であるが、これは精神遅滞の状態でほとんどが小人症、ろうあ、痙攣を伴う（Chen and Hetzel, 2010）。この疾患はおおむね不可逆的である。妊娠中の重症ヨード欠乏症が妊娠の転帰と乳児初期の発達に及ぼす影響については広範囲にわたり説明しているが（Zimmermann, 2009）、その他詳細については第16章を参照されたい。

●**鉄** 歴史的には、甲状腺機能が低いと貧血を引き起こすと考えられてきた。最近の研究では、甲状腺機能が低いことが鉄の低状態または貧血によるものであることが示唆されている。この理由は、TPOが鉄依存的なグリコシル化されたヘム酵素であるからである。TPOが甲状腺上皮細胞に移動するためには、ヘム鉄がTPOに組み込まれる必要があり、これに

よってTPOは甲状腺ホルモン合成における最初の2段階を触媒することができる（Zimmermann, 2006）。鉄の状態について全項目の評価を実施すれば、多くの甲状腺機能不全症例の原因を突き止められる可能性が高い（Titchenal et al., 2009）。

● セレン　セレノシステインとしてのセレンは5'-脱ヨード酵素の補因子である。セレンが欠乏していると、脱ヨード酵素の活性が障害され、T_4をT_3に変換する脱ヨード化の能力が低下する。動物では、セレンの欠乏症により肝臓および腎臓における5'-脱ヨード酵素活性に支障を来し、T_3濃度が低下している。標準の臨床検査パラメータでは甲状腺機能が正常であるとみなされる患者でも、T_3/T_4比の低値と低いセレン状態との間に強い直線的相関を示唆するデータがある。特に高齢者ではこの相関性が高いが、これは末梢における変換が障害されることによるものと思われる。血漿中のT_4濃度および甲状腺刺激ホルモン（TSH）濃度に変化がなくとも、T_3と乳癌との間の反比例がセレンの低状態とも相関がある。この要素を考え合わせると、T_3の低値はT_4からT_3への変換障害によるものであり、この障害はセレン欠乏症に予想されるものであることを強く示唆している。

セレンも抗酸化ネットワークの仲間である。セレンは、主に生物学的働きとして酸化損傷から生体を保護する酵素グルタチオンペルオキシダーゼの一部として解毒の手助けをする。いくつかの試験では、橋本甲状腺炎とバセドウ病（グレーブス病）におけるセレン療法の効果について報告されている。

セレンの摂取量が高いと甲状腺ホルモンの代謝に有害な影響が生じる可能性があることを示唆するデータもある。T_4、T_3、TSHの濃度が正常であっても、高濃度の食事性セレンに曝露した際にはT_3濃度とセレン濃度との間に有意な反比例の関係が認められる。一部の研究者は食事性セレンの高摂取後には5'-脱ヨード酵素の活性が低下すると仮説を立て、食事性セレンの安全な摂取濃度を500μg/日以下とすることを提言している（Kohrle and Gartner, 2009）。

多嚢胞性卵巣症候群

多嚢胞性卵巣症候群（Polycystic ovary syndrome [PCOS]）は原因不明の発症率の高い内分泌系疾患であり、欧米では妊娠可能年齢の女性の3〜12%が罹患していると推定される（Moran et al., 2010）。この病態は月経停止をはじめとする月経異常、無排卵、多嚢胞を伴う卵巣肥大、不妊症など、生殖の問題を特徴とする。全身症状としては、痤瘡（にきび）、多毛症（発毛の過剰または異常）、男性型脱毛症、肥満、睡眠時無呼吸などがある（表32-3）。

病態生理

PCOS患者の生化学的異常および内分泌異常として、アンドロゲン（デヒドロエピアンドロステロン、テストステロン、アンドロステンジオン）の血中濃度上昇、高インスリン血症（インスリン抵抗性による）、耐糖能障害、高脂血症などがある。生殖と月経の異常、多毛症、痤瘡など、PCOSの多くの症状では、アンドロゲン過剰症が原因となっている。さらに、アンドロゲン血中濃度の上昇は、一部にはアンドロゲン産生亢進を誘発する高インスリン血症によるものと思われる。このため、インスリン抵抗性と高インスリン血症を改善する療法によって、PCOSの症状発現の一部が緩解する可能性がある。

PCOS患者にみられるインスリン抵抗性は、いくぶん体重とは独立に生じ、必ずしも体重減少によって是正されるとは限らないという点で独特のものである。これは、インスリンを介する情報伝達経路において受容体結合後に障害が生じるためと思われる（Diamanti-Kandarkis and Papavassiliou, 2006）。PCOSの従来の療法として体重減量を促す食事と運動が実施される。肥満の女性では、体重を減量することにより、インスリン抵抗性が改善し、アンドロゲン濃度と多毛症が軽減され、一部の症例には排卵の回復が得られる可能性がある。歴史的には、低グリセミック指数食が、臨床的有効性を示す科学的根

表 32-3

多嚢胞性卵巣症候群のための栄養療法

肥満	・食事と運動による体重管理を指導する
インスリン抵抗性	・精製炭水化物（低グリセミック指数食）と総熱量の摂取を制限する
	・高食物繊維食を増やす
	・少量かつ頻回の食事を推奨する
	・高炭水化物食と低炭水化物食の効果を確認するため綿密にモニタリングする
	・クロミウムピコリネートサプリメントの摂取を検討する
血清25ヒドロキシビタミンDの低値	・ビタミンD_3（コレカルシフェロール）を投与する
クロミフェンクエン酸塩に耐性のある不妊症	・補助療法としてNACを短期間使用する
甲状腺機能低下症を示す臨床検査値または臨床データ	・甲状腺ホルモン補充療法を指導する
	・セレンとヨウ素を含有する食品またはサプリメントを使用する

NAC：N-アセチルシステイン（N-acetylcysteine）

拠がないまま推奨されてきた。しかし、PCOSの代謝と臨床の成果を最適なものにするためには、食事性炭水化物の食後血糖反応を上昇させる可能性を考慮に入れることが重要となる。さらに、体重減少とは独立に、低グリセミック指数食は、主要栄養素と食物繊維の含有量がほぼ同じである従来の低脂肪食よりも、インスリン感受性の改善、月経不順の改善、感情スコアの向上（生活の質の変化を検出する質問票に基づく評点）、炎症マーカーの減少など健康状態の改善が大きいと思われる (Marsh et al., 2010)。

医学的処置

PCOS患者の一部に甲状腺機能低下症が生じる。甲状腺機能低下症を示す臨床的エビデンスがあっても、甲状腺機能の臨床検査では正常値が示されることが多いが、甲状腺ホルモン療法によって多くの患者に臨床的改善がみられる。このため、甲状腺機能低下症を示す臨床的エビデンスのあるPCOS患者には甲状腺ホルモン療法の試行を検討すべきである。

PCOS患者に甲状腺ホルモン療法の試行を検討する場合には、甲状腺抗体の検出状態を考慮する必要がある。インスリン抵抗性を改善するためにメトホルミンが処方されることが多く、この療法により排卵が再開される可能性がある。このほかにも、クロミフェンクエン酸塩剤（排卵誘発剤）とスピロノラクトン（抗アンドロゲン薬）、経口避妊薬（月経異常および多毛症の治療）などの療法がある。

医学的栄養療法

PCOS（多嚢胞性卵巣症候群）患者に効果が得られる栄養療法として、インスリン感受性の増強を目的とする食事改善が実施される。この療法には、精製炭水化物と総熱量の制限、高繊維食品の摂取、少量かつ頻回の食事摂取などがある。インスリン抵抗性がある患者には、複合糖質（総熱量の約60％）の含有量の高い食事から効果が得られる人もいるが、低炭水化物食（総熱量の40％以下）から効果が得られる人もいる。さらに、ビタミンD_3（800〜1200IU／日）とクロミウムピコリネート（200〜1000mcg／日）のサプリメント投与により、耐糖能、インスリン分泌、インスリン感受性が改善したことが報告されている (Lydic et al., 2006)。クロミフェンクエン酸塩に耐性のある不妊症患者には、クロミフェンクエン酸塩の補助療法としてN-アセチルシステイン短期間投与（600mgを1日2回）を併用すると有用である (Rizk et al., 2005)。また、甲状腺機能低下症の臨床検査値または臨床データがみられる患者には、甲状腺ホルモン補充療法から効果が得られる（表32-3）。

甲状腺機能亢進症

バセドウ病（グレーブス病）は、甲状腺がびまん性に腫大し（甲状腺腫）、過活動となって甲状腺ホルモンを過剰に産生する自己免疫性疾患である。アメリカでは甲状腺機能亢進症（甲状腺の過活性）の原因の第1位となっている。身体的症状には、眼球の充血、乾燥、腫大やむくみ、隆起（眼球突出）、高温環境不耐性、睡眠困難、不安（参考情報32-2参照）が生じることが多い。しかし、バセドウ病で最も多い徴候は眼球突出と甲状腺肥大である（図32-4）。甲状腺ホルモンの分泌過剰により、重篤な代謝のアンバランスを呈する甲状腺中毒症が生じる可能性がある。妊婦の甲状腺中毒症の有病率は約500人に1例で、妊娠バセドウ病が最も多い原因である (American Thyroid Association, 2008)。

病態生理

バセドウ病、橋本甲状腺炎、分娩後甲状腺炎など、広範囲にわたる自己免疫性甲状腺疾患では家族歴のある患者が多い。バセドウ病では、甲状腺刺激ホルモン放出ホルモン(TRH)受容体そのものが主な自己抗原となり、甲状腺機能亢進症の症状発現の原因となっている。TRH受容体に対する自己抗体が血流中に存在することにより甲状腺への刺激が持続し、甲状腺ホルモン産生が亢進するため、下垂体の甲状腺刺激ホルモン(TSH)分泌が抑制される。この甲状腺刺激性抗体は甲状腺ホルモンおよびサイログロブリン(Tg)の放出を引き起こし、ヨウ素の取り込み、タンパク質合成、甲状腺の腫大をも刺激する。

バセドウ病にはTgおよび甲状腺ペルオキシダーゼ抗体(TPO Ab)がほとんど関与していないと思われる。しかし、前述のとおり、両者は甲状腺への自己免疫疾患である橋本病の指標となる。甲状腺機能亢進症またはバセドウ病の特定には、TSH抗体（通常「甲状腺刺激抗体」と呼ばれる）の検査が用いられる。

誘発因子

バセドウ病は環境因子と遺伝素因との複合の影響による自己免疫性疾患である。遺伝素因を原因とするものは疾患感受

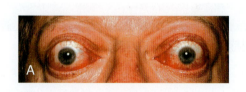

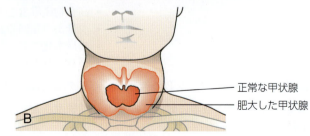

図32-4 **A** 眼球突出 (写真提供: SPL/Photo Researchers, Inc) **B** 甲状腺肥大 (写真提供: *Buck C: 2011 ICD-9-CM, for Hospitals, Volumes 1, 2 and 3, Professional Edition*, St. Louis, 2011, Saunders.)

性全体の約20〜30%を占めている。このほかには、感染症、ヨウ素取り込みの過剰、ストレス、女性、ステロイド薬、毒性物質などの因子がある。喫煙は、グレーブス眼症（バセドウ病眼症）の悪化に関与している。バセドウ病は腸炎エルシニア（*Yersinia enterocolitica*）およびボレリア・ブルグドルフェリ（*Borrelia burgdorferi*）などの感染病原体とも関連がある。

●**遺伝素因** 自己免疫性甲状腺疾患の疾患感受性遺伝子がいくつか同定されており、バセドウ病と橋本甲状腺炎のいずれかに特異性を見せているが、それ以外の遺伝子にも両疾患への感受性がある。甲状腺の自己免疫性をもたらす遺伝素因は、バセドウ病発症を早める環境の因子や事象と相互作用すると思われる。*HLA-DRB1*遺伝子および*HLA-DQB1*遺伝子がバセドウ病の疾患感受性と関連があると思われる。

●**ストレス** ストレスは甲状腺の自己免疫性の因子となり得る。急性ストレス誘発性の免疫抑制には、これに続いて免疫系過活性が生じる可能性があり、自己免疫性甲状腺疾患が予測されうる。これは産褥期に生じることがあり、分娩から3〜9ヵ月後にバセドウ病が生じる。エストロゲンは免疫系、特にβ細胞に影響を及ぼす。甲状腺の損傷もバセドウ病と関連があることが報告されている。損傷には、甲状腺の外科手術、経皮的エタノール注入療法、甲状腺腺腫による梗塞などがある。

医学的処置

バセドウ病または中毒性結節性甲状腺腫など持続型の甲状腺機能亢進症の患者には、抗甲状腺薬が使用できる。この薬物療法の目標は甲状腺のホルモン産生を抑制することである（表32-4）。

免疫抑制療法の効果も評価されている（Michels and Eisenbarth, 2010）（*病態生理と治療管理のアルゴリズム*「甲状腺機能不全」参照）。

視床下部-下垂体-甲状腺系における平衡異常の管理

甲状腺は視床下部、下垂体、免疫系、副腎、心血管系の機能と関係があり、これが臨床、細胞、分子のレベルで治療成果に影響を及ぼす。参考情報32-3に検討事項を列挙し、本項でこれを考察する。

1. **T_4生成のために十分な前駆体を供給する** T_4産生のためのヨウ素が不足している人が多い。T_4産生には、海藻、ヨウ素添加塩、魚介類などから摂取できる有機ヨウ素濃度が十分にあることが重要である。タンパク質熱量の適正栄養を得るには、十分な食事性タンパク質摂取が重要である。チロシンサプリメント投与には、甲状腺ホルモン濃度を上昇させる効果はないと思われる。

2. **抗甲状腺抗体を減らす** 種々の食物抗原が甲状腺と交差反応を起こす抗体を誘発する可能性がある。原因不明の甲状腺機能低下症にはグルテンフリー穀物を用いる除去食と、場合により乳タンパク質に多く含有されるカゼインの除去を検討してもよい。環境毒素が自己免疫性甲状腺炎および甲状腺機能不全の誘発に何らかの役割を演じていることも示唆されている。栄養支持を実施し免疫系を支えるために、十分なビタミンD濃度を供給すると有益である。

3. **T_4からT_3への変換を改善する** 1型5'-脱ヨード酵素による正しい脱ヨード化を支えることができる栄養物質とし

表 32-4

甲状腺機能亢進症の治療

医薬品製品名	医薬品一般名	概略
Tapazole	メチマゾール（MMI）	・甲状腺のホルモン産生を阻害する ・皮疹、搔痒、関節痛、発熱などの副作用がある
Northyx	プロピルチオウラシル（PTU）	・肝臓の炎症または白血球減少が生じる可能性がある ・服用を中止すると、基礎にある甲状腺亢進症が再発する可能性がある
放射性ヨード		・甲状腺機能亢進症の最も広く推奨される恒久的治療 ・甲状腺細胞が放射性ヨードを吸収し、細胞が損傷または死滅する ・損傷される甲状腺細胞が多すぎると、残りの細胞では十分にホルモンを産生できず、甲状腺機能低下症を招き、甲状腺ホルモン補充療法が必要になる
外科手術		
・甲状腺の部分摘出または全摘出 ・薬物療法ほど一般的ではない		

> **参考情報 32-3**
>
> **成人における甲状腺の健康を増進する因子**
>
> **検討するもの**
>
> タンパク質：0.8g/kg/日
> ヨウ素（自己免疫疾患であることが否定された場合）：150μg/日
> セレン（L-セレノメチオニン）：75〜200μg/日
> 亜鉛（クエン酸亜鉛）：10mg/日
> ビタミンD（D_3またはコレカルシフェロール）：400IU/日
> ビタミンE（d-α コハク酸トコフェロール）：100IU/日
> ビタミンC（アスコルビン酸）：100〜500mg/日
> ググルステロン（ググルエキス由来）：100mg/日
> アシュワガンダ：100mg/日
>
> **抑制または除去するもの**
>
> グルテン（小麦、ライ麦、オーツ麦、大麦に含有される）
> 大豆加工食品
> 非加熱の甲状腺腫誘発食品の過剰

て、セレノメチオニン（L-セレノメチオニン）および亜鉛（グリシン亜鉛またはクエン酸亜鉛）などがある。臨床試験から、亜鉛欠乏症が存在する場合には、その結果として甲状腺ホルモン濃度が低下することが繰り返し実証されている（Blazewicz et al., 2010）。ダウン症候群小児では、硫酸亜鉛の投与により甲状腺抗体の減少、甲状腺機能の改善、潜在性甲状腺機能低下症発症率の低下をもたらす可能性がある。

4. **T_3のミトコンドリア生体エネルギーへの作用を高める** 多数の重要な栄養学的関係性により、甲状腺ホルモンのミトコンドリアへの作用が改善する。動物ではセレンサプリメント投与により、エネルギー産生が高まる一方、T_3産生を改善し、甲状腺ホルモンの自己抗体を減少させることができる。セレノメチオニン含有サプリメント投与によりT_4の脱ヨード化が増強し、これがミトコンドリア活性の増強を支えることによりアデノシン三リン酸生成を高めることができる。セレン含有食品には、ブラジルナッツ、フエダイ、タラ、オヒョウ、キハダマグロ、サケ、イワシ、エビ、マッシュルーム、大麦などがある。

5. **植物由来サプリメントの使用を監視する** 動物試験によれば、ある種の植物性製品が甲状腺の活性に影響を与えるようである。特に重要な製品には、*Commiphora mukul*（ググルエキス由来のググルステロン）と*Withania somnifera*（アシュワガンダ）などがある。*Commiphora mukul*は強い甲状腺刺激作用を示す。この投与（1mg/100g体重）により、甲状腺のヨウ素取り込み増大、甲状腺ペルオキシダーゼ（TPO）活性の亢進、脂質過酸化反応の減少をもたらしているが、末梢におけるT_3産生亢進はこの植物の抗酸化作用を介するものであることが示唆されている。*Withania somnifera*（アシュワガンダ）根抽出液（1.4g/kg摂取）は、5'-脱ヨード酵素活性を変化させずにT_3およびT_4の濃度を高める可能性がある。

6. **フラボノイド類による甲状腺ホルモン代謝の阻害を避ける** フラボノイド類には天然にも合成品もあり、甲状腺ホルモン代謝を阻害する可能性がある。合成フラボノイド誘導体は血清中T_4濃度を低下させ、セレン依存性の5'-脱ヨード酵素によるT_4からT_3への変換とrT_3の代謝クリアランスの両方を阻害する可能性がある。天然に存在するフラボノイド類にも同じ阻害作用があると思われる。天然フラボノイドのうち、ルテオリン（ほとんどが葉に含有されているが、セロリ、タイム、タンポポ、ピーマン、シソ、カモミールティー、ニンジン、オリーブ油、ペパーミント、ローズマリー、オレガノにもみられる）は5'-脱ヨード酵素活性を阻害する活性が最も強い。分離フラボノイドまたは濃縮フラボノイドが治療薬として多く使用されているため、これが甲状腺ホルモン代謝に影響を及ぼす可能性についてさらに研究を重ねることが望まれる。

7. **サプリメント使用に対して注意を促す** リポ酸はT_4からT_3への変換を減少させる。T_4を補充しても末梢でのT_3活性化を低下させるため、ホルモン補充療法を受けている甲状腺機能低下症患者がリポ酸サプリメントを使用すると、ホルモン治療の効果が期待できなくなることから注意を促す必要がある。

8. **十分なビタミン摂取を維持する** 免疫のバランスを取り自己抗体の発生を予防するためにきわめて重要な栄養素の一つがビタミンDである。ビタミンDは、増殖抑制、分化、免疫抑制の活性を備えるホルモン前駆体と考えられている。ビタミンDは効果的な免疫調節因子であり（Baeke et al., 2010）、関節炎や多発性硬化症など自己免疫性疾患の発症を抑制することができる。反対に、ビタミンD欠乏症は橋本病など数多くの自己免疫性疾患をもたらす。自己免疫性甲状腺疾患患者の90％以上には、ビタミンDの代謝能力に及ぶ遺伝的異常がある（Lin et al., 2006; Stefanic et al., 2008）。また、ビタミンDは免疫感受性の調節を助ける他の栄養学的因子と協働し、自己抗体の発生を予防する可能性がある。重金属へ曝露したのちには、肝臓における脂質過酸化反応（脂質の酸化的分解）に対するさまざまな抗酸化系の低下が観察されている。カドミウムによるT_3と肝臓の5'-脱ヨード化の減少を防ぐには、アスコルビン酸が有効であることが明らかにされている。

その他の内分泌系疾患

クッシング症候群

クッシング症候群では、長期間にわたり血流中に過剰なコルチゾールが残存する。ステロイドなどの薬剤を服用している場合には、外因性クッシング症候群の病態が生じ、その薬剤の投与を止めると症状が消散する。外因性クッシング症候群はまれであり、副腎または下垂体の腫瘍に起因して生じる。体重増加、皮下出血しやすい状態、うつ状態、筋肉減少、筋力低下が多い症状である。体重管理計画が必要になる。

アジソン病（慢性原発性副腎皮質機能低下症）

アジソン病としても知られる慢性原発性副腎皮質機能低下症はまれな疾患である。本疾患では、副腎刺激ホルモン（ACTH）の濃度が十分であるにもかかわらずステロイドホルモンが不足する。また、血糖値の調節とストレスへの対応に影響が及ぶ。食欲の喪失、疲労感、低血圧、嘔気と嘔吐、顔面および頸部の皮膚の暗色化が生じる可能性がある。アジソン病患者には、高血圧を併発していなければ塩分摂取を制限してはならない。温暖な地域に住んでおり、発汗による塩分喪失量が高い患者には摂取量を高める必要がある。

ウェブサイトの有用情報

American Association of Clinical Endocrinologists
http://www.aace.com/

American Thyroid Association
http://www.thyroid.org/

Endocrine Web
http://www.endocrineweb.com/

Thyroid Disease Information
http://thyroid.about.com/

臨床シナリオ

フランクは72歳の男性。2年前にジャマイカからアメリカに転居してきた。1年前、甲状腺機能低下症を診断された。来院時にはSynthroid、ニンニク、カモミールなどの治療薬や伝承民間療法を行っていた。食事歴には、日常的に鶏肉、米、セロリ、タンポポ、ピーマン、マンゴー、パパイヤを摂取していることが記載されていた。最近の大きな疲労感、活力の減退、便秘が愁訴である。最近の診療報告でのホルモン濃度は以下の通りである。

チロキシン（T_4）：1.7
トリヨードチロニン（T_3）：75
甲状腺刺激ホルモン（thyroid-stimulating hormone [TSH]）：15
このデータから、本疾患は未だ十分なコントロールが得られていないことが示唆される。

栄養診断

疲労感、便秘、TSHの高値、血清中T_3およびT_4の低値から明らかなように、Synthroidと食品やハーブとの併用が甲状腺機能を悪化させる食品-薬剤相互作用が生じている。

栄養ケアに関する質問

1. 評価を通してさらに必要な情報とは何か。
2. フランクには食事についてどのようなアドバイスをしたらよいだろうか。
3. Synthroidと食べ合わせの悪い食品やハーブを挙げなさい。
4. 伝承民間療法が多く利用されていることから、フランクとこの問題について話し合うとしたら、どのような話し合いをしたらよいだろうか。

引用文献

Abdullatif H, Ashraf A: Reversible subclinical hypothyroidism in the presence of adrenal insufficiency, *Endocr Pract* 12:572, 2006.

American Association of Clinical Endocrinologists: *Facts about thyroid disease*, 2005. Accessed 16 August 2010 from http://www.aace.com/public/awareness/tam/2005/pdfs/thyroid_disease_fact_sheet.pdf.

American Diabetes Association (ADbA): *Diabetes Statistics*, 2007. Accessed July 15, 2010 from http://www.diabetes.org/diabetes-basics/diabetes-statistics/.

American Thyroid Association: *Iodine deficiency*, 2008 Accessed July 15, 2010 from http://www.thyroid.org/patients/patient_brochures/iodine?deficiency.html.

Anderson MS: Update in endocrine autoimmunity, *J Clin Endocrinol Metab* 93:3663, 2008.

Baeke F, et al: Vitamin D: modulator of the immune system, *Curr Opin Pharmacol* 10:482, 2010.

Barker J, Liu E: Celiac disease: pathophysiology, clinical manifestations, and associated autoimmune conditions, *Adv Pediatr* 55:349, 2008.

Blazewicz A, et al: Determination of cadmium, cobalt, copper, iron, manganese, and zinc in thyroid glands of patients with diagnosed nodular goitre using ion chromatography, *J Chromatogr B Analyt Technol Biomed Life Sci* 878:34, 2010.

Cassio A, et al: Long-term clinical significance of thyroid autoimmunity in children with celiac disease, *J Pediatr* 156:292, 2010.

Chen Z, Hetzel B: Cretinism revisited, *Best Pract Res Clin Endocrinol Metab* 24:39, 2010.

De Vivo A, et al: Thyroid function in women found to have early pregnancy loss, *Thyroid* 20:633, 2010.

Diamanti-Kandarakis E, Papavassiliou A: Molecular mechanisms of insulin resistance in polycystic ovary syndrome, *Trends Mol Med* 12:324, 2006.

Downs H, et al: Clinical inquiries: How useful are autoantibodies in diagnosing thyroid disorders? *J Fam Pract* 57:615, 2008.

Duntas L: Does celiac disease trigger autoimmune thyroiditis? *Nat Rev Endocrinol* 5:190, 2009.

Ebert E: The thyroid and the gut, *J Clin Gastroenterol* 44:402, 2010.

Gropper S, et al: *Advanced nutrition and human metabolism*, Belmont, CA, 2009, Wadsworth Cengage Learning.

Hak AE, et al: Subclinical hypothyroidism is an independent risk factor for atherosclerosis and myocardial infarction in elderly women: the Rotterdam study, *Ann Intern Med* 132:270, 2000.

Hess S: The impact of common micronutrient deficiencies on iodine and thyroid metabolism: the evidence from human studies, *Best Pract Res Clin Endocrinol Metab* 24:117, 2010.

Kohrle J, Gartner R: Selenium and Thyroid, *Best Pract Res Clin Endocrinol Metab* 23:815, 2009.

Lin W, et al: Vitamin D receptor gene polymorphisms are associated with risk of Hashimoto's thyroiditis in Chinese patients in Taiwan, *J Clin Lab Anal* 20:109, 2006.

Lydic M, et al: Chromium picolinate improves insulin sensitivity in obese subjects with polycystic ovary syndrome, *Fertil Steril* 86:243, 2006.

Marsh K, et al: Effect of a low glycemic index compared with a conventional healthy diet on polycystic ovary syndrome, *Am J Clin Nutr* 92:83, 2010.

Meloni A, et al: Prevalence of autoimmune thyroiditis in children with celiac disease and effect of gluten withdrawal, *J Pediatr* 155:51, 2009.

Melse-Boonstra A, Jaiswal N: Iodine deficiency in pregnancy, infancy and childhood and its consequences for brain development, *Best Pract Res Clin Endocrinol Metab* 24:29, 2010.

Michels AW, Eisenbarth GS: Immunologic endocrine disorders, *J Allergy Clin Immunol* 125:S226, 2010.

Moran L, et al: Polycystic ovary syndrome and weight management, *Womens Health* 6:271, 2010.

Rizk A, et al: N-acetyl-cysteine is a novel adjuvant to clomiphene citrate in clomiphene citrate-resistant patients with polycystic ovary syndrome, *Fertil Steril* 83:367, 2005.

Saravanan P, et al: Psychological well-being in patients on "adequate" doses of L-thyroxine: results of a large controlled community based questionnaire study, *Clin Endocrinol* 57:577, 2002.

Shomon M: *All about thyroid drugs*, 2007. Accessed July 15, 2010 from http://thyroid.about.com/cs/thyroiddrugs/a/overview.htm.

Shomon M: *Thyroid disease symptoms—hypothyroidism and hyperthyroidism*, 2008. Accessed from http://thyroid.about.com/cs/basics_starthere/a/symptoms.htm.

Sinnott B, et al: Exposing the thyroid to radiation: a review of its current extent, risks, and implications, *Endocr Rev* 31:756, 2010.

Sloka J, et al: Co-occurrence of autoimmune thyroid disease in a multiple sclerosis cohort, *J Autoimmune Dis* 2:9, 2005.

Stefanic M, et al: Association of vitamin D receptor gene 3′-variants with Hashimoto's thyroiditis in the Croatian population, *Int J Immunogenet* 35:125, 2008.

Titchenal A, et al: Iron plays an important role for the thyroid, 2009. Accessed July 10, 2010 from http://www.nutritionatc.hawaii.edu/HO/2009/415.htm.

Wiebolt J, et al: Endocrine autoimmune disease: genetics become complex, *Eur J Clin Invest* 40:1144, 2010.

Wilson J: *Adrenal fatigue: the 21st century stress syndrome*, Petaluma, CA, 2008, Smart Publications.

Yassa L, et al: Thyroid Hormone Early Adjustment in Pregnancy (the THERAPY) Trial, *J Clin Endocrinol Metab* 95:3234, 2010.

Zimmermann M: Iodine deficiency in pregnancy and the effects of maternal iodine supplementation on the offspring: a review, *Am J Clin Nutr* 89:668S, 2009.

Zimmermann M: The influence of iron status on iodine utilization and thyroid function, *Ann Rev Nutr* 26:367, 2006.

第33章

トレイシー・ストップラー
(Tracy Stopler, MS, RD)
スーザン・ウィーナー
(Susan Weiner, MS, RD, CDE)

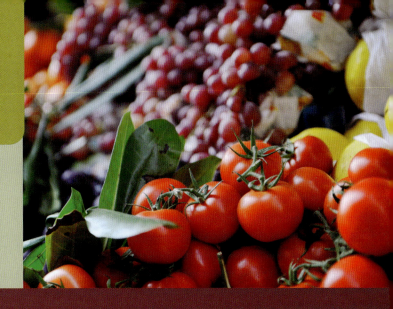

貧血の医学的栄養療法

重要用語

貧血（anemia）
再生不良性貧血（aplastic anemia）
フェリチン（ferritin）
鉄輸送タンパク質（ferroprotein）
ヘマトクリット（hematocrit）
ヘム鉄（heme iron）
ヘモクロマトーシス（hemochromatosis）
ヘモグロビン（hemoglobin）
溶血性貧血（hemolytic anemia）
ヘプシジン（hepcidin）
ホロトランスコバラミンⅡ（holotranscobalamin Ⅱ [ホロTCⅡ]）
低色素性（hypochromic）
内因子（intrinsic factor [IF]）
鉄欠乏性貧血（iron-deficiency anemia）
匙状爪（koilonychia）
大球性貧血（macrocytic anemia）
ミートファクター（meat-fish-poultry [MFP] factor）
巨赤芽球性貧血（megaloblastic anemia）
小球性貧血（microcytic anemia）
非ヘム鉄（nonheme iron）
氷食症（pagophagia）
悪性貧血（pernicious anemia）
血漿（plasma）
プロトポルフィリン（protoporphyrin）
網状赤血球増加（reticulocytosis）
むずむず脚症候群（restless legs syndrome [RLS]）
血清（serum）
鎌状赤血球貧血（sickle cell anemia [SCA]）
鉄芽球性（ピリドキシン反応性）貧血（sideroblastic [pyridoxine-responsive] anemia）
血清可溶性トランスフェリン受容体（soluble serum transferrin receptors [STFR]）
サラセミア（thalassemia）
総鉄結合能（total iron-binding capacity [TIBC]）
トランスフェリン（transferrin）
トランスフェリン受容体（transferrin receptor）
トランスフェリン飽和度（transferrin saturation）

　栄養士は血液の疾患に関する無数の用語を理解しなければならない。**ヘモグロビン**とは4個のヘム基とグロビンを含有する複合タンパク質で、赤血球の酸素運搬色素である。**ヘマトクリット**とは血液中に占める赤血球の体積の割合である。**血漿**とは血液凝固因子を含む全血の体液成分である。**血清**とは凝固因子を含まない全血の体液成分である。

　貧血とは、赤血球（red blood cells [RBC]）の大きさまたは数、あるいは赤血球に含まれるヘモグロビン量の不足である。この不足により血液と組織細胞との間の酸素と二酸化炭素の交換が阻害される。貧血は、赤血球の大きさに基づく分類では「大球性貧血」（正常より大きい）、「正球性貧血」（正常な大きさ）、「小球性貧血」（小さい）に分けられ、ヘモグロビン量に基づく分類では「低色素性貧血」（ヘモグロビンの欠乏により淡色）と「正色素性貧血」（正常な血色）に分類される（表33-1）。**大球性貧血**では赤血球が正常よりも大きく、平均赤血球容積（mean corpuscular volume [MCV]）と平均赤血球ヘモグロビン濃度（mean corpuscular hemoglobin concentration [MCHC]）の高値が認められる。鉄欠乏性貧血およびサラセミア（地中海貧血）などの**小球性貧血**は、赤血球が正常よりも小さく血流中のヘモグロビン量が少ないことを特徴とする。

　ほとんどの貧血は、正常な赤血球合成に必要な栄養素、主に鉄、ビタミンB_{12}、葉酸の不足により生じる。こうした貧血は、

725

表 33-1

貧血の形態に基づく分類

貧血の形態に基づく種類	基礎にある異常	臨床的症候群と原因	治療
大球性貧血（MCV＞94fL、MCHC＞31g/dL）			
巨赤芽球性貧血	ビタミンB_{12}欠乏症	悪性貧血	ビタミンB_{12}
	葉酸欠乏症	栄養性巨赤芽球性貧血、スプルーなど吸収不良症候群	葉酸
	DNA合成に関する遺伝性疾患	オロチン酸尿症	本疾患の性質に基づく治療
	DNA合成に関する薬剤誘発性障害	化学療法薬、抗けいれん薬、経口避妊薬	原因薬剤の投与を中止して葉酸を投与する
非巨赤芽球性貧血	造血亢進	溶血性貧血	基礎疾患の治療
	赤血球膜表面積の増大		基礎疾患の治療
低色素性小球性貧血（MCV＜80fL、MCHC＜31g/dL）			
	鉄欠乏症	慢性的な失血、不十分な食事、吸収障害、必要量の増大	硫酸第一鉄および根本原因の是正
	グロブリン合成障害	サラセミア	非特異的治療
	ポルフィリンおよびヘムの合成障害	ピリドキシン反応性貧血	ピリドキシン
	その他鉄代謝の疾患		本疾患の性質に基づく治療
正色素性正球性貧血（MCV 82-92fL、MCHC＞30g/dL）			
	最近の失血	さまざまである	輸血、鉄投与、基礎疾患の是正
	血漿量の過剰増加	妊娠	ホメオスタシスの回復
	溶血性疾患	水分過剰	本疾患の性質に基づく治療
	骨髄低形成	再生不良性貧血	輸血
		赤血球癆	アンドロゲン投与
	骨髄浸潤	白血病、多発性骨髄腫、骨髄線維症	化学療法
	内分泌異常	甲状腺機能低下症、副腎機能不全	基礎疾患の治療
	慢性疾患		基礎疾患の治療
	腎疾患	腎疾患	基礎疾患の治療
	肝疾患	肝硬変	基礎疾患の治療

DNA：デオキシリボ核酸（Deoxyribonucleic acid）、MCHC：平均赤血球ヘモグロビン濃度（Mean corpuscular hemoglobin concentration）＝ヘモグロビン濃度をg/dLで表したもの、MCV：平均赤血球容積（mean corpuscular volume）＝赤血球細胞1個の容積をフェムトリットル（fL）で表したもの
Wintrobe MM et al: Clinical hematology, ed 8, Philから引用

鉄、タンパク質、ある種のビタミン（B_{12}、葉酸、ピリドキシン、アスコルビン酸）、銅など重金属の不十分な摂取によって生じ、「栄養性貧血」と呼ばれている。このほかにも、出血、遺伝的異常、慢性疾患病態、薬物毒性などの病態によって生じる貧血があるが、栄養による影響の程度はさまざまである。

鉄関連の血液障害

鉄過剰から欠乏症や貧血まで鉄の状態はさまざまになり得る。アメリカ人の約6%は鉄が負のバランスにあり、約10%は正のバランスになる遺伝子を持っており、約1%は鉄過剰になっていることから、鉄状態をルーチンに測定する必要がある。鉄の正常状態からの傾きについて参考情報33-1にまとめる。鉄過剰が数年間持続すると組織や器官に進行性の損傷

を与え、正のバランスの第2期として鉄過剰症が発症する（図33-1）。

鉄の状態を示す指標にはさまざまなものがある。血清中のフェリチンは鉄とアポフェリチンとの複合体であり、鉄の主な貯蔵形態である。血清中フェリチン濃度は体内の鉄貯蔵量と均衡する。トランスフェリンの鉄を捕捉する能力あるいは鉄がトランスフェリンを飽和する能力、総鉄結合能（total iron-binding capacity [TIBC]）を測定すると、鉄の正のバランスのごく初期（第1期）を最も正確に検知することができる。反対に、血清中または血漿中フェリチン濃度を測定すると、鉄の負のバランスを早期に（第1期または第2期）最も正確に明らかにすることができるが、血清中TIBCも正確な指標となる（第8章参照）。トランスフェリン飽和度はトランスフェリンに結合している鉄量の割合であり、組織への鉄供給量の尺度となる（トランスフェリン飽和度（%）＝血清鉄／TIBC×100）。

鉄欠乏性貧血

鉄欠乏性貧血は小さな（小球性）赤血球の産生と血流中ヘモグロビン濃度の低下を特徴とする。この小球性貧血は実際に鉄欠乏症の最終段階であり、長期間の鉄喪失の最終地点を意味している。

病態生理

鉄欠乏性貧血には多くの原因が考えられる（**病態生理と治療管理のアルゴリズム「鉄欠乏性貧血」参照**）。以下に原因を挙げる。

1. サプリメントで補給せずに不適切な食事を摂取することによる二次的な栄養摂取の不足
2. 下痢、無胃酸症、あるいはセリアック病、萎縮性胃炎、胃部分切除術または胃全摘術、薬物干渉など消化管疾患に起因する吸収不足
3. 慢性の消化管障害による二次的な鉄利用不足
4. 乳幼児期、青少年期、妊娠期、授乳期に生じる血液量増大のための鉄必要量増大
5. 経血過多（女性の場合）、損傷からの出血や出血性潰瘍、出血性痔核、食道静脈瘤、限局性腸炎、潰瘍性大腸炎、寄生虫性疾患、悪性疾患などからの慢性的な失血に起因する流出増大
6. 慢性炎症などの慢性疾患によって生じる貯蔵鉄から血漿中への放出の異常や鉄利用の異常

成人男性の鉄欠乏性貧血は、ほぼ例外なく失血が原因である。女性では経血多量喪失によって鉄欠乏症が生じる可能性があり、月経が異常に重いことに気づかない場合が多い。

貧血は長期間持続する慢性鉄欠乏症の最終的な症状発現であることから、この症状が体内のさまざまな器官系の不調を反映する。不十分な筋肉機能が作業能力と運動耐容量の低下に反映される。神経系の関与が、疲労感、食欲不振、異食症、特に氷食症（氷を食べる）など、行動の変化として現れる。小児では、貧血として症状が発現する前に、認知発達の異常によって鉄欠乏症が示唆される。

成長異常、上皮障害、胃液酸度の低下も多くみられる。鉄欠乏症初期の徴候として、免疫能低下、特に細胞性免疫と好中球の貪食能の異常が考えられ、感染症の頻発をもたらす。下肢痛または下肢の不快感を伴うむずむず脚症候群（Restless legs syndrome [RLS]）が脳の鉄不足により生じる場合があり、鉄不足がドーパミンの産生と移動に変化を引き起こす。鉄欠乏症以外に、腎不全、パーキンソン病、糖尿病、関節リウマチ、妊娠もRLSを悪化させる可能性がある（National Heart, Blood and Lung Institute, 2010）。

鉄欠乏性貧血がさらに重症になるにつれて、特に舌、爪、口腔、腹部の上皮組織の構造と機能に異常が生じる。皮膚が蒼白になり、下眼瞼内側が赤ではなく薄いピンク色になる。口腔の変化として、舌乳頭の萎縮、灼熱感、発赤などが現れ、重症の場合には、舌に全く平滑で、ろう様、光沢がある様態（舌炎）がみられる。口角炎も生じ、これが嚥下障害につながりうる。胃炎が頻発し、無胃酸症に至る場合がある。指の爪が薄く平坦になり、やがて匙状爪（スプーン状の爪）が観察される（図33-2）。

未治療のまま貧血が進行すると心血管系と呼吸器系に変化が生じ、やがて心不全に至る可能性がある。貧血が治癒する前に、行動に現れる一部の症状が鉄投与から効果が得られているが、このことから症状がヘモグロビンの低値によるものではなく、鉄を含有する酵素の組織中での欠乏によるもので

参考情報 33-1
鉄の異常状態

鉄の負のバランスの第1期と第2期（すなわち貯蔵鉄消耗）：この段階では、鉄貯蔵が少ないが機能不全はみられない。鉄の負のバランスの第1期では、鉄吸収の低下により鉄貯蔵に中等度の消耗をもたらす。鉄の負のバランスの第2期は、鉄貯蔵の重度の消耗を特徴とする。鉄が負のバランスにある全例のうち、この2段階にある患者が50％を超える。この段階の患者に鉄を投与すると、機能不全または疾患を発症することがない。

鉄の負のバランスの第3期と第4期（すなわち鉄欠乏症）：鉄欠乏症は体内の鉄不足、機能不全、疾患を特徴とする。第3期では機能不全に貧血が伴わないが、第4期で貧血が生じる。

鉄の正のバランスの第1期と第2期：鉄の正のバランスの第1期では、通常機能不全がみられないまま数年間が過ぎる。鉄またはビタミンCのサプリメント投与により、機能不全または疾患への進行が助長され、鉄の除去により疾患への進行を予防することができる。

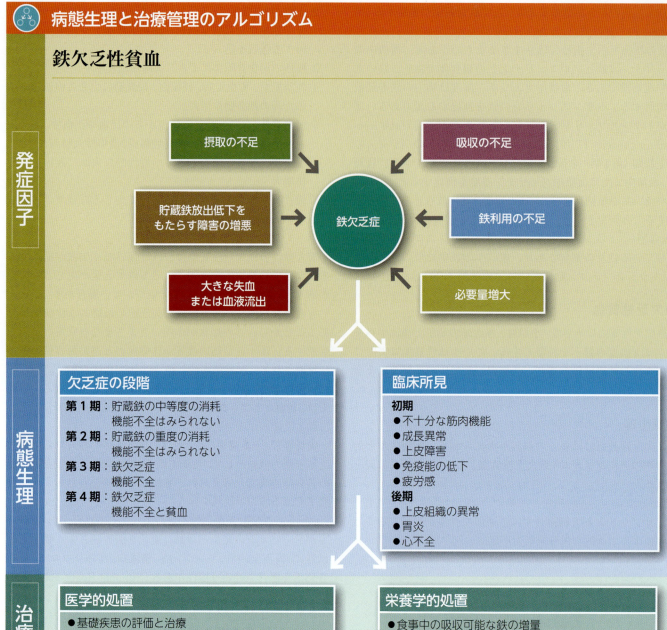

あったことが示唆される。

診断

鉄欠乏性貧血の確定診断には、複数の鉄評価が必要であり、フェリチン、鉄、トランスフェリンが最も有用である。この評価には細胞形態学的検査も入れる必要がある。鉄欠乏性貧血が疑われる症例に、診断手段としてヘモグロビン濃度を単独で使用するのは適切ではない。それは以下の理由からである。(1) ヘモグロビン濃度の影響は本疾患の後期にのみ現れること、(2) ヘモグロビン濃度によって、鉄欠乏性貧血と他の貧血とを鑑別することができないこと、(3) 健常者のヘモグロビン濃度の個人差が大きいことである。

鉄は吸収後、血漿トランスフェリン(消化管、鉄貯蔵部位、ヘモグロビン分解を由来とする鉄と結合するタンパク質β1-グロブリン)によって、骨髄(ヘモグロビン合成)、内皮細胞(貯蔵)、胎盤(胎児の必要量)へと輸送される。鉄の必要に反応して赤血球表面にトランスフェリン分子が現れる。鉄が欠乏していると、大変多くのトランスフェリン受容体が細胞表面で鉄を待っており、この一部がはがれて血清中に浮遊する。この存在量が鉄欠乏発生を早期に測る尺度になり、血清可溶性ト

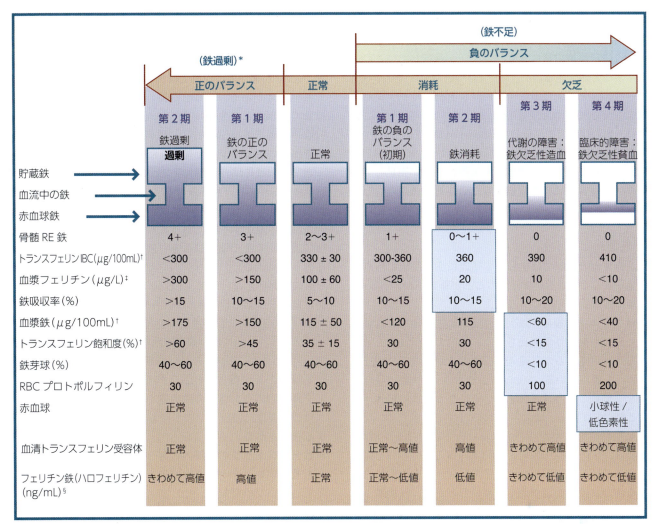

図 33-1 鉄状態の逐次段階的推移
IBC：鉄結合能（Iron-binding capacity）、RBC：赤血球（red blood cell）、RE：細網内皮細胞（reticuloendothelial cells）（版権：*Victor Herbert, 1995.*）

* ハーバード大学の Randall Lauffer とコロラド大学デンバー校の Joe McCord は、貯蔵鉄にはフリーラジカルの過剰生成を促進する可能性があることから、「あらゆる」貯蔵鉄が過剰なものであると考えている（Herbert V et al: Most free radical injury is iron related, stem Cells 12:289, 1994.）。
† トランスフェリンは急性期反応物質とは反対の変化をするため、炎症が生じるとトランスフェリン（およびそれが運搬する血漿鉄）の値が低下する。
‡ フェリチンタンパク質は急性期反応物質であるため、炎症が生じるとフェリチン濃度が上昇する。
§ フェリチン鉄は炎症の影響を受けないため、フェリチンやトランスフェリン、血漿鉄の値に信頼性がない場合でもフェリチン鉄は信頼できる。
Dallman（小児科医）による負のバランスの定義：排泄量よりも吸収量が少ない状態。
Herbert（内科医）による負のバランスの定義：吸収量が必要量よりも少ない状態。

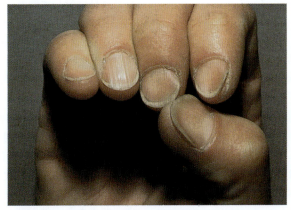

図 33-2 匙状に窪んだ指の爪（匙状爪）は成人の鉄欠乏の徴候である（写真提供：*Callen JP et al: Color atlas of dermatology, Philadelphia, 1993, Saunders.*）

ランスフェリン受容体（soluble serum transferrin receptors [STFR]）量が高いと、鉄が大きく欠乏していることが示される。表33-2に示す測定値により、鉄欠乏が進行している段階を評価することができる。

プロトポルフィリンは吸収色素の鉄含有部分で、タンパク質と結合してヘモグロビンまたはミオグロビンを形成する。亜鉛プロトポルフィリン（zinc protoporphyrin [ZnPP]）/ヘム比の測定が鉄欠乏の評価に用いられる。しかし、このZnPP/ヘム比およびヘモグロビン濃度は、実際には鉄が充足しているのに鉄欠乏性貧血に似た病態をもたらす慢性感染症などの因子の影響を受ける。

医学的処置

鉄欠乏性貧血の治療では主として基礎にある原因に焦点を絞る必要があるが、原因を特定することが難しい場合が多い。治療目標は貯蔵鉄の充足である。

●**経口サプリメント投与**　鉄欠乏性貧血の主な治療には無機鉄の第一鉄の経口投与が実施される。体内では三価鉄と二価鉄の両方が利用されるが、還元二価鉄の方が腸管内に到達しやすく吸収も優れている。30mgの用量では、第一鉄の吸収率が同量を三価鉄で投与する場合の3倍になる。鉄の錯体（アミノ酸と結合している）は錯体（キレート）を形成していない鉄よりも生体内利用率が高い。鉄キレートはフィチン酸塩、シュウ酸塩、リン酸塩、カルシウム（あらゆる鉄の吸収を阻害する）から受ける影響が少ない。鉄キレートが粘膜細胞に吸収される場合には必要量が低くてよいことから、無機鉄よりも消化管障害が生じることが少ない（Ashmead, 2001）。

鉄は空腹時に最もよく吸収されるが、本疾患存在下では、鉄が胃刺激症状を引き起こす傾向にある。消化管の副作用として、嘔気、心窩部の不快感と膨満、胸やけ、下痢、便秘などが生じる可能性がある。こうした副作用が生じる場合、空腹時ではなく食事時に鉄を服用するよう指示されるが、これは鉄の吸収率を大きく低下させる。胃刺激症状は胃内に遊離第一鉄の量が多いことによる直接的な反応である。

通常、医療提供者は鉄欠乏の治療に経口鉄剤を3ヵ月間（1日3回）処方する。無機鉄の1日の用量は、貧血の重症度と患者の忍容性に応じて、成人では50〜200mg/kg体重、小児では6mg/kg体重とすべきである。アスコルビン酸は鉄を還元状態に維持するその能力により、鉄吸収率と胃刺激症状の両方を大きく高める。

失血が存在しなければ、1日10〜20mgの鉄吸収により、赤血球産生を正常の約3倍に増大させることができ、ヘモグロビン濃度を0.2g/dL/日の速度で上昇させることができる。鉄投与後2〜3日以内に高い網状赤血球増加（幼若赤血球の数の増加）を認めるが、それより早い時期に気分と食欲に主観的改善があったことが報告される。ヘモグロビン濃度は4日目までに上昇し始める。体内の鉄貯蔵を補充するため、正常なヘモグロビン濃度に回復したのちにも、鉄剤療法を4〜5ヵ月継続する必要がある。

●**鉄デキストランの静脈内投与**　鉄サプリメント投与では貧血を是正することができない場合には、(1) 患者が処方薬を服用していない可能性、(2) 赤血球系骨髄によって血液細胞が補充されるよりも速い出血が持続している可能性、(3) 脂肪便やセリアック病、血液透析による吸収不良により、鉄サプリメントが吸収されていない可能性がある。以上の状況では、鉄デキストラン複合体の鉄剤を静脈内投与する必要がある。この経路では、鉄貯蔵の補充が経口投与よりも早いが、高価であり安全性も劣る。

医学的栄養療法

鉄サプリメントのほかに、摂取した食事性鉄の吸収可能量には注意を払う必要がある。鉄の優れた供給源とは、熱量含有量に対して鉄の量が多く、鉄の推奨量（recommended dietary allowance [RDA]）の10%以上を供給する食品である。レバー、腎臓、牛肉、ドライフルーツ、乾燥豆類、ナッツ、葉物野菜、強化した全粒のパン、マフィン、シリアル食品、栄養補助バーは、鉄含有量が最も高い食品である（付録54参照）。成人女性と青少年男女の80〜90%では、必要量を満たすには1日に鉄1.8mgを吸収する必要があると推定される。

●**食事性鉄の生体内利用率**　典型的な欧米型の食事には一般に鉄が6mg/1,000kcal含有されているため、鉄欠乏の是正または予防には、摂取した食事性鉄の総量よりも食事における鉄の生体内利用率の方が重要となる。吸収率は個人の鉄状態によって異なり、鉄貯蔵のレベルを反映する。貯蔵鉄が少ないほど、鉄の吸収率が大きい。鉄が欠乏していない場合の吸収

表 33-2　鉄欠乏の生化学的評価

測定	概要
血清中または血漿中フェリチン量	鉄の負のバランスを示す最も感度の高い指標
血清中または血漿中鉄量	
血液中の総トランスフェリン量	
血液中トランスフェリン飽和度	これは組織への鉄供給量の尺度となる。血清鉄値をTIBCで除することにより計算する。16%未満であれば、赤血球造血には不十分であると考えられる
鉄分子によるフェリチン飽和度	
STFR量	STFRは早期に鉄欠乏を示す尺度になる

STFR：血清可溶性トランスフェリン受容体（Soluble serum transferrin receptor）、TIBC：総鉄結合能（total iron-binding capacity）

率は食事性鉄の約5〜10％であるが、鉄欠乏性貧血患者では約20〜30％である。

● **鉄の形態**　ヘム鉄（吸収可能な鉄の約15％）は肉類、魚、鶏肉中の有機鉄であり、ミートファクター（meat-fish-poultry [MFP]factor）として知られるものである。非ヘム鉄よりもはるかに吸収が優れている。非ヘム鉄は卵、穀類、野菜や果物のほかにもMFP中に含有されていることがあるが、非ヘム鉄にはヘム分子が全くない。非ヘム鉄の吸収率には3〜8％の幅があり、食事中の増強因子、具体的にはアスコルビン酸と肉、魚、鶏肉の存在によって異なる。アスコルビン酸は強力な還元剤であるだけでなく、鉄と結合して吸収されやすい複合体を形成する。ミートファクターが他の食品中非ヘム鉄の吸収を可能にする機序は不明である。

● **吸収阻害因子**　鉄とキレート結合する因子により鉄吸収がさまざまな程度で阻害されることがあり、炭酸塩、シュウ酸塩、リン酸塩、フィチン酸塩（膨張剤非使用のパン、未精製穀物、大豆）などがその一例である。植物繊維中の因子が非ヘム鉄の吸収を阻害する可能性がある。紅茶やコーヒーを食事と一緒に飲むと、タンニンと不溶性鉄化合物を形成することにより鉄吸収が50％低下する可能性がある。卵黄中の鉄はホスビチンが存在するために吸収が不良である。

鉄過剰

過剰な鉄は肝臓、脾臓、骨髄のマクロファージの中に、フェリチンおよびヘモジデリンとして貯蔵される。鉄を排泄する体内の能力には限界がある。鉄は消化管、尿管、皮膚を経由して1日に約1mgが排泄される。正常な鉄バランスを維持するためには、ヘム鉄と非ヘム鉄を食事から吸収することにより、1日の不可避的喪失を補充する必要がある。鉄過剰である場合には、鉄の吸収と貯蔵の増大を部分的に相殺するために特に糞便中への鉄排泄量が多くなる。

通常、鉄の過剰摂取は、環境の供給源を原材料とする食事に偶発的に鉄が含有されていることから生じる。発展途上国では、鋳鉄の調理器具によって調理された食事、または鉄を含有する土壌から混入している食品が原因で鉄過剰となる場合がある。先進諸国では、鉄強化食品またはマルチビタミン・ミネラル・サプリメントの過剰摂取から生じることが多い。

鉄の過剰または毒性を伴うまれな疾患として、サラセミア、鉄芽球性貧血、慢性溶血性貧血、無効造血、輸血による鉄過剰（多量輸血による）、晩発性皮膚ポルフィリン症、再生不良性貧血、アルコール性肝硬変などがある。再生不良性貧血とは血液中のあらゆる血球の欠乏を伴う正色素性正球性貧血であり、有毒化学物質、電離放射線、薬剤への曝露によって生じる可能性があるが、原因不明であることが多い。

脳内の鉄は加齢とともに増大し、男性の方が多く、アルツハイマー病やパーキンソン病など神経変性疾患で異常な上昇が認められる（Bartzokis et al., 2010）。いくつかの遺伝子変異株が鉄代謝に影響を与え、この病態の早期発症の一因になっている。

ヘモクロマトーシス

ヘモクロマトーシスとは鉄過剰の最も多い病態であり、肝臓、膵臓、心臓などの臓器に進行性の損傷を引き起こす。本疾患患者は、血液から吸収する鉄量がヘモクロマトーシスではない人の3倍になる。本疾患は*HFE*遺伝子と関連があり、診断が不十分であることが多い。二つの変異遺伝子（ホモ接合体）を持っていると、頻回に瀉血を実施しなければ鉄過剰による死亡を免れない。瀉血をしないと、過剰な鉄吸収が弱まらずに持続する。

アジア系および太平洋諸島系ではあらゆる人種や民族の中で血中鉄濃度が最も高いが、典型的なヘモクロマトーシス患者に認められる遺伝子変異の有病率は最も低い（Adams et al., 2005）。ヘモクロマトーシスおよび鉄過剰症スクリーニング研究（Hemochromatosis and Iron Overload Screening Study）により、鉄の遺伝にかかわる（*HFE*）遺伝子のC282Yに変異がある有病率は、非ヒスパニック系白人が最も高く、ネイティブアメリカン、ヒスパニック系、黒人、太平洋諸島系、アジア系がこれに続くことが報告されている。

女性では、閉経までは月経によって関連する臓器損傷が緩慢になる（Adams et al., 2005）。男性は月経、妊娠、授乳など鉄を喪失する生理的機構がないため、特にヘモクロマトーシスに罹患しやすい。

病態生理

ヘプシジンは肝臓で合成されるペプチドで、主に全身の鉄のホメオスタシスを調節する機能を果たしている。鉄輸送組織から血漿への鉄運搬を調節している。最もよく知られる遺伝性ヘモクロマトーシスの基礎にあるのがヘプシジンの欠乏である（Nemeth and Ganz, 2006）。ヘプシジンは、鉄を運搬している細胞中で鉄と未結合状態にある担体、鉄輸送タンパク質に結合してこの分解を誘発することにより、鉄の細胞外への流出を阻害する。ヘプシジンは腸管での鉄吸収、マクロファージを介する鉄再利用、肝臓の貯蔵鉄からの鉄動員を阻害することにより、血漿中鉄濃度と組織中の鉄分布を制御している。

ヘプシジンの合成は鉄過剰により亢進し、貧血および低酸素症の存在により減少する。炎症、マクロファージの鉄捕捉、血漿中鉄濃度低下、慢性疾患の貧血を特徴とする鉄制限赤血球生成が生じている間にも、ヘプシジンの合成は大きく上昇する。ヘモクロマトーシスをもたらす*HFE*遺伝子変異には胃内のガストリン濃度上昇も伴い、これによって胃酸濃度が上昇し、鉄吸収が亢進するという科学的証拠がある（Smith et al., 2006）。

ヘモクロマトーシスでは、鉄吸収が亢進し、その結果次第に鉄の蓄積が進行する。罹患者のほとんどは罹患していることに気づかない。初期の段階では、鉄過剰によって疲労感や筋

力低下など鉄欠乏と同じような症状が生じる可能性があり、後期になると慢性の腹痛、関節痛、勃起不全、月経不順が生じることがある。

進行性の鉄の正のバランスにより、肝腫大、皮膚色素沈着、関節炎、心疾患、性腺機能低下症、糖尿病、がんなどさまざまな深刻な問題が生じうる。鉄濃度が異常に高いと結腸癌を発症する可能性が高くなる。鉄は腫瘍細胞の成長と増殖に利用されうる酸化促進物質である。鉄過剰の酸化作用のために、加齢性黄斑変性およびアルツハイマー病のリスクも高いと思われる (Connor and Lee, 2006; Dunaief, 2006)。

検査

鉄過剰が疑われる場合には、血清フェリチン濃度（貯蔵鉄）、血清鉄濃度、総鉄結合能 (TIBC)、トランスフェリン飽和度（[血清鉄／TIBC]×100）などの検診を実施する必要がある。トランスフェリン飽和度が女性では50を超え、男性では60を超え、さらに血清鉄濃度が180mg/dLを超える場合には、鉄過剰が存在する。ヘモクロマトーシスの早期検出には、血液または頬の細胞検体を用いてデオキシリボ核酸 (Deoxyribonucleic acid [DNA]) 検査を実施することもできる。鉄過剰の診断には、肝臓の組織検査が至適基準である。

医学的処置

鉄過剰患者には、骨髄への損傷、炎症性疾患、がん、内出血、慢性感染症により、同時に貧血が生じる可能性がある。原因がわかるまでは鉄サプリメントを服用してはならない。

相当の鉄過剰に陥っている場合には、過剰な鉄を残らず除去するために週に1回の瀉血を2～3年間継続する必要がある。鉄過剰の治療には、腎臓によって排泄されるキレート剤デフェロキサミン-Bの静脈内投与またはエチレンジアミン四酢酸 (ethylenediaminetetraacetic acid [EDTA])（エデト酸）カルシウム2ナトリウムの投与により、鉄を除去する方法もある。肝硬変を発症する前に瀉血療法によって体内の過剰な鉄が除去されれば、死に至るのを免れることができる。ヘモクロマトーシスの診断を受けた患者があらゆる血縁者に情報を伝えれば、血縁者の評価が可能になる。

医学的栄養療法

鉄過剰の患者は、植物性食品由来の非ヘム鉄よりも肉、魚、鶏肉由来のヘム鉄の摂取を少なくする必要がある。アルコールとビタミンCサプリメントは鉄吸収を増進させるため、鉄過剰患者はこれも避けるべきである。また、ビタミンCサプリメントによって鉄が体内の貯蔵を超えて過剰になり、有害なフリーラジカルの放出を招く可能性がある。

本疾患患者は高量の鉄で強化された食品（多くの朝食用シリアル食品、強化「エナジーバー」すなわちスポーツバー、ビタミンやミネラルで強化された多くの食事代替飲料またはシェイク）を避ける必要がある。また、鉄サプリメントまたは鉄を含有するマルチビタミン・ミネラル・サプリメントも避けるべきである。食事による鉄の必要量を超えてはならず、患者によっては鉄摂取量を基準量より少なくする必要のある人もいる。鉄の食事摂取基準 (dietary reference intakes [DRI]) を本書前表紙内側の表にまとめている。妊娠可能年齢の女性のRDAは18mg、妊娠女性は27mg、成人男性と51歳以上の女性は8mgである。

巨赤芽球性貧血

巨赤芽球性貧血はDNA合成の障害を反映しており、血液中および骨髄中の赤血球、白血球、血小板、さらに以上の前駆体に形態学的変化と機能的変化が生じる。本疾患は骨髄中に大きく未熟かつ異常な赤血球前駆体が存在することを特徴とし、症例の95%は葉酸またはビタミンB₁₂の欠乏症を原因としている。メチオニン合成酵素およびメチオニン合成酵素還元酵素の遺伝子変異によって、コバラミン代謝に二つの障害が生じ、両者は巨赤芽球性貧血と神経症状として発現する。

核タンパク質合成には葉酸もビタミンB₁₂も不可欠である。血液学的変化も同じであるが、葉酸欠乏症が最初に現れる。葉酸塩が不足している食事を摂取していると、体内の正常な葉酸貯蔵は2～4ヵ月以内に欠乏する。これに対して、ビタミンB₁₂が不足している食事を続けていても、備蓄を消耗するまでに数年かかる。ビタミンB₁₂欠乏症患者が葉酸サプリメントを服用すると、B₁₂欠乏症を覆い隠してしまう可能性がある（図33-3）。貧血が是正してもビタミンB₁₂欠乏症が発見されないままになり、このためにビタミンB₁₂サプリメントを投与しないと是正できない回復不可能な神経精神性の損傷が生じる可能性がある（第3章および第8章参照）。

葉酸欠乏性貧血

発症因子

葉酸欠乏性貧血は熱帯性スプルーと関係があり、妊婦が影響を受ける可能性がある。また、葉酸欠乏症の母親から生まれる乳児にも生じる。妊娠初期の葉酸欠乏症により乳児に神経管欠損症が生じることもある（第16章参照）。長期にわたる不適切な食事、葉酸の吸収および利用率の不良、成長による必要量の増大が、最も多い原因と考えられている。このほかにも、グルテン過敏性腸疾患（小児および成人のセリアック病）、突発性脂肪便症、非熱帯性スプルー、薬剤（抗けいれん薬、バルビツール酸系薬剤、サイクロセリン、エタノール、スルファサラジン、コレスチラミン、メトホルミン）、アミノ酸（グリシンおよびメチオニン）の過剰摂取などの原因がある。

アルコールは葉酸塩の腸肝循環を阻害することから、アルコール依存症患者はほとんどが葉酸の負のバランスまたは葉酸欠乏症の状態にある。一般に、アルコール依存症患者は葉酸欠乏症の6つの原因、葉酸の摂取、吸収、利用率の不足と排泄、必要、破壊の亢進が同時に生じている唯一の集団である。参考情報33-2では葉酸欠乏の原因をまとめている。

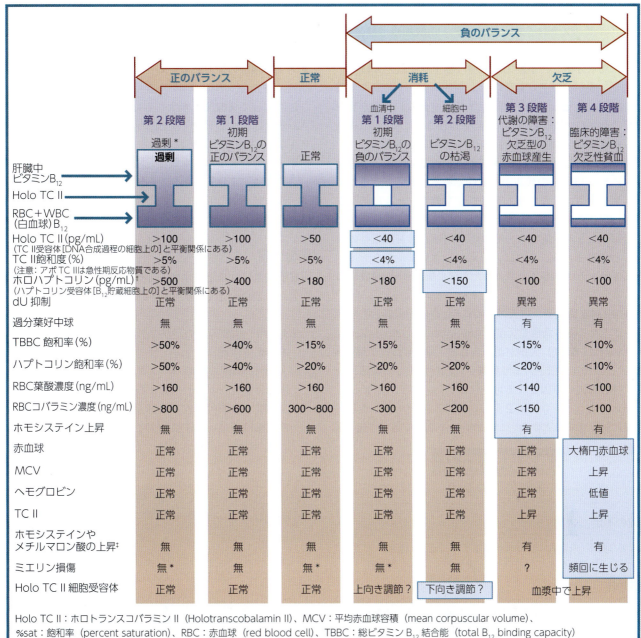

図33-3 ビタミンB_{12}状態の逐次段階的推移

出典：Herbert V: Staging vitamin B_{12}. In Ziegler EE, Filer LJ, editors: Present knowledge in nutrition, ed 7, Washington, DC, 1996, International Life Sciences Institute Press.

葉酸塩吸収は小腸で生じる。小腸の刷子縁にある酵素、コンジュガーゼ（プテロイルポリグルタミン酸加水分解酵素、葉酸コンジュガーゼなど）がポリグルタミン酸をモノグルタミン酸に加水分解し、小腸上皮細胞（腸上皮細胞）ではモノグルタミン酸がジヒドロ葉酸塩へ、さらにテトラヒドロ葉酸(tetrahydrofolic acid [THFA])へと還元される。テトラヒドロ葉酸はタンパク質と結合し、メチルTHFAとして、腸上皮細胞から血液循環へ、さらに体内の細胞へと輸送される。

ビタミンB_{12}欠乏状態では、循環および貯蔵している主な葉酸、5-メチルTHFAの代謝が不活性である。賦活させるためには5-メチル基が除去され、THFAが葉酸塩プールに再び戻される。THFAは、哺乳類の生化学反応において1炭素原子の主な受容体として機能する。その後、THFAは補酵素型の葉酸塩へと変換される。これは、デオキシウリジル酸をチミジル酸に変換するのに必要とされ、チミジル酸はDNA合成に必要なものである。

●**MTHFR対立遺伝子** 白人の10%には、遺伝子変異としてメチレンテトラヒドロ葉酸還元酵素(methylenetetrahydrofolate reductase [MTHFR])欠損が認められる（第5章および第8章参照）。この対立遺伝子により妊娠中に問題が生じ、流産、無脳症、神経障害の原因となる可能性がある。MTHFRは5,10-メチレンテトラヒドロ葉酸を不可逆性に5-メチルテトラヒドロ葉酸に還元することから、この欠損症によって発育遅延、運動と歩行の機能不全、けいれん、神経障害、ホモシステインの著しい高濃度、血液凝固異常などの病態が生じる可能性がある。

●**メチル葉酸の取り込み** ビタミンB_{12}が欠乏すると、代謝には役に立たない5-メチルTHFAの形態で葉酸塩を取り込むことによって葉酸欠乏が生じる可能性がある（図33-4）。5-メチル基を除去するビタミンB_{12}の不在は、代謝的に不活性なメチルTHFAが取り込まれることを意味する。このために1炭素原子を含むメチル基を放出してTHFAにすることができない。THFAは1分子から1炭素原子を取り込み、これを他の分子へ渡す基本的な1炭素担体である。こうして、活性のある葉酸も欠乏することになる。

病態生理

葉酸欠乏には以下に示す4段階があり、消耗の2段階に続いて欠乏の2段階が生じる（図33-5）。

第1段階：葉酸の負のバランス初期（血清中葉酸が3ng/mL未満まで消耗）。
第2段階：葉酸の負のバランス（細胞中の消耗）。赤血球葉酸濃度が160ng/mL未満まで低下する。
第3段階：葉酸欠乏性赤血球産生を伴う葉酸代謝障害。この段階はDNA合成速度の低下を特徴とし、これがデオキ

参考情報 33-2
葉酸欠乏の原因

摂取の不足
不適切な食事（果物および野菜の不足または過度の加熱）、ビタミンB_{12}またはビタミンCの欠乏、慢性アルコール依存症

吸収の不足
グルテン過敏性腸疾患であるセリアック病、熱帯性スプルー、薬剤相互作用、先天性異常

利用の不足
葉酸拮抗物質、抗けいれん薬、酵素欠乏、ビタミンB_{12}とビタミンCの同時欠乏、慢性アルコール依存症、グリシンおよびメチオニンの過剰

必要量増加
組織要求量の特別な増加、乳幼児期、造血亢進、代謝活性亢進、レッシュ・ナイハン症候群、薬剤

排泄亢進
ビタミンB_{12}欠乏、肝疾患、腎臓透析、慢性剥脱性皮膚炎

崩壊亢進
食事性の酸化物質

出典：Herbert V, Das KC: Folic acid and vitamin B_{12}. In Shils ME et al., editors: Modern nutrition in health and disease, ed 8, vol 1, Philadelphia, 1994, Lea & Febiger.

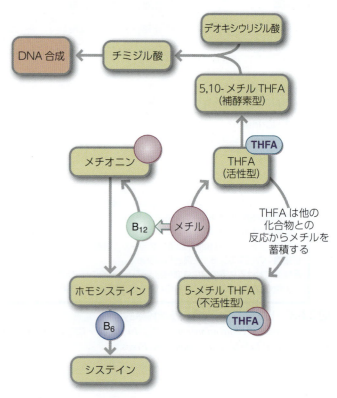

図33-4 メチル葉酸の取り込み。ビタミンB_{12}が欠乏すると、ビタミンB_{12}依存性経路によりメチル基を供与してTHFAに変換することができずに、葉酸塩が5-メチルテトラヒドロ葉酸(5-メチルTHFA)の形態で捕捉されるため、葉酸欠乏症に至る可能性がある。DNA：デオキシリボ核酸(Deoxyribonucleic acid)

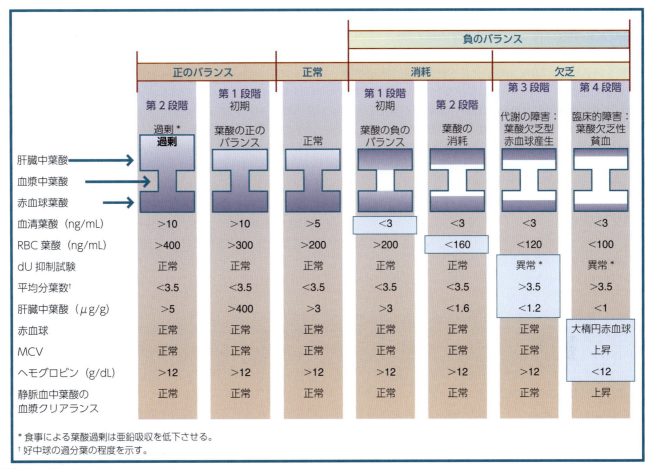

図33-5 葉酸状態の逐次段階的推移
dU：デオキシウリジン(Deoxyuridine)、MCV：平均赤血球容積(mean corpuscular volume)、RBC：赤血球(red blood cell)
出典：Herbert V: Folic acid. In Shils ME, Olson JA, Shike M, editors: Modern nutrition in health and disease, ed 9, Philadelphia 1998, Lea & Febiger.

シウリジン（deoxyuridine [dU]）抑制試験での異常所見（葉酸投与によりin vitroで是正可能)、顆粒球の核の過分葉、大楕円赤血球として現れる。

第4段階：平均赤血球容積（MCV)の上昇と貧血を伴う臨床的葉酸欠乏性貧血。

葉酸はDNA形成のチミジル酸合成において相互作用的役割を果たしているため、ビタミンB_{12}と葉酸のいずれかが欠乏しても巨赤芽球性貧血を引き起こす。この欠乏状態では、未成熟な核が正しく成熟せず、巨大で（大球性の）未成熟な（巨赤芽球性の）赤血球になる。葉酸欠乏に多い臨床徴候として、疲労感、呼吸困難、舌痛、下痢、過敏性、健忘、食欲不振、舌炎、体重減少などが生じる。

検査

体内の葉酸貯蔵が正常であっても葉酸が不足している食事を摂取していると、2〜4ヵ月以内に消耗し、赤血球数、白血球数、血小板数の減少を伴う大球性の巨赤芽球性貧血が生じる。葉酸欠乏性貧血はきわめて低い血清葉酸（＜3ng/mL）および赤血球葉酸濃度140〜160ng/mL未満として発現する。採血時に血清葉酸濃度が低くても負のバランスであることが診断されるにすぎず、赤血球葉酸（red cell folate [RCF]）濃度であれば実際の体内葉酸貯蔵量を測定することができ、このため葉酸の栄養状態を判定するにはこれが優れた測定法となる。葉酸欠乏とビタミンB_{12}欠乏とを鑑別するには、放射測定法を用いて血清葉酸、RCF、血清ビタミンB_{12}、トランスコバラミンII（transcobalamin II [TCII]）結合ビタミンB_{12}の濃度を同時に測定することができる。また、葉酸欠乏症の診断に利用可能なものとして、尿中ホルムイミノグルタミン酸濃度の高値、骨髄細胞中または末梢血リンパ球のdU抑制試験もある（第8章参照）。

医学的処置

治療を開始する前には、巨赤芽球症の原因を正確に診断することが重要である。葉酸を投与すれば、葉酸欠乏とビタミンB_{12}欠乏のいずれが原因であっても巨赤芽球症を是正することができるが、これではビタミンB_{12}欠乏症による神経への損傷を検出することができず、神経損傷が回復不能な状態に

まで進行する可能性がある。

葉酸1日1mgの経口投与を2～3週間継続すれば、葉酸貯蔵を補充することができる。補充された貯蔵量を維持するには、葉酸を最低限でも50～100μg/日を経口摂取する必要がある。葉酸欠乏症に、アルコール依存症など造血の抑制、葉酸必要量の増加、葉酸吸収の低下をもたらす病態が合併している場合には、500～1000μg/日の投与を継続する必要がある。24～48時間以内には注意力、協調性、食欲の増進として、症状の改善が現れるが、血液学的検査値は徐々に回復し約1ヵ月かけて正常に戻る。

医学的栄養療法

葉酸欠乏性貧血が是正されたら、少なくとも1日に1回は新鮮な非加熱の果物や野菜を食べ、フルーツジュースを1杯飲むよう指導すべきである。オレンジジュース1杯により葉酸約135μgを供給することができる（食品群については付録46を参照）。葉酸は熱で破壊されやすいため、新鮮な非加熱の果物と野菜が優れた葉酸供給源となる。1998年、米国食品医薬品局（Food and Drug Administration）は穀類を葉酸で強化することを義務付けた。葉酸のDRIは推奨量（RDA）であり、本書では表表紙内側の表にこれをまとめている。成人のRDAは400μg/日である。アメリカ人のための食生活指針（Dietary Guidelines for Americans）では、妊娠可能年齢の女性で妊娠している可能性があるか、妊娠第1期の女性には、葉酸を含有する多様な食品のほかに、強化食品およびサプリメント由来の合成葉酸（600μg/日）も十分に摂取することを推奨している。

ビタミンB_{12}欠乏症と悪性貧血

内因子（Intrinsic factor [IF]）は、食事性ビタミンB_{12}の吸収に必要な胃液中の糖タンパク質である。外来栄養のビタミンB_{12}の吸収には、胃粘膜の壁細胞から分泌される内因子が必要である。摂取したビタミンB_{12}は胃酸と胃腸内の酵素によってタンパク質から遊離される。遊離ビタミンB_{12}は唾液Rタンパクと結合する。健康な胃内のpHと同じ酸性pH（2.3）では、RタンパクのビタミンB_{12}との親和性が内因子よりも高い。

膵臓からトリプシンが近位小腸へ放出されることによりRタンパクが分解され、Rタンパクとの複合体からビタミンB_{12}が放出される。アルカリ性pH（6.8）の小腸内では、内因子がビタミンB_{12}と結合する。こうして、ビタミンB_{12}-内因子複合体が回腸へと運ばれる。pHが6を超えイオン化カルシウム（Ca^{2+}）存在下の回腸では、この複合体が回腸細胞の刷子縁表面にあるビタミンB_{12}-内因子受容体と結合する。受容体に結合するとビタミンB_{12}が放出され、血液中の主要なビタミンB_{12}輸送タンパク質β-globulin（トランスコバラミンII）と結合してホロトランスコバラミンII（holotranscobalamin II [ホロTCII]）が形成される。ホロTCIIは内因子との複合体と同じく、結合体を成してビタミンB_{12}を運搬する役割を果たしている。こうしてTCII-ビタミンB_{12}複合体は門脈血に入る。

このほかにも、血液中で結合するタンパク質には、「トランスコバラミンI」（transcobalamin I [TCI]）と「トランスコバラミンIII」（transcobalamin III [TCIII]）としても知られるハプトコリンがある。ハプトコリンは比較的大きく高分子質量の糖タンパク質αグロブリンであり、血液中のRタンパク成分である。Rタンパクは内因子とは異なり、ビタミンB_{12}そのものだけでなく、生物学的に不活性な多くの類縁体とも結合することができる。ヒトの血清中ビタミンB_{12}の約75%はハプトコリンに結合しており、約25%はTCIIに結合しているが、ビタミンB_{12}を必要としているあらゆる細胞への運搬にはTCIIだけが重要である。血流を通って輸送したのち、TCIIは細胞表面の受容体によって認識される。ハプトコリンに異常があってもビタミンB_{12}欠乏症の症状はみられないが、TCIIが欠乏すると急激に巨赤芽球性貧血を発症する。ビタミンB_{12}は尿中に排泄される。

病態生理

悪性貧血は、ビタミンB_{12}欠乏により生じる巨赤芽球性の大球性貧血であり、内因子の欠乏に最も多い。厳格なベジタリアンでは、ビタミンB_{12}を合成できる微生物が混入した植物に微量が含有されている場合を除き、食事にビタミンB_{12}が含有されておらず、まれにビタミンB_{12}欠乏性貧血が生じる。このほかの原因としては、唾液または胃液中の内因子への抗体や、セリアック病、突発性脂肪便症、熱帯性スプルー、小腸のがんなど回腸に及ぶ小腸の障害、薬剤（パラアミノサリチル酸、コルヒチン、ネオマイシン、メトホルミン、抗レトロウイルス薬）、アルコールまたはカルシウムキレート剤の長期摂取などがある（表33-3）。

欠乏症の段階

腸肝循環（ビタミンB_{12}および類縁体の胆汁中への排泄と回腸でのビタミンB_{12}再吸収）が正常であれば、ビタミンB_{12}サプリメントを服用していない厳格なベジタリアンが、ビタミンB_{12}欠乏症を発症するまでには何十年もかかる。血清中のビタミンB_{12}、ホモシステイン、メチルマロン酸の濃度は、ビタミンB_{12}反応性の神経障害を予測できるほど有効ではないが、原因不明の白質脳症では欠乏が長期間持続しても回復可能であるため、積極的な治療を実施すべきである（Graber et al., 2010）。

第1段階：ビタミンB_{12}摂取量が低いか、あるいは主要輸送タンパク質TCIIが消耗して吸収不良が生じると、ビタミンB_{12}の負のバランス初期が始まる。TCIIの低値（<40pg/mL）がビタミンB_{12}欠乏症の最も初期の検出可能な徴候と思われる（Serefhanoglu et al., 2008）。これはビタミンB_{12}欠乏症の前段階である。

第2段階：ビタミンB_{12}の消耗により、TCIIと結合したビタミンB_{12}の濃度低下と、貯蔵タンパク質であるハプトコ

表 33-3
ビタミンB₁₂欠乏症の原因

摂取不足	完全菜食による栄養の乏しい食事やサプリメントの非摂取、慢性アルコール依存症、貧困
吸収不足	胃の障害、小腸の障害、吸収部位の競合、膵臓疾患、HIVまたはAIDS
利用の不足	ビタミンB₁₂の拮抗物質、先天性または後天性の酵素欠乏症、結合タンパク質の異常
必要量の増加	甲状腺機能亢進症、造血亢進
排泄量の増加	ビタミンB₁₂結合タンパク質の不足、肝疾患、腎疾患
崩壊亢進	薬理量のアスコルビン酸など抗酸化物質

AIDS：後天性免疫不全症候群(Acquired immune deficiency syndrome)、HIV：ヒト免疫不全ウイルス(human immunodeficiency virus)

リンと結合したビタミンB₁₂の漸減（ホロハプトコリン<150pg/mL）が認められる。

第3段階：代謝障害とビタミンB₁₂欠乏型赤血球産生として、異常なデオキシウリジン(dU)抑制、過分葉、総鉄結合能(TIBC)およびホロハプトコリン飽和率の低下、赤血球葉酸(RCF)濃度の低値(<140ng/mL)、わずかな神経精神病学的障害（短期記憶や近時記憶の障害）が生じる。

第4段階：ビタミンB₁₂欠乏性貧血など臨床的障害が生じる。第3段階のいずれのパラメーター以外にも、大楕円赤血球、平均赤血球容積(MCV)上昇、TCII濃度上昇、ホモシステイン（第34章参照）およびメチルマロン酸の濃度上昇、ミエリン損傷が認められる。白質脳症および自律神経機能異常には、きわめて低い血清ビタミンB₁₂濃度(<200pg/mL)が伴う。精神医学的変化、神経障害、認知症も生じることがある(Graber et al., 2010)。

臨床所見

悪性貧血は血液だけでなく消化管や末梢神経系、中枢神経系にも及ぶ。このことによって悪性貧血と葉酸欠乏性貧血とを鑑別することができる。神経の髄鞘形成不足によって生じる明らかな症状として、異常感覚（特に手足のしびれや刺痛）、振動感覚や位置感覚の減退、筋肉の協調運動の不良、記憶の低下、幻覚などがある。ビタミンB₁₂の欠乏が長期間持続すると、ビタミンB₁₂投与を開始しても神経系の損傷が回復不能となる可能性がある。

ヘリコバクター・ピロリ菌(*Helicobacter pylori*)は消化性潰瘍性疾患と慢性胃炎を引き起こす。両疾患とも、低塩酸、胃上皮細胞による内因子分泌低下、ビタミンB₁₂吸収不良、悪性貧血を伴う。自己免疫性胃炎と悪性貧血との間には相関もある。悪性貧血の90％を超える患者には壁細胞抗体(parietal cell antibodies [PCA])があり、50～70％に内因子抗体の上昇がみられる。ピロリ菌感染患者の血清中ビタミンB₁₂濃度は非感染患者よりも有意に低い(Sarari et al., 2008)。

ピロリ菌感染と自己免疫性の萎縮性胃炎に関する研究では、胃粘膜萎縮の血清マーカー（ペプシノゲンI、ペプシノゲンI/II、ガストリン）と自己抗体の血清マーカーが検討された。血清自己抗体マーカー（内因子抗体およびPCA）陽性は、ピロリ菌が自己免疫性胃炎および悪性貧血の一因になっていることを示唆している(Veijola et al., 2010)。

ビタミンB₁₂欠乏症は男女ともに骨粗しょう症の重要かつ改善可能な危険因子となっている。ビタミンB₁₂濃度が148pg/mL未満の成人では平均骨密度が低く、骨粗しょう症のリスクが高い(Tucker and Mayer, 2005)。

ビタミンB₁₂状態の低下とホモシステイン濃度上昇が多くみられる。この異常は完全菜食を実施している人に問題を引き起こしている(Elmadfa and Singer, 2009)。ビタミンB₁₂-葉酸-ホモシステイン相互作用により、心疾患が悪化し、妊娠の有害な結果をもたらす可能性がある(Moreiras et al., 2009)。

診断

ビタミンB₁₂を摂取しないと、数年後にはビタミンB₁₂の貯蔵が消耗する。ホロTCIIの低値(<40pg/mL)はB₁₂欠乏症の初期徴候である。放射測定法では同一の生物溶媒中の複数の成分を測定することができる。Becton-Dickinson社製SimulTRAC Radioassay Kitでは、1本の試験管内の血清ビタミンB₁₂濃度と血清葉酸濃度を同時に測定することができる。

このほか、ビタミンB₁₂欠乏症の診断と原因の特定に有用と思われる臨床検査として、不飽和B₁₂結合能測定、内因子抗体(IF antibody [IFAB])、シリング試験、dU抑制試験、血清ホモシステインおよびメチオニンの濃度を定量する試験がある（第8章参照）。IFABおよび尿中排泄のシリング試験では、欠乏症が内因子の欠乏によるものかどうかを判定することができる。IFAB検定は患者の血清検査で行うことができるが、シリング試験では初回に放射線標識したビタミンB₁₂を投与し、次回に内因子との結合体を投与する必要がある。

シリング試験の2つのステップが完了したのち、尿中のビタミンB₁₂分析が実施される。悪性貧血ではビタミンB₁₂がほとんど吸収されないため、第1段階の検査ではビタミンB₁₂の排泄量がごくわずかである。しかし第2段階の検査では、内因子を結合させることによりビタミンB₁₂が多く吸収されるため、尿中排泄量がほぼ正常になる。内因子投与によってビタミンB₁₂の尿中排泄量に依然として改善がみられない場合には、この低値によりビタミンB₁₂欠乏症が吸収不良症候群による二次性のものであることが示される。

医学的処置

治療には、通常ビタミンB_{12} 100μg以上の筋肉内注射または皮下注射を週1回実施する。初めて効果が認められたら、月1回100μgの注射で鎮静がいつまでも持続するようになるまで、投与の頻度を減らしていく。ビタミンB_{12}の約1％は拡散によって吸収されるため、きわめて多量（1000μg/日）であればビタミンB_{12}の経口投与も内因子不在下で有効である。感染症、肝疾患、尿毒症、昏睡、重度の見当識障害、著しい神経の損傷など、消耗性の疾患がビタミンB_{12}欠乏症に合併している場合、初回の投与量を増量する必要がある。食欲、注意力、協調性の改善によって治療の効果が示され、これに続いて血液学的所見が改善し、注射後数時間以内に顕著な網状赤血球増加が認められるようになる。

医学的栄養療法

肝機能と血液再生のためには、高タンパク質食（1.5g/kg体重）が望ましい。葉物野菜には鉄も葉酸も含有されているため、食事にはこの食品を多く取り入れるべきである。肉類（特に牛肉および豚肉）、卵、牛乳、乳製品は、特にビタミンB_{12}が豊富である（付録46参照）。

糖尿病の治療のためにメトホルミンを処方されている患者の10〜30％は、ビタミンB_{12}の吸収率が低い。メトホルミンは回腸の細胞表面受容体での吸収性を低下させ、カルシウム依存性の細胞膜とビタミンB_{12}-内因子複合体に有害な影響を及ぼす。カルシウムを多く摂取するとビタミンB_{12}吸収不良を回復させることができる（第9章参照）。

アメリカ人のための食生活指針では、50歳を超える人々が萎縮性胃炎の影響を克服するためには、結晶の形態で（強化シリアル食品またはサプリメントで）ビタミンB_{12}を摂取することが推奨されている。ビタミンB_{12}のDRIは推奨量（RDA）であり、これを本書の表表紙内側の表にまとめた。成人男女のRDAは2.4μg/日である。

その他の栄養性貧血

タンパク質-エネルギー栄養失調による貧血

ヘモグロビンと赤血球の正しい生成には、タンパク質が不可欠である。タンパク質-エネルギー栄養失調（protein-energy malnutrition [PEM]）では細胞質量が減少し、このために酸素必要量も低下することから、組織に酸素を送り込むのに必要とされる赤血球数が減少する。この赤血球数の減少にはヘモグロビン濃度低下が伴い（低色素性正球性貧血）、これが鉄欠乏性貧血にも似ているといえるが、血液量は同じであるため、実際には有害な貧血ではなく生理的なものである。急性のPEMでは、赤血球数の減少よりも活性のある組織量の喪失の方が大きく、多血症に至る可能性がある。身体はこの赤血球産生に反応するが、タンパク質やアミノ酸の欠乏ではなく、赤血球の供給過剰を反映する。正常な赤血球崩壊により放出される鉄は赤血球産生に再利用されずに貯蔵されるため、貯蔵鉄は十分であることが多い。回復によって赤血球容積が急激に拡大すると、鉄欠乏性貧血が再発する可能性がある。

PEMの貧血は鉄をはじめとする栄養素欠乏を合併する場合や、関連感染症や寄生虫感染、吸収不良を合併する場合がある。食事のタンパク質が不足していると、通常鉄や葉酸、さらにやや頻度は低いもののビタミンB_{12}も不足する。カウンセリングを行う栄養士は、以上の栄養素について最近の摂取状況や通常の食事からの摂取状況を評価するうえで重要な役割を果たす。

銅欠乏性貧血

ヘモグロビンを適切に形成するには、銅など重金属が不可欠である。鉄を貯蔵部位から血漿中へ正常に動員するためには、銅含有タンパク質であるセルロプラスミンが必要である。銅の欠乏状態では、鉄を放出することができず、このため正常な鉄貯蔵の存在下でも、血清鉄およびヘモグロビン濃度の低値をもたらす。銅欠乏症のその他の転帰からは、成長している赤血球の鉄利用と赤血球細胞膜の最適な機能に銅タンパク質が必要であることが示唆されている（第3章参照）。正常なヘモグロビン合成に必要な銅量はごくわずかであり、通常は適切な食事によって十分に供給されるが、牛乳または銅の不足している乳児用調製乳を授乳している乳児では、銅欠乏症が生じる可能性がある。吸収不良症候群の小児または成人や、銅が供給されない完全経静脈栄養を長期間投与している患者にもみられることがある。

鉄芽球性（ピリドキシン反応性）貧血

鉄芽球性貧血は、ヘム合成の最終経路に障害がある貧血で、鉄を含有する未成熟赤血球の生成をもたらす。この機序には主に次の4つの特徴がある。(1)小球性かつ低色素性の赤血球、(2)血清中および組織中の鉄濃度の高値（トランスフェリン飽和度の上昇をもたらす）、(3)ヘム合成（この反応にはピリドキサール-5-リン酸が必要である）に関与する酵素、δ-アミノレブリン酸合成酵素の生成における遺伝的変異の存在、(4)鉄含有の未成熟赤血球（本疾患名の由来である鉄芽球）の生成が特徴である。未成熟赤血球のミトコンドリア内に、ヘム合成に利用できない鉄が貯蔵される。この鉄を抱えたミトコンドリアは正常に機能することができず、赤血球の発達および生成が無効なものになる。この症状は貧血と鉄過剰の両者の症状である。ビタミンB_6欠乏症の神経症状も皮膚症状も観察されない。本疾患は薬理的用量のピリドキシン投与から効果が得られるが、食事性ビタミンB_6の不足による貧血と区別するため「ビタミンB_6（ピリドキシン）反応性貧血」と呼ばれている。

治療として、ピリドキシンまたはピリドキサールリン酸が

試験的用量50～200mg/日（RDAの25～100倍に相当）で投与される。本疾患がいずれか一方から効果が得られる場合には、生涯ピリドキシン療法が継続される。しかし、本疾患の是正は部分的なものであり、ヘマトクリットが正常値に回復することはない。この治療による効果には個人差があり、ほぼ正常なヘモグロビン濃度が得られる場合もある。

薬物療法（イソニアジド、クロラムフェニコール）、銅欠乏症、低体温、アルコール依存症などに起因する後天性の鉄芽球性貧血は、ビタミンB_6（ピリドキシン）の投与からは効果が得られない。

ビタミンE反応性溶血性貧血

溶血性貧血では、赤血球細胞膜の異常が酸化損傷をもたらし、最終的に細胞溶解に至る。

本疾患は成熟赤血球の生存期間が短いことによって生じる。抗酸化物質であるビタミンEは赤血球細胞膜の酸化損傷からの保護に関与しており、ビタミンE欠乏症に報告されている数少ない徴候のひとつが赤血球の早期溶血である（第3章参照）。新生児のビタミンE反応性溶血性貧血については第43章で詳細を述べる。

非栄養性貧血

妊娠期の貧血

妊娠期の貧血は生理的貧血のひとつであり、血液量の増加によるものである。通常妊娠期の終了とともに緩解するが、妊娠中の鉄要求量も増大するため、鉄の摂取不足によって何らかの作用が生じる可能性がある（詳細は第16章を参照）。

慢性疾患の貧血

慢性疾患の貧血は、炎症や感染症、悪性腫瘍から生じるものであるが、これは赤血球産生が低下していることによるもので、この低下は鉄代謝の障害が原因であると考えられる。フェリチン濃度は正常または高値であるが、血清鉄濃度と総鉄結合能（TIBC）は低値である。この種類の貧血は軽症かつ正球性であり、特に鉄欠乏性貧血と混同して鉄サプリメントを投与してはならない。通常、遺伝子組換えエリスロポエチンの投与により是正することができる（第6章および第39章参照）。

鎌状赤血球貧血

病態生理

鎌状赤血球貧血(Sickle cell anemia (SCA))は「ヘモグロビンS症」としても知られる慢性溶血性貧血で、ヘモグロビンSのホモ接合体遺伝によるものであり、アメリカではアフリカ系アメリカ人の600人に1人が罹患している。この遺伝により異常なヘモグロビン合成が生じ、このため鎌状の赤血球が産生される。鎌状赤血球が毛細血管内で引っかかり、酸素を十分に運搬することができない。本疾患は通常、生後満1歳前後に診断される。

SCAは通常の貧血の症状のほかにも、異常な形の赤血球が小血管を閉塞することによる疼痛発作を特徴とする。この閉塞は腹部に生じることが多く、急性かつ重症の腹痛を引き起こす。溶血性貧血と血管閉塞性疾患により、肝機能障害、黄疸、胆石、腎機能悪化が生じる。赤血球の持続的溶血により肝臓の鉄貯蔵は増加するが、鉄欠乏性貧血とSCAとが併存する場合もある。鉄過剰は少なく、通常多量の輸血を受けた患者にのみ問題が生じる。

典型的には、血清中ホモシステイン濃度が上昇するが、これはビタミンB_6濃度が低いことによる。SCA小児はビタミンB_6を摂取しているにもかかわらず、ビタミンB_6濃度が健常小児よりも低いことがわかっている。

医学的処置

SCAの治療としては、発作時の疼痛緩和、体内への酸素送達、場合によって交換輸血の実施以外には具体的なものが存在しない。SCA患者では輸血により鉄貯蔵が過剰になることが多いことから、鉄サプリメントを用いて治療することができる鉄欠乏性貧血と混同してはならない。

亜鉛は正常赤血球と鎌状赤血球の両者の酸素親和性を高めることができる。特にSS遺伝子型鎌状赤血球症の小児には血漿中亜鉛の低下が多くみられ、これによって直線的骨格の成長、筋肉量、性成熟が低下することから、鎌状赤血球症の治療では亜鉛サプリメント投与から利益が得られる可能性がある。亜鉛サプリメント（わずか10mg/日）の投与で小児患者にみられる成長の異常を予防することもできると思われる(Zemel et al., 2007)。亜鉛はタンパク質との結合部位を銅と競合するため、亜鉛を高用量投与すると銅欠乏症を助長する可能性がある。

医学的栄養療法

SCA小児とその家族には、成長と発達に十分な熱量およびタンパク質を供給するバランスの良い食事計画を立てる方法について指導する。本疾患の特徴である腹痛のために、食事摂取量が低い場合がある。また、代謝率も上昇し、高い熱量摂取が必要となってくる。この代謝亢進は、持続的な炎症と酸化ストレスによるものと思われる（Akohoue et al., 2007; Hibbert et al., 2005）。このため、患児の食事には必要量を満たす熱量を十分に取り入れ、葉酸と微量元素の亜鉛および銅の含有量の高い食品が供給されねばならない（このミネラル含有食品については付録58を参照）。つけ加えれば、患者の食事にビタミンA、C、D、E、葉酸、カルシウム、食物繊維などの含有が低い可能性がある。崩壊し続けている赤血球を補充するためには赤血球産生の亢進が必要であり、これもまた葉酸必要量を上昇させるため、食事には葉酸の含有を高くする必要がある(400～600μg/日)。

SCA患者の栄養状態を評価する際には、ビタミンとミネラ

ルのサプリメント使用に関する質問、アルコール（鉄吸収を亢進する）の摂取状況、食事に取り入れているタンパク質含有食品（動物性食品は亜鉛も鉄も含有量が高い）に特に注意を払うべきである。葉酸、亜鉛、銅（鉄ではなく）については、RDAの50〜150％を含有するマルチビタミン・ミネラルサプリメントが推奨されている。

SCA（鎌状赤血球貧血）では、食事による水分と塩分の摂取量が血管閉塞性発作のリスクに影響を与えるため、水分摂取の増量と塩分の高い食品の制限を検討すべきである（Fowler et al., 2010）。水分摂取では約2〜3L/日が推奨されている。最後に、鎌状赤血球性疾患患者にはRDA量よりも多いタンパク質が必要であることを忘れてはならない。

食事には吸収可能な鉄の含有を低くする必要がある場合には、植物性タンパク質に重点を置く。レバー、鉄強化調製乳、鉄強化シリアル食品、鉄強化エナジーバーなど鉄の豊富な食品は取り入れない。アルコールなどの物質やアスコルビン酸サプリメントはいずれも鉄吸収を高めるため避けるべきである。しかし、SCA患者の一部には、瀉血の反復、多量輸血、腎乳頭壊死による二次性の血尿のために鉄欠乏症が存在する場合もあることを忘れてはならない。以上の点を評価し、食事を適切に調整すべきである。

一過性の低色素性小球性貧血（スポーツ貧血）

激しいトレーニングの開始段階から初期段階にかけて、ヘモグロビン、血清鉄、フェリチン濃度の低下を伴う赤血球崩壊の亢進が生じる場合がある。かつて「行軍ヘモグロビン尿症」と呼ばれていた本疾患は、長い行軍の間に兵士の赤血球（RBC）が機械的外傷を受けた結果生じるものと考えられた。足が着地するたびに毛細血管のRBCが圧迫され、ついには赤血球が破裂してヘモグロビンが放出される。ランナー、特に長距離走のランナーにも同じ状況が存在すると考えられたが、現在では、生理的貧血（血液量と血液希釈の一過性の問題）と考えられている（詳細については第24章参照）。

ヘモグロビン濃度が最適な酸素送達に必要な濃度に満たない競技選手は、栄養素と鉄の豊富な食事摂取、食事への十分なタンパク質含有、鉄吸収を阻害する紅茶、コーヒー、制酸剤、H_2ブロッカー（ヒスタミンH_2受容体拮抗薬）、テトラサイクリンの回避によって利益が得られる。競技選手は、全血球計算値および白血球分画、血清フェリチン濃度、血清鉄濃度、TIBC、鉄結合能の飽和率に基づき、真の鉄欠乏症であることが診断されるまでは鉄サプリメントを服用してはならない。耐久性のスポーツをしている女性やベジタリアンの競技選手、または成長スパートに入っている競技選手には鉄欠乏性貧血のリスクがあり、このため定期的モニタリングを実施すべきである。

サラセミア

サラセミア（αサラセミアおよびβサラセミア）は、ヘモグロビン合成の異常を原因とする小球性低色素性で生存期間の短いRBCを特徴とする重度の遺伝性貧血であり、患者のほとんどが地中海沿岸地域の出身である。無効造血により、血漿量増加、進行性の脾腫、骨髄の拡大が生じ、その結果として顔面変形、骨軟化症、骨の変化が伴う。やがて、組織中の鉄吸収亢進と進行性の鉄沈着をもたらし、これが酸化損傷を招く。鉄の蓄積によって心臓、肝臓、内分泌腺の機能不全が生じる。生存には輸血が必要であることから、損傷を与える鉄沈着の発生を予防するためには定期的な鉄キレート療法を行う必要もある。重症地中海貧血の小児では、高い熱量摂取により成長障害を部分的に是正することができる。

 臨床シナリオ

ダナは2歳の子供を持つ30歳の母親である。現在、2番目の子供を妊娠することを計画している。最初の妊娠から約4.5kgを減量しており、この1年間はダイエットとして低炭水化物食を摂取している。ダナの食事摂取には多様性とバランスが欠けており、果物、野菜、穀類が少ない。下痢、食欲不振、筋力低下、過敏性を愁訴している。血液検査では、ヘモグロビン濃度は正常であったが、血清中葉酸濃度は低かった。ダナは栄養士（諸君）との面談を予定している。

栄養診断

血清中葉酸濃度が低いことから明らかなように、厳格な低炭水化物食の摂取によりビタミンB摂取不足に陥っている。

栄養ケアに関する質問

1. 低炭水化物食を、特に妊娠前に継続するリスクとは何か。
2. 葉酸を含有し栄養素濃度が高く、懸案中の妊娠に有益な食事として取り入れることができる食品には、どのようなものがあるだろうか。
3. ダナに推奨できるサプリメントがあれば、これを述べなさい。また、推奨できる含有量も答えなさい。
4. 葉酸の役割と神経管欠損について詳しく知るために、ダナに紹介できるウェブサイトを答えなさい。
5. ダナが計画を立てる前に収拾すべき情報とは何か。どのような計画を立てたらよいだろうか。

ウェブサイトの有用情報

Anemia Institute for Research and Education
http://www.anemiainstitute.org

Anemia Lifeline
http://www.anemia.com/

Iron Disorders Institute
http://www.irondisorders.org/

Iron Overload Disease Association
http://www.ironoverload.org/

引用文献

Adams PC, et al: Hemochromatosis and iron-overload screening in a racially diverse population, *N Engl J Med* 352:1769, 2005.

Akohoue SA, et al: Energy expenditure, inflammation and oxidative stress in steady-state adolescents with sickle cell anemia, *Pediatr Res* 61:233, 2007.

Ashmead D: The absorption and metabolism of iron amino acid chelate, *Archivos Latino Americano De Nutricion* 51:1, 2001.

Bartzokis G, et al: Prevalent iron metabolism gene variants associated with increased brain ferritin iron in healthy older men, *J Alzheimers Dis* 20:333, 2010.

Connor JR, Lee SY: HFE mutations and Alzheimer's disease, *J Alzheimers Dis* 10:267, 2006.

Dunaief JL: Iron induced oxidative damage as a potential factor in age-related macular degeneration: the Cogan Lecture, *Invest Opthamol Vis Sci* 47:4660, 2006.

Elmadfa I, Singer I: Vitamin B_{12} and homocysteine status among vegetarians: a global perspective, *AM J Clin Nutr* 89:1693S, 2009.

Fowler JT, et al: Dietary water and sodium intake of children and adolescents with sickle cell anemia, *J Pediatr Hematol Oncol* 32:350, 2010.

Graber JJ, et al: Vitamin B_{12}-responsive severe leukoencephalopathy and autonomic dysfunction in a patient with "normal" serum B12 levels, *J Neurol Neurosurg Psychiatry* 81:1369, 2010.

Hibbert JM, et al: Proinflammatory cytokines and the hypermetabolism of children with sickle cell disease, *Exp Biol Med (Maywood)* 230:68, 2005.

Moreiras GV, et al: Cobalamin, folic acid, and homocysteine, *Nutr Rev* 67:69S, 2009.

Nemeth E, Ganz T: Regulation of iron metabolism by hepcidin, *Ann Rev Nutr* 26:323, 2006.

National Heart, Blood and Lung Institute (NHBLI): What is restless legs syndrome. Accessed 9 August 2010 from http://www.nhlbi.nih.gov/health/dci/Diseases/rls/rls_WhatIs.html.

Serefhanoglu S, et al: Measuring holotranscobalamin II, an early indicator of negative B_{12} balance, by radioimmunoassay in patients with ischemic cerebrovascular disease, *Ann Hematol* 87:391, 2008.

Sarari A, et al: Helicobacter pylori, a causative agent of vitamin B_{12} deficiency, *J Infect Dev Ctries* 2:346, 2008.

Smith KA, et al: Circulating gastrin is increased in hemo-chromatosis, *FEBS Lett* 580:6195, 2006.

Tucker K, Mayer M: Low plasma vitamin B_{12} is associated with lower bone mineral density: the Framingham Osteoporosis Study, *J Bone Miner Res* 20:152, 2005.

Veijola L: Association of autoimmune type atrophic corpus gastritis with *Helicobacter pylori infection*, *World J Gastroenterol* 16.1:83, 2010.

Zemel BS, et al: Effects of delayed pubertal development, nutritional status, and disease severity on longitudinal patterns of growth failure in children with sickle cell disease, *Pediatr Res* 61:607, 2007.

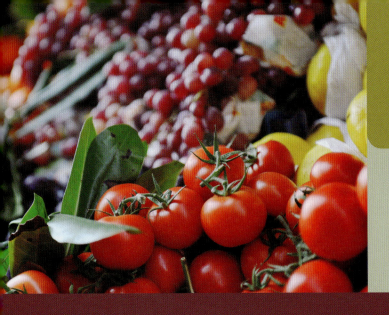

第34章

ジャニス・L・レイモンド
(Janice L. Raymond, MS, RD, CD)
サラ・C・コーチ
(Sarah C. Couch, PhD, RD, LD)

心血管疾患の医学的栄養療法

重要用語

3-ヒドロキシ-3-メチルグルタリルコエンザイムA [HMG-CoA] (3-hydroxy-3-methylglutaryl-coenzyme A)
狭心症 (angina)
血管造影 (angiography)
アポリポタンパク質 (apolipoproteins)
アテローム (atheroma)
アテローム形成 (atherogenesis)
アテローム硬化性心疾患 [ASHD] (atherosclerotic heart disease)
アテローム血栓症 (atherothrombosis)
胆汁酸吸着薬 (bile acid sequestrant)
血圧 (blood pressure)
心臓悪液質 (cardiac cachexia)
心臓カテーテル (cardiac catheterization)
心血管疾患 [CVD] (cardiovascular disease)
C反応性タンパク質 [CRP] (C-reactive protein)
カイロミクロン (chylomicron)
冠動脈性心疾患 [CHD] (coronary heart disease)
拡張期血圧 [DBP] (diastolic blood pressure)
高血圧予防食 [DASH] (Dietary Approaches to Stop Hypertension)
脂質異常症 (dyslipidemia)
呼吸困難 (dyspnea)
浮腫 (edema)
本態性高血圧 (essential hypertension)
家族性複合型高脂血症 [FCHL] (familial combined hyperlipidemia)
家族性異常βリポタンパク血症 (familial dysbetalipoproteinemia)
家族性高コレステロール血症 [FH] (familial hypercholesterolemia)

脂肪斑 (fatty streak)
泡沫細胞 (foam cells)
心不全 [HF] (heart failure)
高比重リポタンパク質 [HDL] (high-density lipoprotein)
ホモシステイン (homocysteine)
高コレステロール血症 (hypercholesterolemia)
高血圧 (hypertension)
高トリグリセリド血症 (hypertriglyceridemia)
中間比重リポタンパク質 [IDL] (intermediate-density lipoprotein)
虚血 (ischemia)
左心室肥大 [LVH] (left ventricular hypertrophy)
リポタンパク質 (lipoprotein)
低比重リポタンパク質 [LDL] (low-density lipoprotein)
メタボリックシンドローム (metabolic syndrome)
心筋梗塞 [MI] (myocardial infarction)
一酸化窒素 (nitric oxide)
起座呼吸 (orthopnea)
プラーク (plaque)
前高血圧症 (prehypertension)
レニン・アンギオテンシン系 [RAS] (renin-angiotensin system)
二次性高血圧 (secondary hypertension)
スタチン (statins)
脳卒中 (stroke)
失神 (syncope)
収縮期血圧 [SBP] (systolic blood pressure)
ライフスタイル改善 [TLC] 食 (Therapeutic Lifestyle Changes Diet)
血栓 (thrombus)
トランス脂肪酸 (Trans-fatty acids)
超低比重リポタンパク質 [VLDL] (very-low-density lipoprotein)
黄色腫 (xanthoma)

前版の本章はデブラ・A・クリュンメン、PhD、RDが執筆した。

心血管疾患(cardiovascular disease [CVD])は、冠動脈性心疾患(CHD)、アテローム硬化、高血圧、虚血性心疾患、末梢血管疾患および心不全（HF）を含む相関連疾患の一群の総称である。これらの疾患は相互に関連し、併発する場合が多い。推定8110万人の成人アメリカ人（3人に1人）が1種類以上のCVD（心血管疾患）を有する（参考情報34-1）。

CVDは依然としてアメリカ人の男女における死因の第一位を占めており、死亡者の2.9人に1人がCVDを死因とする。2010年に冠動脈発作を新規発症または再発したアメリカ人は126万人と推定される。アメリカ人は25秒に1人の割合で冠動脈発作を発症し、ほぼ1分ごとに数人が死亡している（米国心臓協会[AHA], 2010）。

あらゆる死因の中で首位を占めるのは、CHD、癌および脳卒中である（AHA, 2010）。冠動脈性心疾患(coronary heart disease [CHD]) は、心筋に酸素を与える微小血管の狭窄に関連している。心筋梗塞(MI)は、損傷を受けた1つ以上の冠動脈の虚血で、CVDによる死亡をもたらす主な心疾患型である。心疾患および脳卒中による死亡は、人種や性別に関わらず最も多く、年齢と共に増加する。65歳未満では、CHDによる死亡率が黒人男性で最も高く、白人男性がそれに続く。黒人女性の死亡率は年齢に関わらず白人女性より高い。18歳以上の白人の12.1％がCVDを有する。同年齢集団におけるCVDの罹患率はアフリカ系アメリカ人では10.2％、ラテン系アメリカ人では8.1％である。成人のネイティブアメリカンでは12.1％、ハワイ先住民またはその他太平洋諸島先住民では19.7％、アジア人では5.2％である。本章では、各CVDの発症数、病態生理学的所見、予防および治療について説明する。

アテローム硬化と冠動脈性心疾患

アテローム形成は、アテローム硬化の発症に至るまでのプロセスである。これは、動脈壁に有害な高濃度の低比重リポタンパク質（LDL）コレステロールなどのリスク因子に対する、慢性的な局所性炎症性反応である（Badimon et al., 2006；Heinecke et al., 2006）。このため、炎症性サイトカインの放出により、病変の形成と進行、および最終的なプラークの破裂が及ぼされる。プラーク破裂とその後の臨床イベントを予防す

るためにバランスを取るべき主なタンパク質は、炎症誘発物質（腫瘍壊死因子-α[TNF-α]、インターロイキン[IL]-6、C反応性タンパク質[CRP]など）と抗炎症性サイトカイン（IL-9、IL-10など）である(Tedgui and Mallat, 2006)。

病態生理

アテローム硬化性心疾患(atherosclerotic heart disease[ASHD])は、プラークの蓄積によって血管壁の弾力性が失われる疾患である。炎症によって食細胞性白血球（単球）の反応が刺激されるとプラークが形成される。単球がいったん組織内で酸化コレステロールを摂取するマクロファージに成熟すると、泡沫細胞となり、その血管内で脂肪斑となる。細胞内の微細石灰化が起こると、周囲の筋層の血管平滑筋細胞内に沈着する（図34-1）。

被膜線維層（アテローム）は脂肪沈着と動脈内壁の間に形成される。アテロームは、動脈を徐々に拡大させる酵素を生成して、プラークによる狭窄を補う。血管の形状や大きさのこうした「再構成」によって動脈瘤が形成される場合がある。動脈瘤が破裂すると、身体の凝固系が作動して血小板が集まり、血栓を形成する。この反応によって血流の遮断や制限が起こる。

血栓を形成するのは、高リスクなプラーク、すなわち不安定プラークだけである。不安定プラークは、線維性被膜が薄く、平滑筋細胞が少なく、マクロファージ（炎症性細胞）が多く、脂質コアを有する病変である（図34-2）。動脈内の変化は幼児期に始まり、リスク因子を有する場合や動脈血栓症が疑われる場合、または遺伝子感受性を有する場合には、成人期を通じて無症候のまま進行する（Naghavi et al., 2006）（図34-3）。すなわち、多くの人が死に至ることの多い初発のMIを発症するまでに症状を自覚しない、「沈黙の」疾患である。

アテローム硬化から起こる動脈機能障害の臨床転帰は、障害の部位によって異なる。冠動脈のアテローム硬化は狭心症（胸痛）、MIおよび突然死を引き起こす。大脳動脈のアテローム硬化は脳卒中および一過性脳虚血性発作をもたらす。末梢血管のアテローム硬化は間欠性跛行、下肢虚血および壊疽を引き起こす（図34-4）。このため、アテローム硬化は多くの種類のCVDの基礎原因である。

コレステロールは、特に小さな粒子である低比重リポタンパク質 (low-density lipoprotein[LDL]) によって細胞壁に運ばれる。マクロファージを集めて刺激するには、コレステロールがLDL粒子から放出され、進行中の炎症化プロセスにおいて重要なステップである酸化を経ることが必要である。さらに、マクロファージが過剰なコレステロールを高比重リポタンパク質(high-density lipoprotein[HDL])粒子へと即座に運び、泡沫細胞への変化と死滅を免れることが必要である。脂質異常症は、アテローム硬化の発症リスクが高まる血中脂質プロファイルを指す。

参考情報 34-1

米国における心血管疾患の種類と発症数

高血圧：7450万人
冠動脈性心疾患：1760万人
心筋梗塞：850万人
狭心症：1020万人
心不全：580万人
脳卒中：640万人

併存疾患であるため、これらの数字を合計することはできない(AHA, 2010)。

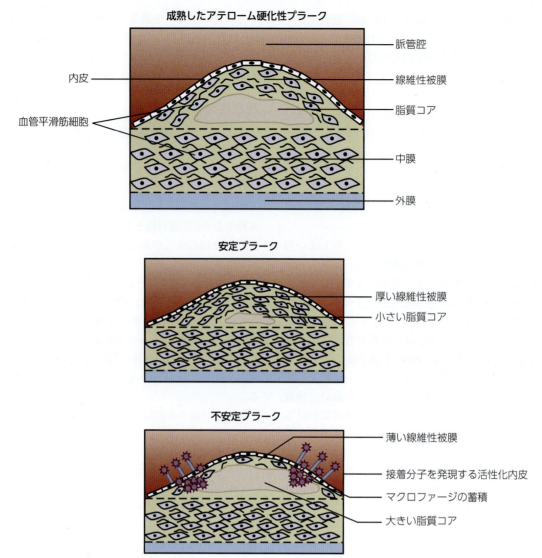

図34-1 成熟、安定、不安定プラークの構造
出典：Rudd JHF et al: Imaging of atherosclerosis – can we predict plaque rupture? *Trends Cardiovasc Med* 15:17, 2005.

これは基本的に、LDL（低比重リポタンパク質）値が上昇し、HDL（高比重リポタンパク質）値が低下している状態である。CVD（心血管疾患）において重要な生化学的検査項目として、リポタンパク質、総コレステロールおよびトリグリセリドの3つが挙げられる。

リポタンパク質

脂質は水溶性ではないため、タンパク質と結合して血中を輸送される。リポタンパク質と呼ばれるこれらの複合粒子の成分、サイズ、比重は多岐にわたる。臨床で測定される、カイロミクロン、超低比重リポタンパク質(VLDL)、低比重リポタンパク質(LDL)、高比重リポタンパク質(HDL)といったリポタンパク質は様々な量のトリグリセリド、コレステロール、リン脂質、タンパク質で構成される。リポタンパク質の各型は実際一体化した粒子を意味する。タンパク質と脂質の比率が比重を決定し、タンパク質の多い粒子ほど比重は高い（すなわちHDLはLDLよりもタンパク質の比率が高い）。リポタンパク質の生理学的役割には、エネルギー補給や保存のために細胞に脂質を輸送する役割と、プロスタグランジン、トロンボキサンチン、ロイコトリエンなど他の化合物の合成のための基質としての役割がある。

最大の粒子であるカイロミクロンは食事性脂肪とコレステロールを小腸から肝臓および周辺に輸送する。血流に入ると、カイロミクロンに含まれるトリグリセリドが、筋および脂肪細胞組織の内皮細胞表面に存在するリポタンパク質リパーゼ(LPL)によって加水分解される。アポリポタンパク質は血中で脂質を輸送するとともに、リポタンパク質分子の代謝を制御している。アポリポタンパク質の1つであるApo C-IIは、LPLの補因子である。約90％のトリグリセリドが加水分解されると、その粒子がレムナントとして血中へ放出される。肝臓はこれらのカイロミクロンレムナントを代謝するが、一部はコレステロールを動脈壁に運ぶため、これがアテローム形成とみなされる。高脂肪食を摂取すると、より多くのカイロミクロンとレムナントが生成される。空腹時血漿中濃度を

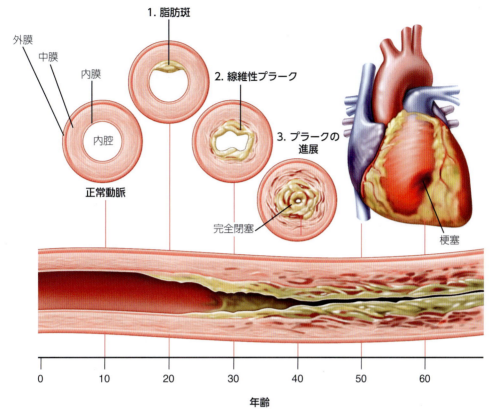

図34-2 アテローム動脈硬化の自然進行
出典：Harkreader H: *Fundamentals of nursing: caring and clinical judgment*, Philadelphia, 2007, Saunders.

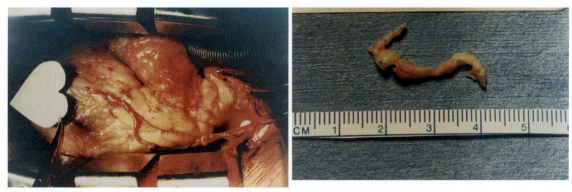

図34-3 冠動脈から外科的に除去されたプラーク
写真提供：Ronald D. Gregory and John Riley. MD.

調べると、正常な状態でカイロミクロンはみられない。**超低比重リポタンパク質**（very-low-density lipoprotein[VLDL]）粒子は、内因性のトリグリセリドやコレステロールを輸送するために肝臓で生成される。VLDL粒子の60％はトリグリセリドである。大型で不溶性のVLDL粒子は、アテローム形成性はないと考えられている。菜食料理や超低脂肪食は大型のVLDL粒子の生成を減少させる。小型のVLDL粒子（レムナントなど）はLPL（リポタンパク質リパーゼ）によるトリグリセリドの加水分解から生成される。通常これらのレムナントは**中間比重リポタンパク質**（intermediate-density lipoprotein）[IDL]と呼ばれ、アテローム形成性があり、肝臓の受容体に取り込まれるかLDL（低比重リポタンパク質）に変換される。**メタボリックシンドローム**においては、レムナントがアテローム形成性を示す（Olufadi and Byrne, 2006）。小型のLDL粒子の一部は血中に留まり、酸化された後、動脈壁に取り込まれる。臨床的には、総トリグリセリド値はVLDLとIDLレムナントの測定値で示す。

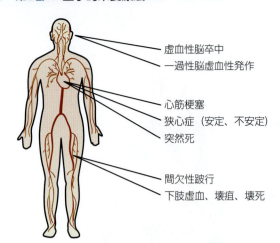

図34-4 アテローム血栓性疾患の主な臨床症状
出典：Viles-Gonzalez JF et al: Atherothrombosis: a widespread disease with unpredictable and life-threatening consequences, Eur Heart J 25:1197, 2004.

LDL（低比重リポタンパク質）はコレステロールの主な血中運搬体であり、VLDL（超低比重リポタンパク質）の異化によって生成される。LDLは生成後、60％が肝臓、副腎、その他の組織にあるLDL受容体に取り込まれる。残りは受容体を介さない経路により代謝される。これらのLDL受容体の数と活性はいずれも、血中LDLコレステロール値の主な決定因子である。Apo B-100（アポB）はLDLに含まれるアポリポタンパク質の95％を構成する。トリグリセリド値が高い人はアポB値が高く、これらの粒子が動脈壁に脂質をより長い時間滞留させる（Marcovina and Packard, 2006）。高いLDLコレステロール値はアテローム硬化に強く関連している。

HDL（高比重リポタンパク質）粒子が他のリポタンパク質よりもタンパク質を多く含むことは、HDLが代謝において脂質代謝を方向付けるアポリポタンパク質の貯蔵庫としての役割を持つことを示している。HDL中の主なアポリポタンパク質であるアポA-Ⅰは、コレステロールを動脈壁から肝臓へと除去するのを助ける働きも持つ抗炎症性の抗酸化タンパク質である（Barter and Rye, 2006）。多くの研究グループが、リスクと治療を決定するためのアポA-ⅠまたはアポB対アポA-Ⅰ比の評価を推進している（Marcovina and Packard, 2006; Walldius and Jungner, 2006）。比率が低いほど、CHD（冠動脈性心疾患）リスクは低くなる。HDL中のアポCとアポEはいずれもカイロミクロンに輸送される。アポEは受容体がカイロミクロンレムナントを代謝する手助けをし、また、食欲を抑制する（Gotoh et al., 2006）。このため、HDL高値はカイロミクロン、VLDLレムナント、小型で高比重のLDLの濃度低下と関連する。さらにHDL高値は、アテローム形成性のトリグリセリドリッチHDLを有する家族性高コレステロール血症の患者を除いて、アテローム硬化リスクの減少を意味する（Ottestad et al., 2006）。

総コレステロール

総コレステロールの測定では、全リポタンパク分画に含まれるコレステロールを測定する。60％〜70％はLDL、20％〜30％はHDL、10％〜15％はVLDLとして輸送される。血清コレステロールの高値（特にLDL高値）はCHD、脳卒中、死亡の主な原因の1つである。

トリグリセリド

トリグリセリドを多く含むリポタンパク質には、カイロミクロン、VLDL、および、代謝により生成されるレムナントや中間産物などがある。これらトリグリセリドを多く含むリポタンパク質のうち、カイロミクロンとVLDLレムナントは、血小板、凝固カスケード、凝血形成を活性化することから、アテローム形成性であることが知られている（Olufadi and Byrne, 2006）。いずれもアポBリポタンパク質を含む。空腹時トリグリセリド値は、正常値（＜150mg/dL）、境界高値（150〜199mg/dL）、高値（200〜499mg/dL）、極めて高値（＞500mg/dL）に分類される（国立コレステロール教育プログラム [NCEP], 2002）。

家族性脂質異常血症患者のトリグリセリド値は高い（高トリグリセリド血症）。トリグリセリド値が極めて高値の範囲にあると、患者は膵炎のリスクに曝される。このような患者は通常高カイロミクロン血症を有し、超低脂肪食（脂質由来のカロリー10％〜15％）の摂取が必要である。トリグリセリド値の測定結果は、メタボリックシンドロームの一部となる耐糖能低下、高血圧、HDLコレステロール低値などのリスク因子とともに考慮されている。

遺伝性高脂血症

家族型の高脂血症に関連する遺伝子の研究と特定により、脂質代謝に関連する細胞における酵素、アポリポタンパク質、受容体の役割についての知見が得られている。遺伝要素を強く持ついくつかのタイプの高脂血症について以下に説明する。

家族性高コレステロール血症

FH（Ⅱa型高脂血症）は、罹患者数1000万人と推定される、世界各地にみられる単一遺伝子性疾患である。CHDの主要なリスク因子であり、高コレステロール血症の治療に成功しない限り、FHを有する男性の85％および女性の50％が65歳までに冠動脈イベントを発症する（Civeria, 2004）。LDL受容体遺伝子の欠損がFHの原因で、800種類の変異が特定されており、スクリーニングが可能である（Lombardi et al., 2006）。早期発見が重要である。スタチンでの治療により動脈の機能と構造が改善する（Masoura, 2011）。アキレス腱の黄色腫（LDLコレステロールが蓄積したもの）を超音波検査で調べることにより、大半のFH患者を正確に特定できる。

多遺伝子型家族性高コレステロール血症

多遺伝子型FHは複数の遺伝子欠損によって起こる。この

型には、アポE-4対立遺伝子が共通してみられる。診断は、家族2人以上のLDL（低比重リポタンパク質）コレステロール値が90パーセンタイル値よりも高いことと、腱黄色腫を認めないことに基づいて行う。通常、この患者のLDLコレステロール値は多遺伝子型でない患者の値よりも低いが、早発型疾患のリスクは依然として高い。治療は生活習慣改善療法とコレステロール低下薬の投与を行う。

家族性複合型高脂血症

家族性複合型高脂血症（FCHL）は、家族2人以上の血清LDLコレステロール値またはトリグリセリド値が90パーセンタイル値よりも高いことを特徴とする疾患である。FCHLの患者にはいくつかのリポタンパク質パターンが認められる。この患者は次のいずれかのパターンをもつ：(1)LDL値上昇とトリグリセリド値正常（Ⅱa型）、(2)LDL値とトリグリセリド値の両方とも上昇（Ⅱb型）、(3)VLDL（超低比重リポタンパク質）値上昇（Ⅳ型）。多くの場合、これらの患者はCHD（冠動脈性心疾患）と関連する小型で高比重のLDLを持つ。すなわち、FCHLは全型とも早発性疾患を引き起こし、60歳までにMI（心筋梗塞）を発症した患者の15%はFCHLである。FCHLの異常は肝臓におけるアポB-100（VLDL）の過剰産生、すなわち、血流からトリグリセリドを除去する肝臓酵素である肝性リパーゼの異常である。FCHL患者は通常、他のリスク因子、つまり肥満、高血圧、糖尿病またはメタボリックシンドロームなどを有する。生活習慣の改善により効果がみられない場合は薬物療法を行う。トリグリセリド値の高い患者は飲酒を控える必要もある。

家族性異常β高リポタンパク血症

家族性異常β高リポタンパク血症（Ⅲ型高リポタンパク血症）は比較的まれな疾患である。アポE-2がアポE-3やE-4の代わりに存在するために、VLDLレムナントおよびカイロミクロンレムナントの異化が遅延化する。異常β高リポタンパク血症と認められるためには、高齢、甲状腺機能低下、肥満、糖尿病といった他のリスク因子、あるいは、FCHLなど他の脂質代謝異常の存在が条件となる。総コレステロール値は300〜600mg/dL、トリグリセリド値は400〜800mg/dLの範囲である。この疾患は早発性CHDや末梢血管疾患のリスクを上昇させる。診断はアポE異性体型の測定に基づいて行う。治療には、減量、高血糖や糖尿病の管理、飽和脂肪やコレステロールの食事による摂取制限がある。食事療法の効果がみられない場合、薬物療法が推奨される。

医学的診断

心血管系の診断には、まず心電図、トレッドミル運動試験、タリウムスキャン、心エコー検査などの非侵襲性検査が使用される。より信頼性の高い侵襲性の検査が血管造影（心臓カテーテル）であり、本検査は造影剤を動脈内に注入して心臓のX線画像を作成する。アテローム硬化による血管の狭窄や閉塞は造影図上に直ちに現れる。一方、小さい病変やリモデリングを受けた病変は造影図上に認められない。

磁気共鳴画像法ではさらに小さい病変を見ることができ、アテローム硬化の治療後の進行や回復を調べるために用いられる。MIや脳卒中を予測するために、頸動脈の内膜厚の測定が用いられる。冠動脈内サーモグラフィは、不安定プラークの有無を判断するために役立つ。

最後に、アテローム硬化病変中のカルシウムを測定できる。電子線トモグラフィーでは、冠動脈中のカルシウムを測定できる。結果が陽性の患者は陰性の患者に比べて将来的に冠動脈イベントを発現する傾向が強い。これらの所見に関わらず、無症候性患者のアテローム硬化画像の撮影は、スクリーニングにかかる費用の問題により、健康保険の適用については意見が分かれている（O'Malley, 2006; Raggi, 2006）。

急性冠動脈症候群（不安定狭心症および急性MI）の症例の約2/3は、動脈閉塞の程度が最小または軽度である。これは、臨床イベントにおける血栓の役割を表している。梗塞時の虚血により心筋（あるいはその他の組織）は酸素や栄養素を喪失する。心臓が鼓動を持続できるか否かは、影響を受ける筋肉組織の範囲、副行循環の存在、酸素の必要度に依存する。

リスク因子の予防と管理

アテローム硬化、CHD、脳卒中のリスク因子の同定は画期的な業績である。これらの疾患を予防する主な方法は、無症候性の人々におけるリスク因子の評価と管理である。複数のリスク因子、特に変更可能な因子を有する患者が対象集団となる（参考情報34-2）。

あらゆる年代の患者においてリスク因子が減るとCHDが減少する。

CHDの約1/4の減少は治療の改善に起因し、半数以上はリスク因子の減少による。多くの冠動脈イベントは健康的な生活習慣の選択（心臓に良い食事の摂取、定期的な運動、体重管理、禁煙）と脂質および高血圧に対する薬物療法の順守によって予防できる（Chiuve et al., 2006）。数十年間に渡り実施されたフラミンガム研究から、有用な情報が得られている（注目情報「フラミンガム心臓研究」を参照）。リスク因子のスクリーニングに用いられたアルゴリズムを図34-5に示す。

医学的モデルにおいては、CHDと脳卒中の一次予防が、同様のリスク因子を健康な患者プロファイルへと転換させる。虚血性脳卒中においては、アテローム硬化が基礎疾患である。したがって、国立コレステロール教育プログラム（NCEP）が定める高コレステロール血症のための最適脂質値は、脳卒中を予防するための目標値でもある。コレステロール管理のためのガイドラインは、成人高コレステロール血症の診断・評価・治療に関する専門委員会による第3次報告（成人治療委員会：ATPⅢ）として公開されている。かつてはステップⅠ食とステップⅡ食の摂取が推奨されていたが、現在はこれに代えてライフスタイル改善（TLC）食が推奨されている。NCEPのガイドラインは2011年秋までに改訂された。

注目情報

フラミンガム心臓研究

1948年から、多くの一流の科学者ら（Dr. Joseph Mountain, Dr. Thomas Dawber, Dr. William Kannel, Dr. William Castelli）は、心血管疾患の有病率と罹患率、および心血管疾患進展に関与する因子を特定するために、マサチューセッツ州のフラミンガムの住民を対象として研究を行ってきた。心血管疾患の疫学的研究としては世界最大規模である。最初の試験の参加者（n=5209）は年齢30歳から62歳の健康な成人であった。研究は試験開始時の参加者の子孫を対象に現在も継続されている。このコホート研究を通して、リスク因子、さらに予防という概念が生まれた。変更可能なリスク因子は、健康成人における疾患発症を予測するだけでなく、アテローム硬化性疾患患者の疾病プロセスにも寄与する。フラミンガム心臓研究で特定された7つの主要なリスク因子は、年齢、性別、血圧、総およびHDL（高比重リポタンパク質）コレステロール、喫煙、耐糖能低下、左心室肥大である（Opie et al., 2006）。

Framingham Studyの軌跡

- 1960　喫煙は心疾患リスクを上昇させることを見出した
- 1961　コレステロール値、血圧、心電図異常は心疾患リスクを上昇させることを見出した
- 1967　身体活動は心疾患リスクを低下し、肥満は心疾患リスクを上昇させることを見出した
- 1970　高血圧は脳卒中リスクを上昇させることを見出した
- 1976　閉経は脳卒中リスクを上昇させることを見出した
- 1978　心理的因子は心疾患に影響することを見出した
- 1988　HDLコレステロール値上昇は死亡リスクを低下させることを見出した
- 1994　左心室肥大（心臓の2心室の一方）は脳卒中リスクを上昇させることを見出した
- 1996　高血圧から心不全への進展を詳細に説明した
- 2006　心疾患の背後にある遺伝子を同定するため、3世代9000人の参加者を対象に遺伝子研究を開始した
- 2008　心不全の前駆症状を発症する可能性を高める4つのリスク因子を発見、公表した。重篤な心イベントの30年間リスク推定を新たに作成した
- 2009　親の痴呆症が中年成人の記憶力低下に関連する可能性を見出した

1971年、試験開始時の参加者の子孫を対象として、遺伝と環境の影響を評価するために、比較試験が開始された。若い世代群は旧世代群と比べて、彼らの両親の同年代よりも喫煙率や血圧、コレステロール値が低く、健康に対する意識が高いと考えられた。子孫を対象とした第3世代コホート研究を現在実施している。

出典：http://www.framingham.com/heart/timeline.htm.Accessed March 19, 2011.

参考情報 34-2
心血管疾患のリスク因子

主なリスク因子

高血圧
年齢（男性45歳以上、女性55歳以上）
糖尿病
推算糸球体濾過量＜60mL/min
微量アルブミン尿症
早発性心血管疾患の家族歴（男性＜55歳、女性＜65歳）

変更可能な心血管リスク因子

リポタンパク質プロファイル
- LDL（低比重リポタンパク質）コレステロール値の上昇
- 総トリグリセリド値の上昇
- HDL（高比重リポタンパク質）コレステロール値の低下

炎症マーカー
フィブリノーゲン
C反応性タンパク質

生活習慣上のリスク因子

喫煙、特に巻きたばこ
運動不足
貧しい食生活
ストレス
睡眠不足
過度の飲酒

関連症状

高血圧
肥満（体格指数＞30kg/m^2）
メタボリックシンドローム（HDLの低下、トリグリセリドの上昇、腹部肥満を含む）

出典：National Institutes of Health National Heart, Lung, and Blood Institute National High Blood Pressure Education Program: The Seventh Report of the Joint National Committee on Prevention, Detection, Evaluation, and Treatment of High Blood Pressure, NIH Publication No.04-5230, August 2004.より改変

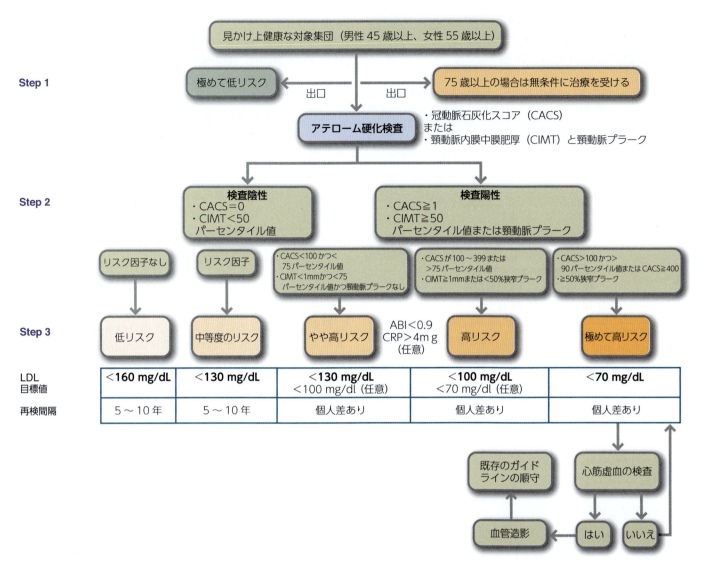

図34-5 The first Screening for Heart Attack Prevention and Education(SHAPE)ガイドラインのフローチャート
ABI：足首関節・上腕血圧指数、CACS：冠動脈石灰化スコア、CIMT：頸動脈内膜中膜肥厚、CRP：C反応性タンパク質、LDL：低比重リポタンパク質
・狭心症、心臓発作、脳卒中または末梢血管疾患の既往歴がない
・75歳以上の集団は高リスクとみなされるため、アテローム硬化の検査をするまでもなく治療を受ける必要がある
・以下のいずれかに該当しないこと：総コレステロール値200mg/dL（5.18mmol/L）、血圧120/80mmHg超、糖尿病、喫煙、冠動脈性心疾患の家族歴、または、メタボリックシンドローム
・標準の実施ガイドラインを作成中
・コレステロール高値、高血圧、糖尿病、喫煙、冠動脈性心疾患の家族歴またはメタボリックシンドローム
・脳卒中の予防については既存のガイドラインに従う
出典：*Vulnerable plaque to vulnerable patient. Part III: Executive summary of the screening for heart attack prevention and education [SHAPE] task force report, Am J Cardiol 98[2A]:2H, 2006.*

米国国立心肺血液研究所がNCEPを作成したが、米国心臓協会（AHA）がこれを推奨した。AHAはCHD（冠動脈性心疾患）の一次予防は2歳から始めるべきだとしている（Gidding et al., 2009）。小児における食事療法の推奨は成人に対するものよりも自由である。理想の体重を維持する上で大切なのは運動である。

高コレステロール血症またはCHDの家族歴を有する小児に対する異常脂質血症の早期スクリーニングが推奨される。2～19歳の目標総コレステロール値を表34-1に示す。

成人において望ましいリポタンパク質プロファイルは、総コレステロール値＜130mg/dL、LDLコレステロール＜130mg/dL、HDLコレステロール＞40mg/dL、トリグリセリド値＜150mg/dLである（NCEP, 2002）。複数のリスク因子を有する人（高リスク患者）については、LDLコレステロール値＜100mg/dLが推奨される。AHA（米国心臓協会）の推奨については図34-5を参照されたい。

表 34-1　2〜19歳のコレステロール値

値	総コレステロール値 (mg/dL)	LDL-C (mg/dL)
許容値	＜170	＜110
境界値	170〜199	110〜129
高値	≧200	≧130

出典：Fletcher B et al: Managing abnormal blood lipids: a collaborative approach, Circulation 112:3184, 2005. より改変
LDL-C：低比重リポタンパク質コレステロール

参考情報 34-3　心血管リスクの炎症マーカー

遺伝マーカー：アンジオテンシンII受容体I型多型
酸化低比重リポタンパクコレステロール
　接着分子
　セレクチン
遊離脂肪酸
サイトカイン
　インターロイキン1
　インターロイキン6
　腫瘍壊死因子α
急性期反応物質
　フィブリノーゲン
　C反応性タンパク質
　血清アミロイドα
白血球数
赤血球沈降速度

出典：Fung MM et al: Early inflammatory and metabolic changes in association with AGTR1 polymorphisms in prehypertensive subjects, Am J Hypertens 23 September 2010. [Epub ahead of print];
Pearson TA et al: Markers of inflammation and cardiovascular disease: application to clinical and public health practice: a statement for healthcare professionals from the Centers for Disease Control and Prevention and the American Heart Association, Circulation 107:499, 2003.

炎症マーカー

　CVD（心血管疾患）における炎症の役割についての知識が高まり、炎症マーカーの使用によって無症候性の患者におけるアテローム硬化の有無や症状を有する患者におけるアテローム硬化の程度が示されることが立証されてきた。数種類のマーカーが提案されており（図34-3）、これらのバイオマーカーに対する食事の効果について研究が続けられている（Esposito and Giugliano, 2006）。最近の研究から、ω-3脂肪酸の血漿中濃度が炎症マーカーCRP、IL-6、フィブリノーゲン、ホモシステインに関連することが明らかになった（Kalogeropoulos, 2010）。さらに、遺伝的因子も役割を果たしている。

●フィブリノーゲン　大半のMI（心筋梗塞）は冠動脈内血栓が原因である。プロスペクティブ研究により、血漿中フィブリノーゲンがCHD（冠動脈性心疾患）リスクの独立予測因子であることが示された。フィブリノーゲンの上昇に関連する因子は喫煙、糖尿病、高血圧、肥満、座位の生活、トリグリセリドの上昇、および遺伝子因子である。フィブリノーゲンがアテローム形成に関与しているのか、あるいは、血管損傷のマーカーであるのかを判断するため、さらに多くの臨床研究が必要である。血液の血栓形成性はLDL（低比重リポタンパク質）コレステロール高値と糖尿病により上昇する。

　これまでもっとも広く研究されている血栓形成の予防的因子はアスピリンの使用である。アスピリンを75mg/日服用することによって総CHD、非致死性MIおよびCVDイベントが減少するが、脳卒中または心血管死亡に対する効果はない（Bartollucci and Howard, 2006）。

●C反応性タンパク質　C反応性タンパク質（CRP）は炎症に対する急性期反応として肝臓で生成される。このため、梗塞や炎症のない正常な人のCRP値は0.6mg/dL未満と非常に低い。アテローム形成は炎症性プロセスであるため、狭心症、MI、脳卒中、末梢血管疾患を有する患者においてCRPの上昇（＞3mg/dL）が認められ、この値の上昇は他のリスク因子から独立している（Scirica et al., 2006）。CRPは動脈アテロームにおいて認められるため、アテローム血栓症のリスク因子であり病因でもあると考えられている（Scirica et al., 2006）。

　CRP値は、2週間以上の間隔を空けて2回測定した平均値を算出し、低リスク（＜1mg/L）、平均的リスク（2〜3mg/L）、高リスク（＞3mg/dL）に分類される（米国心臓協会, 2010）。CRPは全身の炎症を測る値であり、心血管系に特化しているわけではないので、値の上昇が認められれば炎症の原因をさらに詳しく調べる必要がある。

　CRPにおける食事の効果についてはほとんど研究されていないが、果物や野菜を多く摂取することでCRPが下がる傾向がある。例として、「ダニエル断食法」によってCRPを含む複数の心血管指標の改善が認められる。これは、動物性食品や保存料を含む食品を21日間摂取せず、果物、野菜、穀類、豆果、ナッツ類、種類を多く摂る方法である（Bloomer et al., 2010）。食事介入試験が必要である。

●ホモシステイン　メチオニンのアミノ酸代謝産物であるホモシステインはリスク因子である。最初、ホモシステインの必須異化酵素であるシスタチオニンβ合成酵素が欠損した小児は静脈に早発性アテローム硬化を発症することが明らかにされた。アテローム血栓性疾患についての当初のホモシステイン仮説は支持されなくなったが、過去の研究は交絡因子を比較的に調整していなかった。実際、総ホモシステイン（tHcy）値の上昇は単独で、とりわけ若年者における脳卒中の確率を上昇させる（Towfighi et al., 2010）。必要に応じて、感受性のある患者に葉酸対立遺伝子の検査を実施し、ビタミンB_6、B_{12}、メチル葉酸塩を摂取させることが有用である。

> **参考情報 34-4**
> **米国心臓協会が推奨するリスク減少のための生活習慣**
> - 全般的に健康的な食事を摂る
> - 健康体重を目標とする
> - 低比重リポタンパク質コレステロール、高比重リポタンパク質コレステロール、トリグリセリドについて推奨される値を目標とする
> - 標準血圧を目標とする
> - 標準血糖値を目標とする
> - 体をよく動かす
> - 喫煙、受動喫煙を避ける
>
> 出典:Lichtenstein AH et al: Diet and lifestyle recommendations revision 2006: a scientific statement from the American Heart Association Committee, Circulation 114:83, 2006. より許可を得て転載。Circulation 2006; 114:82-96. © American Heart Association,Inc.

変更可能な生活習慣上の因子

AHAは、参考情報34-4で示す、CVD（心血管疾患）のリスクを減少するための食事と生活習慣を推奨している。

貧しい食事

食事は冠動脈アテローム硬化の主な環境要因であり、食事の改善によってCHD（冠動脈性心疾患）のリスクを明らかに低減できる。驚くことではないが、カロリー消費量は1985年から2000年の間に約300kcal増加した（Thom et al., 2006）。食事における主な肥満の原因は、過去20年でみられた一食分の増加である。アメリカ人の大半が推奨量の食物繊維を摂取していない（毎日5種類の果物や野菜を摂取している成人はわずか22%）（Anderson, 2009）。そのような集団に共通する栄養に関する診断結果を以下に示す（Brindle, 2006）。

- エネルギーの過剰摂取
- 脂質の過剰摂取（飽和状態）
- ビタミンの摂取不足（B複合体など）
- ミネラルの摂取不足（カリウム、カルシウムなど）
- 生理活性物質の摂取不足（スタノールやステロールなど）
- アルコールの過剰摂取
- 食物および影響に関する知識不足
- 有害な食事の選択
- 栄養に関する推奨の順守不十分
- 運動不足
- 肥満または過体重

運動不足

運動不足あるいは低運動レベルはCHDの独立リスク因子である。運動不足はCVDに関連し、性別に関わらず、共通する心血管代謝リスク（肥満、血清脂質、血糖、および高血圧）とは独立している（McGuire, 2009）。運動レベル向上のための勧告が出されたにも関わらず、行動危険因子サーベイランスシステム調査（2007）では、ラテン系アメリカ人女性の40%、黒人女性の34%、ネイティブアメリカンおよびアラスカ先住民女性の32%、白人女性の22%が余暇に身体運動をしていないと報告した。また、全男性の約20%が運動不足である。肥満の有病率が高い場合、運動の優先順位は高い。運動は、アテローム形成を遅らせ、心筋の血管増生を促進し、線維素溶解を増強し、さらにHDL（高比重リポタンパク質）コレステロール上昇、耐糖能やインシュリン感受性の改善、体重管理の支援、血圧低下などによってCHDリスクを低下する。

ストレス

ストレスは身体の神経ホルモン反応を活性化することで、心拍、血圧、心興奮性の上昇を及ぼす。ストレスホルモンであるアンジオテンシンIIは、プラークの形成を促す（Mehta and Griendling, 2007）。INTERHEART研究によると、ストレスの影響は高血圧の影響に匹敵する。

喫煙

喫煙によるCVDと脳卒中のリスク上昇については40年以上前から認識され、栄養と健康に関する公衆衛生局長官報告書に数件の明らかな証拠が掲載されている。喫煙はアメリカにおける予防可能な死因の第1位であり、CVD死の35%は喫煙が原因である（Thom et al., 2006）。喫煙は他のリスク因子と相乗的に作用し（すなわち、CHDリスクはリスク因子が複数あると極めて高くなる）、血栓形成、プラーク不安定性、不整脈（調律異常）などの急性冠イベントに直接影響を及ぼす。したがって、喫煙は無症候性アテローム硬化をもたらす。経口避妊薬を使用している喫煙女性は、経口避妊薬を使用していない非喫煙女性と比べて、CHD発症リスクが10倍高い。さらにリスクは1日あたりの喫煙本数の増加とともに上昇し、低タールブランドでもリスクは低下しない。さらに、受動喫煙も含めたあらゆる曝露によりリスクは上昇する（Thom et al., 2006）。

管理可能なリスク因子

糖尿病

糖尿病は疾患でありリスク因子でもある。糖尿病の有病率はアメリカの肥満の有病率に類似している。1990年以降、糖尿病の有病率は61%増加し、肥満児における有病率が増加しつつある（Thom et al., 2006）。いずれの型の糖尿病もCHDリスクを上昇させ、若年代に発症させる。糖尿病患者の大半がCVDにより死亡する。同様に、糖尿病患者の75%はCHDのリスクを2つ以上有する（McCollum et al., 2006）。糖尿病患者にみられるCHDリスク上昇の一部は、異常脂質血症、高血圧、肥満といった他のリスク因子の随伴が原因である。そのため糖尿病は現在CHDのリスク因子とみなされている（第31章参照）。

高血圧

高血圧は、CHD（冠動脈性心疾患）、脳卒中、心不全の主要なリスク因子である。

メタボリックシンドローム

フラミンガム研究において早期に発見されて以来、メタボリックシンドロームはCVD（心血管疾患）のリスクを顕著に上昇させるリスク因子の集合であることが知られている。メタボリックシンドロームについての詳細は第22章を参照のこと。

肥満

肥満は現在、多くの先進国で小児と成人に蔓延している。体格指数（BMI）とCHDには正の相関があり、BMIが高いとCHDのリスクも上昇する。過体重および肥満の有病率はアメリカで過去最高を記録し、成人の65％、小児の31％が肥満である（Blumenthal et al., 2010）。女性の肥満率は人種や民族によって異なる。非ラテンアメリカ系黒人の有病率が最も高く、メキシコ系アメリカ人、ネイティブアメリカン、アラスカ先住民、非ラテンアメリカ系白人女性の順に続く。男性の肥満率は25％〜28％である。特に小児と青年において増加している肥満と糖尿病の蔓延を近いうちにコントロールしなければ、低下傾向にあるCHD死亡率が増加に転じる恐れがある（Thompson et al., 2007）（第22章を参照）。

過度の脂肪組織を有すると、多くの患者にみられる多種のリスク因子：高血圧、耐糖能低下、炎症性マーカー（IL-6[インターロイキン-6]、TNF-α[腫瘍壊死因子α]、CRP[C反応性タンパク質]）、閉塞型睡眠時無呼吸、血栓形成前状態、内皮機能異常、脂質異常症（LDL[低比重リポタンパク質]低値、アポB増加、HDL[高比重リポタンパク質]低値、トリグリセリド低値）により、心臓に大きな影響が及ぼされる（Poirier et al., 2006）。多くの炎症性タンパク質は脂肪細胞に由来することが現在分かっている（Berg, Scherer, 2006）。これらのリスク因子を総合すると、肥満の人に見られる罹患率や死亡率の高さが説明できる。

体重分布（腹部対下半身の分布）もCHDリスクの予測因子であり、耐糖能や血清脂質値に影響を及ぼす。体幹部脂肪は、炎症マーカー、特にCRPに強く関連する。したがって、ウエスト周囲長として女性では89cm未満、男性では102cm未満が推奨される。

理想的なBMIに到達しなくても、少しの減量（4.5〜9kg）でLDLコレステロール、HDLコレステロール、トリグリセリド、高血圧、耐糖能、CRPといったリスク因子を改善することは可能である。減量はCRP値低下にも相関する。しかし、血管機能を回復するために減らすべき体重量、体重維持の期間、心血管イベントを減少する内皮機能の改善の程度はまだ分かっていない。

変更不可能なリスク因子

年齢と性別

加齢に伴うCHD死亡率の上昇が男女ともに認められる。その一方で、性別はリスク評価の因子でもある。年齢35〜44歳の男性における早発性疾患の罹患率は、同年代の女性における罹患率の3倍である。したがって、男性では45歳以上の年齢はリスク因子とみなされる（NCEP, 2002）。女性ではリスク上昇は55歳以降に現れる。全体的には、CHDリスクは年齢とともに顕著に上昇する。

家族歴と遺伝

早発性疾患の家族歴は、その他のリスク因子が考慮される場合でも、強力なリスク因子である。家族歴は、MI（心筋梗塞）または突然死が一等親血縁者（親、兄弟姉妹、子供）の男性に55歳以前、あるいは一等親血縁者の女性に65歳以前に起こった場合、陽性とみなされる。家族歴は陽性であっても変更できないが、リスク因子管理の強度に影響を与える。

閉経後

閉経前女性において、内因性エストロゲンは恐らく血管損傷を防ぐことにより、CVDに対する保護作用を発揮する。自然なあるいは外科的閉経後のエストロゲン消失は、CVDリスク上昇と関連する。閉経前女性のCHD発症率は、リスク因子を複数持つ女性以外では低値である。閉経期に総コレステロール値、LDLコレステロール値、トリグリセリド値は上昇し、一方HDL値は低下を示し、特に体重の増えた女性では顕著である。

医学的栄養療法

身体活動を含めた医学的栄養療法（MNT）は、LDLコレ

参考情報 34-5

低比重リポタンパク質コレステロールに作用する栄養性因子

増加
- 飽和脂肪酸とトランス脂肪酸
- 過体重

減少
- 多価不飽和脂肪酸
- 粘性食物繊維
- 植物スタノール・ステロール
- 減量
- イソフラボン含有大豆タンパク質（限定的な証拠）
- 大豆タンパク質

出典：Fletcher B et al: Managing abnormal blood lipids: a collaborative approach, Circulation 112:3188, 2005.

ステロール上昇患者に対する一次介入手段である（参考情報34-5）。医師は登録栄養士（RD）に患者を紹介し、LDLコレステロール値に基づく治療目標を達成する手助けをする。

食事療法、運動、減量により、患者の多くは目標血清脂質値に到達し、身体の炎症が軽減する。行動修正の煩雑さ、修正回数、患者のモチベーションによって、従順な患者の改善に成功するためにかかる患者の訪問回数が決まる。

栄養士訪問の時間は、初回は45〜90分、2〜6回目は30〜60分が推奨される（米国栄養士会[ADA]エビデンスライブラリー，2006）。したがって、これらの介入を薬物療法施行前に試み、薬物治療の間もその効果を高めるために継続する（**病態生理とケア管理**「アテローム硬化」を参照）。

ライフスタイル改善

TLC（ライフスタイル改善食）の栄養構成はCHD（冠動脈性心疾患）の一次予防および二次予防に用いられる。最新版を表34-2に掲載する。AHAは2歳以上のすべての人がCVD（心血管疾患）リスクを軽減するために食習慣や生活習慣を改善することを勧告している（Lichtenstein et al., 2006）。推奨摂取量は、飽和脂肪酸がカロリーの7%未満、総脂肪含有量はエネルギーの25〜35%である。

飽和脂肪酸（SFA）とトランス脂肪酸の低摂取を維持しながら脂肪からのカロリー摂取を30〜35%とすることは、インスリン耐性患者またはメタボリックシンドロームの患者に推奨される栄養構成である。このように多価不飽和脂肪酸（PUFA）と一不飽和脂肪酸（MUFA）を重用した高脂肪摂取によって、血糖値を悪化させることなく、トリグリセリド値を低下させ、HDL（高比重リポタンパク質）コレステロール値を上昇させ、LDL（低比重リポタンパク質）コレステロール値を低下させることができる。

医学的栄養法は3〜6カ月の期間を要する。SFAとトランス脂肪酸の低下が行動改善の第1段階である。まず6週間、TLC食を順守する。2回目の来院時にLDL応答を評価し、必要であれば治療を強化する。植物性ステロール／スタノール、食物繊維などの追加は2回目の来院時に教育に組み込む（この期間中は食事療法のコンプライアンスを監視しなければならない）。3回目の来院時には、目標LDL値に達していなければメタボリックシンドロームの治療を開始する。最大のLDL低下が起こると、メタボリックシンドローム、すなわちリスク因子群の管理が医学的栄養療法の目的となる。

複数のリスク因子の正常化には、身体運動量の増加、エネルギー摂取量の減少および減量が不可欠である。体重管理と心血管リスク減少のための行動改善を参考情報34-6に示す。TLCの計画に沿った献立を計画し、食品表示を読み取り、レシピを変更し、適した食材を用意または購入し、外食時により健康な食事を選択しているかについて、患者の成果を把握する。

TLCの栄養構成に加え、本章の後半で説明する高血圧予防食（DASH）の構成もCVDの予防と治療に非常に適している。これらの栄養構成は、穀類、シリアル、豆果、野菜、果物、赤身肉、家禽肉、魚、無脂肪乳製品を重用する。

アメリカ人の食事において動物脂肪はSFAの約2/3を供与するため、これらの食品を制限する。高脂肪食品は除外して低脂肪食品を含める。同様に、乳製品では無脂肪製品の選択を選択する。肉類は1日あたり142gまでに制限する。赤身肉はタンパク質、亜鉛、鉄分を豊富に含むため、患者が肉を食べたいと希望すれば、他の低SFAを選択するのであれば1日

表 34-2

ライフスタイル改善食の栄養構成

栄養素	推奨摂取量
総脂肪	総カロリーの25%〜35%
飽和脂肪	総カロリーの7%未満
トランス脂肪酸	ほぼ0
一価不飽和脂肪	総カロリーの10%まで
多価不飽和脂肪	総カロリーの20%まで
炭水化物†	総カロリーの50%〜60%、特に穀類、果物および野菜から摂取
食物繊維	25〜30g/日（サイリウムなどの水溶性食物繊維は10〜25g）
植物ステロール	2g/日
タンパク質	総カロリーの約15%
コレステロール	200mg/日未満
総カロリー（エネルギー）	望ましい体重を維持し体重増加を防ぐためのバランスの取れたエネルギーの摂取と消費

出典：National Heart, Lung, and Institute: Detection, evaluation, and treatment of high blood cholesterol in adults (adult treatment panel III), Final report, U.S. Department Of Health and Human Services, NIH Publication No.02-5215, Bethesda, Md, September 2002. の執筆者により2010年に改訂
†精製炭水化物は制限する。

病態生理と治療管理のアルゴリズム

アテローム硬化

発症因子

- 喫煙
- 肥満
- 高血圧
- LDL コレステロールの上昇
- 遺伝子
- 高飽和脂肪・コレステロール食
- 血清トリグリセリドの上昇
- 運動不足
- 糖尿病
- ストレス
- HDL コレステロールの低下
- 加齢
- 高ホモシステイン血症
- 内皮機能異常

↓

プラークの蓄積
一酸化窒素の生成の減少
マクロファージによる参加 LDL コレステロールの取り込み
泡沫細胞と脂肪斑の形成

病態生理

臨床所見
- 血清総コレステロールの上昇
- LDL コレステロールの上昇
- 血清トリグリセリドの上昇
- C 反応性タンパク質の上昇
- HDL コレステロール低値

栄養評価
- BMI の評価
- ウエスト周囲長；ウエストヒップ比（WHR）
- 以下の栄養素の評価：SFA、トランス脂肪酸、ω-3 脂肪酸、食物繊維、ナトリウム、アルコール、精製炭水化物

治療管理

医学的管理
- 胆汁酸分離剤
- HMG-CoA 還元酵素阻害薬
- トリグリセリド低下薬
- 血圧低下薬
- 血糖値管理のための薬物療法
- 経皮冠動脈インターベンション（PCI）
  - バルーン
  - ステント
- 冠動脈バイパス術（CABG）
- 抗血小板療法

栄養管理
- TLC の栄養構成 -SFA のカロリーの 7％
- AHA の栄養構成 - SFA のカロリーの 7％
- DASH 食の栄養構成
- 必要な場合は減量
- 食物繊維を 25〜30 g/ 日以上増加
- スタノールとステロール（2〜3 g/ 日）を複数回追加
- ω-3 脂肪を追加
- 抗酸化作用のため果物と野菜を追加
- 食事コレステロールを 200mg/ 日未満
- スタチン剤による低下を補うための CoQ10

> **参考情報 34-6**
>
> ## 心血管疾患のリスクを低下するための米国心臓学会の栄養勧告
>
> - 健康体重を達成または維持するため、カロリー摂取と身体活動のバランスを取る
> - 野菜や果物を多く含む食事を摂る
> - 穀類、高食物繊維食品を摂る
> - 魚、特に脂肪分の多い魚を1週間に2回以上摂る
> - 以下の方法により、飽和脂肪をエネルギーの7%未満、トランス脂肪をエネルギーの1%未満、コレステロールを300mg/日に制限する
> - 代わりに赤身肉と野菜を選択する
> - 無脂肪(脱脂乳)、脂肪分1%、低脂肪の乳製品を選択する
> - 部分水素化油脂の摂取を控える
> - 糖分を多く含む飲料や食事の摂取を控える
> - 低塩または無塩の食品を選択および調理する
> - アルコールの摂取を適度にする
> - 外食をするときは、AHAの栄養および生活習慣勧告に従う
>
> 出典:Lichtenstein AH et al: Diet and lifestyle recommendations revision 2006: a scientific statement from the American Heart Association Committee, Circulation 114:83, 2006. より許可を得て転載 Circulation 2006;114:82-96. © American Heart Association,Inc.

142gまでなら摂取してよい。卵は週あたり4個までに制限するが、他の動物タンパク質ほどコレステロール高値に起因するわけではない。大半の患者にはさらに1週間に多脂魚を2回摂取するよう勧告する必要がある。

薬物療法を避けたいと思っている意欲の高い患者にとって、超低脂肪食は血中脂質の目標値への到達に効果的である。これらの食事療法は、二次予防や病変退縮を目的とする薬物療法への付加療法としても使用される。この食事療法は最小限の動物性食品しか含まない。すなわち、SFA(飽和脂肪酸)(<3%)、コレステロール(<5mg/日)、総脂肪(<10%)の摂取量も極めて少ない。重用しているのは低脂肪の穀類、豆果、果物、野菜、無脂肪乳製品である。卵白は許容されているため、この食事計画は乳卵野菜食療法である。

40年以上もの疫学研究、観察研究、臨床試験で、多数の栄養リスク因子が血清脂質、アテローム形成、CHD(冠動脈性心疾患)に影響を及ぼすことが示された。栄養の妥当性を確認するため、登録栄養士と相談することが推奨される。以下に重要な項目を示す。

- **飽和脂肪酸** アメリカ人の食事におけるSFAの主要な供給源は動物性食品(肉および乳製品)である。SFAはLDL(低比重リポタンパク質)コレステロールに最も強力な効果を及ぼす(SFAの摂取量が増加すると用量反応関係的に増加する)ため、制限する。米国全国健康・栄養調査(NHANES)IVによると、SFAの目標摂取量がエネルギーの7%未満であったのに対し、平均摂取量は11%であった。SFAは、LDL受容体の生成と活性を低下させることにより血清LDLコレステロール値を上昇させた。食事中の全ての脂肪酸を型と無関係に炭水化物に置き換えた場合、空腹時トリグリセリド値は低下する。
- **トランス脂肪酸** トランス脂肪酸(cis-リノレン酸の自然発生型立体異性体)は不飽和脂肪の水素付加の過程で生成され、食品産業において食品の保存寿命を延ばし、硬化油脂から作られるマーガリンを加工するために使用される。トランス脂肪酸のほとんどは部分水素化植物性油脂から摂取される。これらの脂肪酸はLDLコレステロールを上昇させるため摂取を制限する(Basu et al., 2006)。トランス脂肪酸からのカロリー摂取は1%未満(約1〜3g/日)とする(Lichtenstein et al., 2006)。
- **一価不飽和脂肪酸** オレイン酸(C18:1)は、アメリカ人の食事に最も多く含まれる一価不飽和脂肪酸[MUFA]である。オレイン酸を炭水化物と置き換えても血中脂質値に際立った影響はほとんどみられないが、SFAをMUFAに置き換える(バターをオリーブ油に変える場合に起こる)と血清コレステロール値、LDLコレステロール値、トリグリセリド値は一価不飽和脂肪酸と同程度に低下する。MUFAのHDL(高比重リポタンパク質)コレステロールに対する影響は食事中の総脂肪含有量に依存する。MUFA(>総キロカロリーの15%)と総脂肪(>総カロリーの35%)の両摂取量が多ければ、HDLコレステロールは低脂肪食摂取時と比べて変化しないか若干上昇する。オレイン酸は地中海式食事法(図34-6)において抗炎症性作用があることが示されている。

疫学研究において、地中海諸国住民の高脂肪食は血中コレステロール低値、CHD発症率低下と関連していた。その他の因子の中に、主な脂肪供給源がMUFAの豊富なオリーブ油という点がある。この観察に基づき、高脂肪高MUFA食の恩恵に関して多くの研究が実施された。地中海式ステップⅠ食がCVD(心血管疾患)再発を50%〜70%低下させ、高リスク集団のリポ蛋白値に好ましい影響を及ぼすことが示された(Carter et al., 2010)。この食事では、果物、根菜(ニンジン、カブ、ジャガイモ、タマネギ、ラディッシュ)、緑色野菜、パンとシリアル、魚、α-リノレン酸の豊富な食品(亜麻、菜種油)、植物油製品(非硬化油でつくられたサラダドレッシングやその他の食品)、ナッツや種子類(クルミや亜麻の種)を重用している。

赤ワインが地中海式食事法には重要であると考えられる。ポリフェノール化合物であるレスベラトロールは赤ブドウの皮に含まれている。大量のレスベラトロールは一酸化窒素濃度を高めることにより血圧を低下させる。地中海式食事法で推奨されるグラス1〜2杯の赤ワインに含まれる少量のレスベラトロールの役割は明らかではない(Carter, 2010)。ブドウジュースからもレスベラトロールが摂取できる。

- **多価不飽和脂肪酸** 必須脂肪酸であるリノレン酸(LA)は、アメリカ式食において摂取される主要な多価不飽和脂肪酸(PUFA)であり、その作用は食事の総脂肪酸プロファイルによって異なる。大量のLAによってHDL血清コレステロール値が低下する。ω-6PUFAの多量摂取は、血管内皮の機能に有害な作用を及ぼすか、または、炎症性サイトカインの生成を刺

図34-6　健康的な地中海式食事法ピラミッド

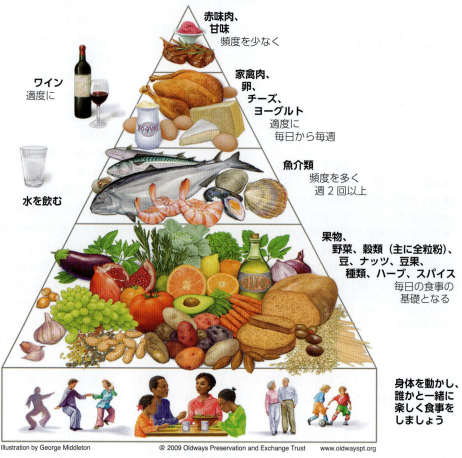

激する恐れがある。従って、ω-6とω-3の比率が低いPUFA（多価不飽和脂肪酸）が推奨される（Basu et al., 2006; Gebauer et al., 2006）。食事中のPUFAを炭水化物に置き換えると血清LDLコレステロールが低下する。低脂肪食においてSFAをPUFAに置き換えると、LDL（低比重リポタンパク質）、HDL（高比重リポタンパク質）コレステロールとも低下する。全体としては、血清コレステロール値低下には、SFA（飽和脂肪酸）を除去する方がPUFAを増加するよりも2倍の効果がある。

● ω-3脂肪酸　主なω-3脂肪酸であるエイコサペンタエン酸（EPA）とドコサヘキサエン酸（DHA）は、魚油、魚油カプセル、および海魚に多く含まれる。魚を食べるとCVD（心血管疾患）リスクが低下することが多くの研究で示されている。一般に推奨されるのは、ω-3脂肪酸を多く含む魚（鮭、マグロ、サバ、イワシ）を週2回以上食べることである（Psota et al., 2006）。CVDを有する患者の場合、できるだけEPAとDHA合わせて1gを魚から摂取することが推奨されるが、不可能であれば、サプリメントで摂取する（Lichtenstein et al., 2006）。高トリグリセリド血症患者は、トリグリセリド値を効果的に低下させるため、1日あたり2〜4gのEPAとDHAを摂取する必要がある。ω-3脂肪酸はVLDL（超低比重リポタンパク質）やアポB-100の生成を阻害し、食後脂肪血を低下することによってトリグリセリド値を低下させる。

野菜に含まれるω-3脂肪酸であるα-リノレン酸（ALA）には抗炎症作用がある。ALAを毎日8g摂取した患者はCRP（C反応性タンパク質）値が低下する（Basu et al., 2006）。ω-3脂肪酸は血液凝固を阻害し、プロスタグランジン生成を変化させるため、心保護作用を示す。ω-3脂肪は、血管壁の弛緩（血管拡張）を刺激する一酸化窒素の生成を刺激する。残念ながら、高用量摂取により出血時間は延長し、このことは食事による摂取量が多くCHD（冠動脈性心疾患）罹患率が低いイヌイット人に高頻度にみられる。

● 総脂肪　総脂肪摂取量は、アテローム硬化の主要リスク要因の多くに影響を与える肥満と関連する。さらに高脂肪食は食後の血中脂質やカイロミクロンレムナントを増加し、両者ともCHDリスク増加と関連する。食事中の脂肪を減らし炭水化物をキロカロリー供給源として代用すると、トリグリセリド値やHDL値にも影響がある。低脂肪食（＜脂肪からの総キロカロリーの25％）によりトリグリセリド値は上昇して

HDLコレステロール値は低下する。だが、CVDの予防と治療における脂肪の役割に関する研究は現在、MUFA（一価不飽和脂肪酸）を含みω-6脂肪とω-3脂肪の比率が低いナッツなどの中脂肪食が対象である。ナッツは心臓に良い食事法に用いられ、週4回以上ナッツを摂取するとCHDのリスクが37％低減することが分かっている（Kelly and Sabate, 2006）。

● **食事性コレステロール** 食事性コレステロールは総コレステロールやLDL（低比重リポタンパク質）コレステロールを上昇させるが、その強度はSFA（飽和脂肪酸）よりも弱い。AHA（米国心臓協会）およびTLC（ライフスタイル改善食）の栄養構成に含まれる毎日のコレステロールは200mg以下である。食事に加えたコレステロールの効果が最小となる閾値が存在する。コレステロール摂取量が1日あたり500mgに達すると、血中コレステロールの上昇率が低下する。コレステロールの反応性は個人差も大きい。低反応性(つまり、血漿コレステロール値は食事によるコレステロール感作後も上昇しない)を示す人もいれば、高反応性(血漿コレステロール値がコレステロール感作から予測されるよりも強力に反応する)を示す人もいる。高反応性を示す人はアポE−4対立遺伝子がありコレステロールから胆汁酸への変換率が低く、そのためLDLコレステロール上昇をきたす。動物にコレステロールを摂取させるとリポタンパク質が豊富となり、血清コレステロールを上昇させるだけでなくアテローム形成作用も示す。炎症性因子に対する食事性コレステロールの効果は一貫性がない（Basu et al., 2006）。

● **食物繊維** 食物繊維の高用量摂取はCHD（冠動脈性心疾患）と脳卒中の有病率の有意な低下に関連する（Anderson., 2009）。AHA、TLC、DASH（高血圧予防食）食の栄養構成では、果物、野菜、豆果、穀類が重用され、これらの食品は、LDLコレステロールを低下させる十分な食物繊維を含む。特に、ペクチン、ガム質、植物粘質物、藻類性多糖類などの水溶性食物繊維、および、ヘミセルロースの一部は、LDLコレステロールを低下させる。脂質低下作用発現に必要な食物繊維の量は食品供給源により異なり、豆果はペクチンやガム質よりも大量に必要である。水溶性食物繊維のコレステロール低下作用については、以下の機序が提唱されている：(1)食物繊維が胆汁酸と結合して胆汁酸プールを充満し、血清コレステロールを低下する、(2)結腸内の細菌が食物繊維を発酵して酢酸、プロピオン酸、ブチル酸を生成し、コレステロールの合成を阻害する。炎症性過程における食物繊維の役割は不明である（Erkkila and Lichtenstein, 2006）。高食物繊維食の成分であるミネラル、ビタミン、抗酸化剤によって食事の栄養価がさらに高まる。

セルロースやリグニンなどの不溶性食物繊維は血清コレステロール値に影響しない。推奨総食物繊維摂取量（成人では1日あたり25〜30g）のうち約6〜10gは水溶性食物繊維を摂取すべきである。この程度の量は、1日あたり5、6品目の果物や野菜と6品目以上の穀類（全粒粉や食物繊維の豊富なシリアルを選択）の推奨量摂取で簡単に達成できる。

● **抗酸化剤** LDLコレステロールの酸化に影響する2つの食事性要因が粒子中のリノレン酸濃度と抗酸化剤の有用性である。ビタミンC、E、β-カロテンは生理的濃度において、生体内抗酸化剤としての役割を持つ。ビタミンEはLDLによって輸送される最も高濃度の抗酸化剤であり、他の抗酸化剤よりも20倍〜30倍大量にある。ビタミンEの主な機能は、細胞膜におけるPUFA（多価不飽和脂肪酸）の酸化を防ぐことである。AHAはCVD（心血管疾患）予防としてのビタミンE補給を推奨していない。だが、天然のビタミンEであるRRR-α-トコフェロール抗酸化剤として有望であることが示されている（Basu et al., 2006）。高濃度のカテキンを含む食品は血管反応性を改善することが分かっている。予防食の計画に、赤ブドウ、赤ワイン、茶(特に緑茶)、チョコレート、オリーブ油を含めるべきである（Kay et al., 2006）。

● **スタノールとステロール** 1950年代初頭より、大豆油または松油から抽出された植物性スタノールやステロールが、食事性コレステロールの吸収を抑制することにより血中コレステロールを低下させることが知られてきた。エステル化されてマーガリンに加工されると、1日あたり2〜3gの摂取でコレステロールは最大20％低下する。ATP（成人治療委員会）Ⅲでは成人におけるLDLコレステロール低下を目的とした水晶食事療法の一部にスタノールが含まれている。これらのエステルはβ-カロテン、α-トコフェロール、およびリコピンを低下させることから、コレステロール値が正常な人、小児、および妊婦の使用に関しては、安全性をさらに検討する必要がある。

● **減量** 減量によって、様々な方法で測定した内皮機能が改善する（Brook, 2006）。極度肥満（BMI = 52）の患者群において、内皮機能が評価される血流依存性血管拡張反応は、平均23kgの減量後に改善した（Williams et al., 2005）。全体として、どの程度の減量が必要か、効果がどれ程の期間持続するか、内皮機能の改善によって冠動脈イベントが減少するか否かについては不明である（Brook, 2006）。

医学的処置

薬物療法

薬物治療の決定は、リスクカテゴリーと目標LDLコレステロール値への到達度に依存する。多くのLDL低下薬が使用可能である（9章参照）。使用薬物やリスクカテゴリーとは無関係に、ライフスタイル改善療法はすべての治療を下から支える。薬剤クラスを以下に挙げる：(1) 胆汁酸分離剤（コレスチラミンなど）、(2) ニコチン酸、(3) スタチン、または、コレステロール生成において律速酵素を阻害する3-ヒドロキシ-3-メチルグルタリルコエンザイムA（HMG-CoA）還元酵素阻害薬、(4) フィブリン酸誘導体、(5) プロブコール。治療には、(1)、(2)、(3)の薬剤を第1選択薬とする。

治療介入

経皮冠動脈インターベンション（PCI）などの治療介入は現

在、無症候性虚血や狭心症の患者において実施されている。経皮経管的冠状動脈血管形成術として知られていたPCIは、膨張して閉塞動脈内のプラーク沈着物を破壊するバルーンのついたカテーテルを用いる方法である。冠動脈ステント留置は、筒状の金属製の網を挿入して動脈を拡げる。これにより、凝固を阻害する薬剤を放出できる (Thom et al., 2006)。

PCI（経皮冠動脈インターベンション）は閉塞が早期に検出されれば実施できることが多い。PCIに最も多くみられる問題点は動脈再狭窄である。薬物療法を受け、喫煙、運動、栄養摂取などライフスタイルを改善した患者と、ライフスタイルを改善し血管形成術を受けた患者半数ずつ計2,200例以上を対象にした最近の調査によると、5年後、心臓発作を発症した、あるいは、心臓の疾患のため入院または死亡した患者の例数は両群同程度であることが示された。血管形成術は薬物療法を併用したライフスタイル改善よりもさらに有益なわけではない (Boden et al., 2007)。

PCIは、心臓カテーテル挿入室内において局所麻酔下で施行されるため、冠動脈バイパス術（CABG）よりも回復が早い。CABGでは、胸部からの血管は病変部周辺の血流の方向を変えるために用いられる。CABGは通常、動脈閉塞が2枝以上にある患者を対象とする。1995年以降はPCIが多く施行されるようになったためCABGは減少している。これらの外科的手技はCHD（冠動脈性心疾患）患者の生存期間の延長、症状軽減、生活の質に著明な向上をもたらした。しかし、CABGは動脈硬化を治癒するものではなく、新たなグラフトもアテローム硬化を誘発しやすい。それゆえ、術後10年以内は再狭窄が頻繁に起こる。最小限のライフスタイル改善療法とより積極的な食事改善療法を含めたリスク因子の改善が、進行を阻止するには必要と考えられる。

CABG施行は他の大手術施行患者と同様に異化的状況にあり、術後期には適切な栄養の経口摂取が必要不可欠である。合併症を有する患者は、心不全に頻繁に随伴する心臓悪液質進展のリスクが高い。通常はTLC（ライフスタイル改善食）、AHA（米国心臓協会）、またはDASH（高血圧予防食）の栄養構成を摂取しながら退院する。

高血圧

高血圧は持続的に動脈壁の単位領域あたりにかかる血圧が高い状態である。高血圧と定義するには、心周期の収縮期の血圧である収縮期血圧（SBP）が120mmHg以上、または、心周期の弛緩期の血圧である拡張期血圧（DBP）が80mmHgであることが必要であり、このことを120/80mmHg以上と表記し、「血圧120/80」と読む。

高血圧の予防、発見、評価および治療に関する米国合同委員会の第7次報告は、高血圧のステージをCVD進展リスクに基づいて分類している（表34-3）。前高血圧症と診断された人は、SBPが120〜139mmHgまたはDBPが80〜89mmHg

で、高血圧およびCVD（心血管疾患）の発症リスクが高い。ステージ1高血圧（140〜159/90〜99mmHg）は成人に最も多くみられる。いいかえれば、心筋梗塞や脳卒中患者が最も多いのはこの群であると考えられる。血圧上昇はどのレベルでもCVDや腎疾患の罹患率上昇を伴うことから、高血圧にとって決定的なポイントがどこかははっきりとしていない。つまり、血圧正常化は全高血圧ステージにおいて重要である。

高血圧は先進国共通の公衆衛生上の問題である。米国では成人の3人に1人が高血圧である（AHA, 2010）。高血圧を治療しないまま放置すると、心不全、末期の腎疾患、末梢血管疾患など多くの変性疾患を引き起こす。高血圧の人は無症状の状態が何年も続いた後に脳卒中死や心臓発作を発症することから、高血圧はしばしば「サイレントキラー」と称される。治癒することはないが、高血圧は容易に発見でき、通常は管理可能である。過去20年間にCVDによる死亡率が低下したことには、高血圧の発見増加やコントロール患者数の増加が寄与していた。ライフスタイル改善を重要視したことから、高血圧の一次予防と管理に食事療法が重要な役割を担うようになった。

高血圧患者の90%から95%は、原因が特定できない本態性高血圧すなわち一次性高血圧である。原因は、悪いライフスタイルの選択と遺伝子発現が複雑に絡み合っている。示唆されるライフスタイル因子としては、貧しい食事（高い塩分、果物や野菜を摂らないなど）、喫煙、運動不足、ストレス、肥満が挙げられる。血管炎症も関わっている（Savoia and Schiffrin, 2007）。高血圧には多くの遺伝子が関与しており、大半が血圧の腎または血圧神経内分泌制御に関連している。2500万種類の遺伝子多型を解析した結果、主にヨーロッパまたはアジア系の高血圧患者において、CYP17A1、CYP1A2、FGF5、SH2B3、MTHFR、ZNF652、PLCD3遺伝子が特定された（Newton-Cheh et al., 2009）。他の疾患（通常は内分泌疾患）を原因として起こる高血圧を二次性高血圧と呼ぶ。二次性高血圧は基礎疾患の程度によっては治癒することもある。

有病率と罹患率

20歳以上のアメリカ成人約7400万人が高血圧を有し、抗圧薬を服用している（AHA, 2010）。高血圧の有病率は過去8年間横ばいだが、それでもなお、「ヘルシーピープル2010」の掲げる目標値のほぼ2倍であり、成人アメリカ人の30%以上が高血圧である（Egan et al., 2010）。非ラテン系黒人の高血圧の年齢補正有病率（男性43%、女性44.8%）は、非ラテン系白人（男性34.3%、女性31.1%）、メキシコ系アメリカ人（男性25.9%、女性31.6%）、ネイティブアメリカン（男女とも25.3%）よりも高い（AHA, 2010, AHA, 2007）。黒人の高血圧の有病率は世界でも最も高い水準である。黒人は若年期に高血圧を発症し、高血圧状態が長く続き、白人よりも脳卒中死、心不全、末期腎疾患のリスクが高い（AHA, 2010）。

血圧上昇は一生涯のどの時期でもみられる。男児の約16%、女児の約9%が高血圧を有する（Ostchega et al., 2009）。加齢とともに高血圧有病率は上昇する（図34-7）。45歳までは

表 34-3

18歳以上の成人における血圧分類と管理

分類*	収縮期 BP (mm Hg)*		拡張期 BP (mm Hg)*	管理* ライフスタイルの改善	薬物療法の開始 切迫した適応症なし	切迫した適応症あり
正常	<120	かつ	<80	望ましい		
前高血圧症	120〜139	または	80〜89	必要	適応の降圧薬なし	切迫した適応症に対する薬剤†
ステージ1 高血圧症	140〜159	または	90〜99	必要	大半はサイアザイド系利尿薬。ACE阻害薬、ARB、β遮断薬の単独投与または併用を検討	切迫した適応症に対する薬剤 必要に応じて、他の降圧薬（利尿薬、ACE阻害薬、ARB、β遮断薬、CCB）
ステージ2 高血圧症	≧160	または	≧100	必要	大半は2種類の薬剤を併用（通常はサイアザイド系利尿薬と、ACE阻害薬、ARB、β遮断薬またはCCBのいずれか）‡	切迫した適応症に対する薬剤 必要に応じて、他の降圧薬（利尿薬、ACE阻害薬、ARB、β遮断薬、CCB）

出典：Chobanian AV et al and the National High Blood Pressure Education Program Coordinating Committee: The Seventh Report of the Joint National Committee on Prevention, Detection, Evaluation, and Treatment of High Blood Pressure, JAMA 89:2560, 2003.
ACE：アンジオテンシン変換酵素、ARB：アンジオテンシン受容体遮断薬、BP：血圧、CCB：カルシウムチャネル遮断薬
*最高BPカテゴリーにより判断される治療
†慢性腎疾患または糖尿病患者は、血圧130/80 mm Hgを目標に治療
‡初期併用療法は、起立性低血圧のリスクを有する患者に対しては慎重に用いること

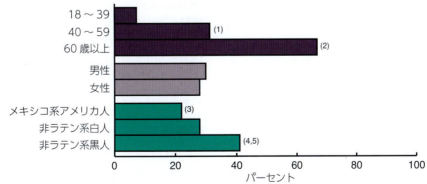

1 18〜39歳と40〜59歳の間で統計的有意差あり
2 40〜59歳と60歳以上の間で統計的有意差あり
3 非ラテン系白人とメキシコ系アメリカ人の間で統計的有意差あり
4 非ラテン系白人と非ラテン系黒人の間で統計的有意差あり
5 非ラテン系黒人とメキシコ系アメリカ人の間で統計的有意差あり
出典：CDC/NCHS, National Health and Nutrition Examination Survey.

図34-7　2005〜2006年の米国成人の年齢別および年齢補正高血圧有病率
出典：*Ostchega Y, Yoon SS, Hughes J, Louis T. Hypertension awareness, treatment, and control-continued disparities in adults: United States, 2005-2006. NCHS data brief no.3, Hyattsville, MD: National Center for Health Statistics. 2008.*

表 34-7

高血圧による標的臓器傷害の症状

器官系	症状
心臓	臨床的、心電図上、またはX線所見における冠動脈疾患、左心室肥大、左心室機能不全または心不全のエビデンス
脳血管	一過性虚血性発作または脳卒中
末梢血管	四肢（足背動脈を除く）の脈が1つ以上欠失、間欠性跛行合併または合併なし、動脈瘤
腎臓	血清クレアチニン値＞130μmol/L（1.5mg/dL）、タンパク尿（1＋以上）、微量アルブミン尿症
網膜症	出血または滲出、乳頭浮腫合併または合併なし

出典：Joint National Committee on Prevention, Detection, Evaluation, and Treatment of High Blood Pressure: Fifth report (JNC V), Arch Intern Med 153: 149, 1993

参考情報 34-7

高血圧におけるリスク因子と予後不良

リスク因子

黒人
若年者
男性
拡張期血圧＞115mmHgが持続
喫煙
糖尿病
高コレステロール血症
肥満
大量の飲酒
標的臓器障害の徴候

心臓

心臓肥大
虚血または左心室ストレインの心電図徴候
心筋梗塞
心不全

眼

網膜滲出および網膜出血
乳頭浮腫

腎臓

腎機能障害

神経系

脳血管障害

出典：Fisher ND, Williams GH: Hypertensive vascular disease. In Kasper DL et al., editors: Harrison's principles of internal medicine, ed 16, New York, 2005, McGraw-Hill.

男性の方が女性よりも有病率が高く、65歳以降は各人種とも、女性の高血圧有病率が男性の有病率を上回る（AHA, 2010）。高血圧の有病率は加齢とともに上昇することから、各人種ともに高齢者集団（65歳以上）の半数以上は高血圧である。高齢者を対象としたライフスタイル改善による介入によって高血圧の有病率は低下するが、早期に介入プログラムを提供するほど、血圧に関連する合併症全体を長期的に減少する可能性は高くなる（Gidding et al., 2009）。

血圧とCVD（心血管疾患）イベントの関係は持続的で、他のリスク因子とは独立している。血圧が上昇すると、左心室肥大（LVH）、心不全、脳卒中、慢性腎疾患、網膜症を含む標的臓器障害の機会が増える（ADA, 2009）。高血圧を有する成人の30％が治療抵抗性であり、複数のクラスの降圧薬を3種類以上用いても血圧が下がらない（Calhoun et al., 2008）。治療抵抗性の高血圧は標的臓器障害リスクを高める。高齢および肥満は症状と関連する2大リスク因子である。副原因の診断と適切な治療と効果的な多剤療法レジメンの使用に加え、治療抵抗性に起因するライフスタイル因子の特定と転換を図ることが、不可欠な治療法である。

糖尿病に罹患している成人は、CVD死亡率が罹患していない患者の2～4倍である（米国糖尿病学会, 2007）。このため、国際的なガイドラインでは、糖尿病患者に対する血圧目標値が一般的な推奨値より低い130/80mmHgに設定されている。糖尿病の有病率は上昇しており、対処すべき重要な健康問題である。

高血圧患者は多くの場合無症候であるが、高血圧は良性疾患ではない。心臓、脳血管、腎臓系は慢性的な血圧上昇の影響を受ける（表34-4）。2006年の米国内死亡例240万人のうち、326,000人は高血圧が主な死因であるか死因に寄与していた（AHA, 2010）。1996年から2006年の間に、高血圧による年齢補正死亡率は19.5％上昇し、高血圧による総死亡数は48％増加した。黒人は高血圧の死亡率が白人の約3.2倍も高い（AHA, 2010）。高血圧はアテローム硬化、脳卒中、腎不全、心筋梗塞の主な要因である。高血圧の予後不良と関連する因子を参考情報34-7に示した。

病態生理

血圧は心臓の拍出量と末梢血管抵抗（血流に対する抵抗性）をかけあわせた関数で示される。このため、血管の直径は血流に大きく影響する。血管径が小さくなると（アテローム硬化により）、血管抵抗は大きくなり血圧は上昇する。反対に、血管径が大きくなると（血管拡張薬により）、血管抵抗は減少して血圧は低下する。

血圧は多くの系により恒常性を維持する。交感神経（SNS）（短期間のコントロール）と腎臓（長期間のコントロール）が主な調節因子である。血圧の低下に反応して交感神経は血管収

縮剤のノルエピネフリンを分泌する。ノルエピネフリンは小動脈や細動脈に作用し、末梢血管抵抗を増強して血圧を上昇させる。交感神経の過剰刺激による症状（特定の副腎障害や睡眠時無呼吸）は血圧上昇をもたらす（Khayat et al., 2009）。腎臓は細胞外液量を制御するとともに、レニンを分泌してレニン-アンジオテンシン系（RAS）を活性化させることにより血圧をコントロールする（図34-8）。血圧異常は一般に多因子性である。高血圧の多くの場合、末梢血管抵抗が増大する。この抵抗により左心室が身体系へ血液を押し出す力が増大する。時間をかけて左心室肥大を発症し、ついには心不全に至る。

アンジオテンシン変換酵素（ACE）やアンジオテンシノーゲンを含むRAS遺伝子に共通する遺伝的変異は、高血圧に関連することが示されている（Norton et al., 2010）。これらのタンパク質の生成が増加するとRASの主要メディエーターであるアンジオテンシンⅡの生成が増加するため、血圧が上昇する。アンジオテンシンⅡは血管壁内の低レベルの炎症も誘発し高血圧を引き起こしやすくする（Savoia and Schiffrin, 2007）。

高血圧は、内臓脂肪型（腹腔内脂肪型）肥満、インスリン耐性、トリグリセリド高値、HDL（高比重リポタンパク質）コレステロール低値を含む他のリスク因子とともに発症する場合が多い。これらのリスク因子のうち3つ以上併存すると、メタボリックシンドロームにつながる。これらのリスク因子のうちの1つ以上が他の因子より先に発症するか否か、同時に発症するか否かについては分かっていない。内臓脂肪の蓄積によって多量のアンジオテンシノーゲンが生成されるため、RASが活性化され、血圧が上昇する(Mathieu et al., 2009)。また、RASの主要メディエーターであるアンジオテンシンⅡは、機能障害性脂肪細胞の大量増殖を促進するため、生成されるレプチンが増加し、アディポネクチンの量が減少する。レプチンが増加し、循環するアディポネクチンの量が減少すると、高血圧反応の重要な構成要素である交感神経が活性化される（Depres, 2006）。

一次予防

この数年の間に、高血圧の認識が高まり、治療と管理が向上した。2007年〜2008年のNHANESデータの解析に基づくと、高血圧を自覚する人は、1999年〜2004年の72％から81％にまで増加した。現在高血圧治療とコントロールを行っている人の割合も増加し、このコントロール率50％は「ヘルシーピープル2010」の目標値に達しており、高血圧の認識、治療およびコントロールの高まりを反映している。2008年は、女性、若年成人（18〜39歳）およびラテン系アメリカ人の血圧コントロール率が、男性、若年および非ラテン系アメリカ人よりも低かった。的をしぼった介入プログラムによる高血圧治療の改善は、CVDの転帰に良好な効果をもたらす。血圧治療のガイドラインでは、複数のCVDリスク因子を有する患者の評価と、ライフスタイル改善および薬物療法の個別化の重要性が重視されている。

一次予防により、生活の質と関連費用が改善できる。1つの対策としては、前高血圧症（120/80以上だがステージ1高血圧の上限を下回る）患者の血圧を低下させることである。SBPが3mmHg低下すると、脳卒中による死亡率は8％、CHD（冠動脈性心疾患）による死亡率は5％減少する（Appel, 2006）。リスクが最も高い人は、健康なライフスタイルを選択することが強く望まれる。

ライフスタイル改善因子は、一次予防と高血圧のコントロールにおいて有効であることが証明されている。2009年、米国栄養士会（ADA）によってこれらの因子が体系的にレビューされ、分類化された（表34-5）。（利益／リスク比が高いことが証明され）強く推奨されるのは、ナトリウム摂取量を減らし、果物や野菜の摂取を増やすことである。ADAの実践ガイドラインでは、減量（過体重の場合）、飲酒制限、果物や野菜、低脂肪乳製品を重用する栄養構成の選択、身体運動量の増加も推奨している。これらの推奨は専門家の意見に基づく統一見解である。カリウム、マグネシウム、カルシウムの摂取量を食事摂取基準（DRI）に基づく推奨値まで増加させるための有望な勧告がなされている。食事性脂肪の摂取量を変えること

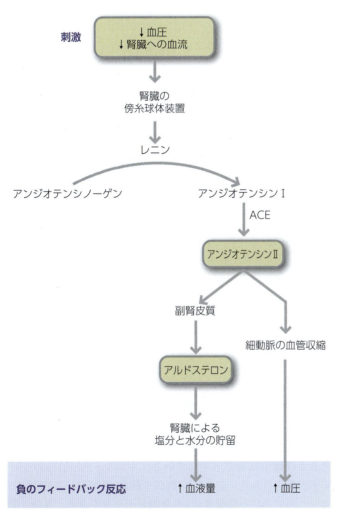

図34-8 レニン-アンジオテンシン系カスケード
ACE：アンジオテンシン変換酵素
出典：*Fox SI: Human physiology*, ed 6, New York, 1999, McGraw-Hill. より許可を得て転載

表 34-5

血圧と高血圧成人に関する根拠の分析ライブラリ（Evidence Analysis Library）勧告

食品または栄養	推奨	推奨度合
果物と野菜	血圧の有意な低下のため、果物と野菜を1日あたり5～10サービング摂取するよう推奨すべきである。	強
ナトリウム	ナトリウム摂取は1日2300mgまでに制限すべきである。これを順守しても血圧値が目標値に到達しない場合は、DASH栄養構成を併用しながら食事中のナトリウム摂取をさらに1日1600mgまでに制限する。2～8mmHgのSBP低下が見込める。	強
DASH食	DASH食を採用し、果物、野菜、低脂肪乳製品およびナッツを多く摂り、ナトリウム、総脂肪、飽和脂肪の摂取を控えめにし、適切なカロリー摂取による体重管理を行う。8～14mmHgのSBP低下が見込める。	見解一致
身体運動	SBP低下のため、平日ほぼ毎日、1日あたり30分以上の有酸素運動を実践する。4～9mmHgのSBP低下が見込める。	見解一致
体重管理	血圧低下のため、適正体重に到達し、維持する（BMI18.5～24.9）。10kgの減量で、5～20mmHgのSBP低下が見込める。	見解一致
アルコール	安全な飲酒ができる場合は、1日あたりの摂取量を男性は2杯（ビール720ml、ワイン300ml、80％純正ウィスキー60ml）未満、女性は1杯未満に制限する。2～4mmHgのSBP低下が見込める。	見解一致
カルシウム	カルシウムの摂取量増加による血圧低下の効果は不明（最小限の効果を示す文献あり）。	有望
マグネシウム	マグネシウムの摂取量増加による血圧低下の効果は不明（最小限の効果を示す文献あり）。	有望
ω-3脂肪酸	ω-3脂肪酸の摂取量増加を調べる研究では、血圧に対する良好な効果は示されていない。	有望
カリウム	カリウムの摂取量増加と、血圧低下に伴うナトリウム／カリウム比の低下の関係が支持。	有望

BMI：体格指数、DASH：高血圧予防食、SBP：収縮期血圧
米国栄養士会が強、有望、見解一致、と評価した推奨を掲載。評価の低い推奨については以下を参照のこと：American Dietetic Association Evidence Analysis for Hypertension(2009) http://www.adaevidencelibrary.com/topic.cfm?cat=3259.

で血圧が低下するかについては不明である。

脂肪

食事性脂質は血圧に影響しないようだが、CVDリスクには強く影響するため、TLC（ライフスタイル改善）食が推奨される。脂肪量は血圧に直接影響しないが、オリーブ油を多く摂取すると降圧薬の必要度が減る。血圧に関連して、脂肪の量と種類の両方の影響を調べる研究が行われている。数件の大規模なプロスペクティブ観察研究および臨床研究では、総脂肪と特定の脂肪酸の摂取による血圧への効果はほとんどなかった（Cicero et al., 2009）。大量の魚油補給（1日あたり平均3.7g）は特に高齢高血圧患者においてSBPとDBPをわずかに低下させる。

完全菜食主義者は雑食者と比べて、食塩摂取量に有意差はないが高血圧の人が少ない。完全菜食主義者の食事は、栄養素の中ではPUFA（多価不飽和脂肪酸）が多く、総脂肪、SFA（飽和脂肪酸）、コレステロールは低い。PUFAはプロスタグランジンの前駆物質であり、プロスタグランジンは腎臓のナトリウム排泄に作用し、さらに血管筋組織を弛緩させる。このため、完全菜食主義者においては、カリウム摂取量の増加など食事性脂肪以外の因子が血圧を低下させると考えられる。

タンパク質

大豆タンパク質は血圧の低下をもたらすが、大豆製品の摂取量増加が血圧に及ぼす効果については未だ議論が分かれている（ADA, 2009）。

果物と野菜を重用する栄養構成

いくつかの栄養構成が血圧を低下させることが示されている。菜食主義の栄養構成がSBPを低下させることが、観察研究および臨床試験で示されている。平均5～6mmHgのSBP低下が報告された。特に、高血圧予防食（DASH）栄養試験では、この低脂肪な栄養構成（赤身肉とナッツを含め、果物、野菜、無脂肪乳製品を重用）によってSBPが低下した。DASH食は低脂肪栄養構成に果物と野菜を加えるよりも効果があることが示されている（Appel et al., 2006）。DASH食は安全で前

高血圧症および高血圧の予防と治療のために提唱されているが、計画次第ではカリウム、リン、タンパク質が多く含まれる。このため、末期の腎疾患の患者にはDASH食は薦められない（Appel et al., 2006）。

OmniHeart試験では、血圧と血清脂質に対する3種類のDASH食の効果が調べられた。調査されたのは、基本のDASH食、高タンパク質のDASH食（タンパク質からエネルギーの25％を摂取、約半分が植物性タンパク質）、高不飽和脂肪のDASH食（不飽和脂肪からエネルギーの25％を摂取、大半が単価不飽和脂肪）。いずれの食事もSBP（収縮期血圧）を低下したが、DASH食中の炭水化物（総カロリーの約10％）をタンパク質または単価不飽和脂肪のいずれかに置き換えると、血圧と血中コレステロールが最も低下した（Appel et al., 2006; Miller et al., 2006）。これは、一部の果物、パン、またはシリアルをナッツに置き換えることで達成された。

高血圧患者の多くが過体重であるため、低カロリーのDASH食についても減量と血圧低下の促進における効果を調べた。低カロリーDASH食は、低カロリー低脂肪食よりもSBPとDBP（拡張期血圧）を大きく低下させる。最近のENCORE研究では、DASH食の摂取に運動と減量を加えることで、DASH食のみの場合と比べて血圧が低下し、血管機能が大きく改善し、左室心筋重量が減少することが示された（Blumenthal et al., 2010）。

減量

各人種や民族の大半の年代の男女において、BMI（体格指数）と高血圧とは強い関連性がある。過体重者の高血圧進展リスクは、正常体重者の2～6倍高い（国立衛生研究所[NIH], 2004）。人口調査によるリスク推定からは、高血圧の30％以上が肥満に直接起因することが示唆される（AHA, 2010）。成人後の体重増加は加齢に伴う血圧上昇に大きく関わる。

過体重と血圧との関連性を説明する生理学的変化の一部として、交感神経系やレニン-アンジオテンシン系の過剰活性と血管炎症性が挙げられる（Mathieu et al., 2009）。特に内臓脂肪は、サイトカイン放出、炎症誘発性転写因子および接着分子を誘発することによって血管炎症を促進する（Savoia and Schiffrin, 2007）。血圧が上昇した人の脈管構造には軽度の炎症が起こるが、高血圧の発症より先行するか否かは不明である。減量、運動、地中海式食は効果的である。

減量と血圧に関するほぼすべての臨床試験で、血圧低下における減量の有効性が支持されている。大半の参加者において、理想的な体重に達しなくても血圧低下は可能である。だが、体重が減少し、かつ降圧薬を服用していた参加者ほど、血圧が大きく低下する。この所見は、減量と薬物療法との相乗効果の可能性を示唆している。減量と健康体重の維持は大きな課題だが、中年になる前に体重増加を防ぐための介入が必要である。さらに、将来的な健康リスクのため、小児および青年に対するスクリーニング手段としてBMIが推奨される。

ナトリウム

様々な研究から、食事性ナトリウムの摂取量減少による血圧とCVD（心血管疾患）リスクの低下が実証されている。例えば、高血圧予防試験では、軽度の血圧上昇を有する被験者2400人以上を対象に、18カ月～4年間、ナトリウム摂取量を1日あたり750～1000mgに制限する群と健康な食事のための基本ガイドラインに従う群のいずれかに無作為に割り付けた。試験終了から10～15年後、ナトリウムを減量した被験者では、心臓発作、脳卒中またはその他の心血管イベントのリスクが対照群に比べて25％～30％低かった（Cook et al., 2007）。数件の無作為化試験で、ナトリウム減量が正常血圧者と高血圧者の血圧と心血管転帰に正の効果を及ぼすことが立証されている。

DASHナトリウム試験では、前高血圧症患者とステージ1高血圧患者を対象に、典型的なアメリカ食とDASH食のいずれかと組み合わせた3種類のナトリウム摂取（1日あたり1500mg、2300mg、3300mg）の効果について調べた（Appel, 2006）。その結果、DASH食においてナトリウム1500mgを摂取することによって最も血圧が低下した。DASH食群と典型的アメリカ食群のいずれも、ナトリウム摂取量が低いほど、血圧が低下した。そうしたデータを基に、血圧が適正値より高い人の1日当たりのナトリウム摂取を1500mgに制限する現在の食事ガイドラインが提供されている（米国保健福祉省, 2005）（12章参照）。血圧が正常な人の場合、アメリカ人のための食生活指針ではナトリウム摂取量を1日あたり2300mg未満（食塩6gに相当）とすることを推奨している。この目標値は、ADA（米国栄養士会）の実践ガイドラインおよびその他の機関によって支持されている。

ナトリウム応答性を有する人には異種性がある。高血圧者の一部は、ナトリウム摂取量の低下に反応する血圧の低下が他の人より大きい。そのような人を言い表すため、食塩感受性高血圧という語が用いられる。食塩抵抗性高血圧は、塩分摂取量を低下しても血圧が大きく変化しない人を表す。血圧低下の程度は個人差が大きく、食塩感受性は様々である。一般に、食塩およびナトリウムの効果に対する感受性が強い人は、黒人、肥満、中年以上（特に糖尿病の場合）、慢性腎疾患、高血圧の人に多い。現在、食塩感受性の人と食塩抵抗性の人を見分ける実質的な方法はない。

カルシウム

サプリメントと比較して乳製品からのカルシウム摂取が高いと、高血圧のリスクが低くなる（Wang et al, 2008）。血圧に対するカルシウムの効果を解析した結果、高血圧患者におけるSBPとDBPの適度な低下が報告されている（Dickinson, 2006b）。機序としては、カルシウム摂取量が低いと、細胞内のカルシウム濃度が高くなる。すると、1,25-ビタミンD3および副甲状腺ホルモン濃度が高くなるために、カルシウムが血管平滑筋細胞内に流入して、血管抵抗が大きくなる

(Kris-Etherton et al., 2009)。代わりに、乳タンパク質、特に発酵乳製品に由来するペプチドはACE阻害薬として機能するため、血圧を低下させる。DASH試験では、果物、野菜および食物繊維が豊富で、低脂肪乳製品が1日あたり3サービング、総脂肪と飽和脂肪の少ない食事を8週間摂取すると、対照群の食事に比べて、SBPが5.5mmHg、DBPが3mmHg低下した。乳製品を摂らない果物と野菜の食事による血圧の低下は、DASH食の約半分である。ADAの実践ガイドラインは、血圧上昇の予防と管理のため、(カルシウムサプリメントよりも)果物、野菜、低脂肪乳製品の豊富な食事を推奨した(ADA, 2009)。DRI(食事摂取基準)を満たす食事性カルシウムの摂取が推奨される。

マグネシウム

マグネシウムは、血管平滑筋収縮の強力な阻害剤であり、血管拡張剤として血圧調節に重要な役割を担う。食事性マグネシウムの高用量摂取は血圧低下と相関する場合が多い(Sontia and Touyz, 2007)。マグネシウム補充の試験から得られた所見には一貫性が少ない(Dickinson et al., 2006b)。DASH(高血圧予防食)栄養構成では、緑色野菜、ナッツ、全粒パン、シリアルを含む、マグネシウムの豊富な食品を重用する。総合的に、高血圧の予防またはコントロールのためには、栄養成分のサプリメントではなく、食品からマグネシウムを摂取することが望ましい(ADA, 2009)。

カリウム

カリウムの高用量摂取は通常、血圧低下と関連し、用量に比例することが多い。特に、カリウムを1日あたり1900〜4700mg補充すると、DBP(拡張期血圧)が約2〜6mmHg、SBP(収縮期血圧)が約2〜4mmHg低下する(Dickinson et al., 2006a)。カリウムの効果は、元の血圧が高いほど、白人より黒人の方が、また、ナトリウムの摂取量が高い人ほど大きい。カリウムの高用量摂取は、脳卒中のリスク低下にも関連する。カリウムのサプリメント摂取と比較して、食事の改善、有酸素運動、アルコールとナトリウムの制限、魚油サプリメントの摂取の方が効果大きいことが認められている(Dickinson et al., 2006a)。

DASH食において推奨される多品目の果物と野菜の摂取によって、食事性カリウムの推奨値とされる1日あたり4.7gの摂取を達成しやすい(ADA, 2009)。カリウム排泄が損なわれる医学的症状(慢性腎不全、糖尿病、うっ血性心不全など)を有する人は、高カリウム血症を防ぐためカリウム摂取を少なくする(1日あたり4.7g)ことが適切である。

身体活動

運動量の少ない人は活動的な人よりも30%〜50%高血圧を進展しやすい。運動は疾病減少に有用であるにもかかわらず、多くのアメリカ人は運動していない。座りがちなライフスタイルが、ラテン系(男性33%、女性40%)、黒人(男性27%、女性34%)、白人(男性18%、女性22%)の全てに蔓延している(AHA, 2010)。運動は血圧に効果がある。他の方法に加えて、ほぼ毎日30〜45分間、軽度から中等度の身体活動を行うことが重要である。

飲酒

高血圧者集団の5〜7%は飲酒が原因である(Appel et al., 2006)。1日あたり3杯(合計アルコールとして90mL)が血圧上昇の閾値であり、3mmHgのSBP上昇を伴う。高血圧を予防するためには、飲酒は男性では1日2杯までとする(ビール720mL、ワイン300mL、80%純正ウィスキー60mL)。体重の軽い男性や女性は1日1杯までが推奨量である。

医学的管理

高血圧管理の目標は、脳卒中、高血圧性心疾患、高血圧性腎疾患の罹病率と死亡率を低下させることである。以下の3点を目的として高血圧患者の評価を行う:(1) 考えられる原因を同定する、(2) 標的臓器障害と臨床的CVD(心血管疾患)の有無を評価する、(3) 治療指導に役立つその他のCVDリスク因子を同定する。リスク因子と標的臓器障害の存在によって、治療の優先順位が決まる。

ライフスタイルの改善は、一部の高血圧者にとって最も確実な治療であり、全ての人にとっては付加的治療である。薬物療法を開始する前に、適切なライフスタイル改善療法を数カ月間順守してみるべきである。高血圧治療のアルゴリズムを図34-9に示す。ライフスタイル改善により血圧が完全に修正されなくても、薬物の効果が高まり他のCVDリスク因子改善の手助けとなる。高血圧管理は、長期的に取り組むことが必要である。

ライフスタイル改善を実施した後6〜12カ月経過しても血圧が高いままの場合は、薬理療法が必要である。ステージ1高血圧よりも重症の高血圧患者の多くは薬物治療を必要とするが、ライフスタイル改善は薬物を使用する場合でも治療の一部として続行する。高血圧の標準治療薬は利尿薬とβ遮断薬であるが、他の薬剤(β-ACE阻害薬、α受容体遮断薬、カルシウム拮抗薬)も同等に有効である。これらの薬剤はすべて、栄養状態に影響される(第9章参照)。

利尿薬は体液量の減少やナトリウム排泄を促して一部の患者に血圧低下をもたらすが、サイアザイド系利尿薬は特に高食塩摂取状態においてカリウム尿中排泄を促進し、カリウム喪失とおそらく低カリウム血症も引き起こす。スピロノラクトンやトリアムテレンなどカリウム保持性利尿薬を用いる場合を除き、通常はカリウム補充を必要とする。

多くの薬剤が血圧を上昇させるかまたは降圧剤の効果を阻害する。これらの薬剤としては、経口避妊薬、ステロイド、非ステロイド性抗炎症薬、抗鼻閉薬、その他風邪薬、食欲抑制剤、シクロスポリン、三環系抗うつ薬、モノアミンオキシダーゼ阻害薬が挙げられる(第9章および付録31を参照)。

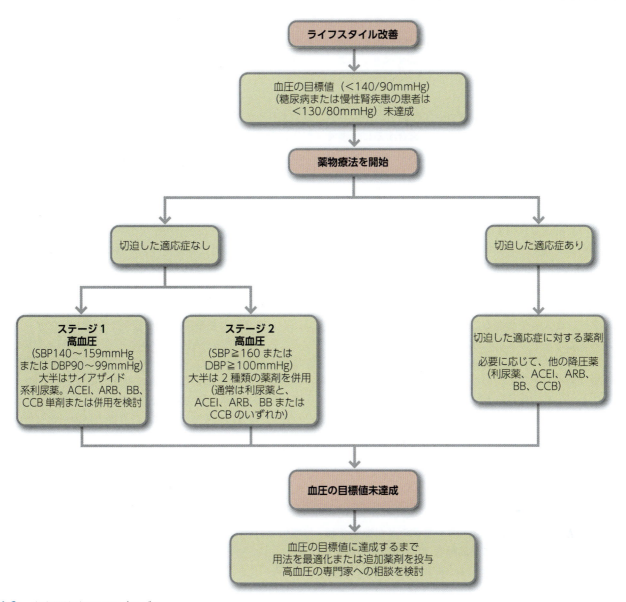

図34-9 高血圧治療のアルゴリズム
ACEI：アンジオテンシン変換酵素阻害薬、ARB：アンジオテンシン受容体遮断薬、BB：β遮断薬、CCB：カルシウムチャネル遮断薬、DBP：拡張期血圧、SBP：収縮期血圧
出典：*National Institutes of Health, National Heart, Lung and Blood Institute National High Blood Pressure Education Program: The Seventh Report of the Joint National Committee on Prevention, Detection, Evaluation, and Treatment of High Blood Pressure, NIH Publication No.04-5230, August 2004.*

医学的栄養療法

高血圧の管理に適した栄養療法のコースは、詳細な栄養評価から得られたデータを参考にするべきである。体重歴、余暇の身体運動、食事性ナトリウム、アルコール、飽和脂肪、その他栄養構成の評価（果物、野菜、低脂肪乳製品の摂取など）が、医学的および栄養に関する履歴の基本要素である。栄養評価は、以下の特定分野について栄養の課題と診断を個別に評価する：食品および栄養の摂取；知識、信念、態度；行動；身体運動と機能；適切な生態学的データ。血圧上昇を管理するために現在推奨される要素を以下に示す。表34-6に適宜用いられる方法を一覧で示す。

エネルギー摂取

1kg体重を落とすごとに、SBPとDBPに約1mmHgの低下が期待される。体重が適正値の115％を超える高血圧患者は、低カロリー食の摂取と運動の両方を重視した個別の減量プログラムに従うべきである（第22章）。適正なカロリー減少はSBP、DBPおよびLDL（低比重リポタンパク質）コレステロール値の有意な低下に関連する。低ナトリウムDASH（高血圧予防食）栄養構成を含む低カロリー食は、低脂肪食のみを重用する低カロリー食よりも大きな血圧低下をもたらす。減量

の血圧に対するもう1つの恩恵は薬物療法との相乗作用である。血圧コントロールに必要な薬剤の用量と薬剤数を削減できる可能性があるため、減量を薬物療法に付加すべきである。

DASH食

DASH食は高血圧の予防とコントロールの両方に用いられる（付録33を参照）。この食事療法にうまく適合するには多くの行動修正が必要である。例えば、果物、野菜、乳製品は1日あたりの平均サービングの2倍量を、牛肉、豚肉、ハムは通常摂取量の1/3を摂取し、脂肪、油脂、サラダドレッシングを標準使用量の1/2に、軽食や菓子類の数を1/4にする。乳糖不耐性の人にはラクターゼ酵素を併用するか、牛乳の代わりのものを用いる必要がある。順守性を高めるために、患者の変更承諾を評価し、問題解決、意思決定、目標設定を患者に約束させるといった行動的手段をとる（Appel et al., 2006）。

DASH食は果物や野菜の摂取数が多く、典型的なアメリカ人食のパターンと大きく異なる。8～10サービングを達成するには、果物と野菜を毎食2、3種類ずつ摂取する。重要な点として、DASH食は食物繊維量が高いため、果物、野菜、全粒製品の増量は時間をかけて行わなければならない。徐々に変化させることで、高食物繊維食に関連する鼓腸や下痢などの短期的な胃腸管障害を低減できる。DASH食は、現行のAHA栄養ガイドラインを取り入れている（Appel et al., 2006）。さまざまなカロリーレベルのサービングを付録33に示した。

減塩

アメリカ人のための食生活指針では、若年成人の1日あたりのナトリウムの摂取量は2400mg未満とすることが推奨されている。高血圧、黒人、中年および高齢者（母集団の約半数）は1日あたり1500mg以上摂取しないよう勧告される（米国農務省 [USDA], 2005）。DASHナトリウム試験では、ナトリウムを1日当たり1.5g摂取する人はそれ以上摂取する人よりも血圧への有益性が大きいことが示された。低ナトリウム食は、時間をかけて低い血圧を維持し、特定の降圧薬の効果を増強することも示された。血圧が高い人にナトリウムを適正摂取量（AI）に制限するよう助言するのはよいが、1日あたりのナトリウム摂取量2g未満の食事を順守することは非常に難しい。

加工のできるだけ少ない食品を選択するよう助言する他、食品表示のナトリウム含有量を読み取る、料理や肉の下味に分量外の塩を使わない（ティースプーン1杯の塩はナトリウム2400mgに相当）、個々の味覚を満たすために香料を代用するといった指導を食事相談として行う。DASH食事計画は果物と野菜が豊富に含まれており、他の食品に含まれるナトリウム量よりも当然少ない。

ほとんどの食事性塩分は加工食品と外食に由来するため、食品の調理法と加工法の変更が目標ナトリウム摂取量達成の手助けとなる。商業的な加工処理法を開発し、低ナトリウム濃度を用いてレシピを改訂したところ、消費者の許容に影響することなく添加ナトリウム量を削減できたことが、ある知覚試験で示されている。食品業界はアメリカ食におけるナトリウム量を削減するため、このような取り組みを始めている。*注目情報*「ナトリウムと食品業界」を参照のこと。

カリウム-カルシウム-マグネシウム

カリウムの豊富な食品を摂取すると血圧が低下し、一部の人において塩の効果を鈍らせることが示されている（Appel et al., 2006）。成人のカリウム推奨摂取量は1日あたり4.7gである（米国医学研究所，全米科学アカデミー，2004）。カリウムの豊富な果物および野菜には、緑色野菜、果物、根菜が含まれる。そのような食品の例としては、オレンジ、ビーツグリーン、白豆、ホウレンソウ、バナナ、サツマイモが挙げられる。肉、牛乳、シリアル製品にもカリウムが含まれるが、これらの食品から摂取したカリウムは果物や野菜から摂取したカリウムほど吸収されない（USDA, 2005）。

カルシウムとマグネシウムの摂取量増加は血圧に有効であるが、具体的な摂取量増加を推奨できる十分なデータが今のところ存在しない（ADA, 2009）。むしろ、カルシウムを適正摂取量の通りに摂取し、推奨されるマグネシウムの許容量をサプリメントからではなく食品から摂取することが示唆されている。DASH食事計画では、低脂肪乳製品、緑黄色野菜、豆、ナッツなど、両方の栄養成分が取れる食品の摂取を促している。

脂質

食事の脂質構成に関する現行の勧告は、体重コントロールとCVD（心血管疾患）リスク低下の補助として推奨されている。ω-3脂肪酸は、摂取しても血圧は低下しないため薦められていない（ADA, 2009）。ただし研究は継続中である。

飲酒

食事歴には飲酒に関する情報も含めるべきである。飲酒は男性で1日あたり2杯までとし、この量は100％純正ウィスキー60mL、ワイン240mL、ビール720mLに相当する。女性や体重の軽い人は、この量の半分とする。

運動

中等度の身体活動とは、30～45分間の早足ウォーキングをほぼ毎日行うことと定義され、高血圧への補助的治療として推奨される。過体重または肥満の高血圧患者は、減量や体重コントロールを促進するために、1日あたり300～500kcalまたは1週間に1000～2000kcalを運動で消費するよう努めるべきである。運動は減量や体重維持プログラムと強く関連するため、活動レベルの上昇が推奨される。減量後の体重を維持するためには、中等度から強度の身体活動を毎日60～90分間続けて行うことが推奨される（USDA, 2005）。

小児および青年における高血圧の治療

米国の小児における一次性高血圧の有病率は、肥満率の増加や高カロリー高塩分食の摂取増加に伴って増加している

参考情報

ナトリウムと食品業界

スーパーマーケットやレストランで販売されるほとんどの食品には食塩が多量に含まれている。ブランドによってナトリウムの量に差があることは、つまり多くの会社は味を犠牲にすることなく塩分を大幅に削減することが容易にできるということである。米公益科学センターによると（Liebman, 2010）、加工食品およびレストランでの食事がアメリカ人食のナトリウムの約80％に寄与しており、10％は自宅での調理時や食卓で添加された食塩、10％が天然由来である。現在のアメリカ人の食塩摂取量は1日あたり約4000mgであり、推奨量の約2倍の量である。この問題を解決するために、全米科学アカデミーと米国医学研究所（2010）は、加工食品やレストランの食事における塩分を削減する緊急政府対策を呼び掛ける報告書を発行した。報告書は、アメリカの食品供給におけるナトリウム値を削減するための5つの対策を推奨している。主な対策は、国内の食品標準必須ナトリウム値を設定することである。暫定的な対策は、食品製造業者による自発的なナトリウム量削減である。対策を支援するため、政府や社会保険機関、消費者組織、食品業界が、食品供給と消費者のナトリウム摂取におけるナトリウムの削減を支援する取組みを監視する。政府はナトリウム摂取量の測定、塩味の嗜好、食品のナトリウム含有量についてのデータ収集、モニタリングおよび監視を監視するよう推奨される。

（Mitsnefes, 2006）。高血圧は成人期にも引き継がれ、頸動脈内膜中膜肥厚、左心室肥大、線維性プラーク形成に関連する。二次性高血圧は青年期前の小児から主に腎疾患によって多く認められる。青年期には肥満や家族歴に起因する一次性高血圧が多くみられる（Luma and Spiotta, 2006）。また、子宮内発育遅延は小児の高血圧をもたらす（Shankaran, 2006）。

若者の高血圧は、健康な小児の血圧の標準分布を基準にする。高血圧は、SBP（収縮期血圧）またはDBP（拡張期血圧）が年齢、性別、身長における95パーセンタイル値以上と定義される。小児における前高血圧症の定義は、SBPまたはDBPが90パーセンタイル値以上と定義される。前高血圧症または高血圧を有する小児および青年に、最初の治療対策としてライフスタイル改善が推奨される。ライフスタイルの改善には、定期的な身体活動、体重過多の防止、ナトリウムの制限、DASH（高血圧予防）型の食事摂取が挙げられる。

減量は、小児および青年における肥満関連高血圧の一次治療と考えられる。残念ながら、この年齢集団において減量を継続するのは難しい。フラミンガム小児研究では、果物、野菜（合わせて1日あたり4サービング以上）、および乳製品（1日あたり2サービング以上）の摂取量が多い小児は摂取が少ない小児と比べてSBP（収縮期血圧）が低いことが示された。Couchら（2008）は、前高血圧症および高血圧の青年がDASH食を重用する行動指向型栄養学的介入に反応して、SBPを有意に低下させることができることを示した。栄養学的介入は小児およびティーンエイジャーには特に難しいため、同年齢集団特有のニーズや環境に対応する新しい栄養学的介入は、介入デザインにおける重要な検討事項である（第18章および第19章を参照）。

高齢者における高血圧の治療

高齢者の半数以上が高血圧であるが、高血圧は加齢による自然の成り行きではない。若年層の場合と同様、高齢者の治療においても前述したライフスタイルの修正が治療の第一段階である。高齢者における非薬理学的介入試験では、減量（3.5〜4.5kg）とナトリウム摂取量の減少（1日あたり1.8gまで）により、肥満高血圧高齢者の薬物使用を不要にできるかまたは使用量を減少できることが分かった。高齢者における減量とナトリウム量の減少は、血圧低下に非常に効果的であり、ライフスタイルの改善とその順守を促す方法を知ることは、医療従事者にとって大きな問題である。

年齢、元の血圧値、高血圧の期間に関わらず、血圧をコントロールするべきである（NIH, 2004）。過度のナトリウム制限は、腎障害を有する高齢者に体液量減少を引き起こすため行わない。高齢者の薬物治療は、極めて強力なデータによって支持される。

心不全

本来心臓は十分な血液を送り出して組織を循環させ、代謝的要求を満たす役割を担う（図34-10）。心不全はうっ血性心不全としても知られ、心臓が身体に十分な血液を提供できなくなり、疲労感、息切れ（呼吸困難）、体液貯留などの症状を引き起こす。心臓（弁、心筋、血管）の疾患や脈管疾患が心不全を引き起こす（病態生理とケア管理アルゴリズム「心不全」を参照）。心不全は心臓の右側、左側あるいは両側に起こる。心不全はさらに、心臓が血液を送り出せなくなるときに起こる収縮期心不全と、心臓に血液が溜まらず心臓から十分な血液を送り出すことができない拡張期心不全に分類される。

心不全は500万人のアメリカ人が患っている重大な公衆衛生上の課題である。心不全の有病率は加齢とともに上昇する。65歳以上の1,000人に約10人が心不全を発症する（AHA, 2010）。心不全有病率は黒人女性が最も高く、黒人男性、メキ

表 34-6

血圧低下のための補助的および代替手段

一般名	学名	血圧への効果と作用機序	副作用とリスク
コエンザイム Q_{10}	ユビキノン	血管内皮と平滑筋に直接作用してSBPとDBPを低下させる	胃腸障害、悪心、鼓腸、頭痛を及ぼす可能性あり
サプリメントとして併せて摂るビタミンCおよびビタミンE	アスコルビン酸 α-トコフェロール	抗酸化状態を改善することによりSBPとDBPを低下させ、動脈硬化を減少し、内皮機能を改善する	ビタミンEサプリメント単独では血圧を上昇させる可能性あり
ビタミンD	1,25-ジヒドロキシビタミン D_3	レニンの発現と血管平滑筋細胞の増殖を抑制することによりSBPを低下させる	サプリメントの量によっては高カルシウム血症を引き起こす場合あり
魚油	ω-3多価飽和脂肪酸	高血圧者に極めて高用量用いると、内皮依存性の血管拡張反応が高まることでSBPとDBPの低下が起こる。血管壁のNOの生体内利用率も上昇する	胃腸障害、げっぷ、口臭、味覚の変化を及ぼす可能性あり
ニンニク	アリウムサティバム	カリウムチャネルの活性化（およびNOSの活性化）による血管拡張作用により、高血圧者のSBPとDBPが低下する	口臭と腋臭を引き起こす場合あり
レスベラトロール	トランス-3,4',5-トリヒドロキシスチルベン	大動脈内のNOS発現が増強することにより、動物の収縮期BPが低下する	不明
ヤドリギ	*Viscum album*	交感神経系を介して動物のSBPを低下させる	不明
ホーソンベリー（セイヨウサンザシ）	*Crataegus axycantha, Crataegus monogyna*	軽度の血圧低下を徐々に及ぼす機序は不明	不明
マルベリー（桑の実）	*Morus alba*	動物のSBPとDBPを低下させる機序は不明	不明
ローゼル	*Hibiscus sabdariffa*	カルシウムチャネル作用を介して前高血圧症および軽度高血圧成人のSBPを低下させる	なし
ドッグバネ	*Rauwolfia serpentime*	中枢および末梢シナプスからカテコールアミンとセロトニンを除去することによりSBPとDBPを低下させる	なし
ケルセチン	3,3',4',5,7=ペンタヒドロキシフラボン	直接的な血管拡張作用によりSBPを低下させる。またNOの生体内利用率および生物学的活性を高める	長期の使用による関節障害、空腹時の消化管不調を及ぼす可能性あり。エストラジオールを増加させ、他の形態のエストロゲンの効果を減少させる可能性あり

出典：Fragakis AS, Thomson C: The health professional's guide to popular dietary supplements, ed 3, 2007, American Dietetic Association, Chicago, IL.
©American Dietetic Association
BP：血圧、DBP：拡張期血圧、NO：一酸化窒素、NOS：亜酸化窒素、SBP：収縮期血圧

第34章 | 心血管疾患の医学的栄養療法　769

シコ系アメリカ人男性、白人男性、白人女性、メキシコ系アメリカ人女性と続く（Thom et al., 2006）。心不全の新規発症例は、高齢化、心筋梗塞後の早死から救済された人数の増加および肥満の増加によって、この20年間上昇している。2006年の心不全による総死亡率は10万人あたり89.2人であった（AHA, 2010）。10万人あたりの死亡数は、白人男性が103.7人、黒人男性が105.9人、白人女性が80.3人、黒人女性が84.4人であった。他のCVD（心血管疾患）と異なり、心不全の診断を受けた退院者数は1996年では87万7,000人だったが2006年には110万6,000人に増加した（AHA, 2010）。

病態生理

心不全の進展は傷害が静かに起こる無症候相（ステージAとステージB）のある点で、アテローム硬化と類似する（図34-11）。心不全は急性心筋梗塞または知らない間に発症した（血行動態圧または循環量の過剰負荷による）心筋の傷害またはストレスにより開始される。心不全の分類については表34-7を参照されたい。

進行性の傷害が左心室の機能や形状を変形させ、血流を維持しようと左心室が肥大する。このプロセスは心臓リモデリングと呼ばれる。心臓がリモデリングを開始してから数カ月か数年の間は普通、症状は起こらない。交感神経系、レニン‐アンジオテンシン系、サイトカイン系などの代償機序が活性化され、恒常性機能を回復する。TNF-aa、IL-1、IL-6などの炎症誘発性サイトカインが血液中と心筋中で増加し、心臓リモデリングを調節することが分かっている。

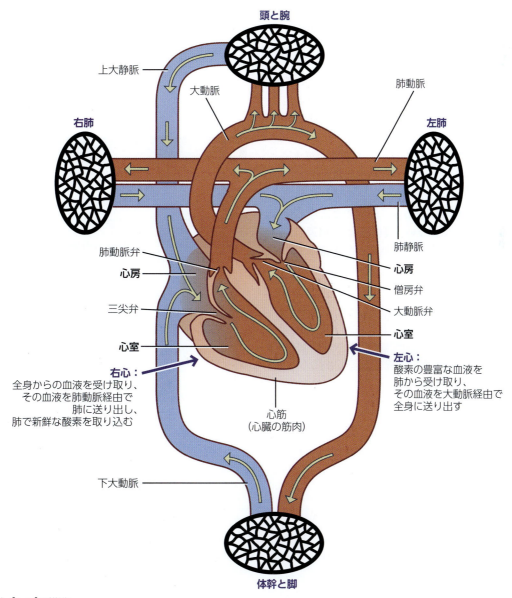

図34-10　心臓ポンプの構造

その他、B型ナトリウム利尿ペプチド（BNP）という物質は圧迫に反応して心室より分泌され、あらゆるレベルのBMI（体格指数）において心不全の重症度と心不全死の予測因子である（Horwich et al., 2006）。これら最初の2相の間、患者に症候はない。BNPは心不全の患者において高値（100pg/mL以上であれば異常だが、3000mg/mLを超える場合もあり）になる場合が多い。ネシリチド（組換え型ヒトBNP）は症状を及ぼし、急性非代償性心不全における血行動態改善は現在標準的な手順である（Arora et al., 2006）。

その後、代償機序の過剰使用により心室の傷害とリモデリングが生じ、症状は悪化する（ステージC）。心不全患者はノルエピネフリン、アンジオテンシンⅡ、アルドステロン、エンドセリン、バソプレシン値の上昇をきたし、これらはすべて神経体液性因子であり、ナトリウム貯留と末梢血管収縮をもたらし、心室の血行動態ストレスを増加する。これらの神経ホルモンは疾患進展に寄与し、したがって現在の治療は、このような好ましくない経路の阻害と好ましい経路の増強を試みている。

心不全の最終ステージでは、症状分類に日常活動の障害度に基づく別の自覚的スケールが用いられる（表34-8）。この分類システムにおける症状の程度は、左心室機能不全の重症度と弱い相関関係にあり、したがって治療としては機能的容量の改善と基礎疾患の悪化軽減の両方が含まれる。

心不全では心臓は心拍出量低下を以下の方法で代償する：(1)収縮力の増強、(2)サイズの増加、(3)拍出回数の増加、(4)腎臓を刺激してナトリウムと水分を保持。このような代償はほぼ正常な循環を一時的に維持するが、結局のところ心臓はそれ以上正常な拍出を維持できない（代償不全）。何週間か何カ月かかかって症状悪化が進行し、突然死が時を選ばずして起こる。

疲労感、息切れ、体液貯留の3大症状が心不全の顕著な特徴である。活動中の息切れ（呼吸困難）は最も早く出現する症状である。息切れは徐々に悪化し、休息時（起座呼吸）や夜間（発作性夜間呼吸困難）にも起こる。体液貯留は肺浮腫や末梢浮腫として現れる。循環低下は前腕や下肢の冷え、眠気、体液過負荷による血清ナトリウム値低下、腎機能低下として立証される。

頭蓋内の血液供給不足は精神錯乱、記憶喪失、不安感、不眠症、失神（脳への酸素供給不足に起因する一時的な意識喪失）、頭痛をもたらす。後者の症状は高齢者により多くみられ、唯一の症状であることが多いため診断が遅れる。高齢者に最初にみられる症状は、多くが全身虚弱と食欲不振を伴う空咳である。

心不全患者の10％～15％が最終的に心臓悪液質の状態となる。これは6カ月間に非浮腫状態での体重の6％以上が自発的に減少する状態と定義される（Springer et al., 2006）。脂肪組織の喪失を特徴とする通常の飢餓と異なり、悪疫質は除脂肪体重の有意な喪失を特徴とする。この除脂肪体重の喪失により、心筋損失と心臓の軟弱化の進展が生じ、心不全はさらに

表 34-7
心不全の分類

クラスⅠ	日常活動によるひどい症状はなく、身体活動の制限もない
クラスⅡ	身体活動が軽度に制限される；安静時には患者に症状はない
クラスⅢ	身体活動が著明に制限される；安静時には患者に症状はない
クラスⅣ	症状発現することなく身体活動を行うことはできない；安静時に心不全や胸痛がある

出典：Hunt SA et al: ACC, AHA, 2005, Guideline update for the diagnosis and management of chronic heart failure in the adult: a report of the American College of Cardiology/American Heart Association Task Force, J Am Coll Cardiol 46:el, 2005.

表 34-8
心不全における骨格筋の変化

機能喪失	筋力低下 疲労感
構造	筋肉量の損失 萎縮症、線維症、アポトーシスあり 線維型の変換 Ⅰ型-Ⅱb型 ミトコンドリア損失 内皮損傷
血流	毛細血管密度低下？ 血管拡張 下腿血流量ピーク値低下
代謝	タンパク質加水分解 酸化性代謝低下を伴うアシドーシス、解糖反応の増加
炎症	サイトカインと酸化的マーカー
神経内分泌系	GH, IGF-1, エピネフリン、ノルエピネフリン、コルチゾール
不活性化	TNF-αの増加
遺伝的素因	ミオスタチン、IGF

出典：Strassburg S et al: Muscle wasting in cardiac cachexia, Int J Biochem Cell Biol 37:1938, 2005.
GH：成長ホルモン、IGF：インシュリン様成長因子、TNF-α：腫瘍壊死因子-α

病態生理とケア管理のアルゴリズム

心不全

原因

- 弁疾患
- 慢性塞栓性呼吸器系疾患
- 高血圧
- 肥満
- 糖尿病
- アテローム硬化
- 冠動脈性心疾患
- 異常脂質血症

↓

代償機序
交感神経系
レニン-アンジオテンシン系
サイトカイン系

↓

左心室肥大または損傷した心筋への血行動態学的負荷

↑

食事性ナトリウム過剰摂取
薬物療法不順守
不整脈
肺動脈塞栓症
感染
貧血

↓

心不全

病態生理

臨床所見
- 息切れ
- 疲労感
- うっ血
- 末梢血管収縮
- B型ナトリウム利尿ペプチドの上昇
- 精神錯乱
- 記憶喪失
- 不安感
- 不眠症
- 失神と頭痛
- 空咳

栄養評価
- 食欲不振
- 嘔気、腹痛および満腹感
- 便秘
- 吸収不良
- 栄養障害
- 心臓悪液質
- 低マグネシウム血症
- 低ナトリウム血症

管理

医学的管理
- ACE阻害薬
- アンジオテンシン受容体遮断薬
- アルドステロン遮断薬
- β遮断薬
- ジゴキシン
- 血管拡張剤
- 植込型除細動器
- 心臓移植

栄養管理
- 飽和脂肪、トランス脂肪、コレステロールの低い食事
- ナトリウム摂取を1日あたり2mgまでに制限
- 全粒、果物、野菜の使用を増加
- 水分摂取を1日あたり2Lまでに制限
- 減量または適正体重の維持
- マグネシウムの補充
- チアミンの補充
- 可能な身体活動の増加
- 喫煙
- 禁酒

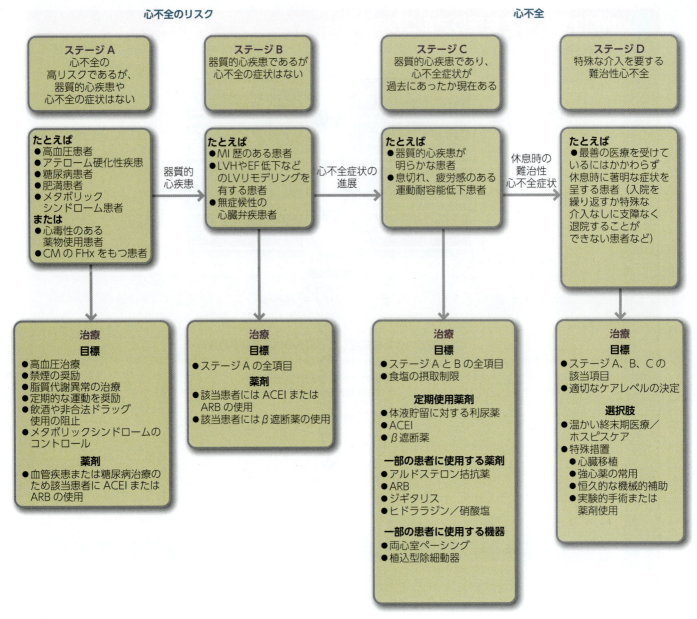

図34-11 心不全のステージとステージ別推奨治療法
ACEI：アンジオテンシン変換酵素阻害薬、ARB：アンジオテンシン受容体遮断薬、CM：心筋症、EF：駆出率、FHx：家族歴、MI：心筋梗塞、LV：左心室、LVH：左心室肥大
出典：Hunt SA et al: ACC/AHA Cardiology/American Heart Association Task Force, J Am Coll Cardiol 46: e1, 2005.

悪化する（Delano and Moldawer, 2006）。若年者と高齢者の違いを表34-9に示す。

心臓悪液質は予後不良と高い死亡率を及ぼす心不全の重度合併症である。腹部臓器への血流供給不足を反映する症状として、食欲不振、嘔気、満腹感、便秘、腹痛、吸収不良、肝肥大、肝圧痛がみられる。いずれも、心不全を有する入院患者に観察される高い栄養障害有病率に寄与する。臓器への血流不足は腸内統合性の喪失をもたらし、体内毒素が血流に入りサイトカインの活性化を引き起こす。TNF-αやアディポネクチンなどの炎症誘発性サイトカインは心臓悪液質を有する患者において最も高い。TNF-α（腫瘍壊死因子-α）値の上昇は、BMI（体格指数）の低下や、皮膚のひだの減少、異化的状態の指標である血漿中総タンパク質値の低下を随伴する。

アディポネクチン値は心不全において高く、消耗性のマーカーであるとともに脂肪の予測因子である。TNF-αと同様、アディポネクチン値はBMIと逆相関する。筋消耗性の治療について調査が進められている（Springer et al., 2006）。

リスク因子

Framingham Study（**注目情報**「フラミンガム心臓研究」参照）は、心不全のリスク因子が、高血圧、糖尿病、冠動脈性心疾患、および<u>左心室肥大</u>（left ventricular hypertrophy [LVH]）

（左心室の肥大化）であることを明らかにした。心不全の症例の75％が発症以前に高血圧を患っている（AHA, 2010）。糖尿病と虚血性心疾患を有する患者は糖尿病ではない患者に比べて心不全の発症率が高い（Rosano et al., 2006）。糖尿病は女性において特に強力な心不全のリスク因子である。高血圧と糖尿病の両方の有病率は年齢とともに上昇し、高齢者ほど心不全にかかりやすい。高齢者（70～79歳）を対象とした別の大規模コホート研究では、ウエスト周囲長と体脂肪率が心不全を発症した患者の中で最も強力な予測因子であった（Nicklas et al., 2006）。心不全の発症リスクの高い高齢者は心血管構造と機能に多数の変化が起こる（参考情報34-8）。

予防

心不全患者の長期生存率は低く、予防は不可欠である。心不全は、リスク因子を有する人（ステージA-一次予防）から心不全の進展した人（ステージD-重度疾患）まで4ステージに分類される。ステージAとBは心筋の器質的な傷害や心不全の徴候を予防するため、異常脂質血症、高血圧、糖尿病などの基礎疾患を積極的に治療することが不可欠である。そうした予防は非常に効果的である。心筋梗塞を経験する患者も、降圧治療によって心不全のリスクを低減できる。

ステージCとDの患者には、心機能不全の進行を予防するための二次予防対策が必要である。二次予防対策には、ACE（アンジオテンシン変換酵素）阻害薬（第一選択治療）、アンジオテンシン受容体遮断薬、アルドステロン遮断薬、β遮断薬、ジゴキシンがある。早期発見、症状発現前の左心室機能不全の回復、さらに積極的なリスク因子の管理が、心不全の発症率および死亡率低下に必要である。

心不全、心筋梗塞および慢性腎不全の患者の血漿中および尿中から検出されたホルモン群であるマリノブファゲニンを含む強心ステロイドの効果について現在研究が進められている（Tian et al., 2010）。予防手段の特定が望まれている。

医学的管理

推奨される治療は心不全のステージに対応する。心不全進展の高リスク患者（ステージA）には、基礎疾患の治療（高血圧、異常脂質血症、甲状腺機能障害、不整脈）、高リスクをもたらす行動の回避（喫煙、飲酒、違法薬物の使用）、ライフスタイル改善（減量、運動、ナトリウム摂取量削減、心臓に良い食事）が推奨される。これらの推奨はすべて他のステージにも適用される。さらに進行したステージでは、心臓が止まったときにショックを与える植込型除細動器を突然死のリスクが高い患者に植え込むことができる。心不全の薬物治療は進行したステージの特徴である。最終ステージには植込型補助人工心臓、心臓移植、持続静注療法が含まれる。

心不全治療の短期目標は症状軽減と生活の質の向上、および、うつ症状がみられる場合はその改善である。治療の長期目標は、左心室機能不全を軽減、阻止、あるいは逆転して延命することである。医学的管理は症状や血行動態の特徴（循環量低下とうっ血の徴候）に合わせて調整する。場合によっては、弁疾患に起因する心不全を緩和するため外科的処置が必要となり、この場合医学的管理は制限される。

最初に行われる心不全管理は、減塩食（1日あたり2000mgまで）と定期的な運動（症状が許せば）である。ベッドでの安静は急性心不全の患者以外推奨されない。心臓は運動量が少ないと機能が減退するが、運動することで機能が増加しうる。標準的な水分制限では総摂取量を2L（2000mL）に制限している。患者が重度の代償不全に陥った場合は、利尿適正化のために水分摂取量をさらに制限する（1000～1500mL/日）ことも必要となる。血中ナトリウム値が低下していても、このような場合ナトリウムは血中から組織中にシフトしているので、減塩食を継続する。体液過負荷の患者では、希釈により血清中ナトリウム濃度が低くなるため、利尿薬によって血管腔

表 34-9
中年者と高齢者の心不全の比較

	中年者	高齢者
有病率	<1%	=10%
性別	男性>女性	女性>男性
原因	CAD	高血圧
臨床的特徴	典型的	非典型的
LVEF	減少	正常
併存疾患	ほとんどなし	複数
RCT	多数	ほとんどなし
治療	エビデンスベース	経験的
HFを治療する医師	心臓専門医	プライマリケア

出典：Rich MW: Office management of heart failure in the elderly, AM J Med 118:342, 2005.
CAD：冠動脈性疾患、HF：心不全、LVEF：左心室駆出率、RCT：無作為化臨床試験

参考情報 34-8
心血管構造と機能に対する加齢の主な影響

血管硬化度の増加
心筋硬化度の増加
βアドレナリン反応性の低下
ミトコンドリアのATP生成障害
圧受容器反応性の低下
洞結節機能障害
内皮機能障害
全体の効果：心血管予備能の著明な低下

出典：Rich MW: Office management of heart failure in the elderly, AM J Med 118:342, 2005.
ATP：アデノシン三リン酸

内の液量を減少してナトリウム濃度を改善する。

　ACE阻害薬は心不全の薬物治療における第一選択薬である。ステージが進行すると、β遮断薬やアンジオテンシン受容体遮断薬を追加する。ステージCとDでは、特定の患者に利尿薬やアルドステロン拮抗薬、ジギタリス、血管拡張薬（ヒドララジンなど）も投与する。基本的に、これらの薬剤は過剰体液を減少させ、血管を拡張し、心臓収縮力を増強する。一部の薬剤は主な作用機序に加えて、神経体液性の有用性も発揮する。たとえば、ACE阻害薬（カプトリエル、エナラプリルなど）はレニン-アンジオテンシン系（第36章参照）、症状、生活の質、運動耐容能、生存率を改善する。同様に、スピロノラクトンは利尿作用とアルドステロン遮断作用の両作用を有し、患者の罹病率と死亡率を低下させる。これらの薬剤の多くは栄養状態に影響する（第9章の付録31参照）。

医学的栄養療法

　RD（登録栄養士）は、評価、栄養診断の確定、介入（教育、相談）を含む医学的栄養療法を提供する。学術的チーム（医師、薬剤師、心理学者、看護師、ソーシャルワーカー）の一員として、RDは患者の転帰に積極的に関わる。再入院の減少、入院日数の減少、ナトリウムおよび水分摂取量制限の順守改善、生活の質スコアの改善が心不全患者における目標である。

　高齢者の心不全における栄養スクリーニングは、疾患進展の予防と、疾患管理、全般的な健康および生活の質の転帰の改善に役立つ。スクリーニングの第1段階は体重の決定である。体液バランスの変化は心不全患者の体重評価を複雑にする。体重は、毎日同じ時間の食事前と排泄後に測定する。自宅での測定時にドライウェイト（身体に余分な水分がない状態の体重）を決定する。患者は毎日体重を記録し、1日あたりの体重増加が、重度の心不全患者で450g、中等度の患者で900g、軽度の患者で1350〜2250gを超えるようであれば、医療従事者のアドバイスを受ける。利尿薬投与とともに減塩と水分摂取量制限を行うことで、体液バランスは回復し本格的な心不全を予防できる。

　心不全患者の栄養評価の結果、半数以上が栄養失調で通常は前述の心臓悪液質が関与していることが明らかとされた。エネルギー減少と窒素減少が認められる。過体重の患者では、過度の急激なタンパク異化を避けるため、カロリー制限を注意深く監視する必要がある。行動修正を促す栄養指導は、医学的栄養療法の重要な要素である。医学的栄養療法の利点を患者に説明する必要がある。

　心不全患者は基礎のリスク因子が多く存在するため、総合的な食事療法に取り組まなければならない。これらのリスク因子を修正するための食生活改善が、医学的栄養療法の重要な要素である。異常脂質血症またはアテローム硬化には、飽和脂肪酸、トランス脂肪酸およびコレステロール値が低く、食物繊維、全粒、果物および野菜が豊富な心臓に良い食事が推奨される。高血圧者には、DASH（高血圧予防）食が推奨される。これらの栄養構成では、低ナトリウム食品と高カリウム摂取が重用される。心不全患者は異化状態にあるため総エネルギー消費量が高く、十分なタンパク質とエネルギーを供給しなければならない。

減塩

　非代償性心不全患者の浮腫は心機能不全の結果生じたものである。腎臓への血流が不足するとアルドステロンやバソプレシン（抗利尿ホルモン）の分泌が促進される。これらのホルモンは水分貯留に作用するため、血流の回復に努める。アルドステロンはナトリウム再吸収を促進し、バソプレシンは腎臓ネフロンの遠位尿細管における水分保持を促進する。かくしてナトリウムと水分は組織に蓄積される。軽度心不全でうっ血のない無症状の患者でも、高塩分食を摂取していればナトリウムや水分は貯留する。

　制限度合いは個別に決定される。健康高齢者（71歳以上）の適正摂取量は1日あたり1200mg（50mmol）である。心不全患者の推奨量は1日あたり1200〜2400mgである。高用量のラシックス（1日あたり80mg）を服用している患者は、利尿作用を最適化するためナトリウム摂取量を1日あたり2g未満にすることが推奨される。厳しい制限（1日あたり500mg）は受け入れがたく、栄養的にも不足する。**注目情報**「ナトリウムと食塩値の等価」を参照されたい。

　ナトリウム制限の順守は多くの患者にとって困難であるため、個別の指導が望ましい。民族によるナトリウム摂取量の差も考慮すべきである。戒律食やアジアの食事など、ナトリウムの非常に多い伝統食をもつ文化もある。南アメリカの一部の地域には高塩分を用いる地方料理もある。医学的栄養療法を受けた心不全患者に良好な転帰（尿中ナトリウム排泄量の減少、浮腫の頻度減少）が認められた。前述のナトリウム制限は、望ましい結果に到達できる最低限の制限食にするべきである。第1段階は、食卓塩の使用と高ナトリウム食品の摂取を最低限にするかまたはやめることである（参考情報34-9）（ナトリウム制限食の説明は付録37を参照）。

　低ナトリウム食の非順守は、患者のナトリウムおよび低ナトリウム食品の選択に関する知識不足と、低ナトリウム食が食事における社会的側面の妨げとなるという認識の結果として起こる。調理技術や十分な調理施設の不足も、患者が高塩分の加工食品を食べることにつながるため問題である。記憶力の低下、重度の疲労感、経済的問題はすべて、低ナトリウム食の順守に対する課題である。さらに、食品表示は参考になるものの、多くの患者や介護者がそれを把握することは難しい（参考情報34-10）。

飲酒

　過度の飲酒は水分摂取に寄与し、血圧を上昇させる。多くの心臓医が禁酒を推奨している。慢性的な飲酒は心筋症と心不全をもたらす（Li and Ren, 2006）。大量の飲酒は控えるべきだが、適度の飲酒は、冠動脈性疾患に対するアルコールの効果により、心不全のリスクを減少させる場合がある。酒量、飲

酒のパターン、遺伝的因子が、アルコール摂取と心不全の関係に影響する（Djousse and Gaziano, 2008）。飲酒する場合は、女性は1日1杯、男性は1日2杯までにする。1杯は、アルコール30mL（蒸留酒30mL）、ワイン150mL、ビール360mLに相当する。

カフェイン

これまで、カフェインは不整脈に寄与するため心不全患者には有害であると考えられてきた。しかし、オランダの研究で、適度の茶またはコーヒーの摂取により冠動脈性心疾患（CHD）リスクが減少し、茶によりCHD死が減少することが示された（deKonig Gans, 2010）。米国の研究者が男女13万54人を追跡調査した結果、1日4杯以上コーヒーを飲む人は心拍の乱れによる入院リスクが18％低下した。1日1～3杯コーヒーを飲む人はリスクが7％低下した（Klatsky, 2010）。コーヒーと茶の抗酸化作用は有用である。

カルシウム

心不全患者は活動レベルの低下、腎機能障害、カルシウム代謝を変化させる薬剤の処方により、骨粗鬆症発症リスクが上昇する（Zittermann et al., 2006）。悪液質性の心不全患者は悪液質性でない心不全患者と比べて、骨密度が低くカルシウム値も低い（Anker, 2006）。だがカルシウム補給は心不整脈を悪化させる恐れがあるため注意が必要である。移植前の多くの心不全患者の骨の変化は軽微である。

コエンザイムQ_{10}

心不全患者のコエンザイムQ_{10}（CoQ_{10}）値は低下していることから、補充により酸化ストレスさらに心筋の傷害を予防できると仮定された（Sanders, 2006）。しかし、クラスIIIとIVの症状を有する患者を対象とした2件の無作為化臨床試験において、CoQ_{10}の効果は限定的であった（Levy and Kohlhaas, 2006）。現時点では、日常的な補充はAHA（米国心臓協会）により推奨されていない。だが心不全は心機能に必要な微量栄養素の主要な不足に関連することが知られており、さらに研究が必要である（Soukoulis, 2009）。スタチン（HMG-CoA還元酵素阻害薬）投与を受けた患者については別の理由により補充を検討する場合がある。HMG-CoA還元酵素阻害薬はCoQ_{10}合成を阻害することが知られているコレステロール低下薬である（第9章参照）。

D-リボース

D-リボースは細胞代謝とエネルギー生成を行うATPの構成要素である。心筋虚血により、細胞エネルギーのレベル、保存性、機能が低下する。弱った心臓はエネルギーが欠乏する。D-リボースは自然発生的な炭水化物として、細胞エネルギー枯渇の修正を試みる（Shecterle et al., 2010）。

エネルギー

心不全患者のエネルギー必要度は現在の体重、活動制限、心不全の重症度によって決まる。活動が制限される過体重の患者は、心筋にストレスを与えないような適正体重に到達し

注目情報

ナトリウムと食塩値の等価

塩化ナトリウムはほぼ40％（39.3％）がナトリウム、60％が塩素である。ある重量の塩化ナトリウムをナトリウム当量に換算するには、その量に0.393をかける。ナトリウムはミリ当量（mEq）としても示される。ナトリウムのミリグラムをミリ当量に換算するには、原子量の23で割る。

ナトリウムを塩化ナトリウム（食塩）に換算するには2.54をかける。ナトリウムのミリモル（mmol）とミリ当量（mEq）は同じである。例えば、

食塩小さじ1杯 = Nacl約6g = 6096mg NaCl
　6096mg NaCl×0.393 = 2396mg Na（約2400mg）
2396mg Na ／ 23 = 104mEq Na
1g Na = 1000mg ／ 23 = 43mEqまたはmmol
食塩小さじ1杯 = 2400mgまたは104mEq Na

参考情報 34-9
高ナトリウム食品上位10品目

1. 燻製、加工、塩漬けの肉や魚（ハム、ベーコン、コンビーフ、コールドカット、フランクフルト、ソーセージ、ソルトポーク、ビーフチップ、酢漬けニシン、アンチョビ、ツナ、イワシなど）
2. トマトジュース、トマトソース（無塩の表示があるものを除く）
3. 肉エキス、固形ブイヨン、ミートソース、MSG、タコシーズニング
4. 塩味の軽食（ポテトチップス、トルチーラチップス、コーンチップス、プレッツェル、塩味のナッツ、ポップコーン、クラッカー）
5. 調理済みサラダドレッシング、香辛料、レリッシュ、ケチャップ、ウスターソース、バーベキューソース、カクテルソース、照り焼きソース、しょうゆ、市販のサラダドレッシング、サルサ、ピクルス、オリーブ、サワークラウト
6. パッケージソースミックス；ソース、グレービー、キャセロールと麺、ライスまたはポテトをパッケージ化したもの；マカロニとチーズ；スタッフィングミックス
7. チーズ（プロセスチーズ、チーズスプレッド）
8. 冷凍食品と肉入りパイ
9. 缶詰スープ
10. 外食

MSG：グルタミン酸－ナトリウム
注：食品表示を読み取ることが最も重要であり、ナトリウム含有量が少ないブランドもある。

参考情報 34-10
ナトリウムに関する食品表示ガイド

ナトリウムを含まない	標準サービングあたり5mg未満；塩化ナトリウムを一切含まない
極低ナトリウム	標準サービングあたり35mg以下
低ナトリウム	標準サービングあたり140mg以下
減ナトリウム	ナトリウム含量が通常の食品よりも標準サービングあたり25%以上少ない
軽ナトリウム	ナトリウム含量が通常の食品よりも標準サービングあたり50%少ない
無塩、食塩無添加	調理過程で食塩を添加しない；その製品の類似物は通常食塩を添加している
食塩少量添加	通常の添加量より50%少ない量を添加；基準を満たしていない場合は、製品に「低ナトリウム製品ではない」と表示しなければならない

出典：U.S. Food and Drug Administration: Scouting for sodium and other nutrients important to blood pressure, FDA Consumer Publication No. 95-2284, 1995.

て、その体重を維持しなければならない。肥満患者では、カロリー制限食（1000～1200kcal/日）は心臓へのストレスを軽減し、減量を促進する。ただし、肥満患者が栄養不足にならないよう栄養状態を評価する必要がある。重度心不全患者では、心臓や肺のエネルギー消費量が増加するため、エネルギー必要度は基礎レベルよりも30%～50%増加しており、カロリー必要量を決定する開始点として31～35kcal/kg体重がしばしば用いられる。心臓悪液質患者では栄養不足のために、安静時エネルギー消費量をさらに1.6倍～1.8倍増加する必要があるかもしれない。

脂肪

ω-3脂肪酸の豊富な魚と魚油を摂取することで、上昇したトリグリセリド値を低下させ、心房細動を予防し、さらには心不全患者の死亡率を低下させることができる（Roth and Harris, 2010）。多脂魚または魚油サプリメントからω-3脂肪酸を1日1g以上摂取することが推奨される。興味深いことに、軽度から中等度の心不全患者において、高飽和脂肪酸の摂取が収縮機能を保護し、脂肪酸から糖代謝への変換を予防することで心保護的役割をもたらすことが、最近の研究で示されている（Chess et al., 2009; Christopher et al., 2010）。

食事の摂り方

心不全患者は少量ずつ何回も食べる方が、量を多くして回数を少なくするよりも忍容性に優れる場合が多く、その理由は後者の方が食べるのに疲れ、腹部膨満をきたし酸素消費量を増加させるためである。これらの因子はすべて、すでにストレスのかかった心臓にさらに負担をかける。カロリー補充はエネルギー摂取量の増加に有用だが、栄養不足は改善されない（Anker et al., 2006）。

葉酸、ビタミンB_6、ビタミンB_{12}

葉酸とビタミンB_6の高用量摂取は一部の集団において心不全と脳卒中による死亡リスクの減少と関連した（Cui et al., 2010）。tHcy高値はできる限り低下させなければならない。

マグネシウム

食事の摂取不足とフロセミドなどの利尿薬の使用によるマグネシウム欠乏は、心不全患者に多くみられる。心不全治療に用いられる利尿薬は、カリウムと共にマグネシウムの排泄も促進する。マグネシウム欠乏はナトリウム増加やカリウム減少をもたらして電解質濃度を変化させる。マグネシウム欠乏状態は予後不良と関連することから、心不全患者では血中マグネシウム値を測定し、その値に応じて治療すべきである。マグネシウム補充（800mg/日）により動脈コンプライアンスがわずかに改善する（Fuentes et al., 2006）。マグネシウムの摂取不足は炎症産物であるCRP（C反応性タンパク質）上昇に関連する。腎不全、心不全、フロセミド高用量投与の場合に、高マグネシウム血症が認められる場合がある。

チアミン

心不全患者は食事の摂取不足、チアミン排泄を増加させるループ利尿薬の使用、加齢によるチアミン欠乏症のリスクを有する。心不全患者の33%が赤血球中チアミンピロリン酸値を用いてチアミン欠乏症と診断される（Hanninen et al., 2006）。ループ利尿薬は身体のチアミンを欠乏させ、代謝性アシドーシスを引き起こす。ループ利尿薬投与中の心不全患者では、チアミンの状態を評価し、必要に応じて適切に補充することが推奨される。チアミン（200mg/日など）を補充すると、左室駆出率（心拍ごとに心室から送り出される血液量駆出分画）と症状が改善する。

ビタミンD

ビタミンD受容体遺伝子の遺伝子多型を有する心不全患者は、そうでない患者に比べて骨量減少率が高い。ビタミンDは心不全患者において炎症を改善する（Vieth and Kimball, 2006）。二重盲検無作為化プラセボ対照試験において、ビタミンD（1日あたりビタミンD_3を50μgまたは2000IU）を9カ月間補充したところ、心不全患者の抗炎症性サイトカインIL-10が増加し、炎症誘発因子が減少した（Schleithoff et al., 2006）。ビタミンDは、ステロイドホルモンとして遺伝子発現を調節し、レニン分泌を反比例的に調節する（Meems et al., 2010）。しかし、ビタミンD補充が心不全患者にとって実際に必要であるかは未だ不明である。

心臓移植

心筋症は進行性の心不全を引き起こすことの多い異種の疾患の総称で、拡張型、肥大型、拘束型、不整脈原性右室心筋症がある（Wexler et al., 2009）。心臓移植は難治性の末期心不全に対する唯一の治療法である。ドナーの心臓の数は限られているため、生涯に渡り治療レジメンを順守する可能性や生活の質を検討してレシピエントを注意深く選択することが絶対である（D'Amico, 2005）。移植前後の栄養サポートは合併症や死亡を減少させるために欠かせない。このため、心臓移植患者の栄養ケアは、移植前、移植直後、移植後長期の3相に分けられる。

移植前の医学的栄養療法

移植前の患者の総括的な栄養評価には、履歴、理学的評価および身体計測、生化学的検査を含める。移植前に推奨されるライフスタイル改善には、飲酒制限、減量、運動、禁煙、低ナトリウム食摂取が挙げられる（Wexler et al., 2010）。適正値から外れた体重（理想体重の＜80%または＞140%）は感染、糖尿病、合併症、高死亡のリスクを高める。高脂血症や高血圧など移植前の合併症は生存率の低下も及ぼす。経口摂取が不十分な場合は患者の栄養状態や合併症状に合わせた経腸栄養法が必要である。

移植直後の栄養サポート

移植直後の患者における栄養療法の目的は以下の3点である：(1) 異化を治療し治癒を促進する十分なタンパク質とカロリーを提供する、(2) 電解質異常を監視し修正する、(3) 最適な血糖値コントロールを行う（Hasse, 2001）。移植直後の期間は、大手術後の症例と同様に栄養必要度が増す。ステロイド誘導性異化作用、手術侵襲、同化作用、創傷治癒のため、タンパク質摂取量を増やす。

患者は流動食から軟食へと前進し、少量を頻回与えられる。合併症がみられる場合は特に、短期的に経腸栄養が適切となる。特に食欲不振の患者の場合は、液体タイプのサプリメントや高カロリー含有食品を用いて栄養摂取量を維持する。移植前に悪液質状態であった患者は、理想体重に到達することを栄養療法の目的とする。心機能の向上は手術前の悪液質状態を断つために役立つ。高血糖は手術侵襲と免疫抑制レジメンによって悪化しうる。栄養調節により血糖値管理を支援する（表34-10参照）。

移植後長期の栄養サポート

移植後に多く発生する合併症としては、高血圧、過体重、高脂血症、骨粗鬆症および感染が挙げられる。高血圧は食事、運動、薬物療法によって管理される。移植後の肥満は、拒絶反応のリスク上昇と生存率の低下を及ぼすため、体重超過を最小限にすることが重要である。

免疫抑制療法の結果として起こる総LDL（低比重リポタンパク質）コレステロール値とトリグリセリド値の上昇は移植後の心不全リスクを高める。患者は、心臓に良い食事を摂るとともに、血中脂質値を正常化するため脂質低下薬の服用も必要である。移植直後および移植後長期の期間はスタチンが推奨される。スタノールまたはステロールはLDL低下作用があるため、スタチン用量の減少に役立つ（Goldberg et al., 2006）。

移植前の患者は運動不足と心臓悪液質により骨減少症を有することが多い。移植後の患者はステロイド誘導性の骨粗鬆症が疑われる。患者は適正なカルシウムのビタミンDを摂取して骨減少を遅らせる必要がある。多くの場合、荷重運動や吸収抑制剤投与が必要である。長きに渡り免疫抑制剤を使用する必要があるため、感染症を避けなければならない。食品の安全性を検討すべきである。

表 34-10

移植直後の栄養推奨量

栄養成分	推奨値	コメント
タンパク質	1.5〜2.0g/kg	手術とコルチコステロイドによりタンパク異化作用が増加 タンパク質は創傷治癒、感染予防のために必要であり、ドレナージや創傷などにより失われる
カロリー	REEの130%〜150%	低体重患者については上限値、過体重患者については下限値
炭水化物	非タンパク性カロリーの50%〜70%	薬物療法により低血糖が起こる場合がある。スライディングスケール・インスリンで治療
脂質	非タンパク性カロリーの30%〜50%	高血糖が重度でインスリン単独でコントロールできない場合のみ高範囲を推奨
水分	1mL/カロリー	尿排泄、排液などを監視
ナトリウム	2〜4g/日	浮腫がみられる場合は制限
リン、マグネシウム、重炭酸	各自	生化学的パラメータを監視

出典：Hasse JM; Nutrition assessment and support of organ transplant recipients, JPEN 25(3):120, 2001.
REE：安静時エネルギー消費量

臨床シナリオ 1

トムは55歳の独身男性で、高血圧（血圧145/92）、低比重リポタンパクコレステロール高値（241）、高比重リポタンパクコレステロール低値（38）が認められる。彼はファストフード店をよく利用するため、車内で食事をすることが多いという。長時間の勤務をこなし、週末にガーデニングをする他、運動はしない。身長178cm、体重100kgである。朝食は通常、チーズ卵ビスケット、バター付き白パン、ベーコン、ミルクまたはクリームなしコーヒーを摂る。昼食は、マヨネーズ入りの揚げかつサンドイッチ、ポテトチップス、アイスクリーム入りフルーツパイを食べる。夕食はだいたい、フライドチキン、肉汁入りマッシュポテト、野菜のクリーム煮、ホイップクリームのデザートを食べる。

以下の一覧のうち、トムの栄養診断結果はどれにあたるか。第一優先項目はどれか。

栄養診断項目

エネルギー過剰摂取
脂肪過剰摂取
アルコール過剰摂取
食物繊維摂取不足
カルシウム摂取不足
マグネシウム摂取不足
カリウム摂取不足
ナトリウム過剰摂取
過体重または肥満
食事と栄養に関する知識不足
好ましくない食事の選択
運動不足

栄養ケアの質問

トムにはどのような介入がもっとも有効か。
監視および評価したい徴候や症状は何か。

ウェブサイトの有用情報

American Association of Cardiovascular and Pulmonary Rehabilitation
http://www.aacvpr.org/

American Dietetic Association, Evidence Analysis Library
http://www.eatright.org/

American Heart Association
http://www.heart.org

NCEP Adult Treatment Panel Guidelines
http://www.nhlbi.nih.gov/guidelines/cholesterol/atp_iii.htm

引用文献

American Diabetes Association: *National Diabetes Factsheet*, Alexandria, VA, 2007, American Diabetes Association.

American Dietetic Association: *Hypertension, ADA Evidence Analysis Library*, Chicago, IL, 2009, ADA.

American Heart Association: *Heart Disease and Stroke Statistics: 2010 Update At-A-Glance*, Dallas, Texas, 2010, American Heart Association.

American Heart Association Statistics Committee and Stroke Statistics Committee. AHA Statistics Update: Heart Disease and Stroke Statistics—2007 Update, *Circulation* 115:e69-171, 2007.

Anderson JW, et al: Health benefits of fiber, *Nutrition Reviews* 67:188, 2009.

Anker SD, et al: ESPEN guidelines on enteral nutrition: cardiology and pulmonology evidence-based recommendations, *Clin Nutr* 25:311, 2006.

Appel LJ, et al: Dietary approaches to prevent and treat hypertension: a scientific statement from The American Heart Association, *Hypertension* 47:296, 2006.

Arora RR, et al: Short- and long-term mortality with nesiritide, *Am Heart J* 152:1084, 2006.

Badimon L, et al: Cell biology and lipoproteins in atherosclerosis, *Curr Mol Med* 6:439, 2006.

Bartolucci AA, Howard G: Meta-analysis of data from the six primary prevention trials of cardiovascular events using aspirin, *Am J Cardiol* 98:746, 2006.

Barter P, Rye K: Homocysteine and cardiovascular disease, *Circulation Res* 99:565, 2006.

Basu A, et al: Dietary factors that promote or retard inflammation, *Arterioscler Thromb Vasc Biol* 26:995, 2006.

Behavioral Risk Factor Surveillance System: Prevalence of heart disease—United States, 2005, CDC, *MMWR* 56(6):113, 2007.

Berg AH, Scherer PE: Adipose tissue, inflammation and cardiovascular disease, *Circ Res* 96:939, 2006.

Bloomer RJ, et al: Effect of a 21 day Daniel Fast on metabolic and cardiovascular disease risk factors in men and women, *Lipids Health Dis* 9:94, 2010.

Blumenthal JA, et al: Effects of the DASH diet alone and in combination with exercise and weight loss on blood pressure and cardiovascular biomarkers in men and women with high blood pressure: the ENCORE study, *Arch Int Med* 126, 2010.

Boden WE, et al: Optimal medical therapy with or without PCI for stable coronary disease, *N Engl J Med* 356:1503, 2007.

Brindle P, et al: Accuracy and impact of risk assessment in the primary prevention of cardiovascular disease: a systematic review, *Heart* 92:1752, 2006.

Brook RD: Obesity, weight loss, and vascular function, *Endocrine* 29:21, 2006.

Calhoun DA, et al: Resistant hypertension: diagnosis, evaluation, and treatment: a scientific statement from the American Heart Association Professional Education Committee of the Council for High Blood Pressure Research, *Circulation* 117:e510, 2008.

Carter SJ, et al: Relationship between Mediterranean diet score and atherothrombotic risk: findings from the Third National Health and Nutrition Examination Survey (NHANES-III), 1988-1994, *Atherosclerosis* 4:630, 2010.

Chess DJ, et al: A high-fat diet increases adiposity but maintains mitochondrial oxidative enzymes without affecting development of heart failure with pressure overload, *Am J Physiol Heart Circ Physiol* 297:1585, 2009.

Chiuve SE, et al: Healthy lifestyle factors in the primary prevention of coronary heart disease among men: benefits among users and nonusers of lipid-lowering and antihypertensive medications, *Circulation* 114:160, 2006.

Christopher BA, et al: Myocardial insulin resistance induced by high fat feeding in heart failure is associated with preserved contractile function, *Am J Physiol Heart Circ Physiol* 299:H1917, 2010.

Chobanian AV, et al: The Seventh Report of the Joint National Committee on the Prevention, Evaluation and Treatment of High Blood Pressure: the JNC 7 report, *JAMA* 289:2560, 2003.

Cicero AF, et al: ω-3 polyunsaturated fatty acids: their potential role in blood pressure prevention and management, *Curr Vasc Pharmacol* 3:330, 2009.

Civeira F, et al: Guidelines for the diagnosis and management of heterozygous familial hypercholesterolemia, *Atherosclerosis* 173:55, 2004.

Cook NR, et al: Long term effects of dietary sodium reduction on cardiovascular disease outcomes: observational follow-up of the trials of hypertension prevention (TOHP), *BMJ* 334:885, 2007.

Couch SC, et al: The efficacy of a clinic-based behavioral nutrition intervention emphasizing a DASH-type diet for adolescents with elevated blood pressure, *J Pediatr* 152:494, 2008.

Cui R, et al: Dietary folate and vitamin B_6 and B_{12} intake in relation to mortality from cardiovascular diseases: Japan collaborative cohort study, *Stroke* 41:1285, 2010.

D'Amico CL: Cardiac transplantation: patient selection in the current era, *J Cardiovasc Nurs* 20:S4, 2005.

DeKonig Gans JM, et al: Tea and coffee consumption and cardiovascular morbidity and mortality, *Arterioscler Thromb Vasc Biol* 10:1161, 2010.

Delano MJ, Moldawer L: The origins of cachexia in acute and chronic inflammatory diseases, *Nutr Clin Pract* 21:68, 2006.

Depres JP, Lemieux I: Abdominal obesity and metabolic syndrome, *Nature* 444:881, 2006.

Djousse L, Gaziano JM: Alcohol consumption and heart failure: a systematic review, *Curr Atheroscler Rep* 10:117, 2008.

Dickinson HO, et al: Lifestyle interventions to reduce raised blood pressure: a systematic review of randomized, controlled trials, *J Hypertens* 24:215, 2006a.

Dickinson HO, et al: Magnesium supplementation for the management of essential hypertension in adults, *Cochrane Database Syst Rev* 3:CD004640, 2006b.

Egan BM, et al: US trends in prevalence, awareness, treatment, and control of hypertension, 1988-2008, *JAMA* 303:2043, 2010.

Erkkila AT, Lichtenstein AH: Fiber and cardiovascular disease risk: how strong is the evidence? *J Cardiovasc Nurs* 21:3, 2006.

Esposito K, Giugliano D: Diet and inflammation: a link to metabolic and cardiovascular diseases, *Eur Heart J* 27:15, 2006.

Fuentes J, et al: Acute and chronic oral magnesium supplementation: effects on endothelial function, exercise function, exercise capacity, and quality of life in patients with symptomatic heart failure, *Congest Heart Fail* 12:9, 2006.

Gebauer SK, et al: ω-3 fatty acid dietary recommendations and food sources to achieve essentiality and cardiovascular benefits, *Am J Clin Nutr* 83:1526s, 2006.

Gidding SS, et al: Implementing the American Heart Association pediatric and adult nutrition guidelines: a scientific statement from the American Heart Association Nutrition Committee of the

Council on Nutrition, Physical Activity and Metabolism, Council on Cardiovascular Disease in the Young, Council on Arteriosclerosis, Thrombosis and Vascular Biology, Council on Cardiovascular Nursing, Council on Epidemiology and Prevention, and Council for High Blood Pressure Research, *Circulation* 119:1161, 2009.

Goldberg AC, et al: Effect of plant stanol tablets on low-density lipoprotein lowering in patients on statin drugs, *Am J Cardiol* 97:376, 2006.

Gotoh K, et al: Apolipoprotein A-IV interacts synergistically with melanocortins to reduce food intake, *Am J Physiol Regul Integr Comp Physiol* 290:R202, 2006.

Hanninen SA, et al: The prevalence of thiamin deficiency in hospitalized patients with congestive heart failure, *J Am Coll Cardiol* 47:354, 2006.

Hasse J: Nutrition assessment and support of organ transplant recipients, *JPEN J Parenter Enteral Nutr* 25:120, 2001.

Heinecke JW: Lipoprotein oxidation in cardiovascular disease: chief culprit or innocent bystanders? *J Exp Med* 203:813, 2006.

Horwich TB, et al: B-type natriuretic peptide levels in obese patients with advanced heart failure, *J Am Coll Cardiol* 47:85, 2006.

Kay CD, et al: Effects of antioxidant rich foods on vascular reactivity: review of the clinical evidence, *Curr Atheroscler Rep* 8:510, 2006.

Kalogeropoulos N, et al: Unsaturated fatty acids are inversely associated and ω-6/ω-3 ratios are positively related to inflammation and coagulation markers in plasma of apparently healthy adults, *Clin Chim Acta* 411:584, 2010.

Kelly JH, Sabate J: Nuts and coronary heart disease: an epidemiological perspective, *Br J Nutr* 96:S61, 2006.

Khayat R, et al: Obstructive sleep apnea: the new cardiovascular disease. Part 1: obstructive sleep apnea and the pathogenesis of vascular disease, *Heart Failure Reviews* 14:143, 2009.

Klatsky AL: Coffee drinking and caffeine associated with reduced risk of hospitalization for heart rhythm disturbances. Presented at *AHA 50th Annual Conference on Cardiovascular Disease, Epidemiology and Prevention*, 5 March 2010, San Francisco, Calif.

Kris-Etherton PM, et al: Milk products, dietary patterns and blood pressure management, *J Am Coll Nutr* 28:103S, 2009.

Levy HB, Kohlhaas HK: Considerations for supplementing with coenzyme Q during statin therapy, *Ann Pharmacother* 40:290, 2006.

Li Q, Ren J: Cardiac overexpression of metallothionein attenuates chronic alcohol intake-induced cardiomyocyte contractile dysfunction, *Cardiovasc Toxicol* 6:173, 2006.

Lichtenstein AH, et al: Diet and lifestyle recommendations revision 2006: a scientific statement from the American Heart Association Nutrition Committee, *Circulation* 114:82, 2006.

Liebman B: Salt: shaving salt, saving lives. *Nutrition Action Newsletter* April 2010. Accessed 2 July 2010 from http://www.cspinet.org/nah/articles/salt.html.

Lombardi MP, et al: Molecular genetic testing for familial hypercholesterolemia in the Netherlands: a stepwise screening strategy enhances the mutation detection rate, *Genet Test* 10:77, 2006.

Luma GB, Spiotta RT: Hypertension in children and adolescents, *Am Fam Physician* 73:1558, 2006.

Marcovina S, Packard CJ: Measurement and meaning of apolipoprotein A-I and apolipoprotein B plasma levels, *J Intern Med* 259:437, 2006.

Masoura C, et al: Arterial endothelial function and wall thickness in familial hypercholesterolemia and familial combined hyperlipidemia and the effect of statins. A systemic review and meta-analysis, *Atherosclerosis* 214:129, 2011.

Mathieu P, et al: The link among inflammation, hypertension and cardiovascular disease. *Hypertension* 53:577, 2009.

McCollum M, et al: Prevalence of multiple cardiac risk factors in U.S. adults with diabetes, *Curr Med Res Opin* 22:1031, 2006.

McGuire K, et al: Ability of physical activity to predict cardiovascular disease beyond commonly evaluated cardiometabolic risk factors, *Am J Cardiol* 104:1522, 2009.

Meems LM, et al: Vitamin D biology in heart failure: molecular mechanisms and systematic review, *Curr Drug Targets* 12:29, 2011.

Mehta P, Griendling K: Angiotensin II signaling: physiological and pathological effects in the cardiovascular system, *Am J Physiol Cell Physiol* 292:C82, 2007.

Miller ER III, et al: The effects of macronutrients on blood pressure and lipids: an overview of the DASH and Omni Heart Trials, *Curr Atheroscler Rep* 8:460, 2006.

Mitsnefes MM: Hypertension in children and adolescents, *Pediatr Clin North Am* 53:493, 2006.

Naghavi M, et al: From vulnerable plaque to vulnerable patient. Part III: Executive summary of the Screening for Heart Attack Prevention and Education (SHAPE) Task Force Report, *Am J Cardiol* 98:2, 2006.

National Cholesterol Education Program (NCEP): Expert Panel on Detection, Evaluation, and Treatment of High Blood Cholesterol in Adults (Adult Treatment Panel III) final report, *Circulation* 106:3143, 2002.

National Academy of Science, Institute of Medicine: Strategies to reduce sodium intake in the United States. Accessed 2 July 2010 from http://www.iom.edu/sodiumstrategies/.

National Academy of Science, Institute of Medicine: *Dietary reference intakes: water, potassium, sodium chloride and sulfate*, ed 1, Washington, DC, 2004, National Academies Press.

National Institutes of Health; National Heart, Lung and Blood Institute; National High Blood Pressure Education Program: *The 7th Report of the Joint National Committee on Prevention, Detection, and Treatment of High Blood Pressure*, NIH Publication 04-5230, August 2004.

Newton-Cheh C, et al: Genome-wide association study identifies eight loci associated with blood pressure, *Nat Genet* 41:666, 2009.

Nicklas B, et al: Abdominal obesity is an independent risk factor for chronic heart failure in older people, *J Am Geriatr Soc* 54:413, 2006.

Norton GR, et al: Gene variants of the renin-angiotensin system and hypertension: from a trough of disillusionment to a welcome phase of enlightenment? *Clin Sci (Lond)* 118:487, 2010.

Olufadi R, Byrne CD: Effects of VLDL and remnant particles on platelets, *Pathophysiol Haemost Thromb* 35:281, 2006.

O'Malley PG: Atherosclerosis imaging of asymptomatic individuals, *Arch Intern Med* 166:1065, 2006.

Opie LH, et al: Controversies in stable coronary artery disease, *Lancet* 367:69, 2006.

Ostchega Y, et al: Trends in elevated blood pressure among children and adolescents: data from the National Health and Nutrition Examination Survey, 1988-2006, *Am J Hyperten* 22:59, 2009.

Ottestad IO, et al: Triglyceride-rich HDL3 from patients with familial hypercholesterolemia are less able to inhibit cytokine release or to promote cholesterol efflux, *J Nutr* 136:877, 2006.

Pearson T, et al: Markers of inflammation and cardiovascular disease: application to clinical and public health practice: a statement for healthcare professionals from the Centers for Disease Control and Prevention and the American Heart Association, *Circulation* 107:499, 2003.

Poirier P, et al: Obesity and cardiovascular disease: pathophysiology, evaluation, and effect of weight loss, *Circulation* 113:898, 2006.

Psota TL, et al: Dietary ω-3 fatty acid intake and cardiovascular risk, *Am J Cardiol* 98:3, 2006.

Raggi P: Noninvasive imaging of atherosclerosis among asymptomatic individuals, *Arch Intern Med* 166:1068, 2006.

Roth EM, Harris WS: Fish oil for primary and secondary prevention of coronary heart disease, *Curr Atheroscler Rep* 12:66, 2010.

Rosano GM, et al: Metabolic therapy for patients with diabetes mellitus and coronary artery disease, *Am J Cardiol* 98:14, 2006.

Savoia C, Schiffrin E: Vascular inflammation in hypertension and diabetes: molecular mechanisms and therapeutic interventions, *Clin Sci (London)* 112:375, 2007.

Sanders S, et al: The impact of coenzyme Q_{10} on systolic function in patients with chronic heart failure, *J Card Fail* 12:464, 2006.

Shecterle LM, et al: The patented uses of D-ribose in cardiovascular diseases, *Recent Pat Cardiovasc Drug Discov* 5:138, 2010.

Schleithoff SS, et al: Vitamin D supplementation improves cytokine profiles in patients with congestive heart failure: a double-blind, randomized, placebo-controlled trial, *Am J Clin Nutr* 83:754, 2006.

Scirica BM, et al: Is C-reactive protein an innocent bystander or proatherogenic culprit, *Circulation* 113:2128, 2006.

Shankaran S, et al: Fetal origin of childhood disease: intrauterine growth restriction in term infants and risk for hypertension at 6 years of age, *Arch Pediatr Adolesc Med* 160:977, 2006.

Sontia B, Touyz RM: A role of magnesium in hypertension, *Arch Bioch Biophys* 458:33, 2007.

Soukoulis V, et al: Micronutrient deficiencies an unmet need in heart failure, *J Am Coll Cardiol* 54:1660, 2009.

Springer J, et al: Prognosis and therapy approaches of cardiac cachexia, *Curr Opin Cardiol* 3:229, 2006.

Tedgui A, Mallat Z: Cytokines in atherosclerosis: pathogenic and regulatory pathways, *Physiol Rev* 86:515, 2006.

Thom T, et al: Heart disease and stroke statistics—2006 update from the American Heart Association Statistics Committee, *Circulation* 113:e85, 2006.

Thompson DR, et al: Childhood overweight and cardiovascular disease risk factors: the National Heart, Lung and Blood Institute Growth and Health Study, *J Pediatr* 150:18, 2007.

Tian J, et al: Renal ischemia regulates marinobufagenin release in humans, *Hypertension* 56:914, 2010.

Towfighi A, et al: Pronounced association of elevated serum homocysteine with stroke in subgroups of individuals: a nationwide study, *J Neurol Sci* 298:153, 2010.

US Department of Agriculture, United States Department of Health and Human Services: Dietary Guidelines for Americans 2005. Accessed 3 March 2010 from www.healthierus.gov/dietaryguidelines.

Vieth R, Kimball S: Vitamin D in congestive heart failure, *Am J Clin Nutr* 83:731, 2006.

Walldius G, Jungner I: The apoB/apoA-I ratio: a strong, new risk factor for cardiovascular diseases and a target for lipid-lowering therapy—a review of the evidence, *J Intern Med* 259:493, 2006.

Wang L, et al: Blood pressure response to calcium supplementation: a meta-analysis of randomized controlled trials, *J Hum Hypertension* 20:571, 2008.

Wexler RK, et al: Cardiomyopathy: an overview, *Am Fam Physician* 79:778, 2009.

Williams IL, et al: Endothelial function and weight loss in obese humans, *Obes Surg* 15:1055, 2005.

Zittermann A, et al: Markers of bone metabolism in congestive heart failure, *Clin Chim Acta* 366:27, 2006.

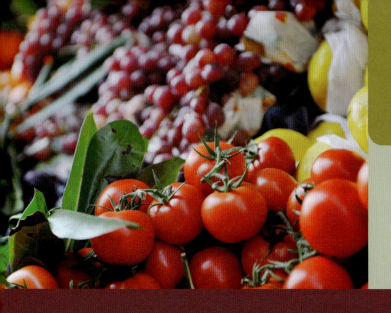

第35章

ドナ・H・ミューラー
(Donna H. Mueller, PhD, RD, FADA, LDN)

肺疾患の医学的栄養療法

重要用語

急性呼吸促迫症候群（acute respiratory distress syndrome）
喘息（asthma）
気管支肺異形成症 [BPD]（bronchopulmonary dysplasia）
慢性気管支炎（chronic bronchitis）
未熟児慢性肺疾患 [CLD]（chronic lung disease of prematurity）
慢性閉塞性肺疾患 [COPD]（chronic obstructive pulmonary disease）
肺性心（cor pulmonale）
嚢胞性線維症 [CF]（cystic fibrosis）
遠位腸閉塞症候群 [DIOS]（distal intestinal obstruction syndrome）
呼吸困難（dyspnea）
エラスターゼ（elastase）
肺気腫（emphysema）
高炭酸ガス血症（hypercapnia）
骨減少症（osteopenia）
膵酵素補充療法 [PERT]（pancreatic enzyme replacement therapy）
膵機能不全 [PI]（pancreatic insufficiency）
肺への吸引（誤嚥）（pulmonary aspiration）
肺機能検査（pulmonary function tests）
血中酸素濃度測定（pulse oximetry）
呼吸商 [RQ]（respiratory quotient）
肺活量測定（spirometry）
サーファクタント（surfactant）
発汗試験（sweat test）
頻呼吸（tachypnea）
結核 [TB]（tuberculosis）

　生まれてから成長して成人期を過ごす間、一生涯を通じて肺系統は栄養と密接に関わっている。肺系統が最適な状態にあれば、身体は主要栄養素からの細胞のエネルギー要求を満たすのに必要な酸素を得ることや代謝副産物の除去が可能になる。栄養状態が最適であれば、呼吸器官を適切に成長および発達させ、骨格や筋組織、関連する神経、循環器系、免疫系を支えることができる。全体として、栄養学的な健康と適切な栄養代謝は、生涯を通じて、健康な肺の形成、発達、成長、成熟および保護とその関連プロセスにとって欠かせない。

肺系統

　呼吸器系には、鼻、咽頭、喉頭、気管、気管支、細気管支、肺胞管、肺胞が含まれる（図35-1）。支持構造として骨格と筋肉（肋間筋、腹筋、隔膜筋など）がある。受精から1カ月以内に肺構造は認識できるようになる。肺は妊娠中や小児期の間も成長し成熟する。20歳頃を過ぎると、新しい肺胞は生成されなくなる。加齢により肺毛細血管は減少し肺の弾力性は低下する。

　肺の主な機能はガス交換である（図35-2）。肺は、身体が細胞の代謝的要求を満たすのに必要な酸素を得ることと、代謝の過程で生成された二酸化炭素（CO_2）の除去を可能にする。健康な神経、血液、リンパ液はすべての組織に酸素と栄養を供給することが求められる、肺は、吸気をろ過し、暖め、湿らせる働きも持つ。

　肺は複数の代謝機能を持つ。たとえば、身体の酸-塩基バランスの調節を助ける。身体のpHは部分的にCO_2とO_2の適正バランスによって維持されている。また、アラキドン酸を生成する。このアラキドン酸は最終的にはプロスタグランジンやロイコトリエンに変換され、喘息の気管支収縮の原因とな

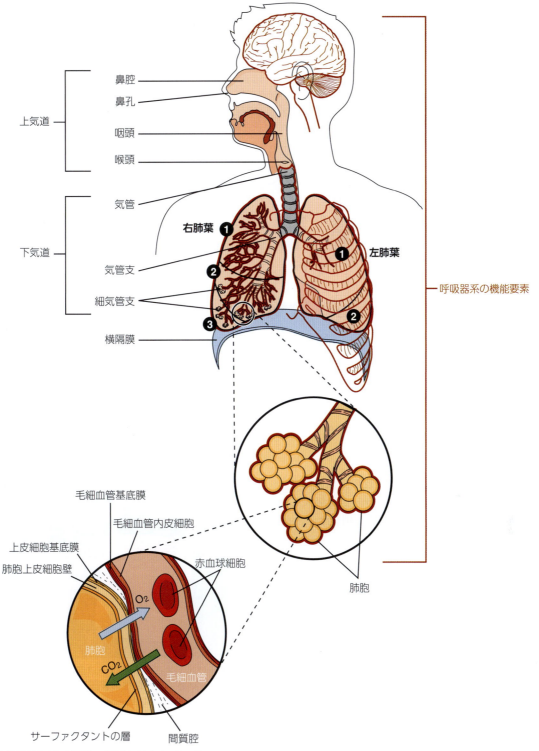

図35-1　肺の構造は極めて複雑で相互に依存している

る。肺の多数の毛細血管床で主に認められるアンジオテンシン変換酵素（ACE）によってアンジオテンシンIをアンジオテンシンIIに変換する。

肺胞細胞はタンパク質とリン脂質から生成される**サーファクタント**を分泌し、肺を被う液体の表面張力を低下させることで肺組織の安定性を維持する。

吸気は大量の微粒子や微生物を捕えるため、肺は身体の免疫防御機構において重要である。粘液は気道を湿らせて吸気中の微粒子や微生物を捕える。気管、気管支、細気管支に並ぶ細胞の多くは繊毛をもつ。この繊毛は絶えず波打って粒子を上流の咽頭へと吐き出すため、これらは消化管へと入ることができる。人がものを飲み込むたびに、微粒子や微生物を含

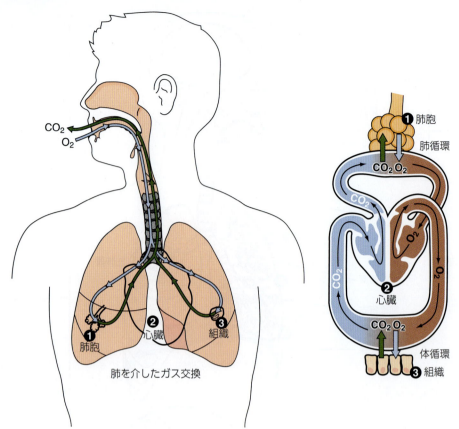

図 35-2　気道の主な機能は、細胞代謝に必要な酸素を供給し、生成された不必要な二酸化炭素を除去することである。

む粘液は消化管へと通過してゆく。肺胞上皮の表面にはマクロファージが存在する。この肺胞マクロファージは吸入した不活性物質や微生物を食作用によりとり込んで消化する。

医学的治療

肺疾患は原発性（結核 [TB]、気管支喘息、肺癌など）または続発性（心血管疾患、肥満症、ヒト免疫不全ウイルス [HIV] 感染、鎌状赤血球症、脊柱側弯症などに随伴する呼吸器疾患）に分類される。症状には急性と慢性がある。急性疾患の例としては、誤嚥性肺炎、ピーナッツのような食品による気道閉塞、甲殻類の摂取によるアナフィラキシーなどがある。慢性疾患の例には囊胞性線維症（CF）や肺癌がある。

肺の状態の評価は基本的に、打診や聴診を用いた理学的検査から始める。これらの診断で呼吸に関する重要な情報が得られる。画像撮影法、動脈血ガス分析、喀痰培養、生検などのさまざまな診断やモニタリング検査の結果を用いる。肺疾患の徴候や症状としては、咳、早期満腹感、食欲不振、体重減少、呼吸困難（息切れ）、疲労感が挙げられる。

肺機能検査は肺疾患の状態を診断またはモニタリングするために用いられ、呼吸器系の酸素とCO_2の交換能力を測定するためにデザインされている。そのうちの1つが血中酸素濃度測定である。光波を使って動脈血の酸素飽和度を測定する「パルスオキシメーター」と呼ばれる小さな装置を指の先端に取り付ける（図35-3）。健康な若者の正常値は95％〜99％であ

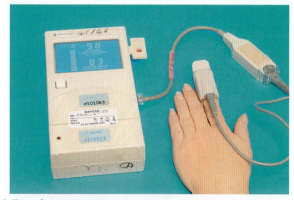

図4-5　パルスオキシメーターは血中酸素濃度を監視するために用いられる安価で非侵襲性の装置である

出典：Potter PA Perry AG: Fundamentals of nursing, ed 7, St. Louis, 2009, Mosby.

る。肺活量測定も一般的な肺機能検査である。これは、スパイロメーターに息を吹き込み、肺容量や呼気時と吸気時の比率を調べる。

肺疾患の医学的栄養療法

個別化した栄養アセスメント、診断、介入、その後の定期的なモニタリングおよび評価の統合化は、個々の肺疾患患者へのケアに不可欠な要素である。心血管系、腎臓系、神経系、血液系の疾患はしばしば肺の解剖、生理、生化学に影響する合併

症をもたらすため、その評価は重要である。栄養アセスメントは重要であり、急を要する治療以外は、栄養ケアまたは薬物療法よりも先に行うべきである。

栄養不良の肺への影響

栄養不良と呼吸器疾患との関連性は、かなり前から認識されていた。栄養不良は肺の構造、弾力性、機能；呼吸器の容積、強度、耐久性；肺の免疫防御機構；呼吸コントロールと逆相関関係にある。たとえば、タンパク質や鉄の欠乏によりヘモグロビン値は低下し、血液の酸素運搬能は低下する。カルシウム、マグネシウム、リン、カリウムなどが減少すると、呼吸筋の機能は細胞レベルで障害される。低タンパク血症はコロイド浸透圧を低下させて肺浮腫の進展に寄与し、体液を間質腔へと移動させる。サーファクタントの濃度低下は肺胞の破壊をもたらし、そのため呼吸筋の仕事量は増加する。肺の支持結合組織はコラーゲンから成り、その合成にはビタミンCが必要である。正常な気道粘液は水分、糖タンパク質、電解質で構成される物質であり、十分な栄養摂取を必要とする。

肺疾患は実質的にエネルギーの必要度を高める。この要因は、医学的、外科的、薬理学的、栄養学的研究における身体構成と体重パラメータなどの因果関係を説明する。エネルギー摂取量不足による体重減少は肺疾患患者の予後不良と有意に関連する。栄養不足による免疫不全は患者の呼吸器感染症進展リスクを高める。肺疾患で入院中の栄養不足患者は入院期間が長引く傾向にあり、罹病率や死亡率は上昇しやすいと考えられる。

肺疾患の合併症やその治療は、適切な栄養摂取と消化を困難にし、多くの栄養素の吸収や代謝を問題とする。肺疾患が進行すると、複数の病態が食事摂取を妨げ、全体的な栄養状態に干渉する。たとえば、喀痰の異常産生、嘔吐、頻呼吸(速い呼吸)、喀血、胸痛、鼻茸、貧血、うつ病、薬剤起因性の味覚変化がよく起こる。体重減少、体格指数(BMI)低下、その他の有害作用を参考情報35-1に示す。

誤嚥

肺への吸引(誤嚥)または食物や液体が肺に入ると肺炎を引き起こし、場合によっては死に至る。液体の他、ナッツ、ポップコーン、飴玉、パン片、肉や生野菜など十分咀嚼されていない丸い形の食物の塊も誤嚥されやすい。乳児、幼児、高齢者、および口腔、上部消化管、神経、筋肉に障害をもつ人はリスクが高い。また、経腸チューブ栄養を受けている人にも細心の注意が必要である(第14章参照)。誤嚥性肺炎の主な原因は肺分泌過多であるため、誤嚥を予防するには肺の治療と吸引が欠かせない。

参考情報 35-1
栄養状態に対する肺疾患の有害作用

エネルギー消費の増加

呼吸筋仕事量の増加
慢性感染症
医学的治療(気管支拡張薬、胸部理学療法など)

摂取量減少

水分制限
息切れ
食事時の酸素飽和度の低下
慢性疾患に起因する食欲不振
胃腸障害や嘔吐

付加的制限

疲労感のため食事の支度が困難
収入不足
上手に食べられない(幼児や小児)
代謝の変化

喘息

喘息は気管支の過剰反応と気道の炎症が起こる疾患であり、ここ30年で有病率は増加している。一連の症状群は、遺伝的、免疫学的、環境的因子が複雑に相互に影響しあった結果であると考えられる。喘息は、(1)気道を閉塞させる粘液分泌の増加、(2)炎症と腫脹、(3)平滑筋の張りによる気道の縮小を特徴とする。喘息は気道閉塞を引き起こし、世界中の入院および死亡の主因となっている(DHHS, 2010; Stevenson and Birrell, 2010)。

病態生理

遺伝的要因、環境への曝露、および、遺伝と環境との相互作用はいずれも喘息に影響している。ネコクラミジア(*Chlamydophila*)ウイルスやマイコプラズマ(*Mycoplasma*)ウイルスによる呼吸器感染が発症に重要な役割をもつと想定されている(Guilbert and Denlinger, 2010)。宿主免疫も重要である。妊娠期および幼児期の健康な食事と長期授乳によって、小児喘息のリスクは低下する。小児は全般的に喘息のリスクが高く、1歳時の過体重は、6歳～8歳時の喘息リスクの減少と健康な肺機能に関連している場合が多い。しかし、幼少期を過ぎての過体重は喘息のリスクを高める(Zhang et al., 2010)。したがって、幼児期以降の肥満は避けるべきである。

医学的治療

喘息はアレルギー性(外因性)と非アレルギー性(内因性)に分類される。アレルギー性喘息の方が多くみられ、一般に花粉、ペットのふけ、大気汚染、たばこの煙、またはその他の吸入

物質を吸入することによって引き起こされる。非アレルギー性喘息は、耳感染、ストレス、ウイルス、運動などの因子によって起こる。エビや亜硫酸塩（第27章を参照）、ライノウイルス、防虫剤中のシトロネラ、天然ハチミツ中のさび色素のシャクナゲ、ハーブティに含まれるイチゴの葉などの植物といったアレルゲンへの曝露により喘息症状は悪化する。

好酸球性気道炎症が一般に認められるため、考えられる発生要因と既知の感作物質を排除することが重要である。適切に介入しなければ、喘息重積発作（status athmaticus）として知られている気道が狭くなり生死に関わる状況をもたらす。コルチコステロイドが処方されることが多いが、慢性的な使用により骨減少症、骨折、ステロイド誘発性高血糖のリスクを及ぼす。新たな研究から、舌下免疫療法やその他新規治療の使用が提案されている（Peden and Bush, 2011）。

医学的栄養療法

食物や個々の栄養素は喘息の治療における役割の可能性をもつ。例としてω-3とω-6脂肪酸（気管支収縮作用をもつロイコトリエン生成を低下させる）、抗酸化作用をもつ栄養素（気道組織を酸化ストレスから防御する）、ビタミンD（分子の抗感染作用をもつ栄養素）、マグネシウム（平滑筋弛緩薬および抗炎症薬として役割をもつ）、カフェインなどのメチルキサンチン誘導体（気管支拡張薬としての役割をもつ）が挙げられる（Baines et al., 2009; Barros, et al., 2008; Bede et al., 2008; Kalhan et al., 2008; Kazaks et al., 2010; Lindermann, 2009; Schubert, et al., 2009）。診療行為をサポートする根拠に基づく研究が不足しているため、栄養ケアの提供者はジレンマに陥っている（Allan and Devereux, 2011; Kealoha, 2009; Raviv and Smith, 2010; Sorkness, 2009）。根拠に基づく結果を生み出すことを目的とした科学的な栄養試験が強く求められる。

よく尋ねられる質問として「牛乳は喘息における粘液生成を増加させるのか」というものがある。文献をレビューした結果、因果関係は認められず、乳製品を避けることにより栄養摂取の不足がもたらされる（Wüthrich et al., 2005）。だが、生物学的に人の知覚についての根拠を明確にするまでは質問をし、適切な治療過程を決定することが望まれる。

栄養アセスメントと栄養療法には、定期的に処方される薬剤も考慮しなければならない。これらの薬剤には気管支拡張薬（気道平滑筋を弛緩させる）や抗炎症薬（気道の炎症を抑制する）がある。患者は口や喉の渇き、悪心、早期満腹感、嘔吐、下痢、血糖値上昇、ナトリウム貯留、低カリウム血症、手の振戦、頭痛、めまいなどの副作用を経験する。薬物療法や慢性の咳による副作用で他に考えられるものには胃食道反射がある。ステロイドの慢性使用は骨の脱ミネラル化を引き起こす。これらの薬剤を慢性的に使用するときは、栄養アセスメントの一環として骨密度検査を実施するべきである（第9章を参照）。

栄養療法には、環境や病因となる食品と、必要に応じてそれを避けるための対策の個別評価が含まれる。さらに、適切なエネルギーと栄養バランスを提供する健康食品による食事；ω-3とω-6脂肪酸の比率が適切であること；診断されたエネルギーと栄養の過不足の修正；薬と食事と栄養の相互作用に対する細心の注意；健康な肺状態を維持するための頻繁なモニタリング；患者、家族、コミュニティの教育が必要である（American Academy of Allergy, Asthma, and Immunology, 2005）。

未熟児慢性肺疾患と気管支肺異形成症

未熟児慢性肺疾患（CLD）と気管支肺異形成症（BPD）は密接に関連している。新生児の肺が有害な状況に反応できなくなる疾患である。肺が未熟であれば、ガス交換時の肺胞の膨張を可能にするサーファクタントの生成能を欠くことが多い。

病態生理

CLDとBPDは、新生児期における肺損傷が完全に回復しない結果として起こる。CLDとBPDは未熟児や低出生時体重児に多く発症する（第43章を参照）。他のリスク因子としては、周産期感染症、胎便吸引、気管食道瘻、感染症などがある。CLDとBPDの症状や徴候には、高炭酸ガス血症、頻呼吸、喘鳴、呼吸困難、再発性の呼吸器感染、肺性心（右心室の肥大と不全）、肺の特徴的なX線像がある。

医学的治療

CLDとBPDの病態生理は完全に解明されていないため、薬物療法や栄養介入は経験に基づき、科学的根拠は限られることが多い（Van Marter, 2009）。疾患が重度の乳児は多くの場合、集学的なチームによる長期の集中医療を必要とする。図35-4は、集学的チームの研修生がBPDの乳児を模した人形にチューブ栄養を実践しているところである。栄養輸液療法や経腸栄養、人工呼吸器、酸素補充、薬物投与は、乳児が退院した後もしばらくは必要かもしれない。

医学的栄養療法

罹患中の乳児は虚弱であるため、慎重かつ一貫した栄養アセスメントが必須である。乳児の成長は、医学的状態や栄養学的状態における転帰の重要な指標であるため、念入りに追跡する。肺のサイズは身長に比例することから、直線的な成長は健康な肺組織の成長と病態の消失に重要である。CLDとBPDの乳児の成長パターンを観察すると成長の遅れが示唆されるため、呼吸器状態と栄養状態の両方を慎重に評価する必要がある（参考情報35-2）。

乳児の成長阻害の理由として、食事摂取量不足、胃食道反射、情緒剥奪、さらに慢性低酸素血症に伴って起こるエネルギー必要量の増加が挙げられる。成長度を評価し、同じ受胎齢の他の胎児と比較すべきである（第43章参照）。CLDとBPDの乳児には短期と長期の特殊な栄養必要量があり、未熟

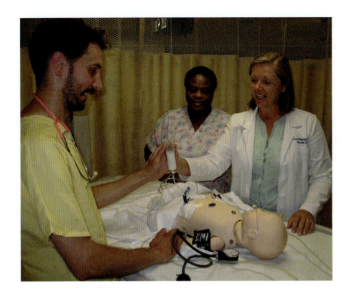

図35-4　気管支肺異形成症の乳児の胃瘻栄養法を実演

程度と肺状態の両方に関連する。栄養ケアの総括目標は、十分な栄養摂取量の提供、直線性の成長の促進、体液バランスの維持、年齢相応の摂食スキルの発達である。エネルギーと栄養必要量を満たすことは、BPD（気管支肺異形成症）の乳幼児のケアにおける重大な課題である。

エネルギー

　CLD（未熟児慢性肺疾患）とBPDの乳児におけるエネルギー必要量の増加は十分に認識されている。CLDとBPDの乳児の休息時エネルギー消費量は、同年齢の対照乳児よりも25％〜50％多いことは立証済みである。エネルギー必要量は疾患の経過によっても変化する。急性期には、乳児は温度管理された環境の下で非経口的に栄養補給され、比較的活動しない状況にあり、成長していないか成長は緩徐で、エネルギー必要量は1日あたり50〜85kcal/kgである。これに対して回復期には乳児は急速に成長し、経口摂取が行われ、体温調節、活動、呼吸仕事量に追加のエネルギーを用いるため、1日あたり120〜130kcal/kgあるいはそれ以上を必要とする。

主要栄養素

　タンパク質摂取量は同一受胎齢の乳児への指導範囲内とする。食事のカロリー密度は脂肪や炭水化物の追加により上昇することから、タンパク質が総カロリーの7％以上を提供するよう摂取量を維持すべきである。量が減ると成長は抑制される。

　タンパク質を許容レベルに保つために、脂肪や炭水化物は調整粉乳を24kcal/30mlに濃縮した後にのみ追加する。第43章の参考情報43-2を参照されたい。脂肪は必須脂肪酸（essential fatty acid [EFA]）を提供し、水分や炭水化物の許容量が制限される場合に、エネルギー必要量を満たすのに役立つ。炭水化物の過剰供給は**呼吸商**（RQ）（排出される二酸化炭素容積と吸入される酸素容積の比）とCO_2排泄量を上昇さ

参考情報 35-2
気管支肺異形成症乳児に対する栄養アセスメントの要素

患者個人歴
出生時体重
妊娠期間
病歴
栄養歴
これまでの成長パターン

医学的状態
呼吸状態
酸素飽和度
薬物使用状況
嘔吐
排便パターン
尿量
尿比重
人工呼吸器の使用

栄養状態・生化学的検査
身体計測
　体重
　身長
　成長パーセンタイル
　頭囲
生化学的検査
　ヘモグロビン値
　ヘマトクリット値
　血清電解質値
　C反応性タンパク
　トランスサイレチン（プレアルブミン）

食事歴
摂取量
食事回数
食事中の行動
調製粉乳の成分
固形食の使用状況
摂食機能発達の軌跡
嚥下困難
胃食道反射

患者環境
親子の関係
自宅の設備
安全な食品供給の確保
地域の人的投資
収入源
食品や栄養の入手状況

せる。このため呼吸仕事量は複雑に思われる。だが、臨床的に栄養構成を操作してRQ（呼吸商）を変化させることには議論の余地がある。主要栄養素の比率を呼吸状態と関連して継続的に算出することは、栄養学的評価における重要な配慮となる。

水分

水分バランスを維持するために、CLD（未熟児慢性肺疾患）とBPD（気管支肺異形成症）の乳児は水分やナトリウムの摂取制限、さらに利尿薬による治療を要することもあり、これらはすべて栄養と関連する。水分摂取量が制限される場合は、静注用脂肪乳剤や高カロリー経腸栄養が乳児のエネルギー必要量を満たすのに役立つ。高カロリー輸液製剤（＞24kcal/30mL）を用いる場合は、水分摂取量と尿中排泄量の比率を綿密に監視する必要がある。

ビタミンとミネラル

すべてのビタミンとミネラルを十分量補給することは必要不可欠である。未熟程度、感染症、酸素療法、薬と栄養の相互作用には特別の注意を払う。十分量のビタミンKは骨の発達に必須であり、特に結腸細菌叢によるビタミン合成が不十分なときは監視すべきである。ビタミンAは気道上皮細胞の適切な発達と維持に役割を担っている。実際のところ、ビタミンA補給（経口サプリメントや筋肉内注射剤）によるCLDとBPDの予防や完全な治療を支持する研究がある一方で、その結論を否定する報告もある（Darlow, 2007; Van Marter, 2009）。

ミネラルの摂取量と保持量を定期的に監視して、正常値を維持するため必要に応じて補給する。CLDとBPDの乳幼児にみられる未熟程度（鉄、亜鉛、カルシウムなど）や成長の遅れ、および、複数の薬剤が処方されることの結果として十分なミネラル貯蔵量がないため、ミネラル必要量の決定は複雑化する。処方薬剤としては、利尿薬、気管支拡張薬、抗生物質、抗不整脈薬、コルチコステロイドがある。これらの薬剤は総じて、ミネラル特に塩素、カリウム、カルシウムの尿中排泄を促進する。CO_2の慢性貯留や呼吸性アシドーシスを合併した乳児では、代謝性アシドーシス是正のためにさらに塩素喪失をきたす恐れがある。塩素やカリウムの欠乏は筋肉虚弱や成長障害と関連する（第7章を参照）。ナトリウム負荷に感受性を示す乳児には低ナトリウム調製粉乳を用い、薬剤、水、食品のナトリウム含有量も考慮しなければならない（第34章を参照）。

CLDとBPDの乳児は骨減少症（骨ミネラル化が不十分である）のリスクがある。栄養摂取量が限られること以外にも、未熟程度に関連したカルシウムやリンの貯蔵量不足、間歇性呼吸アシドーシス、特定の薬剤の慢性使用、身体活動不足がリスク因子となる（第25章を参照）。

食事の与え方

CLDとBPDの乳児には摂食困難が頻繁にみられる。口を介した不愉快な経験（チューブ挿入、頻回の吸引、嘔吐の頻発など）、非経口栄養歴、固形食品導入の遅れ、固形物を食べるときの不快感や息詰まりなどがリスク因子である。乳児は母乳や哺乳瓶による授乳中にすぐ飽きてしまうかもしれない。授乳を受け入れやすくするために有用な試みとして、楽しく落ち着いた食事環境を提供する、チューブ栄養施行中に口を刺激する、一貫性のある適切な授乳テクニックを用いる、質感の向上と風味の変化を徐々に導入してみる。

食欲不振、疲労感、呼吸や嚥下の調製不良、吸う力の低下は、十分な摂取の妨げとなる。エネルギー必要量を満たすために、カロリー密度の高い調製粉乳、少量ずつ何回も与える、柔らかい乳首の使用、経鼻胃チューブまたは胃瘻管チューブ栄養などの手段が必要となるかもしれない。胃食道反射も多く認められ、食物排除として随伴する嘔吐をもたらし、栄養摂取量不足を招く。治療として、直立姿勢をとり、制酸薬やH_2受容体拮抗薬を投与し、調整剤の粘度を高める。重症例には外科的噴門部固定術が必要となる。

慢性閉塞性肺疾患

慢性閉塞性肺疾患（COPD）は気道閉塞の緩徐な進行を特徴とする。COPDは、肺胞が永久的に異常拡大し破壊する肺気腫（Ⅰ型）と、気管支の炎症や肺のその他の変化によって咳が出る慢性気管支炎（Ⅱ型）に分類される。喫煙や持続的な受動喫煙が主な病因である。環境的な大気汚染（密閉された無換気の空間での調理を含む）や遺伝的感受性も、その他の病因として考えられる。

病態生理

肺気腫の患者はやせており、多くは悪液質である。全般的には高齢患者が多く、軽度の低酸素血症を呈するがヘマトクリット値は正常である。後期には肺性心（右心室の肥大と不全）を進展する。これとは対照的に慢性気管支炎型患者の体重は正常であり、実際のところ肥満者も多い。このような患者には低酸素血症が顕著であり、ヘマトクリット値は上昇し早期に肺性心を進展する。

医学的治療

COPD患者の内科的および外科的治療はコード化されており、最新の研究に基づき定期的に更新される（Global Initiative for Chronic Obstructive Lung Disease, 2009）。効果的な管理のための4つの目標は、(1) 疾患を評価および管理する、(2) リスク因子を減らす、(3) COPDの安定を維持する、(4) 増悪を管理する。早期の正確な診断が治療のかなめである。一度疾患が進展すると、肺のリハビリテーションプログラムや酸

素療法に加えて、主に気管支拡張薬、グルココルチコステロイド、粘液溶解薬など多くの薬剤が感染を治療する抗生物質と併せて処方される。進展したCOPD患者の一部には、肺移植などの外科的治療が選択肢となる。

医学的栄養療法

COPD（慢性閉塞性肺疾患）患者の医学的栄養療法（MNT）は評価され推奨がなされている（American Dietetic Association, 2010）。COPD患者に対する栄養ケアの一次目標は、栄養学的な健康状態の促進、除脂肪体重対脂肪組織の適正比率の維持、体液バランスの修正、薬と栄養の相互作用の管理、骨粗鬆症の予防である。

水分バランス値と水分必要量を評価した後、次に決定すべき必要事項はエネルギーである。この進行性疾患を克服するには、エネルギーバランスを維持することが不可欠であるため、エネルギー摂取量とエネルギー消費量をともに正確に評価することが極めて重要である。エネルギー摂取量については、食事の摂取量が頻繁に低下する。高炭酸ガス血症（過剰の二酸化炭素が血中に存在する）による早朝の頭痛と錯乱は、食品調理や摂取を妨げる恐れがある。その他の該当する評価項目として、血中酸素飽和度、疲労感、食欲不振、呼吸困難による咀嚼や嚥下困難、低食物繊維食品選択による便秘、下痢に重点をおく。下痢は消化管の酸素不足に続発した蠕動運動障害によって起こる。

一方、気道閉塞によって呼吸筋仕事量が増加するため、エネルギー消費量は通常増加する。ガス拡散能、CO_2貯留、呼吸器の炎症、あるいはホルモンやサイトカインのような生化学伝達物質もエネルギー消費量に影響する。呼吸筋と骨格筋の強度や持久力の低下、筋肉疲労感の増大、呼吸器付属筋機能の変化、易感染性の上昇が一般的な結末である。肺悪液質と診断された患者を含め、栄養不良のCOPD患者は栄養状態のよい患者と比べて予後不良である（King, 2008）。

身長に対して低体重であることや三頭筋脂肪厚測定値が低いことは、栄養不足の証拠となりうる。除脂肪体重は低下するかもしれないが、実際の体重は一定しているようである。BMI（体格指数）の算出は変化を十分に検出できない恐れがある。その代りとして、身体組成の測定が脂肪組織から除脂肪体重を、脱水状態から水分過剰を区別するのに役立つ。水分貯留をきたす肺性心患者では、体重維持または体重増加は、実際の除脂肪体重の消耗をカモフラージュしていることがある。すなわち、体液貯留をきたした患者では、身体測定と栄養状態の生化学的指標の両方を、特に後者は血液希釈によって低下することから、慎重に解釈する必要がある（第6章および第8章を参照）。

薬物療法についても食物や栄養との相互作用について評価すべきである。栄養との係わり合いが考えられる薬物の例として、気管支拡張薬、去痰薬、コルチコステロイドがあげられる（第9章を参照）。

エネルギー

エネルギー必要量を達成することは難しい。呼吸器疾患の入院患者や外来患者を対象としたリハビリテーションプログラムの参加者では、エネルギー必要量の補正値は運動療法の強度と頻度によって決まる。実際のエネルギー必要量は増減する（Weekes, 2009）。エネルギーバランスと窒素バランスは密接に関連することを忘れてはならない。つまり、理想的なエネルギーバランスを維持することは内蔵タンパク質や体細胞タンパク質の容積の維持に必要不可欠である。できればエネルギー必要量の予測値決定に間接熱量測定法を用い、ひいては、十分であるが過剰でないキロカロリーの供給を指示し監視する（American Dieteric Association, 2010）。エネルギー方程式を予測に用いる場合、生理学的ストレスの増加を含めなければならない。カロリー必要量は人それぞれに異なり、同じ個人でもさまざまな値をとる（第2章参照）。

主要栄養素

安定しているCOPD患者において、水分、タンパク質、脂肪、炭水化物の必要量は、肺の基礎疾患、酸素療法、薬物療法、体重の状態、急性の体液変動により決定される。栄養不足の代謝的副作用と個々のアミノ酸の役割に留意することが必要である（Baldi, 2010）。特定の患者の主要栄養素必要量は個々の基準に基づいて決定し、結果を綿密に監視する。

ドライウェイト1kgあたり1.2～1.7gという十分なタンパク質量が、肺や筋肉の強度を回復または維持して免疫機能を高めるために必要である。タンパク質（カロリーの15%から20%）と脂肪（カロリーの30%から40%）や炭水化物（カロリーの40%から55%）間のバランスをとることが、エネルギー基質利用による満足できる呼吸商の保持に重要である（第2章参照）。カロリーを過剰に摂取するとCO_2を排出しなければならなくなるため、満足であるが食べ過ぎないことは、ガス交換能の低下した患者には特に重要である。心血管系疾患、腎疾患、癌、糖尿病などその他の併発疾患はタンパク質、脂肪、炭水化物の総量、比率、種類の指示に影響を及ぼす。

ビタミンとミネラル

主要栄養素と同様に、安定性COPD患者個々のビタミンとミネラルの必要量は、基盤にある肺疾患の病状、その他の合併症、医学的治療、体重の状態、骨密度によって決定される。喫煙がやめられない人はビタミンCの補充が必要となるかもしれない。1日にタバコ1箱を吸う人は、1日あたり16mgのアスコルビン酸を多く必要とし、2箱を吸う人は32mgの補給が必要である。

筋肉収縮や弛緩に対するマグネシウムやカルシウムなどのミネラルの役割は、COPD患者にとって重要である。食事摂取基準（DRI）と同量以上の摂取量を提供すべきである。骨密度検査の結果によっては、食品摂取歴やグルココルチコイド薬使用と関連して、ビタミンDやKを追加することも必要か

もしれない（第25章参照）。

肺性心や体液貯留患者は、ナトリウムや水分摂取制限が必要である。処方される利尿薬によっては、カリウムの食事摂取量増加も必要となることがある（第9章参照）。

食事のとり方

最良の方法は、さまざまな分野の専門家がチームとなってあたることである。個人に適合するように改良された経口食が通常好まれる。適宜の運動、水分補給、簡単に噛み砕ける食物繊維は消化管運動を亢進する。腹部膨張感が問題となる場合は、ガス生成の原因となる食品の摂取制限が有用かもしれない（第29章参照）。

食欲増進、経口摂取の促進、調理や食事時の疲労感軽減について特別の示唆があれば、患者やその家族にとってプラスになる。食事前に休息する、栄養密度の濃いものを少しだけ食べる、食事と時間をあけて去痰薬を投与するといったことが示唆される。多くの患者にとって、食事時に酸素を使用する、ゆっくりと食べる、食物を十分に噛み砕く、社会支援を保証することはすべて、食物摂取、栄養素の代謝、見聞の楽しみを増進させる。誤嚥を予防するために、食事中は正しい姿勢ですわるとともに、呼吸と嚥下の正しい順序に特別の注意を払わなければならない。疾患に随伴する身体制約をもつ患者には、支援者が食品購入や食事の準備を手伝ってくれることもある。集団の食事プログラムや食事宅配プログラムなどの地域社会の人的資源とつながりをもつことも役立つと考えられる（図35-5）。

経腸栄養補給により、総カロリー摂取量や栄養摂取量を増加できたCOPD（慢性閉塞性肺疾患）患者もいる。このような栄養補給法の実践を決定するには、栄養療法の目標、実施する人の能力、患者の不安、費用を考慮に入れなければならない（第14章参照）。

囊胞性線維症

囊胞性線維症（CF）は常染色体劣性遺伝型の多臓器複合疾患である。この疾患の根底にある遺伝的根拠は特定されており、1400カ所の変異が知られている。CFは現在でも白人に最も多くみられる致死的な遺伝子疾患の1つであるが、他の人種にも発現する。白人の2％から5％はヘテロ接合体で、CFの発生は出生児3500人に1人の割合である。

CFはかつては小児のみの疾患と考えられていたが、18歳以上のCF生存者またはCFと診断された患者は約42％である。科学的進歩と診断や栄養も含めた治療技術の向上により、生存率は劇的に向上した。患者の年齢の中央値は約37歳である。多くの女性CF患者が健康な子供を出産し、中には健康な乳児に母乳を与えることを選択した人もいる。

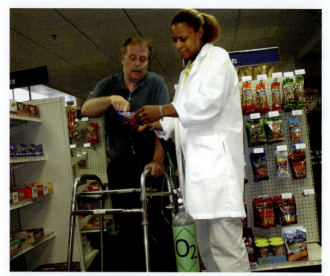

図35-5　慢性閉塞性肺疾患を有し酸素の表示の読み方を示される患者

病態生理

CF遺伝子の発現は主として上皮細胞に限定される。CFでは、異常に濃い高粘度の粘液分泌によりさまざまな臓器の分泌腺や管は閉塞され、ほぼすべての外分泌腺が障害される。臨床的には、気道、汗腺や唾液腺、腸管、膵臓、肝臓、生殖管の障害を特徴とする。肺の合併症としては、急性や慢性の気管支炎、気管支拡張症、肺炎、肺拡張不全、気管支周囲炎や実質の瘢痕形成がある。黄色ブドウ球菌（*Staphylococcus aureus*）や緑膿菌（*Pseudomonas aeruginosa*）感染症は代表的なものである。気胸と喀血もよくみられる。進行期になると、肺性心あるいは*Burkholderia cepacia*感染症の起こることがあり、このことは予後不良を意味する。

医学的治療

CF診断にはいくつかの方法がある。過去にCFが同定された家族には出生前検査が可能な場合がある。この疾患に対して出生前スクリーニングが所定の検査として実施されている国やアメリカの州もある。遺伝子型タイピングも利用でき、所定の検査として実施されている。最も信頼性の高い臨床診断検査は発汗試験として知られており、ピロカルピンイオン導入法により実施する。

CFは消化器系にも重大な影響を及ぼす。胎便性イレウスの乳児は他の原因が除外されるまで、CFの疑いありと診断される。CF患者の約85％～90％は膵機能不全（PI）であり、濃い粘液栓が膵臓から小腸に放出される消化酵素の品質を低下させる。結果として起こる酵素機能不全により食物の消化不良や栄養吸収不全が生じる。重炭酸塩の分泌減少により消化酵素活性はさらに低下する。胆汁酸の再吸収低下は脂肪吸収不良に拍車をかける。

遠位腸閉塞症候群（DIOS）は再発性の腸管閉塞としても知られており、時に小児や成人に発症する。DIOSの予防とし

て十分な酵素、水分、食物繊維を摂取し、定期的な運動を行う。治療には便軟化薬、緩下薬、高浸透圧性浣腸剤、腸内洗浄を用いる。

小腸の腸管上皮に過剰の粘液が存在すると、微絨毛による影響吸収を阻害することがある。消化管合併症として、大量で悪臭のある便、けいれんと腸閉塞、直腸脱、肝臓症状が起こる。疾患の進行に伴って、膵臓の内分泌部分の損傷は耐糖能異常をきたし、CF（囊胞性線維症）関連糖尿病へと進展する（Moran, 2010）。膵酵素補充療法が基本である（*注目情報*「PERT療法」を参照）。

医学的栄養療法

CFの徴候や合併症はすべて複雑であるため、栄養必要量とケアは患者個々に決定する必要がある。さらに医学的栄養療法を、さまざまな薬物療法や胸部理学療法などの他の治療とうまく調整しなければならない。CF患者に対する栄養ケアの目標は、消化不良と吸収不良をコントロールすること、理想的な成長を促進して身長体重比や肺機能を維持するための十分な栄養を提供すること、栄養不足を予防することである。特に高リスクの患者としては、乳児、小児、青少年、妊婦や授乳婦が挙げられる。CF患者の総括的な医学的栄養療法は科学的に評価されており、推奨が発表されている（Michel, 2009; Stallings, 2008）。小児を対象として更新された実践ガイドラインはさまざまな国際CF機関のウェブサイトから入手でき、最新情報を参照しなければならない。

疾患の合併症進展に加えて消化不良と吸収不良のために、栄養必要量の増加を満たすことは困難になる。呼吸困難、咳、咳誘導の嘔吐、消化管の違和感、感染症発症時の食欲不振、味覚や嗅覚障害の可能性、糖尿などの要因は、栄養の十分な摂取と保持を妨げる。よくある問題として、成長の遅れや身長相応の適正体重の維持が難しいことがある。CF乳児には診断以前に成長障害がしばしば認められる。治療により成長は概ね改善する。十分なエネルギーと栄養素を摂取すれば、通常はほぼ年齢相応の適切な成長が得られる（Leonard, 2010）（*病態生理とケア管理アルゴリズム*「囊胞性線維症」を参照）。

肺疾患の進行とともに、小児の成長速度や成人の身長体重比は低下することがある。栄養サポートと成長や生存との長期にわたる関連性については不明である。しかし、長期にわたる栄養状態の改善が生存率向上に寄与する要因であることは引き続き示唆される。成人は同様の内科的、外科的、心理社会的、栄養学的アセスメントの問題だけでなく、成人としての日常的な生活の問題もある。このため、小児に用いられる方法とは異なる教育アプローチにより栄養情報を提供する必要がある（Morton, 2009; Watson, 2008）。

主要栄養素

エネルギー必要量は、性別、年齢、基礎代謝率、身体活動、呼吸器感染症、肺疾患の重症度、吸収不良の重症度に基づき、個人差が大きく、同じ人でも一生のうちで変化する。エネ

注目情報

PERT療法

膵酵素補充療法（PERT）は消化不良や吸収不良を是正するために講じられる最初のステップである。胃内の強酸環境に耐えられるようデザインされたマイクロスフェアは、十二指腸で酵素を放出してタンパク質、脂肪、炭水化物を消化する。食物と同時に摂取する酵素の用量は、膵機能不全の程度、食事摂取量、摂取食物中の脂肪、タンパク質、炭水化物含有量、用いられる酵素の種類によって決定される。食事や菓子あたりの酵素用量は、脂肪便などの消化器症状をコントロールするためと年齢相応の成長を促進するために、経験的に調節する。酵素の保存および投与方法については各メーカーの指示に従うことが重要である。消化器症状をコントロールできない場合は、酵素用量、患者の遵守性、酵素の種類を再評価する。便中エラスターゼ（膵臓より分泌されるタンパク質分解酵素でペプチド結合の加水分解に関与する）、便中脂肪量や窒素バランスの検査は、酵素補充の適切性を評価するのに役立つ。

ギー必要量が測定できない場合は、推奨カロリー量算出のための公式を使用すると便利である（Magoffin, 2008）。CF患者には活動レベルを下げるよう奨励すべきでなく、代わりにエネルギー摂取量を増やすよう奨励すべきである。比較的健康なCF小児は、十分な膵酵素補充療法（PERT）と高エネルギーの中等量脂肪食の摂取によって、正常な成長とエネルギー貯蔵を維持できる。

CF患者の食事によるタンパク質必要量は吸収不良のため増加させる。しかし、エネルギー必要量を十分満たしていれば概ねタンパク質必要量を満たしている。総カロリーの15％〜20％のタンパク質、あるいは個々の性別、年齢、身長相応の適切な食事摂取基準量（DRI）が摂取されることが示唆される。

忍容できれば、脂肪摂取量は合計キロカロリーの35％〜40％あるいはそれ以上を提供できる量とする。食事性脂肪はエネルギー必要量、EFA（リノール酸やリノレン酸など）、脂溶性ビタミンの供給に有用である。さらに脂肪はエネルギー要求量を満たすのに必要な食事ボリュームを制限し、食事の味を良くしてくれる。排便回数の増加、脂肪便、腹部けいれんは脂肪不耐性を暗示する。

吸収不良コントロールとして膵酵素を十分投与した患者の間にも、必須脂肪酸欠乏症は発症する（Strandvik, 2010）。EFA欠乏症の明らかな徴候（典型的な皮膚病変など）は顕著でないため、医師は異常血中脂質値の定期検査を考慮すべきである。さらに、EFA供給源を食事に含めるよう患者に奨励する必要がある（菜種、亜麻仁、大豆、コーン油、魚など）。

疾患が進行すれば炭水化物摂取量の変更が必要となる場合もある。乳糖不耐性が明らかとなるかもしれないし（第29章参照）、膵臓内分泌の関与が炭水化物の調節には必要かもしれ

病態生理とケア管理のアルゴリズム

嚢胞性線維症

原因

常染色体劣性遺伝
↓
嚢胞性線維症遺伝子
嚢胞性線維性膜貫通受容体（CFTR）
↓
嚢胞性線維症（CF）

病態生理

分泌腺や管の閉塞
- 異常に濃い粘度の高い粘液の分泌

影響を受ける臓器
- 呼吸器
- 膵臓、胆のう、肝臓
- 生殖器
- 汗腺
- 唾液腺
- 腸管

身体の成長
- 低身長
- 低体重（小児と成人）
- 低筋肉量
- 吸収不良

管理

医学的管理
- 遺伝子型タイピング
- 抗生物質の経口投与または静注
- 抗生物質の噴霧投与
- 薬物吸入療法
- 胸部理学療法

栄養療法
- 現在の栄養状態の監視
- 膵酵素補充療法（PERT）
- エネルギー必要量の増加を満たす
- ビタミンとミネラルの補給

ない。

ビタミンとミネラル

CF患者では水溶性ビタミンは膵酵素補充により十分吸収されると考えられる。正常状態下での必要量は、食事プラス標準的な年齢相当のマルチビタミン／マルチミネラルサプリメントにより満たすことは通常は可能である。しかし個々の変動を監視することは大切である。

膵酵素を補充しても、脂溶性ビタミンの吸収量は不足したままである。肝臓のビタミンA貯蔵量は増加しているにもかかわらず血清濃度が低値を示すのは、肝臓からの移行や輸送が正常に機能しないことを示唆する。ビタミンD代謝レベルの低下もみられる。このことは、CF（嚢胞性線維症）患者集団に報告されている骨塩量減少症と関連するかもしれない要因の1つである。ビタミンE値低下は溶血性貧血や神経の異常所見と関連する。CF患者は吸収不良に加えて、抗生物質の長期使用や肝疾患に続発するビタミンK欠乏リスクに冒されている。そのためビタミン補給計画は定期的な血清モニタリングに基づき個々に調整する必要がある。

ミネラル摂取量は、DRI（食事摂取基準）に基づいた性別年齢別推奨量を満たさなければならない。一部のミネラルには特に注意が必要である。乳児、小児、成人CF患者では、汗により喪失が増加するためナトリウム必要量を増加する。ナトリウム摂取量が不足すると、嗜眠、嘔吐、脱水を引き起こす恐れがある。加工食品を用いる典型的な北米食を摂取している小児や成人の多くは十分な塩分を摂取している。しかしある条件下では塩分補給が必要となる。母乳、調整粉乳、乳児食中のナトリウム含有量は少ないため乳児には塩分の追加が必要である（Coates et al., 2009）。小児や成人は、発熱時、暑い気候の所、身体活動中では塩分追加を要する。追加には食卓塩や独自の電解質補充溶液を用いる。

ミネラル状態は個々に評価するが、その他のミネラルは定期的に補給しない。骨ミネラル化の減少は小児期に始まり、評価と対処が必要となる（Haworth, 2010）。鉄分貯蔵量の減少とマグネシウム値低下はCF患者において報告されている。中等症から重症の栄養不良の場合、血漿中の亜鉛濃度は低下することがある。

食事の与え方

食事改善療法はCF患者の栄養必要量の増加を満たすことに重点をおいている。適切な食事改善療法とともに、積極的な摂食行動を確立しなければならない（Stark et al., 2010）。患者の教育資料は、嚢胞性線維症財団のウェブサイトから入手できる。CF乳児とその家族にとって、授乳の免疫学的、社会心理的有用性は十分に確立されており、授乳を中止させるべきではない。膵機能不全の乳児には、酵素のマイクロスフェアを少量のベビーフードに加えるかそのまま乳児の口の中に入れる。成長目的には高カロリー調整粉乳による補給が必要である。調整粉乳を摂取している乳児には、通常酵素補給した標準調製粉乳（20～27kcal/30mL）が適している。

小児と成人には、規則正しく楽しい食事時間を演出する、食事時に大部分の食物を摂取する、軽食を追加する、栄養密度の高い食品を選択することで摂取量を増加する。強化飲料やプディングといった自家製または独自の栄養補給もCF患者の栄養目標到達を手助けする。

栄養チューブによる補給は、経口摂取では栄養必要量を満たすことができない患者に対する代替法である。調製粉乳は経鼻胃チューブ、胃瘻チューブ、空腸瘻チューブを介して、多くの場合患者が寝ている間に持続的に注入する。酵素含有の経腸調整粉乳（前消化された）および非経腸調整粉乳を効果的に使用する（第14章を参照）。

集中補給は体重増加の増強、肺機能低下の遅延、呼吸器感染症の罹患率低下、幸福感の高まりを随伴する。短期補給の有用性については十分立証されているが、補給を中止とすると栄養状態は逆行する。疾患の経過に対する長期間の集中補給の影響は検討されていない。経腸栄養は消化管手術から回復途上にある患者のように、必要性が明らかな患者への補給として短期間の使用が最も適している。

肺癌

肺癌の初発部位は通常気管支であり、その後、骨、脳、肝臓、皮膚などの臓器に転移する。新たなスクリーニング技術が一般的になりつつあるが、早期発見、早期診断技術の向上が必要である。

病態生理

肺癌のほとんどは何年間も喫煙を継続した結果であるが、吸入した別の汚染物質が悪性疾患を引き起こすことも考えられる。

医学的治療

現在肺癌の治療法には、放射線療法、化学療法、手術があり、これらは様々な栄養学的副作用を随伴する。肺癌患者にはさらに呼吸疲労というストレスがかかり、肺残気量は減少する。禁煙講座は多くの健康プログラムの一部であり、栄養教育としての理想的な設定を提供する。

医学的栄養療法

喫煙者を対象として、食品成分や特殊な栄養素について肺癌予防や治療法としての検討が行われた。高用量のβ-カロテン補給はマイナスに作用する可能性があるが、果物や野菜の摂取量増加は有用と考えられる（Hercberg, 2005）。肺癌の発症、促進または治療に対する自然食品、食品成分あるいは植物の役割の可能性について、世界中が注目している（Lambert et al., 2005）。

肺癌患者は呼吸が制限されるため、食品購入や調理は非常

な大仕事となる。激しい痛みや呼吸困難、食欲不振のために、食事が楽しい行為ではなくなってしまうかもしれない。体重減少は、その他の身体計測や臨床検査による癌と関連した栄養不良の指標の低下とともに、予後変化の前兆である。したがって、患者が耐えうる最適の時間と方法で食物や飲料、栄養補給を提供することが必須である。高カロリーの栄養補給と同時に薬剤を経口投与することは、必要な栄養素供給のもう1つの方法である（Cranganu and Camporeale, 2009）。

肺炎

肺炎は通常、細菌やウイルス、真菌の感染として、あるいは食物、水分、分泌物（唾液など）の誤嚥に続発して起こる。誤嚥は乳児や小児、さらに成人では虚弱な人、咳発作を頻発する人、食物や飲料をうまく噛んだり飲み込んだりできない人、食事中に頭や首がうまくコントロールできない人に多くみられる。

病態生理

感染や異物の混入によって肺胞が炎症を起こす。これらの肺胞に水分や膿がたまると、咳（痰を伴う）、発熱、悪寒、努力呼吸などの症状が生じる。

医学的栄養療法

小児の肺炎治療におけるビタミンAの役割については、試験デザインによって相反する結果が出ている（Mathew, 2010）。成人の炎症と免疫におけるEFA（必須脂肪酸）の役割が調べられ、α-リノレン酸とリノール酸に肺炎からの保護効果がある可能性が示された（Merchant et al., 2005）。

適正な栄養状態と適切な食事提供技術が肺感染症の予防に役立つ。分泌物や食物および水分の誤嚥を予防することについては第41章と付録35で提案する。肺炎を発症したら、十分な水分とエネルギーを供給することが栄養ケアの目的となる。食事時に患者の姿勢を適切に維持しつつ、栄養食を少量ずつ頻回に分けて与えると、患者は耐えやすい。

呼吸不全

呼吸不全（RF）は肺が機能を発揮できなくなったときに発症する。原因として外傷、手術、医療が考えられる。多臓器不全症候群（第39章参照）は、すべての臓器が極めて重度の機能不全に陥るという臓器系間の異常な相互作用を意味する用語である。

病態生理

急性呼吸促迫症候群は重症疾患によくみられる合併症である。結局のところ、何らかの原因で呼吸不全となった患者は酸素が必要となり、鼻カニューレを介するか人工呼吸器の補助により、さまざまな期間、さまざまなレベルで酸素が供給される。

医学的治療

酸素供給や人工呼吸器から離れられない重要な要因は、呼吸筋の筋力低下と二酸化炭素の貯留である。CF（嚢胞性線維症）や気腫などの慢性肺疾患が基礎にある患者、あるいは別の疾患がある患者、栄養不良の患者、高齢者は予後が不安定である。一部の患者にとって肺移植（または心肺移植）が実行可能な代替治療となることもある。

医学的栄養療法

栄養必要量は呼吸不全を有する患者群でもさまざまで、基礎疾患の進行状況、これまでの栄養状況、さらに患者の年齢により決定される。異化亢進や代謝亢進がみられることもある。

多くの呼吸器疾患と同様、RF患者にとって、身体組成の変動は栄養アセスメントの代表的な指標である。多くの患者は体重が大幅に減少する。したがって、継続的に正確な身体計測値を得ることが、全治療経過、時に患者の全生涯にわたり不可欠となる（第6章参照）。できる限り、間接熱量測定を用いてエネルギー必要量を正確に推定することが推奨される（第2章参照）。検査結果の正しい解釈は体液不均衡、薬物療法、人工呼吸器使用により交絡するかもしれない。その他の評価すべき栄養と関連する因子は、免疫能、口呼吸の継続、呑気症、食欲不振、運動耐容能、うつ病である。

RF患者における栄養ケアの目標は、栄養必要量を満たすこと、除脂肪体重を維持すること、呼吸筋の筋量と筋力の回復、体液バランスの維持、感染抵抗性を改善することであり、さらに呼吸器系の二酸化炭素除去容量を超えることなくエネルギー基質を提供して、酸素マスクや人工呼吸器からの離脱を促進することである。栄養サポートの供給方法は、基礎疾患、患者の病状が急性か慢性か、人工呼吸器の補助が必要か否かにより決定される（第14章参照）。

エネルギー

異化亢進や代謝亢進のためRF患者のエネルギー必要量は増加することから、十分なエネルギーを供給して、自らの身体に保有するタンパク質や脂肪の使用を防止しなければならない。エネルギー必要量はさまざまであるため、個々の患者を継続的に評価して決定するのが最良の方法である。予測方程式を用いて最初のカロリー必要量を推定する方法については、第2章を参照のこと。間接熱量測定は、エネルギー必要量を最も正確に推定できる「確立された基準」と考えられている。この患者群における過剰栄養は特に避けなければならない。最も重要な因子は、十分であるが過剰でないカロリーの供給であることには、概ね同意が得られている。

主要栄養素

RF患者では窒素バランスがマイナスになることがあり、バランス回復のためにタンパク質を提供する。しかし、タンパク質の経腸投与は呼吸商に影響を及ぼす。栄養状態を維持するための栄養素としての炭水化物と脂肪の最低必要量は、基礎にある臓器系の代償不全、患者の呼吸状態、用いられる換気法によって影響される。RF患者へのタンパク質、脂肪、炭水化物の理想的な供給比率については論議が続いている。タンパク質はドライウェイト1kgあたり1.5～2.0gとして算出される。タンパク質以外のカロリーは、脂肪と炭水化物とに均等に分配される。各患者の摂取量を毎日監視することが不可欠である。

水分必要量は酸素供給法や環境因子に基づき、基礎疾患の進行状況や処方薬の知識と連動して、個々に決定しなければならない。

ビタミンとミネラル

RF患者における特定のビタミンやミネラルの正確な必要量は不明である。ビタミンやミネラルは少なくともDRI（食事摂取基準）レベル以上で、さらに患者の性別や年齢に基づいた充足量をプラスして供給する必要がある。ビタミンとミネラルの摂取量は、抗酸化作用以外にも、同化、創傷治癒、免疫作用のために増やす必要があるかもしれない。たとえば、同化の過程において、リフィーディング症候群を予防するために、ミネラルバランスを予測方式で監視しなければならない（第14章参照）。電解質として機能するミネラルは、特に体液不均衡と呼吸性アシドーシスやアルカローシス発現のために、綿密に監視する必要がある。薬物療法の副作用として、カリウム、カルシウム、マグネシウムが尿中に排泄されることがある。

食事のとり方

食事構成や食品選択は、栄養必要量、個人の好み、患者の生活環境の便宜を図って計画すべきである。肺リハビリテーションプログラムに参加する人もいる。挿管していない患者や気管形成術を受けた患者の多くは、経口摂取によって栄養必要量のすべてあるいはそのほとんどを満たすことが可能である。好きな食べ物をごく少量食べると経口摂取は促進される。十分なカロリー量とタンパク質、脂肪、炭水化物のしかるべき比率を維持するために、摂取量を監視しなければならない。

十分量の酸素供給は食物の正常な消化と吸収に必須である。酸素供給量が不足している患者は、食欲不振、早期満腹感、倦怠感、腹部膨張感、さらに便秘や下痢を訴える可能性がある。挿管している患者は、通常は経腸チューブ栄養か経静脈栄養を必要とする。病院では、栄養プロトコルを確立することで適切な経腸栄養を提供できる可能性が高まるため、人工呼吸器の使用期間短縮など好ましい結果につながる。特別に調整された肺疾患用特許製品は特定の基準を満たす患者にのみ使用する（第14章参照）。さもなければ、費やした労力や費用ほどの効果が得られない。

結核

結核（TB）は元来、経済的に恵まれない集団（移民、ホームレス、小児など）あるいは窮屈な場所で生活する人（囚人、難民、軍隊など）に多く診断されてきた。高リスクにある人は、医療従事者、介護施設や高度介護施設の入居者、病院の入院患者、さらに癌や慢性腎疾患患者、HIVなどの免疫能低下者などである（第36章～第38章参照）。

病態生理

結核（TB）は、マイコプラズマ、特に*Mycobacterium tuberculosis*, *M. bovis*、*MM. africanum*による細菌感染症である。TBは、病原微生物が感染者の喀痰から飛沫として飛散し、それを吸入することで蔓延する（細菌の付着した飛沫は空気中を数時間浮遊できる）。TBはサイトカイン生成を長引かせる。インターフェロンγ、インターロイキン（IL）-10、IL-6値の増加とともに、コルチゾール、プロラクチン、甲状腺ホルモン値のわずかな増加、テストステロン値とデヒドロエピアンドロステロン値の減少が起こる（Bottasso et al., 2009）。

TBは免疫系に顕著な異常を及ぼす。結核菌に感染した人の大半（90％）は生涯にわたり疾患を発症しないが、HIVとの同時感染、栄養不足、糖尿病がある場合、活動性病変を発症するリスクは大幅に増加する。

医学的治療

この肺感染症は薬物療法として、多剤、特に抗生物質の併用療法により治療される。第一選択薬はイソニアジド、リファンピシン、エタンブトール、ピラジナミドである。いずれの薬も食物や栄養との相互作用をもつ（第9章参照）。

結核菌は急速に薬剤耐性を獲得しており、毒性の増強した株も出現している。新しい治療法が常に模索されている。

医学的栄養療法

栄養と関連したTBの徴候や症状は、低栄養、体重減少、夜間の発汗、疲労感、食欲不振、喀血である（Campbell and Bah-Sow, 2006; Villamor et al., 2006）。慢性感染者は高カロリー摂取が必要である。禁忌でない限り、TB患者には通常カロリーと水分の増加が必要である。ビタミンAや亜鉛補給の役割については特に明らかではないが、ビタミンCは有用と考えられる。食品や高カロリー、高タンパク質の経口サプリメントを供給することは、費用がかからず実行可能な医学的選択肢である（Abba K et al., 2008）。多くの患者が、食品購入や調理などの日常生活における活動に補助を要する。

イソニアジドは食物によって吸収が阻害されるため、食事の1時間前か2時間後に投与しなければならない。さらにイ

ソニアジドはピリドキシン（ビタミンB_6）を枯渇させ、ビタミンDの代謝を阻害し、同時にカルシウムとリンの吸収を低下させる。したがって患者は、食事やサプリメントによりビタミンB_6とD（Yamshchikov et al., 2010）およびミネラルの摂取量を増加させることが必要である。

ウェブサイトの有用情報

American Association for Respiratory Care
http://www.aarc.org

American Lung Association
http://www.lungusa.org

American Thoracic Society
http://www.thoracic.org

Cystic Fibrosis Foundation
http://www.cff.org

Cystic Fibrosis Genetic Analysis Consortium (Cystic Fibrosis Mutation Database)
http://www.genet.sickkids.on.ca/cftr

National Asthma Education and Prevention Program
http://www.nhlbi.nih.gov/guidelines/asthma

National Cancer Institute (Lung Cancer)
http://www.cancer.gov/cancertopics/types/lung

National Institute of Diabetes and Digestive and Kidney Diseases—Cystic Fibrosis Research
http://www.niddk.nih.gov

引用文献

Abba K, et al: Nutritional supplements for people being treated for active tuberculosis, *Cochrane Database Syst Rev* (4), 2008. Art. No.: CD006086. DOI: 10.1002/14651858.CD006086.pub2.

Aldamiz-Echievarria L, et al: Persistence of essential fatty acid deficiency in cystic fibrosis despite nutritional therapy, *Pediatric Res* 66:585, 2009.

Allan K, Devereux, G: Diet and asthma; nutrition implications from prevention to treatment, *J Am Diet Assoc* 111:258, 2011.

American Academy of Allergy, Asthma, and Immunology (AAAAI): Attaining optimal asthma control: A practice parameter, 2005.

臨床シナリオ

リックは63歳の寡夫で商業用カーペット取り付け業者であったが、現在は引退している。15歳からタバコを吸い始め、7年前まで1日2箱のタバコを吸っていた。あなたは次回の外来肺リハビリテーションプログラムでリックと会うことになっている。特筆すべき所見として、体重56kg、身長160cm、血圧127/65、心拍数82、呼吸数18、体温37℃、酸素飽和度95、二酸化炭素54、努力性肺活量（FVC）1.04（28％予測値）、1秒量（FEV1）0.37（12％予測値）、FEV1/FVC比36、努力性呼気流量25％〜76％ 0.19（67％予測値）。病歴と身体所見により、シャワーを浴びる、荷物を運ぶ、ベッドメイキング、掃除機をかけるなどの作業時に重度の労作時呼吸困難（dyspnea on exertion）、起座呼吸（枕2〜3個使用）と呼吸音低下を発現することが明らかになった。処方されている薬剤は以下のとおりである：テオフィリン（300mg1日2回）、プレドニゾン（20mg1日1回朝服用）、フルチカゾン（Flovent；220mg、4吸入、1日2回）、アルブテロールとイプラトロピウム（Atrovent；必要に応じて2吸入）、トリメトプリムとスルファメトキサゾール（Bactrim DS；12時間おきに1錠服用）。大衆薬は以下のものを服用している：ビタミンC（250mg、1日2回）、ビタミンE（400IU1日1回）、カルシウム（500mg1日1回）。血液検査の結果、カリウム値が低く、食事歴からカリウムをほとんど摂取していないことが明らかである。

栄養診断結果

最近の血清中カリウム値より明らかにされた、利尿薬服用中のカリウム摂取量低下に関連する食物と薬の相互作用

栄養ケアの質問

1. リックと面談する前に必要なその他の栄養アセスメント情報は何か。
2. 慢性閉塞性肺疾患、食物摂取および栄養代謝間の相互関係とはどのようなものか。
3. リックに対して懸念される食品と薬の相互作用はあるのか。
4. リックへの医学的栄養療法の原則は何か。それぞれ科学的根拠を述べなさい。
5. 食事、服薬、日常生活行動を含めた1日のスケジュールを書き出しなさい。栄養指示を満たすためにあなたが示唆する食品も含めなさい。
6. リックの栄養補給プログラムについてどのように考えるか。リックに変更させるのか。
7. あなたは外来患者肺リハビリテーションプログラムに参加している患者やその家族とのセッションを計画している。どのような話題を取り上げるか。どんな教育技術を用いるのか。

Accessed 22 October 2010 from www.aaaai.org.

American Dietetic Association, Evidence Analysis Library: COPD, 2010. Accessed 22 October 2010 from www.eatright.org.

Baines KL, et al: The nutrigenomics of asthma: molecular mechanisms of airway neutrophilia following dietary antioxidant withdrawal, OMICS: Journal of Integrative Biology 13:355, 2009.

Baldi S, et al: Fat-free mass change after nutritional rehabilitation in weight losing COPD: role of insulin, C-reactive protein and tissue hypoxia, Int J COPD 5:29, 2010.

Barros R, et al: Adherence to the Mediterranean diet and fresh fruit intake are associated with improved asthma control, Allergy 63:917, 2008.

Bede O, et al: Effects of magnesium supplementation on the glutathione redox system in atopic asthmatic children, Inflammation Res 57:279, 2008.

Bottasso O, et al: Immunoendocrine alterations during human tuberculosis as an integrated view of disease pathology, Neuroimmunomodulation 16:68, 2009.

Campbell IA, Bah-Sow O: Pulmonary tuberculosis: diagnosis and treatment, Br Med J 332:1194, 2006.

Coates AJ, et al: Evaluation of salt supplementation in CF infants, J Cys Fibr 8:382, 2009.

Cranganu A, Camporeale J: Nutrition aspects of lung cancer, Nutr Clin Pract 24:688, 2009.

Darlow BA, et al: Vitamin A supplementation to prevent mortality and short and long-term morbidity in very low birthweight infants, Cochrane Database Syst Rev 2007. CD000501.

DHHS (Department of Health and Human Services:) Action against asthma: a strategic plan for the Department of Health and Human Services. Accessed 22 October 2010 from http://www.aspe.hhs.gov/sp/asthma/.

Global Initiative for Chronic Obstructive Lung Disease (GOLD): Global strategy for the diagnosis, management, and prevention of chronic obstructive pulmonary disease, Executive summary, updated 2009. Accessed 22 October 2010 from http://www.goldcopd.org/.

Guilbert TW, Denlinger LC: Role of infection in the development and exacerbation of asthma, Expert Rev Respir Med 4:71, 2010.

Hercberg S: The history of β-carotene and cancers: from observational to intervention studies. What lessons can be drawn for future research on polyphenols? Am J Clin Nutr 81:218S, 2005.

Haworth, CS: Impact of cystic fibrosis on bone health, Curr Opin Pulm Med 16:616, 2010.

Kalhan R, et al: A mechanism of benefit of soy genistein in asthma: inhibition of eosinophil p38-dependent leukotriene synthesis, Clin Exper Allergy 38:103, 2008.

Kazaks AG, et al: Effect of oral magnesium supplementation on measures of airway resistance and subjective assessment of asthma control and quality of life in men and women with mild to moderate asthma: a randomized placebo controlled trial, J Asthma 47:83, 2010.

Kealoha, MK: What's new in alternative therapies for asthmatic children? J Comm Health Nurs 26:198, 2009.

King DA, et al: Nutritional aspects of chronic obstructive pulmonary disease, Proc Am Thoracic Soc 5:519, 2008.

Lambert JD, et al: Inhibition of carcinogenesis by polyphenols: evidence from laboratory investigations, Am J Clin Nutr 81:284S, 2005.

Leonard A: Description of a standardized nutrition classification plan and its relation to nutritional outcomes in children with cystic fibrosis, J Ped Psycol 35:6, 2010.

Lindemann J, et al: Clinical study of the effects on asthma-related QOL and asthma management of a medical food in adult asthma patients, Curr Med Res Opin 25:2865, 2009.

Magoffin A, et al: Longitudinal analysis of resting energy expenditure in patients with cystic fibrosis, J Pediatr 152:703, 2008.

Mathew JL: Vitamin A supplementation for prophylaxis or therapy in childhood pneumonia: a systematic review of randomized controlled trials, Indian Pediatr 47:255, 2010.

Merchant AT, et al: Intake of ω-6 and ω-3 fatty acids and fish and risk of community-acquired pneumonia in U.S. men, Am J Clin Nutr 82:668, 2005.

Michel SH, et al: Nutrition management of pediatric patients who have cystic fibrosis, Pediatr Clin N Am 56:1123, 2009.

Moran A, et al: Clinical care guidelines for cystic fibrosis-related diabetes, Diabetes Care 33:2697, 2010.

Morton AM, et al: Symposium 6: Young people, artificial nutrition and transitional care. The nutritional challenges of the young adult with cystic fibrosis: transition, Proc Nutr Soc 68:430, 2009.

Peden DB, Bush RK. Advances in environmental and occupational respiratory disease in 2010, J Allergy Clin Immunol 127:696, 2011.

Raviv S, Smith LJ: Diet and asthma, Curr Opin Pulm Med 16:71, 2010.

Schubert R, et al: Effect of ω-3 polyunsaturated fatty acids in asthma after low-dose allergen challenge, Int Arch Allergy Immunol 148:321, 2009.

Sorkness RL: CAM and respiratory disease, Nutr Clin Pract 24:609, 2009.

Stallings VA, et al: Evidence-based practice recommendations for nutrition-related management of children and adults with cystic fibrosis and pancreatic insufficiency: results of a systematic review, J Am Diet Assoc 108:832, 2008.

Stark LJ, et al: The effects of an intensive behavior and nutrition intervention compared to standard of care on weight outcomes in CF, Pediatr Pulmonol 00:1, 2010.

Stevenson CS, Birrell MA: Moving towards a new generation of animal models for asthma and COPD with improved clinical relevance, Pharmacol Ther 130:93, 2011.

Strandvik B: Fatty acid metabolism in cystic fibrosis: prostaglandins, Leukot Essent Fatty Acids 83:121, 2010.

Van Marter LJ: Epidemiology of bronchopulmonary dysplasia, Semin Fetal Neonatal Med 14:358, 2009.

Villamor E, et al: Wasting and body composition of adults with pulmonary tuberculosis in relation to HIV-1 coinfection, socioeconomic status, and severity of tuberculosis, Eur J Clin Nutr 60:163, 2006.

Weekes CE, et al: Dietary counseling and food fortification in stable COPD: a randomized trial, Thorax 64:326, 2009.

Watson H, et al: A randomized controlled trial of a new behavioral home-based nutrition education program, "Eat Well with CF," in adults with cystic fibrosis, J Am Diet Assoc 108:847, 2008.

Wüthrich B, et al: Milk consumption does not lead to mucus production or occurrence of asthma, J Am Coll Nutr 24:6:547S, 2005.

Yamshchikov AV, et al: Vitamin D status and antimicrobial peptide cathelicidin (LL-37) concentrations in patients with active pulmonary tuberculosis, Am J Clin Nutr 92:603, 2010.

Zhang Z, et al: Early childhood weight status in relation to asthma development in high-risk children, J Allergy Clin Immunol 126:1157, 2010.

第36章

ケイティ・G・ウィルキンス
（Katy G. Wilkens, MS, RD）
ヴィーナ・ジュネシャ
（Veena Juneja, MSc, RD）
エリザベス・シャナマン
（Elizabeth Shanaman, RD, BS）

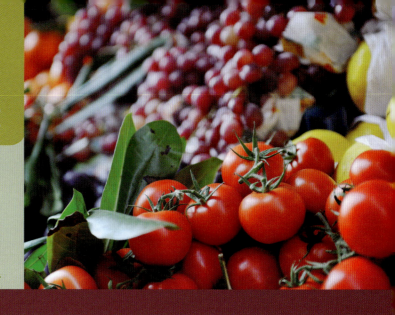

腎障害の医学的栄養療法

重要用語

急性糸球体腎炎（acute glomerulonephritis）
急性腎障害[AKI]（acute kidney injury）
急性腎不全[ARF]（acute renal failure）
無形成（低回転型）骨症（adynamic (low turnover) bone disease）
抗利尿ホルモン[ADH]（antidiuretic hormone）
高窒素血症（azotemia）
カルシフィラキシス（calciphylaxis）
慢性間質性腎炎（chronic interstitial nephritis）
慢性腎臓病（chronic kidney disease）
持続的腎代替療法[CRRT]（continuous renal replacement therapy）
持続的静脈-静脈血液透析[CVVHD]（continuous venovenous hemodialysis）
持続的静脈-静脈血液ろ過[CVVH]（continuous venovenous hemofiltration）
透析液（dialysate）
末期腎疾患[ESRD]（end-stage renal disease）
エリスロポエチン[EPO]（erythropoietin）
ファンコーニ症候群（fanconi syndrome）
瘻孔（fistula）
糸球体ろ過量[GFR]（glomerular filtration rate）
血液透析（hemodialysis）
高カルシウム血症（hypercalciuria）
高シュウ酸尿症（hyperoxaluria）
透析療法中の非経口栄養[IDPN]（intradialytic parenteral nutrition）
腹腔内栄養補給療法[IPN]（intraperitoneal nutrition）
腎臓透析転帰品質主導委員会[KDOQI]（Kidney Dialysis Outcome Quality Initiative）

動力学モデリング（kinetic modeling）
Kt/V
転移性石灰化（metastatic calcification）
腎炎症候群（nephritic syndrome）
腎結石症（nephrolithiasis）
ネフローゼ症候群（nephrotic syndrome）
乏尿（症）（oliguria）
嚢胞性線維症骨炎（osteitis fibrosa cystica）
骨軟化症（osteomalacia）
腹膜透析[PD]（peritoneal dialysis）
リン酸結合剤（phosphate binders）
タンパク質消化吸収率補正アミノ酸スコア（PDCAAS）（protein digestibility corrected amino acid score）
タンパク窒素出現[PNA]率（protein-nitrogen appearance rate）
腎盂腎炎（pyelonephritis）
腎不全（renal failure）
腎性骨ジストロフィー（renal osteodystrophy）
腎代替療法[RRT]（renal replacement therapy）
腎尿細管性アシドーシス[RTA]（renal tubular acidosis）
レニン-アンジオテンシン系の機序（renin-angiotensin mechanism）
抗利尿ホルモン不適合分泌症候群[SIAH]（syndrome of inappropriate anti-diuretic hormone）
限外ろ過液（ultrafiltrate）
尿素除去率[URR]（urea reduction ratio）
尿毒症（uremia）
バソプレシン（vasopressin）

腎臓の生理と機能

腎臓の主な機能は、体液、電解質、有機性の溶質のバランスを維持することである。正常な腎臓は、バラエティに富んだ食事中のナトリウムや水分や様々な溶質の変動に対して、この機能を発揮できる。この任務は、持続的な血液のろ過とろ過された血液の変化（分泌と再吸収）によって成し遂げられる。腎臓は心拍出量の20%を受け取り、これは血液約1600L/日のろ過を行うことになり、約180Lの液体（限外ろ過液）がこのろ過によって生じる。特定の成分を再吸収して別の成分を分泌するという能動的過程を介して、この液体成分は1日平均排泄量として1.5Lの尿へと姿を変える。

それぞれの腎臓はネフロンと呼ばれる約100万個の機能単位で構成される（図36-1）。ネフロンは一連の管とつながる糸球体で構成される。糸球体は機能的に異なる分節、つまり近位尿細管、ヘンレ係蹄、遠位尿細管、集合管に分類される。各ネフロンは最終尿生成に独立して機能するが、すべては同一のコントロール下にあり、そのためうまく調整されている。しかしながら、ネフロンの1分節が破壊されると、そのネフロン全体がもはや機能しなくなる。

糸球体はボーマン嚢の膜で囲まれた球状の毛細管の塊である。糸球体は限外ろ過液を生成し、次の分節のネフロンで修飾を行う。限外ろ過液の生成は主に受動的に行われ、心臓で生成され腎動脈により供給される循環血圧に主として依存する。

尿細管は限外ろ過液の構成成分のほとんどを再吸収する。この過程の多くは能動的で、アデノシン3リン酸（ATP）のエネルギーを大量に消費する。尿細管は独特の構造をもち、さまざまな分節の透過性が異なり、さらにホルモンコントロールに反応することから、電解質の濃度、浸透圧、pH、容積が極めて多様な最終尿を生成できる。生成された最終尿は共通の集合管、さらに腎盂へと最終的に注がれる。腎盂は腎臓1個につき1つの尿管へと管を狭め、各尿管は尿を膀胱へと輸送し、膀胱に蓄尿されて排泄される。

腎臓は水分ホメオスタシス制御に対してはほぼ無制限に能力を発揮する。腎臓は内部髄質と外部皮質の間に大きな濃度勾配を形成することができ、それによって尿を50mOsmに希釈または1200mOsmに濃縮して排泄する。1日あたりの固定溶質負荷を約600mOsmとすると、腎臓は最小500mL、最大12Lの濃縮尿を除去できる。水分排泄量のコントロールは、下垂体後葉から分泌される小ペプチドホルモンであるバソプレシン（抗利尿ホルモン[ADH]）により調節される。相対的水分量が過剰になると浸透圧が低下し、すべてのバソプレシン分泌は速やかに停止する。同様に浸透圧のわずかな上昇は著明なバソプレシン分泌と水分貯留をもたらす。しかし、ナトリウム貯留の必要性が生じれば、時として容積保持目的のため水分ホメオスタシスのコントロールは犠牲にされる。注目情報「抗利尿ホルモン不適合分泌症候群」を参照されたい。

600mOsmという相対固定溶質の除去を可能にする細小尿量は500mLであり、これは腎臓が処理できる最大濃度であると推測される。500mL/日未満の尿量は乏尿と呼ばれ、このような少ない尿量では毎日の老廃物をすべて排泄することは不可能である。

ほとんどの溶質負荷は窒素含有老廃物であり、その多くはタンパク質の最終代謝産物である。尿素は最も多い代謝物でありその量は食事中のタンパク質含有量に応じて変化する。尿酸、クレアチニン（Cr）、アンモニアは少量である。これら通常の老廃物が適切に除去されなければ、血中に異常な量が集積し、高窒素血症と呼ばれる病態を引き起こす。窒素性老廃物を適切に除去する腎臓の能力が腎機能として知られる。こ

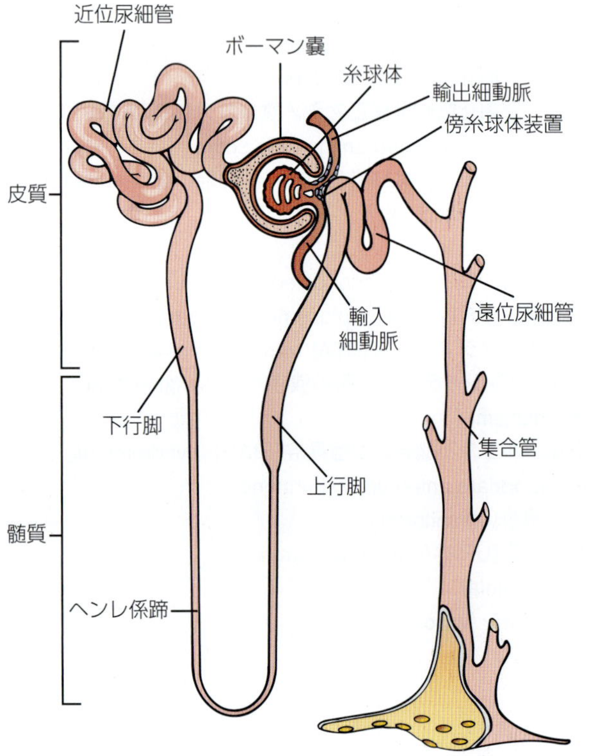

図36-1 ネフロン

Thibodeau GA, Patton KT: The human body in health and disease, ed 4, St Louis, 2005, Mosbyより改変。

注目情報

抗利尿ホルモン不適合分泌症候群

抗利尿ホルモン不適合分泌症候群（SIAH）は、下垂体から抗利尿ホルモンが過剰に放出されるときにみられる。一般的な病因としては、頭部損傷、髄膜炎、がん、感染症、甲状腺機能低下症が挙げられる。血液希釈により低ナトリウム血症を引き起こす。血清ナトリウム濃度が135mEq/L未満、尿中ナトリウム濃度が20mEq/L超であることを特徴とする。治療せず放置すると、発作や昏睡状態を招く。1日あたりの水分摂取を約1800mLまでに制限することによって治療し、場合によってはナトリウムの静脈内投与を必要とする。経口ナトリウム補充は禁忌である。

のような老廃物が毎日負荷される分を排泄する能力が欠如した結果腎不全が起こる。

　腎臓には排泄と無関係な機能も存在する。このような機能の1つが、血圧コントロール機序として重要なレニン - アンジオテンシン系である。血液量の低下は糸球体細胞（傍糸球体装置）によるタンパク質分解酵素のレニン分泌をもたらす。

　レニンは血漿中のアンジオテンシノーゲンに作用してアンジオテンシンⅠに変化させ、アンジオテンシンⅠは強力な血管収縮作用を示すアンジオテンシンⅡに変換され、さらにアンジオテンシンⅡは副腎を強力に刺激してアルドステロンを分泌させる。その結果ナトリウムと水分が再吸収され、血圧は正常に戻る。

　さらに腎臓はエリスロポエチン（EPO）を生成し、このホルモンは骨髄における赤血球生成の極めて重要な増殖因子である。EPOの欠乏は慢性腎疾患時に発現する重度の貧血の要因となる。

　カルシウム-リンのホメオスタシス維持には、副甲状腺ホルモン（PTH）、カルシトニン、活性型ビタミンD、さらに腸管、腎臓、骨の3つの臓器が複雑に相互作用している。腎臓の役割は、カルシウムとリンを除去するとともに、活性型ビタミンDの1,25-ジヒドロキシコレカルシフェロール（1,25-$[OH]_2D_3$）を生成することである。活性型ビタミンDは腸管における効率的なカルシウム吸収を促進し、骨モデリングの維持に必要な物質の1つでもある。さらに、活性型ビタミンDは骨からのカルシウム動員を担うPTH生成を抑制する。

腎疾患

　腎疾患の徴候は重大である。重症度の順に、(1) 腎結石症、(2) 急性腎障害（AKI）、(3) 慢性腎臓病（CKD）、(4) 末期腎疾患（ESRD）が挙げられる（National Kidney Foundation, 2002）。栄養ケアの目的は、治療を要する疾患により決定される。

腎臓結石（腎結石症）

　腎結石症の存在は、アメリカでは重大な健康問題である。腎結石症は年齢30歳〜50歳の人に多く起こり、患者は男性が多く、再発率の高いことが特徴である。腎結石症の家族歴のある人は2倍のリスクを負う。結石患者は腎臓結石を有する第一度近親者がいることが多い。肥満、糖尿病、メタボリックシンドロームの発症率が上昇すると、女性での腎結石症の発現率が上昇し、男性と女性の発症率の比は1.7：1から1.3：1に下がる（Zilberman, 2010）。カナダのある研究では、人種間で発症率に有意な差があり、アラビアおよび西インド系の人の発症率が最も高く、東アジアまたはアフリカ系の人の発症率が最も低かった（Mente, 2007）。しかし、尿量減少が腎結石症の最も重要な単独リスク因子である。

病態生理

　腎臓の結石形成は複雑な過程をたどり、尿中での飽和、過飽和、核形成、結晶体の成長または凝集、結晶体の貯留、さらに促進因子、抑制因子、複合形成因子の存在下での結石形成の過程から成る。典型的な代謝的評価を図36-1に示す。

　最も多くみられるのがカルシウム結石であり、シュウ酸カルシウム（60%）、シュウ酸カルシウムとリン酸カルシウム（10%）、リン酸カルシウム（10%）である。その他の結石としては、尿酸（5%〜10%）、ストラバイト（5%〜10%）、シスチン（1%）の割合である。

　肥満の結石患者は大量のナトリウム、カルシウム、尿酸、クエン酸を排泄し、尿pH値が低い。肥満は初回結石患者の最強の再発予測リスクである。体重が増加すると、カルシウム、シュウ酸、尿酸の排泄量も増加する。体格指数（BMI）の高い患者はアンモニア排泄量が低下し、水素イオン緩衝機構が損なわれる（Li et al., 2009）。BMIが上昇すると、特に男性においてシュウ酸カルシウム結石よりも尿酸結石が主流となる（Eisner, 2010b）。

　尿酸結石は2型糖尿病を罹患している場合に多くみられる。高インシュリン血症は尿中カルシウム排泄量の増加によるカルシウム結石の発症にも寄与する（Maalouf et al., 2010b）。体重コントロールが予防方法の1つと考えられ、結石患者のBMI推奨値は18〜25kg/m^2である。

　ルーワイ胃バイパス術（RYGB）などの肥満手術を受けた代謝不良患者では、尿結石の発症率が肥満対照群より高く、これはRYGB患者において高シュウ酸尿症と低クエン酸尿症の有病率が高いためと考えられる（Maalouf et al., 2010a）。しかし、食事量制限のための胃手術（胃緊縛術または袖状胃切除術）は腎結石症のリスク上昇に関連しない（Semins et al., 2010）。

　食物や薬剤に故意にあるいは不意に追加された物質によって、メラミンやインディナビルなど新たな種類の結石が認められるようになった（Zilberman, 2010）。表36-2を参照されたい。

● **カルシウム結石**　カルシウム結石患者の1/3〜1/2が高カルシウム尿症である。高カルシウム尿症は、カルシウムの平均値が男性で300mg（7.5mmol）/日、女性で250mg（6.25mmol）/日過剰であること、あるいは食事制限をしていない外来患者の無作為に採取した尿標本のいずれかが4mg（0.1mmol）/kg/日であることと定義される。高カルシウム尿症の原因としては、原発性副甲状腺機能亢進症、サルコイドーシス、ビタミンD過剰摂取、甲状腺機能亢進症、グルココルチコイドの使用、腎尿細管性アシドーシス（RTA）が挙げられる。

　突発性カルシウム尿症（IH）は遺伝学的根拠に基づくものと思われる。IHは食事によるカルシウム大量摂取、ビタミンD介在性または非介在性の腸管からのカルシウム吸収量の増加、尿細管のカルシウム再吸収の減少、就寝時間の延長により起こる。腸管からのカルシウム吸収量の増加はすべてのIH患者に基本的にみられる。だが、総カルシウム吸収量に関わ

表 36-1

尿路結石の基本情報と代謝に関する評価

情報	詳細／データ
尿路結石歴	開始時期、頻度 家族歴 自然排泄か除去したか 回復、結石型の分析 X線検査による現在の状態
病歴、問診	副甲状腺機能亢進症 腎尿細管アシドーシス 尿路感染症 サルコイドーシス 高血圧 骨粗鬆症 炎症性腸疾患、吸収不良症候群、肥満治療としての腸管バイパス術 メタボリックシンドロームまたはインスリン耐性 糖尿病 肥満
血液検査	血清—カルシウム、リン、クレアチニン、尿酸、CO_2、アルブミン、副甲状腺ホルモン、Hb A1c
尿検査	pHを含めた尿分析 尿培養
24時間尿採取	尿量、カルシウム、シュウ酸、尿酸、ナトリウム クエン酸、マグネシウム、リン 尿素 クレアチニン シスチン定性分析
薬物療法とビタミン摂取	サイアザイド、アロプリロール、ビタミンC、ビタミンB_6、ビタミンD、タラ肝油、炭酸カルシウム、グルココルチコイド療法、クエン酸カリウム
食歴と激しい運動	真皮水分量の喪失 脱水 尿量低下 仕事の種類と活動レベル
環境	硬水域在住
食事の評価	カルシウム、シュウ酸、動物性タンパク質、食塩、プリン、フルクトース、カリウムの摂取量 果物と野菜（尿pHに関連） ハーブ製品 水分摂取量 クエン酸、カフェイン、リン酸を含む水分、ミネラルウォーター、スポーツドリンクなど、水分の種類

CO_2：二酸化炭素、Hb A1c：ヘモグロビンA1c

表 36-2

腎臓結石の原因と成分

病態生理学的原因	結石の成分
高カルシウム尿症、高シュウ酸尿症、高尿酸尿症、低クエン酸尿症	シュウ酸カルシウム
原発性副甲状腺機能亢進症	シュウ酸カルシウム
シスチン尿症	シスチン
感染症	ストラバイト
酸性尿	尿酸
高尿酸尿症	尿酸
腎尿細管アシドーシス	リン酸カルシウム
アルカリ尿	リン酸カルシウム

Asplin JR: Evaluation of a kidney stone patient, Seminars in Nephrol 28(2):99, 2008 より改変。

らず尿中カルシウムは正常値より高く、尿中カルシウムの一部が骨に由来することを示している。超低カルシウム食に取り組むと、食事中のカルシウムより多量のカルシウムが尿中に排泄されるため、骨ミネラルの異常消費が起こる。IH（突発性カルシウム尿症）患者は標準的な食事摂取でもリンバランスが低下する傾向がある。リン代謝欠損は$1,25(OH)_2D_3$値の上昇、腸管からのカルシウム吸収量の増加を招く。

骨量減少はIH患者に多くみられ、低カルシウム食が総酸排泄量（NAE）の増加による骨量減少を重大にする。何十年もの間、結石患者の高カルシウム血症罹患率を低下させるために低カルシウム食が推奨されてきた。しかし、カルシウム制限が長期化すると、カルシウム摂取不足と尿中のカルシウム排泄量の増加のため、脊椎や骨皮質のミネラル濃度が低下する。そのため、尿路結石患者では一般集団と比べて、脊椎骨折リスクは4倍に上昇する。

骨再吸収は乳製品以外の高タンパク質摂取によって不本意に促進される。高タンパク質摂取にともなうカルシウム不足は、代謝性アシドーシスを誘発し、カルシウム排泄量を減少させ、尿pHを低下させる。この酸負荷によりカルシウムの腎再吸収は抑制される。乳製品以外の動物性タンパク質の摂取を減らすことが推奨される。**臨床上の有用情報**「尿pH——食事に対する影響」を参照されたい。

カルシウムサプリメントは食事性カルシウムと同等の予防効果を発揮しない。骨量減少と骨折を予防するためのカルシウムとビタミンDの混合サプリメントの試験では、女性の結石生成率が上昇した（Jackson et al., 2006）。サプリメントとして摂取する場合は、タイミングが重要である。カルシウムサプリメントを食事と一緒に摂取すると尿中カルシウム量とクエン酸量が増加し、尿中シュウ酸量は減少する。つまり、クエン酸の増加とシュウ酸の減少により、尿中カルシウム量の増加効果は相殺される。したがって、乳糖不耐症、アレルギー、嗜好により乳製品を摂取できない患者がカルシウムサ

臨床上の有用情報

尿pH——食事に対する影響
シーラ・ディーン（Sheila Dean、DSc、RD、LD、CCN、CDE）

食事摂取は尿が酸性になるかアルカリ性になるかに影響を及ぼす（Berardi, 2008）。過剰な食事性タンパク質（特にメチオニンやシステインなどの硫黄を含むアミノ酸）、塩化物、リン、有機酸が食事性酸負荷の主な食物源であることが示されている。日常的に肉やチーズなどの動物性タンパク質を他の酸生成食品と一緒に食べ、果物や野菜などのアルカリ生成食品をバランスよく摂らなければ、慢性アシドーシスのリスクが上昇する。アシドーシス（酸血症[acidemia]と混同しない）は、尿路結石、高血圧、インスリン耐性、免疫機能低下、骨粗鬆症などの慢性疾患に関連する炎症と関係している（Minich, 2007）。

したがって、高タンパク質食を摂取させるときは高アルカリ性食品をバランスよく与えることが重要である。最も豊富なアルカリ性食品は植物性食品であり、特に野菜や果物は、マグネシウム、カルシウム、ナトリウム、カリウムなどのアルカリ性主要栄養素を多く含む。果物や野菜を多く摂るアルカリ性食品摂取は潜在的腎臓酸負荷（PRAL）の低下に関連する（Remer, 1995）。やはりPRAL低下に関連する肉の摂取量減少は高血圧における血圧上昇を改善するだけでなく、高血圧状態で併発する心臓、血管、代謝性疾患の高い有病率や死亡率も改善する。

RemarとManzは、よく消費される特定の食品のPRALを算出するための生理学に基づくモデルを開発した。これらのPRALデータを用いて、毎日の総酸排泄量を算出でき、酸負荷における食事の影響を正確に予測することが可能である。これを根拠として、酸性食品を管理するために動物性タンパク質制限食が推奨された（Kiwull-Schone, 2008）。潜在的腎臓酸負荷（PRAL）に栄養を及ぼす食品のリストを以下に示す。

おそらく酸性の食品
タンパク質：肉、魚、家禽類、甲殻類、卵、全種類のチーズ、ピーナッツバター、ピーナッツ
脂肪：ベーコン、バターナッツ、ウォールナッツ、かぼちゃの種子、ごま、ヒマワリの種子、クリーム状のサラダドレッシング
炭水化物：全種類のパン（コーンブラン、オート麦、マカロニ、米粉、ライ麦、小麦、特に全粒小麦を含む）
甘味料：ゼラチンデザート、（アスパルテーム含有するまたは含有しないドライミックス）、プディング（インスタント、ドライミックス）

おそらく塩基性あるいはアルカリ性の食品
脂肪：乾燥させたブナの実、乾燥栗、どんぐり
野菜：全種類（レンズ豆を含む、特にビーツ、ビーツの若葉、フダンソウ、タンポポの若葉、ケール、ニラ、カラシ菜、ホウレンソウ、カブの若葉）
果物：全種類（特にスグリ、ナツメヤシ、イチジク、バナナ、乾燥アプリコット、りんご、プルーン、レーズン）
スパイス／ハーブ：全種類（特に生のディルウィード、スペアミント、バジル、コリアンダー、カレーパウダー、オレガノ、パセリなどの乾燥スパイス）
甘味料：ソルガムシロップ、砂糖（黒）、糖蜜、ココア（乾燥パウダー）
飲料：コーヒー

中性の食品
脂肪：バター、マーガリン、油
乳製品：牛乳
野菜：トウモロコシ
甘味料：砂糖（白）、シロップ、ハチミツ
飲料：水、茶

プリメントを用いる場合は、食事と一緒に摂取しなければならない。

患者は乳製品からカルシウムを700〜800mg摂取し、年齢や食事摂取基準（DRI）推奨に沿った1日あたりの総必要量を満たすため、残りを乳製品以外の食品から摂取する。カルシウムは、シュウ酸結合を最大化するような食品源を選び、数回に分けて摂取する。低脂肪乳製品はいずれも好ましい。

● **シュウ酸結石** 高シュウ酸尿症（尿中シュウ酸量が1日あたり40mg超）は、カルシウム結石の生成に重要な役割をもち、再発性の結石形成者の10〜50%に認められる。原発性高シュウ酸尿症は肝酵素に対する常染色体劣性遺伝子欠損の特徴であり、結果としてシュウ酸の過剰生成と通常よりも3〜8倍高い尿中シュウ酸濃度をもたらす。この遺伝子欠損をもつ小児には複数の結石が形成され、腎不全と早死をもたらす。

炎症性腸疾患患者や胃バイパス術施行患者は脂肪吸収不良のため高シュウ酸尿症を進展する。

消化過程にて生成される胆汁酸は通常近位消化管から再吸収されるが、この過程が障害された場合、胆汁塩と脂肪酸は結腸のシュウ酸透過性を増強する。吸収されない脂肪酸はカルシウムと結合して石鹸を生成し、水溶性型のカルシウムの生体利用率が減少する。腸管内にシュウ酸と結合できシュウ酸の吸収を防ぐカルシウムが減少すると、血清中のシュウ酸値、ひいては尿中のシュウ酸値が上昇する。

尿中シュウ酸は体内合成にも由来し、除脂肪体重に比例する。アスコルビン酸は尿中シュウ酸の35〜55%を占め、グリオキシル酸が50〜70%を占める。CKD（慢性腎臓病）患者では、ビタミンCの過剰摂取により結石形成が起こる。高タンパク質食によってシュウ酸合成は増加しない（Knight et al., 2009）。ピリドキシンはグリオキシル酸からグリシンの変換における共因子として作用し、ピリドキシン欠乏は内因性のシュウ酸生成を増加させる。

食品中のシュウ酸と尿中シュウ酸の生体利用効率は、シュウ酸塩、食品加工、調理法、食事構成、消化管内の*Oxalobacter formigenes*の存在によって影響を受ける（Massey, 2007）。消化管内にこの細菌がいない結石患者は、細菌を有する患者に比べて尿中シュウ酸排泄量と結石生成エピソードが有意に多い（Hatch and Freel, 2008）。

*Oxalobacter formigenes*を腸溶性カプセルで投与すると、原発性高シュウ酸尿症患者の尿中シュウ酸濃度が大幅に低下する。尿中シュウ酸を減少させるには、この細菌製剤を使用しながら食事性シュウ酸の摂取を減らし、シュウ酸吸収を減少させるカルシウムの豊富な食品やサプリメントを摂取するべきである（Massey, 2007）（参考情報36-1）。

● **尿酸結石** 尿酸はプリンの最終代謝物であり、食品中、*de novo*生成、組織代謝に由来する。プリン負荷量の約1/2の起源は内因性であり、その量は一定している。外因性の食事起源のプリンが残りの半分を占め、尿中の尿酸値変動の主な原因となる。尿酸の溶解度は尿量、排泄量、尿pHによって決定される（表36-3）。解離していない尿酸が尿中で過飽和状態に

> **参考情報 36-1**
> **低シュウ酸食のために避けたい食品**
>
> 大黄
> ホウレンソウ
> イチゴ
> チョコレート
> 小麦ブランと全粒小麦製品
> ナッツ類（アーモンド、ピーナッツ、ペカン）
> ビーツ
> 茶類（日本茶、紅茶、アイスティ、インスタント）
> 高用量のターメリック
>
> 出典：Siener R et al: Oxalate content of cereals and cereal products, J Agric Food Chem 54:3008, 2006.

表 36-3

結石生成に対する尿pHの影響

pH	尿酸塩の状態	発生する可能性のある結石
<5.5	解離していない	尿酸結石
5.5〜7.5	解離している	シュウ酸カルシウム結石
>7.5	解離している	リン酸カルシウム結石

なったときに尿酸結石は形成され、尿pHが5.5未満の場合に起こる。

尿酸結石形成者において最も重要な特徴は、尿中アンモニア排出量の減少による総酸排泄量の増加と緩衝作用障害の結果として起こる、尿pHの低下である。

結石形成はアルカリ生成食品の摂取量低下と酸生成食品の摂取量増加の結果として起こる。**臨床上の有用情報**「尿pH——食事に対する影響」を参照されたい。

炎症性腸疾患は、通常脱水による酸性尿を慢性的にもたらす。下痢による消化管の重炭酸塩喪失は患者の尿酸結石の原因となる。リンパ球増殖性疾患や骨髄増殖性疾患は細胞分解を活発に行い、プリンを放出して尿酸負荷を増加するため、これらの疾患も尿酸結石と関連する。糖尿病、肥満、高血圧は腎臓結石に関連すると思われる。糖尿病は尿酸結石生成の共因子である（Lieske et al., 2006）。食事性プリンは尿酸結石や高尿酸性シュウ酸カルシウム結石患者には制限すべきである。

肉、魚、家禽類はプリンを豊富に含み、酸性分であるため、控えめに使用すべきである。プリン含有量の特に高い食品は避けなくてはならない。該当する食品として、内臓肉、アンチョビ、ニシン、イワシ、肉エキス、グレービーがある（第40章の参考情報40-3参照）。食事基準の不順守や高尿酸尿症の持続は、アロプリノールなどの薬物使用の根拠となる。尿酸結石は尿のpHを6.0〜6.5にアルカリ化する溶解療法に反応する唯一の結石である。クエン酸カリウムが治療選択肢として用いられる。重炭酸ナトリウムは尿中の単ナトリウムとカルシウム

を増加させるため、使用すべきでない。

● **シスチン結石** シスチン結石は尿管結石の1％ないし2％を占め、ホモ接合性シスチン尿症により生じる。米国では約1万5,000例のシスチン結石患者がいる。正常な人のシスチン尿中排泄量は1日あたり20mg以下であるが、シスチン尿症の結石形成患者は250mg／日を超える量を排泄する。シスチンの溶解性は尿pHが7.0以上になると増加し、したがって、1日24時間患者が寝ている間も、尿pHをアルカリ性に維持しなければならない。これは薬物療法によりほぼ達成可能である。シスチン結晶化を防ぐ目的で、1日4L以上の水分摂取が推奨される。ナトリウム摂取制限は尿中ナトリウム量減少に有用かもしれない。

● **メラミン結石とインディナビル結石** メラミン汚染された調製粉乳を摂取した幼児における腎臓結石、急性腎不全および死亡が報告されている。メラミンは尿素から合成される有機塩素である。液状乳や粉乳に加えると、一見タンパク質量を減少させる。メラミンは遠位尿細管に沈殿して、結晶と砂状の結石を形成する。水分補給と尿中アルカリ化によって結石排出が促される。

タンパク質分解酵素阻害剤によるヒト免疫不全ウイルス感染の治療は、これまで知られていなかった新たな尿結石をもたらした。インディナビル結石である。低クエン酸尿症はインディナビル結石患者、および、尿pHが低く尿量が少ない溶解能の低下した患者に共通してみられる。これらの結石は軟らかく、ゼラチン質でX線透過性があり、バスケットによる除去や尿管内視鏡的治療が可能である。第一選択治療として、まずは静脈内（IV）水分補給やインディナビルの一時的な使用中止を行う（Zilberman, 2010）。

● **ストラバイト結石** ストラバイト結石はリン酸マグネシウムアンモニウムと炭酸アパタイトで構成され、3重リン酸結石あるいは感染結石とも呼ばれる。多くの尿路結石とは異なり、この結石は男性よりも女性に多く発生し、その比率は1：2である。ストラバイト結石は*Psudomonas*、*Klebsiella*、*Proteus Mirabilis*、*Urealyticum*など尿素分解酵素のウレアーゼをもつ細菌が存在した時にのみ形成される。尿素が分解されるとアンモニアとCO_2が生成され、そのため尿pHと炭酸濃度は上昇する。ストラバイト結石は急速に成長し、腎盂領域内で大きなサンゴ状結石となる。主要な治療法は体外衝撃波結石破砕術（ECSWL）と、補助療法としてウレアーゼ阻害薬を用いた細菌培養に基づく抗菌薬療法を行う。尿培養の定期的スクリーニングとモニタリングを行い、尿路感染症の回復または予防を目指す。

医学的管理

ECSWLによる溶解療法が可能なのは、尿酸結石とストラバイト結石だけである。この20年間は結石除去法として衝撃波砕石術や泌尿器管内手技が、開腹術に代わる方法として用いられている。また、ウレアーゼ阻害薬を用いた細菌培養に基づく抗菌薬療法も補助療法として用いられている。腎臓結石に関する管理は結石形成の予防が目的である（Asplin, 2008）。

医学的栄養療法

疾患を治療した後、結石再発のリスク因子を同定するための栄養アセスメントが必要である。男女とも、尿中のカルシウムとシュウ酸が増加するとリスクが上昇し、尿中クエン酸と尿量が増加するとリスクが低下する。尿中カルシウム量と尿中シュウ酸量の増加に関連する一連のリスクがある（Curhan and Taylor, 2008）。尿の化学的特性は環境や食事の変化に基づいて毎日変化するため、通常の食生活に基づく2日間分の尿検体と、1週間のうち1回分の尿検体、週末の尿検体が必要である。医学的栄養療法（MNT）はその後、総括的な代謝の評価に基づいて実施する。栄養相談や代謝のモニタリングが非常に効果的である（表36-4）。

患者の結石が通過するとき、それが新たな結石かあるいは前からある結石かを判断し、場合に応じてアドバイスを行う（Asplin, 2008）。その後24時間尿検体を評価してMNTの効果を監視する。それにより栄養士や患者は食事の変化の効果を測ることができる。食事療法を開始した後は、新たな結石の形成や既存の結石の成長を予防することを目的とする。**病態生理とケア管理アルゴリズム「腎臓結石」を参照されたい。**

● **水分摂取量と尿量** 尿量の減少は、結石形成者の代謝評価において最も多くみられる異常であるため、水分の大量摂取による是正は全種類の腎臓結石において重点とすべきである。その目的は、核形成を抑制するために、尿量を増加させるとともに溶質負荷を軽減して、尿中の溶質濃度を飽和濃度以下に維持することである。特定量の水分を摂取するのではなく、尿流量を目標とする。尿流量が高ければ、形成された結晶体すべてを洗い流しやすく、再発予防のためには尿量を2～2.5L／日に維持すべきである。尿流量に左右される腎外性水分喪失率に基づいて、水分摂取量を変化させなければならない。

尿量2～2.5L／日を達成するには、食事毎、食間、就寝時、および夜中にトイレで目が覚めたときにそれぞれ水分250mLを摂取する必要がある。就寝中の水分補給は、「最も濃縮された」早朝尿のサイクルを破るために重要である。この1日あたりの水分2.5Lの半量は水として摂取する。3L／日ほどの大量の水分摂取によって、消化管の水分損失、激しい運動による発汗、過度の乾燥した環境（民間の航空機のキャビン内など）による水分損失を補う。

クランベリージュースは尿を酸性化し、ストラバイト結石の治療に有用である。クロスグリのジュースは尿のアルカリ化作用によって尿中のクエン酸とシュウ酸を増加させるため、尿酸結石の発生を予防する。

茶、コーヒー、ビール、ワインの摂取は結石形成リスクの低下と関連する。標準の紅茶または日本茶で入れた茶のシュウ酸含有量は300～500μmol/Lである。紅茶のシュウ酸含有量は高いため、ミルクを多めに入れて飲む。ミルクは消化管内腔でシュウ酸カルシウムとしてシュウ酸に結合して吸収力

表 36-4

腎結石症における食事と24時間尿モニタリングに関する推奨

食事成分	摂取量に関する推奨	24時間尿
タンパク質	通常の摂取量；過剰摂取を避ける	尿中の尿素を監視する
カルシウム	通常の摂取量；50歳以下の患者は1000mg；50歳以上の患者は1200mg　3回以上に分けて摂取する	尿中カルシウム値＜150mg/L（＜3.75mmol/L）
シュウ酸	当初は中等量から高用量のシュウ酸含有食品を避ける；必要であればさらに制限する	シュウ酸＜20mg/L（＜220μmol/L）
水分	2.5L以上；摂取される水分の種類を評価する；ガイドラインを提供する	尿量＞2L/日
プリン	過剰のタンパク質摂取を避ける；特定の高プリン食品を避ける	尿酸値＜2mmol/L（＜336mg/L）
ビタミンC	＜500mg/日	尿中シュウ酸値を監視する
ビタミンD；タラの肝油	サプリメントは推奨されない	
ビタミンB_6	40mg以上/日の摂取はリスクを低下する。推奨はされていない	
ナトリウム	＜100mmol/日	尿中ナトリウム値を監視する

出典：Curhan GC, Taylor EN: 24-h uric acid excretion and the risk of kidney stones, Kidney Internat 73:489, 2008.

を下げることにより、シュウ酸の吸収を減少させる。ハーブティはシュウ酸含有量が31～75mol/Lと低いため、代用できる（Massey, 2007）。リン酸を含むソフトドリンクやコーラは尿酸化作用があるため、摂取を避けるべきである。

●**動物性タンパク質**　疫学研究により、生活水準の向上、動物性タンパク質大量摂取と腎臓結石罹患率との相関性が認められた。

肉、魚、家禽卵、チーズ、穀類は主要な酸性食材である。**臨床上の有用情報**「尿pH——食事に対する影響」を参照されたい。高カルシウム、低動物性タンパク質、低塩（4g未満）食は従来の低シュウ酸食よりもシュウ酸排泄を減少させる（Nouvenne et al., 2009）。

●**シュウ酸**　尿中のシュウ酸量はカルシウム量よりも1：5とはるかに少ないため、シュウ酸濃度の変化はカルシウム濃度の変化よりも影響が大きい。だが、シュウ酸の吸収量（食品摂取量の3％～8％）は食事性カルシウムにより影響を受ける。カルシウム摂取量を200mg/日未満にまで減らすとシュウ酸吸収量は増加し、高カルシウム（1,200mg）が摂取されるとシュウ酸吸収量は減少する。

シュウ酸吸収量を減少するための食事相談は、高シュウ酸食品を多く摂取し、1日あたり30mg（350μmol）以上のシュウ酸を排泄する結石形成者に有用である。米国栄養士会はシュウ酸摂取を約60mg/日に制限することを推奨している。シンプルな食事計画を維持するため、患者には手始めとして、シュウ酸を多く含む食品を控えるよう助言する。

これらの食品を控えるときは、1日あたりの目標食事量に合わせて、他の食品を50～60mgほど追加することが多い。さらに、シュウ酸と結合するカルシウムを食事毎に加えるよう患者に助言する。1日のカルシウム総摂取量は、3回以上の食事、あるいはできるだけ多くの摂食の機会に分配してもよい。100mgのシュウ酸と結合するには、150mgのカルシウムを摂取する。患者は、牛乳約1/2カップ、アイスクリーム、プディング、ヨーグルト、チーズ20gなどから、約150mgのカルシウムを摂取しなければならない（Marcason, 2006; Massey, 2007）。

●**カリウム**　結石形成者はカリウム摂取量が少ないまたは正常で、ナトリウム摂取量は多い。カリウム摂取量は腎臓結石リスクと逆相関する。果物や野菜の推定摂取量を代謝評価に含めるべきである。結石形成者はシュウ酸含有量の少ない果物や野菜を選択して1日に何回も摂取し、食事中のカリウムを増加させるべきである（Domrongkitchaiporn et al., 2006; 付録56を参照）。参考情報36-1を参照されたい。

●**マグネシウム**　マグネシウムは、シュウ酸と可溶性複合体を形成する低分子量阻害剤である。カルシウム同様、シュウ酸の吸収を抑制し、高シュウ酸尿症の患者において役割を果たす。

●**リン酸**　過剰な尿中リン酸値は、リン酸カルシウム結石リスクに関連するが、尿pHほど重要なリスク因子ではない。尿pHは、どの程度のリン酸がリン酸水素（HPO_4）を形成するかを決定づける（Asplin, 2008）。リン酸カルシウム結石は、妊娠第2三半期および第3三半期の女性に発生する傾向がある。

●**ナトリウム**　現在の食生活における塩化ナトリウムの量は10g/日もの高い水準に達している。ナトリウムとカルシウムは腎尿細管の共通の部位で吸収されるため、尿中のナトリウム量と高カルシウム尿症は直接に相関する。高血圧患者の腎結石症のリスクは、正常血圧患者に比べて有意に高いため、

病態生理とケア管理アルゴリズム

腎臓結石

原因

家族歴

併存疾患
- メタボリックシンドローム
- 腎尿細管性アシドーシス
- 髄質海綿腎
- 副甲状腺機能亢進症
- 吸収不良症候群
- 尿路感染症
- 肥満手術（ルーワイ胃）

尿路関連リスク因子
- 尿量減少
- 高カルシウム尿症
- 高シュウ酸尿症
- 高尿酸尿症
- 尿 pH
- 尿中尿素値増加

食事性因子
- 低水分
- 低カルシウム
- 高シュウ酸
- 高ナトリウム
- 低カリウム
- 高動物性タンパク質
- 高フルクトース
- 高ビタミン C

↓

腎臓結石

病態生理

側腹痛／腎疝痛

- 結石の自然排出
- 結石の除去
- 結石の位置特定と治療

管理

医学的管理
- 医学的原因の特定と治療
- リスク因子を特定するための 24 時間尿採取
- 結石の解析
- 衝撃波結石破砕術
- 外科的な尿管鏡下結石除去
- 抗菌剤療法
- 薬物療法

栄養管理
- 結石形成溶質の尿中排泄量を正常化
- 1 日あたりの尿量＞2L を達成
- 年齢に基づく食事性カルシウム摂取
- 高シュウ酸食品を避ける
- 減塩
- 中等量の動物性タンパク質摂取
- 500mg／日を超えないビタミン C 摂取

高カルシウム血症の患者のナトリウム摂取量を2300mg/日未満に減少させなければならない（Asplin, 2008; Nouvenne et al., 2009; Straub and Hautmann, 2005）。高血圧予防食を手本とする食事摂取は、腎臓結石のリスクを下げる（Taylor et al., 2009）。

● クエン酸　クエン酸は尿中のカルシウムと複合体を形成することによって尿路結石を阻止する。したがって、尿中のシュウ酸と結合できるカルシウム量を減少させて、シュウ酸カルシウムあるいはリン酸カルシウム結石の生成を阻止する。遠位腎尿細管性アシドーシスは、低カリウム血症に随伴するアシドーシスである。腎尿細管性アシドーシス、腸性の高シュウ酸尿症を合併した吸収不良症候群、肉過剰摂取（尿pHを低下）は尿中クエン酸値低下と関連する。

クエン酸含有飲料の多くが尿への効果について調べられている。数種のダイエットソーダが中等量のクエン酸とリンゴ酸を含有している。リンゴ酸は総アルカリ負荷を増加させ、それによりクエン酸尿が増大する（Eisner, 2010a）。非結石形成者を対象に実施したある市販スポーツ飲料の試験では尿中クエン酸値が170mg/日に増加したが、多くのスポーツ飲料は多量のフルクトースを含んでおり、尿中クエン酸値は増加しない（Goodman, 2009）。

低クエン酸尿症は突発性であることがもっとも多いが、低カリウム血症に随伴するアシドーシス、腸性の高シュウ酸尿症を合併した吸収不良症候群、肉過剰摂取、酸性灰によっても引き起こされる（Zuckerman and Assimos, 2009）再発性のカルシウム結石形成者の半数が低クエン酸尿症（尿中クエン酸値が300mg/日未満）であり、主に食品由来である。通常の尿中クエン酸値は640mg/日以上である。低クエン酸尿症の結石形成者に対する長期のレモネード、ライムまたはレモンジュース摂取療法は尿中クエン酸値を増加し、結石形成率を低下する（Kang et al., 2007）。マグネシウムと重炭酸塩を含有するミネラルウォーターは尿pHを上昇し結石抑制を高める。

● フルクトース　食品中の高フルクトース含有コーンシロップの使用が広く増加したことにより、フルクトース摂取量は過去30年間で約2000％も増加した。フルクトースはカルシウムとシュウ酸の尿中排泄量を増加させる。尿酸の生成とその尿中排泄量を増加させることが知られる唯一の糖質である。フルクトースはインスリン耐性も高め、尿phの低下に関連する。フルクトース摂取量は腎臓結石の発症率と正の相関関係にある（Taylor, 2008）。カリウム摂取量を増加させるため、果物や野菜の摂取量を増加させることが推奨されるが、果物にはフルクトースが含まれるため、野菜を重用すべきである（Asselman and Verloelen, 2008）。

● ビタミン　500mg以上のアスコルビン酸による健康上の利益は実証されていない。したがって、カルシウム結石のリスクを有する人は500mg/日以上摂取しないことが賢明である（Massey et al., 2005; Moyad et al., 2009）。ピリドキサールリン酸として存在するビタミンB_6はシュウ酸代謝に必要な共因子であり、B_6の欠乏状態は避けるべきである。2～10mg/日のビタミンB_6は一部のシュウ酸カルシウム結石形成者の尿中シュウ酸値を減少する。

表 36-5

急性腎障害の原因の一部

原因	症状
1. 腎前性腎血流量不足	重度の脱水 循環系の崩壊
2. 腎実質内の病変	急性尿細管壊死 ・外傷性、手術 ・敗血症 急性虚血性尿細管壊死 腎毒性 ・抗生物質、造影剤、およびその他の薬剤 薬剤への局所反応 血管障害 ・両側性の腎梗塞 あらゆる原因による急性糸球体腎炎 ・連鎖球菌感染症後 ・全身性紅斑性エリテマトーデス
3. 腎後性尿管閉塞	尿の貯留を伴う良性の前立腺肥大 膀胱または前立腺の悪性腫瘍 後腹膜または骨盤内の癌 両側性の尿路結石および閉塞 横紋筋融解症

急性腎障害（急性腎不全）

病態生理

急性腎障害（AKI）（急性腎不全（ARF））は糸球体ろ過量（GFR）が突然低下し、腎臓により毎日生成される代謝性老廃物の排泄機能が変化することを特徴とする。この疾患は乏尿（尿量の減少）かあるいは正常な尿流量のいずれかを随伴するが、基本的にはそれまで健康であった腎臓に突然発症する。罹患期間は数日から数週間とさまざまである。ARFの原因はさまざまで、多くの場合いくつかの原因が同時に起こる（表36-5）。これらの原因は概ね以下の3カテゴリーに分類される：(1)腎血流量不足(腎前性)、(2)腎実質内の病変(腎性)、(3)尿管閉塞(腎後性)。

医学的管理

腎臓の損傷個所を評価するための診断として、血液尿素窒素（BUN）/クレアチニン（Cr）比が用いられる。損傷の発生箇所によって、BUNは血流不足のために増加し、より活動的に再吸収される。この場合、BUN/Cr比が20:1より大きけれ

ば損傷は腎前性である。損傷が腎性であれば、BUN/Cr比は10:1未満に低下する。一般的には、腎前性と閉塞性の原因に細心の注意をはらって診断と治療にあたれば、AKIは短期間で消失し、特別な栄養介入は必要ではない。

腎性AKIは表36-5に挙げた原因により起こる。これらの原因のうち急性虚血性尿細管壊死をもたらす虚血の遅延化が最も重篤である。一般的に、患者は感染症の攻撃、重症の外傷、手術中の事故、心原性ショックの合併症としてAKIを発症する。薬物毒性が原因のAKI患者は原因薬物の投与中止後に概ね全快する。一方、ショックによる急性虚血性尿細管壊死と関連する死亡率は約70%である。通常、これらの患者はきわめて異化亢進状態にあり、早期ステージにおいて広範囲に組織破壊がおこる。アシドーシスの軽減、尿毒症の是正、高カリウム血症のコントロールのために血液透析（HD）が用いられる。

回復には、通常は基盤にある損傷が修復するまでに2、3週間を要する。回復相（利尿期）には、特徴として最初に尿量の増加、その後に老廃物排泄の回復がみられる。この期間中は、透析療法が依然として必要なこともあり、体液と電解質のバランス、および適切な補充に細心の注意を払わなければならない。

医学的栄養療法

AKI（急性腎障害）患者は尿毒症、代謝性アシドーシス、体液と電解質の不均衡に加えて、通常タンパク質必要量を増加させる生理的ストレス（感染症や組織破壊など）にさらされているため、栄養ケアは特に重要である。アシドーシス治療に伴うタンパク質とエネルギー必要量と過剰の窒素老廃物とのバランスの問題は、複雑であり細心の注意が必要である。AKIの早期では患者は食事をとることができない場合が多い。AKIの死亡率は、栄養不良の患者においては特に高い（Strejc, 2005）。早期より栄養サポートと透析療法を行うことにより患者の生存率が向上する。

AKI罹患中は重症度によって医学的管理による治療を受ける患者もいれば、腎機能が回復するまで標準的な血液透析または腹膜透析（PD）による腎代替療法により老廃物と水分を排出しなければならない患者もいる。重度のAKI患者は、定期的な透析ではなく集中治療室（ICU）での持続的治療が必要かもしれない。持続的腎代替療法（CRRT）は複数の方法を総称する大別語である。もっとも多く用いられるのは持続的静脈-静脈血液ろ過（CVVH）と持続的静脈-静脈血液透析（CVVHD）で、これらは小型の限外ろ過膜を用いて、非経口栄養（PN）液と置換される限外ろ過液を生成する。この方法では水分の過剰負荷を伴わずに栄養補給を非経口栄養的に行うことができる。多くは用いられないのは、持続的動静脈血液ろ過、持続的動静脈血液透析、持続的静脈-静脈血液ろ過透析である。これらの方法は用いられる血液アクセスの種類だけでなく、ろ過の方法（拡散またはろ過、あるいは両方）が異なる。

● **タンパク質** 推奨されるたんぱく質量は、基盤にあるAKIの原因とその他の疾患の存在に影響される。推奨用量範囲は過去の文献中に見いだされ、非透析患者の0.5〜0.8g/kgから透析患者の1.0〜2.0g/kgの範囲であった。CRRTではタンパク質欠乏が高いため、推定されるタンパク質必要量は1.5〜2.5g/kgに増加する。患者の全体としての医学的状況が安定し改善するにつれて代謝的必要量は減少する。腎機能が回復する前の安定期には、最小タンパク質摂取量の0.8〜1.0g/kgを投与すべきである。これは患者の全身状態や併存疾患によって異なり、個別に評価しなければならない。

● **エネルギー** エネルギー必要量はAKIの基礎にある原因と合併疾患によって決定される。ほとんどのICUでは、エネルギー必要量が間接熱量測定法によりベッドサイドで測定される（第2章参照）。この装置が使用できない場合は、カロリー必要量は30〜40kcal/kgドライウェイト/日として推定する。過剰なカロリー摂取はCO_2の過剰生成、呼吸抑制をもたらす（第35章参照）。ブドウ糖含有液によるPDまたはCRRTが用いられる場合は、吸収されるブドウ糖の量を1日エネルギー摂取量に大幅に追加して算出する。炭水化物や脂肪の大量摂取はタンパク質のエネルギー産生への使用を防ぐ。PN施行中の患者には、呼吸器状態を監視している間はエネルギー必要量を満たすために、高濃度の炭水化物と脂肪を投与する。

透析や血液ろ過が使用できない場合に高カロリー低タンパク質食を用いることがある。通常の精製菓子や脂肪の食事源に加えて、食事を増補するために特殊な高カロリー、低タンパク質、低電解質製剤が開発された。しかし、耐糖能異常の結果として高血糖が起こることは珍しくないため、これらの製品の使用時には注意が必要である。インスリンが必要となることも多い。

● **水分とナトリウム** AKIの早期（しばしば乏尿期）では、水分状態に細心の注意が必要である。理想としては、水分と電解質摂取は総排泄量とバランスをとる。ごくわずかな尿排泄と共に嘔吐や下痢、体腔ドレーン、皮膚や呼吸からの損失が、身体からの総水分排泄に大きく寄与する。発熱を呈していれば、皮膚からの損失は増大し、一方患者が湿った地域にいる場合は、呼吸からの損失はほとんどない。多数のIV製剤、血液、血液製剤が基礎疾患に対して必要となるため、この点における患者管理の課題は、タンパク質とエネルギーを十分に摂取する一方で、水分摂取量をいかに少なくするかである。

ナトリウムは尿量に応じて制限する。乏尿相ではナトリウム排泄量は極めて少なく、恐らく20〜40mEq/日というさらに少ない摂取量を維持する努力がなされる。しかし、多くのIV製剤（IV用抗生物質、血圧維持療法、PN（経静脈栄養法）など）を必要とするため、ナトリウム制限は不可能な場合が多い。乏尿に直面して、電解質を含まない水を用いたこれらの製剤を投与すると、水中毒（低ナトリウム血症）が速やかに発現する。このような理由により、1日あたり算出された損失水分量を超える水分はすべて、バランス食塩液を投与すべきである。

● **カリウム** カリウム排泄とカリウムバランスのコントロールはほとんどが腎臓の正常な機能である。腎機能障害時に

表 36-6
急性腎疾患に対する医学的栄養療法のまとめ

栄養素	摂取量
タンパク質	0.8～1.0g/kgIBW、GFRの正常値回復とともに増加する；60%はHBVタンパク質とする
エネルギー	30～40kcal/kg体重
カリウム	乏尿期は30～50mEq/日（尿量、透析療法、血清K^+値により決定する）；利尿期の損失を補充する
ナトリウム	乏尿期は20～40mEq/日（尿量、浮腫、透析療法、血清Na^+値により決定する）；利尿期の損失を補充する
水分	前日からの排泄量（嘔吐物、下痢、尿）を補充＋500mL
リン	必要に応じて制限する

GFR：糸球体ろ過率、HBV：生物学的高値、IBW：適正体重、K^+：カリウム、Na^+：ナトリウム

は、カリウムバランスを注意深く精査しなければならない。食事供給源に加えて、全ての体組織細胞は大量のカリウムを保持し、すなわち組織破壊は膨大な負荷をもたらす。カリウム濃度は突然変動することがあるので、頻繁に監視する必要がある。カリウム摂取量は血清レベルに応じて個別に決定する必要がある（付録36および56参照）。AKI（急性腎障害）罹患中のカリウム除去は透析療法が主な手段となる。透析と透析の間の血清カリウム値コントロールは、主にブドウ糖、インスリン、重炭酸塩のIV持続投与に依存しており、これらはすべてカリウム細胞内へ移行させる作用を発揮する。ポリスチレンスルホン酸ナトリウム（Kayexalate）などの交換樹脂は消化管中のカリウムをナトリウムと交換し、高カリウム値の治療に用いられるが、多くの理由によりこれらの樹脂は理想的な治療薬ではない。AKIの医学的栄養療法を表36-6に要約する。

慢性腎臓病

広範囲の腎臓疾患はゆっくりではあるが確実な腎機能の低下を特徴とする。これまでに記載した疾患の多くが何例かの患者を腎不全へと導き、一方その他の患者は腎機能を損なうことなく良性の経過をたどる。何がある患者を何カ月から何年間も慢性腎臓病（CKD）に留まらせ、一方別の患者を急速に腎不全や透析療法へと進行させるのかは不明のままである。この進行性の機能喪失の特定は、過去何十年間にわたって膨大な量の基礎研究や臨床研究の主題であり、いくつかの優れた総説のテーマでもあった（Remuzzi et al., 2006; Wenjun et al., 2009）。

病態生理

基礎疾患とは無関係に、約1/2から2/3の腎機能が一旦障害されると、さらに腎機能障害の進行はその後も続くことが認識されている。膀胱尿管逆流現象、妊娠性皮質壊死、鎮痛薬の乱用といった基礎の原因が完全に消失した場合でも、このことは真実である。GFRの低下に反応して腎臓はこの低下を防ぐために一連の適合を行うと、現時点では考えられている。この適合は短期間には糸球体ろ過量の改善をもたらすが、長期的にはネフロンの喪失や進行性の腎機能障害を助長する（Remuzzi et al., 2006）。このような適合性は、残された糸球体の血行動態特性の変化に関与し、特に糸球体圧の上昇をもたらす。糸球体圧を上昇させる因子はこの過程を促進し、糸球体圧を低下させる因子は減弱させる。

糖尿病はCKDの主要なリスク因子であり、高血圧がそれに次ぐ。国立腎臓財団（National Kidney Foundation[NKF]）は推算GFR（eGFR）に関連してCKDを5段階に分類している（表36-7）。ステージ1と2は、タンパク質尿症、血尿または解剖学的問題などをマーカーとする早期段階である。ステージ3と4は進行した段階である。ステージ5は透析治療や移植を開始しなければ死に至る。

医学的管理

CKDの発症率は現在、アメリカ国内の成人約9人に1人、すなわちアメリカ人2,000万人と推定されている。この推定有病率は人口の11%である。多くの州で、患者の血清クレアチニン（Cr）値、さらに腎臓が老廃物をろ過する割合を示すeGFRを報告する臨床検査が促されている。患者の性別、年齢、人種、Crを考慮した式は、Crクリアランスを算出するために用いられてきた古いCockcroft-Gault計算式よりも正確である（Rigalleau et al., 2006）。算出されたeGFRの値の低い患者が必ずしもCKD（慢性腎臓病）を有するわけではない。3カ月以上の期間を空けて再度検査を実施し、一貫して低いことが条件である。

eGFRをNKFのサイト（http://www.kidney.org/professionals/kdoqi/gfr_calculator.cfm）で算出することができる。算出eGFRなどのスクリーニングツールだけでなく、CKDの進行性の認識を深めることで、社会的、医学的、経済的影響に対してもさらに注意が必要である。例えば、CKDは心血管性疾患に強く関連している。**臨床上の有用情報**「慢性腎臓病と心疾患——死の結末」を参照されたい。

表 36-7 慢性腎臓病のステージ

ステージ	eGFR	説明
1	90~130mL/min	腎損傷があるが、腎機能は正常または上昇
2	60~89mL/min	軽度の腎機能低下
3	30~59mL/min	中等度の腎機能低下
4	15~29mL/min	重度の腎機能低下
5	15mL/min 未満	治療を要する腎不全、末期腎疾患と定義

eGFR：推算糸球体ろ過量（体表面積1.73m²当り）

臨床上の有用情報

慢性腎臓病と心疾患——死の結束

慢性腎臓病（CKD）の存在は、冠動脈性疾患（CVD（心血管疾患））の患者のリスクカテゴリーを増やし、既存のCVDを悪化させる。驚くべき事実は、CKD患者の大半が末期腎疾患に進展する前に心疾患で死亡することである。CKD患者は心血管リスクを減少させる（禁煙、運動量の増加、脂肪摂取制限、適正体重の到達と維持）ことが推奨される。

幸運にも、介入によって変化をもたらせる。米国腎データシステム透析M/M試験（Renal Data System Dialysis M/M Study）は2,264例のCKD患者を対象とした。半数以上は透析を必要とする前の1年間に腎臓専門医の診察を受けておらず、1/3の患者が腎臓専門医に最初に会ったのが透析開始前4カ月以内であった。腎臓専門医の診察を受けるのが遅いために、血清アルブミン値とヘマトクリット値の低下を招いた。透析の2年以上前に腎臓専門医の診察を受けたことのある患者では死亡率が低下した。したがって、早期に栄養相談を受けるCKD患者は透析を必要とする時期を遅らせるかまたは優れた栄養状態で透析を受けることができる。メディケア＆メディケイド・サービスセンターは、登録栄養士により医師の指示通りの医学的栄養療法を、透析を受けていないアメリカ人CKD患者に提供するため、腎臓管理栄養士の専門知識の重要性を認識している。

医学的栄養療法

CKDのレベルによって、提案される医学的栄養療法は異なる。医学的栄養療法の第一の目的は、症候群に関連する症状（浮腫、低アルブミン血症、高脂血症）を管理し、腎不全の進展リスクを減少させ、栄養貯蔵を維持することである。患者は主に、高脂血症のためのスタチン治療、低ナトリウム食、利尿薬治療を受けている（Appel, 2006）。

タンパク質が持続的に欠乏する重度のタンパク質欠乏と確定診断された患者は監視付きの注意深い栄養ケアを延長して実施する必要がある。食事は、正の窒素バランスを維持し血漿中アルブミン濃度を上昇させ浮腫を消失させるために十分なタンパク質とエネルギーを提供しなければならない。ほとんどの場合、タンパク質を同化させられるだけの炭水化物や脂肪を十分に摂取する必要がある。

CKD患者に多くみられる栄養診断の一部を挙げる：

- ミネラル摂取不足
- ミネラル過剰摂取
- 栄養バランス不良
- 水分過剰摂取
- 栄養利用障害
- 栄養関連臨床検査値の変化
- 食物と薬の相互作用
- 食物や栄養に関する知識不足

栄養診断に基づき、ミネラル、タンパク質、水分の摂取量を変えて、医学的栄養療法を調整する。

● **タンパク質** CKD患者の食事性タンパク質の推奨摂取量は次第に変化している。かつては、血清アルブミン値を増加し、タンパク質栄養不足を予防するために、高タンパク質（1.5g/kg/日）の食事が与えられていた。しかし、タンパク質摂取を0.8g/kg/日に減らすことにより血清アルブミン値に有害な作用を及ぼすことなくタンパク質尿症を減少できることが研究により示された。食事性タンパク質は糸球体圧を上昇させる因子として君臨しており、腎機能喪失を促進させる。中等度腎障害の実験モデルを用いた研究の多くが、タンパク質制限によりこの過程が著明に抑制されることを立証している。臨床試験では軽度から中等度の腎機能障害患者の管理に

おける腎機能保持を目的としたタンパク質制限の役割を実証する。タンパク質を最適に利用できるには、タンパク質の50％～60％を生物価の高い（HBV）食材から摂取すべきである。HBVタンパク質とは、タンパク質消化吸収率補正アミノ酸スコア（PDCAAS）の高いタンパク質を含めた広い定義である（第3章を参照）。

大規模多施設研究である腎疾患に対する食事改善療法試験（Modification of Diet in Renal Disease）は、腎疾患進行におけるタンパク質やリンの制限、血圧コントロールの役割の決定を試みた試験である。これにより国立糖尿病・消化器・腎臓疾患研究所（National Institute of Diabetes and Digestive and Kidney Diseases[NIDDKD]）は進行性の腎疾患患者あるいは末期心疾患の前状態患者の管理に関する勧告を作成した。進行性腎疾患に対する食事性タンパク質の推奨摂取量は、GFR＞55mL/minの患者では0.8g/kg/日60％HBV、GFRが25～55mL/minの患者では0.6g/kg/日60％HBVである。

NKF（国立腎臓財団）の腎臓透析転帰品質主導委員会（KDOQI）は、GFRが25mL/min未満で透析を開始していない患者はタンパク質を0.60g/kg/日、カロリーを35kcal/kg/日に維持するよう推奨している。患者がこのタンパク質摂取量により十分なカロリー摂取量を維持できない場合は、タンパク質摂取量を0.75gkg/日に維持する。いずれも場合も、50％のタンパク質は生物価の高いものとすべきである。

中等度の腎機能障害患者において、タンパク質制限の利益は、タンパク質栄養不良治療などに潜在する危険性と、十分に比較検討しなければならない。タンパク質を制限する場合、KDOQIガイドラインが掲げる通り、慎重な監視と身体計測試験を定期的に施行すべきである。

タンパク質制限による恩恵を受けるためには、進行性の腎機能喪失を悪化させる全身性高血圧を十分にコントロールしなければならない。同様に糖尿病患者の腎不全進行のコントロールに重要なことは、血糖値がよくコントロールされていることである。糖尿病コントロールと合併症試験（Diabetes Control and Complications Trial）は糖尿病患者における腎不全発症の遅延には、タンパク質制限よりも血糖コントロールの方が重要であることを示した（第31章を参照）。

● **エネルギー**　エネルギー摂取量は、タンパク質が組織を修復、維持するために十分な量として、成人では約35kcal/kg/日とする。

● **ナトリウム**　臨床的に著明な症状である浮腫は全身のナトリウム負荷が過剰であることを示す。さらに、低アルブミン血症からくる膠質浸透圧低下により、循環血流量が減少する。ナトリウム摂取量を大幅に制限するか利尿薬を常時使用することで、顕著な高血圧、凝固障害の悪化、腎機能の増悪が引き起こされる。したがって、CKD（慢性腎臓病）患者においては、浮腫をコントロールするため1日あたりのナトリウム摂取量を2～3gにすべきである。弾性サポートストッキングの着用も有用である。

● **カリウム**　疾患状態の変化、個々の摂取量、利尿薬などカリウムを減少させる薬物の使用などにより、カリウムの管理は可能になる。早期CKD患者の多くはカリウム排泄利尿薬を服用しており、補充を必要とする。尿量が1L／日を下回ると、摂取されたすべてのカリウムを腎臓が排泄できなくなるため、カリウム制限が必要となる。これは一般的にステージ4のCKDで起こる。

● **リン**　早期疾患患者においてリンをコントロールする重要性は見過ごされがちである。血清リン値はeGFRの低下と同じ割合で上昇する。リン減量療法を早期に開始することは、副甲状腺機能亢進症および骨疾患を遅延させる利点がある。残念なことに、副甲状腺機能亢進症や高リン血症の早期には無症候であることが多い。そのため、食事を変えることに注意は向かず、肉と一緒にリン酸吸着薬を摂取する必要性は理解されない。

eGFRが60未満の患者は腎臓の骨疾患と評価されるべきであり、リン制限の利益がある。患者のリンを継続的に監視しリン酸吸着薬を用いることが推奨される。食事は基本的に、1日あたりのリン摂取量が1000mgを超えないよう変更する。タンパク質摂取量を減らすため、リンのコントロールはいくぶん管理しやすい。CKD後期の患者、旨味の味覚変化のため赤身肉が食べられない患者は、肉の代わりに乳製品を用いることができ、リン摂取量制限が維持される。

● **脂質**　脂質異常症の重要な結末が心血管系疾患である。再発を繰り返すまたは抵抗性の小児ネフローゼ症候群患者の多くは、若年性アテローム硬化症の特別のリスクに冒されている。ある種の脂質低下薬はコレステロール低下食との併用により、ネフローゼ症候群患者の総コレステロール値、低比重リポタンパク質コレステロール値、トリグリセリド値を低下できる（第34章参照）。成人患者のタンパク質摂取量の減少により動物性食物源からの脂肪とコレステロールの摂取量も減少する。

● **ビタミン**　CKD患者は食事制限によってビタミンが不足しがちであるため、腎疾患向けにカスタマイズされた水溶性のビタミンサプリメントを日常的に摂取することが推奨される。

尿細管と間質の疾患

腎尿細管の機能は損傷の影響をかなり被りやすい。尿細管は能動分泌や再吸収という仕事の遂行に莫大なエネルギー量を必要とし消費するため、腎臓のこの部分は特に虚血性損傷に対して脆弱である。多くの毒性薬剤がさまざまな尿細管分画を破壊したり損傷したりする。髄質の間質において溶質濃度が上昇し、尿細管は酸化物質やカルシウムとリン酸の生成沈殿物（骨外性石灰化）による損傷に曝露され、鎌状貧血における赤血球鎌状化に好都合となる。尿細管と間質については実にさまざまな種類の疾患や障害が存在する。これらは共通の徴候を示し、栄養管理に関しても一緒に考えることができる。

慢性間質性腎炎は鎮痛薬の乱用、鎌状赤血球病、糖尿病または膀胱尿管逆流現象の結果として発症し、尿濃縮機能の欠如、軽度の腎機能障害が主な徴候である。間質や髄質の遺伝性疾患である嚢胞性疾患も、このような臨床像を呈する。食事管理として十分量の水分摂取を行い、何リットルかの水分追加摂取が必要である。この治療は患者にとって、併発疾患が起こらなければ十分忍容できる。

ファンコーニ症候群は近位尿細管において適当な量のブドウ糖、アミノ酸、リン酸、重炭酸塩を再吸収することができず、そのためこれらの物質が尿中に排泄されることを特徴とする。ファンコーニ症候群の成人患者は、アシドーシス、低カリウム血症、多尿症、骨軟化症を呈し、一方小児患者は多尿症、成長障害、くる病、嘔吐を呈する。一般的に、特別の薬物療法はなく、主に食事治療によって管理される。補充療法は通常、重炭酸塩、カリウム、リン酸、カルシウム、ビタミンDの食事による補給と同時に、大量の水分を補給する。

腎尿細管性アシドーシス（RTA）は尿細管における重炭酸塩処理の障害であり、遠位尿細管の障害（1型）あるいは近位尿細管の障害（2型）のどちらかが原因となって発症する。遠位RTAは重度の骨軟化症、腎臓結石、さらに腎石灰沈着症（腎臓の石灰化）を引き起こす。遠位RTAは70〜100mEq/日という少量の重炭酸塩により治療すると、疾患の徴候は完全に消失する。成人の単離性近位RTAは良性の疾患であり、重炭酸塩で治療すると悪化することが多いため治療してはならない。

腎盂腎炎は腎臓の細菌感染症であり、大規模な食事管理は必要でない。しかし慢性の症例では、クランベリージュースが細菌尿を減少させることに有用である（Kontiokari et al., 2005; Jepson, 2008）。クランベリージュースとブルーベリージュース中に濃縮されたタンニンやプロアントシアニジンは、大腸菌（*Escherichia coli*）の尿管上皮細胞への接着を抑制すると考えられる。

糸球体疾患

腎疾患に関連する重要な糸球体の機能は、適切な限外ろ過液の生成、および特定の物質がこの限外ろ過液に入るのを防ぐことである。

腎炎症候群
病態生理

腎炎症候群は糸球体のループ状毛細血管の炎症を特徴とする疾患群の臨床症状が合併したものである。これらの疾患は急性糸球体腎炎とも呼ばれ、突然発症し、持続の時間は短く、完全に回復するか慢性ネフローゼ症候群またはESRD（末期腎疾患）に進展する。腎炎症候群の主な症状は血尿（尿中に血液が存在する）であり、毛細血管の炎症によって血液細胞を巡る糸球体壁が損傷された結果としておこる。この症候群は高血圧と腎機能の軽度消失も特徴とする。最も一般的な症状の発現は、連鎖球菌感染に続いておこり、いつもではないが通常は自己制御性である。その他の原因には、IgA腎症や遺伝性腎炎などの原発性腎疾患に加えて、全身性紅斑性エリテマトーデス（SLE）、血管炎、心内膜炎に随伴した糸球体腎炎（GN）、膿瘍、脳室腹腔シャントの感染などの二次性腎疾患がある。

ネフローゼ症候群
病態生理

ネフローゼ症候群はタンパク質を遮る糸球体壁の損失に由来する疾患群である。タンパク質が尿中に大量喪失すると低アルブミン血症をもたらし、続いて浮腫、高コレステロール血症、血液凝固活性亢進、骨代謝異常を生じる。ネフローゼ症候群の95%以上の症例は、3種類の全身性疾患（糖尿病、SLE、アミロイドーシス）と腎原発性の4疾患（微小変化腎炎[電子顕微鏡上でのみ変化がみられる疾患]、膜性腎症、巣状糸球体硬化症、膜性増殖性糸球体腎炎）に由来する。これらの疾患進行中に腎機能は悪化することもあるが、それは一貫した特徴ではない。

末期腎疾患

末期腎疾患（ESRD）は、腎臓の老廃物排泄能、体液維持と電解質バランス能、ホルモン生成能の欠如に関連する。腎不全が徐々に進行するにつれて、循環血中の老廃物濃度が、結果的に尿毒症の症状を引き起こす（*病態生理とケア管理アルゴリズム*「慢性腎疾患と末期腎疾患」を参照）。尿毒症は、体内の窒素老廃物濃度が許容できなくなったことによりおこる以下の一連の臨床症候群として定義される：倦怠感、脱力感、悪心嘔吐、筋痙直と瘙痒感、口中の金属味、時に神経障害。

病態生理

ESRDは広範囲のさまざまな腎疾患の結果として生じる。現時点では、ESRDに到達した患者の90%は(1)糖尿病、(2)高血圧、(3)糸球体腎炎を慢性的に患っている。臨床兆候は特定的ではなく、患者によってさまざまである。症状開始と直接に一致する信頼できる臨床検査パラメータはない。しかし、経験的にいえば、血中尿素窒素値（BUN）100mg/dLとクレアチニン値10〜12mg/Lは、通常この閾値に極めて近い。

医学的管理

ステージ4〜5のCKD（慢性腎臓病）を進展した患者のESRD（末期腎疾患）の治療選択肢は、透析または移植、あるいは死亡に至るまでの医学的管理である。患者の意思を尊重し選択することが患者にとってベストである。

透析療法

患者は透析実施施設で外来として透析を受けるか、従来の

病態生理とケア管理アルゴリズム

慢性腎疾患と末期腎疾患

原因

- 高血圧
- 糸球体腎炎
- 糖尿病
- 他の疾患（多嚢胞性腎疾患、先天異常など）

↓

CKD（慢性腎疾患）

CKD 医学的管理
- 血圧コントロール
- 血糖値コントロール
- 免疫抑制療法
- エリスロポエチン
- 活性型ビタミンD

CKD 栄養管理
- ナトリウム制限
- できる範囲でのタンパク質制限
- 電解質と塩基バランスの監視
- リン酸吸着薬
- 心リスク因子の低下

病態生理

末期腎疾患（腎不全）

機能の欠如
- 老廃物排泄
- 水分と電解質バランスの維持
- ホルモン生成

尿素血症
- 窒素老廃物量が許容範囲外

症状
- 倦怠感
- 脱力感
- 悪心嘔吐
- 筋肉痙直とそう痒感
- 金属味
- 神経障害

管理

末期腎疾患の医学的管理
- 透析療法
- 腎臓移植
- 免疫抑制薬の投与
- 精神的サポート
- 保存療法と死の準備
- エリスロポエチン
- 活性型ビタミンD

末期腎疾患の栄養管理

目標
- 栄養不足の予防
- 浮腫と血清電解質のコントロール
- ナトリウムとカリウムの制限
- 腎性骨ジストロフィーの予防
- リン酸吸着薬の使用、低リン食、カルシウム補充
- おいしい魅力的な食事の提供

連日透析や夜間透析のいずれかにより自宅で血液透析（HD）を受けるかを選択できる。腹膜透析（PD）を選択することもでき、連続携行式腹膜透析（CAPD）または持続的周期的腹膜透析（CCPD）のいずれかまたは両方を選択する。患者本人、家族、担当医とともに、患者のニーズに合った最適な治療法を評価する。この決定に考慮すべき因子は、患者や友人が治療を補助できるか否か、自宅での水分補給の種類、患者または関わる家族の能力（滅菌技術に関する視野と能力を含む）、腹部手術歴、患者の腹膜の特徴、体格、心臓の状態、血管アクセス不良の有無、外出の希望、その他懸念事項である。

血液透析には動脈と静脈を繋ぐために外科的に形成された瘻孔を介した血流への常設のアクセス（シャント）を必要とする（図36-2）。患者の血管が壊れやすい場合は、「グラフト」と呼ばれる人工血管を外科的に移植する。各透析前に大きな針を瘻孔またはグラフト内に挿入し、透析終了後に除去する。鎖骨下動脈カテーテルを介した一時的なアクセスは、通常患者に永久的アクセスを作成するかシャントが成熟するまで用いられるが、感染症の問題がこれらのカテーテルを理想とは程遠いものにしている。

血液透析（HD）液の電解質成分は正常な血漿成分と類似する。老廃物と電解質は拡散、限外ろ過、浸透圧により血中から透析液中に移行し除去される（図36-3）（Himmelfarb and Ikizler, 2010）。外来HDでは通常3～5時間の治療を週3回行う（図36-4）。新たな治療では治療の回数を増やして時間を短縮することができる。透析治療の回数の多い患者は死亡率が低く、移植による死亡率に接近している。自宅で日中透析を受ける患者は基本的に昼間2～3.5時間の治療を週5～6回行うのに対し、自宅で夜間透析を受ける患者は睡眠中8時間の治療を週3～6回行う。

腹膜透析（PD）は腹膜の半透膜性を利用して行う。カテーテルを外科的に腹部と腹腔内に埋め込む。高濃度デキストロースを含有する透析液を腹膜内に染み込ませ、老廃物は血液から腹膜を介して透析液中に拡散によって運ばれ、水分は浸透圧により移動する。この液体は回収されて廃棄され、新しい溶液が追加される。

腹膜透析にはいくつかの種類がある。CAPDでは、透析液は腹膜内に置かれ、重力によって手動で交換される。透析液の交換を1日に4、5回行えば24時間の治療が行える（図36-5）。CCPDでは、患者の治療は夜間に機器を用いて透析液の交換を行う。CCPD施行患者は、日中に腹腔内の透析液交換を1回長時間、恐らく丸1日をかけて行う。CAPDとCCPDはいくつかの併用法があり、ここではPDと呼ぶ。

PDの利点は、血液生化学的に大きな変動を防ぐことができ、残された腎機能を長く維持し、患者がより通常のライフスタイルを実現できることである。合併症には腹膜炎、ナトリウムや水分の追加補充を必要とする低血圧、体重増加がある。透析液中のブドウ糖から600～800cal/日を吸収するため、ほとんどのCAPD患者が体重増加を経験する。これは体重の少ない患者には好都合であるかもしれないが、結局のところ、透析液から吸収されるエネルギーを計上するために、食事からの摂取を変更しなければばらない。Icodextrin（商品名エクストラニール：バクスター社）は、最長滞留時間使用できる非吸収性長鎖ブドウ糖液である。過剰なブドウ糖吸収がなく、多量の水分を除去する（限外ろ過）。これは、糖尿病患者や組織の体重増加が過剰な患者に有用だが、他の合併症を引き起こす場合があり、費用が高い。

透析の有効性の評価

動力学モデリングは、一定の期間内の患者血中からの尿素除去率を測定して透析の有効性を評価する方法である。この方法はしばしばKt/V（Kは透析装置の尿素クリアランス、tは透析時間、Vは患者身体の総水分量）と呼ばれ、適正状態で

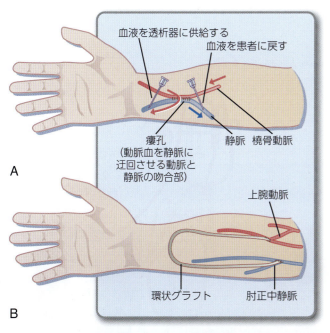
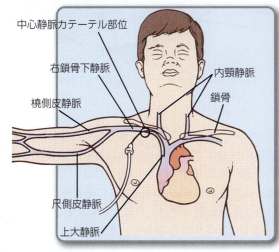

図36-2　血液透析におけるアクセス型
A　動静脈瘻、B　人工ループグラフト、C　鎖骨下カテーテル（通常は一時的使用）
出典：*Lewis SL et al: Medical-surgical nursing: assessment and management of clinical problems, ed 7, St Louis, 2007, Mosby.*

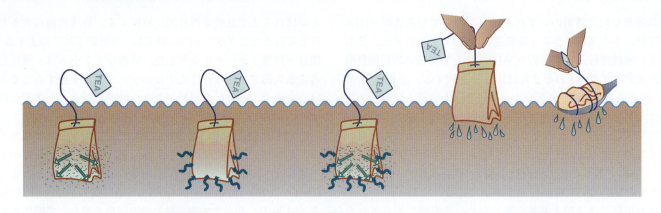

拡散	浸透圧	拡散と浸透圧	ろ過	限外ろ過
粒子が半透膜を介して通過すること。例えば紅茶は、ティーバッグから周囲の水分へと拡散する	溶質濃度の低い側から溶質濃度の高い側に半透膜を通過して水分が移動すること（水分はティーバッグ内へ浸入する）	同時に起こりうる（粒子が外へ流出すると同時に、水分が中へ浸入する）	水分が膜を通過すること	膜を介して過剰の水分を搾り出すための付加的圧力をもたらす

図36-3 透析療法：いかにして機能するか
出典：*Core curriculum for the dialysis technician: a comprehensive review of hemodialysis*, AMGEN, Inc. より改変。

図36-4 血液透析。通常3〜5回の治療を週3回行う

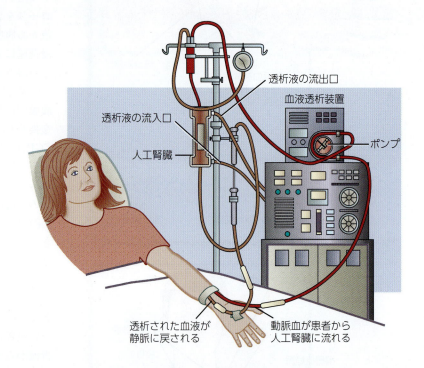

は1回のHD（血液透析）あたり1.4以上、週あたり3.2以上の高い結果がもたらされる。これらの算出は複雑であるため、基本的にはコンピュータプログラムを用いて計算される。HDの妥当性を判断するより正確な方法がeKt/Vで、eは平衡化を意味し、透析終了した後に細胞膜全体に尿素が平衡するまでにかかった時間を考慮している。許容できるeKt/Vは1.2以上である。

効果的な透析治療を判断するための別の方法が尿素除去率（URR）であり、透析前後における尿素の低下を観察する。血清尿素低下率が65％以上であれば、その患者は十分に透析されている。Kt/Vと異なり、これは医師が患者のベッドサイドですぐに算出できる。PD（腹膜透析）の有効性を評価する方法は若干異なるが、毎週2.0のKt/Vが目標である。Kt/Vは患者や透析に関連する複数の変数によって変化する。Kt/Vの算出は、透析患者における簡略化窒素バランス検査であるタンパク窒素出現（PNA）率によって決定される。PNA値は0.8〜1.4でなければならない。短期の日中HDや夜間HDを受けている患者は別の算出法でKt/Vを算出しなければならない。

医学的栄養療法

ESRD（末期腎疾患）の管理における医学的栄養療法の目標

は以下の通りである。

1. タンパク質、エネルギー、ビタミン、ミネラルを十分に摂取することにより、栄養不足を防いで良好な栄養状態（さらに小児では成長も）を維持する。
2. ナトリウム、カリウム、水分摂取をコントロールして、浮腫や電解質不均衡をコントロールする。
3. カルシウム、リン、ビタミンD摂取とPTH（副甲状腺ホルモン）をコントロールして、腎性骨ジストロフィーを予防または遅延する。
4. 患者のライフスタイルにできるだけ適した、口に合う、魅力的な食事を食べられるようにする。
5. 緊急ケア、外来、専門の看護施設における患者のケアについて、家族、栄養士、看護師、医師と調整する。
6. 患者に栄養教育、定期的な相談、長期的モニタリングを提供する。

表36-9に栄養素の値と疾患のコントロールに関する患者への手引きを示す。透析は自宅であるいは外来で行われることから、ESRD患者は食事の責任を自ら負う。長期罹患中の患者の多くは、自身の食事について熟知しており（図36-6）、透析ユニットの栄養士によって何度も指導を受けている。

タンパク質

透析は身体のタンパク質を抜き取るので、これを代償するために1日摂取量を増やさなければならない。

24時間の腹膜透析中には20～30gのタンパク質が喪失し、平均すると1時間あたり1gの喪失となる。腹膜透析を受けている患者は1日タンパク質摂取量として1.2g/kg体重が必要である。50%以上は生物学的高値のタンパク質でなければならない。血液透析を週3回受けている患者は1日タンパク質摂取量として1.2g/kg体重が必要である。低アルブミン値を示す透析患者は死亡率がはるかに高いことが示されており、したがって十分なタンパク質摂取がさらに強調される。血清BUN（血中尿素窒素）と血清クレアチニン値、尿毒症症状、体重を監視して、それに応じて食事を調整する。

腎疾患では、腎臓によって代謝されるプレアルブミンは値が日常的に上昇するため、優れた栄養マーカーではない。ア

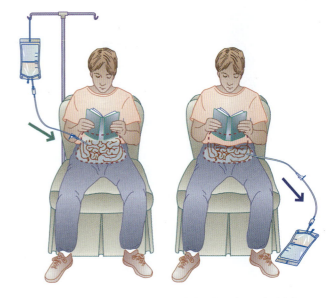

重力を用いて腹腔に透析液を充満させる　　交換の終了時に再度重力を用いて、透析液をバッグ内に抜き取る

図36-5　連続携行式腹膜透析；20分間交換を1日に4～5回、毎日行う

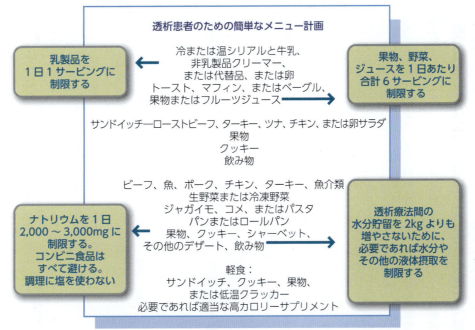

図36-6　透析療法中の患者のための簡単なメニュー計画；食事療法は透析療法中の4%以上の体重増加を許容しない

表 36-8 成人腎疾患患者に対する治療法別にみた栄養必要量

治療法	エネルギー	タンパク質	水分	ナトリウム	カリウム	リン
腎機能障害	30〜35kcal/kgIBW	0.6〜1.0g/kgIBW	任意	不定、2〜3g/日	不定、通常は任意か利尿薬による損失を補充	0.8〜1.2g/日または8〜12mg/kgIBW
血液透析	35kcal/kgIBW	1.2g/kgIBW	750〜1000mL/日 + 尿量	2〜3g/日	2〜3g/日または40mg/kgIBW	0.8〜1.2g/日または<17mg/kgIBW
腹膜透析（CAPD）/（CCPD）	30〜35kcal/kgIBW	1.2〜1.5g/kgIBW	任意（最小2000mL/日 + 尿量）	2〜4g/日	3〜4g/日	0.8〜1.2g/日
移植術、移植後4〜6週間	30〜35kcal/kgIBW	1.3〜2g/kgIBW	任意	2〜3g/日	不定；シクロスポリン誘導の高カリウム血症により制限が必要となることもある	カルシウム1.2g/日リンを制限する必要なし
移植後6週間以降	IBWを達成・維持するために ・単炭水化物を制限する ・脂肪<カロリーの35% ・コレステロールは400mg/日未満 ・PUFA/SFA比>1.0	1g/kgBW	任意	2〜3g/日	変更あり	カルシウム1.2g/日リンを制限する必要なし

出典：National Kidney Foundation: DOQI clinical practice guidelines for nutrition in chronic renal failure, Am J Kidney Dis 35(suppl 2), 2000;Wiggins K: Guidelines for nutrition care of renal patients, ed 3, Chicago, 2002, American Dietetic Association より改変。
CAPD：連続携行式腹膜透析、CCPD：持続的周期的腹膜透析、IBW：適正体重、PUFA：多価不飽和脂肪酸、SFA：飽和脂肪酸

表36-9 末期腎疾患患者における血液検査値の手引き

この手引きは、臨床検査結果の解釈を手助けする。正常値は腎機能正常な人の値を示す。透析患者における許容可能な値をその次の列に掲げる。血液検査値には多くのことが影響する。基礎疾患、合併症、治療の適切性、薬物療法、食事はすべて臨床検査値に影響を反ぼす。

項目	正常値	透析療法中の患者における正常値	機能	食事による変化
ナトリウム	135～145mEq/L	135～145mEq/L	食塩や多くの保存食品中に含まれる。高ナトリウムを摂取すると患者は喉が渇く。患者が大量の水分を摂取すると、実際のところナトリウムは希釈されて血清値は低下する。患者がナトリウムを大量摂取して水分を摂取しなければ、ナトリウム値は上昇する。大量のナトリウムと水分は血圧を上昇させ、体液過剰負荷、肺浮腫、うっ血性心不全を引き起こす。	高値の場合：水分状態を確認する。水分が大量貯留している場合は、患者に食塩と水分の摂取を控えるよう指導する。水分増加が少なければ、透析施行間の摂取の増加が1.5kg（または＜体重の4％）であること、実際に脱水状態（これは稀ではある）になっていないことを確認する。 低値の場合：体液増加が大きい場合は、患者に食塩と水分の摂取を控えるよう指導する。水分状態を確認する。患者はおそらく水分を大量摂取していると考えられる。透析施行間の体重増加を4％までに抑え、塩辛い食品の摂取を控え、水分摂取量を尿量＋3カップまでに制限するよう求める。
カリウム	3.5～5.5mEq/L	3.5～5.5mEq/L	ほとんどの高タンパク質食品、果物、野菜中に含まれる。筋肉作用、特に心筋の作用に栄養をもたらす。高カリウム値は心停止をもたらす。低値は筋肉虚弱や心房細動を引き起こす。	高値の場合：GI出血、外傷、薬物療法といった高カリウム値の原因のないことを確認する。含有量が250mg/サービングを超える食品の摂取を避け、1日あたりの摂取量を2000mgまでに制限するよう患者に指導する。透析液中のカリウム含有量の減量を考慮する。次回治療時に再度血中濃度を測定する。 低値の場合：高カリウム含有食品を1日あたり1種類追加し、血中濃度を再度測定する。食事の変更によって効果がなければ、透析液中のカリウム含有量の増量を考慮する。
尿素窒素(BUN)	7～23mg/dL	50～100mg/dL	タンパク質分解による老廃物。クレアチニンと異なり、尿素窒素は食事中のタンパク質量により影響される。尿素窒素は透析により除去される。	高値の場合：患者は透析を受けていないと考えられる。eKt/V値を確認する。nPNAを確認する。尿毒症症状のため患者が食事をしていないことがある。BUNは低下することがある。 低値の場合：透析中も原因の1つである。食事をしていなければ、BUNは低下する。食事により減少によっても低下する。
クレアチニン	0.6～1.5mg/dL	15mg/dL未満	正常な筋肉分解の老廃物。この値は透析療法によりコントロールされる。患者が1日24時間、週7日透析を受けていなければ、腎臓が正常である時と同様に、この値は上昇することがある。	透析療法は通常クレアチニン値をコントロールする。クレアチニン値は透析療法が有効であるか筋肉減少を示している可能性がある。透析療法が適切であることを評価するために透析中の尿素のクリアランス(Kt/V)を確認する。患者の体重が減っていれば、患者の筋肉が分解され、したがってクレアチニン値は上昇することがある。体重減少を阻止するために、患者はタンパク質やカロリーを多く摂取する必要があるかもしれない。

続く

Katy G. MS, RD. Northwest Kidney Centers, Seattle, Washington より作成。
BUN：血中尿素窒素、CO_2：二酸化炭素、DHT：ジヒドロキシステロール、EPO：エリスロポエチン、IV：経静脈、nPNA：標準化タンパク質出現率、URR：尿素除去率

表 36-9 末期腎疾患患者における血液検査値の手引き ― 続き

項目	正常値	透析療法中の患者における正常値	機能	食事による変化
URR	該当しない	65%（または0.65）以上	透析療法中におこる尿素低下の測定値。透析後のBUNを透析前のBUNから差し引いて、パーセンテージを求める。	食事による変化はないが、異化または同化はKt/V値や透析中の平衡状態の尿素クリアランス（eKt/V）と同様に影響する。
eKt/V	該当しない	1.2以上	患者がどの程度透析されたかの定量化を試みた数式。透析による尿素クリアランス×治療時間÷患者の身体が保有する水分量	食事による変化はない。低値の場合：1.2未満は罹病率と死亡率の上昇と関連する。高値の場合：高値は転帰良好と関連する。
Kt/V	該当しない	1.4以上（血液透析） 2.0以上（腹膜透析）	尿素の均衡によって調整されない。上記を参照のこと。	食事による変化はない。
nPNA	該当しない	0.8〜1.4	身体のタンパク質ターンオーバー率を考慮するために用いる計算。感染症、発熱、手術、外傷のために患者が異化状態になっていることを推定する。食事歴とアルブミン値と組み合わせれば、患者のタンパク質摂取量が安定していることを示す指標として優れている。「正常化された」という用語は値が正常値あるいは適正体重に対して補正されたことを意味する。	高値の場合：患者はタンパク質摂取量を減らす必要があるかもしれない。患者は栄養士に相談する。患者はタンパク質を大量摂取しているかもしれない。 低値の場合：患者はタンパク質摂取量を増やす必要があるかもしれない。患者の排出した尿量が少ないと、結果に大きな差が生じる。患者に48時間尿採取を継続させる。
アルブミン	3.5〜5g/dL（ブロムクレゾールパープル法） 3〜4.5g/dL（ブロムクレゾールパープル法）	3.5〜5g/dL 3.4g/dL以上	アルブミンは透析患者における健康上の優れた指標であるが。タンパク質は透析療法によって要失する。アルブミン値が2.9未満であれば、血管から組織中への体液の漏れだしが生じし、すなわち浮腫をもたらす。体液が組織中に存在していれば、透析によって除去することは難しい。透析患者のアルブミン低値は死亡リスクの上昇と関連する。	低値の場合：タンパク質の豊富な食品（肉、魚、チキン、卵）を摂取する。タンパク質サプリメントが必要かもしれない。アルブミン静脈内投与はコロイド浸透圧により短期間の問題を修正するが、血清アルブミン値は変化しない。
カルシウム	8.5〜10.5mg/dL	8.5〜10.5mg/dL	乳製品中に含まれる。透析患者の摂取量は通常低値である。活性型ビタミンDはカルシウムの吸収に必要である。カルシウム値とリン値の積が59を超えてはならない。59を超えるとカルシウムが軟組織への沈着をおこす恐れがあるため。カルシウムはアルブミンと結合するため、アルブミン値が低値の場合カルシウム値は不当に低くなることがある。このような場合、イオン化カルシウムはより正確な検査法となる。	高値の場合：患者がカルシウムサプリメント化活性型ビタミンDを摂取していないか医師に確認するとともに、これらの摂取を一時的に中止させる。 低値の場合：アルブミンの使用を医師に示唆する。患者は食間のカルシウムサプリメントまたは活性型ビタミンDが必要かもしれない。医師に活性型ビタミンD化カルシウムサプリメントとともに確認する。

第36章 腎障害の医学的栄養療法

項目	基準値	説明	高値・低値の場合
リン	2.5～4.8 mg/dL	乳製品、乾燥豆、ナッツ、肉類に含まれる。骨形成に用いられ、身体のエネルギー生成を促進する。許容レベルはカルシウム値、副甲状腺ホルモン値、食事中のリン含有量などのさまざまな因子によって決定される。カルシウム値、副甲状腺ホルモン値が正常であれば、正常値よりも若干高めは許容範囲である。	高値の場合：牛乳や乳製品の摂取を1日1サービングに制限する。食事や軽食と共に指示通りリン酸結合剤を摂取するよう患者に言い聞かせる。結合剤服用の不順守はリン値上昇の最も多い原因である。低値の場合：1日1サービングの牛乳あるいは他のリン含有食品を追加するかリン酸結合剤の摂取量を減らす。
PTH intact (I-PTH)	10～65 pg/mL	副甲状腺ホルモン高値は、血清中のカルシウム濃度を維持するために、骨からカルシウムが引き出されていることを示唆する。この症候群は二次性副甲状腺機能亢進症と呼ばれ、骨ジストロフィーを引き起こす。ビタミンDの経口または静注パルス投与は通常PTH値を低下させる。	高値の場合：患者が活性型ビタミンDの経口または静注投与を受けているか確認する。治療について患者の主治医と連絡を取る。患者に症状（高リン値、骨痛、骨折）がなければ治療はそれほど積極的でなくてもかまわない。低値の場合：治療法はない。
アルミニウム	0～10 μg/L	水酸化アルミニウム含有のリン酸結合剤を摂取している患者は、骨疾患と痴呆をもたらすアルミニウム中毒を進展する恐れがある。6ヵ月毎に血中濃度を検査すべきである。	高値の場合：水酸化アルミニウム投与を中止する。
マグネシウム	1.5～2.4 mg/dL	マグネシウムは通常尿中に排泄され、透析患者にとって毒性を示す。高値はMilk of MagnesiaやMaaloxなどのマグネシウム含有制酸薬や下剤によって引き起こされた可能性がある。	便秘解消のために食物繊維を摂取するといった毒性のない方法で適用方法以外、食事の変更はない。マグネシウム含有リン酸結合剤として使用されていれば、血中値をさらに頻繁に測定する必要がある。
フェリチン	40 μg/L未満 エリスロポエチン(EPO)使用の場合：300～800 μg/L；使用していなければ 50 μg/L 男性：20～350 μg/L 女性：6～350 μg/L	肝臓中での鉄貯蔵に用いられる。鉄貯蔵量が低下すれば、赤血球細胞の産生が減少する。	低値の場合：食品中の鉄は十分吸収されていない。ほとんどの患者は経口や静注による鉄の補給を必要とする。患者は鉄をリン酸結合剤と同時に摂取してはならない。
CO_2	22～25 mEq/L	透析患者は尿中に代謝性の酸を排泄できないため、アシドーシスを呈することが多い。アシドーシスは筋肉や骨の異化率を上昇させる。	低値の場合：eKt/V、BUN、nPNAの値を再確認する。CO_2値を上昇させるために重炭酸ナトリウムを経口投与するが、この治療は患者にかなりのナトリウム負荷を与える。
ブドウ糖	65～114 mg/dL（非糖尿病患者と同等） 300 mg/dL未満（糖尿病患者）	腎臓はインスリンを代謝することから、低血糖はインスリンの半減期延長に起因することが考えられる。糖尿病患者：高血糖値は口渇感を増強する。	ほとんどの人はエネルギー供給用として、1日に6～11サービングのパン／デンプンまたはミルクと2～4サービングの果物が必要である。糖尿病患者は血糖値が低下していない限り、味の濃いデザートを避けなければならない。

Katy G. MS, RD, Northwest Kidney Centers, Seattle, Washington より作成。
BUN：血中尿素窒素、CO_2：二酸化炭素、DHT：ジヒドロキシステロール、EPO：エリスロポエチン、IV：経静脈、nPNA：標準化タンパク質異化出現率、URR：尿素除去率

ルブミンはタンパク質状態の限定的な指標だが、末期腎疾患患者の栄養状態を評価するために日常的に用いられている。連邦指令により、4g/dL未満での介入が必要とされる。しかし、急性または慢性炎症のいずれも複雑であるため、アルブミン値は末期腎疾患患者において生存不良を予測する。低アルブミン血症には複数の要因が関与し、栄養不良、炎症、合併疾患と関連する。アルブミン値を解釈する場合、検査室での血清アルブミン測定方法を知っておくことは重要である。検査室での測定方法の違いによって、腎疾患において異なる結果がもたらされるためである（表36-9を参照）。

特に赤身肉に対して尿毒症自体が味覚変化を引き起こし、患者によっては肉を調理するときの匂いさえ耐えられないため、十分なタンパク質を摂取することは難しいと多くの患者が認めている。このようなタンパク質嫌いは、生物学的高値の推奨タンパク質摂取量を達成することを困難にする。患者は卵や豆腐、白身肉であれば食べられるかもしれない。またスパイスを使って肉の味を隠したり、尿素の味を極力抑えるよう冷製の動物性タンパク質を提供したりしてもよい。一部の患者には栄養サプリメントが役立つ場合もあり、場合によっては、タンパク質必要量を満たすためリン酸を制限して乳製品を多く摂る必要がある。すべての栄養パラメータと同様に、患者個別にニーズを満たさなければならない。

エネルギー

エネルギーは、組織タンパク質合成としてのタンパク質を蓄えておくため、および組織タンパク質をエネルギー用として代謝しないようにするために、十分量の糖質、脂質から摂取しなければならない（Byham-Gray, 2006）。患者の栄養状態とストレスの程度に応じて、25〜40kcal/kg体重の量を供給し、移植患者や腹膜透析患者では定量とする。腎臓専門の栄養士が患者の栄養状態の質を評価するために使用できるツールが開発されている。末期腎疾患における基本的な生理学的および免疫学的変化を認識するために、主観的包括的評価法（参考情報6-5）が改変されている。

水分とナトリウムのバランス

ESRD（末期腎疾患）患者では、血圧、浮腫の有無、血清ナトリウム値、食事摂取状況を頻繁に測定して、腎臓の水分やナトリウムの処理能を評価しなければならない。透析患者の大半はナトリウムや水分の摂取制限が必要である。過剰なナトリウム摂取は、口渇感の増大、体液増加、結果的な高血圧を引き起こす。このような症状を経験していない患者でも、尿量がごくわずかの患者は、喉の渇きを最小限にして透析中の大量の水分貯留を防ぐには、ナトリウム摂取制限が有効である。

透析継続中の患者では、ナトリウム摂取と水分の摂取量は、透析間における血管系中の体液増加による2〜3kgの体重増加となるよう制御する。目標は水分増加を体重の4％未満とすることである。1日あたり87〜130mEq/L（2〜3g）のナトリウム摂取と水分摂取制限（通常約750mL/日に同量の尿量を加えた量）は通常これらのガイドラインを満たすのに十分である。この計算には、室温で液体の水分のみが含まれる。固形食品に含まれる水分は750mLの制限には含まれない。平均的な食事中の固形食は、約500〜800mL/日の水分を寄与する。固形食中の水分は、500mL/日不感水分損失にほぼ置き換えて算出される。

86〜130mEq（2〜3g）のナトリウム食は、調理中食塩を必要としない。食卓での食塩使用や、喫煙、塩漬けの肉や魚、塩味の軽食、缶詰のスープ、高塩分のインスタント食品は許可されない。食品指向の便利なスーパーマーケットが増えている現在、インスタント食品で消費されるナトリウム摂取量は75％〜90％と推定され、調理時や食卓で添加される塩分はわずか10％〜25％である。腎疾患患者の喉の渇きや水分摂取量を減らす最も手軽な方法はナトリウム摂取量を減らすことである、ということを認識することが重要である。塩分の摂取が水分の消費を引き起こすのである。付録37に低ナトリウムのメニュー計画を詳しく掲載する。高ナトリウム摂取患者は強い喉の渇きを覚えるため、多くの医師や栄養士が、ナトリウム食を制限していない人に水分を制限させることは非情だと考えている。

医療従事者は患者に体液バランスについて教育する際に、水を飲まずに喉の渇きにいかに対処するかについても教える必要がある。2、3の氷のかけら、冷やした果物のスライス、あるいは酸っぱいキャンディをなめること、人工唾液の使用は、喉の渇きを和らげるのに役立つ。約15〜20％の患者は、体液と水分バランスに細心の注意を払っても高血圧が軽減しない。これらの患者は、高血圧が通常高レベルのレニン分泌によって持続しており、コントロールには薬物療法を要する。

多くのESRD患者はナトリウムを保持するが、一部の患者は喪失する。食塩喪失傾向のある患者の例として、腎臓の多嚢胞性疾患、腎臓髄質の疾患、慢性閉塞性尿路疾患、慢性腎盂腎炎、鎮痛薬性腎症があげられる。低血圧、血液量不足、さしこみ、および腎機能のさらなる悪化を防ぐために、これらの患者にはナトリウムの追加投与が必要かもしれない。食事中には、通常1日あたり130mEq（3g）以上のナトリウムが含まれ、この量は通常食の量で添加食塩は含まない。食塩や塩分のある食品を添加すれば、必要な食塩追加を満たすことができる。このような高ナトリウム食の必要な患者はほとんどいないが、これらの患者は患者の基礎疾患を理解することにより食事の指示を個別に考慮する必要性があることの裏付けとなる。

頻繁に透析治療を受けている患者は、日中腹膜透析や昼間短時間または夜間透析のいずれを受けるかに関わらず、ドライウェイトと臨床検査値の個別の評価に基づくナトリウムと水分の許容量が高い。

カリウム

カリウムは、通常血清カリウム値、尿量、薬物療法、血液透析の実施頻度に応じた制限が必要である。多くのアメリカ人に

対するカリウムの1日摂取量は75～100mEq（3～4g）である。この量は、ESRD（末期腎疾患）患者では通常1日あたり60～80mEq（2.3～3.1g）に減量され、無尿症患者では1日あたり51mEq（2g）に減量される。一部の患者、すなわちハイフラックス透析を受けているまたは透析時間や透析頻度が増している患者は、高摂取量に忍容できるかもしれない。その場合も、患者の臨床検査値、透析液中のK^+含有量、食事摂取量の密接なモニタリングは必要不可欠である。

食品中のカリウム含有量を第7章参考情報7-1と、付録36および56に示す。低カリウム食摂取患者に助言する場合、多くの低ナトリウム食品は、食塩の代用としてNaClの代わりにKClを含有すると指摘するように気を配らなければならない。食品代用品の「ライトソルト」や低ナトリウムのハーブミックスは、危険レベルのカリウムを確かに含まないことを注意深く確認しなければならない。減塩醤油、減塩スープ、その他の特殊な食品は、熟練した専門家による特別の精査が必要となるかもしれない。患者のみならず、教会のグループや隣人など、患者のために調理する人で食塩代用品を用いる人とともにこのような習慣を省みることが望ましい。

食事歴によって血清カリウムの上昇の原因を説明できない場合、他のカリウム非食品源を調べる必要がある。例としては、至適透析量不足や透析治療失敗、透析液浴中のカリウム濃度の異常な高値、糖尿病患者における血糖値の異常上昇、アシドーシス、便秘、重度のGI出血、一部の薬物療法、輸血、大きい外傷、化学療法、放射線療法があげられる。場合により、血液検体の処理を誤って溶血状態となり、カリウム値が偽上昇することがある。

リン

余分なリンの99％以上が尿中に排泄される。しかし、GFRが低下するとリンは血漿中に留まる。リン分子の分子量は大きいため、透析によって容易には減少せず、患者は1日に消費するリンの約1/2を得ることになる。リン酸摂取量は食事供給源からの量を1200mg以下に制限して低下する。リンを制限する難しさは、高タンパク質食摂取の必要性による。肉などの高タンパク質食はリンをATPの形で多量に含む。さらに、乳製品、ナッツ、豆果などその他のタンパク質食品源にもリンが豊富に含まれている。このため、タンパク質を制限せずに高リン食品を減らすことはできず、食事介入だけでバランスよく摂取することは困難になる。

加工食品を多く含むアメリカ食は、吸収可能な量・質のリン増加をもたらし、リン制限の順守をさらに難しくする。食品中の自然発生リンはわずか60％しか吸収されない。リン酸三ナトリウム、リン酸二ナトリウム、リン酸二カルシウムなど一般的に用いられているリン添加剤はほぼ100％吸収され、加工食品をリン値上昇の寄与因子にしている。食事介入は、食事、ナッツ、豆、加工食品の制限のバランスに重点を置き、食事必要量を満たすため生物学的栄養価の高いタンパク質の十分な摂取を促すべきである。

食事制限のみでは血清中のリンは十分コントロールできず、ほぼすべての透析施行患者はリン酸結合剤の投与が必要となる。炭酸カルシウム、酢酸カルシウム、炭酸セベラマーなどのリン酸結合剤は、各食事時や軽食時に用いられ、消化管中のリン酸に結合する。これらの薬剤は余分な食事性リン酸と結合し、排泄のため消化管中を輸送されるため、血液への吸収が回避される。これらの薬剤を長期間服用する副作用が一般的にみられる。場合によっては、消化管症状、下痢、放屁を引き起こす。腸管内宿便をきたす重度の便秘は、ある種のリン酸結合剤を過剰投与した場合におこりうるリスクである。時として、これは腸管に穿孔を生じることがあり、その結果として腹膜炎や死亡をもたらす。一般的な薬剤を表36-10に掲載する。

カルシウムと副甲状腺ホルモン

ESRDでは、リンとカルシウムのバランスを維持する身体能力が、カルシウムと副甲状腺ホルモン（PTH）の制御によって複雑化される。GFRが低下すると、血清カルシウム値はいくつかの理由により低下する。まず、腎臓の活性型ビタミンDから活性型への変換能が低下すると、$1,25-(OH)_2D_3$がカルシウムの消化管吸収不良を引き起こす。二つ目の理由として、血清リン酸値が上昇すると血清カルシウムの必要性が増大する。これら二つの原因はいずれも副甲状腺肥大を引き起こす。その結果起こるPTHの過剰分泌により骨再吸収が促進され、カルシウム源となる。

その結果生じる骨疾患である腎性骨ジストロフィーは基本的に4つの型のいずれかに分類される：（1）骨軟化症、（2）嚢胞性線維性骨炎、（3）転移性石灰化、（4）無形成骨症。食物の吸収が悪くカルシウムを利用できないと、カルシウム低値をきっかけに副甲状腺からPTHが放出される。この作用は破骨活性を刺激することにより骨からのカルシウム放出を増大させる。これにより、骨中から失われたカルシウムを補うための骨芽細胞刺激が損なわれる結果、骨軟化症や骨の脱塩が起こる。

カルシウム低値が持続すると、副甲状腺が血清中カルシウム値を上昇させようとしてPTHの生成を続ける。すると今度は、二次性副甲状腺機能亢進症が引き起こされ、ベースラインでも重度の脱塩（嚢胞性線維性骨炎）を引き起こすのに十分なPTH（副甲状腺ホルモン）が肥大した副甲状腺から放出される。この疾患はうずくような骨の鈍痛を特徴とする。

PTHに反応して血清カルシウム値が上昇しても、血清リン酸値はGFRの低下が緩徐であるために高値のままである。血清カルシウム値に血清リン酸値をかけた積が70よりも大きければ、転移性石灰化は差し迫っている。骨から失われたリン酸カルシウムが非骨性細胞に沈着すると、転移性石灰化が起こる。この骨以外の石灰化は、関節、軟部組織、血管に起こりうる。

カルシフィラキシスはリン酸カルシウムが創傷を受けた組織に沈着したときに起こり、結果として血管石灰化、血栓、非

表 36-10

末期腎疾患患者に対する一般的な薬物療法および栄養サプリメント

リン酸結合剤

- 食事からのリンの吸収を阻止するために食事や軽食とともに摂取する

炭酸カルシウム	TUMS、Os-Cal、Calci-Chew、Calci-Mix
酢酸カルシウム	PhosLo
炭酸Mg／Ca^{++}	MagneBind
炭酸セベラマー	Renvela
炭酸ランタン	Fosrenol
水酸化アルミニウム	AlternaGEL

ビタミン

- 水溶性ビタミンは透析療法中に喪失するため必要性が増す
- 脂溶性のビタミンA、Kは補給しない
- ビタミンEは補給する場合がある

透析療法における推奨量

ビタミンC	60mg（1日あたり200mgを超えないこと）
葉酸	1mg
チアミン	1.5mg
リボフラビン	1.7mg
ナイアシン	20mg
ビタミンB_6	10mg
ビタミンB_{12}	6mcg
パントテン酸	10mg
ビオチン	0.3mg

商品名として、Nephrocap、Neph-ron FA、Nephplex、Nephrovites、Dia-txがあげられる

鉄

- EPO療法施行時には鉄の必要量は増加する

静注鉄	デキストラン鉄(Infed)、グルコン酸鉄(Ferrlecit)、スクロース鉄(Venofer)

エリスロポエチン

- 骨髄の赤血球産生を促進させる

静注または筋注	Epogen

活性化ビタミンD

- 副甲状腺機能亢進の管理に用いる

経口剤	Rocaltrol（カルシトリオール）、Hectorol（ドキサカルシフェロール）
静注製剤	Calcijex（カルシトリオール）、Zemplar（パリカルシトリオール）

ビスホスホネート製剤

- 破骨細胞を阻害して骨再吸収を抑制する

経口剤	Fosamax（アレンドロン酸）
静注製剤	Aredia（パミドロン酸）

カルシウムサプリメント

TUMS、Os-Cal、Calci-Chew

リンサプリメント

Kphos neutral、NutraPhos、NutraPhos K

カルシウム受容体作動薬

- カルシウムを模倣して副甲状腺に結合する

Sensipar（シナカルセト）

陽イオン変換樹脂

- 高カリウム血症の治療用

経口または直腸内投与	Kayexalate（SPS）

Fiona Wolf, RD and Thomas Montemayor, RPh, Northwest Kidney Centers, Seattle, Washington, 2010 により作成。
Ca^{++}：カルシウム、EPO：エポエチン、SPS：ポリスチレンスルホン酸ナトリウム

治癒性の創傷、壊疽の原因となる。致死性であることが多い。臨床管理では血清リン酸値の一過性の上昇を防ぐために、カルシウム値とリン酸値の積を55未満とすることを目標とする（National Kidney Foundation, 2003）。リンの摂取量は、腎不全における副甲状腺機能亢進、リン酸貯留、ビタミンD欠乏症、低カルシウム血症によってもたらされた繊細な状況の悪化を避けるために、可能な限りコントロールしなければならない。

透析患者の多くはカルシウムを補充しても低カルシウム血症に悩まされる。そのために日常的に選択される薬剤は、活性型ビタミンD、カルシフェロール（RocaltrolおよびCalcijex）として入手される$1,25-(OH)_2D_3$である。doxercalciferol（Hectorol）やパリカルシトール（Zemplar）などの類似体も、PTHの低下とカルシウム値の上昇に効果的だが、1,25型ほどカルシウムの腸内吸収は増強されない。PTH（副甲状腺ホルモン）をコントロールする他の機序としては、カルシウム受容体作動薬のシナカルセト（Sensipar）が挙げられる。シナカルセトは副甲状腺の部位に結合してカルシウム値が上昇するという偽の印象を甲状腺に与える。これはPTH生成の抑制に効果を発揮し、カルシウム値も劇的に低下させる。総じて密接な監視が必須である。

副甲状腺機能亢進症の極端な例では、バランスを回復する

ために副甲状腺の一部の外科的切除を用いることができる。ただし、これによりPTH低下リスクが生じ、骨回転レベルの低下と、破骨細胞と骨芽細胞の両方の抑制を特徴とする無形成（低回転型）骨症に至る場合がある。この症状はESRD（末期腎疾患）に特有で、副甲状腺の過剰抑制と過剰な活性型ビタミンDにより骨形成の減少とマトリックスの非常に少ない骨の脆弱化が及ぼされる。この疾患は通常PTHの低値によって診断され、非治癒性の骨折のリスク増加をもたらす。ビタミンDやその類似体の使用による副甲状腺の過剰抑制でも同様のことが起こりうる。

全体として、リンの食事バランス、リン酸結合剤とビタミン類似体の使用、透析によるリン酸の除去、臨床検査値の密接な監視はいずれもESRDの骨管理に寄与する。

脂質

アテローム硬化性心血管系疾患は長期間血液透析療法を継続している患者の死因として最も多い（Bennett et al., 2006）。これは基礎疾患（糖尿病、高血圧、ネフローゼ症候群など）とESRD患者に多い脂質異常の両方が影響していると考えられる。ESRD患者は一般的にトリグリセリド値上昇を示し、コレステロールは上昇する場合としない場合がある。脂質異常は超低比重リポタンパク質の合成増加とクリアランス低下の両方を意味する。

食事療法や薬物療法による高脂血症の治療には賛否両論がある。アテローム硬化性冠動脈疾患の罹患率上昇を示す疫学的エビデンスがある一方、透析療法開始時にアテローム硬化が明らかに認められる患者は心血管イベントのリスクが上昇しないことを示した試験もあり、両者は拮抗している。日常的な治療として是認されないが、基礎疾患として脂質障害がありアテローム硬化の進行が認められるESRD患者には、食事療法と薬物療法を行ってもかまわない。ほとんどのスタチンを含む脂質低下薬は、今後の管理に重大な効果があるかもしれない（第34章参照）。

一方、コレステロール低値はESRD患者における死亡率の重要な予測因子となりうる。これらは経口摂取不良を示唆し、栄養不良を診断する有用なツールとなるかもしれない。脂質低下薬の使用を監視し、特に低体重または栄養不良の患者においては、必要に応じて中止が必要となる。

鉄とエリスロポエチン

慢性腎不全における貧血は、腎臓が骨髄の赤血球細胞生成を刺激するホルモンであるエリスロポエチン（EPO）を生成できなくなったことと、循環血中の尿毒症性の老廃物に続発する赤血球破壊、および透析または採血による血液欠乏が原因である。合成型EPOである遺伝子組換えヒトエリスロポエチン（rHuEPO）は、ESRDによる貧血の治療に用いられる。臨床試験は、一般的な意味での幸福感の回復とともに、貧血の是正に劇的な改善を示した（Locatelli F, 2006）。

EPOの使用により赤血球生成は2.5倍増加する。ヘマトクリット値の上昇がほとんどの場合随伴し、そのため静注による鉄補給の必要度が上昇する。EPO投与中の患者では経口投与のみでは十分な鉄貯蔵を維持する効果はない。アレルギー反応が証明されていなければ、ほとんどのEPO投与患者は、鉄の静脈内または筋肉内投与を定期的に行う必要がある。鉄静注に対してアレルギー反応を示す患者のために、はるかに忍容性に優れた種類が現在は市販されている。鉄デキストラン（Infed）、グルコン酸鉄（Ferrlecit）、スクロース鉄（Venofer）がその例である。

血清中のフェリチンは、腎不全における鉄状態の正確な指標である。何回か輸血を受けた患者や余分な鉄を貯蔵している患者は、血清フェリチン値が800～5000ng/mL（正常値は女性68ng/mL、男性150ng/mL；付録30参照）を示すこともある。EPO投与患者はフェリチン値を300ng/mL以上800ng/mL未満に持続する。フェリチン値が100ng/mL以下になれば、通常鉄を静脈内投与する。鉄飽和度はこれらの患者における鉄状態の評価に有用なもう1つの指標であり、25％～30％でなければならない。

ビタミン

水溶性ビタミンは透析中に急速に消失する。一般的に、アスコルビン酸やほとんどのビタミンB類は、効率よく透析できる葉酸を除き、尿中に排出されるのと同じ速度で透析液中に損失する（治療の種類や期間によって異なる）。尿を生成する患者は水溶性ビタミン欠乏のリスクが増加することがある。葉酸は余分な損失に基づき1mg/日の補給が推奨される。ビタミンB_{12}はタンパク結合性があるため、透析中の損失は最小限である。薬物投与に加えて代謝変化と排泄機能も、ビタミン値を変化させる。尿毒症患者における消化管での吸収についてはほとんど知られていないが、著しく低下することがある。尿毒症の毒素は一部のビタミン活性に干渉する可能性があり、例えばピリドキシンやその類似体のリン酸化は阻害されるかもしれない。

尿毒症におけるビタミン摂取量減少のもう1つの原因は、リンとカリウムの食事からの摂取制限である。水溶性ビタミンは柑橘系果物や野菜などの高カリウム食品中や牛乳などの高リン食品中に豊富に含まれる。透析療法施行中の患者の食事療法は、葉酸、ナイアシン、リボフラビン、ビタミンB_6が不足する傾向にある。食欲不振や気分不良が頻繁に起こると、ビタミン摂取量はさらに低下する。透析の結果水溶性ビタミンが減少するのに対し、脂溶性ビタミンの代用は腎疾患においては通常必要ない。

尿毒症患者や透析患者の必要量を満たすためのビタミンサプリメントがいくつか市販されている。（Nephrocaps、Nephplex、Dialyvite、Renal Caps）。ビタミンB類とビタミンCのサプリメントともしばしば使用され、処方薬よりも安く入手できるが、葉酸とピリドキシンのサプリメントを追加する必要があるかもしれない。ナイアシンはESRD（末期腎疾患）患者のリン酸値を低下させるのに有用であることが分

かっている。消化管内腔のナトリウム・リン酸ポンプに干渉してリン酸の輸送を減少させるため、リン酸結合役とは異なる機序で作用する（Cheng, S, 2006, 2008）。通常は1日1回服用して順守率を高める。

末期腎疾患の栄養サポート
経腸チューブ栄養

経腸チューブ栄養の必要なESRD患者は、多くのチューブ栄養患者が用いる標準的な配合剤で十分有用な場合が多い（第14章参照）。患者は「専用」の配合剤を試す前に、標準配合剤を試すべきであり、その理由は標準配合剤の方が専用配合剤よりも安価で特に浸透圧が低いことによる。電解質や水分が懸念される場合は、腎疾患患者用として特別にデザインされ市販されている配合剤の1つに変更する。NeproやNpvasource Renalなどがある。患者にこれら「腎臓病用」製品のみが投与されている場合、これらの製品は経口摂取と組み合わせて用いられることが多いため、リン値やカリウム値の低下という問題を起こす可能性がある。

非経口栄養

ESRD患者の非経口栄養は、タンパク質、炭水化物、脂質に関しては、その他の栄養不良患者に対する非経口栄養と類似する。ビタミンとミネラルの使用については異なる。非経口栄養施行中のESRD患者のビタミン必要量が通常の必要量と異なることは多くの研究者の同意が得られているが、個々の栄養素についての推奨量に関しては同意が得られていない。葉酸、ピリドキシン、ビオチンは補給すべきである。腎不全患者ではビタミンA濃度が上昇しているため、レチノール結合タンパク質の監視を行わない限りビタミンAは非経口的に供給すべきでない。腎不全患者のために特別にデザインされた非経口ビタミンは現在存在しないため、標準のビタミン配合剤が通常は投与される。腎不全患者における微量ミネラル補給に関連した情報はほとんどない。亜鉛、クロム、マグネシウムなど、ほとんどの微量ミネラルは尿中に排泄されることから、これらのミネラルの血清中濃度を密接に監視することは適切と思われる。

透析療法中の非経口栄養

血液透析施行中の栄養不良状態にある慢性腎不全患者は、透析療法に血管アクセスが必要なため非経口栄養は簡単にアクセスできる。透析療法中の非経口栄養（IDPN）は追加の侵襲手技や手術を行うことなく投与できる。通常透析中に体外循環路の静脈側との接続を介して投与される。外科的に作られた穿孔を使用し血液ポンプの速度を可能な限り速めて血流速度を上げれば、静脈炎の危険を伴わずに高浸透圧性のブドウ糖とタンパク質を投与できる。IDPNは少なくとも患者の胃腸管が機能していなければならない補助的な栄養法であり、血液透析治療毎に平均1,000カロリーしか供給できないため、医療費償還の面で複雑である（表36-11）。

合併症は通常の非経口栄養施行時に遭遇するものと類似するが、例外として、ブドウ糖供給を突然中止することによって生じる透析後の低血糖がある。この問題をさけるために、ブドウ糖投与は通常3〜5時間の治療において最初の30分間に徐々に増やし、最後の30分間に徐々に減らすという方法をとる。インシュリン投与もしばしば行われ、通常は患者が持続静注を中止しなければならなくなっても低血糖をおこさないように、デキストロース-アミノ酸溶液中に添加される。通常は血糖値を治療中監視する。一部の患者は治療終了後の反跳性低血糖をさけるために、複合炭水化物の軽食が有効となることもある。アミノ酸は透析液を介して平均10%喪失する。

非経口栄養患者におけるその他の栄養サポートとして考えられる方法は、デキストロースの代わりにアミノ酸を含有する腹膜透析液を使用する腹腔内栄養補給療法（IPN）と呼ばれる方法である。基本的にこの溶液は1日1袋ずつ用いられる。一部の患者はこの治療による副作用を経験する。医療費償還の問題は重大である。

糖尿病合併の末期腎疾患

腎不全は糖尿病の合併症であるため、新たに透析療法を開始する患者の約40%は糖尿病である（Zhang et al., 2005）。血

表36-11

血液透析療法中に投与される非経口栄養療法

灌流液	用量	カロリー（kcal）	容積（mL）
70%デキストロース	デキストロース350.0g†	1190	500
15%アミノ酸	タンパク質37.5g	タンパク質は亜カロリー供給源として計算しない	250
20%脂質懸濁液	脂肪50.0g	450	250
合計		1640	1000*

血清中のブドウ糖、ナトリウム、カリウム、重炭酸塩、リン酸、トリグリセリド値を監視する。

Haty G. Wilkens, MS, RD, Northwest Kidney Centers, Seattle, Washにより作成。

*追加容積にはインシュリンやビタミンが含まれる。
†IDPN溶液中の加水作用のため、3.4kcal/gm

糖値をコントロールしなければならないため、これらの患者にはさらに特殊な食事療法が必要である。透析施行中の患者では、糖尿病管理のための食事療法（第31章を参照）を変更する。さらに、透析中の糖尿病患者はその他にも網膜障害、神経障害、胃麻痺不全、更には四肢切断といった合併症を有し、これらの合併症はすべて患者に栄養的に高リスクをもたらす。NKFは慢性腎臓病を有する糖尿病の管理についてガイドラインを作成した（National Kidney Foundation, 2007; Nelson and Tuttle, 2007）。www.kidney.orgでみることができる。

血清中のブドウ糖高値により引き起こされる浸透圧上昇は、水分とカリウムを細胞から流出させ、結果として高カリウム血症が起こる。一般に用いられる臨床検査値の解釈は、糖尿病患者が腎不全を発症すると変わる。尿毒症においてヘモグロビンA1cが赤血球の半減期短縮の影響を受けるためである（Rigalleau et al., 2006）。

小児の慢性腎臓病と末期腎疾患

腎不全は新生児から思春期のどの年齢の小児にも発現しうるが、診断は比較的珍しい。小児における原因因子としては、先天異常、解剖学的欠損（泌尿器科学的形成異常または発育不全腎）、遺伝性疾患（常染色体性劣性多嚢胞性腎疾患）、腎疾患に至らしめる代謝異常（シスチン症またはメチルマロン酸尿症）、または後天性症状または疾患（未治療の腎感染症、腎臓への身体外傷、腎毒性化学物質または薬剤の曝露、大腸菌O157経口摂取による溶血性貧血、糸球体腎炎）があげられる。

すべての小児と同様に、重大な懸念事項は正常な成長と発達の促進である。積極的なモニタリングと奨励を行わなければ、腎不全の小児が栄養必要量を満たすことはほとんどない。腎疾患が誕生時から存在していれば、生後数カ月の成長障害の可能性を避けるために、栄養サポートを直ちに開始する必要がある。慢性腎臓病の小児は通常発達が遅い。正常な成長を保証する特別の治療法はないが、治療に反応する能力に関わる要因として、代謝性アシドーシス、電解質枯渇、骨ジストロフィー、慢性感染症、タンパク質とカロリーの不足があげられる。慢性腎疾患の小児におけるエネルギーとタンパク質の必要量は、身長と年齢が同じ正常小児のDRI（食事摂取基準）と同等以上である。栄養状態が不良であれば、体重増加と直線性の成長を促進するために、エネルギーはさらに大量に必要である。

経口摂取不良が認められる場合、特に生後2年間の成長に極めて重要な時期には、チューブ栄養が必要となる。これらの小児には、栄養摂取を強化して成長を促進するために、胃瘻チューブを常時設置しておく。胃腸管が機能している限りPN（経静脈栄養法）を開始することはない。腎不全の小児の栄養必要量については、www.kdoqi.orgのKidney Disease Outcome Quality Initiativeを参照されたい。

カルシウムとリンのバランスコントロールは十分な成長を維持するために特に重要である。目標はリンの摂取量を制限しながら、1,25-(OH)$_2$D$_3$の補助によりカルシウム吸収を促進することである。そうすることにより小児期における重大な成長障害を引き起こす腎性骨ジストロフィーを予防する。食事摂取を補給するために炭酸カルシウム製剤を使用すると、カルシウム摂取量が増強される一方で、過剰のリンとの結合を招く。持続性の代謝性アシドーシスはしばしば幼児の成長障害を随伴する。慢性のアシドーシスでは、骨による酸滴定はカルシウムの喪失をもたらし、骨の脱塩に貢献する。この作用に拮抗させる目的で、重炭酸塩を製剤に添加することがある。

小児に対する食事中のタンパク質制限には賛否両論がある。腎臓機能のいわゆる「予防的」効果をタンパク質栄養不足による成長へのマイナスの影響の可能性と比較しなければならない（National Kidney Foundation, 2009）。年齢に対するタンパク質の推奨量は通常投与されるべき最小量である。

各小児の食事は、各自の食事の好み、家族の食事パターン、生化学的必要性により調整する。これは多くの場合容易ではない。さらに、食事が人を操る道具や注目を得るための手段とならないように、食事を過剰に重要視しないよう注意しなければならない。CKD（慢性腎臓病）小児が必要なエネルギーを摂取する手助けとして、特別の激励、創造性、注目が必要である。可能であれば、食事が自由にできるよう、日中は間欠的に夜間は持続的に行う持続的周期的腹膜透析（CCPD）を行う。小児はほとんど食事制限することなく、栄養必要量を満たす可能性が高いため、よりよい成長が望める。小児の腎栄養サポートに関する詳しい説明については、www.kidney.orgを参照されたい。

小児の腎疾患治療を支援する新たな進展が、rHuEPOとrDNA-産生のヒト成長ホルモンの使用である。血清中ヘモグロビンが10g/dLを下回るときに通常はEPO（エリスロポエチン）を開始し、ヘモグロビンを11～12g/dLに維持することを目標とする。rHuEPOの使用による貧血の改善は、食欲、摂取量、満足感を増すことが可能であるが、十分な栄養サポートがなされているように見えても、成長に作用することは認められていない。

移植における医学的栄養療法

腎臓移植を受けた成人患者の栄養ケアは主に、必要な免疫抑制療法の代謝的効果に基づく。基本的に長期間用いられる薬剤としては、アザチオプリン（Imuran）、コルチコステロイド（プレドニゾンなど）、カルシニューリン阻害剤（シクロスポリンA、Gengraf、SangCya、Sandimmune、タクロリムス[Prograf, F506]）、シロリムス[Rapamune]、ミコフェノール酸モフェチル[CellCept]、ミコフェノール酸[Myfortic]）があげられる。コルチコステロイドはタンパク質異化の促進、高脂血症、ナトリウム貯留、体重増加、高血糖症、骨粗鬆症、電解質異常と関連する。カルシニューリン阻害剤は、高カリウム血症、高血圧、高血糖症、高脂血症と関連する。移植後に用いられるこれらの薬剤の用量は「維持濃度」に達するまで徐々に減量される。

術後6週間は高タンパク質食が推奨され（1.2〜1.5g/kg適正体重[IBW]）、負の窒素バランスを予防するためエネルギーを30〜35kcal/kgIBW摂取する。この期間、ナトリウムを2〜3g/日に制限することで水分貯留を最小限にし、血圧のコントロールを促す（Keven K, 2006）。回復後はタンパク質摂取を1g/kgIBWに減少し、身長に見合う体重を維持または達成するために十分なエネルギーを供給するカロリーを摂取する。バランスのとれた低脂肪食は心合併症の低下に役立つ（National Kidney Foundation, 2009）。ナトリウム摂取は、水分貯留や血圧に基づき個別に設定される（付録37参照）。

高カリウム血症は一時的な食事カリウム制限を必要とする。移植後、多くの患者が低リン酸血症と骨吸収に起因する軽度の高カルシウム血症を呈する。これは持続的な副甲状腺機能亢進症、およびカルシウム、リン、ビタミンDの代謝に対するステロイドの作用と関連する。食事には十分なカルシウムとリン（1日あたり1200mg）、およびコレカルシフェロール（ビタミンD_3、1日あたり2000IU）を含むべきである。低リン酸血症を改善するためにリンの補充も必要かもしれない。

移植後の水分補給を密接に監視しなければならない。腎臓移植患者のほとんどが透析時に水分制限を必要としていたため、移植後の水分摂取維持の重要性を認識させなければならない。基本的には1日2Lの水を飲むよう促されるが、合計必要量は尿量によって決まる。

移植患者の大半はいくつかの原因により血清中のトリグリセリド値またはコレステロール値が上昇している。薬物療法、過体重患者に対してはカロリー制限、コレステロール摂取制限（300mg/日未満）、総脂肪の制限によって治療する（第34章参照）。耐糖能が低下した患者については、炭水化物を制限し定期的な運動を行うことが適切である。移植後、組織重量増加による肥満がおこることが一般的である。薬剤の副作用、食事制限の減少、身体運動量の減少はいずれも移植後の体重増加に影響する。

末期腎疾患患者の教育

効果的に治療するには、ESRD（末期腎疾患）患者に対し栄養必要量に関する教育を行うための長期的な目標を見据えることが重要である。透析患者の平均生存期間は7〜10年である。比較的良性の診断を受けた患者では、治療の一環として腎臓移植を受けた場合は特に、生存期間は20〜40年が見込める。栄養士にとって難しいことは、患者の残りの人生において推奨される栄養の実行に最終的な自己責任を有する慢性疾患患者を教育することである。したがって、ESRDと糖尿病の治療には多くの共通点がある。

腎臓のための食事について患者を教育する上で、食品交換表は必ずしも使用されない。ブックレットよりも、米国栄養士会から入手できる『National Renal Diet』（本章最後の「ウェブサイトの有用情報」を参照）で、栄養供給源、臨床検査値に基づく必要量を満たすための通常の患者の摂取量の適用、血中値が上昇したときの特定の食品摂取量の減少についての情報を提供している。透析患者の食事例は付録36に掲載する。

末期腎疾患患者のカウンセリング

登録栄養士（RD）の責務は、患者や家族と長期的な関係を構築し、長きにわたり最適な栄養を選択できるよう手助けすることである。複雑で難しく日々変化する食事の負担を理解することとは、腎疾患の患者や家族に実践的、柔軟、容易に理解できる方法で情報を受け渡すことを意味する。このような仕事のスキルは、患者の鉄の状態を維持したり、患者の適正体重を維持したりすることと同じくらい、あるいはそれ以上に難しい。共感することと、やる気を起こさせるような問診や認知行動療法などのテクニックを用いることが基本である。

末期腎疾患のケア体制

登録栄養士は政府に任命されているため、透析患者のケアにおける登録栄養士の立場は特殊である。したがって、各透析ユニット内に設置が義務付けられた集学的なヘルスケアチームの一員である。チームのアプローチはすべてのヘルスケアにおいて重要ではあるが、透析チームにおけるアプローチの重要性は非常に大きく、チームは患者、腎臓専門の看護師、腎臓関連のソーシャルワーカー、腎臓専門医、腎臓管理栄養士で構成される（Unruh et al., 2005）。腎臓登録栄養士として認証を受けた栄養士は最新レベルの実践ができる。腎臓登録栄養士は米国栄養士会の試験により認証され、Board Certified Specialist in Renal Nutritionになる。

透析患者の緊急時の食事

停電、洪水、嵐、ハリケーン、地震に見舞われたとき、透析患者は非常に危険な状態に陥る。血液透析患者は自宅での治療施行のための電源と水源を必要とする。透析ユニットへ来院する場合は、交通手段が必要である。近年の自然災害で起こった悲惨な事態を受け、連邦政府のESRDプログラムでは、患者と介護者が自然災害や人為災害のために透析を利用できなくなった時の代替栄養療法に精通しておくべきであると既定した。参考情報36-2に、患者が日中に透析を行わない時、緊急の栄養必要量を満たせない場所に避難しなければならない場合に検討すべき栄養の種類と実用的な情報を掲載する。

医学的管理（保存療法）または緩和ケア

透析をしないかまたは中止して終末期介護を選択することを決定するのは難しく、感情的な問題でもある。宗教的な慣習、年齢、生活の質、併存疾患などの因子がいずれも関係する。透析や移植の対象にならない患者は、呼吸困難や尿毒症などの症状を最小限に抑えるために低タンパク低ナトリウム食が効果的となりうる。緩和ケアは、これらの複雑な副作用を有する食品を選択したい患者のバランスを取ることを目的として提供する。

> **参考情報 36-2**
>
> ## 緊急時の透析食事計画
>
> この計画は患者が透析を施行できない際の短期間（最長5日間）に実施するものである。
> 緊急時食事計画は透析に代わるものではない。緊急時のみ使用すること。
>
> ### ガイドライン
>
> 1. 肉を85〜113g/1日に制限する。（日本人は0.8〜0.5g/kg体重）
> 2. カリウムを多く含む果物や野菜はすべて避ける。
> 3. 水分を1日にカップ1〜2杯摂る。
> 4. 減塩食品を選択する。
> 5. 塩や塩の代用品は使わない。
> 6. 余分なカロリーには脂肪や糖分を摂る。
> 7. 昼間の電源が使えない場合、冷蔵庫内の食品を先に食べる。
> 8. 施設内に氷がまだある場合は冷凍庫内の食品から食べる。
> 9. 災害救助センターに持ち出せる携帯用緊急キットを携行する。以下の食事計画に食品の例を記載する。
>
> ### 緊急時食事計画
>
> このリストに掲載されていない食品は食べないこと。
>
> #### 肉およびタンパク質食品（1日に28gを3〜4品目）
> 卵1個
> 肉、魚、豆腐、家禽類 28g
> 無塩または洗浄した缶詰の魚または家禽類 1/4カップ
> 無塩ピーナッツバター スプーン2杯
> カッテージチーズ 1/4カップ
> Ensure Plus、Boost Plus、Nepro 1/2カップ
>
> #### デンプン（1日に6〜10品目）
> 白パン スライス1枚
> イングリッシュマフィンまたはベーグル 1/2個
> 無塩クラッカー 5枚
> グラハムクラッカー 2枚
> ショートブレッドクッキー、バニラウエハース 6枚
> 無塩米、麺、パスタ 1カップ
> 膨化小麦、膨化米、粉砕小麦 1カップ
> 米またはパスタ 1カップ
>
> #### 野菜（1日に1品目）
> 青豆、ペポカボチャ、トウモロコシ、ビート、ニンジン、エンドウ 1/2カップサービング
> 生または冷凍のものを食べること。缶詰は不可。
>
> #### 果物（1日に3〜4品目）
> りんご1切れ
> ぶどう15粒
> ベリー、チェリー、アップルソース、なしの缶詰、パイナップルの缶詰 1/2カップサービング
>
> #### 脂肪と油（1日に6品目以上）
> バター、マーガリン、油、マヨネーズ スプーン1杯
>
> #### 水分（1日に1〜2品目）
> 水、コーヒー、茶、炭酸水 1カップ
> Ensure Plus、Boost Plus、Nepro 1/2カップ
> 牛乳、ハーフアンドハーフ（牛乳と生クリームを半量ずつ混合したもの）、豆乳、粥 1/2カップサービング
> クランベリージュース、アップルジュース、グレープジュース、Kool-Aid
>
> ### 緊急キット
>
> 以下のものを取り出しやすいよう箱やバッグに入れておく。
>
> 緊急用食事計画に掲載された食品
> 缶切り
> 蒸留水 7.5L
> 水を消毒するための消毒液 水3.8Lあたりスプーン1杯
> 懐中電灯と予備の電池
> ナイフ
> アルミホイル
> プラスチック製の混合容器とふた
> 計量カップ
> フォーク、ナイフ、スプーン
> 電池駆動式のトランジスタラジオ
> 1週間分の血圧降下薬やリン酸結合薬などの個人の薬剤を取り出しやすい場所に入れておく（インスリンやその他の一部の薬剤は冷蔵または冷凍保存が必要）
>
> ### 保管の注意
>
> 1. 新しいゴミ箱やゴム桶など清潔で乾燥した場所にものを保管すること。
> 2. 食品を保管するときはラベルと日付を入れる。
> 3. 1年経過したらすべての食品と水を交換する。未使用の食品を食べるかフードバンクに寄付する。
>
> 出典：Dialysis Emergency Diet information from Katy Wilkens, MS, RD. Copyright Northwest Kidney Centers, 2011
> 緊急時の食事について詳しくは、www.nwkidney.orgまたは地域のNetwork Coordinating Councilウェブサイトを参照のこと。

臨床シナリオ

67歳の白人男性がプライマリケアの医師に診察を受けている。彼はパートナーと一緒に暮らしており、活動的なライフスタイル（ゴルフ、バイク、水泳）を送り、結腸半切除、憩室炎、高血圧の既往歴がある。体重は109kgである。臨床検査値は、血清クレアチニン値が3.3mg/dL、血中尿素窒素値が72、アルブミン値が4.1、カリウム値が5.5、リン酸値が6.7、カルシウム値が8.3、副甲状腺ホルモンが365である。血圧は160/92である。

栄養診断の結果
推算糸球体ろ過量（eGFR）によって確認された、高血圧に関連する臨床検査値の変化

栄養ケアの質問
1. 推算されたeGFRはどれくらいか。
2. 患者の慢性腎臓病（CKD）はどの段階にあるか。
3. 患者を指導するための最初の目標は何か。
4. 患者のプライマリケア医師に問い合わせることは何か。
5. 臨床検査値に基づいて対処する食事性因子は何か。
6. この患者のタンパク質摂取の目標は何か。
7. 患者のCKDを改善または安定させるためにどのように評価するか。
8. 食事介入を実施しない場合、今後数年間でこの患者についてどのようなことが予測されるか。

ウェブサイトの有用情報

American Dietetic Association and the National Renal Diet
www.eatright.org
www.Ikidney.com

Life Options
www.lifeoptions.org

National Institute of Diabetes and Digestive and Kidney Diseases
www.niddk.nih.gov/health/kidney/kidney.htm

National Kidney Foundation
www.kidney.org

Kidney Disease Outcome Quality Initiative
www.kdoqi.org

Nationwide End-Stage Renal Network
www.esrdnetwork.org

Northwest Kidney Centers
www.nwkidney.org

Renal Network
www.renalnet.org

United States Renal Data Systems
http://www.usrds.org/

引用文献

Appel GB: Improved outcomes in nephrotic syndrome, *Cleve Clin J Med* 73:161, 2006.

Asplin JR: Evaluation of a kidney stone patient, *Semin Nephrol* 28:99, 2008.

Asselman M, Verkoelen CF: Fructose intake as a risk factor for kidney stone disease, *Kidney Int* 73:139, 2008.

Bennett SJ, et al: Nutrition in chronic heart failure with coexisting chronic kidney disease, *J Cardiovasc Nurs* 21:56, 2006.

Berardi JM, et al: Plant based dietary supplement increases urinary pH, *J Int Soc Sports Nutr* 5:20, 2008.

Byham-Gray LD: Weighing the evidence: energy determinations across the spectrum of kidney disease, *J Ren Nutr* 16(1):17, 2006.

Cheng S, et al: A randomized, double-blind, placebo-controlled trial of niacinamide for reduction of phosphorus in hemodialysis patients, *Clin J Am Soc Nephrol* 3:1131, 2008.

Cheng S, Coyne DW: Niacin and niacinamide for hyperphosphatemia in patients undergoing dialysis, *Int Urol Nephrol* 38:171, 2006.

Curhan GC, Taylor EN: 24-h uric acid excretion and the risk of kidney stones, *Kidney Int* 73:489, 2008.

Domrongkitchaiporn S, et al: Hypocitraturia in recurrent calcium stone formers: focusing on urinary potassium excretion, *Am J Kidney Dis* 48:546, 2006.

Eisner BH, et al: Citrate, malate and alkali content in commonly consumed diet sodas: implications for nephrolithiasis treatment, *J Urol* 183:2419, 2010a.

Eisner BH, et al: Relationship between body mass index and quantitative 24-hour urine chemistries in patients with nephrolithiasis, *Urology* 75:1289, 2010b.

Goodman JW, et al: Effect of two sports drinks on urinary lithogenicity, *Urol Res* 37:41, 2009.

Hatch M, Freel RW: The roles and mechanisms of intestinal oxalate transport in oxalate homeostasis, *Semin Nephrol* 28:143, 2008.

Himmelfarb J, Ikizler TA: Hemodialysis, *N Engl J Med* 363:1833, 2010.

Jackson RD, et al: Calcium plus vitamin D supplementation and the risk of fractures, *N Engl J Med* 354:669, 2006.

Jepson R: Review: cranberry products may prevent urinary tract infection in women with recurrent infections, *Evid Based Nurs* 11:74, 2008.

Kang DE, et al: Long-term lemonade based dietary manipulation in patients with hypocitraturic nephrolithiasis, *J Urol* 177:1358, 2007.

Keven K, et al: The impact of daily sodium intake on posttransplant hypertension in kidney allograft recipients, *Transplant Proc* 38:1323, 2006.

Kiwull-Schone H, et al: Food composition and acid-base balance: alimentary alkali depletion and acid load in herbivores, *J Nutr* 138:431S, 2008.

Knight J, et al: Increased protein intake on controlled oxalate diets does not increase urinary oxalate excretion, *Urol Res* 37:63, 2009.

Kontiokari T, et al: Cranberry juice and bacterial colonization in children—a placebo-controlled randomized trial, *Clin Nutr* 24:1065, 2005.

Li WM, et al: Association of body mass index and urine pH in patients with urolithiasis, *Urol Res* 37:193, 2009.

Lieske JC, et al: Diabetes mellitus and the risk of urinary tract stones: a population-based case controlled study, *Am J Kidney Dis* 48:897, 2006.

Locatelli F, et al: Nutritional-inflammation status and resistance to erythropoietin therapy in haemodialysis patients, *Nephrol Dial Transplant* 21:991, 2006.

Maalouf NM, et al: Hypocitraturia and hyperoxaluria after Roux-en-Y gastric bypass surgery, *J Urol* 183:1026, 2010a.

Maalouf NM, et al: Metabolic basis for low urine pH in type 2 diabetes, *Clin J Am Soc Nephrol* 5:1277, 2010b.

Marcason W: Where can I find information on the oxalate content of foods? *J Am Diet Assoc* 106:627, 2006.

Massey LK, et al: Ascorbate increases human oxaluria and kidney stone risk, *J Nutr* 135:1673, 2005.

Massey LK: Food oxalate: Factors affecting measurement, biological variation, and bioavailability, *J Am Diet Assoc* 107:1191, 2007.

Mente A, et al: Ethnic differences in relative risk of idiopathic nephrolithiasis in north America, *J Urol* 178:1992, 2007.

Minich D, et al: Acid-alkaline balance: role in chronic disease and detoxification, *Alter Ther* 13:62, 2007.

Moyad MA, et al: Vitamin C with metabolites reduce oxalate levels compared to ascorbic acid: a preliminary and novel clinical urologic finding, *Urol Nurs* 29:95, 2009.

National Kidney Foundation: KDOQI Clinical Practice Guideline for Nutrition in Children with CKD: 2008 Update, *Am J Kidney Dis* 53(Suppl 2):S1-S124, 2009.

National Kidney Foundation: Kidney Dialysis Outcome Quality Initiative (KDOQI) clinical practice guidelines for bone metabolism and disease in chronic kidney disease, *Am J Kidney Dis* 42(Suppl 3):S1-S202, 2003. These guidelines, as well as other KDOQI guidelines, can be accessed online at www.kdoqi.org.

National Kidney Foundation: K/DOQI Clinical Practice Guidelines for Chronic Kidney Disease: Evaluation, Classification and Stratification, *Am J Kidney Dis* 39(Suppl 1):S1-S266, 2002. These guidelines, as well as all other KDOQI guidelines, can be accessed online at www.kdoqi.org.

National Kidney Foundation: KDOQI. Clinical practice guidelines and clinical practice recommendations for diabetes and chronic kidney disease, *Am J Kidney Dis* 49(Suppl 2):S1-S180, 2007.

Nelson RG, Tuttle KR: The new KDOQI clinical practice guidelines and clinical practice recommendations for diabetes and CKD, *Blood Purif* 25:112, 2007.

Nouvenne A, et al: Effects of a low-salt diet on idiopathic hypercalcuria in calcium-oxalalate stone formers: a 3-mo randomized controlled trial, *Am J Clin Nutr* 91:365, 2009.

Remer T, et al: Potential renal acid load of foods and its influence on urine pH, *J Am Diet Assoc* 95:791, 1995.

Remuzzi G, et al: Mechanisms of progression and regression of renal lesions of chronic nephropathies and diabetes, *J Clin Invest* 116:288, 2006.

Rigalleau V, et al: Cockcroft-Gault formula is biased by body weight in diabetic patients with renal impairment, *Metabolism* 55:108, 2006.

Semins MJ, et al: The effect of restrictive bariatric surgery on urinary stone risk factors, *Urology* 76:826, 2010.

Straub M, Hautmann RE: Developments in stone prevention, *Curr Opin Urol* 15:119, 2005.

Strejc JM: Considerations in the nutritional management of patients with acute renal failure, *Hemodial Int* 9:135, 2005.

Taylor EN, Curhan GC: Fructose consumption and the risk of kidney stones, *Kidney Int* 73:207, 2008.

Taylor EN, et al: DASH-style diet associates with reduced risk of kidney stones, *J Am Soc Nephrol* 20:2253, 2009.

Unruh ML, et al: Choices for healthy outcomes in caring for end-stage renal disease (CHOICE) study, *Am J Kidney Dis* 46:1107, 2005.

Wenjun Ju, et al: Renal gene and protein expression signatures for prediction of kidney disease progression, *Am J Pathol* 174:2073, 2009.

Zhang R, et al: Kidney disease and the metabolic syndrome, *Am J Med Sci* 330:319, 2005.

Zilberman DE, et al: The impact of societal changes on patters of urolithiasis, *Curr Opin Urol* 20:148, 2010.

Zuckerman JM, Assimos DG: Hypocitraturia: pathophysiology and medical management, *Rev Urol* 11:134, 2009.

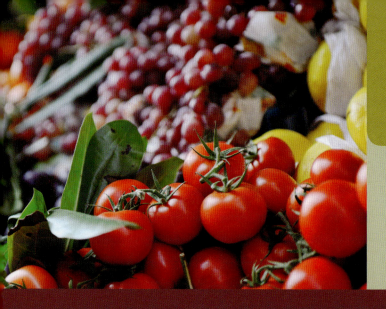

第37章

バーバラ・L・グラント
(Barbara L. Grant, MS, RD, CSO, LD)
キャスリン・K・ハミルトン
(Kathryn K. Hamilton, MA, RD, CSO, CDN)

がんにおける予防、治療、回復のための医学的栄養療法

重要用語

代替医療 (alternative medicine)
血管新生 (angiogenesis)
抗血管新生療法 (antiangiogenic therapy)
抗酸化物質 (antioxidants)
アポトーシス (apoptosis)
生物療法 (biotherapy)
がん悪液質 (cancer cachexia)
がんワクチン (cancer vaccines)
発がん物質 (carcinogen)
発がん (carcinogenesis)
化学予防 (chemoprevention)
化学療法 (chemotherapy)
分類 (classification)
補完療法 (complementary therapy)
抑制 (control)
治癒 (cure)
サイトカイン (cytokines)
薬剤耐性 (drug resistance)
ダンピング症候群 (dumping syndrome)
催吐性 (emetogenic)
疫学的研究 (epidemiologic studies)
移植片対宿主病 [GVHD] (graft-versus-host disease)
造血幹細胞移植 [HCT] (hematopoietic cell transplantation)
造血成長因子 (hematopoietic growth factors)
ホスピス (hospice)
発がんイニシエーション (initiation)
統合医療学 (integrative medicine)
マクロビオティック食 (macrobiotic diet)
悪性新生物 (malignant neoplasm)
代謝療法 (metabolic therapy)
転移 (metastasis)
モノクローナル抗体 (monoclonal antibodies)
粘膜炎 (mucositis)
骨髄抑制 (myelosuppression)
N-ニトロソ化合物 [NOC] (N-nitroso compounds)
腫瘍 (neoplasm)
好中球減少症 (neutropenia)
栄養学的影響による症状 (nutrition impact symptoms)
がん遺伝子 (oncogenes)
腫瘍学 (oncology)
放射性骨壊死 (osteoradionecrosis)
緩和ケア (palliative care)
汎血球減少症 (pancytopenia)
植物由来機能性物質 (ファイトケミカル) (phytochemicals)
発がんプログレッション (progression)
発がんプロモーション (promotion)
放射線性腸炎 (radiation enteritis)
放射線療法 (radiation therapy)
腫瘍増殖速度 (rate of tumor growth)
類洞閉鎖症候群 [SOS] (sinusoidal obstructive syndrome)
進行度分類 (staging)
TNM分類 (TNM staging system)
開口障害 (trismus)
腫瘍 (tumor)
腫瘍細胞量 (tumor burden)
腫瘍マーカー (tumor markers)
腫瘍壊死因子-α (カケクチン) [cachectin] (tumor necrosis factor-α)
がん抑制遺伝子 (tumor suppressor genes)

がんでは、異常な細胞分裂と細胞増殖が生じてがん細胞が体中に拡散し得る。がんはひとつの疾患と考えられることが多いが、実際には100種類以上ある。米国癌協会（American Cancer Society [ACS]）は、アメリカにおける発がんの生涯リスクが男性では50％をわずかに下回り、女性では1/3より若干高いと予想している（American Cancer Society [ACS], 2009a）。アメリカでは、毎年死亡者4人のうちほぼ1人ががんを死因としている（ACS, 2009a）。科学的証拠から、56万人を超えるがん死亡のうち1/3の死因が、不適切な食事、身体の非活動性、アルコール摂取、過体重や肥満など、栄養状態や生活習慣であった。このほかに、がん死亡数約17万1,000件が喫煙によるものである（ACS, 2010）。がん死亡の50〜70％は、ハイリスクの習慣を軽減すれば予防できた可能性があり、約30％は喫煙を原因とするもので、このほか30％以上が栄養摂取の不適によるものであると推定されている（Brawer et al, 2009）。

アメリカにおけるがん治療の医療費は過去20年間で倍増しており、毎年480億ドルを超えている（NCI, 2010a）。医療費の50％が民間の医療保険から支払われており、34％がメディケアの保険料、残りがメディケイドの給付など公的制度によって支払われている。また、がんの治療に費やされる医療費のほとんどが入院治療から通院治療へと移行している。

腫瘍学分野での業務に関心のある栄養士には、"Standards of Practice and Standards of Professional Performance for Oncology Nutrition Practice"（がん専門栄養士の実務基準および専門能力基準）が手引きとなる（Robien et al., 2010）。

発症因子

アメリカで診断されたがんのうち、最も有病率の高い種類のがんは、男性では前立腺癌、肺気管支癌、大腸癌、膀胱癌、女性では乳癌、肺気管支癌、大腸癌、子宮癌である。米国癌協会（ACS）は、がんの発症率および死亡率を低下させるため、がん予防と早期発見の努力改善を目的とする「2015年挑戦目標」（2015 Challenge Goals）を設定した。この国家レベルの推進事項には、がん早期発見のために策定された検診ガイドラインの利用を拡大するための具体策と、日光からの保護、喫煙の低減、健康的体重の維持、食事の改善、定期的身体活動の増進など個人の健康的習慣を促す方法がまとめられている（ACS, 2010）。

概して、米国内ではがんによる死亡が減ってきているが、この傾向は15年以上前に始まった。現在では、がんの多くは心疾患や糖尿病と同じ慢性疾患となっている。アメリカ国立がん研究所（National Cancer Institute [NCI]）によれば、がんの病歴があるアメリカ人は1,170万人に上るが、この数字はすでにがんを切除した患者、がんの科学的証拠のある生存者、がん治療を実施中の患者を合わせたものである（National Cancer Institute [NCI], 2010g）。がんの早期発見と抗がん剤新薬開発の推進の結果、がん全症例に対する相対的生存率が1970年代の50％から上昇し、現在では66％になっている（ACS, 2009a; NCI, 2010g）。2009年12月に発表された"Annual Report to the Nation on the Status of Cancer, 1975-2006"（がんの状況に関する国内年次報告書）では、発症率の高いがんの新規診断率と死亡率が、男女とも、さらにほとんどの人種や民族でも、全体的に大きく低下していた。がん発症率は依然として男性が女性よりも高いが、がん死亡率の低下は男性の方が大きい。大腸癌は男女ともに診断患者数が第3位となっており、全体で発症率が低下している。残念ながら、男女とも50歳未満の発症には依然として懸念が残る。

病態生理

発がんとはがんの始まり、すなわち発生である。腫瘍学とはあらゆる形態のがんに関する学問であり、がんを専門とする医師が、がん専門医である。遺伝子の機能に変化が生じると、正常な細胞ががん細胞に変化すると考えられている。このため、遺伝物質とその機能の研究（「ゲノミクス」）では、がんとその治療が大きな科学的研究対象となっている。病態生理と治療管理のアルゴリズム「がん」を参照。

がん遺伝子は腫瘍の増殖を促進しプログラムされた細胞死（アポトーシス）を変化させる変異遺伝子である。がん抑制遺伝子はがん遺伝子の対極にあるものであるが、がん細胞中ではこれが不活性になる。がん抑制遺伝子が機能を喪失することにより、細胞増殖が調節不能となり、やがてがんが生じる。がん抑制遺伝子には、腺腫性大腸ポリポーシス（adenomatosis polyposis coli [APC]）遺伝子、異常によって乳癌が生じるBRCA1およびBRCA2、がんの予防に関与しているタンパク質遺伝子p53などがある。遺伝性の遺伝子異常によって生じるがんは、全がん例の約5％にとどまる。遺伝性がんの家族に観察される要素には以下のものがある。

- がん診断が通常の年齢よりも早期のがん
- 異なる種類のがんが同時に診断される患者
- 特定の人種にみられるある種のがん（アシュケナージ系ユダヤ人の乳癌・卵巣癌など）
- 遺伝性非ポリポーシス大腸癌またはリンチ症候群などのがん症候群が把握されており、このため患者が消化管の（gastrointestinal [GI]）癌、卵巣癌、子宮癌、脳腫瘍、皮膚癌を発症するリスクが大きい（NCI, 2010b）

遺伝子カウンセラーが遺伝的素因のリスク、すなわち変異遺伝子検査陽性所見の評価を手伝っている。

発がんの段階

発がん物質とはがんを誘発する物理的因子、化学的因子、あるいはウイルスの因子である。発がんとは、イニシエーション、プロモーション、プログレッションの3段階が連続して進行する生物学的かつ多段階的過程である。発がんイニシエー

病態生理と治療管理のアルゴリズム

がん

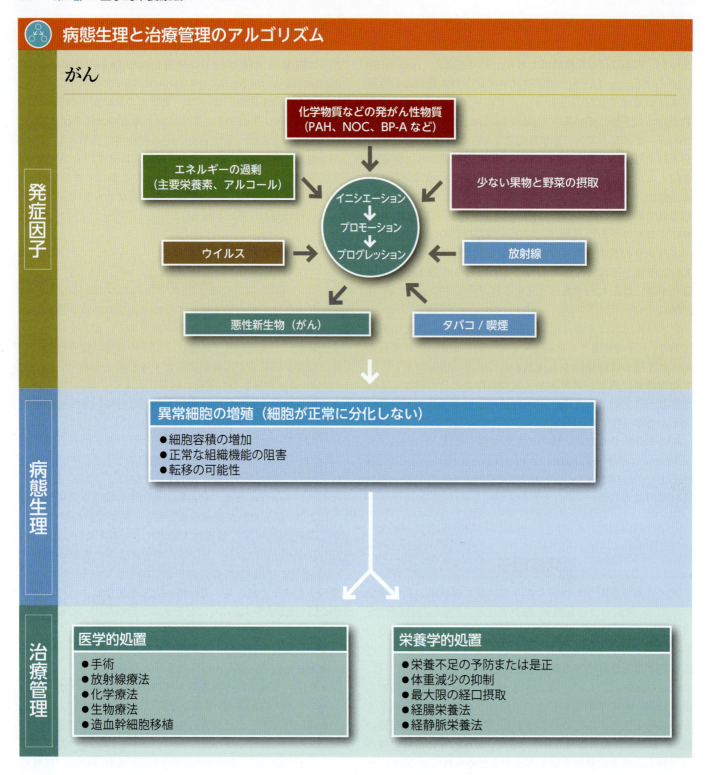

ションでは、化学物質や放射線、ウイルスと、細胞のデオキシリボ核酸（deoxyribonucleic acid [DNA]）との相互作用によって細胞の変化が生じる。この変化は急激に生じるが、細胞が促進因子により活性化されるまでの可変期間は休止状態のままである可能性がある。細胞に最初の損傷が生じたのち、正常細胞から検出可能ながんに変化するまで何年も何十年もかかる場合がある。発がんプロモーションでは、イニシエー

ションを受けた細胞が増殖し、そのような細胞の増殖と拡散から体を保護するために確立された機構から逸脱する。有効な機能を持たない新しい異常な組織である新生物が構築される。第3段階（発がんプログレッション）では、腫瘍細胞が凝集し、完全な悪性新生物すなわち腫瘍に成長する。

　新生物には、転移として知られる過程として、離れた組織や器官へ拡散する組織浸潤の能力がある。転移するがんは独自

の血管を発達させて、急速に分裂する異常細胞の増殖を維持する。正常細胞では血管新生によって新しい血管の形成が進むが、これは酸素と栄養素を体内の組織に供給するのに不可欠なものである。がん細胞では、新しい血管の発生を助ける物質が放出されて腫瘍血管新生が生じるが、これは腫瘍から増殖と転移に必要な血管である。

栄養と発がん

栄養により、発がん物質の代謝、細胞および宿主の防御機構、細胞分化、腫瘍増殖など、どの段階でも発がんプロセスが変わる可能性がある。妊娠期や小児期はもとより生涯にわたって、栄養素により遺伝子発現が促進する可能性も変化する可能性もある。このため、栄養と食事はがんの原因の約35％を占めている（Greenwald et al., 2006）。異なる文化への移民に関する研究では、食事と栄養素の強力な影響が見えやすい。がんの発生パターンが時間の経過とともに変化し、移民先の発生パターンに似てくることが多い。たとえば、日本では乳癌と大腸癌の死亡率が低く胃癌の死亡率が高いが、アメリカ在住の日本人にはこの反対の現象がみられる。2〜3世代後には、がん発生パターンが移民先の国民とほぼ同じになる。

がんの原因として栄養と食事の作用に注目した研究では、人口統計学的集団や特定の集団の食事と各種のがんの発症率との間にある関係を発見する試みが実施されている。症例対照研究、コホート研究、横断研究により、個人・集団の比較が行われている。種々の人口・集団に関する異なる疫学的研究から一貫した所見が得られれば、これが最も強力な科学的証拠となる。がんの研究では人の集団に着目し、各集団や各文化におけるがんの診断を受けた患者数、発生しているがんの種類、がんの発生に何らかの役割を演じている食事や生活習慣などの因子が評価されている。

食事の途方もない複雑性は研究を困難にしている。実際、通常の食事には無数の化学物質が含有されており、既知のもの、未知のもの、量が不明なものもある。天然に含有されている食事性発がん物質には、植物が菌類や昆虫、動物の捕食から身を守るために合成する天然の農薬様物質、あるいは食品中のカビが産生する二次代謝産物マイコトキシン（アフラトキシン、フモニシン、オクラトキシンなど）がある。食品の調理法と保存法によっても食事性発がん物質となる場合がある。このようにして、食事には発がんの抑制物質と増強物質が含有されている。食事性の発がん抑制物質には、抗酸化物質（ビタミンC、ビタミンAとカロテノイド、ビタミンE、セレン、亜鉛など）と植物由来機能性物質（ファイトケミカル）がある。表37-1および表12-5を参照。食事性の発がん増強物質としては、豚肉や牛肉の脂肪、または肉を高熱で直火調理にすると形成される多環式芳香族炭化水素（polycyclic aromatic hydrocarbons [PAH]）がある。栄養、食事、がんの研究を複雑にしているのは、食事の大きな構成成分が1種類変化すると、それ以外の変化も同時に生じるという現象である。たとえば、動物性タンパク質の含有が低いと動物性脂肪も減少する。この影響が単一の因子によるものかどうかが明白にならないため、こうしたことが研究結果の解釈を難しくしている。

がん細胞は潜伏期間つまり休止期が長い。このため、がん細胞のイニシエーションまたはプロモーションの時期（診断の時期ではなく）の食事が最も重要となる。一部の前向き疫学研究では、この時期に合わせてその時点の食事を評価し、その後数年間同じ被験者を追跡することにより、この課題に取り組む試みが実施されている。この影響を調べる動物実験では、20世紀初頭以来、さまざまに調節された栄養摂取が動物のがん性腫瘍の発生に影響を及ぼした。疫学研究と動物試験

表 37-1

野菜と果物のがん抑制ファイトケミカル

色	ファイトケミカル	野菜と果物
赤色	リコピン	トマトとトマト製品、ピンク・グレープフルーツ、スイカ
赤色と紫色	アントシアニン、ポリフェノール	ベリー類、ブドウ、赤ワイン、プラム
オレンジ色	αカロテンおよびβカロテン	ニンジン、マンゴー、カボチャ
オレンジ色と黄色	βクリプトキサンチン、フラボノイド	カンタロープ（赤肉マスクメロン）、モモ、オレンジ、パパイヤ、ネクタリン
黄色と緑色	ルテイン、ゼアキサンチン	ホウレンソウ、アボカド、メロン、コラードグリーン、ターニップグリーン（カブの葉）
緑色	スルフォラファン、インドール	キャベツ、ブロッコリー、芽キャベツ、カリフラワー
白色と緑色	硫化アリル	ポロネギ、玉ネギ、ニンニク、チャイブ

とを合わせて検討すれば、ヒトにおける栄養とがんとの関係を発見することができる。

アルコール

アルコール摂取は、口腔癌、咽頭癌、喉頭癌、食道癌、肺癌、結腸癌、直腸癌、肝臓癌、乳癌（閉経前および閉経後の女性）の高いリスクと関連がある（World Cancer Research Fund [WCRF] and American Institute for Cancer Research [AICR], 2007）。口腔癌、咽頭癌、喉頭癌、食道癌では、1日のアルコール摂取量が2～3杯であるとリスクが非飲酒者の2～3倍に上昇する。喫煙が伴う場合には、総合したリスクが飲酒と喫煙のいずれかのみである場合や、もちろん非飲酒者のリスクよりも高い（Baan et al., 2007; WCRF and AICR, 2007）。また、アルコール依存症による栄養失調もある種のがんのリスクを高くしている。アメリカでは、飲酒をする場合には、男性では1日に2杯まで、女性では1杯まで摂取量を制限することが推奨されている。一般的なアルコール飲料の1杯分は、ビール（360mL）、ワイン（150mL）、蒸留酒／リキュール（80度の蒸留酒45mL）である。乳癌の診断を受けている場合、特に閉経後、過体重または肥満の女性では、週に3～4杯以上を摂取すると再発のリスクが上昇する（Kwan, 2010）。

エネルギー摂取と体重

動物試験では、誘導したがんの増殖のほとんどが食品の長期的制限により抑制され、がんの自然発生では多くが抑制された。食事制限した動物が対照動物より食事性脂肪の摂取が多い場合にも、この効果が観察された。動物では、栄養失調にならない程度の熱量制限にがん予防の効果があると思われるが、この効果がヒトにも当てはまるかどうかは明らかではない（Longo et al., 2010）。

肥満はがんの危険因子であり、がん全症例の6％を占めている（Polednak, 2008）。現在、アメリカの全成人の68％が過体重または肥満である（Flegal et al., 2010）。第22章参照。肥満はがん発生とがん死亡のリスクを高める（Schelbert, 2009）。体重、体格指数（body mass index [BMI]）、相対体重と部位特異的ながんとの間の関連が広く研究されてきたが、食道癌、膵臓癌、胆嚢癌、肝臓癌、乳癌（閉経後）、子宮内膜癌、腎臓癌、結腸癌、直腸癌との間には正の相関がみられている（Toles et al., 2008; WCRF and AICR, 2007）。男性では、高いBMIが食道癌、甲状腺癌、結腸癌、腎臓癌と関連があり、BMIと悪性黒色腫、多発性骨髄腫、直腸癌、白血病、非ホジキンリンパ腫（non-Hodgkin's lymphoma [NHL]）との間には弱い相関が存在する（Brawer et al., 2009）。女性では、高いBMIと子宮内膜癌、胆嚢癌、腎臓癌、食道癌との間に強い関連が認められており、高いBMIと白血病、甲状腺癌、閉経後乳癌、膵臓癌、結腸癌、NHLとの間には弱い関連がある。胃バイパス術を用いる肥満治療手術によりがんの死亡率が60％も低下する可能性がある（Brawer et al., 2009）。

成人のBMI中央値は集団によって正常範囲が異なるが、21～23になるようにすべきである（WCRF and AICR, 2007）。青少年期に体重過剰であると成人期に結腸癌による死亡リスクが2倍になることから、小児期の体重を正常BMIの下限になるようにすべきである（Anderson et al., 2009）。過体重または肥満であることは、がん再発のリスクも高め生存率を低下させると思われる（Anderson et al., 2009）。

肥満、年齢、高血糖、メタボリック・シンドロームの発症は、発がん性物質と考えられるインスリン様成長因子-1（insulin-like growth factor-1 [IGF-1]）の血中濃度に何らかの作用を及ぼしている。IGF-1は主に肝臓から分泌されるポリペプチドで、正常な成長と発達に中心的役割を果たしている。しかし、前立腺癌、乳癌、肺癌、結腸癌の発生と進行を促進する可能性がある。がん細胞の増殖を刺激し、この細胞死を阻害するとする説が提唱されている（Blackburn, 2007; Pollack, 2008）。インスリン濃度が上昇するとIGF-1分泌が高まる。肥満と単純糖質の高摂取にはインスリン抵抗性を高める可能性があり、血中インスリン濃度を上昇させる。この分野の研究では、栄養や食事とがんとの間に知られている複数の危険因子には互いに関連があった（Parekh et al., 2010）。

過体重および肥満のがん生存者には、術創治癒の障害、リンパ節郭清に続くリンパ浮腫、二次がん、心疾患、糖尿病など、手術後に再発や新たな問題が生じるリスクがある（Anderson et al., 2009）。特に女性や高齢者では、定期的な身体活動によって死亡率が低下する（Teucher, 2010）。あらゆる身体活動には、結腸癌、閉経後乳癌、子宮内膜癌に対する保護作用がある（Teucher, 2010）。このため、米国癌協会（ACS）はほぼ毎日、中等度から激しい身体活動を45～60分間行うことを全国民に奨励している（Doyle et al., 2006）。あらゆるがん生存者が、適切な体重に到達しこれを維持することを健康の基本的目標とすべきである（Doyle et al., 2006）。

脂肪

研究では、数種類のがんと食事中の脂肪量との間に関連があった。脂肪含有量の高い食事には肉が相当量含まれることが多い。肉と大腸癌リスクとの間にある関連には数多くの機序が考えられ、高脂肪食由来、または加熱調理によって生じる複素環アミン（heterocyclic amines [HCA]）や多環式芳香族炭化水素（PAH））由来の発がん物質生成や加工処理とヘム鉄の作用由来の発がん性物質N-ニトロソ化合物（N-nitroso compounds [NOC]）生成も疑われている（WCRF and AICR, 2007）。

食事に脂肪の含有が高いと熱量含有も高い傾向にあり、これが過体重や肥満の一因となっている。食事性脂肪の摂取と他の栄養素や食事性成分の摂取との間には関連があるため、食事による脂肪とタンパク質、総熱量、食物繊維の作用を識別することが難しい。牛肉や豚肉中の飽和脂肪は大腸癌、子宮内膜癌、場合によりリンパ系がんおよび血液系がんの高いリスクと関連がある（Ferguson, 2010; WCRF and AICR, 2007）。食事と乳癌生存率に関する二つの大規模前向き無作為化試験

では、複雑な結果が出ている。女性の栄養介入試験（Women's Intervention Nutrition Study [WINS]）では、食事性脂肪を総熱量の20%に低減したところ体重が適度に減少し、乳癌の予後に効果がみられた。しかし、女性の健康的な食事と生活（Women's Healthy Eating and Living（WHEL）に関する臨床試験では、野菜、果物、食物繊維の含有がきわめて高く、脂肪の含有が低い食事を摂取したところ、生存率に有意な効果が示されなかった（Pierce et al., 2007）。

ω-6脂肪酸（コーン油、ベニバナ油、ヒマワリ油など多価不飽和脂肪）に対してω-3脂肪酸（脂肪の多い魚、アマニ油、クルミ、一部の藻類などの食品）を多く摂取すると、大腸癌および前立腺癌のリスクが軽減する可能性がある（Berquin et al., 2008）。魚は豚肉や牛肉よりも健康的なタンパク源であり、脂肪の含有が低くω-3脂肪酸が潜在的に豊富である。豚肉や牛肉を摂取する場合、赤身の部位を少量摂取することが推奨される。鶏肉または豆類も牛肉、子牛肉、豚肉、ラム肉の代替として望ましい。

食物繊維および炭水化物とグリセミック指数

複合糖質や全粒穀類など食物繊維の豊富な食品も、健康的な食事に重要である。食物繊維の摂取は、肉、食事性脂肪、単純糖質の摂取に影響を及ぼしえる。残念ながら、食物繊維とがんに関する諸試験では一貫した結果が出ておらず、このため米国栄養士会証拠分析ライブラリ（Evidence Analysis Library of the American Dietetic Association）の腫瘍学分野には、食物繊維が含まれなかった（American Dietetic Association [ADA], 2010a）。食物繊維と大腸癌との関連の可能性に注目した疫学試験では、低脂肪かつ高繊維質で果物と野菜が豊富な食事に、無作為化から数年後の腺腫再発への効果が認められなかった（ADA, 2008）。閉経後の女性では、食物繊維が非エストロゲン経路の乳癌の予防に何らかの役割を果たしている可能性があるが、これにはさらに研究を重ねる必要がある（Park et al., 2009）。しかし、繊維質の豊富な果物や野菜はビタミン、ミネラル、ファイトケミカルの優れた供給源である。レンズ豆など豆類には、繊維質だけでなく、摂取価値のある他の栄養素も含有されている。

非栄養甘味料と栄養甘味料

米国食品医薬品局（Food and Drug Administration [FDA]）は5種類の非栄養甘味料（アセスルファムK、アスパルテーム、ネオテーム、サッカリン、スクラロース）の食品への使用を承認しており、食品添加物としての規制を行っている。この甘味料は適度の使用であれば安全であると思われる。「強力な」甘味料と表現される非栄養甘味料はわずかな量で甘くなるため、エネルギーがほとんど供給されない。非栄養甘味料は主に長期的安全性と発がん性など健康に有害となる可能性に関して研究されてきたが、過去20年間の多くの試験では、適量の摂取であれば安全であることが示されている。最近では砂糖の代用品として、ステビア、糖アルコール（マニトール、ソルビトール、キシリトールなど）、ブルーアガベ（リュウゼツラン）が市販されている。非栄養甘味料であるステビアは栄養サプリメントとみなされ、FDAの認可を受けている。糖アルコールはやはり同じように使用されているが、非栄養甘味料とはみなされていない。ブルーアガベは植物 Agave tequiliana の抽出液で、甘味料の代替となるか否かについては結論が出ていない。

タンパク質

相当量のタンパク質を含有する食事のほとんどは、相当量の肉や脂肪も含有しているが繊維質はあまり多くない。タンパク質の発がんへの影響は、発がん部位の組織や腫瘍の種類のほかにも、食事中のタンパク質の種類や含有熱量によって異なる。一般に、食事のタンパク質濃度ががんの最適な増殖と発生に必要とされる濃度に至らないと腫瘍発生が抑制されるが、必要量の2〜3倍の濃度であると増強される。この作用は特定のアミノ酸、タンパク質の一般的作用、低タンパク質食の場合には低い食物摂取量に起因するものと思われる。疫学研究は数少なく、しかも相反する結果が出ている。がんリスクを軽減し健康全般を増進するための推奨事項では、植物性食品の摂取と、豚肉や牛肉、この加工肉、鶏肉など動物由来の食品の制限が推奨されている（WCRF and AICR, 2007）。

燻製食品、直火焼き食品、保存食品

加工肉には硝酸塩が防腐剤として添加されている。硝酸塩は還元されて亜硝酸塩を形成しやすく、亜硝酸塩はアミンおよびアミドなどの食事性の物質と相互作用してN-ニトロソ化合物（NOC）が生成される。このニトロソアミンとニトロソアミドは変異原物質であり発がん物質である。硝酸塩または亜硝酸塩は燻製、塩漬け、酢漬けの食品に使用されている。硝酸ナトリウムおよび硝酸カリウムは多様な食品中に含有されており、ソーセージや加工肉を発色させるが、主に含有されているのは野菜や飲料水である。

豚肉や牛肉を多量に摂取しても、胃や大腸で内因性にNOCが生成される。燻製食品の有害な作用に着目した研究では、燻製食品と胃癌との間に明白かつ一貫した関係は示されていない（WCRF and AICR, 2007）。ビタミンCおよびファイトケミカルは亜硝酸塩のNOCへの変換を抑制するため、これを含有している果物や野菜を多く取り入れた食事を推奨すべきである。（Kushi et al., 2006）。

直火により高温（約200℃以上）で肉を焦がしたり加熱したりすると、多環式芳香族炭化水素（PAH）および複素環アミンを生成させる可能性がある。PAHには変異原性および発がん性の存在が明らかに示唆されている。直火調理によるPAH生成量に比べれば、食品を普通に焼いたり揚げたりしても多量のPAHは発生しない。炎への油脂の滴りが最も多い動物性タンパク質が最も多くのPAHを生成する。たとえば、直火で焼いた牛肉では直火焼きの鶏肉より多量のPAHが生成され、同じ鶏肉でも直火焼きがオーブン焼きより多量に生

成させる。炎の発生源もPAH生成に影響を及ぼし、炭火が最も多く、次いでガスの炎、最も少ないのがオーブンの炎である（Farhadian et al., 2010）.

環境の有害物質

1970年、環境の物質によって生じる急性または長期の健康上の脅威を監視する目的で、米国環境保護庁（Environmental Protection Agency [EPA]）が設立された。1976年、環境保護の一環として有害物質規制法（Toxic Substances Control Act）が議会を通過し、あらゆる新規化学物質について健康と安全性に関する情報を提示することが製造企業に義務付けられた。しかし、この法案が通過しても多くは規制を免除され依然として審査を受けていない。

人々は日常の活動の中で空気や水、食物、飲み物を通して無数の化学物質に曝露している。実に100万人当たりに740例のがんが、ごく一般的な曝露物質によって生じていると推定される（Chey, 2008）。医療現場ではきわめて多種類の物質への曝露について評価が行われている。来院時に環境物質の曝露歴を十分に検討すれば、健康リスクをもたらす二酸化窒素、オゾン、一酸化炭素など大気汚染物質を迅速に確認することができる。重金属、殺虫剤、除草剤への曝露や職業曝露が報告される場合もある。患者の環境曝露の特定に加え、家族など同居者の曝露も医師が判定する必要がある。喫煙や食事など生活習慣の変化により、環境曝露物質による酸化ストレスを悪化させる可能性がある。抗酸化物質の豊富な食品や栄養豊富な食事（サプリメントではなく）の摂取を多くすることが提言されている（Kushi et al., 2006）。

ビスフェノールAの毒性

ビスフェノールA（Bisphenol A [BPA]）とは、1960年代以降、多くのプラスチックボトルの製造や食品および飲料用金属製缶のエポキシ樹脂ライニングに使用されている工業化学品である。ビスフェノールAは塗料や接着剤に使用されるエポキシ樹脂の製造原料でもある。この製品の開発時に行われた試験では、食品および飲料用容器への使用が安全であることが示唆された。しかし、近年ごくわずかな影響を検討する新たな研究が実施され、健康上の問題、特に胎児、乳幼児、小児の発育への問題が浮上した（Layton, 2010）。アメリカ国立衛生研究所（National Institutes of Health [NIH]）およびFDAは、BPAにはがんリスクを高める可能性があるとする科学的証拠が増えていることに対し、国家毒性プログラム（National Toxicology Program）により対応している（FDA, 2010）。

この見解の変化は安全性の評価機関と使用された評価方法の変更によるものであろう（Beronius, 2010）。プログラムの現在の目標は、いくつかの措置（BPAフリー哺乳瓶生産の奨励、食品容器に使用する接着剤へのBPA代替品使用、製造および審査におけるBPA使用の監視強化）を通してBPAの使用と曝露を低減することである。米国保健社会福祉省（U.S. Department of Health and Human Services [USDHHS]）は、乳幼児向け製品とあらゆる食品関連製品の生産からBPAを除去するための後押しをしている。当初は、BPAが加熱時のみプラスチックから溶出するとされたが、現在では低温でも溶け出すと考えられている。BPAへの曝露は食品や飲料の製品に大変広く拡大しており、アメリカ国民の90％の尿中にこの痕跡がみられると推定されている（Layton, 2010）。

がん予防のための栄養素

食習慣は健康増進と疾患予防にきわめて重要な役割を果たす。化学予防では、がんの予防、遅延、発症抑制のために特定の化合物または薬剤が用いられる（Kashfi, 2009）。非ステロイド性抗炎症薬には大腸癌を防ぐ可能性がある。このほか、現在研究されている天然物には、果物や野菜、緑茶の何百というポリフェノール、カレーのクルクミン、ブドウやベリー類の

参考情報 37-1

がん予防推奨事項

米国癌協会

1. 身体的に活動的な生活習慣を取り入れる。成人は、日常活動を超える中等度から激しい身体活動を30分間以上週に5日以上と、目的を持った活動45〜60分間を週に5日間以上行うべきである。
2. 健康的な体重に到達し、生涯を通してこれを維持する。
3. 植物を取り入れることに重点を置き、健康によく色彩に富む多様な食品を摂取する。
4. アルコール摂取を節制する。

米国がん研究協会（American Institute for Cancer Research）

体脂肪率：できるだけ減らして体重を正常範囲内にする。
身体活動：日常生活の一環として身体活動を行う。
体重増加を助長する食品と飲料：エネルギー濃度の高い食品の摂取を制限する。糖分の多い飲料を避ける。
植物性食品：植物由来の食品を中心に摂取する。
動物性食品：豚肉や牛肉の摂取を控え、加工肉を避ける。
アルコール飲料：アルコール飲料を制限する。
保存、加工、調理：塩分摂取を制限する。カビが発生した穀類または豆類を避ける。
栄養サプリメント：食事だけで栄養必要量を満たすことを目標とする。
母乳栄養：母乳授乳の母親への推奨と乳児への推奨。
がん生存者：同じく、以上の推奨事項に従う。

出典：Kushi LH et al: American Cancer Society guidelines on nutrition and physical activity for cancer prevention: reducing the risk of cancer with healthy food choices and physical activity, CA Cancer J Clin 56:310, 2006; World Cancer Research Fund (WCRF), American Institute for Cancer Research (AIRC): Food, nutrition, physical activity, and the prevention of cancer: a global perspective, Washington, DC, 2007, WCRF and AIRC.

レスベラトロールがある。フェノール酸、フラボノイド類、スチルベン類、リグナン類は最も多いポリフェノールで、がん細胞のエピジェネティック変異を修飾する能力に由来する科学予防作用がある。エピジェネティック修飾の段階は、がん細胞発生の修復可能な初期に生じる。エピジェネティック修飾が作動する機序については完全に明らかにされたわけではない。だが、果物、野菜、大豆、さらにターメリックやシナモンなど薬効のあるハーブ、緑茶、コーヒーなどを豊富に取り入れた健康を増進する食事を推奨するのが妥当であろう（Link et al., 2010）。こうした理由から、保健行政機関ではがんリスクを軽減するための食事や生活習慣に関する推奨事項を策定している。参考情報37-1参照。

カルシウムとビタミンD

カルシウムサプリメントと特に牛乳などの乳製品により、大腸癌のリスクが軽減する可能性がある。しかし他の研究では、相当量の乳製品摂取またはカルシウムサプリメントにより、侵襲性の高い前立腺癌のリスクが高くなることが示唆されている。（Chung et al., 2009; Huncharek et al., 2009）。この関連については、さらに深く掘り下げなければ明白な勧告を出すことはできない。

あらゆる年齢層にビタミンD欠乏症が検出されており、これによってがん予防におけるビタミンDの役割への探求が促されている。公衆衛生に関する通達では、長年太陽光遮蔽素材の使用や太陽光の直接曝露の抑制を奨励してきた。このため、皮膚表面のビタミンDへの変換が低下し、欠乏症の増加の原因となっている。研究では、血清中25-ヒドロキシビタミンD（25-hydroxyvitamin D [25(OH)D]）濃度が高いと、大腸癌、乳癌、卵巣癌、腎臓癌、膵臓癌、侵襲性の高い前立腺癌などのがん発症率が低下することが報告されている。ビタミンD_3とがん予防との相互作用についてさらに研究が進むまでは、1日にビタミンDを2,000IU取り込めば血清中25(OH)D濃度が40〜60ng/mLに達し、安全であると考えられている（Garland, 2009; Garland et al., 2011）。

コーヒーとお茶

コーヒーにはさまざまな抗酸化物質とフェノール類が含有されており、この一部に抗がん作用がある。コーヒーには、アルカロイド系のファイトケミカルであるカフェインも含有されている。コーヒーにはアメリカ人の食事に含まれる主な抗酸化物質としてがんに対する保護作用がある。

お茶もフェノール類と抗酸化物質を豊富に含有する飲料である。緑茶は茶葉を加熱および圧縮し、焙煎せずに乾燥して作られる。このため緑茶には、がん予防にかかわる抗酸化作用、抗血管新生作用、抗増殖作用の生物活性があるカテキン類が、紅茶よりもはるかに多く含まれている（Kuzuhara, 2008）。

葉酸塩と葉酸

食物由来の葉酸塩はDNAのメチル化、合成、修復に影響を与える。遺伝子変異による大腸の発がんでは、葉酸塩による一炭素代謝が重要な役割を果たしている（Levine et al., 2010）。いくつかの疫学研究では、葉酸塩の摂取が多いと膵臓癌のリスクが低下することも示唆されている（Oaks et al., 2010）。しかしある種のがんでは、過剰な葉酸塩によって有害な作用が生じる可能性もある（Bailey et al., 2010）。遺伝的多型、食物由来の葉酸塩とサプリメント由来の葉酸との比較などの項目を評価するには、さらに研究が必要である。

果物と野菜

果物の摂取には、口腔癌、咽頭癌、喉頭癌、食道癌、子宮頸癌、肺癌、胃癌に対する保護作用がある（WCRF and AICR, 2007）。野菜から得られる健康への効果は、定量することがさらに難しい。ホウレンソウ、トマト、ピーマンなど非デンプン野菜には口腔癌、咽頭癌、喉頭癌、食道癌に対する保護作用があり、あらゆる野菜、特に緑黄色野菜には胃癌に対する保護作用があると思われる（WCRF and AICR, 2007）。ほとんどの国で野菜と果物の摂取推奨量が設定されており、幅はあるが一般に1サービングを約80gまたは1/2カップとして、野菜は1日に3サービング以上、果物は2サービング以上となっている（WCRF and AICR, 2007）。

果物や野菜に含有される発がん抑制物質には、ビタミンCおよびE、セレン、ファイトケミカルなど抗酸化物質がある。ファイトケミカルには、カロテノイド類、フラボノイド類、イソフラボン類、リグナン類、有機硫化物、フェノール化合物、モノテルペンがある。果物と野菜について、がんに対する保護作用が最も高い特定の物質というものは未だ明らかにされていない（Russo, 2007）。このような物質には、解毒酵素の誘導、ニトロソアミン生成の抑制、抗がん物質生成のための基質供給、消化管における発がん物質の希釈および結合、ホルモン代謝の変化、抗酸化作用など、補完的機序や重複的機序が備わっている。いずれか一つの物質が観察されるあらゆる関連性の原因になっているということはまずあり得ない。果物と野菜の化学的がん抑制物質の詳細については表12-5および表37-1を参照。

大豆と植物エストロゲン

大豆は植物性タンパク質であり、植物エストロゲン（植物に含まれる微弱なエストロゲン）とゲニステインおよびダイゼインなどのイソフラボン類を含有している。適量の大豆を取り入れた食事を摂取していると、特に成人期に達する前に大豆食品を摂取している場合には、おそらく人生の初期にイソフラボン類の微弱なエストロゲン作用に曝露するおかげで、乳癌に対する保護作用がある（Lee et al., 2010,）（Lee et al., 2010）。しかし、すでにホルモン感受性がん（乳癌、子宮内膜癌など）の診断を受けた女性や閉経後の女性の大豆摂取

には、依然として議論がある。

必ずというわけではないが、大豆製品を原料とする市販の粉末大豆サプリメントや栄養補助食品には、枝豆、豆腐、豆乳など伝統的な全粒大豆食品よりもはるかに高い濃度のイソフラボンが含有されていることがある（Gardner et al., 2008; U.S. Department of Agriculture（USDA）, 2010）。米国癌協会（ACS）は、乳癌生存者に対し大豆食品の摂取を1日に3サービングを超えない量に制限し、市販の粉末大豆サプリメントや大豆補助食品の使用を避けるよう勧告している（Doyle et al., 2006）。女性への勧告とは異なり、前立腺癌などホルモン感受性がんの男性患者では、大豆食品の通常の摂取から効果が得られる。前立腺癌はテストステロンによって悪化するがんであり、エストロゲン（または植物エストロゲン）が抑制物質となる。

医学的診断とがんの進行度分類

治療効果と生存率を高めるためには、最も早期にがんの症状を評価することがきわめて重要である。表37-2ではがんの全身症状と転移がんについてまとめている。早期がんまたは転移がんの多くの症状が摂食、消化、吸収の能力に影響を及ぼす。ACSでは、がんの早期の警告的徴候と症状を以下のように頭文字「CAUTION」で表現している。

排便習慣または排尿習慣の変化（**C**hange）
治癒しない疼痛（**A** sore）
異常な出血または漏出（**U**nusual）
乳房などの肥厚またはしこり（**T**hickening）
消化不良または嚥下困難や咀嚼困難（**I**ndigestion）
いぼやほくろの明瞭な変化（**O**bvious）
持続性の咳または嗄声(さ せい)（**N**agging）

症状または検診によってがんが示唆されると、確定診断

表 37-2
がんの徴候と症状

がんの全身症状	転移がんの徴候と症状
食欲不振	疼痛
疲労感	リンパ節または内臓の腫大
体重減少	血痰を伴う咳または伴わない咳
発熱	骨折を伴う骨痛または伴わない骨痛
発汗	神経症状
貧血	

出典：National Cancer Institute (NCI): Dictionary of terms, 2010d. Accessed 23 October 2010 from http://www.cancer.gov/dictionary/.

表 37-3
がんの診断とモニタリングのための画像検査

画像検査の種類	概要とがんの診断と治療における用途
CTスキャン	**概要**：CTスキャンとは、体の内部の詳細な画像を異なる角度から連続して撮影するX線画像検査である。コンピュータで画像処理され、画像がX線検出器と接続している。 **用途**：CTスキャンは、頭部、胸部、腹部、骨盤部など全身の解剖学的領域のがんと思われる異常を評価するために使用される。この検査では、放射線技師により疑われる部位、臓器内側、リンパ節が視覚化される。
MRIスキャン	**概要**：MRIスキャンとは、ラジオ波と強力な磁場を用いてコンピュータと接続し、体の内部の詳細な画像を映し出す画像検査である。この種類の走査は、体内の臓器と軟部組織を画像にするのに他の走査法よりも優れていることが多い。 **用途**：映し出される画像は正常組織とがん性組織との相違を示す。特に、脳、脊髄、肝臓の病変が疑われる部位の評価に用いられている。
PETスキャン	**概要**：PETスキャンでは、放射線標識した少量のグルコースを静脈内に注射し、体内でグルコースが利用される部位の詳細なコンピュータ処理画像が作成される。 **用途**：がん細胞では解糖速度が高い（正常細胞よりも多くのグルコースを利用する）。高い活性がみられる糖代謝部位すなわち「ホットスポット」がPETスキャンで認められれば、概ねがんの発見につながる。

CT：コンピュータ断層撮影 (Computed tomography)、MRI：磁気共鳴映像法 (magnetic resonance imaging)、PET：ポジトロン断層撮影法 (positron emission tomography)

出典：American Cancer Society: Cancer glossary, 2010a. Accessed 10 June 2010 from http://www.cancer.org/CancerGlossary/index; National Cancer Institute (NCI): Dictionary of terms, 2010d. Accessed 23 October 2010 from http://www.cancer.gov/dictionary/.

を行うために患者の病歴、社会歴、家族歴、身体診察、臨床検査、画像検査、組織生検が実施される。臨床検査による評価とは血液、尿などの体液分析である。特に、腫瘍マーカーであるα-フェトプロテイン（α-fetoprotein [AFP]）、がん抗原（cancer antigen [CA]）125、CA 19-9、がん胎児性抗原（carcinoembryonic antigen [CEA]）、前立腺特異抗原（prostate-specific antigen [PSA]）のように、がんが存在する場合に上昇する血液または体液中の物質が、がん専門医により評価される。画像撮影法や画像検査は確定診断の補助になる（表37-3）。体液、唾液、尿、組織を顕微鏡で分析する細胞学的検査が病理専門医により実施される。がん細胞を検出するためには、組織に特殊な染色処理を施して検査する組織病理学的検査、細胞および染色体の量計算と分析をするフローサイトメトリー、特異的細胞タンパク質の抗体を再吟味する免疫組織化学（免疫抗体法）、遺伝子異常を視覚化する細胞遺伝学的検査が利用されている。

細胞膜の脂質、タンパク質、DNAへの酸化的損傷は恒久的であることが多い。このため、タバコの煙、アスベスト繊維、重金属、多環式芳香族炭化水素（PAH）など発がん性物質への曝露後にDNA損傷を測定するため、バイオマーカーが利用されることがある。8-ヒドロキシ-2'-デオキシグアノシン（8-hydroxy-2'-deoxyguanosine [8-OHdG]）は内因性DNA酸化損傷の測定とがんのリスク評価に用いられる新しいバイオマーカーである（Valavanidis et al., 2009）（第8章の表8-5を参照）。

体内へのがん拡大の程度を特定するためには、進行度分類が行われる。診断時のがんの進行度は生存期間の有力な予測因子であり、これによって最も有効な治療計画を導くことができる。がん進行度分類では、I期、II期、III期、IV期に分類され、I期はがんが最小であり、IV期は最も進行した病期である。TNM分類（tumor-node-metastasis [TNM] staging system）も腫瘍学では多く用いられている。Tは腫瘍の大きさを示す。Nはリンパ節を示し、リンパ節への拡大の有無を表現している。Mは転移で、がんが遠隔臓器へ拡大しているかどうかを表現している。

分類では、がんは「固形」がんを指すことが多く、血液のがんは「液状」がんと呼ばれることが多い。がんの分類は、発がんした組織、増殖性、他組織への浸潤に基づいている。悪性ではない腫瘍は通常「良性」と呼ばれる。

がんは複製が進行している細胞に生じるため、小児と成人ではがんのパターンが全く異なる。人生の初期では、脳、神経系、骨、筋肉、結合組織がまだ成長しており、このためこのような組織のがんは成人よりも小児に多い。小児がんに多いものには、神経芽細胞腫、髄芽細胞腫、骨肉腫、横紋筋肉腫など軟部組織の肉腫、神経鞘腫、胚細胞腫瘍がある。これに対して、成人のがんは、体の内部表面および外部表面を被覆または裏打ちをしている上皮組織に生じることが多い。上皮組織の癌には、皮膚や循環器系、消化器系、内分泌系、生殖器系、呼吸器系、泌尿器系の癌がある。以上の組織に生じるがんは「癌腫」と呼ばれ、多くの種類が「腺癌」、「基底細胞癌」、「乳頭腫」、「扁平上皮癌」に分類される。

白血病、悪性リンパ腫、骨髄腫は免疫系のがんであり、小児にも成人にも生じる可能性がある。白血病は骨髄の白血球から生じることが最も多い。悪性リンパ腫はリンパ系（リンパ節、リンパ腺、リンパ管）に発生するがんである。骨髄腫は骨髄の形質細胞に発生するがんで、高齢者に最も多く生じる。

このほかには感染症を原因とするものがあり、予防のために抗生物質やワクチン、行動の改善が推奨されている（ACS, 2009a）。これには、B型肝炎ウイルス（hepatitis B virus [HBV]）曝露やアルコール関連肝硬変による肝細胞癌、ヒトパピローマウイルス感染症（human papillomavirus infection [HPV]）による中咽頭癌および子宮頸癌の発症、ヘリコバクター・ピロリ（ピロリ菌）による慢性炎症に起因する胃癌などがある（第28章参照）。

医学療法

アメリカと115ヵ国を超える国々のがん治療は、全米総合がん情報ネットワーク（National Comprehensive Cancer Network [NCCN]）のがん診療ガイドライン（Clinical Practice Guidelines in Oncology）として知られる科学的根拠に基づく標準に準拠している（2010）。NCCNガイドラインは、あらゆるがんの97％に対応できる科学的根拠に基づく診療について作成されている。このガイドラインには、支持療法（がんとがん治療関連の疼痛や疲労感、悪心への対処など）を実施するための科学的根拠に基づく推奨事項も策定されている。

従来の治療法には、抗がん剤（化学療法、生物療法、抗血管新生剤、ホルモン療法薬など）、放射線療法、外科手術の単独療法または他のがん治療との併用療法がある。白血病、悪性リンパ腫、多発性骨髄腫など血液のがんや固形がんには、造血幹細胞移植（hematopoietic cell transplantation [HCT]）によって治療される場合もある。

化学療法とは、がんを全身的に治療する治療薬の投与である。生物療法とは、患者自身の免疫応答を誘導、増強、あるいは抑制することにより、抗がん作用をもたらす生物学的物質の投与である。抗血管新生剤はがんが必要とする新しい血管（腫瘍血管系）が発生するのを阻害してがんの増殖、浸潤、拡大を防ぐ。ホルモン療法とは、ホルモンの供給やホルモン受容体部位を遮断または減少させることにより、ホルモン感受性がん（乳癌、卵巣癌、前立腺癌など）の治療に用いられる全身療法である。

放射線療法の分野では、放射線治療医が高エネルギー（電離放射線）を多分割照射線量で照射し、あるいは放射性医薬品を用いてがんを治療する。外科手術とは手術によるがん組織の摘出である。

がん治療の効果は、「完全寛解」または「部分寛解」（改善）、「安定」（不変）、「増悪」（悪化）に分類される。患者の治療効

果に影響を及ぼす因子には、腫瘍細胞量（腫瘍が大きいほど、転移のリスクが大きい）、腫瘍増殖速度（腫瘍の成長が急速である場合には通常治療効果が高い）、薬剤耐性（腫瘍は成長するにつれて突然変異が生じ、変異の連続に伴い新しく生まれるがん細胞に治療薬への耐性が備わるようになることが多い）がある。このほかに併存疾患（糖尿病、腎疾患、心肺疾患など）、年齢、一般状態、支持系の状態、骨髄予備能、全身の全般的健康状態にも影響を及ぼす（NCI, 2010d; Polovich et al., 2009）。

治療の目標

がん治療の目標は治癒、抑制、苦痛緩和になる。治癒とは治療による完全寛解である。治療でがんを治癒することができなくとも、多くの場合がんの抑制が可能で、治癒できなくとも寿命を延ばすことができる。がん抑制の手技では、手術による腫瘍摘出後の顕微鏡的転移を検出できない可能性や、外科手術または放射線療法の前に腫瘍を縮小できる可能性、あるいはがんの症状や副作用を悪化させる可能性もある。がんを治癒することも抑制することもできない場合には、緩和ケアが実施される。緩和ケアにより可能な限り苦痛を和らげることができる。緩和ケアは疼痛緩和、疾患の症状への対処、孤独感や不安や恐怖の軽減、可能な限りの自立性維持を目的とするものである（National Hospice and Palliative Care Organization [NHPCO], 2010）。ホスピスは余命数ヵ月の患者のためのケアであり、症状の緩和、疼痛抑制、患者や家族への支援提供に重点が置かれる。患者は人生の終末まで可能な限り苦痛が緩和される。

医学的栄養療法

医学的栄養療法（medical nutrition therapy [MNT]）を提供する際には、栄養士は栄養ケアの段階を踏む（ADA, 2011）。米国栄養士会（American Dietetic Association）は、がん治療の現場で医師の治療を補助するため、乳癌、大腸癌、食道癌、胃癌、頭頸部癌、血液がん、肺癌、膵臓癌用MNTプロトコルを組み込んだOncology Toolkitを開発した（ADA, 2010b）。Oncology Toolkitは、栄養ケアプロセス（nutrition care process [NCP]）と標準的な言語を使用する説明書および記入表を備え、現時点の科学に基づく推奨事項を用いて栄養ケアを個別化することができるようになっている。

栄養スクリーニングと評価

近年のがん治療では入院治療から通院治療へと移行しており、これに伴い治療継続中は栄養のスクリーニングと評価も継続する必要がある。理想的には、栄養学的問題のリスクに関する栄養スクリーニングと評価は、多専門共同医療チームにより診断時に開始し、治療から回復までを通して再評価とモニタリングを継続する。がん患者用の患者記入式主観的包括的アセスメント（Subjective Global Assessment）が採用されており、患者または介護者が体重の増減、食物摂取、症状、身体機能に関する項目に記入する。医療従事者（医師、看護師、登録栄養士、ソーシャルワーカーなど）が記入する項目は、体重減少、がんの状態、代謝性ストレスの評価であり、栄養状態を中心とする身体診察が含まれる。その次に採点法により、栄養のリスクと栄養療法を決定する（Charney and Cranganu, 2010）。

その他評価法として、日常生活動作（Activities of Daily Living [ADL]）、共通毒性基準（Common Toxicity Criteria [CTC]）、カルノフスキーの全身状態評価尺度（Karnofsky Performance Scale [KPS]）が用いられている。ADL法では、入浴、着替え、歩行などの日常動作を毎日補助なしで行うことができるかどうかを評価する。CTCはがん医療施設で用いられている治療結果の判定基準であり、抗がん剤の急性毒性を比較することができる。KPSとは、患者の身体機能状態とがんの状態および生存期間とを関連させた評価尺度である（McCallum, 2006）。

多くの情報を収集し栄養学的問題を特定するために、綿密な評価が実施される。症状（悪心、嘔吐、下痢など）、体重の状態、併存疾患、臨床検査値の評価とともに、食欲や経口摂取についても注意深く点検する。栄養状態とリスクの程度を十分に評価するために、栄養状態に重点を置く身体診察が推奨されている（Fuhrman, 2009）。この種の評価項目には、身体の一般検査、バイタルサインおよび身体計測値の確認、皮下脂肪量、筋重量、体液状態の評価が含まれる。

エネルギー

患者が体重を維持し、がんによる体重減少を防ぐには、患者個々のエネルギー必要量を判定する。成人のエネルギー必要

表 37-4 がん患者の推定エネルギー必要量

病態	エネルギー必要量
がん、栄養充足、体重増加	30〜40kcal/kg/日
がん、代謝正常	25〜30kcal/kg/日
がん、代謝亢進、ストレス	35kcal/kg/日
造血幹細胞移植	30〜35kcal/kg/日
敗血症	25〜30kcal/kg/日
肥満	21〜25kcal/kg/日

出典：Gottschlich MM, editor: The A.S.P.E.N. nutrition support core curriculum: a case-based approach—the adult patient. Silver Spring, MD, 2007, American Society for Parenteral and Enteral Nutrition; Hurst JD, Gallagher AL: Energy, protein, micronutrient, and fluid requirement. In Elliott L et al., editors: The clinical guide to oncology nutrition, ed 2, Chicago, 2006, American Dietetic Association.

量を推定するには、標準の方程式を用いる方法や間接熱量測定法によって安静時代謝率を測定する（Russell and Malone, 2009）。Mifflin-St. Jeorの式やIreton-Jonesの式などエネルギー必要量を判定する方法については第2章を参照。十分なエネルギーを確実に供給するためには、患者ごとの診断、他の疾患の併存、治療の目的（治癒、抑制、緩和など）、抗がん療法（外科手術、化学療法、生物療法、放射線療法など）、発熱または感染症の存在、このほか代謝性合併症を考慮する。表37-4では、体重を基準とするがん患者のエネルギー必要量を迅速に推定するために策定されたガイドラインを掲載している。

タンパク質

状態の悪化やストレス時にはタンパク質の必要性が増大する。がん治療によって損傷した組織を修復および再構築し健康な免疫系を維持するためには、タンパク質を追加する必要がある（Hurst and Gallagher, 2006）。十分なエネルギーが供給されないと、エネルギー源として除脂肪組織が利用されることになる。タンパク質必要量の判定には、栄養失調の程度、がんの進行度、ストレスの程度、タンパク質の代謝率と利用率を考慮に入れる（Russell and Malone, 2009）。たとえば、造血幹細胞移植を実施したがん患者には1.5〜2g/kg/日が必要である。重度のストレスを受けている患者には1.5〜2.5g/kg/日が必要である。1日のタンパク質必要量は、一般に実際の体重を用いて計算される。

水分

がん治療における体液管理では、十分な水分補給と電解質平衡を確実にし、脱水と血液量減少症を予防せねばならない。発熱、腹水、浮腫、瘻孔、大量の嘔吐や下痢、多数の静脈内（IV）同時投与、腎機能障害、利尿薬などの薬剤により、体液バランスの異常が生じることがある。脱水（粘膜炎または食欲不振により水分摂取が不足し、これによる細胞内液喪失など）と血液量減少症（発熱による細胞外液喪失または嘔吐、下痢、吸収不良など消化管液喪失）を綿密にモニタリングする。脱水の徴候および症状として、疲労感、急激な体重減少、高ナトリウム血症、皮膚弾力の不良、口腔粘膜の乾燥、暗色または臭気の強い尿、尿量低下がみられる。血液量減少を綿密に検査するため、血清中電解質濃度、血中尿素窒素およびクレアチニンも評価する。腎臓に問題のないあらゆる成人における一般ガイドラインの推定水分必要量は30〜35mL/kg/日である（Hurst and Gallagher, 2006）。別のガイドラインでは、推定熱量必要量1kcal当たりに1mLとなっている（Russell and Malone, 2009）。がん治療を実施している患者の場合には、治療関連の水分必要量を満たすために輸液投与が必要な場合がある。

ビタミンとミネラル

ビタミン・ミネラル・サプリメントは免疫系を増強しがんの経過を回復させる可能性もあると考えられるため、がんの診断を受けた患者は多量のビタミン・ミネラル・サプリメントを服用することが多い。このほかにも、不適切な食事や生活習慣によって診断時には栄養欠乏症に陥っており、栄養サプリメントがこれを補う手段であると考えている患者もいる。摂食困難や治療の副作用が生じている場合には、食事摂取基準（dietary reference intakes [DRI]）の100%を超えないマルチビタミン・ミネラル・サプリメントであれば安全とされている（Doyle et al., 2006）。これに対して、米国がん研究協会（American Institute for Cancer Research [AICR]）は、高用量の栄養サプリメントにはがんを助長する作用があるとする科学的根拠を挙げ、あらゆる人々（がん生存者を含め）に向けて、がん予防のために栄養サプリメントを使用することのないよう促している（WCRF and AICR, 2007）。一次予防のためにも、二次予防のためにも、あらゆる人々がビタミンとミネラルを栄養サプリメントではなく食品から摂取すべきである。がんの診断中および診断後には、医学的診断と臨床検査分析結果によっては、特定の微量栄養素をサプリメント投与でDRIを超える濃度にする必要性、あるいは制限して下回る濃度にする必要性が出てくる可能性がある（鉄欠乏性貧血のための鉄サプリメントなど）。

サプリメントの使用

あらゆる病期の抗がん治療の間、がん生存者の大半が栄養補助食品を使用している（Hardy, 2008）。この使用は増えているが、がん治療医は患者に治療中の栄養補助食品使用を避けるよう指示している。特に、ビタミンA、C、E、β-カロテン、亜鉛、セレンなど抗酸化物質の栄養補助食品使用が、放射線療法や化学療法の抗がん作用を実際には阻害するのか増強するのかという点について議論が続いている（ACS, 2009b）。いくつかの無作為化臨床試験では、用量制限毒性を軽減できる若干の可能性が示された（Block et al., 2008）。それでも、被験者数が多く十分にデザインされた試験が実施される必要がある。

治療中にも治療後にも、がん生存者が栄養補助食品を摂取する必要性と妥当性を十分に評価し（Miller, 2008）、さらに研究が進みサプリメント使用の効果が裏付けられるまでは、治療中の抗酸化物質サプリメントの使用を避けるべきである（ACS, 2009b; Hardy, 2008; WCRF and AICR, 2007）。がんを診断された患者には、天然に含有され、健康を増進する植物栄養素であるビタミンやミネラルを安全に摂取するには、果物、野菜、全粒穀類などさまざまな色の食品から抗酸化物質を摂取するよう促すべきである（Grant et al., 2010）。

栄養診断

栄養診断では、栄養療法によって寛解または改善できる具体的な栄養学的問題が特定される（ADA, 2011）。第11章参照。以下に挙げるのは、がん治療のために開発された「問題・病因・徴候と症状」システムを用いて行う栄養診断例である。

摂取の問題

- 過去1週間の下痢と約1.1kgの体重減少から明らかなように、骨盤の放射線療法によって経口摂取が不足している。
- 過去5日間の悪心、腹部膨満、約1.4kgの体重減少から明らかなように、経腸栄養（EN）に忍容性がみられないことによりEN摂取が不足している。
- 側頭筋および骨間筋の消耗、3ヵ月で7.5%を超える体重減少から明らかなように、がん悪液質により栄養失調が生じている。

臨床的問題

- 過去1週間のストーマにおける下痢排泄量が2L/日であり、毎日輸液投与が必要であることから明らかなように、最近の回腸瘻造設術により消化管機能に異常を来している。
- 過去4日間の悪心、嘔吐、食欲不振から明らかなように、2週間に1回の化学療法により消化管機能に異常を来している。
- 嚥下障害、嚥下痛、過去1ヵ月の約4.5kgの体重減少から明らかなように、閉塞性食道癌により嚥下困難が生じている。

行動-環境の問題

- 処方量の経管栄養剤を摂取せず、過去1ヵ月間に通常体重の80%まで体重減少が持続していることから明らかなように、保険と経済力の欠如により栄養供給源の入手に限界がある。
- 病院収容、下痢、サルモネラ菌糞便培養陽性から明らかなように、安全ではない食物の摂取により汚染食品への曝露と好中球減少症が生じている。
- 骨盤の放射線療法実施中における下痢の持続と高繊維食摂取を継続する食事歴から明らかなように、栄養学的情報を取り入れることに消極的であることにより望ましくない食品が摂取されている。

栄養介入

栄養介入では、栄養診断に対応する具体的な処置がおおむね明らかにされる。栄養介入の計画と実践との間には相互関係がある（ADA, 2011）。Oncology Toolkitでは、計画された栄養介入が患者の安全に有害な影響を及ぼしたり、がん治療を妨げたりする可能性を綿密に評価することが推奨されている（ADA, 2010b）。また、栄養状態、場合により経済的負担や患者の受諾を良好にする効果について評価するのに有用である。

介入の目標は、協力を促すために具体的かつ達成可能で、個々の患者に適したものにする。また、体重など客観的尺度をはじめとする意味のある指標に基づいて目標を導く。もう一つの目標は、「栄養学的影響による症状」を最小にし、患者の栄養学的パラメータを最大にすることである。栄養学的影響による症状とは、がんとがん治療の影響による栄養状態の症状および副作用のことである。がん治療の早期には、予想される問題と解決法の可能性について、患者や介護者、家族と話し合いを開始し、フォローアップでは栄養アセスメントと栄養ケアと並行して話し合いを継続する。

がんの栄養状態への有害作用は深刻で、治療法の影響やがんの精神的影響によってこれが悪化する。これによって、栄養備蓄の深刻な欠乏と栄養状態の悪化がもたらされることが多い。がん治療では、栄養失調、食欲不振（食欲の喪失）、体重減少がいずれも重大な課題であり、診断時には多くの患者に（小児にも）みられることが多い（Goldman et al., 2006）。がん患者の50%以上は体重が減少し、1/3以上に体重の5%を超える減少がみられる（Skipworth, 2007）。研究では一貫して、治療前のわずかな体重減少（体重の5%未満）も、予後の不良と生活の質の低下と関連があり、このことが早期MNTの重要性を裏付けている（Fearon, 2008）。

経口栄養の対処法

栄養摂取の経路は経口栄養が理想的であるが、がん患者には経口栄養に影響を及ぼす症状が生じる。栄養摂取を改善するための方法が必要となり、方法は具体的な摂食の問題と患者の栄養状態によって異なる。食品と食事提供の変更が必要となる場合もある。体重と栄養状態を維持できるだけのエネルギーおよびタンパク質を摂取できない患者には、流動食の医療用栄養補助食品が推奨される（第14章参照）。経口摂取の改善および治療関連副作用への対処のための提言を盛り込んだ教材として、"Eating Hints"（NCI, 2010e）、"Chemotherapy and You"（NCI, 2010c）、"Radiation Therapy and You"（NCI, 2010f）が出版されている。表37-5では栄養介入方法について介入例をまとめている。

食欲不振や味覚および嗅覚の異常への対処

診断前にも治療中にも食欲不振、早期満腹感、食物摂取量低下が報告される。同じく、味覚と嗅覚の異常が生じることも多い。味覚の異常は、がんそのもの、ある種の抗がん剤、放射線療法、頭頸部の手術などによって生じることがある。成人と小児のいずれにも、学習性味覚嫌悪（ガルシア効果）が化学療法によって誘発されている。嗅覚も増強し、これによって調理のにおいへの感受性と石鹸または香水など非食品物質への嫌悪が生じる。この知覚異常と、腫瘍部位、腫瘍の進展度、がん治療への効果、食物の嗜好や摂取との関係は一定ではない。温かい食事ではなく冷たい食事を差し出すなど、食品の香りを減らす栄養介入が有用と思われる（NCI, 2010e）。

エネルギー代謝異常への対処

エネルギー代謝は炭水化物、タンパク質、脂質の代謝と密接な関係があり、このいずれもが腫瘍の成長によって変化する。腫瘍のグルコース要求量は一定であり、特徴的に高い嫌気的

表 37-5

がん患者のための栄養療法

副作用または症状	栄養療法
体重減少	・少量かつ頻回に栄養濃度の高い食事や間食を食べる。 ・好みの食事にタンパク質と熱量を追加する。 ・タンパク質および熱量を含有するサプリメント（乳清または大豆粉末栄養サプリメントなど）を使用する。 ・栄養濃度の高い食品を近くに置き頻回に間食として食べる。
低い食欲または食欲不振	・最も気分の良好な時に摂取する。 ・心地よい環境で食事や間食をする。 ・栄養濃度の高い食品を近くに置き頻回に間食として食べる。 ・できるだけ身体活動を行う。
悪心および嘔吐	・冷温または常温の清澄流動食を少量ずつ飲む。 ・高脂肪のべたついた食品、香辛料の多い食品、甘すぎる食品を避ける。 ・においの強い食品を避ける。 ・治療の予定日には薄味で柔らかく消化の良い食品を食べる。
下痢	・水、清澄果汁、ブイヨン、ゼリー、アイスキャンディー、スポーツ飲料など清澄飲料をたっぷり摂取する。 ・ナッツ、生の果物や野菜、全粒のパンやシリアル食品など高繊維食品の摂取を減らす。 ・糖質無添加のキャンディーやガムなど糖アルコール（マニトール、キシリトール、ソルビトールなど）を含有する食品を避ける。 ・すりおろしリンゴ、バナナ、缶詰のモモ、白米またはパスタを食べる。以上の食品は消化しやすく便が固くなる可能性がある。
便秘	・全粒穀物、生または加熱した果物や野菜、特に皮や種子の部分、ドライフルーツ、豆類、やナッツなど高繊維食品の摂取を増やす。 ・消化器系の活動を維持するために健康的な水分をたっぷり飲む。 ・毎日同じ時間に食事や間食を摂るようにする。 ・できるだけ身体活動を増やす。
咽頭痛	・ソース、ドレッシング、グレービーソースなどをかけた柔らかく水分の多い食品を食べる。 ・乾燥食品、粒の粗いざらざらした食品を避ける。 ・アルコール、かんきつ類、カフェイン、トマト、酢、唐辛子を避ける。 ・食品温度（微温、冷温、氷温など）を試し、最も無痛の温度を見つける。
口内炎、粘膜炎、口腔カンジダ症	・良好な口腔衛生（頻回に口を洗浄し口内を清潔に保つなど）を維持する。 ・ソース、ドレッシング、グレービーソースなどをかけた柔らかく水分の多い食品を食べる。 ・アルコール、かんきつ類、カフェイン、トマト、酢、唐辛子や、乾燥食品、粒の粗いざらざらした食品を避ける。 ・常温または冷温の食事を試す。
疲労感	・調理の簡単な食品や食べやすい食品を摂取する。 ・栄養濃度の高いおやつを近くに置き頻回に食べる。 ・消化器系の活動を維持するために健康的な水分をたっぷり飲む。 ・できるだけ身体活動を行う。
好中球減少症	・頻回に手を洗い台所の作業台や台所用品を清潔に保つ。 ・肉類、豚肉、狩猟肉、鶏肉、卵、魚などの動物性食品を生のまま、あるいは加熱不足のまま食べてはならない。 ・生の果物や野菜は必ず洗浄する。 ・「疑わしきは捨てよ」、そして「古いものやカビの生えたものはダメ」である。
味覚または嗅覚の異常	・良好な口腔衛生（頻回に口を洗浄し口内を清潔に保つなど）を維持する。 ・味覚異常による変な味を隠すためにマリネや香辛料を試してみる。 ・金属味が問題である場合には、プラスチックの食具を用いる。 ・温かい食品ではなく冷たい食品を試す。
唾液の濃縮	・日中の間中飲料をすすり、口腔内の湿度を保つ。 ・ソーダ水、セルツァー炭酸水、パパイヤジュースによって口腔分泌物を薄める。 ・グアイフェネシンを試して口腔分泌物を薄める。 ・睡眠中に低温加湿器の使用を試す。
口腔乾燥症	・日中の間中飲料をすすり、口腔内の湿度を保つ。 ・口内炎の開放創がなければ、酸味のある食品を食べて唾液分泌を刺激する。 ・ソース、ドレッシング、グレービーソースなどをかけた柔らかく水分の多い食品を食べる。 ・良好な口腔衛生（頻回に口を洗浄し口内を清潔に保つなど）を維持する。

出典：Elliott L et al., editors: The clinical guide to oncology nutrition, ed 2, Chicago, 2006, American Dietetic Association; Grant BL et al., editors: American Cancer Society's complete guide to nutrition for cancer survivors, ed 2, Atlanta, 2010, American Cancer Society; Grant BL, Hamilton KK, editors: Management of nutrition impact symptoms in cancer and educational handouts, Chicago, 2005, American Dietetic Association; National Cancer Institute (NCI): Eating hints, 2010e. Accessed 20 October 2010 from http://www.cancer.gov/publications/

代謝率を見せ、最終産物として乳酸塩ができる。この乳酸蓄積の拡大によりコリ回路の活性を介する宿主の糖新生亢進が必要になるが、がん患者にはこの亢進がみられる場合とみられない場合がある。高いグルコース合成速度を維持するために、タンパク質分解と脂質分解の亢進が生じる。過剰な脂肪酸酸化や筋肉によるグルコース取り込みと利用の減少を特徴とする耐糖能障害およびインスリン抵抗性がみられる。

がんの成長に十分なアミノ酸を供給しようとして、タンパク質代謝の異常が生じるようである。タンパク質合成低下とタンパク質分解亢進により、骨格筋タンパク質の喪失が最も顕著となる。

がん悪液質への対処

進行期がんの患者には、(一類型)のタンパク質-エネルギー栄養失調が二次的に診断されることが多い。この症候群は**がん悪液質**と呼ばれるもので、体重減少の進行、食欲不振、全身の消耗と筋力低下、免疫抑制、基礎代謝量の変化、体液状態とエネルギー代謝の異常を特徴とする。脂肪組織の喪失も大きいが、これは脂質生成の低下ではなく脂質分解の亢進によるものである。がん細胞から分泌される脂肪動員因子およびタンパク質分解誘導因子の濃度が高いと、脂肪と筋肉量の喪失が大きくなる。乳癌または血液がんの診断時に相当量の体重減少がみられることはまれであるが、肺癌、食道癌、頭頸部癌の患者では大幅な体重減少がみられることが多い。がん悪液質は一部**サイトカイン**（免疫調節物質）に起因しているが、このサイトカインはがんそのものによって、あるいはがんへの免疫応答によって産生される。サイトカインにより、炎症にみられる変化と同じ代謝の変化と消耗が生じうる。炎症誘発サイトカインには、**腫瘍壊死因子** (tumor necrosis factor [TNF]) **-α（カケクチン）** およびTNF-β、インターロイキン (interleukin [IL]) -1、IL-6、インターフェロン-αがある。以上のサイトカインの生理学的活性は重複しており、このため単一の物質が単一の原因になるとは言えない。安静時エネルギー消費量（Resting energy expenditure [REE]）は上昇するが、体が順応してエネルギーを保存し体組織を維持する慢性的飢餓状態におけるREEとは対照的である。がん悪液質は死期に近づくにつれ進行することが多い。

薬物療法

悪液質および食欲不振の薬物療法は、患者の治療目標と予後、さらに症状の綿密なモニタリングに基づき慎重に評価する。処方薬によって十分に栄養を摂取できないこともある。栄養カウンセリングと身体活動と並行して、薬剤が処方されると理想的である。食欲増進剤、代謝改善剤、サイトカイン阻害剤、消化管機能改善薬、タンパク同化剤など、数多くの薬理学的物質については、現在治験段階にある。いくつかの臨床試験では、プロゲステロン型薬剤である酢酸メゲストロールの治療を受けるがん患者に食欲増進、エネルギー摂取および体重の増加が認められた。コルチコステロイドを長期間使用していると、骨粗鬆症、体液貯留、副腎皮質機能抑制作用、耐糖能障害、電解質平衡異常、腕および脚の筋肉量低下など、有害な副作用が生じる。アナボリックステロイド（タンパク同化ホルモン）であるオキサンドロロンをレジスタンス運動と併用すると、総体重と除脂肪組織重量が増加する。ヒト免疫不全ウイルスによって筋肉量が低下している患者に成長ホルモンを使用する試験が実施されているが、がん患者への使用についてのデータは数少ない。

その他がんによる代謝異常への対処

がんの種類により代謝異常が異なる。明らかにがん、がん治療、栄養失調の進行により、患者の免疫機能が障害される可能性がある。がんの代謝への影響に加え、がんの腫瘍が各器官系の生理に解剖学的異常をもたらす。また、ある種の内分泌機能と同じく、消化と吸収にかかわる数種類の酵素系活性が影響を受ける。

過剰な下痢、嘔吐、吸収不良をもたらすがんまたはがん治療では、水分と電解質の状態に危機的な平衡異常が生じることがある。部分的腸閉塞のほかに、セロトニン、カルシトニン、ガストリンを分泌している内分泌腫瘍（カルチノイド腫瘍など）により、大量の下痢、多くは重度の下痢が生じる (Zollinger-Ellison syndrome)。代謝拮抗剤、アルキル化剤、抗生物質の使用によっても、重度の下痢が発生することがある。免疫不全の患者または消化管の手術を実施した患者の場合には、クロストリジウム・ディフィシル (*Clostridium difficile*) など腸内の病原菌によって重度の下痢が生じる。

嘔吐の持続が、腸閉塞、胃や腹部、脳への放射線療法、**催吐性**（悪心を引き起こす作用）の高い抗がん剤、頭蓋内腫瘍、進行期がんによって生じる (Grant, 2006)。有効な処置をするためには、下痢や嘔吐の原因を調べる綿密な検査と評価がきわめて重要となる。治療関連の膵機能不全、術後短腸症候群、急性または慢性の**放射線性腸炎**（放射線療法による二次性の消化管組織の炎症）、セロトニン過剰、脂肪便、慢性下痢により、吸収不良が生じる。

骨転移の患者では、カルシウムを細胞外液に放出している腫瘍細胞の溶骨活性により、高カルシウム血症が生じる。高カルシウム血症は死に至る可能性があり、多発性骨髄腫、肺癌、進行性の乳癌および前立腺癌に最も多くみられる。悪心、筋力低下、疲労感、嗜眠、意識混濁が生じる。高カルシウム血症の医学的処置として、補水と抗高カルシウム血症薬投与が行われる。栄養サプリメントによるカルシウム補給と制酸剤は避けるべきである。カルシウム含有食品の摂取は、高カルシウム血症の治療全般においてはほとんど影響がないことから、この制限は適応とされていない。

表 37-6

抗がん剤の栄養関連作用：化学療法、生物療法、ホルモン療法、抗血管新生剤

薬剤の分類	栄養学的影響による一般的症状
化学療法	
アルキル化剤	
• シスプラチン（Platinol）、シクロホスファミド（Cytoxan）、オキサリプラチン（Eloxatin）、テモゾロミド（Temodar）	• 骨髄抑制、食欲不振、悪心、嘔吐、疲労感、腎毒性
抗腫瘍性抗生物質	
• ブレオマイシン（Blenoxane）、マイトマイシン（Mutamycin）	• 骨髄抑制、食欲不振、悪心、嘔吐、疲労感、下痢、粘膜炎
代謝拮抗剤	
• カペシタビン（Xeloda）、5-フルオロウラシル（5-FU）、ゲムシタビン（Gemzar）、メトトレキサート	• 骨髄抑制、食欲不振、悪心、嘔吐、疲労感、下痢、粘膜炎
植物アルカロイド	
• イリノテカン（Camptosar）、エトポシド（VP-16）、ドセタキセル（Taxotere）、パクリタキセル（Taxol）、ビノレルビン（Navelbine）	• 骨髄抑制、食欲不振、悪心、嘔吐、疲労感、末梢神経障害
その他	
• プロカルバジン（Mutalane）	• 骨髄抑制、悪心、嘔吐、下痢、モノアミン酸化酵素（MAO）阻害薬であるためチラミン含有の高い食品を避ける
生物療法	
サイトカイン	
• インターフェロン-α（Intron A）、インターロイキン（IL-2）	• 骨髄抑制、食欲不振、疲労感、悪心、インフルエンザ様症状、悪寒
モノクローナル抗体	
• セツキシマブ（Erbitux）、リツキシマブ（Rituxan）、トラスツズマブ（Herceptin）	• 悪寒、発熱、頭痛、低血圧など注射時反応。骨髄抑制、悪心、嘔吐、発疹。
低分子阻害剤	
• エルロチニブ（Tarceva）、メシル酸イマチニブ（Gleevec）	• 発熱、悪寒、発疹、下痢、疲労感、食欲不振
造血成長因子	
• エポエチン・アルファ（Procrit）、ペグフィルグラスチム（Neulasta）	• 発熱、骨痛、インフルエンザ様症状、悪心
ホルモン療法	
抗アンドロゲン薬	
• ビカルタミド（Casodex）	• ほてり、悪心、排泄の異常（下痢または便秘）
ホルモン拮抗剤	
• ロイプロリド（Lupron）	• ほてり、浮腫、悪心、食欲不振
抗エストロゲン剤	
• アナストロゾール（Arimidex）、タモキシフェン（Novadex）	• 血栓性静脈炎、血栓塞栓症、体液貯留、ほてり、悪心、関節の不快感、下痢
プロゲスチン	
• 酢酸メゲストロール（Megace）	• 食欲増進、体重増加、体液貯留
抗血管新生剤	
• ベバシズマブ（Avastin）	• 出血、高血圧、下痢、腹痛、骨髄抑制、創傷治癒合併症

出典：Polovich M et al: Chemotherapy and biotherapy guidelines and recommendations for practice, Pittsburgh, 2009, Oncology Nursing Society; Wilkes GM, Barton-Burke M: 2010 oncology nursing drug handbook, Boston, 2010, Jones and Bartlett.

がん治療の栄養学的影響

化学療法

化学療法とは、がんを治療するために薬剤を使用する療法である。化学療法の細胞毒性物質は、アルキル化剤、代謝拮抗剤、抗腫瘍性抗生物質、ニトロソウレア系抗がん剤、植物アルカロイドなどの薬剤に分類される（Wilkes and Barton-Burke, 2010）。抗がん剤が血流中に入ると、可能な限り多くのがん細胞に到達するために体内を運ばれる。抗がん剤の投与経路には以下の経路がある。

- 経口投与：カプセル、錠剤、液剤
- 静脈内（IV）投与：注射または留置カテーテルを介する静脈への薬剤注入
- 腹腔内投与：カテーテルを介して直接腹腔へ薬剤を注入
- 膀胱内投与：フォーリーカテーテルを介して直接膀胱内に薬剤を注入
- 髄腔内投与：オンマヤ槽または腰椎穿刺法を用いて中枢神経系に薬剤を注射（Polovich et al., 2009）

外科手術および放射線療法は局部腫瘍の治療に実施されるが、化学療法は悪性組織にも正常細胞にも同様に影響が及ぶ全身治療である。骨髄、毛嚢、消化管粘膜などの細胞の代謝回転に最も影響が及んで急速になる。その結果、栄養摂取と栄養状態に有害な影響が及ぶ可能性がある。栄養関連症状として、<u>骨髄抑制</u>（好中球、血小板、赤血球の骨髄での産生が抑制される）、貧血、疲労感、悪心と嘔吐、食欲喪失、粘膜炎、味覚や嗅覚の変化、口内乾燥症（口内の乾燥）、嚥下障害、さらに下痢または便秘など腸管機能の異常が生じる（表37-6）。

副作用の重症度は、使用した抗がん剤、用量、投与期間、投与サイクル数、併用薬剤、患者の奏効性、現時点の健康状態による。食事改善のほか鎮吐薬、止瀉薬、造血剤、抗生物質などを使用して支持療法を適時に適切に実施する。多くの場合、特に「用量強化」多剤併用化学療法では相当な副作用が生じるが、<u>好中球減少症</u>（白血球または好中球の減少）および骨髄抑制が抗がん剤投与の制約となる主な因子である。化学療法誘発性の毒性が消化器系に及ぼす影響として多いものは、粘膜炎、悪心、嘔吐、下痢、便秘である。化学療法による味覚異常が食欲不振をもたらし、経口摂取が低下する可能性がある。消化器毒性の症状は通常一過性のものであるが、多剤併用療法では消化管の副作用を持続させる場合がある。

下痢

下痢は一部の抗がん剤に多い副作用である。処置をしないままにすると、体液や電解質が欠乏し、栄養失調を招いて入院することにもなりかねない（Muehlbauer et al., 2009）。腸粘膜と消化過程が障害され、これによってある程度の消化・吸収の異常が生じる。タンパク質、エネルギー、ビタミンの代謝が障害されることもある。抗がん剤投与後には、総リンパ球数が減少することが多く、栄養状態が正確に反映されない。

悪心と嘔吐

化学療法によって誘発される悪心および嘔吐は、予測性（投与前に生じる）、急性（投与後24時間以内に生じる）、遅延性（投与後1〜4日目に生じる）に分類されることが多く、いずれも異なる病態生理学的事象を特徴とし、それぞれの栄養療法が必要である（NCCN, 2010）。治療による悪心および嘔吐に有効な薬剤は、セロトニン拮抗薬（オンダンセトロン、グラニセトロン、ドラセトロンなど）、ニューロキニン-1（NK-1）受容体拮抗薬（アプレピタントなど）、ドーパミン拮抗薬（メトクロプラミド、プロクロルペラジンなど）、コルチコステロイド（デキサメタゾンなど）である（Polovich et al., 2009; Tipton et al., 2007）。その他制吐剤には、カンナビノイド類（ドロナビノール、ナビロンなど）と抗不安薬（ロラゼパムなど）がある。

食物と薬物の相互作用

医薬品の添付文書、薬理学専門書籍、医薬品データベースをよく調べ、薬剤師に問い合わせることにより、薬物と栄養素の相互作用と禁忌の可能性について有用な洞察を得ることができる（第9章および付録31を参照）。一部の抗がん剤により重症の有害事象が生じる可能性がある（Grant and Byron, 2006）。その症例を以下に示す。

- ペメトレキセド（Alimta）の投与を受けているある種の肺癌患者には、この抗がん剤による重大な貧血を避けるために、治療継続中を通してビタミンB_{12}と葉酸のサプリメント投与が必要である。
- 脳腫瘍の治療でよく用いられる抗がん剤プロカルバジン（Mutalane）を投与している間に、チラミンの豊富な食品や飲料を摂取すると、重度の高血圧発作が生じる可能性がある（第9章参照）。
- オキサリプラチン（Eloxatin）を投与している結腸癌患者は、手、足、咽喉に治療関連の不快な異常感覚または一過性の異常感覚が生じるため、最大5日間は冷たい飲み物や食物を摂取したり触ったりするべきではない。
- 抗がん剤カペシタビン（Xeloda）を投与している患者は、不要な急性胃蠕動を防ぐために食品または食事の摂取後30分以内にこの薬剤を服用する必要がある。これに対し、エルロチニブ（Tarceva）などの薬剤は食品と一緒に服用してはならず、空腹時に服用しないと発疹および深刻な下痢が生じる可能性がある。

口腔の変化

味覚の異常（味覚障害、味覚鈍麻、味覚消失）を伴う人では、調理に香味料や調味料の使用を増やすことが効果的である。肉嫌いの場合には、においの強い牛肉や豚肉を除去するか、あるいは別のタンパク源で代用する。口腔感染症は、ほとんどが単純ヘルペスウイルスおよび*Candida albicans*（口腔カン

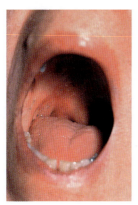

図37-1 口腔粘膜症
写真提供：*Kanski JL: Clinical diagnosis in ophthalmology, ed 1, 2006, Elsevier.*

ジダ症）によるものである。一部の薬剤、特にコルチコステロイドは、口腔感染症の原因となるだけでなく、高血糖を引き起こし、尿中へのタンパク質、カリウム、カルシウムの過剰な喪失をもたらす可能性がある。

粘膜炎

口腔の粘膜炎は口腔咽頭および食道の表面を覆う粘膜の炎症であり、ある種の抗がん剤に多い副作用である（図37-1）。多くの療法が存在するが、ほとんどの場合科学的根拠が不足している（Harris et al., 2008）。一般ケアガイドラインでは、毎日の口腔ケア（口腔を清潔に保つこと、タバコ、アルコール、刺激物の摂取を避けることなど）と低刺激性の洗浄水（重曹水または生理食塩水による洗浄など）の使用が推奨されている。口腔または食道の粘膜炎を伴う患者では、通常低刺激性の流動食や柔らかい固形食であれば忍容性が良好であり、風味の強い食品、酸味のある食品、香辛料の多い食品は避けるべきである。市販されている流動食の医療用栄養補助食品が有用となる。

生物療法

生物療法は免疫療法で、体内の免疫系とがんを治療する天然の防御機構を刺激する処方薬群である。生物療法ではこの薬剤だけを用いることもあるが、ほとんどの場合化学療法薬と併用される。がん細胞を認識して、これを破壊する免疫系の能力を補助するために用いられる。さまざまな種類があり、これを以下に挙げる。

- 悪性黒色腫や転移性黒色腫の治療に用いられるインターフェロンおよびIL-2などのサイトカイン
- 特定種の乳癌治療用のトラスツズマブ（Herceptin）と非ホジキンリンパ腫（NHL）治療用のリツキシマブ（Rituxan）などのモノクローナル抗体
- 患者自身のがんや腫瘍細胞由来の物質から作られるがんワクチンは、現在がん臨床試験における研究段階にある（Wilkes and Barton-Burke, 2010）。

その他生物療法薬には、血液細胞の増殖および成熟をもたらすタンパク質群がある（NCI, 2010d）。この薬剤は造血成長因子と呼ばれるもので、赤血球産生を刺激するダルベポエチン（Aranesp）またはエポエチン・アルファ（Procrit）、骨髄で好中球産生を刺激するフィルグラスチム（Neupogen）またはペグフィルグラスチム（Neulasta）などの支持療法薬がある（Polovich et al., 2009）。この薬剤を投与している患者には、疲労感、悪寒、発熱、インフルエンザ様症状が生じる可能性がある。

ホルモン療法

ホルモン療法では、ホルモン感受性乳癌または前立腺癌の増殖を遅延または停止させるために、ホルモンを投与、あるいは遮断、あるいは除去する（NCI, 2010d）。この薬剤には、乳癌のためのタモキシフェン（Nolvadex）およびアナストロゾール（Arimidex）、前立腺癌のためのロイプロリド（Lupron）またはビカルタミド（Casodex）がある（Wilkes and Barton-Burke, 2010）。副作用として、ほてり、性欲減退、骨痛がみられることが多い。

抗血管新生療法

抗血管新生療法では、新しい血管の増殖を予防および軽減し、腫瘍浸潤を防ぐ。この薬剤は、効果を最大にするため他の化学療法薬と併用されることが最も多い。大腸癌または乳癌の治療に用いられる抗血管新生剤にはベバシズマブ（Avastin）がある。

放射線療法

多分割照射線量による電離放射線を用いる放射線療法は、がんの治癒、抑制、緩和のために利用されている。放射線を超高圧放射線治療装置から体内へ外照射する方法と、局部的に照射するために放射線源を腫瘍内または腫瘍付近に留置する（埋め込み）小線源療法がある。放射線を緻密な精度で照射する技術が進歩し、放射線手術（定位放射線手術など）や強度変調放射線療法（intensity-modulated radiation therapy [IMRT]）が実施されている。化学療法は全身治療であるが、放射線療法が影響を及ぼすのは腫瘍と周辺部位のみである。放射線療法の副作用は通常照射を受けた特異的部位に限定される。放射線の増強作用をもたらすため、化学療法薬に放射線療法が併用される場合もある。集学的治療を受けている患者は短期間で副作用が生じ、その強度も大きいことが多い。

放射線療法が単独で用いられる場合には、一般に治療第2週または第3週に急性の副作用が生じ、通常完了後2～4週間以内に寛解する。治療後数週間、数ヵ月、あるいは数年も経ってから、放射線療法の晩期反応が生じる場合がある。栄養関連症状で多いものは、疲労感、食欲の喪失、治療部位の皮膚の変化や毛髪喪失である（表37-7）。

表 37-7

放射線療法の栄養関連症状

放射線療法の部位	一般的栄養関連症状
中枢神経系（脳および脊髄）	**早期反応**
	悪心、嘔吐、 疲労感 食欲喪失 コルチコステロイドによる高血糖
	晩期反応（治療後＞90日間）
	頭痛、嗜眠
頭頸部（舌、喉頭、咽頭、口腔咽頭、鼻咽腔、扁桃腺、唾液腺）	**早期反応**
	口内乾燥症 粘膜炎 口内炎および咽頭炎 嚥下障害、嚥下痛 味覚および嗅覚の異常 疲労感 食欲の喪失
	晩期反応（治療後＞90日間）
	粘膜の萎縮と乾燥 唾液腺―口内乾燥症、線維化 開口障害 放射線骨壊死 味覚と嗅覚の異常
胸部（食道、肺、乳房）	**早期反応**
	食道炎 嚥下障害、嚥下痛 胸やけ 疲労感 食欲の喪失
	晩期反応（治療後＞90日間）
	食道―線維化、狭窄、潰瘍形成 心臓―労作性狭心症、心膜炎、心拡大 肺―乾咳、線維化、肺炎
腹部および骨盤（胃、卵巣、子宮、結腸、直腸）	**早期反応**
	悪心、嘔吐 腸管機能の変化―下痢、腹痛、膨満感、ガス 泌尿器機能の変化―頻尿、排尿時の灼熱感 急性大腸炎（急性腸炎） 乳糖不耐症 疲労感 食欲の喪失
	晩期反応（治療後＞90日間）
	下痢、吸収不良、消化不良 慢性大腸炎（腸炎） 腸―狭窄、潰瘍形成、閉塞、穿孔、瘻孔 泌尿器―血尿、膀胱炎

出典：Bruner DW et al: Manual for radiation oncology and nursing practice and education, ed 3, Pittsburgh, 2005, Oncology Nursing Society; Havrila C et al: Medical and radiation oncology. In Marian M, Roberts S, editors: Clinical nutrition for oncology patients, Sudbury, MA, 2010, Jones and Bartlett.

頭頸部への放射線照射

頭頸部癌の治療には通常、侵襲性の高い化学療法、放射線療法、多くは外科手術による集学的治療が実施される。頭頸部への放射線療法は、急性の栄養関連症状（口内炎、味覚や嗅覚の異常、嚥下障害および嚥下痛、粘膜炎、口内乾燥症、食欲不振、疲労感、体重減少）を引き起こす可能性がある（Havrila et al., 2010）。経皮的内視鏡下胃瘻造設術（percutaneous endoscopic gastrostomy [PEG]）により栄養チューブを予防的に留置すると、治療に伴う体重減少や栄養失調を軽減するのに有用となる（Cady, 2007）。

頭頸部への放射線療法またはある種の薬物療法（鎮痛剤など）によって生じる口内乾燥症（唾液分泌の低下または喪失）を一時的に緩和させるには、唾液分泌促進剤や人工唾液、口腔湿潤剤が有効である。さらに、グレービーソースなどソースを添えた食品や流動食は忍容性が良好であることが多い。放射線療法の晩期反応として、虫歯、永久的口内乾燥症、開口障害（口を十分に開くことができない症状）、あごの放射線骨壊死（放射線曝露による骨の壊死）が生じる可能性がある。

治療開始前には、歯科検査と徹底した歯の清掃を実施し、毎日の歯磨きと洗浄など適切な口腔衛生とケアの指導を受けるべきである（National Institute of Dental and Craniofacial Research, 2010）。治療が完了したのちには、歯科のモニタリングとフォローアップを綿密に継続する。嚥下機能の検査と評価のために言語聴覚士に紹介すると有用である。

胸部への放射線照射

胸部への放射線療法による栄養関連症状として、胸やけや急性食道炎が生じて嚥下障害および嚥下痛を伴うことがある。晩期反応として、食道の線維化と狭窄が生じる可能性がある。この場合には、概して流動食しか嚥下することができず、栄養必要量を満たすためには医療用栄養補助食品の摂取や経腸栄養法（enteral nutrition [EN]）による栄養支持を実施する必要がある。嚥下機能を改善するために、食道拡張術または嚥下の治療やリハビリテーションが実施されることが多い。

腹部または骨盤への放射線照射

腹部または骨盤への放射線療法は胃炎または腸炎を引き起こし、悪心、嘔吐、下痢、食欲不振が伴うことがある（Muehlbauer et al., 2009）。晩期反応として、二糖類（ラクトースなど）、脂肪、ビタミン、ミネラル、電解質の吸収不良など消化管障害が持続する可能性がある。事前の対処として、患者には水溶性食物繊維の摂取、水分の多い流動食の摂取増量、不溶性食物繊維またはラクトースの含有が高い食品の忌避が推奨される。ロペラミドなどの止瀉薬や腸蠕動阻害剤（メトクロプラミド）などの薬剤により、腸の運動性が低下して症状が緩和する。

慢性の放射線性腸炎によって下痢、潰瘍形成、閉塞が生じ、栄養失調のリスクが高くなる可能性がある。大規模な腸切除を伴う場合にも伴わない場合にも、慢性の放射線性腸炎から腸機能不全に至る可能性がある。短腸症候群（short bowel syndrome [SBS]）については第29章を参照。この病態の重症度は機能していない腸または切除した腸の長さと部位によるもので、概して残存小腸が150cm未満である場合に診断される病態である。SBSの後遺症には、吸収不良、栄養失調、脱水、体重減少、疲労感、乳糖不耐症がある（Havrila et al., 2010）。

当初は経静脈栄養法（parenteral nutrition [PN]）が必要となり、数週間から数ヵ月間は水分と電解質を頻回にモニタリングする。SBS患者には、半消化態栄養剤を経管栄養法によって摂取する方法、あるいは高タンパク質、低脂肪、低食物繊維、乳糖除去の少量頻回食を経口摂取する方法に制限する。欠乏症を防ぐために、ビタミンB_{12}、葉酸、チアミン、カルシウム、ビタミンA、E、Kを含有する栄養サプリメントが適応となることが多い。さまざまなミネラルの血清中濃度も、必要に応じてモニタリングと調整をすべきである。

全身照射

全身照射法（Total-body irradiation [TBI]）は、造血幹細胞移植（hematopoietic cell transplantation [HCT]）に用いられる放射線療法の技術で、悪性細胞の除去、注入造血幹細胞を生着させる余地を作るための骨髄除去、拒絶反応のリスクを低下させる免疫系の抑制を目的としている。副作用としては、発熱、悪心、嘔吐、頭痛、粘膜炎、耳下腺炎（耳下腺の炎症）、口内乾燥症、下痢、食欲不振、疲労感、関連の体重減少が生じることが多い。

外科手術

がんの進行のほか、消化管（口から肛門まで）のどの部位の切除または摘出手術でも正常な消化・吸収に障害が生じる可能性がある（Huhmann and August, 2010）。外科手術はがんの単独療法として実施される場合と、術前または術後に補助化学療法または放射線療法を併用する場合がある。手術後には、疲労感、麻酔による一過性の食欲や腸機能の変化、疼痛が生じることが多い。また、創傷治癒と回復のために追加的なエネルギーとタンパク質が必要であることが多い。副作用のほとんどが一過性のもので、手術の数日後には消散する。しかし、栄養学的合併症が長く持続する場合もある（表37-8）。栄養アセスメントを実施する際には、適切な栄養療法を推奨できるよう病変または切除術を行った消化管部位について心得ておく。消化管生理学の概説については第1章を参照。

頭頸部癌

頭頸部癌患者には、癌そのものまたは癌組織摘出特異的手術による咀嚼困難や嚥下困難が生じることが多い。喫煙やアルコール乱用、非合法ドラッグの使用、これに伴う不適切な栄養摂取の経歴によって問題が付加される場合があり、栄養失調と術後合併症のリスクが高くなる。外科手術では、経皮的

表 37-8

がん治療における外科手術の栄養関連副作用

解剖学的部位	栄養学的影響による症状
口腔	咀嚼困難と嚥下困難 誤嚥の可能性 口内炎と咽頭炎 口内乾燥症 味覚および嗅覚の異常
喉頭	正常な嚥下の変化、嚥下障害 誤嚥の可能性
食道	胃不全麻痺 消化不良、酸逆流 正常な嚥下の変化、嚥下障害 運動性低下 縫合不全
肺	息切れ 早期満腹感
胃	ダンピング症候群 脱水 早期満腹感 胃不全麻痺 脂肪吸収不良 ビタミンとミネラルの吸収不良（ビタミンB_{12}およびD、カルシウム、鉄）
膀胱と胆管	胃不全麻痺 高血糖 水分と電解質の平衡障害 脂肪吸収不良 ビタミンとミネラルの吸収不良（ビタミンA、D、E、K、マグネシウム、カルシウム、亜鉛、鉄）
肝臓	高血糖 高トリグリセリド血症 水分と電解質の吸収不良 ビタミンとミネラルの吸収不良（ビタミンA、D、E、K、B_{12}、葉酸、マグネシウム、亜鉛）
膵臓	胃不全麻痺 水分と電解質の平衡障害 高血糖 脂肪吸収不良（ビタミンA、D、E、K、B_{12}、カルシウム、亜鉛、鉄）
小腸	乳び漏 乳糖不耐症 胆汁酸の欠乏 下痢 水分と電解質の平衡障害 ビタミンとミネラルの吸収不良（ビタミンA、D、E、K、B_{12}、カルシウム、亜鉛、鉄）
結腸および直腸	通過時間の延長 下痢 脱水 膨満感、腹痛、ガス 水分と電解質の平衡障害 ビタミンとミネラルの吸収不良（ビタミンB_{12}、ナトリウム、カリウム、マグネシウム、カルシウム）
卵巣および子宮	早期満腹感 膨満感、腹痛、ガス
脳	悪心、嘔吐 コルチコステロイドによる高血糖

出典：Elliott L et al., editors: The clinical guide to oncology nutrition, ed 2, Chicago, 2006, American Dietetic Association; Huhmann MB, August D: Surgical oncology. In Marian M, Roberts S, editors: Clinical nutrition for oncology patients, Sudbury, MA, 2010, Jones and Bartlett.

内視鏡下胃瘻造設（PEG）による経腸栄養（EN）支持への一時的または長期的な依存が必要となることが多い。第14章参照。経口摂取を再開している患者では長期にわたり嚥下障害を呈することが多く、食品濃度の修正や咀嚼および嚥下の広範囲にわたる訓練が必要である。言語聴覚士へ紹介すれば、誤嚥リスクの評価のほかにも嚥下と姿勢調整の評価と個別指導により、劇的な成果を得ることができる。

食道癌

食道癌治療のための外科手術には、食道の部分切除または全摘出が多い。食道再建には胃が用いられる。空腸瘻造設術による栄養チューブを用いれば、術後早期に経腸栄養法を実施することができ、手術前または手術時にチューブが留置される場合がある。通常では、逆流、ダンピング症候群（詳細は本章に後述）、腸管運動障害、胃不全麻痺、早期満腹感、嘔吐、水分・電解質平衡異常など、栄養関連症状を最小にするための具体的な食事の推奨を行うことによって経口摂取へと進めることができる（Huhmann and August, 2010）。術後には、エネルギー濃度の高い少量頻回食による低脂肪食と、一度に大量の水分摂取の忌避が推奨されている（第28章参照）。

胃癌

胃癌では外科手術が最も多い治療法であるが、生存期間を延ばすための手術前後では化学療法や放射線療法が用いられることがある。外科手術には、部分胃切除術、胃亜全摘出術、胃全摘術がある。手術時に空腸瘻造設術による栄養チューブ留置を実施することが望ましく、これによって一般に手術後数日以内に空腸栄養チューブを用いる経腸栄養（EN）支持が可能である。

胃切除後症候群には、ダンピング症候群、脂肪吸収不良、胃内容鬱滞、乳糖不耐症、貧血、代謝性骨疾患（骨粗しょう症、骨減少症、骨軟化症）など多様な症状がある。**ダンピング症候群**は胃切除に多い合併症で、1回にまとめて摂取すると高浸透圧になり、これに対して小さな残存胃が希釈反応を引き起こして食物や液体が急速に移動する。また、腹部疝痛、下痢、悪心、嘔吐、顔面紅潮、浮動性めまい感（立ちくらみ）、発汗、頻拍など消化管や血管運動神経の症状が生じる場合がある（Huhmann and August, 2010）。ダンピング症候群が生じている患者は単純糖質と食事時の水分を控える必要がある。ダンピング症候群に対処するための詳細な推奨事項については第28章参照。

吸収不良は胃切除術のもう一つの合併症であり、鉄、葉酸、多くはないがビタミンB_{12}の欠乏症により貧血が生じる可能性がある。カルシウムや脂溶性ビタミンなどの微量栄養素の欠乏も多い（Huhmann and August, 2010）。食事を1日6～8回に分けて少量ずつ摂取し、食間に水分を取ると効果的である。特に迷走神経が切断される場合には脂肪不耐症が生じる。十二指腸における食物と膵液との混合が不十分である場合には、食事とともに膵酵素を投与すると有用である。

膵臓癌

切除術の有無にかかわらず、膵臓の癌には相当の栄養学的影響がある。膵臓癌では、ウィップル法および幽門輪温存膵頭十二指腸切除術が最も多く実施されている。術後合併症には、胃内容排出遅延、早期満腹感、耐糖能障害、胆汁酸の不足、下痢、脂肪吸収不良がみられる。膵酵素の補充や低脂肪の少量頻回食、単純糖質の忌避によって消化・吸収が高まる。

腸管の癌

大腸癌またはカルチノイド症候群による腸管の部分切除または全摘出により、水分と電解質を相当量喪失し、このために通過時間の短縮と下痢が生じるが、この重症度は切除した腸の長さと部位によって異なる。回腸末端部を15cm切除するだけで、肝臓が胆汁酸塩を再合成する能力を超える喪失が生じ、ビタミンB_{12}の吸収に影響が及ぶ。胆汁酸塩が欠乏すると脂肪便が生じる。栄養療法には、脂肪、浸透圧、ラクトース、シュウ酸塩の少ない食事が用いられる（第29章参照）。

造血幹細胞移植（HCT）

HCTは、白血病、リンパ腫、多発性骨髄腫などある種の血液がんの治療のために実施されている。HCTに用いられる幹細胞は骨髄、末梢血、臍帯血由来のものである。移植前処置として、細胞毒性を有する化学療法薬と全身照射法（TBI）が併用される場合と、化学療法薬投与のみが実施される場合がある。この療法に続き、患者由来（自家移植）、組織適合血縁ドナーまたは非血縁ドナー由来（同種移植）、一卵性双生児由来（同系移植）の造血幹細胞が静脈内（intravenous [IV]）投与される（National Marrow Donor Program, 2010）。

HCTの手技は栄養状態を著しく損なう可能性がある。栄養士は、移植の全過程にわたって、治療開始前の全項目栄養アセスメント、再評価、モニタリングを実施すべきである。移植後2～4週間持続する免疫抑制の急性毒性として、悪心、嘔吐、食欲不振、味覚障害、口内炎、口腔と食道の粘膜炎、疲労感、下痢が生じる。また、免疫抑制剤も栄養状態に有害な影響を及ぼす可能性がある。

典型的に、移植後最初の数週間はほとんど経口摂取されず、消化管の機能に支障をきたす。経静脈栄養法（PN）はケアの標準的要素になっている（Robien, 2010）。長期間の栄養支持には胃瘻チューブが有用であるが、PNは経口栄養または経腸栄養に忍容性がない患者に限定すべきである（ADA, 2010a）。また、抗生物質、血液製剤、輸液薬剤の注入のためにPNを頻回に中断する必要があり、このために最適な濃度で投与することが難しいことが多い。綿密なモニタリングと高濃度栄養剤の使用、滴下速度と滴下量の増加、ダブルルーメンまたはトリプルルーメンカテーテルが必要である。

自家HCTでは、高用量の化学療法薬投与後、患者自身の幹細胞を使用して造血幹細胞の機能を再構築する。造血前駆体の移植への供給源として、一部では自家骨髄の代わりに末梢

血動員幹細胞を前駆体とする代替法が用いられている。出血，重篤な感染症，敗血症のリスクにある場合には，この使用によって汎血球減少症（血液の細胞成分の減少）の期間が短縮される。この進歩に比較的投与しやすい予防的抗生物質療法の進歩が重なり，外来治療で自家骨髄移植を受けることができるようになった。移植費用を軽減することにより，さらに多くの人に手が届くようになる。

大半の人は通院で治療の多くを受けているため，定期的な栄養アセスメントとモニタリングが重要となる（Robien, 2010）。HCT術には，迅速かつ積極的な療法が必要な重度の栄養学的影響が伴う。細胞毒性化学療法により悪心，嘔吐，下痢が引き起こされ，のちに抗生物質投与を実施することになる。遅発性の栄養関連症状として，さまざまな重症度の粘膜炎，口内乾燥症，味覚障害が合併する。粘膜炎は重度で極度の疼痛を伴うことが多く，移植の75％を超える患者に発生する（図37-1参照）。

好中球減少症に伴う栄養学的注意事項

HCTを受けている患者は免疫に支障をきたしているため，感染症予防の薬剤と食事の修正などの支持療法が必要である。一部のがんセンターでは白血球数の低い（好中球減少症）患者には細菌抑制食の処方を継続している。しかし，厳格な「好中球減少症」食（加熱食品のみ）によって感染症全体の発症率や死亡率が低減することを裏付ける明確な科学的根拠はない（Gardner et al., 2008）。その意味では，食品の安全な取り扱いについて，以下の項目を指導する必要がある（Grant et al., 2010; Seattle Cancer Care Alliance [SCCA], 2010）。

- 安全ではない濃度の細菌が含有される食品（生肉，腐った食品やカビの生えた食品，非低温殺菌の飲料）の忌避
- 徹底した手の洗浄
- 生の肉，狩猟肉，鶏肉，卵，調理用具，まな板，調理台の特別な取り扱い
- 未検査井戸水の忌避
- 適切な温度の食品保存（4.4℃未満または60℃を超える温度）

移植片対宿主病（GVHD）

移植片対宿主病（Graft-versus-Host Disease [GVHD]）は基本的に同種移植後にみられる重大な合併症であり，提供された「ドナー」の幹細胞が移植レシピエントである「宿主」の組織に対して反応する疾患である。数種類の標的器官（皮膚，肝臓，腸管，リンパ球細胞）の機能が破壊され，感染症に罹患しやすくなる。急性のGVHDが移植後第100日以内に発生する可能性があり，早ければ7～10日目にみられる場合もある。寛解する場合もあるが，長期間の治療と食事管理が必要な慢性症状に至る場合もある。皮膚のGVHDは斑点状丘疹を特徴とする。黄疸および肝機能検査異常によって示される肝臓のGVHDには，消化管のGVHDを伴うことが多く，栄養管理がさらに複雑になる。

消化管の急性GVHDの症状は重症になる可能性があり，胃腸炎，腹痛，悪心，嘔吐，多量の分泌性下痢が生じることがある。免疫抑制剤投与と段階的食事療法を開始する（Charuhas, 2006; SCCA, 2010）。最初の段階では，下痢が鎮静するまでは腸全体を休ませPN（経静脈栄養）を実施する。下痢に伴う窒素喪失が重症になることがあり，GVHD治療に用いられる高用量コルチコステロイドによって重症度が増す。第2段階では，腸絨毛および腸粘膜の変化による腸内酵素喪失を補うために，等浸透圧，低残渣，ラクトース除去の飲料の経口摂取が再導入される。この飲料に忍容性があれば，第3段階では，ラクトース，食物繊維，脂肪の濃度と総酸度が低く，胃刺激症状が生じない固形食品が再導入される。第4段階では，食品が次第に導入されて忍容性が確立するにつれ，食事制限が次第に減ってゆく。第5段階では，患者の通常の食事が再開される。

慢性のGVHDは移植後3ヵ月以内に発症し，遺伝子型が非同一の血縁ドナーと非血縁ドナーに頻発が観察される。慢性GVHDは皮膚，口腔粘膜（潰瘍形成，口内炎，口内乾燥症），消化管（食欲不振，逆流症状，下痢）に及び，体重の変化をもたらす可能性がある。

もう一つの移植関連合併症は，化学療法または放射線療法誘発性の肝細静脈の損傷を特徴とする類洞閉塞症候群（sinusoidal obstructive syndrome [SOS]）（静脈閉塞性疾患）である。これは移植後1～3週間で発症する可能性がある。右上腹部の不快感，肝腫大，体液貯留，黄疸の症状が発生し，重症の場合には進行性の肝不全が生じ，脳症および多臓器不全に至る場合がある。栄養支持には，濃度の高い経静脈栄養，水分と電解質の綿密な管理，綿密なモニタリング，患者の忍容性と効果に基づく主要栄養素および微量栄養素の調整が必要である。分枝鎖アミノ酸輸液の使用には異論も多い。血清中アンモニア濃度はタンパク質忍容性または脳症発症における指標としては信頼性が高くない（第30章参照）。

このほか，HCTの急性または慢性の合併症には，骨粗しょう症，肺疾患，腎機能障害，移植の拒絶反応，小児の発育異常，敗血症，感染症がある。HCTに伴う栄養関連症状は持続する場合があり，外来で骨髄移植を受けている患者には頻回のモニタリングと介入が必要である。

栄養のモニタリングと評価

栄養士は，経過のモニタリング，治療結果と変化の測定と評価，治療経過におけるデータの記録に基づき，栄養ケアの目標を決定および定量化しなければならない（第11章参照）。

身体活動

身体活動はがん治療の重要な一部である。がん治療を通し，がんとがん治療が患者の生活の質に及ぼす影響に対処し，

日常生活動作の回復に成功するまでこれを継続する。がん治療からの回復には、筋肉の再構築、体力や活力、柔軟性の回復、ストレスや不安、うつ状態の症状緩和のためにも身体活動が必要である。免疫系の増強にも身体活動と運動が有用と思われる。しかし、あらゆる種類の身体活動や運動に参加する前には、個別の身体評価と活動計画をデザインできる有資格専門家の評価を受けるよう助言すべきである。アメリカスポーツ医学会（American College of Sports Medicine [ACSM]）は現在、がんの診断を受けた人を指導するトレーナーの認証制度（がん患者運動認定トレーナー [Certified Cancer Exercise Trainer]）を実施している（ACSM, 2010）。また、全米でがん生存者を支えるためにYMCAリブストロング（YMCA's LiveStrong）などの団体支援運動が実施されており、身体活動や運動の機会が提供されている（"http://www.livestrong.org/ymca" 参照）。

小児がん

成人と同じく、がん小児患者にはがんとがん治療によって栄養失調や栄養関連症状が生じる可能性がある。栄養失調の発症率は、がんの種類、進行期、部位により小児人口の6～50％と幅がある。がんの後期では、一般に侵襲性の高いがんが存在すると重症度が大きくなる。

小児における心因性の拒食には、基礎にある心理学的問題を扱う介入が必要になる。家族や介護者には食事摂取と体重維持に極端な先入観があり、このために死への不安を訴えることが多い。不安の心理的影響や入院中の楽しくない日課、慣れない食事、学習性食物嫌悪、疼痛などを最小にするためには、工夫と努力が必要である。経口摂取を用いる栄養療法では、摂取が最も良好なことが多く食物嫌悪が最も少ないと思われる時間帯に、栄養濃度の高い好みの食事を最大限与えることに重点を置く。経口の医療食は有用であるが、受け入れられるかどうかが問題であることが多く、このため小児の場合には選択肢を提供する。

経鼻胃管によるEN（経腸栄養）支持は、協力することができ消化管が機能している小児を適応としている。一部の小児には、経鼻胃管による断続的または夜間の栄養摂取も指導される。しかし、常に誤嚥の潜在的リスクがあることを忘れてはならない。PN（経静脈栄養）は、強化療法を受け重症の消化管毒性が生じている小児や、予後は順調であるが栄養失調であるか、栄養失調発症のリスクの高い小児を適応とする。PNは、がんが進行し相当の悪化が生じている小児、または治療が奏効しないがん患児を適応とすることはまれである。

がんの診断を受けた小児のための科学的根拠に基づくガイドラインで、広く受け入れられているものは存在しない。しかし、米国静脈経腸栄養学会（American Society for Parenteral and Enteral Nutrition [ASPEN]）では、あらゆる小児科入院患者の栄養スクリーニングと専門的栄養支持の標準を設定している（Wessel et al., 2005）。小児がん患者の栄養必要量は、活動について補正すると、正常に成長している小児の必要量とほぼ同じである。小児がん患者は寝たきりでないことが多く、健康な小児と同じように活発である。がん患者の栄養必要量を変える因子としては、がんが宿主の代謝に及ぼす影響、がん治療の異化作用、外科手術や発熱、吸収不良、感染症による生理学的ストレスがある。抗がん剤投与の間、あるいは発熱、下痢、腎機能不全が存在している間は水分必要量が増大する。摂取不足、ストレス、吸収不良の状態の間は、微量栄養素のサプリメント投与が必要である。

十分に栄養を摂取しているか否かを最もよく表す長期的指標が成長である。小児では、長期にわたってがん治療を行っていても、成長と発達のために満たすべき栄養必要量が増加していく（第17～19章参照）。青少年の成長スパートの間は特別な脆弱性がある。ユーイング肉腫により栄養失調が生じることが多い。

進行期がんの小児患者は重症の栄養欠乏に陥るリスクが成人よりも高いが、このもう一つの理由は積極的かつ集学的治療の実施が多いことである。小児におけるがんとがん治療の長期的な栄養学的影響については十分なデータが残っていない。エネルギーとタンパク質の欠乏により成長に有害な影響があることは予想できるが、この影響は一過性のものと思われ、成長の追いつき現象は常に摂取できるエネルギー量に依存的である（Corrales and Utter, 2005; Ringwald-Smith et al., 2006）。しかし、一部のがん治療法には、栄養喪失とは独立に成長と発達に影響を及ぼす可能性もある。HCTは現在、小児の幅広い疾患の強化療法として普及しつつあり、成功例が増加している。通院治療で多くの支持療法を安全に実施することができ、このため入院期間が減少している。

がん生存者のための栄養推奨事項

米国癌協会（ACS）では、がん診断を受けたあらゆる人を診断時からその後の人生を通して「がん生存者」と定義している（Doyle et al., 2006）。ACSガイドラインのほか、世界がん研究基金（WCRF）および米国がん研究協会（AICR）の推奨事項は、がん生存者を含めあらゆる人々のがん一次予防と健康のための健全な食事、栄養、身体活動に関する助言となる。また、ACSはがん生存者のために"Guide for Informed Choices for Nutrition and Physical Activity"（栄養と身体活動のための情報ガイド）を発表した。この分野の研究では科学的根拠が、がん一次予防の分野ほど豊富にないことから、ACSはこのガイドを明確に「ガイドライン」または「推奨事項」と呼ぶことを控えた。

がん生存者は、慢性疾患の罹患者の中で最も大きな集団である。アメリカでは、2009年には1,100万人の生存者がおり、2020年には2,000万人になると推定されている（Cancer Facts and Figures, 2009）。がん患者の大半は、完全に機能が戻り生

補完代替医療と統合腫瘍学

「統合・補完・代替医療」は、健康増進または症状の対処に関心のある人が利用する治療と説明されるものである。がんの治療中および治療後の症状抑制と生活の質改善においては、補完療法が通常非侵襲的で安価かつ有用であり、従来の医療と並行して実施されている。一方、代替医療は従来の抗がん治療の代替として実施されるもので、高価で、場合により有害になりうる。また、治療薬との相互干渉が生じる可能性がある。実証されておらず安全とはいえない代替医療と、科学的根拠に基づく治療とを区別するのに望ましい言葉として、統合医学または統合腫瘍学という用語が使われている（Belk, 2006; Wesa et al., 2008）。統合医療では、科学的根拠に基づく補完療法を従来のがん治療に統合させたものである。統合医療ではセルフエンパワーメント、患者個人の責任、生活習慣の改善を促進する療法を利用するが、これによってがんの再発と第2の原発腫瘍のリスクを低減できる可能性がある（Sagar, 2009）。がん生存者の大半がこうした治療法を実践することには専門家のほとんどが賛成しており、いくつかの研究では、90%を超える患者が治療中および治療後に何らかの補完代替医療（CAM）を実践していた（Hardy, 2008）。

腫瘍学分野の医療チームは、さまざまな治療について知識を持ち、患者の評価と指導の方法に精通している必要がある。患者の要望の高まりが病院で補完医療を行える「統合医療」診療科を創設するよう病院を後押しする恵まれた事例もある。がん生存者は、医療チームによる率直で誠実な話し合いや推奨事項を求めている。医学、看護学、栄養学の面からのアセスメントでは、「今服用しているビタミン、ミネラル、ハーブなどの栄養補助食品は何ですか」など栄養サプリメント使用に関する自由な質問や、その時点で実践している他の統合医療または補完療法についての質問も行うべきである。CAM療法を検討するために中心となる要素とは、患者自身で対処せねばならない必要性を理解し尊重すること、質問に耳を傾け深く検討し、率直に答える意欲を持つこと、選択肢について話し合い助言する時間を設けること、この話し合いの概要を記録しておくこと、療法の進行状況を監視することである。

アメリカ国立衛生研究所（NIH）は1999年に米国国立補完代替医療センター（NCCAM）を設立し、CAMを評価および研究するための枠組みを構築している（参考情報37-2参照）。

栄養補助食品

アメリカで実施されているCAMで最も多いものが栄養補助食品の利用である。消費者は、健康を維持または増進するために市販されている天然製品に毎年230億ドルも費している（Ashar, 2008）。最も多いのが（18%）魚油サプリメントや朝鮮人参などビタミン・ミネラル非含有の自然製品の利用である（Barnes, 2008）。がん生存者の調査ではこの数字が急上昇し、この集団で相当量が摂取されている（Hardy, 2008）。最初の動機は症状への対処であるが、ほとんどの人ががん抑制をも期待している（Wesa et al., 2008）。

栄養補助食品の利用が報告されないことが多く、化学療法を受けている患者の53%は医療チームと話し合いをしていなかった（Hardy, 2008）。残念ながら、多くの人は栄養補助食品に対して、処方薬の代替となる天然の安価な製品、あるいは基礎にある医学的病態を迅速かつ容易に治療する製品と見ている。がん生存者は、医療方法への不信、医師から『追放』つまり治療を拒否される心配、医療チームから見放される心配によって、栄養補助食品使用について話し合うことができない。AsharとLeeがこの問題についての対応を次の5段階にまとめている。1) 製品使用に関する調査、2) 使用製品の評価、3) 該当するあらゆる規制の課題に関する話し合い、4) 安全性および有効性のデータの検討、5) 使用のリスクおよび効果に関する従来の治療との比較である（Ashar et al., 2008）。このほとんどの段階を踏まえる対話を行えば、時間はかかるが医療従事者とがん生存者との間の意思疎通に道筋を作れるだけでなく、有害事象または効果の低い療法の実施を避けることもできる。表37-9によく用いられる栄養補助食品を一部列挙する。

参考情報 37-2

米国国立補完代替医療センター（National Center for Complementary and Alternative Medicine [NCCAM]）が研究している医療法

包括的医学：完全な理論体系と実践体系に立脚している西洋および非西洋の医療法。ホメオパシー療法、自然療法、漢方医療、アーユルヴェーダ医療などがある。

心身医学：心身療法では「さまざまな方法を用いて精神が身体の機能と症状に影響を及ぼす能力を増強する」。瞑想法、イメージ療法、祈り、ヨガ、音楽療法などがある。

生物学に基づく療法：天然に含有される物質を用いる療法。食事療法、ハーブ、植物、栄養補助食品が含まれる。

徒手療法と身体技法：身体部分の徒手療法が行われる。カイロプラクティック療法、マッサージ療法、リフレクソロジーなどがある。

エネルギー療法：バイオフィールド療法と生体電磁気療法がある。身体を取り囲み貫通するとされているエネルギー場に作用させる。そのような場の存在は科学的に証明されたわけではない。バイオフィールド療法には、気功、レイキ、治療的接触がある。生体電磁気療法では、パルス電場や磁場を従来とは異なる方法で使用する。

出典：National Center for Complementary and Alternative Medicine (NCCAM): Main page, 2010. Accessed 23 October 2010 from "http://nccam.nih.gov/"

食事療法

代謝療法とは、無効であることが実証されている診断法や療法も含め、さまざまながん療法に用いられる言葉である（ACS, 2009b）。代謝療法の療法士は総じて、がんなどの疾患は体内の有害物質の蓄積によって生じていると主張している。この毒素が除去されれば身体は自然に治癒すると断言する。代謝療法では基本的な3段階、解毒、免疫系の増強、がんを攻撃する特殊な手技の使用が共通している。このような手技として、一般にコーヒー、ウィートグラス（小麦若葉）などの物質による腸管洗浄、特殊な食事、ビタミン・ミネラル・サプリメント摂取が行われている。腸洗浄の合併症には電解質平衡障害、中毒性大腸炎、腸穿孔、敗血症がある。ほとんどの療法では、「天然の」「有機」食品を奨励し、動物性製品、精製した粉類、糖類、加工食品または人工添加物含有食品の制限を推奨している。代謝療法には、ゲルソン療法、ゴンザレス療法、リビングストン-フィラー療法、Issels療法がある。がん治療に用いられる特殊な食事療法では、医食同源の概念を推進している。食事計画が個別化され、食物が厳密に選択および調理される。

マクロビオティック食およびマクロビオティックの生活習慣は自然治癒を推進する運動で、1970年代後半に久司道夫によりアメリカで普及した。このマクロビオティック食では、全粒穀物から熱量の40～60%を摂取し、野菜からは20～30%、残りを豆類、豆製品、海草、果物、種子、ナッツ、白身魚、ごくたまに魚介類、鶏肉、牛肉、豚肉、卵、乳製品から摂取する（Kushi et al., 2006）（図37-2）。研究では、当然、この食事にはカルシウムとビタミンB_{12}が不足しているとする判定が下された。マクロビオティック食はがんの治療または治癒について科学的に実証されていない。

表 37-9　がん生存者がよく利用する統合療法に伴う有害事象の可能性

栄養補助食品	効能表示と一般的用法	有害事象の可能性
エキナセア	免疫系の亢進	タンパク同化剤、メトトレキサート（化学療法）など他の薬剤と併用すると、肝臓の炎症を引き起こす場合がある。
ニンニク	コレステロールを低下させる	特にある種の抗凝固剤と併用すると過剰な出血のリスクが高まる可能性がある。
生姜	悪心に有用である	特にある種の抗凝固剤と併用すると過剰な出血のリスクが高まる可能性がある。
イチョウ葉	血液循環と抗酸化作用を高める　記憶と精神集中力を高める	特にある種の抗凝固剤と併用すると過剰な出血のリスクが高まる可能性がある。
朝鮮人参	身体の耐久力と精神集中力を高める	特にある種の抗凝固剤と併用すると過剰な出血のリスクが高まる可能性、心拍数と血圧を上昇させる可能性、閉経後の女性の出血を高める可能性がある。
ゴールデンシール	炎症を抑制し、腸の機能を良好にする	腫脹または高血圧を悪化させる可能性がある。
甘草	胃を鎮静させる	一部の甘草配合剤は高血圧、腫脹の亢進、電解質平衡障害を引き起こす可能性がある。
ノコギリヤシ	前立腺肥大および尿路炎症に有用である	他のホルモン療法薬と相互作用する可能性がある。
セントジョーンズワート	軽度から中等度のうつ病、不安障害、睡眠障害に有用である	現在市販されている肝臓のシトクロムP450経路を利用するあらゆる薬剤：HIVおよびAIDS治療薬（NNRTIおよびPI）、カルバマゼピン、シクロスポリン、化学療法薬のイリノテカン（Camptosar）、ミダゾラム（Versed）、ニフェジピン（Procardia）、シンバスタチン（Zocor）、テオフィリン、ワルファリン（Coumadin）の効果を低下させる可能性がある。
バレリアン	穏やかな鎮静剤、睡眠補助剤、筋弛緩剤として有用である	ある種の抗けいれん薬の効果を高める可能性、または麻酔薬の作用を延長させる可能性がある。

AIDS：後天性免疫不全症候群（Acquired immune deficiency syndrome）、HIV：ヒト免疫不全ウイルス（human immunodeficiency virus）、NNRTI：非ヌクレオシド逆転写酵素阻害薬（nonnucleoside reverse transcriptase inhibitor）、PI：プロテアーゼ阻害剤（protease inhibitor）
出典：Natural Standards, 2010.

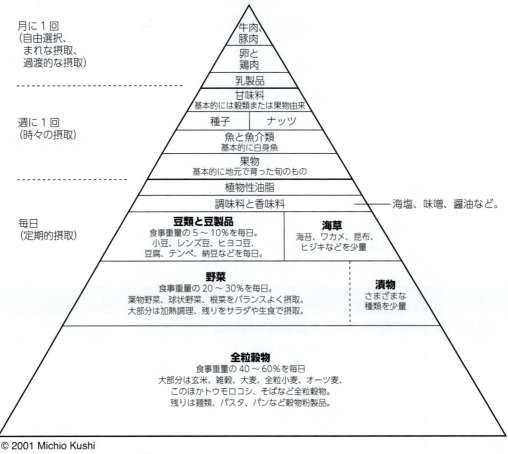

図37-2 マクロビオティック食に提言されるグレート・ライフ・ピラミッド (Great Life Pyramid)
出典:"http://www.holistic-cooking.co.uk/WhatIsMacrobiotics.html"
(© Michio Kushi and permission given by Kushi Institute.)

分子矯正療法

分子矯正療法（Orthomolecular medicine [OM]）は、がん治療の代替療法として平衡異常や欠乏を是正することにより体内の至適環境を回復させ、身体の健康を取り戻すとする理論に基づいている。臨床試験では実証されておらず、基礎科学から推論されたものである。多量のビタミン、ミネラル、必須脂肪酸、食物繊維、アミノ酸、酵素が注入または補給される。分子矯正療法の療法士（医師が多い）は数多くのCAM療法がOMの考え方と一致していると考えており、自然療法学、栄養学、鍼療法、心身療法、マッサージなどの徒手療法と身体技法を部分的にOMに取り入れる場合もある。

進行期がんと緩和ケア

医療チームも患者も治癒可能な療法の選択肢はもうないと考える場合には、緩和ケアが積極的なトータルケアとなる。ホスピスケアでは、余命数ヵ月の患者の症状緩和と支援に重点が置かれる（NHPCO, 2010）。ケアの目標は、最適な生活の質を提供すること、身体的症状を緩和すること、がんの進行に伴う孤独、不安、恐怖を緩和すること、可能な限り自立性を維持させることである（McCallum and Fornari, 2006）。栄養療法の目標では、疼痛、筋力低下、食欲の喪失、早期満腹感、便秘、口内乾燥、呼吸困難など栄養関連症状への対処に重点を置く（McCallum and Fornari, 2006）。もう一つの重要な目標は、生活の質、自立性、日常生活動作能力を高めるための体力とエネルギーを維持することである。栄養が『受け入れられるもの、あるいは望まれているもの』として提供されるだけでなく、精神的支えとなり、患者のニーズや望みを認識して、これを尊重すべきである。このため、摂取量や栄養素、エネルギーの含有にこだわらず、食事の楽しい面を重視すべきである。

がんが進行し治癒が不可能な患者では、栄養支持と水分補給が難しく議論の多い問題となり、個別の判断が必要となる。事前意思表明書とは医療従事者を誘導する法的文書で、人工栄養と輸液の投与を含め、患者の明確な意思を尊重し患者が望む医療範囲の限度を決定する。栄養ケアを提供する際には常に、準備された事前意思表明書を考慮する必要がある。

臨床シナリオ1

ジャニスは55歳で4人の子供の母親である。最近、乳癌（エストロゲン受容体陽性型）の診断を受けた。がんの治療には、乳房の外科手術、放射線療法、タモキシフェンの5年間投与が予定されている。3週間以内に乳腺腫瘍摘出術を実施し、その後体外照射療法を5～6週間実施する予定である。身長約173cm、体重約84kg、軽度高血圧の病歴があるが食事療法によって抑制されている。現在、定期的な身体活動を行っていないが、体力と全般的健康を高めるために生活習慣を改善しようと考えている。また、がん再発のリスク軽減と治療による副作用や閉経後症状への対処のために、マルチ・ビタミン・ミネラルサプリメントなどの栄養補助食品や補完代替療法の利用にも関心がある。

栄養診断1
問診の回答には運動の記述がないことから明らかなように、定期的な運動の欠如により身体的に非活動性である。

栄養診断2
患者が詳しい情報を求めていることから明らかなように、がん治療と二次予防のための医学的栄養療法に関する食物・栄養関連の知識が不足している。

栄養ケアに関する質問
1. 外科手術の準備のために、ジャニスにどのような推奨をしたらよいだろうか。
2. 放射線療法および外科手術後、ジャニスにどのような副作用が現れると考えられるか。疲労感、断続的な吐き気、若干の嚥下困難（食道が照射野にある場合）、摂取熱量増加（ほとんどが『癒し』の必要性によって生じ、体重増加に至る）が生じる場合に、ジャニスに提案する食事療法をいくつか列挙しなさい。
3. ジャニスは標準体重であろうか。標準体重ではない場合、どのような提案をしたらよいだろうか。高血圧、予定の手術と放射線療法を考慮して答えなさい。
4. タモキシフェン投与を受ける患者に適切な食事の推奨があれば答えなさい。
5. ビタミン・ミネラル・サプリメントの適切な使用法や代替療法を評価する方法に関し、どのような指導を行えばよいだろうか。大豆はエストロゲン受容体陽性型の乳癌にどのような影響を及ぼすだろうか。エストロゲン補充療法を実施しないよう助言されている現在、ほてりにはどのように対処したらよいだろうか。

臨床シナリオ2

マイケルは58歳の男性で、最近食道癌の診断を受けた。この5年間、胃食道逆流（gastroesophageal reflux [GERD]）が生じており、バレット食道と鑑別するため内視鏡検査を実施するよう助言されたが、紹介された病院でフォローアップ検査を受けていない。食欲がなく固形食の嚥下困難が進行しているため、体重が4ヵ月間で診断前より約18kg減少した。問診では、息子が地元のジムで購入した「マッスルドリンク」を食事時に飲んでいることが報告されている。患者は体重減少を大変喜んでいるが、異常であることにも気づいていた。

マイケルは1ヵ月前に食道胃切除術を受け、退院直前に担当の登録栄養士から栄養摂取の説明書きをもらったが、読んでいないそうである。体重がこの1ヵ月でさらに約9kg減少し、水分の摂取不足による脱水と術後ダンピング症候群による症状持続のために入院したことがある。

現在の食事歴と栄養歴では、少量の食事を摂り、通常1日約1,500カロリーを摂取している。食事回数は1日3回である。調理をするエネルギーがないため、妻が仕事に出ている間は電子レンジで温めた冷凍食品や缶詰のスープに頼っているとのことである。甘いものが好きで、食事の摂取が困難である慰めに、毎食後アイスクリームやクッキーを食べている。飲料として、全乳、アップルジュース、毎晩スコッチを「ワンフィンガー」飲んでいる。再び脱水状態であると感じ、活力がなく、仕事に復帰する必要もあり、結局外来患者担当の登録栄養士の診療を受けることを承諾した。

生化学的データ
- アルブミン：3.0mg/dL
- 血中尿素窒素：18mg/dL
- クレアチニン：0.6mg/dL
- 血圧：110/60
- 心拍数：90

身体計測値
- 身長：約183cm
- 体重歴：通常体重：約90.7kg、手術前の体重：約72.6kg、手術後1ヵ月の体重：約63.5kg
- BMI：19

治療薬
- 毎食前30分にメトクロプラミド(Reglan)服用
- アトルバスタチン(Lipitor)
- メトプロロール(Toprol)
- ヒドロクロロチアジド

栄養補助食品
One-A-Day for Men

栄養診断
1. 不適切な食事摂取を伴う食事歴から明らかなように、適切な医学的栄養療法の指導とカウンセリングが欠けていることにより、食物と栄養関連の知識が不足している。
2. 体重減少、脱水、ダンピング症候群から明らかなように、食道胃切除術により消化管機能に異常がある。
3. 食品と飲料の摂取量低下、体重減少、クレアチニン低下をもたらす筋肉量低下から明らかなように、手術後の回復期によりタンパク質とエネルギーの摂取が不足している。

栄養介入
「栄養処方」：エネルギー濃度の高い低脂肪食と単純糖質を制限した少量頻回食と、水分の大半を食間に摂取すること（食間に少しずつ飲むと咀嚼と嚥下が容易になる）。

「栄養指導」：患者の食道胃切除術後の適切な栄養療法に関し、正しい情報を提供する。さまざまな食品群の忍容性、タンパク質供給源、エネルギー濃度が高く調理しやすい献立の選択肢、毎日のアルコール飲料摂取を止めるよう助言することを含め健康的な飲料の選択、時間をかけて着実に体重を増加させるために必要な熱量の目標摂取量について話し合う。2時間毎に規則正しく食事をするよう心掛け、外出先では食事の注意喚起になるものを設定することを提案する。重大な体重減少によって治療薬の必要性が変わるため、降圧薬の種類や用量を医師に確認しておくことを推奨する。

フォローアップの来院時には、体重増加の経過、腸の機能、食物と飲料の摂取や忍容性を調べ、筋力を回復するために身体運動（医師が許可した）を短時間の散歩から開始するよう奨励する。散歩時に友人や家族に同伴してもらう必要がある。

「栄養カウンセリング」：患者やその妻に協力し、適切な食物と飲料が摂取できるようにする。手術によって予想される急性および長期の副作用について話し合う。時間をかけて着実に体重を増加させ、次の3ヵ月間の身体活動の目標を立てる。

栄養のモニタリングと評価
1. 体重の変動
2. 体液状態
3. 血清中アルブミン濃度とクレアチニン濃度(3ヵ月間)
4. 身体活動
5. 2週間後にフォローアップ診療を予定し、来院までの間には任意の電話相談を受け付ける。

ウェブサイトの有用情報

American Cancer Society
www.cancer.org

American Institute for Cancer Research
www.aicr.org

National Cancer Institute
www.cancer.gov

National Center for Complementary and Alternative Medicine (NCCAM)
http://nccam.nih.gov

Oncology Nutrition Practice Group
www.oncologynutrition.org

Survivorship Resources
http://www.iom/edu/en/Reports/2005/From-Cancer-Patient-to-Cancer-Survivor-Lost-in-Transition.aspx

引用文献

American Cancer Society: *Cancer facts & figures, 2009*, Atlanta, 2009a, American Cancer Society.

American Cancer Society: *Cancer glossary*, 2010a. Accessed 10 June 2010 from http://www.cancer.org/CancerGlossary/index.

American Cancer Society: *Cancer prevention & early detection facts & figures, 2010*, Atlanta, 2010, American Cancer Society.

American Cancer Society: *Complete guide to complementary and alternative cancer therapies*, ed 2, Atlanta, 2009b, American Cancer Society.

American College of Sports Medicine (ACSM): Certified cancer exercise trainer, 2010. Accessed 26 October 2010 from www.acsm.org.

American Dietetic Association(ADA): *Evidence analysis library: oncology evidence-based nutrition practice guidelines*, Chicago, 2010a, American Dietetic Association.

American Dietetic Association (ADA): *International dietetics & terminology: reference manual, standardized language for the nutrition care process*, Chicago, 2011, American Dietetic Association.

American Dietetic Association (ADA): *Oncology toolkit*, Chicago, 2010b, American Dietetic Association.

American Dietetic Association (ADA): Position of the American Dietetic Association: Health Implications of Dietary Fiber, *J American Dietetic Association* 108, 2008.

Anderson AS, et al: Obesity Management-An Opportunity for Cancer Prevention, *Surgeon* 7:5, 2009.

Ashar BH, et al: Advising patients who use dietary supplements, *Am J Med* 121, 2008.

Bailey RL, et al: Total folate and folic acid intake from foods and dietary supplements in the United States: 2003-2006, *Am J Clin Nutr* 91:231, 2010.

Baan R, et al: Carcinogenicity of alcoholic beverages, *Lancet Oncology* 8, 2007.

Barnes PM, et al: *Complementary and alternative medicine use among adults and children: United States, 2007*, National Health Statistics Reports, US Department of Health and Human Services, Centers for Disease Control, 10, 2008

Belk LB: Primer on integrative oncology, *Hematol Oncol Clin N Am* 20, 2006.

Beronius A, et al: Risk to all or none? A comparative analysis of controversies in the health risk assessment of bisphenol A, *Reprod Toxicol* 29:1, 2010

Berquin IM, et al: Multi-targeted therapy of cancer by omega-3 fatty acids, *Science Direct* 269, 2008.

Blackburn GL, et al: Metabolic Syndrome and the Onset of Cancer, *American Journal of Clinical Nutrition* 86:3, 2007.

Block KI, et al: Impact of antioxidant supplementation on chemotherapeutic efficacy: a systematic review of the evidence from randomized controlled trials, *Cancer Treat Rev* 123:1227, 2008.

Brawer R, et al: Obesity and Cancer, *Primary Care Clinical Office Practice* 36, 2009.

Bruner DW, et al: *Manual for radiation oncology and nursing practice and education*, ed 3, Pittsburgh, 2005, Oncology Nursing Society.

Cady J: Nutritional support during radiotherapy for head and neck: the role of prophylactic feeding tube placement, *J Clin Onc Nurs* 11:875, 2007.

Cancer facts and figures, 2009. Accessed 12 December 2009 from www.cancer.org.

Charney P, Cranganu A: Nutrition screening and assessment in oncology. In Marian M, Roberts S, editors: *Clinical nutrition for oncology patients*, Sudbury, MA, 2010, Jones and Bartlett.

Charuhas PM: Medical nutrition therapy in bone marrow transplantation. In Elliott L, et al., editors: *The clinical guide to oncology nutrition*, ed 2, Chicago, 2006, American Dietetic Association.

Chey H, et al: Toxins in everyday life, *Prim Care Clin Office Pract* 35, 2008.

Chung M, et al: Vitamin D and Calcium: systematic review of health outcomes, *Evid Rep Tech Assess* 183, 2009.

Corrales KM, Utter SL: Growth failure. In Samour PQ, King K, editors, *Handbook of pediatric nutrition*, ed 3, Sudbury, MA, 2005, Jones and Bartlett.

Doyle C, et al: The 2006 Nutrition, Physical Activity and Cancer Survivorship Advisory Committee. Nutrition and physical activity during and after cancer treatment: an American Cancer Society guide for informed choices. *CA Cancer J Clin* 56:323-353, 2006.

Elliott L, et al., editors: *The clinical guide to oncology nutrition*, ed 2, Chicago, 2006, American Dietetic Association.

Farhadian A, et al: Determination of polycyclic aromatic hydrocarbons in grilled meat, *Food Control* 21, 2010.

Fearon KC: Cancer cachexia: developing multimodal therapy for a multidimensional problem, *Eur J Cancer* 44:1124, 2008.

Ferguson LR: Meat and Cancer, *Meat Science* 84:308, 2010.

Flegel KM, et al: Prevalence and trends in obesity among US adults, 1999-2008, *JAMA* 303:3, 2010.

Food and Drug Administration (FDA): News and events: bisphenol A (BPA): update on bisphenol A (BPA) for use in food, January 2010. Accessed 3 November 2010 from www.fda.gov.

Fuhrman MP: Nutrition-focused physical assessment. In Charney P, Malone A, editors: *Nutrition assessment*, Chicago, 2009, American Dietetic Association.

Gardner A, et al: Randomized comparison of cooked and non-cooked diet in patient undergoing remission induction therapy for acute myeloid leukemia, *J Clin Oncol* 26:5684, 2008.

Garland CF, et al: Vitamin D for cancer prevention: global perspective, *Annual of Epidemiology* 19:468, 2009.

Garland CF, et al: Vitamin d supplement doses and serum 25 hydroxy d in the range associated with cancer prevention, *Anticancer Res* 31:607, 2011.

Goldman A, et al: Symptoms in children/young people with progressive malignant disease: United Kingdom Children's Cancer Study Group/Paediatric Oncology Nurses Forum survey, *Pediatrics* 117:1179, 2006.

Gottschlich MM, editor: *The A.S.P.E.N. nutrition support core curriculum: a case-based approach—the adult patient*, Silver Spring, MD, 2007, American Society for Parenteral and Enteral Nutrition.

Grant B, Byron J: Nutritional implications of chemotherapy. In Elliott L, et al., editors: *The clinical guide to oncology nutrition*, ed 2, Chicago, 2006, American Dietetic Association.

Grant BL, et al., editors: *American Cancer Society's complete guide to nutrition for cancer survivors*, ed 2, Atlanta, 2010, American Cancer Society.

Grant BL, Hamilton KK, editors: *Management of nutrition impact symptoms in cancer and educational handouts*, Chicago, 2005, American Dietetic Association.

Greenwald P, et al: The challenge of nutrition in cancer. In Blackburn V, et al, editors: *Nutritional oncology*, St Louis, 2006, Elsevier.

Hardy ML: Dietary supplement use in cancer care: help or harm, *Hematol Oncol Clin N Am* 22, 2008.

Harris DJ, et al: Putting evidence into practice: evidence-based interventions for the management of oral mucositis, *J Clin Onc Nurs* 12:141, 2008.

Havrila C, et al: Medical and radiation oncology. In Marian M, Roberts S, editor: *Clinical nutrition for oncology patients*, Sudbury, MA, 2010, Jones and Bartlett.

Huhmann MB, August D: Surgical oncology. In Marian M, Roberts S, editor: *Clinical nutrition for oncology patients*, Sudbury, MA, 2010, Jones and Bartlett.

Huncharek M, et al: Colorectal cancer risk and dietary intake of calcium, vitamin D and dairy products: a meta-analysis of 26,355 cases from 60 observational studies, *Nutr Cancer* 61:1, 2009.

Hurst JD, Gallagher AL: Energy, protein, micronutrient, and fluid requirement. In Elliott L, et al., editors: *The clinical guide to oncology nutrition*, ed 2, Chicago, 2006, American Dietetic Association.

Kashfi K: Anti-inflammatory agents as cancer therapeutics, *Adv Pharmacol* 57, 2009.

Kushi LH, et al: American Cancer Society guidelines on nutrition and physical activity for cancer prevention: reducing the risk of cancer with healthy food choices and physical activity, *CA Cancer J Clin* 56:310, 2006.

Kuzuhara T, et al: Green tea catechin as a chemical chaperone in cancer prevention, *Cancer Letter* 261, 2008.

Kwan M, et al: Alcohol Consumption and Breast Cancer Recurrence and Survival Among Women with Early-State Breast Cancer: The Life After Cancer Epidemiology Study, *J Clin Oncol* 10:1200, 2010.

Layton L: Reversing itself, FDA expresses concerns over health risks from BPA, *Washington Post Saturday*, 16 January 2010.

Lee SA, et al: Adolescent and adult soy food intake and breast cancer risk: results from the Shanghai women's health study, *Breast Dis* 21:2, 2010

Levine AJ, et al: A candidate gene study of folate-associated one carbon metabolism genes and colorectal cancer risk, *Cancer Epidemiol Biomarkers Prev* 19:1812, 2010.

Link A, et al: Cancer chemoprevention by dietary polyphenols: promising role for epigenetics, *Biochem Pharmacol* 80:1, 2010.

Longo V, et al: Calorie restriction and cancer prevention: metabolic and molecular mechanisms, *Trends in Pharmacological Sciences* 31:2, 2010.

McCallum PD: Nutrition screening and assessment in oncology. In Elliott L et al., editors: *The clinical guide to oncology nutrition*, ed 2, Chicago, 2006, American Dietetic Association.

McCallum PD, Fornari A: Nutrition therapy in palliative care. In Elliott L, et al., editors: *The clinical guide to oncology nutrition*, ed 2, Chicago, 2006, American Dietetic Association.

Miller M, et al: Dietary supplement use in individuals living with cancer and other chronic conditions: a population-based study, *J Am Diet Assoc* 108:3, 2008.

Muehlbauer PM, et al: Putting evidence into practice: evidence-based interventions to prevent, manage and treat chemotherapy and radiotherapy-induced diarrhea, *J Clin Onc Nurs* 13:336, 2009.

National Cancer Institute (NCI): *Cancer bulletin—cost of cancer care has doubled in the past 20 years*, 2010a. Accessed 23 October 2010 from http://www.cancer.gov/ncicancerbulletin/051810/page10.

National Cancer Institute (NCI): *Cancer genetics overview PDQ (Health Professional Version)*, 2010b. Accessed 23 October 2010 from http://www.cancer.gov/cancertopics/pdq/genetics/overview/healthprofessional.

National Cancer Institute (NCI): *Chemotherapy and you*, 2010c. Accessed 18 October 2010 from http://www.cancer.gov/publications/.

National Cancer Institute (NCI): *Dictionary of terms*, 2010d. Accessed 23 October 2010 from http://www.cancer.gov/dictionary/.

National Cancer Institute (NCI): *Eating hints*, 2010e. Accessed 20 October 2010 from http://www.cancer.gov/publications/.

National Cancer Institute (NCI): *Radiation therapy and you*, 2010f. Accessed 23 October 2010 from http://cancer.gov/publications/.

National Cancer Institute (NCI): *SEER stat fact sheets—cancer of all sites*, 2010g. Accessed 23 October 2010 from http://seer.cancer.gov/statfacts/html/all.print.html#incidence-mortality.

National Center for Complementary and Alternative Medicine (NCCAM): *Main page*, 2010. Accessed 23 October 2010 from http://nccam.nih.gov/.

National Comprehensive Cancer Network (NCCN): *NCCN clinical practice guidelines in oncology (NCCN guidelines)*, 2010. Accessed 24 October 2010 from http://www.nccn.org/clinical.asp.

Natural Standards Database (subscription) www.naturalstandard.com; accessed 11.10.

National Hospice and Palliative Care Organization (NHPCO): *How can palliative care help?* 2010. Accessed 23 October 2010 from http://www.nhpco.org.

National Institute of Dental and Craniofacial Research (NIDCR): *Cancer treatment and oral health*, 2010. Accessed 23 October 2010 from http://www.nidcr.nih.gov/OralHealth/Topics/CancerTreatment/.

National Marrow Donor Program (NMDP): *Types of transplants*, 2010. Accessed 23 October 2010 from http://www.marrow.org.

Oaks BM, et al: Folate intake, post-folic acid grain fortification, and pancreatic cancer risk in the Prostate, Lung, Colorectal, and Ovarian Cancer Screening Trial, *Am J Clin Nutr* 91:449, 2010.

Park Y, et al: Dietary Fiber intake and risk of breast cancer in postmenopausal women: the National Institutes of Health-AARP Diet and Health Study, *American Journal of Clinical Nutrition* 90, 2009.

Parekh N, et al: Lifestyle, Anthropometric, and Obesity-Related Physiologic Determinants of Insulin-like Growth Factor-1 in the Third National Health and Nutrition Examination Survey (1988-1994), *Annuals of Epidemiology* 20:3, 2010.

Polednak AP: Estimating the number of US incident cancers attributable to obesity and the impact on temporal trends in incidence rates for obesity-related cancers, *Cancer Detection and Prevention* 32:190, 2008.

Pierce JP, et al: Influence of a diet very high in vegetables, fruit and fiber and low in fat following treatment for breast cancer: the Women's Healthy Eating and Living (WHEL) randomized trial, *JAMA* 298:3, 2007.

Pollack M: Insulin, insulin-like growth factors and neoplasia, *Best Pract Res Clin Endocrinol Metab* 22:4, 2008.

Polovich M, et al: *Chemotherapy and biotherapy guidelines and recommendations for practice*, Pittsburgh, 2009, Oncology Nursing Society.

Ringwald-Smith K, et al: Medical nutrition therapy in pediatric oncology. In Elliott L, et al., editors: *The clinical guide to oncology nutrition*, ed 2, Chicago, 2006, American Dietetic Association.

Robien K: Hematological malignancies. In Marian M, Roberts S, editors: *Clinical nutrition for oncology patients*, Sudbury, MA, 2010, Jones and Bartlett.

Robien K, et al: American Dietetic Association: revised standards of practice and standards of professional performance for registered dietitians (generalist, specialty, and advanced) in oncology nutrition care, *J Am Diet Assoc* 110:310, 2010.

Russo GL: Ins and Outs of Dietary Phytochemical in Cancer Prevention, *Biochemical Pharmacology* 74, 2007.

Russell M, Malone A: Nutrient requirements. In Charney P, Malone A, editors: *Nutrition assessment*, Chicago, 2009, American Dietetic Association.

Sagar SM: The role of integrative medicine in a tertiary prevention survivorship program, *Prev Med* 40, 2009.

Schelbert KB: Comorbities of obesity, *Prim Care* 36:271, 2009.

Seattle Cancer Care Alliance (SCCA): Diet guidelines for immunosuppressed patients, 2010. Accessed 30 September 2010 from http://www.seattlecca.org/general-oncology-diet-guidelines.cfm.

Skipworth RJ, et al: Pathophysiology of cancer cachexia: much more than host-tumour interaction? *Clin Nutr* 266:667, 2007.

Teucher B, et al: Obesity: Focus on all-cause mortality and cancer, *Maturitas* 65, 2010.

Toles M, et al: Nutrition and the cancer survivor: evidence to guide oncology nursing practice, *Semin Oncol Nurs* 24:3, 2008.

Tipton JM, et al: Putting evidence into practice: evidence-based interventions to prevent, manage and treat chemotherapy-induced nausea and vomiting, *J Clin Onc Nurs* 11:70, 2007.

U.S. Department of Agriculture (USDA): *USDA-Iowa State University database on the isoflavone content of foods*, 2010. Accessed 23 October 2010 from http://www.nal.usda.gov/fnic/foodcomp/Data/isoflav/isfl_doc.pdf.

Valavanidis A, et al: 8-hydroxy-2′-deoxyguanosine (8-OHdG): a critical biomarker of oxidative stress and carcinogenesis, *J Environ Sci Health C Environ Carcinog Ecotoxicol Rev* 27:120, 2009.

Wesa K, et al: Integrative oncology: complementary therapies for cancer survivors, *Hematol Oncol Clin N Am* 22, 2008.

Wessel J, et al: American Society for Parenteral and Enteral Nutrition: task force on standards for specialized nutrition support for hospitalized pediatric patients, *Nutr Clin Pract* 20:103, 2005.

Wilkes GM, Barton-Burke M: *2010 oncology nursing drug handbook*, Boston, 2010, Jones and Bartlett.

World Cancer Research Fund (WCRF), American Institute for Cancer Research (AICR): *Food, nutrition, physical activity, and the prevention of cancer: a global perspective*, Washington, DC, 2007, WCRF and AICR.

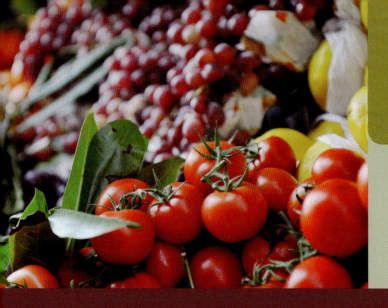

第38章

キンバリー・R・ドン
(Kimberly R. Dong, MS, RD)
シンディ・マリ・イマイ
(Cindy Mari Imai, MS, RD)

HIVとエイズの医学的栄養療法

重要用語
後天性免疫不全症候群 (acquired immune deficiency syndrome [AIDS])
急性HIV感染症 (acute HIV infection)
抗レトロウイルス療法 (antiretroviral therapy [ART])
無症候性HIV感染症 (asymptomatic HIV infection)
CD4陽性細胞 (CD4＋cell)
CD4細胞数 (CD4 count)
無症候期 (clinical latency)
薬剤耐性 (drug resistance)
HIVリポジストロフィー症候群 (HIV-associated lipodystrophy syndrome [HALS])
ヒト免疫不全ウイルス (human immunodeficiency virus [HIV])
長期非進行型 (long-term nonprogression)
日和見感染症 (opportunistic infections [OI])
セロコンバージョン (seroconversion)
症候性HIV感染症 (symptomatic HIV infection)
ヘルパーT細胞 (T-helper lymphocyte cell)
ウイルス量 (viral load)

　後天性免疫不全症候群（Acquired immune deficiency syndrome [AIDS]）（エイズ）とはヒト免疫不全ウイルス（human immunodeficiency virus [HIV]）により引き起こされる疾患である。HIVは体内の感染や疾病を撃退する能力を冒し、ついには死に至らしめうる。HIVの治療に用いられる薬剤は生活の質を高め、HIV感染者の平均寿命を延ばしている。抗レトロウイルス療法（antiretroviral therapy [ART]）薬がHIVウイルスの複製を遅くするものの、感染を完全になくすことができない。ARTが入手しやすくなったおかげで、HIV感染者の生存期間は長くなっている。しかし残念ながら、この集団には心血管疾患やインスリン抵抗性など健康の問題が蔓延しつつある。

　栄養状態には、健康な免疫系を維持しHIVからAIDSへの進行を遅らせる重要な働きがある。栄養専門家は、適切な栄養摂取を推奨するためにHIV感染の病態生理、治療薬と栄養素との相互作用、十分な栄養摂取の妨げとなるものについてよく知っておかねばならない。精神の健康状態や非合法ドラッグの使用は、栄養摂取に影響を及ぼすことから考慮すべき事柄である。

疫学と動向

HIVとAIDSの世界的動向

　1981年、AIDSの最初の症例が報告された。その後まもなく、HIVが単離され、AIDSを引き起こす中核物質として同定された。これ以降、HIV感染者数が次第に増加し、世界的に流行して世界の社会経済発展をも脅かすことになる。HIV感染者人口が増加し続けているのは、HIV新規感染だけでなく、HIV感染が致死的なものへ進行するのを遅延させる抗レトロウイルス療法（ART）薬の使用が世界的に拡大していることをも反映している。2008年末、HIVまたはAIDS感染者は3,340万人と推定された。新たに270万人の感染が報告されており、1日平均7,400人が感染し、200万人がHIVに

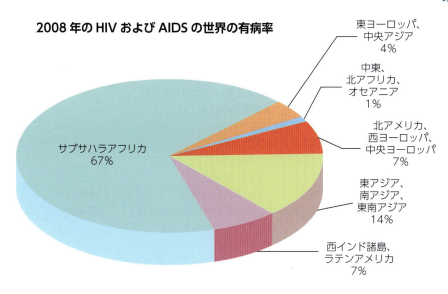

図38-1 HIVおよびAIDSの世界の有病率
出典：*UNAIDS and WHO*: 2009 AIDS epidemic update. Accessed 12 July 2010 from "http://data.unaids.org/pub/Report/2009/JC1700_Epi_Update_2009_en.pdf." From UNAIDS/ONUSIDA 2009.

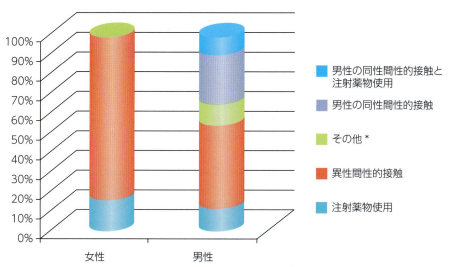

図38-2 2008年、アメリカ国内におけるHIV診断の感染経路別割合の推定
出典：*Centers for Disease Control and Prevention (CDC)*: HIV surveillance report, 2008a. Accessed from 12 July 2010 from http://www.cdc.gov/hiv/surveillance/resources/reports/2008report/pdf/2008SurveillanceReport.pdf.

* 血友病患者、輸血、周産期の曝露のほか、報告または特定されていない危険因子を含む。

よって死亡した（Joint United Nations Programme on HIV/AIDS [UNAIDS] and the World Health Organization [WHO], 2009）。

予防対策とART利用の増加にもかかわらず、HIV感染には地域的ばらつきが存在する。感染の大半が発展途上国で発生し続けており（図38-1）、97％以上が低収入から中流の諸国で生じている（UNAIDS and WHO, 2009）。サブサハラアフリカ（サハラ砂漠以南）は依然としてHIV感染が最も深刻な地域である。現在のHIV感染の2/3がこの地域で発生しており、HIV関連死は72％を占めている（UNAIDS and WHO, 2009）。しかし、ウクライナやロシア連邦など東ヨーロッパの高収入諸国に新たな感染の増加がみられる。サブサハラアフリカ内でのHIV感染経路は異性間感染が最も多い（UNAIDS and WHO, 2009）。他の地域のHIV感染者には、注射薬物使用者、男性同性愛者、性労働者とこの顧客がいる。

アメリカの感染状況

アメリカ国内では、120万人以上がHIVまたはAIDSに感染しており、この21％が自分の感染状態を理解していないと思われる（Centers for Disease Control and Prevention [CDC], 2006, UNAIDS, 2008）。HIVまたはAIDSの診断を受けた生存者は増えているが、1990年代以降、発症率は比較的安定している。2008年には、HIV感染の診断を受けた全生存者の75％が男性であった。男性の新たな感染率は、2005年以来上昇傾向にあり、女性の感染率は安定を続けている（CDC, 2010）。HIV感染者で大きな割合を占めているのは40〜44歳で、新規感染率も最も高い。感染は少数民族に偏っており、2008年にHIV診断を受けた人の52％が黒人で、25％がラティーノ（ラテン系アメリカ人）であった（CDC, 2010）。男性で最も多い感染経路は同性間の性的接触で、女性では異性間の性的接触である（図38-2）。

病態生理と分類

ヒト免疫不全ウイルス（human immunodeficiency virus [HIV]）の初感染がAIDSの根本原因である。HIVは、感染防御に関与するCD4陽性細胞、すなわちヘルパーT細胞の遺伝子がある核に侵入する。HIVに感染すると、病期進行とともにCD4陽性細胞が欠乏し、やがて免疫不全をもたらす。

HIV感染症は、急性感染期、無症候期、症候性HIV感染期、HIVからAIDSへの進行期の4つの臨床病期を進行する。病期進行の評価に用いられる主なバイオマーカーはHIVリボ核酸（ribonucleic acid [RNA]）量（ウイルス量）とCD4陽性T細胞数（CD4細胞数）の二つである。

急性HIV感染症とは、HIVが宿主に感染してからHIVに対する抗体が検出可能な数だけ産生される（セロコンバージョン）までの期間を指す。感染後2～4週間で、感染者の半数に発熱、倦怠感、筋肉痛、咽頭炎、リンパ節腫脹などの身体症状が現れるが、一般にその後1～2週間で症状が治まる。この非特異的臨床像と短いウィンドウ期間のために、急性HIV感染症が診断されることはまれである。感染後3週間から3ヵ月間でセロコンバージョンが生じる。セロコンバージョンの前にHIV検査が行われると、HIVが存在していても「偽陰性」結果が出る可能性がある。この急性期の間、ウイルスは急激に増殖し、CD4陽性細胞数が著しく減少する。やがて免疫応答はウイルス学的セットポイントに達してウイルス量が安定し、CD4陽性細胞数がほぼ正常へと回復する。

その後、無症候期、すなわち無症候性HIV感染症の時期が続く。感染後10年間ほどはこれ以上の疾患の徴候が現れない。ウイルスには依然として活性があり、急性期より遅い速度ではあるが増殖を続け、CD4陽性細胞数がゆっくり低下し続ける。HIV感染者の3～5％に長期非進行型が生じ、長期間にわたり医学的治療を施さなくともCD4陽性細胞数が正常値を維持し、ウイルス量が検出されないことがある（Department of Health and Human Services [DHHS], 2010）。この独特の集団ではHIVの受容体が異なり、ウイルスが細胞膜を貫通するための受容体部位が少ないことが示唆されている（Wanke et al., 2009）。

症例の大半では、HIVが免疫系をゆっくり破壊し、ウイルスを撃退することができなくなる。CD4陽性細胞数が500/mm^{3}未満に低下すると、持続性発熱、慢性の下痢、説明不能の体重減少、真菌または細菌による反復性の感染症などの兆候および症状が発現しやすくなり、このいずれもが症候性HIV感染症を示唆する。

免疫不全の悪化、CD4細胞数の一層の落ち込みに伴い、HIVは症候性になりAIDSへと進行する。HIVからAIDSへ進行すると、免疫系が健康な人には通常生じない日和見感染症（opportunistic infections [OI]）のリスクが高まる。米国疾病管理予防センター（CDC）はAIDS症例について、HIV感染の臨床検査で陽性結果が出ており、CD4陽性細胞数が200個/mm^{3}未満（または14％未満）であること、またはAIDS指標疾患の所見があることと定義している（参考情報38-1）。

HIVは、血液、精液、尿道球腺液、膣分泌液、母乳など、感染した体液に直接接触することにより感染する。このほか、脳と脊髄を包む脳脊髄液、関節を包む滑液、胎児を包む羊水もHIV

参考情報 38-1

2008年CDC症例定義　AIDS指標疾患

細菌感染症の重複または反復（13歳未満の小児）
カンジダ症（気管支、気管、肺）
カンジダ症（食道）
子宮頸がん（浸潤性）
コクシジオイデス症（播種性または肺外）
クリプトコッカス症（肺外）
クリプトスポリジウム症（腸管、1ヵ月を超える持続）
サイトメガロウイルス感染症（肝臓、脾臓、リンパ節以外）
サイトメガロウイルス性網膜炎（視力障害を伴う）
脳症（HIV関連）
単純ヘルペス：慢性潰瘍（1ヵ月を超える持続）
単純ヘルペス：気管支炎、肺炎、食道炎
ヒストプラズマ症（播種性または肺外）
イソスポラ症（腸管、1ヵ月を超える持続）
カポジ肉腫
リンパ球性間質性肺炎／肺リンパ過形成
リンパ腫、バーキットリンパ腫
リンパ腫、免疫芽球性
リンパ腫、原発性（脳）
非定型（非結核性）抗酸菌症（*Mycobacterium avium* および *Mycobacterium intracellulare* の複合）（MAC症）（播種性または肺外）
非定型（非結核性）抗酸菌症（*Mycobacterium kansasii*）（播種性または肺外）
結核（肺結核、播種性、肺外結核）（*Mycobacterium tuberculosis*）
ニューモシスチス肺炎（*Pneumocystis jiroveci*）
肺炎（反復性）
進行性多巣性白質脳症
サルモネラ敗血症（反復性）（*Salmonella septicemia*）
トキソプラズマ脳症（脳）
HIV消耗性症候群：体重ベースラインから10％を超える意図しない体重減少のほかに、〔1〕下痢（1日2回の軟便が30日間以上持続）または〔2〕慢性的衰弱と発熱の所見（間欠的にまたは持続的に30日間以上持続）があり、HIV感染症以外にこの所見を説明できる疾患または病態（がん、結核など）が併存しない。

AIDS：後天性免疫不全症候群（Acquired immune deficiency syndrome）、CDC：米国疾病管理予防センター（Centers for Disease Control and Prevention）、HIV：ヒト免疫不全ウイルス（human immunodeficiency virus）

出典：Schneider E et al: Revised surveillance case definitions for HIV infection among adults, adolescents, and children aged <18 months and for HIV infection and AIDS among children aged 18 months to <13 years—United States, 2008. MMWR Recomm Rep 57(RR-10):1, 2008.

を感染させる体液である。唾液、涙、尿には感染するほどのHIVが含有されていない。HIVの感染経路では性感染が最も多く、注射薬物使用がこれに続いて多い（図38-2参照）。

ほとんどがHIV-1の感染であり、本章では特に明記しない限りこの種類について考察する。HIV-1は突然変異しやすく、さまざまなウイルス株、亜型、個体群として世界中に遍在するようになった。西アフリカで初めて単離されたHIV-2は感染しにくく、感染から発症までの期間が長い。

医学的治療

HIV関連の罹患および死亡は、HIVウイルスが免疫系を弱め器官（脳や腎臓など）に影響を及ぼすことに由来するものである。治療されなければ、HIVビリオン（ウイルス粒子）は1日で無数の粒子を複製しHIV感染症の病期が急速に進行しかねない。1996年にART（抗レトロウイルス療法）薬3剤併用療法が導入されたことにより、HIV感染者の治療が一変しAIDS指標疾患発症率と死亡率が相当に減少した。薬剤のほとんどは患者個々の治療薬として調合されているが、処方を簡素化するために固定配合量による多剤配合薬として市販されるものが多くなっており、多剤服薬の負担が減ってアドヒアランス（能動的服薬遵守）が向上することが期待される。

HIV感染者の免疫能の主な指標としてCD4細胞数が用いられている。ART開始時期の判定に利用されており、病期進行の最も強力な予測因子である。CD4細胞数は一般に3～4ヵ月ごとにモニタリングが実施される。このほか、HIV RNA（ウイルス量）がARTの効果を測定する第一指標であることから、これも定期的にモニタリングされている。表38-1にART開始時期に関する現行のガイドラインを示す。

ARTの基本的目標とは、ウイルスの抑制と抑制維持、HIV関連の罹患率および死亡率の低下、生活の質向上、免疫能の回復と維持である。治療薬へのアドヒアランス（遵守しなければ薬剤耐性が生じる）により合併症が生じなければ、一般にこの目標は12～24週間で達成することができる（DHHS, 2010）。HIV治療のガイドラインは急速に進展しているため、更新された推奨事項を頻回に確認すると有用である。

抗レトロウイルス療法薬の種類

現在使用されている抗レトロウイルス療法（antiretroviral therapy [ART]）には、以下の6種類の作用機序による20以上の抗レトロウイルス薬がある。

- 核酸系逆転写酵素阻害剤（Nucleoside and nucleotide reverse transcriptase inhibitors [NRTI]）
- 非核酸系逆転写酵素阻害剤（Nonnucleoside reverse transcriptase inhibitors [NNRTI]）
- プロテアーゼ阻害剤（Protease inhibitors [PI]）
- 侵入阻害剤
- CCR5（ケモカイン受容体5）阻害剤
- インテグラーゼ阻害剤（Integrase strand transfer inhibitors [INSTI]）

未治療の患者に投与する多剤併用療法で最も広く研究されているのは、2剤のNRTIとNNRTIまたはPI（リトナビルブースト効果利用と非利用がある）のいずれか1種類の1剤との併用である。最近、未治療患者向けにラルテグラビルを組み込む治療法が承認され、INSTIとしてラルテグラビルとNRTI 2剤の併用がもう一つの選択肢となった（DHHS, 2010）。

HIV感染症の治療には、現在相当数の抗レトロウイルス薬

表38-1

HIV感染者へのART開始の適応

臨床病期	CD4細胞数	推奨
無症候性、AIDS	$<350/mm^3$	治療を開始すべきである
無症候性	$350～500/mm^3$	治療開始が推奨される
無症候性	$>500/mm^3$	治療開始を推奨する医師もいるが、治療を選択肢と考える医師もいる
症候性（AIDS、重度の症状）	細胞数を問わず	治療を開始すべきである
妊娠、HIV関連腎症、HBVの治療が適応とされるHBVの重複感染	細胞数を問わず	治療を開始すべきである

AIDS：後天性免疫不全症候群（Acquired immune deficiency syndrome）、ART：抗レトロウイルス療法（antiretroviral therapy）、HBV：B型肝炎ウイルス（hepatitis B virus）、HIV：ヒト免疫不全ウイルス（human immunodeficiency virus）
出典：National Institutes of Health: Guidelines for the use of antiretroviral agents in HIV-1-infected adults and adolescents, 2009. Accessed 23 October 2010 from "http://www.aidsinfo.nih.gov/contentfiles/AdultandAdolescentGL.pdf"

が市販されているが、長期服用にも毒性が少なく薬効の大きい新薬への需要が伸びている。しかし、HIVの根絶は依然として不可能であり、治療に求められるのは長期生存であることから、代謝の合併症をはじめとする毒性などの薬物有害作用があると処方薬へのアドヒアランスが得られないため、この問題がますます重要となっている。ARTへのアドヒアランスが得られないと薬剤耐性が生じることになる。

アドヒアランス（遵守）の予測因子

ARTを開始するときには、患者は生涯にわたる治療に意欲的であり、最大限の努力を投じることが可能でなければならず、療法の有益性とリスクへの理解、さらにアドヒアランスの重要性への理解が必要である。HIV感染症とこの特別な処方薬への患者の理解はきわめて重要である。アドヒアランスを低くさせる因子は、低い識字能力、年齢によるある種の困難（視力障害、認知機能低下など）、心理社会的問題（うつ病、ホームレス状態、低い社会的支援、ストレスの多い人生の出来事、認知症、精神疾患など）、薬物乱用の継続、烙印とする見方（スティグマ）、服薬困難（薬剤の嚥下困難、日課の問題など）、複雑な治療計画（多剤服薬の負担、服用回数、食事摂取の必要など）、薬剤の有害作用、治療の疲弊など数多く存在する（DHHS, 2010）。

ブースト効果を利用してPI（プロテアーゼ阻害剤）とエファビレンツを併用する際には、薬剤半減期の延長により体内で高い薬剤濃度が数日間持続することから、アドヒアランスに過失が生じやすい（Bangsberg, 2006; Raffa, 2008）。しかし、ART（抗レトロウイルス療法）薬は中断すると急速なウイルスの突然変異が生じ、薬剤耐性を誘導する可能性が高い。あらゆるART治療で処方された服薬をできる限り厳密に遵守させるためには、継続的な励ましが必要となる。

非合法ドラッグの使用

アメリカでは、HIV感染経路のうち注射薬物乱用が2番目に多い。HIV感染症の原因となる非合法ドラッグで最も多く使用されているのは、ヘロイン、コカイン、メタンフェタミン（覚醒剤）、亜硝酸アミル（ラッシュ）である。薬物乱用による乱れた生活習慣は、低栄養または栄養不足、食料不足、うつ状態をもたらす。薬物を乱用しているとARTへのアドヒアランスが低くなる可能性があり、このことがHIVの治療を困難にする。薬物乱用、肝炎との重複感染、利尿と下痢による栄養排泄増大により肝臓が損傷している場合には、特別な配慮が必要である（Hendricks, 2009; Tang, 2010）。

注射薬物乱用は、特に注射針を再使用または共用していると、HIV、B型肝炎ウイルス、C型肝炎ウイルス（HCV）など血液感染症の伝播と強く結びつく（**注目情報**「HIVとC型肝炎ウイルスの重複感染」参照）。HIVとHCVとの重複感染は肝硬変のリスクを高める。HCV感染症が慢性になると、今度はART関連肝毒性のためにHIV治療が困難になる。

◎ **注目情報**

HIVとC型肝炎ウイルスとの重複感染

アメリカでは、20～30万人がヒト免疫不全ウイルス（HIV）とC型肝炎ウイルス（HCV）に重複感染していると推定されている。CDCによれば、HIVに感染している注射薬物乱用者の50～90％がHCVにも感染している（CDC, 2007）。HCVがHIVの病期進行を加速させるかどうかはわかっていないが、HIV感染者ではHCV重複感染者の肝臓の損傷が早いことが明らかにされている。肝障害が存在すると、抗レトロウイルス薬の代謝と排泄が障害される可能性があり、HIV治療の効率に影響を与える。さらに、3種類の抗HIV薬（核酸系逆転写酵素阻害剤、非核酸系逆転写酵素阻害剤、プロテアーゼ阻害剤）は肝毒性をもたらす。このため、HIV感染者の治療を適切に行い健康な肝機能を維持するには、HCV検査の実施が重要となる。

HIV感染者のHCVは検査で高力価を示すことから日和見感染症と考えられており（AIDS指標疾患ではなく）、肝疾患への進行が急速で肝硬変のリスクが高くなる（CDC, 2007）。肝不全患者には、栄養の推奨量（第30章参照）、HIV薬の選択と投与法を調整する必要がある。

食物と薬物の相互作用

一部のART薬には食事摂取に対する注意が必要である。HIV患者の必要性を全部評価し治療薬との相互作用および栄養欠乏症を予防するため、摂取しているビタミン、栄養サプリメントを含めあらゆる薬剤と嗜好品を患者に報告してもらう。栄養素の中には、薬剤の吸収や代謝の作用機序に影響を与えるものもある。食物と薬剤との相互作用により、薬剤の効果に影響が及ぶ可能性、または有害作用が付加されたり悪化したりする可能性がある。たとえば、グレープフルーツジュースとPIとは酵素シトクロムP450に対して競合し、PIを服用している患者が同時にグレープフルーツジュースを飲むと、PIの血中濃度が上昇または下降する場合がある。表38-2、38-3、38-4、38-5に、栄養素とART薬との相互作用の可能性を示した。

一部のART薬には、下痢、倦怠感、胃食道逆流、嘔気、嘔吐、脂質異常症、インスリン抵抗性が生じる可能性がある。ARTの効率を良好にするためには服薬のタイミングが重要であるため、HIV患者は決められたスケジュールで服用する必要がある。食事と一緒の服用あるいは空腹時の服用が明記されているものもある。治療薬投与の各タイムスケジュールに合わせて食事を摂る必要が出てくることもある。

表 38-2

NRTI薬による薬物相互作用と一般副作用

薬剤名	服用時間	栄養学的にも有害となる一般副作用
エムトリシタビン (Emtriva, FTC)*	食事摂取のタイミングに考慮すべき記載はない。間食とともに服用するとGIの不調が軽減する。	NRTIには一般に、貧血、食欲不振、ビタミンB_{12}、銅、亜鉛、カルニチンの低濃度をもたらす可能性がある。
ラミブジン (Epivir, 3TC)[†]	食事摂取のタイミングに考慮すべき記載はない。間食とともに服用するとGIの不調が軽減する。	NRTIには一般に、貧血、食欲不振、ビタミンB_{12}、銅、亜鉛、カルニチンの低濃度をもたらす可能性がある。
ジドブジン (Retrovir, ZDV, AZT)[†]	食事摂取のタイミングに考慮すべき記載はない。	便秘 味覚の変化 大赤血球性貧血または好中球減少症 NRTIには一般に、貧血、食欲不振、ビタミンB_{12}、銅、亜鉛、カルニチンの低濃度をもたらす可能性がある。
アカバビル、ラミブジン、ジドブジンの3剤合剤 (Trizivir)[†]	食事摂取のタイミングに考慮すべき記載はない。	嘔気 嘔吐 下痢 腹痛 体脂肪再分布 NRTIには一般に、貧血、食欲不振、ビタミンB_{12}、銅、亜鉛、カルニチンの低濃度をもたらす可能性がある。
テノフォビル (Viread, TDF)*	食事摂取のタイミングに考慮すべき記載はない。	下痢 嘔気 嘔吐 腹部膨満 腎機能障害 NRTIには一般に、貧血、食欲不振、ビタミンB_{12}、銅、亜鉛、カルニチンの低濃度をもたらす可能性がある。
ジダノシン (Videx, Videx EC, DDL)[‡]	食事の30分前または2時間後に服用。グレープフルーツジュース、オレンジなどの柑橘類、トマトまたはトマトジュースなど酸と一緒に服用してはならない。服用後2時間以内に、マグネシウムまたはアルミニウム含有の制酸剤を服用してはならない。	膵炎 嘔気 NRTIには一般に、貧血、食欲不振、ビタミンB_{12}、銅、亜鉛、カルニチンの低濃度をもたらす可能性がある。
スタブジン (Zerit, Zerit XR, d4T)[‡]	食事摂取のタイミングに考慮すべき記載はない。間食とともに服用するとGIの不調が軽減する。	高脂質血症 脂肪異栄養症(リポジストロフィー)：相当の脂肪萎縮が伴う。 膵炎 口腔と食道の潰瘍 NRTIには一般に、貧血、食欲不振、ビタミンB_{12}、銅、亜鉛、カルニチンの低濃度をもたらす可能性がある。
アバカビル (Ziagen, ABC)[†]	食事摂取のタイミングに考慮すべき記載はない。間食とともに服用するとGIの不調が軽減する。	アルコール摂取により薬物濃度が上昇する可能性がある。 嘔気 嘔吐 下痢 食欲不振 NRTIには一般に、貧血、食欲不振、ビタミンB_{12}、銅、亜鉛、カルニチンの低濃度をもたらす可能性がある。

GI：消化管(Gastrointestinal)、NRTI：核酸系逆転写酵素阻害剤(nucleoside and nucleotide reverse transcriptase inhibitor)
* Gilead製("http://www.gilead.com/")
[†] GlaxoSmithKline製("http://www.gsk.com/")
[‡] Bristol-Myers Squibb Company製("http://www.bms.com/")
出典：Hammer SH et al: 2006 recommendations of the International AIDS Society-USA Panel, JAMA 296:827, 2006.
National Institutes of Health: Guidelines for the use of antiretroviral agents in HIV-1-infected adults and adolescents, 2009. Accessed 23 October 2010 at "http://www.aidsinfo.nih.gov/contentfiles/AdultandAdolescentGL.pdf"

表 38-3

NNRTI薬による薬物相互作用と一般副作用

薬剤名	服用時間	栄養学的影響を及ぼす一般副作用
エトラビリン（Intelence, ETV）*	食後に服用する。	嘔気
デラビルジン（Rescriptor, DLV）†	食事摂取のタイミングに考慮すべき記載はない。セントジョーンズワートを避ける。	体脂肪再分布 便秘 食欲減退 下痢 口内乾燥 腹部膨満 高トリグリセリド血症 高血糖
エファビレンツ（Sustiva）‡	空腹時に服用する。§ 副作用を減らすためには就寝時に服用する。	味覚の変化 食欲不振の可能性 腹部膨満 高トリグリセリド血症
ネビラピン（Viramune, NVP）‖	食事摂取のタイミングに考慮すべき記載はない。間食とともに服用するとGIの不調が軽減する。	嘔気 食欲不振 肝毒性

* Tibotec Therapeutics 製 ("http://www.janssentherapeutics.com/")
† Pfizer 製 ("http://www.pfizer.com/")
‡ Bristol-Myers Squibb Company 製 ("http://www.bms.com/")
§「空腹」とは食前1時間または食事の2時間後を指す。
‖ Boehringer Ingelheim Pharmaceuticals, Inc 製 ("http://www.Boehringer-ingelheim.com/")
出典：Hammer SH et al: 2006 recommendations of the International AIDS Society-USA Panel, JAMA 296:827, 2006.
National Institutes of Health: Guidelines for the use of antiretroviral agents in HIV-1-infected adults and adolescents, 2009. Accessed 23 October 2010 from "http://www.aidsinfo.nih.gov/contentfiles/AdultandAdolescentGL.pdf"

表 38-4

プロテアーゼ阻害剤による薬物相互作用と一般副作用

薬剤名	服用時間	栄養学的影響を及ぼす一般副作用
アンプレナビル（Agenerase）*	空腹時に服用する。† 低脂肪食によりGIの不調が軽減する。 高脂質食を避ける。 グレープフルーツジュースを避ける。 水分摂取を多くする。 服用後2時間以内は制酸剤を避ける。	貧血 腸内ガス 嘔気 嘔吐 下痢 高脂血症 体脂肪再分布
チプラナビル（Aptivus, TPV）‡	脂質の多い食事と一緒に服用する。	高脂血症（特に高トリグリセリド血症） 高血糖 体脂肪再分布 肝毒性
インジナビル（Crixivan）§	グレープフルーツジュースを避ける。 セントジョーンズワート（セイヨウオトギリソウ）を避ける。 非リトナビル併用： 空腹時に服用し、忍容性がない場合には無脂肪乳、低脂肪食、あるいは軽い間食と一緒に服用するとよい。 リトナビルブースト併用： 食事摂取のタイミングに考慮すべき記載はない。	食欲不振 嘔気 高脂血症 金属味 高血糖 体脂肪再分布

表 38-4

プロテアーゼ阻害剤による薬物相互作用と一般副作用——続き

薬剤名	服用時間	栄養学的影響を及ぼす一般副作用
ロピナビル、リトナビル（Kaletra）¶	食事の有無にかかわらず服用できる。	嘔気 嘔吐 下痢 高脂血症（特に高トリグリセリド血症） 高血糖 体脂肪再分布
ホスアンプレナビル（Lexiva, fAPV）*	食事摂取のタイミングに考慮すべき記載はない。	下痢 嘔気 嘔吐 高脂血症 高血糖 体脂肪再分布
リトナビル（Norvir, RTV）¶	GIの不調を軽減するために十分な食事と一緒に服用する。	嘔気 嘔吐 下痢 高脂血症（主に高トリグリセリド血症） 高血糖 体脂肪再分布
ダルナビル（Prezista）¶	食事や軽い間食と一緒に服用する。	嘔気 下痢 高脂血症 高血糖 体脂肪再分布
アタザナビル（Reyataz, ATV）**	軽い間食と一緒に服用する。 酸分泌を阻害するあらゆる薬剤（制酸剤、H2ブロッカー、プロトンポンプ阻害剤）と一緒に服用してはならない。	高血糖 体脂肪再分布 高ビリルビン血症
サキナビル（Fortovase（FTV）, Invirase（INV））†† ゼラチンカプセル	ニンニク成分含有製品を避ける。 FTV：副作用を軽減するために十分な食事と一緒に服用する。 INV：十分な食事のあと2時間以内に服用する。グレープフルーツジュースは吸収を高める。	腸内ガス 口腔／食道の潰瘍 嘔気 下痢 高脂血症 高血糖 体脂肪再分布
ネルフィナビル（Viracept）‡‡	食事または間食と一緒に服用する。 水分摂取を多くする。	下痢 高脂血症 高血糖 体脂肪再分布

GI：消化管（Gastrointestinal）
* GalaxoSmithKline製（"http://www.gsk.com/"）
† 「空腹」とは食前1時間または食事の2時間後を指す。低脂肪食としては果物、シリアル食品、無脂肪乳、無脂肪または低脂肪ヨーグルトがある。軽い間食：＜300kcal。軽い食事：約350kcal。十分な食事または脂質の多い食事：900〜1200kcal。脂肪の多い食事では熱量の40〜50％を脂質から摂る。
‡ Boehringer Ingelheim Pharmaceuticals, Inc製（"http://www.Boehringer-ingelheim.com/"）
§ Merck製（"http://www.merck.com/"）
‖ Abbott Laboratories製（"http://www.abbott.com/"）
¶ Tibotec Therapeutics製（"http://www.janssentherapeutics.com/"）
** Bristol-Myers Squibb Company製（"http://www.bms.com/"）
†† Roche Laboratories, Inc製（"http://www.roche.com/"）
‡‡ Pfizer製（"http://www.pfizer.com/"）
出典：Hammer SH et al: 2006 recommendations of the International AIDS Society—USA Panel, JAMA 296:827, 2006.
National Institutes of Health: Guidelines for the use of antiretroviral agents in HIV-1-infected adults and adolescents, 2009. Accessed 23 October 2010 from "http://www.aidsinfo.nih.gov/contentfiles/AdultandAdolescentGL.pdf"

病態生理と治療管理のアルゴリズム

ヒト免疫不全ウイルス感染症

原因

- 無防備な性行為
- 安全ではない血液製剤
- 母子感染
- 静注薬物乱用
- 職業上の曝露

→ ウイルス感染

病態生理

臨床所見

急性HIV感染症（急性レトロウイルス症候群） 発熱、疲労感、発疹、頭痛、全身性リンパ節腫脹、咽頭炎、筋肉痛、嘔気／嘔吐、下痢、寝汗、リンパ節腫脹、口腔潰瘍、陰部潰瘍、神経性症状、倦怠感、食欲不振、体重減少、消耗性症候群
セロコンバージョン
HIV検査陽性 HIV迅速検査。ELISA法、ウェスタンブロット法。PCR法。
無症候性HIV感染症 代謝の異常、体組成の変化（体重減少とは関係ない体細胞量減少、脂肪萎縮、脂肪肥大）、ビタミンB_{12}欠乏症、病原体への易感染性
症候性HIV感染症 体重減少、口腔カンジダ症（鵞口瘡(がこうそう)）、発熱、体重減少と関係のない除脂肪量減少、下痢、口腔内毛状白斑症、帯状疱疹、末梢神経障害、特発性血小板減少性紫斑病、骨盤内炎症性疾患
無症候性AIDS
症候性AIDS（AIDS指標疾患） CD4細胞数＜200/mm^3、日和見感染症（ニューモシスチス肺炎、肺炎など）、カポジ肉腫、リンパ腫、HIV関連認知症、HIV消耗性症候群、ビタミン／ミネラル欠乏症

治療管理

医学的処置

考えられる併存疾患の治療
高血糖、高脂血症、高血圧、体組成の変化、膵炎、腎疾患および肝疾患、甲状腺機能低下症、性腺機能低下症、骨減少症、C型肝炎
モニタリング
空腹時血中脂質濃度、空腹時グルコース／インスリン濃度、タンパク質の状態、血圧、甲状腺刺激ホルモン（TSH）／テストステロン濃度、CD4細胞数、ウイルス量
薬物治療
抗レトロウイルス療法、抗高脂血症薬、抗糖尿病薬、降圧薬、食欲増進薬、ホルモン補充療法、重複感染症（肝炎など）の治療、日和見感染症の予防と治療

栄養学的処置

- 1年に2～6回の栄養状態全項目評価を実施する（図38-3参照）。
- 早期の栄養学的治療管理とこの継続の重要性を説く。
- 栄養素と水分の十分な摂取を促す。
- 食物と水分の安全性および衛生管理の重要性を説く。
- 定期的な運動や身体活動を力説する。
- 食料確保に心理社会的問題や経済的問題が障害となる場合には、支援サービスが得られるように手配する。
- マルチビタミンとミネラルの栄養補助食品。
- 副作用、症状や合併症の可能性について患者に伝えておく。
- 代謝異常のモニタリングや管理を行う。
- 少量かつ頻回に栄養濃度の高い食事の摂取。
- 口腔に潰瘍がある患者に食事を提供する場合には、食物をすりつぶすかミキサーにかける。
- 必要があれば食欲増進剤を投与する。
- 必要があれば経静脈栄養を実施する。
- 蛋白同化剤の使用。

表 38-5

侵入阻害剤、INSTI、多剤併用療法の薬物相互作用および一般副作用

薬剤の種類	薬剤名	服用時間	栄養学的影響を及ぼす一般副作用
侵入阻害剤	エンヒュービルタイド（Fuzeon, T20）*	食事の有無にかかわらず服用できる。	嘔気 嘔吐
CCR5（ケモカイン受容体）阻害剤	マラビロク（MVC）Selzentry†	食事の有無にかかわらず服用できる。	腹痛 肝毒性
インテグラーゼ阻害剤	ラルテグラビル（RAL）Isentress‡	食事の有無にかかわらず服用できる。	嘔気 下痢
多剤併用療法	エファビレンツ、テノフォビル、エムトリシタビン（Atripla）§	空腹時に服用する。副作用を減らすためには就寝時に服用する。	嘔気 嘔吐 腸内ガス

INSTI：インテグラーゼ阻害剤（Integrase strand transfer inhibitor）
* Roche Laboratories, Inc 製（"http://www.roche.com/"）。
† Pfizer 製（"http://www.pfizer.com/"）。
‡ Merck 製（"http://www.merck.com/"）。
§ Gilead 製（"http://www.gilead.com/"）。
出典：Hammer SH et al: 2006 recommendations of the International AIDS Society—USA Panel, JAMA 296:827, 2006.
National Institutes of Health: Guidelines for the use of antiretroviral agents in HIV-1-infected adults and adolescents, 2009. Accessed 23 October 2010 from "http://www.aidsinfo.nih.gov/contentfiles/AdultandAdolescentGL.pdf"

医学的栄養療法

HIV感染者が健康な免疫系を維持し生存期間を延ばすためには、十分な栄養をバランスよく摂取することが不可欠である。HIVに感染している小児と成人では、除脂肪量も体脂肪量も低い（American Dietetic Association, 2010）。正しい栄養摂取は、除脂肪量の維持、HIV関連症状の重症度の軽減、生活の質の向上、ARTへのアドヒアランスとこの効果の増強を助ける。このため、HIV治療を成功させるには医学的栄養療法（MNT）が不可欠である。*病態生理と治療管理のアルゴリズム*「ヒト免疫不全ウイルス感染症」を参照。

治療薬の必要量の管理、有害作用の抑制、栄養の問題への対処については、登録栄養士が患者を助けることができる。HIV患者の栄養診断で多いものをいくつか以下に挙げる。

- 経口による食物と飲料の摂取不足
- 栄養素の必要量増加
- 嚥下困難
- 消化管（gastrointestinal [GI]）機能の変化
- 食物-薬剤相互作用
- 意図しない体重減少
- 過体重と肥満症
- 食物関連および栄養関連の知識不足
- サプリメントの服用過剰
- 食物または食事を準備する能力の低下
- 食料確保の不足
- 安全ではない食物の摂取

あらゆるHIV感染者は登録栄養士をはじめとする有資格の栄養専門家の診療を受けるべきである。HIVの診断を受けたら、すぐにベースラインの栄養状態を評価する。フォローアップを実施し、その際に患者ケアを左右する多因子性の合併症に配慮する。米国栄養士会により、登録栄養士は無症候性HIV感染症の患者には1年に1～2回以上、症候性ではあるがHIVが安定している患者には1年に2～6回以上のMNT診療を実施することが推奨されている。AIDSの診断を受けた患者には、通常栄養支持が必要になるため、これより多くの診療が必要になる（第14章参照）。

最終的には、個々の患者に適したMNTを実施し、患者の必要に応じて栄養カウンセリングの回数を決める。HIV感染者のMNTの主要目標とは、栄養状態、免疫能、健康状態を最適にすること、健全な体重と除脂肪量を維持すること、栄養欠乏を予防すること、併存疾患のリスクを軽減すること、医学的および薬理学的治療の効果を最大にすることである。このため、HIVの医学的診断を受けたあらゆる患者には、栄養欠乏のリスクやMNTの必要性を特定するために検査を実施する。

図38-3に列挙したさまざまなHIV関連の病態を呈する患者には、HIV治療経験のある栄養士を紹介すべきである。その

HIVおよびAIDS成人患者の栄養スクリーニングと栄養管理委託基準

記入日 _____

患者氏名 _____ 電話番号 _____ 伝達事項あり：☐はい ☐いいえ ☐個別に
性別 _____ 言語 _____ 生年月日 __/__/__ 年齢 _____ ファイル番号 _____
メディケイド・ウェイバー・プログラムの登録者ですか。☐はい ☐いいえ 健康保険 _____ 治療者氏名 _____
紹介者 _____ 紹介日 _____ 電話番号 _____

6ヵ月ごと、状態が変化した時、あるいはその両方に検査を受けてください。次の項目のいずれかに該当する場合には、すぐに登録栄養士に相談してください（あてはまるもの全部にチェックを入れるか○で囲んでください）

A. 医学的診断と栄養アセスメント
1. ☐ 初めてHIV感染症の診断を受けた。
2. ☐ 初めてAIDSの診断を受けた。
3. ☐ 疾患、食事、栄養状態のいずれかに何らかの変化がある。
4. ☐ 登録栄養士の栄養アセスメントを受けていない。または、過去6ヵ月間に登録栄養士の診察を受けていない。

B. 身体の変化と体重の問題
1. ☐ 最近の6ヵ月間または最近の来院以来、通常の体重から3%以上の意図しない体重減少があった（体重減少%の計算式：（通常の体重－現在の体重）／通常の体重×100）。
2. ☐ 見てわかる消耗、体重が標準体重の90%未満、BMIが$20kg/m^2$未満、または体細胞量（BCM）の減少。
3. ☐ 体重増加または筋肉増量のために蛋白同化ステロイドまたは成長ホルモンを使用している。または、代謝性の合併症を罹患している。
4. ☐ 脂肪異栄養症：脂肪萎縮、体幹の脂肪過多や頸部、上背部、乳房などの脂肪蓄積。
5. ☐ 腹部の肥満：腹囲が男性では>102cm、女性では>88cmである。
6. ☐ 患者自身で、または医師の指示により体重管理を始めた。あるいは肥満症である：BMI>$30 kg/m^2$。

C. 口腔および消化管の症状
1. ☐ 食欲増進剤または食欲抑制剤を使用している。
2. ☐ 食欲不振、強い食欲、食物と水分の経口摂取不足のいずれかが3日間を超えて持続している。
3. ☐ 欠損歯、重度の虫歯、咀嚼困難や嚥下困難。
4. ☐ 口内炎、口腔カンジダ症、または口内、歯、歯肉の疼痛。
5. ☐ 持続性の下痢、便秘、便の変化（色、粘度、回数、臭い）。
6. ☐ 持続性の嘔気または嘔吐。
7. ☐ 持続性の腸内ガス、膨満、胸やけ。
8. ☐ 味覚または嗅覚の変化。
9. ☐ 食物アレルギーまたは食物不耐症（脂質、乳糖、小麦粉）。
10. ☐ 食物または食事に変更が必要な薬物療法。
11. ☐ 経口によるサプリメント投与または経腸栄養または経静脈栄養を受けている。あるいは、この評価が必要である。

D. 代謝性合併症などの医学的病態
1. ☐ 糖尿病、耐糖能異常、空腹時血糖異常、インスリン抵抗性、低血糖や高血糖の病歴。
2. ☐ 高脂血症：コレステロール>200 mg/dL、トリグリセリド≧150 mg/dL、LDL>100 mg/dL、男性ではHDL<40 mg/dL、女性ではHDL<50 mg/dL。
3. ☐ 高血圧：2回測定血圧は120～139/80～90mmHgである。または高血圧（HTN）の診断を受けた。
4. ☐ 肝疾患：C型肝炎、B型肝炎、肝硬変、脂肪肝、その他：_____。
5. ☐ 骨減少症や骨粗鬆症のリスク：アルカリホスファターゼ値が上昇している。または股関節および脊椎の骨塩定量測定（DEXA）によるTスコアが低い。
6. ☐ 上記以外の病態：腎疾患、貧血、心疾患、妊娠、がん、その他：_____。
7. ☐ アルブミン<3.5 mg/dL、プレアルブミン<19 mg/dL、コレステロール<120 mg/dL。
8. ☐ 化学療法または放射線療法を予定している。

E. 栄養摂取を妨げるもの、生活環境、生活機能状態
通常または常に必要な介助：
1. ☐ 食事
2. ☐ 食事の準備
3. ☐ 食品と日用品の買い物

患者の状態：
4. ☐ 外出できない
5. ☐ ホームレス
6. ☐ 食物を確保できない

7. ☐ 調理の技術が乏しい。または全くできない。
8. ☐ 連邦貧困基準の収入である。または基準に及ばない。
9. ☐ コンロも冷蔵庫もない

F. 行動の問題または普通と異なる食行動
1. ☐ 食行動異常：過食、下剤使用、意図的な食事の省略、空腹時の食事の忌避、異食症。
2. ☐ アルコール摂取：男性で3回／日以上。女性で2回／日以上。あるいは禁忌とされる状態。
3. ☐ 物質乱用：アルコール、タバコ、ドラッグなど。
4. ☐ ベジタリアン
5. ☐ ビタミンやミネラルのサプリメント投与、補完代替食事療法、関連療法の開始。

図38-3　HIVおよびAIDS成人患者の栄養スクリーニングと栄養管理委託基準

表 38-6
一般副作用に対処する栄養学的推奨

副作用	栄養学的推奨
嘔気、嘔吐	少量かつ頻回に食事を摂る。 食事と一緒に飲み物を飲まない。 冷やした清澄飲料を飲む。 何もつけないクラッカーまたはトーストを試す。 イモ類、米、缶詰の果物など刺激の少ない食物を試す。 高脂肪の脂っこい食物、または熟成チーズや魚などの匂いの強い食品を控える。 室温の食物または冷やした食物を食べる。 体を締め付けない服を着る。 食後はまっすぐに腰を掛けて休む。 嘔気および嘔吐が生じる状況や引き金になりそうな食物を記録しておく。
下痢	白米、粥、麺類、クラッカー、白パンのトーストなど味の薄い炭水化物を試す。 バナナやアップルソース（リンゴジャム）のような低繊維質の果物を試す。 具のないスープや水分補給用飲料など電解質を補充できる飲み物を摂取する。 少量かつ頻回に食事を摂る。 高脂肪の脂っこい食物を避ける。 香辛料の多い食品を避ける。 炭酸飲料やフルーツジュースなど糖質の多い食品を避ける。 牛乳と乳製品を避ける。 カフェインを控える。
食欲不振	少量かつ頻回に食事を摂る。 ミルクセーキ、低脂肪タンパク質、卵、ナッツバター、野菜、果物、全粒穀物など栄養価の高い食物を中心に摂取する。 心地よい環境で食事をする。
味覚の変化	食事に香辛料やハーブを加える。 缶詰の食品や缶入りのサプリメントを避ける。
高脂血症	NCEP食（第34章参照）。
高血糖	糖尿病患者のための食事療法（第31章参照）。
口腔および食道の潰瘍と咽頭痛	オートミール、米、アップルソース、スクランブルエッグ、ミルクセーキ、ヨーグルトなど柔らかい食事を摂る。 柑橘系食品、酢などの酸性食品や、香辛料、塩分の多い食品、熱い食品を避ける。 グレービーソースなどのソースを添えて食事の水分を高める。 食事と一緒に飲み物を摂取する。 酸性の飲料を避ける。 室温の食事と飲み物を試す。
膵炎	低脂肪食を中心にしてあらゆる食事の脂質を減らす（第30章参照）。 消化を助ける膵酵素の投与が必要と思われる。
体重減少	少量かつ頻回に食事を摂る（第22章参照）。 ミルクセーキ、低脂質タンパク質、卵、ナッツバター、野菜、果物、全粒穀物、トレイルミックス（ナッツ、ドライフルーツのミックス）や豆腐などの栄養価の高い食品中心の食事にする。 スープに米、大麦、豆類を加える。 キャセロール（オーブン煮込料理）、ホットシリアル、ミルクセーキに粉ミルクまたはプロテインパウダーを加える。 サプリメントの服用を試す。

NCEP：米国コレステロール教育プログラム（National Cholesterol Education Program）

表 38-7
栄養アセスメントに考慮すべき因子

医学的因子	HIV感染症の病期 併存疾患 日和見感染症 代謝性の合併症 生化学検査値	社会的因子	生活環境（家族や友人のサポート） 行動の問題または普通と異なる食行動 精神の健康（うつ状態など）
身体的因子	体型の変化 体重または成長の問題 口腔または消化管の症状 機能の状態（認知機能、歩行など） 身体計測値	経済的因子	栄養摂取を阻むもの（食物の入手、経済力）
		栄養学的因子	通常の摂取 食品の買い物と準備 食物アレルギーと不耐症 ビタミン、ミネラルなどのサプリメント アルコールや薬物の摂取

HIV：ヒト免疫不全ウイルス（Human immunodeficiency virus）

表 38-8
HIV関連の病態とその栄養学的影響

病態	説明	栄養学的影響
PCP（*Pneumocystis jirovecii*）	致死性となりうる真菌感染症	発熱、悪寒、息切れ、体重減少、倦怠感 息切れによる咀嚼と嚥下の困難
TB	肺組織を破壊する細菌感染症	長期間持続する倦怠感、食欲不振、栄養の吸収不全、代謝の異常、体重減少
クリプトスポリジウム症	寄生虫による小腸の感染症	水様下痢、胃痙攣、栄養失調および体重減少、電解質不平衡
カポジ肉腫	皮下に異常な組織の成長をもたらすがんの一種	口腔または食道の病変による咀嚼と嚥下の困難 腸の病変による下痢または腸閉塞
リンパ腫	リンパ組織の異常かつ悪性の成長	
脳	運動機能および認知機能の変化	食事の準備をする能力と協調運動機能の低下
小腸	吸収不良	体重減少、下痢、食欲不振
サイトメガロウイルス（播種性）	ヘルペスウイルスによる感染症	食欲不振、体重減少、倦怠感、腸炎、大腸炎
カンジダ症	真菌または酵母による感染症	口内炎、咀嚼と嚥下の困難、味覚の変化
HIV誘発性腸疾患	腸粘膜に生じるHIVの特発性で直接的または間接的作用	慢性下痢、体重減少、吸収不良、認知機能および行動の変化
HIV脳症（エイズ認知症）	HIV感染症による脳の変性疾患	協調運動機能および認知機能の低下、食事を準備する能力の喪失
非定型（非結核性）抗酸菌症（播種性）（*Mycobacterium avium* および *Mycobacterium intracellulare* の複合）	肺または腸の細菌感染症で、血流を通って急速に広がる	発熱、悪液質、腹痛、下痢、吸収不良

AIDS：後天性免疫不全症候群（Acquired immune deficiency syndrome）、HIV：ヒト免疫不全ウイルス（human immunodeficiency virus）、
PCP：ニューモシスチス肺炎（Pneumocystis pneumonia）、TB：結核症（tuberculosis）

出典：Coyne-Meyers K, Trombley LE: A review of nutrition in human immunodeficiency virus infection in the era of highly active antiretroviral therapy, Nutr Clin Prac 19:340, 2004.
Falcone EL et al: Micronutrient concentrations and subclincal atherosclerosis in adults with HIV, Am J Clin Nutr 91:1213, 2010.
McDermid JM et al: Mortality in HIV infection is independently predicted by host iron status and SLC11A1 and HP genotypes, with new evidence of a gene-nutrient interaction, Am J Clin Nutr 90:225, 2009.
Pitney CL et al: Selenium supplementation in HIV-infected patients: is there any potential clinical benefit? J Assoc Nurses AIDS Care 20:326, 2009.
Rodriguez M et al: High frequency of vitamin D deficiency in ambulatory HIV-positive patients, AIDS Res Hum Retroviruses 25:9, 2009.

初回診療では、総合的な栄養アセスメントを実施する。また、医学的治療またはHIVの望ましくない栄養学的予後を検出して対処するために、定期的モニタリングと評価が不可欠である。栄養学的影響を及ぼす病態を表38-6にまとめている。表38-7には、栄養評価のための重要な要素を列挙している。

医学的因子

HIV感染症は臨床検査により確認し、患者の報告に頼ってはならない（CDC, 2008b）。また、心疾患、糖尿病、肝炎などの併存疾患と日和見感染症（OI）の存在により治療が複雑になる。この評価では、心疾患、糖尿病、がんなど疾患の病歴と近親者の関連病歴も考慮に入れる。HIV感染者には、脂質異常症およびインスリン抵抗性など代謝の問題がよくみられるため、これを監視する。HIVの治療法、ARTの必要性、ARTの効果、基礎にある栄養失調と栄養欠乏症を判定するために、生化学検査を実施する。生化学検査では、CD4細胞数、ウイルス量、アルブミン値、ヘモグロビン値、鉄の状態、脂質分画、肝機能、腎機能、グルコース、インスリン、ビタミン濃度の測定が普及している。表38-8には主なHIV関連疾患を列挙し、この栄養学的影響についてまとめている。

身体の変化

初回の評価にも経過観察の評価の間にも、患者の身体的臨床像を考慮する。HIV感染者は自分の体型の変化に気づいているため、身体の変化を発見するには患者に尋ねればよい。医療提供者は、3～6ヵ月ごとに必ず体型の変化について患者に質問すべきである。身体計測によっても体型の変化と体脂肪再分布を監視することができる。一般に、この計測にはウエスト、ヒップ、上腕、大腿の周囲長、さらに上腕三頭筋、肩甲骨下部、腸骨上部、大腿、腹部の皮下脂肪厚の計測が用いられている（第6章参照）。野牛肩（頸部背側の脂肪瘤）が存在する場合には、首周りの計測値によってこの部位の変化を監視することができる。この身体的変化は、**HIVリポジストロフィー症候群**（HIV-associated lipodystrophy syndrome [HALS]）と呼ばれている。意図しない体重の変化はHIV感染症の進行を示唆しているため、綿密に監視する。NRTIに最も多い副作用として末梢神経障害がある。この神経損傷により、下肢にこわばり、しびれ、うずきが生じることが多い。神経障害を併発している患者は作業や身体活動をすることができないと思われる。

社会的ならびに経済的因子

患者の精神状態によっては、栄養カウンセリングで心理社会的課題が優先される場合もある。うつ状態が多く、このため精神の健康問題を治療する必要性、さらに行政による支援の必要性をモニタリングする。患者が一人で管理することができない場合には、患者の栄養摂取の経緯を理解するために介護者との話し合いが必要になる。特別な習慣、嫌いな食べ物、治療薬服用と食事のタイミング、関連の問題を明らかにしておく。

安全かつ安価で栄養価の高い食物の入手状況を評価する。一般に、費用、スーパーマーケットの場所、移動手段の欠如、健康的な選択をするための知識不足などが壁となる。また、治療薬は高価なため、この費用の負担のために食費が削られることが多い。

栄養学的推奨

食事歴を収集する際には、現在の食事摂取の見直し、摂取の変化、食料の入手または準備の制約、食物不耐症または食物アレルギー、サプリメントの使用、現在使用している治療薬、アルコールおよび非合法ドラッグの摂取についても尋ねておくと、栄養欠乏症の可能性を判定することができ、患者個々の推奨事項を作成するのに役立つ。

参考情報 38-2
HIV感染者に必要な教育

妊娠、母乳栄養、乳児期、幼児期
- 健康的な妊娠と母乳栄養のための栄養摂取と食物の選択
- 母乳栄養の感染リスクと代替栄養
- 小児の成長障害と発育遅延
- 小児の正常な成長の支持

成人の一般的生活習慣の重要点
- 基本的な栄養の概念と健全な生活習慣
- 身体活動の推奨
- 身体像と体重および体型の改善
- 文化的ならびに少数民族の習慣にかかわる栄養と食物の知識

栄養の相互作用
- 予防と回復、さらに除脂肪組織を重視する最適な体組成の維持
- 薬物-栄養相互作用
- 栄養学的健康を妨げるもの、栄養学的影響を及ぼす治療薬の副作用、配慮が必要な症状に対する対応
- 飲料の摂取または栄養サプリメント服用の見直し
- 非処方薬およびハーブのサプリメントとの潜在的相互作用の見直し
- アルコールおよび非合法ドラッグとの相互作用の評価

生活技能および社会経済的課題
- 安全な食品の扱い方と水の供給源
- 十分な食品選択肢の確保
- 食事の調理技能と能力

HIV：ヒト免疫不全ウイルス（Human immunodeficiency virus）
出典：American Dietetic Association: Position paper on nutrition intervention and Human Immunodeficiency Virus infection, J Am Diet Assoc 110:1105, 2010.

十分に栄養を摂取すれば、HIV患者は症状を管理しやすくなり、治療の効果、合併症、生活の質全般を改善することができる。図38-3には栄養スクリーニングフォームの見本を示した。あらゆる病期を対象とするアプローチはHIVの複雑性に対応できない。登録栄養士は、栄養状態、免疫能、生活の質を改善するための推奨事項を提供し、薬物-栄養素相互作用または副作用に対処して、望ましい食物摂取を妨げるものを特定する（参考情報38-2）。

HIVの栄養療法の初期段階で中心となるのは、意図しない体重減少と消耗の治療および予防である。ART（抗レトロウイルス療法）薬がある今日では、HALSにより新たな栄養学的課題が浮上している。HIV関連死は、日和見感染症（OI）によるものから、比較的健康なHIV感染者の心疾患や糖尿病など他の慢性疾患へと推移している（Leyes, 2008）。

エネルギーと水分

エネルギー必要量を判定する際には、体重の増量、減量、維持のいずれが必要であるかを明らかにする。エネルギー必要量の評価には、代謝の異常、栄養欠乏症、疾患の重症度、併存疾患、OIなど他の因子を考慮する。この集団では、ほかにも消耗、肥満症、HALSや正確な予測計算式の欠如などの問題のために、エネルギーおよびタンパク質必要量の計算が難しい。一部の研究では、無症候性HIVの成人に約10%高い安静時エネルギー消費量が認められた（Polo, 2007）。OI発症後では、成人、小児ともに栄養必要量が20〜50%増加する（WHO, 2005a）。必要に応じてこれを調節するためには、医学的評価および栄養学的評価を継続する。十分にHIVが抑制されている患者には、健常者に推奨される健全な食事および水分摂取と同じ原則に従うよう奨励されている。

タンパク質

現在、健常者に推奨されているタンパク質の食事摂取基準（dietary reference intake [DRI]）は、0.8g/kg体重/日である。HIVおよびAIDSではタンパク質貯蔵の欠乏と異常なタンパク質代謝が生じるが、タンパク質摂取を増量させる際に、同時にエネルギー摂取も増量させる必要があるという根拠は全くない（WHO, 2005b）。十分に体重があり、栄養不良ではないHIV感染者が除脂肪量を改善させるには、タンパク質の補給では十分ではない（Sattler, 2008）。しかし、OIを発症している場合にはタンパク質代謝回転が亢進するため、タンパク質摂取量をさらに10%増量させることが推奨されている（WHO, 2005b）。このほか腎不全、肝硬変、膵炎など併存疾患があると、この推奨量を適宜調整する必要がある。

脂質

HIV感染によって食事性の脂質必要量が異なってくるとするデータがある（WHO, 2005b）。食事性脂質摂取量については、心臓の健康のための一般ガイドラインを中心とすべきである。最近の研究では、免疫機能とω-3脂肪酸に焦点が当てられている。血清中トリグリセリド濃度が上昇しているHIV患者には、ω-3脂肪酸摂取の増量を提言する研究がいくつかある。後述を参照されたい。

微量栄養素

最適な免疫機能のためにはビタミンとミネラルが重要である。栄養が欠乏していると、免疫機能が脅かされ、病期が進行しうる。HIV感染者では、吸収不良、薬剤-栄養素相互作用、代謝の異常、腸の感染症、腸壁機能の異常が生じた結果、微量栄養素が欠乏することが多い。感染への応答期には、ビタミンA、亜鉛、セレンの血清中濃度が低いことが多く、このため血清中微量栄養素の是正の必要性を判定するために食事の摂取量を評価する（Coyne-Meyers and Trombley, 2004）。

いくぶん欠乏した微量栄養素の血清中濃度を是正すれば有益である。ビタミンA、B_{12}、亜鉛の濃度が低いと病期の進行が早くなる（Coyne-Meyers and Trombley, 2004）。ビタミンCおよびBの摂取量が高いとCD4細胞数が上昇し、AIDSへの進行が遅くなっている（Coyne-Meyers and Trombley, 2004）。「健康な生活を送るための栄養」（Nutrition for Healthy Living）に関する研究から、少数民族と女性では微量栄養素の摂取量が低い傾向にあり、栄養カウンセリングと食事の評価が有効であることが明らかであった（Jones, 2006）。

微量栄養素の試験は試験デザインと結果が多様であることから、その解釈が難しい。血清中微量栄養素濃度は、急性感染症、肝疾患、専門的パラメーター、最近の摂取量などの状態を反映している。バランスのとれた健全な食事から十分な微量栄養素摂取量を摂取することを奨励すべきである。しかし、HIV感染者では食事だけでは不十分である。DRIを100%供給するマルチビタミンとミネラルのサプリメントも推奨できる。ビタミンA、B_6、D、E、銅、鉄、ナイアシン、セレン、亜鉛など一部の微量栄養素の大量投与は健康の予後を不良にし、慢性疾患の予防を保証するものではない。現時点では、HIV感染症の成人におけるDRIの推奨濃度を超える微量栄養素サプリメント投与を支持するだけの根拠は存在しない（Kawai, 2010, WHO, 2005c）。表38-9に概要を示しているので参照されたい。

特別な配慮

消耗

消耗とは意図しない体重減少と除脂肪量減少を意味しており、病期進行と死亡のリスク上昇と強く結びついている。HIV患者ではART（抗レトロウイルス療法）の効果にもかかわらず、消耗が依然として共通の問題となっている。消耗は不十分な食事摂取、吸収不良、ウイルス増殖による代謝率の亢進、合併症などの因子が複合して生じる（WHO, 2005b）。体重減少の基礎にある原因を発見するまでは、有効な栄養療法を目指すことは難しいであろう。

表 38-9

HIV／AIDSに多い微量栄養素欠乏症とサプリメント投与の適応

ビタミンまたはミネラル	欠乏症に考えられる原因	ビタミン欠乏症の予後	サプリメント投与の適応
ビタミンB_{12}	吸収不良 不十分な摂取量	AIDSへの進行のリスク上昇 認知症 末梢神経障害 脊髄障害 能力（情報処理と問題解決能力）の低下	低い血清中濃度を是正する以上のサプリメント投与には、有効性の根拠がほとんどない
ビタミンA	不十分な摂取量	AIDSへの進行のリスク上昇	低い血中濃度を是正する必要がある 血清中濃度が正常であればDRIを超えてはならない 低い血中濃度を是正する以上に高用量を摂取すると、健康に有害となり、AIDSによる死亡のリスクを上昇させる可能性がある（Coyne-Meyers and Trombley, 2004） さらに研究を重ねる必要がある
βカロテン	不十分な摂取量 脂肪の吸収不良	酸化ストレスとの潜在的関係 免疫機能を弱める可能性	マルチビタミンサプリメントの含有量だけを推奨する さらに研究を重ねる必要がある
ビタミンE	不十分な摂取量	AIDSへの進行が加速する可能性 酸化ストレス 免疫応答の障害 高用量摂取：アテローム性動脈硬化症の代表マーカー上昇をもたらす可能性	さらに研究を重ねる必要がある
ビタミンD	不十分な摂取量 不十分な日光曝露	免疫機能低下	低い血中濃度を是正する さらに研究を重ねる必要がある
セレン	不十分な摂取量	AIDSへの進行が加速する可能性 免疫機能の低下 酸化ストレス	DRI量のマルチビタミン投与が推奨される さらに研究が深まるまで、現時点では高用量投与は推奨されていない
亜鉛	不十分な摂取量	HIV関連死のリスク上昇 免疫機能の低下 治癒の経過に支障をきたす CD4細胞数低下	DRIの摂取量になるようサプリメントを投与することが推奨される DRIを超える高用量投与には病期進行を早める可能性がある さらに研究を重ねる必要がある
鉄	無症候性HIV感染症初期における吸収不足による低い血中濃度 不十分な摂取量	貧血 HIV感染症における病期進行と死亡 鉄の血中濃度が高いとウイルス量を上昇させる可能性がある。 TBなど他の感染症への易感染性と重症度を高める	必要に応じて低い血中濃度を是正する DRIの摂取量が推奨されている さらに研究を重ねる必要がある

AIDS：後天性免疫不全症候群（Acquired immune deficiency syndrome）、DRI：食事摂取基準（dietary reference intake）、TB：結核（tuberculosis）

出典：Coyne-Meyers K, Trombley LE: A review of nutrition in human immunodeficiency virus infection in the era of highly active antiretroviral therapy, Nutr Clin Prac 19:340, 2004.
Falcone EL et al: Micronutrient concentrations and subclincal atherosclerosis in adults with HIV, Am J Clin Nutr 91:1213, 2010.
McDermid JM et al: Mortality in HIV infection is independently predicted by host iron status and SLC11A1 and HP genotypes, with new evidence of a gene-nutrient interaction, Am J Clin Nutr 90:225, 2009.
Pitney CL et al: Selenium supplementation in HIV-infected patients: is there any potential clinical benefit? J Assoc Nurses AIDS Care 20:326, 2009.
Rodriguez M et al: High frequency of vitamin D deficiency in ambulatory HIV-positive patients, AIDS Res Hum Retroviruses 25:9, 2009.

肥満症

HIV患者には肥満症もよく報告されている（Hendricks, 2006）。HIV感染者の意図しない体重減少は死亡率と結び付いているが、過体重または肥満症にはこれより注意深い見直しが必要である。ART世代では、体重増加の持続がHIV関連消耗とAIDSへの進行を予防的に緩和させるとはもはや考えられていない。

一部のART薬により、高脂血症、インスリン抵抗性、糖尿病のリスクが上昇している。こうした危険因子を監視し、健全な体重を維持するための栄養学的推奨を提供することが重要となる。健全な体重に到達し除脂肪量を維持するために、最適な栄養摂取との相乗効果をもたらす身体活動、有酸素運動、レジスタンストレーニングが推奨されている。

HIVリポジストロフィー症候群（HALS）

HALSとは、HIV患者にみられる代謝異常と体型の変化を指し、一般集団にみられるメタボリックシンドロームと似ている。典型的な体型の変化には、脂肪沈着（一般に腹部の内臓脂肪組織や頸部背側の脂肪瘤、乳房肥大として）、あるいは四肢、顔面、臀部の皮下脂肪減少を来す脂肪萎縮がある。代謝の異常には高脂血症（特にトリグリセリドと低比重リポタンパク（low-density lipoprotein [LDL]）コレステロールの濃度上昇、高比重リポタンパク（high-density lipoprotein [HDL]）コレステロール濃度低下）とインスリン抵抗性がある。HALSの臨床的定義には見解が一致しておらず、症状発現が患者によって大きく異なる。HALSの各症状は単発性であることも多発性に生じることもある。

HALSの原因には複数の因子があり、HIV感染期間、ART治療期間、年齢、性別、人種、民族、ウイルス量上昇、BMI上昇などである。身体の変化について医療提供チームと話し合う必要がある。身体計測により変化をモニタリングすることが重要となる。体重の変動をモニタリングすることは重要であるが、体型の変化はなかなか発見できない。一般に、体重が安定していても体組成に変動がある。脂肪の肥大または萎縮の部位をモニタリングするには、ウエスト、ヒップ、腕、上腕、大腿の周囲長計測と上腕三頭筋、肩甲骨下部、腸骨上部、腹部、大腿の皮下脂肪厚計測が有用である。

HALSのための栄養学的治療には限界がある。この栄養学的推奨は、米国コレステロール教育プログラム（National Cholesterol Education Program）および米国糖尿病協会（American Diabetes Association）の策定したガイドラインに倣っている（第31章および第34章参照）。有酸素運動やレジスタンストレーニングなどの身体活動に関する推奨により、食事摂取を補う。さらに、食物繊維を十分に摂取することに特に重点を置く。これにより、脂質沈着のリスクを軽減し（Dong et al., 2006; Hendricks, 2003）、血糖コントロールを改善できる可能性がある。

トリグリセリドの血中濃度が高い場合には、ω-3脂肪酸が有用と思われる。ω3脂肪酸は血清中トリグリセリドを減少させ、炎症を抑え、うつ状態を改善する。一部の試験では、HIV患者に魚油サプリメントを2～4g/日投与したところ、血清中トリグリセリド濃度が低下した（Wohl, 2005; Woods, 2009）。このサプリメント投与の副作用としては、胃腸障害、高血糖、LDLコレステロール値上昇の可能性がある。サプリメントの使用については、モニタリングと医療提供チームとの検討が必要である。

女性のHIV感染

世界中で、1,570万人の女性がHIVまたはAIDSに罹患している。アメリカでは、2008年のHIV新規感染者数のうち10,000（25％）人以上が女性であると推定されている（CDC, 2010）。女性でHIV新規感染率が最も高いのはアフリカ系アメリカ人女性で、白人女性の15倍、ヒスパニック系女性の約4倍である（CDC, 2010）。

アメリカのHIV感染女性は少数派であるが、女性をHIV感染の高いリスクにさらす因子がいくつかある。女性はHIVに感染した精液に曝露する膣の上皮組織の面積が広く、無防備な性交渉により、生物学的にHIVに感染する可能性が高い。適切な治療を受けるのを妨げる壁も存在する。社会的、文化的スティグマ（恥辱のレッテル）、経済力の不足、家族の世話をする役割、他人に知られる不安のために、女性は適切な治療を受けられないことがある。

妊娠前と出生前に考慮すべきこと

妊娠可能年齢のHIV感染女性は妊娠する前にカウンセリングを受け、いかに母子感染のリスクを下げるか学ぶ必要がある。現行の推奨にはHIVの出生前検査、妊娠期のART（抗レトロウイルス療法）開始、出産後の新生児へのARTがある。アメリカでは、この対策により母子感染のリスクが2％未満に低下している（DHHS, 2010a）。妊娠期には、HIV陰性の女性と同じく栄養状態が十分であるか栄養欠乏であるかをモニタリングする。免疫機能と栄養状態が低下している女性では、ビタミンB、C、Eのサプリメント投与により、有害な妊娠転帰（低出生体重、胎児死亡など）の発生率と母子感染率が低下する（Kawai, 2010）。さまざまな血清中濃度がHIV感染のリスクに影響を与えることから、サプリメント投与の前には血清中ビタミンA濃度が欠乏を示しているかどうかに注意する。有効なのは、低濃度の是正に必要とされる投与量のみである。

その他出産後などに考慮すべきこと

アメリカでは、HIV感染女性にはARTを服用していても母乳授乳が推奨されず、安全かつ安価で便利な代替栄養が市販されており、文化的にもこちらの方が適している（DHHS, 2009）。発展途上国では、調製乳の安全性と市販状況、清潔な

飲料水の確保状況によって推奨が異なる。

小児のHIV感染

2008年、世界で新たにHIVに感染した15歳未満の小児は43万人と推定されている（UNAIDS and WHO, 2009）。アメリカでは、毎年HIVに感染している新生児が推定で200人生まれている。この感染の大半は、子宮内感染、分娩による感染、感染母乳による母子感染に始まる。最近、唾液中の血液を介する感染経路として前咀嚼（小児に食物や薬剤を与える前に噛み砕くこと）が報告された（CDC, 2011）。

小児では、成長が栄養状態の最も重要な指標である。また、成長不良はHIV感染症の病期進行を早期に示す指標になる。HIV感染症そのものとHIV関連日和見感染症（OI）により、成長障害が生じる恐れがある（Guillen, 2007）。HIV感染小児の体重と身長は一般に、同じ年齢の非感染小児よりも成長が遅い。総体重に変化がなくとも除脂肪量の減少が生じることもある。身体の変化を適切に評価するためには、一連の身体計測値を記録し、さらに身長と体重を成長グラフに書き込んでいく（Sabery et al., 2009）。

小児のHIV治療は臨床的予後が改善されており、ART開始により体重および身長の成長に有意な追いつき現象がみられるが、非感染小児の水準には到達していない。成人にみられるHALSの合併が小児にも多い。ARTの期間が延びるにつれて、HALS（HIVリポジストロフィー症候群）の項で記述した形態学的な代謝異常の報告が小児にも増えている（Sabery and Duggan, 2009）。栄養不良小児のためのDRI水準でマルチビタミンと微量栄養素のサプリメントを投与すれば有益である。現時点では、高用量のサプリメント投与を支持する研究はない。

補完代替療法

一般に、本来の薬物治療で行われていないあらゆる治療法が補完代替医療（complementary and alternative medicine [CAM]）と考えられている。栄養補助食品、漢方薬、ビタミン大量投与、鍼療法、ヨガ、瞑想は、CAMの範疇に入る数少ない療法である（第13章参照）。

HIV感染者にはCAMの利用が普及している。HIV感染者の平均60％がHIV関連のCAMを利用している（Littlewood, 2008）。HIVの症状が重度になり罹患期間が長期にわたると、病期進行を遅らせHIV感染症と治療の副作用を軽減させようとしてCAMを使用することが多くなる（Bormann, 2009）。また、CAMの利用は男性同性愛者、非少数民族、高学歴、非貧困層ほど多くなる（Littlewood, 2008）。

CAMの利用率は高いのに、CAMの利用を医療提供者に打ち明けている人は3分の1にとどまる（Liu, 2009）。一部のHIV患者は栄養補助食品の摂取が有益であったことを報告しているが、潜在的なART（抗レトロウイルス療法）薬との相

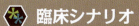

臨床シナリオ

EWはHIV陽性になってから20年経過する42歳の男性である。EWのウイルス量は検出不能で、CD4陽性細胞数は643である。現在使用しているHIV抗レトロウイルス薬はラルテグラビル（Isentress）、アタザナビル（Reyataz）、リトナビル（Norvir）、エムトリシタビン（Emtriva）。さらに、アトルバスタチン（Lipitor）およびラニチジン（Zantac）も服用している。身長は約173cm、体重は約85kg。空腹時脂質分画は、総コレステロールが184mg/dL、トリグリセリド304mg/dL、高比重リポタンパク25mg/dL、低比重リポタンパク96mg/dLであった。EWは6ヵ月前の来院以来、頬脂肪体の減少および腹囲増加など体組成が変化していることに気づいている。また、一人暮らしで料理はあまり好きではなく、自治体のプログラムにより1日1回の給食を受けている。1日30分間散歩をし、24時間思い出し法による食事歴から、カロリー摂取が2,700kcal/日であることがわかっている。

栄養診断
食事歴から明らかなように、包装食品の頻回の摂取により食事の摂取量が過剰になっている。

栄養管理の演習問題
1. 患者の体型変化にはどのような因子があると思われるだろうか。
2. 診断された栄養の問題を解決するためには、栄養と生活習慣にどのような管理を推奨したらよいだろうか。
3. 栄養療法の成功を判定することができる生化学検査値と栄養学的パラメータには何があるであろうか。いくつか挙げなさい。
4. 栄養学的予後が望ましいものであるか否かを評価し、この目標の達成度を判定する方法を述べよ。
5. 患者は吐き気と下痢も訴えている。この症状にどのような推奨をしたらよいだろうか。何らかの薬剤-栄養素相互作用があるだろうか。

互作用に対応する必要がある（Hendricks, 2007）。このため代替療法、特に服用薬または皮下注射薬の利用について、患者一人一人に詳しく質問する必要がある。商標名、用量、頻度、摂取のタイミング、継続期間、サプリメントの費用に関し情報を収集する。現時点の薬物治療、生化学検査値、栄養摂取など新たな臨床データとこれを比較する。薬剤-薬剤相互作用および薬剤-栄養素相互作用がARTを妨げる場合があるため、この可能性を各製品について調べる。たとえば、ニンニク成分およびセントジョーンズワート（*Hypericum perforatum*）はART薬の血中濃度を低下させるために、ARTの効果が減少し薬剤耐性が生じる可能性がある。

代替療法を利用している患者のカウンセリングでは、その療法を選んだ理由を理解することがカギとなる。欠乏量の是正を超えるサプリメント摂取には、是正以上の利益が全くないことが明らかにされている。まず、食物摂取には推

奨事項が提示されるべきであり、患者は摂取が多いほどいいとは限らないことを忘れてはならない。栄養補助食品のラベル表示には栄養学的裏づけと健康への効能書きを記載することができるため注意喚起が必要であるが、FDA評価放棄表示『この記載内容は米国食品医薬品局（Food and Drug Administration [FDA]）の評価を受けたものではありません。本製品はいかなる疾患の診断、治療、治癒、予防も目的とするものではありません。』を併記することが義務づけられている。栄養補助食品の有害事象の報告は任意であるため、過少申告または過小評価につながっている。

ウェブサイトの有用情報

American Dietetic Association Infectious Disease Dietetic Practice Group
http://www.hivaidsdpg.org/

Clinical Guidelines on HIV/AIDS Treatment, Prevention, and Research
http://www.aidsinfo.nih.gov

Centers for Disease Control and Prevention HIV Research, Prevention, and Surveillance
http://www.cdc.gov/hiv

Joint United Nations Programme on HIV/AIDS
http://www.unaids.org/

The National Center for Complementary and Alternative Medicine
http://www.nccam.nih.gov

引用文献

American Dietetic Association: Position paper on nutrition intervention and human immunodeficiency virus infection, *J Am Diet Assoc* 110:1105, 2010.

Bangsberg DR: Less than 95% adherence to nonnucleoside reverse-transcriptase inhibitor therapy can lead to viral suppression, *Clin Infect Dis* 43:939, 2006.

Bormann J, et al: Predictors of complementary/alternative medicine use and intensity of use among men with HIV infection from two geographic areas in the United States, *J Assoc Nurses AIDS Care* 20:468, 2009.

Centers for Disease Control and Prevention (CDC): *Coinfection with HIV and hepatitis C virus*, 2007. Accessed 12 July 2010 from http://www.cdc.gov/hiv/resources/factsheets/coinfection.htm.

Centers for Disease Control and Prevention (CDC): *HIV in the United States: an overview*, 2010. Accessed 12 July 2010 from http://www.cdc.gov/hiv/topics/surveillance/resources/factsheets/pdf/us_overview.pdf.

Centers for Disease Control and Prevention (CDC): *HIV prevalence estimates—United States*, 2006. Accessed 12 July 2010 from http://www.cdc.gov/mmwr/preview/mmwrhtml/mm5739a2.htm

Centers for Disease Control and Prevention (CDC): *HIV surveillance report*, 2008a. Accessed 12 July 2010 from http://www.cdc.gov/hiv/surveillance/resources/reports/2008report/pdf/2008SurveillanceReport.pdf.

Centers for Disease Control and Prevention (CDC): Revised surveillance case definitions for HIV infection among adults, adolescents, and children aged <18 months and for HIV infection and AIDS among children aged 18 months to <13 years—United States, *MMWR* 57(No.RR-10):1, 2008b.

Centers for Disease Control and Prevention (CDC): Premastication of food by caregivers of HIV-exposed children—nine U.S. sites, 2009–2010, *MMWR Morb Mortal Wkly Rep* 2011;60(9):273-275.

Coyne-Meyers K, Trombley LE: A review of nutrition in human immunodeficiency virus infection in the era of highly active antiretroviral therapy, *Nutr Clin Prac* 19:340, 2004.

Department of Health and Human Services (DHHS): *Panel on antiretroviral guidelines for adults and adolescents: working guidelines for the use of antiretroviral agents in HIV-1-infected adults and adolescents*. Accessed 12 July2010 from http://aidsinfo.nih.gov/contentfiles/AdultandAdolescentGL.pdf.

Department of Health and Human Services (DHHS): *Panel on Treatment of HIV-Infected Pregnant Women and Prevention of Perinatal Transmission. Recommendations for Use of Antiretroviral Drugs in Pregnant HIV-1-Infected Women for Maternal Health and Interventions to Reduce Perinatal HIV Transmission in U.S.*, 2010a. Accessed12 July 2010 from http://aidsinfo.nih.gov/ContentFiles/PerinatalGL.pdf

Dong KR, et al: Dietary glycemic index of human immunodeficiency virus-positive men with and without fat deposition, *J Am Diet Assoc* 106:728, 2006.

Falcone EL, et al: Micronutrient concentrations and subclincal atherosclerosis in adults with HIV, *Am J Clin Nutr* 91;1213, 2010.

Guillen S, et al: Impact on weight and height with the use of HAART in HIV-infected children, *Pediatr Infectious Dis J* 26:334, 2007.

Hammer SH, et al: 2006 recommendations of the International AIDS Society—USA Panel, *JAMA* 296:827, 2007.

Hendricks K, Gorbach S: Nutrition issues in chronic drug users living with HIV infection, *Addiction Sci Clin Prac* 5(1):16, 2009.

Hendricks KM, et al: Dietary supplement use and nutrient intake in HIV-infected persons, *AIDS Reader* 1:1, 2007.

Hendricks KM, et al: Obesity in HIV-infection: dietary correlates, *J Am Coll Nutr* 25:321, 2006.

Hendricks KM, et al: High-fiber diet in HIV-positive men is associated with lower risk of developing fat deposition, *Am J Clin Nutr* 78:790, 2003.

Jones CY, et al: Micronutrient levels and HIV disease status in HIV-infected patients on highly active antiretroviral therapy in the Nutrition for Healthy Living cohort, *J Acquir Immune Defic Syndr* 43:475, 2006.

Kawai K, et al: A randomized trial to determine the optimal dosage of multivitamin supplements to reduce adverse pregnancy outcomes among HIV-infected women in Tanzania, *Am J Clin Nutri* 91:391, 2010.

Leyes P, et al: Use of diet, nutritional supplements and exercise in HIV-infected patients receiving combination antiretroviral therapies: a systematic review, *Antiretroviral Ther* 13:149, 2008.

Littlewood R, Vanable P: Complementary and alternative medicine use among HIV+ people: research synthesis and implications for HIV care, *AIDS Care* 20:1002, 2008.

Liu C, et al: Disclosure of complementary and alternative medicine use to health care providers among HIV-infected women, *Care STDS* 23:965, 2009.

McDermid JM, et al: Mortality in HIV infection is independently predicted by host iron status and SLC11A1 and HP genotypes, with new evidence of a gene-nutrient interaction, *Am J Clin Nutr* 90:225, 2009.

Pitney CL, et al: Selenium supplementation in HIV-infected patients: is there any potential clinical benefit? *J Assoc Nurses AIDS Care* 20:326, 2009.

Polo R, et al: Recommendations from SPNS/GEAM/SENBA/SENPE/AEDN/SEDCA/GESIDA on nutrition in the HIV-infected patient, *Nutr Hosp* 22:229, 2007.

Raffa JD, et al: Intermediate highly active antiretroviral therapy adherence thresholds and empirical models for the development of drug resistance mutations, *J Acquir Immune Defic Syndr* 47:397, 2008.

Rodriguez M, et al: High frequency of vitamin D deficiency in ambulatory HIV-positive patients, *AIDS Res Hum Retroviruses* 25:9, 2009.

Sabery N, Duggan C: A.S.P.E.N. clinical guidelines: nutrition support of children with human immunodeficiency virus infection, *JPEN J Parenteral Enteral Nutrition* 33:588, 2009.

Sabery N, et al: Pediatric HIV. In Hendricks K, et al, editors: *Nutrition management of HIV and AIDS*, Chicago, 2009, American Dietetic Association.

Sattler FR, et al: Evaluation of high-protein supplementation in weight-stable HIV-positive subjects with a history of weight loss: a randomized, double-blind, multicenter trial, *Am J Clin Nutr* 88:1313, 2008.

Tang AM, et al: Heavy injection drug use is associated with lower percent body fat in a multi-ethnic cohort of HIV-positive and HIV-negative drug users from three US cities, *Am J Drug Alcohol Abuse* 36:78, 2010.

Joint United Nations Programme on HIV/AIDS (UNAIDS): 2008 Report on the global AIDS epidemic. Accessed 12 July 2010 from http://www.unaids.org/en/KnowledgeCentre/HIVData/GlobalReport/2008/2008_Global_report.pdf.

Joint United Nations Programme on HIV/AIDS (UNAIDS) and World Health Organization (WHO): 2009 AIDS epidemic update. Accessed 12 July 2010 from http://data.unaids.org/pub/Report/2009/JC1700_Epi_Update_2009_en.pdf.

Wanke C, et al: Overview of HIV/AIDS today. In Hendricks K, et al, editors: *Nutrition management of HIV and AIDS*, Chicago, 2009, American Dietetic Association.

Wohl DA: Fish oils curb hypertriglyceridemia in HIV patients, *Clin Infect Dis* 41:1498, 2005.

Woods MN, et al: Effect of a dietary intervention and n-3 fatty acid supplementation on measures of serum lipid and insulin sensitivity in persons with HIV, *Am J Clin Nutr* 90:1566, 2009.

World Health Organization (WHO): Executive Summary of a scientific review: Consultation on Nutrition and HIV/AIDS in Africa: Evidence, lessons and recommendations for action. Durban, South Africa, 2005a. Accessed on 26 July 2010 from http://www.who.int/nutrition/topics/Executive_Summary_Durban.pdf

World Health Organization (WHO): Macronutrients and HIV/AIDS: a review of current evidence: Consultation on Nutrition and HIV/AIDS in Africa: evidence, lessons, and recommendations for action. Durban, South Africa, 2005b. Accessed on 26 July 2010 from http://www.who.int/nutrition/topics/PN1_Macronutrients_Durban.pdf

World Health Organization (WHO): Micronutrients and HIV/AIDS: a review of current evidence: Consultation on Nutrition and HIV/AIDS in Africa: evidence, lessons, and recommendations for action. Durban, South Africa, 2005c. Accessed on 26 July 2010 from http://www.who.int/nutrition/topics/PN2_Micronutrients_Durban.pdf

World Health Organization (WHO): Rapid advice: revised WHO principles and recommendations on infant feeding in the context of HIV, 2009. Accessed 12 July 2010 from http://whqlibdoc.who.int/publications/2009/9789241598873_eng.pdf

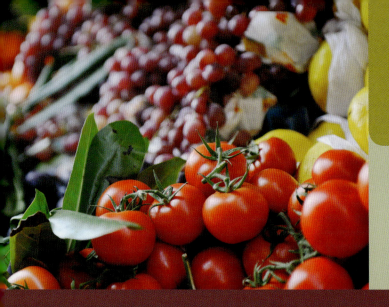

第39章

マリオン・F・ウィンクラー
(Marion F. Winkler, PhD, RD, LDN, CNSC)
エインズリー・M・マローン
(Ainsley M. Malone, MS, RD, CNSC)

急性代謝ストレス（敗血症、外傷、熱傷、手術）の医学的栄養療法

重要用語
腹部コンパートメント症候群（abdominal compartment syndrome）
急性期タンパク質（acute-phase proteins）
副腎皮質刺激ホルモン（adrenocorticotropic hormone）
カテコールアミン（catecholamines）
コルチゾール（cortisol）
インスリン拮抗ホルモン（counter-regulatory hormones）
サイトカイン（cytokines）
干潮相（異化相）（ebb phase）
上皮細胞バリア機能（epithelial barrier function [EBF]）
満潮相（同化相）（flow phase）
血行動態の（hemodynamic）
イレウス（ileus）
インターロイキン-1（interleukin-1 [IL-1]）
インターロイキン-6（interleukin-6 [IL-6]）
多臓器不全症候群（multiple organ dysfunction syndrome [MODS]）
栄養支持療法（nutrition support therapy）
敗血症（sepsis）
ショック（shock）
全身性炎症反応症候群（systemic inflammatory response syndrome [SIRS]）
タイトジャンクション（tight junctions）
腫瘍壊死因子（tumor necrosis factor [TNF]）

交通事故、射創（銃器損傷）、刺創、落下、熱傷による外傷は、身体障害と死亡の主因である。偶発的損傷と交通事故は、心疾患、がん、脳卒中、慢性下気道疾患に続き死因の第5位となっている。損傷により深刻な代謝の異常が生じ、これが受傷時に始まり、創傷治癒と回復が完了するまで持続する。この現象は敗血症（感染症）、外傷、熱傷、外科手術のいずれによるものであっても、全身の反応が活性化される。これに続く生理学的な代謝の変化から、ショックなど有害な転帰をもたらす可能性がある（図39-1）。反応は、患者の年齢、それまでの健康状態、既存疾患、感染症の種類、多臓器不全症候群（multiple organ dysfunction syndrome [MODS]）の存在によってもさまざまである。

急性ストレスに対する代謝反応

重症疾患、外傷、敗血症、熱傷、大規模手術への代謝反応は複雑であり、代謝経路のほとんどに及ぶ。除脂肪量または骨量の異化が亢進し、臨床的には最終的な負の窒素バランスと筋肉の消耗に至る。重症疾患、損傷、敗血症への代謝反応には干潮相と満潮相があるのが特徴的である。損傷直後に生じる干潮相（異化相）は、血液量減少症、ショック、組織低酸素症をもたらす。典型的には、異化相に心拍出量、酸素消費量、体温が低下する。インスリン濃度は直接反応して低下し、グルカゴン濃度が上昇する。これが肝臓におけるグルコース産生を亢進する徴候となることが多い（表39-1）。

心拍出量、酸素消費量、体温、エネルギー消費量、全身のタンパク異化作用における亢進は、輸液蘇生法と酸素運搬能回復

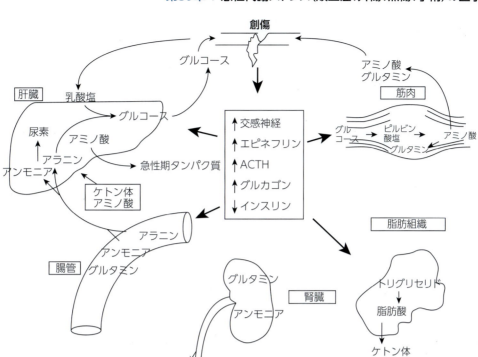

図39-1 神経内分泌系と損傷による代謝の予後
ACTH：副腎皮質刺激ホルモン（adrenocorticotropic hormone）
出典：*Lowry SF and Perez JM in Modern Nutrition in Health and Disease, Lippincott Williams & Wilkins, Philadelphia, PA, 2006, 1381-1400.*

表 39-1

重度損傷後に生じる代謝段階の特徴

異化相の反応	同化相	
	急性反応	適応的反応
循環血液量減少性ショック	異化作用が優勢	同化作用が優勢
↓組織灌流量	↑グルココルチコイド濃度	ホルモン応答が次第に減退する
↓代謝率	↑グルカゴン濃度	↓代謝率亢進
↓酸素消費量	↑カテコールアミン濃度	回復が伴う
↓血圧	脂質メディエーターのサイトカイン放出	体タンパク質回復の可能性
↓体温	急性期タンパク質産生	創傷治癒は栄養素摂取によっても異なる
	↑窒素排泄量	
	↑代謝率	
	↑酸素消費量	
	エネルギー利用率低下	

出典：Enteral nutrition support in critical care, Columbus, OH, 1994, Ross Products Division, Abbott Labs.

に続く満潮相（同化相）の特徴である。生理学的に、グルコース産生、遊離脂肪酸放出、さらにインスリン、カテコールアミン（副腎髄質から放出されるエピネフリンおよびノルエピネフリン）、グルカゴン、コルチゾールの血中濃度に顕著な増大が生じる。ホルモン応答の大きさは損傷の重症度と相関があると思われる。

ホルモン応答と細胞性応答

急性代謝ストレスはホルモンの状態に変化をもたらし、基質として血中濃度が上昇するが、炭水化物、タンパク質、脂質、

表 39-2

ストレスによる代謝反応

臓器	反応
肝臓	↑グルコース産生
	↑アミノ酸の取り込み
	↑急性期タンパク質合成
	↑微量金属の捕捉
中枢神経系	食慾不振
	発熱
循環系	↑グルコース
	↑トリグリセリド
	↑アミノ酸
	↑尿素
	↓鉄
	↓亜鉛
骨格筋	↑アミノ酸流出（特にグルタミン）。筋量減少をもたらす。
腸管	↓管腔内および血流からのアミノ酸取り込み。腸粘膜萎縮をもたらす。
内分泌系	↑副腎皮質刺激ホルモン
	↑コルチゾール
	↑成長ホルモン
	↑エピネフリン
	↑ノルエピネフリン
	↑グルカゴン
	↑インスリン（通常）

出典：Michie HR: Metabolism of sepsis and multiple organ failure, World J Surg 20:461, 1996.

酸素の利用率は低い。損傷後および敗血症発症後に濃度が上昇する**インスリン拮抗ホルモン**がタンパク分解を加速させる働きをする。グルカゴンは糖新生、アミノ酸取り込み、尿素形成、タンパク異化を促進する。脳下垂体前葉から分泌される**副腎皮質刺激ホルモン**による刺激に反応し、副腎皮質から**コルチゾール**が放出される。コルチゾールは骨格筋の異化を増強し、肝臓での糖新生、解糖、急性期タンパク質合成へのアミノ酸利用を促進する（表39-2）。

損傷後または敗血症発症後には、エネルギー産生がますますタンパク質依存的になる。骨格筋の分岐鎖アミノ酸（Branched-chain amino acids [BCAA]）（ロイシン、イソロイシン、バリン）は筋肉のエネルギー源として酸化され、グルコース-アラニン回路と筋肉でのグルタミン合成に利用される炭素骨格ができる。肝臓で産生される分泌タンパク質、**急性期タンパク質**が損傷または感染症に反応して変化する。これが動員されることにより、除脂肪量が急速に減少し、負の窒素バランスが亢進して、炎症反応が消失するまでこれが持続する。また、タンパク組織の分解により、カリウム、リン、マグネシウムも尿による喪失が亢進する。ストレスと敗血症により、脂質代謝も変化する。遊離脂肪酸の血中濃度上昇は、カテコールアミンおよびコルチゾール濃度上昇のほか、グルカゴン／インスリン比の著しい上昇によって生じる脂肪分解亢進によるものと考えられる。

また、ストレスによって高血糖も観察される。これは、当初グルコースの産生と取り込みの顕著な増加により生じ、二次的には糖新生のほかにエピネフリンなどインスリン放出を抑制するホルモン濃度上昇によって生じる。また、ストレスにより、腎臓でナトリウム貯留を促すコルチコステロイドであるアルドステロンと、尿細管再吸収を刺激するバソプレシン（抗利尿ホルモン）の放出が始まる。二つのホルモンの作用により、表39-2に示したように、循環血液量を確保するために水分と塩分が保持される。

組織損傷、感染症、炎症、ある種の薬物治療への応答として、**インターロイキン**（interleukin [IL]）**-1**、**IL-6**、**腫瘍壊死因子**（tumor necrosis factor [TNF]）など代謝に活性がある**サイトカイン**（炎症誘発タンパク質）が食細胞から放出される。このサイトカインによっても損傷への反応が調節される。IL-6がT細胞およびマクロファージから分泌され、外傷をはじめとする組織損傷への免疫応答を刺激し炎症をもたらす。IL-6は炎症誘発作用と抗炎症作用とを併せ持っている。サイトカインは、肝臓でのアミノ酸取り込みとタンパク質合成を刺激し、筋組織分解を加速させ、糖新生を誘導すると考えられている。IL-1は、急性期反応の誘導で主な働きをしていると思われる。迷走神経は、（マクロファージの）α7ニコチン性アセチルコリン受容体を放出する「コリン作動性抗炎症経路」を介して、サイトカイン産生の調節に関与し、過剰なサイトカイン活性を抑制する（Galloswitsch-Puerta and Tracey, 2005）。

急性期反応の一部として、主に金属イオンの捕捉のために鉄と亜鉛の血清中濃度が低下し、セルロプラスミン濃度が上昇する。亜鉛の場合には、尿による亜鉛排泄が増大する。ホルモン依存性の細胞性反応の正味の作用とは、酸素供給の増大と代謝活性を得た組織の基質利用率上昇である。

絶食状態とストレス

単純な合併症のない絶食状態では、除脂肪量を維持するための適応的反応として筋量減少がはるかに遅いが、重症疾患への急性代謝反応はこれと全く異なる。絶食状態の初期の主なエネルギー源は貯蔵グリコーゲンであるが、これは約24時

第39章 | 急性代謝ストレス(敗血症、外傷、熱傷、手術)の医学的栄養療法　887

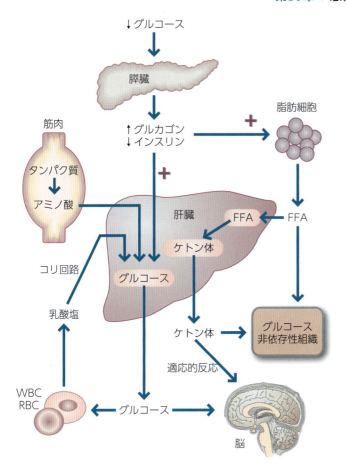

図39-2　絶食状態における代謝の変化
FFA：遊離脂肪酸(Free fatty acids)、RBC：赤血球(red blood cells)、
WBC：白血球(white blood cells)
出典：Simmons RL, Steed DL: Basic science review for surgeons, Philadelphia, 1992, Saunders.

参考情報 39-1

全身性炎症反応症候群(Systemic Inflammatory Response Syndrome [SIRS])の診断

明らかな感染部位があり、以下の項目のうち2つ以上が該当すること。

- 体温が38℃を超える。または36℃未満である。
- 心拍数が90回/分を超える。
- 呼吸数が20回/分を超える(頻呼吸)。
- 動脈血二酸化炭素分圧($PaCO_2$)が32mmHg未満である(過呼吸)。
- 白血球数が12,000/mm^3を超える。または4,000/mm^3未満である。
- 桿状核球血症(Bandemia)—化学療法誘発性の好中球減少症および白血球減少症不在下でバンド(未熟好中球)が10%を超える。

出典：Bone et al: ACCP/SCCM Consensus Conference: Definitions for sepsis and organ failure and guidelines for the use of innovative therapies in sepsis, Chest

---

間で欠乏する。グリコーゲンが欠乏したのちには、タンパク質をアミノ酸に分解することによりグルコースが利用できる(図39-2参照)。グルコース濃度が低下すると、インスリン分泌が減少し、グルカゴン分泌が増大する。絶食状態の適応的状態に入ると、タンパク質異化作用が減退し、肝臓の糖新生も減少する。

脂肪分解活性も絶食状態とストレス時とでは異なる。1週間、食料供給が停止されると、ケトーシスと同じ状態(ケトン体からエネルギー必要量の多くが供給され、糖新生への要求量が低下し、可能な限りの体内のタンパク質が保存される状態)が生じる。絶食状態が持続すると、ストレス時と同じく、ケトン体産生が亢進し、グルコースを必須とする脳、神経系、赤血球以外のあらゆる組織では脂肪酸が主要エネルギー源となる。

絶食状態の特徴は、エネルギー消費量低下、糖新生減少、ケトン体産生亢進、尿素形成低下である。一方、ストレス時のエネルギー消費量は著しく上昇し、糖新生、タンパク質分解、尿素形成も同様である。前述のとおり、ストレス時の反応は、カテコールアミン、コルチゾール、成長ホルモンなどインスリン拮抗ホルモン依存性の細胞メディエーターを介して活性化される。このメディエーター活性は絶食状態では生じない。

全身性炎症反応症候群と多臓器不全症候群

病態生理

敗血症および全身性炎症反応症候群(SIRS)は重篤患者の臨床経過に合併することが多い。「敗血症」とは、感染症が確認され病原体を特定できる場合に用いられる疾患名である。細菌とこの毒素により炎症反応が増悪する。炎症反応をもたらす微生物として、このほかにウイルス、真菌、寄生虫がある。

全身性炎症反応症候群(SIRS)とは、感染症、膵炎、虚血、熱傷、多発外傷、出血性ショック、免疫関連臓器損傷において広範囲に生じる炎症である。通常、炎症が最初の損傷部位から離れた部位に存在し、損傷とは別の健康な組織に病変が及ぶ。各種侵襲により、サイトカイン、タンパク質分解酵素、有害な酸素種(フリーラジカル)が放出され、補体カスケードが活性化される。敗血症に関して、米国胸部疾患学会(American College of Chest Physicians [ACCP])と救急医学学会(Society of Critical Care Medicine [SCCM])との間で一致している定義を参考情報39-1に記載する。

SIRSの合併症に多いのは、多臓器不全症候群(multiple organ dysfunction syndrome [MODS])の発生である。MODSは一般に、肺機能不全から始まり、肝臓、腸、腎臓の機能不全が順序不同で続く。通常、出血性の心筋不全は後になって発現するが、中枢神経系の変化は常に生じる可能性がある。MODSでは、外傷による臓器損傷の直接の結果を一次性とす

ることができる。一次性MODSには、肺挫傷、横紋筋融解症による腎不全、複数回の輸血による血液凝固障害がある。二次性MODSは、最初の損傷から離れた器官の炎症または感染症の存在下で生じる。

SIRSおよびMODSの患者には臨床的に代謝亢進がみられ、高い心拍出量、低い酸素消費量、高い静脈血酸素飽和度、乳酸血症が認められる。一般に、体液バランスが強く正に傾き、大量の浮腫、血漿中タンパク質濃度の上昇が伴う。

SIRSまたはMODS発症には諸説が提唱されてきた。一部の試験では、MODSにつながるSIRSが、炎症誘発性サイトカインをはじめとする炎症のメディエーター（伝達物質）の過剰産生によって誘導されていることを示唆した。腸管原因説として、引き金となるのは腸壁バリア機能の損傷または崩壊と、これに伴い腸内細菌が腸間膜リンパ節や肝臓などの臓器へ移動すること（トランスロケーション）であると提唱された。独特な腸由来の因子が門脈ではなく腸のリンパに運び込まれると、急性の損傷誘導性およびショック誘導性のSIRSとMODSに至る（Deitch et al., 2006）。

ショックは腸の低灌流状態をもたらし、この状態の腸管が炎症誘発性メディエーターの発生源となる。初期の腸の低灌流によりイレウス（胃と小腸の蠕動運動の低下）が生じ、新たな感染症により腸の機能不全がさらに悪化する。早期に経腸栄養を実施すれば腸の機能を保持し、臨床経過に効果があると考えられている。この効果の機序とは、腸の機能的かつ構造的健康の増進に帰するものである（Society of Critical Care Medicine [SCCM] and American Society for Parenteral and Enteral Nutrition [A.S.P.E.N.], 2009）。

経腸栄養法（Enteral nutrition [EN]）は腸内上皮細胞間のタイトジャンクション維持、血流の刺激、栄養因子放出の誘導に何らかの役割を果している（図39-3）。絨毛の長さを維持することが、腸管関連リンパ組織を構成する分泌性免疫細胞を支えることになる（Kang & Kudsk, 2007）。中心静脈栄養法（parenteral nutrition [PN]）により、腸の粘膜萎縮と上皮細胞バリア機能（epithelial barrier function [EBF]）の喪失が生じると思われる。動物モデルでは、タイトジャンクションおよび接着結合タンパク質の発現の劇的な低下とEBFの喪失には、インターフェロンγ濃度上昇とインターロイキン（IL）-10濃度低下が寄与している（Yang et al., 2009）。動物を対象とする試験では、経静脈輸液にグルタミンを添加したところ、EBFの保護が認められた（Nose et al., 2010）。

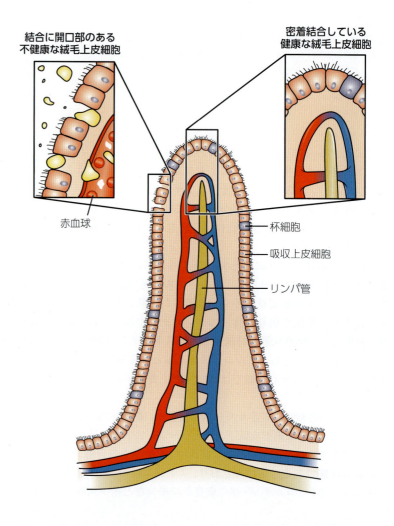

図39-3　腸粘膜の健康を支える絨毛のタイトジャンクション

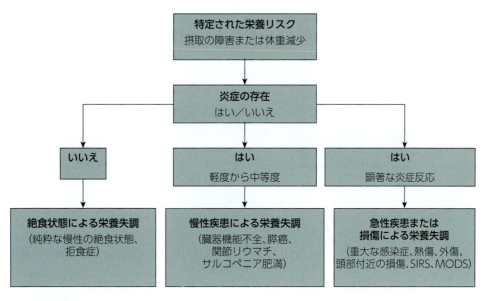

図39-4　原因に基づく栄養失調の分類
出典：Jensen GL et al: Malnutrition syndromes: a conundrum versus continuum, JPEN J Parenter Enteral Nutr 33:710, 2009; and Jensen G et al: Adult starvation and disease-related malnutrition: a proposal for etiology-based diagnosis in the clinical practice setting from the International Consensus Guideline Committee, JPEN J Parenter Enteral Nutr 34:156, 2010.

栄養失調の発症因子に基づく定義

急性ストレス反応が基礎にある栄養失調を定義する歴史的アプローチが、最近になって再評価されている。ある国際的団体の栄養支持指導者らが成人入院患者における栄養失調を定義するために発症因子に基づく基準を作った。3つの発症因子、絶食状態、慢性疾患、急性疾患による栄養失調を中心とするものである（図39-4）。3番目の因子にはSIRSとMODSの患者が含まれ、サイトカイン応答の亢進が特徴で、このために除脂肪量の深刻な減少をもたらす。また、栄養支持療法が十分に行われているにもかかわらず、除脂肪量を回復させることはできない（Jensen et al., 2009; Jensen et al., 2010）。

医学的栄養療法

重篤患者は通常、心肺機能の診断、手術中または手術後の合併症、多発外傷、熱傷、敗血症のために集中治療室（intensive care unit（[ICU]）に入院する。ICUに入院していると、栄養状態の従来通りの評価方法では検査値が限られることが多い。重度損傷患者からは食事歴を得ることができない。輸液蘇生後には体重の値を誤ることがあり、身体計測値は容易に得ることができず、急性の変化に対しての感度も低い。低アルブミン血は重度の疾患や損傷、炎症を反映しており、このため血清中アルブミンを栄養状態の指標に用いるべきではない。プレアルブミンおよびトランスフェリンなど他の血漿タンパク質も急激に下降することが多いが、これは栄養状態によるものではなく、肝臓での合成の炎症による低下や、体液中の局所的移動による変化に起因している。この変化は、分泌タンパク質と血流中のタンパク質が炎症または損傷に応答して変動する急性期反応の一部である。

身体検査のきわめて重要な役割を見過ごすことはできない。ICU患者には除脂肪量の減少と体液貯留が共通してみられ、このような重要な身体パラメーターを把握する能力が不可欠となる。一般に、入院前、手術前、損傷前の栄養状態、器官系の機能不全の存在、早期の栄養支持療法の必要性、経腸栄養または経静脈栄養の選択を中心に評価が行われる。以上の因子を考慮して治療計画を立てる。重篤患者のモニタリングでは、栄養状態の特定や判定をするためではなく、栄養処方を行うために臨床検査値に注目する（第14章参照）。

患者は重症であるため、食物や水分の経口摂取には深刻な制約がある。そこで、代表的栄養診断をいくつか挙げておく。

- 食物と水分の不十分な経口摂取（栄養素または水分を他の形態によって投与する必要性）
- 経腸栄養法（EN）または経静脈栄養法（PN）（歩行不能患者の必要性に応じて実施する）による摂取の不足または過剰
- ENまたはPNの不適切な導入（たとえば、ENが可能であるのにPNを用いるなど）
- 水分摂取の不足または過剰（静脈内（intravenous [IV]）投与、栄養素輸液、経管輸液による）
- 栄養素必要量増加（創傷治癒のためのタンパク質など）
- 炭水化物摂取の過剰（慢性的に栄養不良であった患者に経静脈輸液を投与するとリフィーディング症候群が生じる可能性がある）
- 栄養状態による異常な臨床検査値
- 消化管（GI）機能の異常（嘔吐、下痢、便秘など）

病態生理と治療管理のアルゴリズム

代謝亢進反応

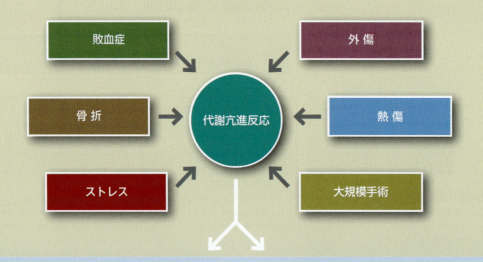

原因: 敗血症、外傷、骨折、熱傷、ストレス、大規模手術 → 代謝亢進反応

病態生理

異化相
- 血液量減少
- ショック
- 組織低酸素症
- 低下：
  - 心拍出量
  - O_2 消費量
  - 体温

同化相
- 急性期タンパク質
- ホルモン応答
- 免疫応答（細胞性および抗体の応答）
- 上昇：
  - 心拍出量
  - O_2 消費量
  - 体温
  - エネルギー消費量
  - タンパク質異化

治療管理

医学的処置
- 代謝亢進の原因の治療
- 血行動態の安定

栄養学的処置
- 異化作用を最小にする
- エネルギー必要量を満たし、過剰に投与しない
  - 可能であれば間接熱量測定を実施する
  - 非肥満患者：25～30kcal/kg/日
  - 肥満患者：現時点の体重について14～18kcal/kg/日
- タンパク質、ビタミン、ミネラルの必要量を満たす
- 水分・電解質平衡を確立し維持する
- 栄養療法の計画を立てる（経口栄養、経腸栄養、経静脈栄養）
- 栄養素治療薬（栄養素協働薬剤）の必要性
- 理学療法
- 運動

栄養支持療法

栄養支持療法には可能であれば早期のEN、適切な主要栄養素と微量栄養素の送達、血糖コントロールを実施する。以上の処置による望ましい効果としては、疾患重症度の軽減、ICUでの治療期間短縮、感染症罹患率と総合的な死亡率の低下が期待できる。

敗血症や損傷における栄養支持療法の従来の目標とは、絶食状態を最小にすること、各栄養素欠乏を予防または是正すること、関連の代謝性合併症を最小限にとどめながらエネルギー必要量を満たす十分な熱量を供給すること、十分な尿量と正常な恒常性を維持するために水分と電解質を管理することである（*病態生理と治療管理のアルゴリズム*「代謝亢進反応」参照）。

今日では、ストレスへの代謝反応の軽減、酸素による細胞傷害作用の予防、免疫応答の調節に目標が絞られている（SCCM and A.S.P.E.N., 2009）。ICUの治療で第一に重点が置かれるのは、血行動態の安定（気道および呼吸、十分な循環血液量および組織酸素飽和度、酸塩基平衡の維持）を得ることである。血行動態の安定と栄養支持療法を開始できるかどうかを評価するためには、患者の心拍数、血圧、心拍出量、平均動脈圧、酸素飽和度の測定が重要となる。

広範囲の研究では、血糖コントロールと予後改善との相関に焦点が当てられてきた。現在の認識では、重篤患者には厳重なコントロール（80～110mg/dL）よりむしろ緩やかなコントロール（150～180mg/dL）の方が良好な結果をもたらしている（American Dietetic Association, 2010）。栄養士は、PN栄養剤のブドウ糖の大きな寄与と血糖コントロールへのこの影響を知っておくべきである。

栄養必要量

● **エネルギー** 重篤患者のエネルギー必要量を判定するためには、理想的には間接熱量測定法（indirect calorimetry [IC]）を用いる。酸素消費量はエネルギー消費量判定の不可欠な要素である。敗血症患者および外傷患者では、損傷の規模によってエネルギー消費量が相当に上昇する。ICを連続的に実施し、この結果を患者の臨床状態の変化とみることができるため（Compher et al., 2006）、ICUに入院している間のエネルギー必要量を正確に評価することができる（第2章参照）。しかし、ICはあらゆる患者に適しているわけではなく、熟練した臨床医が実施と解釈を行うべきである（Compher et al., 2006）。高い酸素必要量、胸腔チューブの存在、アシドーシス、酸素吸入の実施は、正しくない測定値が出る因子である。この局面では、ICによるエネルギー消費量測定は推奨できない（Malone, 2002）。

ICの測定装置を使用できない場合には、エネルギー必要量を25～30kcal/kg/日として計算してもよく（SCCM and A.S.P.E.N., 2009）、あるいは発表されている多くの予測計算式の中から利用してもよい（第2章参照）。また、重篤患者の過剰栄養を避ける。代謝に急性ストレスを受けた患者には十分なエネルギーが不可欠であるが、熱量が過剰であると高血糖、脂肪肝、二酸化炭素の生成過剰などを合併する恐れがあり、これが呼吸不全の悪化または機械的人工呼吸からの離脱遅延をもたらし得る。

現在、関心を集めているのが重篤な肥満患者に供給するエネルギー量である。肥満患者に、標準体重について22kcal/kg/日の熱量を供給し、同時にタンパク質を増量すると、血糖コントロールが向上して臨床経過が良好になる（Choban and Dickerson, 2005）。実際には、推定計算式に用いるべき体重について若干の議論がある。肥満患者では、標準体重よりも実際の体重がエネルギー消費量の正確な推定因子となる（Breen and Ireton-Jones, 2004）。最近のデータ分析レビューから、ICが使用できない場合には、実際の体重についてエネルギー消費量を推定するPenn Stateの式を使用すると、70％の正確率が得られることがわかった（Frankenfield et al., 2007）。

研究では、重篤肥満患者への低熱量、高タンパク質の栄養支持療法または「許容可能な低栄養」により、正味タンパク質の同化が得られ、過剰栄養による合併症を最小に抑えられることが示唆されている。Dickerson（2005）は、ICUの肥満患者向けに低熱量の栄養支持を用いている諸試験のレビューをまとめた。低熱量栄養の構成については一致した見解がみられないが、おおよそ実際の体重を用いる14～18kcal/kg/日、標準体重を用いる22kcal/kg/日が提唱されている（SCCM and A.S.P.E.N., 2009）。肥満患者では特に体組成の変化が大きいことから、低熱量栄養法を肥満患者への栄養支持の標準として検証するため、さらに研究を実施する必要がある（Port and Apovian, 2010）。

● **タンパク質** 重篤患者のタンパク質必要量の算定は難しい。栄養状態のベースライン、損傷と代謝要求量の程度、異常な喪失（腹部の開放性創傷または熱傷皮膚からの喪失など）により、典型的には1.2～2g/kg/日必要である（SCCM and A.S.P.E.N., 2009）。タンパク質投与量が過剰であっても、代謝亢進を来す患者の特徴である最終的な負の窒素バランスが軽減することはない。

● **ビタミン、ミネラル、微量元素** 代謝に急性ストレスを受けている患者のビタミン、ミネラル、微量元素供給には、特にガイドラインが策定されていない。急性期の微量栄養素必要量は、尿および皮膚からの喪失増大、消化管（GI）吸収率低下、分布の異常、輸送タンパク質濃度の異常のために上昇する。高い熱量摂取に伴い、ビタミンB群、特にチアミンおよびナイアシンの必要量が上昇する。除脂肪組織の異化と減少により、カリウム、マグネシウム、リン、亜鉛の喪失も増大する。GIと尿による喪失、臓器の機能不全、酸塩基不平衡のために、ミネラルと電解質の必要量を個々に算定し調節する。水分と電解質は、十分な尿量と正常な血清中電解質濃度を維持する量で供給する。

● **栄養法** 栄養送達の望ましい経路は経口による食事である。しかし、重篤患者は気管内挿管や人工呼吸器依存のため

図39-3 重篤患者における栄養支持の時期と経路の決定
A：栄養支持開始の時期
B：栄養支持の最適な経路の決定
出典：*Beth Taylor* の許可を得て転載。

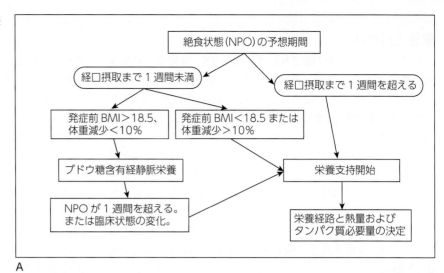

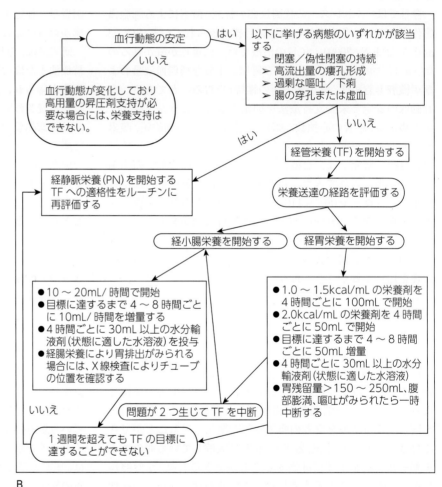

に摂食できないことが多い。さらに、咀嚼障害、嚥下障害、鎮痛薬による食欲不振、外傷性ショックとうつ状態により、経口摂取が遅延する。食事ができる患者でも、代謝へのストレスや回復のためにエネルギーと栄養素の必要量が上昇しており、これを満たすことはできないであろう。多くは、経口による栄養サプリメント投与、経腸栄養（EN）、経静脈栄養（PN）を併用する必要がある。EN では栄養必要量を満たすことができない場合、あるいは消化管での栄養摂取が禁忌である場合には、PN 栄養支持を開始する（図39-5）。

● **栄養法の時期と経路** 食べることはできないが腸の機能が良好である重篤患者にとっては、EN が望ましい摂取経路となる。栄養法は ICU 入院後 24〜48 時間以内の早期に開始し、次の 48〜72 時間には目標に向かって進行させる（SCCM and A.S.P.E.N., 2009）。入院第 1 週に目標熱量の 50〜65％ を摂取できれば、EN の臨床的効果を得るのに十分とされている。この処置は血行動態が安定している患者を対象としている。

血行動態が不安定である場合（カテコールアミンが多量に必要であるか、あるいは高用量を投与している場合）には、患者の十分な回復または安定が得られ、虚血性障害または再灌流障害のリスクが最小になるまでは経腸栄養を控えるべきである（図39-5参照）。

経胃栄養法と経小腸栄養法のいずれかを用いることができる。胃残留量が250mLを超える場合には経小腸栄養が適応とされる。頭部、胸部、脊椎の重度損傷、顎のワイヤー結紮固定が必要な顔面損傷、胃上部損傷または食道損傷、膵臓または十二指腸の重大な損傷、再手術を予定している重症外傷の患者には、経鼻経腸の留置用栄養チューブを手術中に留置することがある。

経腸栄養への忍容性は、疼痛のレベル、腹部膨満の存在、腸内ガスと便の通過、身体診察、場合により腹部X線検査などの検査によりモニタリングする。ベッドの頭部側を高くしたり、胃腸機能改善薬を使用したりして、誤嚥のリスクを減らす対策をとる。下痢を来していれば、この原因を特定する。高浸透圧薬や広域抗生物質は検査をしてから摂取し、感染性下痢の検査も行う。

ENが成功しないか、または禁忌である場合には、PNが適応とされる。経腸栄養を7～10日間実施しても目標必要量を満たすことができない場合には、補助的PNが適している（SCCM and A.S.P.E.N., 2009）。栄養失調が既に存在している場合には、手術前5～7日間はPNを実施し、手術後もこれを継続する。

● **経腸栄養剤の選択**　経腸栄養剤の選択には、水分、エネルギー、栄養素の必要量と消化管機能を基準にする。標準的な高分子経腸栄養剤はほとんどが重篤患者に投与することができる。標準栄養剤には脂肪が含有されており、重篤患者にはこれに忍容性がない患者もいるため、この場合には一時的に低脂肪栄養剤または中鎖脂肪酸トリグリセリドが高比率に含有されている製品が必要である。外傷患者や急性代謝ストレス患者専用の栄養剤が数種類市販されている。この製品には標準的に、タンパク質含有量とBCAAの含有率がともに高い製品やグルタミン酸またはアルギニンが添加されている製品がある。

消化管手術を受けた重篤患者や外傷患者、熱傷患者にとっては、アルギニン、グルタミン、核酸、抗酸化物質、ω-3脂肪酸を含有する免疫調整経腸栄養剤から効果と望ましい予後が得られる可能性がある。この栄養剤は、ICUの敗血症患者には炎症反応を悪化させる恐れがあるため、ルーチンに使用してはならない（SCCM and A.S.P.E.N., 2009）。重篤患者には不溶性繊維質を避ける必要があるが、血行動態が安定しており下痢を来している重篤患者では、水溶性食物繊維が有用である（SCCM and A.S.P.E.N., 2009）。腸虚血のリスクの高い患者には、繊維質が含有されている栄養剤または食事を摂取させてはならない。

外傷と開腹術

重大な腹部外傷、腸の膨満、ショックの状態ののちには、腹腔内圧が上昇する患者もおり、この場合には腸のほかに腹膜と後腹膜組織の低灌流と虚血をもたらす。腹部コンパートメント症候群とは腹腔内圧上昇が生じる病態であるが、重大な腹部外傷または敗血症ののちに発生することが多い。この病態は血行動態の不安定、呼吸器、腎臓、神経系の異常など深刻な転帰に至る。腹腔がきわめて小さくなっていることから、腹腔内圧を低下させるために緊急減圧開腹術の処置を実施する（Walker and Criddle, 2003）。腹部を閉鎖せずに一時的に滅菌包帯で代用する場合もある。

開腹術を受けた患者は重度の代謝異常、水分喪失上昇、栄養必要量増大を来す。開腹術はドレナージ（廃液処理）の量によりタンパク質の大きな喪失源にもなる（Cheatham et al., 2007）。開腹術を受けた患者に経腸栄養を実施できるか否かについては、若干の議論がある。血行動態が安定しており、大量投与の輸液蘇生や高用量昇圧剤投与を必要としない限り、経腸栄養は可能なはずである（Byrnes et al., 2010; Collier et al., 2007; Dissanaike et al., 2008）。理想的には、早期EN支持療法を容易にするために手術時に経鼻空腸栄養チューブを留置すべきである。

腸の瘻孔と体液が流出している大きな創傷の処置は、外科手術としても栄養学的にも困難を伴う。このような患者には、体液、電解質、栄養素の喪失による代謝の異常が認められる。瘻孔の処置で優先されるのは、血液量の回復、喪失した水分と電解質の補充、敗血症の治療、瘻孔からの体液流出抑制、周辺皮膚の保護、最適な栄養支持療法の供給である。PN実施により瘻孔に伴う死亡率が低下し瘻孔の自然閉鎖をもたらしているが、この瘻孔を通して、あるいは瘻孔より遠位に栄養チューブを留置できれば、ENにより同じ成果を得ることが可能である（第14章参照）。

重大な熱傷

病態生理

重大な熱傷は重度の外傷性障害をもたらす。そのエネルギー必要量は、熱傷の規模と深さにより、安静時エネルギー消費量（resting energy expenditure [REE]）よりも100%高い量まで増加されることがある（図39-6）。この代謝亢進にはタンパク質異化の悪化と尿中窒素排泄量の増大が含まれる。熱傷創浸出液によりタンパク質も喪失する。熱傷患者は特に感染症にかかりやすく、このためエネルギーとタンパク質の必要量が著しく上昇する。重大な熱傷の場合にはイレウスの発症や食欲不振のために栄養支持療法がきわめて困難となりうる。小児の熱傷後および外傷後の治癒には、酸素送達の回復、代謝と修復を支える十分な熱量が必要であり、代謝率、成長のための必要量、生理学的反応における成人との差を知ってお

図 39-6　外皮損傷に基づく熱傷分類

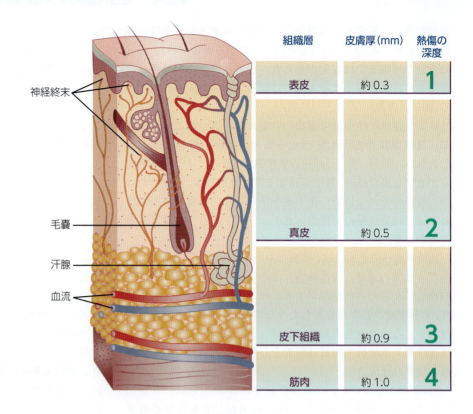

くことも重要である（Cook and Blinman, 2010）。

医学的処置

水分と電解質の補充

　熱傷患者治療の最初の24〜48時間は輸液蘇生に集中する。必要な蘇生輸液量の計算式は熱傷に対する身体の生理学的反応に基づいており、蘇生法として望ましい出発点となる。一般に、初回24時間分の計算量の半分が熱傷後最初の8時間に投与され、残りの半量が続く16時間に投与される。静脈内（IV）輸液の投与速度を決定するには尿量が用いられている。

　必要な輸液量は、患者の年齢と体重のほか、熱傷の規模に基づいて計算する。熱傷の規模は％で表す熱傷の全体表面積（total body surface area [TBSA]）に占める割合とする。蘇生法が完了したら、維持のための必要量と開放創から喪失し続ける蒸散量を補充するための十分な輸液の投与が必要である。蒸散による水分喪失は2〜3.1mL/kg体重/24時間/（TBSAに対する熱傷面積の）％と算定することができる。体液状態のモニタリングには血清中ナトリウム、浸透圧濃度、体重が用いられる。循環血液量を維持し虚血を予防するためには、損傷後できるだけ早期に十分な水分と電解質を供給することが最優先となる。

創傷の処置

　創傷の処置は熱傷の深さと規模によって異なる。現在の外科的処置には、局所抗菌薬と生物学的人工被覆材の使用、早期デブリードマン（壊死組織除去）、切除、植皮が進められている。蒸発による熱喪失と窒素の喪失量を減らし感染症を予防するため、できるだけ早期に創傷を被覆することにより、エネルギー消費量が多少は減少する。

補助的処置

　入院中には、拘縮を予防するために関節可動域の受動的および能動的運動を早期に始めるべきである。理学療法および作業療法により身体機能を維持し、筋肉の消耗と萎縮を防ぐことができる。環境を温暖にすれば熱喪失とエネルギー消費量を最小にし体温を維持することができる。保温毛布、加熱ランプ、患者用熱遮断シートを用いて約30℃の環境温度を維持することが多い。治療者からの励ましと十分な鎮痛剤投与により不安と疼痛を最小にすれば、カテコールアミンへの刺激を軽減することもでき、エネルギー消費量の増大を防ぐこともできる。バイオフィードバック、イメージ療法などの療法と良好な睡眠衛生が有用である。最後に、重大な熱傷を受けた患者には、胃または十二指腸の粘膜のストレス関連カーリング潰瘍形成を防ぐために制酸剤が投与される。

医学的栄養療法

　熱傷患者の代謝は大きく加速し、治癒と有害な後遺症予防のためには、エネルギー、炭水化物、タンパク質、脂肪、ビタミン、ミネラル、抗酸化物質の高い摂取量が必要である（Chan and Chan, 2009）。肝臓が健康であることも必須である。肝臓における急性期タンパク質は、糖新生、解糖、脂肪分解、タンパク質分解での役割のために熱傷後生存率の強力な予測因子となる（Jeschke, 2009）。

　重大な熱傷後における栄養支持療法の目標とは、エネ

ギー必要量を満たす十分な熱量を供給しながら、代謝の関連合併症を最小に抑えること、各栄養素の欠乏を予防または是正すること、十分な尿量と正常な恒常性を維持するよう体液と電解質を管理することである。熱傷後には、十分な外科的治療、感染症抑制、栄養摂取ができるだけ早期に受けられるようにする（Dylewski et al., 2010）。体系的な熱傷治療ができる施設への入院が遅れると、特に小児は栄養失調に陥ることが多いことから障害が残ることがある。

　重篤熱傷患者の入院経過の早期には、経腸栄養法を可能にして十分な栄養素を供給できれば、患者の予後を改善する可能性が生まれる。経腸栄養が免疫促進剤送達のルートとなり、ストレス誘導性胃疾患および消化管出血に対する有効な予防となる。代謝が亢進している重篤患者はイレウスや腸蠕動の障害が生じやすいが、胃を超えて小腸にチューブを留置することにより、誤嚥のリスクを減らして腸への栄養送達を助ける場合もある。熱傷を扱う医療施設の中には、熱傷患者が栄養支持療法を受けていない時間を最小にするために、手術中に経腸栄養チューブの留置を実施している施設もある。熱傷患者の栄養治療の目標については、参考情報39-2を参照。

エネルギー

　熱傷患者のエネルギー必要量増加は熱傷の規模と重症度によって異なり、推定エネルギー消費量が2倍近くになることも多い。熱傷が全体表面積（TBSA）の50〜60％を超えると、通常エネルギー消費量の増加が小さくなることはない。熱傷患者のエネルギー消費量を評価するには、間接熱量測定によるエネルギー消費量測定が最も信頼できる方法である。創傷治療と理学療法に伴うエネルギー消費量を賄うには、エネルギー必要量を20〜30％増加させる。熱傷患者のエネルギー消費量は熱傷と人工換気状態を考慮に入れるため、消費量の評価にIreton-Jonesの式が用いられることが多い（Ireton-Jones and Jones, 2002）（参考情報39-3）。

　発熱、敗血症、多発外傷、外科手術によるストレスによって生じる熱量の必要量を満たすには、熱量をさらに追加する必要がある。重度低体重の患者には体重を増加させることが望ましいが、一般には急性期が落ち着くまでは無理である。熱量の目標量は、一般に安静時エネルギー消費量（REE）の2倍を超えてはならない。

　過体重の患者では、治癒の経過が完了するまでは体重の維持を目標とすべきである。肥満患者では創傷感染および植皮壊死のリスクが高い。肥満熱傷患者のエネルギー必要量は標準体重を用いる計算よりも多くなり、実際の体重を用いる計算よりも少ないと思われる。肥満熱傷患者のエネルギー必要量を算定するには、間接熱量測定法（IC）が最も正確な方法である。

タンパク質

　熱傷患者は、尿と創傷からのタンパク質喪失、糖新生や創傷治癒での消費増大のために、タンパク質必要量が高い。最近のデータは、高用量タンパク質の栄養法を後押ししている。さらに、総熱量の20〜25％を生物価の高いタンパク質で供給することが推奨されている。

　エネルギーおよびタンパク質の適正摂取量は、創傷治癒、植皮、ベースラインの栄養状態評価パラメーターのモニタリングにより評価するのが最も正確である。体重減少が通常の体重の10％を超える場合、創傷治癒または植皮が遅延する。体液の変動または浮腫により、あるいは被覆材や副子の重量の違いにより、体重減少を正確に評価するのは難しい。体重測定値を被覆材の変更または水治療によって補正すれば、被覆材および副子を除いた体重を記録することができる（Mayes

---

参考情報 39-2
熱傷患者への医学的栄養療法の目標

1. 急性代謝ストレスの反応を最小にすること。この具体的方法を以下に挙げる。
   - 環境温度の調節
   - 水分・電解質平衡の維持
   - 疼痛と不安の緩和
   - 早期の創傷被覆
2. 栄養必要量を満たすこと。この具体的方法を以下に挙げる。
   - 通常の体重の10％を超える体重減少を防ぐための十分な熱量供給
   - 正の窒素バランスと血中タンパク質濃度の維持または補充のための十分なタンパク質供給
   - 適応によるビタミンとミネラルサプリメント投与
3. ストレスによるカーリング潰瘍を予防すること。この具体的方法を以下に挙げる。
   - 制酸剤投与または経腸栄養法の継続

参考情報 39-3
Ireton-Jonesの式

肥満患者のためのIreton-Jonesの式
$$EE = 606\,S + 9\,W - 12\,A + 400\,V + 1444$$
人工呼吸器を装着している患者のためのIreton-Jonesの式
$$EE = 1925 - 10\,A + 5\,W + 281\,S + 292\,T + 851\,B$$

略語

EE：kcal/日で表すエネルギー消費量（ストレスによる補正は必要ない）
A：年齢
S：性別（1＝男性、0＝女性）
T：外傷（0＝なし、1＝あり）
B：熱傷（0＝なし、1＝あり）
W：kgで表す体重（実際の体重）
V：人工呼吸器装着（0＝なし、1＝あり）

and Gottschlich, 2003)。一般に蘇生期に投与された水分は2週間で喪失する。この時点で、体重変化の流れを把握することができる。

栄養法の有効性を評価するには窒素バランスが用いられることが多いが、創傷による喪失を考慮しなければ正確と考えることはできず、臨床現場ではこれが難しい。創傷治癒、植皮、被覆が進むにつれて、窒素の排泄が低下し始める。しかし、熱傷の大半が治癒するまでは、通常血清中アルブミン濃度が低いままである。プレアルブミン、レチノール結合タンパク質、トランスフェリンなど半減期の短いタンパク質により、熱傷患者の炎症反応の消散と適正な栄養支持療法を評価することができる（第8章参照）。

微量栄養素と抗酸化物質

熱傷患者のビタミン必要量は一般に上昇するが、正確な必要量は明らかにされていない。摂食できる患者にはサプリメント投与が必要とされるが、経腸栄養（EN）または経静脈栄養（PN）を受けている患者のほとんどは高い熱量を摂取しているために、ビタミン量も食事摂取基準を超えている。ビタミンCはコラーゲン合成と免疫機能に関与しており、創傷治癒のためには高い摂取量が必要になる。1日に500mgの2回投与をルーチンとしている熱傷専門病院もある（Mayes and Gottschlich, 2003）。ビタミンAも免疫機能と上皮形成に重要な栄養素である。ENによるビタミンAの5000IU/1000kcal投与が推奨されることが多い（Mayes and Gottschlich, 2003）。

血清中ナトリウムまたはカリウムなど電解質の不平衡は通常、輸液投与を調節することにより是正される。被覆材または植皮によって蒸散による水分喪失が劇的に低下している患者、維持している水分に変動があった患者、硝酸銀溶液を治療に用い創傷からナトリウムが喪失されやすくなっている患者では、低ナトリウム血症がみられる場合がある。自由な水分とナトリウム除去飲料の経口摂取を制限すると、低ナトリウム血症の是正に有用である。最初の輸液蘇生後のタンパク合成により、低カリウム血症が生じることが多い。血清中カリウム濃度のわずかな上昇が水分補給の不足を示唆する場合がある。

全体表面積（TBSA）の30％を超える熱傷を受けた患者には、血清中カルシウム濃度の低下がみられる場合がある。低カルシウム血症には低アルブミン血が伴うことが多い。不動性の患者、または硝酸銀溶液による治療を受けた患者では、カルシウムの喪失が悪化する。早期に歩行や運動をすれば、この喪失量を最小にすることができる。症候性の低カルシウム血症の治療には、カルシウムサプリメントの投与が必要であろう。

重症熱傷患者には低リン酸血症も確認されている。これは、蘇生のための輸液の大量投与のほかに、グルコース溶液の経静脈投与とストレス性潰瘍予防のための制酸剤大量投与を受けた患者に生じることが最も多い。血清中濃度をモニタリングし、リン酸サプリメントをしかるべき量で投与する必要がある。熱傷創からは相当量のマグネシウムが喪失することもあるため、マグネシウム濃度にも注意する。消化管の過敏症を予防するために、リンとマグネシウムのサプリメントを経静脈投与することが多い。

熱傷患者には血清中亜鉛濃度の低下が報告されているが、これが体内総亜鉛の状態を示しているのか、あるいは血清中では亜鉛がアルブミンと結合していることによる低アルブミン血の所産であるのかは明らかではない。亜鉛はエネルギー代謝とタンパク質合成の補因子である。硫酸亜鉛サプリメントは220mgの投与が適切である（Mayes and Gottschlich, 2003）。熱傷後、初期に貧血がみられるが、通常鉄欠乏性ではなく、赤血球濃厚液により治療される。

栄養支持療法の方法

栄養支持療法の方法は個々の患者の状態に基づいて実施する。熱傷がTBSAの20％未満の患者では、ほとんどが標準の高カロリー、高タンパク質食の経口摂取により必要量を満たすことができる。食物の大量摂取は患者に負担が大きいため、プリン、乳類、ゼラチンにタンパク質を添加するなど、目に見えない形で栄養素を投与することが多く、この方が有用である。この場合、病室で食物と水分をすぐに摂取することが可能でなければならない。高カロリー、高タンパク質の飲料を摂取するよう勧める。食事に家族や介護者が同席すると良好な経口摂取を促すことができる。現在、乳児や小児の重篤患者にとって理想的な栄養摂取の時期と形態についてはデータがなく、研究によってこれを確認することが必要とされる（Joffe et al., 2009）。

エネルギー消費量が上昇しているか、あるいは食欲不振の重症熱傷患者には、経腸栄養またはPNが必要と思われる。経腸栄養法は熱傷患者の栄養支持療法として望ましい栄養経路であるが、早期に切除術と植皮術を実施する患者には、麻酔によって経腸栄養を頻回に中断するのを避けるため、PNが必要である。重症熱傷患者には胃のみにイレウス（胃イレウス）がみられることが多いことから、小腸へのチューブ挿入により栄養法を成功させることができる。経腸栄養に忍容性のない持続性イレウスを来す患者、または誤嚥のリスクの高い患者には、PNが必要である。綿密なモニタリングを実施すれば、熱傷創傷が治癒するまでPNの中心静脈ラインを維持することができる（第14章参照）。

外科手術

手術患者や重症患者の病棟では、正しく調整し安全に投与する栄養と代謝の支持を実施することが生死にかかわる問題となり、肥満患者では外科手術によるリスクが高くなる（Blackburn et al., 2010）。手術による合併症発症率は原疾患の重症度および実施された手術の性質と最も強い関連があるが、栄養失調は合併症の重症度を悪化させることにもなる。

大規模手術では通常、栄養状態が良好な患者が重度の栄養不良を呈する患者よりも良好な忍容性を示す。栄養失調は、手術による高い合併症発症率、罹患率、死亡率と結び付いている。栄養不良の患者に大規模な上部消化管手術が予定されておりENが不可能な場合には、手術の5〜7日前にPNを開始し、栄養支持の期間が7日を超えることが予想される場合には手術以降も継続する（SCCM and A.S.P.E.N., 2009）。第14参照。

医学的栄養療法

手術前の栄養管理

多くの病院では、手術の前夜には全く食べない絶食状態（NPO）の指示をルーチンの措置とすることが取りやめられている。米国麻酔学会（The American Society of Anesthesiologists）は歴史的に、手術前6時間は固形食を、麻酔導入前2時間は清澄液体も摂取させないことを推奨してきた。この措置は誤嚥と嘔吐の発生を最小にすることを目的とするものであったが、2回のCochraneレビューでは、手術の数時間前までは流動食を摂取しても合併症発症率が上昇しないことを示唆している（Brady et al., 2003; Brady et al., 2009）。術前の高炭水化物飲料摂取により、腹部と結腸直腸の手術後には、血糖コントロールが高まり、窒素喪失、除脂肪量減少、筋力低下が軽減することが明らかにされた（Svanfeldt et al., 2007）。

緊急手術の患者では、術前に絶食状態であることはあり得ず、手術実施までの時間は緊急性によって異なる。緊急の場合には、満腹であることを想定して治療が行われる（Søreide and Ljundqvist, 2006）。

手術後の栄養管理

ICUに入院している重篤患者には、絶対的禁忌がなければ術後早期にENを投与すべきである（SCCM and A.S.P.E.N., 2009）。大規模な消化管手術後では、この処置が感染症の減少と入院期間の短縮に結びついている（Lewis et al., 2009）。免疫作用を高めた栄養剤の使用が、消化管手術を受けた患者の創傷合併症低下に結びついている（Mizock, 2010）。経口栄養が不可能であるか、あるいはNPO期間が長くなることが予想される場合には、経腸栄養を送達するための器具を手術時

臨床シナリオ

経過ごとの臨床シナリオ（解答例を併記）

初回評価

原因不明の膵炎を呈する57歳男性が、保守的な治療を行う病院に入院。経腸栄養も経静脈栄養も実施せずに9日間絶食状態（NPO）にあった。入院9日目、膵仮性嚢胞が見つかり、高度医療を受けるために三次医療機関に搬送された。

検査と評価データ

身長 =（180cm）
体重 =（68kg）
BMI = 21kg/m²
入院前6ヵ月間の体重変化：あった
体重減少量：約11.3kg
過去2週間の摂取量減少：あった
消化管症状が2週間を超えて持続している：はい
身体診察：一過性の消耗
X線検査：麻痺性イレウスと整合性のある中等度に拡張した小腸係蹄が認められた
過去24時間の最高体温（T_{max}）：37℃
現在、0.45%標準生理食塩水＋30mEqKCl/Lを125mL/時間で投与している
摂取／排泄 = 4000/3800mL

臨床検査値

ナトリウム：130mmol/dL
カリウム：3.4mmol/dL
クロール：100mmol/dL
二酸化炭素：20mmol/dL
血中尿素窒素：23mg/dL
クレアチニン：0.8mg/dL
カルシウム：8mg/dL
マグネシウム：1.9mg/dL
リン：2.2mg/dL
アルブミン：3g/dL

1. 問題、原因、徴候、症状（problem, etiology, and signs and symptoms [PES]）のフォームで、この患者の栄養診断を患者に優先される順に記述しなさい。

   6ヵ月間で14%体重が減少したことから明らかなように、長期間、経口による食物と飲料の摂取が不十分であったことにより栄養失調を来しており、現在は何も摂取していない。

   ナトリウム、カリウム、リンの血清中濃度が低いことから明らかなように、ストレスへの代謝反応と食事および経静脈輸液から電解質を摂取していないことにより、栄養関連臨床検査値に異常がみられる。

2. 患者には経静脈栄養（PN）を開始すべきだろうか。解答の根拠を記述しなさい。

   この症例に提示されたデータによれば、栄養失調を来し9日間NPOの状態であり、経腸栄養を開始できる状態ではない（イレウスのため）と思われることから、PNを開始する必要がある。イレウスが緩解すれば、空腸に送達する経腸栄養について医師と検討することが重要であろう。

続く

臨床シナリオ──続き

経過ごとの臨床シナリオ（解答例を併記）

3. 栄養必要量の計算
   Mifflin-St. Jeorの式にはいかなるレベルの代謝亢進も考慮されておらず、「ストレス係数」を導き出す研究も実施されていないが、この患者に重篤治療のための計算式を用いるのは妥当ではないため、熱量必要量はこの式を用いて推定すべきである。Mifflin-St. Jeorの式は、肥満の有無を問わず健常者に使用できる最も正確な計算式である。計算には実際の体重を用いる。
   この患者のMifflin-St. Jeorの式による熱量必要量は1,525kcals/日である。
   タンパク質必要量は1.5g/kg体重すなわち102g/日に設定できる。

初回再評価による状態変化

入院4日目（合計の入院日数13日）、体温が39℃に急上昇し、膵仮性嚢胞の感染が発見された。手術室にて仮性嚢胞のドレナージと膵臓の灌流およびデブリードマンを実施。集中治療室に入ったのちには、鎮痛剤を投与し人工換気を行っている。現在の状態は以下の通り。

T_{max}（最高体温）：39.3℃
VE（分時換気量）：15.6L/分
PN：継続
輸液量：0.45％標準生理食塩水を50mL/時間で投与
摂取/排泄：6200/3000mL

臨床検査値

ナトリウム：135mmol/dL
カリウム：3.8mmol/dL
クロール：100mmol/dL
二酸化炭素：29mmol/dL
血中尿素窒素：33mg/dL
クレアチニン：1.0mg/dL
血糖値：210mg/dL
カルシウム：8.4mg/dL
マグネシウム：1.5mg/dL
リン：2.3mg/dL
アルブミン：2.3g/dL
動脈血ガス：7.31/50/115/30

4. モニタリングの結果から考えられる患者の代謝の状態を記述しなさい。
   代謝が亢進しており、異化の亢進が考えられる。
   高血糖が悪化している。
   電解質が欠乏している（リン、マグネシウム）。

5. 患者の酸塩基状態を説明しなさい。
   呼吸性アシドーシス（動脈血二酸化炭素分圧上昇およびpH低下）と重炭酸イオン上昇（呼吸性アシドーシスの代償作用であるが、pHを標準域に回復させるには不十分である）が認められる。

6. 最新のPESを記述しなさい。
   発熱と分時換気量上昇から明らかなように、全身性炎症反応により栄養必要量（エネルギーおよびタンパク質）が増大している。
   血糖値が210mg/dLであることから明らかなように、ストレス性の代謝とグルコース摂取により栄養関連臨床検査値に異常がみられる（高血糖）。
   ナトリウム、リン、マグネシウムの低い血清中濃度から明らかなように、急性ストレスへの代謝反応と敗血症により栄養関連臨床検査値に異常がみられる。注：患者の低ナトリウム血症は、ナトリウム摂取の不足ではなく水分過剰摂取の結果と考えることができる。

7. 患者の血糖コントロールは十分であろうか。十分ではない場合には、その根拠と実施すべき処置を記述しなさい。
   患者の血糖値は十分にコントロールされていない。血糖値を180～215mg/dLにコントロールできれば生存の可能性が上がることは明らかである。
   PNによるブドウ糖投与量の減量、または標準のインスリン投与開始、あるいはこの両者を実施する必要がある。さらに、エネルギーの投与過剰も高血糖をもたらすことから、過剰ではないことを確認するためにエネルギー摂取量を評価する。薬剤の中には血糖値を大きく上昇させるものもある（静注ステロイドなど）ことから、薬物投与も監視すべきである。

8. 患者の血清中アルブミン濃度はなぜ低下しているのだろうか。
   急性期タンパク質の低下は炎症経過に対する反応であり、体が恒常性を再構築しようとしている。

9. 患者の栄養必要量を再計算しなさい。
   タンパク質必要量は増大していると考えられる（2g/kg体重、36g/日）。Penn Stateの式で計算した代謝率は2,330kcalである。
   Penn Stateの式：

$$HBE (1.1) + Ve (32) + T_{max} (140) - 5340$$
$$1500 (1.1) + 15.6 (32) + 39.3 (140) - 5340$$
$$1667 + 499 + 5502 - 5340 = 2330$$

臨床シナリオ──続き

経過ごとの臨床シナリオ（解答例を併記）

HBE：実際の体重を用いるハリス-ベネディクトの式（Harris Benedict Equation）、
V_e：L/分で表す分時換気量、
T_{max}：℃（摂氏度）で表す過去24時間の最高体温

2回目再評価による状態変化

入院6日目、手術室にて再度デブリードマンを実施した。手術中に経鼻空腸チューブを留置。手術が終了した現在もまだ熱があり、分時換気量が高い。十分な血圧を維持するために輸液投与が必要である。栄養士は、患者が安定し、経鼻空腸チューブによる経腸栄養法を開始できるかどうかを回診時に尋ねている。救命治療のチームは術後すぐの割には血行動態が十分に安定しており、経腸栄養を開始することができると考えている。どのような栄養剤を用いたらよいだろうか。免疫能を高める経腸栄養剤は適応だろうか。

10. 免疫機能を高めるとされる数種の栄養素を組み合わせた免疫増強栄養剤が市販されているが、この患者のような重篤患者はこのルーチンの使用の適応ではなく、禁忌であると思われる。

    膵炎における経腸栄養の研究ではほとんどがペプチド主成分の経腸栄養剤を使用しており、この症例にもこれが適している。しかし、高分子の栄養剤でも同じくうまくいく可能性がある。1.0kcal/mL剤を使用する場合には、投与量は約3L/日になり、1.5kcal/mL剤であれば約2L/日になる。

ペプチド主成分の栄養剤による経腸栄養法が経鼻空腸チューブを用いて開始され、その後3～4日間は目標速度に向けて漸増された。腹部膨満、疼痛、嘔気および嘔吐などの異常はなく、忍容性が示された。経腸栄養法が進行するにつれてPNを漸減させ、経腸栄養法が目標に到達してからPNを中止した。

に挿入する必要がある。経胃瘻的空腸栄養チューブは胃チューブからの胃排出と空腸瘻チューブからの経腸栄養を同時に可能にすることから、標準の胃瘻造設術よりも大きな効果がある。現在実施されている試験では、高齢者における大規模手術後の予後改善のために栄養療法に魚油を使用する効果を評価している。初期の結果からは、全身性炎症、除脂肪量減少、体重減少の軽減が期待できた（Miller et al., 2010）。

術後の固形食導入の時期は患者の覚醒状態の程度と消化管の状態によって異なる。一般的導入としては、清澄流動食から始めて全流動食へと進め、最終的に固形食へと時間をかけて数段階の食事を進行させてきた。しかし、消化管が機能し多少の流動食に忍容性がみられても、すぐに固形食を導入できないとする生理学的根拠は存在しない（Lewis et al., 2009）。外科手術を受けた患者には、清澄流動食ではなく通常の固形食を与えることができる。

ウェブサイトの有用情報

American Society for Parenteral and Enteral Nutrition A.S.P.E.N.
http://www.nutritioncare.org

American Burn Association
http://www.ameriburn.org

Burn Nutrition
http://www.burnsurgery.com/Modules/burnmetabolism/pt2/index_nutrition.htm

Surgical Nutrition: Tutorial
http://www.surgical-tutor.org.uk/default-home.htm?core/ITU/nutrition.htm ～ right

引用文献

American Dietetic Association: *Critical illness: glucose control. Evidence-analysis library.* Accessed 25 October 2010 from http://www.adaevidencelibrary.com/topic.cfm?cat=4083&auth=1.

A.S.P.E.N. Society of Critical Care Medicine (SCCM) and American Society for Parenteral and Enteral Nutrition (A.S.P.E.N.): Guidelines for the provision and assessment of nutrition support therapy in the adult critically ill patients, *JPEN J Parenter Enteral Nutr* 33:277, 2009.

Blackburn GL: Nutrition support in the intensive care unit: an evolving science, *Arch Surg* 145:533, 2010.

Brady M, et al: Preoperative fasting for adults to prevent perioperative complications, *Cochrane Database Syst Rev* 4:CD004423, 2003.

Brady M, et al: Preoperative fasting for preventing perioperative complications in children, *Cochrane Database Syst Rev* Oct

7(4):CD005285, 2009.

Breen H, Ireton-Jones C: Predicting energy needs in obese patients, *Nutr Clin Pract* 19:284, 2004.

Byrnes MC, et al: Early enteral nutrition can be successfully implemented in trauma patients with an "open abdomen," *Am J Surg* 199:359, 2010.

Chan MM, Chan GM: Nutritional therapy for burns in children and adults, *Nutrition* 25:261, 2009.

Cheatham ML, et al: Nitrogen balance, protein loss, and the open abdomen, *Crit Care Med* 35:127, 2007.

Choban PS, Dickerson RN: Morbid obesity and nutrition support: is bigger different? *Nutr Clin Pract* 20:480, 2005.

Collier B, et al: Feeding the open abdomen, *JPEN J Parenter Enteral Nutr* 31:410, 2007.

Compher C, et al: Best practice methods to apply to measurement of resting metabolic rate in adults: a systematic review, *J Am Diet Assoc* 106:881, 2006.

Cook RC, Blinman TA: Nutritional support of the pediatric trauma patient, *Semin Pediatr Surg* 19:242, 2010.

Deitch EA, et al: Role of the gut in the development of injury- and shock-induced SIRS and MODS: the gut-lymph hypothesis, a review, *Front Biosci* 11:520, 2006.

Dickerson RN: Hypocaloric feeding of obese patients in the intensive care unit, *Curr Opin Clin Nutr Metabol Care* 8:189, 2005.

Dissanaike S, et al: Effect of immediate enteral feeding on trauma patients with an open abdomen: protection from nosocomial infections, *J Am Coll Surg* 207:690, 2008.

Dylewski ML, et al: Malnutrition among pediatric burn patients: a consequence of delayed admissions, *Burns* 36:1185, 2010.

Frankenfield D, et al: Prediction of resting metabolic rate in critically ill adult patients: results of a systematic review of the evidence, *J Am Diet Assoc* 107:1552, 2007.

Galloswitsch-Puerta M, Tracey KJ: Immunologic role of the cholinergic anti-inflammatory pathway and the nicotinic acetylcholine alpha 7 receptor, *Ann NY Acad Sci* 1062:209, 2005.

Ireton-Jones C, Jones JD: Improved equations for predicting energy expenditure in patients: the Ireton-Jones equations, *Nutr Clin Pract* 17:29, 2002.

Jensen GL, et al: Malnutrition syndromes: a conundrum versus continuum, *JPEN J Parenter Enteral Nutr* 33:710, 2009.

Jensen G, et al: Adult starvation and disease-related malnutrition: a proposal for etiology-based diagnosis in the clinical practice setting from the International Consensus Guideline Committee, *JPEN J Parenter Enteral Nutr* 34:156, 2010.

Jeschke MG: The hepatic response to thermal injury: is the liver important for postburn outcomes? *Mol Med* 15:337, 2009.

Joffe A, et al: Nutritional support for critically ill children, *Cochrane Database Syst Rev* Apr 15(2):CD005144, 2009.

Kang W, Kudsk KA: Is there evidence that the gut contributes to mucosal immunity in humans? *JPEN J Parenter Enteral Nutr* 31:246, 2007.

Lewis SJ, et al: Early enteral nutrition within 24 h of intestinal surgery versus later commencement of feeding: a systematic review and meta-analysis, *J Gastrointest Surg* 13:569, 2009.

Malone AM: Methods of assessing energy expenditure in the intensive care unit, *Nutr Clin Pract* 17:21, 2002.

Mayes T, Gottschlich MM: Burns and wound healing. In Matarase LE, Gottschlich MM, editors: *Contemporary nutrition support practice: a clinical guide*, ed 2, Philadelphia, 2003, Saunders.

Miller MD, et al: A Trial Assessing N-3 as Treatment for Injury-induced Cachexia (ATLANTIC trial): does a moderate dose fish oil intervention improve outcomes in older adults recovering from hip fracture? *BMC Geriatr* 10:76, 2010.

Mizock BA: Immunonutrition and critical illness: an update, *Nutrition* 26:701, 2010.

Nose K, et al: Glutamine prevents total parenteral nutrition-associated changes to intraepithelial lymphocyte phenotype and function: a potential mechanism for the preservation of epithelial barrier function, *J Interferon Cytokine Res* 30:67, 2010.

Port AM, Apovian C: Metabolic support of the obese intensive care unit patient: a current perspective, *Curr Opin Clin Nutr Metab Care* 13:184, 2010.

Søreide E, Ljungqvist O: Modern preoperative fasting guidelines: a summary of the present recommendations and remaining questions, *Best Pract Res Clin Anaesthesiol* 20:483, 2006.

Svanfeldt M, et al: Randomized clinical trial of the effect of preoperative oral carbohydrate treatment on postoperative whole-body protein and glucose kinetics, *Br J Surg* 94:1342, 2007.

Walker J, Criddle LM: Pathophysiology and management of abdominal compartment syndrome, *Am J Crit Care* 12:367, 2003.

Yang H, et al: Enteral versus parenteral nutrition: effect on intestinal barrier function, *Ann NY Acad Sci* 1165:338, 2009.

第40章

F・エンリケ・ゴメス
(F. Enrique Gómez, PhD)
マーサ・カウファー-ホルヴィッツ
(Martha Kaufer-Horwitz, DSc, NC)

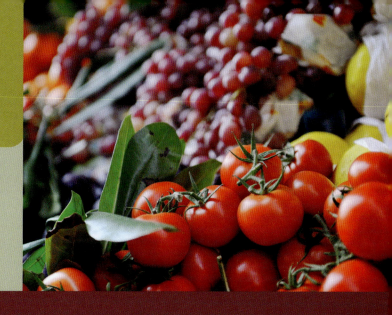

リウマチ性疾患の医学的栄養療法

重要用語

日常生活動作 (activities of daily living [ADL])
抗炎症ダイエット (anti-inflammatory diet)
抗核抗体 (anti-nuclear antibodies [ANA])
アラキドン酸 (arachidonic acid [ARA])
生物学的反応修飾物質 (biologic response modifiers)
カプサイシノイド (capsaicinoids)
慢性疲労症候群 (chronic fatigue syndrome [CFS])
C反応性タンパク質 (C-reactive protein [CRP])
サイトカイン (cytokines)
疾患修飾性抗リウマチ薬 (disease-modifying anti-rheumatic drugs [DMARD])
エイコサノイド (eicocanoids)
線維筋痛症 (fibromyalgia)
痛風 (gout)
若年性関節リウマチ (juvenile rheumatoid arthritis)
変形性関節症 (osteoarthritis [OA])
プロスタグランジン (prostaglandins [PG])
プロスタノイド (prostanoids)
プリン体 (purines)
レイノー症候群 (Raynaud's syndrome)
リウマチ性疾患 (rheumatic disease)
関節リウマチ (rheumatoid arthritis [RA])
リウマチ悪液質 (rheumatoid cachexia)
リウマチ因子 (rheumatoid factor [RF])
強皮症 (全身性強皮症) (scleroderma)
シェーグレン症候群 (Sjögren's syndrome [SS])
滑液 (synovial fluid)
全身性エリテマトーデス (systemic lupus erythematosus [SLE])
顎関節症 (側頭下顎部障害) (temporomandibular disorders [TMD])

リウマチ性疾患およびその関連病態には、関節、腱、靭帯、骨、筋肉、時に内臓など、結合組織や支持構造における炎症と機能喪失の100種以上の症状発現がある。リウマチ性疾患には自己免疫性があると考えられている。原因の特定にも治癒にも至っていないため、対症療法として薬物療法、理学療法や作業療法、医学的栄養療法 (medical nutrition therapy [MNT]) が重要な役割を果たしている。本疾患と対症療法について、表40-1に概要を記載する。

リウマチ性疾患はあらゆる集団に発生する。米国関節症データワークグループ (National Arthritis Data Workgroup) によれば、アメリカでは2,700万人が変形性関節症 (osteoarthritis [OA]) に罹患しており、痛風が300万人、線維筋痛症が500万人、関節リウマチ (rheumatoid arthritis [RA])が150万人、シェーグレン症候群 (Sjögren's syndrome [SS]) が100万〜400万人、全身性エリテマトーデス (systemic lupus erythematosus [SLE]) が161,000〜322,000人となっている (Helmick et al., 2008; Lawrence et al., 2008)。アメリカの全身性強皮症患者数は49,000人と推定されている。アメリカでは関節炎とこの関連疾患が最も有病率の高い慢性疾患であり、アメリカ経済における直接的コストおよび間接的コストとして医療費と収入の喪失を総合すると年間1,280億ドルにも上る (Centers for Disease Control and Prevention [CDC], 2007)。

「関節炎」とは、「関節」を意味するギリシャ語のArthroと「炎症」を意味する接尾辞-itisに由来する一般的な言葉である。関節炎には全身性の自己免疫性リウマチ性疾患と非全身性の

表 40-1 リウマチ性疾患の医学的栄養療法の概要

疾患	医学的栄養療法	代替療法	安全に検討することができるサプリメントまたはハーブ	十分な科学的根拠のない療法
関節リウマチ	菜食、完全菜食、地中海食、抗炎症ダイエット。標準体重を維持するための適切な熱量。栄養失調を来しにくい場合には、RDAの1.5倍のタンパク質。ω-3 PUFAを週に1～2回の魚の摂取に重点を置く脂肪控えめの食事。顎関節痛、食欲不振の必要に応じて修正	運動、瞑想、太極拳、心理療法、リラクゼーション療法	抗酸化栄養素やカルシウム、葉酸塩、ビタミンB_6、B_{12}、DのDRIを満たすのに必要なサプリメント摂取。GLA、魚油。ローズマリー、ウコン、クルクミン、カレー、ショウガなど料理用ハーブ	サルトリイバラ、ウィローバーク(柳樹皮の抽出液)、カノコソウ、ナッツショウガ、ニュウコウジュ、銅または緑青、デビルズクロウ、雷公藤(クロヅル抽出液)、断食、DHEA
変形性関節症	体重管理。食事性のカルシウム、葉酸塩、ビタミンB_6、B_{12}、D、Kの十分な摂取。マグネシウム、抗炎症ダイエット(参考情報40-2)	運動、鍼治療、SAM-e	抗酸化栄養素とカルシウム、葉酸塩、ビタミンB_6、B_{12}、DのDRIを満たすのに必要なサプリメント摂取。グルコサミン、コンドロイチン、油脂、ジアセレイン、アボカド大豆不けん化物、ヒアルロン酸	サメ軟骨エキス
痛風	体重管理。低プリン体食。十分な水分摂取。アルコール、特にビールの制限または除去。甘味料添加飲料およびコーンシロップに含有されるフルクトースの制限	運動。アルカリ性食品。第36章のコラム臨床に関するコラム参照上の有用情報参照		
ループス(全身性エリテマトーデス)	個人の必要性に合わせて食事を調整する。IBWを維持するための熱量。腎炎には、タンパク質、水分、ナトリウムの制限。グルテン不耐性の確認		抗酸化栄養素のDRIを満たすのに応じてサプリメント摂取	
強皮症(全身性)	十分な水分摂取。体重減少の予防と是正に必要な高エネルギー、高タンパク質サプリメント摂取。水分の多い食品。必要に応じてGERDのための食事調整食			
線維筋痛症と慢性疲労症候群	菜食、完全菜食、体重抑制、ω-3脂肪酸摂取	中等度の運動、認知行動療法、ストレス管理、マッサージ	リボフラビン(B_2)、CoQ_{10}、カルニチン	バイオフィードバック、リラクゼーション、クロレラ、ホメオパシー、鍼治療、グアイフェネシン、マグネシウム、SAM-e
シェーグレン症候群	B_6を十分に含有するバランスのとれた食事またはビタミンサプリメント摂取。糖質の多い食品と飲料の制限。咀嚼下を改善するために食物の粘度と大きさを調整する			
TMD	咀嚼を良好にし疼痛を軽減するために、柔らかい食物を少量ずつ食べるバランスの良い食事			

DHEA：デヒドロエピアンドロステロン(Dehydroepiandrosterone)、DRI：食事摂取基準(Dietary reference intake)、GERD：胃食道逆流症(gastroesophageal reflux disease)、GLA：γリノレン酸(Gamma-linolenic acid)、IBW：標準体重(ideal body weight)、PUFA：多価不飽和脂肪酸(polyunsaturated fatty acid)、RDA：推奨量(recommended dietary allowance)、SAM-e：S-アデノシル-L-メチオニン(S-adenosyl-L-methionine)、TMD：顎関節症(側頭下顎部障害)(temporomandibular disorder)

OAの2種類がある。衰弱性と自己免疫性の高い関節炎群には、RA、若年性関節リウマチ、痛風、SS、線維筋痛症、SLE、強皮症がある。OA変形性関節症群には、OA、滑液包炎、腱炎がある。その他のリウマチ性疾患には、脊椎関節症、リウマチ性多発筋痛、多発性筋炎がある。

加齢による身体の変化（体細胞のタンパク質、体液量、骨密度の減少と総体脂肪量の増加）が関節炎の発症と進行の一因となりうる。老化している身体部分の量により、炎症過程に影響を及ぼす神経内分泌調節因子、免疫調節因子、代謝に変化が生じる。したがって、近年本疾患の頻度が上昇しているのは、アメリカ人口の高齢化によるものと思われる。2030年までに、アメリカ人の約20%（約7,200万人）が65歳を超え、そのままリウマチ性疾患のハイリスク集団となる（National Institute of Arthritis and Musculoskeletal and Skin Diseases [NIAMS], 2006）。

残念ながら、ほとんどのリウマチ性疾患の原因は明らかにされていない。しかも、皮膚や血管など他の器官にも及ぶ疾患もある。リウマチ性疾患には治癒例が知られておらず、通常慢性であるが、短期間または間欠的持続を伴う急性発作がみられることもある。慢性関節炎の病態により、症状のない沈静期間と、原因を特定できないまま症状が悪化する再燃期間が交互に出現する。危険因子としては、反復性の関節損傷、遺伝による軟骨の脆弱性、遺伝による易罹患性、家族歴、性別、環境因子がある。

参考情報 40-1

ω-3およびω-6PUFA由来のエイコサノイド産生

エイコサペンタエン酸（20:5, ω-3）

トロンボキサンA_3：弱い血管収縮作用と弱い血小板凝集作用
プロスタサイクリンPGI_3：血管拡張作用および血小板凝集抑制作用
ロイコトリエンB_5：弱い炎症誘導作用および弱い化学走性

アラキドン酸（20:4, ω-6）

トロンボキサンA_2：血管収縮作用と強力な血小板凝集作用
プロスタグランジンE_2：血管拡張作用および血小板凝集抑制作用
ロイコトリエンB_4：炎症誘導作用と強力な白血球の化学走性および接着誘導性

ジホモ-γ-リノレン酸（DGLA）（20:3, ω-6）

トロンボキサンA_1：抗炎症作用、疼痛緩和作用
プロスタグランジンE_1：血管拡張作用、単球および好中球の機能抑制、血小板凝集抑制
ロイコトリエンB_3：きわめて弱い炎症誘発作用

PUFA：多価不飽和脂肪酸（Polyunsaturated fatty acid）

出典：Galli C: Effects of fat and fatty acid intake on inflammatory and immune responses: A critical review, Ann Nutr Metab 55:123, 2009.

病態生理と炎症

炎症は健康と疾患において重要な役割を演じている。正常では、感染症、損傷、毒性、あるいは体液および細胞の貯留による創傷を受けた組織を、保護し修復するために炎症過程が生じる。通常、原因が解消されると炎症が鎮静する。炎症が関節への負荷によるもの（OA）であっても、自己免疫性の反応（RA）であっても、抑制不能の炎症反応が生じると修復よりも損傷の方が大きくなる。

多価不飽和脂肪酸（Polyunsaturated fatty acids [PUFA]）は、エイコサノイド（*eicos*はギリシャ語で「20」を意味する）と呼ばれる強力な炎症調節因子群の前駆体として、炎症における重要な役割を演じている。エイコサノイドには、プロスタグランジン（prostaglandins [PG]）、トロンボキサン（thromboxanes [TX]）、ロイコトリエン（leukotrienes [LT]）などがある。PGおよびTXは酵素シクロオキシゲナーゼ（cyclooxygenase [COX]）による代謝産物であり、プロスタノイドと呼ばれる。LTは酵素リポキシゲナーゼによる代謝産物である。プロスタノイドの合成では、COXの反応で上流のPUFAの二つの二重結合が外れ、リポキシゲナーゼの反応では二重結合が外れない（参考情報40-1および第6章参照）。

基質として用いられたPUFAによって異なるエイコサノイドが産生される。アラキドン酸（arachidonic acid [ARA]）（20:4、ω-6）は、2系のPGおよびTXと、4系のLTの前駆体である。エイコサペンタエン酸（20:5、ω-3）が基質であると、3系のPGおよびTXと5系のLTが産生される。また、ジホモ-γ-リノレン酸（dihomo-γ-linolenic acid [DGLA]）（20:3、ω-6）が1系のPGおよびTXと3系のLTの前駆体である。

ARAは炎症に関与する細胞（マクロファージ、好中球、繊維芽細胞）の細胞膜に豊富であることから、2系のプロスタノイド（PG_2およびTX_2）が最も豊富であり、最も強力な炎症性エイコサノイドである。一方、DGLA由来のPG_1とTX_1には抗炎症作用がある。このため理論的には、少なくともリウマチ性疾患の長期的管理では、抗炎症性のプロスタノイドの合成を高めるPUFAの豊富な食事が望ましいが、通常は治療薬の代替にはならない。

医学的診断と治療

正確に診断を下すには、症状の完全な経緯と詳細な身体診察が基礎になる。しかし、臨床検査を実施すれば、さらに精密な診断を下し、適切な治療を特定するのに有用である。

生化学検査

急性期タンパク質とは炎症状態の間、濃度が25%以上上昇する血漿タンパク質のことである。リウマチ性疾患の検診やモニタリングには、従来リウマチ因子（rheumatoid factor

[RF]）とC反応性タンパク質（C-reactive protein [CRP]）の2種類の急性期タンパク質が使用されているが、両者は非特異的であり、感染症や最近の心臓発作をも示す可能性がある。「リウマチ因子」という言葉は、リウマチ患者の血清中に発見された自己反応性抗体群（正常なIgGに対する異常なIgM）を表すのに用いられる。米国リウマチ学会（American College of Rheumatology [ACR]）は、患者の現時点の疾病活動度を判定するために、症状および機能状態の精密検査とX線検査に加えて、RFおよびCRPの定期的な測定を推奨している。

多くの自己免疫疾患では、抗核抗体（Antinuclear antibodies [ANA]）の存在がみられ、正しく利用すれば正確な診断に役立つ。抗好中球細胞質抗体および筋炎特異的自己抗体も、同じくリウマチ性疾患の存在を示すデータとなりうる。RA（関節リウマチ）の管理ではRFおよび抗環状シトルリン化ペプチド抗体の測定値により固有のデータが得られる（Colgazier and Sutej, 2005）。尿分析または関節の滑膜から分泌される滑液の分析に加え、補体、全血球計算、クレアチニン値、ヘマトクリット値、白血球数など血液検査がルーチンに行われる。

薬物治療

リウマチ性疾患の治療に用いられる薬剤の多くは疼痛と炎症を緩和し、治癒ではなく症状抑制が期待される。アセトアミノフェン（Tylenol）などの鎮痛薬は効果的な疼痛緩和薬である。炎症の軽減に用いられることの多い薬剤は、COX（シクロオキシゲナーゼ）活性の阻害によりPG（プロスタグランジン）合成に影響を与え、PG産生を低下させる。糖質コルチコイド療法とは、（糖質コルチコイドが）細胞質内で受容体と結合して複合体を形成し、転写因子として核内に移動して酵素であるホスホリパーゼの発現を妨げることで、細胞膜リン脂質からのアラキドン酸放出を抑制するものである。

イブプロフェン（AdvilまたはMotrin）およびナプロキセン（Aleve）など非ステロイド抗炎症薬（Nonsteroidal antiinflammatory drugs [NSAID]）は、COX-1酵素活性の阻害により体内でのPG産生を遅延させる。ほとんどのリウマチ性疾患治療では有用な手段と考えられている。しかし、NSAIDの長期的使用により、胃炎、潰瘍、腹部の灼熱感、疼痛、筋痙攣、嘔気、消化管出血、腎不全なども消化管の問題として生じる（表40-2、第9章および付録31参照）。セレコキシブ（Celebrex）などCOX-2阻害薬（COX-2 選択的NSAID）は、症状緩和作用が他のNSAIDに匹敵し、消化管および心血管への毒性が少ない可能性が示されている。ナプロキセンおよびセレコキシブは他のNSAIDよりも安全であると思われる（Food and Drug Administration, 2005）。

生物学的反応修飾物質は、この疾患のさまざまな因子を選択的に標的とする種類の薬剤であり、アナキンラ（Kineret）などインターロイキン（interleukin [IL]）-1を直接標的とするもの、アダリムマブ（Humira）、エタネルセプト（Enbrel）、インフリキシマブ（Remicade）など腫瘍壊死因子（tumor necrosis factor [TNF]）-αを標的とするものがある。こうした分子はタンパク質であり、経口投与により生物学的活性が壊れることが予想されるため、注射（静脈注射または皮下注射）で投与される。主な欠点としては、コストが高く、患者一人当たり年間に3万ドルの費用がかかる（American College of Rheumatology [ACR], 2006）。以上の薬剤を投与する患者には慢性の感染症について監視する必要がある。

コルチゾン（Cortone）、プレドニゾン（Deltasone）、メチルプレドニゾロン（Medrol）、ヒドロコルチゾン（Cortef）などコルチコステロイド（副腎皮質ホルモン）は免疫系を抑制して炎症を抑え、多くのリウマチ性疾患に望ましい治療薬となっている。副腎皮質ホルモンの副作用には、高血圧、高血糖、体重増加、骨粗鬆症の可能性がある。ステロイドの低用量投与により、多関節型若年性RAのほとんどの炎症症状を抑制することができる。副腎で産生されるホルモン、デヒドロエピアンドロステロン（Dehydroepiandrosterone [DHEA]）は有効性が示されなかった。

RA治療に用いられる最も強力な抗炎症薬であるステロイドには広範囲にわたる異化作用があり、負の窒素バランスを招くことがある。また、高カルシウム尿症とカルシウム吸収低下が骨粗鬆症のリスクを高める可能性がある（第9章および第25章参照）。骨減少を最小限にするために、カルシウム（1g/日）とビタミンD（1,000IU/日以上）の同時投与と骨状態のモニタリングが提言されている。血清中カルシウム濃度が11mg/dLを超えず、25-OHビタミンD濃度が35ng/mL未満にならないように配慮する。浮腫が生じることが多く、ナトリウム制限食および水分制限食などに食事を変更する必要が出てくる場合もある。このほか、ステロイド使用の副作用として、クッシング様症候群および消化管出血がある。

未確認の療法

最新の薬剤でも治癒や永久的症状緩和を約束することができないことから、多くの人が救いを求めて代替療法へと向かっている。インターネットへのアクセスが増えるのに伴い、改善法や異論の多い療法に触れる機会が多くなる。アメリカのリウマチ研究者による最近の調査では、リウマチ性疾患の多くの代替療法に肯定的な意見が拡大していた（Manek et al., 2010）。

自助療法の好ましい効果の事例が報告されることが多いが、概して因果関係を示すデータは発表されていない。何らかの改善がみられる場合、通常プラセボ効果であるか、あるいは悪化したのちに改善期間が来る特徴的な周期によるものである可能性がある。科学的に安全かつ有効であることが実証された療法であれば奨励することができるが、科学性が乏しい療法に関しては注意が必要である。

療法の中には薬剤を基礎としているものもある。アスピリンのサリチル酸塩はウィローバーク由来のものである。これは何世紀もの間、疼痛と炎症の治療薬として活躍してき

表 40-2

関節炎治療薬の栄養学的副作用

副作用	従来のNSAID	COX-2	サリチル酸塩	生物学的反応修飾物質	鎮痛薬	コルチコステロイド（副腎皮質ホルモン）	DMARD
消化管潰瘍形成、消化管出血	X*	X†	X			X	
消化不良	X	X	X				X
嘔気および嘔吐	X	X	X		X		X
口腔内潰瘍							X
下痢	X	X	X				X
多尿						X	
多渇症						X	
便秘					X		
口腔乾燥					X		
食欲の喪失					X		X
腹部および胃の痙攣	X	X	X	X			X
口腔の金属味							X
舌の過敏および疼痛							X
歯肉炎または歯肉出血							X
葉酸塩拮抗作用							X
ビタミンCの排泄増加または吸収減少	X		X				
鉄喪失	X						
カリウム喪失						X	
ビタミンB_6喪失						X	X
カリウム血中濃度上昇	X						
マグネシウム喪失						X	
浮腫	X	X	X			X	
肝疾患							X
胆嚢疾患							X
腎疾患							X
タンパク尿							X
血圧の変化				X		X	X
高血糖						X	
骨粗鬆症						X	
体重増加						X	
尿閉					X		
血栓性心血管発作		X					

COX：シクロオキシゲナーゼ（Cyclooxygenase）、DMARD：疾患修飾性抗リウマチ薬（disease-modifying antirheumatic drug）、NSAID：非ステロイド抗炎症薬（nonsteroidal antiinflammatory drug）
*ジクロフェナクナトリウムとミソプロストールとの併合剤では副作用が少ないが、腹痛および下痢のリスクが増大する。
†従来のNSAIDより少ない。

出典：ACR: Guidelines for the management of rheumatoid arthritis, Arthritis Rheum 46:2, 2002; Arthritis Foundation: Arthritis today, 2005 drug guide; Boullata JI, Armenti VT, editors: Handbook of drug-nutrient interactions, Totowa, NJ, 2004, Humana Press.

た。ウィローバークおよびショウガは化学的組成がNSAIDと似ており、疼痛を緩和することができるが、過剰な抗凝血作用が問題となっている（Marcus, 2005）。カノコソウ、ナツシロギク、ニュウコウジュ、クルクミンについては、RA治療への有用性に関して推奨事項が作成される前にさらに研究を重ねる必要がある（National Center for Complementary and Alternative Medicine [NCCAM], 2009）。

実験的食事療法の多くはコストの面を除けば有害ではないが、自己治療法の中には有害なものもある。銅または緑青、サメ軟骨、デビルズクロウ、エキナセア、グアイフェ

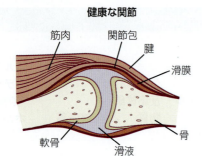
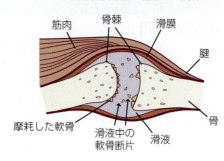

図40-1 健康な関節と重度の変形性関節症に罹患した関節。
出典：National Institute of Arthritis and Musculoskeletal and Skin Diseases: Handout on health: osteoarthritis, National Institutes of Health, Department of Health and Human Services, NIH Publication Number 06-4617, July 2002, revised May 2006.

ネシン、アルファルファ、自然薯、メチルスルホニルメタン（methylsulfonylmethane [MSM]）などは回避するのが無難である。コンフリーもアルファルファも、関節炎治癒の可能性があるとして奨励されてきたハーブであるが、両者とも科学者の間では毒性があると考えられている。瞑想、太極拳、リラクゼーション、温熱療法、心理療法は疼痛を軽減させることがある。バイオフィードバック、リラクゼーション、クロレラサプリメント、磁気療法、植物オイル、食事改善法は、一般推奨事項が作成される前に、さらに研究を重ねる必要がある。

変形性関節症

「変性性関節炎」または「変形性関節炎」として知られる変形性関節症（Osteoarthritis [OA]）は関節炎でも最も有病率が高い。肥満、加齢、女性、白人系、高い骨密度、さらに運動選手の反復使用による損傷が危険因子として特定されている。OAは関節の酷使によって生じるもので、基本的には全身性でも自己免疫性でもなく、非対称性の炎症を伴う軟骨の崩壊を呈する。一方RA（関節リウマチ）は全身性の自己免疫疾患であり、関節に対称性の炎症を引き起こす。

病態生理

OAとは、日常的な体重負荷により関節軟骨の喪失を来す慢性の関節疾患である。正常では、関節の軟骨により骨が一方の骨の表面を滑らかに滑ることができる。軟骨の喪失により、異常な骨成長に並行して、硬直、疼痛、腫脹、関節可動域低下、関節の変形を来し、骨棘が生じることがある (Huskisson, 2008)（図40-1および*病態生理と治療管理のアルゴリズム*「変形性関節症」参照）。

OAの罹患が最も多い関節は、遠位指節間関節（指の第1関節）や拇指関節、特に体重の負荷を支えている膝、股関節、足首、脊椎の関節である（図40-2）。肘、手首は比較的頻度が少ない。OAの症状は一般に体重の負荷や運動により悪化し、休息によって改善する疼痛であり、非活動的な期間を経て朝のこわばりや罹患関節に「水がたまる」という報告が多い。先天的かつ機械的な攪乱によって生じる関節の疾患もOAの一因となる。炎症が生じることもあるが、一般に軽度であり限局性のものである。

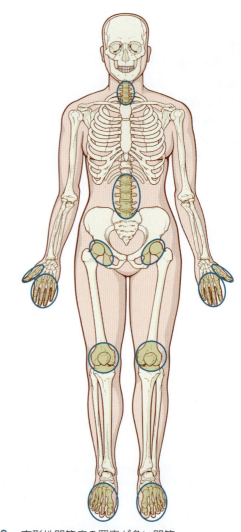

図40-2 変形性関節症の罹患が多い関節

病態生理と治療管理のアルゴリズム

変形性関節症

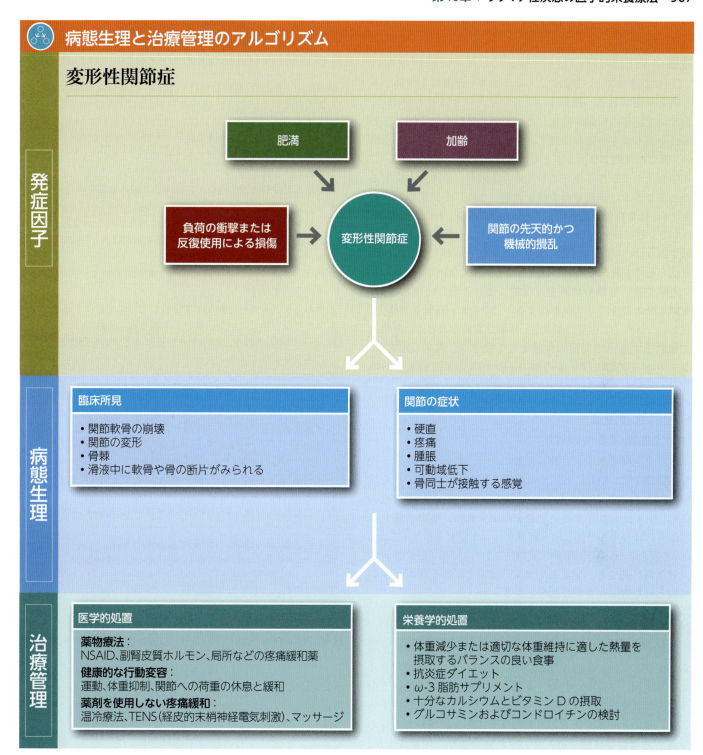

内科的処置と外科的処置

患者の治療歴や疼痛の重症度によって最も適切な治療法を決定すべきである。治療法には薬剤を使用しない療法（患者指導、理学療法、作業療法）や治療薬、外科手術を含め、疼痛抑制、機能改善、健康関連QOLを目標とし、治療による毒性作用を回避する（Huskisson, 2010）。体重減少や標準体重（体格指数[BMI]が18.5〜24.9）への到達がOAを劇的に改善することから、医学的治療の一部とすべきである（第22章参照）。

重度疼痛の症状があるOA患者に、医学的治療が十分に奏効しない場合や、歩行、入浴、着替え、排泄などの日常生活動作（activities of daily living [ADL]）への制限が進行している場合には、整形外科医による評価が必要である。外科的処置の選択肢として、鏡視下創面切除術（関節形成術実施の選択肢）、関節全置換術、骨切り術がある。外科的再建術はかなり成功しているが、良好な栄養摂取、健全な体重の維持、運動のすべ

ての代わりになると考えてはならない。

運動

OAに罹患すると、運動によりエネルギー消費量を増加できる機会が限られる。損傷が生じないようにする正しい形態、あるいは既存の問題が悪化しない形態で運動を行う。関節の保護やエネルギー温存に関する指導のほかにも個別評価を行い、適した運動プログラムと補助装置を推奨することにより、理学療法および作業療法でOA患者に固有の運動を提供することができる。非荷重の有酸素運動（水泳）や関節可動域訓練でも、体重負荷運動でも、いずれも症状軽減、歩行機能向上、OAによる持続的損傷の軽減が実証されている。非荷重の運動であれば、NSAID（非ステロイド系抗炎症薬）投与の併用療法としても有用である（Egan and Mentes, 2010）。

関節が強い衝撃や負荷を反復的に受ける激しい運動では、関節軟骨の変性のリスクが高まる。このため、筋緊張と筋力、正しいフォーム、全身の柔軟性、体調を高めることが、習慣的に運動をする上で関節の保護として役立つ。膝のOAでは、ウォーキングおよび下肢の筋力トレーニングが有用である（Zhang et al., 2008）。

医学的栄養療法

体重と脂肪過多への対処

体重が過剰であると、荷重関節に余計に負荷がかかる。疫学的研究では、OAにとっては肥満と損傷が最も大きな危険因子であることがわかった。BMIが上昇するにつれて膝のOAのリスクも上昇する。肥満を抑制すれば、疾患予防と症状改善によりOAの苦しみも軽減することができる（Holliday et al., 2010）。OAの医学的栄養療法（MNT）では、確立された食事指針に基づき、望ましい体重の達成と維持を促すバランスのとれた食事が重要な部分となる。

抗炎症ダイエット

近年では、地中海食に似ている抗炎症ダイエットが成果をあげている（Marcason, 2010）（参考情報40-2）。抗炎症ダイエットとは、多品目の摂取、新鮮な食品をできるだけ多く取り入れること、加工食品やファーストフードを最小限にすること、果物と野菜をたっぷり摂取することを目標とするものである。適度な運動を組み合わせた食事誘導の体重減少が、膝のOAの有効な治療法になることが明らかにされている（Egan and Mentes, 2010）。体脂肪量の減少が、脂肪組織から分泌される炎症伝達物質の減少をもたらすことから、OAの治療管理では体重減少にも抗炎症効果がある（第22章参照）。

ビタミンとミネラル

活性酸素種が介在する組織損傷の蓄積は、加齢に伴い多くの変性が生じる経路として作用している。しかし、ビタミンC、トコフェロール（ビタミンE）、βカロテン、セレンなど食事性の抗酸化物質の高用量摂取は、全身性OAの治療管理では有効性がないことが明らかにされている（Canter et al., 2007; Rosenbaum et al., 2010）。

OA患者の多くはカルシウムとビタミンDの摂取が不十分である。ビタミンDの血清中濃度が低いと、OAの進行にどのような作用があるのかについて、現在研究が実施されている（McAlindon and Biggee, 2005）。少なくとも食事摂取基準（dietary reference intake [DRI]）の水準まで摂取量を増やすことが重要である。総合的な栄養に関する問診やカウンセリングでは、あらゆる栄養素についてOA患者が入手できる栄養源を確認するだけではなく、特にビタミンB_6、ビタミンD、ビタミンK、葉酸塩、マグネシウムを重視し、摂取量が推奨レベルに達するよう食事を補うサプリメントを特定する。

参考情報 40-2

抗炎症ダイエット

基本原則：多品目、新鮮な食物をたっぷり、豊富な果物と野菜、加工食品および「ファーストフード」はごく少量の摂取を目標とする。

- 野菜や果物を豊富に取り入れる。タマネギ、アルカロイドのソラニンを含有するジャガイモを除く。
- 飽和脂肪を少量にし、トランス脂肪を避ける。
- 植物油および動物性油脂などのω-6脂肪酸の摂取を少なくする。
- オリーブ油、アマニ、クルミ、かぼちゃの種、サケ、イワシ、サバ、ニシンなど冷水域の脂質の多い魚に含有されるω-3 PUFAを多く摂取する。このほか、健康的な油脂にはグレープシード油、クルミ油、キャノーラ油がある。
- スクロース、パスタ、白パン、白米など精製した炭水化物の摂取を少なくする。
- 玄米およびブルガー小麦など全粒穀物を好んで摂取する。
- 鶏肉や魚など脂質の少ないタンパク源を取り入れる。
- 卵、赤肉（牛肉、羊肉など）、バターをはじめとする高脂肪乳製品の摂取を少なくする。
- 精製食品および加工食品の摂取を少なくする。
- 抗炎症作用があるとされるショウガ、カレー、ターメリック、ローズマリーなどの香辛料を取り入れる。
- 植物栄養素の優れた栄養源を取り入れる：あらゆる色の果物と野菜、特にベリー類、トマト、オレンジ、黄色果物、緑黄色野菜。アブラナ科の野菜（キャベツ、ブロッコリー、芽キャベツ）。大豆食品、お茶（特に、白茶、緑茶、ウーロン茶）、少なめのダークプレーンチョコレート。
- 付け加えれば、健康的な範囲内に体重を維持し、運動を取り入れる。

PUFA：多価不飽和脂肪酸（Polyunsaturated fatty acid）
出典：Sears B: Anti-inflammatory diets for obesity and diabetes, J Am Coll Nutr 28:482S, 2009; Web MD: Anti-inflammatory diet: road to good health? Accessed from "http://www.webmd.com/diet/guide/anti-inflammatory-diet-road-to-good-health"

代替療法

OA患者の疼痛を緩和するために、局所的手当、徒手療法、鍼治療などさまざまな代替療法が提唱されてきた。唐辛子に含有されるカプサイシノイドには脂肪酸が結合する受容体が存在し、この結合により小径の痛覚神経線維が刺激されるが、その後末梢からの疼痛感覚を伝達する主要化学物質と考えられているサブスタンスPが欠乏することにより感覚伝達が遮断される。局所的な灼熱感を軽減するニトログリセリンを併用して、カプサイシンを塗布することにより、OA患者の疼痛を軽減することができる(Kosuwon, 2010)。また、ある種のパルス電磁場療法では、電磁場の利用により骨や軟骨の成長に作用する可能性があり、永久磁石の利用ではある種の条件下で一時的な疼痛緩和が得られる(Pittler et al., 2007)。

関節炎財団(Arthritis Foundation [AF])によれば、S-アデノシル-L-メチオニン(S-adenosyl-L-methionine [SAM-e])600〜1,200mg/日の服用も、OA患者の疼痛緩和と歩行改善に有望であるが、医師の監視がなければ服用してはならないとされている(Arthritis Foundation [AF], 2007)。OA患者への鍼治療についても、系統的レビューおよびメタ分析により有益性が明らかにされた(Kwon et al., 2006)。

薬物療法の必要性を減らすために利用されている代替療法としては、ほかにもグルコサミン硫酸塩、コンドロイチン硫酸塩、油脂、ハーブの摂取がある。このほかにも、ジアセレイン、アボカド大豆不けん化物、ヒアルロン酸は症状への効果があり毒性が低いが、全般的な効果は小さい(Zhang et al., 2007)。こうした代替療法の提唱者は、関節の疼痛や圧痛の漸減、歩行の改善、服用中止後の改善持続、短期使用による無毒性の報告に言及している(AF, 2005a)。

グルコサミンとコンドロイチン

コンドロイチン硫酸ナトリウム(コンドロイチン硫酸塩)およびグルコサミン塩酸塩(グルコサミン)は、ともに軟骨形成にかかわっているが、疼痛を取り除く作用機序は特定されていない。データは少ないが、グルコサミン硫酸塩の経口投与、静脈内投与、筋肉内投与、関節内投与により、関節の疼痛と圧痛に漸減がみられ、関節可動域および歩行速度の改善が示されている(Huskisson, 2008)。グルコサミンは一定した有益性をもたらしており、OA患者の症状スコアに50%を超える改善がみられている。イブプロフェンと同等またはこれを超える効果がみられる症例もある(McAlindon and Biggee, 2005)。アメリカでは、全栄養関連製品の売上高の上位3位までにグルコサミンとコンドロイチンが入っている。

国立衛生研究所(National Institutes of Health [NIH])はグルコサミン/コンドロイチン関節炎介入試験(Glucosamine/Chondroitin Arthritis Intervention Trial [GAIT])を開始し、まずアメリカで膝OAに対するサプリメント効果を検討する大規模多施設共同臨床試験が実施された。中等度から重度の疼痛患者群では、グルコサミン1,500mg(500mgを1日3回)およびコンドロイチン1,200mg(400mgを1日3回)の投与により、統計的に有意な疼痛緩和が認められたが、軽度疼痛患者では認められなかった。疼痛が20%以上軽減したことを報告したのは、プラセボを服用した患者では54%であるのに対して、グルコサミンとコンドロイチンを服用した患者では79%であった。被験者集団の規模が小さいため、以上の所見は予備的な結果と考えられている(National Institutes of Health [NIH], 2008)。あらゆる患者に有効というわけではないが、グルコサミン硫酸塩とコンドロイチン硫酸塩の安全な用量は、それぞれ分割投与で1,500mg/日、1,200mg/日である(AF, 2005a)。GAITをはじめとする試験では耐糖能の変化はみられなかった(NIH, 2006)。3,000人以上を対象とするメタ分析の報告では、グルコサミン経口投与により血液、尿、糞便のパラメーターに有害作用が認められることはなく、深刻な副作用または致死性の副作用が生じることもなかった(Anderson et al., 2005)。これに対して、コンドロイチンは一般的な抗凝固薬と化学構造が似ており、これを併用している場合には過度の出血が生じる可能性がある。また、貝類甲殻類のアレルギー患者では、コンドロイチンによってもアレルギー反応が誘発される可能性がある。

関節リウマチ

関節リウマチ(Rheumatoid arthritis [RA])は、衰弱させ長引くことの多い自己免疫疾患であり、個人的、社会的、経済的に計り知れない影響を及ぼす。OAよりも少ないが、通常重症度は高い。RAでは、間質組織、血管、軟骨、骨、腱、靱帯のほか、関節表面を覆う滑膜が侵される。男性よりも女性に多く生じる。一般に、発症のピークは20〜45歳である。

発症後、数多くの鎮静と悪化を繰り返すが、2、3ヵ月または数年だけ持続したのちに完全に消失する人もいる。RAでは何らかの関節が侵されるが、四肢の小さな関節——典型的には手足の近位指節間関節(指の第2関節)——に及ぶことが最

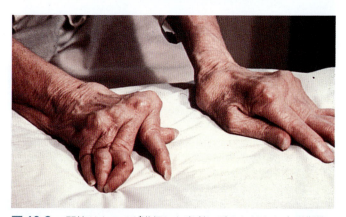

図40-3　関節リウマチが進行した患者。手のねじれと中手指節関節(指の付け根)の腫脹が典型的症状である。
出典:*Damjanov I: Pathology for the health-related professions, ed 3, Philadelphia, 2006, Saunders.*

も多い(図40-3)。

病態生理

RAとは慢性の自己免疫性全身疾患であり、サイトカインと炎症過程が何らかの働きをしている。RAの関節の症状とは慢性の炎症であり、炎症が滑膜に始まり、その後関節軟骨の損傷へと進行する(*病態生理と治療管理のアルゴリズム「関節リウマチ」*)。RAの正確な原因は依然として明らかにされていないが、何らかの働きをする遺伝子が発見されている。引き金になっているのは、ウイルスまたは細菌感染症ではないかと考えられている。お茶を多量に摂取すると、RA発症のリスクが高まることを示唆する試験もあるが(Walitt et al, 2010)、お茶に保護作用があることを示す試験も見受けられる。さらに研究が必要であることは明らかである。

病態生理と治療管理のアルゴリズム

関節リウマチ

発症因子
- 炎症
- 自己免疫疾患
- 遺伝的易罹患性
- ウイルスまたは細菌感染症
- ホルモン因子

→ 関節リウマチ

病態生理

関節の症状
- 熱感
- 発赤
- 腫脹
- 疼痛
- 硬直
- 機能喪失

関節の事象
- 滑膜の慢性炎症
- 関節の軟骨と骨の損傷
- 関節周囲の筋肉、靭帯、腱の脆弱化

関節以外の事象
- 全身の骨喪失
- リウマチ悪液質
- 消化管粘膜の変化
- 貧血
- シェーグレン症候群
- 心血管疾患

治療管理

医学的処置
ルーチンのモニタリングと実施される処置
診察、血液検査、尿検査、臨床検査、X線検査
薬物療法
DMARDS(疾患修飾性抗リウマチ薬)、生物学的反応修飾物質、鎮痛薬、NSAID(非ステロイド抗炎症薬)、副腎皮質ホルモン
健康的な行動改善
- 安静と運動
- 関節のケア
- 負荷の軽減

外科手術
関節置換術、腱再建術、滑膜切除術

栄養学的処置
- 健康的なバランスの良い食事
- アレルゲンと考えられる食物の回避
- 十分なビタミンBの摂取
- 十分なカルシウムとビタミンDの摂取
- ω-3脂肪酸摂取
- 断食後の菜食
- 地中海食

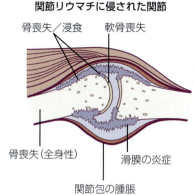

図40-4 正常な関節と、関節リウマチに侵されて滑膜の腫脹がみられる関節との比較。
出典：*National Institute of Arthritis and Musculoskeletal and Skin Diseases: Handout on health: rheumatoid arthritis, NIH Publication Number 04-4179, January 1998, Revised May 2004. National Institutes of Health, Department of Health and Human Services.*

医学的処置

RAの症状に先立ち、リウマチ因子（rheumatoid factor [RF]）が出現すると思われる。疼痛、硬直、腫脹、機能の喪失、貧血がよくみられる。腫脹や硬直は、関節を覆う滑膜内の滑液貯留と周囲組織の炎症により生じる（図40-4）。

RA患者では、全身炎症の反応としての心血管疾患のリスクが高い（Snow and Mikuls, 2005）。これは、特にCOX（シクロオキシゲナーゼ）-2選択的NSAID（非ステロイド系抗炎症薬）に関する重大な考慮すべき所見である。実際には、RA治療に用いられる薬剤の多くに高ホモシステイン血症、高血圧、高血糖を引き起こす可能性があり、このいずれもが心血管疾患の危険因子である。炎症軽減を目的とし、こうした問題のない療法であれば、RAにも心血管にも有益である（Snow and Mikuls, 2005）。

薬物療法

疼痛と炎症を抑制するための薬物療法はRA治療の柱である。サリチル酸塩およびNSAIDが治療の第1選択薬であることが多く、メトトレキサート（methotrexate [MTX]）も同じく一般的であるが、以上の薬剤には重大な副作用が生じる可能性がある。薬剤のクラスや種類は、治療薬への奏効状態、有害反応の発症率および重症度、服薬遵守の状態に基づいて選択される。この治療薬のいずれも、薬剤-栄養素相互作用による副作用が生じる可能性がある。薬剤使用による副作用は栄養の摂取、消化、吸収に影響を及ぼし、ひいては栄養状態に支障を来す（第9章と付録31参照）。

サリチル酸塩は多く用いられている薬剤である。しかし、アスピリンの長期服用により、胃粘膜の損傷および出血、出血頻度の増加、ビタミンCの尿排泄増大が生じる。牛乳や食物、制酸剤と一緒にアスピリンを服用すれば、消化管症状を緩和できることが多い。アスコルビン酸の血清中濃度が異常に低い場合には、ビタミンCサプリメントが処方される（付録30参照）。

疾患修飾性抗リウマチ薬（Disease-modifying antirheumatic drugs [DMARD]）は、関節炎によってさらに関節の損傷が生じるのを遅延または予防する独特の効能により処方される。DMARDにはMTX、スルファサラジン（Azulfidine）、ヒドロキシクロロキン（Plaquenil）、アザチオプリン（Imuran）、レフルノミド（Arava）がある。実際に米国リウマチ学会（ACR）は、新たにRAの診断を受けた患者の多くに、診断後3ヵ月以内のDMARD処方を推奨している。選択薬によっては、副作用として骨髄抑制作用、黄斑損傷、肝障害が生じる可能性がある。DMARDであるMTX治療の主な副作用は葉酸塩の阻害である。MTX治療により血清中ホモシステイン濃度の有意な上昇が引き起こされるが、これは葉酸サプリメント投与と適切なバランスの食事によって是正できる。MTX療法の有効性を低下させることなく、消化管障害に対する保護と赤血球産生の維持のため、MTXの毒性を打ち消すサプリメント摂取が推奨される。MTXを服用している患者の好中球減少症、口腔潰瘍、嘔気、嘔吐を予防するためには、サプリメントの長期投与が重要となる（付録31と第9章および第31章参照）。

D-ペニシラミンはもう一つのDMARDで、T細胞数減少、マクロファージ機能の阻害、IL-1およびリウマチ因子（RF）の産生抑制により、免疫抑制剤として作用する。このほかにもDMARDには、金製剤や抗マラリア薬があり、RA症状の緩解をもたらす可能性がある。金製剤とD-ペニシラミンの投与により、タンパク尿が生じることがある。このため、毒性を継続的にモニタリングする。ミノサイクリン（Minocin）は、軽度RA治療によく用いられる抗生物質である（Cannon, 2009）。

外科治療

RAの外科治療は、薬物療法でも非薬物療法でも疼痛の十分な抑制と満足な身体機能の維持が不可能である場合に検討される。外科治療の一般的な選択肢としては、滑膜切除術、関節置換術、腱再建術がある。

運動

理学療法および作業療法は、新たにRAの診断を受けた患者の初期治療に用いられることが多いが、疾患が進行すると日常生活動作（ADL）に支障が出ることからも治療計画に組み込むとよい。関節機能を維持するため、エネルギーを温存する

だけではなく関節可動域訓練および筋力強化運動の実施も推奨される。RA患者がコンディショニング運動プログラムに参加すれば、初めは積極的でなくとも、疲労や関節症状を亢進させることなく、関節可動域、筋力、有酸素能力、精神的健康を増進させることができる。

RAに伴うリウマチ悪液質と呼ばれる体細胞量の喪失が、骨格筋、臓器、免疫系に影響をもたらす。これが筋力低下と機能喪失を招き、このために合併症発症と死亡が早まる可能性がある。そこで、有酸素運動や筋力トレーニングなどの運動が有用になる。RA患者に運動プログラムを実施する場合には、個人の病態を考慮する。

医学的栄養療法

RA患者に医学的栄養療法（MNT）を実施する際には、栄養管理法や管理モデルが指針として役立つ。第11章参照。全身を見直し、本疾患経過が全身に及ぼしている影響を判定することにより、総合的に栄養状態を評価する。身体診察により、栄養素欠乏症の診断的徴候および症状を把握することができる。使用できる評価項目としては、現時点の体重と経時的体重変化が最も安価かつ非侵襲的で、最も信頼できる。体重の変化は、RAの重症度を測る重要な尺度である。RAにおける栄養失調の特徴的な進行は、過度のタンパク質異化作用に起因している。これは炎症誘発サイトカインと機能障害による廃用性萎縮から引き起こされるものである（Fukuda et al., 2005）。

食事歴として、通常の食事、身体障害の影響、摂取した食物の種類、口腔、食道、腸の障害による食物への忍容性変化を見直しておく。本疾患が食品の買い物や準備、自食能力、食欲、摂取量に及ぼす影響も評価する。除去食など関節炎の治療または治癒になるといわれる食事療法の利用状況を確認する（Smedslund, 2010）（第4章、第6章、第8章参照）。

RAの関節と関節以外の症状発現により、いくつもの経路で患者の栄養状態が影響を受ける。大小の関節が侵されると、食品の買い物、準備、摂取など栄養関連ADL（日常生活動作）の能力が低下する。顎関節が侵されると、咀嚼や嚥下の能力に支障を来すことになり、食事粘度を変えざるを得なくなる。関節以外の症状としては、炎症による代謝率上昇、シェーグレン症候群（SS）、消化管粘膜の変化がある。

炎症により代謝率が上昇すれば栄養素の必要量が増大するが、摂取量は減少することが多い。口腔乾燥症および鼻粘膜の乾燥による味覚の変化、咽頭および食道の乾燥による嚥下障害、さらには薬物療法、疲労、疼痛による食欲不振により、食事の摂取量が減る。消化管粘膜の変化は、摂取、消化、吸収に影響を及ぼす。消化管全体にわたって、RAと使用薬剤の影響が現れる。患者個々の病態に基づき、登録栄養士が最も適切な栄養学的処置を決定し、モニタリングと評価を継続することができる。

食品と症状の再燃との関連を考察する。食物摂取によりRAの疾患経過が改善するか否かは、科学的な議論と関心が続く論点となっている。食物組成の改善または体重の減量など食事療法の処置により、RA症状改善に何らかの臨床的利益が得られる。利益の一部は、食事変更により食物抗原が除去され、免疫応答が減少することから得られる（Karatay et al., 2005）（第27章参照）。

一部の文献では、断食が炎症部位の疼痛緩和に効果があることを示唆しているが、RA症状の有効な療法としては実証されていない（Smedslund et al., 2010）。グルテン除去食である完全菜食により改善がみられる患者もいるが、これは食物抗原に対する免疫応答が減少したためと思われる（第27章参照）。

参考情報40-2で解説する抗炎症ダイエットを検討すべきである。同じような地中海食型の食事療法には、適度な量の赤身肉、飽和脂肪酸の代わりに不飽和脂肪酸、豊富な果物と野菜、魚など、ほぼあらゆる人が日常的な摂取を目指すべき食品が含まれる（図34-6参照）。しかも、こうした食事には十分な栄養があり、全食品群を網羅している（Smedslund et al., 2010）。

食物がRAにおいて何らかの働きをしているとしたら、臨床診断の数年前からそれが始まっているはずである（Pedersen et al., 2005）。牛肉や豚肉にはアラキドン酸（ARA）が含有されており、炎症誘発特性があることが明らかにされている（参考情報40-1参照）。RAとコーヒーまたはお茶の摂取との間の関連は明らかにされていない（Choi and Curhan, 2010）。

エネルギー

RA患者には、実際のエネルギー必要量の客観的測定が行われていない。炎症反応が代謝率に実際に及ぼす影響が明らかにされておらず、個人差もある。また、活動レベルの個人差も大きい。エネルギー必要量を評価するために従来の測定法を用いることもできるが、体重をモニタリングし、望ましい体重または標準体重に到達するために必要とされるエネルギー摂取量に改善する。エネルギー必要量の判定方法を第2章に掲載した。全体的に不動的な患者では、計算式を用いて安静時エネルギー消費量を推定し、経時的な体重変化について補正する。摂取量が乏しいときには、経腸栄養または経静脈栄養が必要となり、慢性の症例では、在宅の栄養支持療法が有用である（第14章参照）。

タンパク質

栄養状態が良好な患者には、同じ年齢と性別のDRIと同等の濃度のタンパク質が必要である。RA患者では年齢を問わず、成長ホルモン因子、グルカゴン、TNF-α産生のために全身のタンパク質分解が高まっている傾向にある。タンパク質は1.5〜2g/kg/日の濃度が必要になる。

脂質

低脂肪食（低脂肪代替食品使用を含む）ではビタミンAおよびEの血清中濃度が低くなり、実際には脂質過酸化反応とエ

イコサノイド産生を刺激し、このためRAを悪化させる。したがって、低脂肪食または脂肪除去食はRAに罹患しやすい患者または罹患している患者には、実際には逆効果になる可能性がある。脂質を除去するのではなく、食事中の脂質の種類を変えると有用であり、関節炎や心血管系にも利益があると思われる。RA患者にはω-3脂肪酸の摂取が多い抗炎症ダイエット（参考情報40-2）により、炎症作用を軽減し、身体機能や体力を高める可能性がある。

ω-3脂肪酸は炎症経路での作用のために、RAの治療で関心が高まっている。このほかにも、海産物由来の油脂やある種の植物油（オリーブ油や月見草油）には、PG（プロスタグランジン）E_1が介在する間接的な抗炎症作用があると考えられている（*注目情報*「脂肪酸と炎症過程」参照）。魚油はRA症状を軽減しNSAIDS（非ステロイド系抗炎症薬）使用が減少する。一般に、この効果は摂取開始から最長12週間遅延するが、中止後最長6週間効果が持続する（Bhangle and Kolasinski, 2011）。食物に含有されるω-3 およびω-6脂肪酸については付録40を参照。

ミネラル、ビタミン、抗酸化物質

数種類のビタミンとミネラルが抗酸化物質として機能し、これによって炎症に効果をもたらす。ビタミンEはまさにそのようなビタミンであり、ω-3脂肪酸とω-6脂肪酸との入れ替えと同じく、サイトカインとエイコサノイドの産生に影響を与え、炎症誘発性サイトカインや脂質メディエーターを減少させる。炎症性であるRAでは、滑液および血漿中の亜鉛以外の微量元素濃度に変化が生じる。RAにおける微量元素濃度の異常は免疫調節サイトカインの変化によるものと思われる（Yazar et al., 2005）。コラーゲンの劣化とエイコサノイドによる炎症誘発は酸化損傷と関連がある。しかし、抗酸化物質濃度の不足が認められないのに、ビタミンC、ビタミンAまたはβカロテンをルーチンのサプリメントとして投与することを支持するような有意なデータは見当たらない。

RA患者では、葉酸、カルシウム、ビタミンD、ビタミンE、亜

注目情報

脂肪酸と炎症過程

2種類の多価不飽和脂肪酸（ω-6およびω-3脂肪酸）は競合的に代謝され、それぞれ対応するエイコサノイドであるプロスタノイド（プロスタグランジン [PG] およびトロンボキサン [TX]）とロイコトリエン（LT）に変換される。エイコサペンタエン酸（EPA, 20:5）およびドコサヘキサエン酸（DHA, 22:6）は、サケ、イワシ、サバ、ニシン、マグロなど冷水域の魚や、魚油、一部の海藻類に豊富に含有されているω-3多価不飽和脂肪酸（PUFA）である。α-リノレン酸（α-Linolenic acid [ALA, 18:3]）も、アマニ油、クルミ油、大豆油、キャノーラ（菜種）油に豊富に含有されているω-3 PUFAである。EPA、DHA、ALAはいずれも競合することにより、炎症を誘発するエイコサノイドを合成せずに、アラキドン酸（ARA, 20:4 ω-6）から2系のPGやTXに代謝される。ARAは動物性食品にのみ含有されている。ヒマワリ油などの油脂に含有されているω-6 PUFA、リノール酸（Linoleic acid [LA, 18:2]）は、ARAの前駆体である。このため、リウマチ患者はこの摂取量を制限する必要がある。

産生される生理活性物質の種類が細胞膜リン脂質に存在するPUFAの種類により決まり、さらにこれは食事に含まれるPUFAの種類によって左右される。理論的には、ω-3 PUFAの摂取量を増加させることによって、ω-6 PUFAと入れ替えることができる。これにより今度は、抗炎症作用を持つプロスタノイド（PGおよびTX）を合成することができるはずである。同じく、ARA摂取量を減らせず炎症が軽減し、魚油サプリメント投与の有益性を高めることができる。

過去20年間の研究では、関節リウマチ患者への魚油サプリメント投与にエイコサノイド合成の有効な変化がはっきりと認められており（Calder et al., 2009; Galli et al., 2009）、経静脈投与でもこれが認められた（Bahadori et al., 2010）。魚油は短期試験で抗炎症効果を発揮しているようであるが、自己反応性T細胞がアポトーシスにより減少するため、長期間の投与ではこの作用が消失する可能性がある。すでに関節リウマチに罹患しており魚油の摂取量が高い場合には、有益性はないと思われる（Calder et al., 2009）。

ω-6脂肪酸摂取減量とω-3油脂摂取増量を従来の薬物療法の代替療法としてはならない。この油脂は食習慣の改善と並行して用いるべきである。関節リウマチ患者には、オーブンや網で焼いた魚を週に1～2回取り入れる食事またはω-3サプリメント（およそEPAが最大50mg/kg/日、DHAが最大30mg/kg/日）を推奨することができる。しかし、米国食品医薬品局（FDA）は、サメ、メカジキ、キングマッケレル（オオサワラ）、アマダイを、回避すべき水銀含有量の高い魚に特定している。魚油サプリメントの質は着実に改善されているが、魚の臭味や副作用がないわけではなく、出血時間の上昇または胃腸障害が生じている。しかし、この症状は通常、用量依存性のものである（Bhangle and Kolasinski, 2011）。

魚油とオリーブ油との併用により、さらに有益性が高まる（Berbert et al., 2005）。オリーブ油の成分がイブプロフェンと同じように、プロスタグランジン合成で働く酵素シクロオキシゲナーゼを阻害する。この作用は、最近になって天然の抗炎症作用があると報道されたオレオカンタール（エキストラバージンオリーブ油の成分）によるものである（Beauchamp et al., 2005）。リウマチ患者の有効用量を決定し、使用への制限があればこれを確認するために、さらに研究を重ねる必要がある。オリーブ油の酸化安定性をさらに向上させるには、抗酸化物質の添加が必要とされる（Lee et al., 2006）。

鉛、ビタミンB、セレンの摂取量がDRIを下回ることが多い。さらに、使用の多いメトトレキサート(MTX)投与により、ホモシステイン濃度上昇の結果として血清中葉酸塩濃度が低下することが知られている。このようにRA患者には、葉酸塩とビタミンB_6およびB_{12}の十分な摂取を促す必要がある。RAの進行段階では、カルシウムおよびビタミンDの吸収不全と骨脱灰が特徴的であり、骨粗鬆症または骨折をもたらす。グルココルチコイドの長期使用も骨粗鬆症を招くことがある。このため、カルシウムおよびビタミンDのサプリメント投与を検討すべきである。さらに、ビタミンDには選択的免疫抑制作用があり、ビタミンD摂取量の増量が有用となる。特定のビタミンまたはミネラルでは血中濃度に薬剤誘発性の変化が生じることから、ビタミンDとE、葉酸、ビタミンB_6とB_{12}では必要最小濃度を超えるサプリメント摂取を支持するデータが増えている。

RAでは、銅とセルロプラスミンの血清中および関節液中濃度の上昇がみられる。血漿中銅濃度は関節の炎症重症度と相関があり、炎症が鎮静するにつれて濃度が低下する。銅の輸送タンパク質であるセルロプラスミンの血漿中濃度の上昇には、その抗酸化作用により保護の役割を果たしている可能性がある。

代替療法

RAに苦しむ患者の間では、代替療法利用の人気が高まっているようである。薬草療法は人気があるが、米国食品医薬品局(FDA)による薬草療法への規制が比較的少ないため、毒性の問題にも対処せねばならない。

γリノレン酸(Gamma-linolenic acid [GLA])は、クロスグリ、ルリジサ、月見草の油脂に含有されるω-6脂肪酸で、抗炎症作用のあるPG(プロスタグランジン)E_1にも、炎症作用のあるPG E_2の前駆体アラキドン酸(ARA)にも変換しうる。同一の酵素をω-3脂肪酸とω-6脂肪酸とで競合するため、この脂質が食事に含有される相対的配分によってどちらの経路が選択されるかが決まると思われる。酵素Δ(デルタ)5デサチュラーゼはGLAをARAに変換するが、食事にω-3脂肪の含有量が高いとω-3経路にこの酵素が多く利用され、これによりGLAをPGE_1産生のために利用することができる。抗炎症作用のあるPGE_1は疼痛、朝のこわばり、関節の圧痛を緩和し、重大な副作用もない。最適投与量と投与期間を決定するには、さらに試験を実施する必要がある。

雷公藤(タイワンクロヅル)(*Tripterygium wilfordii*)は中国で数多くの自己免疫疾患治療に用いられてきた。アメリカでは、一定の質の高い雷公籐製剤は製造されていない。雷公籐の高用量使用および長期使用により、免疫系を抑制するが骨密度が減少する可能性がある(NCCAM, 2009)。

シェーグレン症候群

シェーグレン症候群(SS)とは、外分泌腺、特に唾液腺と涙腺のリンパ球性浸潤に特徴がある慢性自己免疫疾患であり、口腔の乾燥(口腔乾燥症)と眼の乾燥(眼球乾燥症)をもたらす。

病態生理

一般的徴候として、口渇、口腔粘膜の灼熱感、舌(舌炎)と口唇(口唇炎)の炎症、口唇の隅の亀裂(口角炎)、咀嚼と嚥下の困難(嚥下障害)、重度の虫歯、虫歯の進行、夜間の口腔内不快感などがある。SSには、単独のもの(原発性SS)と別のリウマチ性疾患(RA、ループス)による二次性SSとがある。分泌腺の障害が広範囲にわたるために、皮膚、肺、腎臓、神経、結合組織、消化器系の障害にも罹患する可能性がある。

SS患者には嗅覚の障害(嗅覚不全)や味覚の障害(味覚障害)が生じることが多く(Gomez et al., 2004; Kamel et al., 2009)、咀嚼または嚥下の困難のために食生活にも障害が起きる。

SSの発症または進行において、栄養摂取の不足が何らかの役割を果たしている。SS患者では、カルシウムサプリメントの摂取量が高くサプリメント以外のビタミンC、PUFA(多価不飽和脂肪酸)、リノール酸、ω-3脂肪酸の摂取量が低いなど、数種類の栄養素に摂取異常が報告されている。生化学的作用によるビタミンB_6(ピリドキシン)の欠乏症も観察されている(Tovar et al., 2002)。これは、ピリドキシンサプリメント投与により是正することができる。

医学的処置

SSの薬物療法とは眼球乾燥と口腔乾燥の問題に対処するものである。これには、それぞれセビメリン(Evoxac)、ピロカルピン(Salagen)など人工涙液や免疫抑制点眼薬を用いる(AF, 2005b)。

医学的栄養療法

SSは、食欲喪失、体重減少、疲労、咀嚼および嚥下の困難、口腔の感染症、貧血をもたらしうるため、食事療法の目標は症状の緩和と摂食不快感の軽減とされる。口腔乾燥症の処置には、頻回の水洗浄、歯磨き、局所的フッ素使用、無糖チューインガムなどにより虫歯のリスクを軽減させる戦略も取り入れる。唾液(と唾液中に含有される保護物質)が減少することから、虫歯を最小限に抑えるために食事から糖質の食品を減らすか除去する。糖質の食品や飲料を摂取する場合には、すぐに歯を磨き水で洗浄する。

嚥下が課題であるため、インスタント食品が有用になる場合がある。食品はいずれも水分の多いものにし、温度の極端なものは避ける。食形態の調整としては、食品を浸潤させたり十分に煮込んだりして柔らかくすること、肉類や果物を細かく刻んで小さくすることが最も多く、柑橘系果物、刺激の強い食品、香辛料の摂取が制限される。甘味料を添加した酸味のあるキャンディにより唾液分泌を促すことができる。人工

睡液またはレモングリセリンなどの製品も、歯科医や栄養士から推奨される。

本疾患の集団には栄養失調があまり多くないようである。鉄やビタミンC、ビタミンB_{12}、ビタミンB_6、葉酸塩などビタミンの欠乏症の可能性はあるが、十分にバランスのとれた食事や適切なビタミンサプリメントにより容易に回避することができる。

顎関節症（側頭下顎部障害）

顎関節症（Temporomandibular disorders [TMD]）（側頭下顎部障害）では、下側の顎（下顎）と側頭骨を繋いでいる顎関節が侵される。TMDは、筋筋膜性疼痛、関節内障、変性性関節疾患に分類することができる。3つの病態のうち複数が同時に存在することもあり、顎の機能を制御する筋肉または関節に疼痛や不快感をもたらす。

病態生理

重度の顎損傷以外に、TMDの原因を示す科学的根拠はほとんど見受けられない。一般に、身体的または精神的ストレスがこの病態を悪化させるという点で一致している。

医学的栄養療法

食事療法の目標とは、咀嚼時の疼痛を緩和するために食事の粘度を変えることである。国立歯科・頭蓋顔面研究所（National Institute of Dental and Craniofacial Research）によれば、咀嚼の必要または顎を大きく開く必要を最小限にするために、食事の粘度をブレンダーを用いて柔らかくしたり、あらゆる食品を一口大に切り分ける必要があるとされる。また、チューインガム、粘着性の高い食品や、生野菜、キャンディ、ナッツなど硬い食品は回避すべきとされている（National Institutes of Health, 2010）。TMD患者の栄養摂取状態は、総熱量、タンパク質、脂質、炭水化物、ビタミン、ミネラルに関しては、健常者と同じであると思われる。しかし、急性の疼痛が生じているときには繊維質の摂取量が低下することが多い。

慢性疲労症候群と線維筋痛症

慢性疲労症候群（chronic fatigue syndrome [CFS]）および線維筋痛症などの障害にはリウマチ性の症状がみられる。CFSと線維筋痛症とは、疼痛および疲労の同じ症候群の異型であると考える研究者もいる。線維筋痛症の診断を受けた患者の実に50〜70%がCFSの基準も満たしており、その逆もまた同様である（Davis, 2005）。アメリカでは、人口の2〜4%（1,200万人）が線維筋痛症に罹患しており（Lawrence, 2008）、0.007〜2%がCFSに罹患している（Avellaneda Fernández et al., 2009）。女性の罹患者数は男性の2〜4倍である（Mayo Clinic, 2009）。線維筋痛症とCFSの発症因子および病態機序は、現在のところ十分な理解に至っていない。

CFSと線維筋痛症は全身性エリテマトーデス（SLE）または甲状腺機能低下症などの自己免疫疾患と似ている。CSFの寄与因子として、ウイルス病原体、免疫調節不全、中枢神経系機能障害、うつ病、骨格筋障害、アレルギーが提唱されている。線維筋痛症では、中枢神経系機能障害、ミトコンドリア機能不全、栄養素欠乏症をはじめとする全身の異常が示唆されている。

ミトコンドリアに機能不全が生じると、筋肉を使うことによりエネルギー（ATP）が欠乏することになりかねない。症状の一部として、成長不良、筋の協調運動の喪失、筋力低下がある。これが複数の臓器に影響を及ぼし、視覚や聴覚の問題、学習障害、精神遅滞、心疾患、肝疾患、腎臓疾患、消化管障害、呼吸器障害、神経性の問題、自律神経機能異常、認知症などをもたらす（Hassani A et al., 2010）。

病態生理

線維筋痛症では、特定の圧痛点における非関節性疼痛（図40-5参照）や疲労感から、身体機能が低下する症状へと進展する。筋肉の圧痛、睡眠障害、疲労感、朝のこわばり、しびれやうずき、不安やうつの症状、慢性の頭痛、過敏性腸症候群、過敏性膀胱などの症状がある。2009年には、各圧痛点の検査を必要としない線維筋痛症の新たな診断基準が導入された（Wolfe et al., 2011）。新基準は、慢性疼痛の範囲と、疲労感、睡眠障害、認知機能障害をはじめとする身体症状の量に基づく症状重症度スコアとを組み合わせたものである。線維筋痛症の診断は、過敏性腸症候群、顎関節症、突発性腰痛など他の慢性の疼痛症候群と重複することが多い（Staud, 2009）。CFSでは慢性疲労が主な症状である。これが半年以上持続し、低血圧、咽頭痛、多関節痛、頭痛、労作後嗜眠、筋肉痛、集中力の低下が伴う（Avellaneda Fernández et al, 2009）。

医学的処置

CFSの治療計画は多職種チームで実施する必要があり、運動、医学的栄養療法（MNT）、適切な睡眠衛生、低用量三環系抗うつ薬または選択的セロトニン再取り込み阻害薬（selective serotonin reuptake inhibitors [SSRI]）、認知行動療法を取り入れる（Iversen et al., 2010; Lucas, 2006）。

また、過敏性腸症候群、うつ、片頭痛など併存疾患の処置により、CFS患者の生活の質を高めることができる。

三環系抗うつ薬およびSSRIはCFS患者に多く用いられているが、両者は線維筋痛症としてはFDAの承認を受けていない。2剤ともうつと睡眠障害の治療には有用と思われる。副作用として、不穏状態、口腔乾燥、嗜眠、体重減少が生じる可能性がある。線維筋痛症患者の治療には、トラマドール（Ultram）など鎮痛薬が一つの選択肢となる。ごく最近では、線維筋痛症患者にセロトニン・ノルアドレナリン再取り込み

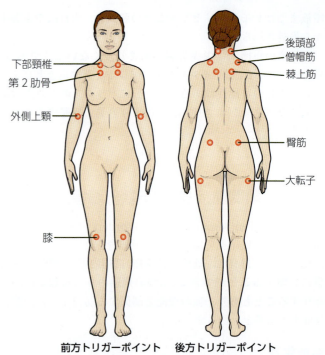

図40-5　線維筋痛症の圧痛点
出典：*the Clinical Slide Collection on the Rheumatic Diseases*, copyright 1991, 1995, 1997. Used by permission of the American College of Rheumatology, Atlanta.

阻害薬（serotonin norepinephrine reuptake inhibitors [SNRI]）のデュロキセチン（Cymbalta）、ミルナシプラン（Savella）や抗痙攣薬プレガバリン（Lyrica）が提言されており、この目的でFDAの承認も受けている（Mease P, 2009; Argoff CE, 2010）。

運動

運動が有効であり、監視下における中等度の有酸素運動、水中エアロビクス（3回／週、12週間以上）が提言されている（Busch et al., 2007; Williams DA, 2009）。同じく、監視下による運動療法、疼痛管理およびストレス管理のグループ講座、マッサージ診療、栄養指導などを取り入れた多職種チームによるリハビリテーション計画により、主観的な健康状態や疼痛強度が改善する（Lemstra and Olszynski, 2005）。

医学的栄養療法

CFS（慢性疲労症候群）のMNTに関するデータは極端に少ない。CFS患者に低血圧が医学的に明らかである場合には、ナトリウムと水分の摂取を高めることが提言されている。除去食または栄養サプリメント使用に関する根拠は強固なものではない（Häuser et al., 2008）が、菜食は抗酸化物質の摂取を高めるため、いくぶん効果があると考えられる（Arranz LI, 2010）。カロテノイド、ビタミンCとEが豊富なベリー類、果物、野菜、根菜、ナッツ、発芽種子、スプラウト（発芽野菜）を取り入れた完全菜食「リビングフード」では、有益性の事例が示されている。天然の抗炎症作用があるケルセチンも（Lucas et al., 2006）、ω-3脂肪酸の摂取と同じく（Maes et al., 2005）有望性を見せている。体重コントロールは患者の症状を改善する有効な方法と思われる（Arranz LI, 2010, Ursini F, 2011）。

ミトコンドリア病にはいずれも特異的治療法は見当たらず、理学療法により筋の運動可動域が広がり機敏性が向上する。リボフラビン、コエンザイムQ、カルニチン（特化したアミノ酸）などのビタミン療法から、疲労と活力のレベルに主観的改善が得られる患者もいる（Hassani A et al., 2010）。

代替療法

症状緩和のために補完代替医療を求めている患者が多い。線維筋痛症患者の調査では、98%がマッサージ療法、カイロプラクティック療法、ビタミンまたはミネラルサプリメントなど数種類の補完代替医療（CAM）を利用していた（Wahner-Roedler et al., 2005）。最近のメタ分析による系統的レビューでは、鍼療法にはわずかながら鎮痛作用があるが、線維筋痛症の処置として単独で用いることは推奨できないとする結論に至っている（Langhorst J et al., 2010）。ホメオパシーにも効果はないことが明らかにされている（Perry R, 2010）。通常の治療には選択肢が少なく、一般に満足が得られていないと思われる。しかし、認知行動療法は線維筋痛症とCFSの両者に有効性を示している（Williams DA, 2009; Avellaneda Fernández et al., 2009）。

痛風

医学の歴史上最古の疾患の一つ、痛風とは、血液中に尿酸が異常な高濃度に蓄積する（高尿酸血症）プリン体の代謝障害である。腎疾患が多くみられ、尿酸腎結石が生じることがある。痛風の進行とともに、症状が頻回に生じ持続時間が長

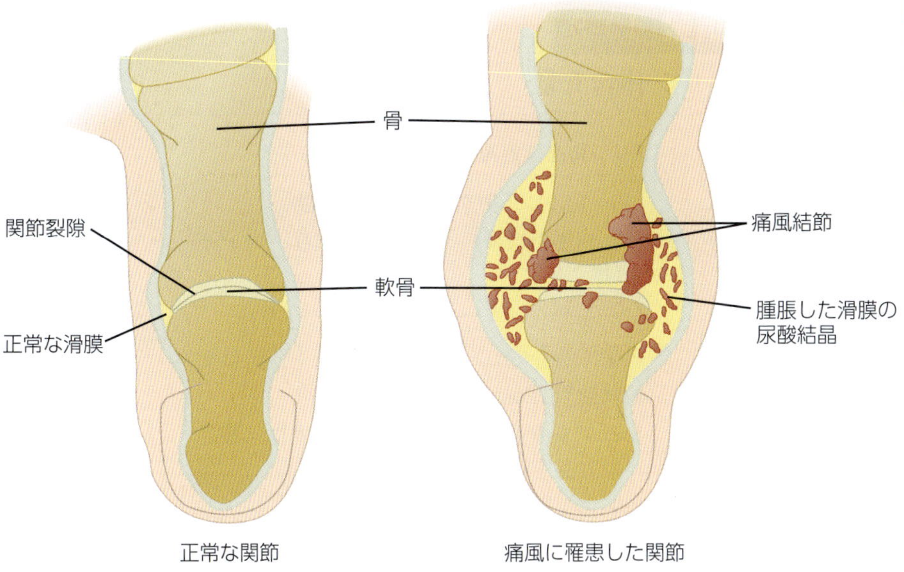

図40-6　痛風に罹患した母趾の関節と正常な関節との比較。
出典：*Black JM et al: Medical surgical nursing, ed 7, Philadelphia, 2005, Saunders.*

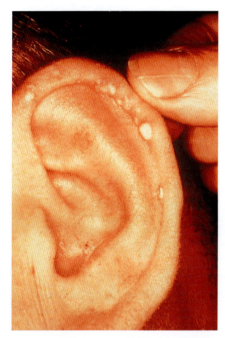

図40-7　長年痛風に罹患している患者の耳の痛風結節。
写真提供：*American College of Rheumatology, Atlanta.*

くなる。残念ながら、痛風の有病率は上昇している（Hak and Choi, 2008; Lawrence et al., 2008）。アメリカでは、有病率が過去数十年間でおよそ倍増しており、他諸国でも増加している。痛風は通常、35歳以降に発症し、大半は男性の罹患である。しかし、年齢とともに男女差が小さくなる（Saag and Choi, 2006）。

病態生理

痛風は限局性の炎症性疼痛の突然かつ急激な発作を特徴とし、通常疼痛が母趾に始まり脚部へと上昇する。尿酸塩の沈着により関節組織が破壊され、関節炎の慢性症状をもたらしうる（図40-6）。小関節やその周辺組織に尿酸ナトリウム塩が形成され、痛風結節として沈着する。慢性の痛風発症の古典的部位は耳輪であるが（図40-7）、これより多いのが母趾または肘である。

痛風の発生機序と血清中尿酸値の調節には、遺伝的因子が重要な役割を演じている（Riches et al., 2009）。痛風の併存疾患の一つが肥満である。体重減量に保護作用があると思われるが（Choi et al., 2005a）、断食または低炭水化物食によるケトーシスも痛風発作を促進させる可能性がある。ときに、外科手術後にこの発作が生じることもある。高血圧症および利尿薬使用も危険因子である（Choi et al., 2005b）。疫学研究では痛風と脂質異常症、糖尿病、インスリン抵抗性症候群との間の関連を示唆している（Fam, 2005）。

医学的処置

治療目標は、急性発作による疼痛の緩和、将来的な発作の予防、痛風結節と腎結石形成の回避である。痛風の一次治療には薬物療法が用いられる（病態が急性であるか慢性であるか、さらに腎機能の状態によって、コルヒチン、アロプリノール、NSAID（非ステロイド系抗炎症薬）など）。血清中尿酸塩濃度を6mg/dL未満に維持すれば痛風発作の再発リスクを低減できる。

痛風は尿酸合成を抑制する薬剤により治療される。プロベネシド（Benemid）およびスルフィンピラゾンは、腎臓での尿酸除去を促進することにより血中尿酸値を低下させる。アロプリノールは尿酸産生を抑制する。プロベネシドもスルフィンピラゾンもコルヒチンと同時投与されることが多い。コルヒチンは尿酸代謝には作用しないが、痛風関節炎の関節疼痛を緩和する。コルヒチンは急性期には最も有用であるが、症状が現れていない期間の予防手段としても必要である。このほか、急性期にはインドメタシンまたはフェニルブタゾンなどの抗炎症薬が用いられることもある。

> ### 参考情報 40-3
> ### 食品のプリン体含有量
>
> **プリン体含有量の高い食品（食品100g中プリン体窒素100～1,000mg含有）**
>
> | | |
> |---|---|
> | アンチョビー | ミートエキス |
> | ブイヨン | ひき肉 |
> | 食用脳 | 二枚貝 |
> | ブロス（肉や魚を煮出して作ったスープ） | ヤマウズラ |
> | コンソメ | 魚卵 |
> | ガチョウ | イワシ |
> | グレイビーソース | ホタテ貝 |
> | 食材用心臓 | 食材用脾臓 |
> | ニシン | 酵母サプリメント（パン酵母および醸造用酵母） |
> | 食材用腎臓 | |
> | サバ | |
>
> このリストの食品は痛風患者（急性期および緩解期）の食事から除くべきである。
>
> **プリン体含有量が中等量の食品（食品100g中プリン体窒素9～100mg含有）**
>
> | 肉、魚 | 野菜 |
> |---|---|
> | 魚 | アスパラガス |
> | 鶏肉 | 乾燥豆 |
> | 肉 | レンズ豆 |
> | 貝類甲殻類 | マッシュルーム |
> | | 乾燥エンドウマメ |
> | | ホウレンソウ |
>
> このグループの肉、魚、鶏肉は1サービング約57～85g、野菜は1サービング1/2カップ（120mL）を毎日食べてもよい。
>
> **プリン体をほとんど含有しない食品**
>
> | | |
> |---|---|
> | パン（白パン）やクラッカー | 果物 |
> | バターまたはマーガリン（控えめに）* | ゼリーのデザート |
> | ケーキやクッキー | ハーブ |
> | 炭酸飲料† | アイスクリーム |
> | 穀物飲料（Postumなど） | 牛乳 |
> | シリアル食品およびシリアル食品を用いた製品 | マカロニ製品 |
> | チーズ | 麺類 |
> | チョコレート | ナッツ |
> | コーヒー | 油脂 |
> | 調味料 | オリーブ |
> | コーンブレッド | ピクルス |
> | クリーム（控えめに）* | ポップコーン |
> | カスタードクリーム | プリン |
> | 卵 | レリッシュ（刻み野菜の甘酢漬け） |
> | 脂肪（控えめに）* | レンネットを使ったデザート |
> | 野菜（中等量群の食品を除く） | 米 |
> | | 塩 |
> | | 砂糖や甘味料† |
> | | お茶 |
> | | 酢 |
>
> このグループの食品は毎日食べることができる。
>
> *脂肪を含有するため控えめに用いる方がよい。
> †フルクトースを含有するため控えめに用いる方がよい。

医学的栄養療法

プリン体代謝由来の尿酸は核タンパク質の一部である。1日のプリン体量の約2/3は内生的な細胞の代謝回転に由来し、残る1/3が食事から供給されるものと思われる（Fam, 2005）。痛風は従来低プリン体食によって治療されてきたが、薬剤が厳格な食事制限の必要性を大きく軽減させた。しかしやはり、痛風管理の栄養ガイドラインを順守することで、患者が積極的にかかわることができる（Zhang et al., 2006）。

第3回米国国民健康栄養調査（National Health and Nutrition Examination Survey）では、成人における肉類と魚介類の摂取濃度上昇と血清中尿酸値上昇との間には相関がみられたが、タンパク質総摂取量との間にはみられなかった（Choi et al., 2005a）。患者へのアドバイスとしては、バランスの良い献立、動物性食品およびアルコールの控えめな摂取、プリン体を多く含有する食品の回避（参考情報40-3参照）、フルクトース含有食品（甘味料を添加した清涼飲料やジュース、キャンディ、甘いペストリー）の摂取制限（Li and Micheletti, 2011）、体重の減量とインスリン感受性改善のための食事分量の抑制や非複合炭水化物の摂取量減量（Hayman and Marcason, 2009）が賢明である。尿酸排泄を助け、腎結石形成の可能性を最小にするために、水分摂取を多くする（半分以上を水として水分を8～16カップ/日）よう促す（Hayman and Marcasom, 2009）。乳製品（牛乳またはチーズ）、卵、植物性タンパク質、サクランボ、コーヒーには保護作用があると思われるが（Choi and Curhan, 2010; Li and Micheletti, 2011）、これはアルカリ性食品の作用による可能性がある。第36章の*臨床上の有用情報*「食事が尿のpHに及ぼす影響」を参照。

強皮症（全身性強皮症）

強皮症とは、線維性結合組織の蓄積を特徴とする慢性の全身性硬化症、つまり皮膚や内臓が硬化する疾患である。女性の罹患が男性の約4倍に上る。指などの四肢先端の虚血または冷感が伴うレイノー症候群が生じ、食事の準備や摂取に困難を来す。シェーグレン症候群（SS）も多くみられるが、患者により個人差がある。

病態生理

強皮症は遺伝的素因による自己免疫性のリウマチ性疾患と考えられている。サイトカイン由来のフリーラジカルによる酸化ストレスが関与しており、線維芽細胞のタンパク質修飾で生じる。(Kurien et al., 2006)。消化管の症状としては、胃食道逆流症、嘔気と嘔吐、嚥下障害、下痢、便秘、便失禁、小腸細菌過増殖（small intestine bacterial overgrowth [SIBO]）がある。関節の硬直と疼痛、腎機能障害、高血圧、肺線維症、肺動脈性高血圧症も多くみられる（Scleroderma Research Foundation, 2005）。

医学的処置

本疾患は通常進行性であるが、必ずしも進行するとは限らず、コラーゲンの過剰産生を是正する治療法が現時点では見受けられないことから、治療の目標は症状緩和と損傷抑制とされる。薬物療法が実施されることが多い。抗TNF（腫瘍壊死因子）療法を用いる試験がいくつか実施されており、有望な結果が若干得られている（Alexis and Strober, 2005）。肺高血圧および腎クリーゼの治療では全般的に良好な結果を見せている（Charles et al., 2006）。診断後の5年生存率は80～85%である。

医学的栄養療法

嚥下障害には栄養学的対処が必要である（付録35参照）。口腔乾燥とこれに伴う虫歯、動揺歯、顔面皮膚の硬化により摂食が困難になりうる（図40-8）。十分な水分摂取、水分の多い食品の選択、無糖チューインガムの使用、唾液代替剤の使用により、口腔に湿り気を与え若干の緩和を得ることができる。胃食道逆流が懸念される場合には、少量かつ頻回に食事を摂り、夜遅くの食事、アルコールやカフェインの摂取、香辛料の多い食事や脂質の多い食事を避けることが推奨される（第28章参照）。

このほかにも乳糖、ビタミン、脂肪酸、ミネラルの吸収不全により、栄養学的問題が生じる可能性があり、サプリメントが必要になる。高エネルギー、高タンパク質のサプリメントまたは経腸栄養により、体重減少を予防または是正することができる。慢性下痢などの問題が持続する場合には、在宅での経腸栄養法または経静脈栄養法が必要になることが多い（第14章参照）。

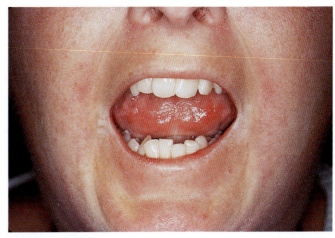

図40-8 顔面の強皮症。長期間罹患している女性の顔面の皮膚は突っ張るように平坦になり、口腔の開口部が小さい。
出典：Wigley FM, Hummers LK: Clinical features of systemic sclerosis. In Hochberg MC et al., editors: Practical rheumatology, ed 3, Toronto, 2004, Mosby.

全身性エリテマトーデス

全身性エリテマトーデス（SLE）は一般には「ループス」として知られている。ループスの有病率は妊娠可能年齢の女性に最も高く、白人よりも黒人とヒスパニック系、アジア系、ネイティブアメリカン系の女性に比較的多い。一般的症状には、四肢の疲労、関節の疼痛または腫脹、原因不明の発熱、皮膚発疹、口腔潰瘍、腎障害がある（NIAMS, 2009）。

病態生理

SLEには遺伝的素因とI型インターフェロンおよび細胞障害性細胞の過剰産生がみられる（Banchereau and Pascual, 2006）。SLEはあらゆる器官系が侵される自己免疫疾患と考えられている。ループスによって腎機能が乱され、タンパク質の過剰排泄をもたらし、腎不全に陥ることが多い。

医学的処置

ループスそのものばかりでなく、使用した薬剤（副腎皮質ホルモン、NSAID（非ステロイド系抗炎症薬）、免疫抑制剤、抗マラリア薬）が、栄養素の代謝、必要量、排泄量に影響を及ぼす。最新の治療法にはがんの化学療法にも使用されるリツキシマブがあり、これが免疫系B細胞の欠乏をもたらす。B細胞の欠乏により、緩解を促進しながらIgGおよびIgMの正常濃度を維持することができる（Smith et al., 2006）。

ループス患者の中には、抗マラリア薬であるPlaquenilが皮膚病変の治癒に効果をもたらす場合もあるようであるが、嘔気、腹部の痙攣、下痢などの副作用がある。症状が腎に及ぶ場合にはシクロホスファミドなど免疫抑制剤が有用と思われるが、消化管や生殖器系の問題が生じる可能性がある。

臨床シナリオ

ベスは47歳の女性。二人の娘が大学に通うために家を出たのち、現在は夫と暮らしている。約5年前、いつも好んで食事に取り入れ食べている食品が硬口蓋に詰まるようになり、これを取り除くために多めの水を飲んでいると語った。この食品は、パスタ（リングイネ、ラザニアなど）、米（チャーハン、パーボイルド米）、シリアル食品（朝食用シリアル、グラノーラ、高繊維質のシリアル）、クッキー、ソーダクラッカーなどである。食事の水分が少ないほど食物を除去することが難しかった。

ベスによれば、口腔衛生に細心の注意を払っていたが、前歯の虫歯と置換歯が増え、嚥下が難しくなったとのことであった。まもなく、固い果物や野菜（リンゴ、桃、ニンジン、キュウリ）、肉も切り分け方によっては噛むのが難しくなった。また、香辛料の多いエスニック料理（メキシコ料理、アジア料理）を食べたり、フルーツジュース（オレンジ、グレープフルーツ、パイナップルのジュース）を飲んだりすると、舌、頬、歯肉に灼熱感を感じるようになったと愁訴した。さらに、地図状舌、口唇炎、口角炎も来していた。サワーブレッドのターキーサンドウィッチを食べると必ず口角が割れて出血する。加えて、就寝時には鼻粘膜および口腔粘膜が乾燥し、目が覚めた時には眼瞼が付着してしまうという問題が生じた。

この経緯から唾液と涙液の分泌低下が示唆され、シェーグレン症候群である可能性が高かった。これが原発性であるのか全身性エリテマトーデスによるものであるのかは、判断できないままである。食事にはタンパク質、食物繊維、ビタミン（特にビタミンB群）、亜鉛が少ないように思われる。徴候と症状のために、重度のリボフラビン（B_2）欠損症に誤診されかねなかった。

栄養診断
1. 咀嚼困難
2. 経口摂取の不足

栄養管理の演習問題
1. この栄養診断をベスの栄養診断とした場合、問題・原因・徴候および症状の記入表を用いて診断書を書きなさい。
2. ベスの摂食困難への対処を支援するためには、どのような栄養指導やカウンセリングを実施したらよいだろうか。
3. 必要なビタミンおよびミネラルのサプリメントを答えなさい。
4. 人工唾液の使用はどのように推奨したらよいだろうか。
5. 推奨事項へのコンプライアンスを判定するためには、食事歴に関してどのような質問をしたらよいだろうか。
6. 諸君なら、リウマチ専門医との相談を検討するだろうか。

医学的栄養療法

SLE治療については、専門の栄養ガイドラインが存在しない。しかしむしろ、食事は患者の個人的必要量に合わせる必要がある。優先すべきことは、本疾患の後遺症への対処と、薬剤が臓器機能や栄養素代謝に及ぼす影響への対処である。乱れた腎機能とステロイド誘発性の副作用の結果、タンパク質、水分、ナトリウムの必要量が変化する。第36章参照。エネルギー必要量は体液喪失による体重減少に合わせるべきである。栄養療法の目標は、標準体重に達し、これを維持することとする。慢性の症例には経腸栄養支持が必要と思われる。しかし、いくつかの自己免疫疾患には症状に重要な共通点がみられることから、疾患特異的なMNTガイドラインを設けるのは難しい。

ウェブサイトの有用情報

American College of Rheumatology
http://www.rheumatology.org

Arthritis Foundation
http://www.arthritis.org

Lupus Foundation of America
http://www.lupus.org

National Center for Complementary and Alternative Medicine
http://nccam.nih.gov/

National Fibromyalgia Association
http://www.fmaware.org

National Institute of Arthritis and Musculoskeletal and Skin Diseases
http://www.nih.gov/niams

Scleroderma Foundation
http://www.scleroderma.org

Scleroderma Research Foundation
http://www.srfcure.org

Sjögren's Syndrome Foundation
http://www.sjogrens.org

引用文献

Alexis AF, Strober BE: Off-label dermatologic uses of anti-TNF-α therapies, *J Cutan Med Surg* 9:296, 2005.

American College of Rheumatology: *Biologic agents for rheumatic disease*, 2006. Accessed 18 March 2011 from http://www.rheumatology.org/practice/clinical/position/biologics.pdf.

Anderson JW, et al: Glucosamine effects in humans: a review of effects on glucose metabolism, side effects, safety considerations and efficacy, *Food Chem Toxicol* 43:187, 2005.

Argoff CE: Fibromyalgia: Overview of Etiology, Pathophysiology, Treatment, and Management, *Pain Medicine News 2010* Dec:46, 2010.

Arranz LI, et al: Fibromyalgia and nutrition, what do we know, *Rheumatol Int* 30:1417, 2010.

Arthritis Foundation: *Arthritis today: 2007 drug guide*, 2007. Accessed 9 April 2007 from www.arthritis.org/conditions/drugguide/.

Arthritis Foundation: *Arthritis today, supplements and vitamins*, 2005a. Accessed 20 March 2011 from http://www.arthritistoday.org/treatments/supplement-guide/facts-about-supplements.php.

Arthritis Foundation: *Herbs and supplements and their uses*, 2005b. Accessed 20 March 2011 from http://www.arthritistoday.org/treatments/supplement-guide/index.php.

Avellaneda Fernández A, et al: Chronic fatigue syndrome: etiology, diagnosis and treatment, *BMC Psychiatry* Oct 23:9(Suppl 1):S1, 2009.

Bahadori B, et al: Omega-3 fatty acids infusions as adjuvant therapy in rheumatoid arthritis, *J Parent Enter Nutr* 34:151, 2010.

Banchereau J, Pascual V: Type I interferon in systemic lupus erythematosus and other autoimmune diseases, *Immunity* 25:383, 2006.

Beauchamp GK, et al: Phytochemistry: ibuprofen-like activity in extra-virgin olive oil, *Nature* 437:7055, 2005.

Berbert AA, et al: Supplementation of fish oil and olive oil in patients with rheumatoid arthritis, *Nutrition* 21:2, 2005.

Bhangle S, Kolasinski S: Fish oil in rheumatic diseases, *Rheum Dis Clin N Am* 37:77, 2011.

Busch AJ, et al: Exercise for treating fibromyalgia syndrome, *Cochrane Database Syst Rev* 4:CD003786, 2007.

Calder PC, et al: Inflammatory disease processes and interactions with nutrition, *Br J Nutr* 101:S1, 2009.

Cannon M: *Minocycline*, 2009. Accessed 20 March 2011 from http://www.rheumatology.org/practice/clinical/patients/medications/minocycline.pdf.

Canter PH, et al: The antioxidant vitamins A, C, E and selenium in the treatment of arthritis: a systematic review of randomized clinical trials, *Rheumatology (Oxford)* 46(8):1223, 2007.

Centers for Disease Control and Prevention (CDC): National and state medical expenditures and lost earnings attributable to arthritis and other rheumatic conditions—United States, 2003, *MMWR* 56:4, 2007.

Charles C, et al: Systemic sclerosis: hypothesis-driven treatment strategies, *Lancet* 367(9523):1683, 2006.

Choi HK, et al: Intake of purine-rich foods, protein, and dairy products and relationship to serum levels of uric acid: the Third National Health and Nutrition Examination Survey, *Arthritis Rheum* 52:1, 2005a.

Choi HK, et al: Obesity, weight change, hypertension, diuretic use, and risk of gout in men: the health professionals' follow-up study, *Arch Intern Med* 165:7, 2005b.

Choi HK, Curhan G: Coffee consumption and risk of incident gout in women: the Nurses' Health Study, *Am J Clin Nutr* 92:922, 2010.

Colgazier CL, Sutej PG: Laboratory testing in the rheumatic diseases: a practical review, *South Med J* 98:2, 2005.

Davis C: *What's in a name: fibro vs. CFS*, Arthritis Foundation, 2005. Accessed 24 July 2005 from www.arthritis.org.

Egan BA, Mentes JC: Benefits of physical activity for knee osteoarthritis: a brief review, *J Gerontol Nurs* 36:9, 2010.

Fam AG: Gout: excess calories, purines and alcohol intake and beyond: response to a urate-lowering diet, *J Rheumatol* 32:5, 2005.

Food and Drug Administration: FDA announces important changes and additional warnings for COX-2 selective and nonselective nonsteroidal anti-inflammatory drugs (NSAIDs), 2005. Accessed 20 March 2011 from http://www.fda.gov/Drugs/DrugSafety/PostmarketDrugSafetyInformationfor PatientsandProviders/ucm150314.htm.

Fukuda W, et al: Malnutrition and disease progression in patients with rheumatoid arthritis, *Mod Rheumatol* 15:2, 2005.

Galli C, et al: Effects of fat and fatty acid intake on inflammatory and immune responses: a critical review, *Ann Nutr Metab* 55:123, 2009.

Gomez FE, et al: Detection and recognition thresholds to the 4 basic tastes in Mexican patients with primary Sjögren's syndrome, *Eur J Clin Nutr* 58:629, 2004.

Hak AE, Choi HK: Lifestyle and gout, *Curr Opin Rheumatol* 20:179, 2008.

Hassani A, et al: Mitochondrial myopathies: developments in treatment, *Curr Opin Neurol* 23:459, 2010.

Häuser W, et al: Management of fibromyalgia syndrome—an interdisciplinary evidence-based guideline, *Ger Med Sci* 6:14, 2008.

Hayman S, Marcason W: Gout: is a purine-restricted diet still recommended? *J Am Diet Assoc* 109:1652, 2009.

Helmick CG, et al: Estimates of the prevalence of arthritis and other rheumatic conditions in the United States. Part I, *Arthritis and Rheumatism* 58:15, 2008.

Holliday KL, et al: Lifetime body mass index, other anthropometric measures of obesity and risk of knee or hip osteoarthritis in the GOAL case-control study, *Osteoarthritis Cartilage* PubMed PMID: 21044695, 31 October 2010. [Epub ahead of print.]

Huskisson EC: Glucosamine and chondroitin for osteoarthritis, *J Int Med Res* 36:1161, 2008.

Huskisson EC: Modern management of mild-to-moderate joint pain due to osteoarthritis: a holistic approach, *J Int Med Res* 38:1175, 2010.

Iversen MD, et al: Self-management of rheumatic diseases: state of the art and future perspectives, *Ann Rheum Dis* 69:955, 2010.

Kamel UF, et al: Impact of primary Sjögren's syndrome on smell and taste: effect on quality of life, *Rheumatology* 48:1512, 2009.

Karatay S, et al: General or personal diet: the individualized model for diet challenges in patients with rheumatoid arthritis, *Rheumatol Int* 26:556, 2005.

Kosuwon W, et al: Efficacy of symptomatic control of knee osteoarthritis with 0.0125% of capsaicin versus placebo, *J Med Assoc Thai* 93:1188, 2010.

Kurien BT, et al: Oxidatively modified autoantigens in autoimmune diseases, *Free Radic Biol Med* 41:549, 2006.

Kwon YD, et al: Acupuncture for peripheral joint osteoarthritis: a systematic review and meta-analysis, *Rheumatology (Oxford)* 45:1331, 2006.

Langhorst J, et al: Efficacy of acupuncture in fibromyalgia syndrome–a systematic review with a meta-analysis of controlled clinical trials, *Rheumatology (Oxford)* 49:778, 2010.

Lawrence RC, et al: National Arthritis Data Workgroup. Estimates of the prevalence of arthritis and other rheumatic conditions in the United States: Part II, *Arthritis Rheum* 58:26, 2008.

Lee JH, et al: Antioxidant evaluation and oxidative stability of structured lipids from extra virgin olive oil and conjugated linoleic acid, *J Agric Food Chem* 54:5416, 2006.

Lemstra M, Olszynski WP: The effectiveness of multidisciplinary rehabilitation in the treatment of fibromyalgia: a randomized controlled trial, *Clin J Pain* 21:2, 2005.

Li S, Michelleti R: Role of diet in rheumatic diseases, *Rheum Dis Clin N Am* 37:119, 2011.

Lucas HJ: Fibromyalgia—new concepts of pathogenesis and treatment, *Int J Immunopathol Pharmacol* 19:5, 2006.

Maes M, et al: In chronic fatigue syndrome, the decreased levels of omega-3 poly-unsaturated fatty acids are related to lowered serum zinc and defects in T cell activation, *Neuro Endocrinol Lett* 26:745, 2005.

Manek NJ, et al: What rheumatologists in the United States think of complementary and alternative medicine: results of a national survey, *BMC Complement Altern Med* 10:5, 2010.

Marcason W: What is the anti-inflammatory diet? *J Am Diet Assoc* 110:1780, 2010.

Marcus D: *Herbal and Natural Remedies*, 2005. Accessed 2005 from www.rheumatology.org.

Mayo Clinic Staff: Chronic fatigue syndrome, overview, 2009. Accessed 20 March 2011 from http://www.mayoclinic.com/health/chronic-fatigue-syndrome/DS00395.

McAlindon TE, Biggee BA: Nutritional factors and osteoarthritis: recent developments, *Curr Opin Rheumatol* 17:5, 2005.

Mease PJ: Fibromyalgia: key clinical domains, comorbidities, assessment and treatment, *CNS Spectr* 14:12(Suppl 16):6, 2009.

National Center for Complementary and Alternative Medicine (NCCAM): *Rheumatoid arthritis and alternative medicine*, 2009. Accessed 20 March 2011 from http://nccam.nih.gov/health/RA/getthefacts.htm.

National Institute of Arthritis and Musculoskeletal and Skin Diseases (NIAMS): *Osteoarthritis, handout on health*, 2010. Accessed 20 March 2011 from National Institute of Arthritis and Musculoskeletal and Skin Diseases (NIAMS): *Osteoarthritis, handout on health*, 2006. Accessed 2006 from http://www.niams.nih.gov/Health_Info/Osteoarthritis/.

National Institute of Arthritis and Musculoskeletal and Skin Diseases: *Systemic lupus erythematosus, handout on health*, 2009. Accessed 20 March 2011 from http://www.niams.nih.gov/Health_Info/Lupus.

National Institutes of Health: *TMJ disorders*, NIH Publication No. 10-3487. Accessed October 2010 from www.nidcr.nih.gov/NR/rdonlyres/39C75C9B-1795-4A87-8B46-8F77DDE639CA/0/TMJ_Disorders.pdf.

National Institutes of Health: *Questions and answers: NIH glucosamine/chondroitin arthritis intervention trial (GAIT)*, 2008. Accessed 20 March 2011 from http://nccam.nih.gov/research/results/gait/qa.htm.

Pedersen M, et al: Diet and risk of rheumatoid arthritis in a prospective cohort, *J Rheumatol* 32:7, 2005.

Perry R, et al: A systematic review of homoeopathy for the treatment of fibromyalgia, *Clin Rheumatol* 29:457, 2010.

Pittler MH, et al: Static magnets for reducing pain: systematic review and meta-analysis of randomized trials, *CMAJ* 25(177):736, 2007.

Riches PL, et al: Recent insights into the pathogenesis of hyperuricaemia and gout, *Hum Mol Genet* 18:R177, 2009.

Rosenbaum CC, et al: Antioxidants and antiinflammatory dietary supplements for osteoarthritis and rheumatoid arthritis, *Altern Ther Health Med* 16:32, 2010.

Saag KG, Choi H: Epidemiology, risk factors, and lifestyle modifications for gout, *Arthritis Res Ther* 8:S2, 2006.

Scleroderma Research Foundation: *Treatment information*, 2005. Accessed 8 October 2005 from www.srfcure.org.

Smedslund G, et al: Effectiveness and safety of dietary interventions for rheumatoid arthritis: a systematic review of randomized controlled trials, *J Am Diet Assoc* 110:727, 2010.

Smith KG, et al: Long-term comparison of rituximab treatment for refractory systemic lupus erythematosus and vasculitis: remission, relapse, and re-treatment, *Arthritis Rheum* 54:2970, 2006.

Snow MH, Mikuls TR: Rheumatoid arthritis and cardiovascular disease: the role of systemic inflammation and evolving strategies for prevention, *Curr Opin Rheumatol* 17:3, 2005.

Staud R: Mechanisms of fibromyalgia pain, *CNS Spectr* 14(12 Suppl 16):4, 2009.

Tovar AR, et al: Biochemical deficiency of pyridoxine does not affect interleukin-2 production of lymphocytes from patients with Sjögren's syndrome, *Eur J Clin Nutr* 56:1087, 2002.

Ursini F, et al: Fibromyalgia and obesity: the hidden link, *Rheumatol Int 2011* Apr 8 2011. [Epub ahead of print]

Wahner-Roedler DL, et al: Use of complementary and alternative medical therapies by patients referred to a fibromyalgia treatment program at a tertiary care center, *Mayo Clin Proc* 80:6, 2005.

Walitt B, et al: Coffee and tea consumption and method of coffee preparation in relation to risk of rheumatoid arthritis and systemic lupus erythematosus in postmenopausal women, *Ann Rheum Dis* 69(Suppl 3):350, 2010.

Williams DA: The role of non-pharmacologic approaches in the management of fibromyalgia, *CNS Spectr* 14(12 Suppl 16):10, 2009.

Wolfe F et al: Fibromyalgia criteria and severity scales for clinical and epidemiological studies: a modification of the ACR preliminary diagnostic criteria for fibromyalgia, J Rheum Feb 1, 2011. [e-pub ahead of print.]

Yazar M, et al: Synovial fluid and plasma selenium, copper, zinc and iron concentrations in patients with rheumatoid arthritis and osteoarthritis, *Biol Trace Elem Res* 106:2, 2005.

Zhang W, et al: EULAR evidence based recommendations for gout. Part II: management. Report of a task force of the EULAR Standing Committee for International Clinical Studies Including Therapeutics (ESCISIT), *Ann Rheum Dis* 65:1312, 2006.

Zhang W, et al: EULAR evidence based recommendations for the management of hand osteoarthritis: report of a Task Force of the EULAR Standing Committee for International Clinical Studies Including Therapeutics (ESCISIT), *Ann Rheum Dis* 66:377, 2007.

Zhang W, et al: OARSI recommendations for the management of hip and knee osteoarthritis, Part II: OARSI evidence-based, expert consensus guidelines, *Osteoarthritis Cartilage* 16:137, 2008.

第41章

ヴァレンティナ・M・レミグ
(Valentina M. Remig, PhD, RD, LD, FADA)
アリーシャ・ウィーデン
(Allisha Weeden, PhD, RD, LD)

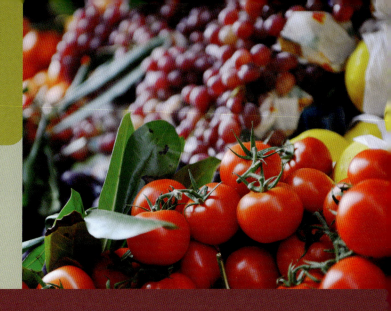

神経障害の医学的栄養療法

重要用語

欠神発作(absence seizure)（小発作）
副腎白質ジストロフィー(adrenoleukodystrophy [ALD])
失認(agnosia)
アルツハイマー病(Alzheimer's disease [AD])
アミロイドβ(amyloid beta [Aβ])
筋萎縮性側索硬化症(amyotrophic lateral sclerosis [ALS])
失名辞(anomia)
無嗅覚症(anosmia)
失語症(aphasia)
失行症(apraxia)
皮質盲(cortical blindness)
嚥下機能不全(deglutitory dysfunction)
びまん性軸索損傷(diffuse axonal injury)
構音障害(dysarthria)
嗅覚不全(dysomia)
嚥下障害(dysphagia)
反響言語(echolalia)
塞栓性脳卒中(embolic stroke)
硬膜外血腫(epidural hematoma)
てんかん(epilepsy)
ギラン・バレー症候群(Guillain-Barré syndrome [GBS])
不全片麻痺(hemiparesis)
半盲(hemianopsia)
水頭症(hydrocephalus)
嗅覚過敏症(hyperosmia)
頭蓋内圧(intracranial pressure [ICP])
ケトン食(ketogenic diet)
片頭痛症候群(migraine syndrome)
多発性硬化症(multiple sclerosis [MS])
重症筋無力症(myasthenia gravis [MG])
脊髄症(myelopathy)
片側空間無視(neglect)
耳漏(otorrhea)
対麻痺(paraplegia)
異常感覚(paresthesia)
パーキンソン病(Parkinson's disease [PD])
末梢神経障害(peripheral neuropathy)
鼻漏(rhinorrhea)
発作(seizure)
脊髄損傷(spinal cord injury [SCI])
くも膜下出血(subarachnoid hemorrhage [SAH])
硬膜下血腫(subdural hematoma)
脊髄空洞症(syrinx)
四肢麻痺(tetraplegia)
血栓塞栓症発作(thromboembolic event)
血栓性脳卒中(thrombotic stroke)
強直間代発作(tonic-clonic seizure)（大発作）
一過性脳虚血発作(transient ischemic attack [TIA])
外傷性脳損傷(traumatic brain injury [TBI])
ウェルニッケ・コルサコフ症候群(Wernicke-Korsakoff syndrome [WKS])

　神経障害はさまざまに複雑な原因から生じる。なかには、栄養素の単純な欠乏症または過剰摂取に起因しているものもあるが、糖尿病性神経障害、脳卒中、外傷など複雑な原因から生じるものもある。多発性硬化症（multiple sclerosis [MS]）、パーキンソン病（Parkinson's disease [PD]）、アルツハイマー病（Alzheimer's disease [AD]）、アルコール依存症の症例のように、他の因子と遺伝子との相互作用によって生じるさらに複雑な病態もある。病歴や健康状態の経緯は神経の評価に最も重要な部分であることが多い。

　神経障害には、膨大な数の症状と栄養失調が伴うことが多

い。頭痛、めまい、不眠症、倦怠感、筋力低下、疼痛、不快感などきわめて軽微な症状の愁訴に対しては、原因と治療に栄養状態の因子の存在に精通して評価しなければならない。あらゆる神経障害に栄養学的原因があるわけではないが、臨床における有効な医学的処置には栄養学的配慮が組み込まれている（表41-1）。疾患によって、あるいは1種類または数種類のビタミンが同時に欠乏することによって末梢神経障害など神経性の機能障害が生じることもあれば、神経系の疾患が栄養の欠乏症や過剰に起因していることもある（表41-2）。本章では栄養学的に重大な機能不全を伴う病態に重点を置いている。

原因が栄養とは関係のない神経障害でも、栄養療法が有効な医学的処置の重要な補助となっている。一部の研究者の間では、運動やスポーツの外傷のほか、特に戦争での兵士の負傷による頭部、脳、脊髄の外傷性損傷への関心が高まっている。神経障害とその症状を抑制する栄養管理では、発症の由来を問わず共通することが多い。

中枢神経系

哺乳類の中枢神経系（central nervous system [CNS]）は機能的に3つの部分に分けられ、神経系の病変は局所の機能不全の原因を教えてくれる。筋、神経、脊髄、脳に異常（病変）が局在していることが、医学的診断の根拠となる。脳から出入りする神経路はCNSでの位置とは左右反対側へ交差していく（図41-1）。このため右腕に波及する脳の病変は左脳に見つか

図41-1 脊柱管内にある脊髄。左側の数字は脊髄神経の番号で、右側の数字は脊椎の番号である。さまざまな高さで神経支配を受ける体の部位を青字で表した。

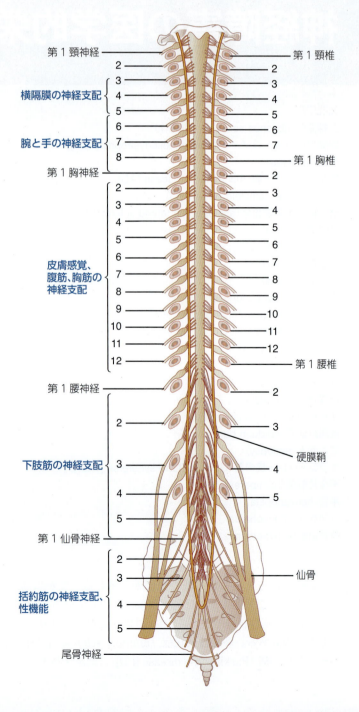

表 41-1

神経性病態の栄養学的検討事項

医学的病態	該当する栄養療法
副腎白質ジストロフィー	食事によるVLCFA（極長鎖脂肪酸）の回避については、有効性が実証されていない。 ロレンツォのオイルはVLCFAの血中濃度を低下させると思われる。
アルツハイマー病 （表41-7参照）	抗酸化物質および抗炎症作用のある食事が推奨されている。 食事時に気が散るものを最小限にする。 食物の香りや触感を利用する。 手をもって摂食の誘導をする。 栄養濃度の高い食物とω-3脂肪酸を摂取させる。
筋萎縮性側索硬化症 （表41-9参照）	栄養失調と脱水を予防するために管理する。 嚥下障害を監視する。 抗酸化物質の投与（ビタミンC、E、セレン、メチオニン）には十分に忍容性があるが、有効性は実証されていない。
てんかん	ケトン食を摂取させる（表41-10参照）。
ギラン・バレー症候群	高エネルギー、高タンパク質の経管栄養により、正のエネルギーバランスを得る。 嚥下障害の検査を行う。
片頭痛	食物回避の一般推奨事項に従う。 十分な食事と水分の摂取を維持する。 症状と食物を長期間記録する。
重症筋無力症	食事の始まりに栄養濃度の高い食物を摂取させる。 少量かつ頻回の食事が推奨される。 食事の前の身体活動を制限する。 一時的に栄養チューブを留置する。
多発性硬化症	抗酸化物質および抗炎症性の食事が推奨される。 可能性として、リノール酸のサプリメント投与が推奨される。 患者の健康状態、特にビタミンDの状態を評価する。 進行段階では栄養支持が必要になる。 覚醒時の間には水分補給を分散し、就寝前は制限する。
神経外傷	経腸栄養法または経静脈栄養法による栄養支持が必要である。
パーキンソン病 （表41-11参照）	薬剤-栄養素相互作用を重視する。 朝食および昼食の食事性タンパク質を最小限にする。 抗酸化物質および抗炎症性の食事が推奨される。
悪性貧血	ビタミンB_{12}注射液を投与する。 HBVのタンパク質の豊富な食事を摂取させる。 食事をFe^+、ビタミンC、ビタミンB群のサプリメントで補う。
脊椎外傷	経腸栄養法または経静脈栄養法による栄養支持を実施する。 便秘を極力抑えるため、高繊維食や十分な水分を摂取させる。 食事は、栄養状態の健康と十分な体重を維持するための量で摂取させる。
脳卒中	一次予防のために食事を改善する。 良好な栄養状態を維持する。 嚥下障害の可能性を評価する。 経腸栄養法または経静脈栄養法による栄養支持が必要になる。
ウェルニッケ・コルサコフ症候群	チアミン（ビタミンB_1）サプリメントを投与する。 十分に水分を補給させる。 高チアミン食品の豊富な食事を摂取させる。 アルコールを除去する。 食事性タンパク質を制限する必要がある。

Fe^+：鉄（Iron）、HBV：生物価の高い（high biologic value）

表 41-2

栄養の欠乏または過剰に起因する神経性の症候群

栄養欠乏

主な症候群の部位	疾患名
脳	ビタミンD欠乏による低カルシウム血症およびテタニー（強直） 知的機能および認知機能の低下（タンパク質-熱量の欠乏） クレチン症（ヨウ素欠乏症） ウェルニッケ・コルサコフ症候群（チアミン欠乏症）
視神経	栄養欠乏性視神経症（「タバコ-アルコール性弱視」）
脳幹	橋中心髄鞘崩壊症（ナトリウム欠乏）
小脳	アルコール性小脳変性症 腸疾患によるビタミンE欠乏症
脊髄	亜急性連合性脊髄変性症（B_{12}欠乏症） 熱帯性痙性不全対麻痺症
末梢神経	脚気（チアミン欠乏症）、ペラグラ（ニコチン酸アミド（ナイアシンアミド）欠乏） 低リン酸血症 テタニー（ビタミンD欠乏症）
筋肉	骨軟化症による筋疾患

栄養過剰

症候群	病態	因子
頭蓋内圧亢進	セルフメディケーション	ビタミンA
脳症	フェニルケトン尿症 水中毒 肝性脳症 糖尿病性ケトン性昏睡または非ケトン性昏睡	フェニルアラニン 水分 タンパク質（およびNH_3） グルコース、インスリン
脳卒中	高脂血症	脂質
末梢神経障害	心気症 不眠症、不安	ピリドキシン（ビタミンB_6） トリプトファン
筋疾患	拒食症、過食症	エメチン、トコン
ミオグロビン尿症	便秘	カンゾウ

る。図41-2に脳の区分を示す。

筋力低下の症状は、特に神経系障害を定量できる臨床徴候である。運動野の神経（上位運動ニューロン）は脳のあらゆる部位から情報を受け取り、脊髄の目的地まで軸索を延ばしている。軸索は脊髄の運動神経（下位運動ニューロン）に連結している。下位運動ニューロンは脊髄から筋肉まで途絶することなく延びている。上位または下位運動ニューロンの典型的な異常や機能が観察されることにより、神経系の病変の位置が臨床的に推論できることが多い（表41-3）。

腫瘍性病変の病態生理と徴候

脳の前頭葉は最も複雑な活動の源であり、このため最も複雑な臨床像が現れることが多い。うつ状態、躁状態、人格変化など精神症状の発現が、左右どちらかの前頭葉に腫瘍などの腫瘤があることを示唆している。嗅神経および視神経は前頭葉の下部を通るため、病変または腫瘍が頭蓋底付近にあると、嗅覚の喪失または視覚の変化をもたらす場合がある。化学感覚である嗅覚の障害は**無嗅覚症**（匂いを感じない）、**嗅覚過敏**

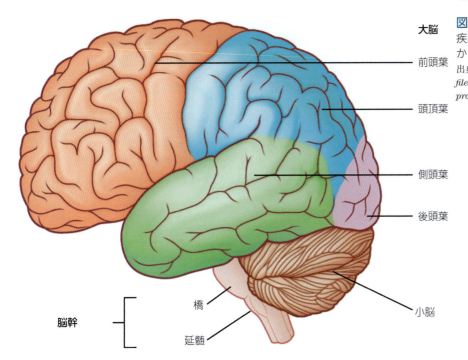

図41-2 脳の区分。一つの領域に外傷または疾患があると、言語、視力、運動、摂食の機能が脅かされる恐れがある。
出典：http://projectflexner.sites.medinfo.ufl.edu/files/2009/04/brain-regions.jpg. Scully C: Medical problems in dentistry, ed 6, 2010, Churchill Livingstone.

表 41-3 脳神経の基本的機能

番号	神経の機能
嗅神経（I）	嗅覚
視神経（II）	視覚
動眼神経（III）	1. 眼球運動 2. 瞳孔縮小
滑車神経（IV）	眼球運動
三叉神経（V）	1. 咀嚼 2. 顔面の高温、低温、接触の知覚 3. 有害な臭いの知覚 4. 角膜反射への入力
外転神経（VI）	眼球運動
顔面神経（VII）	1. 顔面の全表情筋 2. 角膜反射 3. 顔面痛 4. 舌前2/3の味覚
内耳神経（VIII）	聴覚、頭部加速度の知覚、頭位変換眼球反射への入力
舌咽神経（IX）	1. 嚥下 2. 絞扼反射 3. 口蓋、舌、口腔の知覚
迷走神経（X）	1. 心拍数調節、胃腸の運動、性的機能 2. 咳反射 3. 舌後1/3の味覚
副神経（XI）	1. 僧帽筋の運動 2. 胸鎖乳突筋の運動
舌下神経（XII）	舌の運動

症（嗅覚の亢進）、嗅覚不全（正常な嗅覚の歪み）として説明されている。

前頭葉は比較的大きく、前頭葉後部には帯状の一次運動野がある。前頭葉の中央部に病変があると運動性失行症として症状が発現する。失行症の患者は、行わねばならない指示を理解しているが複雑な活動を正しく行うことができない。

側頭葉は記憶と言語を支配しているため、そこに病変があるとこの能力に影響を与え、これがアルツハイマー病（AD）や脳卒中の患者にみられる。大脳灰白質に病変があると痙攣発作が生じるが、特に側頭葉では痙攣が起きやすい。右側頭頂葉に腫瘍があると、注意を向ける能力に慢性的な不能性が生じ、このため体の左側が完全に無視される場合がある。言語中枢は側頭葉、頭頂葉、前頭葉の左側の接続部付近にあるため、この部位に病変があると言語障害が生じうる。

後頭葉の大部分は視覚のためのものであり、この部位に機能不全が存在するとさまざまな程度の皮質盲が生じうる。この疾患では見えないということが自覚されない。視覚経路の病変の地点によって、異なる視野欠損が生じる。

小脳および脳幹の病変は脳室系の最も狭い部位を閉塞させうる。この閉塞により、頭蓋内圧（intracranial pressure [ICP]）亢進の病態であり生命を脅かす水頭症が生じ、急速に死に至る可能性がある。水頭症の兆候としては、ほかに平衡感覚、歩行、協調運動の異常、顕著な眠気、覚醒時の頭痛悪化の愁訴などの問題がある。脳幹の病変が脳神経に浸潤すると、眼、耳、顎、舌、咽頭、顔面の筋群を含め顔面および頭部の構造体に脱力が生じる（表41-3参照）。この場合には、多くは食事時に必ず食物や飲み物を肺へ誤嚥するリスクがあることから、栄養状態に影響が及ぶ。延髄の腫瘍などの病変は呼吸中枢と心臓中枢に浸潤する可能性があり、この中枢に制御不全が生じれば最悪の転帰を招く。

脊髄の病変は脳腫瘍よりはるかに少なく、通常病変の高さに下位運動ニューロンの症状が生じ、病変より低い位置の体節に上位運動ニューロンの症状が生じる。脊髄では、脊髄損傷（Spinal cord injury [SCI]）が最も多い病態である。このほか、脊髄の異常には多発性硬化症（MS）、筋萎縮性側索硬化症（amyotrophic lateral sclerosis [ALS]）、腫瘍、脊髄空洞症（液体が貯留する空洞ができる）、慢性髄膜炎、血管不全、硬膜外腔の腫瘤病変がある。

脳下垂体と視床下部に病変があると、副腎皮質ホルモン、甲状腺ホルモン、抗利尿ホルモンの制御不全による電解質や代謝の異常など、全身性の症状が発現して徴候となることが多い。視神経の経路に近接しているため、視野または視力に変化が生じる場合がある。また、抗利尿ホルモン分泌異常症（syndrome of inappropriate antidiuretic hormone secretion [SIADH]）が合併することが多い。尿量と低ナトリウム血症も医学的診断の一部である（第7章参照）。視床下部は空腹と満腹の調節中枢であるため、この部位に病変があると拒食または過食がみられる。

最後に、末梢神経と神経筋接合部に障害があると、適切な栄養状態を維持する機能に波及する。ギラン・バレー症候群（Guillain-Barré syndrome [GBS]）または重症筋無力症（myasthenia gravis [MG]）などの疾患では、栄養のバランスを維持する努力が報われない。食事摂取を有効なものにするには、神経系の多くの部位が必要とされる。この経路のいずれの段階にも障害が生じると、代謝要求量を満たすことができなくなる。

栄養療法を複雑にする課題

神経障害患者の栄養管理は複雑である。神経障害が重度であると、十分な栄養摂取に必要な機序と認知機能に障害が生じることが多い。多くの患者に嚥下障害（嚥下困難）がみられるだけでなく、食物を入手し、これを調理して口に入れるための能力が障害される可能性がある。その結果、神経障害患者にはいずれも栄養失調のリスクがある。徴候および症状の早期認識、患者の栄養必要量を満たすための適切な治療計画の実施、患者や家族への食事選択に関するカウンセリングが不可欠である。患者の栄養状態の標準的評価と疾患治療が優先事項であり、予後改善と栄養関連QOL向上が最終的な目標となる。

栄養アセスメントには詳細な食事歴が必要となる。正常な咀嚼、嚥下、摂取速度のパターンを評価するには食事歴と食事時の観察所見を用いる。体重減少の経緯によってベースラインの体重が明らかになる。10％以上の体重減少が栄養リスクの指標となる。この場合には、神経伝達物質の合成に関与する栄養素の評価が特に重要である（表41-4）。神経障害患者に多い栄養診断を以下にまとめる。

表 41-4
神経伝達物質の合成に関与する栄養素

神経伝達物質	合成のための栄養素
アセチルコリン	コリン、パントテン酸、ビタミンC
カテコールアミン（ドーパミン、エピネフリン、ノルエピネフリン）	フェニルアラニン、チロシン、ナイアシン、葉酸、ビタミンB_6、ビタミンC
γアミノ酪酸	グルタミン酸、ビタミンB_6
セロトニン	トリプトファン、チアミン（ビタミンB_1）、ナイアシン、ビタミンB_6、葉酸

- 咀嚼困難
- エネルギー消費量増大
- エネルギー摂取量不足
- 食物と飲料の経口摂取量の不足
- 身体の非活動性
- 栄養関連QOLの不良
- 自食困難
- 嚥下困難
- 低体重
- 食物供給の不足
- 水分供給の不足

食事の準備

誤認識、認知症、視覚障害、歩行不良が食事の準備に困難を来す一因になり、このため食物と飲料の経口摂取が妨げられる。買い物や献立への頻回の支援が必要となる。

自食困難と食物または飲料の入手不足

慢性神経障害に伴い機能が低下すると、身辺処理と栄養摂取の能力に支障を来す。食物の入手と基本的必要量の充足は家族、友人、医療提供者のかかわりによって異なる。外傷、脳卒中、ギラン・バレー症候群など急性の神経障害の病態に伴い、摂食全体の過程に突然支障を来す可能性がある。この場合には、全体の機能が改善され再び十分に経口摂取できるまでしばらくは、経腸栄養法が必要である。

摂食の課題　食物を口に入れる

神経障害患者は四肢の筋力低下、姿勢不良、半盲、失行症、誤認識、半側空間無視のために、自分で食べることができない場合がある。パーキンソン病（PD）の振戦や脳性麻痺、ハンチントン病、遅発性ジスキネジアに伴う痙性運動または不随意運動によって、食事摂取がさらに限定されることになる。中枢神経系（CNS）の病変部位により、生じる機能障害が決まって

表 41-5

神経障害に多い機能障害

脳の部位	機能障害	症状
頭頂葉の皮質病変（感覚刺激の知覚）	感覚異常	関節の位置、収縮する筋肉の動きと緊張を知覚できない場合には、筋活動の繊細な調節が不可能になる。
非優位半球の病変	半側空間失認（半側空間無視）	身体の非優位側に注意が向かない。
視索の病変（通常、内包付近の中大脳動脈の病変）	視野の欠損	本はページの片側だけを読み、食事は皿の片側だけを食べるなど（図41-3参照）。
皮質下が支配する動作能力の喪失	失行症	以前はできた作業（歩行、起立の動作など）を行うことはできないが、麻痺、感覚喪失、痙縮、協調運動障害はみられない。
特定の脳障害または特定部位の病変による言語識別不能	失語症	口腔の筋肉機能に異常がなく発話に支障はないが、意味のある言語を話すことができない。
ブローカ野の病変	非流暢性失語	思考と言語の構築に問題はないが、流暢な話し方に繋げることができない。
ウェルニッケ野の病変	流暢性失語	発話の流暢さと調音（発音の調節）は正常に見えるが、発話がほとんど意味をなさない。
広範囲にわたる脳の損傷	全失語	表現と言語感覚の両方に重度の障害がある。
脳幹の病変、両側半球の病変、小脳の障害	構音障害	正しい調音によって理解できる言葉を発することができない。

出典：Steinberg FU: Rehabilitating the older stroke patient: what's possible? Geriatrics 41:85, 1986.

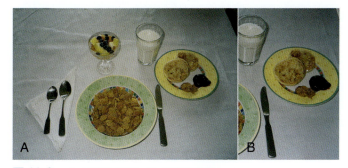

図41-3 A、正常な視野。B、半盲の視野。

くる（表41-5）。

四肢の筋力低下または麻痺が身体の優位側に生じれば、新たに非優位側に依存せねばならないために協調運動が不良となり、このため摂食が困難かつ不快になる。この場合には、片手でしかも非優位側の手を用いて食事をすることに適応しなければならない。不全片麻痺では身体の片側の筋力が低下するため、体が症状側に倒れる。このため誤嚥のリスクが高まる。

半盲とは視野の片側半分が見えないことである。正常な視野がなく、向きを変えて補わなくてはならないことを認識させる必要がある。半側空間無視とは身体の脱力側または麻痺側に注意を払わなくなることである。これは、脳頭頂葉の非優位側（右半球）が損傷を受けた時に生じる。波及する身体部分に注意が向かず、正中線の感覚が移動する。半盲と半側空間無視が同時に生じることがあり、患者の機能に深刻な影響を及ぼす。半側しか認識できないため、食事では半分しか食べない場合がある（図41-3）。

自食機能が障害されるもう一つの可能性として、ある種の行動や指示通りの行動を行うことができない失行症がある。見本を見せるとその行動ができることもあるが、判断にも支障を来すと危険な作業になる。このため患者を一人にしておくのは安全ではない。

嚥下障害

嚥下障害が生じると、摂取不足のために栄養失調に至ることが多い。嚥下障害の症状には、食事中または食後の流涎、閉塞、咳込み、ストローからの吸引不能、湿性嗄声（ガラガラ声）、頬の奥の口腔残留（患者の気づかない）、絞扼反射の障害、慢性

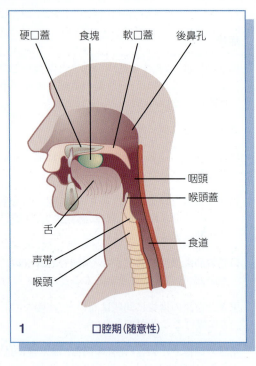
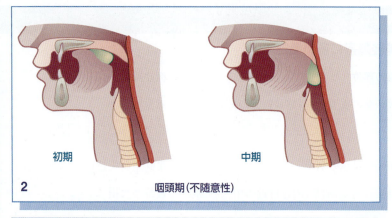
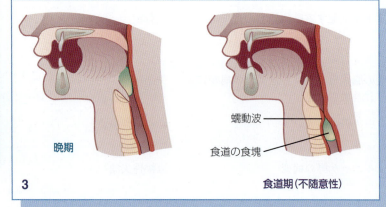

図41-4 嚥下の3段階
1. 随意性の口腔期：食物は舌によって硬口蓋に押し付けられ、咽頭へと押されていく。
2. 不随意性の咽頭期：初期：蠕動波により扁桃柱（口蓋弓）の間から食塊が押し出される。中期：軟口蓋が引き上げられて後鼻孔が閉鎖し、呼吸が一時的に止まる。後期：両声帯が接近し、喉頭が引き上げられ気道が塞がれる。これと同時に食道が開大する。
3. 不随意性の食道期：上部食道（下咽頭）括約筋の弛緩と同時に、蠕動波により食塊を食道へと移動させることができる。

上気道感染がある。中期または後期のパーキンソン病（PD）、多発性硬化症（MS）、筋萎縮性側索硬化症（ALS）、認知症、脳卒中の患者は嚥下障害を来す可能性が高い。

嚥下障害の検査と治療には、言語聴覚士（speech-language pathologist [SLP]）による嚥下の評価が重要となる。外傷性脳損傷（traumatic brain injury [TBI]）、脳卒中、頭頸部のがんの患者や、誤嚥のリスクのある患者、このほか嚥下の協調運動喪失をもたらす病態の患者には、SLPが診療を行うことが多い。多くの登録栄養士（registered dietitians [RD]）が、嚥下治療の訓練を追加的に受けて嚥下評価のプロセスにこれを役立てている。

嚥下の各段階

うまく嚥下するために正しい姿勢（顎を下にして頭部が真っすぐ上に来るように座る）にさせる。嚥下プロセスに集中することにより閉塞を減らすこともできる。嚥下は随意的に始まるが、反射的に完了する。正常な嚥下では、筋肉の推進力と若干の重力を利用して、口腔から咽頭、食道を通り胃へと、食物を安全かつ容易に通過させることができる。嚥下のこの過程は3段階に分けることができ、これを図41-4に示している。

口腔期

嚥下の準備期および口腔期では、食物が口腔に入ると、唾液と混ざり、必要に応じて咀嚼されて、舌により食塊が作られる。舌は硬口蓋と軟口蓋に食塊を押し付けながら徐々に後方へ移動させ、口腔の後方へと押し出す。頭蓋内圧（ICP）の亢進または頭蓋内に神経損傷が生じると、舌の協調運動が弱いか不良になる可能性があり、嚥下の口腔期完了に問題が生じる。口唇の筋群の筋力が低下すると、口唇の完全な閉鎖、カップとの密着、ストローによる吸飲が不可能になる。流涎に困ることも多く、人前で食事をしたがらなくなる。この場合、まとまった食塊を作って口腔の中を移動させるのが難しい。特に頬の感覚が消失しているか、あるいは顔面の筋力が低下している場合には、頬の奥に食物が残留することがある。

咽頭期

咽頭期は食塊が押し出されて口蓋弓を通過する時点から始まる。この段階では、4つの事象が急速に連続して生じなければならない。軟口蓋が挙上して鼻咽腔を閉鎖し、中咽頭か

らの溢流を防ぐ。舌骨と喉頭が挙上し、両側の声帯が内側に閉じて（内転して）気道を保護する。これに続いて中咽頭が収縮する一方、輪状咽頭（上部食道）の括約筋が弛緩して、食塊が食道へと通過することができる。この咽頭期末に呼吸が再開する。この段階の協調運動が不良であると、吐き気、閉塞、鼻咽頭の逆流などの症状が生じる。

食道期

食塊が食道から胃へと進む最終段階の食道期は完全に不随意性である。食道期に生じる問題とは一般に機械的閉塞によるものであるが、神経障害の可能性を否定することはできない。たとえば、蠕動運動の障害は脳幹の梗塞から生じることがある。

参考情報 41-1
嚥下障害患者の栄養法ガイドライン

非経口摂取

レベル1：重度の嚥下障害：経口摂取不能。口腔からは全く摂取できない。
次の症状のいずれかが認められる。
- 重度の咽頭残留（除去不能）
- 口腔期の重度の食塊形成困難または食塊残留（除去不能）
- 2種類以上の粘度に不顕性誤嚥がみられる。（意図的な咳が機能しない。または嚥下不能）

レベル2：準重度嚥下障害：一部を経口により摂取する最大限の介助、または栄養法の最大限の利用
次の症状のいずれかが認められる。
- 重度の咽頭残留（除去不能または複数回の嚥下が必要）
- 口腔期の重度の食塊形成困難または食塊残留（除去不能または複数回の嚥下が必要）
- 2種類以上の粘度に誤嚥がみられる（反射的な咳込みはなく随意性の咳込みが弱い）。あるいは1種類以上の粘度に誤嚥がみられる（咳はない）。あるいは1種類以上の粘度に声帯に至る気道侵入がある（咳はない）。

経口食：食形態の改善と自食能力

レベル3：中等度嚥下障害：完全介助、監視、栄養法。2種類以上の食事粘度の制限。
次の症状のいずれかが認められる。
- 再度の嚥下により除去できる中等度の咽頭残留
- 再度の嚥下により除去できる中等度の口腔残留
- 2種類以上の粘度により声帯に至る気道侵入があっても咳が出ない。あるいは2種類の粘度に誤嚥が認められる。

レベル4：軽・中等度嚥下障害：断続的監視／再度の嚥下。食事の粘度を1～2種類に制限。
次の症状のいずれかが認められる。
- 再度の嚥下により除去することができる咽頭残留
- 再度の嚥下により除去することができる口腔残留
- 1種類の粘度に誤嚥が認められる。2種類の粘度で声帯に至る気道侵入があれば咳が出る。あるいは1種類の粘度で声帯に至る気道侵入があっても咳が出ない。

レベル5：軽度嚥下障害：遠隔監視。1種類の食事粘度の制限が必要。
次の症状のいずれかが認められる。
- 粘度の低い液体にのみ誤嚥がみられるが、強い反射的咳込みにより完全に除去することができる。
- 1種類の粘度で声帯より手前までの気道侵入または声帯に至る気道侵入がみられるが、自然に除去することができる。
- 自然に除去することができる咽頭残留
- 咀嚼機能低下による軽度の口腔期嚥下障害または自然に除去できる口腔残留

標準食の完全経口摂取

レベル6：機能的制限範囲内の調整による自食能力
- 標準食（機能的嚥下）
- 口腔期または咽頭期の軽度の遅延、残留または喉頭蓋への微量の付着がみられるが、独力で自然に調整も除去もできる。
- 食事の時間を延長する必要がある。
- さまざまな濃度に誤嚥がみられない。

レベル7：あらゆる状況で標準食を摂取できる。
- 標準食
- 栄養法または食事時間の延長が必要ない。

嚥下調整食の忍容性改善のための技術

嚥下障害患者に食事を供するには、特別なケアと配慮が必要である。食事はあらゆる感覚を使って楽しむものである。裏ごし食も見た目、香り、味を良くする必要がある。これは嚥下障害患者の感覚的経験を改善させるという考え方に基づいている。単純な献立から始め、創造的なピューレの献立を組み立て、魅力ある食事を提供する。

香り
- よい香りの食事と心地よい環境により、食欲が増進し摂取量が増える。
- ニンニク、コショウ、タマネギ、シナモンなど香りの成分で風味をつける。

調味料
- 嚥下障害患者は味覚が衰えていることが多い。
- 必ず味見をして、必要に応じて調味料を足す。

続く

参考情報 41-1
嚥下障害患者の栄養法ガイドライン──続き

- チリ、スパゲティ、アップルパイなど風味の強い食事を出す。

付け合わせ
- 付け合わせには大きな視覚的効果があり、摂取を良好にしやすい。
- 食事の粘度に適した食物だけを付け合わせにする。
- ソース、グレービーソース、シロップなどの使用。スクイーズボトルに入れて料理に添える。
- ピューレのサンドウィッチの周囲を縁取り用レタスで飾るなど、付け合わせで縁取りをする。
- クランベリーソースで模様を描き、ターキー肉を盛り付ける。

成形
- 成形するために、とろみ剤、または成形型や濃縮のための製品を使用する。
- 熱い食事:レシピに従い調理、冷凍をして、食事を出す前に加熱する。
- 冷たい食事:レシピに従い調理、冷凍をして、皿に置いておき、それから出す(すぐに溶ける)。

層状または渦巻状の盛り付け
- 野菜を渦巻状に一緒に盛り付けると、簡単な大皿料理になる。豆類やニンジンを一緒に盛り付けると鮮やかで味もよい。
- 標準のレシピを用いて、シェパードパイ、ラザニア、チキン・ア・ラ・キング(鶏肉の煮込み)など食欲をそそる層状になったオーブン料理を作る。

縁取り
- ペストリーで作った容器にピューレ状にした食物を入れ、皿にもピューレできれいな縁取りを入れる。
- シンプルにして楽しめるものにする。たとえば、ピューレであえたパスタはかなり食欲をそそる。

濃厚流動食
- とろみ剤やジュース、牛乳を混ぜてとろみをつけた流動食を準備する。
- 準備した食物によく合う飲み物を混ぜて流動食を作る。
- ショートケーキにジュースを混ぜて流動食を作り、ピューレにしたイチゴを添えて出す。
- シュガークッキーに牛乳を混ぜて流動食を作る。
- 濃厚流動食を作るにはビスケット、ケーキ、グラハムクラッカー、マフィン、ブラウニーが適している。

以上はわずかではあるが、粘度を調整して食事を出すときの簡単な工夫である。きれいな盛り付けやおいしい食事によって、良好な摂取と栄養状態を維持することができる。たとえ神経障害であっても、見た目や味がよいことが患者に尊厳を感じさせる。

出典:American Dietetic Association:National dysphagia diet: standardization for optimal care, Chicago, 2003, American Dietetic Association. © American Dietetic Association. Reprinted with permission.

医学的栄養療法

嚥下障害に伴い体重減少および食欲不振が重要な問題となる。看護師または登録栄養士による食事時の観察により簡単に嚥下障害の兆候を検査することができ、医療チームに注意喚起することができる。誤嚥のリスクが高まるため、食事時の気が散る環境や会話を減らす。舌筋、顔面筋、咀嚼筋の筋力低下に伴い、咳込みや非常に長い食事時間が報告されている。供する食物の粘度を変えると有用である。食物粘度の推奨されている改善により、食事の味と十分な栄養摂取を維持する。ブレンダーなどにより柔らかい裏ごしの粘度にすると、口腔での処理を減らすことができ食事中にエネルギーを保持することができる(参考情報41-1)。米国嚥下調整食統一基準(National Dysphagia Diet)についての詳細を付録35にまとめる。

水分

ジュースや水など低い粘度の液体を嚥下するには、協調運動と制御が最も必要である。液体は肺に誤嚥しやすく、滅菌水でも肺に入れば誤嚥性肺炎が生じることから生命を脅かす事故になりかねない。滅菌水は細菌のいる口腔に入れば、もはや無菌ではない。

粘度の低い液体を摂取することが難しい場合でも、やはり水分の必要量は満たす必要がある。無脂肪粉末乳、コーンスターチ、多糖類炭水化物添加剤、あるいは加工コーンスターチを含有する市販のとろみ剤により、あらゆる種類の液体の粘度を高めることができる。体液平衡を維持するためには、水分含有率が高く粘度の高い流動食が必要である。倦怠感や疲労感が、水分摂取の低下による「軽度の慢性的な脱水」から生じることが多い。生の果物からも水分を補給することができる。

長期介護施設の中には、本来粘度の高い液体が必要な患者にも水を飲ませることができるとするフレージャー・ウォーター・プロトコル(Frazier Water Protocol)を採用している施設もある。このプロトコルは以下の仮説に基づいている。

1. 誤嚥性肺炎発症の原因となる口腔の細菌を最小にすることができれば、水の誤嚥がリスクをもたらすことはほとんどない。
2. 飲水を許可すれば、脱水のリスクを軽減することができ

3. 飲水を許可すれば、嚥下時の注意事項への順守が高まり、生活の質が向上する。
4. フレージャー ウォーター プロトコルには、適切な口腔衛生がカギとなり、嚥下に新たな有益性をもたらす。

液体の摂取は、神経因性膀胱および尿閉の患者にとっては不安の種であり、脊髄症（脊髄の病態）または脊髄損傷（SCI）の患者に共通する管理的課題である。SCI患者は尿路感染症（urinary tract infections [UTI]）に感染しやすく、体液バランスの判断ミスに陥りやすい。もう一つの心配が、尿意切迫、頻尿、尿失禁が生じる可能性である。この問題を最小に抑えるためには、覚醒時の間は水分補給を平均的に分散させ就寝前には制限すると有用である。尿意切迫または頻尿を軽減させるために、水分摂取を厳格に減らしている患者もいる。この習慣はUTIのリスクを高めるため推奨されない。

脊髄症および神経因性膀胱の外傷以外の原因として多発性硬化症（MS）がある。MSは、中枢神経系（CNS）の予測不可能な重度の進行性疾患である。MS患者ではUTIの発症率が高い。クランベリージュースの摂取を増やすとUTIの頻度が低下する（第36章参照）。

牛乳は独特の性質を持つ液体とされている。牛乳の摂取と粘液分泌過剰の症状とを結びつける考え方もあるが、粘液分泌の上昇を証明するデータはない。嚥下障害患者が牛乳摂取後の粘液増加を報告する場合、実際には粘液分泌ではなく低い嚥下能力の結果であると思われる。適切なとろみをつけた乳製品を患者に「探して」もらう方が、栄養素の豊富な乳製品を除去するよりも咽喉の灌流には有用である。

食形態

慢性の神経障害が進行するにつれて脳神経が損傷され、神経の異常が嚥下障害の症状の形で現れ、全食品群を摂取することができなくなることが多い。機能障害の種類と程度に基づき、個別の栄養法を実施する。ビタミンおよびミネラルのサプリメント投与が必要になる。咀嚼錠のサプリメントが安全に服用できない場合には、忍容性のある食品に液体の形態で添加するとよい。

少量かつ頻回の食事を提供すると食べる量が増える場合がある。さまざまな味、食形態、温度を慎重に選択することにより、嚥下も改善することができる。ジュースを水の代用とすれば、風味、栄養素、熱量も提供することができる。冷温の食物は嚥下しやすいため、冷製の食品の方が忍容性がある。炭酸飲料も効果的な食形態であり、忍容性に優れている。グレービーソースなどは食物を滑らかにして嚥下を楽にし、口腔内の食物の断片化を防いでくれる。ソースをからめたパスタ、キャセロール（オーブン煮込料理）、卵料理は一般に忍容性が良好である。口の中で砕けやすい食品は閉塞のリスクを高めるため避ける。

経腸栄養法

急性および慢性の神経障害患者は栄養支持療法が有用である。急性では、初期のある程度の機能が回復するまで必要であり、慢性では後期に変化する代謝要求量を満たすために必要となる。十分に管理された栄養支持により、神経障害が合併しうる肺炎や敗血症を予防することができる。経口摂取による誤嚥のリスクが高い場合、あるいは栄養必要量を十分に満たすことができない場合には、経腸経管栄養法が必要と思われる。後者の場合には、夜間の経管栄養により経口摂取と栄養必要量との差を埋めることができる。正常な空腹の感覚をもたらし、日中には栄養チューブから解放される。

ほとんどの場合、消化管機能が損なわれないため、経腸栄養法が栄養支持の望ましい方法である。一つ例外として、脊髄損傷（SCI）後の7〜10日間はイレウスを来すことが多く、この場合には経静脈栄養が必要となる。短期間であれば経鼻胃管（nasogastric [NG]）栄養を選択することができるが、長期的栄養管理には経皮的内視鏡下胃瘻造設術（percutaneous endoscopic gastrostomy [PEG]）または経胃瘻的空腸（gastrostomy-jejunostomy [PEG/J]）経管栄養が望ましい。嚥下が不十分な患者では、栄養学的健康を得るために以上の手技を検討する（第14章参照）。

栄養失調そのものが神経筋の筋力低下をもたらし、生活の質に悪影響を及ぼす。ひいては、短い生存期間の予後因子となる。急性の病態では、これまで栄養状態が良好であっても1週間以内に経口栄養を再開できない場合に、栄養学的健康の低下を予防し回復を支えるために、経口摂取が再開されるまで栄養支持療法が実施される。反対に、慢性の病態では長期の治療となるため、どの患者もいずれは栄養支持を実施せざるを得ない。しかし、十分な栄養により健康が増進され、負荷の大きい患者にはありがたい救済となるであろう。

経腸栄養チューブの早期留置については、精神的、経済的、身体的な影響から、この選択を拒否する患者もいる。疾患の進行期には、患者が経管栄養を拒否し、延命しないことを選択する場合もある。栄養支持療法は生活の質を高めることができる場合に実施すべきである。医療チームは患者や家族の不安を緩和し、説明を受けたうえでの決断を支持すべきである。経管栄養が日常生活に及ぼす影響について、患者には十分に説明をする。栄養支持療法の利点と欠点の両者については、必要性に優先して患者や家族と十分に話し合いを始める。詳細な栄養法スケジュール、栄養チューブ留置手術、管理継続のための適切な指導などにも選択肢を用意する。

栄養学的因子による神経障害

チアミンおよびナイアシンの栄養欠乏により、直接神経症状が生じることがある。ウェルニッケ・コルサコフ症候群（Wernicke-Korsakoff syndrome [WKS]）では、アルコール依

表 41-6

栄養欠乏症により生じる神経障害

疾患	栄養素	生理学的作用	治療
湿性脚気	チアミン(ビタミンB_1)	末梢神経または中枢神経の機能不全	チアミン(ビタミンB_1)サプリメント投与
ペラグラ	ナイアシン	健忘、幻覚、認知症	ナイアシンサプリメント投与
悪性貧血	ビタミンB_{12}	視神経、脳白質、末梢神経の髄鞘に病変が生じる	月1回のビタミンB_{12}注射 ビタミンB_{12}サプリメント経口投与
ウェルニッケ・コルサコフ症候群	チアミン(ビタミンB_1)	脳症、不随意性眼球運動、運動障害、健忘	禁酒、チアミン(ビタミンB_1)サプリメント投与、十分な水分補給

存症によって神経性の作用が生じる。栄養欠乏症から生じる神経症状のほとんどが、食物摂取の増大またはサプリメント服用により是正することができる(表41-2～41-6を参照)。

外傷による神経障害

脳血管障害(脳卒中)

脳卒中(脳血管障害)とは、限局性または全体性の神経異常が24時間を超えて持続する急性発作と定義される。これは頭蓋内または頭蓋外の神経血管構造の疾患に起因する。重度の脳卒中は一過性脳虚血発作(transient ischemic attacks [TIA])の後に発症することが多い。TIAとは、血管由来の脳の機能不全が短時間続き、非持続性の神経異常を伴う発作である。脳卒中は、アメリカの死因の第3位を占め、機能障害の原因では第1位となっている(National Institutes of Health [NIH], 2006)。脳卒中の最も大きな危険因子は加齢である。改善可能な危険因子として、高血圧と喫煙が最も多い(第33章参照)。その他危険因子には肥満、冠動脈心疾患、糖尿病、身体の非活動性、遺伝素因がある(Goldstein et al., 2006)。脳卒中の高い対価とは、発作によって残った機能障害の程度によるものである。

病態生理

塞栓性脳卒中はコレステロールのプラーク(血管内蓄積物)が近位の血管から遊離し、脳へと移動して動脈(中大脳動脈(middle cerebral artery [MCA])が最も多い)を閉塞することにより生じる。心房に障害のある患者では、心房から血栓が遊離して塞栓となる。血栓性脳卒中では、動脈中のコレステロールプラークが破裂し、これに続いて血小板が凝集してすでに狭窄している動脈を塞栓する。脳卒中のほとんどは血栓塞栓症発作によって引き起こされるが、これがアテローム性動脈硬化症、高血圧、糖尿病、痛風により増大している(*病態生理と治療管理のアルゴリズム*「脳卒中」)。

脳卒中では頭蓋内出血は15%にとどまるが、即座に死に至ることが多い。頭蓋内出血は高血圧患者に生じることが多い。脳実質内出血では、脳内で血管が破裂する。脳実質内出血の一つにラクナ梗塞(穿通枝の小さな梗塞)がある。この小梗塞は、内包、大脳基底核、橋、視床、小脳など脳の深部構造に生じる。深部構造の脳組織では機能の密度がきわめて高いため、小さなラクナ梗塞でも重大な機能障害をもたらし得る。頭蓋内出血にはもう一つくも膜下出血(subarachnoid hemorrhage [SAH])がある。SAHは頭部外傷によって生じることが多いが、くも膜下腔の血管に生じる動脈瘤破裂に起因する方が多い。

医学的処置

頭痛、意識レベル低下、嘔吐を来している場合には出血が疑われる。この症状はいずれも出血後数分から数時間の間に生じる。患者に十分意識があるが、突然運動機能や感覚機能に変化が生じる場合には、血栓塞栓性脳卒中が発生している可能性が高い。あらゆる神経障害で同様に、異常の部位によってこの臨床像が異なる。さまざまな神経異常を探り出すことにより、疑われる梗塞の脳血管領域を特定することができる。中大脳動脈(MCA)は第一運動野および体性感覚野に血液を供給しているため、この動脈が閉塞されると、病変と対側の四肢に感覚異常を伴う不全麻痺をもたらす。左側MCAが閉塞されると、失語症、すなわち言語または表現の喪失がみられる。

これまで、塞栓性脳卒中の治療は対症療法で、これ以上の脳梗塞を予防することとリハビリテーションに主眼が置かれていた。「血栓を崩壊させる」血栓溶解剤を使用することにより、脳虚血が解消している。治療は、症状が発生してから6時間以内に開始する。これ以上の脳血管発作が生じないようにするには、アスピリンの使用にある程度の価値があるが、その効果は患者によって異なる。

頭蓋内圧(ICP)を抑制しながら十分な脳灌流を維持することが頭蓋内出血の治療である。処置としては、手術による頭蓋内の大量血液を除去する脳室ドレナージをはじめとする脳

病態生理と治療管理のアルゴリズム

脳卒中

発症因子

- 頭蓋内または頭蓋外の神経血管構造の疾患
- 一過性脳虚血発作（TIA）
- 危険因子
  - 加齢
  - 高血圧
  - 喫煙
  - 肥満
  - 糖尿病
  - 身体の非活動性

→ 脳卒中（限局性または全体性の神経異常が24時間を超えて持続する急性発作）

病態生理

血栓塞栓性（アテローム動脈硬化性）脳卒中
- （症例の85％）
- 意識が損なわれていない
- 運動機能または感覚機能の突然の変化

頭蓋内出血
- （症例の15％）
- 頭痛
- 意識レベル低下
- 嘔吐
- 即座に死に至ることが多い

治療管理

医学的処置
- 塞栓の処置
  - 血栓溶解剤
  - 対症療法
- 出血の処置
  - 頭蓋内圧緩和のための脳神経外科手術
  - リハビリテーションと理学療法

栄養学的処置
- 十分な栄養摂取の維持
- 嚥下障害の評価と対応
- 必要に応じてビタミンとミネラルのサプリメント投与
- 経腸栄養支持が必要となる

神経外科手術が実施される。リハビリテーションは重要な治療である。特にくも膜下出血（SAH）などの脳内出血では機能に深刻な転帰をもたらすため、虚血性脳卒中よりも回復期間が長い。

医学的栄養療法

一次予防は脳卒中予防の基礎であり、この一つが食事であり生活習慣である（Goldstein et al., 2006）。大規模集団を対象とする前向き試験がさまざまに実施され、栄養関連因子のデータがまとめられている（参考情報41-2）。

脳卒中とこの関連疾患の有病率を考えると、この疾患に苦しむ患者の治療法をそのままにしておくわけにはいかない。アメリカでは2003年だけで、脳卒中による生産性と健康の損失が510億ドル、高齢者介護施設では120億ドルの支出に上ると推定されている（Centers for Disease Control and Prevention, 2006）。患者の全般的な健康の維持を直接の目標

参考情報 41-2
栄養関連因子と脳卒中のリスク

脳卒中の危険因子

女性ではBMI＞25kg/m²
女性では16年間の体重増加＞11kg
男性ではウエスト／ヒップ比＞0.92
糖尿病
高血圧
出血性脳卒中の危険因子としてコレステロール値上昇

脳卒中の予防的因子

生の果物の日常的摂取
フラボノイド摂取　緑茶＞4.7カップ（1,175mL）／日
白人女性、黒人女性、黒人男性では、魚類の摂取と魚油の使用
虚血性脳卒中の予防的因子として高いHDLコレステロールの維持

病態生理

外傷性脳損傷は脳震盪、脳挫傷、びまん性軸索損傷の3つに分類することができる。脳震盪とは、コンピュータ断層撮影法（computed tomography [CT]）または磁気共鳴画像（magnetic resonance imaging [MRI]）スキャンでは損傷が発見されない6時間未満の短時間の意識喪失である。顕微鏡検査では、既知の脳震盪部位に組織損傷の証拠を見つけることはできないが、神経細胞の代謝変化の証拠が存在する。脳挫傷は毛細血管の損傷と腫脹を特徴とし、その後損傷が消散する。大規模な脳挫傷では頭蓋内圧（ICP）が劇的に亢進し、虚血または脳ヘルニアに至る可能性がある。脳挫傷はCTまたはMRIスキャンにより検出することができる。びまん性軸索損傷とは、頭蓋内の脳の回転加速度による軸索断裂に起因するものである。損傷部位は脳梁（二つの脳半球をつなぐ橋）と脳幹上部外側に発見されることが多い。

頭蓋冠および頭蓋底の頭蓋骨骨折は他の骨折と同じ分類で説明されている。「粉砕骨折」とは骨が多くの断片に砕けることを指す。「骨片転位」とは、骨が元の位置からずれている状態を指す。「開放骨折」または「閉鎖骨折」とは、骨折部の露出状態を表す言葉である。開放骨折では感染症（骨髄炎）のリスクが劇的に上昇し、特に頭蓋骨開放骨折では硬膜が断裂することが多いため、脳膜炎のリスクが高くなる。

硬膜外出血および硬膜下出血は外科手術によって修復できることが多い。病変の血液量により脳組織がずれることが多く、びまん性軸索損傷と腫脹の原因となる可能性がある。病変が大きくなると、頭蓋底の種々の開口部を通して脳組織の脱漏が生じる可能性がある。このために重要な脳組織の圧迫や虚血が生じ、急激に死に至ることが多い。

医学的処置

外傷性脳損傷（TBI）の負荷に対する身体の反応として、サイトカイン（インターロイキン-1、インターロイキン-6、インターロイキン-8、腫瘍壊死因子）が産生される。頭部損傷後には、体内でサイトカイン濃度が上昇し、代謝と臓器機能に悪影響を及ぼすホルモン環境をもたらす。この代謝現象には、発熱、好中球増加、筋融解症状、アミノ酸代謝異常、肝臓の急性期反応因子産生、血管内皮細胞の透過性亢進、血管内皮細胞接着分子の発現がある。特定のサイトカインが臓器の機能不全をもたらす傾向にあり、腸管、肝臓、肺、脳に組織損傷が観察されている。全般的には、分子レベルの機能回復についての理解が不足している（第39章参照）。

脳損傷の臨床所見では意識レベルに一過性の低下がみられることが多い。頭痛およびめまいが比較的多く、症状の増強や嘔吐を伴うようなことがなければ心配はない。限局性の神経障害、意識レベルの低下進行、穿通性脳損傷には迅速な脳神経外科による評価が必要である。

裂傷の下に頭蓋骨骨折が存在すると頭蓋骨表面の「陥没」つまり裂け目として感じられることが多く、CTスキャンによっ

として取り組むべきである。一部の脳卒中はω-3脂肪酸によって予防できる可能性があるが、ワルファリンまたはアスピリンのような抗凝固剤を服用している場合には摂取してはならない。

脳卒中の規模と及んだ脳の部位により、摂食困難の重症度が左右される。死亡率の独立の予測因子である嚥下障害は脳卒中に伴うことが多く、栄養失調による合併症や予後不良、肺感染症、機能障害、入院および入院治療の期間延長の一因となる。場合により、経口栄養が再開されるまで栄養学的健康を維持するために、栄養支持療法が必要となる。運動機能が改善されるにつれて、日常的な食事などの活動が患者のリハビリテーションの一部となり、自立性を回復するために必要となる。栄養失調は予後不良の前兆となるため、これを予防すべきである。

頭部外傷または神経外傷

外傷性脳損傷（TBI） とは、脳外傷、頭蓋骨骨折、脳実質外（硬膜外、硬膜下、クモ膜下）の出血、脳実質内出血または脳室内出血など脳組織の出血のいずれか一つ、あるいは複合を指す。アメリカでは、外傷が44歳以下の主要死因となっており、外傷による死亡の半数以上が頭部損傷によるものである（Victor and Ropper, 2005）。年間発生率は10万人当たりに200人と推定されており、15〜24歳にピークがある。外傷の大半が自動車衝突事故によるものである。

合併症発症率が高く、頭痛の愁訴が最も多い。神経の回復を正確に予測することは難しい。集中治療を行っても、重度頭部損傷の生存者の大半に長期的な機能障害が生じている。

て検出しやすい。頭蓋底骨折では、耳漏（耳からの脳脊髄液漏出）または鼻漏（塩味の液体が鼻から滴るか、あるいは咽頭を流れ落ちる）として症状が発現する。その他徴候には、ラクーンアイズ（眼瞼の皮下出血）とバトル徴候（乳様突起後部の血斑）がある。頭蓋底骨折は、咀嚼、嚥下、味覚、嗅覚に重要な脳神経への損傷を招く。

血腫は頭蓋底で脳組織のヘルニア形成へと急速に進行し、その結果死に至ることもあるため、脳神経外科的緊急事態である。この病変には、同じく意識レベルの低下、対側片麻痺、瞳孔散大も伴う。脳組織全体の移動や牽引によって損傷を受ける。硬膜外血腫では、古典的に短時間の意識喪失がみられただけの患者に、数時間後進行性の意識低下の症状を来す可能性がある。硬膜下血腫には通常、損傷を受けた時から意識低下が進行する特徴がある。

後遺症には、てんかんや脳震盪後症候群、さまざまな頭痛、めまい、倦怠感、記憶困難が多い。脳外傷の治療は高度に複雑であるが、いずれの治療処置も、その目標は脳灌流の維持と頭蓋内圧（ICP）調節の二つである。灌流と内圧調節は栄養療法と関係がある。

医学的栄養療法

栄養療法の目標とは、炎症による異化亢進と代謝亢進を抑制することである。異化亢進とはタンパク質分解の症状発現であり、深刻な尿中尿素窒素排泄によって明らかにされる。健常者の絶食状態における窒素異化代謝は、窒素3〜5g/日だけであるが、重度頭部損傷を受けた患者の絶食状態では、窒素排泄量が14〜25g/日になる。栄養摂取できない状態でこの窒素喪失が持続すれば、1週間で除脂肪量が10％低下することになる。体重減少が30％になると死亡率が高くなる（Brain Trauma Foundation, 2007）。

代謝亢進は、エネルギー消費量増大の一因となる。グラスゴー昏睡スケール（Glasgow Coma Scale）による脳損傷の重症度とエネルギー必要量との間には相関がみられる。安静時代謝率を100％から140％に、熱量の窒素比率を15％から20％に置き換えて必要量を算出すると、窒素喪失を軽減することができる（Brain Trauma Foundation, 2007）。バルビツレートを投与している患者では、代謝消費量が基礎代謝率の100〜120％まで低下する。このように、麻酔薬を投与している患者では代謝率が低いことから、筋緊張の維持が代謝消費量の重要な要素である。

神経学的に重篤な患者には、経腸または経静脈の栄養支持療法により栄養を投与することができる。栄養支持療法は通常損傷後72時間以内に開始され、損傷後1週間まで栄養を補充する必要がある（Brain Trauma Foundation, 2007）。いずれの栄養法も、実際の必要量より低い濃度で開始し、栄養必要量を満たすよう漸増させる。ガイドラインの詳細については第39章を参照。

この分野の研究は興味深い。外傷性脳損傷（TBI）に実施されたピラゾールクルクミン誘導体を食事に導入する実験的栄養療法により、膜の健康と恒常性が修復されている（Sharma et al., 2010）。ω-3脂肪酸であるドコサヘキサエン酸（docosahexaenoic acid [DHA]）およびエイコサペンタエン酸（eicosapentaenoic acid [EPA]）には抗酸化作用、抗炎症作用、抗アポトーシス作用があり、損傷を受けた脳で神経の保護に働く（Su, 2010）。この分野には、さらに多くの栄養素を用いる臨床試験を実施する必要がある。

脊椎外傷と脊髄損傷

脊椎外傷には、脊柱の安定骨折から悲劇的な脊髄の横断的離断まで、多くの種類の損傷が含まれる。完全型脊髄損傷（spinal cord injury [SCI]）とは、損傷の位置より下方の運動機能または感覚機能が保持されない損傷と定義されている。不完全型の損傷では、損傷の位置より下方の運動機能または感覚機能がある程度残存する。SCIは頭部損傷よりいくぶん少なく、いずれも若年者に最も多くみられる。SCIの1/3〜1/2が自動車の衝突事故で占められており、残りはスポーツ競技の損傷、家庭内や勤務中の事故である。

病態生理

脊髄は損傷に対して脳とほぼ同じような反応をする。まず出血、挫傷、軸索の断裂がみられると、その後グリオーシスおよび繊維形成から成るリモデリング過程が数年間続く。融解壊死により、脊髄中心部に髄液が貯留する空洞を形成しやすくなり（脊髄空洞症）、この作用により緩徐ではあるが進行性の神経障害の症状が発現する。SCIは通常、脊柱の骨折と靭帯の不安定に起因する。両者は外科的にも非外科的にも軽減と安定を得やすい。

SCIと下降する軸索の断裂の位置により、麻痺の範囲が左右される。四肢麻痺とは、脊髄の損傷が全四肢に及ぶことである。SCIの部位の影響が下肢のみに及ぶ場合には、対麻痺と呼ばれる。

医学的処置

脊髄損傷には、損傷の高さによって膨大な臨床症状がある。完全離断では、膀胱とこの括約筋など、損傷の高さより下方の機能を完全に喪失する。患者の血行動態が安定したのちには、医師は神経障害の重症度を評価する。SCIが疑われる場合には、通常その部位をすぐに固定する。多発外傷の意識のない患者には、脊柱のX線による完全評価が義務づけられている。

意識がある患者では、通常脊椎損傷の臨床的根拠が十分に得られ、その後に必要な処置を判定できる。骨の損傷や脊髄の障害を正確に把握するためには、CTおよびMRIが用いられる。完全脊髄損傷患者が24時間後に一部の機能を回復するのは、残念ながら3％にとどまる。24時間後に機能が回復しない場合には、将来機能が再構築される可能性は皆無に等しい

と予想される。不完全脊髄損傷では予後が多少改善される。

SCIによる合併症有病率および死亡率は、特にこの20年間劇的に改善されている。急性期治療の進歩により初期の死亡率が低下し、呼吸不全および肺塞栓など初期に死につながることの多い合併症を予防することができた。今日では、急性の損傷によって死に至るSCI患者は10%に満たない。

医学的栄養療法

経腸栄養法および経静脈栄養法と栄養剤の技術的進歩は、脊髄損傷患者の栄養状態を維持するのに一定の役割を果たしてきた。神経外傷への代謝反応が広く研究されてきたが、SCIへの急性期代謝反応の研究は実施されていない。しかし、これは他の形態の神経外傷の急性期とほぼ同じである。初期には麻痺性イレウスが生じるが、損傷後72時間以内に寛解することが多い。DHAおよびEPAには抗酸化作用、抗炎症作用、抗アポトーシス作用があるため、魚油サプリメント投与が有益である（Su, 2010）。

命はとりとめても機能障害が残る患者は、生活様式に重大な変化を余儀なくされるうえに、二次的な合併症の可能性もある。一般に、合併症の数や頻度、臨床像は、便秘、褥瘡（圧迫潰瘍）、肥満、疼痛などさまざまであるが、いずれも栄養状態に影響を及ぼす。損傷の高さを基準にし、考えられるリハビリテーションを参考情報41-3にまとめる。2010年には、米国栄養士会からSCIの根拠に基づく診療ガイドラインが発表された。

SCI患者の体脂肪量は相当に高く、除脂肪量は低い。損傷の高さより下方の骨格筋麻痺により筋緊張が失われるため、代謝活性が低下し、最初は体重が減少して骨粗鬆症を発症しやすい。対麻痺および四肢麻痺患者が許容可能な体重に調整するための指針として、対麻痺では標準体格指数（body mass index [BMI]）を示す体重よりも約4.5～6.8kg低く、四肢麻痺では約6.8～9.1kg低くなければならないとされている。損傷の位置が高いほど代謝率は低く、エネルギー必要量も低くなる。

四肢麻痺患者は、四肢の除神経筋量に比例し、また残存する運動機能の喪失も重なり、対麻痺患者よりも代謝率が低い。リハビリテーションの段階では、四肢麻痺では熱量の必要量が従来の計算式の推定値よりも約25～50%低くなる。このため、四肢麻痺患者には過体重になる可能性がある。肥満であると機能的予後に制約が生じ、最終的なリハビリテーショ

参考情報 41-3

脊髄損傷治療管理のための重要ガイドライン

- 脊髄損傷（SCI）の急性期には、登録栄養士（RD）は間接熱量測定法（indirect calorimetry [IC]）を用いてエネルギー必要量を評価する。
- 損傷の急性期では最初に体重減少がみられるが、慢性の段階では体脂肪の再分布が生じるために体重増加に転じる。
- SCI患者では、除神経筋のために代謝活性が低い。実際のエネルギー必要量が推定必要量より10%以上低い。
- 自発的な身体活動のレベルと食物の産熱効果が低いためにエネルギー消費量および熱量必要量も低いことから、慢性段階のSCI成人患者は過体重または肥満であることが多く、糖尿病および心血管疾患のリスクがある。
- あらゆる年齢のSCI患者に心血管疾患、アテローム形成、望ましくない血中脂質検査値のリスクが高いようである。肥満、非活動性、食事の因子、喫煙など是正可能な危険因子を改善する必要がある。スポーツ、水泳、電気刺激運動、免荷装置を用いるトレッドミル運動などの運動により、血中の脂質パラメーターが改善する。RDは、脂質関連疾患用の現行の根拠に基づくガイドラインを用いて食事療法を提供する。
- RDが多職種チームの一員として提供する栄養療法により、急性期治療、リハビリテーション、地域医療の現場で栄養関連の予後を改善させることができる。SCI患者は、栄養欠乏症、社会的孤立や歩行障害から生じる栄養学的問題、過体重や肥満、糖尿病、腸の管理、嚥下、栄養関連の慢性疾患に改善がみられる。
- 尿路感染症の予防には、クランベリージュースに多少有益性がある。1日に1カップ（240mL）3回の摂取が推奨される。
- 水分補給は1日に1.5L以上が推奨されている。高繊維質の療法食と十分な水分摂取だけでは、便秘の治療には不十分であることが多く、定期的な腸内洗浄の実施が必要と思われる。慢性的に腸の機能不全を来す場合には、高繊維質（20～30g）の食事よりも繊維質15gの方が有効であると思われる。
- 栄養状態の不良は感染症や褥瘡発生の危険因子であるため、栄養学的健康を維持する。栄養状態の定期的な評価、十分な栄養摂取量の提供、積極的な栄養支持療法の実施が適応とされる。正常な体重、高い活動レベル、総タンパク質、アルブミン、プレアルブミン、亜鉛、ビタミンDおよびビタミンAの良好な血清中濃度を維持している患者では、褥瘡発生が抑制される。このことから、熱量、タンパク質、亜鉛、ビタミンC、A、B群の十分な摂取が必要である。
- 褥瘡がある場合には、熱量の摂取を30～40kcal/kg体重/日とする。タンパク質の摂取は、褥瘡の深達度Ⅱ度では1.2～1.5g/kg体重/日、Ⅲ～Ⅳ度では1.5～2g/kg体重/日とする。第21章の表21-2参照。水分必要量は1mL/kcal以上とし、空気流動型ベッドを使用している場合や何らかの理由で水分喪失が上昇している場合には増量する。

出典：American Dietetic Association: Evidence analysis library: spinal cord injury guidelines. Accessed 31 October 2010 from http://www.adaevidencelibrary.com/topic.cfm?cat=3486&auth=1.

ンの過程が遅延することが提言されている。

不動性による骨石灰化の減少から骨喪失に至ることから、SCIは骨減少症および骨粗鬆症をもたらし、長骨骨折の有病率が上昇する。日常的に摂取過剰にならず、ビタミンDおよびカルシウムが十分に摂取できるよう計画を立てる。

神経性疾患

副腎白質ジストロフィー
病態生理
副腎白質ジストロフィー（Adrenoleukodystrophy [ALD]）とは、まれにみる先天性の酵素欠損で、若年男性の極長鎖脂肪酸（very-long-chain fatty acids [VLCFA]）代謝が侵される。これにより、脳と副腎にVLCFA、特にヘキサコサン酸（C26:0）とテトラコサン酸（リグノセリン酸）（C24:0）の蓄積をもたらす（Deon et al., 2006）。発症率は男性で21,000人に1人、女性では14,000人に1人の割合である（Moser, 2006）。これは脊髄障害、末梢神経障害、脳の脱髄疾患を来すX連鎖劣性遺伝病である。成人型の副腎脊髄神経障害には、脊髄と末梢神経における慢性の遠位軸索変性がみられ、脳の炎症性脱髄が顕著である。遺伝的にリスクのある人では、頭部外傷がこの疾患を誘発する環境因子となる（Raymond et al., 2010）。精神と身体の損傷により、認知症、失語症、失行症、構音障害、失明へと進行する。

医学的処置
臨床症状は通常7歳までに生じ、副腎の機能不全または脳の代償機能不全が発現する。

構音障害（言語に必要な舌などの筋群の異常）と嚥下障害により、経口栄養が妨げられる。遅発臨床症状として、皮膚の色素沈着が現れる。副腎機能不全を来す場合には、ステロイドの補充療法が適応であり、これにより神経症状が改善し延命の可能性がある。数多くの治療法がこの疾患の根本原因に向けられてきたが、期待外れの結果に終わっている。現時点では骨髄移植の選択的実施が一つの治療法となっており、将来的には遺伝子治療が期待されている。

医学的栄養療法
食事性VLCFA除去の栄養療法では、内因性の合成による生化学的変化が生じない。専用に修飾を加えた脂肪酸剤であるロレンツォのオイル（C18:1のオレイン酸とC22:1のエルカ酸）では、VLCFA血中濃度が低下する。臨床経過には有意な改善はみられないが、機能低下が遅延する可能性がある。

アルツハイマー病
アルツハイマー病（Alzheimer's Disease [AD]）は最も多い型の認知症で、認知機能低下のパターンや速度はさまざまである（Soto et al., 2005）。1907年、アロイス・アルツハイマー（Alois Alzheimer）がこの脳変性疾患の臨床像と病態変化を初めて報告したことから、その名がつけられた。新規AD症例の発症率は性別にも世界的にも差がほとんどないが、女性の有病率は3倍となっている（男性よりも寿命が長い傾向にある）。ADでは加齢が最も重要な危険因子であり、65歳を超えるとこの患者数が5年ごとに倍増する。世界で3,500万人以上の人がADに罹患していると推定される（Querfurth, 2010）。長寿の高齢者数が増加していることから、ADが個人、家族、経済、臨床に及ぼす影響は甚大である。

発症因子
少なくとも3つの遺伝子により家族性ADが早期に発症し、その他遺伝子の突然変異が加齢による孤発性ADに結びついている。アポリポタンパク質E4（Apolipoprotein-E4 [ApoE4]）は第19番染色体上にコードされるタンパク質であり、これがアミロイドβと結合し、コレステロール運搬に関与している。このため、ApoE4には心血管系にも栄養学的にも関係がある。重要なミトコンドリア成分への障害（Kidd, 2005）、酸化ストレス、インスリンシグナル伝達の障害、高ホモシステイン（Hcy）濃度、低葉酸塩濃度、コレステロールの血清中高濃度に発症因子の可能性がある。

鉛、鉄、アルミニウム、銅、亜鉛はフリーラジカル産生を触媒し、認知症を誘発することから、ADの発症因子として関与が示唆されている（Ramesh et al., 2010）。加齢に伴い、神経形成およびリーリン（神経細胞の脳内位置にかかわるタンパク質）シグナル伝達に変化が生じる（Shetty, 2010）。同じく、炎症経路が重要な意味を持っていることが指摘されている。Beclin 1は細胞内の分解作用である自食作用の調節と、AD患者で減少している保守整備経路に関与しているタンパク質である（Jaeger and Wyss-Coray, 2010）。

病態生理
アルツハイマー病（AD）とは、脳内でのペプチドアミロイドβ（amyloid beta [Aβ]）の異常な凝集と神経原線維変化を特徴とする進行性の神経変性疾患である（NIH, 2006）。ADの初期症状である健忘と集中力の喪失が加齢による自然な徴候と誤解されるため、見過ごされることが多い（**病態生理と治療管理のアルゴリズム「アルツハイマー病」参照**）。

ADは徐々に始まり、進行し、やがて誤認識、人格や行動の変容、判断能力低下をもたらす。ADの症状発現として、認知症の進行に伴い、記憶関連知的機能の喪失、言語障害、自立性の喪失、摂食行動障害、体重の変化も進行する。

身体機能が低下していると、AD発症のリスクが高いようである（Wang, 2006）。最初は、日常の物忘れ、持ち物の置忘れ、約束忘れがみられるが、記憶は保持される。ほとんどは、記憶障害の診断をきっかけに脳の機能低下が明らかになる。物の名称の健忘（失名辞）、他者の話す言葉の反復（反響言語）、ほとんどの理解力の喪失（失認）がみられる。やがて、反射の変化や引きずり歩行によって、運動機能の低下が明らかにな

病態生理と治療管理のアルゴリズム

アルツハイマー病

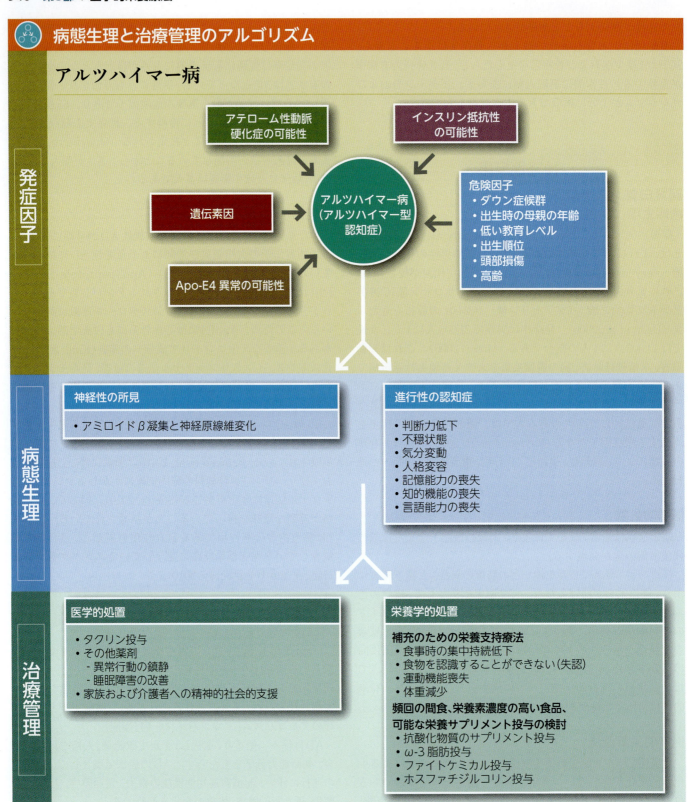

る。ADが終末期に至ると、腸と膀胱の制御が失われ、四肢の筋力低下と拘縮が生じて、知的活動を中断することになる。死が近づくにつれて、完全に植物状態の無能力な状態となる。

医学的処置

ADは組織病理学検査により診断される。ADには、前臨床段階、軽度認知機能障害段階、最終的な認知症の段階がある。米国国立老化研究所（National Institute on Aging）により、数十年ぶりに診断と治療の新ガイドラインが策定されている。非ステロイド性抗炎症薬（Nonsteroidal antiinflammatory drugs [NSAID]）またはアスピリンの投与と、ビタミンEなど抗酸化物質やω-3脂肪酸を含有する食物摂取との併用が、現

在最も有効とされている(Shetty, 2010)。

脳血管拡張薬、刺激剤、レボドパの投与やビタミンの大量投与は、有効性が実証されておらず、薬物療法は実験段階である。米国食品医薬品局(Food and Drug Administration [FDA])により、AD治療薬として最初に承認されたコリンエステラーゼ阻害剤タクリンは、機能と認知能力に軽微な改善しか得られない。異常行動、睡眠障害、不安、不穏状態の抑制には、他の薬剤が数種類使用されている。多職種チームの協力体制による治療が行動的、精神的症状を改善させる(Callahan et al., 2006)。また、記憶改善のための幹細胞移植の試験が実施されるであろう(Shetty, 2010)。ほかにも治療法が開発されている。**新たな動き**「アルツハイマー病における細胞膜リン脂質成分投与の可能性」を参照。

医学的栄養療法

飽和脂肪酸とアルコールが豊富で抗酸化物質とビタミンの不足した食事はADの発症を促進する。不飽和脂肪酸、ビタミン、抗酸化物質、ワイン、クルクミン、数種の香辛料が豊富な食事は、フリーラジカルの捕捉と酸化損傷の予防により発症を抑える(Ramesh et al., 2010)。抗酸化物質と特定の栄養素を適切に取り入れることがAD患者を保護する。成人2,148例(65歳以上)を対象として自治体主体の4年間前向きコホート試験が実施され、2010年に報告されたこの結果では、サラダドレッシング、ナッツ、魚、トマト、鶏肉、アブラナ科の野菜、果物、緑黄色野菜を多く取り入れた食事をしている集団は、高脂肪乳製品、赤肉(牛肉や豚肉)、臓物類、バターの食事を摂っている集団よりもADへの罹患が少なかった(Gu et al., 2010)。数種類の食事性ポリフェノールは金属とキレート錯体を形成

新たな動き

アルツハイマー病における細胞膜リン脂質成分投与の可能性

ビタミンB様物質の一つ、コリンは、細胞膜リン脂質合成にいくつかの経路で寄与している。このため、神経性の病態における潜在的役割について関心が向けられている。コリンは、神経細胞などの細胞の細胞膜に存在するリン脂質ホスファチジルセリンとホスファチジルコリンの前駆体である(Tan, 1998; Zeisel, 2010)。

ホスファチジルセリンは、リン脂質細胞膜の細胞質側に存在する。脳の健康におけるこの働きが研究されており、アミロイドβ断片形成を阻害することによりAD患者の神経を保護する可能性がある。ウシのホスファチジルセリンを使用する初期の試験では、認知機能が低下している患者で肯定的な結果が示された。狂牛病の懸念のため、この化合物は大豆主成分のホスファチジルセリンによって代用されたが全く同一のものではない。加齢関連記憶障害の改善を裏づける科学的根拠が弱いのは、大豆主成分であるためであったが、全般的結果から結論には至らず、さらに研究が求められている(Wollen, 2010)。

ホスファチジルコリンにも保護作用の可能性があることから、この前駆体CDPコリンが有望性を示している。ADを含めさまざまな認知症患者の記憶と行動に効果の可能性がある。十分な有益性を調べるためには、長期間の試験が必要とされる(Fioravanti et al, 2010)。しかし少なくとも、栄養摂取を高めることはできる。コリンは卵(特に卵黄)、牛肉(特に脳と肝臓)、魚、豚肉、鶏肉、豆類、ナッツ、エンドウ豆、大豆製品に含有されている。

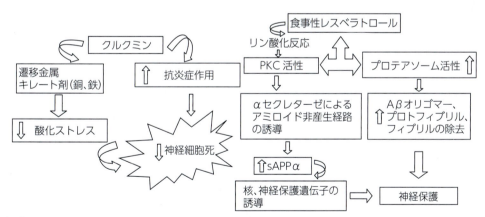

図41-5 神経保護におけるクルクミンとレスベラトロールの役割
左の図: クルクミンには複数の生物学的作用がある。遷移金属(鉄と銅)とキレートを形成し、抗酸化物質および抗炎症性分子として働き、酸化ストレスから保護する。
右の図: レスベラトロールはプロテインキナーゼCのリン酸化反応を助け、AβPP(アミロイドβ前駆体タンパク質)切断産物のアミロイド非産生経路を活性化して、Aβ形成の減少をもたらす。AβPP切断産物であるsAPPαが核内へ移行し遺伝子発現を修飾する。以上の事象はいずれも神経細胞の生存を助ける。
Aβ:アミロイドβ(Amyloid beta)、PKC:タンパク質キナーゼC(protein kinase C)、
sAPPα:可溶性アミロイド前駆体タンパク質αセクレターゼ切断産物(soluble amyloid protein precursor alpha)
出典:*Ramesh BN et al: Neuronutrition and Alzheimer's disease, J Alzheimer's Dis 19:1123, 2010. With permission from IOS Press.*

することが知られていることから、このルーチンの摂取にも保護作用の可能性がある（Ramesh et al., 2010）。ニンニクには神経保護作用があり（Chauhan, 2005）、レスベラトロールは加齢による神経退行を予防する（Anekonda, 2006; Ramesh et al., 2010）。図41-5も参照。

● **自食機能、経口摂取、体重管理の問題**　広範囲にわたる神経機能が障害され、摂食機能を妨げる。認知機能の喪失により、集中の持続、論理的思考、判断力が損なわれ、空腹感、口渇感、満腹感を認識する能力が低下する。ADが進行するにつれて、集中持続の減退、食べた直後の食事の健忘、あるいは全く食べないなどの症状が生じる。口渇感を認識していても水を飲もうとしないために、脱水の問題も生じる。

AD患者の中には食欲が強く体重が増加する人もいるが、一般には体重減少が平均的である。体重減少を引き起こすのが安静時代謝率上昇なのか、絶えず歩き回ることによるエネルギー消費量上昇であるのかは明らかではない。このほかにも、食べ忘れたり、自食機能の障害によって経口摂取が不足したりする。さらに、頻回の感染症によって体重が減少する患者もいる。体重減少が今度は皮膚潰瘍のリスクを高め、結果的に生活の質を低くすることになる。

食事時間はそれだけに専念すべきである。雑音は気が散るため、食事中にはラジオやテレビのスイッチを切っておく。食品は小さな皿や小鉢に盛り付け、選択肢が多くなりすぎないよう一度に1品ずつ差し出す。社会性による自制心が低下するにつれて、他者の食物、非食品、腐敗した食物を食べたり、有害な液体を飲んだりする場合がある。食事中には近くで監視すべきである。

感覚の喪失に伴い、外界への知覚や聴覚的、視覚的、触覚的認識が変化する。これは失認と呼ばれるものである。視覚失認によって食物を認識することができず、食べないという症状として現れる。摂食の反応を引き出すには、食物に触れさせ香りを立たせることが必要となる。また、感覚喪失によって食品を同じ色の食器に盛り付けると認識できないことがある。食品を器と識別できるように、食品の色と対照的な色の鉢や皿を使用する必要がある。食具の使用が困難な場合もあるが、スタッフや介護者が見本を見せればその通りに食べることができる。

ADの経過の中で運動機能の喪失が生じる。食べさせるために手を取って誘導する必要がある患者もおり、その場合には言葉がけも続ける。運動能力が低下するにつれて、使用できる物がスプーンに限られるようになる。しかし、時期尚早に食具を取り除いてしまうと、不穏状態、過度の機能障害、経口摂取の不足をもたらし、体重減少につながることから避けた方がよい。さらに、ルーチンに運動能力を評価すべきである。手づかみ食を用いてもよいが、咀嚼や嚥下に困難がみられない患者に限られる。大きな食塊を飲み込む傾向にある場合には、手づかみ食は適当ではない。補助具が有用であることもあるが、患者にはなじまない場合もある。終末期が近づくにつれて、嚥下できなくなることが多い。誤嚥を防ぐために嚥下障害の治療が必要となる。

体重減少と闘うには、頻回の間食、栄養濃度の高い食品、栄養サプリメント投与が必要である。行動変容と食物選択の改善により生活の質を高めることができる。栄養療法の目標を達成し続けられるよう、ADの病期を通して栄養状態の評価が必要である。表41-7に付加的な対処法を列挙する。

さらに、さまざまな神経障害の治療に用いられる薬剤を表41-8に簡単にまとめる。

筋委縮性側索硬化症

筋萎縮性側索硬化症（ALS）は最も多い運動神経系の疾患である。有名な野球選手がこの疾患に侵されたことにちなんで、「ルー・ゲーリック病」とも呼ばれている。発症率は10万人当たりに2人の割合である（International Alliance of ALS, 2010）。ALSでは筋肉に進行性の脱神経、萎縮、脱力を来し、このため「筋委縮症」に分類される。この罹患率は世界中で一定であるが、男性が女性よりも多い。発症の平均年齢は50歳代半ばで、40～70歳の集団に好発している。

発症因子

ALSの原因は明らかにされていない。21番染色体に突然変異がある家族性ALS患者に関する遺伝子解析では、銅・亜鉛スーパーオキシドジスムターゼ（copper-zinc superoxide dismutase [SOD1]）遺伝子のタンパク質ミスフォールディングをコードする突然変異が関与していることが示唆されている（Nordlund and Oliveberg, 2006）。職業、外傷、食事、社会経済状態に関連する危険因子には一貫性がみられない。しかし、ホモシステイン（Hcy）濃度上昇には神経毒性作用があることがいくつかの試験で報告されている。Hcy濃度が高いと、酸化ストレスが生じ興奮毒性物質受容体が刺激されることにより、運動ニューロンが損傷を受ける（Zoccolella et al., 2010）。

病態生理

ALSにおける脱力の基本的病態生理とは、脊髄の灰白質前角、脳幹、運動皮質の運動ニューロンにおける選択的細胞死である。臨床症状は全身の骨格筋の脱力、萎縮、反射亢進を特徴とする。ALSの自然経過は救いのないものである。機能低下は容赦がなく、寛解、再燃、停滞期というものもない。通常、2～6年間で最後まで進行して死に至る（Czaplinski, 2006）。

典型的な臨床像は、下位運動ニューロン異常（脱力、消耗、線維束性収縮）と上位運動ニューロン異常（腱反射亢進、ホフマン反射、バビンスキー反射、間代性痙攣）が明らかである。筋脱力が両手両脚で始まり、近位の腕と口腔咽頭へと進行する。運動神経が損傷するにつれて、随意性骨格筋のほとんどに萎縮と完全な機能喪失のリスクが生じる。脊髄の運動ニューロン喪失により、頸部、体幹、四肢の随意性骨格筋の脱神経が生じ、このために筋肉の消耗、弛緩性脱力、不随意性の痙攣（線維束性収縮）、歩行障害に至る。

皮質運動ニューロンにおける機能喪失の進行により、顎の

表 41-7

認知症患者に共通する食関連行動の問題と対処法

食行動の問題	対処法
注意または集中の欠如	食事の各段階で患者に言葉で指示を出す。食具を患者の手に持たせる。 食物も飲み物も手と目の届く範囲に置く。
攻撃的で食物を投げる	刺激する要因を特定して取り除く。 食事介護者が患者の非利き手側に立つか座る。 吸盤のついた割れない食器に盛り付ける。 一度に1品ずつ差し出す。 食事時の行動が適切なものであればこれに報いる。
絶えず噛む動作をする	一口噛み終わるごとに、患者に咀嚼を終了するよう指示する。 柔らかい食物を提供して咀嚼の必要を減らす。 口に入れる量を少なくする。
非食品物質を食べる	手の届く範囲から食べられないものを取り除く。手づかみ食を提供する。 テーブルの装飾に食べられるものを使用する。
食べるのが早すぎる	一口ごとに食具を下に置かせる。 料理を1品ずつ個別に差し出す。 咀嚼が必要な大きさの食事を差し出す。 小さなスプーンまたはカップを使用する。
食べるのが遅すぎる	摂食の様子を監視し、「噛みましょう」「口に入れましょう」と言葉をかけて促す。 最初から時間をたっぷりとる。 適切な温度を保つために保温食器を使用する。
健忘または失見当識	日課を単純にする。一定の環境を保つ。 専用の席を設ける。気が散るものを最小限にし、選択肢を減らす。
飲み込むのを忘れる	飲み込むよう指示する。 次の一口を差し出す前に嚥下を確認する。 のどを上方へ撫でる。
不適切な感情表現	会話をし、感情的な誇示行動は無視する。 静かな環境を提供する。
歩き回る	テーブルでは患者の横に座る。 食卓の座席を変更する。 食事の前に有酸素運動の機会を提供する。 手づかみ食を提供する。 カバーまたは吸口のついたカップを使用する。
食物で遊ぶ	一度に1品ずつ差し出す。 グラスまたは皿には半分だけ入れ、残りの半分は2杯目に入れる。 手づかみ食を提供する。 カバーまたは吸口のついたカップを使用する。
偏執性を見せる	スケジュールに基づいたルーチン作業を提供する。 一貫した方法で食事を提供する。 食事を密閉容器に入れて提供する。 食物の中に薬を入れてはならない。
唾を吐く	咀嚼および嚥下機能の評価をする。 唾を吐かないように注意する。 他者にかからないよう患者との間に距離を置く。 食事時間には監視をする。
食堂に入ろうとしない	理由を尋ね、食卓の座席を変更する。 グループでの食事ではなく、友人1人と食事をさせる。 必要に応じて部屋に食事を持っていく。

出典：National Institute on Aging (NIA) at http://www.nia.nih.gov/nia.nih.gov/templates/ADEAR Accessed 3/22/2011

表 41-8

神経障害治療に一般に用いられる薬剤

疾患または病態	薬剤	基本的作用	栄養関連副作用
副腎白質ジストロフィー	副腎ホルモン		体重増加
アルツハイマー病	ドネペジル	神経細胞伝達の支持	食欲不振、体重減少
	ガランタミン		
	リバスチグミン	症状悪化の遅延	
	タクリン		
	メマンチン	注意、論理的思考、言語における改善の可能性	
筋萎縮性側索硬化症	リルゾール	運動ニューロン損傷の軽減	カフェイン摂取を控えることが推奨されている
てんかん	バルプロ酸	抗てんかん薬	食欲増進、体重増加
	フェニトイン	抗てんかん薬	ビタミンDおよびKの代謝亢進
	ガバペンチン	抗てんかん薬	体重増加
	カルバマゼピン	抗てんかん薬	カルシウムおよびビタミンDの必要量を増加させる可能性
	フェノバルビタール	鎮痛作用、催眠作用	ビタミンD、K、場合により葉酸の代謝亢進
	ピリミドン	抗てんかん薬	
ギラン・バレー症候群	免疫グロブリンまたは血漿交換療法	免疫による障害の軽減	
片頭痛	NSAIDS	抗炎症作用	
	交感神経作用薬		
	セロトニン拮抗薬		
	スマトリプタン	セロトニン5-HT1受容体作動薬	脱水、食欲不振
重症筋無力症	コリンエステラーゼ阻害薬	筋収縮と筋力の改善	GI障害、尿量増加
多発性硬化症	副腎皮質ホルモン：プレドニゾン経口投与、メチルプレドニゾロンIV投与	炎症の軽減	食欲増進、体重増加
	インターフェロンβ1a（Avonex、Rebif）	症状発現率の低下	食欲不振、体重の増加または減少
	インターフェロンβ1b（Betaseron）		
	メトキサントロン（Novantrone）	免疫抑制剤、抗癌抗生物質	食欲不振、心臓への有害性、白血病
	アントラセンジオン		
	ナタリズマブ（以前のアンテグラン）	単剤療法薬	進行性多巣性白質脳症のリスク
	グラチラマー酢酸塩	再発寛解型MSのための免疫調節薬	顔面紅潮、発汗
	対症療法：	倦怠感軽減、	食欲不振、体重減少
	アマンタジン	痙縮軽減	食欲増進、体重増加
	ジアゼパム	発作性ジストニア、感覚神経症状の軽減	食欲不振、N/V、下痢
	カルバマゼピン		
	アミトリプチリン	疼痛緩和	
パーキンソン病	レボドパ	ドーパミン前駆体	食欲不振
	COMT阻害薬：	レボドパの効果延長	
	エンタカポン		
	トルカポン		

表 41-8

神経障害治療に一般に用いられる薬剤――続き

疾患または病態	薬剤	基本的作用	栄養関連副作用
	Exelon	アセチルコリンエステラーゼ阻害薬	食欲不振、体重減少
	MAO-B阻害薬	ドーパミン分解減少	
	トリヘキシフェニジル	抗コリン作動薬	
	ベンズトロピン		
	エトプロパジン		
脳卒中	抗凝固剤	予防作用	出血、血小板減少
	抗血小板薬		
	急性期の血栓溶解療法：ヘパリン	血栓溶解	

COMT：カテコール-O-メチル基転移酵素（catechol-O-methyltransferase）、GI：胃腸（gastrointestinal）、IV：静脈内（intravenous）、MAO-B：モノアミン酸化酵素B（monoamine oxidase B）、MS：多発性硬化症（multiple sclerosis）、NSAID：非ステロイド抗炎症薬（nonsteroidal antiinflammatory drug）、N/V：嘔気および嘔吐（nausea and vomiting）

出典：National Institute of Neurologic Disorders and Stroke: Disorders index. Accessed 15 July 2010 from http://www.ninds.nih.gov/disorders; Accessed 4 November 2010 from http://www.mayoclinic.com/health-information.

表 41-9

筋萎縮性側索硬化症の進行における栄養状態と代謝の変化

	初期	晩期
病態生理	筋肉の脱神経、筋肉の異化と萎縮、神経再支配、タンパク質合成の連鎖	結果的な筋肉の異化作用と萎縮
機能の状態	身体活動に軽度の機能制限 呼吸に軽度の障害	身体活動低下の進行 人工呼吸器使用の増加
栄養状態と代謝の変化	正の窒素バランス 正常な安静時エネルギー消費量 エネルギー収支は平衡と考えられる	負の窒素バランス 安静時エネルギー消費量上昇 体脂肪の減少

出典：Kasarskis EJ et al: Nutritional status of patients with amyotrophic lateral sclerosis: relation to the proximity of death, Am J Clin Nutr 63:130, 1996.

筋群の痙縮が生じ、不明瞭言語や嚥下障害に至る可能性がある。嚥下障害の発症は通常潜行的である。一般に、嚥下困難が生じると言語障害へと続く。筋萎縮にはある程度の体重減少が避けられないが、持続的減少または劇的な減少が咀嚼困難または嚥下障害の指標となり得る（Bulat and Orlando, 2005）。眼球運動と瞬きのほか、腸および膀胱の括約筋機能も残るため、失禁はまれである。感覚機能に異常がなく、知的能力も維持される。

医学的処置

現時点では、ALSが治癒する療法というものは皆無である。ホモシステイン（Hcy）の高い血清中濃度を下げるために、メチルコバラミン（B_{12}）の高用量投与による短期治療が有望性を示している（Zoccolella et al., 2010）。葉酸塩と抗酸化物質の投与も研究が必要である。機械的人工呼吸により患者の寿命を延ばすことができるが、ほとんどの患者はこの選択を拒否している。進行したALSにおける生活の質は不良であり、主として支持・緩和療法が用いられている。

医学的栄養療法

死が近づくにつれて、体脂肪量、除脂肪量、筋力、窒素バランスが低下し、安静時エネルギー消費量が上昇する。ALSのさまざまな病期における栄養状態の変化を表41-9にまとめた。

代謝亢進状態と安静時エネルギー消費量上昇が報告されている。嚥下障害と呼吸状態との間の関係が重要となる。ALSの進行に従い延髄および呼吸筋の機能喪失が進行すると、口腔咽頭性の嚥下障害をもたらす。呼吸状態に障害が生じる晩期には、経皮的内視鏡下胃瘻造設術（PEG）チューブのほかに

◎ 注目情報

筋萎縮性側索硬化症の嚥下障害への対処

Strandら（1996）は、筋萎縮性側索硬化症（ALS）重症度評価尺度に対応する嚥下障害治療を5段階に分け、以下の通りにまとめた。

第1期　正常な食習慣（ALS重症度評価点10～9）　ALS患者の栄養学的健康を維持するためには、早期検査と早期治療がきわめて重要である。これにより、言語または嚥下の症状が生じる前の適切な時期に、患者指導を開始することができる。この段階では、水分補給と栄養学的健康の維持がきわめて重要である。2L／日以上の水分摂取が必要である。脱水により倦怠感が生じ唾液が濃縮される。脊髄が障害されるALSの患者はトイレでの排泄が困難なために水分摂取を控えがちであることから、水分摂取に重点を置く。通常の咀嚼、嚥下、消化速度のパターンを評価するには食事歴が有用である。体重減少の経緯を問診することにより、ベースラインの体重を明らかにすることができる。10％以上の体重減少が栄養学的リスクを示唆している。

第2期　初期の摂食障害（重症度評価点8～7）　この段階で、摂食困難の愁訴が生じ始める。咳込みの報告と異常に長い食事時間は、舌、顔面、咀嚼筋の脱力に関係がある。食事療法では粘度の改善、粘度の低い飲み物の忌避、咀嚼と嚥下が容易な食物の利用に重点を移行する。

第3期　食事濃度の変更（重症度評価点6～5）　症状が進行するにつれて、口腔内の食物運搬が困難になり、乾燥した崩れやすい食物では粉々になって閉塞が生じやすい。通常は咀嚼の必要が多い食物（生野菜やステーキなど）を避ける。嚥下障害が進行するにつれて、粘度の低い液体、特に水の摂取はますます厄介になる。倦怠感や疲労感が生じることが多いが、これは水分摂取の低下から生じる慢性の軽度脱水状態によるものと思われる。口腔内で必要な動作を減らし、エネルギーを保持するために、ブレンダーなどを使用して食物濃度を柔らかいピューレ状に変更する（付録35参照）。少量かつ頻回の食事にしても摂取量が増える。水分バランスを維持するため、水分摂取を高めるだけでなく、水分含有量が高く粘度を高めた流動食に重点を置く。アイスキャンディー、ゼリー、氷、生の果物から水分を補給することができる。加工コーンスターチを用いて液体の粘度を高めることができる。味、食形態、温度に注力することにより、嚥下を改善することができる。ジュースで水を代用すると、味をつけることができ、栄養素、熱量を供給することもできる。食物の温度を低くすると嚥下しやすくなるため、冷蔵食品に忍容性があり、加熱すると同じ効果が得られない。炭酸飲料にも食形態の効果があるため忍容性が良好と思われる。誤嚥予防として、安全な嚥下のために頭をまっすぐにして顎を下げた姿勢で腰かけるよう指導する。嚥下に集中することも閉塞の減少に有用である。食事時間には気が散る環境や会話を避ける。しかし、家族には通常の規則正しい食事時間を維持するように促す。嚥下の進行に従い、食物粘度が制約されるために食品群全体を除去せざるを得なくなる。その時には、ビタミンとミネラルのサプリメント投与が必要になってくるであろう。咀嚼錠が安全に服用できなければ、許容可能な食品に液剤を添加するとよい。便秘の問題がある場合には、水分とともに繊維質も添加する必要がある。

第4期　経管栄養法（重症度評価点4～3）　栄養失調が慢性の状態になる前には、脱水症状が急性に生じる。これは栄養支持療法の必要を示す初期の徴候である。筋肉の消耗と嚥下障害により体重が減少する場合には、栄養摂取と嚥下障害による誤嚥の予防のために、最終的には経皮的内視鏡下胃瘻造設術（PEG）チューブを留置することになる。消化管を適切に機能させることができることから、経腸栄養支持の方が望ましい。進行性であるALSでは、栄養失調が明らかになったり呼吸状態が限界に近づいたりしてから栄養支持を開始するよりも、嚥下障害と脱水の徴候が現れた時点で栄養チューブを留置した方がよい。栄養支持のチューブを留置するか否かの判断は、患者が直面する意思決定の一つである。十分な栄養により患者の健康を長く維持することができ、患者にとって救いになると思われる。栄養支持の目標は生活の質を向上させることとする。長期間の栄養支持にはPEGまたは経皮的内視鏡下空腸瘻造設術実施を検討すべきである（第14章参照）。

第5期　絶食状態（重症度評価点2～1）　経口摂取も口腔内分泌液の処理もできなくなったら、嚥下障害の最終段階に到達している。唾液の分泌量は増えないが、嚥下反射低下の結果、唾液が口の前方に貯留しやすくなる。嚥下機構が作動しなくなったら、人工呼吸器では唾液流量の処理が必要である。この段階では、経管栄養は永続的になる。

出典：Strand EA et al: Management of oral-pharyngeal dysphagia symptoms in amyotrophic lateral sclerosis, Dysphagia 11:129, 1996.

も気管挿管が必要になる。

　二次性合併症である栄養失調および脱水を予防するためには、臨床医がALSに共通の臨床所見に精通している必要がある。適切な処置による適時の治療を開始するためには、患者一人一人の機能状態を綿密に監視する。嚥下障害は特に厳密に監視する。口腔咽頭の脱力により、誤嚥、肺炎、敗血症のリスクが持続し、エネルギーとタンパク質を十分に摂取できず、これによってALSの生存期間に影響を与える。この問題がALSの悪化の影響と複合する。嚥下、言語、上肢および下肢の機能水準を評価するために、筋萎縮性側索硬化症重症度評価尺度（Amyotrophic Lateral Sclerosis Severity Scale）が用いられることが多い。機能障害の重症度が特定されれば、適切な治療を実施することができる（**注目情報**「筋萎縮性側索硬化症の嚥下障害への対処」参照）。

てんかん

てんかんは、神経系が破綻する突発性かつ反復性の発作を特徴とする慢性疾患である。発作（または痙攣）とは、脳細胞群の異常な電気的活動によって生じる脳機能の間欠的乱れであり、明らかな臨床症状および検査所見を伴う。米国てんかん財団(Epilepsy Foundation)によれば、アメリカでは推定で230万人が罹患し、毎年15歳未満の小児45,000人が発症している(2006)。

病態生理

発作の多くは乳幼児期に始まるが、60歳以降にてんかん発作が再び生じる。成人の初回発作については原因の解明が急務とされる。精密検査では通常、解剖学的異常がみられず、発作の原因が未だに不明である（突発性）。2歳前の発作は通常、発育異常、出産時外傷、代謝障害によるものである（第44章および第45章参照）。今後の診断的究明と特に小児の潜在的な治療法への道を示唆するためには、治療歴が重要な要素となる。脳波計を用いると発作活動の輪郭をとらえることができる。これは複雑部分発作の部位特定に最も有用である。

医学的処置

劇的な強直間代発作（大発作）（1〜2分間持続する）が最も多い発作のイメージであるが、発作には膨大な種類が存在し、いずれも臨床像が異なり劇的ではない場合が多い。全般性発作では、発作開始段階から症状が大脳皮質全体に及んでいるか、及んでいるように見える。強直間代発作はこの種類に分類される。このような発作の後には、しばらく時間が経ってからゆっくり覚醒する。発作後数分から数時間の間は意識がもうろうとし見当識を失う。これは「発作後期」と呼ばれるもので、深睡眠、頭痛、混乱、筋肉痛を特徴とする。

欠神発作（小発作）も自然には全般性である。欠神発作の患者は発作の間に白昼夢を見ているように見えるが、数秒以内に意識が戻り、発作後の倦怠感や失見当識も生じない。部分発作では、脳組織に具体的なてんかん発生焦点がある。単純部分発作では意識の喪失はみられないが、複雑部分発作は意識の変化が特徴的である。部分発作が制御不能である場合には、てんかん外科手術の検討が急がれる。非必須脳から限局性病巣を切除することにより、症例の75%に部分発作の寛解がみられる。

有効な治療を実施するためには、発作の種類特定がカギとなる。全般性発作は通常、バルプロ酸またはフェニトインを用いて治療する。フェニトインの代謝には独特の薬物動態があり、きわめて低用量に調整しても毒性レベルに達する可能性がある。この2剤は肝臓で代謝される他の薬剤と相互作用し、肝障害を引き起こす可能性がある。定期的な肝酵素と血清中薬物濃度のモニタリングが義務づけられている。ガバペンチンは安全性と使いやすさのために急速に普及している。カルバマゼピンまたはフェニトインは通常、部分発作を抑制することができる。抗てんかん薬治療では、最初は単独で使用し、必要である場合に限り併用療法に切り替えることが推奨されている。

抗てんかん薬治療に用いられる薬剤には患者の栄養状態を変化させる可能性がある（第9章および付録31参照）。フェノバルビタールの小児への使用が、知能指数の低下につながっている。他の抗てんかん薬が奏功しない場合には、フェノバルビタールの使用が検討されることがある。フェノバルビタール、フェニトイン、プリミドンは、肝臓におけるビタミンD代謝促進によるカルシウムの腸吸収を阻害する。この薬剤を用いる長期治療により、成人では骨軟化症、小児ではくる病が生じる可能性があり、ビタミンDサプリメント併用が推奨されている。葉酸サプリメントはフェニトイン代謝に干渉し、このため治療濃度に達するのが困難になる。葉酸サプリメント投与が必要である場合には堅実な量とし、薬剤にしかるべき調整をする必要がある。

フェニトインおよびフェノバルビタールは本来血流のアルブミンと結合する。栄養失調または進行した肝硬変により血清中アルブミン濃度が低下していると、結合できる薬剤量が少なくなる。これにより、遊離薬物の濃度が上昇し標準用量でも薬物毒性が生じる可能性がある。

食事の摂取により、フェノバルビタールの吸収が遅延する。このため、必要に応じて食事時を避けて服用する。持続的経腸栄養ではフェニトインの吸収が緩徐になることから、治療濃度に到達させるために用量の増量が必要となる。フェニトイン投与の前後1時間は経管栄養を中断することが推奨されている。経管栄養を中断する場合には、必ず毒性を避けるためにフェニトインの用量を調整する。

医学的栄養療法

薬物治療が奏効しない難治性てんかんの小児に生じるあらゆる発作の治療に、ケトン食を利用することができる。ケトン食の副作用はきわめて小さく、当初は低血糖、脂質の高摂取による吐き気や便秘のリスクがある。腎臓結石の長期的リスクはまれである。血清中コレステロールの上昇は通常一過性のものであり、ケトン食中断によって回復する。ケトン食継続中に成長が緩徐になることもあるが、再び正常な成長速度に戻る(Patel et al., 2010)。ケトン食は食事制限がきわめて厳しく、初期段階以降も継続の努力が必要となるが、他の治療では発作を抑制することのできない小児の1/3で、てんかんを完全に抑制することができる(Groomes et al., 2011)。米国神経学会(American Academy of Neurology)およびアメリカてんかん学会(American Epilepsy Society)から、ケトン食実践のためのガイドラインが発表されており、米国てんかん財団のウェブサイトで閲覧することができる(Kossoff et al., 2009)。

ケトン食とは、ケトーシスの状態を作り出して、これを維持することを意図した食事である(Bough and Rho, 2007)。神経細胞内の代謝に変化が生じ、てんかんへの効果が生まれる。ケトン体が神経伝達物質を阻害し、体内に抗痙攣作用を生み出す。ケトン食を始めるには、βヒドロキシブチレート血中

表 41-10

標準的なケトン食

	量(g)	脂質(g)	タンパク質(g)	炭水化物(g)	エネルギー(kcal)
朝食					
ケトン食ワッフル(ketocal 4:1 粉末使用)	72	27.5	6.12	2.92	284
ラズベリー	29	0	0.29	2.9	13
バター	12	9.73	0.1	0.01	88
合計		37.23	6.51	5.83	385
午前のおやつ					
36%高脂肪生クリーム	14	5.04	0.28	0.42	48
イチゴ	9	0	0.09	0.9	4
合計		5.04	0.37	1.32	52
昼食					
36%高脂肪生クリーム	43	15.48	0.86	1.29	148
ブロッコリー	45	0	0.9	3.15	16
鳥の胸肉、皮を取り除いて加熱する	14	0.5	4.34	0	22
マカデミアナッツ	15	11.41	1.17	0.72	110
オリーブ油	10	10	0	0	90
合計		37.39	7.27	5.16	386
午後のおやつ					
アボガド	19	2.93	0.37	0.35	29
ニンジン	12	0.03	0.11	0.81	4
オリーブ油	2	2	0	0	18
合計		4.96	0.48	1.16	51
夕食					
36%高脂肪生クリーム	35	12.6	0.7	1.05	120
麺類：Miracle Noodle、エンジェル・ヘア・パスタ（シラタキ製極細スパゲティ）	40	0	0.03	0.11	1
桃	30	0	0.3	3	13
チーズ、Kraft Cheddar	26	8.62	6.47	0.33	105
バター	20	16.22	0.17	0.01	147
合計		37.44	7.67	4.5	386
1日の合計		122.06	22.3	17.97	1260

出典：Marta Mazzanti, RD, Seattle Children's Hospital, Seattle, WA.

濃度の測定値に基づいてケトン血症が判定されるまで、通常24〜72時間入院して絶食をする。ケトン食に効果がある場合、多くは初期段階で発作の減少がみられるが、発作活性に何らかの鎮静がみられるまで、さらに3ヵ月間ほどケトン食を続ける必要のある小児もいる。なお、ケトン食を摂取する場合にも抗てんかん薬投与は中断されない

従来の療法では、ケトーシスの状態が確認されたら、熱量摂取を3：1〜4：1の比率（タンパク質と炭水化物を合わせた1gに対して、脂肪が3〜4g含有されている食事）で再開する。4：1の比率のケトン食は、熱量の80％以上を脂質から摂取するよう計算する。タンパク質は成長に十分な摂取量を供給できるよう計算する（約1g/kg/日）。炭水化物は残りの熱量を補うために少量添加する。

食事の多くは、新鮮な肉類、卵、チーズ、魚、高脂肪生クリーム、バター、油脂、ナッツ、種子で作られる。野菜や果物は、現行の処方食として少量が添えられる（表41-10）。ケトーシス状態は、血清中βヒドロキシブチレート濃度の測定値により定期的にモニタリングする。目標濃度は患者に特異的なものであるが、ほとんどは発作の抑制に35〜60mg/L（4〜7mmol/L）が必要である。ケトン食に栄養素が全部含有されるようにするには、炭水化物除去のマルチビタミン・ミネラルサプリメント投与が必要である。また、この補給にはカルシ

ウム、ビタミンD、セレンも必要であることが多い。

このほかにも、糖質含有の歯磨き粉、シャンプー、ローションなど食品以外の製品にも除去の必要がある。ケトン食は厳密に行う。炭水化物がごく少量追加されても破綻的な発作が生じることがある。あまりに急速に体重が増加すると、ケトーシス状態を低下させ効果を弱めることから、小児のモニタリングが必要である。

ケトン食の一つに、熱量は制限しないが、炭水化物を10～20g/日まで徹底して減量するアトキンスダイエット（Atkins Diet）がある。通常、タンパク質と炭水化物の合計に対する脂質の比率は1：1である。アトキンスダイエットでは、炭水化物を10g/日で開始し、それから上方修正して常にケトーシスを維持すると、最良の成果が得られるようである（Porta et al., 2009; Weber et al., 2009）。

従来のケトン食を改良したもう一つの方法として、中鎖脂肪酸（medium-chain triglyceride [MCT]）油を主成分とするケトン食がイギリスとカナダでよく用いられている。これは、従来のケトン食から数種類の長鎖脂肪をMCTで代替するケトン食である。MCT油は、無味、無臭、無色の油脂であり、本来は食事の風味を良くするために使用されていた。MCTを用いてケトーシスを得ると食事性脂質の割合を容易に下げることができることから、果物や野菜など非ケトン食品の量を多くし、パンをはじめとするデンプン質を少量摂取することができる。ケトーシスを亢進させるために、古典的ケトン食やアトキンスダイエットにMCTを添加することもできる。風味をよくするために、ココナッツ油もMCT摂取源として使用できるが、ココナッツ油にはMCTが45～50％しか含有されていないため、これでは足りないと思われる。従来のケトン食の摂取によって血清中トリグリセリド濃度が高すぎる場合には、MCT油またはココナッツ油も添加される。

ケトン食の開始は闘いである。しかも、ケトン食は味が劣り複雑で、あらゆる食品の重さや量を計量する必要がある。このため順守されにくい。成功させるために小児の行動療法が有用である一方、ほとんどの両親が十分な精神的社会的支援を必要としている。微調整の段階で必要とされる配慮はさまざまであり、患者の健康状態、成長、発育により影響を受ける。てんかんがケトン食によって抑制できる小児にとって、ケトン食の順守は破壊的な発作や損傷への対処よりはるかに容易なことである。

2～3年経過したのちには、特に1年間小児に発作が生じなかった場合には、ケトン食の中断を検討することができるが、発作を抑制する薬剤はまだ必要と思われる。この場合には、数ヵ月から1年間かけ、発作の再発を監視しながら少量の炭水化物を添加してケトン食から『離脱』する。

ギラン・バレー症候群

ギラン・バレー症候群（GBS）とは、脳神経および横隔膜を含め近位運動神経の急性、炎症性、脱髄性、多発性神経炎である。発症率は10万人に約2人の割合である。

発症因子

症例の60％が感染症、外科手術、予防接種ののちに発症している。比較的多い病原菌はカンピロバクター（*Campylobacter jejuni*）とマイコプラズマ（*Mycoplasma*）である。数種類もの発症因子が存在し、基本的な識別は神経に損傷を与える免疫系の断片によっている。GBSの臨床経過は亜型に限らずほぼ同じであるが、カンピロバクター感染後のGBSは比較的重度になる傾向にある。

病態生理

通常、異常感覚を伴う比較的対称性の脱力が下肢に始まり、上肢へと進行する。脱髄によって侵された神経に機能喪失が生じる。髄鞘は、神経伝導部である軸索を被覆する脂質の特殊な絶縁体である。GBSでは、免疫系が髄鞘を認識し、髄鞘に対して攻撃を始める。髄鞘には先行感染の病原体と共通の特徴があり、このために免疫系は自己（髄鞘）と異物（病原体）とを識別することができないと考えられる。神経が脱髄すると、信号を伝達する能力が重度に損傷され神経障害が生じる。

医学的処置

GBSは、症状が現れるまでにある程度日数がかかる。症状の最も多い順に、反射消失（無反射）の次に近位四肢の筋力低下、脳神経の減弱、呼吸不全が生じる。以上の症状は、通常2週間でピークを迎えるが、最大1ヵ月まで進行することがある。医学的診断は一般には臨床所見に基づき行われるものであるが、神経伝導検査も有効である。臨床経過が明瞭になる以前には、脊髄症を考慮する必要がある。

GBSは急激に進行するため、通常入院が必要である。肺活量と嚥下機能が急激に悪化し、集中治療が必要になることもある。呼吸低下には早期に気管挿管および人工換気を実施し、救急蘇生法が必要な事態を避ける。患者の血漿とアルブミンを交換する血漿交換療法は、循環中の抗体量を減少させるのに有用であることが多い。免疫グロブリンまたはステロイドの静脈内投与に有益性がある。

医学的栄養療法

ギラン・バレー症候群は急速に進行し、急性期には神経外傷で生じるストレス反応とほぼ同じ代謝反応を示す。間接熱量測定法の評価によるエネルギー必要量は40～45kcal/kgまで上昇し、タンパク質必要量は通常の倍になる可能性がある。筋肉の消耗を緩和するためには、支持的栄養療法を実施する。

患者の数パーセントが口腔咽頭筋群を侵され、嚥下障害および構音障害を来す。この場合には、食事時に栄養士が訪問すれば、患者の咀嚼または嚥下の困難を観察することができる。障害の詳細を嚥下の専門家が評価する必要がある。言語聴覚士は嚥下障害の重症度を評価し、食形態に関し適切な推奨をすることができる。患者の回復に伴い、安全な食品の取り扱いとカンピロバクター感染の将来的予防について話し合う。

片頭痛症候群

片頭痛症候群は、臨床的に4〜72時間持続する反復発作性、重度、拍動性の頭痛と定義されている。通常、頭部の片側に生じ労作によって悪化する。嘔気を伴い、古典的には前兆として視覚障害または嗅覚と味覚の異常が生じる。ほとんどが、閃光など一過性の視覚症状を伴うと報告している。片頭痛は15〜55歳に比較的多く、女性の罹患者は男性の3倍となっている。

病態生理

片頭痛の原因は明らかにされていないが、血管由来のものと考えられており、片頭痛または視覚的な前兆の家族歴がある。硬膜の血管が拡張するという説が主に提唱されており、この血管を通る拍動流が広がり疼痛感受性の高い硬膜を刺激するとされている。片頭痛の拍動性はこのためではないかと思われる。片頭痛には炎症やミトコンドリア機能不全の要素も存在する（Gardner and Boles, 2010）。

医学的処置

治療は発作の頻度と併存疾患の存在によって異なる。詳細な病歴があれば医学的診断のカギとなる。片頭痛の診断に適格とするには、拍動性、反復発作性の重度の頭痛が条件とされる。嘔気、嘔吐、光恐怖、視覚または嗅覚の併発などの症状歴が存在しなければならない。

片頭痛の予防または鎮静には数多くの薬剤が使用されており、このことが病態生理の特徴について明確な理解に至っていないことを示している。非ステロイド系抗炎症薬（NSAID）が第一選択薬であることが多く、交感神経作用薬、さらにスマトリプタンなどセロトニン受容体作動薬がこれに続く。予防薬としては、カルシウムチャネル遮断薬、βアドレナリン遮断薬、セロトニン拮抗薬が含まれる。

医学的栄養療法

片頭痛の発作は、食品、薬剤、匂い、睡眠習慣の変化などさまざまな因子が引き金になり、効果を示す療法もさまざまにある（Dowson et al., 2006）。同じ食物でも人によって片頭痛に関与している場合もあれば、引き金にならない場合もある。また、引き金になる閾値が時間の経過とともに変わることから、食物忌避に関して一般的推奨を設けることは賢明なことではない。片頭痛の引き金として、食物中のチラミンまたはフェニルエチルアミンなど生理活性アミンが注目されている。一部の患者には、チラミン制限食またはフェニルエチルアミン制限食を試すことが推奨されるが（生理活性アミン含有食品については第9章、参考情報9-3を参照）、成功に関する明らかなデータはない（Sun-Edelstein and Mauskop, 2009a）。除去したのちに食事に再導入することにより、疑われる食品または「誘発食品」を正確に特定できるため、栄養士がこの方法で戦略を考えることができる。摂取と症状の時期を記録し、原因食品を特定するための食事日記については、第27章を参照。脱水が誘因となり、単純に水を多めに飲んで（2〜3カップ以上）水分補給すれば、鎮静する場合もある（Blau, 2005; Spigt et al., 2005）。

多くの患者が頭痛に対処するために、ハーブや植物エキス製品、栄養サプリメントを試している。ナツシロギクが多くの片頭痛患者に使用されているが、Cochraneデータベースレビューではこの有効性が実証されていない。二つの栄養素、リボフラビンとコエンザイムQ_{10}が、エネルギー代謝への作用から推奨されている（Hershey et al., 2007; Schiapparelli et al., 2010）。マグネシウムも片頭痛の治療に効果を見せている（Sun-Edelstein and Mauskop, 2009b）。

重症筋無力症

重症筋無力症（MG）とは特によく知られる神経筋接合部の障害である。この神経筋接合部は脊髄の運動ニューロンが接続する横紋筋膜上の部位である。ここでは、神経からの信号が数万分の1 mmの間隙であるシナプスを通って筋肉に伝達される。神経終末からの信号をこの筋膜へと伝達する分子とはアセチルコリン（acetylcholine [Ach]）であり、アセチルコリン受容体（acetylcholine receptors [AchR]）が筋膜に存在する。アセチルコリン受容体はAchの化学的信号を筋線維の収縮に必要な電気的信号に変換する。MGは最も特徴的な自己免疫疾患の一つであり、体内の免疫系がAchRに応答してしまう種類の疾患である。MGの発症率は低く、10万人に約14人の割合である。

病態生理

MGでは、何らかの原因によりAchRへの抗体が体内で作られる。この抗体は風邪を撃退する抗体と同じもので、免疫を付与する。AchR抗体がAchRに結合すると、AchRがAchに反応できなくなる。神経伝導の障害も筋肉内の障害も存在しない。神経系から筋肉への信号が神経筋接合部で混同されるため、MGにおける特徴的な脱力が生じる。MG患者には胸腺の過活動が多くみられる。胸腺は前胸部にあり、抗体合成を担うB細胞の成熟にある種の役割を果たしている。

医学的処置

数分から数日間の間に筋力低下および疲労感の再発と寛解の変化が生じるのがMGの特徴である。最も多い臨床像は外眼筋の脱力によって生じる複視（二重に見える）であり、構音障害、顔面筋の脱力、嚥下障害がこれに続く。嚥下障害（咀嚼の疲労による）が栄養失調をもたらす。多くはないが、股関節および両肩の近位に四肢の脱力がみられることがある。横隔膜に重度の脱力が生じると呼吸困難をもたらしかねない。感覚神経への影響はみられない。

コリンエステラーゼ阻害薬はアセチルコリンエステラーゼを阻害する薬剤であるため、神経筋接合部のAch量を増加させる。副腎皮質ホルモンには免疫抑制作用がある。胸腺の摘

出術では、ほとんどの患者に症状の改善がみられている。

医学的栄養療法

　MGでは咀嚼と嚥下に障害が出ることが多い。この障害には疲労が伴うことから、食事開始時の患者が疲れないうちに栄養濃度の高い食物を食べさせる。咀嚼および嚥下が容易な少量かつ頻回の食事が有用である。また、舌の上で食塊を作るのが難しいと観察されたら、崩れにくい食物の方が忍容性がある。コリンエステラーゼ阻害薬を投与する際には、最適な嚥下を得やすいよう食事と一緒に服用する。

　食事を食べることに最大限の力を注ぐため、食事の前には身体活動を制限する。また、患者が疲れ始めても摂食を促すと、誤嚥につながる恐れがあるため促してはならない。呼吸性発作が生じる場合は通常一過性のものである。呼吸性発作が鎮静するまでバイタル機能の維持を補助するため、経鼻胃管（NG）チューブによる栄養支持療法を暫定的に実施する。抜管後に嚥下機能不全（嚥下の異常）の重症度または経口摂取に伴う誤嚥のリスクを評価するには、蛍光像シネX線撮影法による嚥下評価が適している。

多発性硬化症

　多発性硬化症（MS）とは中枢神経系（CNS）が侵される慢性疾患であり、電気的神経インパルスの伝達に機能する髄鞘の崩壊を特徴とする。視神経、脊髄、脳の複数の部位で、強膜または瘢痕組織が髄鞘と入れ換わる形で「硬化」が生じる。MSを単独で確認することができる検査はないが、診療で利用するために診断基準（McDonald診断基準）が開発された（Polman et al., 2005）。

　MSの徴候および症状は識別しやすく、自然経過では再発する。最悪の場合には、書く、話す、歩くという動作ができなくなる。さいわい、患者の大多数が軽度の罹患で済んでいる。赤道地域、南アメリカ、南ヨーロッパでは有病率が低く、カナダ、北ヨーロッパ、北アメリカでは高い。MSはCNSの脱髄で最も多い障害であり、世界で250万人が罹患している（Freedman, 2006）。

病態生理

　MSの正確な原因は未だ特定されていない。少数民族の症例に家族性の素因が報告されている。しかし、家族の体質が十分に確認されておらず、発生パターンにはメンデル遺伝と整合性がみられない（Victor and Ropper, 2005）。そこで、居住地域の緯度と食事に意味があることが推定される。疫学的研究では、MSの発症率と居住地域の位置および日光曝露量との関係が明らかにされた。日光曝露の程度は皮膚のビタミンD_3生成を左右する。この形態のビタミンD_3は免疫系の選択的調節に作用し、MSの進行を阻害する可能性がある（Mark and Carson, 2006）。さらに、MSおよびビタミンDの横断的評価では、臨床的ビタミンD欠乏症の高い有病率と低い骨密度との間に相関がみられた（Mark and Carson, 2006）。ビタミンDの潜在的有益性に関する現在の科学的根拠から考えると、MS患者にはビタミンDの血中濃度が正常に達するだけのビタミンDサプリメント投与を検討することが、妥当かつ安全な方法と思われる（Solomon and Whitham, 2010）。

医学的処置

　症状の変動や自然寛解が療法の評価を困難にしている。現時点では、MSの治療経過の改善、将来の発作や悪化の予防のための療法として実証されたものは存在しない。初期には再発からほぼ完全に回復するが、時間の経過とともに神経障害が残るようになる。このため、寝たきりの段階に至るのを遅らせるためには、初期の発作または悪化からの回復を最大にし、疲労や感染症を予防して、可能な限りのリハビリテーション療法を利用することが不可欠である。脱力、痙縮、振戦、協調運動不全などの症状には、理学療法および作業療法が標準となっている。

　痙縮の薬剤は低用量で開始し、効果がみられるまで慎重に増量する。歩行訓練と関節可動域訓練の理学療法が有用である。悪化の治療には、ステロイド療法が用いられており、副腎皮質刺激ホルモン（adrenocorticotropic hormone [ACTH]）およびプレドニゾロンが選択薬となっている。しかし、この療法は有効性が一貫しておらず、罹患期間が5年未満の症例には比較的効果が出やすい。短期ステロイド療法の副作用として、食欲増進、体重増加、体液貯留、神経質、不眠がある。高用量ステロイドを投与したMS患者には、脳脊髄液中ならびに血清中のビタミンB_{12}濃度と葉酸塩濃度の低下が報告されている。メトトレキサートもACTHと併用されることがあり、食欲不振と吐き気が生じている。薬物治療は今後の課題といえる（第9章および付録31参照）。

医学的栄養療法

　MSに対処するための食事療法には数種類が研究されており、いずれも判断の難しい結果が得られている。アレルゲン除去食、グルテン除去食、ペクチン除去食、フルクトース制限食、ローフードダイエットなどの食事療法や、微量栄養素であるリン酸亜鉛の大量投与とカルシウムの併用、あるいはその他療法との併用は、効果がないとして線引きされている。栄養摂取を最大限にするためには、登録栄養士（RD）による患者評価が不可欠である。25-ヒドロキシビタミンD濃度の測定によりビタミンDの状態を評価すべきであり、これによってサプリメント投与が妥当とされるであろう。また、マルチビタミン・ミネラルサプリメント投与や強化食品摂取による総摂取量をモニタリングする（Brown, 2006）。

　多発性硬化症が進行するにつれて、脳神経の損傷によって神経障害と不全失語症が生じる可能性がある。このため、食事の粘度を固形食からブレンダーを用いて柔らかくピューレ状にした食品に変更し、液体も粘度を高めて誤嚥を予防する。視力の障害、構音障害、歩行能力の低下により、食事の準備が困難な作業になる。この状況では、コンフォートフード（簡単

な家庭料理）やパック詰食品、個包装食品、インスタント食品に頼らなければ、一人で食事の準備ができないことが多い。この衰弱していく疾患の慢性という性質を考えると、患者には経腸栄養支持療法が必要と思われる。

神経因性膀胱が多くみられ、尿失禁、尿意切迫、頻尿をもたらす。この症状を最小にするには、起きている時間の間には水分補給を平均的に分散し、就寝前には制限すると効果がある。排尿の頻度を減らすために水分摂取を大幅に減らす患者もいるが、これによって尿路感染症（UTI）のリスクが上昇する。MS患者にはUTIが多くみられ、自己治療としてクランベリージュースの摂取を増やす患者もいる（第36章参照）。

神経因性大腸により便秘または下痢が生じることがあり、MS患者に宿便の発症率が上昇している。プルーンを加えた高繊維質の食事と十分な水分摂取により、両者の問題を緩和させることができる。

パーキンソン病

パーキンソン病（PD）とは機能障害を引き起こす進行性の神経変性疾患であり、1817年にジェームズ・パーキンソンによって初めて報告された。PDは、緩慢で少ない動作、筋強剛、安静時の振戦、姿勢の不安定、大脳基底核への伝達物質ドーパミンの減少を特徴とする。PDの自然経過がきわめて良性である症例もあるが、患者の約66％が5年以内に、80％が10年後には機能障害を来す（Victor and Ropper, 2005）。

北アメリカでは、PDが最も多い神経障害の一つであり、65歳以上の高齢者の約1％が罹患している。発症率は社会経済的集団を通してほぼ同じであるが、白人と比較して黒人とアジア人は少ない。40〜70歳に最も多く発症する。

病態生理

PDの原因は未だ明確にされていないが、多因子性であり、発生機序が十分に説明されている。遺伝素因と環境因子との相互作用が関与している。黒質のドーパミン作動性ニューロン（色素細胞）とドーパミンの律速酵素であるチロシン水酸化酵素の顕著な喪失がみられる。

死亡したPD患者の脳の研究では、「レビー小体」（最初に発見した医師の名前にちなむ）と呼ばれるタンパク質の蓄積が認められている。また、家族性PDをもたらす10個以上の遺伝子が特定されている。現時点ではPDの遺伝子検査は妥当ではないが、この研究を継続することには将来性がある。

加齢により、ドーパミンを含有するニューロンの喪失とモノアミン酸化酵素増大が生じていることから、細胞内酸化反応には内因性毒素の作用があるとする説が浮上している。代謝（酵素による酸化反応と自動酸化）が生じると、ドーパミンが内因性毒素（過酸化水素とフリーラジカル）を産生し、これによって細胞膜脂質の過酸化が起き、細胞死に至る。先天的にあるいは後天的にこの体質が存在する場合には、重度の酸化的損傷によりドーパミン作動性ニューロンが相当に失われ、PD患者にもほぼ同じ現象が観察される。

ほかにもいくつかの環境因子がPDの発症因子として関与している。喫煙とPDのリスク低下との関係が評価されてきたが、その結果に一致はみられない（Zhang et al., 2006）。高齢患者では、薬剤性PDが神経弛緩薬またはメトクロプラミドの副作用として生じる可能性がある（第9章および付録31参照）。

栄養素関連の所見が生物学的には有望であり、酸化ストレスがPDの発症機序に寄与しているとする説を後押ししている（Czlonkowska et al, 2010）。現在、葉酸塩、血漿中ホモシステイン濃度上昇、繊維質および熱量の欠乏の関係が評価されている。また、ビタミンB_6摂取がPDのリスクを低下させる可能性がある（De Lau et al., 2006）。PD発症率と関連のある最後の環境因子は化学物質や毒物への曝露であり、農薬が使用されている農場地域などである。しかし、化学物質の毒素や重金属に原因として既知のものはない（Victor and Ropper, 2005）。

医学的処置

「古典的三徴」である安静時振戦、硬直、運動緩徐が、やはり医学的診断基準となっている。この基準は1世紀もの間有効とされており、その後Lドーパ（ドーパミンの前駆体）が症状を抑制するために導入された。2006年には、PDに伴う軽度から中等度の認知症の治療薬として、コリンエステラーゼ阻害薬、ExelonがFDAに承認された。治療薬、外科手術、理学療法が最善の対症療法である。

医学的栄養療法

栄養学的一次治療では、薬剤-栄養素相互作用、特に食事性タンパク質とLドーパとの間の相互作用に重点を置く。PD治療薬の副作用としては、食欲不振、嘔気、嗅覚低下、便秘、口腔乾燥がある。Lドーパが消化管に及ぼす副作用を軽減するためには食事と一緒に服用する。ソラマメなど天然のLドーパを含有する食品を避ける。食事性タンパク質摂取を朝食と昼食では制限し夕食で摂取することにより、ジスキネジア（不随意運動）が軽減する患者もいる。この食事療法の見本メニューを表41-11に掲載している。

繊維質と水分を十分に摂取すれば、PD患者に多い問題である便秘を軽減することができる。また、ピリドキシン（ビタミンB_6）とアスパルテームとの間の相互作用も考慮する。ピリドキシンにはLドーパとの相互作用の可能性がある。Lドーパをドーパミンに変換するために必要な酵素、脱炭酸酵素は、ピリドキシン依存性である。ビタミンが過剰に存在するとその周辺でLドーパが代謝されてしまい、薬理活性が生じる中枢神経系（CNS）では代謝されなくなる。このため、Lドーパを服用する場合には、ピリドキシン含有のビタミン剤を摂取してはならない。さらに、マンガンは食事摂取基準（DRI）濃度を超える過剰摂取を避けるために、綿密にモニタリングをする。

酸素分子への高い需要量、細胞膜リン脂質における多価不

表 41-11
Lドーパ投与と食事性タンパク質摂取の分散

	タンパク質量（g）
朝食	
オートミール1/2カップ（480mL）	2
オレンジ1個	0.5
飲料 Rice Dream 1カップ	0.5
Egg Replacer（卵代替品）（無制限）	0
低たんぱく質のトーストパン	0
マーガリンまたはバター（無制限）	0
ジャム（無制限）	0
砂糖または砂糖代替品（無制限）	0
コーヒーまたは紅茶（無制限）	0
昼食	
野菜スープ1/2カップ	2
トスサラダ（ドレッシングであえたサラダ）1カップ	1
サラダドレッシング（無制限）	0
バナナ1本	1
低タンパク質パスタ（無制限）	0
マーガリンまたはバター（無制限）	0
低たんぱく質クッキー（無制限）	0
ジュース、コーヒー、紅茶、水	0
午後のおやつ	
グミまたはキャンディ（無制限）	0
リンゴまたはクランベリージュース（無制限）	0
合計	7
夕食	
牛肉、豚肉、子牛肉、鶏肉約113g以上	28以上
詰め物1カップ	4
グレービーソース	0
豆1/2カップ	2
ヨーグルト3/4カップ	8
牛乳1カップ	8
夜食	
チーズまたは加工肉製品約28g	7
クラッカー4枚	2
ジュース、ハーブティ、水	0
1日の合計	66以上

飽和脂肪酸の蓄積量、抗酸化防御酵素の相対的に低い存在量がいずれも関連因子である（Sun et al., 2008）。ブドウや赤ワインに含有されるレスベラトロール、ターメリックに含有されるクルクミン、コオウレン（Picrorhiza kurroa）に含有されるアポシニン、緑茶に含有されるエピガロカテキンなどフェノール類から抗炎症作用および神経保護作用が得られる（Sun et al., 2008）。ビタミンD_3およびω-3脂肪酸を十分に摂取することが推奨される。

PDの進行に伴い、四肢の硬直により患者の自食機能に支障が生じることがある。頭部と体幹を摂食に必要な姿勢に制御することができなくなる。食べるのが遅くなり、食事に1時間かかることもある。ナイフとフォークを持つのに必要な同時運動が困難になる。両腕と両手の振戦により飲み物をこぼさずに自分で飲むことができなくなる可能性がある。知覚と空間認識に問題が生じることもある。

嚥下障害が遅発的に合併することが多い。多数の患者に不顕性誤嚥が生じる可能性があり、これが栄養状態に影響を及ぼす。

実験的療法の試験が複数実施されており、その報告も増え

臨床シナリオ

クラレンスは74歳の白人男性である。認知症の進行と最近の聴覚障害の評価のために入院した。5年前にアルツハイマー病の診断を受け、ドネペジル（Aricept）とフロセミド（Lasix）を服用している。68歳のイタリア人妻と暮らしており、彼女が主な介護者となっている。クラレンスの身長は約175cmで、現在の体重は約70kgである。カルテを見る限り、6ヵ月前の最後の来院では約77kgあり、その後体重が減少している。クラレンスの妻は、夫の食欲と聴覚に変化が生じているらしく、食事時に食事にほとんど興味を示さなくなったと語っている。この夫婦は家庭の食事時にあまり話をせず、妻が夫に食べさせている様子が看護師に観察されていることから、摂食に何らかの問題が生じていると思われる。妻が報告した食事内容を以下に記述する。

朝食：オートミール 1/2カップ（120mL）、脂肪分2%の牛乳1/2カップ、オレンジ1個。通常、朝のニュースを見ながら食事を摂る。

昼食：野菜と牛肉のスープ1/2カップ、白パンにターキー肉を挟んだサンドウィッチ 1/2個、低カロリーマヨネーズ、レタス、トマトスライス、ベビーキャロット10個、水

夕食：テレビをつけたまま冷凍調理済み食品（一般に小さ目の肉料理、野菜、炭水化物食品）を食べている。

栄養診断
エネルギー消費量上昇
不十分な水分補給
咀嚼（噛み砕き）の困難
自食機能困難

栄養管理の演習問題
1. クラレンスと介護者にどのような食事のアドバイスをしたらよいだろうか。
2. アルツハイマー病患者にはどのような種類の食品と食事環境が適しているだろうか。
3. クラレンスのモニタリングと評価の計画を立てなさい。

ている。「治癒」は可能であるとする希望を抱いて、深部脳刺激術、その他外科治療、幹細胞研究の努力が続けられている。

ウェブサイトの有用情報

Alzheimer's Disease Education and Referral Center
http://www.nia.nih.gov/Alzheimer's

American Stroke Association
http://www.strokeassociation.org

Epilepsy Foundation
http://www.epilepsyfoundation.org

Migraine Awareness Group
http://www.migraines.org

Myasthenia Gravis
http://www.myasthenia.org

National Headache Foundation
http://www.headaches.org

National Human Genome Research Institute
http://www.genome.gov

National Institute of Neurological Disorders and Stroke
http://www.ninds.nih.gov/

National Institutes of Health: Swallowing Disorders
http://www.ninds.nih.gov/disorders/swallowing_disorders/swallowing_disorders.htm

National Institute of Neurologic Disorders and Stroke: Stroke Page
http://www.ninds.nih.gov/disorders/stroke/stroke.htm

Parkinson's Disease Foundation
http://www.pdf.org/en/symptoms

引用文献

American Dietetic Association: Spinal cord injury and nutrition guideline. Accessed 30 October 2010 from http://www.adaevidencelibrary.com/category.cfm?cid=14&cat=0

Anekonda TS: Resveratrol—a boon for treating Alzheimer's disease? *Brain Res Rev* 52:316, 2006.

Blau JN: Water deprivation: a new migraine precipitant? *Headache* 45:757, 2005.

Brain Trauma Foundation: *Guidelines for the management of severe traumatic brain injury*, ed 3, New York, 2007, Brain Trauma Foundation. Accessed 30 October 2010 from http://www.brain trauma.org/pdf/protected/Guidelines_Management_2007w_bookmarks.pdf.

Bough KJ, Rho JM: Anticonvulsant mechanisms of the ketogenic diet, *Epilepsia* 48:43, 2007.

Brown SJ: The role of vitamin D in multiple sclerosis, *Ann Pharmacother* 40:1158, 2006.

Bulat RD, Orlando RC: Oropharyngeal dysphagia, *Curr Treat Options Gastroenterol* 8:269, 2005.

Callahan CM, et al: Effectiveness of collaborative care for older adults with Alzheimer's disease in primary care, *JAMA* 295:2148, 2006.

Centers for Disease Control and Prevention: *Heart disease and stroke*, 2006. Accessed 30 June 2006 from http://www.cdc.gov/nccdphp/scientific.htm.

Chauhan NB: Multiplicity of garlic health effects and Alzheimer's disease, *J Nutr Health Aging* 9:421, 2005.

Czaplinski A, et al: Amyotrophic lateral sclerosis: early predictors of prolonged survival, *J Neurol* 13 June:2226, 2006.

Czlonkowska A, Kurkowska-Jastrzebska I: Inflammation and gliosis in neurological diseases—clinical implications, *J Neuroimmunol* 231:78, 2011.

De Lau LM, et al: Dietary folate, vitamin B_{12}, and vitamin B_6 and the risk of Parkinson's disease, *Neurology* 67:315, 2006.

Deon M, et al: The effect of Lorenzo's oil on oxidative stress in X-linked adrenoleukodystrophy, *J Neurol Sci* 247(2):157, 2006.

Dowson AJ, et al: Review of clinical trials using acute intervention with oral triptans for migraine management, *Int J Clin Pract* 60:698, 2006.

Epilepsy Foundation: Statistics, 2006. Accessed 30 June 2006 from http://www.epilepsyfoundation.org/answerplace/statistics.cfm.

Freedman MS: Disease-modifying drugs for multiple sclerosis: current and future aspects, *Expert Opin Pharmacother* 7:S1, 2006.

Fioravanti M, Yangi M: Cytidinediphophocholine (CDP-choline) for cognitive and behavioral disturbances associated with chronic cerebral disorders in the elderly, Cochrane Database of Systematic Reviews 2010. Accessed 28 March 2011 from http://onlinelibrary.wiley.com/o/cochrane/clsysrev/articles/CD000269/pdf_fs.html.

Gardner A, Boles RG: Beyond the serotonin hypothesis: mitochondria, inflammation and neurodegeneration in major depression and affective spectrum disorders, *Prog Neuropsychopharmacol Biol Psychiatry* 35:730, 2011.

Goldstein LB, et al: Primary prevention of ischemic stroke: a guideline from the American Heart Association/American Stroke Association Stroke Council, *Stroke* 37:1583, 2006.

Groomes LB, et al: Do patients with absence epilepsy respond to ketogenic diets, *J Child Neurol* 26:160, 2011.

Gu Y, et al: Food combination and Alzheimer's disease risk, *Arch Neurol* 67:699, 2010.

Hershey AD, et al: Coenzyme Q_{10} deficiency and response to supplementation in pediatrics and adolescent migraine, *Headache* 47:73, 2007.

International Alliance of ALS: *What is ALS/MND?* Accessed 22 March 2010 from www.alsmndalliance.org/whatis.html.

Jaeger PA, Wyss-Coray T: Beclin 1 complex in autophagy and Alzheimer's disease, *Arch Neurol* 67:1181, 2010.

Kidd PM: Neurodegeneration from mitochondrial insufficiency: nutrients, stem cells, growth factors, and prospects for brain rebuilding using integrative management, *Altern Med Rev* 10:268, 2005.

Kossoff EH, et al: Optimal clinical management of children receiving the ketogenic diet: recommendations of the International Ketogenic Diet Study Group, *Epilepsia* 50:304, 2009.

Mark BL, Carson JA: Vitamin D and autoimmune disease—implications for practice from the multiple sclerosis literature, *J Am Diet Assoc* 106:418, 2006.

Moser HW: Therapy of X-linked adrenoleukodystrophy, *NeuroRx* 3:246, 2006.

National Institutes of Health: *Stroke*, 2006. Accessed 22 March 2011 from http://www.ninds.nih.gov/.

Nordlund A, Oliveberg M: Folding of Cu/Zn superoxide dismutase suggests structural hotspots for gain of neurotoxic function in ALS: parallels to precursors in amyloid disease, *Proc Natl Acad Sci USA* 103:10218, 2006.

Patel A, et al: Long-term outcomes of children treated with the ketogenic diet in the past, *Epilepsia* 51:1277, 2010.

Polman CH, et al: Diagnostic criteria for multiple sclerosis: 2005 revisions to the "McDonald" criteria, *Ann Neurol* 58:840, 2005.

Porta N, et al: The ketogenic diet and its variants: state of the art, *Rev Neurol* 165:430, 2009.

Querfurth HW, LaFerla FM: Alzheimer's disease, *N Engl J Med* 362:329, 2010.

Ramesh BN, et al: Neuronutrition and Alzheimer's disease, *J Alzheimer's Dis* 19:1123, 2010.

Raymond GV, et al: Head trauma can initiate the onset of adrenoleukodystrophy, *J Neurol Sci* 290:70, 2010.

Schiapparelli P, et al: Non-pharmacological approach to migraine prophylaxis: part II, *Neurol Sci* 31(Suppl 1):S137, 2010.

Sharma S, et al: A pyrazole curcumin derivative restores membrane homeostasis disrupted after brain trauma, *Exp Neurol* 226:191, 2010.

Shetty AK: Reelin signaling, hippocampal neurogenesis, and efficacy of aspirin intake & stem cell transplantation in aging and Alzheimer's disease, *Aging Dis* 1:2, 2010.

Solomon AJ, Whitham RH: Multiple sclerosis and vitamin D: a review and recommendations, *Curr Neurol Neurosci Rep* 10:389, 2010.

Soto ME, et al: Rapid cognitive decline: searching for a definition and predictive factors among elderly with Alzheimer's disease, *J Nutr Health Aging* 9:158, 2005.

Spigt MG, et al: Increasing the daily water intake for the prophylactic treatment of headache: a pilot trial, *Europ J Neurol* 12:715, 2005.

Strand EA, et al: Management of oral-pharyngeal dysphagia symptoms in amyotrophic lateral sclerosis, *Dysphagia* 11:129, 1996.

Su HM: Mechanisms of n-3 fatty acid-mediated development and maintenance of learning memory performance, *J Nutr Biochem* 21:364, 2010.

Sun AY, et al: Botanical phenolics and brain health, *Neuromolecular Med* 10:259, 2008.

Sun-Edelstein C, Mauskop A: Foods and supplements in the management of migraine headaches, *Clin J Pain* 25:446, 2009a.

Sun-Edelstein C, Mauskop A: Role of magnesium in the pathogenesis and treatment of migraine, *Expert Rev Neurother* 9:369, 2009b.

Tan J, et al: Lack of effect of oral choline supplement on the concentrations of choline metabolites in human brain, *Magn Reson Med* 39:1005, 1998

Victor M, Ropper AH: *Adams and Victor's principles of neurology*, ed 8, New York, 2005, McGraw-Hill, Health Professions Division.

Wang L, et al: Performance-based physical function and future dementia in older people, *Arch Intern Med* 166:1115, 2006.

Weber S, et al: Modified Atkins diet to children and adolescents with medical intractable epilepsy, *Seizure* 18:237, 2009.

Wollen KA: Alzheimer's Disease: the pros and cons of pharmaceutical, nutritional, botanical, and stimulatory therapies, with a discussion of treatment strategies from the perspective of patients and practitioners, *Altern Med Rev* 15:223, 2010.

Zeisel SH, Caudill MA: Choline, *Advances in Nutrition* 1:46, 2010.

Zhang ML, et al: Dietary factors and smoking as risk factors for PD in a rural population in China: a nested case-control study, *Acta Neurol Scand* 113:278, 2006.

Zoccolella S, et al: Homocysteine levels and amyotrophic lateral sclerosis: a possible link, *Amytroph Lateral Scler* 11:140, 2010.

第42章

グレッチェン・K・バニス
(Gretchen K. Vannice, MS, RD)

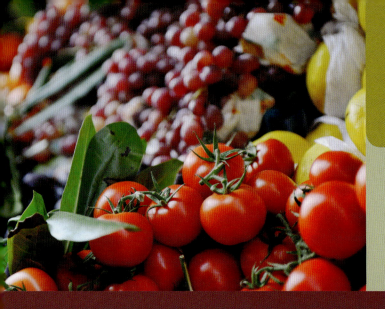

精神疾患の医学的栄養療法

重要用語

α-リノレン酸 (alpha-linolenic acid [ALA])
アラキドン酸 (arachidonic acid [ARA])
注意欠陥障害 (attention-deficit disorder [ADD])
I軸障害 (axis I disorders)
II軸障害 (axis II disorders)
境界性パーソナリティ障害 (borderline personality disorder)
『精神疾患の診断・統計マニュアル第4版』(*Diagnostic and Statistical Manual*, IV [DSM-IV])
うつ病 (depression)
ドコサヘキサエン酸 (docosahexaenoic acid [DHA])
エイコサペンタエン酸 (eicosapentaenoic acid [EPA])
ミネソタ多面的人格検査 (Minnesota Multiphasic Personality Inventory)
ファイトケミカル (植物由来機能性物質) (phytochemicals)
産後うつ病 (post-partum depression)
心的外傷後ストレス障害 (post-traumatic stress disorder [PTSD])

精神障害（精神疾患）は脳または神経系機能の異常を伴い、環境に対する知覚や反応の異常をもたらす。世界中では、4億5,000万人以上が精神、神経、行動の障害を抱えており (World Health Organization, 2010)、4人に1人が生涯の間に何らかの精神的健康不良をきたしていることになる。確かに、これまで多くの著名人が精神疾患に罹患している（*注目情報*「精神疾患に罹患した偉人」）。

分類

アメリカ精神医学会 (American Psychiatric Association) ではこの疾患を「I軸」と「II軸」の2種類に分類している。**I軸障害**とは薬物治療を行わなければ改善がみられないことが多い障害である。実際に、検査を受けないままでいれば、脳と神経系組織に変性を来し、不可逆的な破壊をもたらし得る。**II軸障害**とはパーソナリティ障害である。パーソナリティ障害は主として学習行動であり、双極性障害の合併が考えられる場合を除き薬物療法には効果がみられず、ω-3系の極長鎖脂肪酸（魚油など）のサプリメントが奏効する可能性がある。

I軸障害

主なI軸障害には、うつ病、不安障害、強迫性障害、双極性障害、注意欠陥／多動性障害 (attention-deficit/hyperactivity disorder [ADHD])、統合失調症、心的外傷後ストレス障害 (post-traumatic stress disorder [PTSD]) がある。摂食障害（神経性無食欲症 [拒食症]、神経性過食症 [過食症]、むちゃ食い障害）もI軸障害に分類される。摂食の障害であるため問題は行動にとどまらず、心理療法以外にも医学的、栄養学的治療が必要となり、特に薬物療法を必要とする（第23章参照）。薬物療法は心理療法を成功に導くための土台となり得る。摂食障害のみならず、あらゆる精神衛生の問題で社会復帰を果たすには、栄養摂取がきわめて重要となる。1990年、米国議会において、10月の第1週を精神疾患啓発週間 (Mental Illness Awareness Week) に制定することが可決され、この数十年間に大きな進展がみられた。栄養学的影響が及ぶ精神障害を参

本章の一部は、本書前版でモニカ・ウールジィ (Monica Woolsey)、MS、RDが執筆したものである。

第42章 | 精神疾患の医学的栄養療法　957

◎ 注目情報

精神疾患に罹患した偉人

1999年、4月20日、コロラド州のリトルトンでは、コロンバイン高校での銃撃事件で、生徒13名、教師1名が死亡し、生徒23名、教師1名が負傷した。

2005年、12月7日、フロリダ州マイアミでは、44歳の男性が、爆弾の所持を公言しながら飛行機内から走り出たところを連邦航空保安官に射殺された。

2010年、5月4日、カリフォルニア州ロサンゼルスでは、ウエストハリウッドの店舗Targetで、4人が女性に刺された。

こうしたニュース事件に共通するものとは何か。この悲劇のいずれも精神障害者が引き起こしている。さらにどのニュースでも、事件が起きた時、障害者はさまざまな理由から治療薬を服用していなかったことが言及された。残念なことではあるが、精神医学的問題がニュースとして取り上げられる場合、このような悲劇が多い。

見過ごされることが多いのではあるが歴史上には、精神医学的診断では脳や神経系に原因があり得る精神の混乱状態、論理的思考の崩壊、ストレスへの過敏反応にも対処しながら、大変偉大な業績を残した創造力あふれる偉人もいる。葛藤や感情の混乱状態にありながら偉業を成し遂げたことは、この偉人たちにとっては名誉であり、努力の成果を享受するわれわれには恩恵をもたらしている。精神疾患を患った有名な歴史上の人物には、サー・アイザック・ニュートン、アーネスト・ヘミングウェイ、チャールズ・ディケンズ、ミケランジェロ、テネシー・ウィリアムズ、ルートヴィヒ・ヴァン・ベートーヴェン、テリー・ブラッドショー、ブルック・シールズ、エイブラハム・リンカーン大統領、ウィンストン・チャーチル、フィンセント・ファン・ゴッホがいる。

出典：Mental Health Ministries. Accessed 2 November 2010 from http://www.mentalhealthministries.net/links_resources/other_resources/famouspeople.pdf.

参考情報 42-1
栄養学的影響を及ぼす精神障害

自閉症スペクトラム
注意欠陥／多動性障害
双極性障害
境界性パーソナリティ障害
解離性障害
重複診断：精神疾患と薬物乱用障害
摂食障害
大うつ病
強迫性障害
パニック障害
心的外傷後ストレス障害
統合失調感情障害
統合失調症
季節性情動障害
自殺企図
トゥレット症候群

考情報42-1に掲載する。

I軸障害は、生理学的に強力な要素があるにもかかわらず、主として行動の基準と心理学的検査（ミネソタ多面的人格検査 [Minnesota Multiphasic Personality Inventory]など）によって診断される。現時点では、精神疾患には血液検査や遺伝子検査、脳スキャンのような確定的な診断検査が存在しないため、治療が必要な医学的問題があっても患者に納得させることが難しい場合がある。また、対人関係や生産性に波及している難しい行動には、医学的または生化学的な原因があることを、患者の友人、家族、同僚に理解してもらうのも困難となり得る。両者が意図して行動を改善させようとする試みにより、欲求不満や屈辱感、破壊的行動が生じる可能性があり、しかも強力な生物学的療法ほど効果を示すものはない。

食行動の異常は、I軸障害の存在を示す最初の徴候となり得る。たとえば、数多くの選択肢がある食料品店やレストランでは、強迫性障害の患者がこの選択に大変苦労する場合がある。日常の活動が引き起こすストレスを軽減するために、登録栄養士（registered dietitian [RD]）は具体的な方向性を示して補助する（「何を食べるべきだと思いますか」という具合に）。双極性障害では躁状態とうつ状態とが交互に現れる。躁病相の間は糖質、カフェインの摂取や食物の多量摂取が極端になり、うつ病相の間には食物が全く摂取されなくなる可能性がある。こうした気分の変動は体重の変動として現れることが多く、低血糖症と誤認されることもある。患者が最初に栄養相談を受けようとするのは、中核である精神医学的診断ではなく、身体の併存疾患がきっかけになることが多い。

栄養士の仕事とは、異常な食行動を把握して適切な療法を推奨することである。一般に、患者が本当は栄養療法の推奨事項に従おうとしているのに、あるいは行動を改善しようとしているのに、その意図とは反対の行動に走ってしまう場合には、I軸障害の存在を常に考慮し、この評価を行う。

II軸障害

アメリカ精神医学会発行の『精神疾患の診断・統計のマニュアル第4版』（Diagnostic and Statistical Manual, IV [DSM-IV]）に記載されているパーソナリティ障害には、反社会性、自己愛性、演技性、スキゾイド、回避性、依存性、境界性の行動が含まれる。症状を緩和させるためには心理療法が必要である。II軸障害の患者にはパーソナリティの改善が重要な目的となるという点で、I軸障害とは異なる。自尊心が低いか、あるいは対人関係に苦しんだ経験をしている人が、見捨てられる不安からの防衛としてII軸障害を発症する場合がある。別のコミュニケーション手段、争い事による解決手段、あるいは対処技能を持たない人にとっては、他者との関係を喪失す

る恐れを感じ取ることが心的外傷となり得る。I軸障害の治療では大きな緩和が得られ、心理的安寧が改善するが、II軸障害の治療では実際には、治療過程として苦痛や行動化が一過性に「増える」場合がある。

合併症

I軸障害とII軸障害は併存することが多い。I軸障害と診断される場合には環境との相互作用能力が損なわれており、対処するための機序としてII軸障害が生じる場合がある。たとえば、心的外傷後ストレス障害(PTSD)の患者は刺激過剰に陥りやすく、強度の不安とうつ状態の間を変動することが多い。境界性パーソナリティ障害は、PTSDに合併して生じることの多い疾患である。この場合には、〔1〕PTSDによる身体的消耗からの感情の回避的反応として、〔2〕家族などが自分を見捨てるのではないかと感じて相手との関係を維持しようとして、性行動亢進、感情の動揺、低い衝動抑制、操作的行動、自殺企図などの極端な挙動が現れる可能性が高い。

脳および神経系のための栄養

栄養が精神衛生に与える最も重要な寄与とは、脳の中枢と神経の組織や機能による体内の伝達および身体-環境間の伝達との連係を維持することである。**病態生理と治療管理のアルゴリズム「精神障害」**を参照。

ω(オメガ)-3脂肪酸

脳と神経系には、ω-3多価不飽和脂肪酸が望ましい脂肪酸である。エイコサペンタエン酸(eicosapentaenoic acid [EPA])およびドコサヘキサエン酸(docosahexaenoic acid [DHA])ω-3脂肪酸は、受胎から成熟するまでの間、脳と神経系の機能全体に固有の重要かつ不可欠な寄与をする。臨床試験では、種々の精神疾患におけるEPAおよびDHAなどのω-3系脂肪酸の有効作用と将来性が明らかにされている。

18炭素鎖と3つの二重結合を備えるもう一つのω-3系脂肪酸、α-リノレン酸(Alpha-linolenic acid [ALA])(18:3 ω-3)は、数種の種子(亜麻、チア、ヒマワリなど)やナッツ(クルミに最も多く含有されている)の油脂に含有されている。エイコサペンタエン酸(EPA)とは5つの二重結合をもつ20炭素鎖のω-3脂肪酸(20:5 ω-3)で、ドコサヘキサエン酸(DHA)とは6つの二重結合をもつ22炭素鎖脂肪酸(22:6 ω-3)である。EPAおよびDHAは脂肪の多い魚や海産物に天然に含有されている。

変換率

ALAはEPAおよびDHAの前駆体になる。ヒトのALAからEPAおよびDHAへの変換率は低く、ALAからEPAへの変換率が約5〜10%で、DHAへの変換率はそれよりはるかに低い(<3%)。健康状態など栄養学的因子が変換率を左右すると思われる。変換率には遺伝的な個人差(酵素Δ-6デサチュラーゼの産生など)もあり、最近の研究から、菜食主義者と非菜食主義者との間で変換率に差がある可能性が示唆されている。精神疾患患者は栄養摂取または食習慣に支障を来すことが多い。栄養学と精神医学の専門家はほとんどが、EPAまたはDHAの摂取源としてALAに頼ることを推奨していない(Davis and Kris-Etherton, 2003; Harris et al., 2009; Kris-Etherton and Innis, 2007)。

ω-3脂肪酸、ω-6脂肪酸と精神衛生

EPAは、4つの二重結合をもつ20炭素鎖ω-6脂肪酸であるアラキドン酸(arachidonic acid [ARA])(20:4 ω-6)とのバランスに従って作用する。ARAとEPAは、エイコサノイド、すなわちプロスタグランジン、トロンボキサン、ロイコトリエンの前駆体であり、炎症、血管収縮、多数の代謝調節にかかわっている。具体的な機序は未だ明らかにされていないが、臨床研究では、精神衛生全般における十分なEPA摂取の重要性、なかでもうつ病、自殺念慮、殺人行為などの事態に行われる栄養支持での重要性が示されている。一般に、EPAはDHAとともに摂取されると良好な効果を発揮する。天然にも、食物中に両者がともに含有されている。

脳と神経細胞では、むしろDHAが選択的に貯蔵される。DHAはEPAと同じく代謝調節に関与している。DHAは正常な脳の成長、発達、成熟に必要なものである。神経伝達(脳細胞が互いにシグナルを伝達させる仕組み)、脂質によるシグナル伝達、遺伝子発現、細胞膜合成にもかかわっている。構造的にもきわめて重要な寄与をしており、脳細胞の細胞膜リン脂質中にDHAの濃度が高い。DHAおよびEPAが何らかの効果をもたらす疾患を参考情報42-2にまとめている。

まず食事から

サケやマグロなど脂質の多い遠洋の魚は1食分のEPAと

参考情報 42-2

EPAとDHAに有益性がある病態

不安障害
注意欠陥／多動性障害
自閉症
双極性障害
うつ病
協調運動障害
摂食障害
産後うつ病
統合失調症
自殺念慮

DHA：ドコサヘキサエン酸(Docosahexaenoic acid)、
EPA：エイコサペンタエン酸(eicosapentaenoic acid)

第42章 | 精神疾患の医学的栄養療法　959

病態生理と治療管理のアルゴリズム

精神障害

発症因子

- 遺伝的素因
- 低い栄養摂取量
- ω-3およびω-6脂肪酸のアンバランス
- マリファナをはじめとする薬物の乱用やストレスなど外因性のトリガー

↓

精神障害

病態生理

臨床所見
- 血清中コレステロール↑または↓
- 血清中トリグリセリド上昇
- C反応性タンパク質↑
- 血圧の変化
- 低いHDLコレステロール
- メタボリックシンドロームの可能性
- 血糖値（高値または低値）

栄養評価
- BMI評価
- 食事評価
  - 脂肪酸
  - 抗酸化物質とファイトケミカル（植物由来機能性物質）
  - 過剰な加工食品
  - 過剰な精製炭水化物
- 体重変化を評価する

神経化学的変化
- 神経伝達物質の産生減少
- 異常な神経伝達物質濃度
- 神経伝達物質受容体の密度の変化

治療管理

医学的処置
- 抗精神病薬
- 抗うつ薬
- 心臓の治療薬

栄養学的処置
- 脂質が上昇している場合にはTLC（生活改善）食の導入
- DASH（高血圧予防）食の導入
- ω-3脂肪酸が豊富な食物の増量やサプリメント使用
- ファイトケミカルおよび抗酸化物質を摂取するために果物や野菜の摂取を高める
- 必要があれば体重を減量する

DHAの含有量が高いが、あらゆる魚や魚介類にω-3脂肪酸が含有されている。たとえば、イワシはこの点で優れた魚であるが、ティラピアはω-3脂肪酸の含有量が低い。食事に魚を取り入れる利点はまだある。低脂肪タンパク質と微量元素を含有しており、栄養素の乏しい食品の代わりに取り入れることができる。しかし、加工食品に切り身で用いられる白身魚はω-3が少ない。衣をつけてフライにするため、このような出来合いの食品ではω-3から得る熱量が他の脂質から得る熱量よりも少なくなる（付録40参照）。

妊娠中および授乳中

妊娠中には、胎児の適切な発育のためにDHAを200～300mg以上摂取することが推奨されている（Koletzko, 2007）。妊娠期と授乳期におけるDHAとEPAの役割については、第16章で考察している。

妊婦の10%がうつ病を経験する可能性があり、処方薬の代替になるほどの効果がみられる所見には相当の関心が向けられている。うつ状態の妊婦と産後うつ病の女性を対象に、

魚油由来のEPAとDHAを用いるパイロット試験がいくつか実施されている。1件の用量範囲探索試験では、EPAおよびDHAを合わせて500mgだけ摂取した女性に有意差を認める改善が報告された。最近では、胎児と母体の必要量を支えるためには、妊娠中にDHAを900mg/日摂取する必要があることも示唆されている。妊婦とその小児9,000人以上を8年間追跡する画期的な研究により、妊娠中の魚の摂取量が約340g未満であった女性の小児では、知能指数および社会的発達が相対的に低いことが報告された。一方、妊娠中に週に2、3回魚を食べた女性の小児は、青少年期には感情と精神の面で相対的に良好であった（Freeman et al., 2006a, 2006b; Hibbeln et al., 2007b, Hibbeln and Davis, 2009）。

乳幼児期

母乳にはω-3系のEPAおよびDHA、ω-6系のARAが含有されている。2002年、アメリカではDHAおよびARAによる乳児用調製乳の強化を開始した。専門家の間では、DHAには乳児の発達（脳、眼、中枢神経系）における明らかな役割があることから、乳児期、特に早期産児ではDHAを必須栄養素と考えるべきとする点で見解が一致している。脳のDHA蓄積は子宮の中で始まり、青少年期まで持続する。ヒト（乳児も含め）はω-3脂肪酸を合成することができず、取り込まれる量を摂取源に依存している。乳児もALAをEPAとDHAに変換することができるが、それでもやはりALAからDHAへの変換だけでは必要量に不十分である。現在、自閉症スペクトラムなど神経系の病態におけるω-3脂肪酸の正確な役割が考察されているが、依然として明らかにされていない。第45章参照。

小児期

うつ病が小児に増加している。うつ状態の小児に実施された少数の臨床試験では、EPAおよびDHAを含有する魚油サプリメントに有意な有益性が認められた。同時期に、小児のEPAおよびDHA摂取量を評価する少数の試験が実施され、平均摂取量がきわめて低いことが報告されている。

魚油サプリメント由来のEPAおよびDHAを使用する臨床試験のほとんどで、注意欠陥障害（attention-deficit disorder [ADD]）またはADHD（注意欠陥／多動性障害）の小児に有益性が報告されているが、全試験で報告されたわけではない。所見に差がみられたのは、試験デザイン、投与量、サプリメント開始の年齢、背景にある食事、遺伝、教師または家族との力動的関係など、多くの変量によるものと思われる。しかし、ADD、ADHD、行動の問題のある小児、あるいは過体重の小児は、EPAとDHAの血中濃度が低い傾向にある（Antalis et al., 2006; Richardson, 2000, 2006）。栄養評価に有用と思われる脂肪酸摂取と乳児期の授乳歴に関する質問を参考情報42-3にまとめている。

参考情報 42-3

乳児期の授乳歴と脂肪酸摂取に関する質問

満期の出産でしたか？
早期産児の方は、どれくらい早期に生まれましたか？
未熟児で生まれた方は、授乳の方法と授乳した乳汁に影響がありましたか？
出産後、あなたの母親は長期の産後うつ病にかかりましたか？「はい」と答えた方は、授乳にどのような影響がありましたか？
母乳栄養でしたか。それとも人工栄養でしたか。授乳期間はどのくらいですか？出身国を教えてください。人工栄養の方は、調製乳の種類を教えてください。
あなたの母親は何人のお子さんを出産されましたか？何人授乳されましたか？また、それぞれの授乳期間を教えてください。
あなたは何番目に生まれましたか？（必須脂肪酸の取り込みは妊娠の連続によって低下する）
母親への質問：授乳したのは何人ですか？それぞれの授乳期間を教えてください。

成人期

世界保健機関によれば、うつ病は世界中で能力障害の主要原因となっている。うつ病は精神医学的病態であり、精神医による診断および治療が推奨されている。相当数のうつ病患者が羞恥心から治療を受けようとしない。このようなうつ病患者には、生活の質の低さ、社会的な障害や職場での問題が報告される傾向にある。国民健康栄養調査（National Health and Nutrition Examination Survey）のデータから、アメリカの成人20人に1人以上がうつ病を経験しており、女性と貧困層に比較的多いことが示唆されている。うつ病により健康状態が悪く、医療費が高くなることが多い。

疫学的研究では、海産物の低い摂取量と世界のうつ病増加率との間には相関が認められた（図42-1参照）。EPAおよびDHAなどのω-3系サプリメントを用いるうつ病の臨床試験は数十件も実施されており、結果が一致していないが全般的には肯定的である（Martins, 2009）。ω-3系サプリメントの投与量、投与方法、投与期間については疑問が残されている。2011年には、ω-3系とうつ病との関係を研究している臨床試験が30件以上に上った。ω-3系が抗うつ薬と併用されることが多く、通常有益性の付加が示される（Freeman et al., 2006a; Jazayeri et al., 2008）。

殺人事件発生率の増加と海産物の低い摂取量との間には相関があるとされている。この所見はニューヨークタイムズの記事「サケを食べると殺人事件が減る？」に掲載された（Mihm, 2006）。EPAおよびDHAω-3系サプリメントとマルチビタミンを受刑者に投与したところ、暴力などの反社会的行動がプラセボ受刑者群よりも有意に減少した。もう一つの研究では、自殺企図の経験がある青少年にEPAおよびDHAを投与したところ、自殺企図が減少した（Hallahan et al., 2007; Hibbeln, 2001, 2007a）。

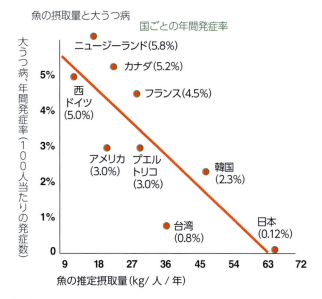

図42-1　魚の摂取量と大うつ病
1人当たりの魚の摂取量とその国のうつ病発症率との間にある反比例の関係は、食事として摂取された魚のω-3脂肪酸含有量と、その結果としての体内や脳組織のω-3脂肪酸濃度を反映していると考えられている。
出典：*Hibbeln JR: Fish consumption and major depression, Lancet 351:1213, 1998.*

高齢期

ω-3脂肪酸は、高齢者の認知機能を維持するためにも重要と考えられている。生涯の間に魚介類を多く摂取する人は、加齢に伴う認知機能が比較的良好であることが研究により示唆されている。中年期では、DHAの血中濃度が高いほど認知機能が良好であった。魚の摂取またはEPAおよびDHAω-3系サプリメント服用により、認知の面で改善（認知機能低下や認知症発症の遅延など）がみられた試験もあるが、あらゆる試験で肯定的な所見が報告されたわけではなく、認知困難の危険因子としての遺伝子の働きなど疑問も残されている。研究者や栄養士の間では、EPAおよびDHAω-3は精神疾患の予防または治療への効果が大きいとすることについて疑問が投げかけられている（Dangour et al., 2010; Muldoon et al., 2010; Vannice, 2005; Whalley et al., 2004）。神経障害については第41章で考察している。

DHAは多くの注目を集めているが、一般に多くの精神疾患に臨床的利益を得るには、EPAとDHAの両者を摂取し、EPAをDHAよりも多く摂取する必要があることが研究で示されている。現時点では、精神疾患にDHAを単独に用いる臨床治療試験が全般的に期待外れの結果に終わっている。現在、研究者らは活発に正解を探求しているところである（Freeman et al., 2006; Marangell et al., 2003, Martins, 2009）。

米国栄養士会（American Dietetic Association）は、小児と成人に週2回以上の魚の摂取を推奨している。成人には、EPAとDHAを合わせて500mg以上摂取することが推奨されている（Kris-Etherton and Innis, 2007）。国際脂肪酸・脂質学会（International Society for the Study of Fatty Acids and Lipids）も、EPAとDHAを合わせて500mg/日以上の摂取を推奨している（Cunnane, 2004）。ω-3摂取に関するアメリカ精神医学会の推奨事項を表42-1に掲載する。

表42-1　ω-3系脂肪酸摂取に関するアメリカ精神医学会の推奨

対象	推奨事項
あらゆる成人	週2回以上の魚の摂取
気分障害、衝動制御障害などの精神障害患者	EPAとDHAを合わせて1g（1,000mg）/日の摂取
気分障害患者	EPAとDHAを合わせて1〜9g含有するサプリメントの使用。3g/日を超える場合には医師の監視下で使用する必要がある

DHA：ドコサヘキサエン酸（Docosahexaenoic acid）、EPA：エイコサペンタエン酸（eicosapentaenoic acid）
出典：*Freeman MP et al: Omega-3 fatty acids: evidence base for treatment and future research in psychiatry, J Clin Psychiatry 67:1954, 2006.*

ω（オメガ）-3系サプリメント

EPAおよびDHAω-3脂肪酸は、魚油やタラ肝油由来のサプリメントとして摂取することができる。オキアミやイカなどその他海産物由来のサプリメントも市場に出回っている。海藻（菜食）由来のDHAも手に入る。ω-3系サプリメントは脂質を含有する食事やおやつと一緒に摂取すると吸収が最もよい。また、この療法は患者の順守が得やすく、特に高用量を摂取することができる。優れたω-3系サプリメントでは、配合剤にビタミンEなどの抗酸化物質が含有されている。抗酸化物質を添加するのは、長鎖多価不飽和脂肪酸を安定させ保存するためである。食品のω-3による強化が増えており、ω-3の形態と含有量を知るためには、ここでもまたラベル表示の確認が不可欠となる。遺伝子組換え食品由来のEPAおよびDHAも強化食品やサプリメントに使用され、市場に出回っている（Vannice, 2010）。第27章の**注目情報**「遺伝子組換え（Genetically Modified [GM]）食品」を参照。

ビタミンD

ビタミンDは人の体内で何百という遺伝子に影響を与え、脳の健康や骨、骨格の健康に重要な栄養素として知られている。ビタミンDは太陽光によって合成することができるため、十分な日光曝露またはビタミンD₃摂取が精神の健康を維持するのに役立つ。臨床研究では、高齢者におけるビタミンD欠乏症が、大うつ病および小うつ病のリスク上昇との関連にとどまらず、認知障害も来している気分障害の存在とも関連があることが明らかにされている（Hoogendijk et al., 2008;

Stewart et al., 2010; Wilkins et al., 2006)。

2010年11月、全米科学アカデミー医学研究所（Institute of Medicine [IOM]）がビタミンDの新食事摂取基準を発表した。IOM報告では、ビタミンDと身体的健康、厳密には骨の健康に焦点が絞られ、ビタミンDの推奨量（recommended dietary allowance [RDA]）が1997年より50%多い600IU/日に設定された（Institute of Medicine, 2010）。許容上限量は4,000IU/日に増加された。

ビタミンDの血清中濃度はほとんどの場合、25(OH)Dの血中濃度で測定されるが、これは日光曝露による皮膚合成由来の濃度と食事由来の濃度を合計した濃度である（Calvo et al., 2005）。ビタミンDの欠乏、不足、充足を示唆する25(OH)Dの血中濃度に関しては、現在も公式な見解が一致していない。このほか、ビタミンDの栄養学的状態を示す生物指標として、副甲状腺ホルモン濃度、腸のカルシウム吸収率、インスリン感受性、β細胞機能、自然免疫機能がある。

ビタミンDを最も多く摂取できるのは、日光曝露、脂質の多い魚や卵黄などの食品、牛乳や豆乳などの強化乳、強化シリアルなどの強化食品である。皮膚癌予防のために屋内で過ごす時間や日焼け止めの使用が増えるなど、近年では生活習慣が変化し多くの人が十分な日光曝露を受けていない。同じく、多くの人が卵黄、脂質の多い魚、強化食品を十分に摂取しておらず、ビタミンDの推奨量を満たしていない。このため、サプリメントの推奨、あるいは強化食品を定期に摂取させることが必要である。

ビタミンB群

ビタミンB群は神経および脳の健康に効果があることが知られており、精神障害患者では十分な摂取が重要となる。最近の臨床試験では、セロトニン、ドーパミンをはじめとする神経伝達物質の産生と機能を変化させる遺伝子異常が確認された。この異常は、さまざまな生化学検査またはデオキシリボ核酸（deoxyribonucleic acid [DNA]）検査によって発見することができる。たとえば、メチレンテトラヒドロ葉酸還元酵素（methylenetetrahydrofolate reductase [MTHFR]）のDNA検査により、セロトニンおよびドーパミンの産生を低下させ、同時にホモシステインの蓄積を上昇させる対立遺伝子（C > TおよびA > C）の存在を明らかにすることができる。遺伝子に一塩基変異多型（SNP）がある患者（第5章参照）には通常、メチル化した葉酸塩サプリメントが必要である。メチルマロン酸検査を実施すれば、B_{12}がホモシステインの血清中濃度を低く維持する濃度であるかどうかを明らかにすることができる。第3、8、33章では、ビタミンB群と脳の機能についてさらに詳細に考察している。

葉酸塩は、醸造用酵母、マッシュルーム、ホウレンソウ、ブロッコリー、芽キャベツ、アスパラガス、ケールなどの葉物野菜、豆類、肝臓、オレンジジュースに最も多く含有されている。ビタミンB_{12}は、牛肉、肝臓、二枚貝、カキ、カニ、マグロ、オヒョウなど動物性食品にのみ含有されている。このため、完全菜食では多様な食品やサプリメントを摂取する必要がある。ピリドキシン（ビタミンB_6）は、牛の肝臓、オートミール、バナナ、鶏肉、イモ類、アボカド、ヒマワリの種子、醸造用酵母、オヒョウ、豚肉、玄米に含有されている。

ファイトケミカル（植物由来機能性物質）

新たな研究により、生物活性のある化学物質であるファイトケミカルを豊富に含有している植物性食品は、正常な脳の機能と精神衛生に栄養学的ならびに生化学的に大きく寄与していることが示されている。ベリー類、柑橘系果物、緑茶、一部の香辛料などの食品には、ファイトケミカルのほかにも必須ビタミンとミネラルが含有されている。最も高い有望性を示すファイトケミカルは3種類のフラボノイド、フラボノール類、アントシアニン類、フラバノン類である。このファイトケミカルには抗酸化作用があり、しかもシグナル伝達、転写、リン酸化、遺伝子発現など細胞内の複雑なカスケード機構を通して、脳細胞の構造と代謝の保護および維持に寄与している（Williams et al., 2004; Dashwood, 2008; Spencer, 2010）。

その他の植物性食品にも栄養学的効果や脳の薬理学的効果の可能性を示すデータがあるが、この機序は依然として解明されていない。こうした食品は抗酸化作用、抗炎症作用、遺伝子栄養学的作用により脳の健康に影響を及ぼしていると思わ

表 42-2
脳と精神の健康を支えるファイトケミカルと栄養素

フラボノイドを豊富に含む食品
リンゴ
ベリー類、特に赤色、青色、紫色のもの
チョコレート
オレンジ、グレープフルーツ、レモンなど柑橘系果物
ブドウとブドウジュース
緑茶、紅茶、白茶、ウーロン茶などのお茶

栄養素
αリポ酸
コリン
ドコサヘキサエン酸
エイコサペンタエン酸
葉酸
グルタチオン
セレン
チアミン
ビタミンA
ビタミンB_6
ビタミンB_{12}
ビタミンC
ビタミンD
ビタミンE

れ、多くの機序にその可能性がある。このような食品には、タマネギ、ショウガ、ターメリック、オレガノ、セージ、ローズマリー、ニンニクがある。これは胸躍るような研究分野であり、21世紀に期待される研究である（Jellin, 2011）。

健康な脳と神経系を支えているフラボノイド類と栄養素について表42-2にまとめている。

体重管理

精神障害患者にとっては、体重、食行動、食事の管理が難しい場合もある。うつ病などの精神疾患は栄養摂取の選択や対人関係、さらに喫煙、飲酒、身辺処理などの生活習慣に及ぶものである。こうした因子のいずれもが食品の選択と調理に影響を及ぼす。向精神薬を服用している精神障害者には急激または過剰な体重増加がみられることがある。実際に、抗うつ薬の副作用として一般に知られているのが体重増加であり、このため多くの患者がこの薬剤使用を回避または中止している。うつ病患者は食欲不振と意図しない体重減少、拒食行動も経験することがある（Freeman et al., 2006; Jensen, 2008; Murphy et al., 2009）。

患者とともに前向きであることが大切である。摂食行動、食欲、注意力、集中力が変化し、睡眠／覚醒周期に及ぶ概日リズムにも異常を来す可能性がある。食品、買い物、調理への関心が減ったり増したりし、このことが家族や患者自身に影響を及ぼす。患者と協力し、健康的な食品を選択する方法を考え、食行動および食事計画を支援すると有効である。家族が困難な時期を通して世話をしてくれていると知ることが励みとなり、心理的に高揚させることができる。健康的な体重を維持し家庭や職場のストレスを軽減する定期的な運動と食事計画を奨励すると有用である（Gouin et al., 2010; Kiecolt-Glaser, 2010）。

依存症と物質乱用からの回復

依存症は慢性的脳障害であり、強迫性および反復性行動に及び、生化学的、心理学的、社会的な脆弱性を伴う。乱用薬物や医薬品の摂取または毒物への曝露により、行動と心理のさまざまな異常が生じる。依存症の主要な「快楽」分子はドーパミンであり、ヘロイン、アンフェタミン、マリファナ、アルコール、ニコチン、カフェインが引き金になる（Escott-Stump, 2012）。さらに、劣悪な食事やストレスから、依存症患者と家族の問題が大きくなる。

アルコール依存症は、世界中で公衆衛生学的問題となっている。先天的な神経電位異常を伴う脳の事象関連オシレーションがみられる。たとえば、セロトニン受容体遺伝子HTR7はアルコール依存症の生物学的原理の一つである（Zlojutro et al., 2010）。依存症型性格は完全主義的であることが多く、う

つ病に陥りやすいことから、抗うつ薬に効果がみられる人もいる。

摂食障害と物質乱用とは類似したものであることから、両者が複合している患者が多い。摂食障害は、エピジェネティクス過程により遺伝子発現が変化する遺伝子-環境相互作用から生じている可能性がある（Campbell et al., 2010）。精神障害のほとんどで、食欲の増減が生じる。数種類の栄養失調とこの集団に適切なカウンセリングの方法を知っておくことが重要である。カウンセリングでは、適切な栄養価の高い食事により強い欲求が抑えられること、脳の健康に良い食事、身体活動の維持、栄養豊富なおやつ、ストレス管理、改善と成功への道筋などについてアドバイスをする（第23章参照）。

栄養学的治療

精神医学的診断を受けた患者を担当する栄養士にとっては、疾患が患者や家族に及ぼすマイナスの影響を最小にするよう、食事選択に関する情報を提供し支援することが主な責務となる。行動的問題の治療は主として精神医療チームの責務である。この集団に多い栄養診断を以下に挙げる。

- 食物と栄養に関する知識の欠如
- 食物と栄養への有害となる考え方や思い込み
- 劣悪な食物選択
- 栄養素欠乏症
- 食事からとる脂質のアンバランス

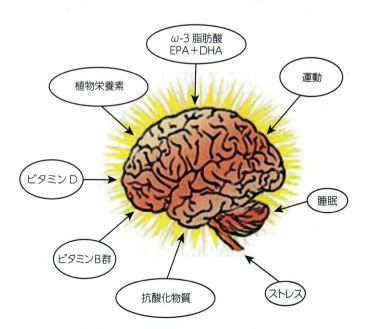

図42-2 脳の機能は、従来考えられていたよりも多くの栄養素や生活習慣の因子から影響を受けており、研究では因果関係が次々と発見されている。

出典：© 2011 Photos.com a division of Getty Images. All rights reserved.

- 炭水化物の過剰摂取
- 加工食品および精製食品の過剰摂取
- 栄養関連臨床検査値の異常
- 食物と飲料の過剰または不十分な経口摂取
- 低体重、過体重、肥満
- 食物-薬剤相互作用

精神疾患患者は生活の変動になかなか適応できず、食事や生活習慣を変えると不安またはうつ状態が悪化する可能性がある。精神疾患患者を担当する場合には、栄養士は食事療法、環境、遺伝素因、行動とストレスに対する反応には個人差があることを念頭に置き、個々に応じて支援し方策を立てる（図42-2参照）。たとえば、栄養カウンセリングにおける『行動変容』の主要目標が、患者にすぐに受け入れられるとは限らない。健康的な食事と生活習慣に改善すれば長期的成果は確実に得られるものであるが、精神疾患患者では知性や年齢層にかかわらず、『いかなる』変化（食品選択、対人関係、生活状況の変化など）も激しいものや恐ろしいものにさえ感じられる。しかし、栄養状態をわずかでも改善できれば意味のある結果を導くことができる。そして、栄養士とともに前向きな体験をすることが土台となり、栄養カウンセリングが終了したずっと後にも、ほかに前向きな改善を試みようとする動機

表 42-3

精神疾患別栄養状態

精神障害	概要	栄養関連事項
急性ストレス障害または心的外傷後ストレス障害	きわめて衝撃的な出来事を経験したのち、1ヵ月以内に不安、解離性などの症状が発現する。症状には、出来事の追体験、悪夢、トラウマ関連刺激の回避がある。	食欲の増減。全般的な栄養状態の低下または肥満症に至る可能性。
適応障害	生活上の出来事の中に特定できるストレス因子があり、これに対する不適応反応が生じる。	食欲の増減。全般的な栄養状態の低下または肥満症に至る可能性。
健忘性障害	新しい情報を学習および想起する能力に後天的な支障があり、発症以前に学習した情報を想起することができない場合もある。認知症またはせん妄と併存するものではない。	栄養カウンセリングから得た新しい情報を覚える能力に支障を来す。
不安障害	パニック障害、広場恐怖、特定の恐怖症、社会恐怖、強迫性障害、心的外傷後ストレス障害、急性ストレス障害、全般性不安障害など、不安や回避行動を特徴とする精神疾患の一群である。	食欲の増減。全般的な栄養状態の低下または肥満症に至る可能性。ω-3系脂肪の摂取量を1〜3g/日に増量させると効果がある。
注意欠陥障害および注意欠陥／多動性障害	不注意（注意散漫、健忘、作業の未完成、話を聞いていないように見えるなど）と、多動性および衝動性（そわそわ、もじもじする、着席困難、余計に走り回ったり高いところへ登ったりする、落ちきなさ、順番を待つことの困難、他人の妨害、過剰なおしゃべりなど）の行動を特徴とする精神障害	栄養カウンセリングから得た新しい情報を覚えて利用する能力に支障を来す。ω-3系脂肪の摂取量を1〜3g/日に増量させると効果がある。
自閉症	通常3歳以前に発症し、神経学的または神経生理学的因子による生物学的原理が作用している重度の広汎性発達障害である。対人的相互反応の質的な障害（他者の感情の存在に気づかない、ストレスを受けた時にも慰めを求めることができない、模倣の欠如など）、言語的および非言語的コミュニケーションの障害、象徴遊びの能力障害、さらに活動や興味が限定され、そのレパートリーが独特であることを特徴とする。	食欲に影響が及び、必要量が上昇することが多い。全般的な栄養状態の低下。ω-3系脂肪、特にDHAの摂取量を1〜3g/日に増量させると効果がある。グルテン除去食、カゼイン除去食、大豆除去食が有用である。
むちゃ食い障害	神経性大食症（過食症）のようなむちゃ食いの反復性エピソードがあるが、浄化行動、絶食、過剰な運動など不適切な代償性行動がみられないことを特徴とする摂食障害。	栄養状態に影響が及ぶ。健康の減退または肥満の可能性。

表 42-3

精神疾患別栄養状態 ── 続き

精神障害	概要	栄養関連事項
双極性障害	躁病エピソード、混合性エピソード、軽躁病エピソードの発症歴があり、通常大うつ病エピソードの併存または1回以上の発症歴が伴うことを特徴とする気分障害である。	食欲の増減。全般的な栄養状態の低下または肥満症に至る可能性。ω-3系脂肪の摂取量を1～3g/日に増量させると効果があり、標準の気分安定薬との併用が望ましい。
身体醜形障害	正常な外観の人が外観に異常があるとするイメージにとらわれるか、あるいはごくわずかな身体の欠点を過度に気にする精神障害。	食習慣に変化が生じることが多く、摂取量が減る可能性がある。摂食障害につながる場合がある。フードファディズム（健康への影響を過大評価すること）またはハーブやステロイド使用の傾向がある。
器質性緊張病性障害	一般身体疾患の生理学的作用により無動症が生じる。	食欲の減退。全般的な栄養状態の低下。
小児期崩壊性障害	見かけ上正常な発達がみられたのち、2～10歳の間に、言語、社会的技能、適応行動、遊び、排便または排尿の制御、運動技能など種々の機能の著しい退行が現れることを特徴とする広汎性発達障害。	食欲の増減。全般的な栄養状態の低下または肥満症に至る可能性。
行為障害	小児期および青少年期の破壊的行動障害の一つで、他者の権利や年齢相応の社会的規範を侵害する行為の持続を特徴とする。	食事時間が崩壊する場合を除けば、栄養学的問題は特にみられない。
転換性障害	明らかな生理学的問題がみられない転換性症状（痙攣、麻痺、運動異常、感覚消失、失明、失声など身体的症状を示す随意運動機能または感覚機能の喪失や異常）を特徴とする精神障害である。	食欲の増減。全般的な栄養状態の低下または肥満症に至る可能性。
妄想性障害	十分に秩序だった論理的に矛盾のない妄想を抱くが、他の精神症状がみられないことを特徴とする精神障害。ほとんどの機能はあまり損なわれず、統合失調症の基準を満たしていない。主な気分障害の症状は発現しても短期間であるが、他の精神疾患が併存する場合がある。	食欲の増減。全般的な栄養状態の低下または肥満症に至る可能性。
離人症性障害	統合失調症など他の精神障害によるものではない重度の離人症エピソード（非現実的な感覚や自分の知覚または身体イメージを奇妙に感じる感覚）が生じることを特徴とする解離性障害。現実の感覚は損なわれないが、患者は機能に障害が生じていると認識している。エピソードには、通常めまい、不安、発狂するのではないかという恐怖が伴う。	食欲の増減。摂食障害または肥満症に至る可能性。全般的な栄養状態の低下。
うつ病性障害	躁病エピソードまたは軽躁病エピソードを伴わないうつ病で、大うつ病性障害、気分変調性障害、小うつ病性障害などの気分障害。	食欲の増減。栄養状態の低下。ω-3系脂肪の摂取量を1～3g/日に増量させると効果がある。

続く

表 42-3

精神疾患別栄養状態——続き

精神障害	概要	栄養関連事項
解離性障害	個人の主要な同一性から、正常に統合されていた記憶や人格の一部が解離する同一性、記憶、意識における突然かつ一過性の異常を特徴とする精神障害。	食欲の増減。全般的な栄養状態の低下または肥満症に至る可能性。
解離性同一性障害	二つ以上の別個の人格が一個人の中に存在することを特徴とする障害。各人格には固有の記憶、特徴的行動、対人関係がある。「多重人格障害」とも呼ばれる。	食欲の増減。全般的な栄養状態の低下または肥満症に至る可能性。
気分変調性障害	抑うつ的感情（悲しみ、憂うつ、落ち込み）、通常の活動への興味または喜びの喪失を特徴とし、さらに食欲の変化、睡眠障害、気力喪失、低い自己評価、集中力または意思決定能力の低下、絶望感のうち少なくとも複数が存在する気分障害。症状は2年間持続するが、大うつ病性障害の基準を満たすほど重度ではない。	食欲の増減。全般的な栄養状態の低下または肥満症に至る可能性。摂食障害の併存。ω-3系脂肪の摂取量を1～3g/日に増量させると効果がある。
摂食障害	異常な食習慣が心理学的因子によって生じる障害で、複数存在する。DSM-IVでは、神経性無食欲症、神経性大食症、異食症、反芻性障害が含まれる。	病態によって、全般的な栄養状態の低下または肥満症に至る可能性。ω-3系脂肪の摂取量を1～3g/日に増量させると効果がある（第23章参照）。
全般性不安障害	生活環境についての二つ以上の過剰な抑制不能の不安や心配が6カ月以上持続することを特徴とする。落ち着きのなさ、疲労感、筋肉の緊張、過敏反応、集中困難または睡眠障害、身体症状のうちいくつかが伴う。	食欲の増減。全般的な栄養状態の低下または肥満症に至る可能性。摂食障害の併存。ω-3系脂肪、特にDHAの摂取量を1～3g/日に増量すると有用である。
衝動制御障害	自分または他者に危害を加える行為を行う衝動を抑えることができず、反復的にこれが生じることを特徴とする精神障害群。	食欲の増減。全般的には栄養状態が低下するが、肥満に至ることが多い。
運動能力障害	協調運動の不十分な発達を特徴とする何らかの障害があり、歩行運動の制限、あるいは作業、学業などの活動を行う能力の低下がみられるほど重度である。	特に栄養学的変化はみられないが、食事の準備に困難を来す。
強迫性障害	反復する強迫観念（汚染、疾病などの被害または天罰への恐怖が多い）、または個人的機能や社会的機能に重大な障害となるほど重度の強迫行為を特徴とする不安障害。強迫儀式を行うと緊張から一時的に解放される場合があり、これを制限すると緊張が高まる。	食欲の増減。特定の食品または食品群の回避。全般的な栄養状態の低下または肥満症に至る可能性。

表 42-3

精神疾患別栄養状態──続き

精神障害	概要	栄養関連事項
反抗挑戦性障害	大人の要求または規則の拒否、故意に他者を苛立たせる行為、口論、意地悪、執念深さなどの行為を含め、権力者に向けられる反抗的、挑戦的、不従順的、拒絶的行動の反復を特徴とする破壊的行動障害の一つ。以上の行為が、年齢と発達段階に予想されるよりもはるかに頻回に生じる。	食欲の増減。全般的な栄養状態の低下、または肥満症に至る可能性。食事時間が崩壊し、このため栄養摂取の質も低下すると思われる。
疼痛性障害	機能に相当の苦痛または支障を引き起こしている重度の慢性疼痛の主訴を特徴とする身体表現性障害である。疼痛は虚偽でも意図的に作り出されたものでもなく、発症、重度、悪化、持続に心理的要因が大きな役割を演じていると思われる。	食欲の増減。全般的な栄養状態の低下、または肥満症に至る可能性。この炎症作用には、ω-3系脂肪、特にEPAの摂取量を1〜3g/日に増量すると有用である。
パニック障害	強い不安エピソードであるパニック(不安)発作の反復を特徴とする不安障害。この不安または恐怖には、呼吸困難、動悸、浮動性めまい、回転性めまい、立ちくらみ、震えなど身体症状と、現実感消失、あるいは死ぬことや気が狂うこと、抑制が効かないことへの恐怖など心理的症状が伴う。通常、発作が起きていない時には慢性的に神経質と緊張が持続することが多く、広場恐怖を伴うこともある。	食欲の増減。食品が鎮静に用いられることがある。全般的な栄養状態の低下または肥満症に至る可能性。
パーソナリティ障害	文化的に期待されるものから著しく偏っており、持続する柔軟性のない非適応的なパーソナリティ特性を特徴とする精神障害。持続的様式。広範囲の状況で示され、主観的苦痛が引き起こされたり、社会や職場などの機能に重大な支障を来したりする。青少年期または成人期初期に発症する。	食欲の増減。全般的な栄養状態の低下または肥満症に至る可能性。ω-3系脂肪の摂取量を1〜3g/日に増量すると効果がある。
広汎性発達障害	対人的相互反応、言語および非言語のコミュニケーション能力、創造的活動の獲得など多岐にわたる領域の発達障害と、限定された興味や行動を特徴とする障害群。自閉症、レット症候群、小児期崩壊性障害、アスペルガー症候群が含まれる。	栄養カウンセリングで共有した情報の理解に支障を来すことがある。自閉症およびアスペルガー症候群では、食事と栄養摂取の改善が有用である。
月経前不快気分障害	精神障害と考えられている月経前症候群。PMSと呼ばれることが多い。	食欲の増減。全般的な栄養状態の低下または肥満症に至る可能性。ω-3系脂肪の摂取量を1〜3g/日に増量させると有用である。
反芻性障害	1歳未満の乳児に見られる摂食障害。正常な食習慣の期間を経て、食物の過度の吐き戻しと噛み直しが始まり、そのまま口から排出するか、再び飲み込む。	処置を施さなければ、栄養失調により死に至ることもある。経腸栄養法または経静脈栄養法が必要になる。

続く

表 42-3

精神疾患別栄養状態——続き

精神障害	概要	栄養関連事項
統合失調感情障害	統合失調症の特徴的かつ重要な精神症状と同時に、大うつ病エピソード、躁病エピソード、混合性エピソードのいずれかが伴う精神障害。気分障害の症状が本疾患の大部分に存在するが、精神活性物質の作用によるものではない。	食欲の増減。全般的な栄養状態の低下または肥満症に至る可能性。ω-3系脂肪の摂取量を1〜3g/日に増量し、望ましくは抗精神薬を併用すると効果がある。
季節性情動障害	うつ、極端な無気力、睡眠欲求の増加、過食、炭水化物渇望を特徴とする周期性の気分障害。冬季の数ヵ月に増悪することが最も多く、メラトニン濃度に起因していると考えられている。DSM-IVでは、「季節型の気分障害」という用語が当てられている。一般に「冬季うつ病(winter blues)と呼ばれることが多い。	食欲の増減。全般的な栄養状態の低下または肥満症に至る可能性。ω-3系脂肪の摂取量を1〜3g/日に増量すると効果がある。血糖値の平衡を得るにはタンパク質摂取を増やすと有用である。
睡眠障害	睡眠が侵される慢性障害。原発性睡眠障害には睡眠異常と睡眠時随伴症がある。二次性睡眠障害の原因には、一般身体疾患、精神障害、精神活性物質がある。	食欲への影響と多い摂取量増加。夜間摂食症候群の存在。肥満症に至る可能性。

DHA：ドコサヘキサエン酸(Docosahexaenoic acid)、DSM-IV：『精神疾患の診断・統計のマニュアル第4版』("*Diagnostic and Statistical Manual, IV*")、
EPA：エイコサペンタエン酸(eicosapentaenoic acid)
出典：Merck manual of medical information. Accessed 23 October 2010 from http://www.mercksource.com/pp/us/cns/cns_home.jsp.

臨床シナリオ

ネルスは20歳の白人男性。最近、当病院の成人精神科に入院した。精神障害の徴候を見せており、カルテから家族歴に統合失調症、糖尿病、双極性障害があることがわかっている。アリピプラゾールとブプロピオンが処方されており、現在は注意力が高まっている。空腹時血糖値は100mg/dLで正常であるが、血清中低比重リポタンパクコレステロールは70mg/dLで低値であった。最近の食事内容は劣悪になっており、たいていスナック菓子や甘味料を添加した炭酸飲料を摂取している。魚はめったに食べず、果物と野菜を食べるのは週に2回以下である。

栄養診断

1. 血清中コレステロールが低く精神症状がみられることから明らかなように、劣悪な食事により食事性脂質（ω-3系脂肪酸）の摂取が不適切になっている。
2. 果物と野菜が週に2回以下しか摂取されないことから明らかなように、抗酸化物質およびファイトケミカル関連の生物活性物質の摂取が不十分である。

栄養管理の演習問題

1. 患者の栄養状態の経緯と摂取パターンをさらに詳しく評価するためには、どのような情報が必要であろうか。
2. ネルスにはどのような食事成分を提言したらよいだろうか。
3. 患者が服用している薬剤の栄養学的副作用を挙げなさい。
4. 患者にはどのような長期栄養ケアが必要であろうか。

づけができる。

　精神科病棟で働く栄養士には、自殺の予防策が必要となることが多い。このため食事には、自分や他者を傷つける道具になる物を患者に与えないようにする特別な配慮が必要である。プラスティック製の食具や紙製品が予防策になる。ω-3系脂肪酸および植物性食品が豊富で、バランスがよく、栄養価の高い食事を摂取できるようにする。その他の精神疾患における栄養状態について、疾患別の詳細を表42-3にまとめる。

ウェブサイトの有用情報

American Association on Mental Retardation
http://www.AAMR.org

American Academy of Child and Adolescent Psychiatry
http://www.aacap.org/

American Psychiatric Association
http://www.psych.org/

Internet Mental Health
www.mentalhealth.com

National Depressive & Manic-Depressive Association
http://www.ndmda.org/

National Alliance for the Mentally Ill
http://www.nami.org/

引用文献

Antalis CJ, et al: Omega-3 fatty acid status in attention-deficit/hyperactivity disorder, *Prostaglandins Leukot Essent Fatty Acids* 75:299, 2006.

Calvo MS, et al: Vitamin D intake: a global perspective of current status, *J Nutr* 135:310, 2005.

Campbell IC, et al: Eating disorders, gene-environment interactions and epigenetics, *Neurosci Biobehav Rev* 35:784, 2011.

Cunnane S: Report on Dietary Intake of Essential Fatty Acids, *International Society for the Study of Fatty Acids and Lipids* 2004.

Dangour AD, et al: Effect of 2-y n-3 long-chain polyunsaturated fatty acid supplementation on cognitive function in older people: a randomized, double-blind, controlled trial, *Am J Clin Nutr* 91:1725, 2010.

Dashwood RH: Flavonoids. Micronutrient Information Center, Linus Pauling Institute. 2008, Accessed April 25, 2011 from http://lpi.oregonstate.edu/infocenter/phytochemicals/flavonoids.

Davis BC, Kris-Etherton PM: Achieving optimal essential fatty acid status in vegetarians: current knowledge and practical implications, *Am J Clin Nutr* 78(Suppl):640S, 2003.

Escott-Stump S: *Nutrition and diagnosis-related care*, ed 7, Baltimore, 2012, Lippincott-Williams & Wilkins.

Freeman MP, et al: Omega-3 fatty acids: evidence base for treatment and future research in psychiatry, *J Clin Psychiatry* 67:1954, 2006a.

Freeman MP, et al: Randomized dose-ranging pilot trial of omega-3 fatty acids for postpartum depression, *Acta Psych Scand* 113:31, 2006b.

Gouin JP, et al: Altered expression of circadian rhythm genes among individuals with a history of depression. *J Affect Disord* 126:161, 2010.

Hallahan B, et al: Omega-3 fatty acid supplementation in patients with recurrent self-harm, *British J Psychiatry* 190:188, 2007.

Harris WS, et al: Towards establishing dietary reference intakes for eicosapentaenoic and docosahexaenoic acids, *J Nutr* 139:804S, 2009.

Hibbeln JR: From homicide to happiness: a commentary on omega-3 fatty acids in human society: Cleave Award Lecture, *Nutr Health* 19:9, 2007a.

Hibbeln JR: Seafood consumption and homicide mortality. A cross-national ecological analysis, *World Rev Nutr Diet* 88:41, 2001.

Hibbeln JR, Davis JM: Considerations regarding neuropsychiatric nutritional requirements for intakes of omega-3 highly unsaturated fatty acids, *Prostaglandins Leukot Essent Fatty Acids* 81:179, 2009.

Hibbeln JR, et al: Maternal seafood consumption in pregnancy and neurodevelopmental outcomes in childhood (ALSPAC study): an observational cohort study, *Lancet* 369:578, 2007b.

Hoogendijk WJ, et al: Depression is associated with decreased 25-hydroxyvitamin D and increased parathyroid hormone levels in older adults, *Arch Gen Psychiatry* 65:508, 2008.

Institute of Medicine: Dietary reference intakes for calcium and vitamin D, 2010. Accessed 22 December 2010 from www.iom.edu/vitamind

Jazayeri S, et al: Comparison of therapeutic effects of omega-3 fatty acid eicosapentaenoic acid and fluoxetine, separately and in combination, in major depressive disorder. *Aust New Zealand J Pysch* 42:192, 2008.

Jellin J: Natural Medicines Comprehensive Database. Therapeutic Research Faculty. Stockton, CA 2011, Accessed April 24, 2011 from http://naturaldatabase.therapeuticresearch.com.

Jensen GL: Drug-Induced Hyperphagia: What Can We Learn From Psychiatric Medications? *J Parenter Enteral Nutr* 32:578, 2008.

Kiecolt-Glaser JK: Stress, food, and inflammation: psychoneuroimmunology and nutrition at the cutting edge, *Psychosom Med* 72:365, 2010.

Koletzko B, et al, for the Perinatal Lipid Intake Working Group: Dietary fat intakes for pregnant and lactating women, *Br J Nutr* 98:873, 2007.

Kris-Etherton PM, Innis S: Position of the American Dietetic Association and Dietitians of Canada: dietary fatty acids, *J Am Diet Assoc* 107:1599, 2007.

Marangell LB, et al: A double-blind, placebo-controlled study of the omega-3 fatty acid docosahexaenoic acid in the treatment of major depression. *Am J Psychiatry* 160:996, 2003.

Martins JG: EPA but not DHA appears to be responsible for the efficacy of omega-3 long chain polyunsaturated fatty acid supplementation in depression: evidence from a meta-analysis of randomized controlled trials, *J Am Coll Nutr* 28:525, 2009.

Mihm S: Does Eating Salmon Lower the Murder Rate? *The New York Times Magazine* 2006, April 16. Accessed Mar 22, 2011 from http://www.nytimes.com/2006/04/16/magazine/16wwln_idealab.html.

Muldoon MF, et al: Serum phospholipid docosahexaenoic acid is associated with cognitive functioning during middle adulthood, *J Nutrition* 140:848, 2010.

Murphy JM, et al: Obesity and weight gain in relation to depression: findings from the Stirling County Study, *Int J Obes* 33:335, 2009.

Richardson AJ, Puri BK: The potential role of fatty acids in attention-deficit/hyperactivity disorder, *Prostaglandins Leukot Essent Fatty Acids* 63(1/2):79, 2000.

Richardson AJ, Montgomery P: Omega-3 fatty acids in ADHD and related neurodevelopmental disorders, *Int Rev Psychiatry* 18:155, 2006.

Spencer JP: The impact of fruit flavonoids on memory and cognition, *Br J Nutr* 104:40S, 2010.

Stewart R, et al: Relationship between vitamin D levels and depressive symptoms in older residents from a national survey population, *Psychosomatic Med* 72:608, 2010.

Vannice GK: Cognition, aging and omega-3 fatty acids, *J Applied Nutrition* 55(1):2, 2005.

Vannice GK: N-3s from fish and the risk of metabolic syndrome, *J Am Diet Assoc* 110:1014, 2010.

Williams RJ, et al: Flavonoids: antioxidants or signaling molecules? *Free Radic Biol Med* 36:838, 2004.

Whalley LJ, et al: Cognitive aging, childhood intelligence, and the use of food supplements: possible involvement of omega-3 fatty acids, *Am J Clin Nutr* 80:1650, 2004.

Wilkins CH, et al: Vitamin D deficiency is associated with low mood and worse cognitive performance in older adults, *Am J Geriatr Psychiatry* 14:1032, 2006.

World Health Organization: *Mental health*, 2010. Accessed 3 November 2010 from http://www.who.int/en/.

Zlojutro M, et al: Genome-wide association study of theta band event-related oscillations identifies serotonin receptor gene HTR7 influencing risk of alcohol dependence, *Am J Med Genet B Neuropsychiatr Genet* 2 November 2010. [Epub ahead of print.]

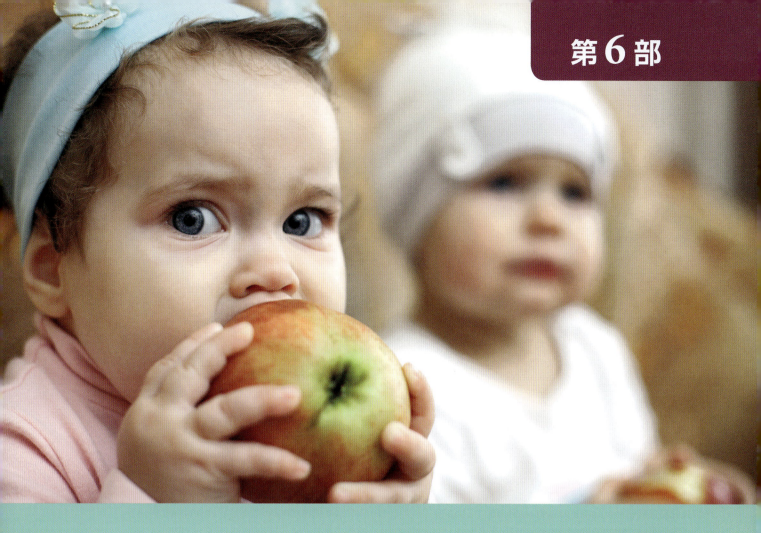

第6部

小児専門治療

小児人口における栄養固有の特別な役割は軽視することのできないものである。小児科医、看護師、栄養士の誰もが、不適切な栄養摂取の問題や疾患が特に乳児期の成長や健康に悪影響を及ぼしていることを認識している。このパートでは、乳幼児や小児の栄養摂取と成長速度に影響を及ぼす項目を取り上げる。場合により、関連があれば青少年にも言及するが、ほとんどは小児に関する考察である。

新生児室や病院の小児病棟、外来の小児科医院、長期療養病棟、あるいは在宅治療で、先天性または後天性疾患との闘病を小児の発育と並行させていかねばならない。この専門領域における栄養管理には、我が国の乳幼児が直面する生化学的、生理学的問題、あるいは社会経済的問題の理解がこれまで以上に必要となっている。

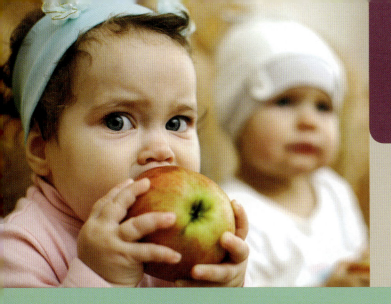

第43章

ダイアン・M・アンダーソン
（Diane M. Anderson, PhD, RD, CSP, FADA）

妊娠期と授乳期の栄養

重要用語

在胎週数に対して適正体重（appropriate for gestational age [AGA]）
気管支肺異形成症（bronchopulmonary dysplasia [BPD]）
カルニチン（carnitine）
子宮外発育遅延（extrauterine growth restriction [EUGR]）
超低出生体重（extremely low birthweight [ELBW]）
経口胃管栄養（gastric gavage）
在胎週齢（gestational age）
グルコース負荷量計算（glucose load）
溶血性貧血（hemolytic anemia）
母乳強化剤（human milk fortifiers）
乳児期（infancy）
乳児死亡率（infant mortality rate）
子宮内発育遅延（intrauterine growth restriction [IUGR]）

カンガルーケア（kangaroo care）
在胎週数に対して大きい（large for gestational age [LGA]）
低出生体重（low birthweight [LBW]）
壊死性腸炎（necrotizing enterocolitis [NEC]）
新生児期（neonatal period）
中性温度環境（neutral thermal environment）
未熟児骨減少症（osteopenia of prematurity）
周産期（perinatal period）
未熟児（早期産児）（premature [preterm] infant）
呼吸窮迫症候群（respiratory distress syndrome [RDS]）
在胎週数に対して小さい（small for gestational age [SGA]）
サーファクタント（surfactant）
正期産児（term infant）
極低出生体重（very low birthweight [VLBW]）

集中治療が必要な低出生体重（low birthweight [LBW]）児の管理は進歩し続けている。アメリカでは最新テクノロジーに加え、周産期（在胎28週から生後4週まで）の病態生理学的状態、現行の栄養管理指針、周産期医療の地域医療化への理解が深まり、乳児期（出生から1年間）の死亡率が安定している。特に、サーファクタント（肺胞の細胞から肺胞と呼吸気道側へ分泌され、肺組織の弾性に寄与するリポタンパク製剤）の開発と使用は、母体出生前ステロイド投与と同じく早産児の生存率を上昇させている。未熟児のほとんどに、長く有意義な人生の可能性がある（Hack, 2009）。

LBW児への栄養供給には多くの方法があり、いずれにも有益性と限界がある。乳児の体格、週齢、臨床状態により、栄養必要量とこれを満たす方法が決定する。新生児特定集中治療は複雑であることから、新生児栄養に熟練した登録栄養士をチームに含め、最適な栄養を得やすくする決定をすべきである。周産期地域医療システムでは、新生児専門の栄養士が地域の病院や公的医療施設で医療提供者と話し合いをすることもできる。

乳児の死亡率と統計データ

2007年、アメリカの乳児死亡率は出生1000人当たりに死亡6.77人で一定している（Heron et al., 2010）。乳児死亡の65%以上が新生児期に発生しており、死因は主なものから先天性異常、未熟児、LBW（低出生体重）である。早産率は12.7%、LBW発生率は8.2%であった。両者は2006年よりも低下しており、過去20年間の未熟児およびLBW児の増加からの改善を

記録した。

アメリカの乳児死亡率は依然として先進諸外国に比べて高い（Heron et al., 2010）。この矛盾は諸外国における死亡率データ収集の不統一や、死亡率の過小報告によるものと思われる。しかし、アメリカの未熟児の高い発生率も高い乳児死亡率の一因となっている（MacDorman and Mathews, 2009）。

生理学的発達

在胎週齢と体格

出生時に2500g未満であった乳児が低出生体重（LBW）、1500g未満では極低出生体重（very low birthweight [VLBW]）、1000g未満では超低出生体重（extremely low birthweight [ELBW]）に分類される。LBWは在胎期間の不足、未熟児、あるいは在胎週数に対して小さい（small for gestational age [SGA]）乳児になる子宮内発育遅延に起因する。

正期産児とは、在胎第37週から42週の間に出生する新生児である。未熟児（早期産児）は在胎第37週より前、過期産児は在胎第42週より後に出生する新生児である。

出生前、母親の最終月経の年月日のほか、臨床パラメータとしては子宮底高、胎動初感（母親が感じる胎児の最初の動き）の存在、胎児の心音、超音波検査所見に基づき乳児の在胎週齢が推定される。出生後は、臨床評価により在胎週齢が判定される。臨床評価項目は二つのグループ、〔1〕主に姿勢および筋緊張による一連の神経学的徴候と、〔2〕身体の成熟度を反映する一連の外観の特徴とに分類される。臨床の評価ではニューバラードスコア（Ballard et al., 1991）検査が使用されることが多い。個々の乳児の栄養目標を定めるためにも、未熟児と正期産SGA児とを識別するためにも、在胎週齢の正確な評価が重要である。

在胎週数に対して小さい（SGA）乳児とは、出生体重がその在胎週数の標準体重の10パーセンタイル未満を指す。子宮内での体重増加は不良であるが、頭殿長および頭囲が子宮内成長曲線グラフで10～90パーセンタイルに入るSGA児は、不均衡型子宮内発育遅延（intrauterine growth restriction [IUGR]）を来していることがある。身長も後頭部-前額頭囲も標準の10パーセンタイル未満のSGA児は均衡型IUGRである。均衡型IUGRは通常、早期からの長期にわたる子宮内の異常を反映しており、以降の成長と発達にとってこちらの方が問題が大きいことが予想される。遺伝的に小さいためにSGA児となる乳児もおり、この場合には通常、順調に発育する。

在胎週数に対して適正体重（appropriate for gestational age [AGA]）の乳児とは、出生体重が胎児発育曲線グラフで10～90パーセンタイルにある。胎児の成長速度が低下している場合、産科医によりIUGRが診断される。一連の超音波検査による胎児人体計測値から成長速度低下が明らかになるが、この低下は母体、胎盤、胎児の異常により生じると思われる。IUGR児の将来の成長と発達はさまざまであり、具体的な原因と治療により左右される。IUGRに罹患する乳児にはSGA児もいるが、多くは出生時にAGAとして記録される。胎児発育の減速は、必ずしもSGAに至るとは限らない。

出生体重が胎児発育曲線グラフの90パーセンタイルを超える乳児は、在胎週数に対して大きい（large for gestational age [LGA]）。参考情報43-1では、体重による分類をまとめている。図43-1では成熟度および子宮内発育に基づく新生児分類を表している。

未熟児の特徴

未熟児またはLBW児は子宮の中で十分に発育する機会に恵まれなかったために、正期産児とは生理学的に異なる（図43-2）。このため、LBW児には新生児期初期に、子宮内環境、未熟性の程度、出産時外傷、未熟な器官系または負荷を受けた器官系の機能などに起因してさまざまな臨床的問題が生じる。ある種の問題が未熟児に特有の頻度で生じる（表43-1）。未熟児は、栄養貯蔵の不足、生理学的未熟性、疾患（栄養の管理と必要性の妨げになる）、成長に必要な栄養要求量のために、栄養状態が不良になるリスクが高い。

胎児の栄養貯蔵のほとんどは在胎期間の最後の3ヵ月間に蓄えられるため、未熟児は栄養状態に支障を来したまま人生が始まる。代謝物（すなわちエネルギー）の蓄積が少ないため、経静脈栄養法（parenteral nutrition [PN]）、経腸栄養法（enteral nutrition [EN]）、またはその両方で栄養支持補給をできるだけ早期に開始する。体重1000gの早期産児の脂質は全体重の1%のみであるが、正期産児（3500g）では約16%を占める。たとえば、1000gのAGA未熟児におけるグリコーゲンと脂質の貯蔵は約110kcal/kg体重に相当する。基礎代謝の必要量が約50kcal/kg/日だとすると、十分な栄養支持が確立されない場合には、脂質と炭水化物の燃料がすぐに欠乏するのが目に見えている。出生時に1000g未満であった早期産児では、はるかに短い期間に欠乏する。また、栄養備蓄が乏しいことによるIUGRを呈するきわめて小さな新生児では、特に早く栄養備蓄が欠乏する。

参考情報 43-1
出生体重と子宮内発育の分類

低出生体重＜2500g
極低出生体重＜1500g
超低出生体重＜1000g
在胎週数に対して小さい＝出生体重＜在胎週数に対する標準体重の10パーセンタイル
在胎週数に対して適正体重＝出生体重が在胎週数に対する標準体重の10～90パーセンタイルにある
在胎週数に対して大きい＝出生体重＞在胎週数に対する標準体重の90パーセンタイル

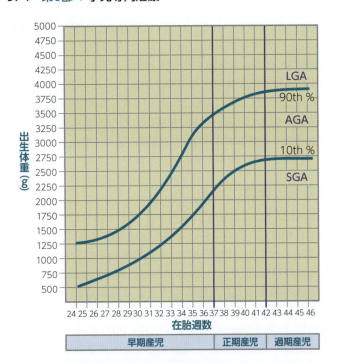

図43-1 成熟度および子宮内発育（在胎週数に対して小さい[SGA]、在胎週数に対して適正体重[AGA]、在胎週数に対して大きい[LGA]）に基づく新生児分類

出典：Battaglia FC, Lubchenco LO: A practical classification of newborn infants by weight and gestational age, J Pediatr 71:159, 1967.

表 43-1

未熟児に多い疾患

器官系	障害
呼吸器系	呼吸窮迫症候群、慢性肺疾患（気管支肺異形成症）
心血管系	動脈管開存症
腎臓	体液・電解質平衡異常
神経系	脳内出血、脳室周囲白質軟化（脳壊死）
代謝系	低血糖、高血糖、低カルシウム血症、代謝性アシドーシス
消化器系	高ビリルビン血症、栄養の不耐性、壊死性腸炎
血液系	貧血
免疫系	敗血症、肺炎、髄膜炎
その他	無呼吸、徐脈、チアノーゼ、骨減少症

出典：Cloherty JP et al., editors: Manual of neonatal care, ed 6, Philadelphia, 2008, Wolters Kluwer/Lippincott Williams & Wilkins.

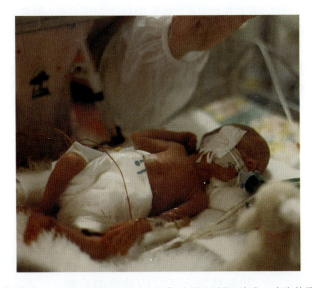

図43-2 A.R.（名前のイニシャル）、在胎27週で出生。出生体重は870g。

表 43-2

絶食状態（H_2Oのみ）と半絶食状態（$D_{10}W$）の乳児における予想生存期間

	予想生存期間（日数）	
出生体重（g）	H_2O	$D_{10}W$
1000	4	11
2000	12	30
3500	32	80

$D_{10}W$：10％グルコース溶液
H_2O：水
出典：Heird WC et al: Intravenous alimentation in pediatric patients, J Pediatr 80:351, 1972.

乳児の絶食状態または半絶食状態における生存期間の理論的推定値を表43-2に示す。この推定では、50kcal/kg/日の速度でグリコーゲンと脂質の全量と体内のタンパク組織約3分の1が欠乏すると想定される。熱量を含有しない輸液と10％グルコース溶液（$D_{10}W$）など静注輸液の効果をまとめている。現在、VLBW（極低出生体重）児には出生日にPN（経静脈）輸液によってエネルギーとタンパク質の供給が開始される。早期のタンパク質摂取により、正の窒素バランス、正常な血漿中アミノ酸濃度、耐糖能が促される。

小さな未熟児は特に低栄養に陥りやすい。未熟児の栄養失調が感染や長期にわたる慢性疾患のリスクを上昇させ、脳の成長と機能に有害な影響を及ぼす。実際に、ルーカス（Lucas）ら（1998）は、新生児の授乳に用いられた乳汁の種類が生後18ヵ月における神経発達に直接の影響を与えるとする報告をした。出生第1ヵ月に母乳または未熟児用調製乳を授乳させると、この発達に改善がみられた。

経静脈栄養法の栄養必要量

危篤状態の早期産児の多くは生後数日間あるいは数週間も、完全経腸栄養法に移行することが難しい。乳児の小さな胃容量、未成熟な消化管、さらに疾患により、完全経腸栄養法へと進めることが難しくなる（**病態生理と治療管理のアルゴリズム**「未熟児の栄養支持」参照）。栄養支持には、経静脈栄養（PN）が経腸栄養の補助として、あるいは全栄養源として必須になる。PN（経静脈栄養）については、第14章で詳細に考察しており、本章では早期産児の栄養面のみを取り上げる。

水分

早期産児の水分必要量には幅があるため、体液平衡のモニタリングが必要である。摂取が不十分であると脱水、電解質平衡異常、低血圧をもたらし、過剰であると浮腫、うっ血性心不全、さらに動脈管開存症の可能性にもつながる。このほか、水分の高摂取が新生児にもたらす臨床的合併症として、壊死性腸炎（necrotizing enterocolitis [NEC]）と気管支肺異形成症（bronchopulmonary dysplasia [BPD]）（第35章参照）が報告されている。

未熟児は体液（特に細胞外液）の割合が正期産児よりも大きい（第7章参照）。生後数日間は、あらゆる乳児の細胞外液量が減少する。これに伴い10〜15％の正常な体重減少が生じ、腎機能が向上する。この流体力学的移動がうまくいかず利尿作用が働かないと、早期産児では呼吸器疾患を合併する。

水分必要量は、肺や皮膚、尿、便からの予想できる水分喪失量と成長に必要な水分量との合計から推定される。早期産児の水分喪失の主な経路は皮膚と気道を介する蒸泄である。特に低体重の乳児や未熟度の大きい乳児では、体重に比して大きい体表面積、水分の表皮透過性亢進、代謝率に比して多い皮膚血流量のために、この不感蒸泄量が最も大きい。不感蒸泄量は光ヒーターや光線療法用ライトにより増大し、断熱材、保温毛布、加湿装置つき保育器の使用により減少する。生後第1日の不感蒸泄量は50〜100mL/kg/日で、新生児の体格、在胎週数、日齢、環境により120〜200mL/kg/日まで上昇する。保湿装置つき保育器を使用すれば不感蒸泄量を低く抑えられ、水分必要量も低下する。

このほか、水分喪失の大きな経路として24〜72mL/kg/日の尿量がある。この喪失量は体液量と腎臓に供給される溶質負荷に依存する。乳児の尿濃縮能は成熟に伴い向上する。便による水分喪失は一般に5〜10mL/kg/日であるが、成長のためには10〜15mL/kg/日が最適であることが示唆されている（Dell and Davis, 2006）。

新生児の体液喪失にはさまざまな要因が影響を及ぼすため、水分必要量は個々の状態に基づいて決定する。通常、生後第1日には、不感蒸泄と尿量を満たすために、80〜105mL/kg/日の速度で水分を投与する。その後は、水分摂取量の評価と、尿量、尿比重、さらに血清中の電解質、クレアチニン、尿素窒素濃度などの臨床検査値とを照らし合わせて水分必要量を判定する。また、体重、血圧、末梢循環、皮膚張力、粘膜湿潤などの検査が毎日行われる。1日の水分投与量は一般に10〜20mL/kg/日単位で増量される。早期産児には、生後第2週の終わりまでには、140〜160mL/kg/日の速度で水分を与えることができる。動脈管開存症、うっ血性心不全、腎不全、脳浮腫を発症している早期産児には、水分の摂取制限が必要になる。しかし、光線療法ライトや光ヒーターの下に置かれる早期産児、あるいは室温や体温が上昇している場合には、水分量がもっと必要になる。

エネルギー

経静脈栄養を受ける早期産児のエネルギー必要量は、摂取栄養が腸管を通らず吸収損失が生じないため経腸栄養法よりも少ない。経腸栄養を受ける早期産児には、通常成長のために105〜130kcal/kg/日が必要であるが、経静脈栄養を受ける未熟児の場合には90〜100kcal/kg/日を摂取すれば十分に成長することができる（American Academy of Pediatrics [AAP], 2009b）。体組織の異化状態を防ぐために、生命維持の最小エネルギー必要量と十分なタンパク質をできるだけ早く供給する。VLBW（極低出生体重）児には、生後3日間タンパク質1.5〜2gのほかに30〜50kcal/kg/日を供給することにより、窒素バランスが改善する（AAP, 2004; AAP, 2009b）。タンパク質は3g/kg/日まで忍容性がある（Thureen et al., 2003）。

乳児の状態が安定し成長を目標にすることができるようになったら、エネルギーおよびタンパク質摂取量を増大させる（表43-3）。VLBW児の多くはAGA（在胎週数に対して適正体重）として生まれるが、退院時は最終月経後週齢の体重が10パーセンタイル未満になる。新たにSGA（在胎週数に対して小さい）となったこの状態は子宮外発育遅延（extrauterine growth restriction [EUGR]）と呼ばれている。EUGRはエネルギーおよびタンパク質の摂取不足と、疾患を起因とする成長低下によって生じる（Ehrenkranz, 2010）。

グルコース

グルコース、すなわちブドウ糖は主要なエネルギー源（3.4kcal/g）である。しかし、未熟児は、インスリン産生が不十分で、しかもインスリン抵抗性が高く、グルコース経静脈栄養中にも肝臓からグルコース放出が持続することから、特にVLBW児では耐糖能が低い。グルコースを単独で経静脈投与するよりも、アミノ酸投与を併用した方が高血糖になる可能性が低い。アミノ酸にはインスリン放出を誘導する作用がある。高血糖は利尿や脱水をもたらすことから、この予防は重要である。

VLBW（極低出生体重）児の高血糖を予防するには、グルコースの投与を少量にする。グルコース負荷量計算はグルコース投与の濃度と速度の関数である（表43-4）。高血糖の持続またはきわめて高い血糖値がみられる乳児には、インスリン製剤の投与が必要と思われるが、インスリン使用による血

病態生理と治療管理のアルゴリズム

未熟児の栄養支持

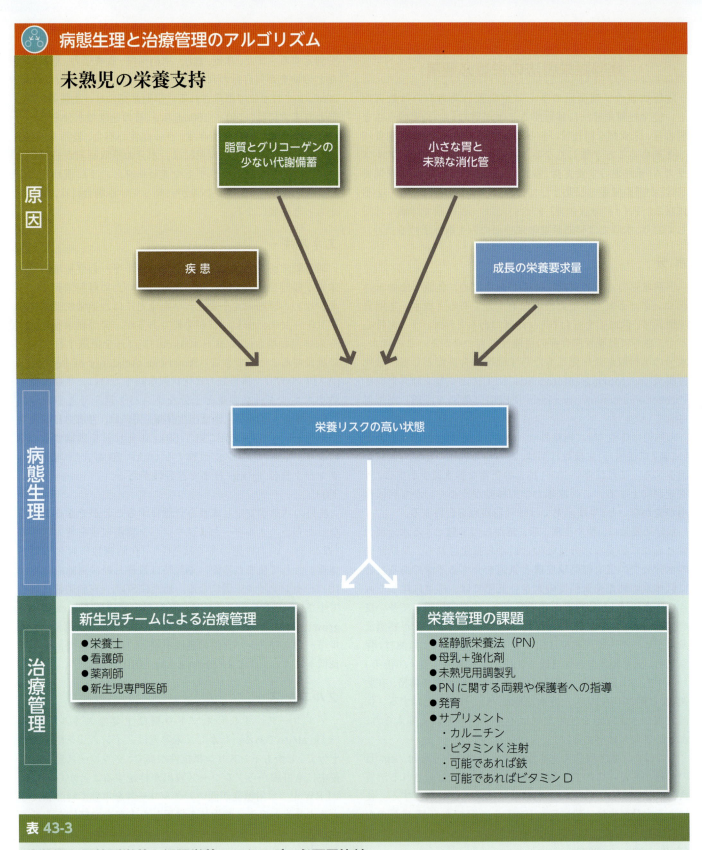

原因
- 脂質とグリコーゲンの少ない代謝備蓄
- 小さな胃と未熟な消化管
- 疾患
- 成長の栄養要求量

病態生理
- 栄養リスクの高い状態

治療管理

新生児チームによる治療管理
- 栄養士
- 看護師
- 薬剤師
- 新生児専門医師

栄養管理の課題
- 経静脈栄養法（PN）
- 母乳＋強化剤
- 未熟児用調製乳
- PNに関する両親や保護者への指導
- 発育
- サプリメント
  ・カルニチン
  ・ビタミンK注射
  ・可能であれば鉄
  ・可能であればビタミンD

表 43-3

未熟児の経静脈栄養と経腸栄養のエネルギー必要量比較

	経静脈栄養法	経腸栄養法
生命維持		
出生第1週末までにエネルギー必要量を満たすため、摂取量を漸増させる	30～50 kcal/kg/日	50 kcal/kg/日
成長		
乳児の状態が安定したらすぐにエネルギー必要量を満たす	90～100 kcal/kg/日	105～130 kcal/kg/日

糖値の変化が問題として生じることが多い。また、未熟児へのインスリン投与によりタンパク質合成が阻害される可能性もある（Denne, 2007）。

一般に、早期産児の初回グルコース負荷量は6mg/kg/分未満とし、その後11～12mg/kg/分まで漸増させる。1度に1～2mg/kg/分/日ずつ増量することができる。（経静脈栄養法により）低血糖が生じることは高血糖ほど多くはないが、グルコース投与を突然低下したり中止したりすると生じることがある。

アミノ酸

タンパク質経静脈栄養の投与ガイドラインは2.7～3.5g/kg/日である（AAP, 2009b）。超低出生体重（ELBW）児には3.5～4g/kg/日が必要な場合もある（AAP, 2009b; Tsang et al., 2005）。経静脈栄養の必要量を超えてタンパク質を投与することには明らかな利点がなく、代謝異常のリスクを上昇させるため行うべきではない。実際には、早期産児には通常、タンパク質が生後数日間1.5～3g/kg/日投与され、その後は忍容性に応じて供給されている。新生児室の多くは、水（H_2O）、グルコース、タンパク質、場合によりカルシウムのPN（経静脈）輸液開始セットが準備されており、24時間使用可能になっている。このため、新生児室への入院直後にタンパク質を供給することができる。

アメリカでは、小児科用PN輸液が数種類市販されている。小児科用PN輸液の使用により、血漿中アミノ酸プロフィルが胎児、臍帯血または母乳栄養健常乳児とほぼ同じになる（Schanler and Anderson, 2008）。この輸液により体重が十分に増加し、窒素の備蓄が促進される。標準アミノ酸輸液は未熟児の特別な必要量を満たすことを目的としておらず、血漿中アミノ酸濃度の不平衡を引き起こす恐れがある。たとえば、輸液中のシステイン、チロシン、タウリンの濃度は早期産児の必要量よりも低いが、メチオニンとグリシンの濃度は相対的に高い。未熟児は肝酵素シスタチオナーゼの濃度が低いため、メチオニンからシステインを効率よく合成することができないことから、システインサプリメントが推奨されている。L-システインは溶解性が低く輸液中で不安定である。このため、PN輸液の調製にはL-システイン塩酸塩が添加される。

血漿中アミノ酸の不平衡のほかにも、早期産児へのアミノ酸静注により生じる代謝の問題として代謝性アシドーシス、高アンモニア血症、高窒素血症がある。こうした問題は、市販されている結晶性アミノ酸製剤の使用や、推奨ガイドラインのタンパク質添加量順守により、最小限にすることができる（表43-5）。

脂質

〔1〕必須脂肪酸（essential fatty acid [EFA]）の必要量を満たすためと、〔2〕高濃度のエネルギー源を供給するための二つの理由から、脂質懸濁輸液の経静脈栄養が実施されている。EFAの必要量は、脂質0.5～1g/kg/日の供給により満たすことができる。生後1週間、脂質無添加の経静脈栄養を受けたVLBW児には、EFA欠乏症の生化学的データが報告されている。EFA欠乏症の臨床的予後には、血液凝固異常、肺サーファクタント異常、肺代謝への有害作用がある。

脂質は1～2g/kg/日で開始でき、24時間かけて供給する（AAP, 2009b）。また、3g/kg/日の速度に到達するまで1～2g/kg/日ずつ増量することができる（表43-6）。トリグリセリドの加水分解能力が低下している乳児では、トリグリセリド濃度上昇が生じることがあるため、血漿中トリグリセリドのモニタリングが必要となる。このような乳児は通常、在胎週数が短く、SGA（在胎週数に対して小さい）状態、感染、外科手術のストレス、肝疾患を来している。この場合には、血清中トリグリセリド濃度モニタリングの適応とされ、濃度を200mg/dL未満に維持するために脂肪を3g/kg/日未満の速度にする（AAP, 2009b）。乳児が医学的な安定を得て、成長のためのエネルギーがさらに必要になったら、脂質の添加をゆっくり増量させることができる。イントラリピッド輸液なら高ビリルビン血症の乳児に与えることができる。現行の3g/kg/日24時間投与の推奨では、ビリルビンのアルブミン結合部位

表 43-4
未熟児のグルコース負荷量計算のガイドライン

初回負荷量 (mg/kg/分)*	1日負荷量 (mg/kg/分)	最大負荷量 (mg/kg/分)
4～6	1～2	11～12

*グルコース負荷量の計算には以下の計算式を用いる。
（％グルコース×mL/kg/日）×（グルコース1,000mg/g）÷（1440分間/日）。
計算例：(0.10 × 150mL/kg/日) ×（グルコース1,000mg/g）÷（1440分間/日）= 10.4mg/kg/分

表 43-5
未熟児へのアミノ酸経静脈投与のためのガイドライン

初回速度 (g/kg/日)*	増加速度 (g/kg/日)	最大速度 (g/kg/日)
1.5～3	必要量に合わせて進める	3.5～4†

*タンパク質添加量の計算には以下の計算式を用いる。
％タンパク質×mL/kg/日＝タンパク質g/kg/日
計算例：2％アミノ酸経静脈輸液150mL/kg/日の投与では、0.02×150mL/kg/日＝3g/kg/日

† 出典：Tsang RC et al: Summary of reasonable nutrient intakes. In Tsang RC: Nutrition of the preterm infant, ed 2, Cincinnati, OH, 2005, Digital Educational Publishing, Inc. 1,000g未満の乳児には4g/kg/日が推奨されている。

出典：American Academy of Pediatrics, Committee on Nutrition: Nutritional needs of preterm infants. In Kleinman RE, editor: Pediatric nutrition handbook, ed 6, Elk Grove, IL, 2009, American Academy of Pediatrics.

表 43-6 未熟児への脂質経静脈投与のためのガイドライン			
初回速度 (g/kg/日)*	増加速度 (g/kg/日)	最大速度 (g/kg/日)
1〜2	1	3

*脂質添加量の計算には以下の計算式を用いる。
%脂質×mL/kg/日＝脂質g/kg/日
計算例：0.20×15mL/kg/日＝3g/kg/日
出典：American Academy of Pediatrics, Committee on Nutrition: Nutritional needs of preterm infants. In Kleinman RE, editor: Pediatric nutrition handbook, ed 6, Elk Grove, IL, 2009, American Academy of Pediatrics.

表 43-7 未熟児への電解質経静脈投与のガイドライン	
電解質	添加量（mEq/kg/日）
ナトリウム	2〜4
塩化物	2〜4
カリウム	1.5〜2

からの分離が生じない（AAP, 2009b）。

総脂質添加量は通常、非タンパク質熱量の30〜40％未満であり、60％を超えてはならない（現在使用されている脂質懸濁液を第14章で解説した）。2kcal/mLを供給する20％輸液を用いると、一般に血漿中のトリグリセリド、コレステロール、リン脂質の濃度が10％輸液よりも低くなるため、未熟児に推奨されている。血漿中脂質濃度が低くなるのは、20％輸液の脂肪1g当たりのリン脂質含有量が低いことによる。

静注用脂質懸濁液は大豆油を原料としており、ω-6系脂肪酸であるリノール酸およびアラキドン酸（arachidonic acid [ARA]）を含有している。この必須脂肪酸（EFA）は炎症伝達物質産生を促進させ、乳児の炎症状態を亢進させる（Gura, 2010）。魚油を主成分とする静注用脂質があり、これにはω-3系脂肪酸であるエイコサペンタエン酸およびドコサヘキサエン酸（docosahexaenoic acid [DHA]）が含有されている。このω-3系脂肪酸には抗炎症作用があり、PN（経静脈栄養）関連肝疾患の治療に有用である（Gura, 2010）。この魚油製剤はヨーロッパで製造されており、アメリカでの例外的使用には米国食品医薬品局の認可が必要である。現在、抱合型ビリルビン濃度の上昇を示すPN関連肝疾患の予防に、この製剤を用いることができるか否かを判定するための研究が実施されている。

未熟児用PN輸液にカルニチンが添加されることが多い。カルニチンは脂肪酸のミトコンドリア膜透過を助け、エネルギーを供給するためのβ-酸化を可能にする。静注用脂質にはカルニチンが含有されておらず、未熟児のカルニチン産生能力も低い（Hay, 2008）。2〜4週間、PNのみを受ける早期産児には、カルニチンの栄養補助が有用と思われる。

電解質

出生数日後、細胞外液喪失を補うために、ナトリウム、カリウム、塩化物が輸液に添加される。高カリウム血症および不整脈を予防するため、腎灌流がみられるまでカリウムの添加は控える必要がある。一般には早期産児は正期産児と電解質必要量が同じであるが、実際の必要量は、腎機能や水分補給の状態、利尿薬使用などの因子によって異なる（表43-7）。きわめて未熟な乳児はナトリウムを維持する能力が低く、正常な血清中ナトリウム濃度を維持するためにナトリウムを増量させる必要がある。血清中電解質濃度は定期的にモニタリングすべきである。

ミネラル

PN輸液にはカルシウムとリンが重要な成分である。カルシウムとリンの濃度の低いPNを受けた未熟児には、未熟児骨減少症を発症するリスクがある。長期にわたりPNを実施しているVLBW（極低出生体重）児では、この骨石灰化の不良が生じることが最も多い。カルシウムとリンの状態について、血清中カルシウム、リン、アルカリホスファターゼ活性値のモニタリングを行う必要がある（正常範囲については付録30を参照）。未熟児のアルカリホスファターゼ活性値は成人より高い。600IU/Lまでの数値がみられることが多く、この場合には急速な骨成長を反映しているものと思われる（Mitchell et al., 2009）。アルカリホスファターゼ活性値800IU/L以上が持続する場合には、くる病が疑われるため、膝または手首のX線検査を実施すべきである（Mitchell et al., 2009）。肝疾患の場合にも、アルカリホスファターゼ活性値の上昇がみられることがある。

未熟児は、カルシウムとリンの必要量が正期産児よりも高い。しかし、ミネラルの沈着を引き起こさず高い必要量を満たすように、十分なカルシウムとリンを輸液に添加することは難しい。カルシウムとリンは各PN輸液の投与に同時に添加する。異なる日に投与することは、血清中ミネラル濃度の異常とミネラル取り込みの低下が生じるため推奨されない。

経静脈投与にカルシウム、リン、マグネシウムを添加するための現行の推奨量を表43-8にまとめる。表には、輸液量120〜150mL/kg/日にアミノ酸またはタンパク質が2.5g/100mL含有されている場合の推奨量を示している。輸液量がこれより少ない場合、あるいはタンパク質濃度が低い場合は、ミネラルが輸液中に沈降する可能性がある。システイン塩酸塩の添加により、輸液の酸性度を上昇させると、カルシウムとリンの沈降が抑制される。

微量元素

PNを実施しているあらゆる早期産児には、亜鉛を投与する必要がある。生後2週間までに経腸栄養を開始することがで

表 43-8
未熟児へのミネラル経静脈投与のガイドライン

ミネラル	添加量（mg/kg/日）
カルシウム	60～80
リン	39～67
マグネシウム	4.3～7.2

*この推奨量には、輸液の平均量120～150mL/kg/日にアミノ酸が2.5g/100mL含有されていることが想定されている。アミノ酸の濃度により、ミネラルの沈降を防ぐことができる。

出典：American Academy of Pediatrics, Committee on Nutrition: Nutritional needs of preterm infants. In Kleinman RE, editor: Pediatric nutrition handbook, ed 6, Elk Grove, IL, 2009, American Academy of Pediatrics.

表 43-9
未熟児への微量元素経静脈投与のガイドライン

微量元素	添加量（μg/kg/日）
亜鉛	400
銅	20*
マンガン	1*
セレン	2†
クロム	0.2†
モリブデン	0.25†
ヨウ素	1

*閉塞性黄疸を呈する乳児には減量または無添加。
†腎機能障害を呈する乳児には減量または無添加。

出典：American Academy of Pediatrics, Committee on Nutrition: Parenteral nutrition. In Kleinman RE, editor: Pediatric nutrition handbook, ed 6, Elk Grove, IL, 2009, AAP.

表 43-10
未熟児へのビタミン経静脈投与のガイドライン

	早産児
小児科用MVI／INFUVITE* 5mL バイアル1本から添加される割合	40%/kg

MVI：輸液用マルチビタミン剤
体重が2.5kgに到達した場合の最大摂取量は5mL/日である。
*小児科用MVI／INFUVITE（5mL）には以下のビタミンが含有されている。アスコルビン酸80mg、ビタミンA 2300USP単位、ビタミンD 400USP単位、チアミン1.2mg、リボフラビン1.4mg、ビタミンB_6 1mg、ナイアシン17mg、パントテン酸5mg、ビタミンE 7USP単位、ビオチン20μg、葉酸140μg、ビタミンB_{12} 1μg、ビタミンK 200μg。

出典：American Academy of Pediatrics, Committee on Nutrition: Nutritional needs of preterm infants. In Kleinman RE, editor: Pediatric nutrition handbook, ed 6, Elk Grove, IL, 2009, American Academy of Pediatrics.

きない場合には、微量元素を追加的に添加すべきである。しかし、閉塞性黄疸を呈する乳児には、銅とマンガンの量を減らし、腎機能障害を呈する乳児には、セレン、クロム、モリブデンの量を減らす必要がある。乳児は出生後まもなく輸血を受けることが多いため、静注用鉄液剤がルーチンに投与されることはなく、鉄を含有する経腸栄養が最初の供給であることが多い。静注用鉄液剤の投与量は、必要である場合に経腸栄養投与量の約10％とし、ガイドラインでは0.1～0.2mg/kg/日とされている（Rao and Georgieff, 2005）。早期産児へのフッ化物静脈投与については、推奨ガイドラインが未だ策定されていない（表43-9）。

ビタミン

ビタミンK欠乏症による新生児の出血性疾患を予防するため、あらゆる新生児には、出産後まもなくビタミンK 0.5～1mgの筋肉内（intramuscular [IM]）注射が実施される。新生児のビタミンKの貯蔵量は低く、腸内細菌叢が形成されるまでは腸内細菌によるビタミンK産生がほとんど生じない。ビタミンKの初期の栄養摂取量が低いため、新生児はこのサプリメントの筋肉内注射をしなければ栄養リスクに曝される。

適切なビタミン摂取量を供給し、成人用マルチビタミン注射液に使用されている添加剤の毒性を防ぐためには、現在、乳児用として認可されている静注用マルチビタミン液剤のみを投与すべきである。米国小児科学会（AAP, 2009b）は、体重1kg当たりに小児科静注用マルチビタミン液剤（multivitamin for infusion [MVI]）5mLバイアルの40％の添加を推奨している。体重2.5kgの乳児の最大用量は5mLである（表43-10）。

呼吸窮迫症候群（Respiratory distress syndrome [RDS]）は、未熟児に肺サーファクタントが欠乏しているために出生後まもなく生じる疾患である。サーファクタントは呼吸しながら肺の弾力性を維持する働きを担っている。このため、RDSの予防として、あるいはこの軽減を目的として、乳児にサーファクタントサプリメントが投与される。脂質とタンパク質がサーファクタントの成分であり、リン脂質がこの脂質の主成分である。リン脂質合成にはコリンが必要であるが、コリンの栄養補助によりリン脂質産生が亢進することはない（van Aerde and Narvey, 2006）。乳児はコリンを合成することができることから、コリンは条件付き必須栄養素である（妊娠期のコリン必要量に関する考察ついては第16章を参照）。コリンは未熟児用調製乳に母乳の含有濃度で添加されている。上限濃度は成人の安全な摂取濃度から外挿されている（Klein, 2002）。

気管支肺異形成症（Bronchopulmonary dysplasia [BPD]）とは、RDSとこの治療に用いられた人工換気と酸素補給の結果として、未熟児に発症することの多い慢性肺疾患である。ビタミンAには組織修復を容易にする働きがあり、早期産児のビタミンA貯蔵は低いとする報告があることから、BPDの予防にビタミンAサプリメントの多量投与が提唱されている。超低出生体重（ELBW）の未熟児に生後1ヵ月間、ビタミンA 5,000単位/日を1週間に3回筋肉内（IM）注射を行うと、BPD

発症率が低下することを示唆している報告が1件ある（Tyson et al., 1999）。医師により、この栄養補助法が実施される場合と実施されない場合がある。この実施は、新生児室でのBPD発症率、投与の有益性が実証されていないこと、IM注射の忍容性を考慮して決定される（Darlow and Graham, 2008）。BPDの考察については第35症を参照。

経静脈栄養から経腸栄養への移行

経腸栄養は消化管酵素の発達と活性、胆汁の流入促進、小腸における絨毛の成長亢進、消化管運動性の成熟促進を誘導することから、早期産児にはなるべく早期の開始が有用である。初期の経腸栄養により胆汁うっ滞性黄疸の発症率および生理的黄疸の持続期間も低下し、早期産児に引き続いて行われる授乳の忍容性を良好にすることもできる。乳児が経腸栄養への忍容性を示すか、あるいは臨床的に安定するまでは、初期の数回の投与では少量にとどめて腸の準備だけを目的とし、経腸栄養摂取の最適化は意図されない。

経静脈栄養から経腸栄養へ移行させる際には、経管栄養により水分と栄養素の十分な正味の摂取量を維持することができるようになるまで、経静脈栄養を継続することが重要である。極低出生体重（VLBW）児では、完全経腸栄養が供給されるまでに1～2週間かかり、栄養法への不耐性または疾患を呈する乳児ではもっと時間がかかる。特に低体重の病態がある乳児には、通常10mL/kg/日のみ増量する。もっと体重があり安定している早期産児では、20～30mL/kg/日の増量に忍容性があると思われる（栄養法の移行に関する考察については第14章を参照）。

経腸栄養法の栄養必要量

経静脈による栄養供給よりも経腸栄養のほうが生理学的に適しており、栄養学的にも優れていることから、早期産児には経腸栄養が好ましい。可能ならいつでも、ごく少量の適切な母乳で開始すれば有益である（Sisk et al., 2007）。しかし、経腸栄養の開始時期とその方法の決定が難しいことが多く、未熟度、周産期の損傷の経緯、現在の内科的病態、消化管機能、呼吸状態、その他いくつもの個々の問題を考慮する必要がある（表43-11）。

早期産児には同じ最終月経週齢の胎児と同じ成長ができるように十分栄養を供給する必要があるが、栄養素の毒性が発生するほど多くしてはならない。早期産児の正確な栄養素必要量は明らかにされていないが、有用なガイドラインがいくつか存在する。一般に、早期産児は栄養素貯蔵が少なく、消化・吸収能力が低く、成長速度が急速であるため、未熟児の必要量が正期産児より高い。ストレス、疾患、ある種の疾患治療が、さらに栄養素必要量に影響を与える。概して、経腸栄養必

表 43-11
経腸栄養法の開始前または増量前に考慮すべき因子

カテゴリー	因子
周産期	循環・呼吸抑制
呼吸器	換気の安定性、血液ガス、無呼吸、除脈、チアノーゼ
内科	バイタルサイン（心拍数、呼吸数、血圧、体温）
消化器系	奇形（腹壁破裂、臍帯ヘルニア）、開存性、胃腸機能（腸音の存在、便通）、壊死性腸炎のリスク
感染症	敗血症または敗血症の疑い

出典：Adamkin DH: Nutritional strategies for the very low birthweight infant, Cambridge, 2009, Cambridge University Press; Hay WW: Strategies for feeding the preterm infant, Neonatol 94:245, 2008.

要量が経静脈栄養とは異なることを覚えておくことも大切である。

エネルギー

未熟児のエネルギー必要量は個々の生物学的因子と環境因子により異なる。成長するためのエネルギー必要量を満たすには105～130kcal/kg/日の摂取が必要であるのに比べ、生命維持のためには50kcal/kg/日の摂取でよいと推定されている（表43-12）。しかし、エネルギー必要量はストレス、疾患、さらに急速な成長により上昇する。同じように、乳児が中性温度環境（乳児が体温を維持するために費やすエネルギー量が最小である環境温度）下に置かれると、エネルギー必要量が低下する。エネルギー平均摂取量は成長速度との関連から判断することが重要となる。なかには、適切な成長速度を維持するために130kg/日以上のエネルギーを必要とする未熟児もいる。ELBW児またはBPDを呈する乳児には、そのような高い摂取量を必要とする場合が多い。多量の液体量への忍容性が低い乳児にそのような多量の熱量を供給するためには、栄養を24kcal/30mL以上の濃度まで濃縮する必要がある（参考情報43-2）。

タンパク質

早期産児のタンパク質必要量算定には、タンパク質の量と質がともに検討されねばならない。アミノ酸やタンパク質の毒性がなく要求量を満たす濃度で、アミノ酸が供給される必要がある。

蓄積させるタンパク質量を新たに形成される胎児組織量に合わせるように、タンパク質摂取の必要量を算定するため、胎児の基準モデルが使用されている（Ziegler, 2007）。この胎児の成長速度に追いつくには、腸における尿としての喪失や不可避的な皮膚における喪失を補うために、さらにタンパク質

表 43-12
低出生体重児の推定エネルギー必要量

活動	推定平均必要量（kcal/kg/日）
エネルギー消費	40～60
安静時代謝量	40～50*
活性	0～5*
体温調節	0～5*
生合成	15†
エネルギー貯蔵	20～30†
エネルギーの排泄	15
エネルギー摂取	90～120

*生命維持のためのエネルギー
† 成長のためのエネルギーコスト

出典：American Academy of Pediatrics, Committee on Nutrition: Nutritional needs of preterm infants. In Kleinman RE, editor: Pediatric nutrition handbook, ed 6, Elk Grove, IL, 2009, AAP; Committee on Nutrition of the Preterm Infant, European Society of Paediatric Gastroenterology and Nutrition (ESPGAN): Nutrition and feeding of preterm infants, Oxford, 1987, Blackwell Scientific.

参考情報 43-2
未熟児用濃縮調製乳90mLの調乳方法

kcal/30mL RTF*	24kcal/30mL RTFと30kcal/30mL RTFの混合比率	RTF* Premature 24の含有量（mL）	RTF* Premature 30の含有量（mL）
24	1/0	90	0
26	2/1	60	30
27	1/1	45	45
28	1/2	30	60
30	0/1	0	90

RTF：調乳済み液体調製乳（Ready-to-Feed formula）
*RTF（24kcal/30mLと30kcal/30mL）
計算例：26kcal/30mL調製乳を作るための調乳方法
目的＝90mLの調乳
調製乳24kcal/30mL×2単位＋調製乳30kcal/30mL×1単位＝調製乳×3単位
90mL÷3単位＝1単位30mL
30mL×2単位（未熟児用RTF 24kcal/30mLを60mL）＋30mL×1単位（未熟児用30kcal/30mLを30mL）＝26kcal/30mL調製乳が90mL（3単位）

ニルアラニンとチロシンの濃度が低く、早期産児ではこの酸化が困難である。しかも、乳清の割合が大きい調製乳の摂取により代謝性アシドーシスが減少する。乳清タンパク質は未熟児に利点があるため、可能であれば乳清タンパク質を多く含有する母乳や調製乳を選択すべきである。

タウリンは早期産児にとって重要と考えられている含硫アミノ酸である。母乳にはタウリンが豊富に含有されており、ほとんどの乳児用調製乳に添加されている。正期産児および早期産児は栄養の供給がなければ血漿中ならびに尿中のタウリン濃度が低くなる。未熟児はシステインからタウリンを合成することが困難と思われる。タウリン含有量の低い調製乳を授乳する乳児に顕性の疾患が報告されたことはないが、タウリン濃度が低いことが視力と聴力の発達に影響を及ぼすと思われる（Klein, 2002）。

エネルギーは、エネルギー消費のためばかりではなく、タンパク質を成長に利用できるようにするためにも、十分な濃度で供給する必要がある。タンパク質から利用する熱量は10.2～12.4％が提言されている。タンパク質摂取が不十分であると成長が限定されるが、過剰に摂取すると血漿中アミノ酸濃度の上昇、高窒素血症、アシドーシスを引き起こす。

脂 質

成長している早期産児は、成長の高いエネルギー必要量を満たし、必須脂肪酸（EFA）を供給して、さらに脂溶性ビタミンおよびカルシウムなど他の重要栄養素の吸収を促進するために、吸収の良い脂質を栄養から十分に摂取する必要がある。しかし、一般の新生児、未熟児、特に在胎週数に対して小さい（SGA）乳児は脂質の消化・吸収の効率が悪い。

脂質の占める割合は総熱量の40～50％にすべきである。また、高脂質で低タンパク質の食事は、成長している早期産児にとって望ましいものではなく脂肪蓄積が多くなると思われる。EFAの必要量を満たすためには、リノール酸が総熱量の3％を占め、α-リノレン酸を少量添加する必要がある（AAP, 2009b）。母乳中には、このほかに長鎖脂肪酸であるアラキドン酸（ARA）とドコサヘキサエン酸（DHA）が存在し、国のガイドラインに適合する正期産児用と未熟児用の調製乳にも含有されている。

未熟児は、ARAおよびDHAサプリメントの必要量が正期産児よりも大きい。この2種類の脂肪酸は、在胎期間の最後の3ヵ月の間に脂肪組織や脳に蓄積するため、未熟児の貯蔵量が少ない。未熟児に、出生から最終月経後92週間（満期後12ヵ月）までARAとDHAを添加した調製乳を与えたところ、この脂肪酸サプリメントを摂取していない未熟児よりも、体重と身長の増加が大きく、精神運動機能の発達スコアが高いことが示された（Clandinin et al., 2005）。

早期産児の膵リパーゼと胆汁酸塩の濃度は低く、このため脂質の消化・吸収の能力が低い。リパーゼはトリグリセリドの分解に必要であり、胆汁酸塩により脂肪の溶解度が高まり消化・吸収が容易になる。中鎖脂肪酸トリグリセリド

を追加する。このタンパク質必要量算定方法に基づけば、望ましいタンパク質摂取量は3.5～4g/kg/日になる。この量には十分に忍容性がある。

未熟児のアミノ酸必要量は未熟な肝酵素経路のために正期産児とは異なることから、タンパク質の量または種類が重要な検討事項となる。未熟児には、カゼインと異なる乳清タンパク質のアミノ酸成分のほうが適切である。乳清タンパク質には必須アミノ酸システインの濃度が高く、未熟児はシステインを十分に合成することができない。また、アミノ酸フェ

（medium-chain triglycerides [MCT]）の消化・吸収には膵リパーゼと胆汁酸塩が必要とされないことから、未熟児用調製乳では脂質製剤にMCT油が添加されている。母乳および植物性油脂には必須脂肪酸（EFA）リノール酸が含有されているが、MCT油は含有されていない。未熟児用調製乳には、必須長鎖脂肪酸を供給するために植物性油脂とMCT油を含有すべきである。

　食事性脂肪の組成も、脂質の消化・吸収に何らかの役割を果たしている。一般に、乳児は動物性飽和脂肪よりも植物性油脂のほうが吸収の効率が高いが、母乳の飽和脂肪は例外である。乳児には、牛乳の飽和脂肪または標準乳児用調製乳の植物性油脂よりも、母乳の脂質のほうが消化・吸収が良好である。母乳には脂質の消化を助ける2種類のリパーゼと、吸収を助ける特殊な脂肪酸成分が含有されている。

炭水化物

　炭水化物は重要なエネルギー源であり、正期産児には体内で炭水化物とタンパク質からグルコースを産生する酵素が存在する。母乳および標準乳児用調製乳では、総熱量の約40％が炭水化物由来のものである。炭水化物が少なすぎると低血糖をもたらし、多すぎると浸透圧利尿または軟便を引き起こす。炭水化物摂取量の推奨は総熱量の40〜50％である。

　ほとんどのほ乳類の乳汁に含まれる炭水化物としては、グルコースとガラクトースから成る二糖類の乳糖が多く、グルコース産生またはグリコーゲン貯蔵にガラクトースが利用できることからも、新生児のグルコース恒常性にとって乳糖が重要となる。一般に、ガラクトースはまずグリコーゲン生成に利用され、血糖値が低下したら、今度はグルコース産生に利用される。在胎28〜34週より前に出生するとラクターゼの活性が低いため、乳糖を消化する能力がきわめて小さい場合がある。実際には、小腸で加水分解されるか、あるいは大腸で発酵されて吸収されるため、吸収不良が臨床的問題にはなっていない。スクロースは、もう一つの二糖類で、市販されている乳児用調製乳製品に多く見受けられる。妊娠第3期の初期には、スクラーゼ活性が新生児の70％になっていることから、ほとんどの未熟児はスクロースに十分忍容性がある。スクラーゼおよびラクターゼは腸内環境の変化に敏感である。下痢、抗生物質治療の進行、低栄養の場合には、乳糖とスクロースに一過性の不耐症が生じることがある。

　早期産児が摂取する炭水化物では、グルコースポリマーが多い。未熟児用の調製乳には、同等の浸透圧濃度を得るため、主にグルコース5〜9個が連結するグルコースポリマーが用いられている。低体重の早期産児は、グルコースポリマーを消化する酵素グルコシダーゼの活性が高い。

ミネラルとビタミン

　未熟児は、体内貯蔵の不足、生理学的未熟性、罹患率の高さ、急速な成長のために、ビタミンとミネラルを正期産児よりも多く必要としている。早期産児用に特別に開発された調製乳

表43-13

未熟児へのビタミン経腸栄養の推奨量

ビタミン	推奨量(kg/日)
ビタミンA	700〜1500IU
ビタミンD	150〜400IU*
ビタミンE	6〜12IU
ビタミンK	8〜10μg
アスコルビン酸	18〜24mg
チアミン	180〜240μg
リボフラビン	250〜360μg
ピリドキシン	150〜210μg
ナイアシン	3.6〜4.8mg
パントテン酸	1.2〜1.7mg
ビオチン	3.6〜6μg
葉酸塩	25〜50μg
ビタミンB_{12}	0.3μg

*最大400IU/日

出典：American Academy of Pediatrics, Committee on Nutrition: Nutritional needs of preterm infants. In Kleinman RE, editor: Pediatric nutrition handbook, ed 6, Elk Grove, IL, 2009, American Academy of Pediatrics.

や母乳強化剤は、早期産児の必要性を満たすために高濃度のビタミンとミネラルを含有しており、ほとんどの場合サプリメントを追加する必要がない（表43-13）。大きな例外として、母乳の強化剤に鉄が含有されていない場合がある。乳児の必要量を満たすには、鉄2mg/kg/日の投与であれば十分であろう（AAP, 2009b）。もう一つの例外は、マルチビタミンと鉄のサプリメント投与が必要なドナー母乳（成熟母乳）用強化剤を使用している場合である。

カルシウムとリン

　カルシウムとリンは、多くの栄養素の中でも、成長する未熟児が最適な骨石灰化のために必要としている栄養素である。摂取量ガイドラインは、骨石灰化の速度が胎児の速度と同じになるような濃度に設定されている。カルシウム摂取量は100〜220mg/kg/日、リンの摂取量は60〜140mg/kg/日が推奨されている。正期産児では、体内のカルシウムとリンの3分の2は、妊娠第3期の活発な運搬機構を通して蓄積する。未熟なまま生まれると、この重要な子宮内でのミネラル蓄積が不可能になる。不足するミネラル貯蔵に低い栄養摂取が重なると、早期産児は未熟児骨減少症を発症する可能性がある。未熟児骨減少症は成長する骨の骨脱灰を特徴とし、X線所見では「摩耗」または細い骨がみられる。きわめて未熟な新生児は特に骨減少症に陥りやすく、長期間の栄養欠乏による骨折または顕在性のくる病を発症する場合がある。未熟児骨減少症は、〔1〕早期産児専用ではない調製乳による人工栄養、〔2〕カルシウムおよびリンを添加していない母乳栄養、〔3〕経腸栄養を併用しない長期間の経静脈栄養を受けている早期産児

に最も多く発症する。

ビタミンD
母乳強化剤を添加した母乳または早期産児用調製乳では、推奨された総熱量を摂取していれば十分なビタミンDが供給される。早期産児の現在の推奨量は150〜400IU/日である。

ビタミンE
早期産児は、体組織における貯蔵が少ないこと、脂溶性ビタミンの吸収率が低いこと、成長が急速であることにより、ビタミンEの必要量が正期産児より大きい。ビタミンEは、脂質の酸化的分解反応から生体膜を保護する。鉄は生体の酸化物質であることからも、栄養に鉄または多価不飽和脂肪酸(polyunsaturated fatty acids [PUFA])の濃度が高いとビタミンE欠乏症のリスクが上昇する。PUFAが赤血球膜に組込まれると、飽和脂肪酸が赤血球膜を構成している場合よりも酸化的損傷を受けやすくなる。

ビタミンE欠乏症の未熟児は溶血性貧血(赤血球の酸化的破壊)を発症することがある。しかし、母乳強化剤や乳児用調製乳の組成が改善されたために、今日ではこの貧血はあまりみられない。母乳強化剤と未熟児用調製乳は、現在溶血性貧血予防のために適切なビタミンE/PUFA比の含有になっている。

ビタミンE摂取の推奨量は、摂取栄養に含有されるPUFAに依存するため、PUFAに対するビタミンEの比率として表されることが多い。ビタミンEの推奨量は100kcalに対して0.7IU(d-α-トコフェロール0.5mg)、リノール酸1gに対して1IU以上である。

酸素の毒性作用を低減させて気管支肺異形成症(BPD)または未熟児網膜症を予防するために、ビタミンEを薬剤として投与すること(50〜100mg/kg/日)が、有用であるかどうかは明らかにされていない。また、ビタミンEの高用量投与は、脳内出血、敗血症、壊死性腸炎(NEC)、肝不全、腎不全、ひいては死亡と関連がある。

鉄
早期産児は早い出産のために鉄貯蔵量が低いことから、鉄欠乏性貧血のリスクがある。出生時には、利用可能な鉄のほとんどが血液循環のヘモグロビン中にある。このため、血液採取を頻回に行うと、造血に利用できる鉄量をさらに欠乏させることになる。未熟児の初期に生じる生理学的貧血を治療するため、赤血球輸血が必要であることも多い。貧血の予防には、組換えエリスロポエチン(Recombinant erythropoietin [EPO])療法が用いられている。赤血球産生の促進は鉄サプリメントの適応であり、経腸栄養では6mg/kg/日が投与されている(AAP, 2009b)。しかし、この療法が常に貧血を予防できるとは限らず、輸血の必要性がなくなるわけではない(AAP, 2009b)。

一般に、鉄の推奨量は2〜4mg/kg/日である(AAP, 2009b)。母乳栄養の乳児には、生後1ヵ月で硫酸鉄の添加を開始する必要がある(Baker and Greer, 2010)。鉄強化調製乳には、通常早期産児に十分な鉄が含有されている(AAP, 2009b)。

葉酸
未熟児は、正期産児よりも葉酸必要量が高いと思われる。血清中葉酸塩濃度は出生時には高いが、その後劇的に低下する。これは、未熟児の急速な成長に必要なデオキシリボ核酸と組織合成に多量の葉酸が利用されるためと思われる。

軽度の葉酸欠乏症により血清中の低葉酸塩濃度と過分葉核好中球が生じるが、未熟児には珍しくない。巨赤芽球性貧血はこれよりはるかに少ない。葉酸を1日当たりに25〜50μg/kg摂取すると、血清中葉酸塩濃度を正常に維持する効果がある。完全経腸栄養が確立されている場合には、強化された母乳および未熟児用調製乳を用いることによりこのガイドラインを満たすことができる。

ナトリウム
早期産児、特にVLBW(極低出生体重)児は、新生児期に低ナトリウム血症に陥りやすい。この乳児は腎臓が未熟で十分なナトリウム維持が不可能であるため、尿により過度のナトリウムを喪失する。しかも、急速な成長速度のためにナトリウム必要量が高い。

低ナトリウム血症を予防するためには、1日当たりのナトリウム摂取量として4〜8mEq/kg以上が必要な乳児もいる。強化された母乳と調製乳には、ルーチンにナトリウムサプリメントを追加する必要はない。しかし、低ナトリウム血症の可能性を考慮し、血液濃度が正常になるまで血清中ナトリウム検査によりモニタリングを実施することが大切である。

栄養法

母乳栄養、人工栄養、経管栄養の選択は、早期産児の在胎週数と臨床状態により決定する。目標は、生理学的に最も可能な方法を用いて乳児に栄養を与えることであり、合併症が生じないように成長のための栄養素を供給することである。

経口胃管栄養法
中枢神経系の未熟性または障害のために吸啜を行うことができない乳児には、口腔から胃チューブを挿入する栄養法が実施されることが多い。出生体重を問わず在胎32〜34週未満の乳児は、発育が未熟であるために吸啜と嚥下と呼吸とを調和させる能力が低い。このため乳首からの授乳が困難である。

経口胃管栄養法では、柔軟な栄養チューブが乳児の口腔を介して胃に挿入される。この手技の重大なリスクとして誤嚥と胃の拡張がある。咳反射が弱いか全くないことや、呼吸筋の未発達のために、小さな乳児は上気道から乳汁を除去する

ことができず、反射性除脈または気道閉塞が生じる可能性がある。しかし、栄養法を行う間、乳児の生体機能と適切な姿勢を電子機器によりモニタリングすれば、胃内容物嘔吐による誤嚥のリスクを最小限にすることができる。小さな胃容量と緩慢な腸の運動性のために多量のボーラス（一括）投与に忍容性がない小さな未熟児には、忍容性を助けるために注入ポンプを用い、30〜60分間で供給する多量投与が必要となる。

　胃の拡張と迷走神経性徐脈を回避するには、間欠的な多量投与ではなく、持続投与による胃管栄養のためにチューブの留置が必要となることがある。持続投与では、栄養チューブに残る乳脂肪、カルシウム、リンを損失するため、供給される栄養の総量が摂取されない。注入ポンプを用いる多量投与は栄養の損失が少なく、体重増加を良好にする（Hay, 2008; Rogers et al., 2010）。

　経鼻胃管栄養法は経口胃管栄養よりも忍容性が良好なことがある。しかし、新生児は鼻から呼吸するため、この手技により早期産児の鼻腔気道を塞ぎ、呼吸機能を悪化させる可能性がある。とはいえ、乳首からの授乳を始めている乳児には有用である。経鼻チューブの装着であれば、哺乳瓶の乳首をまだしっかりとくわえることができるが、授乳時に経口胃管チューブがあるとこれが難しい（第14章参照）。

幽門後チューブ留置栄養法

　肺への乳汁誤嚥のリスクがある乳児または胃排出が緩慢な乳児は、幽門後栄養法の適応である。この手技の目標は、栄養チューブを胃と幽門に通し、この先端を十二指腸または空腸内に留置することにより、未熟児に多い緩慢な胃排出を回避することである。消化管の重度の逆流を来す乳児にはこの手技が奏効し、肺への誤嚥を予防することができる。幽門後チューブ留置栄養法は呼吸機能に支障を来している乳児や乳汁誤嚥のリスクがある乳児にも用いられている。幽門後チューブ留置栄養法に起こり得る欠点としては、脂質吸収の低下、下痢、ダンピング症候群、腸内細菌叢の変化、腸壁の穿孔、胃への胆汁流入が挙げられる。また、十二指腸チューブの留置には、相当の専門技術のほかにも、チューブ先端位置のX線撮影による確認が必要である。生じうる合併症も多いが、胃管栄養法が成功しない場合には幽門後チューブ留置栄養法が用いられる。

乳房からの授乳（経口栄養）

　乳首からの授乳は、在胎週数が32週を超える乳児のほか、明らかな吸啜反射および吸啜運動によって乳首から授乳する能力が示されている乳児に対して試行される。これより前であると、吸啜、嚥下、呼吸を調和させることができない。吸啜には乳児による努力が必要であるため、低体温または低酸素血症など他の原因からストレスを受けていると、吸啜能力が低下する。このため、経口栄養の開始は、乳児のストレスが最小であり、吸啜努力を維持する成熟性と体力が十分である場合に限定される。初期の経口栄養は、過度の疲労またはエネルギー消費過剰により乳児の体重増加速度が低下するのを防ぐために、1日1〜3回までとする。経口栄養を開始する前に標準の口腔刺激プログラムを用いると、経口栄養をすぐに成功させることができる（Fucile et al., 2005）。

母乳栄養

　未熟児の母親が母乳栄養を選択する場合には、乳児の準備ができ次第すぐに開始すべきである。それまでは、経管栄養法で母乳を与えるために搾乳する必要がある。授乳を成功させるためには、母親への精神的サポートや指導が必要である。諸試験の報告から、未熟児では母乳栄養の方が人工栄養よりも吸啜、嚥下、呼吸の協調が良好で、呼吸の中断が少ないことがわかっている。（Hurst, 2007）。カンガルーケア（母親の皮膚と乳児の皮膚が直接密着するように乳児を抱く育児）が授乳させやすい。さらに、このような接触が母乳栄養継続を促し、ハイリスク乳児における母親の保育への自信を深める。後者の有益性は、乳児にカンガルーケアを行っている父親にも当てはまる（Stevens et al., 2010）。

　早期産児には、乳児の「乳首混同」（乳房と哺乳瓶の乳首との混同）を防ぐとする理論に基づき、母乳栄養の補助としては哺乳瓶を使わずにカップを用いることが提言されている。この場合、乳汁誤嚥や低摂取量などの問題が生じないよう監視する必要がある。カップ授乳が退院時の母乳栄養の成功を導いているが、未熟児では入院期間が延長した（Collins et al., 2008）。

栄養法への忍容性

　経腸栄養法（EN）を受けるあらゆる早期産児は、経腸栄養への不耐性の兆候を監視する必要がある。授乳時に嘔吐する場合には、通常ではその供給量で授乳する能力がないことを示している。嘔吐が他の全身性疾患の兆候と関係がなければ、授乳量の増量が早すぎたか、あるいは乳児の体格や成熟度に対して多すぎたことを示している。この問題は、授乳量を減らすだけで解決すると思われる。解決しなければ、あるいは全身性疾患の兆候がある場合には、乳児の状態が安定するまでこの栄養法を中断せざるを得ない。

　摂取量の過剰、臓器閉塞、過度の空気嚥下、蘇生法、敗血症（全身性感染症）、壊死性腸炎（NEC）により、腹部膨満が生じる場合がある。乳児の看護には、腹部膨満の監視をルーチンとすべきである。腹部膨満の原因が特定され解決するまで経腸栄養を中断する必要性が示唆されることが多い。

　胃内容物の誤嚥が生じないよう、各経管ボーラス投与の前にはルーチンに、経管持続投与では間欠的に胃内容物の残留が測定される場合もある。残留量の有意性は、特に授乳全量に対する残留量の比率によっても異なる。たとえば、残留量が各ボーラス投与量の50％以上または持続投与率と同等であれば、授乳量に忍容性がないことを示していると思われる。しかし、胃残留量の有意性を理解する際には、授乳に忍容性がないことを示す他の兆候が伴う場合や、特別な乳児ではこれ

まで定着した残留量のパターンを考慮する必要がある。授乳が開始される前にも、少量で開始した時にも、残留物が存在していることが多い。しかし、疾患の兆候が存在しない限り、授乳を延期するべきではない。

胆汁が混入した嘔吐物または残留物が頻回にみられるのは、胃が過剰に膨満し、胆汁が腸から逆流することによるか、あるいは栄養チューブが腸まで滑り落ちたことによる場合があるが、腸閉塞を来し新たに評価が必要であることを示している場合もある（Schanler and Anderson, 2008）。胃残留物に血液または胆汁が混入している場合には、単なる乳汁の未消化ではなくむしろ警告となる。

早期産児の授乳時には、腸の運動の頻度や一定性を継続的に監視する必要がある。肉眼で見える血液の存在は単純な点検で検出できる。早期産児のためのあらゆる授乳方法が合併症の原因となっている。授乳への低い忍容性を示す症状に綿密に注意を払わないと、重篤な合併症が生じる可能性がある。授乳に忍容性がない徴候に気づくことにより、ある種の疾患にも気づくことができる。たとえば、壊死性腸炎（NEC）は、腹部の膨満と圧痛、胃残留物の異常、肉眼で見られる血便など特異的症状をもたらす重篤かつ潜在性の胎児の疾患である。

経腸栄養法の選択

未熟児では、経腸栄養の初期には調節のための時間が必要であることが多く、同時にストレス、体重減少、利尿が生じる場合がある。経腸栄養初期の第一の目標は、乳汁への忍容性を確立することである。乳児が多量かつ濃度の高い栄養素を吸収できるようになるには、調節期間が必要と思われる。このため、経口による十分な量の授乳に忍容性ができるまでは、経静脈輸液が必要と思われる。

経腸栄養初期の調節が完了したのちには、経腸栄養の目標は乳汁への忍容性確立から、成長と急速な臓器発達のための完全栄養支持へと移行される。あらゆる必須栄養素を成長の持続を支える量で供給する。経口栄養食の選択肢としては、〔1〕使用強化剤の適応に従い、強化剤、鉄、ビタミンを添加した母乳、〔2〕体重が2kg未満の乳児には未熟児用鉄強化調製乳、〔3〕体重が2kg以上の乳児には標準乳児用鉄強化調製乳が適している。

退院している未熟児には、移行期用調製乳を与えることができる。この場合、ビタミンDを1日当たり400IU供給するビタミンD追加が必要であると思われる（Wagner and Greer, 2008）。この強化調製乳を摂取している乳児には、鉄サプリメントが必要な場合がある（Baker and Greer, 2010）。また、母乳栄養児の必要量を満たすためには、移行期用調製乳を1日当たり2〜3回与える。母乳栄養の未熟児も生後1年間は、鉄2mg/kg/日とマルチビタミンを投与すべきである（AAP, 2009b）。退院した未熟児が標準の調製乳を授乳している場合には、体重が3kgに達するまでマルチビタミンを投与する必要がある（AAP, 2009b）。

母乳

母乳は健康な正期産児にとっても未熟児にとっても理想的な食事である。未熟児の必要量を満たすためには、母乳に栄養補助を併用することが必要であるが、乳児にとって母乳の利点は膨大にある。授乳の最初の1ヵ月間、未熟児の母親の乳汁組成は正期産児の母親とは異なる。母乳のタンパク質およびナトリウム濃度は、正期産児の母親よりも早期産児の母親の方が高い（Klein, 2002）。未熟児が自分の母親から授乳すると、母乳バンクの成熟母乳を授乳する未熟児よりも成長が急速である（Schanler et al., 2005）。

母乳はアミノ酸と長鎖脂肪酸の独特の含有により栄養濃度以外にも栄養学的有益性がある。母乳中の亜鉛および鉄は吸収しやすく、リパーゼが存在するために脂質の消化も容易である。さらに、母乳には調製乳には存在しない因子が含有されている。この成分とは〔1〕マクロファージとT細胞およびB細胞リンパ球、〔2〕分泌性免疫グロブリンA、ラクトフェリンなどの抗菌因子、〔3〕ホルモン、〔4〕酵素、〔5〕成長因子である。早期産児への母乳栄養では、未熟児用調製乳と比べると、壊死性腸炎（NEC）と敗血症の発症率が低く、神経発達が良好で、経腸栄養の迅速な進行が容易であることが報告されており、これが早期退院につながっている（Sisk et al., 2007; Sisk et al., 2008）。母親の母乳へのドナー母乳用強化剤およびドナー母乳による栄養補助が、NEC発症率の低下に結びついている（Sullivan et al., 2010）。

しかし、早期産児には母乳栄養により、一つの問題が生じるとするデータが多い。早期産、正期産、あるいは成熟度にかかわらず、母乳は未熟児の正常な骨石灰化のためのカルシウムとリンの必要量を満たしていない。このため、母乳を中心に授乳する早期産児の急速な成長のためには、カルシウムとリンのサプリメントが推奨されている。現在、母乳強化剤として、牛乳主成分の粉末剤、牛乳主成分の液剤、ドナー母乳主成分の液剤の3種類が市販されている。牛乳製品にはカルシウムとリンのほかにも、タンパク質、炭水化物、脂質、ビタミン、ミネラルが含有されており、未熟児が授乳する搾乳母乳に添加するようデザインされている（表43-14）。ビタミンサプリメントは必要とされていない。1種類の牛乳由来強化剤には鉄が強化されており、もう1種類は新たに鉄を添加する必要がある。母乳主成分製品はドナー母乳を原料としており、低温殺菌、濃縮、さらにカルシウム、リン、亜鉛、電解質の添加が施されている。母乳主成分強化剤を使用する場合には、マルチビタミンと鉄のサプリメントが必要である。

未熟児に母乳を飲ませることは、母親にとってふれあいと相互作用を育むきわめて実のある経験となりうる。多くの未熟児は、新生児期初期には母親の乳房から授乳できるほど体力も成熟度もないため、通常授乳が確立されるまでは、数日間（場合によって数週間）乳汁を搾乳する。乳汁の搾乳、保存、持ち運びについて、適切な方法を母親と確認しておく（第16章参

照）。早期産児の授乳のための特別な配慮については、多くの発行物にまとめられている（AAP and the American College of Obstetricians and Gynecologists, 2006; Hurst, 2007）。

未熟児用調製乳

　成長している早期産児に特有な栄養学的、生理学的必要性を満たすために、調製乳の配合が開発されてきた。こうした製品に含有される栄養素の質も量も、子宮内の速度で成長を促す。この調製乳は熱量の濃度が20、24、30kcal/30mLで、調乳済み液体ミルクしか市販されていない。この未熟児用調製乳は標準の牛乳主成分調製乳と多くの点で異なる（表43-14参照）。栄養素の消化・吸収を容易にするために、炭水化物、タンパク質、脂質の種類が異なる。この調製乳はタンパク質、ミネラル、ビタミンの濃度も高い。

移行期用調製乳

　未熟児用移行期調製乳として22kcal/30mLを含有する調製乳がデザインされている。栄養素の含有量が、濃度の高い未熟児用調製乳よりも低く、標準の乳児用調製乳よりも高い（表43-14参照）。体重が2,000g以上に達したらこの調製乳を導入でき、生後1年間を通して摂取することができる。しかし、未熟児が適正に成長するのに、必ずしもこの調製乳が必要というわけではない。米国小児科学会（the American Academy of Pediatrics [AAP]）（2009a）では、身長体重比が25パーセンタイルより高い状態が維持されるまで、あるいは補正年齢9～12ヵ月まで、移行期用調製乳を継続することを提言している。諸試験では移行期用調製乳摂取による成長の改善が常に示されたわけではないため、どのような未熟児にこの特殊調製乳が必要なのかは明らかにされてない（AAP, 2009b）。移行期用調製乳には粉ミルクと液体ミルクが市販されている。

調製乳の調節

　低体重児用調製乳のエネルギー含有量を高める必要が出てくることがある。すでに授乳でできるだけ多く摂取していても成長の速度が十分ではない場合には、この方法が適切と思われる。

濃縮乳

　高カロリー調製乳にするには、水分量を少なくして、エネルギーなどあらゆる栄養素の濃度を高めるよう調乳する方法がある。エネルギー含有量が24kcal/30mLに濃縮された乳児用調製乳が、調乳済み液体乳として病院で使用されている。しかし、この濃縮乳の使用には、体液量の正の平衡を維持するために、濃縮乳の腎溶質負荷に対して水分摂取量と水分喪失量に配慮することが重要となる。調製乳濃度を高めるには、栄養の同じバランスを維持できることから（エネルギーを多く必要としている乳児には、ほかの栄養素も追加する必要がある）、この方法が望ましいことが多い。すでに述べたとおり、移行期用調製乳は液体ミルクと粉末ミルクが市販されており、24～30kcal/30mLに濃縮することができる。しかし、カルシウムの追加が必要な乳児（骨減少症の乳児など）には、この調製乳では不十分である。

　液体ミルクとして30kcal/30mLの未熟児用調製乳が市販されている。疾患のために水分摂取に制限が必要な未熟児には、これを用いれば栄養素の必要量を満たすことができる。この30kcal/30mL調製乳は、24kcal/30mLの未熟児用調製乳を添加して、26、27、28kcal/30mLの濃度に希釈することができる（参考情報43-2参照）。二つとも殺菌済みであり、新生児特定集中治療室（neonatal intensive care unit（NICU））の未熟児に濃縮ミルクを与えるのに望ましい製品である。十分な栄養があり無菌の液体製品が利用可能であれば、粉ミルクは無菌状態にはならないためハイリスクの乳児には使用されない（Robbins and Beker, 2004）。

熱量のサプリメント

　調製乳のエネルギー含有量を高めるには、植物油、MCT油、グルコースポリマーなど熱量のサプリメントを使用する方法がある。このサプリメントは、腎溶質負荷または浸透圧を著しく変動させることなく熱量の濃度を高めることができる。しかし、タンパク質、炭水化物、脂質由来の総熱量の比例配分を変化させる。少量の油脂または炭水化物を加えただけでもタンパク質由来の熱量の割合が低くなるため、母乳や標準調製乳（20kcal/30mL）にこのサプリメントを添加することは勧められない。熱量のサプリメント使用は、エネルギー以外のあらゆる栄養必要量がすでに満たされている場合、あるいは腎溶質負荷に懸念がある場合に限定すべきである。

　高エネルギー調製乳が必要である場合には、グルコースポリマーを24kcal/30mL以上の濃度がある調製乳（全栄養素強化未熟児用調製乳または濃縮された標準調製乳）に添加して脂質を総熱量の最大50％、タンパク質を最小9％にする方法もある。植物油を乳汁に添加することも経口薬剤として投与することもできる。1日分の調製乳に植物油をまとめて添加すると、ミルクと分離したり容器に付着して、乳児に摂取させることができなくなる（表45-6参照）。

表 43-14 母乳と調製乳の栄養含有量の比較

	母乳	母乳＋牛乳主成分粉末強化剤 *	母乳＋牛乳主成分液体強化剤 **	母乳＋ドナー母乳主成分液体強化剤 †	標準調製乳 ‡	移行期用調製乳 §	未熟児用調製乳 ¶
熱量の濃度 (kcal/30mL)	20	24	24	24	20	22	20, 24, 30
タンパク質の比率 乳清：カゼイン	70：30	乳清タンパク質が多い	乳清タンパク質が多い	乳清タンパク質が多い	60:40, 48:52; 100:0	60:40; 50:50	60:40, 100:0
タンパク質含有量 (g/L)	9	19〜20	30	19	14〜15	21	20, 24と27, 28と30
炭水化物成分	乳糖	乳糖、グルコースポリマー	乳糖、クエン酸、ペクチン	乳糖	乳糖、または乳糖とグルコースポリマー	乳糖、グルコースポリマー	乳糖、グルコースポリマー
炭水化物含有量 (g/L)	80	80〜95	70	82	75〜78	75〜77	72, 83, 78
脂質の種類	ヒト脂肪	ヒト脂肪、MCT油	ヒト脂肪、MCT、植物油、DHA、ARA	ヒト脂肪	植物油	植物油、MCT油	植物油、MCT油
脂質含有量 (g/L)	35	38〜44	51	46	34〜37	39〜41	36, 43, 67
カルシウム含有量 (mg/L)	230	1110〜1360	1340	1360	450〜530	780〜890	1170, 1395, 1826
リン含有量 (mg/L)	130	610〜780	736	800	260〜290	460〜490	620, 740, 1014
ビタミンD含有量 (units/L)	10	1180〜1470	1891	270	400〜410	520〜590	1315, 1580, 1522
ビタミンE含有量 (units/L)	5.5	38〜52	60	8	10〜13	26〜29	34, 41, 41
葉酸含有量 (μg/L)	110	340〜360	396	142	101〜107	183〜190	274, 328, 375
ナトリウム含有量 (mEq/L)	8	14〜15	18	23	7〜8	11	15, 18, 19

ARA：アラキドン酸 (Arachidonic acid)、DHA：ドコサヘキサエン酸 (docosahexaenoic acid)、MCT：中鎖脂肪酸トリグリセリド (medium-chain triglyceride)
* 100mL当たりに母乳粉末強化剤またはSimilac Enfamil 4包を添加して強化した正期産母乳の組成に基づく。
** Enfamil 母乳液体強化剤1本で強化した正期産母乳25mLの組成に基づく。
† Prolact＋4で強化した正期産母乳の組成に基づく。
‡ 調製乳 Enfamil Premium、Similac Advance、Good Start Gentle Plusの組成に基づく。
§ 調製乳 Similac NeoSureとEnfamil EnfaCareの組成に基づく。
¶ 調製乳 Enfamil Premature Lipil、Good Start Premature、Similac Special Careの組成に基づく。

出典：American Academy of Pediatrics, Committee on Nutrition: Appendix C. Table C-1 Representative values for constituents of human milk. In Kleinman RE, editor: Pediatric nutrition handbook, ed 6, Elk Grove, Ill, 2009, American Academy of Pediatrics.

栄養アセスメントと成長

栄養摂取量

供給される栄養が乳児の必要量を満たすようにするためには、栄養摂取の評価が必要である。経静脈輸液や授乳は忍容性に従い増量されるが、栄養素の摂取量は未熟児に関するガイドラインに設定された範囲内とし、供給された栄養によって十分に成長できるように、今一度確認する必要がある。次の項では、適切な成長と成長曲線グラフについて復習する。

臨床検査値

臨床検査では、通常以下の項目を測定する。〔1〕体液・電解質平衡、〔2〕経静脈栄養（PN）または経腸栄養（EN）への忍容性、〔3〕骨石灰化の状態、〔4〕血液の状態（表43-15）。ヘモグロビンおよびヘマトクリットは医学的適応に応じてモニタリングが実施される。新生児期のヘマトクリット減少は出生後のヘモグロビンの生理的減少と、検査のための血液採取を反映している。新生児期のヘモグロビン減少は必要があれば輸血による治療が行われる。ヘモグロビンのこの新生児期の生理的減少は、栄養サプリメントでは変化しない。

成長速度と成長曲線グラフ

典型的には、あらゆる新生児に出生後、若干体重減少が生じる。早期産児は、細胞外液が正期産児よりも多く、このため正期産児よりも体重減少が大きい傾向にある。しかし、出生後の体重減少が過剰であってはならない。出生体重の15％を超える体重減少がみられる早期産児は、不十分な体液摂取量による脱水、あるいはエネルギー摂取不足による組織の消耗が生じている可能性がある。乳児の体重は、生後第2～3週までに出生体重へ回復するはずである。特に低体重の乳児や重い疾患に罹患している乳児は、出生体重へ回復するまでに長い時間がかかる。

生後98日までの体重の推移を評価するのに、Ehrenkranz成長曲線グラフが広く用いられている（Ehrenkranz et al., 1999）（図43-3）。このグラフには、体重501～1500gで出生した1660人の乳児の毎日の体重の変化が縦軸に書き込まれ、実際の成長曲線が描かれている。この乳児は、さまざまな新生児の医学的問題のためにNICU（新生児集中治療室）12施設で治療を受けた。グラブには身長、頭囲、上腕周囲長のグラフもある（個々の乳児の成長曲線を作成するフォームについては、「ウェブサイトの有用情報」を参照）。このグラフは未熟児の成長の経過を反映しており、未熟児における成長の追いつき現象の評価はできない。

数週間の間に続いて受胎した新生児の出生体重、出生身長、出生頭囲のデータを用いて、子宮内成長曲線が作成されている。この子宮内成長曲線は、未熟児に推奨されている成長の標準となる。未熟児は出生第1週で、出生体重の自分のパーセンタイルからの低下を見せるが、これは新生児の正常な出生

表 43-15

未熟児の栄養モニタリング

モニタリング項目	経静脈栄養	経腸栄養
体液・電解質平衡	水分摂取量 尿量 毎日の体重 血清中のナトリウム、カリウム、塩化物濃度 血清クレアチニン値 BUN	水分摂取量 尿量 毎日の体重
グルコースの恒常性	血糖値	ルーチンには必要ない
脂質への忍容性	血清中トリグリセリド濃度	適応ではない
タンパク質の栄養状態：BUN	有用ではない	母乳栄養児の低濃度はタンパク質増量の必要性を示すと思われる
骨減少症	血清中カルシウム濃度 血清中リン濃度 血清中アルカリホスファターゼ活性	血清中カルシウム濃度 血清中リン濃度 血清中アルカリホスファターゼ活性
経静脈栄養の毒性	胆汁うっ滞：抱合型ビリルビン濃度 肝機能：ALT	適応ではない

ALT：アラニンアミノトランスフェラーゼ（Alanine aminotransferase）、BUN：血中尿素窒素（blood urea nitrogen）

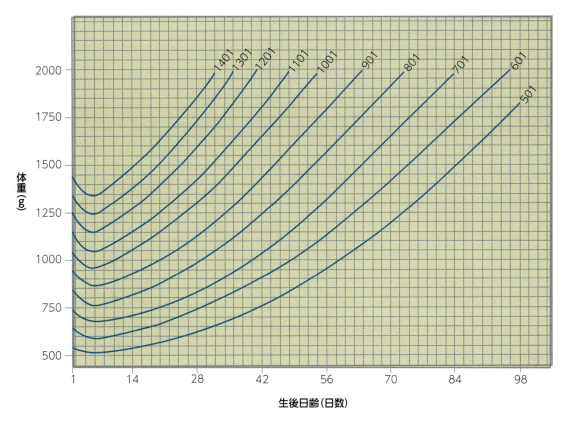

図43-3 実際の成長データに基づく未熟児の体重曲線グラフ
出典：Ehrenkranz RA et al: Longitudinal growth of hospitalized very-low-birth-weight infants, Pediatrics 104:283, 1999.

後の体重減少を反映している。乳児の状態が安定し、必要な全栄養素を摂取し始めれば、標準の曲線と平行な速度で成長することができる。子宮内の体重増加は15g/kg/日に達することがある。

　体重は重要な身体計測項目であるが、身長および頭囲の計測値も有用となる。この3項目における成長の適正度を評価するために成長曲線を用いることができる（図43-4）。このグラフは未熟期間を補正係数として補正されており、未熟児の成長を在胎22週から50週まで追跡することができる。成長曲線グラフはカナダ、スウェーデン、オーストラリア、アメリカにおける横断的データに用いられている（Fenton, 2003）。

　アメリカでは、新生児の出生体重、出生身長、頭囲に基づく、付加的な子宮内成長曲線グラフが作成されている（Olsen et al., 2010）。男女別のグラフが作成され、在胎23～41週のデータを書き込むことができる。

　補正年齢で在胎40週に達した早期産児には、出生から生後2年までの乳幼児用にデザインされた2006年世界保健機関成長曲線グラフも用いるべきである（*注目情報*「未熟児の長期的転帰」参照）。たとえば、在胎28週で出生した乳児は12週分が未熟期間である（満期の40週から出生時の在胎週数28週を引く）。この未熟児の生後4ヵ月の成長パラメータは、生後1ヵ月の正期産児と比較することができる（参考情報43-3）。成長グラフを利用する際には、補正期間として少なくとも2.5～3年間は未熟期間によって年齢を補正する必要がある。図43-5

> **参考情報 43-3**
> **成長グラフにおける未熟期間を考慮した補正年齢の計算**
>
> 乳児の未熟期間週数の計算
> ● 40週（満期）－出生時在胎週数＝未熟期間週数
> ● この未熟期間週数が補正係数である
>
> 未熟期間を考慮した補正年齢の計算
> ● 暦年齢－補正係数＝未熟期間を考慮した補正年齢
>
> 計算例：
> 40週－在胎週数28週＝未熟期間12週
> そこで12週（3ヵ月）が補正係数となる
> 4ヵ月（暦年齢）－3ヵ月（補正係数）＝補正月齢1ヵ月

に、18歳までのA.R.ちゃんの成長パターンを示す。このグラフは、生後1年間母乳栄養を受けた正期産の健常児の成長曲線を基準にしている（Grummer-Strawn et al., 2010）。このグラフを用いれば、成長の追いつき現象を評価するため、未熟児の成長を正期産児と比較することができる。

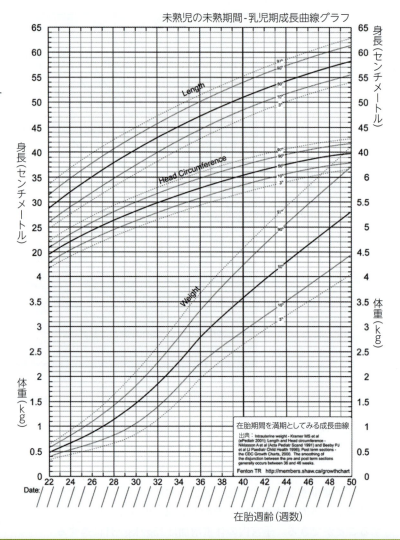

図43-4 在胎22～50週の乳児における体重、身長、頭囲の成長記録例。このグラフは未熟期間を補正係数として補正されている。"http://members.shaw.ca/growthchart/"

出典：*Fenton TR: A new growth chart for preterm babies: Babson and Benda's chart updated with recent data and a new format, BMC Pediatr 3:13, 2003.*

◎ 注目情報

未熟児の長期的予後

未熟児の生存期間が延びるにつれて、身体の成長、精神の発達、健康、生活の質が評価・研究されるようになっている。これまでは、未熟児に成長の追いつき現象が生じたとしても、生後数年間のみであろうと考えられていた。しかし、体重、身長、頭囲の追いつき成長は小児期を通して持続する可能性がある。成人になるにつれて、未熟児は正期産児よりも身長が低く体重が多くなる傾向にある（Doyle and Anderson, 2010）。それでも正常な身長があり、身長は遺伝的素因を反映する。

未熟児の体格指数上昇は2型糖尿病の危険因子と思われる。極低出生体重児は、成人期におけるグルコースの調節機能が正期産児よりも低いことが多い。空腹時インスリン濃度が高く、耐糖能が低く、インスリン抵抗性が高くなると思われる（Hovi et al., 2007）。超低出生体重（ELBW）児は、血圧が正期産児や正常体重児よりも高いことが報告されている（Doyle and Anderson, 2010）。

ごく最近では、成人が報告した健康状態や生活の質を評価する手技が開発され、この有効性が確認されている。サイガル（Saigal）ら（2006a, 2006b）は23歳の成人グループを2群に分けて比較研究を実施した。第1群はELBWの未熟児であった成人143例であった。第2群は正期産で生まれ、低出生体重ではなかった成人130例であった。重度の神経障害を呈する7例を除き、全成人に同じように質問を行った。成人の両親にも評価を補足してもらった。ELBWで生まれた成人には、認知機能、感覚、歩行、身辺処理の機能の制約に関する報告が多かった。しかし、自己報告された健康関連の平均的な生活の質については、群間差がみられなかった。学業の到達度、両親との同居または別居、婚姻状況、就職状況については、両群ともほぼ同じであった。

したがって、生存できる未熟児が多くなっているだけでなく、有意義な人生を送ることができる成人に成長しているのである（Doyle and Anderson, 2010; Hack, 2009）。病院の新生児室における医学的および栄養学的治療は進歩し続けており、これにより新生児室での予後が改善し、のちの発達のための土台を築いている。

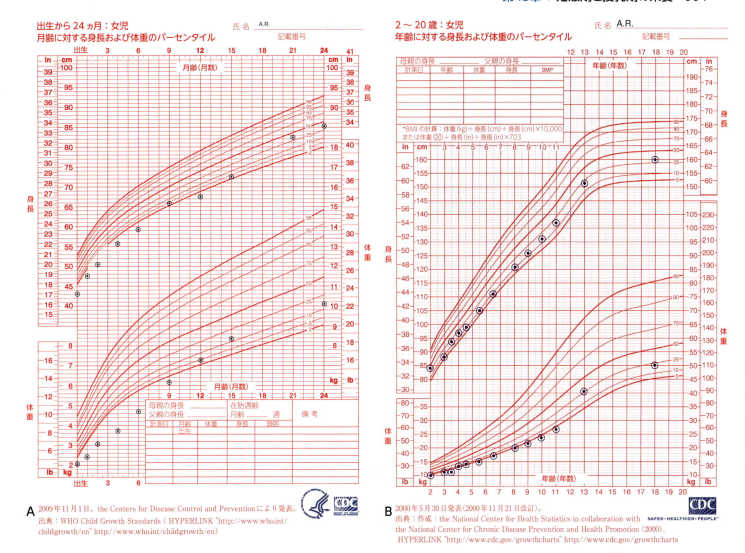

図43-5 A、グラフは、在胎27週で生まれたA.R.（図43-2より）が、体重2.04kgで満期の1日前に新生児室を退院したのちの成長を示している。24ヵ月までの身長と体重が、「補正年齢」の座標に書き込まれている。A.R.は生後12ヵ月までに、成長の追いつき現象を経験した。B、A.R.の2〜18歳の成長パターン。最初の10年間は、体重が5パーセンタイルで、身長が10パーセンタイルで成長した。成長は同じパーセンタイルの軌道をたどり、追いつき現象がみられなかった。しかし、10〜13歳の間に軌道を変え始め、体重も身長も25パーセンタイルの軌道をたどった（成長の追いつき現象）。18歳で、身長が25パーセンタイルを超え、体重は25パーセンタイルのわずかに下の軌道をたどった。

退院時の管理

栄養法を成功させることは、早期産児の新生児室からの退院を決定する重要な因子である。早期産児の退院の条件は以下のとおりである。〔1〕栄養法に忍容性があり、通常の母乳栄養または人工栄養から完全な栄養を得ることができること、〔2〕要求に合わせて授乳時間を修正することにより、十分に成長することができる（通常、人工栄養児では日中3〜4時間置き、母乳栄養児では2〜3時間置き）こと、〔3〕保育器の助けを借りずに体温を維持できることである。医学的には安定しているが、栄養摂取の発達が遅れている未熟児では、退院してからしばらくは経腸栄養を続けることになる。また、栄養障害など慢性疾患が持続している場合には、自宅で対処可能であることが重要となる。

特に親に乳児の保育をする準備ができていなければならない。親が新生児室の乳児に、24時間いつでも会うことができる病院では、スタッフが親の保育技術の習得や家庭での保育方法の学習を手助けすることができる。退院まで乳児と「同室」できる（つまり、一日中乳児と一緒に過ごせる）場合も多く、この場合にはハイリスクの乳児を保育できる自信が持てるようになる（図43-6）。

退院する多くの早期産児は体重が約2,500g未満である。この乳児らが帰宅するためには一定の退院基準を満たさねばならないが、新たな環境のストレスにより再入院する場合もある。低体重の早期産児には、退院後1ヵ月間きわめて綿密にフォローし、両親ができるだけ多くの情報と支援を受ける必

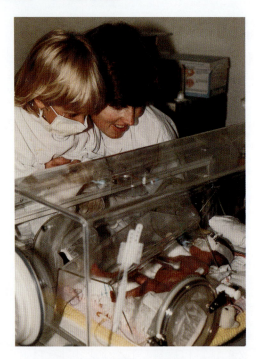

図43-6 新生児室で未熟児と過ごす家族

要がある。退院後第1週以内に看護師や栄養士の家庭訪問と小児科の診察を受けると大変有用な指導ができ、問題の発生に対して早期の治療ができる。

早期産児が退院したのちには、授乳の技術と動作に影響を及ぼす因子が特に重要となる。心拍数の変化、急速な呼吸数、震えなどの身体的因子は、授乳を妨げる生理的事象の一つである。さらに、体重約2.5kg未満の乳児は筋緊張が不良である。乳児が大きくなり成熟するにつれて、筋緊張が次第に改善されるが、消耗または衰弱している乳児ではすぐに悪化する可能性がある。屈曲性と筋力が低く、頭頸部制御が弱い乳児には、授乳が難しいことが多いため、授乳には適切な姿勢を維持する。授乳中には正常な体の屈曲を支え、頭と頸部が適正な配置になるような姿勢にしてあげると効果的である。未熟児への人工栄養でも、頬と顎を支える必要がある。

小さな乳児は大きな乳児や正期産児よりもよく眠る傾向にある。早期産児も十分に起きているようであれば、容易に効率よく授乳することができる。早期産児を起こすには、保育者が数分間同じ動作でそっと刺激を与え、次に別の刺激に変える。乳児が十分に目を覚ますまでこのパターンを繰り返す。乳児を軽く抑え、それから体を斜めに立てる姿勢にしても効果がある。

授乳の環境はできるだけ静かにする。雑音や動きがあると集中が妨げられ、気が散って授乳に専念できない。また、すぐに疲れたり、刺激が過剰となりやすい。刺激が過剰であると、小さな疲労の兆候を示す。未熟児の親には、休息や安らぎの必要性を示すわずかな兆候に気づき、適切に対応するよう指導する。

退院後は、ほとんどの早期産児に母乳または20kcal/30mLを含有する標準乳児用調製乳が約180mL/kg/日必要である。この量のミルクは120kcal/kg/日を供給する。もう一つの選択肢として、22kcal/30mLの濃度がある移行期用調製乳であると160mL/kg/日の速度で与えることができる。個々の乳児に適した量を決めるには、成長の経過と摂取量を経時的に比較することが最善である。なかには、24kcal/30mLの調製乳を必要とする乳児もいる。これまでにも述べたとおり、移行期用粉ミルクであれば24kcal/30mLの濃度に変更しやすい。また、24kcal/30mLの未熟児用液体ミルクは濃縮した調製乳よりほとんどの栄養素濃度が高いため、未熟児には退院後もこのミルクが必要である。

3つの成長パラメータ、体重、身長、頭囲に基づく必要量の評価が重要となる。成長パターンの評価には、以下の項目を判定する必要がある。〔1〕個々の成長曲線が少なくとも基準曲線と平行であるか否か、〔2〕成長曲線が成長パーセンタイルの曲線を超え不適切に変動しているか否か、〔3〕体重が身長に対して適正であるか否か、〔4〕成長が3つのパラメータで釣り合いが取れているか否かを判定する。

神経発達の予後

未熟児が、生命を維持し成長と発達を促すのに十分な代謝と栄養の必要量を満たすことは可能である。実際に、十分な栄養支持と新生児特定集中治療技術における近年の進歩のおかげで、これまでよりも小さな未熟児が生存できるようになっている。ELBW（超低出生体重）児には退院時に、最終月経週数が同じで未熟児ではなかった乳児よりも小さいことが多いとする懸念がある。1件の報告では、ELBW児に生後1週間十分なタンパク質を摂取させると、受胎から36週の体重、身長、頭囲の成長が改善し、補正月齢の18ヵ月における男児の頭囲の成長が改善した（Poindexter et al., 2006）。新生児室での入院中の体重増加も頭囲の成長も大きかったELBW児には、18ヵ月における神経発達と成長に改善がみられたことが報告されている（Ehrenkranz et al., 2006）。ELBW児の母乳摂取量が増大するにつれて、発達予後スコアが上昇している（Vohr et al., 2007）。

ELBW児の生存率上昇により、乳児の短期および長期的神経発達予後への懸念も高まっている。新生児特定集中治療を受けた乳児に待っている生活の質については、多くの疑問が生じている。原則として、VLBW（極低出生体重）児には発達と成長を評価するフォローアップ治療のための医療施設を紹介し、早期に治療を開始する必要がある（Wilson-Costello and Hack, 2006）。ELBW児の生存率上昇に伴い、神経発達に障害のある小児の数も増えているが、発達が正常な小児の数も増えている（Wilson-Costello and Hack, 2006）。未熟児の多くは機能障害のデータが全くない成人に成長している（図43-7）。

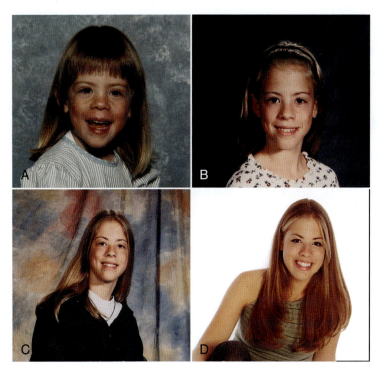

図43-7 未熟児であったA.R.（図43-2および43-6参照）の成長経過。
A、3歳半。**B**、10歳。**C**、14歳。**D**、18歳。
写真提供：*D Courtesy Yuen Lui Studio, Seattle, Wash.*

 臨床シナリオ 1

サラは在胎26週で生まれ、新生児特定集中治療室に入院した乳児である。出生体重は850g（在胎週数に対して適正体重）。呼吸窮迫症候群を来し、人工呼吸器の挿管が必要だった。生後数時間、サーファクタントを投与し、人工呼吸器の濃度設定を下げた。さらに加湿保育器に入れ、未熟児用経静脈輸液（アミノ酸を添加した10％グルコース溶液）100mL/kg/日を投与。

出生第2日、体重が20g増加し、血清ナトリウム濃度および尿量は低値であった。動脈管開存症を診断し、動脈管を閉鎖するためにインドメタシンを投与。

出生第4日、体重が50g（出生体重の6％）減少。血清電解質濃度は正常であった。静注用脂肪の投与量と同じく、輸液のタンパク質濃度も高めた。

サラは第6日までに臨床的安定を得た。経口胃管栄養法により、2時間ごとに母乳0.7mL（出生体重に対し10mL/kg）のボーラス投与を行った。忍容性は良好。その後、1日の母乳摂取量が増え始めたため輸液を減らした。完全経腸栄養が確立したのち、人工呼吸器チューブを取り外したところ、自発呼吸に成功した。

栄養診断　第2日

20gの体重増加と血清ナトリウムの低濃度から明らかなように、静注用輸液による水分摂取が過剰であった。

栄養診断　第6日

搾乳した母乳だけの栄養により明らかなように、母乳強化剤が必要であり、タンパク質とミネラルの摂取量が不十分であった。

栄養管理の演習問題

1. 出生第2日には輸液量をどのようにすべきであっただろうか。
   〔1〕熱量がもっと必要だったことから増量すべきであった。
   〔2〕過水和を来したことから減量すべきであった。
   〔3〕臨床的安定を得たことから、経腸栄養に切り替えるべきであった。
2. 投与された静注用脂肪はどのように投与すべきであっただろうか。
3. 母親の母乳に不足すると思われる栄養素を述べよ。解決法として何を推奨すればよいだろうか。

臨床シナリオ 2

ジョーンズは在胎29週で生まれた乳児で、出生体重は1,400gであった。現在、生後1週間、最終月経週数30週で、体重は1,375gである。グルコース12.5％およびアミノ酸3.5％を含有する静注用輸液130mL/kg/日と、20％静注用脂肪乳剤15mL/kg/日を投与している。登録栄養士が栄養素摂取量を評価し、以下の表に摂取量をまとめている。患者の摂取量を米国小児科学会（AAP）における未熟児への経静脈栄養法ガイドライン（2009b）と比較している。

栄養素	栄養素摂取量 (kg/日)	ガイドライン推奨量 (kg/日)
熱量 kcal/kg/日	103	90-100
グルコース mg/kg/分	11.3	11-12
タンパク質 g/kg	4.6	2.7-3.5
脂質 g/kg	3	1-3

栄養診断

タンパク質摂取量が、2009年にAAPにより策定された推奨量3.5g/kgを超えていることから明らかなように、タンパク質の摂取量4.6g/kg/日では摂取過剰であった。

栄養管理の演習問題

1. 登録栄養士はこの栄養診断を行い、問題 - 原因 - 徴候および症状の報告書を書いている。処置としてアミノ酸濃度をタンパク質3.5g/kg/日が供給される2.7％にまで下げている。
2. 乳児の栄養状態の監視と評価は何日間行えばよいだろうか。
3. 脱水の兆候を評価するために、スタッフにはどのような指示が必要だろうか。

ウェブサイトの有用情報

American Academy of Pediatrics
www.aap.org

Ehrenkranz Growth Charts—National Institute of Child Health and Human Development, Neonatal Research Network
http://neonatal.rti.org

Fenton Growth Chart
http://members.shaw.ca/growthchart/

Human Milk Banking Association of North American
www.hmbana.org

March of Dimes
www.marchofdimes.org

Olsen Growth Chart
http://www.nursing.upenn.edu/media/infantgrowthcurves/Documents/Olsen-NewIUGrowthCurves_2010permission.pdf

World Health Organization Growth Curves
http://www.cdc.gov/growthcharts/who_charts.htm

National Center for Education in Maternal and Child Health
www.ncemch.org

引用文献

American Academy of Pediatrics (AAP) and the American College of Obstetricians and Gynecologists (ACOG): Breastfeeding infants with special needs. In Schanler RJ, et al, editors: *Breastfeeding handbook for physicians*, Evanston, IL, 2006, American Academy of Pediatrics.

American Academy of Pediatrics (AAP), Committee on Nutrition: Nutritional needs of preterm infants. In Kleinman RE, editor: *Pediatric nutrition handbook*, ed 5, Elk Grove, IL, 2004, American Academy of Pediatrics.

American Academy of Pediatrics (AAP), Committee on Nutrition: Failure to thrive. In Kleinman RE, editor: *Pediatric nutrition handbook*, ed 6, Elk Grove, IL, 2009a, American Academy of Pediatrics.

American Academy of Pediatrics (AAP), Committee on Nutrition: Nutritional needs of preterm infants. In Kleinman RE, editor: *Pediatric nutrition handbook*, ed 6, Elk Grove, IL, 2009b, American Academy of Pediatrics.

Baker RD, Greer FR, American Academy of Pediatrics (AAP), Committee on Nutrition: Clinical report-diagnosis and prevention of iron deficiency and iron-deficiency anemia in infants and young children (0-3 years of age), *Pediatrics* 126, 2010. Accessed January 5, 2011 from www.pediatrics.org/cgi/doi/10.1542/peds. 2010-2576.

Ballard JL, et al: New Ballard score, expanded to include extremely premature infants, *J Pediatr* 119:417, 1991.

Clandinin MT, et al: Growth and development of preterm infants fed infant formulas containing docosahexaenoic acid and arachidonic acid, *J Pediatr* 146:461, 2005.

Collins CT, et al: Avoidance of bottles during the establishment of breast feeds in preterm infants (Review). *Cochrane Database Syst Rev* 2008, Issue 4. Art.No.:CD005252. DOI: 10.1002/14651858.CD005252.pub.2.

Darlow BA, Graham PJ: Vitamin A supplementation for preventing morbidity and mortality in very low birthweight infants, 2008. Accessed 1 June 2010 from www.nichd.nih.gov/cochraneneonatal/.

Dell KM, Davis ID: Fluid, electrolyte, and acid-base homeostasis. In Martin RJ, et al, editors: *Neonatal-perinatal medicine diseases of the fetus and infant*, ed 8, Philadelphia, 2006, Mosby.

Denne SC: Regulation of proteolysis and optimal protein accretion in extremely premature newborns, *Am J Clin Nutr* 85(Suppl): 621S, 2007.

Doyle LW, Anderson PJ: Adult outcome of extremely preterm infants, *Pediatrics* 126:342, 2010.

Ehrenkranz RA, et al: Longitudinal growth of hospitalized very low birth weight infants, *Pediatrics* 104:280, 1999.

Ehrenkranz RA, et al: Growth in the neonatal intensive care unit influences neurodevelopment and growth outcomes of extremely low birth weight infants, *Pediatrics* 117:1253, 2006.

Ehrenkranz RA: Early nutritional support and outcomes in ELBW infants, *Ear Hum Dev* 86:S21, 2010.

Fenton TR: A new growth chart for preterm babies: Babson and Benda's chart updated with recent data and a new format, *BMC Pediatrics* 3:13, 2003.

Fucile S, et al: Effect of an oral stimulation program on sucking skill maturation of preterm infants, *Dev Med Child Neurology* 47:158, 2005.

Grummer-Strawn LM, et al: Centers for Disease Control and Prevention, Use of World Health Organization and CDC growth charts for children aged 0-59 months in United States, *MMWR* 59(No. RR-9):1, 2010. Erratum in *MMWR Recomm Rep.* 59(36):1184, 2010.

Gura KM: Potential benefits of parenteral fish oil lipid emulsions in parenteral nutrition-associated liver disease, *ICAN: Infant, Child, & Adolescent Nutrition* 2:251, 2010.

Hack M: Adult outcomes of preterm children, *J Dev Behavioral Pediatr* 30:460, 2009.

Hay WW: Strategies for feeding the premature infant, *Neonatology* 94:245, 2008.

Heron M, et al: Annual summary of vital statistics: 2007, *Pediatrics* 125:4, 2010.

Hovi P, et al: Glucose regulation in young adults with very low birth weight, *N Engl J Med* 356:20, 2007.

Hurst NM: The 3M's of breast-feeding the preterm infant, *J Perinat Neonat Nurs* 21:234, 2007.

Klein CJ, editor: Nutrient requirements for preterm infant formula, *J Nutr* 132:1395S, 2002.

Lucas A, et al: Randomised trial of early diet in preterm babies and later intelligence quotients, *Br Med J* 317:1481, 1998.

MacDorman MF, Mathews TJ: *Behind international rankings of infant mortality: how the United States Compares with Europe*. NCHS Data Brief No. 23. 1-8. Hyattsville, MD, 2009, National Center for Health Statistics.

Mitchell SM, et al: High frequencies of elevated alkaline phosphatase activity and rickets exist in extremely low birth weight infants despite current nutrition support, *BMC Pediatrics* 9:47, 2009.

Olsen IE, et al: New intrauterine growth curves based on United States data, *Pediatrics* 125:e214, 2010.

Poindexter BB, et al: Early provision of parenteral amino acids in extremely low birth weight infants: relation to growth and neurodevelopmental outcome, *J Pediatr* 148:300, 2006.

Rao R, Georgieff M: Microminerals. In Tsang RC, et al, editors: *Nutrition of the preterm infant*, ed 2, Cincinnati, OH, 2005, Digital Educational Publishing, Inc.

Robbins ST, Beker LT, editors: *Infant feedings: guidelines for preparation of formula and breastmilk in health care facilities*, Chicago, 2004, American Dietetic Association.

Rogers SP, et al: Continuous feedings of fortified human milk lead to nutrient losses of fat, calcium and phosphorous, *Nutrients* 2:230, 2010.

Saigal S, et al: Comparison of current health, functional limitations, and health care use of young adults who were born with extremely low birth weight and normal weight, *Pediatrics* 119:e562, 2006a.

Saigal S, et al: Self-perceived health-related quality of life of former extremely low birth weight infants at young adulthood, *Pediatrics* 118:1140, 2006b.

Schanler RJ, et al: Randomized trial of donor human milk versus preterm formula as substitutes for mothers' own milk in feeding of extremely premature infants, *Pediatrics* 116:400, 2005.

Schanler RJ, Anderson DM: The low-birth-weight infant: inpatient care. In Duggan C, et al., editors: *Nutrition in pediatrics*, ed 4, Hamilton, Ontario, 2008, BC Decker Publishers.

Sisk PM, et al: Early human milk feeding is associated with a lower risk of necrotizing enterocolitis in very low birth weight infants, *J Peri* 27:428, 2007.

Sisk PM, et al: Human milk consumption and full enteral feeding among infants who weigh ≤ 1250 grams, *Pediatrics* 121:e1528, 2008.

Stevens DC, et al: Achieving success in supporting parents and families in the neonatal intensive care unit. In mcgrath J, Kenner C, editors: *Developmental care newborns and infants: a guide for health professionals*, ed 2, Glenview, IL, 2010, National Association of Neonatal Nurses.

Sullivan S, et al: An exclusively human milk-based diet is associated with a lower rate of necrotizing enterocolitis than a diet of human milk and bovine milk-based products, *J Pediatr* 156:562, 2010.

Thureen PJ, et al: Effect of low versus high intravenous amino acid intake on very low birth weight infants in the early neonatal period, *Pediatr Res* 53:24, 2003.

Tsang RC, et al: Summary of reasonable nutrient intakes. In Tsang RC, editor: *Nutrition of the preterm infant*, ed 2, Cincinnati, OH, 2005, Digital Educational Publishing, Inc.

Tyson JE, et al: Vitamin A supplementation for extremely-low-birth-weight infants, *N Engl J Med* 340:1962, 1999.

van Aerde JE, Narvey M: Acute respiratory failure. In Thureen PJ, Hay WW, editors: *Neonatal nutrition and metabolism*, ed 2, Cambridge, 2006, Cambridge University Press.

Wagner CL, Greer FR; American Academy of Pediatrics, Section on Breastfeeding; American Academy of Pediatrics, Committee on Nutrition: Prevention of rickets and vitamin D deficiency in infants, children, and adolescents, *Pediatrics* 122(5):1142, 2008 (published correction appears in *Pediatrics* 123(1):197, 2009).

Wilson-Costello DE, Hack M: Follow-up for high-risk neonates. In Fanaroff AA, Martin RJ, editors: Neonatal-perinatal medicine diseases of the fetus and infant, vol 2, ed 8, Philadelphia, 2006, Mosby.

Vohr BR, et al: Persistent beneficial effects of breast milk ingested in the neonatal intensive care unit on outcomes of extremely low birth weight infants at 30 months of age, *Pediatrics* 120:e953, 2007.

Ziegler EE: Protein requirements of very low birth weight infants, *J Pediatr Gastroenterology and Nutrition* 45:170, 2007.

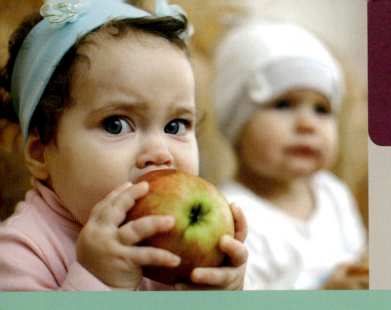

第44章

クリスティン・M・トラムズ
(Cristine M. Trahms, MS, RD, CD, FADA)
ベス・N・オガタ
(Beth N. Ogata, MS, RD, CD, CSP)

先天性代謝異常症の医学的栄養療法

重要用語

アルギニノコハク酸尿症（argininosuccinic aciduria [ASA]）
常染色体劣性遺伝（autosomal-recessive）
メープルシロップ尿症（maple syrup urine disease [MSUD]）または分岐鎖ケト酸尿症（branched-chain ketoaciduria）
カルバミルリン酸合成酵素欠損症（carbamyl-phosphate synthetase [CPS] deficiency）
シトルリン血症（citrullinemia）
ガラクトース血症（galactosemia）
先天性代謝異常症（genetic metabolic disorders）
糖新生（gluconeogenesis）
糖原病（glycogen storage diseases [GSD]）
グリコーゲン分解（glycogenolysis）
β-ケトチオラーゼ欠損症（ketone utilization disorder）
L-カルニチン（L-carnitine）
長鎖3-ヒドロキシアシルCoA脱水素酵素欠損症（long-chain 3-hydroxyacyl-CoA dehydrogenase deficiency [LCHAD]）
中鎖アシルCoA脱水素酵素欠損症（medium-chain acyl-CoA dehydrogenase deficiency [MCAD]）
メチルマロン酸血症（methylmalonic acidemia）
オルニチントランスカルバミラーゼ欠損症（ornithine transcarbamylase [OTC] deficiency）
フェニルケトン尿症（phenylketonuria [PKU]）
プロピオン酸血症（propionic acidemia）

先天性代謝異常症とは、特定の酵素または補因子の欠損あるいは低い活性がみられる遺伝的形質である。ほとんどの先天性代謝異常症は常染色体劣性遺伝形質として遺伝する。「常染色体の」とは問題の遺伝子がX染色体またはY染色体以外の染色体に存在していることを意味する。多くの代謝異常症の治療は、その疾患（フェニルケトン尿症（phenylketonuria [PKU]）など）に特異的薬物治療に医学的栄養療法（medical nutrition therapy [MNT]）を併用する。代謝異常症におけるMNTの目標とは、疾患の及ぶ経路の生化学的平衡を維持し、標準的な成長と発達を支持するために十分な栄養素を供給し、社会的ならびに精神的発達を支えることである。栄養学的治療は、〔1〕蓄積しやすい基質量の制限、〔2〕産生量の補給、〔3〕補酵素の補給、〔4〕以上の方法の併用、により酵素の欠損または不活性を回避するようデザインされる。本章では、アメリカで多くみられる主な疾患について解説する。表44-1では酵素欠損によるその他の疾患、臨床的および生化学的に識別しうる特徴、現在の栄養療法を概説する。

新生児期の早期に治療を開始し、慎重を期して生涯にわたり治療を継続すれば、罹患しても認知機能や身体機能が正常である場合もある。ガラクトース血症などの疾患では、早期治療および慎重を期する治療にもかかわらず、認知機能と身体機能に損傷が生じる可能性がある。生化学的異常には、酵素活性の良好な変動から、生活に支障をきたす重度の症状発現まで幅がある。多くの場合、診断と治療については未だ相当の課題が残っている。

新生児スクリーニング（検診）

ほとんどの先天性代謝異常症は、出生後すぐに表れることの多い重度の臨床疾患をもたらす。知的障害および重度の神経学的症状がすぐに明らかになる。特定の疾患には診断が難しく、適切な治療法が確立されていないものもある。多くの代謝異常症に出生前診断が可能であるが、通常はリスクのあ

第44章 先天性代謝異常症の医学的栄養療法

表 44-1 栄養療法に奏効がみられる先天性代謝異常症

疾患名	異常がある酵素	有病率	臨床的および生化学的特徴	医学的栄養療法	併用治療
尿素サイクル異常症 (Urea Cycle Disorders [UCD])					
カルバミルリン酸合成酵素欠損症	カルバミルリン酸合成酵素	1:30,000（全UCD）	嘔吐、けいれん、昏睡から死に至る場合がある。生存者には通常IDがみられる。↑血漿中のアンモニアおよびグルタミン濃度	食事：低タンパク質食　調製乳：非必須アミノ酸除去	L-カルニチン、フェニルブチレート*、L-シトルリン、L-アルギニン投与　急性発作時の血液透析または腹膜透析
オルニチントランスカルバミラーゼ欠損症	オルニチントランスカルバミラーゼ（X連鎖）	1:30,000（全UCD）	新生児期の嘔吐、けいれん、昏睡から死に至る可能性。↑血漿中のアンモニア、グルタミン、オロト酸、アラニン濃度	食事：低タンパク質食　調製乳：非必須アミノ酸除去	L-カルニチン、フェニルブチレート*、L-シトルリン、L-アルギニン投与
シトルリン血症	アルギニノコハク酸合成酵素	1:30,000（全UCD）	新生児：嘔吐、けいれん、昏睡から死に至る可能性　乳幼児期：嘔吐、けいれん、進行性の発達遅延　↑血漿中シトルリン、アンモニア、アラニン濃度	食事：低タンパク質食　調製乳：非必須アミノ酸除去	L-カルニチン、フェニルブチレート*、L-アルギニン投与
アルギニノコハク酸尿症	アルギニノコハク酸リアーゼ	1:30,000（全UCD）	新生児：筋緊張低下、けいれん　亜急性：嘔吐、FTT、進行性の発達遅延　↑血漿中アルギニノコハク酸、シトルリン、アンモニア濃度	食事：低タンパク質食　調製乳：低タンパク質SF（非必須アミノ酸除去）	L-カルニチン、フェニルブチレート*投与
高アルギニン血症	アルギナーゼ	1:30,000（全UCD）	周期性嘔吐、けいれん、昏睡　進行性の痙性両麻痺、発達遅延　↑タンパク質摂取によるアルギニンおよびアンモニア濃度	食事：低タンパク質食　調製乳：低タンパク質SF（非必須アミノ酸除去）	L-カルニチン、フェニルブチレート*投与

FTT：成長障害（failure to thrive）、ID：知的障害（intellectual disability）、SF：この疾患の医学的栄養療法に利用できる特殊調製乳、UCD：尿素サイクル異常症（urea cycle disorder）
*フェニルブチレートはアンモニア老廃物排泄を高めるために投与される薬剤である。ほかにも同じ効果を有する化合物も用いられている。

表 44-1

栄養療法に奏効がみられる先天性代謝異常症——続き

疾患名	異常がある酵素	有病率	臨床的および生化学的特徴	医学的栄養療法	併用治療
有機酸血症					
メチルマロン酸血症	メチルマロニルCoAムターゼまたは類似体	1:80,000	代謝性アシドーシス、嘔吐、けいれん、昏睡、死に至ることが多い ↑尿中有機酸および血漿中アンモニア濃度	食事：低タンパク質食 調製乳：低タンパク質SF（イソロイシン、メチオニン、トレオニン、バリン除去）	L-カルニチン、ビタミンB₁₂投与 急性期発作時のIV輸液、重炭酸塩投与
プロピオン酸血症	プロピオニルCoAカルボキシラーゼまたは類似体	1:80,000	代謝性アシドーシス、↑血漿中アンモニアおよびプロピオン酸濃度、↑尿中メチルクエン酸濃度	食事：低タンパク質食 調製乳：低タンパク質SF（イソロイシン、メチオニン、トレオニン、バリン除去）	L-カルニチン、ビオチン投与 急性期発作時のIV輸液、重炭酸塩投与
イソ吉草酸血症	イソバレリルCoAデヒドロゲナーゼ	1:80,000	哺乳不良、嗜眠、けいれん、代謝性ケトアシドーシス、高アンモニア血症	食事：低タンパク質食 調製乳：SF（ロイシン除去）	L-カルニチン、L-グリシン投与
β-ケトチオラーゼ欠損症	ミトコンドリア2-メチルアセトアセチルCoAチオラーゼまたは類似体	不明	嘔吐、脱水、代謝性ケトアシドーシス	食事：低タンパク質食 調製乳：SF（イソロイシン除去） 絶食状態の回避、高濃度複合炭水化物	L-カルニチン、Bicitra（クエン酸ナトリウム緩衝液の商標名）投与
ビオチニダーゼ欠損症	ビオチニダーゼまたは類似体	1:60,000	乳幼児期のけいれん、筋緊張低下、発疹、喘鳴、無呼吸。また、小児期には脱毛、運動失調、発達運延、難聴がみられる。		ビオチンの経口投与
糖質代謝異常症					
ガラクトース血症	ガラクトース-1-リン酸ウリジルトランスフェラーゼ	1:50,000	嘔吐、肝腫大、FTT、白内障、ID、乳児期に多い敗血症 ↑尿中および血中のガラクトース濃度	乳糖除去、低ガラクトース、大豆タンパク質配合調製乳使用	
遺伝性果糖不耐症	フルクトース-1-リン酸アルドラーゼ	推定値：1:20,000	嘔吐。肝腫大。フルクトース導入後の低血糖、FTT、腎尿細管の異常 ↑フルクトース摂取後の血中および尿中フルクトース濃度	スクロース、フルクトースを摂取しない	
フルクトース1,6-ジホスファターゼ欠損症	フルクトース1,6-ジホスファターゼ	不明	フルクトース導入時の低血糖、肝腫大、筋緊張低下、代謝性アシドーシス なし ↑血中／尿中フルクトース濃度	スクロース、フルクトースを摂取しない。	

FTT：成長障害（failure to thrive）, ID：知的障害（intellectual disability）, IV：静脈内（intravenous）, SF：この疾患の医学的栄養療法に利用できる特殊調製乳

第44章 先天性代謝異常症の医学的栄養療法　999

疾患	酵素欠損	発生頻度	症状	食事療法	補助療法
糖原病Ia型	グルコース-6-リン酸	1:60,000	深刻な低血糖、肝腫大	低濃度の乳糖、フルクトース、スクロース食。低脂肪食。高濃度の複合炭水化物食。絶食状態の回避。	非加熱のコーンスターチ、鉄サプリメント
アミノ酸代謝異常症					
高フェニルアラニン血症					
フェニルケトン尿症	フェニルアラニン水酸化酵素	1:15,000	↑血中Phe濃度	食事：低タンパク質食 調製乳：SF (Phe除去、チロシン添加)	
軽度フェニルケトン尿症	フェニルアラニン水酸化酵素	1:24,000	↑血中Phe濃度	食事：低タンパク質食 調製乳：SF (Phe除去、チロシン添加)	
ジヒドロプテリジン還元酵素欠損症	ジヒドロプテリジン還元酵素	まれである	↑血中Phe濃度 過敏性、発達遅延、けいれん	食事：低タンパク質食 調製乳：SF (Phe除去、チロシン添加)	ビオプテリン、5-ヒドロキシトリプトファン、L-ドーパ、フォリン酸投与
ビオプテリン合成酵素欠損症	ビオプテリン合成酵素	まれである	軽度↑血中Phe濃度、けいれん	なし	L-ドーパ、テトラヒドロビオプテリン、5-ヒドロキシトリプトファン投与
チロシン血症I型	フマリルアセト酢酸ヒドロラーゼ	<1:120,000	嘔吐、アシドーシス、下痢、FTT、肝腫大、くる病 ↑血中および尿中チロシン、メチオニン濃度。↑尿中チロシンパラヒドロキシ誘導体濃度。肝癌	食事：低タンパク質食 調製乳：SF (チロシン、Phe、メチオニン除去)	ニチシノン† 投与
メープルシロップ尿症					
メープルシロップ尿症 (MSUD)	分岐鎖ケト酸脱炭酸酵素複合体 (活性<2%)	1:200,000	けいれん、アシドーシス 血漿中ロイシン、イソロイシン、バリン濃度が正常値の10倍	食事：低タンパク質食 調製乳：SF (ロイシン、イソロイシン、バリン除去)	チアミン‡
間欠型MSUD	分岐鎖ケト酸脱炭酸酵素複合体 (無発作時の活性<20%)	まれである	間欠型症状 症状発現時の血漿中ロイシン、イソロイシン、バリン濃度が正常値の10倍になる	食事：低タンパク質食 調製乳：SF (ロイシン、イソロイシン、バリン除去)	
ホモシスチン尿症	シスタチオニン合成酵素または類似体	1:200,000	網膜剥離。血栓塞栓性疾患および心疾患。軽度から中等度ID。骨格異常。淡色の毛髪と皮膚。↑メチオニン、ホモシスチン濃度。	食事：低タンパク質食 調製乳：SF (メチオニン除去、L-シスチン添加)	ベタイン、葉酸塩、ビタミンB_{12}、葉酸塩濃度が正常であればビタミンB_6‡ 投与

FTT: 成長障害 (failure to thrive), ID: 知的障害 (intellectual disability), Phe: フェニルアラニン (phenylalanine)
† Nitisinone: 正式には[2-(2-ニトロ-4-トリフルオロメチルベンゾイル)-1,3-シクロヘキサンジオン] (2-nitro-4-trifluoro-methyl-benzoyl-1,3-cyclohexanedione) と呼ばれ、Orfadin.®の商品名で市販されている。
‡ この化合物には奏効する患者としない患者がいる。

続く

表 44-1 栄養療法に奏効がみられる先天性代謝異常症——続き

疾患名	異常がある酵素	有病率	臨床的および生化学的特徴	医学的栄養療法	併用治療
脂肪酸酸化異常症					
長鎖アシルCoA脱水素酵素欠損症	長鎖アシルCoA脱水素酵素	まれである	嘔吐、嗜眠、低血糖	低脂肪食、低長鎖脂肪酸食。絶食状態の回避。	MCT油、L-カルニチン§投与
長鎖3-ヒドロキシアシル-CoA脱水素酵素欠損症	長鎖3-ヒドロキシアシル-CoA脱水素酵素	まれである	嘔吐、嗜眠、低血糖	低脂肪食、低長鎖脂肪酸食。絶食状態の回避。	MCT油、L-カルニチン§投与
中鎖アシルCoA脱水素酵素欠損症	中鎖アシルCoA脱水素酵素	1:20,000	嘔吐、嗜眠、低血糖	低脂肪食、低中鎖脂肪酸食、絶食状態の回避。	L-カルニチン§投与
短鎖アシルCoA脱水素酵素欠損症	短鎖アシル-CoA脱水素酵素	まれである	嘔吐、嗜眠、低血糖	低脂肪食、低短鎖脂肪酸食、絶食状態の回避	L-カルニチン§投与
極長鎖アシルCoA脱水素酵素欠損症	極長鎖アシル-CoA脱水素酵素	まれである	嘔吐、嗜眠、低血糖	低脂肪食、低長鎖脂肪酸食、絶食状態の回避	L-カルニチン§、MCT油投与

CoA：補酵素 A (Coenzyme A)、MCT：中鎖脂肪酸トリグリセリド (medium-chain triglyceride)
§ この使用は医療施設によって異なる。

る家族の特定が必要であり、患児の出生まではこの特定ができない。有効な新生児検診制度のほかにも最新の診断技術や治療法により、患児の多くの予後が改善している。

代謝異常症が疑われる乳児には、この疾患治療の専門技術を持つ医療施設で受診できるようにする。発熱もなく明らかな理由もない嗜眠性、嘔吐、呼吸窮迫、けいれんが認められる乳児には、未診断の代謝異常症発見のために評価が必要である。最初の検査には血液中のガス分析、電解質、グルコースとアンモニアの濃度測定、ケトン体測定のための尿検査が必要である。

新生児の検診技術の進歩は、早期診断、神経障害の予防、精神および身体の予後改善の機会を提供している。新生児検診の臨床検査にタンデム質量分析法が用いられれば、さらに広範囲の代謝異常症の乳児を早期に特定できる（*注目情報*「新生児スクリーニング（検診）」参照）（図44-1参照）。

アミノ酸代謝の異常

アミノ酸代謝異常症の栄養療法は、ほとんどが基質の摂取制限からなり、必須アミノ酸を最小必要量に抑えながら（フェニルケトン尿症（PKU）におけるフェニルアラニン（Phe）摂取制限など）、通常の成長と発達を促すために十分なエネルギーと栄養素を供給する。必須アミノ酸の摂取が不十分であると、過剰である場合と同じほど有害であることが多い。アミノ酸代謝異常の栄養療法では、通常特異的酵素反応による生成物をサプリメントとして補給する。たとえば、PKUの治療のための調製乳には、チロシン（Tyr）が添加される。

標準的な成長と発達は幅広い栄養摂取を基礎にして得られるものであることから、個々のアミノ酸の必要量を算定することは難しい。アミノ酸摂取量を処方するための基準としては、HoltとSnydermanのデータ（1967）が用いられることが多い（表44-2）。栄養の処方を適正なものにするためには、綿密かつ頻回のモニタリングが必要である。窒素の測定が最も正確であるが、乳幼児では体重増加量も健康状態と適正栄養を監視しやすく、感度の高い指標である。

◎ 注目情報

新生児スクリーニング（検診）

1960年代以降、全米の州で新生児検診（Newborn Screening [NBS]）を義務付けることが法律として採択されている（Waisbren, 2006）。乾燥血液スポットを細菌増殖抑制法により検定するガスリー検査の有効性が示されたことを受けて、この制度が策定された。この簡便で感度が高く、安価な検診用検査は、新生児地域検診制度の基礎を築いた。この検査は、異常ヘモグロビン症、内分泌性疾患、代謝異常症、いくつかの感染症の特定に有効である。

1990年代には、新生児検診（NBS）にタンデム質量分析が採用され始め、現在では全米で用いられている（Therrell, 2006）。この分析法により、滴下した乾燥血液から複数の疾患を特定することが可能になった。検診の対象となる疾患数は州により大きな幅があり、民間企業による事業としての検診も拡大している。フォローアップの制度や中央処理プログラムが整備されている州もあれば、うまく調整されていない州もありさまざまである。早期NBS制度で成功しているものには、先天性甲状腺機能低下症、フェニルケトン尿症、先天性副腎皮質過形成、ガラクトース血症、鎌状赤血球症、メープルシロップ尿症の検診がある（Brosco et al., 2006）。

米国保健資源事業局（U.S. Health Resources and Services Administration）の母子保健課（Maternal and Child Health Bureau [MCHB]）は、アメリカ臨床遺伝学会（American College of Medical Genetics [ACMG]）に報告を依頼した。この専門家委員会は、新生児検診を義務づけるべき29の病態と、付随的に検出される二次性の病態25種を特定した（MCHB, 2007）。ACMGは、NBSによって疾患の可能性が特定された場合の一連のアクション（ACT）シートと、診断を確定するためのアルゴリズムを作成した。アクションシートには、家族との面談およびフォローアップ治療の決定に関し、医療専門家が踏まえるべきステップが示されている。アクションシートは次のウェブサイトに掲載されている。
"http://www.acmg.net/AM/Template.cfm?Section = NBS_ACT_Sheets_and_Algorithms_Table % 26Template = /CM/HTMLDisplay.cfm % 26ContentID = 5649"

世界保健機関、マーチ・オブ・ダイムズ、マサチューセッツ州新生児検診諮問委員会など他の機関も推奨事項を発表している。

NBSにより疾患が発見された患者の治療や家族のサポートにかかわる医療提供者は、州制度だけでなく予後に影響を及ぼす因子を深く理解する必要がある。疾患の早期発見と早期治療のためには、家族、主治医、三次医療機関との間の意思の疎通が大変重要となる。NBSの検査結果を受け止める家族には適切な専門家を紹介し、経過観察を行うことが肝要である。米国小児科学会（the American Academy of Pediatrics）遺伝専門委員会（the Committee on Genetics）によるNBSのファクトシート（情報提供のための説明書）には、〔1〕新生児検査、〔2〕精密検査と治療を迅速に進めるための検診異常所見に対する対応、〔3〕精密検査、〔4〕家庭医との協力体制や遺伝子相談を必要とする疾患治療、〔5〕NBS制度の持続的評価および改善に関する説明が記載されている（Kaye et al., 2006）。

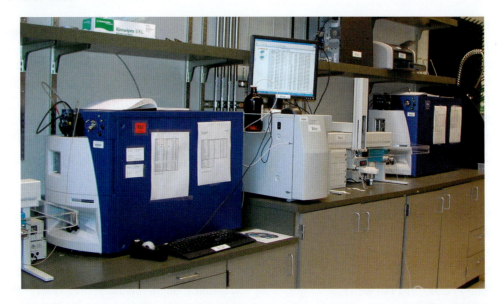

図44-1 タンデム質量分析器。この技術により、幅広い代謝異常のスクリーニングが可能になった。多数の有機酸の血中濃度が測定されている。
写真提供：*Washington State Newborn Screening Program*

フェニルケトン尿症

フェニルケトン尿症（PKU）は最も多い高フェニルアラニン血症である。この疾患では、図44-2に示すようにフェニルアラニン水酸化酵素の欠乏または不活性により、フェニルアラニンがチロシンに代謝されない。アミノ酸代謝異常の中でも、PKUは〔1〕比較的頻度が高くほとんどの新生児がこの検診を受けていること、〔2〕医学的栄養療法（MNT）が成功していること、〔3〕「自然経過」と「治療経過」に関するデータが得られているために経過予測が可能であることから、詳細な考察に適当なモデルとなっている（*注目情報*「フェニルケトン尿症の診断と治療の歩み」参照）。

栄養療法では基質（Phe）の摂取制限と生成物（Tyr）の補給を行う（*病態生理と治療管理のアルゴリズム*「フェニルケトン尿症」参照）。患児のほとんどにフェニルアラニン水酸化酵素欠損症がみられ、残りの乳児（3％未満）には関連経路での欠損がみられる。低フェニルアラニン食療法では、関連経路欠損に伴う神経学的異常を予防することができない。

医学的治療

PKUなど代謝異常の新生児検診制度は全州にある。PKUの診断基準として、Pheの血中濃度は6〜10mg/dL（360〜600mmol/L）を常に超え、Tyrの血中濃度は3mg/dL（165mmol/L）未満とされている。診断プロセスにはフェニルアラニン水酸化酵素以外の酵素欠損による高フェニルアラニン血症の評価も入れる必要がある。PKUの乳児の早期発見と早期治療のためには、有効な新生児検診制度と体系的なフォローアッププログラムが不可欠である。

厳格な栄養療法の効果は知的機能の測定により明らかにされてきた。栄養療法を受けていない患者には重度の知的障害がみられるが（平均知能指数（intelligence quotient [IQ]）は約40）、新生児期初期から栄養療法を受けている患者のIQは正常である。知的機能として測定されたIQの結果は、診断時および栄養療法開始時の乳児の年齢のほか、個人の経時的な生化学的コントロールに依存する。

厳格なPhe制限食の代替療法として、テトラヒドロビオプテリン（Tetrahydrobiopterin [BH$_4$]）の効果を評価する試験が実施されてきた。BH$_4$は適切な酵素活性に必要とされる補因子である。BH$_4$の補給は軽度の遺伝子変異への併用療法として有望と考えられているが、長期的予後については経過観察が必要とされる（Lee et al., 2005）。この治療に奏効する場合には、BH$_4$反応性PKUと呼ばれる。このほか、フェニルアラニン・アンモニア・リアーゼにおけるPheを低下させる酵素代替物質としての可能性について、あるいはフェニルアラニン水酸化酵素活性を回復させる遺伝子治療について、検討する試験が実施されている（Blau et al., 2010）。

● **血中フェニルアラニン濃度の管理** 患児の年齢と健康状態にもよるが、血中Phe濃度を定期的にチェックして、2〜6mg/dL、すなわち120〜360mmol/Lの範囲内を維持する必要がある。血中Phe濃度が良好な生化学的コントロールの範囲内にある限りPhe含有食品には忍容性があることから、Pheを摂取することができる。患児の成長と精神的発達の速度は綿密に監視する。

治療管理を有効なものにするには、患児、両親、登録栄養士、小児科医、臨床心理士、ソーシャルワーカー、看護師が協力するチーム医療が必要であり、これにより生化学的コントロールを得てこれを維持し、正常な精神と心理の発達を促す環境にすることができる。両親、患児、臨床医に不可欠な管理方法として、食物日記をPhe摂取量の監視に用いる。日記を継続することにより治療へのコンプライアンス（順守）を支えるこ

表 44-2

乳幼児期および小児期における関連の食事成分とアミノ酸の1日の推定必要量

栄養成分またはアミノ酸	年齢と必要量	
	出生から生後12ヵ月まで（mg/kg）	1～10歳（mg/日）
フェニルアラニン	1～5ヵ月：47～90 6～12ヵ月：25～47	200～500*
ヒスチジン	16～34	
チロシン†	1～5ヵ月：60～80 6～12ヵ月：40～60	25～85（mg/kg）
ロイシン	76～150	1000
イソロイシン	1～5ヵ月：79～110 6～12ヵ月：50～75	1000
バリン	1～5ヵ月：65～105 6～12ヵ月：50～80	400～600
メチオニン‡	20～45	400～800
シスチン（システイン）§	15～50	400～800
リジン	90～120	1200～1600
トレオニン	45～87	800～1000
トリプトファン	13～22	60～120
エネルギー	1～5ヵ月：108 kcal/kg 6～12ヵ月：98 kcal/kg	70～102 kcal/kg
水分	100 mL/kg	1000 mL
炭水化物	kcal × 0.5 ÷ 4 = g/日	kcal × 0.5 ÷ 4 = g/日
総タンパク質	1～5ヵ月：2.2 g/kg 6～12ヵ月：1.6 g/kg	16～18
脂質	kcal × 0.35 ÷ 9 = g/日	kcal × 0.35 ÷ 9 = g/日

* チロシンが不足している場合には、フェニルアラニンの必要量がこれより多くなる（＞800mg）。
† フェニルアラニンのほとんどはチロシンに変換されるため、処方ではフェニルアラニンとチロシンを合計して考える必要がある。
‡ シスチン（システイン）が不足している場合には、メチオニンの必要量がこれより多くなる。
§ メチオニン代謝のための硫黄「移動」経路の遮断が存在する場合には、シスチン（システイン）の必要量がこれより多くなる。

出典：Committee on Nutrition, American Academy of Pediatrics: Special diets for infants with inborn errors of metabolism, Pediatrics 57:783, 1976.
HoltとSnydermanのアミノ酸データから編集。乳幼児と小児における年齢別のアミノ酸必要量のデータは限られている。本表の数字は最小必要量を超えている。そのため、本表は指針として使用するにとどめ、患者に順守を求める指示書として考えてはならない。

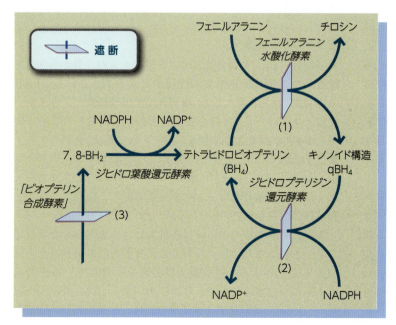

図 44-2　高フェニルアラニン血症
(1) フェニルアラニン水酸化酵素欠損症
(2) ジヒドロプテリジン還元酵素欠損症
(3) ビオプテリン合成酵素欠損症

NADPH：ニコチンアミドアデニンジヌクレオチドリン酸
　　　　（Nicotinamide-adenine dinucleotide phosphate）
　　　　（還元型）
NADP+：ニコチンアミドアデニンジヌクレオチドリン酸
　　　　（Nicotinamide-adenine dinucleotide phosphate）
　　　　（酸化型）

注目情報

フェニルケトン尿症の診断と治療の歩み

1934年：A.フェーリング（A. Følling）が知的障害の兄弟の尿中にフェニルピルビン酸を同定。

1950年代：G.ジャービス（G. Jervis）が患者の肝組織におけるフェニルアラニン酸化反応の欠損を明らかにした。H.ビッケル（H. Bickel）が、フェニルアラニンの食事制限によりフェニルアラニンの血中濃度が低下することを明らかにした。

1960年代：R.ガスリー（R. Guthrie）が、血中フェニルアラニン濃度を測定する細菌抑制検査を開発した。

1960年代中頃：フェニルアラニン含有量を抑えた半合成調製粉乳が市販されるようになる。

1965～1970年：全米各州がフェニルケトン尿症（PKU）を検出する新生児検診制度を適用。

1967～1980年：小児を対象とするフェニルケトン尿症治療の共同試験が実施される。この試験のデータが、アメリカのPKU診療における治療プロトコルの基礎を築く。

1970年代後半：母性PKUの有害な作用が重大な公衆衛生の問題であることが認識される。

1980年代：アメリカのPKU診療では、フェニルアラニン摂取の生涯にわたる制限が標準治療となる。

1983年：フェニルケトン尿症女性の妊娠転帰における治療効果を検討する母性PKU共同試験が開始される。

1987年：PKUの保因者検出ならびに出生前診断の技術が開発される。

1980年代後半：フェニルアラニン水酸化酵素欠損症の遺伝子（MIM No. 261600）が染色体12q22-q24.1上に同定される。DNAの突然変異解析が末梢リンパ球を用いて成し遂げられる。

1990年代：従来のフェニルアラニン濃度10mg/dL（600mmol/L）未満より低い1～6mg/dL（60～360mmol/L）がPKU治療の新標準になる。

2000年：特に軽度の変異保因者に、テトラヒドロビオプテリン（BH$_4$）反応性PKUが存在することが認識される。

2010年：今後の研究は、高分子中性アミノ酸投与、BH$_4$投与、酵素代替療法、体細胞遺伝子治療など、代替治療および併用治療へと引き継がれた。

出典：Maternal Child Health Bureau: Newborn screening: toward a uniform screening panel and system, Genet Med 8(Suppl1):1S, 2006; Saugstad LF: From genetics to epigenetics, Nutr Health, 18:285, 2006; Mitchell JJ, Scriver CR: Phenylalanine hydroxylase deficiency. In Pago RA et al., editors: GeneReviews [Internet]. Seattle, 1993-2000, University of Washington, Seattle [updated November 5, 2010].

とができ、自己管理能力を構築することができる。臨床検査結果を正確に分析し、これに続くPhe処方を調節するため、臨床検体が得られる前3日間以上の食事や調製乳摂取量の正確な記録が義務づけられる。

血中Phe濃度の上昇は一般に、Phe摂取過剰または組織の異化作用により生じる。Phe摂取量が成長に必要な量を超えると血液中に蓄積する。エネルギー摂取の不足または疾患や感染症のストレスによりタンパク質分解が生じ、Pheなどのアミノ酸が血液中に放出される。一般に、疾患によって食欲不振に陥るとエネルギー摂取量が限定される。できるだけ多くの調製乳や医療食の摂取量を維持することにより、組織の異化作用を防ぐことが不可欠である。症状が発現している間は清澄流動食しか与えることができない場合もあるが、摂取可能になったらただちにPhe除去の調製乳や医療食を再導入すべきである。経口摂取が不可能であれば、経腸栄養として導入することもできる。

青少年以降もPhe制限食事療法を継続する必要性を検討すべきである。食事療法を中止した小児には、IQの低下、学習困難、集中力持続の不良、行動の問題が進行しているとする報告がある。血中Phe濃度の良好なコントロールが維持されている小児は、維持されていない小児よりも知的到達度が高い。食事による血中Phe濃度の良好なコントロールがIQの最も正確な予測因子であり、「食事療法をしていない」血中Phe濃度20mg/dL（1200mmol/L）以上がIQ低下の最も正確な予測因子となる。血中Phe濃度6～10mg/dL（360～600mmol/L）でも高次認知機能にわずかな低下が持続するため、ほとんどの医療施設では血中濃度を1～6mg/dL（60～360mmol/L）に維持する治療を推奨している。Phe制限療法は正常な認知機能を維持するために生涯継続すべきである（Waisbren et al., 2007）。

医学的栄養療法

● 調製乳　PKUの食事療法は、大半にタンパク質からPheを除去した調製乳や医療食を使用するよう計画される。PKUの乳幼児、小児、成人では、調製乳または医療食によりタンパク質とエネルギーの1日必要量の大部分が供給される。一般に、調製乳や医療食に含有されるタンパク質は、問題のアミノ酸（すなわちPhe）を除去したL-アミノ酸である。炭水化物源は粉末コーンシロップ、加工デンプンタピオカ、スクロース（ショ糖）、加水分解コーンスターチである。脂質はさまざまな油脂が含有されている。

調製乳や医療食の中には、脂質または炭水化物を含有していないものがあり、このためこの栄養素を他の栄養源から摂取する必要がある。脂質除去調製乳を摂取している患者には、必須脂肪酸の欠乏がみられる（Cleary et al., 2006; Rose, et al., 2005）。これを処方する場合には、必須脂肪酸の栄養源

病態生理と治療管理のアルゴリズム

フェニルケトン尿症

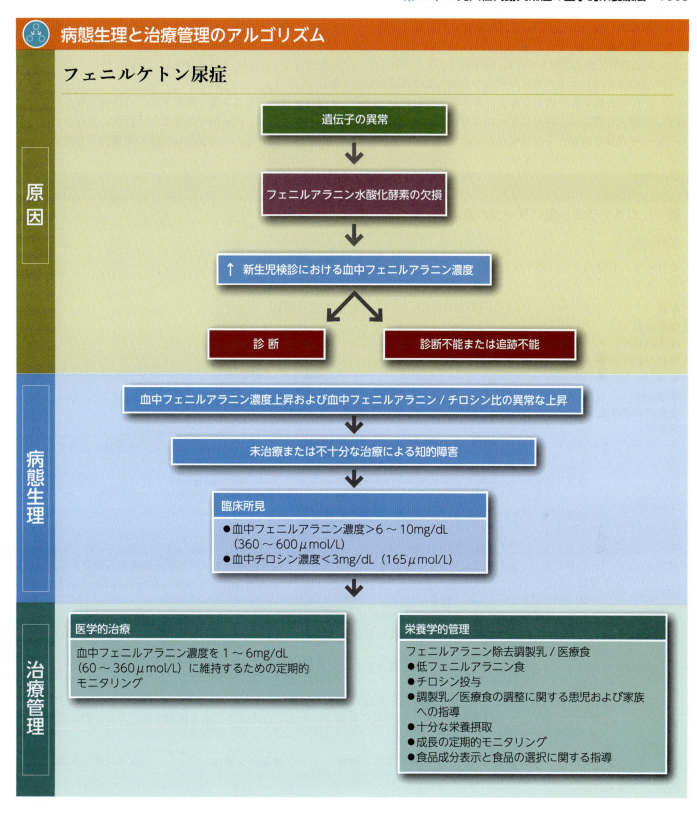

を併用しなければならない。調製乳と医療食のほとんどにカルシウム、鉄のほか必要なあらゆるビタミンとミネラルが含有されており、確実な栄養源となっている。以上の栄養素が欠けている製品には、適正な栄養を得るためにサプリメント投与が必要である。

Phe除去調製乳を用いる場合、乳児期には通常の調製乳または母乳により、幼児期には牛乳により、生物価の高いタンパク質と非必須アミノ酸、このほか成長する小児の個々の必要量を満たすだけのPheが補給される。代替タンパク質の最適量は個々の年齢（と成長のための必要量）と酵素活性により異なり、このため患者個々に処方する必要がある。この特殊調製乳に含有されているタンパク質は人工的なものであるため、

食事摂取基準（Dietary Reference Intake [DRI]）を超える量が含有されている。

　Phe除去調製乳および粉ミルクは、乳幼児に必要とされるタンパク質の約90％、エネルギーの80％を供給しなければならない。Phe除去調製乳の適切な量を計算する方法を表44-3に示す。計算する際には、乳児にとってエネルギーが過剰にならない十分な量を供給するだけでなく、十分な体液を維持するために適切な水分を供給する必要があることにも重点を置くべきである。代謝調節を効果的に支えるためには、調製乳や医療食を1日に3、4回ほぼ等しく分けて摂取する必要がある。

●**低フェニルアラニン食**　調製乳または医療食製品へのサプリメントとして、Pheが中等量または低量に含有された食品が用いられている。この食品は発達の準備段階を支え、エネ

表44-3

低フェニルアラニン食パターンの算出ガイドライン

症例研究

モリー（6ヵ月齢）、フェニルケトン尿症
ベースラインデータ

年齢	6ヵ月齢
体重（kg）	7.7
体重パーセンタイル	50th
身長（cm）	67.8
身長パーセンタイル	50th
頭囲（cm）	43.3
全身の健康状態	良好
活動性	非常に活発

ステップ1　表44-2のデータを用いてフェニルアラニン、タンパク質、エネルギー（kcal）における小児の必要量を計算する。
　A.　フェニルアラニン
　　　体重7.7kg×フェニルアラニン60*mg/kg/日＝フェニルアラニン462mg/日
　B.　タンパク質
　　　体重7.7kg×タンパク質3.3†g/kg/日＝タンパク質25.4g/日
　C.　エネルギー
　　　体重7.7kg×115†kcal/kg/日＝885kcal/日

ステップ2　フェニルアラニン除去調製乳の1日の必要量を算定する。必要量は乳児のタンパク質必要量から決定する。
　　　計算例　1日のタンパク質25.4g×90％（フェニルアラニン除去粉末調製乳（Phenex-1）から摂取するタンパク質）
　　　　＝タンパク質約23g＝1日の粉ミルク145g分のタンパク質

ステップ3　ステップ2の調製乳に添加する標準乳児用調製乳の量を計算する。

ステップ4　フェニルアラニン除去調製乳と標準調製乳に含有されるフェニルアラニン、タンパク質、エネルギー量を、以下の計算例に示すとおりに算定する。

ステップ5　フェニルアラニン除去調製乳と混合する水分量を算定する。調製乳の濃度は乳児の年齢と水分必要量により異なる。
　　　調乳例　症例研究で述べた乳児の調製乳を調乳するには、Phenex-1粉末145g、Enfamil粉末120gと水120mLを塊ができないように混合する。次に、調製乳の総量が960mLになるように水を添加する。これを240mLずつ4本の哺乳瓶に分ける。

調製乳	フェニルアラニン（mg）	タンパク質（g）	エネルギー（kcal）
Phenex-1粉末（145g）		23.0	695
Enfamil粉末（120g）	410	4.8	120
合計	410	27.8	815

ステップ6　調製乳以外の食品から得るべきフェニルアラニン、タンパク質、エネルギーの量を算定する。

フェニルアラニン総摂取量	462mg/日
調製乳中のフェニルアラニン	410mg/日
他の食品中のフェニルアラニン	52mg/日
タンパク質総摂取量	25.4g/日
調製乳中のタンパク質	27.8g/日

表44-3

低フェニルアラニン食パターンの算出ガイドライン──続き

調製乳	フェニルアラニン(mg)	タンパク質(g)	エネルギー(kcal)
他の食品中のタンパク質		1〜2g/日	
エネルギー総摂取量			885kcal/日
調製乳中のエネルギー			815kcal/日
他の食品中のエネルギー			70kcal/日

ステップ7 献立に含めるべき調製乳以外の食品の量を算定する。‡

	フェニルアラニン(mg)	タンパク質(g)	kcal
乳児用ライスシリアル食品 大さじ1	9	0.2	9
裏ごししたインゲンマメ 大さじ1	9	0.2	4
つぶして滑らかにしたバナナ 50g	22	0.6	44
裏ごししたニンジン 大さじ3	9	0.3	12
合計	49	1.3	69

ステップ8 上記の栄養素の総量を体重(kg)で割り、体重1kg当たりのフェニルアラニン、タンパク質、エネルギーの実際の摂取量を算定する。

フェニルアラニン(mg)
フェニルアラニン460mg÷体重7.7kg＝フェニルアラニン60mg/kg/日
タンパク質
タンパク質29.1g÷体重7.7kg＝タンパク質3.8g/kg/日
エネルギー
885kcal÷体重7.7kg＝115kcal/kg/日

*フェニルアラニン60mg/kg/日の摂取量は中等度の摂取レベルとして選択されている。フェニルアラニンを処方する場合には、成長と血中濃度に基づき個々の必要量に合わせて判断する。
†この摂取量は推奨量よりも高いが、これはタンパク質加水分解物主成分の調製乳摂取による正常な成長促進を検討する共同研究(Collaborative Study)において確認された摂取量である(Acosta, 1996)。
‡エネルギー総摂取量は個々の必要量を満たすように調節し、過剰になってはならない。

ルギー必要量を満たすために年齢に応じて与えられる。標準的小児に推奨されている場合と同じ時期に同じ食形態に進行させ、5〜6ヵ月齢では裏ごし食をスプーンで、7〜8ヵ月齢では手づかみ食を、8〜9ヵ月齢ではカップを導入することができる。表44-4にて、幼児のための代表的低Phe食を提言する。

小麦デンプンを原料とする低タンパク質のパスタ、パン、焼成食品を用いると、献立を多様にすることができ、小児に「食べたい」と思える食事を食べさせることができる。低タンパク質のパスタ、米、焼成食品、卵代替品などさまざまな食品が利用可能である。パン、ケーキ、クッキーを作るための小麦デンプンや種々の低タンパク質ベーキングミックスも市販されている。表44-5では低タンパク質食品と通常の食品を比較している。

多くの場合、両親が患児の必要性を満たすように、作り方を工夫したり家族の好みに合わせたりしている。こうしたレシピにより、食形態や食品の選択に幅ができ、家族と食事を共にすることができる。家族にとっても、糖分や濃厚なケーキを過剰に摂取させる手段に訴えることなく、患児のエネルギーとPheの必要量を満たすことができる

乳幼児期または学齢期前には一般に、フェニルアラニンが含有されておらずアミノ酸、ビタミン、ミネラルの組成が年長の小児に適した調製乳または医療食が導入される。「フォローアップ用」の調製乳を導入する基準となるのは、小児がこの食事パターンや調製乳を十分に受け入れ、低Phe食の品目から種々の食品を快く摂取することである。低い血中Phe濃度を維持しながら栄養管理を成功させるには習慣にすることである(こうすれば、取引や脅し文句に頼らずに、調製乳や医療食の提供、摂取が可能となる)。調製乳や医療食を決った時間に摂取し、なじみのある味や盛り付けにすると効果的である。表44-6では、Phe制限食メニューと同年齢健常児の通常の食事メニューとを比較している。

● 療法管理の指導 PKU小児と一般の小児とでは、エネルギーとアミノ酸の必要量にはっきりとした差がない。適切に管理すれば、標準的な成長が期待できる(図44-3)。しかし、親は子供の食経験が乏しいと感じるため、甘いもので過剰なエネルギーを与える傾向にある。医療提供者は、PKU小児とは自分自身で慎重に食物を選択していかなければならない健康な小児であって、欲するままに食べさせる必要のある慢性疾患の小児とは違うことを家族に認識させる必要がある。

表 44-4

3歳のフェニルケトン尿症児用の代表的メニュー

許容量：フェニルアラニン300mg/日
24時間分の調製乳／医療食：Phenyl-Free-2 100g、2％ミルク125g、水を加えて1020mLにする
この混合調製乳にはタンパク質25.8g、エネルギー670kcal、フェニルアラニン200mgが含有されている。

許容量：フェニルアラニン400mg/日
24時間分の調製乳／医療食：Phenyl-Free-2 100g、2％ミルク125g、水を加えて1020mLにする
この混合調製乳にはタンパク質25.8g、エネルギー670kcal、フェニルアラニン200mgが含有されている。

フェニルアラニン摂取量100mgのメニュー	フェニルアラニン量	フェニルアラニン摂取量200mgのメニュー	フェニルアラニン量
朝食		**朝食**	
混合調製乳、300mL		混合調製乳、300mL	
Kixシリアル、4g（大さじ3）	15mg	Rice Krispies、20g（1/4カップ）	22mg
缶詰モモ、60g（1/4カップ）	9mg	乳成分除去クリーム、1/4カップ（約60mL）	19mg
昼食		**昼食**	
混合調製乳、240mL		混合調製乳、240mL	
低タンパク質のパン、1/2枚	7mg	野菜スープ（スープ1/4カップ＋水1/4カップ）	52mg
ジャム、小さじ1	0	ブドウ、50g（10粒）	9mg
調理したニンジン、40g（1/4カップ）	13mg	低タンパク質クラッカー、5枚	3mg
缶詰アンズ、25g（1/2カップ）	6mg	低タンパク質クッキー、2枚	2mg
おやつ		**おやつ**	
皮をむいたリンゴ、4切れ	4mg	ライスパフ菓子、6g（小2個）	18mg
Goldfishクラッカー、10枚	18mg	ジャム、小さじ1	0mg
混合調製乳、240mL		混合調製乳、240mL	
夕食		**夕食**	
混合調製乳、240mL		混合調製乳、240mL	
調理した低タンパク質パスタ、1/2カップ	5mg	さいの目切りのジャガイモ、50g（大さじ5）	50mg
トマトソース、大さじ2	16mg	乳成分除去マーガリン、小さじ1	0mg
調理したインゲンマメ、17g（大さじ2）	9mg	ソテーしたズッキーニ、1/4カップ（45g）	18mg
食品から得られるフェニルアラニンの合計	102mg	食品から得られるフェニルアラニンの合計	193mg

表 44-5

低タンパク質食に用いられる食品中のタンパク質およびエネルギー含有量の比較

食品	エネルギー (kcal)	タンパク質 (g)
調理したパスタ、1/2カップ		
低タンパク質	107	0.15
通常の製品	72	2.4
パン、1枚		
低タンパク質	135	0.2
通常の製品	74	2.4
調理したシリアル食品、1/2カップ		
低タンパク質	45	0.0
通常の製品	80	1.0
卵、1個		
低タンパク質卵代替品	30	0.0
通常の製品	67	5.6

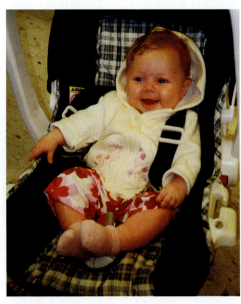

図44-3 新生児検診プログラムによりフェニルケトン尿症が発見された乳児。7日齢までに治療を開始したところ、標準的成長と発達を見せている。写真提供：Cristine M. Trahms, Seattle.

表 44-6

フェニルケトン尿症（PKU）児と非PKU児に適したメニューの比較

食事	PKU用のメニュー	フェニルアラニン含有量 (mg)	通常のメニュー	フェニルアラニン含有量 (mg)
朝食	フェニルアラニン除去調製乳 ライスパフシリアル食品 オレンジジュース	0	牛乳 ライスパフシリアル食品 オレンジジュース	450
昼食	低タンパク質パンのジャムサンド バナナ ニンジンとセロリのスティック 低タンパク質チョコレートチップクッキー ジュース	18 4	通常のパンにピーナッツバターとジャムを塗ったサンドウィッチ バナナ ニンジンとセロリのスティック チョコレートチップクッキー ジュース	625 60
おやつ	フェニルアラニン除去調製乳 オレンジ ポテトチップス（少量タイプ）	0	牛乳 オレンジ ポテトチップス	450
夕食	フェニルアラニン除去調製乳 サラダ トマトソースの低タンパク質スパゲティ シャーベット	0 8 10	牛乳 サラダ ミートボール入りトマトソースのスパゲティ アイスクリーム	450 240 600 120
推定摂取量		40		2995

PKU：フェニルケトン尿症（Phenylketonuria）

臨床において家族と十分に双方向的な話し合いを行うと、年齢と発達のレベルに応じた食行動について、標準的なものとPKUに固有のものとを区別するための情報や技術が得られる（Ievers-Landis et al., 2005）。食物を巡る争い事や摩擦を避けるためには、早い時期から子供に適切な食物を選ばせるとよい。2～3歳児であれば、「食べてもよい」食物と「食べてはいけない」食物とを分類しながら、適切な選択の概念を習得することができる。3～4歳児には、クラッカーやレーズンを数えて『いくつあるかな』という言葉で、その次にはシリアル食品や果物などの食物の重さを量って『どのくらいあるかな』という言葉で、食物の適切な数や量の概念を教えることができる。それからはさらに複雑な作業（調製乳や食事の準備）と食事（朝食やお弁当）のメニュー作りへと移行する。各食品分量に含有されるPheの量を計算し、1日の合計を出して1日の全メニューを考えるという責任を持たせることが最終目標である。このような年齢に応じた課題を表44-7にまとめている。

母性PKU

血中Phe濃度が上昇している妊婦では、胎盤を介してアミノ酸輸送が増幅されるため、胎児が危険に及ぶことになる。この胎児は正常な母体血液に含有されるPhe濃度の約2倍の濃度にさらされる。このような胎児では、表44-8に示すように心奇形、発育遅延、小頭症、知的障害の発症率が高い。母体の血中Phe濃度の上昇が小さくても、胎児には損傷のリスクがあるようである。上昇が大きければ、この影響は甚大である。正常な胎児の発育のためには、受胎前および妊娠期を通して母体のPhe濃度を厳格にコントロールすることが最良の予後をもたらす（Koch et al., 2010）。

高フェニルアラニン血症の妊婦のための栄養管理は複雑である。妊娠期の生理学的変化と栄養必要量の変動を監視することが難しく、血中Phe濃度を十分に低値に維持するためには厳密さが必要とされる。Phe摂取量、血中濃度、妊娠期の栄養必要量に細心の注意を払っても、正常な乳児の出産が保証されるわけではない（Lee et al., 2005）。治療的に食事を管

表 44-7

フェニルケトン尿症（PKU）小児の年齢ごとに期待すべき課題

年齢（歳）	就学段階	課題
2～3	就学前	『食べてよい』食物と『食べてはいけない』食物を区別する
3～4	就学前	数の概念：『いくつあるかな？』
4～5	就学前	量の概念：『どのくらいあるかな？』
5～6	幼稚園	自分の調製乳を準備する：計量する
6～7	小学校1～2年生	食物日記に基本的なことを書く
7～8	小学校2年生	放課後のおやつをある程度決める
8～9	小学校3年生	朝食を準備する
9～10	小学校4年生	お弁当を詰める
10～14	中学生	自主性を増やしながら食物を選択する
14～18	高校生	フェニルケトン尿症を自主的に管理する

表 44-8

フェニルケトン尿症（PKU）の母親から生まれた小児における異常の発現頻度

合併症（乳児%）	母体フェニルアラニン濃度（mg/dL）				
	20	16～19	11～15	3～10	非PKUの母親
知的障害	92	73	22	21	5.0
小頭症	73	68	35	24	4.8
先天性心疾患	12	15	6	0	0.8
低出生体重	40	52	56	13	9.6

PKU：フェニルケトン尿症（Phenylketonuria）
出典：Lenke RR, Levy HL: Maternal phenylketonuria and hyper-phenylalaninemia: an international survey of the outcome of untreated and treated pregnancies, N Engl J Med 303:1202, 1980.

理し、血中Phe濃度を1～5mg/dL（60～300mmol/L）に維持しても、胎児には発育異常のリスクがあり、妊娠を考えているPKUの若年女性にとっては、これが重大な検討事項となる（Waisbren and Azen, 2003）．

乳児期以降、一貫して低Phe食を続けてきた女性でも、妊娠期の栄養管理は困難である。ましてPhe制限食を中止してしまった女性にとっては、医療食摂取の再開と食事選択の制限が難しく耐え難いものである。また、母体の不十分な栄養摂取（総タンパク質、脂質、エネルギーの摂取量の不足）が胎児の発育不良の一因となることから避けねばならない。十分に意欲のある女性でも妊娠中の栄養療法を順守するためには、家族や専門家の支援を必要とし、妊娠とPKUの両方に生化学的、栄養学的モニタリングを頻回に行う必要がある。

フェニルケトン尿症とともに生きる成人

PKUの成人の多くに早期診断と早期治療が有効であり、神経損傷に至る割合が低い。しかし、ある程度の知的障害がみられる成人には、多動や自傷行為が大きな問題であることが多い。治療開始が遅れると、必ずしも行動上の機能や知的機能の改善に奏効するとは限らない。対処が難しい高齢患者には、低Phe食を試してみることが推奨される。成功すれば、Phe制限食療法を継続することにより行動上の管理を容易にすることができると思われる。

自由な食生活を続けてきた後にPhe制限食を再開するのは困難である。しかし、現在ほとんどの医療施設では、血中Phe濃度の生涯にわたる有効な管理が推奨されている。Phe濃度の大きな上昇が長期間持続したのちに知的能力の低下や脳内の変化が報告されており、この推奨はこれに基づいている（Waisbren and Azen, 2003）。成人期を通して治療を継続する有効性は、血中Phe濃度を低く維持すると知的能力と問題解決能力が改善するとの報告により裏づけられてきた。PKUの食事管理が生涯にわたる点では他の慢性疾患とほぼ同じであり、賢明な医学的栄養療法（MNT）により通常の生活の質が得られる（Bosch et al., 2006）。

メープルシロップ尿症

メープルシロップ尿症（Maple syrup urine disease [MSUD]）（分岐鎖ケト酸尿症）とは、酵素活性、特に分岐鎖

α-ケト酸脱水素酵素複合体活性の欠損に起因するもので、常染色体劣性遺伝の疾患である。出生時には正常に見えても、4～5日齢までに哺乳不良、嘔吐、嗜眠、周期的な筋緊張亢進を来す。生後第1週の終わりにかけて、尿や汗の特徴的な甘い麦芽臭が観察されることがある。

病態生理

MSUDの脱炭酸反応の欠損により、分岐鎖アミノ酸（branched-chain amino acids [BCAA]）であるロイシン、イソロイシン、バリンの代謝が阻害される（図44-4）。ロイシンはほかの二つより問題が多い傾向にある。脱炭酸反応の阻害過程とその結果生じる神経損傷の詳細な機序は明らかにされていない。ロイシンの代謝が他の二つのBCAAよりも異常が顕著である理由もわかっていない。

医学的治療

この疾患では、治療が奏功しないとアシドーシス、神経変性、けいれん、昏睡をもたらし、進行すると死に至る。急性での処置では、腹膜透析と輸液が必要であることが多い（第36章参照）。

酵素欠損の重症度にもよるが、MSUDの乳幼児と小児には、早期治療と厳密な生化学的コントロールを行うことにより予後に希望が生じる可能性がある。成長と知的発達では、正常から正常であるが低いレベルの控えめな範囲が報告されている。知的発達を長期間正常に維持するためには、7日齢以前の診断と長期にわたる代謝コントロールが不可欠な因子となる。乳幼児と就学前小児の血漿中ロイシン濃度の管理では、可能な限り生理学的正常値に近づけるべきである（Hoffman, 2006）。10mg/dL（760mmol/L）を超える濃度により、α-ケト酸血症と神経学的症状が生じることが多い。

肝臓はアミノ酸をはじめとする物質の代謝を制御する中核部位であり、こうした物質が症状発現時に急性の脳変性を引き起こすため、MSUD治療の選択肢として肝移植が提唱されている。現在、肝移植が生化学的状態と神経学的状態を安定させる長期的効果を評価する試験が実施されている（Strauss et al., 2006）。

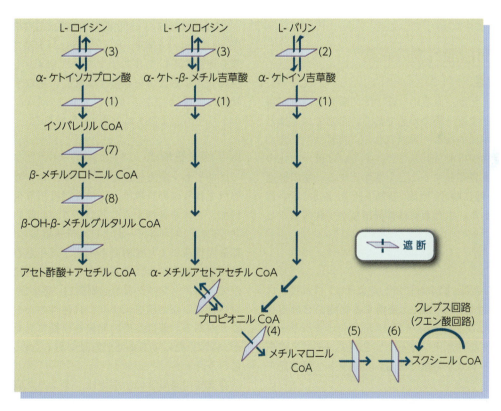

図44-4 有機酸血症およびメープルシロップ尿症（MSUD）
(1) 分岐鎖ケト酸脱炭酸酵素（MSUD）
(2) バリンアミノトランスフェラーゼ
(3) ロイシン-イソロイシン・アミノトランスフェラーゼ
(4) プロピオニルCoAカルボキシラーゼ（プロピオン酸血症）
(5) メチルマロニルCoAラセマーゼ（メチルマロン酸尿症）
(6) メチルマロニルCoAムターゼ（メチルマロン酸尿症）
(7) イソバレリルCoAデヒドロゲナーゼ（イソ吉草酸血症）
(8) β-メチルクロトニルCoAカルボキシラーゼ（ビオチン反応性複合カルボキシラーゼ欠損症）
CoA：補酵素A（Coenzyme A）

医学的栄養療法

栄養療法には、ロイシン、イソロイシン、バリンの血中濃度のほかに、成長と全身の適正栄養についてきわめて厳密なモニタリングが必要である。この疾患の治療用としてデザインされた特殊調製乳が数種類市販されており、しかるべきアミノ酸とビタミンが配合されている。標準の調製乳では成長と発達を支えるのに必要なBCAAを供給するため、特殊調製乳に少量の標準乳児用調製乳または牛乳が添加される。なかには、生化学的平衡を維持するためにL-バリンまたはL-イソロイシンを追加する必要のある乳幼児や小児もいる。

血漿中ロイシン濃度が十分に低下したら、BCAAを漸次的に食事に導入することができる（Chuang and Shih, 2010）。臨床的再燃はロイシン濃度上昇の程度に依存する場合が多く、こうした再燃は感染に起因することが多い。アミノ酸代謝疾患の小児では、急性感染症が致死的な医学的緊急事態となる。症状発現中に血漿中ロイシン濃度が急激に上昇すると、ただちにBCAAを食事から除去し、経静脈栄養法を開始する必要がある。

有機酸代謝の異常

有機酸代謝異常症

有機酸代謝異常症とは、血液中に非アミノ酸の有機酸が蓄積することを特徴とする一群の疾患である。正常では、ほとんどの有機酸が尿中に効率よく排泄される。診断は、正常には存在しない化合物が排泄されること、あるいはほかの化合物が尿中に異常に多量存在することを基準とする。臨床経過には幅があるが、一般に嘔吐、嗜眠、筋緊張低下、脱水、けいれん、昏睡が顕著である。生存者には神経損傷が生涯残ることが多い。

病態生理

プロピオン酸血症とは、図44-4に示したように、プロピオニルCoAからメチルマロニルCoAへ変換する経路におけるプロピオニル補酵素A（coenzyme A [CoA]）カルボキシラーゼの欠損である。顕著なアニオンギャップと高アンモニア血を伴う代謝性アシドーシスが特徴である。長鎖ケトン尿も見られることがある。

メチルマロン酸血症またはメチルマロン酸尿症をもたらす酵素欠損が5種類以上同定されている。メチルマロニルCoAムターゼアポ酵素の欠損が最も多く確認されている。メチルマロン酸血症の臨床的特徴はプロピオン酸血症とほぼ同じである。アシドーシスが多くみられ、診断は血中および尿中にメチルマロン酸が多量に存在することにより確定される。そのほか、低血糖、ケトン尿、血漿中のアンモニア濃度と乳酸塩濃度上昇の所見が含まれる。

β-ケトチオラーゼ欠損症（ミトコンドリアメチルアセトアセチルCoAチオラーゼ欠損または類似酵素欠損）はイソロイシンおよびケトン体代謝の異常である。患者は通常、月齢の高い歩き始めの乳幼児であり、ケトアシドーシス、嘔吐、嗜眠の症状と二次性の脱水が生じ、昏睡に至ることがある。昏睡は熱性疾患または絶食状態ののちに生じることが多い。

医学的治療

プロピオン酸血症では、薬理学的用量のビオチンに奏効する患者もいる。プロピオン酸血症の長期的予後はさまざまである。早期診断を受け積極的な治療を行った小児にも、筋緊張低下と認知機能の遅延を来すことがある。後遺症として肝臓の損傷および心筋症の可能性がある。肝移植により、知的障害と心臓の変化が抑えられると思われる（de Baulny et al., 2005）。

メチルマロン酸血症の患者は薬理学的用量のビタミンB_{12}に奏効すると思われる。診断過程の一部としてこの効果を判定すべきである（Venditti, 2007）。長期的予後として、進行性の腎不全を来すことが多い。高アンモニア血が早期から、あるいは長期間持続している場合には、発達遅延が生じることが多い。

β-ケトチオラーゼ欠損症の治療は、食事性タンパク質の制限（通常1.5g/kg体重／日）、ミトコンドリア膜を通過して脂肪酸を運搬するL-カルニチンのサプリメント、複合炭水化物を主成分とする食事を少量ずつ頻回に摂取することによる絶食状態の回避、ケトアシドーシス治療のためのBicitra（クエン酸ナトリウムおよびクエン酸）投与である。

医学的栄養療法

プロピオン酸血症およびメチルマロン酸血症の急性発作の処置を行う際の目標は、正常な栄養摂取量と生化学的平衡を得て、これを維持することである。組織の異化作用と脱水を防ぐには、エネルギーおよび水分摂取量の管理が重要となる。経静脈輸液により電解質不平衡が是正され、水分摂取量が高ければ、尿中排泄による異常な代謝産物除去を促進することができる。タンパク質の過剰摂取、感染症、便秘、あるいは特定されていない因子により、代謝性アシドーシスが再発することがある。親は疾患の兆候を早期に発見できるようになるが、昏睡や死に至るまでが急激であるため、発作の治療を迅速に行う。

有機酸代謝異常の治療では、タンパク質摂取制限が重要な要素である。軽度の小児には、1日のタンパク質摂取量を1〜1.5g/kg体重に制限することが有効な治療法となることが多い。この制限食は、タンパク質含有量を減らすために標準乳児用調製乳を希釈し、栄養素必要量を満たすためにこれをタンパク質除去調製乳に添加すれば作ることができる。十分なタンパク質摂取と成長を支えるために、トレオニンとイソロイシンを低く抑えメチオニンとバリンを除去した特殊調製乳が、臨床的適応として使用されている。

制限食におけるアミノ酸の必要量には大きな幅があると思

われる。成長速度、健康状態、残っている酵素活性、総タンパク質とエネルギーの摂取量を綿密に監視し、血漿中アミノ酸濃度を是正しなければならない。代謝平衡を維持するためには十分な水分補給が不可欠である。拒食や食欲不振は栄養療法を困難にし、ひいては医学的治療の妨げになる。

尿素サイクル代謝の異常

どの尿素サイクル欠損も、血液中のアンモニア蓄積をもたらす。アンモニア濃度上昇の臨床徴候として、嘔吐と嗜眠が生じ、進行するとけいれん、昏睡をもたらし、最終的に死に至る場合がある。乳児では、アンモニア濃度上昇の有害作用が急激で破壊的である。年長の小児では、アンモニア濃度上昇の症状が生じる前に多動性および過敏性がみられることがある。高アンモニア血症の頻回かつ重度の発作により、神経損傷が生じる場合もある。尿素サイクル欠損には、臨床経過の重症度および多様性が残った酵素活性の程度に依存するものもある（Brusilow and Horwich, 2010）。図44-5では、尿素サイクルの進行過程における一般的な尿素サイクル欠損について考察している。

病態生理

オルニチントランスカルバミラーゼ（Ornithine transcarbamylase [OTC]）欠損症はX連鎖（伴性）劣性遺伝の疾患で、オルニチンおよびカルバミルリン酸のシトルリンへの変換が遮断されることを特徴とする。OTC欠損症は高アンモニア血症および尿中オロチン酸上昇によって発見され、この場合にもシトルリン、アルギニノコハク酸、アルギニンの濃度は正常である。男性では通常、重度のOTC欠損症が致死的である。ヘテロ接合体の女性では酵素活性の程度が多様であり、感染症などのストレスやタンパク質摂取量の相当な増加により誘発されるまで症状が現れないことがある。

シトルリン血症とは、シトルリンをアルギニノコハク酸に代謝するアルギニノコハク酸合成酵素の欠損によるものである。尿中および血中シトルリン濃度の顕著な上昇によって発見される。新生児期に症状が存在しているか、乳児期初期に次第に現れてくることもある。哺乳不良と嘔吐の反復を来し、すぐに治療しないと進行して、けいれん、神経性の異常、昏睡に至る。

アルギニノコハク酸尿症（Argininosuccinic aciduria [ASA]）とは、アルギニノコハク酸のアルギニンへの代謝にかかわるアルギニノコハク酸リアーゼの欠損に起因するものである。尿中および血中アルギニノコハク酸の存在により発見される。窒素老廃物排泄の別の経路を確保するために、アルギニンの補給が必要である。

カルバミルリン酸合成酵素（Carbamyl-phosphate synthetase [CPS]）欠損症とは、CPS活性の欠損に起因するものである。通常、発症は新生児期初期で、嘔吐、過敏性、顕著な高アンモニア血症、呼吸窮迫、筋緊張状態の異常、嗜眠を来し、昏睡に至ることも多い。特異的臨床検査所見として、通常血漿中シトルリン濃度およびアルギニン濃度の低値、尿中オロチン酸濃度の正常値が認められる。

医学的治療

疾患の急性発作には、タンパク質摂取を中止して、脱水状態を是正しエネルギーを供給するために経静脈による水分とグルコース投与の処置が行われる。高アンモニア血症が重度である場合には、腹膜透析、血液透析または交換輸血が必要になる。高アンモニア血症を軽減させるには、安息香酸ナトリウムなど代替排泄経路を作る物質の静脈内投与が有効である。

尿素サイクル異常症患者の神経学的予後と知的発達は、IQ

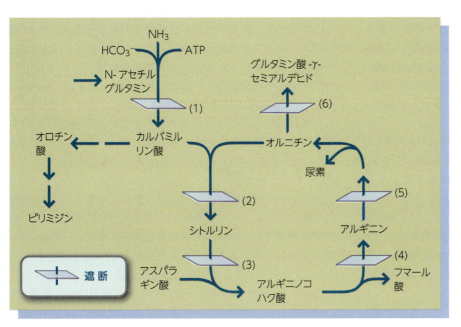

図44-5　尿素サイクル異常症
(1) カルバミルリン酸合成酵素欠損症
(2) オルニチンカルバミルトランスフェラーゼ欠損症
(3) アルギニノコハク酸合成酵素欠損症（シトルリン血症）；
(4) アルギニノコハク酸リアーゼ欠損症（アルギニノコハク酸尿症）；
(5) アルギナーゼ欠損症（アルギニン血症）；
(6) オルニチンアミノ基転移酵素（脳回転状脈絡網膜萎縮）

ATP：アデノシン3リン酸（Adenosine triphosphate）

と運動機能が正常である場合から重度の知的障害と脳性麻痺までさまざまある。長期経過観察に関するデータは少ないが、窒素老廃物排泄のための代替経路利用とタンパク質制限食により予後が改善すると思われる。

医学的栄養療法

尿素サイクル異常症患者の栄養管理は困難な課題である（Singh et al., 2005）。この治療の目標は、高アンモニア血症とこれが有害に作用する神経学的転帰を予防または軽減することにある。この疾患ではいずれも治療が類似している。軽度の乳児では、標準乳児用調製乳を希釈して、タンパク質1〜1.5g/kg体重/日を供給することができる。エネルギー、ビタミン、ミネラルの濃度は、タンパク質除去調製乳を添加することにより推奨摂取濃度まで高めることができる。しかし、ほとんどの場合、アンモニア生成を抑制するためにタンパク質成分を調節するには、特殊調製乳が必要とされる。

タンパク質の許容量は、特異的酵素欠損、年齢による成長速度、健康状態、身体活動のレベル、遊離アミノ酸の投与量、エネルギー必要量、残っている酵素活性、窒素スカベンジャー（捕捉剤）としての治療薬投与などにさまざまな影響を受ける。推奨量には、家族の生活習慣と患者の食行動も考慮する（Singh et al., 2005）。患者の忍容性にもよるが、長期療法は食事性タンパク質1〜2g/kg/日の制限食からなる。アルギナーゼ欠損症を除きこの疾患の乳幼児と小児ではほとんどが、アルギニン欠乏を予防し窒素老廃物排泄を助けるために、L-アルギニンの補給を必要としている。アルギナーゼ欠損症例を除いて、L-アルギニン投与は患者の必要量に基づく（Brusilow and Howich, 2010）。アンモニア濃度を正常にするためには通常、代替代謝経路を促進するフェニル酪酸などの化合物が必要とされる。

タンパク質制限食

尿素サイクル異常症または有機酸血症の乳幼児および小児には一般に、タンパク質摂取制限と特殊調製乳が必要である。タンパク質量の処方は、患者の忍容性または残っている酵素活性、年齢、予想成長速度が基準とされる。タンパク質の最大許容濃度は、十分な成長と栄養学的安全域を確実にするよう算定する。参考情報44-1に有効な低タンパク質食を計画するステップをまとめている。

一般に、低タンパク質またはタンパク質制限食は、入手しやすい低タンパク質の乳幼児用食品や離乳食を材料にして作ることができる。タンパク質含有量をあまり高めることなく、エネルギー、食形態と食品の多様性を得るために、低タンパク質の特殊食品（表44-5参照）を利用することもできる。標準乳児用調製乳にタンパク質除去乳または特殊調製乳を添加すれば、タンパク質の処方濃度を順守できる。炭水化物および脂質を補給することにより、二次的なエネルギー欠乏を補うことができる。

必要であれば特殊調製乳が市販されている。適切な選択

参考情報 44-1

低タンパク質食を計画するためのステップ

1. 患者のタンパク質許容量を〔1〕診断、〔2〕年齢、〔3〕成長を基準にして算定する。代謝の安定性と乳幼児または小児の体重に必要な総タンパク質摂取量を考慮する。
2. 年齢、活動性、体重に基づき、患者のタンパク質およびエネルギー必要量を計算する。
3. 総タンパク質の70％以上は、乳幼児では調製乳から、年長小児では牛乳または乳製品から生物価の高いタンパク質として与える。タンパク質総摂取量を未分解のタンパク質から供給して乳幼児や小児に忍容性が得られない場合には、特殊調製乳を利用する。
4. エネルギー源および栄養素源は、基本的必要量を満たすように供給する。
5. 水分必要量を満たすように水を添加し、調乳に適切な濃度を維持する。
6. 月齢の高い乳幼児や小児には、食品および食形態の多様性とエネルギー必要量を満たすように食事を与える。
7. カルシウム、鉄、亜鉛、その他あらゆるビタミン、ミネラルを年齢に応じて適切な量で摂取させる。

は、タンパク質制限濃度、年齢、患児の状態によって異なる。一般に、この疾患の乳幼児または小児の成長を支えるためには、健常児のエネルギー濃度とビタミン、ミネラルの組成の推奨事項が適している。調製乳の浸透圧が考慮される必要があり、400mOsm/L以下に溶解させて授乳させることが推奨されている。

糖質代謝の異常

糖質代謝異常症は症状発現、臨床経過、予後がさまざまである。ガラクトース血症では新生児期初期に生命を脅かすほどのけいれんおよび敗血症として現れる場合がある。遺伝性果糖不耐症では原因成分を含有する離乳食が導入される乳児期中期に現れる場合がある。糖原病（Glycogen storage diseases [GSD]）では授乳に間隔があく時期に存在し、その後低血糖として現れる場合がある。いずれの異常症にも早期の積極的な栄養療法が必要である。

ガラクトース血症

ガラクトース血症は、血漿中のガラクトース-1-リン酸濃度の高値にガラクトース尿が伴い、常染色体劣性遺伝の二つの代謝異常ガラクトキナーゼ欠損症およびガラクトース-1-リン酸ウリジルトランスフェラーゼ欠損症（「古典的ガラクトース血症」とも呼ばれる）で認められる。一般に、生後2週間以内に発症する。症状は嘔吐、下痢、嗜眠、成長障害、黄疸、肝腫大、白内障である。ガラクトース血症乳児は低血糖である可能性

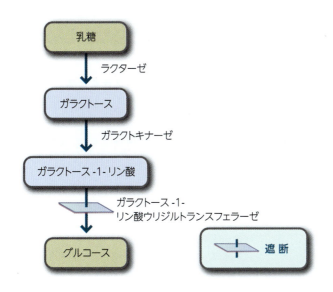

図44-6 ガラクトース血症におけるガラクトース代謝の流れ

があり、グラム陰性菌感染症にかかりやすい。未治療のまま放置すると、二次的に敗血症を引き起こし、このために死に至ることが多い。

病態生理

ガラクトース血症は、図44-6に示す酵素の欠損または不活性により、ガラクトースのグルコースへの変換が遮断されることに起因している。酵素欠損により、体内の組織にガラクトースの蓄積、あるいはガラクトースとガラクトース-1-リン酸の蓄積が生じる。このほか、拡大している新生児検診制度により、多くの新生児にガラクトース血症Duarte異型が発見された。これはガラクトース血症の対立遺伝子の一方が「Duarte異型」であり、「DG/Gガラクトース血症」とも言われている。Duarte異型対立遺伝子はGALT酵素の約5〜20%を合成する。DGガラクトース血症の自然経過についてはほとんど知られていないが、乳幼児と小児には医学的合併症もみられず、明らかに正常に発達している。

医学的治療

診断と治療が遅延すると、知的障害を引き起こすことがある(Waisbren, 2006)。早期診断と早期治療により、身体と運動機能の発達を正常に進行させねばならない。しかし、知的到達度は高くはないと思われる。患者のIQは85〜100が多く、視知覚能力と言語能力の困難がよくみられる(Kaufman et al., 1995)。ガラクトース血症女性の約95%に卵巣機能不全が生じている(Forges et al., 2006)。

医学的栄養療法

ガラクトース血症は生涯にわたるガラクトース制限によって治療する。ガラクト脂質とセレブロシドの生成にはガラクトースが必要であるが、ガラクトースを食事から除去する場合には代替経路によってこの生成を行うことができる。乳糖はガラクトースおよびグルコースへ加水分解されることから、ガラクトース制限食ではあらゆる乳汁と乳製品、乳糖含有食品が厳格に回避される。ガラクトース制限食を有効なものにするには、食品成分表示を注意深く確認する。多くの製品に乳汁が添加されており、治療薬錠剤のコーティング剤にも乳糖が見受けられることが多い。乳児には大豆主成分の調製乳が与えられている。ある種の果物や野菜には相当量のガラクトースが含有されている。こうしたガラクトース源がガラクトース血症の病態生理学的特徴に寄与しているか否かは明らかではない。表44-9では低ガラクトース食パターンをまとめている。

ガラクトース血症Duarte異型の治療の程度と継続期間に関しては、医学的見解が一致していない。多くの医療施設では、生後1年間の患児の食事からガラクトースを除去しているが、除去しない医療施設もある。

糖原病（グリコーゲン蓄積症）

糖原病(GSD)とは、グリコーゲンをグルコースへ代謝する能力が低いことを反映する疾患である。この経路の酵素欠損は多数考えられる。GSDに最も多いのはI型とIII型である。この症状は身体の成長不良、低血糖、肝腫大、このほか生化学的パラメータ、特にコレステロールとトリグリセリドの異常である。GSDの治療が進歩すれば、患児の生活の質は向上すると思われる(Bali and Chen, 2010)。

病態生理

Ia型GSDは酵素グルコース1, 6ホスファターゼの欠損であり、新しいグルコースの生成(糖新生)と貯蔵されたグリコーゲンの分解(グリコーゲン分解)が障害される。患者は肝臓に貯蔵されたグリコーゲンを代謝することができない。このため重度の低血糖が生じ、回復不能の損傷を引き起こす場合がある。

アミロ-1,6-グルコシダーゼ欠損症（III型GSDすなわち脱分枝酵素欠損症）では、グリコーゲンの分岐点までの分解が妨げられる。グリコーゲン分解の効率が悪い点ではI型GSDと類似しているものの、糖新生は増幅されてグルコース生成が維持される。III型GSDの症状は通常、重篤には至らず、肝腫大から重度の低血糖までの幅がある(Dagli et al., 2010)。

医学的治療

治療の成果は良好である。重度低血糖発作の危険性が低下し、身体の成長の改善、肝の縮小が得られる。進行性の腎機能不全のリスクは現在の治療では完全に解消することはできないが、ある種のGSD (Ib型など)では肝移植を選択肢にすることもできる。GSDの治療プロトコルは今もなお前進している。治療計画としては、さまざまな種類の炭水化物を24時間さまざまな用量で投与する方法がある。炭水化物投与の特異的パターンをデザインするには、患者の忍容性、体重、健康状態、環

表 44-9
低ガラクトース食のための食品

許容できる食品	避けるべきガラクトース含有食品*
ミルクおよび代用ミルク	
Similac Sensitive Isomil Soy (Abbott Laboratories) Enfamil Prosobee (Mead Johnson) Gerber Good Start Soy Plus (Nestle)	あらゆる形状の動物性乳汁 代用乳または置換乳（成分を他の食品成分と置換している乳） クリーム、バター、一部のマーガリン カッテージチーズ、クリームチーズ ハードチーズ ヨーグルト アイスクリーム、アイスミルク（低脂肪アイスクリーム）、シャーベット 母乳
果物	
生、冷凍、缶詰、乾燥のあらゆる果物（安全ではない成分†を用いて加工された果物を除く）	
野菜	
生、冷凍、缶詰、乾燥のあらゆる野菜。（安全ではない成分†を用いて加工されたもの、バター、マーガリンで味付けされたもの、パン粉をまぶしたもの、クリームで調理したものを除く）。	
肉、鶏肉、魚、卵、ナッツ	
味付けしていない牛肉、子羊肉、子牛肉、豚肉、ハム、魚、ターキー肉、鶏肉、獣肉、野鳥肉、コーシャーソーセージ（ユダヤ系の食品）、卵、ナッツバター、ナッツ	
パンおよびシリアル食品	
調理済みの乾燥シリアル食品、乳成分または安全ではない成分†が含有されていないパンまたはクラッカー、マカロニ、スパゲッティ、麺類、米、トルティーヤ	
脂肪	
あらゆる植物性油脂。あらゆるショートニング、ラード、マーガリン、サラダドレッシング（安全ではない成分†を用いて製造されたものを除く）。マヨネーズ。オリーブ。	

* 薬剤の増量剤、充填剤、賦形剤として乳糖が用いられることが多い。このため、錠剤、液剤、ビタミン、ミネラル配合剤はガラクトース含有について慎重に評価する必要がある。現在、「医療用医薬品添付文書集」(Physician's Desk Reference) には、薬剤の活性成分および非活性成分、製造業者の連絡先が記載されている。
† 安全ではない成分には、ミルク、バターミルク、クリーム、乳糖、ガラクトース、カゼイン、カゼイン塩、乳清、粉末乳、カードが含まれる。製品の配合には変更も多いため、定期的かつ念入りにラベル表示を確認する必要がある。

境温度、身体活動のいずれもが重要な因子となる。いずれの治療計画もその目標は同じで、血糖値を正常にすることである。

医学的栄養療法

治療の基本原理は、外来性のグルコースを持続的に供給することにより、血漿中グルコースを正常範囲内に維持し低血糖を予防することである。低血糖予防のために、生のコーンスターチの定期的投与、高複合炭水化物食、低脂質食が提言されている。夜間の低血糖発作を予防するための経口コーンスターチ投与にきわめて良好な効果がみられる乳幼児および小児もいるが、グルコースポリマーの胃管栄養による持続点滴投与が必要な場合もある (Bali and Chen, 2010; Dagli et al., 2010)。コーンスターチの投与量は患者に合わせる。I型GSDの前期小児には一般に、4〜6時間の間隔で1.6〜2.5g/kgを投与する方法が有効である (Bali and Chen, 2010)。推奨され

ているグルコースの投与担体は乳糖除去調製乳である。コーンスターチは鉄の吸収を妨げることから、血液の状態を適正に維持するために鉄サプリメントが必要である。

脂肪酸酸化の異常

最近の臨床検査の進歩により、中鎖アシルCoA脱水素酵素欠損症（medium-chain acyl-CoA dehydrogenase deficiency [MCAD]）および長鎖3-ヒドロキシアシルCoA脱水素酵素欠損症（long-chain 3-hydroxyacyl-CoA dehydrogenase deficiency [LCHAD]）などの脂肪酸化異常症を発見できるようになった（図44-7）。新生児検診により発見されなかった小児は通常、絶食状態の間や臨床症状の現れる時期に、成長障害、発作としての嘔吐、筋緊張低下などさまざまな重度の症状が発現する。

病態生理

臨床的症状がみられるMCADの小児は典型的に低血糖であり、尿中ケトン体、嗜眠、けいれん、昏睡はみられない。LCHADの小児には低血糖、肝機能異常がみられ、尿中ケトン体は低値であるか認められず、さらに二次性カルニチン欠乏症を来すことが多い。また、肝腫大および急性肝疾患に至ることもある。低血糖は急速に進行し、死に至る場合もある（Matern and Rinaldo, 2005; Roe and Ding, 2010）。

医学的栄養療法

脂肪酸酸化異常症の有効な治療としての基本的考え方は、絶食状態の回避である。回避するためには、十分にエネルギーを摂取できる炭水化物含有量の高い食品を、規則正しい間隔で摂取する。脂質を効率的に代謝できないため、低脂肪食が推奨されている。脂質の摂取はエネルギーの30％以下に抑えることが推奨されており、制限量がこれより多い患者もいる。いくつかの医療施設では、ミトコンドリア膜を通過して脂肪酸を運ぶ役目をするL-カルニチンの補給が推奨されている。小児では、3回の食事と3回のおやつを規則正しい間隔で与えることがきわめて有効であることが多い。小児のほとんどに炭水化物を補給する必要があり、個々の能力に応じ、就寝前に複合炭水化物のおやつまたは非加熱コーンスターチを与えて、夜間を通して血糖値を維持すべきである（Matern and Rinaldo, 2005）。酸化異常症特異的に脂肪酸を投与すること（長鎖脂肪酸の代謝が遮断される異常症では中鎖脂肪酸を投与するなど）が適応である。

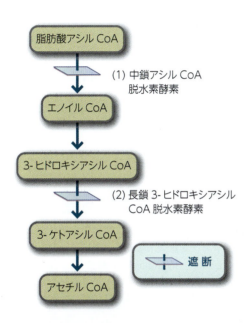

図44-7 ミトコンドリア脂肪酸酸化異常症
(1) 中鎖アシル補酵素A脱水素酵素欠損症（脂肪酸酸化異常症で最も多い）
(2) 長鎖3-ヒドロキシアシル-CoA脱水素酵素欠損症

参考情報 44-2
先天性代謝異常症治療に携わる栄養士のための管理目標

医療施設の登録栄養士（registered dietitian [RD]）は、治療を進行させ個々の小児に合わせた治療を計画するうえで重要な役割を果たす。栄養士の責務には、食物摂取の客観的データを家族から収集すること、患児の摂取状態の適正栄養を評価すること、制限食を監視する適切な方法を家族に指導することがある。代謝異常症の小児には、不安定な生化学的検査値、体重増加の不足、体重増加の過剰、食事療法遵守困難、有害な栄養摂取を引き起こす行動など、実に幅広い問題がみられる。このため、代謝異常症の小児への対応には、医療チーム全員からの情報提供が必要となる。栄養士は持てる技術のほかにも、栄養源としての食物、患者の親子関係、成長、発達に関する基本的知識、先天性代謝異常症小児の評価と治療計画に必要な情報を得るための面接を活用する。

I. RDは以下の目標を実行することにより、実効力のある多職種チームの一員として機能する。
　A. 診療記録を見直すことにより、患児の病歴と現在の状態の十分な知識を得ておく。
　B. 以下の目標を実行することにより、栄養士としての責務を認識し引き受ける。
　　1. 成長、活動性、生化学的平衡のための適切な栄養素摂取量を算定する。
　　2. 食行動に関する発達段階を判定する。
　　3. 食物は発達段階を支える栄養と考える概念を理解する。
　　4. 栄養素摂取に影響を及ぼす行動を特定する。
　C. 患児への治療にかかわる多職種チームの専門知識を理解し、尊重し、取り入れる。

続く

> **参考情報 44-2**
> **先天性代謝異常症治療に携わる栄養士のための管理目標――続き**

II. RDは以下の目標を実行することにより、患者に適正かつ支持的栄養療法を提供する。
  A. 患児およびその両親と積極的に協力関係を築く。
  B. 食事摂取や授乳の状態について、判定を下すことなく両親から情報を得る。
  C. 患者の親子関係は、先天性代謝異常症の食事による管理とコントロールに影響を及ぼすことから調べておく。
  D. 以下の項目を含む成長、生化学検査値、栄養素必要量、発達段階、栄養診断を基準にして適切な栄養管理の計画を立案する。
   ● タンパク質摂取過剰
   ● 栄養関連臨床検査値の変化
   ● 不適切なアミノ酸摂取
   ● ビタミン摂取の不足
   ● ミネラル摂取の不足
   ● 食物-薬物相互作用
   ● 食物関連および栄養関連の知識不足
   ● 栄養関連推奨事項への低い遵守
  E. 計画の立案には、適切な食物を導入し、両親の調理に関する能力や家族の日課を知っておく。
  F. 必要に応じ、両親と協力して有害な食行動に効果的に対処する方法を確立する。
  G. 臨床検査結果が出た後には家族と面談し、食事処方の必要かつ適切な改善のために食事記録を評価する。
  H. 食事と行動の有効な管理のために努力している両親を支援する。
III. RDは以下の目標を実行することにより、専門のデータベースを作成する。
  A. 代謝異常症治療に関する現在の文献の十分な知識を得ておく。
  B. 代謝異常症の遺伝学的基本を理解する。
IV. RDはチームのメンバーと協力し、患者の長期治療を理解したうえで管理計画を作成する。

臨床シナリオ

生後第1日の男児(体重約3,280g)に対する新生児検診の結果、フェニルアラニン濃度は3mg/dL(180mmol/L)であった。同乳児は母乳栄養で、調製乳は補給されていなかった。血中フェニルアラニン濃度を詳細に検討するため、再度採血が行われた。生後5日の同血液サンプルの検査結果は24mg/dL(1440mmol/L)であった。「推定陽性」と考えられるこの診断を確定するため、定量用採血を行いフェニルアラニンとチロシンの濃度を測定した。生後9日の血清中フェニルアラニン濃度は25.5mg/dL(1530mmol/L)、チロシン濃度は1.1mg/dL(60.5mmol/L)、フェニルアラニン/チロシン比は23:2であった。

適切なタンパク質とエネルギー摂取量を供給し、同時に血清中フェニルアラニン濃度を低下させるためフェニルアラニン除去調製乳を導入し、フェニルアラニンサプリメントを添加せずに標準濃度に希釈した。乳児に調製乳480mLを摂取させていた24時間以内に、血清中フェニルアラニン濃度が16.5mg/dL(990mmol/L)まで低下した。540mLを摂取していた48時間以内には、8.8mg/dL(528mmol/L)まで低下した。この時点で、体重3.6kgになった乳児に約60mg/kgのフェニルアラニンを摂取させ、タンパク質とエネルギーの十分な摂取量を維持するために、標準乳児用調製乳を添加した。

4日間1日おきにフェニルアラニン濃度を測定したところ、濃度はそれぞれ7.6mg/dL(456mmol/L)と5.6mg/dL(336mmol/L)であった。その後数週間、綿密に成長と血清フェニルアラニン濃度のモニタリングを継続しながら、血中フェニルアラニン濃度を1~6mg/dL(60~360mmol/L)に維持し、適切な成長域での成長を維持するために、必要に応じてエネルギーおよびフェニルアラニン摂取量を調節した。両親は調乳について不安を抱いている。

栄養診断

あまり知られていない診断名と両親が情報を求めていることから明らかなように、特殊調製乳(乳児のフェニルケトン尿症治療専用)の必要性や調乳に関し栄養関連の知識が不足している。

栄養管理の演習問題

このフェニルケトン尿症乳児のエネルギー必要量を予測せよ。
フェニルアラニン60mg/kg、調製乳20kcal/30mL、推奨水準のタンパク質およびエネルギー摂取量を供給するためには、ベースライン(治療開始時)にどのような調製乳を使用すればよいだろうか。

この乳児にはどのような成長が予測されるだろうか。

今後の測定で血漿中フェニルアラニン濃度が6mg/dL(360mmol/L)を超えた場合、どのような処置をしたらよいだろうか。

先天性代謝異常症における栄養士の役割

小児科の代謝異常症治療の栄養専門家の役割は複雑であり、代謝異常の種類に応じた医学的栄養療法(MNT)の専門知識を必要とする。準備と能力向上のためには、この疾患と治療法に関する詳細な情報を得ておく。家族を中心とするカウンセリング、授乳技術発達に関する知識、行動変容法の理解、このほか患者治療に携わる医療提供チームの支援と助言も必

要である。生涯にわたる栄養学的管理を考慮しなければならないことが多い。参考情報44-2では、栄養学的治療の具体的目標をまとめている。

ウェブサイトの有用情報

American College of Medical Genetics (ACMG)
http://www.acmg.net

Gene Reviews
http://www.geneclinics.org

Genetics Home Reference
http://ghr.nlm.nih.gov

Genetic Metabolic Dietitians International (GMDI)
http://www.gmdi.org

MedlinePlus: Metabolic Disorders
http://www.nlm.nih.gov/medlineplus/metabolicdisorders.html

National Newborn Screening and Genetics Resource Center
http://genes-r-us.uthscsa.edu/

National PKU News
http://www.pkunews.org

引用文献

Acosta PB: Recommendations for protein and energy intakes by patients with phenylketonuria, *Eur J Pediatr* 155:S121, 1996.

Bali S, Chen YT: *Glycogen storage disease type 1. Gene reviews*, 2010 Accessed 17 March 2011 from http://www.geneclinics.org.

Blau N, et al: Optimizing the use of sapropterin (BH4) in the management of phenylketonuria, *Molec Genet Metab* 96:158, 2010.

Bosch AM, et al: The course of life and quality of life of early and continuously treated Dutch patients with phenylketonuria, *J Inherit Metab Dis* 29:576, 2006.

Brosco JP, et al: Universal newborn screening and adverse medical outcomes: a historical note, *Ment Retard Dev Disabil Res Rev* 12:262, 2006.

Brusilow SW, Horwich AL: Urea cycle enzymes. In Valle D, et al, editors: *The online metabolic and molecular bases of inherited disease*, New York, 2010, McGraw Hill.

Chuang DT, Shih VE: Maple syrup urine disease (branched-chain ketoaciduria). In Valle D, et al, editors: *The online metabolic and molecular bases of inherited disease*, New York, 2010, McGraw Hill.

Cleary MA, et al: Randomised controlled trial of essential fatty acid supplementation in phenylketonuria, *Eur J Clin Nutr* 60:915, 2006.

Dagli A, et al: Glycogen storage disease type III. GeneReviews, 2010. Accessed 1 August 2010 from http://www.geneclinics.org.

de Baulny HO, et al: Methylmalonic and propionic acidaemias: management and outcome, *J Inherit Metab Dis* 28:415, 2005.

Forges T, et al: Pathophysiology of impaired ovarian function in galactosaemia, *Human Reprod Update* 12:573, 2006.

Hoffman B: Impact of longitudinal plasma leucine levels on the intellectual outcome in patients with classic MSUD, *Pediatr Res* 59:17, 2006.

Holt LE, Snyderman SE: The amino acid requirements of children. In Nyhan WL, editor: *Amino acid metabolism and genetic variation*, New York, 1967, McGraw-Hill.

Ievers-Landis CE, et al: Situational analysis of dietary challenges of the treatment regimen for children and adolescents with phenylketonuria and their primary caregivers, *J Dev Behav Pediatr* 26:186, 2005.

Kaufman FR, et al: Cognitive functioning, neurologic status and brain imaging in classical galacotsemia, *Eur J Pediatr* 154(7 Suppl 2):S2, 1995.

Kaye CI, et al: Newborn screening fact sheets, *Pediatrics* 118:e934, 2006.

Koch R, et al: Psychosocial issues and outcomes in maternal PKU, *Mol Genet Metab* 99:S68, 2010.

Lee PJ, et al: Maternal phenylketonuria: report from the United Kingdom Registry 1978-1997, *Arch Dis Child* 90:143, 2005.

Matern D, Rinaldo P: Medium-chain acyl-coenzyme A dehydrogenase deficiency. GeneReviews, 2005. Accessed 1 August 2010 from http://www.geneclinics.org.

Maternal Child Health Bureau (MCHB): Advisory Committee on Heritable Disorders and Genetic Diseases in Newborns and Children, 2007. Accessed 1 August 2010 from http://www.hrsa.gov/heritabledisorderscommittee/default.htm.

Maternal Child Health Bureau: Newborn screening: toward a uniform screening panel and system, *Genet Med* 8(suppl 1):1S, 2006.

Roe CR, Ding J: Mitochondrial fatty acid oxidation disorders. In Valle D, et al, editors: *The online metabolic and molecular bases of inherited disease*, New York, 2010, McGraw Hill.

Rose HJ, et al: Fat intakes of children with PKU on low phenylalanine diets, *J Hum Nutr Diet* 18:395, 2005.

Saugstad LF: From genetics to epigenetics, *Nutr Health*, 18:285, 2006.

Singh RH, et al: Nutritional management of urea cycle disorders, *Crit Care Clin* 21:S27, 2005.

Strauss KA, et al: Elective liver transplantation for the treatment of classical maple syrup urine disease, *Am J Transplant* 6:557, 2006.

Therrell BL, et al: Status of newborn screening programs in the United States, *Pediatrics* 117:S212, 2006.

Venditti CP: Methylmalonic acidemia. GeneReviews, 2007. Accessed 1 August 2010 from http://www.geneclinics.org.

Waisbren SE: Newborn screening for metabolic disorders, *JAMA* 296:993, 2006.

Waisbren SE, Azen C: Cognitive and behavioral development in maternal phenylketonuria offspring, *Pediatrics* 112:1544, 2003.

Waisbren SE, et al: Phenylalanine blood levels and clinical outcomes in phenylketonuria: a systemic literature review and meta-analyisis, *Mol Genet Metab* 92:63, 2007.

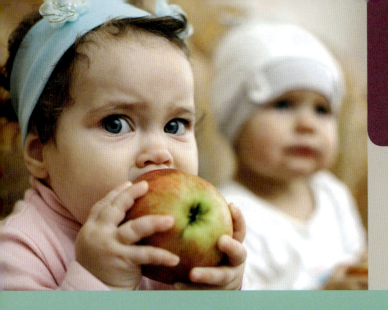

第45章

ハリエット・クラウド
(Harriet Cloud, MS, RD, FADA)

知的障害と発達障害の医学的栄養療法

重要用語

- 脳のアーノルド・キアリ奇形 (Arnold Chiari malformation of the brain)
- アスペルガー症候群 (Asperger syndrome)
- 注意欠陥／多動性障害 (attention-deficit/hyperactivity disorder [ADHD])
- 自閉症スペクトラム (autism spectrum disorders [ASD])
- 脳性麻痺 (cerebral palsy [CP])
- 口唇口蓋裂 (cleft lip and cleft palate [CL/CP])
- 発達障害 (developmental disability)
- ダウン症候群 (Down syndrome [DS])
- 胎児性アルコール症候群 (fetal alcohol syndrome [FAS])
- 筋緊張低下 (hypotonia)
- 個別教育計画 (individualized education plan [IEP])
- 個別家族支援計画 (individualized family plan)
- 知的障害 (intellectual disability)
- 顔面中央部の低形成 (midfacial hypoplasia)
- モザイク型 (mosaicism)
- 脊髄髄膜瘤 (myelomeningocele [MM])
- 不分離型 (nondysjunction)
- 口腔運動障害 (oral-motor problems)
- 広汎性発達障害 (pervasive developmental disorder [PDD])
- プラダー・ウィリー症候群 (Prader-Willi syndrome [PWS])
- 二分脊椎症 (spina bifida)
- 転座型 (translocation)

20世紀前半には、一般に発達障害があると施設に収容された。患者の教育や医学的治療、栄養管理は、ほとんど配慮がなされなかった。1963年、発達障害者支援および人権宣言法 (Developmental Disabilities Assistance and Bill of Rights Act) が議会を通過した。この法律に準拠し、州の諮問委員会、人権擁護および政策提言の制度、大学中核センター、国家的プロジェクトの発足と運営に、連邦政府の予算から資金援助が行われた。この法律のおかげで、発達障害者が生きがいを持ち有意義な人生を送ることができるよう支援するための仕組みができた。患者を収容していた施設は、次第に閉鎖または規模の縮小へ移行した。1975年までに、患者は家庭や学校、あるいは小規模の居住施設で介護されるようになった。1975年、公法 (Public Law [P.L.]) 94-142が議会を通過し、発達障害児に公立学校の門戸が開放された。1985年、P.L. 99-487 (1992年、102-119)、早期介入法 (Early Intervention Act) が議会を通過し、出生から学齢期までの支援が行われるようになった。

発達障害とは、精神または身体の機能低下、あるいは両者の機能低下をもたらす重度の慢性障害と定義される。22歳未満に症状が発現し、生涯持続すると考えられる。また、主な日常生活動作 (身辺処理、受容性言語および表出性言語、学習、歩行、自己指向性、自立生活能力、経済的自立) のうち3項目以上の機能に相当な制約が生じ、集学的チームにより遺伝学的治療などの特殊なケアや治療を患者個々に計画・調整し、生涯または長期間にわたり実践する必要性が生じる。発達障害はあらゆる年齢の患者に及ぶものであるが、疾患そのものではなく、胎児異常、先天異常、代謝および染色体異常によって生じ

る病態である。

「知的障害」という言葉は、米国知的発達障害学会（American Association on Intellectual and Developmental Disabilities）の『知的障害の定義』（Definition Manual）第11版の中で「精神遅滞」から改定された名称である（AAIDD, 2011）。知的障害は発達障害で最も多く、知的機能が平均より大きく下回り、これに伴いコミュニケーション、身辺処理、識字能力、家庭生活、自己指向性、健康と安全性、余暇、仕事、社会技能などの機能に関連の制約が生じることを特徴とする。推定で、アメリカ人口の1～3％が診断されている。

発達障害には多くの原因があり、染色体異常、先天異常、特定の症候群、神経筋機能不全、神経障害、未熟児、脳性麻痺（cerebral palsy [CP]）、未治療の先天性代謝異常、環境毒素、栄養欠乏が挙げられる。米国疾病管理予防センター（Centers for Disease Control and Prevention [CDC]）により、出生総数の3％に先天異常が生じていることが報告されており（CDC, 2010）、アメリカには450万人の発達障害者がいる（American Dietetic Association [ADA], 2010）。

医学的栄養療法

医学的栄養療法（Medical nutrition therapy [MNT]）の業務は患者の身体的または精神的病態によりさまざまであるが、栄養学が障害の予防に果たす役割だけでなく、栄養の問題がすでに存在する場合の治療の役割についても、多くのことが知られるようになった。登録栄養士（registered dietitian [RD]）の役割は不可欠である。支援団体やウェブサイトから科学的に実証されていない情報が多数発信され、両親や介護者はこうした情報を利用していることから、誤った情報に歯止めをかけるためにRDが科学的根拠に基づくカウンセリングを提供していることが多い。

発達障害患者には、栄養学的問題が数多く特定されている。発育遅延、肥満、成長障害、授乳困難、代謝異常、薬物-栄養素相互作用、便秘、腎臓障害などが存在すると思われる。発達障害に起因して他の健康障害も存在する。表45-1では、最も多い発達障害とこの関連の栄養学的問題をまとめている。

米国栄養士会（American Dietetic Association [ADA]）（現「米国栄養・食事療法学会（AND）」）は、登録栄養士（RD）の提供する栄養学的業務が、知的障害および発達障害の乳幼児、小児、成人への総合的治療に不可欠な要素であることを確証した。栄養学的業務とはライフサイクル全般にわたって提供されるべきものである。教育プログラムおよび職業プログラムでは、集学的チームにより、家族中心の、地域主体の、文化的に許容可能な方法で、MNTを提供すべきである（ADA, 2010）。

栄養アセスメント
身体計測

立位不能、筋収縮、粗大運動機能障害を呈する場合には、身体計測法が修正される。体重計測にはイス型体重計または吊り下げ型体重計などの特別な装置が必要となる。車いす体重計が使用される医療施設もあるが、この場合には車いすの重量を調べておく。歩行不能の患者の身長を計測するには横臥台が必要であり、購入することもできるが自分で組み立ててもよい。このほか、身長の計測値には、翼幅、下腿長、座高がある（図45-1、付録19および20参照）。

さまざまな症候群の小児の成長曲線グラフが存在するが、この特殊な患児専門のグラフはデータが古く、少数集団の混成からなるデータであるため、ほとんどの臨床医は標準のCDCグラフの使用を推奨している（付録9～16）（CDC, 2010）（第6章参照）。

このほか体重計測値を得るために用いられる計測値としては、腕周囲長、上腕三頭筋皮下脂肪厚、体格指数（body mass index [BMI]）がある。BMIもCDC成長グラフに用いられており、付録12、16、23にもこれを掲載している。年齢別BMIを用いると問題が生じる可能性がある。たとえば、筋重量が低く低身長の小児が、脂質過剰のために過体重であることを特定するには、BMIでは限界がある。

生化学検査

発達障害の小児と成人の臨床検査は、一般に第8章および付録30の考察と同じである。追加的な検査は、フェニトイン、ジバルプロックスナトリウム、トピラマート、カルバマゼピンなど抗けいれん薬を投与しているてんかんまたはけいれんの患者が適応と思われる。この治療薬の使用により、葉酸、カルニチン、アスコルビン酸、カルシウム、ビタミンD、アルカリフォスファターゼ、リン、ピリドキシン（ビタミンB_6）の血中濃度が低くなることがあるからである。ダウン症候群（Down syndrome [DS]）の小児には、甲状腺の検査が治療計画の一部となっており、プラダー・ウィリー症候群（Prader-Willi syndrome [PWS]）の小児の評価には、耐糖能検査が推奨されている。両者とも、患者と血縁者には必要に応じて、遺伝子検査が推奨される。

食事摂取と摂食困難

発達障害児の食事歴から、食事のデータを得る必要がある。しかし、デイケア施設に通っている場合には、厳密に記録を残すことが困難である。介護者が複数いる場合、あるいは学校に通っている場合にも、食物日記を書くことが難しい。発達障害の成人では、特別な居住施設などのように監督者がいる施設でなければ、厳密なデータを得るのが難しいことが多い。写真や食品モデルを使えば、摂取量の推定値を得やすくなる。

発達障害の小児と成人の多くに、十分な食事を摂取する能力が深刻なほどに低い摂食困難がみられる。摂食困難は、神経運動機能障害、狭窄など閉塞病変、心理社会学的因子によるある種の食品の摂取不能または拒絶と定義される（Cloud et al., 2005）。このほか、この集団における摂食困難の原因として、口腔運動困難、姿勢の問題、親子関係における葛藤、知

表 45-1 特定の症候群と発達障害に多い栄養診断

症候群または発達障害	低体重または過体重／肥満	エネルギー必要量の変化	GI機能の変化	摂食困難	その他の問題
脳性麻痺					
初期(胎児期、周産期、小児期初期)の発達期の脳損傷による筋肉の制御または協調の障害。知的機能、視力などの機能に関連の障害が伴う場合がある。	成長障害	成長の問題	便秘	口腔／運動の障害	中枢神経系の損傷。整形外科的障害。けいれん発作治療による薬物・栄養素相互作用
ダウン症候群(遺伝子疾患)					
21番染色体が1本多いことによって生じ、先天性心疾患、知的障害、低身長、筋緊張低下などの発達障害をもたらす。	肥満のリスク	低身長と低い活動性による変動	便秘	乳児期の吸啜不良	歯周病 心疾患リスク上昇 骨粗鬆症 アルツハイマー病のリスク
プラダー・ウィリー症候群(遺伝子疾患)					
制御不能な食習慣、空腹と食欲の識別不能を特徴とする疾患。重度の肥満。性器の発育不良。中等度から重度の知的障害。	肥満のリスク	乳児期の成長障害	N/A	乳児期の弱い吸啜。食事関連の異常な行動	糖尿病のリスク
自閉症					
拡大している発達障害の一つとして分類される。診断基準には、意思伝達の障害、儀式的行動、社会との不適切な相互作用が含まれる。	N/A	N/A	機能不全の可能性	少ない食品の選択肢。食品への強い嫌悪	異食症。薬物・栄養素相互作用
二分脊椎症(骨髄膜瘤)					
皮膚、脊椎、脊髄における正中線欠損による疾患。水頭症、知的障害、筋肉制御の欠如を特徴とする。	肥満のリスク	低身長と歩行の制約によるエネルギー必要量の変動	便秘	脳のアーノルド・キアリ奇形によって生じる嚥下困難	尿路感染症

GI：胃腸 (Gastrointestinal)、N/A：該当せず (not applicable)
出典：American Dietetic Association: Position of the American Dietetic Association: providing nutrition services for people with developmental disabilities and special health care needs, J Am Diet Assoc 110:297, 2010.

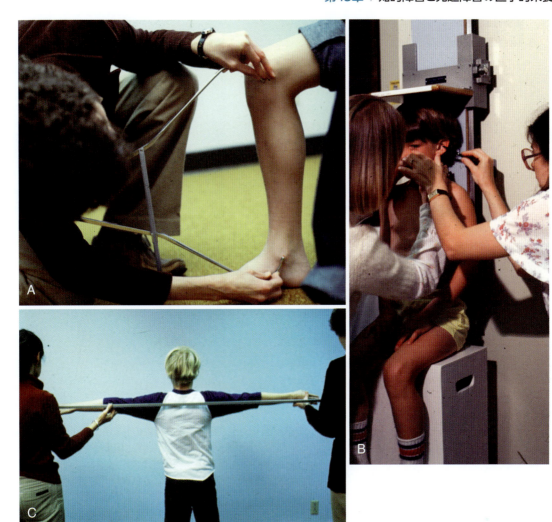

図45-1 A 下腿長計測、B 座高計測、C 翼幅計測
写真提供：*Cristine M. Trahms, 2002*

覚の問題、気管挿管の経験による触覚的抵抗感がある（Tobin et al., 2005）。摂食困難の栄養学的転帰には、体重増加の不足、身長の成長不良、低い免疫能、貧血、ビタミンとミネラルの欠乏症、虫歯、心理社会的問題がある。摂食困難は、食事摂取の正常な発達や口腔と咽頭の物理的構造を理解したうえで評価する必要がある（第17〜19章および第41章参照）。

特殊な医療を必要とする小児の40〜70％と発達遅延がみられる小児の80％に、摂食困難が存在すると推定されている。摂食困難は、口腔運動、姿勢、行動、自食機能の問題として分類される。<u>口腔運動障害</u>には、授乳、吸啜、嚥下、咀嚼の困難が含まれる。ほかにも、感覚運動統合と自食機能の障害があり、これは通常の神経-運動機構が過剰に作動し、口腔運動機能の律動と統合を乱して、摂食の過程を妨げる病態として説明されている（参考情報45-1）。

ダウン症候群（DS）、脳性麻痺（CP）、口唇口蓋裂などの発達障害の小児には、口唇口蓋裂、筋緊張の状態、食形態の変化の受容不能に起因して、口腔運動関連の摂食困難が生じることが多い。また、この口腔運動障害は、発達レベルの遅延に起因する場合もある。

小児に食事をさせる姿勢は、運動発達、首すわり、体幹の安定、股関節と両脚とを正しい角度にする能力によって異なる（図45-2および45-3）。CP、二分脊椎症、DSの小児では、これが問題であることが多い。しかし、正しい姿勢にしないと、口腔運動障害を改善するのが難しい。発達障害児の自食機能の能力は遅延すると思われ、摂食の専門家によるトレーニングが必要となる。摂食の評価には、言語聴覚士、歯科医、理学療法士、作業療法士、登録栄養士（RD）から成るチームが実際に観察して補い合うことが最善である。図45-4に多職種チームで使用する優れた摂食評価表「摂食機能発達評価用紙」（Developmental Feeding Tool）を示す。食事摂取に適応するためには器具が必要であることが多い。

行動の問題は、口腔運動障害または感覚障害、医学的病態、ある種の治療薬、栄養摂取重視の程度に原因があると思われる。小児の自主性を考慮せずに食事摂取を進める管理方法などの問題がマイナスの行動を作り出してしまう。環境因子も小児の食行動に影響を及ぼす。たとえば、食事の場所、集中できない環境、盛り付ける量、離乳食の遅れ、食事の頻度などである。

参考情報 45-1
口腔運動障害

障害	概要
緊張性咬反射	歯と歯肉が刺激を受けると強く顎を閉じる
舌突出	口腔刺激に反応し、舌を縦に丸めたり厚くしたりして力強く何度も突出させる
過開口	食事摂取、液体摂取、発話、または全身の興奮状態の時に、顎を最大に力強く開口する
舌後退	食物やスプーン、カップが口腔内にあると、舌を後退させる
口唇後退	スプーンまたはカップを顔に近づけると緊張した笑みを作るように口唇を後退させる
感覚防衛反応	知覚の入力（接触、音、光）に対する強い異常反応

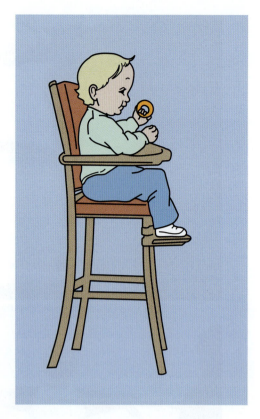

図45-3 6〜24ヵ月齢の乳幼児の正しい食事の姿勢。股関節が屈曲し、頭と体幹が正中線上にある。小児期を通して踏台で足元をきちんと支えるべきである。
出典：Cloud H: Team approach to pediatric feeding problems, Chicago, 1987, American Dietetic Association. © American Dietetic Association. Reprinted with permission.

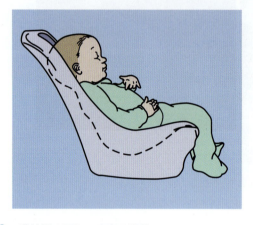

図45-2 乳幼児の正しい食事の姿勢
出典：Cloud H: Team approach to pediatric feeding problems, Chicago, 1987, American Dietetic Association. © American Dietetic Association. Reprinted with permission.

栄養診断

栄養アセスメントを書き込むと、成長に関する問題が特定される。体重の過剰または不足、食事摂取の不足、水分摂取の過剰または不足、便秘、嘔吐、下痢など消化管の異常、汚染または食物アレルギーでの安全ではない食物の摂取、食物-薬物相互作用、咀嚼困難および嚥下困難、自食機能の問題などが課題となる。栄養診断を下し、優先事項を設定する。可能であれば、治療が始まる前にこの情報を両親、介護者、成人患者と共有する。

治療管理

栄養診断が下され優先順位が決定したら、短期目標と長期目標を設定する。また、両親や患者の意欲のレベルや文化的背景のほか、いかに地域での家族中心の治療にすることができるかを考慮する必要がある。これは、個別教育計画（individualized education plan [IEP]）または個別家族支援計画（individualized service family plan）の一部となるように、患者が支援を受ける場所を考慮するという意味である。

治療計画には、一つの治療目標のみを達成しようとし、ほかの目標を考慮しないような指示を出すことを避けるために、あらゆる観点から個別の治療プログラムを計画すべきである。医学的栄養療法（MNT）が家族にとっては患者ケアの最優先事項ではない場合もあるため、家族の反応に気が付くことも重要である。（第15章参照）。二分脊椎症小児の体重管理など、家族にケアの準備ができていても考慮すべき要素が多い。両親または介護者の教育水準や収入、言葉の壁、安全で適切な食品の確保、家族の対処方法は、常に把握しておく必要がある（第15章）。

モニタリングと評価

医学的栄養療法（MNT）が開始されたら、登録栄養士（RD）または医療提供者による経過観察の評価およびモニタリングが必ず必要である。通知を送ったり電話で経過を聞いたりすることにより話し合いを重ね、最初の診療では出なかった質問にも答えることができる。栄養状態の変化が成長と発達を損ねていることがモニタリングに示されている場合には、推

摂食機能発達評価用紙 (Developmental feeding tool)

両親／介護者＿＿＿＿＿＿＿＿＿＿＿＿＿＿＿＿＿ 記入日＿＿＿＿＿＿＿＿＿＿
住所＿＿＿＿＿＿＿＿＿＿＿＿＿＿＿＿＿＿＿＿＿ 記入担当者＿＿＿＿＿＿＿＿＿
市＿＿＿＿＿＿＿＿＿＿ 郵便番号＿＿＿＿＿＿ 患者氏名＿＿＿＿＿＿＿＿＿＿
カウンティ＿＿＿＿＿＿ 電話番号＿＿＿＿＿＿ 生年月日＿＿＿＿＿ 年齢＿＿ 性別＿＿ 人種＿＿
検査担当者＿＿＿＿＿＿＿＿＿＿＿＿ 頭囲(cm)＿＿ (パーセンタイル、国立健康統計センター [NCHS])＿＿ 利き手＿＿
身長(cm)＿＿ (パーセンタイル、NCHS)＿＿ 体重(kg)＿＿ (パーセンタイル、NCHS)＿＿
身長体重比(パーセンタイル、NCHS)＿＿ ヘマトクリット値＿＿ 尿検査＿＿

身体の状態
はい いいえ
体格
1. 体重 (平均的パーセンタイル [NCHS])
2. 低体重
3. 過体重
4. 身長 (平均的パーセンタイル [NCHS])
5. 低身長 (5パーセンタイル [NCHS] 未満)
6. 高身長 (95パーセンタイル [NCHS] を超える)
7. 人体比例の異常*
8. 頭囲 (平均的パーセンタイル [NCHS])
9. 小頭症
10. 大頭症

臨床検査
11. ヘマトクリット値 (正常)
12. 尿検査 (正常)*

健康状態
13. 腸の症状*
14. 糖尿病
15. 嘔吐
16. 虫歯
17. 貧血
18. 食物アレルギー／不耐症*
19. 薬物治療*
20. ビタミン／ミネラルサプリメント*
21. 非食品の摂取
22. 治療食*
23. 全身の外観 (正常)*
24. 頭部 (正常)*
25. 眼 (正常)*
26. 耳 (正常)*
27. 鼻 (正常)*
28. 歯／歯肉 (正常)*
29. 口蓋 (正常)*
30. 皮膚 (正常)*
31. 筋肉 (正常)*
32. 腕／手 (正常)*
33. 脚／足部 (正常)*

神経運動機能／筋肉機能
はい いいえ
筋緊張性
34. 身体の緊張性 (正常)*、頭と体幹の制御
35. 頭部の制御 (正常)*
36. 腹臥位での頭部持ち上げ
37. 着座時に頭を引くのが遅れる
38. 頭が前方に傾いている
39. 頭が後方に傾いている
40. 体幹制御 (正常)*

上肢の制御
41. 関節可動域 (正常)*
42. 対象物への接近 (正常)*
43. 対象物の掌握 (正常)*
44. 対象物の解放 (正常)*
45. 手を口に持ってくる
46. 利き手の定着

反射
47. 肉眼的所見が正常
48. 非対称性緊張性頸反射*
49. 対称性緊張性頸反射*
50. モロー反射*
51. 把握反射*

身体アライメント
52. 脊柱側弯症
53. 脊柱後弯症
54. 脊柱前弯症
55. 股関節の亜脱臼または脱臼の疑い

食事の姿勢
56. 母親が抱いて与える
57. 乳幼児用シート
58. 食卓用ハイチェア
59. トレイ付ベビーチェア
60. 車いす
61. その他適応的な椅子*

口腔運動機能
はい いいえ
顔の表情
62. 対称性の構造／機能*
63. 口唇／頬の筋緊張 (正常)
64. 口唇の筋緊張亢進
65. 口唇の筋緊張低下

口腔の反射
66. 嘔吐反射 (正常)*
67. 咬反射 (正常)*
68. 口唇探索反射 (正常)*
69. 吸啜反射／嚥下反射 (正常)*

呼吸
70. 口呼吸
71. 鼻呼吸
72. 胸式呼吸
73. 腹式呼吸
74. 規則正しいリズム*

口腔の感受性
75. 口腔内 (正常)*
76. 口腔外部 (正常)*
77. 過敏性*
78. 低感受性*
79. 歯磨きに忍容性がない

摂食パターン
はい いいえ
哺乳瓶授乳
80. 舌を前後移動させる吸啜
81. 舌を上下移動させる吸啜
82. 口唇でしっかりと密閉できる
83. 吸啜-嚥下-呼吸を協調できる
84. 嚥下困難*

コップ飲み
85. 口唇で十分に密閉することができる*
86. こぼす量が全量の1/2未満である*

はい いいえ
87. 顎が上下に大きく動く
88. カップの縁を噛んで顎を安定させる
89. 筋の制御により顎を安定させる
90. ストローを使って飲む
摂食パターン―スプーンからの摂取

はい いいえ
91. 食物を近づけると吸啜する
92. 下唇に乗せた食物をきれいに取り込む
93. スプーンに乗せた食物を上唇できれいに取り込む
94. 噛むようにして食べる
舌を左右に動かす
95. 臼歯の隙間に食物があるとき

はい いいえ
96. 舌の中央に食物があるとき
97. 食物を端から端へ移動させるとき
98. 同時に顎を垂直方向に動かす
99. 同時に顎を回転させる
摂食パターン―咀嚼
100. 噛んでいる間、口唇を閉じている*

図 45-4 摂食機能発達評価用紙 (Developmental feeding tool：DFT)
出典：*Smith MAH et al: Feeding management for a child with a handicap: a guide for professionals, Memphis, 1982, University of Tennessee: The Boling Child Development Center, University of Tennessee Center for Health Sciences*

摂食機能発達評価用紙（続き）

はい	いいえ	舌の独立の随意的運動
___	___	101. 舌突出／舌後退
___	___	102. 口腔の外側で舌を持ち上げる
___	___	103. 口腔の内側で舌を持ち上げる
___	___	104. 口腔の外側で舌を下に向ける
___	___	105. 口腔の内側で舌を下に向ける
___	___	106. 口腔の外側で舌を左右に動かす
___	___	107. 口腔の内側で舌を左右に動かす

口腔の特殊な問題

はい	いいえ	
___	___	108. 流涎*
___	___	109. 食具を口腔内に入れると舌を押し出す*
___	___	110. 咀嚼／嚥下しながら舌を押し出す*
___	___	111. その他口腔-運動障害*

栄養摂取の経緯

はい	いいえ	過去の栄養状態
___	___	112. 出生から1年間に摂食困難が生じた
___	___	113. 母乳栄養
___	___	114. 人工栄養
___	___	115. 離乳完了

現在の状態

はい	いいえ	
___	___	116. すりつぶし食を食べる
___	___	117. 食感の少ない食物を食べる
___	___	118. 刻み食を食べる
___	___	119. 普通食を食べる
___	___	120. 補助なしで食べる
___	___	121. 部分的な誘導により食べる
___	___	122. 完全な誘導により食べる
___	___	123. 補助なしでカップから飲む
___	___	124. 補助によりカップから飲む
___	___	125. 手づかみ食
___	___	126. スプーンを使う
___	___	127. フォークを使う
___	___	128. ナイフを使う

はい	いいえ	
___	___	129. 平均的な速度で食べる
___	___	130. 早い速度で食べる
___	___	131. 遅い速度で食べる

食事摂取の状況

はい	いいえ	
___	___	132. 食欲が正常
___	___	133. 1日3回食事をする
___	___	134. 毎日おやつを食べる

現在の食品摂取

はい	いいえ	
___	___	135. 牛乳／乳製品、3～4回/日
___	___	136. 野菜、2～3回/日
___	___	137. 果物、2～3回/日
___	___	138. 肉類／肉の代替品、2～3回/日
___	___	139. パン／シリアル食品、3～4回/日
___	___	140. スウィーツ／おやつ、1～2回/日
___	___	141. 飲み物、2カップ/日

社会性／行動

はい	いいえ	小児と介護者との対人関係
___	___	142. 介護者に対して返事をする
___	___	143. 介護者は小児に対して愛情をもって接する

社会的技能

はい	いいえ	
___	___	144. 視線を合わせる
___	___	145. 笑顔を見せる
___	___	146. 「バイバイ」と手を振るなど、身振りを示す
___	___	147. 介護者に愛着がある
___	___	148. 検査担当者と交流する
___	___	149. 簡単な指示に対応する
___	___	150. 了解を求める
___	___	151. 排泄訓練ができている
___	___	152. 自分の性別を理解している

行動の問題

はい	いいえ	
___	___	153. 自傷的行為
___	___	154. 多動
___	___	155. 攻撃的
___	___	156. 引きこもっている
___	___	157. その他*

遊び

はい	いいえ	
___	___	158. パタケーキ（手合せ遊び）などの乳幼児の遊びをする
___	___	159. 一人遊び
___	___	160. 並行遊び
___	___	161. 共同遊び
___	___	162. 追加情報がある*

番号　備考

図45-4　（続き）

奨事項を改めて明確にする必要があることが多い。経過観察としての家庭訪問も必要と思われる。

　ケアマネージャーが発達障害の成人との意思疎通にかかわる場合もある。フォローアップの一環として、栄養サプリメント製品や経腸栄養食、特殊食品に補助金が支払われる適切な支援制度を登録栄養士が見つける必要性が出てくる場合もある。その場合には、自治体や行政機関の支援制度を検討することができる。

染色体異常

ダウン症候群

　ダウン症候群（DS）とは、21番染色体の染色体異常（21トリソミー）である。出生700人当たりに1人の発症率で、体細胞一つ一つの染色体が1本多いことに起因している。この異常は、低身長、先天性心疾患、知的障害、筋緊張低下、関節の過可動性、虹彩の斑点（Brushfield斑）、目じりが上がった眼、内眼角贅皮（目頭を覆うヒダ）、小さな口腔、幅広で短い手と、手のひらの1本のしわ、第1足趾と第2足趾との広い間隙などの身体

と発達の特徴をもたらす(Capone et al., 2005)。

病態生理

正常なヒトでは、配偶子（精子または卵子）以外のあらゆる体細胞に46本の染色体があり対に配列している（第5章参照）。DS（ダウン症候群）では染色体が1本多く、合計47本存在する。この異常には染色体不分離型（標準型）、転座型、モザイク型の3種類の発現型がある。**不分離型**では、受胎前に21番染色体が分離せず、受胎でこの異常な配偶子と正常な配偶子が接合し、21番染色体が3本存在する受精卵ができる。受胎後の最初の細胞分裂でこの現象が生じることもある。不分離型DSは通常、突発性であり、再発率は0.5～1%である。**転座型**では、余分の染色体が他の染色体（通常14、15、22番染色体）に付着する。転座型DSの約半数は片親が保因者の遺伝性であり、別の妊娠で再発するリスクがきわめて高い。**モザイク型**では、21番染色体の分離異常が受胎後に生じる。この異常な細胞からは、それ以降のあらゆる細胞分裂で染色体が1本多い細胞ができる。このため、正常な数の染色体を有する細胞と染色体が1本多い細胞とを併せ持つことになる。モザイク型DSの患者にはダウン症候群の独特の特徴がいくつか欠如していることが多い（Capone et al., 2005）（*病態生理と治療管理のアルゴリズム*「ダウン症候群」参照）。

医学的治療

全米ダウン症協会(National Down Syndrome Congress)がDS患者の健康問題を列挙して発表したが、その多くに栄養摂取の問題が存在している（表45-2）。

医学的栄養療法

● **身体計測** DS小児には、通常の計測法により身長、体重、頭囲、上腕三頭筋皮下脂肪厚、腕周囲長が計測される（第6章参照）。BMIを得ることはできるが、低身長のために正常よりも高くなると思われる。低身長の傾向にあるため、評価と栄養療法の進行にとって成長計測が重要な要素となる。筋緊張性は低く、粗大運動能力の発達は遅延することが多い。このため、患者が過体重になる可能性が高くなる。モニタリングを頻回に行い、CDC（米国疾病管理予防センター）成長グラフに成長曲線を記録する必要がある（付録9～16参照）。

● **生化学検査** DS患者の生化学的異常および代謝異常が多数の試験から明らかになっているが、試験の多くはサンプルが小さく、解釈が困難であった(Capone et al., 2005)。血清中アルブミン濃度は低いことがわかっているが、全米ダウン症協会のガイドラインでは、血清中アルブミン検査がルーチンとされていない。高い血糖値が報告されており、糖尿病発症率も高い。

現行のDS乳幼児および小児の治療ガイドラインには、出生時と年1回の甲状腺機能評価が含まれている。

● **食事摂取** DS乳児の授乳は健常乳児とは異なる。母乳が推奨されるが多くのDS乳児は人工乳である。乳児の疾患、新生児室への入院、絶望感、うつ状態、母乳供給不足の認識、乳児の吸啜困難などが、人工栄養を用いる理由である。

DS小児では、離乳食への進行が遅延することが明らかにされており、ほとんどが授乳と運動の発達遅延によるものである。乳児の頭部制御が不良でまだ座ることができない場合には、6ヵ月で離乳食を導入することができない。低い筋緊張や吸啜困難によっても、やはり母乳から離乳食へ、哺乳瓶からカップへの移行が遅れる。個別指導計画(IEP)には、授乳と離乳食移行の指導や練習が含まれている。

DS小児は肥満有病率が高いことから、食事摂取評価の中でも、エネルギーと水分の必要量算定は重要な要素となる。DS小児の安静時エネルギー消費量（resting energy expenditure [REE]）は対照群の非DS小児より低いことが諸試験により示唆されており、エネルギーの食事摂取基準(dietary reference intake [DRI])と比べると10%低いと思われる。5歳を超えて

表 45-2 ダウン症候群小児の健康問題

健康問題	症状など	治療
先天性心疾患	ダウン症の40～50%	薬物治療または外科的修復術
筋緊張低下症	筋緊張低下、関節可動域増大	
運動機能の問題	身体機能の不良	理学療法、作業療法による早期療育
成長の遅延	低身長	場合により、成長ホルモン投与
発達遅延	身体機能、精神機能の不良	早期治療
聴覚障害	耳道狭窄、中耳炎、伝音難聴	早期治療
歯科の問題	唾液減少、酸逆流、嘔吐	低スクロース摂取
眼科の問題	屈折異常、斜視、白内障	視力矯正眼鏡
脊椎の異常		なし
甲状腺疾患	甲状腺機能低下症	甲状腺ホルモン投与、年間に複数回の検査
過体重	体重増加過剰、非活動性	低エネルギー食、活動増進
けいれん発作	栄養摂取の変動	薬物治療
情緒障害	小児期後半に生じることがある	薬物治療、カウンセリング

出典：Saenz RB: Primary care of infants and young children with Down syndrome, Am Fam Phys 59:381, 1999を改定.

病態生理と治療管理のアルゴリズム

ダウン症候群

原因

妊娠時の母親の高齢 → ダウン症候群 ← 不分離型、モザイク型、転座型の21トリソミー

病態生理

臨床所見
- 筋緊張低下
- 関節の過屈曲性／過可動性
- 股関節の亜脱臼または脱臼
- 脊柱側弯症
- 足部変形
- 過短頭
- 短頸
- 低い鼻根と小さい鼻
- 目尻が上がった眼
- 異常な形の耳
- 大きく突出した舌
- 手のひら中央の1本の猿線
- 第1足趾と第2足趾との間隙が大きい
- 知的障害
- 発話および運動の発達遅延
- 心奇形
- 消化管の閉鎖症または狭窄
- 難聴
- 甲状腺機能低下症
- 歯科の問題

治療管理

栄養アセスメント
- 摂食困難
- 栄養摂取
- 水分摂取
- ダウン症候群患者のBMI標準との比較
- 体重の変化
- 嚥下障害

医学的治療管理
- 白血病の監視
- 感染症の管理
- 呼吸器障害の治療
- 後期のアルツハイマー病の兆候
- 甲状腺機能低下症の毎年のモニタリング

栄養学的管理
- 摂食の管理
- 摂食の環境
- 適応的な食具の使用
- 体重変化の監視
- 栄養欠乏の兆候の監視

いる場合、エネルギー必要量の算定は体重ではなく身長を基準にする必要がある（表45-3）（第2章参照）。

●**授乳の能力** DSの乳児および小児には、授乳能力に遅延がみられる。吸啜および吸乳などの口腔運動を誘導することが難しいと感じる親もいる。DS乳児では、授乳初期の基礎である吸啜、嚥下、呼吸の協調が難しい場合が多い。DS乳児の40〜60％に先天性の心臓異常がみられるが、この場合には吸乳が弱く疲れて最後まで授乳することができない。DS乳児の8〜12％に消化管奇形がみられ、この場合には経鼻胃管栄

表 45-3

特殊な病態における推定熱量必要量

病態	kcal/cm	備考
健常児	平均16	
プラダー・ウィリー症候群	成長維持の必要量：10〜11 体重減量を促す必要量：8.5	あらゆる小児と青少年の必要量
脳性麻痺		
軽度	14	5〜11歳の堅実な必要量
歩行に重度の制約がある	11	5〜11歳の堅実な必要量
ダウン症候群	女子：14.3 男子：16.1	5〜11歳の堅実な必要量
運動機能障害		
歩行不能	7〜11	5〜12歳の堅実な必要量
歩行可能	14	5〜12歳の堅実な必要量
二分脊椎症	体重維持のための必要量：9〜11 体重減量を促す必要量：7	8歳を超え、活動がきわめて少ないあらゆる小児の必要量

出典：the South Dakota University Affiliated Program, Interdisciplinary Center for Disabilitiesの許可を得てRokusek C, Heindicles E: Nutrition and feeding for persons with special needs, 1992.を改定.

養または胃瘻チューブによる栄養が必要であることが多い。

生後1年間に授乳を難しくする物理的因子としては、このほかに顔面中央部の低形成（口蓋裂に多い頭蓋顔面の形態異常）、小さい口腔、小さい下顎、生歯の遅延または異常、咬合異常、鼻づまり、小さな手、短い指がある。離乳と自食機能は通常、健常乳児よりも遅く、15〜18ヵ月齢まで現れないことが多い。DS乳児が自立性や自主性を得ようとするのは、非DS乳児より約6ヵ月遅い。

治療戦略

● **過体重**　DSの過体重小児には、身長1cm当たりのkcalに基づいてカロリーをコントロールする食事計画を立てると最も効果的である（表45-3参照）。食事管理には、小児の摂食発達レベルを評価すること、理学療法士と協力して粗大運動能力に基づく活動可能レベルを判定すること、環境を改善することも含まれる。環境の改善には、ハイチェアを使って食卓に着き、決まった時間に3回食事をするという標準的な食事計画を守ることも必要である。予定のおやつは低脂質、低糖質にする。清涼飲料を除去し、低脂質の牛乳を飲ませる（2歳以降）。また、身体の活動をさせるようにする。両親に具体的な食事計画を立ててもらうためのカウンセリングでは、盛り付ける量や調理、ファストフード店での購入頻度を減らすことに重点を置く。患児が学齢期であれば、学校給食の規定を利用して特別給食のための処方を出してもらうことができる（本章にて後述）。

● **摂食能力**　DS小児の摂食能力の発達に誤った予測をする親もいる。摂食に関する行動の問題は通常、食事の時間に親子の間に生じた出来事を土台にして発生するものである。たとえば、不適切な努力や教育によりカップへの離乳や食形態の進行が余計に遅延する。管理プログラムの間、摂食チームは、患児を正しい姿勢にさせ、発達レベルに応じて摂食能力が得られる方向へ働きかけるよう親を導くことができる。

● **便秘**　全体的な筋緊張性が低いDS小児にとって、食事に繊維質と水分の不足が伴うと、便秘が頻回に生じる問題となる。治療には、繊維質と水分の増量が必要であり、特に水分摂取を重視する。3歳以降の小児の食事には、繊維質を5〜6g/年齢/日入れることが推奨されている。成人の1日の食事性繊維質推奨量は25〜30gである。

プラダー・ウィリー症候群

プラダー・ウィリー症候群（Prader-Willi syndrome [PWS]）は、1956年、医師Prader、Willi、Lambertにより最初に報告された。これは染色体の一部欠損により生じる遺伝性の疾患である。発生頻度は新生児10,000人に1人〜25,000人に1人である。この症候群の特徴には、発育遅延、筋緊張低下、低身長、小さな手足、性的成長の不全、独特の顔面の特徴がある。肥満につながる際限ない食欲がPWSの古典的特徴であるが、乳児期には筋緊張低下症の問題（低い筋緊張性）により十分に授乳できず、成長障害をもたらす（McCune and Driscoll, 2005）。PWSには発育遅延（患者の50％）、学習障害、知的障害（患者の10％）が伴う。

PWSの遺伝的原理は複雑である。PWS患者には、父親から受け継いだ15番染色体に欠損のある遺伝物質がある。PWS症例のうち70％は父親由来の遺伝子欠損に起因しており、染色体短腕qの特定領域に欠損が生じている。また、15番染色体の両方を母親から受け継いでいる場合にもPWSが発生することがある。これはPWS症例の約25％にみられ、「母性片親性ダイソミー」と呼ばれるものである。現在では、DNAメチル化解析の利用によりPWSの早期発見が可能であり、症例の99％を正確に診断することができる（McCune and Driscoll, 2005）。この手技は早期発見とその後に肥満と発育遅延を予防するための治療にとって重要な開発であり、これまで報告

されてきた特徴を有する新生児を特定するために用いられている。

病態生理

● **代謝異常** PWS患者における低身長は成長ホルモンの欠乏によるものである。成長ホルモンの放出量が少ないうえに、通常の肥満児と比べて血清中のインスリン様増殖因子(insulin-like growth factor [IGF])-1濃度、IGF結合タンパク質-1濃度、インスリン濃度がともに低い。2000年、成長ホルモン療法が米国食品医薬品局（Food and Drug Administration）により認可され、日本では3～21歳の37例を対象に5年間実施された1件の試験で成長ホルモン投与により身長増加速度に有意な上昇がみられた（Obata et al., 2003）。さらに最近の試験(Carrel et al., 2010) では、乳幼児を対象に12ヵ月間成長ホルモン(GH)療法を実施したところ、体組成および運動能力の達成度が有意に改善された。

成長ホルモン欠乏に加え、視床下部-下垂体-性腺軸でも欠乏が存在し、性的発育の遅延や不全をもたらしている。また、同じ年齢の非PWS肥満児と比べると、PWS児のブドウ糖負荷試験に対するインスリン反応が低い（Talebizadeh and Butler, 2005）。

● **食欲と肥満症** PWS児にとっては、食欲のコントロールと肥満が共通の問題である。成長障害の最初の時期を過ぎると、1～4歳の間に過度の体重増加が始まり、次第に食欲が過剰になる。Millerらは縦断的試験の結果から、食欲、代謝の変化、成長の3つのレベルに基づく栄養の7段階という言葉で、この緩やかかつ複雑な進行を説明している。実際にはPWS成人の中には、最終段階へと進行する患者もいれば、際限のない食欲はなく満腹を感じることができる人もいる（Miller et al, 2011）。

この制御不能の食欲がPWSの古典的特徴であり、過食、低い基礎代謝率、活動量の低下と結び付くと特徴的な肥満に至る。制御不能の食欲の原因として、視床下部の関与、摂食抑制ホルモン（満腹ホルモン）およびグレリンなどのペプチドの濃度変化の関与が考えられている(Scerif et al, 2011)。

PWS患者の評価では、体組成が重要な検討項目である。乳児期でも除脂肪量の低下と体脂肪の上昇がみられる（Reus et al, 2011）。体脂肪は一般に大腿、臀部、腹部に蓄積する。PWSの幼児、青少年、成人ではエネルギー消費量が低いことがわかっており、PWS青少年に実施された1件の試験では、総エネルギー消費量(total energy expenditure [TEE]) が通常の肥満青少年の53％であることが明らかにされた(McCune and Driscoll, 2005)。低い筋緊張性が運動への関心を大いに失わせている。

栄養アセスメント

● **身体計測** PWS乳幼児では、身長計測値が低い傾向にあり、1～4歳の間に身長増加速度が次第に低下する。頭殿長または身長、体重、頭囲の通常の計測を行い、CDC（米国疾病管理予防センター）成長グラフにプロット（記入）する必要がある。このほか、関連の計測値としては腕周囲長と上腕三頭筋皮下脂肪厚がある。PWS患者は低身長のためBMIの解釈を誤る可能性があるが、異常な変化の判定には経時的なBMIのプロットが有用である（付録12～16参照）。身体計測値を頻回に計測して両親または介護者に報告することが大事なことである。

● **生化学検査** PWS患者の生化学検査は、空腹時血糖値検査または耐糖能検査を除いて一般と同じである。この二つの検査は、低インスリン反応がもたらし得る糖尿病とPWSに伴う肥満のリスクがあるために追加されるものである。

● **食事摂取** PWS患者の食事のデータは年齢によってさまざまである。乳児期のデータは綿密な食事歴によって収集し、エネルギーと栄養素の摂取量について分析する必要がある。乳児は筋緊張低下、吸啜の不良、運動能力の遅延のために、授乳が困難であることが多い。一般に摂食能力の発達が正常乳児よりも遅く、4～6ヵ月齢での離乳食への移行が難しいと思われる。多くに消化管の逆流が認められ、薬物治療や調製乳の濃縮が必要である。

乳児期後期には、食事の摂取量が増えるにつれて、体重増加が急激になる。このため、差し出す量、食事の回数、食事の種類の評価を綿密に行う必要がある。PWS小児は兄弟よりも多く食べるわけではないと話す親もいるが、両親には、患児の除脂肪量が少なく運動能力および活動性の発達が遅いために、エネルギー必要量も低いことを指導する。患児は年齢とともに、食物への関心が強まり、5～12歳くらいからは常に空腹感があり、癇癪、頑固、盗食など対応の難しい行動が現れる。多くの親は、食物摂取を抑えるためには戸棚や冷蔵庫、台所のドアに鍵をかける必要があると感じている。面談によって食事に関するデータを収集する際には、環境による抑制方法についても質問しておくべきである。

PWS乳児のエネルギー必要量の算定は健常乳児と同じである。しかし乳児期後期に入ると、体重増加を成長曲線上に維持するために、熱量摂取を少なくする必要が出てくる。これは、体重維持のために熱量摂取を減量する必要のある成人期の応用である。2歳以降では、身長1cm当たりのエネルギー必要量に基づき必要量が計算されている。食事による主要栄養素は、タンパク質が25％、炭水化物が50％、脂質が25％になるように摂取することが推奨されている（表45-3参照）。

● **摂食能力** PWS乳児は、生後1年間、口腔機能が弱く、吸啜能力が低いことが多い。成熟するにつれて摂食能力が問題にならなくなるが、この発達は遅れると思われる。低い筋緊張に伴うことがある咀嚼および嚥下の問題は通常観察されない。食行動の問題は、際限ない食欲があるのに食物が与えられないことにより生じる。このため、癇癪を引き起こすこともある。

治療戦略

PWSの治療管理は、乳児期、幼児期、就学前、学齢期、成人期

の各発達段階で実施すべきである。

●**乳児期**　米国小児科学会（American Academy of Pediatrics [AAP]）によって定められた適正栄養を母乳栄養または人工栄養により供給することが推奨されている。授乳では吸啜に困難があるため、十分な体重増加を促すために調製乳または母乳の濃縮が必要と思われる。筋緊張低下によって生じる吸啜の問題を改善するには、授乳の管理指導が有用となる。乳児が成熟するにつれて濃縮した調製乳が必要なくなり、頭部の制御と体幹の安定が得られる通常約4～6ヵ月齢には離乳食を与えることができる。

●**幼児期と就学前**　患児のほとんどで、1～4歳の間に過度の体重増加が始まる。患児と家族のために作成した食事計画を開始し、自由に食べる習慣ができないように、決まった時間に食事が与えられることを幼児に学ばせることが重要である。両親には、肉類、野菜、穀物、果物を少量盛り付け、甘いものはごく少量にするよう指導する。患児の成長と摂食の課題や摂取量抑制を連動させるには、就学前の小児に早期に栄養管理を行うことがカギとなる。月に1回、体重、身長、栄養摂取量をモニタリングし、体重増加が過剰になったらエネルギー必要量を調節する。同時に、小児の個別教育計画（IEP）の一環として身体活動を促し、必要に応じて理学療法が受けられるようにする。

●**学齢期**　学齢期の小児には、学校給食制度との連携が重要となる。エネルギー必要量は身長1cm当たりの必要量として計算する必要があり（表45-3参照）、一般に健常児のエネルギー必要量の50～75%である。このため、学校給食制度による特別給食のための処方を利用する必要がある。PWSの小児と青少年は満腹感が低く、食事時間以外にも食物を求めて探し回るため、家庭では戸棚や冷蔵庫に鍵をかけるなど環境管理が必要となる。成長ホルモン療法が助けになると話す親もいるが、患児の満腹感欠如は改善されていないと思われる。食欲抑制薬が使用されているが、多くの場合不成功に終わっている。

●**成人期**　PWS治療を成功させるためには肥満予防が真のカギとなるが、早期に発見されなかった成人の多くは大変な肥満症に陥っている。身長1cm当たりにきわめて低い6～8kcalを供給する体重管理プログラムが必要と思われる。栄養価を計算し、ビタミン・ミネラルサプリメント、適応であれば必須脂肪酸（essential fatty acids [EFA]）を投与すべきである。ケトン食およびPSMF（protein-sparing modified-fast）食（高タンパク、低脂質、低糖質）など多くの食事療法が試されてきた。しかし、いずれも厳格な監督が必要であり、身体活動を特に重点的に行わねばならない。食事管理と身体活動計画の両方を実践するためには、行動管理の方法も推奨されている。多くの州にPWS成人向けのグループホームがある。そこでは、監督下で独立的に生活することができ、食事が大変計画的で運動プログラムも実施されている。

PWSの小児と成人の医学的栄養療法（MNT）には、多くの医療提供者や学校による経過観察が必要である。さいわい今日では、教育、研究、治療プログラム策定を専門とする支援団体や支援機関が数多くあり、PWS患者の親はこれを利用することができる。

神経障害

二分脊椎症

二分脊椎症とは、髄膜瘤、脊髄髄膜瘤（myelomeningocele [MM]）、潜在性二分脊椎など多数の形態が存在する神経管欠損症である。MMは脊髄形成における最も多い異常で、一般に病変部位が侵される在胎26～30日に発生する。この病変は胸部、腰部、仙骨部で発生し、麻痺の量を左右する。病変の位置が高いほど麻痺が大きくなる。症状発現は、下肢の脱力から完全麻痺や感覚喪失にまで及ぶ。そのほかの症状として、失禁と水頭症がある。アメリカにおける二分脊椎症の発症率は出生1430人に約1人である（CDC, 2010）。

現在では、二分脊椎症の予防が可能である。1980年代には、葉酸とマルチビタミンのサプリメントの母親への併用により効果が得られたことが諸試験で報告された（Smithells et al, 1983）。この結果として、2度目の妊娠における二分脊椎症のリスクが低下した。膨大な試験により受胎前の葉酸サプリメント投与が有効であることが明らかにされた結果、妊娠可能年齢のあらゆる女性における国の推奨量は400μg/日になった。1996年以降は、供給される食品の小麦粉、シリアル食品、穀物製品の多くに葉酸が添加されている（CDC, 2010）。こうした保健対策により、アメリカの妊娠可能年齢の女性における血中葉酸濃度が上昇し、二分脊椎症の国内発症率が20%低下した（Robbins et al., 2006）（第16章参照）。

病態生理

脊髄の病変が開放性であるものは、感染症を防ぐため出生後まもなく（通常24時間以内に）外科的に修復することができる。しかし、神経損傷が生涯残り下肢の麻痺がさまざまな程度で生じる。身体と運動性の問題に加え、患者のほとんどに何らかの学習障害がみられる。

脊髄病変は体内の多くの器官系に影響を及ぼし、下肢の脱力、麻痺、歩行不能、褥瘡による皮膚の不良状態、感覚喪失、失禁、水頭症、尿路感染症、便秘、肥満をもたらす。MM（脊髄髄膜瘤）小児の約20%にけいれんも発生し、薬物治療が必要となる。尿路感染症の予防および治療と、膀胱をコントロールするために、長期間の薬物治療が必要である。その結果、肥満、授乳困難、便秘、薬物-栄養素相互作用の問題など、栄養学的問題が生じる。二分脊椎症小児にはラテックスへのアレルギーがある場合がある。この場合には、バナナ、キウイ、アボカドなどある種の食物を避けることが推奨されている。軽度の反応が、リンゴ、ニンジン、セロリ、トマト、パパイヤ、メロンから生じることもある（Cloud et al., 2005）（第27章の参考情報27-3参照）。

栄養アセスメント

●身体計測 神経管欠損症の乳幼児と小児は通常身長が低い。これは下肢が短く委縮しているためであるが、水頭症、脊柱側弯症、腎疾患、栄養失調など他の問題も一因となっている。病変の位置の高さも患者の身長と体重に影響を及ぼす可能性がある。

正確な身長と体重を計るのは、特に患児の年齢が上がるにつれて難しくなる。身長を算定するための別の計測値として翼幅／身長比が使用され、脚の筋肉量によって調整される。仙骨部病変に関しては、脚の筋肉量が減少していなければ、翼幅を身長計測値としてそのまま使用できる（翼幅×1）。脚部の筋肉減少が部分的である場合には、身長の算定に翼幅×0.95が用いられ、胸椎病変などのように脚部筋が完全に喪失している場合には、翼幅×0.90が身長計測値として用いられる(Ekvall and Cerniglia, 2005)。図45-1および付録20参照。

立位不能の患者には、イス型体重計、吊り下げ型体重計、車いす用体重計を用いて体重を測ることができる。正確に体重を記録するためには、軽い衣服を着るか、または衣服を脱いで常に同じ方法で測る必要がある。体脂肪量の算定には、肩甲骨下部、腹部と胸部のほかに上腕三頭筋の皮下脂肪厚の計測を用いることもできる。第6章参照。

3歳までの乳幼児では、頭囲を計測する。二分脊椎症小児には水頭症の治療による頭部シャントを持つ割合が高い。頭の大きさに異常な変化がみられる場合には、このシャントに問題が発生していることを示唆していると思われる。

●生化学検査 二分脊椎症の治療計画ではほとんどに、鉄の状態を調べる検査、ビタミンCおよび亜鉛濃度測定値、このほかけいれんおよび尿路感染症のコントロールに必要な薬物治療の栄養学的影響を調べる検査が含まれる（第9章と付録31参照）。

●食事摂取 二分脊椎症小児の多くは食べられる食品の種類が少なく、両親は「好き嫌い」と理解していることが多い。食事歴を検討する際には、食物の多様性、特に高繊維質食品に関する質問が重要である。学齢期の患児は健常児よりも、早朝の学校の準備に時間を要するため朝食を省きがちである。

二分脊椎症小児のエネルギー必要量は低く（表45-3参照）、多くが陥りやすい肥満を予防するために熱量必要量を慎重に算定する必要がある。EkvallとCerniglia（2005）は、8歳以上のMM小児が体重を減量するためには、熱量必要量が7kcal/cm身長になり、体重を維持するためには9～11kcal/cm身長になることを明らかにした。母親や介護者が患児にとってよい食物をどれだけ認識しているかということは多くの親の共感と愛情を示す証となることから、これを評価することが重要となる。

大変多くの小児が尿路感染症を来し、水の摂取量が少なく清涼飲料やお茶の量が過剰であるため、水分摂取の評価が重要である。クランベリージュースは与えることができる。身体活動も評価する必要があり、特に歩行不能の小児ではきわめて少ないことが明らかであろう。シャントのある歩行可能な患者ではコンタクトスポーツが禁止されるが、ウォーキングやランニングは行うことができる。

授乳の能力、特に口腔運動機能も合わせて評価する必要がある。二分脊椎症小児の多くが脳幹と嚥下に障害が及ぶ脳のアーノルド・キアリ奇形を来して生まれてくる。嚥下障害における食事の推奨量については付録35を参照。嚥下困難によって、患児は成長してから特定の食物を避けるようになる場合がある。このため、母乳または哺乳瓶授乳からカップへの離乳に遅延がみられるが、自食機能の獲得は遅延しない。

●臨床評価 褥瘡および脱水の徴候をチェックするとともに、水分摂取の量と種類に関する質問も評価に入れるべきである。神経因性大腸に低繊維質および低水分の食事が重なることにより、便秘が生じる。評価には、食物摂取、繊維質含有量、水分の見直しを組み込む。

治療戦略

二分脊椎症小児の多くは過体重である。歩行にエネルギー必要量低下につながる障害があると、通常過体重に至る。幅広い食物を拒絶することが多い。頻回の食事は、口腔運動機能の問題でもあり行動の問題でもある。カウンセリングには、およそ6ヵ月齢での離乳食導入、高スクロースの瓶詰乳児用食品の摂取制限、幅広い風味と食形態を受け入れるためのトレーニングを組み込む必要がある。

肥満予防には、少ない身体活動の問題への対処、水分と繊維質の増量、熱量の適切量計算を組み込む。学校に上がったら、学校給食の責任者に低カロリーの朝食や昼食の処方を提出し、小児の個別教育計画(IEP)の一環として、体重管理プログラムを取り入れる。このプログラムへの登録により、これに伴う運動の改善が成功している。理想的なプログラムとは、登録栄養士、看護師、作業療法士、理学療法士、教育専門家、臨床心理士がかかわるチームアプローチである。

多くの医療施設では、二分脊椎症の小児または成人を対象に半年または1年に1回診察が実施されている。この頻回の経過観察は必須であり、これには成長(特に体重)、食物と水分の摂取状況、治療薬使用のモニタリングが含まれる。学校プログラムおよびIEP（個別教育計画）は優れた経過観察の手段であるが、学校には歩行不能の生徒の体重を測る適切な体重計がないことが多い。この場合には、両親に患児の体重を測るために病院に連れて来させるか、あるいは距離的な問題があれば、体重計を利用できる長期ケア施設を見つけるよう促す必要がある。食事摂取と水分管理の評価には、電話やEメールにより経過観察を行うこともできる。

脳性麻痺

脳性麻痺(Cerebral palsy [CP])は、初期発達期の脳の損傷による運動制御または協調の障害である。CPの原因となる因子には、未熟児、血液型不適合妊娠、胎盤機能不全、風疹など母体の感染症、ウイルス性疾患、新生児黄疸、出生時の酸素欠乏、

このほか母親、胎児、あるいは乳児の中枢神経系に及ぶ細菌感染症がある。

CPにおける問題は脳の筋肉制御不能にあり、筋肉そのものや筋肉を脊髄へ連絡する神経は正常である。脳損傷の程度や部位がCPの型や症状の範囲を左右する。CPの発症率は試験によって変動があるが、最も多く用いられる発症率は出生1000人に2〜3人である。胎児心拍数モニタリングは実施されているが、未熟児出産の頻度が高いためにこの数字が減少しない。

病態生理

CPにはさまざまな種類があり、筋緊張、運動機能や姿勢の異常などの神経学的徴候に基づき分類される。CPの診断は一般に9〜12ヵ月齢に行われるが、2歳で診断される種類もある(参考情報45-2)。

CP小児では、摂食困難に起因して栄養状態の不良と成長障害が生じることが多い。痙直型四肢麻痺およびアテトーゼ型CPが重度の小児と成人では、エネルギーと栄養の必要量を満たすことが特に難しい。たとえば、中等度CPから重度CPまでの小児と青少年では、粗大運動機能と摂食に困難がみられ、骨密度が低下している(Henderson et al., 2005)。

このほか、健康障害として、通常非活動性と繊維質および水分摂取の不足により便秘が生じ、摂食困難につながっていることが多い。歯科の問題も生じ、不正咬合、歯列不正、破折歯に関するものが多い。乳汁やジュースの長期の哺乳瓶使用により、上顎乳前歯および上顎乳臼歯の虫歯になりやすい(第26章参照)。また、聴覚障害や特に視力障害、知的障害、呼吸器障害、けいれんが栄養状態に影響を及ぼす。けいれんは抗けいれん薬を用いて抑制されるため、数多くの薬物-栄養相互作用の問題が生じている(第9章および付録31参照)。

栄養アセスメント

●**身体計測** 重度CPの小児または成人は成長障害を来していることから、身体計測は評価の重要な要素である。CP小児は低身長であることが多く、重度のレベルにより、成長してもなお横臥台または斜面台を用いる身長計測が必要な小児もいる。付録20参照。しかし、計測装置の中には、拘縮のために体を完全に伸ばすことのできない小児に不適切なものもある。腕を伸ばすことができる場合には翼幅を、これ以外にも上腕長や下腿長を用いることができる。Stevenson (2005) は、下腿に麻痺がある小児と成人の身長を算定できる計測値として、下腿長すなわち膝下高を推奨している(図45-1)。CDC (米国疾病管理予防センター) は、脳性麻痺児専用の成長曲線グラフではなく、通常の小児が栄養失調を適応として連続データを書き込むためのCDC成長曲線グラフの使用を推奨している。

体重計測値を経時的に収集する。脊柱側弯症、拘縮、痙縮を来すCP (脳性麻痺) 患者には、位置調整装置が付属した体重計を使用する。理学療法士がイス型体重計や吊り下げ型体重計で正しく計測できる位置調整装置を一緒に探してあげれば、問題なく計測できる。CP小児の脂肪蓄積を検査するには、上腕周囲長および上腕三頭筋皮下脂肪厚の計測が信頼できる方法として推奨されている。出生から36ヵ月齢までは通常、頭囲を計測し、CDC成長曲線にデータを書き込む必要がある。

生化学検査

CP小児を適応とする特異的臨床検査はないが、食物摂取が制限され栄養失調の可能性がある場合には、ヘモグロビン値およびヘマトクリット値を含む全血球計算を実施する必要がある。痙性四肢麻痺の小児および成人の多くに、骨折が重大な問題となっていることから、骨密度の評価が必要である。けいれんの治療薬が投与される場合があり、この多くに栄養素との相互作用の問題が生じている(付録31参照)。ビタミンD、カルシウム、カルニチン、ビタミンKの濃度を評価することが推奨されている。

食事摂取

食事摂取の方法により食物や水分の摂取量が制限される可能性があり、この場合には栄養必要量を満たす十分な食事を提供することができない。CP患者のエネルギー必要量はCPの種類によりさまざまである。痙性四肢麻痺CP患者は、安静時エネルギー消費量(REE)および総エネルギー消費量(TEE)が、健常者の対照群より低いことが諸試験から明らかにされている(表45-3参照)。

治療戦略

CP小児の高い割合で摂食困難が生じるが、これには口腔運動機能、姿勢、行動の要因が大きい。乳児期に嚥下困難、嚥下と咀嚼との協調困難がみられると、離乳食への正常な進行が

> **参考情報 45-2**
> **脳性麻痺の種類**
>
> **痙直型CP**:片麻痺(体の片側の腕と脚の麻痺)、両麻痺(両下肢の麻痺)、四肢麻痺(全四肢の麻痺のほか体幹、頭部、頸部に及ぶ場合もある)のいずれかの麻痺における筋緊張亢進、原始反射の持続、深部腱反射亢進
> **固縮型CP**:全身に及ぶ筋緊張の異常。制御不能の持続性不随意運動がみられるアテトーゼ型CPを含む。
> **混合型CP**:アテトーシスと痙縮が併存する病態
> **運動失調型CP**:不安定歩行など随意運動と平衡感覚の異常
> **アテトーゼ型(不随意運動型)CP**:知能は正常であるが、歩行、着座、明瞭な発語に困難がみられる
>
> CP:脳性麻痺(Cerebral palsy)
> 出典:4MYCHILD: What type of cerebral palsy does my child have? Accessed 8 November 2010 from "http://www.cerebralpalsy.org/types-of-cerebral-palsy/"

通常よりも遅くなる。このため、いずれも摂取量の不足と低成長につながると思われる。個別教育計画（IEP）を実践する乳児と小児には、栄養士、言語聴覚士、作業療法士、理学療法士のチームがこの問題について評価し、治療計画で協力する必要がある。

この乳幼児には、胃食道逆流がみられることが多い。嚥下造影検査により誤嚥が明らかである場合には、経腸栄養法が必要と思われる。あらゆる飲み物の濃縮または胃瘻チューブ留置を含め、経口以外の栄養法を検討すべきである（Sullivan, 2005）。登録栄養士は経胃瘻栄養における熱量および栄養価、必要量、浸透圧を評価し、必要に応じて経管乳に離乳食を導入する指示を出す必要がある。

通常この評価で特定される問題には、成長の異常、エネルギーまたは水分の摂取不足、薬物-栄養素相互作用の問題、便秘、摂食困難が予想される。両親が治療チームの一員となり、文化的側面を考慮し、摂食困難の重要性が認識される治療計画であれば特に成功しやすい。CP小児には複合的な問題が生じるため地域で家族とともにフォローアップを継続する必要があり、症状改善には時間がかかる。経管栄養食、特殊車いす、摂食困難の助力となる器具などを提供する州の機関がある。州によりこの機関はさまざまである。

自閉症

自閉症とは、広汎性発達障害（pervasive developmental disorder [PDD]）の5種類の障害の一つである。PDDとは、1980年代、表45-4に示す障害の種類を把握するために初めて用いられた名称である。PDDはいずれも神経障害であり、通常3歳までに明らかになる。一般に、いずれかのPDDに罹患する小児には、会話、他の子供との遊び、家族など他者とのかかわりに困難がある。

病態生理

自閉症スペクトラム（Autism spectrum disorders [ASD]）は、双方向の社会的相互作用における質的な障害、意思疎通能力の障害、限定された反復性の常同的興味および行動が存在することを基準として診断される。自閉症児の多くに知的障害も認められる。ASDは男子が女子の4倍罹患している。

アスペルガー症候群とは、ASDではあるが認知機能が正常から高いレベルにある小児と説明される。社会に適合することが難しい時期もあるが、学校には問題なく通えると思われる。

また、他の発達障害または身体障害が併存している場合もある。この場合には、両者とも結節性硬化症または妊娠母体風疹を原因としている。自閉症患者と血縁者の大規模調査では、大頭症の所見が多い。全般的成長は正常であり、医学的問題が存在しない。しかし、通常この小児が摂取する食物の種類は少なく、ビタミンとミネラルの摂取が不十分であると思われる。

ASDの原因を見つける試みとして多くの試験が実施され、有害と思われる環境または食物、栄養が欠乏するダイエット、免疫系の問題、酸化ストレス、農薬曝露を重要な因子として検討してきた。このほかにも、セロトニン濃度の上昇や、γアミノ酪酸（gamma-amino butyric acid [GABA]）受容体、グルタミン酸、コリン作動性の阻害など、神経伝達物質に関する試験が実施されている。また、農薬を含め出生前の多数の因子についても評価が行われてきた。ジコホール（ケルセン）およびエンドスルファンを散布した農場付近に居住する妊娠第8週の女性を対象に、1件の試験がカリフォルニアで実施されたが（Roberts et al., 2007）、被験者が自閉症児を出産する確率が数倍に上った。今後は、これより多くの妊婦を対象にして、さらに試験を重ねる必要がある。

治療や研究のプログラムの中には、特異的治療計画を見つけるために遺伝子の専門家を起用しているものもある。遺伝子専門家は、血液サンプルや培養細胞から一塩基多型を同定している（第5章参照）。この研究により、自閉症児には、ω-3脂肪酸など必須脂肪酸（EFA）の投与、ビタミンA、C、E、セレンなど抗酸化作用のある栄養素、また亜鉛、カルシウム、マグネシウムによるミネラル投与、水銀除去食、アレルギー除去食が必要であることが明らかになっている（第27章参照）。

ASD（自閉症スペクトラム）の神経化学的原因としてグルテンとカゼインが疑わしい栄養源であると報告され、関心が寄せられている。ASD児には腸炎が報告されており、グルテンとカゼインの食事制限により改善している（Reichelt and Knivsberg, 2003）。一部のASD児には、カゼイン、グルテン、大豆に対する抗体の存在が報告されている。

栄養アセスメント

● **身体計測**　ASDの小児と成人の身長および体重は、健常者用の器具および成長グラフを用いて判定される。頭囲は非ASDの人よりも大きいことが明らかにされている。

● **生化学検査**　健康状態のモニタリングには、定期血液検査のほかに標準とされる検査はない。しかし、出生後まもなくのアミノ酸検診、甲状腺検査、アレルギー検査の適応と思われる（第27章参照）。

● **食事摂取**　きわめて摂取量の少ない小児では、全項目を評価するのが難しい場合がある。ビタミンおよびミネラルのほか、主要栄養素の摂取量を算定するには、両親や介護者が数日間食事日記を記録することが有効な方法になる。第4章参照。水分摂取量とともに、食事が出された時間、食事の摂取量などの情報の収集が重要となる。食物摂取量が少ないと、これを補うために水分が過剰に与えられることが多い。

食事評価として、食事時間の小児を観察すべきである。自食機能の発達段階に到達するのが遅く、食べさせる必要のある小児もいるが、手づかみで食べる小児や自分で食べたがる小児もいる。ASD小児は感覚の統合が難しく、食形態の進行または多様性に大きな抵抗感があることから、出した食物の食形態を記録しておく。この抵抗感が、1種類の食物（クラッカー、乾燥シリアル、ポテトチップなど）へのこだわりに反映

表 45-4

広汎性発達障害（PDD）

疾患	特徴
自閉症	社会的相互作用の障害 低いコミュニケーション能力 反復性の常同的行動
レット症候群	生後6～18ヵ月まで正常 運動機能の喪失 社会的相互作用の喪失 5～48ヵ月の間の頭部成長の減速
小児期崩壊性障害	10歳前に発症 表出性言語、社会技能、排泄抑制、遊戯の運動機能の喪失
アスペルガー症候群	社会的相互作用の障害 限定的、反復性または常同的な行動 正常な言語発達 正常な認知機能の発達
特定不能の広汎性発達障害	社会的行動の異常 言語理解と言語発達の障害 他の4疾患の基準を満たしていない

されており、偏食や好き嫌いが多い。評価項目として、ハイチェアなど年齢に応じた幼児用シートがあるかどうかという摂食環境、食事のタイミング、食事の場所を記入する。

治療戦略

あらゆるASD患者に効果をもたらす単一の治療法や対処法というものはない。専門家や家族の多くは、行動変容、体系的教育アプローチ、薬物治療、言語聴覚療法、作業療法、カウンセリングを同時に併用している。一般的な栄養療法としては、ミネラルおよびビタミンの療法、グルテン除去食（第29章参照）、カゼイン除去食（第27章参照）などの除去食、アレルギー対応食（第27章参照）、必須脂肪酸（EFA）投与、ビタミン大量投与がある。

成功事例の報告は存在する。除去食は、現在一部の医療施設で用いられており、さまざまなウェブサイトで発表されている（"http://www.autismndi.com/"）。表45-5に除去食を一部掲載している。登録栄養士が患者の親に有効なカウンセリングを行うためには、さまざまな形態の療法を理解しておくことが重要となる。ASDの有病率が上昇していることから、有望な医学的栄養療法（MNT）の研究が急がれる。グルテン除去食、カゼイン除去食による問題として、必要とされる特別な食品を用いて十分な食事の選択肢を得るためには、費用がかかり探すのが難しい場合には犠牲も大きい（第27章参照）。

MNT（医学的栄養療法）を用いる場合、これを成功させるには、作業療法士、言語聴覚士などと協力するチームアプローチが重要となる。両親もこのチームの一員とし、改善には時間がかかることを理解してもらう必要がある。残念ながら、二重盲検無作為化比較対照試験は実施されていない。

経過観察はあらゆる治療法の重要な要素である。栄養学的観点から見ると、身長および体重の計測をルーチンとし、自食能力と新たな食物を受け入れる能力の向上を見る食行動および摂食行動の評価を定期的に行う。

注意欠陥／多動性障害

注意欠陥／多動性障害（Attention-deficit/hyperactivity disorder [ADHD]）は神経性の行動障害であり、小児の発症率が上昇している。ADHDにより、学習障害、不適切な程度の衝動性、多動性、注意欠陥を来す。診断基準がアメリカ精神医学会（American Psychiatric Association）により策定され、(1) 多動性と注意欠陥の混合型、(2) 不注意優勢型、(3) 多動性・衝動性優勢型の3種類に分類された。ADHDは、家庭や学校、社会的状況で患児に影響が及ぶ。

栄養アセスメント

通常の身体計測と同時に多くの因子を検討する必要があり、特に薬物治療を行っている場合にはこの点に留意する。

●**身体計測** 治療に用いられた薬剤が不適切な時間に投与されると、食欲不振に陥り、エネルギー摂取量が不足して成長が遅延する可能性が生じるため、身長と体重の計測値を定期的に計測して記録する必要がある。10年間の前向き試験が実施され、ADHD（注意欠陥／多動性障害）小児と非ADHD小児合わせて250例以上を対象に治療薬の投与と非投与が検討されたが、身長の経時的伸びに制約があったとする科学的根拠は得られなかった（Biederman J et al, 2010）。

●**生化学検査** この検査では、全血球計算値、さらにビタミン大量投与が実施されている場合には血中および組織中のビタミンとミネラル濃度の測定を行う。

●**食事摂取** 詳細な食事歴には、乳児期の授乳記録、食物の

表 45-5

グルテン除去食、カゼイン除去食、特定炭水化物ダイエット、ボディエコロジー ダイエットで摂取できる食品の比較

食品	グルテン除去食、カゼイン除去食	特定炭水化物ダイエット	ボディエコロジーダイエット
グルテン含有穀物(小麦、ライ麦、大麦、スペルト小麦、カムット小麦、可能であればオーツ麦)とこれを原料とするあらゆる製品	摂取できない	摂取できない	推奨されない
米	制限なし	摂取できない	推奨されない
トウモロコシ	制限なし	摂取できない	忍容性があればある程度摂取できる
雑穀、キヌア、アマランサス、そば粉	制限なし	摂取できない	制限なし(80/20のルール)*。水で戻したもの
卵と肉(牛肉、魚、ラム肉、鶏肉、ターキー肉)	制限なし	摂取できる。加工品は摂取できない	推奨されている。有機畜産の平飼いまたは野生のものが好ましい。80/20のルールを適用*
野菜	制限なし	生または冷凍の野菜は摂取できるが、缶詰、ジャガイモ、ジャムは摂取できない	制限なし。発酵野菜は大いに推奨される
果物	制限なし	摂取できる。調理は最初の段階まで、缶詰は摂取できない	レモン、ライム、クランベリー、クロスグリ以外は推奨されない。トマトは摂取できない
乳製品	摂取できない	最初は摂取できない。24時間後からヤギ乳ヨーグルト、粉末カッテージチーズ、特定のチーズおよびバター	生のバターとクリームから、1ヵ月でケフィアに移行
甘味料	制限なし	蜂蜜およびサッカリン	Steviaのみ
酢	制限なし	ホワイトビネガーまたはアップルビネガー	未加工のアップルビネガーのみ
ジュース	制限なし	糖質無添加ジュース	上記果物のジュースのみ
油脂	制限なし	制限なし	オリーブオイル、ココナッツオイル、パンプキンシードオイル
調味料	制限なし	糖質、香辛料無添加	小麦無添加たまり醤油、ハーブ、香辛料、Celtic sea salt(商品名)
ナッツおよび種子	制限なし	3ヵ月間はほとんどのナッツを摂取できるが、種子は摂取できない	未加工品も水で戻したものも制限なし
海藻	制限なし	摂取できない	大いに推奨されている
豆類	制限なし	開始3ヵ月後に12時間水で戻したもの	推奨されない
コーヒーおよび紅茶	制限なし	若干摂取できる	ハーブティまたは緑茶のみ
ココナッツ製品	制限なし	新鮮な食品のみ	すべて推奨されている
ゼラチン	制限なし	摂取できる	推奨されない。寒天を代用する

*80対20の食事配分:1)80%は野菜や海草を、20%はタンパク質または穀物を摂取する。
2)80%はアルカリ性食品を、20%は酸性食品を摂取する。

出典:G. A. Houston-Ludlam. Reprinted with permission from The ANDI News, Autism Network for Dietary Intervention, 2005.

好き嫌い、食事中の行動、おやつの摂食行動、食物アレルギーまたは食物不耐症の存在、特別な食事療法の実施が含まれる。患者が薬物治療を受けている場合には、食事時間と投与時間との関係が重要となる。患者に固有の食事療法とこの順守状況の情報を収集する必要がある。

摂食の評価には食事中の患者の観察が必要である。一般に、摂食にまつわる問題とは行動の問題であり、口腔運動と姿勢の癖は含まれない。気が散るものがあると問題が生じやすいため、食事中の環境を評価することも重要である。

治療戦略

現時点の治療法には、向精神薬と一貫した行動管理方法が用いられる。治療薬投与のタイミングと種類は、食事摂取への影響を最小限にするよう調整する必要がある。

多年の間、専用の食事療法が用いられているが、科学的研究に基づくものではない。たとえば、ファインゴールド食事療法を行うよう助言されている。この療法は、人工着色料含有食品と天然に存在するサリチル酸塩には神経性の作用があり、これを食事から除去することを主張とするものである。

近年、人工食品着色料が該当小児の多動性を悪化させる作用（これまでFeingoldが提言してきた）に関し、新たな関心が生じている。これには8種類の色素、FD&C Blue 1 および2（青色1号および2号），FD&C green 3（緑色3号）、Orange B、FD&C Red 3（赤色3号）、FD&C Red 40（赤色40号）、FD&C Yellow 5および6（黄色4号および5号）が対象となっている。現在、関心が向けられていることを反映して、食品供給からの食品着色料除去について米国食品医薬品局と専門委員会で議論が行われている（Pelsser LM et al, 2011）。

このほかの推奨としては、糖質除去、カフェイン除去、ビタミン大量投与（メガビタミン療法）がある。この推奨療法の効果を評価するために綿密に設計された一連の試験では、全般的に否定的な結果が出ており、成功の報告の大半が事例報告である（第18章参照）。

食事の間中、歩き回っている患者には、行動変容が適応であると思われ、全行動管理プログラムに組み込む必要がある。気が散るものは取り除くべきである。

ADHD患者に最も効果的な療法は、食生活指針（Dietary Guidelines）やマイプレート、本書第12章にまとめられた健全食品に準拠する食事療法である。食事は規則正しい時間に出し、分量を少なめに盛り付けて足りない場合に追加する。患者はごく少量を食べるとテーブルを離れ、日中の間ずっとテーブルに戻ったり歩きながら食べたりしようとする傾向にあるため、このやり方が重要なテーマとなる。一部の管理法では、食事を片付け、必ず片づけた理由を説明してからもう一度出すことを推奨している。この管理法には、テレビなど気が散るものから離れた席にハイチェアを設置して患者を座らせることが求められる。以上の提言は、学齢期前の小児と、学校の食堂や教室で特に適用可能である。

必須脂肪酸（EFA）の欠乏が小児の多動性をもたらす可能性があることが示唆されている。生化学的にはさまざまな影響を及ぼす可能性が高い。患者はリノール酸を正常に代謝することができず、EFAを腸から効率よく吸収できないため欠乏した状態にあり、したがってEFA必要量は正常よりも高い。最近、ドイツで5～12歳の小児810例を対象にω-3およびω-6系脂肪酸と亜鉛、マグネシウムを含有するサプリメントを投与する試験が実施され、投与12週間後には注意欠陥および多動性に相当の軽減がみられた（Huss et al., 2010）。このため、この種類のサプリメント療法を検討してもよい。

口唇口蓋裂

口唇口蓋裂（Cleft lip and cleft palate [CL/CP]）は最も多い頭蓋顔面の先天性異常である（Merritt, 2005）。口唇裂とは上唇に開口部ができる病態である。わずかな裂け目がある病態から、口唇が片側性または両側性に完全に分離し、これが上部にまで及んでいる病態までさまざまである。口唇の片側に生じているものを「片側性口唇裂」と呼び、両側に生じているものを「両側性口唇裂」と呼ぶ。口蓋裂とは、口蓋が完全に癒合していない状態で、片側性または両側性がある。軟口蓋裏側だけに開口部ができるものから、軟口蓋にも硬口蓋にも分離が及ぶものまである。CL/CPは胚形成過程における顔面形成期の不完全な癒合によるものである。また、軟口蓋の表面粘膜は癒合しているが筋層の癒合が不完全である病態を「粘膜下口蓋裂」と呼ぶ（図45-5および45-6）。

口唇と口蓋の発生は在胎5～12週の間に生じる。口唇の最初の発生は通常在胎5週目に始まり、上顎隆起の発生、一次口蓋の発生へと続く。硬口蓋の癒合は在胎10週までに完了し、軟口蓋は12週までに完了する。

CL/CP発生率には変動があるが、およそ新生児700人に1人の頻度である。CL/CPには複数の原因があり、ピエールロバン連鎖などの症候群が基礎にあることが多い。ピエールロバン症候群またはピエールロバン複合疾患とは、出生時に下顎が小さい（小顎症）か、あるいは上顎より後退している（下顎後退症）病態である（Cleft Palate Foundation, 2006）。その結果、舌が咽喉の奥側へ移動する傾向にあり、沈下して気道を閉塞する可能性がある。乳児のほとんどに口蓋裂が生じるが、口唇裂は全く生じない。ピエールロバン症候群発症率は新生児2000～30,000人に1人で、診断の厳密さによって変動がある。基本的な原因は、出生前の下顎の発達が正常になされなかったことにあると思われる。

口蓋裂小児の約50％に基礎となる症候群または複合奇形がみられる。発生生物学における幅広い研究から、口腔の裂孔発生に遺伝素因および環境因子が関与していることが明らかにされている。環境の危険因子には、母体の葉酸欠乏症、喫煙、アルコール摂取、抗けいれん薬投与、ある種の母親の疾患がある。現在では、遺伝相談によりハイリスクの家族を発見することができる。

栄養アセスメント

CL/CPの栄養アセスメントに含まれる身体計測は、乳幼児および小児向けの通常の身体計測である。生化学的測定も健常小児用の検査であり、摂食困難の存在によって食事摂取データが異なる。このほか、歯列の異常や欠損、言語障害、中耳の感染症発症率上昇などの問題が生じる。摂食の評価は検査の重大な要素であり、両親を含めるチームアプローチにより最も正確な結果が得られる。十分な量を摂取することと与えることがCL/CPの主な課題であり、成長が脅かされうるため、定期的な検査が必要である。

治療戦略

一般に、口唇裂の外科的修復は2～3ヵ月齢で実施され、口蓋裂の修復は9ヵ月齢で実施される。このほかに、口唇または鼻に重要度の小さい修復術が行われ、通常就学前にはこれが完了する。

母乳栄養の乳児は吸啜の障害により授乳が困難であるが、口唇裂だけの障害であれば成功すると思われる。一般に、母乳栄養を望む母親には、母乳を搾乳して、専用の乳首を装着できる哺乳瓶で授乳させることが推奨されている。両親や保育者には、授乳時の乳児の姿勢、乳首の選択、哺乳瓶の選択、摂取量のモニタリングについて指導する必要がある。

エネルギー必要量は一般に健常乳幼児と同じであるが、授乳があまりに困難である場合には、エネルギー必要量が満たされないと思われる。この問題を解決するための対策として、経腸栄養法を提言する専門家もいるが、適切な哺乳瓶と乳首による授乳の継続や、調製乳または母乳の濃縮乳の使用を推奨する専門家もいる。第43章および表45-6参照。

授乳を有効なものにするためには、乳児が口腔内に真空状態を作り出し乳首周囲を唇で密閉する必要がある。これは、適切な哺乳瓶、乳首、正しい授乳姿勢により実現することができる。許容可能な乳首や哺乳瓶として、穴の大きい標準新生児用乳首、子羊用乳首、Ross cleft palate assembly（口蓋裂児用セット商品名）、オブチュレーター（栓塞子）付乳首、空気孔付き歯列矯正乳首などいくつかある。哺乳瓶としては、クロスカット穴の乳首が付属した大変柔らかい哺乳瓶から、ハーバーマン哺乳瓶、押し出し可能の哺乳瓶、Asepto注射器型哺乳瓶などさまざまな種類がある。

CL/CP患者はみな異なることから、摂食治療チームはさまざまな器具を評価し、親にその使用方法を綿密に指導することがきわめて重要となる。口蓋裂の小児が閉鎖手術を受けるまで、口蓋裂を覆うために口蓋床が用いられている。この使用により摂取量と授乳能力が改善し、体重増加量が増え、歯列弓が成長する。欠点として、この効果を維持するためには乳児の成長に合わせて作り直さねばならず、費用が掛かって不便でもある。口蓋床を用いる乳児と使用しない乳児の二つのグループの間で、成長と授乳にかかる時間を比較検討する1件の試験が実施され（Prahl et al., 2005）、成長に関しては有意差がみられなかった。このため、この研究者らは口蓋床を使用する必要はないとの結論を出した。立位の姿勢にして、適切な乳首を選び、液体食を口腔の側面または背面に流すようにするだけで、最適な栄養摂取を効果的に促すことができると思われ、推奨もされている。この場合、立位にして頻回にげっぷを出させる必要がある。

CL/CP乳児では、4～6ヵ月齢で離乳食を導入すると、標準的なプロトコルに合わせることができる。この時期までには口唇裂が修復されているはずであり、頭部の制御と体幹の安定も良好になっている。離乳食はゆっくり食べさせ、口唇裂が修復されるまでは食物を裂孔周囲に持っていくことを覚えながら、一口一口をコントロールすることができるような介助をする。発達経過に伴い、修復の術後管理、口蓋裂の治癒、食事摂取をゆっくりではあるが標準的に進行させる（第17章参照）。

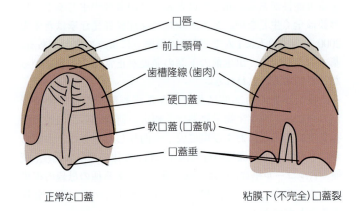

図45-5　口蓋裂

出典：the Cleft Palate Foundation. Accessed 28 December 2006 from "http://www.cleftline.org/"

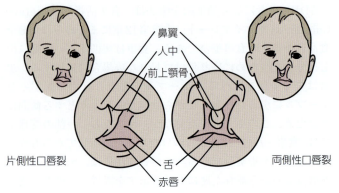

図45-6　口唇裂

出典：the Cleft Palate Foundation. Accessed 28 December 2006 from "http://www.cleftline.org/"

表 45-6

調製乳の濃縮と油脂および炭水化物の添加による熱量増量

30mL当たりに必要な熱量濃度	粉ミルクの分量	水分添加量
20kcal/30mL (oz) の調製乳を使用		
20kcal	1杯	60mL
22kcal	2杯	105mL
24kcal	3杯	150mL
27kcal	3杯	127.5mL
22kcal/30mLの調製乳を使用		
22kcal	1杯	60mL
24kcal	3杯	165mL
27kcal	5杯	240mL

油脂または炭水化物の添加量

製品	kcal	油脂または炭水化物の種類
コーン油またはサフラワー油	9/gまたは8.3/mL	コーン油またはサフラワー油
Microlipid(商品名)	4.5/mL	サフラワー油
MCT油	8.3/gまたは7.6/mL	ヤシ油
Karoコーンシロップ	大さじ1 = 58kcal	多糖類
Polycose液体(商品名)	2/mLまたは60/30mL	グルコースポリマー
Polycose粉末	3.8/g、8/小さじ1、23/大さじ1	グルコースポリマー
Moducal粉末(商品名)	30/大さじ1	グルコースポリマー

MCT：中鎖脂肪酸トリグリセリド(Medium-chain triglyceride)

胎児性アルコール症候群

胎児性アルコール症候群（Fetal alcohol syndrome [FAS]）とは、妊娠中にアルコールを摂取していた妊婦の胎児に生じる精神および身体の異常の一形態である。アルコール摂取の影響として、発育遅延、特徴的な顔面の徴候、さらに心理学的問題や行動の問題、他の身体の障害をもたらす神経細胞と脳組織の損傷がある。アメリカおよびヨーロッパの有病率は、推定で新生児1000人に0.2～1.5人となっている。3つの民族のアルコール依存症の妊婦に生まれた血縁のない全新生児8例に、頭蓋顔面、四肢、心血管に異常が認められたことを受けて、1973年、ワシントン大学医学部のKenneth JonesおよびDavid Smithが胎児性アルコール症候群（FAS）と名付けた（Jones, KL, et al, 1973）。

胎児性アルコール症候群の診断には、以下の基準の全項目を満たす必要がある。1）発育不全、2）FASの顔面の特徴、3）中枢神経系の損傷、4）妊娠期のアルコール曝露。顔面には、滑らかな人中（上唇と鼻の間の溝）、薄い上唇、小さい眼瞼裂（上瞼と下瞼との間）の特徴がある（第16章の図16-4参照）。

栄養アセスメント

FAS児では発育不全が診断基準の一つとなっていることから、身体計測が栄養アセスメントできわめて重要である。重度の発育不全では身長も体重も3パーセンタイル未満で、中等度では身長と体重のいずれか一方のみ3パーセンタイル未満である。成長を頻回に評価し、CDC（米国疾病管理予防センター）およびWHOの成長グラフに曲線を書き込む必要がある。胎児期の発育遅延は出生後も持続する場合があり、成長障害が残る乳児もいることが明らかにされている（Huber A, Ekvall S. 2005）。FASに起因して吸綴が弱く、口腔運動に障害が生じることによる授乳困難など、摂食の問題も伴う。このことも成長障害の一因となっていると思われる。

治療戦略

FAS小児の栄養学的管理では、この患者特有の栄養学的問題に焦点が当てられている。発育不全、成長障害、授乳困難に対処するには、発達障害を来す他の乳幼児および小児に通常実施されている評価と治療が必要である。エネルギーと栄養素の必要量は健常小児と同じであるが、成長障害を来している場合には熱量の増量が必要と思われる。一部の小児では、ADHD（注意欠陥／多動性障害）が報告されており、この場合の治療も前述と同じにする。

栄養療法における議論

発達障害を呈する小児および成人への医学的栄養療法（MNT）の重要な要素となるのは、両親にこの疾患による制約、すなわち成長、摂食困難、認知機能などの制約を受け入れてもらうには、カウンセリングでは足りないことを理解することである。多くの親は、このために通常とは異なる医学療法や栄養療法を探す。情報源の大半はインターネットや保護者の支援団体である。最近では、メディアが抗酸化物質であるビタミン（A、C、E）およびミネラル（亜鉛、銅、マンガン、セレン）と、グルコサミン、チロシン、トリプトファンなどのアミノ酸との併用を宣伝している。この期待される効果は、成長の改善、認知機能、機敏さ、集中持続性の増進、顔面の症状改善である。

こうした療法を裏づける科学的データはほとんど存在しない。これまで、ダウン症候群(DS)、二分脊椎症、脆弱X症候群、自閉症の小児のビタミン必要量が研究されてきたが、発達障害児のビタミンとミネラルの必要量が健常児よりも高いとする所見は示唆されていない。DSの原因が栄養欠乏症であるかどうかについて探るため、膨大な食事歴の検討が実施されてきた。これまでこの研究には、数多くのビタミン、ミネラル、脂肪酸、消化酵素、抗脂肪肝作用の栄養素、数多くの薬剤が検討されてきたが、決定的な結果が得られていない。

DS(ダウン症候群)に提言されている栄養学的治療の中心的概念は、代謝による遺伝子過剰発現是正である。これは、第3の21番染色体の存在がスーパーオキシドジスムターゼと、メチル化経路の活性を阻害するシスタチオニンβ合成酵素の過剰生成をもたらすとする仮説が前提となっている。葉酸および抗酸化物質のビタミンサプリメントがこの影響を弱め、治療のカギになると考えられている。しかし、これは理論に過ぎず、この点からすれば、栄養サプリメント投与は費用がかかるうえ疑問の残る方法ともいえる。

ADHD(注意欠陥／多動性障害)小児の親からは、小児の食事から糖質を除去すると多動性が低下するという報告があるが、科学的根拠によりこれが裏づけられたわけではない。しかし、良好な栄養摂取を促すためには、小児の食事から糖質を除去したり、少なくとも減らしたりするのはよい考え方であろう。DSをはじめとする発達障害の小児には、集中持続性と集中力を高めるといわれるラン藻類が奨励されている。自閉症には、癇癪と自己刺激行動を軽減し注意と言語を改善するために、ビタミンB_6およびマグネシウムの高用量投与が提言されている。もう一つ提言されている療法はジメチルグリシン投与である。しかし、これに関する研究は少ない。

地域の活用

昼食プログラムおよび朝食プログラムのある学校給食制度は、多くの種類の栄養学的問題に対処しMNTを実施するためには優れた戦略となる。小児と青少年は学校で調整食を受けることができる。小児・成人ケア給食支援制度(Child and Adult Care Food Program)の下では、特別な必要性や発達障害のある小児と青少年に、追加費用を徴収せずに調整食を提供することが義務づけられている。学校給食では、障害により食事が限定される小児(アメリカ農務省の差別禁止条項に定義される)には、追加費用を徴収せずに特別給食を提供することが義務づけられている

個別障害者教育法(Individuals with Disabilities Education Act [IDEA])パートBで用いられている「障害児」という言葉は、IDEAに準拠し、以下に挙げる障害13項目の1項目に該当することが評価により認められた小児を意味する。〔1〕自閉症、〔2〕盲ろう者、〔3〕ろう者、〔4〕知的障害、〔5〕身体障害者、〔6〕喘息、腎炎、糖尿病、鎌状赤血球貧血、心臓の病態、てんかん、リウマチ熱、血友病、白血病、鉛中毒、結核などの慢性または急性

特別学校給食が必要な生徒氏名

特別給食を必要とする障害または疾患。疾患により影響を受ける主な日常活動を簡単に説明してください。

食物の除去と代替品(除去すべき食品群に印をつけてください。この用紙の裏に記入するか別紙を添付して、除去すべき特定の食品を列挙し代替品を提案してください)。

- 肉類と肉類の代替品
- 牛乳と乳製品
- パンとシリアル製品
- 果物と野菜

食べられる食形態：食べられる食形態にチェックを入れてください。
□ 標準　　□ 刻んだもの　　□ 挽いたもの　　□ 裏ごししたもの

食事摂取に関するその他の情報

私は、上記氏名の生徒の障害または慢性疾患により、この生徒には上記の通りに準備した特別学校給食が必要であることを証明いたします。

| 医師／認可を受けた医療提供者署名 | 医療機関の電話番号／署名日 |

図45-7 学校給食のための食事処方
出典：CARE: special nutrition for kids, Birmingham, AL, 1999, Alabama Department of Education. 許可を得て転載。

の疾患によるその他健康障害〔7〕情緒障害、〔8〕特定学習障害、〔9〕言語障害、または言語発達障害、〔10〕外傷性脳損傷、〔11〕視力障害、〔12〕複合障害、〔13〕発達遅延。注意欠陥障害は13項目の一つに入る。

　発達障害による特別給食の処方を学校に申請する場合には、特別給食が必要な小児に関する医学的説明が必要である（図45-7）。この申請書では、食事関連疾患などの特別な状態、除去すべき食物または食事、代替食品または代替食品の選択肢の確認が求められる。さらに、医師または認可を受けた医療提供者の署名も必要である。学校給食では、障害はないが、特別な医療食または食事療法が必要であることが医学的に証明されている小児のために、代替給食を出すことができる。

重度のアレルギーまたは先天性代謝異常の小児がその一例である。発達障害の小児への学校給食は、MNTの長期実施には重要な戦略である。

ウェブサイトの有用情報

Centers for Disease Control and Prevention Birth Defects Research
http://www.cdc.gov/ncbddd/birthdefects/research.html

March of Dimes
http://www.modimes.org

 臨床シナリオ 1

　ミッチェルは生後2ヵ月のダウン症候群男児である。未熟児で生まれ（在胎週数30週）、体重増加不良および重度の胃食道逆流を呈していたため、10日齢で胃瘻チューブ栄養を開始した。この体重増加不良は吸啜不良によるものだったが、嚥下には問題がなかった。4ヵ月齢の早期治療プログラムで、栄養士の最初の診察を受けた。この時点で、身長は約57.2cm、体重は約4,734gであった。

　生後16ヵ月で離乳食を開始。経腸調製乳はPediaSureである。生後21ヵ月までに、身長は約71.1cm、体重は約8,392gになった。CDC（米国疾病管理予防センター）成長グラフでは身長と体重が5パーセンタイルの位置にあったが、ダウン症候群用のグラフでは25パーセンタイルにあった。7ヵ月齢からは経口で直接摂取しているが、胃瘻チューブによる摂取量に加え、経口摂取の全量は1日に瓶詰め離乳食1本分であった。這い這いはするがまだ歩けず、自食能力はきわめて低かった。21ヵ月齢の現在、母親が最も優先とすることは、経腸栄養の中止と、ミッチェルの良好な成長を維持することである。母親は体重増加速度について心配している。また、便秘が薬剤を必要とするほど問題になっていることも心配の種になっている。

栄養診断
　出された食事をほとんど自分で食べることができないことから明らかなように、発達遅延により自食困難を来している。

栄養管理の演習問題
1. 患児の母親やほかのチームメンバーと協力するには、どのようなアプローチをしたらよいだろうか。
2. 栄養学的な必要事項として何が考えられるだろうか。まずエネルギーから答えよ。
3. ミッチェルの体重増加を促すためには、経腸栄養用30kcal/30mL調製乳を何mL推奨したらよいだろうか。
4. 経口摂取を増やし経腸栄養を減らすためには、どのようなステップを進める必要があるだろうか。
5. この便秘に対処するには何を推奨したらよいだろうか。

 臨床シナリオ 2

　ルークはプラダー・ウィリー症候群を来す2歳の男児である。体重約3,175g、身長約45.7cmで生まれた。新生児室での検査により、プラダー・ウィリー症候群であると判明。プラダー・ウィリー症候群の典型として、ルークは筋緊張がきわめて低く、吸啜が特に不良であった。母親は母乳授乳を望んでいたが、ルークは乳房をしっかりくわえることができなかったため、搾乳することにした。また、母乳強化剤（human milk fortifier [HMF]）を母乳に添加することが推奨された。母親は、ルークが成長すれば肥満になる可能性があることを知っていたため、HMFの添加を大変心配した。退院後、ルークは栄養支援サービスが受けられる早期治療プログラムに登録した。最終的には人工栄養に切り替えたが、弱い吸啜が持続し、栄養摂取の支援サービスが必要となった。

栄養診断
　栄養支援サービスを必要としていることから明らかなように、弱い吸啜と筋緊張低下により自力で授乳することができない。

栄養管理の演習問題
1. ルークの継続的な栄養管理に適した計画とは、どのようなものだろうか。
2. ルークがやがて肥満になると心配している母親には、栄養士がどのような情報を提供すればよいだろうか。
3. ルークの成長に合わせ肥満を予防するために、摂取すべきカロリー量を算定するには、どのような方法が適しているだろうか。

National Center for Education in Maternal and Child Health
http://www.ncemch.org/

National Dissemination Center for Children with Disabilities
http://www.nichcy.org

National Folic Acid Campaign
http://www.cdc.gov/folicacid/promote.htm

引用文献

American Dietetic Association (ADA): Position of the American Dietetic Association: providing nutrition services for people with developmental disabilities and special health care needs, *J Am Diet Assoc* 110:297, 2010.

AAIDD: American Association on Intellectual and Developmental Disabilities. Definitions. Accessed April 10, 2011 from http://www.aaidd.org/content_100.cfm?navID=21.

Biederman J, et al: A naturalistic 10-year prospective study of height and weight in children with attention-deficit hyperactivity disorder grown up: sex and treatment effects, *J Pediatr* 157:635, 2010.

Carrel AL, et al: Long-term growth hormone therapy changes the natural history of body composition and motor function in children with Prader-Willi syndrome, *J Clin Endo Met* 95:1131, 2010.

Capone G, et al: Down syndrome. In Ekvall SW, Ekvall VK, editors: *Pediatric nutrition in chronic disease and developmental disorders*, New York, 2005, Oxford University Press.

Centers for Disease Control and Prevention: CDC Grand Rounds: additional opportunities to prevent neural tube detects, *MMWR Morb Mortal Wkly Rep* 59(31):980, 2010.

Centers for Disease Control and Prevention: Updated national birth prevalence estimates for selected birth defects in the United States, 2004-2006, 2010. Atlanta, Ga. Accessed 28 October 2010 from http://www.cdc.gov/ncbdddfeatures/birthdefects.

Cleft Palate Foundation: Information about Pierre Robin sequence/complex, 2006, Accessed 21 April 2011 from http://www.cleftline.org/publications/pierre_robin

Cloud HH, et al: Feeding problems of the child with special health care needs. In Ekvall SV, Ekvall VK, editors: *Pediatric nutrition in chronic disease and developmental disorders*, ed 2, New York, 2005, Oxford University Press.

Ekvall SW, Cerniglia F: Myelomeningocele. In Ekvall SW, Ekvall VK, editors: *Pediatric nutrition in developmental disabilities and chronic disorders*, ed 2, New York, 2005, Oxford University Press.

Henderson RC, et al: Longitudinal changes in bone density in children and adolescents with moderate to severe cerebral palsy, *J Pediatr* 146:769, 2005.

Huber A, Ekvall SW: Fetal Alcohol Syndrome. In Ekvall SV, Ekvall VK, editors: *Pediatric nutrition in chronic disease and developmental disorders*, ed 2, New York, 2005, Oxford University Press.

Huss M, et al: Supplementation of polyunsaturated fatty acids, magnesium and zinc in children seeking medical advice for attention-deficit/hyperactivity problems-an observational cohort study, *Lipids Health Dis* 9:105, 2010.

Jones KL, et al: Pattern of malformation in offspring of chronic alcoholic mothers, *Lancet* 1(7815):1267, 1973.

McCune H, Driscoll D: Prader-Willi syndrome. In Ekvall SW, Ekvall VK, editors: *Pediatric nutrition in chronic disease and developmental disorders*, ed 2, New York, 2005, Oxford University Press.

Merritt L: Physical assessment of the infant with cleft lip and/or palate, *Adv Neonatal Care* 5:125, 2005.

Miller JL, et al: Nutritional phases in Prader-Willi syndrome, *Am J Med Genet A* 155:1040, 2011.

Obata K, et al: Effects of 5 years growth hormone treatment in patients with Prader-Willi syndrome, *J Pediatr Endocrinol Metab* 16:155, 2003.

Pelsser LM, et al: Effects of a restricted elimination diet on the behavior of children with attention-deficit hyperactivity disorder (INCA study): a randomised controlled trial, *Lancet* 377(9764):494, 2011.

Prahl C, et al: Infant orthopedics in UCLP: effect on feeding, weight, and length: a randomized clinical trial (Dutch cleft), *Cleft Palate Craniofac J* 42:171, 2005.

Reichelt K, Knivsberg AM: Why use the gluten free and casein-free diet? What the results have shown so far. Autism Research Institute, 2003. www.autismwebsite.com/ARI/fsn/reicvhelt.htm. accessed April 14, 2007.

Reus L, et al: Motor problems in Prader-Willi syndrome: a systematic review on body composition and neuromuscular functioning, *Neurosci Biobehav Rev* 35:956, 2011.

Robbins JM, et al: Hospitalizations of newborns with folate-sensitive birth defects before and after fortification of foods with folic acid, *Pediatrics* 118:906, 2006.

Roberts EM, et al: Maternal residence near agricultural pesticide applications and autism spectrum disorders among children in the Californiat Central valley, *Environ Health Perspect* 115:1482, 2007.

Scerif M, et al: Ghrelin in obesity and endocrine diseases, *Mol Cell Endocrinol* [Feb 21, 2011, e-pub ahead of print].

Smithells RN, et al: Further experience of vitamin supplementation for prevention of neural tube defect recurrences, *Lancet* 1:1027, 1983.

Stevenson RD: Use of segmental measures to estimate stature in children with cerebral palsy, *Arch Paediatr Adolesc Med* 149:658, 2005.

Sullivan PB, et al: Gastrostomy tube feeding in children with cerebral palsy: a prospective longitudinal study, *Dev Med Child Neurol* 47:77, 2005.

Talebizadeh Z, Butler MG: Insulin resistance and obesity-related factors in Prader-Willi syndrome: comparison with obese subjects, *Clin Genet* 67:230, 2005.

Tobin SP, et al: The role of an interdisciplinary feeding team in the assessment and treatment of feeding problems: building blocks for life: Pediatric Nutrition Practice Group, *J Am Diet Assoc* 28:3, 2005.

付録

概説
1. 医学略語 1045
2. 単位の略語 1046
3. 電解質のミリグラム当量とミリグラム 1047
4. 当量、換算、一人前の分量 1047

栄養ケアプロセス
5. 栄養アセスメント 1048
6. 栄養診断 1051
7. 栄養介入 1053
8. 栄養のモニタリングと評価 1055

身体アセスメント
9. 身体発育曲線（身長および体重）（男児：出生〜24か月齢） 1056
10. 身体発育曲線（頭囲、身長に対する体重）（男児：出生〜24か月齢） 1057
11. 身体発育曲線（身長および体重）（男児：2歳〜20歳） 1058
12. 身体発育曲線（体格指数 BODY MASS INDEX：BMI）（男児：2歳〜20歳） 1059
13. 身体発育曲線（身長および体重）（女児：出生〜24か月齢） 1060
14. 身体発育曲線（頭囲、身長に対する体重）（女児：出生〜24か月齢） 1061
15. 身体発育曲線（身長および体重）（女児：2歳〜20歳） 1062
16. 身体発育曲線（体格指数 BODY MASS INDEX：BMI）（女児：2歳〜20歳） 1063
17. 思春期発達のタナー段階（女性） 1064
18. 思春期発達のタナー段階（男性） 1064
19. 身長および体重の直接測定法 1065
20. 身長の間接測定法 1065
21. 骨格サイズの測定 1066
22. 切断患者の理想体重の調整 1066
23. 体格指数（BODY MASS INDEX：BMI）表 1067
24. 4か所の部位を摘まんで測った体脂肪の割合（百分率） 1068
25. 小児の腕部計測の計算図表 1069
26. 成人の腕部計測の計算図表 1070
27. 生体電気インピーダンス法の臨床応用の推奨事項 1071
28. 身体活動と消費カロリー／時 1072
29. 栄養面に着目した身体アセスメント 1075

臨床検査と医薬品
30. 栄養アセスメントとモニタリングの臨床検査データ 1079
31. 特定の医薬品の栄養学的影響 1100

栄養介入
栄養素の供給：経腸栄養法
32. 経腸栄養剤と使用指示 1107

栄養教育とカウンセリング
33. DASH（高血圧予防）食 1108
34. 献立作成用食品交換表 1109
35. 米国嚥下調整食 1122
36. 透析のための腎臓病食 1126
37. 塩分制限食 1130

栄養データ*
38. アルコール飲料の栄養データ 1136
39. カフェイン含有食品の栄養データ 1137
40. 必須脂肪酸（オメガ脂肪酸）の栄養データ 1138
41. 高繊維食の栄養データ 1139
42. 飲み物と水分の栄養データ 1142
43. 食品別血糖指標（GI）および血糖負荷（GL） 1143
44. 高タンパク質食の栄養データ 1144
45. 菜食主義の食事の栄養データ 1144

ビタミン類
46. 葉酸、ビタミン B_6、ビタミン B_{12} の栄養データ 1147
47. ビタミンAとカロテノイドの栄養データ 1149
48. ビタミンCの栄養データ 1151
49. ビタミンEの栄養データ 1152
50. ビタミンKの栄養データ 1153

ミネラル
51. カルシウムとビタミンDの栄養データ..........1154
52. クロムの栄養データ......................1157
53. ヨウ素の栄養データ......................1158
54. 鉄の栄養データ..........................1159
55. マグネシウムの栄養データ.................1160
56. カリウムの栄養データ....................1162
57. セレンの栄養データ......................1163
58. 亜鉛の栄養データ........................1164

出典：*North Carolina Dietetic Association: Nutrient care manual, 2011, Raleigh, North Carolina; USDA Agricultural Research Service, Nutrient Data Laboratory.* その他の栄養データ*（付録38-58）は、*http://www.nal.usda.gov/fnic/foodcomp/search/* から転載した。編集者は、*Maria Balance, MS, RD, LDN* である。

付録 1. 医学略語

ABGs	動脈血ガス(arterial blood gases)		FTT	成長障害(failure to thrive)
ACTH	副腎皮質刺激ホルモン(adrenocorticotropic hormone)		Fx	骨折(fracture)
AD	アルツハイマー病(Alzheimer's disease)		GB	胆嚢(gallbladder)
ADH	抗利尿ホルモン(antidiuretic hormone)		GFR	糸球体濾過率(glomerular filtration rate)
ADI	適正1日摂取量(adequate daily intake)		GI	胃腸(の)(gastrointestinal)
ADIME	アセスメント,診断,介入,モニタリング,評価(assesment, diagnosis, intervention, monitoring, evaluation)		GIP	胃抑制ペプチド(gastric inhibitory polypeptide)
ADLs	日常生活動作(activities of daily living)		GTF	耐糖因子(glucose tolerance factor)
AI	適正摂取量(adequate intake)		GTT	糖負荷試験(glucose tolerance test)
AIDS	後天性免疫不全症候群(acquired immunodeficiency syndrome)		GVHD	移植片対宿主疾患(graft-versus-host disease)
ALA	α-リノレン酸(α-linolenic acid)		HAV	A型肝炎ウイルス(hepatitis A virus)
ALS	筋萎縮性側索硬化症(amyotrophic lateral sclerosis)		Hb	ヘモグロビン(hemoglobin)
AP	狭心症(angina pectoris)		HBV	B型肝炎ウイルス(hepatitis B virus)
ARF	急性腎不全(acute renal failure)		HCT	ヘマトクリット(hematocrit)
ASHD	アテローム硬化性心疾患(atherosclerotic heart disease)		HDL	高比重リポタンパク(high-density lipoprotein)
ATP	アデノシン三リン酸(adenosine triphosphate)		HE	肝性脳症(hepatic encephalopathy)
BCAA	分岐鎖アミノ酸(branched-chain amino acid)		HF	心不全(heart failure)
BEE	基礎エネルギー消費量(basal energy expenditure)		H&D	病歴と診察(history and physical)
BHA	ブチル化ヒドロキシアニソール(butylated hydroxyanisole)		HIV	ヒト免疫不全ウイルス(human immunodeficiency virus)
BHT	ブチル化ヒドロキトルエン(butylated hydroxytoluene)		HPN	在宅静脈栄養(home parenteral nutrition)
BMI	体格指数(body mass index)		HSL	ホルモン感受性リパーゼ(hormone-sensitive lipase)
BMR	基礎代謝率(basal metabolic rate)		HTN	高血圧(hypertension)
BMT	骨髄移植(bone marrow transplantation)		Hx	病歴(history)
BPD	気管支肺異形成(bronchopulmonary dysplasia)		IBD	炎症性腸疾患(inflammatory bowel disease)
BSA	体表面積(body surface area)		IBS	過敏性腸症候群(irritable bowel syndrome)
BV	生物価(biologic value)		IBW	理想体重(ideal body weight)
CA	がん(cancer)		ICU	集中治療室(intensive care unit)
CAD	冠動脈疾患(coronary artery disease)		IF	内因子(intrinsic factor)
CAPD	持続携帯式腹膜透析(continuous ambulatory peritoneal dialysis)		IgE	免疫グロブリンE(immunoglobulin E)
CAVH	持続的動静脈血液濾過(continuous arteriovenous hemofiltration)		IGT	耐糖能異常(impaired glucose tolerance)
CCK	コレシストキニン(cholecystokinin)		IL-2	インターロイキン-2(interleukin-2)
CCU	冠動脈疾患集中治療室(coronary care unit)		IM	筋肉内(intramuscular)
CDC	米国疾病管理予防センター(Centers for Disease Control and Prevention)		INH	イソニコチン酸ヒドラジド(isonicotinic acid hydrazide)
CHD	冠動脈性心疾患(coronary heart disease)		INR	国際標準比(international normalized ratio)
CHI	閉鎖性頭部外傷(closed head injury)		I&O	摂取と排出(intake and output)
CKD	慢性腎疾患(chronic kidney disease)		IV	静脈内(intravenous)
CNS	中枢神経系(central nervous system)		J	ジュール(joule)
COPD	慢性閉塞性肺疾患(chronic obstructive pulmonary disease)		kcal (Cal)	キロカロリー(kilocalorie)
CPN	中心静脈栄養(central parenteral nutrition)		kJ	キロジュール(kilojoule)
CSII	持続皮下インスリン注入(continuous subcutaneous insulin infusion)		KUB	腎臓、尿管、膀胱(kidney, ureter, bladder)
CSF	脳脊髄液(cerebrospinal fluid)		LBM	除脂肪細胞(lean body mass)
CVA	脳血管事故(cerebrovascular accident)		LCT	長鎖トリグリセリド(long-chain triglyceride)
DCCT	糖尿病コントロールと合併症試験(Diabetes Control and Complications Trial)		LDL	低比重リポタンパク(low-density lipoprotein)
DHA	ドコサヘキサエン酸(docosahexaenoic acid)		LES	下部食道括約筋(lower esophageal sphincter)
DHHS	米国保健社会福祉省(Department of Health and Human Services)		LFT	肝機能検査(liver function test)
DJD	変形性関節疾患(degenerative joint disease)		LPL	リポタンパク質リパーゼ(lipoprotein lipase)
DKA	糖尿病性ケトアシドーシス(diabetic ketoacidosis)		MAOI	モノアミンオキシダーゼ阻害薬(monoamine oxidase inhibitor)
DM	糖尿病(diabetes mellitus)		MCH	平均赤血球ヘモグロビン(mean corpuscular hemoglobin)
DNA	デオキシリボ核酸(deoxyribonucleic acid)		MCT	中鎖トリグリセリド(medium-chain triglyceride)
DRI	食事摂取基準(dietary reference intake)		MCV	平均赤血球容積(mean corpuscular volume)
ECG/EKG	心電図(electrocardiogram)		MDS	最小基本データ(minimum data set)
EDTA	エチレンジアミン四酢酸塩(ethylenediaminetetraacetate)		MET	代謝当量(metabolic equivalent)
EFA	必須脂肪酸(essential fatty acid)		MFOS	混合機能オキシダーゼ系(mixed-function oxidase system)
EPA	エイコサペンタエン酸(eicosapentaenoic acid)		MI	心筋梗塞(myocardial infarction)
EPO	エリスロポエチン(erythropoietin)		MSG	グルタミン酸一ナトリウム(monosodium glutamate)
ERT	エストロゲン補充療法(estrogen replacement therapy)		MSUD	メープルシロップ尿症(maple syrup urine disease)
ESR	赤血球沈降速度(erythrocyte sedimentation rate)		NANB	非A非B型肝炎ウイルス(non-A, non-B hepatitis virus)
ESRD	末期腎疾患(end-stage renal disease)		NCEP	全米コレステロール教育プログラム(National Cholesterol Education Program)
FAD	フラビンアデニンジヌクレオチド(flavin adenine dinucleotide)		NCP	栄養ケアプロセス(Nutrition Care Process)
FBG	空腹時血糖値(fasting blood glucose)		NG	経鼻胃(nasogastric)
FBS	空腹時血糖値(fasting blood sugar)		NPO	絶食(nothing by mouth)
FFA	遊離脂肪酸(free fatty acid)		NPU	正味タンパク質利用率(net protein utilization)
FIGLU	ホルムイミノグルタミン酸(formimino glutamic acid)		NSAID	非ステロイド系抗炎症薬(nonsteroidal antiinflammatory drug)
FMN	フラビンモノヌクレオチド(flavin mononucleotide)		NSP	非デンプン性多糖類(nonstarch polysaccharide)
FPG	空腹時血漿血糖値(fasting plasma glucose)		N&V	嘔気・嘔吐(nausea and vomiting)

続く

付録 1. 医学略語——続き

OCA	経口避妊薬(oral contraceptive agent)		ROS	臓器系統別レビュー(review of systems)
OGTT	経口糖負荷試験(oral glucose tolerance test)		RQ	呼吸商(respiratory quotient)
OHA	経口血糖降下薬(oral hypoglycemic agent)		RTA	腎尿細管性アシドーシス(renal tubular acidosis)
PBI	タンパク質結合ヨウ素(protein-bound iodine)		SCA	鎌状赤血球性貧血(sickle cell anemia)
PCM	タンパク質-カロリー低栄養状態(protein-calorie malnutrition)		SCT	短鎖トリグリセリド(short-chain triglycerides)
PEG	経皮内視鏡的胃瘻造設術(percutaneous endoscopic gastrostomy)		SFA	飽和脂肪酸(saturated fatty acid)
PEM	タンパク質-エネルギー低栄養状態(protein-energy malnutrition)		SLE	全身性エリテマトーデス(systemic lupus erythematosus)
PER	タンパク質効率(protein efficiency ratio)		SMBG	血糖値の自己測定(self-monitoring of blood glucose)
PG	プロスタグランジン(prostaglandin)		SOB	息切れ(shortness of breath)
PHE	フェニルアラニン(phenylalanine)		S/P	後状態(status post)
PKU	フェニルケトン尿症(phenylketonuria)		TBSA	総体表面積(total body surface area)
PLP	ピリドキサルリン酸(pyridoxal phosphate)		TC	総コレステロール値(total cholesterol)
PN	静脈栄養(parenteral nutrition)		TEE	総エネルギー消費量(total energy expenditure)
PPN	末梢静脈栄養(peripheral parenteral nutrition)		TEF	食物の産熱効果(thermic effect of food)
PRN	必要に応じて(as needed)		TG	トリグリセリドまたはトリアシルグリセロール(triglyceride or triacylglycerol)
PT	患者(patient)		THF	テトラヒドラ葉酸(tetrahydrofolate)
PTA	入院前(prior to admission)		TIA	一過性虚血発作(transient ischemic attack)
PTT	部分トロンボプラスチン時間(partial thromboplastin time)		TIBC	総鉄結合能(total iron-binding capacity)
PUD	消化性潰瘍疾患(peptic ulcer disease)		TNF	腫瘍壊死因子(tumor necrosis factor)
PUFA	多価不飽和脂肪酸(polyunsaturated fatty acid)		TS	トランスフェリン飽和率(transferrin saturation)
RAST	放射性アレルギー吸収試験(radioallergosorbent test)		UL	許容上限摂取量(upper intake level)
RBC	赤血球(red blood cell)		URI	上気道感染症(upper respiratory infection)
RDA	推奨栄養所要量(recommended dietary allowance)		UTI	尿路感染症(urinary tract infection)
RDS	呼吸窮迫症候群(respiratory distress syndrome)		VLCD	超低カロリー食(very-low-calorie diet)
REE	安静時エネルギー消費量(resting energy expenditure)		VLDL	超低比重リポタンパク質(very-low-density lipoprotein)
RMR	安静時代謝率(resting metabolic rate)		VOD	静脈閉塞性疾患(venous occlusive disease)
RNA	リボ核酸(ribonucleic acid)		VS	生命徴候(vital signs)
R/O	除外(rule out)		WNL	正常範囲内(within normal limits)

付録 2. 単位の略語

医学、栄養学、看護学の分野で用いられる専門用語以外に、通用している略語がある。使用頻度の高い略語を以下に示す。

aa: 各々、各同量(ギリシャ語のana)
ac: 食前(ラテン語のante cibum)
ad, add: 加えよ、加えた(ラテン語のadde, addatus, or addantur)
ad lib: 適宜(ラテン語のad libitum)
aq: 水(ラテン語のaqua)
aq dest: 蒸留水(ラテン語のaqua destillata)
bid, bis in d: 1日2回(ラテン語のbis in die)
c̄: と共に(ラテン語のcum)
c: カップ(cup)
Cent; cent; C: 百分度、セ氏(centigrade, Celsius)
cm: センチメートル(centimeter)
dilut: 希釈せよ(ラテン語のdilutus)
div: 分割せよ(ラテン語のdivide)
fac: 作成せよ
g: グラム
gr: グレイン(ラテン語のgranum)
gtt: 滴(ラテン語のguttae)
hs: 就寝時に(ラテン語のhora somn)
IU: 国際単位(international unit)
kcal: キロカロリー(kilocalorie)
kg: キログラム(kilogram)
kJ: キロジュール(kilojoule)
lb: ポンド(pound)
µg: マイクログラム(microgram)

mEq: ミリグラム当量(milliequivalent)
mg: ミリグラム(milligram)
mil or mL: ミリリットル(milliliter)
mM: ミリモル(millimole)
µmol: マイクロモル(micromol)
mOsm: ミリオスモル(milliosmole)
oz: オンス(ounce)
prn: 必要に応じて(ラテン語の. pro re nata)
pt: パイント(pint)
pulv: 散剤(ラテン語のpulvis)
qd: 毎日(ラテン語のquaque die)
QID, qid: 1日4回(ラテン語のquater in die;)
q3h: 3時間毎(every 3 hours)
qs: 十分量(ラテン語のquantum satis)
qt: クオート(quart)
RE: レチノール当量(retinal equivalent)
s̄: なしに(ラテン語のsine; without)
sol: 溶液(solution)
ss: 半分(ラテン語のsemis; half)
stat: 直ちに(ラテン語のstatim; immediately)
T, tsp: 小さじ(teaspoon)
T, Tbsp: 大さじ(tablespoon)
tid: 1日3回(ラテン語のter in die)

付録 3. 電解質のミリグラム当量とミリグラム

ミリグラム値からミリグラム当量値への換算：ミリグラム値を原子量で割り、価数をかける。

$$例：\frac{ミリグラム値}{原子量} \times 価数 = ミリグラム当量$$

無機元素	元素記号	原子量(mg)	価数
カルシウム	Ca	40	2
塩素	Cl	35	1
マグネシウム	Mg	24	2
リン	P	31	2
カリウム	K	39	1
ナトリウム	Na	23	1
硫酸塩	SO_4	96	2
イオウ	S	32	

ナトリウムから塩化ナトリウムへの換算：2.54をかける。

例：1000mgのナトリウム = 1000×2.54 = 2540mgの塩化ナトリウム(2.5g)

塩化ナトリウムからナトリウムへの換算：0.393をかける

例：2.5gの塩化ナトリウム = 2.5×0.393 = 1000mgのナトリウム

ミリグラム量	ナトリウム量（ミリグラム当量）(mEq)	塩化ナトリウムのグラム数
500	21.8	1.3
1000	43.5	2.5
1500	75.3	3.8
2000	87.0	5.0

Merck Manual, Ready Reference Guide（2011年3月22日にアクセス）http://www.merckmanuals.com/professional/print/appendixes/ap1/ap1a.html; Nelson JK et al: Mayo Clinic diet manual, ed 7, St Louis, 1994, Mosby.を改変。

付録 4. 当量、換算*、一人前の分量

液量単位――容積当量

- 小さじ1杯 = 大さじ1/3杯 = 5 mL または cc
- 大さじ1杯 = 小さじ3杯 = 15 mL または cc
- 大さじ2杯 = 1 液量オンス = 3/20カップ = 30 mL または cc
- 大さじ2杯 + 小さじ2杯 = 1/5 カップ = 40 mL または cc
- 大さじ4杯 = 3/10 カップ = 2 液量オンス = 60 mL または cc
- 大さじ5杯 + 小さじ1杯 = 2/5 カップ = 80 mL または cc
- 大さじ6杯 = 3 液量オンス = 9/20カップ = 90 mL または cc
- 大さじ8杯 = 3/5 カップ = 120 mL または cc
- 大さじ10杯 + 小さじ2杯 = 4/5 カップ = 160 mL または cc
- 大さじ12杯 = 9/10 カップ = 180 mL または cc
- 小さじ48杯 = 大さじ16杯 = 1.2 カップ(8液量オンス) = 1/2パイント = 240 mLまたはcc
- 2.4 カップ = 1パイント(16 液量オンス) = 0.4732 L
- 4.8 カップ = 2 パイント = 1 クオート (32 液量オンス) = 0.9462 L
- 1.06 クオート = 34 液量オンス = 1000 mL または cc
- 4 クオート = 1 ガロン = 3785 mL または cc

乾量

1 クオート = 2 パイント = 1.101 L
乾量パイントとクオートは、液量パイントとクオートよりも、およそ1/6だけ大きい。

重量

英語（重量単位）	メートル法
1 オンス	約30 g
1 ポンド（16 オンス）	454 g
2.2 ポンド	1 kg

一人前の分量

患者に食物を供給するときは、適切な一人前の分量を供給することが重要である。栄養士は、熟知してスタッフを指導することを期待されている。

数	およその液量
6	0.8 カップ（5 液量オンス）
8	0.6 カップ（4 液量オンス）
10	0.9 カップ（3¼ 液量オンス）
12	0.4 カップ（2⅔ 液量オンス）
16	0.3 カップ（2 液量オンス）
20	大さじ 3⅕ 杯（1⅗ 液量オンス）
24	大さじ 2⅔ 杯（1⅓ 液量オンス）
30	大さじ 2⅕ 杯（1 液量オンス）
40	大さじ 1⅗ 杯（0.8 液量オンス）
60	大さじ 1 杯（0.5 液量オンス）

メートル法への換算係数

換算前の単位	換算係数	換算後の単位
液量オンス	29.57	グラム
オンス（乾量）	28.35	グラム
グラム	0.0353	オンス
グラム	0.0022	ポンド
キログラム	2.21	ポンド
ポンド	453.6	グラム
ポンド	0.4536	キログラム
クオート	0.946	リットル
クオート（乾量）	67.2	立方インチ
クオート（液量）	57.7	立方インチ
リットル	1.0567	クオート
ガロン	3.785	立方センチメートル
ガロン	3.785	リットル

*脚注：米国の計測法では、同じ用語が2つの意味を持つことがある。例えば、1オンスは1/16ポンドであり、1/16パイントでもある。前者は重量測定単位であり、後者は容積測定単位である。水、牛乳のように同じ比重の液体を除いて、液量オンスと重量オンスは、全く異なった量である。これらの測定値を同じように扱うことはできない。

出典：North Carolina Dietetic Association: Nutrition care manual, 2011, Raleigh, NC, The Association.

付録 5. 栄養アセスメント

手順1. 栄養アセスメントの目的は、栄養に関連する問題とその原因を具体的に記述せよである。そのために、栄養アセスメントの項目値を栄養診断に結びつける。

栄養アセスメントとモニタリングと評価の用語

これは、栄養アセスメント用語とモニタリング用語と評価用語の総合リストである。陰影を付けた指標は、栄養アセスメントにのみ使用する。残りの指標は、アセスメントとモニタリングと評価に用いる。

食品/栄養−関連歴 (FH)
食品と栄養の摂取、食品と栄養の投与、医薬品/ハーブ系サプリメントの使用、知識/信念/考え方、行動、食品の供給利便性、身体活動と機能、患者/クライアントを第一に考えた栄養関連対策

食品と栄養摂取 (1)
食品と栄養摂取および食事と間食のパターンの構成と適切性

エネルギー摂取 (1.1)
経腸的および非経口経路による、食品、飲料、サプリメントなどのあらゆる供給源からの総エネルギー摂取

エネルギー摂取 (1.1.1)
- 総エネルギー摂取　FH-1.1.1.1

食品および飲料の摂取 (1.2)
食品と食品群の摂取、食事の品質指標、水分、母乳、特殊調製粉乳の摂取の種類と量とパターン

水分/飲料の摂取 (1.2.1)
- 水分の経口摂取　FH-1.2.1.1
- 食品由来の水分　FH-1.2.1.2
- 流動食の補充または補給　FH-1.2.1.3

食品摂取 (1.2.2)
- 食品の量　FH-1.2.2.1
- 食品/食事の種類　FH-1.2.2.2
- 食事/間食のパターン　FH-1.2.2.3
- 食事の品質指数　FH-1.2.2.4
- 食品の種類　FH-1.2.2

母乳/特殊調製粉乳摂取 (1.2.3)
- 母乳摂取　FH-1.2.3.1
- 特殊調製粉乳摂取　FH-1.2.3.2

経腸および静脈栄養摂取 (1.3)
あらゆる供給源からの特殊な栄養サポート摂取、例えば、経腸および経静脈法による。

経腸栄養摂取 (1.3.1)
- 処方/溶液　FH-1.3.1.1
- 栄養チューブによる流入　FH-1.3.1.2

静脈栄養摂取 (1.3.2)
- 処方/溶液　FH-1.3.2.1
- 静脈内輸液　FH-1.3.2.2

生物活性物質摂取 (1.4)
例えば、食品、飲料、サプリメントおよび経腸と静脈栄養法など、あらゆる供給源からのアルコール、植物スタノールエステルとステロールエステル、大豆タンパク質、オオバコとβ−グルカン、カフェインの摂取

アルコール摂取 (1.4.1)
- ドリンクサイズ/量　FH-1.4.1.1
- 回数　FH-1.4.1.2
- アルコールの摂取パターン　FH-1.4.1.3

生物活性物質摂取 (1.4.2)
- 植物スタノールエステルとステロールエステル　FH-1.4.2.1
- 大豆タンパク質　FH-1.4.2.2
- オオバコとβ−グルカン　FH-1.4.2.3
- 食品添加物（具体的に記述せよ）　FH-1.4.2.4
- その他（具体的に記述せよ）　FH-1.4.2.5

カフェイン摂取 (1.4.3)
- 総カフェイン　FH-1.4.3.1

主要栄養素摂取 (1.5)
食品、飲料、サプリメントおよび経腸と静脈栄養法など、あらゆる供給源からの脂肪とコレステロール、タンパク質、炭水化物、繊維の摂取

脂肪とコレステロールの摂取 (1.5.1)
- 総脂肪　FH-1.5.1.1
- 飽和脂肪　FH-1.5.1.2
- トランス脂肪酸　FH-1.5.1.3
- 多価不飽和脂肪酸　FH-1.5.1.4
- 一価不飽和脂肪酸　FH-1.5.1.5
- オメガ-3脂肪酸　FH-1.5.1.6
- 食事性コレステロール　FH-1.5.1.7
- 必須脂肪酸　FH-1.5.1.8

タンパク質 摂取 (1.5.2)
- 総タンパク質　FH-1.5.2.1
- 生物価の高いタンパク質　FH-1.5.2.2
- カゼイン　FH-1.5.2.3
- 乳清　FH-1.5.2.4
- アミノ酸　FH-1.5.2.5
- 必須アミノ酸　FH-1.5.2.6

炭水化物摂取 (1.5.3)
- 総炭水化物　FH-1.5.3.1
- 糖　FH-1.5.3.2
- デンプン　FH-1.5.3.3
- 血糖インデックス　FH-1.5.3.4
- 血糖負荷　FH-1.5.3.5
- 炭水化物含有食品　FH-1.5.3.6
- 炭水化物1gに必要なインスリン量　FH-1.5.3.7

繊維 摂取 (1.5.4)
- 総繊維　FH-1.5.4.1
- 水溶性繊維　FH-1.5.4.2
- 不溶性繊維　FH-1.5.4.3

微量栄養素摂取 (1.6)
食品、飲料、サプリメントおよび経腸法と静脈栄養法など、あらゆる供給源からのビタミンおよびミネラルの摂取

ビタミン 摂取 (1.6.1)
- A (1)
- C (2)
- D (3)
- E (4)
- K (5)
- チアミン (6)
- リボフラビン (7)
- ナイアシン (8)
- 葉酸 (9)
- B6 (10)
- B12 (11)
- マルチビタミン (12)
- その他（具体的に記述せよ）＿＿＿＿＿(13)

ミネラル/元素摂取 (1.6.2)
- カルシウム (1)
- 塩化物 (2)
- 鉄 (3)
- マグネシウム (4)
- マルチ-ミネラル (9)
- マルチ微量元素 (10)
- カリウム (5)
- リン (6)
- ナトリウム (7)
- 亜鉛 (8)
- その他（具体的に記述せよ）＿＿＿＿＿(11)

食品と栄養投与 (2)
現在および過去の食事および/または食品の改良、食環境、経腸栄養と静脈栄養の投与

食歴 (2.1)
定期的に摂取している食品と飲料、過去に摂取または処方された食事、以前に受けたカウンセリング、過去の食環境

食事の指示 (2.1.1)
- 一般的な健康的な食事　FH-2.1.1.1
- 改良食（具体的に記述せよ）＿＿＿＿＿　FH-2.1.1.2
- 経腸栄養の指示（具体的に記述せよ）＿＿＿＿＿　FH-2.1.1.3
- 静脈栄養の指示（具体的に記述せよ）＿＿＿＿＿　FH-2.1.1.4

過去の食事 (2.1.2)
- 過去の処方食　FH-2.1.2.1
- 過去の食事/栄養教育/カウンセリング　FH-2.1.2.2
- 自己選択した食事/その後　FH-2.1.2.3
- 試みた食事　FH-2.1.2.4

食環境 (2.1.3)
- 場所　FH-2.1.3.1
- 雰囲気　FH-2.1.3.2
- 介護者/付添人　FH-2.1.3.3
- 母乳栄養に適した環境/施設　FH-2.1.3.4
- 孤食　FH-2.1.3.5

経腸栄養と静脈栄養の投与 (2.1.4)
- 経腸栄養法　FH-2.1.4.1
- 静脈栄養法　FH-2.1.4.2

医薬品と生薬系サプリメントの利用 (3)
生薬製剤と補完医療の薬品などを含む処方薬および店頭販売薬

医薬品と生薬系サプリメント (3.1)
- 医薬品、処方薬かOTC薬かを具体的に記述せよ　FH-3.1.1
- 生薬/補完医学の製品（具体的に記述せよ）　FH-3.1.2
- 医薬品の誤使用（具体的に記述せよ）　FH-3.1.3

知識/信念/考え方 (4)
栄養に関連する概念の理解と真実に対する信念、栄養に関連する供述または現象に向かっていく感情/情熱と進んで栄養関連の行動を変えていこうとする姿勢。

食品と栄養の知識 (4.1)
- 知識の分野とレベル　FH-4.1.1
- 特異的診断または全体的な栄養関連知識の点数　FH-4.1.2

信念および考え方 (4.2)
- 個人的な価値体系と家族の価値体系との不一致　FH-4.2.1
- ゆがんだ身体イメージ　FH-4.2.2
- 終末期の判断　FH-4.2.3
- 意欲　FH-4.2.4
- 食品/栄養に対するこだわり　FH-4.2.5
- 体重へのこだわり　FH-4.2.6
- 進んで栄養関連の行動を変えていこうとする姿勢　FH-4.2.7
- 自己効力感　FH-4.2.8
- 自己暗示/認識　FH-4.2.9
- 非現実的な栄養関連の目標　FH-4.2.10
- 非科学的な信念/考え方　FH-4.2.11
- 食べ物の好み（具体的に記述せよ）　FH-4.2.12
- 情動（具体的に記述せよ）　FH-4.2.13

行動 (5)
患者/クライアントの活動と行動は、栄養関連の目標達成に影響する。

順守 (5.1)
- 自己報告の順守スコア　FH-5.1.1
- 栄養のための訪問介護　FH-5.1.2
- 栄養目標を思い出す能力　FH-5.1.3
- 合意に基づいたセルフモニタリング　FH-5.1.4
- 合意に基づいた自己管理　FH-5.1.5

回避行動 (5.2)
- 回避　FH-5.2.1
- 食事制限　FH-5.2.2
- 回避行動の原因　FH-5.2.3

第3版

付録 5. 栄養アセスメント──続き

栄養アセスメントとモニタリングと評価の用語──続き

むちゃ食い・排出行動 (5.3)
- むちゃ食い行動　　　　　　　　　　FH-5.3.1
- 排出行動　　　　　　　　　　　　　FH-5.3.2

食事時間の行動 (5.4)
- 食事の時間　　　　　　　　　　　　FH-5.4.1
- 食事中の飲食時間の割合　　　　　　FH-5.4.2
- 食べるより飲む方を好む　　　　　　FH-5.4.3
- 飲食/咀嚼の拒否　　　　　　　　　FH-5.4.4
- 食べ物を吐き出す　　　　　　　　　FH-5.4.5
- 反すう　　　　　　　　　　　　　　FH-5.4.6
- 患者/クライアント/介護者が食事中に疲労し、その結果、食物の摂取が不適切不十分になる。　　　　　　　　　　　FH-5.4.7
- 新しい食品を試したがる。　　　　　FH-5.4.8
- 食べられる食品の数が限られている。　　　　　　　　　　　　　　FH-5.4.9
- 味覚の好みの固執　　　　　　　　　FH-5.4.10

社会的ネットワーク (5.5)
- 社会的ネットワークを構築し利用する能力　　　　　　　　　　　　FH-5.5.1

食品および食品/栄養に関連する商品入手に影響する因子 (6)
十分な量の安全で健康的な食品と、食品/栄養に関連する商品の入手と摂取に影響する因子

食品/栄養 プログラムへの参加 (6.1)
- 政府のプログラムの参加資格　　　　FH-6.1.1
- 政府のプログラムへの参加　　　　　FH-6.1.2
- 地域のプログラムの参加資格　　　　FH-6.1.3
- 地域のプログラムへの参加　　　　　FH-6.1.4

安全な食品/食事の入手の可能性 (6.2)
- 買物施設の利用の可能性　　　　　　FH-6.2.1
- 安全な食品の調達と確認　　　　　　FH-6.2.2
- 適切な調理施設　　　　　　　　　　FH-6.2.3
- 安全な食品の貯蔵所の利用の可能性　　　　　　　　　　　　　FH-6.2.4
- 適切な貯蔵技術　　　　　　　　　　FH-6.2.5

安全な水の入手の可能性 (6.3)
- 飲料水の入手の可能性　　　　　　　FH-6.3.1
- 適切な水の浄化　　　　　　　　　　FH-6.3.2

食品および栄養関連商品利用の可能性 (6.4)
- 食品および栄養関連商品が入手できる　　　　　　　　　　　FH-6.4.1
- 食事の補助器具が利用できる　　　　FH-6.4.2
- 調理の補助器具が利用できる　　　　FH-6.4.3

身体活動と機能 (7)
例えば、母乳栄養、自立調理など具体的な課題をこなす運動、認知、身体の能力。

母乳栄養 (7.1)
- 母乳栄養の開始　　　　　　　　　　FH-7.1.1
- 母乳栄養の期間　　　　　　　　　　FH-7.1.2
- 完全母乳栄養　　　　　　　　　　　FH-7.1.3
- 母乳栄養の問題　　　　　　　　　　FH-7.1.4

栄養関連のADLとIADL (7.2)
- 調理の仕事をこなす身体能力　　　　FH-7.2.1
- 自分で食べられる身体能力　　　　　FH-7.2.2
- 料理に対して食事の姿勢を保つ能力　FH-7.2.3
- 摂取の介護を受ける　　　　　　　　FH-7.2.4
- 適応する食器を用いる能力　　　　　FH-7.2.5
- 調理の仕事を完了するための認知能力　　　　　　　　　　　　FH-7.2.6
- 食べることを忘れず、食べたことを思い出す。　　　　　　　　　　　FH-7.2.7
- ミニ・メンタル・ステート検査・スコア　　　　　　　　　　　　FH-7.2.8

第3版

- 栄養関連 日常生活動作（ADL）スコア　　　　　　　　　　　　FH-7.2.9
- 栄養関連手段的日常生活動作（IADL）スコア　　　　　　　　　　FH-7.2.10

運動 (7.3)
- 運動歴　　　　　　　　　　　　　　FH-7.3.1
- 継続性　　　　　　　　　　　　　　FH-7.3.2
- 回数　　　　　　　　　　　　　　　FH-7.3.3
- 期間　　　　　　　　　　　　　　　FH-7.3.4
- 強度　　　　　　　　　　　　　　　FH-7.3.5
- 運動の種類　　　　　　　　　　　　FH-7.3.6
- 体力　　　　　　　　　　　　　　　FH-7.3.7
- TV/画面を見ている時間　　　　　　FH-7.3.8
- その他の座って行う活動時間　　　　FH-7.3.9
- 無意識の動作　　　　　　　　　　　FH-7.3.10
- NEAT（非運動性活動熱発生）　　　　FH-7.3.11

患者/クライアントを第一に考えた栄養関連の対策 (8)
栄養介入と人生への影響に対する患者/クライアントの感じ方

栄養に関連する生活の質 (8.1)
- 栄養に関する生活の質の応答　　　　FH-8.1.1

身体測定値　　　　　　　　　　　　(AD)
身長、体重、体格指数（BMI）、成長パターン指数/パーセンタイル順位、体重の記録

身体組成/成長/体重の記録 (1.1)
- 身長/体長　　　　　　　　　　　　AD-1.1.1
- 体重　　　　　　　　　　　　　　　AD-1.1.2
- 体格サイズ　　　　　　　　　　　　AD-1.1.3
- 体重変化　　　　　　　　　　　　　AD-1.1.4
- 体格指数　　　　　　　　　　　　　AD-1.1.5
- 成長パターン 指数/パーセンタイル順位　　　　　　　　　　　AD-1.1.6
- 体内コンパートメント推定値　　　　AD-1.1.7

生化学的データ、医学的検査、手順　　(BD)
臨床検査データ（例えば、電解質、糖、脂質パネル）および検査（例えば、胃内容排出時間、安静代謝率）

酸塩基平衡 (1.1)
- 動脈pH　　　　　　　　　　　　　 BD-1.1.1
- 動脈重炭酸塩　　　　　　　　　　　BD-1.1.2
- 動脈血の二酸化炭素分圧、PaCO2　　BD-1.1.3
- 動脈血の酸素分圧、PaO2　　　　　　BD-1.1.4
- 静脈pH　　　　　　　　　　　　　 BD-1.1.5
- 静脈重炭酸塩　　　　　　　　　　　BD-1.1.6

電解質と腎臓特性 (1.2)
- BUN　　　　　　　　　　　　　　　BD-1.2.1
- クレアチニン　　　　　　　　　　　BD-1.2.2
- BUN:クレアチニン比　　　　　　　　BD-1.2.3
- 糸球体ろ過率　　　　　　　　　　　BD-1.2.4
- ナトリウム　　　　　　　　　　　　BD-1.2.5
- 塩化物　　　　　　　　　　　　　　BD-1.2.6
- カリウム　　　　　　　　　　　　　BD-1.2.7
- マグネシウム　　　　　　　　　　　BD-1.2.8
- 血清カルシウム，　　　　　　　　　BD-1.2.9
- カルシウムイオン　　　　　　　　　BD-1.2.10
- リン　　　　　　　　　　　　　　　BD-1.2.11
- 血清浸透圧重量モル濃度　　　　　　BD-1.2.12
- 副甲状腺ホルモン　　　　　　　　　BD-1.2.13

必須脂肪酸特性 (1.3)
- トリエン:テトラエン比　　　　　　BD-1.3.1

消化管の特性 (1.4)
- アルカリ・ホスファターゼ　　　　　BD-1.4.1
- アラニン・アミノトランスフェラーゼ、ALT　　　　　　　　　　　　BD-1.4.2

- アスパラギン酸アミノトランスフェラーゼ、AST　　　　　　　　　　BD-1.4.3
- ガンマ・グルタミントランスフェラーゼ、GGT　　　　　　　　　　　BD-1.4.4
- 胃内容物の残存量　　　　　　　　　BD-1.4.5
- 総ビリルビン　　　　　　　　　　　BD-1.4.6
- 血清中アンモニア　　　　　　　　　BD-1.4.7
- 毒性報告、アルコールなど　　　　　BD-1.4.8
- プロトロンビン時間、PT　　　　　　BD-1.4.9
- 部分トロンボプラスチン時間、PTT　　　　　　　　　　　　BD-1.4.10
- INR（比）　　　　　　　　　　　　 BD-1.4.11
- 糞便の脂肪　　　　　　　　　　　　BD-1.4.12
- アミラーゼ　　　　　　　　　　　　BD-1.4.13
- リパーゼ　　　　　　　　　　　　　BD-1.4.14
- その他の消化酵素（具体的に記述せよ）　　　　　　　　　　　BD-1.4.15
- Dキシロース　　　　　　　　　　　BD-1.4.16
- 呼気中水素テスト　　　　　　　　　BD-1.4.17
- 腸生検　　　　　　　　　　　　　　BD-1.4.18
- 糞便培養　　　　　　　　　　　　　BD-1.4.19
- 胃内容排出時間　　　　　　　　　　BD-1.4.20
- 小腸通過時間　　　　　　　　　　　BD-1.4.21
- 腹部写真　　　　　　　　　　　　　BD-1.4.22
- 飲み込み検査　　　　　　　　　　　BD-1.4.23

糖/内分泌特性 (1.5)
- 空腹時血糖値　　　　　　　　　　　BD-1.5.1
- 随時血糖値　　　　　　　　　　　　BD-1.5.2
- HgbA1c　　　　　　　　　　　　　 BD-1.5.3
- 食前毛細血管血糖値　　　　　　　　BD-1.5.4
- 食後毛細血管血糖のピーク値　　　　BD-1.5.5
- ブドウ糖負荷試験　　　　　　　　　BD-1.5.6
- コルチゾール値　　　　　　　　　　BD-1.5.7
- IGF結合タンパク質　　　　　　　　BD-1.5.8
- 甲状腺機能検査（TSH、T4、T3）　　 BD-1.5.9

炎症の特性 (1.6)
- C-反応性タンパク質　　　　　　　　BD-1.6.1

脂質特性 (1.7)
- 血清コレステロール、　　　　　　　BD-1.7.1
- HDLコレステロール、　　　　　　　BD-1.7.2
- LDLコレステロール、　　　　　　　BD-1.7.3
- 非-HDLコレステロール、　　　　　　BD-1.7.4
- 総コレステロール HDLコレステロール　　　　　　　　　　　BD-1.7.5
- LDL:HDL　　　　　　　　　　　　　BD-1.7.6
- 血清トリグリセリド　　　　　　　　BD-1.7.7

代謝率特性 (1.8)
- 安静代謝率の測定値　　　　　　　　BD-1.8.1
- RQ　　　　　　　　　　　　　　　 BD-1.8.2

ミネラル 特性 (1.9)
- 銅、血清または血漿値　　　　　　　BD-1.9.1
- ヨウ素、尿中排せつ量　　　　　　　BD-1.9.2
- 亜鉛、血清または血漿値　　　　　　BD-1.9.3
- その他　　　　　　　　　　　　　　BD-1.9.4

栄養性貧血特性 (1.10)
- ヘモグロビン　　　　　　　　　　　BD-1.10.1
- ヘマトクリット値　　　　　　　　　BD-1.10.2
- 平均赤血球容積　　　　　　　　　　BD-1.10.3
- 赤血球葉酸　　　　　　　　　　　　BD-1.10.4
- 赤血球分布幅　　　　　　　　　　　BD-1.10.5
- 血清B12　　　　　　　　　　　　　BD-1.10.6
- 血清メチルマロン酸　　　　　　　　BD-1.10.7
- 血清葉酸　　　　　　　　　　　　　BD-1.10.8
- 血清ホモシステイン　　　　　　　　BD-1.10.9
- 血清フェリチン　　　　　　　　　　BD-1.10.10
- 血清鉄　　　　　　　　　　　　　　BD-1.10.11
- 総鉄結合能　　　　　　　　　　　　BD-1.10.12
- トランスフェリン飽和値　　　　　　BD-1.10.13

続く

付録 5. 栄養アセスメント──続き

栄養アセスメントとモニタリングと評価の用語──続き

タンパク質特性 (1.11)
- アルブミン BD-1.11.1
- プレアルブミン BD-1.11.2
- トランスフェリン BD-1.11.3
- 血漿フェニルアラニン BD-1.11.4
- 血漿チロシン BD-1.11.5
- その他のアミノ酸、具体的に記述せよ。 BD-1.11.6
- 抗体濃度、具体的に記述せよ。 BD-1.11.7

尿の特性 (1.12)
- 尿の色 BD-1.12.1
- 尿浸透圧 BD-1.12.2
- 尿比重 BD-1.12.3
- 尿検査、具体的に記述せよ。 BD-1.12.4
- 尿量 BD-1.12.5

ビタミン特性 (1.13)
- ビタミンA、血清または血漿レチノール BD-1.13.1
- ビタミンC、血漿または血清 BD-1.13.2
- 25-ヒドロキシビタミンD、 BD-1.13.3
- ビタミンE、血漿アルファ・トコフェロール BD-1.13.4
- チアミン、赤血球トランスケトラーゼ活性の活量係数 BD-1.13.5
- リボフラビン、赤血球グルタチオン還元酵素活性の活量係数 BD-1.13.6
- ナイアシン、尿のN'メチル-ニコチンアミド濃度 BD-1.13.7
- ビタミンB6、血漿または血清中のピリドキサル-5'-リン酸濃度 BD-1.13.8
- その他 BD-1.13.9

栄養に着目した身体所見 (PD)
体組織、筋肉と皮下脂肪の消耗、口腔の健康、吸う/飲みこむ/呼吸する能力、食欲と情動の評価から得られる身体所見。

栄養に着目した身体所見 (1.1)
- 全体の外観 PD-1.1.1
  （具体的に記述せよ）_____
- 身体言語 PD-1.1.2
  （具体的に記述せよ）_____
- 心血管肺疾患 PD-1.1.3
  （具体的に記述せよ）_____
- 四肢、筋肉、骨 PD-1.1.4
  （具体的に記述せよ）_____
- 消化系（口腔から直腸まで） PD-1.1.5
  （具体的に記述せよ）_____
- 頭部と眼 PD-1.1.6
  （具体的に記述せよ）_____
- 神経と意識 PD-1.1.7
  （具体的に記述せよ）_____
- 皮膚 PD-1.1.8
  （具体的に記述せよ）_____
- バイタルサイン PD-1.1.9
  （具体的に記述せよ）_____

クライアント歴 (CH)
個人、医療、家族、社会の歴史に関連する現在および過去の情報。

個人の背景 (1)
年齢、性別、人種/民族、言語、教育、家族の中の役割などの一般的な患者/クライアントの情報。

個人のデータ (1.1)
- 年齢 CH-1.1.1
- 性別 CH-1.1.2
- 人種/民族 CH-1.1.3
- 言語 CH-1.1.4
- 識字の要因のゆの CH-1.1.5
- 教育 CH-1.1.6
- 家族の中の役割 CH-1.1.7
- 喫煙 CH-1.1.8

個人のデータ (1.1) 続き
- 身体障害 CH-1.1.9
- 可動性 CH-1.1.10

患者/クライアント/家族の既往歴 (2)
患者/クライアントまたは家族の疾病状態、病状、症状。これらは栄養摂取に影響を与える可能性がある。

患者/クライアントまたは家族の栄養に焦点を当てた既往歴 (2.1)
問題を具体的に記述し、それが、患者/クライアントの既往歴(P)か、または家族の既往歴かを記述せよ(F)。
- 患者/クライアントの栄養に関連する主訴 CH-2.1.1
  （具体的に記述せよ）_____ PまたはF
- 心血管系 CH-2.1.2
  （具体的に記述せよ）_____ PまたはF
- 内分泌/代謝 CH-2.1.3
  （具体的に記述せよ）_____ PまたはF
- 排せつ器官 CH-2.1.4
  （具体的に記述せよ）_____ PまたはF
- 消化器系 CH-2.1.5
  （具体的に記述せよ）_____ PまたはF
- 婦人科系 CH-2.1.6
  （具体的に記述せよ）_____ PまたはF
- 血液系/腫瘍 CH-2.1.7
  （具体的に記述せよ）_____ PまたはF
- 免疫（例えば、食物アレルギー） CH-2.1.8
  （具体的に記述せよ）_____ PまたはF
- 外皮系 CH-2.1.9
  （具体的に記述せよ）_____ PまたはF
- 筋骨格系 CH-2.1.10
  （具体的に記述せよ）_____ PまたはF
- 神経系 CH-2.1.11
  （具体的に記述せよ）_____ PまたはF
- 心理学系 CH-2.1.12
  （具体的に記述せよ）_____ PまたはF
- 呼吸器系 CH-2.1.13
  （具体的に記述せよ）_____ PまたはF
- その他 CH-2.1.14
  （具体的に記述せよ）_____ PまたはF

治療/療法/補完/代替医療 (2.2)
文書化された内科的または外科的治療、補完および代替療法。これらは、患者の栄養状態に影響すると思われる。
- 薬物療法 CH-2.2.1
  （具体的に記述せよ）_____
- 外科的治療 CH-2.2.2
  （具体的に記述せよ）_____
- 補完/代替医療 CH-2.2.3
  （具体的に記述せよ）_____
- 緩和治療/終末期医療 CH-2.2.4
  （具体的に記述せよ）_____

社会的経歴 (3)
患者/クライアントの社会経済的状態、生活環境、医療の補助、社会団体への参加

社会的経歴 (3.1)
- 社会経済学的因子 CH-3.1.1
  （具体的に記述せよ）_____
- 生活環境/住宅事情 CH-3.1.2
  （具体的に記述せよ）_____
- 家庭の問題 CH-3.1.3
  （具体的に記述せよ）_____
- 社会的支援および医療の補助 CH-3.1.4
  （具体的に記述せよ）_____
- 住居の地理的な位置 CH-3.1.5
  （具体的に記述せよ）_____
- 職業 CH-3.1.6
  （具体的に記述せよ）_____

- 宗教 CH-3.1.7
  （具体的に記述せよ）_____

社会的経歴 (3.1) 続き
- 最近の危機的状況 CH-3.1.8
  （具体的に記述せよ）_____
- 日常のストレスレベル CH-3.1.9

比較標準 (CS)

エネルギー必要量 (1)

推定エネルギー必要量 (1.1)
- 総エネルギー推定必要量 CS-1.1.1
- 必要量を推定する方法 CS-1.1.2

主要栄養素必要量 (2)

推定脂肪必要量 (2.1)
- 総脂肪推定必要量 CS-2.1.1
- 必要な脂肪の種類 CS-2.1.2
- 必要量を推定する方法 CS-2.1.3

推定タンパク質必要量 (2.2)
- 総タンパク質推定必要量 CS-2.2.1
- 必要なタンパク質の種類 CS-2.2.2
- 必要量を推定する方法 CS-2.2.3

推定炭水化物必要量 (2.3)
- 総炭水化物推定必要量 CS-2.3.1
- 必要な炭水化物の種類 CS-2.3.2
- 必要量を推定する方法 CS-2.3.3

推定繊維必要量 (2.4)
- 総繊維推定必要量 CS-2.4.1
- 必要な繊維の種類 CS-2.4.2
- 必要量を推定する方法 CS-2.4.3

水分必要量 (3)

推定水分必要量 (3.1)
- 総水分推定必要量 CS-3.1.1
- 必要量を推定する方法 CS-3.1.2

微量栄養素必要量 (4)

推定ビタミン必要量 (4.1)
- A (1) ☐ リボフラビン(7)
- C (2) ☐ ナイアシン(8)
- D (3) ☐ 葉酸 (9)
- E (4) ☐ B6 (10)
- K (5) ☐ B12 (11)
- チアミン (6)
- その他（具体的に記述せよ）(12)
- 必要量を推定する方法 (13)

推定ミネラル必要量 (4.2)
- カルシウム (1) ☐ カリウム (5)
- 塩化物 (2) ☐ リン (6)
- 鉄 (3) ☐ ナトリウム (7)
- マグネシウム (4) ☐ 亜鉛 (8)
- その他（具体的に記述せよ）(9)
- 必要量を推定する方法 (10)

体重と成長の推奨事項 (5)

推奨体重/体格指数/成長 (5.1)
- 理想/標準体重 (IBW) CS-5.1.1
- 推奨体格指数 (BMI) CS-5.1.2
- 望ましい成長パターン CS-5.1.3

第3版

著作権：American Dietetic Association. 転載の許可有り。

付録 6. 栄養診断

手順 2. 栄養診断の目的は、登録栄養士（RD）の介入によって解決または改善できる具体的な栄養上の問題を特定し、明らかにすることである。医療診断と違って、栄養診断は、解決可能なことが多い。RD は、栄養アセスメントで収集したデータを使い、患者またはクライアントの栄養診断を、標準的な専門用語を用いて行う。具体的な定義、原因の可能性、よく見られる兆候または症状を、この段階で特定する。栄養診断は、次の3つのカテゴリーに分けられる。

摂取量	臨床的問題	食習慣と食環境
実際または推定必要量に比べて、食物または栄養の摂取量が過多または過少	病状または身体の状態に関連する栄養上の問題	知識、態度、信念、物理的環境、食物を入手する方法、食物の安全性

栄養診断は、問題、病因、兆候と症状（PES）として表す。すなわち、栄養の問題、その根本原因、栄養診断に科学的根拠を与える兆候と症状（アセスメント・データ）を表示する。PES の表示は、「_____ から明らかな _____ に関連する栄養問題の表示」である。

(P) 問題（栄養診断）	(E) 病因: 原因と寄与リスク因子	(S) 兆候と症状
患者とクライアントの栄養状態の変化を記載する。	「関連する」という用語で、栄養診断のラベルに表示する。	患者またはクライアントの栄養診断を特定するために用いるデータであり、病因の科学的根拠となるデータである。

付録 6. 栄養診断──続き

栄養診断の用語

摂取   NI
経口食または栄養サポートからのエネルギー、栄養素、水分、生物活性物質の摂取に関連する現実の問題と定義する。

エネルギー バランス (1)
エネルギー (kcal) バランスの現実のまたは推定上の変化と定義する。
- 未利用   NI-1.1
- エネルギー消費の増加   NI-1.2
- 未利用   NI-1.3
- エネルギー摂取不足   NI-1.4
- エネルギー過剰摂取   NI-1.5
- エネルギー摂取不足の予測   NI-1.6
- エネルギー過剰摂取の予測   NI-1.7

経口食摂取または栄養サポート摂取 (2)
経口食または栄養サポートからの食品および飲料の、実際または推定摂取量と定義する。
- 経口食摂取不足   NI-2.1
- 経口食過剰摂取   NI-2.2
- 経腸栄養注入不足   NI-2.3
- 経腸栄養過剰注入   NI-2.4
- 不十分な経腸栄養   NI-2.5
- 静脈栄養注入不足   NI-2.6
- 静脈栄養過剰注入   NI-2.7
- 不十分な静脈栄養   NI-2.8
- 食品の摂取が限定される   NI-2.9

水分摂取 (3)
患者の目標量に比べた、実際または推定水分摂取量と定義する。
- 水分の摂取不足   NI-3.1
- 水分の過剰摂取   NI-3.2

生物活性物質 (4)
単機能または多機能食品の成分、構成要素、サプリメント、アルコールなどの生物活性物質の実際または実測の摂取量と定義する。
- 生物活性物質の摂取不足   NI-4.1
- 生物活性物質の過剰摂取   NI-4.2
- アルコールの過剰摂取   NI-4.3

栄養 (5)
望ましいレベルと比較した、特定の栄養素群または単独の栄養素の実際または推定の摂取量と定義する。
- 栄養必要量の増加   NI-5.1
  (具体的に記述せよ)
- 栄養不良   NI-5.2
- タンパク質エネルギーの摂取不足   NI-5.3
- 栄養必要量の減少   NI-5.4
  (具体的に記述せよ)
- 栄養素のアンバランス   NI-5.5

脂肪とコレステロール (5.6)
- 脂肪の摂取不足   NI-5.6.1
- 脂肪の過剰摂取   NI-5.6.2
- 脂肪の不適切な摂取   NI-5.6.3
  (具体的に記述せよ)

タンパク質 (5.7)
- タンパク質の摂取不足   NI-5.7.1
- タンパク質の過剰摂取   NI-5.7.2
- タンパク質またはアミノ酸の不適切な摂取   NI-5.7.3
  (具体的に記述せよ)

炭水化物 および 繊維 (5.8)
- 炭水化物の摂取不足   NI-5.8.1
- 炭水化物の過剰摂取   NI-5.8.2
- ある種の炭水化物の不適切な摂取   NI-5.8.3
  (具体的に記述せよ)
- 一貫性のない炭水化物の摂取   NI-5.8.4
- 繊維の摂取不足   NI-5.8.5
- 繊維の過剰摂取   NI-5.8.6

ビタミン (5.9)
- ビタミンの摂取不足   NI-5.9.1
  (具体的に記述せよ)
  - A (1)
  - C (2)
  - D (3)
  - E (4)
  - K (5)
  - チアミン (6)
  - リボフラビン (7)
  - ナイアシン (8)
  - 葉酸 (9)
  - B6 (10)
  - B12 (11)
  - その他 (具体的に記述せよ) _____ (12)
- ビタミンの過剰摂取   NI-5.9.2
  (具体的に記述せよ)
  - A (1)
  - C (2)
  - D (3)
  - E (4)
  - K (5)
  - チアミン (6)
  - リボフラビン (7)
  - ナイアシン (8)
  - 葉酸 (9)
  - B6 (10)
  - B12 (11)
  - その他 (具体的に記述せよ) _____ (12)

ミネラル (5.10)
- ミネラルの摂取不足   NI-5.10.1
  (具体的に記述せよ)
  - カルシウム (1)
  - 塩化物 (2)
  - 鉄 (3)
  - マグネシウム (4)
  - カリウム (5)
  - リン (6)
  - ナトリウム (7)
  - 亜鉛 (8)
  - その他 (具体的に記述せよ) _____ (9)
- ミネラルの過剰摂取   NI-5.10.2
  (具体的に記述せよ)
  - カルシウム (1)
  - 塩化物 (2)
  - 鉄 (3)
  - マグネシウム (4)
  - カリウム (5)
  - リン (6)
  - ナトリウム (7)
  - 亜鉛 (8)
  - その他 (具体的に記述せよ) _____ (9)

マルチ-栄養 (5.11)
- 予測される 不十分な 栄養 摂取   NI-5.11.1
- 予測される 過剰な 栄養 摂取   NI-5.11.2

臨床所見   NC
病状または健康状態に関連して確認された栄養所見/問題と定義する。

機能 (1)
栄養摂取の望ましい影響を妨げる身体的または機械的機能の変化と定義する。
- 嚥下障害   NC-1.1
- 咀嚼(噛むこと)困難   NC-1.2
- 母乳栄養が困難   NC-1.3
- 胃腸機能の変化   NC-1.4

生化学 (2)
臨床検査値が示すように、薬物投与や外科的治療の結果として起こる栄養素の代謝能の変化と定義する。
- 栄養利用障害   NC-2.1
- 栄養関連の臨床検査値の変化   NC-2.2
  (具体的に記述せよ)
- 食物と栄養の相互作用   NC-2.3
- 予想される食物と栄養の相互作用   NC-2.4

体重 (3)
通常または理想体重に比べて、変わらない体重または変化する体重と定義する。
- 低体重   NC-3-1
- 意図しない体重減少   NC-3-2
- 過体重/肥満   NC-3-3
- 意図しない体重増加   NC-3-4

食習慣と食環境   NB
知識、考え方/信念、物理的環境、食品の入手法、食品の安全性に関連して確認された栄養所見/問題と定義する。

知識と考え方 (1)
記述、観察文書、記録文書からの実際の知識と考え方と定義する。
- 食物および栄養に関連する知識の不足   NB-1.1
- 食物および栄養に関連するテーマに関する有害な信念/考え方(注意すること)   NB-1.2
- 食事/ライフスタイルを変える気がない   NB-1.3
- セルフモニタリングができない   NB-1.4
- 不規則な食パターン   NB-1.5
- 栄養関連の推奨事項をあまり守らない   NB-1.6
- 望ましくない食品選択   NB-1.7

身体活動と機能 (2)
報告、観察、記録文書による実際の身体活動、セルフケア、生活の質の問題と定義する。
- 運動不足   NB-2.1
- 運動過剰   NB-2.2
- 不動状態またはセルフケアを行う意欲の欠如   NB-2.3
- 食品/食事の調理をする能力低下   NB-2.4
- 栄養生活の質の低下   NB-2.5
- 自給困難   NB-2.6

食品の安全性と入手 (3)
食物の安全性、入手、または栄養関連の補給についての現実の問題と定義する。
- 安全でない食物の摂取   NB-3.1
- 食物または水分の入手困難   NB-3.2
- 栄養関連の補給困難   NB-3.3

著作権:American Dietetic Association. 転載の許可有り。

付録 7. 栄養介入

手順 3. 栄養介入の目的は、登録栄養士とチームメンバーが適切に一人一人に合わせた介入の計画と実施によって、確定された栄養診断の結果を解決し改善することである。栄養介入の選択は、栄養問題の原因による。介入戦略は、栄養の摂取、栄養に関連する知識または習慣、リスク因子、環境条件、支援的ケアと支援サービスの利用方法を意図的に選択し変更することである。介入の目的は、モニタリングの進め方と測定結果の基礎を提供することである。介入は次の4つのカテゴリーに分けられる。

食品／栄養素の供給	栄養教育	栄養カウンセリング	栄養ケアの調整
食事、軽食、経腸栄養、経静脈栄養、サプリメントなどの食物と栄養の供給のための個々のアプローチ。	健康状態を改善するために、患者またはクライアントが食物の選択および食習慣を自主的に管理修正できるように、技術指導訓練を行い、知識を与えるための秩序だったプロセス。	協調的なカウンセラーと患者との関係を特徴とする支援プロセス。現状を改善し健康を促進するために、患者にセルフケアの責任を伝え持ち続けてもらうために、優先度の確立、目標の設定、個々の行動計画の設定を行う。	栄養上の問題を改善、管理するための支援が得られる他の医療介護の提供者、組織、機関への照会や、栄養ケアの調整などの相談。

2件の明確な相関的介入プロセス:

計画設計：栄養診断の優先順位を付け；米国栄養士会（American Dietetic Association）の医学的栄養療法の科学的根拠に基づく指針などの実施方針を参照し；患者に着目した各栄養診断の期待値を決定し；患者またはクライアントや介護者と協議し；介入計画と戦略を決定し；ケアの時期と頻度を決定し；必要な援助を確認する。

実施：栄養ケア計画を伝え；計画を実行し；データを収集し、記録し、目標とプロセスに基づき計画を修正する。

付録 7. 栄養介入──続き

栄養介入の用語

栄養処方
現行の参照基準、食事のガイドライン、患者/クライアントの健康状態、栄養診断に基づいたエネルギーおよび/または選抜食品または栄養素の食事からの摂取に関する個々の患者/クライアントへの推奨事項(具体的に記述せよ)

_____
_____
_____

食物および/または栄養の供給　　ND

食事および間食 (1)
定時の飲食(食事);定時の食事と食事の間の飲食(間食)。
- 一般的な/健康的な食事　　ND-1.1
- 食事、または具体的な時刻摂取する
　食物の配分、種類、量を修正する。　ND-1.2
- 具体的な食品/飲料または食品群。　ND-1.3
- その他　　ND-1.4
　(具体的に記述せよ)

経腸および静脈栄養 (2)
チューブ、カテーテル、ストーマを経て胃腸管から(経腸)、または静脈を経て(中心静脈または末梢静脈)(静脈栄養) 栄養を供給する。

経腸栄養 (2.1)
チューブを経て胃腸管から栄養を供給する。
- 処方/溶液　　ND-2.1.1
- 経腸栄養チューブの挿入　　ND-2.1.2
- 挿入部位のケア　　ND-2.1.3
- 栄養チューブの洗浄　　ND-2.1.4

静脈栄養 栄養/静脈内輸液 (2.2)
静脈を経て栄養と水分を供給する。
- 処方/溶液　　ND-2.2.1
- 挿入部位のケア　　ND-2.2.2
- 静脈内輸液　　ND-2.2.3

栄養補給 (3)

医学的栄養療法 (3.1)
エネルギー、タンパク質、炭水化物、繊維、脂肪の摂取を補うための市販の食品または飲料。あるいは、そのための改良食品と飲料。
種類
- 市販飲料　　ND-3.1.1
- 市販食品　　ND-3.1.2
- 飲料の改良　　ND-3.1.3
- 食品の改良　　ND-3.1.4
- 目的　　ND-3.1.5
　(具体的に記述せよ)

ビタミンとミネラルの補給 (3.2)
ビタミンまたはミネラルの補給.
- マルチビタミン/ミネラル　　ND-3.2.1
- マルチ微量元素　　ND-3.2.2
- ビタミン　　ND-3.2.3
    - A (1)
    - C (2)
    - D (3)
    - E (4)
    - K (5)
    - Tiamin (6)
    - リボフラビン (7)
    - ナイアシン (8)
    - 葉酸 (9)
    - B6 (10)
    - B12 (11)
    - その他(具体的に記述せよ)_____ (12)
- ミネラル　　ND-3.2.4
    - カルシウム (1)
    - 塩化物 (2)
    - 鉄 (3)
    - マグネシウム (4)
    - カリウム (5)
    - リン (6)
    - ナトリウム (7)
    - 亜鉛 (8)
    - その他(具体的に記述せよ)_____ (9)

生物活性物質の管理 (3.3)
生物活性物質の供給追加または変化
- 植物ステロールおよびスタノールエステル　　ND-3.3.1
- 大豆タンパク質　　ND-3.3.2
- オオバコおよびβ-グルカン　　ND-3.3.3
- 食品添加物　　ND-3.3.4
- その他　　ND-3.3.5
　(具体的に記述せよ)

飲食支援 (4)
飲食の補助、支援
- 補助具　　ND-4.1
- 飲食の姿勢　　ND-4.2
- 食事準備　　ND-4.3
- 口腔ケア　　ND-4.4
- その他　　ND-4.5
　(具体的に記述せよ)

飲食環境 (5)
飲食を促す環境的要素の調節
- 照明　　ND-5.1
- 香り　　ND-5.2
- 楽しみ　　ND-5.3
- 食卓の高さ　　ND-5.4
- テーブルサービス/配膳　　ND-5.5
- 室温　　ND-5.6
- その他　　ND-5.7
　(具体的に記述せよ)

栄養関連の投薬管理 (6)
患者/クライアントの栄養状態または健康状態を最適にするための医薬品または生薬製剤の変更
- 医薬品　　ND-6.1
　(処方薬またはOTCを具体的に記述せよ)
　_____
- 生薬/栄養補助製品　　ND-6.2
　(具体的に記述せよ)

栄養教育　　E

栄養教育-内容 (1)
栄養関連の知識習得を意図した指導またはトレーニング
- 栄養教育の目的　　E-1.1
- 優先事項の変更　　E-1.2
- 生命保持の情報のようほう　　E-1.3
- 健康/疾病と栄養との関連性　　E-1.4
- 推奨改良事項　　E-1.5
- その他の関連事項　　E-1.6
- その他　　E-1.7
　(具体的に記述せよ)

栄養教育-応用 (2)
栄養関連のデータの解釈または技術向上をもたらす指導またはトレーニング
- 技術向上　　E-2.2
- その他(具体的に記述せよ)　　E-2.3

栄養カウンセリング　　C

理論的基礎/方法 (1)
介入を計画し実行するために用いる理論またはモデル
- 認知行動理論　　C-1.1
- 健康信念モデル　　C-1.2
- 社会的学習理論　　C-1.3
- 汎理論的モデル/行動変容ステージモデル　　C-1.4
- その他　　C-1.5
　(具体的に記述せよ)

戦略 (2)
特定の目標を達成するために設計され、選択的に適応する科学的根拠に基づく行動方法または行動計画
- 動機付け面接　　C-2.1
- 目標設定　　C-2.2
- セルフモニタリング　　C-2.3
- 問題解決　　C-2.4
- 社会的支援　　C-2.5
- ストレス管理　　C-2.6
- 刺激制限　　C-2.7
- 認知の再構築　　C-2.8
- 再発予防　　C-2.9
- 報奨/随伴性マネジメント　　C-2.10
- その他　　C-2.11
　(具体的に記述せよ)

栄養ケアの調整　　RC

栄養ケア期間中のその他のケアの調整 (1)
栄養ケア実施期間中、その他の専門家、研究所、機関のサービスを促進する。
- チームミーティング　　RC-1.1
- 様々な専門知識を持つ
　登録栄養士(RD)への紹介　　RC-1.2
- 他のケア提供者への紹介と協力　　RC-1.3
- 地域の機関/プログラムへの紹介　　RC-1.4
　(具体的に記述せよ)

退院と新規環境またはケア提供者への栄養ケアの移行 (2)
退院計画と栄養ケアの移行
- 他のケア提供者への紹介と協力　　RC-2.1
- 地域機関/プログラムへの紹介　　RC-2.2
　(具体的に記述せよ)

著作権:American Dietetic Association. 転載の許可有り。

付録 8. 栄養モニタリングと評価

手順 4. 栄養のモニタリングと評価の目的は、栄養ケアの進み方を測り、目標が達成されているかどうかを見極めることである。栄養モニタリングと評価は、栄養診断および介入計画とその目標に関連する患者またはクライアントの成果を追跡する。栄養ケアの成果――栄養ケアの望ましい結果――を定め、測定可能な具体的な指標をその参照基準または達成基準と共に定めておく。その目的は、栄養介入の有効性を評価する際の統一性を促進することである。

測定項目

栄養ケアの適切な指標の選択は、栄養診断、その原因、兆候または症状、用いる栄養介入法によって決まる。医療診断と介護の成果の目標および栄養の質の管理目標は、栄養ケアの成果の指標に何を選択したかによっても、異なる。実施環境、患者またはクライアントの人数、症状と重症度のような要素も、指標の選択に影響する。栄養モニタリングと評価の成果は、次の4つのカテゴリーに分けられる。

食物／栄養に関連する病歴	身体測定	生化学検査値、医療検査値、	栄養に着目した身体所見
患者またはクライアントの食物と栄養の摂取	患者またはクライアントの身体測定値、生化学検査値、身体検査値	患者またはクライアントの臨床検査データ(例えば、電解質、糖など)と検査値(例えば、胃内容排出時間、安静時代謝率など)	患者またはクライアントの外見、筋肉と脂肪のやせ、嚥下機能、食欲、情動

モニタリング、測定、評価:クライアントの栄養ケアの進み方をモニターする:栄養介入が実施されているかどうか、栄養介入によってクライアントの習慣または状態が変化しているかいないかを明らかにする。栄養ケアの適切な成果指標を選択して、その成果を測定する。患者の現在の状態と指標を以前の状態、栄養介入の目標、参照基準(すなわち、基準)と比べて評価する。モニタリングおよび評価で用いる用語は、付録5を参照せよ。

著作権:American Dietetic Association.(許可を得て転載)

付録 9. 身体発育曲線（身長および体重）（男児：出生〜24か月齢）

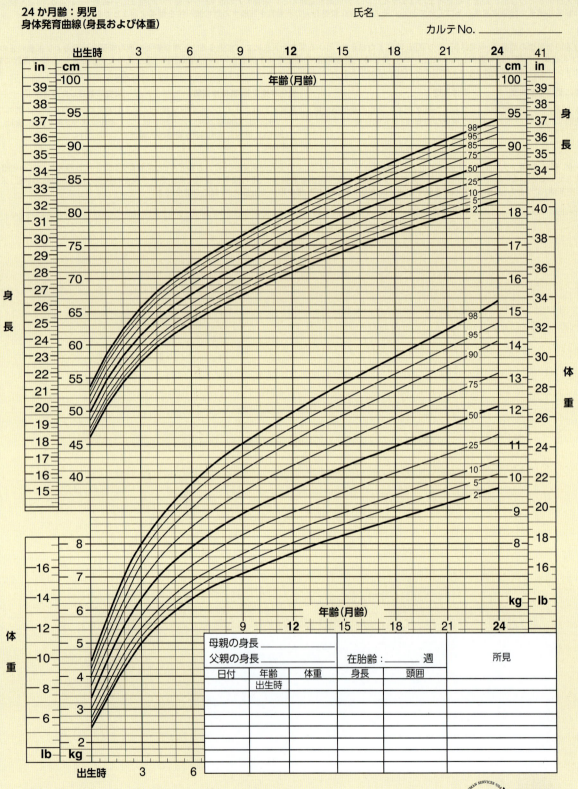

出版：2009年11月1日 Centers for Disease Control and Prevention
出典：WHO Child Growth Standard (http://www.who.int/childgrowth/en)

付録 10. 身体発育曲線(頭囲、身長に対する体重)(男児:出生〜24か月齢)

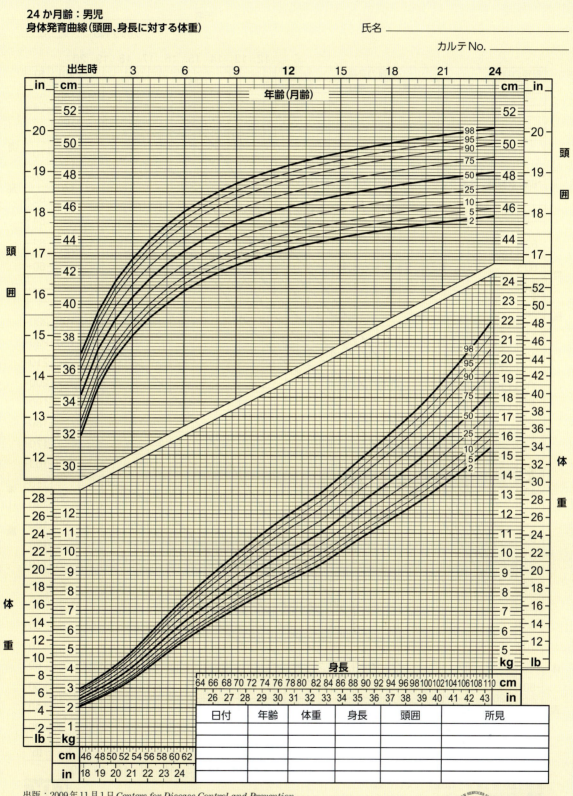

出版:2009年11月1日 Centers for Disease Control and Prevention
出典:WHO Child Growth Standard (http://www.who.int/childgrowth/en)

付録11. 身体発育曲線（身長および体重）（男児：2歳〜20歳）

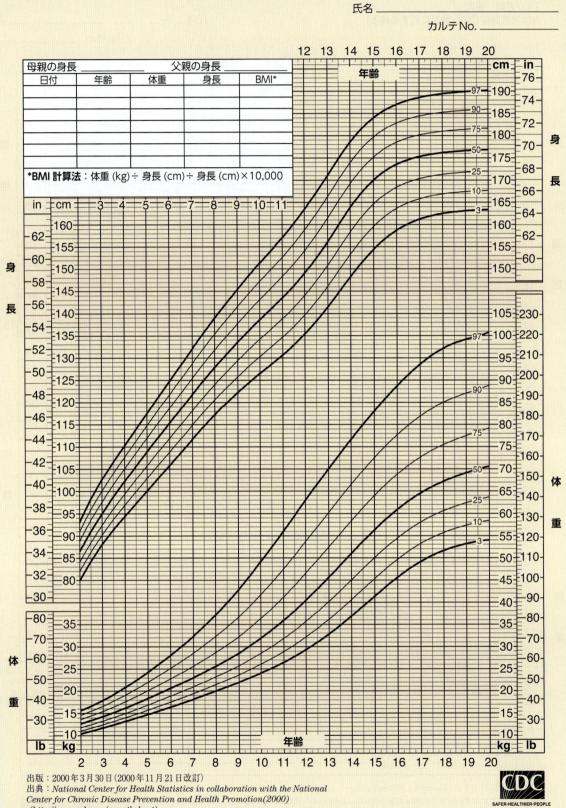

出版：2000年3月30日（2000年11月21日改訂）
出典：*National Center for Health Statistics in collaboration with the National Center for Chronic Disease Prevention and Health Promotion(2000)*
(http://www.cdc.gov/growthchart)

付録 12. 身体発育曲線（体格指数 BODY MASS INDEX：BMI）（男児：2歳〜20歳）

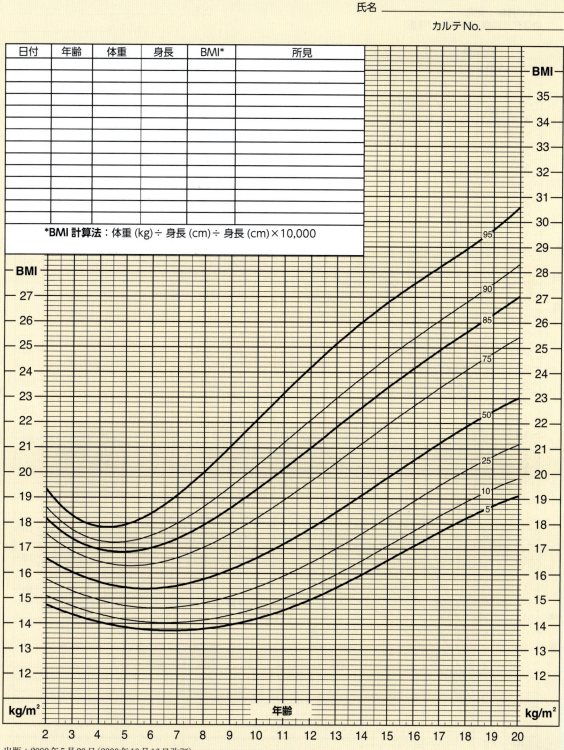

出版：2000年5月30日（2000年10月16日改訂）
出典：*WHO Child Growth Standard(http://www.who.int/childgrowth/en) National Center for Health Statistics in collaboration with the National Center for Chronic Disease Prevention and Health Promotion(2000) (http://www.cdc.gov/growthcharts)*

付録 13. 身体発育曲線（身長および体重）（女児：出生〜24か月齢）

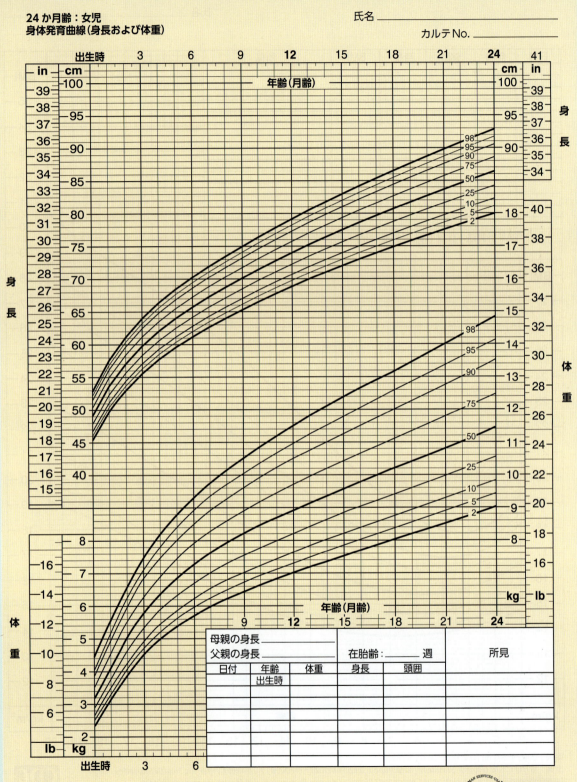

出版：2009年11月1日 *Centers for Disease Control and Prevention*
出典：*WHO Child Growth Standard* (http://www.who.int/childgrowth/en)

付録 14. 身体発育曲線（頭囲、身長に対する体重）（女児：出生〜24か月齢）

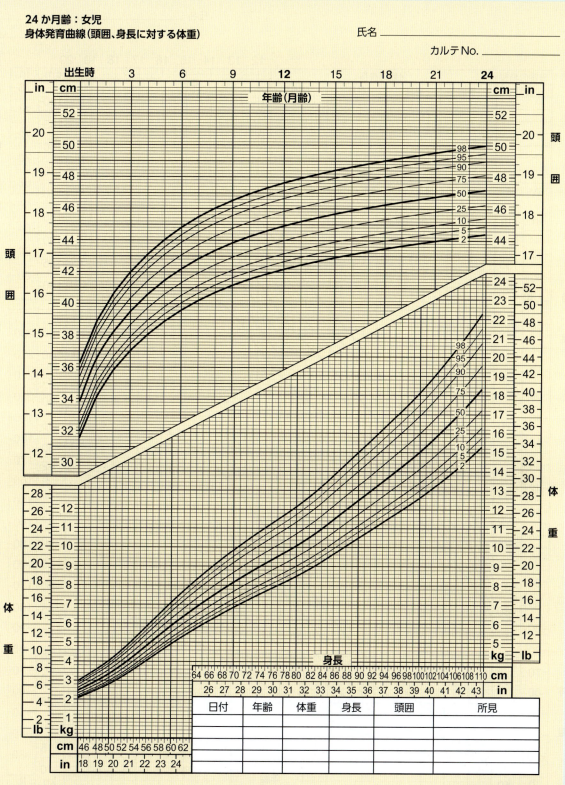

出版：2009年11月1日 Centers for Disease Control and Prevention
出典：WHO Child Growth Standard(http://www.who.int/childgrowth/en)

付録 15. 身体発育曲線（身長および体重）（女児：2歳〜20歳）

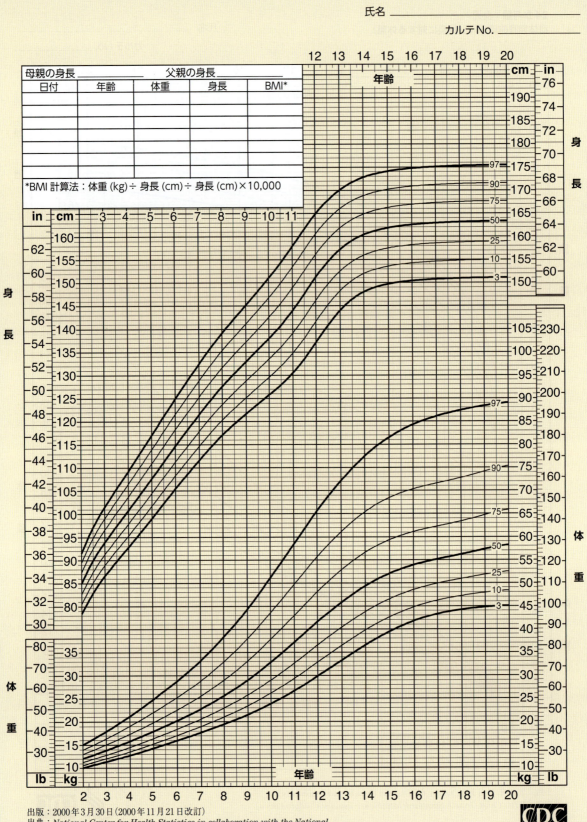

出版：2000年3月30日（2000年11月21日改訂）
出典：*National Center for Health Statistics in collaboration with the National Center for Chronic Disease Prevention and Health Promotion(2000)*
(http://www.cdc.gov/growthchart)

付録 16. 身体発育曲線（体格指数 BODY MASS INDEX：BMI）（女児：2歳〜20歳）

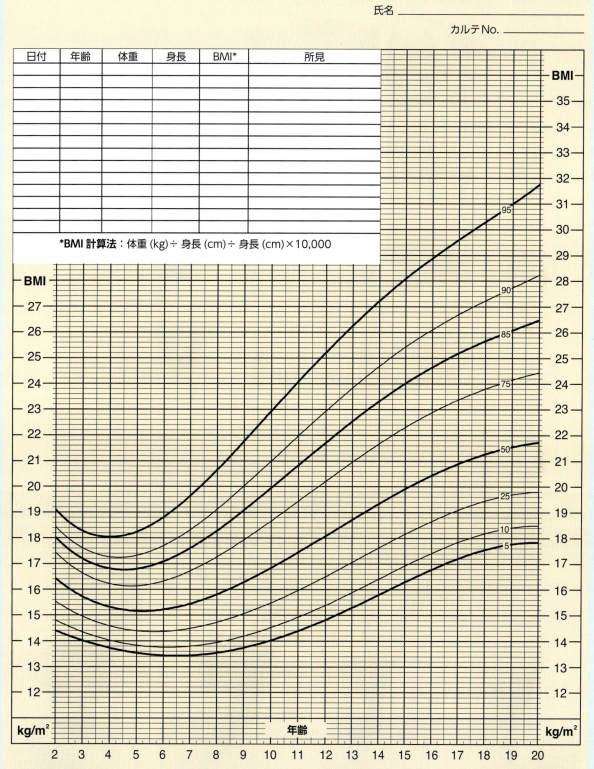

付録 17. 思春期発達のタナー段階（女性[4]）

思春期の成長過程の開始と完了には個人差があることから、暦年齢は思春期の成長の評価においては必ずしも最良の指標ではない。思春期の発達を記述し、それによって性成熟期全体における様々な栄養ニーズを記述するためのより有用な方法は、女児では乳房と陰毛の発達によって成長段階を分けてとらえることである。これらは専門用語で思春期のタナー段階と呼ばれている。栄養所要量はこの発達段階によって異なる。

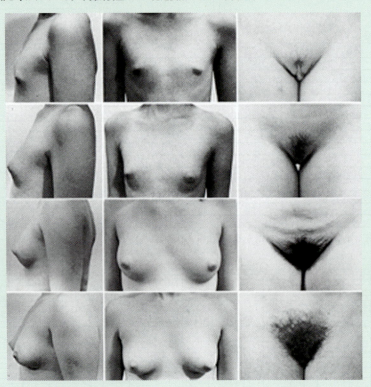

出典：Mahan LK, Rees JM: Nutrition in adolescence, St. Louis, 1984, Mosby.

付録 18. 思春期発達のタナー段階（男性[4]）

思春期の成長過程の開始と完了には個人差があることから、暦年齢は思春期の成長の評価においては必ずしも最良の指標ではない。思春期の発達を記述し、それによって性成熟期全体における様々な栄養ニーズを記述するためのより有用な方法は、男児では陰茎と精巣の発達によって成長段階を分けてとらえることである。これらは専門用語で思春期のタナー段階と呼ばれている。栄養所要量はこの発達段階によって異なる。

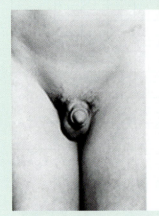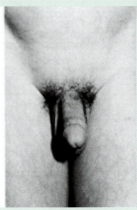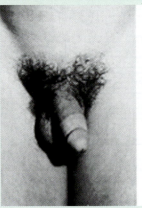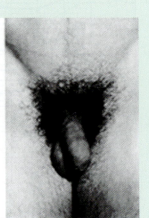

出典：Mahan LK, Rees JM: Nutrition in adolescence, St. Louis, 1984, Mosby.

付録 19. 身長および体重の直接測定法

身長
1. 身長は靴を脱いだ状態で測定する。
2. 被験者は、両脚を揃え、踵を壁または身長計に密着させる。
3. 被験者は直立し、もたれかかったり、背伸びしたりせず、前方を真っ直ぐ見つめ、頭を上下に傾けないようにして立つ。耳殊点と眼窩点を結んだ線が床面と平行になるようにする(フランクフルト面)。
4. 身長計の横規(身長計上部の四角い木製ブロック)を下げて頭頂部の上に水平に置く。
5. 身長は 0.5 cm 単位で最近似値を記録する。

体重
1. 可能な限り、バネ秤ではなく竿秤を用いる。
2. 重量が既知のおもりを用いて定期的に秤の精度を較正する。
3. 被験者は、薄い衣類を着用し、靴を脱いだ状態で測定する。
4. 成人については 0.2 kg 単位、乳児については 0.1 kg 単位で最近似値を記録する。測定値が 90 パーセンタイル値超または 10 パーセンタイル値未満の場合はさらに再評価が必要になる。

付録 20. 身長の間接測定法

翼幅計測
手順:
1. 両腕を身体から 90 度の角度になるように両側に真っ直ぐ広げる。
2. 一方の手の最も長い指先から他方の最も長い指先までの間隔を測定する。

臥位の成人
手順:
1. 被験者の身体の右側に立つ。
2. 下肢、体幹、肩、頭が一直線となるように身体の位置を調整する。
3. 紙の上側には頭頂部、下側には踵の底部にそれぞれ合わせて印をつける。
4. 印の間の距離を巻尺で測定する。

膝高
膝高の測定値は、立位身長と密接な関連性がある。立位をとれない人や脊柱彎曲の人の測定に有用である。

手順:
1. 測定には左脚を用いる。
2. 左ひざを曲げ、左足首の角度が 90 度になるようにする。あれば三角定規を用いる。
3. 膝高測定器を用い、カリパスを開いて固定部分を踵の下に置く。可動部分を大腿に向かって下ろす(膝蓋骨の約 5cm 後方)。
4. 踵から大腿前面までの距離を布製巻尺で測定する。
5. インチ単位の測定値は、2.54 を乗じてセンチメートルに換算する。
6. 膝高からの身長の推定に用いる計算式:

   男性　身長(cm) = 64.19 − (0.04 × 年齢) + (2.02 × 膝高[cm])
   女性　身長(cm) = 84.8 − (0.24 × 年齢) + (1.83 × 膝高[cm])

成人(18〜60歳)および小児(6〜18歳)の身長を推定するための推奨計算式

人種・性別群	計算式
白人男性	身長 = 71.85 + (1.88 膝高) R^2 = 0.65; RMSE = 3.97; SEI = 3.97 cm; CV = 2.28
黒人男性	身長 = 73.42 + (1.79 膝高) R^2 = 0.69; RMSE = 3.60; SEI = 3.60 cm; CV = 2.08
白人 女性	身長 = 70.25 + (1.87 膝高) − (0.06 age) R^2 = 0.66; RMSE = 3.60; SEI = 3.60 cm; CV = 2.23
黒人 女性	身長 = 68.10 + (1.86 膝高) − (0.06 age) R^2 = 0.69; RMSE = 3.80; SEI = 3.80 cm; CV = 2.36
白人男児	身長 = 40.54 + (2.22 膝高) R^2 = 0.96; RMSE = 4.16; SEI = 4.21 cm; CV = 2.79
黒人男児	身長 = 39.60 + (2.18 膝高) R^2 50.95; RMSE = 4.44; SEI = 4.58 cm; CV = 2.99
白人女児	身長 = 43.21 + (2.15 膝高) R^2 = 0.95; RMSE = 3.84; SEI = 3.90 cm; CV = 2.63
黒人 女児	身長 = 46.59 + (2.02 膝高) R^2 = 0.94; RMSE = 4.25; SEI = 4.39 cm; CV = 2.91

CV:変動係数、RMSE:二乗平均平方根誤差、SEI:各人の標準誤差
出典:Chumlea WC et al: Nutritional assessment of the elderly through anthropometry, Columbus, OH, 1984, Ross Laboratories.

付録 21. 骨格サイズの測定

方法1: 身長は靴を脱いだ状態で測定する。右腕の手関節のしわ部分の茎状突起のすぐ遠位置で巻尺を使って手首周囲長を測定する。計算の次の式を用いる。
(出典: Grant JP: Handbook of total parenteral nutrition, Philadelphia, 1980, Saunders):

$$r = \frac{身長(cm)}{手首周囲長(cm)}$$

骨格サイズは以下のように判定する。

男性	女性
r >10.4 小	r >11.0 小
r = 9.6 ～ 10.4 中	r = 10.1 ～ 11.0 中
r < 9.6 大	r < 10.1 大

方法2: 患者の右腕を身体に垂直になるように前方に伸ばし、肘を90度に曲げて、指先が上、てのひらが身体と反対側を向くようにする。肘関節の最大幅部分を測定するためにスライド式カリパスを上腕の中心軸に沿ってあて、肘の両側の2つの突き出た骨部分を測定する。この値を肘幅とする。次の表は様々な身長の中サイズの骨格の男性および女性の肘幅の測定値を示したものである。
(出典: Metropolitan Life Insurance Co., 1983)。これらの測定値より小さい場合、骨格サイズは小、大きい場合、骨格サイズは大であることを意味する。

男性		女性	
身長 (踵の高さが2.5cmでの測定値)	肘幅	身長 (踵の高さが2.5cmでの測定値)	肘幅
150 ～ 158	6.3 ～ 7.2	145 ～ 148	5.6 ～ 6.3
160 ～ 163	6.6 ～ 7.2	150 ～ 158	5.6 ～ 6.3
165 ～ 178	6.9 ～ 7.5	160 ～ 168	5.9 ～ 6.6
180 ～ 188	6.9 ～ 7.8	170 ～ 178	5.9 ～ 6.6
190	7.2 ～ 8.1	180	6.3 ～ 6.9

付録 22. 切断患者の理想体重の調整

身体の各部位の割合は、個人によって様々なので、ここに挙げたパーセントは推定値である。このパーセントを用いて、およその理想体重を算出することができる。切断患者にとっては、この理想体重の方が、正常な成人の理想体重よりも正確である。失った手足または麻痺の手足の重さを補正するために、理想体重 (IBW) は下方修正しなければならない。対麻痺のIBWは、5% ～ 10% 低く見積もり、四肢麻痺のIBWは、10% ～ 15% 低く見積もるべきである。

切断患者の理想体重の調整

身体の部位	全体重の平均 %
前腕と手	2.3
四肢を除いた胴体	50.0
上肢	5.0
手	0.7
下肢	16.0
下腿と足	5.9
足	1.5

出典: Brunnstrom S: Clinical kinesiology, Philadelphia, 1972, FA Davis.

$$推定IBW = \frac{100 - 切断部位の\%}{100} \times 元々の身長に対するIBW$$

このデータを用いるために、切断前に患者のおよその身長を測定しておく。両手を広げて測る方法で、成人の身長のおよその値が求められる。その計算は以下のように行う。手も含め上肢を地面に平行にいっぱいまで伸ばし、片方の手の中指の先からもう片方の中指の先までの距離を測る。正常な身体サイズの理想体重を計算するために、この身長または実際の身長測定値を用い、その後、切断のタイプによって理想体重を補正する。

例：膝から下を切断した177.8cmの男性の理想体重の求め方：
1. 177.8cmの男性の理想体重を計算する： 75.3kg
2. 切断した下肢の重さを引く(6%) = 75.3× 0.06： − 4.5kg
3. 膝から下を切断した177.8cmの男性の理想体重： 70.8kg

出典: North Carolina Dietetic Association: Nutrition care manual, 2011, Raleigh, NC, The Association.

付録 23. 体格指数（BODY MASS INDEX：BMI）

BMI	正常体重						過体重					肥満					
	19	20	21	22	23	24	25	26	27	28	29	30	31	32	33	34	35
身長(cm)							体重(kg)										
147	41	44	45	48	50	52	54	56	59	61	63	65	67	69	72	73	75
149	43	45	47	49	52	54	56	58	60	63	65	67	69	72	74	76	78
152	44	46	49	51	54	55	58	60	63	65	67	69	72	74	76	79	81
155	45	48	50	53	55	58	60	63	65	67	69	72	74	76	79	82	84
158	47	49	52	54	57	59	61	64	67	69	72	74	76	79	82	84	87
160	49	51	54	56	59	61	64	66	68	72	74	76	79	82	84	87	89
163	50	53	55	58	61	64	66	68	71	74	76	79	82	84	87	89	93
165	52	54	57	60	63	65	68	70	73	76	79	82	84	87	90	93	95
168	54	56	59	61	64	67	70	73	75	78	81	84	87	90	93	95	98
170	55	58	61	64	66	69	72	75	78	81	84	87	90	93	96	98	102
173	57	59	63	65	68	72	74	78	80	83	86	89	92	95	98	101	104
175	58	61	64	68	70	73	76	80	83	86	89	92	95	98	101	104	107
178	60	63	66	69	73	76	79	82	85	88	92	95	98	101	104	107	110
180	61	65	68	71	75	78	81	84	88	91	94	98	101	104	107	110	113
183	64	67	70	73	76	80	83	87	90	93	97	100	103	107	109	113	117
185	65	68	72	75	79	83	86	89	93	96	99	103	107	109	113	117	120
188	67	70	74	78	81	84	88	92	95	99	102	106	109	113	116	120	123
191	68	73	76	80	83	87	91	94	98	102	105	109	112	116	120	123	127

BMI：体格指数
出典：National Institutes of Health and National Heart, Lung, and Blood Institute: Evidence report of clinical guidelines on the identification, evaluation, and treatment of overweight and obesity in adults, Bethesda, MD, 1998, NIH/NHLBI. For a BMI of greater than 30, please go to http://www.nhlbi.nih.gov/guidelines/obesity/bmi_tbl.pdf.

付録 24. 4か所の部位を摘まんで測った体脂肪の割合（百分率）*

皮下脂肪厚の総計 (mm)	男性（年齢）				女性（年齢）			
	17-29	30-39	40-49	50+	16-29	30-39	40-49	50+
15	4.8	—	—	—	10.5	—	—	—
20	8.1	12.2	12.2	12.6	14.1	17.0	19.8	21.4
25	10.5	14.2	15.0	15.6	16.8	19.4	22.2	24.0
30	12.9	16.2	17.7	18.6	19.5	21.8	24.5	26.6
35	14.7	17.7	19.6	20.8	21.5	23.7	26.4	28.5
40	16.4	19.2	21.4	22.9	23.4	25.5	28.2	30.3
45	17.7	20.4	23.0	24.7	25.0	26.9	29.6	31.9
50	19.0	21.5	24.6	26.5	26.5	28.2	31.0	33.4
55	20.1	22.5	25.9	27.9	27.8	29.4	32.1	34.6
60	21.2	23.5	27.1	29.2	29.1	30.6	33.2	35.7
65	22.2	24.3	28.2	30.4	30.2	31.6	34.1	36.7
70	23.1	25.1	29.3	31.6	31.2	32.5	35.0	37.7
75	24.0	25.9	30.3	32.7	32.2	33.4	35.9	38.7
80	24.8	26.6	31.2	33.8	33.1	34.3	36.7	39.6
85	25.5	27.2	32.1	34.8	34.0	35.1	37.5	40.4
90	26.2	27.8	33.0	35.8	34.8	35.8	38.3	41.2
95	26.9	28.4	33.7	36.6	35.6	36.5	39.0	41.9
100	27.6	29.0	34.4	37.4	36.4	37.2	39.7	42.6
105	28.2	29.6	35.1	38.2	37.1	37.9	40.4	43.3
110	28.8	30.1	35.8	39.0	37.8	38.6	41.0	43.9
115	29.4	30.6	36.4	39.7	38.4	39.1	41.5	44.5
120	30.0	31.1	37.0	40.4	39.0	39.6	42.0	45.1
125	30.5	31.5	37.6	41.1	39.6	40.1	42.5	45.7
130	31.0	31.9	38.2	41.8	40.2	40.6	43.0	46.2
135	31.5	32.3	38.7	42.4	40.8	41.1	43.5	46.7
140	32.0	32.7	39.2	43.0	41.3	41.6	44.0	47.2
145	32.5	33.1	39.7	43.6	41.8	42.1	44.5	47.7
150	32.9	33.5	40.2	44.1	42.3	42.6	45.0	48.2
155	33.3	33.9	40.7	44.6	42.8	43.1	45.4	48.7
160	33.7	34.3	41.2	45.1	43.3	43.6	45.8	49.2
165	34.1	34.6	41.6	45.6	43.7	44.0	46.2	49.6
170	34.5	34.8	42.0	46.1	44.1	44.4	46.6	50.0
175	34.9	—	—	—	—	44.8	47.0	50.4
180	35.3	—	—	—	—	45.2	47.4	50.8
185	35.6	—	—	—	—	45.6	47.8	51.2
190	35.9	—	—	—	—	45.9	48.2	51.6
195	—	—	—	—	—	46.2	48.5	52.0
200	—	—	—	—	—	46.5	48.8	52.4
205	—	—	—	—	—	—	49.1	52.7
210	—	—	—	—	—	—	49.4	53.0

出典：Durnin JVGA, Wormersley J: Body fat assessed from total body density and its estimation from skinfold thickness: measurements on 481 men and women ages 16-72 years, Br J Nutr 32:77, 1974.
*身体の右側の二頭筋、三頭筋、肩甲下、腸骨上の皮下脂肪厚を摘まんで測定する。

付録 25. 小児の腕部計測の計算図表

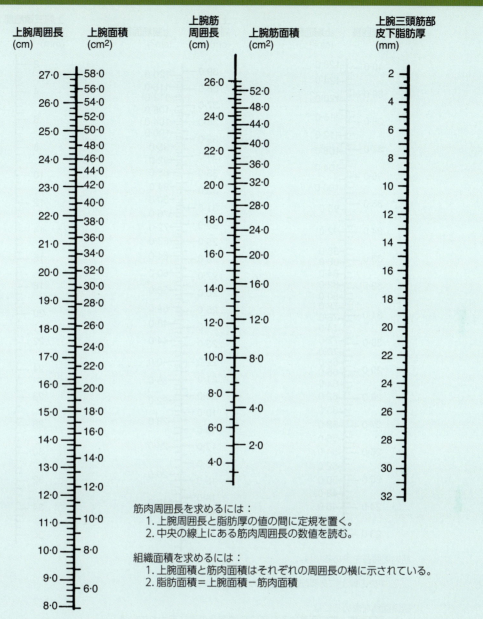

筋肉周囲長を求めるには：
1. 上腕周囲長と脂肪厚の値の間に定規を置く。
2. 中央の線上にある筋肉周囲長の数値を読む。

組織面積を求めるには：
1. 上腕面積と筋肉面積はそれぞれの周囲長の横に示されている。
2. 脂肪面積＝上腕面積－筋肉面積

出典：Gurney JM, Jelliffe DB: Arm anthropometry in nutritional assessment: nomogram for rapid calculation of muscle circumference and cross-sectional muscle fat areas, Am J Clin Nutr 26:913, 1973.

付録 26. 成人の腕部計測の計算図表

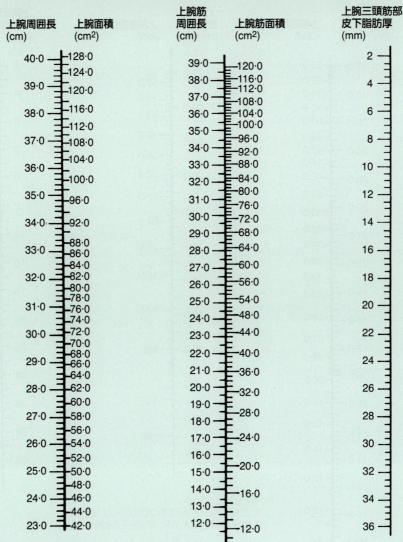

筋肉周囲長を求めるには：
  1. 上腕周囲長と脂肪厚の値の間に定規を置く。
  2. 中央の線上にある筋肉周囲長の数値を読む。

組織面積を求めるには：
  1. 上腕面積と筋肉面積はそれぞれの周囲長の横に示されている。
  2. 脂肪面積＝上腕面積－筋肉面積

出典：Gurney JM, Jelliffe DB: Arm anthropometry in nutritional assessment: nomogram for rapid calculation of muscle circumference and cross-sectional muscle fat areas, Am J Clin Nutr 26:913, 1973.

付録 27. 生体電気インピーダンス法の臨床応用の推奨事項

器具と項目	定義と注釈	推奨事項
身長計	目盛りは0.5 cm刻みにする。	被験者が立てない場合および膝高または両手を横に広げたときの幅を測る場合は、巻き尺を用いる。
秤	目盛りは0.1 kg刻みにする。	他の秤と比較して定期的に目盛りを調整する。
被験者		
身長と体重	BIA測定時に身長（0.5 cm単位）と体重（0.1 kg単位）を測定する。	自己申告の身長と体重は有効ではない。
食べ物、飲み物、アルコール	少なくとも8時間の絶食禁酒が望ましい	（調査と比べて）臨床診療で行う場合は、絶食時間はもっと短くても良い。
膀胱を空にしておく。		被験者は測定前に排尿をすます。
身体活動		少なくとも8時間は運動をしない。
測定時刻	測定時刻に注意する。	長期追跡調査の場合、同じ時刻に測定する。月経周期に注意する。
皮膚の状態	温度、皮膚の完全性、清浄	気温を記録する。皮膚病変のない部位に電極の位置を定める。アルコールで拭く
電極の位置	測定した身体部位：電極間の距離を記録する。	常に身体の同じ側で測定する。電極間の距離は5cm以下にする；必要であれば、近位電極を動かす。
四肢の位置	四肢の外転	胴体から腕を約30度引き離し、脚を約45度引き離す。
身体の姿勢	「秤」タイプのBIA測定器以外は、仰臥位をとる。	歩行可能な被験者は、5〜10分間仰臥位になる。研究プロトコルでは、測定前に被験者が仰臥位になる時間を統一している。被験者が寝たきりであるかどうかに注意する。
環境	電気的干渉	ベッドの金属枠に接触していないことを確認する。中性環境（強力な電場または磁場でないこと）。
体形	奇形、異常に注意する。	例えば、RまたはXcが被験者の期待値範囲から外れている場合、測定の有効性に注意する。例えば、異常に低いRは浮腫を示唆するなど、結果に影響する場合は、測定の有効性を考慮する。
	切断	切断していない四肢を測定する。研究結果としては無効であるが、測定誤差は一定なので、身体の区画の判定はできる。身体を切断していない側を測定する。
	萎縮および片麻痺	異常な病状に注意する。
	異常な四肢または胴体（例えば、脊柱側弯症）、ジストロフィー（例えば、HIV、クッシング症候群）	異常な身体の区画が分布する状態では、有効性は限定的である。
	肥満	絶縁体（例えば、タオルなど）を腕と胴体の間および大腿部の間に用いる。
民族		人種に注意する；該当する場合は、人種特有のBIAの方程式を用いる。
病状		
心不全	浮腫は測定の妨げになる。	安定した状態で患者の測定を行う。
肝不全	腹水貯留と浮腫は、測定の精度を損なう。	身体の区画ごとのBIA測定を考慮する。
腎不全	浮腫とイオンバランスの異常は、測定を妨げる。	
異常な血清電解質濃度	電解質濃度は、BIAの測定に影響する。	血清電解質濃度が正常範囲のときにBIAを行う。血清電解質濃度が同じである場合に、BIAの結果の比較を行う。
甲状腺機能低下症	強皮症	皮膚の抵抗性が高いので、測定結果は無効になると思われる。
治療		
電解液の静脈内注入	末梢の浮腫は測定の妨げになる。	水分異常の患者の測定は、無効である。
水分平衡に影響する薬物	ステロイド類、成長ホルモン、利尿薬	患者の状態が安定しているのであれば、薬物投与後同時に測定を行うべきである。
透析	Hemo-1 p腹膜透析	特別なプロトコルを用いる。測定手順を統一する（すなわち、透析の20〜30分後に測定すべきである）。
腹水穿刺		特別なプロトコルを用いる。測定手順を統一する
義装具と植込型（金属）	例えば、人工股関節	身体の、装着していない側で、測定する。義装具と植込型機器に注意する。
ペースメーカー、除細動器	植込型除細動器	ペースメーカーまたは除細動器の干渉は予想されない。BIAの測定の結果に事故の報告はないが、測定中の誘導電場が、ペースペーカーまたは除細動器の活動に栄養するという可能性を否定することはできない。したがって、患者の心臓活動のモニタリングを行うべきである。

BIA：生体電気インピーダンス法、HIV：ヒト免疫不全ウイルス、R：抵抗、Xc：リアクタンス（誘導抵抗）
出典：Kyle UG, Bosaeus I, et al. Bio電気インピーダンス analysis—Part II: Utilization in clinical practice, Clin Nutr 23:1430, 2004.

付録 28. 身体活動と消費カロリー／時

運動	タイプ	体重(kg)							
		50	59	68	77	86	95	104	113
エアロビクスのクラス	水中	210	248	286	325	364	401	439	477
エアロビクスのクラス	負担の少ない運動	263	310	358	406	455	501	549	596
エアロビクスのクラス	負担の多い運動	368	434	501	568	637	702	768	835
エアロビクスのクラス	15〜20cmの歩幅	446	527	609	690	774	852	933	1014
エアロビクスのクラス	25〜30cmの歩幅	525	621	716	812	910	1003	1097	1193
荷物の背負っての徒歩旅行	全般	368	434	501	568	637	702	768	835
バドミントン	シングルとダブルス	236	279	322	365	410	451	494	537
バドミントン	競技	368	434	501	568	637	702	768	835
野球	キャッチボール	131	155	179	203	228	251	274	298
野球	速球または緩い球の投球	263	310	358	406	455	501	549	596
バスケットボール	シュート	236	279	322	365	410	451	494	537
バスケットボール	車椅子	341	403	465	528	592	652	713	775
バスケットボール	試合	420	496	573	649	728	802	878	954
自転車	16〜19.2 km/時 低速	315	372	430	487	546	602	658	716
自転車	19.3〜22.4km/時 中等度	420	496	573	649	728	802	878	954
自転車	22.5〜25.6km/h 高速	525	621	716	812	910	1003	1097	1193
自転車	25.7〜32.0 mph、超高速	630	745	859	974	1092	1203	1317	1431
自転車	32.2 mph 以上のレース	840	993	1146	1299	1457	1604	1756	1908
自転車	50 ワット、固定式、極めて軽い	158	133	215	243	273	301	329	358
自転車	100 ワット、固定式、軽い	289	341	394	446	501	552	603	656
自転車	150 ワット、固定式、中等度	368	434	501	568	637	702	768	835
自転車	200 ワット、固定式、激しい	551	652	752	852	956	1053	1152	1252
自転車	250 ワット、固定式、極めて激しい	656	776	895	1015	1138	1253	1372	1491
自転車	BMXまたはマウンテン	446	527	609	690	774	852	933	1014
ボクシング	サンドバッグ	315	372	430	487	546	602	658	716
ボクシング	スパーリング	473	558	644	730	819	902	988	1074
健康体操	背筋運動	184	217	251	284	319	351	384	417
健康体操	引き上げ運動、挙手跳躍運動	420	496	573	649	728	802	878	954
健康体操	腕立て伏せまたは腹筋運動	420	496	573	649	728	802	878	954
サーキットトレーニング	全般	420	496	573	649	728	802	878	954
フットボール	フラッグまたはタッチ	420	496	573	649	728	802	878	954
フットボール	競技	473	558	644	730	819	902	988	1074
フリスビー	全般	158	133	215	243	273	301	329	358
フリスビー	最遠方	420	496	573	649	728	802	878	954
ゴルフ	パワーカート	184	217	251	284	319	351	384	417
ゴルフ	ゴルフクラブを引く	226	267	308	349	391	431	472	513
ゴルフ	ゴルフクラブを運ぶ	236	279	322	365	410	451	494	537
ハンドボール	全般	630	745	859	974	1092	1203	1317	1431
ハイキング	全般	315	372	460	487	546	602	658	716
ホッケー	アイスホッケー、フィールドホッケー	420	496	573	649	728	802	878	954
ジョギング	全般	368	434	501	568	637	702	768	835
ジョギング	ジョギング-ウォークの組み合せ	315	372	430	487	546	602	658	716
縄跳び	低速	420	496	573	649	728	802	878	954
縄跳び	中等度	525	621	716	812	910	1003	1097	1193
縄跳び	高速	630	745	859	974	1092	1203	1317	1431
カヤック	全般	263	310	358	406	455	501	549	596
武術	全般	525	621	716	812	910	1003	1097	1193
ラケットボール	通常	368	434	501	568	637	702	768	835

付録 28. 身体活動と消費カロリー／時──続き

運動	タイプ	体重(kg)							
		50	59	68	77	86	95	104	113
ラケットボール	競技	525	621	716	812	910	1003	1097	1193
ラフティング	急流下り	263	310	358	406	455	501	549	596
ロッククライミング	全般	420	496	573	649	728	802	878	954
ラグビー	全般	525	621	716	812	910	1003	1097	1193
ランニング	8 km／時	420	496	573	649	728	802	878	954
ランニング	8.4 km／時	473	558	644	730	819	902	988	1074
ランニング	9.7 km／時	525	621	716	812	910	1003	1097	1193
ランニング	10.8 km／時	578	683	788	893	1001	1103	1207	1312
ランニング	11 km／時	604	714	824	933	1047	1153	1262	1372
ランニング	12 km／時	656	776	895	1015	1138	1253	1372	1491
ランニング	13 km／時	709	838	967	1096	1229	1354	1481	1610
ランニング	13.8 km／時	735	869	1003	1136	1274	1404	1536	1670
ランニング	14 km／時	788	931	1074	1217	1366	1504	1646	1789
ランニング	16 km／時	840	993	1146	1299	1457	1604	1756	1908
ランニング	17.5 km／時	945	1117	1289	1461	1639	1805	1975	2147
ランニング	クロスカントリー	473	558	644	730	819	902	988	1074
アイススケート	全般	368	434	501	568	637	702	768	835
インラインスケート	インライン、全般	656	776	895	1015	1138	1253	1372	1491
スケートボード	全般	263	310	358	406	455	501	549	596
スキー、滑降	軽度	263	310	358	406	455	501	549	596
スキー、滑降	中等度	315	372	430	487	546	602	658	716
スキー、滑降	激しい、レース	420	496	573	649	728	802	878	954
スキー マシーン	全般	368	434	501	568	637	702	768	835
スキー、クロスカントリー	4km／時、ゆっくりしたペース	368	434	501	568	637	702	768	835
スキー、クロスカントリー	6.4～7.9 km／時、中等度	420	496	573	649	728	802	878	954
スキー、クロスカントリー	8～12.7km／時、早めのペース	473	558	644	730	819	902	988	1074
スノーボード	全般	394	465	537	609	683	752	823	895
雪靴	全般	420	496	573	649	728	802	878	954
サッカー	通常	368	434	501	568	637	702	768	835
サッカー	競技	525	621	716	812	910	1003	1097	1193
ソフトボール	全般	263	310	358	406	455	501	549	596
階段を上る	全般	473	558	644	730	819	902	988	1074
固定式ローイングマシン	50 ワット、軽度	184	217	251	284	319	351	384	417
固定式 ローイングマシン	100 ワット、中等度	368	434	501	568	637	702	768	835
固定式 ローイングマシン	150 ワット、強度	446	527	609	690	774	852	933	1014
固定式 ローイングマシン	200 ワット、超強度	630	745	859	974	1092	1203	1317	1431
ストレッチ、ヨガ	全般、ハタヨガ	131	155	179	203	228	251	274	298
水泳	湖、海、川	315	372	430	487	546	602	658	716
水泳	自由形で往復する、遅速または中等度の速さ	368	434	501	568	637	702	768	835
水泳	自由形で往復する、速い	525	621	716	812	910	1003	1097	1193
水泳	背泳	368	434	501	568	637	702	768	835
水泳	横泳ぎ	420	496	573	649	728	802	878	954
水泳	平泳ぎ	525	621	716	812	910	1003	1097	1193
水泳	バタフライ	578	683	788	893	1001	1103	1207	1312
テニス	ダブルス	315	372	430	487	546	602	658	716
テニス	シングル	420	496	573	649	728	802	878	954
ランニングマシーン（トレンドミル）でランニング	9.7 km／時、0% 傾斜	525	621	716	812	910	1003	1097	1193

続く

付録 28. 身体活動と消費カロリー／時——続き

運動	タイプ	体重(kg)							
		50	59	68	77	86	95	104	113
ランニングマシーン（トレッドミル）でランニング	9.7km／時、2％傾斜	578	683	788	893	1001	1103	1207	1312
ランニングマシーン（トレッドミル）でランニング	9.7km／時、4％傾斜	620	732	845	958	1074	1183	1295	1408
ランニングマシーン（トレッドミル）でランニング	9.7km／時、6％傾斜	667	788	909	1031	1156	1273	1394	1515
ランニングマシーン（トレッドミル）でランニング	11km／時、0％傾斜	604	714	824	933	1047	1153	1262	1372
ランニングマシーン（トレッドミル）でランニング	11km／時、2％傾斜	667	788	909	1031	1156	1273	1394	1515
ランニングマシーン（トレッドミル）でランニング	11km／時、4％傾斜	719	850	981	1112	1247	1374	1503	1634
ランニングマシーン（トレッドミル）でランニング	11km／時、、6％傾斜	767	906	1046	1185	1329	1464	1602	1741
ランニングマシーン（トレッドミル）でランニング	13km／時、0％傾斜	709	838	967	1096	1229	1354	1481	1610
ランニングマシーン（トレッドミル）でランニング	13km／時、2％傾斜	756	894	1031	1169	1311	1444	1580	1718
ランニングマシーン（トレッドミル）でランニング	13km／時、4％傾斜	814	962	1110	1258	1411	1554	1701	1849
ランニングマシーン（トレッドミル）でランニング	13km／時、6％傾斜	872	1030	1189	1347	1511	1665	1821	1980
ランニングマシーン（トレッドミル）でランニング	4.8km／時、0％傾斜	173	205	236	268	300	331	362	394
ランニングマシーン（トレッドミル）でランニング	4.8km／時、2％傾斜	194	230	265	300	337	371	406	441
ランニングマシーン（トレッドミル）でランニング	4.8km／時、4％傾斜	215	254	293	333	373	411	450	489
ランニングマシーン（トレッドミル）でランニング	4.8km／時、6％傾斜	236	279	322	365	410	451	494	537
ランニングマシーン（トレッドミル）でランニング	6.4km／時、0％傾斜	263	310	358	406	455	501	549	596
ランニングマシーン（トレッドミル）でランニング	6.4km／時、2％傾斜	294	348	401	455	510	562	614	668
ランニングマシーン（トレッドミル）でランニング	6.4km／時、4％傾斜	326	385	444	503	564	622	680	740
ランニングマシーン（トレッドミル）でランニング	6.4km／時、6％傾斜	352	416	480	544	610	672	735	799
立ち泳ぎ	穏やか	210	248	286	325	364	401	439	477
立ち泳ぎ	激しい	525	621	716	812	910	1003	1097	1193
バレーボール	競技ではない	158	133	215	243	273	301	329	358
バレーボール	競技	420	496	573	649	728	802	878	954
ウォーキング	3.2km／時未満	105	124	143	162	182	201	219	239
ウォーキング	3.2km／時	131	155	179	203	228	251	274	298
ウォーキング	4km／時	158	133	215	243	273	301	329	358
ウォーキング	4.8km／時	173	205	236	268	300	331	362	394
ウォーキング	5.6km／時	200	236	272	308	346	381	417	453
ウォーキング	6.4km／時	263	310	358	406	455	501	549	596
ウォーキング	7.2km／時	331	391	451	511	574	632	691	751
ウォーキング	競歩レース	341	403	465	528	592	652	713	775
水球	全般	525	621	716	812	910	1003	1097	1193
ウエイトトレーニング	フリー、ノーチラス、軽度/中等度	158	133	215	243	273	301	329	358
ウエイトトレーニング	フリー、ノーチラス、激しい	315	372	430	487	546	602	658	716
ウインドサーフィン	通常	158	133	215	243	273	301	329	358

著作権：2001 HealtheTech Inc., Golden, Colo.
注釈：この表は、栄養障害、代謝障害、栄養失調のあらゆる症例を網羅したものを意図したものではない。
出典：Hammond K: Physical assessment: a nutritional perspective, Nurs Clin North Am 32(4):779, 1997.

付録 29. 栄養面に着目した身体アセスメント
キャスリーン・A・ハモンド, MS, RN, BSN, BSHE, RD, LD

身体系	正常所見	異常所見	考えられる栄養/代謝上の関連	栄養とは無関係の疾患例
全身	身長に対する体重のバランスが適正、栄養状態良好、敏捷、協調的	体重、筋肉量、貯蔵脂肪の減少、成長遅延	タンパク質-カロリー欠乏	内分泌障害、骨形成障害、エストロゲン枯渇に続発する更年期障害
皮膚	ピンク色で軟らかく、湿り気がある。ツルゴール反応は即時に反応がある。なめらかな外見	脂肪蓄積過剰 疲労、貧血 創傷治癒不良、潰瘍 細かい線や脱落を伴い乾燥、鱗様（乾皮症） 臀部か大腿、または膝の毛嚢周囲の棘様の角化した栓（毛包性角化症） ペラグラ皮膚炎（日光に曝露した皮膚の過剰な色素沈着） 蒼白 黄色の色素沈着 皮膚ツルゴール低下 点状出血、斑状出血	カロリー摂取過剰 鉄欠乏 タンパク質、ビタミンC、または亜鉛の欠乏 必須脂肪またはビタミンAの欠乏 ビタミンAまたは必須脂肪の欠乏 ナイアシンまたはトリプトファンの欠乏 鉄または葉酸の欠乏 カロテン過剰 体液喪失 ビタミンKまたはCの欠乏	糖尿病、ステロイド剤 環境要因または衛生要因 温熱、日光、または化学物質による熱傷、アジソン病 皮膚色素沈着疾患、出血 黄疸 アスピリン過剰摂取、肝疾患、外傷
爪	爪表面はなめらか、半透明、わずかに湾出し、爪床に強固に付着 爪床の毛細血管再充満は即時	スプーン状（匙状爪）	鉄欠乏	慢性閉塞性肺疾患、心疾患、大動脈狭窄
頭皮	ピンク色で病変や圧痛無し、泉門に軟化や隆起無し	鈍い色、つやがない 蒼白、斑状 軟化すなわち頭蓋癆	タンパク質または鉄の欠乏 ビタミンAまたはCの欠乏 ビタミンD欠乏	化学的作用 感染症、化学的作用 水頭症
頭髪	自然な光沢、色および数が均一、質感は細かいものから粗いものまで	大泉門肥大（通常約18ヵ月齢で閉鎖） 光沢やつやがなく、細く、まばら 簡単に抜ける 年少小児では明るい色と暗い色の部分が交互に帯状に現れる（旗徴候）	ビタミンD欠乏 タンパク質、亜鉛、リノール酸の欠乏 タンパク質欠乏 タンパク質欠乏	甲状腺機能低下、化学療法、乾癬、染毛 甲状腺機能低下、化学療法、乾癬、染毛 化学的な処置または脱色
顔	皮膚は温かくなめらか、乾燥して軟らかく、適度な湿り気があり即時に反応がある	びまん性色素沈着、腫眼 蒼白 満月様顔貌 両側性の側頭部の痩せ	タンパク質欠乏 鉄、葉酸、またはビタミンB12の欠乏 タンパク質、カロリー タンパク質、カロリー	ステロイド剤およびその他の薬剤 血液灌流低下、体液量低下 クッシング病 神経筋障害
眼	均一に分布した眉毛、眼瞼、睫毛、目脂のないピンク色の結膜、斑点のない強膜、透明な角膜、亀裂や病変のない皮膚	結膜蒼白 夜盲 白眼部分に乾燥し、灰色や黄色または白色を帯びた泡状の点（ビトー斑）	鉄、葉酸、またはビタミンB12の欠乏 ビタミンA欠乏 ビタミンA欠乏	翼状片、ゴーシェ病

付録 29. 栄養面に着目した身体アセスメント――続き

身体系	正常所見	異常所見	考えられる栄養／代謝上の関連	栄養とは無関係の疾患例
目		光沢がなく、乳白色または不透明な角膜（角膜乾燥症） 白眼部分や眼瞼内側がくすんだ色で、乾燥し、粗い外見（結膜乾燥症） 角膜の軟化（角膜軟化症） 眼角部分の亀裂や発赤（眼角炎）	ビタミン A 欠乏 ビタミン A 欠乏	化学的要因、環境要因 感染症、異物
鼻	均等な形。鼻中隔は正中線からわずかに左寄り。外鼻孔は両側に開口、粘膜はピンク色で湿り気があり、匂いを識別できる	鱗様で油性、鼻孔周囲に灰色または黄色がかった物質が付着（鼻唇溝脂漏症） 炎症、洞管の発赤、分泌物、閉塞またはポリープ	リボフラビン、ナイアシンの欠乏、リボフラビン、ナイアシン、ピリドキシンの欠乏 皮膚膜刺激	栄養チューブを留置しようとする場合、要再考。食物以外のアレルギーについて評価。
口腔				
唇／口	ピンク色、左右対称、なめらかで無傷	両側の亀裂、唇の発赤（口角炎） 唇に垂直方向の亀裂（口角症） 赤紫色	リボフラビン、ナイアシン、ピリドキシンの欠乏 リボフラビン、ナイアシンの欠乏 リボフラビン欠乏	義歯装着不良、ヘルペス、梅毒 AIDS（カポジ肉腫）、環境曝露
舌	ピンク色、湿っている。正中線上、左右対称、ざらざらしている	なめらか、ツルツルしている、舌乳頭の喪失（糸状乳頭萎縮）、舌背の赤色、味蕾の萎縮、牛肉様の赤色、粘膜の発赤および腫脹 味覚低下（味覚鈍麻）	葉酸、ナイアシン、リボフラビン、鉄、またはビタミン B$_{12}$ の欠乏 ナイアシン、葉酸、リボフラビン、鉄、ビタミン B$_{12}$、またはピリドキシンの欠乏 亜鉛欠乏	クローン病、感染症
歯肉	ピンク色、湿り気がある、スポンジ様ではない	スポンジ様、出血、後退	ビタミン C 欠乏	癌療法
歯	修復が行われ揃んだ歯がない、色は様々な色調の白	欠損、修復不良、う蝕、緩み 白色または茶色がかった斑（斑状歯）	過剰な砂糖 過剰なフッ素	ダイランチン（フェニトイン）などの薬剤、衛生状態不良、リンパ腫、赤血球増加症、血小板減少症 外傷、梅毒、歯の衛生状態不良
脳神経	無傷	異常	栄養ルートに影響する	エナメル質低形成、酸蝕症
咽頭反射	無傷	欠如	栄養ルートに影響する	
顎	適切なアライメント、左右に動く	不適切なアライメントおよび動き	適切に咀嚼する能力は食物摂取に影響する可能性がある	
耳下腺	耳垂の前に位置し、腫脹していない	両側性の腫脹	タンパク質欠乏	大食症、嚢胞、腫瘍、副甲状腺機能亢進
甲状腺	正中線上の気管、腫脹や結節がなく自由に可動	甲状腺肥大	ヨウ素欠乏	癌、アレルギー、感冒

系統	部位	正常所見	異常所見	関連する栄養問題	関連病態
心肺	胸部/肺	胸郭の前後に位置する、十分な筋肉と貯蔵脂肪、吸気時および呼気時に胸部が左右対称に上下動	体性筋節や脂肪の減少によるるい痩。努力性呼吸。湿性ラ音、水泡音、喘鳴音などの呼吸音。水分状態と粘性分泌物増多（努力性呼吸の原因となる可能性がある）。消費量増大の原因となり、エネルギーを評価する。また、呼吸数と呼吸深度の増大、低下を検討する。	タンパク質・カロリー欠乏、代謝性アシドーシス、代謝性アルカローシス	呼吸器疾患：COPDなど
	心臓	心拍リズム正常および心拍数正常範囲内、第1心音(S1)および第2心音(S2)	心拍リズム異常	カリウムの欠乏または過剰、カルシウム欠乏、マグネシウム欠乏（循環血液量過多）、リン欠乏	心肺疾患状態
			動悸、小さく弱い脈、動悸、頻脈、心臓肥大	体液過負荷（循環血液量過多）、体液欠乏、低血糖、チアミン欠乏、貧血と胸痛を伴うチアミン欠乏	心肺疾患
	血管アクセスデバイス(無傷)	腫脹や発赤、排膿無し	排膿、腫脹、過剰な発赤有り	デバイスを除去しなければならない場合、栄養に影響	
	腹部	軟らかく、膨隆が無く、左右対称で腫瘤が無く、臍は正中線上にあり、腹は平坦、打診で共鳴音を認め、栄養デバイスは無傷で発赤や腫脹を認めない	全身に及ぶ対称性の膨隆、臍部の隆起や反転、緊張性でつやを帯びた外見(腹水)、舟状腹、腸雑音亢進、高い金属音、腸雑音低下	栄養補給上のタンパク質や水分、ナトリウムの問題に影響する、タンパク質・カロリー欠乏、胃腸炎における栄養に影響する（空腹痛の場合は正常）、腸液と空気の存在を認め、閉塞の初期が示唆される場合は栄養に影響する、腹膜炎または麻痺性腸閉塞が存在する場合は栄養に影響する	臓器肥大、体液またはガス貯留
	腎臓、尿管、膀胱	尿は明黄色(黄白色から濃黄色まで幅がある)で、混濁が無く透明で、十分な排尿量がある	排尿量減少、著しく濃く濃縮した尿	脱水症	
	筋骨格	関節可動域に制限が無い、関節の腫脹や疼痛が無い、十分な筋力を有する	頚の屈曲や伸展、回旋を十分に行えない、可動域の減少、腫脹、上肢の関節可動障害、腕や胸の筋肉の萎縮、殿部の皮膚のしわ、関節の腫脹、疼痛、手首、足首、膝関節、内反膝、肋骨のビーズ状隆起、肋腹部や大腿部の疼痛	栄養摂取能力または手から口への連係能力に干渉することにより栄養に影響する、タンパク質・カロリー欠乏、ビタミンC欠乏、ビタミンDまたはCの欠乏、ビタミンD欠乏、カルシウム欠乏、ビタミンD欠乏、カルシウム欠乏、チアミン欠乏	結合組織疾患、外傷、変形、または先天性腎臓くる病、吸収不良、その他の深在静脈血栓症、神経障害

続く

付録 29. 栄養面に着目した身体アセスメント——続き

身体系	正常所見	異常所見	考えられる栄養/代謝上の関連	栄養とは無関係の疾患例
神経	敏捷、見当識正常、手と口の協調運動、脱力や振戦がない	意識清明度の低下または欠如、手と口の協調運動不十分または欠如	栄養摂取能力または手から口への運搬能力に干渉することにより栄養に影響する	外傷、神経疾患
		精神運動性変化、錯乱、末梢神経障害	タンパク質欠乏 チアミン、ピリドキシン、ビタミン B_{12} 欠乏 カルシウム、マグネシウムの欠乏	
	脳神経は無傷；栄養的に主に注目すべき神経は、三叉神経、顔面神経、舌咽神経、迷走神経、および舌下神経	テタニー	低カルシウム血症	
	反射（二頭筋、腕橈骨筋、膝蓋腱、およびアキレス腱がよく検査される)、正常範囲 2++ 以内	反射亢進		強縮、上位運動ニューロン疾患
	反射低下	低カリウム血症	糖尿病や甲状腺機能低下などの代謝性疾患を伴う チアミン、ビタミン B_{12}	
		アキレス腱反射および膝蓋腱反射の低下		神経障害

Rindall J : *Physical assessment of the malnourished patient* を改変。第 18 回米国静脈腸栄養学会臨床会議（テキサス州 San Antonio, 1994 年 2 月 1 日）で発表された Hammond K : Physical assessment : a nutritional perspective, Nurs Clin North Am 32(4) : 779, 1997 を許可を得て掲載。
注：この表はすべての栄養欠乏や代謝不全、または非栄養性の疾患例を総合的に示すことを意図したものではない。

付録 30. 栄養アセスメントとモニタリングの臨床検査データ
ダイアナ・ノーランド、MPH、RD、CCN

I. 栄養に関する臨床検査の原則

A. 目的

本付録30の筆者は、旧版と同じMary Litchford, RD, PhDである。栄養状態を調べる臨床検査は、体液および体組織内での栄養素の利用能を推定するために用いるが、栄養不足および潜在性栄養不足の評価に必要不可欠である。 臨床検査データは、栄養アセスメントで用いる唯一の客観的データであり、「対照を置いて」得られたデータである。すなわち、臨床検査では、検体検定の都度、既知の試料も同時に検定し、測定方法の有効性を確認している。この既知の試料を「対照」と言い、検体から得られた測定値が通常の分析値の変動範囲外である場合、検体と「対照」の両方を再度検定する。栄養の専門家は、主観的データと臨床所見を支持するために、臨床検査データを用いる。さらに、数値自体には個人の判断が含まれないので、この種のデータは、罪悪感を感じることなく、患者またはクライアントに伝えられることが多い。

B. 検体の種類

検体は、検査対象の栄養素の体内の総量を反映していることが理想である。しかし、最適の検体は容易に入手できないことが多い。分析に使用される頻度の高い検体は、次の通りである。

全血——血液の全成分を評価するときは、抗凝固剤と共に採取しなければならない。全血分析によく用いられる2種の抗凝固剤は、血液学的分析に用いられるカルシウム・キレート剤であるエチレンジアミン四酢酸とヘパリン（血液を最も自然な状態に維持する）*である。

血液細胞（血球）——検体の細胞成分の測定のために抗凝固処理された全血から分離されたもの

血漿——有形成分（血液細胞）を含む未凝固の液体。

血清——全血または血漿が凝固した後に残る液体。凝固性タンパク質および関連物質は、含まれていないか、大幅に減少している。

尿——排泄さ代謝産物の濃度を含む。

便——栄養素が吸収されず、便中に存在する場合の栄養分析では重要になる。

頭髪——簡単に採取可能な組織であるが、通常、実際の体内濃度の指標としては不十分である。

その他の組織——口腔細胞および実質性器官の生検体は、栄養に関する臨床検査ではあまり使用されない。

C. 臨床検査データの解釈

あらゆるデータと同様に、栄養に関するデータにも、定量データ（例えば、量、頻度、速度）、半定量データ（例えば、大量、大半、微量、多い、普通、大多数、数個）、定性データ（例えば、色、形、種類）がある。定量データの利点は、他の所見に比べて、曖昧さが少なく、客観的であることである。栄養アセスメントにおいて、客観的な臨床検査データは極めて重要なデータであるが、単独の臨床検査値を用いてアセスメントを行うことについては、極めて慎重になるべきである。単独のデータは、特に、個人の習慣や臨床状態、食歴や病歴との関連で入手したデータは誤解を生じやすい。最良のデータは、臨床検査値の変化を分析した結果から得るデータである。栄養に関する検査値の変化に関して患者のモニタリングを行う場合、どのくらいの変化が必要かを考慮しなければならない。統計的有意性を示すために必要な変化は、臨界差と呼ばれている。これは、以下の(1)と(2)の検体を繰り返し測定して算出する分散分析から算出する。：(1)数名の健常者の各々から、異なる時期に採取した検体（被験者内の変動）；(2)大規模な検体プールからの個々の検体（分析上の変動）。

栄養上重要な血漿タンパク質の臨界差を以下に示す†

タンパク質	臨界差
アルブミン	8%
プレアルブミン／トランスサイレチン	32%

2つの連続したアルブミン測定値が統計的差異を有するには、濃度の変化が8%以上でなければならない。したがって、例えば、アルブミン値の30 g/Lから32.4 g/Lへの変化は統計的に有意な変化が生じたことを示す。プレアルブミンについては、30 mg/dLから39.6 mg/dLへの変化は有意な変化である。 これら3種のタンパク質の臨界差に大きな差異があるには2つの理由がある。まず、主な理由は、健常者ではアルブミン濃度は極めて安定しているが、プレアルブミン濃度はかなりばらついていることである。 さらに、もうひとつの理由は、現在利用可能な測定方法では、プレアルブミンの測定精度よりもアルブミンの測定精度の方が高いという事実である。実際、アセスメントは、ある一時の単一検体に基づいているわけではない。臨床検査値の変化は、統計的有意性が達成されるより以前に、生物学的意義（例えば、患者の症状の改善）を示す。臨床検査データの変化は、他の栄養指標の変化よりも先に現れるが、一般に、必ずというわけではないが、利用可能なデータは同じ結論を示すはずである。

D. 基準範囲

ある臨床検査値が異常であるかどうかを判断するとき、連続データが利用できないときには、その値と基準範囲との比較を行うことが一般的である。基準範囲は、大量の検査値（20件から1000件未満）から設定する。これらのデータの平均値と標準偏差を求め、基準範囲は平均値±2標準偏差から計算する。検体群が基準集団を代表している場合は、基準範囲は、当該基準集団の約95%に認められる値を反映した値を含む。この正常集団の約2.5%は基準範囲の上限を上回り、2.5%は下限を下回る。これは、健常者20名中1名が基準範囲より上または下の値になることを示している。

基準範囲は、様々な集団に設定することができる。例えば、性別、年齢、人種などに基づく基準範囲も設定できる。実際、栄養関連の検体の僅かな差は、通常、あまり重要ではないので、集団間の差は無視されることが多い。しかし、境界線上の値については、患者の属する集団と基準集団との差異が、何らかの影響を与えるかどうかを考慮する必要がある。基準範囲は、臨床検査機関内またはその近隣で働く人々から採取した血液によって決定する場合が多い。この集団は、若者が多く、マイノリティーは少なく、女性が多いなど、偏っている場合が多い。

E. 単位

栄養素によって左右される臨床検査値の報告には、多くの種類の単位が用いられている。その中で、2つの基本的な単位系がよく用いられる。それは、従来の単位系とSI (Système Internationale d'Unités system)‡である。この従来の単位系には、取り決めがなされていないことがあり、同一の検体の報告に、検査機関によって異なる単位が用いられていることもある。 例えば、カルシウムイオン値についての報告で、従来の方法では、2.3 mEq/L、46 mg/L、4.6 mg/dLのいずれかの値が用いられる。しかし、SI単位系では、1.15 mmol/Lのみ認められている。

F. 栄養検査の性質および検査の種類

一般に、臨床検査はある時点における静的検査（すなわち、ある時点に検体の濃度を生体液中[例えば、検体の空腹時血液検体など]で測定）である。この方法で行う栄養状態のアセスメントは、不正確、または歪曲されることが多い。測定可能な生物学的機能（例えば、生化学的機能、組織または器官の機能など）に対する当該栄養素の内因性の利用可能性を反映した測定に基づいて分析可能な栄養素もある。栄養状態の機能面のアセスメントは、生化学的マーカー（すなわち、正常または異常な代謝産物）の機能の測定によって行われることが多い。この種の検査結果は栄養プールの適切性を反映したものとして信頼することができる。

---

* 血液凝固検査用の検体は、クエン酸ナトリウム（カルシウム・キレート剤）を含む溶液で希釈する。抗凝固液の希釈作用があるため、クエン酸が添加された検体は濃度測定に適さない。
† Clark GH, Fraser CG: Biological variation of acute phase proteins, Ann Clin Biochem 30:373, 1993.
‡ Monsen ER: The Journal adopts SI units for clinical laboratory values, J Am Diet Assoc 37:356, 1987.

新たな動き

生体インピーダンス法（BIA）――新しい機能試験か？

検査技術の進歩と人体の疾病と機能の病態生理の発見により、栄養アセスメントは、新たなレベルに取り組んでいる。このような飛躍的進歩は、栄養状態の分子レベルの解明に役立つ。生体インピーダンス法（BIA）は、研究分野において確かな地歩を築いているが、近年、栄養アセスメントの臨床ツールとしての使用も増えている。

BIAは、生体のバルク電気インピーダンスを測定することによって、体組成と細胞の活動を推定する。この方法の手順は、まず、ヒトの手足に導体（電極）をつけ、身体に少量の交流電流を送る。体組織（脂肪、筋肉、骨格）によって異なる導電性が、インピーダンスの測定値に影響する。この技術によって測定される様々な測定値を計算するために、BIA測定値の統計的分析から導き出されるアルゴリズムを用いる。結果の有効性を確保するためには、正常な水分補給が必要不可欠である。そのため、ガイドラインでは、水の摂取（検査前の4時間に480～720mL）、禁酒（検査前の12時間）、食物またはカフェイン入り飲料の摂取（検査前の4時間）、運動（検査前の12時間）を指示している。BIA検査の禁忌は、妊娠、ペースメーカーまたは除細動器のような埋め込み機器の使用である。追跡モニタリング検査は、一日のほぼ同じ時刻に試みるべきである。市販のBIA機器は、体脂肪のパーセントと体重のみ測定できる。しかし、検査機関用のBIA機器からは、信頼性の高い広範囲に及ぶデータが得られ、体内総水分量、細胞内および細胞外水分量、除脂肪量、体脂肪率、位相角、静電容量、体細胞量を自動的に計算する。このようなBIA機器は、患者の長期にわたる病状変化の追跡に、極めて有用である。BIA検査で得られる多数のデータは、次のカテゴリーに分類できる。

1. 身体計測：BMI、BMR、体脂肪率、除脂肪体重%。体重の管理、消耗症候群の監視、救急治療の食事療法の処方設計に、これらの測定値を用いる。これらの結果を入手するために、体重／身長／年齢／性別のデータを入力しなければならない。
2. 細胞代謝：位相角（細胞膜の流動性／死亡の予後マーカー）、静電容量（電気抵抗細胞膜）、体細胞量（代謝的に活性な細胞）。これら3つの測定値を用いる簡便で非侵襲的で再現性のある方法により、体組成と栄養状態の変化を評価することができる。位相角（BIA）は、組織の電気的特性の変化を検出し、低栄養状態のマーカーとして臨床の場の様々な疾病の調査のための仮説を示す。位相角の低下は、細胞死または細胞の完全性の低下を示唆し、位相角の増加は、大量の無傷細胞膜を示唆する（Selberg）。
3. 水分量：体内総水分量(lb. & %)、細胞内液(lb. & %)、細胞外液(lb. & %)。臨床適用の例：全身の健康管理、創傷ケア、褥瘡予防。

新たな動き

生体インピーダンス法（BIA）――新しい機能試験か？――続き

現在、栄養療法を行う専門家は、誰でも、クライアントまたは患者の介護管理の補助手段として、従来の栄養アセスメント手段に安価な機器を加えることを考慮している。専門家用のBIA機器を取り扱っている企業は、以下の3社である：

www.biodynamics.com
www.impedimed.com
www.rjlsystems.com

これらの企業は、その生体インピーダンス機器の技術と操作について有益な教育も行っている。

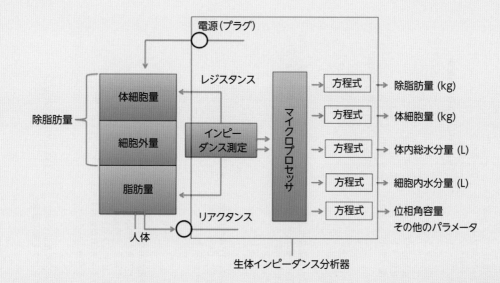

Bauer JM, et al: The Mini Nutritional Assessment (R) —its history, today's practice, and future perspectives, *Nutr Clin Pract* 23:388-396, 2008.

Davis MP, et al: Bioelectrical impedance phase angle changes during hydration and prognosis in advanced cancer, *Am J Hosp Palliat Care* June/July 26 (3):180-187, 2009.

Gupta D, et al: The relationship between bioelectrical impedance phase angle and subjective global assessment in advanced colorectal cancer, *Nutrition Journal* 7:19, 2008.

Gupta D, et al: Bioelectrical impedance phase angle as a prognostic indicator in breast cancer, *BMC Cancer* 8:249, 2008.

Hengstermann S, et al: Nutrition status and pressure ulcer: what we need for nutrition screening, *JPEN J Parenter Enteral Nut* 31:288-294, 2007.

Kyle UG: Bioelectrical impedance analysis-part II: utilization in clinical practice, *The American Journal of Clinical Nutrition* 23:1226-1243, 2004.

Methods of Body Composition Tutorials (Interactive). Dept. of Nutrition and Food Sciences, University of Vermont. http://nutrition.uvm.edu/bodycomp/ Accessed May 19, 2011.

Norman K, et al: Cutoff percentiles of bioelectrical phase angle predict functionality, quality of life, and mortality in patients with cancer, *Am J Clin Nutr* 92:612-619, 2010.

Selberg O, Selberg D: Norms and correlates of bioimpedance phase angle in healthy human subjects, hospitalized patients, and patients with liver cirrhosis, *Eur J Appl Physiol* 86:509-516, 2002.

Van Loan MD, et al: Use of bioimpedance spectroscopy (BIS) to determine extracellular fluid (ECF), intracellular fluid (ICF), total body water (TBW), and fat free mass (FFM). In Ellis K, editor: *Human Body Composition: In Vivo Measurement and Studies*, New York, 1993, Plenum Publishing Co., pp 6770.

付録 30. 栄養アセスメントとモニタリングの臨床検査データ――続き

II. 臨床検査パネル

A. タンパク質の状態

検査	原理	解釈	基準範囲	限界と結果
尿中尿素窒素 (UUN)	タンパク質プール（内臓および体性）の窒素となる。尿中窒素は分解されて尿素を占めている。タンパク質摂取量を正確に推定しなければならないので、通常、TPNまたは経管栄養のみ患者にのみ用いる。	UUNを、実際の窒素摂取量と比較する。窒素バランス＝窒素摂取量（タンパク質 g/日 ÷ 6.25）－窒素喪失量（UUN (g) + 4）[a]	− ＝異化 0 ＝同化 ＋ ＝同化 (3-6 g/24時＝至適利用範囲)	24時間尿を収集し、定量しなければならない（完全に）。UUNは、腎不全患者には適切ではなく、創傷からの漏出、細胞喪失、下痢のある患者の場合正確な測定値が得られない。
尿中総窒素 (TUN)	一部の窒素は非尿素窒素（例えば、アンモニアおよびクレアチニン）として排泄される。24時間TUNはタンパク質の異化の総量、つまり尿中窒素のあらゆる源の正確な摂取量を反映している。一方、UUNは、病中のタンパク質異化反応と栄養補給の効果を評価するために用いる。	TUNを、実際の窒素の摂取量と比べる。窒素のバランス＝窒素摂取量（タンパク質 g/日 ÷ 6.25）－窒素の喪失量（TUN (g) + 2）[b]	− ＝異化 0 ＝同化 ＋ ＝同化 (3-6 g/24時＝至適利用範囲)	24時間尿を収集し、定量しなければならない（完全に）。TUNは、腎不全患者には適切ではなく、実施している機関は、あまり多くない。創傷の漏出、細胞喪失、下痢の確認には適さない。
尿素動態モデル (UKM)	腎機能低下患者のBUN濃度の変化からnPCRを推定するために用いる式	尿中尿素（KrU）とBUN濃度をいてnPCRを判定する。1〜3日間の食事摂取量をnPCRと比較する尿素動態モデル（Kt/V尿とnPCR）	タンパク質のバランスでは、nPRC＝タンパク質摂取量（g/kg/日）	尿素窒素の計算では、透析で失われる尿素を考慮しなければならない。食事によるタンパク質摂取量の推定は難しい。

内臓タンパク質

検査	原理	解釈	基準範囲	限界と結果
総タンパク質 (TP)	血清中のタンパク質濃度は比色分析により簡単に測定できる。大部分はアルブミン（TPの50％未満）とグロブリン（50％未満）を反映している。	著しい炎症性疾患や栄養状態の臨床兆候に対応していなければ、TP濃度は、低下することもある。多くの場合、TPは血漿中TPより0.4 g/dLだけ高い。	6.4-8.3 g/dL (64-83 g/L)	総タンパク質の測定値は、栄養状態を反映していると思われるので、腎疾患および肝疾患の検出に用いられることもある。炎症（急性期）反応中のタンパク質の状態は、反映しないので、TPを評価するときは同時に炎症マーカーもモニターすること。
アルブミン (ALB)	比色分析により簡単かつ迅速に測定できる。広く体内プール（3〜5g/kg体重）に存在し、約60％は血漿外（血管外プール）に存在する。半減期は長く、3週間である。	タンパク質とエネルギーの短期的な欠乏、また重度の火傷などでタンパク質の枯渇後に低下することもある。多くの場合、その他の欠乏症、すなわち、亜鉛、鉄、ビタミンAを伴うが、それらは複数の小分子をALBが運搬する機能を有しているからであろう。	3.5-5 g/dL (35-50 g/L)	安定半減期は3週間。ネガティブ急性相反応物質とされる。ネフローゼ症候群、肝疾患、タンパク質喪失性腸症、マクロローゼ症候群、妊娠、経口避妊薬の使用、激しい運動、血液希釈によって交絡が生じる。肝臓タンパク質は患者および死亡の指標である。外傷または疾患によって栄養リスクが高まっている患者の発見に役立つ[1]
グロブリン (GLOB)	広く体内プール（3〜5g/kg体重）に存在し、約35％は血漿外（血管外プール）に存在する。半減期は長く、平均23日だが、個々のグロブリンによって様々である。	グロブリンタンパク質は、主に免疫機能を補助し感染症と戦う抗体を含むタンパク質を運ぶ酵素と担体を含む。	2.3-3.4 g/dL (23-34 g/L)	急性ストレス反応、感染、炎症状態によって生じる。
A/G比	TPとALBの直接測定によって、ALB値とGLOB値から計算する。	ALBとGLOBの相対量を表している。	A/G比 1:1 ‐ 正常 <1:1 ‐ 罹患状態	

指標	計算/定義	基準値	コメント
標準化タンパク異化率 (nPCR)	nPCRは、残存腎機能を有する患者の透析時の体液中への尿素の出現に、尿中に失われる尿素を足して、測定することによって、求める。nPCR = 0.22 + (0.036 × 透析中のBUNxの上昇 × 24) / (透析中)。 (別名：標準化タンパク窒素出現率 (PNA) (g/日) = 13 + 7.31 UNA (mmol/日) [UNA (mmol/日) = Vd (mL) × Cd (mmol/L) + Vu (mL) × Cu (mmol/L)]	0.81-1.02 g UN/kg/日	血液透析を受け、定常状態が適切に保たれている患者が、適切な栄養状態にあるかどうかを求めるための摂取タンパク質 (DPI) の評価に有用である。sAlbは、栄養状態よりもその過程に影響されるので、栄養状態のタンパク質の状態のモニタリングには、nPCRの方が、sAlbよりも優れていると考えられる[2]。血液透析中、PCRは不適切な反映することもある。CAPD患者については、nPCR値は結果の予想値と必ずしも一致しない[3]
トランスフェリン (Tfまたは TFN)	鉄が結合したグロブリンタンパク質で、鉄の必要性を示す。TIBCと血清鉄から計算できる。半減期は9日である。(第8章を参照)	成人男性: 215-365 mg/dL (2.15-3.65 g/L) 成人女性: 250-380 mg/dL (2.50-3.80 g/L) 新生児: 130-275 mg/dL (1.3-2.75 g/L) 小児: 203-360 mg/dL (2.03-3.6 g/L) 妊娠後およびエストロゲンホルモン補充療法中に、Tfの上昇を伴う。	鉛は生物学的に類似しており鉄と置き換わるので、循環鉄中のFeを放出されTfになる。Tfは増加する。循環鉄中の非結合鉄が過剰に形成されるのを防ぐ。過剰な鉄は、Tfと結合する。鉄の次のHbと結合するためにはB6が必要なので、B6が欠乏するとTfになる。結合して行かなくアルブミンよりも小規模ながら、血管外にプールされている。
トランスフェリン飽和率 (Tf-satまたは TSAT)	Tf-sat (%) = 鉄の血清濃度 ÷ TIBC × 100%	男性: 20%-50% 女性: 15%-50% 慢性疾患: 正常 Tf-sat%。 妊娠後期: 低下 Tf-sat%。	再生不良性貧血の場合、ビタミンB6が低下するとTf-satは増加する。鉄欠乏症ではTf-satは15%未満で低下する。鉄毒性またはFe過剰 (ヘモクロマトーシス) の診断に有用である。
プレアルブミン (PAB) /トランスサイレチン (TTR)	T4を輸送し、レチノール結合タンパク質の担体として働く。PABはサイロキシンと結合するタンパク質とも呼ばれる。半減期は2日である。	15-36 mg/dLまたは150-360 mg/L (1.5-3.6 g/L) 低栄養状態: <8 mg/dL (<0.8 g/Lまたは <80 mg/L)	ALBまたはトランスフェリンよりも感受性の高いタンパク質・エネルギーバランスで炎症症状時にも用いられる。栄養介入に迅速に反応し、タンパク質摂取よりエネルギー摂取に、より高い感受性を示すという報告がある。肝疾患、タンパク質・喪失性腸症、ネフローゼ症候群、血液希釈、急性亜鉛欠乏症などの急性ストレス反応に対して、感受性が極めて高い。PABは、タンパク質状態のマーカーとしては必ずしも優れていないが、推奨および死亡の予後指標として、継続計測する[4]。
レチノール結合タンパク質 (RBP)	レチノールを輸送する。分子量が小さいため、RBPは糸球体で濾過され、尿細管で分解される。半減期は12時間	2.6-7.6 mg/dL、1.43-2.86 mmol/L	ALBまたはPABよりも感受性の高いタンパク質・エネルギーバランス指標。栄養介入に迅速に反応し、タンパク質摂取より、タンパク質摂取に、より高い感受性を示すという報告がある。ストレス反応に極めて感受性が高い。肝疾患、タンパク質・喪失性腸症、ネフローゼ症候群、ビタミンAおよび亜鉛欠乏症、血液希釈に関わらず、慢性腎疾患では増加する。PENの状態で低下する。
インスリン様成長因子-1 (IGF-1) (ソマトメジンC)	肝臓がもたらす成長ホルモン作用のペプチド メディエーター。半減期は数時間。ストレス反応に対する感受性はかなり低い。	成人: 42-110 ng/mL 小児 (0〜19歳) 年齢と性別により様々である。年齢毎に、ターナー段階 (付録17および18) を参照。	下垂体機能低下症、甲状腺機能低下症、肝疾患の使用の場合は、低下が認められる。肝疾患、エストロゲンの投与後のバイオマーカーとして、腫瘍最大のタンパク質マーカーとして、IGF-1値の上昇の科学的根拠の報告が増えている[5,6]

B. 代謝指標検査

尿中クレアチニン (U:Cr)	アミノ酸分解 (BUN) と筋肉量 (クレアチニン) の比較に用いる絶食後第一尿におけるクレアチニン濃度	尿濃度 (mg/dL) U:Cr = 尿中尿素 (mg/dL) ÷ 尿中クレアチニン (mg/dL)。 U:Crは、マイクロアルブミン、GFR比など他のマーカーと比較するために用いる。合併症のないタンパク質・エネルギー低栄養状態の状態の推定に用いる。	リスク 比 低 >12.0 中 6.0-12.0 高 <6.0	直前のタンパク質摂取の影響を受けるため、長期的な状態の推定には有用ではない。正確なアセスメントまたは分解の状態の推定に用いない。

付録 30. 栄養アセスメントとモニタリングの臨床検査データ——続き

検査	原理	解釈	基準範囲	限界と結果
ヘモグロビン A1C (HgbA1C)	グリコシル化ヘモグロビン。RBCの寿命(120日)の間の血糖値を表わす。GHbが多くの血糖に曝されるほど、HbA1Cの%値は大きくなる。	過去2～3か月の平均血糖値と慢性糖尿病コントロールのアセスメント。	健常な成人/小児:4%-5.9% よくコントロールされた糖尿病患者(DM):4-7% かなりコントロールされた糖尿病患者 D:7.8% コントロール不良の糖尿病患者:>8%	HgA1の測定は簡単で迅速にできる客観的な測定方法である。家庭でも行える。
インスリン、空腹時	細胞膜のインスリン受容体に細胞内に糖輸送を開始するように信号を送る膵臓ホルモンである。7時間の絶食後、または食後1、2時間時の絶食を行う。通常、血糖検査と共に行う。	代謝性諸症候群に起因する高インスリン血症にとって、測定値が上昇する。インスリン・産生腫瘍の診断。炎症状態に起因する過剰インスリン。	成人：空腹時 6-27 μIU/mL 食後1または2時間：試験基準値参照	試験・再試験の信頼度は高く、共分散は長期にわたり安定している[8]。インスリン抗体はこの検査結果を無効にすることもある。
トリグリセリド (TG)	TG分子は、グリセロールに3つの脂肪酸がついた構造である。絶食12～14時間後の血液検査。	TGは、食事、砂糖、アルコールの摂取後に増加することによって正確なCVDリスクが得られる。TG >1000 は、膵炎と関連している。代謝性症候群の診断のための5つのパラメーターのうちの1つである。	年齢で調節。正常：<150 mg/dL (<1.7 mmol/L) 境界域：150-199 mg/dL (1.8～2.2 mmol/L) 高い：200-499 mg/dL (2.3～5.6 mmol/L)、極めて高い：500 mg/dL以上 (5.7 mmol/L以上)	試験・再試験の信頼度は高く、共分散は長期にわたり安定している。検査前24時間は、アルコールと糖分の多い食事は避けること。そうでなければ、TGが異常に高くなる。
低比重リポタンパク質 (LDL-C)	絶食12～14時間後の検体	LDL-Cは、心疾患リスクの指標である。	正常：100-130 mg/dL CVDのリスクの高い患者：<100 mg/dL CVDのリスクの極めて高い患者：<70 mg/dL	試験・再試験の信頼度は高く、共分散は長期にわたり安定している。
フィブリノゲン	急性相反応物質のタンパク質で、血液凝固機構/凝固系に必要不可欠な物質である。	フィブリノゲンの減少と、PTおよびPTTの延長は肝臓で産生される。組織の炎症または損傷の場合は、急速に増加する。CHD、脳卒中、心筋梗塞、末梢動脈疾患に関連性している。	200-400 mg/dL 100 mg/dL未満であれば、出血のリスクが高まる。血液凝固に関わる血小板の血中濃度と共に、モニターすべきである。	試験・再試験の信頼度は高く、共分散は長期にわたり安定している。ω-3/6系脂肪酸の豊富な食事は、フィブリノゲンの血中濃度を低下させる。
高感度C反応性タンパク質 (hs-CRP)	非特異的急性相反応物質である。半減期は短く、5～7時間である。CRPは、6～10時間、炎症と反応する。(CRP-超高感度およびCRP-心臓性とも呼ばれる。)	歯周炎、外傷、心血管系疾患、腫瘍の増殖、細胞感染症などによる細菌性疾患および全身性炎症の高感度マーカーである。	CVDの低リスク：1.0 mg/L未満、CVDの中等度のリスク：2.9 mg/L、CVDの高リスク：3.0 mg/L以上、10 mg/L以上であれば、炎症の原因を探ること。	大人にとって有用な代謝の指標である[9]。急性相反応物質である。たいていの場合、細菌性感染症、中心性肥満、外傷、腫瘍と関連がある。

C. 免疫調節異常検査
アレルギー/感受性

検査	原理	解釈	基準範囲	限界と結果
免疫グロブリン (IgE, IgG, IgM, IgA)	血清学的抗体スクリーニング検査。免疫グロブリン検査。 総IgE ELISA。RAST (放射性アレルゲン吸着・血中IgE)。血漿：IgG 特異抗原誘発皮膚針試験に不耐症の診断と抗体を特定するために用いる(IgEに起因する皮膚の反応)。	免疫不全状態を見定めるために用いる。免疫グロブリンの測定値＝アレルギー性疾患：(表27-3を参照) +IgE ＝速発型免疫学的感受性または不耐症反応 (表27-3を参照)。 IgAは、グロブリンの中で占める割合が最も高く、GIのリンパ組織で主に作られ、免疫反応とその強さを示すマーカーとなる。	総IgA: 成人 = 85-385 mg/dL 小児 = 1,350 mg/dL 総IgG: 成人 = 565-1765 mg/dL 総IgE <10 IU/L RAST IgE = <1 低アレルギーリスク 総IgM: 成人 55-375 mg/dL 小児 20-200 mg/dL 総IgDは最小	NSAIDS、糖質コルチコステロイドは、免疫反応を抑制し、偽陰性を発現させることがある。IgG、IgE、IgMの測定を可能にするために、適切な免疫マーカー対照として、IgAを用いる。

付録 1085

自然免疫因子			
総リンパ球数（TLC）	血液像に報告されているリンパ球の割合とWBC数から計算して求める。単位：細胞数/μL または細胞数/mm³	正常：>2700 中等度の欠乏：900-1800 重度の欠乏：<900	タンパク質-エネルギー低栄養状態および免疫抑制状態で、低下する。
遅延型皮膚過敏症	ムンプスウイルスやカンジダなどの抗原に対するアレルギー。低栄養状態で生じる。抗原を皮内注射し、発赤（紅斑）および硬化（硬結）を、1、2、または3日後に認める。	硬結： 1+：<5 mm 2+：6-10 mm 3+：11-20 mm 4+：>20 mm 紅斑：+または−	反応は、タンパク質-エネルギーアレルギー状態、ビタミンA、鉄、亜鉛、ビタミンB6欠乏の影響を受ける。
サイトカイン	血清または関節液中のタンパク質で、静脈血から検出する。リンパ球、（T & B 細胞）、単球、白血球（インターロイキン）、好酸球、インターフェロン（第8章参照）	サイトカインの例： IL-1 IL-6 IL-8 IL-10 TNF-α TH-1 TH-2 （試験標準値）	細胞毎に多くの機能を有する免疫反応タンパク質である。環境の影響に反応し、がん、感染、炎症を防ぐために、免疫反応を発現させ調整する。
適応免疫因子			
好酸球	血液： BAL液 好酸性髄膜炎を除外するためのCSF検体	血液：1%～3% 50～500/mm³ BALの感染がない。 CSF < 10 mm³	血液：広範囲な臨床症状または非特異的好酸球増加を反映する。不耐症の可能性、喘息、過敏症、がんによって増加する。特に、腸内寄生虫による非感染症状。好酸球の増加が認められている。	血液中の好酸球増加は非特異的であるため、原因物質を究明するためにさらに臨床検査を行う必要がある。
食物不耐症／過敏症			
抗原白血球細胞抗体検査（ALCAT）	全血中の白血球細胞反応の測定。食物または化学物質抗原の存在下、血液細胞（血球）によって、メディエーターの濃度を測定する。細胞の大きさとその相対変化を測定する（表27-3参照）	350種類の食物： 許容できる食物 軽度不耐症 中等度不耐症 重度不耐症 カンジダ菌／グルテン-グリアジン／カゼイン-乳清、カンジダ-アルビカンス	食物および化学物質の非IgE過敏症の検査。350種類の食物とグリアジン／グルテン、カゼイン／乳清、カンジダ、アルビカンス、食物添加物質、食物中化学物質、薬理活性物質など、要請に応じてその他疑わしい物質も対象とする。	NSAIDS、糖質コルチコステロイド、ビタミンC、バイオフラボノイドは、免疫反応を抑制し、偽陰性を発現させることがある。適切な免疫反応のバイオマーカー対照として、IgAを用いる。
メディエーター放出検査（MRT）（免疫学的食物反応検査）	未処理の全血液検査。検体は150の一定分量に分割し、対照群の検体も加え、特定の食物または食物添加物の純粋な抽出物の正確な希釈液中で保温する。（表27-3参照）	正常＝陰性 軽度、中等度、重度の反応を明確に出現する。	非IgE媒介反応。血液成分の測定。血液検査は、検査抗原に対する細胞媒介反応による特異的な徴候を、チェックする（実際はメディエーター放出）。	NSAIDS、糖質コルチコステロイド、ビタミンC、バイオフラボノイドは、免疫反応を抑制し、偽陰性を発現させることがある。適切な免疫反応のバイオマーカー対照として、IgAを用いる。
セリアックパネル／グルテン感受性、パネル	1. セリアックを探求するためにに行う免疫学的検査およびゲノムの検査 食事中のグルテンまたは小腸の遺伝子疾患または免疫反応性グリアジン分子に触れて反応する小腸の遺伝子疾患またはグリアジン分子を確認するための測定。グルテンまたはグリアジン分子への長期的な接触は、低栄養状態、栄養不足を促進する。	セリアック検査2～10を参照。	食事中のグルテンまたは免疫反応性グリアジン分子に触れて反応する小腸の遺伝子疾患またはグリアジン分子の測定。グルテンまたはグリアジン分子の継続的な接触を促進する。	セリアック検査2～10は、いずれも、検査前のIgAの血清濃度と免疫抑制剤の存在を比較し、IgA欠乏の影響を除外すべきである。IgAが欠乏すると、免疫反応が抑制される可能性に偏りが出る可能性があるので、検査結果は偽陰性に評価される可能性があるから、診断未確定のセリアックは、あらゆる慢性疾患の発症率を高め、寿命を短くする可能性がある[10,11,12]

続く

付録 30. 栄養アセスメントとモニタリングの臨床検査データ――続き

検査	原理	解釈	基準範囲	限界と結果
2.	筋内膜抗体（EMA）	セリアック疾患に対する特異性が高い。その診断のための小腸の生体検査は、する必要が無くなる。グルテンの入っていない食事に関しては陰性である。	EMA 陰性	感受性/特異性 90+%/95%
3.	組織トランスグルタミナーゼ（tTG-IgA, tTG-IgG）	セリアック疾患の自己抗原。グルテンに接触すると、消化管小腸の腸絨毛に損傷を引き起こし、絨毛萎縮を引き起こす。その萎縮の指標がtTGである。tTGが陰性の検査結果は、グルテンを含有していない食事の絨毛吸収している。tTGは、消化管と小腸の絨毛回復のマーカーである。	tTG IgA 陰性 tTG IgG 陰性	感受性/特異性は成人が98%/95%、小児が96%/99%である。2〜3歳でtTGの測定を開始するのが最もよい。[13]
4.	抗グリアジン抗体（AGA IgA, AGA IgG）	陽性の検査結果は、グルテン含有食物中のグリアジンタンパク質に対する免疫反応の科学的根拠である。	AGA IgA 陰性 AGA IgG 陰性	セリアックを引き起こす物質の中で最も感受性（70%〜85%）と特異性（70%〜90%）が低い。非セリアックのグルテン感受性にも、有用である。
5.	脱アミド化・グリアジン・ペプチド（DGP）	tTGによる検査の場合、DGP抗体により CD診断は正確さを増す[14]。患者の粘膜下層に存在するグルテンタンパク質から脱アミド化ペプチドと結合し、免疫系を刺激する分子複合体を形成する。	DGP 陰性	特異性は、97.3%〜99.3%である。IgGの抗-DGPに対する感受性はIgGの抗-tTGによる感受性よりも遥かに高い（p < 0.05）。特異性は、IgAおよびIgG AGAよりも遥かに優れている。[15]
6.	HLA クラスII型を検査するセリアック遺伝性HLAハプロタイプHLA-DQ2 HLA-DQ8細胞分析/MLC	HLA-DQ2 と HLA-DQ8 陽性は、低い陽性予測値を示したが、セリアック病の予測値は極めて高い陰性である。1型DMまたは自己免疫性甲状腺疾患（2%〜4%）の患者群の方が、一般集団よりも、CDの罹患率が高い。	遺伝子型: HLA DQ2 陰性 HLA DQ8 陰性	セリアック病患者の97%以上が2つのHLAマーカー DQ2とDQ8を有しているが、それらは感受性は高くが特異性は低い。そのマーカーのうちのひとつは、非セリアックグルテンの感受性を高める可能性もある（例えば、1型 DM DQA1*0501:DQB1*0201 ハプロタイプ）。[14,15,16]
7.	小麦/グルテン・プロテオーム反応と自己免疫	多くのタンパク質、酵素、ペプチド抗原（グルチン、レクチン、オピオイド、酵素のグルタミン酸デカルボキシラーゼ（GAD65）、IgG, IgA）に対して産生される抗体を評価することによって、セリアックおよびグルテン過敏症の全体像を広げるための機能性医学の血清の臨床検査である。下記より情報の入手可能（www.cyrexlabs.com）。	ELISA 指標 小麦 　IgG 0.30-1.30 　IgA 0.40-2.40 凝集素 　IgG 0.30-1.50 　IgA 0.90-1.90 α グリアジン 17 MER 　IgG 0.30-1.50 　IgA 0.60-2.00 α グリアジン 33 MER 　IgG 0.30-1.40 　IgA 0.60-1.80 γ グリアジン 15 MER ω グリアジン 　IgG 0.50-1.60 　IgA 0.60-1.80	セリアックとグルテン過敏反応の検出時に、臨床的な感受性と特異性を高める。

付録 1087

8. グルテンに起因する交差反応性食物およ び食物感受性 IgG + IgAの牛乳 α-カゼインとβ-カゼイン カソモルフィン Milk Butyrophilin アメリカンチェリー、チョコレート（他にも入手可能なものがある）	最も一般的なカゼインと交差反応を起こすことが知られている食物抗原のIgGおよびIgAの免疫抗体反応を評価する機能性医学の血清臨床検査。他に、胡麻、大麻、ライ麦、大麦、精白小麦、そば粉、ソルガム、タピオカ、オート麦、コーヒー、トウモロコシ、米、ジャガイモなどがある。	グルテニン IgG 0.20-1.50 IgA 0.50-1.70 Gluteomorphin IgG 0.30-1.50 IgA 0.60-1.80 Prodynorphin IgG 0.40-1.70 IgA 0.60-1.80 GAD65 IgG 0.40-1.30 IgA 0.80-1.50	セリアック病すなわちグルテン過敏症患者（グルテンフリー食に反応しない）のさらに詳細な食物評価に役立つ。腸内菌共生バランス失調および持続性GI炎症に起因している可能性もある。cyrexlabs.comから入手可能。
9. 生体組織検査、小腸/空腸	セリアック病の究極の診断基準である。血清検査陽性と相関するため推奨される。	ELISA指標： IgGとIgAは 0.20/0.40-1.80/2.00 陰性	現在、生体組織検査は侵襲的であるため、個々の推奨治療および血清モニタリングは、傾向がある。
III. 炭水化物吸収検査			
ラクトース不耐症			
ラクトース（HBT-ラクトース）の呼気中水素検査	ラクトース分解酵素欠乏症患者がラクトース（2 g/kg）を摂取すると、ラクトースの細菌代謝が起こり、水素ガスが発生する。ガスクロマトグラフィーによる呼気中の水素測定。	増加の正常範囲: <50 parts/million（すなわち、<50 ppm）	細菌の過剰増殖が、偽陽性の結果を引き起こすことがある。水溶性繊維または野菜の摂取および高果糖コーンシロップによっても水素は発生する。偽陰性は抗生物質によって引き起こされる。
ラクトース負荷試験	ラクトース（50 g）投与の5, 10, 30, 60, 90, 120分後に血液を採取する。ラクトースから産生されるブドウ糖を測定する。	正常なブドウ糖の範囲：>20 mg/dL	本試験は特異的ではなく（偽陽性が多い）、感度は低い（偽陰性が多い）。
フルクトース過敏症			
呼気中水素検査-フルクトース（HBT-フルクトース）	水素および/またはメタンガス濃度変化のアセスメントにより、フルクトースの吸収不良を診断する。	正常な増加範囲 <20 parts/million（<20 ppm） 陽性BHT-フルクトース >20 parts per million（>20 ppm）	陽性の試験結果は、フルクトース制限食の有益性を示している。研究結果は、フルクトースの使用、腹痛、IBS、痛風、原因不明の肝疾患での使用を支持している。
フルクトース感受性	細胞のDNAにトリチウム化した放射性チミジンを組み込ませることによってマイトジェン（分裂促進因子）による血液リンパ球検体の増殖を測定する。	HBT-フルクトースを診断するフルクトラーゼB遺伝子の突然変異を診断することもできる。If遺伝性フルクトース不耐症であれば、消化管症状および低血糖症状が発現すると思われる（Guery 2007）。	原因不明の低血糖症、原因、過体重、肥満のフルクトース過敏症を除外する。
	フルクトース-6-リン酸のようなフルクトース代謝物を傷つける先天性異常の可能性を探る機能的細胞内代謝検査。	>34% （12歳以上の男性と女性に有効）	

続く

付録 30. 栄養アセスメントとモニタリングの臨床検査データ──続き

検査	原理	解釈	基準範囲	限界と結果
IV. 脂質状態の検査				
脂質				
血清中または血漿中の総コレステロール (CHOL)	CHOL は、コレステロールエステルから酵素によって放出される。空腹時検査。	総 CHOL は、心血管疾患のリスクと相関しているが、HDL-c および LDL-c はど優れた指標といういうわけではない。NCEP ガイドライン参照。	望ましい：<200 mg/dL（<5.2 mmol/L） 境界線：200-239 mg/dL（5.2-6.2 mmol/L） 高リスク：240 mg/dL（6.2 mmol/L） 下限：120 mg/dL（3.0 mmol/L）	コレステロール測定値は、同一被験者内でも著しく変動する。これは、ひとつには検体の採取または取扱上の条件のばらつきによると思われる。
高比重リポタンパク (HDL-c)	LDL-c（および VLDL-c）を血清から沈降させた後に残った HDL-c を測定する。現在、HDL-c の直接測定を行っている検査機関もある。	HDL-c は「善玉コレステロール」と呼ばれているが、それは、アテローム性血管疾患の発症に対して保護作用を発揮する負のリスク因子だからである。	望ましい： 男性：>40 mg/dL（>1 mmol/L） 女性：>50 mg/dL（>1.25 mmol/L）	一部の沈降法では HDL が過小評価される。HDL は、下記の HDL1、HDL2、HDL3 の3つに分類される HDL3 の上昇は、CVD のリスクと相関している。
低比重リポタンパク (LDL-c)	LDL-c は、Friedewald の式で求める。すなわち、LDL-c = 総コレステロール値 − HDL-c − TG/5。または LDL-c 直接測定法を用いて測定する。B 型（小型）の比率の高い LDL-C）は、CHD のリスクと関連性がある。食事によって変わる。A 型（大型か軽い LDL）は、リスクと関連性がない。脂質粒子サイズ検査の実例が利用できる：www.privateMDLab.com www.BerkeleyHeartLab.com Profile	LDL-c は、「悪玉コレステロール」と呼ばれており、それは CVD の正のリスク因子であることを示す。NCEP ガイドライン参照。	望ましい：<100 mg/dL（<2.59 mmol/L） 境界線：130-159 mg/dL（3.4-4.1 mmol/L） 高リスク：>160 mg/dL（>4.1 mmol/L） 女性：40-160 mg/dL（0.45-1.81 mmol/L） 男性：35-135 mg/dL（0.40-1.55 mmol/L）	計算は TG 濃度が<400 mg/dL のときのみ有効であることから、空腹時のものでない血清または血漿中では判定できない。好ましい直接分析法。
トリグリセリド (TG)	リパーゼは、TG からグリセロールと脂肪酸を放出する。	TG と CHD との関連性が立証されている。TG 値が増加すると、血液の粘性が高まる。	<150 mg/dL 正常 150-199 mg/dL 境界線高い 200-399 mg/dL 高い >500 mg/dL 極めて高い	空腹時の検体が必要不可欠である。糖分が濃縮された食物とアルコール摂取により上昇する可能性がある。一部の抗凝固剤は、TG 濃度に影響することがある。
脂肪吸収不良				
便中脂肪スクリーニング	脂肪を染色（スダン染色）した検体を顕微鏡で観察し脂肪滴の存在を確認する。	熟練した観察者は、脂肪吸収不良患者の約 80％の過剰な脂肪を特定できる。	定性的結果	吸収不良を明らかにするには患者を分析のために十分な脂肪を摂取しなければならない。半定量的。
プロトロンビン時間 (PT)	脂肪吸収不良症では、脂溶性ビタミン (A,E,D,K,β-カロチン) の吸収が低下する。ビタミン K 欠乏は、血液凝固能を阻害し、PT の延長を引き起こす。(INR（国際標準比）とも呼ばれる)	PT 延長は、脂肪吸収不良症による脂溶性ビタミン K の、比較的感受性が高いが、非特異的な指標である。	10-15 秒 INR：0.8-1.1 臨界値の可能性：>20 秒 INR：>5.5	経口抗凝固剤およびその他の遺伝性の薬剤、血小板数の減少、後天性および遺伝性の出血性疾患および肝疾患は PT を延長させる。
便中脂肪量定量	患者は、便採取中および採取前 2 日間に脂肪 100 g/日（全脂肪乳 120〜240mL/食）と植物性油脂大さじ 2 杯/食）を摂取しなければならない。	定量 72 時間の便中脂肪量定量には正確なアセスメントが必要である。解釈には 1 日平均排泄量を用いる。	正常：<5 g 脂肪/24 時間 吸収不良：>10 g/24 時間	定められた食事を順守できなかった場合、結果は無効となる。
血清中総カロテン (CARO)	カロテノイドは、植物性食品中の脂肪性色素で、脂肪吸収不良症の場合は吸収が低下などなる。感光性。アンバー輸送管で検体を輸送する。定量分光分析法。第 27 章のラマン分光法を参照。	A CARO 濃度 50 mg/dL 未満は、脂肪吸収不良症の患者の約 85％に認められる。	50-200 μg/dL（0.74-3.72 mmol/L）	CARO 濃度の低下または分光分析の低スコアは、食事中の野菜/果物が少ない場合（例えば、TPN または経管栄養実施中）、肝不全、セリアック病、嚢胞性線維症、ヒト免疫不全ウイルス、ある種のリポタンパク質障害でも認められる。
ビタミン A, D, E, K	V. 微量栄養素の検査を参照			

項目	説明	値	備考
脂肪酸分析	ALA（C18:3n3）およびLA（C18:2n6）の血中または RBC 中の濃度は、必須脂肪酸の状態を反映する。また、脂質生合成に関連する神経疾患および炎症性疾患、細胞膜機能障害、遺伝性疾患に、脂肪酸分析に関する複雑な関係が知られている。[17,18] RBC 中の脂肪酸は、脂肪酸組織の組成を関連させることが示されている。食事または脂肪酸のサプリメント中の脂肪酸の摂取は脂肪の消化および吸収に関連している。エイコサペンタエン酸（EPA（C20:3n9）：DHA（C22:4n3）：DGLA（C20:3n6）比で評価される内因性合成は、神経系の完全性および炎症の管理を支えている。血漿中のリン脂質 C20:3n9/C18:2n6 比を用いて、状態を評価する。	C20:3n9/C18:2n6 比 >0.2 は、EPA:DHA の不均衡を裏付ける。標準値は 1:1 である。ω6:3 は、1:1〜4:1 である。	アテローム性動脈硬化症のリスクに対して特異的ではない。炎症は、この脂肪酸検査に影響する。推定原因は、微小の傷付け、外傷などである。細菌感染、歯周、空洞化、口腔菌科疾患、[19] クラミジア肺炎菌、[20] 中心性肥満[21]
V. 微量栄養素の検査			
A. ビタミン類			
チアミン（B1）[c]	チアミンの状態は通常 RBC 酵素であるトランスケトラーゼの完全な活性化に必要なチアミンピロリン酸（TPP）の量を測定することによって評価される。	トランスケトラーゼの完全な活性化に必要な TPP はビタミン B1 の状態と逆相関関係にある。TPP による刺激の割合で示す。	正常：70-200 nmol/L（チアミン（B1）を摂取）>20%（指数 >1.2）は欠乏を示す患者の刺激
リボフラビン（B2）	リボフラビンの状態は、RBC 酵素である GR を完全に活性化させるのに必要な FAD 量を測定することによって評価される。	GR の完全な活性化に必要な FAD は、の状態と逆相関関係にある。GR による刺激の割合で示す。	刺激（%）>40%（指数 >1.4）は欠乏を示す。	酵素の量（活性）は、薬剤、鉄、葉酸、ビタミン B12 の状態、悪性疾患または胃腸疾患、糖尿病の影響を受ける。
ナイアシン（B3）[d]	検査法は開発されていない[d]			酵素の量（活性）は、年齢、鉄の状態、肝疾患、グルコース-6-リン酸デヒドロゲナーゼの欠乏により変化する可能性がある。
ピリドキシン（B6）、[e] PLP 化合物	1. 酵素の補助因子として PDP の存在について、RBC 酵素、ALT（SGPT）、AST（SGOT）、[e] を検定する。 2. 血漿中 PLP はクロマトグラフィーで直接測定することができる。 3. Trp 負荷試験は、PLP 依存性の代謝産物キサンツレン酸（XA）の排泄を測定する。24 時間尿の収集が必要である。	1. 欠乏状態では、ALT 刺激率は >25% または AST 活性が >50% になる。 2. 正常：0.50-3.0 μg/dL（20-120 nmol/L） 3. 限界状態：>50 mg/24 時間	1. 肝臓および心臓に影響する疾患と、妊娠にとって交絡が生じる。 2. 血漿中 PLP 濃度が低下する前に、臨床的に欠乏を認める場合がある。 3. ステロイド剤とエストロゲンは酵素活性を充進させ、一部の薬剤は分析上の調整を引き起こすこともある。Trp 負荷試験は、ビタミン B6 の適切な機能性と反応受性に対する感受性と特異性が最も優れている。
葉酸[g]	1. DNA 合成が低下するため、大型の RBC を産生する。 2. 好中球核の形状は薬剤欠乏の影響を受ける。 3. 血中葉酸濃度は、放射免疫測定法によって直接測定が可能である。 4. 葉酸の機能性状態は、経口ヒスチジン負荷試験または負荷後 24 時間尿中のホルムイミノグルタミン酸が排泄によって評価する。	1. 正常：MCV <100 2. 正常：妊中球 1 個当たり分葉核球数の増加は 4 以下である。 3. 2-10 μg/L 血清：140-960 ng/L RBC（3.2-22 nmol/L） 4. 正常：負荷無しの場合 <7.4 mg/24 時間；負荷ありは FIGLU が排泄されると思われる 10〜50 mg の FIGLU が排泄される（<42.6 mmol/24 時間）	1. 葉酸に対する感受性と特異性は高くない。B6、B12、SAMe などメチオニン経路の他の補助因子との関連性もある。 2. 分葉核数には感受性があるが特異性はない。 3. 非空腹状態の被験者の血漿は直前の摂取量を反映している可能性がある。RBC 中の葉酸は正確に測定されない。 4. FIGLU はビタミン B12、薬剤、肝疾患、がん、結核、妊娠の影響を受ける。

続く

付録 30. 栄養アセスメントとモニタリングの臨床検査データ——続き

検査	原理	解釈	基準範囲	限界と結果
	5. 一塩基多型 (SNP) MTHFR 677C MTHFR1298C	5. 細胞内の葉酸塩または葉酸の使用と変換時に SNP はメチル化(代謝の際のメチル基の移動)を阻害する可能性がある(第5章参照)。	MTHF 677C/1298C 正常 = 野生型 - / -	メチル化代謝に影響する他のSNPが知られている。COMT、CYP1B1、その他のチトクロム酵素(第5章参照)。
コバラミン (B₁₂)	1. ビタミン B₁₂の濃度が低いと DNA 合成が低下するために大型 R ビタミン BC が産生される。	1. 欠乏は MCV の増加を引き起こす。	1. 正常: MCV <100	1. ビタミン B₁₂に対しての感受性も特異性も高くない。
	2. 好中球核の形状はビタミン B₁₂欠乏の影響を受ける。	2. ビタミン B₁₂欠乏では好中球の分葉核球数の増加を認める。	2. 正常: 好中球1個当たり分葉核球数の増加は4以下である。	2. 分葉核球数には感受性があるが特異性はない。
	3. ビタミン B₁₂は、放射免疫測定法によって直接測定が可能である。	3. 150 ng/L 未満の濃度は、欠乏に影響する。	3. 160-950 pg/mL (118-701 pmol/L)	3. 僅かな欠乏は濃度と相関しない。
	4. メチルマロン酸排泄量は、BCAA 代謝のビタミン B₁₂利用能の機能を反映している。	4. ビタミン B₁₂欠乏では、メチルマロン酸 (MMA) 排泄量は、300 mg/24時間を超え、高感度試験だが、特異性はあまり高くない。	4. 正常排泄量: 5 mg/24 時間 (42 mmol/24時間) 血清 MMA -0.08-0.56 mmol/L (正常 <105 ng/mL)	4. BCAA 濃度が正常であれば、ビタミン B₁₂に特異的である。ほとんどの研究機関で利用可能である。
	5. 内因子およびビタミン B₁₂吸収に関与するシリング試験では、尿中排泄量に反映される放射性標識化ビタミン B₁₂の吸収を検定する。	5. 放射性標識ビタミン B₁₂の排泄量が 3% 未満であれば、ビタミン B₁₂の吸収異常が示唆される。	5. 正常排泄量: 24時間の放射性標識ビタミン B₁₂の排泄量が は 8%	5. 内因子 (IF) 欠乏と吸収不良を鑑別するために、IF を経口投与し、検査を反復しなければならない。
	6. ホモシステイン (Hcy)	Hcy 濃度は、CVC のリスク因子、静脈の血栓症などの疾病と関係がない。葉酸とビタミン B₁₂および B₆は、血漿中 Hcy を減らす。Hcy (酸化型+還元型) はすべて、メチオニン代謝の中間物質のアミノ酸である。	4-14 mmol/L 望ましい濃度は、4-7 mmol/L である。	Hcy と LDL コレステロールによるリスクは、濃度が僅かに上昇しても、増加する。Hcy は、パーキンソン病や認知症のような神経変性疾患と強い関連性がある。Hcy は、葉酸、ビタミン B₆、ビタミン B₁₂、SAMe を多く摂取しなければならないというライフタイルのメチル化活性低下を示唆する。
アスコルビン酸 (C)	血漿中または白血球中のビタミン C の濃度は、(1) クロマトグラフィー (2) アスコルビン酸オキシダーゼ (3) 2,4-ジニトロフェニルヒドラジン反応による分光学的分析によって測定される。	白血球中のビタミン C は、直前の摂取量の影響が少ないが、十分に絶食した場合の血漿中濃度と同等である。白血球中濃度は感染症や一部の薬剤の影響を受けることから、急性疾患患者には血漿中濃度の測定の方が望ましい。22 <0.2 mg/dL (<10 μg/10⁸ WBC)	血漿中濃度 0.5-1.4 mg/dL (30-80 mmol/L) 白血球中濃度 (欠乏): 20-50 μg/10⁸ WBCs (1.1-3 fmol/細胞)	血液検体は、ビタミン C の分解を防ぐために慎重に調整しなければならない。シュウ酸塩、グルコース、タンパク質が干渉する場合もある。直前の摂取は隠蔽する可能性がある。
レチノール (A)	血清中のレチノールおよびレチノール・エステル。機能試験 (例えば、暗順応) は重度の欠乏しか検出しない。年齢と性別は、正常なレチノール濃度の重要な決定因子である。	20 μg/dL (0.7 mmol/L) 未満のレチノール濃度は、重度の欠乏を示す。胎盤/新生児の欠乏症の血清濃度となる濃度を決める。	正常:20 ～ 100 mcg/dL (0.7-3.5 mmol/L) 準最適 (NHANES II/Gibson): 3-11歳: 0.35 mmol/L未満 12-17歳 0.70 mmol/L未満 18歳以上-74歳: 0.70-1.05 mmol/L 妊娠: 0.79-1.91 mmol/L 上限値: 3.5 mmol/L	血清を明るい光や酸素に曝露させるとビタミン A が破壊される。レチノール結合タンパク質濃度 (RBP) の低値はビタミン A、亜鉛、鉄の低値と関係している (タンパク質・エネルギーの節を参照)。ビタミン A の遺伝子転写は核の RXR 上で起こる。ビタミン D 受容体は、ヘテロ二量体を形成する。最適な機能のためにはビタミン A と D のバランスをとることが必要である。

付録 1091

項目	説明	基準値
トコフェロール (E)	血清中α-およびβ-γ-トコフェロールは、様々な抗酸化作用を発揮する。ヒトの栄養としてのビタミンEに関して、α-トコフェロールよりもβ-γ-トコフェロールの科学的根拠が得られる方が重要である。乳児の値は低い。これを解釈するためには、脂質メタボリンクが必要である。脂質異常が予測されれば、血漿中α-トコフェロールmmol/L比2.2未満またはα-トコフェロール5 mg/L未満であれば、ビタミンE欠乏のリスクが示唆される[23]。血漿濃度は、直近の脂質摂取量と脂質濃度によって異なる。特に、血中のTG、喫煙とBMIによってトコフェロール濃度に負の効果を及ぼす。	正常: α-トコフェロール 5.7-20 mg/L β-γ-トコフェロール 4.3 mg/L以下
コレカルシフェロール (D3) / エルゴカルシフェロール (D2)	1. アルカリホスファターゼ活性は、骨の活性レベルと関係的にビタミンDの状態を反映する。(さらに詳細な考察についてはアルカリホスファターゼALPを参照)。 2. コレカルシフェロール (D3, 25OH-D) およびエルゴカルシフェロール (D2, 25OH-D) 3. カルシトリオール (1,25-[OH]2-D3)	成人: 25-100 U/L 小児 1-12歳: 350 U/L未満 2. 15-80 μg/L 夏季 (37-200 nmol/L) 14-42 μg/L 冬季 (35-105 nmol/L) 3. 2.5-4.5 ng/dL (60-108 pmol/L) (季節的な変化はあまりない)
	1. 特異的ではないが感度の良い指標である。血清中のCaとPO₄も上昇すると思われる。亜鉛とビタミンB₁₂は、アルカリホスファターゼ産生の律速補酵素である。したがって40 U/L未満の低値は、亜鉛または補因子ビタミンB₁₂または内因子の欠乏の可能性を示唆する。 2. 状態(肝貯蔵)を示す最良の指標であるが、限界値の解釈は複雑である[24]。体脂肪率の増加は、血清中のビタミンD3 (25OHD) の低下を招く。 3. 体内貯蔵と関係なく、合成は厳密に管理されているので、あまり良い指標ではない。	
25-ヒドロキシビタミンD (25OHD) / カルシジオール	プロホルモンビタミンDの吸収不良は、カルシウムの吸収不良を引き起こすことがある。カルシウム摂取、ビタミンDの補給により、カルシウムの吸収が増す。胆汁、セルロイド、腎臓結石、結核、リンパ腫の患者、またはビタミンD補給によって高カルシウム血症になった人に対しては、補給は禁忌である。ビタミンD代謝が正常に行われていることを示すために使われる活性型ビタミンD。核内RXR受容体に信号を送る活性型ビタミンD。	25OHD: 30-100 ng/mL (85-160 nmol/L) 欠乏: 20 ng/mL未満 (57 nmol/L未満) (研究機関ごとにその標準値にばらつきがある)
	あらゆる研究機関で利用できる。血清中のカルシウム値が上昇したら、補給する前に、ビタミン1.25 DOH、PTH、イオン化または遊離カルシウム、ビタミンAレチノールとオステオカルシン(ビタミンK₂のマーカーとして)を、さらに評価することを推奨する。	
フィロキノン (K₁) とメナキノン (K₂) メナジオン (K₃)	凝固因子の正常な合成はビタミンK₁を必要とする。PTは凝固因子の産生を評価する指標である。主に、骨の健康を示すカルシウム代謝に関わっている。ビタミンK₁欠乏では、PTは延長するとともに、異常な凝固因子の産生も増加する。ビタミンK₁は、野菜などの植物性食材に豊富に含まれる。薬剤や栄養素の相互作用があり、血液が薄くなると、ビタミンK₁の合成が抑えられる。ビタミンK₂は、動物および発酵食品に含まれる。ビタミンK₃は動物およびビタミンK合成型である。ビタミンK₂のビタミンK前駆物質はプロビタミンとして知られている。	K₁: 0.13-1.19 ng/mL (0.29-2.64 nmol/L) K₂: (市販されていない—下記のビタミンK₂マーカー、オステオカルシンを参照)
	ビタミンK依存性骨タンパク質は骨代謝に利用されるとビタミンK濃度には、PTは反映されない可能性がある。試験機関の標準値は、方法によって異なる。	
オステオカルシン (OC) / 低カルボキシル化オステオカルシン (ucOC) (K₂マーカー)	血清中非コラーゲン性タンパク質は、骨と象牙質の形成と代謝機能マーカーである。ビタミンK₂の機能マーカーとして、オステオカルシンは、ビタミンK₂形成の律速補酵素として知られている。(骨Glaタンパク質としても知られている。)オステオカルシンの一種である低カルボキシル化オステオカルシンは、最も感度の高いK₂マーカーで、骨折のリスクに関連している。代謝の傾向を示すマーカーとして利用でき、ビタミンK₂の濃度の高低を示す。細胞内の骨カルシウムの形成を最適な状態に保つため、ビタミンK₂の豊富な食品または K₂の補給の必要性の評価に有用である。軟組織の石灰化を阻害する。K₂のその他の用途でありコルチコステロイドF治療中の骨活性マーカーとして、OC/ucOCの方が、アルカリホスファターゼよりも感度がよい。	O: 11-50 ng/mL ucOC: 正常値 1.65 ng/mL未満 高値 1.65 ng/mL超過 注釈:高濃度は、ビタミンD25OHの低濃度を示す。
	ビタミンK₂は、K₁のように凝固に関わっていない。ビタミンK₂は、カルシウム代謝、すなわちカルステオカルシンとビタミンDの状態に重要な物質である。合成ビタミンK₃は、K₂と同等の作用を発揮し、統合治療法の補助薬として静脈注射される。	

続く

付録 30. 栄養アセスメントとモニタリングの臨床検査データ──続き

検査	原理	解釈	基準範囲	限界と結果
B. ミネラル				
電解質				
ナトリウム (Na⁺) カリウム (K⁺) 塩化物 (Cl⁻) 重炭酸塩または総炭酸 CO_2	重炭酸塩など血清中の電解質は、通常、自動分析装置のイオン特異電極によって同時に測定する。NaとKは炎光発光分光法で測定する場合もある。	水分喪失の場合、血清中Naの上昇を認める。血清中のNaおよびKの低下は、下痢および食事の摂取不足または細胞内への取り込み不足によって起こる。塩化物濃度は身体中の陽イオンおよび浸透圧の変化に応じて変化する。重炭酸塩濃度は、酸塩基平衡を反映している。	135-145 mEq/L (135-145 mmol/L) 3.5-5 mEq/L (3.5-5 mmol/L) 100-110 mEq/L (100-110 mmol/L) 21-30 mEq/L (21-30 mmol/L)	電解質の状態は、生理学的変化（例えば、ホルモン刺激、腎臓などの器官の機能障害、酸塩基のバランス変化、薬物作用）に対応して急速に変化する。血清中電解質への食事による影響は僅かである。
主要ミネラル				
カルシウム (Ca^{2+})	1. 血清中の総Ca^{2+}（結合および非結合）	通常、血清中Ca^{2+}の半数をわずかに上回る量がアルブミンと結合するか、またはその他の分子と複合体を形成する。残りのCa²⁺はイオン化Ca (ICA)と呼ばれる。ICAは生理的に利用できる。IgEの増加とマスト細胞の放出は細胞内のカルシウムイオン濃度を増加させてICAの分布を抑制する。	1. 8.6-10 mg/dL (2.15-2.5 mmol/L)	カルシウムの状態は、ビタミンD、ビタミンK_2、リン酸塩、副甲状腺機能、悪性疾患、腎機能、薬剤（チアジド系利尿薬、リチウム、ビタミンA毒性）など多くの因子に関係している。
	2. イオン化（遊離）Ca^{2+}	イオン化カルシウムを解釈するとき、他の関連マーカー：オステオカルシン、ビタミンD_2、D_3、25OH、ビタミンA、レチノールを考慮することが重要である。	2. 4.64-5.28 mg/dL (1.16-1.32 mmol/L)	イオン化カルシウムは、骨基質に入るため、軟組織の石灰化を防ぐために、ビタミンK_2に依存している。リン酸塩が3.0 mg/dL未満であれば、リン酸塩-結合薬剤の摂取量を調べること。
リン酸塩 (H_2PO_4, PO_4^{2-}, PO_4^{3-}) (リン)	体内のリンはリン酸塩として存在する。無機リン酸塩（たいていは、有機化合物のリン酸塩部分で、無機リン酸塩は少ない）。	異常なP濃度は、摂取、分布、腎機能などの障害と密接に関連している。	2.7-4.5 mg/dL (0.87-1.45 mmol/L) (小児では高くなる)	リン酸塩ではなくリン (P) として報告される。溶血した血液は、RBC中のリン酸濃度が高いため、使用できない。
マグネシウム (Mg^{2+})	1. 血清中の総Mg^{2+}は、発色または蛍光体を形成する反応の後、測定される。	血清中の総Mg^{2+}が1 mEq/L未満に減少すると、神経筋機能（過剰な過敏性、テタニー、痙攣、心電図上の変化）が影響を受ける。	1. 1.3-2.5 mEq/L (0.65-1.25 mmol/L)	通常、血清中のMg^{2+}の45%が他の分子と複合体を形成している。残りのMg^{2+}は、イオン化マグネシウムと呼ばれる。体内貯蔵量が枯渇するまで、血清濃度は一定に保たれる。
	2. イオン化（遊離）Mg^{2+}		2. 0.7-1.2 mEq/L (0.35-0.60 mmol/L)	
微量ミネラル				
鉄 CBC^kとRBC指数	1. HCT = 全血中のRBCの割合 2. Hb = 血中ヘモグロビン濃度 3. MCV = 平均赤血球容積	RBC指数とCBC^kを用いたCBCは、患者が受ける最初の一式の検査である。CBCデータは、栄養状態に特異的ではないが、患者のカルテに広く一般的に繰り返し登場することから、このデータは極めて重要である。	1. 女性: 35%-47%[1] (0.35-0.47) 男性: 42%-52% (0.42-0.52) 2. 女性: 12-15 g/dL (7.45-9.31 mmol/L) 男性: 14-17 g/dL (8.44-10.6 mmol/L) 3. 82-99 mm³ (82-99 fL)	これらの検査は、鉄貯蔵が実質的に枯渇した時の初めの影響を受け、HCTおよびHbは水分状態に感受性がある。MCV低値は、鉄および銅の欠乏のみならず、サラセミアや鉛中毒でも起こる。MCV高値は大赤血球性RBCおよびビタミンB_6またはB_{12}の不足の可能性を示す。
血清中鉄 (Fe)	血清中Fe^{3+}をFe^{2+}還元した後色素と複合体を形成する。	閉経前女性よりも男性の方が僅かに高値。直近のFe摂取を反映している。	女性: 40-150 µg/dL (7.2-26.9 mmol/L) 男性: 50-160 µg/dL (8.9-28.7 mmol/L)	総Fe貯蔵量には、極めて感度が低い指標。変動が激しい（日々の変動および日内変動）。
総鉄結合能 (TIBC)	TIBCは、血清トランスフェリンを鉄で飽和させた後に血清中鉄を再測定する。	トランスフェリン濃度を反映する。	250-400 µg/dL (45-71 mmol/L)	TIBCは、鉄貯蔵が実質的に枯渇するまで増加し、過剰摂取した鉄量を削減しなければならないほど鉄の摂取量が増加した場合またはヘモクロマトーシスの場合に、TIBCは低下する。

項目	説明	基準値	コメント
トランスフェリン (TfまたはTFN)	鉄結合グロブリンタンパク質は、鉄の必要性に応じる。半減期9日（第8章参照）	成人男性: 215-365 mg/dL (2.15-3.65 g/L) 成人女性: 250-380 mg/dL (2.15-3.80 g/L) 新生児: 130-275 mg/dL 小児: 203-360 mg/dL	(I.A節参照。タンパク質状態: Tf) 鉄貯蔵が実質的に枯渇すると低下。再生不良性貧血の場合、ビタミンB_6値とTf-sat値が低下する。
トランスフェリン飽和率 (Tf-sat or TSAT)	Tf-sat (%) = 血清中鉄濃度 ÷ TIBC × 100%	男性: 20%-50% 女性: 15%-50% 慢性疾患 正常 Tf-sat%. 妊娠後期 低 Tf-sat%. 新生児:	(I.A節参照。タンパク質状態: Tf-sat)
RBC分布幅 (RDW)	RBCの直径のばらつきの測定。赤血球大小不同症。鉄欠乏と慢性疾患による貧血の鑑別に有用であると報告されている。	正常値: 11.0-14.5%	鉄の状態の極めて感度のよい指標である。鉄欠乏では正常値であればRDWが正常値であっても慢性炎症性疾患に起因する貧血であると報告される。RDW正常値で、サラセミアはMCV低値で、RDW正常値で、鉄欠乏症はMCV低値で、RDW高値である。 鉄欠乏に対するRDWの特異性は比較的低い。赤血球輸血による交絡が生じる。測定結果はあまり電子的解釈が必要とされていない。
フェリチン	主な細胞内鉄貯蔵タンパク質だいてい肝臓に貯蔵されている。血清濃度は鉄貯蔵量に対応している。	鉄過剰: >400 ng/mL (μg/L) 慢性疾患による貧血: <100 ng/mL (<100 μg/L) 男性: 12-300 ng/mL (12-300 μg/L) 女性: 10-150 ng/mL (10-150 μg/L) 慢性疾患による貧血の女性: <20 ng/mL (<20 μg/L) 6か月～15歳: 7-142 ng/mL (7-142 μg/L) 1か月未満から5か月まで: 50-200 ng/mL (50-200 μg/L) 新生児: 25-200 ng/mL (25-200 μg/L)	合併症のない鉄または鉄による代謝反応の影響を受けても、急性相反応物質は増加する。慢性炎症性疾患の貧血には有用ではない。 外傷に対する代謝反応中は、鉄貯蔵が十分あっても過剰貯蔵の最良の生化学的指標である。フェリチン >1000 ng/dL (>1000 μg/L) の場合は、ヘモクロマトーシスまたは膵炎を除外する。
亜鉛 (Zn)ⁿ	血清濃度は、原子吸光分光分析法で測定する。	0.7-1.2 mg/L (11-18 mmol/L)	血清濃度は、食事および炎症反応の影響を受ける。亜鉛欠乏は、多くの疾病および外傷に起因する。微小な欠乏は検出されない。血液は、亜鉛が結合まれていないチューブで採集しなければならない。
銅 (Cu)	1. 血清濃度は、炎光発光原子吸光分光分析法で測定する。 2. セルロプラスミンは主要な銅含有血漿タンパク質である。免疫学的検定法（例えば、比濁法）により測定する。	男性: 70-140 μg/dL (11-22 mmol/L) 女性: 80-155 μg/dL (13-24 mmol/L) 20-35 mg/dL (1.4 mmol/L)	1. 血清濃度によって、明らかな欠乏は検出されるが、微小な欠乏は検出されない。血液の使用により、血清銅は上昇する。 2. セルロプラスミン細胞が鉄を取り込むためにFe^{3+}からFe^{2+}へ変換するために必要である。セルロプラスミンの低下が貧血の原因となる。Wilson病および銅欠乏が起こることがある。セルロプラスミンの抗血管形成塩を追跡するためのテトラチオモリブデン酸塩™ 銅のキレート化の有益な追跡マーカーである。 1. セルロプラスミンは補給後の銅の状態の変化を強力に反映可能である。がんのバイオマーカーとして利用可能。血清亜鉛と銅の遊離銅の計算は有用である。[26,28,29] 2. 欠乏または毒性のカットオフポイントは十分確立されていない。
セレン (Se)	1. 血清セレン検定 2. 全血セレン濃度の方が、長期的状態を反映している。	(1) 80-320 μg/L (1-4 mmol/L) (2) 60-340 μg/L (0.75-4.3 mmol/L)	欠乏と毒性の幅が抗酸化酵素構成要素よりもセレンの方が狭い。グルタチオンペルオキシダーゼの中で重要である。

続く

付録 30. 栄養アセスメントとモニタリングの臨床検査データ——続き

検査	原理	解釈	基準範囲	限界と結果
ヨウ素 (I)	尿中排泄量はヨウ素の状態の最良の指標で、μg/24時間または μg/クレアチニンで表す。甲状腺ホルモン濃度はヨウ素の状態に関連している。尿検査に 50mg I/KI を用いることもある。	排泄量は、24時間尿でDRTを超えるか 50μg/g クレアチニンを超える。ヨウ素は、甲状腺ホルモン、T3−遊離型、T4−遊離型、甲状腺ペルオキシダーゼおよびサイログロブリン（抗体）の検査のよりよい解釈を求めるために有用である。ヨウ素は、他の代謝機能にも重要である。	尿中ヨウ素の基準範囲は設定されていない。T4の基準範囲： 女性：5-12 μg/dL (64-154 nmol/L) 男性：4-12 μg/dL (51-154 nmol/L)	甲状腺ホルモン濃度は、ヨウ素の状態以外の多くの因子によって影響される。ヨウ素代謝の拮抗剤として知られているハロゲン要素もある。尿中ヨウ素検査に臭素、フッ素、塩素も加える検査機関もある。
クレアチニン (Cr)	尿中排泄量は、通常、原子吸光分析法によって、測定する。	排泄量は、DRIよりも多いと思われる。長期的に完全静脈栄養 (TPN) を受けている患者に欠乏が報告されている。糖尿病患者では、濃度の低下がみられる。	10-200 ng/dL (1.9-38 nmol/L)	ほとんどの臨床検査機関で利用できるわけではない。収集時に検体が汚染されないように特別に取り扱わなければならない。

VI. 血液ガスと水分状態

検査	原理	解釈	基準範囲	限界と結果
pH	$pH = -\log[H^+]$。H^+ は、主に呼吸による CO_2 に依存している。$CO_2 + H_2O \Leftrightarrow H_2CO_3 \Leftrightarrow HCO_3^- + H^+$ イオン選択的電極（通常の pH 計に見られるようなもの）によって測定する。	アシドーシスの場合のpHは7.35未満、アルカローシスの場合のpHは7.45を超過している。生物に適合するpHは、6.80-7.80。	全血： 動脈：7.35-7.45 静脈：7.32-7.42	測定前および測定中の血液は、空気に曝露してはならない。
酸素分圧 PO_2 と酸素飽和度 (SaO_2)	全血中の O_2 を酸素電極で測定する。$PO_2 =$ 血液中に溶解しているすべての気体の総圧力に占める酸素の［圧力］部分。 O_2容積 (CaO_2) = $O_2/gm \; SaO_2 \times Hb \; (gm/dL) \times 1.34 \; mL +$ $PaO_2 \times (.003 \; mL \; O_2/mm \; Hg/dL)$ 最大容積 $PaO_2 = FIO_2 \; (PB-47) - 1.2 \; (PaCO_2)$	肺胞ガス交換、換気/血液比不均等、全身性肺胞低換気の影響を受ける。	動脈血： PaO_2: 83-108 mm Hg <40 mm Hg = 限界値（深刻な危険） O_2飽和度 0.95-0.98 (95%-98%) 高齢者＝95% 新生児＝40-90%	測定前および測定中の血液は、空気に曝露してはならない。
PCO_2	イオン選択的電極で測定する。血液中に溶解しているすべての気体の総［圧力］に対する CO_2 の［圧力］。	呼吸性アシドーシス（呼気中の CO_2 が上昇または肺胞換気中で低下）ではpHは上昇し、呼吸性アルカローシス（例えば、不安による過換気、人工呼吸器の使用、頭部開放性損傷［呼吸中枢の損傷］）ではpHは低下する。	全血：動脈血 男性：35-48 mm Hg 女性：32-45 mm Hg 静脈血：6-7 mm Hg 以上	測定前および測定中の血液は、空気に曝露してはならない。
重炭酸塩 (HCO_3^-) および総 CO_2 (tCO_2)	全血については、(HCO_3^-) はpH部分に示した等式で計算できる。	代償性呼吸性アシドーシスおよび代謝性アシドーシスではpHは上昇、代謝性アルカローシスおよび代償性呼吸性アルカローシスでは低下。	全血、動脈血：21-28 mEq/L (21-28 mmol/L)	測定前および測定中の血液は、空気に曝露してはならない。
浸透圧 (Osmol)	浸透圧は、溶液中の粒子（溶質）の量によって決まる。測定は溶液濃度と氷点の関係に基づく。血清浸透圧は水分状態と溶質負荷を評価する。	浸透圧は、脱水や糖尿病性昏睡、糖尿病性ケトアシドーシスの場合に上昇する。公式から推定できる mOsmol/L = 1.86 a $(Na^+) +$ (グルコース)/18 + (BUN)/2.8	282-300 mOsmol/kg H_2O (1 Osmol ＝ 溶質粒子 1 mol、血清 1 kg の水)	氷点降下法は、計算値よりも正確な浸透圧の推定ができる。（例えば、ケトアシドーシスの場合）
尿検査：比重 (Sp.Gr.)	感染が疑われる場合、または定期採尿の場合、中間尿採取法を採用する。比重は、Dip Stick 法または検査機関で検査する。	尿検体を対象にした多くの検査のひとつ。比重、粒子、尿中電解質の濃度測定。尿の重量。蒸留水。	成人： 1.005-1.030（通常、1.010-1.025） 新生児： 1.001-1.020	高濃度外観も液体の濃度の主観的特性を表わす。では色が濃くなる。

VII. 抗酸化状態と酸化ストレスの検査

検査	原理	解釈	基準範囲	限界と結果
水溶性化合物	ビタミンC参照。			

項目	説明	基準値・備考
脂溶性化合物：ビタミンE、カロテノイド、コエンザイムQ10	カロテノイド類：ルテイン、キサンチン、ゼアキサンチン、α-およびβ-カロテン、リコペン。カロテノイドとコエンザイムQ10（ユビキノン-10）はクロマトグラフィーで測定する。	これらの化合物の基準範囲は検定に用いた方法によって大きくばらつきがある。	脂肪吸収不良の項目にあるカロテノイドの基準範囲を参照。	カロテノイドとコエンザイムQに関する検査の通常の臨床利用は、まだ行われていない。
総抗酸化能（例えば、ORAC、TEAC、FRAP）	ORAC：酸素ラジカル吸収能 TEAC：トロロックス等価抗酸化能 FRAP：血漿の鉄還元能 （第27章のラマン分光法参照）	これらの検定は、血清または血漿中のすべての抗酸化物質の存在を反映している。これらの抗酸化物質は、ビタミンCおよびE、カロテノイド、コエンザイムQ10、グルタチオン尿酸、ビリルビン、スーパーオキシドジスムターゼ、カタラーゼ、グルタチオンペルオキシダーゼ、アルブミンなどである。		これらの検定法は、現在、商用化され利用できるが、現在、専門機関でのみ実施されている。植物成分試験も利用できる。
酸化ストレスマーカー：	脂肪がフリーラジカルによって酸化されて生じる物質	8-イソプロスタン（8-eとプロスタグランジンF2αとも呼ばれる）は、膵炎患者高コレステロール血症、糖尿病患者の血漿中または尿中で増加する。8HDGは、DNAの状態などの全身の細胞質としている。フリーラジカルの活性を表わしている。脂質過酸化物のROS〜PUFAによる膜参加損傷のマーカーである。細胞膜の	例えば、o-チロシン、ニトロ-チロシン、8-イソプロスタン、4-ヒドロキシノネナール、マロンジアルデヒド、脂質過酸化物、8-ヒドロキシ-2-デオキシグアノシン（8-OHDG）（検査機関の標準値参照）	8-イソプロスタン検定は、現在、商用化できる。酸化ストレスマーカーの検定は、現在、専門機関でのみ実施されている。

VIII. 栄養サポートのためのモニタリング検査

項目	説明	基準値・備考
CRP（V節、hs-CRPを参照）	CRPは、炎症状態の評価に用いられる急性期タンパク質である。	CRPの大幅な上昇は、ストレス反応の異常化状態の発現に起因する。同化相に入るとCRP値は低下し始める。	CRP <10 mg/L	ストレス反応の段階の特定には単一の値よりも連続した値を用いなければならない。
リン酸塩およびMg²⁺を含む化学的検査パネル	検査パネルは、電解質、グルコース、総CO2（重炭酸塩）、BUN、総CO2（重炭酸塩）を含む。これらの検査の情報については前記の項目を参照。	炭水化物耐性、水分状態、主要器官系の機能のモニタリングに用いる。	前記の解説を参照。リン酸塩とマグネシウム。	実施頻度が高い検査パネル
浸透圧	（VII. 血液ガスと水分状態の項目参照）			
タンパク質、エネルギーバランス	(PAB、RBP、Tf、ALB、nPCR、窒素バランス、UUNとTUNに関する前記の解説を参照)			
ミネラル：Zn, Cu, Se, Cr	(血清亜鉛、血清銅、セルロプラスミン、リンパ球微量栄養素検査について前記の解説を参照)			
ビタミンC, D, A	(ビタミンC, D, Aについて前記の解説を参照) ビタミンC, D25OH, A, は、免疫機能と創傷治癒に重要な役割を果たすので、これらは定期的に評価すべきである。	TPNの栄養モニタリングに関して注意せよ。ビタミンC濃度は、ストレスに反応して急激に低下することがある。ビタミンDとA核内受容体は、相乗的機能を有するRXR受容体の同じ結合部位を共有しているので、同時にモニターすべきである[27,28]。		TPNの栄養モニタリングに関して注意せよ。全身の定期的なモニタリング・プロトコールに順守すべきである。ヒドロキシビタミンD25は肝臓で産生されるので、肝臓のストレス状態によって産生が抑制されることがある[29]。
ビタミンK₁とK₂の状態	(TPN施行中のみ)（前記解釈を参照）TPN施行中は、ビタミンK状態への腸管内菌叢の寄与はなく、基本的なTPN製剤はビタミンKを含んでいない。		ビタミンK₁とK₂の違いが重要である。

付録30. 栄養アセスメントとモニタリングの臨床検査データ――続き

検査	原理	解釈	基準範囲	限界と結果
IX. 肝機能検査				
ビリルビン (BILI T/D) (直接と間接)	血清中の総ビリルビン：共役（間接）および非共役（直接）ビリルビンを表わしている。濃度上昇は医学的問題を示唆している。	共役ビリルビンは、膵臓癌または肝臓癌および胆管閉塞によって上昇し、非共役ビリルビン濃度は、肝炎、黄疸、貧血によって上昇する。	総ビリルビン：0.3-1 mg/dL (5.1-17 mmol/L) 間接ビリルビン：0.2-0.8 mg/dL (3.4-12 mmol/L) 直接ビリルビン：0.1-0.3 mg/dL (1.7-5.1 mmol/L)	薬物摂取は、ビリルビン濃度の上昇を伴う場合が多い。
アラニンアミノトランスフェラーゼ (ALT)	この酵素は主に肝臓に存在する。（血清グルタミン酸ピルビン酸トランスアミナーゼ (SGPT) とも呼ばれる）	肝臓の損傷の結果、ALT濃度が上昇する。低栄養状態で低下する。	4-36 U/L 乳児：成人の濃度の2倍	薬物およびアルコールの摂取は、ALT濃度の上昇を伴う場合が多い。ALT濃度は鑑別診断で、ASTと比較されることが多い。
ガンマグルタミルトランスフェラーゼ (GGT)	この酵素は胆汁排出酵素で、アミノ酸の細胞膜通過に関与する。	肝疾患進行の評価とアルコール依存症のスクリーニングのために使用する。	女性：4-25 U/L 男性：12-38 U/L	薬物摂取は、GGT濃度の上昇を伴う場合が多い。
アルカリホスファターゼ (ALP)	この酵素は、主に、骨、肝臓、胆管に存在する。アルカリ環境下で増加する。	肝臓および骨の疾患により濃度上昇が認められる。	30-120 U/L	非特異的検査なので、他の検査で診断確認を行う必要がある。薬物摂取は、ALP濃度の上昇を伴う場合が多い。
アスパラギン酸アミノトランスフェラーゼ (AST)	この酵素は、主に、心臓、肝臓、骨格筋の細胞に存在する。（血清グルタミン酸オキサロ酢酸トランスアミナーゼ (SGOT) とも呼ばれている。）	冠動脈閉塞症または肝細胞疾患の診断ツールである。	0-35 U/L	薬物およびアルコールの摂取は、AST濃度の上昇を伴う場合が多い。AST濃度は鑑別診断で、ALTと比較されることが多い。
α1抗トリプシン (A1AT)	A1ATは、主に肝細胞から分泌されるセリン・プロテアーゼ阻害剤である。最もよく見られるA1ATの遺伝的変異体は、ZZ、SS、MZ、SZである（表30-1参照）。	血清の電気泳動低下またはAα1-バンドの欠如。A1AT低下、気腫、COPD、肝硬変に伴う急性相反応物質である。A1ATは、炎症、感染、悪性疾患によって上昇する。	85-213 mg/dL (0.85-2.13 g/L) ホモ接合++変異体：若年期の重症疾患。A1AT遺伝子の変異体は80種が知られている；ヘテロ接合ZZおよびSS遺伝子変異体：大半は、肝臓または肺の症状を伴う。MZおよびSZは軽度の遺伝子変異体：ほとんど症状を発現しない。	A1AT遺伝子の変異体は100種知られている。小児のときに、重症であると診断されなければ、末期の肺疾患および肝臓疾患の成人患者になるまで診断されない。
X. 甲状腺機能検査				
総チロキシンT₄および遊離型T₄	血液中のT₄の総量：遊離型T₄活性型を測定する（第32章参照）。	甲状腺機能亢進症ではT₄増加、甲状腺機能低下症および低栄養状態ではT₄低下。	総T₄： 女性：5-12 μg/dL (64-154 nmol/L) 男性：4-12 μg/dL (51-154 nmol/L) 遊離型T₄ 0.7-1.9 ng/dL (10-23 pmol/L)	甲状腺機能正常、甲状腺機能亢進症を鑑別するために検査する。ヨウ素欠乏と関連している可能性もある。
総トリヨードチロニンT₃および遊離型T₃	血液中のT₃の総量；遊離型T₃活性型を測定する（第32章参照）。	甲状腺機能亢進症では、通常上昇する。T₃値が正常または高くT₃直が低い時は、甲状腺の機能低下でみられる（転換不足）。甲状腺機能低下症では通常低下する。	総T₃： 20-50歳：70-205 ng/dL (1.2-3.4 nmol/L) 51歳以上：40-180 ng/dL (0.6-2.8 nmol/L) 遊離型T₃：230-619 pg/mL	甲状腺機能正常、甲状腺機能亢進症を鑑別するために検査する。T₃濃度が低ければ、甲状腺ペルオキシダーゼ酵素の栄養補助因子（セレン、ビタミンE）の不足を考慮する。

検査項目	用途	解説	基準値	備考
甲状腺刺激ホルモン (TSH)	外因性甲状腺ホルモン補充または甲状腺抑制をモニターするために用いる。(第32章参照)	甲状腺機能亢進症ではTSHは低下し、甲状腺機能低下症ではTSHは上昇する。	0.5-5 mIU/L AACE標準値: 標的TSH: 0.3-3.0 µIU/mL	甲状腺機能正常、甲状腺機能亢進症、甲状腺機能低下症を鑑別するために検査する。低い時は、ヨウ素の摂取に注意する。高い時は、栄養補助因子ヨウ素、セレン、ビタミンE、Aの評価を考慮する。
抗サイログロブリン抗体 (抗TG)	自己免疫性甲状腺炎および関連疾患のマーカーとして、抗TG血液検査を用いる。セリアック病者および関節リウマチ患者は、甲状腺自己抗体の保有率が高い。	サイログロブリンに結合する抗TG自己抗体は、甲状腺ホルモンの合成、貯蔵、放出に影響する。抗TGが上昇する場合は、グルテン不耐症の検査も行うことが推奨されている。	力価 <4 IU/mL 抗TPO検査と同時に抗TG検査を行うことが多い。	結果として甲状腺機能低下が生じる、最もよくみられる関連症状は、甲状腺炎(橋本病)と自己免疫性甲状腺機能低下症である。
抗甲状腺ペルオキシダーゼ抗体 (抗TPOまたは抗TPO-Ab)	抗TPO血液検査は、甲状腺炎(橋本病)または甲状腺の慢性リンパ球性甲状腺炎(小児)などの甲状腺疾患の診断に用いる。セリアック病患者および関節リウマチ患者は、甲状腺自己抗体の保有率が高い。	抗甲状腺ミクロソーム抗体は、甲状腺細胞のミクロソーム部分に作用し、炎症および細胞毒性作用を開始する。抗TPO濃度が上昇する場合、グルテン不耐症の検査を推奨する。	力価 <9 IU/mL 抗TG検査と同時に抗TPO検査を行うことが多い。	抗ミクロソーム抗体に最も感度の良い検査法である。TPO酵素産生の補助因子ビタミンEとセレンの栄養学的考察を行う。

XI. 代謝性疾患の検査

検査項目	用途	解説	基準値	備考
アミノ酸パネル	下記の遺伝的疾患である:フェニルケトン尿症、メープルシロップ尿症、ホモシスチン尿症、チロシン血症、ハートナップ病(第44章参照)。尿中または血漿中アミノ酸検査。	治療法の妥当性を評価するためには尿中または血清中のアミノ酸のモニタリングが必要である。	例えば: Phe(フェニルアラニン): 2-6 g/L (120-360 mmol/L) Phe(妊娠中): 2-6 mg/dL (120-360 mmol/L) Cys(シスチン): 2-22 g/L (10-90 mmol/L) Val(バリン): 17-37 g/L (145-315 mmol/L) Tyr(チロシン): 4-16 g/L (20-90 mmol/L)	いくつかの測定方法が用いられている(例えば、フェニルアラニン)。これらには通常、同等の正確な基準範囲を持たない。
有機酸パネル	尿中有機酸パネル;夜間尿と起床第1尿の検体10mlを家庭で集め、冷凍し、検査機関に運ぶ。	代謝栄養経路の機能の広範囲にわたる機能マーカーを評価する広範な高感度試験である。疾病リスクまたは代謝不均衡の早期マーカーを示めす。	(個々の検査機関の標準値を参照)	代謝機能の概観の把握および小児の非侵襲的検査法として優れている。

糖尿病(第31章を参照)

検査項目	用途	解説	基準値	備考
前糖尿病診断	FBG: 100-125 mg/dL(空腹時血糖値の異常)。	前糖尿病では、血液中グルコース濃度は正常よりも高いが、糖尿病と診断するほど高くない。	非糖尿病 FBG = <99 mg/dL	米国糖尿病教会は、過体重または肥満の症状がなく、糖尿病のリスク因子が一つ以上ある成人の前糖尿病検査を推奨している。
糖尿病診断	1. 血清または全血中のグルコース:絶食8~16時間後または随時の血液検体。	1. 複数回の空腹時血糖値(FBG)が126 mg/dLを超えていることで診断する。随時血糖値が200 mg/dLを超えることで診断する。空腹時血糖値が110〜126 mg/dLであれば、IGTが示唆される。	2. 血清: 空腹時: 110 mg/dL未満 (<6.1 mmol/L) 30分: 200 mg/dL未満 (<11.1 mmol/L) 1時間: 200 mg/dL未満 (<11.1 mmol/L) 2時間: 140 mg/dL未満 (<7.8 mmol/L) 3時間: 70-115 mg/dL (<6.4 mmol/L) 4時間: 70-115 mg/dL (<6.4 mmol/L) 尿: グルコース陰性	1. 生理的ストレス状態では、血糖値の上昇は正常である。全血中の血糖値は値かに低い。

付録 30. 栄養アセスメントとモニタリングの臨床検査データ—続き

検査	原理	解釈	基準範囲	限界と結果
		2. ブドウ糖負荷試験 (GTT)；絶食後75 g ブドウ糖を投与 (妊娠中100 g)；血清中の糖濃度を、経口投与の前とその後5分毎に3時間測定する。血糖測定は、自動化学法による。	2. 血清濃度FBGが、2時間の時点で200 mg/dLを超えていることで、診断する。2時間の時点の濃度が140 mg/dL未満で、2時間の濃度が200 mg/dL未満であれば正常である。2時間の時点の濃度が140〜199 mg/dLであれば、IGTを示唆する。妊娠中の糖尿病：空腹時の値が105を超え；1時間GTT 190を超え；2時間GTT 165を超え；3時間GTT 145 mg/dLを超える。	2. 血清： 空腹時：110 mg/dL未満 (<6.1 mmol/L) 30分後：200 mg/dL未満 (<11.1 mmol/L) 1時間後：200 mg/dL未満 (<11.1 mmol/L) 2時間後：140 mg/dL未満 (<7.8 mmol/L) 3時間後：70-115 mg/dL (<6.4 mmol/L) 4時間後：70-115 mg/dL (<6.4 mmol/L) 尿：グルコース陰性	2. 確認のために用いられる場合が多い。歩行可能な患者にのみ有効。安静の状態の患者または、ストレスは、結果に影響する。検査前の炭水化物の不適切な摂取は結果を無効にする。
糖尿病モニタリング	1. 血糖値測定—患者より血糖をモニタリングする必要がある。 2. 血清フルクトサミン—血清中の糖化タンパク質の測定によって中期的な血糖コントロールを評価する。現在、検査機関で利用できる検査がある。 3. 血清中糖化ヘモグロビンすなわちHbA1C—長期的な血糖コントロールを評価する。 4. ポルフィリン尿 または全血のダイオキシン[31]、すなわち糖尿病を悪化させる有意な関連性を有する毒素の検査を行う。	1. 厳密な糖尿病コントロールでは、頻回な血糖値のモニタリングが必要である。 2. 直近2〜3週間の平均血糖値の評価ができる。 3. 直近2〜3か月の平均血糖値および患者の良好な血糖記録の検証が可能である。	1. 70-99 mg/dL (3.9-5.5 mmol/L) 2. 正常値：総タンパク質の0-1.2% 使用方法によってここでの幅は様々である。 3. 正常値： 非糖尿病範囲：4-5.9% 良好な糖尿病コントロール範囲：4-7% 糖尿病コントロール範囲：6-8% 不十分な糖尿病コントロール範囲：>8%； 平均血糖値が205 mg/dL以上の場合は、副作用のリスク増大を伴う。	血糖値コントロールを効果的にモニタリングするためには血糖値測定 (患者自身によるもの) と検査機関の糖化タンパク質の測定を組み合わせる必要がある。フルクトサミンは血漿中タンパク質の半減期を考慮して解釈しなければならない。HbA1Cは赤血球の半減期を考慮しなければならない。 米国国防総省の調査 (2005年7月) によると、高濃度のダイオキシンを有する退役軍人のうち47%に糖尿病の悪化が見られた[31]。

1. Parrish CR, Series Ed: Serum proteins as markers of nutrition: what are we treating? Nutr Issues in Gastroenterology, Series 43, *Prac Gastroenterol* October, 2006.
2. Juarez-Congelosi M et al: Normalized protein catabolic rate versus serum albumin as a nutrition status marker in pediatric patients receiving hemodialysis, *J Renal Nutr* 17 (4):269, 2007.
3. Harty JC et al: The normalized protein catabolic rate is a flawed marker of nutrition in CAPD patients, *Kidney Int* 45:103, 1994.
4. Beck FK, Rosenthal TC: Prealbumin: a marker for nutritional evaluation, *Am Fam Physician* 65:1575, 2002.
5. Wu X et al: Joint effect of insulin-like growth factors and mutagen sensitivity in lung cancer risk, *J Natl Cancer Inst* 92:737, 2000.
6. Rowlands MA: Circulating insulin-like growth factor peptides and prostate cancer risk: a systematic review and meta-analysis, *Int J Cancer* 124:2416, 2009.
7. Gonen B et al: Haemoglobin A1: An indicator of the metabolic control of diabetic patients, *Lancet* 2(8041):734, 1977.
8. Riese H et al: Covariance of metabolic and hemostatic risk indicators in men and women, *Fibrinolysis Proteolysis* 15(1):9, 2001.
9. Bo S et al: Dietary magnesium and fiber intakes and inflammatory and metabolic indicators in middle-aged subjects from a population-based cohort 1,2,3, *Am J Clin Nutr* 84:1062, 2006.
10. Douglas D: MedScape Today News. Improved Diagnosis Does Not Change Celiac Mortality. Reuters Health Information, Feb 1, 2011.
11. Grainge MJ et al: Causes of Death in People With Celiac Disease Spanning the Pre- and Post-Serology Era: A Population-Based Cohort Study From Derby, UK, *Am J of Gastroenterol* 106:933, 2011.
12. Lewis NR: Risk of Morbidity in Contemporary Celiac Disease, *Expert Rev Gastroenterol and Hepatol* 4:767, 2010.
13. Donaldson MR et al: Strongly positive tissue transglutaminase antibodies are associated with Marsh 3 histopathology in adult and pediatric celiac disease. *J Clin Gastroenterol* 42:256, 2008.
14. Vermeersch P et al: Use of likelihood ratios improves clinical interpretation of IgG and IgA anti-DGP antibody testing for celiac disease in adults and children, *Clin Biochem* 44:248, 2011.
15. Vermeersch P et al: Diagnostic performance of IgG anti-deamidated gliadin peptide antibody assays is comparable to IgA anti-tTG in celiac disease, *Clin ChimActa* 411:931, 2010.
16. Sharifi N et al: Celiac disease in patients with type-1 diabetes mellitus screened by tissue transglutaminase antibodies in northwest of Iran, *Int J Diab Dev Ctries* 28:95, 2008.
17. Lampasona V et al: Antibodies to tissue transglutaminase C in type I diabetes, *Diabetologia* 42:1195, 1999.
18. Holopainen P et al: Candidate gene regions and genetic heterogeneity in gluten sensitivity, *Gut* 48:696, 2001.
19. Feingold KR et al: Infection decreases fatty acid oxidation and nuclear hormone receptors in the diaphragm, *J Lipid Res* 50:2055, 2009.
20. Lord R, Bralley JA, editors: *Laboratory evaluations for integrative and functional medicine*, ed 2, Duluth, GA, 2008, MetaMetrix Institute.
21. Sypniewska G: Pro-inflammatory and prothrombotic factors and metabolic syndrome. Department of Laboratory Medicine, Collegium Medicum, Nicolae Copernicus University, Bydgoszcz, Poland. 2007.
22. Ng KY et al: Vitamin D and vitamin A receptor expression and the proliferative effects of ligand activation of these receptors on the development of pancreatic progenitor cells derived from human fetal pancreas. *Stem Cell Rev* 7:53, 2011.
23. Aslam A et al: Vitamin E deficiency induced neurological disease in common variable immunodeficiency: two cases and a review of the literature of vitamin E deficiency. *Clin Immunol* 112(1):24, 2004.

24. Kim K et al: Associations of visceral adiposity and exercise participation with C-reactive protein, insulin resistance, and endothelial dysfunction in Korean healthy adults, *Metabolism* 57:1181, 2008.
25. Finney L et al: Copper and angiogenesis: unravelling a relationship key to cancer progression, *Clin Exp Pharmacol Physiol* 36:88, 2009.
26. Charney P, Malone AM: *ADA pocket guide to nutrition assessment*, ed 2, Chicago, IL, 2009, American Dietetic Association.
27. Snellman G et al: Determining vitamin D status: a comparison between commercially available assays, *PLoS One* 5(7):e11555, 2010.
28. Katz K et al: Suspected Nonalcoholic Fatty Liver Disease Is Not Associated with Vitamin D Status in Adolescents after Adjustment for Obesity, *J Obes* 2010; 2010. Published online Feb. 2011.
29. Ahmed A: The role of 11b-hydroxysteroid dehydrogenase type 1 and hepatic glucocorticoid metabolism in the metabolic syndrome, Doctoral thesis to College of Medical and Dental Sciences, University of Birmingham, 2010.
30. Yu W et al: RXR: a coregulator that enhances binding of retinoic acid, thyroid hormone, and vitamin D receptors to their cognate response elements, *Cell* 67:1251, 1991.
31. Longnecker MP, Michalek JE: Serum dioxin level in relation to diabetes mellitus among Air Force veterans with background levels of exposure, *Epidemiol* 11:44, 2000.

A1AT：α1アンチトリプシン，AACE：米国臨床内分泌学会，A/C比：アルブミン／クログロブリン比，AGA：抗グリアジン抗体，ALA：α-リノレン酸，ALB：アルブミン，ALP：アルカリホスファターゼ，ALT：アラニンアミノトランスフェラーゼ，抗-TPO：抗サイログロブリン抗体，抗-TPO：抗甲状腺ペルオキシダーゼ抗体，AST：アスパラギン酸アミノトランスフェラーゼ，BAL：気管支肺胞洗浄，BCAA：分枝鎖アミノ酸，BILI T/D：総ビリルビン／直接ビリルビン，BUN：血中尿素窒素，CAPD：持続的携帯型腹膜透析，CBC：全血球計算，CD：心疾患，CHD：冠動脈心疾患，Cr：クロム，CRP：C反応性タンパク質，CSF：脳脊髄液，CVD：心血管系疾患，DGLA：ジホモ-γ-リノレン酸，DGP：脱アミド化グリアジンペプチド抗体，DHA：ドコサヘキサエン酸，DNA：デオキシリボ核酸，DRI：食事摂取基準，DRT：食事前の検査，EDTA：エチレンジアミン四酢酸，EFA：必須脂肪酸，EMA：筋内膜抗体，EPA：エイコサペンタエン酸，FAD：フラビンアデニンジヌクレオチド，FIGLU：ホルムイミノグルタミン酸，FBG：空腹時血糖，FBS：空腹時血糖，FPG：食事前血糖，FRAP：血漿の鉄還元能，GGT：γグルタミル・トランスフェラーゼ，GH：成長ホルモン，GI：胃腸，GLOB：グロブリン，GOT：グルタミン酸オキサロ酢酸トランスアミナーゼ，GPT：グルタミン酸ピルビン酸トランスアミナーゼ，GR：グルタチオン還元酵素，GU：尿素産生速度，HBT：ラクトース呼気中水素検査，HBT-フルクトース：呼気中水素検査-フルクトース，HCT：ヘマトクリット値，Hcy：ホモシステイン，Hb：ヘモグロビン，HLA：ヒト白血球抗原，HPLC：高速液体クロマトグラフィー，hs-CRP：高感度C反応性タンパク質，I：ヨウ素，ICA：イオン化カルシウム，Ig：免疫グロブリン，IGF：インスリン様成長因子，IGT：耐糖能異常，IV：静脈内ly，KrU：残腎尿素クリアランス，Kt/V尿素：尿素動態（動態ダイアライザー）×時間（分）/尿素容積（mL），LA：リノール酸，LDL：低比重リポタンパク質，MCV：平均細胞体積，MLC：リンパ球成長培養，N：窒素，NCEP：全米コレステロール教育プログラム，NSAID：非ステロイド性抗炎症薬，nPCR：標準化タンパク質異化率，PTH：パラ甲状腺ホルモン，PTT：部分トロンボプラスチン時間，PUFA：多価不飽和脂肪酸，PAB：プレアルブミン，PCR：タンパク質／エネルギー低栄養状態，PEM：タンパク質-エネルギー低栄養状態，PLP：ピリドキサール5′リン酸，PNA：標準化タンパク質窒素出現率，PT：プロトロンビン時間，RBC：赤血球，RBP：レチノール結合タンパク質，RDW：赤血球分布幅，ROS：活性酸素種，RXR：レチノイドX受容体，SAMe：S-アデノシルメチオニン，SNP：単一ヌクレオチド多型，T$_3$：トリヨードチロニン，T$_4$：チロキシン，TIDM：1型糖尿病，Tf-sat：トランスフェリン飽和能，TIBC：総鉄結合能，TLC：総リンパ球数，TP：総タンパク質，TPN：完全静脈栄養，TPP：チアミンピロリン酸，Trp：トリプトファン，TSAT：トランスフェリン飽和率，tTG：組織トランスグルタミナーゼ，TUN：尿素窒素，U:Cr：尿素クレアチニン比，UUN：尿中尿素窒素，VLDL：超低比重リポタンパク質，WBC：白血球，XA：キサンツレン酸

[a] Factor = 5.95 for TPN; reflects severity of metabolic stress.
[b] Factor = 5.95 for TPN; reflects severity of metabolic stress; TUN gives the most accurate estimation of total protein catabolism.
[c] Red blood cells are separated from plasma by centrifugation and washed with saline; after hemolyzing the cells, the intracellular material is analyzed for vitamin availability.
[d] No biochemical tests have been developed to assess B$_3$ status; the fraction of whole blood niacin as NAD is a potentially useful test (see Powers HJ: Current knowledge concerning optimum nutritional status of riboflavin, niacin, and pyridoxine, *Proc Nutr Soc* 58:435, 1999).
[e] ALT and GPT are the same enzyme; AST and GOT are the same enzyme.
[f] PLP is a rate-limiting co-enzyme in the transamination of amino acids (ALT and AST). PLP found primarily in liver and muscles.
[g] Microbiologic growth assays, the deoxyuridine suppression test, and recently developed research tests for folate and vitamin B$_{12}$ are not generally offered in the contemporary clinical laboratory.
[h] More sensitive procedures for measurement of vitamin K include serum chromatography and determination of the serum level of vitamin K-dependent bone protein called osteocalcin. Deficiency significantly increases the amount of abnormal forms of this protein. These tests are not yet widely available.
[i] These substances are measured by similar techniques when the concentration in urine or other body fluids is determined.
[j] These tests are combined with serum glucose, creatinine, and BUN on a test battery or panel. This set of tests is among the first and most frequently administered laboratory tests.
[k] The CBC includes the red cell count, the red cell indices, Hb concentration, HCT, MCV, mean cell hemoglobin (MCH), mean cell hemoglobin concentration (MCHC), and white cell and platelet counts. Only HCT, Hb, and MCV are discussed here (see Savage RA: The red cell indices: yesterday, today, and tomorrow, *Clin Lab Med* 13:773-785, 1993).
[l] Ranges are for adult men and premenopausal women. Pregnant women, infants, and children have different reference ranges.
[m] See van Zeben D et al: Evaluation of microcytosis using serum ferritin and red cell distribution width, *Eur J Haematol* 44:106-109, 1990.
[n] Taste acuity tests can be used to supplement laboratory methods (see, e.g., Gibson RS et al: A growth limiting mild zinc deficiency syndrome in some Southern Ontario boys with low growth percentiles, *Am J Clin Nutr* 49:1266,1989)
[o] AACE supports target TSH level between 0.3- and 3.0 mIU/mL to reduce the incidence of risks associated with subclinical hypothyroidism. AACE Task Force Thyroid Guidelines, *Endocr Pract* 8:466, 2002.
[p] More recent awareness of the highly undiagnosed common disease of A1AT is improving education of healthcare providers regarding this condition. Kohnlein, T, Welte T: alpha-1 antitrypsin deficiency: pathogenesis, clinical presentation, diagnosis, and treatment, *The Am J of Med* 121:3, 2008.
[q] Organic acid functional markers for metabolic effects of micronutrient inadequacies, toxic exposure, neuroendocrine activity and intestinal bacterial overgrowth. Lord R, Bralley J: Organics in urine: assessment of gut dysbiosis, nutrient deficiencies and toxemia. *Nutr Pers* 1997:20:25.

付録 31. 特定の医薬品の栄養学的影響

シスターン・ジーン・P・クロウ，PharmD，RPh，RPI

薬剤	分類	薬理作用	栄養学的影響と注意事項
抗感染症薬			
ペニシリン	抗菌薬	長期使用は，口腔カンジダ症，下痢，胃部不快感を引き起こすこともある。カリウムまたはナトリウムを多く含む製品もある。Clostridium difficileによる偽膜性大腸炎を引き起こすこともある。	低ナトリウム食または低カリウムのサプリメントの使用に注意する。吸収を高めるために，大半の経口剤は食事の1時間前または2時間後に服用する。胃腸障害を軽減するために，アモキシシリン/クラブラン酸カリウムは食物と共に服用する。下痢の場合，水分と電解質の補給に注意する。
マクロライド類			
アジスロマイシン (Zithromax) クラリスロマイシン (Biaxin) エリスロマイシン (Ery-Tab)	マクロライド系抗菌薬 マクロライド系抗菌薬 マクロライド系抗菌薬	胃腸障害，食欲不振，口内炎，味覚異常（口内の不快な味覚），下痢を引き起こすことがある。アルコールの鎮静作用を亢進する可能性がある。Clostridium difficileによる偽膜性大腸炎を引き起こすこともある。	胃腸障害を軽減するために，食物と共に服用する。食欲不振への対策として，嗜好性の良い食事を少量ずつ頻繁に摂る。口内の異常な味覚については，口内洗浄剤，シュガーレスガム，レモン水を利用する。下痢の場合は，水分と電解質に特に注意する。飲酒は避ける。
スルファメトキサゾール/トリメトプリム (Bactrim, Bactrim DS)	スルホンアミド合剤	葉酸代謝を阻害する可能性がある（特に，長期使用の場合）。口内炎，食欲不振，嘔気，重度のアレルギー反応を引き起こすことがある。Clostridium difficileによる偽膜性大腸炎を引き起こすこともある。	嘔気，嘔吐，食欲不振を軽減するために，食物と240 mLの水分と共に服用する。葉酸の補給が必要になることもある。アレルギー反応の兆候が表れたら直ちに薬物の使用を中止し医師に相談する。下痢の場合，水分と電解質の補給に注意する。
セファロスポリン系			
セファレキシン (Keflex) セファプロジル (Cefzil)	セファロスポリン系抗菌薬 セファロスポリン系抗菌薬	口内炎，口や舌の痛み，食道困難を引き起こすこともある。下痢を引き起こすこともある。Clostridium difficileによる偽膜性大腸炎を引き起こすこともある。	下痢の場合，水分と電解質の補給に注意する。口内炎および口の痛みには，湿り気のあるやわらかい低塩分の食物，ミルクシェイク，ヨーグルトなどの冷たい食物を摂る。
セフロキシムアキセチル (Ceftin)	セファロスポリン系抗菌薬	食物は，錠剤と懸濁剤の生物学的利用能を高める。制酸剤はシプロフロキサシンの生物学的利用能を低下させることもある。	最適な生物学的利用能を得るためには，食事と共に服用する。制酸薬，カルシウム，マグネシウムの補給とは，時間を空けて服用する。
フルオロキノロン系			
シプロフロキサシン (Cipro) レボフロキサシン (Levaquin) ガチフロキサシン (Tequin) モキシフロキサシン (Avelox)	フルオロキノロン系抗菌薬	稀に，尿細管に沈着することがある。薬剤は，カルシウム，亜鉛，鉄と結合し不溶性で非吸収性の複合体を形成する。シプロフロキサシンは，カフェインの代謝を亢進する。それによって中枢神経系への刺激を亢進する。Clostridium difficileによる偽膜性大腸炎を引き起こすこともある。	240 mLの水分と共に服用し，適切な水分摂取を維持する。カフェイン摂取を制限する。制酸薬，マグネシウム，カルシウム，鉄，亜鉛，ミネラル含有のマルチビタミン剤の摂取の少なくとも2時間前または6時間後に服用する。下痢の場合，水分と電解質の補給に注意する。
選択的抗菌薬			
リネゾリド (Zyvox)	オキサゾリジノン系抗菌薬	軽度のモノアミンオキシダーゼ阻害作用を表わす。味覚の変化，口腔カンジダ症，偽膜性大腸炎を引き起こすこともある。	チラミン/昇圧物質を多く含む食物の大量(>100 mg)摂取は避ける。[Food Medication Interactions]第16版の図表を参照。味覚の変化が問題になる場合は，嗜好性の良い食物を少量ずつ食べる。下痢の場合水分と電解質の補給に注意する。

薬剤	分類	作用	推奨事項
テトラサイクリン (Sumycin)	抗菌薬	食欲不振を引き起こすことがある。薬剤がMg^{++}, Ca^{++}, Zn^{++}, Fe^{++}に結合し、不溶性で非吸収性の複合体を形成する。細菌による腸内のビタミンKの産生を低下させる可能性がある。長期使用がある。ビタミンAと併用すると、良性頭蓋内圧亢進のリスクを高めることもある。Clostridium difficileによる偽膜性大腸炎を引き起こすこともある。	サプリメント類の摂取とは3時間間隔を空ける。食欲不振の対策として、嗜好性のよい食事を少量ずつ頻回に摂取する。過剰のビタミンAの摂取を避ける。薬剤服用中は、ビタミンKとBの補給が必要になると思われる。長期使用の場合、ビタミンKとBの補給が必要となると思われる。長期使用の場合、ビタミンB複合体の摂取を避ける。下痢の場合は、水分と電解質の補給に注意する。
メトロニダゾール (Flagyl)	抗菌薬／抗原虫薬	食欲不振、胃腸障害、口内炎、口腔内の金属味を引き起こすことがある。アルコールと共に服用すると、ジスルフィラム様の反応を引き起こすことがある。	胃腸障害を避けるために、食物と共に摂取する。食欲不振の対策として、嗜好性のよい食事を少量ずつ頻回に摂取する。薬剤服用中およびその使用後3日間はあらゆるアルコールの摂取を控える。
ニトロフラントイン (Macrobid)	ニトロフラン系抗菌薬	特に、既存の貧血、ビタミンB欠乏、電解質異常を有する患者の場合、末梢神経障害、筋消耗を引き起こすことがある。Clostridium difficileによる偽膜性大腸炎を引き起こすこともある。	十分なカロリー、タンパク質、ビタミンB複合体を摂取する。G-6-PD欠損の場合、溶血性貧血のリスクが増大するので、使用を避ける。下痢の場合、水分の補給に注意する。
ゲンタマイシン (Garamycin)、アミカシン (Amikin)	アミノグリコシド系抗菌薬／アミノグリコシド系抗菌薬	耳毒性および腎毒性が発現することがある。	毒性リスクを低減するために十分な水分摂取／水分補給が必要である。
イソニアジド (Nydrazid)	抗結核薬	ピリドキシン(ビタミンB_6)とナイアシン(ビタミンB_3)欠乏症を引き起こし、末梢神経障害およびペラグラの原因となる可能性もある。ビタミンDの吸収を低下させることもある。カルシウムとリン酸塩の排泄に影響し、MAO阻害薬類似の作用をもたらす。	低栄養状態の患者および末梢神経障害のリスクの高い患者の使用は避ける。皮膚の変化が生じた場合、25〜50 mgのピリドキシンと補給体を補給する。チラミンを多く含む食物(例えば、熟成チーズなど)の摂取を避ける。カルシウムとビタミンDの十分な摂取を維持する。
リファンピン (Rifadin)	抗結核薬	ビタミンDの代謝を亢進することがある。稀に、骨軟化症の症例が報告されている。	長期使用の場合、ビタミンDの補給が必要となる可能性もある。
エタンブトール (Myambutol)	抗結核薬	体内の銅と亜鉛減少させる。尿酸の排泄を低下させ、高尿酸血症と痛風を引き起こすこともある。	銅および亜鉛を多く含む食物の摂取を増やす。長期使用の場合、ミネラルとマルチビタミンを毎日摂取する。十分な水分補給とプリン体制限食を、継続する。
ピラジナミド	抗結核薬	尿酸の排泄を低下させ、高尿酸血症と痛風を引き起こすこともある。	十分な水分補給とプリン体制限食を継続する。
抗真菌薬			
アムホテリシンB (Fungizone)	抗真菌薬	食欲不振および体重減少を引き起こすことがある。カリウム、マグネシウム、カルシウムの喪失を引き起こすことがある。	マグネシウム、カリウム、カルシウムを多く含む嗜好性の良い食事を少量ずつ頻回に摂る。十分な水分補給を確保する。
ケトコナゾール (Nizoral)	抗真菌薬	$pH > 5$では、溶解しない。	吸収を高めるために、食物と共に服用する。特に、無酸症の患者は、酸性の飲料水(例えば、コーラなど)と共に服用する。
血液作用薬			
ワルファリン (Coumadin)	抗凝固剤	酸化型ビタミンKから活性型への変換を阻害する。全身性の抗凝固状態をもたらす。新規骨形成の石灰化を阻害することもある。	望ましい抗凝固状態を達成するために、食事とサプリメント(すなわち、ビタミン剤など)の一定の摂取を継続に行わなければならない。長期使用の患者は、骨塩密度をモニタリングする。
アスピリン (Bayer Ecotrin)	サリチル酸系抗血小板薬	胃粘膜刺激および胃出血を起こすことがある。白血球によるビタミンCの取り込みを低下させ尿中喪失を増加させることもある。特に、高用量および長期使用の場合、鉄、葉酸、ナトリウム、カリウムの全身濃度が低下する。	ビタミンCと葉酸を多く含む食物を食事に取り入れる。カリウムまたはビタミンCの補給の必要性について、電解質およびヘモグロビンを長期使用モニタリングする。アルコールの摂取を避ける。ビタリンの低用量(81 mg)投与に関する新規推奨事項については「Food Medication Interactions」第16版のアスピリンに関する新規推奨事項を参照。

付録 31. 特定の医薬品の栄養学的影響——続き

薬剤	分類	薬理作用	栄養学的影響と注意事項
ホルモン/代謝作用薬			
メトホルミン (Glucophage)	ビグアナイド	ビタミンB_{12}、葉酸の吸収を低下させることがある。乳酸アシドーシスを引き起こすこともある。	処方された糖尿病食を継続する。必要であれば、ビタミンB_{12}または葉酸を多く含む食物またはサプリメントを多く摂取する。乳酸アシドーシスのリスクを低減するために、アルコールの摂取を避ける。
プレドニゾン メチルプレドニゾロン (Medrol)	コルチコステロイド コルチコステロイド	タンパク質の異化を誘発し、その結果、筋消耗、骨タンパク質基質の萎縮をもたらし、創傷治癒の遅延を引き起こすこともある。腸におけるカルシウムの吸収を低下させ、カルシウム、カリウム、亜鉛、ビタミンCの尿中喪失を促進し、ナトリウム貯留を引き起こす。	カルシウム、ビタミンD、タンパク質、カリウムを多く含み、ナトリウムの含有量の少ない食事を継続して摂る。ビタミンCの合併予防のために、カルシウムとビタミンDの補給が推奨されている。
アレンドロン酸 (Fosamax) リセドロン酸 (Actonel) イバンドロン酸 (Boniva)	ビスホスホネート	血清カルシウム濃度の軽度の低下を誘発することがある。	カルシウムを多く含む食物またはカルシウム含有の朝食物または薬物を摂る30分前（アレンドロン酸およびリセドロン酸）あるいは1時間前（イバンドロン酸）に、淡水のみで服用する。胃が完全に空の状態ですなわち朝食前。
オキサンドロロン (Oxandrin)	タンパク質同化ステロイド薬	手術、外傷、感染後の体重、筋肉量の増加のために用いられる。血糖値と脂質濃度を増大させることもある。	タンパク質同化作用を促進するために、十分なカロリーとタンパク質を含む食事を摂取しなければならない。体重、血糖値、血中脂質濃度のモニタリングする。
エストロゲン (Premarin) 経口避妊薬	性ホルモン薬	ビタミンCの吸収と組織での取り込みを低下させることがある。葉酸、葉酸、ビタミンB_6とビタミンAの吸収を増大させ、血清薬酸濃度を低下させることもある。ビタミンAの代謝を阻害し、ビタミンB_6、B_{12}、リボフラビン、マグネシウム、亜鉛の血清濃度を低下させることもある。	マグネシウム、葉酸、ビタミンB_6とビタミンB_{12}、リボフラビン、亜鉛を十分に補給する。エストロゲンを補給している閉経後の女性には、カルシウムとビタミンDのサプリメントの摂取が推奨される。
心血管作用薬			
ジゴキシン (Lanoxin)	強心配糖体	マグネシウムの尿中喪失を増大させ、カリウムの血清濃度を低下させることがある。	低カリウム血症、低マグネシウム血症、高カルシウム血症、薬物毒性を高める。カリウムとマグネシウムを多く含む食事を継続する。カルシウムサプリメントと制酸薬は注意を要する。
プロプラノロール (Inderal LA, InnoPran LA) メトプロロール (Lopressor, Toprol XL) アテノロール (Tenormin)	β-アドレナリン拮抗薬 β-アドレナリン拮抗薬 β-アドレナリン拮抗薬	低血糖症の交感神経性徴候を遅延させることもある。高血糖にすることもある。低血糖にすることもある。高血糖にすることもある。	処方された糖尿病食を継続する。高血糖について、血糖値をモニタリングする。低血糖症の非交感神経性徴候をモニタリングする。
ベナゼプリル (Lotensin) エナラプリル (Vasotec) ホシノプリル (Monopril) リシノプリル (Zestril, Prinivil)	ACE阻害薬 ACE阻害薬 ACE阻害薬 ACE阻害薬	カリウムの血清濃度を上昇させることがある。	高カリウム食またはカリウムサプリメントの使用を避ける。十分な水分摂取/水分補給を確保する。塩代替品の使用することに関して、各薬剤の推奨事項を確認する。『Food Medication Interactions』第16版の研究論文を参照。
カンデサルタン (Atacand) イルベサルタン (Avapro) ロサルタン (Cozaar) オルメサルタン (Benicar) テルミサルタン (Micardis) バルサルタン (Diovan)	アンジオテンシンII受容体拮抗薬 アンジオテンシンII受容体拮抗薬 アンジオテンシンII受容体拮抗薬 アンジオテンシンII受容体拮抗薬 アンジオテンシンII受容体拮抗薬 アンジオテンシンII受容体拮抗薬	カリウムの血清濃度を上昇させることがある。	高カリウム食またはカリウムサプリメントの使用を避ける。十分な水分摂取/水分補給を確保する。塩代替品の使用に注意する。食物と共に摂取する。甘草の摂取を避ける。ロサルタン使用中は、グレープフルーツなどの柑橘類の摂取は避ける。

薬剤名	薬剤分類	作用・副作用	推奨事項
クロニジン (Catapres)	α-刺激薬	めまい、傾眠、鎮静作用を引き起こすことが多い。	アルコールおよびアルコール製品の摂取を避ける。アルコールに対する感受性を高め、薬剤単独による鎮静作用を増大させることがある。
ヒドララジン (Apresoline)	末梢血管拡張薬	ピリドキシン（ビタミンB_6）代謝を阻害する。ピリドキシン欠乏を引き起こすこともある。	ピリドキシンを多く含む食事を継続する。補給が必要になることもある。
キニジン (Quinaglute)	抗不整脈薬	低カリウム血症・低マグネシウム血症・低カルシウム血症がある場合、薬剤の心毒性が増加する。	正常な血清濃度を維持するために、カリウム、マグネシウム、カルシウムを十分に含む食事を摂る。補給が必要になることもある。
抗高脂血症薬			
アトルバスタチン (Lipitor) フルバスタチン (Lescol) ロバスタチン (Mevacor) プラバスタチン (Pravachol) ロスバスタチン (Crestor) シンバスタチン (Zocor)	HMG Co-A 還元酵素阻害薬 HMG Co-A 還元酵素阻害薬 HMG Co-A 還元酵素阻害薬 HMG Co-A 還元酵素阻害薬 HMG Co-A 還元酵素阻害薬 HMG Co-A 還元酵素阻害薬	コエンザイムQ_{10}の著しい減少を引き起こすことがある。低比重リポタンパク質・コレステロールを低下させ、高比重リポタンパク質・コレステロールを増加させる。	コエンザイムQ_{10}の補給については議論が分かれている。薬物療法は食事療法の補助療法である。至適薬剤効果を得るためには、低脂肪、低コレステロール食を継続する。アトルバスタチン、ロスバスタチン、シンバスタチンの使用中は、グレープフルーツなどの柑橘類の摂取は避ける。
ジェムフィブロジル (Lopid) フェノフィブラート (Tricor)	フィブリン酸誘導体 フィブリン酸誘導体	トリグリセリドの血清濃度を低下させる。	低脂肪、低スクロース食を継続する。至適治療効果を得るためには、アルコールの摂取を避ける。
コレスチラミン (Questran)	胆汁酸陰イオン交換樹脂剤	脂溶性ビタミン (A, E, D, K)、β-カロテン、カルシウム、マグネシウム、鉄、亜鉛、葉酸と結合する。	朝薬剤を摂取する1時間以上前に、脂溶性ビタミンを多く含むタイプで摂取するか、またはビタミンサプリメントを摂取するには食事を摂る。カルシウム、鉄、亜鉛、葉酸を多く含む食事を継続し、必要ならばサプリメントを摂る。長期間使用の場合は、血清中の栄養素の濃度をモニタリングする。
ナイアシン (Niaspan)	ニコチン酸	高用量は血糖値と尿酸値を上昇させることがある。	必要に応じて、糖尿病食、低プリン体食を継続する。
利尿薬			
フロセミド (Lasix) ブメタニド (Bumex)	ループ利尿薬 ループ利尿薬	ナトリウム、カリウム、マグネシウム、カルシウムの排泄量を増加させる。	カリウム、マグネシウム、カルシウムを多く含む食事を継続する。甘草は、薬剤の利尿作用に拮抗する可能性があるため、摂取を避ける。電解質の補給が必要になることもある。
ヒドロクロロチアジド (HydroDIURIL)	チアジド系利尿薬	ナトリウム、カリウム、マグネシウムの尿中排泄量を増加させる。カルシウムの腎再吸収を増加させる。	カリウムとマグネシウムを多く含む食事を継続する。甘草は、薬剤の利尿作用に拮抗する可能性があるため、摂取を避ける。電解質のモニタリングを行う。電解質の補給が必要になることもある。カルシウムサプリメントに注意する。
トリアムテレン (Dyrenium) スピロノラクトン (Aldactone)	カリウム保持性利尿薬 カリウム保持性利尿薬	カルシウムの腎再吸収を増加させる。	塩代替品の使用を避ける。カリウムサプリメントに注意する。カリウムの過剰摂取を避ける。
鎮痛薬			
アセトアミノフェン (Tylenol)		高用量で肝毒性を引き起こすことがある。習慣的な飲酒は肝毒性のリスクを増大させる。	成人の最大安全用量は、4 g／日未満である。アルコール摂取を低減するために、食物または牛乳と共に服用する。アルコール2杯／日未満に制限する。
NSAID (イブプロフェン (Motrin)、ナプロキセン (Naprosyn)、メロキシカム (Mobic))		あらゆるNSAID剤についての標準的な警告： 胃腸：NSAIDsは、出血、潰瘍、胃および腸管の穿孔など死に至る可能性もある重症の有害事象を引き起こす。これらの事象は、事前の兆候の発現も無く、使用中いつでも起こる可能性がある。高齢者の方が重症の胃腸の有害事象のリスクが高い。 心血管系：NSAIDは、死に至る可能性のある重症の心血管系血栓事象、心筋梗塞、脳卒中のリスクを高めることがある。	胃腸毒性のリスクを低減するために、食物または牛乳の患者の使用は避ける。重度心血管系疾患の患者の使用は避ける。

付録 31. 特定の医薬品の栄養学的影響——続き

薬剤	分類	薬理作用	栄養学的影響と注意事項
麻薬性鎮痛薬			
モルヒネ (MS Contin, Avinza) オキシコドン (OxyContin) フェンタニル (Duragesic, Onsolis)	麻薬性鎮痛薬 麻薬性鎮痛薬 麻薬性鎮痛薬	麻薬製剤はいずれも用量依存性の鎮静作用、呼吸抑制、口渇、便秘を引き起こすことがあり、重症になることもある。熱により、フェンタニルの経皮吸収が促進される。	呼吸機能と腸の機能のモニタリングを行う（麻痺性イレウスの患者は除く）。徐放性製剤を噛んだり砕いたりしてはいけない。加温パッド、温水浴槽、日光浴を使用してはいけない。高熱時に注意する。
抗うつ薬			
フルオキセチン (Prozac) パロキセチン (Paxil) セルトラリン (Zoloft)	選択的セロトニン再取込み阻害薬 選択的セロトニン再取込み阻害薬 選択的セロトニン再取込み阻害薬	フルオキセチンは、食欲不振および体重減少を引き起こすことがある。フルオキセチンは、ロイシンの吸収を低下させることもある。ハーブ／天然製品の中には毒性を増強させるものもある。	必要に応じて、体重とカロリー摂取のモニタリングを行う。トリプトファン、セントジョーンズワートの使用は避ける。相加作用により、副作用／セロトニン症候群が引き起こされることもある。
トラゾドン (Desyrel) ベンラファキシン (Effexor XR) ミルタザピン (Remeron)	未分類抗うつ薬 未分類抗うつ薬 未分類抗うつ薬	ハーブ／天然製品の中には毒性を増強させるものもある。ミルタザピンは食欲と体重増加を著しく促進させることもある。	トリプトファン、セントジョーンズワートの使用は避ける。相加作用により、副作用／セロトニン症候群が引き起こされることもある。
アミトリプチリン (Elavil)	三環系抗うつ薬	食欲増加（特に、炭水化物および甘味食品）と体重増加を促進させることがある。高繊維食は薬剤吸収を低下させることがある。	カロリー摂取量をモニタリングする。食事中の食物繊維量を一定に保つ。
フェネルジン (Nardil)	MAO阻害薬	食欲増加（特に、炭水化物および甘味食品）と体重増加を促進させることがある。食事中のチラミンに対して重度の反応を起こすリスクがある。	高血圧クリーゼを予防するためやや薬剤使用中止後2週間はチラミンを多く含む食物の摂取を避ける。カロリー摂取量をモニタリングする。
炭酸リチウム (Lithobid)	抗躁病／抗うつ薬	ナトリウム摂取は薬物濃度に影響する。低ナトリウム食、脱水は薬剤毒性を高める。胃腸刺激を引き起こすことがある。	脱水を防ぐため、毎日2～3Lの水分を摂取する。食事中のナトリウム摂取量を一定に保つ。胃腸刺激を軽減させるため、食物と共に服用する。
統合失調症治療薬			
クロザピン (Clozaril)	第二世代統合失調症治療薬	食欲増加および体重増加を引き起こすことがある。致死的な中毒性無顆粒球症を引き起こすこともある。	体重増加とカロリー摂取量をモニタリングする。患者は、Clozaril投与計画の登録を行い、毎週1回の白血球数検査などの要求条件に従わなければならない。
オランザピン (Zyprexa) リスペリドン (Risperdal) クエチアピン (Seroquel)	第二世代統合失調症治療薬	食欲増加および食物摂取量を引き起こすことがある。血糖値とHbA1cの上昇を引き起こすことがある。脂質とトリグリセリドも増加させることがある。	体重増加と食物摂取量をモニタリングする。脂質とトリグリセリドのモニタリングを行う。空腹時血糖とHbA1cをモニタリングする。高齢患者に用いてはいけない。認知症の高齢患者の脳卒中のリスクを増加させることもある。
クロルプロマジン (Theorizing)	第一世代統合失調症治療薬、低力価	耐糖能およびインスリン分泌を低下させることがある。食欲増加および体重増加を引き起こすことがある。遅発性ジスキネジーのリスクがある。	糖尿病と判断された患者は血糖値を慎重にモニタリングする。「リスクを有する」非糖尿病患者の血糖値を定期的に確認する。体重増加とカロリー摂取量をモニタリングする。遅発性ジスキネジーが発症すると、咀嚼、嚥下に支障をきたすことがある。
ハロペリドール (Haldol)	第一世代統合失調症治療薬、高力価	食欲増加および体重増加を引き起こすことがある。遅発性ジスキネジーを引き起こすことがある。	体重増加とカロリー摂取量をモニタリングする。遅発性ジスキネジーが発症すると、咬合、咀嚼、嚥下に支障をきたすことがある。

抗不安薬と睡眠薬

薬剤	分類	副作用・注意	対応
ロラゼパム (Ativan) ジアゼパム (Valium) アルプラゾラム (Xanax) クロナゼパム (Klonopin) テマゼパム (Restoril) ゾルピデム (Ambien)	ベンゾジアゼピン系薬 ベンゾジアゼピン系薬 ベンゾジアゼピン系薬 ベンゾジアゼピン系薬 ベンゾジアゼピン系薬 非ベンゾジアゼピン系睡眠薬	著しい鎮静作用を引き起こすことがある。	アルコールはCNS抑制を引き起こすため、同時摂取を避ける。カフェインは薬剤の治療効果を減弱させる可能性があるため、摂取を制限または避ける。CNS刺激または抑制を引き起こすハーブ/天然製品に注意する。

抗てんかん薬

薬剤	分類	副作用・注意	対応
カルバマゼピン (Tegretol)		ビオチン、葉酸、ビタミンD濃度を低下させることがある。	葉酸とビタミンDを多く含む食事を継続する。長期投与の場合、骨塩密度の低下を予防するために、カルシウムとビタミンDの補給が必要となる場合もある。
フェニトイン (Dilantin)	ヒダントイン	葉酸、カルシウム、ビタミンD、ビオチン、チアミンの血清濃度を低下させることがある。	長期投与の場合、葉酸、カルシウム、ビタミンD、チアミンの補給が推奨される場合がある。
フェノバルビタール	バルビツール酸系薬	ビタミンDの急速な代謝を誘発し、ビタミンDおよびカルシウムの欠乏を引き起こすこともある。ビタミンKの代謝を促進し、葉酸およびビタミンB_{12}の血清濃度を低下させることもある。	食事からのカルシウム、ビタミンD、葉酸の摂取を増加させる。長期投与の場合、カルシウム、ビタミンD、葉酸、ビタミンB_{12}の補給が必要となることもある。
ラモトリギン (Lamictal)	双極性障害の抗痙攣/気分安定補助剤	致死的になる可能性のある発疹を予防するために、投与量を漸増しなければならない。小児の発疹発症率は高い。	アルコールは避ける。発疹のモニタリングを行う。腎機能と肝機能のモニタリングをする。
ラコサミド (Vimpat)		めまい、運動失調、口渇、嘔気・嘔吐を引き起こすことがある。	肝毒性を引き起こすことがある。軽度の肝機能障害の患者には投与してはいけない。肝機能をモニタリングする。

抗アルツハイマー病薬

薬剤	分類	副作用・注意	対応
ドネペジル (Aricept) リバスチグミン (Exelon) ガランタミン (Razadyne) メマンチン (Namenda)	コリンエステラーゼ阻害薬 コリンエステラーゼ阻害薬 コリンエステラーゼ阻害薬 NMDA受容体拮抗薬	コリン作動性がある強い。食欲不振、嘔気・嘔吐、下痢、胃腸充進、胃腸出血により引き起こすことがある。薬剤は、ほとんどが腎排泄される。尿のpHが8を超えると、腎排泄量が80%低下する。	胃腸刺激を軽減するために食物と共に服用する。食物摂取量と体重をモニタリングする。薬剤毒性を避けるために、尿をアルカリ性にする食事を避ける。

胃腸薬

薬剤	分類	副作用・注意	対応
ファモチジン (Pepcid) ニザチジン (Axid) ラニチジン (Zantac)	H_2受容体拮抗薬 H_2受容体拮抗薬 H_2受容体拮抗薬	ビタミンB_{12}および鉄の吸収を低下させることもある。	長期投与中は、鉄検査、ビタミンB_{12}濃度をモニタリングして、補給する。
オメプラゾール (Prilosec) ランソプラゾール (Prevacid)	プロトンポンプ阻害薬 プロトンポンプ阻害薬	酸分泌の阻害剤が、鉄とビタミンB_{12}の吸収を阻害することがある。	長期投与中は、鉄検査、ビタミンB_{12}濃度をモニタリングして、補給する。必要に応じて。
パントプラゾール (Protonix) ラベプラゾール (Aciphex) デクスランソプラゾール メトクロプラミド (Reglan)	プロトンポンプ阻害薬 プロトンポンプ阻害薬 プロトンポンプ阻害薬 運動促進薬	長期のカルシウム吸収は骨粗鬆症を招く。長期の酸分泌阻害はClostridium difficileによる偽膜性大腸炎のリスクを高める可能性がある。メトクロプラミドは、胃内容排出を促進する。糖尿病患者ではインスリンの必要量が変化する可能性がある。アルコールによるCNS抑制効果が増強されることもある。長期投与により遅発性ジスキネジーを引き起こすこともある。	長期投与の場合、骨塩密度、体重をモニタリングする。投与開始時に、糖尿病患者の血糖値をモニタリングする。アルコールを避ける。遅発性ジスキネジーが発症すると、咀嚼、嚥下に支障をきたすことがある。

付録　1105

付録 31. 特定の医薬品の栄養学的影響——続き

薬剤	分類	薬理作用	栄養学的影響と注意事項
抗腫瘍薬			
メトトレキセート	葉酸拮抗薬	ジヒドロ葉酸還元酵素を阻害する。活性型葉酸の生成が低下する。胃腸刺激または障害を引き起こすことがある。	葉酸とビタミンB_{12}を多く含む食事を継続する。抗リウマチ薬として投与する場合は、毎日の葉酸補給が推奨されている。抗腫瘍薬として用いる場合は、ロイコボリン救助療法が必要になる。
シクロホスファミド (Cytoxan)	アルキル化薬	薬物の代謝産物が、膀胱刺激、急性出血性膀胱炎を引き起こす。	頻回の排尿を促すために、大量の水分摂取（2〜3L／日）を継続する。
あらゆる抗腫瘍薬		すべての薬剤に細胞毒性があり、腸粘膜を傷つける可能性がある。	広範な作用については第16章で解説。
抗パーキンソン薬			
カルビドパ/レボドパ (Sinemet)	ドーパミン前駆体	カルビドパは、レボドパの働きを高める。ピリドキシンによって促進される末梢での脱炭酸反応によるドーパミンの合成を防止する。	ピリドキシンの補給量が、10〜25mg／日を超えると、カルビドパの必要量が増大し、レボドパの副作用が増強されることがある。
ブロモクリプチン (Parlodel)	ドーパミン作動薬	胃腸刺激、嘔気、嘔吐、胃腸出血を引き起こすことがある。	胃腸刺激を防ぐために、食物と共に服用する。嘔気を軽減するために、就寝時に服用する。
セレギリン (Eldepryl)	MAO-B阻害薬	10 mg／日以下で、MAO-Bを選択的に阻害する。高用量では選択的機能が失われる。	用量が10 mg／日以上の場合、チラミンを多く含む食物を避ける。高血圧を引き起こすこともある。
エンタカポン (Comtan)	COMT阻害薬	鉄をキレートする。血清中鉄濃度を低下させることもある。	薬剤投与とは、間隔を空けて、鉄サプリメントを服用する。
CNS 刺激薬			
メチルフェニデイト (Ritalin, Concerta)	CNS 刺激薬	食欲不振、体重減少、発育不良を引き起こすこともある。	十分なカロリーを確実に摂取する。カフェインの摂取を制限する。アルコールおよびハーブ製品の摂取を避ける。小児の体重と成長をモニタリングする。
アンフェタミン (Adderall, Dexedrine)	CNS 刺激薬	食欲不振、体重減少、発育不良を引き起こすこともある。	十分なカロリーを確実に摂取する。カフェインの摂取を避ける。アルコールおよびハーブ製品のビタミンCは薬剤吸収の低下、薬剤排泄の亢進、薬剤半減期の短縮を招くこともある。小児の体重と成長をモニタリングする。
その他			
サプロプテリン (Kuvan)	BH4反応性PKUの患者に用いるPKU治療酵素賦活薬である。	この治療法を行うには、患者にフェニルアラニン水酸化酵素（PAH）が十分残っていなければならない。	吸収促進のために食物と共に服用する。低フェニルアラニン食の補助剤である。フェニルアラニン濃度のモニタリングを行う。

ACE：アンジオテンシン変換酵素、CNS：中枢神経系、Co-A：コエンザイムA、COMT：カテコール-O-メチルトランスフェラーゼ、G-6-PD：グルコース-6-リン酸デヒドロゲナーゼ、GI：胃腸、HbA1c：ヘモグロビンA1c、HMG：3ヒドロキシ-3-メチルグルタリル、MAO：モノアミンオキシダーゼ、NSAID：非ステロイド系抗炎症薬、PKU：フェニルケトン尿症
付録作成者は、Sr. Jeanne P. Crowe, PharmD, Rphである。出典：Pronsky ZM and Crowe JP: Food medication interactions, ed 16, 2010. Copyright retained by Waza, Inc. T/A Food Medication Interactions, Birchrunville, PA. Permission granted for publication in Krause's Food and the nutrition care process, ed 13. Waza, Incの許可なしに、いかなる理由であっても複写または転載してはならない。

付録 32. 経腸栄養剤と使用指示

経腸栄養剤とその使用に関する一般情報を示す。さらに詳細な情報の入手先: Abbott Nutrition, www.abbottnutrition.com および Nestlé Nutrition, www.nestle-nutrition.com.

経腸栄養剤	kcal/mL	タンパク質(g/L)	CHO (g/L)	脂肪(g/L)	mOsm	遊離水 (mL/L)	注釈
標準	1-1.2	44-53	144-160	35-39	300-450	800-1260	吸収不良、代謝亢進、重大な臓器不全のない患者用。食物繊維と共に、または単独でも利用可能である。
高カロリー	1.5	63-68	170-203	49-65	525-650	762-778	容量を減らしたい患者用。食物繊維と共に、または単独でも利用可能である。
高タンパク質	1-1.2	53-63	130-160	26-39	340-490	818-839	治癒を必要、すなわち、低カロリーでタンパク質を必要とする患者用。食物繊維と共に、または単独でも利用可能である。
腎臓	1.8-2	45-81	167-205	96-100	700-960	709-736	腎機能障害のある患者用。透析を受けているかどうかまたは糖尿病があるかどうかで、製品は異なる。
グルコース-コントロール	1-1.2	45-60	96-100	48-59	280-470	805-840	低炭水化物、高脂肪、食物繊維含有。
*ペプチド-ベース	1-1.5	40-68	127-188	39-56	380-585	771-832	タンパク質の腸からの最大吸収量を上昇させる。乳清タンパク質由来のジ-およびトリ-ペプチドを含む。MCT:LCT 脂肪比の増加。タンパク質の高濃度食品と共に利用可能である。
クリティカル・ケア	1.5	94	134-172	51-68	480-595	759-772	免疫機能を維持し治癒を促進するために処方される高カロリー、高タンパク質製品である。ω-3脂肪が多い。食物繊維と共に利用可能なものもある。
肺疾患	1.5	63-68	100-106	93-95	330-785	535-785	低炭水化物。呼吸商を低下させ、炎症を軽減するために用いる。
調節添加物	kcal	タンパク質 (g)	CHO (g)	脂肪 (g)			
タンパク質/100 g	357	6	0	0			食物および経腸栄養剤のタンパク質含有率を増加させるための乳清タンパク質。
グルコース/100 g	380	0	94	0			炭水化物のカロリーを増加させるためのグルコースポリマー粉末。
脂質/15 mL	68	0	0	7.5			脂肪のカロリーを加えるためのサフラワー油。

*小児用製品として利用できる。

付録 33. DASH（高血圧予防）食

DASH食は、高血圧を低下させるための食事療法である。これは、伝統的な減塩食ではない。DASH食は、ミネラル、カルシウム、カリウム、マグネシウムを多く含む食物を用いている。それらは、結合し、血圧低下を促進する。DASH食の脂肪の含有量は低く、食物繊維を多く含み、あらゆる人に推奨される食事法でもある。Healthy Eating PatternはDASH食のテンプレートで、毎日1/2〜1杯の木の実、種子、豆類を摂り、脂肪と油脂の量を制限し、無脂肪または低脂肪牛乳を用い、飽和脂肪、総脂肪、コレステロール、砂糖入り飲料を減らし、果物と野菜を大量に摂取する食事のパターンである。

DASH食は果物と野菜の摂取に重きを置いているので、塩分摂取量は必然的に低下するが、尚、袋入り加工食品とナトリウムの含有量の高いスナック類（塩味のチップス、プレッツェル、クラッカーなど）を減らし、テーブルで塩をあまり使わないように努力すべきである。

DASHは、減量の優れた方法であると思われる。体重減少は降圧を促進するので、DASHが提唱されることが多い。DASHに従い、さらにウォーキングなどの運動のような日常の身体活動を増やす努力をすること。まず、かかりつけの医師にチェックしてもらうのもよい。

現在の推奨事項を下記に示す：

DASH 食

食物群	1600 kcal 回数／日	2000 kcal 回数／日	2600 kcal 回数／日	3100 kcal 回数／日
穀類（全粒穀類）	6	7-8	10-11	12-13
野菜	3-4	4-5	5-6	6
果物と果汁	4	4-5	5-6	6
牛乳、無脂肪または低脂肪	2-3	2-3	3	3-4
食肉、鶏肉、魚	1-2	2以下	6	2-3
木の実、種子、豆類	3/週	1/2-1	1	1
脂肪および油脂	2	2-3	3	4
菓子類	0	5/週	2未満	2

食事のガイドライン

食物群	回数／日	1人前の分量	例	各食物群の重要性
穀類	6-13	パン1枚、0.6カップ（28g）の乾燥シリアル*、0.6カップの米飯、パスタ、シリアルおよび食物繊維	全粒小麦パン、イングリッシュマッフィン、ピタパン、ベーグル、粗びきシリアル、オートミール、クラッカー、無塩プレッツェル、ポップコーン	エネルギーの主な供給源
野菜	3-6	生の葉菜1.2カップ、調理野菜0.6カップ、野菜汁190mL	トマト、ジャガイモ、ニンジン、エンドウ、ケール、カボチャ、ブロッコリー、カブラ菜、コラード、ホウレンソウ、アーティチョーク、豆類、サツマイモ	カリウム、マグネシウム、抗酸化物質、食物繊維の豊富な供給源
果物	4-6	果汁190mL、果物（中）1個、ドライフルーツ0.3カップ、生、冷凍、缶入りの果物0.6カップ	アプリコット、バナナ、ナツメヤシ、ブドウ、オレンジとその果汁、タンジェリン、イチゴ、マンゴー、メロン、モモ、パインアップル、プラム、干しぶどう グレープフルーツとその果汁	エネルギー、カリウム、マグネシウム、食物繊維の重要な供給源
低脂肪の乳製品	2-4	牛乳250mL、ヨーグルト1.2カップ、チーズ43g	無脂肪または1%脂肪含有牛乳、無脂肪または低脂肪バターミルク、ヨーグルト、チーズ	カルシウム、ビタミンD、タンパク質の主な供給源
食肉、鶏肉、魚	1-3	料理した食肉、鶏肉、魚のいずれかを85g、卵白1個†	脂肪のない肉だけを選ぶ。目に見える脂肪を取り除き、フライにせずに、直焼き、あぶり焼き、あるいは茹でる。鶏肉の皮膚を取り除く。	タンパク質、亜鉛、マグネシウムの豊富な供給源
木の実、種子、豆類	3/週-1/日	木の実47mL（0.6カップ）、種子4g（大さじ2杯）、調理豆類0.6カップ	アーモンド、ハシバミ、混合木の実、クルミ、ヒマワリの種子、インゲン豆、レンズ豆	エネルギー、マグネシウム、タンパク質、一価不飽和脂肪、食物繊維の豊富な供給源
脂肪	2-4	小さじ1杯のソフトマーガリン、植物油、大さじ1杯の低脂肪マヨネーズまたはサラダドレッシング、大さじ2杯のライトタイプサラダドレッシング‡	ソフトマーガリン、低脂肪マヨネーズ、植物油、ライトタイプサラダドレッシング	DASH食の調査結果によると、食物中または別に摂取した脂肪を含め、総カロリーのうち脂肪の占める割合は27%であった。菓子類は脂肪の含有量の少ないものにすべきである。

出典：National Institutes of Health, National Heart, Lung, and Blood Institute: YOUR GUIDE TO Lowering Your Blood Pressure With DASH, U.S. Department of Health and Human Services, NIH Publication No. 06-4082, 2006.

*シリアルの種類によって、0.6カップから1.5カップまで1人前の分量は様々である。製品の栄養成分表示を調べること。
†卵はコレステロール含有長が高いので、黄身の摂取は4回/週に制限する。白身は食肉28.3gと同等のタンパク質を含有している。
‡脂肪の含有量によって、脂肪と油脂の一食の分量は変わる。例えば、通常のサラダドレッシング大さじ1杯は一食の分量であり、低脂肪ドレッシング大さじ1杯は1/2人前の分量である。無脂肪ドレッシング大さじ1杯は、0である。

付録 33. DASH（高血圧予防）食──続き

メニューの実例

朝食	昼食	夕食
1.2カップのカルシウムを強化したオレンジ果汁 0.3カップのレーズンブラン 1.2カップの脱脂粉乳 全粒小麦のベーグルの小 小さじ1.5杯のソフトマーガリン 1.2カップのコーヒー 小さじ2杯の砂糖	85gの骨なし皮なしの鶏の胸肉 2切れの低脂肪チーズ 2枚のレタス 2切れのトマト 大さじ1杯のライト マヨネーズ 2切れの 全粒 小麦 パン りんご（中）1個 生の人参スティック 0.6 カップ アイスティー 1 カップ	1.2カップのスパゲティとベジタリアン／低ナトリウムトマトソース 大さじ3 杯のパルメザンチーズ 0.6 カップのサヤマメ 1.2カップのホウレンソウ、生 0.6 カップ のマッシュルーム、生 大さじ2杯のクルトン 大さじ2杯の低脂肪イタリアンドレッシング 1切れのイタリアンパン 0.6 カップ のフローズンヨーグルト

午前のおやつ	午後のおやつ	
1.2カップのリンゴジュース 57gのクルミ	バナナ大1本	

栄養分析：		
	カロリー：1980 タンパク質：78 g 脂肪：56 g 飽和脂肪：13 g 炭水化物：314 g	ナトリウム：2377 mg カリウム：4129 mg 食物繊維：32 g マグネシウム：517 g

付録 34. 献立作成用食品交換表

献立

		g	パーセント
献立の目的：_____	日時：_____	炭水化物 ___	___
		タンパク質 ___	___
		脂肪 ___	___
栄養士：_____	電話：_____	カロリー ___	___

期間	交換単位／選択単位の数	献立案	献立案
	____ 炭水化物群 　　____ デンプン 　　____ 果物 　　____ 牛乳 ____ ____ 肉群 ____ ____ 脂肪群 ____		
	____ ____ ____ ____ ____ ____ ____ 炭水化物群 　　____ デンプン 　　____ 果物 　　____ 牛乳 ____ 　　____ 野菜 ____ 肉群 ____ 脂肪群		
	____ ____ ____ ____ ____ ____ ____ 炭水化物群 　　____ デンプン 　　____ 果物 　　____ 牛乳 ____ 　　____ 野菜 ____ 肉群 ____ 脂肪群		

著作権：2008年 American Diebetes Association and American Diebeteic Assocation（転載許可有り）

付録 34. 献立作成用食品交換表——続き

献立作成時のこの交換表の使い方

この交換表には3つの主要食品群がある。それは、3つの主要栄養素、炭水化物、タンパク質（肉および肉代替品）、脂肪に基づいている。各食品群のリストは、類似の栄養成分を含有し1食の分量も似通っている食物をひとつの食品群に記載している。各々の食品の1食の分量は、同じ食品群リスト内の他の食品と同等の量の炭水化物、タンパク質、脂肪、カロリーを含んでいる。

- デンプンリスト、果物リスト、牛乳リスト、菓子類とデザートなどの炭水化物リストの食品は類似しており1食当たり12〜15gの炭水化物を含有する。
- 脂肪リストと肉および肉代品リストの食品は、通常、炭水化物を含まない（豆類およびレンズマメなどの植物由来の肉代替品を除く）。
- デンプン質野菜リスト（デンプンリストの一部とジャガイモ、トウモロコシ、エンドウなどを含む）の食品は、1食当たり15gの炭水化物を含有する。
- 非デンプン質野菜リスト（サヤマメ、トマト、ニンジンなど）の食品は、1食当たり5gの炭水化物を含有する。
- 少量の摂取では、「摂取なし」と考えられるほど、炭水化物とカロリーをほとんど含まない食品もある。フリーフードリストに、それらを記載している。
- 複合食品（ラザニアなど）またはファストフードリストに記載されている食品の炭水化物とカロリーは、一定ではない。
- 食品の1食の分量は、通常、調理後に測定する。各1食分の分量は、初めは測定するが、そのうち1食分の正しい分量を目分量で測れるようになる。次の表は、各リストの1食分内に含まれる栄養素の量を示している。

食品群リスト	炭水化物（g）	タンパク質（g）	脂肪（g）	カロリー
炭水化物				
デンプン：パン、シリアルおよび穀類、デンプン質野菜、クラッカーとスナック類、豆類、エンドウ豆、レンズ豆	15	0-3	0-1	80
果物	15	—	—	60
牛乳				
無脂肪または低脂肪乳、1%	12	8	0-3	100
低脂肪乳、2%	12	8	5	120
全乳	12	8	8	160
菓子類、デザート類などの炭水化物	15	様々	様々	様々
非デンプン質野菜	5	2	—	25
肉および肉代替品				
低脂肪	—	7	0-3	45
中程度の脂肪	—	7	4-7	75
高脂肪	—	7	8+	100
植物由来のタンパク質	様々	7	様々	様々
脂肪	—	—	5	45
アルコール	様々	—	—	100

デンプン

シリアル食品、穀類、パスタ、パン、クラッカー、スナック類、デンプン質野菜、調理豆、エンドウ豆、レンズ豆は、デンプン類である。通常のデンプン1単位を、次に示す。

- シリアル食品、穀類、デンプン質野菜 0.6 カップ
- 加熱調理済みの米またはパスタ 0.6 カップ
- 1切れの食パンのようなパン製品 28g
- ほとんどのスナック類（余分な脂肪を含むスナック類もある）21g または 28g

栄養上のアドバイス

1. デンプンリストの食品交換単位1単位は、炭水化物15g、タンパク質0〜3g、脂肪0〜1g、80kcalに相当する。
2. 最大限の健康効果を得るためには、毎日、3単位以上全粒穀類を摂取する。全粒穀類の1単位は、シリアル食品または穀類0.6カップ、全粒穀パン1枚、全粒穀類の冷製朝食シリアル1.2カップのいずれかである。

選択上のアドバイス

1. できるだけ低脂肪デンプンを選ぶ。
2. 脂肪を使って調理または加熱調理したデンプン質野菜、穀類は、デンプン1単位と脂肪1単位とみなす。
3. 多くのデンプンの多い食品（ベーグル、マフィン、バンズ）に当てはまる「1食分は28gである」という経験則がある。食べる時には、常に確認する。その大きさから、想像するよりも実際は多くの炭水化物（カロリー）を含んでいる食品もある。例えば、ベーグル大1個は、112gで炭水化物4単位に等しい。
4. 個々の具体的情報は、食品のラベルに表記されている栄養成分表を確認する。

食品	1食の分量
パン	
ベーグル、大（112g）	1/4個（28g）
ビスケット、直径5.3cm†	1個
パン	
低カロリー*	2枚（42.5g）
白パン、全粒穀パン、黒パン、ライ麦、レーズンなし。	1枚（28g）
チャパティ、小、直径15cm	1個
コーンブレッド、4.4cm 立方体†	1個（42.5g）
イングリッシュ・マッフィン	1/2個

食品	1食の分量
ホットドッグ・バンズまたはハンバーガー・バンズ	1/2個（28g）
ナン、20cm×5cm	1/4個
パンケーキ、直径10cm、厚さ0.6cm	1個
ピタパン，直径15cm	1/2個
ロールパン、プレーン、小	1個（28g）
詰め物用パン†	0.4 カップ
タコスの皮、直径12.7cm†	2個
トルティーヤ、コーン直径15cm	1個

著作権：2008年 American Diebetes Association and American Diebeteic Assocation（転載許可有り）

付録 34. 献立作成用食品交換表——続き

食品	1食の分量
トルティーヤ、小麦粉、直径15cm	1個
トルティーヤ、小麦粉、直径25cm	1/3トルティーヤ
ワッフル、10cm四方または直径10cm†	1個
シリアルおよび穀類	
大麦、加熱調理済み	0.4 カップ
ブラン、乾燥	
オート麦*	0.3 カップ
小麦*	0.6 カップ
ブルグア（加熱調理済み）*	0.6 カップ
シリアル食品	
ブラン*	0.6 カップ
加熱調理済み（オート麦オートミール）	0.6 カップ
膨化	1.8 カップ
細かく刻んだ小麦、プレーン	0.6 カップ
フロスティング	0.6 カップ
無糖、インスタント	0.9 カップ
クスクス	0.4 カップ
グラノーラ	
低脂肪	0.3 カップ
レギュラー†	0.3 カップ
粗びきシリアル食品、加熱調理済み	0.6 カップ
カーシャ	0.6 カップ
アワ、加熱調理済み	0.6 カップ
ミューズリー	0.3 カップ
パスタ、加熱調理済み	0.4 カップ
ポレンタ、加熱調理済み	0.4 カップ
キノア、加熱調理済み	0.4 カップ
米、白米または玄米、加熱調理済み	0.4 カップ
タブーラ（タブーリ）、加熱調理済み	0.6 カップ
小麦胚芽、乾燥	大さじ3杯
野生米、加熱調理済み	0.6 カップ
デンプン質野菜	
キャッサバイモ	0.4 カップ
トウモロコシ	0.6 カップ
軸付き、大	1/2本 (142g)
ひき割りトウモロコシ、缶詰*	0.9 カップ
トウモロコシ、エンドウ、パスタを混ぜた野菜*	1.2 カップ
パースニップ*	0.6 カップ
エンドウ、緑*	0.6 カップ
プランテン（料理用バナナ）、完熟	0.4 カップ

食品	1食の分量
ジャガイモ	
皮つきで焼いたもの	1/4個、大 (85g)
茹でたもの、あらゆる種類	0.6 カップまたは 1/2個、中 (85g)
潰して牛乳と脂肪を加えたもの†	0.6 カップ
フライドポテト（オーブンで焼く）	1.2 カップ (57g)
カボチャ、缶詰、無糖*	1.2 カップ
スパゲティ／パスタソース	0.6 カップ
カボチャ（ドングリカボチャ、ニホンカボチャ）*	1.2 カップ
サカタッシュ*	0.6 カップ
ヤム、サツマイモ、味の付いていないもの	0.6 カップ
クラッカーとスナック類	
動物クラッカー	8個
クラッカー	
丸型バタータイプ†	6個
塩味タイプ	6個
サンドイッチタイプ、中身はチーズまたはピーナッツバター†	3個
全粒小麦レギュラー†	2-5個(21.3g)
全粒小麦低脂肪またはクリスプブレッド*	2-5個(21.3g)
グラハムクラッカー、1辺6.4cmの正方形	3個
マツァ	3/4個(21.3g)
メルバ・トースト、約5cm×10cm	4個
カキ クラッカー	20個
ポップコーン（電子レンジで調理）	3 カップ
バター入り†*	3 カップ
無脂肪*	3 カップ
低脂肪*	3 カップ
プレッツェル	21.3g
餅、直径10cm	2個
スナックチップス	
無脂肪または焼いたチップス（トルティーヤ、ジャガイモ）、焼いたピタチップス	15-20個(21.3g)
レギュラー（トルティーヤ、ジャガイモ）†	9-13個(21.3g)
豆類、エンドウ豆、レンズ豆	
このリストの選択肢は、デンプン1単位＋低脂肪肉1単位として数える。	
焼いた豆*	0.4 カップ
豆、加熱調理済み（黒豆、ひよこ豆、インゲン豆、ライマメ、白インゲンマメ、インゲンマメ、白豆）*	0.6 カップ
レンズ豆、加熱調理済み（茶、緑、黄色）*	0.6 カップ
エンドウ、加熱調理済み（ササゲ、スプリット）*	0.6 カップ
フリホーレス・レフリートス、缶詰*‡	0.6 カップ

* 1食当たり食物繊維3g以上を含む。
† 余分な脂肪または脂肪を加えて調理する（デンプン1単位＋脂肪1単位として数える）。
‡ 1食当たり480mg以上のナトリウムを含む。

果物

果物のリストには、果物（生鮮、冷凍、缶詰、乾燥）と果物ジュースを掲載する。通常、果物1単位は、下記のいずれかである。
- 缶詰または生鮮果物、あるいは無糖の果物ジュースの0.6カップ
- 生鮮果物（小）1個 (112g)
- 乾燥果物大さじ2杯

栄養上のアドバイス

1. 果物リストの食品交換単位1単位は、炭水化物15g、タンパク質0g、脂肪0g、60kcalを含む。
2. 果物（生鮮、冷凍、乾燥）は、食物繊維の優れた供給源である。果物のジュースは、あまり食物繊維を含んでいないので、できるだけジュースよりも果物を選ぶ方がよい。
3. 柑橘類、ベリー類、メロンは、ビタミンCの優れた供給源である。

選択上のアドバイス

1. 生鮮果物の計量には食物秤を用いる。練習により取り分けは上達する。
2. 果物の重量は、内皮、芯、種子、外皮を含んでいる。
3. 食品のラベルの栄養成分表を読む。1食分に炭水化物を15g以上含んでいるときは、1回の摂取量を調節する必要がある。
4. 缶詰の果物は、果物と少量のジュース（大さじ1～2杯）に分ける。
5. 果物の食品ラベルに、「砂糖無添加」または「無加糖」と書かれている場合もある。これは、ショ糖（テーブル・シュガー）を添加していないという意味で、食品が糖を含有していないという意味ではない。
6. エキストラ・ライトシロップの缶詰中の果物は、1食当たり砂糖無添加または果汁漬け果物と同量の炭水化物を含んでいる。果物リストに掲載している果物（缶詰）はすべてこれら3つのタイプのうちのひとつである。ヘビーシロップ入りの果物（缶詰）は避けること。

著作権：2008年 American Diebetes Association and American Diebeteic Assocation（転載許可有り）

付録 34. 献立作成用食品交換表——続き

重量は、内皮、芯、種子、外皮を含んでいる。

食品	1食分の分量
果物	
リンゴ、皮付き、小	1個(113g)
リンゴ、乾燥	輪切り4切れ
アップル・ソース、無糖	0.6カップ
アプリコット	
缶詰	0.6カップ
乾燥	半切り8枚
生鮮*	4個(156g)
バナナ、極小	1(113g)
ブラックベリー*	0.9カップ
ブルーベリー	0.9カップ
カンタロープ・メロン、小	メロン0.4個または角切り1.2カップ(312g)
チェリー	
スイート、缶詰	0.6カップ
スイート、生鮮	12(85g)
ナツメヤシ	3個
乾燥果物(ブルーベリー、チェリー、クランベリー、混合果物、干しぶどう)	大さじ2杯
イチジク	
乾燥	1½個
生鮮*	大1.5個または中2個(99g)
フルーツカクテル	0.6カップ
グレープフルーツ	
大	1/2個(312g)
房、缶詰	3/4カップ
ブドウ、小	17個(85g)
ハネデューメロン	1個または角切り1.2カップ(300mL)
キーウィ*	1個(99g)
マンダリンオレンジ、缶詰	0.89カップ

* 1食当たり3g以上の食物繊維を含む。

食品	1食分の分量
マンゴー、小	1/2個(156g)または0.6カップ
ネクタリン、小	1個(142g)
オレンジ、小*	1個(182g)
パパイヤ	1/2個または角切り1.2カップ(240mL)
モモ	
缶詰	0.6カップ
生鮮、中	1個(227g)
西洋ナシ	
缶詰	0.6カップ
生鮮、大	1/2個(113g)
パイナップル	
缶詰	0.6カップ
生鮮	0.89カップ
プラム	
缶詰	0.6カップ
乾燥(プラム)	3個
小	2個(142g)
ラズベリー*	1.2カップ
イチゴ*	全粒1.5カップ
タンジェリン、小*	2(227g)
スイカ	1切れまたは角切り1.5カップ(383g)
フルーツジュース	
リンゴジュース	0.6カップ
混合フルーツジュース、100%ジュース	0.4カップ
グレープジュース	0.4カップ
グレープフルーツジュース	0.6カップ
オレンジジュース	0.6カップ
パイナップルジュース	0.6カップ
プラムジュース	0.4カップ

牛乳

このリストに様々な種類の牛乳と乳製品を掲載している。しかし、他に別表に掲載している乳製品も2種類ある。
- チーズは、タンパク質を多く含むので、肉および肉代替品リストに掲載している。
- クリームなど乳製品の脂肪は、脂肪リストに掲載している。

牛乳およびヨーグルトは、脂肪の含有量に基づき、3つのカテゴリー(無脂肪/低脂肪、低脂肪、全乳)に分類される。次の表に、牛乳1単位のそれぞれの含有量を掲載する。

	炭水化物(g)	タンパク質(g)	脂肪(g)	カロリー
無脂肪(脱脂)、低脂肪(1%)	12	8	0-3	100
低脂肪(2%)	12	8	5	120
全乳	12	8	8	160

栄養上のアドバイス

1. 牛乳およびヨーグルトは、カルシウムおよびタンパク質の優れた供給源である。
2. 牛乳およびヨーグルトの脂肪含有量が多ければ多いほど、飽和脂肪およびコレステロールの含有量も多くなる。
3. 2歳以上の小児および成人は、脱脂、1%、2%牛乳またはヨーグルトなどの低脂肪製品を選ぶべきである。

選択上のアドバイス

1. 1.2カップは、252mLに等しい。
2. 2%または全乳の食品を選ぶときは、余分の脂肪に気を付ける。

著作権:2008年American Diabetes Association and American Diebeteic Assocation (転載許可有り)

付録 34. 献立作成用食品交換表——続き

食品	1食分の分量	1食当たりの交換単位数
牛乳 および ヨーグルト		
無脂肪または低脂肪（1%）		
牛乳、バターミルク、乳酸菌牛乳、ラクトエイド	1.2カップ	無脂肪牛乳1
無糖練乳	0.6カップ	無脂肪牛乳1
ヨーグルト、味の付いていないものまたは人工甘味料で風味をつけたもの	0.9カップ（180mL）	無脂肪牛乳1
低脂肪（2%）		
牛乳、乳酸菌牛乳、ケフィア、ラクトエイド	1.2カップ	低脂肪牛乳1
ヨーグルト、味の付いていないもの	0.9カップ（180mL）	低脂肪牛乳1
全乳		
牛乳、バターミルク、羊乳	1.2カップ	全乳1
無糖練乳	0.6カップ	全乳1
ヨーグルト、味の付いていないもの	240mL	全乳1
乳製品様食品		
チョコレート牛乳		
無脂肪	1.2カップ	無脂肪牛乳1＋炭水化物1
全乳	1.2カップ	全乳1＋炭水化物1
エッグノッグ、全乳	0.6カップ	炭水化物1＋脂肪2
米飲料		
フレーバー、低脂肪	1.2カップ	炭水化物2
味の付いていない、無脂肪	1.2カップ	炭水化物1
スムージー、フレーバー、レギュラー	300mL	無脂肪牛乳1＋炭水化物2½
豆乳		
ライト	1.2カップ	炭水化物1＋脂肪1/2
レギュラー、味の付いていないもの	1.2カップ	炭水化物1＋脂肪1
ヨーグルト		
およびジュースブレンド	1.2カップ	無脂肪乳1＋炭水化物1
低炭水化物（1単位あたり炭水化物6g未満）	0.8カップ（180mL）	無脂肪牛乳1/2
果物入り、低脂肪	0.8カップ（180mL）	無脂肪牛乳1＋炭水化物1

菓子類、デザート類などの炭水化物

献立を作成する場合、このリストの食品（糖または脂肪を加えた食品であっても）を、炭水化物-含有食品（**デンプン、果物、牛乳**のリストに記載）の代わりに用いることもできる。

通常の測定値

乾量
小さじ3杯＝大さじ1杯
113g＝カップ
240mL＝1.2カップ
液量
4大さじ＝カップ
240mL＝パイント

栄養上のアドバイス

1. 炭水化物の食品交換単位1単位は、炭水化物15gを含み、タンパク質、脂肪、カロリーの含有量は様々である。
2. このリストの食品は、**デンプン、果物、牛乳**のリストの食品に比べ、ビタミン、ミネラル、食物繊維をあまり含んでいない。菓子類、デザート類などの炭水化物食品を選択した場合、食事のバランスをとるために、他の食品リストからも食品を選ぶべきである。
3. これらの食品の多くは、1単位の量に等しいわけではない。複数単位の脂肪の分量とみなされる食品もある。
4. 減量しようとしているなら、このリストからの食品選択を減らす。
5. これらの食品は脂肪の含有率が高いので、1食分の分量は少量になる。

選択上のアドバイス

1. 食品のラベルの栄養成分表を読めば、1食分の分量および栄養情報が入手できる。
2. 無糖、無脂肪、低脂肪製品の多くは、炭水化物を含有する成分からできている。これらの食品は、通常、置き換えられる食品と同量の炭水化物を含有している。担当の登録栄養士に相談し、献立にこれらの食品をどう取り入れるかを確認する。

食品	1食分の分量	1食当たりの交換単位数
飲料、ソーダ、エネルギー／スポーツドリンク		
クランベリー・ジュース カクテル	0.6カップ	炭水化物1
エネルギードリンク	1缶（249mL）	炭水化物2
フルーツ飲料またはレモネード	1.2カップ（240mL）	炭水化物2
ホットチョコレート		
レギュラー	1袋に水240mLを加える	炭水化物1＋脂肪1
無糖またはライト	1袋に水240mLを加える	炭水化物1
ソフトドリンク（ソーダ）、レギュラー	1缶（360mL）	炭水化物2½
スポーツドリンク	1.2カップ（240mL）	炭水化物1

著作権：2008年 American Diebetes Association and American Diebeteic Assocation（転載許可有り）

続く

付録 34. 献立作成用食品交換表——続き

食品	1食分の分量	1食当たりの交換単位数
ブラウニー、ケーキ、クッキー、ゼラチン、パイ、プリン		
ブラウニー、小、フロスティング無し	3cm平方で高さ2.5cm（約28g）	炭水化物1＋脂肪1
ケーキ		
エンゼルケーキ、フロスティング無し	ホールケーキの1/12（約57g）	炭水化物2
フロスティング	5cm平方（約57g）	炭水化物2＋脂肪1
フロスティング無し	5cm平方（約57g）	炭水化物1＋脂肪1
クッキー		
チョコレートチップ	クッキー（5.7cm直径）2個	炭水化物1＋脂肪2
ジンジャースナップ	クッキー3個	炭水化物1
クリームを挟んだもの	小2個（約20g）	炭水化物1＋脂肪1
無糖	小3個または大1個（21〜28g）	炭水化物1＋脂肪1-2
バニラウエハース	クッキー5個	炭水化物1＋脂肪1
カップケーキ、フロスティング	小1個（約50g）	炭水化物2＋脂肪1-1½
果物のコブラー	0.6カップ（105mL）	炭水化物3＋脂肪2
ゼラチン、レギュラー	0.6カップ	炭水化物1
パイ		
市販の果物、2クラスト（パイ皮）	20cmのパイの1/6	炭水化物3＋脂肪2
カボチャまたはカスタード	20cmのパイの1/8	炭水化物1½＋脂肪1½
プリン		
レギュラー（低脂肪牛乳でつくる）	0.6カップ	炭水化物2
無糖または無糖および無脂肪（無脂肪牛乳でつくる）	0.6カップ	炭水化物1
キャンディー、スプレッド、菓子類、甘味料、シロップ、トッピング		
チョコバー、チョコレート/ピーナッツ	「食べ切りサイズ」のバー2本（28g）	炭水化物1½＋脂肪1½
ハードキャンディー	3個	炭水化物1
チョコレート「キスチョコ」	5個	炭水化物1＋脂肪1
コーヒークリーム		
粉末、フレーバー	小さじ4杯	炭水化物1/2＋脂肪1/2
液体、フレーバー	大さじ2杯	炭水化物1
果物菓子、（裏ごしした果物の濃縮物、弾力性）	1ロール（21g）	炭水化物1
果物スプレッド、100％果物	大さじ1½杯	炭水化物1
蜂蜜	大さじ1杯	炭水化物1
ジャムまたはゼリー、レギュラー	大さじ1杯	炭水化物1
砂糖	大さじ1杯	炭水化物1
シロップ		
チョコレート	大さじ2杯	炭水化物2
ライト（パンケーキ用）	大さじ2杯	炭水化物1
レギュラー（パンケーキ用）	大さじ1杯	炭水化物1
薬味・香辛料およびソース		
バーベキューソース	大さじ3杯	炭水化物1
クランベリーソース、ゼリー状	1/4カップ	炭水化物1½
グレイビーソース、マッシュルーム、缶詰‡	1/2カップ	炭水化物1/2＋脂肪1/2
サラダドレッシング、無脂肪、低脂肪、クリームベース	大さじ3杯	炭水化物1
スイート・サワー・ソース	大さじ3杯	炭水化物1
ドーナッツ、マッフィン、ペイストリー、菓子パン		
バナナ・ナッツ・パン	1枚2.5cm（28g）	炭水化物2＋脂肪1
ドーナッツ		
ケーキタイプ、プレーン	中1個（43g）	炭水化物1½＋脂肪2
砂糖をからめたもの	直径9.5cm（57g）	炭水化物2＋脂肪2
マフィン（113g）	1/4個（28g）	炭水化物1＋脂肪1/2
スイート・ロールまたはデニッシュ	1個（71g）	炭水化物2½＋脂肪2
アイスバー、アイスデザート類、フローズンヨーグルト、アイスクリーム		
アイスキャンディー	1本	炭水化物1/2
果物アイスバー、100％ジュース	1本（85g）	炭水化物1
アイスクリーム		
無脂肪	0.6カップ	炭水化物1½
ライト	0.6カップ	炭水化物1＋脂肪1
砂糖無添加	0.6カップ	炭水化物1＋脂肪1
レギュラー	0.6カップ	炭水化物1＋脂肪2
シャーベット、ソルベ	0.6カップ	炭水化物2
フローズンヨーグルト		
無脂肪	1/3カップ	炭水化物1
レギュラー	1/2カップ	炭水化物1＋脂肪0-1

著作権：2008年 American Diebetes Association and American Diebeteic Assocation（転載許可有り）

付録 34. 献立作成用食品交換表——続き

食品	1食分の分量	1食当たりの交換単位数
グラノーラ・バー、栄養補給用バー／シェイク、トレイル・ミックス		
グラノーラまたは菓子バー、レギュラーまたは低脂肪	1本（28g）	炭水化物1½
栄養補給用バー	1本（37g）	炭水化物1½＋脂肪0-1
栄養補給用バー	1本（57g）	炭水化物2＋脂肪1
栄養補給用シェイク、低カロリー	1缶（300～330mL）	炭水化物1½＋脂肪0-1
トレイル・ミックス		
キャンディー／ナッツベース	28g	炭水化物1＋脂肪2
ドライフルーツベース	28g	炭水化物1＋脂肪1

‡ 1食当たり480mg以上のナトリウムを含む。

非デンプン質野菜

野菜は、この非デンプン質野菜のリストと、デンプンリストの中のデンプン質野菜のリストから、選ぶ。炭水化物とカロリーの少ない野菜が、非デンプン質野菜のリストに含まれる。野菜は重要な栄養素を含んでいる。毎日、（デンプン質野菜リストから選択するのと同時に）、非デンプン質野菜を2～3単位以上選んで食べるように心がける。通常の非デンプン質野菜1単位を、下記に示す。
- 加熱調理済みの野菜または野菜ジュース0.6カップ
- 生鮮野菜1.2カップ

1食分として、3カップ以上の生鮮野菜または1.8カップの加熱調理済みの野菜を選択すると、炭水化物1単位とみなす。

栄養上のアドバイス

1. このリストの食品交換単位1単位は、0.6カップの加熱調理済み野菜または1.2カップの生鮮野菜であり、5gの炭水化物、2gのタンパク質、脂肪0g、25kcalの摂取に相当する。
2. 生鮮および冷凍野菜は、缶詰の野菜に比べて塩の添加量が少ない。缶詰の野菜は、洗い流してすすぎ、塩を取り除く。
3. 毎日、濃緑色および濃黄色の野菜を選ぶ。ホウレンソウ、ブロッコリー、ロメインレタス、ニンジン、唐辛子、カボチャ、コショウを選ぶと良い。
4. 芽キャベツ、ブロッコリー、カリフラワー、葉野菜、コショウ、ホウレンソウ、トマトは、ビタミンCの優れた供給源である。
5. アブラナ科の野菜を週に数回食べる。アブラナ科の野菜は、チンゲン菜、ブロッコリー、芽キャベツ、キャベツ、カリフラワー、コラード、ケール、コールラビ、ダイコン、ルタバガ、カブ、クレソンなどである。

選択上のアドバイス

1. 缶詰の野菜およびジュースも、塩を加えずに利用する。
2. ブロッコリーの1カップの分量は、通常の電球1個の大きさに匹敵する。
3. トウモロコシ、エンドウ、カボチャ、ジャガイモなどのデンプン質野菜（カロリーと炭水化物を多く含む）は、デンプンリストのデンプン質野菜に、記載している。
4. このリストのトマトソースは、デンプン質野菜リストのスパゲティ／パスタソースとは異なる。

デンプン質野菜

アマランスまたは中国ホウレンソウ	キュウリ	コショウ（あらゆる種類）*
アーティチョーク	ナス	ハツカダイコン
アーティチョークハート	ウリ類（ゴーヤ、ヒョウタン、ヘチマ、ニガウリ）	ルタバガ
アスパラガス	ネギまたは春タマネギ	ザワークラウト‡
ヤングコーン	葉野菜（コラード、ケール、カラシナ、カブ）	もやし
タケノコ	ヤシの芯	ホウレンソウ
豆（サヤマメ、ワックス・ビーン、イタリアン）	ヒカマ	夏カボチャ（ヘチマカボチャ、ズッキーニ）
もやし	コールラビ	スナップエンドウ
ビーツ	セイヨウネギ	フダンソウ*
ボルシチ‡	ミックスベジタブル（トウモロコシ、エンドウ、パスタを除く）	トマト
ブロッコリー	緑豆もやし	トマト、缶詰
芽キャベツ*	マッシュルーム、あらゆる種類、生鮮	トマトソース‡
キャベツ（グリーンキャベツ、チンゲン菜、白菜）	オクラ	トマト／野菜ジュース‡
ニンジン*	タマネギ	カブ
カリフラワー	ダイコン	ヒシの実
セロリ	エンドウ豆の鞘	ジュウロクササゲ
ハヤトウリ*		
コールスロー、包装品、ドレッシング無し		

* 1食当たり3g以上の食物繊維を含む。
‡ 1食当たり480mg以上のナトリウムを含む。

肉および肉代替品

肉および肉代替品は、タンパク質を豊富に含む。このリストの食品は、脂肪の含有量に基づき、4つの群に分ける。すなわち、低脂肪肉、中脂肪肉、高脂肪肉、植物由来タンパク質の4群である。次の表に、食品交換単位1単位の含有量を示す。

	炭水化物（g）	タンパク質（g）	脂肪（g）	カロリー
低脂肪肉	—	7	0-3	45
中脂肪肉	—	7	4-7	75
高脂肪肉	—	7	8+	100
植物由来タンパク質	様々	7	様々	様々

著作権：2008年 American Diebetes Association and American Diebeteic Assocation（転載許可有り）

続く

付録 34. 献立作成用食品交換表——続き

栄養上のアドバイス

1. 脂肪およびコレステロールの含有量の少ない食品を選ぶために食品表示のラベルを読む。1食当たり脂肪の摂取量が3g以下になるようにする。
2. 「隠れた」炭水化物を見つけるために食品表示のラベルを読む。例えば、ホットドッグは、実際、多くの炭水化物を含んでいる。ほとんどのホットドッグは脂肪の含有量も多いが、低脂肪の商品が売られていることも多い。
3. 可能な限り、低脂肪肉を選ぶ。
   a. セレクトグレードは脂肪の含有量が最も少ない肉である。
   b. チョイスグレードの肉は中程度の脂肪を含んでいる。
   c. プライムカット(最上級グレード)の肉は、脂肪の含有量が最も多い。
4. ニシン、サバ、サケ、イワシ、オヒョウ、マス、マグロなどの魚は、ω-3脂肪が豊富で、心臓病のリスク低下に有効であると思われる。魚(商業用の魚の切り身のフライではない)を、週2回以上食べる。
5. フライにせずに、オーブンで焼く、ローストする、じか火焼きする、網焼きにする、茹でる、蒸し焼きにする、煮るなどの方法で調理する。

選択上のアドバイス

1. 目に見える脂肪または皮は取り除く。
2. 肉を網の上で、ロースト、じか火焼き、網焼きにするば、脂肪が調理中に流れ落ちる。
3. 食品に焦げ目をつける、または油で揚げるためには、スプレー式の料理用油とテフロン加工のフライパンを使用する。
4. 加熱調理済みの肉、魚介類、豆製品は、炭水化物を含んでいることもある。献立1食分の炭水化物の量が13gに近いかどうか確かめるために、食品ラベルを読む。もしそうであれば、炭水化物1単位と肉1単位以上を計算する。
5. コーンミール、小麦粉、乾燥パン粉を付けた肉または魚は炭水化物を含む。このような乾燥穀類の大さじ3杯の量は、炭水化物15gとみなす。

低脂肪肉および 肉代替品

食物	量
牛肉: 脂肪を切り落としたセレクトまたはチョイスグレードの肉: 牛のももひき肉、ロースト(肩ロース、リブ、ランプ)、ひき肉、サーロイン、ステーキ(サイコロ、脇腹肉、ポーターハウス、T-ボーン)、テンダーロイン	28g
ビーフジャーキー‡	28g
28g当たり3g以下の脂肪を含むチーズ	28g
カッテージ・チーズ	0.3カップ
卵代替品、プレーン	0.3カップ
卵白	2
生鮮または冷凍の魚、味の付いていない: ナマズ、タラ、ヒラメ、コダラ、オヒョウ、オレンジ・ラフィー、サケ、テラピア、マス、マグロ	28g
魚、燻製: ニシンまたはサケ (lox)‡	28g
動物: 水牛、ダチョウ、ウサギ、鹿の肉	28g
28gにつき脂肪含有量が3g以下のホットドッグ‡ (1113gの包装につき8個)(注記:恐らく炭水化物の含有量は多い)	1
子羊の肉: チョップ、レッグ、ロースト	28g

‡ 1食当たり480 mg以上のナトリウムを含む。

食物	量
臓器の肉: 心臓、腎臓、肝臓(注記:恐らくコレステロールの含有量は多い)	28g
カキ、生鮮または冷凍	中6
豚肉、赤身肉	
カナディアンベーコン‡	28g
リブまたはロインチョップ/ロースト、ハム、テンダーロイン	28g
鶏肉、皮無し: コーニッシュ種の鶏、鶏肉、アヒル、ガチョウ(脂肪を十分に除去)、七面鳥	28g
28gにつき3g以下の脂肪含有の肉を挟んだ調理済みサンドイッチ: 薄切り乾燥牛肉、デリカの薄切り肉、七面鳥ハム、七面鳥キルバサ、七面鳥パストラミ	28g
サケ、缶詰	28g
イワシ、缶詰	中2
28gにつき3g以下の脂肪含有のソーセージ‡	28g
魚介類: 二枚貝、カニ、模造の甲殻類、ロブスター、ほたて貝、エビ	28g
マグロ、水漬または油漬けの缶詰、水分を抜く	28g
子牛の肉、ロインチョップ、ロースト	28g

中程度の脂肪を含む肉および肉代替品

食品	量
牛肉: コーンビーフ、牛ひき肉、ミートローフ、脂肪を切り落としたプライムグレード(最上グレード)の肉(プライムリブ)、ショートリブ、舌	28g
28g当たり4～7gの脂肪を含むチーズ: フェタチーズ、モツァレラ、低温殺菌プロセスチーズスプレッド、低脂肪チーズ、ストリングチーズ	28g
卵: (注記: コレステロールの含有量が多いので、週3個以下に制限)	1個

‡ 1食当たり480 mg以上のナトリウムを含む。
下記の食品は、飽和脂肪、コレステロール、カロリーが高く、日常的に摂取すると血中コレステロール値が上昇する可能性がある。この食品群の摂取は、週に3回以下に制限する。

食品	量
魚: 油で揚げた製品(種類を問わず)	28g
子羊の肉: ひき肉、リブロースト	28g
豚肉: カツレツ、肩ロースト	28g
鶏肉: 皮付き鶏肉; ハト、キジ、野鴨、ガチョウ; フライドチキン; 七面鳥のひき肉	28g
リコッタ チーズ	57g または0.3カップ
28g当たり4～7gの脂肪を含むソーセージ‡	28g
子牛肉、カツレツ(パン粉無し)	28g

高脂肪肉および代替品

食品	量
ベーコン	
豚肉‡	2切れ(調理前28g当たり16切れ)
七面鳥‡	3切れ(調理前14g)
チーズ、レギュラー: アメリカン、ブルー、ブリー、チェダー、ハードゴート、モントレー・ジャック、ケソ、スイス	28g
ホットドッグ: 牛肉、豚肉、混合(454gのパックに10個入り)‡†	1

高脂肪肉および代替品

食品	量
ホットドッグ: 七面鳥または鶏肉(454gのパックに10個入り)‡	1
豚肉: ひき肉、ソーセージ、スペアリブ	28g
28g当たり8gの脂肪を含む肉を挟んだサンドイッチ: ボローニャ、パストラミ、ハードサラミ	28g
28g当たり8g以上の脂肪を含むソーセージ: ブラートヴルスト、チョリーゾ、イタリアン、クナックヴルスト、ポーランドソーセージ、スモーク、サマー‡†	28g

† 余分な脂肪または脂肪を加えて調理する。(この食品に、加えた脂肪の交換単位を加える。)
‡ 1食当たり480 mg以上のナトリウムを含む。

著作権: 2008年American Diabetes Association and American Diebeteic Assocation (転載許可有り)

付録 34. 献立作成用食品交換表──続き

植物由来タンパク質の炭水化物含有量は様々なので、それぞれの食品の表示ラベルを見るべきである。

食品	量	1食当たりの交換単位数
植物由来のタンパク質		
大豆ベーコン片	3片	中程度の脂肪を含む脂肪肉 1
焼いた豆*	0.4カップ	デンプン 1 + 低脂肪肉 1
豆、加熱調理済み：黒豆、ひよこ豆、インゲン豆、ライマメ、白インゲンマメ、インゲンマメ、白豆*	0.6カップ	デンプン 1 + 低脂肪肉 1
粗びき大豆由来肉またはソーセージ	57g	炭水化物 1/2 + 低脂肪肉 1
大豆由来チキンナゲット	2ナゲット（43g）	炭水化物 1/2 + 中程度の脂肪を含む脂肪肉 1
枝豆*	0.6カップ	炭水化物 1/2 + 低脂肪肉 1
ファラフェル（香辛料で味付けしたひよこ豆と小麦パテ）	3パテ（約5cm直径）	炭水化物 1 + 高脂肪肉 1
大豆ホットドッグ	1（43g）	炭水化物 1/2 + 低脂肪肉 1
ハマス*	0.4カップ	炭水化物 1 + 高脂肪肉 1
レンズ豆、茶色、緑、黄色*	0.6カップ	炭水化物 1 + 低脂肪肉 1
大豆バーガー*	85g	炭水化物 1/2 + 低脂肪肉 2
野菜デンプンバーガー*	1パテ（約71g）	炭水化物 1 + 低脂肪肉 2
ナッツスプレッド：アーモンドバター、カシューバター、ピーナッツバター、大豆バター	大さじ1杯	高脂肪肉 1
エンドウ、加熱調理済み：ササゲとスプリットエンドウ*	0.6カップ	デンプン 1 + 低脂肪肉 1
フリホーレス、缶詰‡*	0.6カップ	デンプン 1 + 低脂肪肉 1
大豆ソーセージ パテ	1（43g）	中程度の脂肪を含む脂肪肉 1
大豆、無塩	21g	炭水化物 1/2 + 中程度の脂肪を含む脂肪肉 1
テンペ	0.3カップ	中程度の脂肪を含む脂肪肉 1
豆腐	0.6カップ（113g）	中程度の脂肪を含む脂肪肉 1
豆腐、ライト	0.6カップ（113g）	低脂肪肉 1

* 1食当たりの食物繊維は3gを超える。
‡ 1食当たり480mg以上のナトリウムを含む。

脂肪

脂肪は、脂肪の種類により次の3群に分けられる。

- 不飽和脂肪（ω-3、一価不飽和、多価不飽和）は、主に野菜に含まれ、室温で液体である。これらの脂肪は優れた健康上のメリットをもたらす。
- ω-3脂肪は、多価不飽和脂肪の一種で、トリグリセリド濃度を下げ、心疾患のリスクの低下に寄与する可能性がある。
- 一価不飽和脂肪もコレステロール濃度を下げ、HDL（善玉）コレステロール濃度の上昇に寄与する可能性がある。
- 多価不飽和脂肪は、コレステロール濃度の低下に寄与する可能性がある。
- 飽和脂肪は、心疾患と関連がある。LDL（悪玉）コレステロール濃度を上昇させる可能性があるので、摂取量を控えるべきである。飽和脂肪は、室温で固形である。
- トランス脂肪は、野菜油を半固形の脂肪に変得る過程で作られる。これらの脂肪は、血中コレステロール濃度を上昇させる可能性があるので、摂取量を控えるべきである。半硬化脂肪および硬化脂肪は、人工のトランス脂肪なので、避けるべきである。トランス脂肪は、また、肉、チーズ、バター、乳製品などの動物性食品にも自然に含まれていることもある。

栄養上のアドバイス

1. 脂肪リストの1単位は、脂肪5gと45カロリーに相当する。
2. 脂肪は全て高カロリーである。良好な栄養状態と健康のために、1食の分量を制限する。
3. 油で揚げた食品の摂取量を制限する。
4. 適度に摂取するならば、木の実および種子は、不飽和脂肪の優れた供給源である。また、食物繊維、タンパク質、マグネシウムを僅かに含む。

5. ω-3系脂肪酸の供給源を下記に挙げる。
   a. ビンナガマグロ、オヒョウ、ニシン、サバ、サケ、イワシ、マスなどの魚類。
   b. 亜麻仁およびイングリッシュクルミ。
   c. キャノーラ油、大豆油、亜麻仁油、クルミ油などの植物油。

選択上のアドバイス

1. 1人前の分量について食品ラベル表示の栄養成分表を確認すること。脂肪1単位は、5gの脂肪を含む1食分の分量に基づいている。
2. 食品ラベルは、1食当たりの総脂肪のg数と飽和脂肪とトランス脂肪のg数を表示している。その食品のカロリーの大部分が飽和脂肪に由来する場合は、飽和脂肪リストに掲載している。
3. 脂肪を選択する場合は、飽和脂肪を一価不飽和脂肪およびω-3脂肪に置き換えることを検討すること。最も良い選択方法について栄養士に相談して決める。
4. 通常のマーガリンを選ぶ場合は、最初に表示されている成分が液状植物性油であるものを選ぶこと。ソフトタイプのマーガリンの方がスティックタイプのマーガリンほど飽和しておらず、より健康的な食品である。トランス脂肪を含有しないマーガリンを探すこと。
5. 低脂肪マーガリンを選ぶときは、液状植物性油（トランス脂肪を含有しないい）を探すこと。通常、成分として、最初に水が表示されている。

脂肪および油は、不飽和（多価不飽和および一価不飽和）脂肪と飽和脂肪の混合物である。脂肪リストの食品は、主な含有脂肪の種類によって分類する。一般に、脂肪1単位は下記に等しい。

- 小さじ1杯の通常のマーガリン、植物性油、バター
- 大さじ1杯の通常のサラダドレッシング

食品	1食分の分量
不飽和脂肪──一価不飽和 脂肪	
アボカド（中）	大さじ2杯（28g）
ナッツバター（トランス脂肪を含有しない）：アーモンドバター、カシューバター、ピーナッツバター（なめらかタイプまたはクランチタイプ）	小さじ1½

食品	1食分の分量
木の実	
アーモンド	6粒
ブラジルナッツ	2粒
カシューナッツ	6粒
ハシバミ（ヘーゼルナッツ）	5粒

著作権：2008年 American Diabetes Association and American Diebeteic Assocation（転載許可有り）

続く

付録 34. 献立作成用食品交換表——続き

食品	1食分の分量
マカダミアナッツ	3粒
混合（50％ピーナッツ）	6粒
ピーナッツ	10粒
ピーカンナッツ	半割4個
ピスタチオ	16粒
油：キャノーラ、オリーブ、ピーナッツ	小さじ1杯
オリーブ	
黒（完熟）	大8個
グリーン、スタッフドオリーブ	大10個
多価不飽和 脂肪	
マーガリン：低脂肪スプレッド（植物性油30〜50％、トランス脂肪を含まない）	大さじ1杯
マーガリン：スティック、カップ容器入り（トランス脂肪を含まない）、絞りだし容器入り（トランス脂肪を含まない）	小さじ1杯
マヨネーズ	
低脂肪	大さじ1杯
レギュラー	小さじ1杯
マヨネーズタイプ サラダドレッシング	
低脂肪	大さじ1杯
レギュラー	小さじ2杯
木の実	
イングリッシュクルミ	半割4個
松の実（松果）	大さじ1杯
油：トウモロコシ、綿実、亜麻仁、ブドウ種子、サフラワー、大豆、ヒマワリ	小さじ1杯
油：大豆油とキャノーラ油——Enova	小さじ1杯
植物スタノールエステル	
ライト	大さじ1杯
レギュラー	小さじ2杯
サラダドレッシング	
低脂肪（注記：恐らく炭水化物の含有量は多い）‡	大さじ2杯
レギュラー‡	大さじ1杯
種子	
亜麻仁、全粒	大さじ1杯

‡ 1食当たり480 mg以上のナトリウムを含む。

食品	1食分の分量
カボチャ、ヒマワリ	大さじ1杯
ごま 種子	大さじ1杯
タヒニまたはごまペースト	小さじ2杯
飽和 脂肪	
ベーコン、加熱調理済み、レギュラーまたは七面鳥	1枚
バター	
低脂肪	大さじ1杯
スティック	小さじ1杯
ホイップ	小さじ2杯
バター（油添加）	
低脂肪またはライト	大さじ1杯
レギュラー	小さじ1½杯
豚の腸、ボイル	大さじ2杯（14g）
ココナッツ、加糖、細かく刻んだもの	大さじ2杯
ココナッツミルク	
ライト	0.4カップ
レギュラー	大さじ1½杯
クリーム	
ハーフアンドハーフ	大さじ2杯
ヘビー	大さじ1杯
ライト	大さじ1½杯
ホイップ	大さじ2杯
ホイップ、加圧	0.3カップ
クリームチーズ	
低脂肪	大さじ1.5さじ（21g）
レギュラー	大さじ1杯（14g）
ラード	小さじ1杯
油：ココナッツ、ヤシ油、パーム核油	小さじ1杯
塩漬け豚肉	7g
ショートニング、固形	小さじ1杯
サワークリーム	
低脂肪またはライト	大さじ3杯
レギュラー	大さじ2杯

フリーフード

フリーフードとは、種類を問わず、1食当たりの含有カロリーが20カロリー未満または含有炭水化物が5g未満の食物または飲料である。

選択上のアドバイス

1. このリストに掲載の食品のほとんどは、1日3食に制限すべきである。摂取のタイミングは1日の間で分散させること。3食を一度に摂取すると血糖値が上昇する可能性がある。
2. 1食分の分量が定められていない食品および飲料は随時摂取することが可能である。

食品	1食分の分量
低炭水化物の食品	
キャベツ、生鮮	0.6カップ
ハードキャンディー（レギュラーまたは無糖）	1個
ニンジン、カリフラワー、サヤマメ、加熱調理済み	0.3カップ
クランベリー、砂糖代替品入り	0.6カップ
キュウリ、薄切り	0.6カップ
ゼラチン	
デザート、無糖	
無香料	
ガム	

食品	1食分の分量
ジャムまたはゼリー、ライトタイプまたは砂糖無添加	小さじ2杯
ルバーブ、砂糖代替品添加	0.6カップ
サラダ、葉野菜	
砂糖代替品（人工甘味料）	
シロップ、無糖	大さじ2杯
炭水化物を加え成分を調整した脂肪食品	
クリームチーズ、無脂肪	大さじ1杯（14g）
クリーマー	
非乳製品、液状	大さじ1杯
非乳製品、粉状	小さじ2杯

著作権：2008年American Diebetes Association and American Diebeteic Association（転載許可有り）

付録 34. 献立作成用食品交換表——続き

食品	1食分の分量
マーガリン スプレッド	
無脂肪	大さじ1杯
低脂肪	小さじ1杯
マヨネーズ	
無脂肪	大さじ1杯
低脂肪	小さじ1杯
マヨネーズタイプ サラダドレッシング	
無脂肪	大さじ1杯
低脂肪	小さじ1杯
サラダドレッシング	
無脂肪または低脂肪	大さじ1杯
無脂肪、イタリアン	大さじ2杯
サワークリーム、無脂肪または低脂肪	大さじ1杯
ホイップトッピング	
ライトタイプまたは無脂肪	大さじ2杯
レギュラー	大さじ1杯
調味料	
バーベキューソース	小さじ2杯
ケチャップ	大さじ1杯

食品	1食分の分量
ハニー・マスタード	大さじ1杯
セイヨウワサビ	
レモンジュース	
みそ	小さじ1½杯
マスタード	
パルメザンチーズ、すりおろしたばかりの	大さじ1杯
ピクルスレリッシュ	大さじ1杯
ピクルス	
ディル‡	中1½個
スイート、パンとバター	2切れ
スイート、ガーキン	21g
サルサ	0.3カップ
醤油、ライトまたはレギュラー‡	大さじ1杯
スイートソースおよびサワーソース	小さじ2杯
スイート チリソース	小さじ2杯
タコソース	大さじ1杯
酢	
ヨーグルト、あらゆるタイプ	大さじ2杯

‡ 1食当たり480 mg以上のナトリウムを含む。

フリーフードスナック

下記の食物の1人前の分量は、全くのフリーフードスナックである。
- 5本のベビーニンジンとセロリスティック
- 0.3カップのブルーベリー
- 14gの薄切りチーズ、無脂肪
- 10個の金魚タイプのクラッカー
- 2枚の塩味タイプのクラッカー
- 1本アイスクリームキャンディー、無糖
- 14gの低脂肪肉
- 1.2カップ のライトポップコーン
- 1枚のバニラウエハース

飲料／混合

1食分の分量が定められていない食物は適量を摂取する。
- ブイヨン、肉汁、コンソメ‡
- ブイヨンまたは肉汁、低ナトリウム
- 炭酸水またはミネラルウォーター
- ソーダ水
- 粉末ココア、無糖（大さじ1杯）
- コーヒー、無糖または砂糖代替品入り
- 無糖のダイエット用ソフトドリンク
- 無糖の混合飲料
- 無糖または砂糖代替品入り紅茶
- トニックウォーター、ダイエット用
- 水
- 炭水化物無添加のフレーバー水

香料・香辛料

このリスト掲載の食品は、適度に摂取する。
- 香料（例えば、バニラ、アーモンド、ペパーミント）
- ガーリック
- ハーブ（生鮮または乾燥）
- ノンスティック・クッキング・スプレー
- ピメント
- 香辛料
- ホットペッパーソース
- 料理用ワイン
- ウースターソース

複合食品

私達の食べる食物の多くは、キャセロール（煮込み）料理のように、食品を様々な組合せで混ぜ合わせたものである。このような複合食品は、あるひとつの食品交換単位リストに適合するわけではない。下記のリストは、典型的な複合食品の食品交換単位のリストである。このリストは、献立作成にこれらの食品を取り入れるために役立つ。これら以外の、独自のレシピなど、摂取したい複合食品についての栄養情報は、栄養士に尋ねること。

食物	1食分の分量	1食当たりの交換単位数
アントレ		
キャセロールタイプ（ツナ・ヌードル、ラザニア、ミートボールスパゲティ、チリ・ビーン、マカロニとチーズ）‡	1.2カップ（240mL）	炭水化物2＋中程度の脂肪を含む脂肪肉2
シチュー（牛肉／その他の肉および野菜）‡	1.2カップ（240mL）	炭水化物1＋中程度の脂肪を含む脂肪肉1＋脂肪0-3
ツナサラダまたは鶏肉サラダ	0.6カップ（99g）	炭水化物1/2＋低脂肪肉2　＋脂肪1
冷凍ミール／アントレ		
ブリトー（牛肉および豆）‡*	1（142g）	炭水化物3＋低脂肪肉1＋脂肪2
ディナータイプのミール‡	通常、397～482g	炭水化物3＋中程度の脂肪を含む脂肪肉3＋脂肪3
340カロリー以下のアントレまたはミール‡	約227～312g	炭水化物2-3＋低脂肪肉1-2

著作権：2008年American Diebetes Association and American Diebeteic Assocation（転載許可有り）

続く

付録 34. 献立作成用食品交換表――続き

食物	1食分の分量	1食当たりの交換単位数
ピッツア		
チーズ/ベジタリアン、薄型クラスト‡	30cm（128～142g）の1/4枚	炭水化物2＋中程度の脂肪を含む脂肪2
肉のトッピング、薄型クラスト‡	30cm（142g）の1/4枚	炭水化物2＋中程度の脂肪を含む脂肪肉2＋脂肪1½
ポケット・サンドイッチ‡	1（128g）	炭水化物3＋低脂肪肉1＋脂肪1～2
ポットパイ‡	1（198g）	炭水化物2½＋中程度の脂肪を含む脂肪肉1＋脂肪3
サラダ（デリタイプ）		
コールスロー	0.6カップ	炭水化物1＋脂肪1½
マカロニ/パスタサラダ	0.6カップ	炭水化物2＋脂肪3
ジャガイモ サラダ‡	0.6カップ	炭水化物1½-2＋脂肪1-2
スープ		
豆、レンズ豆、スプリットピー‡	1.2カップ	炭水化物1＋低脂肪肉1
チャウダー（牛乳入り）‡	1.2カップ（240mL）	炭水化物1＋低脂肪肉1＋脂肪1½
クリーム（水で調整）‡	1.2カップ（240mL）	炭水化物1＋脂肪1
インスタント‡	180mL 調理済み	炭水化物1
豆またはレンズ豆‡	240mL 調理済み	炭水化物2½＋低脂肪肉1
味噌汁‡	1.2カップ	炭水化物1/2＋脂肪1
東洋の麺‡	1.2カップ	炭水化物2＋脂肪2
米（粥）	1.2カップ	炭水化物1
トマト（水で調整）‡	1.2カップ（240mL）	炭水化物1
野菜と牛肉、鶏肉麺、肉汁タイプ‡	1.2カップ（240mL）	炭水化物1

* 1食当たり食物繊維3g以上含む。
‡ 1食当たり600mg以上のナトリウムを含む。（複合食品、主菜/食事）

ファストフード

ファストフードのリストの単位は、具体的な個々のファストフードの食事または食品に当てはまるわけではないが、一般的な食品に基づいた推定単位である。

ほとんどすべてのファストフードまたはレストランチェーンに関して、具体的な栄養情報を入手可能である。好みのファストフードについての栄養情報掲載のウェブサイトを、レストランに尋ね、確認すること。

食物	1食分の分量	1食当たりの交換単位数
朝食サンドイッチ		
卵、チーズ、肉、イングリッシュマフィン‡	サンドイッチ1個	炭水化物2＋中程度の脂肪を含む肉2
ソーセージビスケットサンドイッチ‡	サンドイッチ1個	炭水化物2＋高脂肪肉2＋脂肪3½
主菜/アントレ		
ブリトー（牛肉および豆）‡*	1個（約227g）	炭水化物3＋中程度の脂肪を含む肉3＋脂肪3
鶏胸肉、チキンカツ‡	1個（約142g）	炭水化物1＋中程度の脂肪を含む肉4
チキンドラム肉、カツ	1個（約57g）	中程度の脂肪を含む肉2
チキンナゲット‡	6個（約99g）	炭水化物1＋中程度の脂肪を含む肉2＋脂肪1
鶏モモ肉、チキンカツ‡	1個（約113g）	1/2炭水化物＋中程度の脂肪を含む肉3＋脂肪1½
チキンウイング（辛口）‡	6本（142g）	中程度の脂肪を含む肉5＋脂肪1½
オリエンタル		
たれつきの牛肉/鶏肉/エビと野菜‡	1.2カップ（約142g）	炭水化物1＋低脂肪肉1＋脂肪1
春巻、肉‡	1（約85g）	炭水化物1＋低脂肪肉1＋脂肪1
チャーハン、肉なし	1/2カップ	炭水化物1½＋脂肪1½
肉およびスイートソース（オレンジチキン）‡	1.2カップ	炭水化物3＋中程度の脂肪を含む肉3＋脂肪2
野菜焼きそば（炒麺、撈麺）‡*	1.2カップ	炭水化物2＋脂肪1
ピッツア		
チーズ/ペパローニ、レギュラークラスト‡	110cmの1/8（約113g）	炭水化物2½＋中程度の脂肪を含む肉1＋脂肪1½
チーズ/ベジタリアン、薄いクラスト‡	30cmの1/4（約170g）	炭水化物2½＋中程度の脂肪を含む肉2＋脂肪1½
サンドイッチ		
網焼きのチキンサンドイッチ‡	1	炭水化物3＋低脂肪肉4
かりっとしたチキンサンドイッチ‡	1	炭水化物3½＋中程度の脂肪を含む肉3＋脂肪1

著作権：2008年American Diebetes Association and American Diebeteic Association（転載許可有り）

付録 34. 献立作成用食品交換表——続き

食物	1食分の分量	1食当たりの交換単位数
魚のサンドイッチタルタルソースつき	1個	炭水化物2½+中程度の脂肪を含む肉2+脂肪2
ハンバーガー		
大（チーズ入り）‡	1個	炭水化物2½+中程度の脂肪を含む肉4+脂肪1
レギュラー	1個	炭水化物2+中程度の脂肪を含む肉1+脂肪1
ホットドッグ（ロールパン）‡	1個	炭水化物1+高脂肪肉1+脂肪1
サブマリン・サンドイッチ		
脂肪6g未満‡	15cm	炭水化物3+低脂肪肉2
レギュラー‡	15cm	炭水化物3½+中程度の脂肪を含む肉2+脂肪1
タコス、タコスの皮は固い場合と柔らかい場合がある。（肉およびチーズ）	小1個	炭水化物1+中程度の脂肪を含む肉1+脂肪1½
サラダ		
サラダ、主菜（焼いたチキン入り、ドレッシングなし、またはクルトン入り）‡*	サラダ	炭水化物1+低脂肪肉4
サラダ、副食、ドレッシングなし、またはチーズ入り。	小（約142g）	野菜1
副食/前菜		
フライドポテト、レストランスタイル†	小	炭水化物3+脂肪3
	中	炭水化物4+脂肪4
	大	炭水化物5+脂肪6
チーズ入りナチョス‡	小（約128g）	炭水化物2½+脂肪4
オニオンリング‡	1食（約85g）	炭水化物2½+脂肪3
デザート類		
ミルクシェーク、香味料入り	157g	炭水化物6+脂肪2
ソフトクリーム、コーン入り	小1個	炭水化物2½+脂肪1

* 1食当たり食物繊維を3g以上含む。
† 余分の脂肪を含む。または余分の脂肪で調理。
‡ 1食当たり600 mg以上のナトリウムを含む。（ファストフードの主菜/食事）

アルコール

栄養上のアドバイス

1. 通常、アルコール1単位（15mLの無水アルコール）は、約100kcalである。

選択上のアドバイス

1. アルコールを飲むときは、女性は1日1ドリンク未満に制限し、男性は1日2ドリンク未満に制限すべきである。
2. 血糖値低下（低血糖症）のリスクを低減するために、特に、インスリンまたはインスリンを増加させる糖尿病用錠剤を摂取している場合は、常に食物を食べながら飲酒すること。
3. アルコールそれ自体が、直接血糖値に栄養することはないが、例えば、混合飲料、ビール、ワイン中の炭水化物が血糖値を上げることもあることを知っておくこと。
4. 献立にアルコールを取り入れたい場合は、担当の栄養士に確認すること。

アルコール飲料	1食分の分量	1食当たりの交換単位数
ビール		
ライト（4.2%）	360mL	1アルコール当量+炭水化物1/2
レギュラー（4.9%）	360mL	1アルコール当量+炭水化物1
蒸留酒：ウオツカ、ラム、ジン、ウイスキー80または86プルーフ	45mL	1アルコール当量
リキュール、コーヒー（53プルーフ）	30mL	1アルコール当量+炭水化物1
酒	30mL	1/2アルコール当量
ワイン		
デザート（シェリー酒）	105mL	1アルコール当量+炭水化物1
ドライ、赤または白（10%）	150mL	1アルコール当量

著作権：2008年American Diebetes Association and American Diebeteic Assocation（転載許可有り）

付録 35. 米国嚥下障害食

食品テクスチャー尺度で判断した食品特性に基づき、以下の固形食テクスチャーレベルが推奨されている。

レベル1：嚥下障害：ピューレ食

解説：このレベルの食事は、ピューレ状の均質な粘性の高い食品で構成された食事である。食物は、「プディング状」とすべきである。粗いテクスチャーのもの、生鮮野菜・果物・ナッツ類などは、許容できない。摂取時に取扱いに注意し、咀嚼し、食塊を形成しなければならない食品は除外する。

理論的根拠：このレベルの食事は、中等度～重度の嚥下障害を有し、口腔相の能力が低く、気道を保護する能力が低下している患者のための食事である。徹底的な観察を慎重に行い代替栄養補給法が必要になる場合もある。

液体粘度（該当するものを○で囲む）

| 薄い（すべてのとろみをつけていない飲料やサプリメントを含む） | ネクター（果汁）様 | ハチミツ様 | スプーンですくえる程度のとろみ |

NDD レベル1の食物テクスチャー：嚥下障害：ピューレ食

食品群	推奨食品	避けるべき食品	薄い液体が許容できる場合、次の食品も許容できる場合がある
飲料	塊や果肉を含まない、なめらかで均質な飲料。適切な粘度にするためにとろみをつける必要があるかもしれない。	だま状のもの、種子、塊、果肉などの入った飲料。	牛乳、ジュース、コーヒー、紅茶、ソーダ、炭酸水飲料、アルコール飲料、栄養サプリメント、氷片
パン	市販または施設などで調理されたピューレ状のパンミックス、予めゲル化したスラリー状のパン、パンケーキ、スイート・ロール、デニッシュペイストリー、フレンチトーストなど（製品の全層をゲル化したもの）	他のすべてのパン、ロールパン、クラッカー、ビスケット、パンケーキ、ワッフル、フレンチトースト、マフィンなど	
シリアル食品（湿り気を加えるために適量の牛乳を加えても良い）	ファリーナタイプのシリアルのように、なめらかで均質な加熱調理済みのシリアル。シリアルは「プディング状」の粘度を有していること。	すべての乾燥シリアル、および加熱調理済みのシリアルでだまや種子、大きな塊が入っているもの オートミール	シリアルに湿り気を加えるための適量の牛乳またはクリーム。これらはよく混ぜ合わすこと。
デザート類	なめらかなプディング、カスタード、ヨーグルト、裏ごしデザート類、スフレ	氷菓子、ゼラチン、冷凍ジュースバー、クッキー、ケーキ、パイ、ペストリー、粗い舌触りのプディング、パンプディング、ライスプディング、フルーツヨーグルト。これらの食品は、薄い液体とみなされる。薄い液体が制限されている場合は避けるべきである。フローズンモルト（麦芽飲料で作った氷菓）、ミルクシェイク、フローズンヨーグルト、エッグノッグ、栄養サプリメント、アイスクリーム、シャーベット、レギュラーまたは無糖のゼラチン、あるいは室温21℃または体温37℃で液体になるすべての食品	フローズンモルト、ヨーグルト、牛乳シェイク、エッグノッグ、栄養サプリメント、アイスクリーム、シャーベット、味の付いていないレギュラーまたは無糖のゼラチン
脂肪	バター、マーガリン、裏ごしグレービー、サワークリーム、マヨネーズ、クリームチーズ、ホイップクリーム ホワイトソース、チーズソース、オランデーズソースのようななめらかなソース	粗い添加物または塊状の添加物の入ったあらゆる脂肪	
果物	裏ごしした果物またはよく潰した生鮮バナナ 果肉や種子、塊の入っていないフルーツジュース（薄い液体が制限されている場合、適切な粘度にするためにとろみをつける必要があるかもしれない）	丸ごとの果物（生鮮、冷凍、缶詰、乾燥）	とろみのついていないフルーツジュース
肉および肉代替品	ミキサーにかけた肉 ブラウンシュバイガーソーセージ、なめらかで均質なスフレ 水分を加え軟らかくした豆腐 ホムスなど、豆類のピューレ状スプレッド	牛肉、魚、鶏肉のホールまたはひき肉 ピューレ状でないレンズ豆など豆類 チーズ、カッテージチーズ、ピーナッツバター（ピューレ状にして適切に食品中に混合していない限り避けること）ピューレ状でない卵、フライドエッグ、固めに加熱調理した卵	
ジャガイモおよびデンプン	マッシュポテトとソース；裏ごししたジャガイモにグレイビーソース、バター、マーガリン、サワークリームを添えたもの 十分に加熱調理したパスタ、麺類、ブレッドドレッシング、または米をミキサーにかけ、なめらかで均質な粘性にしたもの。	他のすべてのジャガイモ、米、麺類、味付けなしのマッシュポテト、加熱調理済みの穀類 ピューレ状でないブレッドドレッシング	
スープ	ミキサーにかけたスープまたは裏ごしスープ；適切な粘性にするためにとろみをつける必要があるかもしれない。	塊やだまなどがあるスープ	ブロスなど、裏ごしした薄いスープ

付録 35. 米国嚥下障害食――続き

食品群	推奨食品	避けるべき食品	薄い液体が許容できる場合、次の食品も許容できる場合がある
野菜	塊やだま、髄、種子を含まないピューレ状の野菜トマトペーストまたはトマトソース(種無し)、トマトジュースまたは野菜ジュース(処方された液体粘度よりも薄いジュースは、適切な粘度となるようにとろみをつける必要があるかもしれない)	ピューレ状でないあらゆる野菜 トマトソース(種子有)、濃度の薄いトマトジュース	濃度の薄いトマトジュースまたは野菜ジュース
その他	砂糖、人工甘味料、塩、細かく挽いたコショウと香辛料 ケチャップ、マスタード、バーベキューソースなどのなめらかなソース類 ハチミツ、なめらかなゼリー 非常に軟らかくなめらかなキャンディー(トラッフルなど)	粗びきコショウおよびハーブ 塊状のフルーツプリザーブおよび種子の多いジャム、 種子、ナッツ、粘度の高い食品 チューイングタイプのキャンディー(キャラメルやリコリスなど)	なめらかなチョコレートキャンディー(ナッツや粒状の飾りなどのないもの)

レベル 2: 嚥下障害: 機械的に特性を変えた食事

解説:このレベルの食事は、しっとりした軟らかなテクスチャーを有し、簡単に食塊が形成される食品から成っている。肉類は、0.6cm角以下に挽くか、みじん切りにする。この状態でも、水分量を保ち、ある程度の凝集性を有する。NDD レベル1の食品は、このレベルでもすべて許容できる。

理論的根拠:このレベルの食事は、ピューレ状のテクスチャーから、さらに固いテクスチャーへの移行段階にある。咀嚼力が必要である。このレベルのテクスチャーは、軽度から中等度の嚥下障害または咽頭嚥下障害の患者に適している。混合テクスチャーへの忍容性に関して患者を評価すべきである。このレベルでは、ある程度の混合テクスチャーに耐えられることが想定されている。

液体粘度(該当するものを○で囲む)

薄い(すべてのとろみをつけていない飲料やサプリメントを含む)	ネクター様	ハチミツ様	スプーンですくえる程度のとろみ

NDD レベル2の食物テクスチャー: 嚥下障害: 機械的に特性を変えた食事(下記の表の食品に加えて、NDD レベル1:嚥下障害:ピューレ食の表の全ての食品を含む)

食品群	推奨食品	避けるべき食品	薄い液体が許容できる場合、次の食品も許容できる場合がある
飲料	果肉などの量を最低限に抑え最小限の食感を有するあらゆる飲料。食感の原因となる要素はすべて液体の中に懸濁させ、凝結させないこと。 推奨されている液体粘度に応じてとろみをつける必要があるかもしれない。		牛乳、ジュース、コーヒー、紅茶、ソーダ、炭酸飲料、アルコール飲料 許容されるなら、栄養サプリメント 氷片
パン	軟らかいパンケーキ、シロップソースで十分に湿らせえたもの。 ピューレ状にしたブレッドミックス、予めゲル化またはスラリー化したパン(製品の全層をゲル化したもの)	その他すべて	
シリアル食品 (薄い液体が制限されている場合は、0.3カップの牛乳またはシリアルを湿らせるために十分な牛乳を加えてもよい。加える水分は食品中に十分混合すること)	加熱調理済みシリアルで、食感の少ないもの(オートミールなど) コーンフレーク、Rice KrispiesかWheatiesなど、食感の少ない乾燥シリアルで、僅かに水分を加えてもの。 かさを増すために未加工の小麦ブランをシリアルに混ぜ込んだもの。 注記: 薄い液体が制限されている場合は、液体をすべてシリアルに吸収させることが重要である。	亜麻仁などの種子またはナッツを含む可能性のある、非常に粗い、加熱調理済みシリアル。 全粒穀類の乾燥タイプまたは粗いタイプのシリアル。 ナッツ、種子、ドライフルーツ、ココナッツ入りのシリアル。	シリアル用牛乳 またはクリーム
デザート類	カスタードプディング 底部分のみがクラストでできた軟らかいフルーツパイ。 種子やナッツが入っていないクリスプとコブラー(ソフトタイプのパンやケーキクラムの混合物) 缶詰の果物(パイナップルを除く) アイシングのかかった軟らかなしっとりしたケーキ、またはどろどろしたケーキ。 予めゲル化したクッキー、または牛乳、コーヒーなどの液体に浸漬した軟らかくしっとりしたクッキー。	粗い(ザラザラした)ドライケーキ およびクッキー。 ナッツ、種子、ココナッツ、パイナップル、ドライフルーツを含むものすべて。朝食用ヨーグルト(ナッツ入り)。 ライスプディングまたはパンプディング。これらの食品は薄い液体とみなされる。薄い液体が制限されている場合は、避けるべきである。 フローズンモルト、ミルクシェイク、フローズンヨーグルト、エッグノッグ、栄養サプリメント、アイスクリーム、シャーベット、レギュラーまたは無糖のゼラチン、あるいは、室温(21℃)、体温(37℃)で薄い液体になるあらゆる食品。	アイスクリーム、シャーベット、フローズンモルト、栄養サプリメント、フローズンヨーグルト、などの氷菓。 レギュラーまたは無糖のゼラチン、缶詰の果物(パイナップルを除く)

続く

付録 35. 米国嚥下障害食——続き

食品群	推奨食品	避けるべき食品	薄い液体が許容できる場合、次の食品も許容できる場合がある
脂肪	バター、マーガリン、シリアル用クリーム（液体粘度に関する推奨事項による）、グレイビーソース、クリームソース、マヨネーズ、サラダドレッシング、クリームチーズ、軟らかい添加物入りのクリームチーズスプレッド、サワークリーム、軟らかい添加物入りのサワークリームディップ、ホイップクリーム	粗い添加物または塊状の添加物入りのあらゆる脂肪	シリアル用クリーム
果物	種子や皮を含まない軟らかな果物（缶詰または加熱調理した果物の汁を切ったもの） 生の軟らかな完熟バナナ 少量の果肉入りのフルーツジュース 薄い液体が制限されている場合は、適切な粘度にするために、フルーツジュースにとろみをつけるべきである。	生鮮または冷凍の果物 果皮または種子を含む加熱調理した果物、 ドライフルーツ パイナップル（生鮮、缶詰、加熱調理済み）	薄いフルーツジュース 種無しスイカ
肉、肉代替品 アントレ （肉片は0.6cm以下で、軟らかいこと）	水分を含んだひき肉または加熱調理した肉、鶏肉、魚肉。水分を含んだひき肉または軟らかい肉は、グレイビーソースなどのソースと供することができる。 米を使わないキャセロール（煮込み）料理 水分の多いマカロニとチーズ、十分に加熱調理したパスタとミートソース、ツナヌードルキャセロール、軟らかくて水分の多いラザニア 水分の多いミートボール、ミートローフ、フィッシュローフ ツナサラダや卵サラダ（大きな塊やセロリ、タマネギの入っていないもの） カッテージチーズ、大きな塊を含まないなめらかなキッシュ ポーチドエッグ、スクランブルエッグ、軟らかく加熱調理した卵（卵黄は流れるほど軟らかすぎないが、水分が多く、バター、マーガリン、その他の水分を加えて潰せる状態のもの）（安全のために71℃未満で調理するか、低温殺菌卵を使用すること） スフレは小さな軟らかな塊を含む場合がある。 豆腐 ベークドビーンズのように十分に加熱調理し、軽く潰し水分を多く含んだ豆類。 すべての肉類またはタンパク代替品は、ソースと共に供するか、または水分を加えることによって口腔内での高い粘性の維持を助成すること。	乾燥肉、固い肉（ベーコン、ソーセージ、ホットドッグ、ブラートヴルストなど） 水分の少ないキャセロールまたは米や大きな塊の入ったキャセロール料理 チーズ（スライスしたものおよび角切） ピーナッツバター 固めに調理した卵またはカリカリに揚げた卵 サンドイッチ ピッツア	
ジャガイモおよびデンプン	十分に加熱し、水分を加えたジャガイモ（茹でたもの、焼いたもの、潰したもの）。 十分に加熱し細かく刻んだハッシュドブラウンポテト（カリカリしていないもの）（すべてのジャガイモは、水分を足してソースと共に供する必要がある）。 十分に調理しソースで和えた麺。 バターまたはグレイビーソースで水分を加えたシュペッツレまたは軟らかいダンプリング。	ジャガイモの皮とポテトチップス フライドポテトまたはフレンチフライポテトライス	
スープ	咀嚼または嚥下の容易な肉または野菜を使ったスープ。スープ中の粒の大きさは0.6cm未満にすること（処方された液体粘度よりも薄いスープの場合、適切な粘度となるようにとろみをつける必要があるかもしれない）。	肉および野菜の大きな塊の入ったスープ。スープ（米、トウモロコシ、エンドウ）	「避けるべき食品」欄に記載された以外の全てのスープリスト
野菜	軟らかく十分に調理されたあらゆる野菜。 野菜は、0.6cm未満で、フォークで容易につぶせるもの。	加熱調理したトウモロコシとエンドウ豆 ブロッコリー、キャベツ、芽キャベツ、アスパラガス、などの繊維質で軟らかくなくゴムのように硬質な調理済み野菜	
その他	ジャムおよびプリザーブ（種子無し）、ゼリー ソース、サルサなど（0.6cmの小さな軟らかい塊が入っている） 簡単に咀嚼できる軟らかでなめらかなチョコレートバー	種子、ナッツ、ココナッツ、粘度の高い食品 チューイングタイプのキャンディー（キャラメルやリコリスなど）	

付録 35. 米国嚥下障害食——続き

食品群	推奨食品	避けるべき食品	薄い液体が許容される場合、次の食品も許容される場合がある
レベル3：嚥下障害：常食への移行			

解説：このレベルは、ほぼ通常のテクスチャーに近い食品で構成されている（非常に固いもの、粘りの強いもの、カリカリしたものは除く）。嚥下の口腔相において、食物は十分な水分を保ち、食物片は一口サイズになっている必要がある。

理論的根拠：この食事は通常食への移行用食事である。十分な歯と咀嚼力が必要である。この食事のテクスチャーは、軽度の口腔相嚥下障害および/または咽頭相嚥下障害の患者に適している。混合テクスチャーの忍容性に関して、患者を評価すべきである。このレベルでは、混合テクスチャーに耐えられることが、想定されている。

液体粘度（該当するものを○で囲む）

薄い（とろみをつけていない）	ネクター様	ハチミツ様	スプーンですくえる程度のとろみ

NDDレベル3の食物テクスチャー：嚥下障害：常食への移行

食品群	推奨食品	避けるべき食品	薄い液体が許容される場合、次の食品も許容される場合がある
飲料	あらゆる飲料（液体粘度の推奨事項に応じる）		牛乳、ジュース、コーヒー、紅茶、ソーダ、炭酸飲料、アルコール飲料、栄養サプリメント 氷片
パン	適量のシロップ、ゼリー、マーガリン、バターを加え、十分湿らせたしっとりしたパン、ビスケット、マフィン、パンケーキ、ワッフルなど。	乾燥したパン、トースト、クラッカーなど。フランスパンまたはバゲットのような堅焼きパン	
シリアル食品（薄い液体が制限されている場合は、0.3カップの牛乳またはシリアルを湿らせるために十分な牛乳を加えてもよい。）	十分に湿らせたシリアル	細かく刻んだ小麦またはオールブランのような粗く（ザラザラした）乾燥したシリアル	
デザート類	「避けるべき食品リスト」に掲載されているデザート以外すべて。	硬い歯応えのある非常に乾燥したケーキ、クッキー。 ナッツ、種子、ドライフルーツ、ココナッツ、パイナップルを用いたデザート。 これらの食品は薄い液体とみなされる。薄い液体が制限されている場合は、避けるべきである：フローズンモルト、牛乳シェイク、フローズンヨーグルト、エッグノッグ、栄養サプリメント、アイスクリーム、シャーベット、レギュラーまたは無糖ゼラチン、あるいは室温（21℃）または体温（37℃）で液体になるすべての食品。	モルト、ミルクシェイク、フローズンヨーグルト、アイスクリームなどの冷凍デザート類 栄養サプリメント、ゼラチンなど、口腔内での粘度の低いデザート類
脂肪	「避けるべき食品リスト」に掲載されている脂肪以外すべて。	粗く（ザラザラした）噛み切るのが困難、または塊の入っている添加物（ナッツまたはパイナップル入りのクリームチーズスプレッドなど）の入ったあらゆる脂肪食品	
果物	缶詰および調理した果物 生の柔らかい果物（モモ、ネクタリン、キウイ、マンゴー、カンタロープ・メロン、ハネデューメロン、スイカ（種子無し） イチゴのような小さな種子のある軟らかなベリー類	リンゴまたは西洋ナシのように噛み切るのが困難な生鮮果物。 パパイヤ、パイナップル、マンゴーのように糸を引く果肉が多く含まれている果物。 ブドウのように噛み切るのが困難な皮のある生鮮果物。 プラムおよびアプリコットのような未調理のドライフルーツ。 フルーツレザー、フルーツラップサンド、フルーツスナック、ドライフルーツ。	あらゆるフルーツジュース
肉、肉代替品、アントレ	肉および鶏肉の薄切り肉、柔らかい肉、ひき肉。 十分に水分を含んだ魚肉。 卵（料理法を問わず） ヨーグルト（ナッツまたはココナッツは無添加） 少量の肉、ひき肉、軟らかな肉を入れたキャセロール（煮込み）	硬く乾燥した肉および鶏肉 乾燥した魚または骨付きの魚 ピーナッツの粒入りバター ナッツまたはココナッツ入りのヨーグルト	

続く

付録 35. 米国嚥下障害食——続き

食品群	推奨食品	避けるべき食品	薄い液体が許容できる場合、次の食品も許容できる場合がある
ジャガイモとデンプン	米、野生米、しっとりしたブレッドドレッシング、軟らかいフライドポテトなどすべて	硬いクリスプタイプのフライドポテト ジャガイモの皮 ドライブレッドドレッシング	
スープ	「避けるべき食品」欄に記載されたスープ以外のあらゆるスープ 濾過したコーンまたはクラムチャウダー（処方された液体粘度よりも薄いスープの場合は、適切な粘度になるように、とろみをつける必要があるかもしれない。）	硬い肉入りスープ コーンまたはクラムチャウダー 0.6cm以上の大きな肉または野菜の塊入りのスープ	「避けるべき食品」欄に記載された肉汁とブイヨン以外の全てのスープ
野菜	調理した軟らかい野菜すべて 細かく刻んだレタス	細かく刻んだレタス以外のあらゆる生鮮野菜 調理したトウモロコシ 軟らかくないか硬くて噛みにくい調理済み野菜	
その他	あらゆる香辛料と甘味料 あらゆるソース ナッツ、種子、ココナッツの入っていない硬くない飴 ジャム、ゼリー、蜂蜜、プリザーブ	ナッツ、種子、ココナッツ チューイングタイプのキャラメルまたはタフィー ナッツ、種子、ココナッツ入りの飴	

出典：American Dietetic Association: National dysphagia diet: standardization for optimal care, Chicago, 2003, ADA. Copyright American Dietetic Association. (許可を得て転載)

付録 36. 透析のための腎臓病食

食事は、腎臓の機能次第で変えなければならない。ここでは、主に、透析患者のための情報を採り上げている。ある患者にとってよいことが、必ずしも他の患者にとってもよいことであるとは限らない。腎臓の機能変化に伴い、食事も変化させる。このガイドは、栄養豊富な献立作成と身体機能を最善の状態に保つことに役立つ。腎臓病食専門の栄養士が、患者と相談し、必要に応じて通常の献立を腎臓病食に変えることになる。この付録に、そのとき役立つガイドラインを掲載している。

1. タンパク質量を増やすこと。
   透析患者は、高タンパク質の食事を摂取する必要がある。牛肉、豚肉、子羊の肉、魚、甲殻類、鶏肉、卵などの動物性食品は、食事中のほとんどのタンパク質の供給源である。タンパク質の必要量は、体重によって異なる。ほとんどの人々は1日に170〜227gのタンパク質が必要である。トランプ一組の大きさは、約85g分のタンパク質の大きさと等しい。
2. カリウムを制限すること。
   たいていの食品はいくらかカリウムを含んでいるが、果物と野菜は、最も管理しやすい。果物、野菜、ジュースは、1日6杯までに制限すること。1杯は、通常、0.6カップである。
   塩の代替品、「ライト」塩は、カリウムで出来ているので、使用しないこと。
3. 塩分を制限すること。
   摂取する塩分を制限すること。調理中または食卓で塩を加えないこと。冷凍食品、缶詰または乾燥食品、「ファストフード」のような塩分の多い食品や、ハム、ソーセージ、ランチョンミートなどの塩分の多い肉類を避けること。食物に風味をつけるためには、塩の代わりに、無塩の香辛料または香辛料ミックスを使用すること。
4. リンを制限すること。
   牛乳または乳製品は、1日1杯のみに制限すること。1杯は通常、0.6〜1.2カップである。医師の処方通りに、食事と共に、Tums、PhosLo、Renagel、Fosrenolなどのリン酸塩結合剤を服用すること。
5. 水分
   飲用する安全な水分量は、患者によって異なる。それは、生成する尿量による。1日に 水分3.5カップ（720mL）+ 尿の排泄量を超過する量の水分を飲用しないようにすること。塩の摂取量を制限していれば、喉の渇きを感じることはない。
   水分とは、Jell-O、アイスクリーム、氷、スープなどのように室温で液体のあらゆる飲食物を全て含む。
6. 食欲減退および体重減少
   新たに透析を受け始めると、食欲が減退することはよくあることだ。食欲が減退した場合は、少量ずつ頻繁に食事を摂り、さらに余分に軽食も摂るようにする。
   余分のカロリーを摂るために、バター、マーガリン、油、ソースとグレービーソース、サワークリーム、クリームチーズ、ホイップクリームなどの高カロリー脂肪を加えるようにする。米、パスタ、パン、ロールパンを食事に加えても、カロリーを増やすことができる。
   糖尿病食を摂っているのでなければ、砂糖、ケーキ、飴、ペイストリーなどの菓子類も、カロリーの十分な摂取源である。
   栄養サプリメントを試すことについて、担当の栄養士と相談すること。

タンパク質

透析を受ける時は、高タンパク質の食事の摂取が必要である。それは、透析治療中にタンパク質を失うからである。健康を維持するために、日常のタンパク質の必要量を摂取し、さらに透析中に失うタンパク質量も補う必要がある。肉、魚、鶏肉、卵などの動物性食品が、食事に含まれるほとんどのタンパク質の供給源である。身体は、筋肉、皮膚、血液、その他の組織を作り、修復するために、タンパク質を用いる。

アルブミン

アルブミンは、血液中のタンパク質である。毎月、臨床検査を行い、アルブミン量を測定する。これは、健康であるかどうかを知るための良い方法である。アルブミン濃度は3.4 mg/dLを超過している必要がある。

付録 36. 透析のための腎臓病食——続き

健康なアルブミン濃度の維持

毎日十分なタンパク質を摂取しているかどうか確認すること。毎日のタンパク質の必要量は、体重によって決まる。

毎日のタンパク質の必要量は、下記の表の体重から確認すること。

タンパク質食

体重	必要量
40 kg	4-5 タンパク質食
50 kg	5-6 タンパク質食
60 kg	6-7 タンパク質食
70 kg	7-8 タンパク質食
80 kg	8-9 タンパク質食
90 kg	9-10 タンパク質食

体重：＿＿＿＿＿＿＿＿＿＿kg

必要量：＿＿＿＿＿＿＿＿＿＿タンパク質食／日

1タンパク質食とは：

卵1個
調理した肉、魚、鶏肉 28g
0.3カップの缶詰または調理した魚、魚介類
0.6カップの豆腐
1.2カップの牛乳
チーズ 28g
0.3カップのカッテージ・チーズ
0.3カップのプディングまたはカスタード
大さじ2杯のピーナッツバター
1ひとすくいのタンパク質パウダー
半本のタンパク質バー

通常の1タンパク質食

たいていの人は、1タンパク質食よりも多くのタンパク質食品を摂取する。次に例を挙げる：

通常のハンバーガーパティ (85g) ＝ 3 タンパク質食
ビーフステーキ小 (7.6cm × 10cm) ＝ 4 タンパク質食
鶏の胸肉半分 (85g) ＝ 3 タンパク質食
鶏肉のドラムスティックまたはモモ肉 (57g) ＝ 2 タンパク質食
平均的な豚肉リブ骨付き (85g) ＝ 3 タンパク質食
魚の切り身 (7.6cm × 7.6cm) ＝ 3 タンパク質食

1タンパク質食の推定量

1タンパク質食を推定する簡単な方法を下記に示す：
- 親指全体は、約28gのタンパク質の大きさである。
- 3つの積み重ねたサイコロは、約28gの大きさである。
- トランプ一組の大きさは、約85g分のタンパク質の大きさと等しい。
- 手の大きさのヤシ油は、約3〜113g分のタンパク質の大きさである。
- 握り拳はほぼ1.2カップのタンパク質の大きさである。

タンパク質をより多く摂取するための有益なヒント

透析を受けている患者の中にはタンパク質の味が嫌いな患者もいる。料理するときの匂いが嫌いな患者もいる。さらに、毎日十分なタンパク質が摂取できない患者もいる。

以下に、有益なヒントを挙げる：
- 風味を改善、または隠すために、グレイビーソース、ソース、調味料、香辛料を使用すること。
- 料理の時の匂いが食欲を損なう場合は、予め食事を作り、台所の匂いから離れること。
- 調理したタンパク質の食品を冷たくしてから摂取すること。冷えたフライドチキン、ロースト・ビーフサンドイッチ、エビサラダを摂取すること。
- スープやサラダに、肉や豆を切り入れること。
- 卵をもっとたくさん使用すること。固茹で卵、卵サラダのサンドイッチ、カスタード、キッシュを試してみること。キャセロール（煮込み）料理やスープに、溶き卵を加えて混ぜること。
- エンゼルケーキ、ピーナッツバター、豆サラダのようなタンパク質食品を試してみること。
- タンパク質バーを食べること。担当の栄養士が、タンパク質バーの選択に助言してくれる。
- タンパク質パウダーを用いる。担当の栄養士が、タンパク質パウダーの選択に助言し、使用法を教えてくれる。

栄養サプリメント

栄養サプリメントは、カロリーとタンパク質を追加するための供給源である。通常、毎日軽食として、サプリメント1缶を用いる。さらに、食事が摂れなかったときは、もう1缶追加する。

すべての栄養サプリメントが透析患者にとって安全であるわけではない。サプリメントを使用する前に、担当の栄養士と共に、確認すること。

低栄養状態

肉、魚、鶏肉、卵などの高タンパク質食品を十分に摂取しないと、アルブミン濃度が推奨されている濃度よりも下がる。アルブミン濃度が下がると、身体の細胞内に水分を保つことができない。したがって、透析中にむくみ（浮腫）や血圧低下が起こる。アルブミン濃度が低下すると、死のリスクが高まる。アルブミン濃度が4を超えている場合は、死亡率が最も低い。

カロリーを十分に摂ることも重要である。担当の栄養士の助言により、大量のタンパク質とカロリーを摂取しているかどうかを確認することができる。

運動

毎日、何らかな方法で、運動をすること（例えば、ウォーキング、水泳、ガーデニング、ストレッチなど）。筋肉の使用は、筋力維持に役立つ。筋肉内に蓄積されているタンパク質は、アルブミン濃度維持に役立つ。

血液透析患者のためのカリウム

- カリウムはたいていの食品に含まれているが、食事を摂る時、果物と野菜が最も調節しやすい。次の表は、野菜と果物を、1食に含まれるカリウムの量で分類している。
- 食事の際に、食べてはいけない食品はない。忘れてはならない大切なことは、食べる量とその回数である。買い物または外食のときに、この表を常に持ち歩くこと。
- この表にない果物や野菜を食べる時は、担当の栄養士に聞いてみること。

血液透析を受けている患者に適した食品

- 高カリウム群から1食／日
- 中程度のカリウム群から2食／日
- 低カリウム群から2〜3食／日

これは、他の食品も摂取して、カリウム約2000〜3000 mg／日になる量である。各食品の1食分の分量（各食品名の後の括弧内）を確認すること。

野菜と豆を水に漬ける

ジャガイモ、パースニップ、サツマイモ、冬カボチャ、豆のような高カリウム食品については、水に漬ける作業が功を奏する。その手順は次の通りである。

1. 野菜の皮を剥き、薄く切る（3mm）よく漱ぐ。野菜の4倍の量の温水を入れたボールに漬ける。例えば、4.8カップの水に1.2カップの薄切り野菜を漬ける。少なくとも1時間漬ける。水を流し再びすすぐ。
2. このように水に漬けた野菜は、油で揚げたり、潰したり、蒸し焼きにしたり、スープまたはシチューに入れたり、生のままで供することができる。食物を茹でる時は、4倍以上の水を用い、通常通り調理する。
3. 乾燥豆は、前述の指示に従い、調理した後、切り刻み水につけるべきである。缶詰の豆は、切り刻み、すすぎ、水に漬けるだけでよい。

続く

付録 36. 透析のための腎臓病食——続き

	低カリウム食品 5-150 mg	中程度のカリウム食品 150-250 mg	高カリウム 食品 250-500 mg
		食品分類	
果物	アップル・ソース (0.6 カップ) ブラックベリー (0.6 カップ) ブルーベリー (1.2 カップ) グレープフルーツ (0.6 カップ) 西洋ナシ、缶詰 (0.6 カップ) パイナップル (0.6 カップ) プラム、缶詰 (0.6 カップ) ラズベリー (0.6 カップ) ルバーブ、調理済み (0.6 カップ) イチゴ (0.6 カップ) タンジェリン (1)	リンゴ (中1個)、チェリー (8-10個) フルーツカクテル (0.6 カップ) ブドウ (10-15個) マンゴー (半個、中) メロン: カンタロープ・メロン、ハネデューメロン (0.6 カップ)、パパイヤ (0.6 カップ) モモ、缶詰 (0.6 カップ) 西洋ナシ、生鮮 (中1個) プラム (2個) スイカ (1.2 カップ)	アプリコット (3) アボカド (1/4) バナナ (中1個) ナツメヤシ (5) イチジク (3) キウイ (1) ネクタリン (中1個) オレンジ (中1個) モモ、生鮮 (中1個) プラム (5) 干しブドウとドライフルーツ (0.3 カップ)
野菜	アスパラガス (4つの芽) もやし (0.6 カップ) キャベツ (0.6 カップ) カリフラワー (0.6 カップ) トウモロコシ (0.6 カップ) キュウリ (1/2) 黄色いさやのインゲン豆 (0.6 カップ) レタス (1.2 カップ) オクラ (3鞘) タマネギ (0.6 カップ) エンドウ (0.6 カップ) ダイコン (5) ルタバガ (0.6 カップ) 夏カボチャ (0.6 カップ) カブ (0.6 カップ) ヒシの実 (4)	ブロッコリー (0.6 カップ) 芽キャベツ (4-6) ビーツ (0.6 カップ) ニンジン (0.6 カップ) セロリ (0.6 カップ) 茄子 (0.6 カップ) ミックス野菜 (0.6 カップ) マッシュルーム (0.6 カップ) ピーナッツバター (大さじ2杯) 緑ピーマン (1) ポテトチップス (10) 水漬けジャガイモ (0.6 カップ)	アーティチョーク (中1個) 豆: ライマメ、インゲン豆、白インゲンマメ、インゲンマメ (0.6 カップ) 葉野菜: ビーツ、コラード、カラシナ、ホウレンソウ、カブ (0.6 カップ) レンズ豆、皮をむいて干して割ったさやえんどう、ひよこ豆、ササゲ (0.6 カップ) ナッツ: あらゆる種類 (0.6 カップ) パースニップ (0.6 カップ) ジャガイモ (0.6 カップまたは小1個) カボチャ (0.6 カップ) ホウレンソウ (0.6 カップ) トマト (中1個) トマトソース、トマト サルサ (0.3 カップ) 冬カボチャ (0.6 カップ) ヤムイモ、サツマイモ (0.6 カップ)
ジュース	リンゴジュース (0.6 カップ) クランベリー・ジュース (1.2 カップ) ブドウジュース、冷凍 (1.2 カップ) Tang、Hi-C などのフルーツドリンク (1.2 カップ)、Kool-Aid (1.2 カップ) レモネードとライムエード (1.2 カップ) モモまたは洋ナシの ネクター (0.6 カップ)	アプリコット ネクター (0.6 カップ) ブドウ ジュース、缶詰 (0.6 カップ) グレープフルーツ ジュース (0.6 カップ) パインアップルジュース (0.6 カップ)	ザクロジュース (0.6 カップ) プルーンジュース (0.6 カップ) トマトジュース (0.6 カップ) V-8 ジュース (0.6 カップ)

その他の高カリウム食品

- 牛乳は、カリウムの含有量が高い。他の指示が無ければ、牛乳を1.2カップ/日に制限する。
- Ensure Plus およびEnhancer Plusのようなサプリメントも多量のカリウムを含んでいる。サプリメントを使用する前には、常に、担当の栄養士に相談すること。
- たいていの塩代替品と「ライト」塩製品は、カリウムを用いて作られている。したがって、これらの製品を使用してはいけない。わからないときは、担当の栄養士に、尋ねる。

塩を振りかける習慣

塩、すなわち「塩化ナトリウム」は、便利な保存食品に用いられている。すぐに腐らない食品は、たいていナトリウムの含有量が高い。ナトリウムを食べれば食べるほど、よく喉が渇く。次の食品の表は、ナトリウム濃度によって食品群にわけた表である。

減塩の食事を続けることは、難しいと思われる。この、食品のナトリウム濃度の表は、どの食品をどれくらいの量、摂取したらよいかを知るために役立つ。

食事の際に、食べてはいけない食品はない。忘れてはならない大切なことは、食べる量とその回数である。買い物または食事のときに、この表を常に持ち歩くこと。

血液透析を受けている患者に適した食

- 高ナトリウム群から1食/日
- 中程度のナトリウム群から1食/日
- 低ナトリウム群から望むだけ
- 中程度のナトリウム群から3食/日
- 低ナトリウム群から何食でも欲しいだけ

これは、ナトリウム約2000 ～ 3000 mg/日である。各食品の1食分の分量(各食品名の後の括弧内)を確認すること。

缶詰の中の食品を水で洗い流して、ナトリウム濃度を下げる(缶詰の野菜、塊状またはフレーク状の魚または甲殻類、鶏肉または肉)

1. 水切りボールまたはざるに缶の中身を入れる。
2. 塩水を流して捨てる。
3. 大きな塊を崩してフレーク状または小片の状態にする。
4. 1分間、流水ですすぐ。
5. 水気がほとんど無くなるまで、食物の水気を切る。

付録 36. 透析のための腎臓病食——続き

食品群	低ナトリウム食品 1-150 mg	中程度のナトリウム 食品 150-250 mg	高ナトリウム 食品 250-700 mg
パンとシリアル食品	パン、白パン、全粒穀類パン ケーキ、クッキー、クレープ、ドーナッツ シリアル食品: 調理、グラノーラ、米のポン菓子、パフ小麦、細かく刻んだ小麦、Sugar Pops、Sugar Smacks、Sugar Crisps クラッカー: グラハム、減塩、メルバトースト マカロニ、麺類、スパゲティ、米	ビスケット、ロールパン、マフィン: ホームメイド (1) パンケーキ (1) インスタントシリアル (0.9 カップ) 塩味クラッカー (6) スイート・ロール (1)	オールブラン (0.3 カップ) インスタントミックス: 麺類、ジャガイモ、米 (0.6 カップ) インスタントミックス: ビスケット、パン、マフィン、ロールパン (1 食) ワッフル (1)
薬味・香辛料	バター、マーガリン、油 セイヨウワサビ、マスタード、香辛料、ハーブ、砂糖、シロップ、タバスコ、酢、ウースターソース	ベーコン (2 切れの) ケチャップ、ステーキソース (大さじ1杯) 市販のサラダドレッシング (大さじ1杯) グレイビーソース (大さじ2杯) 減塩醤油 (小さじ2杯) マヨネーズ (大さじ2杯) ピクルスレリッシュ (大さじ2杯) スイート ピクルス (小2個)	塩 (小さじ1/4杯)
乳製品	チーズ: クリーム、モントレー、モツァレラ、リコッタ、減塩タイプ クリーム: ハーフアンドハーフ、サワークリーム、ホイップクリーム カスタード、アイスクリーム、シャーベット 牛乳: 全種類、ヨーグルト 非乳製品のクリーマー	チーズ (28g一切れ) カッテージ・チーズ (0.6 カップ) プディング (0.3 カップ)	バターミルク (1.2 カップ) プロセスチーズとチーズスプレッド (1 切れまたは大さじ2杯)
主菜	あらゆる未調理の肉、魚、鶏肉 卵 ピーナッツ バター マグロ: 減塩、水で洗い流したもの		肉汁 (0.6 カップ) 缶詰の魚、肉 (0.3 カップ) 缶詰のスープ (0.6 カップ) ホットドック (1) ランチョンミート (1 切れ) 缶詰のアントレ (例えば、豚肉と豆、スパゲティー、シチュー) (1.2 カップ) ソーセージ (28g)
果物と野菜	あらゆる生鮮または冷凍野菜 あらゆる果物と果汁 缶詰のトマト、トマトペースト 缶詰の野菜: 減塩または水で洗い流したもの	野菜 (0.6 カップ) ジュース: トマト、野菜 (0.6 カップ)	缶詰のトマトソース またはピューレ (0.3 カップ) スペシャルソース付冷凍野菜 (0.6 カップ) ザワークラウト (0.3 カップ)
飲料と軽食	ビール、ワイン、コーヒー、紅茶 キャンディー: 全種類 フルーツドリンク、Popsicles、ソーダポップ、Kool-Aid、Tang 減塩製品: カリウム代替品を除く 無塩ナッツ、無塩ポップコーン	ポテトチップとコーンチップ (1.2 カップ) スナッククラッカー (5-10)	市販のディップ (0.3 カップ) ディルピクルスチップ (3 切れの) オリーブ (5) 塩入ナッツ (0.6 カップ)

リン

低リン食

リン濃度の高い状態が長時間続くと、骨が脆くなり弱くなる。関節痛や骨の痛みが起こることもある。過剰なリンは軟組織に入り、固いまたは軟らかいしこりとなり、重度のかゆみを引き起こすこともある。

幸いなことに、食事、リン酸塩結合剤、優れた透析法により、リン濃度をコントロールできる。

リンは、たいていの食品に入っているミネラルである。透析では、リンを簡単に取り除くことはできない。リン濃度は、摂取している食品と薬物による。リン濃度を安全な範囲に保つことは、骨の健康維持に寄与している。

毎月、リン濃度を測定する。高リン濃度は、透析患者の共通する問題である。望ましい血中リン濃度は、3〜6g/dLである。

高リン食品

リンは、たいていの食品、特に、タンパク質食品に入っている。リン濃度の一番高い食品は、牛乳および牛乳から作られる製品 (乳製品) である。

これらの食品の摂取を制限することによって、リンを減らすことができる。たいていの透析患者は、下記の乳製品のリストから一日1食摂取することができる。1食分の分量も記載している。

合計1食分になるまで、異なる食品も摂取することができる。

牛乳 (1.2 カップ)
チーズ (57g)
カッテージ・チーズ (0.8 カップ)
ヨーグルト (1.2 カップ)
アイスクリーム (1.8 カップ)
フローズンヨーグルト (1.8 カップ)
ミルクシェイク (1.2 カップ)
ホットチョコレート (1.2 カップ)
プディングまたはカスタード (1.2 カップ)

その他の高リン食品

リン濃度が高いときは、これらの食品を週1回に制限しなければならない。
ブランシリアル (28g)

付録 36. 透析のための腎臓病食――続き

乾燥豆またはエンドウ（0.6 カップ調理済み）
チリ（0.6 カップ）
ナッツ（0.6 カップ）
冷凍ワッフル（1）

リンとカリウム

高リン食品は、カリウム濃度も高い場合が多い。そのためにも、乳製品とその他の高リン食品を制限しなければならない。

リン酸塩結合剤

リン酸塩結合剤は、食物摂取時に服用する錠剤である。リン酸塩結合剤は、摂取した食物中のリンが血液中に入らないようにするために役立っている。
担当医師が、各患者に対してどの結合剤を食事毎に何錠服用するのがよいかを決める。
毎日指示通りにリン酸塩結合剤を服用することが重要である。
食事の直前、食事中、食事の直後のいずれかに、リン酸塩結合剤を服用すればよい。
もし、服用を忘れるか食事をしなかった場合は、その日の結合剤の服用量を摂ることが困難になる。その場合は、担当医に相談すること。
食べる度にリン酸塩結合剤を服用することを覚えておくことは、難しいかもしれない。そこで、下記のことを試みること。：

- 毎朝、その日に必要なリン酸塩結合剤の数を取り出すこと。それを、小さな容器に入れて持ち歩くこと。その日の終わりには、その容器は空になる筈である。
- 旅行や外食の際には、リン酸塩結合剤の予備の容器を持って行くこと。
- サンドイッチまたは乳製品のような高タンパク食を摂る時は、一緒にリン酸塩結合剤も服用すること。
- リン酸塩結合剤は便秘を引き起こすこともある。便通促進について、担当の栄養士と相談すること。
- リン酸塩結合剤には多くの種類がある。服用している種類の結合剤が気に入らなければ、別の種類に変えて貰うように、担当医、薬剤師、栄養士と相談すること。

リン濃度の降下

次に、牛乳などの乳製品の代わりになるリン含有量の少ない食品をいくつか挙げている。試せるものを確認せよ。

- シリアル食品や、クリーミーソースまたはスープおよびシェイクに、Mocha Mix または Coffee Rich のような非乳製品クリーマーを用いる。
- 米乳または豆乳を試してみる。カリウムの含有量も少ない。
- 豆乳のチーズやヨーグルトを試してみる。様々な風味のものがある。
- レギュラーチーズまたはカッテージチーズの代わりにクリームチーズを使用する。
- 果物のトッピングとして、またはディップのヨーグルトの代わりに、サワークリームまたは代用サワークリームを使用する。
- Mocha Mix のような豆、米、非乳製品から作った非乳製品のアイスクリームを使用する。
- アイスクリームの代わりに、ソルベやシャーベットを楽しむ。

高リン濃度

次に、高リン濃度になる原因をいくつか挙げている。当てはまる原因を確認せよ。

- 高リン食品の食べ過ぎ。
- リン酸塩結合剤の飲み忘れ。
- 指示されたリン酸塩結合剤の飲み残し。
- 指示された時間にリン酸塩結合剤を飲んでいない。

規定された食事を摂取しリン酸塩結合剤を服用しても、リン濃度が高くなることもある。カルシウムとリンのバランスが崩れると、副甲状腺の機能が亢進する。副甲状腺ホルモンの濃度が高まると、骨が損傷する。この場合、担当医が問題を検討し治療法を推奨してくれる。

付録作成者は Katy G. Wilkens、MS、RD。

注記：ナトリウムの含有量の非常に多いものもあり、その場合は、週に1回の摂取にすべきである。それらは、Chinese や Oriental の食品；コーンビーフ、ハム、パストラミ；ファストフード（例えば、市販のハンバーガー、ピッツア、タコスなど）；ピクルス、醬油、テレビ食（訳注：加熱しただけで食べられる冷凍食品の詰め合わせパック）などの冷凍食品である。

付録 37. 塩分制限食

本態性高血圧、心血管系疾患、重度心不全、肝臓の機能障害、腎疾患、慢性腎不全の管理に、ナトリウム制限を行う。ナトリウム制限献立の目的は、ナトリウム感受性の患者の高血圧の管理と、浮腫および腹水の過剰水分の除去促進である。ナトリウムの制限量は、それぞれの必要条件に見合う量とする。

適合性

個々の食物を選択することによって、ナトリウム制限献立は、食事摂取基準に基づくすべての栄養素に適合していなければならない。ナトリウムを 1000 mg 未満に制限するとき、カルシウムサプリメントが必要になると思われる。

特筆事項

食事からのナトリウム摂取と、高血圧の予防と治療との関係性を評価した研究結果は多い。このうちのひとつに、塩化ナトリウム（食卓塩）は、食塩感受性の人々の高血圧を悪化させるという結果がある。多くの健康機関が、健常人のナトリウム摂取量を 2.4 g（2400 mg）以下にすることに賛成している。小さじ1杯の塩は、2300mgのナトリウムを含む。
治療用のナトリウム制限献立は、1日毎の望ましいナトリウム摂取量を mg で表し、処方すべきである。通常使用されるレベルのナトリウム制限を、次に示す。：

塩分無添加（NAS）：これは、最も制限のゆるい塩分制限食である。食卓塩は、使用してはいけない。調理に使う塩は制限すること。薫製、塩漬け、乾燥肉やチーズのような高ナトリウム食品；薬味・香辛料と調味料、塩分の多いスナック類、缶詰および乾燥のスープとブイヨンも制限すると、NAS食は、約 4000mgのナトリウム/日を供給することになる。

3000 mgナトリウム（7.5 g NaCl または 130 mEq Na）：これは、ファストフード；サラダドレッシング；醬油；塩分の多いスナック類；薫製や塩分の多いコーシャー肉；通常の缶詰食品；酢漬けの野菜；ランチョンミート；市販の軟水のように、ナトリウムで高度に処理された食品および飲料を制限する食事である。調理または食卓で使う塩の使用限度は、小さじ1/4杯までとする。

2000 mgナトリウム（5 g NaCl または 87 mEq Na）：これは、ナトリウム含有量の多い加工調理済み食品および飲料を取り除いた食事である。塩は、調理でも食卓でも使用してはいけない。牛乳および乳製品は、454mg/日に制限する。無塩の市販食品のみを使用すること。

1000 mgナトリウム（2.5 g NaCl または 45 mEq Na）：ナトリウム含有量の多い加工調理済み食品および飲料は除外する。通常の缶詰食品、多くの冷凍食品、デリフード、ファストフード、チーズ、マーガリン、レギュラーサラダドレッシングも、除外する（減塩または無塩の食品を代替品として使用する）。

付録 37. 塩分制限食——続き

通常のパンは、2食/日に制限する。牛乳および乳製品は、454mg/日に制限する。塩は、調理でも食卓でも使用してはいけない。注記: たいていの医療専門家は、ナトリウムの摂取が1000mg未満になる食事パターンを推奨していない。味が悪くなるだけでなく、あまりに制限しすぎて、長期間に渡れば、栄養失調になる可能性もあるからである。

ナトリウム制限のガイドライン

- ナトリウムの制限を処方または指示する前に、食歴を入手し評価すること。
- 医師の承認が得られた場合のみ、塩化カリウムを含む塩代替品を推奨すること。無塩調味料は、たいていの食料品店ですぐに入手可能なので、代わりに勧めるべきである。
- 食品のナトリウム含量について栄養成分ラベルを読むように、患者に指示すること。
- 利尿薬を使用している場合は、カリウムの補給を推奨すること。食品からのカリウムの摂取だけでは不十分であれば、カリウムサプリメントも必要になる。
- レストランで、減塩食品を選ぶための情報を提供すること。
- ナトリウムフリーのベーキングパウダー、重炭酸カリウム（重炭酸ナトリウムまたは重曹の代わりに）、無塩ショートニング（ナトリウムを含むものの代わりに）を用いて、焼いた製品を推奨すること。

- ブイヨン、スープ、肉汁ベース、缶詰のスープおよびシチュー、塩のかかったパンおよびロールパン、塩分の多いクラッカー、塩分の多いナッツまたはポップコーン、ポテトチップス、プレッツェルなどの塩分の多いスナック類など明らかに塩分の多い食品は避けること。
- ベーコン、ボローニャ、コールド・カットなどの加工牛肉、薄切り乾燥牛肉またはコーンビーフ、フランクフルト・ソーセージ、ハム、コーシャースタイルの肉、缶詰の肉と鶏肉などの薫製または塩漬け肉を避けること。
- タラ、ニシン、イワシなどの塩分の多い薫製の魚を避けること。
- ザワークラウト、オリーブ、ピクルス、レリッシュなど、塩水、トマトおよび野菜カクテルジュースで調理済みの野菜は避けること。
- セロリ塩、ガーリック、ウースターソース、醤油のような調味料は避けること。
- チーズ（例えば、スイス、アメリカンなどのプロセスチーズ）は、量を限定して供する（週にほぼ2回）。
- 制限量が2000mg未満であれば、ナトリウムの総割当て量に、ナトリウム含有薬物、セルツァー炭酸水、歯磨き粉、かみたばこを含めること。
- 市販薬を含め、様々な薬物のナトリウム含有量をモニターすること。

選抜市販薬のナトリウム含有量

薬物作用	商品名	ナトリウム含有量 mg/投与量	Mg/100 mL
鎮痛作用	Aspirin（その他様々）	49	—
制酸作用、鎮痛作用	Bromo-Seltzer	717	—
制酸作用、緩下作用	Alka-Seltzer（青箱）	521	—
制酸作用	Sal Hepatica	1000	—
	Rolaids	53	—
	Soda Mint	89	—
	Alka-Seltzer（金色の箱）	276	—
	Brioschi	710	—
緩下作用	Metamucil Instant Mix	250	—
	Fleet's Enema	250-300	—
睡眠補助作用	Miles Nervine Effervescent	544	—
制酸作用、懸濁剤	Milk of Magnesia	—	10
	Amphojel	—	14
	Basaljel	—	36
	Maalox	—	50
	Riopan	—	14
	Mylanta I	—	76
	Mylanta II	—	160
	Digel	—	170
	Titralac	—	220

無塩の調味料: 香料または調味料によって、食物の風味を増す。
例えば、

- レモンまたは酢は、魚または肉と、ブロッコリー、アスパラガス、サヤマメ、サラダのような多くの野菜の調味料として優れている。
- 牛肉は、タマネギ、ガーリック、ピーマン、ナツメッグ、生姜、粉末マスタード、セージ、ハナハッカで、風味をつける。生鮮マッシュルームまたは無塩トマトジュースを加え、料理するとよい。
- クランベリーソース、アップルソース、またはゼリーは、肉および鶏肉の風味をよくする付け合わせである。

- 野菜は、すりつぶしたタマネギ、ハッカ、生姜、メース、ディル種子、パセリ、ピーマン、生鮮マッシュルームを加えることによって、風味付けができる。
- 無塩カッテージチーズは、タマネギのみじん切り、刻みアサツキ、生のピーマン、すりつぶしたニンジン、刻みパセリ、つぶしたパイナップルで、風味をつける。
- 料理に使う無塩調味料の多くは、たいていのスーパーマーケットの香辛料の棚から入手できる。

続く

付録 37. 塩分制限食――続き

3000mgナトリウム食

食物分類	推奨食品	不適切な食品
飲料	牛乳、バターミルク（1.2カップ/日）；エッグノッグ；あらゆるフルーツジュース；減塩または無塩の野菜ジュース；通常の野菜またはトマトジュース（0.6カップ/日に制限する）；コーヒー、紅茶、減塩炭酸飲料	通常の野菜またはトマトジュースの過剰摂取
パンおよびシリアル食品	強化精白パン、小麦パン、ライ麦パン、黒パン、固いロールパン、ディナーロール；ビスケット、マフィン、コーンブレッド、パンケーキ、ワッフル；乾燥ホットシリアル；無塩クラッカーとスティックパン	パン、ロールパン、クラッカー に、塩分の多いものをトッピングしたもの；インスタントのホットシリアル
デザート類および菓子類	すべて	ない
脂肪	バターまたはマーガリン；野菜油；減塩サラダドレッシングなどの少量のサラダドレッシング；ライト・クリーム、サワー・クリーム、ヘビー・クリーム	ベーコンの脂肪、ベーコンビッツ、塩漬け豚肉含有のサラダドレッシング；インスタントスープミックスまたはプロセスチーズで作るスナックディップ
果物	すべて	ない
肉および肉代替品	生鮮または冷凍の牛肉、子羊の肉、豚肉、鶏肉、魚とほとんどの甲殻類；缶詰のマグロまたはサケはすすぐ；卵および卵代替品；レギュラー チーズ、リコッタ、クリームチーズ（57g/日）；減塩チーズ（好きなだけ）；水気を切ったカッテージ・チーズ；レギュラーヨーグルト；レギュラーピーナッツバター（3回/週）；乾燥エンドウなどの豆；冷凍のディナー（ナトリウム 600 mg 未満）	ベーコン、薄切り乾燥牛肉、コールド・カットハム、ホットドック、ソーセージ、イワシ、アンチョビ、ニシンのマリネ、酢漬けの牛肉を含む薫製または塩漬け牛肉、塩分の多いコーシャー、市販の牛肉、魚、鶏肉、；冷凍の牛カツ；酢漬けの卵；プロセスチーズ、チーズスプレッド、ソース；塩分の多いナッツ
ジャガイモおよびジャガイモ代替品	ジャガイモまたはサツマイモ；冬カボチャ；強化米、大麦、麺類、スパゲティ、マカロニなどのパスタ類；自家製 ブレッドドレッシング	市販のジャガイモ、米、パスタミックス；市販のブレッドドレッシング
スープ	市販の乾燥スープ、肉汁、ブイヨン（1回/週）；自家製肉汁、許可されている野菜で作る塩分無添加スープ；市販の減塩スープおよび肉汁	市販の乾燥レギュラースープ（2回以上/週）
野菜	あらゆる生鮮および冷凍野菜、市販の乾燥野菜	ザワークラウト、酢漬けの野菜など塩漬けの野菜；ハム、ベーコン、塩漬け豚肉などで味をつけた野菜
その他	卓上または調理中の塩の使用を、小さじ1/4杯/日までとする。医師の承認を得た代替塩；コショウ、ハーブ、香辛料；酢、レモンまたはライムジュース；ホットペッパーソース；減塩醤油（小さじ1杯）；無塩のトルティアチップス、プレッツェル、ポテトチップス、ポップコーン；サルサ（大さじ2杯）；ケチャップとマスタード（大さじ1杯）、減塩 ベーキングパウダー	ガーリック塩、セロリ塩、タマネギ塩などの味付塩を含むあらゆる塩入調味料；海塩、岩塩、コーシャー塩；食肉軟化剤；グルタミン酸ナトリウム；レギュラー醤油、照り焼きソース、ほとんどのフレーバー酢；レギュラースナック・チップス、オリーブ

3000mgナトリウム食献立例

朝食	昼食	夕食
カルシウム強化オレンジ果汁（0.6カップ）、レーズンブラン（1/4カップ）、全粒小麦のトースト（2切れ）、マーガリン（小さじ2杯）、ゼリー（大さじ1杯）脱脂粉乳（1.2カップ）、コーヒー（1.2カップ）砂糖（小さじ2杯）	骨なし皮なしの鶏の胸肉（85g）白米（0.6カップ）ブロッコリー（0.6カップ）コールスロー（0.6カップ）全粒小麦ロールパン1個マーガリン（小さじ1杯）アイスティー（1.2カップ）チョコレートプディング（0.6カップ）ホイップのトッピング（大さじ1/2杯）コショウ（小さじ1/4杯）砂糖（小さじ2杯）	スパゲティ・ミートソース（1.2カップ）多種多様な野菜のサラダ（1.2カップ）低脂肪イタリアンドレッシング（大さじ1杯）イタリアンパン1個アップルクリスプ（0.6カップ）マーガリン小さじ2杯脱脂粉乳1.2カップコーヒー1.2カップコショウ（小さじ1/4杯）砂糖（小さじ2杯）

栄養分析

熱量: 2038kcal
タンパク質: 79 g
脂肪: 49 g
炭水化物: 337 g
ナトリウム: 3050 mg
カリウム: 3534 mg
食物繊維: 21g

付録 37. 塩分制限食——続き

2000mg ナトリウム食

食物分類	推奨食品	不適切な食品
飲料	牛乳（1日2.4カップまで）、バターミルク（1日1.2カップまで）、エッグノッグ、あらゆるフルーツジュース、減塩、無塩野菜ジュース、コーヒー、紅茶、減塩炭酸飲料	麦芽乳、ミルクシェイク、チョコレート牛乳、通常の野菜またはトマトジュース、市販の飲料用または調理用軟水
パンおよびシリアル	強化精白パン、小麦パン、ライ麦パン、黒パン、固いロールパン、ディナーロール；マフィン、コーンブレッド、ワッフル；ほとんどの乾燥シリアル、調理済み塩分無添加シリアル；無塩クラッカーとスティックパン；減塩自家製パン粉	塩分の多いトッピングの載ったパン、ロールパン、クラッカー；速成パン；インスタントホットシリアル；市販のブレッドドレッシング；ベーキングパウダー入りの小麦粉とビスケットミックス；レギュラーパン粉またはクラッカークラム；パンケーキ
デザート類および菓子類	牛乳で作ったデザート類および菓子類はすべて、許容限度量を守るべきである。	インスタント プディング ミックスおよびケーキミックス
脂肪	バターまたはマーガリン；野菜油；無塩 サラダドレッシング；ライトクリーム、サワークリーム、ヘビークリーム；レギュラーサラダドレッシングの使用限度は、大さじ1杯である。	ベーコンの脂肪、ベーコンビッツ、塩漬け豚肉含有のサラダドレッシング；インスタント スープ ミックスまたはプロセスチーズで作るスナックディップス
果物	ほとんどの果物（生鮮、冷凍、缶詰）	塩またはナトリウム含有化合物で処理した果物（すなわち、ドライフルーツ）
肉および肉代替品	あらゆる生鮮または冷凍の牛肉、子羊肉、豚肉、鶏肉、魚；ある種の甲殻類；缶詰の マグロまたはサケを水にさらしたもの；卵および卵代替品；減塩リコッタおよびクリームチーズなどの減塩チーズ；減塩カッテージ・チーズ；レギュラーヨーグルト；減塩ピーナッツバター；乾燥エンドウなどの豆；冷凍ディナー（ナトリウム500 mg未満）	ベーコン、薄切り乾燥牛肉、コールド・カットハム、ホットドック、ソーセージ、イワシ、アンチョビ、ニシンのマリネ、酢漬けの肉などのあらゆる燻製の塩漬け肉、塩分の多い コーシャー、市販の牛肉、魚、鶏肉；カニ、ロブスター、冷凍の カツレツ、酢漬けの卵、固いレギュラープロセスチーズ；チーズ スプレッドとソース；塩分の多いナッツ
ジャガイモおよびジャガイモ 代替品	ジャガイモまたはサツマイモ；冬カボチャ；塩を加えずに調理した強化米、大麦、麵類、スパゲティ、マカロニなどのパスタ類；自家製ブレッドドレッシング	市販のジャガイモ、米、パスタミックス；市販のブレッドドレッシング
スープ	減塩の市販乾燥スープ、肉汁、ブイヨン；許可されている野菜で作る自家製塩分無添加肉汁スープ；許可量の牛乳を用いたクリームスープ	通常の市販乾燥スープ、肉汁、ブイヨン
野菜	生鮮または冷凍の野菜および減塩の市販野菜	通常の市販野菜、ザワークラウト、酢漬けの野菜など、塩水を用いて調理された野菜；ソースのかかった冷凍野菜、ハム、ベーコン、塩漬け豚肉などで味をつけた野菜
その他	医師の承認のある塩の代替品；コショウ、ハーブ、香辛料、酢、レモンまたはライムジュース；減塩醬油（小さじ1杯）；ホットペッパーソース；減塩 薬味・香辛料（ケチャップ、チリソース、マスタード）；生鮮ひき肉セイヨウワサビ；無塩トルティアチップス、プレッツェル、ポテトチップス、ポップコーン、サルサ（大さじ2杯）	ガーリック塩、セロリ塩、タマネギ塩、味塩など、塩を使ったあらゆる調味料；海塩、岩塩、コーシャー 塩；食肉軟化剤、グルタミン酸ナトリウム；レギュラー醬油、バーベキューソース、照り焼きソース、ステーキソース、ウスターソース、ほとんどのフレーバー酢；缶詰肉汁 とミックス；通常の薬味・香辛料；塩分の多いスナック食品、オリーブ

2000mg ナトリウム食献立例

朝食	昼食	夕食
カルシウム-強化オレンジ果汁（0.6カップ）	骨なし皮なしの鶏の胸肉（85g）	スパゲティ・減塩 トマトまたはミートソース（1.2カップ）
レーズンブラン（0.3カップ）	白米（0.6カップ）	多種多様な野菜のサラダ（1.2カップ）
全粒小麦のトースト2切れ	ブロッコリー（0.6カップ）	イタリアンパン1枚
マーガリン（小さじ2杯）	コールスロー（0.6カップ）	マーガリン（小さじ1杯）
ゼリー（大さじ1杯）	全粒小麦ロールパン1個	アップルクリスプ（0.6カップ）
脱脂粉乳（1.2カップ）	自家製プディング（0.6カップ）	コーヒー（1.2カップ）
コーヒー（1.2カップ）	ホイップ クリーム（大さじ1/2杯）	コショウ（小さじ1/4杯）
砂糖（小さじ2杯）	アイスティー（1.2カップ）	砂糖（小さじ2杯）
	コショウ（小さじ1/4杯）	
	砂糖（小さじ2杯）	

栄養分析

熱量：1972kcal
タンパク質：78 g
脂肪：42 g
飽和 脂肪：8 g
炭水化物：348 g
ナトリウム：2061 mg
カリウム：3154 mg
食物繊維：26 g

続く

付録 37. 塩分制限食——続き

1000mg ナトリウム食

食物分類	推奨食品	不適切な食品
飲料	牛乳（1日2カップまで） エッグノッグ あらゆるフルーツジュース 減塩、無塩野菜ジュース 減塩炭酸飲料、コーヒー、紅茶	麦芽乳；ミルクセーキ、バターミルク、チョコレート 牛乳；通常の野菜またはトマトジュース；市販の飲料用または調理用軟水
パンおよびシリアル食品	強化精白パン、小麦パン、ライ麦パン、黒パン、固いロールパン、ディナーロール（2回/日） 減塩パン、クラッカー、マツァ、メルバ・トースト 減塩ベーキングパウダーで作ったマフィン、コーンブレッド、パンケーキ、ワッフル 調理済み塩分無添加シリアル 米のポン菓子、パフ小麦、細かく刻んだ小麦などの減塩乾燥シリアル 無塩クラッカーおよびスティックパン 減塩パン粉およびクラッカークラム	塩分の多いトッピングを載せているかまたはレギュラーベーキングパウダーを使用した；速成パンパン、ロールパン、クラッカー；インスタント ホットシリアル；ベーキングパウダー入りの 小麦粉ビスケットミックス；通常のパン粉およびクラッカークラム、グラハムクラッカー
デザート類および菓子類	牛乳で作ったアイスクリーム、プディング カスタードは許容量内に止めるべきである フルーツアイス；自家製または市販の無塩パン製品；シャーベットおよびフレーバーゼラチン（0.6カップ/日まで）、低塩ベーキングパウダー	スイートチョコレート、ナッツ、ココナッツ入りのあらゆる飴；レンニンまたはレンニン錠剤入りのデザート類；インスタントプディングミックス、市販のケーキ、クッキー、ブラウニー ミックス
脂肪	無塩バターまたはマーガリン；野菜油；無塩サラダドレッシング 減塩マヨネーズ 非乳製品クリーム（1日28gまで）	塩分の多いバター およびマーガリン；あらゆるレギュラーサラダドレッシング；インスタントスープミックスまたはプロセスチーズ入りのスナックディップ
果物	生鮮、冷凍など、ほとんどの市販の果物	塩またはナトリウムを含む化合物で処理した果物
肉および肉代替品	生鮮または冷凍牛肉、子羊の肉、豚肉、鶏肉 魚；減塩の缶詰のマグロまたはサケ 卵 減塩チーズ、カッテージ・チーズ、リコッタ、クリームチーズ、レギュラーヨーグルト；減塩ピーナッツバター；乾燥エンドウなどの豆；冷凍ディナー（ナトリウムは150 mg未満）	ベーコン、薄切り乾燥牛肉、コールド・カットハム、ホットドッグ、ソーセージ、イワシ、アンチョビ、ニシンのマリネ、酢漬けの肉などのあらゆる薫製の塩漬け肉、塩分の多い コーシャー、市販の牛肉、魚、鶏肉；あらゆる甲殻類；冷凍のカツレツ；酢漬けの卵、卵代替品；固いレギュラープロセスチーズ；チーズ スプレッドおよび ソース；塩分の多いナッツ
ジャガイモおよびジャガイモ代替品	ジャガイモまたはサツマイモ；冬カボチャ 塩を加えず調理した無塩強化米、大麦、麺類、スパゲティ、マカロニなどのパスタ 自家製ブレッドドレッシング	市販の ジャガイモ、米、またはパスタ ミックス；インスタント ジャガイモ；市販 ブレッドドレッシング
スープ	市販の減塩乾燥スープ、肉汁、ブイヨン 自家製塩分無添加肉汁、許可されている野菜で作るスープ；許可量の牛乳で作る低ナトリウムクリームスープ	市販の レギュラーまたは乾燥スープ、肉汁、ブイヨン
野菜	生鮮野菜、無塩の冷凍野菜、市販の減塩野菜	市販の通常の野菜；ザワークラウト、酢漬けの 野菜など、塩水を使用した野菜；冷エンドウ、ライマメ、混合野菜；ソース付のあらゆる冷凍野菜；ハム、ベーコン、塩漬け豚肉などで味をつけた野菜
その他	医師の承認のある塩の代替品；コショウ、ハーブ、香辛料；酢、レモンまたはライムジュース；減塩醤油；ホットペッパーソース；減塩 薬味・香辛料（ケチャップ、チリソース、マスタード）；生鮮ひき肉セイヨウワサビ；無塩トルティーヤチップス、プレッツェル、ポテトチップス、ポップコーン	ガーリック塩、セロリ塩、タマネギ塩、味塩など、塩を使ったあらゆる調味料；海塩、岩塩、コーシャー 塩；食肉軟化剤、グルタミン酸一ナトリウム；レギュラー醤油、バーベキューソース、照り焼きソース、ステーキソース、ウスターソース、ほとんどのフレーバー酢；缶詰肉汁 とミックス；通常の薬味・香辛料；塩分の多いスナック食品、オリーブ；レギュラー オリーブ、セイヨウワサビ、ピクルス、薬味、ケチャップ、マスタード、市販の サルサ

付録 37. 塩分制限食――続き

1000mgナトリウム食献立例

朝食	昼食	夕食
カルシウム強化オレンジ果汁(0.6カップ)	骨なし皮なしの鶏の胸肉(85g)	スパゲティ(無塩)と無塩トマトのミートソース(1.2カップ)
細かく刻んだ小麦(0.3カップ)	塩無添加白米(0.6カップ)	多種多様な野菜のサラダ(1.2カップ)
減塩全粒小麦のトースト2切れ	無塩蒸しブロッコリー(0.6カップ)	減塩サラダドレッシング(大さじ1杯)
無塩マーガリン(小さじ2杯)	減塩コールスロー(0.6カップ)	減塩パン1枚 無塩マーガリン(小さじ2杯)
ゼリー(大さじ1杯)	減塩全粒小麦パン1切れ	リンゴ1個
脱脂粉乳(1.2カップ)	無塩マーガリン(小さじ1杯)	脱脂粉乳(0.6カップ)
コーヒー(1.2カップ)	自家製プディング(0.6カップ)	コーヒー(1.2カップ)
砂糖(小さじ1杯)	紅茶(1.2カップ)	コショウ(小さじ1/4杯)
	コショウ(小さじ1/4杯)	砂糖(小さじ2杯)
	砂糖(小さじ2杯)	

栄養分析

熱量:1907kcal
タンパク質:78g
脂肪:45 g
飽和脂肪:10 g
炭水化物:307 g
ナトリウム:1070 mg
カリウム:2956 mg
食物繊維:23 g

出典:the North Carolina Dietetic Association: Nurtrotion care manual. Raleigh. NC. 2005. The Association.

付録 38. アルコール飲料の栄養データ

アルコールは、適度に摂取すれば有益な効果をもたらすと思われる。1日に1〜2杯の飲酒は、あらゆる原因による死亡率を最低限に抑える。また、1日に1〜2杯の飲酒は、冠動脈心疾患による死亡率も最低限に抑える。大量の酒を飲む人々の有病率および死亡率が最も高い。

ガイドライン:
- アルコールの摂取量を制限することができない人、妊娠可能年齢の女性、妊婦および授乳婦、小児および青少年、アルコールと相互作用を起こす可能性のある薬物を服用している患者、特定の症状を呈している患者を含め、アルコール飲料を摂取すべきではない人もいる。
- 飲酒は無理なく適度にすべきで、女性は1日1杯までとし、男性は1日2杯までとする。
- 機械の運転または操作を行うような注意力、技術力、調整力を必要とする活動に携わる人は、飲酒を避けるべきである。

アルコール飲料*のカロリー

本表は、様々なアルコール飲料のカロリー摂取量推定の指針である。ビール、ワイン、蒸留酒の一杯の容積とそのカロリーを掲載する。アルコール含有量が多い(アルコール含有率の高い、つまりアルコール度数の高い)アルコール飲料はカロリーが高く、アルコールに加糖ソフトドリンク、トニックウォーター、フルーツジュース、クリームのような飲料を混ぜると、カロリーが増加する。アルコール飲料はカロリーを供給するが、必須栄養素は供給しない。

飲料	一杯の量 (mL)	アルコール (g)	炭水化物 (g)	カロリー (kcal)	カロリーによる食品変換または糖尿病コントロール
ビール					
レギュラー	360	13	13	150	デンプン1、脂肪2
ライト	360	11	5	100	脂肪2
ニア・ビール(低アルコール)	360	1.5	12	60	デンプン1
蒸留酒(80度のスピリッツ)					
ジン、ラム、ウォッカ、ウイスキー、スコッチ	45	14	微量	100	脂肪2
辛口のブランディー、コニャック	30	11	微量	75	脂肪1.5
ワイン					
白ワイン	120	11	微量	80	脂肪2
赤またはロゼワイン	120	12	2	85	脂肪2
スイートワイン	120	12	5	105	デンプン1/3、脂肪2
ライトワイン	120	6	1	50	脂肪1
ワインクーラー	360	13	30	215	果物2、脂肪2
ノンアルコールワイン	120	微量	6-7	25-35	果物0.5
スパークリングワイン					
シャンパン	120	12	4	100	脂肪2
スイートコーシャー ワイン	120	12	12	132	デンプン1、脂肪2
食前酒およびデザートワイン					
シェリー酒	60	9	2	74	脂肪1.5
スイートシェリー酒、ポート、マスカット・ワイン	60	9	7	90	デンプン0.5、脂肪1.5
コーディアル、リキュール	30	13	18	160	デンプン1、脂肪2
ベルモット酒					
ドライ	90	13	4	105	脂肪2
スイート	90	13	14	140	デンプン1、脂肪2
カクテル					
ブラッディ・メアリー	150	14	5	116	野菜1、脂肪2
ダイキリ	60	14	2	111	脂肪2
マンハッタン	60	17	2	178	脂肪2.5
マティーニ	75	22	微量	156	脂肪3.5
オールドファッションド	120	26	微量	180	脂肪4
トム・コリンズ	225	16	3	120	脂肪2.5
ミックス					
ミネラルウォーター	任意	0	0	0	無
無糖清涼炭酸飲料	任意	0	0	0	無
ソーダ水	任意	0	0	0	無
ダイエットソーダ	任意	0	0	0	無
トマトジュース	120	0	5	25	野菜1
ブラッディ・メアリー・ミックス	120	0	5	25	野菜1
オレンジジュース	120	0	15	60	果物1
グレープフルーツジュース	120	0	15	60	果物1
パインアップルジュース	120	0	15	60	果物1

出典:Franz MJ: Alcohol and diabetes: its metabolism and guidelines for its occasional use. Part TI, Diabetes Spectrum 3 (4):210-216, 1990.

*アルコール飲料のアルコール由来のカロリーは、体積(オンス)にアルコール度数をかけて、さらに係数0.8をかけることによって推定できる。ビールおよびワインに関しては、アルコールの由来のキロカロリーは、体積(オンス)にアルコールの体積%をかけて、さらに係数1.6をかけることによって推定できる。

付録 39. カフェイン含有食品の栄養データ

カフェインは、構造上アデノシンと似ている。脳内物質のアデノシンは脳の活性を抑制する。この2つの物質は競合するため、摂取するカフェインの量が増えれば増えるほど、利用できるアデノシンの量はある程度まで減少する。一時的にカフェインの濃度が高まると、疲れが回避される。1杯のコーヒーを飲んで30〜60以内に、血流中のカフェイン濃度は最高に達し、4〜6時間かけてその効果は消失する。平均的な米国成人は、1日に約200mgのカフェインを摂取するが、その2倍の量を摂取する人も多い。妊婦または授乳婦も、1日に1〜2杯のコーヒーに含まれるカフェインを摂取するのであれば、概して安全である。心臓病患者で血圧の高い人は、カフェインの摂取を減らす方が有益だと思われる。カフェインの摂取量を減らしその刺激作用を軽減するために、下記の食物と飲み物の摂取をモニターすること。

カフェイン含有食品

カフェイン含有食品	1人前(mg)
コーヒー	
スターバックス コーヒー（店内）、473mL	330
スターバックス コーヒー（家庭）、473mL	260
ドリップ式で入れる、180mL	103
パーコレーター式で入れる、180mL	75
インスタント、小さじ1杯	57
フレーバー、レギュラーおよび無糖、180mL	26-75
エスプレッソ、30mL	40
カフェラテ、ショート(240mL)またはトール(355mL)（スターバックス）	35
脱カフェインコーヒー、180mL	2
紅茶	
紅茶または緑茶、473mL	60-100
3分間入れる、355mL	72
Lipton、Arizona、Snapple紅茶、473mL	30-60
インスタント、小さじ1杯240mLの水に入れる	25-35
紅茶、煎茶、240mL	30
紅茶、瓶入り(355mL)またはインスタントミックス、240mL	14
脱カフェイン紅茶、5分間入れる、177mLカップ	1
炭酸飲料	
7-Eleven Big Gulp コーラ、1892mL	190
Mountain Dew MDX または Vault、355mL	120
Diet Pepsi Max、591mL	70
Mountain Dew、355mL、レギュラーまたはダイエット	54
Mellow Yellow、355mL、レギュラーまたはダイエット	52
レギュラーまたはダイエットコーラ、チェリーコーラ、Dr.Pepper, Mr. Pibb、355mL	35-50
脱カフェイン飲料、355mL	微量
ココアとチョコレート	
チョコレート、焼き菓子、無糖、28g	58
チョコレート、スイート、セミスイート、ダーク、ミルク、28g	8-20
ミルクチョコレートバー、43g	10
チョコレートミルク、240mL	8
ココア飲料、177mLカップ	4
チョコレートフレーバーシロップ、28g	5
チョコレートプディング、0.6カップ	4-8
その他	
Powershot（240mL）	800
Rock Star、473mL	240
NoDoz, Maximum Strength（1）またはVivarin（1）	200
Pit Bull Energy Bar、57g	165
Excedrin（2）	130
NoDoz, Regular Strength（1）	100
Red Bull（245mL）	80
Water, caffeinated（Edge 2 O）、(240mL)	70
Anacin（2）	65
Bud Extra ビール、300mL	55
Propel Invigorating water	50
Jolt（240mL）	48

付録 40. 必須脂肪酸（オメガ脂肪酸）の栄養データ

必須脂肪酸（EFA）は、人の食事に必要な脂肪酸である。ヒトの細胞は、EFAを体内で産生する生化学的経路を備えていないので、EFAは食物から摂らなければならない。近似する2つのEFA群がある。それは、オメガ-3（Ω-3またはω-3）群とオメガ-6（Ω-6またはω-6）群である。これらの脂肪酸群は、それぞれ、必須の唯一無二の物質であるが、それは、例えば、体内のω-3から別のω-3をつくることはできるが、ゼロからω-3を創り出すことはできないからである。

体内で必須脂肪酸は多様な機能を担っている。食事由来のω-3とω-6のバランスがそれらの各機能に強く影響する。ω-3とω-6は、修飾されて、エイコサノイド（炎症など多くの細胞機能に影響する）；内在性カンナビノイド（気分、行動、炎症に影響する）；ω-6 EFA由来のリポキシンとω-3由来のレゾルビン（アスピリンの存在下で、炎症を下方制御する）；イソフラン、イソプロスタン、ヘポキシリン、エポキシエイコサトリエン酸、ノイロプロテクチンD；脂質ラフト（細胞内シグナル伝達に影響する）を形成する。これらは、また、デオキシリボ核酸（炎症性サイトカインである核因子-κ-B [NFκB]の転写因子を活性化または阻害する）にも作用する。

アラキドン酸またはリノレン酸のいずれかが、無脂肪食を与えられたラットの成長条件を多少とも満たす可能性があるため、1930年～1950年に必須脂肪酸と命名された。さらに、どちらの脂肪酸も、ヒトの代謝に必要であることを示す結果が得られている。ω-3とω-6はいずれも、脂肪酸欠乏の最も悪い症状を、ある程度緩和することができる。しかし、多くの人々の場合、ω-3 α-リノレン酸（ALA）をω-3エイコサペンタエン酸（EPA）およびドコサヘキサエン酸（DHA）に変換する機能の有効性は僅か5％に過ぎない。したがって、EPAとDHAは、通常、魚または魚油サプリメントとして、直接食事に取り入れることが重要である。特に、DHAのような脂肪酸は、人生の重大な局面（例えば、幼年期および授乳期）および何らかの疾病に罹患しているときに必要である。

必須脂肪酸は、下記の2種類である：

- ALA (18:3) - ω-3
- リノール酸 (18:2) - ω-6

ヒトには、この2つの脂肪酸の産生に必要な不飽和化酵素がないため、ヒトはこの2つの脂肪酸を合成することができない。この2つの脂肪酸から、下記のような長鎖多価不飽和脂肪酸とも呼ばれるさらに高分子の不飽和脂肪酸が合成される。：

ω-3系脂肪酸:

- EPA (20:5)
- DHA (22:6)
- ALA (18:)

ω-6系脂肪酸:

- γ-リノレン酸（GLA）(18:3)
- ジホモ-γ-リノレン酸（DGLA）(20:3)
- アラキドン酸（AA）(20:4)

ω-9系脂肪酸は、その合成のための酵素がすべてヒトの体内に存在するので、必須脂肪酸ではない。

ω-3系脂肪酸の適切な摂取量（小児および成人）

年齢（歳）	男性と女性（g/日）	妊婦（g/日）	授乳婦（g/日）
1-3	0.7	N/A	N/A
4-8	0.9	N/A	N/A
9-13	1.28（男児）；1（女児）	N/A	N/A
14-18	1.6（男児）；1.1（女児）	1.4	1.3
19+	1.6（男性）；1.1（女性）	1.4	1.3

ω-6系脂肪酸の適切な摂取量（小児および成人）

年齢（歳）	男性と女性（g/日）	妊婦（g/日）	授乳婦（g/日）
1-3	7	N/A	N/A
4-8	10	N/A	N/A
9-13	12（男児）；10（女児）	N/A	N/A
14-18	16（男児）；11（女児）	13	13
19+	17（男性）；12（女性）	13	13

N/A：該当なし

含有食品

ω-3およびω-6系脂肪酸の摂取源となる食物は、魚類および甲殻類、亜麻仁（リンシード）、大豆油、キャノーラ（菜種）油、大麻油、チアシード、カボチャ種子、ヒマワリ種子、葉野菜、クルミなどである。

必須脂肪酸（EFA）は、多くの代謝過程で役割を果たしており、EFAの低濃度またはEFA間のバランスが悪いことが病因になっている疾病が多いことを示唆する科学的根拠が得られている。

ω-3の供給源の植物は、EPAおよびDHAを含んでいない。これは、植物由来のEFAより動物由来のEFAの方が吸収されやすいからであると考えられている。

野菜のEFA含有量は、耕作状態によって様々である。動物由来のEFAの含有量は、餌によって様々であり、また、EFAの組成は、どの部位の脂肪であるかによって著しく異なる。

ω-3系脂肪酸

ω-3の下記のような特質を示唆する科学的根拠がある：

- 上昇したトリグリセリド濃度を低下させる。トリグリセリド濃度が高いと冠動脈心疾患を引き起こす可能性がある。
- 血液の、血餅を引き起こしやすい傾向を軽減する。血餅は、アテローム性動脈硬化症によって引き起こされる閉そくに関連していると思われる。
- 関節リウマチのような病状に関わる炎症を軽減する。
- うつ病などの精神障害の症状を改善する。

ω-3系脂肪酸の供給源となる食物は、魚油およびある種の植物油とナッツオイルである。魚油はDHAとEPAの両方を含んでいるが、ナッツ（イングリッシュクルミ）および植物油（キャノーラ、大豆、亜麻仁、リンシード、オリーブ）は、ω-3 ALAのみを含む。

多数の、一般住民を対象とした大規模（疫学）研究およびランダム化比較対照臨床試験の結果から得られた科学的根拠は、魚または魚油サプリメントの形でのDHAおよびEPAの推奨量の摂取は、トリグリセリド値を低下させ、既知の心血管系疾患を有する患者の死亡、心臓発作、危険な心拍リズムの異常、脳卒中のリスクを低下させ、アテローム動脈硬化性プラークの形成（動脈硬化）を遅延させ、わずかに血圧を下げることを示唆している。しかし、高用量の摂取は、出血のリスク増大などの有害な影響も及ぼすと思われる。魚によっては、メチル水銀のような環境汚染のリスクが高い場合もある。

付録 40. 必須脂肪酸（オメガ脂肪酸）の栄養データ──続き

ω-3系脂肪酸の一般的な含有食品

ω-3系脂肪酸	含有食品
ALA	粉末タイプの亜麻仁とクルミと大豆、亜麻仁油、クルミ油、大豆油、キャノーラ油、無水素添加キャノーラ油と大豆マーガリン
DHAとEPA	サバ、サケ、ニシン、マス、イワシなどの魚と甲殻類、海草サプリメント

含有食品（魚など）	113g中のω-3系脂肪酸の量
イングリッシュクルミ	6.8 g
キングサーモン	3.6 g
ベニザケ	2.3 g
サバ	1.8-2.6 g
ニシン	1.2-2.7 g
ニジマス	1.0 g
小麦胚芽とオート麦胚芽	0.7-1.4 g
オヒョウ	0.5-1.3 g
ビンナガマグロ	0.97 g
ライトツナ	0.35 g
ホワイティング	0.9 g
ホウレンソウ	0.9 g
ヒラメ	0.6 g
タラバガニ	0.6 g
エビ	0.5 g
豆腐	0.4 g（おそらく、より低カロリーの豆腐）
二枚貝	0.32 g
タラ	0.3 g
ホタテ貝	0.23 g

含有食品（魚など）	113g中のω-3系脂肪酸の量
サプリメント*	
タラ肝油	800-100 mg/小さじ
魚油	1200-1800 mg/小さじ
ω-3系脂肪酸濃縮物	250 mg/カプセル

ω-3系脂肪酸摂取のための推奨事項

- 毎週2回は魚を食べること。
- 食事に缶詰の魚を取り入れること（例えば、サケ、イワシ、ライトツナ）。トーストにイワシを試してみる。
- 暖かいまたは冷たいシリアル食品またはヨーグルトのような食品に亜麻仁の粉末を加えること（注：妊婦は、毎日ではなく、随時にする等、亜麻仁の粉末の摂取を制限すべきである）。亜麻仁の粉末はリグナンを含む。妊婦の安全性に関しては、十分な情報が得られていない。
- クルミを食べること。クルミを、サラダ、シリアル食品、焼き物（例えば、マフィン、クッキー、パン）およびパンケーキに加える。
- 食事のときに野菜として、生鮮または冷凍の大豆（枝豆）を食べること。
- サラダドレッシングおよびレシピに大豆油またはキャノーラ油を用いること。
- スプレッドまたはパンを焼くときに、キャノーラまたは大豆由来の無水素添加マーガリンを用いること。
- ω-3の液体卵または殻付きの卵を用いて料理する。スクランブルエッグを楽しみ、自家製の卵サンドイッチに挑戦する。
- 牛乳、ヨーグルト、パン、パスタなどω-3強化製品を用いる。
- パン、ピッツァ生地、マフィン、クッキー、ミートローフのレシピに、0.3カップの小麦粉の代わりに亜麻仁粉末を用いること。
- レシピの卵1個の代わりに、大さじ1杯の亜麻仁粉末と大さじ3杯の水を用いること。

*ω-3系脂肪酸の正確な含有量は製造業者によって様々なので、ラベルを確認すること。

付録 41. 高繊維食の栄養データ

高繊維食は、通常の食事の改良食である。この食事の目的は、腸管通過時間を短縮し、排便を促し、便を軟らかくすることである。高繊維食は、憩室症、過敏性腸症候群、痔核、便秘の治療法として、処方される。高繊維食は、通常の食事に含まれるあらゆる食品を用いて、日常の食物繊維の摂取量を増やすために、食品の選択と正しい献立作成に主眼を置いた食事である。水分の摂取量も増やすべきである。米国栄養士会は、平均的な成人は、様々な供給源から食物繊維を毎日20～35g摂取すべきであると勧告している。また、小児の場合は、小児の年齢+5gの食物繊維を毎日摂取すべきであると勧告している。重症の便秘の場合は、さらに多くの食物繊維を摂ることが推奨されている。栄養素の吸収との相互作用の可能性があるので、通常毎日の食物繊維の摂取量が50gを超えてはいけないと勧告されている。

小児と成人の食物繊維の食事摂取基準

年齢（歳）	男性および女性（g/日）	妊婦（g/日）	授乳婦（g/日）
1-3	19	N/A	N/A
4-8	25	N/A	N/A
9-13	31（男児）；26（女児）	N/A	N/A
14-18	38（男子）；26（女子）	28	29
19+	38（男性）；25（女性）	28	29

N/A：該当なし

多くの市販の食物繊維サプリメントが利用可能であるが、毎日の食物繊維の摂取は、食物から摂る方が、他の栄養素も摂取できるので、よい方法である。適切な水分摂取（240mLのグラス8杯以上を毎日摂取する）が推奨されている。急激に食物繊維の摂取量を増加させると、激しい腹痛、腹部膨満、下痢が起こる可能性があるので、通常の食事に徐々に食物繊維を加えて増やしていくべきである。数か月継続すると、食物繊維によって得られる治療効果が最大になる。食物から摂る食物繊維は、水溶性と不溶性があり、それぞれに健康に良い効果をもたらす。

続く

付録 41. 高繊維食の栄養データ──続き

食物繊維の種類

食物繊維の種類	細胞の構成成分	食物源	健康効果
水溶性繊維	粘性物質、粘液、ヘミセルロース	野菜、果物、大麦、豆類、オート麦、オート麦ブラン	血中総コレステロール値の低下、糖尿病予防、便秘予防、過敏性腸症候群の管理、大腸癌および胆石の予防
不溶性繊維	セルロース、リグニン、ヘミセルロース	全粒小麦製品、小麦とッ、コーン・ブラン、多くの野菜（カリフラワー、サヤマメ、ジャガイモ、根菜類の皮）	憩室疾患の予防、便秘予防、糖吸収の遅延（恐らく有意ではない）、満腹感を強めるため、体重が減少しやすくなる、コレステロールを下げる、大腸癌の予防

高繊維食のガイドライン

1. 全粒穀類のパン、シリアル食品、小麦粉などの全粒穀類製品の摂取を1日6～11食に増やす。
2. 野菜、豆類、果物、ナッツ、食用種子の摂取を5～8食に増やす。
3. 1日に食物繊維を25g以上摂るために必要に応じて、高食物繊維シリアル食品、グラノーラ、豆類を摂取する。
4. 水分を1日に2L以上摂取する。
5. 高繊維食（約24gの食物繊維含有）のためには、下記の食品群から12食以上を用いる（各食品は約2g食物繊維を含んでいる）。例えば、焼いた豆1/2カップ（大さじ8杯）は4食分に匹敵する。

これらの食品は、各々2gの食物繊維を含有している

リンゴ小1個
オレンジ小1個
バナナ小1個
モモ、中1個

イチゴ、1/2カップ
洋ナシ小1/2個
チェリー大10個
プラム、小2個

全粒小麦粉のパン、1枚
オールブラン、大さじ1杯
ライ麦パン、1枚
コーンフレーク、2/3カップ
荒挽き小麦のパン、1枚

乾燥オートミール、大さじ3杯
細かく刻んだ小麦ビスケット1/2枚
小麦ブラン、小さじ1杯
Grape-nuts（シリアル食品）、大さじ3杯
パフ小麦、4/3カップ

ブロッコリー、1/2茎
生鮮レタス、2カップ
芽キャベツ、4個
サヤマメ、1/2カップ
ニンジン、2/3カップ

ジャガイモ、直径5cm
セロリ、1.2カップ
生鮮トマト、中1個
軸付きトウモロコシ5cm
調理豆、缶詰、大さじ2杯

食物繊維含有食品

食物	1食当たりg数	1日の摂取量に対する割合（％）*
調理済み白インゲンマメ豆、0.6カップ	9.5	38
ブラン・インスタント・シリアル（100％）、0.6カップ	8.8	35
缶詰のインゲン豆、0.6カップ	8.2	33
調理済みスプリットピー、0.6カップ	8.1	32
調理済みレンズ豆、0.6カップ	7.8	31
調理済み黒豆、0.6カップ	7.5	30
調理済みうずら豆、0.6カップ	7.7	31
調理済みライ豆、0.6カップ	6.6	26
調理済みアーティチョーク、1個	6.5	26
缶詰白豆、0.6カップ	6.3	25
調理済みひよこ豆、0.6カップ	6.2	24
調理済みグレートノーザン豆、0.6カップ	6.2	24
調理済みササゲ、0.6カップ	5.6	22
調理済み完熟大豆、0.6カップ	5.2	21
様々なブラン・インスタント・シリアル、28g	2.6-5.0	10-20
味の付いていないクラッカー、ライ麦ウェハース、2枚	5.0	20
皮付きの焼き芋（サツマイモ）、1本中程度（146g）	4.8	19
生鮮ナシ、小1個	4.4	18
調理済みグリーンピース、0.6カップ	4.4	18
全粒小麦のイングリッシュマフィン、1個	4.4	18
生鮮洋ナシ、小1個	4.3	17
調理済みブルグア、0.6カップ	4.1	16

* 1日の摂取量（DV）は、推奨栄養所要量に基づく基準値である。食事を摂る時、食品に含まれている栄養素の含有量を知るために、設けられている。食物繊維の1日の摂取量は、25gである。食品ラベルの栄養成分表に掲載されている1日の摂取量に対するパーセントDV（％DV）は、1食に含まれる摂取量のパーセントを示している。％DVは、2000カロリーの食事に基づいている。

食物繊維の供給源である食品は、標準量に対する食物繊維のg数でランク付けしている（すべて、成人女性の平均摂取量（25g/日）の10％以上である）。

付録 41. 高繊維食の栄養データ──続き

食物繊維含有食品

食物	1食当たりg数	1日の摂取量に対する割合 (%) *
調理済みミックス野菜、0.6カップ	4.0	16
生鮮ラズベリー、0.6カップ	4.0	16
皮剥き茹でサツマイモ、中1個（156 g）	3.9	15.5
生鮮ブラックベリー、0.6カップ	3.8	15
皮付き焼きジャガイモ、中1個	3.8	15
調理済み枝豆、0.6カップ	3.8	15
煮込んだプルーン、0.6カップ	3.8	15
乾燥イチジク、0.3カップ	3.7	14.5
ナツメヤシ、0.3カップ	3.6	14
生鮮オート麦ブラン、0.3カップ	3.6	14
缶詰カボチャ、0.6カップ	3.6	14
調理済み冷凍ホウレンソウ、0.6カップ	3.5	14
様々な刻み小麦・インスタント・シリアル、28g	2.8-3.4	11-13
アーモンド、28g	3.3	13
生鮮皮付きリンゴ、中1個	3.3	13
調理済み冷凍芽キャベツ、0.6カップ	3.2	13
調理済み全粒小麦スパゲティ、0.6カップ	3.1	12
バナナ、中1個	3.1	12
調理済みオレンジ、中1個	3.1	12
オート麦ブランマフィン、小1個	3.0	12
グアバ、中1個	3.0	12
調理済み精麦、0.6カップ	3.0	12
缶詰ザワークラウト、固形と液体0.6カップ	3.0	12
トマトペースト、0.3カップ	2.9	11.5
調理済み冬カボチャ、0.6カップ	2.9	11.5
調理済みブロッコリー、0.6カップ	2.8	11
調理済み刻みパースニップ、0.6カップ	2.8	11
調理済みカブラ菜、0.6カップ	2.5	10
調理済みコラード、0.6カップ	2.7	11
調理済み冷凍オクラ、0.6カップ	2.6	10
調理済みサヤエンドウ、0.6カップ	2.5	10

高食物繊維食の献立

朝食	昼食	夕食
オレンジ1個	骨なし皮なし鶏の胸肉85g	ミートソーススパゲティ1.2カップ
レーズンブラン0.3カップ	ブロッコリー0.6カップ	多種多様な野菜のサラダ（1.2カップ）
全粒麦粉トースト2切れ	長粒米と野生米0.6カップ	ひよこ豆*0.3カップ
マーガリン小さじ2杯	全粒小麦ロールパン1個	イタリアンパン1枚
脱脂粉乳1.2カップ	チョコプディング0.6カップ	アップルクリスプ0.6カップ
コーヒー1.2カップ	ホイップトッピング大さじ1/2杯	マーガリン小さじ2杯
砂糖小さじ2杯	マーガリン小さじ2杯	脱脂粉乳1.2カップ
	アイスティー1.2杯	コーヒー1.2カップ
	塩小さじ1/4杯	塩小さじ1/4杯
	コショウ1/4杯	コショウ1/4杯
	砂糖小さじ2杯	砂糖小さじ2杯

栄養分析

熱量: 2074kcal
タンパク質: 84 g
脂肪: 52 g
炭水化物: 313 g
ナトリウム: 4647 mg
カリウム: 3706 mg
食物繊維: 28 g

*食物繊維の量は、サラダに選択した野菜によって高くなることもある。

付録 42. 飲み物と水分の栄養データ

十分な**水分補給**は生命に必要不可欠である。体温調節、栄養素の輸送、体組織の湿潤、体内の水分組成、水溶性の排泄物の産生のために、体内の水分は必要である。

原則：人間の体内の水分中最も多い物質は、食事から摂る栄養を最も多く含んでいる。水分の推奨量は、年齢、活動、病状、身体状態によって、様々である。食物から摂取する水分の大部分は、ジュース、紅茶、牛乳、脱カフェインコーヒー、炭酸水飲料中の水分である。固形食品にも水分は含まれているが、通常、日毎の水分摂取量には計測しない。

水分不足すなわち**脱水**の症状は、色の濃い尿；皮膚弾力の低下；口、唇、粘膜の渇き；頭痛；舌苔；眼の乾燥とくぼみ；体重減少；体温低下；血清ナトリウム値、アルブミン値、血中尿素窒素(BUN)値、クレアチニン値の上昇である。脱水は、水分の必要量に対して摂取量が適切でないとき、あるいは、発熱、尿量増加、下痢、排液性創傷、オストミーからの排泄、瘻孔、周囲の温度、嘔吐による水分の過剰な損失によって生じることもある。濃縮高タンパク質経管栄養を行うと、水分の必要量が増加する。

口渇は、水分が必要である場合の最初の兆候であることが多い。しかし、高温気候下で、運動する運動選手や激しい労働に従事している労働者は、口渇に気付く前に、重大な脱水状態になることもある。このような状況下では、本人の口渇または水分不足の自覚に頼れないので、一定の間隔ごとに水分を摂るべきである。

水分過剰は、稀であるが、適切な排泄が行えず過剰な摂取の場合の結果として起こることもある。水分過剰の特徴的な症状は、血圧上昇；脈拍数の低下；浮腫；血清ナトリウム値、カリウム値、アルブミン値、BUN値、クレアチニン値の低下である。腎臓疾患または心臓疾患のような病状の場合、水分制限が必要なときもある。水分制限を行う場合は、各個人ごとに、水分の必要量を計算すべきである。通常の食事を摂っている場合、水分摂取量は1日に約1080mLである。

食品別水分含有量

食物	液量オンス	家庭での計量	メートル法
ジュース	2	0.3 カップ	60 mL
	3	0.45 カップ	90 mL
	4	0.6 カップ	120 mL
	8	1.2 カップ	240 mL
コーヒー、紅茶、脱カフェインコーヒー	6	0.9 カップ	180 mL
ゼラチン	4	0.6 カップ	120 mL
アイスクリーム、シャーベット	3	0.45 カップ	90 mL
スープ	6	0.9 カップ	180 mL
液体コーヒークリーマー	1	大さじ2杯	30 mL

健常者の1日の推定水分必要量

小児	体重	1日の水分必要量
乳児		140～150 mL/kg
小児		
方法1		50～60 mL/kg
方法2	3～10kgの体重	100 mL/kg
	11～20kgの体重	1000 mL + 50 mL/kg >10
	20kg以上	1500 mL + 20 mL/kg >20
成人*		
方法1	30～5 mL/体重キログラム	
方法2	1 mLの水分/摂取カロリー	
方法3	体重の最初の10 kg	100 mL/kg
	体重の次の10 kg	+50 mL/kg
	体重の残りのkg（年齢 <50）	+20 mL/kg
	体重の残りのkg（年齢 >50）	+15 mL/kg
方法4	年齢	
	16-30（活動的）	40 mL/kg
	20-55	35 mL/kg
	55-75	30 mL/kg
	>75	25 mL/kg

出典：California Diet Manual, ©2003, State of California Department of Developmental Services, revised 2004.

*1 mLの水分/摂取カロリーの方法は、カロリーの必要量が低い人の場合は必要水分量が低く計算されるので、注意が必要である。著しい肥満者は、高体重によって調節されるので、方法3が最も適した評価方法である。

注記：90mLは、約0.45カップ；180mLは、約0.9カップ。

付録 43. 食品別血糖指標（GI）および血糖負荷（GL）*

食品	GI	GL
朝食 シリアル食品		
Kellogg's All-Bran	30	4
Kellogg's Cocoa Puffs	77	20
Kellogg's Corn Flakes	92	24
Kellogg's MiniWheats	58	12
Kellogg's Nutrigrain	66	10
従来型オートミール	42	9
Kellogg's Rice Krispies	82	22
Kellogg's Special K	69	14
Kellogg's Rasin Bran	61	12
穀類およびパスタ類		
そば粉	54	16
ブルグア	48	12
米		
バスマティ米	58	22
玄米	50	16
早炊き	87	36
Uncle Ben's	39	14
パーボイルド白米	4	
麺類——インスタント	7	19
パスタ		
エッグフィトチーネ（平均）	40	18
スパゲティ（平均）	38	18
バーミセリ	35	16
トルティリーニ、Stouffer's	50	1
パン		
ベーグル	72	25
クロワッサン†	67	17
クランペット	69	13
粗挽きパン（平均）	49	6
ピタパン	57	10
黒パン（平均）	50	6
ライ麦パン（平均）	58	8
白パン（平均）	70	10
全粒小麦粉のパン（平均）	77	9
クラッカーとクリスプブレッド		
Kavli	71	12
パフ・クリスプ・パン	81	15
Ryvita	69	11
ウォータークラッカー	78	14
クッキー		
オートミール	55	12
Milk Arrowroot	69	12
Shortbread（市販）†	64	10
ケーキ		
チョコレート、フロスティング、Betty Crocker	38	20
オート麦ブランマフィン	69	24
スポンジケーキ	46	17

食品	GI	GL
ワッフル	76	10
野菜		
ビーツ、缶詰	64	5
ニンジン（平均）	47	3
パースニップ	97	12
エンドウ（グリーン、平均）	48	3
ジャガイモ		
ベークド（平均）	85	26
茹でたもの	88	16
フレンチフライ	75	22
電子レンジで加熱	82	27
カボチャ	75	3
スイート トウモロコシ	60	11
サツマイモ（平均）	61	17
ルタバガ	72	7
ヤム（平均）	37	13
豆類		
ベークドビーンズ（平均）	48	7
ブロードビーンズ	79	9
バタービーンズ	31	6
ひよこ豆（平均）	28	8
カネリーニ豆（平均）	38	12
インゲン豆（平均）	28	7
レンズ豆（平均）	29	5
大豆（平均）	18	1
果物		
リンゴ（平均）	38	6
アプリコット（乾燥）	31	9
バナナ（平均）	51	13
チェリー	22	3
グレープフルーツ	25	3
ブドウ（平均）	46	8
キウイフルーツ（平均）	53	6
マンゴー	51	8
オレンジ（平均）	48	5
パパイヤ	59	10
モモ（平均）		
缶詰（天然果汁）	38	4
生鮮	42	5
洋ナシ（平均）	38	4
パイナップル	59	7
プラム	39	5
干しぶどう	64	28
カンタロープ・メロン	65	4
スイカ	72	4
乳製品		
牛乳		
全脂肪乳	27	3
脱脂乳	32	4

食品	GI	GL
チョコレートフレーバー	42	13
濃縮乳	61	33
カスタード	43	7
アイスクリーム		
レギュラー（平均）	61	8
低脂肪	50	3
ヨーグルト、低脂肪	33	10
飲料		
リンゴジュース	40	12
コカ・コーラ	63	16
レモネード	66	13
ファンタ	68	23
オレンジジュース（平均）	52	12
スナック食品		
トルティーヤチップス†（平均）	63	17
フィッシュ・スティック	38	7
ピーナッツ†（平均）	14	1
ポップコーン	72	8
ポテトチップス†	57	10
インスタント食品		
マカロニとチーズ	64	32
スープ		
レンズ豆	44	9
スプリットピー	60	16
トマト	38	6
寿司（平均）	52	19
ピッツァ、チーズ	60	16
菓子類		
チョコレート†	44	13
ゼリービーンズ（平均）	78	22
Life Savers	70	21
Mars Bar	68	27
Kudo（全粒チョコレートチップバー）	62	20
糖類		
蜂蜜（平均）	55	10
フルクトース（平均）	19	2
グルコース*	100	10
ラクトース（平均）	46	5
ショ糖（平均）	68	7
スポーツバー		
Clif bar（クッキー・クリーム）	101	3
PowerBar（チョコレート）	83	35
METRx bar（バニラ）	74	37

出典：Brand Miller J et al: The new glucose revolution, New York, 2003, Avalon/Marlowe & Company.
*グルコース＝100．
†これらの食品は、飽和脂肪酸の含有量が多い。

付録 44. 高タンパク質食の栄養データ

高タンパク質食は、通常の食事にタンパク質を多く加える必要のある患者のための食事である。高タンパク質食では、高品質のタンパク質を多く摂取するが、それは、主に、牛乳、卵、チーズ、大豆、肉から摂取する。1人当たりのタンパク質の摂取量は、タンパク質100 g/日（1.25～2 g/kg）まで、増加させる。適応症は、褥瘡、手術、感染、低栄養状態である。禁忌は、肝性昏睡および腎機能不全などである。高タンパク質食を適応する患者は食欲不振または低下していることがある。したがって、食事の回数を6回/日として食欲の改善を図る。

適性：高タンパク質の食事は、あらゆる栄養素を十分に含み、食事摂取基準よりも多い量のタンパク質を摂取する。

タンパク質を100g摂取するための最小摂取量

栄養強化牛乳または代替牛乳 2.4～3.6カップ（200mL）以上
肉または代替肉を3～4回（57～85g）
果物および野菜3～4回（かんきつ類1個のようなビタミンCの豊富な食品を1回/日、緑黄色野菜のようなカロテノイド供給源を1回）
全粒穀類または強化パンおよびシリアルを3～4回以上
適切なカロリーを摂取するためにその他の食品も加える。

特記事項

1. タンパク質の摂取量を増やすために、無脂肪の粉ミルクを調理済み食品に加えること。0.3カップの粉ミルクは、1.2カップの液体牛乳に匹敵する。無脂肪の粉ミルクを、ホットシリアル、クリーム スープ、キャセロール（煮込み）料理に加えても良い。
2. 食欲の低下している患者の場合、高タンパク質のサプリメントが必要になることもある。
3. 1.2カップ（240mL）の市販のエッグノッグは、15gのタンパク質を含有するが、それは、1.2カップ（240mL）の牛乳に含まれるタンパク質のほぼ2倍である。下記は、高タンパク質食のための優れた軽食の例である。

推奨献立：高タンパク質

朝食	昼食	夕食
果物またはジュース 0.6カップ	肉または代替肉 85g	肉または代替肉 85g
シリアル 0.6カップ	ジャガイモまたは代替品 0.6カップ	ジャガイモまたは代替品 0.6カップ
卵 2個	野菜 0.6カップ および/または	野菜 0.6カップ および/または
パン 1食	野菜 0.6カップ および/または	野菜 0.6カップ および/または
マーガリン 小さじ1杯	サラダ 0.3～0.6カップ	サラダ 0.3～0.6カップ
牛乳 1.2カップ（240mL）	サラダドレッシング	サラダドレッシング
コーヒーまたは紅茶	パン 1食	パン 1食
	マーガリン 小さじ1杯	マーガリン 小さじ1杯
	果物またはデザート 0.6カップ	果物またはデザート 0.6カップ
	牛乳 1.2カップ（240mL）	牛乳 1.2カップ（240mL）
午前中の軽食	**午後の軽食**	**夜食**
エッグノッグ 240mL	チーズまたはクラッカー	牛乳およびサンドイッチ

付録 45. 菜食主義の食事の栄養データ

菜食主義食とは、宗教上、環境的、個人的な理由で、菜食主義を好む人々のための献立である。菜食主義食は様々なので、栄養士が患者とその家族らと十分に相談して献立を立てることが推奨されている。菜食主義食は、通常、下記の3つの種類に分類される。

1. 乳卵菜食主義食は、乳製品と卵以外の動物性タンパク質由来のあらゆる食品を制限する食事である。これが、最もよくみられるタイプの菜食主義食で、調理も最も簡単である。
2. 乳菜食主義食は、乳製品以外の動物性タンパク質由来のあらゆる食品を制限する食事である。
3. 厳格な完全菜食主義（完全菜食主義食）は、動物性タンパク質由来のあらゆる食品を制限する食事である。

適性：乳卵菜食主義食および乳菜食主義食は、全ての栄養素が食事摂取基準を満たすように、注意して献立を立てなければならない。厳格な完全菜食主義食（完全菜食主義食）は、タンパク質、亜鉛、カルシウム、ビタミンD、ビタミンB₁₂が不足することがあるので、サプリメントまたは栄養強化食品の摂取が推奨されている。

タンパク質：あらゆる料理は、肉をベースにしたブロスを用いている。ここでは、肉をベースにしたブロスの代わりに、大豆ベースおよび野菜ブロスを用いる。次の食品は、肉28g（タンパク質7g）と同じ量のタンパク質を供給する。

カッテージ・チーズ 0.3カップ	調理済豆類 0.6カップ
牛乳または豆乳 1.2カップ	大豆 0.4カップ
チーズ 28g	加工大豆タンパク質 28g
ミックスナッツ 0.4カップ	豆腐（大豆チーズ）0.4カップ
卵 1個	ヨーグルト 0.4カップ
ピーナッツ バター 大さじ2杯	

タンパク質を適切に組み合わせれば、必須アミノ酸を組み合わせて高品質のタンパク質を供給できるが、同じ食事内に摂る必要はない。次のリストはその組み合わせの例を示している。

穀類

豆類入りの米
牛乳で調理した米
豆類とトウモロコシ
マカロニとチーズ
全粒小麦粉のパンとチーズ
全粒穀類の朝食シリアルと牛乳
全粒小麦トーストとポーチドエッグ

ナッツと種子

ピーナッツバターサンドイッチと牛乳
ごまの種子と豆をハマスとして

豆類

ベークドビーンズと全粒小麦粉のパン
豆類と米
スプリットピーのスープと全粒小麦粉のパン
大豆と米と小麦
大豆とトウモロコシと牛乳
大豆ヨーグルトとグラノーラ

野菜

ライマメ、エンドウ、芽キャベツ、カリフラワー、ブロッコリーとごま種子、ブラジルナッツ、マッシュルーム。

カルシウム：全ての菜食主義者、特に若い女性は、強靭な骨の発達と維持のために、適量のカルシウムを摂取すべきである。乳製品の代わりに、大量の緑色の葉もの野菜（例えば、ケール、カラシナ、カブラ菜、コラード）；チンゲン菜；ブロッコリー；豆類；カルシウム入りの豆腐；乾燥イチジク；ヒマワリ種子；カルシウム強化シリアルおよびジュースを選ぶ。次の食品は、牛乳1.2カップ（約300mL）と同じ量のカルシウムを供給する。

カルシウム強化豆乳 1.2カップ	調理済み乾燥豆 3.6カップ
ヒマワリの種子 2カップ	アーモンド 1.2カップ
調理済みコラード 1.2カップ	強化コーンブレッド 3枚

付録 45. 菜食主義の食事の栄養データ——続き

鉄: 鉄欠乏症の発症率は、菜食主義者と非菜食主義者で、変わらない。ビタミンCの豊富な食品と共に摂取すれば、鉄の供給源の野菜類の吸収がよくなる。鉄分を多く含む食品は、豆類、緑色野菜(すなわち、ホウレンソウおよびフダンソウ)、ドライフルーツ、プルーンジュース、廃糖蜜、カボチャの種子、大豆、鉄強化パンとシリアル食品などである。

ビタミンB_{12}: 動物性食品にしか認められない栄養素であるが、ビタミンB_{12}は、卵または乳製品を定期的に摂取する菜食主義者(乳卵菜食主義者)にとってはあまり心配する必要はない。菜食主義者は、栄養強化豆乳および市販の朝食シリアル、またはB_{12}サプリメントのようなビタミンB_{12}強化食品を食事に取り入れるべきである。ビタミンB_{12}は、またビール酵母にも含まれる。

ビタミンD: 米国では、ビタミンDの主な供給源は乳製品であり、そのほとんどは、ビタミンD強化製品である。しかし、チーズとヨーグルトは、ビタミンD強化牛乳から作る必要はない。もうひとつ別の供給源は、照射日光であり、皮膚でビタミンDが合成される。乳製品を摂取せず直射日光も制限されている場合は、補給すべきである。ビタミンDを含む食品は、栄養強化牛乳、豆乳、ライスミルク、ナッツの搾りの汁などである。乳製品を摂取せずまたは日光にあまり当たらない場合は、補給が必要である。

亜鉛: 亜鉛は動物性食品に含まれているので、菜食主義食は不足する。次の食品を、献立に入れれば、必要な亜鉛を多く摂取することができる。
- 小麦の胚芽
- ナッツ
- 乾燥豆

最低限1日に摂るべき1人前の摂取量

食物カテゴリー	1日の推奨回数	1人前の推奨量
パン、シリアル食品、米、パスタ	6回以上	パン1枚 カルシウム強化*のインスタントシリアル28g 調理済みシリアル、米、パスタ、0.6カップ
野菜	4回以上	生鮮葉野菜1.2カップ、調理済み野菜0.6カップ、カルシウムの豊富な調理済み野菜1.2カップ、生鮮野菜2カップ、チンゲン菜*、オクラ*、ブロッコリー*、コラード*、ケール*、白菜*、カラシナ* 栄養強化*野菜ジュース0.6カップ
果物	2回以上	果物中1切れ イチジク、刻み、調理済み、缶詰、(5)*0.6カップ 栄養強化*果物ジュース0.6カップ
カルシウムの豊富な食品	8回以上	牛乳、ヨーグルト、1.2カップ、栄養強化豆乳0.6カップ ナチュラルチーズ7g プロセスチーズ57g
豆類と肉代替品	5回	調理済み乾燥豆、大豆*、エンドウ、0.6カップ、ソイナッツ*、0.6カップ 卵1個または卵白2個(任意) ナッツまたは種子0.3カップ、アーモンド*0.3カップ テンペまたはカルシウム入り豆腐*0.6カップ アーモンドバターまたはごまタヒニ*、大さじ2杯 ピーナッツバター大さじ2杯
脂肪、菓子類、アルコール	控えめに摂取する	

*カルシウムの豊富な食品

特記事項

妊婦と授乳婦: 十分に計画された完全菜食主義者および乳卵菜食主義者の摂食パターンは、妊婦と授乳婦の栄養の必要量を十分に満たすものである(米国栄養士会、2003年)。菜食主義者を含むすべての妊婦に、葉酸の補給が推奨されている。完全菜食主義者は、栄養強化食品またはサプリメントを摂取していても、ビタミンB_{12}を妊婦は2μg/日、授乳婦は2.6μg/日服用しなければならない。日光にあまり当たらない女性は、ビタミンD強化食品を摂取すべきである。過剰のビタミンDは胎児の異常を引き起こすことがあるので、ビタミンDの補給は注意して行うべきである。

乳児、小児、青少年: 米国栄養士会(2003年)によれば、十分に計画された完全菜食主義者および乳卵菜食主義者の摂食パターンは、乳児、小児、青少年の栄養の必要量を十分に満たすものである。菜食主義者の摂食パターンでは、その大部分が低脂肪の食品なので、小児および青少年のエネルギー必要量を満たす食物を十分に摂取することが難しいと思われる。栄養強化食品を食事および軽食として頻繁に摂ることによって、エネルギーと栄養の必要量を満たすことができる。日光にあまり当たらない場合は、ビタミンD強化食品またはサプリメントを用いる。完全菜食主義者の小児の献立には、信頼できるビタミンB_{12}の供給源を含めるべきである。成長のために必要なカルシウム、鉄、亜鉛の摂取は特に注意する必要がある。菜食主義者の乳児と青少年の両親には、菜食主義者の摂食パターンの専門知識のある管理栄養士への相談が推奨されている。

続く

付録 45. 菜食主義の食事の栄養データ——続き

摂食パターン：乳卵菜食主義者

朝食	昼食	夕食	間食
オレンジュース 0.6 カップ（カルシウム強化） シリアル食品 0.6 カップ 卵 1 個 食パン 1 枚 マーガリン小さじ 1 杯 牛乳 1.2 カップ（240mL） コーヒーまたは紅茶 砂糖小さじ 2 杯	代替肉 57 〜 85g ジャガイモ 0.6 カップ（または代替品） 野菜 0.6 カップ サラダ 0.6 〜 0.3 カップ サラダドレッシング 食パン 1 枚 マーガリン小さじ 1 杯 果物 0.6 カップ 牛乳 0.6 カップ（120mL） コーヒー／紅茶 塩、小さじ 1/4 杯 コショウ、小さじ 1/2 杯	代替肉 57 〜 85g 米 0.6 カップ（または代替品） 野菜 0.6 カップ サラダ 0.6 〜 0.3 カップ サラダドレッシング 食パン 1 枚 マーガリン小さじ 1 杯 果物 0.6 カップ 牛乳 0.6 カップ（120mL） コーヒー／紅茶 塩、小さじ 1/4 杯 コショウ、小さじ 1/2 杯	ソイナッツ 0.6 カップ 栄養強化トマトジュース 0.6 カップ

摂食パターン：乳菜食主義者

朝食	昼食	夕食	間食
オレンジュース 0.6 カップ（カルシウム強化） シリアル 0.6 カップ 卵 1 個 食パン 1 枚 マーガリン小さじ 1 杯 牛乳 1.2 カップ（240mL） コーヒーまたは紅茶 砂糖小さじ 2 杯	代替肉 57 〜 85g パスタ 0.6 カップ（または代替品） 野菜 0.6 カップ サラダ 0.3 〜 0.6 カップ サラダドレッシング 食パン 1 枚 マーガリン小さじ 1 杯 果物 0.6 カップ 牛乳 0.6 カップ（120mL） コーヒー／紅茶 塩、小さじ 1/4 杯 コショウ、小さじ 1/2 杯	代替肉 57 〜 85g 玄米 0.6 カップ（または代替品） 野菜 0.6 カップ サラダ 0.3 〜 0.6 カップ サラダドレッシング 食パン 1 枚 マーガリン小さじ 1 杯 果物 0.6 カップ 牛乳 0.6 カップ（120mL） コーヒー／紅茶 塩、小さじ 1/4 杯 コショウ、小さじ 1/2	ソイナッツ 0.6 カップ 栄養強化トマトジュース 0.6 カップ

摂食パターン：完全菜食主義者

朝食	昼食	夕食	間食
オレンジュース 0.6 カップ（カルシウム強化） オートミール 0.6 カップ 全粒小麦パン 2 枚 ピーナツバター大さじ 2 杯 強化豆乳 1 カップ（240mL） 干しぶどう大さじ 2 杯 砂糖小さじ 2 杯	平豆のスープ 180mL 玄米 0.6 カップ ゴマクラッカー 4 枚 ホウレンソウサラダ 生鮮ホウレンソウ 1．2 カップ 刻みニンジン 0.3 カップ 刻みマッシュルーム大さじ 2 杯 豆腐（カルシウム入り）57g 低カロリーイタリアンドレッシング大さじ 2 杯 生鮮リンゴ 1 個 栄養強化豆乳 1.2 カップ 塩、小さじ 1/4 杯 コショウ、小さじ 1/4 杯	ブリトー 2 個 ソフトコーントルティーヤ 2 〜 6 インゲン豆 1.2 カップ 刻みレタス 0.9 カップ 角切りトマト 0.6 カップ 角切りタマネギ大さじ 2 杯 サルサ 0.3 カップ ブロッコリーとカリフラワーミックス 0.6 カップ マーガリン大さじ 1 杯 フルーツカクテル 0.6 カップ 栄養強化豆乳 1.2 カップ 塩、小さじ 1/4 杯 コショウ、小さじ 1/4 杯	ソイナッツ 0.3 カップ 栄養強化トマトジュース 0.6 カップ

栄養分析

熱量：2395kcal
タンパク質：93 g
総 脂肪：90 g
一価不飽和 脂肪：33.2 g
多価不飽和 脂肪：30.8 g
炭水化物：323 g
ナトリウム：5762 mg*
カリウム：4690 mg
食物繊維：45 g

*ナトリウムの含有量を減らすため、無塩ピーナッツバター、トマトジュース、スープを使用する。

出典：National Center for Nutrition and Dietetics, Food guide pyramid for vegetarian meal planning. Chicago, 1997, American Dietetic Association Foundation; American Dietetic Association: Position of the American Dietetic Association: vegetarian diets, J Am Diet Assoc 103:748-765, 2003.

付録 46. 葉酸、ビタミン B_6、ビタミン B_{12} の栄養データ

葉酸塩は、水溶性ビタミンBで、食物中に存在する。葉酸塩は、葉酸の合成型で、サプリメントに含まれており、栄養強化食品に添加されている。葉酸塩または葉酸は、新しい細胞の産生と維持を促進するため、乳児、青少年、妊婦のように急速に細胞が分裂し成長する期間には、特に、重要である。葉酸は、デオキシリボ核酸（DNA）とリボ核酸の形成、すなわち、細胞のブロックを作る時に必要である。また、DNAが変化して癌になるのを防ぐ役割も果たしている。成人と小児では、正常な赤血球を形成し貧血を予防するために葉酸が必要である。葉酸は、ホモシステインの代謝に必須の物質であり、このアミノ酸の正常濃度維持に役立っている。

葉酸の食事摂取基準（小児と成人）

年齢（歳）	男性と女性（μg／日）	妊婦（μg／日）	授乳婦（μg／日）
1-3	150	N/A	N/A
4-8	200	N/A	N/A
9-13	300	N/A	N/A
14-18	400	600	500
19+	400	600	500

N/A：該当なし

食品別葉酸塩と葉酸の含有量

食品	1食当たりの量（μg）	1日の摂取量*の割合（%）
DV100%を強化した朝食シリアル0.9カップ†	400	100
蒸し煮牛レバー、85g	185	45
茹でた未熟ササゲ、調理済み0.6カップ	105	25
DV25%を強化した朝食シリアル0.3カップ†	100	25
冷凍ホウレンソウの茹でたもの、調理済み0.6カップ	100	25
グレートノーザン豆の茹でたもの、0.6カップ	90	20
アスパラガスの茹でたもの、4本	85	20
調理済み白米、長粒米、パーボイルド米、強化米0.6カップ†	65	15
菜食主義食のベークドビーンズ、缶詰、1.2カップ	60	15
ホウレンソウ、生鮮1.2カップ	60	15
冷凍グリーンピースの茹でたもの0.6カップ	50	15
冷凍刻みブロッコリー、調理済み、0.6カップ	50	15
強化卵麺類、調理済み0.6カップ†	50	15
生鮮ブロッコリー、2本（それぞれ長さ5）	45	10
生鮮アボカド、全て様々な薄切り、0.6カップ	45	10
乾燥ピーナツ、全て様々なローストタイプ、28g	40	10
刻みレタス、ロメインレタス、0.6カップ	40	10
未熟な小麦胚芽、大さじ2杯	40	10
トマトジュース、缶詰、180mL	35	10
冷蔵オレンジジュース、濃縮物を含む、0.3カップ	35	10
カブラ菜、冷凍、調理済み、茹でたもの、0.6カップ	30	8
生鮮オレンジ、あらゆる市販品、小1個	30	8
白パン 1枚†	25	6
全粒小麦粉パン 1枚†	25	6
生鮮全卵、生、大1個	25	6
カンタロープ・メロン、生、中1/4個	25	6
パパイヤ、生、0.6カップ（角切り）	25	6
バナナ、生鮮、中1個	20	6

DV：1日の摂取量

* 1日の摂取量（DV）は、推奨栄養所要量に基づく基準値である。食事を摂る時、食品に含まれている特定の栄養素が多いか少ないかを消費者が判断するときに役立つように、設けられた。葉酸の1日の摂取量は、400μgである。食品ラベルの栄養成分表に掲載されている％DVは、1食に含まれるDVのパーセントを示している。%DVは、2000-カロリーの食事に基づいている。

† 葉酸強化プログラムの一環として、葉酸を強化している

ビタミン B_6

ビタミン B_6 は、水溶性ビタミンで、主に3つの化学形態（ピリドキシン、ピリドキシサール、ピリドキサミン）で存在し、体内の様々な機能に携わっている。すなわち、タンパク質の代謝に関与する100を超える酵素に必要であり、赤血球の代謝にも必要不可欠なビタミンである。神経および免疫系は、効率よく機能するためにビタミン B_6 が必要であり、トリプトファン（アミノ酸）からナイアシンへの変換にも、ビタミン B_6 が必要である。ビタミン B_6 の不足は、鉄欠乏性貧血に似た貧血を引き起こすこともある。

タンパク質の代謝と細胞の成長に関わるため、ビタミン B_6 は、免疫系でも重要な物質である。白血球を作るリンパ組織（胸腺、脾臓、リンパ節）の健康の維持にも貢献している。また、正常な血糖値の維持にも重要な役割を果たしている。

続く

付録 46. 葉酸、ビタミン B_6、ビタミン B_{12} の栄養データ——続き

ビタミン B_6 の食事摂取基準(小児と成人)

年齢(歳)	男性と女性(mg/日)	妊婦(mg/日)	授乳婦(mg/日)
1-3	0.5	N/A	N/A
4-8	0.6	N/A	N/A
9-13	1.0	N/A	N/A
14-18	1.3	1.9	2.0
19+	1.3	1.9	2.0

N/A:該当なし

食品別ビタミン B_6 の含有量

食品	1食当たりの量(mg)	1日の摂取量*の割合(%)
100%強化したインスタントシリアル0.9カップ	2.00	100%
皮付きベイクドポテト、生鮮、中1個	0.70	35%
生鮮バナナ、中1個	0.68	34%
ひよこ豆缶詰、0.6カップ	0.57	30%
鶏の胸肉、肉のみ、調理済み、胸肉半分	0.52	25%
25%強化したインスタントシリアル0.9カップ	0.50	25%
栄養強化インスタントオートミール1パック	0.42	20%
豚ロース肉、低脂肪のみ、調理済み、85g	0.42	20%
ローストビーフ、牛の外もも肉、低脂肪のみ、調理済み、85g	0.32	15%
マス、ニジ、調理済み、85g	0.29	15%
ヒマワリの種子、仁、ドライ・ロースト、28g	0.23	10%
ホウレンソウ、冷凍、調理済み、0.6カップ	0.14	8%
トマトジュース、缶詰、180mL	0.20	10%
アボカド、生鮮、薄切り、0.6カップ	0.20	10%
サケ、ベニザケ、調理済み、85g	0.19	10%
マグロ、水漬缶詰、水切り、固形、85g	0.18	10%
小麦ブラン、未加工、0.3カップ	0.18	10%
滑らかピーナツバター、大さじ2杯	0.15	8%
クルミ、イングリッシュまたはペルシアン、28g	0.15	8%
枝豆、茹でて水切りしたもの、0.6カップ	0.05	2%
ライマメ、冷凍、調理済み、水切りしたもの、0.6カップ	0.10	6%

DV:1日の摂取量

* 1日の摂取量(DV)は、推奨栄養所要量に基づく基準値である。食事を摂る時、食品に含まれている特定の栄養素が多いか少ないかを消費者が判断するときに役立つように、設けられた。ビタミン B_6 の1日の摂取量は、2mgである。食品ラベルの栄養成分表に掲載されている%DVは、1食に含まれるDVのパーセントを示している。

ビタミン B_{12}

ビタミン B_{12} は、葉酸およびビタミン B_6 と共に作用して、アミノ酸ホモシステインの血中濃度を低下させる。高濃度のホモシステインは、冠動脈に損傷を与えるか、または血液凝固細胞を凝集させ、血餅を形成しやすくするという仮説がある。このため、心臓発作または脳卒中のリスクが増加すると思われる。

ビタミン B_{12} は、ビタミンB複合体の一員である。コバルトを含んでいるため、コバラミンとも呼ばれている。専ら、細菌によって合成され、主に、牛肉、卵、乳製品に含まれる。ビタミン B_{12} の含有植物に対する調査研究がかなり行われている。発酵大豆製品、海藻、藻類(スピルリナ)は、すべて B_{12} をかなり含んでいると言われてきた。しかし、現在の見解は、植物性食品中に存在する B_{12} を、ヒトが利用できる可能性は低く、従って、これらの食品を安全な供給源として頼るべきではないというものである。多くの完全菜食主義食は、B_{12} を補う食事である。

ビタミン B_{12} は、赤血球の合成、神経系の維持、小児の成長と発達に必要である。不足すると、貧血を引き起こすことがある。神経線維の変性と不可逆的神経損傷に関わるビタミン B_{12} 神経障害が起こることもある。ビタミン B_{12} は、少量しか体内に貯蔵できない。ビタミン B_{12} が正しく吸収されるためには内因子の存在が必要であり、これは、加齢と共に消失する傾向がある。成人の体内貯蔵総量は2～5mgである。このうちの約80%は肝臓に貯蔵されている。

ビタミン B_{12} の食事摂取基準(小児と成人)

年齢(歳)	男性と女性(μg/日)	妊婦(μg/日)	授乳婦(μg/日)
1-3	0.9	N/A	N/A
4-8	1.2	N/A	N/A
9-13	1.8	N/A	N/A
14-18	2.4	2.6	2.8
19以上	2.4	2.6	2.8

N/A:該当なし

付録 46. 葉酸、ビタミン B₆、ビタミン B₁₂の栄養データ──続き

食品別ビタミン B₁₂の含有量

食品	1食当たりの量（μg）	1日の摂取量*の割合（%）
軟体動物、二枚貝、混合種、調理済み、85g	84.1	1400
牛レバー蒸し煮、1枚	47.9	780
栄養強化朝食シリアル（100% 栄養強化）、0.9カップ	6.0	100
天然マス、ニジ、調理済み、85g	5.4	90
サケ、ベニザケ、調理済み、85g	4.9	80
養殖マス、ニジ、調理済み、85g	4.2	50
トップ・サーロイン肉、低脂肪の最上の部分、焼肉、85g	2.4	40
ファストフード、チーズバーガー、レギュラー、ダブルパティとロールパン、1サンドイッチ	1.9	30
ファストフード、タコス、大1個	1.6	25
栄養強化朝食シリアル（25% 栄養強化）、0.3カップ	1.5	25
プレーン脱脂ヨーグルト、タンパク質13g/カップ、1.2カップ	1.4	25
コダラ、調理済み、85g	1.2	20
二枚貝のカツ、0.9カップ	1.1	20
ビンナガマグロ、水漬け缶詰水切り 固形、85g	1.0	15
牛乳、1.2カップ	0.9	15
豚肉、塩漬、ハム、低脂肪のみ、缶詰、ローストタイプ、85g	0.6	10
全卵、固茹で1個	0.6	10
アメリカン低温殺菌チーズフード、28g	0.3	6
鶏胸肉、肉のみ、ローストタイプ、1/2胸	0.3	6

* 1日の摂取量（DV）は、推奨栄養所要量に基づく基準値であり、食事を摂る時、食品に含まれている特定の栄養素が多いか少ないかを消費者が判断するときに役立つように、設けられた。ビタミン B₁₂の1日の摂取量は、6μgである。食品ラベルの栄養成分表に掲載されている% DVは、1食に含まれるDVのパーセントを示している。

付録 47. ビタミンAとカロテノイドの栄養データ

ビタミン A は、視力、骨の成長、生殖、細胞分裂、免疫、呼吸器の表層の健康、粘膜に影響を及ぼす化合物群を含んでいる。ビタミン A は、動物由来か植物由来かによって、2つのカテゴリーに分けられる。ビタミン A は、動物由来の食品中にあり、プリフォームド（予備形成）ビタミン A と呼ばれ、レチノールとして吸収される。その食品とは、レバー、全乳、栄養強化食品などである。体内で、レチノールは、レチナールとレチノイン酸（他のビタミン A の活性型）になる。ビタミン A 欠乏症は、米国では稀であるが、ビタミン A 欠乏症が深刻な問題となっている地域では、麻疹、感染症、眼疾患の小児にビタミン A が必要である。脂肪の吸収不良は、下痢を引き起こす可能性があり、ビタミン A の正常な吸収が妨げられる。したがって、セリアック病、クローン病、膵疾患では、ビタミン A 欠乏症が起こると思われる。ビタミン A の最も吸収しやすい形は、タラ肝油のような油に溶けている形である。

ビタミン A の供給源である植物は、カロテノイドと呼ばれるプロビタミン A を供給する。これは、体内でレチノールになり、他の活性型ビタミン A となる。米国では、摂取されるビタミン A の約26%～34%が、カロテノイドというプロビタミン A の形で摂取される。通常、植物内に存在するプロビタミン A、すなわちカロテノイドは、その植物に色を与えるが、それは、β-カロテン、α-カロテン、β-クリプトキサンチンなどである。これらのうち、β-カロテンが最も効率よくレチノールになる。果物または野菜の色が暗ければ暗いほど、カロテノイドの含有量が多い。

ビタミン A の食事摂取基準（小児と成人）

年齢（歳）	男性と女性（μg REA/日）	妊婦（μg REA/日）	授乳婦（μg REA/日）
1-3	300	N/A	N/A
4-8	400	N/A	N/A
9-13	600	N/A	N/A
14-18	900（男児）；700（女児）	1200	750
19+	900（男性）；700（女性）	770	1300

N/A：該当なし、RAE：レチノール 活性当量
1 RAE = レチノール 1μg = β-カロテン 12 mg = ビタミン A 3.33 IU（ラベルに記載）

食品由来のビタミンAの供給量

食品中のビタミン A は、標準量に対するビタミン A のレチノール活性当量（RAE）のμgとして表すが、IU = 0.33 μgRAEとしても表す（すべて成人男性の推奨栄養所要量（900 μg RAE/日）の20%以上）。

動物由来食品別ビタミンAの含有量

食品	ビタミン A（IU）	1日の摂取量（%）
牛レバー、調理済み、85g	27,185	545
鶏レバー、調理済み、85g	12,325	245
牛乳、栄養強化 脱脂、1.2カップ	500	10
チーズ、チェダー・チーズ、28g	284	6
牛乳、全乳（3.25% 脂肪）、1.2カップ	249	5
卵、代替品、0.3カップ	226	5

続く

付録 47. ビタミンAとカロテノイドの栄養データ──続き

植物由来食品別ビタミンA（β-カロテン由来）の含有量

食品	ビタミンA (IU)	1日の摂取量* (%)
ニンジンジュース、缶詰、0.6カップ	22,567	450
ニンジンスライス、茹でたもの、0.6カップ	13,418	270
ホウレンソウ、冷凍、茹でたもの、0.6カップ	11,458	230
ケール、冷凍、茹でたもの、0.6カップ	9558	190
生鮮ニンジン、1本（19cm）	8666	175
具入り野菜スープ、缶詰、インスタント、1.2カップ	5820	115
カンタロープ・メロン、角切り、1.2カップ	5411	110
ホウレンソウ、生鮮、1.2カップ	2813	55
皮付きアプリコット、ジュースパック、0.6カップ	2063	40
アプリコット ネクター、缶詰、0.6カップ	1651	35
パパイヤ、角切り 1.2カップ	1532	30
マンゴー、薄切り 1.2カップ	1262	25
オートミール、インスタント、栄養強化、無味、水を加えて作ったもの、1.2カップ	1252	25
エンドウ、冷凍、茹でたもの、0.6カップ	1050	20
トマトジュース、缶詰、180mL	819	15
モモ、缶詰、ジュースパック、半割または薄切り、0.6カップ	473	10
モモ、中1個	319	6
赤パプリカ、生鮮、1切れ（直径7.6cm、厚さ0.6cm）	313	6

* 1日の摂取量（DV）は、推奨栄養所要量に基づく基準値であり、食事を摂る時、食品に含まれている特定の栄養素が多いか少ないかを消費者が判断するときに役立つように、設けられた。ビタミンAの1日の摂取量は、5000 IUである。食品ラベルの栄養成分表に掲載されている％DVは、1食に含まれるDVのパーセントを示している。たいていの食品は、ラベル上に、ビタミンAの含有量を掲載していない。この表の％DV欄は、1食中の供給量の、DVに対するパーセントを示している。DVの5%以下しか供給しない食品は、供給源としての価値は低いが、DVの10%～19%を供給する食品は、良好な供給源である。DVの20%以上を供給する食品は、その栄養素の豊富な食品である。DVパーセントの低い食品も健康的な食事に貢献することを忘れないことが重要である。

重要な食品を取りまとめるもう一つの方法は、レチノール当量によるものである。

食品	ビタミンA（μg RAE）	カロリー（kcal）
牛の臓物（レバー、臓物）、様々なもの、調理済み、85g†	1490-9126	134-235
ニンジンジュース、0.3 カップ	1692	71
皮付き焼きいも（サツマイモ）、中1個	1096	103
カボチャ、缶詰、0.6 カップ	953	42
ニンジン、生から調理済み、0.6 カップ	671	27
ホウレンソウ、冷凍品の調理済み、0.6 カップ	573	30
コラード、冷凍品の調理済み 0.6 カップ	489	31
ケール、冷凍品の調理済み、0.6 カップ	478	20
ミックス野菜、缶詰、0.6 カップ	474	40
カブラ菜、冷凍品の調理済み 0.6 カップ	441	24
インスタント調理済みシリアル、栄養強化調合済み、1パック	285-376	75-97
ビタミンAを添加した様々なインスタントシリアル、≈28g	180-376	100-117
ニンジン、生鮮、小1本	301	20
フダンソウ、調理済み、0.6 カップ	276	19
冬カボチャ、調理済み、0.6 カップ	268	38
タンポポの若葉、調理済み、0.6 カップ	260	18
カンタロープ・メロン、生鮮、中1/4個	233	46
カラシナ、調理済み、0.6 カップ	221	11
酢漬けの ニシン、85g	219	222
赤ピーマン、パプリカ、調理済み、0.6 カップ	186	19
白菜、調理済み、0.6 カップ	180	10

RAE：レチノール 活性当量
注記：この表には、混合食品および同じ食品を複数の調理法で調理した食品は、含まれていない。
† コレステロールの含有量が多い。

果物と野菜のカロテノイド含有量

	ネオキサンチンとビオラキサンチン	ルテインとゼアキサンチン	ルテイン	ゼアキサンチン	クリプトキサンチン	リコピン	β-カロテン	β-カロテン
卵黄	8	89	54	35	4	0	0	0
Maize（トウモロコシ）	9	86	60	26	5	0	0	0
キウイ	38	54	54	0	0	0	0	8
種無し赤ブドウ	23	53	43	10	4	5	3	16
ズッキーニ	19	52	47	5	24	0	0	0
カボチャ	30	49	49	0	0	0	0	21
ホウレンソウ	14	47	47	0	19	4	0	16
黄パプリカ	4	45	8	37	22	0	8	21
黄カボチャ	19	44	44	0	0	0	28	9
キュウリ	16	42	38	4	38	0	0	4
エンドウ豆	33	41	41	0	21	0	0	5
ピーマン	29	39	36	3	20	0	0	12
赤ブドウ	27	37	33	4	29	0	1	6
ニホンカボチャ	24	37	37	0	34	0	5	0
オレンジジュースウ	28	35	15	20	25	0	3	8
ハネデューメロン	18	35	17	18	0	0	0	48
セロリ（茎、葉）	12	34	32	2	40	1	13	0
青葡萄	10	31	25	6	52	0	0	7
芽キャベツ	20	29	27	2	39	0	0	11
春タマネギ	32	29	27	2	35	4	0	0
サヤマメ	27	25	22	3	42	0	1	5

付録 47. ビタミンAとカロテノイドの栄養データ──続き

	ネオキサンチンとビオラキサンチン	ルテインとゼアキサンチン	ルテイン	ゼアキサンチン	クリプトキサンチン	リコピン	β-カロテン	β-カロテン
オレンジ	36	22	7	15	12	11	8	11
ブロッコリー	3	22	22	0	49	0	0	27
リンゴ（レッド・デリシャス）	22	20	19	1	23	13	5	17
マンゴー	52	18	2	16	4	6	0	20
グリーンレタス	33	15	15	0	36	0	16	0
トマト ジュース	0	13	11	2	2	57	12	16
モモ	20	13	5	8	8	0	10	50
黄パプリカ	86	12	12	0	1	0	1	0
ネクタリン	18	11	6	5	23	0	0	48
赤パプリカ	56	7	7	0	2	8	24	3
トマト（フルーツ）	0	6	6	0	0	82	0	12
ニンジン	0	2	2	0	0	0	43	55
カンタロープ・メロン	9	1	1	0	0	3	0	87
乾燥アプリコット	2	1	1	0	9	0	0	87
青インゲン豆	72	0	0	0	28	0	0	0

出典：Sommerburg O et al: Fruit and vegetable that are sources for lutein and zeaxanthin: the macular pigment in human eyes, Br J Ophthalmol 82:907, 1998.
主なカロテノイドの含有量をモル％で表す。カロテノイドの量を、7つの主要群に分けて示した。7つの群とは、すなわち、ネオキサンチンとビオラキサンチン（ネオキサンチン、ビオラキサンチン、それらの関連異性体、ルテイン5,6エポキシド）、ルテイン、ゼアキサンチン、クリプトキサンチン（α-クリプトキサンチン、β-クリプトキサンチン、関連異性体）、リコピン（リコペンと関連異性体）、β-カロテン（あらゆるトランスβ-カロテンとシス異性体）、β-カロテン（あらゆるトランスβ-カロテンとシス異性体）である。ルテインとゼアキサンチンは、合わせた量として、また、単量としても提示している。このデータでは、ルテインとゼアキサンチンの合計量として分類している。

付録 48. ビタミンCの栄養データ

ビタミンCの必要量は、極めて少量であるが、体内の必要不可欠な様々な代謝反応を可能にする栄養素である。ビタミンCは、本来、水溶性の抗酸化物質として、知られており、壊血病を防ぐ。また、その基本形の化学名であるL-アスコルビン酸または単にアスコルビン酸としても知られている。次の表に示すように、食事摂取基準は15～90mg/日であり、耐容摂取量の上限値は2g/日（2000 mg/日）である。

ビタミンCの食事摂取基準（小児と成人）

年齢（歳）	男性と女性（mg／日）	妊婦（mg／日）	授乳婦（mg／日）
1-3	15	N/A	N/A
4-8	25	N/A	N/A
9-13	45	N/A	N/A
14-18	75（男児）；65（女児）	80	115
19+	90（男性）；75（女性）	85	120

N/A, 該当なし

付録 48. ビタミンCの栄養データ──続き

食品別ビタミンCの含有量

食品	1食当たりの量(mg)	1日の摂取量*の割合(%)
生グアバ0.6カップ	188	209
生赤パプリカ、0.6カップ	142	158
調理済み赤パプリカ、0.6カップ	116	129
キウイフルーツ、中1個	70	78
生オレンジ、中1個	70	78
オレンジジュース、0.3カップ	61-93	68-103
生ピーマン、0.6カップ	60	67
調理済みピーマン、0.6カップ	51	56.6
グレープフルーツジュース、0.3カップ	50-70	55.5-78
野菜ジュース カクテル、0.3カップ	50	55.5
生イチゴ、0.6カップ	49	54
調理済み芽キャベツ、0.6カップ	48	53
カンタロープ・メロン、中1/4個	47	52
生パパイヤ、中1/4個	47	52
調理済みコールラビ、0.6カップ	45	50
調理済みブロッコリー、0.6カップ	39	43
調理済みサヤエンドウ、0.6カップ	38	42
調理済みブロッコリー、0.6カップ	37	41
サツマイモ、缶詰、0.6カップ	34	38
トマトジュース、0.9カップ	33	36.5
調理済みカリフラワー、0.6カップ	28	31
生パイナップル、0.6カップ	28	31
調理済みケール、0.6カップ	27	30
マンゴー、0.6カップ	23	25.5

* 1日の摂取量(DV)は、推奨栄養所要量に基づく基準値であり、食事を摂る時、食品に含まれている特定の栄養素が多いか少ないかを消費者が判断するときに役立つように、設けられた。ビタミンCの1日の摂取量は、90 mgである。食品ラベルの栄養成分表に掲載されている％DVは、1食に含まれるDVのパーセントを示している。

付録 49. ビタミンEの栄養データ

ビタミンEは、脂溶性ビタミンで、8つの異なる形で存在している。それぞれに、生物活性を有しているが、生物活性とは、体内での有効性または機能的な有用性の測定値である。α-トコフェロールは、最も高い活性型で、強力な生物学的抗酸化作用を有している。サプリメント中のビタミンEは、通常、α-酢酸トコフェロールとして販売されているが、それは、α-トコフェロールの抗酸化物質としての効力が発揮されないように保護された形である。この合成型は「dl」と表示されているが、天然型は「d」と表示されている。合成型の活性は天然型のわずか半分である。食品からのみ十分なビタミンEを摂取するためには、ビタミンEの豊富な食品を毎日摂取することが重要である。野菜油、ナッツ、緑の葉野菜、栄養強化シリアルが、ビタミンEの食物由来の供給源である。

ビタミンE欠乏症の特徴は、通常、手足の神経障害や細胞脂質膜の過酸化である。ビタミンE欠乏は、ヒトでは稀にしか起こらないが、特定の状況で起こりうる。すなわち、下記の場合である。

1. 胆汁が分泌できないため食物由来の脂肪を吸収できない患者または脂肪代謝障害の患者。
2. α-トコフェロール輸送タンパク質に稀にみられる遺伝学的異常患者
3. 極低出生体重児（出生時体重1500g未満）

たいていの食品は、ラベル上に、ビタミンEの含有量を掲載していない。この表に掲載されている1日の摂取量のパーセント(%DV)は、1食中の供給量の、DVに対するパーセントを示している。ビタミンEの1日摂取量(DV)は30 IUである。DVの5％以下しか供給しない食品は、供給源としての価値は低いが、DVの10％～19％を供給する食品は、良好な供給源である。DVの20％以上を供給する食品は、6単位を供給しビタミンEの豊富な食品と考えられる。食品のビタミンE含有量は、α-トコフェロールのmg、α-トコフェロール当量のmgの(mg α-TE)、サプリメント・ラベルの単位として記載する。1単位 = 0.67 α-TE (d型) と約0.5 α-TE (dl 型、合成型)

α-TEのビタミンE(mg)の食事摂取基準（小児と成人）

年齢（歳）	男性と女性 (mg/日)	妊婦 (mg/日)	授乳婦 (mg/日)
1-3	6	N/A	N/A
4-8	7	N/A	N/A
9-13	11	N/A	N/A
14-18	15	15	19
19+	15	15	19

N/A：該当なし

付録 49. ビタミンEの栄養データ──続き

食品別ビタミンEの含有量

食品	1食当たりの量(mg)	1日の摂取量の割合(%)*
栄養強化インスタントシリアル、28g	1.6-12.8	11-85
ヒマワリ種子、ドライ・ロースト、28g	7.4	49
アーモンド、28g	7.3	
ヒマワリ油、リノール酸の多い、大さじ1杯	5.6	37
綿実油、大さじ1杯	4.8	32
サフラワー油、オレイン酸の多い、大さじ1杯	4.6	31
ヘーゼルナッツ(ハシバミ)、28g	4.3	29
ミックスナッツ、ドライ・ロースト、28g	3.1	21
カブラ菜、冷凍、調理済み、0.6カップ	2.9	19
トマト ペースト、0.3カップ	2.8	18
ピーナッツ、28g	2.6	17
ピーナッツ バター、大さじ2杯	2.5	16.5
トマト ピューレ、0.6カップ	2.5	16.5
トマトソース、0.6カップ	2.5	16.5
キャノーラ 油、大さじ1杯	2.4	16
小麦胚芽トースト、無味、大さじ2杯	2.3	15
ピーナッツ、28g	2.2	14.5
アボカド、生鮮、1/2個	2.1	14
ニンジン ジュース、缶詰、0.3カップ	2.1	14
ピーナッツ油、大さじ1杯	2.1	14
トウモロコシ 油、大さじ1杯	1.9	12.5
オリーブ 油、大さじ1杯	1.9	12.5
ホウレンソウ、調理済み、0.6カップ	1.9	12.5
タンポポの若葉、調理済み、0.6カップ	1.8	12
イワシ、大西洋、油漬け 水切り、85g	1.7	11
ワタリガニ、調理済みまたは缶詰、85g	1.6	10.5
ブラジルナッツ、28g	1.6	10.5
ニシン、大西洋、酢漬け、85g	1.5	10

* 1日の摂取量(DV)は、推奨栄養所要量に基づく基準値であり、食事を摂る時、食品に含まれている特定の栄養素が多いか少ないかを消費者が判断するときに役立つように、設けられた。ビタミンEの1日の摂取量は、15 mg α-TEである。食品ラベルの栄養成分表に掲載されている%DVは、1食に含まれるDVのパーセントを示している。

献立例

朝食
インスタントシリアル0.9カップ
低脂肪または無脂肪牛乳0.6 カップ
レッド・デリシャス リンゴ1個
ピーナッツ・バター大さじ2杯(ビタミンE 2.5mg)

昼食
ミックスサラダ葉野菜1.2 カップ
マグロステーキ85g
マルチグレインパン2切れ
果物サラダ0.6 カップ

夕食
網焼きの鶏の胸肉85g
蒸した生鮮ホウレンソウ0.6 カップ(ビタミンE1.9 mg)
全粒穀米0.6 カップ
サイドサラダ

間食
薄切りアーモンド28g(ビタミンE7.3 mg)
低脂肪グラノーラ大さじ1杯
低脂肪または無脂肪ヨーグルト0.6 カップ

注:マルチビタミンまたはマルチミネラルサプリメントを毎日摂取すること。

付録 50. ビタミンKの栄養データ

ビタミンKは、我々が食べる食物と、正常な腸内に内在し、ビタミンKを作ることのできる細菌とに由来する。抗生物質は、この正常な産生を阻害する可能性がある。その他、ビタミンK欠乏を引き起こす問題として次のようなものがある。それは、肝疾患、重症の火傷、ビタミンKの吸収を妨げる可能性のある健康上の問題(脂肪の吸収を変える可能性のある胆嚢または胆管の疾患など)、嚢胞性線維症、セリアック病、クローン病、抗生物質の持続投与である。また、過剰なビタミンEもビタミンK活性を妨げ、欠乏症の兆候を引き起こす可能性がある。ビタミンK欠乏の典型的な兆候は、プロトロンビン時間延長で、それは自発性出血のリスクを増加させる。ビタミンKは肝臓に貯蔵されるので、欠乏の臨床症状発現は、稀である。

ビタミンKは、血液凝固を促進し、出血を防ぐ血液凝固因子を作るために必要である。食物中のビタミンKの量は、ワルファリンなど抗凝血薬による薬物療法に影響を及ぼすこともある。これらの薬物を服用しているときは、正常なバランスのとれた食事を摂ること、ビタミンKの摂取量を一定に保つこと、食習慣の急激な変化を避けることが必要である。

一般に、緑葉野菜、ある種の豆類、野菜油は、多量のビタミンKを含んでいる。

ビタミンKを大量に含む植物は、牛レバー、緑茶、カブラ菜、ブロッコリー、ケール、ホウレンソウ、キャベツ、アスパラガス、緑のレタスなどである。水溶性のクロロフィルは、植物内の物質で、植物に緑の色を与え、ビタミンKを提供する。したがって、ビタミンKの摂取を評価するときには、クロロフィル・サプリメントを考慮しなければならない。ビタミンKの含有量の低い食物は、根茎、鱗茎、塊茎、果物の肉質部分、ジュースなどの飲料、穀類、穀類を粉砕した製品などである。

ビタミンKの食事摂取基準(小児と成人)

年齢(歳)	男性と女性(μg/日)	妊婦(μg/日)	授乳婦(μg/日)
1-3	30	N/A	N/A
4-8	55	N/A	N/A
9-13	60	N/A	N/A
14-18	75	75	75
19+	120(男性);90(女性)	90	90

N/A:該当なし

付録 50. ビタミンKの栄養データ――続き

食品別ビタミンKの含有量

食品	1食当たりの量（μg）
芽キャベツ、0.6カップ	460
刻んだ生カブラ菜、1.2カップ	364
ブロッコリー、0.6カップ	248
乾燥レンズ豆、0.6カップ	214
カリフラワー、0.6カップ	150
調理済みケール、0.6カップ	150
刻んだ生ホウレンソウ、0.6カップ	149
乾燥ひよこ豆、0.6カップ	132
フダンソウ、0.6カップ	123
牛肉、99g	104

食品	1食当たりの量（μg）
豚肉、99g	88
大豆油、大さじ1杯	68
刻みレタス、0.6カップ	63
調理済みアスパラガス、1.2カップ	49
全卵	25
イチゴ、1.2カップ	23
オート麦、28g	18
牛乳、240ml	10

ビタミンKの食事摂取基準＝90〜120μg

付録 51. カルシウムとビタミンDの栄養データ

カルシウム

食物由来のカルシウムは、何でも一日の摂取量に加算されるが、低脂肪の牛乳またはヨーグルトあるいは栄養強化代替品が最も効率的で、利用しやすい。現在、無乳糖乳およびソイナッツと、カルシウムとビタミンDを強化した米飲料が利用可能である。牛乳以外に、様々な食品とカルシウム-栄養強化ジュースもカルシウムを含んでおり、それらを食事として摂ることにより、小児、青少年、成人は十分な量のカルシウムを摂ることができる。もし、食品からカルシウムとビタミンDの推奨量を摂ることが難しい場合は、食品からだけでなくサプリメントからも組み合わせて摂る必要があるかもしれない。推奨栄養所要量（RDA）は、2011年に定められた。

カルシウムの食事摂取基準（小児と成人）

年齢（歳）	男性と女性（mg/日）	妊婦（mg/日）	授乳婦（mg/日）
1-3	700	N/A	N/A
4-8	1000	N/A	N/A
9-13	1300	N/A	N/A
14-18	1300	1300	1300
19+	1000	1000	1000
51-70 女性	1200	N/A	N/A
51-70 男性	1000	N/A	N/A
71+ 男性と女性	1200	N/A	N/A

N/A：該当なし

食品別カルシウムの含有量

食品	1食当たりの量（mg）
乳製品	
カルシウム添加牛乳、1.2カップ	420
牛乳、全乳、2％、1％脱脂、1.2カップ	300
ヨーグルト、低脂肪、プレーン、0.9カップ	300
プロセスチーズ、2切れ	265
フルーツボトムヨーグルト、0.9カップ	250
プロセスチーズ スプレッド、大さじ3杯	250
ハードチーズ、28g	240
無糖練乳、0.3カップ	165
カッテージ・チーズ、0.9カップ	120
フローズンヨーグルト、ソフトクリーム、0.6カップ	100
アイスクリーム、0.6カップ	85
豆および豆製品	
大豆チーズ代替品、28g	0-200
硫酸カルシウムでつくった固い豆腐、99g	125
白豆、0.6カップ	100
白インゲンマメ、0.6カップ	60
黒タートル・ビーン、0.6カップ	50
インゲンマメ、ひよこ豆、0.6カップ	40

食品	1食当たりの量（mg）
ナッツと種子	
ドライローストアーモンド、0.3カップ	95
全粒ごま種子（黒または白）、大さじ1杯	90
タヒニ（ごま種バター）、大さじ1杯	63
ブラジルナッツ、ヘーゼルナッツ、0.3カップ	55
アーモンド バター、大さじ1杯	43
肉、魚、鶏肉	
イワシ、缶詰、99g（8切れ）	370
骨付きサケ、缶詰、85g	180
カキ、缶詰、0.6カップ	60
エビ、缶詰、0.6カップ	40
カブラ菜、0.6カップ	95
オクラ、冷凍、0.6カップ	75
白菜またはチンゲン菜、0.6カップ	75
ケール、0.6カップ	50
カラシナ、0.6カップ	50
中国ブロッコリー（gai lan）、0.6カップ	44
ルタバガ、0.6カップ	40
ブロッコリー、0.6カップ	35

付録 51. カルシウムとビタミンDの栄養データ――続き

食品	1食当たりの量 (mg)
果物	
オレンジ、中1個	55
乾燥イチジク、中2個	54
乳製品以外の飲料	
カルシウム強化オレンジジュース、1.2カップ	300
栄養強化米飲料、1.2カップ	300
栄養強化大豆飲料、1.2カップ	300
レギュラー大豆飲料、1.2カップ	20
穀類	
生アマランス、0.6カップ	150
全粒小麦粉 小麦粉、1.2カップ	40
その他	
ブラウンシュガー、1.2カップ	180
廃糖蜜、大さじ1杯	170
通常の糖蜜、大さじ1杯	40
アジア食品	
生ナマコ、85g	285
香辛料で味付けした豆腐、固形ではあるが容易に切れるもの、85g	269

食品	1食当たりの量 (mg)
乾燥小エビ、28g	167
乾燥キュウリウオ大さじ2杯	140
海藻、乾燥（ひじき）、10g	140
海藻、乾燥（寒天）、10g	76
乾燥ユリの花、0.3カップ	70
湯葉、棒状、85g	69
乾燥髪菜、0.3カップ	50
乾燥カキ、3個	45
乾燥湯葉、85g	43
煮沸骨スープ、0.6カップ	ほとんどない
青海苔、海苔、ワカメなどの海藻のカルシウム含有量は低い。	
アメリカ先住民の食品	
塩分の多い調理済みOolichan（ユーラカン）、85g	210
魚の頭のスープ、1.2カップ	150
インディアンアイスクリーム（ムクロジホイップ）、0.6カップ	130

カルシウム・サプリメント

炭酸カルシウムは、最も一般的で最も安価なカルシウム・サプリメントである。炭酸カルシウムは、消化しにくく、ガスを発生することもある。便秘予防に、マグネシウムの併用が有効な場合もある。炭酸カルシウムの40%がカルシウム成分なので、炭酸カルシウムを1000mg摂取すれば、カルシウムの摂取量は400mgである。吸収促進のため、食物と共に摂取すること。

クエン酸カルシウムは、炭酸カルシウムよりも吸収しやすい（生物学的利用率は炭酸カルシウムの2.5倍であり）、消化しやすく、便秘とガスを引き起こす可能性は低い。また、腎臓結石形成を促進する可能性も低い。クエン酸カルシウムの約21%がカルシウム成分なので、クエン酸カルシウムを1000mg摂取すれば、カルシウムの摂取量は210mgである。クエン酸カルシウムは、炭酸カルシウムより高価であり、同じ量のカルシウムを得るためには、炭酸カルシウムより多くの量を摂取しなければならない。

リン酸カルシウムは、炭酸カルシウムより高価だが、クエン酸カルシウムよりも安価である。吸収しやすく、便秘やガスを引き起こす可能性は低い。

乳酸カルシウムとアスパラギン酸カルシウムは、どちらも消化しやすいが、炭酸カルシウムよりも高価である。

ビタミンD

ビタミンDは、カルシウムの胃からの吸収および体内での機能に必要な物質である。また、カルシウムとの相互作用以外にも、体内でホルモンのように作用するなど、体中で多くの機能を発揮しており、それは、今も新たに発見され続けている。骨以外にも、胃腸管、脳、胸部、神経など他の多くの組織で、ビタミンDの受容体が確認されている。食品中のビタミンDは、カルシフェロールのマイクログラム量として含まれている。

IUは、次に掲載する2011年RDA表のサプリメント・ラベルで用いられている。1μg＝40 IUのビタミンDまたはカルシフェロールである。

ビタミンDの食事摂取基準（小児と成人）

年齢（歳）	男性と女性	妊婦	授乳婦
1-3	600 IU (15μg)	N/A	N/A
4-8	600 IU (15μg)	N/A	N/A
9-13	600 IU (15μg)	N/A	N/A
14-18	600 IU (15μg)	600 IU (15μg)	600 IU (15μg)
19-70	600 IU (15μg)	600 IU (15μg)	600 IU (15μg)
71+	800 IU (20μg)	N/A	N/A

続く

付録 51. カルシウムとビタミンDの栄養データ──続き

ビタミンDの供給源となる食品は少ない。ビタミンDの優れた供給源は、牛乳、栄養強化豆、米、ナッツ飲料、マーガリンなどの栄養強化食品と飲料である（これらの食品のラベルをチェックすること）。元来、ビタミンDを含有している食品は僅かしかなく、魚、レバー、卵黄のみである。ビタミンDの豊富な食品をあまり摂取しないのであれば、ビタミンDサプリメントの摂取を考慮したほうがよい。たいていのマルチビタミンサプリメントはビタミンDを含んでいる。食事からの摂取に加えて、日光も身体にビタミンDを供給する。つまり、ビタミンDは皮膚で合成されるからである。天然の食品のビタミンDの含有量を次の表に示す。

食品別ビタミンDの含有量

食品	1食当たりの量（mg）
天然食品	
ニシン、85g	13.83
酢漬けのニシン、85g	5.78
缶詰の紅サケ、85g	5.30
オヒョウ、85g	5.10
肝油、小さじ1杯	4.50
ナマズ、85g	4.25
サバ、大西洋、85g	3.06
カキ、85g	2.72
干しシイタケ、4枚	2.49
缶詰のトマトソース入り大西洋イワシ	2.13 /0.6 カップ、1.82 /イワシ
缶詰のオイル入り大西洋イワシ	2.03 /0.6 カップ、0.33/ イワシ
缶詰のオイル入りツナ白身肉、85g	2
エビ、85g	1.29
調理済み卵	0.26 /全卵、0.25/ 卵黄
栄養強化食品	
栄養強化豆腐、1/5個	1.20
牛乳、あらゆるタイプ、227g	1
缶詰の濃縮乳、113g	1
栄養強化ライスミルク、227g	1
栄養強化豆乳、227g	1
栄養強化オレンジジュース、227g	1
栄養強化牛乳で作ったプリン、0.6カップ	0.50
栄養強化シリアル、0.9カップ	0.40
栄養強化ヨーグルト、0.6カップ	0.40
サプリメント	
たいていの成人用マルチビタミン	通常10
ビタミンD入りカルシウム	様々
ビタミンDのみ	様々

付録 52. クロムの栄養データ

クロムは、インスリンの作用を強めることが知られているおり、何年も前から、「ブドウ糖耐性因子」中の有効成分として認められている。クロムは、また、炭水化物、脂肪、タンパク質の代謝に直接関わっていると思われるが、体内でのあらゆる役割を確認するためには、さらに研究する必要がある。クロムは、摂取されるあらゆる食物に広く分布しているが、たいていの食物はほんの少量しか含んでいない（2μg未満/1食当たり）。肉および全粒製品、果物、野菜、香辛料は、比較的クロムの含有量の多い食品であるが、Brewer's yeastは、最も高濃度の食品である。単糖類（ショ糖と果糖など）を多く含む食品は、クロムの含有量が低い。食品のミネラル含有量は、実質上、農業および製造業の過程の影響を受け、食品組成のデータベースは不十分なので、クロムの食事からの摂取量は、正確に求めることはできない。食品のクロム含有量はおおよその値であり、ひとつの指針とすべきである。サプリメントに用いられているピコリン酸クロムとニコチン酸クロムは、塩素クロムよりも生物学的利用率が高いと思われる。

クロムの食事摂取基準（小児と成人）

年齢（歳）	男性と女性（μg／日）	妊婦（μg／日）	授乳婦（μg／日）
1-3	11	N/A	N/A
4-8	15	N/A	N/A
9-13	25（男子）、21（女子）	N/A	N/A
14-18	35（男子）、24（女子）	29	44
19+	35（男性）、25（女性）	30	45

N/A：該当なし

食品別クロムの含有量

食品	1食当たりの量（μg）
Brewer's yeast、大さじ1杯または15g	60
ブロッコリー、0.6カップ	11
ブドウジュース、1.2カップ	8
イングリッシュマフィン（全粒小麦粉）1個	4
マッシュポテト、1.2カップ	3
ガーリック（乾燥）、小さじ1杯	3
バジル（乾燥）、大さじ1杯	2
角切り牛肉、85g	2
オレンジジュース、1.2カップ	2
七面鳥の胸肉、85g	2
全粒小麦粉パン、2切れ	2
レッドワイン、150mL	1-13
リンゴ、皮つき、中1個	1
バナナ、中1個	1
サヤマメ、0.6カップ	1

クロムと医薬品との相互作用

医薬品	相互作用
制酸薬 コルチコステロイド H₂ブロッカー（例えば、シメチジン、ファモチジン、ニザチジン、ラニチジン） プロトンポンプ阻害剤（例えば、オメプラゾール、ランソプラゾール、ラベプラゾール、パントプラゾール、エソメプラゾール）	これらの医薬品は、胃の酸性度を変化させ、クロムの吸収を阻害し、排泄を促進する可能性がある。
β-ブロッカー（アテノロールまたはプロプラノロールなど） コルチコステロイド インスリン ニコチン酸 非ステロイド系抗炎症薬 プロスタグランジン阻害剤（例えば、イブプロフェン、インドメタシン、ナプロキセン、ピロキシカム、アスピリンなど）	これらの医薬品は、クロムと併用すると、その効果が増強し、また、クロムの吸収が増大することもある。

付録 53. ヨウ素の栄養データ

ヨウ素は、様々な食品に含まれる重要なミネラルであるが、海産物中の濃度が最も高い。甲状腺ホルモンは、様々な体内の調節、すなわち代謝率、体温、成長、生殖、血球産生、筋肉の機能、神経の機能、遺伝子の発現の調節に寄与するが、ヨウ素は、主に、その甲状腺ホルモンの産生に用いられる。甲状腺機能すなわちヨウ素充足度の測定の最も有効な方法は、甲状腺刺激ホルモン (TSH) の測定である。TSHは、下垂体から放出され、甲状腺ホルモンの産生と放出を促進する。TSH値が高い場合は、甲状腺機能がかなり亢進している。チロキシン (T4) から生物学的活性型甲状腺ホルモン・トリヨードチロニン (T3) への変換には、セレン依存性酵素も必要である。したがって、セレン、ビタミンA、鉄の欠乏も、ヨウ素状態に影響を及ぼす。

欠乏

ヨウ素欠乏は、世界中の多くの地域で重要な健康問題となっている。地球上のヨウ素の多くは、海洋で発見されるので、何百万年も海洋から離れ海水に曝されることのない地域の土壌はヨウ素が欠乏し、地域的な健康対策が取られていない限り、その住民の多くがヨウ素欠乏に陥っている可能性がある。ヨウ素欠乏は、精神遅滞、甲状腺機能低下症、甲状腺腫、その他様々な程度の成長および発達の異常を引き起こすこともある。今や、ヨウ素は、ヨウ素欠乏地域の何百万の住民にとって、予防可能な脳障害の最も一般的な原因であると認識されている。

食事からの主なヨウ素摂取源は、米国では、ヨウ素を付加したヨウ素添加塩である。米国ではラベルにヨウ素無添加と掲載されていない限り、加工食品中の塩にはヨウ素が添加されている。米国とカナダでは、ヨウ素添加塩は塩1gにつき77μgのヨウ素を含んでいる。また、ヨウ素は、動物の餌や加工または保存食品に、安定剤または食紅の成分として用いられているので、それらを調理した食事にも添加されていることになる。菜食主義者または非菜食主義者であってもヨウ素添加塩、魚、海藻を除外した食事には、ヨウ素はほとんど含まれない。尿中ヨウ素排泄の研究結果は、米国ではヨウ素の摂取が減少していることを示しているが、おそらく、それは、塩分摂取を減らすように指示している食事の推奨事項に従う人が増えた結果と思われる。

甲状腺腫誘発物質

ヨウ素の利用または甲状腺ホルモン産生と拮抗する物質は、甲状腺腫誘発物質として知られており、いくつかの食物中に存在する。ある種の雑穀およびアブラナ科の野菜 (例えば、キャベツ、ブロッコリー、カリフラワー、芽キャベツ) は、甲状腺腫誘発物質を含有する。大豆イソフラボン、ゲニステイン、ダイゼインも、甲状腺ホルモンの産生を阻害することが分っている。これらの甲状腺腫誘発物質の多くは、大量に摂取しない限り、あるいはヨウ素欠乏症が共存しない限り、臨床的にたいした問題にならない。

ヨウ素の食事摂取基準

ライフステージ	年齢	男性 (μg/日)	女性 (μg/日)
乳児	0-6 か月	110 (AI)	110 (AI)
乳児	7-12 か月	130 (AI)	130 (AI)
小児	1-3 歳	90	90
小児	4-8 歳	90	90
小児	9-13 歳	120	120
青少年	14-18 歳	150	150
成人	19 歳以上	150	150
妊婦	あらゆる年齢	—	220
授乳婦	あらゆる年齢	—	290

AI、適切な摂取量

ヨウ素を含む一般的な食品のヨウ素含有量を、次の表に示す。果物と野菜のヨウ素含有量は、育った土壌によって異なり、海洋動物由来食品以外の動物性食品のヨウ素含有量は、その動物の生育地と摂取した植物によって異なる。したがって、その値は、概算の平均値である。

食品別ヨウ素の含有量

食品	1食分	1食当たりの量 (μg)	1日の摂取量*の割合 (%)
塩 (ヨウ素添加)	1 g	77	51
タラ	85g	99	66
エビ	85g	35	23
フィッシュ・スティック	2つ	35	23
ツナ、油漬け缶詰	85g (1/2缶)	17	11
牛乳	1.2カップ (240mL)	56	37
ゆで卵	大1個	29	19
白インゲンマメ豆、(調理済み)	0.6カップ	35	23
皮付きベークドポテト	中1個	63	42
焼き七面鳥の胸肉、	85g	34	22
乾燥海藻	28g	不定：18,000μg (18mg) を超過	12

* 1日の摂取量 (DV) は、推奨栄養所要量に基づく基準値であり、食事を摂る時、食品に含まれている特定の栄養素が多いか少ないかを消費者が判断するときに役立つように、設けられた。ヨウ素の1日の摂取量は、150μgである。食品ラベルの栄養成分表に掲載されている%DVは、1食に含まれるDVのパーセントを示している。

付録 54. 鉄の栄養データ

鉄は、身体の全ての細胞中に微量含まれる栄養素である。鉄は、赤血球中のヘモグロビンおよび筋肉中のミオグロビンの一部である。これらの2つの分子の役割は、酸素を運ぶことである。鉄は、また、体内の多くのタンパク質および酵素の一部を構成している。鉄欠乏性貧血は、小児、少女、妊娠可能年齢の女性によくみられるが、通常、鉄の豊富な食事や鉄サプリメントで治療する。鉄は、ヘム鉄および非ヘム鉄の2つの形で食品中に存在している。ビタミンCは、非ヘム鉄の吸収を促進するので、鉄の豊富な食品または食事と一緒に摂取すべきである。非ヘム鉄の吸収を低下させる物質を以下に示す:

- 生ホウレンソウおよびチョコレートに含まれるシュウ酸
- 小麦ブランおよび豆類に含まれるフィチン酸
- 市販の紅茶またはペッコ茶に含まれるタンニン
- コーヒーに含まれるポリフェノール
- 炭酸カルシウムサプリメント

ヘム鉄は、非ヘム鉄よりも効率よく吸収される。ヘム鉄は、非ヘム鉄の吸収を促進する。鉄の最も豊富な食品を下記に挙げる:

- カキ
- レバー
- 脂肪のない赤身の肉(特に、牛肉)
- 鶏ももの赤身肉
- ツナ
- サケ
- 鉄強化 シリアル食品
- 乾燥豆
- 全粒穀類
- 卵(特に、卵黄)
- ドライフルーツ
- 適切な量: ラム肉、豚肉、甲殻類と貝類

非ヘム鉄供給源(野菜、果物、穀類、サプリメントなど)由来の鉄は、身体に吸収されにくい。これらの供給源を、下記に挙げる。

- 全粒穀類
    - 小麦
    - 雑穀
    - オート麦
    - 玄米
- 豆類
    - ライマメ
    - 大豆
    - 乾燥豆とエンドウ
    - インゲン豆
- ナッツ
    - アーモンド
    - ブラジルナッツ
- ドライフルーツ
    - プラム
    - 干しぶどう
    - アプリコット
- 葉野菜
    - ブロッコリー
    - ホウレンソウ
    - ケール
    - コラード
    - アスパラガス
    - タンポポの若葉

鉄の食事摂取基準(小児と成人)

年齢(歳)	男性と女性(mg/日)	妊婦(mg/日)	授乳(mg/日)
1-3	7	N/A	N/A
4-8	10	N/A	N/A
9-13	8	N/A	N/A
14-18	11(男子);15(女子)	27	10
19+	8(男性);18(女性)	27	9

N/A:該当なし

食品別鉄の含有量

食品	1食当たりの量(mg)	1日の摂取量*の割合(%)
二枚貝、缶詰、水切り、85g	23.8	132
栄養強化インスタントシリアル(様々)28g	1.8-21.1	10-12
カキ、東部産、天然、調理済み、煮込み調理85g	10.2	57
内臓肉(レバー、臓物)、様々、調理済み、85g†	5.2-9.9	29-55
栄養強化インスタント調理済みシリアル(様々)、1袋	4.9-8.1	27-45
完熟大豆、調理済み、0.6カップ	4.4	24
カボチャ種子、ロースト、28g	4.2	23
白豆、缶詰、0.6カップ	3.9	22
廃糖蜜、大さじ1杯	3.5	19
レンズ豆、調理済み、0.6カップ	3.3	18
生鮮ホウレンソウの調理済み、0.6カップ	3.2	18
牛肩ロース、ブレードロースト、赤身、調理済み、85g	3.1	17
牛の外もも肉(赤身)脂肪0mm、全ての等級、調理済み、85g	2.8	15.5
インゲン豆、調理済み、0.6カップ	2.6	14
イワシ、油漬け缶詰、水切り、85g	2.5	14
牛肉、リブ赤身、脂肪0.6mm、全ての等級、85g	2.4	13
ひよこ豆、調理済み、0.6カップ	2.4	13
ローストダック、肉のみ、85g	2.3	13
ラム、肩、腕、赤身肉、脂肪0.6mm、高級、調理済み、85g	2.3	13
プルーンジュース、0.9カップ	2.3	13
エビ、缶詰、85g	2.3	13
ササゲ、調理済み、0.6カップ	2.2	12
牛ひき肉,脂肪15%、調理済み、85g	2.2	12
トマトピューレ、0.6カップ	2.2	12
ライマメ、調理済み、0.6カップ	2.2	12
青豆、調理済み、0.6カップ	2.2	12
白インゲンマメ、調理済み、0.6カップ	2.1	11.5
フリホーレス、0.6カップ	2.1	11.5
トップ・サーロイン肉、赤身肉、脂肪0、全ての等級、調理済み、85g	2.0	11
トマトパスタ、0.3カップ	2.0	11

* 1日の摂取量(DV)は、推奨栄養所要量に基づく基準値であり、食事を摂る時、食品に含まれている特定の栄養素が多いか少ないかを消費者が判断するときに役立つように、設けられた。鉄のDVは、18mgである。食品ラベルの栄養成分表に掲載されている%DVは、1食に含まれるDVのパーセントを示している。
† コレステロールの含有量が高い。

続く

付録 54. 鉄の栄養データ——続き

鉄の摂取量増加のためのヒント

いくつかの因子によって、身体が吸収する鉄の量は様々である。例えば、身体の鉄貯蔵量が少なければ、身体は食品から多くの鉄を吸収し、貯蔵量が十分であれば吸収量は減る。さらに、食事要因も吸収に影響する。ヘム鉄の供給源と非ヘム鉄の供給源を組み合わせること。非ヘム鉄の供給源とビタミンCの多い食品を一緒に食べること。

- パプリカ
- パパイア
- オレンジとオレンジジュース
- ブロッコリー
- イチゴ
- グレープフルーツ
- カンタロープ・メロン
- トマトとトマトジュース
- ジャガイモ
- キャベツ
- ホウレンソウとコラードグリーン

コーヒーまたは紅茶は、食事と共にではなく、食間に飲用すること。
酸性食品を鉄鍋で調理すること。そうすれば、鉄の含有量が30倍まで増加する。

簡単な献立例

朝食

低脂肪または無脂肪ヨーグルト
全粒小麦粉のイングリッシュマフィン1個
ホイップ・クリームチーズ大さじ1杯
カンタロープ・メロン0.6カップ

昼食

グリルステーキファヒータ（ミックスコショウ）2個
細かく刻んだ低脂肪ペッパージャックチーズ28g
ブラックフリホーレス・レフリートス0.6カップ
低脂肪ドレッシングをかけたサイドサラダ

鉄の過剰摂取

毒性量（超高摂取量）の鉄を摂取する可能性は低い。しかし、小児が、鉄サプリメントをキャンディーと間違えて摂取し、鉄毒性の症状を発現することもある。その症状は、疲労、食欲不振、めまい、吐き気、嘔吐、頭痛、体重低下、息切れ、皮膚の色が灰色になることなどである。

ヘモクロマトーシスは、鉄吸収の調節に影響を及ぼす遺伝病である。治療法は、鉄分の少ない食事をし、鉄サプリメントを摂らず、定期的に静脈切開術（脱血）を行うことである。

鉄の体内過剰貯蔵は、ヘモジデリン沈着症として知られている。大量の鉄貯蔵の原因は、鉄サプリメントの過剰摂取または頻繁な輸血であり、食事由来の鉄過剰摂取ではない。

鉄の食事からの摂取量を減らすために、食品の表を参照し、鉄の過剰貯蔵が緩和されるまで、その摂取を止めるか厳重に制限すること。スポーツドリンク、エネルギーバー、栄養強化シリアルは、かなりの量の鉄を添加しているので、注意が必要である。

夕食

七面鳥の胸肉ロースト85g
マッシュポテト0.6カップ
生の蒸しサヤマメのアーモンドかけ0.6カップ
全粒小麦粉のディナーロールパン小1個
生イチゴ0.6カップ

間食

オレンジ中1個
ミックスナッツ0.3カップ

付録 55. マグネシウムの栄養データ

ミネラル類のマグネシウムは、体内の全ての器官、特に心臓、筋肉、腎臓にとって重要な物質である。また、歯と骨の合成にも寄与している。最も重要な働きは、酵素の活性化、エネルギー産生への寄与であり、さらに、カルシウムはじめ、銅、亜鉛、カリウム、ビタミンDなどの体内の重要な栄養素の濃度調節にも寄与している。

含有食品

マグネシウムを豊富に含む供給源は、豆腐、豆類、全粒穀類、緑色の葉野菜、小麦ブラン、ブラジルナッツ、大豆粉、アーモンド、カシューナッツ、廃糖蜜、カボチャ種子、松の実、クログルミである。その他の含有食品は、ピーナッツ、全粒小麦粉、オート麦粉、ビートグリーン、ホウレンソウ、ピスタチオナッツ、細かく刻んだ小麦、ブランシリアル、オートミール、バナナ、ベークド・ポテト（皮付き）、チョコレート、粉末ココアである。多くのハーブ、スパイス、海藻は、マグネシウムを供給するが、それは、寒天、海藻、コリアンダー、ディルウィード、セロリ種子、セージ、粉末マスタード、バジル、粉末ココア、ウイキョウの実、サボリー、クミンの実、タラゴン、ハナハッカ、ケシの実などである。

マグネシウムの食事摂取基準（小児と成人）

年齢（歳）	男性と女性（mg/日）	妊婦（mg/日）	授乳（mg/日）
1-3	80	N/A	N/A
4-8	130	N/A	N/A
9-13	240	N/A	N/A
14-18	410（男子）、360（女子）	400	360
19+	400（男性）、310（女性）	350	310

N/A：該当なし

付録 55. マグネシウムの栄養データ——続き

食品別マグネシウムの含有量

食品	1食当たりの量(mg)	1日の摂取量*の割合(%)
カボチャの種子、ローストタイプ、28g	151	38
ブラジルナッツ、28g	107	27
ブラン・インスタント・シリアル(100%)、28g	103	25.5
焼きサバ、85g	97	24
オヒョウ、調理済み、85g	91	23
乾燥キノア、0.3カップ	89	22
ホウレンソウ、缶詰、0.6カップ	81	20
アーモンド、28g	78	19.5
ホウレンソウ調理済みの生鮮物、0.6カップ	78	19.5
そば粉、0.3カップ	75	19
カシューナッツ・ドライローストタイプ、28g	74	18.5
完熟大豆、調理済み、0.6カップ	74	18.5
乾燥松の実、28g	71	17.5
ピーナッツ入りミックスナッツ、オイルロースト品、28g	67	17
白豆、缶詰、0.6カップ	67	17
スケトウダラ、調理済み、85g	62	15.5
黒豆、調理済み、0.6カップ	60	15
ブルグア、ドライ、0.3カップ	57	14
オート麦ブラン、生、0.3カップ	55	13.5
青豆、調理済み、0.6カップ	54	13.7
キハダマグロ、調理済み、85g	54	13.5
アーティチョーク(花芯)、調理済み、0.6カップ	50	12.5
ピーナツ、ドライローストタイプ、28g	50	12.5
ベビーライマ豆、冷凍品を調理したもの、0.6カップ	50	12.5
ビートグリーン、調理済み、0.6カップ	49	12
白インゲンマメ豆、調理済み、0.6カップ	48	12
にがりで作った固い豆腐†、0.6カップ	47	11.7
オクラ、冷凍品を調理したもの、0.6カップ	47	11.7
豆乳飲料、1.2カップ	47	11.7
ササゲ、調理済み、0.6カップ	46	11.5
ヘーゼルナッツ、28g	46	11.5
オート麦ブランマフィン、28g	45	11.3
グレートノーザン豆、調理済み、0.6カップ	44	11
オート麦ブラン、調理済み、0.6カップ	44	11
そば粉(ひき割り)、ロースト、調理済み0.6カップ	43	10.7
焼きタラ、85g	42	10.5
玄米、調理済み、0.6カップ	42	10.5
コダラ、調理済み、85g	42	10.5
鶏肉、調理済み、85g	38	9.5
Tボーン・ステーキ、焼肉、赤身のみ、85g	25	6.5
七面鳥、ロースト、白身、85g	24	6
子牛肉、カツレツ、調理済み、85g	24	6
牛肉、ひき肉、調理済み、高級の赤身、脂肪17%、85g	17	4

* 1日の摂取量(DV)は、推奨栄養所要量に基づく基準値であり、食事を摂る時、食品に含まれている特定の栄養素が多いか少ないかを消費者が判断するときに役立つように、設けられた。マグネシウムのDVは、400mgである。食品ラベルの栄養成分表に掲載されている%DVは、1食に含まれるDVのパーセントを示している。
† 硫酸カルシウムと塩化マグネシウム

よく見られる重要なマグネシウムと医薬品の相互作用

医薬品	相互作用の可能性
ループ系およびチアジド系利尿薬(例えば、ラシックス、Bumex, Edecrin,ヒドロクロロチアジドなど)	これらの医薬品は、尿中へのマグネシウムの喪失を促進するので、長期投与によりマグネシウムの枯渇を招くことがある。
抗腫瘍薬(例えば、シスプラチンなど)	
抗生物質(ゲンタマイシンおよびアムホテリシンなど)	
テトラサイクリン系抗生物質	マグネシウムは腸内でテトラサイクリンと結合し、テトラサイクリンの吸収を抑える。
マグネシウムを含む制酸薬と緩下剤	多くの制酸薬および緩下剤は、マグネシウムを含んでいる。頻繁な大量摂取により、これらの薬剤は、マグネシウム過剰摂取および高マグネシウム血症(血中マグネシウム濃度の上昇)を引き起こす可能性がある。

簡単な献立例

朝食
オート麦ブランマフィン(45 mg マグネシウム)中1個
バナナ小1個
低脂肪または無脂肪牛乳0.6カップ

昼食
ペンネパスタ0.6カップ:
　　鶏の胸肉ロースト85g
　　生鮮・調理済みホウレンソウ0.6カップ(81 mg マグネシウム)
　　炒った松の実(71 mg マグネシウム)
　　ホウレンソウの葉、トマト、刻みレタスを載せたミックスサラダ1.2カップ
細かく刻んだ低脂肪モツァレラチーズ　28g

夕食
ケージャン料理のエビの焼き串2本
生鮮蒸しサヤマメ0.6カップ
玄米0.6カップ(42 mg マグネシウム)
生鮮パイナップル0.6カップ

間食
大豆果物のスムージー 1.2カップ(47 mg マグネシウム)
ブラジルナッツ28g(107 mg マグネシウム)

付録 56. カリウムの栄養データ

食事によって血圧を下げようとしている心臓病患者にとって、カリウムの豊富な食事は有用である。利尿剤も使用している場合は、カリウムが保持されているか消失しているかを知ることは重要なので、カリウムのモニターを行うべきである。慢性の腎疾患者または腎臓透析を受けている患者の多くは、カリウムが食事に入っているかどうかを知る必要がある。大量の汗をかく運動選手も食事中のカリウムに注意しなければならないと思われる。

カリウムの食事摂取基準（小児と成人）

年齢（歳）	男性と女性（mg/日）	妊婦（mg/日）	授乳（mg/日）
1-3	3000	N/A	N/A
4-8	3800	N/A	N/A
9-13	4500	N/A	N/A
14-18	4700	4700	5100
19+	4700	4700	5100

N/A：該当なし

食品別カリウムの含有量

食品	1食当たりの量(mg)	1日の摂取量*の割合(%)
ベイクド・スイートポテト、1個（146 g）	694	19.8
トマトパスタ、0.3カップ	664	18.9
ビートグリーン、調理済み、0.6カップ	655	18.7
ベイクド・ポテト、生1個（156 g）	610	17.4
白豆、缶詰、0.6カップ	595	17
ヨーグルト、プレーン、無脂肪、240mL容器	579	16.5
トマトピューレ、0.6カップ	549	15.7
二枚貝、缶詰、85g	534	15.3
ヨーグルト、プレーン、低脂肪、240mL容器	531	15.2
プルーンジュース、0.9カップ	530	15.1
ニンジンジュース、0.9カップ	517	14.8
廃糖蜜、大さじ1杯	498	14.2
オヒョウ、調理済み、85g	490	14
青豆、調理済み、0.6カップ	485	13.9
キハダマグロ、調理済み、85g	484	13.8
ライマメ、調理済み、0.6カップ	484	13.8
冬カボチャ、調理済み、0.6カップ	448	9.5
完熟大豆、調理済み、0.6カップ	443	12.8
太平洋メバル、調理済み、85g	442	12.6
太平洋タラ、調理済み、85g	439	12.5
バナナ、中1個	422	12.1
ホウレンソウ、調理済み、0.6カップ	419	12
トマトジュース、0.9カップ	417	11.9
トマトソース、0.6カップ	405	11.6
未調理の乾燥モモ、0.3カップ	398	11.4
とろ火で煮込んだプラム、0.6カップ	398	11.4
無脂肪牛乳、1.2カップ	382	10.9
豚リブ骨付き、センターロース肉、調理済み、85g	382	10.9
未調理の乾燥アプリコット、0.3カップ	378	10.8
養殖ニジマス、調理済み、85g	375	10.7
豚ロース肉、センターリブ（ロースト）赤身、ロースト、85g	371	10.6
培養バターミルク、低脂肪、1.2カップ	370	10.5
カンタロープ・メロン、中1/4個	368	10.5
1%-2%牛乳、1.2カップ	366	10.4
ハネデューメロン、中1/8個	365	10.4
レンズ豆、調理済み、0.6カップ	365	10.4
オオバコ、調理済み、薄切り 0.6カップ	358	10.2
インゲン豆、調理済み、0.6カップ	358	10.2
オレンジジュース、0.9カップ	355	10.1
スプリットピー、調理済み、0.6カップ	355	10.1
ヨーグルト、プレーン、全乳、240mL容器	352	10.0

* 1日の摂取量(DV)は、推奨栄養所要量に基づく基準値であり、食事を摂る時、食品に含まれている特定の栄養素が多いか少ないかを消費者が判断するときに役立つように、設けられた。カリウムの1日の摂取量は、3500 mgである。食品ラベルの栄養成分表に掲載されている%DVは、1食に含まれるDVのパーセントを示している。%DVは、2000カロリーの食事に基づいている。

付録 57. セレンの栄養データ

セレンは、タンパク質に組み込まれ、セレンタンパク質を作るが、それは重要な抗酸化酵素である。セレンタンパク質の抗酸化特性は、フリーラジカルによる細胞の損傷を防ぐ。また、甲状腺機能の調節を促し、免疫系において役割を発揮するセレンタンパク質もある。抗酸化物質として機能する栄養素としてのセレンは、ある種のタイプの癌を防ぐこともある。心疾患における役割は明らかではないが、予防効果を発揮することもある。

　植物性食品が、食品からのセレンの主な供給源である。食品中のセレン含有量は、その植物または動物が育った土壌のセレンの含有量による。ネブラスカ州とダコタ州の土壌は、セレン濃度が極めて高い。米国の南東沿岸部ではセレンの濃度が極めて低いので、セレン欠乏の報告が多い。また、セレンは牛肉と魚介類にも含まれている。セレンの豊富な土壌で育つ穀類または植物を食べる動物の筋肉内にはセレンが高濃度で含まれている。米国では、牛肉、パン、ブラジルナッツが、食事からのセレンの主な供給源である。

　たいていの食品のラベルにはセレンの含有量が示されていない。食品ラベルの栄養成分表に掲載されている%DVは、1食に含まれるDVのパーセントを示している。供給量がDVの5%以下の食品も供給源であるが、供給量がDVの10%～19%であれば、豊富な供給源である。供給量がDVの20%以上であれば、栄養素の極めて豊富な供給源である。しかし、供給量がDVのうちの極わずかな食品でも、健康的な食事に寄与していることを忘れないことが重要である。

セレンの食事摂取基準（小児と成人）

年齢（歳）	男性と女性（μg／日）	妊婦（μg／日）	授乳婦（μg／日）
1-3	20	N/A	N/A
4-8	30	N/A	N/A
9-13	40	N/A	N/A
14-18	55	60	70
19+	55	60	70

N/A：該当なし

食品別セレンの含有量

食品	1食当たりの量（μg）
乾燥ブラジルナッツ、湯通していない、28g	544
ライトツナ、油漬け缶詰、水切り、85g	63
牛肉、調理済み、99g	35
ミートソースのスパゲッティ、冷凍メイン・ディッシュ、1食分	34
タラ、調理済み、85g	32
七面鳥の白身肉、ロースト、99g	32
牛肩ロースの赤身のみ、ロースト、85g	23
鶏の胸肉のみ、ロースト、99g	20
栄養強化麺、茹でたもの、0.6カップ	17
栄養強化エルボー・マカロニ、茹でたもの、0.6カップ	15
全卵、中1個	14
カッテージ・チーズ、低脂肪2%、0.6カップ	12
オートミール、インスタント、栄養強化、調理済み、1.2カップ	12
栄養強化長粒米白米、調理済み、0.6カップ	12
長粒米玄米、調理済み、0.6カップ	10
市販の栄養強化全粒小麦パン、1枚	10
乾燥黒クルミ、28g	5
市販の強化精白パン、1枚	4
チェダー・チーズ、28g	4

セレンの食事摂取基準は、20～70μgである。

簡単な献立例

朝食

オートミール 0.6カップ（6μgセレン）
スクランブルエッグ中1個（14μgセレン）
バナナ小1個
低脂肪または無脂肪牛乳 0.6カップ

昼食

七面鳥サンドイッチ1個（36μgセレン）
ニンジンスティック 0.6カップ
ベイクドチップス1袋

夕食

ミートローフ 85g
チーズマカロニ 0.6カップ（20μgセレン）
蒸しサヤマメ 0.6カップ

間食

カッテージ・チーズ 0.6カップ（12μgセレン）
生の薄切りモモ 0.6カップ

注：マルチビタミンまたはマルチミネラルのサプリメント1個/日を摂取すること。

付録 58. 亜鉛の栄養データ

亜鉛は、ほとんどすべての細胞に含まれる必須のミネラルである。亜鉛は、体内の生化学反応を促進する約100の酵素の活性を刺激する。亜鉛は、免疫系を支え、創傷治癒に必要であり、味覚臭覚の維持に寄与し、デオキシリボ核酸の合成に必要であり、妊娠期、小児期、青少年期の正常な成長と発達を促進する。

亜鉛は幅広い様々な食物中に含まれている。大西洋のカキは、1食当たり最も多くの亜鉛を含有するが、米国の食事に含まれる亜鉛の大部分は、赤身肉と鶏肉から摂取されている。その他、亜鉛の豊富な食品は、豆、ナッツ、ある種の魚介類、全粒穀類、栄養強化朝食シリアル、乳製品などである。動物性タンパク質の豊富な食事由来の亜鉛の方が、植物性タンパク質の豊富な食事由来の亜鉛よりも吸収されやすいので、菜食主義者は、亜鉛が欠乏することがあるので、慎重にモニターすべきである。全粒粉パン、シリアル、豆類などの製品由来のフィチン酸は、亜鉛の吸収を低下させることがある。

亜鉛の食事摂取基準（小児と成人）

年齢（歳）	男性と女性（mg／日）	妊婦（mg／日）	授乳（mg／日）
1-3	3	N/A	N/A
4-8	5	N/A	N/A
9-13	8	N/A	N/A
14-18	11（男子）、9（女子）	12	13
19+	11（男性）、8（女性）	11	12

N/A：該当なし

食品別クロムの含有量

食品	1食当たりの量(mg)	1日の摂取量*の割合（%）
カキフライ、中6個	16.0	100
RTE朝食シリアル（1食当たり亜鉛のDV100%を添加）0.9カップ	15.0	100
牛すね肉、赤身肉のみ、調理済み 85g	8.9	60
牛肩ロースとウデのポットロースト、赤身肉のみ、調理済み、85g	7.4	50
牛テンダーロイン、赤身肉のみ、調理済み、85g	4.8	30
豚ピクニックショルダー、ウデ肉、赤身肉のみ、調理済み、85g	4.2	30
牛の外もも肉、赤身肉のみ、調理済み、85g	4.0	25
RTE朝食シリアル（1食当たり亜鉛のDV25%を添加）0.9カップ	3.8	25
RTE朝食シリアル、完全小麦ブランフレーク 0.9カップ	3.7	25
骨なし鶏もも肉、ロースト、1本	2.7	20
豚テンダーロイン、赤身肉のみ、調理済み、85g	2.5	15
豚ロース肉、サーロインロースト、赤身肉のみ、調理済み、85g	2.2	15
ヨーグルト、プレーン、低脂肪、1.2カップ	2.2	15
ベークドビーンズ、缶詰（豚肉入り）、0.6カップ	1.8	10
ベークドビーンズ、缶詰（プレーンまたは菜食主義者用）0.6カップ	1.7	10
カシューナッツ、無塩ドライローストタイプ、28g	1.6	10
果物入り低脂肪ヨーグルト、1.2カップ	1.6	10
ピーカン、無塩ドライローストタイプ、28g	1.4	10
レーズンブラン、0.9カップ	1.3	8
ひよこ豆、完熟種子、缶詰、0.6カップ	1.3	8
ミックスナッツ（ピーナッツ入り）、無塩ドライローストタイプ、28g	1.1	8
チーズ、スイス、28g	1.1	8
アーモンド、無塩ドライローストタイプ、28g	1.0	6
乾燥黒クルミ、28g	1.0	6
牛乳、水、どんな種類であっても、1.2カップ	0.9	6
鶏の胸肉、肉のみ、ロースト、1/2（骨つき皮ナシの胸肉半分）	0.9	6
チェダー・チーズ、28g	0.9	6
モツァレラチーズ、部分脱脂、低水分、28g	0.9	6
インゲン豆、カリフォルニア・レッド、調理済み、0.6カップ	0.8	6
冷凍青エンドウを茹でたもの、0.6カップ	0.8	6
インスタント低塩オートミール、1パック	0.8	6
ヒラメまたは舌ヒラメ、調理済み、85g	0.5	4

RTE：インスタント

* 1日の摂取量（DV）は、推奨栄養所要量に基づく基準値であり、食事を摂る時、食品に含まれている特定の栄養素が多いか少ないかを消費者が判断するときに役立つように、設けられた。亜鉛の1日の摂取量は、15 mgである。食品ラベルの栄養成分表に掲載されている%DVは、1食に含まれるDVのパーセントを示している。

簡単な献立例

朝食
スクランブルエッグ0.3カップ
インスタント朝食シリアル（25% DV（3.8 mg 亜鉛）入り）0.9カップ
薄切りモモ0.6カップ
低脂肪または無脂肪牛乳0.6カップ

昼食
チキンサラダサンドイッチ1個
ニンジンスティック0.6カップ
ランチ・ドレッシング大さじ2杯
ベイクドチップス 1袋

間食
ヨーグルト、プレーン（2.2 mg 亜鉛）

夕食
網焼きの牛すね肉85g（8.9 mg 亜鉛）
蒸したエンドウ0.6カップ（0.8 mg 亜鉛）

サイドサラダ
スイートポテト小1個
生パイナップル0.6カップ

間食
トレイル・ミックス（干しぶどう、ピーカン、カシュー、乾燥クランベリー）0.6カップ

索引

Alphabet

A/G（アルブミン／グロブリン）比 1082t-1099t
AAA（芳香族アミノ酸） 49f, 662
AAD（抗生物質関連下痢症） 227, 614
ACD（慢性疾患と炎症性疾患による貧血） 199, 739, 200
ADHD〈注意欠陥／多動性障害（ADHD）の項を参照〉
ADL（日常生活動作） 449, 907
ADP（アデノシン二リン酸） 508
AHA（米国心臓協会） 233, 750, 751b, 755b
AIDS〈後天性免疫不全症候群（AIDS）の項を参照〉
ALCAT（抗原白血球細胞抗体試験） 576
ALC（生活介護施設） 456-457
ALS〈筋萎縮性側索硬化症（ALS）の項を参照〉
AN〈神経性無食欲症（AN）の項を参照〉
AP（急性膵炎） 670-672
ARF〈食物有害反応（ARF）の項を参照〉
ARF（急性腎不全）〈急性腎障害（AKI）の項を参照〉
ASD（自閉症スペクトラム） 404, 1034
ATP（アデノシン三リン酸） 508, 508f
A型肝炎ウイルス（HAV） 648t
BAT（褐色脂肪組織） 463
BED〈むちゃ食い障害（BED）の項を参照〉
BIA〈生体電気インピーダンス法（BIA）の項を参照〉
BMC（骨塩量）、測定 535
BMD〈骨密度（BMD）の項を参照〉
BMI〈体格指数（BMI）の項を参照〉
BN〈神経性過食症（BN）を参照〉
BPD〈気管支肺異形成症（BPD）の項を参照〉
CABG（冠動脈バイパス）術 758
CAM〈補完代替医療（CAM）の項を参照〉
CAP-蛍光酵素免疫測定法（CAP-FEIA） 575-576
CBC（全血球計算） 193, 195t, 1082t-1099t
CCK（コレシストキニン） 6-8, 7t, 16, 466t-467t
CF〈嚢胞性線維症（CF）の項を参照〉
CHD〈冠動脈性心疾患（CHD）の項を参照〉

CHI（クレアチニン身長係数） 53, 197, 197t
CKD〈慢性腎臓病（CKD）の項を参照〉
CMS（メディケア・メディケイド・サービスセンター） 269
COPD〈慢性閉塞性肺疾患（COPD）の項を参照〉
CP（クレアチンリン酸塩） 508
CP（脳性麻痺）〈脳性麻痺（CP）の項を参照〉
CP（慢性膵炎） 672
CPN（中心静脈栄養法） 314-316
CPOE（医師による処方箋電子オーダリングシステム） 308-309
CSFII（個人別食品摂取継続調査） 232-233
CT（コンピュータ断層撮影）スキャン、がん 840
CVD〈心血管疾患（CVD）の項を参照〉
Ca〈カルシウム（Ca）の項を参照〉
CpGアイランド 150
DASH〈高血圧予防食（DASH）の項を参照〉
DBP（拡張期血圧） 758
DCCT（糖尿病管理と合併症トライアル） 682-683
DEXA（二重エネルギーX線吸収法） 170-171, 171f
DFE（食事性葉酸当量） 83-84, 84t
DGA（アメリカ人のための食生活指針） 233-234, 276-278, 279b
DHA〈ドコサヘキサエン酸（DHA）の項を参照〉
DHEA（デヒドロエピアンドロステロン） 298t-299t
DHKS（食事と健康の知識調査） 232-233
DKA（糖尿病性ケトアシドーシス） 702-704, 704b
DNA〈デオキシリボ核酸（DNA）の項を参照〉
DRI〈食事摂取基準（DRI）の項を参照〉
DRV（一日基準量） 280, 283t
DSHEA（栄養補助食品健康教育法） 295
DV（一日摂取量） 280, 283f
ED〈摂食障害（ED）の項を参照〉
EDNOS（特定不能の摂食障害） 490, 492
EMR（電子カルテ） 266
EN〈経腸栄養法（EN）の項を参照〉
ESLD〈末期肝疾患（ESLD）の項を参照〉

ESRD〈末期腎疾患（ESRD）の項を参照〉
FCHL（家族性複合型高脂血症） 747
FDEIA（食物依存性、運動誘発性アナフィラキシー） 569-570
FFM（除脂肪体重） 20-21, 463, 463f
FH（家族性高コレステロール血症） 152, 746
GBS〈ギラン・バレー症候群（GBS）の項を参照〉
GERD〈胃食道逆流症（GERD）の項を参照〉
GI（胃腸（GI）またはグリセミック指数（GI）の項を参照〉
GIT〈消化管（GIT）の項を参照〉
GVHD（移植片対宿主病） 854
Harris-Benedictの式 24
HAV（A型肝炎ウイルス） 648t
HBV（B型肝炎ウイルス） 650t
HCV（C型肝炎ウイルス） 648t, 650t, 868b
HDL〈高比重リポタンパク（HDL）の項を参照〉
HDV（D型肝炎ウイルス） 648t, 650t
HHS（高血糖性高浸透圧状態） 699
HIIT（高強度インターバルトレーニング）のためのタンパク質摂取 514
HIPAA（医療保険の携行性と責任に関する法律） 268
HIV〈ヒト免疫不全ウイルス（HIV）の項を参照〉
HSL（ホルモン感受性リパーゼ） 464
Humalog（インスリンリスプロ） 692
IBD〈炎症性腸疾患（IBD）の項を参照〉
IBS〈過敏性腸症候群（IBS）の項を参照〉
ICD（国際疾病分類）コード 269b
IDL（中間比重リポタンパク） 54
IF（内因子） 85, 86f, 736
IgE非依存性抗体反応 568t, 570
LES（下部食道括約筋） 9, 593-594, 594f
MCT〈中鎖トリグリセリド（MCT）の項を参照〉
MFA（一価不飽和脂肪酸） 41, 755, 756f
MG〈重症筋無力症（MG）の項を参照〉
MODS（多臓器不全症候群） 887-888
NPDR（非増殖性糖尿病性網膜症） 705
OAS（口腔アレルギー症候群） 569, 569b
PBC（原発性胆汁性肝硬変） 649f,

653
PCB（ポリ塩化ビフェニル）、妊娠期 363
PD〈パーキンソン病（PD）、腹膜透析（PD）の項を参照〉
PEG（経皮的内視鏡下胃瘻造設術） 310, 311f
PEM〈タンパク質-エネルギー栄養障害（PEM）の項を参照〉
pH 186, 188t, 188f, 196t, 213, 803-804, 1082t-1099t
PKU〈フェニルケトン尿症（PKU）の項を参照〉
PLP〈ピリドキサールリン酸〈PLPの項を参照〉
PM〈ピリドキサミン（PM）の項を参照〉
PMS（月経前症候群） 435
PN〈経静脈栄養法（PN）、ピリドキシン（PN）の項を参照〉
PPN（末梢静脈栄養法） 314-315
PPO（優先医療給付機構） 268
PUFA〈多価不飽和脂肪酸（PUFA）の項を参照〉
PWS〈プラダー・ウィリー症候群（PWS）の項を参照〉
RA〈関節リウマチ（RA）の項を参照〉
RAST（放射性アレルゲン吸着試験） 575-576
RDS（呼吸窮迫症候群）
RMR（安静時代謝量）〈安静時エネルギー消費量（REE）の項を参照〉
RNA（リボ核酸） 48, 50f, 148
RQ（呼吸商） 23, 788
RTA（腎尿細管性アシドーシス） 813
SBP（収縮期血圧） 758
SCI〈脊髄損傷（SCI）の項を参照〉
SERM（選択的エストロゲン受容体修飾薬）、骨粗鬆症 544
SFA（飽和脂肪酸） 41, 755
SGA（主観的包括的栄養評価） 137, 176, 176b
SMBG（血糖自己測定） 683, 694, 703
SOAP（主観的情報、客観的情報、評価、計画）方式 255t-256t, 260
STFR（血清可溶性トランスフェリン受容体） 730t
TEE〈総エネルギー消費量（TEE）の項を参照〉
TEF（食事産熱効果） 21
TLC（ライフスタイル改善）食 747, 753, 753t
TMD（顎関節症） 902t, 914-915
TNF〈腫瘍壊死因子（TNF）の項を参

1165

索引

TNM（腫瘍-リンパ節-転移）進行度分類　840-841
UL（許容上限量）　275
UWL（非拡散水層）　10, 111
VLBW（極低出生体重）　354, 973
VLCD（超低カロリー食）　475-477, 476t
WAT（白色脂肪組織）463
WHR（ウエスト・ヒップ比）　169, 469-470
WIC（女性・乳幼児向け特別栄養補給支援プログラム）　230, 236t-239t
WKS（ウェルニッケ-コルサコフ症候群）　76, 933, 925t, 934t
X連鎖劣性疾患　152
Y連鎖遺伝　152

あ

亜鉛　16-17, 95t-97t, 111-114, 1164, 1121
　経静脈輸液　317t, 979, 979t
　欠乏　95t-97t, 113-114, 114b, 360, 497, 660, 879t, 896, 1141
　高齢者のための　454t-455t
　小児の　393
　食事摂取基準　95t-97t, 113, 1161t
　乳児　378, 979, 979t
　妊娠期　354t, 355t, 360
　骨　349, 539
　臨床検査値　1082t-1099t
亜鉛サプリメント
　ウィルソン病　654
　鎌状赤血球貧血　739
赤ちゃん用の野菜と果物　382
暁現象　703-704
アカラシア　593t, 594
アカルボース（Precose）
　胃腸不耐性　221
　2型糖尿病のための　690t, 691
赤ワイン　437b, 755
悪液質
　がん　844
　　薬物療法　846
　心臓　773
　リウマチ　911
悪性新生物　833-834
悪性貧血　736-738, 925t, 934t
悪性リンパ腫　841
　HIV感染症　876t
握力測定　174
アグーチ遺伝子　151
顎、栄養に着目した身体アセスメント　1075-1078
アザチオプリン、肝移植後　664t
アジソン病　723
アシドーシス
　呼吸性　188t, 189
　代謝性　186-189, 188t
脚の痙攣、妊娠期　364
アシルキャリアタンパク質（ACP）　80

機能　80
　吸収、輸送、貯蔵　80
　代謝　80
アスコルビン酸　63t-66t, 87-89, 1151-1152
　運動とスポーツのため　516-517
　栄養補助食品、有効性　298t-299t
　機能　58t, 88
　腎臓結石に対する　808
　と冠動脈性心疾患　757
　と鉄の吸収　108
　妊娠期　358, 354t, 355t
　熱傷患者の　896
　骨の発達　349
　臨床検査値　1082t-1099t
アスコルビン酸塩　88, 88f
アスコルビン酸フリーラジカル　88f
アスパラギン酸（Asp）　49f
アスパラギン酸アミノトランスフェラーゼ（AST）　647t-648t
　血清生化学検査　194t
　臨床検査値　1082t-1099t
アスパラギン酸カルシウム　1155
アスパルテーム
　添加剤　225
　妊娠期　362
アスピリン（Bayer Ecotrin）　911, 1100t-1106t
アスペルガー症候群　1034, 1035t
汗、検体　192
アセスメント、診断、介入、モニタリング、評価（ADIME）方式　260, 62t, 263b
アセスルファムK、妊娠期　362
アセチル化、食物と薬物の相互作用における　212
アセチルコエンザイムA　45
アセチルコリン（Ach）
　胃腸活動の制御　6t
　の合成に関与する栄養素　928t
アセチルコリン受容体（AChR）、重症筋無力症　950
アセトアルデヒド、アルコール性肝疾患　651, 651b, 652f
アタザナビル（Reyataz、ATV）、食物相互作用と副作用　870t-871t
亜脱白　293
圧痛点、線維筋痛症　915, 916f
アルツハイマー、アロイス　939
アディポサイトカイン、体重調節　465
アディポネクチン
　心不全における　773
　体重調節　465b, 466t-467t
アディポネクチン（ADIPOQ）遺伝子　467
アデノシルコバラミン　85
アデノシン三リン酸　508
　再合成　508, 508f
アデノシン三リン酸-クレアチンリン酸（ATP-CP）系　508, 508f
アデノシン二リン酸（ADP）　508
アテローム　743
アテローム硬化　743-758, 752b

末期腎疾患　825
脂肪斑、アテローム硬化性心疾患における　743, 745t
アテローム発生　743
アドヒアランス、抗レトロウイルス療法への　867-868
アトピー性皮膚炎　564
　皮膚プリックテスト　573, 576f
アトルバスタチン（Lipitor）　215-216, 1100t-1106t
アドレノメデュリン、体重調節　466t-467t
アナフィラキシー　563
　食物依存性　567-570
　食物依存性、運動誘発性　569-570
アニオン　92, 182, 183t
アニオンギャップ　188
アニオンギャップ性代謝性アシドーシス　188
アバカビル（Ziagen, ABC）、ラミブジン、ジドブジンの3剤合剤（Trizivir）、食物相互作用と副作用　869t
アビジン　87
アフリカ系アメリカ人のための食事計画　287
アポトーシス　833
アポフェリチン　106f
アポリポタンパク質　466t-467t, 744, 746
アポリポタンパク質A-I（ApoA1）　157, 203
アポリポタンパク質E4（ApoE4）、アルツハイマー病　939
アポリポタンパク質B　203
アポリポタンパク質E（ApoE）　157, 202-203
甘味、砂糖と砂糖代替品　34t
アミトリプチリン（Elavil）　213, 219-220, 1100t-1106t
アミノ基転移　51
アミノ酸　48-53
　筋肉肥大　515b
　経静脈輸液　316
　消化と吸収　15
　スポーツサプリメント　522-525, 523t-524t
　タンパク質合成　147f
　乳幼児期および小児期　1003t
　必須　51-53, 51t, 523t-524t
　分岐　523t-524t, 525, 661-662
　未熟児の　977, 977t, 980-981
アミノ酸スコア　52
アミノ酸代謝、先天性異常症　997t-1000t, 1001-1012
　と乳幼児期および小児期のアミノ酸必要量　1001-1002, 1003t
　メープルシロップ尿症　997t-1000t, 1002-1012, 1018b, 1081, 1010t
アミノ酸尿、検査　1082t-1099t
アミノペプチダーゼ　5t, 9
アミラーゼ
　膵液、消化における　3-4, 5t, 14, 376
　膵臓の、消化における　8-9, 14, 376
アミン　678, 690t, 691

アミロ-1,6-グルコシダーゼ欠損症　1015
アミロペクチン　13-14, 36
アミロース　13-14, 36
アメリカ高齢者法（OAA）栄養支援プログラム　453-456
アラキドン酸（ARA）
　炎症における　903, 903b, 913b
　精神障害　958
　乳児　377
　未熟児のための、経腸栄養法　981
アラニン（Ala）　49f
アラニンアミノトランスフェラーゼ（ALT）　647t-648t
　血清生化学検査　194t
　臨床検査値　1082t-1099t
亜硫酸塩
　添加剤　225
　による食物不耐症　571t-572t, 572
アルカリ血症　189
アルカリ性食品　803
アルカリフォスファターゼ（ALP）
　血清生化学検査　194t
　血清中　647t-648t
　臨床検査値　1082t-1099t
アルカロイド　155b
アルカローシス
　呼吸性　188t, 189
　代謝性　188t, 189
　濃縮性　189
アルギナーゼ欠損症　997t-1000t, 1013f, 1014
アルギニノコハク酸合成酵素欠損症　997t-1000t, 1003f, 1013, 1013f
アルギニノコハク酸尿症　997t-1000t, 1013, 1013f
アルギニノコハク酸リアーゼ欠損症　997t-1000t, 1013, 1013f
アルギニン（Arg）　49f, 53
アルギニン、スポーツサプリメント　523t-524t
アルキル化剤、栄養関連作用　847t
アルコール　48
　エチル　48
　機能性食品としての　437b
　長鎖　45-46
　添加剤としての　225
　薬物作用の変化　218
アルコール依存症　963
　栄養失調　653b
　葉酸欠乏症　734
アルコール飲料　30, 1136
アルコール性肝疾患　651-653
　栄養失調と　653b
　脂肪肝　651
　組織学的所見　652f
　病理発生　651, 651b, 652f
　有病率　651
　臨床シナリオ　673b
アルコール性肝硬変　651-653, 652f
アルコール摂取　21, 278t, 349-350, 361-362, 452b, 475, 520, 540, 542, 651b, 652f, 687, 707, 762t, 764, 767,

775, 835-836
アルコール脱水素酵素（ADH） 48
アルツハイマー病（AD） 939-942
　医学的栄養療法　925t, 941-942,
　　941f
　医学的処置　939-941, 941 b,
　　944t-945t
　原因　939-942
　自食機能、経口摂取、体重管理の問題
　　941-942
　食関連行動の問題への対処法
　　943t
　治療管理のアルゴリズム　940f
　臨床シナリオ　953b
アルデスロイキン（Proleukin）、粘膜炎
　220
アルドステロン
　運動とスポーツ中　518
　急性ストレスへの代謝反応　886
　とナトリウム平衡　184
α-アミラーゼ　5t
α-ケトグルタル酸、スポーツサプリメント
　523t-524t
α-D-グルコース　33, 34f
α-デキストリナーゼ　5t
α-トコフェロール当量（α-TE）　71
α-リノレン酸（ALA）　43t, 377, 756,
　913b, 958
α-リポ酸（ALA）
　スポーツサプリメント　523t-524t
　糖尿病のための　687
α_1アンチトリプシン欠損症　654
アルブミン（ALB）
　PES方式　263t-266t
　血清生化学検査　194t
　血清中　647t-648t
　ストレス関連タンパク質エネルギー栄養
　　障害　198
　添加物　225
　と亜鉛の輸送　112
　と薬物の分布　213
　末期腎疾患　817-822, 819t-821t
　臨床検査値　1082t-1099t
アルブミン／グロブリン（A/G）比
　1082t-1099t
アルミニウム、末期腎疾患における
　819t-821t
アレル　149
アレルギー
　小児の　404
　食物への〈食物アレルギーの項を参
　　照〉
　免疫学的検査　1082t-1099t
アレルギー反応　565, 567f
アレルゲン　564
　隠れている　584, 584b
アレルゲン除去食　576-577, 578t-579t
アレルゲン性ペプチド　15
アレルゲン曝露、食物アレルギーの予防の
　　ための　587
アレルゲン表示、食品の　584, 585b
アレンドロネート（Fosamax）　212,

218-220, 1100t-1106t
アンジェルマン症候群　150
アンジオテンシン　800-801
　と水分平衡　180
アンジオテンシン変換酵素（ACE）阻害薬
　216, 1100t-1106t
安静時エネルギー消費量（REE）　20
　影響を及ぼす要因　20-21
　推定　24
　体重調節　465
　末期肝疾患　659
　未熟児慢性肺疾患と気管支肺異形成
　　症における　788
安静時代謝率（RMR）〈安静時エネル
　　ギー消費量（REE）の項を参照〉
安全性
　栄養補助食品の　302
　食料と水　244-246, 244b, 247t,
　　255b-257b, 1051
安息香酸ナトリウム、による食物不耐症
　571t-572t
安定、がん治療後　841
アントシアニン
　含有食品　287t-288t
　機能　287t-288t
アンドロゲン、多嚢胞性卵巣症候群
　719
アンドロステンジオン（andro）スポーツサプ
　　リメントとして　526-527
アンフェタミン（Adderall、Dexedrine）
　217, 221, 1100t-1106t
アンプレナビル（Agenerase）、食物相互
　　作用と副作用　870t-871t
アンモニア（NH$_3$）　53
　ウイルス性肝炎　647t-648t
　肝性脳症　661
胃
　構造と生理　598
　消化　3-4, 8-9
　の障害〈胃の障害の項を参照〉
言い換え　327b
胃液、消化酵素　5t, 8
胃液分泌欠乏　603
胃炎　599
　医学的治療　600
　委縮性　599, 603
　急性の　600
　細菌の異常増殖と　12
　自己免疫性　600
　その他の　600
　ヘリコバクター・ピロリによる　599,
　　599b
　慢性の　600
硫黄　104-105
　含有食品　95t-97t, 105
　機能　95t-97t, 104-105
　欠乏　95t-97t
　食事摂取基準　95t-97t
　体内含有量　104
イオン化鉄　106, 1061
胃潰瘍　593t, 602-603, 602f
医学研究所（IOM）、食生活指針　275

医学的栄養療法（MNT）〈各見出しの
　　項も参照〉
　胃食道逆流症と食道炎　597-598
　HIV感染症の　868-878
　過敏性腸症候群　634-635
　がん　842-846
　肝腎症候群　663
　関節リウマチ　902t, 912-914
　急性腎障害　809-810, 810t
　ギラン・バレー症候群　925t, 949
　筋萎縮性側索硬化症　925t, 945,
　　945t
　結核　796
　下痢　616, 617t
　高血圧　766-767
　消化管の狭窄と閉塞　618
　食物と薬物の相互作用　225-227
　食物有害反応　576-587
　腎臓結石　805-808, 806t
　心不全　774-777
　膵炎　670-672
　脊椎外傷と脊髄損傷　925t, 937,
　　938b
　摂食障害　498-504
　セリアック病　620b-621b, 622-624
　喘息の　786
　多嚢胞性卵巣症候群　719t, 720
　多発性硬化症　925t, 951-952
　胆石症　656-658
　胆嚢炎　667, 668t-669t
　痛風　902t, 917-918, 918b
　鉄欠乏性貧血　727
　糖尿病　683-687
　乳糖不耐症　627, 627t
　熱傷　894-896, 895b
　脳卒中　925t, 934-935
　肺疾患　785
　パーキンソン病　925t, 952-953, 953b
　便秘　613, 613b
　末期腎疾患　817-826, 817f,
　　819t-821t
　慢性腎臓病　810-812
　慢性疲労症候群と線維筋痛症
　　902t, 916
　有機酸血症　1012-1013
医学的検査、栄養アセスメント　1048
胃がん　593t, 603-604
　医学的栄養療法　604
　栄養学的予後　593t
　症状　593t
　切除術　853
　ヘリコバクター・ピロリと　599b
　臨床シナリオ　608b
胃管栄養法　309-310
胃緊縛術（胃バンディング手術）　481f,
　481-482
胃空腸瘻　310-311
胃形成術　481f, 481-482
移行期栄養法　321-322
移行期用調製乳　986, 987t
胃酸減少症　447, 600
医師による処方箋電子オーダーリングシステ

ム（CPOE）　308-309
胃手術　604-605
異常感覚、ギラン・バレー症候群　949
行動異常、食物アレルギーと　573
異常脂質血症　743-744
　糖尿病における　704
異常β高リポタンパク血症、家族性　747
移植片対宿主病（GVHD）　854
異食症、妊娠期　363
胃食道逆流症（GERD）　593t, 594-598
　PES方式　263t-266t
　上部消化管内視鏡検査法　594,
　　600b
　妊娠期　364
　脳性麻痺　1034
　臨床シナリオ　607b
胃石　607
胃切除後症候群　853
胃切除術　603-605, 853
イソ吉草酸血症　997t-1000t
イソニアジド（INH、Nydrazid）　211,
　215, 1100t-1106t
イソバレリルCoAデヒドロゲナーゼ欠損
　997t-1000t
イソプラスタン、酸化ストレス　205t
イソフラボン類
　がん予防　839
　成人のための　437-439
　大豆ベースの乳児用調製乳
　　381-382
　骨の健康　540
イソプレノイド　46
イソプレン　42f
イソマルターゼ、消化における　5t, 14
イソロイシン　49f, 51t
　スポーツサプリメント　525
　乳幼児期および小児期　1003t
依存症　963
一塩基多型（SNP）　149
一次運動野　926
一次構造　49
一次予防　229, 444
一日基準量（DRV）　280, 283t
一日摂取量（DV）　280, 283f
一日摂取量に対する割合　284b
一人前の分量　1047, 1047t
イチョウ、栄養補助食品　298t-299t
胃腸炎　570
イチョウ葉、がん生存者　857t
一過性低色素性小球性貧血　517, 740
一過性脳虚血発作（TIA）　933-934
一価不飽和脂肪酸（MFA）　41, 755,
　756f
一価不飽和脂肪酸、食品交換表
　1109-1121
一酸化窒素（NO）
　ω-3脂肪酸と　756
1食分　1047
　過体重と肥満　469
　小児の　398, 399t
　乳児の　387
　標準化された　279-280, 283f

1168　索引

一般食　270
胃底皺襞形成術、GERDのための　596
遺伝
　エピジェネティック　150-151
　形式　149-150
　疾患　151-152
　ミトコンドリア　150
　メンデル　149-150
遺伝学
　遺伝的多様性　147f
　基本　146-153
　細胞　146f
　タンパク質　147f
　と栄養　153-159
　と冠動脈性心疾患　752
遺伝学的理論、老化の　445t
遺伝、過体重、肥満　467
遺伝コード　147f, 148
遺伝子　148, 153
遺伝子型　145-146
遺伝子組換え(GM)食品　585b, 586
遺伝子検査、倫理的・法的・社会的問題　159, 160b
遺伝子工学　152-153
遺伝子多型性　148-149
遺伝子と栄養素の相互作用　211-212
遺伝子発現
　ビタミンA　59, 60f
　ビタミンD　67-68, 68f
遺伝情報差別禁止法(GINA)　159
遺伝情報、多様性　147f
遺伝性果糖不耐症　152, 997t-1000t
遺伝性高脂血症　746-758
　家族性異常β高リポタンパク血症　747
　家族性高コレステロール血症　746
　家族性複合型高脂血症　747
　多遺伝子型家族性高コレステロール血症　746-747
遺伝性疾患　153
遺伝性の代謝障害〈先天性代謝異常症の項を参照〉
遺伝の多様性　146, 148-149
　と慢性疾患　156
意図しない体重減少　484-486
　管理　484, 484t
　原因　484
　評価　484
イニシエーション、発がん　833-834
イヌリン　37, 38t
イヌリン型フルクタン　37
イノシトール三リン酸(IP3)　90-91
胃の障害　598-607
　胃炎　599
　　医学的治療　600
　　その他の　600
　　ヘリコバクター・ピロリによる　599, 599b
　胃手術　604-605
　　医学的栄養療法　605
　　の種類　604-605, 604f

胃不全麻痺　593t, 606-607
消化性潰瘍　593t, 600-603
消化不良　598-599
ダンピング症候群　593t, 605-606
内視鏡検査　600, 600b
胃排出　8-9
　と薬物の吸収　212
胃バイパス術　479-482, 480t, 481f
イバンドロネート(Boniva)　212, 1100t-1106t
胃不全麻痺　593t, 606-607
　医学的栄養療法　607
　栄養学的予後　593t
　症状　593t
　診断と医学的治療　606-607
　糖尿病性神経障害における　706
遺糞症　612
医薬品使用、栄養アセスメント1048
医薬品適正製造基準(GMP)　300
胃リパーゼ　8
　消化　5t, 15-16
医療機関識別番号(NPI)　269b
医療保険の携行性と責任に関する法律（HIPAA)　268
イレウス　887-888
胃瘻栄養法　787f
胃瘻造設術　310-311, 3111
インクレチン
　体重調節　466t-467t
　糖尿病　691
飲作用　10
インジナビル(Crixivan)、食物相互作用と副作用　870t-871t
インスリン　54, 676
　空腹時臨床検査値　1082t-1099t
　体重調節　465b, 466t-467t
　炭水化物、タンパク質、脂肪の代謝に対する作用　684t
　糖尿病　683, 691 -693
　と逆調節(ストレス)ホルモン　683
インスリンアスパルト(NovoLog)　691
インスリングラルギン(Lantus)　692t, 693
インスリングルリジン(Apidra)　692t, 692t
インスリン欠乏　676
インスリン抵抗性　679
　多嚢胞性卵巣症候群　720
インスリンデテミル(Levemir)　692t, 693
インスリン反応　702
インスリン分泌促進薬、運動　688-689
インスリンポンプ療法　693
インスリンリスプロ(Humalog)　691
インスリン様成長因子-1 (IGF-1)　544
　発がん　836
　臨床検査値　1082t-1099t
インスリン様成長因子(IGF)、骨粗鬆症　544
インターネットをベースにしたダイエット　476t
インターライ方式(RAI)　457
インターロイキン-1 (IL-1)

遺伝子、炎症性疾患における　157
急性ストレスへの代謝反応　886
骨リモデリング　534
インターロイキン-1α (IL-1α)、炎症における　164
インターロイキン-2 (IL-2、aldesleukin、Proleukin)、粘膜炎　218
インターロイキン-6 (IL-6)
　炎症　164
　急性ストレスへの代謝反応　886
　体重調節　466t-467t
インターロイキン-6 (IL6)遺伝子、炎症性疾患における　157
インターロイキン(IL)、アレルギー反応　567f
インディナビル(Crixivan)結石　805
インテグラーゼ阻害剤(INSTI)、薬剤相互作用と副作用　873t
咽頭　783f
咽頭期、嚥下の　930, 930f
咽頭痛、HIV感染症による　875t
咽頭反射、栄養に着目した身体アセスメント　1075-1078
イントロン　148
陰毛、性成熟度　411t, 412, 412f
飲料　297b, 1109-1121
ウィップルの三徴　706
ウィップル法　673
ウィルソン病　117, 654, 654t-655t, 659-660
ウィローバーク、リウマチ性疾患　904-905
ウイルス、過体重と肥満　469
ウイルス量、HIVの　866
ウェルシュ菌、食品媒介疾患　240t-243t
ウェルニッケ-コルサコフ症候群(WKS)　75, 933
　栄養学的検討事項　925t, 934t
ウェルニッケ脳症　653, 659
ウエイトサイクリング　483
ウエスト囲　169, 169f
　肥満　469-470
ウエスト・ヒップ比(WHR)　169
　肥満　469-470
ウォルフラム症候群　151
う蝕　548-554
　過程　550-552
　唾液の役割　552
　乳幼児期　386, 554
　パターン　552
　発生因子　548-550, 548f
　フッ化物と　286
　予防　554
う蝕誘発性食品　549-550, 549b
　影響する因子　550-551
う蝕予防性食品　549
うっ血性心不全〈心不全(HF)の項を参照〉
うつ病
　意図しない体重減少　484t
　栄養学的治療　964t-968t
　オメガ-3 (ω-3)脂肪酸　958

高齢者の　448
産後うつ病　959-960
ウロビリノーゲン、尿　196t, 647t-648t
運動機能障害、推定熱量必要量　1029t
運動後過剰酸素消費量(EPOC)　22
運動能力障害　964t-968t
運動能力とスポーツ競技力　507-530
　アルコール　520
　栄養必要量　511
　エネルギー産生　507-509
　エルゴジェニックエイド　521-527
　カフェイン　520-521
　強度、エネルギー源　510, 510f
　筋肉収縮のエネルギー源　509-511
　継続時間、エネルギー源　510-511
　減量　477-478, 478f
　主要栄養素　512
　水分　518-520
　体重管理　511-512
　トレーニングの効果　511
　ビタミンとミネラル　516-518
　変形性関節症　907-908
　慢性疲労症候群と線維筋痛症　915
運動不足、冠動脈性心疾患のリスク因子としての　751
運動前スポーツ飲料(PRX)　512-513
英国前向き糖尿病試験(UKPDS)　682-683
エイコサノイド　41-42, 44f
　炎症における　163-164, 903, 903b
エイコサペンタエン酸(EPA)
　炎症における　903, 903b, 913b
　小児期の　397b
　食欲増進薬　222-223
　精神障害　958
　双胎妊娠　354t
　と冠動脈性心疾患　756
乳児　377
英語を話さない面談者　327
栄養
　薬物の影響　214-216
栄養アセスメント　132-142
　遺伝子型　146
　栄養ケアプロセスにおける　132-134, 136t, 254, 255t
　栄養ゲノミクス　144-162
　栄養素代謝の　32-128
　エネルギー摂取　19-31
　炎症、身体、機能のアセスメント　163-177
　カルテ　263
　機能的　172-176
　重要性　129
　消化、吸収、輸送、排泄　2-18
　食事の分析　129-143
　食物と薬物の相互作用　209-228
　生化学的検査　191-208
　青少年期の　421-422, 422t
　摂食障害　495-496
　地域の　229-250
　ツール　137-142

え

の炎症の特性　1048
の考え方　1048
の行動　1048
の消化管(GI)特性　1048
の食品-関連歴　1048
の糖の特性　1048
水，電解質，酸塩基平衡　178-190
目標　134-137
様式　1048
臨床検査値　1082t-1099t
臨床シナリオ　142b, 176b
栄養遺伝子学的影響，健康と疾患に対する　153-154
栄養インフォマティクス　266-267, 267f
栄養ガイドラインと目標　233-235
栄養介入　255-258, 269-272, 1053
　栄養教育とカウンセリング　271
　栄養ケアプロセスにおける　255-258
　カルテ　263
　がん　843-846, 845t
　ケアの調整　271-272
　計画期　255-258
　口唇口蓋裂　1038-1039, 1039t
　実施期　255-258
　自閉症　1035-1036, 1036t
　食物と栄養素の供給　269-270
　精神障害　963-964, 963f, 964t-968t
　胎児性アルコール症候群　1039
　ダウン症候群　1029-1030
　注意欠陥／多動性障害　1037
　糖尿病のための　696-702
　二分脊椎症　1033
　脳性麻痺　1034
　発達障害　1024-1026
　プラダー・ウィリー症候群　1031
　明確性　258
　モニタリングと評価　258, 263
栄養カウンセリング
　栄養介入　271, 1053
　神経性過食症　502, 502t
　青少年期の　421-422, 423t
　摂食障害　495-498
　糖尿病のための　701-702
　末期腎疾患における　828
栄養学的影響　1100t-1106t
栄養関連歴　1048
栄養教育　258, 263, 1055
栄養ケア記録　260-267
　診療記録の記入　260-266
　　ADIME方式　260, 262t, 263b
　　PES方式　260, 263t-266t
　　SORP形式　255t-256t, 260
　　一般的ガイドライン　260-266
　電子健康記録と栄養情報　266-267, 267f
栄養ケアプロセス　132-134, 253-260, 694-702
栄養ゲノミクス　145-148, 153-159
栄養検査の性質　1080
栄養サプリメント
　エネルギー制限食　475
　小児のための　393-394
　青少年のための　418
　成人のための　436-437
　乳児　379, 379b
　妊娠期　354-356, 355t
栄養診断　255b-257b
　関連する栄養診断　1051
栄養サポートでの摂取
栄養支援サービス，高齢者のための　453-456
栄養支持療法　306-324
栄養障害　131, 132f
栄養状態　129, 130f
　薬物の影響　218-224
　　器官系への毒性　223
　　血糖値　223-224, 224b
　　口腔，味覚，嗅覚　218, 219b
　　消化管　218-221, 220b-221b
　　食欲変化　221-223, 222b-223b
栄養上のリスク因子　131, 133t
栄養診断　16, 131-132, 254-255, 255b-257b, 263, 695, 695b, 843, 889, 928, 1022t, 1024, 1051
栄養スクリーニング　131-132,〈各見出しの項も参照〉
栄養性貧血特性，栄養アセスメント　1049
　悪性　736-738
　タンパク質-エネルギー栄養失調　738
　鉄芽球性(ピリドキシン反応性)　738-739
　鉄欠乏症〈鉄欠乏性貧血の項を参照〉
　銅欠乏性　738
　ビタミンB欠乏　201
　ビタミンE反応性溶血性　739
　分類　199-200
　葉酸欠乏性　733-736
栄養成分表示　280, 283f
栄養摂取量記録　140-142, 141t
栄養摂取量分析(NIA)　140-142, 141t
栄養素成分含有表示　280-285, 284b
栄養素貯蔵量　192, 192f
栄養素濃度　432-433
栄養素の代謝，薬物の影響　214-216, 216b
栄養表示　278-285
　栄養成分表示　280, 283f
　栄養素成分含有表示　280-285, 284b
　基準一日摂取量　280, 283t
　義務　278-279
　健康強調表示　285, 287t-288t
　標準化された1食分の量　279-280, 283f
　読み解くためのポイント　284b
栄養不良スクリーニングツール　254
栄養補助食品　295-299
　安全性　302
　運動やスポーツ〈エルゴジェニックエイドの項を参照〉
　カウンセリングのための指針　303, 303b-304b
　規制　299-300
　使用の評価　300-303
　意図目的　296f
　推奨される使用中止期間　300-301, 302t
　潜在的リスク集団　297-299
　表示　295, 296f
　薬用植物　295-296, 297b
　有害作用　296, 302
　有効性　297, 298t-299t
　臨床家のための情報源　303
栄養補助食品及び非処方箋薬に対する消費者保護法　300
栄養補助食品健康教育法(DSHEA)　295
栄養補助食品事務局　303
栄養補助食品成分表示　295, 296f
栄養モニタリング専門委員会　276-277
栄養リスクスクリーニング　254, 255t
栄養療法〈医学的栄養療法(MNT)の項を参照〉
栄養歴，栄養アセスメントにおける　137-140, 139b
エキソン　148
エキナセア　297t-299t, 857t
液量計測当量　1047
壊死性腸炎(NEC)，未熟児　985
エストロゲン
　カルシウムホメオスタシス　94
　骨リモデリング　534
　と血糖値　224
　とナトリウム平衡　184
エストロゲン受容体(ER)，骨粗鬆症　544
エストロゲン補充療法(ERT)，骨粗鬆症　543
エゾウコギ，スポーツサプリメント　523t-524t
エソメプラゾール(Nexium)，と栄養素の吸収　215
エタノール
　添加剤　225
　薬物作用の変化　218
エチルアルコール　48
エッセンシャルオイル，栄養補助食品　297b
エトラビリン(Intelence, ETV)，食物相互作用と副作用　870t
エナメル質　548-550, 548f
エナラプリル(Vasotec)　216, 1100t-1106t
エネルギー　19-31
　公衆衛生の問題　278t
　食品，計算　29-30, 29f
　と心不全　776
エネルギー価
　アルコール飲料　30
　食物　29-30, 29f
エネルギー源，筋肉収縮　509-511
　運動の強度　510, 510f
　運動の継続時間　510-511
　エネルギー源　509-511
　トレーニングの効果　511
エネルギー産生　507-509
エネルギー消費量　19-24
　安静時　20-21, 24
　摂食障害　497
　総　20, 28
　測定　22-24
　要素　20-24, 20f
エネルギー摂取
　栄養アセスメント　1048
　エネルギー所要量の推定　24-26
　高血圧に対する　766
　発がん　836
　末期腎疾患における　822
　慢性腎臓病における　812
エネルギーバランス，栄養診断　1051
エネルギー必要量　19-20
　推定　24-29
　予測式　25-26, 25t-26t, 27b-28b
エネルギー療法　856b
エピゲノミクス　145, 148
エピジェネティクス　145, 148, 150
エピジェネティクス作用　342
エピジェネティックコード　146
エビデンス分析ライブラリー(EAL)　254, 258
エピトープ
　アレルギー反応　565
　立体構造　579
エファビレンツ(Sustiva)，食物相互作用と副作用　870t
エフェドラ(マオウ)，減量　480t
エフェドリン，スポーツサプリメント　523t-524t
エムトリシタビン(Emtriva, FTC)，食物相互作用と副作用　869t
エラグ酸
　含有食品　287t-288t
　機能　287t-288t
エラスターゼ
　消化　5t
　嚢胞性線維症における　791b
エリスロポエチン(EPO)　801
　スポーツサプリメント　526
　末期腎疾患　824t, 825, 827
　慢性腎不全の貧血における　825
エルゴジェニックエイド　521-527
　価値　521, 521f
　筋肉-増強サプリメント　522-527, 523t-524t
　スポーツ食品とスポーツ飲料　521-527, 522t
エルゴステロール　62
遠位腸閉塞症候群(DIOS)，嚢胞性線維症における　791
遠位尿細管　800, 800f
塩化ナトリウム　184-185
塩化物
　経静脈輸液　316t, 978, 978t
　血清生化学検査　194t
　血清中濃度の正常値　183t

1170　索引

え―か

食事摂取基準　184t
臨床検査値　1082t-1099t
塩基　186
塩基性アミノ酸　49f
塩基性食品　803
塩基対合則　147f
嚥下　8, 929-930, 930f
嚥下機能不全、重症筋無力症　951
嚥下障害　594
　PES方式　263t-266t
　医学的栄養療法　930-933, 931b-932b
　意図しない体重減少　484t
　嚥下の各段階と　929-930, 930f
　加齢に伴う　447
　筋萎縮性側索硬化症　942, 946b
　シェーグレン症候群　914
　神経障害　928-933
　米国嚥下調整食　1122-1126
嚥下痛　594
炎症
　栄養と　163-165
　過体重と肥満　468-469
　急性　163-164
　急性期反応物質　163-164, 164t
　サイトカイン　163-164, 164t
　脂肪の摂取　515-516
　定義　163
　と免疫調節　164-165
炎症性疾患
　栄養ゲノミクスと　157
　貧血　199
　　フェリチン　200
炎症性腸疾患(IBD)　628-636
　悪性腫瘍のリスク　628
　医学的栄養療法　631-633
　意図しない体重減少　484t
　合併症　628t
　外科的処置　631
　組織学的所見　628t
　腸以外の症状　628t
　治療管理のアルゴリズム　630f
　内科的処置　631
　肉眼所見　628t, 629f
　発症率と有病率　628
　比較　628-633, 628t, 629f
　臨床像　628, 628t, 629f
炎症メディエーター、急性　163
エンタカポン(Comtan)　212-213, 110t-1106t
エンテロガストロン、消化　15
エンテロキナーゼ、消化　5t, 9
　タンパク質　15
エンテロスタチン、体重調節　466t-467t
エンテロペプチダーゼ、消化　9
エンドルフィン、体重調節　466t-467t
塩分制限食　1130-1135
塩分無添加(NAS)　1130
エール大学身体活動調査法　24
追いつき成長(成長の追いつき現象)　375, 390, 991f
横隔膜　783f

横臥状態、とカルシウム　99
黄色腫、家族性高コレステロール血症における　746
黄疸、急性ウイルス性肝炎　646-650
嘔吐
　HIV感染症による　875t
　がんまたは化学療法による　846, 848
　妊娠期　364-365
　薬物による　220
応答エレメント　148
黄斑変性、加齢性　448
オオアザミ　298t-299t, 660
多い、栄養素成分含有表示　284b
オオバコ種子(車前子)　38t
オキサンドロロン(Oxandrin)　222-223, 846, 1100t-1106t
オキシトシン、乳汁分泌　366, 366f
オキシブチニン(Ditropan)、口内乾燥症　218
オキシメトロン(Anadrol-50)、食欲刺激薬　222-223
オキシントモジュリン、胃腸活動の制御　6-7
悪心嘔吐
　意図しない体重減少　484t
　HIV感染症による　875t
　がんまたは化学療法による　846, 848
　薬物による　220
オステオカルシン　202, 534-535
　臨床検査値　1082t-1099t
オステオプロテジェリン(OPG)、骨粗鬆症　544
オステオン(骨単位)　532, 532f
オスモル　181b
お茶　297b, 839, 1137
おなら　611
オバマ、ミシェル　468b
オピオイド誘発性の便秘　220
オビソーゲン　469
オメガ-3(ω-3)脂肪酸　41-45, 43t, 958-959
　胃炎と消化性潰瘍　603
　栄養データ　1138-1139
　栄養補助食品　298t-299t
　炎症における　913b
　含有食品　44t, 1138
　がん予防　836-837
　精神障害　958-961
　摂取のための推奨事項　1139
　と冠動脈性心疾患　756
　と高血圧　762t
　妊娠期と授乳期の　357b
　リガンド　154-155
オメガ-6(ω-6)脂肪酸　41-45, 43t
　胃炎と消化性潰瘍　603
　栄養データ　1138-1139
　炎症における　913b
　含有食品　1138
　リガンドとして　154-155
オメガ-6(ω-6)／オメガ-3(ω-3)比　42-44
オメガ-9(ω-9)脂肪酸　43t

オメプラゾール(Prilosec)　215, 1100t-1106t
親鎖　147f
おやつ　401, 419, 419b
オランザピン(Zyprexa)　222, 1100t-1106t
オリゴ糖類　14, 14f, 33-34, 38-39
オリゴフルクトース　37
オルニチン-α-ケトグルタル酸、スポーツサプリメント　523t-524t
オルニチントランスカルバミラーゼ(OTC)欠損症　997t-1000t, 1013, 1013f
オルリスタット(Xenical、Alli)
　胃腸病訴　220-221
　減量　479, 480t
　糖尿病前症　682
オレイン酸族、脂肪酸　43t
オレイン酸、と冠動脈性心疾患　755
オレストラ　46
温度、と安静時エネルギー消費量　21
オーストラリアのガイドライン　275
オープンシステム　309
オールブライト遺伝性骨形成異常症　152

か

外因性毒素　438b
下位運動ニューロン異常、筋萎縮性側索硬化症　942
壊血病　89
介在配列　148
海産物、水銀　244
カイザー・フライシャー輪　654
概日リズム、過体重、肥満　469
外傷〈重症疾患の項も参照〉
　神経障害　933-935
　　脊椎および脊髄　937-938
　　頭部外傷または神経外傷　935-937
　　脳血管障害(脳卒中)　933-935
外傷性脳損傷　935-937
回腸、消化　4f, 9
回腸切除、栄養状態の経過　637-638
回腸嚢炎　632-633, 640
回腸瘻造設術　639-640
回転食療法　586, 586b
外転神経　927t
解糖　508
害のない医療　277b
開腹術　893
海綿骨　532, 532f
回盲弁　9
潰瘍
　圧迫性潰瘍(褥瘡)　263t-266t, 448-449, 450t-451t
　胃の　593t, 602-603, 602f
　口腔および食道の、HIV感染症による　875t
　十二指腸の　593t, 602-603, 602f
　消化性　593t, 600-603
　ストレス性　602-603

潰瘍性大腸炎(UC)　628-636
解離性障害　964t-968t
解離性同一性障害　964t-968t
カイロプラクティック　293
カイロミクロン
　冠動脈性心疾患における　744
　消化と吸収　11f, 16, 54
カウンセリング、行動変容　325-337
　影響を及ぼす要因　325-326
　カウンセリング面接　331-334
　準備状態の評価　331
　信頼関係(ラポール)を築く　330
　抵抗　334-335
　抵抗を受け入れる(正当化、肯定)　330
　動機づけ面接　329-331
　認知行動療法　329
　のステージ　331f
　のためのモデル　328-329, 328t
　矛盾を明らかにする　329
　有効性の評価　336
　ライフコーチとしての栄養カウンセラー　333b
　臨床シナリオ　336b
過栄養　131
化学物質過敏症　563
化学予防　838-839
化学療法　841
芽関緊急　849
下気道　783f
夏季フード・サービス・プログラム　236t-239t
架橋理論、老化の　445t
核型　151
顎関節症(側頭下顎部障害)　914-915
拡散　10, 111
角質増殖、濾胞性　61, 61f
拡張期血圧(DBP)　758
家系　149
過形成　464
加工食用デンプン　36, 47t-48t
下肢の浮腫、妊娠期　342, 364
過剰輸液、PES方式　263t-266t
菓子類、食品交換表　1109-1121
カシン-ベック病　121
下垂体　712
　の病変　927-928
ガス、腸内　611
ガストリン、胃腸活動の制御　7, 7t
ガストリン放出ポリペプチド、胃腸活動の制御　6-7
ガスリー・R　1004
ガスリー細菌増殖抑制法　1001b
カゼイン加水分解物質、乳児用調製乳　381
カゼイン菌、う蝕発生　549
カゼイン除去食、自閉症　1036b
CPP-ACP(カゼインホスホペプチド-アモルフォスカルシウムホスファターゼ)　50
カゼインホスホペプチド-非結晶リン酸カルシウム複合体(CPP-ACP; Recaldent)、再石灰化　550

か

家族性異常β高リポタンパク血症 747
家族性高コレステロール血症 151, 746-747
家族性複合型高脂血症（FCHL） 747
過体重 263t-266t, 351-353, 370, 471, 465-472, 1029
下腿長計測 1023f, 1065
　身長の推定 1065t
カチオン 92, 182, 183t
脚気 75
　乾性 75
　湿性 40, 75, 934t
　乳児 75-76
学校給食と集団給食 234
学校給食プログラム（NSLP） 234, 236t-239t, 400
滑車神経 927t
褐色脂肪組織 463
褐色反応 52
活性酸素種 203, 516
合併症 471
　精神障害 958
滑液，リウマチ性疾患 904
活動関連エネルギー消費量 24
活動熱産生（AT） 21-22, 465
　非運動性 21-22
活動レベルの変化による意図しない体重減少 484t
渇望，妊娠期 363
家庭環境，と小児の食物摂取 394-395
カテコールアミン
　急性ストレスへの代謝反応 885
　の合成に関与する栄養素 928t
カテーテル栄養投与 306
果糖不耐症，遺伝性 152, 997t-1000t
過度のエネルギー制限食 475
カナダ，食生活指針 278, 279b, 281f-282f
カナダ保健省，食生活指針 275
化膿性レンサ球菌，食品媒介疾患 240t-243t
カバ，栄養補助食品 298t-299t
ガバペンチン，痙攣発作 944t-945t, 947
過敏症
　食物への〈食物過敏症の項を参照〉
　　即時型消化管アレルギー 569
　　遅延型 164-165, 1082t-1099t
過敏性腸症候群（IBS） 633-635
カフェイン 21, 217, 341, 520-521, 540, 776
カフェイン含有食品の栄養データ 1137
カプサイシノイド，変形性関節症 908-909
下部消化管障害 610-644
　炎症性腸疾患（クローン病と潰瘍性大腸炎） 628-636
　過敏性腸症候群 633-635
　顕微鏡的大腸炎 633
　小腸粘膜刷子縁酵素欠乏 624-628
　小腸の 618-624, 624, 635-636
　腸手術における栄養状態の経過

637-641
　腸内ポリープと大腸がん 636
　臨床シナリオ 641b
下部食道括約筋（LES） 9, 593-594, 594f
　GERDにおける 594
カプセル，栄養補助食品 297b
カプトプリル（Capoten），味覚障害 218
花粉-食物アレルギー症候群（PFS） 569, 569b
カポジ肉腫，HIV感染症 876t
鎌状赤血球貧血（SCA） 739-740
　医学的栄養療法 739-740
　医学的処置 739
　臨床シナリオ 739-740, 740b
　臨床所見 737
ガム質 15, 37, 38t, 47t-48t
カラギーナン 37-38
ガラクトキナーゼ欠損症 1014-1015
ガラクトース 14, 14f, 33, 34f-35f, 982
ガラクトース-1-リン酸ウリジルトランスフェラーゼ欠損症 997t-1000t, 1014-1015
ガラクトース共輸送体 14
ガラクトース血症 997t-1000t, 1014-1015
カリウム（K） 185-186, 187b, 316t, 978, 978t, 1082t-1099t, 1159t, 1162
カリウムの摂取 184t, 186, 816, 286, 454t-455t, 766-767, 809-810, 812, 819t-821t, 823, 1159t
カリウム保持性利尿薬，と栄養素の排泄 216
顆粒球，アレルギー反応 565
加リン酸分解酵素 5t
カルシウム 16-17, 92-99, 183, 298t-299t, 392, 393f, 517-518, 839, 1082t-1099t, 1154-1156
カルシウム結石 801-804
カルシウムサプリメント 98, 538, 803, 824t, 1155
カルシウム受容体作動薬，末期腎疾患における 824t
カルシウム摂取と骨の健康 67-68, 537-538, 801
カルシジオール 539-540, 1082t-1099t
カルシトニン 543-544, 711-712
カルシトリオール 62, 67-68, 533, 544, 1082t-1099t
カルシフィラキシス 824
カルシフェロール〈ビタミンDの項を参照〉
カルニチン 90, 978
カルバマゼピン（Tegretol） 215, 947, 1100t-1106t
カルバミルリン酸合成酵素（CPS）欠損症 997t-1000t, 1013, 1013f
カルバモイルリン酸合成酵素（CPS） 53
CPS〈カルバモイルリン酸シンテターゼ〉 53
カルビドパ／レボドパ（Sinemet） 1100t-1106t
カルビンジン 67-68, 92-93

カルボキシペプチダーゼ，消化における 5t, 9
カルボプラチン（Paraplatin），による粘膜炎 218
加齢〈高齢者の項も参照〉
　研究領域 443-444
　成人潜在性自己免疫性糖尿病 678
　と甲状腺機能低下症 717
　と心不全 773, 773b, 773t
　の理論 444, 445t
加齢性黄斑変性（AMD） 448
加齢性難聴 446
カロテノイド 57, 57, 59f, 155b, 287t-288t, 1082t-1099t, 1149-1151
カロテン，臨床検査値 1082t-1099t
カロリー 22
　脂肪のカロリー含有率 475
　低，栄養素成分含有表示 284b
　乳児 376
　妊娠期 356
　母乳栄養 367
カロリー・エネルギー・バランス，栄養診断 255b-257b
カロリー計算 140-142, 141t
カロリー摂取，運動 511
カロリーフリー，栄養素成分含有表示 284b
がん 832-863
　医学的栄養療法 842-846
　医学的診断 839-841, 840t
　医学療法 841
　移植片対宿主病 854
　意図しない体重減少 484t
　医療費 833
　栄養介入 843-846, 845t
　栄養ゲノミクスと 157-158
　栄養診断 843
　栄養のモニタリングと評価 854-855
　化学療法 841, 846-849, 847t
　緩和ケア 841, 859
　外科手術 851-853, 852t
　抗血管新生剤 847t, 849
　好中球減少症 854
　腫瘍マーカー 840
　症状 839-840, 840t
　小児 855
　食事の脂質と 286
　進行度分類 840-841
　身体活動 855
　生物療法 841
　繊維と 286
　全粒穀物食品と 286
　造血幹細胞移植 841
　治療管理のアルゴリズム 834f
　発生〈発がんの項を参照〉
　分類 841
　放射線療法 841
　補完代替療法 856-859, 856b
　ホルモン療法 847t, 849
　予防 838-839
　臨床シナリオ 859b-860b
がん悪液質 844

薬物療法 846
簡易栄養状態評価表 132, 137, 451-452
肝移植 663, 664t-665t
がん遺伝子 833
肝炎
　アルコール性 651, 652f, 673b
　ウイルス性 646-650, 650t, 647t-648t
　劇症 650
　慢性 650-651, 649f
感覚運動期，と小児の食事提供と栄養摂取 395t
眼窩上縁 170f
カンガルーケア 984
肝機能検査 646, 647t-648t, 1082t-1099t
眼球乾燥症 60-61
眼球突出，バセドウ病（グレーブス病） 720f
環境温度と安静時エネルギー消費量 21
環境の有害物質，発がん 837-838
環境要因，と遺伝子 146
間欠的投与法 313
間欠的投与法，経静脈輸液 318
還元型ニコチンアミドアデニンジヌクレオチド（NADH），アルコール性肝疾患 651b
還元型ニコチンアミドアデニンジヌクレオチドリン酸（NADPH） 78-79
肝酵素，臨床検査 647t-648t
肝硬変 655-663
　アルコール性 651-653, 652f
　栄養アセスメント 656-659
　栄養必要量 659-660
　骨減少症 663
　腎機能障害と肝腎症候群 663
　耐糖能異常 662
　による肝性脳症 661-662
　による低ナトリウム血症 661
　による門脈圧亢進 660
　臨床症状 655-656, 656f
感作 565, 567f
肝細胞がん 654-655
含酸素飲料，スポーツサプリメント 523t-524t
カンジダ症，HIV感染症 876t
　口腔 556
肝疾患 646-655
　アルコール性 651-653
　遺伝性の 654
　肝炎 646-651, 650t
　肝硬変 655-663
　その他の 654-655
　多嚢胞性 649f
　胆汁うっ滞性 653
　特異的マーカー 647t-648t
　非アルコール性脂肪性 651
　末期 655-663
眼疾患，高齢者の 448
間質液 179

間質性腎炎、慢性 812-813
患者主体のケア 269
患者中心のケア 268-269
患者中心のメディカルホーム(PCMH) 269
患者保護および医療費負担適正化法 268
癌腫 841
感受性、免疫学的検査 1082t-1099t
肝腫瘍 654-655
環状アミノ酸 49f
緩衝系 186, 188f
肝腎症候群 663
肝性骨異栄養症 653
がん生存者
　栄養推奨事項 855-856
　が利用する統合療法 857t
肝性脳症 661-662
　医学的栄養療法 662
　の病期 661b
感性満腹感 469
肝性リパーゼ(LIPC)遺伝子、心血管疾患における 157
関節炎 901-903
　変形性 906-909
　リウマチ 909-914
関節炎治療薬、栄養学的副作用 905t
肝切除 663
間接熱量測定法(IC) 22-23, 22f
　重篤患者の 891
関節リウマチ(RA) 909-914
完全寛解、がん治療 841
完全菜食主義者の食事 285, 1144, 1146t
　青少年の 422-424
感染症、経静脈栄養法 318-320
完全母乳栄養(EBF) 379
肝臓
　構造 645-646
　再生 646
　正常な肝臓 649f
乾燥した天然甲状腺(Armour Thyroid)、甲状腺機能低下症のための 717t
肝臓の疾患〈肝疾患の項を参照〉
肝臓の輸送タンパク質とストレス関連タンパク質エネルギー栄養障害 198-199
肝胆道系疾患〈胆囊の疾患、肝疾患の項を参照〉
冠動脈性心疾患(CHD) 743-746
　の医学的処置 757-758
　の医学的診断 747
　の臨床症状 743, 749f
　飽和脂肪とコレステロールと 286
　慢性腎臓病と 811b
　予防とリスク因子の管理 747-750
　ライフスタイル改善 753-757, 753t, 755b, 756b
冠動脈バイパス(CABG)術 758
肝毒性 223
　ハーブのサプリメント 660
がんのための食事療法 857-858, 858f

肝排泄、臨床検査 647t-648t
カンピロバクター・ジェジュニ、食品媒介疾患 240t-243t
肝不全 653
陥没乳頭、母乳栄養 370t
γ-アミノ酪酸(GABA)
　胃腸活動の制御 6t
　の合成に関与する栄養素 928t
γ-カルボキシグルタミン酸(GLA) 73, 73f
γ-カロテン 63t-66t, 205t, 647t-648t, 914, 1082y-1099y
ガンマグルタミルトランスフェラーゼ、血清生化学検査 1079-1099
甘味料
　とう蝕 286
　糖尿病 686
　と発がん 837
甘味を足した飲料、小児期の摂取量 398-400
顔面神経 927t
顔面の強皮症 919, 919f
がん抑制遺伝子 833
がん予防のための食生活指針 233
管理医療機関(MCO) 268
含硫アミノ酸 49f
乾量当量 1047
がんワクチン 848-849
緩和ケア 272
　がん 841, 859
　末期腎疾患における 829
カーネギー発生段階 343t-348t, 349
カーボカウント法
　低血糖症のための 707
　糖尿病のための 685, 702
気 294
飢餓 55, 886-887, 887f
危害分析重要管理点(HACCP) 244, 245f
飢餓応答 473
器官系への毒性、薬物の 223
気管支 783f
気管支炎、慢性 788-790
気管支肺異形成症(BPD) 786-788
聞き返し、抵抗的行動 334
　二面性 335
気候、と安静時エネルギー消費量 21
起坐呼吸、心不全における 772
義歯 555
基質、う蝕発生 549-550, 549b
器質性緊張病性障害 964t-968t
基準一日摂取量(RDI) 280, 283t
基準範囲 1079
キシリトール、う蝕予防性食品 550
偽性神経伝達物質説、肝性脳症の 661-662
季節性情動障害 964t-968t
基礎エネルギー消費量(BEE) 20
基礎代謝率(BMR) 20
キチン 38t
喫煙
　冠動脈性心疾患のリスク因子としての

　751
骨粗鬆症 542
　と胃腸機能 597b
気道 783f
キトサン
　減量 480t
　スポーツサプリメント 523t-524t
機能障害、栄養診断 1051
機能性医学(IFM) 172, 292
機能性消化管障害 611
機能性食品 274
　食品例 437
　成人のための 437-439, 438b, 439f
機能性繊維 36-39, 38t
機能的栄養アセスメント 172-176, 292
　握力測定 174
　胃腸機能 173
　機能性医学マトリックスモデル 172, 172f
　主観的包括的アセスメント 176, 176b
　身体活動の評価 174-176, 174b-175b
　水分状態 174
　長所 173b
機能的分析 193
機能的問題、栄養診断 255b-257b
気分変調性障害 964t-968t
基本的生化学検査(BMP) 193
偽膜性大腸炎 221
キモトリプシノーゲン、活性化 5t
キモトリプシン、消化における 5t, 9
　タンパク質の 15
逆調節ホルモン
　インスリンと 683
　急性ストレスへの代謝反応 885-886
キャリア 149
キャリアタンパク質 10, 11f
キャリパー、皮下脂肪厚測定用 167, 167f
灸 294
嗅覚過敏症 926
嗅覚減退 446
嗅覚の異常
　加齢による 446
　がん治療による 844
　薬物の影響 218
嗅覚不全 926
　シェーグレン症候群 914
吸収
　栄養素の、薬物の影響 214-215
　概要 3-9
　脂質の 10, 11f, 15-16
　小腸 4, 9-10
　大腸 10-18
　炭水化物と繊維の 13-15, 14f
　タンパク質の 15
　ビタミンとミネラルの 16-18, 17f
　部位 3, 4f
　薬物の 210, 212-213
吸収細胞 10f
吸収性下痢 614, 614b

吸収不良 173, 211, 658, 791, 853
吸収不良のエネルギー源、結腸サルベージ 13, 13f
嗅神経 927t
急性期タンパク質 196-198, 886, 903-904
急性期反応物質 163-164, 164t
急性呼吸促迫症候群 794
急性腎障害(AKI) 808-810
　医学的栄養療法 809-810, 810t
　の医学的管理 808-809
　の原因 808-809, 808t
急性腎不全(ARF)〈急性腎障害(AKI)の項を参照〉
急性膵炎(AP) 670-672
急性ストレス障害 964t-968t
急性代謝ストレス 884-900, 885f
　医学的栄養療法 888-893
　絶食状態と 886-887, 887f
　段階 884-886, 885t
　による栄養失調 888-893, 889f
　による全身性炎症反応症候群 887-888, 887b, 888f
　による多臓器不全症候群 887-888
　熱傷による 893-896
　ホルモン応答と細胞性応答 885-886, 886t
　臨床シナリオ 897b-899b
吸着、と薬の吸収 213
牛乳 380, 382, 580b-581b
吸入液、抗コリン作用 219
牛乳交換 1109-1121
境界性パーソナリティ障害 958
共感 329
狭窄、消化管の 617-618
狭心症 743
強直間代発作 947
胸椎 924f
強度、運動、エネルギー源 510, 510f
強迫性障害 964t-968t
強皮症(全身性強皮症) 918-919
胸部、栄養に着目した身体アセスメント 1075-1078
胸部、放射線療法 850t, 849-851
共役リノール酸 45
　減量 480t
巨赤芽球性貧血 732-738
　悪性 736-738
　鉄欠乏症〈鉄欠乏性貧血の項を参照〉
　葉酸欠乏性 733-736
巨大児、妊娠糖尿病と 352, 679
許容上限量(UL) 275
ギラン・バレー症候群(GBS) 925t, 944t-945t, 949
キレート化 16
キレート化ミネラル 92
キロカロリー 22
筋萎縮性側索硬化症(ALS) 942-945
近位尿細管 800, 800f
緊急時の食事、透析患者の 828-829, 829b
緊急食料および避難所プログラム

（EFSP） 236t-239t
緊急食料支援プログラム（TFEAP） 236t-239t
筋緊張低下、プラダー・ウィリー症候群 1030
筋骨格系、栄養に着目した身体アセスメント 1075-1078
筋疾患、栄養過剰による 926t
筋肉減少症 444-446
筋肉収縮のエネルギー源 509-511
　運動の強度 510, 510f
　運動の継続時間 510-511
　エネルギー源 509-511
　トレーニングの効果 511
筋肉増強サプリメント 522-527, 523t-524t
筋肉肥大、タンパク質摂取 515b
筋量 53
菌類、腸細菌叢 12t
グアガム、減量 480t
空気嚥下症 611
空気置換法（ADP） 169, 170f
空腸、消化 4f, 9
空腸切除、栄養状態の経過 637-638
空腸瘻造設術 310-311
空腹時血糖値（FPG） 679
　血糖異常 676
　臨床検査値 1082t-1099t
空腹時低血糖 707
　末期肝疾患 662, 662b
クエン酸カルシウム 98, 1155
クエン酸摂取、と腎臓結石 806-808
具体的操作期、と小児の食事提供と栄養摂取 395t
果物
　う蝕 550
　裏ごしした赤ちゃん用の 382
　がん 286
　がん予防 839
　食品交換表 1109-1121
　と冠動脈性心疾患 286
　と高血圧 762t, 763
唇、栄養に着目した身体アセスメント 1075-1078
クッシング症候群 723
クッパー細胞 646
組換えDNA 152
くも膜下出血（SAH） 934
クライアント歴、栄養アセスメント 1048
グラフト、血液透析における 815, 815f
クラリスロマイシン（Biaxin） 218, 1100t-1106t
クランベリー、栄養補助食品 298t-299t
グリコシダーゼ阻害剤（ダンピング症候群抑制）、上部消化管障害のための 597t
グリコシル化ヘモグロビン〈ヘモグロビンA1C（HgbA1C）の項を参照〉
グリコーゲン 36, 36f, 54, 508, 512
グリコーゲン分解 512, 1015
グリコーゲンローディング、運動とスポーツのため 512

グリシン（Gly） 49f
グリセミック指数（GI） 39
　運動とスポーツのため 512
　食品別 1143
　糖尿病 685-686
　と発がん 837
グリセミック負荷（GL） 39
　食品別 1143
　糖尿病 685-686
グリセリン剤 297b
グリタゾン
　糖尿病前症 682
　2型糖尿病のための 690t, 691
グリチルリチン酸、と薬物の排泄 214
クリティカルパス 268
グリニド系薬剤、2型糖尿病のための 690t, 691
グリピジド（Glucotrol）、2型糖尿病のための 690t
クリプトスポリジウム症、HIV感染症 876t
クリプトスポリジウム・パルバム、食品媒介疾患 240t-243t
グリブリド（Glynase Prestabs）、2型糖尿病のための 690t
グリメピリド（Amaryl）、2型糖尿病のための 690t
グルカゴン
　体重調節 466t-467t
　低血糖における 706
グルカゴン様ペプチド-1（GLP-1）
　胃腸活動の制御 6-8, 7t
　体重調節 466t-467t
グルカゴン様ペプチド-1（GLP-1）作動薬、2型糖尿病のための 690t, 691
クルクミン、アルツハイマー病 941, 941f
グルココルチコイド 94, 664t
グルコサミン 523t-524t, 909
グルコサミン／コンドロイチン関節炎介入試験（GALT） 909
グルコピラノース 37
グルコン酸キニジン（Quinaglute） 214, 1100t-1106t
グルコース
　吸収 14, 14f, 39
　血清生化学検査 194t
　血糖 683, 693-694, 679, 703
　代謝 34f-35f
　尿中 196t
　末期腎疾患 819t-821t
　未熟児のための 975-977, 977t
　毛細血管血糖値 684t
　輸送 14-15
グルコース-6-リン酸欠損 997t-1000t
グルコース依存性インスリン分泌刺激ポリペプチド（GIP） 7-8, 7t, 466t-467t
グルコース共輸送体 14
グルコース添加量、未熟児 977, 977t
グルコースの恒常性、未熟児の 988t
グルコース負荷試験（GTT） 670t, 679, 1082t-1099t
グルコース負荷試験、経口、妊娠糖尿病

679
グルコースポリマー、未熟児のための 982, 986-988
グルタチオン（GSH）測定、酸化ストレスのための 205t
グルタチオンペルオキシダーゼ（GSH-Px） 119
　機能 119-120, 120f
グルタチオンSトランスフェラーゼ（GST）
　遺伝子、がんにおける 157
グルタミン
　小腸切除と短腸症候群 638
　スポーツサプリメント 523t-524t
グルタミン酸 49f
グルタミン酸オキサロ酢酸転移酵素、血清 647t-648t
グルタミン酸ナトリウム（MSG）、に対する有害反応 571t-572t, 572-573
グルタミン酸ピルビン酸転移酵素、血清 647t-648t
グルテン 618
グルテン過敏性腸疾患 618-624
グルテン感受性パネル、臨床検査値 1082t-1099t
グルテンフリー食（GFD）
　自閉症 1036t
　セリアック病 619-622, 620b- 621b
グルテン曝露、隠れたグルテン、セリアック病 622, 624b
グルテン不耐症 618
くる病 69, 70f
クレアチニン（Cr） 194t, 197, 197t, 819t-821t
クレアチニン身長係数（CHI） 53, 197, 197t
クレアチン、スポーツサプリメントとして 525-526
クレアチンキナーゼ 508
クレアチンリン酸塩（CP） 508
クレチン症 119, 718-719
クレブス回路 508-509, 509f
グレリン
　胃腸活動の制御 6-7
　体重調節 465b, 466t-467t
グレープフルーツ、と薬物代謝 213-214
クロザピン（Clozaril） 220, 222, 1100t-1106t
グロブリン（GLOB） 647t-648t, 1082t-1099t
クロム（Cr） 95-97t, 122-123, 1082t-1099t, 1154, 1157
クロルプロマジン（Thorazine） 216, 1100t-1106t
黒枠警告 218
クローズドシステム 309
クローン病 628-636
クワシオルコル 55
燻製食品、発がん 837
ケア体制
　栄養介入 271-272, 1053
　末期腎疾患における 828
　ケアの基準 268

計画的行動の理論（TPB） 328t, 329
経管栄養法 263t-266t, 306, 309,〈経腸栄養法（EN）も参照〉
経胃管栄養、未熟児のための 983-984
経口栄養、がん 844
経口グルコース負荷試験（OGTT）、妊娠糖尿病 679
経口血糖降下薬、による下痢 221
経口酵素免疫測定法（FEIA） 575-576
経口サプリメント
　栄養支持療法 321-322
経口食物負荷試験 577-579
経口摂取
　アルツハイマー病 941-942
　栄養診断 255b-257b, 1051
　経静脈、経腸栄養からの移行 321
経口投与による影響 218, 219b
経口避妊薬 224, 1100t-1106t
経口補水液（ORS)、下痢 616-617, 617t
経口補水療法 182
形式的操作期、と小児の食事提供と栄養摂取 395t
憩室炎 636
形質細胞、アレルギー反応 567f
経小腸栄養法 309-310
警鐘的事象 260
　栄養支持療法 308-309
経静脈栄養法（PN） 306, 314-320
　栄養ケアプロセス 319b
　炎症性腸疾患 631-632
　からの移行期 321
　経静脈輸液 316-318
　経路選択のアルゴリズム 308f
　在宅 322
　重篤患者の 893
　小児がん 855
　造血幹細胞移植 853
　中心静脈 314
　透析中 824t, 826-827, 826t
　投与経路 315-316
　投与法 318-320
　熱傷患者の 896
　必要とされることの多い状態 307t
　末期腎疾患における 826
　末梢静脈 314-315
　未熟児のための 975-980
　モニタリングと評価 318-320
　リフィーディング症候群 320-321
　理論的根拠と基準 306-309
継続時間、運動、エネルギー源 510-511
傾聴 327b, 329, 331-332, 332f
経腸栄養剤の選択 893
経腸栄養法（EN） 306, 309-314
　栄養ケアプロセス 319b
　栄養剤 311-312, 312b, 893, 1107
　嚥下障害 933
　炎症性腸疾患 631-632
　経口摂取への移行 321

経静脈栄養からの移行 321
経路選択 308f, 309
  在宅 322
  重篤患者の 891-893
  手術後の 897
  小児がん 855
  投与法 312-313
  囊胞性線維症における 793
  ハングタイム 309
  必要とされることの多い状態 307t
  末期腎疾患における 826
  慢性閉塞性肺疾患における 790
  未熟児のための 980-983
  モジュラー 311
  モニタリングと評価 313-314
  薬物との相互作用 213
  リフィーディング症候群 320-321
  理論的根拠と基準 306-309
痙直型四肢麻痺 1033
頸椎 924f
経鼻胃管チューブ（NGT） 309, 309b
経皮冠動脈インターベンション（PCI） 757
経鼻空腸チューブ（NJT） 310, 310f
経鼻十二指腸チューブ（NDT） 310, 310f
経皮的内視鏡下胃瘻造設術（PEG） 310, 311f
頸部小結節、栄養に着目した身体アセスメント 1075-1078
経絡 294
痙攣 945-947
外科手術
  がん 851-853, 852t
  による急性代謝ストレス 896-897
劇症肝疾患 650
結核（TB） 796, 876t
血管作動性アミン、による食物不耐症 571t-572t
血管新生 835
血管造影 747
血球、検体 192, 1079
月経開始後年数 428
月経前症候群（PMS） 435
月経前不快気分障害 964t-968t
月経停止 350-351
  骨粗鬆症 542-543
  神経性無食欲症 491
  と骨粗鬆症 542-543
血行動態
  経静脈栄養法 318-320
  重篤患者の 889-891
欠失 151
血腫
  硬膜下 936
  硬膜外 936
血漿 725
血漿検体 192, 1079
血漿中の総コレステロール 1082t-1099t
血漿の鉄還元能（FRAP） 1082t-1099t
欠神発作 947

血清 725
血清IgE抗体検査、食物アレルゲン特異的 575-576
血清可溶性トランスフェリン受容体（STFR） 730
血清グルタミン酸ピルビン酸転移酵素（SGPT） 647t-648t
血清検体 192, 1079
血清抗体検査、食物アレルギーの 575-576
血清総カロテノイド 1082t-1099t
血清総コレステロール 1082t-1099t
血清中濃度の正常値 183t
血栓 743, 745f
血栓塞栓症発作 934
血中酸素濃度測定 784-785, 784f
血中尿素窒素（BUN） 194t, 819t-821t, 988t
結腸 10,〈大腸の項も参照〉
結腸がん〈結腸直腸がんの項を参照〉
結腸サルベージ 13, 13f
結腸切除術、に伴う回腸囊造設 640-641
結腸の細菌 12-13, 12t
結腸瘻造設術 639-640
血糖 33
血糖降下薬、糖尿病のための 684-685
  栄養療法 696
血糖コントロール
  重篤患者の 891
  推奨事項 683, 684t
  糖尿病 683
血糖自己測定（SMBG） 683, 693-694, 703
血糖値
  空腹時 679, 1082t-1099t
  自己測定 683, 693-694, 703
  食後 679
  妊娠中の 697-698, 697t
  目標値 684t, 693
血糖値の調節、栄養ゲノミクスと 158
血糖値、薬物の栄養 223-224, 224b
血圧
  拡張期 758
  高血糖〈高血圧の項を参照〉
  収縮期 758
  青少年期の 425-427, 426t-427t
  測定 694
  糖尿病 683, 684t
  妊娠期 342
血液ガス値 186, 188t, 1082t-1099t
血液成分、妊娠期 342
血液像 195t
血液透析（HD） 815, 815g, 809, 815, 816f, 817-826, 817f, 818f
血液尿素窒素／クレアチニン（BUN/Cr）比、急性腎障害における 808
血液、尿中の 196t
血液ろ過、持続的静脈-静脈 809
ケトアシドーシス、糖尿病 703-704, 704b
解毒作用 438b

ケトコナゾール（Nizoral） 213, 1100t-1106t
ケトレー指数 166
ケトン 55, 196t, 694
ケトン体代謝異常症 997t-1000t, 1012
ケトンの炭素 33-34
懸念、行動変容 332
ゲノミクス 146-148, 833
ゲノム 146-149
ゲノム刷り込み 150-151
下痢 613-617
  Clostridium difficileによる 614-615
  医学的栄養療法 616, 617t
  医学的処置 615-616, 615b
  HIVによる 615, 875t
  がんまたは化学療法による 846, 848
  吸収不良性下痢 614, 614b
  経腸栄養剤 314
  抗生物質関連下痢症 221, 614
  滲出性下痢 613-614
  浸透圧性下痢 614
  乳幼児と小児の 616-617, 617t
  の種類 613-615, 614b
  分泌性下痢 614
  薬物による 220-221, 221b, 614
ケルセチン、高血圧に対する 768t
権威ある声明、栄養補助食品 300
減、栄養素成分含有表示 284b
減塩
  高血圧に対する 762t, 763-764, 766, 767b
  心不全に対する 774-775, 775b-776b
減塩食
  高血圧に対する 762t, 763-764, 766, 767b
  心不全に対する 774-775, 775b-776b
限界デキストリン 36
限外ろ過液 799-800
嫌気的経路 508, 508f-509f
嫌気的代謝 507-508
健康格差、成人の 434-435
肩甲下皮下脂肪厚 167, 168f
「健康管理に健康な食品を」誓約 277b
健康関連QOL（HRQOL） 433
健康強調表示 285, 287t-288t, 299-300
健康信念モデル（HBM） 328t, 329
健康増進（ウェルネス） 433
健康増進協会（WELCOA） 433
健康増進の年代 433, 434f
健康的な食事指標（HEI） 276
健康的な食生活 432-433
健康と疾患の発生期起源説 340
健康と適正な栄養摂取のための一般的処方 278b
健康の危険因子、成人の 433-434
健康、発生期起源仮説 340
健康リスク、肥満 470-471, 470f

健康歴、栄養アセスメントにおける 137
検査項目 191-192, 194t
原産国表示（COOL） 235-244
原始線条 343t-348t
減数分裂 149
減退期、急性ストレスに対する代謝反応の 884, 885f
検体、種類 192-193, 1079
原発性胆汁性肝硬変（PBC） 649f, 653
顕微鏡的大腸炎 633
検便 192-195
健忘性障害 964t-968t
減量 474-479
ケースマネジメント 268-269
ゴイトリン（甲状腺肥大物質） 718
抗HBe抗体 647t-648t
抗HBs抗体 647t-648t
抗HCV抗体 647t-648t
抗悪性腫瘍薬 219-220, 1100t-1106t
降圧薬、と血糖値 224
高アルギニン血症 997t-1000t, 1013f
抗アンドロゲン薬、栄養関連作用 847t
行為障害 964t-968t
高インスリン血症 679
  末期肝疾患 662
抗ウイルス薬、下痢 221
抗う蝕性食品 549
抗うつ薬 219, 222-223, 1100t-1106t
高、栄養素成分含有表示 284b
抗エストロゲン剤、栄養関連作用 847t
高エネルギー食、意図しない体重減少 485-486, 485t-486t
好塩基球
  アレルギー反応 565
  白血球分画 195t
好塩基球減少症 195t
好塩基球増加症 195t
抗炎症ダイエット、変形性関節症 908, 908b
構音障害 929t
  副腎白質ジストロフィー 939
高温不耐性、糖尿病 689
口蓋裂（CP） 1037-1039
口角炎 77, 914
抗核抗体 647t-648t
  リウマチ性疾患における 904
硬化性胆管炎 649f, 653, 667
口渇 180, 551, 556-557
  加齢に伴う 447
  起因薬剤 551, 556-557, 556b
  抗コリン作用薬による 218, 219b
高果糖コーンシロップ（HFCS）33
  と腸内ガス 611
高カルシウム血症 99, 801
  骨転移による 846
  突発性 801-803
交感神経系（SNS）
  胃腸活動の制御 6
  高血圧における 761
交感神経様作用薬、スポーツサプリメント 523t-524t

こ

抗関節炎薬、消化管出血と潰瘍　220
抗感染因子、母乳　380-381
抗感染症薬　219-220, 1100t-1106t
高感度C反応性タンパク質（hs-CRP）　197, 203, 1082t-1099t
好気的代謝　507-509
抗胸腺細胞グロブリン（ATG）、肝移植後　664t
口腔
　栄養に着目した身体アセスメント　1075-1078
　消化　3-4, 8
口腔アレルギー症候群（OAS）　569, 569b
口腔運動障害、発達障害　1023, 1024b
口腔衛生
　栄養　547-559
　小児　551t
　臨床シナリオ　558b
口腔から肛門を通過するまでに要する時間　12
口腔がん　593t, 598
　医学的栄養療法　598
　栄養学的予後　593t
　外科的治療　598
　症状　593t
口腔カンジダ症、化学療法による　848
口腔乾燥症　551, 556-558
　加齢に伴う　447
　起因薬剤　552, 557-558, 556b
　抗コリン作用薬による　218, 219b
口腔期、嚥下の　930, 930f
口腔疾患　555
口腔症状、全身性疾患　556-558
口腔粘膜の経口免疫寛容　564
口腔の潰瘍、HIV 感染症による　875t
口腔の手術　598
　医学的栄養療法　598
　扁桃摘出術　598
口腔の粘膜炎、化学療法による　848-849, 849f
口腔の変化　447, 834f, 848
行軍ヘモグロビン尿症　740
抗血管新生剤、栄養関連作用　847t, 849
高血糖
　HIV 感染症　875t
　急性ストレスへの代謝反応　886
　定義　676
　糖尿病　679, 688, 699, 703-704
　発がん　836
　薬物による　223-224
高血糖高浸透圧状態（HHS）　699
高血圧　758-769
　医学的栄養療法　766-767
　カリウム　286
　関連するリスク　760
　高齢者における　769
　小児および青年における　767-769
　食塩感受性　763-764
　青少年期の　425-427, 426t-427t
　糖尿病　704-705

　と冠動脈性心疾患　751
　ナトリウム　286
　二次性　758
　妊娠高血圧症候群　365
　の医学的管理　764-765, 765f
　の一次予防　761-764, 762t
　の治療のアルゴリズム　765f
　の分類　758, 759t
　の有病率と発症率　758-760, 759f
　の臨床症状　760, 760t
　本態性　758
　門脈圧亢進　651-653, 660
　リスク因子と有害な予後　760, 760b
高血圧予防食（DASH）　427, 1108-1109
　カリウム　764
　カルシウム　764
　冠動脈性心疾患において　753
　高血圧に対する　762t, 763, 766
　ナトリウム　763
　マグネシウム　764
抗原　564
膠原線維性大腸炎　633
抗原提示細胞（APC）、アレルギー反応　565, 567f
抗原白血球細胞抗体試験（ALCAT）　576
抗甲状腺抗体、減らす　721
抗コリン薬（口内乾燥症）、218, 219b
高コレステロール血症、家族性　151, 746-747
交叉反応　569
抗酸化サプリメント　298t-299t
抗酸化状態　203-204, 1082t-1099t
抗酸化能
　総　204b, 1082t-1099t
抗酸化物質
　アスコルビン酸　88
　アルツハイマー病　941
　運動とスポーツのため　516
　関節リウマチ　913-914
　がん治療中　843
　食物アレルギー予防のための　588
　糖尿病のための　687
　と冠動脈性心疾患　757
　熱傷患者の　896
　発がん抑制物質　835
　ビタミンE　71, 71f
好酸球　195t, 1082t-1099t
好酸球減少症　195t
好酸球性胃腸炎（EGE）　570
好酸球性食道炎（EE）　570, 594-595
好酸球増加症　195t
高脂血症
　遺伝性　746-758
　HIV 感染症　875t
公衆衛生　235, 229, 278t
　「コア」機能　230
公衆衛生準備センター　248
高シュウ酸尿症　804
抗腫瘍性抗生物質、栄養関連作用　847t

甲状腺　711-712, 717t
甲状腺炎、橋本　714-715
甲状腺機能検査　1082t-1099t
甲状腺機能亢進症　720-721
　医学的処置　721, 721t
　意図しない体重減少　484t
　治療管理のアルゴリズム　716f
　の症状　714b
　バセドウ病による　720, 720f
　誘発因子　715, 721
甲状腺機能刺激性抗体　720
甲状腺機能低下症　714-719
甲状腺刺激ホルモン（TSH）　711-712, 713f, 1082t-1099t
甲状腺刺激ホルモン放出ホルモン（TRH）　712, 713f
甲状腺疾患　711-724
　検査　712-7144, 714b, 714t
　甲状腺機能亢進症　714b, 715, 716f, 720-721
　甲状腺機能低下症　714-719
　自己免疫性　711
甲状腺腫　119, 119f
　バセドウ病（グレーブス病）　720f
甲状腺腫誘発物質　119, 1158
　と甲状腺機能低下症　718
甲状腺の健康、の増進　721-722, 722b
甲状腺ペルオキシダーゼ（TPO）　712, 713f
甲状腺ペルオキシダーゼ抗体（TPO Ab）　714-715
甲状腺ホルモン　711-712
　体重調節　466t-467t
　とカルシウム恒常性　94
　の合成　712, 712f-713f
　の代謝　712, 713f, 722
　の放出　712
甲状腺ホルモン結合グロブリン（TBG）　712
口唇炎
　シェーグレン症候群　914
　薬物による　218
亢進期、急性ストレスへの代謝反応　885, 885t
香辛料、と消化管障害　598, 603
口唇裂（CL）　1037-1039
合成脂質　46, 47t-48t
抗精神病薬　219, 223, 1100t-1106t
向精神薬
　抗コリン作用を持つ　219
　食欲増進　223
抗生物質関連下痢症（AAD）　221, 614
高繊維質食
　栄養データ　1139-1141
　ガイドライン　1140
　大腸憩室症　636
　便秘　613, 613b
酵素
　アレルギー反応　65
　血清生化学検査　194t
　消化　4-6, 5t

構造脂質　46
構造脂肪　62
構造-機能強調表示、栄養補助食品　300
酵素欠乏症、による食物不耐症　571t-572t
抗体、アレルギー反応　565-567
高炭酸ガス血症、慢性閉塞性肺疾患における　789
高炭水化物（高CHO）エネルギー飲料　522
高炭水化物食、運動とスポーツのため　512
高タンパク質食の栄養データ　1144
高窒素血症　800
高地での運動とスポーツ中の体液状態　520
好中球減少症　195t, 846-848, 854
好中球増加　195t
好中球、白血球分画における　195t
抗てんかん薬　223, 1100t-1106t
後天性免疫不全症候群（AIDS）認知症　876t
後天性免疫不全症候群（AIDS）　864, 〈ヒト免疫不全ウイルス（HIV）も参照〉
　疫学　864
　疫学と動向　864-865
　口腔症状　557, 557t
　日和見感染症　866, 866b
喉頭　783f
合同委員会（TJC）　258-259
後頭、頭囲　170f
行動変容　325-329
行動変容のカウンセリング　325-337
　影響を及ぼす要因　325-326
　準備状態の評価　331
　焦点を絞る項目の選択　330-331
　抵抗　334-335
　のステージ　331f
　のためのモデル　328-329, 328t
　有効性の評価　336
　ライフコーチとしての栄養カウンセラー　333b
　臨床シナリオ　336b
後頭葉　926-927, 927f
高度加水分解乳児用調製乳　584
高度看護施設　456-457
高度看護施設（SNF）　457
高トリグリセリド血症　39, 746
口内炎
　HIV 感染とAIDS　556
　口角炎、リボフラビン欠乏による　77
　薬物による　218
更年期　435
　股関節骨折　536b
　骨粗鬆症　542-543
　骨量減少　536, 536b, 536f-537f
　と冠動脈性心疾患　752
広汎性発達障害（PDD）　964t-968t, 1034, 1035t
抗パーキンソン病薬　219, 1100t-1106t
高比重リポタンパク（HDL）　54,

743-744, 746
高比重リポタンパクコレステロール
　糖尿病　684t, 704
　と心血管疾患　156-157
　臨床検査値　1082t-1099t
抗ヒスタミン薬、抗コリン作用を持つ薬　219
抗肥満薬、糖尿病のための　696
高フェニルアラニン血症　997t-1000t, 1002, 1003f
抗平滑筋抗体　647t-648t
高ホモシステイン血症、葉酸反応性　84
硬膜外血腫　937
硬膜下血腫　937
硬膜鞘　924f
抗ミトコンドリア抗体　647t-648t
抗利尿ホルモン(ADH)
　急性ストレスへの代謝反応　886
　水分排泄量のコントロールにおける　800
　不適合分泌症候群　184, 800b
　PES記載項目　263t-266t
　脳下垂体と視床下部の病変による　927-928
抗利尿ホルモン不適合分泌症候群(SIADH)　184, 800b
　PES方式　263t-266t
　脳下垂体と視床下部の病変による　927-928
香料・香辛料　1109-1121, 1131-1135
高齢者　442-459
　MDS方式(MDS)　457, 458f
　一般的な健康問題　448-449
　運動とスポーツ中の水分摂取　519
　栄養健診と評価　451-452
　栄養支援サービス　453-456
　栄養必要量　452-453, 452b, 454t-455t
　健康増進と疾病予防　444
　高血圧　769
　甲状腺機能低下症　717
　食物と薬物の相互作用　211b, 211f
　心不全　773, 773b, 773t
　の生理学的変化　444-448, 446f
　糖尿病　698-699
　認知機能、オメガ-3(ω-3)脂肪酸　960-961
　の研究　443-444
　の人口　442-443, 443f-444f
　の分類　443, 443b
　臨床シナリオ　457b
　老化の理論と　444, 445t
高齢者栄養リスク指標(GNRI)　132, 134b
高齢者ネットワーク　453-456
高齢者の健康増進　444
高齢者の疾病予防　444
高齢者のための栄養処方　236t-239t
高齢者のためのフローニンゲン体力テスト　174
高齢者・ファーマーズマーケット栄養支援プログラム(SFMNP)　236t-239t,
456
抗レトロウイルス療法　864, 867-868
誤嚥　313-314, 785
コエンザイムA　80
コエンザイムQ_{10}(CoQ_{10})　91, 215-216, 768t, 776, 1082t-1099t
股関節の骨折、骨粗鬆症による　536b, 541
呼気中水素検査、臨床検査　1082t-1099t
呼吸器系〈肺系統の項を参照〉
呼吸器系症状、食物アレルギーの　563
呼吸器疾患〈肺疾患の項を参照〉
呼吸窮迫症候群(RDS)　189, 794, 979
呼吸困難　784, 769-770
呼吸試験　192
呼吸商(RQ)　23, 788
呼吸性アシドーシス　188t, 189
呼吸性アルカローシス　188t, 189
呼吸不全(RF)　794-795
　医学的栄養療法　795
　の医学的治療　794
国際疾病分類(ICD)コード　269b
国際食品情報会議(IFIC)　300, 432
克山病　121
黒色表皮腫　681
極長鎖アシルCoA脱水素酵素欠損症　997t-1000t
極長鎖脂肪酸(VLCFA)、副腎白質ジストロフィー　939
極低出生体重(VLBW)　351, 973
国土安全保障省(DHS)　247
穀物製品　286
穀物を主成分とする脂質代替品　47t-48t
コクランレビュー(CDR)、栄養補助食品の　297, 298t-299t
国立がん研究所(NCI)　233
国立コレステロール教育プログラム(NCEP)　747-749
固形食、導入の月齢　385t
ココアの栄養データ　1137
個人健康記録(PHR)　266
個人別食品摂取継続調査(CSFII)　232-233
鼓腸　611
　医学的栄養療法　611
骨格サイズ　1066
骨折
　骨粗鬆症による　536b, 541, 543
　頭蓋骨　936
骨折のリスク評価　537
骨塩量　537
骨芽細胞　532, 533t, 534f
骨棘　906
骨形成　532-534, 534f
骨形成異常症
　肝性骨異栄養症　653
　腎性　803
骨減少症　541-544
　医学的栄養療法　663
神経性無食欲症　494
末期肝疾患　663
未熟児の　982-983, 988t
骨細胞　532, 533t
骨髄抑制、化学療法による　846
骨組織　532-533
骨粗鬆症　541-544
　医学的栄養療法　543
　カルシウムと　286
　骨折　536b, 541, 543
　神経性無食欲症　494
　ビタミンB_{12}欠乏症と　737
　ビタミンD欠乏による　70
　閉経後　537f
　骨の外観　535f
　薬物療法　478-479, 480t, 543-544
　臨床シナリオ　544b-545b
骨代謝回転　534, 534f
骨緻密化　533
骨転移、高カルシウム血症　846
骨軟化症　531, 803
　ビタミンD欠乏による　69-70
骨の石灰化と維持、栄養ゲノミクスと　158
骨盤、放射線療法　850t, 851
骨片転位、頭蓋骨骨折　936
骨マーカー　534-535
骨密度(BMD)
　加齢性低下　536-537, 536b, 536f-537f
　最大　533f
　神経性無食欲症　494
　測定　537
骨密度の加齢性低下　536-537, 536b, 536f-537f
骨量　535-537
骨量減少　494, 536-537, 536b, 536f-537f
骨梁骨　532, 532f
コデイン、便秘　220
コドン　148
コバラミン　85,〈ビタミンB_{12}も参照〉
コバルト　95t-97t, 124-125
コバロフィリン　85
個別指導計画(IEP)　1024
個別障害者教育法　1041
コミッションEモノグラフ　295-296
コミュニケーション　326-327, 327b
小麦代替食品　582
小麦非含有代替食品　582
固有層、小腸　9, 10f
コラーゲン原線維　532f
コラーゲン、骨リモデリング　534
コリ回路　55
コリパーゼ　9
コリン　89-90
　アルツハイマー病　941b
　含有食品　90
　機能　90
　欠乏　90
　食事摂取基準　90
　妊娠期　358
コリン作動性抗炎症経路、急性ストレスへの代謝反応　886
コルチコステロイド
　体重増加　222
　と栄養素の排泄　216
　リウマチ性疾患の　904, 905t
コルチゾール　715-717
　過剰な　723
　急性ストレスへの代謝反応　885-886
コルヒチン、と栄養素の吸収　215
コレカルシフェロール　62, 67f
　臨床検査値　1082t-1099t
コレシストキニン(CCK)
　胃腸活動の制御　6-8, 7t
　脂質の消化　16
　体重調節　466t-467t
コレスチラミン(Questran)　215, 1100t-1106t
コレステロール　46
　栄養充足状態での利用と貯蔵　54
　栄養診断　255b-257b
　公衆衛生の問題　278t
　消化　15-16
　青少年期　425t
　総　194t, 746, 1082t-1099t
　糖尿病　684t, 704
　と冠動脈性心疾患　286, 743-744, 746, 756-757
　と心疾患　286
　母乳　367
　母乳と牛乳　380
　末期腎疾患　825
　臨床検査値　1082t-1099t
コレステロールエステラーゼ、消化　5t
コレステロールエステル輸送タンパク質(CETP)遺伝子、心血管疾患での　157
コレステロール結石　666
コレステロール摂取
　栄養アセスメント　1048
　栄養診断　1051
コレステロール値
　小児の　747-749, 750t
　成人における　749
コロイド浸透圧　181 b
混合型抗体反応　568t, 570
献立
　食品交換表　1109-1121
　神経性無食欲症　500-501
コンドロイチン硫酸
　スポーツサプリメント　523t-524t
　変形性関節症　909
コンビニ食品、青少年期の　419, 420f
コンピュータ断層撮影(CT)スキャン、がん　840
根面う蝕　552
コーデックス委員会　300
コード化　255b-257b, 269, 269b
コーヒー　839, 1137
ゴールデンシール、がん生存者　857t
ゴールドバーガー、ジョーゼフ　56b

さ

サイアザイド系利尿薬、栄養素の排泄 216
災害時給食プログラム 236t-239t
災害対策 247-248, 248b
細気管支 783f
催奇形性、アルコール摂取の 361
細菌、腸細菌叢 12-13, 12t
細菌の作用、大腸の 12-13, 12t
最小残渣食、下痢 616, 617t
菜食主義者の食事 285
  栄養データ 1144-1146
  神経性無食欲症 495
  青少年の 422-424, 423f, 423t
  妊娠と授乳の期間 1145
  骨の健康 540-541
再生不良性貧血 731
再石灰化、歯エナメル質 549
最大酸素摂取量（VO₂max） 510, 510f
在胎週齢 349-350, 973, 973b, 974f
在胎週数に対して大きい（LGA） 349-350, 973
在宅ケア、栄養支持療法 322-323, 322b-323b
在宅経静脈栄養法（HPN） 322
在宅経腸栄養法（HEN） 322
サイトカイン
  炎症 163-164, 164t
  がん悪液質 844
  関節リウマチ 909-910
  がん治療 847t, 848
  急性ストレスへの代謝反応 886
  骨リモデリング 534
  細胞性免疫 570
  食物アレルギー 576
催吐性の高い抗がん剤 846
サイトメガロウイルス、HIV感染症 876t
細胞 146f
細胞外液 179
細胞外水分 179
細胞性応答、急性代謝ストレスへの 885-886, 886t
細胞性免疫 568t, 570
細胞内液量 181
細胞内水分（ICW） 179
細胞内レチノイン酸結合タンパク質 57-58
細胞内レチノール結合タンパク質 57, 59f
細胞分裂 147f
サイレント変異 148-149
サイログロブリン（TGB） 713f
サイログロブリン抗体（TGB） 714-715
サキサグリプチン（Onglyza）、2型糖尿病のための 690t
サキナビル（Invirase [INV]）
  食物と吸収 213
  食物相互作用と副作用 870t-871t
酢酸塩、経静脈輸液 316t
酢酸メゲストロール（Megace）、食欲増進薬 222-223
座高計測 1023f
鎖骨下カテーテル、血液透析における 815, 815t
匙状爪 727-728, 729f
左室肥大（LVH）、と心不全 773
サッカリン 225, 362
刷子縁 9
殺虫剤 244-245
砂糖代替品、甘味 34t
サブスタンスP、胃腸活動の制御 6t
ザボン、と薬物の代謝 214
サラセミア 740
サリチル酸塩
  関節リウマチ 911
  リウマチ性疾患 904-905, 905t
酸 186
酸塩基平衡 186
  栄養アセスメント 1048
  調節 186, 188f
酸塩基平衡異常 186-189, 188t
酸化ストレス 203-205, 203f, 204b, 341, 715-717, 1082t-1099t
  胃腸活動の制御 6t
  スポーツサプリメント 523t-524t
三環系抗うつ薬
  抗コリン作用 219
  食欲増進 223
  体重増加 222
サンギス菌、う蝕発生 548
酸血症 186-188
産後うつ病 959-960
残渣 613
三叉神経 927t
酸蝕 550
三次予防 229, 444
酸性アミノ酸 49f
酸性食品 803
酸素消費量、運動後過剰 22
酸素必要量、妊娠期 342
酸素分圧 188t
  臨床検査値 1082t-1099t
酸素飽和度 188t
  臨床検査値 1082t-1099t
酸素ラジカル吸収能 142, 205t
  臨床検査値 1082t-1099t
三頭筋部皮下脂肪 1069-1070
酸分泌抑制剤、上部消化管障害 597t
"サードスペース"液 181b
サーファクタント 783, 783f, 972
ジアシルグリセロール 46, 90-91
シアノコバラミン 85
シェーグレン症候群（SS） 914, 919b-920b
塩 184-185,〈ナトリウム（Na）の項も参照〉
  食事摂取基準 184t
  等価 775b
  無塩調味料 1131-1135
  ヨウ素添加 118
視覚失認、アルツハイマー病 942

し

痔核、妊娠期 363
視覚、ビタミンA 58, 59f
耳下腺、栄養に着目した身体アセスメント 1075-1078
歯牙喪失 554, 555
直火焼き食品、発がん 837
子癇 365
歯間腔 550
磁気共鳴画像法（MRI） 80, 171
色素結石 666
子宮外発育遅延（EUGR） 975
糸球体 800, 800f
糸球体疾患 813
糸球体腎炎、急性 813
子宮内成長曲線 988-989
子宮内胎児死亡（IUFD）、過体重と肥満と 352
子宮内胎児発育遅延（IUGR） 342-349, 973
  肥満症治療手術後 352-353
子宮内発育、の分類 973, 973b, 974f
シグナル伝達 154-156
ジグリセリド 46
シクロオキシゲナーゼ1（COX-1）阻害薬、リウマチ性疾患 904, 905t
シクロオキシゲナーゼ2（COX-2）阻害薬、リウマチ性疾患 904, 905t
シクロスポリン、肝移植後 664t
ジゴキシン（Lanoxin） 213, 1100t-1106t
自己効力感 330, 335
自己（セルフ）モニタリング
  減量 474, 474b
  行動変容 336
自己動機づけの言葉 332-333
自己免疫性甲状腺疾患（AITD） 711
自己免疫性糖尿病 676
舐剤、栄養補助食品 297b
視サイクル、ビタミンA 58, 59f
脂質 40-48
  イソプレノイド 46
  一般的 43t
  一般的な食品 40b
  エチルアルコール 48
  化合物 41
  機能 40-41
  経静脈輸液 316
  経腸栄養剤 312
  合成 46, 47t-48t
  構造 46
  さまざまな 41
  脂肪酸 41
  消化と吸収 10, 11f, 15-16
  ステロイド 42f, 46
  スフィンゴ 45
  絶食時での貯蔵と利用 54-55
  単純 41
  長鎖アルコール 45-46
  調節 39
  糖- 46
  トリグリセリド 42f, 45
  の構造 42f
  分類 41
  抱合型リノール酸 45
  オメガ-3（ω-3） 41-45, 43t-44t
  オメガ-6（ω-6） 41-45, 43t
  オメガ-9（ω-9） 43t
  リン 42f, 45-46
  臨床検査値 1082t-1099t
  ロウ 45-46
脂質エマルジョン 11f
  経静脈輸液 316
脂質状態の検査 1082t-1099t
脂質生成 464
脂質特性、栄養アセスメント 1048
脂質濃度、糖尿病 683, 684t
脂質の指標、心血管リスク 202-203, 203b
脂質の摂取
  関節リウマチ 912-913
  高齢者のための 454t-455t
  小児の心血管疾患 404
  推奨量 48
  青少年の 416
  糖尿病 694
  と高血圧 762, 767
  乳児 377
  妊娠期 357
  母乳栄養 367
  末期腎疾患 825
  慢性腎臓病における 812
脂質の代謝 646, 886
脂質必要量
  乳幼児期および小児期 1003t
  末期肝疾患 659
脂質への忍容性、未熟児の 988t
四肢麻痺 937, 938
歯周靭帯 548f
歯周病 555
思春期 410, 411t, 412-413, 412f
視床下部 712, 927-028
視床下部-下垂体-甲状腺（HPT）系 712, 712f
  平衡異常の管理 721-722, 722b
市場調査 231
自食困難 1041b
  神経障害 928
視神経 927t
視診、身体診察における 172t
歯髄 548f
シスタチオニン合成酵素欠損 997t-1000t
シスチン（Cys）結石 804-805
システイン 49f, 51t, 52,〈システイン（Cys）の項を参照〉
シスプラチン（Platinol-AQ） 218, 220
ジスルフィラム（Antabuse）、とエタノール 218
事前指示 272, 322
自然療法 293
歯槽骨 548f
持続的周期的腹膜透析（CCPD） 813-815
持続的静脈-静脈血液透析 809

1178 索引　　　し

持続的静脈-静脈血液ろ過（CVVH）
　809
持続的腎代替療法（CRRT）　809
舌，栄養に着目した身体アセスメント
　1075-1078
シタグリプチン（Januvia），2型糖尿病の
　ための　690t
ジダノシン（Videx, DDL），食物相互作用
　と副作用　869t
自治体の小児期絶食度調査計画
　396b
疾患
　遺伝と　151-152
　胎児期起源　340
　と小児の食事摂取　398
　発生期起源　340
疾患修飾性抗リウマチ薬（DMARD）
　905t, 911
シックデイガイドライン，糖尿病のための
　703, 704b
失行症　926, 929, 929t
湿疹　564
　皮膚プリックテスト　573, 576f
失神，心不全における　772-773
疾病管理　268
失語症　929t, 934
失認，アルツハイマー病　939, 942
　視覚失認　942
失明　60, 926-927
失名辞，アルツハイマー病　939
質問法，自由回答式　331
シトクロム　108-109, 109t
シトクロムP450酵素系　210, 212
シトクロムP450アイソザイム（CYP）遺伝
　子，がん　157
ジドブジン（Retrovir, ZDV, AZT），食物
　相互作用と副作用　869t
シトルリン血症　997t-1000t, 1013,
　1013f
歯肉　547, 548f
歯肉溝　548f, 555
シネフリン，スポーツサプリメント
　523t-524t
支払システム　268
ジバルプロエクス（Depakote），体重増加
　222
ジヒドロプテリジン還元酵素欠損症
　997t-1000t, 1003f
ジヒドロ葉酸塩　734
ジフェンヒドラミン（Benadryl）　218, 220
シブトラミン（Meridia）　221, 479
シプロフロキサシン（Cipro）　212-215,
　1100t-1106t
シプロヘプタジン（Periactin），食欲増進
　薬　222-223
自閉症　1034-1036
　栄養アセスメント　1035
　栄養診断　1022t
　食事摂取　1035
　身体計測　1035
　生化学検査　1035
　治療戦略　1035-1036, 1036t

自閉症スペクトラム（ASD）　404, 1034
自閉性障害　964t-968t, 1035t
自閉弁　9
ジペプチジルペプチダーゼ（DPP-4）阻害
　薬，2型糖尿病のための　690t, 691
ジペプチダーゼ　5t
ジペプチド，消化と吸収　15
脂肪　40-48
　イソプレノイド　46
　栄養診断　255b-257b
　エチルアルコール　48
　カロリー含有率　475
　飢餓時における貯蔵と利用　54-55
　機能　40-41
　経口サプリメント　321
　合成脂質　46, 47t-48t
　構造　42f
　構造　62
　脂肪酸　41-45
　消化と吸収　10, 11f, 15-16, 376
　食品交換表　1109-1121
　ステロイド　42f, 46
　スフィンゴ脂質　45-46
　体　463
　代表的食品の　40b
　長鎖アルコール　45-46
　貯蔵　463-464
　低，栄養素成分含有表示　284b
　動員　473
　トリグリセリド　42f, 45
　必須　463
　分類　41b
　飽和　284b, 286
　リン脂質　42f, 45-46
　ロウ　45-46
脂肪異栄養症，HIVに伴う　222-223,
　877-880
脂肪肝　651, 652f
脂肪吸引術　482
脂肪吸収不良
　末期肝疾患　662-663
　臨床検査値　1082t-1099t
脂肪細胞　62
脂肪細胞の大きさと数　463-464
脂肪酸　41
　一不飽和　41, 755, 756f
　一般的な　43t
　オメガ-3（ω-3）　41-45, 43t
　　栄養データ　1138-1139
　　栄養補助食品　298t-299t
　　摂取のための推奨事項　1139
　オメガ-6（ω-6）　41-45, 43t
　　栄養データ　1138-1139
　　含有食品　1138
　オメガ-9（ω-9）　43t
　構造　42f
　消化と吸収　16
　絶食時　55
　体重調節　466t-467t
　多価不飽和　41
　　炎症における　913b
　　と冠動脈性心疾患　755

未熟児　983
短鎖　39
　結腸サルベージ　13, 13f
　産生　4
　と炎症過程　913b
　トランス　44-45
　と冠動脈性心疾患　755
　必須　41-45, 44f.〈必須脂肪酸の項
　　も参照〉
脂肪酸酸化，先天性異常症　997t-
　1000t, 1016-1017
　医学的栄養療法　1017
脂肪酸分析，臨床検査値　1082t-1099t
脂肪性肝炎，非アルコール性　651
脂肪性肝疾患
　アルコール性　651, 652f
　非アルコール性　471, 651
脂肪喪失時の毒素　464b
脂肪族アミノ酸　49f
脂肪組織　463, 471
脂肪代替品　46, 47t-48t
脂肪蓄積の回帰　389-390, 464
脂肪貯蔵　464
脂肪毒性，2型糖尿病　679
脂肪の摂取
　運動とスポーツのため　514-516
　栄養アセスメント　1048
　栄養診断　1051
　HIV　878
　炎症　515-516
　公衆衛生の問題　278t
　高齢者のための　454t-455t
　小児の心血管疾患　404
　神経性過食症　501-502
　神経性無食欲症　499
　推奨量　48
　青少年の　416
　糖尿病のための　687
　とがん　286
　と冠動脈性心疾患　756
　と高血圧　762, 767
　と心不全　776
　乳児　377
　妊娠期　354t, 357
　囊胞性線維症における　793
　発がん　836-837
　母乳栄養　367
　慢性閉塞性肺疾患における
　　789-790
　未熟児慢性肺疾患と気管支肺異形成
　　症における　788
脂肪の代謝，インスリンと　684t
脂肪の沈着とメタボリックシンドローム
　471
脂肪分解，2型糖尿病　684
脂肪分布　471
脂肪便　16, 653, 658
脂肪量　463, 463f
脂肪を主成分とする脂質代替品
　47t-48t
ジホモ-γ-リノレン酸（DGLA），炎症
　903, 903b

社会的傾向，と小児の食事摂取
　395-396
社会的認知理論（SCT）　328t, 329
社会保障法　453
社会歴，栄養アセスメントにおける　137
若年者〈小児の項を参照〉
若年性関節リウマチ（JRA）　901-903
射乳　366
ジャービス・G　1004
視野の欠損　928, 929f, 929t
周囲長測定　167-169
　ウエスト　169, 169f
　ウエスト・ヒップ比　169
　上腕　169, 169f
　頭囲　169, 170b
就学前小児，食事提供　398-400
宗教，と食物　289, 289t, 290b
集合管　800, 800f
シュウ酸塩，とカルシウム吸収　93, 98
周産期　972
周産期死亡率，低出生体重と　351
シュウ酸結石　804, 804b
シュウ酸摂取，と腎臓結石　806
収縮期血圧（SBP）　758
重症筋無力症（MG）　950-951
　医学的栄養療法　925t, 950-951
　医学的処置　944t-945t, 950
　発症率　950
重症疾患　884-900
　医学的栄養療法　888-893
　　栄養支持療法　889-891
　　栄養必要量　891-893
　　急性ストレスに対する代謝反応
　　　884-886, 885t
　　全身性炎症反応症候群　887-888,
　　　887b, 888f
　　多臓器不全症候群　887-888
　　栄養失調　888-893, 889f
　　熱傷による　893-896, 895b
　　腹部外傷と開腹術による　893
十代〈青少年の項を参照〉
重炭酸カリウムと骨の健康　540
重炭酸ナトリウム，スポーツサプリメント
　523t-524t
集中治療室（ICU）〈重症疾患の項を参
　照〉
十二指腸　4f, 9, 637
十二指腸潰瘍　593, 602-603, 602f
終末期患者，栄養　272
絨毛　3, 9, 10f
重要管理点（CCP）　244, 245f
従来の単位系，臨床検査値　1080
重量オスモル濃度　181b
　経腸栄養剤　311
　臨床検査値　1082t-1099t
主観的包括的アセスメント（SGA）　137,
　175, 175b-176b
シュガーフリー，栄養素成分含有表示
　284b
宿便　612-613
受精　340-341, 343t-348t
受胎　341, 343t-348t

し

手段的日常生活動作（IADL）、高齢者の 449
出血 934
出生体重
　低出生体重〈低出生体重（LBW）児の項を参照〉
　の分類 973, 973b, 974f
受動核酸 10, 11f
守秘義務 268
シュミット症候群 715
腫瘍 833-834
　液状がん 841
　固形癌 841
　良性 841
主要栄養素 33-56
　アミノ酸とタンパク質 48-53
　運動とスポーツのため 512
　呼吸不全 795
　脂肪と脂質 40-48
　神経性過食症 501-502
　神経性無食欲症 499-500
　絶食下での貯蔵と利用 54-55
　絶食状態での異化作用 55-56
　代謝 34f-35f
　炭水化物 33-39
　糖尿病のための 699, 700t
　囊胞性線維症における 793
　慢性閉塞性肺疾患における 789-790
　未熟児慢性肺疾患と気管支肺異形成症における 788
腫瘍壊死因子（TNF） 157, 164, 466t-467t, 844, 886
腫瘍学 833
腫瘍細胞量 841
腫瘍増殖速度 841
腫瘍マーカー 840
腫瘍-リンパ節-転移（TNM）進行度分類 840-841
ジュース 385t, 398
ジュール（J） 22
自由回答式質問法 331
昇圧物質、モノアミンオキシダーゼ阻害薬 216-217, 217b
上位運動ニューロン異常、筋萎縮性側索硬化症 942
少、栄養素成分含有表示 284b
ショウガ 364
消化
　胃 3-4, 8-9
　概要 3-9
　がん生存者 857t
　口腔内 3-4, 8
　酵素 4-6, 5t
　脂質 10, 15-16
　小腸 4, 9
　炭水化物と繊維 13-15, 14f
　タンパク質 15
　調節因子 6-8, 6t-7t
　乳児 376
　ビタミンとミネラル 16-18, 17f
　部位 3, 4f

消化管（GI） 2-3, 4, 173, 311, 342, 447, 565, 569, 597b
　障害
　　潰瘍、薬物による 218-220, 220b
　　下部〈下部消化管障害の項を参照〉
　　機能性消化管障害 611
　　上部〈上部消化管障害の項を参照〉
　　と食物と薬物の相互作用 211
　　による食物不耐症 571t-572t
　　閉塞 617-618
消化管機能改善薬、上部消化管障害のための 597t
消化管細菌叢 12-13, 12t, 380-381, 565
消化管出血、薬物による 218-220, 220b
消化管通過時間 12
消化管微生物叢 12-13, 12t
　と食物アレルギー 565
　母乳と 380-381
消化管への影響、薬物の 218-221, 220b-221b
消化管ホルモン、機能 6-8, 7t
消化管免疫システム 12
消化管用薬 221, 1100t-1106t
消化システム 2-3
消化性潰瘍 593t, 600-602
　医学的栄養療法 603
　胃と十二指腸の 593t, 602-603, 602f
　栄養学的予後 593t
　合併症 602
　徴候および症状 593t, 602
　治療管理のアルゴリズム 601f
　内科的治療と外科的治療 602-603
消化不良 598-599, 658, 791
上気道 783f
小球性貧血 199-200
条件的熱産生 21
硝酸塩 196t, 837
硝酸塩、発がん 837
上水道の汚染 244
蒸泄 179, 179f
　不感 181-182
　有感 181
常染色体 149
常染色体優性疾患 151
常染色体劣性遺伝、先天性代謝異常症 996
小腸 4, 4f, 5t, 9-10, 10f, 111
　セリアック病（グルテン過敏性腸疾患） 618-624, 625b
　熱帯性スプルー 624
　小腸細菌異常増殖（SIBO） 638-639
　小腸切除、栄養状態の経過 637-638
　小腸粘膜刷子縁酵素欠乏 624-628
　　乳糖不耐症 625-627
　　フルクトース吸収不良 627-628
焦点移動、抵抗的行動 335
衝動制御障害 964t-968t
小児患者〈小児期の項を参照〉

小児期 389-409
　運動とスポーツ中の水分摂取 519-520
　栄養教育 401
　栄養に関する懸念 402-404
　栄養必要量 390-394
　HIV 880-881
　がん 855
　下痢 616-617, 617t
　口腔衛生 551t
　高血圧 767-769
　菜食主義食 1145-1146
　食事 398-401
　食品摂取 394-398
　心血管疾患の予防 747-749, 750t
　身体活動 29
　推定エネルギー必要量 27b-28b
　精神障害、オメガ-3（ω-3）脂肪酸 960, 960b
　成長 389-390
　摂食障害 492, 493t
　絶食状態、行動と精神に及ぼす影響 396b
　糖尿病 696-697
　発達障害、食事の姿勢 1024f
　ビタミン・ミネラル・サプリメント 393-394
　便秘 403, 612-613
　慢性疾患の予防 404-405
　慢性腎臓病と末期腎疾患 827
　メチル水銀への曝露と毒性 397b
　臨床シナリオ 405b
　腕部計測の計算図表 1069
小児期崩壊性障害 964t-968t, 1035t
小児成人ケアフードプログラム 236t-239t, 395
小児の低栄養 403
小脳 927, 927f
消費カロリー、身体活動 1072-1074
上皮細胞バリア機能（EBF） 888
消費者物価指数（CPI） 436
心窩部痛 595
上部消化管障害 592-609, 593t
　胃の 598-607
　　悪性腫瘍 593t, 603-604
　　胃炎 599
　　胃不全麻痺 593t, 606-607
　　手術 604-605
　　消化性潰瘍 593t, 600-602
　　消化不良 598-599
　　ダンピング症候群 593t, 605-606
　　内視鏡検査 600, 600b
　　口腔がん 593t, 598
　食道の 593-598
　　アカラシア 593t, 594
　　胃食道逆流症と食道炎 593t, 594-598
　　嚥下痛 594
　　正常な構造と生理 593-598, 594f
　の評価パラメータ 592-593
　広く用いられる治療薬 597t

臨床シナリオ 607b-608b
上部消化管内視鏡検査法（EGD） 594, 600b
上部食道括約筋 594f
正味タンパク利用率（NPU） 52
静脈閉塞性疾患 854
静脈瘤、門脈圧亢進 660
静脈路、中心静脈栄養法 315, 315f
生薬学 293
上腕筋囲 53
　神経性無食欲症 498
上腕筋周囲長 1069-1070
上腕筋面積（AMA） 169, 169f, 1069, 1070
上腕三頭筋部（TSF）皮下脂肪厚 167, 168f
上腕周囲径 169, 169f
上腕周囲長 1069-1070
上腕二頭筋部皮下脂肪厚 168f
上腕皮下脂肪面積（AFA） 169, 169f
食塩抵抗性高血圧 763-764
食後血糖値 679
食後低血糖 707
　ダンピング症候群 606
食事
　一般的な 477, 478t
　エネルギー制限 474-475
　過度のエネルギー制限食 475
　冠動脈性心疾患のリスク因子としての 750-751
　高エネルギー 485-486, 485t-486t
　除去 576-577, 578t-579t
　清澄流動食 271
　中等度の脂肪とバランスの取れた栄養制限 477
　調整食 475
　超低脂肪 477
　低カロリー 474-475
　低炭水化物高脂肪 477
　普通食（一般食、家庭食） 270
食事、栄養およびがん 233
食事計画 274-290
　栄養必要量の決定 274
　ガイドライン 275-276, 277-278
　菜食主義者 285, 287t-288t
　宗教的側面 289, 289t, 290b
　食事摂取基準 275-276
　食品と栄養表示 278-285
　文化的側面 285-289, 289f
　米国人の栄養状態 275-277
食事産熱効果（TEF） 21
食事処方、発達障害 1040f, 1041-1042
食事性葉酸当量（DEF） 83-84, 84t
食事摂取
　自閉症 1035
　ダウン症候群 1028-1029, 1029t
　注意欠陥／多動性障害 1037
　データ 137
　二分脊椎症 1031
　脳性麻痺 1033
　発達障害 1021-1024, 1024b

索引

プラダー・ウィリー症候群　1030-1031
　未熟児の　988
食事摂取基準(DRI)　235
　亜鉛　95t-97t, 113
　イオウ　95t-97t
　塩化物　184t
　カリウム　184t, 186
　カルシウム　94, 95t-97t, 183
　クロム　95t-97t, 122
　高齢者のための　452-453
　コバルト　95t-97t, 124
　コリン　90
　塩(塩化ナトリウム)　184t
　食事計画　275-276
　身体活動レベル　25, 25t
　青少年の　413-414
　セレン　95t-97t, 120
　チアミン　63t-66t, 74-75
　鉄　95t-97t, 109, 110f
　銅　95t-97t, 116
　ナイアシン　63t-66t, 79
　ナトリウム　180t, 184
　妊娠期　356
　パントテン酸　63t-66t, 80
　ビオチン　63t-66t, 87
　ビタミンA　59-60, 60b, 61t, 63t-66t
　ビタミンB_{12}　63t-66t, 85-86
　ビタミンB_6　63t-66t, 81
　ビタミンD　63t-66t, 68
　ビタミンE　63t-66t, 71
　ビタミンK　63t-66t, 73
　ビタミンC　63t-66t, 88-89
　フッ化物　95t-97t, 115
　マグネシウム　95t-97t, 103, 185
　マンガン　95t-97t, 121
　モリブデン　95t-97t, 123
　葉酸　63t-66t, 83-84
　ヨウ素　95t-97t, 118
　リボフラビン　63t-66t, 77
　リン　95t-97t, 100, 185
食事と健康の知識調査(DHKS)　232-233
食事の与え方
　呼吸不全　795
　重篤患者の　891
　心不全に対する　776
　囊胞性線維症における　793-794
　慢性閉塞性肺疾患における　790, 790f
　未熟児慢性肺疾患と気管支肺異形成症における　788
食事の調整
　正常食　270
　軟度　270-271
　入院患者　270-271
　肥満　474-477
　　エネルギー制限食　474-475
　　過度のエネルギー制限と絶食　475
　　調整食と代用食プログラム　475
　　超低カロリー食　475-477
　　プログラム商品　475, 476t
　　流行のダイエット法とその実情

　　477, 478t
　普通食または一般食　270
食事プログラム　475, 476t
食習慣　418-421, 432, 434f
食習慣と食環境、栄養診断　1051
　がん　843
食事誘発性熱産生　21
食事暦
　栄養アセスメントにおける　137, 139b
　摂食障害　495
触診、身体診察における　172t
食生活指針と目標　233-235
　高齢者のための　452, 452b
食生活指針に関する意見、栄養補助食品に関して　300
食生活目標　233-234
食前血糖値　679
褥瘡(圧迫性潰瘍)
　PES方式　263t-266t
　高齢者の　448-449, 450t-451t
褥瘡性潰瘍
　PES方式　263t-266t
　高齢者の　448-449, 450t-451t
食道
　正常な構造と生理　593-598, 594f
　バレット　595
食道炎　594-598
　医学的栄養療法　597-598
　栄養学的予後　593t
　急性の　594-595
　好酸球性　570, 594-595
　症状　593t
　内科的治療と外科的治療　595-597, 595b, 596f
　臨床シナリオ　607b
食道癌、外科手術　851
食道期、嚥下の　930, 930f
食道逆流〈胃食道逆流症(GERD)の項を参照〉
食道の潰瘍、HIV感染症による　875t
食道の手術　598
食道の障害　593-598
　アカラシア　593t, 594
　胃食道逆流症と食道炎　593t, 594-598
　嚥下痛　594
　正常な構造と生理　593-598, 594f
　輸送　3-4
食道裂孔ヘルニア　595, 595f
食品アレルゲン表示および消費者保護法(FALCPA)　585b
食品安全応用栄養センター(CFSAN)　248
食品安全性　244-246
　栄養診断　255b-257b, 1051
　汚染　244
　情報源　244, 247t
　バイオテロリズム　246-247
　有機食品と殺虫剤の使用　244-245, 246b
　臨床上の有用情報　244b
食品栄養委員会(FNB)、栄養ガイドライ

ン　275
食品栄養教育プログラム(EFNEP)　331
食品脅威対策ネットワーク(PrepNet)　247-248
食品群　234
　糖尿病のための　699, 700t
食品群別推奨摂取量、妊娠期　360, 360b, 361t
食品計量の単位換算　1047
食品交換表
　献立　1109-1121
　糖尿病のための　685
食品成分、と公衆衛生の問題　278t
食品摂取頻度調査　138-140, 141b, 141t
食品中の生理活性成分　153, 155, 155b
食品中の毒素への反応　571t-572t, 573
食品添加物に対する反応　571t-572t, 572-573
食品の投与、栄養アセスメント　1048
食物と薬物の相互作用　209
食品の供給　269-271, 1053
食品バイオセキュリティー行動チーム(F-Bat)　247-248
食品媒介疾患　235-244, 240t-243t
食品表示　278-285
　一日基準量　280, 283t
　栄養成分表示　280, 283f
　栄養素成分含有表示　280-285, 284b
　基準一日摂取量　280, 283t
　義務　278-279
　健康強調表示　285, 287t-288t
　標準化された1食分の量　279-280, 283f
　読み解くためのポイント　284b
食品補助プログラム(CSFP)　236t-239t, 456
植物油、添加剤　225
植物アルカロイド、栄養関連作用　847t
植物栄養素、成人のための　437
植物スタノールとステロール
　含有食品　287t-288t
　機能　287t-288t
　と冠動脈性心疾患　286
植物性エストロゲン
　含有食品　287t-288t
　がん予防　839
　機能　287t-288t
　成人のための　437-439
　大豆ベースの乳児用調製乳　381-382
植物性サプリメント　295-296, 297b
　青少年の　418
　潜在的リスク集団　299
　選択のための指針　304b
　と甲状腺の健康　722
　有効性　298t-299t
植物粘質物　37

植物療法　295-296
食物
　う蝕誘発性　549-550, 549b
　栄養療法への影響　212-214
　産熱効果　21
　特異効果　21
　乳児　382, 383-387
　のアレルゲン表示　584, 585b
　への有害反応〈食物有害反応(ARF)の項を参照〉
　薬物の影響　214-216
食物アレルギー
　IgE依存性　567-570, 568t
　　口腔アレルギー症候群　569, 569b
　　食物依存性アナフィラキシー　567-570
　　食物依存性、運動誘発性アナフィラキシー　569-570
　　即時型消化管アレルギー　569
　　プロフィリンとラテックスアレルギー　569
　アレルギー反応の種類　563, 568t
　医学的栄養療法　576-587
　炎症性腸疾患　631
　「脱却」　587
　妊娠期と乳児期　587-588
　の検査　573-576, 574t-575t
　の症状　563b
　の定義　563-564, 564f
　の発症因子　564-565
　の予防　587-589
　への対策　587b
　療法　579-587
　臨床シナリオ　589b
　IgE依存性とIgE非依存性の混合型　568t, 570
食物アレルギー・アナフィラキシーネットワーク　579-584
食物アレルゲン除去食療法　576-577, 578t-579t
食物アレルゲン特異的血清IgE抗体検査　575-576
食物依存性アナフィラキシー　567-570
食物依存性、運動誘発性アナフィラキシー(FDEIA)　569-570
食物エネルギー　29-30, 29f
食物過敏症　563
　アレルギー性〈食物アレルギーの項を参照〉
　非アレルギー性　570-573, 571t-572t
食物摂取
　関連する栄養介入　271
　重篤患者の　891-893, 892f
　小児　394-401
　データ　276
　乳児　383-387
　妊娠期　360, 360b, 361t
食物繊維　36-40, 36-39, 38t
食物タンパク誘発胃腸炎(FOIES)　570
食物と薬物の相互作用　209-228
　栄養状態への薬物の影響　218-224

し　索引 1181

胃腸　218-221, 220b-221b
器官系への毒性　223
血糖値　223-224, 224b
口腔、食欲、嗅覚　218, 219b
食欲変化　221-223, 222b-223b
HIV感染症の抗レトロウイルス療法による　868, 869t-871t, 873t
化学療法による　848
高齢者　211b, 211f
最小化することの利点　210b
食物と栄養への薬物の影響　214-216
食物と栄養素による薬物作用の変化　216-218, 217b
治療上重要　209
添加剤と　224-225, 225b, 226t
と医学的栄養療法　225-227
と薬物と栄養素との相互作用　209
薬理学的側面　210
薬物療法に対する食品の影響　212-214
リスク因子　210-212
臨床シナリオ　227b
食物の特異効果　21
食物負荷試験　577-579
食物不耐症　563, 570-573, 571t-572t, 631
食物有害反応（ARF）　562-591
医学的栄養療法　576-587
検査　573-576, 574t-575t
食物アレルギーまたは食物過敏症　563b, 567-570, 568t
食物過敏症　563
食物不耐症　570-573, 571t-572t
の予防　587-589
発症因子　564-565
不明瞭な　573
への対処　579-586
免疫系　564-567, 568b
臨床シナリオ　589b
食物ワクチン免疫療法　584
食欲減退、体重調節　465
食欲刺激薬　222-223
食欲増進剤、意図しない体重減少　484-485
食欲のコントロール、プラダー・ウィリー症候群　1030
食欲の変化、薬物による　221-223, 222b-223b
食欲不振　875t
HIV感染症による　875t
がん治療による　844, 846
薬物による　221-223, 222b
食欲抑制薬　221
食料安全保障　235, 433
食料供給と農業生産の保護（PFSAP）　247
食料支援と栄養プログラム　235, 236t-239t
食料不足　276, 396, 433-434
食・保全・エネルギー法　246b
初経　413

女児
思春期発達のタナー段階　1064
身体発育曲線（身長）　1060, 1062
身体発育曲線（体重）　1060, 1062
身体発育曲線（頭囲）　1061
推定エネルギー必要量　27
体格指数　1063
体重維持総エネルギー消費量　28
除脂肪体重（LBM）　20-21, 463
除脂肪量（FFM）　20-21, 463, 463f
女性
HIV　880
健康　434-435
推定エネルギー必要量　26-29
性成熟度　411t, 412-413, 412f
女性型脂肪分布　471
女性スポーツ選手の三主徴　518
女性・乳幼児向け特別栄養補給支援プログラム　230, 236t-239t
女性の栄養介入試験（WINS）　836
女性の健康的な食事と生活（WHEL）に関する臨床試験　836
ショック　887-888
ショットブロック　522
初乳　368, 379
脂溶性ビタミン　16, 57-74, 63t-66t, 201-202, 349, 1082t-1099t
ジヨードチロシン　713f
シリアル、乳児　382-383
自律神経系、胃腸活動の制御　6
自律神経症状　702
視力の変化、加齢に伴う　446-447
シリング試験　737
耳漏、頭蓋骨骨折による　936
シロリムス、肝移植後　664t
腎盂腎炎　813
腎炎症候群　813
腎炎、慢性間質性　812-813
腎機能　799-801, 800f
加齢による変化　448
疾患患者に対する、栄養必要量　818t
妊娠期　349
腎機能障害、末期肝疾患　663
真菌感染症　556
心筋虚血　743
心筋梗塞（MI）　743
心筋症　777
神経因性大腸、多発性硬化症　952
神経因性膀胱、多発性硬化症　951-952
神経外傷　935-937
神経学的変化、加齢に伴う　448
神経管欠損症（NTD）
母親の肥満と　352
母体の栄養状態　349-350
葉酸と　84, 286, 357
神経機序、胃腸活動の制御　6, 6t
神経筋接合部
重症筋無力症　950
の病変　928
神経系

栄養に着目した身体アセスメント　1075-1078
のための栄養　958-962
神経障害　923-955
アルツハイマー病　939-942,〈アルツハイマー病（AD）の項も参照〉
医学的栄養療法　925t, 939
医学的処置　939, 944t-945t
栄養学的因子による　933, 934t
栄養学的検討事項　925t
栄養欠乏または栄養過剰による　926t
栄養療法を複雑にする課題　928-929
嚥下障害　928-933
ギラン・バレー症候群　925t, 944t-945t, 949
筋萎縮性側索硬化症　925t, 942-945, 946b
自食困難　928
重症筋無力症　925t, 950-951
腫瘍性病変　926-928
食事の準備　928
食物または飲料の入手不足　928
脊椎外傷と脊髄損傷　937-938
多発性硬化症　925t, 933, 951-952
てんかん　925t, 945-949
糖尿病性　706
頭部外傷または神経外傷　925t, 935-937
に多い機能障害　929t
による半側空間無視　928, 929f
による半盲　928, 929f
による不全片麻痺　928
脳血管障害（脳卒中）　925t, 933-935, 944t-945t, 935f, 936b
発達障害　1031-1039
自閉症　1034-1036
注意欠陥／多動性障害　1036-1037
二分脊椎症　1031-1033
脳性麻痺　1033-1034
パーキンソン病　925t, 952-953, 944t-945t
副腎白質ジストロフィー　939
片頭痛　925t, 949-950
末梢神経　923-924, 926t, 928
臨床シナリオ　953b
神経性過食症（BN）　424, 491-492
Russell sign in　494
医学的栄養療法　501-502, 501b, 502t
栄養アセスメント　495-496
栄養カウンセリング　502, 502t
栄養教育　504, 504b
血液生化学的検査値の評価　496-497
死亡率　492
小児　492-493
診断基準　490-492
心理学的管理　494
摂食行動　496, 496b
治療法　492-493

認知行動療法　494, 502
むちゃ食い　491
予後　504
臨床所見と内科的合併症　493f, 494
神経性反応、による食物不耐症　571t-572t
神経性無食欲症（AN）　489-491
医学的栄養療法　499-501, 499b
栄養アセスメント　495
栄養教育　504, 504b
血液生化学的検査値の評価　496-497
月経停止　491
菜食主義　495
死亡率　491
小児期　492-493
身体測定による栄養アセスメント　497-498, 498b
診断基準　489-491
心理学的管理　494
心理的特徴　491
青少年の　424
成人の　434
摂食行動　496, 496b
体重増加　498-499
治療法　492-493
発症　489
むちゃ食い-排出型　491, 495
有病率　489
予後　504
リフィーディング症候群　490
臨床所見と内科的合併症　493-494, 493f
神経堤異常、ビタミンAと　358
神経低糖症状、インスリン反応の　702
神経伝達物質、胃腸活動の制御　6, 6t
神経伝達物質の合成、関与する栄養素　928, 928t
神経内分泌系の予後、損傷による　884, 885f
神経胚形成　343t-348t
神経発達の転帰、未熟児の　992, 993f
神経ペプチド　466t-467t
神経ペプチドホルモン、胃腸活動の制御　6-8, 7t
心血管機能、妊娠期　342
心血管系の変化、加齢に伴う　447
心血管作用薬、モキシフロキサシン　1100t-1106t
心血管疾患　742-781
アテローム硬化と冠動脈性心疾患　743-758
栄養ゲノミクスと　156-157
高血圧　758-769,〈高血圧の項も参照〉
高齢者　447
脂質のリスク指標　202-203, 203b
小児の　404
心臓移植　777-778
心不全　769-777,〈心不全（HF）の項も参照〉
青少年期の高脂血症と高血圧

425-427
　糖尿病と　704
　の疫学　743, 743b
　リスク因子　747-752,
　臨床シナリオ　778b
心血管疾患の炎症マーカー　749-750,
　750b
腎結石症〈腎結石の項を参照〉
人工甘味料
　エネルギー制限食　475
　妊娠期　362
人工食品着色料、と注意欠陥／多動性
　障害　1037
進行度分類、がんの　840-841
人工ループグラフト、血液透析における
　815, 815f
浸剤、栄養補助食品　297b
心疾患〈心血管疾患(CVD)の項も参
　照〉
腎疾患〈腎障害の項を参照〉
　アテローム硬化性　743
　冠動脈〈冠動脈性心疾患(CHD)の項
　　を参照〉
　全粒穀物と　286
　飽和脂肪、コレステロール、トランス脂肪
　　と　286
腎疾患における食事の調製　812
腎症
　早期腎症期　705
　糖尿病性　705
腎障害　799-831
　急性腎障害（急性腎不全）　808-810,
　　〈急性腎障害(AKI)の項も参照〉
　糸球体疾患　813
　腎炎症候群　813
　腎臓結石（腎結石症）　801-808,〈腎
　　臓結石の項も参照〉
　尿細管と間質の疾患　812-813
　ネフローゼ症候群　813
　末期腎疾患　813-829,〈末期腎疾患
　　(ESRD)の項も参照〉
　慢性腎臓病　810-812,〈慢性腎臓病
　　(CKD)の項も参照〉
　臨床シナリオ　830b
心身療法　291-292, 856b
親水性カルボン酸基頭部、脂肪酸　41
腎性骨ジストロフィー　803
新生児 973, 973b, 974f,〈乳児の項も参
　照〉
新生児期、低出生体重児　973, 974f
新生児スクリーニング(NBS)、先天性代
　謝異常症　996-1001, 1001b
腎性尿崩症、X連鎖劣性　152
新生物　833-834
腎臓
　栄養に着目した身体アセスメント
　　1075-1078
　乳児の　376
　の生理と機能　799-801, 800f
心臓悪液質　773
心臓移植　777-778
腎臓移植　818t, 827-828

医学的栄養療法　777
　の栄養サポート　777, 778t
　前の医学的栄養療法　777
心臓、栄養に着目した身体アセスメント
　1075-1078
心臓カテーテル検査　747
腎臓結石
　医学的栄養療法　805-808, 806t
　カルシウム　801-804
　基本情報と代謝に関する評価　802t
　ケア管理アルゴリズム　805f-807f
　原因と成分　802t
　シスチン　804-805
　シュウ酸　804, 804b
　ストラバイト　805
　尿酸　801, 804, 804t
　の医学的管理　805
　肥満手術を受けた　801
　肥満と　801
　メラミンとインディナビル　805
腎臓透析転帰品質主導委員会
　(KDOQI)パネル　812
腎臓特性、栄養アセスメント　1048
心臓ポンプ、の構造　769-770, 769f
身体活動
　栄養アセスメント　1048
　栄養診断　255b-257b, 1051
　がん　854-855
　減量　477-478, 478f
　高血圧に対する　762t, 764, 767
　高齢者のための　446
　小児　29, 405, 406f
　消費カロリー／時　1072-1074
　青少年期の　427-428
　糖尿病前症　682
　糖尿病のための　687-689, 696
　不適切、過体重と肥満　467-468
身体活動に対する質問紙　24
身体活動の評価　174-176, 174b-175b
身体活動レベル(PAL)
　各種活動の強度と影響　25t
　推定エネルギー消費量　26
　青少年の　414, 414t
　変化　26
　歩行当量　26t
身体技法　856b
身体計測　165-167
　限定的　165
　身長
　　解釈　165, 165b
　　測定　165
　体格指数　166-167, 167b
　体重
　　解釈　165, 165b
　　測定　166
身体醜形障害　964t-968t
身体診察　165-171
　栄養に着目した　171-172, 1048,
　　1075-1078
　機器　171
　手法と所見　171-172, 172t
　方法　171

身体計測　165-167
身体組成　167-171
生化学分析　172
身体像
　青少年の　411, 420-421
　メディアのメッセージ　473b
身体測定による栄養アセスメント
　栄養アセスメント　1048
　自閉症　1035
　摂食障害　497-498, 498b
　ダウン症候群　1027
　注意欠陥／多動性障害　1037
　二分脊椎症　1032
　脳性麻痺　1033-1034
　発達障害　1021, 023f
　プラダー・ウィリー症候群　1030
身体組成　167-171
　加齢に伴う　444-446
　空気置換法　169, 170f
　周囲長測定　167-169
　水中体重秤量法　171
　生体電気インピーダンス法　169-170,
　　170f
　体内カリウム量　171
　中性子放射化分析　171
　超音波とMRI　171
　と安静時エネルギー消費量　20-21,
　　20f
　二重エネルギーX線吸収法　170-
　　171, 171f
　皮下脂肪厚　167
腎代替療法(RRT)、急性腎障害における
　809
身体発育曲線（身長）　165
身体発育曲線（体重）　165
　女児　1060, 1062
　男児　1056, 1058
身体不動状態
　骨粗鬆症　542
　とカルシウム　99
身体不動状態、とカルシウム　99
診断群分類(DRG)　268
身長
　解釈　165, 165b
　測定　165, 166f, 1065
　未熟児の　988-989, 990f
身長計　165, 166f
身長スパート　412f, 413
身長増加速度のピーク　413
身体体重曲線　165, 390
身体発育曲線　165, 1058, 1062
心的外傷後ストレス障害(PTSD)　958,
　964t-968t
浸透圧　181b
浸透度　149-150
　低い　149-150
振盪、ホメオパシー　293
腎毒性　223
『ジントニック』症候群　707
侵入阻害剤、HIVに対する、薬物相互
　作用　73t
腎尿細管　800, 800f

の疾患　812-813
腎尿細管性アシドーシス(RTA)　813
信念
　栄養アセスメント　1048
　栄養診断　255b-257b, 1051
シンバイオティクス　13
下痢　615
心肺系、栄養に着目した身体アセスメント
　1075-1078
心拍出量、妊娠期　342
心不全(HF)　769-777
　B型ナトリウム利尿ペプチド　770
　アディポネクチン　773
　医学的栄養療法　774-777
　ケア管理のアルゴリズム　771f
　骨格筋の変化　770, 770t
　心臓悪液質　773
　心臓ポンプの構造と　769-770, 769f
　心リモデリング　770
　中年者と高齢者の比較　773t
　の医学的管理　774
　の症状　772-773
　のステージ　772f
　の分類　770t
　の予防　773-774
　のリスク因子　773, 773b
腎不全　800,〈急性腎障害(AKI)の項
　を参照〉
深部の梗塞　934
腎溶質負荷、母乳と牛乳　380
信頼関係（ラポール）　330
心理学的反応、による食物不耐症
　571t-572t
心リモデリング　748
診療記録の記入　260-266
　ADIME様式　260, 262t, 263b
　PES方式　260, 263t-266t
　POMA形式　260
　SOAP形式　255t-256t, 260
　一般的ガイドライン　260-266
　電子健康記録　266-267, 267f
膵アミラーゼ、消化　8-9
　炭水化物　14
　乳児の　376
膵炎　669-672
　医学的栄養療法　670-672
　意図しない体重減少　484t
　HIV感染症による　875t
　急性　670-672
　重症度の分類　669, 670b
　膵機能検査　669-670, 670t
　慢性　672
　臨床症状　669-670
膵管　667
膵機能検査　669-670, 670t
膵機能不全(PI)、囊胞性線維症におけ
　る　791
水銀
　海産物　244
　小児期の　397b
　妊娠期と授乳期　363
膵酵素補充療法(PERT)、囊胞性線維

す―せ　索引

症における　791b
衰弱，本質的に　390
推奨量（RDA）　234-235, 275
　ビタミン　63t-66t
水素，アルコール性肝疾患　652f
膵臓，外分泌　669-673
　膵炎　669-672
　　医学的栄養療法　670-672
　　急性　670-672
　　重症度の分類　669, 670b
　　膵機能検査　669-670, 670t
　　慢性　672
　　臨床症状　669-670
　　手術　672-673
　　生理と機能　667-669
膵臓癌，切除術　853
膵臓疾患，による食物不耐症　571t-572t
膵臓の酵素，消化　5t, 9
膵臓の分泌物，外分泌　667-669
膵臓ポリペプチド，胃腸活動の制御　6-7
膵臓リパーゼ，消化　9-10
水素呼気試験　626-627
水素添加　284b
　不飽和脂肪酸　44
水中体重秤量法　171
推定安全適正一日摂取量（ESADDI）　275
推定エネルギー必要量（EER）　25-26
　小児の　391, 393b
　身体活動レベルと　25t-26t, 26
　青少年の　414-415, 414t
　代謝当量と　25t, 26-29
　予測式　25-26, 27b-28b
推定平均必要量　275
膵頭十二指腸切除術　672-673
水頭症　927
水道水のフッ化物添加　552-553, 552b
水分
　栄養データ　1142
　嚥下障害　932-933
　機能　179
　経静脈輸液　317
　経腸栄養剤　312
　高齢者のための　454t-455t
　細胞外　179
　細胞内　179
　代謝　180-181
　体内水分　178-182
　代表的な食品中　180-181, 180t
　分布　178-179, 179f
水分過剰　196
　機能的栄養アセスメントにおける　174
　病状　1142
水分状態，臨床検査値　1082t-1099t
水分摂取　180-181, 180t
　運動とスポーツのため　518-520
　栄養診断　255b-257b, 1051
　神経性無食欲症　495
　腎臓結石における　805
　妊娠期　361
水分損失　179, 179f
　運動とスポーツ中　518
水分と電解質の平衡
　摂食障害　497
　未熟児の　988t
水分の欠乏，乳児　377
水分の排泄　180t, 181-182
水分バランス
　運動とスポーツ中　518
　急性腎障害における　809
　呼吸不全　795
　末期腎疾患　819t-821t, 822-823
　未熟児慢性肺疾患と気管支肺異形成症における　788
水分必要量
　1日の推定量1139t
　運動とスポーツ中　518-519
　HIV　877-878
　未熟児の　975
水分平衡　180-181, 180t
　ホルモン制御　180
水分補給
　運動とスポーツ中　519, 519b
　下痢　615-616
睡眠障害　964t-968t
睡眠不足，過体重と肥満　469
水溶性食物繊維，下痢　616
水溶性ビタミン　63t-66t, 74-89
　アスコルビン酸　87-89
　生化学的検査　202
　チアミン　74-76
　ナイアシン　78-80
　パントテン酸　80-81
　ビオチン　87
　ビタミンB_{12}　85-87
　ビタミンB_6　81-82
　母乳と牛乳　380
　骨の発達　349
　葉酸　82-85
　リボフラビン　76-77
頭蓋骨骨折　936
頭蓋内圧（ICP），亢進
　栄養欠乏または栄養過剰による　926t
　小脳と脳幹の病変による　927
頭蓋内出血　934
スキムミルク，栄養素成分含有表示　284b
スクラロース，妊娠期　362
スクラーゼ，消化　5t, 14
スクロース　33-34, 36f
　う蝕　550
　消化　14f
　添加剤　225
スクロースの摂取，糖尿病　685-686
スタチン　215-216, 757
スタノール　286, 287t-288t, 757
スタブジン（Zerit, d4T），食物相互作用と副作用　869t
頭痛，片頭痛　949-950
　医学的栄養療法　925, 950
　医学的処置　944t-945t, 950
ステビア（Rebaudinoside A）　362, 686
ステロイド　42f, 46, 527, 527b, 527t
ステロール　287t-288t, 757
ストラバイト結石　805
ストレス
　意図しない体重減少　484t
　過体重と肥満　469
　冠動脈性心疾患のリスク因子としての　751
　酸化　203-205, 203f
　　検査　1082t-1099t
　　抗酸化状態　203-204
　　と甲状腺機能低下症　715-717
　　と受精　341
　　マーカー　204-205, 205t
　　ラマン分光法　204b
　代謝反応〈急性代謝ストレスの項を参照〉
　とバセドウ病　721
ストレス関連タンパク質エネルギー栄養障害　196-199
　C反応性タンパク質　197
　肝臓の輸送タンパク質　198-199
　クレアチニン　197, 197t
　窒素平衡　198
　免疫能　198
ストレス性潰瘍　602-603
ストレスホルモン，インスリンと　683
スピロノラクトン（Aldactone）　216, 1100t-1106t
スフィンゴ脂質　45
スフィンゴミエリン　45
スプルー，熱帯性　624
スプーン状の爪　727-728, 729f
スペシャル・ミルク・プログラム　236t-239t, 400
スポーツ飲料　511t, 512-513, 521-527, 522t
スポーツ競技力〈運動とスポーツ競技力の項を参照〉
スポーツサプリメント　511, 511t, 521-527, 522t
スポーツシェイク　522
スポーツ食品　521-527, 522t
スポーツ選手〈運動能力とスポーツ競技力を参照〉
スポーツ選手の呼吸交換率（RER）　511
スポーツ損傷，脂肪摂取　515-516
スポーツバー　522
スポーツ貧血　517, 740
スポーツビーンズ　522
スモール・ステップ・プログラム　435-436
スリー・イン・ワン溶液　318
スルファサラジン（Azulfidine），と栄養素の吸収　215
スルホニル尿素薬，2型糖尿病のための　689-691, 690t
スレオニン（Thr）　49f, 51t
　乳幼児期および小児期　1003t
生化学検査
　基本的　193
　自閉症　1035
　総合的　193
　ダウン症候群　1027
　注意欠陥／多動性障害　1037
　二分脊椎症　1032
　脳性麻痺　1034
　発達障害のための　1021
　プラダー・ウィリー症候群　1030
生化学的異常，栄養診断　1051
生化学的検査　191-208
　栄養性貧血　199-201
　栄養に関する日常的臨床検査の解釈　193-196
　検体の種類　192-193
　脂溶性ビタミン　201-202
　身体診察における　172
　水溶性ビタミン微量ミネラルと　202
　ストレス関連タンパク質エネルギー栄養障害　196-199
　生体電気インピーダンス法　196
　摂食障害　496-497
　体液状態　196
　データの定義と有用性　191-193, 192f
　分析のタイプ　193
　慢性疾患のリスク　202-205
　リウマチ性疾患　903-904
　臨床シナリオ　205b-207b
生化学的データ，栄養アセスメント, 1048
生化学的問題，栄養診断　255b-257b
生活介護　456-457
生活介護施設（ALC）　456-457
生活機能，高齢者の　449
生活習慣改善
　冠動脈性心疾患における　753-757, 753t, 755b
　高血圧に対する　761-762, 762t
　糖尿病のための　696
　　小児の　697
　肥満　471, 473-474, 474b
生活習慣上のリスク因子，冠動脈性心疾患における　748, 750-751
　運動不足　751
　喫煙　751
　食事　750-751
　ストレス　751
生活習慣の選択，成人の　433-436
生活の質
　健康関連　433
　高齢者の　449-451
正期産児　973
性器，性成熟度　411t, 412f
正球性貧血　199-200
制限アミノ酸　52-53
制限エンドヌクレアーゼ　152
制限酵素　152
制限食，甲状腺機能低下症　718
性差
　安静時エネルギー消費量　21
　冠動脈性心疾患における　752
　食事摂取基準　275
政策の展開　233
制酸剤，上部消化管障害のための

1184 索引 せ

595, 597t
脆弱X染色体症候群　152
脆弱性、高齢者　449
成熟度、に基づく新生児の分類　973,
　　973b, 974f
青少年　410-430
　栄養の健康診断、評価、カウンセリング
　　421-422, 422t-423t
　栄養必要量　413-418
　高血圧　767-769
　食習慣と食行動　418-421
　青少年後期　412
　青少年前期　411
　青少年中期　411-412
　成長と発達　410-413
　特殊な問題　422-428
　　運動　427-428
　　高脂血症と高血圧　425-427
　　菜食主義食　1145-1146
　　菜食の食行動　422-424, 423t
　　食行動異常と摂食障害　424
　　妊娠　428
　　ビタミンとミネラルのサプリメント
　　　418
　　肥満症　424-425
　　臨床シナリオ　428b
青少年疾患予防対策の指針　421
青少年の妊娠　353, 353b, 353f, 428
青少年の発達、タナー分類　1064
生殖準備と受精　341
成人型呼吸窮迫症候群　189
成人期　431-441
　栄養サプリメント　436-437
　栄養の情報と教育　432-433
　解毒のための食事　438b
　健康格差　434-435
　疾病予防と健康増進　435-436
　食事の傾向とパターン　436
　女性の健康　434-435
　生活習慣と健康の危険因子
　　433-434
　男性の健康　435
　の栄養　431-433
　の機能性食品　437-439, 437b, 439f
　の健康増進　433, 434f
　の食習慣　432, 434f
　臨床シナリオ　439b
精神疾患　956-969
　依存症と物質乱用からの回復　963
　栄養学的治療　963-964, 963f,
　　964t-968t
　　オメガ-3（ω-3）脂肪酸　958-961
　　　α-リノレン酸　958
　　　エイコサペンタエン酸　958
　　　が含有されている食事　958-959
　　　高齢期　960-961
　　　サプリメント　961
　　　小児期　960, 960b
　　　推奨　961, 961t
　　　成人期　960, 961f
　　　ドコサヘキサエン酸　958
　　　乳幼児期　960

　　　に有益性がある病態　958b
　　　妊娠中および授乳中　959-960
　　　変換率　958
　　合併症　958
　　体重管理　962-963
　　と関係がある　957b
　　ニュースとして取り上げられる　957b
　　脳および神経系のための栄養
　　　958-962
　　の分類　956-958
　　ビタミンB群　962
　　ビタミンD　961-962
　　ファイトケミカル　962, 962t
　　臨床シナリオ　968b
　精神疾患の診断・統計マニュアルⅣ、TR
　　（DSM-Ⅳ-TR）　489, 490b
　精神疾患の診断・統計マニュアル第4版
　　（DSM-Ⅳ）　957-958
　成人潜在性自己免疫性糖尿病
　　（LADA）　678
　精神的変化、青少年期　410-412
　成人の横臥位による身長測定　1021,
　　1065
精神病〈精神疾患の項を参照〉
成人病胎児期起源仮説　340
性成熟度（SMR）　412, 412f
生鮮果実・野菜プログラム　400
性染色体　149
生体異物　155, 438b
静態的分析　193
生体電気インピーダンス法　169-170,
　170f
　神経性無食欲症　498
　体液状態の評価　196
　臨床応用　1071
生体内変化、薬物の　210
成長曲線　165, 375, 390, 391f-392f
　子宮内　988-989
　女児　1060-1062
　男児　1056-1058
　発達障害　1021
　未熟児のための　988-989, 989b,
　　989f-991f
成長障害（FTT）　352-353
　高齢者　449
　小児期の　403
　母乳栄養乳児　369-370, 369f
成長スパート　412f, 413
成長速度、未熟児の　988-989, 989b,
　　989f-991f
成長と発達
　追いつき成長（成長の追いつき現象）
　　375, 390
　小児の　389-390, 391f-392f
　青少年期　410-413
　生理的貧血　417
　潜在期または休止期　389
　発育不全　390
　ラグダウン成長（成長のラグダウン
　　現象）　375
成長による生理的貧血　417
成長ホルモン

骨粗鬆症　544
　プラダー・ウィリー症候群　1030
清澄流動食　271
正当化　330
正の急性期タンパク質、ストレス関連タン
　パク質エネルギー栄養障害における
　196-197
政府機関、食物と栄養に関する　230,
　231b
生物学的反応修飾物質、リウマチ性疾患
　904, 905t
生物学的利用能
　ミネラルの　92
　薬物の　212
生物学に基づく療法　291-292, 856b
生物活性物質、栄養アセスメント　1048
　栄養介入　1053
　栄養診断　255b-257b, 1051
生物療法、がん　841
　栄養状態波及症状　847t, 848
生命力エネルギー　294
生理学的変化、加齢に伴う　444-448,
　446f
「世界的な肥満現象」　465
世界のガイドライン、食事計画のための
　275-276
脊髄　924f, 927, 927f
脊髄空洞症　937
脊髄症、水分の摂取　932
脊髄神経　924f
脊髄髄膜瘤（MM）　1031
　栄養診断　1022t
脊髄損傷（SCI）　937-938
　医学的栄養療法　925t, 937, 938f
　医学的処置　937
脊椎　924f
脊椎外傷　937-938
　医学的栄養療法　925t, 937, 938f
　医学的処置　937
セクレチン、胃腸の制御　7-8, 7t
セクレチン刺激試験　670t
舌下神経　927t
積極的傾聴　327b
赤血球数（RBC）
　全血球計算　195t
　臨床検査値　1082t-1099t
赤血球分布幅（RDW）　1082t-1099t
摂取、消化、利用（IDU）の要素　173b
摂取の問題、栄養診断　1051
　がん　843
絶食　289, 475, 718
摂食機能発達評価用紙　1023,
　1025f-1026f
摂食行動　418-421, 496, 496b
摂食困難　928-929, 1021-1024, 1024b
摂食支援、栄養介入　1053
摂食時、主要栄養素の利用と貯蔵
　54-55
摂食障害（ED）　489-506
　医学的栄養療法　498-504
　栄養アセスメント　495-496
　栄養教育　504, 504b

栄養リハビリテーションとカウンセリング
　495-498
　エネルギー消費　497
　患者のモニタリング　503-504, 503b
　血液生化学的検査値の評価
　　496-497
　小児期　492, 493t
　神経性過食症〈神経性過食症（BN）
　　の項を参照〉
　神経性無食欲症〈神経性無食欲症
　　（AN）の項を参照〉
　身体測定による栄養アセスメント
　　497-498, 498b
　診断基準　489-492, 490b
　青少年の　424
　精神障害　956, 964t-968t
　摂食行動　496, 496b
　治療法　492-493
　むちゃ食い　490, 492, 503
　予後　504
　臨床所見と内科的合併症　493-494
舌側う蝕　552
セットポイント理論　465
舌咽神経　927t
舌炎
　シェーグレン症候群　914
　薬物による　218
切断患者、理想体重の調整　1066
セデンタリー・デス・シンドローム　446
セフロキシムアキセチル（Ceftin）　213,
　1100t-1106t
セリアック パネル、臨床検査値
　1082t-1099t
セリアック病（CD）　618-624
　医学的栄養療法　620b-621b,
　　622-624
　意図しない体重減少　484t
　隠れたグルテンへの曝露と交差汚染
　　622, 624b
　関連機関　622, 625b
　グルテンフリー食　619-622,
　　620b-621b
　治療管理のアルゴリズム　623f
　添加剤と　225
　難治性セリアック病　622
　妊娠期　342
　評価　619-622
　臨床シナリオ　641b
セリン（Ser）　9f
セルロプラスミン
　肝機能　647t-648t
　急性ストレスへの代謝反応　886
　銅欠乏性貧血　738
　銅代謝における　116
セルロース　37, 38t
　脂肪代替品　47t-48t
　消化　15
セレウス菌、食品媒介疾患　240t-243t
セレノシステイン　119-120
セレノメチオニン　119-120
セレン（Se）　95t-97t, 119-121, 1163
セレン含有タンパク質P　120

セレン中毒症　121
セロコンバージョン、HIVの　866
セロトニン
　胃腸活動の制御　6t
　過敏性腸症候群　634
　体重調節　466t-467t
　の合成に関与する栄養素　928t
繊維
　含有食品　1139-1141
　脂質代替品　47t-48t
　種類　1140t
　消化と吸収　14-15
　　に果たす役割　38-39
　食物と機能性　33-34, 36-39, 38t
　水溶性　1140t
　　下痢　616
　不溶性　1140t
線維筋痛症　915-916
　医学的栄養療法　902t, 916
　医学的処置　915
　運動　915
　代替療法　916
　の疫学　915
繊維の摂取
　栄養アセスメント　1048
　栄養診断　255b-257b, 1051
　とカルシウム吸収　93
　冠動脈性心疾患　286, 757
　小児の　405
　食事摂取基準　1139t
　青少年の　415-416
　大腸憩室症　636
　糖尿病　686
　とがん　286
　と結腸サルベージ　13
　と発がん　837
　妊娠期　357
　便秘　613, 613b
　骨の健康　540
全エキソームキャプチャー　152
全血球計算（CBC）　193, 195t
　臨床検査値　1082t-1099t
全血検体　192, 1079
前高血圧症　758, 759t
全国健康・栄養調査（NHANES）　232
全国食品栄養調査（NFNS）　232-233
仙骨　924f
煎剤、栄養補助食品として　295-296, 297b
潜在期、成長の　389
全失語　929t
染色体　149
染色体異常　1026-1031
　身体計測　1027
　生化学検査　1027-1030
　ダウン症候群　1026-1030
　プラダー・ウィリー症候群　1030-1031
染色体レベルの疾患　151
全身、栄養に着目した身体アセスメント　1075-1078
全身照射（TBI）　851
全身症状、食物アレルギーの　563

全身性エリテマトーデス（ループス）（SLE）　919
　医学的栄養療法　902t, 919
　医学的処置　919
全身性炎症反応症候群（SIRS）　887-888, 887b, 888f
全身性疾患、口腔症状　556-558
前操作期、と小児の食事提供と栄養摂取　395t
喘息　785-786
喘息重積発作　786
喘息治療薬、味覚障害　219
選択的エストロゲン受容体 修飾薬（SERM）、骨粗鬆症　544
全炭酸ガス（TCO₂）　186
　血清生化学検査　194t
先天異常
　危険因子　342b
　による発達障害　1021
　肥満と　341
先天性代謝異常（IEM）　151, 153,〈先天性代謝異常症の項も参照〉
先天性代謝異常症　996-1019, 997t-1000t
　アミノ酸代謝の　997t-1000t, 1001-1012
　栄養士の役割　1017, 1017b-1018b
　脂肪酸酸化の　997t-1000t, 1016-1017
　常染色体劣性遺伝　996
　スクリーニング　996-1001, 1001b, 1002f
　糖質代謝の　997t-1000t, 1014-1016
　尿素サイクル代謝の　997t-1000t, 1013-1014
　有機酸血症　997t-1000t, 1012-1013
　臨床シナリオ　1018b
蠕動　8
前頭葉　926, 927f
セントジョーンズワート　298t-299t, 857t
センナ、減量　480t
前破骨細胞、骨リモデリング　534
全般性不安障害　964t-968t
米国有機プログラム（NOP）　246b
専門業務遂行基準　258
全粒穀物
　がん　286
増悪、がん治療後　841
総エネルギー消費量（TEE）　20
　過体重と肥満のための　28
　体重維持　28
早期産児〈未熟児の項を参照〉
双極性障害　964t-968t
象牙質　548, 548f
造血幹細胞移植（HCT）　841, 853-854
造血成長因子、がん治療　847t, 849
総合栄養混合液　318
総抗酸化能、臨床検査値　1082t-1099t
総合的生化学検査（CMP）　193
増殖性糖尿病性網膜症　705
総体内カリウム　171
双胎妊娠　353-354, 354t, 361f

の栄養素必要量　354t
総胆管結石症　666
総タンパク質（TP）　1082t-1099t
総鉄結合能（TIBC）　107, 727
　鉄欠乏性貧血　200-201
　臨床検査値　1082t-1099t
総ペルオキシルラジカル捕捉能（TRAP）　205t
相補鎖　147f
総リンパ球数
　炎症　164-165
　臨床検査値　1082t-1099t
藻類多糖類　37-38, 38t
即時型消化管アレルギー　569
促進拡散　10, 11f
側頭葉　927f
　の病変　926
ソフトゲル剤、栄養補助食品　297b
ソフトドリンクと骨の健康　538, 540
ソマトスタチン、胃腸活動の制御　8
ソマトメジンC、臨床検査値　1082t-1099t
ソマトロピン（Serostim）、食欲刺激薬　222-223
ソモジー効果　704
ソラマメ中毒症、食物と薬物の相互作用　212
ソルビトール、添加剤　225
損傷〈重症疾患の項を参照〉
　神経内分泌系と代謝の予後　884, 885f
損傷蓄積説、と老化　445t

た

退院計画、栄養介入　271-272
退院時の管理、未熟児のための　989-992, 992f
体液状態の評価　196
　生体電気インピーダンス法　196
ダイエット、青少年の　420-421
体温調節、運動とスポーツ中　518
体外受精（IVF）　340-341
体外衝撃波結石破砕術（ECSWL）　805
体格指数（BMI）　166-167, 167b, 490-491, 421, 1021, 1059, 1063, 1067
体格、と安静時エネルギー消費量　21
耐久性医療機器（DME）　322
大球性貧血　199-200, 201
大血管疾患、糖尿病における　704-705
体細胞変異説、老化の　445t
胎児性アルコール症候群（FAS）　349-350, 361, 361f, 1039
胎児の栄養不良　356b
体脂肪　463
体脂肪率　470
皮下脂肪厚の測定　1068
代謝
　栄養素の、薬物の影響　215-216, 216b
　食物による影響　213-214

先天性異常　151, 153, 571t-572t,〈先天性代謝異常症の項も参照〉
　薬物　210
代謝拮抗剤、栄養関連作用　847t
代謝亢進反応〈急性代謝ストレスの項を参照〉
代謝指標検査　1082t -1099t
代謝障害
　遺伝性〈先天性代謝異常症の項も参照〉
　がんによる　846
　検査　1082t-1099t
代謝水　180-181
代謝性アシドーシス　186-189, 188t
代謝性アルカローシス　188t, 189
代謝測定カートまたはモニター　22-23
代謝調節説、老化の　445t
"代謝的刷り込み"　90
代謝当量（MET）　25t, 26-29
代謝の変化、絶食状態における　886-887, 887f
代謝の予後、損傷により　884, 885f
代謝率、体重調節　465
代謝率特性、栄養アセスメント　1048
体重
　栄養診断　255b-257b, 1051
　エネルギーの妥当性　19-20
　解釈　165, 165b
　換算　1047t
　減量維持　482-483
　構成要素　463-464, 463f
　測定　166, 1065
　体組成　463-464, 463f
　調節　464-465, 466t-467t
　平常時　166
　理想　166
体重維持総エネルギー消費量　28
体重管理　462-488
　アルツハイマー病　941-942
　栄養ゲノミクス　158
　小児の　483
　スポーツ選手　511-512
　精神障害　962-963
　調節因子　465, 466t-467t
　肥満　472-482, 472f,〈肥満の項も参照〉
　変形性関節症　908
　痩せ過ぎまたは意図しない体重減少　484, 484t
　臨床シナリオ　485b
体重計測、発達障害　1021, 1023f
体重減少　263t-266t, 472-482, 484-486, 762t, 763, 766, 776, 875t
体重増加　222-223, 263t-266t, 351, 498-499, 988-989
体重調節　466t-467t
　における自発的活動　465
体重目標　473
体循環　784f
代償、酸塩基平衡異常　189
対象集団、食事摂取基準　275
大豆　583b-584b, 839

1186 索引

た

大豆代替食品 584
大豆タンパク質
　成人のための 437-439
　と冠動脈性心疾患 286
大豆非含有乳児用調製乳 584
大豆ベースの乳児用調製乳 381-382
体節 343t-348t
ダイダイ 480t, 523t-524t
代替医療 291-292,〈補完代替医療
　(CAM)の項も参照〉
　がん 856-859, 856b
体タンパク質 53
大腸
　構造 10
　細菌の作用 12-13, 12t
　発酵 4, 12
　輸送 4, 10-18
大腸炎
　潰瘍性大腸炎 628-636
　偽膜性 221
　顕微鏡的大腸炎 633
　膠原線維性大腸炎 633
　リンパ球性大腸炎 633
大腸菌、腸細菌叢 12
大腸憩室症 447, 635-636
大腸、神経因性、多発性硬化症 952
多遺伝子型家族性高コレステロール血
　症 746-747
耐糖能異常(IGT) 662, 676
耐糖能低下 662, 676-681, 678t
体内水分 178-182
　分布 178-179, 179f
大脳 927f
胎盤 342-349
体部(胃) 8
大発作 947
代用食プログラム 475
タイワンクロヅル、関節リウマチ 914
タウリン
　母乳と牛乳 380
　未熟児のための 981
ダウン症候群(DS) 151, 1026-1030
　医学的栄養療法 1027-1029
　栄養診断 1022t
　栄養療法における議論 1040
　過体重 1029
　顔面中央部の低形成 1029
　健康問題 1027, 1027t
　授乳／摂食の能力 1029
　食事摂取 1028-1029, 1029t
　身体計測 1027
　生化学検査 1027
　治療管理のアルゴリズム 1028f
　治療戦略 1029-1030
　便秘 1029-1030
　臨床シナリオ 1041b
唾液
　う蝕 552
　検体 192
　消化 8
　消化酵素 5t
　唾液過多 364

唾液アミラーゼ、消化 3-4, 5t, 14, 376
唾液過多症 364
唾液腺、消化 8
多渇 676
多価不飽和脂肪酸(PUFA) 41
　炎症における 903, 903b, 913b
　食物アレルギー 588-589
　と冠動脈性心疾患 755
　と心血管疾患 45
　未熟児 983
多価不飽和脂肪、食品交換表
　1109-1121
多環式芳香族炭化水素(PAH)、発がん
　836-837
ダクリズマブ、肝移植後 664t
多型 149
多剤服用 210, 447
多剤併用療法、HIVの、薬剤相互作用
　と副作用 873t
打診、身体診察における 172t
多臓器不全症候群(MODS) 887-888
多胎出産 353-354, 354t, 361f
多胎妊娠 353-354, 354t, 361f
脱アミノ 51
脱水症
　PES方式 263t-266t
　運動とスポーツ中 518-520
　機能的栄養アセスメント 174
　徴候 182
　定義 179, 196
　病状 1142
　有害影響 179f
脱炭酸反応 34f-35f
脱分枝酵素欠損症 1015
多糖類 36, 36f, 37t
　消化 13-14
　藻類の 37-38, 38t
多尿 676
多嚢胞性肝疾患 649f
多嚢胞性卵巣症候群(PCOS)
　719-720
　医学的栄養療法 719t, 720
　医学的処置 720
　と妊娠 341
多発性硬化症(MS) 951-952,
　944t-945t
　医学的栄養療法 925, 951-952
ダプソン(DDS)、不活性化の遅延 212
多文化コミュニケーション、と行動変容
　326-327
食べる能力
　ダウン症候群 1029
　乳児の発達 383, 384f
　プラダー・ウィリー症候群 1031
卵代替食品 580
卵の除去 580b
多理論統合モデル(TTM) 328, 329
ダルナビル(Prezista)、食物相互作用と
　副作用 870t-871t
単一多糖類 37
単位の略語 1046
単位、臨床検査値 1080

胆管炎 667
　硬化性 649f, 653, 667
単球 195t, 565
短鎖アシルCoA脱水素酵素欠損症
　997t-1000t
短鎖脂肪酸(SCFA) 39
　結腸サルベージ 13, 13f
　産生 4
炭酸(H_2CO_3) 186
炭酸飲料の栄養データ 1137
炭酸カルシウム 98, 1155
炭酸水素(HCO_3^-) 186, 188t
　血清生化学検査 194t
　臨床検査値 1082t-1099t
炭酸リチウム(Lithobid、Eskalith)
　214, 1100t-1106t
男児
　思春期発達のタナー段階 1064
　身体発育曲線(身長) 1058
　身体発育曲線(体重) 1056, 1058
　身体発育曲線(頭囲) 1057
　推定エネルギー必要量 27
　体格指数 1059
　体重維持総エネルギー消費量 28
タンジェロ、と薬物の代謝 214
単軸モニター、活動関連エネルギー消費
　量 24
胆汁
　肝臓の機能 646
　消化 9, 16
　組成 16, 664
　胆嚢の機能 663-665
胆汁うっ滞
　臨床検査 647t-648t
胆汁うっ滞性肝疾患 653
　原発性胆汁性肝硬変 649f, 653
　硬化性胆管炎 649f, 653
胆汁酸
　血清中 647t-648t
　消化 9, 16
　リサイクル 9-10
胆汁酸塩 646, 664
　消化 9, 16
胆汁酸吸着薬、冠動脈性心疾患におけ
　る 757
胆汁酸トランスポーター(BSEP) 664
胆汁性肝硬変 649f, 653, 666
単純拡散 10, 111
炭水化物 33-39
　運動とスポーツのため 512-514
　栄養充足状態での利用と貯蔵
　　54-55
　栄養診断 255b-257b
　グルコース吸収とグリセミック指数 39
　経口サプリメント 321
　経静脈輸液 316
　経腸栄養剤 312
　血中脂質の調節 39
　消化と吸収 13-15, 14f
　食品交換表 1109-1121
　繊維 33-34, 36-39, 38t
　多糖類 36, 36f

単糖類 33, 34f-35f, 34t
　と発がん 837
　発酵性、う蝕発生 549-550, 548f
炭水化物吸収検査 1082t-1099t
炭水化物交換 1109-1121
炭水化物ベースの脂質代替品
　47t-48t
炭水化物代謝
　インスリンと 684t
　肝臓 646
　先天性異常症 997t-1000t,
　　1014-1016
　ガラクトース血症 997t-1000t,
　　1014-1015
　糖原病 997t-1000t, 1015-1016
炭水化物の制限、甲状腺機能低下症
　718
炭水化物の摂取
　運動 512-513
　栄養アセスメント 1048
　栄養診断 1051
　神経性過食症 501-502
　神経性無食欲症 499-500
　糖尿病 685, 688-689
　慢性閉塞性肺疾患における
　　789-790
　未熟児慢性肺疾患と気管支肺異形成
　　症における 788
炭水化物必要量 659, 1003t
炭水化物不耐症 572
炭水化物誘導性高トリグリセリド血症
　39
男性型脂肪分布 471
男性、推定エネルギー必要量 27
男性、性成熟度 411t, 412-413, 412f
男性の健康 435
男性ホルモン作用タンパク同化ステロイ
　ド(AAS)、スポーツサプリメントとして
　527, 527b, 527t
胆石 666
胆石症 666
短腸症候群(SBS) 637-638
タンデム質量分析 1001b, 1002f
単糖類 14, 14f, 33, 34f-35f
胆嚢 342, 663-665, 665f
胆嚢炎 666-667
　医学的栄養療法 667, 668t-669t
　急性 667
　外科的治療 667
　胆石性 666-667
　慢性 667
　無石胆嚢炎 667
胆嚢摘出術 666
胆嚢の疾患 665-667
　胆管炎 667
　胆汁うっ滞 665-666
　胆石症 666
　胆嚢炎 666-667, 668t-669t
　による食物不耐症 571t-572t
タンパク質 48-53
　栄養診断 255b-257b
　含有食品 15

た—ち

経口サプリメント 321-322
経静脈輸液 316
経腸栄養剤 311
血清,肝機能検査 647t-648t
血清中濃度の正常値 183t
合成 147f
構造と機能 48, 49f-50f
消化と吸収 15
食事の質 52-53, 53t
植物性と動物性 52
全 1082t-1099t
体細胞の 53
窒素出納 53, 53f
内臓 53
尿中
必須 51-52, 51t
変性 52
母乳と牛乳 380
骨の発達 349
タンパク質の消耗 131
タンパク質の摂取 15
運動とスポーツのための 514, 515b
栄養アセスメント 1048
栄養診断 1051
HIV 878
関節リウマチ 912
急性腎障害における 809
筋肉肥大 515b
高齢者のための 454t-455t
呼吸不全 795
小児の 391, 392t
神経性過食症 501-502
神経性無食欲症 499-500
青少年の 415, 415t
糖尿病性腎症 705
糖尿病のための 686-687
と高血圧 762
と腎臓結石 805-806
乳児の 376
妊娠期 354t, 356
囊胞性線維症における 793
発がん 837
母乳栄養 367
骨の健康 537
末期腎疾患 817-822
慢性腎臓病における 811-812
慢性閉塞性肺疾患における 789-790
未熟児慢性肺疾患と気管支肺形成症における 788
タンパク質の代謝 646, 684t, 886
タンパク質必要量 659, 842, 891, 895, 1003t
タンパク質分解酵素,消化 9
タンパク質分解ペプチダーゼ,消化 15
タンパク窒素出現(PNA)率
透析の有効性の評価のための 816-817
末期腎疾患 819t-821t
タンパク同化ステロイド類,スポーツサプリメントとして 527, 527b, 527t
ダンピング症候群 593t, 593t, 605-606,

853
タートラジン
添加剤 224-225
による食物不耐症 571t-572t
チアゾリジンジオン系(TZD)
糖尿病前症 682
2型糖尿病のための 690t, 691
チアミン 63t-66t, 74-76
安定性 63t-66t
含有食品 63t-66t, 75, 75t
機能 58t, 74
吸収、輸送、貯蔵 74
経静脈輸液 317t
欠乏 75-76, 75t, 653, 659, 660t
構造 63t-66t
食事摂取基準 63t-66t, 74-75
心不全に対する 777
生化学検査 202
代謝 74
毒性 76
妊娠期 355t
臨床検査値 1082t-1099t
チアミン一リン酸(ThMP) 74
チアミン二リン酸(ThDP) 74
地域栄養 229-250
栄養ガイドラインと目標 233-235
災害対策 247-248, 248b
焦点 229-230
食品媒介疾患 235-244, 240t-243t
食料援助と栄養プログラム 235, 236t-239t
食料と水の安全性 244-246
責任 230, 231b
全国栄養調査 232-233
中核機能 230
プログラムとサービス 230
地域、栄養実践 230, 231b
地域のリソース 231
地域密着型の栄養サービス、ニーズアセスメント 230-232
情報源 232
地域老人福祉機関 236t-239t
遅延型皮膚過敏 164-165
遅延型皮膚過敏 164-165
臨床検査値 1082t-1099t
チオバルビツール酸反応性物質(TBARS)、酸化ストレスにおける 205t
地産地消主義者 287b
知識
栄養アセスメント 1048
栄養診断 255b-257b, 1051
地中海式食事法、と冠動脈性心疾患 755, 756f
縮れ毛病 117
窒素含有化合物 155b
窒素出納 53, 53f
ストレス関連タンパク質エネルギー栄養障害 198
熱傷患者の 895
臨床検査値 1082t-1099t
知的障害 1020-1042

医学的栄養療法 1021-1026
栄養アセスメント 1021-1024, 1025f-1026f
栄養の治療管理 1024-1026
栄養のモニタリングと評価 1026
食事の姿勢 1023, 1024f
染色体異常による 1026-1031
ダウン症候群 1026-1030
プラダー・ウィリー症候群 1030-1031
胎児性アルコール症候群 1039
地域の活用 1040-1042, 1040f
臨床シナリオ 1041b
チプラナビル(Aptivus、TPV)、食物相互作用と副作用 870t-871t
着床 343t-348t
チャネルタンパク質 10, 11f
注意欠陥/多動性障害(ADHD) 1036-1037
栄養アセスメント 1037
栄養療法における議論 1040
オメガ-3(ω-3)脂肪酸 960, 960b
疾患別栄養状態 964t-968t
小児の 404
食事摂取 1037
身体計測 1037
生化学検査 1037
治療戦略 1037
「中華料理症候群」 572-573
中間型イソフェン(NPH)インスリン 691, 692t
中間比重リポタンパク(IDL) 54
冠動脈性心疾患における 744
中鎖アシルCoA脱水素酵素欠損症 152, 997t-1000t, 1016
中鎖トリグリセリド(MCT) 16, 46
炎症性腸疾患 632
経腸栄養剤 312, 982
小腸切除と短腸症候群 638
中鎖トリグリセリド(MCT)油を主成分とするケトン食、てんかん 949
抽出物、栄養補助食品 297b
中心静脈栄養法(CPN) 314-316
中枢神経系(CNS) 924-928
脊髄 924f, 927f
脳 924-926, 927f
放射線療法 850
中枢神経(CNS)作用薬、味覚障害 219
中性温度環境、未熟児のための 980
中性子放射化分析 171
中性食品 803
中大脳動脈(MCA)の閉塞 934
中等度の脂肪とバランスの取れた栄養制限ダイエット食 477
腸炎 846, 851, 985
超音波、体組成測定 171
腸管関連リンパ組織(GALT) 438b, 565
腸管出血性大腸菌(EHEC)、食品媒介疾患 240t-243t
腸肝循環 16

腸管皮膚(EC)瘻 639
長期非進行型、HIV感染症 866
長期留置型カテーテル 315
調合の方法、経静脈輸液 317-318, 318f
腸骨稜上部皮下脂肪厚 168f
調査 258-260
長鎖3-ヒドロキシアシルCoA脱水素酵素(LCHAD)欠損症 997t-1000t, 1016
長鎖アシルCoA脱水素酵素欠損症 997t-1000t
長鎖アルコール 45-46
腸疾患、HIV誘発性 876t
長寿
カロリー制限 471
肥満 470-471
腸絨毛、密着結合 888, 888f
腸手術 637-641
医学的栄養療法 641
回腸瘻造設術または結腸瘻造設術 639-640
結腸切除術に伴う回腸囊造設 640-641
手術後の瘻孔 639
小腸細菌異常増殖 638-639
小腸切除後の短腸症候群 637-638
直腸手術 641
朝食、小児の 401
学習 401b
腸性肢端皮膚炎 114, 114f
調整食 475
調製乳 381-382, 381t
人工栄養乳児、鉄サプリメント 379
調節添加物 1107
調節領域 148
朝鮮ニンジン、がん生存者 857t
超長寿者 443b
超低カロリー食(VLCD) 475-477, 476t
超低脂質、栄養素成分含有表示 280-285, 284b
超低脂肪食 477
超低出生体重(ELBW) 973
超低ナトリウム、栄養素成分含有表示 284b
超低密度リポタンパク質 VLDL 54, 203, 744
腸内ガス 611
医学的栄養療法 611
「腸内細菌叢異常」、と食物アレルギー 565
腸内ポリープ、と大腸がん 636
腸微生物叢 12-13, 12t
と食物アレルギー 565
母乳と 380-381
超微量元素／ミネラル 91, 117-125
クロム 122-123
コバルト 124-125
セレン 119-121
ホウ素 124
マグネシウム 121-122

索引

モリブデン 123-124
ヨウ素 117-119
臨床検査値 1082t-1099t
腸ホルモン、体重調節 466t-467t
調味料 1109-1121
直接熱量測定法 22
直線的成長、青少年期 413, 413f
直腸 10
直腸手術、栄養状態の経過 641
チョコレートの栄養データ 1137
貯蔵脂肪 463-464
貯蔵鉄消耗 727b, 729f
チラミン 216-217, 217b, 571t-572t, 572
治療上重要な食物と薬物の相互作用 209
チロキシン(T_4) 711-712
　T_3への変換を改善する 722
　合成、甲状腺機能低下症のための 717t
　生成のための前駆体 721
　の合成 713f
　の代謝 713f
　遊離 712, 714t
　ヨウ素と 118
　臨床検査値 1082t-1099t
チロシン(Tyr) 49f, 51t, 712, 713f, 1003t
チロシン血症I型 997t-1000t
鎮暈薬、抗コリン作用 219
チンキ剤 293, 297b
鎮痛薬 220, 905t, 1100t-1106t
鎮吐薬、抗コリン作用を持つ薬 219
対麻痺 937, 938
通過時間 12
痛風 916-918
　医学的栄養療法 902t, 917-918, 918b
　医学的処置 917
痛風結節、痛風 916-917
痛風治療薬 221
通訳者 327
つまみ持ちと食べる能力 383-384, 384f
爪
　栄養に着目した身体アセスメント 1075-1078
　検体 192
　スプーン状の 727-728, 729f
強い嫌悪感、妊娠期 363
低栄養 131
　小児の 403
低、栄養素成分含有表示 284b
低回転型骨症 825
低カリウム血症、熱傷患者 896
低カロリー、栄養素成分含有表示 284b
低カロリー甘味料、糖尿病のための 686
低カロリー食 474-475
低クエン酸尿症 808
低血糖症 662, 662b, 679, 702, 706-707

糖尿病 688, 702-703, 703b, 704
反応性低血糖 706-707
母乳栄養 368
薬物による 223-224
予防 707, 708b
低コレステロール、栄養素成分含有表示 284b
低脂質、栄養素成分含有表示 284b, 280-285
低出生体重(LBW)児 351, 972-995
　栄養アセスメントと成長 988-989, 988t
　栄養法 983-985
　栄養法への忍容性 984-985
　経腸栄養法 980-983
　極(低出生体重) 973
　在胎週齢と体格 973, 973b, 974f
　神経発達の転帰 992, 993f
　退院時の管理 989-992, 992f
　長期的転帰 990b
　超(低出生体重) 973
　と生理学的発達 973-975
　と乳児死亡率 972-973
　の経静脈栄養 975-980
　の特徴 973-975, 974f, 974t
　臨床シナリオ 993b-994b
定性データ 1079
低繊維質食、下痢 616, 617t
停滞期、成長の 389
低体重 403, 434, 449-451, 484-486
低炭水化物高脂肪食 477
低T3症候群 715
低ナトリウム血症 661
　医学的栄養療法 661
　熱傷患者の 896
低比重リポタンパクコレステロール (LDL-C)
　作用する栄養性因子 752, 752b
　糖尿病 684t, 704
　と冠動脈性心疾患 756-757
　と心血管疾患 156-157, 202-203
　臨床検査値 1082t-1099t
低比重リポタンパク質 54-55
　青少年期 425t
低比重リポタンパク質(LDL)の酸化感受性 205t
定量データ 1079
低リン酸血症、熱傷患者の 896
デオキシリボ核酸(DNA) 146f, 148
　組換え 152
　転写 48, 50f
　ミトコンドリア 150
デオキシリボ核酸(DNA) 146, 147f, 150-152
デオキシリボヌクレアーゼ 5t, 9
テオフィリン(Theo-Dur)
　食物と代謝 213
　とカフェイン 217
テカムセ地域健康研究質問紙 24
適応障害 964t-968t
デキストリン 36, 47t-48t

限界 36
消化 14, 14f
デキストロアンフェタミン(Adderall、Dexedrine) 217, 221, 1100t-1106t
テタニー 94
鉄 105-111, 1159-1160
　運動とスポーツのための 517
　含有食品 95t-97t, 109-110, 110t, 1156t
　機能 95t-97t, 108-109, 109t
　吸収 16-17,106-108, 106f-107f, 731
　形態 731
　血清中 200, 1082t-1099t
　欠乏 95t-97t, 110-111, 378, 417, 403-404, 435, 659, 727, 727b, 879t
　公衆衛生の問題 278t
　菜食主義食 1145
　三価鉄 106, 730
　小児の 391-392
　青少年の 417, 417b
　生体内利用率 731
　代謝 107f, 108
　体内保有量 105-106, 105t
　貯蔵 105-106, 105t, 107f, 108
　毒性 106, 111, 111b, 435, 1160
　二価鉄 106, 730
　乳児 378-379
　妊娠期 354t, 355t, 359-360
　平均摂取量 109-110
　ヘム 106, 106f, 731, 1159
　骨 349, 539
　未熟児 979, 982-983
　輸送 107f, 108
　臨床検査値 1082t-1099t
鉄芽球性貧血 738-739
鉄過剰症 111, 111b, 727, 727b, 729f, 731-732
鉄関連の血液障害 727-731, 727b
鉄強化 110
鉄結合能 107, 200-201, 727, 1082t-1099t
鉄欠乏性貧血 105-106, 110-111, 727-731, 738
　医学的栄養療法 731
　医学的処置 730-731
　診断 730, 730t
　スポーツ選手 517
　治療管理のアルゴリズム 728f
　臨床検査 200-201, 730, 730t
　臨床所見 728f, 731-732
鉄デキストラン、静脈内、鉄欠乏性貧血のための 730-731
鉄の状態 727-731, 727b, 729f
テトラサイクリン(Achromycin-V、Sumycin) 212-215, 1100t-1106t
テトラヒドロビオプテリン(BH_4)、フェニルケトン尿症 1002, 1004
テトラヒドロ葉酸(THFA、FH_4) 82
　機能 82, 83, 734
エネルギー制限食 474-475
テノフォビル(Viread, TDF)、食物相互作用と副作用 869t

デヒドロアスコルビン酸 87-88, 88f
デヒドロエピアンドロステロン(DHEA)
　栄養補助食品 298t-299t
　スポーツサプリメント 526
デュシェンヌ型筋ジストロフィー 152
デラビルジン(Rescriptor, DLV)、食物相互作用と副作用 870t
テルペン 46
転移 835
石灰化、転移性 823-824
転移性石灰化 823-824
電解還元鉄 382
電解質 182-186, 194t, 316-317, 316t, 978, 1047-1048
　リン 185
　臨床検査値 1082t-1099t
電解質の不平衡、熱傷患者 896
電解質の補給
　運動とスポーツのため 519-520
　下痢 615-616
　熱傷の 893-894
電解質のミリグラム 1047
電解質のミリグラム当量 1047
添加剤、と食物と薬物の相互作用 224-225, 225b, 226t
転化糖 33-34
てんかん 945-949
　医学的栄養療法 925t, 947-949, 948t
　医学的処置 944t-945t, 947
　疫学 945-947
転換性障害 964t-968t
電子カルテ(EMR) 266
電子健康記録(EHR) 266-267, 267f
転写 48, 50f, 148
転写因子 148
転写因子7L2(TCF7L2)遺伝子、糖尿病における 158
転写後プロセシング 148
伝統的東洋医学 294
天然薬物 293
デンプン 36
　加工食品 36, 47t-48t
　消化 13-14, 14f
　食品交換表 1109-1121
　添加剤 225
　生 36
　もち性 36
　レジスタントスターチ 36
デンプン交換 1109-1121
電離放射線 849
データ 276
銅 115-117
糖 33-34, 34t, 550
洞 8
　含有食品 95t-97t, 116-117, 116t
　機能 95t-97t, 116
　経静脈輸液 317t, 979, 979t
　欠乏 95t-97t, 117, 359
　消化、吸収、輸送、排泄 115-116
　食事摂取基準 95t-97t, 116
　毒性 117

| と―な | | 索引 1189 |

妊娠期　355t, 359
　平均摂取量　116-117
　骨　349, 539
　末期肝疾患　659
　臨床検査値　1082t-1099t
糖アルコール、合成ポリマー　38
頭囲　169, 170b, 988-989, 1057, 1061
同意と方向転換、抵抗的行動　335
動眼神経　927t
動機づけ面接（MI）　329-331
銅キレート薬、ウィルソン病　654
統計的有意性　1079
糖原性アミノ酸　51
糖原病（GSD）　997t-1000t, 1015-1016
　医学的栄養療法　1016
　の医学的治療　1015
統合医療　291-295
　がん　856-859, 856b
統合失調感情障害　964t-968t
統合腫瘍学　856-859, 856b
糖脂質　46
糖質の摂取、糖尿病　685-686
動静脈瘻、血液透析用　815, 815f
糖新生　34f-35f, 51
　運動中　512
　絶食時　55
　糖原病　1015
透析　813-815
　医学的栄養療法　817-826, 817f, 818t
　栄養必要量　818t
　緊急時の食事　828-829, 829b
　血液　815, 815t, 816t
　腎臓病食　1126-1130
　の有効性の評価　815-817
　腹膜　815, 817f
透析液　815
透析のための腎臓病食　1126-1130
透析療法中の非経口栄養（IDPN）
　824t, 826-827, 826t
糖タンパク質合成、ビタミンA　59
頭頂葉　927f
　の病変　926
疼痛性障害　964t-968t
糖毒性　679
糖尿病　675-710
　1型糖尿病（T1DM）　676-678
　2型糖尿病（T2DM）　678-679
　PES方式　263t-266t
　X連鎖劣性腎性尿崩症　152
　意図しない体重減少　484t
　栄養ケアプロセス　694-702
　合併症　702-706
　危険因子　681
　検診　681, 682t
　口腔症状　556
　高齢者　698-699
　自己免疫性　676
　若年者の　696-697
　診断基準　681, 682t
　成人潜在性自己免疫性糖尿病　678
　耐糖能異常の種類　676-681, 678t

糖尿病前症　676, 678t, 681-682
　と冠動脈性心疾患　751
　と高血圧　760
　と慢性腎臓病　810
　妊娠中　363-364, 363t, 679-681
　妊娠糖尿病　352, 363-364, 679-681, 698
　の管理　682-694
　の種類　676-681, 678t
　発症率と有病率　676
　ヘモグロビンA1cと　203
　末期腎疾患　827
　臨床検査値　1082t-1099t
　臨床シナリオ　708b
糖尿病管理と合併症トライアル（DCCT）
　682-683
糖尿病性ケトアシドーシス（DKA）　703-704, 704b
糖尿病性神経障害　706
糖尿病性腎症　705
糖尿病前症　676
　検査　1082t-1099t
　診断基準　682t
　それぞれの特徴　678t
　の管理　681-682
　発症率と有病率　676
糖尿病網膜症　448, 705
二硫化アリル
　含有食品　287t-288t
　機能　287t-288t
　増殖性　705
　非増殖性　705
頭髪、栄養に着目した身体アセスメント
　1075-1078
頭髪検体　1079
頭皮、栄養に着目した身体アセスメント
　1075-1078
頭部外傷　935-937
　医学的栄養療法　925t, 937
　医学的処置　936-937
　疫学　935-936
頭部と頸部の癌　556
　外科手術　851
　放射線療法　849-851, 850t
動脈血ガス　186, 188t, 1082t-1099t
動力学モデリング、透析効率評価のため
　の　815-816
当量、食品計量　1047
登録栄養士（RD）、高齢者のための
　445b
シメチジン（Tagamet）、と栄養素の吸収
　215
特異的経口耐性誘導（SOTI）　579
特異動的作用　21
特殊腸上皮化生　595
毒素　438t
　外因性　438b
　と受精　341
　内因性　438b
　肥満発症と脂肪喪失　464b
特定炭水化物ダイエット、自閉症　1036t
特定不能の摂食障害（EDNOS）　490,

492
ドコサヘキサエン酸（DHA）
　炎症における　913b
　小児期の　397b
　精神障害　958
　と冠動脈性心疾患　756
　乳児　377
　　未熟児　981
　妊娠期　357b
　双胎妊娠　354t
トコトリエノール　70,〈ビタミンEの項も参照〉
トコフェロール　70,〈ビタミンEの項も参照〉
　臨床検査値　1082t-1099t
徒手療法　291-292, 856b
土食症、妊娠期　363
ドッグバネ、高血圧に対する　768t
突発性高カルシウム血症（IH）　801-803
友達の影響、と小児の食事摂取　397
トラニルシプロミン（Parnate）、と昇圧物質
　216-217, 217b
トランスカルシフェリン　62
トランスコバラミン　85
トランスコバラミンⅠ（TCⅠ）　736
トランスコバラミンⅢ（TCⅢ）　736
トランスサイレチン
　ストレス関連タンパク質エネルギー栄養
　　障害　198
　臨床検査値　1082t-1099t
トランス脂肪酸　44-45
　と冠動脈性心疾患　755
トランス脂肪酸、と心疾患　286
トランスフェリン　109, 109t
　ストレス関連タンパク質エネルギー栄養
　　障害　199
　鉄欠乏性貧血　730
　臨床検査値　1082t-1099t
トランスフェリン受容体、鉄欠乏性貧血
　730
トランスフェリン飽和度　107, 107f, 727
　鉄欠乏性貧血　200-201
　臨床検査値　1082t-1099t
トリアシルグリセロール（TAG）　45
トリアムテレン（Dyrenium）　216, 1100t-1106t
トリガー、疾患リスクの　232
取決め、行動変容　334
トリグリセリド（TG）　45
　血清　42f, 45
　血清生化学検査　194t
　消化と吸収　15-16
　中鎖　46
　糖尿病を伴う
　と冠動脈性心疾患　746
　と心血管疾患　45, 203
　臨床検査値　1082t-1099t
トリプシノーゲン、活性型、消化　5t
トリプシン、消化　5t, 9
　タンパク質の　15
トリプトファン（Trp）　49f, 51t
　乳幼児期および小児期　1003t

トリプトファン（Trp）前駆体　56b
トリペプチド、消化と吸収　15
トリメトプリム／スルファメトキサゾール
　（Septra、Bactrim）、と栄養素の吸
　収　215
トリヨードチロニン（T_3）　711-712
　T_4への変換を改善する　722
　合成、甲状腺機能低下症のための
　　717t
　の構造　713f
　の代謝　713f
　ミトコンドリア生体エネルギーへの作用
　　を高める　722
　ヨウ素と　118
　リバース　711-712
　臨床検査値　1082t-1099t
トレーニング〈運動能力とスポーツ競技力
　の項を参照〉
ドロナビノール（Marinol）
　意図しない体重減少　484-485
　がん悪液質と食欲不振　846
　食欲増進薬　222-223
ドロマイト、妊娠期　362
トロロックス等価抗酸化能力（TEAC）
　1082t-1099t
トロンボキサン（TX）、炎症における　903
トロンボプラスチン時間、部分
　647t-648t
「トンネル型」カテーテル　315-316
ドーパミン
　体重調節　466t-467t
　の合成に関与する栄養素　928t
　モノアミンオキシダーゼ阻害薬と　216-217, 217b

な

ナイアシン　63t-66t, 78-80
　安定性　63t-66t
　含有食品　63t-66t, 79, 79t
　機能　58t, 79
　欠乏　79, 80f
　構造　63t-66t
　食事摂取基準　63t-66t, 79
　生合成、吸収、輸送、貯蔵　78, 78f
　代謝　78-79
　毒性　79-80
　とペラグラ　56b
　末期腎疾患における　826
　臨床検査値　1082t-1099t
ナイアシンアミド、経静脈輸液　317t
ナイアシン当量　79
ナイアシンのサプリメント（Niaspan）
　355t, 1100t-1106t
内因子　85, 86f, 736
内因子抗体（IFAb）　737
内因性毒素　438b
内視鏡検査　600, 600b
内耳神経　927t
内臓脂肪型肥満、と2型糖尿病　679
内臓脂肪組織　471
内臓タンパク質　53

1190 索引

な

臨床検査値 1082t-1099t
内分泌状態と受精 341
内分泌特性、栄養アセスメント 1048
ナテグリニド(Starlix)、2型糖尿病のための 690t, 691
ナトリウム
　イオン化(Na⁺) 183-185
　　血清生化学検査 194t
　　臨床検査値 1082t-1099t
　含有食品 184-185
　機能 184
　吸収と排泄 184
　経静脈輸液 316t
　血清中濃度の正常値 183t
　高、食品 775b
　小児期の摂取量 400
　食品表示ガイド 776b
　スーパーマーケットやレストランの食品に含まれる 767b
　超低、栄養素成分含有表示 284b
　低、栄養素成分含有表示 284b
　等価 775b
ナトリウム-カリウムATPアーゼ(Na/K ATPアーゼ)ポンプ 182-184
ナトリウム依存性の輸送 14-15
ナトリウム制限
　ガイドライン 1131-1135
　急性腎障害における 809
　高血圧に対する 762t, 763-764, 766, 767b
　心不全に対する 774-775, 775b-776b
ナトリウム摂取
　急性腎障害における 809
　公衆衛生の問題 278t
　高齢者のための 454t-455t
　サプリメント 355t
　食事摂取基準 180t, 184
　と高血圧 286, 762t, 763-764, 766, 767b
　と腎臓結石 806
　妊娠期 360
　骨の健康 540
　末期腎疾患 819t-821t, 822-823
　慢性腎臓病における 812
　未熟児
　　経静脈栄養法 978, 978t
　　経腸栄養法 983
ナトリウム必要量 793
鉛、妊娠期 362, 362f
軟骨 532
軟性白斑、糖尿病性網膜症における 705
難聴、加齢に伴う 446-447
軟度の調整 270-271
ナンドロロン(Deca-Durabolin)、食欲刺激薬 222-223
二価鉄 106
　鉄欠乏性貧血 730
肉腫、カポジ、HIV感染症 876t
肉代替品、食品交換表 1109-1121
肉類

に

裏ごしした赤ちゃん用の 382
食品交換表 1109-1121
ニコチンアミドアデニンジヌクレオチド 78-79
ニコチンアミド(Nam) 78-79, 〈ナイアシンの項も参照〉
ニコチン酸(NA) 78-79, 〈ナイアシンの項も参照〉
ニコチン酸脱水素酵素(NAD) 508
ニコチン、と安静時エネルギー消費量 21
二酸化炭素(CO_2)
　血清中濃度の正常値 183t
　総 186
　　臨床検査値 1082t-1099t
　末期腎疾患 819t-821t
二酸化炭素分圧(PCO_2) 186, 188t
　臨床検査値 1082t-1099t
二次加工食品、食物アレルギー 584, 585b
二次構造、タンパク質 49
二重エネルギーX線吸収法(DEXA) 170-171, 171f
二重標識水(DLW)エネルギー消費測定用 23-24
活動関連 24
二重盲検プラセボ対照経口食物負荷試験(DBPCFC) 577
二次予防 229, 444
日常生活動作(ADL)
　高齢者の 449
　変形性関節症 907
日光浴、ビタミンD 62
二糖類 14, 14f, 33-34, 36f, 376
ニトロソアミン、発がん 837
二分脊椎症 1031-1033
日本栄養士会 275
二面性への聞き返し、抵抗的行動 335
乳
　嚥下障害 933
　食品交換表 1109-1121
　鉄含有量 108
　乳児 379-382
　　牛乳 382
　　調製乳 381-382, 381t
　　母乳 379
乳菜食主義者 285, 1144, 1146t
乳酸カルシウム 1155
乳酸菌、腸微生物叢 12, 12t
乳酸、血清中濃度の正常値 183t
乳酸代謝経路 508, 508f
乳酸脱水素酵素、血清 647t-648t
乳児 375-388
　栄養必要量 376-379
　オメガ-3(ω-3)脂肪酸 960
　下痢 616-617, 617t
　菜食主義食 1145-1146
　授乳 379-382
　食事 382, 382b, 386-387
　推定エネルギー必要量 27
　生理学的発達 375-376
　定義 972

ビタミンおよびミネラルのサプリメント 379, 379b
ボツリヌス中毒 377
未熟(早期産)〈未熟児の項を参照〉
離乳食 383-387, 674-565, 587-588
乳児期の食事、食物アレルギー予防 588-589
乳児死亡率 972-973
乳児の胃の容量 376
乳汁分泌〈母乳栄養の項も参照〉
　栄養必要量 366-368
　生理機構 365-366, 366f
乳児用シリアル 382
　導入 383
乳児用調製乳 381-382, 381t
　移行期用 986, 987t
　高度加水分解 584
　準備 382
　食物アレルギー予防のための 588
　大豆非含有 584
　乳成分含有 581
　部分加水分解 584
　未熟児用
　　移行期用 986, 987t
　　熱量のサプリメント 986-988
　　の調節 986-988
　　の濃縮 986
　　未熟児 986, 987t
　遊離アミノ酸主成分 584
乳児用調製乳法 381, 381t
乳清タンパク質、母乳と牛乳 380
乳成分非含有乳児用調製乳 581
乳腺の成長 365-366
乳頭、陥没、母乳栄養 370t
乳糖負荷試験 626
　臨床検査値 1082t-1099t
乳糖不耐症 570-572, 625-627
　医学的栄養療法 627, 627t
　医学的処置 626
　検査 1082t-1099t
　診断 626
　正常な 626b
　腸内ガスと鼓腸 611
　二次性 625
　有病率 625
乳糜管 10f
乳房縮小手術、母乳栄養 370
乳房の成長 365-366, 412, 412f 1064'
乳房発育開始 412, 412t
乳幼児う蝕(ECC) 386, 553, 554f
　栄養ケア 554
乳卵菜食主義者 285, 1144, 1146t
ニュートリゲノミクス 148
　過体重と肥満 467
ニュートリゲノミクス的影響 154-156
ニュートリジェネティクス 148
ニューモシスチス肺炎(PCP)、HIV感染症 876t
ニューロテンシン、胃腸活動の制御 6t
尿
　pH 196t
　亜硝酸塩 196t

ウロビリノーゲン 196t
グルコース 196t
血液 196t
ケトン 196t
タンパク質 196t
白血球エステラーゼ 196t
比重 182, 196t
ビリルビン 196t
尿管、栄養に着目した身体アセスメント 1075-1078
尿/クレアチン比(U:Cr)、臨床検査値 1082t-1099t
尿検査 192, 195-196, 196t
尿酸結石 801, 804, 804t
尿素 53
　血清生化学検査 194t
尿素減少率(URR)
　透析の有効性の評価のための 816-817
　末期腎疾患 819t-821t
尿素サイクル異常症、先天性異常 997t-1000t, 1013-1014
　医学的栄養療法 1014, 1014b
　の医学的治療 1013-1014
尿素窒素
　血中尿素窒素
　　血清生化学検査 194t
　　末期腎疾患 819t-821t
　　未熟児 988t
　尿中 1082t-1099t
尿素動態 1082t-1099t
尿中総窒素 1082t-1099t
尿中窒素
　総 1082t-1099t
　尿中 1082t-1099t
尿中尿素窒素 1082t-1099t
尿毒症 813
尿特性、栄養アセスメント 1048
尿量、腎臓結石における 805
尿路結石〈腎結石症の項を参照〉
認可 258-260
妊娠 342-365
妊娠悪阻(HG) 364-365
妊娠期の嘔気と嘔吐 364-365
妊娠期の肺機能 342
妊娠高血圧症 365
妊娠高血圧症候群 365
　過体重と肥満と 352
妊娠高血圧腎症 365
妊娠第1期 343t-348t
妊娠第2期 343t-348t
妊娠転帰に及ぼす栄養状態の影響 350-354, 351t
妊娠糖尿病(GDM) 363-364, 679-681
　栄養療法 698
　過体重と肥満と 352
　検診 679
　診断基準 363-364, 363t
　それぞれの特徴 678t
　と巨大児 352, 679
　と未診断糖尿病 679
　の管理 679-681

に―は

発症率と有病率　679
目標血糖値　697-698, 697t
妊娠前　340-341
　渇望と有害な思い込み、忌避と嫌悪　363
　推定エネルギー必要量　27
　青少年　353, 353b, 353f, 428
　生理学的変化　342-350
　多胎出産　353-354, 354t, 361f
　糖尿病　363-364, 363t,〈妊娠糖尿病の項も参照〉
　妊娠期のω-3脂肪酸　357b, 959-960
　妊娠期の異食症　363
　妊娠期の栄養必要量　356-360
　妊娠期のサプリメント　354-356, 355t
　妊娠期の子宮の環境　349-350, 349b
　妊娠期の食事摂取指標　360-363, 360b
　妊娠期の食物アレルギー　564-565, 587-588
　妊娠期の体重減少　351
　妊娠期の体重増加　351, 351f-352f, 354t
　妊娠期の胎盤　342-349
　の合併症　363-365
　肥満と　351-353
　貧血　739
　リスクが高い　350b
　臨床シナリオ　370b
認知機能の発達、と小児の食事提供と栄養摂取　395t
認知行動療法（CBT）　329
　神経性過食症　494, 502
認知症、AIDS　876t
認定健康強調表示、栄養補助食品　300
ニンニク
　アルツハイマー病　941
　栄養補助食品　298t-299t
　がん生存者　857t
　高血圧に対する　768t
妊婦　341
妊婦の食事、アレルギー反応　564-565, 587-588
ニーズアセスメント、地域密着型の栄養サービスのための　230-232
　情報源　232
ヌクレオシダーゼ、消化　5t
ヌクレオシド系およびヌクレオチド系逆転写酵素阻害剤（NRTI）　867
　薬剤相互作用と副作用　869t
ヌクレオソーム　150
ヌクレオチド　148
　小腸切除と短腸症候群　638
熱傷　893-896
　医学的栄養療法　894-896, 895b
　の医学的処置　893-894
　の分類　894f
熱帯性スプルー　624
熱産生

活動　21-22, 465
　非運動性　21-22
　食事誘発性　21
　促進性の　21
　不可避　21
熱量測定法
　間接　22-23, 22f
　直接　22
熱量の値、糖尿病のための　699, 700t
熱量のサプリメント、未熟児のための　986-988
ネビラピン（Viramune、NVP）、食物相互作用と副作用　870t
ネフロン　800, 800f
ネフローゼ症候群　813
ネルフィナビル（Viracept）、食物相互作用と副作用　870t-871t
粘膜炎
　化学療法による　848-849, 849f
　薬物による　218
粘膜下組織　10f
年齢
　月経開始後　428
　在胎〈在胎週齢の項を参照〉
　と安静時エネルギー消費量　20
　と冠動脈性心疾患　752
年齢による違い、食事摂取基準　275
脳　924-926, 927f
　アーノルド・キアリ奇形　1032
　腫瘍性病変　926-928
　のための栄養　958-962
脳幹　927f
　の病変　927
脳血管障害（CVA）　933-935
　医学的栄養療法　925t, 934-935
　医学的処置　934, 944t-945t
　一過性脳虚血発作　933-934
　栄養欠乏または栄養過剰による　926t
　カリウムと　286
　冠動脈性心疾患と　743
　危険因子　933-934, 936b
　血栓性　934
　塞栓性　934
　治療管理のアルゴリズム　935
　予防因子　936b
濃厚流動食、嚥下障害　932
脳挫傷　936
脳実質内出血　934
濃縮性アルカローシス　189
脳症　926t
　ウェルニッケ　653, 659
　栄養欠乏または栄養過剰による　926t
　HIV　876t
　肝性　661-662
　　医学的栄養療法　662
　　の病期　661b
　門脈体循環性　661
脳神経　927t
　栄養に着目した身体アセスメント　1075-1078

脳震盪　936
脳性麻痺（CP）　1033-1034
脳卒中　286, 743, 926t, 933-935, 944t-945t
脳損傷　935-937
能動輸送　10, 11f
脳内神経伝達物質、体重調節　466t-467t
囊胞性線維症（CF）　790-794
囊胞性線維症骨炎　803, 823-824
脳梁、びまん性軸索損傷　936
ノコギリヤシ
　栄養補助食品　298t-299t
　がん生存者　857t
「ノックアウトマウス」　153
「ノックダウンマウス」　153
ノルエピネフリン
　胃腸活動の制御　6t
　体重調節　466t-467t
　の合成に関与する栄養素　928t
ノーマライゼーション　332

は

歯
　栄養に着目した身体アセスメント　1075-1078
　解剖図　548f
肺　783-784, 783f
　栄養に着目した身体アセスメント　1075-1078
　を介したガス交換　784f
肺炎　794
　医学的栄養療法　794
　ニューモシスチス、HIV感染症　876t
バイオインフォマティクス　145
バイオセキュリティー　245
バイオテロリズム、と食料と水の安全性　246-248
バイオフラボノイド　91
肺活量測定　784-785
肺癌　794
肺気腫　788-790
肺機能検査　784-785
肺系統　782-785, 783f-784f
　栄養状態への影響　785
敗血症　884, 887,〈重症疾患の項も参照〉
杯状細胞　10f
肺疾患　782-798
　医学的治療　784-785, 784f
　栄養状態に対する有害作用　785, 785b
　結核　795-796
　原発性　784
　誤嚥による　785
　呼吸不全　794-795
　喘息　785-786
　二次性　784
　の医学的栄養療法　785
　囊胞性線維症（CF）　790-794

肺炎　794
肺癌　794
慢性閉塞性肺疾患（COPD）　788-790
未熟児慢性肺疾患と気管支肺異形成症　786-788
臨床シナリオ　796b
排出　491-492
肺循環　784f
肺性心　786, 790
排泄
　栄養素の、薬物の影響　216
　薬物　210, 214
肺の状態、の評価　784-785, 784f
胚盤胞　343t-348t
肺への吸引（誤嚥）　785
排便　12
肺胞　783f-784f
歯エナメル質の脱灰　548-549, 548f
白色脂肪組織　463
バクテロイド感染症、腸細菌叢　12
白内障　448
パクリタキセル（Taxol）、粘膜炎　218
白血球エステラーゼ、尿中　196t
破骨細胞　532, 533t, 534f
橋本甲状腺炎　714-715
バシリキシマブ、肝移植後　664t
バセドウ病（グレーブス病）　720, 720f
バソプレシン
　急性ストレスへの代謝反応　886
　水分排泄量のコントロールにおける　800
　と水分平衡　180
ハチミツ　33-34
はっか油、過敏性腸症候群　634
発汗試験、囊胞性線維症における　791
白血球分画　193, 195t
白血球（WBC）数　195t
白血球分画　195t
白血球分画　195t
白血病　841
発酵性炭水化物、う蝕発生　549-550, 548f
発酵性のオリゴ糖、2糖類、単糖類、ポリオール（FODMAP）
　過敏性腸症候群　634, 635t
　消化不良および吸収不良　572
発酵、大腸での　4, 12
発達〈成長と発達の項を参照〉
発達障害　1020-1042
　医学的栄養療法　1021-1026
　栄養アセスメント　1021-1024, 1025f-1026f
　栄養診断　1022t, 1024
　栄養の治療管理　1024-1026
　栄養のモニタリングと評価　1026
　栄養療法における議論　1040
　口唇口蓋裂　1037-1039, 1038f
　食事の姿勢　1023, 1024f
　神経障害による　1031-1039
　　自閉症　1034-1036
　　注意欠陥／多動性障害

1036-1037
二分脊椎症 1031-1033
脳性麻痺 1033-1034
染色体異常による 1026-1031
ダウン症候群 1026-1030
プラダー・ウィリー症候群 1030-1031
胎児性アルコール症候群 1039
地域の活用 1040-1042, 1040f
臨床シナリオ 1041b
発達の指標と半固形の離乳食導入 383, 385t
発達のタナー分類 412, 412f
女児 1064
男児 1064
発育不全 390, 403
発がん
アルコール 835-836
栄養と 835-838
疫学的研究 835
エネルギー摂取と体重 836
環境の有害物質 837-838
燻製食品、直火焼き食品、保存食品 837
抗酸化物質 835
脂肪 836-837
食物繊維および炭水化物とグリセミック指数 837
段階 833-835
タンパク質 837
定義 833
非栄養甘味料と栄養甘味料 837
ビスフェノールAの毒性 838
ファイトケミカル 835, 835t
発がん物質 833-834
鼻、栄養に着目した身体アセスメント 1075-1078
パニック障害 964t-968t
ハネムーン期、1型糖尿病 678
パネート細胞 10f
歯の衛生
栄養 547-559
小児 551t
臨床シナリオ 558b
歯の欠損 554
栄養ケア 555
歯の発育、栄養 547-548, 548f
ハバース系 532, 532f
ハプテン 563
パラアミノサリチル酸、と栄養素の吸収 215
鍼 294
バリン 49f, 51t
スポーツサプリメント 525
乳幼児期および小児期 1003t
バルプロ酸（Depakene）
痙攣発作 947
と栄養素の吸収 215
バレット食道（BE） 595
バレリアン、がん生存者 857t
半揮発性有機化合物 464
反響言語、アルツハイマー病 939

ハングタイム、経腸栄養法 309
汎血球減少症、造血幹細胞移植 853-854
半減期、薬物の 212
反抗挑戦性障害 964t-968t
半固形食、乳児 383-384, 385t
半消化態栄養剤 311
反芻性障害 964t-968t
伴性遺伝 146, 149
半絶食状態の乳児、予想生存期間 974, 974t
半側空間失認 928, 929t
半側空間無視、身体の脱力側または麻痺側の 928, 929t
半定量データ 1079
パンデミック 229
反動性低血糖、経静脈栄養法 318
パントテン酸 63t-66t, 80-81
安定性 63t-66t
含有食品 63t-66t, 80, 81t
機能 58t, 80
吸収、輸送、貯蔵 80
欠乏 80
構造 63t-66t
食事摂取基準 63t-66t, 80
代謝 80
毒性 80-81
妊娠期 355t
反応性低血糖
食後 606, 707
特発性 707
半盲 928, 929f, 929t
パーキンソン病（PD） 952-953
パーソナリティ障害 956-958, 964t-968t
ハーネマン、サミュエル 293
ハーブサプリメント 297, 297b
栄養アセスメント 1048
肝疾患 660
肝毒性 660
小児の 394
青少年の 418
ピア・エデュケーター 330
ピアジェの認知発達理論、と小児の食事提供と栄養摂取 395t
非アルコール性脂肪性肝炎（NASH） 651
非アルコール性脂肪性肝疾患（NAFLD） 471, 651
非アレルギー性食物過敏症 563, 570-573, 571t-572t
食品添加物または薬剤に対する反応 572-573
食品毒素と微生物汚染 573
炭水化物に対する 572
乳糖に対する 570-572
非運動性活動熱産生（NEAT） 21-22, 465
非栄養性甘味料
糖尿病のための 686
と発がん 837
妊娠期 362
ヘミセルロース 37, 38t

消化 15
ピエールロバン症候群 1037
ピオグリタゾン（Actos）、2型糖尿病のための 690t
ビオシチン 87
ビオチニダーゼ 87
ビオチニダーゼ欠損症 997t-1000t
ビオチン 63t-66t, 87
安定性 63t-66t
含有食品 63t-66t, 87
機能 58t, 87
吸収、輸送、貯蔵 87
経静脈輸液 317t
欠乏 87
構造 63t-66t
食事摂取基準 63t-66t, 87
代謝 87
毒性 87
妊娠期 355t
ビオチンペプチダーゼ 87
ビオプテリン合成酵素欠損症 997t-1000t, 1003f
非拡散水層（UWL） 10, 111
比較標準、栄養アセスメント 1050
皮下脂肪厚 167
キャリパー 167, 167f
肩甲下 167, 168f
三頭筋 167, 168f
脂質フリー、栄養強調表示 284b
体脂肪の割合 1068
腸骨稜上部 168f
二頭筋 168f
方法 168b
皮下脂肪、測定 167
非活性成分、食物と薬物との相互作用 224-225, 225b, 226t
光受容、ビタミンA 58, 59f
ビグアナイド系薬剤、2型糖尿病 690t, 691
鼻腔 783f
非結合分画 210
非言語的コミュニケーション 327, 327b
被験者内の変動 1079
鼻孔 783f
非合法ドラッグの使用、とHIV感染症 868
尾骨神経 924f
皮質骨 532, 532f
皮質盲 926-927
比重、尿 182, 196t
微絨毛 3, 9, 10f
糜粥 8-9
非消化性オリゴ糖類（NDO） 38-39
微小血管疾患、糖尿病における 704-706
ヒス角 594f
ヒスタミン 49f, 51t
アレルギー反応 565
乳幼児期および小児期 1003t
による食物不耐症 571t-572t, 572
モノアミンオキシダーゼ阻害薬 216-217, 217b

ヒスタミン放出物質、による食物不耐症 571t-572t
非ステロイド系抗炎症薬（NSAIDs） 215, 218-220, 904, 905t, 911, 1100t-1106t
ヒストン修飾 150
ビスファチン、体重調節 466t-467t
ビスフェノールA（BPA）
と離乳食 383
妊娠期 362
ビスフェノールA（BPA）の毒性、発がん 838
ビスホスホネート製剤
骨粗鬆症 543
消化管出血と潰瘍 220
末期腎疾患における 824t
微生物
う蝕発生 549
食品中の 8
微生物汚染、による食物不耐症 571t-572t, 573
非増殖性糖尿病性網膜症（NPDR） 705
ヒ素の毒性、葉酸 84-85
肥大 464
非ダイエット法の理論的枠組み 479
ビタマー 56-57, 58t
ビタミン 56-91, 63t-66t
運動とスポーツ 516-518
栄養診断 255b-257b
経静脈輸液 316-317, 317t
経腸栄養剤 312
欠乏症 54, 56-57, 497, 659-660, 660t, 653
高齢者のための 454t-455t
消化と吸収 16-18, 171
小児の 391-394
脂溶性 57-74, 63t-66t
生化学的検査 201-202
ビタミンA 57-62
ビタミンE 70-72
ビタミンK 72-74
ビタミンD（カルシフェロール） 62-70
骨の発達 349
臨床検査値 1082t-1099t
水溶性 63t-66t, 74-89
青少年の 416-418, 416t
代謝機能 56-57
乳児 378-379
妊娠期 357-358
臨床検査値 1082t-1099t
ビタミンA 57-62, 63t-66t, 1149
栄養データ 1149-1151
含有植物 1147t
機能 58-59, 58t, 59f-60f
吸収、輸送、貯蔵 57-58, 59f
経静脈輸液 317t
欠乏 60-61, 61f, 63t-66t, 659, 660t, 358, 879t, 1149-1151
食事摂取基準 59-60, 60b, 61t, 63t-66t, 1146t
生化学的検査 202

ひ

毒性　61-62, 62b
構造　63t-66t
プリフォームド・ビタミン（予備形成ビタミン）　1149
ビタミンB
　運動とスポーツのため　516
ビタミンB₁〈チアミンの項を参照〉
ビタミンB₁₂　63t-66t, 85-87, 1148-1149
　安定性　63t-66t
　運動とスポーツのため　516
　栄養データ　1147-1149
　含有食品　63t-66t, 85, 86, 1146t
　機能　58t, 85
　吸収、輸送、貯蔵　85, 86f
　経静脈輸液　317t
　欠乏　56, 86-87, 736-737, 737t, 660t, 879t
　検査　201
　　生化学的　202
　構造　63t-66t
　高齢者のための　454t-455t
　菜食主義食　1145
　食事摂取基準　63t-66t, 85-86, 1145t
　毒性　87
　乳児　378
　妊娠期　358
　　サプリメント　355t
　臨床検査値　1082t-1099t
ビタミンB₁₂分析　737-738
ビタミンB₂〈リボフラビンの項を参照〉
ビタミンB₃〈ナイアシンの項を参照〉
ビタミンB₅〈パントテン酸の項を参照〉
ビタミンB₆　63t-66t, 81-82, 1147-1148
　安定性　63t-66t
　栄養データ　1147-1149
　含有食品　63t-66t, 81-82, 82t, 1145t
　機能　58t, 81
　吸収、輸送、貯蔵　81
　経静脈輸液　317t
　形態　1147
　欠乏　82, 660t
　構造　63t-66t
　食事摂取基準　63t-66t, 81, 1145t
　毒性　82
　妊娠期　358
　臨床検査値　1082t-1099t
ビタミンB₆反応性貧血　738-739
ビタミンB₇〈ビオチンの項を参照〉
ビタミンB₉〈葉酸の項を参照〉
ビタミンB群
　運動とスポーツのため　516
　精神障害　962
ビタミンC〈アスコルビン酸の項を参照〉
ビタミンD　62-70, 63t-66t, 1155-1156
　安定性　63t-66t
　運動とスポーツのため　517
　栄養データ　1154-1156
　栄養補助食品　298t-299t
　含有食品　63t-66t, 68, 69, 1153t
　がん予防　839

機能　58t, 67-68, 67f-68f
吸収、輸送、貯蔵　62
経静脈輸液　317t
欠乏　56, 69-70, 358, 659, 660t, 879t
構造　63t-66t
高齢者のための　454t-455t
骨形成　533
骨粗鬆症　543
菜食主義食　1145
小児の　393
食事摂取基準　63t-66t, 68, 1152t
生化学的検査　202
青少年の　418
精神障害　961-962
前駆体　62
代謝　62, 67f
毒性　70, 70b
日光浴　62
乳児　378-379
　未熟児　983
妊娠期　354t, 355t, 358
母乳栄養　367
骨　349, 539-540
臨床検査値　1082t-1099t
ビタミンD₂　62
ビタミンD₃　62, 67f
ビタミンD結合タンパク質（DBP）　62
ビタミンD受容体（VDR）　67, 68f
ビタミンD反応性エレメント（VDRE）　67, 68f
ビタミンE　63t-66t, 70-72, 1152
　安定性　63t-66t
　1日の摂取量　1152-1153
　運動とスポーツ　517
　栄養データ　1152-1153
　含有食品　63t-66t, 71-72, 72t, 1150t
　機能　58t, 71, 71f
　吸収、輸送、貯蔵　70-71
　経静脈輸液　317t
　欠乏　72, 358, 660t, 879t, 1152
　構造　63t-66t
　食事摂取基準　63t-66t, 71, 1149t
　毒性　72
　妊娠期　358, 354t
　未熟児のための　983
ビタミンE反応性溶血性貧血　739
ビタミンK　63t-66t, 72-74, 1153
　安定性　63t-66t
　栄養データ　1153-1154
　含有食品　63t-66t, 73-74, 73t, 1151t
　機能　58t, 73, 73f
　吸収、輸送、貯蔵　72
　経静脈輸液　317t
　欠乏　74, 358, 659, 660t
　構造　63t-66t
　食事摂取基準　63t-66t, 73, 1150t
　生化学的検査　202
　代謝　72-73
　毒性　74

とワルファリン　217
乳児　379
　未熟児　979
妊娠期　355t, 358
骨　349, 540
未熟児慢性肺疾患と気管支肺異形成症における　788
臨床検査値　1082t-1099t
ビタミンK₁　72
ビタミンK₃　72
ビタミンKサイクル　73, 73f
ビタミンK₂　72
ビタミン特性、栄養アセスメント　1048
ビタミン補給
　栄養介入　1053
　エネルギー制限食　475
　小児のための　393-394
　神経性無食欲症　500
　青少年のための　418
　成人のための　436-437
　糖尿病のための　687
　乳児　379, 379b
　妊娠期　355t
ビタミン様因子　89-91
ビタミンA過剰症　61-62, 62b
ビタミンD過剰症　70, 70b
ビッケル・H　1004
必須アミノ酸（EAA）　51-52, 51t
　スポーツサプリメントとして　523t-524t
　補完食品の供給　52-53, 53t
必須脂肪　463
必須脂肪酸（EFA）　41-45, 44f
　栄養データ　1138-1139
　含有食品　1138
　経腸栄養剤　312
　注意欠陥／多動性障害　1037
　嚢胞性線維症における　793
　肺炎における　794
　未熟児　977-978, 981-982
　臨床検査値　1082t-1099t
必須脂肪酸（EFA）特性　1048
非定型（非結核性）抗酸菌症　876t
非デンプン質野菜交換　1109-1121
非デンプン質野菜、食品交換表　1109-1121
ヒトゲノムプロジェクト　145-146
　臨床応用　145-146
ヒト成長ホルモン（HGH）、スポーツサプリメント　523t-524t 526
ヒト免疫不全ウイルス　865-883
　医学的栄養療法　868-878
　HIV関連脂肪異栄養症症候群　222-223, 877-880
　疫学　864
　疫学と動向　864-865
　嘔気および嘔吐　875t
　急性感染症　866
　下痢　615, 875t
　口腔および食道の潰瘍　875t
　口腔症状　556, 557t
　抗レトロウイルス療法　864, 867_868
　症候性HIV感染症　866

小児の　880-881
消耗　878
女性の　880
CD4細胞数　867, 867t
セロコンバージョン　866
体重減少　875t
治療管理のアルゴリズム　872f
とC型肝炎ウイルスとの重複感染　868b
の医学的治療　867-868, 867t
の感染　866
の種類　867
の長期非進行型　866
の分類　865-867
の無症候期　866
補完代替医療　881
味覚の変化　875t
無症候性感染症　866
臨床シナリオ　881b
ヒト免疫不全ウイルス（HIV）関連脂肪異栄養症症候群　222-223, 877-880
ヒト免疫不全ウイルス（HIV）脳症　876t
ヒドララジン（Apresoline）　212, 1100t-1106t
ヒドロキシアパタイト　100
　骨リモデリング　534
　歯の発育　548
　骨　532, 532f
ヒドロキシコバラミン　85
ヒドロキシルアミノ酸　49f
ヒドロクロロチアジド（HCTZ、HydroDIURIL）　216, 1100t-1106t
非ヌクレオシド系逆転写酵素阻害剤（NNRTI）　867
　薬剤相互作用と副作用　870t
非必須アミノ酸　51, 53
ビフィズス菌　37
　下痢　616
　母乳と　380
皮膚、栄養に着目した身体アセスメント　1075-1078
皮膚炎
　アトピー性　564
　　皮膚プリックテスト　573, 576f
　疱疹状皮膚炎　619
皮膚カロテン蓄積症　62
皮膚症状、食物アレルギーの　563
皮膚プリックテスト、食物アレルギーの　573-575, 573f, 576f
非ヘム鉄　106-107, 106f, 731
肥満　465-472
　PES方式　263t-266t
　管理　472-482, 472f
　原因　467-469
　健康リスク　470-471, 470f
　高齢者　449
　差別　472
　サルコペニア肥満　446
　小児期の　402-403, 467, 468b
　と糖尿病　697
　青少年期の　424-425
　成人の　434

長寿　470-471
毒素　464b
と食物と薬物の相互作用　211
と妊娠　351-353
内臓脂肪型、と2型糖尿病　679
発生率　465-467, 468f
発がん　836
評価　469-472, 470t
病的肥満　474
分類　469, 470t
母乳栄養　370
メタボリックシンドローム　471
肥満細胞、アレルギー反応　565, 567f
肥満差別　472
肥満症治療手術　479-482
　胃バイパス術、胃形成術、胃緊縛術（胃バンディング手術）　479-482, 480t, 481l
　脂肪吸引術　482
　術後の妊娠　352-353
　糖尿病のための　696
　と腎臓結石　801
　と糖尿病前症　682
肥満女性、総エネルギー消費量　28
びまん性軸索損傷　936
肥満男性、総エネルギー消費量　28
百寿者　443, 443b
表現型　149
病原体、過体重と肥満　469
標準化蛋白異化率（nPCR）　1082t-1099t
標準的男性および女性　275-276
氷食症　727
病的肥満　474
秤量法、水中　171
日和見感染症（OI）、AIDSの　866, 866b
ピリドキサミン（PM）　81,〈ビタミンB₆の項も参照〉
ピリドキサミンリン酸（PMP）、吸収、輸送、貯蔵　40-48
ピリドキサルリン酸（PLP）化合物、臨床検査値　1082t-1099t
ピリドキサール　81,〈ビタミンB₆の項も参照〉
　吸収、輸送、貯蔵　81
ピリドキサールリン酸（PLP）　76, 81
　機能　81
　吸収、輸送、貯蔵　81
　欠乏　82
　代謝　81
　毒性　82
ピリドキシン（PN）　81-82,〈ビタミンB₆の項も参照〉
ピリドキシン反応性貧血　738-739
ピリメタミン（Daraprim）
　と栄養素の吸収　215
　と栄養素の代謝　215
非流暢性失語　929t
微量アルブミン尿症　705
微量栄養素〈ミネラル、ビタミンの項も参照〉

HIV　878, 879t
神経性過食症　501-502
神経性無食欲症　499-500
糖尿病のための　687
熱傷患者の　896
微量栄養素の検査　1082t-1099t
微量元素　91, 95t-97t, 105-117
　亜鉛　111-114
　一般的性質　105
　含有食品　105
　機能　105
　経静脈輸液　316-317, 317t
　　未熟児のための　979, 979t
　重篤患者の　891
　生化学的検査　202
　その他　125
　超-　91, 117-125
　鉄　105-111
　銅　115-117
　フッ化物　114-115
　骨の健康　539
　臨床検査値　1082t-1099t
微量ミネラル　91, 95t-97t, 105-117, 125, 539
ビリルビン　646, 663
　血清中
　　間接ビリルビン　647t-648t
　　血清生化学検査　194t
　　総ビリルビン　647t-648t
　　直接ビリルビン　647t-648t
　尿　196t, 647t-648t
　臨床検査値　1082t-1099t
ピルビン酸キナーゼ反応　34f-35f
ピルビン酸脱水素酵素　54
ピルビン酸脱水素酵素複合体反応　34f-35f
ビルロートI法胃十二指腸吻合術　604-605, 604f
ビルロートII法胃空腸吻合術　604-605, 604f
鼻漏、頭蓋骨骨折による　936
ピロリン酸第一鉄　108
貧血
　悪性　736-738, 934t
　栄養学的　199-201, 726
　鎌状赤血球　739-740
　巨赤芽球性　732-738
　再生不良性　731
　小球性　199-200, 725-726, 726t
　正球性　199-200, 725-726, 726t
　正色素性　725-726, 726t
　生理的、成長による　417
　大球性　199-200, 725-726, 726t
　タンパク質-エネルギー栄養失調　738
　定義　199, 725-726
　低色素性　725-726, 726t, 738, 740
　鉄芽球性（ピリドキシン反応性）　738-739
　鉄欠乏性　105-106, 110-111, 200-201, 517, 727-731
　銅欠乏性　738

妊娠期の　739
非栄養性　739-740
ビタミンB₁₂欠乏症　736-738
分類　199-200, 725-726, 726t
溶血性　739
頻呼吸、肺疾患における　785
貧困、高齢者　444f
品質管理　268
ピーナッツアレルギー　587
ピーナッツ、の除去　583b
ファイトケミカル　155, 155b
　機能性物質　287t-288t
　解毒のための　438b
　食事計画　274
　精神障害　962, 962t
　成人のための　437
　発がん抑制物質　835, 835t
ファストフード、青少年期の　419, 420f
ファッション、食物の社会的傾向　473b
ファモチジン（Pepcid）　215, 1100t-1106t
ファンコーニ症候群　813
ファーター膨大部　667
ファーマコゲノミクス　146, 211-212
ファーマーズマーケット栄養支援プログラム（FMNS）　236t-239t
不安、意図しない体重減少　484t
不安障害　964t-968t
フィチン酸　39, 287t-288t
フィブリノーゲン　750, 1082t-1099t
フィロキノン　39, 72,〈ビタミンKの項も参照〉112, 1082t-1099t
フェニトイン（Dilantin）213, 215, 218, 947, 1100t-1106t,〈Dilantinの項を参照〉
フェニルアラニン　49f, 51f
　低量に含有された食品、フェニルケトン尿症　1007, 1006t-1009t
　乳幼児期および小児期　1003t
　の血中濃度、フェニルケトン尿症　1002-1004
フェニルアラニン水酸化酵素欠損症　997t-1000t, 1002, 1003f
フェニルエチルアミン、による食物不耐症　571t-572t
フェニルケトン尿症（PKU）　152, 571t-572t, 997t-1000t, 1002-1011
フェニルケトン尿症小児の心理社会的発達　1009
フェノチアジン系薬物、栄養素の排泄　216
フェノバルビタール　215, 947, 1100t-1106t
フェノール
　含有食品　287t-288t
　機能　287t-288t
フェノール類　155b
フェリチン　106, 106t, 108, 109t, 200, 647t-648t, 727, 730-732, 819t-821t, 825, 1082t-1099t
フェンテルミン（AdipexP、Ionamin）、食欲変化　221

フェンフルラミン-フェンテルミン（フェン・フェン）、減量のため　479
フェーリング・A　1004
フォシノプリル（Monopril）　216, 1100t-1106t
フォラシン〈葉酸の項を参照〉
フォローアップ面接、糖尿病のための　702
不可避熱産生　21
不感蒸泄　181-182
不規則な食事、青少年の　419
不揮発酸　186
腹囲　169, 169f
腹腔内栄養補給療法（IPN）、末期腎疾患のための　826-827
複合型高脂血症、家族性　747
副甲状腺機能亢進症、栄養性続発性　101
副甲状腺ホルモン（PTH）
　カルシウムホメオタシス　533
　骨リモデリング　534, 535f
　増加、骨量　534, 535f
　とカルシウム代謝　93f, 94, 183
　とリン　99-101
　マグネシウムと　103
　末期腎疾患　819t-821t, 823-825
副甲状腺ホルモン（PTH）
　間欠投与　533, 544
骨粗鬆症　544
複合食品、食品交換表　1109-1121
複合多糖類　37
副作用　218
副腎　715
副神経　927t
副腎ストレス、と甲状腺機能低下症　715-717
副腎白質ジストロフィー（ALD）　925t, 939, 944t-945t
　X連鎖劣性　152
副腎皮質機能低下症、原発性　723
副腎皮質刺激ホルモン、急性ストレスへの代謝反応　885-886
副腎皮質刺激ホルモン放出因子（CRF）、体重調節　466t-467t
副腎疲労　651-653, 661, 658-659, 657f, 715
複製、DNAの　147f
複素環アミン（HCA）、発がん　836
腹部
　栄養に着目した身体アセスメント　1075-1078
　開腹術　893
　放射線療法　850t, 851
腹部外傷　893
腹部コンパートメント症候群　893
腹膜透析（PD）　815
　医学的栄養療法　817-826, 817f, 818t
　栄養必要量　818t
　の作用機序　815, 816f
　の種類　815
　連続 813-815, 817f

浮腫 179
　PES方式 263t-266t
　下肢, 妊娠期 342, 364
　心不全における 774-775
不斉炭素 33
不全片麻痺 928
プソイドエフェドリン, スポーツサプリメント 523t-524t
プチアリン, 消化 5t, 8
　炭水化物 14
フッ化ナトリウム, 骨粗鬆症, 544
フッ化物 114-115
　う蝕の予防 552-554
　含有食品 95t-97t, 115, 553
　機能 95t-97t, 115
　欠乏 95t-97t, 115
　小児の 393-394
　食事摂取基準 95t-97t, 115
　水道水中 552-553, 552b
　とう蝕 286
　毒性 115, 554
　乳児 378-379
　　未熟児 979
　妊娠期 359
　骨 349, 539
フッ化物補給 553-554, 553t
物質乱用からの回復 963
フッ素症 115, 553
普通食 270
物理的配合変化, 薬物と経腸栄養 213
プテロイルモノグルタミン酸 82
不動的生活習慣 446
ブドウ糖耐性因子（GTF） 122
ブドウ糖, 未熟児のための 975-977, 977t
不妊症 341
負の急性期タンパク質, ストレス関連タンパク質エネルギー栄養障害における 198
不平等な扱い 285
部分加水分解乳児用調製乳 584
部分トロンボプラスチン時間（PTT） 647t-648t
不分離型 1027
フマリルアセト酢酸ヒドラーゼ欠損 997t-1000t
ブメタニド（Bumex） 216, 1100t-1106t
フラクトオリゴ糖（FOS） 37
　経腸栄養剤 312
　経腸栄養剤 312
プラダー・ウィリー症候群（PWS） 150, 1022t, 1029t, 1030-1031, 1041b
プラトー効果, 減量 483
フラビンアデニンジヌクレオチド（FAD） 76
フラビンアデニンモノヌクレオチド（FMN） 76
フラボノイド 287t-288t, 722, 962, 962t
フラミンガム心臓研究 747, 748b
プラムリンチド（Symlin）, 2型糖尿病のための 690t, 691
プラーク 743, 744f-745f, 550

振り返りの傾聴 329, 331 -332, 332f
フリノデルマ 61, 61f
プリミドン, 痙攣発作 947
プリン体含有量, 食品の 918b
プリン体, 痛風 916-918, 918b
フリー, 栄養素成分含有表示 284b
フリーフード, 交換表 1109-1121
フリーラジカル 71, 516, 711
フリーラジカル説, 老化の 445t
フルオキセチン（Prozac） 218-220, 1100t-1106t
フルオロアパタイト 551
フルクタン 37, 38t
フルクトース 14-15, 14f, 33, 611
　吸収不良 627-628
　の摂取 685-686, 808
フルクトース分解酵素欠乏症, による食物不耐症 571t-572t
フルクトース-1-リン酸アルドラーゼ欠損 997t-1000t
フルクトース1,6-ジホスファターゼ欠損症 997t-1000t
ブルーゾーン 443b
プルーフ（アルコール飲料の） 30
プレアルブミン（PAB） 198, 822, 1082t-1099t
フレキシタリアン 285
プレゴレキシア（妊娠期拒食症） 350-351
プレドニゾン 216, 1100t-1106t
フレンチサイズ, 栄養チューブ 310-311
フレージャー・ウォーター・プロトコル 932
プロアントシアニジン 287t-288t
プログラム説, と老化 445t
プログレッション, 発がん 833-834
プロゲスチン, 栄養関連作用 847t
プロゲステロン, と血糖値 224
プロスタグランジンE2（PGE2）, 炎症における 164
プロスタグランジン（PG）, 炎症における 903
プロセス改善（PI） 259-260
フロセミド（Lasix） 215-216, 1100t-1106t
プロテアーゼ阻害剤（PI） 867
　薬剤相互作用と副作用 870t-871t
プロテウス菌, による食物不耐症 571t-572t
プロテオミクス 145
プロテオース, 消化 15
プロトポルフィリン, 鉄欠乏性貧血 730
プロトロンビン時間（PT） 202, 647t-648t, 1082t-1099t
プロトンポンプ阻害薬（PPI） 595, 597t, 600, 1100t-1106t
プロバイオティクス 13, 37
　栄養補助食品 298-299t
　含有食品 287t-288t
　機能 287t-288t
　解毒のための 438b
　食物アレルギー予防のための 588

プロピオニルCoAカルボキシラーゼ欠損 997t-1000t, 1012
プロピオン酸血症 997t-1000t, 1012-1013
プロピルチオウラシル, 甲状腺機能亢進症 721t
プロフィリン, とラテックスアレルギー 569
プロプラノロール（Inderal, InnoPran LA） 214, 1100t-1106t
プロホルモン, スポーツサプリメント 526-527
プロモーション, 発がん 833-834
プロモーター領域 148
プロラクチン, 乳汁分泌 366, 366f
プロリン（Pro） 49f
文化的側面, 栄養計画の 285-289, 289f
分岐鎖ケト酸脱炭酸酵素複合体欠損症 997t-1000t 1011 1011f
分岐鎖ケト酸尿症 997t-1000t, 1011-1012
分岐鎖アミノ酸（BCAA） 523t-524t, 525, 661-662
文書化 255t-256t, 260-267, 262t, 263b, 263t-266t, 267f
分子レベルの疾患 151-152
分析 193
分析値の変動範囲 1079
分泌 3-4, 4f
分泌性免疫グロブリンA（sIgA）, 母乳 380
糞便 12
糞便検体 192-195, 1079
分布 210, 213
分量〈一食分の項を参照〉
フーディア, 減量 480t
フードガイド 234
フード・スタンプ・プログラム 235, 433
平均赤血球ヘモグロビン（MCH） 195t
平均赤血球ヘモグロビン濃度（MCHC） 195t
平均赤血球容積（MCV） 195t
閉経期 435
米国嚥下調整食（NDD） 1122-1126
米国がん研究協会（AICR） 233
米国栄養データバンク 233
米国栄養モニタリングおよび関連研究（NNMRR）プログラム 233, 276
米国国立心肺血液研究所 233
米国国立補完代替医療センター 291-292, 295, 856b
米国疾病管理予防センター（CDC） 233
米国人, 栄養状態 275-277, 277b, 278t
　栄養モニタリング報告書 276-277
米国心臓協会（AHA） 233, 750, 751b, 755b
米国人のための食生活指針（DGA） 233-234, 276-278, 279b

米国全国栄養調査 232-233
米国糖尿病協会（ADA） 253-254, 277, 431-432
米国農務省（USDA） 275, 456
米国の栄養ガイドラインと目標 233-235
米国の食事計画ガイドライン 277-278, 278b
　実施 277-278, 279b, 280f-282f
米国のための医療費負担適正化法案 268
米国保健社会福祉省（USDHHS） 232, 275
米国保健社会福祉省, アメリカ高齢者法（OAA）栄養支援プログラム 453-456
平常時体重 166
閉塞, 消化管の 617-618
壁細胞 605
ヘキソキナーゼ／グルコキナーゼ反応 34f-35f
ヘキソース 33, 34f
ペクチン 15, 37, 38t, 47t-48t
ベタイン（Cystadane） 89-90
ベックウィズ-ヴィーデマン症候群 151
ベックの質問紙 24
ヘッドスタート 236t-239t, 401
ヘテロ接合体 149
ベビーブーマー 442
ヘプシジン 107, 731-732
ペプシン, 消化 5t, 8, 15
ペプチドYY3-36（PYY3-36） 6-7, 466t-467t
ペプチド, アレルゲン性 15
ペプチド結合 48, 50f
ペプチド ホルモン, スポーツサプリメント 526
ペプトン, 消化 15
ヘマトクリット（Hct） 195t, 200, 263t-266t, 725
ヘム鉄 106, 106f, 731
ヘモグロビンA1c（HbA1c）
　糖尿病 681, 682t, 684t, 694
　糖尿病前症 676
　と糖尿病 203
　臨床検査値 1082t-1099t
ヘモグロビン（Hb） 108, 109t
　グリコシル化〈ヘモグロビンA1c（HbA1c）の項を参照〉
　定義 725
　鉄欠乏性貧血 200
　平均赤血球 195t
　PES方式 263t-266t
ヘモグロビン（Hb）濃度 195t, 200
ヘモグロビンS症〈鎌状赤血球貧血（SCA）の項を参照〉
ヘモグロビン尿症, 行軍 740
ヘモクロマトーシス 111, 654, 731-732
ヘモシデリン 108, 109t
ペラグラ 56b, 79, 80f, 934t
ヘリコバクター・ピロリ
　胃炎 12, 599
　医学的栄養療法 603

と悪性貧血 737
と胃がん 599b
ペルオキシソーム増殖因子活性化受容体 154-155
ヘルシーチルドレン
  母乳栄養 379, 380b
ヘルシーピープル 230, 234
ヘルスリテラシー 326
ヘルニア, 食道裂孔 595, 595f
ヘルパーT(Th)細胞
  アレルギー反応 565, 567f
  HIVの 865-866
変異 148-149
変形性関節症(OA) 906-909
  医学的栄養療法 902t, 908-909
  運動 907-908
  代替療法 908-909
  治療管理のアルゴリズム 907f
  内科的処置と外科的処置 906-908
  日常生活動作 907
  の危険因子 906
  の罹患が多い関節 906, 906f
便失禁, 薬物による 220-221
偏食 398
片頭痛 949-950, 944t-945t
変性 52
変性性関節炎〈変形性関節症(OA)の項を参照〉
便中脂肪スクリーニング, 臨床検査値 1082t-1099t
便中脂肪量定量 1082t-1099t
扁桃摘出術 598
便秘 611-613
  PES方式 263t-266t
  医学的栄養療法 611-618, 613b
  医学的処置 612-613
  経腸栄養剤 314
  高齢者 447
  小児期の 403, 612
  ダウン症候群 1029-1030
  妊娠期 363
  薬物による 220
ヘンレ係蹄 800, 800f
ペースメーカー理論, 老化の 445t
β3アドレナリン受容体遺伝子 467
β-D-ガラクトース 34f
β-カロテン 57, 63t-66t, 287t-288t, 757, 879t
β-グルカン 37, 38
βヒドロキシβメチルブチレート(HMB), スポーツサプリメント 523t-524t, 525
放課後おやつプログラム 236t-239t, 400
包括的医学 856b
包括的予算調整法(OBRA) 457
豊胸手術, 母乳栄養 370
膀胱 951-952, 1075-1078
膀胱抗コリン作用薬 219
芳香族アミノ酸(AAA) 49f, 661-662
傍糸球体装置 800-801, 800f
放射性アレルゲン吸着試験(RAST) 575-576
放射性ヨウ素, 甲状腺機能亢進症 721t
放射線骨壊死 849
放射線性腸炎 846, 851
放射線, 電離 849
放射線療法 841, 849-851, 850t
膨疹紅斑反応 573, 573t
ホウ素 124, 349
法的問題, 遺伝子検査の 159
乏尿(症) 800
泡沫細胞, アテローム硬化性心疾患における 743
飽和脂肪
  食品交換表 1109-1121
  低, 栄養素成分含有表示 284b
  と冠動脈性心疾患 286
  と心疾患 286
飽和脂肪酸(SFA) 41
  と冠動脈性心疾患 755
補完代替医療(CAM)
  HIV 881
  カウンセリングの指針 303, 303b-304b
  がん 856-859, 856b
  小児の 394
  使用 292-295, 295f
  定義 291
  最も一般的に用いられている療法 292f, 293t-294t
  有効性の評価 291-292, 295
  歴史 291-295
補完的食品 52-53, 53t
保健医療, 影響 267-269
保護されるべき健康情報(PHI) 268
星細胞 57
ポジトロン断層撮影法(PET)スキャン, がん 840
補助生殖医療(ART) 340-341
補助的栄養支援プログラム 235, 236t-239t, 433, 456
ホスアンプレナビル(Lexiva, fAPV), 食物相互作用と副作用 870t-871t
ホスピス 263t-266t, 272, 841
ホスファチジルイノシトール(PI) 90-91
ホスファチジルコリン 45, 90
ホスファチジルセリン, アルツハイマー病 941b
ホスホフルクトキナーゼ反応 34f-35f
母性遺伝 150
母性片親性ダイソミー 1029
補正カルシウム濃度 183
補正係数(CF), 血糖自己血糖 693
保存食品, 発がん 837
保存療法, 末期腎疾患の 829
発作 945-947,〈てんかんの項も参照〉
発作後期 947
ボツリヌス菌, 食品媒介疾患 240t-243t
ボツリヌス中毒, 乳児期 377
ボディエコロジーダイエット, 自閉症 1036t
ボディランゲージ 327, 327b
ボディワーク 294
母乳 379
  抗感染因子 380-381
  組成 366-367, 380
  鉄含有量 108
  母乳中のアレルゲン 588
  未熟児のための 985-986, 987t
  薬物の移行 369
母乳栄養 27, 340, 357b, 365-370, 379, 542, 588, 1038, 959-960, 984, 1145,〈乳汁分泌の項も参照〉
  離乳 384-386
  臨床シナリオ 371b
母乳栄養乳児
  成長障害 369-370, 369f
  鉄サプリメント 379
母乳強化剤, 未熟児のための 982, 982t, 985-986, 987t
母乳と牛乳の灰分 380
母乳の過敏症 588
「哺乳瓶う蝕」乳幼児う蝕(ECC)参照
哺乳瓶, 離乳 384-386
骨
  栄養 537-541
  海綿骨(骨梁骨) 532, 532f
  構造と生理 531-535
  骨減少症と骨粗鬆症 541-544
  組成 532
  超音波測定 537
  定義 531-532
  皮質 532, 532f
  臨床シナリオ 544b-545b
骨の吸収 534, 534f
骨の健康 405, 531-546
骨の再構築 534
骨のための栄養素, 胚子の発育 349, 349b
骨の発達, 栄養素 349b
骨リモデリング 533-534, 534f-535f
ホメオパシー 293
ホモシスチン尿症 153-154, 997t-1000t
ホモシステイン(Hcy)
  と冠動脈性心疾患 750
  とクレアチニン 197
  と心血管疾患 203
  ビタミンB欠乏 201, 737
  臨床検査値 1082t-1099t
ホモ接合体 149
ポリ塩化ビフェニル(PCB), 妊娠期 363
ポリオール 38, 38t
ホリスティック療法 291-292
ポリデキストロース 38, 38t, 47t-48t
ポリテトラフルオロエチレン(Teflon), 妊娠期 362
ワイン, ポリフェノール 4, 37b
ポリフェノール、赤ワインの 437b
ポリペプチド, 消化 15
ポリメラーゼ連鎖反応 152
ポリープ, 腸内, と大腸がん 636
ホルモン
  機能 6-8, 7t
  体重調節 465, 465b, 466t-467t
  と血糖値 224
  による食欲増進 223
ホルモン応答, 急性代謝ストレスへの 885-886, 886t
ホルモン感受性リパーゼ(HSL) 464
ホルモン拮抗剤, 栄養関連作用 847t
ホルモンの状態, 安静時エネルギー消費量 21
ホルモン補充療法, と血糖値 224
ホルモン療法, がん, 栄養状態波及症状 847t, 849
ホロトランスコバラミンII(ホロTCII) 736
本質的に衰弱である 390
ボンベシン 6-7, 466t-467t
翻訳, RNAの 48, 50f, 148
翻訳後プロセシング 146, 148
ホーソンベリー(セイヨウサンザシ,) 高血圧に対する 768t
ポート, 経静脈栄養法 315-316
ボーマン嚢 800, 800f
ボーラス 8
ボーラス投与 312-313

ま

マイ・アクティビティ・ピラミッド 405, 406f
マイクロアレイ技術 152
マオウ 480t, 523t-524t
マクガバン, ジョージ 233-234
マグネシウム 101-104, 185, 1160, 1082t-1099t
  医薬品との相互作用 1158t
  栄養データ 1160-1161
  含有食品 95t-97t, 103, 103t, 185, 1160-1161, 1161t
  機能 95t-97t, 102-103, 185
  経静脈輸液 316t
  血清 102
  血清中濃度の正常値 183t
  欠乏 95t-97t, 103-104, 660, 660t
  消化, 吸収, 輸送, 排泄 102, 102f, 185
  身体含有量 101-102, 185
  毒性 104
  骨の発達 349
マグネシウム(Mg)の摂取
  食事摂取基準 95t-97t, 103, 185, 1157t
  心不全に対する 777
  と高血圧 762t, 764, 766-767
  と腎臓結石 806
  妊娠期 355t, 360
  平均 103, 104f
  骨の健康 539
  末期腎疾患 819t-821t
  未熟児のための 978-979, 979t
マグネシウム-L-スレオニン 102-103
マクロビオティック食 857-858, 858f, 422-424
マクロファージ, アレルギー反応 565
マクロミネラル 91-105, 95t-97t

まーめ 索引 1197

マゼンタ舌、リボフラビン欠乏による 77, 77f
腹水穿刺、末期肝疾患 658, 661
末期肝疾患（ESLD）
　栄養アセスメント 656-659
　栄養必要量 659-660
　肝切除と肝移植 663, 664t-665t
　骨減少症 663
　腎機能障害と肝腎症候群 663
　耐糖能異常 651b, 662
　による肝性脳症 661-662
　による吸収不良 662-663
　による低ナトリウム血症 661
　による腹水 657f, 661
　による門脈圧亢進 651-653
　臨床症状 655-656, 656f
末期腎疾患（ESRD） 813-829
　医学的栄養療法 817-826, 817f, 819t-821t
　栄養サポート 826-827
　患者のカウンセリング 828
　患者の教育 828
　ケア管理アルゴリズム 814f
　ケア体制 828
　小児の 827
　腎臓移植 827-828
　透析 813-817, 818t, 828-829, 829b
　糖尿病合併の 827
　の医学的管理 813-817
　保存療法または緩和ケア 829
マッサージ療法 294
末梢静脈栄養法（PPN） 314-315
末梢神経障害 923-924, 926t, 928
末梢挿入型中心静脈カテーテル（PICC、PIC） 315
マンニトール、添加剤 225
摩耗説、老化の 445t
マラスムス 55
マルターゼ 5t, 14
マルチビタミン-ミネラルサプリメント 299
マルチルーメンチューブ 311
マルトデキストリン 47t-48t
マルトトリオース 14, 14f
マルトース（麦芽糖） 33-34
　消化 14, 14f
マルファン症候群 151
マルベリー（桑の実）、高血圧に対する 768t
マンガン 121-122
　含有食品 95t-97t, 121-122
　機能 95t-97t, 121
　消化、吸収、輸送、排泄 121
　経静脈輸液 317t
　欠乏 95t-97t, 122
　食事摂取基準 95t-97t, 121
　毒性 122
　妊娠期 355t
　骨 349, 539
　末期肝疾患 659
　未熟児のための 979, 979t
マンガン中毒 121
慢性間質性腎炎 789-790, 812-813

慢性気管支炎 788-790
慢性疾患 156-159, 199, 200, 739
　酸化ストレス 203-205, 203f, 204b
　脂質の心血管リスク指標 202-203, 203b
　炎症性疾患による貧血 199, 739, 200
　のリスク評価 202-205
　ヘモグロビンA1cと糖尿病 203
慢性腎臓病（CKD） 810-812
　医学的栄養療法 810-812
　医学的管理 810
　小児の 827
　ステージ 810, 811t
　糖尿病と 810
　と心疾患 811b
　貧血 825
　有病率 810
慢性膵炎（CP） 672
慢性疲労症候群（CFS） 915-916
　医学的栄養療法 902t 916
　医学的処置 915
　運動 915
　代替療法 916
　の疫学 915
慢性閉塞性肺疾患（COPD） 788-790
満腹感
　過体重と肥満 469
　感性 469
満腹時の動作、乳児 383, 383t
ミエロペルオキシダーゼ、酸化ストレス 205t
ミオイノシトール 90-91
ミオグロビン 108, 109t, 517
ミオグロビン尿症、栄養過剰による 926t
味覚
　過体重と肥満 469
　加齢による 446
　薬物の影響 218, 219b
味覚異常 137, 446, 218, 219b, 848, 914
味覚鈍麻
　化学療法による 848
　薬物による 218
ミグリトール（Glyset）
　胃腸不耐性 220
　2型糖尿病のための 690t, 691
ミクロソームエタノール酸化系（MEOS） 48
ミコフェノール酸、肝移植後 664t
ミコフェノール酸モフェチル、肝移植後 664t
未熟児 351, 786-788, 972-995, 993b-994b
　栄養アセスメントと成長 988-989, 988t, 989b, 989f-991f
　栄養失調 975
　栄養法 983-985
　栄養法への忍容性 984-985
　経静脈栄養法 975-980
　経腸栄養法 980-988
　在胎週齢と体格 973, 993b, 974f

臨床シナリオ 993b-994b
未熟児の乳首からの栄養法 984
未熟児慢性肺疾患（CLD） 786-788
未熟児用調製乳、経腸栄養法のための 986, 987t
水中毒 181
　乳児 377-378
水の安全性 244-246
水の排出量 180t, 181 -182
水の必要量 182b
　乳幼児期および小児期 377-378, 377t, 1003t
ミセル 10, 11f, 16
ミソプロストール（Cytotec） 215
密着結合、腸絨毛 888, 888f
ミッドライン（鎖骨中線）カテーテル 315
ミトコンドリア遺伝 150
ミトコンドリア、好気的代謝経路 508-509
ミトコンドリアレベルの疾患 151
ミトコンドリアDNA 150
ミネソタ多面的人格検査 956-957
ミネラル 91-105
　栄養診断 255b-257b
　吸収 16-18, 17f, 92
　キレート化 92
　経腸栄養剤 312
　消化 16-18, 17f
　生体利用効率 92
　相互作用 17
　超微量 91, 117-125
　微量 91, 95t-97t, 105-117, 202, 539
　分類 91
　骨の発達 349
　問題 92
　輸送 17-18, 91-105, 95t-97t, 1082t-1099t
ミネラル欠乏症 497, 653, 659-660, 660t
ミネラルサプリメント 355t, 379, 393-394, 418, 436-437, 475, 500, 659-660, 687, 1053
ミネラル特性、栄養アセスメント 1048
ミネラルの摂取
　運動とスポーツ 516-518
　栄養アセスメント 1048
　栄養診断 1051
　HIV 878, 879t
　がん 843
　関節リウマチ 913-914
　高齢者のための 454t-455t
　呼吸不全 795
　重篤患者の 891
　小児の 391-394
　青少年の 416-418, 416t
　乳児 378
　妊娠期 359-360, 354t
　熱傷患者の 896
　囊胞性線維症における 793
　変形性関節症 908
　母乳栄養 367-368
　骨の健康 537-538
　慢性閉塞性肺疾患における 790

未熟児慢性肺疾患と気管支肺異形成症における 788
ミネラルの代謝、肝臓 646
ミネラル必要量、末期肝疾患 659-660
ミネラル-ミネラル間相互作用 92
ミュータンス連鎖球菌、う蝕発生 549
ミリオスモル（mOsm） 181b
ミルタザピン（Remeron） 484-485、1100t-1106t
民族、骨粗鬆症 542
ミートファクター 108, 731
無嗅覚 137, 926
無形成骨症 825
虫歯〈う蝕の項を参照〉
無症候期、HIV感染症の 866
むずむず脚症候群 727
娘細胞 147f
むちゃ食い 491
むちゃ食い障害 424
　医学的栄養療法 503
　診断基準 490, 492
　精神障害 964t-968t
胸やけ 594
　妊娠期 364
ムロモナブ-CD3、肝移植後 664t
迷走神経 605, 927t
　急性ストレスへの代謝反応 886
　体重調節 465b
迷走神経切断術 604f, 605
メイラード反応 52
眼、栄養に着目した身体アセスメント 1075-1078
メグリチニド類、2型糖尿病のための 691
メタボノミクス 90
メタボリックシンドローム（MetS） 434, 471, 704, 745, 751, 836
メタボロミクス 145
メタロチオネイン 111-113, 112f
メチオニン（Met） 49f, 51f, 1003t
メチマゾール（Tapazole, Northyx）、甲状腺機能亢進症 721t
メチル化、DNAの 150-151
メチルコバラミン 85
メチルサルフォニルメタン（MSM）、スポーツサプリメント 523t-524t
メチルナルトレキソン（Relistor）、オピオイド誘発性の重度便秘 220
メチルフェニデート（Ritalin、Concerta、Metadate、Daytrana）217, 221, 1100t-1106t
メチルマロニルCoAムターゼ欠損 997t-1000t, 1012
メチルマロン酸血症 997t-1000t, 1012
メチルマロン酸、ビタミンB欠乏における 201
メチル葉酸トラップ 83, 734, 734f
メチレンテトラヒドロ葉酸還元酵素（MTHFR）欠損 734
メッセンジャーRNA（mRNA） 48, 148
メッセージの構成 328
メディアメッセージ 396-397, 420, 473b

メディエーター放出試験（MRT） 576, 1082t-1099t
メディケア給付金 453
メディケイド 456
メトトレキサート（MTX, Rheumatrex） 215, 911, 1100t-1106t
メトプロロール（Lopressor、Toprol XL） 214, 1100t-1106t
メトホルミン（Glucophage） 222-223, 682, 689, 690t, 1100t-1106t
メナキノン 72,〈ビタミンKの項も参照〉
メナジオン 72, 1082t-1099t
メマンチン（Namenda） 214, 1100t-1106t
目安量（AI） 275
メラミン結石 805
メラミン、妊娠期 363
メラー-バロウ病 89
メレナ 602
免疫学的検査、食物アレルギーの 573-576
免疫学的検査、臨床検査値 1082t-1099t
免疫グロブリンA（IgA） 380, 568
免疫グロブリンD（IgD） 568
免疫グロブリンE（IgE） 565, 567-570, 568t
免疫グロブリンG（IgG） 568, 576, 647t-648t
免疫グロブリン（Ig） 565-567, 568b, 1082t-1099t
免疫グロブリンM（IgM） 568, 647t-648t
免疫系
　胃腸 12
　食物有害反応における 564-567, 568b
免疫系細胞、アレルギー反応 565-567, 568b
免疫系の健康、栄養ゲノミクスと 157-158
免疫調節、炎症と 164-165
免疫能
　加齢に伴う 447
　ストレス関連タンパク質エネルギー栄養障害 198
免疫抑制薬
　肝移植後 664t
　消化管出血と潰瘍 220
免疫理論、老化の 445t
メンデル遺伝 149-150
メンデル、グレゴール 149
メートル法への換算係数 1047t
メープルシロップ尿症（MSUD） 997t-1000t, 1011-1012
盲係蹄症候群〈小腸細菌異常増殖（SIBO）の項を参照〉
毛細血管食後血糖値、糖尿病 684t
網状赤血球増加、鉄投与後 730
妄想性障害 964t-968t
盲腸 10
毛髪分析 192-193

網膜症、糖尿病 448, 705
　増殖性 705
　非増殖性 705
目標血糖値、糖尿病 684t, 693
モザイク型 1027
モジュラー経腸栄養剤 311
もち性デンプン 36
モチリン、胃腸活動の制御 6-8, 7t
モデル系 145
モノクローナル抗体、がん治療 847t, 848
モノアシルグリセリド 46
モノアシルグリセロール 46
モノアミンオキシダーゼ阻害薬（MAOI） 216-217, 217b, 219, 223, 572, 1100t-1106t
モノグリセリド、消化 16
モノデヒドロアスコルビン酸 88, 88f
モリブデン 123-124
　含有食品 95t-97t, 124
　機能 95t-97t, 123
　吸収、輸送、貯蔵、排泄 123
　欠乏 95t-97t, 124
　食事摂取基準 95t-97t, 123
　毒性 124
　平均的摂取量 124
　未熟児のための 979, 979t
モルヒネ（MS Contin, MSIR, Avinza） 220, 1100t-1106t
問題指向型診療記録（POMR） 260
問題認識、行動変容 332
問題、病因、徴候と症状（PES）方式 255, 260, 263t-266t
門脈圧亢進 660
　アルコール性肝疾患 651-653
　医学的栄養療法 660
門脈体循環性脳症 661

や

薬剤耐性
　化学療法への 841
　抗レトロウイルス療法薬 867
薬物
　PES方式 263t-266t
　栄養学的影響 1100t-1106t
　栄養状態に及ぼす影響 218-224
　経腸栄養の相互作用 213
　骨粗鬆症 543, 543b
　食物と栄養素への影響 214-216
　生体内変化 210
　排泄 210
　半減期 212
　副作用 218
　母乳 369
薬物作用、食物と栄養素による変化 216-218, 217b
薬物代謝 210
　食物の影響 213-214
薬物動態 210
薬物と食物の相互作用〈食物と薬物の相

互作用の項を参照〉
薬物の吸収 210, 212-213
薬物療法〈薬物の項を参照〉
薬理学的側面、食物と薬物の相互作用 210
薬力学 210
薬理作用物質への反応、による食物不耐症 571-572t, 572-573
薬歴、栄養アセスメントにおける 137
野菜
　裏ごしした赤ちゃん用の 382
　がん 286
　がん予防 839
　と冠動脈性心疾患 286
　と高血圧 762t, 763
夜食症候群（NES） 469
痩せ過ぎ 484-486
夜盲症 60
有害事象（AE）、栄養補助食品 296, 302
有害性 327b
有害物質規制法 837
有機硫黄化合物 155b
　含有食品 287t-288t
　機能 287t-288t
有機酸 186
有機酸血症 997t-1000t, 1012-1013
有機食品 244-245, 246b
融合阻害剤、食物相互作用と副作用 873t
有糸分裂 149
優性 149
優先医療給付機構（PPO） 268
幽門 8
幽門括約筋 9
幽門形成術 604f, 605
幽門後栄養法 984
遊離T$_4$ 712, 714t
遊離アミノ酸主成分乳児用調製乳 584
遊離脂肪酸、消化 16
輸液蘇生、熱傷の 893-894
輸送
　小腸 4, 10, 111
　大腸 4, 10-18
輸送タンパク質 10, 111
ユビキノン 91
　スタチン類による影響 215-216
良い摂取源、栄養素成分含有表示 284b
陽イオン変換レジン、末期腎疾患における 824t
ヨウ化物 118
溶血性貧血 739
　ビタミンE反応性 739
　未熟児 983
葉酸 63t-66t, 82-85, 1147
　安定性 63t-66t
　栄養データ 1147-1149
　含有食品 63t-66t, 84, 84t, 1144t
　がん予防 839
　機能 58t, 83
　吸収、輸送、貯蔵 82, 734

経静脈輸液 317t
欠乏 56, 357, 653, 660t, 734-735
構造 63t-66t
高齢者のための 454t-455t
食事摂取基準 63t-66t, 83-84, 1144t
食物アレルギー予防のための 588
神経管閉鎖不全 286
心不全に対する 777
青少年の 417-418
精神障害 962
代謝 82-83, 83f
毒性 85
妊娠期 354t, 355t, 357-358
評価 201-202
骨の発達 349
未熟児のための 983
臨床検査値 1082t-1099t
葉酸欠乏性貧血 733-736
葉酸反応性高ホモシステイン血症 84
幼児のための食事 234
容積当量 1047
ヨウ素 117-119, 1158
　栄養データ 1158
　含有食品 1158, 1155t
　含有食品 95t-97t, 118, 118t
　機能 95t-97t, 118
　欠乏 95t-97t, 118-119, 119f, 1158
　甲状腺機能低下症 718-719
　消化、吸収、輸送、排泄 118
　食事摂取基準 95t-97t, 118
　毒性 119
　妊娠期 355t, 359, 359t
　平均摂取量 118
　放射性、甲状腺機能亢進症 721t
　母乳栄養 368
　未熟児のための 979t
　臨床検査値 1082t-1099t
ヨウ素添加塩 118
腰椎 924f
要約 327b, 332
容量オスモル濃度 181b
経静脈栄養法の栄養素 314-315, 315t
抑制
　がんの 841
　臨床検査 1079
翼幅計測 1023f, 1065
四次構造、タンパク質 49-51
予防
　一次予防 229, 444
　高齢者のための 444
　三次予防 229, 444
　成人のための 435-436
　二次予防 229, 444
ヨーヨー効果 483

ら

雷公藤（タイワンクロヅル）、関節リウマチ 914
ライト、栄養素成分含有表示 284b

ら―ろ

ライフコーチ、栄養カウンセラー 333b
ライフスタイル改善(TLC)食 747, 753, 753t
ラグダウン成長(成長のラグダウン現象) 375
ラクターゼ欠乏症 570-572, 571t-572t, 625
ラクターゼ、消化 5t, 14
　乳児の 376
ラクトアルブミン、母乳と牛乳 380
ラクトフェリン 109
　母乳 380
ラクトース除去栄養剤 312
ラクトース(乳糖) 33-34, 36f
　添加剤 224-225
　母乳と牛乳 380
　未熟児のための 982
ラクナ梗塞 934
ラジカル消去 71, 71f
楽観、行動変容 333
ラテックスアレルギー 569
ラニチジン(Zantac) 215, 1100t-1106t
ラネル酸ストロンチウム、骨粗鬆症 544
ラフィノース、腸内ガスと鼓腸 611
ラマン分光法、抗酸化能測定 204b
ラミブジン(Epivir、3TC)、食物相互作用と副作用 869t
卵母細胞 343t-348t
リウマチ悪液質 911
リウマチ因子(RF) 903-904, 910
リウマチ性疾患 901-922
　医学的栄養療法 902t
　炎症 903, 903b
　顎関節症(側頭下顎部障害) 902t, 914-915
　関節リウマチ 909-914
　強皮症 918-919
　シェーグレン症候群 902t, 914, 919b-920b
　生化学検査 903-904
　全身性エリテマトーデス(ループス) 902t, 919
　痛風 902t, 916-918
　の疫学 901
　変形性関節症 906-909
　慢性疲労症候群と線維筋痛症 915-916
　未確認の療法 904-906
　薬物治療 904, 905t
　臨床シナリオ 919b-920b
リオトリックス(Thyrolar)、甲状腺機能低下症のための 717t
リガンド 148
　オメガ-3(ω-3)およびオメガ-6(ω-6)脂肪酸 154-155
リグナン 287t-288t
リグニン 38, 38t
リコピン 287t-288t
リコリス(甘草) 214, 857t
リジノアラニン 52
離人症性障害 964t-968t
リジン(Lys) 49f, 51t, 52, 1003t

リスクの管理 244
リスクの評価 244
リステリア菌(LM)
　食品媒介疾患 240t-243t
　妊娠期 362
リセドロン酸(Actonel) 212, 1100t-1106t
理想体重 166
リゾチーム、母乳 380
立体構造エピトープ 579
リトナビル(Norvir, RTV)、食物相互作用と副作用 870t-871t
離乳食の導入、と食物アレルギー予防 588
利尿薬 224, 661, 765, 1100t-1106t
リノレン酸族、脂肪酸 43t
リノール酸(LA) 45, 377, 380, 480t, 755
リバースT3(rT3) 711-712
リパーゼ 5t
　口咽頭 1, 8
　膵 9-10
　腸 8, 15-16
リフィーディング症候群 320-321, 490
リボ核酸(RNA) 48, 50f, 148
リボ核酸(RNA)干渉(RNAi) 150
リポ酸、と甲状腺の健康 722
リポタンパク(a)(Lp[a])と心血管疾患 203
リポタンパク質 54-55, 743-746
リポタンパク質(Lp)プロファイル、成人の 749
リポタンパク質リパーゼ(LPL) 40, 464
リボヌクレアーゼ、消化 5t, 9
リボフラビン 58t, 63t-66t, 76-77, 317t, 349, 355t, 1082t-1099t
リボース、スポーツサプリメント 523t-524t
リモネン 287t-288t
略語
　医学略語 1045-1046
　単位の略語 1046
硫酸バナジル(バナジウム) 523t-524t
硫酸フェネルジン(Nardil) 212, 216-217, 1100t-1106t
流暢性失語 929t
両価感情 329
良性腫瘍 841
緑茶抽出物 480t, 523t-524t
緑内障 448
利用管理 268
リラグルチド(Victoza)、2型糖尿病のための 690t, 691
履歴、栄養アセスメントにおける 137-140
　栄養歴または食事歴 137-140, 139b
　社会歴 137
　病歴または健康歴 137
　薬歴 137
リン 99-101
　イオン化 185
　含有食品 95t-97t, 100, 101t, 185

機能 95t-97t, 100, 185
血清 99
　血清生化学検査 194t
　正常濃度 183t
欠乏 95t-97t, 100-101, 660t
消化、吸収、輸送、排泄 16-17, 100, 185
体内含有量 99
毒性 101, 1011
骨の発達 349
臨床検査値 1082t-1099t
臨界差 1079
リン酸塩 316t, 1082t-1099t,〈リンの項も参照〉
リン酸塩の摂取
　と腎臓結石 806
　骨の健康 538
リン酸カルシウム 1155
リン酸結合剤 812, 823, 824t
リン酸ナトリウム、スポーツサプリメント 523t-524t
リン脂質 15-16, 42f, 45-46
輪状咽頭 594f
臨床化学検査 193, 193b, 194t
臨床機能検査 173b
臨床検査〈生化学的検査の項を参照〉
　種類 1080
　目的 1079
臨床検査値 1082t-1099t
　PES方式 263t-266t
　栄養アセスメントとモニタリング 1079-1080
　栄養に特化した 193
　解釈 1079
　定義と有用性 191-193
　未熟児のための 988, 988t
臨床的問題、栄養診断 1051
　がん 843
リンの恒常性 67-68, 99, 99f
リンの摂取
　食事摂取基準 95t-97t, 100, 185
　妊娠期 355t, 360
　平均 100
　末期腎疾患 819t-821t, 823, 824t
　慢性腎臓病における 812
　未熟児 978-979, 979t, 982-983
リンの補給 355t, 824t
リンパ球 164-165, 1082t-1099t
リンパ球性大腸炎 633
リンパ球増加症 195t
倫理的意味、遺伝子検査の 159, 160b
倫理的問題、栄養支持療法 323
リーベルキューンの陰窩 10f
類骨、骨 532
類洞閉塞症候群(SOS) 854
ルテイン 287t-288t
ルー・ゲーリック病〈筋萎縮性側索硬化症(ALS)の項を参照〉
ループス〈全身性エリテマトーデス(SLE)の項を参照〉
ループ利尿薬、と栄養素の排泄 216
ルームサービス 271

ルーメン 311
ルーワイ胃バイパス術 481f, 482
レイノー症候群、強皮症 918
レオチロニン(Cytomel)、甲状腺機能低下症のための 717t
レジスタントスターチ 36
レシチン 42f, 45, 90
レスベラトロール 755, 768t, 941, 941f
レチナール 57-58
レチナールアルデヒド 57
レチニルエステル 57
レチノイド 57
レチノイン酸 57
レチノインX受容体(RXR) 155
レチノール 57, 59f, 202, 540, 1082t-1099t,〈ビタミンAの項も参照〉
レチノール結合タンパク質 57, 59f
　ストレス関連タンパク質エネルギー栄養障害 198-199
　臨床検査値 1082t-1099t
レチノール結合タンパク質4(RBP4)、と心血管疾患 203
レチノール当量(RAE) 59, 60b, 1150-1151
劣性 149
レット症候群 1035t
レニン 800-801
レニン・アンジオテンシン系(RAS) 180, 761, 761f
レニン・アンジオテンシン系の機序 800-801
レパグリニド(Prandin)、2型糖尿病のための 690t
レビー小体 952
レプチン、体重調節 465b, 466t-467t
レボチロキシン(Synthroid, Levoxyl)、甲状腺機能低下症のための 717t
連続携行式腹膜透析(CAPD) 813-815, 817f
連続血糖測定(CGM) 694
連帯 332
レンテインスリン 693
ロイコトリエン(LT)、炎症における 903
ロイコボリン、と栄養素の代謝 215
ロイシン(Leu) 49f, 51t, 525, 1003t
ロイシンアミノペプチダーゼ(LAP) 647t-648t
ロウ 45-46
老化現象 444
老化速度理論、老化の 445t
瘻孔 639, 815, 815f
老人性円背 537f
老人ホーム 456-457
老年医学 443-444
老年学 443-444
ろ紙血、検体 192
ロピナビルおよびリトナビル(Kaletra)、食物相互作用と副作用 870t-871t
濾胞性角質増殖 61, 61f
ローゼル、高血圧に対する 768t

わ

ワルファリン(Coumadin) 213, 217-218, 1100t-1106t
腕部計測 1069-1070
ワークシート、糖尿病のための栄養処方 699, 700f-701f

執筆・編集：

L・キャスリーン・マハン
(L. Kathleen Mahan, MS, RD, CDE)
プロフィールはviiページ参照。

シルヴィア・エスコット・スタンプ
(Sylvia Escott-Stump, MA, RD, LDN)
プロフィールはviiページ参照。

ジャニス・L・レイモンド
(Janice L. Raymond, MS, RD, CD)
プロフィールはviiページ参照。

日本語版総監修：

香川 靖雄 (かがわ やすお)
プロフィールはviページ参照。

木村 修一 (きむら しゅういち)
プロフィールはviページ参照。

日本語版監修：

鈴木 志保子 (すずき しほこ)
プロフィールはviページ参照。

渡邊 昌 (わたなべ しょう)
プロフィールはviページ参照。

溝口 徹 (みぞぐち とおる)
プロフィールはviページ参照。

桑田 有 (くわた たもつ)
プロフィールはviページ参照。

翻訳者：

高橋 由美子 (たかはし ゆみこ)
城内 良江 (しろうち よしえ)
藤田 真樹子 (ふじた まきこ)
川島 由紀子 (かわしま ゆきこ)

Krause's Food and the Nutrition
Care Process, 13th Edition

栄養ケアプロセスを目指して
栄養学と食事療法大事典

発　　　行　2015年12月1日
発　行　者　平野 陽三
発　行　所　株式会社 ガイアブックス
　　　　　　〒107-0052 東京都港区赤坂1丁目1番地 細川ビル
　　　　　　TEL.03(3585)2214　FAX.03(3585)1090
　　　　　　http://www.gaiajapan.co.jp

Copyright GAIABOOKS INC. JAPAN2015
ISBN978-4-88282-951-5 C3047

落丁本・乱丁本はお取り替えいたします。
本書を許可なく複製することは、かたくお断わりします。
Printed in China

食事摂取基準（DRI）：主要栄養素の許容分布範囲
米国科学アカデミー医学研究所の食品栄養委員会

主要栄養素	範囲（エネルギーの割合）		
	小児（1～3歳）	小児（4～18歳）	成人
脂肪	30～40	25～35	20～35
ω-6多価不飽和脂肪酸[a]（リノール酸）	5～10	5～10	5～10
ω-3多価不飽和脂肪酸[a]（α-リノレン酸）	0.6～1.2	0.6～1.2	0.6～1.2
炭水化物	45～65	45～65	45～65
タンパク質	5～20	10～30	10～35

[a] 全体の約10%は、長鎖ω-3またはω-6脂肪酸由来と思われる。
出典：Dietary Reference Intakes for Energy, Carbohydrate, Fiber, Fat, Fatty Acids, Cholesterol, Protein, and Amino Acids（2002/2005）
このデータは、www.nap.edu.から、入手可能である。

食事摂取基準（DRI）：主要栄養素の許容分布範囲
米国科学アカデミー医学研究所の食品栄養委員会

主要栄養素	推奨事項
食物由来コレステロール	適切な栄養食を摂る時は、できるだけ少量の摂取に抑える。
トランス脂肪酸	適切な栄養食を摂る時は、できるだけ少量の摂取に抑える。
飽和脂肪酸	適切な栄養食を摂る時は、できるだけ少量の摂取に抑える。
添加砂糖[a]	全エネルギー摂取量の25%を超えないように制限する。

[a] 摂取は好ましくない。健康的な食事に、添加砂糖の毎日の摂取は組み込まれていない。
出典：Dietary Reference Intakes for Energy, Carbohydrate, Fiber, Fat, Fatty Acids, Cholesterol, Protein, and Amino Acids（2002/2005）
このデータは、www.nap.edu.から、入手可能である。

食事摂取基準（DRI）：ビタミン類の許容上限量
米国科学アカデミー医学研究所の食品栄養委員会

年齢階級群	ビタミンA（μg/日）[a]	ビタミンC（mg/日）	ビタミンD（μg/日）	ビタミンE（mg/日）[bc]	ビタミンK	チアミン	リボフラビン	ナイアシン（mg/日）[c]	ビタミンB$_6$（mg/日）	葉酸（μg/日）[c]	ビタミンB$_{12}$	パントテン酸	ビオチン	コリン（mg/日）	カロテノイド類[d]
乳児															
0～6月齢	600	ND[e]	25	ND	ND	ND	ND	ND	ND	ND	ND	ND	ND	ND	ND
6～12月齢	600	ND	38	ND	ND	ND	ND	ND	ND	ND	ND	ND	ND	ND	ND
小児															
1～3歳	600	400	63	200	ND	ND	ND	10	30	300	ND	ND	ND	1.0	ND
4～8歳	900	650	75	300	ND	ND	ND	15	40	400	ND	ND	ND	1.0	ND
男性															
9～13歳	1,700	1,200	100	600	ND	ND	ND	20	60	600	ND	ND	ND	2.0	ND
14～18歳	2,800	1,800	100	800	ND	ND	ND	30	80	800	ND	ND	ND	3.0	ND
19～30歳	3,000	2,000	100	1,000	ND	ND	ND	35	100	1,000	ND	ND	ND	3.5	ND
31～50歳	3,000	2,000	100	1,000	ND	ND	ND	35	100	1,000	ND	ND	ND	3.5	ND
51～70歳	3,000	2,000	100	1,000	ND	ND	ND	35	100	1,000	ND	ND	ND	3.5	ND
70歳～	3,000	2,000	100	1,000	ND	ND	ND	35	100	1,000	ND	ND	ND	3.5	ND
女性															
9～13歳	1,700	1,200	100	600	ND	ND	ND	20	60	600	ND	ND	ND	2.0	ND
14～18歳	2,800	1,800	100	800	ND	ND	ND	30	80	800	ND	ND	ND	3.0	ND
19～30歳	3,000	2,000	100	1,000	ND	ND	ND	35	100	1,000	ND	ND	ND	3.5	ND
31～50歳	3,000	2,000	100	1,000	ND	ND	ND	35	100	1,000	ND	ND	ND	3.5	ND
51～70歳	3,000	2,000	100	1,000	ND	ND	ND	35	100	1,000	ND	ND	ND	3.5	ND
70歳～	3,000	2,000	100	1,000	ND	ND	ND	35	100	1,000	ND	ND	ND	3.5	ND
妊婦															
14～18歳	2,800	1,800	100	800	ND	ND	ND	30	80	800	ND	ND	ND	3.0	ND
19～30歳	3,000	2,000	100	1,000	ND	ND	ND	35	100	1,000	ND	ND	ND	3.5	ND
31～50歳	3,000	2,000	100	1,000	ND	ND	ND	35	100	1,000	ND	ND	ND	3.5	ND
授乳婦															
14～18歳	2,800	1,800	100	800	ND	ND	ND	30	80	800	ND	ND	ND	3.0	ND
19～30歳	3,000	2,000	100	1,000	ND	ND	ND	35	100	1,000	ND	ND	ND	3.5	ND
31～50歳	3,000	2,000	100	1,000	ND	ND	ND	35	100	1,000	ND	ND	ND	3.5	ND

注記：許容上限量（UL）は、一般のほぼすべての人々に有害作用のリスクがないと思われる1日当たりの栄養摂取量の最大値である。他に特に規定がなければ、ULは、食物、水、サプリメントからの総摂取量を示す。適切なデータが欠如しているので、ビタミンK、チアミン、リボフラビン、ナイアシン、ビタミンB$_6$、葉酸、ビタミンB$_{12}$、パントテン酸、ビオチン、コリン、カロテノイドに関するULは、確立されていない。ULが定められていない場合、推奨量を超えて摂取するときはとりわけ注意が必要である。一般の人々には、通常、ULを超えて摂取してはならないと勧告すべきである。ULは、医師の指示によって栄養治療を受けている患者、または、栄養に対する感受性が変化するような病状のある患者に当てはめるものではない。
[a] は、プリフォームド・ビタミンAのみ。
[b] は、α-トコフェロール。あらゆるタイプの補給α-トコフェロールに当てはまる。
[c] ビタミンE、ナイアシン、葉酸のULは、サプリメントや栄養強化食品、その混合製品から得られる合成型に当てはまる。
[d] β-カロテノイドの補給は、ビタミンA欠乏症のリスクを有する患者にプロビタミンAの供給源としてのみ、推奨される。
[e] ND＝この年齢階級群に関する有害作用のデータの欠如と、過剰量を扱う能力欠如の懸念から、判定できない。過剰摂取を防ぐために、食物からのみ摂取すべきである。
出典：Dietary Reference Intakes for Calcium, Phosphorus, Magnesium, Vitaminn D, and Fluoride（1997）; Dietary Reference Intakes for Tiamin, Ribflavin, Niacn, Vitamin B$_6$, Folate, Vitamin B$_{12}$, Pantothrnic Acid, Biotin, Choline（1998）; Dietary Reference Intakes for Vitamin C, VitaminE, Selenium, and Carotenoids（2000）; Dietary Reference Intakes for Vitaminn A, Vitamin K, Arsenic, Boron, Chromium, Copper, Idone, Iron, Manganese, Molybdenum, Nicel, Silicon, Vanadium, and Zinc（2001）; Dietary Reference Intakes for Calucium and Vitamin D（2011）. これらのデータは、www.nap.edu.から、入手可能である。